Pschyrembel®
Pflege

2. überarbeitete und erweiterte Auflage

Pschyrembel®
Pflege

2. überarbeitete und erweiterte Auflage

bearbeitet von
Susanne Wied und Angelika Warmbrunn

Walter de Gruyter
Berlin · New York

Bearbeiter:

Susanne Wied
Diplom-Pflegepädagogin
Hohenzollerndamm 123
14199 Berlin
www.farbe.raum-gesundheit.de

Angelika Warmbrunn
Lehrerin für Pflegeberufe
Redakteurin, Fachbuchautorin
Ellen-Scheuner-Weg 43
48147 Münster

Redaktion:

Dr. Julia Vettin
Tanja Paul (Medienredaktion)

unter der Leitung von
Dr. Martina Bach

Bibliografische Information der Deutschen Nationalbibliothek
Die Deutsche Nationalbibliothek verzeichnet diese Publikation in der Deutschen Nationalbibliografie; detaillierte bibliografische Daten sind im Internet über http://dnb.d-nb.de abrufbar.

© Copyright 2007
by Walter de Gruyter GmbH & Co. KG,
10785 Berlin.

Dieses Werk einschließlich aller seiner Teile ist urheberrechtlich geschützt. Jede Verwertung außerhalb der engen Grenzen des Urheberrechtsgesetzes ist ohne Zustimmung des Verlages unzulässig und strafbar. Das gilt insbesondere für Vervielfältigungen, Übersetzungen, Mikroverfilmungen und die Einspeicherung und Verarbeitung in elektronischen Systemen.

Wichtiger Hinweis:
Der Verlag hat für die Wiedergabe aller in diesem Buch enthaltenen Informationen (Programme, Verfahren, Mengen, Dosierungen, Applikationen usw.) mit Autoren und Herausgebern große Mühe darauf verwandt, diese Angaben genau entsprechend dem Wissensstand bei Fertigstellung des Werkes abzudrucken. Trotz sorgfältiger Manuskripterstellung und Korrektur des Satzes können Fehler nicht ganz ausgeschlossen werden. Autoren bzw. Herausgeber und Verlag übernehmen infolgedessen keine Verantwortung und keine daraus folgende oder sonstige Haftung, die auf irgendeine Art aus der Benutzung der in dem Werk enthaltenen Informationen oder Teilen davon entsteht.

Die Wiedergabe von Gebrauchsnamen, Handelsnamen, Warenbezeichnungen und dergleichen in diesem Buch berechtigt nicht zu der Annahme, dass solche Namen ohne weiteres von jedermann benutzt werden dürfen. Vielmehr handelt es sich häufig um gesetzlich geschützte, eingetragene Warenzeichen, auch wenn sie nicht eigens als solche gekennzeichnet sind.

Gedruckt auf Luxosamtoffset, holzfrei weiß matt, gestrichen Bilderdruck, alterungsbeständig, lebensmittelunbedenklich

Redaktion und Datenverwaltung
über das crossmediale Redaktions- und Publikationssystem, Walter de Gruyter, Berlin

Entwicklung und Bereitstellung des crossmedialen Redaktionssystems, Datenexport:
NIONEX GmbH, Gütersloh

Konvertierung/Satz:
META Systems, Wustermark
Typografisches Konzept:
Farnschläder & Mahlstedt Typografie, Hamburg
Einbandgestaltung:
deblik, Berlin
Druck und Bindung:
Firmengruppe Appl, aprinta druck, Wemding

Printed in Germany

ISBN 978-3-11-019021-2

Vorwort

Weiterentwickelt, erweitert und überarbeitet liegt nun dank der positiven Resonanz in erfreulich kurzer Zeit die 2. Auflage des „Pschyrembel Pflege" vor. Wir konnten feststellen, dass vieles, was in der 1. Auflage manchen noch als praxisfern galt, längst Einzug in den Pflegealltag gehalten hat. Die Forderungen einer zunehmend kritischen Öffentlichkeit an eine humane pflegerische Versorgung gerade auch des älteren Teils unserer Bevölkerung decken sich mit den Forderungen, die Pflegeexperten seit langem stellen. Wir sind gehalten, uns der demographischen Entwicklung mit den bekannten Engpässen in der Altenbetreuung zu stellen. Die Versorgung der steigenden Anzahl chronisch Kranker, die durch die Entwicklung der modernen Medizin erfreulicherweise immer länger überleben, erfordert eine stärkere Vernetzung der stationären und ambulanten Versorgungsformen durch integrative Versorgungssysteme, die vor allem auch die Alltagsbewältigung der Kranken und ihrer Familien verbessern. Dieses Werk richtet sich daher nicht nur an die Mitglieder aller pflegerischen Berufe, Hebammen und Entbindungspfleger, Auszubildende und Studierende der verschiedenen Pflegeberufe, Pflegewissenschaftler, Manager und Lehrende in der Pflege, sondern auch an diejenigen, die sich als Betroffene, pflegende Angehörige oder Entscheidungsträger mit den immer drängender werdenden Problemstellungen konstruktiv auseinandersetzen müssen.

In diesem Nachschlagewerk sind alle pflegerelevanten Themengebiete auf aktuellem Stand in komprimierter Form dargestellt. Es enthält Kernbegriffe aus den Gebieten Pflegetechniken, Pflegemanagement, Pflegehilfsmittel, Pflegewissenschaft, Psychologie, Recht, Qualitätsmanagement, Arzneimittellehre, Sexualwissenschaft, Philosophie, Theologie und Sozialwissenschaften, jeweils mit Blick auf ihre Relevanz für die Pflege. Auf die Aufnahme rein medizinischer Krankheitsbegriffe wurde weitestgehend verzichtet, da zu diesem Bereich das Standardwerk Pschyrembel® Klinisches Wörterbuch vorliegt, auf das in der Kranken-, Alten- und Kinderkrankenpflege auch weiterhin in vollem Umfang zurückgegriffen werden sollte, wenn es um medizinische Fragen geht.

Mit Blick auf die komplexer werdenden Anforderungen, die in den Ausbildungen teils nicht verankert sind, haben wir begonnen, neben Kernbegriffen der pflegerischen Phänomene auch für die tägliche Praxis relevante Begriffe aus Anatomie/Physiologie, Sozialmedizin und E-Health einzubeziehen. Zusätzlich sind auf Wunsch unserer Leser terminologische Begriffe und die englischen Übersetzungen der Stichwörter neu aufgenommen. Auf die Aufnahme einzelner Pflegetheoretikerinnen als Suchbegriff haben wir ausdrücklich verzichtet, da die enge Anlehnung an Einzelpersonen aus dem englischsprachigen Raum in der Pflegewissenschaft längst verlassen wurde. Die Pflegetheoretikerinnen werden in den Begriffen hervorgehoben, die sie entwickelt oder aufgegriffen haben.

Wir danken an dieser Stelle ausdrücklich allen Lesern und den uns eng verbundenen Autoren und der Redaktion, die sich mit Elan und hoher Fachkompetenz an der Neuauflage beteiligt haben. Wir möchten auch weiterhin alle Leser ermuntern, uns auf neue, noch nicht in diesem Werk vorzufindende Begriffe und Forschungsergebnisse hinzuweisen.

Berlin und Münster, März 2007　　　　　　　　　Susanne Wied und Angelika Warmbrunn

Hinweise zur Benutzung

Die Reihenfolge der Stichwörter

erfolgt alphabetisch. Die Umlaute ä, ö und ü werden eingeordnet wie ae, oe und ue sowie ß wie ss.

Adstringenzien
AEDL
Ärger
Aerosol

Dabei bleiben Zahlen, Bindestriche und Leerzeichen unberücksichtigt:

135°-Lagerung unter **L**
24-Stundenurin unter **S**

Stichwörter, die aus einem Adjektiv und Substantiv bestehen, sind unter dem Substantiv zu finden:

Beatmung, assistierte unter **B**
Betreuung, stationäre unter **B**

Nur wenige feststehende Begriffe finden sich unter dem Adjektiv:

Basale Stimulation unter **B**
Erste Hilfe unter **E**
Freiwillige Gerichtsbarkeit unter **F**

Namen von Gesellschaften, Institutionen und Vereinen werden in ihrer Wortfolge eingeordnet:

Deutscher Berufsverband für Pflegeberufe
International Classification for Nursing Practice

Abkürzungen

werden im Abkürzungsverzeichnis (s. S. VIII) erklärt oder sind an der entsprechenden Position im Alphabet verzeichnet.

Quellen

Soweit zu Abbildungen Quellen genannt werden, finden sich Quellennummern in eckigen Klammern in den Legenden, die in einem Verzeichnis im Anhang aufgelöst werden (S. 842).

Verweise

auf andere Stichwörter erfolgen entweder durch die Angaben siehe (s.) und vergleiche (vgl.) oder durch einen nachgestellten Stern * als Hinweis darauf, dass das gekennzeichnete Wort im Werk zu finden ist.

s. Betreuung, stationäre
oder: ... in stationärer Betreuung*

s. ABCD-Regel
vgl. CPAP-Beatmung
PEG*-Sonde

ICNP

Einige Stichwörter sind mit dem Zusatz ICNP (Abk. für International Classification for Nursing Practice) gekennzeichnet. ICNP ist ein Klassifikationssystem zur Erstellung von Pflegediagnosen. Die Terminologie ist für den Gebrauch in der Datenverarbeitung entwickelt. Dieses Werk enthält eine Auswahl aus dem Englischen übersetzter ICNP-Begriffe. Die jeweils angegebene englische Übersetzung entspricht dem englischen ICNP-Begriff.

Abkürzungsverzeichnis

Abb.	Abbildung		kg	Kilogramm
Abk.	Abkürzung		KG	Körpergewicht
BE	Broteinheit		Kurzbez.	Kurzbezeichnung
BGB	Bürgerliches Gesetzbuch		l	Liter
bzw.	beziehungsweise		m	Meter
C	Celsius		min	Minute
ca.	circa		mm	Millimeter
cm	Zentimeter		n. Chr.	nach Christus
d	Tag (lateinisch dies)		s	Sekunde
d. h.	das heißt		s.	siehe
EDV	elektronische Datenverarbeitung		SGB	Sozialgesetzbuch
engl.	englisch		s. o.	siehe oben
evtl.	eventuell		sog.	so genannt
g	Gramm		SSW	Schwangerschaftswoche
GG	Grundgesetz		StGB	Strafgesetzbuch
ggf.	gegebenenfalls		s. u.	siehe unten
h	Stunde (lateinisch hora)		syn.	synonym
i. Allg.	im Allgemeinen		Tab.	Tabelle
ICNP	International Classification for Nursing Practice		u. a.	unter anderem, und andere
			UAW	unerwünschte Arzneimittelwirkung
i. d. R.	in der Regel			
I. E.	Internationale Einheiten		v. a.	vor allem
i. e. S.	im engeren Sinn		v. Chr.	vor Christus
i. R.	im Rahmen		vgl.	vergleiche
i. S.	im Sinn		z. B.	zum Beispiel
i. w. S.	im weiteren Sinn		z. T.	zum Teil

Autoren der 2. Auflage

Nele Abdallah
12051 Berlin

Ruth Ahrens
freiberufliche Referentin für Pflege
55543 Bad Kreuznach

Prof. Dr. Sabine Bartholomeyczik
Private Universität Witten/Herdecke ggmbH
Institut für Pflegewissenschaft
58453 Witten

Marita Bauer
Unabhängige Registrierungsstelle
14482 Potsdam

Nicola Bauer
Dipl.-Pflegewirtin (FH), Hebamme
Fachhochschule Osnabrück
Verbund Hebammenforschung
49009 Osnabrück

Rüdiger Bauer
IBI – Institut für Beziehungsmarketing
und Individualökonomie
86869 Unterostendorf

PD Dr. Wolfgang Becker
Universität Augsburg
Wirtschaftswissenschaftliche Fakultät
86135 Augsburg

Prof. Dr. Jutta Beier
Charité – Universitätsmedizin Berlin
Institut für Medizin-, Pflegepädagogik und
Pflegewissenschaft
10117 Berlin

Stefan Böhmer
Dipl.-Pflegewirt
12101 Berlin

Claus Bölicke
Krankenpfleger (RN), Dipl.-Pflegewirt (FH)
Deutscher Berufsverband für Pflegeberufe (DBfK)
14482 Potsdam

Thomas Buchholz
Krankenpfleger, Dipl.-Pädagoge
76316 Malsch

Prof. Dr. Susanne Busch
Hochschule für Angewandte Wissenschaften
Hamburg

Fakultät Soziale Arbeit und Pflege
22303 Hamburg

Dr. med. Franziska Diel, MPH
Kassenärztliche Bundesvereinigung
Abteilung Qualitätsmanagement KBV
10623 Berlin

Dr. phil. Dr. med. Stephan Dressler
12159 Berlin

Dr. med. Rita Engelhardt
12203 Berlin

Dr. Marianne Engelhardt-Schagen
Ärztin für Arbeitsmedizin, Supervisorin (DGSv)
10967 Berlin

Prof. Dr. Jochen Fanghänel
Ernst-Moritz-Arndt-Universität
Zentrum für Zahn-, Mund- und Kieferheilkunde
17475 Greifswald

Andreas Fischbach
Lehrer für Pflegeberufe und Pflegedienstleitung
61191 Rosbach v. d. H.

Prof. Dr. Vjenka Garms-Homolová
Institut für Gesundheitsanalysen und soziale
Konzepte e. V.
14197 Berlin

Prof. Dr. Tomasz Gedrange
Ernst-Moritz-Arndt-Universität
Zentrum für Zahn-, Mund- und Kieferheilkunde
17475 Greifswald

Wolfgang Hahl
Mannheimer Akademie für soziale Berufe des DRK
68165 Mannheim

Dr. Jörg Hallensleben
Pflege Consult
28203 Bremen

Karsten Hartdegen
B. A. Erziehungs- und Politikwissenschaft
Kranken- und Kinderkrankenpflegeschule der
Stiftung Krankenhaus Bethanien
47441 Moers

Heidi Heinhold
Fachjournalistin Pflege, Kinderkrankenschwester
51766 Engelskirchen

Autoren der 2. Auflage

Cornelia Heinze
Dipl.-Pflegepädagogin
Charité – Universitätsmedizin Berlin
Institut für Medizin-, Pflegepädagogik
und Pflegewissenschaft
10117 Berlin

Prof. Dr. Heidi Höppner
Fachhochschule Kiel
Studiengang Physiotherapie
24149 Kiel

Dörte Maren Hofmann
Physiotherapeutin B. Sc.
22851 Norderstedt

Siegfried Huhn
10715 Berlin

Gabriele Jancke
Kaiserswerther Diakonie
Institut für Fort- und Weiterbildung
40489 Düsseldorf

Anke Jürgensen
Dipl.-Pflegepädagogin
Evangelische Fachhochschule Berlin
Fachbereich Pflegewissenschaft
Studiengang Bachelor of Nursing
14167 Berlin

Vivian Keim
Dipl.-Psychologin, Psychologische
Psychotherapeutin
Evangelische Stiftung Alsterdorf
22297 Hamburg

Dr. phil. Helga Kirchner
Prof. Dr. Kirchner GmbH
Institut für angewandte Betriebswirtschaft
40212 Düsseldorf

Dr. Yvonne Kleinke
Rechtsanwälte Dr. Johannes Weberling
10969 Berlin

Ewald Kliegel
70190 Stuttgart

Prof. Dr. Ursula Koch-Straube
Pflegewissenschaftlerin, Gerontologin,
Supervisorin
64289 Darmstadt

Prof. Dr. Christina Köhlen
Professorin für Pflegewissenschaft
Evangelische Fachhochschule Berlin
Studiengang Bachelor of Nursing
14167 Berlin

Prof. Dr. Ingrid Kollak
Alice-Salomon-Fachhochschule Berlin
12627 Berlin

PD Dr. med. Thomas Koppe
Ernst-Moritz-Arndt-Universität
Institut für Anatomie und Zellbiologie
17475 Greifswald

Andreas Kray
Deutsche Gesellschaft für
Kinderkrankenpflege e. V.
c/o Herminghaus-Stift Wülfrath gGmbH
42489 Wülfrath

Frank Kühn, BBA
KBK – Krankenhaus Beratung Kühn
42477 Radevormwald

Waltraud Küntzle
ifw – Institut für Fort- und Weiterbildung
Patienten-Heimversorgung
71636 Ludwigsburg

Prof. Dr. Adelheid Kuhlmey
Charité – Universitätsmedizin Berlin
Institut für Medizinische Soziologie
14195 Berlin

Dr. Martin Lehnert, M. san.
Epidemiologisches Krebsregister NRW gGmbH
48149 Münster

Christel May
Dipl.-Pädagogin
14193 Berlin

Prof. Dr. phil. Gabriele Meyer
Universität Bremen
IPP Institut für Public Health
und Pflegeforschung – Interdisziplinäre Alterns-
und Pflegeforschung (iap)
28359 Bremen

Björn Mrosko
Rupert-Mayer-Haus
90409 Nürnberg

Monika Nickel
12161 Berlin

Dr. med. Ulrich Paschen
IQ Institut für Qualitätssysteme in Medizin und
Wissenschaft GmbH
22559 Hamburg

Prof. Dr. phil. habil. Märle Poser
Fachhochschule Münster
Fachbereich Pflege
48149 Münster

Autoren der 2. Auflage

PD Dr. Dr. Peter Proff
Ernst-Moritz-Arndt-Universität
Zentrum für Zahn-, Mund- und Kieferheilkunde
17475 Greifswald

Dipl.-Psych. Dr. Harald Pühl
Triangel-Institut für Supervision,
Organisationsberatung und Familientherapie
14059 Berlin

Marianne Rabe
Charité – Universitätsmedizin Berlin
Die Gesundheitsakademie
10117 Berlin

Prof. Dr. rer. oec. Jutta Räbiger
Alice-Salomon-Fachhochschule
Gesundheitsökonomie und -politik
12627 Berlin

Andreas Rath
Gerontopsychiatrisches Seniorenheim
Splitt-Fennert
14055 Berlin

Prof. Dr. Hartmut Remmers
Universität Osnabrück
Fachbereich Humanwissenschaften
Pflegewissenschaft
49069 Osnabrück

Prof. Dr. Friederike zu Sayn-Wittgenstein
Fachhochschule Osnabrück
Verbund Hebammenforschung
49009 Osnabrück

Rainhild Schäfers
Dipl.-Pflegewirtin (FH), Hebamme
Fachhochschule Osnabrück
Verbund Hebammenforschung
49009 Osnabrück

Christa Schapdick
Juristin, Betreuerin
10997 Berlin

Marina Schnabel
Dipl.-Pflegepädagogin, M.A.
75378 Bad Liebenzell

Jutta Schöppe
12207 Berlin

Prof. Dr. phil. Wolfgang Scholl
Humboldt-Universität zu Berlin
Institut für Psychologie
12489 Berlin

Dörte Schüssler, MHP
Dipl.-Pflegepädagogin
Deutscher Berufsverband für Pflegeberufe
DBfK-Bundesverband e. V.
10587 Berlin

Dr. Barbara Schulte-Steinicke
Dipl.-Psychologin, Psychologische Psychotherapeutin
10585 Berlin

Felicitas Schwartz
DVET Fachverband Stoma und Inkontinenz e. V.
38642 Goslar

Prof. Dr. Ruth Schwerdt, M. A.
Fachhochschule Frankfurt am Main
Fachbereich Soziale Arbeit und Gesundheit
60318 Frankfurt a. M.

Prof. Dr. phil. Olaf Scupin
Fachhochschule Jena
Fachbereich Soziale Arbeit
07745 Jena

Bertram Sellner
Irseer Kreis Versand gGmbH
Integrationsfirma für psychisch kranke Menschen
87600 Kaufbeuren

Gerhard Stadler
allgäu akademie
87600 Kaufbeuren

Anke Beate Steffen
14471 Potsdam

Prof. Dr. phil. Renate Stemmer
Katholische Fachhochschule Mainz
Fachbereich Pflege und Gesundheit
55122 Mainz

Barbara Strohbücker
Pflegewissenschaftlerin (MScN),
Fachkrankenschwester
Klinikum der Universität zu Köln
Zentralbereich Medizinische Synergien
50924 Köln

Prof. Dr. Renate Tewes
Evangelische Hochschule für Soziale Arbeit
Dresden (ehs)
Pflegewissenschaft/Pflegemanagement
01069 Dresden

Volker Thierfeld
47167 Duisburg

Jürgen Trott-Tschepe
Aromatherapeut, Heilpraktiker
14163 Berlin

Prof. Dr. Charlotte Uzarewicz
Professorin für Pflegewissenschaft
Katholische Stiftungsfachhochschule München

IF – Institut für Fort- und Weiterbildung,
Forschung und Entwicklung
81667 München

Franz Wagner, MSc
Bundesgeschäftsführer
Deutscher Berufsverband für Pflegeberufe
DBfK-Bundesverband e. V.
10587 Berlin

Felicitas Gräfin Waldeck
Heilpraktikerin
81927 München

Angelika Warmbrunn
Lehrerin für Pflegeberufe,
Redakteurin, Fachautorin
48147 Münster

Prof. Dr. Petra Weber
Hochschule für Angewandte Wissenschaften
Hamburg
Fakultät Soziale Arbeit und Pflege
22303 Hamburg

Erna Weerts
Arbeitsgemeinschaft für Elementartherapie e. V.
88239 Wangen

Dr. phil. Christine Weinhold
Humanistischer Verband Deutschlands

Bereich Patientenverfügung
10179 Berlin

Dr. med. Mario Wernado
Soteria Klinik Leipzig GmbH
(Fachklinik für Alkohol- und
Medikamentenabhängigkeit)
04289 Leipzig

Dr. med. Jürgen Wied
orthós – die Orthopäden am Wittenbergplatz
10787 Berlin

Susanne Wied
Dipl.-Pflegepädagogin
14199 Berlin

Prof. emer. Dr. Klaus Wiemann
58285 Gevelsberg

Ao. Univ.-Prof. Dr. Jörg Wissel
Zentrum für ambulante Rehabilitation
10115 Berlin

Dr. Angelika Zegelin, M. A.
Private Universität Witten/Herdecke gGmbH
Institut für Pflegewissenschaft
58453 Witten

Dr. med. Christoph Zink
10627 Berlin

Autoren der 1. Auflage

Nele Abdallah, 12051 Berlin
Ruth Ahrens, 55543 Bad Kreuznach
Michael Ammende, 41063 Mönchengladbach
Sybille Auner, 80469 München
Prof. Dr. Sabine Bartholomeyczik, 58453 Witten
Rüdiger Bauer, 86869 Unterostendorf
Prof. Dr. Jutta Beier, 10117 Berlin
Karl Beilfuss, 10777 Berlin
Arne Beutler, 15711 Zeesen
Birgit Blank, 91126 Schwabach
Stefan Böhmer, 12101 Berlin
Marina Bracht, 12307 Berlin
Thomas Buchholz, 76316 Malsch
Sonja Dall, 21683 Stade
Dr. Dr. Stephan Dressler, 12159 Berlin
Katrin Eilts-Köchling, 72074 Tübingen
Schwester Ursula Ellersiek, 30880 Laatzen
Dr. Rita Engelhardt, 12203 Berlin
Anne-Katrin Fabian, 71679 Asperg
Christine Fiedler, MScN, 96114 Hirschaid
Andreas Fischbach, 61191 Rosbach v. d. H.
Ralph Frenzel, 10245 Berlin
Prof. Dr. Vjenka Garms-Homolová, 14197 Berlin
Dr. Jörg Hallensleben, 28203 Bremen
Karsten Hartdegen, 47441 Moers
Henriette Hauerstein, 01445 Radebeul
Heidi Heinhold, 51766 Engelskirchen
Cornelia Heinze, 10117 Berlin
Jürgen Hollick, 85540 Haar
Birgit Hullermann, 48282 Emsdetten
Michael Isfort, 50935 Köln
Heike Jacobi-Wanke, 12683 Berlin
Gabriele Jancke, 40489 Düsseldorf
Ulrich Kamphausen, 23758 Hohenstein
Dr. Susanne Kapell, 13353 Berlin
Vivian Keim, 22297 Hamburg
Prof. Dr. Andrea Kerres, 81667 München
Dr. Helga Kirchner, 40212 Düsseldorf
Dr. Yvonne Kleinke, 10969 Berlin
Esther Klein-Tarolli, CH-3006 Bern
Ewald Kliegel, 70190 Stuttgart
Prof. Dr. Ursula Koch-Straube, 64289 Darmstadt
Prof. Dr. Christina Köhlen, 14167 Berlin
Heinz Koldehofe, 22292 Hamburg
Prof. Dr. Ingrid Kollak, 12627 Berlin
Andreas Kray, 42489 Wülfrath
Karl Krone, 06636 Golzen
Waltraud Küntzle, 71636 Ludwigsburg
Prof. Dr. Adelheid Kuhlmey, 14195 Berlin
Elke Larscheid, 53518 Adenau
Andreas Lauterbach, 35410 Hungen
Beate Lehmann, 44892 Bochum
Christa Lohrmann, 10117 Berlin

Prof. Regina Lorenz-Krause, 48301 Nottuln
Walter Maletzki, 33609 Bielefeld
Christel May, 14193 Berlin
Norina Meier, 12621 Berlin
Beate Meiering, 53840 Troisdorf
Björn Mrosko, 90409 Nürnberg
Peter Müller, CH-3532 Zäziwil
Christian Nester, 90480 Nürnberg
Monika Nickel, 12161 Berlin
Sabine Philbert-Hasucha, 12043 Berlin
Dr. Harald Pühl, 14059 Berlin
Marianne Rabe, 10117 Berlin
Prof. Dr. Jutta Räbiger, 12627 Berlin
Torsten Rantzsch, 20246 Hamburg
Andreas Rath, 14055 Berlin
Prof. Dr. Hartmut Remmers, 49069 Osnabrück
Rolf Riebesell, 24837 Schleswig
Sauer & Sauer, Ergonomie GmbH & Co. KG,
  51702 Bergneustadt
Christa Schapdick, 10997 Berlin
Gabriele Schlömer, 20146 Hamburg
Marina Schnabel, 75378 Bad Liebenzell
Prof. Dr. Wolfgang Scholl, 12489 Berlin
Marion Schüßler, 12103 Berlin
Dr. Barbara Schulte-Steinicke, 10585 Berlin
Holm Schwanke, 09117 Chemnitz-Rabenstein
Prof. Dr. Ruth Schwerdt, M. A.,
  60318 Frankfurt a. M.
Prof. Dr. Olaf Scupin, 07745 Jena
Bertram Sellner, 87600 Kaufbeuren
Erdmute Simmchen, 01159 Dresden
Gerhard Stadler, 87600 Kaufbeuren
Anke Beate Steffen, 14471 Potsdam
Angelika Stegmayer, 91471 Illesheim
Prof. Dr. Renate Stemmer, 55122 Mainz
Barbara Strohbücker, MScN, 50924 Köln
Prof. Dr. Renate Tewes, 01069 Dresden
Jürgen Trott-Tschepe, 14163 Berlin
Prof. Dr. Charlotte Uzarewicz, 81667 München
Franz Wagner, MSc, 10587 Berlin
Angelika Warmbrunn, 48147 Münster
Erna Weerts, 88239 Wangen
Dr. Christine Weinhold, 10179 Berlin
Susanne Wied, 14199 Berlin
Prof. emer. Dr. Klaus Wiemann,
  58285 Gevelsberg
Ao. Univ.-Prof. Dr. Jörg Wissel, 10115 Berlin
Karla Wojciechowski, 10967 Berlin
Christiane Wolfes, 10829 Berlin
Dietmar Zeindl, 83646 Bad Tölz
Dr. Christoph Zink, 10627 Berlin
Dipl.-Soz. Hans-Dieter Zollondz, 80796 München

AA: Abk. für Anonyme* Alkoholiker.
ABCD-Regel: (engl.) 1. *ABCD rule for early detection of melanoma,* 2. *ABCD of resuscitation*; **1.** Abk. für die Regel zur Beobachtung von Muttermalen auf **A**symmetrie (z. B. rund oder oval), **B**egrenzung (abgehoben oder ausgefranst), **C**olour (Farbe; schwarz, braun, rot/rötlich, gräulich oder eine Mischung aus diesen Farben), **D**urchmesser (größer, kleiner oder gleich 5–6 mm); **2.** Abk. für die früher übliche Abfolge der Maßnahmen bei einer Reanimation*: **A**temwege freimachen, **B**eatmung*, **C**irculation (Herztätigkeit prüfen und ggf. mit Herzdruckmassage* anregen), **D**rugs (Medikamente); heute hat die Herzdruckmassage Priorität vor der Atemspende.
ABC-Schema: (engl.) *ABC classification*; ABC-Klassifikation zur Einteilung verschiedener Ursachen von chronischer Magenschleimhautentzündung (Gastritis); **Typ A:** autoimmune Gastritis durch Autoantikörper gegen salzsäurebildende Zellen (Häufigkeit ca. 5 %); **Typ B:** bakteriell bedingte Gastritis durch Besiedlung der Magenmukosa mit Helicobacter pylori (Häufigkeit ca. 80 %); **Typ C:** chemisch-toxische Gastritis durch Gallerückfluss oder Einnahme nichtsteroidaler Antiphlogistika (Häufigkeit ca. 10 %).
abdominal: (engl.) *abdominal*; zum Bauch, Unterleib gehörig.
Abdominalatmung: syn. Zwerchfellatmung*.
Abduktion: s. Gelenkbewegung.
Abduktionskontraktur: s. Kontraktur.
Abfall: (engl.) *waste, rubbish, refuse*; zu entsorgende Rückstände aus Produktion, Transport, Konsum und verarbeitendem Gewerbe; **Entsorgung** bedeutet die Verwertung von Abfällen bzw. ihre Beseitigung durch Verbrennung, Deponierung oder Kompostierung; erfolgt entsprechend der Abfallart: **1.** Biomüll wird kompostiert oder nach Hitzedesinfektion zur Schweinemast verwendet. **2.** Restmüll, Krankenhausabfälle, Körperteile und Organabfälle werden verbrannt, infektiöse Abfälle vor der Verbrennung desinfiziert. **3.** Sondermüll wird möglichst aufbereitet, Zytostatika werden verbrannt, Wertstoffe wiederverwendet. **Verwertung** ist Rückführung von Abfällen in den Wirtschaftskreislauf; unterschieden werden: **1.** stoffliche Verarbeitung zu Sekundärrohstoffen (Recycling); **2.** Gewinnung von Energie durch Abfall, i. d. R. durch Verbrennung. Eine Voraussetzung ist die Sammlung der Stoffe. **Recht:** Das „Gesetz zur Förderung der Kreislaufwirtschaft und Sicherung der umweltverträglichen Beseitigung von Abfällen" (Kreislaufwirtschafts- und Abfallgesetz) vom 27.9.1994, zuletzt geändert am 31.10.2006, regelt die Grundsätze und Pflichten zur Erreichung des vorrangigen Ziels der Abfallvermeidung und der Rückführung von Abfällen in den Wirtschaftskreislauf zur Schonung der natürlichen Ressourcen sowie die umweltverträgliche Beseitigung nicht vermeidbarer und nicht verwertbarer Abfälle. Die Vermeidung von Abfall hat oberste Priorität; Verwertung und Recycling des Abfalls haben wiederum Vorrang vor der Beseitigung.
Abführmittel: s. Laxanzien.
Abhängigkeit: (engl.) *dependence, addiction*; Abhängigkeit von psychotropen Substanzen, d. h. Stoffen, die direkt und wesensverändernd auf das Gehirn einwirken; Abhängigkeit ist von dem weiter reichenden Begriff der Sucht zu unterscheiden, unter den auch nicht stoffgebundene Süchte (z. B. Sexsucht, Spielsucht, Sehnsucht) gefasst werden. **Ursachen:** Abhängigkeit lässt sich nicht auf eine einzige Ursache zurückführen. Es wirken biologische (einschließlich genetischer) Faktoren, Persönlichkeit und familiäres sowie soziales Umfeld zusammen. Die Entwicklung der Abhängigkeit hängt wesentlich davon ab, wie sehr eine Gesellschaft eine psychotrope Substanz toleriert, sie reglementiert oder sie verbietet. In Deutschland ist z. B. der Gebrauch und Genuss von Alkohol toleriert, die Abgabe jedoch reglementiert (nicht an Kinder). Die Möglichkeiten eines schädigenden Gebrauchs von Tabak werden zurzeit zunehmend eingeschränkt. Verboten ist z. B. der Besitz von Kokain und Heroin (nicht verkehrsfähig gemäß Betäubungsmittelgesetz*). **Kennzeichen: 1.** übermächtiges, kaum kontrollierbares Verlangen nach einem Suchtmittel, i. d. R. kombiniert mit der Unfähigkeit, den Umgang mit diesem Stoff zu kontrollieren; **2.** körperliche Abhängigkeit i. S. von Entzugserscheinungen; Entzugssymptome werden vom Patienten als Ursache dafür genannt, den Gebrauch des Suchtmittels fortzusetzen, um diese zu beherrschen. Im Gegensatz dazu besteht z. B.

Abhängigkeit

bei einem sog. Kater eine Aversion gegen Alkohol. **3.** Toleranzentwicklung: Durch die chronische Vergiftung* werden Dosen vertragen, die für Nichtabhängige unter Umständen tödlich sein können. **4.** Folgen des Konsums in Form von körperlichen Erkrankungen und psychosozialen Auffälligkeiten oder Beeinträchtigungen (z. B. Sachbeschädigung, Diebstahl, Körperverletzung, Führerscheinverlust, Verlust des Arbeitsplatzes oder krankheitsbedingte Zerstörung der Familienstruktur); **5.** Psychotrope Substanzen verändern die Persönlichkeit: Menschen verlieren Interesse an ihren sozialen Verantwortungen und engen sie auf die Beschaffung und den Konsum der Substanz ein. **6.** Über psychotrope Substanzen nicht mehr verfügen zu können, hat psychische und somatische Folgen: Entzugserscheinungen drängen zur rasch möglichen erneuten Verwendung; medizinische Indikationen für den Einsatz von Schmerzmitteln (z. B. postoperativ) müssen abgegrenzt werden gegen die Gier nach Schmerzmitteln wie z. B. Opiaten, die sich hinter den Beschreibungen „Schmerzen" oder „Husten" (mit der Forderung nach Codein) verbergen können.

Suchtmittel

Abhängigkeit von psychotropen Substanzen kann sich auf nur eine Substanz, meist jedoch auf mehrere erstrecken (z. B. Alkohol und Tabak). Nach ICD-10 werden folgende Stoffgruppen unterschieden: **1.** Alkohol; **2.** Opioide, z. B. Heroin, Temgesik, Dipidolor, Dolantin; **3.** Cannabinoide; **4.** Beruhigungsmittel (Sedativa*, Anxiolytika) oder Schlafmittel* (Hypnotika); **5.** Kokain; **6.** sonstige Stimulanzien, z. B. Coffein, Amphetamin, Ecstasy; **7.** Halluzinogene, z. B. LSD; **8.** Tabak.

Klinische Probleme

1. Schwere Vergiftungen bedürfen der engmaschigen Überwachung und ggf. der spezifischen Behandlung. Psychotrope Substanzen unterscheiden sich in ihrem Wirkungsspektrum und in der Schwere der Entzugssymptome. Anxiolytika (Benzodiazepine), Hypnotika (Barbiturate) und Alkohol können epileptische Krampfanfälle und delirante Zustandsbilder im Entzug auslösen. Entzugserscheinungen vom Opiattyp (z. B. von Heroin) vollziehen sich wie eine schwere Grippe. Delirante Zustandsbilder und epileptische Anfälle sind bei Opiatabhängigen stets der polyvalenten Abhängigkeit (i. d. R. von den mitverwendeten Benzodiazepinen) geschuldet. **2.** Ein besonderes Problem stellt die sog. low-dose-dependence (Abhängigkeit bei Niedrigdosierung) dar. Sie betrifft Patienten, die vergleichsweise geringe Mengen (z. B. 2×5 mg Diazepam/Tag) über lange Zeit zu sich nehmen. Oft fällt dieses Störungsbild erst bei der Behandlung anderer Krankheiten auf, wenn der nicht bezwingbare Wunsch nach dem Gebrauch des Stoffes in den Vordergrund tritt. **3.** Die Symptome der Abhängigkeitserkrankung sind eng verbunden mit der verwendeten Stoffgruppe (s. Alkoholabhängigkeit, Arzneimittelabhängigkeit, Drogenabhängigkeit). **4.** Psychotrope Substanzen verursachen Psychosyndrome: Kognitive Leistungen werden reduziert, die affektive Schwingungsfähigkeit wird vermindert, Kritikfähigkeit und Kritikwilligkeit werden eingeschränkt. Bei beratenden Gesprächen sind diese Defizite der Patienten angemessen zu berücksichtigen.

Dynamik

I. d. R. verstehen sich Abhängigkranke nicht als krank, sondern versuchen, sich über den Weg der Bagatellisierung und Verleugnung der Auseinandersetzung mit dem Thema zu entziehen (z. B. auch bei Arztbesuchen). Hier ist die konsequente, geduldige, begleitende Thematisierung wichtig. Falsch sind sowohl das Ignorieren des Themas, z. B. das Nichtansprechen des Alkoholkonsums während einer stationären Behandlung, wie auch das beziehungslose Konfrontieren. Beharrlich ist darauf zu verweisen, dass es eine schwierige, dem Menschen selbst peinliche Erkrankung ist, die unbehandelt statistisch 7 Jahre des Lebens fordert und viel Leid über den Patienten und seine Angehörigen bringt. Notwendig sind eine Kontaktaufnahme mit einem in der Sucht erfahrenen Arzt bzw. einer Beratungsstelle und das Einleiten einer ambulanten bzw. stationären Rehabilitation.

Pflege

I. R. der Nähe zum Patienten können Anlässe gesucht und genutzt werden, die Suchtgeschichte, das derzeitige Leid und die möglichen Hilfen zu thematisieren. Dies sind elementare Bausteine, um Abstinenzmotivation zu entwickeln. Eine beratende Distanz sollte sowohl zu der Selbstanklage „Ich bin der letzte Alkoholiker" wie auch zu der Selbstüberschätzung „Das geschieht mir bestimmt nie wieder" behalten werden. Der Verlauf einer Abhängigkeitserkrankung vom Alkohol- oder Hypnotika-Typ während eines stationären Aufenthaltes wird wesentlich vom Verständnis der behandelnden Personen geprägt.

Struktur der Versorgung

Professionelle Behandlungseinrichtungen sind Entgiftungsabteilungen, stationäre Rehabilitation und Beratungsstellen, mit denen jedoch noch immer über 80 % der Abhängigkranken nicht in Kontakt kommen. Es ist daher eine bedeutsame Aufgabe, so früh und so angemessen wie möglich die Krankheit zu thematisieren und die Perspektiven zu benennen, die professionelle Behandlungseinrichtungen und Selbsthilfegruppen bieten.

Hinweis

1. Ein Abhängiger schafft es nicht alleine, abstinent zu werden; er braucht Hilfe. **2.** Nur nüchtern, also ohne den Einfluss psychotroper Substanzen, sind Beratung und Therapie möglich. **3.** Für Abhängigkranke ist ein sog. kontrollierter Konsum nicht möglich.

Vgl. Abhängigkeit, psychosoziale; Abhängigkeit, sexuelle.

Autor: Mario Wernado.

Abhängigkeit, psychosoziale: (engl.) *psychosocial dependence*; emotionale oder finanzielle Abhängigkeit von Partnern, Freunden, Eltern, Sekten oder Vorgesetzten, die aus der Perspektive des Betroffenen nicht gelöst werden kann; **Ursachen:** objektive Abhängigkeit durch mangelndes eigenes Einkommen (z. B. bei Hausfrauen, Kindern, Auszubildenden), Ich-Schwäche (sich auf andere verlassen bezüglich Hilfen, Anregungen, Ideen; Fehlen eigener Meinungsbildung und Haltung); mögliche **Folge:** Ich-Schwäche (kann Ursache und Folge sein), symbiotische Verschmelzungswünsche, Regression*, Machtmissbrauch auf Seiten des Stärkeren (Eltern, Vorgesetzte), der die Beziehungsstrukturen bewusst abhängigkeitsfördernd gestaltet. Vgl. Angst.

Abhängigkeit, sexuelle: (engl.) *sexual dependence*; früher sexuelle Hörigkeit; Unterordnung und Unselbständigkeit eines Partners in einer Paarbeziehung; in jeder Liebesbeziehung finden sich Elemente der (meist gegenseitigen) Abhängigkeit, die für die Aufrechterhaltung der Partnerschaft bedeutsam sind. Insbesondere bei Einseitigkeit kann Abhängigkeit jedoch zu Leidensdruck und Partnerschaftskonflikten führen. Besonders leicht entsteht Abhängigkeit in Beziehungen, die hochspezialisierte Formen des Sexualverhaltens einschließen, sowie bei infantilen Wesenszügen oder geistiger Behinderung des Abhängigen. Vgl. Sexualität.

Abhängigkeits-Unabhängigkeits-Konflikt: (engl.) *dependence-independence conflict*; Zwiespältigkeit eines Menschen im Hinblick auf das Bedürfnis nach psychosozialer, pflegerischer u. a. Abhängigkeit bzw. Unabhängigkeit; **Kennzeichen:** von Zorn, Wut und Angst* begleiteter, verbal geäußerter Wunsch nach Unabhängigkeit in Situationen, die Abhängigkeit erfordern, oder Wunsch nach Abhängigkeit in Unabhängigkeit erfordernden Situationen; betroffen sind insbesondere Menschen mit körperlichen Einschränkungen, degenerativen chronischen Erkrankungen*, Bettlägerige und Heranwachsende (s. Adoleszenz).

Abhusten: (engl.) *to cough up*; Expektoration; Entfernen von Bronchialsekret aus den Atemwegen, ggf. mit Hilfe sekretlösender Maßnahmen; um den Bronchialschleim zu verflüssigen, sollte der Patient mindestens 1,5–2 l Flüssigkeit zu sich nehmen (Vorsicht bei Herz- und Niereninsuffizienz oder anderen Erkrankungen, die eine Flüssigkeitszufuhr beschränken). **Maßnahme:** Vibrationsmassage*, Einreibung mit durchblutungssteigernder (hyperämisierender) Salbe, Inhalationstherapie* und Brustwickel* ermöglichen bzw. erleichtern das Abhusten. Hustenhilfen sind u. a. nach abdominalen Eingriffen indiziert. **Pflege:** Der sitzende Patient hustet nach größtmöglicher Einatmung ab, während die Pflegefachkraft die Rippen vorn und hinten fixiert. Unterstützend kann mit der flachen Hand ein Gegendruck auf das Abdomen ausgeübt werden. Bei zähflüssigem Sekret empfiehlt sich ein Ausatmen auf der Silbe „haff", das eine Reizung der Hustensensoren bewirkt und einen Hustenstoß auslöst. **Hinweis:** Voraussetzung für das produktive Abhusten ist ein ungestörter Hustenreflex. Vgl. Absaugen, Pneumonieprophylaxe, Hustentechnik.

Abklatschung: Verfahren der Hydrotherapie*; kurze, kräftige Schläge auf den Rücken mit einem nasskalten (10–15 °C) Handtuch, die reflektorisch eine gesteigerte kapillare Durchblutung der Lunge bewirken; **Anwendung:** bei Bronchitis, Pneumonie im Lösungsstadium. Vgl. Abklopfen.

Abklatschverfahren: (engl.) *impression method*; mikrobiologisches Verfahren zum Nachweis von Bakterien an Oberflächen (Haut, ebene Arbeitsflächen, Kleidung) mit Hilfe eines gelartigen Nährmediums (Nähragar) auf einem Trägermaterial

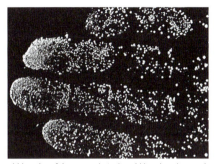

Abklatschverfahren: Ergebnis des Abklatsches der Handinnenfläche nach Kultur

(s. Abb.); mit dem beschichteten Trägermaterial wird von der gewünschten Oberfläche ein Abdruck genommen (sog. Abklatschpräparat) und dieses im temperierten Brutschrank inkubiert. Evtl. vorhandene Keime können so angezüchtet und nachgewiesen werden. **Anwendung:** besonders i. R. der Krankenhaushygiene (s. Hygiene) zur Verhütung von Nosokomialinfektionen*.

Abklopfen: (engl.) *to tap*; pflegetherapeutische Unterstützung zum Lösen von Bronchialsekret*; **Durchführung:** Das Abklopfen erfolgt vorsichtig mit der hohlen Hand, der lockeren Faust oder mit der Kleinfingerkante (unter Aussparung der Wirbelsäule und Nierengegend in Richtung Lungenhilus (zur Mitte hin) und von der Lungenbasis weg (zum Kopf hin). Die Maßnahme sollte mindestens 5 Minuten andauern und darf nur in der Ausatemphase durchgeführt werden, da sonst der Schleim mit der eingeatmeten Luft in die tieferen Lungenabschnitte gelangt. Papiertücher bereitlegen, um das Sekret aufzunehmen. **Gegenanzeigen: 1.** Thrombose, Herzinfarkt oder Lungenembolie (Gefahr der Lösung von Blutgerinnseln); **2.** Osteoporose oder Knochenmetastasen (Gefahr einer Spontanfraktur); **3.** Rippen- oder Wirbelfraktur sowie Tumoren der Wirbelsäule; **4.** Schädelhirntrauma (Blutungsgefahr aufgrund des Druckanstiegs); **Hinweis:** Zum Abklopfen wird häufig

A

Franzbranntwein* verwendet. Enthält dieser keine rückfettenden Substanzen, muss nach der Behandlung die Haut eingefettet werden. Bei Hautdefekten oder Kältegefühl kann alternativ Wasser eingesetzt werden. Vgl. Abklatschung.

Abkühlungsbad: syn. absteigendes Bad; Verfahren der Hydrotherapie* zur Senkung der Körpertemperatur; **Durchführung:** Die Badetemperatur liegt anfangs 1 °C unter der rektal gemessenen Körpertemperatur des Patienten. Bei einem Vollbad wird die Wassertemperatur durch Zulauf von kaltem Wasser innerhalb von 10–15 Minuten um 5 °C gesenkt. Die Kreislaufbelastung erfordert eine Kontrolle der Vitalzeichen*. Ein Halbbad mit einer Wassertemperatur von 36 °C wird auf 31 °C abgekühlt und der Rücken des Patienten mehrfach mit kaltem Wasser übergossen. **Anwendung:** 1. als Vollbad bei Überwärmung durch Fieber* und Hitzschlag (vorwiegend bei Kindern); 2. als Halbbad bei erniedrigtem Blutdruck (Hypotonie) und vegetativ bedingten Herzrhythmusstörungen; **Ziel:** Verringerung (Reduktion) der Körpertemperatur (nicht Erreichen der Normaltemperatur); **Gegenanzeigen:** Frieren, blaue Lippen, marmorisierte Färbung der Haut, Schüttelfrost, Gänsehaut; Vorsicht bei Kreislaufschwäche. Vgl. Bad.

Abmagerung (ICNP)**:** (engl.) *emaciation*; starker Gewichtsverlust bis zu einem Körpergewicht von mehr als 15 % unter dem alters- und körperlängenspezifischen Minimum (s. Body-mass-Index); **Ursachen:** Mangelernährung, physische Krankheiten (Karzinome, terminale Niereninsuffizienz, chronische Infektionskrankheiten, endokrinologische Erkrankungen) oder psychische Störungen (Magersucht*, Depression*, Abhängigkeit*); die verschiedenen Faktoren können sich gegenseitig beeinflussen und auch kombiniert auftreten. **Folge:** Schwäche, Mangelerscheinungen, Resorptionsstörungen, Dekubitus*; **Maßnahme:** Ernährungsberatung, hochkalorische Diät, Dekubitusprophylaxe, ggf. Psychotherapie. **Hinweis:** Die extreme Form der Abmagerung mit Muskelschwund und Schwäche, gewöhnlich als Folge einer schweren Unterernährung* oder schwerer Krankheiten wie Krebs oder Tuberkulose, wird als **Kachexie** (Auszehrung) bezeichnet.

ABNull-Blutgruppen: (engl.) *AB0 blood groups*; syn. AB0-Blutgruppen; System der sog. klassischen Blutgruppen* (A, B, AB und Null, von Landsteiner 1901 entdeckt), das durch das Vorhandensein regulärer Antikörper gegen diejenigen Blutgruppenantigene A oder B, die dem Individuum selbst fehlen, gekennzeichnet ist; Häufigkeit der ABNull-Blutgruppen in Mitteleuropa: s. Tab. Bei Bluttransfusion* und Transplantation* muss das ABNull-System berücksichtigt werden, da Unverträglichkeit aufgrund der Antigen-Antikörper-Reaktion zu lebensbedrohlichen Transfusionszwischenfällen* oder Transplantatabstoßung führen kann. Blutgruppenunverträglichkeit zwischen Mutter und Kind kann durch Bildung mütterlicher Antikörper gegen die kindlichen roten Blutkörperchen (Erythrozyten) eine Anämie des Neugeborenen verursachen. Vgl. Rhesus-Blutgruppen.

aboral: (engl.) *aboral*; vom Mund wegführend.

Abort: s. Fehlgeburt.

Abortiva: (engl.) *abortifacients*; meist wehenerzeugende Arzneimittel* zur Herbeiführung eines Schwangerschaftsabbruchs*; **Wirkstoff:** v. a. Kontraktionsmittel (meist Prostaglandine, seltener Instillation hypertonischer Lösungen), Progesteron-Antagonisten (z. B. Mifepriston) und gelegentlich der Folsäureantagonist Methotrexat; **Hinweis:** Früher gebräuchliche Arzneimittel wie Chinin, Ergotamine und verschiedene ätherische Öldrogen führen häufig zu einer schweren Schädigung des Fetus **und** der Mutter.

Abreibung: (engl.) *attrition*; milde, reibende Massage zur Förderung der Hautdurchblutung und Steigerung des Stoffwechsels; Verfahren der Hydrotherapie*; **Durchführung:** Der Patient wird in ein angefeuchtetes Leinentuch gehüllt; Wasser zum Anfeuchten kalt (10–15 °C), warm oder wechselnd. Der Behandelnde streicht mit beiden Händen über das Tuch oder massiert klatschend mit der hohlen Hand. Danach wird die Haut mit einem trockenen Tuch abgerieben, bis eine leichte Rötung entsteht. **Anwendung:** 1. Ganzkörperabreibung zur täglichen Körperpflege, Abhärtung, Kreislaufanregung bei hypotoner Kreislaufdysregulation und bei Infektionskrankheiten; 2. Teilabreibung besonders bei Fieber. Vgl. Abklopfen, Packung, Einreibung.

Absaugen: (engl.) *exsufflation, suctioning*; **1.** syn. Bronchialtoilette; Entfernen von Bronchialsekret* oder eingeatmeten Fremdsubstanzen (Aspiration*) aus den oberen und unteren Atemwegen; dabei wird ein mit einem Absauggerät* verbundener Absaugkatheter* eingeführt und unter Sog langsam zurückgezogen. Das gewonnene Sekret wird in einer Sekretflasche aufgefangen. **Ziel:** hindernisfreie Belüftung der Lungen (auch i. R. der Atelektasen- und Pneumonieprophylaxe*) und Gewinnung von Bronchialsekret zur Diagnostik; **Anwendung:** bei Patienten, die nur unzureichend abhusten* können, bei beatmeten oder bewusstlosen Patienten und bei Patienten mit operativ angelegtem Zugang zur Luftröhre (Tracheostoma) oder hochgradiger körperlicher Schwäche, fehlendem Schluckreflex, sehr zähem Bronchialsekret; **Formen:** Absaugtechniken nach Form des Zugangs: **a)** sog. blindes Absaugen: oral (durch den Mund) und nasal (durch die Nase) **b)** unter Sicht (ausschließlich ärztliche Tätigkeit): endotracheales Absaugen über einen Endotrachealtubus* oder eine Trachealkanüle; bronchoskospisches Absaugen mit einem Endoskop während einer Spiegelung. **Durchführung:** Vor dem Absaugen ist eine physikalische Therapie zur Sekretlösung sinnvoll (Inhalationstherapie*, Abklopfen*, Lagerungsdrainage, Vibrationsmassage*). Das Absaugen erfolgt immer mit Hilfe von 2 Pflegekräften, um ein streng asepti-

Abschürfung

ABNull-Blutgruppen
Häufigkeit in Mitteleuropa

Blutgruppe	Erythrozyteneigenschaften		Häufigkeit	Antikörper
0	[H]		≈ 40 %	Anti-A[1], Anti-B
A	A_1	≈ 37 %	≈ 44,5 %	Anti-B
	A_2	≈ 7,5 %		
	(A_x)	(selten)		
B	B		≈ 10,5 %	Anti-A[1]
AB	A_1B	≈ 3,5 %	≈ 4,5 %	keine
	A_2B	≈ 1,0 %		
	(A_xB)	(selten)		

[1] Individuen der Blutgruppen 0 und B besitzen regelmäßig A_1-Antikörper, der Titer gegen das Antigen A_2 ist dagegen variabel und meist niedrig.

sches Vorgehen zu gewährleisten und bei Komplikationen eingreifen zu können. Der Eingriff sollte möglichst kurz gehalten werden (nicht länger als 5–10 Sekunden), um Sauerstoffmangel zu vermeiden. Die Häufigkeit des Absaugens richtet sich nach dem Zustand des Patienten sowie der Menge und Beschaffenheit des Sekrets und ist i. d. R. ärztlich angeordnet. Das Absauggerät immer zuvor auf Funktionstüchtigkeit überprüfen; die Lagerung des Patienten während des Absaugens erfolgt in Oberkörperhoch- oder Seitenlage. Vor der Durchführung möglichst den Patienten zum tiefen Atmen und Abhusten auffordern; Gerät auf Sog einstellen, ggf. O_2-Anreicherung der Atemluft oder O_2-Zufuhr; Mund- und Nasenpflege (Keimverschleppung in die unteren Atemwege möglich); Händedesinfektion*; steriler Handschuh an absaugender Hand, unsteriler an der anderen; sterilen Katheter mit destilliertem Wasser durchspülen und ohne Sog einführen; Katheter unter Sog mit leicht drehenden Bewegungen zurückziehen; Patientenbeobachtung (Puls, Hautfarbe und Atmung) durch helfende Person; Katheter vom Saugschlauch trennen, in die Hand wickeln, Handschuh darüber stülpen und entsorgen; ggf. Mund- und Nasenpflege. **Hinweis:** Patienten mit PEEP*-Beatmung immer mit einem geschlossenen Absaugsystem absaugen. 2. Entfernen von Magen- oder Darminhalt mit Magen-*, Zwölffingerdarm- oder Dünndarmsonden nach Einnahme giftiger Substanzen oder als präoperative Maßnahme zur Vermeidung einer Aspiration bei Narkoseeinleitung (Aspirationsprophylaxe*). **Hinweis:** Das Absaugen ist prinzipiell eine ärztliche Tätigkeit, die jedoch häufig, besonders auf Intensivstationen, delegiert wird (s. Delegation). Voraussetzung ist daher eine ärztliche Anordnung.

Absauggerät: (engl.) *aspirator*; auch Absaugpumpe; elektrisch (am Netz oder mobil mit Akku) betriebene Vorrichtung zum Entfernen von Sekret oder Fremdkörpern aus Körperhöhlen; der notwendige Sog wird entweder vom zentralen Vakuumanschluss, vom Druck-Sogwandler einer Gasflasche oder von einer Elektropumpe erzeugt. Das Absaugen* erfolgt mit Hilfe eines flexiblen Absaugkatheters*, integriertem Sekretbehälter und Bakterienfilter.

Absaugkatheter: (engl.) *suction catheter*; flexibler einlumiger Katheter zum Entfernen von Sekret, Blut oder Fremdkörpern v. a. aus Mund, Nase, Kehlkopf, Luftröhre oder Bronchien durch Absaugen*; wird mit einem Absauggerät* unter Sog gesetzt; **Hinweis:** Beim oralen Absaugen auf die Tiefe beim Einführen achten; Richtmaß ist der Abstand zwischen Ohrläppchen und Nasenspitze.

Abschürfung (ICNP): (engl.) *abrasion*; syn. Schürfwunde; Verletzung von Gewebe der oberen Hautschicht (Epidermis) mit punktuellen Blutungen; **Kennzeichen:** schmerzhafte und entzündete Wunde bis zum Überzug durch eine getrocknete, seröse, blutige Kruste; **Ursache:** Trauma (physische Verletzung); **Verlauf:** meistens problemlose Abheilung mit folgendem Heilungsverlauf: 1. Exsudationsphase (bis ca. 3 Tage): Die Wundfläche wird zum Schutz vor Eintritt von Keimen und zur Verringerung des Blutverlustes mit Wundschorf aus Blut, Fibrin und Blutplättchen (Thrombozyten) aufgefüllt. 2. resorptive Phase: Immunzellen lösen Krankheitserreger und Gewebereste in der Wunde auf. 3. Proliferationsphase (bis ca. 10 Tage): Versuch des Körpers, die Wunde wieder selbständig zu verschließen; dabei wird in der Wundfläche ein gefäßreiches, faserarmes Bindegewebe (sog. Granulationsgewebe) gebildet. Zusätzlich werden mehr und mehr Fasern aus Kollagen aufgebaut, die die Wundfläche immer weiter verkleinern und die Wundränder näher zueinanderbringen. 4. Regenerationsphase: Stabilisierung der Kollagenfasern, Abschluss der Wundheilung; **Komplikationen:** Infektion*, bei großflächige Abschürfungen verzögerte Wundheilung möglich; **Maßnahme:** 1. trockener Wundverband (s. Wundmanagement); dabei ist darauf zu achten, dass die Wunde nicht berührt wird; Schutzhandschuhe verwenden. 2. Festsitzende Fremdkörper von einem Arzt entfernen lassen; Reinigung von verschmutzten Wunden nur durch Fachpersonal. **Hinweis:** Schürfwunden vorzugsweise ohne das Aufbringen körperfremder Substanzen abheilen lassen; i. d. R. bildet die körpereigene Wundheilung optimalen Schutz gegen Infektion und Narbenbildung.

Absence: (engl.) *absence seizure*; Form eines epileptischen Anfalls mit plötzlich einsetzender und (meist nach 10–30 Sekunden) abrupt endender Bewusstseinsminderung und nachfolgender Amnesie*; zusätzlich evtl. mit motorischen Begleitsymptomen wie Lidzucken, Änderung des Muskeltonus und Automatismen. **Häufigkeit:** Diese Funktionsstörung des Gehirns kann mehrmals am Tag auftreten und ist gehäuft in der Pubertät festzustellen. **Kennzeichen:** Zum Zeitpunkt der Absence haben die Betroffenen einen leeren Gesichtsausdruck und verharren bewegungslos. **Hinweis:** Durch die kurzzeitige Dauer des epileptischen Anfalls kann eine Konversation evtl. unbemerkt während des Geschehens weitergeführt werden. Vgl. Grand-mal-Anfall.

Abstillen: (engl.) *ablactation*; 1. **primäres** Abstillen: Unterdrückung der Milchbildung und -sekretion (Laktation), bevor diese eingesetzt hat; 2. **sekundäres** Abstillen: Unterdrückung einer bestehenden Laktation; a) natürliche Umstellung der Ernährung eines älteren Säuglings (ab dem 6. Lebensmonat, bei Allergierisiko des Säuglings ab dem 9. Lebensmonat) von der reinen Brusternährung (Muttermilch; vgl. Stillen) auf Beikost* (zusätzlich zur Muttermilch); diese Nahrungserweiterung ist aufgrund des erhöhten Eisenbedarfs des Säuglings ab dem 6. Lebensmonat erforderlich; b) vorzeitiges Umstellen der Brusternährung auf künstliche Säuglingsnahrung mit industriell gefertigten Ersatzprodukten oder Anschlussnahrung bei Vorliegen von Faktoren, die das Stillen unmöglich machen; sollte wegen der Vorteile der Ernährung mit Muttermilch für den Säugling möglichst nicht vor dem 5. Lebensmonat erfolgen; **Indikationen:** 1. vonseiten des Kindes: späte Fehlgeburt*, Totgeburt* oder postpartal verstorbenes Kind, bestimmte Medikation der Mutter, angeborene Stoffwechselstörungen des Kindes; 2. vonseiten der Mutter: Allgemeinerkrankung, Brustkrankung oder -anomalie, Status nach Brustoperation, ungenügende Milchproduktion, Wunsch der Mutter; **Durchführung:** 1. abruptes Abstillen: a) Verringerung der Flüssigkeitszufuhr; b) festsitzenden Büstenhalter tragen oder Hochbinden der Brust zur Durchblutungsminderung; c) lokale Kühlung (Brustwickel oder Duschen); d) medikamentöse Therapie mit Prolaktinhemmern; e) kurzzeitige Verringerung der Milchproduktion durch Verringerung der Flüssigkeitsaufnahme der Mutter, Salbeitee und Gabe homöopathischer Präparate; 2. langsames Abstillen: Übergang auf Anschlussnahrung durch Auslassen einzelner Stillmahlzeiten; diese werden durch Beikost ersetzt. Der Übergang zur Anschlussnahrung erfolgt meist schrittweise. **Komplikationen:** z. B. Milchstau*, Brustentzündung (Mastitis).

Abstinenz: (engl.) *abstinence*; Enthaltsamkeit; Enthaltung; z. B. von bestimmten Speisen, Genuss- oder Arzneimitteln, sexueller Aktivität; der Begriff wird klinisch im Zusammenhang mit Drogen- oder Alkoholentzug für das Leben ohne den Suchtstoff benutzt. Vgl. Abhängigkeit.

Abstoßungsreaktion: (engl.) *rejection reaction*; Abk. AR; Zerstörung eines Transplantats infolge einer Immunantwort des Empfängers auf ein Spenderorgan; **Formen:** 1. **akute** Abstoßungsreaktion: tritt meist 1 Woche bis 3 Monate nach Transplantation* auf und führt ohne Behandlung rasch zum Organversagen; klinische Zeichen bei a) Herz-, Lungen-, Herz-Lungen-Transplantation: Herzrhythmusstörungen (Vorhofflimmern, Extrasystolen), erniedrigter Blutdruck (Hypotonie), erschwerte Atemtätigkeit (Dyspnoe*), Oberbauchschmerzen, Appetitlosigkeit, Temperaturerhöhung; b) Lebertransplantation: Müdigkeit, Lethargie, Appetitlosigkeit, Fieber, abdominale Schmerzen, lehmfarbener Stuhl, Dunkelfärbung des Harns, Gelbsucht (Ikterus); c) Nierentransplantation: Schmerzen im Bereich des Transplantats, Bluthochdruck (Hypertonie), Appetitlosigkeit, Fieber; 2. **chronische** Abstoßungsreaktion: tritt nach mehr als 3 Monaten bis mehreren Jahren auf, verläuft langsam und führt zum medikamentös kaum beeinflussbaren Funktionsverlust des Transplantats; **Pflegeprozess:** Ziel ist es, die Abstoßung vor dem Auftreten klinischer Symptome zu diagnostizieren. Als Basisimmunsuppression zur Prophylaxe der Abstoßungsreaktion erhalten die Empfänger nach ärztlicher Anordnung Immunsuppressiva* wie Ciclosporin oder Tacrolimus, Prednisolon, Mycophenolatmofetil, Sirolimus oder Azathioprin. **Maßnahme:** Die akute Abstoßungsbehandlung erfolgt mit hochdosierten Immunsuppressiva wie Glukokortikoiden, bei Steroidresistenz auch mit monoklonalen Antikörpern (Anti-CD3), Tacrolimus oder Mycophenolatmofetil. **Hinweis:** Unter Behandlung mit Immunsuppressiva besteht eine vermehrte Infektanfälligkeit.

Abstrich: (engl.) *smear*; Untersuchungsmaterial, das zu diagnostischen (mikrobiologischen oder zytologischen) Zwecken von Haut- oder Schleimhautoberflächen oder aus Wunden entnommen wird (z. B. mit sterilem Watteträger); **Anwendung:** zum Nachweis von Keimbesiedlung (s. Infektion) oder von Zellveränderungen (z. B. im Rahmen der Früherkennung von Krebserkrankungen; s. Prävention); **Durchführung:** Zur mikroskopischen Untersuchung wird das Material auf einem Objektträger ausgestrichen, ein Tropfen NaCl-Lösung (0,9 %) zugegeben und mit einem Deckglas bedeckt oder der Watteträger wird in ein spezielles Transportmedium eingebracht. Vgl. Abklatschverfahren.

Abszess: (engl.) *abscess*; Ansammlung von Eiter* i. R. einer eitrigen Entzündung* in einem durch Gewebeeinschmelzung entstandenen Hohlraum, in späteren Stadien oft durch eine bindegewebige Abszessmembran abgegrenzt; **Ursachen:** vorwiegend Weichteilentzündung von Haut und Unterhaut, Durchwanderung von Erregern durch Hohlorgane oder bei Perforation, Trauma, postoperativ, postinfektiös; **Erreger:** meist Staphylokokken, auch Streptokokken, Escherichia coli, häufig Mischinfektion; **Lokalisation:** meist nahe der Körperoberfläche, seltener innere Organe (z. B. Leber-, Lungen-, Hirnabszess); **Kennzeichen:** typische Entzündungszeichen, Fluktuation (tastbare wellenförmige Flüssigkeitsbewegung), pulssynchroner Klopfschmerz, ggf. spontane Perforation und Eiterentleerung; **Maßnahme:** chirurgische Entfernung, Einschnitt (Inzision), Drainage, Wundspülung, Antiseptika. Vgl. Empyem, Wundmanagement.

Abtrainieren: (engl.) *1. weaning*; umgangssprachliche Bezeichnung für **1.** Entwöhnung*; **2.** den Abbau unerwünschter Verhaltensweisen (Hemmungen, Ängste, Suchtverhalten), Fehlhaltungen und Fehlfunktionen (z. B. gestörtes Schluckverhalten, Schielen bei Kindern); **3.** die Reduktion des Trainingsumfangs und der Belastung von Sportlern z. B. vor Wettkämpfen, geplanten Operationen; **4.** die Verringerung von Übergewicht* durch sportliche Betätigung.

Abtreibung: s. Schwangerschaftsabbruch.

Abusus: s. Missbrauch.

Abwasser: (engl.) *sewage*; durch landwirtschaftliche, industrielle und häusliche Nutzung verunreinigtes Wasser; um Gesundheitsgefahren auszuschließen, werden kolloidale (s. Kolloid) und gelöste Stoffe in biologischen oder chemischen Verfahren entfernt. **Recht:** Bestimmungen über die Abwasserbeseitigung sind im Baurecht und in den Wassergesetzen der Länder enthalten. Strafrechtliche Vorschriften über die unzulässige Einleitung von Abwasser in Gewässer enthält das Wasserhaushaltsgesetz. **Hinweis:** Bei einer Mischung von Abwasser und Trinkwasser besteht die Gefahr einer Epidemie durch im Wasser enthaltene Krankheitserreger.

Abwehr: (engl.) *defence*; Auseinandersetzung mit einer Gefahr, um diese abzuwenden; wichtigste Formen der Abwehr bei Menschen sind Flucht- und Kampfverhalten. Dabei spielt beim Menschen neben dem körperlichen auch das seelische und soziale Sich-bedroht-Fühlen eine Rolle, z. B. bei Liebesverlust, Konkurrenz, Entwertung. Das Flucht- oder Kampfverhalten kann über körperliche Reaktionen hinaus bestimmte soziale Verhaltensweisen beinhalten: **1.** Flucht: z. B. Leugnen*, Demuthaltung, Angst*; **2.** Kampf: z. B. Auftrumpfen, autoritäres Verhalten, Mittelpunktstreben.

Abwehrmechanismus: (engl.) *1. defence mechanism*; **1.** (psychoanalytisch) unbewusstes intrapsychisches Anpassungsverhalten gegenüber Angst und Stress zum Schutz der eigenen Person und Wiederherstellung des intrapsychischen Gleichgewichts; 1894 benannte S. Freud bestimmte Techniken des Ich* mit dem Begriff Abwehr. A. Freud führte 1934 den Begriff Abwehrmechanismus ein. Durch Abwehrmechanismen sträubt sich das Individuum gegen peinliche oder unerträgliche Triebregungen, Affekte oder Vorstellungen durch unbewusste Techniken des Ich und wehrt so evtl. zu Neurosen führende Konflikte ab. Die wichtigsten Abwehrmechanismen sind Verdrängung*, Regression*, Konversion, Reaktion, Projektion*, Introjektion*, Kompensation, Autoaggression*, Sublimierung*, Rationalisierung*, Substitution und soziale Isolation. **2.** (immunologisch) s. Immunität.

ACENDIO: Abk. für (engl.) **A**ssociation for **C**ommon **E**uropean **N**ursing **D**iagnosis, **I**nterventions and **O**utcomes; 1995 gegründete europäische Organisation mit Sitz in London zur Entwicklung und Förderung einer Terminologie und Taxonomie zur Beschreibung und Klassifikation der Pflege in Form von Pflegediagnosen*, Pflegeinterventionen und Pflegeergebnissen; ACENDIO organisiert Konferenzen und ein Netzwerk von Pflegenden in verschiedenen Ländern Europas. Vgl. NANDA.

Acetongeruch: (engl.) *acetone smell*; charakteristischer obstartiger Geruch („faulige Äpfel") der farblosen Flüssigkeit Aceton (H_3CCOCH_3); Aceton ist ein Ketonkörper, der als Stoffwechselprodukt in kleinen Mengen im Harn und mit der Atemluft ausgeschieden wird. Besonders bei Diabetes mellitus, langandauerndem Erbrechen, im Hungerzustand, bei überwiegender Fetternährung oder bei Fieber kommt Aceton im Harn des Patienten vor. **Vorkommen:** Atem mit Acetongeruch tritt im diabetischen Koma in Verbindung mit der Kussmaul*-Atmung auf. Vgl. Ammoniakgeruch.

activities of daily living: Abk. ADL; standardisiertes Assessmentinstrument, das in den USA für epidemiologische Untersuchungen v. a. in der Gerontologie in den 50er Jahren des 20. Jahrhunderts aus Beobachtungen bei Patienten mit Schenkelhalsfrakturen entwickelt wurde; beschränkt auf 6 **körperorientierte** motorische Selbstversorgungsaktivitäten: sich waschen, zur Toilette gehen, kontinent sein, essen, Transfer schaffen, sich ankleiden. Das ADL-Konzept liegt dem Begriff der Pflegebedürftigkeit* im SGB XI zugrunde. Ebenfalls auf Basis der ADL wurde der Barthel*-Index entwickelt. **Hinweis:** Wegen der Namensähnlichkeit besteht die Gefahr der Verwechslung mit den sehr viel weiter konzipierten Lebensaktivitäten nach N. Roper oder deren leicht veränderter Übernahme als Aktivitäten* des täglichen Lebens (Abk. ATL) durch L. Juchli. Vgl. instrumental activities of daily living.

Adaptation: (engl.) *adaptation*; Adaption (ICNP); **1.** (pflegetheoretisch) Anpassung* **a)** als Akt eines Prozesses, z. B. sich an eine neue Umgebung gewöhnen i. S. der Adaptationsfähigkeit als persönli-

Adaption

cher Ressource* (L. Hall); **b)** als Zustand des Adaptiertseins, z. B. psychisch oder physisch an eine chronische Erkrankung* i. S. des Adaptationsergebnisses (J. M. Craney); **c)** systemisch als Wechselbeziehung zwischen der Gesamtheit der Umweltreize und dem Adaptationsniveau als sich verändernde Fähigkeit des Menschen, auf eine Situation zu reagieren (C. Roy); das Hauptinteresse der Untersuchungen liegt darin zu erforschen, wie sich Menschen an Behinderungen, Krankheiten (speziell chronische Erkrankungen) und langfristig eingreifende Behandlungen (Arzneimittel, Herzschrittmacher) anpassen (vgl. Coping); **2.** (biologisch) morphologische und/oder physiologische Reaktion des Organismus auf die Umwelt mit dem Ziel, die veränderte Umwelt optimal zu nutzen, z. B. mit der Anpassung von Organen und des Organismus an veränderte Bedingungen (s. Akkomodation); **3.** (chirurgisch) Annäherung von getrenntem Gewebe zur primären Wundheilung*; **4.** s. Rehabilitationskonzept.

Adaption (ICNP): s. Adaptation.
Adduktion: s. Gelenkbewegung.
Adduktionskontraktur: s. Kontraktur.
Adhäsivbeutel: s. Stomabeutel.
Adhäsivplatte: s. Stomaplatte.
Adhäsivprodukte: (engl.) *adhesive materials*; Materialien, die aufgrund ihrer molekularen Anziehungskräfte an festen Stoffen haften und somit eine gute Verbindung z. B. zwischen Haut und Trägerplatte eines Stomabeutels* herstellen; Adhäsivprodukte bestehen aus hydrokolloiden Quellstoffen (z. B. Gelatine, Gummi arabicum, Karaya-Gummi; s. Karayaring), die sich durch Körperwärme ausdehnen, an den Körper anschmiegen und somit Lücken und Hohlräume ausgleichen. Da die Quellstoffe Feuchtigkeit (auch Schweiß) aufnehmen, entsteht eine optimal dichte Verbindung zwischen Versorgungssystem und Haut. Weitere **Anforderungen** an Adhäsivprodukte: ungiftig, nicht allergieauslösend, gute Schleimhautverträglichkeit, geruchs- und geschmacksneutral, rückstandsfrei entfernbar. Produkte mit Adhäsivmaterialien sind z. B. mit Adhäsivplatten (s. Stomaplatte) oder -ringen versehene Beutel, Haftpulver oder -pasten (z. B. für schlecht sitzende herausnehmbaren Zahnersatz*). Vgl. Paste.

Adhäsivpulver: (engl.) *adhesive powder*; Spezialpulver, das z. B. in der Stomaversorgung bei Hautreizungen und offenen, nässenden Hautverletzungen oder bei schlecht sitzendem herausnehmbarem Zahnersatz* sowie Zahnprovisorien eingesetzt wird; vgl. Adhäsivprodukte.

ADHD: Abk. für (engl.) *attention deficit hyperactivity disorder*, s. ADHS.

ADHS: Abk. für **A**ufmerksamkeits**d**efizit-**H**yperaktivitäts**s**törung; bei Kindern, Jugendlichen und Erwachsenen vorkommendes Syndrom, das gekennzeichnet ist durch Konzentrations- und Aufmerksamkeitsstörungen mit Mangel an aufgabenbezogener Ausdauer und durch ausgeprägte körperliche Unruhe, starken Bewegungsdrang sowie impulsives Verhalten, das oft nicht in den sozialen Kontext passt und von anderen als störend erlebt wird; ADHS beginnt meist vor dem 5. Lebensjahr (F. Resch et al., 1999), wird jedoch häufig erst nach der Einschulung diagnostiziert (Kinder müssen einen wesentlichen Teil des Tages im Sitzen verbringen). Die Kinder können kaum stillsitzen und nur schwer eine begonnene Aktion zu Ende bringen. Ihr Sozialverhalten ist auffällig. Die Symptomatik verstärkt sich in Gruppen- und Belastungssituationen. **Häufigkeit:** Die Diagnose wird mit zunehmender Häufigkeit gestellt. In Deutschland sind etwa 2–6 % aller Schulkinder von ADHS betroffen, die Häufigkeit leichterer Formen wird auf bis zu 19 % geschätzt (F. Resch). Jungen sind ung. 3–4-mal so häufig betroffen wie Mädchen. **Ursachen:** Nachgewiesen sind diskrete Hirnfunktionsstörungen; diskutiert werden genetische Dispositionen und soziale Faktoren. **Maßnahme:** Nach sorgfältiger Diagnostik werden detaillierte Beratung in speziellen Zentren, Physiotherapie sowie die Entlastung von Schuldgefühlen und Anspannung des Kindes und der Eltern (vgl. Selbsthilfegruppe) empfohlen. Psychotherapeutisch werden gezielte verhaltenstherapeutische Methoden eingesetzt. In der medikamentösen Therapie können Amphetamine (z. B. Methylphenidat) eingesetzt werden. **Hinweis:** Das Verordnungsvolumen von Methylphenidat ist von 1995 (ca. 2 Mio. Tagesdosen) bis 2003 (ca. 20 Mio. Tagesdosen) kontinuierlich angestiegen (G. Glaeske, K. Jahnsen, 2005). Dies ist zurzeit Anlass für eine kritische Betrachtung des Verordnungsverhaltens. Eine bloße Ruhigstellung eigentlich gesunder Kinder, die aufgrund von Bewegungsmangel im häuslichen und schulischen Umfeld körperlich „unruhig" werden, muss vermieden werden.

Adipositas: (engl.) *obesity*; über das Normalmaß hinausgehende Vermehrung des Körperfetts (Body*-mass-Index $\geq 30 \text{ kg/m}^2$), die zu gesundheitlicher Beeinträchtigung führt; häufigste Form der Fehlernährung in den westlichen Industrieländern; stellt einen Risikofaktor für Folgeerkrankungen (z. B. Diabetes mellitus, Erhöhung von Serumlipiden, Hypertonie*, Arteriosklerose, Gicht) dar; **Ursachen:** sog. multifaktorielle Entstehung, d. h. zahlreiche Faktoren begünstigen die Entwicklung der Adipositas (z. B. Ernährung, psychische und körperliche Faktoren, Bewegung); **Kennzeichen:** erhöhter Körperfettanteil (normal ca. 15–18 % beim Mann, 20–25 % bei der Frau); **Maßnahme:** Reduktion der Kalorienzufuhr, Erhöhung körperlicher Aktivität; ggf. Teilnahme an integrativen Gewichtsreduktionsprogrammen. Vgl. Übergewicht, Essstörungen, Körper.

adjuvant: (engl.) *adjuvant*; unterstützend.

ADL: Abk. für (engl.) *activities* of *daily living*; s. Aktivitäten des täglichen Lebens; instrumental activities of daily living.

Adoleszenz: (engl.) *adolescence*; Lebensabschnitt zwischen der Nachpubertät und dem Erwachsenenalter; ist gekennzeichnet durch eine zunehmende Persönlichkeitsfestigung mit stärkerer Betonung der psychosexuellen Entwicklung ohne Erwachsenenrolle.

Adoption: (engl.) *adoption*; Annahme eines nichteigenen Kindes durch Erwachsene, d. h. Begründung eines Eltern-Kind-Verhältnisses ohne Rücksicht auf die biologische Abstammung; der Antrag des Annahmewilligen wird beim Vormundschaftsgericht* unter Einwilligung des Kindes, der Eltern oder des gesetzlichen Vertreters gestellt. Der Annehmende muss mindestens 25 Jahre, das Kind mindestens 8 Wochen alt sein. Der rechtliche Status des angenommenen Kindes entspricht dem eines ehelichen Kindes (§§ 1741–1772 BGB). **Hinweis:** Auch Erwachsene können adoptiert werden.

adrenal: (engl.) *adrenal*; die Nebenniere(n) betreffend.

ADS: 1. Abk. für **A**ufmerksamkeits**d**efizit-**S**yndrom, s. ADHS; 2. Abk. für **A**rbeitsgemeinschaft* **d**eutscher **S**chwesternverbände und Pflegeorganisationen.

Adstringenzien: (engl.) *astringents*; Arzneimittel, die durch die Reaktion mit dem Eiweiß der obersten Gewebeschichten zusammenziehend auf die Blutgefäße oder Ausführungsgänge von Schweißdrüsen wirken; z. T. zusätzlich mit milder antibakterieller, anästhesierender und juckreizstillender Wirkung (z. B. Tannin).

AEDL: Abk. für **A**ktivitäten* und **e**xistenzielle Erfahrungen **d**es **L**ebens.

Ärger (ICNP): (engl.) *anger*; Gefühl ausgeprägten Missfallens, ausgelöst durch Frustration* oder Feindseligkeit, das aus innerem Antrieb oder als Verteidigungsmechanismus auftritt; vgl. Aggression, Emotion.

Aerosol: (engl.) *aerosol*; Gas mit feinst verteiltem kolloidalem (Kolloid*), festem (Staub) oder flüssigem (Nebel) Schwebstoff; die Teilchengröße beträgt 10 µm bis 1 nm. **Anwendung:** zur Inhalationstherapie*. Vgl. Aerosolapplikation, Aerosolgerät.

Aerosolapplikation: (engl.) *aerosol administration*; Verabreichungsform von Medikamenten als Inhalationsnebel; das inhalierte Aerosol* gelangt direkt in die Atemwege und Lungen. Vgl. Inhalationstherapie.

Aerosolgerät: (engl.) *aerosol device*; syn. Inhalationsgerät; Gerät zum Zerstäuben oder Verdampfen von Flüssigkeit und Arzneimitteln i. R. der Inhalationstherapie*, z. B. Dosieraerosole* (Arzneimittel in Treibgas gelöst), Trockenaerosole (Arzneimittel in Pulverform), Zusätze zum Inhalieren (s. Abb.); gebräuchliche Geräte bilden alveolargängige Aerosolpartikel mit einem Durchmesser von 1–6 µm. Vgl. Ultraschallvernebler.

Aerosoltherapie: s. Inhalationstherapie.

Affekt: (engl.) *affect*; zeitlich kurze und intensive Gefühlsregung (z. B. Wut, Freude), die i. d. R. mit

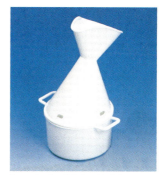

Aerosolgerät: einfaches Modell [1]

physiologischer Erregung verbunden ist; vgl. Emotion, Stimmung.

Affekthandlung: syn. Kurzschlusshandlung*.

Affektlabilität: (engl.) *affective instability*; Bezeichnung für die Senkung der Schwelle zur Affektauslösung mit raschem Wechsel der emotionalen Stimmung (z. B. plötzlicher Übergang von Lachen zu Weinen); **Vorkommen:** z. B. bei organischer Psychose und Alzheimer-Krankheit. Vgl. Emotion.

Affiliation: syn. Anschlussmotiv*.

AfnP: Abk. für **A**rbeitsgemeinschaft* **f**ür **n**ephrologisches **P**flegepersonal.

Agency for Healthcare Research and Quality: Abk. AHRQ; 1989 gegründete amerikanische Behörde für Forschung, Gesundheitsversorgung und Qualität*; die AHRQ unterstützt und leitet im Bereich Qualitätssicherung* Untersuchungen und Forschungsaktivitäten, die eine wissenschaftliche Basis für Verbesserungen in der klinischen Pflege, der Organisation und der Finanzierung der Pflege liefern. Einige Veröffentlichungen können im Internet abgerufen werden (z. B. Ergebnisse zu Fehlbehandlungen bei Patienten).

Aggression (ICNP): (engl.) *aggression*; Emotion* (Aggressivität) oder Verhalten, das die Absicht vermuten lässt, eine psychische oder physische Beeinträchtigung solle einer anderen Person, sich selbst (s. Verhalten, selbstverletzendes) oder einem Gegenstand zugefügt werden; Äußerungen erfolgen aktiv (Schlagen, Beleidigen, schwarzer Humor, böswilliger Klatsch), passiv (Verweigerung von Arbeitsleistung, Zustimmung oder Gespräch, Vernachlässigung*) oder verdeckt (nach innen gewandt, Intellektualisierungen wie Sarkasmus oder Zynismus u. a.). Aggression wird insbesondere hinter heftigen, häufigen und absichtlichen (intentionalen) Verhaltensweisen gesehen. Eine allgemein anerkannte Definition steht bislang aus.

Kennzeichen: verbale Zeichen wie Beleidigung, Beschimpfung, nonverbale Hinweise wie kämpferisches Gebaren, Angespanntheit, Erregung, Nervosität, Abwenden des Körpers oder aber Beharren auf Blickkontakt, körperliche Gewalt; **Pflege:** Auftreten in pflegerischen Situationen bei Patienten,

Aggression

Angehörigen oder Pflegekräften ist in fast jeder Form und Art in allen Lebensaktivitäten möglich.

Psychologie

Entstehungsmodelle nach den grundlegenden Aggressionstheorien: **1.** psychoanalytisches Modell nach S. Freud: Aggression wird zunächst als eine Komponente des Lebenstriebs Eros benannt, die in den einzelnen Phasen der kindlichen Entwicklung unterschiedlich ausgeprägt ist. Sie dient der Selbstbehauptung und kann als eine Reaktionsweise des Menschen auf die Umwelt bezeichnet werden. In seinem Spätwerk schrieb Freud dem Todes- und Destruktionstrieb Thanatos die Funktion einer Arterhaltung zu, dessen rigorose Unterdrückung pathologische Folgen für die menschliche Psyche haben könne. **2.** Frustrations-Aggressionstheorie nach J. Dollard (1939; differenziert z. B. von L. Berkowitz, 1959): Nach einer (starken) Frustration* ist die Wahrscheinlichkeit von Aggression sehr hoch. Eine hohe Frustrationstoleranz (z. B. durch Gelassenheit, Humor) wirkt hier vorbeugend, wohingegen bei einer niedrigen Toleranzgrenze auf geringfügige Frustrationen eine starke Wut als Motivationshintergrund für evtl. folgende Aggressionen zur Beseitigung der Frustration folgt. Ob eine Bereitschaft zu aggressivem Handeln umgesetzt wird, hängt u. a. von der Interpretation der Außenreize ab. Beispiel: Der hungrige Patient, der nichts essen darf (Frustration), beschimpft die Pflegekraft (Aggression). **3.** Theorien sozialen Lernens: **a)** klassische Konditionierung* nach J. B. Watson: Unangenehme Reize (nicht konditionierte Reize) werden mit zeitgleich auftretenden neutralen Reizen assoziiert (konditionierte Reize), so dass schließlich deren alleinige Darbietung bereits ein Gefühl der Frustration oder eine aggressive Verhaltensweise (konditionierte Reaktion) verursacht. Diese Reize können auch auf ähnliche Objekte verallgemeinert werden (Generalisierung). **b)** instrumentelle Konditionierung*/Lernen aus Konsequenzen nach B. F. Skinner: Aggression wird unter Bedingungen, die veränderbar oder nicht beeinflussbar sind, gelernt, wenn daraus positive Konsequenzen für den Täter folgen, z. B. Anerkennung durch die soziale Bezugsgruppe. Hierbei können verstärkende Reize auf eine Reaktion folgen und Konsequenzen für das Verhalten haben. Wenn diese positiven Konsequenzen ausbleiben oder Sanktionen eintreten, verschwindet evtl. das aggressive Verhalten. **4.** Modelllernen nach A. Bandura: Das Erlernen eines neuen, z. B. aggressiven Verhaltens kann durch Beobachtung und Imitation geschehen, wobei bereits vorhandene Verhaltensweisen reaktiviert werden können. **5.** Verhaltensforschung: Instinkttheorie nach K. Lorenz: Aggression als spontane, angeborene Kampfbereitschaft, die für das Überleben jedes Einzelnen notwendig sei; i. e. S. ist Aggression ein innerartlicher Kampftrieb gegen Artgenossen. Nach Lorenz hat der Aggressionstrieb 4 lebens- und arterhaltende Funktionen: Verteilung der Artgenossen im beschränkten Raum, Kämpfe zur Auslese des Stärksten, Gewinn starker Verteidiger für die Nachkommen und Entwicklung von Hierarchien, um weitere Kampfhandlungen zu verhindern. Das Ausagieren von Aggression ist für die psychische und physische Gesundheit lebensnotwendig (Katharsishypothese).

Physiologie

Molekulargenetische, hormonale, endokrinologische, neuroanatomische und neurophysiologische Erklärungsansätze von Aggression, Kriminalität und abweichendem (deviantem) Verhalten sind mit z. T. beeindruckenden Ergebnissen durchgeführt worden, ohne dass diese Faktoren jedoch alleinig für das Verhalten verantwortlich zu machen sind. Aggression kann als ein aktivierender Impuls verschiedener Hirnareale verstanden werden, der ständig von kognitiven Instanzen der Hirnrinde kontrolliert und kanalisiert wird. Ein Hirnzentrum für Aggression ist bisher nicht nachgewiesen worden.

Ethnologie

Der Psychoanalytiker E. Fromm und die Ethnologin M. Mead konnten unabhängig voneinander in interkulturellen Vergleichsstudien Belege dafür liefern, dass es zum einen friedliebende, lebensbejahende Gesellschaften gibt (Zuni-Pueblo-Indianer, Semang, Polar-Eskimos, Berg-Arapeshen, Semai auf Malaysia), andererseits nichtdestruktiv-aggressive Gesellschaften existieren, die Aggressivität, kriegerische Auseinandersetzungen, Rivalitäten, Individualismus und hierarchische Strukturen als Normzustand kennen, diesem jedoch keine zentrale Bedeutung beimessen (Krähen-Indianer, Grönland-Eskimos, Inka, Hottentotten, Tasmanier, Bachiga, Ifugao), und dass es schließlich aggressiv-destruktive Gesellschaften gibt, für die Brutalität und Grausamkeit kennzeichnend sind (Kwakiutl-Indianer, Azteken, Mundugumors, Haida, Dobu, Witoto, Ganda). Die Unterschiede zwischen diesen 3 Kulturen sind zu gravierend, als dass sie mit einer Aggressionstheorie allein erklärt werden könnten (vgl. Kultur).

Ursachen für Aggression beim Pflegepersonal

1. Angst* des Pflegepersonals vor dem Ausgestoßensein (Zurückweisung, Missbilligung, Kritik, Versagen, Einsamkeit, Schwäche) oder vor dem „Verschlungen-Werden" (unaufhörliches Sterben, Schamverletzung, Schwäche, Hilflosigkeit*) insbesondere bei Problemen mit Nähe und Distanz in Pflegesituationen; **2.** Rollenkonflikt*: Erwartungen spezifischer Berufsgruppen (Kollegen, Ärzte, Pflegedirektion, Verwaltungsfachleute), Angehöriger, Freunde und Patienten mit sich z. T. widersprechenden Konsequenzen; Rollenstress entsteht bei der Pflegeperson besonders dann, wenn die Gestaltungsmöglichkeiten und die jeweilige Situation als zu hoch eingeschätzt werden. **3.** Helfersyndrom*; **4.** Burnout*-Syndrom.

Maßnahme: 1. Thematisierung der Problematik bereits während der Ausbildung in den Sozial- und Pflegeberufen; **2.** Suche nach einem Gespräch (frühzeitiges Verbalisieren verhindert Gewalt), wobei eine konstruktive Kommunikation das gemeinsame Ziel sein muss; **3.** Vermeiden persönlicher und generalisierender Attacken; **4.** sofortige Entschuldigung in einer Konfliktsituation, um nicht die Position des Sündenbocks einzunehmen, auf den sich die Aggressionen der Gruppe bündeln; **5.** Deeskalation durch Zurückstellen der Schuldfrage; **6.** Beobachten der eigenen Gefühle; **7.** Benutzen von Strategien, um „Dampf abzulassen", z. B. das Aggressionsritual „Virginia Woolf" (vorher gemeinsam zeitlich festgelegter Austausch von Beleidigungen zwischen 2 Personen, bei dem es keine Regeln des guten Anstands und der Rücksichtnahme zu beachten gilt); **8.** präventive Stressbewältigungsstrategien (z. B. Entspannungstraining, progressive Muskelrelaxation*, Yoga*, Biofeedback*, funktionelle Entspannung, Meditation*, Eutonie, Ausdauersport, kreative Hobbys); **9.** Erhöhung der Belastbarkeit und Frustrationstoleranz durch kommunikative und fachliche Fort- und Weiterbildungen; **10.** Intensivierung sozialer Beziehungen auch in berufsfremden Bereichen; **11.** Erweiterung von Kommunikationsmöglichkeiten (Rhetorikkurse, Teamsitzungen, Supervisionen*, Dienstbesprechungen); **12.** systematischer Umbau der Krankenhaushierarchie (Erweiterung des Verantwortungs- und Gestaltungsbereiches eines jeden Mitarbeiters); **13.** klinikinterne Einigung auf Vorgehen bei gewalttätigem oder aggressivem Verhalten von Mitarbeitern mit konsequenter Sanktionierung; **14.** Sinnorientierung der Klinik (z. B. über Unternehmens- und Pflegeleitbild, s. Leitbild); **15.** Einsetzen einer (klinikinternen) Ethik-Kommission zur prozessgesteuerten Norm- und Wertediskussion.

Hinweis: Nicht förderlich ist es, Aggression in Rücksichtnahme auf die Gefühle anderer zurückzuhalten. Auch der Verlust der Selbstbeherrschung muss i. d. R. nicht gefürchtet werden, sondern eher die Explosion der Gefühle bei übermäßiger Aggressionskontrolle. Insbesondere im Team müssen Grenzen ständig neu ausgehandelt werden.

Ursachen für Aggression bei Patienten
1. Erkrankungen: z. B. Vergiftungen, Todesangst bei Herzinfarkt oder Polytrauma, Zustand nach Schädelhirntrauma, schwere Verbrennungen, Narkoseein- und -ausleitung, Schilddrüsenüberfunktion (Hyperthyreose), Hypo- oder Hyperglykämie, Blutdruckkrise (hypertensive Krise), Entzündungen, Sauerstoffmangel (zerebrale Hypoxie), hirnorganisches Psychosyndrom, geistige Behinderung (Oligophrenie), akute schizophrene Psychose, Angststörung oder Manie mit Erregung, antisoziale Persönlichkeiten mit Neigung zur Straffälligkeit, Borderline-Persönlichkeitsstörung; **2.** unerwünschte Arzneimittelwirkungen (Abk. UAW) von Neuroleptika, Drogen wie Cocain, Halluzinogenen, Sympathomimetika vom Amphetamintyp, Analeptika, Thyroxinen, Levodopa, Theophyllin, Androgenen; gegenteilige (paradoxe) Reaktionen auf Psychopharmaka insbesondere bei älteren Menschen; **3.** gesellschaftliche Bedingungen: u. a. starre und hierarchische Krankenhausstrukturen, fehlende Vorbilder, Zerfall der Großfamilie, Vereinzelung, Normen- und Werteverfall, Leistungsdruck, Gruppendruck, hohe Gruppenerwartungen, Gewaltpräsentation in den Medien; **4.** Krankheitsängste: Konfrontation mit der eigenen Unzulänglichkeit und Vergänglichkeit, Ängste vor Erkrankungen, Schmerzen, Einsamkeit, Untersuchungen, persönlichen, beruflichen oder familiären Veränderungen und vor dem Tod.

Pflegeprozess
Umgang mit Aggression von Patienten: **1.** Identifizierung der Aggressionsquelle (Skalen sind in Entwicklung und werden empirisch untersucht; I. Needham, 2005), Eingrenzung oder Ausschluss der Ursachen (z. B. Streit, UAW, Erkrankungen mit Symptomen); **2.** Wiederherstellen einer vertrauensvollen Beziehung*; **3.** Äußerung der eigenen Gefühle mit Echtheit (s. Kongruenz) und Respekt im Gespräch und Verhalten; **4.** frühzeitige kommunikative Intervention zur Deeskalation (s. Krisenintervention); **5.** evtl. Hinzuziehen einer unbeteiligten Person. **Hinweis: 1.** Aggression kann ein wichtiges Signal in der Krankenbeobachtung* und der Kommunikation mit dem Patienten sein. Eine Unterdrückung oder Verleugnung dieses Verhaltens kann im Einzelfall zur Eskalation führen. **2.** Eigene Gewaltanwendung kann nur zum Schutz der eigenen Person legitimiert sein. **3.** Den Patienten immer ernst nehmen und möglich frühzeitig begleiten; je früher und je umfangreicher die Pflegekraft Informationen über den Patienten bekommt, umso geringer ist die Wahrscheinlichkeit einer überraschenden, gegen sie gerichteten Aggression und einer Eskalation. Abzulehnen sind moralisierendes Verhalten, Belehrungen, Demonstrationen von Macht* (nicht zu verwechseln mit ihrer ggf. notwendigen Ausübung) und Nichtreaktion auf Aggression.

Autor: Karsten Hartdegen.

Agitation (ICNP): syn. Agitiertheit*.

Agitiertheit: (engl.) *agitation*; syn. Agitation (ICNP); motorische Unruhe als gesteigerter Bewegungsdrang, bei dem affektive Erregung unkontrolliert in Bewegung umgesetzt wird; **Vorkommen:** z. B. bei Delir (s. Verwirrtheit, akute), Katatonie*, Angstneurose, agitierter Depression.

Agnes-Karll-Institut: Abk. AKI; Institut für Pflegeforschung des Deutschen* Berufsverbands für Pflegeberufe mit Sitz in Berlin; **Aufgaben und Ziele: 1.** Erhöhung des pflegerischen Kenntnisstandes durch Forschung und Verbreitung der Forschungsergebnisse; **2.** Vorantreiben des Professionalisierungsprozesses in der Pflege.

Agnes-Karll-Stiftung: 1984 gegründeter Stiftungsfonds für Aus- und Weiterbildung in der Pflege sowie für Pflegeforschung und -entwicklung mit Sitz in Dortmund; **Aufgabe:** Finanzierung kleiner und praxisbezogener Studien im Bereich der Pfle-

Agnosie

gewissenschaften; Pflegende sollen auf diesem Wege lernen, Forschungsfragen zu stellen, zu bearbeiten und Forschungsergebnisse zu veröffentlichen.

Agnosie: (engl.) *agnosia*; Störung des Erkennens bei erhaltener Wahrnehmung, die nicht durch Demenz (s. Verwirrtheit, chronische) oder Aphasie* (Sprachstörung) verursacht ist; oft findet sich ein Funktionswandel (Senkung der Wahrnehmungsschwelle) des betreffenden Sinnesorgans. **Formen: 1. auditive** Agnosie: sog. Seelentaubheit, Worttaubheit, Hörstummheit; Geräusche oder Töne werden gehört, in ihrem Zusammenhang (z. B. als Melodie oder Tierstimme) jedoch nicht erkannt; v. a. bei Schädigung im Bereich der hinteren Schläfenlappen; **2. visuelle** Agnosie: sog. Seelenblindheit; trotz normaler Sehleistung werden die Zusammenhänge einzelner Details nicht erkannt, z. B. Physiognomien; bei Schädigung im Bereich des Hinterhauptlappens; **3. Stereoagnosie** oder **taktile** Agnosie: Unvermögen, trotz Erhaltung der Wahrnehmung feiner Reize (Berührung) und der Tiefensensibilität Gegenstände ohne Sichtkontrolle durch Tasten zu erkennen; z. B. bei zerebraler Schädigung; **4. Autotopagnosie:** Unfähigkeit, bei erhaltener Oberflächensensibilität Hautreize am eigenen Körper richtig zu lokalisieren; v. a. bei Läsionen des Scheitellappens. Vgl. Sensibilitätsstörungen.

Agonie: (engl.) *agony*; auch Sterbephase; Zustand kurz vor dem Eintritt des klinischen Todes mit zunehmender Verschlechterung der lebenswichtigen Funktionen; es herrschen unterschiedliche Auffassungen zum Bewusstseinszustand von Menschen in dieser Phase. Neuere Forschungsergebnisse der Thanatologie stützen die Auffassung, dass das Bewusstsein bei Sterbenden nicht erlischt, sondern sich weiter wandelt (transzendiert). **Pflege:** Dieser Umstand sollte berücksichtigt werden durch **1.** Achtsamkeit in Bezug auf die Inhalte von Gesprächen mit Angehörigen oder Kollegen; **2.** bei infauster Prognose oder Vorliegen einer Patientenverfügung* Vermeiden von überflüssigen pflegerischen oder medizinischen Interventionen und Hektik; **3.** Beachten und Regulieren atmosphärischer Einflüsse im Klinik- oder Altenheimalltag (z. B. laufende Fernseher, Radio). Wann immer möglich, Patienten spirituellen Beistand und bei entsprechender Ausbildung Sterbebegleitung* ermöglichen. **Hinweis:** Nicht selten kehren Patienten aus dem Zustand scheinbarer Agonie zurück ins Leben. Daher stets aufmerksam beide Möglichkeiten berücksichtigen. Vgl. Sterben.

Agraphie: s. Dysgraphie.

AHB: Abk. für **A**nschluss**h**eil**b**ehandlung*.

AHOP: Abk. für **A**rbeitsgemeinschaft* **h**ämato-**o**nkologischer **P**flegepersonen in Österreich.

AHRQ: Abk. für (engl.) **A**gency* for **H**ealthcare **R**esearch and **Q**uality.

Air-fluidised-Bett: (engl.) *air-fluidised bed*; syn. Clinitronbett; Spezialbett zur Therapie von Dekubitus* oder großflächigen Verbrennungen*, in dem der Patient auf Mikroglaskugeln schwebt, die durch ein Gebläse aufgewirbelt werden und so den Auflagedruck reduzieren (s. Abb.); das Laken be-

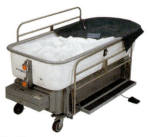

Air-fluidised-Bett [5]

steht aus einem wasserabweisenden, luftdurchlässigen Material, das die Bildung feuchter Kammern verhindert. **Vorteil:** optimale Druckverteilung durch Anpassung an den Körper; **Nachteil: 1.** ausschließlich flache Lagerung möglich; **2.** Eigenbewegung kaum möglich, dadurch Gefahr der Beeinträchtigung des Körperschemas*; **3.** Geräuschentwicklung durch das motorbetriebene Gebläse; **4.** nicht geeignet für Patienten mit einer Körperlänge >1,80 m und/oder einem Gewicht >100 kg. Vgl. Low-flow-Bett, Low-air-loss-Bett.

Akalkulie: (engl.) *acalculia*; Rechenstörung bei intakter Intelligenz; **Vorkommen:** z. B. bei umschriebener Hirnschädigung (meist linker Temporallappen, nahe dem Sulcus lateralis cerebri); tritt auch kombiniert mit Alexie* und Dysgraphie* auf. Vgl. Aphasie.

Akkommodation: (engl.) *acommodation*; **1.** Fähigkeit des Auges, die Brechkraft der Linse der Entfernung des fixierten Objekts anzupassen; das Akkommodationsvermögen wird in Dioptrien angegeben. **2.** kontinuierlicher Anpassungsvorgang des Individuums an seine Umgebung zur Aufrechterhaltung der Homöostase*; vgl. Adaptation; **3.** Beilegen von zwischenmenschlichen Konflikten mit Hilfe von Kompromissen, Schlichtung oder Verhandlung; **4.** Oberbegriff für Anpassungsprozesse bei Personen, die sich i. R. einer Migration* z. B. Mittel und Regeln der Kommunikation, Kenntnisse über die Institutionen, die Glaubenssysteme und die Sprache der Aufnahmegesellschaft aneignen müssen, um in dieser fremden Gesellschaft interaktions- und arbeitsfähig zu werden; umfasst das Erlernen von Fähigkeiten und Fertigkeiten, die für das tägliche Leben in der Aufnahmegesellschaft wichtig sind. Akkommodationsprozesse müssen nicht grundlegende Überzeugungen und Wertvorstellungen bei Migranten ändern. **Hinweis:** Die Akkommodation wird als erste Stufe des migrationsbedingten individuellen Anpassungsprozesses des Zuwanderers an die Aufnahmegesellschaft angesehen, es folgen Akkulturation* und Assimilation*.

Akkulturation: (engl.) *acculturation*; Prozess der Angleichung, in dessen Verlauf Migranten oder Zuwanderergruppen (s. Migration) i. R. eines längeren Aufenthaltes Elemente der fremden Kultur (kulturelle Orientierungsmuster, Eigenschaften, Verhaltensweisen) der Aufnahmegesellschaften teilweise oder ganz übernehmen; zweite Stufe des migrationsbedingten individuellen Anpassungsprozesses des Zuwanderers an die Aufnahmegesellschaft, die über die Akkommodation* hinausgeht und diese voraussetzt. Ergebnisse des Akkulturationsprozesses können einerseits gesellschaftliche und/oder räumliche Absonderung (Segregation) und Marginalisierung*, andererseits Assimilation* bzw. Integration des Zuwanderers in die Aufnahmegesellschaft sein. **Hinweis:** Typisch ist, dass die sog. zweite Migrantengeneration in 2 Kulturen mit gemischten Wertestandards lebt, woraus sich Kulturkonflikte zwischen der Heimatkultur (der Eltern) und der Kultur des Aufnahmelandes ergeben können. Meist versucht die Elterngeneration in der Familie, die Herkunftskultur zu bewahren, während die Migranten der zweiten Generation sich in Schule und Beruf die Kultur des Aufnahmelandes aneignen bzw. außerhalb der Familie mit dieser konfrontiert sind.

Akne (ICNP)**:** (engl.) *acne*; meist in der Pubertät auftretende, gelegentlich bis zum 30. Lebensjahr anhaltende Hauterkrankung mit entzündlichen, von Talgdrüsen ausgehenden Effloreszenzen* in Gesicht und Nacken sowie an Brust und Rücken; durch Talgdrüsenhyperplasie und Verhornungsstörungen kommt es zur Bildung von sog. Mitessern (Komedonen). **Pflege: 1.** sorgfältige, auf die Akne abgestimmte Hautpflege, evtl. unter Verwendung von Aknemitteln*; **2.** Beratung über Behandlungsmethoden; **3.** Eingehen auf die starke psychische Belastung, die von Jugendlichen oder jungen Erwachsenen empfunden wird.

Aknemittel: (engl.) *acne remedies, acne medicines*; Arzneimittel* zur Behandlung von Akne*; **Wirkstoff:** Zum Einsatz kommen neben Antibiotika* v. a. Antiseptika* zur vorbeugenden und therapeutischen Anwendung gegen Infektionen, Antiseborrhoika gegen die gesteigerte Talgproduktion, Keratolytika* zum Auflösen der Hornschicht sowie getrocknete Back- oder Bierhefe.

AKOD: Abk. für **A**rbeitsgemeinschaft **k**rankenpflegender **O**rdensleute **D**eutschlands; Zusammenschluss von in der Gesundheits*- und Krankenpflege tätigen, einem religiösen Orden angehörenden Menschen; entwickelte u. a. ein Curriculum* für die Ausbildung in der Krankenpflege.

Akren: (engl.) *acra*; die distalen Teile des Körpers wie Finger, Zehen, Hände, Füße, Nase, Kinn, Augenbrauen- und Jochbögen u. a.

Aktionsforschung: (engl.) *action research*; syn. Handlungsforschung; angewandte Forschung* mit dem Ziel, soziale Verhältnisse zu untersuchen, z. B. die Befähigung klinischen Führungspersonals (Cunningham, 2002); der Forschende selbst ist Beobachter und aktiver Teilnehmer zugleich. Die Beteiligten werden in Planung, Durchführung und Auswertung des Projekts integriert.

Aktivitäten des täglichen Lebens: Abk. ATL; Sammelbezeichnung für Tätigkeiten, die der Aufrechterhaltung von Lebensfunktionen und Erfüllung von Grundbedürfnissen oder der Befriedigung sozialer bzw. geistiger Bedürfnisse dienen; bei Erkrankung und im Alter können z. B. Körperhygiene, Kommunizieren, Sauberhalten der Wohnung, Zubereitung und Einnahme von Mahlzeiten, Mobilität, Kontinenz und selbständiges An- und Auskleiden Schwierigkeiten bereiten. Diese Tätigkeiten (s. Tab. S. 14) sind Kriterien für Pflegebedürftigkeit* und umfassen weit mehr als die gleichlautenden *activities* of daily living (Abk. ADL). Die Kategorien, nach denen Aktivitäten oder Bedürfnisse unterschieden werden, bauen auf den sog. fundamentalen menschlichen Bedürfnissen aus den Grundregeln der Krankenpflege von V. Henderson auf. Sie wurden von einigen Autorinnen (z. B. A. Meleis) mit der Bedürfnishierarchie nach A. Maslow (s. Motivationstheorien) in Verbindung gebracht. Dies kann dazu führen, dass die physiologischen Bedürfnisse oder körperlichen Aktivitäten in den Vordergrund gerückt und psychosoziale Aktivitäten vernachlässigt werden. **Entwicklung:** Die Terminologie entwickelte sich i. R. der internationalen Pflegetheorien und der verschiedenen Übersetzungen uneinheitlich: **1.** Lebensaktivitäten (LA-*Life Activities*) nach N. Roper in Großbritannien; **2.** Aktivitäten des täglichen Lebens (Abk. ATL) und *activities of daily living* (Abk. ADL) nach N. Roper und L. Juchli in der Schweiz und Deutschland (in der geriatrischen Rehabilitation); **3.** Aktivitäten* und existenzielle Erfahrungen des Lebens (Abk. AEDL) nach M. Krohwinkel in Deutschland; AEDL wurde für Patienten mit Schlaganfall entwickelt und in der Akutversorgung eingesetzt und wird in der Altenpflege angewendet; **4.** umfassende Selbstpflegeerfordernisse (Selfcare-Requisites) nach D. Orem in den USA, in Großbritannien, der Schweiz und Deutschland (in der Krankenpflege). **Hinweis: 1.** Die Bezeichnung ATL zur Kategorisierung von Pflegetätigkeiten ist im deutschsprachigen Raum bislang am weitesten verbreitet, deckt jedoch nur einen Teil des beruflichen Pflegehandelns ab (s. Handlung). **2.** In der deutschen Version des ICNP* sind einige Lebensaktivitäten unter der Bezeichnung Selbstpflege* zu finden. Vgl. *instrumental activities of daily living*.

Aktivitäten und existenzielle Erfahrungen des Lebens: (engl.) *activities and existential experiences of living*; Abk. AEDL; in der Altenpflege verbreitetes Strukturmodell (M. Krohwinkel, 1993), das ursprünglich für die Pflege von Patienten mit Schlaganfall entwickelt wurde; den Alltagsaktivitäten nach N. Roper (s. Aktivitäten des täglichen

A | Aktivitäten des täglichen Lebens

Grundbedürfnisse des Menschen (V. Henderson)	Lebensaktivitäten (LA nach N. Roper, W. Logan, A. Tierney, ATL nach L. Juchli)	universelle menschliche Selbstpflegeerfordernisse (D. Orem)
normal atmen	atmen	ausreichende Zufuhr von Luft
ausreichend essen und trinken	essen und trinken	ausreichende Zufuhr von Wasser, ausreichende Zufuhr von Nahrung
ausscheiden mit Hilfe aller Ausscheidungsorgane	ausscheiden	Vorkehrungen im Zusammenhang mit Ausscheidungsprozessen und Ausscheidungen
sich bewegen und eine gewünschte Position einhalten	sich bewegen	
schlafen und ruhen	schlafen (N. Roper), Wachsein und schlafen (L. Juchli)	Erhalt eines Gleichgewichts zwischen Aktivität und Ruhe
spielen oder an Freizeitaktivitäten teilnehmen	arbeiten und spielen	Erhalt eines Gleichgewichts zwischen Alleinsein und Interaktion
durch entsprechende Bekleidung und Veränderung der Umwelt die Körpertemperatur im Normalbereich halten	Körpertemperatur regulieren	
den Körper reinigen, pflegen und die Haut schützen	sich sauberhalten und kleiden	
Gefahren in der Umgebung und Gefährdungen anderer vermeiden	für eine sichere Umgebung sorgen	Abwendung von Gefahren für Leben, Funktionsfähigkeit und Wohlbefinden
mit anderen Menschen verkehren und Empfindungen, Nöte, Befürchtungen u. a. kundtun	kommunizieren	Förderung der Funktionsfähigkeit und Entwicklung innerhalb sozialer Gruppen in Einklang mit den Fähigkeiten, Grenzen und dem Wunsch nach Normalität
	sich als Mann/Frau fühlen und verhalten (N. Roper); Kind, Frau, Mann sein (L. Juchli)	
	sterben (N. Roper); Sinn finden im Werden, Sein, Vergehen (L. Juchli)	
sich entsprechend seiner Religion betätigen		
etwas tun, was ein Gefühl der Befriedigung verschafft		
passende Kleidung aussuchen, sich an- und auskleiden		
lernen, entdecken oder die Neugier befriedigen, die eine „normale" Entwicklung und Gesundheit zur Folge hat		

Akzeleration

Aktivitäten und existenzielle Erfahrungen des Lebens
1. kommunizieren
2. sich bewegen
3. vitale Funktionen des Lebens aufrechterhalten
4. sich pflegen
5. essen und trinken
6. ausscheiden
7. sich kleiden
8. ruhen und schlafen
9. sich beschäftigen
10. sich als Mann oder Frau fühlen und verhalten
11. für eine sichere Umgebung sorgen
12. soziale Bereiche des Lebens sichern
13. mit existenziellen Erfahrungen des Lebens umgehen

Lebens) wurde der Umgang mit existenziellen Erfahrungen hinzufügt (s. Tab.). Vgl. Pflegebedürftigkeit.

Aktivität, psychomotorische (ICNP): s. Psychomotorik.

Aktivitätsintoleranz (ICNP): (engl.) *activity intolerance*; physisches oder psychisches Unvermögen zur Ausübung geforderter Aktivität; **Ursachen:** u. a. untrainierter Zustand bei schlechter Kondition, längere Bettruhe, langes Sitzen ohne ausreichende körperliche Aktivierung, sensorische Deprivation*; **Kennzeichen:** schneller Blutdruckabfall, vorzeitige Ermüdung, Schwindelgefühl; **Maßnahme: 1.** präventiv: für ausreichend Bewegung sorgen, Sinnesanreize gewährleisten; **2.** kurativ: sich langsam steigerndes Aufbauprogramm, Absprache mit Physiotherapeuten, Basale* Stimulation, langsame Steigerung der Sinnesreize, bei dementiellen Erkrankungen Anpassung der Sinnesreize an die Verarbeitungsmöglichkeit.

Aktivitätsphase: (engl.) *activity phase*; Bezeichnung für das bewusste Aufnehmen von Umweltreizen in den Phasen des Aktivseins beim Säugling und Kleinkind; der Wechsel zwischen Ruhe und Aktivität wird **Aktivitätsrhythmus** genannt. Entgegen früherer Auffassung geht man heute nicht mehr von einem starren Zeitschema aus, an das die Kinder anzupassen sind, sondern ermutigt die Eltern, sich mehr nach dem individuellen Rhythmus des Kindes zu richten. Die Länge der Schreiperioden kann damit reduziert werden. Vgl. Zeit.

Aktivitätstheorie: (engl.) *activity theory*; Konzept in der Gerontologie (s. Altern), wonach eine fortlaufende Aktivität im Alter das Wohlbefinden und die Zufriedenheit des Menschen erhöht; Gegensatz: Disengagement*.

Aktivkohleverband: s. Wundmanagement.

Akupressur: (engl.) *acupressure*; chinesische Druckmassagetechnik, bei der anhaltender fester Druck auf spezifische Körperpunkte ausgeübt wird; diese Technik basiert auf der Grundannahme, dass Gesundheit ein ungehindertes Fließen von Lebensenergie bedeutet. **Anwendung:** u. a. in der Schmerztherapie*, zur Entspannung und zur Verhütung und Linderung von Übelkeit; **Durchführung:** Zur gezielten Zuführung oder Ableitung von Energie und damit Beseitigung von Ungleichgewichten massiert der Behandelnde die in der Akupunktur* bekannten Punkte mit den Fingerkuppen, Daumen, Handflächen oder Ellenbogen; in anderer Anwendungsform auch Druckausübung mit abgerundeten Spitzen von Stiften oder dicken stumpfen Nadeln. Vgl. Jin Shin Jyutsu.

Akupunktur: (engl.) *acupuncture*; traditionelle chinesische Therapiemethode, bei der spezifische Körperpunkte entlang bestimmter Meridiane (Linien oder Kanäle des Körpers; s. Meridiansystem) durch unterschiedlich tief eingestochene Nadeln manuell, thermisch oder elektrisch stimuliert werden; energetische Störungen innerhalb des Organismus werden mit Hilfe dieser Methode ausgeglichen oder einzelne Organsysteme angeregt oder beruhigt. **Anwendung:** bei Schmerzen und funktionellen Erkrankungen mit Störungen vegetativer Regelvorgänge; **Wirkung:** Die schmerzreduzierende Wirkung konnte in einer empirischen Studie nachgewiesen werden (Meißner et al., 2004). Bei starken Schmerzen findet allerdings lediglich eine Schmerzdämpfung statt, die für eine dem heutigen Standard entsprechende Schmerztherapie* nicht ausreicht. **Hinweis:** Akupunktur wird in der Tradition der chinesischen Medizin vorbeugend und unterstützend bei Frühsymptomen eingesetzt. Sie ersetzt heutzutage keine umfassende medizinische oder komplementärmedizinische Behandlung bei schweren Krankheitsbildern. Vgl. Farbpunktur, Akupressur, Elektrostimulationsanalgesie, Jin Shin Jyutsu.

akut: (engl.) *acute*; plötzlich auftretend, schnell und heftig verlaufend (Krankheiten oder Schmerzen); **perakut:** sehr akut; Gegensatz: chronisch*.

Akute-Phase-Proteine: (engl.) *acute phase proteins*; auch Akutphasenproteine; vorwiegend in der Leber gebildete Eiweißstoffe, deren Konzentration im Blut bei akuten Entzündungen* und in der akuten Phase chronisch-fortschreitender Entzündungen verändert ist (sog. Akute-Phase-Reaktion); Akute-Phase-Proteine dienen als Verlaufsparameter entzündlicher Erkrankungen. **Erhöht** sind bei Entzündungen z. B. C-reaktives Protein (Abk. CRP) und Serum-Amyloid-A-Protein, **erniedrigt** sind z. B. Albumine*, Transferrin und Präalbumin (sog. Negativ-Akute-Phase-Proteine).

Akzeleration: (engl.) *acceleration*; Beschleunigung; **1.** in der Anthropologie* Beschleunigung der Entwicklungsgeschwindigkeit mit einer durchschnittlichen Zunahme der Körperlänge um 5–10 cm seit ca. 150 Jahren in Mitteleuropa (sog. Wachstumsakzeleration); gleichzeitig wird in industrialisierten und Agrarländern ein um 1–2 Jahre früherer Eintritt in die Pubertät beobachtet (sog. Entwicklungsakzeleration). Als **Ursache** werden die verbesserte Ernährungslage sowie die gesundheitliche Versorgung, die gesteigerte Lichteinwirkung und die allgemeine Steigerung von Umweltreizen diskutiert. **2.** in der Geburtshilfe Steigerung der fetalen Herzfrequenz in Abhängigkeit von Wehen (sog. periodische Akzeleration) oder Kindsbewegungen; gilt als prognostisch günstiges Zeichen.

Akzeptanz (ICNP): (engl.) *acceptance*; Bewältigungsverhalten im Umgang mit Stress oder ungewohnten Situationen; **Voraussetzung:** z. B. Bereitschaft zur Annahme eines Menschen, Billigung einer Maßnahme oder eines Verhaltens, Hinnahme oder Zustimmungsbereitschaft zu einer Pflegemaßnahme (mit der Folge von Compliance*). **Hinweis: 1.** Akzeptanz kann nicht vorausgesetzt werden, sondern muss bei wachen und orientierten Patienten ausdrücklich nachgefragt oder durch Erläuterungen herbeigeführt werden. Bei weitergehenden Eingriffen ist die (schriftliche) Äußerung der Akzeptanz durch eine Einwilligung* notwendig. **2.** Im Zusammenhang mit Krankheitsbewältigung* stellt Akzeptanz die Phase des Annehmens der Erkrankung dar. Vgl. Coping.

A-Lagerung: (engl.) *A-positioning*; auch umgedrehte V-Lagerung; Lagerungsform zur Unterstützung der Atmung durch Freilagerung* der Wirbelsäule; **Durchführung:** 2 schmale, weiche Kissen werden zu Schiffchen geformt und A-förmig so unter den Patienten gelegt, dass die Überschneidung der Kissen in Höhe des dritten Halswirbels entsteht; der Kopf wird dabei separat von einem kleinen Kissen unterstützt (s. Abb.). Dadurch erfolgt eine Deh-

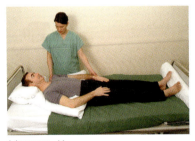

A-Lagerung [6]

nung des Oberkörpers und eine vermehrte Belüftung der Lungenspitzen. Weitere **Anwendung:** als Dekubitusprophylaxe (s. Dekubitus) und bei Dekubitalwunden an den Dornfortsätzen der Wirbelsäule; **Hinweis:** Durch die ungeregelte Kompression des Kissens und Bewegungen des Patienten besteht keine gesicherte antidekubitale Wirkung. Vgl. V-Lagerung, T-Lagerung, Positionsunterstützung.

Albumine: (engl.) *albumins*; in der Leber synthetisierte, gut wasserlösliche, kleine Eiweiße, die ca. 52–62 % des Gesamteiweißes im Blutplasma ausmachen und in Körperflüssigkeiten (z. B. Gehirn-Rückenmark-Flüssigkeit, Lymphe), als Laktalbumin in der Muttermilch sowie im Muskelgewebe vorkommen; **Funktion:** Albumine sind v. a. für die Regulierung des kolloidosmotischen Drucks (osmotischer Druck in einer Lösung mit makromolekularen Stoffen) verantwortlich. Außerdem sind sie Transportmedium für wasserunlösliche Stoffe im Blut (z. B. Bilirubin, freie Fettsäuren). Bei vermehrter Ausscheidung, beschleunigtem Abbau oder verminderter Produktion von Albumin kommt es zu einer Verminderung des Albumins im Blut (Hypalbuminämie), z. B. bei exsudativen Darmerkrankungen oder Leberzirrhose. Vgl. Aszites.

Alexander-Technik: (engl.) *Alexander's method*; Verfahren zum Neu- und Wiedererlernen einer natürlichen Haltungs- und Bewegungssteuerung; durch Berührungsimpulse, Bewegungsexperimente und Anleitung zu gezielter Körperwahrnehmung sollen muskuläre Spannungen, Schmerzen und psychischer Stress abgebaut und Haltung sowie Koordination verbessert werden; **Anwendung:** im Bewegungstraining von Schauspielern, Tänzern, Sängern, Musikern und Sportlern, bei Beschwerden des Bewegungssystems (v. a. des Rückens), der Atemwege (z. B. Asthma bronchiale) und bei psychosomatischen Erkrankungen (z. B. Magersucht*, Bulimie, Übergewicht*, Colitis ulcerosa). Vgl. Entspannungsverfahren, Bewegungstherapie.

Alexie (ICNP): (engl.) *alexia*; Unfähigkeit, den Sinn von Gelesenem bei intaktem Sehvermögen zu erfassen; die Alexie wird im Laufe des Lebens durch eine umschriebene Hirnschädigung erworben. **Formen: 1. literale** Alexie: Einzelbuchstaben werden nicht erkannt (Buchstabenblindheit); **2. verbale** Alexie: Wörter werden nicht erkannt (Wortblindheit). Vgl. Aphasie.

Alginat: (engl.) *alginate*; irreversibel elastischer Werkstoff aus Rot- und Braunalgen; **Anwendung: 1.** zur Herstellung eines Modells (sog. Abformung) der Mundsituation; durch Zugabe von 2-wertigen Metallsalzen erfolgt eine Vernetzungsreaktion in wässrigem Milieu. Wegen des hohen Wasseranteils sind diese Modelle allerdings nur wenig lagerungsstabil. Alginat wird zur Herstellung von Situations-, Parodontal- und Okklusionsmodellen eingesetzt. **2.** zur Wundversorgung; Alginate werden als gelbildende Wundauflagen eingesetzt, die große Mengen Wundexsudat aufnehmen, sich an die Wundform anschmiegen und hohe Reinigungskraft besitzen. **Hinweis:** Aufgrund der Ausdehnungsfähigkeit Alginat nicht in Wundtaschen einbringen.

Alginatverband: s. Wundmanagement.

Alkalose: (engl.) *alkalosis*; Störung im Säure*-Basen-Haushalt mit Anstieg des arteriellen pH*-Werts über 7,44; **Formen: 1. nichtrespiratorische** Alkalose: Durch übermäßige Zufuhr von Bicarbonat, Laktat oder Citrat (z. B. durch Transfusion) oder

Verlust von Wasserstoffionen (verursacht z. B. durch Diuretika, Erbrechen) erhöht sich der pH-Wert. Kompensatorisch kommt es zu einer Verminderung der Atmung (Hypoventilation*) und somit zu einer Steigerung des CO_2-Partialdrucks und u. a. durch den Kohlensäure-Bicarbonat-Puffer zur Normalisierung des pH-Werts. **2. respiratorische** Alkalose: Durch Hyperventilation* wegen Sauerstoffmangels (z. B. bei Lungenerkrankungen, Anämie), bei direkter Reizung des Atemzentrums (z. B. durch Enzephalitis, Schädelhirntrauma, psychische Erregung) sowie unter Umständen (erwünscht) durch maschinelle Beatmung erfolgt eine zu große Abgabe von Kohlendioxid über die Lungen, sodass es zum Abfall des CO_2-Partialdrucks und Anstieg des arteriellen pH-Werts kommt. Kompensatorisch erfolgt eine Gegenregulation der Nieren, die vermehrt Bicarbonationen ausscheiden und Wasserstoffionen zurückhalten. **3. kombinierte** Alkalose: Zusammenwirken respiratorischer und nichtrespiratorischer Faktoren; arterieller CO_2-Partialdruck erniedrigt, Basenüberschuss positiv. Vgl. Azidose.

Alkoholabhängigkeit: (engl.) *alcoholism*; syn. Alkoholkrankheit, Alkoholismus (ICNP), Alkoholsucht; Abhängigkeit* von der Droge* Alkohol; **Kennzeichen:** Alkoholabhängigkeit bewirkt eine körperliche, psychische und/oder soziale Schädigung durch Alkohol. Sie zeigt sich in 1. dem nicht bezwingbaren Wunsch, Alkohol zu verwenden; 2. verminderter Kontrollfähigkeit bzw. Verlust der Kontrollfähigkeit über den Gebrauch von Alkohol; 3. Zunahme der Toleranz: zunehmend höhere Dosen Alkohol sind erforderlich, um die angestrebte Wirkung zu erzielen; 4. körperlichen Entzugssymptomen, wenn Alkohol abgesetzt wird; 5. zunehmender Wesensveränderung (überwiegend in Richtung Gleichgültigkeit) gegenüber sozialer Verantwortung; 6. fortgesetzten Gebrauch von Alkohol trotz dadurch ausgelöster körperlicher Schäden. Die Entwicklung einer Alkoholabhängigkeit setzt einen chronischen (d. h. in der Regel mehr als ein halbes Jahr andauernden) übermäßigen Gebrauch voraus: Als Schwellenwert gelten 40 g Alkohol pro Tag bei Männern und 30 g Alkohol pro Tag bei Frauen (3 Gläser Bier à 0,33 l enthalten 39 g Alkohol, 2 Gläser Wein à 0,2 l 32 g Alkohol). Als Faustregel gilt: 5 Jahre in die Abhängigkeit, 5 Jahre in der Abhängigkeit, 5 Jahre aus der Abhängigkeit. Alkoholabhängigkeit ist abzugrenzen gegen schädlichen Gebrauch. **Häufigkeit:** Zurzeit gelten 1,5 Millionen Menschen in Deutschland als alkoholabhängig und stationär behandlungsbedürftig, 2,5 Millionen als Missbraucher mit Beratungs- und Behandlungsbedarf. **Diagnose: 1.** Soziale Auffälligkeit, Veränderungen in der Persönlichkeit sowie typische Begleit- und Folgeerkrankungen sind Hinweise auf eine Alkoholabhängigkeit. Richtungsweisend sind veränderte Laborwerte (Erhöhung des Enzyms Gammaglutamyltransferase sowie Veränderungen des in der Leber gebildeten Glykoproteins Desialotransferrin). **2.** Alkoholkranke fühlen und verhalten sich nicht konsequent als Patienten („Leidende"). Bagatellisieren und Verleugnen gehören zum Krankheitsbild und müssen mit wohlwollender Beharrlichkeit („sorgende Konfrontation") in die Begegnung einbezogen werden. **Folge:** Alkoholabhängigkeit führt zu kombinierten Erscheinungsbildern: Soziale Auffälligkeiten (Führerscheinverlust, Abmahnung oder Verlust des Arbeitsplatzes) sind mit Begleit- und Folgeerkrankungen verbunden; im Bereich der inneren Medizin v. a. Erkrankungen der Leber und der Bauchspeicheldrüse, in der Neurologie epileptische Krampfanfälle im Entzug sowie Polyneuropathien und in der Psychiatrie delirante Zustandsbilder und hirnorganische Psychosyndrome. **Maßnahme:** Eine Therapie ist nur in nüchternem Zustand möglich; die Abstinenz* von Alkohol ist zu kontrollieren. Der erste Schritt ist die Entgiftung; daran anschließend (je nach Indikation) ambulante oder stationäre Rehabilitation; es folgen Nachsorge durch Beratungsstellen und Einbindung in Selbsthilfegruppen (z. B. Anonyme* Alkoholiker). **Hinweis: 1.** Familiäre, soziale und berufliche Aspekte sind in die Diagnostik (Angehörigengespräche) und in die Therapie einzubeziehen. **2.** Bei Alkohol in Nahrungs- und Genussmitteln handelt es sich um Ethylalkohol (C_2H_5OH) in Abgrenzung z. B. zu dem hochgiftigen Methylalkohol (CH_3OH). Ethylalkohol entsteht durch Gärung von Zucker und ist deshalb in nahezu allen Kulturkreisen bekannt. Alkohol ist ein Nahrungs-, Genuss- und Suchtmittel. Abstinente Alkoholkranke müssen auf ggf. alkoholhaltige Lebensmittel achten.

Autor: Mario Wernado.

Allergen: (engl.) *allergen*; Bezeichnung für eine Substanz, die entweder durch Anregung der Synthese von IgE-Antikörpern eine allergische Reaktion vom Soforttyp (Typ I) an Haut und Schleimhaut oder zytotoxische (Typ II), Immunkomplex-vermittelte (Typ III) oder verzögerte, zellvermittelte Reaktionen (Typ IV) hervorruft (s. Allergie); **Einteilung:** nach der Art der Allergenexposition des Organismus: **1. Inhalationsallergene**, die primär Atemweg-, sekundär auch Haut- und Darmsymptome auslösen, z. B. Pollen, tierische Epithelien, Federstaub, Speichel-, Schweiß-, Harn- und Kotproteine; **2. Ingestionsallergene**, die oft erst durch enzymatische Abspaltung im Verdauungstrakt* entstehen und hauptsächlich Verstopfung (Obstipation*), Brechdurchfall oder abdominale Koliken, auf hämatogenem Weg (über das Blut) auch Haut- und Atemwegsymptome verursachen, z. B. bei Nahrungsmittelallergie; **3. Kontaktallergene**, die eine Soforttypreaktion auslösen; z. B. Nickel; **4. Injektionsallergene**, insbesondere tierische Gifte (von Bienen, Wespen, Feuerameisen, Quallen, Seeanemonen, Feuerkorallen) und Medikamente (z. B. Penicilline). Das Risiko, eine Aller-

Allergie

gie auszubilden, wird durch die genetisch fixierte Prädisposition*, die Häufigkeit und Intensität des Kontaktes mit dem Allergen, die Neigung des Allergens, allergische Reaktionen hervorzurufen, und die aktuelle Abwehrlage der Körpergrenzflächen bestimmt. Vgl. Immunsystem.

Allergie: (engl.) *allergy*; angeborene oder erworbene spezifische Änderung der Reaktionsfähigkeit des Immunsystems* gegenüber körperfremden, eigentlich unschädlichen und zuvor tolerierten Substanzen, die als Allergen* erkannt werden; Entwicklung einer Allergie nach Erstkontakt, der noch keine Symptome auslöst, in einer Sensibilisierungsphase (mindestens 5 Tage bis mehrere Jahre); erneuter Kontakt mit dem Allergen löst Entzündungsreaktionen an individuell unterschiedlichen Organsystemen (Haut, Bindehaut der Augen, Nasen-, Rachen-, Bronchialschleimhaut, Verdauungstrakt) oder am gesamten Gefäßsystem aus; **Einteilung** (nach R. Coombs und P. Gell): **Typ I** (Soforttyp, anaphylaktischer Typ): Durch IgE-Antikörper kommt es zur Freisetzung sog. Mediatoren (z. B. Histamin) aus Mastzellen, die Reaktionen wie Kontraktion glatter Muskulatur, erhöhte Gefäßdurchlässigkeit oder Juckreiz hervorrufen. **Klinik:** z. B. allergisches Asthma bronchiale, allergische Rhinitis (Heuschnupfen), anaphylaktischer Schock*. Die Reaktion tritt nach Sekunden bis Minuten auf, nach 4–6 Stunden kann eine zweite Reaktion folgen. Häufigste Form der Allergie, tritt bei bis zu 15 % der Bevölkerung auf. **Typ II** (zytotoxischer Typ): Zirkulierende Antikörper (IgG oder IgM) verbinden sich mit Antigenen (z. B. Medikamente, Blutgruppenantigene), die sich auf der Oberfläche körpereigener Zellen befinden, zu sog. Immunkomplexen. Diese aktivieren das Komplementsystem und Abwehrzellen, es kommt zur Auflösung körpereigener, antigentragender Zellen (Zytolyse). **Klinik:** Transfusionszwischenfälle*, allergisch bedingte hämolytische Anämien, Verminderung der Blutplättchen (Thrombopenie), Verminderung der weißen Blutkörperchen (Agranulozytose). Die Reaktion tritt nach wenigen Minuten bis 12 Stunden auf. **Typ III** (Immunkomplextyp, Arthus-Typ): Antigen und Antikörper (IgG, IgM) bilden gewebeständige oder im Blut zirkulierende Immunkomplexe. Diese aktivieren das Komplementsystem und Abwehrzellen, die die Immunkomplexe aufnehmen und auflösen; dabei kommt es zur Schädigung körpereigener Gewebe durch Freisetzung gewebeschädigender Enzyme. Der Unterschied zu Typ II besteht in der Herkunft des Antigens. Bei Typ-III-Reaktionen stellen z. B. Krankheitserreger bei chronischen Infektionen das Antigen dar. **Klinik:** z. B. Serumkrankheit, allergische Vaskulitis, exogen-allergische Alveolitis. Die Reaktion tritt nach 6–12 Stunden auf. **Typ IV** (Spättyp, verzögerter Typ, zellvermittelte Allergie): nicht durch Antikörper (humoral), sondern durch Abwehrzellen (T-Lymphozyten) vermittelt, die bestimmte Eiweißstoffe freisetzen, die weitere Abwehrzellen aktivieren und so eine Entzündungsreaktion im Gewebe am Ort der Antigenbelastung hervorrufen. **Klinik:** z. B. allergisches Kontaktekzem, Tuberkulinreaktion, Arzneimittelexanthem, Transplantatabstoßung. Die Reaktion tritt nach 12–72 Stunden auf. Vgl. Prick-Test, Atopie-Patch-Test.

Allergietest: s. Atopie-Patch-Test; Prick-Test.

Allgemeinzustand: (engl.) *general condition*; Bezeichnung für die körperliche Verfassung eines Menschen unabhängig von evtl. Krankheitssymptomen; erfasst werden Selbstpflegeaspekte wie der Ernährungszustand (Über- oder Untergewicht), Temperatur (Frieren, Schwitzen, Fieber*), Durst (tägliche Trinkmenge*, Dehydratation*), Schlafverhalten (Schlafrhythmus, -mangel, -losigkeit), soziale Integration (s. Selbstpflege). Die Erfassung des Allgemeinzustandes ist unter unterschiedlichen Blickwinkeln sowohl pflegerischer als auch ärztlicher Anteil der Anamnese (s. Pflegeanamnese).

Allianz, soziale (ICNP): (engl.) *social alliance*; zweckgerichtete Vereinbarung mit anderen Menschen oder Institutionen wie z. B. Ehe oder andere Familienverbindungen, Religion* oder Ethnizität*; vgl. Familie, Gruppe.

Alltag: (engl.) *everyday life*; Handlungsbereich, in dem grundlegende soziale Orientierungen ausgebildet und von mehreren Personen intersubjektiv wahrgenommen wird; **Beeinträchtigungen:** Außergewöhnliche Lebensereignisse wie z. B. Geburt, Tod eines nahestehenden Menschen, Krankheit, Klinikaufenthalt, Unfall oder Urlaub unterbrechen den Alltag. Im Regelfall versucht der Mensch selbst, seinen gewohnten Alltag schnellstmöglich wiederherzustellen (s. Selbstpflege, Coping). Gelingt dies nicht, stellen sich Unzufriedenheit, Stress und ggf. weitere Krankheitssymptome ein. **Pflege:** 1. bestmögliche Anpassung der Umgebung an Patientenwünsche (z. B. persönliche Gegenstände, an Bedürfnissen orientierte Besuchszeiten); 2. Milieutherapie* zum Erhalt oder Erwerb von Alltagskompetenzen; 3. unterstützende Gesprächsführung, Beratung*; 4. ggf. Organisation zeitweiliger Entlastung von Alltagsanforderungen (z. B. Putzhilfe, Kinderbetreuung), Organisation von Pflegehilfsmitteln (z. B. Gehhilfe, Brille, Treppenlift). Vgl. Lebenswelt.

Alltagsgespräch: Gesprächsform, die i. d. R. ungeplant und ohne explizite Absicht der Teilnehmer verläuft (z. B. Pausengespräch des Teams, Gespräch zwischen Angehörigen und Patienten bei Besuchen, Privatgespräch mit Freunden); es gibt keine Tagesordnung, keine in anderen Gesprächsarten (z. B. Informationsgespräch*, Kritikgespräch*) geltenden Auflagen, kein zu erreichendes Ziel. Diese spontanen Gespräche* unterliegen unausgesprochenen Regeln (wie und worüber darf miteinander geredet werden), die über aufmerksame Beobachtung und Sensibilität erfasst werden können und müssen. **Pflege:** Neue Mitarbeiter verhalten sich anfangs oft zurückhaltend, bis sie unbewusst die Regeln des neuen Teams aufgenommen haben und sich entsprechend einbringen können. Das Nichteinhalten der unausgesprochenen Regeln kann auf Unkenntnis beruhen (eine neue Mitarbeiterin kennt die Regeln des Teams noch nicht, siezt z. B. alle, weil sie auf ausdrückliche Erlaubnis des Du wartet), kann bewusst eingesetzt werden (z. B. grenzt sie sich von den anderen ab, indem sie das allgemein übliche Du ablehnt) oder aus unbewusster Dynamik heraus erfolgen (z. B. führt unbewusste Auflehnung oder Angst gegenüber Autoritäten zu unangemessenem Gesprächsverhalten). Solche Momente werden meist nicht direkt angesprochen, wirken sich aber irritierend auf den weiteren Verlauf aus oder können dazu führen, dass ein sog. peinliches Schweigen entsteht, ein abrupter Themenwechsel oder gar Gesprächsabbruch erfolgt. Sinnvoll wäre in diesen Situationen eine sog. Metakommunikation*, in der sich die Teilnehmer über ihre Art des Gesprächs austauschen. Vgl. Gesprächsführung.

Alltagskompetenz: (engl.) *everyday competence*; Bezeichnung für die Fähigkeit, den Alltag* selbst zu organisieren und zu gestalten; die Alltagskompetenz kann bei chronischen Erkrankungen* mit zunehmender Einschränkung der Selbstversorgungsmöglichkeit, psychisch-neurologischen Erkrankungen (z. B. schwerer Depression, akuter und chronischer Psychose, Demenz), Abhängigkeit* von Alkohol oder Drogen und Entwicklungsdefiziten aufgrund von Behinderung oder Erziehungsdefizit beeinträchtigt sein. **Maßnahme:** Im therapeutischen Bereich werden Alltagskompetenzen in speziellen Therapiegruppen (z. B. Ergotherapie*, Milieutherapie*, Kochgruppen) entwickelt bzw. so lange wie möglich erhalten.

Alltagstheorie: (engl.) *everyday theory*; syn. Laientheorie; handlungsorientierte Vorstellungen, die sich aus Lebenserfahrungen des Individuums ableiten (z. B. „die Tabletten helfen mir, also nehme ich sie das nächste Mal wieder") und nicht auf wissenschaftlichen Erkenntnissen basieren (z. B. „die Tabletten haben bei 3000 Teilnehmern einer Studie das Fieber durchschnittlich um 2 °C gesenkt, sie sind also als fiebersenkend zu bezeichnen"); Alltagstheorien, die sich auch aus wissenschaftlichen Konzepten ableiten können, sind in der allgemeinen Lebensführung weitgehend handlungsleitend. Vgl. Theorie, Theorie, wissenschaftliche.

Alptraum (ICNP): (engl.) *nightmare*; syn. Angsttraum; auch Albtraum; Form der Schlafstörung* mit sich wiederholenden, Angst erregenden Träumen, die meist in der REM-Phase (s. Schlafstadien) des Schlafes auftreten; **Verlauf:** Die Thematik des Traums dreht sich um eine Bedrohung des Lebens, der Sicherheit oder der Selbstachtung. Während des Traums sind wegen der verminderten Muskelspannung kaum Körperbewegungen zu verzeichnen; diese stellen sich aber nach dem Aufwachen ein, wobei das Aufwachen zeitlich unabhängig vom Alptraum erfolgt. Betroffene sind sofort orientiert und wach, können sich nach dem Aufwachen oder am nächsten Morgen meistens an den Traum erinnern und detailliert darüber berichten. **Ursachen:** Bei Kindern kommen Alpträume oft ohne zusätzliche psychische Auffälligkeiten vor; bei Erwachsenen findet sich hingegen häufig eine Persönlichkeitsstörung. Weiterhin können Arzneimittel, aber auch das plötzliche Absetzen bestimmter Arzneimittel wie z. B. Benzodiazepine Alpträume verursachen. **Pflege:** Patienten oder Bewohner, die nach einem Alptraum nicht wieder einschlafen können, für kurze Zeit begleiten (z. B. im Aufenthaltsraum mit einer Tasse heißer Milch). Wenn vom Patienten gewünscht, Traum erzählen (evtl. auch aufschreiben) lassen mit dem Ziel, Distanz zu gewinnen. Im Anschluss kann der Patient entweder wieder ins Bett oder einer ruhigen Tätigkeit (z. B. Lesen) nachgehen, die Mitpatienten oder Bewohner nicht stört. **Hinweis:** keine nächtlichen psychologisierenden Traumdeutungen, da diese Betroffene zusätzlich erregen und ausgebildeten Therapeuten während des Tagesprogramms vorbehalten sind.

Altenheim: (engl.) *old people's home*; Seniorenheim; Sammelbezeichnung für Wohneinrichtungen für ältere und alte Menschen, in denen i. d. R. die Möglichkeit pflegerischer Betreuung gegeben ist.

Geschichte

Bis Mitte des 20. Jahrhunderts gab es für ältere Menschen keine speziellen Einrichtungen. Sie wurden zu Hause von Angehörigen versorgt oder verbrachten ihren Lebensabend in Siechenhäusern, Hospizen oder Hospitälern. In den 50er Jahren entstanden Altenheime und sog. Pflegeheime, deren Hauptaufgabe die „Verwahrung" alter Menschen war. In den 60er und 70er Jahren wurde die medizinische und pflegerische Behandlung alter Menschen eingeführt; Altenheime waren ähnlich wie Krankenhäuser organisiert. Seit den 80er Jahren wird Alter* nicht mehr als zwangsläufig defizitär und mit Krankheit verbunden betrachtet. Das Altenheim sollte der letzte Wohnort eines alten Menschen sein und erhielt deshalb mehr den Charakter eines Wohnheims. Aktivierende Pflege* zur Erhaltung und Förderung der Ressourcen der Bewohner stand im Vordergrund. In den 90er Jahren sind sog. **Seniorenresidenzen** entstanden, in denen die Senioren in eigenen Wohnungen leben, bei Bedarf dort pflegerisch versorgt werden und bei Schwerstpflegebedürftigkeit in das angegliederte Pflegeheim* umziehen können. Mit dem Ausbau ambulanter Dienste und der Einführung der Pflegeversicherung* hat sich die Klientel in den Altenheimen stark verändert; heute leben überwiegend Schwer- und Schwerstpflegebedürftige in Heimen. Wegen der zunehmenden Kritik an der aus Sicht der Alten- und auch Pflegeverbände überversorgenden und entmündigenden Unterbringung in

Altenhilfe

Heimen haben in den letzten 10 Jahren das Betreute* Wohnen sowie das Wohnen in Seniorenwohngemeinschaften an Bedeutung gewonnen. Zurzeit leben ca. 4 % aller Senioren in stationären Senioreneinrichtungen. Das Eintrittsalter ist uneinheitlich, verschiebt sich jedoch durchschnittlich in Richtung Hochaltrigkeit (>80 Jahre) mit Schwerpflegebedürftigkeit (vgl. Pflegestufe).

Probleme
Wegen der starken Zunahme sehr alter, z. T. dementer (z. B. in Brandenburg zurzeit 60 % der Bewohner in Altenheimen) und aufgrund anderer Krankheiten pflegebedürftiger Menschen (wegen der höheren Lebenserwartung meist Frauen) steht momentan die Wohnform der eher an den Bedürfnissen der Institution als am Bewohner ausgerichteten Altenheime auf dem Prüfstand. Im Unterschied zu anderen europäischen Ländern (z. B. Niederlande, Frankreich, Schweiz), die mehr auf die selbständige Lebensführung der Bewohner setzen, sind in Deutschland für einen großen Teil der Altenheimbewohner bisher keine befriedigenden Lösungen gefunden worden.

Weitere Wohnformen
1. Sog. **Cantous** (französisch für Hausgemeinschaften), an familiären Lebensstrukturen orientierte kleine (bis 10 Personen in einer Gruppe) Hausgemeinschaften, die auch für dementiell erkrankte Menschen geeignet sind, wie vom Kuratorium Deutsche Altenhilfe (Abk. KDA) propagiert, sind aber bisher Ausnahmemodelle.
2. Wohnresidenzen sind nur einer finanziell gut gesicherten Minderheit zugänglich und stellen nicht in jedem Fall eine angemessene pflegerische Betreuung im Bedarfsfall sicher. **3.** Spezialisierte, krankheitsangemessene Pflege Demenzkranker in **Wohn- bzw. Hausgemeinschaftsmodellen** (mit ambulanter Betreuung oder stationär organisiert), die sich in Berlin seit Mitte der 90er Jahre etabliert haben und von der Deutschen Alzheimer Gesellschaft sowie vom KDA propagiert werden, stellt eine derzeit noch seltene, aber zukunftsträchtige Alternative zur oft konfliktträchtigen integrativen (gemischten) Belegung in Altenheimen dar. Vgl. Altenpflege, Altern, Heimgesetz, Heimmitwirkungsverordnung.

Altenhilfe: (engl.) *old age benefit*; Hilfe gemäß § 71 SGB XII, die älteren Menschen auch zur Vorbereitung auf das Alter* gewährt wird und dazu beitragen soll, Schwierigkeiten zu verhüten, zu überwinden oder zu mildern und alten Menschen die Möglichkeit zu erhalten, am Leben in der Gemeinschaft teilzunehmen; **Leistung:** Im Vordergrund steht die persönliche Hilfe in Form von Information, Beratung und Vermittlung; selten werden Geldleistungen (meist nur als Zuschuss oder Darlehen) erbracht. Konkrete Angebote der Altenhilfe sind Hilfestellungen bei Beschaffung und Erhalt einer altersgerechten Wohnung, in allen Fragen der Aufnahme in eine Alteneinrichtung, der Inanspruchnahme altersgerechter Dienste, beim Besuch von Veranstaltungen oder Einrichtungen, die der Geselligkeit, der Unterhaltung, der Bildung oder den kulturellen Bedürfnissen alter Menschen dienen, bei der Ermöglichung von Kontakten zu nahestehenden Menschen sowie bezüglich einer ehrenamtlichen Betätigung. Vgl. Altenpflege.

Altenpflege: (engl.) *geriatric care*; auch geriatrische Pflege; Bezeichnung für einen pflegerischen Beruf, der die Pflege* und Betreuung älterer Menschen umfasst.

Geschichte
Im 18. Jahrhundert wurden ältere Menschen nur in Armenhäusern und Siechenheimen gepflegt. Der Anteil der älteren Menschen in der Bevölkerung war gering, da die Lebenserwartung unter 50 Jahren lag. Die damaligen Heime standen unter kirchlicher Verwaltung, und die Pflege wurde fast ausschließlich von Frauen durchgeführt. Ab 1950 gab es in der Bundesrepublik Deutschland wenige Alten- und Siechenheime, die im Laufe der Nachkriegsjahre bald nicht mehr ausreichten. Zu diesem Zeitpunkt waren es überwiegend Frauen, die auch ohne Ausbildung für ältere Menschen arbeiteten. Ende der 50er Jahre begannen konfessionelle Einrichtungen, Ausbildungen durchzuführen. Bis 1960 gab es keine Trennung zwischen Kranken- und Altenpflege. 1965 wurde das Berufsbild der Altenpflege (umfasste grundsätzlich Pflege, Beratung und Betreuung) vom Deutschen Verein für öffentliche und private Fürsorge verabschiedet. 1969 gab es die erste staatliche Ausbildungs- und Prüfungsordnung in Nordrhein-Westfalen, 1976 die erste Ausbildung zum staatlich anerkannten Altenpfleger im Land Berlin. In den 70er Jahren wurde der Deutsche Berufsverband für Altenpflege (Abk. DBVA) gegründet und der Ausbildungsgang in fast allen Bundesländern auf 2 Jahre festgelegt. Ab 1984 erfolgte in Berlin eine 3-jährige Ausbildung (2 Jahre schulischer Unterricht, ein Jahr Berufspraktikum). Vom DBVA wurde das Berufsbild für den staatlich anerkannten Altenpfleger entwickelt. I. R. der Einführung der Pflegeversicherung wurden seit 1995 viele ambulante Dienste gegründet und somit viele Fachkräfte benötigt. Seit 2003 gibt es ein bundeseinheitliches Altenpflegegesetz*, das die Altenpflegeausbildung regelt, die ausschließlich an privaten Berufsfachschulen für Altenpflege erfolgt.

Aktuelle Entwicklung
Durch die quantitative Zunahme älterer Menschen (s. Altersaufbau) besteht ein immer höher werdender Bedarf an Pflegefachkräften und speziell Altenpflegern. In den Heimeinrichtungen veränderte sich in den letzten Jahren die Altersstruktur der Bewohner in Richtung Hochaltrigkeit (>80 Jahre). Dadurch hat sich der Versorgungsbedarf geändert: Die Bewohner sind häufig nicht nur alt, sondern auch krank (multimorbide) und schwer körperlich pflegebedürftig. Viele Pflegestationen betreuen zum großen Teil an Demenz erkrankte Personen.

Berufsbild

Altenpflege umfasst Unterstützung bei der Lebensgestaltung, Mitwirkung bei medizinischen Maßnahmen und pflegerische Versorgung sowie Betreuung älterer Menschen i. S. der an den Ressourcen des älteren Menschen orientierten Bedingungen und Fähigkeiten sowie entsprechend der Ausbildungsziele im Altenpflegegesetz Beratung und Betreuung älterer Menschen u. a. in allen persönlichen, sozialen und gesundheitlichen Angelegenheiten. Gefordert ist eine Kompetenz in der Wahrung altenpädagogischer Aufgaben (vgl. Geragogik).

Einsatzbereiche

Altenheime*, Krankenhäuser für chronisch Kranke, Pflegestationen, Sozialstationen, Seniorenwohnhäuser, Seniorenclubs, Seniorenfreizeitstätten, Einrichtungen für Gerontopsychiatrie*, ambulante oder mobile Hilfsdienste, Wohngemeinschaften, Hospize.

Ausbildung

s. Altenpflegegesetz.

Recht

Rechtsgrundlagen für die Arbeit in der Altenpflege sind neben dem Altenpflegegesetz u. a. Bürgerliches Gesetzbuch (z. B. Haftungsrecht), Heimgesetz*, Arzneimittelgesetz* und Betreuungsgesetz. Die Delegation* ärztlicher Aufgaben an Pflegefachkräfte ist problematisch. Die Einordnung der Altenpflege in die Gesundheitsfachberufe wird sich erst langfristig auf die Gestaltung der Lehrpläne in den Berufsfachschulen auswirken. In der Übergangszeit werden unterschiedlich ausgebildete Pflegefachkräfte mit verschiedenen Kompetenzen (fachlich wie rechtlich) in der Praxis tätig sein (vgl. Übernahmeverantwortung). Es ist zu empfehlen, klare Stellenbeschreibungen* in den Heimen und Tagesstätten zu formulieren, die diesem Umstand Rechnung tragen.

Vgl. Altern.

Autorin: Christel May.

Altenpflegegesetz: Abk. AltPflG; „Gesetz über die Berufe in der Altenpflege" in der Fassung vom 25.8.2003, zuletzt geändert am 31.10.2006; regelt die Ausbildung in der Altenpflege bundeseinheitlich und schützt so die Berufsbezeichnung „Altenpfleger"; **Ziel:** Sicherstellung eines bundesweit einheitlichen Ausbildungsniveaus, Schärfung des Berufsprofils.

Regelung der Ausbildung

Voraussetzung: Nach § 6 AltPflG **1.** gesundheitliche Eignung; **2. a)** Realschulabschluss oder eine andere gleichwertige abgeschlossene Schulbildung oder **b)** Hauptschulabschluss oder eine gleichwertige Schulbildung, zusammen mit einer erfolgreich abgeschlossenen Berufsausbildung mit einer vorgesehenen Ausbildungsdauer von mindestens 2 Jahren oder einer Erlaubnis als Gesundheits- und Krankenpflegehelferin/-helfer oder Altenpflegehelferin/-helfer, sofern die Ausbildung dafür mindestens 1 Jahr gedauert hat. Ebenfalls nachzuweisen ist der Abschluss eines Ausbildungsvertrags (§ 13 AltPflG) mit einem Träger der praktischen Ausbildung.

Dauer: Der Bildungsgang an den Berufsfachschulen für Altenpflege umfasst 3 Jahrgangsstufen (§ 4 Absatz 1 AltPflG). Die Ausbildung kann auch als Teilzeitausbildung durchgeführt werden und dauert dann bis zu 5 Jahre (§ 4 Absatz 5 AltPflG). Der Stundenumfang beträgt 2100 Stunden theoretischen und 2500 Stunden praktischen Unterricht.

Inhalte: 1. sach- und fachkundige, den allgemein anerkannten pflegewissenschaftlichen, insbesondere den medizinisch-pflegerischen Erkenntnissen entsprechende umfassende und geplante Pflege; **2.** Mitwirkung bei der Behandlung kranker alter Menschen einschließlich der Ausführung ärztlicher Verordnungen; **3.** Erhaltung und Wiederherstellung individueller Fähigkeiten i. R. geriatrischer und gerontopsychiatrischer Rehabilitationskonzepte; **4.** Mitwirkung an qualitätssichernden Maßnahmen in der Pflege, der Betreuung und der Behandlung; **5.** Gesundheitsvorsorge einschließlich der Ernährungsberatung; **6.** umfassende (ganzheitliche) Begleitung Sterbender; **7.** Anleitung, Beratung und Unterstützung von Pflegekräften, die nicht Pflegefachkräfte sind; **8.** Betreuung und Beratung alter Menschen in ihren persönlichen und sozialen Angelegenheiten; **9.** Hilfe zur Erhaltung und Aktivierung der eigenständigen Lebensführung einschließlich der Förderung sozialer Kontakte; **10.** Anregung und Begleitung von Familien- und Nachbarschaftshilfe und Beratung pflegender Angehöriger. Die **praktische Ausbildung** erfolgt in Altenheimen und weiteren Einrichtungen, in denen alte Menschen betreut werden (§ 4 AltPflG). Die Praxisanleitung* soll von eigens dafür ausgebildeten Anleitern erfolgen und ist durch die Einrichtungen sicherzustellen.

Hinweis: Die Regelungen des Berufsbildungsgesetzes (Abk. BBiG) finden auf die Altenpflegeausbildung keine Anwendung.

Altenpfleger: s. Altenpflegegesetz; Berufsbezeichnung.

Alter: (engl.) age; **1.** Bezeichnung für eine bestimmte Lebensphase am Ende der menschlichen Biographie; entsprechend der Altersrolle* wird diese Lebensphase in Industriegesellschaften bei Überschreitung der gesetzlichen „Altersgrenze" von 60–65 Jahren erreicht. Seit den 80er Jahren des 20. Jahrhunderts zeichnet sich eine Vorverlagerung dieser sozialen Altersgrenze auf 55 (teilweise 50) Jahre ab, z. T. bedingt durch das immer frühere Ausscheiden aus der Erwerbstätigkeit. Ein Alter jenseits des 80. Lebensjahres mit erheblichen körperlichen und geistigen Einschränkungen in den Aktivitäten* des täglichen Lebens wird als Senium, sog. Greisenalter, bezeichnet. **2.** Zeitraum des bisherigen Daseins eines Menschen; das biologische Alter wird vom Entwicklungsstand des Organismus bestimmt und kann von dem durch die Zeit bestimmten kalendarischen Alter abweichen. Ent-

Alter, korrigiertes

Alter
Lebensabschnitte

Alter	Bezeichnung
Geburt–28. Tag	Neugeborenes
29. Tag–12. Monat	Säugling
2.–3. Lebensjahr	Kleinkind
4.–5. Lebensjahr	Vorschulkind
6.–16. Lebensjahr	Schulkind
17.–18. Lebensjahr	Jugendlicher
19.–25. Lebensjahr	junger Erwachsener
ab 26. Lebensjahr	Erwachsener
26.–50. Lebensjahr	Leistungsphase
51.–64. Lebensjahr	Rückbildungsphase
ab 65. Lebensjahr	Alter (Senium)

wicklungsbiologisch werden verschiedene Lebensabschnitte unterschieden, die lediglich Annäherungswert besitzen (s. Tab.). Mit dem kalendarischen Alter sind in einer Gesellschaft bestimmte Rechte und Pflichten verbunden wie z. B. Schuleintritt, Wehrpflicht/Zivildienst und Wahlrecht. Vgl. Altern, Altersaufbau.

Alter, korrigiertes: (engl.) *age adjusted for premature delivery*; Lebensalter abzüglich der Wochen vom Zeitpunkt der Frühgeburt* bis zum errechneten Geburtstermin; vgl. Frühgeborenes.

Altern (ICNP): (engl.) *ageing*; Prozess, der als normales Geschehen alle Lebewesen vom Augenblick ihrer Zeugung durch alle Lebensphasen hindurch bis zum Tod* betrifft und mit physiologischen Veränderungen einhergeht; Altern ist ein Prozess mit für den Menschen vertrauten Folgen, die sich nicht durch eine einzige Ursache erklären lassen. Die wichtigsten **biologischen Alternsmodelle** können 2 Gruppen zugeteilt werden: **1.** Der **stochastische Ansatz** stellt zufällige Prozesse als Ursachen des Alterns in den Mittelpunkt (vgl. Prozesse, stochastische). **2.** Nach dem **deterministischen Ansatz** nimmt die Funktionsfähigkeit einzelner Organe mit zunehmendem Alter ab, weil erbliche (genetische) Programme die unbegrenzte Teilungsfähigkeit einzelner Zellen einschränken. Während der biologische Bezugsrahmen Phänomene des Alterns v. a. als Verlust und Abbau betrachtet, bedeutet dies aus sozialwissenschaftlicher und pflegetheoretischer Sicht (s. Helizität) keinesfalls, dass menschliches Denken, Fühlen und Handeln im Alter nur durch Abbauprozesse gekennzeichnet ist. Da Alter(n) auch ein psychologisch, sozial und kulturell geschaffenes und geprägtes Phänomen ist, umfasst es ebenso Wachstum und Weiterentwicklung. Alter(n) ist ein multidimensionales Phänomen, das sowohl positive als auch negative Veränderungen beinhalten kann. Diese inzwischen akzeptierte Definition von Alter(n) bewirkte u. a. auch, dass Altersmedizin (Geriatrie) und Altenpflege* auf die aktivierende Rehabilitation* alter Menschen setzen.

Pflege

Grundlagen: Die Alterung der Bevölkerung ist ein wichtiger Faktor für die Veränderung der Rahmenbedingungen in der Pflege. Der steigende Anteil alter und sehr alter Patienten in allen Bereichen der Betreuung erfordert gerontologisches Spezialwissen auf physiologischem, psychologischem und sozialem Gebiet. Die Besonderheit des Umgangs mit pflege- und hilfsbedürftigen alten Menschen erwächst auch aus der großen Unterschiedlichkeit der einzelnen Menschen. Diese Unterschiede entstehen im Verlauf des Lebens und prägen die Eigenschaften und Eigenheiten von Menschen im Alter. Die pflegerische Begleitung alter Menschen muss aus diesem Grund biographische, persönlichkeitsspezifische, geschlechtsspezifische, krankheitsgeprägte, umweltbezogene, familiäre, kulturelle, aber auch materielle und regionale Besonderheiten beachten (vgl. Biographiearbeit).

Umgang mit alten Menschen: In jeder Gesellschaft gibt es spezifische Altersbilder. Diese bestimmen den Alterungsprozess jedes Menschen mit. Pflegende und Ärzte sind nicht frei von den Vorstellungen bezüglich des Alter(n)s, die in einer Gesellschaft herrschen. Sie werden in ihrem Handeln sowohl von positiven Altersvorstellungen als auch von defizitären Altersbildern beeinflusst, denen sie im Umgang mit kranken alten Menschen selbst begegnen. Den alten Patienten wiederum prägen Lebenserfahrungen, die von der spezifischen Gesundheits- oder Krankheitsbiographie, der aktuellen gesundheitlichen Situation und auch den Erwartungen an die Zukunft abhängig sind. Je besser der Pflegeperson gelingt, sich in den alten Patienten einzufühlen (s. Empathie), dessen Bedürfnisse und die seines Sozialumfeldes wahrzunehmen, und auch je mehr Kenntnisse die Pflegeperson über die biographische Vergangenheit des Patienten hat, umso besser wird sich der Patient verstanden fühlen und um so größer wird auch das gegenseitige Vertrauen sein. Keinesfalls beschränkt sich die Pflege des alten Menschen auf die rein körperliche Versorgung, wenn auch die Tendenz durch zunehmenden Kostendruck in den Altenheimen* und der häuslichen Pflege* momentan stark ausgeprägt ist. **Hinweis:** Erwartungen und Forderungen im Verhältnis zwischen Pflegenden und alten Patienten können, wenn sie unausgesprochen für selbstverständlich und allgemeingültig gehalten werden, zu Konflikten führen. **Beispiel: 1.** Häufig erwartet der alte Patient emotionale Zuwendung und eine kompensierende Hilfe durch den Pflegenden (z. B. das Anreichen und Wegtragen von Gegenständen, zu denen er hingehen oder die er auch noch selbst bewegen könnte). Diese Erwartung des alten Menschen widerspricht dem professionellen Anspruch zur Verhinderung des Fortschreitens der Hilflosigkeit des alten Patienten (Orientierung an den Ressourcen*; Überforderung durch emotionale Anforderungen); es kann dazu führen, dass sich der alte Mensch vernachlässigt fühlt, während ihn die Pflegeperson eigentlich fördern möchte. 2. Häufig erwarten Pflegende, dass die alte Patient die angeordneten Pflegemaßnahmen ohne Widerspruch und zuverlässig befolgt. Diese Erwartung widerspricht häufig dem Bedürfnis nach Autonomie und Selbständigkeit des Patienten oder kann aufgrund der möglichen Vergesslichkeit alter Menschen, die sich auf die Compliance* beeinträchtigend auswirkt, nicht erfüllt werden.

Organisation: Pflegende sollten überprüfen, ob sich der Pflegeprozess am alten Patienten/Bewohner und nicht lediglich an den organisatorischen Notwendigkeiten der Pflegeeinrichtung orientiert. Der Pflegeprozess sollte einen pflegetheoretischen Bezugsrahmen haben, der gerontologische Erkenntnisse mit einbezieht (z. B. Leitgedanken einer Aktivitätstheorie). Ein entsprechendes Pflegekonzept ist u. a. die aktivierende Pflege*, die dem alten Patienten Eigenständigkeit zugesteht und seine verbliebenen Gesundheitsressourcen fördert.

Angrenzende Fachgebiete

Gerontologie: Gerontologie ist die Wissenschaft vom Alter(n) und befasst sich mit der Beschreibung und Erklärung körperlicher, psychischer und sozialer Aspekte des Alterns. Sie ist wegen der Komplexität des Phänomens Altern eine interdisziplinäre Wissenschaft mit Subdisziplinen. Die soziale Gerontologie beschäftigt sich mit dem Einfluss sozialer und psychischer Faktoren auf das Altern. Die experimentelle Gerontologie, auch Biologie des Alterns genannt, versucht, die fundamentalen Mechanismen des Alterns zu klären. Vgl. Geragogik.

Geriatrie: Die Geriatrie (Altersmedizin) befasst sich mit der Vorbeugung, Entstehung, Diagnostik und Therapie von Krankheiten im Alter sowie der Vorbeugung und Behandlung vorzeitigen Alterns. Ein zunehmendes Lebensalter führt zu psychischen und physischen Veränderungsprozessen, die physiologisch zwischen dem 50. und 65. Lebensjahr eintreten (sog. **Eugerie**); genetisch bedingtes frühzeitiges Altern vor dem 20. Lebensjahr wird als **Progerie**, exogen bedingtes vorzeitiges Altern vor dem 50. Lebensjahr als **Proterogerie** bezeichnet. **Diatrigerie** meint ein genetisch bedingtes, erst nach dem 65. Lebensjahr einsetzendes, verzögertes Altern. Ursachen und Folgen der Alterungsprozesse sind Veränderungen des äußeren Umfeldes (v. a. Beendigung der Berufstätigkeit) sowie Stoffwechselveränderungen mit verminderter Aufnahme- und Ausscheidungsfähigkeit; evtl. wechselwirkende Folgen sind die Verlangsamung geistiger Abläufe, zunehmende Vergesslichkeit bei beeinträchtigtem Kurzzeitgedächtnis, soziale Isolierung, depressive Reaktionslage und verringerte allgemeine Stoffwechselaktivität (z. B. geringere Hormonproduktion), verminderte Wasserspeicherung im Gewebe (mit evtl. Abnahme der Körperlänge), reduzierte Regenerationsfähigkeit, Erschwerung der Funktion von Nerven- und Muskelzellen, Elastizitätsverlust der Haut, spröde Knochen (Osteoporose), nachlassende Leistungsfähigkeit der Sinnesorgane, z. B. der Augen und des Gehörs (s. Schwerhörigkeit), des Geruchssinns* (vgl. Riechen) sowie der inneren Organe, Nerven und Muskeln. Vgl. Altersaufbau.

Recht

1995 trat das Pflege-Versicherungsgesetz (SGB XI) als fünfte Säule der deutschen Sozialversicherung in Kraft (s. Pflegeversicherung).

Autorin: Adelheid Kuhlmey.

Altern der Frau (ICNP): s. Altern; Wechseljahre der Frau.

Altern des Mannes (ICNP): s. Altern; Wechseljahre des Mannes.

Altersaufbau: (engl.) *age distribution*; Altersstruktur der Bevölkerung (gemessen in 1-, 2-, 5- oder 10-Jahresintervallen) in absoluten oder relativen Zahlen (z. B. prozentualen Anteilen), getrennt nach Geschlecht; graphisch durch die sog. Bevölkerungspyramide dargestellt; eine Bevölkerung, deren Bevölkerungspyramide eine breite Basis und eine schmale Spitze hat, zeichnet sich durch eine hohe Geburtenrate aus. Die Bevölkerungspyramide Deutschlands ähnelt aufgrund abnehmender Geburtenrate (s. Abb. 1) und Zunahme der Lebenserwartung* inzwischen mehr einer Zwiebel (s. Abb. 2 S. 24). Vgl. Alter.

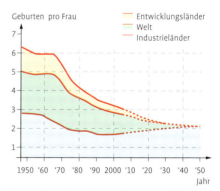

Altersaufbau Abb. 1: Geburtszahlen je Frau 1950–2005 und mittlere Projektion der weiteren Entwicklung [4]

Alterskompetenz: (engl.) *age competency*; Fähigkeit, auch bei ggf. gesundheitlicher Einschränkung im Alter* ein selbständiges Leben zu führen (J. Mittelstraß, 1994); während sich die meisten Theorien mit den Abbauprozessen (Defiziten) i. R. des Alterns* befassen, werden beim Kompetenzmodell Eigenständigkeit, Lebenserfahrung, ver-

Altersrolle

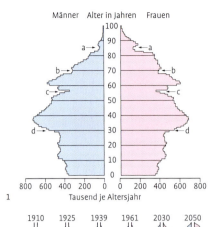

Altersaufbau Abb. 2: 1: Alter und Geschlecht der Bevölkerung in Deutschland, Stand 2001; a: Geburtenausfall im Ersten Weltkrieg; b: Geburtenausfall während der Wirtschaftskrise um 1932; c: Geburtenausfall Ende des Zweiten Weltkriegs; d: Einführung der hormonalen Kontrazeption; 2: zum Vergleich der Altersaufbau für 1910, 1925, 1939 (Reichsgebiet) und 1961 (Bundesgebiet) sowie Prognosen für 2030 und 2050 [63]

bleibende Ressourcen* und die damit verbundenen Möglichkeiten des alten Menschen in den Vordergrund gestellt. In der Studie „Zukunft des Alterns und gesellschaftliche Entwicklung" (P. Baltes, J. Mittelstraß, U. Staudinger, 1992) wurde festgestellt, dass Alterskompetenz in hohem Maß von den Umweltbedingungen abhängig ist. Sie ist daher keine absolute, sondern eine relative, den Lebensmöglichkeiten und der jeweiligen Biographie zuzuordnende Größe. Die Zunahme der Hochaltrigkeit (s. Altersaufbau) und der große Anteil selbständig lebender, bis ins hohe Alter gesunder Menschen erfordert ein anderes Rollenverständnis des alten Menschen. Die Annahme, dass Alter automatisch mit Krankheit und Siechtum verbunden ist, kann nicht bestätigt werden (P. Laslett, 1995); lediglich in einer sehr kurzen Phase entspricht diese Aussage, statistisch betrachtet, der Realität. Daher wird neuerdings von der Jung- und Altseniorenphase, aber auch vom „dritten Alter" gesprochen. Vgl. Altenpflege, Altenheim.

Altersrolle: (engl.) *age role*; Rollenerwartungen der Gesellschaft an das Verhalten von Menschen in bestimmten Altersphasen; vgl. Altern, Rolle.

Alterssexualität: (engl.) *third age sexuality, older age sexuality*; Bezeichnung für das sexuelle Empfinden und Verhalten von Menschen ca. jenseits des 60. Lebensjahrs; beides wird in hohem Maß davon bestimmt, welche sexuellen Aktivitäten in früheren Lebensabschnitten bestanden haben, welche praktischen Möglichkeiten einer Umsetzung sexueller Bedürfnisse bestehen und welche altersbedingten körperlichen Erkrankungen und Behinderungen die sexuelle Aktivität einschränken. Beim **Mann** wirkt sich die allmählich abnehmende Produktion von Testosteron auf Libido*, Erektions- und Ejakulationsfähigkeit sowie auf den Ablauf des sexuellen Reaktionszyklus aus (z. B. deutliche Verlängerung der Refraktärphasen, d. h. des Zeitraums, bis nach einem Orgasmus eine erneute Erektion möglich ist); die Zeugungsfähigkeit bleibt bis ins hohe Alter erhalten (s. Wechseljahre des Mannes). Die Wechseljahre* der **Frau** mit den entsprechenden körperlichen und psychischen Folgen beeinträchtigen die Libido kaum, sondern wirken sich eher auf die Zeit bis zum ausreichenden Feuchtwerden der Vagina in der sexuellen Erregungsphase (sog. Lubrikation) und den schwächer werdenden Verlauf des sexuellen Reaktionszyklus aus. Bei Frauen kommt es zudem zu einer Abnahme des die Vaginalwände auskleidenden Epithels und die Dehnbarkeit der Scheidenwand nimmt ab. Empirische Untersuchungen ergaben für Männer ein mehrheitlich bis ins hohe Alter bestehendes Interesse an sexueller Aktivität bei weitgehender Orgasmusfähigkeit; für Frauen gilt Ähnliches, wenn auch in jeweils geringerem Umfang; subjektiv wird i. Allg. der Mangel an zärtlichen bzw. sexuellen Kontakten als gravierender empfunden als die körperlichen Folgen in den Wechseljahren. Ob alte und hochaltrige Menschen ein aktives Sexualleben haben, ist nicht zuletzt abhängig von der Verfügbarkeit eines Partners sowie soziokulturellen und individuellen Wertsetzungen z. B. in den Wohnbereichen älterer Menschen (Familie, Seniorenheim). **Hinweis: 1.** Information und Beratung zu Sexualität* auch alten Menschen zukommen lassen. **2.** Diskriminierende Äußerungen zu sexuellen Aktivitäten im Krankenzimmer oder Altenheim unterlassen; wenn erwünscht, Bewohnern von Altenheimen intime Kontakte ermöglichen.

Alterstremor (ICNP): s. Tremor.

Alterungsprozess: (engl.) *process of ageing*; Vorgang des Alterns*, der aus biologischer Sicht schon mit der Geburt beginnt und sowohl einen biologischen als auch einen psychischen und sozialen Prozess darstellt; **Kennzeichen: 1.** Der Alterungsprozess ist universal. **2.** Er ist irreversibel, also unumkehrbar. **3.** Er führt zu verminderter Anpassungsfähigkeit. Der Alterungsprozess unterliegt großen individuellen Schwankungen und ist z. T. genetisch bedingt, aber durch den Lebensstil beeinflussbar. Die Organsysteme verändern sich mit zunehmendem Alter*, z. B. sinkt das Volumen des Gesamtkörperwassers, die Muskelmasse, der Mineralgehalt der Knochen, die Nierendurchblutung, die Nervenleitungsgeschwindigkeit und die maximale Sauerstoffaufnahme des Blutes. Das menschliche Denken, Fühlen und Handeln im Alter ist nicht nur durch Abbauprozesse gekennzeichnet; es umfasst ebenfalls noch Wachstum und Weiterentwicklung (s. Alterskompetenz). **Veränderungen** des Alterungsverlaufs: **1.** stark beschleunigter Alterungsprozess ab dem 6. Lebensjahr bei vorzeitiger Vergreisung (Progerie); **2.** beschleunigter Alterungsprozess durch bestimmte Risikofaktoren wie z. B. Bluthochdruck (Hypertonie*), erhöhte Blutfette oder Nicotin; die pathologischen Veränderungen führen ca. ab dem 40. Lebensjahr zu Beeinträchtigungen und evtl. zu Behinderungen; **3.** rasche Funktionsbeeinträchtigung, z. B. durch eine Demenzerkrankung; führt zu einer relativ langen Phase der Behinderung und Pflegeabhängigkeit*.

Altgedächtnis: s. Gedächtnis.

AltPflG: Abk. für **Alt**en**pf**le**g**esetz*.

Altruismus: (engl.) *altruism*; auch Selbstlosigkeit; ethische Einstellung, die uneigennützig auf das Wohl anderer ausgerichtet ist; im Unterschied zur eigenen Vorteilsbeschaffung handelt der Mensch entsprechend dieser Auffassung zum Wohl anderer oder zum allgemeinen Wohl der Menschheit. Im 19. Jahrhundert, als es noch keine staatlichen Gesundheitseinrichtungen gab, war die philosophische Denkrichtung des Altruismus (z. B. A. Comte, 1798–1857) im Bürgertum verbreitet und wurde von F. Nightingale in England in die Pflege einbezogen. Ihre Auffassung wurde v. a. von konfessionellen Trägern aufgegriffen, die Pflege auch i. S. des Dienens an Gott verstanden wissen wollten. Heute stößt die Forderung nach Altruismus wegen der veränderten gesellschaftlichen Rahmenbedingungen gerade bei beruflich Pflegenden auf große Skepsis. Eine gemäßigte Ausprägung, die die soziale Verantwortung betont, aber nicht das Aufgeben jeder eigennützigen Regung verlangt, ist Bestandteil der ethischen Ausführungen in der Pflegewissenschaft. Vgl. Egoismus, Egozentrik.

Alzheimer-Krankheit: s. Verwirrtheit, chronische.

Ambiguitätstoleranz: (engl.) *ambiguity tolerance*; Fähigkeit, doppeldeutige und widersprüchliche Verhaltenserwartungen in sozialen Interaktionsbezügen auszuhalten und zu bewältigen; Ambiguitätstoleranz ist ein Resultat der Sozialisation einer Gesellschaft, in der verschiedene Werte* und Bedürfnisse* nebeneinander bestehen.

Ambisexualität: s. Bisexualität.

Ambivalenz: (engl.) *ambivalence*; **1.** (allgemein) Zwiespältigkeit, doppelte oder widersprüchliche Wertigkeit eines Begriffs oder Gefühls; **2.** (tiefenpsychologisch) gegensätzliche Emotionen, Wünsche, Vorstellungen oder Handlungstendenzen (zugleich Abneigung und Zuneigung oder Hassliebe) resultieren in einer inneren Zerrissenheit und können zeitweilige Handlungsunfähigkeit verursachen (sog. affektive Ambivalenz); normale Erlebnisweise ohne pathologische Bedeutung. Bei Patienten mit sog. neurotischen oder Borderline-Störungen können sich die ambivalenten Gefühle in einem dauerhaften Nicht-entscheiden-Können bzw. Nicht-ertragen-Können äußern. **3.** (sozial) vom sozialen Umfeld (z. B. Eltern, Arbeitgeber, Familie, Clique) geäußerte, widersprüchliche Erwartungen führen zu Konflikten* (Intrarollenkonflikt).

Ambivalenzkonflikt: s. Konflikt, intrapsychischer.

Ambu-Beutel: (engl.) *ambu bag*; Handbeatmungsbeutel, Ruben-Beutel; flexibler Beutel aus Gummi oder Kunststoff (latexfrei) zur vorübergehenden manuellen Beatmung* (s. Abb.); **Prinzip:** Durch

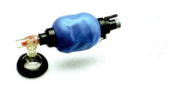

Ambu-Beutel [7]

2 Rückschlagventile jeweils als Lufteinlass und -auslass funktioniert der Ambu-Beutel ähnlich einem Blasebalg. Er füllt sich nur mit Frischluft; eine Rückatmung des Patienten in den Beutel wird verhindert. An den Ambu-Beutel kann zusätzlich ein Sauerstoffreservoir mit Zuleitung angebracht werden. Ausstattung entweder mit Ansatzstück für den Tubus* (Beatmungsschlauch) oder für eine Atemmaske*; **Anwendung:** z. B. bei Notfällen; **Durchführung:** Der Beutel wird vorsichtig mit einer Hand abwechselnd zusammengedrückt und entfaltet. Zu beachten sind die richtige Frequenz (altersabhängig; s. Atemfrequenz, Tab.), das Atemzugvolumen (abhängig von Alter, Körpergewicht, Konstitution und Körperlänge) sowie der Atemwegdruck, der durch die Beatmung aufgebaut wird (darf den Druck des unteren Speiseröhrenschließmuskels nicht überschreiten). Bei vorhandener, aber nicht ausreichender Spontanatmung Atembewegungen* beachten: Beutel parallel zur Spontaninspiration zusammendrücken und mit der Spontanexspiration entfalten. **Recht:** Der Begriff Ambu-Beutel ist ein eingetragenes Warenzeichen.

ambulant: (engl.) *ambulant, out-patient*; ohne stationäre Aufnahme erfolgend; s. Beatmung, ambulante; Geburt, ambulante; Intensivpflege, ambulante; Leistungen, ambulante; Pflege, häusliche; vgl. stationär.

American Nurses Association: Abk. ANA; Organisation mit Sitz in Washington, D. C., die Kriterien für die Anerkennung von Pflegeklassifikationen in den USA entwickelt hat; nach eigenen Angaben repräsentiert die ANA 2,9 Millionen registrierte Pflegende. **Aufgaben und Ziele: 1.** Förderung des Wohlergehens der Pflegenden an ihrem Arbeitsplatz durch Einsatz für die Umsetzung der vereinbarten Rechte und bessere Arbeitsbedingungen der Pflegenden; **2.** politischer Einsatz für eine Gesundheitsreform, die sowohl die Interessen der

Pflegenden als auch die Patientenrechte einschließt. Vgl. Pflegediagnose.

AMG: Abk. für Arzneimittelgesetz*.

Ammoniakgeruch: (engl.) *ammonia odour*; charakteristisch stechender Geruch des farblosen Gases Ammoniak (NH$_3$); **Grundlage:** Ammoniak entsteht bei der Zersetzung von stickstoffhaltigen organischen Substanzen und ist in Wasser leicht löslich (Salmiakgeist). Das in geringen Mengen im menschlichen Organismus vorhandene Zellgift wird durch die Bildung von Harnstoff in der Leber mit dem Harn ausgeschieden. Lebererkrankungen verursachen aufgrund der gestörten Harnstoffbiosynthese erhöhte Ammoniakwerte. **Hinweis:** 1. Bei Harnweginfektionen riecht Harn charakteristisch stechend nach Ammoniak. 2. Eine schwere Beeinträchtigung der Leberfunktion führt zu Ammoniakgeruch des Atems. Vgl. Acetongeruch, Atemgeruch.

Amnesie (ICNP): (engl.) *amnesia*; Verlust des Gedächtnisses*, der durch eine Schädigung des Gehirns oder eine emotionale Krise verursacht ist; die Beeinträchtigung der Erinnerung ist zeitlich oder inhaltlich begrenzt; **Vorkommen:** z. B. nach Bewusstseinsstörungen, dissoziativen Zuständen (s. Dissoziation), symptomatischer Psychose, infolge von Hirntraumata, epileptischen Anfällen, Vergiftungen* oder bei Demenz (s. Verwirrtheit, chronische); **Einteilung:** Tritt der Gedächtnisverlust im Zusammenhang mit einem spezifischen schädigenden Ereignis auf, werden unterschieden: **1. retrograde** Amnesie: Gedächtnisverlust betrifft einen bestimmten Zeitraum **vor** dem Ereignis; kann Sekunden, Tage oder Wochen betreffen (z. B. bei Schädelhirntrauma); **2. anterograde** Amnesie: Gedächtnisverlust betrifft einen bestimmten Zeitraum **nach** dem Ereignis, z. B. nach dem Erwachen aus der Bewusstlosigkeit; der Patient ist ansprechbar und kann antworten, später sich jedoch nicht an ein Gespräch erinnern.

Amok: (engl.) *amok*; ausgeprägter reaktiver Erregungszustand, bei dem es zu plötzlichen, ungerichteten Gewaltausbrüchen (massive fremd- und autoaggressive Handlungen bis hin zu Tötungsabsichten) mit Hypermotorik (sog. Bewegungssturm) kommt, denen ein schwerer Erschöpfungszustand folgt; meist mit Erinnerungsverlust (Amnesie*) für die Episode. **Vorkommen:** bei cholerischen, leicht zu kränkenden Personen und entsprechenden Persönlichkeitsstörungen.

Amplitude: (engl.) *amplitude*; Schwingungsweite; größter vorkommender Momentanwert einer Wechselgröße; bei Wellen oder Schwingungen maximale Auslenkung aus der Ruhelage (z. B. Pulsamplitude, Blutdruckamplitude). Vgl. Blutdruck.

Ampulle: (engl.) *ampule*; **1.** bauchiges Gefäß; **2.** kleiner, steril verschlossener Glasbehälter für Injektionslösungen; **3.** blasenförmige Erweiterung des Mastdarms.

Amputationsstumpf (ICNP): (engl.) *amputation stump*; verformte und verkleinerte Extremität mit verminderter Beweglichkeit durch operatives Entfernen oder traumatischen Verlust eines Körperteils; die Amputation wird zur Behandlung von nicht rekonstruktionsfähigen arteriellen Durchblutungsstörungen, Tumorleiden oder schweren Verletzungen durchgeführt. **Pflegeprozess:** 1. nach Amputation sorgfältiges antiseptisches Wundmanagement*, um eine möglichst komplikationslose Narbenbildung zu gewährleisten (fördert die Beweglichkeit und erleichtert die prothetische Versorgung); 2. Veränderung von Beweglichkeit und Körperschema* und daraus resultierenden, krisenhaft veränderten Bezug des Patienten zum eigenen Körper in Planung einbeziehen. 3. Interdisziplinär für gute Schmerzbehandlung sorgen. **Komplikationen:** 1. Phantomschmerz (s. Phantomempfinden); 2. Druckschmerz aufgrund schlecht sitzender Prothese*.

Amtshaftung: (engl.) *liability of public authorities*; Verpflichtung eines Beamten, der vorsätzlich oder fahrlässig die ihm einem Bürger gegenüber obliegende Amtspflicht verletzt hat, dem Bürger den daraus entstandenen Schaden zu ersetzen (§ 839 BGB); eine pflichtwidrige Verweigerung oder Verzögerung der Ausübung des Amtes führt nicht zur Amtshaftung. Verletzt jemand in Ausübung eines ihm anvertrauten öffentlichen Amtes die ihm einem Bürger gegenüber obliegende Amtspflicht, so trifft die Verantwortlichkeit grundsätzlich den Staat oder die Körperschaft, in deren Dienst er steht (Artikel 34 Grundgesetz). **Hinweis:** Es ist genau abzugrenzen, inwieweit der Staat hoheitlich oder privatrechtlich tätig wird. Ist ein Patient gegen seinen Willen nach dem Unterbringungsgesetz (vgl. Unterbringung) in eine psychiatrische Klinik zwangseingewiesen worden, so kommt die Amtshaftung zur Anwendung. Bei Vorsatz oder grober Fahrlässigkeit ist ein Rückgriff (Regress) des Dienstherren gegenüber dem öffentlichen Bediensteten möglich. Lässt sich ein Patient dagegen freiwillig in einem staatlichen Krankenhaus behandeln, so greift die zivilrechtliche Schadensersatzhaftung.

ANA: Abk. für (engl.) *American* Nurses Association*.

Anabolika: (engl.) *anabolics*; Substanzen, die eine positive Stickstoffbilanz erzielen und Wachstumsprozesse beschleunigen; Anabolika i. e. S. sind Androgene (männliche Sexualhormone; s. Hormone) oder von Androgenen abgeleitete (anabole) Steroide. Anabole Wirkung zeigen auch einige andere Substanzen (Anabolika i. w. S.), z. B. Beta-2-Sympathomimetika und Antiöstrogene. **Anwendung:** 1. anabole Steroide: gelegentlich bei Verminderung des Knochengewebes (Osteoporose) sowie bestimmten Formen der Blutarmut (aplastische Anämie). 2. Androgene: zusätzlich bei Funktionsstörung der männlichen Keimdrüsen (Androgenmangelzustände); 3. Für Beta-2-Sympathomimetika existiert keine medizinische Indikation bezüglich ihrer anabolen Effekte; werden als Bronchospasmolytika bei chronisch-obstruktiver Bronchitis und Asthma bronchiale eingesetzt. **4.** Aufgrund der positiven Effekte auf den Proteinaufbau verwenden Athleten, insbesondere aus kraftbetonten Sportarten, Anabolika häufig missbräuchlich (Doping). **Gegenanzeigen:** Schwangerschaft, Stillzeit; androgenabhängige Karzinome der Prostata und der Brustdrüsen des Mannes; eingeschränkte Leberfunktion; **Nebenwirkungen: 1.** bei Frauen Symptome der Vermännlichung wie irreversible Stimmveränderung, verstärkte, dem männlichen Behaarungstyp entsprechende Körper- und Gesichtsbehaarung; Menstruationsstörung; **2.** bei Männern Störung der Spermienentwicklung, Hypertrophie der Prostata; **3.** bei Kindern und Jugendlichen beschleunigte Knochenreifung mit möglicherweise reduzierter Endgröße; **4.** Störung der Leberfunktion; **5.** Ödeme durch Retention (Zurückhalten) von Elektrolyten und Wasser; **Hinweis:** Bei Sportlern auf Doping achten.

Anabolismus: s. Stoffwechsel.

Anästhesie: (engl.) *anaesthesia*; völlige Unempfindlichkeit gegen Schmerz-, Temperatur- und Berührungsreize als erwünschtes Ergebnis einer Narkose (induzierter reversibler Zustand mit erloschenem Bewusstsein ohne Schmerzempfindung und Abwehrreaktion, einer Regionalanästhesie (Schmerzausschaltung einer Körperregion) oder Lokalanästhesie (örtliche Schmerzausschaltung) oder infolge einer Störung des peripheren oder zentralen Nervensystems; **Hinweis:** Anästhesie wird umgangssprachlich auch für die Durchführung einer Narkose verwendet. Vgl. Sensibilitätsstörungen, Schmerztherapie.

Anästhesiepflege: (engl.) *anaesthesia care*; Betreuung des Patienten durch Pflegepersonal der Anästhesieabteilung vor, während und nach der Narkose*; beginnt mit der Pflegevisite* am Vortag der Narkose; **Maßnahme** im Narkosevorbereitungsraum: **1.** Narkosevorbereitung; **2.** Assistenz bei der Narkoseeinleitung; **3.** Überwachung während der Narkose; **4.** Assistenz bei der Narkoseausleitung; **5.** Betreuung des Patienten im Aufwachraum*; **6.** Dokumentation (s. Pflegedokumentation). Die Anästhesiepflege wird mit einer auswertenden Pflegevisite beendet.

anal: (engl.) *anal*; zum After gehörend, durch den Anus.

Analeptika: (engl.) *analeptics*; Arzneimittel*, die bestimmte Funktionszentren des Zentralnervensystems stimulieren, z. B. das Atem- und Vasomotorenzentrum (Nerven des vegetativen Nervensystems, die eine Verengung oder Erweiterung der Blutgefäße vermitteln); **Einteilung: 1. zentrale** Analeptika: ohne periphere Wirkung; aufgrund der atmungs- und kreislaufanregenden Wirkung werden zentrale Analeptika in geringerer Dosierung als Antidot* bei Schlafmittelvergiftungen und Opiatüberdosierung angewendet. In höheren Dosen wirken sie als Krampfgifte. **2. Psychoanaleptika:** stimulieren psychische Funktionen und führen durch peripheren Angriff zu einer Kreislaufwirkung, z. B. Coffein, Sympathomimetika vom Amphetamintyp, Psychopharmaka* (Psychostimulanzien).

Analfissur: (engl.) *anal fissure*; längsverlaufender Einriss der Analkanalhaut, meist am hinteren Pol der Analöffnung (zum Steißbein hin); **Kennzeichen:** starke Schmerzen nach dem Stuhlgang mit Blutung und Schließmuskelkrampf, evtl. mit Jucken und Nässen; bei Chronifizierung bildet sich eine Hautverdickung (sog. Vorpostenfalte) am äußeren Ende der Analfissur. **Ursachen:** vermutlich zu harte Stuhlkonsistenz, erhöhter Tonus des Schließmuskels, Infektion; **Maßnahme: 1.** bei akuter Analfissur Anwendung betäubender und schmerzlindernder Salben und Zäpfchen, Stuhlregulierung mit Laxanzien*, evtl. Injektion von Lokalanästhetika; **2.** bei Chronifizierung Analdehnung.

Analgesie: (engl.) *analgesia*; Aufhebung der Schmerzempfindung ohne Beeinträchtigung anderer Sinnesempfindungen; **Ursachen: 1.** Arzneimittel oder i. R. der Anästhesie* (vgl. Schmerztherapie); **2.** Schädigung sensibler Leitungsbahnen des zentralen oder peripheren Nervensystems; **Hinweis:** Eine Oberflächensensibilitätsstörung kann zu Hautstörungen des Patienten führen, z. B. Verbrennung durch heiße Wärmflasche.

Analgetika: (engl.) *analgetics*; schmerzstillende Arzneimittel*; Substanzen, die die Schmerzempfindung zentral aufheben oder dämpfen, ohne das Bewusstsein auszuschalten; **Einteilung: 1.** schwache, sog. **periphere** Analgetika: werden gegen Schmerzen mit weniger schwerwiegenden Ursachen eingesetzt; sie können neben der analgetischen auch fiebersenkende (antipyretische) und/oder entzündungshemmende (antiphlogistische) Eigenschaften besitzen. Die entzündungshemmend wirkenden schwachen Analgetika werden oft als Antirheumatika* eingesetzt. Einige der schwachen Analgetika werden als Thrombozytenaggregationshemmer verwendet. Vertreter sind z. B. Paracetamol und Acetylsalicylsäure. **2.** starke, sog. **zentrale, narkotische** oder **opioide** Analgetika: Mittel der Wahl bei schweren oder schwersten Schmerzen nach Operationen oder wenn die Ursache der starken Schmerzen nicht mehr zu beseitigen ist, wie z. B. bei Tumorschmerzen; dabei wird die euphorisierende und beruhigende Wirkung von Morphin und seinen pharmakologischen Verwandten bei Patienten in Todesangst oder sterbenden Patienten ausgenutzt. Wegen der dämpfenden Wirkung auf das Hustenzentrum z. T. auch Verwendung als Antitussiva* (z. B. Codein); **Hinweis:** Aufgrund der großen Gefahr einer psychischen und physischen Abhängigkeit und Toleranzentwicklung sowie weiterer schwerwiegender Nebenwirkungen sollten starke Analgetika – außer in Fällen, bei denen nicht mehr mit Heilung gerechnet werden kann – möglichst nur kurzfristig und niedrig dosiert angewandt werden (vgl. Schmerztherapie). Auch bei den schwachen

Analphabetismus

Analgetika müssen die Angaben der Packungsbeilage genau beachten werden, z. B. bei Acetylsalicylsäure die Beeinflussung der Blutgerinnung.

Analphabetismus (ICNP): (engl.) *illiteracy*; vollständige oder weitgehende Unfähigkeit zu lesen; **Ursachen:** Mangel an Ausbildung, angeborene Lernschwäche; **Kennzeichen:** Analphabeten sind Menschen, die entweder keine Buchstaben kennen oder sie nicht zu Wörtern zusammenziehen können. Sie sind nicht in der Lage, sich an Geschriebenem zu orientieren und es zur Kommunikation* zu nutzen. Damit sind Analphabeten von einem zentralen Anteil der modernen Kultur* ausgeschlossen. In der abgeschwächten Form gibt es **funktionale Analphabeten,** d. h. Menschen, die nur sehr fehlerhaft lesen und schreiben können, mit dieser Fähigkeit unter der gesellschaftlichen Mindestanforderung liegen und daher die Schriftsprache im Alltag nicht nutzen können. I. d. R. vermeiden sie Lesen und Schreiben aus Angst, sich zu blamieren, und verhalten sich wie Analphabeten i. e. S. **Häufigkeit:** Die Rate der funktionalen Analphabeten wird allein in Deutschland nach UNESCO-Angaben auf ca. 4 Millionen Menschen geschätzt (2005). In der Schule und im Elternhaus werden funktionale Analphabeten durch die Kombination aus mangelnder Förderung und erfolgreicher Vermeidung häufig nicht entdeckt. Es wird laut UNESCO davon ausgegangen, dass es in Deutschland fast keine „reinen" Analphabeten gibt. **Pflege:** Die Selbstpflege* ist beeinträchtigt durch die mangelnden Möglichkeiten, aktuelle Informationen zu sammeln oder z. B. Beipackzettel von Arzneimitteln zu lesen. Durch das eingeübte Vermeidungsverhalten werden Patienten selten auf die Pflegepersonen bzw. Ärzte zukommen. **Maßnahme: 1.** Empathischer und offener Umgang mit dem Problem führt zur Entlastung der Betroffenen und zur Enttabuisierung. **2.** Über Beratungsstellen und Fördermöglichkeiten informieren; Betroffene sind dabei auf mündliche oder symbolische Informationen angewiesen. Seit den 80er Jahren des 20. Jahrhunderts kümmern sich bundesweit v. a. Volkshochschulen und Alphabetisierungsverbände um die Förderung erwachsener Analphabeten. **Hinweis:** Patienten und Bewohner, die scheinbar unvernünftig oder sogar entgegen den Therapie- und Pflegeempfehlungen handeln, sind evtl. aufgrund eines solchen Defizits nicht in der Lage zu kooperieren.

Analtampon: (engl.) *anal tampon*; Hilfsmittel zum Zurückhalten von Stuhl bei Stuhlinkontinenz*; der in verschiedenen Größen erhältliche Analtampon wird wie ein Zäpfchen (evtl. mit Einführhilfe) eingeführt. Die Verwendung des Analtampons kann i. R. des Toilettentrainings* hilfreich sein. **Hinweis:** Verwendung nur bei kooperativen Patienten sinnvoll.

Analyse: (engl.) *analysis*; **1.** systematische Untersuchung eines Gegenstandes oder Sachverhaltes, d. h. methodisches Vorgehen zur Erkenntnisgewinnung durch logisch gedankliche Zerlegung in einheitlich erscheinende Zusammenhänge; vgl. Psychoanalyse; **2.** chemische oder physikalische Zerlegung von Stoffgemischen zur Ermittlung der Einzelbestandteile.

Anamnese: (engl.) *anamnesis*; Krankengeschichte; Art, Beginn und Verlauf der aktuellen Beschwerden, die im ärztlichen Gespräch mit dem Kranken (Eigenanamnese) und/oder dessen Angehörigen (Fremdanamnese) erfragt und dokumentiert werden; seit Einführung des Pflegeprozesses* an vielen Kliniken und im Altenheimbereich wird auch eine Pflegeanamnese* (Pflegeassessment) vorgenommen, die vorwiegend die alltagsweltlichen und selbstpflegerischen Fähigkeiten und Defizite erhebt, um den Pflegebedarf einer Person einschätzen zu können. Mit Einführung der DRG* und dem Bedarf nach berufsgruppenübergreifender Information geht die Tendenz im Krankenhausbereich in Richtung gemeinsamer Anamnese-Dokumente mit unterschiedlichen Schwerpunkten. Die Anteile der einzelnen Berufsgruppen (auch Verwaltung, Sozialversicherung) an der Anamnese werden klarer definiert und standardisiert aufgrund der zunehmenden Formulierung klinischer Behandlungspfade*. Vgl. Familienanamnese.

anaphylaktischer Schock (ICNP): s. Schock, anaphylaktischer.

Andropause: s. Wechseljahre des Mannes.

Anfechtung: (engl.) *challenge, appeal*; **1.** Anfechtung einer behördlichen Entscheidung; mit den gesetzlichen Rechtsbehelfen sind Anfechtungen gegen Entscheidungen von Gerichten und Behörden möglich. Im Strafprozess kann der Verurteilte in die Berufung oder Revision gehen. In Zivilprozessen ist die Berufung gegen Urteile möglich. Im Verwaltungsverfahren hat der Adressat einer behördlichen Entscheidung die Möglichkeit des Widerspruchs an die erlassende Behörde oder der Klage vor dem Verwaltungsgericht bzw. Sozialgericht, wenn er sich durch eine Entscheidung eines Sozialleistungsträgers in seinen Rechten verletzt sieht. Vgl. MDK, Unterbringung. **2.** Anfechtung einer Willenserklärung; ein wirksamer Vertrag kommt durch 2 übereinstimmende Willenserklärungen der Vertragsparteien zustande. Wird der Vertrag angefochten, so wird er von Anfang an nichtig. Eine Anfechtung ist möglich wegen Irrtums (§ 119 BGB), d. h., der Erklärende hat sich versprochen bzw. verschrieben oder ein Bote hat eine Erklärung falsch übermittelt. Die Anfechtung wegen **Irrtums** ist unverzüglich nach Bekanntwerden des Anfechtungsgrundes zu erklären (§ 120 BGB). Zudem ist die Anfechtung einer Willenserklärung möglich, wenn jemand durch **arglistige Täuschung** oder **widerrechtliche Drohung** (Ankündigung eines empfindlichen Übels) zur Abgabe der Willenserklärung gebracht wurde (§ 123 BGB). Die Anfechtungsfrist beträgt hier 1 Jahr ab Entdeckung der Täuschung oder Aufhören der Bedrohungslage (§ 124 BGB).

Angehörige: (engl.) *relatives*; Familienmitglieder, Verwandte; im rechtlichen Sinne mit Patienten oder Pflegebedürftigen verwandte Personen; die Angehörigeneigenschaft besteht aufgrund natürlicher Abstammung (Verwandtschaft) oder durch abstammungsrechtliche Bestimmungen (z. B. bei Ehepartnern, Verwandten der Ehepartner, Adoptierten, Pflegekindern; auch der nach den Bestimmungen des Lebenspartnerschaftsgesetzes eingetragene Lebenspartner gilt als Familienangehöriger des anderen); Angehörige des Patienten oder eines Pflegebedürftigen spielen bei der Unterstützung des Heilungs- oder Pflegeprozesses häufig eine große Rolle. Der Besuch im Krankenhaus oder im Heim, die persönliche Ansprache und Anteilnahme, die Übernahme von leichten pflegerischen oder betreuerischen Aufgaben nehmen für den Patienten bzw. den Pflegebedürftigen einen wichtigen Stellenwert ein und können auch das Pflegepersonal entlasten. Die Angehörigen, die für den Patienten oder Pflegebedürftigen „nur das Beste" wollen, erwarten häufig Aufklärung von Ärzten und Pflegepersonal über den Gesundheits- oder pflegerischen Zustand des Patienten bzw. Pflegebedürftigen sowie eine Beteiligung bei Behandlungs- und Pflegeentscheidungen. Besonders problematisch sind dabei die Fälle, in denen der Patient oder Pflegebedürftige keine eigene Entscheidung (mehr) treffen kann.

Recht

Verträge: Verwandte haben bei Vertragsabschlüssen und der Erledigung von Rechtsgeschäften für andere Personen kein automatisches Vertretungsrecht innerhalb der Familie, außer Eltern gegenüber ihren minderjährigen Kindern und bei Geschäften zur Deckung des Lebensbedarfs ein Ehepartner gegenüber dem anderen (§ 1357 BGB). Angehörige bedürfen einer mündlich oder schriftlich erteilten Vollmacht*, wenn sie für Patienten oder Pflegebedürftige Verträge schließen. Die Vollmacht kann nur von einem geschäftsfähigen Menschen erteilt werden. Ist der Patient oder Pflegebedürftige geschäftsunfähig, ist eine gesetzliche Betreuung erforderlich.

Behandlungsmaßnahme: Über die Durchführung von Behandlungsmaßnahmen darf nur der Patient selbst entscheiden. Angehörige haben kein Recht, in die Behandlungsmaßnahmen Volljähriger einzuwilligen; erforderlich ist eine Vollmacht oder Betreuung (s. Betreuer) mit dem Aufgabenkreis Gesundheitssorge*. In Not- oder Eilfällen geht die Entscheidung auf die behandelnde Person über. Wird ein Patient nach einem schweren Unfall bewusstlos in das Krankenhaus eingeliefert und eine Operation ist sofort erforderlich, wird der Arzt vermuten, dass der Patient der Einwilligung* in die Operation bei Bewusstsein abgegeben hätte. Die Operation, d. h. das Handeln des Arztes, wäre aufgrund mutmaßlicher Einwilligung gerechtfertigt. In der Praxis werden fast regelmäßig die nächsten Angehörigen in den Entscheidungsprozess mit eingebunden.

Transplantation: Gemäß § 4 Transplantationsgesetz (Abk. TPG) können Angehörige zur Organentnahme eines nächsten Angehörigen einwilligen, wenn weder eine schriftliche Einwilligung noch ein schriftlicher Widerspruch des nächsten Angehörigen vorliegt. Der Angehörige und der das Organ entnehmende Arzt haben bei ihrer Entscheidung u. a. den mutmaßlichen Willen des möglichen Organspenders zu beachten.

Privatgeheimnis: Ärzte und Pflegekräfte unterliegen der Schweigepflicht* (§ 203 StGB) hinsichtlich Patientenangelegenheiten. Das gilt auch für Mitarbeiter in der häuslichen und stationären Pflege. Der Arzt und die Pflegekraft dürfen nicht automatisch unterstellen, dass der Patient oder Pflegebedürftige mit einer Unterrichtung naher Angehöriger über seinen Gesundheits- oder pflegerischen Zustand einverstanden ist. Es empfiehlt sich eine Befragung des Patienten, ob und in welchem Umfang Mitteilungen an andere Personen gebilligt werden. In Notfällen ist auch hier vom mutmaßlichen Willen des Patienten auszugehen.

Akteneinsicht: Angehörige haben nur Akteneinsichtsrecht, wenn der Patient oder Pflegebedürftige einwilligt bzw. eine Vollmacht vorliegt oder der Angehörige gesetzlicher Betreuer ist und der Aufgabenkreis diese Befugnis beinhaltet. Eine Akteneinsicht nach dem Tod ist für Angehörige nur dann möglich, wenn das Einsichtsrecht nicht dem geäußerten oder mutmaßlichen Willen des Patienten widerspricht.

Freiheitsentziehende Maßnahme: In der Praxis kommt es häufig vor, dass Angehörige Pflegekräfte anweisen, bei ihrem pflegebedürftigen Angehörigen eine durchgehende Seitenhalterung* (Bettgitter) anzubringen. Angehörige haben kein Recht, diese Entscheidung für andere Familienmitglieder zu treffen. Über freiheitsentziehende Maßnahmen entscheidet grundsätzlich ein Richter (Artikel 104 Grundgesetz). In der häuslichen Pflege ist ein Einschließen von Betroffenen ohne oder gegen ihren Willen in ihrer Wohnung unzulässig, wenn sie alleine leben. Ist diese Maßnahme zum Wohle und zum Schutz des Betroffenen erforderlich, ist eine Genehmigung des Vormundschaftsgerichts* einzuholen.

Unterhaltspflicht: Gemäß § 1601 BGB sind Verwandte in gerader Linie verpflichtet, sich Unterhalt zu gewähren. Die Zahlung von Unterhaltsleistungen an erwachsene Unterhaltsberechtigte leitet keine Rechte des Unterhaltspflichtigen gegenüber dem Unterhaltsberechtigten ab. Verwandte, die in einem Haushalt zusammenleben und -wirtschaften, werden nach SGB II und XII als Bedarfs- oder Haushaltsgemeinschaft bezeichnet. Wird ein Verwandter hilfebedürftig, so wird vermutet, dass er von den anderen im Haushalt lebenden Verwandten Hilfe zum Lebensunterhalt er-

Angehörigenberatung

hält. Grundsätzlich ist die Behörde beweispflichtig, dass eine Bedarfsgemeinschaft besteht. Der Hilfebedürftige hat aufgrund seiner Mitwirkungspflicht die notwendigen Unterlagen (z. B. Kontoauszüge) vorzulegen.

Betreuungsrecht: Angehörige sind vorrangig als gesetzliche Betreuer zu bestellen (§ 1897 Absatz 5 BGB), da bei der Auswahl auf die verwandtschaftlichen Bindungen Rücksicht zu nehmen ist. Vgl. Familie.

Autorin: Christa Schapdick.

Angehörigenberatung: (engl.) *family member consulting, family counselling*; auch Angehörigenarbeit; Beratung, Schulung oder Einbindung von Angehörigen in therapeutische oder pflegerische Prozesse erkrankter Menschen; **Aufgabe: 1.** Information über Möglichkeiten der Unterstützung; **2.** Beratung hinsichtlich Heimunterbringung oder anderer, die Angehörigen entlastender Hilfsmöglichkeiten, z. B. Tagespflege*; **3.** Empfehlung und Vermittlung notwendiger Pflegehilfsmittel im häuslichen Bereich; **4.** Schulung und Anleitung bei den zu verrichtenden Pflegetätigkeiten, Motivation oder rehabilitative Einbeziehung des Patienten in häusliche Aufgaben und Gestaltung der Tagesstruktur; **5.** Begleitung in Krisensituationen, z. B. bei sterbenden Angehörigen; **Hinweis:** Aktivierung familiärer Unterstützung für den Patienten ist Ausdruck professioneller Pflege, die die Genesung des Betroffenen fördert und den Angehörigen in der veränderten Lebensführung Hilfestellung gibt. Vgl. Familie.

Angst (ICNP): (engl.) *anxiety, fear*; unangenehm empfundene, eine Bedrohung oder Gefahr signalisierende Emotion*, die sich von auf konkreter Furcht beruhendem Unwohlsein bis hin zu existentieller Angst steigern kann; die Abgrenzung der Begriffe Angst und Furcht* verläuft unscharf. Angst bzw. Furcht wird von Menschen individuell unterschiedlich und in verschiedenen Schweregraden empfunden. Sie äußert sich auch als Denkblockade, Lampenfieber, Hilflosigkeit oder in Form einer Panikreaktion. **Kennzeichen:** Primär wahrnehmbare körperliche Begleiterscheinungen sind ein beschleunigter Puls und eine schnelle Atmung, Beengtheitsgefühl, erhöhter Blutdruck, Zittern, Schwitzen an Handinnenflächen, Füßen und über dem Steißbein, Erweiterung der Pupillen, Mundtrockenheit, Durchfall (Diarrhö), Erbrechen, Übelkeit, Harndrang, Gefühl der zugeschnürten oder trockenen Kehle und ein erhöhter Adrenalinspiegel. Diese Symptome können von dem Betroffenen und einem Beobachter (Pflegekraft, Arzt, Partner) wahrgenommen und dennoch nicht als Angst gedeutet werden. Im intensivmedizinischen Bereich äußert sich Angst auch als verlängertes Koma. Bei Depression* kann Angst bis zur lähmungsartigen Sperrung der Gefühlstätigkeit (Affektstupor), bei Schizophrenie bis zur körperlichen Erstarrung (Katatonie*) führen. Bei der als neurotisch bezeichneten Angst ist dem Individuum der Ursprung nicht bewusst. Daher tritt oft der körperliche (somatische) Aspekt in den Vordergrund.

Pflege

Grundlagen: 1. psychodynamische Pflege: Angst als aufmerksame Wahrnehmung (H. Peplau, 1952); sind die Angstgefühle nur mäßig, ist die Einengung der Wahrnehmung minimal, die Aufmerksamkeit nimmt zu und eine eigene Problemlösung wird möglich. Steigert sich die Angst bis zur Panik, muss der Mensch von der Pflegeperson unterstützt werden. **2. befähigungsorientierte Pflege:** Angst als Gefühl der Machtlosigkeit (E. Barrett, 1992); hat ein Mensch das Gefühl, seine Situation nur wenig oder nicht unter Kontrolle zu haben, kann dies zu Angst führen. Solche Situationen entstehen z. B. bei anstehenden Entscheidungen bezüglich unterschiedlicher Behandlungsmöglichkeiten, des eventuellen Abbruchs einer Therapie, der Übersiedlung in ein Pflegeheim oder der empfundenen Machtlosigkeit gegenüber der Institution Krankenhaus, die mit ihren Regeln für den Patienten nicht durchschaubar ist. **3. situationsorientierte Pflege:** z. B. Angst vor Operationen (Unterstützung bei der Einschätzung des Risikos); konkrete Angst vor Konsequenzen der Krankheit, vor Schmerzen oder vor dem Sterben (Bedarf nach Information oder Trost), kindliche Angst vor Alleinsein (Fehlen der Eltern) oder Dunkelheit (Bedarf kindgerechter Zuwendung, Rooming-in).

Maßnahme: Zuwendung (s. Sorge), Angst empathisch thematisieren (s. Empathie), Vertrauen bilden, ggf. für Sicherheit sorgen, angstlösende Techniken vermitteln, z. B. durch Autosuggestion (s. Suggestion).

Hinweis: 1. Die Konfrontation mit drohender oder bereits eingesetzter Krankheit oder dem Alter ist grundsätzlich angstbesetzt. **2.** Angst immer ernst nehmen; Angst weder bagatellisieren („Das wird schon wieder", „Sie brauchen keine Angst zu haben") noch verstärken („Davor habe ich auch Angst"); **3.** Grenzen der eigenen Kompetenz und Kraft bei Hilfsangeboten einschätzen; keine eigenmächtige Arzneimittelgabe; keinen vorzeitigen Einsatz von Schmerzmitteln oder Psychopharmaka fordern; Handlungsmöglichkeiten im Gesamtzusammenhang der Einrichtung beachten und nutzen; Absprache mit Ärzten und anderen Fachkollegen erspart dem Patienten Angstbildung.

Organisation

Ausmaß der Angst (auch der eigenen) einschätzen, ggf. anhand von Einschätzungstabellen; Zeit für Gespräche einplanen und diese dokumentieren.

EDV: Pflegesoftware (Krankenhaus- oder ambulante Dokumentationssysteme) auf Integration des Begriffs Angst im Pflegeprozess überprüfen und ggf. ergänzen.

Kinderängste

I. R. der kindlichen Entwicklung gelten Ängste bei Kindern als weitgehend normal. Dazu zählen Angst vor Trennung, vor Fremden (sog. Fremdeln in den ersten 2 Lebensjahren), vor Dunkelheit, Spritzen, Ärzten, magische Ängste z. B. vor Hexen oder vor wilden Tieren z. B. im Schrank oder unter dem Bett (bis ca. 6 Jahre). Danach folgen Ängste vor Schule, Versagen oder Krankheit (ab ca. 8. Lebensjahr). Legt sich die Angst nicht durch Zuwendung und Fürsorge, wird auch bei Kindern von Angstsyndromen gesprochen.

Formen: Die wichtigsten 3 Kategorien im psychiatrischen Klassifikationssystem DSM-III und -IV (Diagnostic and Statistical Manual of Mental Disorders) sind das Trennungsangstsyndrom, das Überängstlichkeitssyndrom und das Kontaktvermeidungssyndrom. In der ICD-10 unterscheidet man zwischen Trennungsangst, phobischen Störungen, Störungen mit sozialer Ängstlichkeit und generalisierter Angststörung.

Häufigkeit: Die Langzeitprävalenz (s. Prävalenz), eine Angststörung zu entwickeln, liegt bei ca. 11–14% (Wittchen, 1991; Kearny, Eisen und Schaefer, 1995).

Vorkommen: 1. In Studien (z. B. der „Dresdner Kinderangststudie", 1998) konnte belegt werden, dass Mädchen generell ängstlicher reagieren als Jungen, wobei nicht geklärt werden konnte, ob die Ergebnisse durch offeneres Äußern von Ängsten (Erziehung, Sozialisation) beeinflusst waren. Bei der Anzahl von entwickelten Angststörungen wurden hingegen keine geschlechtsspezifischen Unterschiede ausgemacht. **2.** Kinder, die mit problematischen Familiensituationen oder Schulproblemen zu kämpfen haben, leiden mehr unter Ängsten. Diese zeigen sich allerdings nicht einheitlich, sondern z. T. auch als körperliche Beschwerden oder Angstsymptome wie Panik.

Maßnahme: 1. Bei Kindern nicht wie bei Erwachsenen von rationaler Einsicht ausgehen, sondern die Angst aufgreifen und beschützend einwirken (z. B. den Tiger im Schrank einsperren oder schlafen legen). **2.** Kinder bestärken in Selbstvertrauen; keine überbeschützenden Handlungen; positive Erfahrungen, dass Ängste überwunden werden können, sammeln lassen. **3.** Bei nachhaltigen, unbeeinflussbaren Ängsten kinderpsychologische oder -psychiatrische Diagnostik und Behandlung.

Angrenzende Fachgebiete

Psychologie: Angst ist die in der Psychologie am häufigsten untersuchte Emotion. Alle Theorien und Tests beziehen sich auf Teilaspekte der Grundemotion Angst. **1. Psychoanalyse:** Theorie der Angstneurose (S. Freud): Eine starke unbewusste und verdrängte Triebspannung führt zu Angst; Angst als Konflikt; Konfliktformen: **a)** Ich-Realität-Konflikt führt zur Real-Angst, einer Äußerung des Selbsterhaltungstriebs. **b)** Ich-Es-Konflikt bezieht sich auf die menschlichen Grundbedürfnisse, die auf sofortige Befriedigung drängen. Schafft es das Individuum nicht, hier eine Balance herzustellen, führt dies zu neurotischer Angst. **c)** Ich-Über-Ich-Konflikt führt zur Über-Ich-Angst

Angst
Angstarten nach R. Schwarzer

Existenzangst
  Todesangst, Altersangst, Krankheitsangst, Infektionsangst, Herzangst, Krebsangst
  Verletzungsangst, Unfallangst, Flugangst, Höhenangst
  Angst vor Unheimlichkeit
    Spinnenangst
    Dunkelangst
    Gewitterangst
    Kriegsangst
    Angst vor öffentlichen Plätzen

soziale Angst
  Scham, Angst vor dem anderen Geschlecht
  Verlegenheit, Sexualangst
  Publikumsangst
  Angst vor dem Vorgesetzten
  Schüchternheit

Leistungsangst
  Bewertungsangst
  Sexualangst
  sportbezogene Angst
  Prüfungsangst
  Schulangst
  Mathematikangst
  Berufsangst
  Lehrerangst

(auch Gewissensangst). Angst vor Bestrafung durch das Über*-Ich wird als Scham- oder Schuldgefühl erlebt. **2. empirisch-kognitive Psychologie: a)** Unterscheidung von Angstarten (R. Schwarzer, 1996; s. Tab.): Besorgtheit und Aufgeregtheit machen das Angsterleben aus. In dieser Theorie werden nicht die graduellen Stufen von Angst hervorgehoben, sondern deren Auslöser. **b)** erlernte Hilflosigkeit* (M. Seligmann): Angst als erlernte Konsequenz aus der ständig fortdauernden subjektiven Unkontrollierbarkeit angstauslösender Situationen. **Maßnahme:** Gesprächstechniken anwenden, z. B. aktives Zuhören*; ggf. Psychotherapie*; Coping-Strategien (s. Coping) entwickeln; Desensibilisierung bei Phobie; die genannten Techniken müssen zusätzlich zur Pflegeausbildung erlernt und vertieft werden. **Hinweis:** Keine „psychotherapeutischen" Alleingänge Einzelner im Team.

Anthropologie: Leben, das Bewusstsein der Sterblichkeit und Angst sind als grundsätzliches Lebensgefühl für Menschen untrennbar miteinander verbunden (H. Kunz, 1977). Jeder Versuch, die Angst zu unterbinden, kann somit als Versuch interpretiert werden, die Sterblichkeit zu bekämpfen. Jedes Wieder-Auftauchen aus den Tiefen der Angst bedeutet Aufatmen-Können bis zum nächsten Gewahr-Werden der Sterblichkeit. So liegt die Vermutung nahe, dass extrem ängstliche Menschen den Tod über die Maßen fürchten und ihn zu umgehen versuchen, indem sie jede potentiell gefährdende Situation vermeiden. Gleichzeitig bezahlen sie mit ihrer Angst vor der Angst einen hohen Preis für ihre Sicherheit, die auch sie letztendlich nicht vor dem Sterben bewahren wird. Danach lässt sich der Angst so wenig entgehen wie dem Tod.

Angstattacke: (engl.) *anxiety attack*; auch Panikattacke; plötzlich einsetzende, zeitlich umschriebene Periode von Angst* oder intensiver Besorgnis, häufig zusammen mit Atemnot, Herzklopfen, verstärkter Schweißbildung, Vernichtungsgefühl, dem Gefühl eines drohenden Unheils; **Ursachen: 1.** Panikstörung: psychische Erkrankung mit wiederkehrenden, unvorhersehbaren, schweren Angstattacken, die sich nicht auf eine spezifische Situation beschränken und mit Entfremdungsgefühlen (Depersonalisation*, Derealisation*) einhergehen, meist nur Minuten dauern, aber gefolgt sind von ständiger Furcht vor einer erneuten Attacke (Erwartungsangst); **2.** als Symptom bei Angststörungen (z. B. Phobien) wie Platzangst (Agoraphobie), Angst vor geschlossenen, engen Räumen (Klaustrophobie) und Angst vor Tieren oder Schule. **Maßnahme:** Verhaltenstherapie*.

Angstbewältigung: (engl.) *coping with fear*; Überwinden von oder Anpassung an Angst*; bei Angstneigung* soll z. B. eine Verhaltenstherapie* zur Verhaltensänderung des Patienten bei subjektiv angstauslösenden Faktoren führen. Vgl. Angstattacke.

Angst, frei flottierende: (engl.) *free-floating fear*; auch Angstbereitschaft; Angst*, die sich nicht auf ein konkretes Objekt oder eine bestimmte Situation bezieht; häufig Kennzeichen einer Angststörung; **Hinweis:** Nicht zu verwechseln mit anfangs konkreter, dann extremer Angst vor z. B. diagnostischen Maßnahmen im Krankenhaus. Diese stellt häufig das eskalierte Ergebnis einer misslungenen Kommunikation* zwischen Mitarbeitern und Patienten dar.

Angstneigung: (engl.) *fear disposition*; Grad der individuellen Ausprägung der Schwelle zur Angst*; keine exakt graduierbare Größe. Vgl. Emotion.

Angsttraum: syn. Alptraum*.

Anima: (engl.) *anima*; gegengeschlechtliches Seelenbild des Mannes, das sich wie das des Animus* zusammensetzt; nach der analytischen Psychologie von C. G. Jung die Vorstellung, dass im Seelenleben des Mannes das wirksame Urbild der Frau unbewusst in jeder realen Partnerin gesucht wird.

Animus: (engl.) *animus*; gegengeschlechtliches Seelenbild der Frau; nach der analytischen Psychologie von C. G. Jung setzt sich dieses zusammen aus Erlebnissen mit gegengeschlechtlichen Personen der Umwelt sowie verdrängten gegengeschlechtli-

chen Eigenschaften und Erfahrungen der Menschheit von jeher. Vgl. Anima.

Ankleiden: (engl.) *to dress*; Anziehen der Kleidung mit Hilfe einer weiteren Person; wird bei Patienten u. a. bedingt durch eingeschränkte Feinmotorik, Lähmung, Sehschwäche, Gelenkfixierung aufgrund eines Gipsverbands oder zerebrale Schäden. Hilfestellung beim An- und Auskleiden sollte zügig und unter Einbeziehung der Ressourcen des Patienten erfolgen. Die vorhandenen Ab- und Zuleitungen sind dabei zu beachten. Vgl. Selbstpflege, Selbstpflege Anziehen/Ausziehen.

Anlehnung: (engl.) *attachment*; nach S. Freud die Bindung der kindlichen Sexualtriebe an den Selbsterhaltungstrieb; bedeutet parallel die Anlehnung des Kindes an die Mutter. Vgl. Bindungstheorie.

Anleitung: (engl.) *instruction, guidance*; **1.** (allgemein) Vermittlung von Fertigkeiten und Kenntnissen; Anleitung als pädagogische Tätigkeit setzt Kenntnisse voraus, wie eigene Fähigkeiten sinnvoll weitervermittelt werden, damit der Angeleitete diese verstehen und umsetzen kann. **2.** (Pflege) gezielte Einführung in pflegerische Handlungen oder Arbeitssituationen durch eine kompetente Pflegeperson (Mentor) **a)** Unterweisung von Angehörigen oder Patienten in Pflegetechniken (z. B. Abhusten, Stomabeutelwechsel); **b)** Praxisanleitung* von Schülern, neuen Mitarbeitern (sog. Mentorentätigkeit). Vgl. Pflegestandard.

Annäherungs-Annäherungs-Konflikt: s. Konflikt, intrapsychischer.

Annäherungs-Vermeidungs-Konflikt: s. Konflikt, intrapsychischer.

Annahme: s. Akzeptanz.

Anonyme Alkoholiker: (engl.) *Alcoholics Anonymous*; Abk. AA; international tätige gemeinnützige Selbsthilfeorganisation als Beratungsstelle für alkoholkranke Menschen und deren Angehörige (Al-Anon); 1935 in den USA gegründet; **Grundlage:** 12 Schritte (s. Tab.) führen zur Nüchternheit, wobei der erste der entscheidende ist: Kapitulation. Der Kranke erkennt seine Machtlosigkeit gegenüber der Droge Alkohol an und lernt in weiteren Schritten, anderen Menschen wieder Vertrauen entgegenzubringen. Er wird dazu angehalten, sein Leben auf eine spirituelle, an Gott orientierte Grundlage zu stellen. Vorbedingung zur Aufnahme in die Gruppe ist der ehrliche Wunsch, mit dem Trinken aufzuhören. Das Konzept basiert auf Akzeptanz lebenslanger Suchtkrankheit und auf der Grundforderung zur völligen Alkoholabstinenz. **Hinweis:** Seit den 50er Jahren des 20. Jahrhunderts konkurrieren zunehmend verhaltenstherapeutische psychologische Konzepte (z. B. G. Marlatt), mit denen der Rückfällen weniger hart umgehen (Lapsustheorie) und die die Fähigkeit für kontrolliertes Trinken zumindest einem Teil der Alkoholkranken zusprechen. Vgl. Alkoholabhängigkeit, Abhängigkeit.

Anonyme Alkoholiker
Die 12 Schritte der Anonymen Alkoholiker

1. Wir gaben zu, dass wir dem Alkohol gegenüber machtlos sind — und unser Leben nicht mehr meistern konnten.
2. Wir kamen zu dem Glauben, dass eine Macht, größer als wir selbst, uns unsere geistige Gesundheit wiedergeben kann.
3. Wir fassten den Entschluss, unseren Willen und unser Leben der Sorge Gottes — wie wir ihn verstanden — anzuvertrauen.
4. Wir machten eine gründliche und furchtlose Inventur in unserem Inneren.
5. Wir gaben Gott, uns selbst und einem anderen Menschen gegenüber unverhüllt unsere Fehler zu.
6. Wir waren völlig bereit, all diese Charakterfehler von Gott beseitigen zu lassen.
7. Demütig baten wir Ihn, unsere Mängel von uns zu nehmen.
8. Wir machten eine Liste aller Menschen, denen wir Schaden zugefügt hatten, und wurden willig, ihn bei allen wiedergutzumachen.
9. Wir machten bei diesen Menschen alles wieder gut — wo immer es möglich war —, es sei denn, wir hätten dadurch sie oder andere verletzt.
10. Wir setzten die Inventur bei uns fort und wenn wir Unrecht hatten, gaben wir es sofort zu.
11. Wir suchten durch Gebet und Besinnung die bewusste Verbindung zu Gott — wie wir Ihn verstanden — zu vertiefen. Wir baten Ihn nur, uns Seinen Willen erkennbar werden zu lassen und uns die Kraft zu geben, ihn auszuführen.
12. Nachdem wir durch diese Schritte ein spirituelles Erwachen erlebt hatten, versuchten wir, diese Botschaft an Alkoholiker weiterzugeben und unser tägliches Leben nach diesen Grundsätzen auszurichten.

Anordnung, ärztliche: (engl.) *physician's order*; Anweisung des Arztes, eine in Bezug auf den Patienten definierte Tätigkeit auszuführen; die ärztliche Anordnung gegenüber dem Pflegepersonal setzt ein Dienstrechtsverhältnis (wie in Krankenhäusern) voraus. Ohne dieses (z. B. im ambulanten Dienst oder Pflegeheim) kann der Arzt nicht anordnen, sondern nur verordnen und die entsprechende Durchführung durch die Pflegeperson veranlassen. Alle ärztlichen Anweisungen müssen schriftlich detailliert fixiert werden, insbesondere wenn sie in Zusammenhang mit einer Delegation* stehen, d. h. wenn die angeordnete Maßnahme von Pflegepersonen durchgeführt werden soll (der Arzt trägt die Anordnungsverantwortung, die Pflegeperson die Übernahmeverantwortung*). **Hinweis: 1. Telefonische Anordnungen**, wie in der Praxis häufig erteilt, sind nur im medizinisch begründeten Notfall zulässig; zur rechtlichen Absicherung müssen nachträgliche Aufzeichnungen durch die Pflegeperson angefertigt werden und diese schnellstmöglich durch den anordnenden Arzt gegengezeichnet werden. **2. Anordnungen im Pflegebereich** umfassen z. B. folgende Maßnahmen: Verabreichung von Arzneimitteln, Vorbereitung und Durchführung von subkutanen und intramuskulären Injektionen* (intravenöse Injektionen bei liegendem Venenkatheter nur in Einzelfällen bei besonderer Ausbildung und Eignung), Vorbereitung und Anschluss einer Infusion* bei liegendem Gefäßzugang, Blutentnahme aus Venen und Kapillaren, Legen eines transurethralen Blasenkatheters, Durchführung von Darmeinläufen, Legen einer Magensonde*, Verbandwechsel, Fixierung*. Für Hebammen kann eine verlängerte Wochenbettbetreuung z. B. bei Stillproblemen, Wundheilungsstörungen oder verzögerter Nabelabheilung angeordnet werden. Vgl. Pflegedokumentation.

anorektal: (engl.) *anorectal*; After und Mastdarm (Rektum) betreffend.

Anorektika: syn. Appetitzügler*.

Anorexia nervosa: s. Magersucht.

Anpassung: (engl.) *adjustment*; (soziologisch/psychologisch) zum Ausgleich der Spannung zwischen Organismus und Umwelt strebender Prozess, der eine effektive Gestaltung der Bedürfnisbefriedigung ermöglicht; **Formen: 1. persönliche** Anpassung: rationaler Prozess, in dem das Ich* entwickelt wird; **2. emotionale** Anpassung zur Erreichung emotionaler Stabilität; **3. soziale** Anpassung: Fähigkeit des Individuums, ein Gleichgewicht zwischen den eigenen Erwartungen und Zielen sowie den Anforderungen und gegebenen Möglichkeiten der Bedürfnisbefriedigung seitens der Umwelt herzustellen. Die soziale Anpas-

Anpassungsbeeinträchtigung, intrakranielle

sung soll mit der persönlichen Anpassung in Wechselbeziehung stehen. Maßstab für eine gelungene Anpassung ist der Grad, inwieweit sich das Individuum in der Umwelt behaupten kann (z. B. der Beliebtheitsgrad in der Gruppe). Schlechte Anpassung bedeutet in diesem Zusammenhang sozial abweichendes oder neurotisches Verhalten. Vgl. Adaptation.

Anpassungsbeeinträchtigung, intrakranielle: (engl.) *decreased intracranial adaptive capacity*; Störung der intrakraniellen (innerhalb des Gehirns) Druckanpassung, die sich in einem mehrfach für länger als 5 Minuten um mehr als 10 mmHg ansteigenden Hirndruck äußert; **Kennzeichen:** Sprach-, Gang-, Sensibilitätsstörungen*, Bewusstseinseintrübung; **Maßnahme:** abhängig vom Krankheitsbild operative Druckentlastung (Trepanation), medikamentöse Therapie; **Hinweis:** Sofortige medizinische Intervention notwendig, da Lebensgefahr besteht!

Anpassungsstörung: (engl.) *adjustment disorder*; (psychologisch) Bezeichnung für subjektive Bedrängnis und emotionale Beeinträchtigung (mit Behinderung sozialer Funktionen), die i. Allg. innerhalb eines Monats nach kritischen Lebensereignissen auftreten und meist nicht länger als 6 Monate andauern; **Kennzeichen:** Betroffene sind ängstlich, depressiv, fühlen sich handlungsunfähig und können den Alltag* nur schwer bewältigen. Im Einzelfall können auch verlängertes Trauern und Dissoziationen* (getrennt erlebtes Gefühl und Bewusstsein) Symptome einer Anpassungsstörung sein. **Maßnahme:** Psychotherapie* ist eine Möglichkeit der Behandlung. Vgl. Belastungsreaktion, akute; Belastungsstörung, posttraumatische.

Anpassungsvermögen, beeinträchtigtes: (engl.) *impaired adaption*; (Pflegediagnose) Unvermögen, das Verhalten oder die Lebensweise mit einer veränderten Gesundheitssituation in Einklang zu bringen; **Kennzeichen: 1.** verbale Ablehnung der Gesundheitsveränderung; **2.** eingeschränkte Fähigkeit zur Problemlösung oder Zielsetzung; **3.** fehlendes zukunftsgerichtetes Denken; **4.** Schock, Abwehr, Leugnen des Gesundheitszustandes; **Ursachen:** geistige oder emotionale Überforderung in Bezug auf die Diagnose, unzureichende oder unverständliche Aufklärung, Blockierung durch Angst*; **Maßnahme: 1.** verbal: angemessene Aufklärung entsprechend der Ursache, Beratung, ggf. geduldige Zurückhaltung, um eine Verarbeitung zeitlich zu ermöglichen; **2.** nonverbal: Angstreduktion, Blockadelösung durch Entspannungsverfahren* (z. B. Autogenes Training), Leberwickel; **3.** Anregung des Energieflusses, z. B. therapeutische Berührung*, Akupressur*, Farbpunktur*; **4.** medizinische oder psychologische Intervention, auch medikamentös. **Hinweis:** Nicht immer entspringt ein Nicht-Anpassen an die Gesundheitssituation einem Unvermögen. Es kann auch aus der freien Entscheidung eines Menschen (s. Autonomie) resultieren, sich in der von ihm gewünschten Form zu verhalten. Das ist im beruflichen pflegerischen Kontext abzuklären und ggf. zu akzeptieren. Die Verantwortung trägt der Patient selbst. Vgl. Anpassung.

Anscheinsbeweis: (engl.) *prima facie evidence*; Sachverhalt, der nach der Lebenserfahrung auf einen typischen Verlauf hinweist (Prima-facie-Beweis); wenn nach einer Operation ein größerer Fremdkörper in der Operationswunde vergessen wurde, kommt der geschädigte Patient bereits seiner Beweispflicht (Beweislast*) nach, wenn er darlegen kann, dass das schädigende Verhalten nach medizinischer Erfahrung typischerweise den eingetretenen Schaden zur Folge hat. Das Krankenhaus (der Anspruchsgegner) muss beweisen, dass es auch ohne die behauptete Pflichtwidrigkeit zum Schaden gekommen wäre. Vgl. Beweislastumkehr.

Anschlussheilbehandlung: Abk. AHB; medizinische Rehabilitationsmaßnahme der Gesetzlichen Rentenversicherung im Anschluss an eine Krankenhausbehandlung (§ 15 Absatz 2 SGB VI); erfolgt direkt nach stationärer Behandlung von z. B. Herzinfarkt, Herztransplantation, Schlaganfall (Apoplexie) oder nach Einsatz einer Hüftendoprothese und wird in Unfallkrankenhäusern, Kurkliniken und Versorgungskrankenhäusern durchgeführt. **Ziel:** allmähliche, ärztlich überwachte Wiederanpassung des Patienten an die Belastungen des Alltags und des Berufslebens. Vgl. Rehabilitation.

Anschlussmotiv: (engl.) *need affiliation*; syn. Affiliation; Bedürfnis nach Gesellung; führt zur Interaktion mit einer oder mehreren fremden oder wenig gekannten Personen ohne ausdrückliche Bezugnahme auf den Zweck; das Bedürfnis ist individuell unterschiedlich stark ausgeprägt und abhängig von Schwankungen des Selbstwertgefühls und von Angst und Unsicherheit über emotionale Reaktionen oder die Meinung anderer. **Ziel:** Herstellung einer wechselseitigen positiven Beziehung. Vgl. Bindungstheorie.

Anspruchsklasse: (engl.) *grade*; auch Klasse; Kategorie (oder Rang), die (oder der) den verschiedenen Qualitätsanforderungen an Produkte, Prozesse oder Systeme mit demselben funktionellen Gebrauch zugeordnet ist (DIN EN ISO 9000 : 2005); die Anspruchsklasse spiegelt einen geplanten oder anerkannten Unterschied in der Qualitätsforderung wider. Die Betonung liegt auf dem funktionellen Gebrauch, was sich auf die Kosten zur Erfüllung der Qualitätsanforderung auswirkt. Anspruchsklassen werden explizit genannt (z. B. Hotel- oder Flugscheinklassen). **Pflege:** Anspruchsklassen in der Pflege sind z. B. häusliche Pflege*, Altenpflege*, stationäre Betreuung* und Intensivpflege*. Vgl. Qualität, Qualitätsmanagement.

Ansteckung: s. Ansteckung, emotionale; Ansteckung, psychische; Infektion.

Ansteckung, emotionale: (engl.) *emotional infection*; durch allmähliche Steigerung einer hohen Erwartung entstehender (Gemüts-)Zustand, bei dem sich der Einzelne von der Masse getragen fühlt und seine kritische Distanz verliert; Modell zur Erklärung kollektiven Verhaltens; **Vorkommen:** z. B. bei Pop-Konzerten, Prozessionen oder politischen Demonstrationen; **Hinweis:** Es besteht ein erhöhtes Unfallrisiko; eingewiesene Patienten können verwirrt sein, bis sie emotional vom Geschehen wieder Abstand gefunden haben (ggf. Untersuchung auf Drogenkonsum veranlassen). Vgl. Verwirrtheit.

Ansteckung, psychische: (engl.) *psychic infection*; Bezeichnung aus der Psychologie für das Übergreifen von Denk- und Verhaltensweisen sowie Emotionen* von Individuum zu Individuum oder vom Individuum zu einer Gruppe und umgekehrt; **Vorkommen:** z. B. in Therapiegruppen mit hohem Anteil an depressiv oder psychotisch erkrankten Mitgliedern; **Hinweis:** Die emotionale Befindlichkeit kann sich innerhalb der Gruppe, des therapeutischen Personals oder der gesamten Station ausbreiten. Vgl. Ansteckung, emotionale.

Ansteckungsweg: s. Infektion.

Antarthritika: (engl.) *antarthritics, antiarthritics*; Arzneimittel* gegen Gelenkentzündungen; s. Antirheumatika, Gichttherapeutika.

Antazida: (engl.) *antacids*; säurebindende Mittel; Arzneimittel* zur Neutralisation der Magensäure; **Wirkstoff: 1.** alkalische Stoffe, z. B. Natriumhydrogencarbonat, Calciumcarbonat und Magnesiumoxid; Carbonate werden bei Geschwüren (Ulzera) wegen des plötzlichen Druckanstiegs durch freiwerdendes Kohlendioxid heute weniger häufig eingesetzt; **2.** Aluminiumsalze, z. B. Aluminiumhydroxid; **3.** Magnesiumsalze; **4.** Aluminium-Magnesium-Salze; **5.** Sucralfat; **Wirkung:** Antazida sind in der Lage, die Salzsäure des Magens zu neutralisieren oder zu binden; z. T. hemmen sie die Aktivität des proteinabbauenden Enzyms Pepsin und führen zu einer Abdeckung von offenen Geschwüren. Sie wirken somit schmerzlindernd und beschleunigen die Abheilung von Geschwüren. **Anwendung:** v. a. symptomatisch bei Ulkuskrankheit (Magengeschwüren), Sodbrennen u. a. säurebedingten Magenbeschwerden sowie i. R. der Aspirationsprophylaxe*; **Nebenwirkungen:** Bei langdauernder Anwendung ist eine systemische Toxizität möglich, z. B. kann es durch mangelhaften Einbau von Mineralstoffen durch Phosphatausschleusung aluminiumhaltiger Antazida zu erhöhter Weichheit und Verbiegungstendenz der Knochen (Osteomalazie) kommen. **Hinweis:** Vorsicht ist bei gleichzeitiger Verabreichung von Antazida mit anderen Arzneimitteln wie Ovulationshemmern (s. Schwangerschaftsverhütung), Herzglykosiden (s. Antihypertensiva) u. a. geboten, da deren Resorption durch Antazida verzögert bzw. gehemmt werden kann.

Anteilnahme: (engl.) *sympathy*; unmittelbare Teilhabe an den Gefühlen einer anderen Person, Mitgefühl; vgl. Empathie, Mitleid.

Anteversion: (engl.) *anteversion*; **1.** Bezeichnung für die Vorwärtsneigung eines Organs, meist zur Beschreibung der physiologischen Lage der Gebärmutter im Becken; vgl. Retroversion; **2.** Vorwärtsbewegung im Gelenk, z. B. Arm nach vorn heben, Bein zum Ballschuss nach vorn schwingen; vgl. Gelenkbewegung.

Anthelminthika: (engl.) *anthelmintics*; syn. Antihelminthika, Helminthagoga, Vermizida, Wurmmittel; Arzneimittel* gegen krankheitserregende, meist den Darm befallende Fadenwürmer (Nematoden, z. B. Ascaris, Trichinella), Bandwürmer (Cestoden, z. B. Taenia, Echinococcus) und Saugwürmer (Trematoden); **Wirkstoff:** Je nach Art der zu bekämpfenden Würmer werden z. B. Praziquantel, Niclosamid, Pyrantel oder Mebendazol eingesetzt.

Anthropologie: (engl.) *anthropology*; auf Aristoteles zurückgehende Wissenschaft vom Menschen; Unterscheidung je nach Berücksichtigung bestimmter Gesichtspunkte: **1.** Naturwissenschaftliche Anthropologie beschäftigt sich mit der Abstammungslehre, d. h. erforscht die Entstehung und Entwicklung des Menschen. **2.** Sozial- und Kulturanthropologie untersucht die Wirkung der Gesellschaft auf das Individuum und dessen Verhalten. **3.** Die philosophische Richtung der Anthropologie strebt nach der Erkenntnis vom Wesen des Menschen, seiner Aufgabe und Stellung in der Welt (s. Anthropologie, philosophische).

Anthropologie, philosophische: (engl.) *philosophical anthropology*; philosophische Schule, die sich mit der Ganzheit des Menschen befasst und nach Erklärungen für den Verlust seines Einklangs mit der Natur sucht; unterschiedliche Strömungen beschreiben die Instabilität und Gefährdung der menschlichen Existenz, die sich aus dem „Bruch mit der Natur", der Abkehr des Menschen von seiner Verbundenheit mit der Natur, der Spaltung in Subjekt (Mensch) und Objekt (Natur) ergeben. Die Spaltung konkretisiert sich in der Trennung von Körper und Geist, von Leib und Seele. Es werden nicht nur rein begrifflich philosophische Studien betrieben, die von einer universellen Wahrheit ausgehen, die man ergründen möchte, sondern auch durch Selbstbeobachtung die Zusammenhänge von Körper und Geist untersucht. Verschiedene **Ansätze** werden vertreten, u. a. **1.** der Mensch als Mängelwesen, aber auch als der „erste Freigelassene der Schöpfung" (J. G. Herder, 1778); **2.** der Mensch als instinktarmes Wesen (A. Gehlen, 1928); **3.** der weltoffene Mensch als nichtfestgestelltes und umweltunabhängiges Tier; sein Wesen lässt sich deshalb nicht positiv definieren; man kann eigentlich immer nur sagen, was der Mensch nicht ist (F. Nietzsche, 1885); **4.** die bedürftige Existenz; Menschen sind zum Ausgleich für ihren Instinktmangel zu intelligentem Handeln gezwungen (L. A. Feuerbach, 1860); **5.** andere Richtungen heben den menschlichen Geist* und die menschliche Seele gegen Körper und Leib als „bloßem" Leben ab. Der Mensch ist Geist, denn einzig er ist dazu befähigt, über sich selbst nachzudenken. Alles andere ist Biologie. Der Mensch ist deshalb gezwungen, aber auch in der Lage, (s)ein Leben zu führen, über das er permanent reflektiert: Woher kommen wir? Wer sind wir? Was sollen wir tun? Wohin gehen wir? Die menschliche Existenz ist auf nichts gestellt, das Leben hat keinen Sinn; der Mensch muss seiner Existenz selbst einen Sinn geben. „Sinnsuche" ist damit, sofern wir das wissen können, ein weiteres Spezifikum des Menschen (M. Scheler, 1923, und H. Plessner, 1931). Ein Zweig der **Pflegewissenschaft**, der sich mit dem Verhältnis von Körper* und Geist auseinandersetzt und die Überwindung der historisch bedingten Trennung im Menschenbild* der Pflege zum Ziel hat, beschäftigt sich mit der anthropologischen Philosophie als Grundlage für theoretische Pflegekonzepte. Vgl. Ganzheitlichkeit, Existenzphilosophie.

anthroposophische Pflege: s. Pflege, anthroposophische.

Antiabortiva: s. Gynäkologika.

Antiadiposita: (engl.) *anorectics*; Arzneimittel* zur Behandlung von Fettleibigkeit (Adipositas*); **Anwendung:** Eingesetzt werden Appetitzügler*, die allerdings wegen gefährlicher Nebenwirkungen nur in Ausnahmefällen verwendet werden sollten; ebenso ist die Verwendung von Hormonpräparaten (Schilddrüsenhormone, Hypophysenhormone) und jodhaltigen Arzneimitteln mit großen Risiken verbunden. Für die unterstützende (adjuvante) Therapie sind inzwischen die beiden Substanzen Orlistat (Lipasehemmer) und Sibutramin (Serotonin- und Noradrenalinwiederaufnahmehemmer) zugelassen. **Hinweis: 1.** Die medikamentöse Therapie sollte mit Ernährungsberatung, verhaltenstherapeutischen Maßnahmen und körperlichem Training begleitet werden. **2.** Nulldiäten und einseitige Fastenkuren zur Gewichtsreduktion sind überholt (obsolet).

Antiallergika: (engl.) *antiallergics*; Arzneimittel* zur Unterdrückung oder Abschwächung allergischer Symptome; **Wirkstoff: 1. Hemmer der Mediatorfreisetzung:** Mediatoren sind Biomoleküle, die der Kommunikation zwischen benachbarten Geweben dienen und u. a. bei einigen allergischen Reaktionen freigesetzt werden; die Arzneimittel stabilisieren die Mastzellenmembran; können bei allergischem Asthma und Schnupfen (Rhinitis) sowie Bindehautentzündung (Konjunktivitis) lokal verwendet werden; z. B. Cromoglicinsäure; **2. H_1-Antihistaminika:** werden als spezifische Antagonisten der Mediatorstoffe bevorzugt bei akuten Allergien (z. B. Heuschnupfen) eingesetzt; **3. Glukokortikoide:** Die zur Gruppe der Kortikoide* gehörenden Stoffe hemmen bestimmte Enzyme und unterbrechen dadurch Stoffwechselkaskaden, die für die allergischen Erscheinungen verantwortlich sind. Sie beeinflussen aber auch andere Mechanismen, die v. a. für die entzündlichen Begleiterscheinungen der Allergie bedeutsam sind. Dem Vorteil einer langen Wirkungsdauer steht der Nachteil einer sehr verzögert einsetzenden Wirkung gegenüber. Während bei der systemischen Anwendung erhebliche Nebenwirkungen zu befürchten sind, ist die lokale Anwendung, z. B. bei Asthma oder allergischem Schnupfen, wesentlich besser verträglich. Auch das Hormon Corticotropin (ACTH) wird zur Behandlung von Allergien verwendet. **4. Calciumpräparate:** erhöhen die Zellmembranstabilität, verhindern Quaddelbildung; **5. Beta-2-Sympathomimetika:** s. Antiasthmatika; **Hinweis:** Die meisten Antiallergika beeinträchtigen das Reaktionsvermögen. Daher ist Vorsicht beim Autofahren, Bedienen von Maschinen und Arbeiten ohne festen Halt geboten.

Antianämika: (engl.) *antianaemics*; Arzneimittel* gegen Blutarmut (Anämie); je nach Ursache und Art der Anämie werden unterschiedliche Substanzen eingesetzt; **Wirkstoff: 1. Eisensalze:** bei Eisenmangelanämien; zur oralen Therapie werden 2-wertige Eisensalze eingesetzt, da sie besser resorbiert werden als 3-wertige Eisensalze. Wechselwirkungen: Die Resorption von Eisensalzen wird durch Nahrungsbestandteile deutlich variiert. Eisenpräparate beeinflussen die Resorption verschiedener Arzneimittel. Nebenwirkungen: Eisenpräparate können u. a. zu gastrointestinalen Beschwerden und Schwarzfärbung des Stuhls führen. Hinweis: Packungsbeilage genau beachten; **2. Vitamin B_{12}** und **Folsäure:** bei hyperchromer Anämie; **3. Erythropoetin:** bei schwerer renaler Anämie.

Antiarrhythmika: (engl.) *antiarrhythmics*; syn. Antifibrillanzien; Sammelbezeichnung für über verschiedene Mechanismen antiarrhythmisch wirkende Substanzen; **Anwendung:** zur Normalisierung der Herzschlagfolge; **Nebenwirkungen:** u. U. Herzrhythmusstörungen.

Antiasthmatika: (engl.) *antiasthmatics*; Arzneimittel* zur meist symptomatischen Behandlung des Bronchialasthmas (Asthma bronchiale); eine Kausaltherapie ist die Desensibilisierung des Patienten; dies setzt aber die Kenntnis der Ursache (des Allergens) voraus und ist daher nur beschränkt möglich. Bei bakteriellen Ursachen sind Chemotherapeutika* angezeigt. **Wirkstoff:** zur symptomatischen Therapie dienen: **1. mastzellspezifische Antiallergika*:** hemmen die Freisetzung von Entzündungsmediatoren aus Mastzellen; **2. Leukotrien-Antagonisten:** hemmen die Bildung der entzündungsfördernden Leukotriene; **3. Broncholytika: a)** Beta-2-Sympathomimetika: wirken nicht nur bronchienerweiternd, sondern hemmen auch die Freisetzung der Mediatorstoffe aus den Mastzellen; sind bei akuten Asthmaanfällen in Form von Aerosol* Mittel der Wahl; **b)** Theophyllin(-derivate): wirken stark bronchienerweiternd; bei gleichzeitiger Anwendung von Betasympathomimetika beeinflussen sich die Wirkungen; **c)** Parasympatholytika*: bei Nervus vagus-bedingten Bronchialspasmen, meist kombiniert mit Betasympathomimetika; **4. Antihistaminika***: verhindern histaminbedingte Bronchialspasmen; **5. Glukokortikoide:** Kortikoide*; sollten nur bei schweren Formen systemisch angewendet werden; lokal (Aerosol) zur Anfallsbehandlung; **6. Expektoranzien*** (auswurffördernde Arzneimittel): sollen durch Verflüssigung des Schleims dessen Auswurf erleichtern und die Einengung des Bronchiallumens mit zähem Schleim verhindern; **Hinweis:** Die Patienten müssen sorgfältig für die richtige Anwendung der Aerosole geschult werden.

Antibiotika: (engl.) *antibiotics*; Arzneimittel* zur Behandlung bakterieller Infektionen; im eigentlichen Sinn Stoffwechselprodukte von Schimmelpilzen, Bakterien u. a. Mikro- und Makroorganismen (Pflanzen), die auch synthetisch hergestellt werden. Der Prototyp ist das von A. Fleming 1928 erstmals unter der Bezeichnung „Antibiotikum" eingesetzte Penicillin G (gewonnen aus dem Pinselschimmel Penicillium notatum). **Wirkung:** Die Mechanismen der verschiedenen Antibiotika variieren; sie wirken z. B. durch Hemmung der bakteriellen Zellwand- bzw. Proteinsynthese, Beeinflussung der Zellmembran, Hemmung der DNA- und RNA-Synthese. Antibiotika verfügen über (relativ) spezifische Wirkungsbereiche. **Einteilung: 1. bakterizide** (bakterienabtötende) Antibiotika: z. B. Penicilline, Cephalosporine, Aminoglykosid-Antibiotika und Polymyxine; **2. bakteriostatische** (wachstumshemmende) Antibiotika: z. B. Tetracycline und Chloramphenicol; der effektive Einsatz bakteriostatischer Mittel erfordert eine intakte körpereigene Immunabwehr. Sind die zu behandelnden Mikroorganismen resistent (widerstandsfähig gegen Antibiotika), wird die Wirksamkeit der Antibiotika beeinträchtigt. Bei mäßig empfindlichen Erregern kann eine Kombination verschiedener Antibiotika zu einer deutlich verbesserten Wirksamkeit führen. **Anwendung:** bei bakteriellen Infektionskrankheiten; in eindeutigen Fällen erfolgt die Wahl des Antibiotikums nach der Wahrscheinlichkeit des Erregers, sonst nur nach bakteriologischer Diagnostik und Resistenzbestimmung der Bakterien. **Hinweis:** Fieber allein ist keine Indikation für Antibiotikagabe. Die lokale Anwendung von Antibiotika ist bei den meisten Infektionen nicht indiziert. Vgl. Chemotherapeutika.

Anticholinergika: (engl.) *anticholinergics*; Arzneimittel*, die die Wirkung von Acetylcholin unterdrücken; **Wirkung:** i. Allg. blockieren diese Wirkstoffe die Bindungsstellen (Rezeptoren*) für Acetylcholin, den Überträgerstoff (Neurotransmitter*) des Parasympathikus (Teil des vegetativen Nervensystems), und hemmen so die Acetylcholinwirkung an parasympathischen Nervenendigungen.

Anticravingmittel: syn. Entwöhnungsmittel*.

Antidekubitusmatratze: (engl.) *alternating pressure mattress*; Spezialmatratze zur Dekubitusprophylaxe (s. Dekubitus), die dekubitusfördernde Risikofaktoren wie Druck, Feuchtigkeit und Hitze, Reibungs- und Scherkräfte* auf ein Minimum reduzieren soll; Antidekubitusmatratzen können auch auf normale (Klinik-)Betten aufgelegt werden (Antidekubitus-Matratzenauflage). Zur Verfügung stehen u. a. Wasser- oder Luftmatratze, Wechseldruckmatratze, Superweichmatratze*, Schaumstoffmatratze* (s. Abb.). **Hinweis: 1.** Die antideku-

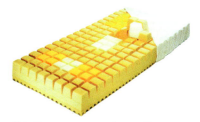

Antidekubitusmatratze: aus Schaumstoff [9]

bitale Wirkung konnte bei keiner der Matratzen wissenschaftlich nachgewiesen werden. **2.** Bei den Schaumstoffmatratzen treten bei Inkontinenz hygienische Probleme auf. Vgl. Weichlagerung.

Antidekubitussystem: (engl.) *anti-decubitus system*; mehrteilige, aufeinander abgestimmte Hilfsmittel zur Dekubitusprophylaxe (s. Dekubitus) und -therapie, die alle dekubitusfördernden Risikofaktoren wie Druck, Feuchtigkeit und Hitze, Reibungs- und Scherkräfte* auf ein Minimum reduzieren; **Formen: 1.** statische Luftkammersysteme; **2.** kombinierte Wechseldrucksysteme in unterschiedlichen Ausführungen, deren Luftkammern durch ein elektrisches Pumpaggregat be- und entlüftet werden (auch als Antidekubitusmatratze* mit darunter eingelegtem Unterfederungssystem, s. Abb. 1); **3.** automatisches Umlagerungssystem

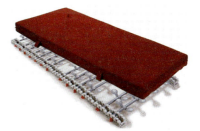

Antidekubitussystem Abb. 1: Matratze mit Unterfederungssystem [10]

(auch Seitenlagerungssystem), dessen Matratze in vorgegebenem Rhythmus automatisch abwechselnd rechts und links angehoben wird und dadurch der Patient in eine 30°-Schräglage gebracht wird (s. Abb. 2 und 3 S. 38). Lagerungsintervall

Antidepressiva

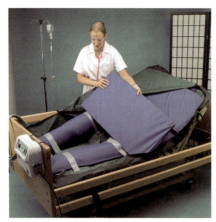

Antidekubitussystem Abb. 2: automatisches Umlagerungssystem mit anatomisch geformten Lufttunneln, die auf die Unterlage aufgelegt und mit einer Schaumstoffmatratze abgedeckt werden [11]

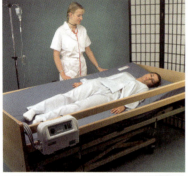

Antidekubitussystem Abb. 3: Die Patientin ist zwischen die Lufttunnel des automatischen Umlagerungssystems gelagert, die wechselseitig die Auflagefläche heben und senken. [11]

sowie der Neigungswinkel lassen sich über das Antriebsaggregat einstellen; dies ist besonders in der häuslichen Pflege von Nutzen, wenn ein z. B. halbstündlicher nächtlicher Lagerungswechsel durch Pflegepersonen häufig nicht möglich ist. Das Seitenlagerungssystem dient ebenfalls der Pneumonieprophylaxe* (vgl. Drehbett). Um die vom Patienten produzierte Feuchtigkeit abzutransportieren, sind die Überzugsmaterialien des Antidekubitussystems häufig aus durchlässigem High-Tech-Material. **Hinweis: 1.** Betttücher nur ganz locker einspannen oder lose auflegen, um die Wirkung nicht zu beeinträchtigen. **2.** Geräuschpegel beachten; ggf. in Absprache mit dem Patienten Ruhepausen ermöglichen.

Antidepressiva: s. Psychopharmaka.

Antidiabetika: (engl.) *antidiabetics*; blutzuckersenkende Arzneimittel* zur Therapie des Diabetes mellitus (sog. Zuckerkrankheit); **Wirkstoff: 1. Insulin:** Bei absolutem Insulinmangel (Diabetes mellitus Typ 1) wird das körpereigene, blutzuckersenkende Hormon* Insulin durch von außen zugeführtes, tierisches oder gentechnisch hergestelltes Insulin ersetzt. Zur Applikation stehen neben der Spritze und den Injektionssystemen (sog. Pens) tragbare oder stationäre Insulinpumpen zur Verfügung. An einer nasalen oder pulmonalen Applikation wird geforscht. **Nebenwirkungen:** zu starke Erniedrigung der Blutzuckerkonzentration (Hypoglykämie) nach Überdosierung von Insulin; bei lang andauernder Hypoglykämie kann es zu irreversiblen Schädigungen im Gehirn kommen. Zudem können allergische Reaktionen oder Lipodystrophie an der Injektionsstelle auftreten; vgl. Insulintherapie. **2. orale Antidiabetika,** z. B. Sulfonylharnstoffe, Alphaglukosidase-Inhibitoren, Biguanide, Thiazolidindione und Glinide; verbessern die Insulinfreisetzung bei vorhandener Restsekretion und relativem Insulinmangel (Diabetes mellitus Typ 2); orale Antidiabetika sollten aufgrund ihrer Nebenwirkungen nur dann Anwendung finden, wenn diätetische Maßnahmen (s. Diabeteskost) zur Behandlung nicht ausreichen und kein insulinpflichtiger Diabetes vorliegt; **Nebenwirkungen:** u. a. Hypoglykämie, gastrointestinale Beschwerden, z. T. Blutbildveränderungen (s. Blutbild); **Hinweis:** Packungsbeilage beachten; Antidiabetika haben mit einer Vielzahl von Arzneimitteln Wechselwirkungen*.

Antidiarrhoika: (engl.) *antidiarrheals*; syn. Obstipantia; Arzneimittel* zur Behandlung von Durchfallerkrankungen (Diarrhö*); **Wirkstoff:** Je nach Ursache und Schwere der Diarrhö kommen zur Anwendung: **1.** Quellstoffe (schleimhaltige Arzneimittel): z. B. Pektine; **2.** Adstringenzien*: Tanninalbuminat, Gerbstoffe enthaltende Arzneipflanzen (z. B. Schwarztee), getrocknete Heidelbeeren (Vaccinium myrtillus); **3.** Hemmer der Darmbewegung: Opiatabkömmlinge, z. B. Loperamid; **4.** Absorbenzien (aufsaugende Arzneimittel): z. B. medizinische Kohle, Kaolin (weißer Ton) und kolloidales Kieselgel zur Absorption von toxischen Stoffen; **5.** Antibiotika* bei bakteriell bedingten Durchfällen; **6.** Sulfasalazin, Glukokortikoide zur Therapie von Durchfällen aufgrund chronischer Darmentzündungen (Enteritis regionalis Crohn, Colitis ulcerosa); **7.** Präparate aus Mikroorganismen (z. B. Extrakte aus Escherichia coli, Saccharomyces boulardii) zur Darmsanierung z. B. bei Antibiotika-assoziierten Durchfällen. **Hinweis:** Bei der Behandlung von Durchfällen auf ausreichenden Flüssigkeits- und Elektrolytersatz achten.

Antidot: (engl.) *antidote*; Gegengift; Gegenmittel zur Behandlung von Vergiftungen*; Substanz, die ein Gift direkt inaktiviert bzw. die Wirkung des Giftes an Rezeptoren oder Organen herabsetzt oder aufhebt; nur für wenige Giftstoffe sind spezifische Gegenmittel bekannt; i. Allg. sind symptomatische Maßnahmen angezeigt. **Anwendung:** v. a. gegen Schwermetalle, Insektizide, Opiate und Blutgifte; Antidota müssen außer von den entsprechenden klinischen Einrichtungen und vom Notarzt auch in Apotheken bereitgehalten werden. **Hinweis:** Bei akuten Vergiftungen erteilen die Giftinformationszentren Auskünfte.

Anti-D-Prophylaxe: (engl.) *anti-D-prophylaxis*; parenterale (intramuskuläre oder intravenöse) Verabreichung von Anti-D-Immunglobulin (Gammaglobulin, IgG) zur Verhinderung der Rhesus-Sensibilisierung bei einer Rh-negativen Schwangeren in der 28.–30. Schwangerschaftswoche oder bei Rh-negativen Wöchnerinnen, die ein Rh-positives Kind geboren haben; auch nach Eingriffen (z. B. Fruchtwasserpunktion) und nach Fehlgeburten* werden Rh-negativen Frauen Anti-D-Immunglobuline prophylaktisch verabreicht. **Prinzip:** Die D-Antigene der in den mütterlichen Kreislauf eingeschwemmten kindlichen roten Blutkörperchen (Erythrozyten) werden durch die blockierenden Anti-D-Antikörper besetzt, wodurch eine Basisimmunisierung der Mutter verhindert wird, die bei einer erneuten Rhesus-inkompatiblen Schwangerschaft zu einer Anti-D-bedingten Schädigung eines Rh-positiven Kindes (i. S. eines Morbus haemolyticus fetalis bzw. Morbus haemolyticus neonatorum) führen kann. **Durchführung:** Die Anordnung zur Verabreichung des Medikaments unterliegt dem behandelnden Arzt, der die Durchführung der intramuskulären Injektion* an das Pflegepersonal delegieren kann. **Nebenwirkungen:** Als häufigste Nebenwirkungen treten Schmerzen oder Berührungsempfindlichkeiten an der Injektionsstelle, eher gelegentlich Fieber, Unwohlsein, Kopfschmerzen, Hautreaktionen oder Schüttelfrost auf. Eher selten kommt es zu Übelkeit und Erbrechen, Blutdruckabfall, Herzklopfen sowie allergischen oder anaphylaktischen Reaktionen einschließlich Atemnot und Schock, auch wenn der Patientin bei einer früheren Verabreichung keine Überempfindlichkeitsreaktionen gezeigt hat.

Antidysmenorrhoika: (engl.) *antidysmenorrheals*; Arzneimittel* gegen schmerzhafte Monatsblutungen (s. Menstruation). Vgl. Gynäkologika, Menstruationskrämpfe.

Antidyspeptika: (engl.) *antidyspeptics*; Arzneimittel* zur Behandlung allgemeiner Verdauungsstörungen; z. B. Laxanzien*, Azida (Säuren), Verdauungsenzyme, Antidiarrhoika*.

Antiemetika: (engl.) *antiemetics*; Arzneimittel* zur Verhinderung von Erbrechen* und vorhergehender Übelkeit, z. B. Scopolamin, Antihistaminika* und Phenothiazinderivate; **Anwendung:** bei sog. Reise- oder Bewegungskrankheiten (Kinetosen), übermäßigem Schwangerschaftserbrechen (Hyperemesis gravidarum), Niereninsuffizienz mit Harnvergiftung (Urämie), zytostatischer Therapie und therapeutischer Bestrahlung.

Antiepileptika: (engl.) *antiepileptics*; syn. Antikonvulsiva; Arzneimittel* zur Verhinderung oder Abschwächung zentral bedingter Krampfanfälle aufgrund von Epilepsie; **Ziel:** Ein ideales Antiepileptikum soll bei geringer dämpfender (sedativer) und hypnotischer Wirkung zu einer Erhöhung der Krampfschwelle führen, die motorische Erregbarkeit nicht beeinflussen und geringe Nebenwirkungen besitzen, da eine Langzeittherapie erforderlich ist. Diese Voraussetzungen werden bisher von keinem der verfügbaren Therapeutika erfüllt.

Antifibrillanzien: syn. Antiarrhythmika*.

Antiglaukomatosa: (engl.) *antiglaucomatics*; Arzneimittel* zur Therapie des Glaukoms (sog. grüner Star, Sammelbezeichnung für verschiedene Erkrankungen des Auges, die mit zeitweiliger oder dauerhafter Erhöhung des Augeninnendrucks einhergehen); **Wirkung:** Antiglaukomatosa führen zu einer Senkung des Augeninnendrucks, entweder durch Erleichterung des Kammerwasserabflusses (z. B. Parasympathomimetika*) oder durch Verminderung der Kammerwasserbildung (z. B. Beta-Rezeptoren-Blocker). **Hinweis:** Während der Therapie können Sehstörungen auftreten.

Antihelminthika: syn. Anthelminthika*.

Antihidrotika: (engl.) *antihydrotics, antiperspirants*; syn. Antiperspiranzien, Antischweißmittel; Arzneimittel* gegen übermäßige Schweißabsonderung (Hyperhidrosis); eingesetzt werden Adstringenzien* wie z. B. Aluminiumverbindungen und Gerbstoffe (Tannin) sowie Anticholinergika. Vgl. Diaphoretika.

Antihistaminika: (engl.) *anthistaminics*; syn. Histaminantagonisten, Histamin-Rezeptoren-Blocker; pharmakologische Substanzen unterschiedlicher Struktur, welche die Wirkungen von Histamin abschwächen oder aufheben, indem sie die Histaminrezeptoren in den Geweben reversibel blockieren (kompetitive Hemmung); **Grundlage:** Histamin ist ein Gewebehormon und Überträgerstoff zwischen den Nerven zur Erregungsweiterleitung und wird auch bei allergischen Reaktionen freigesetzt. **Anwendung:** bei Hautallergosen, Hautjucken, Insektenstichen und allergischem Schnupfen, ferner bei Kinetosen (vgl. Antiemetika) sowie Parkinson-Syndrom; **Nebenwirkungen:** u. a. dämpfende Wirkung (Fahruntauglichkeit), Mundtrockenheit, Magen-Darm-Beschwerden, zentralnervöse Störungen, **Wechselwirkungen:** zentral dämpfende Arzneimittel, Alkohol (Wirkung wird verstärkt); **Hinweis:** keine Anwendung bei Schwangerschaft, sog. grünem Star (Glaukom) oder bei Kleinkindern.

Antihypertensiva: (engl.) *antihypertensives*; syn. Antihypertonika; Arzneimittel* zur Senkung eines krankhaft erhöhten Blutdrucks*, insbesondere zur symptomatischen Behandlung einer Hypertonie*; **Einteilung: 1.** Diuretika*; **2.** Sympatholytika* (Alpha-Rezeptoren-Blocker, Beta-Rezeptoren-Blocker, Antisympathotonika); **3.** Calciumantagonis-

Antihypertonika

ten; **4.** Arzneimittel mit Wirkung auf das Renin-Angiotensin-System (z. B. ACE-Hemmer, AT_1-Rezeptorantagonisten); **5.** Vasodilatatoren*; **Anwendung:** Als Basismedikamente gelten Diuretika, Beta-Rezeptoren-Blocker, ACE-Hemmer, langwirksame Calciumantagonisten und Alpha-1-Rezeptoren-Blocker. Die Wahl erfolgt nach individuellen Gesichtspunkten wie Lebensgewohnheiten, Begleiterkrankungen und kardiovaskuläre Risikofaktoren. Jede Medikamentenklasse greift auf andere Weise und an anderer Stelle in das Blutdruckgeschehen ein. Bei nicht ausreichender Blutdrucksenkung werden Zweier- und Dreierkombinationen der Basismedikamente eingesetzt. Ergänzend stehen z. B. zentral wirksame Substanzen, direkte Vasodilatatoren und AT_1-Rezeptorantagonisten zur Verfügung. Vgl. Blutdruckkrise.
Antihypertonika: syn. Antihypertensiva*.
Antihypoglykämika: (engl.) *antihypoglycaemics*; Arzneimittel* zur Therapie der Hypoglykämie (Verminderung der Konzentration von Glukose im Blut unter einen dem jeweiligen Lebensalter entsprechenden Wert); **Wirkung:** Antihypoglykämika erhöhen die Blutglukosekonzentration, d. h. die Konzentration an Glukose und des Hormons Glucagon. Vgl. Antidiabetika.
Antihypotonika: (engl.) *antihypotensives*; Arzneimittel* zur Behandlung eines zu niedrigen Blutdrucks (Hypotonie*); **Grundlage:** therapeutische Ansatzpunkte zur Steigerung des Blutdrucks sind Verengung peripherer Gefäße, Erhöhung des Herzzeitvolumens durch Steigerung der Kontraktilität des Herzens, Erhöhung des Venentonus und Steigerung des Blutplasmavolumens; dazu dienen u. a. Sympathomimetika* (z. B. Etilefrin, Adrenalin), Analeptika* (z. B. Coffein und Sympathomimetika vom Amphetamintyp, sog. Weckamine) sowie Mineralokortikoide (Hormone* der Nebennierenrinde); **Anwendung:** Eine medikamentöse Blutdruckerhöhung ist bei Schockzuständen oder bei schwerwiegenden essentiellen Hypotonien erforderlich, bei denen die Beschwerden z. B. durch körperliches Training* nicht beseitigt werden können. Bei anderen Hypotonieformen sind primär die Ursachen zu beseitigen.
Antikoagulanzien: (engl.) *anticoagulants*; Sammelbezeichnung für Hemmstoffe der Blutgerinnung (Koagulation des Blutes); **Anwendung:** zur Vorbeugung gegen anteiligen oder vollständigen Verschluss von Arterien und Venen sowie der Herzhöhlen durch Blutgerinnung innerhalb eines Gefäßes (Thrombose*), bei Lungenembolie, instabiler Angina pectoris, Herzinfarkt, Hirninfarkt aufgrund von Mangeldurchblutung oder nach gefäßchirurgischen Eingriffen; **Wirkstoff: 1.** Heparin und Heparinoide, direkt wirkende Antikoagulanzien (Hemmstoffe der Blutgerinnung); **2.** Vitamin-K-Antagonisten, Cumarine, indirekt wirkende Antikoagulanzien (z. B. Phenprocoumon); **3.** Thrombozytenaggregationshemmer (z. B. Acetylsalicylsäure); **Hinweis:** Patient muss über Wechselwirkungen* und Risiken bei Zahnbehandlungen oder Verletzungen u. a. gut aufgeklärt werden. Vgl. Hämostase.
Antikonvulsiva: syn. Antiepileptika*.
Antikonzeption: s. Schwangerschaftsverhütung.
antikonzeptionelle Mittel: s. Schwangerschaftsverhütung.
Antimetaboliten: (engl.) *antimetabolites*; Verbindungen, die aufgrund ihrer strukturellen Ähnlichkeit zur Fähigkeit in den Stoffwechselprozess (Metabolismus) blockieren oder modifizieren können; **Anwendung:** v. a. als Zytostatika*, Immunsuppressiva* und Virostatika*.
Antimykotika: (engl.) *antifungals*; Arzneimittel*, die bei Pilzerkrankungen (Mykosen) entweder ein weiteres Pilzwachstum verhindern (fungistatisch) oder die Pilze abtöten (fungizid); **Wirkstoff: 1.** zur lokalen (topischen) Anwendung: **a)** Azolderivate: hemmen die Ergosterolbiosynthese der Pilze, z. B. Clotrimazol, Bifonazol; **b)** Polyene: zeigen eine direkte Wechselwirkung* mit Ergosterol, z. B. Nystatin; **c)** Thiorcarbamate: z. B. Tolnaftat; **d)** Ciclopiroxolamine: beeinträchtigen Transportvorgänge in der Pilzmembran; **e)** Allylamine: hemmen die Ergosterolbiosynthese, z. B. Terbinafin; **2.** zur systemischen Anwendung: **a)** Azolderivate: z. B. Fluconazol, Miconazol; **b)** Polyene: Amphotericin; **c)** Flucytosin: wirkt auf die Nukleinsäurebiosynthese; **d)** Terbinafin; **e)** Griseofulvin: greift in die Zellteilung ein.
Antineoplastika: (engl.) *antineoplastics*; Arzneimittel*, die Geschwulstbildungen oder Gewebewucherungen verhindern sollen. Vgl. Zytostatika, Tumor.
antiparasitäre Mittel: (engl.) *antiparasitics*; i. Allg. Arzneimittel* zur äußerlichen Behandlung von Erkrankungen (Externa), die durch tierische Parasiten wie Krätzmilben, Läuse und Flöhe hervorgerufen werden; **Wirkstoff:** Zum Einsatz kommen u. a. Schwefelverbindungen, Benzoesäurebenzylester und Lindan, unterstützend zur Juckreizstillung z. B. Benzocain; gegen Kopfläuse werden v. a. Pyrethrumextrakte angewendet. Ferner zählen zu den antiparasitären Mitteln auch Anthelminthika*, Antimykotika*, Antibiotika* und Chemotherapeutika* sowie v. a. Antiprotozoenmittel. **Hinweis:** Oft ist eine Behandlung von Kleidung und Wohnumgebung sowie von Kontaktpersonen notwendig.
Antiparkinsonmittel: (engl.) *antiparkinsonians*; Arzneimittel* zur Therapie des Parkinson-Syndroms; **Beispiel:** u. a. Levodopa (Dopaminsubstitution) in Kombination mit Decarboxylasehemmern (z. B. Benserazid), Dopaminagonisten (z. B. Bromocriptin, Cabergolin, Lisurid, Pergolid) und zentral wirkende Anticholinergika*; **Hinweis:** begleitend Physiotherapie und psychosoziale Betreuung.
Antiperspiranzien: syn. Antihidrotika*.
Antiphlogistika: (engl.) *antiphlogistics*; entzündungshemmende Arzneimittel*; **Anwendung:** v. a. bei chronischen Entzündungen wie rheuma-

toider Gelenkentzündung (Arthritis) und Schuppenflechte (Psoriasis); **Wirkstoff:** Als Antiphlogistika werden Prostaglandinsynthesehemmer (z. B. Acetylsalicylsäure) eingesetzt, die gleichzeitig schmerzdämpfend und fiebersenkend wirken, sowie Kortikoide* und pflanzliche Stoffe. Vgl. Antirheumatika.

Antipruriginosa: (engl.) *antipruritics*; juckreizstillende, zur lokalen und/oder systemischen Verabreichung bestimmte Arzneimittel*; führen durch Dämpfung oder Ausschaltung von sensiblen Hautnerven zur Linderung oder Beseitigung von Juckreiz; **Wirkstoff:** Eingesetzt werden u. a. Antihistaminika* und Lokalanästhetika*, Harnstoffzubereitungen, Diphenhydramin, Crotamiton (rein äußerlich anzuwenden), Benzocain; ferner allgemein empfindlichkeitsdämpfende Stoffe wie Sedativa*.

Antipyretika: (engl.) *antipyretics*; syn. Fiebermittel, fiebersenkende Arzneimittel; meist (schwache) Analgetika* mit antipyretischer Komponente (z. B. Derivate der Salicylsäure, Paracetamol, Phenazon); **Wirkung:** Antipyretika normalisieren den Sollwert der Körpertemperatur in den Wärmezentren des Hypothalamus (Teil des Zwischenhirns) durch eine Hemmung der Prostaglandinsynthese. Dadurch kommt es zu einer erhöhten Wärmeabgabe durch Erweiterung der Hautgefäße sowie vermehrte Schweißsekretion und damit zu einer Entfieberung. Vgl. Fieber.

Antirheumatika: (engl.) *antirheumatics*; Arzneimittel* zur Behandlung von Erkrankungen des rheumatischen Formenkreises; **Wirkstoff: 1.** zur symptomatischen Therapie v. a. entzündungshemmende Medikamente: nichtsteroidale Antiphlogistika* (NSAR), Analgetika* (kurzzeitig!), ggf. Muskelrelaxanzien* und Lokalanästhetika*; **2.** Glukokortikoide, die wie NSAR entzündungshemmend und schmerzstillend wirken; **3.** Basistherapeutika, die durch Eingriff in den Entzündungsprozess den chronisch fortschreitenden (progredienten) Verlauf verlangsamen (u. a. Goldpräparate, Hydroxychloroquin, Penicillamin, Sulfasalazin) sowie Immunsuppressiva* (z. B. Methotrexat, Azathioprin, Ciclosporin, Cyclophosphamid); **4.** sog. (immunmodulierend wirkende) Biologika: Antikörper gegen Entzündungsmediatoren und Rezeptoren (Anakinra und die Tumor-Nekrose-Faktor-Blocker Infliximab, Etanercept, Adalimumab); **5.** kausale Therapie: Antibiotika* bei Infektion, harnsäuresenkende Mittel bei Gicht. Vgl. Gichttherapeutika.

Antischockhose: (engl.) *anti-shock trousers*; Kleidungsstück, das Druck auf die unteren Extremitäten ausübt (s. Abb.); verhindert die übermäßige Ansammlung von Blut in den Beinen und im Abdominalbereich; **Anwendung: 1.** zur Schockprophylaxe i. S. einer Erhöhung des peripheren Gefäßwiderstands und Förderung der Hämostase*; **2.** zur Stabilisierung von Frakturen.

Antischweißmittel: syn. Antihidrotika*.

Antisepsis: (engl.) *antisepsis*; Maßnahmen zur Abtötung, irreversiblen Inaktivierung und Wachs-

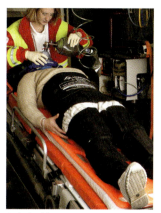

Antischockhose [98]

tumshemmung von an lebenden Geweben (Wunden) haftenden Mikroorganismen unter Verwendung chemischer Substanzen; von I. Semmelweis 1847 zur Wundversorgung eingeführt und von J. Lister 1867 weiterentwickelt; dient der Prophylaxe und Bekämpfung von Infektionen*. Vgl. Asepsis, Desinfektion.

Antiseptika: (engl.) *antiseptics*; Mikroorganismen (mikrobizid) oder Viren (viruzid) abtötende Arzneimittel zur prophylaktischen Antisepsis* auf Haut- und Schleimhäuten sowie zur Therapie lokaler Infektionen. Vgl. Desinfektionsmittel.

Antiserum: s. Serum.

Antispasmodika: syn. Spasmolytika*.

Antithrombosestrumpf: Abk. ATS, s. Thromboseprophylaxestrumpf, medizinischer.

Anti-Trendelenburg-Lagerung: syn. Beintieflagerung*.

Antituberkulotika: (engl.) *antituberculotics*; syn. Tuberkulostatika; Antibiotika* oder Chemotherapeutika*, die besonders auf das Wachstum des Tuberkuloseerregers (Mycobacterium tuberculosis) und atypischer Mykobakterien hemmend wirken; ausschlaggebend für die Wirksamkeit der Antituberkulotika am Wirkungsort ist neben der Wirkungsstärke v. a. die Eindringfähigkeit in die infizierten Gewebe, die sehr unterschiedlich ist. **Wirkstoff: 1.** Medikamente der 1. Wahl (z. B. Isoniazid, Rifampicin, Pyrazinamid, Ethambutol, Streptomycin); **2.** Medikamente der 2. Wahl (z. B. Protionamid, Ciprofloxacin, Teridizon, p-Aminosalicylsäure); **Anwendung:** Das Hauptproblem bei der Chemotherapie der Tuberkulose ist die rasche Resistenzentwicklung der Erreger (s. Resistenz). In jeder Population von Tuberkuloseerregern muss mit dem Vorhandensein von gegen ein bestimmtes Antituberkulotikum resistenten Formen gerechnet werden. Daher ist die Kombination mehrerer Antituberkulotika mit unterschiedlichen Wirkungsmechanismen notwendig. **Hinweis:** Voraussetzung für eine Ausheilung ist die Kombinations-

Antitussiva

therapie sowie strikte Einhaltung von Dosierung und Therapiedauer. Bei genauer Einhaltung beträgt die Erfolgschance nahezu 100%.

Antitussiva: (engl.) *antitussives*; hustenreizstillende Arzneimittel*; **Wirkung:** v. a. durch zentrale Hemmung des Hustenreflexes; **Anwendung:** bei trockenem und schlafstörendem Reizhusten; **Wirkstoff:** Therapeutische Anwendung finden Codein und ähnliche, auch schmerzstillende Verbindungen; unter den pflanzlichen (nicht zentral angreifenden) hustenreizstillenden Arzneimitteln sind z. B. Thymian (Thymus vulgaris), Sonnentau (Drosera rotundifolia) und Schleimdrogen (Arzneidrogen, die wegen ihres Gehalts an Pflanzenschleimen in der Heilkunde eingesetzt werden) von Bedeutung. Vgl. Expektoranzien.

Antivarikosa: s. Venenmittel.

Antivertiginosa: (engl.) *antivertigo agents*; Arzneimittel* zur symptomatischen Behandlung von Schwindelzuständen (Vertigo) als Folge von Störungen des Gleichgewichtsorgans (Vestibularsystem, Teil des Innenohrs); **Anwendung:** Eingesetzt werden v. a. Psychopharmaka*, Antihistaminika* sowie durchblutungsfördernde* Mittel.

Antizipation: (engl.) *anticipation*; gedankliche Vorwegnahme einer Situation oder einer Handlungsentwicklung; psychologisch z. B. verhaltensbeeinflussende Vorwegnahme von Handlungsfolgen; die Fähigkeit zur Antizipation ist u. a. Voraussetzung für fließendes Lesevermögen. Eine geringe Antizipationsleistung kann Hinweis auf eine erworbene oder angeborene Sprachstörung sein (vgl. Aphasie).

Antrieb: (engl.) *drive, impulse*; vom Willen weitgehend unabhängig wirkende, individuell unterschiedlich ausgeprägte Kraft i. S. von Energie und Initiative zur zielgerichteten Aktivität, die alle psychischen und motorischen Vorgänge sowie das Denken und Handeln hinsichtlich Tempo, Intensität und Ausdauer beeinflusst; der Antrieb wirkt sich auf die Persönlichkeit jedes Menschen aus; die eigene, typische Form des Antriebs ist Teil der Individualität*. Der Antrieb zeigt sich in Qualitäten wie Lebendigkeit, Initiative, Aufmerksamkeit und Tatkraft. Die Antriebslage eines Menschen ist nicht statisch und unveränderlich, sondern unterliegt Schwankungen, die sowohl physiologisch als auch pathologisch sein können. Antriebsminderungen können z. B. durch den Tagesrhythmus, Müdigkeit oder eine opulente Mahlzeit hervorgerufen werden und stellen so Schwankungen innerhalb eines persönlichen Antriebsspektrums dar. Von derartigen Schwankungen werden Steigerungen bzw. Minderungen des Antriebs unterschieden, die als psychopathologische Symptome gelten. Diagnostisch werden verschiedene psychomotorische Elemente wie das Ausmaß von Bewegung und Sprache erfasst.

Antriebsstörungen

Antriebsstörungen können verursacht sein durch psychische bzw. physische Veränderungen (z. B. Depression*, Schilddrüsenunterfunktion) sowie Hirnverletzungen oder zerebrale Abbauprozesse (z. B. Demenz, s. Verwirrtheit, chronische).

Veränderte Antriebslagen: 1. Antriebssteigerung: ausgeprägtes Bedürfnis, sich mitzuteilen bis zur Logorrhö (starker, oft unstillbarer Rededrang) und sich zu bewegen (ggf. motorische Unruhe); antriebsgesteigerte Menschen sind lebhafter als sonst, kontaktfreudig, haben viel Initiative und häufig viele neue Ideen (vgl. Ideenflucht), die zu entsprechenden Aktivitäten führen. Ihre einzelnen Aktionen sind dabei nicht zielgerichtet und geordnet. Mögliche unangenehme Konsequenzen (z. B. Probleme in der Partnerschaft, Schwierigkeiten am Arbeitsplatz, im Freundeskreis oder hinsichtlich Finanzen) werden bei nicht realisiert oder als nicht relevant bewertet. Antriebssteigerungen sind typisch für die Manie*. **Pflege:** Pflegende sollten darauf achten, dass sich Antriebssteigerungen von Patienten nicht zu Lasten anderer Personen auswirken, da sowohl das Stationsteam als auch andere Patienten leicht in Auseinandersetzungen verwickelt oder durch das Verhalten des Antriebsgesteigerten gestört werden können. Antriebsgesteigerte Patienten sollten Gelegenheit erhalten, ihrem Bedürfnis nach Reden (Gesprächstermine ausdrücklich vereinbaren), Bewegung (körperliche Aktivitäten ermöglichen) und Kontakt (Patienten an Aktionen beteiligen) in klar umrissenen Situationen nachzukommen. **2. Antriebsminderung:** Charakteristische Verhaltensweisen mit Mangel an Initiative, langsame, mühsame Motorik und leise, schleppende Sprache. Antriebsminderungen werden von den Betroffenen selbst erlebt und benannt. Alltägliche Verrichtungen sind erschwert bis gar nicht mehr zu bewältigen. Auffassungsgabe und Konzentrationsfähigkeit können eingeschränkt sein. Als maximale Antriebsminderung gilt die Bewegungsstarre (Stupor*). Antriebsminderung kommt in unterschiedlicher Ausprägung bei allen schweren körperlichen Erkrankungen, aber auch bei Unterfunktion von Hormondrüsen vor. Bei Depression* ist sie meist ein dominierendes Symptom. **Pflege:** Keine Schuldzuweisung vornehmen oder argumentieren (z. B. „Sie können schon, Sie wollen bloß nicht"). Diese Einstellungen geben dem Patienten das Gefühl, nicht verstanden zu werden, und bestärken ihn in seinem Rückzug. Der antriebsgeminderte Patient ist auf Verständnis und Unterstützung angewiesen und benötigt aktivierende Pflege*, die darauf basiert, die Ressourcen des Patienten anzusprechen und in die Aktivitäten* des täglichen Lebens einzubeziehen. Was dem Patienten möglich ist, sollte er unbedingt selbst tun. In allen anderen Verrichtungen ist assistierende, unterstützende (teilkompensatorische) oder stellvertretende (kompensatorische) Pflege nötig. Ständige Motivation zu kleinen Handlungen ist unerlässlich.

Hinweis: Bei allen Antriebsstörungen ist auf ausreichende Ernährungszufuhr zu achten. Sowohl antriebsgeminderte als auch antriebsgestei-

gerte Patienten neigen dazu, zu wenig zu essen und zu trinken.
Autorin: Vivian Keim.

Anurie: (engl.) *anuria*; Harnausscheidung von weniger als 100 ml in 24 Stunden; **Ursachen: 1.** prärenal, z. B. Schock; **2.** renal, z. B. Glomerulopathie, akute Nierenbeckenentzündung (Pyelonephritis), Vergiftung mit Quecksilber; **3.** postrenal durch Obstruktion der Harnwege, z. B. Harnabflussstörung; **Kennzeichen:** u. a. Somnolenz, Durst, Kopfschmerz, Übelkeit, Erbrechen; **Verlauf:** Der Anurie geht häufig Oligurie* mit einer täglichen Harnausscheidung von weniger als 500 ml voraus. Anhaltende Anurie führt zu Urämie*.

Anus praeternaturalis: (engl.) *praeternatural anus*; künstlicher Darmausgang, sog. Kunstafter, Kotfistel; operativ angelegter, doppelläufiger oder endständiger (s. Abb. 1) Darmausgang (äußere Darmfistel) im Bereich des Abdomens (mit unterschiedlicher Lokalisation) zur Stuhlentleerung in einen Auffangbeutel* (s. Abb. 2); **Einteilung** entspre-

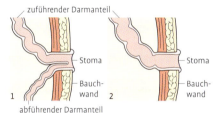

Anus praeternaturalis Abb. 1: 1: doppelläufig, v. a. bei zeitweise angelegten Darmausgängen; 2: endständig, v. a. bei bleibenden Darmausgängen

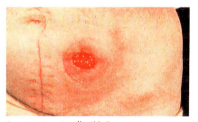

Anus praeternaturalis Abb. 2

chend der Lokalisation: **1. Ileostoma:** Anlage eines Anus praeternaturalis im Bereich des Krummdarms (Ileum); **2. Kolostoma:** Anlage eines Anus praeternaturalis im Bereich des Grimmdarms (Kolon); **Anwendung: 1.** zur Entlastung oder vorübergehenden (passageren) Ausschaltung eines Darmabschnitts, z. B. bei Darmverschluss (Ileus*) oder nach Darmresektion; **2.** als permanenter Anus praeternaturalis zur definitiven Stuhlableitung, z. B. bei inoperablem bösartigem Tumor des Grimm- oder Mastdarms oder nach Entfernung des Mastdarms (Rektum). **Hinweis:** Die Anlage eines Anus praeternaturalis bedeutet einen massi-

ven Eingriff in die körperliche Integrität des Betroffenen und kann zu Störungen des Körperschemas und des Selbstwertgefühls führen (s. Körper).

AP: Abk. für **A**ustreibungs**p**eriode, s. Geburt.
apallisches Syndrom: syn. Wachkoma*.

Apathie: (engl.) *apathy*; **1.** (psychisch) emotionale Teilnahmslosigkeit und Gleichgültigkeit gegenüber Ereignissen, Personen und der Umwelt; auch Schmerzlosigkeit oder Unempfindlichkeit; gekennzeichnet durch fehlende emotionale Erregbarkeit, d. h. Abwesenheit von Gefühlsäußerung. Bei Psychosen kann Apathie zeitweilig zu einem totalen Verlust des Zustandsbewusstseins bei vollem Gegenstandsbewusstsein führen. **2.** (philosophisch) in der griechischen Philosophie die Freiheit vom Pathos, von Leidenschaft und Gefühlen als Ziel sittlichen Strebens und der Selbsterziehung.

APGAR-Schema: (engl.) *APGAR score*; Bewertungsschema für die Zustandsdiagnostik des Neugeborenen unmittelbar nach der Geburt, das auf Überprüfung von **A**tmung, **P**uls, **G**rundtonus (Muskeltonus), **A**ussehen (Hautfarbe) und **R**eflexerregbarkeit basiert (s. Tab. S. 44); wurde 1963 von der amerikanischen Anästhesistin V. Apgar entwickelt. Der sog. APGAR-Index wird 1, 5 und 10 Minuten nach der Geburt bestimmt, wobei für jedes Kriterium 0 (Minimalwert) bis 2 (Normalwert) Punkte vergeben werden können. Die optimale Punktzahl liegt bei 9–10 pro Erhebungszeit. 5–7 Punkte bedingen eine intensive Beobachtung des Kindes, bei einem Wert unter 4 ist sofortige Hilfe nötig. Bei Frühgeborenen ist dieses Bewertungsschema nur eingeschränkt anwendbar. Es besteht keine Korrelation (wissenschaftlich bestätigter Zusammenhang) zur späteren neurologischen Entwicklung des Kindes.

Aphasie (ICNP): (engl.) *aphasia*; mangelhafte oder nicht vorhandene Sprechfähigkeit oder Störung des Sprachverständnisses nach (weitgehend) abgeschlossener Sprachentwicklung; kann in unterschiedlicher Ausprägung auftreten und verschiedene Komponenten des Sprachsystems betreffen (Sprachlaute, Satzbau, Wortschatz, Wortbedeutung); sprachabhängige Leistungen wie Lesen, Schreiben und Rechnen können beeinträchtigt sein (s. Alexie, Dysgraphie, Akalkulie, evtl. in Kombination mit Apraxie*, Agnosie* oder Dysarthrie*. **Ursachen:** Schädigung der Sprachregion (meist der linken Gehirnhälfte), z. B. bei Durchblutungsstörungen des Gehirns, Schlaganfall (Apoplexie), Hirnschäden z. B. durch Trauma*, Tumor oder Entzündung; **Formen: 1. motorische** Aphasie (syn. Broca-Aphasie): partielle oder vollständige Unfähigkeit, Wörter mündlich oder schriftlich auszudrücken; schließt nicht notwendigerweise Sprachverständnisstörung oder Störungen im Verstehen von Wörtern und Sprache ein; Symptome: stark gestörte, verlangsamte und mühsame Sprachproduktion, undeutliche Artikulation; **2. sensorische** Aphasie (syn. Wernicke-Apha-

APGAR-Schema

Beurteilungskriterium	Bewertung		
	0 Punkte	1 Punkt	2 Punkte
Atembewegungen	keine	flach, unregelmäßig	gut, Schreien
Puls	nicht wahrnehmbar	langsam (unter 100)	über 100
Grundtonus Bewegung (Muskeltonus)	schlaff	wenige Beugungen der Extremitäten	aktive Bewegung
Aussehen (Kolorit)	blau, blass	Körper rosa, Extremitäten blau	vollständig rosa
Reflexerregbarkeit	keine Reaktion	Schrei	kräftiger Schrei

sie): partielle oder vollständige Störung des Sprachverständnisses ohne Störung der Sprechfähigkeit; die Sprache ist durch Wiederholen von Satzteilen, Verwechseln von Wörtern und Wortneubildungen bei meist gut erhaltener Artikulation gekennzeichnet. 3. **amnestische** Aphasie mit Wortfindungsstörungen, Paraphasie und leicht gestörtem Sprachverständnis bei meist flüssiger Sprachproduktion; 4. **globale** Aphasie mit schwerer Störung des Sprachverständnisses und der Sprachproduktion (häufig nur einzelne Wörter, aber auch Paraphasien, Wortneubildungen und sog. Sprachautomatismen); **Maßnahme:** Der Verlust der Sprachfähigkeit führt zu großer Verunsicherung des Patienten und seiner Familie. Verstärkte Zuwendung und der Einsatz anderer Kommunikationsformen sind sehr wichtig; nach Absprache mit Ärzten und Logopäden (s. Logopädie) angemessener sprachlicher Umgang mit Hilfskonstruktionen über Schrift, Logos oder Bilder, um Verständigung zu ermöglichen. Vgl. Dysphasie.
Aphasie, motorische (ICNP): s. Aphasie.
Aphasie, sensorische (ICNP): s. Aphasie.
Aphonie: (engl.) *aphonia*; Stimmlosigkeit; **Ursachen:** z. B. Entzündungen des Kehlkopfs, Tumoren, Stimmlippenlähmungen. Vgl. Dysphonie, Ersatzstimme.
Aphrodisiaka: (engl.) *aphrodisiacs*; Sammelbezeichnung für Mittel, die das Sexualerleben oder die Sexualfunktion verbessern sollen; **Wirkung:** umstritten; beruht häufig auf einem Plazeboeffekt (s. Plazebo); **Wirkstoff:** Eingesetzt werden eine Vielzahl von natürlichen und zunehmend auch synthetischen Stoffen, z. B. Yohimbin, Ginseng, Kanthariden (Spanische Fliege), bestimmte Lebensmittel oder Ecstasy; i. w. S. zählen auch erektionsfördernde Mittel zu den Aphrodisiaka (z. B. Sildenafil).
Aphthen: (engl.) *aphthae*; schmerzhafte, von einem entzündlichen Randsaum umgebene Erosionen der Mundschleimhaut mit weißlichem Fibrinbelag; **Vorkommen: 1.** Chronisch-rezidivierende Aphthen sind beschränkt auf Mundschleimhaut, Lippen oder Zunge und können durch bestimmte Hormone, Nahrungsmittel, Traumata oder Infektionen ausgelöst werden. **2.** Gingivostomatitis herpetica bei Infektion mit Herpes-simplex-Virus; **3.** i. R. von Allgemeinerkrankungen, z. B. Gürtelrose (Zoster), Maul-und-Klauenseuche oder Behçet-Krankheit, auch an den externen Genitalien und im Verdauungstrakt; **Maßnahme:** Orale Aphthen heilen in 1–3 Wochen spontan ab. Evtl. im Frühstadium Therapieversuch mit lokalen Desinfektionsmitteln oder Kortikoiden, ggf. wirkt gezielte Mundpflege* dabei unterstützend.
apikal: (engl.) *apical*; den Scheitel, die Spitze (in der Zahnmedizin die Wurzelspitze) betreffend.
Apnoe: s. Atemstillstand.
Appetenzkonflikt: s. Konflikt, intrapsychischer.
Appetit (ICNP): (engl.) *appetite*; Bedürfnis* nach Aufnahme von (spezieller) Nahrung; die Empfindung wird auch körperlich wahrgenommen, z. B. durch Speichelfluss beim Anblick von Nahrung. Appetit ist nicht zwingend mit Hunger* gekoppelt, sondern kann im Extremfall, z. B. bei Adipositas*, völlig losgelöst vom körperlichen Bedarf auftreten. Appetit wird u. a. durch die abwechslungsreiche, ansprechende Zubereitung von Speisen (Aussehen, Geruch, Speisenanordnung auf dem Teller) angeregt. **Hinweis:** Bei appetitlosen Patienten und v. a. auch bei passierter Kost auf Schmackhaftigkeit und Aussehen der Speisen achten. Vgl. Appetitlosigkeit, Heißhunger.
Appetitlosigkeit: (engl.) *loss of appetite*; Inappetenz; fehlendes Bedürfnis nach Nahrungsaufnahme; im Alter kann der evtl. schwächer ausgeprägte Geschmacks- und Geruchssinn Appetitlosigkeit begünstigen. Außerdem ist Appetitlosigkeit ein kurzzeitiges Begleitsymptom akuter Erkrankungen (z. B. des Verdauungstrakts*), psychogener Störungen und eine Nebenwirkung (z. B. bei Chemotherapie) oder Nachwirkung einer medizinischen Behandlung (z. B. Röntgenbestrahlung). Nahrungsverweigerung ist die aktivste Form der Appetitlosigkeit. **Hinweis:** Vor dem Sterben stellen viele Menschen bewusst oder intuitiv die Nahrungsaufnahme ein. Dies ist nicht zu verwechseln mit Hungern* und sollte im Pflegekontext respek-

tiert werden. In Deutschland und in der Schweiz herrschen dazu z. T. unterschiedliche Rechtsauffassungen. In Deutschland wird im Unterschied zur Schweiz ggf. medizin- und pflegeseitig die Nahrungsaufnahme durch Magensonden auch gegen den Wunsch von Patienten oder Angehörigen (sogar bei Patientenverfügungen) sichergestellt. Gerichtsurteile haben diese Haltung bislang unterstützt. Die Diskussion wurde allerdings durch die Zunahme der Grenzfälle auch im deutschen Recht aktuell wieder aufgenommen. Vgl. Appetit.

Appetitzügler: (engl.) *appetite depressants, anorectics*; syn. Anorektika, Schlankheitsmittel; Arzneimittel*, die zu einer Verminderung des Appetits, damit der Nahrungsaufnahme und in weiterer Folge zu einer Gewichtsabnahme von übergewichtigen Personen führen sollen; i. Allg. Substanzen, denen eine direkte Wirkung auf das wahrscheinlich im Hypothalamus (Teil des Zwischenhirns) gelegene Appetitregulierungszentrum zugesprochen wird. **Anwendung:** Aufgrund der Gefahr einer Abhängigkeitsentwicklung und der raschen Wirkungsabnahme sollten Appetitzügler nur in Ausnahmefällen zur Unterstützung von diätetischen und psychotherapeutischen Maßnahmen sowie maximal 3 Monate lang eingesetzt werden. **Nebenwirkungen:** Beeinträchtigung des Reaktionsvermögens, Unruhe, Schlafstörungen, Gefahr der Abhängigkeit*, z. T. Hypertonie*. Vgl. Antiadiposita.

Applikation: (engl.) *application*; Verabreichung/Darreichung von Arzneimitteln*; **Formen: 1. oral:** Resorption über Schleimhäute im Mund; kann über die Wange (bukkal), auf der Zunge (perlingual) oder unter der Zunge (sublingual) erfolgen; z. B. Lutschtabletten, Kaugummis; **2. peroral:** durch den Mund hindurch mit dem Ziel der systemischen Resorption aus dem Verdauungstrakt, z. B. perorale Tabletten, Dragées, Kapseln, Lösungen und Suspensionen; **3. rektal:** durch den Mastdarm, z. B. Infusionen; **4. parenteral:** unter Umgehung des Verdauungstraktes, z. B. durch Injektion*, Infusion*, Inhalationstherapie*; **5. lokal:** in Form von Salben, Pflastern, Umschlägen, Bädern und Spülungen.

Apraxie: (engl.) *apraxia*; Störungen von Handlungen oder Bewegungsabläufen und Unfähigkeit, Gegenstände bei erhaltener Bewegungsfähigkeit, Motilität und Wahrnehmung sinnvoll zu verwenden; vgl. Aphasie, Neglect.

Aqua ad iniectabilia: (engl.) *water for injection*; Wasser für Injektionszwecke; Wasser, das zur Herstellung von Arzneizubereitungen zur parenteralen Anwendung bestimmt ist; die Herstellung erfolgt durch Destillation von einwandfreiem Trinkwasser oder gereinigtem Wasser. **Hinweis:** Zur Fertigung von Injektions- und Infusionslösungen sowie Augentropfen* darf nur Aqua ad iniectabilia verwendet werden.

AR: Abk. für **A**bstoßungs**r**eaktion*.

Arbeiter-Samariter-Bund: (engl.) *Workers' Samaritan Federation*; Abk. ASB; politisch und konfessionell unabhängige Hilfs- und Wohlfahrtsorganisation mit den Schwerpunkten medizinische und soziale Dienste sowie Aus- und Weiterbildung in medizinischen und sozialen Themen; **Organisation:** 16 Landesverbände und zahlreiche regionale Geschäftsstellen; Bundes- und damit Hauptgeschäftsstelle in Köln; **Geschichte:** Da es weder ausreichende Unfallverhütungsvorschriften noch Erste* Hilfe am Arbeitsplatz gab, gründeten 6 Zimmerleute 1888 eine Selbstorganisation von Arbeitern für Arbeiter und führten den ersten Kurs für Erste Hilfe mit praktischen Übungen durch. Schwerpunkt der Arbeit damals war Hilfeleistung für die arbeitende Bevölkerung, besonders Unfallopfer und Verletzte in Fabriken und Werkstätten. 1909 schlossen sich mehrere Einzelgruppierungen zum ASB zusammen. **Aufgaben und Ziele:** Ausbildung in Erster Hilfe, Sanitätsdienst, Krankentransport, Rettungsdienst, Katastrophenschutz (auch im Ausland), Alten- und Behindertenhilfe, Kinder- und Jugendhilfe, mobile soziale Dienste, Behindertenfahrdienst, Sozialstation, Hausnotruf (s. Notrufsystem), Aus- und Weiterbildung, Telefonservice zur Beratung und Information, Stellungnahmen zu politischen Fragen im Bereich Altenhilfe, Rettungsdienst und Freiwilligenarbeit.

Arbeiterwohlfahrt: (engl.) *Workers' Welfare Association*; Abk. AWO; 1919 gegründeter Spitzenverband der freien Wohlfahrtspflege* mit Bundesgeschäftsstelle in Bonn; **Organisation:** gliedert sich in Bundes-, Landes-, Bezirks-, Kreis-, Gemeinde- und Stadtverbände sowie Ortsvereine; **Geschichte:** 1926 offiziell anerkannt als „Reichsspitzenverband der freien Wohlfahrtspflege"; 1933 von den Nationalsozialisten verboten; 1945 Wiedergründung; 1990 Zusammenschluss der Verbände der alten und neuen Bundesländer; geschichtlicher Hintergrund des AWO ist die Arbeiterbewegung. Grundlage ihres Handelns sind die Werte des freiheitlich-demokratischen Sozialismus: Solidarität, Toleranz, Gleichheit, Freiheit und Gerechtigkeit. **Aufgaben und Ziele: 1.** Tätigkeiten auf allen Gebieten der Wohlfahrtspflege (z. B. Altenpflege, Zivildienst, Unterhaltung von sozialen Diensten und Einrichtungen, Kinder-, Jugend-, Familien- und Seniorenarbeit; **2.** Mitwirkung bei der Gesetzgebung; **3.** Anregung und Unterstützung der Selbsthilfe; **4.** Planung sozialer Leistungen und Einrichtungen; **5.** Förderung praxisnaher Forschung; **6.** Frauenförderung und Frauenbildungsarbeit; **7.** Aus-, Fort- und Weiterbildung; **8.** internationale Entwicklungszusammenarbeit; **9.** humanitäre Hilfe. Die AWO gibt das „AWO-Magazin" und „Theorie und Praxis der sozialen Arbeit" heraus.

Arbeitnehmerhaftung: (engl.) *employee's liability*; Schadensersatzpflicht des Arbeitnehmers bei Schäden, die er im Zusammenhang mit betrieblich ver-

Arbeitsdruck

anlassten Tätigkeiten verursacht; einerseits haftet der Arbeitnehmer für sein rechtswidriges, schuldhaftes Handeln aus eigener unerlaubter Handlung (§ 823 BGB), andererseits kann er zum innerbetrieblichen Schadensausgleich (Regress) verpflichtet werden, wenn der Arbeitgeber für das schuldhafte Handeln des Arbeitnehmers aus Vertrag (§ 276 BGB) oder Delikt (§§ 823, 831 BGB) Schadensersatz leisten muss. Der Arbeitnehmer kann vom Arbeitgeber Freistellung von der Haftpflicht nach den Grundsätzen der Arbeitnehmerhaftung verlangen. Die von den obersten Gerichtshöfen des Bundes entwickelte Haftungsbeschränkung gilt für alle Arbeitsverhältnisse. Es gilt der Grundsatz, dass die Haftung des Arbeitnehmers für einfache Fahrlässigkeit* grundsätzlich ausgeschlossen ist. Liegt eine mittlere Fahrlässigkeit vor, so haften Arbeitnehmer und Arbeitgeber anteilig, der Arbeitnehmer i. d. R. in einem Umfang von 1 bis zu 3 Monatsgehältern. Handelt der Arbeitnehmer grob fahrlässig, so haftet er voll, wobei der Schadensausgleich der Billigkeit (gerechtes Verhältnis) entsprechen muss. Vorsätzliches Handeln des Arbeitnehmers führt zur vollen Haftung. Der früher gebräuchliche Begriff der „gefahrgeneigten Arbeit" als Grundlage für eine Haftungsbeschränkung wurde durch den der „Arbeitnehmerhaftung bei betrieblich veranlasster Tätigkeit" ersetzt. Sie führt innerhalb der Arbeitnehmerhaftung zur Haftungserleichterung für den Arbeitnehmer, d. h., je gefahrgeneigter seine Arbeit ist, umso höher die Arbeitgeberhaftung. Als gefahrgeneigte Momente, die dem Arbeitgeber zuzurechnen sind, gelten Übermüdung der Pflegekräfte durch angeordnete permanente Arbeitszeitüberschreitung oder Überlastung angesichts dauernder personeller Unterbesetzung. Arbeitnehmer, deren Arbeitsverträge unter den Tarifvertrag öffentlicher Dienst (Abk. TVöD) oder die Arbeitsvertragsrichtlinien (Abk. AVR) der Kirchen fallen, haften nur bei grober Fahrlässigkeit und Vorsatz. Vgl. Haftung.

Arbeitsdruck: (engl.) *working pressure*; Begriff aus der Kompressionstherapie*, der eine der Wechselwirkungen von Kompressionsmaterial und bandagiertem Gewebe beschreibt; **Prinzip:** Der Druck auf das Gewebe geht von der aktiven Muskulatur (Muskelkontraktion) aus, die gegen den maximalen Widerstand des Materials arbeitet, das sich der Ausdehnung des Muskels entgegensetzt. **Wirkung:** Entstauung des Gewebes, Förderung des venösen Rückflusses; **Hinweis:** Hoher Arbeitsdruck wird mit Kurzzugbinden und unelastischen Binden (s. Kompressionsverband) oder Kompressionsstrümpfen* ab Klasse II erreicht. Vgl. Ruhedruck.

Arbeitsgemeinschaft deutscher Schwesternverbände und Pflegeorganisationen: Abk. ADS; 1951 gegründeter Berufsverband*, der die beruflichen Belange der Pflegeberufe vertritt, mit Sitz in Göttingen; **Organisation:** seit 1994 eingetragener Verein; Zusammenschluss von Pflegeorganisationen im Deutschen* Caritasverband, im Diakonischen* Werk der Evangelischen Kirche in Deutschland und im Deutschen* Roten Kreuz; **Aufgaben und Ziele:** Die Arbeitsgemeinschaft fördert die Gesundheits-, Kranken- und Sozialpflege sowie die berufliche Aus-, Fort- und Weiterbildung und setzt sich für eine professionelle Pflege ein. Laut ihrer Satzung legen die einzelnen Mitgliedsverbände ihrem Pflegeverständnis entsprechend ihrer Zugehörigkeit entweder ein christliches (Deutscher Caritasverband und Diakonisches Werk) oder ein humanitäres (Deutsches Rotes Kreuz) Menschenbild zugrunde. Die Autonomie der einzelnen Mitgliedsorganisationen wird nicht berührt.

Arbeitsgemeinschaft für nephrologisches Pflegepersonal: Abk. AfnP; 1979 gegründeter, eingetragener Verein für Pflegepersonal in der Nephrologie mit Sitz in Bielefeld; **Aufgaben und Ziele:** 1. Erarbeitung von Qualitätskriterien für pflegerisches und technisches Personal; 2. Förderung der Fort- und Weiterbildung mit Einsatz für ein staatlich anerkanntes Weiterbildungsprogramm auf allen Gebieten der klinischen Nephrologie für Pflege- und Hilfspersonal; 3. Mitwirkung an Strukturplanungen nephrologischer Abteilungen; 4. Entwicklung geeigneter Organisationsformen für die Zusammenarbeit von Dialysezentren, Heimdialyse und Transplantation im pflegerischen Bereich; 5. Kommunikation mit Krankenhausträgern, privaten, kommunalen und staatlichen Stellen u. a. medizinischen Gesellschaften und Berufsverbänden zur Verwirklichung der oben genannten Ziele. Die AfnP veranstaltet 2–3 Fortbildungsseminare pro Jahr und regelmäßig jährlich das AfnP-Symposium in Fulda und gibt das „Journal für das nephrologische Team" und „Dialyse aktuell" heraus.

Arbeitsgemeinschaft hämato-onkologischer Pflegepersonen in Österreich: Abk. AHOP; 1997 gegründeter Verein zur Förderung des Berufsbildes des hämato-onkologischen Fachpflegepersonals mit Sitz in Graz; **Aufgaben und Ziele:** Förderung der Kommunikation, Durchführung von Fortbildungsveranstaltungen und jährlicher Tagung sowie Hilfestellungen bei pflegerischen Fragen und Problemen. Vgl. Pflege, onkologische.

Arbeitsgruppe: s. Team.

Arbeitsmedizin: (engl.) *occupational medicine*; Fachrichtung der Medizin, die sich mit den Wechselwirkungen von Arbeit und Gesundheit befasst und heute in erster Linie präventive Aufgaben hat; **Geschichte:** In der Folge der Bismarckschen Sozialgesetzgebung wurden in der Arbeitsmedizin zu Beginn des 20. Jahrhunderts v. a. die Zusammenhänge zwischen beruflich bedingten Belastungen und Erkrankungen beschrieben und erforscht. Im Auftrag der Berufsgenossenschaften waren Arbeitsmediziner im Fall einer eingetretenen Berufskrankheit* für die gutachterliche Absicherung von Entschädigungsleistungen für versicherte Arbeiter und Angestellte zuständig. Mit zunehmendem

Wissen über die Entstehung bestimmter Erkrankungen unter bestimmten Arbeitsbedingungen entwickelte die Arbeitsmedizin ihre präventivmedizinischen Grundlagen. **Aufgabe: 1. Primärprävention:** Gestaltung gesundheitsförderlicher Arbeitsbedingungen durch ärztliche Beratung von Arbeitgebern, Arbeitnehmern sowie Personalvertretungen zu allen Fragen der Wechselwirkungen zwischen Arbeit und Mensch bei ganzheitlicher Betrachtung des arbeitenden Menschen unter Berücksichtigung aller somatischen, psychischen und sozialen Prozesse und Einbezug von Fachgebieten wie Arbeitshygiene, Arbeitstoxikologie, Arbeitsphysiologie und Arbeitspsychologie; **2. Sekundärprävention:** arbeitsmedizinische Vorsorgeuntersuchungen zur Früherkennung und Begutachtung arbeitsbedingter Erkrankungen und Berufskrankheiten, Verhütung arbeitsbedingter Gesundheitsgefährdungen einschließlich individueller und betrieblicher Gesundheitsberatung; **3. Tertiärprävention:** Wiedereingliederung und Verhinderung einer erneuten Erkrankung durch Förderung, Erhalt und Mitwirkung bei der Wiederherstellung von Gesundheit und der Arbeits- und Beschäftigungsfähigkeit des Menschen sowie berufsfördernde Rehabilitation. **Recht:** Arbeitssicherheitsgesetz (Abk. ASiG) vom 12.12.1973, zuletzt geändert am 31.10.2006; Arbeitsschutzgesetz (Abk. ArbSchG) vom 7.8.1996, zuletzt geändert am 31.10.2006; weitere Bestimmungen wie die Röntgenverordnung, die Strahlenschutzverordnung, die Biostoffverordnung, das Arbeitszeitgesetz, die Gefahrstoffverordnung, die Lastenhandhabungsverordnung und die Bildschirmarbeitsplatzverordnung enthalten spezifische Ausführungen zum Schutz vor gesundheitlichen Gefährdungen für das Personal im Gesundheitswesen. Jeder Betrieb hat die Verpflichtung, sich durch einen Arzt für Arbeitsmedizin bei der Umsetzung der gesetzlich verbindlichen Rahmenbedingungen zur Arbeitsgestaltung und Durchführung arbeitsmedizinischer Vorsorgeuntersuchungen beraten und unterstützen zu lassen. Für den Beratungs- und Unterstützungsauftrag an die Arbeitsmedizin gibt es vorgeschriebene Mindesteinsatzzeiten des Arbeitsmediziners. Die Inhalte und die Reihenfolge der Umsetzung orientieren sich am jeweiligen Betrieb und dem spezifischen Bedarf. Sie sind das Ergebnis eines Aushandlungsprozesses zwischen Arbeitgeber, Arbeitnehmervertretung und Arbeitsmediziner. **Hinweis:** Für Beschäftigte im Gesundheitswesen gibt es keine Pflichtuntersuchungen im herkömmlichen Sinne mehr. Grundlage für jede Untersuchung ist die jeweilige tätigkeitsbezogene Gefährdungsbeurteilung nach dem Arbeitsschutzgesetz und der Biostoffverordnung. Auf deren Basis müssen zunächst technische und organisatorische Maßnahmen zur Prävention getroffen werden, die im Idealfall eine arbeitsmedizinische Früherkennungsuntersuchung überflüssig machen. Sollten Gefährdungen durch Primärprävention nicht vermeidbar sein, finden Untersuchungen statt, die sich meistens am berufsgenossenschaftlichen Grundsatz G 42 (Tätigkeiten mit Infektionsgefährdung) orientieren.

Arbeitsplatzhygiene: s. Hygiene.

Arbeitsunfähigkeit: (engl.) *invalidity*; Abk. AU; liegt vor, wenn der Betreffende aufgrund von Krankheit seine zuletzt vor der Arbeitsunfähigkeit ausgeübte Erwerbstätigkeit nicht mehr oder nur unter der Gefahr der Verschlimmerung einer Erkrankung ausführen kann; AU wird von einem Arzt unter Angabe ihrer voraussichtlichen Dauer befristet bescheinigt. Bei der Feststellung der AU z. B. bei Krankheit oder nach einem Arbeitsunfall sind körperlich, geistig und seelischer Gesundheitszustand des Versicherten gleichermaßen zu berücksichtigen. **Häufigkeit:** Krankenstände variieren nach Alter und Geschlecht, arbeitsrechtlichem Status und der Nationalität der Versicherten, aber auch nach Beschäftigungsbereichen und Arbeitsmarktsituation. Im Vergleich zu den Vorjahren wies der Fehlzeitenreport 2006 (B. Badura, H. Schellschmidt, Ch. Vetter) eine Absenkung der durchschnittlichen Arbeitsunfähigkeit auf 4,4 % der Pflichtversicherten aus. Vgl. Berufskrankheiten, Erwerbsunfähigkeit, Erwerbsminderung, Unfallversicherung.

Arbeitsunfall: (engl.) *accident at work*; Unfall eines in der Gesetzlichen Unfallversicherung Versicherten bei einer versicherten Tätigkeit (§ 8 SGB VII); **Kennzeichen:** Ein Arbeitsunfall ist ein zeitlich begrenztes, von außen auf den Körper einwirkendes Ereignis, das zum Gesundheitsschaden oder zum Tod führt und sich innerhalb der Ausübung einer beruflichen Tätigkeit zugetragen hat. Zwischen der versicherten Tätigkeit, dem Unfallgeschehen und dem Körperschaden muss ein ursächlicher Zusammenhang bestehen. Ist ein Schwächeanfall die Ursache des Unfalls am Arbeitsplatz, liegt kein Arbeitsunfall vor. Alkoholbedingte Unfälle eines Arbeitnehmers in Ausübung seiner betrieblichen Tätigkeit unterhalb der Volltrunkenheit sind dann nicht versichert, wenn die Trunkenheit die rechtlich allein wesentliche Ursache für den Unfall war. Fehlverhalten (z. B. Unachtsamkeit, Fehleinschätzung, Leichtsinn) allein reicht nicht aus, um bei nachgewiesenem Alkoholgenuss Trunkenheit als alleinige Ursache anzusehen. **Hinweis:** Versicherte Tätigkeiten sind auch das Zurücklegen des mit der versicherten Tätigkeit zusammenhängenden unmittelbaren Weges von und zur Arbeitsstätte (Wegeunfall*). Versichert sind insoweit auch Arbeitslose, die auf dem Weg zum Arbeitsamt sind, um ihre Meldepflicht zu erfüllen. Vgl. Unfallversicherung.

Arbeitsvertrag: (engl.) *contract of employment*; gemäß § 611 BGB privatrechtlicher Vertrag zwischen dem Arbeitgeber und dem Arbeitnehmer über die Arbeitsleistung durch den Arbeitnehmer und die Zahlung des vereinbarten Arbeitsentgelts durch den Arbeitgeber als Gegenleistung (sog. Haupt-

Arbeitsverweigerungsrecht

pflichten); wichtigste Nebenpflichten sind die Fürsorgepflicht für den Arbeitgeber und die Treuepflicht für den Arbeitnehmer. Der Arbeitgeber hat spätestens 1 Monat nach dem vereinbarten Beginn des Arbeitsverhältnisses die wesentlichen Vertragsbedingungen schriftlich niederzulegen, die Niederschrift zu unterzeichnen und dem Arbeitnehmer auszuhändigen. In der Niederschrift sind mindestens der Zeitpunkt des Beginns des Arbeitsverhältnisses, der Arbeitsort, die Beschreibung der Tätigkeit, die Höhe des Entgelts, die vereinbarte Arbeitszeit, die Dauer des Erholungsurlaubs, die Kündigungsfristen und Hinweise auf Tarifverträge aufzunehmen (§ 2 Gesetz über den Nachweis der für ein Arbeitsverhältnis geltenden wesentlichen Bedingungen). Der Arbeitsvertrag wird i. d. R. auf unbestimmte Zeit geschlossen. **Befristete Arbeitsverträge** sind gemäß § 14 Teilzeitbeschäftigungsgesetz (Abk. TzBfG) nur zulässig, wenn ein sachlicher Grund vorliegt, ohne sachlichen Grund bei Vollendung des 58. Lebensjahrs des Arbeitnehmers und bei Neuanstellung bis zu 2 Jahren Gesamtdauer. Wird nach dem 2-Jahreszeitraum ein weiterer befristeter Arbeitsvertrag abgeschlossen, so gilt das Arbeitsverhältnis i. d. R. als unbefristet. Als sachlicher Grund anerkannt ist z. B. die befristete Einstellung eines Arbeitnehmers als Vertretung eines Stamm-Mitarbeiters, z. B. für in der Elternzeit befindliche Mitarbeiter (§ 21 Bundeselterngeld- und Elternzeitgesetz).

Üblicherweise wird im Arbeitsvertrag eine **Probezeit** vereinbart. Die Dauer der Probezeit ist gesetzlich nicht festgelegt. Tarifverträge enthalten i. d. R. eine festgelegte Probezeit von 6 Monaten; einzelvertraglich sind Probezeiten bis zu 1 Jahr möglich. Wird eine Mitarbeiterin während der Probezeit schwanger, so hat sie einen Weiterbeschäftigungsanspruch. Dieser entfällt, wenn wegen Krankheit eine Erprobung der Mitarbeiterin nicht möglich war oder die Annahme ihrer körperlichen Nichteignung begründet ist.

Im Arbeitsvertrag ist die Dauer des **Erholungsurlaubs** festzulegen. Der Mindesturlaub nach dem Bundesurlaubsgesetz beträgt 24 Werktage in einem Kalenderjahr, wobei das Bundesurlaubsgesetz von einer 6-Tage-Woche ausgeht. Bei einer 5-Tage-Woche beträgt der jährliche Mindesturlaub 20 Tage. In dieser Zeit ist es dem Arbeitnehmer untersagt, eine Erwerbstätigkeit zu leisten. Der volle Urlaubsanspruch entsteht nach 6 Monaten. Der Urlaub sollte in dem entsprechenden Kalenderjahr angetreten werden. Eine Übertragung auf die ersten 3 Monate im Folgejahr ist möglich. Beruht die Nichtgewährung des Urlaubs auf dem Verschulden des Arbeitgebers, so ist eine Verlängerung über die ersten 3 Monate des Folgejahres hinaus möglich. Bei der Festlegung des Urlaubszeitpunktes hat der Arbeitnehmer betriebliche Belange und der Arbeitgeber die Urlaubswünsche des Arbeitnehmers zu berücksichtigen.

Beim **Einstellungsgespräch** können Fragen gestellt werden, die mit der erstrebten Beschäftigung im Zusammenhang stehen; diese muss der Bewerber wahrheitsgemäß beantworten. Lügt der Bewerber, so kann der Arbeitgeber den Arbeitsvertrag wegen arglistiger Täuschung anfechten (§ 123 BGB). Bei unzulässigen Fragen hat der Bewerber ein Recht zur Lüge. Als unzulässig gelten Fragen nach einer Gewerkschaftszugehörigkeit, einer bevorstehenden Heirat, Krankheiten allgemeiner Art, Religions- und Parteizugehörigkeit (Ausnahme bei kirchlichen Arbeitgebern) und nach einer Schwangerschaft. Fragen nach den Vermögensverhältnissen sind nur dann zulässig, wenn mit der Beschäftigung eine Vertrauensstellung verbunden ist. Vorstrafen müssen nur dann angegeben werden, wenn sie für den jeweiligen Arbeitsplatz relevant sind (z. B. Missbrauch von Betäubungsmitteln) und noch nicht im Bundeszentralregister getilgt sind.

Arbeitsverträge können auf der Grundlage eines **Tarifvertrages** abgeschlossen werden oder Hinweise auf die Geltung von Tarifverträgen in bestimmten Bereichen enthalten. Der Tarifvertrag ist ein schriftlicher Vertrag zwischen den Tarifparteien (Gewerkschaft und Arbeitgeber). Tarifverträge regeln die Höhe der Löhne, Gehälter, Urlaub, Arbeitszeit, die Arbeitsbedingungen und die nähere Ausgestaltung der Mitbestimmung. Im Pflegebereich ist der Tarifvertrag öffentlicher Dienst (Abk. TVöD) der wichtigste Tarifvertrag. Als arbeitsrechtliche Regelung in Einrichtungen der Kirchen gelten die Arbeitsvertragsrichtlinien (Abk. AVR), die zwischen Vertretern der Arbeitgeberseite und Vertretern der Arbeitnehmerseite vereinbart werden. Vgl. Gewerkschaft für Beschäftigte im Gesundheitswesen.

Arbeitsverweigerungsrecht: (engl.) *justifiable refusal to work*; Befugnis, Weisungen des Arbeitgebers nicht befolgen zu müssen. Arbeitnehmer sind grundsätzlich aufgrund des Arbeitsvertrages* verpflichtet, dienstliche Anweisungen auszuführen. Werden Anweisungen nicht befolgt, so ist das ein Kündigungsgrund. Eine Arbeitsverweigerung ist aus folgenden Gründen zulässig: **1.** wenn Arbeitnehmer Anweisungen erhalten, die gegen ein Strafgesetz verstoßen; z. B. ist es eine Körperverletzung*, ein Arzneimittel ohne Wissen und ohne Einwilligung des Betroffenen in das Essen zu mischen; **2.** aus Gewissensgründen; **3.** wenn die Sicherheit am Arbeitsplatz nicht gewährleistet ist und der Arbeitnehmer in seinem Leben oder der Gesundheit gefährdet ist, z. B. wenn ein Arbeitnehmer nicht in die Benutzung eines Hebelifters eingewiesen worden ist; **4.** wenn ein Mitarbeiter eine Tätigkeit ausführen soll, die er nicht beherrscht oder für die er nicht qualifiziert ist, z. B. als Pflegehelfer einen Katheter legen. **Hinweis:** Bei Notfällen ist das Arbeitsverweigerungsrecht eingeschränkt. Pflegekräfte müssen Notfallmaßnahmen nach bestem Wissen und ihren Fähigkeiten durchführen. Vgl. Delegation.

Arbeitsweise, rückenschonende: Berücksichtigung und Anwendung der Prinzipien richtiger Hebe-, Brück-, Lagerungs- und Tragetechniken in der Pflege; wesentliche Aspekte sind dabei die Nutzung geeigneter Hilfsmittel (z. B. Patientenlifter*, Drehscheibe, Patientenaufrichter*), der Einsatz kinästhetischer Prinzipien (s. Kinästhetik), die Anwendung der Bobath*-Methode, die Erhöhung der Arbeitsfläche (z. B. Patientenbett auf Hüfthöhe hochfahren), das Tragen geeigneter Schuhe und das Schaffen einer breiten Standfläche, das körpernahe Tragen von Lasten, die Anwendung von Atemtechniken (z. B. Einatmen, beim Anheben der Last kurze Atempause, Ausatmen nach dem Ablegen), die Stärkung und Entlastung der Bauch- und Rückenmuskulatur (s. Rückenschule), das Einbeziehen des Patienten sowie allgemein die Kooperation mit weiteren Pflegekräften. **Hinweis:** Pflegekräfte stehen unter starker körperlicher Belastung. Die Berufsgenossenschaft für Gesundheitsdienst und Wohlfahrtspflege (Abk. BGW) hat ermittelt, dass 2005 ein Viertel der Altenpflegekräfte unter Rückenschmerzen litt und 15 % der Pflegekräfte aufgrund starker Rückenprobleme arbeitsunfähig wurden. Die BGW bietet Versicherten aus Pflegeberufen mit berufsbedingten Rückenbeschwerden ein teilstationäres, 3-wöchiges Rückenkolleg an, das Physiotherapie, ein sportmedizinisches Training, psychische Betreuung bei der Schmerzbewältigung sowie Schulung in berufstypischen Bewegungstechniken umfasst. Eine kontrollierte Evaluationsstudie (K. Kromark, K. Rohjahn, A. Niehaus, 2005) zeigt, dass 77 % der Teilnehmer des Rückenkollegs im Beruf weiterarbeiten konnten, während dies bei einer Kontrollgruppe ohne Schulung nur 57 % waren. Zudem war der Rückgang starker Schmerzen bei den in der Pflege weiterarbeitenden Teilnehmern ausgeprägter als in der Kontrollgruppe. Vgl. Bücktechnik, rückenschonende; Kinästhetik, Gesundheitsförderung, Deutsches Netz Gesundheitsfördernder Krankenhäuser.

Archetyp: (engl.) *archetype*; Urbild, ursprüngliches Modell oder Bild; nach der analytischen Psychologie (C. G. Jung) sind Archetypen die „Dominanten des Kollektiven Unbewussten", die als Niederschlag allgemeingültiger menschlicher Erfahrungen zu werten sind und eine allgemeine seelische Grundlage überpersonaler (nicht an den einzelnen Menschen gebundener) Art für Menschengemeinschaften bilden. Die Bilder sind in Mythen und Religionen (z. B. Märchenfiguren wie alte Weise, Hexen, Stiefmütter, Helden, Götter und Göttinnen der klassischen Sagen) überliefert sowie in jeder Person unbewusst in Form von Trieben, Emotionen* und Vorstellungen präsent.

Argument: (engl.) *argument*; Punkt der Beweisführung, mit der eine Aussage begründet und bekräftigt wird; Argumentation in der Wissenschaft unterliegt logischen Regeln. Werden diese nicht beachtet, kann das Argument als unschlüssig verworfen werden. Damit ist nicht die inhaltliche Richtigkeit einer Aussage widerlegt, sondern lediglich die Art der Beweisführung. Vgl. Evidenz.

Armbad: (engl.) *arm bath*; Teilbad nur für den Arm; Maßnahme der Hydrotherapie*; **Formen: 1.** ansteigendes Armbad: Der Arm wird bis zur Mitte des Oberarms in einer mit Wasser gefüllten Waschschüssel oder im Waschbecken für 10–15 Minuten gebadet, die Wassertemperatur dabei von 36 °C auf 42 °C gesteigert und dann möglichst konstant gehalten. Anwendung: Durchblutungsstörungen, zur Vorbereitung einer Venenpunktion; Gegenanzeige: beginnende Infektion; **2.** kaltes Armbad: Eintauchen des Arms in kaltes Wasser für 10 Sekunden; **3.** als Kaltanwendung, Wechselbad oder ansteigendes Armbad (Hauffe-Schweninger-Armbad) bei erhöhter Herzfrequenz (Tachykardie), Epikondylitis.

Armlagerung: (engl.) *positioning of the arm(s)*; **1.** Lagerungsform des Arms; **a)** Hochlagerung des Arms zur Entstauung bei Ödemen, z. B. bei Lymphabflussstörungen nach Brustentfernung (Mastektomie), oder fehlgeleiteten (paravenösen) Infusionen und bei Oberkörperhochlagerung (s. Herzbettlagerung); Durchführung: Unterpolsterung des Arms mit Lagerungshilfsmitteln (Kissen oder Armrampe), sodass die Hand höher liegt als der Ellenbogen und dieser wiederum höher als das Schultergelenk; **b)** Lagerung des Arms i. R. der Bobath*-Lagerung bei Patienten mit Querschnittsyndromen (z. B. Tetraplegie) zur Vermeidung von Gelenksteife (Kontrakturen) und schmerzhaftem Schulter-Arm-Syndrom; Durchführung: Schultern waagerecht lagern, Hochziehen der Schultern vermeiden, Abduktion des Arms mit ca. 30°, Außen- und Innenrotation des Arms im Wechsel durchführen, Nullstellung bezüglich der Schulterstreckung und Schulterbeugung (vgl. Gelenkbewegung); **2.** Lagerungshilfe in Form eines Keilpolsters aus einem Kunststoffkern mit wischfester Kunstlederhülle oder waschbarem Baumwollbezug (sog. Armrampe), z. B. zur Hochlagerung des Arms oder zur venösen Blutentnahme; **3.** Zusatzplatte für den Operationstisch mit Polstermulde, verstellbarem Gelenk und Gurten zur Fixierung des Arms während einer Operation.

Armschlinge: (engl.) *arm sling*; Bandage zur kurzfristigen Ruhigstellung der oberen Extremität in angewinkelter Position (s. Abb. S. 50); für die Armschlinge kann z. B. auch ein Schlauchverband verwendet werden.

Armutsniveau (ICNP): (engl.) *poverty level*; relative Quote der Anzahl von Mitgliedern einer Gesellschaft, denen die finanziellen oder materiellen Ressourcen fehlen, um eine erwartete Ebene von Grundbedürfnissen zu erreichen; Armut ist nicht nach einheitlichen wissenschaftlichen Kriterien messbar, sondern wird immer in Verhältnis zu den gesellschaftlich aktuellen Versorgungsnormen ge-

Aromapflege

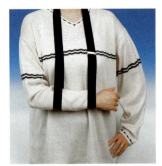

Armschlinge: Fertigprodukt aus Baumwolle [1]

setzt. Im Armuts- und Reichtumsbericht der deutschen Bundesregierung (erstmalig 2000, 2. Bericht 2005) wird ein differenzierter Armutsbegriff verwendet, der Unterversorgungslagen unter verschiedenen Gesichtspunkten beschreibt. Dem zugrunde liegt die Definition des Rates der Europäischen Gemeinschaft von 1984, nach der Personen, Familien und Gruppen als arm gelten, „die über so geringe (materielle, kulturelle und soziale) Mittel verfügen, dass sie von der Lebensweise ausgeschlossen sind, die in dem Mitgliedstaat, in dem sie leben, als Minimum annehmbar ist". **Ursachen von Armut** können relative Einkommensarmut, kritische familiäre Lebensereignisse, soziale Brennpunkte in Großstädten, Obdachlosigkeit und Überschuldung sowie mangelnde Bewältigungskompetenz sein. Stark betroffen sind alleinerziehende Mütter und ihre Kinder. Zunehmend sind alte Menschen dem Risiko der sog. „Altersarmut" ausgesetzt, wenn auch das Gesamtrisiko von über 65-Jährigen unter dem Bevölkerungsdurchschnitt liegt.

Aromapflege: (engl.) *aromatherapeutic care*; Anwendung ätherischer Öle in der Haus- und Klinikkrankenpflege, Kinderkrankenpflege, Altenpflege, Mutter- und Säuglingspflege, Geburtshilfe sowie als pflegerische Begleitung in der Notfallmedizin und in der Pflegebegleitung Sterbender; **Formen: 1. an einem akuten Symptom orientierte** Aromapflege oder Notfallpflege zur Linderung aktueller Beschwerden wie Schmerzen, Wundsymptome, Kreislaufschwächen; Anwendung in Form von oraler Gabe, Inhalationstherapie*, lokaler Einreibung, Kompressen oder Bädern, häufig in Verbindung mit anderen Heilmitteln, Heilmethoden; wird vom behandelnden Arzt verordnet; **2. regenerative** Aromapflege zur Vorbeugung sowie zum Kräfteaufbau; dient der Erholung des Patienten während oder nach Krankheit, Unfall, Operation, kräftezehrenden Ereignissen, respiratorischen Behandlungen und Unterstützung wiederherstellender Anwendungen; Anwendung in Form von Raumduftzerstäubern, Massagen oder Bädern; der behandelnde Arzt ist in Kenntnis gesetzt; **3. psychosomatisch orientierte** Aromapflege oder Seelenpflege zur Unterstützung und Begleitung in emotionaler Belastung und seelisch subjektiv empfundenen Krisen wie Angst, Mutlosigkeit, Verzweiflung, Trauer, z. B. im Wochenbett, vor und nach Operation, bei chronischen Organsymptomen bzw. -beschwerden oder Ohnmachtsempfindungen; Anwendung in Form einer Einreibung, Massage oder als Bad; oft in Zusammenarbeit mit dem Arzt, Psychologen oder Seelsorger; **4. heilpädagogische** Aromapflege, um dem Patienten bewusst zu machen, dass sein derzeitiges Kranksein und die augenblickliche Lebenslage Ausdruck des persönlichen Entwicklungsweges sind, an dem er Wesentliches über sich selbst erfahren kann; Anwendung in Form einer Massage oder als Bad; der behandelnde Arzt ist in Kenntnis gesetzt. **Hinweis: 1.** Bei allen Pflegearten werden nur hochwertige, natürliche ätherische Öle und reine Pflanzenöle oder andere naturbelassene Trägersubstanzen verwendet. **2.** Bei psychosomatisch orientierter und heilpädagogischer Aromapflege ist eine ausführliche Anamnese nach den Regeln der Aromakunde notwendig; beim Einsatz von einem akuten Symptom orientierter und regenerativer Aromapflege sollten die Öle nach genauen Vorgaben der Situation und der Verfassung des Patienten angemessen ausgewählt werden. Vgl. Aromatherapie, Heilpflanzen.

Autor: Jürgen Trott-Tschepe.

Aromatherapie: (engl.) *aromatherapy*; therapeutische Anwendung von Geruchsstoffen verschiedener Pflanzen (v. a. Aromazusätzen* in Form ätherischer Öle*) mit der Vorstellung, dass deren energetische Kräfte auf den Menschen übertragen werden; die Verabreichung erfolgt in Form oraler Gaben, perkutan durch Bäder, Massagen, Wickel und inhalativ durch gebrauchsfertige Aerosole. **Ziel:** Optimierung und Harmonisierung der Selbstheilungskräfte zur Gesunderhaltung und im Krankheitsfall; **Wirkung:** Duftöle schützen und unterstützen biologische Funktionen: über die Prophylaxe hinausgehende Behandlung von körperlichen als auch seelischen Symptomen mit meist immunbiologisch wirksamen ätherischen Ölen. Als gesichert kann gelten, dass die komplexen chemischen Verbindungen von Duftmolekülen diverse zentralnervöse Wirkungen entfalten können. Hierbei sind stimmungsbeeinflussende und endokrine Wirkungen nachweisbar. **Nebenwirkungen:** Es wurden teilweise toxische Effekte bei zu hoher Dosierung nachgewiesen; bei Schwangeren, Kleinkindern, Allergikern und Epileptikern ist prinzipiell Vorsicht geboten. **Gegenanzeigen:** Bei bekannten Allergien und Unverträglichkeiten sollte von einer Aromatherapie abgesehen werden. Vgl. Heilpflanzen.

Aromazusatz: (engl.) *aromatic additive*; Verwendung von Geruchsstoffen zu therapeutischen Zwecken (s. Aromatherapie) oder als Zusatz in Lebensmitteln zur Verbesserung des Geruchs und Geschmacks; Aromen werden in unterschiedliche

Gruppen eingeteilt: **1.** natürliche Aromastoffe in Form von ätherischen Ölen* und Hydrolaten; **2.** naturidentische Aromastoffe, die zwar chemisch den natürlichen entsprechen, aber künstlich hergestellt werden und keinerlei pflegerisch-therapeutischen Wirkungswert besitzen; **3.** künstliche Aromastoffe, die in der Natur nicht vorkommen; ebenfalls ohne pflegerisch-therapeutischen Wirkungswert; **4.** Aromaextrakte, die ein aus der Frucht oder dem Gewürz herausgelöstes Stoffgemisch darstellen.

Arrhythmie (ICNP): (engl.) *arrhythmia*; unregelmäßiger oder fehlender Rhythmus, i. e. S. zeitliche Unregelmäßigkeit der elektrischen Herz- oder Hirntätigkeit; vgl. EEG.

Artefakt: (engl.) *artifact*; Kunstprodukt; **1.** Auffälligkeit in einem Untersuchungsbefund ohne z. B. physiologisches oder pathologisches Korrelat (Zusammenhang mit Messergebnissen); **2.** Wunde, die der Patient sich i. R. einer Selbstverletzung (s. Verhalten, selbstverletzendes) zugefügt hat.

Arterien: (engl.) *arteries*; Schlagadern; vom Herzen wegführende, pulsierende Blutgefäße, die sauerstoffreiches Blut führen (Ausnahme: Lungenschlagader, Arteria pulmonalis); s. Abb. S. 52; **Aufbau:** typischer 3-schichtiger Wandaufbau; **1.** Tunica interna (Intima): kleidet mit einem einschichtigen Endothel (einschichtiges Plattenepithel, s. Epithelgewebe), das einer Basalmembran aufsitzt, die Blutgefäße aus; **2.** Tunica media (Media): setzt sich aus zirkulär und schräg angeordneten glatten Muskelfasern sowie elastischen Fasern zusammen; **3.** Tunica externa (Externa, Adventitia): lockeres Bindegewebe, das die Gefäße von der Umgebung abgrenzt; enthält ernährende Gefäße und Gefäßnerven; **Hinweis:** Die eher peripher gelegenen Arterien vom muskulären Typ weisen in der Tunica media kräftige Muskelfasern auf und dienen der Aufrechterhaltung des Blutdrucks*. Die herznahen großen Arterien (z. B. Aorta) sind Arterien vom elastischen Typ mit einem hohen Anteil an elastischen Fasern in der Tunica media. Diese elastischen Eigenschaften ermöglichen einen kontinuierlichen Blutfluss. Vgl. Blutkreislauf.

Arterienpunktion: (engl.) *arterial puncture*; ärztliche Blutentnahme* aus einer Schlagader vorwiegend zur Blutgasanalyse*; bevorzugte Punktionsorte sind Arteria radialis im Handgelenkbereich oder Arteria femoralis in der Leistengegend. **Durchführung:** Für die Blutentnahme ist ein spezielles Blutgasanalyse-Röhrchen oder eine heparinisierte Spritze vorzubereiten. Nach der Punktion ist eine manuelle Kompression der Entnahmestelle für ca. 2 Minuten durchzuführen, um die Bildung eines Hämatoms* zu vermeiden. Anschließend wird für ca. 10 Minuten ein durch die Pflegefachkraft zu überprüfender Kompressionsverband* angebracht.

Arteriosklerosemittel: (engl.) *antiarteriosclerotics*; Arzneimittel* zur Symptomtherapie und Prophylaxe der Arteriosklerose (krankhafte Veränderung der Arterien mit Verengung, Verhärtung, Verdickung und Elastizitätsverlust); für eine erfolgreiche Bekämpfung der Arteriosklerose und deren Folgeerscheinungen ist in erster Linie die Beseitigung der Risikofaktoren (u. a. Bluthochdruck, Erhöhung der Blutfettwerte, Nicotinkonsum) notwendig, da eine sichere medikamentöse Therapie nicht möglich ist. **Wirkstoff: 1. den Fettstoffwechsel beeinflussende Arzneimittel:** z. B. Lipidsenker*, pflanzliche Präparate mit Sitosterol (hemmt die Resorption* von Cholesterol); **2. gerinnungshemmende Arzneimittel:** z. B. Heparin (s. Antikoagulanzien); niedrig dosierte Acetylsalicylsäure oder ADP-Rezeptorantagonisten wie Clopidogrel; **3. durchblutungsfördernde* Mittel:** z. B. Cinnarizin; **4. Iodpräparate:** z. B. Kaliumiodid und Proloniumiodid sollen zur Blutviskositätssenkung (s. Viskosität) und zur Erweichung der Gefäßwände führen; der therapeutische Wert ist umstritten; schwere Nebenwirkungen möglich. **Hinweis:** Auch Ballaststoffe*, Knoblauchpräparate (umstritten) und Omega-3-Fettsäuren (verändern das HDL/LDL-Verhältnis) können den Fettstoffwechsel positiv beeinflussen.

Arthritisschmerz (ICNP): (engl.) *arthritis pain*; von Entzündungszeichen (s. Entzündung) begleiteter Gelenkschmerz, der bei Bewegung und in Ruhe auftritt; **Ursachen:** u. a. Erkrankungen des rheumatischen Formenkreises, Gelenkentzündung (infektiöse Arthritis), Schuppenflechte (Psoriasis); **Maßnahme: 1.** Kontrolle der Schmerzen und Erhaltung der Gelenkfunktion durch aktive und passive Bewegungsübungen; **2.** Wärmeanwendungen v. a. bei chronischen Entzündungen, Kälteanwendungen v. a. bei akuten Entzündungen; **3.** medikamentöse Schmerztherapie*. Vgl. Schmerz.

Artikulation: (engl.) *1. articulation, 3. joint*; **1.** (sprachwissenschaftlich) Gliederung des Gesprochenen: Lautbildung, deutliche Aussprache von Silben, Wörtern oder Sätzen; **2.** verbale Formulierung von Gefühlen und Gedanken; **3.** (orthopädisch) Gelenkverbindung; bewegliche Verbindung zwischen 2 oder mehreren Knochen.

Artikulationsstörung: (engl.) *articulation disorder*; Störung der Artikulation*, die auf Sprachversagen (Aphasie*), Leseunfähigkeit (Alexie*), Stimmlosigkeit (Aphonie*), Stammeln (Dyslalie*), Stottern* oder undeutliches Sprechen zurückzuführen ist; mögliche **Ursachen:** Verletzung der Großhirnrinde, Muskellähmung, Fehlbildung der Sprachorgane, emotionale oder psychische Anspannung, Stress, Depression oder schwere geistige Behinderung.

Arzneiformen: (engl.) *drug forms*; Zubereitungen von Arzneistoffen; bei der Zubereitung werden unwirksame Substanzen mit dem Wirkstoff so verarbeitet, dass sie in der individuell erforderlichen Art verabreicht werden können. Die Verarbeitungsart bestimmt Eintritt und Dauer der Wirkung. **Formen: 1.** fest: z. B. Tablette, Kapsel, Pulver, Granulat, Dragée, Implantat; **2.** halbfest: Salbe, Creme, Paste, Gel, Zäpfchen, Suspension und

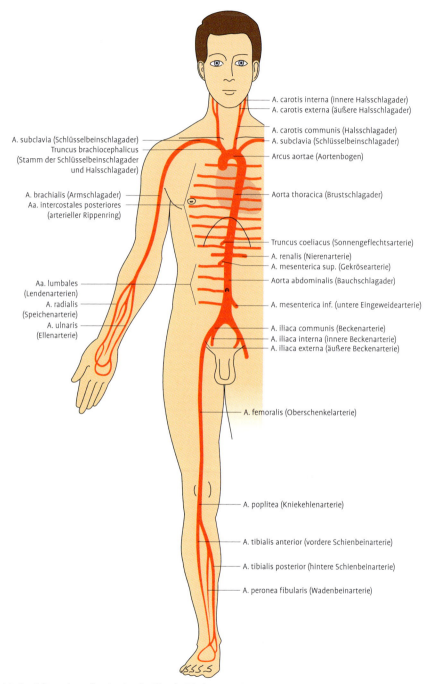

Arterien: Schema der großen Arterien des Körperkreislaufs; A.: Arteria, Aa.: Arteriae [94]

Emulsion; **3. flüssig:** Tropfen, Saft, Tinktur, Sirup, Öl und Lösung; **4. gasförmig:** Inhalat und Aerosol*; **5. durch Drogenextraktion gewonnen:** z. B. wässriger Auszug, Tinktur, Extrakt; **6.** therapeutische Systeme: transdermales und gastrointestinales System, Intrauterinpessar.

Arzneimittel: (engl.) *drugs*; Pharmaka; syn. Medikamente; Mittel, die zu diagnostischen, therapeutischen oder prophylaktischen Zwecken eingesetzt werden (zur Indikation: s. Tab.); bestehen jeweils aus einem oder mehreren aktiven Wirkstoffen, die aus natürlichen Grundstoffen oder synthetisch hergestellt werden, sowie meist einem oder mehreren inaktiven Hilfsstoffen. Herstellung, Lagerung und Vertrieb sind im Arzneimittelgesetz* und in der Apothekenbetriebsordnung geregelt. Als Arzneimittel gelten z. B. auch Gegenstände, die ein Arzneimittel enthalten und mit dem menschlichen oder tierischen Körper in Berührung kommen, oder Verbandstoffe zur Anwendung an deren Körper (sog. fiktive Arzneimittel, Geltungsarzneimittel). Abgegrenzt von den Arzneimitteln werden u. a. Medizinprodukte*, Lebensmittel, kosmetische Mittel und Bedarfsgegenstände. **Einteilung: 1. freiverkäufliche** Arzneimittel: Arzneimittel, die auch außerhalb von Apotheken verkauft werden dürfen; dabei muss laut Arzneimittelgesetz* immer eine Person anwesend sein, die den erforderlichen Sachkundenachweis über den Umgang mit den angebotenen Arzneimitteln erbracht hat. **2. apothekenpflichtige** Arzneimittel: Arzneimittel, die ausschließlich in Apotheken verkauft werden dürfen; **3. verschreibungspflichtige** Arzneimittel: Arzneimittel, die ausschließlich in Apotheken und nur auf ärztliche, zahnärztliche oder tierärztliche Verschreibung (Rezept*) abgegeben werden dürfen; **Hinweis:** Arzneimittel sind insbesondere vor Kindern zu sichern. Vgl. Heilmittel, Hilfsmittel, Heilpflanzen.

Arzneimittelabhängigkeit: (engl.) *drug addiction, drug dependence*; syn. Medikamentenabhängigkeit; krankhaftes Angewiesensein auf ein oder mehrere Arzneimittel*; **Einteilung: 1. Arzneimittelsucht:** Zustand periodischer oder chronischer Vergiftung, der durch wiederholte Zufuhr eines natürlichen oder synthetischen Arzneimittels ausgelöst wird; Kennzeichen: **a)** Zwang, dieses Arzneimittel wiederholt einzunehmen und es sich mit allen Mitteln zu verschaffen (Versklavung); **b)** Tendenz, die Dosis zu steigern (Toleranz); **c)** psychische oder physische Abhängigkeit von der Wirkung des Arzneimittels; Folge: Bei Entzug kommt es zu Abstinenzerscheinungen sowie zu Schädigungen, die sowohl für den Betroffenen sozial und gesundheitlich als auch für die Gesellschaft eine hohe Gefährdung darstellen. **2. Arzneimittelgewöhnung:** Zustand, der sich durch die wiederholte Anwendung eines Arzneimittels ergibt; Kennzeichen: **a)** Wunsch, aber kein Zwang, das betreffende Arzneimittel weiter einzunehmen;

Arzneimittel
Therapie und Prophylaxe mit Arzneimitteln

Arzneimittel	Symptome oder Krankheiten
Aknemittel	Akne
Analgetika	Schmerzen
Antarthritika	Gelenkentzündung (Arthritis)
Antazida	Magenübersäuerung
Anthelminthika	Wurmbefall
Antiadiposita	Fettleibigkeit (Adipositas)
Antiallergika	Allergien
Antianämika	Blutarmut (Anämie)
Antiarrhythmika	Herzrhythmusstörungen
Antiasthmatika	Bronchialasthma
Antibiotika, Chemotherapeutika	bakterielle Infektionen
Antidepressiva	Depression
Antidiabetika	Diabetes mellitus
Antidiarrhoika	Durchfälle
Antidota	Vergiftungen
Antidysmenorrhoika	schmerzhafte Monatsblutungen
Antidyspeptika	Verdauungsstörungen
Antiemetika	Brechreiz, Übelkeit (vorübergehend)
Antiepileptika	Fallsucht (Epilepsie)
Antiglaukomatosa	erhöhter Augeninnendruck (Glaukom)
Antihidrotika	übermäßige Schweißabsonderung
Antihistaminika	Allergie
Antihypertensiva, Vasodilatatoren	Bluthochdruck (Hypertonie)
Antihypoglykämika	erniedrigter Blutzuckerspiegel (Hypoglykämie)
Antihypotonika	erniedrigter Blutdruck (Hypotonie)
Antikoagulanzien	verstärkte Blutgerinnung
Antimykotika	Pilzkrankheiten
Antineoplastika	Geschwulstbildungen, Gewebewucherungen
antiparasitäre Mittel	Hautparasiten (Krätzmilben, Läuse, Flöhe)
Antiparkinsonmittel	Parkinson-Syndrom
Antiphlogistika	Entzündungen
Antipruriginosa	Juckreiz
Antipyretika	Fieber
Antirheumatika	Erkrankungen des rheumatischen Formenkreises
Antiseptika	Infektionen an Körperoberflächen
Antituberkulotika	Tuberkulose

Fortsetzung nächste Seite

Arzneimittelabhängigkeit

A (Fortsetzung v. S. 53)

Arzneimittel
Therapie und Prophylaxe mit Arzneimitteln

Arzneimittel	Symptome oder Krankheiten
Antitussiva	Husten
Antivertiginosa	Schwindelzustände
Aphrodisiaka	verringerter Geschlechtstrieb (Alibidinie)
Arteriosklerosemittel	Arteriosklerose
Azidosetherapeutika	Azidose
Cholagoga	Gallen(weg)erkrankungen
Cholelitholytika	Gallensteine
Chondroprotektiva	Knorpeldegeneration
Dermatika	Hauterkrankungen
Diuretika	verminderte Harnausscheidung
durchblutungsfördernde Mittel	Durchblutungsstörungen
Entwöhnungsmittel	Abhängigkeit (Alkohol, Nicotin u. a.)
Expektoranzien	gestörte Bronchialsekretion
Fibrinolytika	Thrombusbildung, Gerinnungsstörungen
Gastrokinetika	gestörte (verlangsamte) Magenentleerung
Geriatrika	Altersbeschwerden
Gichttherapeutika	Gicht
Grippemittel	grippale Infekte, Erkältungskrankheiten
Gynäkologika	gynäkologische Erkrankungen
Hämorrhoidenmittel	Hämorrhoiden
Hämostatika	Blutungen, Blutungsneigung
Hepatika	Leberschäden
Hypnotika	Schlafstörungen
Immunstimulanzien	geschwächtes Immunsystem
Immunsuppressiva	Autoimmunerkrankungen, Organtransplantationen
Kardiaka	Herzkrankheiten
Karminativa	Blähungsbeschwerden
Keratolytika	Schwielen, Warzen, Akne
Klimakterium-Therapeutika	Wechseljahrsbeschwerden
Kontrazeptiva	präventive Empfängnisverhütung
Koronartherapeutika	koronare Herzkrankheit
Laxanzien	Stuhlverstopfung (Obstipation)
Lipidsenker	erhöhte Blutfettwerte
Lokalanästhetika	Juckreiz, Schmerzen
Magen-Darm-Mittel	Magen-Darm-Krankheiten
Migränemittel	Migräne

Arzneimittel
Therapie und Prophylaxe mit Arzneimitteln

Arzneimittel	Symptome oder Krankheiten
Mineralstoffpräparate	Mineralstoffmangel
Mund- und Rachentherapeutika	Mund- und Rachenraumerkrankungen
Muskelrelaxanzien	Muskelverspannungen
Neuroleptika	psychotische Erkrankungen
Nidationshemmer	postkoitale Empfängnisverhütung
Nootropika	eingeschränkter Gehirnstoffwechsel
Ophthalmika	Augenkrankheiten
Osteoporosemittel	Osteoporose
Otologika	Ohrenkrankheiten
Psychopharmaka	Nerven- oder psychische Erkrankungen
Rhinologika	Nasen- und Nasennebenhöhlenerkrankungen
Schilddrüsentherapeutika	Schilddrüsenerkrankungen
Sedativa	Unruhe, Angst
Spasmolytika	Krämpfe der glatten Muskulatur
Urologika	Harnwegerkrankungen
Virostatika	virusbedingte Infektionen
Warzenmittel	Warzen
Wundbehandlungsmittel	Wunden
Zytostatika	Krebs, Warzen

Die aufgeführten Arzneimittel sind im Werk verzeichnet.

b) geringe oder keine Tendenz zur Steigerung der Dosis; c) psychische, aber keine physische Abhängigkeit von den Wirkungen des Arzneimittels; Folge: bei Entzug keine körperlichen Abstinenzerscheinungen; eventuelle Schädigungen ergeben sich nur für den Betroffenen; 3. **Arzneimittelmissbrauch:** zweckentfremdeter oder übermäßiger Gebrauch eines Arzneimittels; Kennzeichen: a) Ein ärztlich verschriebenes Arzneimittel wird in überhöhter Dosis oder zu nicht beabsichtigten Zwecken verwendet. b) Arzneimittel werden ohne medizinische Notwendigkeit eingenommen (als Experiment oder um sich in einen Rauschzustand zu versetzen). Arzneimittelmissbrauch ist noch keine Sucht, sie kann jedoch daraus hervorgehen. **Ursachen:** Neben der Verfügbarkeit und der pharmakologischen Wirkung des Arzneimittels sind für die Entwicklung einer Abhängigkeit* die Struktur der Persönlichkeit sowie das soziale Lebensumfeld des Betroffenen von Bedeutung. Häufig geht eine Phase des Missbrauchs* voraus. **Maßnahme:** Entziehung (meist stationär als Entziehungskur, dabei kann es zum Entzugssyndrom* kommen), Entwöhnung*, eventuell begleitend Psychotherapie*. Vgl. Abhängigkeit.

Arzneimittelgesetz: Abk. AMG; „Gesetz über den Verkehr mit Arzneimitteln" in der Fassung vom 12.12.2005, zuletzt geändert am 21.12.2006; definiert Arzneimittel* als Stoffe oder Zubereitungen aus Stoffen, die dazu bestimmt sind, durch Anwendung am oder im menschlichen oder tierischen Körper Krankheiten, Leiden oder Körperschäden zu heilen, zu lindern, zu verhüten oder zu erkennen; **Inhalt: 1.** Vorschriften über die Herstellung, Prüfung, Zulassung, Registrierung und Kontrolle von Arzneimitteln; **2.** Das AMG unterscheidet Arzneimittel im Hinblick auf ihre Abgabefähigkeit in freiverkäufliche, apothekenpflichtige und verschreibungspflichtige Arzneimittel. Jede Abgabe von verschreibungspflichtigen Arzneimitteln ohne ärztliche Verordnung bzw. entgegen der zugelassenen Indikation stellt eine Straftat gemäß §§ 48, 96 AMG dar. **3.** Klinische Prüfungen eines Arzneimittels dürfen gemäß § 40 AMG bei Menschen nur durchgeführt werden, wenn eine Einwilligung dazu vorliegt. Diese Einwilligung ist nur wirksam, wenn die Person, die sie abgibt, geschäftsfähig ist und die Einwilligung selbst und schriftlich erteilt hat. Die Prüfung darf nicht bei Personen vorgenommen werden, die aufgrund einer gerichtlichen oder behördlichen Anordnung in einer Anstalt untergebracht sind. Soll die klinische Prüfung bei einer an einer Krankheit leidenden Person durchgeführt werden, bei der das zu prüfende Medikament der Behebung dieser Krankheit dient, so genügt bei einwilligungsunfähigen Personen die Einwilligung des gesetzlichen Vertreters (§ 41 AMG). **4.** Das AMG regelt auch die Aufklärung der Verbraucher und die Gefährdungshaftung für pharmazeutische Unternehmer.

Arzneimittelinteraktion: (engl.) *drug interaction*; pharmakologische Wechselwirkung zwischen 2 oder mehreren Arzneimitteln*; bewirkt eine quantitative oder qualitative Wirkungsänderung von gleichzeitig oder nacheinander verabreichten Medikamenten; **Einteilung: 1. pharmakodynamische** Interaktion: Wirkstoffe zeigen gleiche oder entgegengesetzte Wirkung. **2. pharmakokinetische** Interaktion: Resorption, Verteilung oder Ausscheidung der Wirkstoffe werden beschleunigt oder verlangsamt. **Hinweis:** Auch pflanzliche Arzneimittel können mit anderen Pharmaka in Wechselwirkung treten. Daher bei Anamnese* immer mit nennen (lassen).

Arzneimitteltablett: (engl.) *drug tray*; Tablett für den täglichen Arzneimittelbedarf der Patienten einer Station; Patienten erhalten entweder eine Einzeldosis entsprechend der Tageseinteilung oder den gesamten Tages- oder Wochenbedarf in einem Dispenser*. Im Zeitraum zwischen Vorbereitung und Verteilung der Arzneimittel* ist das Tablett vor unbefugtem Zugriff zu sichern. **Hinweis:** In Altenpflegeeinrichtungen nehmen Bewohner grundsätzlich ihre eigenen, vom Hausarzt verordneten Arzneimittel. Im Einzelfall ist zu prüfen, ob diese überhaupt mit dem Tablettsystem verteilt werden oder beim Bewohner verbleiben können.

Arzneimittelwirkung, unerwünschte: (engl.) *undesirable drug interaction*; Abk. UAW; auch Nebenwirkung; jede nicht erwünschte Wirkung eines Arzneimittels*, die neben der erwünschten Hauptwirkung auftritt und ggf. so schwerwiegend sein kann, dass die Behandlung verändert oder die Medikation abgesetzt werden muss; Auftreten und Ausmaß einer UAW können individuell sehr unterschiedlich sein, da u. a. Geschlecht, Alter, Enzymbestand und Gewicht die medikamentöse Toleranz verändern.

Arzneipflanzen: s. Heilpflanzen.

ASA-Klassifikation: (engl.) *ASA classification*; Abk. für **A**merican **S**ociety of **A**nesthesiologists; Instrument zur Einteilung von Patienten in 5 Risikogruppen (s. Tab.) zur Abschätzung des Operationsrisikos, v. a. der Sterblichkeit (Mortalitätsrate) durch eine Operation; die ASA-Klassifikation ist sehr ungenau.

ASB: Abk. für **A**rbeiter*-**S**amariter-**B**und.

ASE: Abk. für **a**tem**s**timulierende **E**inreibung*.

Asepsis: (engl.) *asepsis*; Keimfreiheit zur Vermeidung von Infektion* oder Kontamination*; wird erzielt durch Anwendung von Desinfektion* oder Sterilisation* sowie aller Maßnahmen zum Ausschluss von Infektionsmöglichkeiten z. B. bei chirurgischen Eingriffen oder Verbandwechsel. Vgl. Antisepsis.

ASA-Klassifikation
Abschätzung des perioperativen Risikos

Klasse	Definition
ASA I	normale, gesunde Patienten ohne regelmäßige Medikamenteneinnahme, kein extremes Alter
ASA II	Patienten mit leichter Allgemeinerkrankung ohne regelmäßige Medikamenteneinnahme; Patienten mit extremem Alter (z. B. Neugeborene, älter als 60 Jahre)
ASA III	schwere Allgemeinerkrankung mit regelmäßiger Medikamenteneinnahme
ASA IV	lebensbedrohliche Allgemeinerkrankung
ASA V	sterbender Patient; geschätzte Lebensdauer <24 Stunden mit oder ohne Operation
e	wird an die Klasse angehängt, wenn es sich um einen Notfalleingriff handelt

Asomnie: s. Schlaflosigkeit.

Aspiration (ICNP): (engl.) *aspiration*; **1.** (allgemein) Ansaugen von Gasen, Flüssigkeiten oder festen Stoffen; **2.** (therapeutisch) Entfernen von körpereigenen (z. B. Schleim, Blut, Rückenmarkflüssigkeit, Stuhl, Darmgase) und körperfremden (z. b. verschluckte Gegenstände) Substanzen aus dem Körper mit Hilfe einer Absaugvorrichtung; vgl. Absaugen, Absauggerät; **3.** (pathologisch) Eindringen flüssiger oder fester Stoffe (Mageninhalt, Blut, Fremdkörper) in die Atemwege während der Einatmung; **Vorkommen: a)** bei Bewusstlosen aufgrund fehlender Husten- und Schluckreflexe; **b)** bei Narkoseeinleitung am nicht nüchternen Patienten (vgl. Intubation, Narkose); **c)** bei Erbrechen/Koterbrechen (Miserere*) infolge Darmpassagestörung (Ileus); mögliche **Folge:** Verlegung (Verschluss) der Atemwege, Sauerstoffmangel* (Hypoxie), Lungenentzündung (Aspirationspneumonie), Schocklunge (akutes Lungenversagen). Vgl. Aspirationsprophylaxe.

Aspirationsprophylaxe: (engl.) *aspiration prophylaxis*; vorbeugendes pflegerisches Handeln bei Gefahr der Aspiration*; **Anwendung: 1.** Patienten mit eingeschränkten Husten- und Schluckreflexen: Nach dem Essen bzw. nach Gabe einer größeren Portion Sondenkost* über eine Magensonde* Oberkörperhochlagerung anregen/durchführen. **2.** Unfallhilfe: Bewusstlose in stabile Seitenlagerung* bringen; Erbrochenes fließt aus dem zur Seite gewandten Mund ab. Keinesfalls Rücken- oder Bauchlagerung vornehmen! Bei Atemstillstand* zunächst Mund-zu-Mund-Beatmung (Atemwege freimachen!) in Rückenlage des Patienten als lebensrettende Maßnahme. **3.** Zur Milderung der Folgen einer Narkoseeinleitung vor Operationen mindestens 6–8 Stunden Essen und Trinken unterlassen, Gabe von Magensäure bindenden Medikamenten (Antazida*) nach ärztlicher Anordnung; bei Notfalleingriffen am nicht nüchternen Patienten und bei bestimmten bauchchirurgischen Eingriffen (z. B. Darmverschluss) Absaugen des Mageninhaltes über Magensonde und Durchführung einer speziellen Narkoseeinleitung, u. a. mit Verzicht auf Maskenbeatmung*.

Assessment: Beurteilung, Bewertung; **1.** (Pflege) standardisierte und dokumentierte Einschätzung und Beurteilung des Patienten auf Grundlage der Daten, die i. R. des Pflegeprozesses* durch Kommunizieren, Beobachten, Sammeln und Prüfen von Information nach standardisierten Schemata gewonnen wurden; **Anwendung:** u. a. **a)** zur Beurteilung der Selbständigkeit älterer Menschen, z. B. nach Schlaganfall, bei chronischer Verwirrtheit* und dadurch verursachter Pflegebedürftigkeit*; **b)** zur Erfassung des Dekubitusrisikos (s. Dekubitus) und des Sturzrisikos (s. Sturzrisikofaktoren); **c)** Assessmenterhebungen in Form eines standardisierten Erhebungsbogens werden auch i. R. der Begutachtung zur Pflegebedürftigkeit nach SGB XI durch den MDK* durchgeführt, hier im Zusammenhang mit § 45a SGB XI (s. Aktivitäten des täglichen Lebens, Pflegeversicherung). **Hinweis:** Standardisierte Assessmentinstrumente werden für die meisten Pflegephänomene zur Unterstützung des diagnostischen Prozesses entwickelt und evaluiert. **2.** (psychologisch) Betrachtung der physiologischen Ebene, der psychischen Ebene in den Bereichen Kreativität und Kognitivität, der sozialen Ebene (unmittelbares Umfeld, Familie, Angehörige) und der biographischen Ebene (Lebensgeschichte, Anamnese); unterschieden werden das niederschwellige geriatrische Screening, das geriatrische Assessment und das Sozialassessment (gerontopsychiatrisch, neurologisch). **3.** (Qualitätsmanagement) (Selbst-)Bewertung oder (Self-)Assessment in der Qualitätsbewertung nach EFQM*.

Assessment Familienprozess: (engl.) *assessment of strategies in families-effectiveness*; von M.-L. Friedemann entwickeltes Instrument zur Erfassung von Familienprozessen im Zusammenhang mit Pflege; nach Friedemann ist das Ziel, in der Pflege von Familien* Stabilität, Kongruenz* und Gesundheit zu fördern, wobei Gesundheit in diesem systematischen Sinn Ausdruck der Kongruenz innerhalb des Familiensystems ist. Maßgeblich für das Streben nach Kongruenz sind die menschlichen Handlungen, die in 4 Prozessdimensionen zum Ausdruck kommen (s. Abb.). Diese Dimensionen sind

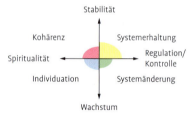

Assessment Familienprozess: Diagramm als Assessment des Familienprozesses nach der Theorie des systemischen Gleichgewichts mit einem kongruenten, gesunden Familiensystem

auf die Prozessdimensionen des Familiensystems i. S. von Familienaufgaben übertragbar: **1. Systemerhaltung:** Handlungen, die das Familienleben dauerhaft organisieren und sich von Familie zu Familie unterscheiden; Ziel ist es, Stabilität zu erhalten und eine Regulation oder Kontrolle der Familie zu erreichen, z. B. feste Essenszeiten, Besuchsrituale, regelmäßige Anrufe. **2. Kohärenz:** Handlungen, die die Zusammengehörigkeit und die emotionalen Bindungen innerhalb der Familie fördern; Ziel ist es, Stabilität zu erhalten und Spiritualität* (Sinnfindung) zu fördern, z. B. Familienereignisse begehen (Geburts-, Hochzeits- und Todestage), Austausch von Zärtlichkeiten, Respektieren der persönlichen Grenzen, Integration der Schwiegerkinder u. a. Lebenspartner. Bei der Erfassung können auch hemmende Faktoren ermittelt werden; die Kohärenz fällt dann entsprechend gering aus. **3. Individuation***: alle Aktionen, die von einzelnen Mitgliedern der Familie ausgehen, die mit Systemen der Umwelt Bindungen eingehen und die individuelle Entwicklung verfolgen; Individuation zielt ebenfalls auf Spiritualität. Hier werden außerdem Persönlichkeits- und Meinungsunterschiede verhandelt, was zu persönlichem und familiärem Wachstum führt. **4. Systemänderungen**: entstehen durch innere und äußere Einflüsse auf das Familiensystem; Handlungen stellen hier eine Anpassungsleistung der Familie dar, die ebenso Prüfung und Änderung von Familienwerten beinhalten können. Diese Handlungen zielen auf Wachstum sowie Regulation und Kontrolle des Familiensystems. Die Situation in einer Familie kann anhand der Informationssammlung bezüglich der Familie mit Hilfe des Diagramms visualisiert werden. Wenn durch Krankheit eines Familienmitglieds das Familiensystem gestört ist, verändern sich Relationen in der graphischen Darstellung. Je nach Gewichtung kann es dann z. B. notwendig werden, die Systemerhaltung oder auch die Individuation eines Mitglieds zu fördern, um wieder zu einer stabilen Konstellation zurückzufinden. Die Förderung muss sich nicht in konkreten Pflegemaßnahmen äußern, sondern kann in Form einer Beratung* stattfinden, damit die Familie ihre Selbsthilfepotentiale aktivieren kann (z. B. Putzhilfe organisieren, Tagesabläufe ändern, regelmäßige Besuchsdienste, Anträge auf Leistungen der Pflegeversicherung*). **Hinweis**: Dieses Erfassungsinstrument hilft, momentane Organisations- und Verhaltenstendenzen in Familien z. B. in Bezug auf Veränderungen durch Geburt, Erkrankung oder Tod eines Mitglieds zu verdeutlichen. Ergänzend dazu wurde das Familien-Assessment-Instrument ASF-E (Abk. für engl. Assessment of Strategies in Families Effectiveness) auf der Grundlage der Theorie des systemischen Gleichgewichts nach Friedemann nun auch für den deutschsprachigen Raum getestet und validiert (C. Köhlen, M. L. Friedemann). Es kann sowohl im Pflegeprozess in und mit der Familie als auch in der Pflegeforschung eingesetzt werden. Vgl. Familienanamnese.

Assessment, geriatrisches: (engl.) *geriatric assessment*; diagnostischer Prozess mit standardisierten Instrumenten in der Geriatrie als Basis für die Planung des Betreuungs- und Behandlungsbedarfs von Patienten, aber auch zur Kontrolle der Behandlungsentwicklung und Überprüfung von Behandlungsergebnissen; **Durchführung:** I. d. R. werden verschiedene standardisierte Einschätzungsinstrumente wie z. B. der Barthel*-Index eingesetzt, die die Fähigkeiten alter Menschen in verschiedenen Funktionsdimensionen (körperlich, kognitiv, emotional, sozial, wirtschaftlich) erfassen und beurteilen. Somit wird der Patient in Bezug auf Anamnese, Körper- und Geisteszustand und seine Fähigkeiten zur Bewältigung der Aktivitäten* des täglichen Lebens beurteilt, d. h., medizinischer Status, Pflegeanamnese, körperliches Befinden und Funktionalität, psychologischer Status und psychisches Befinden sowie soziale Funktionen und die Versorgungssituation werden berücksichtigt. **Hinweis**: Bestandteile geriatrischer Assessments werden als hilfreich für pflegerische Assessments diskutiert. Vgl. Altern, interRAI-Assessmentinstrumente.

Assimilation: (engl.) *assimilation*; Angleichung, Anpassung; **1.** (physiologisch) anaboler Stoffwechsel*; Prozess der Umwandlung aufgenommener, körperfremder Ausgangsstoffe in körpereigene Produkte des Organismus unter Energieverbrauch; i. e. S. Aufbau körpereigener Substanzen aus Bestandteilen, die nach der Verdauung* von Nährstoffen resorbiert wurden. Vgl. Dissimilation. **2.** (psychologisch) Angleichung neuer Erfahrungen und Bewusstseinsinhalte des Menschen an bereits vorhandene Vorstellungen (nach C. G. Jung); **3.** (gesellschaftlich) Prozess der vollkommenen Angleichung, Anpassung oder Verschmelzung von Migranten mit der Mehrheitsgesellschaft, deren dominante Kultur unter Aufgabe der eigenen übernommen wird; letzte Stufe des Anpassungsprozesses i. R. der Zuwanderung (Migration*); **Einteilung: a)** identifikative Assimilation (Auflösung der ethnischen Identifikation); **b)** kognitive Assimilation (Wissen, Kenntnisse); **c)** strukturelle Assimilation (berufliche Eingliederung, Wohnsituation, Bildung, Ausbildung); **d)** soziale Assimilation (Kontakte, Netzwerke); **Hinweis**: Selbst bei Migranten mit intensiven Kontakten zur einheimischen Bevölkerung kommt es nicht zwingend zur Assimilation. Zeitlich gesehen benötigt die Angleichung der ethnischen Unterschiede zwischen Zuwanderergruppen und Aufnahmegesellschaft meist 2–4 Generationen. Vgl. Kultur, Akkommodation, Akkulturation, Adaptation.

Assistent, pharmazeutisch-technischer: (engl.) *pharmaceutical technical assistant*; Abk. PTA; im „Gesetz über den Beruf des pharmazeutisch-technischen Assistenten" in der Fassung vom 23.9.1997, zuletzt geändert am 31.10.2006, und in der entsprechenden Ausbildungs- und Prüfungsverordnung vom 23.9.1997 geregelter Ausbildungsberuf im Apothekenbereich; die 2,5-jährige Ausbildung (2 Jahre Lehrgang an einer staatlich anerkannten Schule, ein halbes Jahr Praktikum) setzt i. d. R. eine abgeschlossene Realschulbildung voraus. Vgl. Assistenzberufe, medizinisch-technische.

Assistenzberufe, medizinisch-technische: (engl.) *medical assisting professions*; Bezeichnung für die bis 1972 unter medizinisch-technische(r) Assistent(in) (Abk. MTA) zusammengefassten Berufe, für die es seitdem getrennte Ausbildungsgänge gibt; Ausübende der medizinisch-technischen Assistenzberufe sind medizinisch-technische Laboratoriumsassistenten (Abk. MTL), medizinisch-technische Radiologieassistenten (Abk. MTR), medizi-

Associate Nurse

nisch-technische Assistenten der Funktionsdiagnostik und veterinärmedizinisch-technische Assistenten (Abk. VTA). **Ausbildung:** Ausbildung und Prüfung sind geregelt im „Gesetz über technische Assistenten in der Medizin" (Abk. MTAG) vom 2.8.1993, zuletzt geändert am 31.10.2006. Der 3-jährigen Ausbildung an staatlich anerkannten, meist an einem Krankenhaus eingerichteten Schulen geht i. d. R. eine abgeschlossene Realschulausbildung voraus. **Hinweis:** Tätigkeiten, deren Ergebnisse der Erkennung einer Krankheit und der Beurteilung ihres Verlaufs dienen, dürfen von Angehörigen der medizinisch-technischen Assistenzberufe nur auf Anforderung eines Arztes oder Heilpraktikers ausgeübt werden. Vgl. Assistent, pharmazeutisch-technischer; Dokumentationsassistent, medizinischer.

Associate Nurse: s. Bezugspflege.

Association for Common European Nursing Diagnosis, Interventions and Outcomes: Abk. ACENDIO*.

Assoziation: (engl.) *association*; 1. (allgemein) Vereinigung, Zusammenschluss von Substanzen, Dingen oder Personen; 2. (psychologisch) Verknüpfung von Vorstellungen, von denen eine die andere hervorruft (z. B. blau mit Himmel/Wasser, Schnee mit Winter); neben Wahrnehmungen können auch Gefühle oder Gedanken mit Vorstellungen verbunden werden.

Assoziation, freie: (engl.) *free association*; ungelenkter Gedankengang; mit der Möglichkeit zur unmittelbaren sprachlichen Äußerung stellt die freie Assoziation eine Grundlage der Psychoanalyse* nach S. Freud dar. Freies Assoziieren ist demnach der unmittelbare Zugang zum Unbewussten, mit dessen Hilfe verdrängte seelische Erlebnisse aufgedeckt werden können. Die freie Assoziation wird neben der Psychoanalyse auch in weiteren psychologischen Richtungen angewendet, z. B. in der Kognitionsforschung, um Wortlernen und Gedächtnisprozesse zu erforschen, und in der Psycholinguistik, um Wortbedeutungen und Syntaxbildung aufzudecken.

Assoziationslernen: s. Lernen.

Aszites (ICNP)**:** (engl.) *ascites*; Bauchwassersucht; Flüssigkeitsansammlung in der Bauchhöhle, die eine große Menge an Proteinen und Elektrolyten enthält und eine Zunahme des Bauchumfangs, Ödeme und verminderte Harnausscheidung bewirken kann; **Formen:** 1. **entzündlicher** Aszites (Exsudat*) bei Bauchfellentzündung (Peritonitis) oder einer gleichzeitigen Entzündung mehrerer oder aller seröser Häute (Polyserositis), z. B. Herzbeutel- (Perikarditis), Lungenfell- (Pleuritis) und Bauchfellentzündung (Peritonitis), oft auch Entzündung der Leberkapsel; 2. **nichtentzündlicher** Aszites (Transsudat*) bei Pfortaderstauung (portaler Hypertension), Leberzirrhose, Tumoren des Magen-Darm-Trakts, Herzmuskelschwäche (Herzinsuffizienz), Erniedrigung des kolloidosmotischen Drucks bei Verminderung der Albumine* im Blut (Hypalbuminämie), bei Nierenerkrankung (nephrotischem Syndrom), eiweißverlierenden Darmerkrankungen (exsudativer Enteropathie), Metastasen im Bauchfellbereich (Peritonealkarzinose), Meigs-Syndrom (Kombination aus Ovarialtumoren und Aszites); 3. **chylöser** Aszites (vorwiegend ungespaltene Fette enthaltender, milchigtrüber Inhalt der Darmlymphgefäße) infolge des Austritts von Lymphflüssigkeit bei Lymphabflussstörungen im Bereich des Milchbrustgangs (Ductus thoracicus), z. B. nach Verletzungen; 4. **hämorrhagischer** Aszites mit Blutbeimengung (z. B. bei tuberkulöser Peritonitis, Peritonealkarzinose) oder infolge einer Blutung in die freie Bauchhöhle (z. B. nach Verletzung oder Gefäßruptur); **Maßnahme:** ggf. Aszitespunktion*, Anlage eines Shunts*, kochsalzarme Diät, medikamentöse Therapie; **Pflege:** 1. Beobachtung, Messung und Dokumentation des Bauchumfangs; 2. antiseptisches Wundmanagement* von Punktionsstellen nach Aszitespunktion; 3. Beratung des Patienten zur Einhaltung einer Diät und einer vorgegebenen Trinkmenge; 4. Unterstützung bei den psychischen und physischen Folgeerscheinungen der Grunderkrankungen; **Hinweis:** Suprapubische Harnblasenpunktionen (s. Harnableitung, suprapubische) sind bei Aszites kontraindiziert.

Aszitespunktion: (engl.) *ascites puncture*; Punktion* zur Entleerung von Flüssigkeit aus der Bauchhöhle mit einer Kanüle oder einem Trokar*; **Durchführung:** Vorbereitend wird der Patient zur Entleerung der Harnblase angehalten und an der Einstichstelle ggf. rasiert. Bevorzugter Einstichort ist der Übergang vom mittleren zum äußeren Drittel der gedachten Verbindungslinie zwischen Bauchnabel und vorderem oberem Darmbeinstachel (Spina iliaca anterior superior) des linken Beckenknochens. Der Bauchumfang des Patienten wird gemessen, markiert und dokumentiert. Das Material zur Hautdesinfektion, Lokalanästhesie, Diagnostik und zum Wundverschluss muss vorbereitet werden. Die Punktion erfolgt in leichter Linksseitenlage des Patienten unter Kontrolle der Vitalzeichen*. Nach Beendigung der Punktion erfolgt das Anbringen einer Bauchbinde oder eines Sandsacks auf der Punktionsstelle. Die Punktatmenge wird gemessen und das spezifische Gewicht festgestellt. Maßnahme und Werte werden dokumentiert.

Ataxie: (engl.) *ataxia*; Störung der Koordination von Bewegungsabläufen, meist infolge eines gestörten Zusammenspiels verschiedener Muskelgruppen (Asynergie) und aufgrund falscher Abmessung von Zielbewegungen (Dysmetrie); mögliche **Kennzeichen:** z. B. schwankender Gang, Haltungsstörungen, Störungen der Augenbewegungen oder Sprechstörungen; **Formen:** 1. **zerebellare** Ataxie durch Erkrankung des Kleinhirns, z. B. Tumoren, Vergiftungen*, Kleinhirnatrophie; 2. **afferente** Ataxie bei Läsionen der Hinterstrangbahnen des Rückenmarks oder bei Erkrankung peri-

pherer Nerven aus nichttraumatischer Ursache (Polyneuropathie); **3. vestibuläre** Ataxie durch Schädigung des Gleichgewichtsorgans (Vestibularsystem); **4.** Ataxie beim sog. Wasserkopf (Hydrozephalus) oder bei Läsionen der Hirnhemisphären.
Atelektase: (engl.) *atelectasis*; Belüftungsstörung eines Lungenabschnitts mit Kollaps der Lungenbläschen (Alveolen), die den respiratorischen Austausch von Sauerstoff und Kohlendioxid verhindert; **Ursache:** Verlegung von Bronchien durch Schleim, Tumoren oder aspirierte Fremdkörper; betroffen sind vorwiegend Bettlägerige, die ihre Körperlage nicht selbständig verändern können. Die schlechte Durchblutung aufgrund der mangelnden Belüftung begünstigt eine bakterielle Infektion in den kollabierten Alveolen. Vgl. Atmung, Pneumonieprophylaxe.
Atelektasenprophylaxe: s. Pneumonieprophylaxe.
Atemantrieb: s. Atemregulation; Atemreize.
Atemarbeit: (engl.) *respiratory work*; Maß für geleistete Druck-Volumen-Arbeit während der Atmung, die von den Atemmuskeln* erbracht wird; Atemarbeit wird v. a. bei der Einatmung geleistet, da die Ausatmung normalerweise ein passiver Vorgang ist. **Formen: 1.** Arbeit zur Überwindung der Strömungswiderstände in den Atemwegen und der Reibungswiderstände von Lunge und Brustkorb; **2.** Arbeit gegen die elastischen Kräfte der Lunge zur Erhöhung des Lungenvolumens; **3.** Betätigung der Bauchpresse. Voraussetzung für einen funktionierenden Atemmechanismus ist eine ausreichend leistungsfähige Atemmuskulatur. **Bestimmung:** Mit Lungenfunktionsprüfung kann Atemarbeit durch Flächenberechnung aus einem Druck-Volumen-Diagramm (s. Abb.) ermittelt werden. Vgl. Atemmechanik.
Atembeobachtung: (engl.) *inspecting respiration*; gezielte Wahrnehmung und Beurteilung der Atmung anhand von Kriterien wie z. B. Atmungsform (Bauch- und/oder Brustatmung), Atmungstyp*, Atemfrequenz*, Atemrhythmus und Atemtiefe* von Brustkorb und Bauchdecke sowie Gestik, Mimik und Befindlichkeit des Patienten; um die reaktive Veränderung des Atemverhaltens von Patienten durch bewusstes Lenken der Aufmerksamkeit auf die Atmung zu vermeiden, sollte eine indirekte Beobachtung z. B. während pflegerischer Tätigkeiten (z. B. Pulsmessung) vorgenommen werden. Für eine Gesamteinschätzung der Atmung erfolgt die zusätzliche Beurteilung von Atemgeruch* und Atemgeräuschen* und die Atmung beeinflussenden Faktoren mit Hilfe einer Atemskala*. Vgl. Atemmonitoring.
Atembeutel: s. Ambu-Beutel.
Atembewegungen: (engl.) *respiratory movements*; syn. Atemexkursionen; sichtbare und tastbare Hebe- und Senkbewegungen von Brustkorb (Brustatmung*) und Bauchraum (Zwerchfellatmung*) bei Ein- und Ausatmung; erfolgen durch die Atemmuskeln* und können bei Bedarf durch atmungsunterstützende Mechanismen (Atemhilfsmuskeln*) verstärkt werden. Bei den Atembewegungen verändert die Lunge entsprechend den Volumenänderungen des Brustraumes ihre Form und Größe; dies wird durch die Pleura (Brustfell) ermöglicht. Die Pleura besteht aus 2 Blättern, dem Rippenfell (Pleura parietalis) an der Innenseite des Thorax und dem Lungenfell (Pleura visceralis) auf der Lungenoberfläche. Beide sind durch einen Spalt getrennt, in dem sich ca. 5 ml Flüssigkeit befinden, die ein Verschieben der beiden Häute gegeneinander ermöglicht. Der dort herrschende Unterdruck von 0,4–0,8 kPa verhindert, dass die Lunge trotz ihrer hohen Eigenelastizität kollabiert.
Atemdepression: (engl.) *respiratory depression*; Verminderung der Atemtätigkeit (Atemfrequenz* und Atemtiefe*) durch gestörte Atemregulation*; nicht zu verwechseln mit niedriger Atemfrequenz und -tiefe im entspannten Zustand oder bei körperlicher Fitness; **Ursachen:** komatöse Zustände, Narkotika, Schädelhirntrauma, Hirnerkrankungen, zentraler Sauerstoffmangel*, massiver Kohlendioxidüberschuss (Hyperkapnie; CO_2-Narkose), Unterkühlung des Körpers oder Erhöhung des pH-Werts des Bluts (nichtrespiratorische Alkalose); **Folge:** mangelhafte Belüftung der Lunge; **Komplikationen:** u. a. Sauerstoffmangel*, Atelektasen*, Lungeninfekte, Atemstillstand; **Pflege:** intensivpflegerisches Handeln: engmaschige Atembeobachtung* oder Atemmonitoring*, Dokumentation

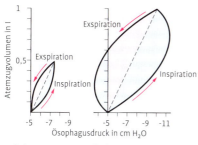

Ruheatmung   forcierte Atmung

Atemarbeit: Die Fläche zwischen statischer (linearer) Druck-Volumen-Beziehung (gestrichelte Linie) und der Ordinate gibt die Atemarbeit zur Überwindung der elastischen Widerstände bei Einatmung (Inspiration) wieder (rotes Dreieck). Die Fläche innerhalb der dynamischen Druck-Volumen-Kurve (Atemschleife) repräsentiert die Atemarbeit gegen viskose Widerstände. Bei Ruheatmung liegt die Fläche der exspiratorischen Atemarbeit gegen viskose Atemwiderstände vollständig in der Fläche der während der vorangegangenen Inspiration zur Überwindung der elastischen Atemwiderstände gespeicherten Energie, die Atmung (Exspiration) kann daher passiv erfolgen. Bei forcierter Atmung reicht die gespeicherte Energie nicht mehr aus, auch bei der Exspiration wird nun Atemarbeit geleistet (blaue Fläche links der Ordinate).

Atemexkursionen

(evtl. Atemskala*); bei respiratorischer Dekompensation Intubation* assistieren, Beatmung durchführen und überwachen.

Atemexkursionen: syn. Atembewegungen*.

Atemfrequenz: (engl.) *respiratory frequency*; Anzahl der Atemzüge pro Zeiteinheit; nimmt beim gesunden Menschen mit steigendem Alter ab (s. Tab.).

Atemfrequenz Altersabhängigkeit	
Alter	Anzahl Atemzüge/Minute (in Ruhe)
Neugeborenes	ca. 50
6 Monate	ca. 40
1 Jahr	ca. 35
6 Jahre	20–22
Erwachsener	12–16

Die Atemfrequenz wird unwillkürlich über das Atemzentrum gesteuert und durch Atemreize* beeinflusst (moduliert). Atemfrequenz und Atemtiefe* können durch Atem- und Entspannungstechniken willkürlich beeinflusst werden. Beschleunigte Atmung wird als Tachypnoe*, verlangsamte Atmung als Bradypnoe* bezeichnet.

Atemgase: (engl.) *respiratory gases*; für die Atmung* wichtige Gase: Sauerstoff (O_2), Kohlendioxid (CO_2), Stickstoff (N_2) und Edelgase; Atemgase in der Atemluft* können mit Atemgasanalyse in der Spiroergometrie gemessen werden. Der Atemgasgehalt des arteriellen und venösen Blutes wird mit Hilfe der Blutgasanalyse* bestimmt.

Atemgaskonditionierung: (engl.) *conditioning of respiratory gases*; Anfeuchtung und Anwärmung von Atemgasen*; physiologisch durchströmt die Luft bei der Einatmung die Nasenhöhle und wird durch die stark durchbluteten Schleimhäute angefeuchtet und auf Körpertemperatur erwärmt. Beatmung unter partieller oder vollständiger Umgehung physiologischer Anwärmung und Anfeuchtung in der Nasenhöhle (z. B. durch Nasensonde*, Tubus*) führt zu Austrocknung und Schädigung der Atemwegschleimhaut, die für eine bakterielle Besiedlung anfälliger wird (defektes Flimmerepithel; P. Kleemann, 1989).

Atemgeräusche: (engl.) *respiratory sounds, breath sounds*; bei der Atmung entstehende Schallphänomene; die normale Spontanatmung ist nahezu geräuschlos, bei körperlicher Betätigung wird die Luft hörbar ein- und ausgeatmet, Überanstrengung führt zu keuchendem Atmen. Gefühle werden oft unwillkürlich über das Atmen geäußert (vor Wut schnauben, vor Schmerz scharf die Luft einziehen, hilflos nach Luft schnappen, vor Schreck die Luft anhalten, aufatmen). Qualitäten **krankhafter Atemgeräusche** sind z. B. hauchend, keuchend, hechelnd, schnarchend, röchelnd, brodelnd, pfeifend, schnappend. **Ursachen:** z. B. Anschwellen der Nasenschleimhaut, Entzündungen im Rachen, Schleimansammlungen in den Luftwegen, Überwässerung der Lunge (Lungenödem*), Verkrampfungen der Muskeln um die kleinen Bronchialäste (Bronchialspasmus), Lungenentzündung (Pneumonie) oder Brustfellentzündung (Pleuritis); **Pflege:** gezielte akustische Wahrnehmung und Einschätzung der Atemgeräusche mit bloßem Ohr oder Abhören mit Stethoskop (Auskultation); vgl. Atembeobachtung.

Atemgeruch: (engl.) *breathing odor*; charakteristischer auffälliger Geruch ausgeatmeter Luft, auch bei geschlossenem Mund; kann ein wichtiger Hinweis auf eine zugrunde liegende Erkrankung sein und auch zum sozialen Problem werden, das einen sensiblen Umgang von Pflegenden mit Betroffenen erfordert (kulturelle Unterschiede bei der Mundpflege* beachten); mögliche **Ursachen** von auffälligem Atemgeruch: 1. Erkrankungen des Atmungstrakts, z. B. Infektionen der oberen Atemwege, Aussackungen der Bronchien (Bronchiektasen), abgekapselte Infektionen der Lungen (Lungenabzess); Atemgeruch: süßlich, nach Eiter riechend; 2. Erkrankungen des Verdauungstrakts*, z. B. Aussackungen der Speiseröhre (Ösophagusdivertikel), Karzinome, Verschluss des Magenausgangs, Darmverschluss; 3. Hungerzustände und Insulinmangel bei unzureichend eingestelltem Diabetes mellitus (gesteigerter Fettabbau); Atemgeruch: obstartig riechende Atemluft (s. Acetongeruch); 4. endgültiges Nierenversagen (terminale Niereninsuffizienz); Atem mit Uringeruch; 5. schwere Lebererkrankungen; Atem mit frischem rohem Lebergeruch oder Lehmgeruch; 6. Arzneimittel, Vergiftungen, Nahrungs- und Genussmittel (Alkohol-, Nicotin-, Mentholgeruch). Vgl. Mundgeruch.

Atemgrenzwert: (engl.) *maximal breathing capacity, maximum ventilation volume*; durch willkürliche Steigerung der Atemfrequenz maximal erreichbares Atemminutenvolumen (Luftvolumen, das in 1 Minute geatmet wird); Parameter zur Verlaufskontrolle bei Erkrankungen der Atemmuskeln*. Für die spirometrische Messung atmet im Patient über 10 Sekunden (Ergebnis wird auf 1 Minute hochgerechnet) maximal ein und aus. Dadurch steigern sich Atemzugvolumen und Atemfrequenz* bei Erwachsenen normalerweise auf ein maximales Atemminutenvolumen von 100–170 l/min, erniedrigte Werte werden bei Belüftungsstörungen der Lunge gemessen.

Atemhilfsmuskeln: (engl.) *accessory respiratory muscles*; Muskeln des Halses, des Schultergürtels und der Bauchwand, welche die Funktion der Atemmuskeln* v. a. bei forcierter Einatmung* (Inspiration) und Ausatmung* (Exspiration) unterstützen; **Einteilung: 1. inspiratorische** Atemhilfsmuskeln: Musculi scaleni (Treppenmuskeln), Musculus sternocleidomastoideus (Kopfwender),

Musculi infrahyoidei (untere Zungenbeinmuskeln), Musculus pectoralis major et minor (großer und kleiner Brustmuskel) und Musculus serratus anterior et posterior superior (vorderer und hinterer oberer Sägezahnmuskel); **2. exspiratorische** Atemhilfsmuskeln: Bauchwandmuskeln*, Musculus latissimus dorsi (breitester Rückenmuskel, sog. Hustenmuskel), Musculus serratus posterior inferior (hinterer unterer Sägezahnmuskel), Musculus quadratus lumborum (quadratischer Lendenmuskel); **Hinweis:** Beim akuten Asthmaanfall stützen die Patienten meist die Arme auf eine feste Unterlage, um die Tätigkeit der Atemhilfsmuskeln optimal nutzen zu können. Vgl. Orthopnoe.

Atemlähmung: (engl.) *respiratory paralysis*; lebensbedrohlicher Ausfall der Atemtätigkeit; **Formen: 1. zentrale** Atemlähmung: Schädigung des Atemzentrums, z. B. durch Tumoren, Thrombosen* oder Blutungen im Bereich des verlängerten Rückenmarks (Medulla oblongata); Medikamente (u. a. Anästhetika, Opiate) hemmen die Ansprechbarkeit des Atemzentrums auf chemische Atemreize*. **2. periphere** Atemlähmung: Lähmung der Atemmuskeln*, z. B. bei Rückenmarkverletzungen oberhalb des 4. Halswirbels, bei neurologischen Erkrankungen (z. B. Myasthenia gravis, Poliomyelitis) oder bei medikamentöser Muskelblockade (Muskelrelaxanzien); **Folge:** führt zu Atemstillstand* (Apnoe) und ohne unverzügliche Reanimation* und Beatmung* zu Hirnschäden bzw. Tod.

Atemluft: (engl.) *respiration air*; Gasgemisch, das geatmet wird; **Zusammensetzung:** Der Sauerstoffanteil (O_2) der Umgebungsluft macht ca. ein Fünftel der Atemluft aus, der Rest besteht vorwiegend aus Stickstoff (N_2) mit Spuren von Edelgasen. Der Kohlendioxidgehalt (CO_2) liegt weit unter 1 %. Der Volumenanteil jedes einzelnen Gases am Gesamtvolumen bestimmt seinen Teildruck (Partialdruck*). Die Anteile der Atemgase* bleiben in der Erdatmosphäre bis in eine Höhe von 100 km nahezu unverändert, die Anzahl der Gasmoleküle pro Volumen nimmt jedoch mit der Höhe stetig ab. Die Atmung in großen Höhen ist nur mit Sauerstoffgerät möglich. **Hinweis:** Schadstoffe beeinflussen die Atemluftqualität und können zu Atemnot, Lungenschäden und Allergien führen. Vgl. Atemluftbefeuchter.

Atemluftbefeuchter: (engl.) *respiratory humidifier*; technische Vorrichtung an Beatmungsgeräten zum Anfeuchten der Einatemluft; übernimmt bei intubierten Patienten (z. B. bei Beatmung* oder Narkose*) die physiologische Anfeuchtung der Atemluft (s. Abb.). Vgl. Atemgaskonditionierung.

Atemmaske: (engl.) *respiratory mask*; auch Beatmungsmaske; Nasen- und Mundöffnung dicht umschließende Gesichtsmaske aus Kunststoff (latexfrei) oder Gummi mit Anschlussstück für einen Handbeatmungsbeutel (Ambu®*-Beutel) oder Beatmungsschlauch* zur Beatmung* oder Atemtherapie*; vgl. Sauerstoffmaske.

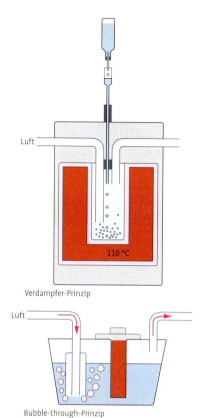

Verdampfer-Prinzip

Bubble-through-Prinzip

Atemluftbefeuchter

Atemmechanik: (engl.) *breathing mechanics*; Tätigkeit der Atemmuskeln* im Zusammenspiel mit den Druckverhältnissen und dem elastischen Zustand der Lunge und des Brustkorbs; während der Einatmung* wird Luft durch Muskelkontraktionen in die Lunge hineingesogen (Ausdehnung des Brustkorbes), während der Ausatmung* durch die elastischen Verhältnisse von Lunge und Brustkorb wieder aus der Lunge herausbewegt (Zusammenziehen des Brustkorbes). Die Regulation der Atemmechanik erfolgt im Gehirn (s. Atemregulation). **Funktion:** Lungenbelüftung und -entlüftung (Ventilation) zum Zweck des Gasaustauschs; die treibende Kraft ist der Luftdruckunterschied zwischen Lungenbläschen (Alveolardruck, intrapulmonaler Druck) und der Umwelt. **Einflussfaktoren: 1.** Luftdruck und Sauerstoffgehalt der Umwelt (Atmung in Meereshöhe im Gegensatz zur Höhenatmung); **2.** Umgebungsdruck des Körpers (z. B. Tauchen: je tiefer, um so schwerer das Atmen); **3.** Leistungsfähigkeit der Atemmuskulatur; **4.** elastische Eigenschaften von Brustkorb (Tho-

Atemmonitoring

rax) und Lungen (Compliance*); **5. Atemwiderstände** (Resistance). Vgl. Atemtiefe.

Atemmonitoring: (engl.) *respiratory monitoring*; automatische Überwachung der Atemfunktion mit Hilfe elektronischer Geräte; Atemfrequenz*, Atemtiefe* und Atemrhythmus sind bei intensivpflegerisch betreuten Patienten insbesondere während der maschinellen Beatmung* kontinuierlich bzw. engmaschig zu erfassen und zu analysieren. Die Atembewegungen* werden über die am Brustkorb des Patienten befestigten EKG-Elektroden abgeleitet und über den Monitor (z. B. Respirationseinschub) umgewandelt, gemessen und optisch als Atemkurve dargestellt oder als Zahlenwert angegeben. Außerdem können Sauerstoffgehalt, Stickstoffgehalt und pH*-Wert des Blutes gemessen werden. Vgl. Atembeobachtung.

Atemmuskeln: (engl.) *respiratory muscles*; für die Atemmechanik* verantwortliche Muskeln aus dem Brust- und Bauchraum, die bei der Einatmung* (Inspiration) eine aktive Vergrößerung und bei der Ausatmung* (Exspiration) eine Verkleinerung des Thoraxinnenraums bewirken; **1. inspiratorisch** wirken: a) v. a. das Zwerchfell (Diaphragma): Muskelsehnenplatte, die den Brust- vom Bauchraum trennt; ist in Ruhe kuppelförmig nach oben gewölbt; bei der Einatmung spannt sich die Muskulatur, dadurch flacht das Zwerchfell ab; b) die Musculi intercostales externi (äußere Zwischenrippenmuskeln): entspringen am äußeren Unterrand der jeweils oberen Rippe und ziehen schräg nach vorn unten zur folgenden Rippe; verkürzen sie sich, heben sie damit die Rippen; **2. exspiratorisch** wirken: a) v. a. die Musculi intercostales interni (innere Zwischenrippenmuskeln): entspringen am inneren oberen Rand einer Rippe und ziehen zum unteren Rand der nächsthöheren Rippe; b) Musculus transversus thoracis (querer Brustmuskel). Vgl. Atemhilfsmuskeln.

Atemnot: (engl.) *shortness of breath*; als bedrohlich empfundene Luftnot; in engen, geschlossenen Räumen können daraus Angstzustände resultieren, die wiederum die Atemnot verstärken. Atembeschwerden werden als bewegungseinschränkend, appetit- und schlafhemmend und die Kommunikation beeinträchtigend erlebt (C. Bienstein, 2000). Pflege: Für ruhige Atmosphäre sorgen, Fensterplatz anbieten, Atemskala* führen, stressreduzierende Atemtherapie* anregen, Entspannungsverfahren* (z. B. Yoga, Autogenes* Training) empfehlen. Sauerstoffgabe nach Anordnung durchführen und überwachen. Vgl. Dyspnoe, Orthopnoe, Atemdepression.

Atemregulation: (engl.) *respiratory control*; komplexes Zusammenspiel von nervalen Steuerungsmechanismen zur Anpassung der Atmung* an die wechselnden Bedürfnisse des Körpers; bei der unwillkürlichen Atemregulation wirken zusammen: **1. Atemzentrum** im verlängerten Rückenmark (Medulla oblongata): Nervenfeld mit 2 Zellgruppen, die die Ein- bzw. Ausatmung einleiten und abwechselnd tätig werden; sie bilden den sog. Rhythmusgenerator. **2. Sensoren*** und **Rezeptoren***, die Atemreize* wahrnehmen und an das Atemzentrum weiterleiten: a) Chemosensoren in Aorta, Hirnstamm und Aufgabelungen der Halsschlagadern (Karotissinus); b) Mechanosensoren der Lunge und Atemmuskeln*; c) Sensoren für die Tiefensensibilität des Bewegungssystems; d) Thermosensoren der Haut; e) Hormonrezeptoren; **3.** Einflüsse aus höheren Arealen des Zentralnervensystems bei Emotionen* oder Reflexen wie Husten, Niesen, Gähnen und Schlucken. Die Atmung kann auch willkürlich beeinflusst werden (z. B. beim Sprechen und Singen).

Atemreize: (engl.) *respiratory stimuli*; Faktoren, die eine Zunahme der Belüftung der Lungen (Ventilation*) bewirken; die Atemregulation* erfolgt unwillkürlich über das Atemzentrum und wird durch Atemreize beeinflusst (moduliert). Formen: **1. Rückgekoppelte** Atemreize wirken über zentrale und periphere Sensoren und werden durch die Zunahme der Belüftung selbst wieder vermindert (sog. negative Rückkopplung). Die Sensoren führen eine Gasanalyse von Blut und Hirnwasser durch. Wichtigster Atemreiz ist der Anstieg des Partialdrucks* von Kohlendioxid; registriert wird auch der Abfall des Sauerstoffpartialdrucks sowie der pH*-Wert. **2. Nicht rückgekoppelte** Atemreize wirken nach Zunahme der Belüftung weiter (z. B. Schmerz). Noxen (Schadstoffe) und Erkrankungen führen zu pathologischen Atemfrequenzen: Barbiturate (Schlafmittel) und chronische Atmungsinsuffizienz* mindern die Empfindlichkeit der atemregulierenden Sensoren* für CO_2 und den Säurestatus des Hirnwassers (Liquor-pH). Damit wird Sauerstoffmangel zum entscheidenden Atemstimulus. Eine Sauerstoffgabe z. B. bei Asthmatikern kann daher atemdämpfend wirken und sogar zum Atemstillstand* führen!

Atemruhelage: (engl.) *resting expiratory position*; Position von Lunge, Brustkorb und Atemmuskeln* nach einer normalen Ausatmung*; die Atemruhelage ist eine stabile Mittelstellung, bei der sich 2 passive Kräfte gerade aufheben: das Bestreben des elastischen Thorax, sich zu erweitern, und das des elastischen Lungen, sich zusammenzuziehen. Wenn keine Muskelkraft oder äußeren Kräfte einwirken, stellt sich die Weite des Thorax demnach so ein, dass der Thorax genauso stark nach außen zieht wie die Lunge nach innen. Vgl. Atmung.

Atemskala: (engl.) *respiration scale*; Instrument zur komplexen Erfassung, Einschätzung und Dokumentation der Atemsituation; neben physiologischen Atemparametern werden berufliche Risikofaktoren, Rauchgewohnheiten, Störungen des Respirationstrakts, Einschränkungen durch Schmerzen oder Bewegungsarmut sowie die Bereitschaft des Patienten zur Mitarbeit (Compliance*) in den Atemstatus aufgenommen (C. Bienstein, 2000). Vgl. Atembeobachtung.

Atemspende: (engl.) *rescue breathing*; notfallmäßige Beatmung* i. R. einer Wiederbelebung (s. Reanimation) bei unzureichender oder vollständig fehlender Spontanatmung (Atemstillstand*, Atemlähmung*); **Durchführung: 1.** Atemwege durch Säubern der Mundhöhle freimachen, herausnehmbaren Zahnersatz entfernen, Kopf überstrecken und Kinn anheben; **2.** ohne vorher tief einzuatmen, eigene Ausatemluft (beim Erwachsenen 600 ml, Sauerstoffgehalt ca. 17 %) über Nase (sog. Mund-zu-Nase-Beatmung, Mund geschlossen) oder Mund (sog. Mund-zu-Mund-Beatmung, Nase des Patienten zuhalten; s. Abb.) einblasen; Beatmungsfre-

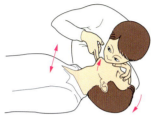

Atemspende

quenz von 10–12/min, bei Säuglingen und Kleinkindern muss die Atemspende über Mund und Nase mit verringertem Volumen und erhöhter Frequenz erfolgen. Zum Schutz des Atemspenders vor möglichen Infektionskrankheiten und zur Überwindung der natürlichen Abneigung gegen direkten Mund-/Nasenkontakt ist die Atemspende auch über spezielle Erste-Hilfe-Beatmungsmasken möglich. In seltenen Fällen wird über eine Trachealkanüle beatmet. **3.** Erfolgskontrolle: Bei wirksamer Atemspende hebt sich der Brustkorb des Beatmeten. **Komplikationen:** Überblähen des Magens bei zu hohem Druck oder falscher Technik (Kopf nicht ausreichend überstreckt); Hypoventilation*.

Atemstillstand: (engl.) *respiratory arrest*; Apnoe; Fehlen jeglicher Atemtätigkeit; **Ursachen: 1.** zentrale oder periphere Atemlähmung*; **2.** Einatmen von Fremdkörpern (Fremdkörperaspiration); **Kennzeichen: 1.** kein rhythmisches Heben und Senken von Brustkorb und Bauchdecke; **2.** Atemgeräusche und Luftstrom an Mund und Nase weder fühl- noch hörbar; **3.** blasse oder bläuliche Haut (kann bei großem Blutverlust oder Kohlenmonoxidvergiftung fehlen); **Sofortmaßnahme:** Freimachen und -halten der Atemwege, Atemspende* oder Beatmung*, ggf. Reanimation*; keine zeitraubende Prüfung der Atemfunktion, da nach 3 Minuten endgültige Hirnschädigungen durch Sauerstoffmangel auftreten.

Atemstoßtest: syn. Tiffeneau*-Test.

Atemtherapie: (engl.) *respiratory therapy*; physiotherapeutische und pflegerische Behandlungsverfahren zur Ökonomisierung der Atemarbeit* und zur Sekretableitung aus den unteren Atemwegen* (Bronchialdrainage); zusätzlich wird durch Atemtherapie die allgemeine Befindlichkeit positiv beeinflusst. **Anwendung: 1.** bei Erkrankungen des Atemsystems, Brustkorb- und Wirbelsäulendeformitäten; **2.** prophylaktisch v. a. prä- und postoperativ; **3.** i. R. der Schwangerengymnastik; **4.** in der Schmerztherapie* als Alternative zur medikamentösen Behandlung oder zusätzlich bei Gabe von atemdämpfenden Opiaten; **Methode: 1.** Atemgymnastik; **2.** physikalische Therapie (Klopfmassage, Vibration, Kälte- und Wärmeanwendungen u. a.); **3.** pharmakologische und apparative Hilfsmaßnahmen, z. B. Aerosoltherapie (s. Inhalationstherapie), assistierte Spontanatmung (CPAP*-Beatmung), Atemmaske* und maschinelle Beatmung*; **4.** atemstimulierende Einreibung* nach dem Konzept der Basalen* Stimulation; **5.** atemförderliche Handlungsweisen aus der fernöstlichen Medizin (Akupunktur*, Akupressur*, Qi* Gong, Fußreflexzonentherapie*); **6.** imaginative Verfahren wie Yoga*, Autogenes* Training, Meditation*, Suggestionsatmen*, Jin* Shin Jyutsu mit täglich 36 bewussten Atemzügen; **Hinweis:** Entscheidend für den Erfolg einer Atemtherapie ist die umfassende Information und Schulung des Patienten, besonders die Kompetenzentwicklung zur Selbstpflege.

Atemtiefe: (engl.) *tidal air*; Atemqualität, die dem Volumen eines Atemzugs entspricht; **Bestimmung: 1.** spirometrisch (s. Spirometrie) durch Messung der Atembewegungen*; die Auslenkungen in der Atemkurve bilden die Atemtiefe ab; **2.** pflegerisch einschätzbar die Erfassung der Atembewegungen durch Atembeobachtung* und durch Handauflegen auf Brust und Bauch. Die Luftmenge, die pro Atemzug eingeatmet wird (**Atemzugvolumen**), beträgt in Ruhe beim Erwachsenen 400–600 ml. Von der Norm abweichende Atemtiefen: **1. Hyperpnoe:** Vertiefung der Atmung **a)** bei Anpassung an gesteigerten Sauerstoffbedarf (z. B. bei Arbeit, Fieber); **b)** als pathologische Reaktion bei Hirnverletzungen (Biot-Atmung), Vergiftungen, z. B. mit Kohlenmonoxid oder Kohlendioxid, und bei Stoffwechselstörungen (z. B. Kussmaul*-Atmung bei diabetischem Koma); **2. Hypopnoe:** Schonatmung, oberflächliche Atmung mit verringerter Atemtiefe, z. B. bei Schmerzen; führt zu Hypoventilation*; Atelektasengefahr. Vgl. Atemtherapie.

Atemtrainer: (engl.) *respiratory trainer*; auch SMI-Trainer (Abk. für engl. sustained maximal inspiration); Gerät, mit dem eine anhaltende maximaltiefe, lange und gleichmäßige Einatmung* (Inspiration) geübt wird; **Ziel:** Ventilationssteigerung, Atelektasenprophylaxe (s. Pneumonieprophylaxe); **Durchführung:** Patient sitzt in aufrechter Position (Oberkörperlagerung oder Sitzen am Bettrand) und atmet durch das Mundstück des Gerätes ein und aus. Bei atemflussorientierten Geräten müssen je nach Modell 1–3 Bälle mehrere Sekunden lang in der Schwebe gehalten werden (s. Abb. S. 64); bei volumenorientierten Geräten muss der Indikator mehrere Sekunden im vorgegebenen Grenzbe-

Atemventil

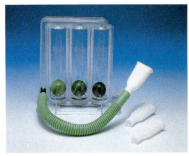

Atemtrainer [1]

reich schweben. Atemtraining mehrmals täglich wiederholen. **Hinweis:** Das früher gebräuchliche Giebel^A-Rohr wird aufgrund der Gegenanzeigen zunehmend durch SMI-Trainer abgelöst.
Atemventil: s. PEEP-Ventil.
Atemvorgang, ungenügender: s. Atmungsinsuffizienz.
Atemwege: (engl.) *respiratory tract*; Sammelbezeichnung für die anatomischen Strukturen des Atmungstraktes von der Nase bis zu den Lungenbläschen (vgl. Atmung); **1. obere** Atemwege (oberer Respirationstrakt): umfassen Nasenhöhle (Cavitas nasi; s. Nase), die paarig angeordneten Nasennebenhöhlen (Sinus paranasales), Stirnhöhlen (Sinus frontales), Oberkieferhöhlen (Sinus maxillares), Keilbeinhöhlen (Sinus sphenoidales), Siebbeinzellen (Sinus ethmoidales) und den Rachen*; **2. untere** Atemwege (unterer Respirationstrakt): beginnen mit dem Kehlkopf* (Larynx), es folgt die Luftröhre (Trachea), im Anschluss daran die Aufzweigung (Bifurcatio tracheae, Bifurkation) in 2 Hauptbronchien (Bronchus principales), die sich bis in kleinste Bronchiolen (Bronchioli) verästeln; weiten sich zu halbkugeligen Ausstülpungen, den Lungenbläschen (Alveolen).
Funktion
1. Nase: Riechfunktion, Erwärmung, Befeuchtung, Säuberung der Atemluft (Vorteile der Atmung durch die Nase gegenüber der Atmung durch den Mund).
2. Nasennebenhöhlen: Verringerung des Gewichts vom Gesichtsschädel, Resonanzkörper.
3. Rachen: Verbindung von Nasenraum, Mundraum sowie dem gemeinsamen Luft- und Speiseweg (Kreuzung von Luft- und Speiseweg).
4. Kehlkopf: Verschluss der unteren Atemwege (Schlucken*) und Regelung der Belüftung, Hauptorgan der Stimmbildung.
5. Luftröhre: Knorpelspangen halten den Luftweg stets offen, Reinigung durch Flimmerepithel.
6. Bronchien: luftleitendes Röhrensystem, Regulation des Atemwegwiderstandes durch Muskelummantelung, Reinigung durch Flimmerepithel.
7. Alveolen (über 300 Millionen): funktionelle Einheiten der Lunge; Atmungsoberfläche (100 m^2)

zum Gasaustausch*; während der Passage durch die Kapillare an der Alveole vorbei erfolgt die Beladung des Bluts mit Sauerstoff und Abgabe von Kohlendioxid.
Insgesamt stellen Mund-, Nasen- und Rachenhöhle Resonanzräume zur Stimmbildung dar, auch Ansatzrohr genannt. Durch Formänderung bekommt die Luftsäule unterschiedliche Eigenfrequenzen und charakteristische Resonanzen, wodurch die verschiedenen Klangbilder entstehen.
Atemzugvolumen: s. Atemtiefe.
Atheist: (engl.) *atheist*; auch Gottesleugner; Mensch, der die Existenz eines Gottes oder einer Gottheit nicht anerkennt oder verneint; ein Atheist gründet seine Handlungsnormen und ethischen Werte auf andere Maximen oder Einstellungen, z. B. den Humanismus*, Sozialismus, Kommunismus, Existentialismus (s. Existenzphilosophie) oder den kategorischen Imperativ von I. Kant. Er ist jedoch keineswegs ein Mensch ohne feste Überzeugungen oder einen festen Glauben. Vgl. Religion.
ATL: Abk. für Aktivitäten* des täglichen Lebens.
Atmen: (engl.) *breathing*; Begriff für die meist unwillkürlich ausgeführte lebensnotwendige Tätigkeit des Gas- bzw. Energieaustausches beim Menschen (vgl. Atmung); Atmen steht auch für Wachstum und Bewegung.

Philosophie/Anthropologie
Mit der Entwicklung der menschlichen Intelligenz und des Bewusstseins über sich selbst und die Welt wurde der Atem kultur-, religions- und damit lebensweltübergreifend ein Medium für Körper, Geist und Seele. Atmen verkörpert Lebendigkeit, Kreativität und Lebensgefühl. Sprachlichen Ausdruck findet dieser kulturphilosophische Ansatz in abendländischen Konzepten wie Pneuma und Spiritus (Inspiration). In der fernöstlichen Philosophie ist der Atem Träger der Lebenskraft. In orientalischen Religionen stellt Atmen eine wichtige Methode dar, um mit dem Kosmos zu kommunizieren. Im täglichen Sprachgebrauch erscheint das Atmen als Seele der Entspannung, die dicke Luft am Arbeitsplatz macht das Atmen schwer, bei Schwierigkeiten wird die Luft dünn oder es wird Dampf abgelassen, jemand gibt ein atemberaubendes Tempo vor, ein anderer beweist einen langen Atem, Menschen halten vor Angst die Luft an oder es verschlägt ihnen vor Ungläubigkeit den Atem und damit die Sprache, man gönnt sich eine Atempause. Die Bedeutungsvielfalt bildet in der fernöstlichen Tradition die Basis für die klassischen Lehren der gesunden Lebensführung, bei der geistige Haltung durch Körpertraining beeinflusst werden kann.

Bioenergetik
Kein Mensch kann losgelöst von dem Körper existieren, in dem sich seine Existenz vollzieht, durch den er sich ausdrückt und mit seiner Umwelt in Beziehung tritt. Die körperliche Verfassung beein-

flusst die geistige Haltung und emotionale Befindlichkeit und umgekehrt. Eine Änderung der energetischen Prozesse ist über die Körperarbeit, v. a. über das Atmen, entscheidend beeinflussbar. Die Atmung wiederum wird im Körper mit Rückkopplungseffekten und Schwellenwerten selbst reguliert und gesteuert. Alle Körpersysteme (Nerven-, Herz-Kreislauf-, Verdauungs-, Urogenital-, Hormon-, Immun-, Bewegungssystem und die Haut) sind direkt mit dem Atmungssystem verbunden. Der Atem bringt zudem die Stimmbänder im Kehlkopf in Schwingung und trägt die Kommunikation über Stimme und Sprache.

Einflussfaktoren
1. **psychisch-geistige Faktoren:** innere Ruhe oder Imbalance, Emotionen* wie Freude, Angst und Zorn (vgl. Stimmung).
2. **physiologische Faktoren:** z. B. körperliche Konstitution und Aktivität, sexuelle Erregung; beim Altern* als physiologischem Rückbildungsvorgang nimmt die Vitalkapazität* ab.
3. **soziokulturelle Faktoren** (Zusammenhang von Lebensstil und Atmen): Sozialisation, Hygienestandard, Arbeitsplatz, Gewohnheiten wie Rauchen.
4. **Umgebungsfaktoren:** geographische Lage, Atmosphärendruck, Ozongehalt der Luft.

Pflege
Die „basale Selbstpflegeerfordernis" (vgl. Selbstpflege) des Atmens wird je nach Bedarf unterstützt. Die Maßnahmen erstrecken sich u. a. vom einfachen Öffnen des Fensters oder der Kleidung zur Verbesserung der Sauerstoffzufuhr bis zur komplexen Organisation der Beatmung* in der ambulanten oder stationären Intensivpflege, dem Freilegen bzw. Freihalten der Atemwege in der Ersten Hilfe und insbesondere der Pneumonieprophylaxe* als pflegerisch eigenverantwortlichem Tätigkeitsbereich. Zur allgemeinen Verbesserung bzw. Anpassung der Atmung dienen Anwendungen wie Wickel* und Auflagen* (Achtung: mögliche Allergien und Gegenanzeige klären!) mit ätherischen Ölen, Senf, Ingwer, Thymian, Bienenwachs oder Zitrone, z. B. bei Entzündungen der oberen und unteren Atemwege, asthmatischen Beschwerden, chronischen Lungenerkrankungen oder Beatmungsentwöhnung*. Kältereize (z. B. kalter Brustwickel*) können zur Vertiefung der Atmung und bei Entzündung der Atemwege eingesetzt werden, warme Teilbäder und feuchtwarme/heiße Kompressen, Wickel und Auflagen bei spastischen Atemwegerkrankungen und Verschleimung (A. Sonn, 1998).

Hinweis
Neben den technischen Aspekten ist die Beachtung der psychisch-seelischen Bedeutsamkeit des Atmens vorrangig. Atmen ist lebensnotwendig und die Angst vor Erstickung* existenziell.

Autorin: Anke Steffen.

Atmosphäre: (engl.) *atmosphere*; physikalische Atmosphäre als veraltete Einheit für Druck; 1 atm entspricht dem Druck einer 760 mm hohen Quecksilbersäule.

Atmung (ICNP): (engl.) *respiration*; **1. äußere Atmung** (Respiration): Gasaustausch von Sauerstoff (O_2) und Kohlendioxid (CO_2) zwischen Organismus und Umwelt durch Lungenatmung; wird durch das Atemzentrum und Sensoren in den großen Gefäßen reguliert. Als Teil der Einatmungsluft gelangt Sauerstoff mit dem Luftstrom über die Atemwege* in die Lungen (Ventilation). Die Durchblutung (Perfusion) der Lunge garantiert eine optimale Sauerstoffbeladung (Sauerstoffaufsättigung) des Blutes. Der Gasaustausch erfolgt durch die Blut-Luft-Schranke (miteinander verschmolzene Wände von Lungenbläschen und umgebenden Kapillaren) durch Konzentrationsgefälle (Diffusion*). Durch Konvektion (Strömungsbewegung) wird Sauerstoff im Blutstrom des arteriellen Kreislaufsystems zu jeder Körperzelle transportiert und dort zur Energiegewinnung genutzt (innere Atmung). Das dabei anfallende Kohlendioxid (CO_2) muss aus dem Körper entfernt werden. Es nimmt den umgekehrten Weg wie Sauerstoff. **2. innere Atmung** (Gewebeatmung, Zellatmung): Umwandlung von Eiweißen, Fetten und Kohlenhydraten in den Zellen durch Verbrennung (Oxidation) mit Sauerstoff (O_2) in körpereigene Energie; als Abbauprodukte entstehen Wasser (H_2O) und Kohlendioxid (CO_2), das aus dem Gewebe ins Blut abgegeben wird. Triebkraft des Gasaustauschs ist das Konzentrationsgefälle von Sauerstoff und Kohlendioxid zwischen Blut und Gewebe (Diffusion). Die frei werdende Energie wird als Adenosintriphosphat (Abk. ATP) gespeichert oder in Form von Wärme abgegeben. Vgl. Atmen.

Atmung, inverse: (engl.) *inverted breathing*; umgekehrte Atmung; pathologische Atemmechanik* bei lebensbedrohlichen Atemwegverschlüssen im Bereich von Kehlkopf und Luftröhre durch Fremdkörper, Schwellung oder Verkrampfung der Kehlkopfmuskulatur (Laryngospasmus); durch maximale Zwerchfellbewegungen kommt es zu passiven, paradoxen Brustkorbbewegungen: Vorwölbung des Bauchs und Senkung des Brustkorbs während der versuchten Einatmung und Einziehung des Bauchs und Hebung des Brustkorbs während der versuchten Ausatmung, ohne dass die Lunge belüftet werden kann (funktioneller Atemstillstand*); **Kennzeichen:** Patient zeigt Todesangst, ist agitiert, unternimmt maximale Atemanstrengungen; blau-rote Färbung der Haut (s. Zyanose), Atemgeräusche fehlen. **Pflegemaßnahme: 1.** Umsicht bewahren; Wiederbelebungsmaßnahmen (s. Reanimation) einleiten; Betreuung des Patienten gewährleisten; Arzt verständigen; **2.** Heimlich*-Handgriff bei Fremdkörperaspiration (s. Aspiration) durchführen; **3.** Notfalltracheotomie (s. Tracheotomie) bei Kehlkopfverschluss vorbereiten; **4.** Glukokortikoide i. v. bereithalten.

Atmung, paradoxe: (engl.) *paradoxical respiration*; der normalen Atemmechanik* entgegengesetzte

Atmungsinsuffizienz

Bewegung beim Atmen; **Formen: 1.** Ein durch mehrfache **Rippenbrüche** (Rippenserienfraktur) entstandener, frei beweglicher Brustwandanteil bewegt sich während der Einatmung nach innen und während der Ausatmung nach außen, entgegen den gesunden Anteilen des Brustkorbs (s. Abb.); es kommt zu Pendelluft (Luft, die von

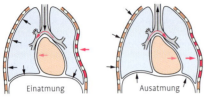

Atmung, paradoxe

einer Lunge in die andere strömt; vgl. Totraum) und damit zu unzureichender Lungenbelüftung. Pflegemaßnahme: **a)** Schmerzmittelgabe nach ärztlicher Anordnung und Wirkungskontrolle; **b)** Überdruckbeatmung (CPAP*-Beatmung, PEEP*-Beatmung) auf Anordnung durchführen und überwachen; **c)** verständliche Information wacher Patienten gewährleistet deren Einsicht und Mithilfe und mindert ihre Ängste. **2.** Symptom der **Phrenikuslähmung**: Ist der Nervus phrenicus, der einen Teil der Zwerchfellmuskulatur zur Anspannung stimuliert, gelähmt, senkt sich während der Einatmung die gesunde und hebt sich die kranke Zwerchfellhälfte. Pflegemaßnahme: Unterstützung des Patienten beim Training der Zwerchfellatmung*. **3.** Infolge einer **Ermüdung der Atemmuskulatur** spannen sich die Bauchmuskeln während der Einatmung an, statt physiologischerweise die Ausatmung zu unterstützen. Das Zwerchfell kann sich am Ende der Ausatmung nicht optimal vordehnen; es kommt zu unökonomischer Atemarbeit (Zwerchfell-Thorax-Antagonismus, Czerny-Atmung, sog. Schaukelatmung). Pflegemaßnahme: In der Entwöhnungsphase nach Langzeitbeatmung Patienten zeitweilig beatmen und ausruhen lassen; die Atemmuskulatur baut sich langsam wieder auf. **4.** Wechsel von Zwerchfellatmung und Brustatmung (sog. respiratorischer Alternans); tritt meist bei Patienten mit zentralnervösen Störungen auf.

Atmungsinsuffizienz: (engl.) *respiratory insufficiency*; gestörter Gasaustausch bei der äußeren oder inneren Atmung*. **Formen: 1. Störung der äußeren Atmung:** Atemschwäche durch unzulängliche bis ungenügende Leistung der Lungenbelüftung (Ventilation), Lungendurchblutung (Perfusion) und Diffusion; Ursachen: **a)** physiologische Atmungsinsuffizienz bei der Alterung durch Abnahme von Brustkorb- und Lungenelastizität und Diffusionskapazität; konsequente körperliche Betätigung verlangsamt Alterserscheinungen; Pflege: perioperative Atemtherapie* bei älteren Patienten; **b)** Erkrankungen der Lunge und der Bronchien, z. B. Pneumonie (Diffusionshindernis durch entzündliche Veränderungen, Flüssigkeitsansammlung in den Alveolen), Lungenödem* (Flüssigkeitsansammlung in der Lunge, besonders bei Linksherzinsuffizienz), Asthma bronchiale (Bronchialverengung durch Krampf der Bronchialmuskeln, Schleimhautschwellung und verstärkte Schleimproduktion); **c)** Blockade der oberen Luftwege durch Aspiration* von Fremdkörpern, Entzündungen (z. B. Kehlkopfentzündung), Tumoren; **d)** Verletzungen des Brustkorbs (Thorax) mit Störungen der Atemmechanik*: Rippenserienfraktur mit paradoxer Atmung*, Pneumothorax*, Zwerchfellriss; **e)** Störungen des Atemzentrums z. B. durch Hirndrucksteigerung bei Hirnödem, Hirnkontusion (s. Kontusion), Blutungen, Tumor, Vergiftungen durch hohe bzw. toxische Dosen von Arzneimitteln wie Analgetika vom Opioidtyp, Neuroleptika, Beruhigungs- und Narkosemittel, einigen Antibiotika sowie Botulinustoxin bei Lebensmittelvergiftung; **f)** neurogene Störungen, die zu einer Beeinträchtigung der Atemmuskulatur führen, z. B. Myasthenie, Querschnittlähmung, Tetanus. **2. Störung der inneren Atmung:** bei Anämien (Verminderung der Anzahl der roten Blutkörperchen, der Hämoglobinkonzentration und/oder des Hämatokrits), Blockierung des Sauerstofftransportsystems (Kohlenmonoxidvergiftung) oder der Atmungskette (Blausäurevergiftung). **Kennzeichen:** erschwerte Atmung, Atemnot*, schnelle, flache Atmung (Tachypnoe*), röchelnde, gurgelnde Atemgeräusche* bei Einengung der oberen Luftwege, exspiratorisches Pfeifen und Giemen bei Asthma; Husten und Auswurf; vegetative Symptome wie verstärktes Schwitzen und Unruhe; erst Anstieg, später Abfall von Blutdruck und Herzfrequenz; blau-rote Färbung von Haut und Schleimhäuten (Zyanose*); **Hinweis:** Bei einer langsamen Entwicklung der Atmungsinsuffizienz können die Symptome auch in abgeschwächter Form auftreten oder fehlen.

Atmungstypen: (engl.) *patterns of respiration*; Formen der äußeren Atmung*; **1. physiologische Atmung** (Eupnoe): unbewusste Ruheatmung des Erwachsenen mit regelmäßigen Atemzügen gleicher Atemtiefe*; in Anpassung an gesteigerten Sauerstoffbedarf (z. B. bei Arbeit, Fieber) kommt es durch Hyperpnoe (erhöhtes Atemzugvolumen) und Tachypnoe* (Zunahme der Atemfrequenz*) zu einem Anstieg des Atemminutenvolumens. Bei Normalatmung wird die Bauchatmung (mit überwiegender Zwerchfellatemarbeit, s. Zwerchfellatmung) von der Brustatmung* (mit überwiegender Thoraxatemarbeit) unterschieden. **2. pathologische Atmung:** Formen der erschwerten Atmung sind Dyspnoe*, Orthopnoe*, Kussmaul*-Atmung, Schnappatmung*, inverse Atmung*, paradoxe Atmung*, Bradypnoe*; periodische Atmungsformen sind Cheyne*-Stokes-Atmung und Biot*-Atmung

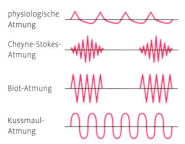

Atmungstypen: schematische Darstellung verschiedener pathologischer Atmungsformen im Vergleich zur physiologischen Atmung; die Ausschläge der Kurven entsprechen der Atemtiefe.

(s. Abb.); Apnoe ist fehlende Atmung (Atemstillstand*).

Atopie-Patch-Test: (engl.) *patch test*; syn. Patch-Test, Aeroallergen-Patch-Test; Hauttest zur Feststellung allergischer Reaktionen vom Typ IV (Reaktion nach Tagen bis Wochen, meist Kontaktallergien; s. Allergie); **Durchführung:** Verschiedene Substanzen werden auf Pflaster aufgebracht (z. B. Hausstaubmilben, Tierepithelien, Pollen) und diese auf den Rücken geklebt. Die Entfernung der Pflaster und Begutachtung der Hautreaktionen erfolgt nach 48 Stunden; erneute Begutachtung am nächsten Tag. **Hinweis:** Zuverlässigkeit und Reproduzierbarkeit des Tests sind umstritten. Vgl. Prick-Test.

Atrophie: (engl.) *atrophy*; Rückbildung eines Organs oder Gewebes, entweder als einfache Atrophie mit Verkleinerung der Zellen oder als numerische bzw. hypoplastische Atrophie mit Abnahme der Zellanzahl; klinische **Einteilung: 1. physiologische** Atrophie (z. B. Altersatrophie) oder Involution (z. B. Rückbildung des Thymus in der Pubertät); **2. pathologische** Atrophie: **a)** generalisiert, z. B. metabolisch bedingt bei Unterernährung oder endokrin bedingt bei Hypophysenvorderlappen-Insuffizienz; **b)** lokalisiert, z. B. infolge lokaler Durchblutungsstörungen, als Druckatrophie bei Gefäßkompression oder Inaktivitätsatrophie, d. h. Fortfall der mit der Tätigkeit verbundenen Blutzufuhr und Nervenreize durch Nichtgebrauch; betrifft besonders Muskulatur und Knochen der Extremitäten.

ATS: Abk. für **A**nti**t**hrombose**s**trumpf, s. Thromboseprophylaxestrumpf, medizinischer.

Attributionstheorien: (engl.) *attribution theories*; syn. Zuschreibungstheorien; Sammelbegriff für unterschiedliche Theorien, die soziales Verhalten aus der Zuschreibung von Ursachen und Gründen zum jeweiligen Handeln erklären; die Ursachenzuschreibungen werden als ein Versuch verstanden, die Umwelt zu kontrollieren und zu verstehen. Attribution (Zuschreibung) meint die geistige Verknüpfung von Handlungen oder Ereignissen mit bestimmten inneren (internalen) und äußeren (externalen) Ursachen. Attributionstheorien gehen grundsätzlich von einem vom Verstand gesteuert (rational) handelnden Menschen aus, der die Ursache eines Ereignisses ergründet, die Umwelt entsprechend einordnet, angemessen auf diese zu reagieren und eigenes Verhalten darauf abzustimmen bzw. eigenes zukünftiges Verhalten zu bestimmen sucht. Die wichtigsten Vertreter der Attributionstheorien sind S. Schachter, E. Jones und K. Davis sowie H. Kelley. **Anwendung:** z. B. in der Gesundheitspsychologie* und der Depressionsforschung: Die empirisch belegte Neigung von Frauen, eigene Erfolge external zu attribuieren, Misserfolge dagegen internal zu attribuieren, wird als eine Ursache für erhöhte Depressivitätswerte bei Frauen diskutiert. Vgl. Hilflosigkeit, erlernte.

Audit: (engl.) *audit*; systematischer, unabhängiger und dokumentierter Prozess zum Erlangen von Auditnachweisen und zu deren objektiver Auswertung, um zu ermitteln, inwieweit Auditkriterien erfüllt sind (DIN EN ISO 9000:2005); ein Audit ist demnach die Prüfung der Umsetzung und Wirksamkeit des Qualitätsmanagement*-Systems. Es kann durch Angehörige der Organisation selbst für interne Bewertungszwecke durchgeführt werden (**internes** Audit) oder durch externe Prüfinstanzen (**externes** Audit), z. B. zum Zweck der Zertifizierung* des Qualitätsmanagement-Systems. **Formen:** Inhaltlich werden 3 Arten von (internen oder externen) Audits unterschieden: **1.** Das **Systemaudit** beinhaltet die Prüfung des gesamten Qualitätsmanagement-Systems auf Konformität mit den vorgegebenen Kriterien (z. B. DIN EN ISO 90001). **2.** Das **Verfahrensaudit** dient der Überprüfung von einzelnen Prozessen (z. B. der Patientenaufnahme). **3.** Das **Produkt-** oder **Ergebnisaudit** beurteilt die Produkt- bzw. Ergebnisqualität. Geprüft wird z. B. die Übereinstimmung der Produktqualität (z. B. Pflegemaßnahmen bei Pneumonieprophylaxe) mit den Kundenanforderungen oder technischen Spezifikationen (z. B. weniger als 4 % postoperative Pneumonien). **Hinweis:** Anforderungen und Vorgehen sind in den Normen DIN EN ISO 10011-1-3 und 19011 formalisiert. **Pflege:** Pflegeeinrichtungen sind nach SGB XI zu internem Qualitätsmanagement verpflichtet, in dessen Rahmen Audits durchgeführt werden können. Vgl. Pflege-Qualitätssicherungsgesetz.

Aufbaukost: (engl.) *convalescent diet*; allmähliche Steigerung der Nahrungsvariabilität bis zum Normbereich des individuellen Nahrungsbedarfs; **Anwendung:** besonders bei Unterernährung* (z. B. durch konsumierende Erkrankungen, Magersucht*) oder nach Nahrungskarenz*. Vgl. Kostaufbau, Diät.

Aufbewahrungsfrist: (engl.) *retention period*; gesetzlich festgelegter Zeitraum, während dessen Daten nicht vernichtet werden dürfen; die Aufbewahrungsfrist für Krankengeschichten u. a. ärztliche Aufzeichnungen ergibt sich aus der Berufsord-

Aufenthaltsbestimmung

nung. Sie beträgt im Regelfall mindestens 10 Jahre (nach Abschluss der Behandlung), es sei denn, eine längere Aufbewahrungsfrist ist nach ärztlicher Erfahrung geboten oder nach anderen (gesetzlichen) Bestimmungen wie der Röntgen- und der Strahlenschutzverordnung (30 Jahre nach der letzten Strahlenbehandlung, 10 Jahre nach der letzten Untersuchung) vorgeschrieben. Aufbewahrungsfristen enthalten ferner das Infektionsschutzgesetz* (10 Jahre für Behandlungsunterlagen) und die Betäubungsmittel-Verschreibungsverordnung (3 Jahre für Teil III des ausgefertigten und die Teile I–III des fehlerhaft ausgefertigten Betäubungsmittelrezepts). Weitere Aufbewahrungsfristen sind landesrechtlich oder einrichtungsspezifisch festgelegt. Bei gleichzeitiger Geltung mehrerer Vorschriften gilt die längere Aufbewahrungsfrist. Im Hinblick auf die Verjährungsfrist von 30 Jahren für vertragliche Schadensersatzansprüche von Patienten empfiehlt sich die Einhaltung einer 30-jährigen Aufbewahrungsfrist. Vgl. Pflegedokumentation.

Aufenthaltsbestimmung: unter bestimmten Umständen mögliche Einschränkung des Rechts eines Menschen, seinen Aufenthalt selbst zu bestimmen (Artikel 2 Absatz 1 Grundgesetz); **1.** im Bereich der **Betreuung** (s. Betreuungsrecht) ist die Aufenthaltsbestimmung ein Teil der Personensorge* (§§ 1896 ff. BGB). Der Betreuer* mit dem Aufgabenkreis „Aufenthaltsbestimmung" ist befugt, den Wohnsitz für den Betreuten zu begründen oder aufzuheben und ihn am neuen Wohnort anzumelden. Der Betreuer kann auch einen Krankenhausvertrag oder Heimvertrag* abschließen und kündigen sowie die Herausgabe des Betreuten fordern, sofern dieser von einer anderen Person festgehalten wird. Der Betreuer muss die Gefahren von Selbst- und Fremdgefährdung beim Verbleib in der bisherigen Umgebung sowie Beeinträchtigungen durch eine ggf. zwangsweise erfolgende Verlegung in eine Einrichtung gegeneinander abwägen. Das Wohl und die Wünsche des Betreuten sind stets zu beachten. Strittig ist, ob der Aufgabenkreis „Aufenthaltsbestimmung" das Hausrecht* umfasst, d. h. das Recht, den Umgang mit bestimmten Personen verbieten zu können. In solchen Fällen empfiehlt es sich, beim Vormundschaftsgericht* anzufragen, ob es der gesonderten Anordnung des Aufgabenkreises „Befugnis zur Regelung des Umgangs des Betreuten" bedarf oder aber ein Tätigwerden aufgrund des Aufenthaltsbestimmungsrechts möglich ist. **2.** Auch in einer **Vorsorgevollmacht***, die Personen der eigenen Wahl erteilt wird, kann die Berechtigung zur Aufenthaltsbestimmung unter klar definierten Bedingungen enthalten sein. In diesem Fall sind die Ansprechpartner die Bevollmächtigten.

Auffangbeutel: (engl.) *recovery bag*; Beutel aus Plastik zum Sammeln von Flüssigkeit aus dem Verdauungstrakt oder den ableitenden Harnwegen; kann mit halbgeschlossenem oder geschlossenem System ausgestattet sein. Nur das halbgeschlossene System ermöglicht eine Unterbrechung der Verbindung zum Ableitungssystem. **Hinweis:** Für das Auffangen von Flüssigkeit aus den ableitenden Harnwegen ist ein geschlossener Auffangbeutel mit Rücklaufsperre und Tropfkammer zur Infektionsprophylaxe zwingend. Vgl. Katheterisierung.

Aufgabenkreis: (engl.) *field of responsibility*; Bereich, in dem ein Betreuer* die notwendigen Angelegenheiten für einen Betreuten erledigt; gemäß § 1896 BGB darf ein Betreuer vom Vormundschaftsgericht* nur für die Aufgabenkreise bestellt werden, in denen die Betreuung erforderlich ist. Der Betreuer vertritt den Betreuten in dem definierten Aufgabenkreis gerichtlich und außergerichtlich. Typische Aufgabenkreise sind Vermögenssorge*, Personensorge*, Aufenthaltsbestimmung, Gesundheitssorge*, Umgangsrecht, Überwachung des Bevollmächtigten. In Fällen, in denen der Betroffene so hilfebedürftig ist, dass er keine seiner Angelegenheiten mehr erledigen kann, kann auch der Aufgabenkreis „Alle Angelegenheiten des Betroffenen" angeordnet werden. Vgl. Betreuungsrecht.

Aufguss: (engl.) *infusion*; Infusum; Auszug wasserlöslicher Inhaltsstoffe von Heilpflanzen*; wird durch Übergießen der Pflanzenteile mit siedendem Wasser und anschließendes Ziehenlassen hergestellt.

Aufklärungsformular: standardisiertes Merkblatt zur ausführlichen Information des Patienten über einen zukünftigen medizinischen Eingriff (Untersuchung, Narkose, Operation, Risiken), das als Form der Einwilligung* in den Eingriff vom Patienten unterschrieben wird; da diese Einwilligung nur bei vorausgegangener ordnungsgemäßer Aufklärung wirksam ist, hat die Unterschrift auf einem Aufklärungsformular Beweiskraft als Privaturkunde. Das Formular muss dem Patienten vor dem Eingriff ausgehändigt werden. Es muss ausreichend Zeit zur Entscheidungsfindung über den geplanten Eingriff gewährt werden. **Hinweis: 1.** Eine klare, für den Laien verständliche Sprache ist erforderlich. **2.** Das Formblatt ersetzt nicht die ärztliche Aufklärungspflicht*.

Aufklärungspflicht: (engl.) *obligation to inform*; ethische und rechtliche Verpflichtung des Arztes bzw. der Pflegeperson, Patienten (z. B. vor einem medizinischen Eingriff oder einer pflegerischen Intervention) über Diagnose, Verlauf und mögliche Risiken einer ärztlichen/pflegerischen Behandlung zu informieren; das **Aufklärungsgespräch** ist vor ärztlichen Eingriffen Pflicht und muss im Krankenblatt oder auf dem Aufklärungsformular* dokumentiert werden. Unterschieden werden 2 Arten von Aufklärungsgesprächen: **1. Selbstbestimmungsaufklärung** (ergibt sich rechtlich aus dem Behandlungsvertrag*): Vor dem Hintergrund des Rechts auf Selbstbestimmung und der Autonomie des Patienten ist eine ordnungsgemäß durchgeführte Aufklärung Voraussetzung für eine gültige Einwilligung* des Patienten in einen medizinischen Eingriff, da dieser rechtlich einer Körperverletzung gleichkommt. Hierbei werden die **Diagnoseaufklärung** als Information über den medizinischen Befund und die **Risikoaufklärung** als Information über Risiken, mögliche Folgen und Komplikationen, Alternativen und Prognosen unterschieden. Eine unzureichende oder fehlende Aufklärung stellt einen Behandlungsfehler oder eine rechtswidrige Körperverletzung* (§ 8 Musterberufsordnung für die deutschen Ärztinnen und Ärzte) dar, für den der Arzt oder die Pflegeperson (s. Übernahmeverantwortung) haftet. **2.** **Verlaufsaufklärung:** therapeutische Aufklärung bzw. Sicherungsaufklärung; als Teil der Behandlung ist diese Form der Aufklärung eine ärztliche bzw. pflegerische Hauptleistung (und somit Pflicht aus dem Behandlungsvertrag). Inhalte sind Beratung, Aufklärung und Unterweisung des Patienten zur Schadensvorbeugung, z. B. hinsichtlich angemessener und erforderlicher Verhaltensweisen, Diäten, Medikamenteneinnahmen. **Recht:** Eine klare, für den Laien verständliche Sprache ist erforderlich. Bei nicht einwilligungsfähigen Patienten hat die Aufklärung gegenüber einem gesetzlichen Vertreter oder einem Bevollmächtigten zu erfolgen. **Hinweis:** Bei ärztlichen, an Pflegepersonen delegierten Tätigkeiten muss sichergestellt werden, dass ein Aufklärungsgespräch (z. B. bei Injektionen mögliche Risiken der Injektionstechnik oder Nebenwirkungen) durchgeführt wird. Die rechtliche Situation ist nicht eindeutig geregelt; im Zweifelsfall Hausstandard in Absprache mit Fachjuristen einrichten. Vgl. Auskunftsanspruch.

Aufklärungsrecht: **1.** aus dem allgemeinen Persönlichkeitsrecht gemäß Artikel 2 Grundgesetz sowie der Menschenwürde* gemäß Artikel 1 Grundgesetz resultierender Anspruch des Patienten auf ordnungsgemäße Aufklärung (s. Aufklärungspflicht) durch den Arzt über die wesentlichen Punkte des Befundes (Diagnoseaufklärung), einer Heilbehandlung (Verlaufsaufklärung) und deren typische Folgen (Risikoaufklärung); die Aufklärung über medizinische Diagnosen ist juristisch gesehen in Deutschland bislang ausschließlich Ärzten vorbehalten. Diese Regelung kann im klinischen Alltag zu Kommunikationsproblemen führen, wenn Pflegende von Patienten zu medizinischen Diagnosen befragt werden und dazu nur eingeschränkt Auskunft geben dürfen, obwohl sie i. R. des Pflegeprozesses auch diagnosebezogene Auskünfte geben müssten, um z. B. eine sinnvolle Beratung* vornehmen zu können. Besondere Konfliktsituationen können u. a. bei der Aufklärung bezüglich psychischer Erkrankungen oder Krebserkrankungen mit infauster (aussichtsloser) Prognose entstehen. **2.** Gesamtheit der Rechtsnormen, die Art und Umfang der Patientenaufklärung regeln.

Auflage: (engl.) *pad*; syn. Umschlag; lokale, flächig angewendete Maßnahme der Hydrotherapie* und Thermotherapie, die feucht, trocken, eiskalt, kalt, warm, heiß oder mit Zusätzen (s. Wickel) angewendet werden kann; **Anwendung:** bei Verletzungen mit Schwellung und Blutergüssen, Verstauchungen, Prellungen, kolikartigen Schmerzen (bei Kindern z. B. bei unklaren Bauchbeschwerden im Oberbauch, sog. Nabelkoliken), Spasmen, Spannungsschmerzen, Gelenkschmerzen (z. B. bei Erkrankungen des rheumatischen Formenkreises) und zur Wundreinigung; **Durchführung:** **1. feuchte** Auflage: Ein feuchtes Tuch wird zu therapeutischen Zwecken auf eine erkrankte Körperregion gelegt und nicht oder nur lose mit einem dünnen Tuch abgedeckt. Die Auflage wird entfernt, wenn sie wieder trocken ist. Hinweis: Die Luftzirkulation und damit die Verdunstung des feuchten Mediums darf nicht durch Abdecken z. B. mit der Bettdecke behindert werden. **2. trockene** Auflage: Der erkrankte Bezirk wird mit einem trockenen, saugfähigen, wärmespeichernden Tuch (Hautschutz) bedeckt, bevor das erhitzte, wärmeabgebende Medium (z. B. erhitztes Hot-Coldpack, Wärmflasche, heiße Tonkruke, im Backofen erhitzter Ziegelstein) zur Anwendung kommt. Den Abschluss bildet ein trockenes Tuch, welches das Auskühlen der Auflage verzögert. Dauer: ca. 30–60 Minuten. Hinweis: Hitzeverträglichkeit prüfen, z. B. an der eigenen Wange oder der Innenseite des eigenen Unterarms, um Verbrennungen zu vermeiden. **Wirkung:** **1. feuchte** Auflage: **a)** kühlend, entzündungshemmend durch Engstellung der Blutgefäße, schmerzstillend durch Tränken des Tuches mit kaltem Wasser, Alkohol, Aqua destillata, physiologischer Kochsalzlösung oder Unterlegen eines kühlenden Mediums, z. B. Gelbeutel, Quark oder essigsaure Tonerde; **b)** wärmend, krampflösend durch speziell aufbereitete Zusätze wie Zwiebeln, Kartoffeln und Leinsamen (feuchtwarme Auflagen); **c)** durchblutungsfördernd durch Hautreizung (z. B. durch Senf oder Ingwer); **2. trockene** Auflage: **a)** kühlend, entzündungshemmend und durchblutungsmindernd durch Engstellung der Blutgefäße, schmerzlindernd (vgl. Eispackung); **b)** wärmend, durchblutungsfördernd durch Weitstellung der Blutgefäße, krampflösend (z. B. bei Verspannungen, spastischen Beschwerden bekannter Ursache), schmerzstillend. **Gegenanzeigen:** alle Schmerzzustände unklarer Ursache; **Hinweis:** **1.** Auflagen sind grundsätzlich anordnungspflichtige therapeutische Mittel zur Behandlung von Befindlichkeits- oder Gesundheitsstörungen bzw. Erkrankungen, v. a. solange die Ursachen der Störungen/Erkrankungen nicht abgeklärt sind. Pflegerische Aufgaben sind die sach- und fachgerechte Durchführung sowie die Krankenbeobachtung hinsichtlich der Wirkung und insbesondere unerwünschter Nebenwirkungen. Auch in der Selbstbehandlung sollten die Ursachen z. B. für Schmerzzustände sorgfältig abgeklärt sein, bevor wiederholt Auflagen angewendet werden. **2.** Als erste Hilfe bei Schmerzen unbekannter Ursache ist es immer sinnvoll, zunächst Kälte anzuwenden und den Arzt aufzusuchen, wenn die Beschwerden nicht nachlassen bzw. zunehmen. **3.** Bei Kindern bis zum Alter von 12 Jahren sollten Auflagen, Umschläge und Wickel nur auf ärztliche Anordnung, unter Aufsicht und Beobachtung und ergänzend zu einem therapeutischen Gesamtkonzept angewendet werden. Vgl. Kompresse, Kataplasma, Packung.

Aufmerksamkeit: (engl.) *attention*; selektive Zuwendung zu einem bestimmten gegebenen oder erwarteten Ausschnitt aus dem gesamten Wahrnehmungsfeld bezüglich äußerer oder innerer Vorgänge oder Objekte; Aufmerksamkeit hat 3 Grundmerkmale als **Kennzeichen: 1.** selektive Funktion: Fähigkeit, bestimmte Reize aus dem Angebot an Reizen auszuwählen; **2.** mobilisierende oder intensivierende Wirkung: Fähigkeit, einen Denk- oder Wahrnehmungsprozess mit größerer Klarheit zu belegen; **3.** begrenzte Kapazität: Unfähigkeit des Menschen, die gesamte Information anhand der Sinnesorgane wahrzunehmen und zu verarbeiten. Vgl. Wahrnehmung, ADHS.

Aufmerksamkeitsdefizit-Hyperaktivitätsstörung: Abk. ADHS*.

Aufnahme: (engl.) *admission*; Eintritt eines Patienten oder Bewohners in eine Einrichtung des Gesundheitswesens oder der Altenhilfe; die Atmosphäre und Gestaltung der Aufnahme kann Grundlage für eine geglückte Pflegebeziehung sein (s. Beziehung). **Tätigkeiten: 1.** Vorstellung der eigenen Person, der Einrichtung und der Mitpatienten (oder Mitbewohner); **2.** Zuweisung des Zimmers, Schrankes und der Einrichtungsgegenstände; **3.** Erläuterung der wichtigsten Bedienungsfunktionen (Klingelanlage, Fernseher, Telefon, Bett, Nachtschrank); **4.** Zeigen der relevanten Räumlichkeiten (Bad und WC, Personalstützpunkt, Aufenthaltsraum); **5.** Vermittlung von Information über den weiteren Ablauf, Termine, Essens- und Besuchszeiten, ärztliche Anordnungen; **6.** Aushändigen von Informationsschriften, Essensplänen, Bedienungsanleitungen u. a.; **7.** Entgegennahme von Wertgegenständen (zur Aufbewahrung) und von Arzneimitteln (zur Information des Stationsarztes). Art und Umfang der Informationen müssen der Situation und den aktuellen Verarbeitungsmöglichkeiten des Patienten (Bewohners) angepasst sein, um eine Überforderung zu vermeiden. Administrative Tätigkeiten sind die Anmeldung in der Verwaltung, das Anfordern von Krankenakten und Röntgenbildern, das Anlegen der Pflegedokumentation* und die Durchführung der Pflegeanamnese*. Vgl. Erstgespräch.

Aufnahmefähigkeit (ICNP): (engl.) *receptive communication*; Fähigkeit zum Empfangen, Interpretieren und Bestätigen von verbalen und nonverbalen Nachrichten und Eindrücken durch geschriebene oder gesprochene Sprache, Symbol- und Zeichensprache; vgl. Kommunikation, Konzentration, Wahrnehmung.

Aufnahmegespräch: s. Erstgespräch.

Aufnahmestatus: (engl.) *admission status*; Feststellung des Gesundheitszustandes bei der Aufnahme eines Patienten in eine akutstationäre, teilstationäre oder ambulante Einrichtung des Gesundheitswesens; für den Pflegeprozess* werden ressourcen- und problemorientierte, subjektiv (Angaben des Patienten) und objektiv ermittelte Daten (u. a. Krankenhauseinweisung, Arztbriefe, Pflegeverlegungsberichte), Daten aus Fremd- und Eigenbeobachtung sowie Angaben aus dem Datenmaterial vorangegangener Aufenthalte in Einrichtungen des Gesundheitswesens benötigt. Vgl. Pflegeanamnese.

Aufrichter: s. Patientenaufrichter.

Aufrichtigkeit: s. Kongruenz.

Aufsichtsbehörde: (engl.) *supervisory authority*; für die Dienst- und Fachaufsicht zuständige Bundesbehörde und allgemeinen Behörden der Landesverwaltung; die Verwaltungsorganisation bzw. die Befugnisse sind überwiegend nach Landesrecht geregelt und nicht einheitlich, d. h., es können sich von Bundesland zu Bundesland Unterschiede ergeben. **Aufgabe: 1.** Die für das Gesundheitswesen eines Bundeslandes zuständige oberste Behörde hat für die Durchführung der vom Bund erlassenen Gesetze zu sorgen und die hierfür erforderlichen Vorschriften zu erlassen. **2.** Darüber hinaus haben Aufsichtsbehörden die Aufsicht über nachgeordnete Dienststellen, die Aufgaben der Gesundheitsberufe, die Gesundheitsberichterstattung und die Krankenhausplanung vorzunehmen. **3.** Die in vielen Bundesländern eingerichteten Bezirksregierungen (mittlere Ebene) haben die Aufsicht über die Einrichtungen des Öffentlichen Gesundheitsdienstes, über den Verkehr mit Arzneimitteln einschließlich der regelmäßigen Besichtigungen von Apotheken und Krankenhäusern, über Seuchenbekämpfungsmaßnahmen sowie die Überwachung der Berufstätigkeit in den Gesundheitsberufen. In Stadtstaaten fällt die mittlere Ebene der Verwaltung weg; die obersten Landesbehörden üben die Aufsicht direkt aus. **4.** Die Gesundheitsämter als untergeordnete Behörden haben die gesundheitlichen Verhältnisse zu beobachten und die Einhaltung der Gesundheitsgesetzgebung zu überwachen; sie können nur bei Gefahr im Verzug nötige Maßnahmen selbst anordnen. **5.** Landes- bzw. Bezirksbehörden üben die Aufsicht für Behinderteneinrichtungen und Heime für Kinder aus. In Heimen für Erwachsene nimmt die Heimaufsicht (vgl. Heimgesetz) die Aufsicht wahr. Vgl. Gesundheitsdienst, öffentlicher.

Aufsichtspflicht: (engl.) *obligatory supervision, duty of supervision*; gesetzliche oder vertragliche Verpflichtung zur Aufsicht über eine Person, die wegen Minderjährigkeit oder wegen ihres geistigen oder körperlichen Zustands der Beaufsichtigung bedarf (§ 832 BGB), damit diese Person einem Dritten keinen Schaden zufügt; gesetzlich zur Aufsicht verpflichtet sind die Sorgeberechtigten von Kindern. Befinden sich die Minderjährigen in einem Heim, in der Schule, einem Kindergarten oder Kinderkrankenhaus, übernehmen die Träger der entsprechenden Institution vertraglich die Aufsichtspflicht. Die Haftung des Aufsichtspflichtigen beinhaltet auch die Verpflichtung zum Ersatz von Schaden, den diese Person einem Dritten widerrechtlich zufügt. Liegt eine rechtswidrige Schadensverursachung durch den Aufsichtsbedürftigen gegenüber einem Dritten vor, so hat der Aufsichtspflichtige die Möglichkeit, sich zu entlasten. Er muss umfassend und konkret darlegen und beweisen, was er zur Erfüllung der Aufsichtspflicht unternommen hat und dass der Schaden auch bei gehöriger Beaufsichtigung entstanden wäre. **Hinweis:** In einem offenen Heim für Erwachsene übernimmt der Heimbetreiber nicht die Aufsichtspflicht über verwirrte Bewohner oder sog. Wegläufer. Vgl. Verkehrssicherungspflicht, Haftung.

Aufstoßen (ICNP): (engl.) *burping*; Ruktus, Ruktation, Efflation, Eruktation; Entweichen von in den Magen gelangter Luft durch den Mund, z. B. durch Luftschlucken (Aerophagie) oder als sog. Bäuerchen der Säuglinge; erfolgt kontrolliert bei der Ösophagusstimme (s. Ersatzstimme). **Maßnahme:** Kohlensäurereiche Getränke und Luftschlucken beim Essen vermeiden. Vgl. Schluckauf.

Aufwachraum: (engl.) *recovery room*; Zimmer, in dem Patienten nach der Operation in der Aufwachphase aus der Narkose von besonders ausgebildeten Pflegefachkräften intensiv überwacht werden; der Patient wird erst wieder auf die Normalstation verlegt, wenn er das volle Bewusstsein erlangt hat, die Orientierung vorhanden ist und die Vitalzeichen* stabil sind. Die Verweildauer beträgt bei einem komplikationslosen Verlauf 1–2 Stunden. Verschlechtert sich der Allgemeinzustand des Patienten, kann eine Verlegung auf die Intensivstation* notwendig werden.

Aufwachtemperatur: syn. Basaltemperatur*.

Aufwendungen der Pflegeperson: (engl.) *expenses for caregiver*; Bezeichnung für alle durch die Pflege entstehenden Kosten für den Pflegenden; als Aufwendungen gelten Fahrt- oder Kinderbetreuungskosten, die notwendig sind, um die Pflege durchführen zu können. Gemäß § 65 Absatz 1 SGB XII sind der Pflegeperson angemessene Aufwendungen durch den Pflegebedürftigen, der diese Leistungen aus eigenem Einkommen und Vermögen nicht anderweitig decken kann, zu erstatten. Die Aufwendungen sind neben dem Pflegegeld* zu zahlen. Anspruchsberechtigt ist der Pflegebedürftige. Pflegepersonen sind überwiegend pflegende Familienangehörige, die nicht mit dem Pflegebedürftigen zusammenwohnen und die Pflegeleistungen unentgeltlich erbringen oder pflegende Familienangehörige unterstützen.

Aufwendungsersatz: (engl.) *repayment of expenses*; Anspruch des Betreuers* oder Vormundes* gemäß § 1835 BGB auf Ersatz von entstandenen Kosten bei der Führung der Betreuung (Vormundschaft); Aufwendungen sind u. a. Fahrt- und Telefonkosten sowie Porto. Der Anspruch erlischt, wenn er nicht binnen 15 Monaten nach Entstehung gerichtlich geltend gemacht wird. Der Anspruch richtet sich gegen den Betreuten. Ist dieser mittellos, so erhält der Betreuer/Vormund den Aufwendungsersatz von der Staatskasse. Ehrenamtlich tätige Betreuer erhalten darüber hinaus die Kosten einer angemessenen Haftpflichtversicherung als Aufwendung. Ein ehrenamtlich tätiger Betreuer kann statt einer Einzelaufschreibung seiner Auslagen eine Aufwandsentschädigung (§ 1835 a BGB) verlangen. Sie beträgt im Jahr EUR 323. Der Anspruch erlischt, wenn er nicht binnen 3 Monaten nach Ablauf des Jahres, in dem der Anspruch entsteht, geltend gemacht wird. **Hinweis:** Seit In-Kraft-Treten des 2. Betreuungsänderungsgesetzes (Abk. BtÄndG) am 1.7.2005 erhalten Berufs- und Vereinsbetreuer diesen Aufwendungsersatz nur noch als Sterilisationsbetreuer sowie Vertretungsbetreuer wegen rechtlicher Verhinderung eines anderen Betreuers. Vgl. Betreuungsrecht.

Augapfel: (engl.) *eye ball*; Bulbus oculi; kugelförmiger Teil des Auges*, der aus 3 Schichten besteht und die Augenkammern* mit dem Kammerwasser, die Linse (Lens) und den Glaskörper (Corpus vitreum) enthält (s. Abb.); der Augapfel wird durch

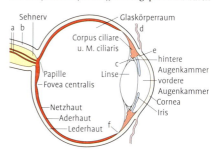

Augapfel: a: Zentralgefäße; b: Sehnervenscheiden; c: Zonulafasern; d: Bindehaut; e: Iridokornealwinkel; f: Ora serrata retinae; M.: Musculus

die an ihm befestigten äußeren Augenmuskeln bewegt. **Aufbau: 1. äußere Augenhaut** (Tunica fibrosa bulbi): besteht aus der harten, weißen Lederhaut (Sklera), in der vorn die uhrglasförmige, lichtdurchlässige Hornhaut (Cornea) eingelassen ist; **2. mittlere Augenhaut** (Tunica vasculosa bulbi, Uvea): besteht aus der Regenbogenhaut (Iris), dem Strahlenkörper (Ziliarkörper, Corpus ciliare) und der Aderhaut (Choroidea); die verschieden gefärbte Iris bildet eine zentrale, kreisrunde Öff-

Auge

nung (Sehloch, Pupille) und regelt durch Muskeln die Pupillenweite und damit den Lichteinfall auf die Netzhaut. Der Ziliarkörper befindet sich seitlich hinter der Iris und enthält Fortsätze, die das Kammerwasser produzieren. Über sich kreuzende Zonulafasern ist der Ziliarkörper mit der Linse verbunden. Der Ziliarmuskel (Musculus ciliaris) reguliert die Spannung der Zonulafasern und ist somit maßgeblich an der Regulation der Linsendicke (Akkomodation*) beteiligt. Die gefäß- und pigmentreiche Aderhaut versorgt die Schichten des Augapfels mit Sauerstoff und Nährstoffen, insbesondere die äußeren Abschnitte der Netzhaut. **3. innere Augenhaut** (Netzhaut, Retina): enthält die Sinneszellen (Photosensoren); die Stäbchen (ca. 110–125 Millionen) unterscheiden hell und dunkel, die Zapfen (ca. 6,6–7 Millionen) sind für das Farbensehen zuständig. Der gelbe Fleck (Macula lutea) liegt in der Sehachse und ist die Stelle des schärfsten Sehens (Fovea centralis), die nur Zapfen enthält. Etwas nach medial versetzt liegt der Sehnervenkopf (Papilla nervi optici). Hier treffen sich die Nervenfasern des Sehnerven, bevor sie den Augapfel verlassen. Die Papille enthält keine Photosensoren. An der Papille tritt die zentrale Netzhautarterie (Arteria centralis retinae) an die innere Oberfläche der Retina und verzweigt sich nach einem relativ konstanten Verzweigungsmuster. **Klinische Bedeutung:** Erkrankungen des Augapfels sind z. B. 1. Linsentrübung (Katarakt, sog. grauer Star): Zerfall der Linsenfasern, meist im höheren Lebensalter; 2. Glaskörpertrübung (Mouches volantes): schwebende dunkle Flecke oder Fäden im Gesichtsfeld beim Blick gegen einen hellen Hintergrund; meist harmlose Veränderung bedingt durch Kondensation von Kollagenfasern im Glaskörper. 3. Verschiedene systemische Erkrankungen wie z. B. Diabetes mellitus führen zu typischen Veränderungen der Arteria centralis retinae.

Auge: (engl.) *eye*; in der knöchernen Augenhöhle (Orbita) gelegenes paariges Organ, das zusammen mit dem Sehnerv (Nervus opticus) das Sehorgan bildet; zum Auge gehören neben dem Augapfel* Schutz- und Hilfseinrichtungen: Tränenapparat, Augenlider, die Bindehaut* des Auges (Konjunktiva) und äußere Augenmuskeln. **Funktion:** Das von den Sinneszellen des Auges aufgenommene Licht* (elektromagnetische Wellen von 380–780 nm) liefert dem visuellen Teil des Gehirns Informationen über Farbe, Form und Lokalisation von Objekten.

Augenbad: (engl.) *eye bath*; Spülung der Augen in einer mit Arzneimittellösung gefüllten Augenbadewanne*, die für 10 Minuten bei geöffnetem Auge an die Augenpartie gepresst wird; **Anwendung:** nach ärztlicher Anordnung z. B. bei Bindehautentzündung.

Augenbadewanne: (engl.) *eye cup*; Udine; ovales Gefäß aus Glas oder Kunststoff zur Anwendung beim Augenbad*; das Auge wird von dem schalenförmigen, mit einem ca. 3 cm hohen Rand versehe-

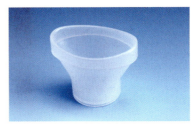

Augenbadewanne [1]

nen Gefäß (s. Abb.) umschlossen und in ausreichend Flüssigkeit gespült. Vgl. Augenspülung.

Augenentlastungstraining: syn. Augengymnastik; Maßnahme zur Verhinderung von Ermüdungserscheinungen des Auges bei anhaltender Arbeit im Nahbereich (Bildschirmarbeit); **Durchführung:** Im Abstand von 15–20 Minuten in die Ferne sehen (zur Entlastung der Linse), zusätzlich rascher Lidschlag (zur intensiven Reinigung und Befeuchtung der Augen) und kurzzeitiges Schließen der Augen (zur Entspannung); zusätzlich werden Entspannungsübungen im Kopf-Nacken-Bereich empfohlen.

Augengymnastik: syn. Augenentlastungstraining*.

Augenkammern: (engl.) *chambers of eyeball*; Camerae bulbi; mit Kammerwasser gefüllte Räume zwischen der Rückseite der Hornhaut (Cornea) und der Vorderfläche des Glaskörpers (Corpus vitreum) des Auges*; **1. vordere** Augenkammer: Raum zwischen Hornhaut und Regenbogenhaut (Iris); **2. hintere** Augenkammer: Raum zwischen Regenbogenhaut und Glaskörper. Das Kammerwasser wird im Ziliarkörper produziert und strömt kontinuierlich über die Pupille in die vordere Augenkammer. Von dort fließt es über kleine Venen ab. **Klinische Bedeutung:** Erhöhung des Augeninnendrucks (Glaukom, sog. grüner Star), bedingt durch eine Störung der Produktion oder des Abflusses des Kammerwassers; die damit verbundene Druckschädigung der Netzhaut (Retina) führt unbehandelt zur Erblindung. Um dem vorzubeugen, sollten der Augeninnendruck und das Gesichtsfeld* ab dem 40. Lebensjahr regelmäßig gemessen werden. Verlässliche oder spezifische Frühsymptome fehlen. Bei Gesichtsfeldausfällen liegen bereits irreversible Netzhaut- bzw. Nervenschädigungen vor. Hinweis: Auch Arzneimittel (z. B. pupillenerweiternde Mittel oder Steroide) und Nahrungsbestandteile (z. B. Coffein) können zu erhöhtem Augeninnendruck führen.

Augenpflege: (engl.) *ophthalmic care, eye care*; Pflegeintervention, die alle Maßnahmen zur Prophylaxe und Therapie von Augenerkrankungen oder Minimierung der Gefahren für die Augen* beinhaltet.

1. Allgemeine Augenpflege

Bei gesundem Auge Teil der Körperpflege; **a)** Waschen des Gesichts mit klarem Wasser mit Wischrichtung vom äußeren Augenwinkel zur Nase; **b)** bei Überanstrengung der Augen (z. B. durch stundenlange Bildschirmarbeit) Augenentlastungstraining*; **c)** Eine vitaminreiche Ernährung (besonders Vitamin A, C und E) ist wichtig für den Erhalt der Sehkraft. **d)** Grundsätzlich müssen die Augen vor Infektionen der Bindehaut (z. B. durch gründliches Händewaschen vor dem Einsetzen von Kontaktlinsen) und Verletzungen (z. B. durch Verwendung von Schutzbrillen) geschützt werden. **e)** Das Reinigen von Brille oder Kontaktlinsen gehört ebenfalls zur Augenpflege.

2. Spezielle Augenpflege

Bei Augenerkrankungen, fehlendem Lidschlagreflex (z. B. bei Bewusstlosigkeit*, Fazialislähmung*), Austrocknung des Auges sowie nach Operationen.

Ziel: Anfeuchten der Hornhaut, Verhindern von Infektionen der Bindehaut* des Auges (Konjunktiva), Applikation von Arzneimitteln.

Durchführung: a) Steril arbeiten; Patient liegt oder legt den Kopf in den Nacken, Blickrichtung nach oben; **b)** ggf. Reinigung der Augen: Bei geschlossenem Auge wird eine mit destilliertem Wasser oder physiologischer Kochsalzlösung getränkte sterile Kompresse oder ein faserfreier Tupfer zum Reinigen der Augenlider von außen nach innen ohne Druck auf dem Lidrand bewegt und vorhandene Verkrustungen werden vorsichtig abgelöst. Für jede Wischbewegung eine neue Kompresse benutzen, evt. Auge trockentupfen. **c)** Anschließend verordnete Augentropfen* oder Augensalben* in den Bindehautsack applizieren und ggf. einen Augenverband* anlegen.

Augenprothese: (engl.) *artificial eye*; umgangssprachl. Glasauge, Kunstauge; halbkugelige Prothese aus Glas oder Kunststoff, die dem verbliebenen Auge nachgebildet ist und der kosmetischen Korrektur nach Verlust des Auges dient; das Entfernen und Einsetzen der Prothese wird so lange vom Pflegepersonal übernommen, bis es vom Patienten selbstständig ausgeführt werden kann. **1. Einsetzen: a)** Prothese anfeuchten und anwärmen. **b)** Während der Patient den Blick nach oben richtet, das Oberlid leicht abziehen. **c)** Die zwischen Daumen und Zeigefinger gehaltene Prothese unter das Oberlid einführen. **d)** Während der Patient nach unten blickt, das Unterlid leicht abheben, wodurch die Prothese in den unteren Bindehautsack gleitet. **2. Entfernen: a)** Während der Patient nach oben schaut, das Unterlid leicht abziehen. **b)** Prothese mit Hilfe eines Glasstäbchens entfernen. **c)** Entsprechend der Anordnung erfolgt die Aufbewahrung der Augenprothese trocken oder in einer desinfizierenden Lösung.

Augensalbe: (engl.) *eye ointment*; Arzneimittel* zur lokalen Anwendung am Auge; **Anwendung:** Nach Reinigung und Desinfektion der Hände sowie Zusammenstellung des Materials wird das zu behandelnde Auge gereinigt. Während der Patient nach oben blickt, wird das Unterlid leicht nach unten gezogen und ein ca. 1 cm langer Salbenstreifen in den Bindehautsack von außen nach innen eingebracht. Dabei darf die Tubenöffnung den Bindehautsack nicht berühren. Der Patient schließt das Auge, überschüssige Salbe wird mit einer Kompresse entfernt. **Hinweis: 1.** Augensalben dürfen nach Anbruch höchstens 4 Wochen verwendet werden. **2.** Augensalben haben etwas an Bedeutung verloren, da sie im Auge durch Ausbildung eines schmierigen Filmes ein Fremdkörpergefühl hervorrufen und die Sehfähigkeit beeinträchtigen. Am häufigsten werden sie daher für die Nacht oder unter Augenverbänden* verwendet. Vgl. Ophthalmika.

Augenspülung: (engl.) *eyewash*; Reinigung des Auges von Fremdkörpern (Sand, Staub, Kalk) oder Flüssigkeit (Säuren, Laugen) mit steriler Spülflüssigkeit; **Durchführung:** Kopf zur Seite des zu behandelnden Auges neigen und die Spülflüssigkeit (meist 0,9 %ige Kochsalzlösung) von innen nach außen (von Nase in Richtung Schläfe) in das Auge einbringen; auslaufende Flüssigkeit darf dabei nicht mit dem anderen Auge in Kontakt kommen. In Notfällen kann das Auge auch mit Leitungs- oder Mineralwasser gespült werden.

Augentropfen: (engl.) *eye-drops*; steriles, flüssiges Arzneimittel* zur lokalen Anwendung am Auge; Augentropfen mit einem Temperaturunterschied von 16–18 °C zur Hornhaut müssen vor Verabreichung in der Hand angewärmt werden, da es sonst zu reflektorischem Zucken der Augen kommen kann. **Durchführung:** Vorbereitend sollte die ausführende Pflegeperson die Hände desinfizieren. Das Einbringen der Augentropfen erfolgt beim liegenden oder sitzenden Patienten mit zurückgeneigtem Kopf. Mit Hilfe eines Tupfers wird das Unterlid leicht nach unten gezogen, wobei der Patient einen Punkt über dem Kopf des Behandelnden fixieren soll. Die Flüssigkeit wird in den Bindehautsack (Mitte des Unterlids) ohne Berührung der Applikationsstelle eingetröpfelt. Nach der Verabreichung schließt der Patient das Auge. Austretende Flüssigkeit wird mit einem Tupfer entfernt. **Anwendung: 1.** bei bakteriellen Augeninfektionen, Augenentzündungen und -allergien oder Verletzungen; **2.** ohne Arzneiwirkstoff als Tränenersatzmittel zur Befeuchtung der Augenoberfläche; trockene Augen treten häufig aufgrund von Umweltbelastungen (z. B. Ozon) und Arbeitsplatzveränderungen (z. B. Klimaanlage) auf. **Hinweis: 1.** Bei Verwendung mehrerer Augenmedikamente werden Tropfen zur Vermeidung des Auswascheffekts im Abstand von etwa 10 Minuten und Salben stets nach Tropfen verabreicht. **2.** Ärztliche Verordnung und Verfallsdatum der Arzneimittel immer überprüfen, da bei falscher Anwendung irreversible Schäden auftreten können. Vgl. Ophthalmika.

Augenverband: (engl.) *eye bandage*; Spezialverband, der die Wirksamkeit von Augensalben* verlängert oder eine motorische Ruhigstellung der Augen bewirkt; **Formen: 1. einfacher** Augenver-

Aura

band: Abdecken des Auges mit einer Kompresse (nach Operation steril), die mit Pflasterstreifen fixiert wird; 2. **Uhrglasverband:** gebrauchsfertiger elastischer Verband mit transparentem, gewölbtem Augendeckel, der dem Patienten das Sehen und dem Arzt die Beurteilung des Augenzustands ermöglicht; wird bei fehlendem Lidschlag zur Befeuchtung der Hornhaut oder zum Schutz des operierten oder traumatisierten Auges vor Druck, Fremdkörpern oder Infektion eingesetzt; 3. **Okklusionspflaster:** fertiger Verband, der bei einer Verletzung des Auges oder zur Abdeckung des führenden Auges beim Schielen Verwendung findet; 4. **Leichtmetallklappe** zur mechanischen Sicherung des Auges; bei unruhigen Patienten wird die Klappe über dem Augenverband angebracht. 5. **Druckverband:** mehrere übereinanderliegende Kompressen, die mit Pflasterstreifen fixiert werden; findet selten postoperative Anwendung zur Verhinderung von Nachblutungen; **Hinweis:** Da Augenbewegungen koordiniert werden, ermöglicht nur der beidseitige Augenverband (Binoculus*) eine weitgehende motorische Ruhigstellung beider Augen. Vgl. Verbände.

Aura: (engl.) *aura*; 1. (allgemein) auch Charisma; Ausstrahlung eines Menschen auf andere; 2. (medizinisch) Bezeichnung für a) die sensiblen (z. B. Taubheitsgefühl, Kribbeln), sensorischen (z. B. Geruchs- oder Geschmacksaura), vegetativen (epigastrische Aura) oder psychischen (Glücks-, Angstgefühl, Déjà-vu-Erlebnis) Wahrnehmungen unmittelbar vor einem epileptischen Anfall; b) neurologische Erscheinungen, die einer Migräne* vorausgehen, z. B. Seh- oder Sensibilitätsstörungen, unvollständige Lähmungen (Paresen*) oder zentrale Sprachstörung (Aphasie*); 3. (Pflege und Naturheilkunde) Bezeichnung für das sichtbare oder fühlbare Energiefeld (s. Energiefeldtheorie) eines Menschen; wissenschaftlich ist bislang nicht geklärt, ob es sich lediglich um das elektromagnetische Feld handelt oder um durchgehende holographische Strukturen, wie z. B. Biophotonen* (von den Zellen ausgesendete Lichtpartikel), die zum Wahrnehmen der „Energiehülle" um einen Menschen führen. Sichtbar gemacht werden solche Abstrahlungen z. B. mit einer photographischen Technik (sog. Kirlian-Photographie, energetische Terminalpunktdiagnose), die die Strahlung von Finger- und Zehenkuppen zu diagnostischen Zwecken festhält. Das Verfahren ist schulmedizinisch umstritten; Heilpraktiker wenden es an. Unterstützt wird die Annahme, dass der Mensch über eine Aura verfügt, in allen naturheilkundlichen Richtungen (z. B. traditionelle chinesische Medizin*, anthroposophische Medizin). Das „Sehen" einer Aura ist im naturwissenschaftlich-objektiven Sinn nicht nachzuweisen, da farbige visuelle Eindrücke individuell unterschiedlich wahrgenommen werden. In der Pflege wird im Zusammenhang mit der therapeutischen Berührung* die Aura mit den Händen „erfühlt".

Ausatmung: (engl.) *expiration*; Exspiration; passiver Vorgang durch Schwere des Brustkorbs und Eigenelastizität der Lunge (Gummibandprinzip), bei dem sich das Lungenvolumen verkleinert und der intrapulmonale Druck über den Luftdruck der Umwelt ansteigt, Luft aus den Lungen gepresst wird und über die Atemwege aus dem Körper strömt; im Alter nimmt die Eigenelastizität von Brustkorb und Lunge ab. Deformitäten und Krankheiten verändern Compliance* (Elastizität der Lunge) und Resistance (Atemwegwiderstand). Bei verstärkter Atemarbeit* wird der passive Vorgang durch Atemhilfsmuskeln* unterstützt. Vgl. Atmung, Einatmung.

Ausdrucksfähigkeit: (engl.) *expressive ability*; individuelle Möglichkeit, den eigenen Gemütszustand, subjektive Empfindungen und Wissen anderen zugänglich zu machen; ist von Erfahrung, Übung und Begabung abhängig. Ausdrucksfähigkeit ist ein Kommunikationsmittel, das sich in Mimik, Gestik, Körperbewegung und Sprechweise sowie auch in Form der Handschrift, des Kleidungsstils, von Zeichnungen oder musikalischen Ausdrucksformen äußert. Die Ausdrucksfähigkeit seelischer Vorgänge kann z. B. in Encounter*-Gruppen geübt und intensiviert werden.

Ausdrucksveränderung: (engl.) *change in expression*; nonverbale (sich z. B. in Gestik und Mimik äußernde) oder verbale (sich sprachlich äußernde) Änderung im Ausdruck eines Menschen infolge physische oder seelischer Vorgänge, z. B. Schreck, Überraschung, Freude; auch von Bedeutung bei akuten psychischen Erkrankungen; nonverbale körperliche Äußerungen werden hier als Psychomotorik* bezeichnet.

Ausfall, unilateraler: (engl.) *unilateral neglect*; syn. halbseitige Vernachlässigung (ICNP); Verlust der Fähigkeit, eine Seite des Körpers wahrzunehmen, oder wahrgenommener Verlust des Bewusstseins einer Körperseite; **Vorkommen:** u. a. bei Halbseitenlähmung* nach Schlaganfall. Vgl. Neglect, Körper.

Ausfluss: (engl.) *discharge*; 1. Fluor genitalis; meist unblutiger Ausfluss aus dem Bereich der äußeren weiblichen Genitale (Vagina, Scheide); tritt zyklisch oder im Zusammenhang mit sexueller Aktivität auf; klare weißlich-helle Absonderungen sind im Normbereich. Symptome für krankhafte Veränderungen sind in der Konsistenz veränderter, farblich oder geruchlich auffälliger bis eitriger Ausfluss oder blutige Beimischungen. **Ursachen:** a) **vestibulärer** Ausfluss (aus dem Scheidenvorhof, dem Vestibulum): physiologische Transsudation der sog. Gleitsubstanz durch das Vaginalepithel während der sexuellen Erregungsphase; b) **vaginaler** Ausfluss (aus der Scheide, der Vagina): Infektionen durch Bakterien (z. B. Chlamydien), Pilze (Candida), Viren oder Protozoen (z. B. Trichomonaden), Reizungen durch Fremdkörper wie Tampons oder Pessare, chemische Reizungen durch Scheidenspülungen mit Seifenlösungen

oder desinfizierenden Substanzen; Schmierblutungen bei Hormonspiegelveränderungen unterschiedlicher Ursachen; **c) zervikaler** Ausfluss (aus dem Gebärmutterhals, der Zervix): anatomische Veränderungen, erhöhte Drüsensekretion bei psychosomatischen Reaktionen, Infektionen (Gonokokken, Chlamydien), Tumoren, Polypen; **d) korporaler** Ausfluss (aus dem Gebärmutterkörper, dem Corpus uteri): Entzündungen, Tumoren (Myom, Karzinom), Gewebereste nach Fehlgeburt; **e) tubarer** Ausfluss (aus den Eileitern, den Tuben): sehr selten; bei Eileiterkarzinom (große Mengen dünnflüssigen Ausflusses); **Maßnahme: a)** neben der Einhaltung allgemeiner hygienischer Regeln sorgfältige Selbstbeobachtung, bei krankhaften Veränderungen gynäkologische Kontrolle, Therapie der Grunderkrankung, ggf. Paartherapie; **b)** keine Scheidenspülungen mit schädigenden Substanzen, bis zur Ausheilung keine Vaginaltampons; **c)** zur Therapieunterstützung (mittels Scheidenzäpfchen) und Wiederaufbau eines natürlichen sauren Scheidenmilieus ggf. Visualisierungsübungen nach Anleitung; **2.** gelblich-dickflüssiger Ausfluss bei Entzündungen der Harnröhre (Urethra); **Maßnahme: a)** urologische Abklärung, bei Infektionen antibiotische, antimykotische oder naturheilkundliche medikamentöse Therapie; **b)** Erhöhung der Trinkmenge, für saures Milieu der Harnblase sorgen (Zitronen-, Hagebutten-, Blasentees).
Ausfuhr: s. Flüssigkeitsbilanzierung.
Aushusten: s. Abhusten.
Auskleiden: (engl.) *to undress*; Ausziehen der Kleidung mit Hilfe einer weiteren Person; wird bei Patienten bedingt durch eingeschränkte Feinmotorik, Lähmung, Sehschwäche, Gelenkfixierung aufgrund eines Gipsverbands oder zerebrale Schäden. Vgl. Selbstpflege, Selbstpflege Anziehen/Ausziehen.
Auskunftsanspruch: (engl.) *right to demand information*; **1.** Recht des Patienten auf Auskunft über Inhalte in betreffender Krankenunterlagen durch datenführende Stellen aufgrund der Datenschutzgesetze (u. a. §§ 19, 34 Bundesdatenschutzgesetz); umfasst Inhalt und Zweck der Datenspeicherung, Herkunft und Empfänger der Daten und greift bei manueller und EDV-gestützter Patientendokumentation. Vgl. Einsichtsrecht. **2.** Verpflichtung der Träger der Sozialversicherung* und der Sozialhilfeträger gemäß § 15 SGB I, Auskunft über die sozialen Angelegenheiten nach dem SGB zu erteilen; die Auskunftspflicht erstreckt sich auf die Benennung der für die Sozialleistungen zuständigen Leistungsträger sowie auf alle Sach- und Rechtsfragen, die für die Auskunftssuchenden von Bedeutung sein können und zu deren Beantwortung die Auskunftsstellen imstande sind. Vgl. Datenschutz.
Ausräumung, digitale: Beseitigung von verhärtetem Kot (s. Kotstein) aus der blasenförmigen Erweiterung des Mastdarms (Ampulle) eines Patienten mit chronischer Verstopfung (Obstipation*); **Durchführung:** möglichst in Linksseitenlage des Patienten; die Pflegeperson dringt vorsichtig mit dem Zeigefinger einer Hand im Handschuh und einem eingefetteten Fingerling unter leicht drehenden Bewegungen in die Ampulle ein und entfernt den verhärteten Kot. Der Vorgang muss mehrmals wiederholt werden. Nach Beendigung wird der Analbereich gesäubert und die Maßnahme dokumentiert. **Hinweis: 1.** Für den Patienten kann die digitale Ausräumung schmerzhaft sein. Sie stellt einen Eingriff in die Intimsphäre dar. Daher für angemessene Umgebung und Kommunikation sorgen. **2.** Die digitale Ausräumung sollte als Ausnahmebehandlung betrachtet werden. Vgl. Divertikel, Dekompression.
Aussagegenehmigung: erteilte Erlaubnis des Dienstvorgesetzten zu Aussagen eines Beamten vor Gericht oder gegenüber anderen Behörden, die die amtliche Tätigkeit betreffen und aufgrund der Verschwiegenheitspflicht* an Dritte weitergegeben werden dürfen (sog. Amtsverschwiegenheit); muss im öffentlichen Dienst von Richtern, Beamten und anderen Personen eingeholt werden. Vgl. Schweigepflicht.
Ausscheider: (engl.) *active carrier*; laut Infektionsschutzgesetz* Bezeichnung für eine Person, die durch vorübergehende oder dauernde Ausscheidung von Krankheitserregern eine Infektionsquelle (s. Infektion) darstellt, ohne selbst erkrankt oder krankheitsverdächtig zu sein; Ausscheider bestimmter Krankheitserreger (z. B. Hepatitis-Viren, Salmonellen, Shigellen) müssen dem Gesundheitsamt gemeldet werden (s. Meldepflicht).
Ausscheidung (ICNP): (engl.) *elimination*; Entleerung von Harnblasen-, Magen- oder Darminhalt durch Muskelkontraktion; vgl. Harnverhalten, Obstipation, Anus praeternaturalis.
Aussetzung: (engl.) *abandonment*; Versetzen oder Verlassen eines Menschen in eine(r) hilflose(n) Lage; der Straftatbestand der Aussetzung gemäß § 221 StGB ist erfüllt, wenn jemand einen Menschen in eine hilflose Lage versetzt oder in einer hilflosen Lage im Stich lässt, obwohl er ihn in seiner Obhut hat oder ihm sonst beizustehen verpflichtet ist und ihn dadurch der Gefahr des Todes oder einer schweren Gesundheitsschädigung aussetzt. Der Tatbestand der Aussetzung wird schon ab Zeitpunkt des vorsätzlichen Verlassens der hilflosen Person erfüllt, d. h., eine Gesundheitsgefährdung muss noch nicht eingetreten sein. Eine bloße Intensivierung der Gefahr ist ausreichend. **Pflege:** Im Krankenhaus- bzw. Pflegebereich sind die Pflegekräfte zum Beistand verpflichtet. Strafbar ist demnach das Verhalten einer Pflegekraft, die einen Patienten in der Wohnung zurücklässt, obwohl ihr der angegriffene psychische Zustand und die damit verbundene mögliche Selbstgefährdung* des Patienten bewusst ist und sie weiß, dass sich die subjektive Befindlichkeit des Patienten durch ihr Verlassen verschlechtert. Das Versetzen

Ausstreifbeutel

in eine hilflose Lage verbunden mit einer Gefährdung kann auch vorliegen, wenn eine Pflegekraft bei einem Patienten eine Fixierungsdecke falsch anbringt und ihr bewusst ist, dass sie damit den Patienten einer verstärkten Strangulationsgefahr aussetzt. Pflegekräfte haben nicht nur für den nötigen Beistand zu sorgen, sondern auch dafür, dass die notwendige angemessene Hilfe zugunsten des Patienten rechtzeitig und richtig organisiert wird, damit sie nicht Gefahr laufen, sich wegen Aussetzung gemäß § 221 StGB haftbar zu machen.

Ausstreifbeutel: s. Stomabeutel.

Austauschtheorie: (engl.) *exchange theory*; sozialpsychologische Theorie, nach der zwischenmenschliche Kommunikation* auf Austausch von Verhalten, Fähigkeiten oder auch Gegenständen basiert; dieser Ansatz aus den 50er Jahren des 20. Jahrhunderts (J. Thibaut, H. Kelley, 1959) wurde in der Sozialpsychologie und Ökonomie weiterentwickelt.

Austreibungsperiode: Abk. AP, s. Geburt.

Austrittsdatensatz: (engl.) *discharge dataset*; Datensatz, der bei der Entlassung eines Patienten aus dem Krankenhaus vorliegen soll und der Kommunikation mit der weiterversorgenden Einrichtung und zur Dokumentation des Zustands bei Entlassung dient; vgl. DRG.

Auswurf: s. Sputum.

Auszehrung: s. Abmagerung.

Authentizität: (engl.) *authenticity*; **1.** Echtheit, Zuverlässigkeit, Glaubwürdigkeit; **2.** (psychologisch) unmittelbares Wahrnehmen eigener Gefühle und ggf. deren Ausdruck in der Kommunikation mit anderen; dieser Begriff aus der existenzanalytischen und humanistischen Psychotherapie betont die Einzigartigkeit und Unverwechselbarkeit der eigenen Persönlichkeit. Dazu gehört die Wahrnehmung der eigenen Person und der Zugang zu eigenen Gefühlen. Die Stimmigkeit zwischen dieser Wahrnehmung und dem ausgedrückten Empfinden bezeichnet man als Kongruenz*. **Hinweis:** Die Forderung, nicht alles auszudrücken, was man denkt, aber alles, was gesagt wird, auch so zu meinen, d. h. authentisch zu sein, wird in der Gestalttherapie* als selektive Authentizität bezeichnet. **3.** in der Kinästhetik* meint Authentizität die Übereinstimmung der Bewegungswahrnehmung mit dem Selbstbild; vgl. Körper.

Autoaggression: (engl.) *autoaggression*; **1.** (psychologisch) Aggression*, die sich gegen die eigene Person richtet; oft i. S. des körperlichen Angriffs gegen sich selbst, bei dem meist eine körperliche Schädigung eintritt, z. B. durch Verletzen der eigenen Haut mit Messern, Verbrühungen, Verbrennungen. **Vorkommen:** als Begleitsymptom von meist bereits in früher Kindheit entwickelten starken psychischen Störungen. Vgl. Verhalten, selbstverletzendes. **2.** (immunologisch) Entwicklung einer Immunisierung* gegen körpereigene Substanzen i. R. einer Autoimmunkrankheit.

Autogenes Training: (engl.) *autogenous training*; durch J. H. Schultz aus der Hypnose* entwickeltes Verfahren der Selbstentspannung durch Konzentration auf autosuggestive Formeln (s. Suggestion); **Grundlage:** Durch regelmäßiges Üben, mentale Konzentration mit Hilfe von prägnanten Übungsformeln einzusetzen (z. B. der rechte Arm ist schwer, warm), lernt der Mensch, physiologisch autonom ablaufende Prozesse zu beeinflussen, sich zu entspannen und eine Veränderung des Bewusstseins* herbeizuführen. **Anwendung:** bei Asthma bronchiale, Erkrankungen des rheumatischen Formenkreises, Obstipation*, Schlafstörungen, nach Herzinfarkt, bei Bluthochdruck (Hypertonie*), zur allgemeinen Schmerzbehandlung, in der Geburtshilfe, auch bei Depression*, in der Sexualtherapie und als unterstützendes Verfahren bei psychotischen Störungen; **Wirkung:** Geübtes Empfinden von Schwere, Wärme, Kühle, Atmung, Herztätigkeit u. a. führt zu einer Wahrnehmungseinengung mit Beruhigung der vegetativen Funktionen und damit zu einer ruhigeren Atem- und Herzfrequenz oder muskulärer Entspannung. Mit Hilfe von Autogenem Training können angst- und stressauslösende Gedanken losgelassen und Schmerzen verringert werden.

Autoinfektion: (engl.) *autoinfection*; Selbstübertragung; Infektion* durch bereits im Körper (z. B. Nasenrachenraum, Darm) vorhandene, nicht krank machende (apathogene) oder krank machende (pathogene) Mikroorganismen, die zum Auftreten von Symptomen führt; vgl. Kreuzinfektion.

Autoklav: (engl.) *autoclave*; Sterilisator, in dem Mikroorganismen durch gespannten (unter Druck stehenden) und gesättigten Wasserdampf abgetötet werden; s. Dampfsterilisation.

Automatismen: (engl.) *automatisms*; unkontrollierte, unbeabsichtigte, z. T. auf einen auslösenden Reiz hin automatisch ablaufende Bewegungen oder Sprachäußerungen; **Formen: 1.** Bewegungsautomatismen (auch Bewegungsstereotypien; s. Stereotypie), z. B. Schlucken, Kauen, Grimassieren, Gehen, Weglaufen, plötzlich einsetzende Muskelzuckung (Tic), Nachahmen von Bewegungen (Echopraxie), Ausführen befohlener Handlungen, auch gegen den eigenen Willen (Befehlsautomatie); **2.** Sprachautomatismen, z. B. häufige Wiederholung von Silben, Wörtern oder Sätzen (Echolalie); **3.** spinale Automatismen: reflexartige, durch Hautreize oder Muskeldehnung ausgelöste Bewegungen nach Querschnittläsion. Vgl. Psychomotorik.

autonome Dysreflexie: s. Dysreflexie, autonome.

Autonomie: (engl.) *autonomy*; auch Selbstbestimmung; Recht und Möglichkeit des Einzelnen, über alle Belange persönlicher Lebensbereiche (u. a. Aufenthalt, Beruf, Partnerschaft, Religion) sowie körperlicher und seelischer Bedürfnisse eigenständig zu entscheiden; dies hat Auswirkungen auf das Verhältnis von Arzt oder Pflegepersonal zum Patienten oder Bewohner. Bei kranken und behinderten Menschen steigt das Risiko, die Autonomie zu verlieren. Das Gleichgewicht zwischen Sicherheit und Autonomie ist mitunter schwierig zu finden. **Hinweis:** Die Autonomie eines Patienten oder Bewohners hat (auch juristisch) Vorrang vor den institutionellen Interessen eines Krankenhauses oder Pflegeheims. Eingriffe in die Autonomie müssen immer mit der Schutzpflicht der betreuten Personen begründet und nachweisbar sein. Vgl. Selbstbestimmungsrecht, Selbstpflege.

Autorität: (engl.) *authority*; **1.** auf Leistung oder Tradition beruhender, maßgebender Einfluss einer Person oder Institution und das daraus erwachsende Ansehen; **2.** einflussreiche, maßgebende Persönlichkeit mit hohem fachlichem Ansehen; vgl. Kompetenz, Führung.

Autosuggestion: s. Suggestion.

Aversionskonflikt: s. Konflikt, intrapsychischer.

AWO: Abk. für Arbeiter**w**ohlfahrt*.

axillar: (engl.) *axillary*; zur Achsel bzw. Achselhöhle gehörend, in der Achselhöhle.

Axiom: (engl.) *axiom*; Grundsatz, Postulat; allgemein als wahr anerkannter, jedoch nicht bewiesener Satz, der die Grundlage für eine Beweisführung darstellt; Axiome sollen vollständig und in sich widerspruchsfrei sein. Grundlegende Sätze in Disziplinen wie z. B. der Geometrie, Logik und Mathematik bilden die Basis für weitere Sätze. In den Naturwissenschaften wird von Grundannahmen ausgegangen, die durch Experimente in hohem Maße bestätigt werden konnten. In der **Pflegetheorie** dienen Axiome als Basis für die Entwicklung einer Theorie, z. B. „der Mensch ist eine bio-psycho-soziale Einheit" oder „der Mensch ist ein Energiefeld" (vgl. Vorannahme). Diese können i. R. der Pflegewissenschaft nicht bewiesen werden, werden aber im theoretischen Kontext als wahr vorausgesetzt. Ein Satz gilt nur so lange als wahr, bis er durch weitere Erkenntnis widerlegt wird (s. Falsifikation).

Ayurveda: (engl.) *ayurveda*; in Indien entwickelte Wissenschaft, die zur Behandlung und Überwindung von Krankheiten sowie zur Förderung und Steigerung der Gesundheit eingesetzt wird; Ayurveda ist neben der westlichen Schulmedizin und der Homöopathie eine der 3 Säulen des indischen Gesundheitswesens. Yoga* und der Hinduismus* sind als geistiger Hintergrund zu verstehen. **Grundlage:** Die 3 Qualitäten (Doshas) bilden eine wichtige Basis der Ayurveda: **Vata** vertritt das luftige, **Pitta** das feurige und **Kapha** das erdige Prinzip. Diese 3 Elemente sind in jedem Menschen in einem unterschiedlichen Mischungsverhältnis vorhanden. Ursachen für Krankheiten werden u. a. in einem bestehenden Ungleichgewicht der 3 Elemente gesehen. **Ziel:** Das Ziel der Therapie in der ayurvedischen Medizin ist es, das Gleichgewicht der Doshas wiederherzustellen und den Körper von Schlackenstoffen zu befreien. **Methode:** u. a. Reinigungsverfahren wie Dampfbad, Darmeinlauf oder Aderlass, aber auch appetitanregende oder verdauungsfördernde Arzneimittel, Diäten, Fasten und Körperübungen sowie Sonnen- und Windbäder; Arzneimittel sind hier jedoch von untergeordneter Bedeutung. Gesundheitsvorsorge, Reinigungsverfahren sowie eine bewusste Lebensführung und Ernährung stehen im Vordergrund.

Azidose: (engl.) *acidosis*; Störung im Säure*-Basen-Haushalt mit Abfall des arteriellen pH*-Werts unter 7,36; **Formen: 1. nichtrespiratorische** Azidose: vermehrte Zufuhr oder Bildung von Säuren (z. B. bei diabetischem Koma), verminderte Ausscheidung von Säuren (z. B. bei Nierenversagen), Abnahme der Hydrogencarbonat-(Bicarbonat-) Konzentration im Blut durch Hydrogencarbonat-(Bicarbonat-)Verluste (z. B. bei Diarrhö*, Galle- oder Pankreasfisteln), Verdünnungsazidose durch unphysiologisch hohe Zufuhr an neutralen Lösungen und damit relativer Verminderung von Hydrogencarbonat oder hyperkaliämische Azidose mit Verdrängung von Wasserstoffionen aus der Zelle durch Kaliumüberschuss; **Kennzeichen:** vertiefte Atmung (Kussmaul*-Atmung), Blutdruckabfall, Schock; **2. respiratorische** Azidose: Anstieg des arteriellen CO_2-Partialdrucks durch verminderte Abatmung von Kohlendioxid bei zentraler Atemdepression, Störungen der Atemmechanik*, Lungenerkrankungen; **Kennzeichen:** blau-rote Verfärbung von Haut und Schleimhäuten (Zyanose*), erschwerte Atemtätigkeit (Dyspnoe*), erhöhte Herzfrequenz (Tachykardie*); **3. kombinierte** Azidose: Zusammenwirken respiratorischer und nichtrespiratorischer Faktoren (z. B. Hypoventilation* und Nierenversagen); arterieller CO_2-Partialdruck erhöht, Basenüberschuss negativ. Vgl. Hyperventilation.

Azidosetherapeutika: (engl.) *antiacidosis agents*; Stoffe zur Verminderung der erhöhten Wasserstoffionenkonzentration im Blut bei Azidose*, z. B. Infusionslösungen von Natriumhydrogencarbonat oder Trometamol.

B

BA: Abk. für **B**undes**a**usschuss* der Lehrerinnen und Lehrer für Pflegeberufe.

Babinski-Zeichen: (engl.) *Babinski's sign*; Symptom, das bei Störung oder Verletzung des ersten motorischen Neurons (Pyramidenbahn*) auftreten kann; durch Bestreichen des seitlichen Fußrandes kommt es zur Streckung der Großzehe Richtung Fußrücken und Beugung und Auseinanderspreizung der anderen Zehen; bei einer zentralen Lähmung* ist das Babinski-Zeichen positiv, bei einer peripheren Lähmung negativ.

Bach-Blütentherapie: (engl.) *Bach Flower therapy*; naturheilkundliches Verfahren nach dem englischen Arzt E. Bach (1886–1936) zur Behandlung von 38 als gegeben vorausgesetzten Seelenzuständen; **Grundlage:** Das Verfahren basiert auf der Vorstellung, dass vorwiegend negative Gefühle und Verhaltensweisen wie Hass, Angst oder Intoleranz Grundlage von Erkrankungen sind. Durch Behandlung mit wässrigen Auszügen 38 verschiedener Blüten soll das Gleichgewicht zwischen dem Wesenskern und der äußeren Verhaltensweise eines Menschen wiederhergestellt werden. Die Blütenessenzen sollen seelische Blockaden lösen, damit ein ganzheitlicher Genesungsprozess einsetzen kann. Die Blüten werden morgens gepflückt und in frischem Quellwasser so lange ausgezogen, bis sie verwelken. Die entstandene Flüssigkeit wird mit Cognac oder Brandy im Verhältnis 1 : 1 konserviert und danach (ähnlich wie in der Homöopathie*) verdünnt. Die Blütenmittel sollen die energetische und geistige Kraft der Pflanze konzentriert enthalten. Mittlerweile werden auch weitere Blütenessenzen in das Verfahren einbezogen. **Anwendung:** bei emotionalen Beschwerden, Verhaltens- und Schlafstörungen sowie Erkrankungen, die sich durch seelische Faktoren symptomatisch verschlechtern, z. B. Neurodermitis oder seelische Extremsituationen; **Hinweis: 1.** Es handelt sich um ein wissenschaftlich nicht belegtes, aber interdisziplinär beforschtes Verfahren, das in Deutschland i. R. der Selbstmedikation* breiten Zuspruch findet. **2.** Bei lebensbedrohlichen Erkrankungen ersetzt die Bachblütentherapie keinesfalls medizinische Maßnahmen (Diagnostik und Therapie). Mit behandelndem Arzt (auch Komplementärmedizin) absprechen. **3.** Bachblütentherapie ist nicht zu verwechseln mit Arzneipflanzentherapie (Phytotherapie, s. Heilpflanzen).

Backhaus-Klemme: Tuchklemme nach Backhaus; chirurgisches Instrument zur Halterung und Verbindung von Operationstüchern.

Bad: (engl.) *bath*; **1.** Maßnahme zur Körperreinigung, Infektionsprophylaxe, Erhaltung einer intakten Haut, Stimulierung der Hautdurchblutung und als Beitrag zum allgemeinen Wohlbefinden; **2.** Verfahren der Hydrotherapie* und der Badekur mit Eintauchen des Körpers oder von Körperteilen in ein Medium, meist Wasser, aber auch Dampf (Dampfbad), Peloid (Peloidbad) oder Gas (Luftbad); **a)** natürliches Heilbad unter Verwendung von Quellwasser mit Badezusatz*; **b)** medizinisches Bad: Bad in Wannen oder Becken mit oder ohne Badezusatz, der einen medizinischen Nutzen zur Vorbeugung oder Heilung von Erkrankungen aufweist. **Formen: 1. nach der Flächenausdehnung: a)** Vollbad: vollständiges Eintauchen des Körpers mit Ausnahme des Kopfes in Wasser; Hinweis: Durch Druckbelastung und Wärmestauung (bei Warm- und Überwärmungsbad) wird der Kreislauf stark belastet. **b)** Teilbad: Eintauchen eines bestimmten Körperteils in Wasser; z. B. Halbbad*, Sitzbad*, Armbad*, Handbad oder Fußbad*; **2. nach der Temperatur: a)** Warmbäder mit einer Temperatur von 36–38 °C; **b)** Kaltbäder bis 18 °C; **c)** Wechselbäder bei wechselnden Temperaturen kalt/warm; **d)** temperaturansteigende und -absteigende Bäder; **Wirkung:** Bäder wirken durch mechanische (Auftrieb, hydrostatischer Druck, Viskosität), thermische (Temperatur) und ggf. chemische (Badezusatz) Faktoren. Der thermische Wirkungsfaktor wird mit auf- oder absteigenden Wassertemperaturen gesteuert. **1.** Traditionelle Wannenvollbäder führen kurzfristig zu einer Erhöhung der Körperschalentemperatur, senken den Vagotonus und wirken somit schlaffördernd. Ansteigende Warmbäder erhöhen die Temperatur des Körperkerns. **2.** Durch den hydrostatischen Druck des Wassers wird der Rückstrom des Blutes zum Herzen erhöht, werden Venen und Lymphgefäße komprimiert, was zur vermehrten Verlagerung des Blutes in die Organe führt. Bei Herz- und Kreislauferkrankungen ist deshalb Vorsicht geboten, Vollbäder sind evtl. nicht anwendbar und nur

Badedermatitis

Halbbäder (Wasserhöhe bis zum Bauchnabel) indiziert. **3.** In der Kneipp*-Therapie wirken kalte, warme, ansteigende und Wechselteilbäder alternierend als Arm-, Fuß-, Sitz-, Halb- und Dreiviertelbad als ständig wechselnder Reiz. **4.** Sauna- und Dampfbäder sind Bäder ohne hydrostatischen Druck, die der Gesundheitsförderung, der Erhöhung der Leistungsfähigkeit sowie der Stabilisierung des Immunsystems dienen. Die Reizstärke eines Bades richtet sich nach der Badezeit, der Flächenausdehnung, der Temperatur und der individuellen Konstitution der badenden Person. **Anwendung: 1.** Das ansteigende Vollbad wird bei Erkältungskrankheiten angewendet, das Halbbad bei Spasmen und Erkältungskrankheiten. **2.** Das absteigende Vollbad ist indiziert bei Fieber (hauptsächlich bei fiebernden Kindern), das Halbbad bei zu niedrigem Blutdruck und vegetativ bedingten Herzrhythmusstörungen. **3.** Sitzbäder fördern die Wundheilung. **4.** Mit einem Handbad werden Finger- und Handversteifungen und entzündliche Vorgänge im Hand- oder Fingerbereich behandelt. Das Handbad wird auch zur Aufweichung der Nägel vor dem Nagelschneiden bei bettlägerigen Patienten und Bewohnern eingesetzt. **5.** Das warme Armbad wird bei Durchblutungsstörungen und zur Vorbereitung einer Venenpunktion eingesetzt. **6.** Das warme Fußbad wirkt bei Durchblutungsstörungen, Verstauchungen (Distorsionen) und unterstützt bei einem Unterschenkelgeschwür (Ulcus cruris) die Wundheilung. **7.** Das Wechselfußbad ist indiziert bei arteriellen Gefäßerkrankungen (Gefäßtraining). **Durchführung:** Die Dauer des Bades richtet sich nach der Anwendungsform. **1.** Ein warmes Teil- oder Vollbad dauert 10–20 Minuten. **2.** Beim Wechselbad dauert die warme Anwendung 5 Minuten und die kalte Anwendung 10 Sekunden. **3.** Ansteigende Bäder (Voll- und Halbbad) sind Wasseranwendungen, bei denen durch Hinzufügen von heißem Wasser die Wassertemperatur kontinuierlich erhöht wird. **a)** Beim Vollbad beträgt die Anfangstemperatur 30 °C und wird innerhalb von 10–20 Minuten auf 39/40 °C gesteigert. **b)** Beim Halbbad beträgt die Ausgangstemperatur 36 C und wird auf 43 °C erhöht. **4.** Absteigende Bäder (Voll- und Halbbad, s. Abkühlungsbad) sind Wasseranwendungen, bei denen durch Hinzufügen von Kaltwasser die Wassertemperatur kontinuierlich verringert wird. **a)** Beim absteigenden Vollbad ist die Ausgangstemperatur 1 °C unter der rektal gemessenen Körpertemperatur. Innerhalb von 10–15 Minuten soll die Temperatur durch Hinzufügen von Kaltwasser auf 30–33 °C abkühlen. **b)** Beim absteigendem Halbbad beträgt die Ausgangstemperatur des Wassers 36 °C und wird innerhalb von 5 Minuten auf 31 °C reduziert. **Pflegeprozess: 1.** Bäder individuell einsetzen, auf das Wohlbefinden der Patienten achten, ggf. mit Badeabteilung im Haus abstimmen; **2.** Badestandards einführen; **3.** Haut nach Anwendung rückfetten; **4.** Aufsichtspflicht* beachten. **Hinweis: 1.** Bei der Auswahl von Badezusätzen Verträglichkeit bzw. bekannte Allergien berücksichtigen, Hautreaktionen wie Rötung oder Juckreiz beachten und dokumentieren. **2.** Bei hilfebedürftigen Personen muss aufgrund der Kollapsgefahr Kreislaufstabilität gewährleistet sein (Pulskontrolle). **3.** Bei alten Menschen, auch Demenzkranken, keine Vollbäder gegen ihren Willen durchsetzen (sog. Badetag). Vgl. Beruhigungsbad, Bewegungsbad.

Badedermatitis: (engl.) 2. *schistosomiasis*; **1.** (balneologisch) entzündliche Hautreaktion, die nach einer Serie von Heilbädern, insbesondere von lang andauernden Sol- und Schwefelbädern, als Folge von Überdosierung auftritt; **2.** (tropenmedizinisch) Schistosomiasis (syn. Bilharziose); durch Saugwürmer (Trematoden) der Gattung Schistosoma verursachte chronische Infektionskrankheit.

Badehilfen: (engl.) *bathing aids*; Hilfsmittel zur Verhütung von Badeunfällen; **1. Badesitze, Haltegriffe** (s. Abb.), **Antirutschmatten**; Anwendung

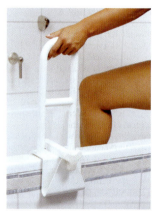

Badehilfen: Haltegriff als Einstiegshilfe in die Badewanne [1]

bei seh- oder körperbehinderten Menschen, die selbständig baden wollen; **Hinweis:** Im häuslichen Umfeld ist die Anschaffung von geeigneten Badehilfen zu empfehlen. In Pflegeeinrichtungen sind die gesetzlichen Vorschriften zu beachten. **2. Badewannenschwenksitz:** Hilfsmittel aus Stahlrohr und Kunststoff, das dem zu pflegenden Patienten einen sicheren Einstieg in die Badewanne ermöglicht; der Schwenksitz wird auf den Wannenrand aufgesetzt, befestigt und kann dann um 90° zum Wannenrand hin gedreht werden; nach jeder Drehung arretiert der Badewannenschwenksitz selbsttätig. **3. Badewannenlifter:** Einstieghilfe für die Badewanne; mit einem hydraulisch bedienbaren Gerät wird der im Lift sitzende Patient bequem und sicher in die Badewanne gelassen. Das Gerät kann nur bei einer freistehenden Badewanne eingesetzt werden. **Hinweis:** Der Lifter löst

v. a. bei alten Menschen mit Orientierungsproblemen Angst aus; daher Sicherheit* vermitteln, auf klare Umgebungsgestaltung achten, ggf. Vollbäder vermeiden. Vgl. Behindertenbadewanne.

Badekur: (engl.) *bath treatment, bath cure*; syn. Balneotherapie; Form der Hydrotherapie*, bei der entsprechend der Verschreibung durch einen Kur- oder Badearzt nach einem festgelegten Plan medizinische Bäder (s. Bad) aus natürlichen Heilquellen (Torf, Schlamm, Schlick) mit anderen Maßnahmen wie Trinkkuren und Inhalationen kombiniert durchgeführt werden; die chemischen und physikalischen Reize des Wassers werden dazu genutzt, eine Regulationsumstellung des Organismus zu bewirken. Massagen* und Bewegungsübungen unterstützen die Badekur.

Badethermometer: (engl.) *bath thermometer*; Messgerät zur genauen Bestimmung der Wassertemperatur; wird bei Säuglingen, Kleinkindern und Pflegebedürftigen mit Kommunikationsproblemen oder gestörter Temperaturempfindung zur Vermeidung von Verbrühung bzw. übermäßiger Kreislaufbelastung eingesetzt. Vgl. Bad.

Badewannenlifter: s. Badehilfen.
Badewannenschwenksitz: s. Badehilfen.
Badezusatz: (engl.) *bath essence, bath extract*; Körperpflege- oder Arzneimittel*, das einem Bad* hinzugefügt wird; **Formen: 1. pflanzliche** Badezusätze, die Inhaltsstoffe ganzer Pflanzen oder einzelner Pflanzenteile wie Blüten, Blätter oder Wurzeln (z. T. mit ätherischen Ölen*) enthalten und wie folgt wirken: **a)** schmerzlindernd und krampflösend: Heublumen; **b)** beruhigend: Baldrian, Melisse, Hopfen, Arnika, Fichtennadel, Jasmin, Lavendel; **c)** entzündungshemmend: Arnika, Fichtennadel, Kamille, Thymian, Wacholder; **d)** durchblutungsfördernd und belebend: Kleie, Kohlensäure, Basilikum, Rosmarin, Schwefel; **e)** fiebersenkend: Kampfer, Melisse, Eukalyptus; **2. medizinische** Badezusätze, die als Konzentrat in Teil- oder Vollbädern eingesetzt werden: **a)** Ichthyol: entzündungshemmend sowie schmerzlindernd; bei Erkrankungen des rheumatischen Formenkreises; **b)** Torf: durchblutungsfördernd; bei Erkrankungen des rheumatischen Formenkreises, Muskelverspannungen und Zerrungen (s. Moorbad); **c)** Saliylsäure: entzündungshemmend, schmerzlindernd und durchblutungsfördernd; im Rheumabad und zur Wärmetherapie; vgl. Hydrotherapie; **3. Mineralbäder** als **a)** Salzbad mit einer Koch- oder Steinsalzkonzentration unter 1,5 % oder Solebad mit einer Kochsalzkonzentration von 6–30 %; wirkt schweiß- und durchblutungsfördernd; bei rheumatischen Beschwerden, Haut- und Stoffwechselerkrankungen; **b)** Kohlensäurebad, bei dem das ausperlende Gas die Hautdurchblutung steigert und den Blutdruck sowie die Pulsfrequenz senkt; bei leichten Herz-Kreislauf-Erkrankungen; **c)** Schwefelbad mit freigesetztem Schwefelwasserstoff; bei Erkrankungen des rheumatischen Formenkreises, bei Gelenkverschleiß,

Muskelschmerzen und juckenden entzündlichen Hauterkrankungen; **Hinweis:** Unbedingt auf Allergiesymptome achten.

Bäderkunde: s. Balneologie.
Bakterien: (engl.) *bacteria*; einzellige Kleinlebewesen ohne echten Zellkern (Prokaryonten); morphologisch unterscheidet man z. B. Kugeln, Stäbchen und Schrauben, z. T. mit Geißeln und Kapseln. Bakterien kommen unter aeroben und anaeroben Bedingungen vor (s. Mikroorganismen) und verfügen über zahlreiche Enzymsysteme, die eine gezielte Züchtung auf künstlichen Nährböden ermöglichen. Für den menschlichen Organismus von Bedeutung sind die physiologische Bakterienflora* und zahlreiche zu den Bakterien gehörende Krankheitserreger, z. B. Escherichia coli. Vgl. Antibiotika, Viren.

Bakterienflora: (engl.) *bacterial flora*; physiologische Besiedlung der Körperoberfläche (Standort- und Anflugflora der Haut) sowie bestimmter Körperhöhlen (Mundhöhle, Nasen-Rachen-Raum) und Hohlorgane (Dünndarm, Dickdarm, Harnröhre, Scheide) mit verschiedenen Mikroorganismen*; in der Mehrzahl nicht krankmachende (apathogene) Bakterien*, aber auch pathogene Keime, die unter bestimmten Voraussetzungen (z. B. Veränderung der natürlichen Standortbedingungen, Schwächung des Wirtsorganismus, Antibiotikatherapie) eine Erkrankung hervorrufen können; **Bedeutung:** Schutz- und Barrierefunktion („Kolonisationsresistenz"), Stimulierung unspezifischer Abwehrfaktoren; s. Immunsystem.

Balbuties: s. Stottern.
Balint-Gruppe: (engl.) *Balint group*; klientenorientierte, beziehungszentrierte Supervisionsgruppe (s. Supervision), in der therapeutisch und sozial Tätige die Beziehungsdynamik zu ihren jeweiligen Klienten (in den medizinischen Berufen Patienten, in der Beratung die Hilfesuchenden, bei Lehrern die Schüler) betrachten und bearbeiten, um eine Erweiterung des Verstehens zu erreichen; **Grundlage:** Das Konzept dieser patientenzentrierten Selbsterfahrungsgruppe wurde von dem Arzt und Psychoanalytiker M. Balint (1896–1970) entwickelt, um ein besseres Verständnis der bewussten und unbewussten zwischenmenschlichen Beziehungen zwischen Hilfesuchenden und Helfern zu gewinnen. Eine Balint-Gruppe wird insbesondere dann gewählt, wenn keine methodenzentrierte Fallbearbeitung (in der besprochen wird, welches Handeln entsprechend einer bestimmten Methode angewandt wird), sondern eine Beziehungsklärung gewünscht ist und sinnvoll erscheint. **Durchführung:** in homogenen Gruppen mit vergleichbaren Klienten; die einzelnen Teilnehmer stellen in den regelmäßig stattfindenden Sitzungen ihre Fälle dar. Aus der Schilderung und Darstellung von Schwierigkeiten werden die Beziehungsdynamik sowie problematische Muster der Beziehungswahrnehmung (vgl. Übertragung, Gegenübertragung) deutlich und können auch

von den Teilnehmern in der Gruppe wahrgenommen und aufgegriffen werden. Durch Wiederholung der Vorgänge, die zwischen Fallberichter und Klienten von Bedeutung waren, sowie Reaktion und Rückmeldung der anderen Teilnehmer soll eine Bearbeitung der Geschehnisse möglich werden. Ein psychoanalytisch ausgebildeter Leiter deutet den Gruppenprozess. Leiter und Gruppe können gemeinsam eine veränderte Sichtweise des Problems sowie Lösungsstrategien entwickeln. Neben dem psychoanalytischen Aspekt der Gruppensituation findet in der Balint-Gruppe auch ein Erfahrungsaustausch unter den Kollegen statt. **Pflege:** Insbesondere in psychiatrischen Kliniken und Stationen werden Balint-Gruppen angeboten, an denen Pflegekräfte gemeinsam mit oder auch getrennt von therapeutischen Mitarbeitern und Ärzten teilnehmen und ihre Arbeit so reflektieren können. Balint-Gruppen und Supervision sind ein wichtiges Instrument der Psychohygiene* und fördern den Erhalt der psychischen Gesundheit von Angehörigen helfender Berufe. Vgl. Psychoanalyse.

BALK: Abk. für Bundesarbeitsgemeinschaft* leitender Krankenpflegekräfte.

Ballaststoffe: (engl.) *dietary fibres*; Gesamtheit der für die menschlichen Enzyme unverdaulichen Nahrungsbestandteile (Kohlenhydrate wie z. B. Zellulose*, Hemizellulose, Pektine* oder Lignin), die als Stütz- und Strukturelemente in Pflanzenzellen vorkommen; sind v. a. in Vollkorngetreide, Gemüse (insbesondere Hülsenfrüchten), Kartoffeln und Obst enthalten. Physiologische **Wirkung: 1.** Die Faserstruktur der Ballaststoffe erfordert ein längeres, intensiveres Kauen, das für die Zahnerhaltung und Vorverdauung von Nahrungsmitteln wichtig ist. **2.** Durch das Wasserbindungsvermögen nimmt das Volumen des Darminhalts zu. Dies wirkt auf die Darmperistaltik anregend und verkürzt so die Transitzeit des Darminhalts. Ballaststoffe wirken positiv auf die Darmflora. **3.** Durch das Adsorptionsvermögen für organische Substanzen bewirken Ballaststoffe eine Verminderung der Cholesterolkonzentration im Blut sowie von genotoxischen und krebserregenden (kanzerogenen) Substanzen und setzen das Darmkrebsrisiko herab. **4.** Bei Gesunden und Diabetikern ist nach einer ballaststoffreichen Mahlzeit eine Senkung der Insulin- und Glukosekonzentration im Blut zu beobachten. **Hinweis:** Die Aufnahme von 30 g Ballaststoffen täglich beugt Verstopfung (Obstipation*), Divertikulose (s. Divertikel) und bösartigen Tumoren (Karzinomen) des Dickdarms, Gallensteinbildung, Fettstoffwechselstörungen sowie Diabetes mellitus vor. Vgl. Pflanzenstoffe, sekundäre.

Ballonsonde: (engl.) *balloon catheter*; Sonde* mit endständigem aufblasbarem oder mit Flüssigkeit befüllbarem Ballonsegment (als Ein- oder Doppelballonsonde); **Anwendung: 1.** zur Blockierung bestimmter Darmabschnitte; **2.** zur Gewinnung von Darminhalt; **3.** als Ablaufsonde; **4.** zur notfallmäßigen Ballontamponade bei akuter Blutung der Speiseröhrenvenen (zeitweilige Blutstillung für 24–28 Stunden bei maximalem Kompressionsdruck von 35–40 mmHg, da sonst die Gefahr einer Geschwürbildung oder eines Durchbruchs besteht). Verwendet wird eine Doppelballonsonde (Sengstaken-Blakemore-Sonde mit unterem Ballon zur Sondenfixierung im Magen und oberem Ballon zur Kompression) oder eine birnenförmige Einballonsonde (Linton-Nachlas-Sonde zur gleichzeitigen Kompression und Fixierung am Mageneingang) insbesondere bei Blutungen im Bereich der Magenkuppel (Fundus ventriculi). Eine zusätzliche Fixierung beider Sondentypen erfolgt durch kontinuierlichen Gewichtzug von außen

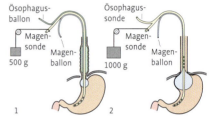

Ballonsonde: 1: Sengstaken-Blakemore-Sonde; 2: Linton-Nachlas-Sonde

(s. Abb.). Über die Magensonde* ist außerdem das Absaugen von (blutigem) Mageninhalt (zur Prophylaxe eines Leberkomas), die Zufuhr von Arzneimitteln sowie eine Sondenernährung* möglich. **Pflege: 1.** Intensivpflege mit ständiger Beobachtung und Kontrolle der Vitalzeichen, v. a. Atmung und Bewusstseinslage; **2.** Nasenfixierung der Sonde unterpolstern und auf mögliche Dekubitalgeschwüre achten, häufige Druckkontrolle und Druckverminderung alle 6 Stunden für 10 Minuten; **3.** bei Magenblutungen Spülungen mit Eiswasser, regelmäßige Lagekontrolle der Sonde (drohende Behinderung der Atmung durch Verrutschen der Sonde), Aspirationsprophylaxe*; **4.** ständige Anwesenheit einer Pflegeperson, um Angst des Patienten zu mindern.

Balneologie: (engl.) *balneology*; Bäderkunde; Wissenschaft von den Grundlagen, Methoden und Wirkungen der Badekur* (Balneotherapie) sowie der Behandlung mit Bädern* aus natürlichen Heilquellen, Heilgasen und Heilsedimenten (z. B. Fango*, Moor) in einem Kurbad. Vgl. Hydrotherapie.

Balneotherapeutika: Mittel zur Badekur*; Badezusätze* zur Erzeugung künstlicher Heilbäder; **Beispiel:** u. a. Tenside, Pflanzenextrakte, ätherische Öle*, Tannin, Kleie, Teere, Moor, Schwefel, Salicylsäure, Benzylnicotinat oder Sauerstoff entwickelnde Zusätze; Oleobalneologika (Ölbäder) enthalten auch einen hohen Anteil an Pflanzenölen, die eine Wiederherstellung des Hautlipidmantels bewirken und eine vorübergehende Schutzschicht auf-

bauen sollen. Zur Emulgierung der Ölphase werden öllösliche Emulgatoren sowie Lecithin und Phospholipide verwendet. **Anwendung:** u. a. zur Therapie von u. a. Hauterkrankungen (Schuppenflechte, Ekzeme), Erkrankungen des rheumatischen Formenkreises, Hämorrhoiden*, Durchblutungsstörungen. Vgl. Moorbad.
Balneotherapie: syn. Badekur*.
Bandage: (engl.) *bandage*; aus Stoff oder elastischem, z. T. selbstklebendem Material bestehender Schutz- oder Stützverband* zum Fixieren, zum Ausüben von Druck oder zur Bewegungseinschränkung eines Körperteils; vgl. Tape-Verband, Orthese.
Barbetrag: (engl.) *amount in cash, pocket money*; auch Taschengeld; Geldbetrag, den ein Heimbewohner, der Leistungen nach dem SGB XII erhält, zur freien Verfügung hat; grundsätzlich behält der Bewohner den Barbetrag von seinem Einkommen (z. B. Rente) ein. In der Praxis wird der Barbetrag vom Sozialamt bezahlt. **Verwendung:** Grundsätzlich entscheidet der Heimbewohner allein, wofür er den Barbetrag verwendet. Zu den persönlichen Bedürfnissen gehören z. B. Zeitschriften, Bücher, Postgebühren, Haarpflege, Reinigung und Instandsetzung in kleinem Umfang und der Erwerb von Geschenken. Körperhygienemittel sind nur dann vom Barbetrag zu zahlen, wenn diese über den von der Einrichtung zu erbringenden hygienischen Sachaufwand hinausgehen. Vom Barbetrag nicht zu zahlen sind z. B. Bettwäsche, Getränke zur Deckung des täglichen Flüssigkeitsbedarfs oder Pauschalgebühren für Heimveranstaltungen. Schuhe inklusive deren aufwendige Reparatur, Kleidung, Fahrtkosten für längere Fahrten, Familienfeste und auch die Fußpflege für einen behinderten oder pflegebedürftigen Menschen sind vom Sozialleistungsträger zu zahlen. Die Kosten für eine ärztlich verordnete medizinische Fußpflege sind von der Krankenkasse zu übernehmen. Ebenso sind Zuzahlungen zu Arzneimitteln nur in begrenztem Maße vom Barbetrag zu zahlen, da hier eine Befreiung durch die Krankenkasse möglich ist. **Organisation:** Der Barbetrag wird entweder dem Bewohner ausgehändigt oder der Betreuer* händigt den Barbetrag dem Heim aus oder das Heim verwaltet den Barbetrag im Auftrag des Bewohners. Steht der Bewohner unter gesetzlicher Betreuung (s. Betreuungsrecht), so hat der Betreuer nur die Verfügungsberechtigung über den Barbetrag, wenn der Betreute geschäftsunfähig ist. Besteht für den geschäftsfähigen Betreuten ein Einwilligungsvorbehalt* (§ 1903 BGB), umfasst dieser nicht den Barbetrag, außer er ist im Einwilligungsvorbehalt ausdrücklich genannt. Hinsichtlich der Verwaltung des Barbetrages ist der Wille des Bewohners zu beachten. Wird der Barbetrag vom Heim verwaltet, trifft dieses eine besondere Buchführungs- und Verwahrungspflicht. Hat ein Bewohner einen Betreuer, so ist die Verwaltung des Barbetrages mit diesem zu klären. Soll der Barbetrag an Angehörige ausgehändigt werden, so ist ein Einverständnis oder eine Vollmacht des Bewohners dafür erforderlich. Die Höhe des Barbetrages beträgt seit dem 1.1.2006 26 % des Regelsatzes (§ 35 SGB XII). Heimbewohner und Bezieher von Sozialhilfe vor dem 1.1.2005 haben einen Bestandsschutz und erhalten den Barbetrag nach dem alten Sozialhilferecht, d. h. einen Grundbetrag und eine Erhöhung bezogen auf die Höhe der Beteiligung an den Heimkosten. Es galt eine Höchstgrenze von 45 % des Regelsatzes.

Barmherzige Schwestern: (engl.) *sisters of charity*; syn. Vinzentinerinnen; Lebens- und Glaubensgemeinschaft, die in Schwesterngruppen (Konventen) organisiert ist und sich den Dienst am Menschen zum Ziel gemacht hat; **Aufgaben und Ziele:** 1. Förderung der Bildung in ihren Einsatzgebieten; 2. Aufnahme und Betreuung verlassener oder verwaister Kinder; 3. Hilfe für von Armut betroffene Familien; 4. Betreuung von Begegnungsstätten alter und alleinstehender Menschen und andere sozialkaritative Tätigkeiten. Das Provinzhaus der deutschen Vinzentinerinnen befindet sich in Köln. Auf internationaler Ebene arbeiten 23 000 Schwestern in 80 Ländern (in Europa neben Deutschland v. a. in Bosnien-Herzegowina, Montenegro, Serbien, Slowenien, Bulgarien und Italien). Aufgrund ihrer Missionstätigkeit sind einige Kongregationen auch in Asien, Afrika und Amerika vertreten. Vgl. Diakonie.

Barthel-Index: (engl.) *Barthel index*; Abk. BI; Instrument zur Erfassung grundlegender Alltagsfunktionen nach einer standardisierten Skala mit Wertung in 0-, 5-, 10- oder 15-Punkte-Schritten (s. Tab. S. 84), das 1965 in den USA von der Ärztin F. Mahoney und der Physiotherapeutin D. W. Barthel entwickelt wurde; dient der Beurteilung, in welchem Umfang Aktivitäten* des täglichen Lebens eingeschränkt sind; folgende **Grundsätze** sollten bei der Erstellung des Index beachtet werden: **1.** Abgebildet wird, was ein Patient tut (nicht was er tun könnte). **2.** Hauptziel ist es, den Grad der Unabhängigkeit des Patienten von jeglicher Hilfe anderer Menschen (physisch oder verbal) darzustellen, wobei auch die Notwendigkeit von Aufsicht bei einigen Tätigkeiten zu Hilfe zählt. **3.** Die Fähigkeiten des Patienten sollten so gut wie möglich überprüft werden (direkte Beobachtung ist besser als Befragung des Patienten oder seiner Angehörigen). **4.** I. d. R. werden Fähigkeiten abgebildet, so wie sie in den letzten 24–28 Stunden beobachtet wurden. In Ausnahmefällen kann auch eine längere Beobachtungsperiode notwendig sein. **5.** Um in die mittlere Kategorie eingeordnet zu werden, muss der Patient mindestens 50 % zu der Tätigkeit beitragen. **6.** Unabhängigkeit von Hilfe ist auch gegeben, wenn der Patient seine Defizite vollständig mit Hilfsmitteln ausgleicht. Die Beurteilung von Alltagsfunktionen ist für Krankenversicherungen und den MDK* ein wichtiges Maß zur Einstufung der Selbständigkeit und Be-

Barthel-Index

Barthel-Index
Erhebungsbogen Barthel-Index

	Punkte
essen	
unabhängig, isst selbständig, benutzt Geschirr und Besteck	10
braucht etwas Hilfe, z. B. Fleisch oder Brot schneiden	5
nicht selbständig, auch wenn oben genannte Hilfe gewährt wird	0
Bett-/(Roll-)Stuhltransfer	
unabhängig in allen Phasen der Tätigkeit	15
geringe Hilfen oder Beaufsichtigung erforderlich	10
erhebliche Hilfe beim Transfer; Lagewechsel, Liegen/Sitzen selbständig	5
nicht selbständig, auch wenn oben genannte Hilfe gewährt wird	0
waschen	
unabhängig beim Waschen von Gesicht, Händen; Kämmen, Zähneputzen	5
nicht selbständig bei oben genannten Tätigkeiten	0
Toilettenbenutzung	
unabhängig in allen Phasen der Tätigkeit (einschließlich Reinigung)	10
benötigt Hilfe, z. B. wegen unzureichenden Gleichgewichts oder Kleidung/Reinigung	5
nicht selbständig, auch wenn oben genannte Hilfe gewährt wird	0
baden	
unabhängig bei Voll- und Duschbad in allen Phasen der Tätigkeit	5
nicht selbständig bei oben genannter Tätigkeit	0
gehen auf Flurebene bzw. Rollstuhl fahren	
unabhängig beim Gehen über 50 m, Hilfsmittel erlaubt, nicht aber Gehwagen	15
geringe Hilfe oder Überwachung erforderlich, kann mit Hilfsmittel 50 m gehen	10
nicht selbständig beim Gehen, kann aber Rollstuhl selbständig bedienen, auch um Ecken herum und an einen Tisch heranfahren; Strecke mindestens 50 m	5
nicht selbständig beim Gehen oder Rollstuhl fahren	0
Treppen steigen	
unabhängig bei der Bewältigung einer Treppe (mehrere Stufen)	10
benötigt Hilfe oder Überwachung beim Treppensteigen	5
nicht selbständig, kann auch mit Hilfe nicht Treppen steigen	0
an- und auskleiden	
unabhängig beim An- und Auskleiden (ggf. auch Korsett oder Bruchband)	10
benötigt Hilfe, kann aber 50 % der Tätigkeit selbständig durchführen	5
nicht selbständig, auch wenn oben genannte Hilfe gewährt wird	0
Stuhlkontrolle	
ständig kontinent	10
gelegentlich inkontinent, maximal 1-mal/Woche	5
häufiger/ständig inkontinent	0
Urinkontrolle	
ständig kontinent, ggf. unabhängig bei Versorgung mit Dauerkatheter/Cystofix	10
gelegentlich inkontinent, maximal 1-mal/Tag, Hilfe bei externer Harnableitung	5
häufiger/ständig inkontinent	0
Summe:	

urteilung des Rehabilitationspotentials eines Patienten. Vgl. activities of daily living.

Basale Stimulation: (engl.) *basic stimulation*; heilpädagogisches, pflegerisches Konzept nach A. Fröhlich; der Begriff basal bezieht sich primär auf die grundlegenden Wahrnehmungsbereiche des Menschen: Körperwahrnehmung, Wahrnehmung der Lage des Körpers im Raum und Schwingungswahrnehmung. Stimulation* bedeutet eine nicht fordernde Kommunikationsform durch körperlich-sinnliche Anregung und individuelle Ansprache. Basale Stimulation wird mit dem Menschen gestaltet und orientiert sich an dessen individueller Normalität und seinen zentralen Zielen.

Konzeptentwicklung

Der Begriff Basale Stimulation zur Beschreibung eines körperorientierten Kommunikationskonzepts mit geistig und körperlich behinderten Menschen wurde von A. Fröhlich (Sonderpädagoge, Heilpädagoge, Psychologe) gewählt. I.R. eines Schulversuchs des Landes Rheinland-Pfalz (1976–1982) wurde das Konzept speziell für die Kommunikation mit schwerstbehinderten Menschen entwickelt. Basale Stimulation ist Bestandteil sonderpädagogischer Bildungsarbeit mit allen Sonderschullehrern, Erziehern, Physiotherapeuten, Ergotherapeuten u. a. betreuenden Kräften in Einrichtungen oder Schulen für Behinderte als Lern- und Begleitungskonzept zur Persönlichkeitsentwicklung eingesetzt. Ch. Bienstein (Krankenschwester, Professorin für Pflegewissenschaft) erweitert seit 1985 gemeinsam mit A. Fröhlich und qualifizierten Fachpersonen das Konzept für die Pflege.

Anwendungsgebiete

1. Basale Stimulation wird primär in sonderpädagogischen Lernsituationen, im Einzel- oder Gruppenunterricht an Schulen als Förder- und Lernkonzept sowie in der Heilerziehungspflege* in Behinderteneinrichtungen als Lebensbegleitung eingesetzt. Sie wirkt wechselseitig auf Kind und Lehrer, Erzieher, Therapeut oder Elternteil, da der eigene Körper als Medium des Lernens mit einbezogen wird. Es sollen fördernde Lebens- und Lernbedingungen geschaffen werden. 2. Basale Stimulation in der Pflege gestaltet alltäglich wiederkehrende Pflegehandlungen so, dass behinderte oder in ihrer Wahrnehmung beeinträchtigte Menschen, z. B. Frühgeborene*, alte Menschen oder Menschen im Wachkoma, unter geringem zeitlichem Mehraufwand individuell gepflegt und gefördert werden können. Biographische und sensobiographische Erfahrungen (Gewohnheiten und Erfahrungen in verschiedenen Sinnesbereichen, die im Lauf der Biographie Bedeutung erlangt haben) werden im Kontext pflegerischer Alltagshandlungen ermöglicht.

Grundlagen

In Anlehnung an A. Adler geht Fröhlich davon aus, dass der Beginn der Ich-Identität, d. h. die als „Selbst" erlebte innere Einheit des Menschen, primär eine körperliche Identität ist. Der Körper wird zum Ausgangspunkt menschlicher Erfahrung und Entwicklung. Grundlage ist die Fähigkeit zur Wahrnehmung, Bewegung und Kommunikation des Menschen.

Die Entwicklung der Sinnesbereiche des Menschen stellt die Grundlage zum Aufbau der neuronalen Vernetzung des Gehirns dar und führt zur unverwechselbaren Struktur des Gehirns. Gefühlsmäßige Sicherheit und Vertrauen entstehen durch Haut- und Körperkontakt. Diese bilden Voraussetzungen für sprachliche und nichtsprachliche Kommunikation. Die Gesamtheit aller erlebten Erfahrungen bildet die Persönlichkeit aus. Stark vereinfacht kann von 7 Bereichen der Ganzheitlichkeit* der Entwicklung ausgegangen werden, die alle gleichzeitig wirken, gleich wichtig sind und sich gegenseitig beeinflussen (s. Abb. 1 S. 86).

Behinderte, komatöse oder demente Menschen sind oft nicht in der Lage, diesen Prozess der Entwicklung eigenständig in Gang zu setzen. Sie können aufgrund beeinträchtigter Wahrnehmung, eingeschränkter Bewegungsfähigkeit oder der Unfähigkeit, sprachlich zu kommunizieren und sich selbst zu pflegen, nicht die Erfahrungen machen, die zum Aufbau und Erhalt ihrer Persönlichkeit notwendig sind. Hinzu kommen oft zusätzliche Einschränkungen wie eine fremde Umgebung, zu viele oder zu wenige Sinneseindrücke, z. B. durch Lagerung i. R. der Dekubitusprophylaxe und -therapie. Langandauernde, gleichförmige Wahrnehmung führt zu einer negativen Gewöhnung (degenerierende Habituation*) mit der Folge eines zunehmenden Abbaus der sensorischen und geistigen Leistungsfähigkeit.

Die Ansprache der „Nicht-Ansprechbaren" auf körperlicher Ebene durch eindeutige, strukturierte, regelmäßig wiederkehrende und nachvollziehbare Angebote hilft den Betroffenen, eigene „Körperidentität" und Lebendigkeit zu spüren. Von entscheidender Bedeutung ist dabei, dass v. a. die Zeichen nonverbaler Mitteilungen des Betroffenen verstanden und von der handelnden Person respektiert werden.

Mögliche kommunikative **Zugangswege** sind die Wahrnehmung der Tiefen- und Oberflächensensibilität des Körpers mit seiner Grenze zur Umwelt, der Haut (somatische Wahrnehmung) und der Eigenbewegung (propriozeptive Wahrnehmung), die Wahrnehmung von Schwingungen (vibratorische Wahrnehmung) sowie die Lageempfindung des Körpers im Raum (vestibuläre Wahrnehmung). Diese werden als Körpersinne bezeichnet und sind bereits im Mutterleib vor der Geburt vollständig ausgebildet. Sie sind grundlegend für die menschliche Entwicklung. Aufbauend auf diesen Sinnesbereichen bilden sich die weiteren Bereiche der Wahrnehmung aus: das Hören (audio-rhythmische, auditive Wahrnehmung), das Erkunden des Mundes (orale Wahrnehmung), das Schmecken (gustatorische Wahrnehmung) und Riechen (olfaktorische

Basale Stimulation

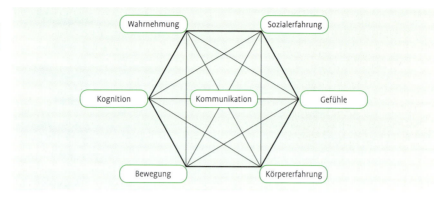

Basale Stimulation Abb. 1: Ganzheitlichkeit der Entwicklung des Menschen [17]

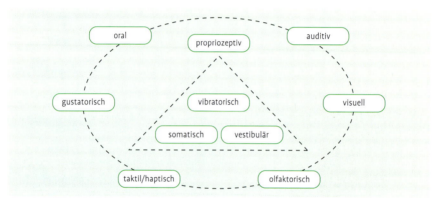

Basale Stimulation Abb. 2: Wahrnehmungsbereiche des Menschen [17]

Wahrnehmung), das Tasten und Greifen (taktilhaptische Wahrnehmung) und das Sehen (visuelle Wahrnehmung). Sie werden als Umweltsinne bezeichnet, weil sie Eindrücke aus der Umgebung vermitteln (s. Abb. 2). Alle Sinneseindrücke beeinflussen in ihrer Gesamtheit stets den ganzen Menschen in seinem Empfinden und Erleben. Wahrnehmung und Identität des Menschen sind nicht aufteilbar in einzelne Sinnesbereiche. Menschliche Entwicklung und Individualität sind abhängig von der Funktionsfähigkeit dieser Sinnessysteme, der eigenaktiven Auseinandersetzung mit der Umwelt und dem Austausch mit anderen Menschen. Basale Stimulation spricht durch biographisch orientierte Angebote, Körperkontakt, Berührung („Basales Berühren"), Bewegung, einfache Worte und nachvollziehbare Handlung den beeinträchtigten Menschen respektvoll und ganz persönlich an. Angebote sind v. a. dann wirksam, wenn sie den Zielen, der momentanen Befindlichkeit und den Bedürfnissen des Betroffenen entsprechen. Zentrale **Ziele** aus Sicht des Betroffenen sind: Leben erhalten und Entwicklung erfahren, das eigene Leben spüren, Sicherheit erleben und Vertrauen aufbauen, den eigenen Rhythmus entwickeln, die Außenwelt erfahren, Beziehungen aufnehmen und Begegnung gestalten, das Leben selbst gestalten, Sinn und Bedeutung geben und erfahren, Autonomie und Verantwortung leben. Steht das in Austausch mit dem Betroffenen durchgeführte Angebot in einem Zusammenhang zu bisherigen positiven Erfahrungen, kann es den Betroffenen ansprechen, Erinnerungen wecken und dessen weitere Entwicklung unterstützen.

Angebote

Verschiedene Möglichkeiten zur Anregung oder Ansprache stehen zur Auswahl: **1.** somatische Stimulation durch verschiedene Formen von z. B. belebenden, beruhigenden, entfaltenden, diametralen Waschungen (s. Abb. 3); bei vollständiger Lähmung einer Körperhälfte (Hemiplegie) Atembegleitung, atemstimulierende Einreibung, großflä-

Basale Stimulation

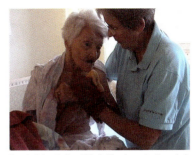

Basale Stimulation Abb. 3: Waschung in Beugehaltung [18]

chige Streichungen mit unterschiedlichen Materialien wie Frotteesocken, Sisalhandschuhen, Fellhandschuhen; Einreibungen oder andere, die Körpergrenzen spürbar machende Angebote, z. B. Positionsunterstützung* (s. Abb. 4), Kleidung, andere

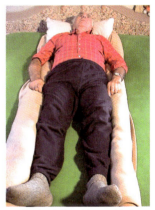

Basale Stimulation Abb. 4: Positionierung des Patienten in der A-Rolle [17]

Lebewesen; 2. vestibuläre Stimulation durch Drehung des Kopfes oder des ganzen Körpers, z. B. während des Lakenwechsels, Schaukeln in der Hängematte; 3. vibratorische Stimulation durch Aufstampfen der Beine vor dem Aufstehen oder Vibration mit Stimmgabel oder Rasierapparat; 4. auditive Stimulation durch Anhören vertrauter, biographisch bezogener Musik, Stimmen oder Geräusche des Alltags; 5. visuelle Stimulation durch gemeinsames Betrachten von Bildern oder das Aufhängen von Bildern im Blickfeld, vertrauten Gegenständen; 6. orale Stimulation durch eindeutiges und vorsichtiges Annähern an den Mundbereich mit bekannten Materialien i. R. der Mundpflege*; 7. gustatorische Stimulation durch das Anbieten bekannter, neuer oder gewohnter Speisen und Getränke; 8. olfaktorische Stimulation durch Einsatz geruchlich vertrauter Pflegeutensilien, Nahrungs- oder Naturgerüchen oder Düften aus dem beruflichen Umfeld; 9. taktil-haptische Stimulation durch Tasterfahrung mit Dingen, die im Alltag benutzt werden.
Basale Stimulation bei Frühgeborenen: Ziel: Entwicklungsförderung, d. h. Frühförderung. **Grundprinzip:** Vielfältige Anregung sinnlichen Erlebens ist die Grundlage der zerebralen, emotionalen und motorischen Entwicklung. Stimulierende und kommunikative Erfahrungen beginnen bereits intrauterin (im Mutterleib) durch Lebens- und Erlebensgewohnheiten der Mutter (z. B. ihrer Gefühle), Bewegung, Berührungen von außen, Ernährung, Stimme und Ansprache, Herzschlag, Darm- und andere Geräusche der Mutter. **Aspekte der Basalen Stimulation bei Frühgeborenen: 1.** somatische Anregung: Temperaturempfinden, Bewegung, Vibration und andere Körpererlebnisse werden unter Rückgriff auf vorgeburtliche Erfahrungen (z. B. Wärme, Schwerelosigkeit, räumliche Umgrenzungen) erneut erlebbar, z. B. im Rahmen der Kängurupflege*, beim Baden, bei der kommunikativen Babymassage, durch Körperbegrenzung im „Nestchen", Hängematte, Positionswechsel; **2.** orale Angebote: können eine Vorbereitung auf das Trinken von der Brust oder aus der Flasche sein, z. B. mit (mutter-)milchgetränkten Medien wie Watteträger, Sauger (Üben und Erhalten der Saug- und Schluckkoordination) beim Sondieren der Nahrung. Riechen und Schmecken eröffnen zusätzliche Erlebensmöglichkeiten mit dem Ziel der Wahrnehmungsförderung, z. B. Kissenbezug oder Kleidung der Mutter, Eincremen und Massieren des gesamten Mund- und Lippenbereichs (regt den Suchreflex an). **3.** positive Stimulation i. R. therapeutischer Handlungen: z. B. bei Blutentnahmen Sauger anbieten, streicheln, beruhigend sprechen, 30 %ige Glukoselösung in den Mund tropfen (analgesierende Wirkung).
Hinweis
Die Anwendung der Basalen Stimulation in der Pflege benötigt eine besondere Beziehung zum Patienten mit klarer, eindeutiger Qualität des **Basalen Berührens**. Dies ist ein voraussetzungsloser, respektvoller, akzeptierender, auf den Patienten bezogener (meinender) absichtsvoller Kontakt mit den Händen und/oder dem Körper. Folgendes sollte hierbei beachtet werden: sich selbst einstimmen auf den Kontakt, sich beim Betroffenen ankündigen, sich annähern an die vom Betroffenen akzeptierte Kontaktstelle, großflächige, eindeutig auf den anderen bezogene Berührung zur Kontaktaufnahme (Begrüßungsberührung*), beständiges In-Kontakt-Sein während des Austauschs, eindeutige Berührungen (Druck, ruhige, sichere, ganzflächig aufgelegte, geschlossene Hand; je nach Kontext) und nachvollziehbare, strukturierte, regelmäßig wiederkehrende Bewegungen (Dauer, Geschwindigkeit, Beständigkeit, Rhythmus, Ausmaß) je nach Absicht des Berüh-

Basaltemperatur

rens und Akzeptanz des Betroffenen, eigene Gefühle ernst nehmen und respektieren (z. B. menschliche Wärme, Abneigung, Unsicherheit), gedankliches und körperliches Handeln im „Hier und Jetzt", horchender und sprechender Berührungsaustausch bei der Begegnung, deutlicher Abschluss der Handlung mit Verabschiedungsgeste, sich entfernen.

Pflegeprozess
Bei der basal stimulierenden Pflege sollten sich Zeiten von Aktivität und Ruhe abwechseln; ein klar strukturierter Tagesablauf trägt zur Orientierung und Sicherheit bei. Die zentralen Ziele des Patienten werden mit dessen momentaner Befindlichkeit und Situation verglichen und Informationen der Sensobiographie herangezogen, um herauszufinden, welcher Wahrnehmungsbereich angesprochen werden soll. Das Angebot kann während der Durchführung jederzeit modifiziert werden. Pflege wird zur nonverbalen Kommunikation* über körperliche Mitteilungen wie Atemveränderung, Lautäußerungen, Spannungszustand der Muskulatur, Abwenden von der Pflegeperson, Schweißausbruch, Blutdruckanstieg oder -abfall, Zu- oder Abnahme der Sauerstoffsättigung, Pulsabfall oder -beschleunigung. Das Pflegeergebnis ist oft an der körperlichen Wirkung zu erkennen. Die Dokumentation von Erfahrungen dient dazu, Vorlieben herauszuarbeiten und Kontinuität der Pflege zu gewährleisten.

Recht
1. Die Weitervermittlung obliegt qualifizierten und autorisierten Fachpersonen (Multiplikatoren für Basale Stimulation; Kursleitern und Praxisbegleitern für Basale Stimulation in der Pflege), die im Internationalen Förderverein Basale Stimulation e. V. organisiert sind. **2.** Der Begriff Basale Stimulation nach A. Fröhlich ist ein eingetragenes Warenzeichen.
Autor: Thomas Buchholz.

Basaltemperatur: (engl.) *basal body temperature*; syn. Aufwachtemperatur, Morgentemperatur; sofort nach dem Erwachen vaginal, rektal oder oral gemessene Temperatur der Frau mit typischen Schwankungen innerhalb eines Menstruationszyklus; die Temperatur steigt etwa einen Tag nach dem Eisprung um ca. 0,4–0,6 °C und fällt kurz vor der Menstruation ab (s. Abb.). Die Basaltemperatur ist ein wichtiger Parameter in der Diagnose und Therapie von Zyklusstörungen. Die konsequente Messung der Basaltemperatur ist eine Voraussetzung für die natürliche Methode der Schwangerschaftsverhütung*, da die Befruchtung der Eizelle nur in einem bestimmten Zeitraum nach dem Eisprung stattfinden kann.
Basalumsatz: syn. Grundumsatz*.
Basisfallwert: s. DRG.
Basisrate: s. DRG.
Bauchatmung: syn. Zwerchfellatmung*.
Bauchlage: (engl.) *abdominal position*; natürliche, von vielen Menschen eingenommene Schlafposition; vgl. Bauchlagerung, Rückenlagerung, Seitenlagerung.
Bauchlage, halbe: s. Positionsunterstützung.
Bauchlagerung: (engl.) *1. prone position, abdominal positioning*; **1.** (allgemein) flache Lagerung mit der Bauchseite auf möglichst fester Unterlage; **Anwendung:** v. a. bei Lungenerkrankungen, da der Wechsel von der Rücken- in die Bauchlage eine bessere und intensivere Belüftung unterschiedlicher Lungenbezirke bewirkt; **Durchführung:** Lagerung des Kopfes abwechselnd rechts und links, die Arme in einer für den Patienten bequemen Stellung; die Füße heraushängend über das untere

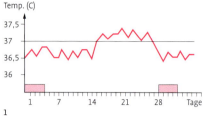
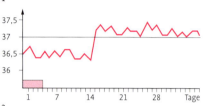

Basaltemperatur: 1: normaler Verlauf; 2: Verlauf bei Schwangerschaft

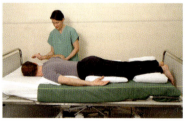
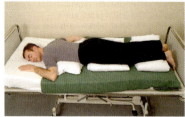

Bauchlagerung: oben: Kopf rechts; unten: Kopf links   [6]

Bettende oder anhand von Lagerungshilfsmitteln* im Bereich des oberen Sprunggelenks lagern (s. Abb. S. 88); **Hinweis:** Bei Rückenschläfern die Bauchlagerung nur bei medizinischer Notwendigkeit einsetzen; nicht bei fortgeschrittener Herzmuskelschwäche (Herzinsuffizienz); **2.** Positionsunterstützung* in der sog. 135°-Lagerung (halbe Bauchlage); vgl. Seitenlagerung, stabile.
Bauchmuskeln: s. Bauchwandmuskeln.
Bauchpresse: (engl.) *abdominal muscular pressure*; Zusammendrücken des Bauchinhalts durch Kontraktion der Bauchmuskeln bei festgestelltem Zwerchfell zur Unterstützung der Austreibung des Inhalts von Darm, Harnblase und Gebärmutter (Uterus); vgl. Heimlich-Handgriff.
Bauchtuch: (engl.) *abdominal pad*; textiles Tuch von hoher Saugfähigkeit, das bei operativer Eröffnung der Bauchhöhle eingesetzt wird; **Hinweis:** Zum Ausschluss eines versehentlichen Verbleibs im Bauchraum sind die Tücher mit Röntgenstreifen versehen und werden nach der Operation gezählt.
Bauchwandmuskeln: (engl.) *abdominal muscles*; auch Bauchmuskeln; flache Muskeln mit breiten flächigen Sehnen (Aponeurosen), welche die Bauchhöhle vorn und seitlich abschließen; **Einteilung: 1.** vordere Bauchwandmuskeln: Musculus obliquus externus abdominis (äußerer schräger Bauchmuskel), Musculus obliquus internus abdominis (innerer schräger Bauchmuskel), Musculus transversus abdominis (querer Bauchmuskel), Musculus rectus abdominis (gerader Bauchmuskel); **2.** hintere Bauchwandmuskeln: Musculus quadratus lumborum (quadratischer Lendenmuskel), Musculus psoas major (großer Lendenmuskel); **Funktion:** zum Schutz der Bauchhöhle, als Atemhilfsmuskeln*, zur Bewegung des Rumpfes und zur Bauchpresse bei Stuhlentleerung (Defäkation); **klinische Bedeutung:** z. B. **1.** Abwehrspannung bei entzündlichen Prozessen in der Bauchhöhle; **2.** Brüche der Bauchwand (Hernien); **3.** Bauchdeckenhämatom infolge von chirurgischen Eingriffen.
Bauchwassersucht: s. Aszites.
BD: Abk. für **B**lut**d**ruck*.
BDH: Abk. für **B**und* **D**eutscher **H**ebammen.
BE: 1. Abk. für **B**rot**e**inheit*; **2.** Abk. für **b**ase **e**xcess (engl. für Basenüberschuss); **3.** Abk. für **B**ecken**e**ndlage.
Beatmung: (engl.) *artificial respiration*; Belüftung der Lungen durch Hilfsmittel zur Sicherstellung des Gasaustauschs bei nicht vorhandener oder nicht ausreichender (insuffizienter) Spontanatmung*; **Durchführung: 1.** Atemspende*; **2.** manuell mit Handbeatmungsbeutel (Ambu®*-Beutel, Abb. dort); **3.** maschinell mit Beatmungsgerät (Respirator); **Formen:** kontrollierte Beatmung*, assistierte Beatmung*; **Indikationen: 1.** ohne primäre Beteiligung der Lunge (extrapulmonal): Ventilationsstörung, bei der die Minderbelüftung (Hypoventilation) zur Erhöhung des CO_2-Gehalts (Hyperkapnie) im Blut einschließlich einer Störung im Säure-Basen-Haushalt (vgl. Azidose) und erniedrigtem Sauerstoffgehalt im arteriellen Blut (Hypoxämie) führt; Vorkommen z. B. bei Herz-Kreislauf-Stillstand, Herzinfarkt, Linksherzinsuffizienz, Vergiftung*, peripherer oder zentraler Atemlähmung (z. B. bei Multipler Sklerose, Poliomyelitis), Stoffwechselstörung (z. B. Coma diabeticum), Urämie, während und nach Operationen; **2.** Erkrankungen der Lunge (pulmonal): Ventilationsstörung durch Veränderung des Lungengewebes, z. B. bei Lungenentzündung (Pneumonie), Lungenembolie, Lungenödem, als Folgeerscheinung von Lungenerkrankungen (z. B. Emphysem, Asthma bronchiale, Fibrose) oder toxischem Lungenödem, postoperativ (z. B. nach thoraxchirugischen Eingriffen), Mehrfachverletzungen (Polytrauma, z. B. bei Rippenserienfraktur), Lungenprellungen (s. Kontusion), Lungenversagen (engl. *adult respiratory dystress syndrome*, Abk. ARDS); **Pflegemaßnahme:** Assistenz bei In- und Extubation; Überwachung der Vitalzeichen* (Monitoring), Funktionskontrolle und Überwachung der Geräte; **Pflege: 1.** allgemeine und spezielle Mund-* und Nasenpflege*, Absaugen* des Trachealsekrets, Sicherstellung der Tubuslage (s. Intubation) durch Fixation und Überwachung des Cuffs* sowie regelmäßiger Tubuslagewechsel (Dekubitusgefahr!); **2.** psychosozial: Zuwendung*, Angstreduktion, Basale* Stimulation, Berührung*, Unterstützung bei der Orientierung (z. B. Aufklären über durchzuführende Maßnahmen), Verständigung ermöglichen (z. B. Buchstabenkarten, Stichwortkarten, Piktogramm, Schreibtafeln), Angehörigenbetreuung, ggf. Angehörige einbeziehen; **Hinweis:** Spezielle Maßnahmen bei der Beatmung müssen zusätzlich zur Grundausbildung geschult oder ärztlich delegiert werden. Mögliche **Komplikationen:** Nosokomialinfektion*, Aspiration*, Verlegung der Atemwege durch Schleim (Trachealsekret), Tubusfehllage, Kollabieren der Lunge (Pneumothorax*) durch mechanische Schädigung des Gewebes bei hohem Beatmungsdruck. Vgl. Beatmungsentwöhnung, Jet-Ventilation.
Beatmung, ambulante: (engl.) *home respiration*; Versorgung eines beatmungspflichtigen Patienten außerhalb des Krankenhauses, z. B. in einer allgemeinen Pflegeeinrichtung oder im eigenen Wohnumfeld mit einem Beatmungsgerät (Heimrespirator); Heimrespiratoren sind im Gegensatz zu Klinikrespiratoren in Größe und ggf. in einzelnen Funktionen minimiert und damit der häuslichen Situation (Pflege durch Angehörige bzw. Familie oder durch häusliche Krankenpflege*) angepasst. Die Patienten werden über eine Maske (nichtinvasive Beatmung: s. Abb. S. 90) oder über eine Trachealkanüle* (invasive Beatmung) beatmet. **Anwendung:** bei Lungenentzündung (Pneumonien), chronisch-obstruktiven Lungenerkrankungen (Abk. COLD), Lungenemphysem, Mukoviszidose, amyotrophischer Lateralsklerose (Abk. ALS), rheumatisch bedingten Deformationen des Thorax

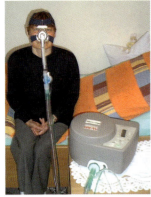

Beatmung, ambulante: Beatmung mit Atemmaske [20]

(z. B. Kyphose), erfolglosem Entwöhnen vom Respirator. Vgl. Beatmung.

Beatmung, assistierte: (engl.) *assisted respiration*; Übergang von der kontrollierten Beatmung* in die Spontanatmung* durch partielle Übernahme der Atmung vom Beatmungsgerät mit eingestellter Mindestventilation, die den Patienten Spontanatmung ermöglicht; eine Form der assistierten Beatmung ist **SIMV** (Abk. für engl. synchronised intermittend mandatory ventilation, synchronisierte intermittierende mandatorische Beatmung). Hier erfolgt eine Synchronisation zwischen den mandatorischen und den spontanen Atemzügen durch ein Erwartungszeitfenster zwischen den vom Respirator eingestellten mandatorischen Atemfrequenzen. In diesem Zeitfenster können spontane Atemzüge ablaufen. Da bei der assistierten Beatmung die Möglichkeit der Spontanatmung gegeben ist, wird eine Druckunterstützung zur Erleichterung der Eigenatemarbeit eingestellt. **Hinweis:** SIMV ist für den Patienten angenehmer als die Form der **IMV** (Abk. für engl. intermittend mandatory ventilation, intermittierende mandatorische Beatmung).

Beatmung, kontrollierte: (engl.) *controlled respiration*; vollständige Übernahme der Atmung* durch ein Beatmungsgerät; durch entsprechende Einstellung am Respirator, angepasst an die jeweilige Atmungserfordernisse des Patienten, werden Beatmungsfrequenz, Hubvolumen, inspiratorischer Flow und die Dauer der In- und Exspirationsphase (Ein- und Ausatmungsphase) festgelegt. Bei der druckkontrollierten Beatmung* wird jeder Atemzug in der Inspirationsphase durch den Respirator unter einem voreingestellten Druck vermittelt. Hierbei ist eine Kontrolle über den maximalen Beatmungsdruck, jedoch keine Volumengarantie gegeben.

Beatmungsentwöhnung: (engl.) *weaning from artificial respiration*; schrittweise erfolgende Reduktion der Beatmungsgerätarbeit zum Antrieb eigener Atemleistung mit dem Ziel der Extubation oder Dekanülierung und selbständiger, ausreichender Atmung des Patienten; die Dauer der Beatmungsentwöhnung ist u. a. abhängig von der Dauer der Beatmung*: Je länger beatmet wurde, umso länger die Entwöhnung. Diese Phase erfordert intensive Krankenbeobachtung und Situationseinschätzung; eine Erschöpfung des Patienten ist unbedingt zu vermeiden. Kriterien hierfür sind Stresszeichen wie beschleunigte Atmung (Tachypnoe*), beschleunigte Herzfrequenz (Tachykardie*) und Bluthochdruck (Hypertonie*). Weitere Überwachungsparameter sind Sauerstoffsättigung (SaO_2) und Blutgasanalyse*. Vgl. CPAP-Beatmung.

Beatmung, spontane: (engl.) *spontaneous respiration*; Unterstützung einer nicht ausreichenden Spontanatmung*, z. B. in Narkose durch atemsynchrone Kompression des Atembeutels oder bei Intensivpatienten, die Atemfrequenz und Atemzugvolumen i. R. der maschinellen Beatmung selbst bestimmen; s. CPAP-Beatmung.

Beatmungsschläuche: (engl.) *respiratory tubes*; Schlauchsystem aus Gummi oder Kunststoff (latexfrei) zum Atemgastransport (s. Atemgase) zwischen Patienten und Beatmungsgerät oder CPAP*-Beatmung; die luftdichten Beatmungsschläuche (Leckagen verursachen unzureichende Luftzufuhr) erhöhen den Luftströmungswiderstand wenig, vergrößern jedoch künstlich den Totraum*. **Hinweis:** Um die Infektionsgefahr durch Verkeimung gering zu halten, werden die Schläuche nach geltendem Intensivpflege-Standard gewechselt.

Beatmung, volumenkontrollierte: (engl.) *volume-controlled ventilation*; Form der kontrollierten Beatmung*, wobei der Respirator in der Einatmungsphase jeden Atemzug unter einem voreingestellten Tidalvolumen steuert; bei dieser Form der Beatmung* ist eine Volumengarantie gegeben, jedoch können hohe Beatmungsdrücke erreicht werden. Somit muss immer eine obere Druckgrenze festgelegt werden.

Becherfütterung: (engl.) *cup feeding*; Fütterungsmethode bei Neu- und Frühgeborenen* mit kleinem Becher, der halbgefüllt an die Unterlippe des Kindes geführt und geneigt wird, bis es einzelne Tropfen ablecken und schließlich einen eigenen Trinkrhythmus finden kann. Vgl. Stillen.

Becken: (engl.) *pelvis*; Pelvis; aus dem Kreuzbein (Os sacrum), dem Steißbein (Os coccygis) und den beiden Hüftbeinen (Ossa coxae) zusammengesetzter unterer Teil des Rumpfes; die Hüftbeine entstehen aus 3 Knochen, dem Darmbein (Os ileum), dem Sitzbein (Os ischii) und dem Schambein (Os pubis), die nach der Pubertät vollständig miteinander verschmelzen. Das Becken ist sowohl mit der Wirbelsäule als auch mit den unteren Extremitäten gelenkig verbunden. Es überträgt beim Stehen die Last des Rumpfes auf die unteren Extremitäten. **Einteilung: 1. großes** Becken (Pelvis major): wird durch die weit ausladenden Beckenschaufeln gebildet und stützt u. a. die Bauchorgane; **2. kleines** Becken (Pelvis minor): ist durch den Beckenboden* nach unten abgeschlossen und enthält den Mastdarm (Rektum) sowie untere Abschnitte des Urogenitaltraktes. Bedingt durch die Funktion des Beckens als Teil des Geburtskanals bei der Frau bestehen auffällige Geschlechtsunterschiede. Das weibliche Becken ist niedrig und weit ausladend, das männliche Becken ist hoch, eng und schmal. **Klinische Bedeutung: 1.** Das Kreuzbein-Darmbein-Gelenk (Sakroiliakalgelenk), welches das Hüftbein mit dem Kreuzbein in Form eines Wackelgelenkes (s. Gelenkformen) verbindet, ist häufig Sitz schmerzhafter Prozesse, insbesondere mit steigendem Alter. **2.** Der obere, leicht zugängliche Rand der Darmbeinschaufel (Beckenkamm, Crista iliaca) wird häufig zur Knochenmarkpunktion* und zur Knochengewinnung (z. B. zum chirurgischen Knochenaufbau) genutzt.

Beckenboden: (engl.) *pelvic floor*; von Faszien eingehüllte Schicht von Skelettmuskeln, die das kleine Becken* und damit auch den Bauchraum nach unten abschließt; bildet die eigentliche Grundlage des Beckenbodens. **Aufbau: 1. Diaphragma pelvis:** breite Muskelplatte, die sich aus 2 Muskelplatten, dem trichterförmigen Musculus levator ani und dem rudimentären Musculus coccygeus, zusammensetzt; ein Teil des Musculus levator ani, der Musculus puborectalis, bildet eine Muskelschlinge um den Mastdarm (Rektum) und befestigt sich an der Innenfläche des Schambeins. Der hohe Ruhetonus dieses Muskels trägt zur Stuhlkontinenz bei, indem er den Analkanal nach vorn zieht. **2. Diaphragma urogenitale:** Muskelplatte, die unterhalb des Diaphragma pelvis liegt und sich zwischen den unteren Schambeinästen ausbreitet; bildet die Grundlage des Damms* (Perineum); **Funktion: 1.** Lagesicherung von Bauch- und Beckenorganen; **2.** ermöglicht Durchtritt des unteren Endes des Verdauungskanals sowie der Harn- und Geschlechtswege und greift z. T. in deren Funktion ein (siehe oben); **3.** Befestigung des Damms; **klinische bedeutung:** Die Vielzahl der eng miteinander in Kontakt stehenden und sich gegenseitig beeinflussenden Strukturen ist aus pathophysiologischer Sicht außerordentlich bedeutsam. Störungen, z. B. ausgelöst durch Sturz auf das Steißbein, Abszesse im Douglas-Raum oder psychosomatische Erkrankungen, können chronischen Beckenbodenschmerz verursachen. Schwere Geburten, Mehrfachgeburten oder gynäkologische Operationen können zur Beckenbodenschwäche bis hin zur Beckenbodeninsuffizienz führen. Mögliche Folgen sind Inkontinenz und Vorfall (Prolaps) von Mastdarm (Rektum) und Gebärmutter (Uterus). Vgl. Beckenbodentraining.

Beckenbodentraining: (engl.) *pelvic floor exercise*; körperliche Übungen zur Kräftigung der Muskulatur des Beckenbodens*; **Anwendung: 1.** prophylaktisch vor und nach Geburt; **2.** bei Operationen im Beckenbereich; **3.** unterstützend bei Stress- und Dranginkontinenz; **4.** bei Männern nach Prostataoperationen; **Durchführung:** gezielte und angeleitete Übungen zur isolierten Anspannung des Beckenbodens und der tiefen Bauchmuskulatur, verbunden mit Übungen zum Wahrnehmen und Spüren des Beckenbodens in unterschiedlichen Ausgangsstellungen, ggf. unterstützt durch Biofeedback*.

Beckenkammpunktion: s. Knochenmarkpunktion.

Beckentieflagerung: syn. Entlastungslagerung*.

BED: Abk. für (engl.) *binge* eating disorder.

Bedarfsmedikation: (engl.) *relievers*; Verschreibung oder Verordnung von Arzneimitteln* bei entsprechenden Symptomen zusätzlich zur laufenden Medikation; **Organisation:** Im Pflegebereich ist durch Pflegekräfte verabreichte Bedarfsmedikation verordnungs- und dokumentationspflichtig, auch bei nicht verschreibungspflichtigen Arzneimitteln.

Bedside-Test: (engl.) *bedside-test*; Kontrolle der AB-Null*-Blutgruppen von Spender- und Empfängerblut unmittelbar vor einer Bluttransfusion (am Krankenbett), insbesondere zur Vermeidung von Verwechslungen; **Durchführung:** Das Patientenblut ist direkt aus dem venösen Zugang, das Spenderblut aus dem Transfusionsbesteck der vorbereiteten Blutkonserve zu entnehmen. Die Blutgruppenbestimmung erfolgt meist mit kommerziell erhältlichen Testkits (sog. Identitätskarten). Das Ergebnis wird in der Patientenakte dokumentiert. Vgl. Eldon-Karte.

Bedürfnis: (engl.) *need*; Empfindung eines Mangels oder Wunsches, der unterschiedliche Handlungen zu dessen Ausgleich bzw. Befriedigung auslöst; s. Motivationstheorien, Bedürfnistheorie.

Bedürfnispyramide: s. Motivationstheorien.

Bedürfnistheorie: (engl.) *need theory*; von A. Meleis so benannte Denkschule der Pflegetheorie*, die stark durch die Motivationstheorie* A. Maslows beeinflusst ist; Pflege wird im Hinblick auf die Erfüllung menschlicher Bedürfnisse untersucht und in Einsatzgebiete eingeteilt. So sind die Sicherstellung und Unterstützung von basalen Bedürfnissen wie Atmen, Essen, Trinken, Abführen sowie der Erfordernisse einer sicheren Umgebung als Aufgabengebiet von Pflege definiert. I. w. S. beinhaltet dieses auch die Ermöglichung von Entwicklung und Selbstverwirklichung sowie Befriedigung von religiösen oder spirituellen Bedürfnissen. Ausdruck findet dieser Ansatz in den Einteilungen der Lebensaktivitäten (s. Aktivitäten des täglichen Lebens). Wichtige Vertreterinnen der Bedürfnistheorie sind V. Henderson, D. Orem, i. w. S. auch N. Roper.

Beeinflussungsidee: (engl.) *delusion of control*; syn. Beeinflussungsgefühl; Gefühl eines äußeren Einflusses auf Denken und Handeln (Lenken von Handlungen, Eingabe von Gedanken); **Vorkommen:** bei psychischen Erkrankungen (z. B. akuter Psychose), Drogenrausch oder vorübergehend nach Unfällen mit Schädelbeteiligung (Schädeltrauma); **Maßnahme: 1.** (allgemein) psychiatrische oder psychotherapeutische Behandlung, ggf. Psychopharmaka*; **2.** (Pflege) **a)** akut: Delirpatienten oder akut geängstigte psychotische Patienten vor halluzinierten Außenfeinden „schützen", z. B. durch Verscheuchen oder Ausschalten dieser „bösen Gegner" oder einflussnehmenden Mächte (Dämonen, Tiere u. a.). Ein ehrliches Bemühen, den Patienten schützen zu wollen, wird emotional übertragen und trägt zur Beruhigung bei; übertriebenes Verhalten ist unangemessen. Hinweis: Die Patienten fühlen sich in dieser Situation sehr bedroht bzw. gelenkt (vgl. Angst), auch wenn es für die Mitpatienten und Pflegemitarbeiter von außen nicht nachvollziehbar ist (vgl. Validation). In dieser Phase ist eine Bagatellisierung und Realitätsorientierung nicht angemessen, da die Wahnproduktion damit stimuliert werden kann. **b)** im Verlauf: zunehmende Realitätsorientierung, Milieutherapie*, Idee thematisieren und relativieren. Vgl. Wahnvorstellung.

Beeinträchtigung: (engl.) *impairment*; Erschwerung oder Verhinderung der Bedürfnisbefriedigung einer Person; **1.** von außen, z. B. durch Umwelt, Familie oder Gesellschaft; **2.** von innen, z. B. durch Krankheit, das Wertesystem, altersbedingte Einschränkungen (Verlust der Sehkraft, des Gehörs); **Hinweis:** Das Gefühl der Beeinträchtigung ist subjektiv und nicht übertragbar. Schwerkranke können sich z. B. entgegen den Erwartungen der Umgebung wenig beeinträchtigt fühlen, Individualisten hingegen schon bei der kleinsten Beschneidung ihrer persönlichen Freiräume z. B. durch den Krankenhausbetrieb. Vgl. Kommunikation.

Beeinträchtigungserleben: (engl.) *impairment experience*; Eindruck, von der Umwelt (Personen, Objekte) gestört, gekränkt, verhöhnt zu werden; für sich kein pathologisches Symptom, kann aber bei bestimmten psychischen Erkrankungen auftreten oder in ein paranoides Syndrom übergehen.

Befeuchterlunge: (engl.) *humidifier lung*; von außen (exogen) verursachte allergische Entzündung der Lungenbläschen (Alveolitis); ausgelöst durch Einatmen von bakteriellen oder Schimmelpilzallergenen, die über Befeuchtungs- und Klimaanlagen oder Kühlsysteme in die Atemluft gelangen. **Hinweis:** Bei Personen, die ausschließlich berufsbedingt mit auslösenden Allergenen* in Kontakt kommen, ist diese Erkrankung den Berufskrankheiten* zugehörig und der Berufsgenossenschaft bereits bei Verdacht zu melden.

Befindlichkeit: (engl.) *sensitivities*; **1.** (allgemein) Bezeichnung für das grundlegende Sichbefinden eines Menschen; steht immer im Zusammenhang mit dem eigenen (subjektiven) Gefühlsleben (s. Emotion), dem Körpererleben und der sozialen Umgebung; **2.** (philosophisch) auch Stimmung*, Gestimmtheit; eine existenzielle Grundverfassung des Daseins (und der Daseinsmöglichkeit), die über das Gefühlsleben hinaus das Erleben, Verhalten und Reden eines Menschen beeinflusst (M. Heidegger); vgl. Existenzphilosophie, Ontologie. **3.** (pflegetheoretisch) beschreibt z. B. bei chronisch kranken und bewegungseingeschränkten Menschen das integrierte emotionale und Körpererleben; **Hinweis:** Angst* und Freude* gehören zu den Grundbefindlichkeiten. Vgl. Beeinträchtigung.

Befriedigung: (engl.) *satisfaction*; Sättigungszustand nach Erreichen des Ziels motivierten Verhaltens; wird durch das Beheben eines als Bedürfnis* empfundenen Mangelzustands erlangt. Die reduzierte Verhaltensmotivation wird begleitet von Entspannung, Zufriedenheit oder auch Gleichgültigkeit. Vgl. Motivationstheorien.

Befruchtung: (engl.) *fertilisation*; Eindringen einer einzelnen Samenzelle (Spermium) in die Eizelle (Oozyte) in der Ampulle des Eileiters kurz nach dem Eisprung (Ovulation); nach dem Eindringen der Samenzelle kommt es zur Verschmelzung der beiden Kerne und zur ersten Teilung.

Befruchtung, künstliche: (engl.) *artificial insemination*; Kinderwunschbehandlung, bei der Ei- und/oder Samenzelle außerhalb des Körpers aufbereitet werden und deren Zusammenführung i. R. eines medizinischen Eingriffs erfolgt; **Formen: 1. Insemination:** künstliches Einbringen des männlichen Samens (Sperma) in den oberen Genitaltrakt der Frau (meist in die Gebärmutter); **a) homologe** Insemination: künstliche Befruchtung der Eizelle mit dem Sperma des Ehemanns (oder Lebenspartners); juristisch unbedenklich, fällt gemäß §§ 27 a, 121 a SGB V zur Begrenzung auf 3 durchgeführte Maßnahmen unter die Leistungspflicht der Gesetzlichen Krankenversicherung*; **b) heterologe** Insemination: künstliche Befruchtung mit dem Sperma eines Spenders (Donor); nicht verboten oder eingeschränkt, jedoch berufsethisch und juristisch problematisch (z. B. Persönlichkeitsrechte und familienrechtlicher Status des Kindes); **2. In-vitro-Fertilisation** (Abk. IVF): Befruchtung einer aus den Ovarien entnommenen Eizelle mit Spermazellen außerhalb des weiblichen Körpers (extrakorporal); die befruchteten Eizellen (Zygoten) werden in die Gebärmutter oder Eileiter eingebracht. Dabei ist die Übertragung von mehr als 3 Embryonen innerhalb eines Menstruationszyklus strafbar. Dieses Verfahren darf in Deutschland im Regelfall nur bei Ehepaaren angewendet werden; die Verwendung eines Spendersspermas ist von der Entscheidung einer bei der Ärztekammer eingerichteten Kommission abhängig.

Begierde (ICNP): (engl.) *craving*; zielgerichteter Antrieb, mit dem ein Mangel beseitigt und Befriedigung* erreicht werden kann; Drang zum Konsum von v. a. Essen, Drogen, Stimulanzien sowie sexuelle Begierde. Vgl. Abhängigkeit, Motivationstheorien.

Beglaubigung: (engl.) *authentication, attestation*; amtliche Bescheinigung, die bestätigt, dass eine Abschrift, Ablichtung oder sonstige Vervielfältigung mit der Urschrift übereinstimmt oder eine Unterschrift von einer bestimmten Person herrührt (Identitätsnachweis); eine öffentliche Beglaubigung einer Erklärung ist nur dann erforderlich, wenn ein Gesetz dies vorschreibt (z. B. Grundbuch). Für Testamente*, Patientenverfügungen* oder Vollmachten* ist grundsätzlich die Schriftform ausreichend; sie bedürfen nicht der Beglaubigung, um rechtswirksam zu sein. Es empfiehlt sich jedoch, bei Erteilung einer Vollmacht einen Notar einzubeziehen, um späteren Anfechtungen besser begegnen zu können.

Begleitperson: (engl.) *chaperon*; **1.** Person, die einen Menschen mit Schwerbehinderung begleitet, der infolge seiner Behinderung in seiner Bewegungsfähigkeit im Straßenverkehr erheblich beeinträchtigt oder hilflos oder gehörlos ist und daher bei der Benutzung öffentlicher Verkehrsmittel zur Vermeidung von Gefahren für sich oder andere regelmäßig auf fremde Hilfe angewiesen ist, und aus diesem Grund im öffentlichen Nah- und Fernverkehr unentgeltlich zu befördern ist (§§ 145 ff. SGB IX); **2.** Person zur Begleitung eines körperlich, geistig oder seelisch beeinträchtigten Menschen, der aufgrund seiner Behinderung nicht in der Lage ist, die Reise vom Wohn- oder Aufenthaltsort zum sog. Leistungsort (Leistung zur medizinischen Rehabilitation oder zur Teilhabe* am Arbeitsleben) selbstständig durchzuführen (§ 53 SGB IX); nimmt der beeinträchtigte Mensch Leistungen zur Teilhabe* am Leben in der Gemeinschaft in Anspruch und benötigt eine Begleitperson, so übernimmt der zuständige Sozialleistungsträger die notwendigen Fahrkosten und alle sonstigen mit der Fahrt verbundenen notwendigen Auslagen (Essen, Übernachtung) der Begleitperson (§ 55 SGB IX). Die Kosten für eine Begleitperson für Pflegebedürftige mit einem erheblichen allgemeinen Betreuungsbedarf übernimmt die Pflegeversicherung gemäß § 54 b SGB XI in Höhe von maximal EUR 460 pro Jahr.

Begriff: (engl.) *term*; sprachlich verdichteter Ausdruck von komplexen Gegebenheiten und Gedanken; ein Begriff ist nicht einfach ein Wort, sondern steht für eine ganze Reihe von Überlegungen oder Unterscheidungsmerkmalen. Pflege ist z. B. als Begriff nicht das, was sich jeder individuell darunter vorstellt (z. B. Krankenpflege, Altenpflege, Haushaltspflege, Schönheitspflege, Autopflege), sondern muss im spezifischen Kontext mit einer Definition versehen werden, damit zur individuellen Sichtweise eine allgemeine Verständigung über den Gebrauch des „Begriffes" Pflege hinzukommt. Alltagsbegriffe werden von philosophischen oder wissenschaftlichen Begriffen unterschieden, die nach bestimmten Regeln als inhaltlich zusammenfassende Oberbegriffe für ganze Themengebiete stehen. Bei Nutzung dieser Begriffe ist es üblich und in der Wissenschaft Pflicht, den Urheber zu zitieren, damit Leser oder Zuhörer den Zusammenhang und die Herkunft des Begriffes richtig einordnen können. Normierte Begriffe und Definitionen im Zusammenhang mit dem Qualitätsmanagement* finden sich zunehmend in Standards und Handbüchern von Abteilungen, was auf den Einfluss der DIN-Normen (s. DIN) auf den Sprachgebrauch zurückzuführen ist. **Hinweis:** Der öffentlich-schriftliche Gebrauch normierter Begriffe und deren Definitionen ist nach DIN-ISO genehmigungspflichtig und mit Lizenzgebühren verbunden.

Begrüßungsberührung: (engl.) *initial touch*; **1.** (allgemein) gesellschaftlich tolerierte Berührung* (z. B. Händeschütteln) zur Einleitung einer gemeinsam zu verbringenden Zeit; **2.** (Pflege) syn. Initialberührung; Berührung i. R. der Basalen* Stimulation meist an der Schulter des bewusstseinsgetrübten oder schläfrigen Patienten zur sensorischen Vorbereitung einer Pflegehandlung; **Ziel:** Ankündigung und Vorbereitung des Patienten auf den folgenden Kontakt; Stressverringerung; Information über das Ende der Maßnahme. **Durchführung:** Mit der leicht gerundeten Innenfläche der Hand den Patienten zu Beginn und zum Abschluss einer Pflegetätigkeit mit einem gleichmäßigen, festen und eindeutigen Händedruck an Schulter, Arm oder Hand berühren; den Patienten mit seinem Namen ansprechen und über die Durchführung der Maßnahme aufklären. Eine Begrüßungsberührung sollte von jeder Person durchgeführt werden, die mit dem Patienten in Kontakt tritt (z. B. Arzt, Physiotherapeut, Familie). Über die Stelle der Berührung kann eine über dem Bett des Patienten angebrachte Tafel informieren. **Hinweis:** Spitze, bohrende Berührungen durch ausgestreckte Finger vermeiden, da diese als unangenehm, bei komatösen Patienten als bedrohlich erlebt werden.

Behandlungsabbruch: (engl.) *breaking off treatment*; syn. Therapieabbruch; Beendigung der Kranken- oder Heilbehandlung im ärztlichen, psychotherapeutischen oder pflegerischen Bereich; ein Behandlungsabbruch kann mit Zustimmung beider Parteien (Patient und Behandelnder) oder auch einseitig mit und ohne Zustimmung der jeweils anderen Partei erfolgen (z. B. gegen ärztlichen oder therapeutischen Rat). Der Behandlungsvertrag* ist jederzeit kündbar. Der Patient hat das Recht, jede weitere Behandlung (auch gegen ärztlichen Rat) uneingeschränkt zu verweigern, selbst wenn er sich dadurch schädigt. Der Arzt darf nur dann kündigen, wenn sich der Patient ärztliche Dienste ohne Schaden rechtzeitig von anderer Seite beschaffen kann (§ 627 Absatz 2 BGB). Kündigt er etwa unmittelbar vor einem wichtigen Eingriff, kann er sich schadensersatzpflichtig machen. Dies gilt nicht, wenn er einen wichtigen Grund nach § 626 BGB vorbringen kann, der die Fortsetzung des Vertrages für den Arzt unzumutbar werden lässt. Unter gesetzlicher Betreuung stehende Personen haben auch das Recht, die Behandlung zu verweigern, wenn sie die Tragweite ihres Han-

Behandlungsfehler

delns einsehen können; das gilt auch für Minderjährige. Vgl. Behandlungspflicht, Zwangsbehandlung.

Behandlungsfehler: (engl.) *malpractice*; nicht sachgerechte Anwendung oder Auswahl von Behandlungs-/Pflegemaßnahmen; die Pflegeperson oder der Arzt begehen einen Behandlungsfehler, wenn sie bei der Stellung der Diagnose, der Wahl der Therapie und deren Ausführung oder einer sonstigen medizinischen bzw. pflegerischen Maßnahme (z. B. Einsatz medizinisch-technischer Geräte) die nach den Erkenntnissen der medizinischen Wissenschaft unter den jeweiligen Umständen objektiv erforderliche Sorgfalt außer Acht lassen. Die übliche Sorgfalt reicht nicht aus, wenn der geforderte Standard nicht erreicht wird. Verfügen die examinierte Pflegeperson oder der Arzt über den Standard hinaus über Spezialkenntnisse, müssen sie diese einsetzen. Die Anwendung neuer Behandlungsmethoden verpflichtet zu gesteigerter Sorgfalt. Eine Verletzung der Sorgfaltspflicht besteht, wenn die Pflegeperson oder der Arzt eine Behandlung übernehmen, die ihr Können und Wissen überfordert (sog. Übernahmeverschulden). Zu den Sorgfaltspflichten des Arztes gehört auch die berufliche Fortbildung. Ein Behandlungsfehler, der durch Tun oder Unterlassen zum Tod geführt hat, stellt eine nichtnatürliche Todesart dar. Der Behandelnde kann zivilrechtlich zum Schadensersatz und zur Zahlung von Schmerzensgeld verurteilt werden. Strafrechtlich drohen ihm z. B. Geldstrafe und Berufsverbot. Vgl. Pflegefehler.

Behandlungspfad, klinischer: (engl.) *clinical pathway*; syn. Behandlungsmuster, Patientenpfad, klinischer Pfad; systematisch entwickelter, berufsgruppen- und abteilungsübergreifender Behandlungs- und Pflegeplan, der eine optimale Abfolge und Terminierung (Abschluss der klinischen Behandlung und Überleitung; s. Pflegeüberleitung) der wichtigsten Interventionen bei der Versorgung eines Patienten festlegt, indem er sich **1.** an den Diagnosen der DRG* orientiert; **2.** Standards und Ergebnisse der evidenzbasierten Pflege und Medizin (s. Evidenz) berücksichtigt und aktualisiert; **3.** für einen festgelegten Zeitrahmen (Behandlungsdauer) gilt; **4.** notwendige und verfügbare Ressourcen berücksichtigt sowie Aufgaben und Durchführungs- sowie Ergebnisverantwortlichkeiten festlegt. Der klinische Behandlungspfad steuert den Behandlungsprozess, dient als behandlungsbegleitendes Dokumentationsinstrument und ermöglicht die Kommentierung von Normabweichungen zur Evaluation und Verbesserung. Vgl. ICD.

Behandlungspflege: an Pflegekräfte delegierte Maßnahmen der ärztlichen Behandlung, die dazu dienen, Krankheiten zu heilen, ihre Verschlimmerung zu verhüten oder Krankheitsbeschwerden zu lindern (nach den Richtlinien des Bundesausschusses der Ärzte und Krankenkassen für die häusliche Gesundheits*- und Krankenpflege); behandlungspflegerische Maßnahmen sind krankheitsspezifisch, d. h. sie sind an ärztliche Diagnosen gebunden. Nach herrschender Rechtsauffassung beinhaltet Behandlungspflege alle ärztlichen Maßnahmen, die von einem Arzt verordnet, d. h. delegiert werden und von geeigneten Pflegekräften unter Kontrolle und in Gesamtverantwortung eines Arztes durchgeführt werden.

Sozialrechtliche Grundlagen (Sozialversicherung)
Der Begriff Behandlungspflege findet sich im Krankenversicherungsrecht (SGB V) und im Pflegeversicherungsrecht (SGB XI). Im SGB V erscheint der Begriff lediglich im Zusammenhang mit der häuslichen Krankenpflege (§ 37 SGB V), also nicht im Zusammenhang mit der stationären Versorgung. In den eigentlichen Gesetzestexten wird Behandlungspflege nicht näher bestimmt. Präzisiert wird sie maßgeblich durch die Richtlinien des Bundesausschusses der Ärzte und Krankenkassen für die häusliche Krankenpflege (§ 92 SGB V), der darauf aufbauenden Rahmenempfehlungen der Spitzenverbände der Krankenkassen und der Leistungsanbieter (§ 132 a SGB V) sowie die Rechtsprechung (Sozialgerichtsbarkeit).

Leistungen der Behandlungspflege in der häuslichen Krankenpflege: Absaugen der oberen Luftwege; Bedienung und Überwachung eines Beatmungsgerätes; Blasenspülung* bei speziellen Indikationen; Blutdruckmessung; Blutzuckermessung; Dekubitusbehandlung (s. Dekubitus); Überprüfen und Versorgen von Drainagen*; Einlauf/Klistier/Klysma/digitale Enddarmausräumung; Flüssigkeitsbilanzierung*; Vorbereiten und Wechseln von i. v.-Infusionen; subkutane Injektionen* (nicht i. v. und i. m.); Inhalation; Instillation; Arzneimittelgabe; hygienische Versorgung suprapubischer Katheter und zentraler Venenkatheter*; Katheterisierung der Harnblase; Legen und Wechseln einer Magensonde*; Auflegen von Kälteträgern; Versorgung bei perkutaner endoskopischer Gastrostomie (Abk. PEG); Stomabehandlung; spezielle Krankenbeobachtung zur Festzustellung, ob die ärztliche Behandlung zu Hause sichergestellt werden kann oder ob Krankenhausbehandlung erforderlich ist; Anleitung des Patienten, eines Angehörigen oder einer anderen Person bei der Behandlungspflege zu Hause.

Geltungsbereich: ambulante teilstationäre und stationäre Pflegeeinrichtungen nach SGB XI; nicht bindend für die Krankenhauspflege; in Krankenhäusern wird eine Vielzahl weiterer ärztlicher Verrichtungen zur Durchführung an Pflegefachkräfte delegiert, z. B. intravenöse Injektionen, Blutentnahmen. Die im Vergleich dazu beschränkten Delegationsmöglichkeiten an niedergelassene Ärzte sind v. a. haftungsrechtlich begründet (s. u.).

Hinweis: Zunächst ist ein Krankenversicherter grundsätzlich zur **Selbsthilfe** verpflichtet. Er hat deshalb primär keinen Anspruch auf häusliche Krankenpflege (einschließlich der Behandlungs-

Behandlungspflicht

pflege), wenn eine im Haushalt lebende Person den Versicherten im erforderlichen Umfang pflegen und versorgen kann (§ 37 SGB V). Qualifizierte Pflegekräfte (Gesundheits- und Krankenpfleger und Gesundheits- und Kinderkrankenpfleger) führen Behandlungspflege durch. Seit 2003 werden auch Altenpfleger zur „Mitwirkung bei der Behandlung alter kranker Menschen einschließlich der Ausführung ärztlich verordneter Maßnahmen" (§ 3 Altenpflegegesetz*) ausgebildet. Für bestimmte behandlungspflegerische Maßnahmen (z. B. die Bedienung und Überwachung eines Beatmungsgerätes) wird eine Weiterbildung in Anästhesie und Intensivpflege gefordert.

Haftungsrechtliche Grundlagen

Die Pflegekraft trägt die Übernahmeverantwortung*, der Arzt die fachliche Führungsverantwortung (sog. Anordnungsverantwortung; s. Anordnung, ärztlich). Ein ärztlicher Heileingriff verpflichtet grundsätzlich einen Arzt zur persönlichen Durchführung. Allerdings gelten ärztliche Tätigkeiten bei Vorliegen bestimmter Voraussetzungen als an nicht medizinisches Personal delegierbar (s. Delegation). Die zur stationären Krankenpflege vergleichsweise beschränkten Delegationsmöglichkeiten in der häuslichen Krankenpflege resultieren v. a. aus den geringeren Überwachungsmöglichkeiten des niedergelassenen Arztes, denn im Bereich der Alten- und häuslichen Krankenpflege erfolgt die Durchführung der ärztlich veranlassten Tätigkeit i. d. R. ohne ärztliche Mitwirkung und Beaufsichtigung (sog. Arztferne). Zudem besteht kein direktes Weisungsrecht des Arztes; weisungsbefugt gegenüber einer Pflegekraft ist vielmehr die direkte Fachvorgesetzte der Pflegeeinrichtung (z. B. die Pflegedienstleitung). Grundsätzlich kann zwar auch der niedergelassene Arzt für die Auswahl der ausführenden Pflegeperson zur Rechenschaft gezogen werden, ggf. auch für deren mangelnde Anleitung und/oder Überwachung. Von diesem Teil seiner Führungsverantwortung kann sich ein niedergelassener Arzt in der Praxis allerdings regelmäßig dadurch entlasten, dass er eine zugelassene Pflegeeinrichtung mit der Durchführung einer behandlungspflegerischen Maßnahme aus dem Leistungskatalog betraut. In zivilrechtlichen Streitfällen haftet dann die Organisation für den Schadensersatz (sog. Organisationsverschulden*).

Hinweis

Behandlungspflege ist wie auch Grundpflege* eher ein rechtlicher als ein pflegewissenschaftlicher Begriff. Von Pflege und Pflegewissenschaft wird er sogar überwiegend kritisch gesehen. Neuere Lehrbücher der Krankenpflege vermeiden häufig den Begriff; alternativ ist von „Mitarbeit/Mitwirkung bei ärztlicher Diagnostik und Therapie" die Rede (so auch im Krankenpflegegesetz*).

Autor: Jörg Hallensleben.

Behandlungspflicht: (engl.) *obligation to treat*; nicht allgemein bestehende Verpflichtung eines Arztes, einen Menschen medizinisch zu behandeln; der Patient hat das Recht auf freie Arztwahl. Dem Recht des Patienten auf freie Arztwahl entspricht das Recht des Arztes, sich nur der Patienten anzunehmen, die er nach pflichtgemäßem Ermessen behandeln will. Ein frei praktizierender Arzt kann nicht verpflichtet werden, einen Behandlungsvertrag* abzuschließen. Es gilt der Grundsatz der **Behandlungsfreiheit:** Der Arzt ist in der Ausübung seines Berufes frei. Er kann die ärztliche Behandlung ablehnen, wenn sie unzumutbar ist, insbesondere dann, wenn er der Überzeugung ist, dass das notwendige Vertrauensverhältnis zwischen ihm und dem Patienten nicht besteht (z. B. bei schweren Pflichtversäumnissen des Patienten). Seine Verpflichtung, gemäß § 323c StGB in Notfällen zu helfen, bleibt hiervon unberührt. Ein Behandlungsvertrag ist jedoch dann zustande gekommen, wenn der Arzt einen Hausbesuch zusichert oder ein Rezept ausstellt. Daraus ergibt sich eine Behandlungspflicht. Ein Kassenarzt hat das Recht und die Pflicht, an der kassenärztlichen Versorgung teilzunehmen. Kassenpatienten dürfen nicht willkürlich von der Behandlung ausgeschlossen werden.

Der Arzt ist zum **Hausbesuch** verpflichtet, wenn sein Patient nicht selbst in die Sprechstunde kommen kann und es sich offensichtlich um eine schwere Erkrankung handelt. Es gehört zu den Aufgaben des Arztes, sich von den Leiden des Patienten ein eigenes Bild zu machen, dabei die Angaben Dritter nicht ungeprüft zu übernehmen und wichtige Befunde selbst zu erheben. Der Arzt darf sich seiner Besuchspflicht nur entziehen, wenn schwerwiegende Gründe (z. B. Behandlung anderer Patienten) ihn daran hindern und er für anderweitige Hilfe sorgt (Notfall- oder Bereitschaftsarzt).

Strafrechtlich kann sich ein Arzt bei Nichtvornahme der gebotenen Hilfemaßnahme wegen unterlassener Hilfeleistung* oder Körperverletzung durch Unterlassen strafbar machen, da er eine Garantenpflicht gegenüber dem Patienten hat. Schon mit einer erstmaligen telefonischen Konsultation wird die Garantenpflicht begründet. Der Arzt kann sie beenden, wenn er dem Kranken eine Hilfe versagt, die aktuell nicht nötig ist und Aufschub duldet.

Das **Krankenhaus** ist verpflichtet, den Patienten, der unabweisbar einer Krankenhausversorgung bedarf, zu jeder Zeit in einem Krankenhaus seiner Wahl nach Maßgabe der stationären Behandlungsmöglichkeiten aufzunehmen (z. B. § 23 Landeskrankenhausgesetz Berlin) und dem Patienten gegenüber die allgemein ärztlichen, pflegerischen und medizinisch-technischen Leistungen zu erbringen. Ein voll belegtes Krankenhaus trifft keine Aufnahmepflicht, auch nicht in Notfällen, wenn es die gebotene Hilfe z. B. wegen Überbeanspruchung nicht leisten kann.

Behandlungsteam: s. Team, therapeutisches.

Behandlungsvertrag: (engl.) *contract governing medical treatment*; zivilrechtlicher Vertrag (§ 611 BGB), der zwischen dem Patienten und dem Arzt, Zahnarzt oder dem Krankenhausträger abgeschlossen wird (i. d. R. bei gesetzlich Versicherten nicht schriftlich fixiert); der Behandlungsvertrag ist im Gesetz nicht ausdrücklich geregelt. Er begründet wechselseitige **Pflichten: 1. des Arztes:** Vornahme einer Behandlung entsprechend dem Stand der medizinischen Erkenntnisse und dem Grundsatz der Nichtschädigung (s. Sorgfaltspflicht, ärztliche); **2. des Patienten:** Beachtung und Mitwirkung am ärztlichen Bemühen sowie Entgelt. Der Vertrag beinhaltet Art und Umfang der Behandlung; oft ist auch eine schriftliche Aufklärung über die Risiken der Behandlung Gegenstand des Vertrags. Er kann nur von einem geschäftsfähigen Patienten abgeschlossen werden (§ 104 BGB). Ist der Betroffene nicht geschäftsfähig, kann ein gesetzlicher Vertreter (sorgeberechtigte Eltern, Betreuer, Vormund) oder ein Bevollmächtigter für die Gesundheitssorge* des Betroffenen den Vertrag wirksam schließen. Der Behandlungsvertrag ist jederzeit kündbar. Vgl. Behandlungsabbruch.

Behaviorismus: (engl.) *behaviorism*; in den USA von J. B. Watson (1913) gegründete sozialpsychologische Schule (sog. Reiz-Reaktions-Psychologie), die das tierische und menschliche Verhalten untersucht und die Bedeutung des Lernens* in den Mittelpunkt stellt; abgeleitet aus dem englischen behavio(u)r (Verhalten). Grundlage des Behaviorismus ist die Übergangs, dass auch komplexe Verhaltensweisen auf Reiz-Reaktions-Verbindungen zurückzuführen sind. Er beschränkt sich auf das messbare Verhalten als ein Resultat von Lernprozessen (vgl. Konditionierung). Die wichtigste Methode des klassischen Behaviorismus ist das Tierexperiment. Hier werden grundlegende Verhaltensgesetze dargestellt, die auch für Menschen gelten sollen. Allgemein ist der methodologische Behaviorismus durch das Festlegen von Prinzipien (bezüglich Gesetzmäßigkeiten, Beobachtbarkeit, Operationalisierbarkeit, experimenteller Prüfung) in der empirischen Psychologie etabliert und betont die Bedeutung standardisierter Laborexperimente. H. J. Eysenck und S. Rachman wählten 1965 ebenso wie J. Wolpe und A. R. Lazarus (1966) den Begriff Verhaltenstherapie* als Sammelbezeichnung für eine Reihe von Verfahren, deren Gemeinsamkeit in ihrer lerntheoretischen Fundierung lag. Die moderne Verhaltenstherapie umfasst eine breite Palette von Ansätzen, die zwar alle auf der Lerntheorie fußen, aber nur äußerst selten streng den klassischen Ansätzen von J. B. Watson oder B. Skinner (s. Konditionierung, instrumentelle) folgen. Verhaltenstherapie umfasst seit den 70er Jahren des 20. Jahrhunderts v. a. auch kognitive Ansätze (vgl. Kognition); modernere Ansätze finden sich v. a. in der Gesundheitspsychologie*. Vgl. Ethologie.

Behindertenbadewanne: (engl.) *disabled bathtub*; Badewanne für bewegungseingeschränkte Menschen; mit Hilfe von Ein- und Ausstieghilfen können Betroffene in oder aus dem Wasser gehoben werden. Zum selbständigen Gebrauch dienen Wannen mit verriegelbarer, wasserdichter Einstiegstür. Die **Hubbadewanne** kann insgesamt in der Höhe verstellt werden. Der Benutzer kann bequem ebenerdig einsteigen und das Pflegepersonal rückenschonend arbeiten. Die Hubbadewanne gibt es auch als begehbare Wanne. Vgl. Badehilfen.

Behindertenfahrzeug: Hilfsmittel zum Transport bzw. zur Fortbewegung körperbehinderter Menschen; **Formen: 1.** Schiebewagen (Transportfahrzeug für Erwachsene oder als spezieller Kinderwagen); **2.** manuell oder elektrisch getriebenes Behindertenfahrzeug (Rollstuhl*); **3.** Personenkraftwagen mit Sondereinrichtung entsprechend der Behinderung; § 2 Absatz 1 Nr. 2 der Kraftfahrzeughilfe-Verordnung (Abk. KfzHV) sieht als Leistung eine behinderungsbedingte Zusatzausstattung vor. Die Leistungen erstrecken sich nach § 7 auf den Einbau, die technische Überprüfung und die Wiederherstellung der technischen Funktionsfähigkeit.

Behindertengleichstellungsgesetz: Abk. BGG; „Gesetz zur Gleichstellung behinderter Menschen" vom 27.4.2002, in Kraft getreten am 1.5.2002, zuletzt geändert am 31.10.2006; **Ziel:** Benachteiligung von behinderten Menschen zu beseitigen und zu verhindern sowie die gleichberechtigte Teilhabe behinderter Menschen am Leben in der Gesellschaft zu gewährleisten und ihnen eine selbstbestimmte Lebensführung zu ermöglichen; besonders zu berücksichtigen sind die Belange von behinderten Frauen. **Inhalt: 1.** Bauliche und sonstige Anlagen, Verkehrsmittel, technische Gebrauchsgegenstände, Systeme der Informationsverarbeitung, akustische und visuelle Informationsquellen und Kommunikationseinrichtungen sind barrierefrei zu gestalten, um sie für behinderte Menschen zugänglich und nutzbar zu machen. Zivile Neubauten, große öffentliche Um- oder Erweiterungsbauten sowie sonstige bauliche oder andere Anlagen, öffentliche Wege, Plätze und Straßen sowie öffentlich zugängliche Verkehrsanlagen und Beförderungsmittel im öffentlichen Personennahverkehr sollen barrierefrei gestaltet werden. **2.** Die Deutsche Gebärdensprache* wird als eigenständige Sprache anerkannt. **3.** Die Träger der öffentlichen Gewalt dürfen behinderte Menschen nicht benachteiligen, d. h., sie dürfen sie nicht unterschiedlich behandeln und als Leben in der Gemeinschaft nicht beeinträchtigen. Auf Wunsch des Berechtigten sind vom Träger der öffentlichen Gewalt im notwendigen Umfang die Übersetzung durch Gebärdensprachendolmetscher oder die Verständigung mit anderen geeigneten Kommunikationshilfen sicherzustellen und

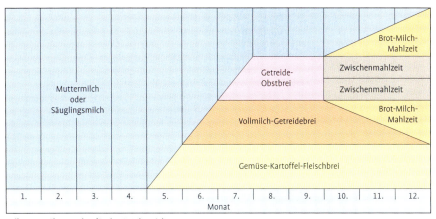

Beikost: Ernährungsplan für das 1. Lebensjahr [21]

die notwendigen Aufwendungen zu tragen. **4.** Werden behinderte Menschen in ihren Rechten verletzt, können an ihrer Stelle und mit ihrem Einverständnis Verbände (z. B. der Behindertenverband) Rechtsschutz beantragen. Eine Klage für den behinderten Menschen ist nur zulässig, wenn der Verband durch die Maßnahme in seinem satzungsgemäßen Aufgabenbereich berührt wird. **5.** Die Bundesregierung hat einen Beauftragten für die Belange behinderter Menschen zu bestellen. Vgl. Behinderung.

Behinderung: (engl.) *disability, handicap*; **1.** (allgemein) Bezeichnung für eine individuelle, länger andauernde angeborene oder erworbene Einschränkung von Wahrnehmung, Denken, Sprache, Lernen, Verhalten oder Bewegung; **2.** nach der International* Classification of Functioning, Disability and Health (Abk. ICF) der WHO liegt eine Behinderung vor, wenn eine Schädigung von Körperfunktion(en) oder Körperstruktur(en) bzw. eine Beeinträchtigung von Aktivität(en) oder Teilhabe an Lebensbereichen besteht (Beeinträchtigung der funktionalen Gesundheit); dabei werden defizitorientierte Gesichtspunkte (Beeinträchtigungen von Aktivitäten oder Teilhabe) um ressourcenorientierte Aspekte (vorhandenes Leistungspotential) ergänzt unter Einbezug des gesamten Lebenshintergrundes (persönliche und umweltbezogene Kontextfaktoren). **3.** im rechtlichen Sinn Abweichung der körperlichen Funktion, geistigen Fähigkeit oder seelischen Gesundheit eines Menschen von dem für das Lebensalter typischen Zustand, die mit hoher Wahrscheinlichkeit länger als 6 Monate andauert und daher seine Teilhabe am Leben in der Gesellschaft beeinträchtigt (§ 2 SGB IX); Auswirkungen der Behinderung auf die Teilhabe am Leben in der Gesellschaft werden als Grad der Behinderung (Abk. GdB) nach Zehnergraden abgestuft von 20–100 festgestellt (§ 69 SGB IX); Schwerbehinderte haben einen GdB von 50 und mehr. **Recht:** Der Personenkreis der Behinderten ist durch § 2 SGB IX und die Eingliederungshilfeverordnung (Abk. EVO) geregelt und näher umschrieben. In den Kommentaren zum SGB IX werden diese Behinderungen genauer definiert und beschrieben. So wird z. B. eine Lese-*Rechtschreib-Störung dann den geistigen Behinderungen zugerechnet, wenn ein erfolgreicher Schulabschluss gefährdet ist mit der Folge, dass ein Behinderter keinen seinen sonstigen Fähigkeiten entsprechenden angemessenen Platz im Arbeitsleben finden würde. Vgl. Behindertengleichstellungsgesetz, Eingliederungshilfe, Pflegebedürftigkeit, Rehabilitation.

Behinderung, geistige: s. Intelligenzstörung.

Behördenbetreuer: s. Betreuer.

Beikost: (engl.) *supplementary food*; Nahrungsmittel, die im Säuglingsalter neben der Muttermilch (s. Stillen) oder Säuglingsmilch gegeben werden; die Einführung von Beikost zur Gewährleistung einer bedarfsdeckenden Energie- und Nährstoffversorgung sollte im 6. (frühestens im 5., spätestens im 7.) Lebensmonat erfolgen. Milchmahlzeiten werden schrittweise abgelöst (s. Abb.). Bei häuslicher Zubereitung der Beikost sollten möglichst wenig schadstoffbelastete Zutaten verwendet werden. Zur Vermeidung einer gluteninduzierten oder glutensensitiven Erkrankung der Dünndarmschleimhaut (Zöliakie) sollte in den ersten 6 Monaten kein glutenhaltiges Getreide (Weizen, Gerste, Roggen, Hafer, Dinkel, Grünkern) gegeben werden. Glutenfrei sind Stärke, Reis, Mais, Amaranth und Hirse. Allergiegefährdete oder allergiekranke Kinder sollten Beikost erst nach dem 6. Monat erhalten und neue Lebensmittel immer nur einzeln und im Abstand von etwa einer Woche eingeführt werden. **Pflege:** Bei Beratung zur Einführung von Beikost persönliche Lebenssituation der Mutter einbeziehen (Berufstätigkeit, grundsätzliche Einstellung zu Ernährungsfragen). **Hin-**

Beileid

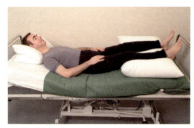

Beinhochlagerung [6]

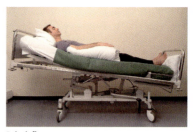

Beintieflagerung [6]

weis: Bei Zweifeln bezüglich der Verträglichkeit Kinderarzt konsultieren; ggf. Schadstoffbelastung frischen Gemüses kontrollieren lassen, erbliche Nahrungsunverträglichkeiten einkalkulieren.

Beileid: (engl.) *condolence*; Kondolenz; mündlicher oder schriftlicher Ausdruck des Mitgefühls für die Hinterbliebenen eines Verstorbenen; Beileidsbekundungen werden nach Grad der persönlichen Betroffenheit und kulturell verschieden ausgedrückt. **Pflege:** 1. Angehörigen* von im Krankenhaus oder Pflegeheim Verstorbenen mit Empathie* begegnen. Zusammenarbeit mit Seelsorger gewährleisten, wenn ein Gespräch i. R. der Arbeit auf der Station nicht möglich ist. 2. Rückzug für Angehörige ermöglichen; idealerweise einen Raum für Angehörige und Verstorbenen zur Verfügung stellen. **Hinweis:** Das Überreichen von Gegenständen des Verstorbenen in Müllsäcken unterlassen; im Pflegestandard angemessene neutrale Behältnisse vorsehen. Vgl. Trauer, Trauerprozess.

Beinbeutel: s. Urinauffangbeutel.

Beinhochlagerung: (engl.) *leg-up position*; Hochgerung der unteren Extremität zur Unterstützung des venösen Rückstroms i. R. der Thromboseprophylaxe*, bei venösen Erkrankungen und kurzzeitiger Bewusstlosigkeit* (vgl. Schock) oder zur Entspannung; **Durchführung:** Hochlagerung der Beine in einem Winkel von ca. 20° (s. Abb.); bei der Wahl der Lagerungshilfsmittel* ist darauf zu achten, dass die Gelenke in physiologischer Stellung und die dem Druck ausgesetzten Stellen weich (s. Weichlagerung) oder frei (s. Freilagerung) gelagert werden. Vgl. Keel-Schiene.

Beinprothese: (engl.) *leg prothesis*; abnehmbarer Ersatz oder Teilersatz der unteren Extremität zur Gewährleistung der Steh- und Gehfähigkeit eines Menschen; entsprechend der Amputationshöhe sind Hüft-, Knie- oder Fußgelenk meist durch Gelenkvorrichtungen mit der Möglichkeit zur Bewegung durch Muskelzug oder pneumatische bzw. myoelektrische Kraftquellen ersetzt. **Formen:** Unterschenkelkurz- und Oberschenkelprothese mit verschiedenen Bauprinzipien in Schalenbauweise oder Rohrskelettkonstruktion; die Beinprothesen werden individuell angepasst. Der Prothesenaufbau richtet sich nach den Bedürfnissen und dem Alter des Trägers. **Hinweis:** Schulung durch Physio- oder Ergotherapeuten. Vgl. Amputationsstumpf.

Beintieflagerung: (engl.) *anti-trendelenburg position*; syn. Fußtieflagerung, Anti-Trendelenburg-Lagerung; Schräglagerung des Patienten (ca. 20–30°) mit hochgelagertem Oberkörper und tiefliegenden Beinen (Lagerung in schiefer Ebene); **Anwendung:** bei Narkoseeinleitung, arteriellen Durchblutungsstörungen und nach Gefäßoperation im arteriellen Bereich der unteren Extremität; **Durchführung:** Das Bett schräg stellen und am Fußende eine Stütze verwenden (s. Abb.). Vgl. Kopftieflagerung.

Beipackzettel: syn. Packungsbeilage*.

Beißreflex: (engl.) *bite reflex*; frühkindliches Reflexmuster bei schwerer Hirnschädigung, das sich in einem unwillkürlichen Zubeißen nach Stimulation der Mundhöhle äußert und die Nahrungsaufnahme erschwert; **Maßnahme:** 1. (intensivpflegerisch) Saug-Schluck-Muster während der Nahrungsaufnahme erfassen; ggf. Sondenernährung*, Basale* Stimulation (Schnuller, Finger), Zusammenspiel (Integration) der Sensomotorik von Lippen, Wange und Zunge fördern; Berührung und Bewegung zusammenführen, rhythmisches Saug-Schlucken fördern; 2. (logopädisch) beim älteren Kind Spritze mit Nahrung seitlich im Raum zwischen Wange und Zahnfleisch einführen und bei reduzierter Zungentätigkeit auf hinterem Zungendrittel, bei beidseitiger (bilateraler) Hirnschädigung auf vorderer Mitte entleeren. **Hinweis:** Maßnahmen wegen Aspirationsgefahr nur nach Schulung durchführen. Vgl. Schluckreflex.

Beistand: (engl.) *support, assistance*; Unterstützung in Krisensituation; **Formen:** 1. sozialer Beistand durch Menschen oder Institutionen (z. B. Hospiz*), die in persönlichen Extremsituationen (z. B. Trauer*) unterstützen, pflegen und beraten; vgl. Sorge; 2. Seelsorge als spiritueller oder religiöser Beistand mit unterstützender Funktion in der Bewältigung akut existenzieller Probleme; 3. Rechtsbeistand, der mit juristischem Fachwissen die rechtliche Position einer Person oder einer Institution unterstützt.

BeKD: Abk. für **Be**rufsverband* **K**inderkrankenpflege **D**eutschland.

Bekräftigungslernen: s. Lernen; Verstärkung.

Belästigung (ICNP): (engl.) *intrusiveness*; Eingriff in die Privatsphäre eines anderen Menschen; **Kennzeichen:** aufdringliches Verhalten, permanentes Stören, sexuelle Aufdringlichkeit u. a.; der Grad der Belästigung wird individuell unterschiedlich aufgefasst. Im Extremfall liegt die rechtlich relevante Nötigung* vor. **Pflege:** Generell Belästigung vermeiden und Schamgefühl der Patienten und des Personals berücksichtigen, z. B. vor Betreten eines Pflegezimmers anklopfen, Koordination von Besuchen, Verwendung von Trennwänden in Mehrbettzimmern.

Belästigung, sexuelle: (engl.) *sexual harassment*; sexuell motivierter, ggf. machtmissbräuchlicher Übergriff auf andere Personen; häufig bezogen auf sexuelle Belästigung am Arbeitsplatz, d. h. jedes vorsätzliche, sexuell motivierte Verhalten, das die Würde von Beschäftigten am Arbeitsplatz verletzt; im Beschäftigtenschutzgesetz vom 24.6.1994 werden Aufforderungen zu sexuellen Handlungen, sexuell bestimmte körperliche Berührungen und Bemerkungen mit eindeutig sexuellem Inhalt sowie das Zeigen und Anbringen von pornographischen Darstellungen geahndet. Der Arbeitgeber ist verpflichtet, die Beschwerden zu prüfen, ggf. Abmahnungen, Um- und Versetzungen oder Kündigungen auszusprechen. Ansonsten hat die betroffene Person das Recht, bei voller Lohnfortzahlung die Arbeit zu verweigern. **Hinweis:** Sexuelle Belästigung der Pflegepersonen durch Patienten oder Bewohner im Team oder mit Vorgesetzten besprechen. Abklären, ob Teil des Krankheitsgeschehens oder ob im juristischen Sinne eine Nötigung* vorliegt. Kommunikation mit Patienten und Unterstützung der betroffenen Pflegekraft je nach Ergebnis gestalten. Vgl. Vergewaltigung, Missbrauch, sexueller; Sexualität.

Belastung: (engl.) *strain, stress*; **1.** Gesamtheit aller auf einen Menschen einwirkenden, potentiell negativen psychischen, physischen und sozialen Einflüsse; **Kennzeichen:** a) körperlich, z. B. erhöhter Blutdruck oder Puls, bei chronischer Belastung Erkrankungssymptome (z. B. Belastungsdyspnoe*); b) psychisch, z. B. Angespanntheit, Gereiztheit, Nervosität, Niedergeschlagenheit, ggf. akute Belastungsreaktion*; vgl. Belastung, psychische, Stress; **2.** Kontakt des Organismus mit Schadstoffen oder Strahlung; **Formen:** a) äußere Belastung durch Einwirkung von außen; b) innere Belastung durch Einwirkung, die vom Körperinneren ausgeht (abhängig von der Konzentration und Verweildauer des Schadstoffs oder der Strahlungsquelle im Körper).

Belastung, psychische: (engl.) *psychic strain, psychic stress*; Gesamtheit aller den Menschen psychisch beanspruchenden Einflüsse; **Ursachen:** 1. Arbeitsplatz, z. B. Tätigkeit, Umgebung, Organisation, besondere Anforderungen oder spezifische Belastungen (geregelt nach DIN 33405); **2.** Informationen, z. B. Krankheitsdiagnose, Lebenskrisen wie Scheidung, Trennung vom Partner oder Tod; **3.** Erwartungen, z. B. Prüfung (Prüfungsangst), kritisches Lebensereignis wie Pubertät oder der Eintritt ins Rentenalter; **4.** Umweltbelastungen, z. B. Lärm- oder Geruchsquellen. Vgl. Belastung.

Belastungsdyspnoe (ICNP): (engl.) *functional dyspnea*; Kurzatmigkeit verbunden mit Atemnot* bei körperlicher Aktivität; vgl. Dyspnoe.

Belastungsinkontinenz: s. Harninkontinenz.

Belastungsreaktion, akute: (engl.) *acute stress reaction*; Bezeichnung für eine kurz andauernde (bis zu einem Monat), schwerwiegende psychische Störung, die sich in emotionaler Betäubung, Angst*, Depression*, Verwirrtheit (Desorientiertheit), Verzweiflung oder Rückzug äußert; **Ursachen:** außergewöhnliche körperliche bzw. psychische Belastung, die i. d. R. eine ernsthafte Bedrohung der eigenen Sicherheit oder der einer nahestehenden Person darstellt (z. B. Unfall, Naturkatastrophe, Kriegserlebnis); **Maßnahme:** seelischer und psychologischer Beistand, ggf. kognitive Therapie, Verhaltenstherapie*; ggf. Antidepressiva; **Hinweis:** Nach Abklingen der akuten Belastungsreaktion kann sich ein partieller Gedächtnisverlust (dissoziative Amnesie) ausbilden. Vgl. Belastungsstörung, posttraumatische.

Belastungsstörung, posttraumatische: (engl.) *post-traumatic stress disorder*; psychische Störung nach einem extrem belastenden Ereignis (Trauma, z. B. Folter, Vergewaltigung, Unfall, Katastrophe), die mit starker Furcht und Hilflosigkeit einhergeht und frühestens 1 Monat nach dem Trauma diagnostiziert werden kann (s. Belastungsreaktion, akute); **Kennzeichen:** häufiges und intensives Wiedererleben des Traumas (drängende Erinnerungen, Alp- und Tagträume, phobische Ängste), emotionale Taubheit (besonders Teilnahms- und Freudlosigkeit, Gleichgültigkeit) bei gleichzeitig erhöhter Erregung (mit Schlafstörung, Reizbarkeit, Schreckhaftigkeit), Vermeiden von Erinnerungsstimuli. **Komplikationen:** Depression*, Neigung zum Selbstmord (Suizidalität); **Maßnahme:** kognitive und verhaltenstherapeutische Verfahren (s. Verhaltenstherapie), gesprächstherapeutische und tiefenpsychologische Methoden (s. Gesprächspsychotherapie, klientenzentrierte), soziotherapeutische Betreuung, evtl. kurzfristig Beruhigungsmittel (Sedativa*).

Beleidigung: (engl.) *insult*; rechtswidriger Angriff auf die Ehre einer anderen Person durch vorsätzliche Kundgebung von Missachtung oder Nichtbeachtung; die Beleidigung steht gemäß § 185 StGB unter Strafe und ist ein Strafantragsdelikt, d. h., die Strafverfolgung tritt erst mit einem Strafantrag des Betroffenen ein.

Belohnung: (engl.) *remuneration*; Anreiz zur Motivation, eine gewünschte Handlung auszuführen; vgl. Verstärkung.

Bemutterung: (engl.) *mothering*; **1.** (allgemein) notwendige, angemessene Fürsorge eines Elternteils gegenüber einem abhängigen Säugling oder

Benachteiligung

Kleinkind; führt zur Ausbildung von Urvertrauen* und der Entwicklung einer eigenständigen Persönlichkeit; **2.** (psychologisch) überfürsorgliche Haltung gegenüber Kindern, behinderten, kranken oder alten Menschen in Obhut; diese Verhaltensweise erschwert es der betroffenen Person, sich aus der Abhängigkeit eigenständig zu lösen. Vgl. Individuation, Sorge. **3.** (pflegetheoretisch) zeitweilige Umsorgung einer Bezugsperson, eines Patienten oder Bewohners mit gegenseitigem Einverständnis (z. B. die Rollenübernahme als Mutterersatz bei H. Peplau 1952 im psychodynamischen Pflegemodell*).

Benachteiligung: (engl.) *disadvantage*; relative Deprivation; **1.** (allgemein) Handlung, die eine schlechtere Stellung einer Person im Vergleich zu anderen Personen oder Gruppen bewirkt; **2.** (psychosozial) die Belohnung* für eine entsprechende Handlung wird entgegen der Erwartung einer Person nicht erbracht; daraus resultieren für die benachteiligte Person Gefühle des Versagens und der inneren Unsicherheit. Vgl. Deprivation, Macht, Ohnmacht.

Benachteiligungsverbot: (engl.) *prohibition of discrimination*; in Artikel 3 Absatz 3 Satz 2 Grundgesetz festgelegte Verpflichtung des Staates, keine Barrieren zu errichten oder bestehen zu lassen, die einem Bürger aufgrund seiner Behinderung die Inanspruchnahme von Rechten erschweren; dieser Diskriminierungsschutz ist Teil des objektiven Werteordnung und ist in die Auslegung des einfachen Rechts einzubeziehen und umzusetzen. Vgl. Behindertengleichstellungsgesetz, Diskriminierungsverbot, Gleichbehandlung.

Benchmarking: vergleichende Orientierung an anderen Unternehmen (den jeweils besten der Branche) durch Konkurrenzanalysen und daraus resultierende Weiterentwicklung des eigenen Unternehmens; Benchmarking wurde Ende der 80er Jahre des 20. Jahrhunderts als betriebswirtschaftliche Managementmethode in den USA entwickelt. **Ziel:** Orientiert an den Bedürfnissen des Kunden werden einzelne Merkmale (sog. Benchmarks) der eigenen Arbeitsweise oder Produkte mit denen der Konkurrenten verglichen. Untersucht wird, was von den „Besten der Klasse" (engl. best of class) gelernt werden kann. Benchmarking soll Vertrauen schaffen, dass die eigenen hochgesteckten Ziele auch erreicht werden können. **Formen: 1. internes** Benchmarking: Vergleich ähnlicher Tätigkeiten oder Funktionen innerhalb eines Unternehmens zur Ermittlung des Leistungsniveaus, das innerhalb dieses Rahmens die beste Praxis darstellt; **2. externes** Benchmarking: Vergleich mit direkten Konkurrenten am Markt; **3. indirektes** Benchmarking: Einschaltung Dritter (Institut, Unternehmungsberatung) zur Auswertung und Aufbereitung der Information. **Pflege:** Benchmarking ist auch im Gesundheitswesen erfolgreich angewandt worden. Pflegeorganisationen vergleichen Leistungsdaten (Pflegeleistungen je Pflegeperson, Zeitaufwand für einzelne Maßnahmen, Patientenzufriedenheit) der eigenen Organisation mit den besten Pflegeorganisationen. Prozesse und Strukturen, die diese positiv von der eigenen Organisationseinheit unterscheiden, werden analysiert und übernommen. Benchmarks werden aus eigener Erfahrung, der anderer Pflegeorganisationen oder auf Basis von Hypothesen ausgewählt.

Benommenheit: (engl.) *numbness*; leichte Form der quantitativen Bewusstseinsstörung*, die mit verlangsamtem Denken, Handeln und erschwerter Orientierung einhergeht; **Vorkommen:** bei bestimmten Rauschzuständen, beim Hirntrauma und vor komatösen Zuständen. Vgl. Bewusstsein, Ohnmacht, Verwirrtheit.

Beobachtung: (engl.) *observation*; planmäßige Erfassung sinnlich wahrnehmbarer Vorgänge und Umstände; im Gegensatz zu anderen Verfahren der Datenerhebung wie Interview* oder Experiment* greift der Beobachter nicht in das Geschehen ein und vermeidet es, durch verbale oder nonverbale Reize bestimmte Reaktionen auszulösen. **Formen: 1. teilnehmende** Beobachtung, bei der der Beobachter als Teil der Gruppe an der beobachteten sozialen Situation teilnimmt (z. B. auf einer Krankenhausstation); der Grad der Teilnahme reicht von der stillen Anwesenheit bis zur aktiven Gestaltung des Gruppenlebens durch Übernahme von Rollen. Verschiedene Theorien gehen davon aus, dass Forscher soziales Geschehen erst durch Teilnahme am sozialen Geschehen verstehen. Hinweis: Bei zu starker Identifikation mit der Gruppe wird es schwierig, objektives Datenmaterial zu erhalten. **2. nichtteilnehmende** Beobachtung, bei der der Beobachter eine Position außerhalb des Handlungsablaufs einnimmt; **3. offene** Beobachtung, bei der der zu Beobachtende weiß, dass und von wem er beobachtet wird; diese Kenntnis kann anfangs zu einem veränderten Verhaltensweise führen; erfahrungsgemäß gleicht sich dies im Verlauf der Untersuchungen aus. **4. verdeckte** Beobachtung als Gegenstück zur offenen Beobachtung. Alle Verfahren können jeweils kontrolliert (unter Anleitung durch einen Beobachtungsplan) oder unkontrolliert (Beobachtung aufgrund der allgemein gestellten Untersuchungsfrage) ablaufen. Datenmaterial wird in Form von Notizen oder Ton- und Videoaufnahmen gewonnen. Vgl. Pflegeforschung.

Beratung: (engl.) *counselling*; kommunikatives, vorrangig verbales Geschehen, in dem Rat oder Information an einzelne Personen oder Gruppen erteilt wird; Beratung auf professioneller Basis unterstützt Menschen bei unterschiedlichen Entwicklungsaufgaben und in mehrschichtigen Problem- und Konfliktsituationen. Berater verfügen über eine ausgebildete Fachkompetenz, die sie den Ratsuchenden bei der Problemlösung zur Verfügung stellen.

Grundlagen

Beratung während der Pflege: gehört im allgemeinen Verständnis zum Alltag der Pflegeberufe. Pflegende sprechen mit Patienten oder Bewohnern, reden ihnen gut zu, trösten sie, zeigen ihr Mitgefühl, erteilen Ratschläge und geben Informationen. Diese die körperbezogenen Tätigkeiten begleitende oder ergänzende Kompetenz wird auch als **Kümmerarbeit** bezeichnet. Sie wird traditionell vorwiegend Frauen zugesprochen und ist mit Begriffen wie Mütterlichkeit und Alltagsnähe belegt. In diesem Verständnis ist Beratung eine „Zutat" zur Pflege, die Pflegende aus dem Reservoir allgemeiner menschlicher Fähigkeiten schöpfen.

Beratung in der Pflege (im professionellen Verständnis): Im Zuge der Professionalisierung von Pflege reicht es nicht mehr aus, nur die medizinorientierten und körperbezogenen Tätigkeiten mit einem wissenschaftlich fundierten Fachwissen auszustatten und die psychosoziale Begleitung von Patienten vorrangig dem Einsatz von Alltagskompetenz* zu überlassen. Patienten (Erwachsene und Kinder), chronisch Kranke, Behinderte und pflegebedürftige alte Menschen erleben ihr Kranksein, ihre Behinderung und Einschränkung als ein Körper, Geist und Seele umfassendes Geschehen. Im Zuge der körperlichen Veränderungen und Schmerzen erleben sie z. B. Ängste um ihre Zukunft oder Orientierungslosigkeit in der Frage nach dem Sinn ihrer Erkrankung, ihres Lebens und Sterbens. Um Menschen in diesen krisenhaften Zeiten zu begleiten, bedarf es daher nicht nur eines fundierten pflegerischen körperbezogenen oder psychiatrischen Fachwissens, sondern auch der Fähigkeit, die Beziehung* zwischen Pflegenden und Gepflegten professionell und systematisch zu gestalten. Beratung ist in diesem Verständnis ein **gemeinsamer, von Pflegenden und Gepflegten getragener Prozess** des Verstehens von krankheitsbedingten Krisen.

In der Auseinandersetzung mit und in der Bewältigung von Krank- oder Behindertsein geht es darüber hinaus um das Suchen und Finden von lösungsorientierten Schritten. Pflegende sind in diesem Prozess die Experten ihres Fachwissens, die Gepflegten die Experten ihres eigenen Lebens. Das Aushandeln beider Perspektiven führt zu Entscheidungen, die der Persönlichkeit des Patienten und seiner Lebenssituation angemessen sind. Pflegepersonen fällt die Aufgabe zu, die nötigen Prozesse des Austauschs und Aushandelns zu gestalten. Sie bemühen sich dabei nicht nur um eine differenzierte Wahrnehmung der Situation der Patienten oder Bewohner, sondern fordern diese aktiv dazu auf, ihre subjektiven Sichtweisen, ihre Wünsche, ihr Wissen und ihre Kompetenzen in den Prozess der Auseinandersetzung und der Bewältigung des Kranksein einzubringen. Nur auf diese Weise wird die Souveränität des Patienten, des Bewohners geschützt und gestützt, bleibt seine Mündigkeit so weit wie nur möglich erhalten.

Zu unterscheiden ist zwischen **ergebnisoffener Beratung** (z. B. nichtdirektive Beratung in einer Lebenskrise) und **fachlich informativer Beratung** (z. B. Beratung über Pflegehilfsmittel), bei der das sachliche Informationsbedürfnis des Patienten oder Angehörigen im Vordergrund steht. Zur Beratungskompetenz gehört auch, die eigenen Wissensgrenzen zu erkennen und zu akzeptieren und ggf. Patienten oder Bewohner an fachkompetente Beratungsstellen weiterzuvermitteln.

Im Unterschied zur Beratung im Bereich der Sozialarbeit und Sozialpädagogik, in dem es vorrangig um die Entwicklung und Stützung psychosozialer Kompetenzen und Ressourcen, also um psychosoziale Beratung geht, steht im Fokus der Pflege der Mensch, der akut, lebensbedrohlich oder chronisch erkrankt ist oder Erkrankungen erwartet, z. B. im Alter. Diesem Umstand wird Rechnung getragen, indem der Mensch im Unterschied zu einer rein funktional körperlichen Betrachtung mit seinem Leib* ins Zentrum der Beratung rückt. Der Leib wird hier verstanden als Träger von Gefühlen, Empfindungen, Einstellungen und Werten. Die Wahrnehmung des Leibes in der Beratung bezieht sich darüber hinaus sowohl auf die sozialen und ökologischen Kontexte, in denen der Patient steht, als auch auf sein biographisches Gewordensein und seine Zukunftserwartungen. Beratung in der Pflege wird daher als leiborientierte Beratung konzipiert. Die Integration von Beratung in den Alltag der Pflege befördert die sich im Gesundheitswesen entwickelnde Vorstellung vom Patienten als souverän entscheidender Mensch (s. Autonomie). Darüber hinaus hilft Beratungskompetenz als Fähigkeit zur professionellen Gestaltung der pflegerischen Beziehung, die für Pflegende und auch Gepflegte oft schwierige Balance zwischen Nähe* und Distanz angemessen auszutarieren.

Ausbildung
Um Beratung professionell zu gestalten, ist es notwendig, dass sich Pflegende eine systematisch erworbene Beratungskompetenz in der Aus- und Weiterbildung aneignen, die über allgemeine interpersonale Kompetenzen hinausgeht.

Institutionelle Pflegeberatung
Professionelle Beratung durch Pflegende wird nicht nur im Verbund des alltäglichen Pflegehandelns auf Stationen, in Altenheimen oder in der häuslichen Pflege benötigt. Aufgrund der demographischen Entwicklung etabliert sie sich zunehmend auch in Form eines Angebots in Pflegebüros sowie Patienten- oder Gesundheitsberatungsstellen (vgl. Versorgung, integrierte). Zunehmend wird eine gesonderte Beratung u. a. in Kliniken, Heimen, bei Krankenkassen und Verbraucherverbänden angeboten, in denen je nach Klientel und Aufgabenstellung Pflegende in interdisziplinären Teams* arbeiten. Schließlich findet Beratung auch durch entsprechend qualifizierte Pflegepersonen auf der Ebene von Organisationsberatung/Organisationsentwicklung im Bereich des Gesundheitswesens statt.

Autorin: Ursula Koch-Straube.

Beratungsdienst

Beratungsdienst: (engl.) *consulting service*; Angebot öffentlicher oder gemeinnütziger Einrichtungen zur Hilfestellung in schwierigen (Lebens-)Situationen; z. B. Telefonseelsorge, Beratungs- oder Hilfsangebote bei Schwangerschaftsabbruch und Therapie sowie Selbsthilfegruppen*. Vgl. Beratung.

Beratungsgespräch: s. Beratung; Pflegeberatungsgespräch.

Beratungspflicht: (engl.) *obligation to counsel*; Institutionen und Behörden obliegende Pflicht zur Beratung*; 1. Behörden beraten i. R. ihrer Zuständigkeit ratsuchende Bürger, auch wenn sie gesetzlich nicht dazu verpflichtet sind. Auskunft und Rat müssen richtig, vollständig und unmissverständlich sein. Angeregt werden soll hierbei die Abgabe von Erklärungen, das Stellen von Anträgen oder die Berichtigung von Erklärungen oder Anträgen, wenn diese offensichtlich versehentlich oder aus Unkenntnis unterblieben oder unrichtig abgegeben oder gestellt worden sind (§ 25 Verwaltungsverfahrensgesetz, Abk. VwVerfG). 2. Gegenüber Sozialleistungsträgern hat jeder Anspruch auf Beratung über seine Rechte und Pflichten. Zuständig für die Beratung sind die Leistungsträger, denen gegenüber die Rechte geltend zu machen oder die Pflichten zu erfüllen sind (§ 14 SGB I). 3. Eine besondere Beratungspflicht ergibt sich für Pflegebedürftige und Angehörige aus § 7 SGB XI (s. Pflegeberatungsgespräch), für behinderte Menschen und Arbeitgeber aus den §§ 22, 110 SGB IX und für Grundsicherungsempfänger aus den §§ 10, 11 SGB XII. 4. Heimaufsichtsbehörden haben eine Beratungspflicht gegenüber Heimbewohnern, Heimbeiratsmitgliedern, Heimfürsprechern, Angehörigen und Heimbetreibern nach § 4 Heimgesetz*. **Hinweis:** Erleidet ein Bürger wegen einer unterlassenen oder mangelhaften Beratung einen Schaden, so kann er die Behörde schadensersatzpflichtig machen.

Berechnungseinheit: syn. Broteinheit*.

Bereichskleidung: Berufs- und Arbeitskleidung, die in Funktionsbereichen mit einer erhöhten Anforderung an Keimarmut getragen wird, z. B. im Operationsbereich oder in der Intensivpflege; die Farbe (oft grün oder blau) dient als Signal dafür, dass die Bereichskleidung nicht außerhalb des zugewiesenen Bereichs getragen werden soll (Kontrollfunktion). Besondere **Anforderungen** an die Bereichskleidung sind: flusenarm (Partikel verschmutzen Umgebung), flüssigkeitsdicht (Schutz vor Übertragung von Patientenkeimen auf das Personal), ergonomisch, bequem, aufbereitbar, Gewährleistung von ausreichender Bewegungsfreiheit (erhöht die Trageakzeptanz) und Austausch von Wärme und Feuchtigkeit. Bereichskleidung wird über der privaten Unterwäsche getragen und meist in einer Personalschleuse übergezogen. Ein komplettes Set besteht aus Hose (am Knöchel geschlossen), Hemd, Socken und Schuhen. Aus ökonomischen und organisatorischen Gründen empfiehlt sich eine einheitliche Bereichskleidung für beide Geschlechter.

Bereichspflege: syn. Gruppenpflege*.

Bereitschaftsdienst: syn. Notdienst*.

Berner-Box: s. Laminarflow.

Berührung: (engl.) *touch*; Bezeichnung für Körperkontakt als Form des Informationsaustausches; **Grundlage:** Berührungen unterliegen festen, meist unausgesprochenen und unbewussten Regeln (M. Argylle, 1925). Die Bewertung von Berührung durch die beteiligten Menschen erfolgt 1. situationsbedingt im Zusammenhang (Kontext) der Situation des Austauschs, der Rollen der Austauschpartner, der Umgebung, des persönlichen Freiraums und der kulturellen Einflüsse; 2. direkt durch körperliche Voraussetzungen für die Berührungsempfindung (somato-sensorische Disposition), das betroffene Körperteil, Qualität und Grund der Berührung; 3. individuell abhängig von Alter, Geschlecht, Krankheiten, gesellschaftlichem Status, Vorerfahrungen, erzieherischen Einflüssen auf Berührungserleben, Rollenverhalten. Den Einflussgrößen entsprechend wird eine Berührung als angenehm oder unangenehm empfunden und ggf. verweigert. Allgemein akzeptiert sind Berührungen an Hand, Stirn und Arm; die Berührung am Oberarm wird von älteren Menschen als angenehm, Berührung an der Schulter jedoch als unangenehm geschildert. Nicht akzeptiert sind Berührungen an Beinen oder Rumpf und alle als unerwünschte sexuelle Annäherung empfundenen Berührungen. **Pflege:** Im Unterschied zur allgemeinen Freiwilligkeit von Berührung kommt es in der Pflege aufgrund der beruflichen Tätigkeiten (z. B. Waschen, Baden, Ankleiden, Hilfeleistung beim Ausscheiden) häufig zur Überschreitung der individuell unterschiedlichen Intimgrenze (vgl. Scham). Es werden 2 Formen von Berührung unterschieden: 1. spontane, auch dem eigenen Ausdruck dienende (expressive) Berührung; z. B. die von der Pflegeperson (auch Angehörige des Patienten) im therapeutischen Sinn ausgeübten Berührungen wie Streicheln, Einreibung, Waschung, Massage; 2. Berührung i. R. von mechanisch (instrumentell) ausgeführten Handlungen (Intimpflege*, Säuberung) zur Erledigung der vom Patienten normalerweise selbstständig ausgeführten Tätigkeiten. **Hinweis:** Um für Patienten und Pflegende unangenehme Berührungen zu vermeiden, gilt nach H. P. McKenna: expressive Berührung nur bei Vertrauen* des Patienten, Berührung auf das Notwendige beschränken oder ggf. nach Bedürfnis des Patienten ausweiten; auf Signale achten und Distanzbedürfnis akzeptieren. Vgl. Begrüßungsberührung, Basale Stimulation, Berührung, therapeutische; Raum, persönlicher; Interaktion, Kommunikation, Beziehung.

Berührung, regulative: s. Elementartherapie.

Berührungssensibilität: (engl.) *touch sensitivity*; Empfindungen bei Berührung*, die auf Seiten des Empfängers von der psychischen und physischen Verfassung (s. Sensibilitätsstörungen), z. B. der Leitfähigkeit und Dichte der Nervenendigungen in der Haut (Sensoren), sowie auf Seiten des Spenders von der empathischen Sensibilität (Fähigkeit zu erfassen, wieviel Berührung das Gegenüber wünscht) und dem Tastsinn* abhängig sind.

Berührungstabu: (engl.) *touch taboo*; kulturell, alters- und geschlechtsspezifisch unterschiedlich ausgeprägtes (gesellschaftliches oder sittliches) Verbot der Berührung* bestimmter Körperteile (s. Abb.); vgl. Tabuzone.

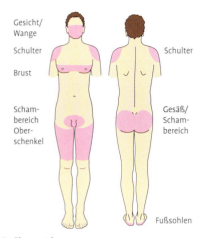

Berührungstabu

Berührung, therapeutische: (engl.) *therapeutic touch (Abk. TT), healing touch (Abk. HT)*; in den USA von D. Krieger und D. Kunz in den 70er Jahren des 20. Jahrhunderts entwickelte Pflegetechnik, bei der eine Pflegeperson die Haut eines Patienten direkt oder indirekt mit den Händen berührt, um Energieblockaden zu lösen; **Grundlage:** Störfelder werden diagnostiziert und ausgeglichen und durch eine Tiefenentspannung werden Schmerzen gelindert und der Heilungsprozess unterstützt. Heilung wird hier verstanden als im Einklang sein mit sich selbst, nicht i. S. einer medizinischen Heilung von spezifischen Erkrankungen. **Entwicklung:** Anfänglich basierend auf der altindischen Chakrenlehre (Philosophie über die Hierarchie von Energiezentren des Menschen) und der ebenfalls in Indien weitverbreiteten Babymassage nach einer überlieferten Methode wurden auch neue wissenschaftliche Erkenntnisse als Erklärungsansatz für die Wirkungsweise herangezogen (vgl. Energiefeldtheorie). Somit wurde auch das schulmedizinisch ausgerichtete Berufsfeld Pflege für TT geöffnet. Die Pflegemethode findet zunehmend Verbreitung und wird auch von Heilpraktikern und Energiemedizinern angewendet. In den letzten 30 Jahren wurde eine Vielzahl von Pflegekräften geschult. **Durchführung:** am sitzenden oder liegenden Patienten; die Pflegeperson „zentriert" sich in der Vorbereitung auf eine ca. 15-minütige Sitzung, d. h., sie konzentriert sich auf den Patienten und sein Wohlergehen (positive Intention). Es ist hilfreich, dazu eine meditative oder autosuggestive Methode zu erlernen (s. Meditation, Suggestion). Danach werden mit gerichteter streichender Bewegung in ca. 8–10 cm Abstand von der Körperoberfläche die Energiefeldmuster diagnostiziert, die sich „kühl" oder „warm" oder in anderer Weise verändert anfühlen. Nach der Diagnosephase werden die Blockaden oder „Löcher" (ein Mangel an Energie) mit ausgleichenden sanften Bewegungen der Hände behandelt. **Ausbildung:** Lehrgänge werden an zahlreichen Fort- und Weiterbildungsinstituten angeboten. Pädagogisch und wissenschaftlich fundierte Lehrgänge werden z. B. vom Deutschen Berufsverband für Krankenpflege (HT), von den Kaiserswerther Seminaren (TT) und dem Bayerischen Bildungswerk Kloster Irsee (TT) angeboten. Beide Richtungen sind Weiterentwicklungen der ursprünglichen Methode, die sich nur in Details unterscheiden. **Hinweis: 1.** Auf Seriosität der Ausbildung achten; angebliche Wunderheilungen von Todkranken durch Handauflegen entsprechen eher dem Phänomen der seltenen Spontanheilungen als den Kräften der Heiler. Die Heilung findet im Menschen selbst statt. **2.** Die Wirksamkeit der therapeutischen Berührung wurde in zahlreichen Studien belegt (J. Sayre-Adams und S. Wright, 1995). Die wissenschaftliche Begründung der Wirkung von therapeutischer Berührung kann im klassischen naturwissenschaftlichen Ansatz bisher nicht gegeben werden, da die individuellen Komponenten nicht auf experimentelle Verfahren übertragbar sind. Zahlreiche Forschungsaktivitäten werden zu diesem Thema durchgeführt. **3.** Die Übertragung von Energie ist ein wechselseitiger und steuerbarer Prozess. Daher muss auch auf das Erlernen von Abgrenzungstechniken geachtet werden, um die Pflegepersonen nicht zu überfordern. Vgl. Akupunktur, Ayurveda, Jin Shin Jyutsu, Elementartherapie.

Berufsausbildungsverhältnis: (engl.) *employer-apprentice relationship*; Rechtsverhältnis zwischen dem Ausbildenden und dem Auszubildenden zum Zweck der Berufsausbildung, beruflichen Fortbildung und Umschulung; wird die Berufsausbildung in einer berufsbildenden Schule durchgeführt, so gelten die Schulgesetze der Bundesländer. Der Ausbildende hat, spätestens vor Beginn der Berufsausbildung und nach Vertragsschluss, dem Auszubildenden den wesentlichen Inhalt des Berufsausbildungsvertrages schriftlich niederzulegen (§ 10 Berufsbildungsgesetz, Abk. BBiG). Das BBiG regelt weiterhin die Pflichten des Ausbildenden und Auszubildenden sowie die Vergütung. Bei den Berufen des Altenpflegers und des Gesundheits- und Krankenpflegers findet das BBiG keine Anwendung (s. Altenpflegegesetz, Krankenpflegegesetz). Die ordentliche Kündigung der Berufsausbildung durch den Ausbildenden ist nach

Berufsbezeichnung

Ablauf der Probezeit (1–3 Monate) ausgeschlossen. Der Auszubildende kann auch nach Ablauf der Probezeit (dann mit einer Frist von 4 Wochen) ordentlich kündigen (§ 22 BBiG).
Praktikanten sind Personen, die berufliche Kenntnisse, Fertigkeiten und Erfahrungen in einer Einrichtung erwerben sollen, weil sie diese i. R. ihrer Gesamtausbildung nachweisen müssen. Praktikanten, die nur das Arbeitsleben kennenlernen sollen, sind Arbeitnehmer. Ist das Praktikum ein Teil einer Gesamtausbildung und durch eine Ausbildungsordnung sowie mit einer Abschlussprüfung geregelt, dann liegt ein Berufsausbildungsverhältnis vor. Der Einsatz von Schulpraktikanten (z. B. Alten- und Krankenpflegeschüler) und die Art und Dauer ihrer Beschäftigung sind ebenfalls in der Ausbildungsordnung geregelt. Schulpraktika sind Schulveranstaltungen unter der Verantwortung eines Lehrers. Die praktische Ausbildung in Krankenanstalten für Studenten der Medizin oder Studenten der Pflegestudiengänge stellt einen Teil des Studiums dar. Daher entfällt der Anspruch auf eine angemessene Vergütung.
Berufsbezeichnung: (engl.) *job title, occupational title*; gesetzlich geregelte Bezeichnung, unter der eine berufliche Tätigkeit ausgeübt wird; in der Gesundheits- und (Kinder-)Krankenpflege regelt das Krankenpflegegesetz* das Führen der Berufsbezeichnungen „Gesundheits- und Krankenpfleger/-in" und „Gesundheits- und Kinderkrankenpfleger/-in", in der Altenpflege das Altenpflegegesetz* das Führen der Berufsbezeichnung „Altenpfleger/-in".
Berufsbild: (engl.) *professional image*; Darstellung aller charakteristischen Merkmale einer beruflichen Beschäftigung, die eine Ausbildung voraussetzt; beinhaltet auch die Eignungsanforderungen, Ausbildung, Aufstiegsmöglichkeit und die Arbeitsmarktsituation. In der Pflege* gibt es eine Anzahl von Berufen, die die Betreuung von Menschen zum Inhalt haben, z. B. Gesundheits- und Krankenpfleger/-in (s. Krankenpflegegesetz), Gesundheits- und Kinderkrankenpfleger/-in, Altenpfleger/-in (s. Altenpflegegesetz), Heilerziehungspfleger/-in und Familienpfleger/-in.
Berufsbildungsbereich: (engl.) *facilities for handicapped*; eigenständiger Bereich anerkannter Werkstätten* für behinderte Menschen, in dem Maßnahmen zum Erhalt, der Entwicklung und Verbesserung oder Wiederherstellung der Leistungs- und Erwerbsfähigkeit behinderter Menschen durchgeführt werden (§ 40 SGB IX); **Ziel:** neben der verbesserten Teilhabe* am Arbeitsleben v. a. die Weiterentwicklung der Persönlichkeit des behinderten Menschen. Das Angebot an Leistungen soll so beschaffen sein, dass möglichst individuelle Ziele erarbeitet werden können. Die Leistungen werden i. d. R. in einem Grund- und Aufbaukurs für insgesamt 2 Jahre erbracht. Leistungserbringer sind entweder die Bundesagentur für Arbeit, die Gesetzliche Unfallversicherung, die Gesetzliche Rentenversicherung oder die Kriegsopferfürsorge. Vgl. Eingangsverfahren.
Berufsethik: (engl.) *professional standards*; Bezeichnung für einen moralischen Kodex, an dem sich die Mitglieder einer Berufsgruppe in ihrem Verhalten orientieren sollen; die Verbindlichkeit hängt von der rechtlichen Durchsetzungsfähigkeit gegenüber der Berufsgruppe ab. Die Menschenrechte* als eine der grundlegenden ethischen Vereinbarungen stellen auch die Basis einer Berufsethik dar. Die pflegerische Ethik* hat eine gemeinsame Erklärung in der ICN-Regel (s. ICN), in der die 4 grundlegenden Aufgaben pflegerischen Handelns beschrieben werden: Förderung der Gesundheit, Verhütung von Krankheit, Herstellung von Gesundheit und Linderung von Leiden.
Berufsgenossenschaft: (engl.) *employers' liability insurance fund*; Abk. BG; Vereinigung von Unternehmern eines Gewerbezweigs als Träger der Gesetzlichen Unfallversicherung* (Abk. GUV) bei berufsbedingten Unfällen; **Aufgabe:** 1. vertragliche Honorarregelungen; 2. Empfehlungen zur Begutachtung von Berufskrankheiten* mit den medizinischen Fachgesellschaften und Empfehlungen zur Zusammenarbeit mit Betriebsärzten; 3. Bestellen von D-Ärzten und H-Ärzten; 4. Zulassung von Krankenhäusern für die besondere stationäre Behandlung von Schwer-Unfallverletzten (nach dem Verletzungsartenverfahren). Zuständig für den Bereich Kranken- und Altenpflege ist die Berufsgenossenschaft für Gesundheitsdienst und Wohlfahrtspflege (Abk. BGW) mit Sitz in Hamburg.
Berufskrankheiten: (engl.) *industrial diseases, occupational diseases*; Abk. BK; anzeige- und entschädigungspflichtige Erkrankung, die bei beruflicher Tätigkeit durch besondere schädigende Einwirkungen (chemisch, physikalisch, infektiös) entsteht oder vorbestehende Erkrankungen verschlimmert; die Berufskrankheiten-Verordnung (Abk. BKV) vom 31.10.1997, zuletzt geändert am 5.9.2002, regelt das Berufskrankheitenverfahren und enthält in einer Anlage die Auflistung der Berufskrankheiten, die zurzeit von den Trägern der Gesetzlichen Unfallversicherung* anerkannt werden (s. Tab.), v. a. chronische Erkrankungen insbesondere der Haut, des Bewegungssystems, der Atemwege und des Innenohrs. Im Gesundheitswesen sind dies z. B. Hauterkrankungen durch den Umgang mit Desinfektionsmitteln, Infektionen durch Nadelstichverletzungen und Wirbelsäulenerkrankungen durch Arbeiten in Zwangshaltungen und langjähriges Heben und Tragen. Im Einzelfall kann auch eine Entschädigung weiterer Erkrankungen erfolgen, wenn neue wissenschaftliche Erkenntnisse einen direkten Zusammenhang zwischen beruflicher Tätigkeit und Erkrankung belegen. Berufskrankheiten gelten als Versicherungsfall i. S. der Gesetzlichen Unfallversicherung* und verpflichten den Unfallversicherungsträger zur Finanzierung medizinischer Behandlungen

Berufsverband Kinderkrankenpflege Deutschland

Berufskrankheiten
Auswahl von für Pflegende relevanten Berufskrankheiten (Berufskrankheiten-Verordnung, Stand Oktober 2002)

Nummer	Berufskrankheit
2101	Erkrankungen der Sehnenscheiden oder des Sehnengleitgewebes sowie der Sehnen- oder Muskelansätze, die zur Unterlassung aller Tätigkeiten gezwungen haben, die für die Entstehung, die Verschlimmerung oder das Wiederaufleben der Krankheit ursächlich waren oder sein können
2108	bandscheibenbedingte Erkrankungen der Lendenwirbelsäule durch langjähriges Heben oder Tragen schwerer Lasten oder durch langjährige Tätigkeiten in extremer Rumpfbeugehaltung, die zur Unterlassung aller Tätigkeiten gezwungen haben, die für die Entstehung, die Verschlimmerung oder das Wiederaufleben der Krankheit ursächlich waren oder sein können
2109	bandscheibenbedingte Erkrankungen der Halswirbelsäule durch langjähriges Tragen schwerer Lasten auf der Schulter, die zur Unterlassung aller Tätigkeiten gezwungen haben, die für die Entstehung, die Verschlimmerung oder das Wiederaufleben der Krankheit ursächlich waren oder sein können
4301	durch allergisierende Stoffe verursachte obstruktive Atemwegerkrankungen (einschließlich Rhinopathie), die zur Unterlassung aller Tätigkeiten gezwungen haben, die für die Entstehung, die Verschlimmerung oder das Wiederaufleben der Krankheit ursächlich waren oder sein können
4302	durch chemisch-irritativ oder toxisch wirkende Stoffe verursachte obstruktive Atemwegerkrankungen, die zur Unterlassung aller Tätigkeiten gezwungen haben, die für die Entstehung, die Verschlimmerung oder das Wiederaufleben der Krankheit ursächlich waren oder sein können
5101	schwere oder wiederholt rückfällige Hauterkrankungen, die zur Unterlassung aller Tätigkeiten gezwungen haben, die für die Entstehung, die Verschlimmerung oder das Wiederaufleben der Krankheit ursächlich waren oder sein können

sowie zu Rehabilitations- und Entschädigungsleistungen. Berufskrankheiten müssen als Versicherungsfälle von der Berufsgenossenschaft* anerkannt sein. **Hinweis:** Bei ärztlich begründetem Verdacht auf eine Berufskrankheit besteht für den behandelnden Arzt Anzeigepflicht beim Unfallversicherungsträger oder Gewerbearzt.
Berufstätigkeit (ICNP): (engl.) *work role*; Tätigkeit entsprechend den Aufgaben in der Arbeitsverpflichtung (z. B. gemäß Arbeitsvertrag*); damit einher geht, dass ein bestimmtes Verhalten in der Berufstätigkeit erwartet wird, den Arbeitserfordernissen (z. B. Pünktlichkeit, Genauigkeit) entsprochen wird und die Erwartungen verinnerlicht werden, die Angestellte, Arbeitgeber, Kollegen, Organisationen und die Gesellschaft bezüglich eines angemessenen oder unpassenden Arbeitsrollenverhaltens haben. **Pflege:** Bei Patienten spielt die Berufstätigkeit ggf. eine große Rolle bei der persönlichen Einschätzung und Planung von Operationen, bei gesundheitsförderndem Verhalten, dem Umgang mit einer chronischen Erkrankung u. a.; daher sollte sie in den Pflegeprozess einbezogen werden. Vgl. Stereotyp, Rolle.
Berufsunfähigkeit: s. Erwerbsminderung.
Berufsverband: (engl.) *professional organisation*; freiwillige Vereinigung von Personen einer Berufsgruppe (mit einem von anderen Berufen zu unterscheidenden Berufsbild*) zur Durchsetzung berufspolitischer Interessen; bedingt durch die geschichtliche Entwicklung (der Ordenspflege und der freiberuflichen Pflege) hat die Pflege mehrere Berufsverbände. Der größte Berufsverband der Pflegenden ist der Deutsche* Berufsverband für Pflegeberufe (Abk. DBfK). Der Deutsche* Pflegeverband (Abk. DPV) ist eine Abspaltung (1997) des DBfK. Weitere Berufsverbände in Deutschland sind z. B. die Arbeitsgemeinschaft* deutscher Schwesternverbände und Pflegeorganisationen (Abk. ADS), der Deutsche* Berufsverband für Altenpflege (Abk. DBVA), der Bund* Deutscher Hebammen (Abk. BDH) und der Berufsverband* Kinderkrankenpflege Deutschland (Abk. BeKD). Im deutschsprachigen Raum existieren weiterhin u. a. der Österreichische* Gesundheits- und Krankenpflegeverband und der Schweizer* Berufsverband der Pflegefachfrauen und Pflegefachmänner.
Berufsverband Kinderkrankenpflege Deutschland: Abk. BeKD; Berufsverband* für in der Gesundheits*- und Kinderkrankenpflege Beschäftigte mit Sitz in Hannover; **Geschichte:** Der BeKD entstand im Jahr 2000 durch die Umbenennung des Berufsverbandes für Kinderkrankenschwestern und Kinderkrankenpfleger (Abk. BKK), der 1991 aus dem 1980 formierten Arbeitskreis der Kinderkrankenschwestern (Abk. AKK) gebildet wurde. **Aufgaben und Ziele: 1.** Interessenvertretung examinierter Gesundheits- und Kinderkrankenpfleger, Auszubildender, Lehrerinnen und Lehrer für Gesundheits- und Kinderkrankenpfle-

ge, leitender Gesundheits- und Kinderkrankenpfleger; **2.** Förderung des verantwortlichen Handelns für Kinder und Jugendliche in den verschiedenen Berufsfeldern der Gesundheits- und Kinderkrankenpflege; **3.** Aus-, Fort- und Weiterbildung.

Berufsverband privater Anbieter sozialer Dienste: Abk. bpa; 1964 als Zusammenschluss privater ambulanter und stationärer Pflegeeinrichtungen gegründeter Berufsverband* mit Sitz in Berlin; **Aufgaben und Ziele:** Interessenvertretung der privaten Alten- und Pflegeheime, Tages- und Kurzzeitpflegeeinrichtungen, Einrichtungen für Menschen mit Behinderung, ambulanten Dienste und privaten Sozialdienstleistungsbetriebe.

Beruhigungsbad: (engl.) *calming bath*; Voll- oder Dreiviertelbad (s. Bad) in nicht zu warmem Wasser (36 °C) mit beruhigend wirkenden Badezusätzen* wie Baldrian, Arnika, Fichtennadel, Jasmin, Lavendel, Melisse, Orangenblüten oder Hopfen; **Anwendung:** z. B. zur Erleichterung des Einschlafens.

Beschäftigungsdefizit: (engl.) *diversional activity deficit*; Zustand mangelnder Stimulation und mangelnden Interesses an Erholung und Freizeitaktivität; **Ursachen: 1.** geistig: mangelnde Phantasie (aufgrund von Krankheit, Behinderung, Förderungsdefizit in der Kindheit); **2.** sozial: Mangel an finanzieller Möglichkeit (aufgrund von Arbeitslosigkeit, geringer Rente); **Kennzeichen:** Passivität oder Unruhe, Hospitalismus*, Langeweile, Wunsch nach Aktivität, Unfähigkeit, an gewohnten Aktivitäten teilzunehmen; **Pflege:** In Pflegeeinrichtungen ausreichend angemessene und finanzierbare Beschäftigungsmöglichkeiten anbieten.

Beschäftigungsprogramm: 1. i. R. der Ergotherapie* erstelltes Programm zur Wiedereingliederung psychisch Erkrankter in den Alltag; **2.** Tätigkeiten zur Unterstützung einer größtmöglichen Selbständigkeit der Patienten vollstationärer Pflegeeinrichtungen und zur sinnvollen Freizeitgestaltung.

Beschäftigungstherapie: (engl.) *occupational therapy*; Teilgebiet der Ergotherapie*, das handwerkliche oder gestalterische Angebote umfasst (z. B. singen, basteln, malen, kochen); **Anwendung: 1.** bei Patienten i. R. von Rehabilitationsmaßnahmen, psychisch Kranken und Kindern mit Entwicklungsverzögerungen; **2.** im Altenbereich zum Erhalt individueller Fähigkeiten; **3.** als Sozialprogramm für Langzeitarbeitslose. Vgl. Milieutherapie.

Beschäftigungsverbot: (engl.) *prohibition to employ*; Arbeitnehmerschutz, der in Verordnungen sowie Gesetzen geregelt ist und Beschäftigte vor Gefahren schützen soll, die bei oder durch die Arbeit entstehen; **Recht: 1. Mutterschutzgesetz** (Abk. MuSchG): gesetzliches Beschäftigungsverbot für werdende Mütter 6 Wochen vor und 8 (bei Früh- oder Mehrlingsgeburten 12) Wochen nach der Entbindung sowie individuelles Beschäftigungsverbot für werdende Mütter, wenn nach ärztlichem Zeugnis Leben oder Gesundheit von Mutter und Kind bei Fortdauer der Beschäftigung gefährdet sind (z. B. Risikoschwangerschaften, Gefahr der Frühgeburt*, Mehrlingsgeburten, Muttermundschwäche); **2. Infektionsschutzgesetz*** (Abk. IfSG): nach § 31 gesetzliche Untersagung der anteiligen oder vollständigen Ausübung bestimmter beruflicher Tätigkeiten für Kranke, Krankheitsverdächtige, Ausscheider* und Ansteckungsverdächtige; **3. Lebensmittelhygiene-Verordnung** (Abk. LMHV): Beschäftigungsverbot für Personen mit eitrigen Wunden, Hautinfektionen oder Geschwüren, die an der Herstellung, Behandlung und am Verkauf von Lebensmitteln beteiligt sind; bei gegebener Gefahr der Lebensmittelverunreinigung besteht die Umsetzungspflicht auf Seiten des Betriebsinhabers (d. h., er darf einen Mitarbeiter nicht entlassen, wenn er einen anderen, adäquaten Arbeitsplatz zur Verfügung hat). **4. Kinderarbeitsschutzverordnung** (Abk. KindArbSchV): Kinder über 13 Jahren und vollzeitschulpflichtige Jugendliche dürfen nicht beschäftigt werden, soweit nicht das Jugendarbeitsschutzgesetz und § 2 dieser Verordnung Ausnahmen vorsehen.

beschämen: (engl.) *to shame, to embarrass*; auch erniedrigen, demütigen; aktives Verhalten, einen anderen Menschen oder eine Gruppe in Scham* zu versetzen; **Formen: 1.** Bloßstellen von Fehlleistung oder Bildungslücken (z. B. im Umgang mit verwirrten oder behinderten Menschen); **2.** in der sozialen Hierarchie abwertende Äußerungen (vgl. Kommunikationssperre; **3.** wissentliche oder unwissentliche Verletzung des anerzogenen Schamgefühls eines anderen Menschen oder einer Gruppe durch sexuelle Erniedrigung (Anspielung auf verminderte sexuelle Attraktivität durch Krankheit, Entstellung oder Alter); öffentliche unfreiwillige Entblößung von Körperteilen (z. B. beim Waschen; i. R. von Visiten (C. Sowinski, 1991); **Maßnahme: 1.** Beschämungskreisläufe durchbrechen, z. B. durch Supervision*; **2.** Planung patientenorientierter und nicht routineorientierter Arbeitsabläufe durch Organisationsentwicklung; **3.** allgemein respektvoller Umgang zwischen den Personengruppen in Gesundheitseinrichtungen (vgl. Kommunikation); **4.** konstruktive Konfliktfähigkeit entwickeln, Hierarchien klar strukturieren; **Pflege: 1. Arbeitsorganisation:** Beschämungssituationen erfolgen häufig im durch Routinehandlungen geprägten Stationsalltag. Nicht mehr das Gegenüber (Patient, Kollege) wird gesehen, sondern der zu erledigenden Arbeit wird Vorrang eingeräumt. Z. B. kommen einem frisch operierten, unbekleideten Patienten auf die Toilette, ohne anzuklopfen und auf seine Intimsphäre* Rücksicht zu nehmen, Blutdruck und Temperatur gemessen, um pünktlich die Werte eintragen zu können, oder Arbeitskollegen werden öffentlich für vermeintliche oder tatsächliche Fehler gerügt. Die Unterlegenen reagieren z. B. mit Schweigen, Situationsvermeidung, ggf. Notlügen oder offener Aggressivität. Auch bei Pflegenden können bestimmte Arbeiten, z. B. Intimpflege, zur Beschämung führen. **2. Beziehung***: Abhängige Patienten reagieren je nach individueller Möglichkeit mit dem Einsatz von Macht (Beschwerden bei Vorgesetzten), Ärger, meist aber mit Ohnmachts- und Unterlegenheitsgefühlen auf die Situation. Mögliche Folgen sind eine hohe Unzufriedenheit mit der medizinischen und der Pflegesituation sowie versteckte oder offene Aggression bis zur Verweigerung. Alte und besonders demente Menschen reagieren mit Angst und Beschämungserlebnisse (K. Gröning, 1998), da ihnen subjektiv und teilweise objektiv keine Möglichkeit zur Verfügung steht, sich zur Wehr zu setzen. Als erlernte Empfindung fühlen sich die Betroffenen selbst schuld an ihrer Scham (C. Rogers, 1974; R. Tausch und A. Tausch, 1979). **Hinweis**: Beschämungen stellen ein schwerwiegendes Hindernis im Aufbau einer konstruktiven Beziehung im pflegerischen und kollegialen Bereich dar, da sie zu Rückzug und Schutzverhalten des Beschämten führen. Sie sind durch die Notwendigkeit z. B. körperlicher Untersuchung, der Korrektur von selbstschädigendem Verhalten oder Unterstützung bei der Ausscheidung nicht immer zu vermeiden, aber für die Betroffenen „aushaltbar", unter Einhaltung der Menschenwürde* und empathisch (s. Empathie) zu gestalten. Vgl. Mobbing.

Bescheid: (engl.) *notice, notification*; Entscheidung einer Behörde; Verwaltungsakt, d. h. eine Verfügung, Entscheidung oder andere hoheitliche Maßnahme, die eine Behörde zur Regelung eines Einzelfalls auf dem Gebiet des öffentlichen Rechts trifft und die auf unmittelbare Rechtswirkung nach außen gerichtet ist (§ 35 Verwaltungsverfahrensgesetz, § 31 SGB X); die Schriftform für einen Verwaltungsakt ist häufig vorgeschrieben oder üblich. Ein Bescheid muss die erlassende Behörde erkennen lassen. Gegen einen z. B. ablehnenden Leistungsbescheid kann der Adressat des Bescheids Rechtsmittel (Widerspruch, Klage) einlegen.

Beschneidung: (engl.) *circumcision*; Bezeichnung für das vollständige oder partielle Entfernen der Vorhaut des Penis zur Behandlung einer Vorhautverengung (Phimose) als sog. **Zirkumzision** oder zur Einführung und Einweihung in einen neuen Lebensabschnitt als rituelle Operation; in einem operativen Eingriff wird die Vorhaut des Penis durch einen zirkulären Schnitt abgetrennt, ein unter heutigen Klinikbedingungen nach verschiedenen Verfahren durchgeführter und entsprechender Wundversorgung unproblematischer Eingriff mit geringem Risiko von Komplikationen. Medizinisch empfohlen wird er bei Vorliegen einer Phimose im Schulalter. Positive Auswirkungen auf das Risiko von Penis- oder Zervixkarzinomen sowie die Übertragbarkeit von HIV u. a. sexuell übertragbaren Krankheiten sind nicht gesichert, aber möglicherweise auf eine dann einfachere Reinigung der Eichel des Penis zurückzuführen.
Die **rituelle Beschneidung** erfolgt in den verschiedenen Kulturen nach unterschiedlichen Techniken; sie besteht z. T. nur aus einer Spaltung der Vorhaut oder einer Durchtrennung des Vorhautbändchens (Frenulotomie). Sie wird im Judentum* traditionell (berit mila: Bund der Beschneidung) am 8. Lebenstag des männlichen Nachkommens durch den Beschneider (Mohel), selten auch durch einen Arzt durchgeführt. Obwohl die Knabenbeschneidung als Vorschrift im Koran nicht erwähnt ist, wird ihr auch im Islam* eine besondere Bedeutung beigemessen. Weltweit sind etwa 20 % der Männer beschnitten, jährlich finden etwa 13 Millionen Beschneidungen statt, davon ein hoher Anteil unter nichtklinischen Bedingungen mit entsprechenden Risiken. In den USA, Kanada, Australien und Südafrika ist die routinemäßige Beschneidung aus nichtrituellen Gründen inzwischen umstritten. Die für diese Eingriffe angeführten Begründungen stammen sämtlich aus dem 19. Jahrhundert und reichen von Verhinderung der Masturbation (unnötig) über Vorbeugung einer zu raschen Ejakulation (unwirksam) bis zu hygienischen Argumenten (unzutreffend). In Europa ist die Beschneidung, wenn nicht aus medizinischen oder rituellen Gründen, weitgehend unüblich. Vgl. Verstümmelung, genitale.

Beschwerdemanagement: (engl.) *complaint management*; Gesamtheit aller Maßnahmen, die ergriffen werden, um Kundenzufriedenheit wiederherzustellen und zu erhalten; Kundenzufriedenheit bedeutet, dass Mitarbeiter eines Unternehmens alles tun, um die Bedürfnisse der Kunden zu erfüllen; diese Definition ist problematisch, wenn der Begriff auf Patienten übertragen wird: Ärzte können trotz größter Anstrengungen nicht jedes Leben retten, Patienten können nicht in jedem Fall die Klinik wechseln, psychisch kranke Menschen müssen manchmal vor sich selbst geschützt werden. Beschwerdemanagement ist ein wesentliches Element des Qualitätsmanagements* und der Qualitätsentwicklung und wird zunehmend standardisiert in Form von Prozessen dokumentiert und evaluiert. Bei jeder Beschwerde wird geprüft, ob sie berechtigt ist und ob der Anlass evtl. sofort und ohne Umstände behoben werden kann (z. B. Lüften bei schlechter Luft im Zimmer) oder zunächst dokumentiert wird (z. B. verschmutzte Wandfarbe, die bei der nächsten Renovierung beseitigt wird). **Ziel:** Beschwerdemanagement soll gelebte Kundenorientierung in einem Unternehmen bzw. einer Einrichtung widerspiegeln, indem Beschwerden erfasst, ausgewertet und, wenn möglich, behoben werden, da Kunden bzw. Patienten eher die schlechten als die guten Erfahrungen mit

Beschwerden

einem Unternehmen bzw. einer Einrichtung weitergeben.

Organisation

Erfassung von Beschwerden: I.R. des Beschwerdemanagements werden Unzufriedenheitsäußerungen der Kunden gesammelt, ausgewertet und bearbeitet. Beschwerden können nicht nur von Kunden, sondern auch von anderen Personen und Gruppen (z. B. Patientenanwalt, Heimbeirat, Beschwerdestelle, Kranken- und Pflegekasse, Beschwerdebeauftragte des Bundes) formuliert werden. **Verfahren:** 1. systematische Erfassung von Beschwerden durch Befragungen, Patientenbeschwerdestelle, Patientenanwalt oder Beschwerdebriefkästen; 2. systematische Analyse von Problemsituationen mit dem Pflegeteam; ermöglicht auch die Erfassung indirekter Beschwerden; die Auswertung von Problemsituationen aus Sicht der Mitarbeiter gibt genaue Hinweise, wo und wann Pflegefehler entstehen oder die organisatorischen Abläufe nicht stimmig sind. Indirekte Beschwerden lassen sich durch Äußerungen der Patienten erkennen, die erst bei genauerer Betrachtung auf die Ursache schließen lassen („Ich möchte lieber liegen bleiben" kann z. B. bedeuten „Der Pfleger greift mich immer so fest, das tut mir weh"). **Hinweis:** Mit einer Beschwerde sind häufig auch persönliche Absichten verbunden, die tiefere psychologische Gründe haben und besonders dann relevant sind, wenn sie mit einer Abhängigkeit (Altenheim, Klinik) verbunden sind. Diese Abhängigkeit führt häufig dazu, dass Menschen sich nicht beschweren, weil sie Sanktionen fürchten. **Beispiel:** 1. Eine Pflegekraft lagert den Patienten und fasst hierbei etwas robust an. Der Patient entwickelt Ängste vor dieser Pflegekraft, fühlt sich jedoch nicht in der Lage, der Pflegekraft dies zu sagen, weil die Pflegekraft Dinge für ihn verrichtet, die er selbst nicht tun kann. Die handlungsleitenden Motive können Dankbarkeit, Abhängigkeit, Wut über die eigene Unfähigkeit, weil die Mobilität eingeschränkt ist, und vieles mehr sein. Diese handlungsleitenden Gefühle sind nicht immer bewusst, führen in vielen Fällen jedoch dazu, dass eine Beschwerde zwar den Angehörigen mitgeteilt wird, nicht aber der betroffenen Pflegekraft. Häufig dürfen selbst die Angehörigen sich nicht beschweren, weil der Patient in seiner Abhängigkeit die Menschen, die ihn pflegen, nicht verärgern will. 2. Ein Patient kommt nach einem Krankenhausaufenthalt in eine Rehabilitationseinrichtung, wo festgestellt wird, dass der Patient einen 10 cm großen Dekubitus hat. Erst auf häufiges Nachfragen erzählt der Patient, was er in der Klinik erlitten hat.

Bearbeitung von Beschwerden: 1. Beschwerden, die das Team betreffen, sollten systemisch von einem Mediator (s. Mediation) bearbeitet werden. Bei der systemischen Analyse wird die Beschwerde in ihrer Beziehung (positiv, negativ) zu den kritischen Erfolgsfaktoren der Einrichtung betrachtet. Kritische Erfolgsfaktoren sind Kunden (negative Berichte), Marketing (Image-Verschlechterung), Dienstleistungen (alle Tätigkeiten), Personal, Technik und Ausstattung, Organisation (Strukturen und Prozesse), Methoden und Verfahren sowie Finanzen (Einfluss der Beschwerde auf Einnahmen oder Ausgaben). 2. Bei persönlichem Fehlverhalten von Mitarbeitern sind Führungsinterventionen nötig. 3. Organisatorische Mängel müssen i. R. des Qualitätsmanagements bearbeitet werden. Sehr wichtig ist die Rückmeldung an den Beschwerdeführer, dass seine Beschwerde bearbeitet wird, damit in Zukunft dieses Problem nicht mehr auftritt. **Hinweis:** 1. Die Bearbeitung von Beschwerden ist schwierig, wenn das Verhalten der Mitarbeiter durch Unfreundlichkeit, mangelndes Interesse oder durch persönliche schwierige Lebenssituationen (z. B. Scheidung, Einsamkeit) auffällt. 2. Nicht sachgemäß durchgeführte oder fachlich unangemessene Pflege wird vom Patienten i.d.R. nicht erkannt und führt nicht zu Beschwerden. Dieser Bereich wird durch das Risikomanagement* erfasst und bearbeitet.

Autorin: Helga Kirchner.

Beschwerden: (engl.) 1. *discomfort*, 2. *complaint*, 3. *appeal*; 1. in der Anamnese* verwendete Bezeichnung für Symptome, die Unwohlsein verursachen, z. B. Schmerzen, Übelkeit, Müdigkeit, Schlaflosigkeit; 2. formlose Kritik an Dienstleistern an übergeordneten Instanzen (z. B. Patientenbeschwerde, Dienstaufsichtsbeschwerde); 3. gerichtlicher Rechtsbehelf (Rechtsmittel) gegen Gerichts- und Behördenentscheidungen, durch den eine Überprüfung der angefochtenen Entscheidung oder Maßnahme durch die nächsthöhere Instanz erreicht wird.

Bestattungsriten: (engl.) *funeral rites*; syn. Funeralriten; Formen der Beisetzung oder Verbrennung von Verstorbenen, die vom jeweiligen Kulturkreis und besonders von dessen Religion* abhängen; verschiedene Vorstellungen können damit verbunden sein: 1. hinsichtlich des Verstorbenen z. B. die Absicht, seine Reise ins Jenseits zu erleichtern und den Aufenthalt im Totenreich angenehmer zu machen (z. B. durch Mitgabe von Kleidung, Proviant oder Geld); 2. hinsichtlich der Hinterbliebenen z. B. die Absicht, Ängste abzubauen (z. B. vor dem Verbleiben oder der Rückkehr des Verstorbenen) oder eine Verbindung herzustellen zwischen dem Toten und den Lebenden. Bestattungsriten können durch ihre Form und durch sie bekräftigten religiösen Glauben den Abschied vom Verstorbenen erleichtern. Dabei tritt die Bedeutung der Aufbahrung des Toten vor der eigentlichen Bestattung immer mehr in den Vordergrund. Wenn Angehörige den Verstorbenen in der Trauerphase noch einmal sehen und berühren können, gelingt es ihnen eher, dessen Tod zu realisieren und anzunehmen. Mit zunehmendem Zivilisationsgrad gewannen hygienische Aspekte immer mehr an Bedeutung. In Deutschland besteht Bestattungspflicht. **Formen:** Die Totenbestattung erfolgt i. d. R. auf einem dafür ausgewiesenen Areal (Friedhof) als **Erdbestattung** (Beerdigung) in einem Sarg oder bei Muslimen in einfachen Laken oder als **Feuerbestattung** (Einäscherung durch Verbrennung der Leiche) in einer Urne. Ein weiterer Bestattungsritus ist die **Wasserbestattung** (Versenken der Leiche im Meer), der ursprünglich aus hygienischen Gründen vollzogen wurde, um eine (verwesende) Leiche schnell vom Schiff zu entfernen. Es gibt außerdem das **Ausstreuen der Asche**, z. B. ins Meer oder in den heiligen Fluss Ganges (bei den Hindus), oder die **Luftbestattung**. Die Riten und Bräuche bei der Totenbestattung sind in den verschiedenen Kulturen sehr vielfältig ausgeformt. Z. B. wird im europäischen Kulturkreis vor der Bestattung der Sarg mit der Leiche oft in einer Leichenhalle, evtl. im Haus oder an einem Ehrenplatz aufgebahrt, um Totenwachen abzuhalten oder einen letzten Blick auf den Verstorbenen zu werfen. Die Beisetzung beginnt mit einer Trauerfeier in einer Aussegnungshalle oder einer Kapelle, es folgt die Überführung des Sarges in einem Leichenzug zum Grab (bei einer Feuerbestattung erfolgt die Urnenbeisetzung später), am offenen Grab spricht ein Geistlicher, ein Angehöriger oder eine andere geeignete Person die letzten Worte und vollzieht die jeweiligen (evtl. religiösen) Rituale, bis schließlich der persönliche Abschied der Trauernden stattfindet. Im Anschluss gibt es häufig noch ein gemeinsames Essen der Trauergäste (sog. Leichenschmaus). **Hinweis:** Abschiedsräume für Angehörige von Verstorbenen in Pflegeeinrichtungen bereitstellen. Der Leichnam kann vor seiner Überführung zum Friedhof bis zu 36 Stunden nach Eintritt des Todes aufgebahrt werden, sofern ein Arzt bescheinigt, dass keine ansteckende Krankheit vorliegt. Diese Zeit kann mit Genehmigung des Ordnungsamtes verlängert werden. Vgl. Buddhismus, Christentum, Hinduismus, Islam, Judentum.

Bestrahlung: (engl.) *radiation*; **1.** Behandlung mit Strahlung unterschiedlicher Wellenlängen zur Unterstützung des Heilungsprozesses oder Verbesserung des Wohlbefindens; **Anwendung:** bei Infektionen im Kiefer- und Stirnhöhlenbereich (Rotlicht), zur Ergänzung fehlender Farbimpulse (farbiges Licht*), bei Winterdepression (Lux-Therapie), zur Hautbräunung (UV-Licht, Sonnenbank); **2.** therapeutische Maßnahme mit radioaktiven (ionisierenden) Strahlen (s. Strahlentherapie).

Besuchsdienst: (engl.) *visiting service*; sog. Grüne Damen/Herren; ehrenamtliche Dienstleistung für kranke oder alte Menschen, die während des Aufenthalts im Krankenhaus oder Altenheim sonst keinen Besuch erhalten; der Besuch erfolgt durch ehrenamtliche Mitarbeiter einer karitativen, gemeinnützigen Organisation oder Mitglieder einer Kirchengemeinde.

Betäubungsmittel: (engl.) *narcotics*; Abk. BtM; Sammelbezeichnung für Substanzen mit psychotropen, bewusstseins- und stimmungsverändernden Wirkungen, die zu physischen und psychischen Abhängigkeiten führen können und daher Anwendungsverboten oder -beschränkungen unterliegen; eine abschließende Liste dieser Substanzen gehört zum **Betäubungsmittelgesetz*** (Abk. BtMG), das den ungesetzlichen Gebrauch dieser Substanzen unter Strafe stellt und zusammen mit der **Betäubungsmittel-Verschreibungsverordnung** (Abk. BtMVV) die ärztlich indizierte Verwendung von Betäubungsmitteln regelt. Die BtMVV legt u. a. die Verschreibungsmodalitäten der verschreibungsfähigen Betäubungsmittel durch einen Arzt oder Zahnarzt fest. Insbesondere sind für die jeweiligen Substanzen Höchstmengen festgesetzt, auch wird ein spezielles Betäubungsmittelrezept vorgeschrieben. Für das Verschreiben von Substitutionsmitteln (z. B. Methadon) durch den Arzt gelten besondere Maßgaben. **Hinweis:** Die Aufbewahrung von Betäubungsmitteln erfolgt unter Verschluss (sog. BtM-Fach). Deren Abgabe muss dokumentiert werden unter Angabe des Patientennamens, der entnehmenden Person, Abgabemenge und Datum der Abgabe. Rezeptdurchschläge müssen ebenfalls sicher verwahrt werden.

Betäubungsmittelgesetz: Abk. BtMG; „Gesetz über den Verkehr mit Betäubungsmitteln*" in der Fassung vom 1.3.1994, zuletzt geändert am 22.12.2006; die Regelungen umfassen die Kontrolle des legalen Verkehrs mit Betäubungsmitteln und die strafrechtlichen Folgen bei Verstößen gegen die Regeln des Verkehrs mit Betäubungsmitteln. Im BtMG wird unterschieden zwischen nicht verkehrsfähigen (Anlage I), verkehrs-, aber nicht verschreibungsfähigen (Anlage II) und verkehrs- und verschreibungsfähigen Substanzen (Anlage III). Die Anlagen werden in regelmäßigen Abständen aktualisiert. In der Anlage III gelistete Betäubungsmittel sind unter Beachtung bestimmter Regeln therapeutisch einsetzbar. Einer Erlaubnis zum Verkehr mit Betäubungsmitteln bedarf nicht, wer i. R. eines Betriebes, einer öffentlichen Apotheke oder einer Krankenhausapotheke die in Anlage III bezeichneten Betäubungsmittel erwirbt und aufgrund ärztlicher Verschreibung abgibt. Einer Erlaubnis bedarf auch nicht, wer diese Betäubungsmittel aufgrund eines Rezeptes erwirbt. Betäubungsmittel dürfen nur von Ärzten und nur dann verschrieben werden, wenn ihre Anwendung am oder im menschlichen Körper begründet ist. Die verschriebenen Betäubungsmittel dürfen nur gegen Vorlage einer Verschreibung abgegeben werden (§ 13 BtMG). Betäubungsmittel für einen Patienten und für den Praxisbedarf eines Arztes dürfen nur nach Vorlage eines ausgefertigten BtM-Rezeptes (Verschreibung), für einen Stationsbedarf nur nach Vorlage eines ausgefertigten BtM-Anforderungsscheins (Stationsverschreibung) abgegeben werden. Der Verbleib und Bestand der Betäubungsmittel ist in den Apotheken, den Praxen der Ärzte und auf den Stationen der Krankenhäuser

lückenlos nachzuweisen (§ 1 Betäubungsmittel-Verschreibungsverordnung, Abk. BtMVV).
Verschreibungen für einen Patienten sind personenbezogen, d. h., das Betäubungsmittel wird für einen bestimmten Patienten, in einer bestimmten Menge und für eine bestimmte Dauer verschrieben und aus der Apotheke bezogen. Das Rezept muss den Namen, die Anschrift des Patienten, das Ausstellungsdatum, die Arzneimittelbezeichnung, die Menge des Arzneimittels und die Gebrauchsanweisung enthalten. Ein Betäubungsmittel für den im Rezept genannten Patienten, das einmal herausgegeben wurde, darf nicht mehr in den allgemeinen Betäubungsmittelverkehr zurückgeführt werden, d. h. nicht mehr für andere Patienten verwendet werden.
Betäubungsmittel für den Praxisbedarf dürfen i. Allg. bis zur Menge eines durchschnittlichen 2-Wochen-Bedarfs des Arztes (mindestens jedoch die kleinste Packungseinheit) verschrieben werden (§ 2 Absatz 3 BtMVV). Der Arzt verordnet dem Patienten eine bestimmte Menge Betäubungsmittel, nimmt sie aus seinem Praxisbedarf und führt genau Buch über den Bestand. Er trägt die eingegangenen Betäubungsmittel ein und die ausgegebenen Betäubungsmittel aus. Betäubungsmittel, die nicht aus seinem Praxisbestand stammen, sondern mit einem Rezept eines Patienten aus der Apotheke erworben wurden, darf der Arzt nicht in seinen Praxisbedarf aufnehmen.
Betäubungsmittel für den Stationsbedarf dürfen nur auf einem Stationsanforderungsschein verschrieben werden (§ 10 BtMVV). Die nummerierten Anforderungsscheine sind nur zur Verwendung in der jeweiligen Einrichtung bestimmt. Über die Weitergabe ist ein Nachweis zu führen. Ein einmal herausgegebenes Betäubungsmittel kann auch bei Nichtverbrauch wieder in die Stationsapotheke zurückgeführt werden. Dabei ist zu beachten, dass das Betäubungsmittel wieder in den Bestand der Stationsapotheke, d. h. in das Betäubungsmittelbuch, eingetragen wird. Die Prüfung der vorschriftsmäßigen Führung der Betäubungsmittelbücher obliegt dem Apothekenleiter (für die von ihm geleitete Apotheke) bzw. dem jeweils verantwortlichen Arzt (für den Praxis- und Stationsbedarf).
Betäubungsmittel sind immer gesondert aufzubewahren und gegen unbefugte Entnahme zu sichern (§ 15 BtMG). Gemäß § 16 BtMG hat der Eigentümer von nicht mehr verkehrsfähigen Betäubungsmitteln diese auf seine Kosten in Gegenwart von 2 Zeugen in einer Weise zu vernichten, die eine auch nur anteilige Wiedergewinnung ausschließt. Nicht mehr benötigte Betäubungsmittel können vom Eigentümer oder Besitzer in einer Apotheke abgeliefert werden, anstatt sie eigenhändig unter Zeugen zu vernichten. Diese Vorschrift hat zum Ziel, Betäubungsmittel, die nicht mehr zum bestimmungsgemäßen Gebrauch geeignet sind oder nicht mehr benötigt werden, möglichst sicher aus dem Verkehr zu ziehen, auch um eine illegale Verwendung zu verhindern.
In einem **Pflegeheim** wird der Patient Eigentümer der verschriebenen Betäubungsmittel. Stirbt der Patient, sind die Betäubungsmittel zu vernichten oder an die Apotheke zurückzugeben. Sie dürfen nicht an Angehörige oder ambulant tätige Ärzte ausgehändigt werden. Gemäß § 29 Absatz 1 Nr. 3 BtMG macht sich derjenige, der Betäubungsmittel besitzt und nicht als Inhaber eine schriftliche Erlaubnis (in Form eines persönlichen Rezeptes) für den Erwerb besitzt, **strafbar**. Unter Strafe gestellt ist auch die (unentgeltliche) Abgabe der Betäubungsmittel, wenn der Abgebende keine Erlaubnis dazu hat. Auch der Erwerb ist strafbar, wenn der Empfänger keine schriftliche Erlaubnis zur Annahme bzw. zum Erwerb besitzt.

Beten: s. Gebet.

Betreuer: (engl.) *custodian, guardian*; 1. (Heilerziehungspflege) Person, die behinderten Menschen bei der persönlichen Lebensgestaltung hilft, das Sozialverhalten und die Selbständigkeit fördert, Außenkontakte vermittelt und die Freizeit gestaltet; 2. (Recht) eine (oder mehrere) natürliche, vom Vormundschaftsgericht* bestellte Person(en), die gemäß § 1897 BGB i. R. eines gerichtlich bestimmten Aufgabenkreises* für den Betreuten tätig wird und diesen gerichtlich und außergerichtlich vertritt; das Gericht bestellt entweder einen ehrenamtlich tätigen Betreuer (Subsidiaritätsprinzip*), einen Berufsbetreuer, einen Betreuungsverein oder einen Behördenbetreuer. Schlägt der Volljährige eine Person vor, die zum Betreuer bestellt werden kann, so ist diesem Vorschlag zu entsprechen (Betreuungsverfügung*). Fehlt ein entsprechender Vorschlag, so hat das Gericht bei der Auswahl des Betreuers auf die verwandtschaftlichen und sonstigen persönlichen Bindungen des Volljährigen Rücksicht zu nehmen. **Aufgabe:** Der Betreuer hat die Angelegenheiten des Betreuten so zu besorgen, wie es dessen Wohl entspricht. Zum Wohl des Betreuten gehört auch die Möglichkeit, i. R. seiner Fähigkeiten sein Leben nach seinen eigenen Wünschen und Fähigkeiten zu gestalten. Wichtige Angelegenheiten hat der Betreuer mit dem Betreuten zu besprechen, soweit es nicht dessen Wohl zuwiderläuft. Innerhalb seines Aufgabenkreises hat der Betreuer dazu beizutragen, dass Möglichkeiten genutzt werden, die Krankheit oder Behinderung des Betreuten zu beseitigen, zu bessern, ihre Verschlimmerung zu verhüten oder ihre Folgen zu mindern (§ 1901 BGB). Der Betreuer hat jährlich Rechnung zu legen. Dies umfasst die Vermögensaufstellung des Betreuten zu Beginn des Abrechnungszeitraums, die Aufstellung am Ende des Zeitraums und die geordnete Zusammenstellung der Einnahmen und Ausgaben (§§ 1908 i, 1840 BGB). Ist der Betreuer der Vater, die Mutter, der Ehegatte oder ein Abkömmling des Betreuten, ein Vereinsbetreuer oder ein Behördenbetreuer, so besteht eine Befreiung von der

Rechnungslegungspflicht (§§ 1908 i Absatz 2 Satz 2, 1857 a BGB).
Das Vormundschaftsgericht kann einen Betreuer entlassen, wenn seine Eignung, die Angelegenheiten des Betreuten zu besorgen, nicht mehr gewährleistet ist oder ein anderer wichtiger Grund für die Entlassung vorliegt. Schlägt der Betreute eine andere Person vor, die gleich geeignet und zur Betreuung bereit ist, kann das Gericht den Betreuer entlassen (§ 1908 b BGB). Der ehrenamtliche Betreuer hat Anspruch auf einen Aufwendungsersatz* (§ 1835 BGB) oder kann stattdessen eine jährliche Aufwandsentschädigung beanspruchen. Berufs- und Vereinsbetreuer haben seit dem 1.7.2005 nur noch meine pauschalierte Vergütung (§ 1836 BGB, § 5 Vormünder- und Betreuervergütungsgesetz). Vgl. Betreuungsrecht, Vormund, Unterbringung, Gesundheitsfürsorge, Aufenthaltsbestimmung, Vermögenssorge, Sterilisation, Personensorge.
Autorin: Christa Schapdick.

Betreutes Wohnen: (engl.) *assisted living*; Wohnform in Wohngemeinschaften, Wohngruppen, Außenwohngruppen und Trainingswohngruppen in den Bereichen Kinder-* und Jugendhilfe, Jugendsozialarbeit, Suchtkrankenhilfe, Behindertenhilfe, Seniorenbetreuung und im Bereich der psychotherapeutischen/psychiatrischen Hilfen; Betreutes Wohnen wird nicht nur in Wohngruppen aus 3–8 Personen umgesetzt, sondern auch als Betreutes Einzelwohnen und Betreute Paarformen. Durch die Novellierung des Heimgesetzes* (Abk. HeimG) am 9.11.2001 wurde der Anwendungsbereich des Heimgesetzes auf das Betreute Wohnen genauer definiert. Gemäß § 1 Absatz 2 HeimG findet das Heimgesetz für das Betreute Wohnen dann Anwendung, wenn die (volljährigen) Mieter einer Wohnanlage durch Vertrag verpflichtet sind, Verpflegung und weitergehende Betreuungsleistungen sowie allgemeine Betreuungsleistungen wie Notrufdienste oder die Vermittlung von Dienst- und Pflegeleistungen von bestimmten Anbietern anzunehmen, und das Entgelt dafür im Vergleich zur Miete für das Wohnen nicht von untergeordneter Bedeutung ist. Es soll sichergestellt werden, dass Heimträger nicht dadurch der Anwendung des Heimgesetzes entgehen können, dass sie die Bereiche Verpflegung und Pflege und/oder Betreuung ausgliedern und durch eigene Gesellschaften ihren Bewohnern fremdanbieten lassen, wodurch für die Bewohner ein Kontrahierungszwang (Abschlusszwang) entstünde. Wird dem Mietern freie Wahl gelassen, kann der Vermieter auch mit eigenen Unternehmen Verpflegung und/oder Betreuung anbieten.

Betreuung: s. Betreuungsrecht; Zuwendung.
Betreuung, halbstationäre: s. Betreuung, teilstationäre.
Betreuung, psychosoziale: (engl.) *psychosocial support*; Form der Pflege, Beratung und Fürsorge, die soziale Bedingungen eines Menschen und deren Auswirkungen auf die seelische Befindlichkeit be-

rücksichtigt; obwohl der Begriff „psychosozial" nicht eindeutig definiert ist, wird doch die enge Verknüpfung von psychischen und sozialen Aspekten und ihre Wechselbeziehung deutlich. Er wird im Zusammenhang mit den Auswirkungen von Krankheit, Behinderung, Sterben und Tod häufig verwendet, z. B. hinsichtlich der Lebensbereiche des Patienten (Familie, Beruf, soziales Umfeld), psychischer Reaktionen auf Belastung, Trennung und Verlust sowie gesellschaftlicher und kultureller Wertvorstellungen. **Ziel:** Verbesserung von Bewältigungsstrategien (Coping*), (Re-)Integration in ein ungewohntes Umfeld und/oder Unterstützung bei der Annahme des nahenden Todes, evtl. auch Sterbebegleitung*.

Betreuungspflicht: (engl.) *obligation to care, obligation to supervise*; Verpflichtung zur Betreuung psychisch kranker oder verwirrter Personen, die bei Heimbetreibern aus dem Heimvertrag* und im Krankenhaus aus dem Krankenhausvertrag resultiert; eine Einrichtung stellt eine Betreuung sicher, die die Bewohner auch davor schützt, sich selbst unwissentlich Schaden zuzufügen. Die Betreuungspflicht beinhaltet auch das Angebot fachgerechter Pflege und Betreuung. Die Verletzung der Betreuungspflicht kann nicht nur eine Schadensersatzpflicht nach sich ziehen, sondern auch strafrechtliche Konsequenzen haben. Bei der Wahrnehmung der Betreuungspflicht sind die Rechte der Betroffenen zu beachten, d. h., die Mitarbeiter einer Einrichtung müssen abwägen, ob disziplinierende Maßnahmen die zu Betreuenden nicht zu sehr in ihren Freiheits- und Persönlichkeitsrechten verletzen. Eine ständige Überwachung und Kontrolle sind unzulässig. Das Sicherheitsdenken darf nicht das oberste Gebot sein. Liegt eine den Bewohner selbst gefährdende Situation vor, so werden eine gesteigerte Beobachtung und Aufklärung, ein Hinweis auf die Gefahren und geeignete Unterstützungsmaßnahmen erforderlich. Nur bei vorliegen einer akuten Gefahr sind Freiheitsentziehende* Maßnahmen für die Dauer der Gefahrensituation zulässig. Vgl. Haftung.

Betreuungsrecht: seit dem 1.1.1992 durch das „Gesetz zur Reform des Rechts der Vormundschaft und Pflegschaft für Volljährige" (Betreuungsgesetz, Abk. BtG) geregeltes Recht, das Entmündigung, Vormundschaft über Volljährige und Gebrechlichkeitspflegschaft durch das einheitliche Rechtsinstitut Betreuung (§ 1896 ff. BGB) ersetzt hat; anstelle des Vormunds tritt der gesetzliche Betreuer*; der früher „Mündel" genannte Betroffene wird als Betreuter bezeichnet. Voraussetzung für die Bestellung eines Betreuers ist, dass ein Volljähriger aufgrund einer psychischen Krankheit oder einer körperlichen, geistigen oder seelischen Behinderung seine Angelegenheiten ganz oder teilweise nicht mehr erledigen kann und andere Hilfen oder eine Bevollmächtigung nicht vorhanden sind (§ 1896 BGB). Betreuung muss vom

Vormundschaftsgericht* auf Antrag oder von Amts wegen bei Hilfs- oder Pflegebedürftigkeit* des Betroffenen durch Beschluss angeordnet werden. Das Verfahren zur Betreuerbestellung ist im Gesetz zur Freiwilligen* Gerichtsbarkeit (Abk. FGG) geregelt.

Betreuung, stationäre: (engl.) *stationary care*; syn. stationäre Pflege; Organisationsform einer Pflegeeinrichtung mit Versorgung eines Patienten über die Dauer von 24 Stunden, bei der der Patient ein Bett zugewiesen bekommt; ein Anspruch auf Pflege in einer vollstationären Einrichtung besteht, wenn häusliche Pflege* oder teilstationäre Betreuung* nicht möglich sind oder wegen der Besonderheit des einzelnen Falles nicht in Betracht kommen (§ 43 SGB XI).

Betreuungsverfügung: schriftliche Erklärung einer Person zu Wünschen bezüglich eines künftigen Betreuungsverfahrens; in der Betreuungsverfügung kann u. a. festgelegt werden, welche Person als Betreuer* bestellt werden soll bzw. welche Person abgelehnt wird, welche Wünsche und Gewohnheiten vom Betreuer respektiert werden sollen oder ob der Erklärende im Pflegefall zu Hause oder in einem Pflegeheim versorgt werden möchte und welches Alten- oder Pflegeheim bevorzugt wird. Die schriftliche Erklärung wird im Betreuungsfall dem Vormundschaftsgericht* übergeben, das entsprechend der Verfügung einen Betreuer einsetzt. Der Betreuer ist verpflichtet, die Betreuungsverfügung zu beachten. Vgl. Vorsorgevollmacht.

Betreuung, teilstationäre: (engl.) *semi-stationary care*; syn. halbstationäre Betreuung, teilstationäre Pflege; Pflege-, Behandlungs- und Betreuungsform von Patienten in Einrichtungen, die nur für begrenzte Zeiten am Tag oder über Nacht, z. T. in Einrichtungen (stationär), z. T. ambulant durchgeführt wird; **Anwendung:** v. a. im psychiatrischen Bereich (s. Psychiatrie) mit Tagesstätten, Tages-* und Nachtkliniken*. Teilstationäre Konzepte für die Betreuung alter und/oder verwirrter Menschen werden erprobt. Eine andere Form der teilstationären Betreuung findet in Dialysezentren statt, die nur an bestimmten Wochentagen geöffnet sind. Dieses Angebot richtet sich an Patienten, die im nichtbetreuten Zeitraum auf evtl. nötige Hilfe durch ihr soziales Netzwerk (Angehörige, Nachbarn, Freunde) zurückgreifen können. **Vorteil:** Das private Umfeld des Patienten kann weitgehend erhalten bleiben und die notwendige Pflege greift in geringerem Maße in das Selbstbestimmungsrecht ein. **Voraussetzung:** Pflegebedürftige Personen haben Anspruch auf teilstationäre Betreuung in einer zugelassenen Pflegeeinrichtung, wenn häusliche Pflege* nicht in ausreichendem Umfang sichergestellt werden kann, z. B. bei kurzfristiger Erhöhung der Pflegebedürftigkeit* oder zur partiellen Entlastung der Pflegeperson nach § 41 SGB IX.

Betriebswirtschaftslehre: (engl.) *business economics*; Abk. BWL; Handlungswissenschaft; Lehre von den innerbetrieblichen Vorgängen unter Wahrnehmung der Interaktion mit anderen Betrieben und den Umweltbedingungen; diese Teildisziplin der Wirtschaftswissenschaften (neben der Volkswirtschaft) untersucht den Aufbau von Betrieben und betriebliche Vorgänge im Zusammenhang mit ihrer Wirtschaftlichkeit*. **Teilgebiete** sind (Personal-)Führung, Beschaffung, Produktion, Absatz und Marketing, Finanzierung und Investition sowie betriebliches Rechnungswesen. Qualitätsmanagement* als ein Aspekt der Betriebswirtschaftslehre ist dem Bereich Marketing und Betriebsführung zugeordnet. Es ist die Grundlage für die Formulierung von Führungsgrundsätzen und betrieblichen Zielen sowie für Organisation und Personalentwicklung* und stellt eine Planungs- und Entscheidungshilfe dar. Qualität dient dabei in erster Linie dem Kunden (Patienten, Bewohner von Pflegeeinrichtungen) und ist ein wichtiger Wettbewerbsvorteil. Zur Umsetzung der Wettbewerbsstrategie erfolgt die fortlaufende Datenanalyse vergleichbarer Prozesse, ihrer Produkte und Methoden bezogen auf das eigene Unternehmen und das der Wettbewerber (z. B. andere Kliniken mit vergleichbarem Angebot, s. Benchmarking). Differenzierte und effiziente Prozesse unterstützen die Erreichung einer Spitzenleistung, welche die eigene Organisation durch Qualität profiliert und von der Konkurrenz abgrenzt. Bei Erfolg erhöht dies den Grad der Identifikation der Mitarbeiter mit ihrem Unternehmen (Corporate* Identity) und führt letztlich zu einer weiteren Leistungssteigerung. **Hinweis:** Seit Verabschiedung des Gesundheitsstrukturgesetzes und des Pflege*-Qualitätssicherungsgesetzes nehmen betriebswirtschaftliche Aspekte zunehmend Einfluss auf die Struktur der Krankenhaus- und Altenheimbetriebe. Die betriebswirtschaftliche Sicht findet im Gesundheitswesen und in der Altenpflege jedoch ihre Grenze im Umgang mit „teuren" Patienten (z. B. chronisch Kranken) und nicht zahlungskräftigen Bewohnern von Pflegeeinrichtungen. In einer rein wirtschaftlichen Logik müssten sich z. B. Pflege- und Krankenkassen und Krankenhäuser von nicht lukrativen Personengruppen trennen, um die Bilanz ihres Hauses nicht zu gefährden. Effizienz heißt in diesem Zusammenhang daher nicht Optimierung der Einkünfte, sondern Wirtschaftlichkeit i. R. des öffentlichen Auftrages. Hierzu dienen Aushandlungsprozesse zwischen Vertretern der einzelnen Interessengruppen.

Betrug: (engl.) *fraud*; nach § 263 StGB Handlung einer Person, die in der Absicht, sich oder einem Dritten einen rechtswidrigen Vermögensvorteil zu verschaffen, das Vermögen eines anderen dadurch beschädigt, dass sie durch Vorspiegelung falscher oder durch Entstellung oder Unterdrückung wahrer Tatsachen einen Irrtum erregt oder unterhält; geschütztes Rechtsgut ist ausschließlich das Vermögen als Ganzes. Vermögen ist der Inbegriff aller

geldwerten Güter einer Person. Der Tatbestand des Betrugs ist erfüllt, wenn eine Täuschungshandlung des Täters vorliegt (z. B. ungedeckter Scheck), dadurch beim Getäuschten ein Irrtum hervorgerufen wird und dieser aufgrund der Täuschung eine Vermögensverfügung über das eigene oder ein fremdes Vermögen vornimmt, die zu einem Vermögensschaden oder einer Vermögensgefährdung führt. Der vom Täter erlangte Vermögensvorteil muss rechtswidrig sein, d. h., der Täter darf keinen Anspruch auf den Vermögensvorteil haben. Der Betrug wird mit einer Freiheitsstrafe* bis zu 5 Jahren oder mit Geldstrafe geahndet. Auch der Versuch ist strafbar. Sonderfälle des Betrugs sind u. a. Computerbetrug (§ 263 a StGB), Subventionsbetrug (§ 264 StGB), Versicherungsbetrug (§ 265 StGB), das Erschleichen von Leistungen (§ 265 a StGB), Missbrauch von Scheck- und Kreditkarten (§ 266 b StGB) sowie Steuerhinterziehung (§ 370 Abgabenordnung).
Bett: s. Krankenbett.
Bettbügel: s. Patientenaufrichter.
Bettenaufbereitung: Säuberung und Desinfektion* eines Krankenbetts* nach dem Einsatz sowie Beziehen mit frischer Bettwäsche zur Nutzung durch einen neuen Patienten; in größeren Einrichtungen findet die Bettenaufbereitung halbautomatisch in einer Bettenzentrale statt.
Bettenauslastungsgrad: (engl.) *bed occupancy rate*; syn. Bettennutzungsgrad, Bettenbelegung; Anteil der Tage in Prozent im Beobachtungszeitraum, an denen die aufgestellten Betten eines Krankenhauses, einer Rehabilitations- oder Pflegeeinrichtung belegt waren; wird zur Ermittlung des Bettenbedarfs* erhoben und dient damit als Basis für die Bettenbedarfsplanung und als Wirtschaftlichkeitsfaktor.
Bettenbedarf: (engl.) *bed requirement*; Anzahl der benötigten Krankenhausbetten auf Basis des zu erwartenden Bedarfs an Krankenhausleistungen; stellt einen zur bedarfsgerechten gesundheitlichen Versorgung der Bevölkerung gehörenden Indikator dar, der aus der Bevölkerungsentwicklung, der Anzahl der Krankenhäuser, der Verweildauer im Krankenhaus und dem Bettenauslastungsgrad* errechnet wird.
Bettenbelegung: syn. Bettenauslastungsgrad*.
Bettenfehlbelegung: entsprechend des Versorgungsauftrags des Krankenhauses nicht gerechtfertigte Nutzung von Krankenhausbetten; Fehlbelegung eines Krankenhausbettes liegt bei unangemessener Patientenaufnahme, Erhöhung der Pflegetage oder Versorgungsstufe vor. Gesetzlich gilt der Grundsatz: ambulante vor stationärer Versorgung.
Bettennutzungsgrad: syn. Bettenauslastungsgrad*.
Bettenschlüssel: 1. prozentualer Anteil zur Verfügung stehender Betten einzelner Fachabteilungen eines Krankenhauses; 2. quantitatives Verhältnis der zur Verfügung stehenden Betten zum Pflegepersonal; veraltete Methode zur Bedarfsberechnung des Pflegepersonals. Vgl. Pflegepersonalregelung, DRG.
Bettgitter: s. Seitenhalterung.
Bett-Haarwaschwanne: syn. Haarwaschwanne*.
Bettlägerigkeit: Bezeichnung für einen längerfristigen Daseinszustand (bettlägerig sein) im Gegensatz zur befristeten Bettruhe* (Bettruhe einhalten); der betroffene Mensch hält sich dabei am Tag (und in der Nacht) überwiegend im Bett oder auf Liegemöbeln auf. Die Position, in welcher der Mensch liegt oder sitzt, ist unerheblich. **Einteilung: 1.** leichte Ausprägung der Bettlägerigkeit: Der Betroffene kann sich 4–5 Stunden außerhalb des Bettes aufhalten. **2.** mittlere Ausprägung der Bettlägerigkeit: Der Mensch verlässt das Bett nur kurzzeitig. **3.** schwere Ausprägung der Bettlägerigkeit: Der Mensch steht nicht mehr auf. **Entwicklung:** Bettlägerigkeit entwickelt sich allmählich über verschiedene Stadien: 1. Instabilität; 2. Ereignis; 3. Immobilität im Raum; 4. Ortsfixierung; 5. Bettlägerigkeit. Die entscheidende Phase ist der Eintritt einer Ortsfixierung, d. h., der Mensch kann nicht mehr selbständig den Ort (Bett, Stuhl) wechseln.

Geschichte und aktuelle Situation
Bettruhe als Heilsempfehlung kam im 19. Jahrhundert auf. Ärzte „erlaubten" damit den gesellschaftlichen Rückzug, häufig unterstützt durch Opiatgaben. Die schädlichen Auswirkungen der Bettlägerigkeit waren noch nicht bekannt. Heute wird in der Medizin möglichst auf lange Liegezeiten verzichtet. Dennoch ist die Vorstellung weit verbreitet, dass ein kranker Mensch liegen müsse, weil Liegen gut tue. Empfohlen werden kann dies nur für ganz akute Krankheitsepisoden; ansonsten sollte Ruhen immer mit Bewegen einhergehen. Klinikpatienten legen sich meist sofort ins Bett; nicht selten wird dadurch eine Bettlägerigkeit initial hervorgerufen. Bettlägerigkeit ist eine vermeidbare pflegerische Komplikation. Ziel bei der Vermeidung von Bettlägerigkeit ist jedoch nicht eine „blinde Aktivierung"; es gibt Menschen, die liegen möchten und ihre Kraft für anderes brauchen. Hier ist die Differenzierung wichtig.

Pflegeprozess
Erforderlich ist eine differenzierte Erfassung der Selbständigkeit bzw. Pflegeabhängigkeit des Patienten von Hilfspersonen, z. B. der nötigen Formen der Hilfestellung beim Verlassen des Bettes oder zur Bewegung im Bett, der Anzahl der benötigten Hilfspersonen und der erhaltenen Bewegungsfähigkeit (differenziert nach Liegen, Sitzen* und Stehen*).

Auswirkungen
1. physiologisch: Im Liegen beginnt schon nach 48 Stunden eine sog. Liegepathologie, die sich im weiteren Verlauf verfestigt. **a)** Durch die Schwerkraft sammelt sich Flüssigkeit im Körperstamm, die in den interstitiellen Raum abgefiltert wird und durch verstärkte Diurese nach außen verloren

geht. Dies führt zu einer Verminderung der zirkulierenden Blutmenge (Hypovolämie), zu Pulsanstieg und Blutdruckabfall; die Elektrolytfraktionen ändern sich. **b)** Atmung: Abnahme des Atemzugvolumens, Atelektasen*, erschwertes Husten, Bronchitisgefahr. **c)** Durch erhöhte Gerinnung, fehlende Muskelpumpe und Flüssigkeitsverlust steigt die Thromboseneigung (s. Thrombose, Thromboseprophylaxe). **d)** Die Muskelmasse nimmt deutlich ab; messbar schon nach wenigen Tagen, nach mehreren Tagen Gefahr von Kontrakturen*. **e)** Die Haut wird keratotisch (verhornt); bei mangelnder Bewegung kann ein Dekubitus entstehen. **f)** Der Magen sezerniert weniger Magensaft, der Appetit nimmt ab, es kommt zur Verstopfung (Obstipation*).
2. **seelisch:** Bettlägerige Menschen werden hoffnungslos und traurig, sie ziehen sich zurück. Nach Wochen der Eintönigkeit tritt ein Zeitverlust auf, d. h., ganze Zeiträume „schrumpfen" und können nicht mehr erinnert werden (s. Zeit). Der Mangel an Außenreizen führt zu einer Abstumpfung der Wahrnehmung*. Bei extremer Habituation (Gewöhnung) können Verkennungen* oder Halluzinationen* auftreten. Bettlägerige Menschen fühlen sich hilflos und abhängig; alles muss an sie herangetragen werden. Oft sind sie isoliert und nehmen nicht mehr am gesellschaftlichen Leben teil.

Einflussfaktoren auf die Entwicklung zur Bettlägerigkeit

Konstante Einflussfaktoren sind die Liegepathologie, der Krankheitsfortschritt mit evtl. Komplikationen, die Individualität, die Situationsbewältigung/Zukunftserwartung, die Motivation und Kompetenz der Pflegenden sowie u. a. weitere zu beachtende Aspekte: **1.** Rücksichtnahme: In Pflegezusammenhängen verringern die betroffenen Menschen ihre Ansprüche. Sie möchten keine Arbeit machen und verzichten auf die Mobilisation (besonders wenn ihnen die Pflegenden als überlastet erscheinen). **2.** Transfer des Pflegebedürftigen: Wenn der Transfer mit Schmerzen einhergeht, der Pflegebedürftige sich unsicher fühlt oder Angst hat zu fallen, wird diese Situation gemieden. Dadurch wird die Liegepathologie gefestigt, Schwindel und Schwäche erschweren das Aufrichten. **3.** Zeitmangel: In den üblichen kurzen Pflegezeittakten (etwa 20 Minuten) kann kein Patient ausreichend mobilisiert werden. Oft werden Patienten kurzzeitig aus dem Bett „herausgesetzt", bleiben dabei aber ortsfixiert und die Körpersysteme können sich in dieser kurzen Zeit nicht umstellen. Eine reine körperliche Dislokation (Umsetzung) ist keine aktivierende Pflege*. **4.** Möbel/Hilfsmittel: **a)** Pflegebetten scheinen die Bettlägerigkeit zu verfestigen (sowohl seelisch als auch mechanisch). Sind sie höhergestellt, damit die Pflegenden eine bequeme Arbeitshöhe haben; zusätzlich sind evtl. noch Antidekubitusmatratzen* aufgelegt. **b)** Die unmittelbare Umgebung ist z. T. ausschließlich nach der pflegerischen Versorgung organisiert: Pflegemittel stapeln sich, das Pflegebett steht schräg im Zimmer, die Möbel sind zur Seite gerückt. Dies signalisiert dem Pflegebedürftigen, dass nicht mehr damit gerechnet wird, dass er wieder aufsteht. **c)** Wichtig sind unauffällige Liegemöbel für das Ausruhen zwischendurch; ein Ins-Bett-Gehen sollte tagsüber vermieden werden. **d)** Mobilitätsfördernde Hilfsmittel sind oft nicht bedürfnisgerecht. In Altenheimen fehlt es meist an individuell angepassten Rollstühlen* (s. Rollstuhlabhängigkeit). Meist wird das einfachste Modell, der Standard-Faltrollstuhl, eingesetzt, der jedoch nur für kurze Transporte geeignet ist; bei längerem Gebrauch klagen Pflegebedürftige über Schmerzen.
Vgl. Lagerung, Positionsunterstützung, Immobilität.
Autorin: Angelika Zegelin.

Bettnässen: s. Enuresis.

Bettpfanne: syn. Steckbecken*.

Bettruhe: (engl.) *bed rest*; diagnostisch oder therapeutisch begründete Anweisung oder Verordnung des Arztes, auch außerhalb der Schlafenszeiten im Bett liegen zu bleiben und nur in Ausnahmefällen aufzustehen; **Anwendung:** z. B. nach Operationen, bei drohender Frühgeburt* oder kräftezehrenden, fieberhaften Erkrankungen; **Hinweis:** Länger anhaltende Bettruhe kann zu unerwünschten Nebeneffekten und Komplikationen führen (z. B. Schwächung und Abbau von Muskulatur und Knochen, erhöhte Thrombosegefahr, Lungenentzündung, Druckgeschwüre, gestörte Körperwahrnehmung, eingeschränkte Sozialkontakte), denen mit entsprechenden Maßnahmen und Prophylaxen (z. B. altersadäquate Beschäftigungsmöglichkeiten, Stimulation*, Besuchsdienst*, Kraft- und Widerstandstraining, Thrombose-*, Pneumonie-* und Dekubitusprophylaxe, s. Dekubitus) begegnet werden kann.

Betttisch: (engl.) *bed table*; auch Nachttisch; **1.** fahrbarer kleiner Schrank mit ausklappbarer und höhenverstellbarer (häufig auch im Neigungswinkel veränderbarer) Tischplatte; meist mit Schublade und Schrankfach, die von beiden Seiten zugänglich sind zu öffnen sind, und einem offenen Fach. Diese Art des Betttisches gehört i. d. R. zur Grundausstattung eines Krankenzimmers*. **2.** in Neigung und Höhe verstellbare mobile Tischplatte; das mit Rollen versehene Fahrgestell lässt sich platzsparend unter das Bett* schieben (s. Abb.); **3.** Tablett mit ausklappbaren Beinen, das dem Bettlägerigen über die ausgestreckten Beine gestellt werden kann.

Bettverlängerung: s. Krankenbett.

Bettwaage: (engl.) *bed scale*; elektronische Waage zur digitalen Gewichtserfassung bei bettlägerigen, immobilen Patienten; besteht aus einzelnen Messplattformen, die mit einem integrierten Hebesystem unter die Räder des Krankenbettes* geschoben werden. Zuvor muss das Gewicht des Bettes bestimmt werden, um das exakte Patientenge-

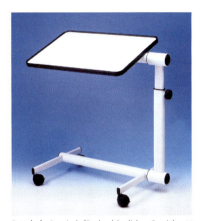

Betttisch: Betttisch für den häuslichen Bereich [1]

wicht ermitteln zu können (bei vielen Waagen geschieht dies durch eine spezielle Funktionstaste). Zusätzlich können Grenzwerte für den Gewichtsverlust des Patienten (z. B. Flüssigkeitsverlust) festgesetzt werden. Die Ergebnisse erscheinen entweder auf einer digitalen Anzeige (Display) oder können auf einem Monitor graphisch sichtbar gemacht und anschließend dokumentiert werden. **Anwendung:** v. a. bei Dialysebehandlung und in der Intensivmedizin, z. B. bei großflächigen Verbrennungen zur Langzeitmessung des Flüssigkeitsverlustes; **Hinweis:** Bettwaagen müssen geeicht sein.

Beugekontraktur: s. Kontraktur.
Bevölkerungsstatistik: s. Altersaufbau; Demographie.
Bewältigungsverhalten: syn. Coping*.
Bewegungsbad: (engl.) *hydrotherapy pool*; Wasserbad mit Bewegungstherapie* in Wannen oder großen Becken unter Anleitung eines Physiotherapeuten nach ärztlicher Verordnung; **Prinzip:** Durch Auftrieb, Wärme und Zähflüssigkeit (Viskosität) des Wassers können v. a. bewegungseingeschränkte Patienten Übungen durchführen, die außerhalb des Wassers im Trockengymnastik nicht oder nur unter Schmerzen möglich wären. **Anwendung:** bei entzündlichen und degenerativen Erkrankungen des Bewegungssystems*, neurologischen Bewegungsstörungen, i. R. der Rehabilitation nach Operation oder Unfall. Vgl. Bad.
Bewegungsdrang: gesteigertes, nicht zu unterdrückendes Bedürfnis nach (oft ungezielter) Bewegung; **Vorkommen:** bei psychischen Erkrankungen (Manie, agitierte Depression), hyperkinetischem Syndrom, Tic*, hirnorganischen Erkrankungen (z. B. Alzheimer-Krankheit); **Kennzeichen: 1.** Bewegungsdrang häufig in Kombination mit innerer Angespanntheit und Konzentrationsstörung; Maßnahmen: Sporttherapie (kontrolliert vermehrte Bewegung), Behandlung (Medikation) der Grunderkrankung, ggf. symptomatische Therapie mit Benzodiazepinen; **2.** ständiges Entfernen aus dem Bett oder Zimmer („Wandern" bei chronischer Verwirrtheit*) mit Falltendenz, unfreiwillige, durch den Patienten nicht zu kontrollierende Schlagbewegungen, unvermitteltes Aufstehen aus dem Sessel (z. B. bei Gemeinschaftsaktivitäten), Vom-Stuhl-Fallen (bei hypermotorischen Kindern); Maßnahmen: Bewegungsdrang möglichst Raum geben, Umgebung sichern, ggf. sind Helm sowie Arm- oder Knieschoner einzusetzen, bei alten Menschen auch Hüftprotektoren* (Gefahr des Oberschenkelhalsbruches). Bei Kindern für gezieltes Bewegungstraining (vgl. Physiotherapie) zur Verbesserung der Koordination sorgen. Bei neurologischen Erkrankungen ggf. Arzneimittel nach ärztlicher Verordnung. **Recht:** Fixierung* ist nicht die geeignete Methode, den Bewegungsdrang zu stoppen. Diese Freiheitsentziehende* Maßnahme ist auch bei Personalmangel – abgesehen von genehmigten Ausnahmen (lebensbedrohliche Zustände, Selbstgefährdung*) – untersagt. **Pflegestandard:** Die Organisation einer Abteilung auf das Ermöglichen sicherer Bewegung ausrichten. Vgl. Bewegungslehre, Fallen, Sturzprävention.
Bewegungseinschränkung: (engl.) *restrained movement, impaired mobility*; **1.** akut oder chronisch verminderte Beweglichkeit durch Einschränkung des aktiven und/oder passiven Bewegungssystems* aufgrund von Verletzungen, Entzündungen oder Tumoren; **2.** Beweglichkeitsverlust aufgrund anhaltender Schonhaltung, fixierender Verbände oder falscher Lagerungstechniken. Vgl. Kontrakturenprophylaxe.
Bewegungselemente: s. Kinästhetik.
Bewegungslehre: (engl.) *biomechanics, kinesiology*; auch Bewegungsforschung, Bewegungstheorie, Biomechanik; Bezeichnung für wissenschaftliche Konzepte, welche die Haltung und Bewegung lebender Organismen, insbesondere des Menschen, mit Hilfe unterschiedlichster wissenschaftlicher Methoden erforschen, beschreiben und systematisieren; Bewegungslehre ist ein Fundament der Bewegungstherapie*. Die verschiedenen Konzeptionen von Bewegungslehre, die von Naturwissenschaften wie Physik und Biologie über Medizin, Psychologie und Sportwissenschaft bis zu Philosophie und Pädagogik reichen, müssen als Teildisziplinen der jeweiligen „Mutterwissenschaft" angesehen werden. Aufgrund der mit diesen unterschiedlichen wissenschaftlichen Ansätzen verbundenen Differenzen in der Definition des Begriffes Bewegung, der Vielfältigkeit der Untersuchungsmethoden und des variierenden Grades in der Objektivierbarkeit der Aussagen kann nicht allen Ausprägungen und Konzeptionen von Bewegungslehre eine Relevanz für biologische und medizinische Anwendungsfelder und speziell für die allgemeine Pflege und Pflegedisziplinen zugesprochen werden. Grundsätzlich müssen diejeni-

Bewegungslehre

gen Ausrichtungen von Bewegungslehre, deren Theorie auf Erkenntnissen aufbaut, die mit objektiven Methoden empirisch abgesichert sind (s. 1.–3.), von Konzepten wie z. B. der angewandten Kinesiologie* (s. 4.) differenziert werden.

1. Physikalisch ausgerichtete Bewegungslehre (Biomechanik)

Konzept: Ausgehend von dem Verständnis von Bewegung als durch biologische Prozesse ausgelöste Ortsveränderung eines Körpers mit fortschreitender Zeit untersucht diese Ausrichtung der Bewegungslehre die Statik und Dynamik des Körpers, bedingt durch das Wechselspiel zwischen den durch Muskelaktionen erzeugten „körpereigenen" Kräften und den „äußeren" physikalischen Kräften wie Schwerkraft, Reibungskraft, Trägheitskraft und Fliehkraft.

Methode: Als Untersuchungsmethoden kommen einerseits theoretische physikalische Analysen, andererseits experimentelle, bildgebende und elektronische Verfahren zur Messung von räumlichen Strukturen, Geschwindigkeiten und Beschleunigungen ausgewählter Körperpunkte, von Kräften zwischen Körper und Umwelt und zwischen einzelnen Segmenten des passiven Bewegungssystems sowie von Massen und Massenschwerpunkten zum Einsatz. Die Fachsprache entstammt vorwiegend der Physik, z. T. auch der Anatomie.

Ziel: Als Ziel der biomechanischen Theorie wird die Konzipierung allgemein gültiger biomechanischer Prinzipien zur Statik des Bewegungssystems und zur strukturgerechten Bewegung angestrebt. Diese Prinzipien treffen Aussagen z. B. über Form und Ausdehnung von Beschleunigungswegen im Verlauf von Körperaktionen, über die zeitliche und räumliche Koordination von Teilaktionen sowie über die Verlaufsform von Kraftimpulsen.

Praktische Bedeutung: Praktische Relevanz erhalten die gelieferten Befunde in Orthopädie, Physiotherapie* und Rehabilitation*, Bewegungserziehung des Kindes, Erhaltung der Bewegungsfähigkeit im Alter, Bewegungskultur im Fitnessbereich und Breitensport sowie im Training* des Leistungssportlers.

2. Funktional-anatomisch ausgerichtete Bewegungslehre

Konzept: Bei ähnlicher Definition des Bewegungsbegriffes wie unter 1. liegt der Schwerpunkt der funktional-anatomischen Bewegungslehre auf der Erforschung der Aktionen des aktiven Bewegungssystems als Ursache von Bewegung. Damit werden die Makro- und Mikrostruktur des Muskels mit seiner Funktion sowie die Struktur und Funktion der Gelenke und der die Gelenke überspannenden Muskulatur in die wissenschaftliche Betrachtung mit einbezogen.

Methode: Die Erweiterung der Betrachtungsweise verlangt eine Ausweitung der Methoden u. a. zur Untersuchung der Muskelfunktion im Bewegungsverlauf durch elektromyographische Verfahren, d. h. Registrierung und Auswertung von Muskelaktionspotentialen, sowie zur Differenzierung aktiver und passiver (Muskel-)Spannungen.

Ziel: Über die unter 1. genannten Ziele der Bewegungslehre hinaus werden u. a. folgende Aspekte untersucht: a) zeitliche Verzögerung zwischen der elektrischen Aktivität des Muskels und dem Auftreten der äußerlich messbaren Kraft bzw. Bewegung (sog. elektromechanische Verzögerung); b) Grad der Beteiligung unterschiedlicher Muskeln an der Bewegung einzelner Gelenke oder funktioneller Segmente des Bewegungssystems und an der Erzeugung von Haltungs- und Bewegungsphänomenen des gesamten Körpers; c) Auswirkung von Muskelschwächen und -verletzungen auf die passive und aktive Muskelspannung und ihre Konsequenz auf Haltung und Bewegung; d) Möglichkeiten der Einflussnahme von Übung und Training auf die passive und aktive Muskelspannung und die resultierenden Veränderungen der Haltung und der Bewegungsabläufe; e) Beteiligung der diversen Muskelfasertypen an statischen und dynamischen Kraftimpulsen; f) Beteiligung der unterschiedlichen Muskelfilamente an der Erzeugung der passiven und aktiven Muskelspannung.

Praktische Bedeutung: Die wissenschaftlichen Befunde erlangen praktische Bedeutung in den unter 1. genannten Bereichen. Durch die Entdeckung des Muskeleiweißes Titin zu Beginn der 80er Jahre des 20. Jahrhunderts sowie durch jüngere Befunde über die Auswirkung von Kraft- und Dehnungsbelastungen auf die passive Muskelspannung wurde eine Revision in der Beurteilung des Zusammenhangs von passiver Muskelspannung und Haltung und Bewegung, eine Überprüfung der Definition von Muskelverkürzungen, Muskelverspannungen und muskulären Dysbalancen sowie ein Umdenken in der Anwendung einschlägiger therapeutischer Behandlungen zur Steigerung der Flexibilität und Mobilität an der Haltungs- und Bewegungskorrektur erforderlich. Diese Revision ist in weiten Bereichen der Physiotherapie und Rehabilitation noch nicht konsequent vollzogen. Für die Pflege sind diese Forschungsergebnisse insbesondere für alle Muskelfunktionseinbußen in Folge von erzwungener oder gewohnheitsbedingter Bewegungsminderung von Bedeutung (z. B. bei alters- und krankheitsbedingter Abnahme der Mobilität, Dauerimmobilisation durch Verbände, Schonhaltungen und Schonbewegungen, habituellen Dauer- und Fehlhaltungen), Bewegungsmangel durch Antriebslosigkeit, die sich z. B. in Muskelatrophien, funktionellen oder ischämischen Kontrakturen, Muskelverhärtungen oder muskulären Dysbalancen äußern.

3. Einbindung neurophysiologischer Fakten (Sensomotorik)

Konzept: Der Schwerpunkt einer neurophysiologisch orientierten Bewegungslehre liegt in der Untersuchung der Steuerungsprozesse der Willkürmotorik. Dabei wird der für die Sensomotorik zuständige Bereich des Zentralenervensystems (Abk. ZNS) als ein hierarchisch nach dem Subsidiaritätsprinzip* strukturiertes System gewertet. Das Subsidiaritätsprinzip gesteht jeder untergeordneten Ebene so viel Selbstständigkeit wie möglich zu und überlässt der jeweils übergeordneten Ebene nur so viel Eingriffsmöglichkeit auf die untergeordneten Ebenen wie notwendig. Das sensomotorische System des ZNS besteht aus 3 Ebenen (von untergeordnet bis übergeordnet): **a)** Rückenmarkmotorik, die muskulären Reflexe umfassend; **b)** Stützmotorik, die Gleichgewichtsregulation einschließend; **c)** Zielmotorik, die Steuerung der willkürlichen Bewegungen betreffend. Kennzeichen der modernen Sensomotorik ist die Überwindung der eher aus philosophisch-weltanschaulichen Gründen propagierten Polarität von bewusst (durch das pyramidal-motorische System) und unbewusst (durch das extrapyramidale System) gesteuerten Bewegungen, indem erkannt wurde, dass das pyramidal-motorische System des ZNS nicht das Zentrum der willentlich gestalteten Motorik, sondern ein „Hilfsorgan" zum schnellen Starten der Bewegungsprogramme ohne Beteiligung des bewussten Wollens darstellt. Das Generieren sowohl bewusst (willentlich) geplanter Bewegungen als auch unwillkürlich provozierter Abläufe wird stattdessen demjenigen Teil der Großhirnrinde zugeschrieben, der auch für das Bewusstwerden der Bewegungswahrnehmung verantwortlich zeichnet (supplementär-motorisches Areal). Demgemäß wird als Anstoß zur Programmierung und Ausführung einer Willkürbewegung der Bewegungsentwurf angesehen, nämlich die innere Vorwegnahme (Bewegungsvorstellung) der Bewegungswahrnehmung, wie sie zur geplanten Bewegung erwartet wird, oder – bei automatisierten Bewegungen – ein symbolischer Stellvertreter des Bewegungsentwurfes (sog. Superzeichen).

Praktische Bedeutung: Als Konsequenz ergibt sich für die gesamte Bewegungserziehung auch i. R. von Physiotherapie, Rehabilitation und Pflege die Aufgabe, die Aufmerksamkeit des zu Behandelnden durch geeignete Maßnahmen auf die im Laufe von Bewegungen im gesamten Körper auftretenden Empfindungen zu konzentrieren, um die Bewegungserfahrungen zu konsolidieren, zu festigen, zu erweitern und für das bewusste Entwerfen weiterer Bewegungen zu nutzen.

4. Quasi-wissenschaftliche Konzepte der Bewegungslehre

Konzept: Insbesondere im Umfeld von Gesundheit, Fitness und Pflege entwickelten sich in den letzten 30 Jahren weitere Konzepte von Bewegungslehre, die sich teils eng an die klassischen Naturwissenschaften anlehnen wie manche Formen der Kinästhetik*, teils am Rande von Medizin, Psychologie, Philosophie oder asiatischen Heilslehren auf eigenen Konzepten, Ideenkonstrukten und Weltanschauungen aufbauen und entsprechende Begriffsbildungen und Wissenschaftsmodelle benutzen, die sich jedoch meist nicht operational präzisieren und definieren lassen. Dabei werden Fachbegriffe (z. B. Energie) in allgemeinem, übertragenem oder auch esoterischem Sinn verwendet, sodass sie mit dem Begriffssystem der klassischen Naturwissenschaften teils konkurrieren und kollidieren.

Praktische Bedeutung: Da Objektivität und Zuverlässigkeit der kinesiologischen Tests bisher nicht empirisch belegt sind, ist bei der praktischen Anwendung Umsicht und kritische Zurückhaltung geboten.

Autor: Klaus Wiemann.

Bewegungslernen: s. Bewegungsmuster.

Bewegungsmangel: (engl.) 1. *lack of exercise*, 2.–4. *hypokinesia*; **1.** (allgemein) unzureichende bis fehlende Nutzung des Bewegungssystems* durch z. B. sitzende Berufe oder längere Bettlägerigkeit*; **Folge:** gestörtes Muskelgleichgewicht (muskuläre Dysbalance), eingeschränkte Gelenkbeweglichkeit und Herz-Kreislauf-Schwäche; **Maßnahme:** Sport, Physiotherapie, Kinästhetik*, Kontrakturenprophylaxe*, Thromboseprophylaxe*. Vgl. Immobilität. **2.** (neurologisch) syn. Hypokinese; Bewegungseinschränkung bei Erkrankungen, z. B. Schüttellähmung (Parkinson-Syndrom), Tumoren im Stirnhirnbereich, Querschnittlähmung nach Unfall; **3.** (kardiologisch) syn. Hypokinesie; verminderte oder verlangsamte Bewegung von Herzwandabschnitten (eingeschränkte Kontraktionsfähigkeit des Herzmuskels, z. B. dauerhaft nach Herzinfarkt oder vorübergehend bei koronarer Herzkrankheit); **4.** (geburtshilflich) syn. Hypokinese; verminderte Kindsbewegung im Mutterleib.

Bewegungsmuster: (engl.) *movement pattern*; Bezeichnung für Abfolgen von Bewegung in Form komplexer Bewegungsabläufe (z. B. Laufen, Bücken, Aufstehen), die physiologisch in einzelnen Schritten erlernt und als Ganzes im Gehirn verarbeitet und gespeichert werden; zur Zielerreichung (z. B. Griff nach einem Glas Wasser) wird die Bewegung unmittelbar vor ihrer Ausführung unbewusst geplant und alle wesentlichen Steuerbefehle für die ausführenden Muskeln (z. B. Rumpfmuskulatur zur Stabilisierung des Körpers; Schulter-, Ober-, Unterarm- und Handmuskeln zum Erreichen des Glases und sicheren Griff) generiert und über die motorischen Nerven erteilt. Erkrankungen der beteiligten Strukturen können dazu führen, dass eine Bewegung aufgrund des nicht generierten Aktivierungsmusters nicht normal ausgeführt werden kann. I. R. der sensomotorischen Rehabilitation ist es möglich, Bewegungsmuster über Wiederholung und Verbindung von einzelnen Teilschritten (Grundbewegungen) der Gesamtbewegung wieder zu erlernen. **Pflege:** Das Konzept der Kinästhetik* vermittelt Bewegungsmuster (spiralig und parallel), die zum Wohlbefinden und der Wiedererlangung von physiologischen Bewegungsabläufen nach Erkrankungen oder bei Bettlägerigkeit eingeübt

Bewegungsplan

und gefördert werden können. Vgl. Bewegungslehre, Gangbild.

Bewegungsplan: (engl.) *kinematic plan*; auch Lagerungsplan; schriftliche Dokumentation geplanter Maßnahmen zur Positionsunterstützung* für einen bestimmten Patienten i. R. der Dekubitus-, Pneumonie- und Kontrakturenprophylaxe; der Bewegungsplan macht Angaben zu Lagerungsarten (s. Lagerung), -intervallen und den einzusetzenden Lagerungshilfsmitteln*. Der Zeitpunkt der Umlagerung wird mit Angabe der Uhrzeit und Handzeichen dokumentiert; Bestandteil der Pflegedokumentation*. **Hinweis:** 1. Sinnvolle Kombination mit anderen Pflege- oder Therapiemaßnahmen anstreben. 2. Essens-, Besuchs- und Schlafenszeiten bei der Planung berücksichtigen. 3. Bewegungsplan nicht starr gestalten, sondern in regelmäßigen und kurzen Abständen überprüfen. 4. Auch bei Weichlagerung* und Einsatz von Antidekubitussystemen* ist eine Bewegungsplanung notwendig.

Bewegungsschiene: (engl.) *dynamic splint*; auch Motorschiene; individuell auf Patientengröße einstellbare, motorbetriebene Schiene mit Halterungsgestell zur Bewegung von Extremitäten

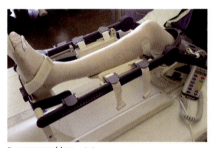

Bewegungsschiene [95]

(s. Abb.); an einem Display (meist mit Memoryfunktion) werden Bewegungsintensität und -dauer eingestellt. Mittels Handschalter kann der Patient die Anwendung starten und beenden. **Anwendung:** zur postoperativen frühfunktionellen Übungsbehandlung und Kontrakturenprophylaxe* durch kontinuierliche passive Gelenkbewegung (engl. continuous passive motion, Abk. CPM; v. a. nach Kniegelenk- und Hüftoperationen). **Hinweis:** Bewegungsschienen sind als orthopädisches Hilfsmittel verordnungsfähig.

Bewegungssystem: (engl.) *movement system*; anatomische Gesamtheit von Knochen und Gelenken (passives System) mit den an Knochen und Gelenken ansetzenden Bändern, Sehnen und Skelettmuskeln (aktives System); wird durch die nervale Steuerung aktiv und ist für Bewegung und Beweglichkeit von Menschen verantwortlich; **Pflegeprozess:** Der aktive Erhalt der Funktionen des Bewegungssystems (vgl. Kinästhetik) ist den passiven Maßnahmen (s. Lagerung) vorzuziehen.

Bewegungstherapie: (engl.) *exercise therapy, kinesiotherapy*; syn. Kinesiotherapie; Behandlung und günstige Beeinflussung von Erkrankungen des Herz-Kreislauf-Systems, der Atemwege, des Bewegungssystems, des Stoffwechsels sowie psychosomatischer Erkrankungen durch gezielte körperliche Aktivität; Hauptaufgabe der Physiotherapie*; wird an die Steigerung der individuellen Belastbarkeit im Verlauf des Heilungsprozesses angepasst; **Anwendung:** in der Rehabilitation*, Kuration und als präventive Maßnahme; **Methode:** Physiotherapeutische Behandlungsmethoden und -techniken aus dem Bereich der Bewegungstherapie sind aktive und passive mobilisierende Techniken, Übungen auf neurophysiologischer Grundlage (z. B. Bobath*-Methode, Vojta*-Methode, propriozeptive neuromuskuläre Fazilitation), manuelle Therapie*, medizinische Trainingstherapie, Atemtherapie*, gerätegestützte Krankengymnastik, Prävention und Gesundheitsförderung, Entspannungstechniken, Gangschule* sowie Behandlungen im Schlingengerät oder Bewegungsbad*. Vgl. Körpertherapie, Bewegungslehre.

Bewegungsübung: (engl.) *exercises*; wiederholte, individuell dosierte und kontrollierte Übungsbehandlung, die aktiv oder passiv bzw. aktiv/passiv innerhalb einer Bewegungstherapie* durchgeführt wird; **Durchführung:** 1. **aktiv:** mit der Muskelkraft des Patienten selbst ausgeführte Bewegung; ist der passiven Bewegungsübung vorzuziehen (s. Bewegungsmuster). Korrekturen führen Physiotherapeuten oder Pflegepersonen durch Anweisungen (verbal) oder auch unterstützend (aktivassistiv) aus, z. B. durch Halten einer Extremität oder durch richtungsgebende, achsengerechte Führung eines Gelenks. 2. **passiv:** durch Physiotherapeuten oder Pflegepersonen gelenkte Bewegung; **Ziel:** Bewegungsübungen dienen der Vergrößerung des Bewegungsausmaßes (Gelenkbeweglichkeit) und der Funktionsförderung der aktiven Strukturen (Muskeln). Vgl. Physiotherapie.

Beweislast: (engl.) *burden of proof*; syn. Beweispflicht; Pflicht des Interessenvertreters, Schäden durch Handlungen (z. B. Körperverletzung durch Behandlungs-* bzw. Pflegefehler*) oder Produkte (z. B. Medizingeräte) nachzuweisen oder auszuschließen; es gilt die rechtliche Regel, dass jede Partei die Beweislast für das Vorliegen der tatsächlichen Voraussetzungen der ihr günstigen Rechtsnorm (begünstigende Vorschrift, die eine Partei zu ihrem Vorteil vom Gericht zur Entscheidung herangezogen sehen will) trägt. **Beispiel:** Wenn eine Partei das Bestehen eines Schadensersatzanspruchs behauptet, hat sie zu beweisen, wer den Schaden wie verursachte, und den Umfang des Schadens nachzuweisen. Der Patient trägt die Last des Verschuldensnachweises, wenn er einen Arzt, ein Krankenhaus oder ein Heim wegen Behandlungs- oder Pflegefehlern verklagt. Die Gerichte erleichtern die grundsätzlich dem Geschädigten obliegende Beweislast in vielen Fällen mit den Regeln über den Anscheinsbeweis* und durch die Annahme der Beweislastumkehr*. Steht nach der Beweiswürdigung nicht fest, ob der behauptete Umstand wahr oder unwahr ist, so entscheidet das Gericht zuungunsten desjenigen, dem die Beweislast obliegt.

Beweislastumkehr: (engl.) *shifting of the burden of proof*; von der Rechtsprechung entwickelte Beweiserleichterung für den Patienten durch Umkehrung der grundsätzlich jeder Prozesspartei obliegenden Beweislast*; **Beispiel: 1.** Wenn dem Arzt ein grober Behandlungsfehler* vorgeworfen wird oder die Dokumentation des Arztes Mängel aufweist, wird dem Patienten die Beweislast abgenommen und geht der Arzt über, der den Nachweis erbringen muss, dass der behauptete Behandlungsfehler nicht vorliegt. **2.** Hängt die Leistungspflicht eines Versicherers davon ab, dass der Betroffene unfreiwillig eine Gesundheitsschädigung erlitten hat, so wird die Unfreiwilligkeit bis zum Beweis des Gegenteils vermutet. **Pflege:** In Pflegeeinrichtungen und für von Pflegekräften übernommene und dokumentierte Aufgaben gilt dieser Grundsatz ebenfalls. In Fällen, in denen eine ausreichende Aufklärung von Schädigungen des Pflegebedürftigen nicht möglich ist, kann bei entsprechendem Tatsachenvortrag des Geschädigten eine mangelhafte oder gar unterlassene Eintragung in die Pflegedokumentation* zur Haftung* des Heimes führen. Liegt z. B. die Ursache eines Dekubitus bei einem Pflegeheimbewohner allein im vom Heimträger beherrschten Gefahrenbereich und steht der Dekubitus im Zusammenhang mit dem Kernbereich der geschuldeten Pflichten (hier der Grundpflege), so hat der Heimträger nachzuweisen, dass der Schaden nicht auf einem Pflegefehler* des Personals oder Organisationsverschulden* (z. B. zu wenig Fachpersonal) beruht.

Beweispflicht: syn. Beweislast*.

Bewertungsskala: (engl.) *evaluation scale*; Verfahren zur Messung von Sachverhalten; z. B. Skalen zur Beurteilung der Kunden- oder Patientenzufriedenheit; die Skalen unterteilen Bereiche positiver, neutraler und negativer Einschätzung. Zur schnellen Zuordnung wird meist mit bekannten Symbolen aus der Schulnotengebung oder mit abstrahierten Gesichtern (sog. Smilies) gearbeitet. **Hinweis:** Bewertungsskalen sind nur sinnvoll, wenn auch die für die Bewerter maßgeblichen Angaben (Items) abgefragt werden. Vgl. Qualitätsmanagement, Evaluation.

Bewohner-Beurteilungsinstrumente: s. interRAI-Assessmentinstrumente.

Bewohnerzufriedenheit: (engl.) *residential satisfaction*; Bezeichnung für die Zufriedenheit* von Bewohnern in Altenpflegeeinrichtungen, die auf der subjektiven Einschätzung von Umfang und Art der Dienstleistungen, den strukturellen Bedingungen der Einrichtung und den individuellen Eigenschaften der Bewohner basiert; der Grad der Bewohnerzufriedenheit resultiert aus dem Vergleich zwischen persönlichen Erwartungen (Bedürfnissen) und individuellen Erfahrungen (Erlebnissen). Von grundsätzlicher Bedeutung ist dabei, dass **1.** die Zufriedenheit nicht für alle Heimbewohner gleich sein kann, da individuelle Erwartungen, die z. B. aus Vorwissen, Erfahrungen und Informationen resultieren, und Wahrnehmungen unterschiedlich sind; **2.** die Bewohnerzufriedenheit auch von Faktoren bestimmt wird, die eine Altenpflegeeinrichtung nicht selbst beeinflussen kann (z. B. rechtliche Rahmenbedingungen oder die Höhe der Pflegesätze); **3.** aus der Bewohnerzufriedenheit nicht eindimensional auf die Qualität von Pflegeleistungen geschlossen werden kann.

Pflege
Relevanz in der Pflegepraxis: Die bestmögliche Befriedigung der Bedürfnisse von Heimbewohnern (und Angehörigen/Betreuern sowie Pflegepersonal) ist ein Ziel, das von Altenpflegeeinrichtungen als ursächliches Interesse verfolgt wird. Eine wichtige Rolle spielt die Bewohnerzufriedenheit auch im Kontext der Bemühungen um Qualitätssicherung*, bei Prüfverfahren des MDK bzw. der Heimaufsichten, bei Vergütungsverhandlungen sowie aufgrund der tendenziell wachsenden Konkurrenz zwischen Einrichtungen der stationären Altenhilfe und des steigenden Legitimationsdrucks gegenüber Kostenträgern und Aufsichtsbehörden.

Ermittlung der Bewohnerzufriedenheit: Empirisch gestützten Informationen über die Bewohnerzufriedenheit kommt eine besondere Bedeutung zu. Daten, die lediglich auf der Basis von Befragungen der Heimbewohner erhoben wurden, besitzen nur eine eingeschränkte Aussagekraft; u. a. deswegen, weil Heimbewohner in besonderem Maße zu positiven Antworten in Bezug auf ihre Zufriedenheit neigen (vgl. Erwünschtheit, soziale). Diese Tendenzen lassen sich nicht gänzlich ausschließen, da sich Menschen in Altenpflegeheimen mit zunehmender Aufenthaltsdauer erfahrungsgemäß den Lebensbedingungen anpassen und damit ihre Erwartungen immer mehr mit den Gegebenheiten übereinstimmen. Dies unterstreicht die Notwendigkeit von mehrdimensional angelegten Erhebungskonzepten, die den Besonderheiten von Heimbewohnern (z. B. kognitive Leistungsfähigkeit, zeitliche Belastbarkeit) und deren spezifischer Lebenssituation (z. B. Pflegebedürftigkeit*, Versorgungsabhängigkeit) gezielt Rechnung tragen. Von grundlegender Bedeutung ist daher die Erhebung (objektiver) Struktur- und Prozessdaten, die sich auf aussagekräftige Merkmale von Pflegeeinrichtungen (z. B. Anzahl der Pflegeplätze, Anzahl der Beschäftigten, Anzahl, Größe und Ausstattung der Zimmer, Planung und Organisation der Pflege, Organisation der Speiseversorgung, Reinigung und Hygiene oder Art der Freizeitangebote) beziehen. Auf der Grundlage dieser Informationen können anschließend subjektive Zufriedenheitswerte bezogen auf zentrale Be-

Bewohnerzufriedenheit

Zufriedenheitswerte (Durchschnittswerte) auf der Basis von Bewohner- und Angehörigen-/Betreuerbefragungen in 34 Hamburger stationären Altenpflegeeinrichtungen (ZuBA-Erhebung, 2005)

Zufriedenheit mit	Zufriedenheitswerte[1]	
	Bewohner	Angehörige/Betreuer
Zimmerausstattung	1,69	1,96
gesamtem Raumangebot in der Einrichtung	1,84	1,96
alltäglichen Abläufen in der Einrichtung	1,99	2,17
pflegebezogenen Hilfeleistungen	1,87	1,90
Umgangsformen der Pflegekräfte	1,66	1,78
Verfügbarkeit von Hilfsmitteln	1,68	1,78
Verpflegungsangebot	1,81	1,99
Sauberkeit und Hygiene	1,88	2,02
Wäscheversorgung	1,89	2,10
Sozialkontakten	1,92	
Freizeitangeboten	1,87	2,15

[1] Skala von 1 (sehr zufrieden) bis 5 (sehr unzufrieden)

reiche des Lebensalltags (z. B. Wohnen, Pflege, Verpflegung, Sauberkeit, Wäscheversorgung, Sozialkontakte, Freizeitangebote) aus Sicht der Bewohner von Pflegeeinrichtungen einerseits und deren Angehörigen/Betreuern andererseits ermittelt werden. Die auf der Basis von Strukturerhebungen und mittels Bewohner- sowie Angehörigen-/Betreuerbefragungen erhobenen Daten sind schließlich in Beziehung zueinander zu setzen, um die Zufriedenheit von Heimbewohnern möglichst umfassend und differenziert beschreiben und erklären zu können.

Praktische Aussagekraft: Mehrdimensional angelegte Erhebungskonzepte ermöglichen es, empirisch abgesicherte Aussagen über die Zusammenhänge zwischen subjektiven Zufriedenheitswerten, soziodemographischen Faktoren (z. B. Alter, Geschlecht) und objektiven Strukturmerkmalen von Pflegeeinrichtungen abzuleiten. Die Verknüpfung von subjektiven Aussagen (Bewohner, Angehörige/Betreuer) mit objektiven Informationen (einrichtungsbezogene Strukturdaten) erhöht die Aussagekraft von Zufriedenheitsmessungen wesentlich und ermöglicht es u. a., Zusammenhänge zwischen Organisationstypen der Pflege oder der Versorgung in stationären Altenpflegeeinrichtungen und dem Grad der Bewohnerzufriedenheit zu identifizieren. Damit lassen sich sowohl aus Sicht und im Interesse der untersuchten Altenpflegeeinrichtungen als auch aus der Perspektive der zuständigen Heimaufsichten konkrete Ansatzpunkte zur Optimierung von Strukturen und Prozessen als auch Potentiale zur Qualitätsentwicklung im stationären Pflegebereich ableiten. Ebenso kann dem (präventiven) Beratungsauftrag der Heimaufsichten im Kontext des Heimgesetzes* Rechnung getragen werden. Zu beachten ist hierbei aber, dass die Bewohnerzufriedenheit nur eine (wenn auch wichtige) Dimension der Ergebnisqualität* von Dienstleistungen in der stationären Pflege ist.

Studienergebnisse: Empirische Studien zeigen, dass die Zufriedenheit von Bewohnern in Altenpflegeeinrichtungen insgesamt gesehen auf einem relativ hohen Niveau liegt (s. Tab.). Die Qualität der Pflege als auch die Umgangsformen der Pflegekräfte werden generell positiv beurteilt. Gleiches gilt für beim Leben in Altenheimen oftmals problematische Aspekte wie Unterbringung, Verpflegung, Hygiene und Sauberkeit. Jedoch fallen die Einschätzungen von Angehörigen/Betreuern tendenziell etwas unzufriedener (kritischer) aus als die von Heimbewohnern. Dies lässt sich auf Unterschiede in den subjektiven Wahrnehmungen, Einschätzungen bzw. Bewertungen zwischen Innen- und Außenperspektive zurückführen.

Autoren: Wolfgang Becker, Susanne Busch, Petra Weber.

Bewusstlosigkeit: (engl.) *unconsciousness*; Fehlen jedes bewussten psychischen Geschehens mit aufgehobener Kontakt- und erheblich eingeschränkter Reaktionsfähigkeit bei erhaltenen körperlichen (somatischen) Funktionen; **Formen:** 1. kurz andauernde Bewusstlosigkeit: s. Ohnmacht; 2. länger andauernde Bewusstlosigkeit: s. Koma. Mögliche **Ursachen:** Krankheit (z. B. Diabetes mellitus), Drogenmissbrauch oder ein vorangegangener Unfall; **Maßnahme: 1.** akut: intensivpflegerische Überwachung, bei polytraumatisierten Patienten Einleitung der Rehabilitationsmaßnahmen; **2.** längerfristig: Förderung durch Basale* Stimulation, ggf. Musiktherapie*, Angehörigenbetreuung. Vgl. Wachkoma.

Bewusstsein (ICNP)**:** (engl.) *consciousness*; **1.** (physiologisch) Bezeichnung für die Gesamtheit von Bewusstseinsinhalten; umfasst z. B. Wahrnehmungen, Gedanken, Reaktionsfähigkeit des Geistes auf äußere und innere Reize i. S. von Wissen um die umgebende Welt sowie um das Selbst (Ich) als Träger der Bewusstseinsinhalte (Selbst- bzw. Ich-Bewusstsein); zu den Qualitäten des Bewusstseins werden z. B. Wachheit, Orientierung* (nach Zeit, Raum und Person), Zielgerichtetheit, Aktivität, Aufmerksamkeit, Auffassung, Denkablauf und Merkfähigkeit gerechnet. Graduierungen des Bewusstseins reichen von klarem Bewusstsein über Bewusstseinstrübung* bis zur Bewusstlosigkeit* (vgl. Bewusstseinsstörung). **2.** (philosophisch) Sammelbezeichnung für die verschiedenen Formen von Erlebnis, Aufmerksamkeit oder Auffassung und Selbstreflexion; die Diskussion um den Bewusstseinsbegriff gehört vornehmlich der neuzeitlichen Philosophie an. Ursprünglich bedeutete das lateinische Wort conscientia nicht nur Bewusstsein i. e. S., sondern auch Gewissen. Zunächst diente der Begriff für die verschiedenen Formen von Erlebnis, Aufmerksamkeit oder Auffassung, d. h. für das, was Bewusstseinszustände (mentale Akte) genannt wird. Dazu zählen **a)** Sinnesempfindungen, Eindrücke, Erinnerungs-, Erwartungs- und Phantasievorstellungen, Emotion*, Stimmung* und das Denken*; **b)** Meinungen, Theorien oder Gesichtspunkte eines bewussten Wesens; unter dem Einfluss des deutschen Idealismus hat sich dieser Wortgebrauch v. a. in der kontinentaleuropäischen Philosophie eingebürgert; **c)** Bewusstsein auch i. S. von Selbstbewusstsein*, d. h. das Bewusstsein oder Wissen vom eigenen Sein (oder der eigenen Situation). Der Begriff des Selbstbewusstseins ist seit seiner Einführung als einer der zentralen Begriffe neuzeitlichen Philosophierens bei R. Descartes (cogito) über G. W. Leibniz' und I. Kants Begriff der Apperzeption hin zum deutschen Idealismus bis heute ein sehr umstrittenes Thema philosophischer Diskussion. Selbstbewusstsein ist nach philosophischer Auffassung eine Fiktion, kein wirklicher Bewusstseinszustand, vielmehr die Fähigkeit (oder Disposition) zu Selbstreflexion und Selbstreferenz. In jüngster Zeit wird versucht, das Thema Bewusstsein zunehmend interdisziplinär aufzugreifen (z. B. K. R. Popper, J. Eccles, 1989; K. Wilber, 1995). Danach ist Bewusstsein in einem Quantenfeld (eine bestimmte Anordnung subatomarer Bereiche) angesiedelt, das sich aus der Gesamtheit der neurophysiologischen Vorgänge ergibt und diesen übergeordnet ist (Liaisonhirn). **Pflege:** Die theoretischen Strömungen speisen sich aus der physiologischen wie der philosophischen Diskussion: Bewusstsein i. S. von Gewahrsein (engl. awareness, z. B. M. Rogers, 1970; E. Barett, 1992; R. Parse, 1985), das sich als Ergebnis von geistigem Wachstum* und auch als erweiterte Wahrnehmung äußern kann (paranormale Erlebnisse, Intuition), oder der mentalen Vorgänge (engl. consciousness). V. a. im Bereich der Bewusstseinsstörung wie z. B. dem Wachkoma* kommen Pflegestudien (C. Bienstein und H. J. Hannich, 2001) aufgrund ihrer unterschiedlichen Fragestellung z. T. zu anderen Ergebnissen als z. B. die Medizin. Hiernach verfügen die Patienten nachweisbar über eine eigene Form von Bewusstsein im Wachkoma. Diese Ergebnisse werfen Fragestellungen (ethisch, medizinisch, pflegerisch, juristisch) bezüglich der Behandlung betroffener Patienten bzw. des Behandlungsabbruchs auf, die auch in enger Absprache mit den Angehörigen thematisiert werden müssen.

Bewusstseinseinengung: (engl.) *narrowed consciousness*; Form der qualitativen Bewusstseinsstörung*; Fokussierung des Denkens, Fühlens und Wollens auf wenige Themen mit verminderter Ansprechbarkeit auf Außenreize; **Vorkommen:** bei Dämmerzustand*, Hypnose*, posttraumatischer Belastungsstörung* und intensiver Konzentration.

Bewusstseinsstörung: (engl.) *disorder of consciousness*; Störung des Bewusstseins*; **Formen: 1. qualitative** Bewusstseinsstörung: Bewusstseinstrübung*, Bewusstseinseinengung* oder Bewusstseinsverschiebung* sowie Verwirrtheit*, Dämmerzustand* oder Halluzination* aufgrund neurologisch-psychiatrischer Erkrankung oder nach Einnahme von Drogen; Maßnahmen: Gefühl der Sicherheit vermitteln, im akuten Stadium der Realität des Patienten nicht widersprechen, Unterstützung der Orientierung durch strukturierte Umgebungsgestaltung (z. B. Wegweiser, Merkzettel; s. Orientierungshilfen), Überwachung der medikamentösen Therapie; **2. quantitative** Bewusstseinsstörung: Unterscheidung in Benommenheit*, Dämmerzustand*, Sopor* oder Präkoma, Koma*; Ursache: intrakranial (z. B. bei Schädelhirntrauma, Schlaganfall, Blutung oder Tumor im Schädel bzw. der Schädelhöhle) oder als Folge von Stoffwechsel- oder Regulationsstörungen bzw. Vergiftungen; Quantifizierung erfolgt nach der Glasgow* Coma Scale. Dies ermöglicht eine standardisierte Einschätzung der Bewusstseinsstörungen. Maßnahmen: verstärkt gerichtete Aufmerksamkeit auf Vitalzeichen*, Atmung, Pupillenreaktion, räumliche, zeitliche, örtliche sowie personale Orientierung, verbale und motorische Reaktion.

Bewusstseinstrübung: (engl.) *clouding of consciousness*; Form der qualitativen Bewusstseinsstörung* mit Beeinträchtigung der Bewusstseinsklarheit und damit der Fähigkeit, verschiedene Aspekte der eigenen Person und der Umwelt zu erfassen und sinnvoll zu verbinden, entsprechend zu handeln und sich mitzuteilen; **Vorkommen:** bei Dämmerzustand* und Delir (s. Verwirrtheit, akute) sowie i. R. symptomatischer Psychosen oder Vergiftungen.

Bewusstseinsverschiebung: (engl.) *displacement of consciousness*; subjektives Erleben gesteigerter Wachheit sowie erweiterte, intensivierte Wahrnehmung von Raum und Zeit, Sinnesempfindungen und Erfahrungshorizont; auch Form der qualitativen Bewusstseinsstörung*; **Vorkommen: 1.** (physiologisch) bei Meditation* und Hypnose*; **2.** (pathologisch) bei Schizophrenie, Manie* und als Wirkung von Drogen.

Beziehung: (engl.) *relationship*; Pflegebeziehung; Qualität der Verbundenheit oder Distanz sowie der Verbindung zwischen Menschen (Patienten und Pflegenden) aufgrund von Austauschprozessen wie z. B. Sprache, Gestik, Mimik, Berührung (s. Interaktion, Kommunikation); Beziehung bezeichnet immer Wechselseitigkeit. Sowohl bei Austauschprozessen höchster Aktivität (z. B. bei Anleitung, Beratung* und Durchführung von Pflegeverrichtungen) als auch bei scheinbarem Nichtvorhandensein von Austausch (z. B. beim gemeinsamen Schweigen) entsteht eine bestimmte Qualität von Beziehung.

Pflege
1. pflegetheoretische Konzepte: Verschiedene pflegetheoretische Überlegungen setzen unterschiedliche Schwerpunkte, gehen jedoch alle von einer am „Gesunden", „Alltäglichen", „Normalen" orientierten Beziehungsgestaltung aus: **a)** Beziehung als **psychodynamischer Prozess** (H. Peplau, 1952); s. Pflegemodell, psychodynamisches; **b) lebendige Beziehung** zwischen Pflegenden und Patienten (I. Orlando Pelletier, 1961): Ziel der Pflege ist es, dem Patienten die Hilfe zukommen zu lassen, die er benötigt; Hauptaugenmerk legt die Pflegekraft auf die Bedürfnisse des Patienten, die jedoch ambivalent sein können und somit nicht direkt oder genau ausgedrückt werden. Die wesentlichen Elemente des Pflegeprozesses* beschreiben auch die Beziehungsgrundlage: das Verhalten des Patienten, die Reaktionen der Pflegenden und die pflegerischen Handlungen, die zum Nutzen des Patienten bestimmt sind.

2. pflegephilosophische Konzepte: a) Pflegebeziehung als **Dialog** in der philosophischen Auffassung der humanistischen Pflege (G. Paterson, T. L. Zderad, 1976): Pflegebeziehung richtet sich in Anlehnung an die Religionsphilosophie (M. Buber, G. Marcel) auf das persönliche und menschliche Wachstum von Menschen im Beziehungsprozess zwischen Pflegenden und Patienten. Schwerpunkt in der Beziehungsarbeit ist die Empathie*. Existenzielle Erfahrungen werden über Einmaligkeit und Andersartigkeit, Einklang mit sich selbst sowie Erfahrung, Entwicklung und Entscheidung und die Unterschiede der Werte beschrieben und interpretiert. **b) Sorge** (P. Benner, J. Wrubel, 1982): Die Bedeutung von Krankheitserleben wird in die Beziehungsgestaltung des Pflegenden mit einbezogen und eine heilende Beziehung aufgebaut, in der hauptsächlich die Ressourcen des Patienten zur Bewältigung gefördert werden. **c) Wechselbeziehung** zwischen Mensch und Umwelt (R. Rizzo Parse, 1981): Stark existenzphilosophisch (J. P. Sartre) und hermeneutisch (W. Dilthey) beeinflusst wird die Beziehungsgestaltung wesentlich durch die Annahme geprägt, dass die Begriffe Mensch-Leben-Gesundheit ein voneinander abhängiges und einander beeinflussendes Wechselspiel bedeuten. Dieses führt letztlich zu individuellen Entscheidungen, die mit der Lebensführung (z. B. Bedürfnis nach Selbstbestimmung oder Anpassung), den Lebensbedingungen (z. B. Einkommen, Bildung) und dem Gesundheitsverhalten (z. B. Ernährung) zu tun haben und darauf Einfluss nehmen, ob z. B. ein Diabetiker sich zu regelmäßigem Spritzen entschließt oder eine Sterbenskranke eine weitere Chemotherapie vornehmen lässt. An all diesen Entscheidungen reifen die beteiligten Menschen mit dem Gewinn weiterer Lebenserfahrung. **d) Zuwendung und Liebe*** als **moralisches Prinzip** der Beziehungsgestaltung in der Pflege (J. Watson, 1979): Pflegekraft und Patient sind miteinander handelnde, sich wechselseitig beeinflussende Partner in einem gemeinsamen Beziehungsprozess. Zuwendung* (care*) erfordert großes Wissen über und Einfühlungsvermögen in den Patienten. Pflegekraft und Patient treffen sich mit der Summe der jeweiligen gegenwärtigen menschlichen Erfahrungen. Die Pflegekraft geht auf die subjektive innere Welt des Patienten ein und unterstützt ihn, Sinn zu finden in der eigenen Existenz sowie in den Bedeutungen der Disharmonie, des Leidens oder Unwohlseins.

3. systemische Beziehungsgestaltung: a) Familien- und umweltbezogene Pflege (M.-L. Friedemann, 1994, 2003): Die Pflege eines Menschen bezieht die Familienebene mit ein und umgekehrt (vgl. Familie). I. Allg. wird Pflege als ein Prozess verstanden, der Spiritualität*, gemeinsames Wachstum, Regulation/Kontrolle und Stabilität zum Ausdruck bringt. Das Ziel der Beziehungsgestaltung liegt darin, Unstimmigkeiten (Inkongruenzen) zur Abstimmung (Kongruenz) zwischen den Beteiligten zu führen. **b) Transaktion** (I. King, 1971) als Ergebnis einer von der Pflegeperson koordinierten, zielgerichteten Beziehungsaufnahme zum Patienten; vgl. Zielerreichungstheorie.

Angrenzende Fachgebiete
Psychologie: Entsprechend den Konzepten in der Pflege sind die psychologischen Richtungen ebenfalls hauptsächlich durch humanistische (C. Rogers, Th. Gordon, E. Fromm, F. Pearls), tiefenpsychologische (S. Freud, C. G. Jung) und systemische Theorien (P. Watzlawick) zur Beziehung geprägt. Schwerpunkte liegen in der Betrachtung des

Wachsens und Reifens von Menschen, des Gestaltens einer tragfähigen, bereichernden Beziehung und des Austauschs von Informationen im Verhältnis zur Qualität der Beziehung. Das Interesse der Psychotherapie bezieht sich mehr auf die krankheitsbedingten und krankheitsverursachenden Aspekte der Beziehung und die Therapie. Vgl. Gesprächspsychotherapie, klientenzentrierte; Pflege, psychosomatische.
Autor: Rüdiger Bauer.
Beziehungsarbeit: 1. (Pflege) s. Beziehungspflege; 2. (Psychologie, Sozialarbeit) bewusste, durch gezielte Handlungen beeinflusste Beziehungsgestaltung.
Beziehungskonflikt: s. Konflikt.
Beziehungspflege: auch Beziehungsarbeit; Bezeichnung für das pflegerische Bearbeiten von psychischen, emotionalen, interpersonalen und interdependenten Inhalten einer Beziehung zwischen Patienten und Pflegenden; in Abgrenzung zur Bezugspflege* handelt es sich bei Beziehungspflege nicht um ein Organisationssystem. Inhalte sind die jeweiligen Bedeutungen, die der Interaktion* von Patient und Pflegendem zugrunde liegen, sowie das beiderseitige Erleben und Bearbeiten der Erkrankung, der Krankheitsverarbeitung, der Krankheitsentstehung und des weiteren Lebens mit tatsächlichen oder möglichen Krankheitsfolgen. Vgl. Beziehungspflege, kongruente.
Beziehungspflege, kongruente: bewusste Wahrnehmung und Bearbeitung der zwischenmenschlichen (interpersonellen) Aspekte und der gegenseitigen Abhängigkeiten (Interdependenzen) einer Pflegeperson-Patient-Beziehung im Pflegeprozess; ursprünglich angesiedelt in der psychiatrischen und psychosomatischen Pflege; heute zunehmend im Bereich der Altenhilfe verbreitet. Ziel: Herstellung von Kongruenz (Übereinstimmung, Deckungsgleichheit) zwischen Pflegenden und Patienten.
  Pflegeverständnis
Pflege als Prozess, in dem Patient und Pflegekraft einen Zustand beidseitigen Wohlbefindens schaffen; die Beziehung* ist das Ziel des Pflegeprozesses und der eigentliche Gegenstand der Pflege. Ausgehend von der Unterschiedlichkeit in Einstellungen, Werten, Normen, Handlungsmöglichkeiten und Kompetenzen werden Beziehungshinderungen von der Pflegekraft bearbeitet.
  Vorgehen
Zunächst liegt die Verantwortung für den Aufbau einer Beziehung bei der Pflegekraft. Grundlagen sind Fragen des Könnens (z. B. Berufserfahrung), Sollens (z. B. Anforderungen der Leitung), Wollens (was will die Pflegekraft selbst) und Dürfens (in welchem organisatorischen, rechtlichen Rahmen bewegt sie sich). Diese Grundfragen stellt sich die Pflegekraft in jeder Situation der Pflegebeziehung und versucht gleichzeitig, den Patienten zu befähigen, die für ihn bedeutsamen Grundfragen zu stellen und zu beantworten. Grundlagen des Konzepts der kongruenten Beziehungspflege sind die Humanistische Philosophie und Psychologie (C. Rogers), das psychodynamische Pflegemodell* (H. Peplau) sowie das Konzept der Kognition von H. R. Maturana und F. J. Varela.
Autor: Rüdiger Bauer.
Beziehungswahn: (engl.) *delusion of reference*; Wahn, in dem objektiv belanglose Äußerungen und Verhaltensweisen anderer Menschen sowie Ereignisse in der Umwelt auf die eigene Person bezogen werden und ihnen eine besondere Bedeutung beigemessen wird; meist fühlen sich die Betroffenen von außen beeinträchtigt oder beeinflusst. Vorkommen: häufig bei Schizophrenie, organischer Psychose oder wahnhafter Depression*. Vgl. Wahnvorstellung.
Bezugsgruppe: (engl.) *reference group*; Gruppe*, die ein Mensch zur Identifikation wählt; eigene Werte, Maßstäbe und Verhaltensnormen werden mit einer Gruppennorm verglichen. Normen und Werte der Bezugsgruppe dienen der Orientierung oder bieten einen Vergleichsrahmen, anhand dessen sich die relative Position in der sozialen Struktur bewerten lässt. Meist verfügt ein Mensch über mehrere Bezugsgruppen, denen er sich zugehörig fühlt.
Bezugsperson: (engl.) *attachment figure*; **1.** (allgemein) Bezeichnung für eine Person, deren Werte, Normen, Einstellungen und Verhaltensweisen als Orientierungsgrundlage für eigenes Verhalten, Handlungen und Meinungen dienen; Bezugspersonen sind u. a. Angehörige, Freunde, nahestehende Kollegen, aber evtl. auch Verstorbene, die noch immer als Maßstab für Handlungen einer Person gelten. **Pflegeprozess: a)** in der Biographiearbeit* bei Langzeitbewohnern Bezugspersonen ermitteln und möglichst deren Besuch fördern. **b)** Auf Akutstationen Besuchs- und Auskunftsmöglichkeit regeln, z. B. Formulare zur Aufhebung der Schweigepflicht* gegenüber Dritten. **2.** (entwicklungspsychologisch) Person, zu der ein Kind eine (enge) Beziehung hat und die für seine Existenz sorgt.
Bezugspflege: (engl.) *primary care, primary nursing*; syn. Bezugspersonensystem, Bezugspersonenpflege, Bezugspersonenpflegesystem; vollständige Übernahme der Pflegeverantwortung von einem Pflegenden für einen Patienten während des gesamten stationären Aufenthalts des Patienten; 2 wesentliche Merkmale sind für Bezugspflege bestimmend (s. Abb. S. 124): 1. Das **interaktionelle Konzept von Pflege** stellt die Interaktion* zwischen Patient und Pflegendem in den Vordergrund (vgl. Beziehung). 2. Das **Arbeitsorganisationsprinzip** orientiert sich aus Managementsicht am Organisationsmodell der teilautonomen Arbeitsgruppen. Planung, Durchführung und Evaluation der Pflege eines Patienten liegen beim Bezugspflegenden (auch **Primary Nurse**). Die Arbeitsorganisation gestaltet der Bezugspflegende weitgehend nach Kriterien, die sich aus seiner Pflege ergeben. Während der Abwesenheit des Be-

Bezugspflege

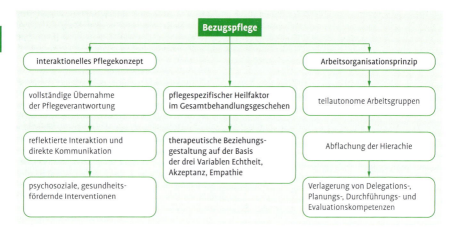

Bezugspflege [22]

zugspflegenden stehen Begleitpflegende (**Associate Nurses**) zur Verfügung, welche die Pflege entsprechend der Planung durchführen und dokumentieren. Bezugspflegende beraten und konsultieren sich kollegial. Es gibt einen schmalen Schnittstellenbereich zum vertikalen Management (der Führungspersonen); vgl. Verantwortung, pflegerische. Es handelt sich bei der Bezugspflege um einen Gegenentwurf zur Funktionspflege*.

Grundlage
In der Bezugspflege steht die Gestaltung der Beziehung von Pflegendem und Patient im Mittelpunkt. Die körperlich (somatisch) orientierte Pflege wird um psychosoziale Aspekte ergänzt. Besondere Aufmerksamkeit erhält die Art und Weise, wie Pflegende und Patient sich begegnen und zu welchem Zeitpunkt welche Rollen eingenommen werden.

Pflegetheorie
Pflegetheoretisch bedeutsam für die Bezugspflege sind die Interaktionstheorien, insbesondere Zielerreichungstheorie* und Transaktion* (I. King) und das psychodynamische Pflegemodell* (H. Peplau). Als Grundlage für die Gestaltung der Begegnungen von Patient und Bezugspflegendem eignen sich weiterhin die therapeutischen Basisvariablen Empathie*, Akzeptanz* und Kongruenz*, die von C. Rogers entwickelt wurden und über den Begriff Beziehungspflege* Eingang in die (Bezugs-)Pflege gefunden haben. Bezugspflege entwickelt sich durch individuelle und intensive Begegnungen mit dem Patienten. Das sich entwickelnde Vertrauensverhältnis wird im Genesungs- oder Krankheitsverlauf zu einer wesentlichen Ressource. Vertrauen fördert und erhöht die Bereitschaft des Patienten, sich aktiv und konstruktiv am Behandlungsgeschehen zu beteiligen (vgl. Compliance). Die Frage des Erlebens von Krankheit beim Patienten wird in die Interaktion einbezogen. I. S. der Gesundheitsforschung (s. Salutogenese) gehören dazu auch die existenziellen Fragen des Patienten, seine wichtigsten Tätigkeiten, seine Gefühle und seine aktuellen Beziehungen. Bezugspflege ist i. S. der gesundheitsfördernden Orientierung und der erhöhten Compliance nicht nur ein Pflegemodell, sondern ein eigenständiger **pflegespezifischer Heilfaktor** im Gesamtbehandlungsgeschehen des Patienten. Die Pflegeergebnisse werden durch praxisnahe Forschungsvorhaben überprüft. Bezugspflege führt nachweislich, insbesondere in ihrer englischen/US-amerikanischen Variante (Primary Nursing), zu einer signifikanten Erhöhung der Pflegequalität, der Arbeitszufriedenheit und zu einer erhöhten Patientenzufriedenheit.

Vorgehen
Der gesamte Pflegeprozess liegt in der Hauptverantwortung des Bezugspflegenden. Im **Erstgespräch** ermittelt der Bezugspflegende den aktuellen und potentiellen Pflegebedarf* und die Ressourcen des Patienten. Der Patient erfährt, dass der Bezugspflegende persönlich für seine Pflege verantwortlich ist. Abwesenheitszeiten werden mitgeteilt und ein Vertrauensverhältnis wird aufgebaut. In regelmäßigen Abständen werden mit dem Patienten (Bezugspflege-)**Gespräche** durchgeführt, die Rückblick- und Vorblickelemente enthalten, insbesondere in Bezug auf sein aktuelles Erleben und konkrete Fragen. Der Bezugspflegende steht zudem den Angehörigen des Bezugspatienten für Fragen und Anmerkungen zur Verfügung. Im **Abschlussgespräch** werden der Verlauf des stationären Aufenthalts und die gemeinsamen Erfahrungen thematisiert. Bei der Bezugspflege erhöht sich die Verantwortung der Pflegenden für die Pflege ihres Patienten. Besondere Erfolge sind ebenso eindeutig zuzuordnen wie

Bezugspflege

Pflegefehler*. Daher ist es wichtig, dass die Einführung von Bezugspflege mit einem Kompetenzzuwachs der Pflegenden einhergeht. In der Bezugspflege besteht daher ein Bedarf an Pflegespezialisten, die zu bestimmten Pflegeproblemen einen Kompetenztransfer zum Bezugspflegenden herstellen. Entsprechende Konsultationen sollten in der Bezugspflege selbstverständlich sein. Zudem finden regelmäßige Besprechungen statt, in denen sich die Bezugspflegenden gegenseitig bei bestimmten Pflegeproblemen beraten. Der Bezugspflegende bleibt auch bei Delegation der Pflege oder während seiner Abwesenheit für den gesamten Pflegeprozess verantwortlich und stellt sicher, dass die Anweisungen, die seinen Patienten betreffen, exakt nach den Vorgaben durchgeführt und dokumentiert werden. Seine regelmäßige Präsenz ist daher von besonderer Bedeutung. Für Bezugspflegende ist daher eine Arbeitszeit unter 75 % der Regelarbeitszeit nicht zu empfehlen.

Organisation

Der Bezugspflegende koordiniert in Zusammenarbeit mit den anderen Berufsgruppen die Zeit- und Ablaufplanung und ist die Informationszentrale für seine Patienten. Bei ihm sammeln sich die wesentlichen diagnostisch-therapeutischen Informationen. Soweit möglich führt er die Pflegemaßnahmen für seine Patienten selbst aus. Während seiner Abwesenheit delegiert er die Pflegedurchführung an geschulte Begleitpflegende, die die Pflege strikt nach seiner Planung durchführen. Der Bezugspflegende übernimmt damit hierarchische Funktionen (Delegations-, Planungs- und Entscheidungskompetenzen), die in anderen Pflegeorganisationsmodellen von der Stationsleitung übernommen werden. Daher geht die konsequente Umsetzung der Bezugspflege mit einer veränderten, abgeflachten hierarchischen Struktur und einer veränderten Aufgabenverteilung einher. Die Stationsleitung erhält, soweit sie in der Bezugspflege nicht überflüssig wird, administrative Aufgaben und beratende Funktionen. Sie übernimmt auf der Grundlage ihrer besonderen Kompetenzen Coachingfunktionen (s. Coaching) für den Bezugspflegenden und regt i. S. der Qualitätsentwicklung Innovationen für die Kernprozesse in ihrem Verantwortungsbereich an. Die erfolgreiche Umsetzung der Bezugspflege ist daher abhängig von einem veränderten Rollenverständnis der Pflegenden, der Leitungsmitarbeiter und der anderen am Genesungsprozess des Patienten beteiligten Berufsgruppen.

Psychologie

Bezugspflege geht mit einer erhöhten Identifikation des Pflegenden mit seinem Patienten und des Patienten mit seinem Pflegenden einher. Der Bezugspflegende wird über das intensive Beziehungsangebot und die größere emotionale Nähe zu seinem Patienten in das Krankheitserleben und -verarbeiten stärker involviert als z. B. in der Funktionspflege. Diese identifikatorische Ressource kann aber auch für die Beteiligten zu einer erheblichen Belastung führen, wenn nicht gleichzeitig professionelle Distanz den Grad der menschlichen Nähe, Anteilnahme und Identifikation begrenzt.

Hinweis: In der Bezugspflege besteht die Gefahr der Überidentifikation, des Überengagements und der gegenseitigen Vereinnahmung. Der Bezugspflegende bedarf daher therapeutischer Basiskompetenzen wie z. B. Rollenflexibilität und Selbstreflexion* sowie eines fundierten Wissens über tiefenpsychologische Phänomene wie Übertragung*/Gegenübertragung*, Projektion* und Abwehrmechanismen* und Kenntnissen über phasentypische Verläufe, Hindernisse und Gestaltungsanforderungen von Beziehungen. Für Bezugspflegende sollten daher Fortbildungs- und Entlastungsangebote (Supervision*, Balint*-Gruppe) zur Verfügung stehen. Bezugspflegende benötigen Unterstützung, v. a. um die schwierigen und belastenden Aspekte dieses Konzepts zu kompensieren. Es handelt sich hierbei nicht um eine Forderung nach interdisziplinären Entlastungs- und Reflexionsmöglichkeiten, sondern ausdrücklich um eine Forderung nach Angeboten, die sich ausschließlich an Bezugspflegende richten. Es wird davon ausgegangen, dass es Pflegenden leichter fällt, z. B. über Unzulänglichkeiten, unangemessene Interaktion und Überforderungen zu kommunizieren, wenn weisungsbefugte Mitarbeiter oder Mitarbeiter von Berufsgruppen, die Pflegenden vorgesetzt sind, abwesend sind. Dieser Aspekt wird als mit entscheidend für das Gelingen von Bezugspflege betrachtet.

Arbeits- und Kompetenzaufteilung

Individuelle Pflegeverantwortung kann nur übernommen werden, wenn gleichzeitig Entscheidungs- und Gestaltungsspielräume zur Verfügung gestellt werden. Bezugspflege kann nur erfolgreich umgesetzt werden, wenn gleichzeitig mit der Verantwortung auch die Qualifikationen und Kompetenzen erweitert und vertieft werden (vgl. Care Management). Der notwendige Zuwachs an Autonomie birgt erhebliche Konflikte. **1.** Notwendig wird im Arbeitszusammenhang eine verbindliche Verabredung darüber, was Pflege eigentlich ausmacht. Vorerst und fortgesetzt wird Pflege im deutschsprachigen Raum immer noch als Heilhilfsdisziplin der Medizin verstanden. Pflegerische Tätigkeiten, zumindest soweit sie im Krankenhaus erbracht werden, stehen letzten Endes unter dem Prinzip der ärztlichen Gesamtverantwortung (§ 15 Absatz 1 und § 107 Absatz 1 SGB V). Demnach liegt es im Ermessen des Arztes, Notwendigkeit und Umfang pflegerischer Leistung festzulegen oder diese Tätigkeiten zu delegieren. Er trägt die Verantwortung dafür, dass die von ihm delegierten Tätigkeiten (s. Delegation) von ausreichend qualifizierten Kräften in sachgemäßer Weise durchgeführt werden (G. Igel, 1998). Eine solche Auffassung muss mit dem Konzept der individuellen Pflegeverantwortung in der Bezugspflege notwen-

digerweise kollidieren. Zudem muss sich der Zuwachs an Entscheidungsspielräumen in der Pflege aus den Entscheidungsspielräumen anderer Berufsgruppen speisen. Dies kann von den anderen Berufsgruppen als Autonomieverlust erlebt werden. Daher können bei der Einführung und Umsetzung von Bezugspflege insbesondere mit dem ärztlichen Dienst Konflikte auftreten. Es empfiehlt sich daher, intensive Gespräche im Vorfeld der Einführung der Bezugspflege mit allen beteiligten Berufsgruppen zu führen. Themenschwerpunkt dieser Gespräche ist eine möglichst exakte Beschreibung der stationären Kernprozesse. 2. Ein weiteres Konfliktfeld besteht in der eindeutigen Zuordnung von Pflegequalität und -ergebnis zu einem Bezugspflegenden. Viele Pflegende, die mehr Autonomie und Verantwortung für ihre Aufgaben fordern, schrecken gleichzeitig davor zurück, für Pflegefehler, Kompetenz- und Kommunikationsdefizite eindeutig verantwortlich gemacht werden zu können. Vor diesem Hintergrund kommt es nicht selten zur Ablehnung der Bezugspflege durch die Pflegenden selbst. Mit der Zunahme von Verantwortung und Autonomie in der Bezugspflege muss daher auch eine höhere Bereitschaft zu Reflexion und Rechenschaft bei den Pflegenden einhergehen. Für diese Prozesse empfiehlt sich die professionelle Begleitung durch externe Organisationsentwickler und Supervisoren.
Autor: Stefan Böhmer.
BfArM: Abk. für **B**undesinstitut* für **Ar**zneimittel und **M**edizinprodukte.
BfHD: Abk. für **B**und* freiberuflicher **H**ebammen **D**eutschlands.
BGA: Abk. für **B**lut**g**as**a**nalyse*.
BGG: Abk. für **B**ehinderten**g**leichstellungs**g**esetz*.
Bibliotherapie: (engl.) *bibliotherapy*; Form der Psychotherapie* und Kunsttherapie* sowie Pflegeintervention, bei der die Lektüre geeigneter Literatur der Förderung und Verbesserung der emotionalen Ausdrucksfähigkeit dient; durch gezielten Einsatz können Pflegende die Bewältigung von Krankheitsprozessen positiv beeinflussen, indem sie geeignete Passagen aus Erzählungen, Romanen oder Gedichten auswählen. In Absprache mit dem Patienten sollte Literatur besorgt, ggf. vorgelesen (bei Sehbehinderungen, als Form der Zuwendung*) oder als CD abgespielt werden. **Hinweis: 1.** Texte mit Aussagekraft für den Patienten, nicht unbedingt für den Therapeuten oder die Pflegenden wählen. **2.** Bildungsgrad und bisherige Lesefreude oder -abneigung berücksichtigen.
BIG: Abk. für **G**ewerkschaft* für **B**eschäftigte **i**m **G**esundheitswesen.
Bilanzierung: s. Flüssigkeitsbilanzierung; Nahrungsbilanzierung.
bilateral: (engl.) *bilateral*; beidseitig.
Bildungsrat für Pflegeberufe: s. Deutscher Bildungsrat für Pflegeberufe.
Billings-Ovulationsmethode: (engl.) *Billings' ovulation method*; syn. Zervixschleimmethode; natürli-che Methode der Empfängnisverhütung, bei der die Konsistenz des Zervixschleims zur Bestimmung fruchtbarer und unfruchtbarer Tage im weiblichen Zyklus beurteilt wird; dazu nimmt die Frau täglich Zervixsekret zwischen Daumen und Zeigefinger und öffnet die beiden Finger. Kurz vor dem Eisprung und bis 4 Tage danach ist der Schleim dünnflüssig und zieht 6–12 cm lange Fäden zwischen den Fingern (sog. Spinnbarkeit des Zervixsekrets). Während der unfruchtbaren Tage ist der Schleim zähflüssig und für Spermien schwer durchgängig. **Hinweis:** Diese Methode ist bei alleiniger Anwendung unzuverlässig. Vgl. Schwangerschaftsverhütung.
Bindegewebemassage: (engl.) *connective tissue massage*; Form der Reflexzonenmassage*, bei der durch langsames und ausgedehntes Streichen der Haut mit 1 oder 2 Fingerkuppen tangentiale Druck- und Zugreize auf das subkutane Bindegewebe ausgeübt werden; **Ziel:** Neben der Lockerung von Verspannungen und Verhärtungen soll eine segmentale reflektorische Beeinflussung der inneren Organe und der äußeren (peripheren) arteriellen Durchblutung erreicht werden.
Bindehaut des Auges: (engl.) *conjunctiva*; Konjunktiva, Tunica conjunctiva; sehr gut durchblutete und innervierte Bindehaut, die mit Ausnahme der Hornhaut (Cornea) den sichtbaren Teil des Auges* einschließlich der Innenfläche der Augenlider überzieht; an der Umschlagstelle zu den Augenlidern (Fornix conjunctivae) münden im seitlichen oberen Augenwinkel die Ausführungsgänge der Tränendrüse. **Aufbau:** mehrschichtiges Plattenepithel, das einem lockeren Bindegewebe aufsitzt; **klinische Bedeutung:** Erkrankungen der Bindehaut sind z. B. **1.** meist durch Fremdkörper, Zugluft oder Infektion hervorgerufene schmerzhafte Entzündung der Bindehaut (Konjunktivitis) mit verstärkter Gefäßzeichnung, Tränenfluss, Lichtscheu und Lidkrampf; **2.** Syndrom des trockenen Auges (Keratoconjunctivitis sicca), das mit Brennen und Fremdkörpergefühl einhergeht; kann durch Bildschirmarbeit und trockene Zimmerluft hervorgerufen werden, bei älteren Menschen auch durch eine gestörte bzw. fehlende Tränensekretion; **Maßnahme:** Augenpflege* z. B. mit künstlicher Tränenersatzflüssigkeit; bei Bildschirmarbeit regelmäßige Pausen einlegen.
Bindenverband: (engl.) *bandage dressing*; Verband* mit Hilfe von Binden unterschiedlichen Materials (nichtelastische Baumwollbinden, elastische Binden aus gemischten Materialien, z. B. Baumwolle, Elasthan, Polyamid und Viskose, Fixierbinden mit Klebefläche), z. B. Kornährenverband*, Schildkrötenverband*; elastische Binden als Ersatz für Kompressionsverbände*; in Pflegeeinrichtungen zunehmend ersetzt durch Schlauchverbände*.

Bindentypen nach Klebeverhalten
1. adhäsive Binden: selbstklebende Klebe- oder Pflasterbinden, die sowohl auf der Haut als auch

auf sich selbst haften; lassen sich zuschneiden und daher den anatomischen Gegebenheiten des Patienten anpassen; sicherer Sitz, Längsdehnung von 60 % und Querdehnung von 30 % besonders an Gelenken, vom Patienten schwer manipulierbar; als Dauerverband geeignet; unelastische Klebebinden werden als Tape bezeichnet.

2. **kohäsive Binden:** haften durch mikropunktuellen Latexauftrag auf sich selbst, jedoch nicht auf der Haut, daher rutschfest; benötigen keine Endfixierung; das Haftvermögen lässt durch Waschen nach, die Dehnfähigkeit bleibt erhalten (ca. 70 % bei Kurzzugbinden, ca. 170 % bei kräftigen Langzugbinden); als Dauerverband z. B. im Bereich der Gelenke, des Kopfes und der Genitalien geeignet.

3. **nonhäsive Binden:** nichtklebende Binden mit Web- oder Schlingkante und besonderer Fixierung am Bindenende, die der Stabilisierung des Materials dient (dürfen daher nicht abgeschnitten werden); müssen z. B. mit Pflasterstreifen fixiert werden; als Wechselverband, aber auch als Dauerverband (z. B. im Rahmen der Kompressionstherapie*) geeignet.

4. **erhärtende Binden:** Zinkleim-/Zinkgel-Binden (s. Kompressionsverband) als Dauerverband; sog. „Unna-Boots" nach P. G. Unna.

Binde, unelastische: s. Kompressionsverband.

Bindung, chemische: (engl.) *chemical bond*; Anziehungskräfte zwischen Atomen, Ionen und Molekülen, die für die Entstehung chemischer Verbindungen verantwortlich sind; **Formen:** 1. Atombindung: kovalente Bindung zwischen Nichtmetallatomen, die durch Überlappung von Molekülorbitalen der Bindungspartner zustande kommt; 2. Ionenbindung: gegenseitige elektrostatische Anziehung entgegengesetzt geladener Ionen; 3. metallische Bindung: Bindung zwischen Metallatomen eines chemischen Elements, die ihre Valenzelektronen (frei bewegliche Elektronen) in Form eines sog. Elektronengases dem entstehenden Metallgitter aus Metallkationen zur Verfügung stellen; hohe elektrische Leitfähigkeit; 4. Wasserstoffbindung: inter- oder intramolekulare Bindung zwischen H-Atomen in OH- oder NH-Gruppen und Sauerstoff- oder Stickstoffatomen infolge elektrostatischer Anziehung zwischen dem H-Atom (positiv) und dem freien Elektronenpaar (negativ); 5. Van-der-Waals-Kräfte: schwache elektrostatische Anziehungskräfte zwischen kurzzeitigen Dipolen.

Bindung, personale: (engl.) *personal attachment*; auch Bindung (ICNP); emotionale Bindung an eine Bezugsperson*; nach der Bindungstheorie* bestimmt das Streben nach Schutz durch und Nähe zur Mutter (Bindungsperson) das Verhalten. Die Bindungsperson, die durch ihre Anwesenheit Sicherheit vermittelt, ist Basis für das Verhalten des Kindes beim Erkunden der Umwelt, die Ausbildung des Urvertrauens und die Ich-Entwicklung. Vgl. Individuation.

Bindungstheorie: (engl.) *attachment theory*; von J. Bowlby (1957) beschriebene Theorie, nach der Säuglinge mit einem angeborenen, zum Überleben wichtigen Verhalten ausgestattet sind, das bei der Bezugsperson* fürsorgliches Verhalten auslöst und so das Eingehen einer sozialen Beziehung ermöglicht (vgl. Bindung, personale); dies gelingt mit Verhaltensweisen, die bei Mangel an Schutz oder Nähe aktiviert werden (Weinen, Klammern, Hinterherlaufen, Suchen); Ziel: Herstellen bzw. Aufrechterhalten von Nähe und Kontakt zu den Bezugspersonen, um ein Gefühl von Sicherheit zu erlangen. **Formen** von Bindung: Anhand von Beobachtungen von Kindern zwischen 12 und 24 Monaten in Belastungssituationen lassen sich hinsichtlich der Sicherheit einer Bindung unterscheiden: 1. sichere Bindung: Kinder zeigen deutlich, dass sie die Mutter vermissen; bei deren Rückkehr suchen sie die Mutter auf und halten Kontakt. 2. unsicher ambivalente Bindung: Kinder zeigen Kummer über Abwesenheit der Mutter, verhalten sich bei ihrer Rückkehr zwiespältig, indem sie einerseits Nähe suchen, sich andererseits den Kontaktangeboten der Mutter entziehen. 3. unsicher vermeidende Bindung: kaum emotionale Reaktion beim Weggehen der Mutter, wenig Beachtung bei der Rückkehr. 4. desorganisierte Bindung: neben den Reaktionen aus 2. und 3. Zeigen von Verhaltensweisen, die für die Situation unangemessen sind, wie Erstarren und Grimassieren. Aus den Erfahrungen von Verfügbarkeit und Intensität der Beziehung sowie aus den folgenden Bindungserfahrungen mit weiteren Bezugspersonen entwickelt das Kind bis zum Jugendalter innere Konzepte von Bindung, die sich je nach Entwicklungsstand im Verhalten zeigen. **Anwendung:** Emotionale Probleme und Persönlichkeitsstörungen werden bezüglich zugrunde liegender Interaktionserfahrungen betrachtet, mögliche Risikofaktoren für instabile Bindungen können identifiziert werden und die Folgen instabiler Bindungsmuster werden untersucht. Für sich genommen stellt unsicheres Bindungsverhalten kein psychopathologisches Phänomen dar, sondern einen Risikofaktor. In Belastungssituationen kann es zu psychischer Dekompensation und sozialen Konflikten kommen. Sichere Bindung gilt bei Kindern wie im Erwachsenenalter als Risikopuffer in der Bewältigung kritischer Lebensereignisse (vgl. Coping). Es resultieren ein höheres Selbstwertgefühl und die Möglichkeit, Hilfe anzunehmen (diese Tatsache wird auch in der Betreuung von Demenzkranken genutzt, die alte Kindheitsmuster reaktivieren). Therapeutische Angebote können eher in Anspruch genommen werden, da diese auf Bindung* basieren und Menschen mit stabilem Bindungsverhalten somit in der Lage sind, sich darauf einzulassen. Bei Jugendlichen geht sichere Bindung mit hoher sozialer Kompetenz, der realistischen Einschätzung der eigenen Fähigkeiten und Flexibilität einher.

binge eating disorder

Pflege von Kindern
Krankheit oder Behinderung eines Kindes stellen Momente dar, die sein Bindungsverhalten aktivieren (es sucht verstärkt die Nähe von Bezugspersonen). Es kann aber auch zur Irritation der Eltern-Kind-Beziehung und damit der Bindung kommen, wenn 1. stationäre Aufenthalte zu einer Trennung führen: Bedürfnisse nach Nähe werden nicht erfüllt, das Kind wird in seinem Vertrauen den Eltern gegenüber verunsichert. 2. eine Bezugsperson im Krankenhaus präsent ist, dies allerdings von ihr selbst oder dem Personal als Belastung und Verunsicherung erlebt wird: Die Bezugsperson steht zur Verfügung, kann aber nicht die erforderliche Sicherheit und Zuwendung vermitteln. 3. Behandlungsmaßnahmen (Pflege, Diät, Physiotherapie, Arzneimittelgabe) von den Bezugspersonen durchgeführt werden: Indem Eltern an diesen Maßnahmen teilnehmen oder im häuslichen Bereich Verantwortung dafür übernehmen, beeinflusst dies die Beziehung. Nähe, Sicherheit und Vertrauen können von unangenehmen oder schmerzhaften Maßnahmen überschattet werden. Darüber hinaus stellt die emotionale Unsicherheit hinsichtlich des eigenen Handelns (ist es wirklich richtig, was wir tun?) und der Zukunft des Kindes (wie geht es weiter, was wird aus meinem Kind?) eine Belastung dar, insbesondere bei frühen Diagnosen einer chronischen Erkrankung*.

Pflege von Erwachsenen
Auch erwachsene Patienten, die sich in lebensbedrohlichen oder als bedrohlich erlebten Krisensituationen befinden, aktivieren Verhaltensweisen, die zu Bindung in Form von Nähe und Zuwendung führen sollen. Diese Wünsche richten sich ggf. auch an Pflegekräfte und sollten in die Pflege integriert werden.
Autorin: Vivian Keim.

binge eating disorder: Abk. BED; subjektiv unkontrollierbare Essanfälle mindestens 2-mal pro Woche über 6 Monate; in kurzer Zeit wird viel und wahllos gegessen bis zu unangenehmen Völlegefühl, das von Schuld- und Schamgefühlen begleitet ist; **Vorkommen:** oft in Kombination mit Adipositas* und depressiver Episode; **Häufigkeit:** geschätzte Anzahl der Erkrankungsfälle: 2 %; das Verhältnis betroffener Frauen zu Männern beträgt 3 : 2; **Maßnahme:** Verhaltenstherapie*, interpersonelle Psychotherapie*.

Binoculus: (engl.) *binoculus*; beidseitiger Augenverband* zur Ruhigstellung der Augen; **Anwendung:** in Kopfhochlagerung bei Glaskörperblutung (diabetisches Auge).

Bioethik: (engl.) *bioethics*; Richtung der angewandten Ethik*, die sich mit ethischen Fragen auf dem Gebiet der Biologie und der Medizin beschäftigt; befasst sich mit moralischen Problemstellungen i. R. von Eingriffen des Menschen in humanes, tierisches und pflanzliches Leben. Teilgebiete sind die medizinische Ethik, Tierethik und die Bevölkerungsethik. Im europäischen Raum wird Bioethik als Wissenschaftsbereich aufgefasst, der sich mit ethischen Problemen der Molekularbiologie beschäftigt.

Biofeedback: Rückmeldung über die Aktivität nicht bewusst wahrnehmbarer Körperfunktionen mit optischen oder akustischen Signalen; 1. (psychologisch) auf instrumenteller Konditionierung* beruhende Psychotherapie; aufgezeichnete Messgrößen (Herz- und Atemfrequenz, Blutdruck, EEG-, EMG-, EKG-Daten, Hauttemperatur und -widerstand) werden durch ein Biofeedbackgerät in wahrnehmbare Signale umgesetzt, damit diese über eine Steigerung des Körperbewusstseins vom Betroffenen beeinflusst werden können. **Anwendung:** in der Psychophysiologie und Verhaltenstherapie*, meist in Verbindung mit anderen psychotherapeutischen Verfahren; z. B. bei Migräne, Bluthochdruck unbekannter Ursache (primäre Hypertonie), neuromuskulären Verspannungen, psychosomatischen Erkrankungen sowie zur Behandlung von Stuhl-* und Harninkontinenz*; 2. (biologisch) Regelmechanismus; s. Rückkopplung. Vgl. Autogenes Training.

Biographiearbeit: (engl.) *biography work*; Erfassung der biographischen Daten von Bewohnern von Pflegeeinrichtungen oder Patienten mit dem Ziel, eine individuelle und Geborgenheit schaffende Pflegeplanung* zu ermöglichen; **Anwendung:** in der Pädagogik, Gesundheits*- und Kinderkrankenpflege und Gerontologie (s. Altern) angewendete und empirisch belegte Methode; auch bei Menschen mit geistiger Behinderung und in der Migrationssozialarbeit; **Durchführung:** Über die Menschen selbst oder deren Bezugsperson* zentrale Lebensabschnitte (z. B. Kindheit, Ehe, Kinder) und bedeutsame Beschäftigungen, Abneigungen und Interessen (z. B. Haushaltsführung, Beruf, Sport, Musikrichtung, Tanz, Geselligkeit) in Erfahrung bringen. **Hinweis:** Bei Befragung Stereotypien* vermeiden (z. B. jede Hausfrau kocht gern, jeder Mann liebt Fußball), um die wirklichen Vorlieben und Abneigungen ermitteln zu können.

Biographieforschung: (engl.) *biography research*; sozialwissenschaftliches Analyseverfahren, mit dem anhand biographischer Daten Aufschluss über soziale Prozesse durch Aufzeigen von Verbindungen zwischen Handlungen und sozialen Strukturen (z. B. Interview zur Lebensführung während oder nach dem Krieg) gewonnen wird.

Biologismus: (engl.) *biologism*; Erklärung allen Seins vom biologischen Standpunkt aus; 1. Bezeichnung für biologische Soziologie als soziologische Richtung im 19. Jahrhundert, die gesellschaftliche Phänomene anhand biologischer Begriffe und Theorien erklärte; als Sozialdarwinismus wird die bis heute in der Wissenschaft verbreitete Ansicht bezeichnet, dass das Überleben des Anpassungsfähigeren („survival of the fittest", Theorie nach Ch. Darwin zur Erklärung der Entstehung von Arten durch natürliche Selektion) auch auf gesellschaftliche Prozesse zutrifft; vgl.

Evolution, Kooperation; **2.** irreführend auch als unreflektierte, nicht wissenschaftlich begründete Übertragung von Erkenntnissen und Naturgesetzen auf die menschliche Gesellschaft benutzt; damit soll u. a. belegt werden, dass der Mensch in seinen Verhaltensmöglichkeiten biologisch begrenzt (determiniert) ist und sich gesellschaftliche Einflüsse minimal auf die Entwicklung des Individuums auswirken. **Hinweis:** In Pflege- und Sozialwissenschaft wird der ursprünglich nur die biologische Denkweise bezeichnende Begriff häufig abgrenzend (oder ideologisierend) gebraucht, um zu verdeutlichen, dass eine naturwissenschaftlich-biologische Sichtweise nicht geteilt wird. Im Verlauf der Wissenschaftsentwicklung und neuer Erkenntnisse z. B. in der Neuro(psycho)biologie werden die jeweiligen Forschungsergebnisse im Interesse der Weiterentwicklung allerdings zunehmend gegenseitig anerkannt und integriert. Umgekehrt finden auch sozialwissenschaftliche Theorien und Philosophien Eingang in naturwissenschaftliche Denkschulen. Vgl. Metaphysik, Menschenbild.

Biophotonen: (engl.) *biophotons*; elektromagnetische Wellen in lebendigen Systemen und deren Zellen und Zellverbänden, die als ultraschwache Strahlung (Photonenemission) durch extreme Lichtverstärkertechniken sichtbar gemacht werden können; nach den Biophysikern F.-A. Popp, L. Beloussov und R. u. E. van Wijk (2003) handelt es sich um eine Zellstrahlung, die vorwiegend aus der DNA der Zellkerne stammt. Das Licht (vergleichbar mit ultraschwachem Laserlicht) wird in den Zellen nicht nur abgestrahlt, sondern auch gespeichert. Biophotonen stellen danach eine wesentliche Grundlage der Biokommunikation dar und haben infolge ihrer Kohärenz* eine lange Reichweite. Damit wird neben einer biochemischen und elektrischen Signalübertragung auch ein durch Licht gesteuertes Feld-Informationssystem in lebenden Systemen beschrieben. Seit ca. 15 Jahren werden hochaufwendige Ganzkörpermessungen in Dunkellabors in Großbritannien, Japan und Deutschland mit sog. Photomultipliern verschiedener Bauart vorgenommen. Es konnten individuell unterschiedliche Intensitäten der Lichtemissionen (Maßeinheit cps = counts per second) nachgewiesen werden. Die Forschung dazu steht noch am Anfang. F.-A. Popp vergleicht das Zusammenspiel der lichtgesteuerten Zellinformationsübermittlung mit den Yin- und Yangzuständen der Lebensenergie (Qi*) der traditionellen chinesischen Medizin*: In Anlehnung an dieses Modell befinden sich Zellen und Gewebe vor der Teilung und Vermehrung in einem chaotischen „Yin-Biophotonenfeld", während ein kohärentes „Yang-Biophotonenfeld" mit Koordination und Differenzierung z. B. von Nerven- Stütz- oder Muskelgewebe in Verbindung steht. So besitzen nach Popp Gehirn- und Nervenzellen, in denen kaum Zellteilungen und Stoffwechselaktivität stattfinden, ein kohärenteres Biophotonenfeld als z. B. die sich schnell erneuernden Gewebe von Leber, Darm und Schleimhäuten. Gesundheit* bedeutet in diesem Konzept, dass sich das Biophotonenfeld durch einen Selbstregulationsmechanismus nie zu lange von bestimmten Schwellenwerten wegbewegt. Veränderte Bewusstseinszustände wie bei der Meditation* werden als die Kohärenz unterstützende oder bildende Therapie im langwelligen Bereich des menschlichen Biophotonenfeldes verstanden. Die Messergebnisse und wissenschaftlichen Modelle der Biophysik stützen auch die Annahmen der Energiefeldtheorie* in der Pflegewissenschaft.

Biopsie: (engl.) *biopsy*; Entnahme einer Gewebeprobe am Lebenden durch Punktion mit einer Hohlnadel oder Ausschneiden (Exzision) mit Skalpell zur Gewebe- (histologischen), Zell- (zytologischen) oder gentechnologischen Untersuchung; **Pflege:** Aufgabe des Pflegepersonals ist die Vorbereitung des Patienten, die Assistenz bei der Durchführung und während der Nachsorge, die Überwachung des Patienten und Koordinationsaufgaben zwischen den zuständigen Abteilungen. **Hinweis:** Jede Biopsie ist für die Betroffenen besorgniserregend und verunsichernd. Zielgerichtete Informationen durch das Pflegepersonal neben der Arztinformation können Angst und Verunsicherung reduzieren.

biopsychosozial: (engl.) *biopsychosocial*; biologisch, psychologisch und sozialwissenschaftlich ausgerichtet; die biopsychosoziale Einheit ist ein Konzept der Sozialmedizin, das Krankheiten des Menschen im Unterschied zur rein naturwissenschaftlichen Sicht auch im Zusammenhang (Kontext) seiner psychologischen Verfassung und der sozialen Bedingungen erklärt. Vgl. Ganzheitlichkeit, Psychosomatik.

Biorhythmus: (engl.) *biorhythm*; **1.** Schwankungen von Körperfunktionen in verschiedenen Perioden (z. B. Minute, Tag, Monat), die durch äußere (z. B. Licht) und innere (z. B. Hormone) Faktoren gesteuert werden und meist unter Einfluss des Zentralnervensystems stehen; **Beispiel:** Schwankungen der Herzfrequenz, Schlaf-Wach-Rhythmus, Menstruationszyklus; **2.** Theorie, die auf der Annahme eines inneren, den Lebensablauf des Menschen beeinflussenden Zyklus basiert; Anfang des 20. Jahrhunderts von W. Fließ beschrieben. Ausgegangen wird von 3 bei Geburt einsetzenden **Zyklen: a)** körperlicher Zyklus (23 Tage), der sich auf die körperliche Leistungs- und Widerstandsfähigkeit bezieht; **b)** seelischer Zyklus (28 Tage), der sich auf Stimmung, Verträglichkeit und Ausstrahlung bezieht; **c)** geistiger Zyklus (33 Tage), der sich auf Denkleistungen wie Konzentration, Logik und Reaktionszeit bezieht. Über einer Nulllinie werden die 3 Zyklen in Wellen dargestellt (s. Abb. S. 130). Die Kreuzungspunkte mit der Nulllinie gelten als kritische Tage. Anhänger dieser Theorie empfeh-

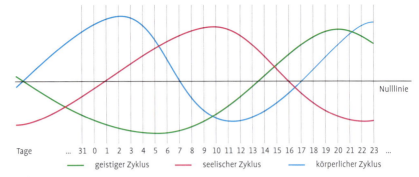

Biorhythmus

len, sich seinem Biorhythmus anzupassen und starke Belastungssituationen wie z. B. Operation, Prüfung oder andere wichtige Termine an den kritischen Tage zu vermeiden.

Biot-Atmung: (engl.) *Biot's respiration*; zeitweise aussetzende (intermittierende) Atmung* mit krankhaft (pathologisch) vertieften gleichmäßigen Atemzügen, die von plötzlich auftretenden Atempausen unterbrochen werden (s. Atmungstypen, Abb.); **Vorkommen:** bei Störungen des Atemzentrums durch direkte Hirnverletzung oder erhöhten Druck innerhalb der Schädelhöhle, z. B. infolge intrakranialer Blutungen, Hirnhautentzündung (Meningoenzephalitis) oder Hirnödem; bisweilen bei gesunden Neugeborenen, besonders Frühgeborenen*.

Bisexualität: (engl.) *bisexuality*; auch Ambisexualität; Bezeichnung für sexuelles Interesse und sexuelle Aktivität, die sich gleichermaßen auf Partner beiderlei Geschlechts richten; **Häufigkeit:** Angaben über die Häufigkeit sind mit besonderen Einschränkungen zu betrachten: Nur sehr wenige Menschen bezeichnen sich selbst als bisexuell (1–2 % der Männer, 2–3 % der Frauen). Demgegenüber ergeben Befragungen zu sexuellen Kontakten einen hohen Anteil von Menschen, die auch im Erwachsenenalter sexuelle Aktivitäten mit Partnern beiderlei Geschlechts berichten (ca. 20 % der Männer, ca. 25 % der Frauen). Unter Einschluss sexueller Kontakte in der Adoleszenz ergeben sich noch deutlich höhere Anteile (50 % der Männer, 30 % der Frauen). Sexualwissenschaftlich wird eine potentielle Bisexualität (homosexuell-heterosexuelles Kontinuum) jedes Menschen diskutiert. Ob die sexuelle Orientierung* eine rein soziale oder genetische Ursache hat oder eine Mischung aus beidem darstellt, ist nach dem momentanen Wissensstand ungeklärt. Vgl. Homosexualität, Hermaphroditismus.

BK: Abk. für **B**erufs**k**rankheiten*.
Blähsucht: s. Meteorismus.
Blähung (ICNP): s. Flatulenz.

Blässe: (engl.) *pallor*; ins weißliche oder gelbliche gehende Veränderung der Hautfarbe; **Ursachen:** Mangel an roten Blutkörperchen (Anämie), niedriger Blutdruck (Hypotonie), Blutungen, arterielle Durchblutungsstörung, Pigmentmangel oder Engstellung der Gefäße (Vasokonstriktion) bei Schreck, Angst oder Kälte; **Hinweis:** 1. Der Eindruck von Blässe ist relativ und häufig geprägt durch ungünstige Lichtverhältnisse. 2. Achtung bei vorliegender Blausucht (Zyanose*) oder Gelbsucht (Ikterus*).

Blasenentleerungsprotokoll: syn. Miktionsprotokoll*.

Blasenentleerungsstörung: (engl.) *voiding dysfunction*; Miktionsstörung; Sammelbezeichnung für mechanische, funktionelle, neuro- oder psychogene Störungen der Harnblasenentleerung, z. B. Dysurie*, Pollakisurie*, Harnverhaltung* und/oder Bildung von Restharn*, Harninkontinenz*.

Blaseninstillation: (engl.) *bladder instillation*; therapeutisches Einbringen von Flüssigkeit (z. B. Arzneimittel zur lokalen Chemotherapie bei Blasenkarzinom, zur Antibiotikatherapie oder bei unstillbarer Blasenblutung) in die Harnblase mit Katheter, Spritze oder Installationsbehälter; vgl. Blasenspülung.

Blasenkatheter: (engl.) *urinary catheter*; Instrument zur künstlichen Harnableitung bei Blasenentleerungsstörungen* (z. B. bei gutartiger Prostatavergrößerung mit Harnröhrenverengung), zu diagnostischen Zwecken (z. B. zur Bestimmung des Restharns), nach Operationen bei Harnverhalt*, in der Intensivpflege zur Flüssigkeitsbilanzierung*; **Formen:** 1. transurethraler Blasenkatheter: a) Einmalkatheter aus Kunststoff; gebräuchlich sind für Männer Blasenkatheter nach Tiemann (mit schnabelartig gekrümmtem Ende mit Olivspitze; erleichtert das Vorbeischieben des Katheters an der Prostata) oder Mercier (mit gekrümmter Hohlspitze und 2 versetzten Augen), für Frauen Blasenkatheter nach Nélaton (mit abgerundeter Spitze und 2 gegenüberliegenden oder 4 versetzten Augen); s. Abb.; b) Blasenverweilkatheter (sog.

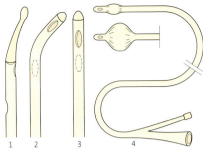

Blasenkatheter: 1: Tiemann-Katheter; 2: Mercier-Katheter; 3: Nélaton-Katheter; 4: Ballonkatheter

Dauerkatheter) aus Silikon mit aufblasbarem Ballon an der Spitze; es besteht ein hohes Infektionsrisiko durch aufsteigende Keime (Keimaszension) entlang der Harnröhre; nach 48 Stunden ist in 100 % der Fälle mit einer bakteriellen Besiedlung der Harnblase (Bakteriurie) zu rechnen. **2. suprapubischer** Blasenkatheter: Einführung in die Harnblase über eine suprapubische Blasenpunktion (s. Harnableitung, suprapubische); ist dem transurethralen Blasenkatheter bei Dauerkatheterisierung vorzuziehen. **Hinweis:** Die Angabe des Durchmessers des Blasenkatheters erfolgt in Charrière*. Vgl. Selbstkatheterisierung, Intimpflege.

Blasenlähmung: (engl.) *neurogenic vesico-urethral dysfunction*; zur Funktionsstörung der Harnblase führende, partielle oder vollständige Lähmung der Harnblasenmuskulatur; **Ursachen:** Operation im Beckenbereich, Rückenmarkschädigung bei Querschnittlähmung, Trauma, Bandscheibenvorfall oder Rückenmarktumor; **Kennzeichen:** Verlust der Empfindung des Harndrangs sowie behinderte Entleerung (Miktion) der Harnblase; **Folge:** Restharn*, Gefahr der Infektion, Reflux*; **Maßnahme: 1.** (bei Querschnittlähmung) akut suprapubische Harnableitung*; im weiteren Verlauf wiederholter Katheterismus 4–5-mal/24 Stunden, Einzelvolumen <500 ml, Selbstkatheterisierung* erlernen; **2.** Regulierung der Diurese (1,5 l/24 Stunden), ggf. Anticholinergika nach ärztlicher Anordnung; **Hinweis:** Bauchpresse* nur ausnahmsweise zur Entleerung bei Blasendruck <60 cm H_2O, Pressentleerung nicht bei Harnrückfluss (Reflux). Vgl. Harninkontinenz.

Blasenpunktion: s. Harnableitung, suprapubische.

Blasenspritze: (engl.) *bladder syringe*; sterile Spritze mit i. d. R. 50–100 ml Fassungsvolumen, die zur Instillation von Flüssigkeiten i. R. einer Blasenspülung* verwendet wird.

Blasensprung: (engl.) *rupture of membranes*; spontanes Zerreißen der das ungeborene Kind umgebenden Hülle (Eihäute) mit nachfolgendem Fruchtwasserabgang; **Formen: 1.** früher vorzeitiger Blasensprung: vor Beginn des Einsetzens der Wehentätigkeit vor vollendeten 34 + 0 SSW; **2.** vorzeitiger Blasensprung: vor Beginn einer muttermundwirksamen Wehentätigkeit; **3.** frühzeitiger Blasensprung: während der Eröffnungsperiode (s. Geburt); **4.** rechtzeitiger Blasensprung: bei vollständig eröffnetem Muttermund; **5.** verspäteter Blasensprung: einige Zeit nach der vollständigen Eröffnung des Muttermundes; **6.** hoher Blasensprung: Zerreißen der Hülle oberhalb des Muttermundbereiches; **Maßnahme** bei vorzeitigem Blasensprung: richtet sich nach dem Schwangerschaftsalter; **1.** aktives geburtseinleitendes Vorgehen zur Vermeidung des Amnioninfektionssyndroms; **2.** abwartendes konservatives Vorgehen zur Verlängerung der Schwangerschaftsdauer und Vermeidung einer Frühgeburt*; **Komplikationen: 1.** Nach einem Blasensprung besteht die Gefahr einer aufsteigenden Infektion. **2.** Bei vorzeitigem Blasensprung setzen meist innerhalb von 24–48 Stunden die Wehen* ein.

Blasenspülung: (engl.) *bladder irrigation*; therapeutisches Durchspülen der Harnblase zur Reinigung oder Arzneimittelverabreichung (vgl. Blaseninstillation); **Formen: 1. permanente** Spülung nach urologischer Operation mit 3-lumigem Verweilkatheter, z. B. nach Entfernung der Prostata; **2. einmalige** oder **wiederholte** (intermittierende) Spülung, z. B. bei Bildung von Blutgerinnseln oder eitrig-fibröser Blasenentzündung mit Geweberückständen; **a)** offene Spülung: Einbringen kleinerer Mengen steriler Lösung mit Blasenspritze* oder fertiger Lösungen mit Einmalkatheter* (auf Blasendruck achten!); **b)** geschlossene Spülung bei Verweilkatheter; ist der offenen Spülung aus hygienischen Gründen vorzuziehen; **Hinweis: 1.** Nicht zur Keimreduktion in der Harnblase bei Katheterpflege geeignet. **2.** Hygiene* beachten; Spülflüssigkeit auf Körpertemperatur bringen; nicht zu schnell spülen (Blasendruck); Verweildauer der Arzneimittel entsprechend der Packungsbeilage*; Bilanzierung des Spülvolumens. Vgl. Blasenkatheter.

Blasentraining: (engl.) *bladder retraining*; Übungen zum Verbessern, Aufrechterhalten, Unterstützen oder Wiederherstellen der kontrollierten Harnblasenentleerung. **Anwendung: 1.** bei Dranginkontinenz (s. Harninkontinenz: Patient trainiert anhand festgelegter Zeiten für den Toilettengang mit langsam vergrößerten Zeitintervallen bis zur Herstellung der Kontinenz; vgl. Beckenbodentraining. **2. a)** bei Reflexinkontinenz (spastische Harnblase z. B. bei Querschnittläsion im 12. Brustwirbel und darüber); **b)** bei Blasenlähmung* (schlaffe Harnblase z. B. bei Querschnittläsion im 12. Brustwirbel und darunter): Erfassen und Dokumentieren der körperlichen Zeichen des Blasenfüllzustandes (z. B. Schwitzen, Kopfschmerz, Spastik), Selbstkatheterisierung*, Klopfen und Pressen (Triggern) nur in ärztlicher Absprache; **3.** zeitweiliges Abklemmen des Blasenverweilkatheters bei Schrumpfblase (nur noch in Ausnahmefällen angezeigt).

Blindenschrift: Braille-Schrift

Blausucht: s. Zyanose.
Blickkontakt: (engl.) *eye contact*; Kommunikation* auf nichtsprachlicher (nonverbaler) Ebene durch das Augenspiel zwischen aufeinander bezogenen Partnern; **Funktion:** wird kulturell unterschiedlich aufgefasst; 1. I. Allg. nimmt der sozial höher Gestellte bzw. die führende Person den Blickkontakt zum Gegenüber auf. 2. als Ausdruck von Verbindlichkeit; **Hinweis:** 1. Die Dauer des Blickkontakts lässt auf das Ausmaß der zugelassenen Intimität* schließen. 2. Im Pflegeprozess ist Blickkontakt ein wichtiges Kommunikationsmittel, das Vertrauen* schafft, aber speziell bei psychisch kranken Menschen (Psychose, Depression) auch Angst* oder Aggression* auslösen kann. Die Dauer des Blickkontakts umsichtig dosieren und auch kulturelle Gewohnheiten beachten.
Blindenschrift: (engl.) *braille, embossed printing*; syn. Punktschrift, Braille-Schrift; spezielle Schrift für schwer sehbehinderte und erblindete Menschen nach L. Braille; **Prinzip:** Die Zeichen des Blindenschriftalphabets bilden sich aus einer Kombination von 1–6 tastbaren, erhabenen Punkten, die in 2 Spalten zu je 3 Punkten angeordnet werden (s. Abb.). Das Alphabet ist in mehrere Gruppen aus jeweils 10 Zeichen (sog. Formen) aufgeteilt. Zusätzlich gibt es Zahlzeichen und vereinfachte Zeichen für häufig vorkommende Buchstabenkombinationen sowie Satzzeichen.
Blindheit: (engl.) *blindness*; i. e. S. angeborenes oder erworbenes völliges Fehlen des Sehvermögens (Amaurose), i. w. S. starke Sehschwäche oder hochgradige Gesichtsfeldeinschränkung, durch die sich Personen in unvertrauter Umgebung nicht zurechtfinden; **Ursachen:** Erkrankungen der Netzhaut (altersbedingte Makuladegeneration, Netzhautveränderungen durch Diabetes mellitus), Erkrankungen des Sehnervs, Glaukom (sog. grüner Star), Katarakt (sog. grauer Star), Zerstörung der Sehzentren des Gehirns infolge von Durchblutungsstörungen, Hirntumor, Hirnkontusion (s. Kontusion), entzündliche Prozesse; **Pflege:** Eingeschränktes oder fehlendes Sehvermögen beeinträchtigt die nonverbale Kommunikation und die Möglichkeit der Orientierung insbesondere in einer unbekannten Umgebung. Das Pflegepersonal sollte sehbehinderten Patienten Hilfestellung bei der Orientierung geben: 1. Bei Aufnahme die Aufstellung der im Zimmer vorhandenen Gegenstände erläutern; Gelegenheit zum Abtasten der Gegenstände geben, danach nach Möglichkeit keine Veränderungen vornehmen. 2. Unter Berücksichtigung der individuellen Möglichkeiten die Selbständigkeit fördern. 3. Bei Betreten des Zimmers den Patienten mit Namen ansprechen und sich selbst vorstellen; mitteilen, wenn man das Zimmer verlässt; während des Aufenthalts im Zimmer erklären, was man tut; körperliche Berührungen vorher ankündigen. 4. Bei den alltäglichen Verrichtungen je nach Bedarf helfen, dabei den Patienten fragen, welche Art von Hilfe er benötigt.
Blockierung: (engl.) *blocking, blockade*; 1. Unterbrechung einer Übertragungsleitung, z. B. Herzblock (Erregungsleitungsstörung), Strömungshindernis in einem Blutgefäß, Unterbrechung einer Nervenleitung (Nervenblockade), Unterbrechung des Energieflusses; 2. Sperrung; psychisch i. S. einer Denkstörung mit Abreißen eines Gedankens und Entstehung von Denkpausen ohne äußeren Anlass und oft mitten im Wort; 3. Denkblockade in emotionaler Belastungssituation (Prüfungsangst); 4. Bewegungsstörung bei Katatonie*; 5. reversible Sperre des Bewegungsablaufes im Gelenk, die eine oder mehrere Bewegungsrichtungen betrifft und nicht durch eine Gelenksteife (Kontraktur*) bedingt ist.

Blount-Charnley-Schlinge: s. Blount-Schlinge.
Blount-Schlinge: (engl.) *cuff and collar bandage*; syn. Cuff-and-collar-Verband, Halsschlinge nach Blount-Charnley; Behandlungsmethode zur Ruhigstellung eines wieder eingerichteten (reponierten) Oberarmbruchs (suprakondyläre Humerusfraktur) im Kindesalter durch maximale spitzwinklige Flexion im Ellenbogengelenk und Fixation des Handgelenks an einer Halsschlinge; vgl. Stützverband.
Blut: (engl.) *blood*; in den Blutgefäßen zirkulierende Körperflüssigkeit; **Funktion: 1.** Versorgung des Gewebes mit Sauerstoff und Nährstoffen; **2.** Abtransport von Kohlendioxid und Stoffwechselprodukten; **3.** Wärmeregulation; **4.** Verteilung von z. B. Enzymen und Hormonen. Die normale Blutmenge des Erwachsenen beträgt ca. $^1/_{12}$ des Körpergewichts, bei 70 kg Körpergewicht ca. 5–6 l; pH 7,41; Temperatur: 37 °C. **Bestandteile: 1. Blutplasma** (ca. 55 % des Gesamtblutvolumens): enthält **a)** Proteine (7–8 %): Albumine (60–80 %), Globuline (20–40 %) und Fibrinogen (ca. 4 %); Blutplasma ohne Fibrinogen wird als **Blutserum** bezeichnet. Aufgaben: Wasserbindung, Transport-, Puffer- und Immunfunktionen; **b)** Wasser; **c)** Ionen: Na, Ca, K, Cl, Mg, Fe, Br, I, Kohlen-, Phosphor- und Schwefelsäure; **d)** Transportstoffe: Nahrungsstoffe (Aminosäuren, Kohlenhydrate, Fette), Hormone, Enzyme u. a.; **2.** feste (korpuskuläre) Bestandteile (ca. 45 % des Gesamtblutvolumens, sog. **Hämatokrit**): rote Blutkörperchen (Erythrozyten), weiße Blutkörperchen (Leukozyten) und Blutplättchen (Thrombozyten). Vgl. Blutbild.
Blutbild: (engl.) *blood count, hemogram*; Hämogramm; syn. Blutstatus; aus einer Blutprobe durch Zählung ermittelte Werte der roten Blutkörperchen (Erythrozyten), weißen Blutkörperchen (Leukozyten), Blutplättchen (Thrombozyten), Vorstufen roter Blutkörperchen (Retikulozyten) sowie der Werte von Hämoglobin* und Hämatokrit (Anteil der Blutzellen am gesamten Blutvolumen); **Veränderungen** geben Hinweise auf verschiedene Krankheiten: Eine Verminderung der Erythrozytenzahl und des Hämoglobingehalts (Anämie) kann z. B. auf einen chronischen Blutverlust hinweisen. Im Differenzialblutbild werden zusätzlich die Leukozyten nach Art und Anzahl unterschieden: Abweichungen von den Normalwerten bezeichnet man als Linksverschiebung (vermehrtes Auftreten jugendlicher bzw. unreifer Leukozyten, Vorkommen u. a. bei Infektionen oder Leukämie) oder als Rechtsverschiebung (vermehrtes Auftreten reifer Leukozyten, Vorkommen u. a. bei Anämie oder nach Röntgenbestrahlung). **Referenzbereich** der Parameter: s. Referenzbereich (Tab.).
Blutdruck (ICNP): (engl.) *blood pressure*; Abk. BD; Druck, der durch das zirkulierende Blut auf die Wände der Blutgefäße im Körper- und Lungenkreislauf und des Herzens ausgeübt wird; i. e. S. der in bzw. an einer peripheren Arterie* in mmHg

Blutdruck
Referenzbereiche

Alter	systolischer Blutdruck (mmHg)	diastolischer Blutdruck (mmHg)
0–3 Monate	70 – 86	–
3–12 Monate	86 – 93	60 – 62
1–9 Jahre	95 – 101	65 – 69
9–14 Jahre	101 – 110	68 – 74
≥18 Jahre		
optimal	<120	<80
normal	120 – 129	80 – 84
hochnormal	130 – 139	85 – 89

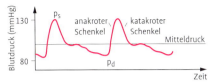

Blutdruck: P_s: systolischer Druck; P_d: diastolischer Druck

bzw. kPa (1 mmHg = 133,322 Pa) gemessene arterielle Blutdruck, der die Blutzirkulation bewirkt, abhängig von Herzleistung und Gefäßwiderstand ist und durch die Blutdruckregelung* gesteuert wird; **Einteilung: 1. systolischer** Blutdruck: Druck während der Leerungsphase, der Kammerkontraktion (Herzsystole); höchster Punkt der Druckkurve bei direkter Blutdruckmessung (s. Abb.); **2. diastolischer** Blutdruck: Druck während der Erschlaffung, der Füllungsphase der Herzkammer (Herzdiastole); niedrigster Punkt der Druckkurve. Die Angaben der Blutdruckwerte erfolgen in der Reihenfolge systolischer Blutdruck/diastolischer Blutdruck. In den einzelnen Kreislaufabschnitten sind die Druckverhältnisse unterschiedlich. Die von der linken Kammer (Ventrikel) erzeugten pulsatorischen Druckschwankungen werden durch die Windkesselfunktion der elastischen zentralen Arterien, v. a. der Aorta, kompensiert. In den peripheren Arterien steigt der systolische Druck (Referenzbereiche: s. Tab.), in den Arteriolen findet infolge der Vergrößerung des Gesamtquerschnitts der Gefäße ein steiler Druckabfall statt. In den großen Venen fällt der Druck weiter ab, im rechten Vorhof (sog. zentraler Venendruck) entspricht er in etwa dem Füllungsdruck der rechten Herzkammer. Der Referenzbereich liegt beim zentralen Venendruck bei 4–12 cm H_2O. Vgl. Blutdruckmessung.

Blutdruckapparat: (engl.) *blood pressure apparatus, Riva-Rocci sphygmomanometer*; syn. Riva-Rocci-Ap-

Blutdruckkrise

parat; Gerät zur unblutigen Blutdruckmessung*, das 1896 von dem italienischen Kinderarzt Riva Rocci entwickelt wurde; besteht aus einer größenverstellbaren, durch einen Handblasebalg aufblasbaren Gummimanschette, die mit einem Manometer verbunden ist. Vgl. Blutdruckmessgerät.

Blutdruckkrise: (engl.) *hypertensive crisis*; syn. hypertensive Krise, hypertone Krise, Hochdruckkrise; starker, plötzlich auftretender Anstieg des systolischen und meist auch diastolischen Blutdrucks* auf Werte über 200/120 mmHg bei normalen oder erhöhten Ausgangswerten mit oder ohne Hinweis auf eine Endorganschädigung (Herz, Gehirn, Nieren); **Ursachen:** primäre (essentielle) oder sekundäre Hypertonie*, plötzliches Absetzen von Antihypertensiva*, neurogen bedingt z. B. bei Querschnittlähmung, Neurosyphilitis (Tabes dorsalis), intrazerebralen Blutungen und Infektionen; **Kennzeichen: 1.** zerebral bedingt v. a. Kopfschmerz, Verwirrtheit, Sehstörungen, Dämmerzustand, Koma, Krampfanfälle; **2.** kardial bedingt v. a. Angina pectoris, erschwerte Atemtätigkeit (Dyspnoe*), Lungenödem, Herzrhythmusstörungen; **3.** renal bedingt v. a. verminderte Hatnausscheidung (Oligurie, Anurie); **Maßnahme:** Die hypertone Krise ist ein Notfall und muss sofort behandelt werden. **Pflegemaßnahme:** Bettruhe, Überwachung der Vitalfunktionen*, Arzt informieren, ggf. medikamentöse Blutdrucksenkung nach ärztlicher Anordnung (i. d. R. dosierte Senkung, um Organschäden durch Minderdurchblutung zu vermeiden); **Komplikationen:** u. a. akute Linksherzinsuffizienz mit Lungenödem, Herzinfarkt bei vorbestehender koronarer Herzkrankheit, Hirnödem (hypertensive Enzephalopathie), Hirnblutung, postoperative Blutungen, Nasenbluten (Epistaxis).

Blutdruckmessgerät: (engl.) *sphygmomanometer, blood-pressure meter*; halb- und vollautomatisches Gerät zur Aufzeichnung von Blutdruck* und Puls*; es existieren Ausführungen mit Display, Speicher zur Aufzeichnung und Mittelwertbildung und Manschetten für Arm- oder Handgelenksdirektmessung (s. Abb.). Vgl. Blutdruckmessung.

Blutdruckmessung: (engl.) *blood pressure measurement, sphygmomanometry*; Messung des Blutdrucks*; **Formen: 1.** i. R. der invasiven bzw. blutigen Methode (sog. direkte Blutdruckmessung) während der Operation oder bei Intensivüberwachungspatienten mit einer intraarteriellen Drucksonde; **2.** i. R. der noninvasiven bzw. unblutigen Methode (sog. indirekte Blutdruckmessung) mit einem Blutdruckapparat* und Stethoskop oder einem Blutdruckmessgerät*.

Noninvasive Blutdruckmessung

Vorbereitung: Messung beim sitzenden oder liegenden Patienten, Überprüfung des Blutdruckmessgeräts, angemessene Manschettenweite wählen, Überprüfung des Stethoskops, kein Kleidungsstück zwischen Manschette und Oberarm, Oberarmlagerung in Herzhöhe.

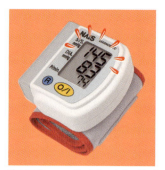

Blutdruckmessgerät: elektronisches Handmessgerät [1]

Durchführung: Die Druckmanschette* wird aufgepumpt, bis der Radialispuls nicht mehr tastbar ist. Bei langsamer Verminderung des Manschettendrucks durch Ablassen von Luft werden der systolische und der diastolische Blutdruck ermittelt: **1.** mit Stethoskop abhorchend (auskultatorisch); das Auftreten des pulssynchronen Strömungsgeräuschs, der sog. Korotkow-Ton, zeigt die obere Grenze des systolischen Blutdrucks an und wird bei Erreichen des diastolischen Blutdrucks deutlich leiser; **2.** mit Pulstastung (palpatorisch); erster Pulsschlag tastbar, wenn der arterielle Blutdruck den Manschettendruck gerade überwindet (systolischer Blutdruck); **3.** automatisch mit digitaler Aufzeichnung der Werte. Nach Ermittlung der Werte Maßnahme schriftlich dokumentieren. **Hinweis: 1.** Keine Messung nach Aktivität oder Aufregung des Patienten. **2.** Die Messung wird durch ausgebildete Pflegepersonen oder die Patienten selbst durchgeführt. Lediglich die Auswertung der Messergebnisse liegt in der engeren ärztlichen Verantwortung. **3.** Eine kontinuierliche ambulante Blutdruckmessung (24-Stunden-Registrierung) in bestimmten Intervallen ermöglicht eine Beurteilung des Blutdruckverlaufs unter für den Probanden normalen Bedingungen. **Pflegeprozess:** Arbeitsorganisation auf Möglichkeit der Selbstmessung überprüfen; für die Selbstmessung durch den Patienten stehen semiautomatische bzw. elektronische Blutdruckmessgeräte zur Verfügung. Vgl. Hypertonie.

Blutdruckregelung: (engl.) *blood pressure control*; Regelmechanismus zur Einstellung des arteriellen Blutdrucks*; akute Änderungen werden von in den Gefäßwänden befindlichen Dehnungssensoren (Pressosensoren) an sympathische und parasympathische Kreislaufzentren im verlängerten Mark (Medulla oblongata) vermittelt, die den Gefäßwiderstand, die Herzfrequenz (vgl. Pulsfrequenz) und die Herzkraft entsprechend beeinflussen.

Blutentnahme: (engl.) *blood sampling*; Blutgewinnung zu diagnostischen Zwecken; **Formen: 1.** ka-

pillär durch Einstich mit einer sterilen Lanzette in Fingerbeere oder Ohrläppchen; **2.** venös durch Punktion (s. Venenpunktion); **3.** arteriell durch Punktion (s. Arterienpunktion), i. Allg. zur Blutgasanalyse*; **Hinweis:** Grundsätzlich gehört die Blutentnahme in den ärztlichen Kompetenzbereich. Sie kann in den pflegerischen Tätigkeitskatalog aufgenommen werden, wenn dies in Aus- und Fortbildung gelehrt und geübt worden ist (s. Delegation). Vgl. Vacutainer-System, Monovette.
Bluterguss: s. Hämatom.
Blutgasanalyse: (engl.) *blood gas analysis*; Abk. BGA; Messung der Partialdrücke* (Abk. p) der Atemgase* (Sauerstoffpartialdruck pO_2, Kohlendioxidpartialdruck pCO_2) und des pH*-Wertes (evtl. auch der Sauerstoffsättigung) meist im arteriellen und im kapillären (bei besonderen Fragestellungen auch im zentral- oder gemischtvenösen) Blut möglichst unmittelbar nach anaerober Blutentnahme (Blut kommt nicht mit Sauerstoff bzw. Luft in Berührung); **Ziel:** Nach Berechnung oder zusätzlicher Messung weiterer Kenngrößen (z. B. Hämoglobinwert, Bicarbonatkonzentration, Basenabweichung) erlaubt die Blutgasanalyse eine Beurteilung des Gasaustauschs in der Lunge (pulmonal) und des Säure*-Basen-Haushalts (z. B. bei Intensivpatienten, Lungenerkrankungen). **Referenzbereich** im arteriellen Blut: s. Tab.

Blutgasanalyse Referenzbereiche im arteriellen Blut	
Parameter	Referenzbereich
pH	7,38–7,42
Standardbicarbonat	20–28 mmol/l
Basenabweichung	±2 mmol/l
pO_2 (arteriell)	10–13 kPa (75–98 mmHg)
pCO_2	4,7–6,0 kPa (35–45 mmHg)
Sauerstoffsättigung	95–97 %

Blutgerinnung: s. Hämostase.
Blutgruppen: (engl.) *blood groups*; erbliche, strukturelle Eigenschaften von Blutbestandteilen, die sich aufgrund einer genetischen Vielgestaltigkeit (Polymorphismus) bei verschiedenen Individuen bzw. Gruppen (z. B. Familien, ethnischen Gruppen) unterscheiden und mit Hilfe spezifischer Antikörper nachgewiesen werden können; i. e. S. Blutgruppenantigene auf der Oberfläche von Erythrozyten (s. Blut), i. w. S. auch erblich polymorphe Serumproteine, intrazelluläre Komponenten und an den Membranen befindliche Glykoproteine. Unter 300 verschiedenen Blutgruppensystemen sind die AB-Null*- und die Rhesus*-Blutgruppen die gebräuchlichsten Klassifikationssysteme. **Bedeutung: 1.** (klinisch) vor jeder Bluttransfusion* und Transplantation* muss zur Vermeidung von Transfusionszwischenfällen* bzw. einer primären Transplantatabstoßung die Vereinbarkeit (Kompatibilität) zwischen den Blutgruppen des Empfängers und des Spenders sichergestellt werden; Blutgruppeninkompatibilität zwischen einer Schwangeren und ihrem ungeborenen Kind kann eine immunhämolytische Anämie des Fetus oder des Neugeborenen verursachen (s. Rhesus-Blutgruppen; Anti-D-Prophylaxe). **2.** (forensisch) Blutgruppengutachten zur Vaterschaftsuntersuchung und Spurenanalyse; **3.** für genetische und anthropologische Untersuchungen.
Blutkapillaren: (engl.) *capillaries*; Vasa capillaria; kleinste muskelfreie Gefäßabschnitte in der Endstrombahn, die dem Stoff- und Gasaustausch dienen; **Aufbau:** Flache Endothelzellen liegen einer Basalmembran auf und sind von Perizyten umgeben. Gefensterte Blutkapillaren besitzen Poren, die den Stoffaustausch erleichtern (z. B. Alveolen der Lunge). In nicht gefensterten Blutkapillaren mit kontinuierlichem Wandaufbau erfolgt der Stoffaustausch erschwert (z. B. Blut-Hirn-Schranke). Vgl. Blutkreislauf, Elementartherapie.
Blutkörperchensenkungsgeschwindigkeit: (engl.) *erythrocyte sedimentation rate*; Abk. BSG; Sedimentationsgeschwindigkeit von Erythrozyten in ungerinnbar gemachtem Blut*; **Durchführung:** 1,6 ml venöses Blut werden mit 0,4 ml einer 3,8 %igen Natriumcitratlösung vermischt und in eine in Millimeter graduierte, senkrecht aufgestellte Pipette gefüllt. Die BSG in mm wird nach 1 Stunde und evtl. nach 2 Stunden abgelesen und dokumentiert. **Referenzbereich:** 1-Stunden-Wert: Männer unter 50 Jahren ≤15 mm; Männer über 50 Jahren ≤20 mm; Frauen unter 50 Jahren ≤20 mm; Frauen über 50 Jahren ≤30 mm; beschleunigte BSG v. a. bei Entzündung, Tumoren, Dys- und Paraproteinämie und Amyloidose; verlangsamte BSG v. a. bei Vermehrung der Erythrozyten im Blut (Polyglobulie) und Unregelmäßigkeiten (Anomalien) der Erythrozytenform.
Blutkonserve: (engl.) *stored blood*; unter sterilen Bedingungen gewonnenes menschliches (Voll-)Blut*, das nach Auftrennung in Komponenten (Erythrozyten, Thrombozyten, Plasma) unter definierten Temperaturbedingungen in geeigneten Behältnissen (Kunststoffbeutel) aufbewahrt wird; zur Konservierung erfolgt der Zusatz gerinnungshemmender und stoffwechselerhaltender Substanzen. **Anwendung:** zur Bluttransfusion* und zum Ersatz bestimmter Blutbestandteile (s. Tab. S. 136).
Blutkreislauf: (engl.) *blood circulation, circulatory system*; Bewegung des Blutes* durch das kardiovaskuläre System, welches das Herz sowie die zentralen und peripheren Blutgefäße umfasst; wird durch eine effiziente Herzfunktion aufrechterhalten. **Formen:** s. Abb. S. 137; **1. postnataler** (nachgeburtlicher) Blutkreislauf: Vom rechten Vorhof des Herzens fließt das Blut durch die Trikuspidalklappe in die rechte Herzkammer, die es in den Truncus pulmonalis mit seinen rechten und linken Ästen (Arteriae pulmonales) pumpt. In

Blutkreislauf

Blutkonserve
Auswahl gebräuchlicher Blutkonserven und Blutpräparationen

Bezeichnung	Lagerungsdauer	Lagerungstemperatur	Indikationen (Auswahl)
leukozytendepletiertes Erythrozytenkonzentrat	42–49 Tage (bei Entfernung der Leukozyten durch im Blutbeutelsystem integrierte Filter ohne Kontakt zur Außenwelt, sog. In-line-Filtration)	2–6 °C	chronisch transfusionsbedürftige Patienten, Cytomegalie-Virus-negative Patienten unter Immunsuppression, aplastische Anämie, Leukämien, Osteomyelofibrose, Knochenmarkempfänger, Organtransplantation, Transfusion bei Frühgeborenen, intrauterine Transfusion
bestrahltes Erythrozytenkonzentrat	maximal 14 Tage nach Bestrahlung	2–6 °C	Knochenmarktransplantation, schweres Immundefektsyndrom, Hochdosis-Chemotherapie, intrauterine Transfusion, Frühgeborene, gerichtete Blutspenden aus der engen Familie
Einzelspender-Thrombozytenkonzentrat	maximal 5 Tage	20–24 °C; unter ständiger Agitation (Bewegung)	als Ersatz für Thrombozytapheresekonzentrate
Thrombozytapheresekonzentrat	maximal 5 Tage	20–24 °C; unter ständiger Agitation	verminderte Thrombozytenanzahl infolge Bildungsstörungen, Massivtransfusion, in Ausnahmefällen bei Thrombozytenfunktionsstörungen
gefrorenes Frischplasma	1 Jahr, nach vorsichtigem Auftauen in speziellen Apparaten unverzügliche Transfusion	unter –30 °C	komplexe Störungen des Hämostasesystems, Verlust- und/oder Verdünnungskoagulopathie, thrombotisch-thrombozytopenische Purpura, Austauschtransfusion, Faktor V- und XI-Mangel
Granulozytenkonzentrat	maximal 3–5 Stunden	20–24 °C	unterstützende Behandlung bei starker Verminderung der neutrophilen Granulozyten im Blut (Neutropenie) und gleichzeitigen therapieresistenten lebensbedrohlichen, nicht viralen Infektionen

den Lungenkapillaren erfolgt der Gasaustausch. Das mit Sauerstoff angereicherte (oxygenierte) Blut fließt dann durch die Venae pulmonales zum linken Vorhof (kleiner oder Lungenkreislauf). Von diesem gelangt es durch die Mitralklappe in die linke Herzkammer, die das Blut in die Aorta und ihre Verzweigungen pumpt. Nach Sauerstoffabgabe und Kohlendioxidaufnahme im Kapillargebiet der Organe und Gewebe fließt das Blut durch die Venen zu den Venae cavae und dem rechten Vorhof zurück (großer oder Körperkreislauf). **2. pränataler** (vorgeburtlicher) Blutkreislauf: Das im Mutterkuchen (Plazenta) oxygenierte Blut gelangt über die Nabelvene (Vena umbilicalis) und den Ductus venosus (Arantii), z. T. durch den Pfortaderkreislauf, in die Vena cava inferior und zum rechten Vorhof. Hier vereinigt sich dieser Strom mit dem aus der Vena cava superior aus der Kopfgegend und gelangt zum größten Teil durch das offene Foramen ovale in den linken Vorhof und die linke Kammer zur Aorta, um sich über die Karotiden zum Kopf, die Aorta descendens zur unteren Körperhälfte und die Nabelarterien (Arteriae umbilicales) zurück zur Plazenta zu verteilen. Das in die rechte Herzkammer gelangte Blut läuft über den Truncus pulmonalis zu einem kleinen Teil in die Lungen und zum größten Teil durch den Ductus arteriosus (Botalli) ebenfalls in die Aorta. Ductus arteriosus und Foramen ovale schließen sich innerhalb weniger Stunden postnatal, wodurch Lungen- und Körperkreislauf getrennt werden. Unter pathologischen Bedingungen (Sauerstoffmangel) können die pränatalen Kreislaufverhältnisse für mehrere Tage nach der Geburt bestehen bleiben und eine persistierende pulmonale Hyper-

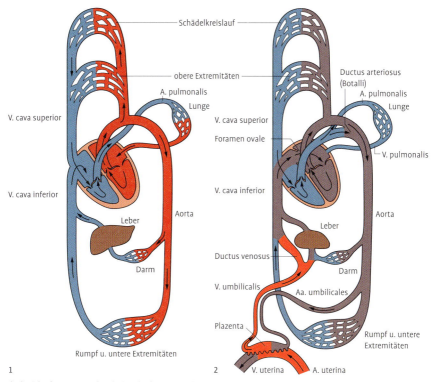

Blutkreislauf: 1: postnataler Blutkreislauf; 2: pränataler Blutkreislauf; A. = Arteria, Aa. = Arteriae, V. = Vena

tonie des Neugeborenen (Abk. PPHN) verursachen. Vgl. Herz-Kreislauf-Stillstand.

Blutkultur: (engl.) *blood culture*; Keimanzüchtungsversuch aus einer venösen Blutprobe zum Nachweis von Bakterien im Blut; wegen der schubweise auftretenden Erreger sollten mehrere Blutproben entnommen werden, möglichst bei Fieberanstieg und Schüttelfrost. Das Blut wird unter sterilen Bedingungen entnommen und in flüssigen Nährmedien (sog. Blutkulturflaschen) bei 37 °C inkubiert. **Hinweis:** Blutkultur von Blut, das während einer Antibiotikatherapie entnommen wurde, führt meist nicht zum Bakteriennachweis, da die mit Aktivkohle oder Kunstharz versehenen Blutkulturmedien Antibiotika nur unzureichend absorbieren. Blutentnahme daher möglichst während einer Antibiotikapause. Vgl. Sepsis, Urikult-Test.

Blutreinigungsverfahren: (engl.) *blood purification methods*; Verfahren zur Entfernung von harnpflichtigen, toxischen oder pathogenen Substanzen aus dem Blut*; **Formen:** 1. **extrakorporale** Verfahren, bei denen das Blut außerhalb des Körpers gereinigt wird (Hämodialyse*, Hämofiltration*, Hämodiafiltration*, Plasmaseparation*, Hämoperfusion*); 2. **intrakorporale** Verfahren, bei denen das Blut innerhalb des Körpers gereinigt wird (Peritonealdialyse*).

Blutspende: (engl.) *blood donation*; Entnahme von Spenderblut, das für Bluttransfusionen* oder zur Herstellung von Plasmaersatzstoffen* eingesetzt wird; **Formen:** Spende von Vollblut, Plasma oder Blutplättchen (Thrombozyten); **Organisation:** Blutspenden werden durch gemeinnützige Institutionen wie z. B. das Deutsche* Rote Kreuz oder Herstellerfirmen von Blutprodukten organisiert. Aufgabe der Blutspendedienste ist die Betreuung der Spender, die Herstellung und der Vertrieb von Blutspendepräparaten sowie serologische Untersuchungen. Alle Blutspenden müssen auf mögliche Verunreinigung (Kontamination) durch Krankheitserreger, z. B. Hepatitisviren oder HIV, untersucht werden. **Hinweis:** Blutentnahme nur in geschlossenem Vakuumsystem (s. Vacutainer-System) oder Spritzensystem vornehmen; nur Materialien mit Gütesiegel (zertifiziert) verwenden; Sicherheitsstandards unbedingt einhalten. Vgl. Blutkonserve, Hygiene.

Blutstatus: syn. Blutbild*.
Blutstuhl: s. Meläna.

Bluttransfusion

Bluttransfusion: (engl.) *blood transfusion*; Übertragung von Blutbestandteilen (s. Blutkonserve), die aus dem Vollblut eines (menschlichen) Blutspenders gewonnen und konserviert wurden, auf einen anderen Menschen (Empfänger) durch intravenöse Infusion*; **Voraussetzung:** Vereinbarkeit (Kompatibilität) der Blutgruppen* zwischen Spender und Empfänger (vorher Blutgruppenbestimmung); **Anwendung:** z. B. bei akutem und chronischem Blutverlust, Blutarmut (Anämie), Blutgerinnungsstörungen; mögliche **Komplikationen:** 1. Transfusionszwischenfall*; 2. vermehrte Eisenablagerung im Organismus (Hämosiderose) bei häufigen Transfusionen; 3. Übertragung von Krankheitserregern (z. B. Hepatitisviren, Malariaplasmodien, HIV); 4. Sensibilisierung des Empfängers gegen Blutgruppenantigene des Spenders. Vgl. Blutspende.

Blutung (ICNP): (engl.) *bleeding*; Austritt von Blut aus den Gefäßen nach innen in eine Körperhöhle, ein Organ oder umliegendes Gewebe oder nach außen durch eine Körperöffnung oder eine Hautwunde; **Formen:** 1. **Zerreißungsblutung:** als Folge von Gefäßeinrissen, z. B. bedingt durch Verletzungen oder Gefäßwanderkrankungen; 2. **Durchtrittsblutung:** Austritt von Blutbestandteilen durch die äußerlich intakte Gefäßwand, z. B. bei Verminderung der Blutzirkulation (Hämostase*) oder Neigung zu Blutungen (hämorrhagische Diathese). **Kennzeichen:** 1. arterielle Blutung: helles, pulssynchron spritzendes Blut; 2. venöses Blut: tritt dunkelrot im Schwall hervor (bei größeren Gefäßen); 3. parenchymatöse Blutung bei flächenhaften Schnitt- oder Risswunden mit Blutung aus allen eröffneten Gefäßen; bei innerer Blutung (z. B. gastrointestinale Blutung) Blutdruckabfall infolge von Volumenverlust, erhöhte Herzfrequenz (Tachykardie), Hämoglobin-Abfall, evtl. hypovolämischer Schock*; 4. bei chronischer Blutung Anämie als Leitsymptom; **Maßnahme:** 1. Bei oberflächlichen (peripheren) Blutungen leichter Druck und Abdecken mit sauberem oder sterilem Material (s. Wundmanagement). 2. Bei schweren Blutungen Ursachen klären, blutstillende Maßnahmen einleiten (z. B. Operation, Antikoagulanzien*) und Schockbekämpfung, ggf. Volumenersatz durchführen. **Hinweis:** Postoperative Blutungen durch Beobachtung des Patienten und Kontrolle der Vitalzeichen* rechtzeitig erkennen. Vgl. Hämatom.

Blutung, akute (ICNP): (engl.) *haemorrhage*; großer Blutverlust in kurzer Zeit als äußere oder innere Blutung* aus arteriellen, venösen oder Kapillargefäßen.

Blutvergiftung: s. Sepsis.

Blutzucker: (engl.) *blood sugar*; Zucker (Glukose) im Vollblut, Kapillarblut, Blutplasma oder -serum; Normalwert (Plasma, venös; nüchtern) 3,8–5,6 mmol/l (s. Referenzbereich, Tab.); die Regulation des Blutzuckers erfolgt über Hormone, insbesondere Insulin. Blutzuckerkontrollen werden zur Diagnostik und Verlaufs- bzw. Therapiekontrolle von Erkrankungen mit erhöhtem (Diabetes mellitus) oder erniedrigtem Blutzuckerspiegel, bei unklarem Koma* oder Schock* durchgeführt. **Messung** des Blutzuckergehalts: 1. **Schnelltest mit Teststreifen;** Durchführung: Kapillarblutentnahme (seitlich an der Fingerkuppe, am Ohrläppchen, beim Säugling an der inneren Fersenkante), Abnehmen des Blutstropfens mit Teststreifen, nach 1 Minute Blut mit Verbandwatte (nicht Zellstofftupfer!) abwischen, nach einer weiteren Minute Auswertung. Diese kann visuell durch Vergleich mit einer Farbskala oder elektronisch mit entsprechenden Geräten erfolgen. Fehlerquellen: ungeeignete Aufbewahrungsbedingungen für Teststreifen (Temperatur, Feuchtigkeit, Sonneneinstrahlung), Haut bei Blutentnahme feucht, zu geringe Blutmenge, Ablesen zum falschen Zeitpunkt; Anwendung: zur Nüchternblutzuckerbestimmung, zur Erstellung eines Blutzuckerprofils (nüchtern, nach dem Essen, zur Ermittlung von Schwankungen); 2. **enzymatische Methoden,** die im Labor durchgeführt werden; 3. **Neue Verfahren** zur Blutzuckermessung sind Geräte, die gleichzeitig Stechhilfe und Messgerät sind, die die benötigte Blutmenge selbst ansaugen und an anderen Körperstellen (Ober- oder Unterarm, Daumenballen) angewendet werden können, sowie implantierbare Sensoren zur kontinuierlichen Blutzuckermessung. **Hinweis:** 1. Da die Messergebnisse im venösen Blut 10–15 % niedriger sind als im arteriellen Blut und im Vollblut 15 % niedriger als im Plasma, muss immer mit demselben Probenmaterial gearbeitet werden. 2. In der Psychiatrie bei Selbstbehandlern mit Selbsttötungsabsichten Blutzuckerwerte kontrollieren.

BMI: Abk. für **B**ody*-**m**ass-**I**ndex.

Bobath-Lagerung: (engl.) *Bobath's bedding*; Lagerung nach der Bobath*-Methode bei Patienten mit spastischen Lähmungserscheinungen infolge zentraler neurologischer Schädigung (z. B. Schlaganfall, Gehirnblutung, Schädelhirntrauma); **Prinzip:** Die Wahrnehmung der betroffenen Körperseite soll durch die Lagerungsposition gestärkt, physiologische Bewegungsmuster sollen angebahnt und das schmerzhafte Schulter- bzw. Schulter-Hand-Syndrom vermieden werden. Die Lagerung auf der

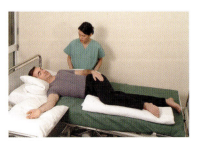

Bobath-Lagerung [6]

betroffenen Seite gilt als die zu bevorzugende Lagerungsart. Unter Abwägung anderer Aspekte, z. B. der Dekubitusprophylaxe (s. Dekubitus) und der Thromboseprophylaxe*, wird der Patient seitlich und auf eher härterer Unterlage gelagert, um die Wahrnehmung anzuregen (häufiges Umlagern erforderlich). Es gilt dabei, die betroffene Schulter nach vorn zu ziehen und den unteren Arm in Außenrotation seitlich ausgestreckt abzustützen (ggf. mit Hilfe von Kissen u. a., s. Abb. S. 138). **Hinweis:** **1.** Kontrakturprophylaxe* nur durch frühzeitige Mobilisation*. **2.** Um krankhafte Hand- und Fußgelenkveränderungen zu vermeiden, sollen weder Materialien in die Handfläche gelegt noch die klassische Spitzfußprophylaxe* über Lagerung durchgeführt werden; Spitzfußprophylaxe nur durch Sitzen am Tisch oder im Rollstuhl.
Bobath-Methode: (engl.) *Bobath method*; von K. und B. Bobath in den 40er Jahren des 20. Jahrhunderts entwickeltes interdisziplinäres therapeutisches Verfahren, das Lagerungs- und Mobilisationskonzepte bei Patienten mit sensomotorischen Regulationsstörungen (z. B. nach Schlaganfall) umfasst; wurde zur Behandlung der zerebralen Kinderlähmung (infantile Zerebralparese) entwickelt. **Prinzip:** Regulierung des Muskeltonus und Bahnung physiologischer Bewegungsabläufe als sensomotorische Lernprozesse (Fazilitation), die sich an Aktivitäten des täglichen Lebens und individuellen Bedürfnissen und Ressourcen der Patienten in ihrer Lebensumwelt orientiert; bei der Behandlung von Kindern wird die Methode um das sog. Handling (Unterstützung und Förderung sensomotorischer Entwicklung durch die Bezugspersonen) ergänzt. **Pflegeforschung:** Die Bobath-Methode wird in der niederländischen Pflegeforschung mit einem interdisziplinären Schulungsansatz in die praktische Pflege integriert. Dies bewirkt aufeinander abgestimmte Konzepte, die für die Patienten einen gleichmäßigen und wiederholbar zu trainierenden und zu kontrollierenden Ablauf des Bewegungsmusters (vgl. Bewegungslehre) ermöglichen. In Deutschland wird bislang hauptsächlich die Bobath*-Lagerung in die Praxis umgesetzt. Vgl. Physiotherapie.
Body-mass-Index: (engl.) *body mass index*; Abk. BMI; syn. Quetelet-Index; Körpermassenzahl zur Beurteilung des Körpergewichts und Ermittlung des Normalgewichts (18,5–24,9 kg/m²; s. Tab.); berechnet sich aus dem Körpergewicht in kg dividiert durch die Körperlänge in m zum Quadrat.

Body-mass-Index
Einteilung in Unter-, Normal- und Übergewicht

Kategorie	BMI (kg/m²)		
Untergewicht	<18,5		
Normalgewicht	18,5	–	24,9
Übergewicht	25,0	–	<30
Adipositas			
Grad I	30	–	34,9
Grad II	35	–	39,9
Grad III	≥40		

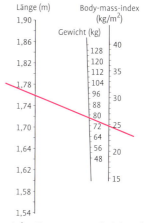

Body-mass-Index: Nomogramm zur Ermittlung des BMI durch Verlängerung der Geraden, die sich durch Körperlänge und -gewicht ergibt

$$BMI = \frac{Körpergewicht\ [kg]}{(Körperlänge\ [m])^2}$$

Die schnelle Ermittlung erfolgt mit Hilfe eines Nomogramms (s. Abb.) durch Verlängerung der Geraden durch Körperlänge und -gewicht.
bonding: Bindung; **1.** (allgemein) Bindungsverhalten zwischen Menschen; **2.** (psychotherapeutisch) Therapieausrichtung, welche die emotionale Offenheit und körperliche Nähe des Klienten fördert; in speziellen Übungen werden Ängste und negative Erfahrungen (z. B. körperliche Misshandlung, emotionale Vernachlässigung) gemeinsam in der Gruppe bearbeitet. **Ziel:** **a)** ausgeglichenere psychische Verfassung; **b)** Aushalten körperlicher und emotionaler Nähe. Vgl. Psychotherapie, Bindungstheorie, Bindung, personale.
Borborygmus: s. Darmgeräusche.
Botenstoffe: s. Neurotransmitter.
Bowie-Dick-Test: (engl.) *Bowie-Dick test*; auch Dampfdurchdringungstest; Prüfverfahren zum Nachweis der vollständigen Luftentfernung und Dampfdurchdringung für Dampf-Großsterilisatoren; dieser Funktionstest mit einem chemischen Indikator ist vor jedem Arbeitsbeginn mit dem leeren Sterilisator bei 134 °C für eine Dauer von 3,5 Minuten durchzuführen. Vgl. Dampfsterilisation.

bpa: Abk. für **B**erufsverband* **p**rivater **A**nbieter sozialer Dienste.

BPflV: Abk. für **B**undes**pfl**egesatz**v**erordnung*.

BQS: Abk. für **B**undesgeschäftsstelle* **Q**ualität**ss**icherung.

Braden-Q-Skala: (engl.) *Braden Q scale*; Instrument zur Einschätzung des Dekubitusrisikos bei Kindern bis zum vollendeten 6. Lebensjahr; von S. M. Quigley und M. A. Curley (1996) für Kinder adaptierte Braden*-Skala; umfasst als 7. Bewertungskriterium Gewebedurchblutung und Sauerstoffversorgung (s. Tab. 1 S. 142). **Anwendung:** S. M. Quigley und M. A. Curley gehen wie B. Braden davon aus, dass das Risiko, einen Dekubitus* zu erleiden, umso höher ist, je weniger ein Patient selbständig Gegenmaßnahmen ergreifen kann. Es werden im Unterschied zur Braden-Skala aufgrund des 7. Bewertungskriteriums bis zu 28 Punkte vergeben. Ein geringes Risiko besteht bei 23–28 Punkten, das mittlere bis hohe Risiko liegt bei 7–23 Punkten. Um die Bildung eines Druckgeschwüres zu verhindern, sind entsprechende pflegerische Maßnahmen durchzuführen, insbesondere Lagerungsmaßnahmen (s. Tab. 2 S. 145). Je höher der Punktwert, desto geringer das Risiko, desto weniger differenziert die Pflegemaßnahmen. Die Maßnahmen müssen vom Arzt angeordnet werden.

Braden-Skala: (engl.) *Braden scale*; Instrument zur Einschätzung des Dekubitusrisikos eines Patienten (ab dem 7. Lebensjahr); **Grundlage:** Die von B. Braden (1987) als Erfassungs- und Kontrollinstrument entwickelte Skala umfasst 6 Bewertungskriterien: sensorisches Empfindungsvermögen, Feuchtigkeit, Aktivität, Mobilität, Ernährung, Reibungs- und Scherkräfte* (z. B. durch spontane Lagerungsveränderung des Patienten oder nicht fachgerechte Lagerungstechniken), wobei die Kriterien Reibungs- und Scherkräfte sowie sensorisches Empfindungsvermögen besonders hervorgehoben werden, weil aus diesen Kriterien ein erhöhtes Verletzungsrisiko des Gewebes resultiert, was jedoch bei gestörtem sensorischem Empfinden (z. B. bei Lähmung, Neuropathie/Polyneuropathie, Sedierung, nach Narkosen) vom Patienten nicht wahrgenommen werden kann. Er kann daher auch nicht adäquat reagieren. Merkmale wie Antrieb, Motivation und geistig-seelischer Zustand des Patienten bleiben unberücksichtigt, da aus ihnen zwar psychosoziale, aber keine lagerungstechnischen Pflegetätigkeiten resultieren. **Anwendung:** Braden geht davon aus, dass das Risiko, einen Dekubitus* zu erleiden, umso höher ist, je weniger ein Patient selbständig Gegenmaßnahmen ergreifen kann. Diese Fähigkeiten werden mit Vergabe von jeweils 1–4 Punkten erfasst (s. Tab. 1 S. 148). Die errechnete Punktzahl ermöglicht eine Abschätzung des Risikos für Dekubitus. Maximal werden 24 Punkte vergeben. Eine Dekubitusgefährdung ist bei einem Gesamtpunktwert von 18 oder weniger Punkten gegeben. Eine geringe Punktzahl bedeutet ein hohes Dekubitusrisiko. Um die Bildung eines Druckgeschwüres zu verhindern, sind entsprechende pflegerische Maßnahmen durchzuführen (s. Tab. 2 S. 150). Je höher der Punktwert, desto geringer das Risiko, desto weniger differenziert sind die Pflegemaßnahmen. **Hinweis: 1.** Die Skala gewinnt in Deutschland zunehmend an Bedeutung und ist sowohl im Erhebungsbogen des MDS* zur Produktgruppe 11 (Hilfsmittel gegen Dekubitus) als auch im Versorgungsleitfaden des Bundesverbandes Medizintechnologie (Abk. BVMed) zur Auswahl von Hilfsmitteln gegen Dekubitus enthalten. **2.** Die Braden-Skala ist besonders für geriatrische Patienten geeignet (J. Phillips, 2001). Vgl. Braden-Q-Skala, Norton-Skala, Waterlow-Skala, Medley-Skala.

Bradykardie: (engl.) *bradycardia*; Herzfrequenz unter 60 Schläge pro Minute; **Vorkommen: 1.** physiologisch z. B. bei Sportlern oder im Schlaf; **2.** mit Krankheitswert bei Störungen der Erregungsbildung und Erregungsleitung im Herzen, häufig durch Medikamente verursacht oder bei Veränderung der Koronararterien. Vgl. Tachykardie.

Bradypnoe: (engl.) *bradypnea*; verlangsamte Atmung (4–8 Atemzüge/min beim Erwachsenen); **Vorkommen:** z. B. im Schlaf, während der Meditation*, bei Opiatvergiftungen. Vgl. Atemfrequenz, Atmungstypen.

Bräuche, religiöse: (engl.) *religious rites*; überlieferte Formen religiösen oder sozialen Verhaltens einer Glaubensgemeinschaft bei wiederkehrenden Anlässen im Jahreszyklus (z. B. Ostern und Weihnachten bei den Christen), bei Einschnitten und Wendepunkten im menschlichen Leben (z. B. Geburt, Hochzeit, Tod) und im Alltag (z. B. Gebet*, Meditation*); i. d. R. haben religiöse Bräuche einen festlichen oder feierlichen Charakter. Sie beeinflussen das Handeln der Gemeinschaft (z. B. Prozessionen) und des Einzelnen (z. B. rhythmisches Hin- und Herbewegen des Oberkörpers und Ausbreiten der Hände als Gebetsgebärde) und werden meist nach festen Regeln durchgeführt, die sich z. B. in bestimmten Ess- und Bekleidungsformen (schwarze Kleidung zum Zeichen der Trauer) widerspiegeln können. Religiöse Bräuche dienen der Gemeinschaft und dem Einzelnen zur Identitätsfindung; das Individuum hat keine Bräuche, sondern Gewohnheiten. **Pflege:** Häufig sind religiöse Festtage* mit Bräuchen und Vorschriften verbunden, die dem gläubigen Menschen Verständnis, Vertiefung und inneres Verspüren einer religiösen Wahrheit oder der besonderen Bedeutung eines historischen Ereignisses ermöglichen. Daher auch im Pflegealltag respektieren und ggf. unterstützen. Standards* erleichtern den schnellen Zugriff auf Informationen; spezielle Räume (z. B. Krankenhauskapelle) für alle Konfessionen* zur Verfügung stellen, Krankenhausseelsorger zur Beratung einschalten. Vgl. Religion, Kultur, Transkulturalität.

Braille-Schrift: syn. Blindenschrift*.

Brainstorming: Methode für die Anfangsphase eines kreativen Prozesses, bei der sämtliche spontane Ideen einer Person oder einer Gruppe zu einer bestimmten Fragestellung zunächst ungefiltert und unkommentiert registriert, evtl. visualisiert (z. B. aufgeschrieben oder als Graphik dargestellt) und ggf. im Anschluss weiter ausgebaut werden; die Teilnehmer können die Ideensammlung im dynamischen Gruppenprozess durchführen oder in Einzelarbeit ihre Ideen ungefiltert notieren und im Weiteren in der Gruppe auswerten. In einer nächsten Phase werden die Ideen auf mögliche und realistische Lösungsansätze überprüft. **Anwendung:** besonders im Managementbereich (auch Pflegemanagement, Teamarbeit) und in der kreativen Gruppenarbeit; **Pflege:** Einer Person Gelegenheit geben, Gedanken, Ideen, aber z. B. auch Sorgen im Gespräch zu äußern, um dann im nächsten Schritt gemeinsam nach Lösungsmöglichkeiten zu suchen. **Hinweis:** Die wörtliche Übersetzung des englischen Begriffs brainstorm ist Gehirnsturm. Vgl. Assoziation, Denken.

Brandverletzung: syn. Verbrennung*.

Braun-Schiene: (engl.) *Braun's frame*; Schaumstoffschiene oder Metallgestell zur Lagerung und Ruhigstellung der unteren Extremität mit funktionsgerechter Stellung des Kniegelenks (160°) und des oberen Sprunggelenks (90°); **Anwendung:** bei Entzündung der oberflächlichen Venen (Thrombophlebitis), Beinödemen u. a.; **Durchführung:** Der Unterschenkel wird in der sog. Schienenkammer mit kleinen Sand-, Spreu- oder Hirsesäcken oder auch Schaumstoffkeilen seitlich fixiert. **Hinweis:** Zur Dekubitusprophylaxe (s. Dekubitus) Ferse mit Wattebinden frei lagern; zur Spitzfußprophylaxe* Handtuch zwischen Fuß- und Schienenende umschlagen. Vgl. Schiene.

Brennpunkt: s. Fokus.

Brennwert: (engl.) *fuel value, caloric value*; umgangssprachl. Kalorienwert; **1.** (physikalisch) bei vollständiger Reaktion eines (Nähr-)Stoffs mit Sauerstoff zu Kohlendioxid und Wasser frei werdende Energie*; Einheit Joule* (Abk. J, 1000 Joule sind 1 Kilojoule, Abk. kJ) oder Kalorie* (Abk. cal, 1000 Kalorien sind 1 Kilokalorie, Abk. kcal; 1 cal entspricht ca. 4,2 J); bei Fetten und Kohlenhydraten identisch mit dem physiologischen Brennwert; bei Proteinen geringer, da das Endprodukt des Proteinstoffwechsels (Harnstoff) selbst noch einen physikalischen Brennwert besitzt; Bestimmung anhand der Wärmebildung im sog. Verbrennungskalorimeter; **2.** (physiologisch) für den Organismus verfügbarer Energiegehalt der Nährstoffe; beträgt für 1 g Protein 17,5 kJ (4,2 kcal), für 1 g Kohlenhydrate 17,5 kJ (4,2 kcal), für 1 g Fett 38,5 kJ (9,2 kcal).

Broca-Aphasie: s. Aphasie.

Bronchialbaum: (engl.) *bronchial tree*; charakteristische baumartige Verzweigung der luftleitenden Wege in der Lunge; nach Teilung der Luftröhre (Trachea) treten der rechte und der linke Stammbronchus (Bronchus principalis dexter et sinister) in die Lungen ein. Zunächst Aufteilung in 3 (rechte Lunge) bzw. 2 (linke Lunge) Lappenbronchien (Bronchi lobares), denen sich jeweils Segmentbronchien (Bronchi segmentales) anschließen. **Klinische Bedeutung:** Verschiedene Lungenerkrankungen (z. B. Lungenabszesse, Bronchialkarzinom) sind häufig zunächst auf ein Lungensegment begrenzt und können durch Lungensegmentresektion chirurgisch behandelt werden.

Bronchialsekret: (engl.) *bronchial secretion*; in den unteren Atemwegen (Luftröhre, Bronchien, Alveolen) gebildetes schleimiges Produkt sezernierender Zellen; **Funktion:** dient der Reinigung des Bronchialsystems von eingeatmeten Partikeln und dem Schutz der Bronchialschleimhaut vor Austrocknung; **Hinweis:** Übermäßige Produktion von Bronchialsekret (z. B. bei Bronchitis) kann zur Behinderung der Atmung (z. B. zu obstruktiven Ventilationsstörungen) führen und muss durch Abhusten*, Abklopfen* oder Absaugen* entfernt werden. Vgl. Schleimlösung.

Bronchialtoilette: s. Absaugen.

Broteinheit: (engl.) *bread exchange unit*; Abk. BE; syn. Berechnungseinheit; Maßeinheit zur Ermittlung des Gesamtkohlenhydratgehalts der Nahrung zur Berechnung der Diät* bei Diabetes mellitus; 1 BE entspricht einer Menge von 10–12 g Kohlenhydraten mit blutzuckersteigernder Wirkung. Entsprechend ihres BE-Wertes werden Nahrungsmittel in Tabellen aufgeführt (s. Tab. S. 151); Ballaststoffe sind dabei nicht berücksichtigt. Die Höhe des individuellen BE-Bedarfs ist u. a. abhängig von Alter und Geschlecht, körperlicher Tätigkeit und Diabetestyp. **Hinweis:** Eine weitere Berechnungseinheit, die zunehmend verwendet wird, ist die Kohlenhydrateinheit (Abk. KE), die 10 g Kohlenhydraten entspricht.

Bruchband: (engl.) *truss*; größenverstellbares Leibband, das bei einem inoperablen Leistenbruch (Hernie) den Austritt des Bruchinhalts durch die Bruchpforte verhindern soll; es besteht aus einem runden, mit Stoff oder Leder bezogenen Stahlkissen (Pelotte), das auf der Bruchpforte festgegurtet und zusätzlich durch einen Schenkelriemen befestigt wird. Das Bruchband muss vom Arzt individuell angepasst werden, um eine Vergrößerung der Bruchpforte zu verhindern. **Hinweis: 1.** Durch die Einklemmungsgefahr (Inkarzeration) ist das Tragen eines Bruchbandes eine **veraltete Methode** und wird nur noch eingesetzt, wenn keine Möglichkeit zur operativen Beseitigung des Bruches besteht, z. B. bei Patienten mit unvertretbar hohem Operationsrisiko oder mit Anlage eines künstlichen Darmausgangs (Anus praeternaturalis). **2.** Keine Selbstbehandlung mittels Bruchband; bei Kindern und nicht mehr zurückschiebbaren (irreponiblen) Brüchen dürfen Bruchbänder nicht angewendet werden. Wenn eine Einklemmung nicht nach spätestens 4–6 Stunden beseitigt

Braden-Q-Skala

Modifizierte Braden-Q-Skala zur Einschätzung des Dekubitusrisikos

Kriterium	Bewertung 1 Punkt	2 Punkte
Mobilität Fähigkeit, die Position des Körpers insgesamt oder der Gliedmaßen zu verändern	vollständige Immobilität Führt nicht die geringste Positionsänderung des Körpers oder einzelner Gliedmaßen ohne Hilfe aus.	stark eingeschränkt Führt gelegentlich geringfügige Positionsänderungen des Körpers oder einzelner Gliedmaßen aus, ist aber unfähig, den Körper selbstständig zu drehen.
Aktivität Ausmaß der körperlichen Aktivität	Bettlägerigkeit Kann/darf das Bett nicht verlassen.	an Lehnstuhl/Sessel/Rollstuhl gebunden Fähigkeit, ein wenig zu gehen, ist eingeschränkt oder nicht vorhanden; kann das Eigengewicht nicht tragen und/oder braucht Hilfe, um sich in den Lehnstuhl, Sessel oder Rollstuhl zu setzen.
sensorische Wahrnehmung Fähigkeit, Reize durch Berührung, passive Lageveränderung z. B. einer Gliedmaße, Vibrationen, Schmerz, Temperatur wahrzunehmen und zu verarbeiten	vollständig ausgefallen Unfähigkeit, auf Schmerzreize zu reagieren (auch nicht durch Stöhnen, Zurückzucken, Greifen); Ursache: herabgesetzte Wahrnehmungsfähigkeit (bis zur Bewusstlosigkeit) oder Sedierung **oder** Fähigkeit des Schmerzempfindens über den größten Anteil der Körperoberfläche herabgesetzt	stark eingeschränkt Reagiert nur auf schmerzhafte Reize; kann Unbehagen weder durch Stöhnen noch durch Unruhe mitteilen **oder** über mehr als die Hälfte des Körpers liegen Störungen der sensorischen Wahrnehmung vor, die die Fähigkeit, Schmerz oder Unbehagen zu empfinden, herabsetzen.
Nässe Ausmaß, in dem die Haut der Nässe (Schweiß, Harn) ausgesetzt ist	ständig feucht Die Haut ist ständig feucht durch Schweiß, Harn und Drainageflüssigkeit; Feuchte wird jedes Mal festgestellt, wenn der Patient bewegt oder gedreht wird.	sehr feucht Die Haut ist oft, aber nicht ständig feucht; Bettlaken müssen mindestens alle 8 Stunden gewechselt werden.
Reibung und Scherkräfte Reibung entsteht, wenn die Haut über das Bettlaken schleift; Scherkräfte entstehen, wenn sich Haut und angrenzende Oberflächen der Knochen gegeneinander verschieben.	erhebliches Problem Spastik, Kontraktur, Juckreiz oder Unruhe verursachen fast ständiges Herumwerfen, Um-sich-Schlagen und Reiben.	bestehendes Problem Braucht mittlere bis maximale Unterstützung beim Positionswechsel; vollständiges Anheben, ohne über die Laken zu rutschen, ist nicht möglich; rutscht im Bett oder Stuhl oft nach unten und braucht oft maximale Hilfe, um in die Ausgangsposition zu gelangen.
Ernährung allgemeines Ernährungsverhalten	sehr schlecht Keine orale Ernährung und/oder nur klare Flüssigkeitszufuhr oder intravenöse Flüssigkeitszufuhr über mehr als 5 Tage **oder** Eiweißzufuhr <2,5 mg/dl **oder** isst nie eine vollständige Mahlzeit; isst selten mehr als die Hälfte der angebotenen Mahlzeit; Eiweißzufuhr beträgt nur 2 fleischhaltige Portionen oder Milchprodukte täglich; trinkt wenig Flüssigkeit; erhält keine Ernährungskost.	nicht ausreichend Erhält flüssige Nahrung oder Sondenkost/ intravenöse Ernährung, die eine für das Alter nicht ausreichende Menge an Kalorien und Mineralien enthält **oder** Eiweißzufuhr <3 mg/dl **oder** isst selten eine vollständige Mahlzeit und allgemein nur die Hälfte der jeweils angebotenen Portion. Eiweißzufuhr umfasst nur 3 fleischhaltige Portionen oder Milchprodukte täglich; gelegentlich wird Nahrungsergänzungskost zu sich genommen.

Tab. 1

3 Punkte	4 Punkte
leicht eingeschränkt Führt oft, jedoch geringfügige Positionsänderungen des Körpers oder einzelner Gliedmaßen aus.	nicht eingeschränkt Führt oft große Positionsveränderungen ohne Unterstützung aus.
geht gelegentlich Geht tagsüber gelegentlich, aber nur sehr kurze Strecken mit oder ohne Hilfe; verbringt die meiste Zeit jeder Schicht im Bett oder im Stuhl.	alle Patienten, die zu jung sind, um laufen zu können **oder** geht oft — tagsüber wenigstens 2-mal außerhalb des Zimmers und wenigstens einmal alle 2 Stunden innerhalb des Zimmers.
wenig eingeschränkt Reagiert auf verbale Aufforderungen, kann aber nicht immer Unbehagen oder die Notwendigkeit des Positionswechsels mitteilen **oder** es liegen wenige Störungen der sensorischen Wahrnehmung vor, die die Fähigkeit, Schmerz oder Unbehagen zu empfinden, in 1 oder 2 Gliedmaßen herabsetzen.	nicht eingeschränkt Reagiert auf verbale Aufforderungen; hat keine sensorischen Defizite, die die Fähigkeit, Schmerz oder Unbehagen zu empfinden und mitzuteilen, herabsetzen.
gelegentlich feucht Die Haut ist gelegentlich feucht, Wäschewechsel ist etwa alle 12 Stunden erforderlich.	selten feucht Die Haut ist meistens trocken. Windelwechsel routinemäßig, Lakenwechsel nur alle 24 Stunden erforderlich.
mögliches Problem Bewegt sich schwach oder benötigt geringe Hilfe; während des Positionswechsels schleift die Haut etwas über Laken, Stuhl, Kopfstützen oder anderes Zubehör; behält die meiste Zeit relativ gut die Position in Stuhl oder Bett, rutscht aber gelegentlich herab.	kein auftretendes Problem Ist fähig, sich während des Positionswechsels vollständig anzuheben, bewegt sich in Bett und Stuhl unabhängig und hat ausreichend Muskelkraft, um sich während des Positionswechsels zu heben; erhält in Stuhl oder Bett jederzeit eine gute Position aufrecht.
ausreichend Erhält flüssige Nahrung oder Sondenkost, die eine für das Alter ausreichende Menge an Eiweiß und Mineralien enthält **oder** isst mehr als die Hälfte jeder Mahlzeit; isst insgesamt 4 oder mehr fleischhaltige und eiweißhaltige Portionen täglich; lehnt gelegentlich eine Mahlzeit ab, nimmt aber Ergänzungskost zu sich, sofern sie angeboten wird.	sehr gut Nimmt eine normale Ernährung ein, die genügend Kalorien für das Alter enthält; isst beispielsweise fast jede Mahlzeit vollständig auf; lehnt nie eine Mahlzeit ab; isst i. Allg. 4 und mehr Portionen täglich, die Fleisch oder Milchprodukte enthalten; isst gelegentlich zwischen den Mahlzeiten; braucht keine Nahrungsergänzungskost.

Fortsetzung nächste Seite

Braden-Q-Skala
Modifizierte Braden-Q-Skala zur Einschätzung des Dekubitusrisikos

Kriterium	Bewertung 1 Punkt	2 Punkte
Gewebedurchblutung und Sauerstoffversorgung	extrem gefährdet	gefährdet
	Hypotonie (mittlerer arterieller Blutdruck <50 mmHg, beim Neugeborenen <40 mmHg) **oder** der Patient toleriert keinen Positionswechsel	Normotonie, Sauerstoffsättigung bei <95 %, Hämoglobin bei <10 mg/dl, kapilläre Wiederauffüllzeit >2 Sekunden, Serum-pH <7,40

Bewertung: 23–28 Punkte: geringes Risiko; 7–23 Punkte: mittleres bis hohes Risiko

---

wird, besteht die Gefahr schwerwiegender Komplikationen.
Bruker-Kost: syn. Vollwertkost*.
Brustatmung: (engl.) *costal breathing*; syn. Kostalatmung; Form der Atmung*, bei der die Erweiterung des Brustraums durch Hebung der Rippen mit der Interkostalmuskulatur (vgl. Atemhilfsmuskeln) zustande kommt; **Vorkommen:** normale Variante der Atmung (häufiger bei Frauen als bei Männern), bei Einengung des Bauchraums (Kleidung, Schwangerschaft) und als Schonatmung* nach Operationen im Bauchraum. Vgl. Atmungstypen, Zwerchfellatmung.
Brustbein: (engl.) *sternum*; Sternum; flacher, unpaarer Knochen, der zwischen die vorderen Enden der 7 oberen Rippenpaare eingefügt ist; bis auf eine dünne kompakte Knochenschicht besteht das Brustbein aus einem Gerüstwerk feiner Knochenbälkchen (Substantia spongiosa). Das Brustbein kann Spalten (aufgrund der unterbliebenen Verschmelzung der sog. Sternalleisten) und Löcher (bei 5–9 % der Bevölkerung) sowie einen variablen Schwertfortsatz am unteren Ende aufweisen. **Hinweis: 1.** Die früher durchgeführte Sternalpunktion zur Gewinnung von Knochenmark wird heute meist durch eine Beckenkammpunktion ersetzt. **2.** Bei Reanimation* können durch den hohen punktuellen Druck die Rippen-Brustbein-Gelenke gelockert bzw. zerstört werden oder auch das Brustbein und/oder die Rippen brechen. Nach erfolgreicher Reanimation muss daher auf weitergehende Verletzungen untersucht und ggf. eine Versorgung sichergestellt werden. Bei Übergabe der Patienten Bruchanzeichen (z. B. Geräusche) dokumentieren.
Brustdrüsenschwellung, initiale: (engl.) *breast engorgement*; Abk. IBDS; veraltet Milcheinschuss; Bezeichnung für das plötzliche Anschwellen des Brustdrüsengewebes 2–3 Tage nach der Geburt* als Zeichen der beginnenden Milchbildung und der damit einhergehenden starken Durchblutung der Brüste; da der Abfluss über Venen und Lymphbahnen behindert ist, kommt es zum Ödem. **Maßnahme:** Brustmassage; Ausstreichen vor dem Anlegen des Kindes, Kühlen nach dem Anlegen; **Prophylaxe:** regelmäßiges Anlegen des Kindes in den ersten Lebenstagen; **Hinweis: 1.** Die Beschwerden halten selten länger als 24 Stunden an. **2.** Es lassen sich bei Auftreten der IBDS oft nur geringe Mengen Milch gewinnen, weshalb der Begriff Milcheinschuss als veraltet und zudem irreführend gilt.
Brusternährung: syn. Stillen*.
Brusternährungsset: Flasche mit dünnem Schlauch, der an die Brustwarze reicht und das Verabreichen von Zusatznahrung während des Stillens* ermöglicht.
Brustpflege: (engl.) *breast care*; **1.** Pflege der Brust und der Brustwarzen während der Stillzeit (s. Stillen); zur Reinigung ist klares Wasser ausreichend. **Hinweis: a)** Keine Seife, Cremes, Salben, Lösungen mit Alkohol oder Desinfektionsmittel verwenden. **b)** Wichtig ist eine gute Händehygiene, v. a. da die Brust nicht in Kontakt mit Wochenfluss (Lochialsekret) kommen darf. **c)** Nach dem Stillen einen Tropfen Muttermilch auf die Brustwarzen verteilen und eintrocknen lassen (Zugluft vermeiden). **d)** Passenden Still-BH (evtl. mit Brustwarzenschutz) aus Baumwolle tragen und Stilleinlagen zum Aufsaugen von Muttermilch regelmäßig wechseln, damit die Brust möglichst trockengehalten wird. **e)** Bei Hohl- oder Flachwarzen Stillhütchen (Brustwarzenformer) anwenden. **f)** Bei rissigen und wunden Brustwarzen Rotlichtanwendung (5 Minuten pro Seite), Honig aufstreichen, Schwarzteebeutel auflegen, Hebamme befragen. **g)** Bei Milchstau (feststellbar durch verhärtetes Brustgewebe) die Brust vor dem Stillen z. B. durch einen feuchtwarmen Waschlappen oder eine warme Dusche erwärmen. **h)** Bei Brustentzündungen mit grippeähnlichen Begleitsymptomen lokale kühlende Auflage mit Quark oder essigsaurer Tonerde; häufigeres Stillen, dabei den Säugling so anlegen, dass sich das Kinn des Kindes im Bereich der entzündeten Stelle befindet (führt zum Aus-

Tab. 1

3 Punkte	4 Punkte
ausreichend	sehr gut
Normotonie, Sauerstoffsättigung bei <95 %, Hämoglobin bei <10 mg/dl, kapilläre Wiederauffüllzeit ca. 2 Sekunden, Serum-pH normal	Normotonie, Sauerstoffsättigung >95 %, Hämoglobin normal, kapilläre Wiederauffüllzeit <2 Sekunden

massieren des gestauten Bereiches), vorsichtiges Ausstreichen der Brust, ggf. Einnahme von Antibiotika (in diesem Fall wird die Muttermilch verworfen), Bettruhe; Hebamme oder Arzt befragen. 2. postoperative Versorgung nach brustkorrigierenden Eingriffen; **Pflegemaßnahme:** nach individueller Verordnung und mit besonderer Aufmerksamkeit bezogen auf Narbenpflege und Brustmassage bei Implantaten.

Brustprothese: (engl.) *breast implant*; syn. Mammaprothese; künstlicher Ersatz für eine zuvor entfernte Brust (s. Prothese); **Formen: 1. Büstenhalterprothese** zur Erstversorgung nach Entfernung der weiblichen Brust (Mastektomie) und zur Dauerversorgung als individuell modelliertes Ersatzstück (Epithese) aus Baumwolle oder Silikon in den Büstenhalter eingelegt oder mit Haftstreifen am Körper befestigt; **2. implantierte Prothese**

Braden-Q-Skala Tab. 2
Risikoorientierter Einsatz druckentlastender Materialien in der Pädiatrie
(Patienten bis zum vollendeten 6. Lebensjahr)

Risiko	Material[1]	Gegenanzeigen
geringes Risiko (23–28 Punkte)	keine speziellen Materialien erforderlich	–
mittleres bis hohes Risiko (7–23 Punkte)		
und in der Lage sein, das Prophylaxeprotokoll zu beginnen/fortzuführen einschließlich Lagerungswechsel alle 2 Stunden	kein Spezialbett erforderlich; ggf. Sitzkissen, Kopfkissen aus Schaumstoff oder Gel und Fersenschutz (Fersen frei lagern mit Decke/Kissen)	–
und verlängerte Bettlägerigkeit/Immobilität mit Unfähigkeit, sich zu drehen oder das Bett zu verlassen		
Patient >3 Jahre alt	Low-air-loss-Bett (Unterbettwaage als Sonderbestellung möglich) oder Low-air-loss-Bett mit Pulsation (Bettwaage integriert)	instabile Halswirbelsäule, Patient aggressiv, unruhig, erregt
Patient 6 Monate bis 3 Jahre alt	Spezialmatratze (Schaumstoff/Gel) oder Low-air-loss-Kinderbett (ggf. mit Rotation, Perkussion und/oder Pulsation)	instabile Halswirbelsäule –

[1] Alle Materialien müssen vom Arzt verordnet werden.

zur Dauerversorgung nach einer operativen Wiederherstellung der Brustform (Mammaplastik), wobei hauptsächlich Silikonprothesen mit Gelkern, Kochsalzlösung oder Sojaöl in mehreren Hüllen verwendet werden (häufige Komplikation: Kapselfibrose, bei der sich eine bindegewebige Kapsel um das Implantat bildet); die Implantation einer Brustprothese setzt unter Umständen die Schaffung einer hinreichend großen Prothesentasche mit vorübergehend implantiertem Hautexpander voraus, der über ein subkutan gelegenes Ventil nach und nach bis zur gewünschten Größe mit Kochsalz gefüllt wird.

Brustschwellung (ICNP): (engl.) *breast engorgement*; Vergrößerung der Brustdrüse; **Ursachen: 1.** Laktogenese: Volumenzunahme und Differenzierung des Brustdrüsenparenchyms während der Schwangerschaft als Vorbereitung auf die Milchproduktion; **2.** Mastodynie: häufiger prämenstruell, seltener als kontinuierlich empfundenes Spannungs- und Schwellungsgefühl, meist mit diffusen oder umschriebenen Schmerzen in den Brüsten; mögliche Ursachen sind z. B. ein endokrin-vaskulär ausgelöstes Ödem bei latentem Gestagenmangel (bei Hormonsubstitution Zeichen von Östrogenüberdosierung), knotige Verhärtungen (Mastopathie), evtl. Mammakarzinom, Nervenreizungen der Zwischenrippenräume (Interkostalneuralgie). Häufig ist die Ursache auch unklar (vgl. prämenstruelle Spannungen). **3.** Mastitis: Entzündung der weiblichen Brustdrüse, meist im Wochenbett oder während der Stillperiode; **4.** als Nebenwirkung der Hormonbehandlung z. B. von einem Prostatakarzinom beim Mann; **Kennzeichen:** schmerzhafte Schwellung und Rötung, abhängig von der Ursache evtl. Verhärtung, plötzlicher Temperaturanstieg; später evtl. tastbare Flüssigkeitsbewegungen in der Brust als Zeichen einer Gewebeeinschmelzung; **Maßnahme: 1.** in Abhängigkeit von den Ursachen ggf. Hochbinden und Kühlen der Brust; **2.** ggf. Antibiotika, Prolaktinhemmer; **Pflege: 1.** Ursachen klären, ggf. Arzt einschalten; **2.** Unterstützung bei der Selbstpflege* durch Beratung und Aufklärung bezüglich Vorsorge und Brustselbstuntersuchung*.

Brustselbstuntersuchung: (engl.) *self breast examination*; regelmäßige Kontrolle der Brust durch die Frau als Früherkennungsmaßnahme von Brustkrebs (Mammakarzinom); die Inspektion der Brust vor dem Spiegel und das Abtasten (im Liegen und Stehen, einschließlich der Achselregion) zur Erkennung von Verhärtungen und Knoten sollte einmal monatlich ca. 5–6 Tage nach der Menstruation* durchgeführt werden (s. Abb.).

Brustwandableitungen: (engl.) *precordial leads*; Abk. BWA; auch präkardiale Ableitungen; Registrierung eines EKG* durch horizontale Ableitung des Erregungsablaufs mit Hilfe von auf die Brustwand aufgesetzten Saugelektroden (selten Nadelelektroden); **Formen: 1.** i. d. R. als **unipolare** Ableitungen nach Wilson: Messung der Spannungsdifferenz zwischen einer Elektrode und dem durch Zusammenschluss der übrigen Elektroden erzeugten Nullpunkt; Ableitungen werden mit V1–V6 bezeichnet. **Lage** der Elektroden: **a)** V1 (rote Elektrode): am rechten Rand des Brustbeins (Sternum) zwischen 4. und 5. Rippe; **b)** V2 (gelbe Elektrode): am linken Sternumrand zwischen 4. und 5. Rippe; **c)** V3 (grüne Elektrode): auf der 5. Rippe zwischen V2 und V4; **d)** V4 (braune Elektrode): zwischen 5. und 6. Rippe auf der Medioklavikularlinie; **e)** V5 (schwarze Elektrode): in vorderer Axillarlinie, also am vorderen Rand der Achselhöhle; **f)** V6 (violette Elektrode): in mittlerer Axillarlinie in Höhe von V4; **2.** als **bipolare** Ableitungen nach Nehb (s. Abb.): Messung der Spannungsdifferenz zwischen 3 Elektroden, die das sog. Kleine Herzdreieck bilden. Vgl. Extremitätenableitungen.

Brustwickel: (engl.) *chest compress*; straffer, bei mittlerer Atemstellung von den Achselhöhlen bis unter den Rippenbogen angelegter Wickel* aus 2 Tüchern; **Anwendung: 1.** bei Atemwegerkrankungen (Bronchitis, Pneumonie), auch mit Zusatz von Senf, Zitrone oder Salben mit ätherischen Ölen; **2.** bei Brustfellentzündung (Pleuritis) und Nervenreizungen der Zwischenrippenräume (Interkostalneuralgie); **Durchführung: 1. feuchter** Brustwickel: Das Innentuch wird in Wasser oder Wickellösung getaucht, ausgewrungen, faltenfrei um den Brustkorb gelegt und sofort mit einem Außentuch (ca. 10 cm breiter als das Innentuch) vollständig bedeckt; anschließende Abdeckung mit zusätzlicher Decke; Wirkung: je nach Dauer der Anwendung wärmeentziehend (bis ca. 20 Minuten), wärmestauend (45–90 Minuten, sog. Prießnitz-Wickel) oder schweißtreibend (90–120 Minuten); **2. trockener** Brustwickel: Hals, Brust und Rücken mit hustenkrampflindernden und schleimlösenden Medien einreiben, Brust und Rücken in ein wärmendes Tuch (Molton, Flanell) wickeln. **Hinweis: 1.** Gegenanzeigen, z. B. Herzinsuffizienz, beachten; Vorsicht bei Allergie und Asthma; **2.** Brustwickel bei Säuglingen und Kindern bis zum Schulalter nur unter strenger Indikation und Beobachtung im therapeutischen Gesamtkonzept anwenden, um Komplikationen und Unverträglichkeiten früh zu erkennen. Ggf. Material sofort entfernen. Vgl. Fußwickel, Wadenwickel, Senfwickel, Eiswickel, Kartoffelwickel.

Brutkasten: s. Inkubator.

BSG: Abk. für **B**lutkörperchen**s**enkungs**g**eschwindigkeit*.

BtMG: Abk. für **B**etäubungs**m**ittel**g**esetz*.

Buddhismus: (engl.) *Buddhism*; durch Siddharta Gautama (geboren ca. 560 v. Chr., gestorben ca. 480 v. Chr.), genannt Buddha (der Erwachte), gestiftete Religion* mit verschiedenen Richtungen.

Lehre

Die Lehre Buddhas übernahm vom Hinduismus* die Wiedergeburtenlehre mit der qualitativen Be-

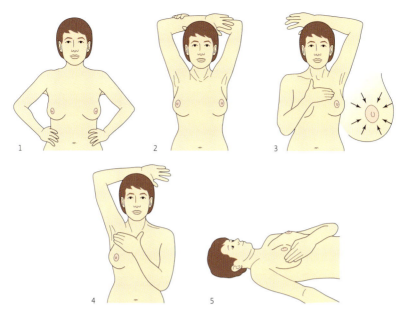

Brustselbstuntersuchung: 1: Vergleich der Brüste, Brustwarzen, Haut bei gesenkten Armen; 2: Betrachtung der Brüste beim Heben der Arme und bei gehobenen Armen; 3: Abtasten der Brust nach Knoten von außen zur Brustwarze hin; 4: Abtasten der Achselhöhle nach Knoten; 5: Abtasten von Brust und Achselhöhle im Liegen

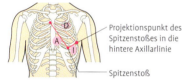

Brustwandableitungen: bipolare Ableitung nach Nehb; D: dorsal (hinten); A: anterior (vorn); I: inferior (unten)

stimmung der neuen Existenz durch das **Karma** (Handeln, das die Form der Wiedergeburt bestimmt, bzw. die durch früheres Handeln bedingte Lebensaufgabe). Je nach guten oder schlechten Taten im Leben kommt der Mensch nach dem Tod in eine bessere oder schlechtere neue Existenz. Dieser Kreislauf von Wiedergeburten (Samsara) kann durchbrochen werden und die Existenz im **Nirwana** (Erlöschen; Endziel des Lebens als Ruhezustand) das Heilsziel erreichen. Im Mittelpunkt der Lehre Buddhas stehen die „vier edlen Wahrheiten" vom Leiden, von der Entstehung des Leidens, der Vernichtung des Leidens und dem zur Vernichtung des Leidens führenden Weg, der als der „edle, achtteilige Pfad" (Dharma) gilt. Die 8 Teile sind rechte Anschauung, rechtes Wollen, rechtes Reden, rechtes Tun, rechtes Leben, rechtes Streben, rechtes Gedenken und rechtes Sichversenken. Zum Ziel des Buddhismus, die Selbsterlösung, führen Gewaltlosigkeit, mitleidige Liebe und Enthaltsamkeit. Buddha selbst lehnte kultische Handlungen und metaphysische Fragen ab; er maß Göttern oder Gott keinen übermäßigen Wert zu. Übergeordnete Bedeutung hatte für ihn die Lebensführung der Mönche in der buddhistischen Ordensgemeinschaft (Sangha).

Religiöse Lebensführung

Mittelpunkt der buddhistischen Glaubenspraxis ist die Verehrung (puja) des Buddha mit Blumen, Kerzen, Weihrauch und Wasser. Nach orthodoxer Auslegung des buddhistischen Glaubens kann Buddha nicht angebetet werden, weil er tot ist und sich im Nirwana befindet. Es existieren unterschiedliche Richtungen im Buddhismus, jedoch ist er insgesamt eine auf Verinnerlichung ausgerichtete Religion.

Krankheit, Leid und Tod

Der Buddhist akzeptiert das Leben auch mit seinen Leiden, den vielen Schmerzen verschiedener Art und seiner Vergänglichkeit. Auch der Glücklichste unterliegt Krankheit, Alter und Sterben. Die Wiederverkörperung und damit das Leid kann nur überwunden werden, wenn die Leidenschaften, v.a. die Gier, ausgelöscht sind. Die Buddhisten messen dem Sterben große Bedeutung bei. Der Geist des Sterbenden gilt als besonders aufnahme- und entwicklungsfähig. Angehörige rezitieren am Sterbebett heilige Texte (z. B. aus dem tibetani-

Braden-Skala
Einschätzung des Dekubitusrisikos

Kriterium	Bewertung 1 Punkt	2 Punkte
sensorische Wahrnehmung Fähigkeit, lagebedingte wie künstliche Reize wahrzunehmen und adäquat zu reagieren	vollständig ausgefallen keine Reaktion auf Schmerzreize (auch kein Stöhnen, Zucken, Greifen) aufgrund verminderter (nervaler) Wahrnehmungsfähigkeit bis zur Bewusstlosigkeit oder Sedierung **oder** Missempfindungen/Schmerzen werden über den größten Körperanteil nicht wahrgenommen	stark eingeschränkt Reaktion nur auf starke Schmerzreize; Missempfindungen können nur über Stöhnen oder Unruhe mitgeteilt werden **oder** sensorisches Empfinden stark herabgesetzt; Missempfindungen/Schmerzen werden über die Hälfte des Körpers nicht wahrgenommen
Feuchtigkeit Ausmaß, in dem die Haut Feuchtigkeit ausgesetzt ist	ständig feucht Die Haut ist ständig feucht, u. a. durch Schweiß, Harn; Nässe wird bei jedem Bewegen festgestellt.	oft feucht Die Haut ist oft, aber nicht ständig feucht, die Wäsche muss mindestens einmal pro Schicht gewechselt werden.
Aktivität Grad der körperlichen Aktivität	bettlägerig Das Bett kann nicht verlassen werden.	an den Stuhl/Rollstuhl gebunden Gehfähigkeit ist stark eingeschränkt oder nicht vorhanden; kann sich selbst nicht aufrecht halten und/oder braucht Unterstützung beim Hinsetzen
Mobilität Fähigkeit, die Körperposition zu halten und zu verändern	vollständige Immobilität Selbst die geringste Lageänderung des Körpers oder der Extremitäten wird nicht ohne Hilfe durchgeführt.	stark eingeschränkt Eine Lageänderung des Körpers oder der Extremitäten wird hin und wieder selbstständig durchgeführt, aber nicht regelmäßig.
Ernährung allgemeines Ernährungsverhalten	schlechte Ernährung isst die Portionen nie auf; isst selten mehr als $1/3$ jeder Mahlzeit, isst 2 eiweißhaltige Portionen (Fleisch oder Milchprodukte) oder weniger täglich, trinkt zu wenig, trinkt keine Nahrungsergänzungskost **oder** wird per Sonde oder seit mehr als 5 Tagen intravenös ernährt	wahrscheinlich unzureichende Ernährung isst selten eine ganze Mahlzeit auf, i. d. R. nur die Hälfte, die Eiweißzufuhr erfolgt über nur 3 Portionen (Milchprodukte, Fleisch) täglich, hin und wieder wird Nahrungsergänzungskost zu sich genommen **oder** erhält weniger als die erforderliche Menge Flüssigkost bzw. Sondenernährung
Reibungs- und Scherkräfte	Problem mäßige bis erhebliche Unterstützung bei jedem Positionswechsel erforderlich, (An-)heben (z. B. auch Richtung Kopfende) ist nicht möglich, ohne über die Unterlage zu schleifen, rutscht im Bett oder Stuhl regelmäßig nach unten und muss wieder in die Ausgangsposition gebracht werden, Spastik, Kontrakturen und Unruhe verursachen fast ständige Reibung	potentielles Problem bewegt sich ein wenig und braucht selten Hilfe, die Haut scheuert während der Bewegung weniger intensiv auf der Unterlage (kann sich selbst ein wenig anheben), verbleibt relativ lange in der optimalen Position im Bett (Sessel/Rollstuhl/Lehnstuhl), rutscht nur selten nach unten

Bewertung: Dekubitusgefährdung bei ≤18 Punkten

Tab. 1

3 Punkte	4 Punkte
geringfügig eingeschränkt	nicht eingeschränkt
Reaktion auf Ansprechen; Missempfindungen bzw. das Bedürfnis nach Lagerungswechsel können nicht immer vermittelt werden **oder** sensorisches Empfinden teilweise herabgesetzt; Missempfindungen/Schmerzen werden in 1 oder 2 Extremitäten nicht wahrgenommen	Reaktion auf Ansprechen; Missempfindungen/Schmerzen werden wahrgenommen und können benannt werden
manchmal feucht	selten feucht
Die Haut ist hin und wieder feucht, die Wäsche muss zusätzlich einmal täglich gewechselt werden.	Die Haut ist normalerweise trocken, Wäschewechsel nur routinemäßig.
Gehen	regelmäßiges Gehen
geht mehrmals am Tag, aber nur kurze Strecken, teils mit, teils ohne Hilfe; verbringt die meiste Zeit im Bett/Lehnstuhl/Rollstuhl	verlässt das Zimmer mindestens 2-mal am Tag; geht tagsüber im Zimmer etwa alle 2 Stunden auf und ab
geringfügig eingeschränkt	nicht eingeschränkt
Geringfügige Lageänderungen des Körpers oder der Extremitäten werden regelmäßig und selbständig durchgeführt.	Lageänderungen werden regelmäßig und ohne Hilfe durchgeführt.
ausreichende Ernährung	gute Ernährung
isst mehr als die Hälfte der meisten Mahlzeiten mit insgesamt 4 eiweißhaltigen Portionen (Milchprodukte, Fleisch) täglich, lehnt hin und wieder eine Mahlzeit ab, nimmt aber Nahrungsergänzungskost, wenn angeboten, an **oder** wird über eine Sonde ernährt und erhält so die meisten erforderlichen Nährstoffe	isst alle Mahlzeiten, weist keine zurück, nimmt normalerweise 4 eiweißhaltige Portionen (Milchprodukte, Fleisch) zu sich, manchmal auch eine Zwischenmahlzeit, braucht keine Nahrungsergänzungskost
kein feststellbares Problem	
bewegt sich unabhängig und ohne Hilfe in Bett und Stuhl, Muskelkraft reicht aus, um sich ohne Reibung anzuheben, behält optimale Position in Bett oder Stuhl aus eigener Kraft bei	

Braden-Skala — Tab. 2
Risikoorientierte Pflegemaßnahmen

Risiko	Pflegemaßnahmen
allgemeines Risiko (15–18 Punkte)[1]	regelmäßiger Lagerungswechsel
	maximales Mobilisieren
	Fersenschutz
	Nässeeinwirkung, Ernährung, Einwirkung von Reibungs- und Scherkräften überprüfen und korrigieren
	Druckreduktion durch glatte Auflageflächen bei Bettlägerigkeit/Rollstuhlbenutzung
mittleres Risiko (13–14 Punkte)[2]	regelmäßiges Lagewechseln nach Plan
	30°-Seitenlagerung unter Verwendung von Schaumstoffpolstern
	Druckreduktion durch glatte Aufliegefläche
	maximales Mobilisieren
	Fersenschutz
	Nässeeinwirkung, Ernährung, Einwirkung von Reibungs- und Scherkräften überprüfen und korrigieren
hohes Risiko (10–12 Punkte)	regelmäßiger Lagerungswechsel in kürzeren Abständen als in Stufe 2
	Unterstützung durch geringe Bewegungen
	Druckreduktion durch ebene Auflagefläche
	30°-Lagerung unter Verwendung von Schaumstoffpolstern
	maximales Mobilisieren
	Fersenschutz
	Nässeeinwirkung, Ernährung, Einwirkung von Reibungs- und Scherkräften überprüfen und korrigieren
sehr hohes Risiko (≤9 Punkte)	alle voraufgeführten Maßnahmen sowie Wechseldruckmatratzen[3], falls der Patient hartnäckige Schmerzen hat oder Schmerzen, die durch den Lagerungswechsel hervorgerufen werden, oder bei Hinzukommen weiterer Risikofaktoren

Allgemeine Pflegemaßnahmen	
Überprüfen und Korrektur der Nässeeinwirkung	Anwendung handelsüblicher Einwegunterlagen
	Anwendung saugfähiger Wäscheeinlagen oder Inkontinenzwindeln
	Ursache feststellen
	beim planmäßigen Lagerungswechsel Bettpfanne, Urinal oder Urinflasche anbieten
Überprüfen und Korrektur der Nahrungszufuhr	Eiweißzufuhr steigern
	Kalorienzufuhr steigern, um dem Abbau des zugeführten Eiweißes entgegenzuwirken
	Nahrung ergänzen mit Multivitaminen, v. a. Vitamin A, C und E
	schnell handeln, um die Defizite zu mildern, Diätassistenten hinzuziehen
Überprüfen und Korrektur von Reibungs- und Scherkräften	Seitenlagerung (nicht stärker als 30°)
	falls erforderlich: Seitengitter anbringen
	Lifter benutzen, wenn der Patient bewegt wird
	Ellenbogen- und Fersenschutz bei Gefährdung durch Reibung

Risiko	Pflegemaßnahmen
Allgemeine Pflegemaßnahmen	
weitere allgemeine Hinweise	keine Massagen an geröteten Knochenvorsprüngen
	keine ringförmigen Hilfsmittel (Fersen-, Schädel-, Steißbeinringe)
	Aufrechterhalten guter Flüssigkeitszufuhr
	Austrocknen der Haut vermeiden

[1] Beim Vorliegen weiterer bedeutender Risikofaktoren wie hohem Alter, Fieber, Unterernährung und Eiweißmangel, niedrigem Blutdruck (<60 mmHg diastolisch), instabilem Kreislauf muss der Patient in die nächsthöhere Risikogruppe eingestuft werden.

[2] Beim Vorliegen weiterer Risikofaktoren Eingruppierung in die nächst höhere Risikostufe.
[3] Der Einsatz druckreduzierender Matratzen ersetzt nicht den regelmäßigen Lagerungswechsel!

Broteinheit
1 BE entspricht

Backwaren
15 g	Knäckebrot
15 g	Zwieback
15 g	Salzstangen
25 g	aller handelsüblichen Brotsorten (auch Weißbrot, Toast, Brötchen)

Gemüse
60 g	Zuckermais
90 g	dicken Bohnen (Nasskonserve)
100 g	grünen Erbsen
140 g	Karotten
200 g	grünen Bohnen

Obst
50 g	Banane ohne Schale
80 g	Banane mit Schale
70 g	Weintrauben
110 g	Apfel mit Schale
140 g	Apfelsine mit Schale

Kartoffeln/Hülsenfrüchte
15 g	Kartoffelpulver
65 g	Kartoffeln
45 g	Sojabohnen
25 g	Kartoffelchips
20 g	Linsen
35 g	Pommes frites

Milch/Milchprodukte
250 g	Vollmilch
250 g	fettarmer Milch
250 g	Joghurt, alle Sorten
300 g	Buttermilch
100 g	Kondensmilch (10 %)
120 g	Kondensmilch (7,5 %)

schen Totenbuch) und sprechen mit dem Sterbenden über die positiven Aspekte seines Lebenswandels. Die Trauer der Angehörigen soll den Sterbenden nicht am Loslassen hindern. Der Verstorbene darf direkt nach dem Tod, wenn der Geist in einem ohnmächtigen Zustand ist, für 30 Minuten nicht berührt werden.
Autor: Björn Mrosko.

Budget: (engl.) *budget*; auch Haushaltsplan; finanzielle Mittel, die für einen festgelegten Zeitraum zu definierten Zwecken zur Verfügung stehen; **Beispiel:** Für ein Krankenhaus werden die zur Verfügung stehenden finanziellen Mittel und der dafür erwartete Leistungsumfang jährlich im Voraus (prospektiv) zwischen Krankenhausträger und Krankenkassenverbänden ausgehandelt. Dazu wird das Budget in **Basisbudget** (Hotelleistungen*) und **Abteilungsbudget** (medizinisches und pflegerisches Budget) gegliedert. Das vereinbarte Jahresbudget wird auf die Leistungs- und Kostenstellen des Krankenhauses verteilt. (sog. interne Budgetierung). Somit sind die für die Einrichtung verursachten Kosten auch für die Abteilungen (Pflegepersonen, Ärzte) relevant. Vgl. Wirtschaftlichkeit.

Bücktechnik, rückenschonende: 1. horizontale Technik des Bückens: Bei überwiegender Beugung im Hüftgelenk mit gerader Wirbelsäule den Oberkörper nach vorn neigen; Voraussetzung ist eine gute Stabilität in der Lendenwirbelsäule. Hinweis: Weniger geeignet bei Menschen mit langem Oberkörper und hohem Rumpfgewicht; **2.** vertikale Technik des Bückens: Bei aufrechtem Oberkörper mit gerade gehaltener Wirbelsäule Beugung überwiegend im Kniegelenk (in die Hocke gehen); Voraussetzung ist eine ausreichende Kraft der Oberschenkelmuskulatur. Hinweis: Nicht geeignet bei Kniegelenkbeschwerden. Vgl. Rückenschule, Arbeitsweise, rückenschonende.

Bülau-Drainage: (engl.) *siphon drainage*; Methode zum fortlaufenden Entfernen von Luft oder Flüssigkeit aus der Pleurahöhle; Form der Thoraxdrainage*; **Prinzip:** Einführen eines Drainageschlauchs, ggf. über einen Führungsspieß oder durch eine Hohlnadel; bei Ansammlung von Luft im Pleuraspalt (Pneumothorax*) meist im 2. oder 3. Zwischenrippenraum (Interkostalraum, Abk.

ICR) medioklavikular, bei eiweiß- und fibrinreichem Pleuraerguss (Serothorax) und bei Ansammlung von Blut bzw. Eiter (Hämato- bzw. Pyothorax) im 5. oder 6. ICR der vorderen oder mittleren Axillarlinie; Anlage der Drainage mit permanentem Sog von 5–20 cm H$_2$O (Saugdrainage); s. Abb.;

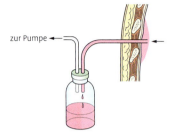

Bülau-Drainage

Maßnahme zur Versorgung einer Bülau-Drainage: **1.** Verbandwechsel* unter aseptischen Bedingungen durchführen; **2.** Drainageschlauch darf nicht in Schleifen durchhängen (Beeinflussung der Sogstärke); **3.** regelmäßige Kontrolle der Sogstärke; Wasserstand im Wasserschloss* und Durchgängigkeit des Systems prüfen.
bukkal: (engl.) *buccal*; Wangen-, wangenwärts.
Bulimia nervosa: s. Essbrechsucht.
Bulimie: s. Heißhunger.
Bund Deutscher Hebammen: Abk. BDH; 1974 gegründeter Berufsverband* der Hebammen* mit Geschäftsstelle in Karlsruhe; **Organisation:** Der Bundesverband setzt sich aus 16 Hebammenlandesverbänden zusammen; zurzeit ca. 15 000 Mitglieder. **Aufgaben und Ziele: 1.** Förderung der beruflichen und wirtschaftlichen Interessen der Hebammen; **2.** Fort- und Weiterbildungen der Hebammen auf Landes- und Bundesebene; **3.** Evaluierung und Qualitätssicherung der hebammengeleiteten Geburtshilfe; **4.** bedarfsgerechte Modifizierung der Hebammenausbildung, Mitgestaltung an der Akademisierung der Hebammenausbildung; **5.** Vertretung der Hebammeninteressen gegenüber Politik, Wirtschaft, Gewerkschaften und Krankenkassen sowie gegenüber anderen Berufs- und Standesorganisationen; **6.** Repräsentation der Hebammeninteressen in der gesellschaftlichen Öffentlichkeit; **7.** Mitwirkung bei Gesetzesänderungen, die die Themen Reproduktion, Frauen- und Familiengesundheit und das Leben mit Kindern betreffen; **8.** Austausch und Vernetzung mit anderen frauenorientierten Verbänden und Organisationen; **9.** Einflussnahme auf politische Prozesse in Fragen der Frauengesundheit; **10.** Unterhaltung einer Rechtsstelle und einer Gutachterinnenkommission zur Beratung der Mitglieder. Der BDH gibt die Verbandszeitschrift „Hebammenforum" heraus. Vgl. International Confederation of Midwives.
Bundesarbeitsgemeinschaft leitender Krankenpflegekräfte: Abk. BALK; 1974 gegründetes zentrales Gremium der Landesverbände aus 16 Bundesländern (die neuen Bundesländer sind von 1990–1996 schrittweise eingetreten) mit Sitz in Berlin; **Aufgaben und Ziele: 1.** Förderung und Interessenvertretung des Pflegemanagements* in Politik und Öffentlichkeit; **2.** Sicherung der Pflegequalität* durch Mitarbeit bei der Entwicklung von qualitätssichernden und -fördernden Maßnahmen; **3.** Unterstützung des Fortschritts in der Pflege.
Bundesausschuss der Lehrerinnen und Lehrer für Pflegeberufe: Abk. BA; 1972 gegründetes zentrales Gremium der Landesarbeitsgemeinschaften (Abk. LAG) aus 16 Bundesländern; seit 1998 eingetragener Verein mit Sitz in Wuppertal; **Aufgaben und Ziele: 1.** Interessenvertretung für Lehrende im Pflege-, Gesundheits- und Sozialwesen, Professoren und Studierende, Praxisanleiter, Dozenten an Berufsfachschulen sowie Fort- und Weiterbildungsstätten; **2.** Sicherstellung einer qualitativ hochwertigen pflegerischen Versorgung; **3.** Thematisierung der gesellschaftlichen Bedeutung von Pflege; **4.** Unterstützung von systemischen, strukturellen und bezüglich des Lehrplans inhaltlichen Veränderungen in der Pflegeausbildung.
Bundesgeschäftsstelle Qualitätssicherung: Abk. BQS; 2001 als Nachfolgeeinrichtung der Servicestelle Qualitätssicherung gegründete gGmbH auf Bundesebene mit der Aufgabe der inhaltlichen Entwicklung und organisatorischen Umsetzung der externen vergleichenden Qualitätssicherung nach § 137 SGB V in nach § 108 SGB V zugelassenen Krankenhäusern; **Hinweis:** Beschlusskompetenz für die externe vergleichende Qualitätssicherung liegt seit 1.1.2004 beim Gemeinsamen* Bundesausschuss, der zurzeit 20 Fachgruppen bei der BQS eingesetzt hat. Die BQS-Fachgruppen setzen sich zusammen aus entsendeten Experten von Bundesärztekammer, Deutscher* Krankenhausgesellschaft, Deutschem* Pflegerat, Spitzenverbänden der Gesetzlichen Krankenversicherungen, dem Verband der Privaten Krankenversicherungen und der Arbeitsgemeinschaft der wissenschaftlich-medizinischen Fachgesellschaften (Abk. AWMF).
Bundesinstitut für Arzneimittel und Medizinprodukte: Abk. BfArM; selbständige Bundesoberbehörde im Geschäftsbereich des Bundesministeriums für Gesundheit mit Sitz in Bonn; **Aufgabe: 1.** Analyse, Bewertung, Zulassung und Registrierung von Arzneimitteln* auf der Grundlage des Arzneimittelgesetzes* (Arzneimittelprüfung); Überwachung des legalen Verkehrs mit Betäubungsmitteln* und Grundstoffen (s. Betäubungsmittelgesetz). Das BfArM sammelt und bewertet außerdem Berichte von Ärzten und pharmazeutischen Unternehmern zu Nebenwirkungen bereits zugelassener Arzneimittel i. S. einer Risikoüberwachung. **2.** Bewertung der technischen und medizinischen Anforderungen an Medizinprodukte (z. B. Herzschrittmacher, Computertomographen,

Implantate) und deren Sicherheit (s. Medizinprodukterecht).

Bundespflegesatzverordnung: Abk. BPflV; „Verordnung zur Regelung der Krankenhauspflegesätze" vom 26.9.1994, zuletzt geändert am 22.12.2006; im Krankenhausfinanzierungsgesetz* sind die Einzelheiten der gesetzlichen Vorgaben geregelt. **Inhalt:** Vorschriften zur Vergütung der voll- und teilstationären Leistungen von Krankenhäusern und Krankenhausabteilungen, die nicht in das DRG-Vergütungssystem einbezogen sind (psychiatrische Krankenhäuser und Abteilungen). Fallpauschalen- und Sonderentgeltkatalog sind durch die BPflV ebenso ausgearbeitet wie Regelungen zur Leistungs- und Kalkulationsaufstellung im Krankenhaus. **Hinweis:** Die Pflegesätze sind das Ergebnis der Vereinbarungen zwischen Krankenhausträger und den Sozialleistungsträgern. Vgl. DRG.

Bundesseuchengesetz: s. Infektionsschutzgesetz.

Bundesverband Häusliche Kinderkrankenpflege: Abk. BHK; Zusammenschluss von Einrichtungen der häuslichen Kinderkrankenpflege* in Deutschland mit Sitz in Frankfurt am Main; **Aufgaben und Ziele: 1.** Förderung des öffentlichen Gesundheitswesens durch die Verbesserung der ambulanten und häuslichen gesundheitspflegerischen Versorgung von Kindern und Jugendlichen; **2.** Unterstützung der angeschlossenen Einrichtungen in den Bereichen Öffentlichkeitsarbeit, Vernetzung und Fortbildung; **3.** Beitrag zur Etablierung und Anerkennung der häuslichen Kinderkrankenpflege als eigenständiges Angebot im ambulanten Sektor; **4.** Interessenvertretung der häuslichen Kinderkrankenpflege auf Bundesebene.

Bundesvereinigung Lebenshilfe für Menschen mit geistiger Behinderung: Verbund von Selbsthilfegruppen* in Deutschland mit Sitz in Marburg, der sich insbesondere für Menschen mit geistigen Behinderungen und deren Angehörige einsetzt; fungiert als Fachverband, Verlag und Träger von Einrichtungen. **Aufgaben und Ziele:** nationale und internationale Interessenvertretung von Menschen mit geistiger Behinderung und ihrer Familien mit dem Schwerpunkt der Förderung eines möglichst selbstbestimmten Lebens unter Berücksichtigung individueller Bedürfnisse bei gleichzeitiger Gewährung von notwendigem Schutz und Unterstützung.

Bund freiberuflicher Hebammen Deutschlands: Abk. BfHD; 1984 gegründete berufsständische Interessenvertretung von überwiegend freiberuflich tätigen Hebammen* mit Sitz in Frankfurt am Main; ca. 700 Mitglieder; **Aufgaben und Ziele: 1.** Interessenvertretung für freiberufliche Hebammen auf gesellschaftlicher und politischer Ebene; **2.** Erhalt und Förderung der Haus- und Geburtshausgeburten; **3.** Beteiligung an der Erarbeitung aller Gesetze und Verordnungen, die auf Bundes- und Länderebene die berufliche Situation, Arbeitsweise, Ausbildung sowie den Verdienst von Hebammen regeln; **4.** Entwicklung von Kriterien zur Qualitätssicherung für außerklinisch tätige Hebammen.

Burnout-Prophylaxe: (engl.) *burnout prophylaxis*; Vorsorge zur Verhinderung eines Burnout*-Syndroms, v. a. durch regelmäßige Distanz zur Arbeit, rechtzeitigen Ausgleich zwischen Arbeit und Freizeit sowie durch bewusstes Bedenken der Arbeitssituation und der eigenen Möglichkeiten und Grenzen; Burnout-Prophylaxe ist auch eine Aufgabe des Pflegemanagements, z. B. durch gezielte Personalauswahl, kompetenzadäquaten Einsatz von Pflegekräften (keine dauerhafte Über- oder Unterforderung), Personalentwicklungsplanung, Sorge für ein gutes, offenes Arbeitsklima, Möglichkeit zur Supervision*, Rückmeldung (negativ wie positiv zur Stärkung von Kompetenzen).

Burnout-Syndrom (ICNP)**:** (engl.) *burnout syndrome*; Zustand der Interessen- und Antriebsarmut hinsichtlich der eigenen beruflichen Tätigkeit, oft Erschöpfungsreaktion bei permanenter Überforderung, häufig auch verbunden mit mangelnder Anerkennung und Mangel an Erholungspausen; der Begriff wurde von H. Freudenberger 1974 geprägt, der das Burnout-Syndrom bei ehrenamtlichen Helfern beschrieb; später wurde es auf professionelle Helfer bezogen, aber auch bei pflegenden Angehörigen beobachtet. **Kennzeichen:** Erschöpfungszustände auf der körperlichen, emotionalen und geistigen Ebene und deren Folgen: **1.** emotionale Erschöpfung (z. B. chronische Müdigkeit, Krankheitsanfälligkeit, psychosomatische Reaktionen); **2.** Distanzierung von anderen Menschen (sozialer Rückzug) und deren Problemen (oft mit zynisch abwertender Haltung gegenüber Kollegen und Klienten, sog. Dehumanisierung von Patienten); **3.** Leistungseinbußen (Arbeit wird auf das Nötigste reduziert, Möglichkeit einer Einflussnahme wird nicht gesehen); **4.** Gefühl, keine Kraft mehr zur Ausübung der Aufgaben zu haben (Erleben von Macht- und Kraftlosigkeit). **Ursachen:** (Berufliches) Helfen führt zu sog. asymmetrischen Beziehungen, in denen einer vornehmlich gibt, während der andere nimmt (z. B. Pflegekräfte, Lehrer, Sozialarbeiter). In diesen Beziehungen erleben Helfer häufig nicht das notwendige Maß an Erfolg (z. B. bei progredienten Krankheitsverläufen), Anerkennung und Zuwendung, sehen keine Möglichkeit, ihren Vorstellungen entsprechend zu helfen (sog. Praxisschock, unangemessene Arbeitsbedingungen, Zeitdruck), und sind vielfältigen Konflikten* ausgesetzt. Insbesondere Zeit- und Verantwortungsdruck, unklare Erfolgskriterien und komplexe, schwer überschaubare Situationen führen zur Überforderung (vgl. Stress). Die erlebte Belastung, die sich sowohl aus dem Arbeitsinhalt als auch aus der Arbeitsorganisation ergibt, wird defensiv bewältigt, d. h. die betroffene Person sieht sich nicht in der Lage, die belastende Situation positiv zu verändern (aufgrund tatsächlicher Bedingungen oder subjektiver Einschätzung), hält sie weiter aus, resigniert innerlich (vgl. Hilflosigkeit, erlernte) und wehrt eigene Schuldgefühle ab. Das Burnout-Syndrom entsteht somit aus der Dynamik von Arbeitsanforderungen und den individuellen Möglichkeiten, diese zu bewältigen. Die Belastung wird dauerhaft nicht bewältigt, eigene Ziele nicht erreicht. Dies führt zu einer Distanzierung gegenüber ursprünglichen Idealen und innerem wie äußerem Rückzug.

Pflege

M. Burisch untersuchte das Burnout-Syndrom bei Pflegekräften und beschrieb typische Faktoren, die ein Burnout-Syndrom begünstigen: **1.** Arbeitsinhalte: Konfrontation mit Krisen (z. B. Psychosen, Schmerzen, Krankheit, Tod), daraus folgend emotionale Belastung; **2.** Arbeitsorganisation: Schichtdienst, Zeitdruck, unflexibles Management, wenig Möglichkeit für Entscheidungen, wenig (finanzielle) Anerkennung, belastende Teamstrukturen; **3.** individuelle Faktoren: hohe Ansprüche an sich selbst, Druck, sich zu beweisen, Vernachlässigung eigener Bedürfnisse, Helfersyndrom*, mangelnde Inanspruchnahme von Hilfe und Unterstützung, dysfunktionale Bewältigungsstrategien (ineffektiv oder schädlich, z. B. in Form von Alkohol- oder Drogenkonsum; vgl. Coping).

Bewältigung

Bei schwerem Burnout-Syndrom, insbesondere im Zusammenhang mit einer entstandenen Suchtproblematik, ist professionelle Hilfe (i. d. R. Psychotherapie*) erforderlich, um die Grundlagen des eigenen Handelns zu verstehen und neue Bewältigungsstrategien zu entwickeln. Darüber hinaus sollten Veränderungen hinsichtlich der beruflichen Belastung (z. B. veränderte Dienstzeiten, reduzierte Arbeitszeit, Einsatzorte mit anderen Patienten) angestrebt werden. Auch ein weniger stark ausgeprägtes Burnout-Syndrom ist ernst zu nehmen und sollte Reflexion wie auch entsprechende Veränderungen hinsichtlich der Arbeit, aber auch im Umgang mit sich selbst (vgl. Selbstpflege) nach sich ziehen. Insgesamt bietet der Professionalisierungsprozess in der Pflege eine Chance zur Entmythologisierung des Berufsbildes und damit zu realistischen Anforderungen und angemessenen Organisationsformen. Vgl. Burnout-Prophylaxe.

Autorin: Vivian Keim.

BWL: Abk. für **B**etriebs**w**irtschafts**l**ehre*.

C

Ca.: Abk. für **Ca**rcinoma, s. Karzinom.
Calor: s. Entzündung.
Candidosen: (engl.) *candidiases*; Candida-Mykosen, Soormykosen; Sammelbezeichnung für Infektionen durch Sprosspilze der Gattung Candida (in über 90 % Candida albicans, seltener Candida tropicans, Candida krusei u. a.); **Formen: 1.** natürliche Besiedlung der Haut und Schleimhäute ohne Krankheitswert (saprophytäres Wachstum v. a. auf äußeren Genitalien, im Mund, Nasen-Rachen-Raum und Magen-Darm-Trakt); Störungen der Abwehrlage können zu pathologischem Wachstum der Pilze und in der Folge zur Erkrankung von Haut, Schleimhäuten (sog. Soor*) und Organen führen (endogene Infektion); **2.** Hautmykose i. R. einer endogenen oder exogenen Infektion, begünstigt durch ein feuchtwarmes Milieu (besonders in den Hautfalten), hormonale Verschiebungen (z. B. in der Schwangerschaft), Immundefekte, Stoffwechselerkrankungen (besonders bei Diabetes mellitus) u. a.; s. Abb.; **3.** tiefe Organmykose bei Patienten mit geminderter Immunität* (z. B. Soorösophagitis bei AIDS, Krebs). **Maßnahme: 1.** bei Candidosen der Haut Nystatin nach ärztlicher Verordnung; **2.** bei Candidosen der Schleimhäute oder inneren Organe Nystatin oder Amphotericin B, an der Mundschleimhaut Gentianaviolett 0,5 %; **Hinweis:** In den meisten Fällen liegt einer Candidose eine die Abwehr schwächende, medikamentöse Therapie v. a. mit Immunsuppressiva*, Kortikoiden und Antibiotika* zugrunde. Vgl. Intertrigo.

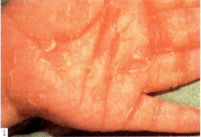
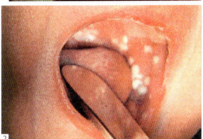

Candidosen: 1: Candidose der Hand; 2: Candidose der Mundschleimhaut [27]

Capistrum: s. Halfterverband.
Carcinoma: Abk. Ca.; s. Karzinom.
care: Sorge*, Fürsorge*, Pflege*; **1.** (allgemein) bislang unspezifische Sammelbezeichnung für übergreifende Versorgungskonzepte, die i. R. der integrierten Versorgung* oder bezogen auf Leistungsträger (Krankenkassen) und Leistungserbringer (Krankenhäuser, Arztpraxen, Sozialstationen u. a.) als Angebote entwickelt werden (s. Care Management, Managed Care); **2.** (pflegetheoretisch) Bezeichnung für die umsorgenden, akzeptierenden, aufmerksamen Aspekte der Pflege; in diesem Sinn Teilkonzept von beruflicher Pflege (Nursing), da Patienten nicht nur in existenziell belastenden Situationen mehr als die rein technische Versorgung (z. B. Injektionen, Verbandwechsel) brauchen; **3.** syn. professionelle Pflege; **a)** Caring entspricht einer Grundhaltung; dem Begriff werden instrumentelle (Fachwissen, Pflegetechnik) und expressive (Zuwendung, Anteilnahme) Seiten zugewiesen. Caring wird als eine Kraft gesehen, die sowohl das Gespräch als auch den Einsatz von Wissen und Technik zu einem Ausdruck fürsorglicher Zuwendung umwandelt (s. Abb. S. 156). **b)** In manchen Entwürfen (abgeleitet aus ethischen Konzepten, z. B. N. Nodding, C. Gilligan) wird professionelle Pflege mit der expressiven Seite von caring gleichgesetzt. Diese Sicht hat sich nicht durchgesetzt, da die Eigenschaften, die zu care gehören, nicht pflegespezifisch sind, sondern auf grundlegende menschliche Potenziale zurückgreifen. Zum anderen vernachlässigt diese Sicht die ebenfalls notwendig gebrauchte pflegerische Fach-

Care Management

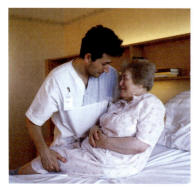

care [28]

kompetenz auf z. B. medizinischem, technischem, organisatorischem und pädagogischem Gebiet. Studien belegen, dass Patienten und Bewohner von den sie versorgenden Pflegenden beides erwarten. **4.** care i. S. einer gezielten, nicht an Defiziten orientierten Ausgestaltung der Pflegebeziehung (s. Beziehung) als auszubildender Kompetenzbereich von Pflege (Schule, Personalentwicklung*); **Hinweis:** Eine Einführung von Caring als professioneller Kompetenzbereich von Pflege hätte weitreichende Folgen. Für eine Integration von care als berufliches Kennzeichen sind die Rahmenbedingungen (abrechnungsfähige Leistungskataloge der Pflege, Lehrpläne) zurzeit im deutschen Sprachraum nicht ausgelegt. Vgl. cure.

Care Management: 1. Organisationsform für Pflegedienstleistungen; care bezieht sich hier auf Dienstleistungen im öffentlichen Gesundheitswesen in den USA (z. B. auf dem Gebiet der geriatrischen Pflege angesiedelte beratende und koordinierende Tätigkeit) und umfasst weniger den Begriff der pflegerischen Sorge* (s. care). Das Konzept ist aufgrund der unterschiedlichen gesetzlichen Grundlagen und der inhaltlichen Aufteilung von Altenpflege* und Gesundheits- und Krankenpflege (diese Unterscheidung gilt nicht in den USA) auf Deutschland nicht ohne Weiteres übertragbar. **2.** Organisationsform für interdisziplinäre Versorgungskonzepte von Verwaltung, ärztlichem Personal, Pflegepersonal u. a. Gesundheitsfachberufen (s. Managed Care, Disease Management); in Deutschland hat sich vorwiegend der Begriff Case* Management für diesen Bereich der integrierten Versorgung* eingebürgert. Vgl. Pflegeüberleitung. **3.** Health-Care-Management: Studienzweig mit interdisziplinären und organisationsübergreifend angelegten Managementkonzepten für den Gesundheitsbereich.

Caritas: s. Deutscher Caritasverband.

Caritasgemeinschaft für Pflege- und Sozialberufe: 1937 gegründete Berufsorganisation für Pflegefachkräfte und Sozialberufler im Gesundheitswesen mit Sitz in Freiburg; **Aufgaben und Ziele: 1.** Fachberatung der Träger und Leitungsverantwortlichen in den dem Deutschen* Caritasverband angeschlossenen Altenhilfe- und Tagespflegeeinrichtungen, Hospizen, ambulanten gesundheits- und sozialpflegerischen Diensten; **2.** Vertretung gegenüber Kranken- und Pflegekassen und Länderministerien; **3.** Entwicklung vergleichbarer Qualitätskriterien und Rahmenbedingungen für Altenhilfe; **4.** Bedarfsfestlegung der notwendigen Altenpflegeausbildungsplätze; **5.** Fort- und Weiterbildung der Mitarbeiter.

Case Management: Abk. CM; Fallmanagement; kooperativer Prozess, in dem die Versorgung eines Patienten mit einer komplexen und kostenintensiven Erkrankung auf der Grundlage eines methodischen Konzeptes auf personaler Handlungsebene oder eines Organisationskonzeptes in administrativer Funktion geplant, koordiniert, überwacht und evaluiert wird; wird z. T. auch als Care* Management bezeichnet; **Ziel:** Optimierung von Qualität und Kontinuität einer Behandlung (optimale zeitliche Verzahnung aller Gesundheitsleistungen) bei gleichzeitiger Kontrolle der damit verbundenen finanziellen Aufwendungen; **Aufgabe:** Speziell ausgebildete Case* Manager einiger Krankenkassen kontrollieren in ausgewählten Krankenhäusern den Ablauf einer Behandlung und organisieren einen bestmöglichen Behandlungsablauf, damit der Patient die wirklich notwendigen und zweckmäßigen medizinischen Leistungen erhält und Wartezeiten und Behandlungsunterbrechungen vermieden werden. Case Management findet besonderes Gewicht bei der Versorgung von chronisch Erkrankten (sog. Disease* Management). Instrumente sind z. B. Entwicklung eines patientenorientierten Versorgungsplans, Organisation des Übergangs von ambulanter zu stationärer Versorgung (und umgekehrt), Koordination anderweitiger Versorgung und Prüfung von Behandlungsalternativen. **Hinweis: 1.** In den USA übernehmen meist (speziell ausgebildete) Pflegekräfte das CM; in Deutschland werden neben Sozialarbeitern in Zukunft auch vermehrt Pflegekräfte als Case Manager in Krankenhäusern arbeiten (vgl. Entlassungsmanagement, Pflegeüberleitung). **2.** Case Management wird nicht eingesetzt bei der Notfallversorgung und bei Vorliegen eindeutiger Diagnosen, die die Kriterien für Fallpauschalen* erfüllen und bei denen keine Behandlungsalternative existiert; außerdem nicht bei geringen Krankheitskosten, kurzer Verweildauer des Patienten in stationärer Behandlung, fehlenden alternativen Behandlungseinrichtungen oder wenn die Behandlung den Qualitätsrichtlinien und Empfehlungen von Fachgesellschaften entspricht. Vgl. Versorgung, integrierte.

Case Manager: Berufsbild z. B. für Ärzte, Pflegekräfte oder Sozialarbeiter, die aufgrund einer Weiterbildung hauptberuflich oder i. R. ihrer originären Tätigkeit meist im Auftrag eines Kostenträgers oder Leistungserbringers Tätigkeiten im Bereich des Case* Managements übernehmen; **Aufgabe:** 1. Versorgung des Patienten (Caring); 2. Patientenaufklärung und -anleitung (Teaching); 3. Förderung der Selbstmanagementfähigkeiten (Empowerment); 4. Integration und Förderung sozialer Unterstützung (Networking); 5. Vermittlung von Gesundheitsdienstleistungen (Brokering); 6. Patientenanwaltschaft (Advocacy); 7. Selektion von Gesundheitsdienstleistungen (Gatekeeping); 8. Organisation und Sicherstellung einer durchgängigen Versorgung z. B. i. R. von klinischen Behandlungspfaden*; 9. Evaluation und Forschung (Outcome Evaluation and Research); **Ziel:** an Bedürfnissen des Patienten orientierte Koordination der individuellen Versorgungsmaßnahmen über Fachdisziplinen und Institutionen hinweg durch direkte oder indirekte Intervention.

Case-Mix: s. DRG.
Cast: s. Kunststoffverband.
Cephalgie: s. Kopfschmerz.
Change Management: Veränderungsmanagement; Organisation und Begleitung von Veränderungsprozessen in Organisationen; soll z. B. eine Umstellung von Funktionspflege zu Bezugspflege stattfinden, wird in Anlehnung an den PDCA*-Zyklus die Organisationsform und auch die konkrete Konstellation in der bestehenden Institution und dem Mitarbeiterteam auf Veränderungsmöglichkeiten und -grenzen analysiert und das Projekt geplant. Mitarbeiter werden geschult, die Maßnahmen dokumentiert, kontinuierlich evaluiert und der Veränderungsprozess beratend begleitet, um mit den bei Umstellungsprozessen grundsätzlich auftretenden Schwierigkeiten und Konflikten konstruktiv umgehen und Lösungen erarbeiten zu können. Vgl. Qualitätsmanagement.
Chaos: (engl.) *chaos*; Beschreibung von nichtperiodischem, ungeordnetem Verhalten von Systemen, die schwer erschließbaren Gesetzen unterworfen sind, unter der Voraussetzung, dass alle Eigenschaften des untersuchten Systems zu einem bestimmten Zeitpunkt vollständig charakterisierbar sind; chaotische Systeme* sind ausgesprochen störanfällig und instabil. **Anwendung:** Erkenntnisse der Chaostheorie (J. Yorke, 1974) wurden verwendet, um das Verhalten von bis dahin wegen ihrer vielen Variablen mit üblichen Methoden nicht einzuschätzenden Systemen (z. B. Wetter, Wirtschaft, Ernten, Herzleistung, hormonale Regelkreise) vorhersagen zu können. Die Entwicklung von Computern ermöglichte die sich schrittweise annähernde (iterative) Lösung nichtlinearer Gleichungen, durch die chaotische Systeme beschrieben werden, sodass auf diesen Gebieten große Fortschritte erzielt werden konnten. In vielen Systemen wurden sog. seltsame Attraktoren festgestellt (z. B. beim Strömungsverhalten von Wasser), d. h. strukturgebende Ordnungspunkte, um die herum die scheinbare Unordnung (z. B. Wasserwirbel in Flüssen, Blutwirbel in Gefäßsystemen) doch wieder zu einer Ordnung kommt. Somit konnte ermittelt werden, dass in vielen scheinbar chaotischen Systemen andere, nicht auf den ersten Blick erkennbare Ordnungsmuster herrschen und eine scheinbare Ordnung eher nachteilig für die Anpassungsfähigkeit sein kann. Dies führte in der Medizin zu neuen Behandlungsweisen, z. B. bei Herzrhythmusstörungen. Die Chaostheorie fand ebenfalls Eingang in die Sozialwissenschaft und die wissenschaftliche Bearbeitung im Gesundheitswesen. **Pflege:** Im Bereich des Managements und in systemischen Theorien der Pflege wird der Chaos-Begriff im wissenschaftlichen Sinn verwendet.

Charakter: (engl.) *character, nature*; Gesamtheit der Eigenschaften, welche die persönliche Besonderheit eines Menschen ausmachen und relativ stabil und andauernd sind; die bekannteste (veraltete) Typologie ist die des Hippokrates (ca. 460–375 v. Chr.), der den Choleriker*, den Sanguiniker*, den Melancholiker* und den Phlegmatiker* unterscheidet. **Hinweis:** Heute wird in der Psychologie nur noch selten der Begriff Charakter verwendet; stattdessen werden die einen Menschen charakterisierenden Persönlichkeitseigenschaften wissenschaftlich untersucht (s. Persönlichkeit).
Charrière: Abk. Charr; Einheit für die Dicke von Kathetern* (besonders Blasenkatheter*), Nadeln, Tuben und Führungsdrähten; 1 Charr = $1/3$ mm Durchmesser. Vgl. Gauge.
Chemotherapeutika: (engl.) *chemotherapeutic substances*; Sammelbezeichnung für natürlich vorkommende oder synthetisch hergestellte, niedermolekulare Substanzen mit (weitgehend) selektiv schädigender Wirkung auf Krankheitserreger und Tumorzellen durch Blockade des Stoffwechsels; **Einteilung** je nach Angriffsziel: 1. antibakterielle Chemotherapeutika: Antibiotika*, Antituberkulotika*; 2. antivirale Chemotherapeutika: Virostatika*; 3. antimykotische Chemotherapeutika: Antimykotika*; 4. antiparasitäre Chemotherapeutika; s. antiparasitäre Mittel; 5. antineoplastische Chemotherapeutika: Zytostatika*, z. B Antimetabolite*.
Chemotherapie: (engl.) *chemotherapy*; Einsatz von Chemotherapeutika* zur spezifischen Hemmung von Infektionserregern oder Tumorzellen im Organismus; **Einteilung** nach Zielsetzung: **1. kurative** Chemotherapie: auf Heilung ausgerichtet; **2. adjuvante** Chemotherapie: im Anschluss an eine Operation oder Strahlentherapie zur Verhinderung von Rezidiven oder Metastasen; **3. neoadjuvante** Chemotherapie: vor einer geplanten Operation oder Strahlentherapie zur Schädigung des Tumors* oder der Metastasen bzw. zur Reduzierung der Tumormasse; **4. palliative** Chemotherapie: Einschränkung des Tumor- oder Metastasenwachstums mit dem Ziel, bei erhaltener Lebensqualität die Lebenszeit zu verlängern. **Hinweis: 1.** Auch bei der inzwischen meist besseren Verträglichkeit von Chemotherapie sind Patien-

ten verunsichert oder lehnen eine Chemotherapie ab. Bei der Beratung* auf sorgfältige, sachgerechte Information achten und Patienten bei Abwägungsprozess unterstützen. Die eigene Haltung reflektieren, um Patienten nicht subjektiv zu beeinflussen. **2.** Pflegerisch mögliche Erleichterungen bei Schleimhautproblemen, Übelkeit, Erbrechen u. a. auf entsprechenden Stationen im Standard verankern und Patienten zugänglich machen.

Cheyne-Stokes-Atmung: (engl.) *Cheyne-Stokes respiration*; periodische Atmung mit rhythmisch wechselnder, zu- und abnehmender Atemfrequenz* und -tiefe* (Atemamplitude) sowie Atempausen (s. Atmungstypen, Abb.); **Vorkommen: 1.** bei Entzündung des Gehirns (Enzephalitis) und Durchblutungsstörungen des Gehirns als Ausdruck einer Schädigung des Atemzentrums im verlängerten Mark (Medulla oblongata) bei Unterbrechung hemmender Nervenbahnen; **2.** bei arzneimittelbedingter Sedierung (s. Sedativa) mit Hemmung des Atemzentrums; **3.** bei Herzerkrankungen mit verlangsamter Blutzirkulation; **4.** kann auch bei Gesunden nach schnellem Aufstieg in große Höhe und im Schlaf auftreten (Abnahme des arteriellen Partialdrucks* von Sauerstoff bei gleichzeitiger Dämpfung des Atemtriebs im Schlaf).

Chi: s. Qi.

Chi-Quadrat-Test: (engl.) *chi-square test*; statistischer Test zum Vergleich von relativen Häufigkeiten auf ihre statistische Signifikanz*; **Anwendung:** v. a. um zu ermitteln, ob sich die in jeder Kategorie (z. B. Personengruppe) beobachtete relative Häufigkeit eines Merkmals (in Prozent) von der rein zufälligen Verteilung unterscheidet.

Chirotherapie: (engl.) *chirotherapy*; syn. manipulative Therapie; Behandlung schmerzhafter, meist funktionaler Störungen am Haltesystem durch spezielle impulsgebende Repositionshandgriffe zur gezielten Manipulation von Gelenken; **Anwendung:** z. B. zur Lösung von Blockierungen kleiner Wirbel- sowie der Kreuzbein-Darmbein-Gelenke (Iliosakralgelenke); **Gegenanzeigen: 1.** absolut: zerstörende (destruierende) knöcherne Veränderung der Wirbelsäule; **2.** relativ: funktionale lokale Hypermobilität. Vgl. Therapie, manuelle; Schmerztherapie.

Cholagoga: (engl.) *cholagogues*; Bezeichnung für Substanzen, die den Gallenfluss anregen; **Einteilung: 1.** Choleretika: steigern die Gallenproduktion in der Leber; **2.** Cholekinetika: fördern die Gallenblasenentleerung.

Cholelitholytika: (engl.) *cholelitholytic agents*; Arzneistoffe zur Auflösung von Gallensteinen; **Beispiel:** u. a. bestimmte Gallensäuren wie Chenodeoxy- oder Ursodeoxycholsäure; **Hinweis:** Anwendung ist als Dauertherapie und nur bei inoperablen cholesterolhaltigen Gallensteinen (sog. Cholesterolsteinen) und funktionstüchtiger Gallenblase sinnvoll.

Choleriker: (engl.) *choleric person*; **1.** (historisch) Begriff aus der Typenlehre des Hippokrates für einen Menschen, der zur raschen Entwicklung starker Gefühle neigt und diese schnell und heftig ausdrückt; heute als Fachbegriff nicht mehr üblich; **2.** (umgangssprachlich) Person, die bei geringen Anlässen zu Ausbrüchen von Wut und Ärger neigt; vgl. Charakter.

Cholinergika: syn. Parasympathomimetika*.

Chondroprotektiva: (engl.) *chondroprotectives*; die Knorpeldegeneration hemmende Substanzen; **Anwendung:** v. a. bei Gelenkknorpeldegenerationen (Arthrose) und meist im Innern eines Gelenks eingesetzt; die Wirksamkeit ist z. T. umstritten. Zur Behandlung nichtentzündeter Gelenke können z. B. Heparinoide (Substanzen mit heparinartiger Wirkung; Mucopolysaccharidpolyschwefelsäureester), Glucosaminsulfate (Salze des D-Glucosamins), bei entzündeten Gelenken z. B. Kortikoide* eingesetzt werden. **Hinweis:** Eine Langzeitmedikation ist erforderlich.

Christentum: (engl.) *Christianity*; auf Jesus Christus, sein Leben und seine Lehre gegründete Religion sowie die Gemeinschaft aller Anhänger des christlichen Glaubens (s. Glaube, religiöse); hat sich im Laufe der Geschichte in zahlreiche und unterschiedliche Kirchen, Freikirchen, religiöse Gemeinschaften und Bewegungen aufgespalten. Die größten christlichen Gemeinschaften sind die katholische Kirche, die aus der Reformation hervorgegangenen protestantischen Kirchen und die orthodoxen Kirchen. Gemeinsam glauben diese verschiedenen religiösen Richtungen an Jesus Christus (in Bethlehem geboren ca. 4 v. Chr., in Jerusalem gestorben ca. 30 n. Chr.) als den menschgewordenen Sohn Gottes, der sowohl Stifter als auch zentraler Inhalt des christlichen Glaubens ist. Jesus predigte den gütigen, liebenden und verzeihenden Gott, die Nähe des Gottesreiches und damit die Befreiung des Menschen vom Bösen und der Sünde. Durch ihn hat Gott sein Treuebündnis mit den Menschen erneuert. Das Christentum ist aus dem Judentum* hervorgegangen. Darum verstehen sich Christen neben dem auserwählten Volk Israel als das neue Volk Gottes. Nach christlicher Auffassung kam Jesus als der angekündigte Erlöser zu den Juden, die durch ihn zum leuchtenden Vorbild für die Völker werden sollten, ihn aber nicht als den Messias anerkannten.

Lehren und Gebote
Es gibt unterschiedliche Akzentuierungen in den jeweiligen christlichen Gemeinschaften. Grundsätzlich ist das Christentum gekennzeichnet durch den Glauben an den einen dreieinigen Gott, der eine geheimnisvolle Einheit bildet in Gottvater, Jesus Christus (den Sohn Gottes und Erlöser) und dem Heiligen Geist. Die Gestaltung einer persönlichen Beziehung zu Gott ist Ziel der christlichen Religion*. Die Botschaft Christi von der Nähe des Gottesreiches, sein Leben (Weisungen und Heilshandeln), Sterben und Auferstehen sind Mitte des

christlichen Glaubens. Die Liebe Gottes und seine bedingungslose Solidarität mit den Menschen offenbart sich den Christen im Kreuzestod Jesu. Das Kreuz ist das zentrale christliche Symbol. Aus dem Glauben an die Auferstehung Jesu Christi, der die Macht des Todes überwunden hat, wächst die Hoffnung auf die allgemeine Auferstehung der Toten. Jesus fügt in seiner Lehre dem Gebot, Gott zu lieben, das Gebot, den Nächsten zu lieben, hinzu. Dieses Doppelgebot ist verpflichtendes Grundgesetz für alle Christen. Gottes- und Nächstenliebe gehören untrennbar zusammen, weil die Liebe zu Gott in der Liebe zum Nächsten verwirklicht wird. Menschenwürde* gründet in der Gottebenbildlichkeit des Menschen. Reue, Umkehr und Erneuerung gelten als Grundforderung an jeden Christen und als Geschenke Gottes. Die **Zehn Gebote** (Dekalog) sind für alle Christen gültig. Sie dienen als verbindliche Regeln der Gemeinschaft mit Gott und den Menschen. Die **Heilige Schrift** (Bibel) der Christen umfasst die Bücher des Alten und des Neuen Testaments. Das Alte Testament mit seiner Auskunft über die Erschaffung der Welt, Geschichte der Menschheit, Erwählung und Tradition Israels findet für die Christen im Neuen Testament seine Vollendung, das Jesus Christus bezeugt und den Grund von Glauben, Ethik und Gemeindeleben der frühen Christen legte. Durch die Taufe* wird der Mensch in die Gemeinschaft der Christen aufgenommen. Im sonntäglichen Gottesdienst feiern und verkünden die Christen ihren Glauben.

Festtage und Kirchenjahr

In den christlichen Festtagen wird die Zuwendung Gottes zum Menschen ausgedrückt und an seine Taten erinnert. In Erinnerung an die Auferstehung Christi wird der erste Wochentag (Sonntag, „Tag des Herrn") als Feiertag begangen. Der Beginn des Kirchenjahres fällt auf den ersten Adventssonntag, der die Zeit der freudigen Erwartung des Weihnachtsfestes, der Geburt Christi, am 25. Dezember (in den Ostkirchen am 6. Januar) eröffnet. Das Kirchenjahr gliedert sich um das wichtigste Fest der Christen, das Osterfest (Fest der Auferstehung Christi), dem die 40-tägige Fastenzeit mit der Karwoche und dem Karfreitag (Tod Christi) vorangeht. Es fällt auf den ersten Sonntag nach dem ersten Vollmond nach Frühlingsbeginn. Der Gründonnerstag in der Karwoche erinnert an das letzte Abendmahl Christi mit den Jüngern (der Erneuerung eines Bundes, den Gott mit den Menschen schließt) und an die Einsetzung des Abendmahls (bei den evangelischen Christen) bzw. der Eucharistie (bei den Katholiken). Vierzig Tage nach Ostern wird der Himmelfahrt Christi gedacht. Das Pfingstfest feiern die Christen 50 Tage nach Ostern zum Gedenken an das Kommen und Wirken des Heiligen Geistes. Neben diesen Hauptfesten feiern zahlreiche christliche Gemeinschaften im Herbst das Erntedankfest und viele eigene Feste, wie z.B. den Reformationstag am 31. Oktober in der evangelischen Kirche oder Heiligenfeste in der katholischen Kirche.

Krankheit, Leid, Tod und Trauer

Die Sorge um Kranke, Sterbende und Trauernde gilt als eines der wichtigsten Werke der christlichen Nächstenliebe. Wegen seiner Gottebenbildlichkeit behält das menschliche Leben auch in Krankheit und Behinderung seine unbedingt zu beachtende Würde. Christen glauben, dass Jesus Christus Gottvertrauen (Liebe und Hoffnung) weckt und am Heilungsprozess mitwirkt, indem er krankmachende Angst bewusst macht und zu überwinden hilft. In Leid, Krankheit und im Sterben wird dem Christen erfahrbar, dass der Genesungsprozess über die Seele* führt. Verspürte Endlichkeit des Lebens lässt religiöse Bedürfnisse aufbrechen. Persönliche Zuwendung der Angehörigen und Seelsorge (s. Krankenhausseelsorge) sind ebenso unverzichtbar wie medizinische sowie pflegerische Dienste und angenehme Räumlichkeiten. Den Tod herbeiführende Methoden werden von Christen abgelehnt. Aus christlicher Sicht lebt der Sterbende sein Sterben selbst und rechnet mit dem Tod. Sterbebegleitung ist also Lebenshilfe. Sterbende können die Sterbesakramente* empfangen. In der Begräbnisfeier (s. Bestattungsriten) drücken die Christen ihre Hoffnung auf die Auferstehung der Toten aus und nehmen Abschied.

Autor: Björn Mrosko.

Chromosomen: (engl.) *chromosomes*; Träger der genetischen Information; Bestandteile des Zellkerns, auf denen die Gene (Erbanlagen) linear angeordnet sind; Chromosomen bestehen hauptsächlich aus Desoxyribonukleinsäure (Abk. DNA*) und bestimmten Proteinen (Histonen). In menschlichen Körperzellen sind 46 Chromosomen vorhanden, die paarweise angeordnet sind und von denen jeweils ein Chromosom von der Mutter und ein Chromosom vom Vater stammt (sog. diploider Chromosomensatz). Neben 22 Paaren von **Autosomen** sind als **Gonosomen** (Geschlechtschromosomen) das relativ große X-Chromosom und das sehr viel kleinere Y-Chromosom vorhanden, die das Geschlecht bestimmen: weiblich von Mutter und Vater je ein X-Chromosom, männlich von der Mutter ein X- und vom Vater ein Y-Chromosom. In den Keimzellen (Eizellen, Spermien) sind nach Ablauf der sog. Reduktionsteilung (Meiose) nur 23 Chromosomen vorhanden; bei der Befruchtung verschmelzen Ei- und Samenzelle zu einer Zelle mit 46 Chromosomen (Zygote), aus der das neue Individuum hervorgeht.

chronisch: (engl.) *chronic*; langsam sich entwickelnd, langsam verlaufend; vgl. akut, subakut, Erkrankung, chronische.

chronische Erkrankung: s. Erkrankung, chronische.

CI: Abk. für (engl.) *Corporate* *Identity*.

Cingulum: (engl.) *cingulum*; Gürtel; **1.** (anatomisch) gürtelförmiges Gebilde; **Beispiel: a)** Cingulum prosencephali: vom Stirnlappen des Gehirns ausgehende Assoziationsfasern (verbindende Fasern einer Hirnhemisphäre), die im Gyrus cinguli verlaufen und im Bogen um das Corpus callosum in die Schläfenlappen gelangen; **b)** Cingulum membri inferioris: Beckengürtel; **c)** Cingulum membri superioris: Schultergürtel; **2.** (klinisch) elastischer Bauchdeckenverband, z. B. bei Narbenbruch oder postoperativ nach Längs- oder Querlaparotomie (operative Eröffnung der Bauchhöhle).

Clearance: Abk. C; Bezeichnung für diejenige Blutplasmamenge, die pro Zeiteinheit beim Durchfluss durch die Nieren (i. w. S. auch durch eine Dialysemembran) vollständig von einer bestimmten Substanz gereinigt wird; **Einteilung: 1. exogene** Clearance von körperfremden Substanzen wie z. B. Inulin (pflanzliches Reservekohlenhydrat; bei bestimmten Untersuchungen eingesetzt); **2. endogene** Clearance von körpereigenen Stoffen wie z. B. Kreatinin und Harnstoff. Die Abnahme der Konzentration dieser Substanzen im Blutserum ist ein Maß für die Nierenfunktion.

Clinical Decision Support System: Abk. CDSS; Entscheidungsunterstützungssystem (Abk. EUS) für Angehörige medizinischer Berufe zur Computer-unterstützten Hilfestellung bei der Auswahl von Diagnose- oder Behandlungsalternativen, auch für parallele oder explizite Anwendung durch Patienten konzipiert; **Einteilung: 1.** wissensbasiertes Konsultationssystem: verarbeitet Daten und zieht daraus Schlussfolgerungen; **2.** algorithmisches Konsultationssystem: arbeitet mit Entscheidungsbäumen oder Flussdiagrammen; **3.** statistisches Konsultationssystem: berechnet über den Zugriff auf eine Datenbank Wahrscheinlichkeiten. Vgl. ICNP.

clinical pathway: s. Behandlungspfad, klinischer.

clinical reasoning: klinische Entscheidungsfindung und reflexive Überprüfung therapeutischer Handlung; **Prinzip:** Mit Hilfe von Annahmen (Hypothesen) werden Entscheidungen im medizinisch-therapeutischen Prozess (Diagnostik, Behandlung, Bewertung der Effekte) vor dem Hintergrund der Informationen über den Patienten gefällt. Diese Informationen sind theoretische (medizinisches, psychologisches, pädagogisches Grundlagenwissen) und praktische Wissensbestände (Erfahrungen) eines Arztes/Therapeuten. Clinical reasoning-Prozesse machen diese bewusst und für eine professionelle Therapie nutzbar.

Clinitronbett: syn. Air*-fluidised-Bett.

Cluster-Stichprobe: (engl.) *cluster sampling*; syn. Klumpenstichprobe, Klumpenauswahl; Form der Stichprobenerhebung, bei der in der Gesamtgruppe der Individuen von Interesse relativ einheitliche (homogene) Gruppen von Einheiten (Cluster) gebildet und zufällige Stichproben aus diesen untersucht werden (einfache Zufallsauswahl) oder die weiter in Cluster geteilt werden, aus denen einzelne Elemente ausgewählt werden (mehrstufige Auswahl); bei der mehrstufigen Auswahl reduziert sich die Größe der Cluster von Stufe zu Stufe.

Beispiel: Soll eine Stichprobe die Gesamtgruppe Intensivpflegepersonal repräsentieren, werden in der ersten Stufe zufällig Krankenhäuser in Deutschland (erster Cluster) ausgewählt. Alle Intensivpflegekräfte, die einem Kriterium (z. B. Fachausbildung) entsprechen, bilden den nächsten Cluster. Wiederum zufällig werden aus diesem Cluster die Probanden ermittelt. Vgl. Pflegeforschung.

CM: Abk. für (engl.) *Case* Management*.

Coaching: 1. Sammelbezeichnung für einen interaktiven Beratungs- und Reflexionsprozess für Führungskräfte in Profit- und Non-Profit-Organisationen in Form eines Dialogs auf gleicher Augenhöhe; der Klient ist Experte in seinem Arbeits- und Fachkontext und verantwortlich für die Erkenntnisse und Lösungen, die er aus dem Coaching als passend und hilfreich in seinen beruflichen Alltag überträgt. Der Coach bietet professionelle, am Anliegen orientierte Beratung auf der Basis unterschiedlicher, überwiegend systemischer, ressourcenorientierter Methoden aus Psychologie und Pädagogik. Diese Form des Coachings wird i. d. R. von externen Coaches angeboten. **Ziel:** Erweiterung von fachlichen und konzeptionellen Managementkompetenzen von Leitungskräften; **Voraussetzung:** betriebliche Kultur, die Coaching als Möglichkeit akzeptiert, Reflexions- und Entwicklungsprozesse von Führungskräften effizient voranzubringen. **2.** besonders differenzierter, kooperativer Führungsstil, der individuelle Personalentwicklung zum Ziel hat; die Fähigkeit zum Coaching wird zunehmend auch als Kompetenz von Führungskräften gegenüber den ihnen unterstellten Mitarbeitern erwartet. **Anwendung:** Coaching ist zentraler Bestandteil von Führungskonzepten im modernen Management (vgl. Pflegemanagement). **Ziel:** Förderung der Fähigkeiten (Potentiale) von Mitarbeitern auf allen Ebenen mit Hilfe einer kooperativen Haltung gegenüber Mitarbeitern, die im gemeinsamen Klären von Problemen und Erarbeiten von Lösungen ermöglicht; **Voraussetzung: 1.** aufseiten der Führungskraft Bereitschaft und Kompetenz, Verantwortung abzugeben und andere Sichtweisen zuzulassen; **2.** aufseiten der Mitarbeiter die Bereitschaft, Verantwortung zu übernehmen, Vorgesetzte als Partner zu sehen und diese nicht lediglich als Kontrollpersonen aufzufassen; **Hinweis:** Coaching hat sich als Instrument in der freien Wirtschaft weitgehend durchgesetzt und bewährt. Im Gesundheitswesen stößt Coaching wegen der traditionell gewachsenen, hierarchischen Strukturen noch häufig auf Widerstand. Der Wille einer einzelnen Führungskraft allein ist nicht ausreichend, sondern muss auch mit organisatorischen Veränderungen und einem Kulturwandel einhergehen. Vgl. Qualitätsmanagement, Supervision.

Code, sprachlicher: (engl.) *linguistic code*; Bezeichnung für ein gemeinsames Sprachwissen, nach dessen Zuordnungsregeln die durch Sprache vermittelten Informationen von den Kommunikationspartnern verstanden werden (s. Kommunikation); **Formen: 1. elaborierter** Code: Bezeichnung aus der Soziolinguistik (untersucht die Zusammenhänge zwischen Sprache und sozialer Schicht) für einen hochentwickelten sprachlichen Code, durch den eine besser gebildete Schicht Sprache formal gezielter anwenden kann als die weniger gebildete Schicht; enthält umfangreichen Wortschatz, abstrakte und nuancierte Äußerungen, z. B. mit Fachbegriffen; **2. restringierter** Code: gering differenzierter sprachlicher Code mit einem begrenzten Wortschatz und vereinfachter, starrer Struktur (z. B. Floskeln); wird weniger gebildeten Schichten zugeordnet. **Anwendung:** Die verwendeten sprachlichen Codes hängen von den sozialen Zusammenhängen (Kontext) ab, in der Menschen sich in der gegebenen Situation bewegen. Die Anwendung bestimmter Sprachebenen kann sowohl durch die Zugehörigkeit zu einer bestimmten Schicht (dispositional) als auch durch unterschiedliche Situationen (situational) geprägt werden. Es werden entsprechend der sozialen Beziehung zu dem Kommunikationspartner (z. B. im Bewerbungsgespräch, bei der Visite, auf der Weihnachtsfeier) oder der Themenwahl (private oder berufliche Themen) unterschiedliche Redevarianten (verschiedene Codes) verwendet. Dies wirkt sich auf die Sorgfalt bei der Wortwahl und der Anwendung grammatischer Regeln sowie auf die Betonung aus. Folgende Sachverhalte beeinflussen den **Sprachgebrauch: 1.** Formalität (Offizialität, soziale Ritualisierung), z. B. Visite, Untersuchung, Referat oder Vortrag; **2.** Handlungsziel, z. B. Patienten zu einer Pflegemaßnahme bewegen; **3.** Gesprächsgegenstand, z. B. Aufklärung über den Behandlungsverlauf, Alltagsgespräche; **4.** soziale Distanz zum Kommunikationspartner, z. B. sinkt das Sprachniveau bei geringerer Distanz; in Familien und Pflegeheimen ist z. B. eine vom örtlichen Dialekt geprägte Gesprächsführung typisch. **5.** Objektbereichsdistanz, d. h. der Abstand zwischen der persönlichen Interessenlage und der Zuweisung der Bedeutung für einen Sachverhalt; sie ist bezogen auf den Inhalt (z. B. medizinische Diagnose) bei verschiedenen Personen unterschiedlich und kann sich auch bei einer Person je nach Zusammenhang (z. B. gesund oder akut von einer Krankheit betroffen) ändern.

Collerette: s. Halskrause.
Coma vigile: s. Wachkoma.
Coming-out: mittlerweile eingedeutschter Begriff aus dem Englischen für den Höhe- und Schlusspunkt eines Prozesses der inneren Klärung, an dem eine Person eine bislang vor anderen und zuweilen auch vor sich selbst verleugnete Seite offen zu zeigen beginnt; ursprünglich Bezeichnung für den biographischen Zeitraum, in dem normabweichende sexuelle Neigungen (am häufigsten Homosexualität*) von einem Menschen erkannt, für sich selbst anerkannt und dem sozialen Umfeld mitgeteilt werden. **Hinweis:** Das unfreiwillige Coming-out durch öffentliche Zuweisung (Bloßlegen der sexuellen Orientierung durch Dritte) wird als **Outing** bezeichnet.
Compliance: 1. (psychologisch, medizinisch) Bereitschaft eines Patienten zur Zusammenarbeit mit dem Arzt bzw. zur Mitarbeit bei diagnostischen oder therapeutischen Maßnahmen, z. B. Zuverlässigkeit, mit der therapeutische Anweisungen befolgt werden (sog. Verordnungstreue); in der Pflegewissenschaft umstritten bis abgelehnt, da der Begriff häufig mit Unterordnung gleichgesetzt wird, was den partnerschaftlichen Umgang mit Patienten behindert (wörtliche Übersetzung aus dem Englischen Nachgiebigkeit, Folgsamkeit, aber auch Übereinstimmung). Andererseits kann das Nichtzustandekommen dieses Arbeitsbündnisses, die sog. Non-Compliance, weitreichende Folgen haben, weshalb ihr ärztlicherseits meist große Bedeutung eingeräumt wird. Die Compliance ist u. a. abhängig von Persönlichkeit, Krankheitsverständnis und Leidensdruck* des Patienten, der Arzt-Patient-Beziehung, Anzahl und Schwierigkeit der Anweisungen, Art der Therapie und evtl. erforderlichen Verhaltensänderungen. Vgl. Empowerment, Selbstbestimmungsrecht, Krankheitsverhalten. **2.** (physiologisch) Maß für die volumenabhängige Dehnbarkeit der Lunge und/oder des Brustkorbs; wichtige Messgröße bei Atemwegerkrankungen.
Computerized Physician Order Entry: Abk. CPOE; elektronische Anforderung von Diagnose-, Therapie- oder Bestellungsaufträgen, die mit EDV-Unterstützung erfasst, verarbeitet und ggf. mit einem Statistik- oder Warnsystem verbunden sind; z. B. für bildgebende Verfahren oder Medikamenten-Verordnungen.
Computertomographie: Abk. CT*.
Congelatio: s. Erfrierung.
continuous positive airway pressure: Abk. CPAP; s. CPAP-Beatmung.
Controlling: kontinuierliche Sammlung und Aufbereitung von Information zu Steuerungszwecken und zur Erfolgskontrolle; die Einhaltung kurzfristiger Pläne und der Erfolg eingeleiteter Maßnahmen (Zielsetzung, Planung, Zwischenergebnisse) werden überprüft und bei Abweichungen Korrekturen veranlasst. Controlling bedeutet die ergebnisorientierte Koordination von Planung und Kontrolle, einhergehend mit transparenter Informationsversorgung (nach P. Horvath, 1999). Controlling unterstützt die Führungskräfte bei der Zielbildung, Zielsteuerung und Zielerreichung bezogen auf einen definierten Zeitraum (meist 1 Jahr). **Aufgabe:** Grundsätzlich gliedern sich die Aufgaben des Controllings in **1. strategisches** Controlling: Betrachtet werden hier v. a. qualitative und quantitative Aspekte (systematische Stärken- und Schwächenanalyse) im Hinblick auf ihre finanziellen Auswirkungen (z. B. Auswirkungen auf die Entwicklung von Qualitätsstandards, Kosten und Nutzen von Maßnahmen der Personalent-

wicklung*, Outsourcingmaßnahmen). **2. operatives** Controlling: Kernbildend ist das Berichtswesen, das die Führungskräfte regelmäßig über die Ist-Situation informiert. Im Vordergrund stehen die Beurteilung der **Effizienz** (Welche Mittel, z. B. Personal, Verbrauchsmaterialien, Betriebsmittel, mussten zur Zielerreichung eingesetzt werden? Ist der bestmögliche Erfolg auch bei knappem Budget erzielt worden?) sowie die Beurteilung der **Effektivität**: Sind die eingesetzten Instrumente zur Zielerreichung angemessen gewesen (Qualität der Pflegedienstleistung)? In welchem Ausmaß wurde das Ziel erreicht (Kompetenz des Personals, Leistungsspektrum)? Effizienz und Effektivität werden innerhalb eines definierten Zeitraums anhand festgelegter Kriterien (mit Kennzahlen) überprüft. Mögliche Kriterien des Controllings im Pflegemanagement* können Ergebnisse von Mitarbeiter- und Patientenbefragungen sowie hausinterne Statistiken (z. B. Belegungszahlen) sein. Vgl. Qualitätsmanagement.

COPD: syn. COLD; Abk. für (engl.) *c*hronic *o*bstructive *p*ulmonary *d*isease; nach Definition der Deutschen Atemwegsliga eine durch fortschreitende, nicht vollständig reversible Verengung (Obstruktion) der Atemwege auf dem Boden einer chronischen Bronchitis und/oder eines Lungenemphysems gekennzeichnete Krankheit; umfasst ein Spektrum an Lungenerkrankungen, die mit chronischem Husten, Auswurf und Atemnot einhergehen.

Coping: syn. Bewältigungsverhalten; in den 60er Jahren des 20. Jahrhunderts von R. S. Lazarus in die Stressforschung eingebrachtes Konzept, das Strategien und Verhaltensweisen bezeichnet, um Anforderungen zu bewältigen, die so eingeschätzt wurden, dass sie die persönlichen Ressourcen stark beanspruchen oder überschreiten; diese Anforderungen stellen somit Stressfaktoren* dar, d. h. bestimmte Situationen, Konflikte oder Krankheiten (vgl. Lebensereignis, kritisches) können als derart belastend eingeschätzt werden, dass sie Copingverhalten hervorrufen bzw. erfordern. Demnach ist weniger die Art, Häufigkeit oder das Ausmaß der Stressfaktoren maßgeblich für psychische und physische Gesundheit, sondern die Art, wie diese Belastungen subjektiv wahrgenommen und aktiv bewältigt werden. Dies setzt die Fähigkeit zur Anpassung und zur Problemlösung voraus. Coping ist ein dynamischer, wechselseitiger Prozess der Auseinandersetzung, in dem die Person durch ihr Verhalten eine belastende Situation verändert und umgekehrt die Veränderungen der Situation sich auf das Verhalten der Person auswirken. **Formen: 1.** Coping in Bezug auf die **Aktivität: a)** intrapsychisch: internale, kognitive Prozesse, die sich auf Wahrnehmung, Denken und Interpretation beziehen; **b)** aktional: verhaltensmäßig-bedingungsverändernde Handlungen wie z. B. Angriff, Flucht, Inanspruchnahme von Hilfe.

2. Coping in Bezug auf die **Funktion** des Verhaltens: **a) problemzentriert:** mit dem Ziel, das Problem zu verändern, zu lösen oder die Auswirkung zu beeinflussen, z. B. Konfrontation, Kampf (Entfernen oder Verringern der Bedrohung, z. B. durch medizinische Behandlung), Flucht* (sich der Bedrohung entziehen), Flucht- und Kampfvermeidung (durch Verhandlung, Kompromisse), Prävention hinsichtlich der Folgen; **b) emotionszentriert:** mit dem Ziel, die erlebte Belastung und den daraus folgenden inneren Spannungszustand zu reduzieren, z. B. körperlich (durch Entspannungsverfahren, Stärkung der körpereigenen Abwehr, Einnahme von Medikamenten oder Drogen) oder seelisch (Inanspruchnahme psychotherapeutischer, evtl. religiöser Unterstützung sowie unbewusste Prozesse der Abwehr*, z. B. Verleugnung, Verdrängung*, Identifikation*, Vergessen*); **c) bewertungsorientiert:** mit dem Ziel, die Situation zu verstehen, ein Bedeutungsmuster zu erkennen (Sinn finden); beschreibt kognitive Prozesse (Planen, Strukturieren, Informationen einholen, Verantwortung übernehmen) und kann zu kognitiver Umdeutung und einer (Neu-)Einschätzung des Problems bzw. der Situation führen. Grundsätzlich ist aus der gewählten Strategie nicht zu schließen, welche Funktion sie tatsächlich für die betroffene Person hat. Sie muss individuell erfahren und bewertet werden, d. h., eine bestimmte Strategie kann bei verschiedenen Personen unterschiedliche Funktionen haben und entsprechend unterschiedlich erlebt werden. Beispiel: Während einige Menschen Wert darauf legen, genau über Risiken informiert zu werden, und aktiv nach Informationen suchen, um sich abzusichern (bewertungsorientiert), fühlen sich andere durch diese Informationen bedroht und verunsichert. Gemeinsam ist, dass sie die Kontrolle über ihr Leben, so wie sie es führen, behalten wollen. Eine Person kann die verschiedenen Strategien zu unterschiedlichen Zeitpunkten auch anders erleben und bewerten. Beispiel: Wenn eine Person Belastungen bisher vornehmlich mit problemzentrierten Strategien bewältigte, also aktiv auf die Situation einwirkte, kann sie z. B. nach einem Herzinfarkt jetzt eher emotionszentriert (Angst mindern, Trost und Unterstützung annehmen, die Gefahr verleugnen) und/oder bewertungszentriert vorgehen, indem sie den Herzinfarkt als Warnsignal interpretiert. **3.** Coping in Bezug auf den **Zeitpunkt des Eintritts der Belastung: a)** Aktuelles Coping bezieht sich auf die Auseinandersetzung mit einem gegenwärtig belastenden Ereignis. Die Strategien treten weitgehend analog zur Konfrontation mit der Belastung auf (z. B. Coping bei akuten Schmerzen oder akuten gesundheitlichen Einschränkungen). **b)** Antizipatorisches Coping bezieht sich auf die Auseinandersetzung mit einer zukünftig zu erwartenden Belastung; erfolgt präventiv-vorbereitend, wenn während der Belastung keine Bewältigungsmöglichkeit gesehen wird oder möglich ist

(z. B. kann ein Patient im Krankenhaus von der Perspektive belastet sein, seinen Beruf künftig nicht mehr ausüben zu können). **c)** Retrospektives Coping bezieht sich auf die Auseinandersetzung mit einem in der Vergangenheit bereits eingetretenen belastenden Ereignis (z. B. Tod des Ehepartners, Verlust von Organfunktion, erlittenes Trauma); wurde insbesondere innerhalb der Life-event-Forschung, die sich mit den Auswirkungen von belastenden bzw. verändernden Lebensereignissen beschäftigt, thematisiert. Vgl. Krankheitsbewältigung, Stress.

Autorin: Vivian Keim.

Coping, defensives: (engl.) *defensive coping*; auch vermeidendes Coping; Variante des Copings*, die darauf beruht, Situationen tendenziell eher als gefährlich denn als bewältigbar einzuschätzen und derart eingeschätzte Situationen eher zu vermeiden als sie aktiv zu bewältigen; **Beispiel:** Vermeiden, auf unbekannte Menschen oder Aufgaben aktiv zuzugehen; meist verbunden mit geringem Selbstbewusstsein und starkem Sicherheitsbedürfnis. Aufgrund dieser Gefühlslage sowie der angstreduzierenden Wirkung des defensiven Copings ist es für den Betroffenen schwer, sein eigenes Verhalten kritisch zu betrachten oder zu verändern; defensives Coping wird häufig über lange Zeiträume beibehalten. Vgl. Hilflosigkeit, erlernte.

Coping, unwirksames: (engl.) *ineffective coping*; Variante des Copings*, die der jeweiligen Situation nicht angemessen ist; die betroffene Person ist sich ihres Verhaltens i. d. R. nicht bewusst und verfügt deshalb auch nicht über andere Anpassungsstrategien. Unwirksames Coping wird deshalb häufig über lange Zeiträume beibehalten, auch wenn die angestrebten Ziele nicht erreicht werden.

Corporate Identity: Abk. CI; Selbstdarstellung, Identität eines Unternehmens als Summe von Unternehmenskultur, -philosophie, -gestaltung, -erscheinung, -persönlichkeit, -verhalten und -kompetenz, mit denen sich eine Organisation vor ihren Mitgliedern und der Öffentlichkeit präsentiert; dient der unverwechselbaren und einheitlichen Präsentation eines Unternehmens zur Steigerung der Wettbewerbsposition. Dazu werden folgende Komponenten zu einem Konzept vernetzt: **1.** Corporate Design: Gestaltung, d. h. einheitliches Erscheinungsbild (z. B. für Kleidung, Logos auf Prospekten, Broschüren); **2.** Corporate Communications: Kommunikation (z. B. Darstellung der Sozialstation, des Krankenhauses in der Öffentlichkeit); **3.** Corporate Behaviour: Verhalten (z. B. Was zeichnet das Unternehmen aus? Menschenbild? Leistungsangebot?). Corporate Identity umfasst sowohl Ziele als auch Aktivitäten und Wirkungen. Zu Corporate Identity gehören Kennzeichen der Unternehmenskultur (z. B. freundlicher Umgangston zwischen Mitarbeitern und Patienten/Bewohnern; förmliche, hierarchische Atmosphäre; serviceorientierte Sprache), das Leitbild* sowie alle umsetzenden Instrumente. **Hinweis:** Im Gesundheitswesen und in der Altenpflege die unterschiedlichen Mitarbeiter und Zielgruppen bei der Planung berücksichtigen: Patienten einer privaten Sport-Rehabilitationsklinik erwarten eine andere Corporate Identity (z. B. sportlich attraktive Mitarbeiter) als ältere verwirrte Menschen mit deren hilfesuchenden Angehörigen. Unterschiedliche Bildungsgrade erfordern unterschiedliche Strategien bei der Personalentwicklung*. Vgl. Qualitätsmanagement, Dienstleistung.

CPAP-Beatmung: (engl.) *CPAP ventilation*; Abk. für **c**ontinuous **p**ositive **a**irway **p**ressure; kontinuierlicher positiver Atemwegdruck; Form der Beatmung* durch assistierte Spontanatmung* mit druckunterstützter Ein- und Ausatmung gegen einen positiven Ausatmungsdruck; bei der physiologischen Spontanatmung ist der Druck innerhalb der Alveolen bei der Einatmung negativ und bei der Ausatmung null bis leicht positiv. **Ziel:** Aufrechterhaltung eines positiven Drucks während des gesamten Atemzyklus, um einen vorzeitigen Alveolenkollaps bei der Ausatmung zu vermeiden oder ggf. verlegte Luftwege wieder zu eröffnen; dadurch stehen dem Gasaustausch mehr Alveolen zur Verfügung und es kommt zur besseren Sauerstoffsättigung des Bluts. **Anwendung:** bei Atemnotsyndrom des Neugeborenen, in der Atemtherapie*, zur Beatmungsentwöhnung*, bei Schlafatemstörung*.

Cramer-Schiene: (engl.) *Cramer's splint*; biegsame Drahtschiene zur Ruhigstellung von Gliedmaßen(abschnitten); s. Abb.; wird mit Schaumstoff

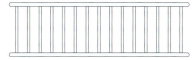

Cramer-Schiene

abgepolstert. **Anwendung:** zur präklinischen Immobilisation z. B. bei Frakturen.

Creme: (engl.) *cream*; halbfeste Arzneiform zur lokalen Anwendung; Cremes sind mehrphasige Systeme; im einfachsten Fall 2-phasig mit einer fettlöslichen (lipophilen) und einer wässrigen Phase (s. Emulsion). **Formen:** als Trägersubstanz für gelöste und emulgierte Stoffe werden eingesetzt: **1.** hydrophile Cremes (Öl-in-Wasser-Emulsion); **2.** hydrophobe Cremes (Wasser-in-Öl-Emulsion); **3.** ambiphile Cremes (beide Phasen als Mischemulsion). Vgl. Salbe.

Crista-Methode: glutäale Injektion; Form der intramuskulären Injektion* in den mittleren Gesäßmuskel (Musculus gluteus medius); **Anwendung:** häufig bei Säuglingen und Kindern.

CT: Abk. für **C**omputer**t**omographie; röntgendiagnostisches, computergestütztes bildgebendes Verfahren. **Prinzip:** Mit einer Röntgenröhre und einem speziellen Blendensystem wird ein schmaler Fächerstrahl erzeugt, der innerhalb der durchstrahlten Körperschicht des Patienten in Abhängigkeit von den vorhandenen Strukturen verschieden stark geschwächt wird. Mit einem mit einer Vielzahl von Detektoren bestückten Detektorkranz wird diese abgeschwächte Röntgenstrahlung als Signal empfangen, elektronisch aufbereitet und einem Rechner zugeführt. Während der Signalakquisition dreht sich das System aus Röhre und Detektoren um die Mitte des kreisförmigen Messfeldes. Auf diese Weise werden viele verschiedene Projektionen derselben Schicht erzeugt und im Rechner zu einem Bild verarbeitet, das die Verteilung der Schwächungswerte in der durchstrahlten Körperschicht darstellt. Die Schwächungswerte werden als Hounsfield-Einheiten (Abk. HE) angegeben, sind auf Wasser bezogen (0 HE) und sollten in Form einer Grautonskala jedem Bild beigeordnet sein. Die Dichtewerte erlauben in gewissen Grenzen eine Gewebeerkennung (Luft: −1000 HE, Fett: −50 HE, koaguliertes Blut: 20–30 HE, kalzifizierter Knochen: bis 500 HE). Beim Vergleich mit den üblichen Röntgenbildern weisen CT-Bilder eine wesentlich höhere Kontrast-, jedoch geringere Struktur- und Formauflösung auf. **Anwendung:** v. a. zum Nachweis umschriebener und diffuser körpergeweblicher (morphologischer) Veränderungen (z. B. Tumoren, Metastasen, Abszesse, lymphatische Systemerkrankungen) in Ergänzung zur Ultraschalldiagnostik, Szintigraphie, konventionellen Röntgendiagnostik und MRT*.

CTG: Abk. für (**C**)**K**ardio**t**oko**g**raphie; fortlaufende apparative Ableitung und Aufzeichnung (Kardiotokogramm) der fetalen Herzschlagfrequenz und gleichzeitig der Wehentätigkeit in der Spätschwangerschaft und während der Geburt zur Überwachung des Fetus und zur frühzeitigen Erkennung eines intrauterinen Sauerstoffmangels* (Hypoxie); **Formen: 1. Fetal-EKG:** direkte Ableitung der fetalen EKG-Potentiale von einem kindlichen Teil (z. B. vom fetalen Kopf nach Blaseneröffnung) oder indirekt mit am mütterlichen Bauch (Abdomen) befestigten Elektroden; **2. Phonokardiographie:** Aufnahme des fetalen Herzschalls zur Herzfrequenzregistrierung mit Hilfe eines Mikrophons; **3. Doppler-Sonographie:** Anwendung der Ultraschalldiagnostik zum Nachweis der fetalen Herzwandbewegungen; die Registrierung der Wehentätigkeit (Tokographie) erfolgt durch abdominale oder intrauterine Ableitung. **Hinweis:** Diese Messung lässt keine Aussage über die Stärke und die Muttermundwirksamkeit der Wehen zu.

Cuff: aufblasbare Manschette am distalen Ende eines Endotrachealtubus* zur Abdichtung des Raums zwischen Tubus und Trachealwand; bei Langzeitbeatmung großvolumige Manschette mit dünner Wand (sog. Niederdruck-Cuff) zur Vermeidung von Trachealwandschäden (Tracheomalazie), da bei zu hohem Druck die Gefahr der Drucknekrose besteht. Heute werden sog. low pressure/high volume cuffs (engl. für Manschette mit niedrigem Druck und großem Volumen) verwendet, die sich der Trachealschleimhaut gut anlegen und trotz des geringen Drucks eine ausreichende Abdichtung zum Schutz vor Aspiration* erzielen. **Pflege: 1.** Der Druck sollte mindestens einmal pro Schicht kontrolliert werden und 15 mmHg (bzw. 21 cmH$_2$0) nicht überschreiten. **2.** Zur Vermeidung von Sekretanschoppung Cuff- und Rachenspülung mit 0,9 %iger Kochsalzlösung mittels spezieller Spültuben durchführen und anschließend vollständig absaugen. **Hinweis:** Bei Säuglingen und Kindern bis zum 6.–8. Lebensjahr keinen Cuff einsetzen.

Cuff-and-collar-Verband: syn. Blount*-Schlinge.

cure: Heilung; handlungsleitendes Motto für die Medizin, das von dem lateinischen Wort curatio stammt und „Behandlung" und „Pflege" bedeutet; vgl. care, Therapie.

Curriculum: (engl.) curriculum; spezifische, systematische und analytische Darstellung von Lehr- und Lernprozessen einer Bildungseinrichtung; konkretisiert Rahmenrichtlinien und richtet sich auf den gesamten Planungsprozess von der Legitimation bis zur Evaluation, wobei alle Dimensionen von Lernprozessen, Bildungs- und Qualifizierungsziele (angestrebte Kompetenzen bzw. Qualifikationen), Lerninhalte, Methoden, Situationen, Materialien und organisatorische Aspekte berücksichtigt werden. Der Prozess der Legitimierung und Bestimmung von Zielsetzungen wird offengelegt. **Formen: 1. berufliches** Curriculum: nicht auf Allgemeinbildung, sondern auf den jeweiligen beruflichen Bildungsgang bezogen; **2. geschlossenes** Curriculum: gekennzeichnet durch hohen Festlegungsgrad mit Hierarchisierung und Konkretisierung von Lernzielen unter formellen Kriterien; Lehrende und Lernende haben keinen Einfluss auf den Lernprozess. **3. offenes** Curriculum: geringer Festlegungsgrad; lediglich die Leitziele des Bildungsprozesses werden festgelegt; Lehrende und Lernende haben aktiven, gestaltenden Einfluss. **Aufbau:** Typische Strukturierungsformen (nach W. Klafki) sind: **1.** linear bzw. progressiv: Lernziele bzw. thematische Komplexe stehen in einer linearen zeitlichen Abfolge; Fächer und Inhalte werden aneinandergereiht (Beispiele: konzentrisches Curriculum, Spiralcurriculum, gestuftes Curriculum); **2.** diskontinuierlich: Themen werden aus unterschiedlichen Fächern und Disziplinen her bearbeitet (z. B. fächerkoordinierendes, fächerverknüpfendes oder fächerübergreifendes Curriculum). Weitere Gestaltungsprinzipien sind: **1.** kategorial: Verknüpfung von materialer Bildung mit formaler Bildung; sog. Schlüsselqualifikationen; **2.** epochal: zeitweilige Aufhebung der Fächerstrukturen, z. B. bei Waldorfpädagogik; **3.** exemplarisch: Reduktion der Stofffülle durch quantitative und qualitative Reduktion; das Exempel muss generalisierbar sein. **4.** fallorientiert: Nachstellen von Problematiken der realen Lebens- und Arbeitswelt in Form einer Fallstudie bzw. Fallsituation; **5.** projektförmig: Erarbeitung komplexer Inhalte der realen Lebens- und Arbeitswelt über einen größeren Zeitraum; **6.** Strukturgitteransatz: Überprüfung von Sach- und Wissensstrukturen auf ihre Relevanz für Lernarrangements; **7.** lernfeldorientiert: Lernfelder auf der Grundlage von Arbeits- und Geschäftsprozessen; lernfeldorientierte Didaktik integriert unterschiedliche Strukturierungsprinzipien. **Hinweis: 1.** Curricula haben unterschiedliche Reichweiten (Einzelschule, Schulnetz, Bundesland oder international) und variierende Konkretisierungsgrade. **2.** Die momentan gängigen Curricula in der Gesundheits- und Krankenpflegeausbildung in Deutschland, z. B. das Oelke-Curriculum (nach U. Oelke), das Hessische Curriculum, das AKOD-Curriculum und die Berufspädagogischen Ansätze (Th. Bals), spiegeln den uneinheitlichen Stand der Curriculumsdebatte und der Ausbildung in den Pflegeberufen wider. Die Robert Bosch Stiftung bemüht sich gegenwärtig durch Förderungsmaßnahmen, der berufspädagogischen Debatte ein öffentliches Forum zu bieten. Für die Pflegeberufe (Grundausbildung und Studiengänge) wird auf der Grundlage der Vorgaben der WHO und der Tuningstudie eine politische und hochschulpädagogische Diskussion um die Inhalte geführt, die weltweit vergleichbar werden sollen (WHO Curriculum, Bologna-Beschlüsse). Vgl. Pflegedidaktik.

D

Dämmerzustand: (engl.) *somnolence*; Somnolenz (ICNP); krankhafte Schläfrigkeit und unnatürliche Benommenheit; Form der quantitativen Bewusstseinsstörung*; **Kennzeichen:** Betroffene befinden sich in einem schläfrigen Zustand, aus dem sie aber durch äußere Reize noch zu wecken sind. **Vorkommen:** bei akuten hirnorganischen Störungen.

Damm: (engl.) *perineum*; Corpus perineale, Perineum; klinische Bezeichnung für die rautenförmige, mit Muskelfasern durchsetzte und von Haut bedeckte Bindegewebeplatte, die von der Symphyse über den After bis zum Steißbein reicht und sich lateral bis zu den Sitzbeinhöckern erstreckt; enthält die äußeren Geschlechtsorgane* und den After; eine gedachte Linie zwischen den Sitzbeinhöckern teilt den Damm in die vordere Regio urogenitalis und die hintere Regio analis. Der Damm ist bei Männern stärker ausgebildet als bei Frauen. Damm im engeren (anatomischen) Sinne ist die Muskelplatte der Diaphragma urogenitale (s. Beckenboden). **Klinische Bedeutung:** Bedingt durch die reichhaltige sensible Versorgung (Nervus pudendus) sind Verletzungen der Dammregion (s. Dammriss) stets schmerzhaft. Vgl. Dammpflege, Dammschutz.

Dammpflege: (engl.) *perineum care*; Pflege des Damms* (Perineum), d.h. aller Strukturen des Beckenbodens zwischen After und äußeren Geschlechtsteilen (Vorderdamm) sowie zwischen Steißbein und After (Hinterdamm) zur Vorbereitung auf die Geburt oder nach Geburten mit Dammriss* oder Scheidendammschnitt* (Episiotomie); **Maßnahme: 1.** vor der Geburt: Massage mit Körperöl zur Förderung der Durchblutung und Gewebeelastizität; **2.** nach der Geburt: für weichen Stuhlgang sorgen (vgl. Obstipation); weitere Maßnahmen: s. Dammriss, Scheidendammschnitt.

Dammriss: (engl.) *perineal laceration*; Verletzung des Damms* bei der Geburt* mit Einriss der Scheidenhaut; **Einteilung** in Schweregrade: **Grad I:** Einriss der Haut im Bereich der hinteren Kommissur ohne Beteiligung der dammbildenden Muskulatur; **Grad II:** Einriss der Haut und der dammbildenden Muskulatur (Musculus bulbospongiosus); **Grad III:** Einriss der Haut, der dammbildenden Muskulatur und des Schließmuskels (Musculus sphincter ani externus); **Grad IV:** Grad III und Einriss der vorderen Mastdarmwand. **Maßnahme: 1.** Dammnaht bei Dammrissen der Grade I und II; **2.** ab Grad III zusätzlich Rekonstruktion des äußeren Schließmuskels, um spätere Stuhlinkontinenz zu verhindern; **Pflegemaßnahme: 1.** Ein Dammriss 1. Grades heilt i. d. R. beschwerdefrei ab und bedarf keiner gesonderten Pflegemaßnahmen. **2.** Bei Verletzungen der Muskulatur (Grad II) können zusätzliche Blutergüsse für Beschwerden während des Abheilungsprozesses sorgen. Eine zeitnahe Kühlung des verletzten Bereichs mit Eiskrawatten (s. Eispackung) oder auch gekühlten, mit Salbe oder Tinkturen versehenen Kompressen kann Linderung verschaffen und den Heilungsprozess fördern. **3.** Bei Verletzungen des Schließmuskels (Grade III und IV) ist zusätzlich auf eine geregelte Verdauung unter stuhlerweichenden Maßnahmen zu achten. **4.** Durch die starke Dehnung der Schamlippen und des Scheideneingangs unmittelbar vor der Rissverletzung kommt es zu kleinen, nicht sichtbaren Einrissen an der Hautoberfläche, die häufig am 4.–5. Tag nach dem Dammriss zu einem Juckreiz in den betroffenen Bereichen führen. Abhilfe schaffen hier regelmäßige Spülungen mit klarem Wasser (evtl. unter Hinzugabe von Meersalz oder Tinkturen). **Hinweis:** Ein Dammriss kann nicht immer durch einen zuvor durchgeführten Scheidendammschnitt* verhindert werden. Vgl. Dammschutz.

Dammschnitt: s. Scheidendammschnitt.

Dammschutz: (engl.) *perineal support*; Handgriffe der Hebamme bei Austritt des kindlichen Kopfes aus der Vagina zur Regulierung des Durchtrittstempos (s. Abb. S. 168); **Ziel: 1.** Vermeidung einer Rissverletzung an Damm*, Scheide oder Labien (s. Dammriss) bzw. Begrenzung des Ausmaßes der Verletzung; **2.** langsamer Kopfaustritt im Verlauf mehrerer Wehen, sodass sich das Gewebe zwischen Scheide und Anus langsam dehnen kann und eine zu schnelle Dekompression des Kopfes mit Gefahr einer intrakraniellen Blutung vermieden wird; **3.** Unterstützung der Beugehaltung des Kopfes, sodass er mit seinem kleinsten Umfang zuerst geboren wird. **Durchführung:** Die üblichste Form des Dammschutzes ist der klassische Dammschutz. Dabei wird (bei Rechtshänderinnen)

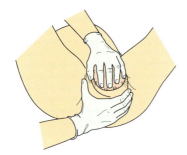

Dammschutz [19]

die linke Hand auf den Kopf des Kindes gelegt, sodass der Kopf in die Hand hineingeboren wird. Die Hebamme* bremst den Kopf ggf. unter sanftem Gegendruck ab. Gleichzeitig sorgt sie durch punktuellen Druck der einzelnen Finger dafür, dass der Kopf maximal gebeugt wird und der größte Durchmesser des Kopfes mit Hilfe der dem Druck folgenden Verschiebung der Schädelknochen verkleinert wird. Mit der rechten Hand schiebt sie, so gut es möglich ist, das sich dehnende Gewebe des Damms zusammen. **Hinweis:** 1. Allgemein wird unter Hebammen die Notwendigkeit eines Dammschutzes diskutiert. Ein zu schneller Austritt des Kindes kann sowohl zu Gewebeverletzung bei der Mutter als auch zu Schädigungen des Kindes führen, auch wenn zuvor ein Scheidendammschnitt* durchgeführt wurde. Solange das Kind intrauterin keine Anzeichen einer Sauerstoffmangelversorgung zeigt, ist deshalb ein forciertes Vorgehen (Einsatz von Wehenmitteln, frühzeitige Anleitung zum aktiven Mitpressen) zu vermeiden. Achtet die Hebamme auf einen langsamen Austritt des Kindes (z. B. durch Anleiten zum Atmen) kann sie ein Dammschutz durchaus erübrigen. 2. Viele Hebammen ermutigen auch die Frau oder ihren Partner, ihrem Kind selbst auf die Welt zu helfen. Vgl. Dammpflege.

Dampfbad: (engl.) *steambath*; Bad in wasserdampfgesättigter Heißluft; **Formen:** 1. als **Vollbad** (russisch-römisches Bad): meist Kombination von Warmluft (40–50 °C) und Heißluft (60–70 °C) in 2 Räumen; Wirkung: Erhöhung der Körpertemperatur (Hyperthermie), Durchblutungssteigerung (Hyperämie), starkes Schwitzen; 2. als **Teildampfbad: a)** Kopfdampfbad zur Inhalation ätherischer Öle bei entzündlichen Erkrankungen der oberen Atemwege (Vorsicht bei Allergien); **b)** mit Dampfstrahler (-dusche) Dampf auf bestimmte Körperregionen richten; Wirkung: Hyperthermie, Hyperämie, Lockerung verspannter Muskeln. Vgl. Hydrotherapie.

Dampfkompresse: (engl.) *steam compress*; feuchtheiße Auflage*, mit der dem Körper die größtmögliche Menge feuchter Wärme zugeführt wird; **Anwendung:** z. B. bei Gallenkoliken, Reizdarm, Schulter- und Nackenverspannungen, Schlafstörungen, Menstruationsbeschwerden; **Durchführung:** Die in ein trockenes Tuch eingewickelte und mit kochend heißem Wasser übergossene, ausgewrungene Kompresse wird auf die erkrankte Körperregion aufgelegt. Auf ein abdeckendes Wolltuch kann zur Erhaltung der Temperatur eine Wärmflasche* aufgelegt werden. **Wirkung:** wärmend, krampflösend, entspannend; **Hinweis:** 1. Gegenanzeigen beachten, z. B. akute Entzündungen, Herzinsuffizienz oder Fieberanstieg (s. Wickel); nicht bei hilflosen Personen anwenden (Verbrennungsgefahr). 2. Statt des Wassers kann der Indikation entsprechend ein Absud verwendet werden, z. B. Heublumenabsud. Aus 2–3 Doppelhandvoll Heublumen in 5 l Wasser einen heißen Absud herstellen, die Kompresse tränken, auswringen und rasch auflegen. Vor der Zubereitung Allergiebereitschaft abklären. Ggf. zuerst eine geringe Menge eines Absuds herstellen und auf der Innenseite des Unterarms des Patienten austesten. Vgl. Heublumensack.

Dampfsterilisation: (engl.) *steam sterilisation*; syn. Autoklavieren; Sterilisationsverfahren mit feuchter Hitze in einem Hochdrucksterilisator (Autoklav); in einem Druckkessel wird hierzu gespannter (unter Druck stehender) und gesättigter Wasserdampf erzeugt. Richtwerte der **Einwirkungszeit** (Abtötungszeit und Sicherheitszuschlag): Bei 121 °C und einem Überdruck von 1 bar mindestens 15 Minuten, bei 134 °C und einem Überdruck von 2 bar mindestens 3 Minuten (nach DIN EN 285); dazu müssen addiert werden: Anheizzeit bis zum Erreichen der Betriebstemperatur, Entlüftungszeit und Ausgleichszeit, bis das Sterilisationsgut die erforderliche Temperatur erreicht hat. Voraussetzung für eine einwandfreie Sterilisation ist die vollständige Entfernung der Luft aus dem Autoklaven durch Vakuumverfahren. **Anwendung:** Sterilisation z. B. von Instrumenten, Verbandstoffen, Textilien, Gummi (nur bei 121 °C und nichtgespanntem Wasserdampf), Glas oder Metall; **Hinweis:** Die Dampfsterilisation ist ein sehr sicheres, umweltschonendes und kostengünstiges Verfahren, jedoch ungeeignet für hitze- und feuchtigkeitsempfindliche Materialien bzw. Substanzen. Vgl. Heißluftsterilisation, Bowie-Dick-Test.

Darmausgang, künstlicher: s. Anus praeternaturalis.

Darmbad, subaquales: (engl.) *intestinal bath*; selten verwendete, intensive Einlaufbehandlung zur Darmreinigung* mit Spülung auch höherer Darmabschnitte durch 20–30 l Wasser mit einer Einlaufvorrichtung bei gleichzeitigem Vollbad; durch die Resorption von Wasser im Darm kommt es neben der gründlichen Darmreinigung zu einer verstärkten Harnausscheidung (Diurese). **Anwendung:** bei Verstopfung (Obstipation*) und Nierensteinen (Nephrolithiasis) mit entspannender Wirkung auf die glatte Muskulatur der Harnleiter sowie i. R.

der ausleitenden Therapie; **Gegenanzeigen:** entzündliche und bösartige Darmerkrankungen (Gefahr des Darmdurchbruchs, Darmperforation), unklare anatomische Verhältnisse mit Verletzungsgefahr beim Einführen des Darmrohrs.
Darmeinlauf: s. Darmreinigung; Schwenkeinlauf.
Darmentleerung: (engl.) *defaecation, evacuation of the bowels*; Abführen von Darminhalt; **Formen: 1.** natürliche Darmentleerung: s. Stuhlausscheidung; **2.** künstliche Darmentleerung: s. Darmreinigung.
Darmgeräusche: (engl.) *bowel sounds, peristaltic sounds*; Borborygmus; kollernde und gurrende Darmgeräusche, bedingt durch die Bewegungen des aus Gas und Flüssigkeit gemischten Darminhalts; **Vorkommen:** besonders bei Verdauungsstörungen in Magen und Zwölffingerdarm* infolge mangelnder Andauung oder Aufspaltung der Nahrung durch die Enzyme der Bauchspeicheldrüse (Pankreas) bzw. Galle (Maldigestion); völliges Fehlen von Darmgeräuschen („Totenstille") bei paralytischem Ileus*. Vgl. Flatulenz.
Darmreinigung: (engl.) *colonic irrigation*; Darmspülung zur Entleerung des Dickdarms (Colon) oder Enddarms (Rektum); **Formen: 1.** retrograde Instillation von geringerer Mengen Flüssigkeit in das Rektum (sog. Darmeinlauf) mit Darmrohr* und Irrigator* oder durch gebrauchsfertige Instillationsflüssigkeiten (Klistiere* bzw. Klysmen), z. B. vor Darmspiegelungen, Röntgendiagnostik, Entbindung, bei Obstipation (s. Reinigungseinlauf); **2.** Darmspülung mit Einbringen größerer Flüssigkeitsmengen: **a)** orthograd entsprechend der physiologischen Nahrungspassage als sog. Kolonlavage*; **b)** retrograd (sog. hoher Schwenkeinlauf*) zur Reinigung auch höher gelegener Dickdarmabschnitte vor Operationen; da die Komplikationsrate von Kolonoperationen durch die Darmreinigung nicht gesenkt wird, sollte sie nicht mehr durchgeführt werden (T. Junghans, W. Schwenk, 2006). **Hinweis:** In der Naturheilkunde Teil der ausleitenden Therapie (vgl. Darmbad, subaquales); außerdem i. R. von Fastenkuren oder den Darm entlastenden Diäten eingesetzt.
Darmrohr: (engl.) *intestinal tube*; weiches Rohr aus Gummi (mehrmaliger Gebrauch) oder Kunststoffmaterial (Einmalgebrauch) zum Einführen in den Mastdarm für hohe Einläufe und zum Ableiten von Darmgasen, z. B. nach Operationen; ein geschlossenes, abgerundetes Ende dient dazu, Verletzungen der Darmschleimhaut zu vermeiden; die Spülflüssigkeit tritt durch eine seitliche Öffnung aus. **Hinweis:** Darmrohr mit Gleitmittel versehen, unter Drehung vorsichtig einführen; dabei auf Veränderungen und Hindernisse (z. B. Hämorrhoiden*) achten. Vgl. Reinigungseinlauf, Darmreinigung.
Darmspülung: s. Darmreinigung.
Darmsterilisation: (engl.) *bowel sterilisation*; Reduktion der Darmkeime durch Arzneimittel; notwendige Maßnahme bei bestimmten Erkrankungen;

Durchführung: 1. bei Leberzirrhose oder zur Operationsvorbereitung Gabe von Antibiotika* und Lactulose kombiniert mit einem hohen Reinigungseinlauf* zur Reduktion der ammoniakproduzierenden Bakterien im Darm; **2.** bei Agranulozytose (starke Verminderung einer bestimmten Gruppe der weißen Blutkörperchen) Gabe von Antibiotika und Antimykotika*, um Bakterien und Pilze im Darm abzutöten und den Patienten vor schweren Infektionen durch die eigenen Darmkeime zu schützen.
Darmstimulation: (engl.) *bowel stimulation*; Anregung der Darmperistaltik durch gezielte Maßnahmen oder als Medikamentenwirkung; **1.** durch die Ernährung: hoher Anteil von Quellstoffen (z. B. Weizenkleie, Flohsamen, Leinsamen, Trockenpflaumen) bei gleichzeitig vermehrter Flüssigkeitsaufnahme (s. Obstipation); **2.** als unerwünschte Arzneimittelwirkung von Medikamenten; **3.** als gezielte Medikamentenwirkung, z. B. durch Bisakodyl, Natriumpicosulfat, Sennesblätter, Rhizinusöl oder osmotisch durch mit Darmeinlauf verabreichte Medikamente (z. B. Sorbitol, Lactulose); **4.** mechanisch durch Dickdarmmassage; **Hinweis:** Keine Darmstimulation bei mechanischem Darmverschluss (Ileus*); Gefahr einer Darmruptur durch Anregung der Darmperistaltik.
Darmtraining: (engl.) *bowel training*; Darmtrainings-Technik (ICNP); in regelmäßigen Zeitabständen durchgeführte Maßnahmen zur Darmentleerung nach Rückenmarkverletzung; **Grundlage:** Nach einer Rückenmarkverletzung kann sich die Darmtätigkeit verlangsamen oder über den Zeitraum des spinalen Schocks hinweg völlig inaktiv werden. Stuhldrang wird weder verspürt noch kann Stuhl willkürlich zurückgehalten werden. Dies beruht auf einer Unterbrechung der für den Mastdarm und daneben liegende Muskeln zuständigen Nerven. Eine normale Darmtätigkeit (Peristaltik) ist nicht möglich. Es besteht Bedarf an Laxanzien*.

Selbstpflegemaßnahme
1. Zur Verhinderung der Bildung von Kotsteinen, die bis zur lebensbedrohlichen autonomen Dysreflexic* führen können, sollte der Darm an **regelmäßiges Abführen** gewöhnt werden. Gleichzeitig werden dadurch unkontrollierte Stuhlentleerungen vermieden, die durch Aufweichen der Haut zu Druckstellen führen können. Abführen sollte immer zur gleichen Tageszeit geplant werden und es sollte die gleiche Anzahl von Tagen dazwischenliegen. Ziel des Darmtrainings ist die systematische Darmentleerung in regelmäßigen Abständen; dies zu erreichen kann etwa 2 Wochen bis 1 Monat oder sogar länger dauern. Die beste Zeit zur Darmentleerung ist etwa eine halbe bis 1 Stunde nach den Mahlzeiten, um vom Verdauungsreflex zu profitieren. **2.** Eine wohlausgewogene **Ernährung** ist für die normale Konsistenz des Stuhls notwendig. Ballaststoffreiche Nahrung sind frische, rohe

Früchte und Gemüse und in Maßen Nüsse, Vollkornbrot und Getreide. Prinzipiell auf Zufügung von **viel Flüssigkeit** achten, da der Stuhl im Darm nur dann optimal weitertransportiert werden kann (besonders wichtig bei heißem Wetter oder Fieber). Ein heißes Getränk vor dem Abführen kann den Verdauungsvorgang begünstigen. 3. Eine **Bauchmassage** beginnend am rechten Unterbauch, dann nach oben in Kreisbewegung zur linken Leiste entlang dem Verlauf des Dickdarms verstärkt die wellenartige Darmbewegung. 4. **Abführmittel** sind die stärksten stuhlgangfördernden Arzneimittel für den Anfang. Auf Dauer sollten leichtere Methoden wie z. B. Stuhlweichmacher und stuhlformende Arzneimittel verwendet werden. 5. Auf **viel Bewegung** achten, damit auch der Darm mitbewegt wird.

Abführen
Wenn möglich, sollte ein Toilettenstuhl (Abführstuhl) benutzt werden. Im Bett fehlen mehrere Faktoren, die das Abführen erleichtern können, z. B. die Schwerkraft oder die besondere Beckenstellung im Sitzen. Im Bett kann es auf Dauer zur Gewöhnung an eine digitale Ausräumung* kommen. Zusätzlich entweder ein Klistier* oder Abführzäpfchen anwenden. Dazu mit etwas Vaseline am behandschuhten Finger vorsichtig jeden Stuhl entfernen, der sich in Reichweite im Enddarm befindet. Zäpfchen oder Spitze des Klistiers anfeuchten, Zäpfchen/Klistier vorsichtig und so weit wie möglich einführen.

Hinweis: 1. Bei Benutzung von Zäpfchen sich erst etwa 10–15 Minuten nach der Einführung der Zäpfchen auf den Abführstuhl setzen; die Zäpfchen zeigen erst nach etwa 20–30 Minuten Wirkung. 2. Niemals Bettschüsseln benutzen, da diese sehr schnell zu Druckstellen (s. Dekubitus) führen. Einen gepolsterten Abführstuhl oder einen abgepolsterten Toilettensitz einsetzen. 3. Nach dem Stuhlgang muss die Haut besonders gründlich gereinigt werden. 4. Einläufe sind nicht empfehlenswert, da das Wasser nicht zurückgehalten werden kann und eine schwere autonome Dysreflexie* folgen kann. Außerdem besteht wegen des Verlusts der Empfindungen und der möglichen Schwäche der Enddarmwand Verletzungsgefahr.

Komplikationen
1. Durchfall (Diarrhö) durch ungewohntes oder stark gewürztes Essen, große Mengen Bier, Arzneimittel (insbesondere Antibiotika), Darmgrippe oder Wurmbefall, wechselnde Lebensumstände und Ernährung oder psychische Faktoren (z. B. Angst vor der stationären Entlassung); 2. Verstopfung (Obstipation), Kopfschmerz, kaltes Schwitzen (autonome Dysreflexie), verstärkte Spastik, Appetitlosigkeit, erhöhte Temperatur, Nachgeschmack, Harnweginfektion, Sickern von wässrig-brauner Flüssigkeit aus dem Schließmuskel (überfließende Verstopfung, Kotsteine); 3. Die übermäßige Verwendung von schädigenden Abführmitteln kann zu einer beschleunigten Alterung des Darms führen. Es sollte eine vorsichtige Umstellung der Laxanzien oder der Ernährung erfolgen. Vgl. Toilettentraining.

Darmverschluss: s. Ileus.

Datenerhebung: (engl.) *data collection*; Gewinnung, Zusammenstellung und Auswertung von Information (Daten) bezüglich eines Sachverhalts v. a. zu statistischen Zwecken; **Anwendung:** 1. i. R. pflegewissenschaftlicher Studien; mögliche Methoden der Datenerhebung sind Befragung mit Interview* oder Fragebogen*, Beobachtung, Inhaltsanalyse oder Zählung; 2. Bestandsaufnahme klinik- und praxisrelevanter Daten (u. a. Anzahl belegter Betten, Personalschlüssel in Bezug auf Patientenanzahl und Pflegeaufwand). Vgl. Pflegedokumentation, Pflegepersonalregelung.

Datensatz, minimaler pflegebezogener: (engl.) *Nursing Minimum Data Set* (*Abk.* NMDS); pflegebezogener Datensatz auf der Grundlage einheitlich definierter Indikatoren, der das Informationsbedürfnis unterschiedlicher Akteure im Gesundheitswesen (auch der Politik) beantwortet und u. a. die Erstellung von Vergleichen i. S. von Benchmarking* ermöglicht; die Auswahl der in ein NMDS einbezogenen pflegerischen Elemente der Datensets erfolgt derzeit länderspezifisch. So werden in Belgien Daten zur Pflegeintervention* ausgewertet, die Schweiz hat begonnen, ein NMDS zu entwickeln, das Pflegephänomene* und -interventionen umfasst, und in den USA werden Daten zu Pflegediagnosen*, Pflegeinterventionen, Pflegeergebnissen sowie zur Pflegeintensität erhoben. Bislang ist in Deutschland noch nicht damit begonnen worden, ein eigenes Dataset für ein NMDS zu erarbeiten. Es gibt jedoch seit einiger Zeit Bemühungen, einen internationalen Minimaldatensatz (Abk. I-NMDS) zu konzipieren. **Ziel:** Definition und Erhebung minimaler pflegebezogener Datensätze ermöglichen es, einrichtungsübergreifend die Häufigkeit von Patienten-, Bewohner- und Kundenproblemen (durch Gesundheitsstörungen oder Lebensprozesse entstanden) bzw. Pflegediagnosen zu beschreiben, pflegebezogene Interventionen und Ergebnisse zuzuordnen und z. B. im Hinblick auf Versorgungssettings, geographische Lage oder den Ressourcenverbrauch zu vergleichen. Dies setzt den einheitlichen Gebrauch von Begrifflichkeiten (z. B. nach Pflegeklassifikationen) voraus. Die zentrale Idee des NMDS besteht darin, mit einem möglichst kleinen Datensatz ausreichende Informationen für die interessierenden Fragestellungen aus Politik und Forschung ableiten zu können. **Hinweis:** Idealerweise werden die Daten für das NMDS aus bereits bestehenden Dokumentationen entnommen.

Datenschutz: (engl.) *data privacy protection, data access security*; Sicherung gespeicherter, personenbezogener Daten und Testergebnisse vor Missbrauch durch Einsichtnahme, Veränderung oder Verwertung unter Beeinträchtigung schutzwürdiger Belange des Betroffenen; das **Bundesdatenschutz-**

gesetz (Abk. BDSG) in der Fassung vom 14.1.2003 verstärkt einerseits die Zweckbindung bei Erhebung, Verarbeitung oder Nutzung von Daten im öffentlichen und nichtöffentlichen Bereich, andererseits verbessert es die Stellung des Betroffenen durch erweiterte Auskunfts- und Widerspruchsrechte (§ 20, §§ 33 ff. BDSG) sowie durch einen Schadensersatzanspruch des Betroffenen (§ 7 BDSG). Jede datenverarbeitende Stelle muss Geheimhaltung sicherstellen (§ 9 BDSG). Öffentliche Stellen dürfen personenbezogene Daten nur erheben und verarbeiten, wenn deren Kenntnis zur Erfüllung der Aufgaben der verantwortlichen Stelle erforderlich oder sonst ausdrücklich zugelassen ist (§§ 13–15 BDSG). Nichtöffentliche Stellen dürfen Daten nur für eigene Zwecke i. R. eines Vertragsverhältnisses oder zur Wahrung berechtigter Interessen speichern oder übermitteln (§§ 27 ff. BDSG). Die unbefugte Verwertung von Daten ist gemäß §§ 43, 44 BDSG mit Strafe und Bußgeld bedroht. Für die Akten des Staatssicherheitsdienstes der ehemaligen DDR findet das BDSG gemäß § 43 Stasi-Unterlagen-Gesetz (Abk. StUG) grundsätzlich keine Anwendung. Weitere Bestimmungen zum Datenschutz sind geregelt in der Sozialversicherung (§§ 18 f, 18 g SGB IV), Arbeitsförderung (§§ 402, 403 SGB III), Gesetzlichen Krankenversicherung (§§ 284–305 SGB V), Gesetzlichen Rentenversicherung (§§ 147–152 SGB VI), Gesetzlichen Unfallversicherung (§§ 199–208 SGB III) und Sozialen Pflegeversicherung (§§ 107, 108 SGB XI).

Für interne Angelegenheiten der Kirchen und kirchlichen Wohlfahrtsverbände gilt das BDSG nicht. Die katholischen und protestantischen Religionsgemeinschaften verfügen über eigene Grundsätze des Datenschutzes. Viele der von kirchlichen Wohlfahrtsverbänden und Kirchengemeinden betriebenen Heime gehören nicht zum innerkirchlichen Kernbereich. Hier gilt das BDSG in vollem Umfang. Vgl. Krankenhausinformationssystem.

Dauerausscheider: s. Ausscheider.
Dauerbeatmung: (engl.) *long-term ventilation*; auch Langzeitbeatmung; länger als 48 Stunden (bis Jahre) durchgeführte Beatmung* bei anhaltender Leistungsminderung der Lunge (respiratorische Insuffizienz); **Anwendung:** z. B. bei Lähmung der Atemmuskulatur, akutem Lungenversagen des Erwachsenen (engl. adult respiratory distress syndrome, Abk. ARDS); **Komplikationen:** Geschwürbildung (Ulzeration) der Trachealschleimhaut durch Druck der Tubusmanschette (s. Cuff), Ventilator-assoziierte Lungenentzündung.
Dauerinfusion: (engl.) *continuous infusion*; über mehrere Stunden, oft sogar über 24 Stunden oder länger andauernde, kontinuierliche Infusion*, z. B. im Rahmen der intensivierten Insulintherapie* oder Schmerztherapie*; vgl. Kurzzeitinfusion.
Dauerkatheter: s. Blasenkatheter.
Dauerverband: s. Kompressionsverband.
DBfK: Abk. für **D**eutscher* **B**erufsverband **f**ür Pflegeberufe, berufliche Interessenvertretung der Kranken-, Kinderkranken- und Altenpflegekräfte Deutschlands.
DBVA: Abk. für **D**eutscher* **B**erufsverband für **Al**tenpflege.
DCM: Abk. für (engl.) *Dementia* Care Mapping*.
Débridement: syn. Wundexzision*.
Deduktion: (engl.) *deduction*; nach bestimmten Regeln vorgenommene Ableitung, Schlussfolgerung und Neueinschätzung von Wissen aus bereits vorhandenen Erkenntnissen; es gilt die Denkrichtung vom Allgemeinen zum Speziellen (im Gegensatz zur Induktion*). Deduktionen dienen der **Weiterentwicklung** z. B. in der Philosophie, den Natur-, Sozial- und Pflegewissenschaften sowie in der Medizin. Sie sind als ein Teilgebiet wissenschaftlichen Arbeitens notwendig, da Wissen „historisch" gewachsen (nach W. Dilthey) und somit nie unabhängig von den Umständen und dem Grundstock ist, auf dem Erkenntnisse und Kenntnisse fußen. Die ersten amerikanischen Pflegetheorien* der 50er bis 70er Jahre des 20. Jahrhunderts waren meist Deduktionen aus anderen Wissenschaftsgebieten (z. B. Physiologie, Psychologie, Physik, Philosophie, Anthropologie), die umfassend das Feld absteckten, innerhalb dessen das (wissenschaftliche) Fachgebiet Pflege* mit seinen Konsequenzen für die Ausbildung der Pflegekräfte denkbar ist. Deduktionen werden in der Pflegewissenschaft* heute vorgenommen, um die Vorarbeiten für konkret abgegrenzte Forschungsarbeiten im Pflegebereich zu leisten. Vgl. Logik.
Defäkation: s. Stuhlausscheidung.
Defektheilung: (engl.) *partial recovery*; Wiedererlangung eines relativen Gesundheitszustandes mit verbleibenden strukturellen oder funktionalen Defekten, z. B. Ausbildung einer Narbe; vgl. Wundheilung.
Defibrillator: (engl.) *defibrillator*; **1.** (intensivmedizinisch) elektrisches Gerät zur Verabreichung elektrischer Impulse mit Plattenelektroden zur Durchbrechung eines Herz-Kreislauf-Stillstands (Defibrillation) und Wiederherstellung eines normfrequenten Sinusrhythmus (Kardioversion) bei Arrhythmie; verfügt i. d. R. auch über einen EKG-Monitor zur therapeutisch wichtigen Differentialdiagnose von Herzrhythmusstörungen: Bei hochfrequenten arrhythmischen Flimmerwellen (Kammerflimmern) wird der Defibrillator eingesetzt, bei fehlender Herzkontraktion (Asystolie) dagegen nicht. Vgl. Reanimation. **2.** (kardiologisch) implantierbarer Kardioverter-Defibrillator (auch sog. antitachykarder Schrittmacher); Gerät zur Unterbrechung lebensbedrohlicher tachykarder Herzrhythmusstörungen, das aus einer transvenös dauerhaft im rechten Vorhof oder in der rechten Herzkammer platzierten Elektrode und einem damit verbundenen, unter dem großen Brustmuskel implantierten Steuerungsaggregat besteht. **Funktion:** kontinuierliche Überwachung der elektrischen Herzaktion und bei Registrierung entsprechender Herzrhythmusstörungen automa-

tische Durchführung einer Defibrillation (Verabreichung elektrischer Impulse), Kardioversion oder Überstimulation (engl. overdrive pacing); die meisten Geräte verfügen zusätzlich über eine antibradykarde Schrittmacherfunktion. **Anwendung:** v. a. bei gegen Antiarrhythmika* resistenten Kammertachykardien, Kammerflattern und Kammerflimmern.

Defizitmodell: (engl.) *deficit model*; Betrachtung von Vorhandenem unter dem Gesichtspunkt dessen, was fehlt und möglichst ergänzt werden soll; im Defizitmodell konzentriert sich die Energie auf Verbesserung eingeschränkter Möglichkeiten. **Hinweis:** Ressourcen* und speziell Gesundheitsressourcen, die möglicherweise Defizite ausgleichen können, werden vernachlässigt und nicht in die Behandlung mit einbezogen. Vgl. Defizitorientierung, Salutogenese.

Defizitorientierung: (engl.) *deficit orientation*; traditionelle, am Defizitmodell* ausgerichtete Sichtweise in Pflege, Medizin und Psychologie, von Patienten mittlerweile ergänzt durch den Ansatz der Ressourcen- bzw. Kompetenzorientierung (vgl. Ressourcen); **1. Pflege:** Einen alten, kranken oder behinderten Menschen unter dem Gesichtspunkt dessen einschätzen und behandeln, was er nicht (mehr) zu leisten imstande ist; Gegensatz: ganzheitliche, ressourcenorientierte Sicht; **2. Medizin:** Schwerpunkt liegt bei der Behandlung von Krankheit und Einschränkung; Gegensatz: Bemühen um Gesundheitsförderung*; **3. Psychologie:** Die Psychoanalyse* betrachtet die Lebensgeschichte des seelisch kranken Menschen unter der Fragestellung, was seine Entwicklung gestört hat. Andere therapeutische Richtungen wie z. B. kognitive Ansätze der Verhaltenstherapie* und der Humanistischen* Psychologie konzentrieren sich auf das Erkennen und Fördern der eigenen Möglichkeiten und Fähigkeiten (ressourcenorientiert).

Dehiszenz: (engl.) *dehiscence*; Klaffen, Auseinanderweichen von Geweben bzw. von 2 angrenzenden Strukturen, z. B. von Wundrändern oder Nähten; **Ursachen:** Wundheilungsstörungen, Entzündungen, Nachblutungen im Wundbereich oder mangelnde Ruhigstellung. Vgl. Wundheilung, Wundmanagement.

Dehydratation: (engl.) *dehydration*; auch Dehydration, Dehydrierung; Abnahme des Körperwassers durch gesteigerte Wasserabgabe (über Niere, Magen-Darm-Trakt, Lunge oder Haut) ohne entsprechende Zufuhr oder i. R. einer falsch durchgeführten therapeutischen Maßnahme (z. B. übermäßige Diurese* durch harntreibende Arzneimittel, falsche Infusionstherapie); **Formen:** je nach Elektrolytkonzentration im Blut **1.** hypotone Dehydratation*; **2.** isotone Dehydratation*; **3.** hypertone Dehydratation*. Vgl. Überwässerung, hypotone; Überwässerung, isotone; Überwässerung, hypertone.

Dehydratation, hypertone (ICNP): (engl.) *hypertonic dehydration*; syn. Exsikkose; Flüssigkeitsdefizit mit zu hoher Elektrolytkonzentration im Blut; **Ursachen: 1.** Durst; **2.** Verlust von Körperflüssigkeit, wobei der Verlust von Wasser den Verlust von Elektrolyten übersteigt (Wasserverlust durch Schwitzen, Fieber, Diabetes mellitus, Hyperventilation*, über die Nieren, den Magen-Darm-Trakt); **3.** Die Zufuhr von Elektrolyten übersteigt die Zufuhr von Wasser, z. B. durch fehlerhafte Infusion*, im Säuglingsalter bei Gabe von Milchpulver-Nahrung oder anderen Speisen mit zu wenig Flüssigkeit im Verhältnis zu enthaltenen Proteinen und Elektrolyten. **Kennzeichen:** blasse, trockene und rissige Haut, verminderte Hautspannung („stehende Hautfalten"), trockene rissige Lippen, ausgetrocknete Schleimhäute, Fehlen von Tränen und Speichelfluss, Reizbarkeit oder Verwirrung, Schläfrigkeit mit Überreiztheit bei Stimulation, Benommenheit, Verwirrtheit; **Maßnahme:** langsame Flüssigkeitszufuhr, wobei ein größerer Teil der intravenös zugeführten Flüssigkeit salzfrei sein sollte (z. B. Glukoselösung).

Dehydratation, hypotone (ICNP): (engl.) *hypotonic dehydration*; Flüssigkeitsdefizit mit zu geringer Elektrolytkonzentration im Blut; **Ursachen:** z. B. Flüssigkeitsverlust durch Wundsekretion, Verbrennungen, Erbrechen*, Durchfall (Diarrhö*), Schwitzen, Überdosierung von Laxanzien* oder Diuretika*, ungenügende Elektrolytzufuhr, Nebennierenrindeninsuffizienz; **Kennzeichen:** feuchtkalte Haut, verminderte Hautelastizität, schwach feuchte Schleimhäute, Körpertemperatur subnormal, Blutdruck, Puls und Atmung vermindert; bei häufig fehlenden Durstzeichen kann die hypotone Dehydratation bis zu Lethargie und Koma führen. **Maßnahme:** Flüssigkeitsbilanzierung*, Ausgleich (Substitution) von Flüssigkeit und Elektrolyten durch Trinken oder Infusion* entsprechend der Laborwerte.

Dehydratation, isotone (ICNP): (engl.) *isotonic dehydration*; Flüssigkeitsdefizit mit normaler Elektrolytkonzentration; **Ursachen:** Erbrechen*, verstärkte Harnausscheidung (Diurese), Durchfall (Diarrhö*), Blutverlust, unzureichende Zufuhr von Wasser und Elektrolyten; **Kennzeichen:** Zeichen des Volumenmangels (vermindertes Herzzeitvolumen, verminderter Blutdruck), trockene Schleimhäute, Augenringe, verminderte Hautspannung („stehende Hautfalten"), verminderte Harnausscheidung, Durst, Bewusstseinstrübung (kann Durstgefühle überdecken bzw. für Außenstehende unbemerkbar machen); **Maßnahme: 1.** Ursache medizinisch klären; **2.** zum Ausgleich des Volumenmangels Flüssigkeit zuführen.

Déjà-vu-Erlebnis: (engl.) *déjà-vu experience*; Erinnerungstäuschung, bei der man glaubt, etwas gerade Erlebtes schon früher in gleicher Weise gesehen oder erlebt zu haben; **Vorkommen:** bei Müdigkeit, als Frühsymptom bestimmter Psychosen oder in der epileptischen Aura. Vgl. Gedächtnis.

Dekompensation: (engl.) *decompensation*; nicht mehr ausreichender Ausgleich (Kompensation) einer verminderten Funktion oder Leistung bzw.

dessen Folgezustände; z. B. bei Schock*, Herzinsuffizienz.
Dekompression: (engl.) *decompression*; **1.** (physikalisch) Druckabfall; **2.** (therapeutisch) Druckentlastung von Organen; **Anwendung:** z. B. **a)** als Behandlungsmaßnahme bei Operation eines Darmverschlusses (Ileus*) digitale Ausräumung* oder manuelles Ausstreichen des Darms durch Ableitung oder durch Absaugen über eine Magensonde*; **b)** zur Drucksenkung bei Hirndrucksteigerung. Vgl. Dekompressionssonde.
Dekompressionssonde: (engl.) *decompression tube*; Sonde* zur Druckentlastung von Organen (Dekompression*); **Formen:** i. d. R. Darmsonden, z. B. **1.** Cantor-Sonde: einlumig zum Absaugen von Darmsekret; **2.** Miller-Abbott-Sonde: zweilumig zur Füllung des Ballons und zum Absaugen von Darminhalt; **3.** Dennis-Sonde: dreilumig zur Blockung des Ballons, zur Aspiration von Darminhalt und zur Spülung bzw. Entlüftung; **4.** Eudel-Sonde: mit Metallolive für eine bessere Einführung durch die Nase; **Pflegemaßnahme: 1.** Lage der Sonde kontrollieren (Markierung auf der Sonde beachten), Fixationsstelle der Sonde täglich wechseln; **2.** bei nasal gelegter Sonde Pflege der Nasenlöcher, z. B. mit Nasensalbe; **3.** Sicherstellung der Durchgängigkeit (Spülung mit Tee oder physiologischer Kochsalzlösung*); **4.** abgesaugtes Sekret bilanzieren, auf Geruch, Beimengungen, Konsistenz und Aussehen überprüfen und Befund dokumentieren.
Dekonditionierung: s. Desensibilisierung.
Dekubitus (ICNP): (engl.) *pressure ulcer*; Druckgeschwür, umgangssprachl. Durchliegen; Beschädigung der Hautoberfläche mit einer beginnenden Entzündung, abnehmender Blutversorgung und/oder Verlust von Gewebe, verursacht durch Druck und Reibung der Haut zwischen den Knochen und der darunterliegenden Hautoberfläche; **Häufigkeit:** Die Inzidenz (Neuerkrankungsfälle innerhalb eines bestimmten Zeitraums) schwankt in Abhängigkeit von den pflegerischen Einsatzorten und Forschungsarbeiten zwischen 4 und 25 %. In Deutschland wird die Prävalenz auf 20 000–40 000 Betroffene geschätzt (Bundesgeschäftsstelle Qualitätssicherung, 2002). Zur Präzisierung der Zahlen wird seit 2004 die Einführung eines diagnose- und prozedurenunabhängigen „Generalindikators Dekubitus" (s. Qualitätsindikator) für alle Krankenhäuser vorbereitet. Die erste Erhebung wird im 1. Quartal 2007 durchgeführt. Dazu sind alle Behandlungsfälle von Patienten ab einem Alter von 75 Jahren zu dokumentieren. Altenheime fallen nicht unter diese Erfassung. Nach der 1995–1999 in Österreich durchgeführten Prävalenz- und Inzidenz-Dekubitusstudie (PRINZ-Studie) lag die Dekubitusrate im Akutspital bei 10,2 % und im Langzeitpflegebereich bei 16 %. **Lokalisation:** Am häufigsten entstehen Druckgeschwüre über Knochenvorsprüngen wie Kreuzbein, großem Rollhügel des Oberschenkelknochens (Trochanter major) und Fersen (sog. Prädilektionsstellen; s. Abb. 1);

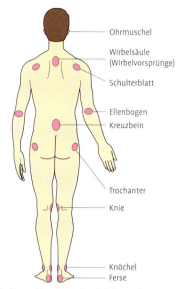

Dekubitus Abb. 1: besonders dekubitusgefährdete Körperareale (Prädilektionsstellen)

prinzipiell können jedoch alle Regionen betroffen sein, an denen die Haut dem Knochen unmittelbar anliegt oder erhöhter Druck von außen auf die Haut wirkt.
Entstehung
Aus pathophysiologischer Sicht ist die Druckeinwirkung Ursache für die Entstehung eines Dekubitus. Durch eine zeitlich ausgedehnte (>2 Stunden) und/oder erhöhte Druckeinwirkung (>30 mmHg) wird die Gewebedurchblutung eingeschränkt und schließlich unterbunden, sodass eine Unterversorgung des Gewebes eintritt, die zur Nekrotisierung (s. Nekrose) führt (Kosiak-Gleichung). Im venösen System kommt es aufgrund der Kompression zur Stauung und Ödembildung (Dekubitus 1. Grades). Neben dem Druck werden als sog. Co-Faktoren Auflagedruck (Härtegrad der Unterlage), Allgemeinzustand (z. B. reduziert bei Diabetes mellitus oder Mobilitätsstörung), Hautbeschaffenheit (z. B. durch Inkontinenz vorgeschädigte oder sehr trockene Haut) und Scherkräfte* diskutiert. Als Scherkräfte werden gegenläufige Gewebeverschiebungen innerhalb der Hautschichten bezeichnet, d. h. zwischen Oberhaut (Epidermis), Lederhaut (Dermis) und Unterhaut (Subkutis). Reibung der Haut z. B. auf einer Unterlage bei unsachgemäßem Bewegen kann weitere Schädigungen der Haut verursachen.
Risikofaktoren: Die Zusammenhänge zwischen den Risikofaktoren und der Entstehung eines De-

Dekubitus

kubitus sind nicht abschließend geklärt. Aufgrund der klinischen Einschätzung und Erfahrung von Pflegenden werden folgende Zustände als hochgradige Risikofaktoren eingestuft: **1.** schlechter Ernährungszustand, Abmagerung*; **2.** Stuhl- und/oder Harninkontinenz*; wissenschaftliche Studien können einen kausalen Zusammenhang oder eine erhöhte Assoziation jedoch nicht eindeutig belegen. Maßnahmen der täglichen und bedarfsorientierten individuellen Hygiene sowie des Kontinenztrainings verringern die zeitliche Belastung der Haut mit schädigenden Substanzen. Die Hauterweichung (Mazeration*) durch Einwirkung von Flüssigkeit sinkt. Hinweis: Blasenverweilkatheter bei Harninkontinenz erhöhen das Dekubitusrisiko (Braun, 1992; S. Huhn, 2001) und sollten daher nicht eingesetzt werden. **3.** weitere Faktoren: akute, chronische und Krankheiten im terminalen Stadium bzw. damit verbundene Verschlechterung des Allgemeinbefindens, Diabetes mellitus, komplette oder begrenzte Immobilität, extrem erhöhter oder erniedrigter Body*-mass-Index, neurologische Defizite, insbesondere Störungen in der sensorischen Wahrnehmung und Lähmungen, Bewusstseinsstörung*, Gefäßerkrankungen.

Kosten

Ein erworbener Dekubitus bedeutet für die Betroffenen eine hohe gesundheitliche Belastung, Schmerzen, eine erhebliche Einschränkung der Lebensqualität sowie verlängerte professionelle pflegerische und medizinische Fürsorge. Finanzielle Kosten, die durch Dekubitalgeschwüre verursacht werden und zu Lasten des Gesundheitssystems gehen, wurden 2002 in Deutschland auf 0,8–2 Milliarden EUR geschätzt (Bundesgeschäftsstelle Qualitätssicherung). Kalkulationen müssten folgende Faktoren berücksichtigen: Materialeinsatz, Personaleinsatz, Kosten für verlängerten Aufenthalt, Kosten für Folgeschäden, volkswirtschaftliche Kosten. Die Mehrkosten für die Dekubitusbehandlung bei einer durchschnittlichen Behandlungsdauer von 6 Monaten betragen nach Schätzungen EUR 30 000 (W. O. Seiler).

Pflegegrundlagen

Die Pflege von Patienten mit Dekubitus beinhaltet die Identifizierung von Patienten mit erhöhtem Risiko, die Prophylaxe, Diagnose, Therapie und Nachsorge. Die prozesshafte Dokumentation bildet dabei die Grundlage zur Beurteilung des individuellen Risikos, der Wunde und des Heilungsverlaufs, der Ressourcen und der Wünsche des Patienten.

Identifizierung von Patienten mit erhöhtem Risiko: Die pflegerische Anamnese beinhaltet die Beurteilung des individuellen Dekubitusrisikos. Diese Beurteilung sollte in regelmäßigen Zeitintervallen, mindestens jedoch nach Veränderungen im Gesundheitsstatus des Patienten wiederholt werden. Ziel ist es, diejenigen Personen zu identifizieren, die ein erhöhtes Dekubitusrisiko aufweisen, damit bei diesen gezielte prophylaktische Maßnahmen zur Krankheitsvermeidung eingesetzt werden können. Grundsätzlich kann dies durch die klinische Beurteilung (Anamnese der Risikofaktoren, der wirkenden Druck-, Scher- und Reibungskräfte sowie des Hautzustands) von Pflegenden aufgrund ihres erworbenen Wissens und ihrer beruflichen Erfahrung und Intuition (P. Benner, 1995) erfolgen. Seit den 60er Jahren des 20. Jahrhunderts wurden **Instrumente** zur Beurteilung des Dekubitusrisikos entwickelt (selten aufgrund fundierter Forschungsarbeiten). Derzeit gibt es über 40 solcher Instrumente. Im deutschsprachigen Raum kommen meist die erweiterte Norton*-Skala oder die von Braden oder Waterlow entwickelten Skalen (s. Braden-Skala, Braden-Q-Skala, Waterlow-Skala, vgl. Medley-Skala) zum Einsatz. Das Kuratorium Deutsche Altershilfe empfiehlt die Braden-Skala, weil diese als vergleichsweise valide gilt und die wesentlichen Kriterien erfüllt. Bei allen Skalen werden ausgewählte Risikofaktoren abgefragt, mit einer Punktevergabe gewichtet, Einzelergebnisse addiert und eine abschließende Summe gebildet. Die errechnete Punktanzahl erlaubt Aussagen über den individuellen Gefährdungsgrad (niedrig bis hoch). Die Testgüte dieser Dekubitus-Risikoskalen in Bezug auf die Vorhersagekraft von Dekubitus und damit die Identifizierung von Risikopatienten ist wissenschaftlich bisher nicht belegt und als eher gering einzuschätzen. Sie kann aber durch den flächendeckenden Einsatz über den Expertenstandard „Dekubitusprophylaxe in der Pflege" (s. Anhang) im Abgleich mit den i.R. der Qualitätsprüfung dokumentierten Fällen in Zukunft gezielter erforscht werden. Die klinische Beurteilung durch ausgebildete Pflegekräfte erscheint bislang mindestens ebenso verlässlich. Dies gilt für alle pflegerischen Einsatzorte.

Prophylaxe

Die Prophylaxe von Dekubitus bedeutet eine umfassende interdisziplinäre Betreuung der gefährdeten Person. Hauptarbeitsfelder sind die Mobilisation* des Patienten, das Vermeiden von Bettlägerigkeit*, sorgfältige Hautpflege*, ausgewogene Ernährung, ausreichende Flüssigkeitszufuhr, Durchblutungsförderung, die Reduktion von einwirkendem Druck und die Vermeidung weiterer den Dekubitus begünstigenden Faktoren. Zur Druckreduktion besteht grundsätzlich die Möglichkeit der Wahl zwischen unterschiedlichen Matratzenmaterialien (s. Antidekubitusmatratze), druckverringernden Systemen durch gleichmäßige und/oder wechselnde Druckverteilung (s. Antidekubitussystem) und verschiedenen Auflagen. Auch kann eine erhöhte Frequenz von Positionswechseln in der Dekubitusprophylaxe unterstützend wirken (s. Seitenlagerung, Positionsunterstützung, Kinästhetik).

1. Druckreduzierende Systeme: Diese Systeme verteilen das Gewicht des aufliegenden Menschen über eine große Fläche. Sie können aus Schaumstoff mit oder ohne Luftkammern oder Gel, geformtem Schaumstoff, Hängesystemen und Luftoder Wasserfederungen (s. Air-fluidised-Bett, Low-flow-Bett) bestehen. Bei der wechselnden Druckverteilung (s. Wechseldruckmatratze) wird der Druck unterhalb des Liegenden mechanisch variiert. Hierzu dienen i. d. R. wechselnde Füllungszustände von Kammern des Systems mit Luft. Wie hoch der zusätzliche Effekt dieser technischen Systeme einzuschätzen ist, ist bislang unklar. Intraoperativ verwendete druckmindernde Auflagen oder spezielle Operationstische verringern die intra- und postoperative Dekubitusrate. Auch hier ist die Frage nach dem effektivsten Material nicht abschließend geklärt. **Hinweis:** Schaffelle* reduzieren nicht den Druck, mindern aber die Scherkräfte. Sitzringe erhöhen durch ihre adversen (gegenwirkenden) Effekte das Dekubitusrisiko. Eine Untersuchung von Sitzkissen (s. Abb. 2) steht noch aus.

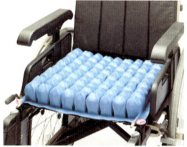

Dekubitus Abb. 2: Sitzkissen   [30]

2. Positionswechsel: Ziel des Positionswechsels (s. Positionsunterstützung) ist es, möglichst viele Prädilektionsstellen druckentlastend oder druckminimierend zu positionieren. Die Forderung einer 2-stündlichen Umlagerung immobiler Patienten resultiert aus der pathophysiologischen Forschung, wonach bei jungen gesunden Probanden die Gewebetoleranz bei Druckeinwirkung bei ca. 2 Stunden liegt (DNQP, 2000). Da jedoch i. d. R. akut oder altersbedingt kranke Menschen mit einem oder mehreren Risikofaktoren für Dekubitus einer Prophylaxe oder Therapie bedürfen, muss von einem ritualisierten 2-stündlichen Positionswechsel abgeraten werden. Die Zeitintervalle sollten individuell an den Patienten angepasst und mittels Fingertest* und systematischer Hautinspektion ermittelt werden. Die folgenden Empfehlungen beruhen auf klinischer Erfahrung und Expertenmeinungen in internationalen Leitlinien (Agency* for Healthcare Research and Quality, Abk. AHRQ; Royal College of Nursing, Abk. RCN; European* Pressure Ulcer Advisory Panel, Abk. EPUAP): **a)** Die Lagerung von dekubitusgefährdeten Personen oder solchen mit bestehenden Geschwüren soll Aspekte des aktuellen Gesundheitszustands, der Atmung, der medizinischen Diagnosen, des Schmerzzustandes, des Komforts, des Pflege- und Therapieplans, des individuellen Tagesrhythmus und des verwendeten Antidekubitussystems* berücksichtigen. **b)** grundsätzlich längeren Druck auf Knochenvorsprünge sowie eine Lagerung von Knochen auf Knochen (z. B. von Knien bei der Seitenlage) vermeiden; **c)** Operationslagerung und lange Liegezeiten beim Transport oder Warten auf Untersuchungen in die Prophylaxe einbeziehen; **d)** das Auftreten von Reibung durch gewebeschonende Bewegungen und sachgemäße Anwendung von Lagerungshilfsmitteln bei der Positionsunterstützung von Betroffenen ausschließen; **e)** entsprechende Hilfsmittel nach der Positionsunterstützung aus dem Bett oder vom Sessel entfernen; **f)** die Wirkung von Scherkräften bei der endgültigen Lagerung minimieren; **g)** Bewegungsplan aufstellen und dokumentieren, ggf. Fotodokumentation. **Lagerungsformen: a)** Positionsunterstützung*: z. B. 30°-Lagerung, 135°-Lagerung, Lagerung in schiefer Ebene, Mikrolagerung; **b)** Freilagerung*: gefährdete Bereiche werden druckentlastet (nahezu druckfrei) positioniert, z. B. mit 5-Kissen-Methode, Gesäßkissen, Würfelmatratze; **c)** Weichlagerung*: Die Unterlage ist so weich, dass die Person einsinkt und sich dadurch die Auflagefläche erhöht (Druck = Gewicht/Fläche).

Organisation: I. R. des Qualitätsmanagements werden zurzeit in deutschen Krankenhäusern Maßnahmen der Dekubitusprophylaxe in Anlehnung an den nationalen Expertenstandard „Dekubitusprophylaxe in der Pflege" durchgeführt. Seit 2004 erfolgt eine obligatorische, flächendeckende externe Prüfung durch die Bundesgeschäftsstelle* Qualitätssicherung. Im Altenpflegebereich übernimmt diese Prüfung der MDK*.

Diagnose

Ein Dekubitus besteht, wenn eine Verfärbung oder eine Schädigung der Haut sichtbar ist, die auch nach Entfernung des Drucks bestehen bleibt. Der Grad der Gewebeschädigung kann durch eine **Graduierung** und/oder **Stadieneinteilung** beschrieben werden (s. Abb. 3). Der Wundverlauf ist nicht zwingend fortlaufend. Zur Graduierung liegen

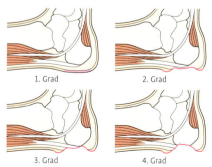

Dekubitus Abb. 3: an der Ferse; Einteilung in Grade nach O. W. Seiler

Dekubitus

Einteilung der Gewebeschädigung nach W. O. Seiler und nach NPUAP (National Pressure Ulcer Advisory Panel der amerikanischen Agency for Health Care Policy and Research); deutsche Übersetzung: H. Heinhold, 2006

Grad	W. O. Seiler	NPUAP
I	begrenzte Rötung; ein Hautdefekt ist noch nicht zu erkennen. Ist die Rötung kalt oder weist sie einen weißen Kern auf, ist das arterielle System betroffen; bläuliche Verfärbung weist auf ein venöses Abflusshindernis hin, gespannte Haut auf eine Abflussstörung der Lymphe.	persistierende (bleibende) umschriebene Hautrötung (Erythem) bei intakter Haut; weitere klinische Zeichen können Ödembildung, Verhärtung und lokale Überwärmung sein. Das gerötete Areal besteht auch noch 30 Minuten, nachdem der einwirkende Druck entfallen ist.
II	Blasenbildung – Epidermis und Dermis sind geschädigt. Lösen sich diese Schichten von der noch intakten Subkutis, entsteht ein stark nässender, sehr schmerzhafter, infektanfälliger Hautdefekt.	Teilverlust der Haut; die Epidermis ist bis hin zu Anteilen der Dermis (Korium) geschädigt. Der Druckschaden ist oberflächlich und kann sich klinisch als Blase, Hautabschürfung oder flaches Geschwür darstellen.
III	Zerstörung aller Hautschichten. Muskeln, Bänder und Sehnen können in der Wunde sichtbar sein. Die Wunde gilt zumindest als kontaminiert. Ein gelblicher Belag aus Eiweiß – häufig als „steriler Eiter" bezeichnet – überzieht die Oberfläche.	kompletter Verlust aller Hautschichten und ausgedehnte Schädigung oder Nekrotisierung von subkutanem Gewebe; die Schädigung kann sich bis zu darunterliegenden Faszien (Knochen, Sehnen oder Gelenken) ausweiten, durchdringt diese aber nicht. Der Dekubitus zeigt sich klinisch als ein tiefes, offenes Geschwür. Weiterhin können im Gewebe Nekrosen, Taschenbildung, Fisteln, Exsudation oder Infektionen auftreten. Die Wundbasis ist nicht schmerzhaft.
IV	Zerstörung des subkutanen Fettgewebes. Die darunterliegende Muskulatur ist entzündlich geschwollen. Bänder, Sehnen, Faszien und Knochen sind betroffen. Abgestorbenes Gewebe bildet eine dunkelblaue bis schwarze Nekrose (trocken oder nässend). Es können sich in tieferen Gewebeschichten Taschen bilden. Der Abtransport toxischer Abbau- und Zerfallsprodukte über die Lymph- und Blutbahnen kann zur lebensbedrohlichen Sepsis führen.	ausgedehnte Gewebeschädigung und -nekrose oder Schädigung von Muskeln, Knochen oder unterstützenden Strukturen (z. B. Sehnen oder Gelenkkapseln) mit komplettem oder anteiligem Verlust der Hautschichten.

verschiedene Instrumente vor. Ein in internationalen Standards/Leitlinien genutztes, gesichertes Instrument ist das der amerikanischen AHRQ (s. Tab.). Das Erkennen und die Klassifizierung eines vorliegenden Dekubitus nach diesem oder ähnlichen Instrumenten sind jedoch gerade in den frühen Stadien schwierig. Da es große subjektive Schwankungen in der Einschätzung bei unterschiedlichen Beobachtern gibt, wird der Fingertest* als relativ einfaches Verfahren zur Einschätzung unbedingt empfohlen.

Behandlung

1. völlige Druckentlastung des betroffenen Gebiets und sorgfältige Hautpflege der Wundränder; 2. in fortgeschrittenem Stadium chirurgische Maßnahmen (Ausschneiden, Abtragen von Nekrosen) oder ggf. sog. Madentherapie vorbereiten und entsprechend ärztlichen Angaben weiterführen; 3. Wundmanagement*; 4. ausgewogene Ernährung und Flüssigkeitszufuhr sicherstellen; 5. Schmerzbehandlung.

Recht

Ein Dekubitus gilt in der Rechtsprechung als Pflegefehler*, wenn der Nachweis nicht erbracht werden kann, dass i. R. des Pflegeauftrags alle Möglichkeiten der Prophylaxe wahrgenommen wurden (s. Beweislastumkehr, Fürsorgepflicht, Garantenstellung).

Hinweis: In Verhandlung mit Kostenträgern sollte das Management organisatorisch (personelle Besetzung, Arbeitsorganisation) und im Ausbildungsrahmen für eine am nationalen Expertenstandard „Dekubitusprophylaxe in der Pflege" orientierte Pflege sorgen. Ein Dekubitus ist auch bei optimaler Versorgung nicht immer zu vermeiden. Als Auffälligkeitsbereich gilt jedoch ein Auftreten von mehr als 10 % innerhalb einer Einrichtung, daher Pflege sorgfältig dokumentieren.

Autor: Siegfried Huhn.

Delegation: (engl.) *delegation*; Betrauung von nichtärztlichem Personal mit primär ärztlichen Tätigkeiten i. R. der Gesundheitsversorgung; gesetzliche Regelungen zum Delegationsrecht existieren nicht; dennoch ist die generelle Zulässigkeit von Delegation durch die Rechtsprechung anerkannt. Bei allen Diagnose- und Therapieentscheidungen sowie solchen Verrichtungen und Eingriffen, die aufgrund ihrer Komplikationsdichte und Gefährdungsnähe ärztliches Wissen und Können unbedingt erfordern, ist ärztliches Handeln in jedem Fall erforderlich. Unbestritten ist der Arzt berechtigt, Pflegepersonal mit der Ausführung getroffener Medikationsentscheidungen zu betrauen. Nach den Grundsätzen des Dienstvertragsrechts sowie unter Berücksichtigung der gemeinsamen Auffassung der Krankenversicherungen und Kassenärztlichen Bundesvereinigung über die Anforderungen an die persönliche Leistungserbringung sind Verrichtungen, die aufgrund ihrer Gefährlichkeit, Schwierigkeit oder wegen der Unvorhersehbarkeit etwaiger Reaktionen ärztliches Fachwissen voraussetzen, **nicht** an das nichtärztliche Personal **delegierbar**. Dazu gehören insbesondere alle operativen Eingriffe, schwierige Injektionen, Infusionen, die ärztliche Beratung des Patienten sowie die ärztlichen Untersuchungen und Entscheidungen über notwendige therapeutische Maßnahmen. **Delegationsfähig** hingegen sind einfache Injektionen, einfache Laborleistungen, physikalisch-medizinische Leistungen, Wechsel einfacher Verbände sowie radiologische Leistungen.

Allgemeine Grundsätze

In der Rechtsprechung wie auch der Literatur haben sich 5 Grundsätze herausgebildet, nach denen die Zulässigkeit der Delegation ärztlicher Tätigkeiten an Pflegekräfte im Einzelfall zu beurteilen ist: **1.** Die Delegation ist zulässig, wenn der Patient mit der Behandlungsmaßnahme und der Durchführung durch Pflegekräfte einverstanden ist. Diese Einwilligung setzt eine vorherige Aufklärung voraus. **2.** Die Maßnahme muss durch den Arzt verordnet worden sein. Telefonische Veranlassungen und Ferndiagnosen sind, von Notfällen abgesehen, unverantwortlich. Daneben sind die Verordnungen zu dokumentieren. **3.** Die Art des Eingriffes muss das persönliche Handeln des Arztes nicht erforderlich machen. Grundsätzlich fallen spezielle Injektionen, Infusionen* und Katheterisierung sowie das Legen von Sonden in den Aufgabenbereich des Arztes. Ist aufgrund der Art der Behandlung, des Gesundheitszustandes des Patienten oder der Komplikationsgefahr das persönliche Tätigwerden des Arztes erforderlich, so darf der Arzt die Aufgabe nicht auf Pflegekräfte übertragen. **4.** Die ausführende Pflegekraft muss zur Durchführung der Maßnahme befähigt sein. Die formelle und materielle Qualifikation der Pflegekraft liegt vor, wenn diese sich das theoretische Wissen und das tatsächliche Können angeeignet hat (s. Übernahmeverantwortung). Das Vorliegen eines Spritzenscheins* allein reicht als Nachweis nicht aus. Der Arzt muss sich vor der Delegation davon überzeugt haben, dass der Delegat in den entsprechenden Techniken besonders ausgebildet ist, diese beherrscht und die Kenntnis hat, wie er im Falle von Komplikationen, z. B. aufgrund eines Fehlers bei der Injektion oder bei Unverträglichkeit des Arzneimittels, zu handeln hat. Der Arzt ist verpflichtet, während der Delegationsdauer durch gezielte Kontrollen die ordnungsgemäße Ausführung der übertragenen Aufgaben zu überprüfen. Auszubildende Pflegekräfte dürfen nur unter Aufsicht einer erfahrenen Pflegekraft tätig werden, d. h. unter Anwesenheit des Ausbilders (s. Praxisanleitung). Inwieweit Auszubildende im 3. Ausbildungsjahr bei regelmäßiger Überprüfung einfache ärztliche Verrichtungen durchführen können, ist strittig. **5.** Die Pflegekraft muss zur Ausführung der ärztlichen Aufgabe bereit sein, sofern nicht ausnahmsweise eine entsprechende Verpflichtung besteht. Ein Weigerungsrecht ist gegeben, wenn die Pflegekraft sich der Aufgabe nicht gewachsen fühlt, ihr die Aufgabe zu gefährlich erscheint, sie keine Kenntnisse über die zu applizierenden Medikamente besitzt, sie die Technik nicht beherrscht oder eine ärztliche Unterweisung und Anleitung nicht vorgenommen wurde. Die Pflegekraft kann sich außerdem weigern, wenn die ärztlichen Verordnungen nicht schriftlich erteilt wurden oder wenn die Vornahme der ärztlichen Tätigkeit erkennbar gegen ein Strafgesetz verstößt. In Notfällen besteht kein Weigerungsrecht. Die ärztliche Delegationsentscheidung muss schriftlich dokumentiert und vom Arzt abgezeichnet werden (sog. Dokumentationspflicht), alle notwendigen Informationen (z. B. Maßnahme, Dosierung, Gefahren) enthalten und darf keine Fragen offen lassen (sog. Instruktionspflicht).

Delegation im Krankenhaus

Im Krankenhaus bestehen aufgrund des Arbeitsverhältnisses unmittelbare Rechtsbeziehungen zwischen Ärzten und Pflegekräften (Delegationsermächtigung). Des Weiteren gilt im Krankenhaus der Grundsatz: Je besser die Überwachung, desto umfangreicher die Delegierbarkeit. Inwieweit Pflegefachkräfte intramuskuläre bzw. intravenöse Injektionen oder Infusionen selbständig durchführen können, ist strittig. Obwohl zahlreiche Veröffentlichungen von verschiedenen Verbänden vorliegen, ist weiterhin Klärungsbedarf vorhanden. Grundsätzlich ist festzustellen, dass der Arzt Injektionen, Infusionen und Blutentnahmen delegieren kann, wenn die Pflegefachkraft in der Injektionstechnik besonders ausgebildet ist und der Arzt sich von ihrem Können und ihrer Erfahrung selbst überzeugt hat. Krankenpflegehelfer, die entsprechend qualifiziert sind, sollen subkutane und intrakutane Injektionen durchführen können, wenn der leitende Arzt sie dazu ermächtigt hat. Krankenpflegeschüler dürfen zum Zweck ihrer Ausbildung unter unmittelbarer Aufsicht und Anleitung eines Arztes oder einer ausreichend erfahrenen Krankenpflegeperson subkutane und intramusku-

Deliktsfähigkeit

läre Injektionen sowie venöse Blutentnahmen durchführen. Problematisch ist, inwieweit Krankenpflegeschüler am Ende ihrer Ausbildung mit der selbstständigen Ausführung von Injektionen betraut werden dürfen. Die Mindestanforderungen der Krankenpflegeausbildung sprechen lediglich von der Mithilfe bei Injektionen (nach der Ausbildungs- und Prüfungsverordnung für die Berufe in der Krankenpflege).

Delegation in der Pflege
Im Pflegeheim oder in der häuslichen Pflege sind mögliche Gefahren aufgrund Delegation besonders zu prüfen, da im Heim und v. a. in der häuslichen Pflege ein Einschreiten eines Arztes bei Komplikationen kaum kurzfristig möglich ist. Die Übernahme von intramuskulären Injektionen und Katheterlegung kann von Pflegefachkräften in Heimen nicht verlangt werden, da Komplikationen zu erheblichen Dauerschäden führen können. Zudem besteht weder heimvertraglich noch sozialrechtlich eine Verpflichtung des Heimes, diese Art der Injektionen und Katheterisierungen durch Mitarbeiter der Einrichtung durchzuführen zu lassen. Sie bleiben im momentan gültigen Rechts- und Ausbildungssystem Verpflichtungen des Arztes, der diese Leistungen mit der zuständigen Krankenkasse abzurechnen hat. Übernimmt die Pflegeeinrichtung die Durchführung der ärztlichen Maßnahmen, so haften die Einrichtung und die ausführenden Pflegekräfte für die fachgerechte Durchführung i. R. der ärztlichen Verordnung, für die der Arzt die Verantwortung trägt.

Hinweis
In der Praxis sind Auszubildende schon im frühen Stadium der Ausbildung mit dem Erlernen von Injektionen befasst, um dann entsprechend frühzeitig diese Verrichtungen erledigen zu können. Gegen diese Praktiken werden ernstliche Bedenken erhoben. Der Auszubildende kann strafrechtlich haftbar gemacht werden, wenn durch die Injektion ein Patient zu Schaden kommt. Die strafrechtliche Haftung birgt die Gefahr in sich, den Abschluss der Ausbildung zu gefährden.
Vgl. Pflegedokumentation, Instruktion.

Deliktsfähigkeit: (engl.) *tort capability*; Fähigkeit, für eigenes rechtswidriges und schuldhaftes Verhalten verantwortlich zu sein; wer vorsätzlich oder fahrlässig und rechtswidrig einem anderen Schaden zufügt, ist zum Schadensersatz verpflichtet. Die Schadensersatzpflicht tritt nicht ein, wenn eine Person im Zustand der Bewusstlosigkeit oder in einem die freie Willensbestimmung ausschließenden Zustand krankhafter Störung der Geistestätigkeit gehandelt hat, d. h. deliktsunfähig ist. Hat die Person sich durch alkoholische Getränke oder andere Mittel in einen vorübergehenden Zustand dieser Art versetzt, haftet sie wegen Fahrlässigkeit* (§ 827 BGB). Kinder unter 7 Jahren sind deliktsunfähig. Minderjährige vom 7.–10. Lebensjahr sind bei Verursachung von Schäden bei einem Unfall mit einem Kraftfahrzeug, einer Schienenbahn oder einer Schwebebahn nicht deliktsfähig. Wer das 18. Lebensjahr nicht vollendet hat, ist nicht verantwortlich zu machen, wenn bei Begehung der schädigenden Handlung nicht die zur Erkenntnis der Verantwortlichkeit erforderliche Einsicht vorlag. Das Gleiche gilt für Taubstumme. Ein deliktsunfähiger oder bedingt deliktsfähiger Handelnder ist jedoch zum Schadensersatz verpflichtet, wenn der Ersatz nicht von einem aufsichtspflichtigen Dritten verlangt werden kann und ihm nicht die finanziellen Mittel entzogen werden, deren er zum angemessenen eigenen Unterhalt sowie zur Erfüllung seiner gesetzlichen Unterhaltspflichten gegenüber Unterhaltsbedürftigen bedarf (§ 829 BGB). Vgl. Haftung, Geschäftsfähigkeit, Rechtsfähigkeit, Schuldfähigkeit, Wahlfähigkeit.

Delirium: s. Verwirrtheit, akute.

Delphi-Technik: (engl.) *Delphi technique*; syn. Delphi-Verfahren; schriftliche Befragung einander unbekannter und anonymisierter Experten mit dem Ziel, größtmöglichen Konsens bezüglich einer Fragestellung zu erlangen; **Vorgehen:** Ein repräsentatives Expertengremium wird zusammengestellt. Im ersten Schritt formuliert es schriftlich individuelle Ideen und Meinungen zum Thema. Die gesammelten Aussagen/Ansichten werden zusammengefasst und den Teilnehmern zur Kenntnis gegeben, damit diese die wichtigsten Standpunkte auswählen und ggf. modifizieren. In den folgenden Runden werden die Ergebnisse weiter zusammengefasst, um eine Verengung des Bereichs und Konzentration auf die überzeugendsten Argumente zu erreichen. Oft führt dies zur Bildung von polarisierenden Standpunkten. Die Befragung erfolgte früher ausschließlich postalisch, heute auch online (sog. Online-Delphi). Es wird angenommen, dass die Ergebnisse einer schriftlichen Befragung objektiver sind als die einer mündlichen Diskussion.

Deltarad: syn. Gehwagen*.

Dementia Care Mapping: Abk. DCM; Beobachtungsinstrument zur Erfassung von Wohlbefinden oder Nicht-Wohlbefinden in einem festgelegten Beobachtungszeitraum bei dementen Menschen; **Entwicklung:** DCM wurde 1989 in Großbritannien von T. Kitwood und K. Bradin i. R. einer Evaluation der Pflegequalität bei Demenzkranken (s. Verwirrtheit, chronische) erstellt und von der „Bradford Dementia Group" (Abteilung für Gesundheitsforschung der Bradford-Universität) weiterentwickelt. Es wird zunehmend auch im deutschsprachigen Raum in Fortbildungsseminaren geschult; für eine flächendeckende Anwendung stehen jedoch noch nicht genügend geschulte Pflegepersonen zur Verfügung. **Bewertung:** Nach Aussage der Entwickler ist die Erfassung mehr als eine Technik der Datensammlung: Sie stellt das Leiden der betroffenen Menschen in den Mittelpunkt. Über die Beobachtung nach bestimmten Kriterien verändere sich auch die manchmal eingefahrene oder sogar festgefahrene Sicht der Beobachter und im Weiteren auch der Pflegestationen. **Durchführung:** Höchstens 10 Bewohner (aufgrund der begrenzten Auffassungsfähigkeit des Beobachters) werden im Wohn- oder Gemeinschaftsraum einer Einrichtung für einige Stunden (z. B. eine Schicht) kontinuierlich beobachtet. Die Dokumentation erfolgt in definierten Zeitabständen mit 24 vorgegebenen Buchstabenkürzeln, die für das momentane Verhalten der Bewohner verwendet werden. Beispiele: A (engl. articulation, Artikulation): Bewohner teilt sich verbal oder nonverbal anderen mit; B (engl. borderline, Grenze): Bewohner ist passiv, aber einbezogen, beobachtet z. B. das Treiben der anderen amüsiert; C (engl. cool, kühl): Bewohner ist völlig zurückgezogen ohne Bezug zu anderen; E (engl. expression, Ausdruck): Tätigkeiten wie Singen, Tanzen oder Malen. Die Kategorien werden jeweils mit Werten von +5 bis –5 zur Kennzeichnung der Intensität versehen. Schlaf (N, engl. nod) und das Verhalten von Mitarbeitern, Angehörigen oder Ehrenamtlichen (PD, engl. personal detraction) werden ebenfalls festgehalten. Über den Beobachtungszeitraum entsteht eine fast lückenlose Dokumentation des Wohlbefindens der beobachteten Bewohner und des Verhaltens der Mitarbeiter u. a. Beteiligter (nicht zur „Abmahnung", sondern zur Reflexion gedacht). **Hinweis:** 1. Das Verfahren ist für eine begrenzte Zeit sehr zeitaufwendig, dient aber wegen seiner konkreten und vielfältigen Rückmeldung durch die qualifizierten Beobachter der Qualitätsentwicklung in den Pflegeeinrichtungen für dementiell verwirrte Menschen. 2. Die Ausbildung wird sowohl vom Meinwerk-Institut in Paderborn als auch von großen Fort- und Weiterbildungsträgern angeboten. Sie beinhaltet eine Lizenzierung der Universität von Bradford (England).

Demenz: s. Verwirrtheit, chronische.
Deming-Kreis: s. PDCA-Zyklus.
Demographie: (engl.) *demography, demographics*; Beschreibung und statistische Aufbereitung von Daten über natürliche Bevölkerungsbewegungen (Geburten, Sterbefälle, Mobilitäts- und Wanderungsprozesse, Alters- und Geschlechtsverteilung, Eheschließungshäufigkeit u. a.); als Datenquellen dienen meist amtliche Routinedatensammlungen (auch Volkszählung), mit deren Hilfe strukturelle Veränderungen von Gesellschaften beobachtet und aufgezeigt werden können. Vgl. Altersaufbau, Sterbetafel, Todesursachenstatistik.
Denken (ICNP): (engl.) *thinking*; Prozess des Unterscheidens, Ordnens und Klassifizierens von Informationen, durch den Wahrnehmung, Erinnerung und Vorstellung miteinander in Beziehung gebracht werden und neue Beziehungen geschlussfolgert werden können.

Grundlage
Denken ist eine zum Menschsein gehörende Fähigkeit, Außen- und Inneninformationen der Welt, die auf einen Menschen einwirken, zu ordnen und ihnen Bedeutung zu verleihen (vgl. Bewusstsein). Dieses geschieht z. B. nach in der Familie, der Schule oder an der Universität erlernten Mustern der Logik*. Andere Denkmuster (auch Denkstile) z. B. des begriffsbildenden, systemischen, mathematischen, musikalischen, bildlichen oder auch für Außenstehende vermeintlich völlig ungeordneten Denkens sind ebenfalls möglich und ordnen den Denkenden die Eindrücke, die sie gewinnen, nach ihrem persönlichen Schema. Weitere Ordnungsprinzipien im Alltag, die für Menschen maßgeblich sein können, sind z. B. die der persönlichen oder beruflichen Verwertbarkeit, Betroffenheit, Zeiteinteilung und Wichtigkeit für das eigene Leben (z. B. Fußballergebnisse, Künstlernamen). Werden die Ordnungsmuster gestört, kommt es zur Irritation, einer kurzfristigen Form der Verwirrtheit und im günstigen Fall zum Lernen*, da die Informationen neu bewertet und geordnet werden. Je flexibler (kreativer) und gleichzeitig geordnet Menschen auf Umweltanforderungen reagieren, um so effektiver sind ihre Fähigkeiten zur Problemlösung. In der Gesundheitspsychologie kommen diese Aspekte des Denkens z. B. bei der Selbstwirksamkeitstheorie* zum Tragen. Denken kann sich aber auch in starrer, immer wiederkehrender Form zeigen bis hin zu drängenden Zwangsgedanken* oder anderen Denkstörungen*.

Hinweis: Denken geschieht nicht zwangsläufig in sprachlichen Begriffen.

Pflege
Um den Pflegeprozess* konstruktiv gestalten zu können, ist es wichtig, die Art des Denkens des Patienten oder des Bewohners einer Pflegeeinrichtung zu verstehen, soweit dies möglich ist (sog. Perspektivenübernahme). Das erleichtert die gemeinsame Planung und gewährleistet mit etwas höherer Wahrscheinlichkeit, dass die vereinbarten Maßnahmen auch eingehalten werden. Keinesfalls kann davon ausgegangen werden, dass die eigene Art des Denkens (z. B. in medizinischen oder Pflegediagnosen mit nachfolgenden Maßnahmen- und Verhaltensregeln) vom Patienten selbstverständlich geteilt oder verstanden wird. Hierin liegt die Ursache für das häufige Problem der mangelnden Mitarbeit der Patienten (Compliance*). Sie ordnen ihre Krankheitssymptome in individuell unterschiedliche Denkmuster und ziehen ihre eigenen Konsequenzen daraus, die einem Mitglied der Gesundheitsfachberufe als magisches Denken* erscheinen können.

Angrenzende Fachgebiete
Kognitionspsychologie: Kognitionspsychologie betrachtet Denken als die den menschlichen Erkenntnisprozess wesentlich kennzeichnende, aktive, verstandesmäßige und ordnungsstiftende Verarbeitung gegebener Informationen mit dem Ziel, Begriffe zu bilden, Bedeutungen zu verstehen, Sinnzusammenhänge offenzulegen, Schlussfolgerungen zu ziehen, Entscheidungen zu treffen und

Probleme zu lösen (T. Stoffer, 1981). Wie Individuen diese Denkleistungen vollbringen, wird in dieser Disziplin erforscht. Hierbei wurde belegt, dass Intelligenz* nur einen Teil der Fähigkeit ausmacht, komplexe Probleme zu lösen (zu denen Gesundheitsprobleme ebenso zählen). Ebenso wichtig sind Persönlichkeitseigenschaften, die sich auf die Erwartungshaltung (Erfolg oder Misserfolg) beziehen, und die Entscheidungsfreudigkeit. Unterschieden werden konvergentes (Vielfalt verschiedenartiger Lösungen finden) und divergentes (richtige Lösung finden) Denken. Gute Problemlöser beschäftigen sich mehr als schlechte Problemlöser mit der genauen Analyse des Problems (z. B. Faktoren, die zu einem Gesundheitsproblem führen), entscheiden sich dann zu einer Handlung und koordinieren sie auch (z. B. mit anderen Berufsgruppen). Schlechte Problemlöser zeigten in Studien (z. B. D. Dörner) weniger Vorausplanung und weniger Neigung, ihr eigenes Verhalten kritisch zu reflektieren (z. B. durch Evaluation*).

Philosophie: Denken nach bestimmten Regeln stellt die zentrale Tätigkeit der Philosophie dar. Bei R. Descartes (vgl. Dualismus) ist Denken der zentrale Inhalt des Seins: „Ich denke, also bin ich." Regeln der Logik, der Selbstwahrnehmung*, der Hermeneutik* oder Phänomenologie* u. a. sind Grundlagen philosophischen Denkens. Dies findet in vorgegebenen Koordinatensystemen statt, wobei in philosophischen Auseinandersetzungen im Unterschied zur Ebene der Problemlösung weniger das Ergebnis des Denkprozesses reizvoll ist als vielmehr die Argumentation, die zu diesem Denkergebnis geführt hat. Daher existieren in der Philosophie viele unterschiedliche Denkschulen, die aber immer eng an ihre Begründer gekoppelt sind (z. B. der Platonismus, die Metaphysik G. W. F. Hegels, die Phänomenologie E. Husserls, die Hermeneutik W. Diltheys, der Marxismus, der Positivismus K. R. Poppers, die Handlungstheorie von J. Habermas, die Verantwortungsethik von H. Jonas). Die Methoden überschneiden sich durchaus mit Methoden der Theologie; dort stehen sie in einem anderen Sinnzusammenhang und werden durch andere Vertreter repräsentiert. Als problematisch diskutiert wird in jüngerer Zeit, dass Frauen bis auf wenige Ausnahmen von diesen Denkschulen weitgehend ausgeschlossen waren, sie nicht erlernen durften und durch das Nicht-Beherrschen der Regeln dann wiederum von Männern als nicht denkfähig beurteilt wurden. Hieraus resultieren eine zunehmende Anzahl feministisch orientierter Denkschulen, die sich u. a. mit Fragen der Ethik* und des Geschlechterverhältnisses beschäftigen (z. B. A. Cavarero, S. de Beauvoir, L. Irigaray, C. Gilligan, A. Pieper). Philosophisches Denken dient als Anregung und als **Teilgebiet der Pflegewissenschaft**, die sich in vielen Theorien aus diesen Denkmodellen bedient (z. B. R. Parse, M. Rogers, J. Watson). In der Konsequenz muss über eine gedankliche Beschäftigung mit den Phänomenen (z. B. dem Menschen, der Lebendigkeit, der Sterblichkeit) hinaus auch eine Verbindung zur Problemlösung hergestellt werden, um den Zusammenhang mit den Gegenständen der Pflege (z. B. Gesundheitsprobleme, Gesundheitserhaltung) beizubehalten.
Vgl. Mindmapping.

Denken, konkretes (ICNP): (engl.) *concrete thinking*; **1.** zunehmend logisch und zusammenhängend (kohärent) werdende Gedanken durch Sortieren, Ordnen und Klassifizieren von Fakten, ohne zu verallgemeinern und Abstraktionen einzusetzen; im Modell von J. Piaget Stadium in der Entwicklung des kognitiven Gedankenprozesses eines Kindes im Alter von etwa 7–11 Jahren; **2.** Durchführen von Problemlösungen auf konkrete, systematische Art auf der Grundlage von Wahrnehmungen; **3.** wörtliches Denken* von Wörtern und Metaphern; **4.** Anwenden von Begriffen ausschließlich auf konkrete Einzelelemente einer Gruppe und nicht auf die Gruppe insgesamt (der spezifische Patient statt der Patient i. Allg.); vgl. Konkretismus, Denken, synkretisches.

Denken, magisches (ICNP): (engl.) *magical thinking*; unrealistische Gedanke, Tagtraum, Wunsch oder Praktizieren von Glauben mit unrealistischem Gedankeninhalt; magisches Denken ist nicht generell als falsch zu bezeichnen; es widerspricht lediglich gängigen Interpretationen der Realität und passt nicht zu wissenschaftlichen Erklärungsmodellen. Als magisch bezeichnetes Denken zeigt sich in Alltagssituationen (z. B. mangels Ausbildung, aufgrund rituell geprägter Handlungen) bei nicht rational zu verstehenden Vorgängen, z. B. bei Krankheiten, die von Patienten auf andere Ursachen zurückgeführt werden (z. B. Krankheit als Folge sündigen Verhaltens oder schlechter Sternkonstellation). **Hinweis:** Magisches Denken stellt ein Kommunikationshindernis im Gesundheitsbereich dar, z. B. wenn Fachleute versuchen, Patienten persönliche Erklärungen auszureden, ohne sie wirklich zu überzeugen. Vgl. Rationalität.

Denken, synkretisches (ICNP): (engl.) *syncretic thinking*; Denkprozess, bei dem der Gedanke ausschließlich darauf beruht, was wahrgenommen und erfahren wird, ohne die Fähigkeit, über das Beobachtbare hinaus Schlussfolgerungen, Deduktionen* oder Verallgemeinerungen zu erstellen; Stadium in der Entwicklung des kognitiven Gedankenprozesses eines Kindes im Alter von etwa 2–7 Jahren. Vgl. Denken, Denken, konkretes.

Denkstörung: (engl.) *thought disorder*; **1. formale Denkstörung:** Störung des Denkprozesses in Bezug auf Geschwindigkeit (beschleunigtes, verlangsamtes oder gehemmtes Denken), Ablauf (umständliches oder eingeengtes Denken bzw. an einem Gedanken hängenbleiben) oder logische Struktur (z. B. Ideenflucht* und Zerfahrenheit); bei beschleunigtem Denken können sich Assoziationen und Ideenflucht so weit steigern, dass das Denkziel nicht mehr festgehalten wird und dem

Untersuchenden das Denken als inkohärent (zusammenhanglos) erscheint. Umständliches Denken entsteht, wenn alle bei einem Thema entstehenden Assoziationen als gleichwertig berücksichtigt werden. Außerdem können Wortneubildungen (durch Verbindung logisch nicht zusammengehöriger Begriffe), Begriffszerfall (Begriffe verlieren ihre genaue Abgrenzung gegenüber anderen Begriffen) und Gedankenabriss (plötzliches Abreißen eines zuerst flüssigen Gedankenganges) auftreten. Vgl. Konkretismus. **2. inhaltliche** Denkstörung: Störung der Themen des Denkens i. S. einer Urteilsstörung über die Realität, z. B. Wahnvorstellungen*, überwertige Ideen, die den Patienten in nicht angemessener Weise beschäftigen, Gedankenübertragung* und Zwangsgedanken* (wie Zwangsgrübeln, Zwangserinnerungen, Zwangsbefürchtungen). Formale und inhaltliche Denkstörungen kommen häufig bei Schizophrenie, aber auch i. R. anderer Erkrankungen wie z. B. Bewusstseinsstörungen*, organischer Psychosen, Vergiftungen* oder Depressionen* vor.

dental: (engl.) *dental*; die Zähne betreffend.

Dentition: (engl.) *dentition*; Zahndurchbruch; Durchbruch von Zähnen aus Ober- und Unterkiefer in die Mundhöhle (s. Abb.); **1.** Durchbruch der

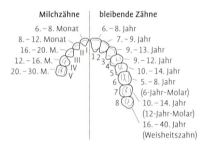

Dentition: zeitliche Abfolge

Milchzähne zwischen dem 6. und 30. Lebensmonat; **2.** Durchbruch der bleibenden (permanenten) Zähne zwischen dem 6. und 14. Lebensjahr; mögliche **Komplikationen: 1.** bei Durchbruch der Milchzähne Schmerzen und Fieber; der Durchbruch der bleibenden Zähne ist oft mit geringeren Beschwerden verbunden. **2.** Der Durchbruch der dritten Mahlzähne (Molaren) kann mit lokalen entzündlichen Komplikationen wie Druckschmerz, Kieferklemme*, evtl. auch Ansammlung von Eiter (Abszedierung) verbunden sein (Dentitio difficilis). **3.** Bei der Dentition der bleibenden Zähne kann es zur Verlagerung (Abweichung von der Durchbruchsrichtung um mehr als 30°) oder zur Retention (Durchbruch des Zahnes mehr als 2 Jahre nach dem physiologischen Zeitpunkt) kommen. **Maßnahme: 1.** bei Bedarf schmerzlindernde Mittel; **2.** für Kleinkinder Süßholzwurzel zum Kauen.

Depersonalisation: (engl.) *depersonalisation*; Ich-Störung, bei der das Erleben der persönlichen Einheit im Augenblick oder der Identität über den Lebenszeitlauf gestört ist, d. h. das Ich und die Welt scheinen unwirklich; der Betroffene kommt sich selbst verändert, fremd, unwirklich, uneinheitlich oder wie eine andere Person vor. **Vorkommen:** u. a. bei Übermüdung, Vergiftung*, psychischer Erkrankung. Vgl. Derealisation.

Depilation: s. Enthaarung.

Depression: (engl.) *depression*; **1.** (psychiatrisch) Störung der Gesamtheit des Gefühls- und Gemütslebens (Affektivität), die insbesondere durch gedrückte Stimmung, Interessenverlust, Antriebslosigkeit und verminderte Leistungsfähigkeit gekennzeichnet ist; **Vorkommen:** Depressionen treten in jedem Lebensalter auf; Häufigkeitsgipfel im 3. Lebensjahrzehnt; **Kennzeichen: 1.** emotional: gedrückte Stimmung, Freudlosigkeit, Niedergeschlagenheit, Hilflosigkeit, Traurigkeit, Hoffnungslosigkeit, Schuldgefühle, Angst u. a.; **2.** kognitiv: Grübeln, Konzentrationsprobleme, negative Sicht auf die eigene Person, die Vergangenheit und Zukunft, Suizidgedanken u. a.; **3.** somatisch: verminderter oder gesteigerter Appetit, Libidoverlust, Schlafstörungen*, leichte Ermüdbarkeit u. a.; **4.** motorisch: allgemeine Aktivitätsminderung bis zum Stupor (Zustand der Reglosigkeit ohne äußerlich erkennbare psychische und körperliche Aktivität), Agitiertheit u. a.; **5.** motivational: Antriebslosigkeit, Interessenlosigkeit, Entschlussunfähigkeit, Vermeidung, Rückzug bis zum Suizid u. a.; eine Depression kann episodisch, saisonal oder chronisch verlaufen. **Hinweis: 1.** Suizidrisiko beachten. **2.** Der Umgang mit depressiven Menschen erfordert viel Geduld. Sie sollen gefordert, jedoch nicht überfordert werden. Vgl. Depression, postpartale. **2.** (anatomisch) Knochenvertiefung, -eindruck, häufiger als Impressio bezeichnet.

Depression, postpartale: (engl.) *postpartum depression*; syn. Wochenbettdepression; Form der Depression*, die im ersten Jahr nach einer Entbindung auftreten und je nach Therapie und Unterstützung Wochen bis Monate dauern kann; **Häufigkeit:** 10–30% aller entbundenen Frauen; **Ursachen:** als traumatisch erlebte Geburt, hormonale Faktoren, Erschöpfung, Schlafdefizit, kein ausreichendes soziales Netz, gestörte Partnerschaft, Disposition für Depressionen; **Kennzeichen:** wie beim postpartalen Stimmungstief*, jedoch evtl. verstärkt; außerdem Verlustsymptome, körperliche (z. B. starke Schlafstörung, Appetitmangel, Müdigkeit, Kopfschmerzen, eingeschränkte Funktionstüchtigkeit), psychosomatische und psychische (z. B. übersteigerte Sorge um das Baby, exzessive Schuldgefühle, Panikattacken, Angst) Symptome; **Maßnahme:** einfühlsamer Umgang mit der Wöchnerin, Zuwendung, Unterstützung und Entlastung, Reflexion des Geburtserlebnisses; ggf. psychotherapeutische und medikamentöse Behandlung, evtl. stationäre Aufnahme; **Prävention:** Aufklärung in der Schwangerschaft (Kurse,

Vorsorge), Überforderung nach der Geburt vorbeugen, ggf. medikamentöse Behandlung. Vgl. Wochenbettpsychose.

Deprivation: (engl.) *deprivation*; Vorenthalten von körperlicher oder emotionaler Zuwendung, von lebenswichtigen Objekten oder Sinnesreizen, das v. a. in den ersten Lebensjahren zu Depression* oder psychomotorischen Entwicklungsstörungen (insbesondere Störung der Sprachentwicklung und des psychosozialen Verhaltens) führen kann; bekannt sind v. a. die sensorische Deprivation (Entzug von Sinnesreizen) und die soziale Deprivation im Alltag (z. B. Leben im Heim ohne Besuch von Angehörigen). **Folge:** Deprivation führt bei allen Menschen, insbesondere bei Kindern, früher oder später zu starken seelischen Störungen, Hospitalismus* oder Intelligenzstörung*, ggf. zum Tod. **Pflege:** In der Pflege ist darauf zu achten, Menschen, die länger in Einrichtungen leben müssen, nicht durch den Entzug von Sinnesreizen (monotones Licht, keine Abwechslung bei Umgebungseindrücken u. a.) zu schaden. Je nach Grundleiden kann dies u. a. durch Beschäftigungsangebote (z. B. Sport, Bewegungsprogramme, Spiele), Basale* Stimulation (bei bewusstlosen Patienten) und optisch anregende Umgebung (z. B. in Rehabilitationsabteilungen; s. Farbwirkung, Zimmergestaltung) erfolgen. Vgl. Benachteiligung, Einsamkeit.

Derealisation: (engl.) *derealisation*; Erleben der Wirklichkeit und real erfahrener Situationen als unwirklich, verändert, unverständlich, tagtraumartig bei gleichzeitiger exakter sinnlicher Wahrnehmung und korrekter verstandesmäßiger Verarbeitung und Einordnung der Situation, meist verbunden mit einem erheblichen Maß an Irritation über diesen Umstand. **Vorkommen:** manchmal Vorbote oder Symptom einer depressiven oder psychotischen Erkrankung; kann bei starker Müdigkeit und bei starken seelischen Belastungen (z. B. Schrecksituation, Katastrophen- oder Verlusterlebnisse) auftreten.

Dermatika: (engl.) *dermatics, dermatotherapeutic agents*; syn. Dermatologika, Dermatotherapeutika; lokal oder systemisch angewendete Arzneimittel* zur Behandlung von Hauterkrankungen; **Beispiel:** Zu den Dermatika gehören u. a. Wundbehandlungsmittel*, Aknemittel*, Antipsoriatika (Mittel zur Behandlung der Schuppenflechte), Antipruriginosa*, Keratolytika*, Sonnenschutzmittel* und antiparasitäre* Mittel; **Wirkstoff:** z. B. Antibiotika*, Kortikoide*, Analgetika*, Adstringenzien*; **Formen:** Dermatika werden z. B. als Salben*, Cremes*, Gele*, Puder*, Schüttelmixturen (s. Lotion), Lösungen* oder Öle angeboten. **Hinweis:** Bei äußerlicher Anwendung spielen neben den Wirkstoffen auch Hilfsstoffe sowie Arzneiform und Applikationsart eine wichtige Rolle.

Desault-Verband: (engl.) *Desault's bandage*; Stützverband* zur Ruhigstellung des Schultergelenks und Oberarms mit elastischen Binden oder Schlauchverband (s. Abb.); **Hinweis:** Wegen Ge-

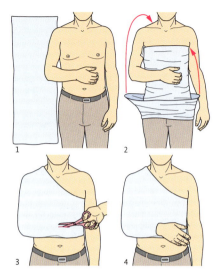

Desault-Verband: 1: Länge des Körperschlauchs vom Nacken bis unter das Gesäß; 2: Anziehen des Körperschlauchs von oben oder unten, Polsterung des Achsel der verletzten Seite und anschließendes Hochschlagen des unteren Endes; 3: Längsschnitt für die Hand; 4: fertiger Verband

fahr der Schultergelenkversteifung maximale Anwendungsdauer von 3 Wochen. Vgl. Gilchrist-Verband, Velpeau-Verband.

Desensibilisierung: (engl.) 1. *desensitisation*, 2. *hyposensitisation*; **1.** (psychologisch) auch Gegenkonditionierung, Dekonditionierung; Aufheben eines Lernvorgangs, der durch Lernen durch Verknüpfung (s. Konditionierung) zustande gekommen ist; wird häufig in der Verhaltenstherapie* angewendet. Beispiel: Eine zufällig gelernte Angst (z. B. allein über weite Plätze gehen) durch gezieltes, kleinschrittiges Einüben der zunächst ängstigenden Situation auflösen. Desensibilisierung gliedert sich nach J. Wolpe grundsätzlich in: **a)** Entspannung (z. B. progressive Muskelrelaxation* nach Jacobson); **b)** Sammlung und Ordnung angstauslösender Stimuli nach dem Grad ihrer Belastung (individuelle Angsthierarchie); **c)** gestufte Darbietung der Reize erst auf der Vorstellungsebene, dann in der Realität, während der Klient entspannt ist. **2.** (allergologisch) auch Hyposensibilisierung; schrittweise erfolgendes Herabsetzen einer allergischen Reaktion (s. Allergie) vom Soforttyp durch regelmäßige, meist über einen längeren Zeitraum erfolgende subkutane Injektion oder orale, auch sublinguale Zufuhr des auslösenden Allergens in unterschwelligen, langsam ansteigenden Konzentrationen; **Anwendung: a)** bei ausgeprägten, therapieresistenten und zur Eskalation neigenden Verlaufsformen der insbesondere durch

Pollen, Hausstaubmilben und Tierepithelien ausgelösten allergischen Reizung der Nase und Augen (auch zur Asthmaprophylaxe) und des exogen-allergischen Asthma bronchiale (gekennzeichnet durch anfallsweise auftretende Atemnot); **b)** bei allergischen Reaktionen nach Bienen-, Wespen- oder Hornissenstichen; **Hinweis:** Gefahr des Auslösens eines anaphylaktischen Schocks* und allergischer Reaktionen auf andere Inhaltsstoffe der Allergenlösungen.

Desinfektion: (engl.) *disinfection*; Maßnahme, die durch Abtöten, Inaktivieren oder Entfernen von Mikroorganismen (Bakterien, Viren, Pilze, Protozoen) eine Reduzierung der Keimanzahl erreicht, sodass von dem desinfizierten Material keine Infektion mehr ausgehen kann; für entsprechende Maßnahmen auf lebenden Geweben wird auch die Bezeichnung Antisepsis* verwendet; **Formen: 1.** chemische Desinfektion durch Desinfektionsmittel*; **2.** physikalische Desinfektion durch Pasteurisieren (thermische Verfahren), Abflammen, Ausglühen, Verbrennen, Auskochen, Spülen mit heißem Wasser in Desinfektionsgeräten, Dampfdesinfektion, chemothermisches Waschverfahren, Raumdesinfektion durch UV-Strahlung (wird in Deutschland nicht mehr eingesetzt), keimfreie Filtration (bei Flüssigkeiten und Gasen). **Hinweis:** Wirksame Desinfektionsverfahren müssen bei unbelebten Gegenständen (u. a. Instrumente, Wäsche, Flächen) eine Keimreduktion um einen Faktor von mindestens 100 000 erreichen. Bei wirksamen Hautdesinfektionsverfahren (s. Händedesinfektion) liegen die Reduktionsfaktoren dagegen meist nur zwischen 1000 und 10 000, bei der Schleimhautdesinfektion (Schleimhautantisepsis) noch niedriger. Vgl. Schlussdesinfektion, Sterilisation.

Desinfektionsmittel: (engl.) *disinfectants*; zur Desinfektion* geeignete Substanzen; **Einteilung: 1.** nach Wirkstoffgruppen: Alkohole (Propanol, Isopropylalkohol, Ethanol), Aldehyde (Formaldehyd, Glutaraldehyd, Glyoxal), Phenol und -derivate (Thymol, Kresol), Oxidanzien (Ozon, Wasserstoffperoxid, Kaliumpermanganat), Halogene (Chlor, Jod, Brom), Guanidine, kationische und anionische Detergenzien; **2.** nach der Verwendungsart: Grobdesinfektionsmittel (z. B. für Gegenstände), Feindesinfektionsmittel (z. B. zur Händedesinfektion) und Mittel zur Desinfektion von Raumluft und Raumoberflächen (z. B. Formalinverdampfungsapparat). Vgl. Händedesinfektionsmittel.

Desinfektionsplan: (engl.) *disinfection plan*; übersichtliche Darstellung aller Maßnahmen zur Desinfektion* bezogen auf eine Pflegeeinheit; der Desinfektionsplan listet die zu desinfizierenden Gegenstände (z. B. Instrumente, Mobiliar, Betten) mit der Information auf, wann, wie häufig, mit welchen Mitteln und auf welche Weise deren Desinfektion zu erfolgen hat. Vgl. Hygiene.

Desorientiertheit: s. Verwirrtheit.

Desoxyribonukleinsäure: Abk. DNS, s. DNA.

Determinismus: (engl.) *determinism*; philosophische Lehre von der Vorbestimmtheit oder wechselseitigen Bedingtheit eines Geschehens durch Ursachen; in der philosophischen Ethik sind Theorien gemeint, die menschliches Verhalten als vollkommen bestimmt durch Ursachen (Anlagen, Milieu, Erziehung) ansehen und die Freiheit des Willens bestreiten. Vgl. Ethik.

Deutsche Alzheimer Gesellschaft: Abk. DAlzG; Zusammenschluss von ehrenamtlich tätigen Angehörigen von an der Alzheimer-Krankheit erkrankten Patienten mit Hauptsitz in Berlin; 1989 gegründet als Dachverband von 61 auf Landes- und regionaler Ebene organisierten Alzheimer Gesellschaften sowie Angehörigen- und Selbsthilfegruppen; **Aufgaben und Ziele: 1.** Beratung und Unterstützung von an Demenz erkrankten Patienten und ihren Angehörigen; **2.** Interessenvertretung und Öffentlichkeitsarbeit; **3.** Unterstützung von Forschungsvorhaben; **4.** Entwicklung und Erprobung neuer Betreuungs- und Pflegeformen für Demenzkranke; **5.** Telefonservice zur Beratung und Information. Vgl. Verwirrtheit, chronische.

Deutsche Gesellschaft für Fachkrankenpflege und Funktionsdienste: Abk. DGF; 1974 gegründeter Verein zur Förderung der Aus-, Fort- und Weiterbildung in der Fachkrankenpflege mit Sitz in Gütersloh; **Aufgaben und Ziele: 1.** berufspolitische Vertretung aller Bereiche der Fachkrankenpflege wie Anästhesie, Gemeindekrankenpflege, Intensivmedizin und Operationsdienst; **2.** Erarbeitung von Empfehlungen zur Fachweiterbildung als Grundlage für Verordnungen und Gesetze in den einzelnen Bundesländern; **3.** Engagement für die Vereinheitlichung der Gesetzgebung in allen Bundesländern; **4.** Mitarbeit in Beiräten für pflegerische, medizinisch-technische, hygienische, rechtliche und personelle Fragen; **5.** Sicherstellung einer optimalen Patientenversorgung und von gesetzlich geschützten Berufsbezeichnungen*; **6.** verbindliche Stellenbeschreibungen*; **7.** einheitliche Weiterbildung für alle Bundesländer; **8.** Registrierung und Beratung von Fachkrankenpflegeausbildungs- und Weiterbildungsstätten. Die DGF gibt die Fachzeitschrift „intensiv" heraus.

Deutsche Gesellschaft für Pflegewissenschaft: Abk. DGP; 1989 als „Deutscher Verein für Pflegewissenschaft" gegründete, 2005 umbenannte Vereinigung zur Förderung von Pflegewissenschaft und Forschung mit Sitz in Osnabrück; **Organisation:** in selbständige Sektionen (z. B. Ethik in der Pflege, Hochschullehre Pflegewissenschaft, Pflege und Kultur, historische Pflegeforschung) gegliedert; **Aufgaben und Ziele: 1.** Unterstützung von Forschungs- und Entwicklungsvorhaben; **2.** Förderung des wissenschaftlichen Diskurses in der Pflege; **3.** Unterstützung eines wissenschaftstheoretischen und methodologischen Pluralismus; **4.** Veröffentlichung der Ergebnisse der Pflegefor-

schung und Förderung ihrer Anwendung; 5. Durchführung von wissenschaftlichen Tagungen. Die Gesellschaft gibt die Zeitschrift „Pflege und Gesellschaft" heraus.
Deutsche Krankenhausgesellschaft: Abk. DKG; 1949 gegründeter Dachverband der Spitzen- und Landesverbände der Krankenhausträger mit Sitz in Berlin; **Organisation:** Die 28 Mitgliedsverbände setzen sich aus 12 Spitzenverbänden (z. B. Bundesverband der Arbeiterwohlfahrt*, Deutscher* Caritasverband und Bundesverband Deutscher Privatkrankenanstalten) und 16 Landesverbänden von Krankenhausträgern (z. B. Berliner Krankenhausgesellschaft und Krankenhausgesellschaft Nordrhein-Westfalen) zusammen. **Aufgaben und Ziele:** 1. Interessenvertretung des deutschen Krankenhauswesens; 2. Förderung des Erfahrungsaustausches; 3. Unterstützung der wissenschaftlichen Forschung im Gesundheitswesen; 4. Information der Öffentlichkeit; 5. Erhalt und Verbesserung der Leistungsfähigkeit der Krankenhäuser; 6. Unterstützung der Mitgliedsverbände durch Einflussnahme in die Gesetzgebung bei Bund und Ländern. Die DKG gibt die Zeitschrift „das krankenhaus" heraus.
Deutscher Berufsverband für Altenpflege: Abk. DBVA; 1974 von staatlich anerkannten Altenpflegern gegründeter Berufsverband* mit bundesweit ca. 2000 Mitgliedern und Sitz in Duisburg; **Aufgaben und Ziele:** 1. Förderung und Vertretung der beruflichen Belange des Berufsstands; 2. Verbesserung der ambulanten und stationären Altenpflege*. 1980 entwickelte der DBVA ein Berufsbild „Altenpflege", in dem Altenpflege definiert und deren Ziele („anerkannter nichtärztlicher Heilberuf"), Aufgaben („fachkompetente Begleitung alter Menschen bei der Gestaltung des täglichen Lebens") und Anforderungen („körperliche und seelische Gesundheit der Pflegenden, humanistische Lebenseinstellung") aufgezeigt werden. Ebenso werden die momentanen Ausbildungsschwerpunkte skizziert und Möglichkeiten der Fort- und Weiterbildung genannt. 1989 wurde von Mitgliedern des Berufsverbands zur Intensivierung der Fortbildungsarbeit das „Bildungswerk DBVA" gegründet. Der DBVA gibt die Zeitschrift „Altenpflegerin und Altenpfleger" heraus.
Deutscher Berufsverband für Pflegeberufe: Abk. DBfK; 1903 gegründeter Berufsverband* für Kranken-, Kinderkranken- und Altenpflegekräfte Deutschlands mit Sitz in Berlin; **Geschichte:** früher Agnes-Karll-Verband, 1973 Umbenennung in Deutscher Berufsverband für Krankenpflege, seit 1999 jetzige Bezeichnung i. R. des veränderten Aufgabenspektrums; **Aufgaben und Ziele:** 1. berufspolitische Vertretung in Gremien auf Länder-, Bundes- und internationaler Ebene von Examinierten und Hilfskräften der Gesundheits-* und Kranken-, Alten-* und Gesundheits- und Kinderkrankenpflege sowie Auszubildenden, Studierenden und selbständig tätigen professionell Pflegenden; 2. Qualitätssicherung pflegerischer Leistungen; 3. Weiterentwicklung der Pflege in Theorie und Praxis; 4. Förderung der Pflegeforschung (Agnes*-Karll-Institut für Pflegeforschung); 5. Mitsprache bei der Gesetzgebung; 6. Durchsetzung zeitgemäßer Arbeitsbedingungen für Pflegekräfte und angemessener Entlohnung; 7. Öffentlichkeitsarbeit; 8. Fort- und Weiterbildungsangebote; 9. Beratung in berufsfachlichen, berufsgesetzlichen und berufspolitischen Fragen; 10. Berufshaftpflicht-, Berufsrechtsschutz- und Unfallversicherung; 11. Zusammenarbeit mit der WHO*, dem ICN* und Fachvereinigungen und Gremien der europäischen Union; 12. Beratung bei der Arbeitssuche und -aufnahme im Ausland; 13. Beratung bei Anerkennungsverfahren; 14. Information über die Situation der Pflege in anderen Ländern; 15. Unterstützung bei Studienbesuchen im Ausland; 16. Information zur WHO-Arbeit im Pflegebereich; 17. Durchführung von Austauschprogrammen und Vermittlung von Praktikumsstellen bei WHO und ICN. Der DBfK gibt die Zeitschrift „Die Schwester/Der Pfleger" heraus.
Deutscher Bildungsrat für Pflegeberufe: 1993 erfolgter Zusammenschluss der Arbeitsgemeinschaft* deutscher Schwesternverbände und Pflegeorganisationen (Abk. ADS), des Deutschen* Berufsverbands für Pflegeberufe (Abk. DBfK), des Bundesausschusses* der Lehrerinnen und Lehrer für Pflegeberufe und der Bundesarbeitsgemeinschaft* leitender Krankenpflegekräfte (Abk. BALK) mit Sitz in Eschborn; **Aufgaben und Ziele: 1.** Autonomie der Pflege hinsichtlich Aus-, Fort- und Weiterbildung; 2. Entwicklung von Bildungskonzepten für Pflegeberufe; 3. Festlegung von Richtlinien zur Anerkennung von Weiterbildungsstätten.
Deutscher Caritasverband: Kurzbez. Caritas; Dachverband für ehrenamtliche und berufliche Arbeit in den Bereichen Bildung, Erziehung, Gesundheit und Soziales mit Sitz in Freiburg; **Geschichte:** 1897 von L. Werthmann als „Caritasverband für das katholische Deutschland" gegründet und 1916 von den Bischöfen unter dem Namen „Deutscher Caritasverband" als Organisationsform anerkannt; **Aufgaben und Ziele:** Der Verband fühlt sich aufgrund der Grundsätze der christlichen Sozialethik vorrangig bedürftigen und mittellosen Menschen verpflichtet: 1. Erfüllung sozialer und karitativer Aufgaben; 2. Vertretung der Interessen sozial Benachteiligter; 3. Förderung des sozialen Engagements; 4. Einflussnahme auf politische Entscheidungen und Mitgestaltung der Sozialgesetzgebung; 5. Entwicklung von Fachkompetenz in der sozialen Arbeit: Der Verband ist u. a. Träger zahlreicher Krankenhäuser, Altenpflegeeinrichtungen und Kindergärten. Der Verband gibt die Zeitschrift „Sozialcourage" heraus.
Deutscher Paritätischer Wohlfahrtsverband: Abk. DPWV; 1924 als „Vereinigung der gemeinnützigen Wohlfahrtseinrichtungen Deutschlands" gegrün-

deter Spitzenverband aus mehr als 9000 eigenständigen Organisationen und Einrichtungen der sozialen Arbeit mit Sitz in Berlin; der Verband ist frei von weltanschaulicher Gebundenheit, privat (i. S. von staatlich unabhängig) und gemeinnützig (i. S. von unabhängig von erwerbswirtschaftlichen Interessen). **Aufgaben und Ziele: 1.** Vertretung der Mitgliedorganisationen und Beratung in fachlichen, rechtlichen und organisatorischen Fragen; **2.** Hilfe bei der Durchführung und Finanzierung von Projekten; **3.** Unterstützung der sozialen Belange Benachteiligter, besonders in Fragen von Ungleichheit und Ausgrenzung Betroffener; **4.** Förderung des sozialen Engagements von Mitbürgern; **5.** Einwirkung auf Sozial- und Gesellschaftspolitik; **6.** Aus- und Fortbildung der Mitarbeiter.

Deutscher Pflegerat: Abk. DPR; 1998 gegründete Bundesarbeitsgemeinschaft der Pflegeorganisationen mit Sitz in Berlin; **Aufgaben und Ziele: 1.** Vertretung der Belange der Pflegenden und Hebammen* in Deutschland; **2.** Koordination der Positionen der Mitgliederorganisationen; **3.** Interessenvertretung auf Länder-, Bundes- und europäischer Ebene; **4.** Mitgestaltung von Strukturveränderungen, Entwicklungs- und Anpassungsprozessen im Gesundheits-, Sozial- und Bildungswesen Deutschlands; **5.** Positionierung zu Tarif- und Lohnfragen professionell Pflegender; **6.** Förderung und Weiterentwicklung der Pflegewissenschaft; **7.** Wahrnehmung von Selbstverwaltungsaufgaben; **8.** Förderung von Qualitätssicherung* und -entwicklung; **9.** Stellungnahmen zu aktuellen gesundheitspolitischen Fragen.

Deutscher Pflegeverband: Abk. DPV; 1997 gegründeter Berufsverband* von Examinierten und Hilfskräften in der Alten-*, Gesundheits*- und Kranken- und Gesundheits*- und Kinderkrankenpflege, Auszubildenden und Angehörigen anderer Gesundheitsfachberufe sowie Pflegebedürftigen und pflegenden Angehörigen mit Sitz in Neuwied; **Aufgaben und Ziele: 1.** Förderung der Professionalität der Pflege; **2.** Presse- und Öffentlichkeitsarbeit; **3.** Mitwirkung in verbandsübergreifenden Arbeitsgruppen; **4.** Sicherung und Steigerung der Qualität in der Pflege durch Aus-, Fort- und Weiterbildung in eigenen Instituten und in Kooperation mit anderen Einrichtungen; **5.** Unterstützung und Förderung der Initiierung einer Pflegekammer; **6.** Beratung in rechtlichen Fragen; **7.** Vermittlung von regionalen Selbsthilfegruppen und ambulanten Pflegediensten; **8.** angestrebte Mitwirkung bei der Gesetzgebung durch Beteiligung in Ausschüssen und Gremien auf Bundes- und Länderebene. Der Deutsche Pflegeverband gibt das Verbandsorgan „Pflege Konkret" als Beilage der Zeitschrift „Heilberufe" heraus.

Deutsches Institut für Normung: Abk. DIN*.

Deutsches Netz Gesundheitsfördernder Krankenhäuser: Abk. DNGfK; 1996 gegründeter Verein aus einem bundesweiten Netzwerk mit über 70 Krankenhäusern (Stand 2006) unterschiedlicher Versorgungsaufträge und Trägerschaften; das DNGfK wurde i. R. des Pilotprojektes Health Promoting Hospitals des Europabüros der WHO* gegründet. Es ist Mitglied im International Network of Health Promoting Hospitals, das vom Europabüro der WHO in Barcelona und dem Ludwig Boltzmann-Institut für Medizin- und Gesundheitssoziologie in Wien koordiniert wird. **Ziel: 1.** Integration der Gesundheitsförderung* in die Krankenhausorganisation und -kultur; **2.** Entwicklung gesundheitsfördernder Bedingungen für Patienten, Mitarbeiter und die regionale Umgebung; begründet sich auf das Strategiepapier der WHO, die Ottawa-Charta (1986; s. Gesundheitsförderung); Konkretisierungen für die Umsetzung in Krankenhäusern sind die „Budapest Deklaration" (1991) und die „Wiener Empfehlungen zu gesundheitsfördernden Krankenhäusern" (1997). **Aufgabe** der gesundheitsfördernden Krankenhäuser: **1.** Erzielung des höchstmöglichen Gesundheitsgewinns für die Patienten, **2.** absolute Patienten- und Mitarbeiterorientierung; **3.** Hinwendung zu Partnerschaften und zum Umfeld des Krankenhauses; **4.** Umweltfreundlichkeit und Ökologie sowie effiziente und kosteneffektive Nutzung der Ressourcen in Verbindung mit innovativer Medizin und kreativer therapeutischer Behandlung. Im DNGfK entstanden in diesem Zusammenhang die „Chiemsee Erklärung" (1996) und die „Homburger Leitlinien" (1998). **Hinweis: 1.** Der Austausch von Erfahrungen mit der Umsetzung gesundheitsfördernder Krankenhaus-Projekte wird durch einen Jahresbericht und eine Projektdatenbank auf nationaler und internationaler Ebene ermöglicht. Einzelheiten zu den Anforderungen und Konzepten gesundheitsfördernder Krankenhäuser sind in mehreren Regelwerken detailliert niedergelegt. **2.** Die Mitgliedschaft wird nach einem Antrag und der Formulierung konkreter Entwicklungsprojekte für 4 Jahre ausgesprochen und kann nach Überprüfung weiter verlängert werden.

Deutsches Netzwerk für Qualitätsentwicklung in der Pflege: Abk. DNQP; 1992 erfolgter bundesweiter Zusammenschluss von Fachkräften in der Pflege, die sich mit Qualitätsentwicklung und -sicherung befassen; das DNQP besteht aus einem wissenschaftlichen Team an der Fachhochschule Osnabrück und einem Lenkungsausschuss mit Vertretern von Pflegewissenschaft und -praxis. Das DNQP steht im kontinuierlichen Fachdialog mit Partnerorganisationen und dem Europäischen* Netzwerk für Qualitätssicherung in der Pflege (Abk. EuroQUAN).

Deutsches Rotes Kreuz: Abk. DRK; 1879 als „Zentralkomitee der deutschen Vereine im Roten Kreuz" gegründetes deutsches Mitglied der Rotkreuzgesellschaften (Internationales Komitee vom Roten Kreuz, Abk. IKRK) mit Sitz in Berlin; **Geschichte:** Die Idee des IKRK geht auf die Initiative von Henry Dunant (geboren 1828 in Genf) zurück, der anlässlich der Not und des Elends der auf dem Schlachtfeld bei Solferino (1859) zurückgelassenen verwundeten Soldaten mit den Dorfbewohnern zivile Hilfe organisierte. Die Idee der organisierten Pflege, der Betreuung und des Schutzes von Kriegsopfern (zunächst bezogen auf die Soldaten, später erweitert auf alle Opfer von Konflikten und Katastrophen) führte 1863 in Genf zur Gründung des „Komitees der Fünf", des Vorläufers des IKRK. 1867 fand die 1. Internationale Rotkreuz-Konferenz in Paris statt, 1901 erhielt Dunant den Friedensnobelpreis. Die Arbeit des IKRK i. R. bewaffneter Konflikte beruht auf den 4 Genfer Konventionen von 1949 und dem Zusatzprotokoll I von 1977 auf der Grundlage des Humanitären Völkerrechts. Für die Rotkreuz- und Rothalbmondbewegung wurden folgende Grundsätze beschlossen: unterschiedslose Hilfe, Achtung der Menschenwürde, Unparteilichkeit, Neutralität, Unabhängigkeit, Freiwilligkeit, Einheit und Universalität. **Aufgabe:** Erste Hilfe-Schulungen und Ausbildungen (s. Erste Hilfe), Rettungsdienst*, Bergwacht, Blutspendedienst, Sanitätsdienst, Pflegehilfsdienst, Betreuungsdienst, Rettungshundearbeit, Flugdienst, Katastrophenschutz, Wasserwacht, Zivilschutz, Suchdienst, Auslandshilfe, Qualifizierung von Leitungs- und Führungskräften.

DGF: Abk. für **D**eutsche* **G**esellschaft für **F**achkrankenpflege und Funktionsdienste.

DGP: Abk. für **D**eutsche* **G**esellschaft für **P**flegewissenschaft.

Diabeteskost: (engl.) *diabetic diet*; spezielle Diät* als wichtiger Teil der Behandlung des Diabetes mellitus mit besonderer Berücksichtigung des Kohlenhydratanteils der Nahrung; Maß für die Kohlenhydratmenge ist die Broteinheit*. 1 BE entspricht einer Menge von 12 g blutzuckersteigernden Kohlenhydraten. Diabeteskost entspricht der Zusammensetzung nach einer Vollwertkost*. Beispiele für den Kalorienbedarf (s. Brennwert) von Diabetikern: s. Tab. Die angegebenen Werte dienen nicht als starre Vorgaben, da die Diät individuell und in Abhängigkeit von der Therapie angepasst wird. Vgl. Insulintherapie.

Diabetikerschulung: (engl.) *diabetic education*; Anleitung von Patienten mit Diabetes mellitus zum Umgang mit der Krankheit und daraus resultierenden Problemen; **Ziel:** 1. Aufrechterhaltung eines möglichst normalen Blutzuckerspiegels; 2. Vermeidung oder Verminderung von Langzeitfolgeschäden des Diabetes; **Inhalt:** 1. Selbstkontrolle und Protokollieren der Stoffwechselsituation; 2. Insulinwirkung, Umgang mit Insulin, Durchführung der Insulininjektion, Injektionshilfen, Dosisberechnung; 3. Ernährungsberatung* (s. Diabeteskost, Broteinheit); 4. Erkennen und Verhüten von akuten Komplikationen (Unterzuckerung, Überzuckerung); 5. Erkennen und Verhüten von Spätkomplikationen (diabetischer Fuß, Erkrankungen von Gefäßen, Nieren und Netzhaut, Nervenschädigungen); **Hinweis:** Besonders bei Kindern und älteren Patienten ist das Einbeziehen von Angehörigen und Betreuungspersonen sehr wichtig.

Diät: (engl.) *diet*; besondere Kostform, die vorübergehend oder zeitlebens eingehalten werden muss und auf die Bedürfnisse des Patienten und die Therapie der Erkrankung abgestimmt ist; kann in der Einschränkung der gesamten Ernährung (Reduktionskost, z. B. bei Übergewicht*), in der Verminderung bestimmter Anteile (z. B. kohlenhydratreduzierte Diabeteskost*, eiweiß- und kochsalzarme Dialyseernährung*, fettarme Kost bei Erkrankungen der Bauchspeicheldrüse (Pankreas), Schonkost*) oder in der Steigerung aller (Aufbaukost*) oder bestimmter Nahrungsanteile (z. B. proteinreiche Kost bei extremer Abmagerung*) bestehen. Vgl. Kostaufbau.

Diätassistent: (engl.) *diet expert*; geschützte Berufsbezeichnung für Personen, die nach ärztlicher Verordnung und in Abstimmung mit den Patienten Ernährungstherapiepläne erstellen; **Aufgabe:** 1. Leitung von Diätküchen; 2. Beratung von Ärzten und Patienten in Ernährungsfragen; 3. eigenverantwortliche Durchführung diättherapeutischer und ernährungsmedizinischer Maßnahmen i. R. ärztlicher Verordnung; **Ausbildung:** 3-jährige Ausbildung an einer staatlich anerkannten Berufsfachschule; Ausbildung und Prüfung sind geregelt im „Gesetz über den Beruf der Diätassistentin und des Diätassistenten" vom 8.3.1994, zuletzt geändert am 31.10.2006, und der entsprechenden Durchführungsverordnung vom 1.8.1994. Vgl. Diät.

Diagnose: (engl.) *diagnosis*; 1. (allgemein) Beurteilung eines Zustandes oder einer Beschaffenheit aufgrund von Beobachtung und Schlussfolgerung; Diagnosen werden z. B. bei Fehleranalysen gestellt (z. B. bei der Beurteilung von Arbeitsabläufen); 2. (medizinisch) Zuordnung von Beschwerdebildern zu einem Krankheitsbegriff, i. w. S. Bezeichnung für eine Symptomatik (z. B. Akutes Abdo-

Diabeteskost Energiebedarf	
erwachsene normalgewichtige Patienten	7100 kJ bzw. 1700 kcal (15–17 BE)
Kinder	6300 kJ bzw. 1500 kcal (12–13 BE)
stark übergewichtige Patienten	5000 kJ bzw. 1200 kcal (10–12 BE)
arbeitende Patienten, Schwangere	7500–10 500 kJ bzw. 1800–2800 kcal (16–21 BE)
körperlich schwer arbeitende Patienten	bis 12 600 kJ bzw. bis 3000 kcal (25–30 BE)

men) oder einen Krankheitsverdacht (Verdachtsdiagnose); zur Diagnosestellung sind die Anamnese*, die körperliche Untersuchung sowie ggf. weitere Untersuchungen wie Laboruntersuchungen, bildgebende Verfahren (z. B. Röntgendiagnostik*, Ultraschall*) und funktionsdiagnostische Untersuchungen (z. B. EKG*, Lungenfunktionsprüfung) erforderlich. Als **Differentialdiagnose** bezeichnet man das Abgrenzen eines Krankheitsbildes gegenüber ähnlichen Krankheitsbildern. **3.** s. Pflegediagnose.

Diagnosis Related Groups: Abk. DRG*.

Diagnostika: (engl.) *diagnostic agents*; Diagnosemittel; Substanzen, die zur Untersuchung des Zustandes der oder Funktion des Organismus verwendet werden; sie dienen der Diagnose*, Therapiekontrolle und Therapiesteuerung. Diagnostika werden außerhalb des Körpers, peroral* oder parenteral* angewendet. **Einteilung: 1. Stoffwechseldiagnostika:** zur Bestimmung von körpereigenen Stoffen und Stoffwechselprodukten; werden häufig außerhalb des Organismus angewendet, z. B. Blutzuckerbestimmung (s. Blutzucker), Enzym-, Gerinnungs- und Immundiagnostika; **2. Funktionsdiagnostika:** zur Funktionsprüfung von Organen; v. a. Stoffe, die von den entsprechenden Organen in bekannter Weise umgesetzt werden, z. B. ACTH zur Nebennieren-Funktionsprüfung, der Galaktose-Toleranztest zur Leberfunktionsprüfung, die Kreatinin-Clearance als Marker der Nierenfunktion; **3. Organdiagnostika:** Dazu zählen Röntgenkontrastmittel (s. Röntgendiagnostik), Radiopharmaka (für die nuklearmedizinische Diagnostik) und Magnetopharmaka (als Kontrastmittel bei der MRT*) zur Organdarstellung. **Hinweis:** Mit den Analysen zur Stoffwechsel- und Funktionsprüfung durch Diagnostika beschäftigt sich die klinische Chemie.

Diakonie: (engl.) *diacony*; **1.** Kurzbezeichnung für a) Diakonisches* Werk der Evangelischen Kirche in Deutschland; b) Krankenhäuser und andere Sozialeinrichtungen, die aus dem von Th. und F. Fliedner 1830 gegründeten Diakoniewerk Kaiserswerth hervorgegangen sind; die dort entwickelte Mutterhaustradition verbreitete sich weltweit. Die Arbeit F. Nightingales nahm von dort ihren Anfang. Das Diakoniewerk Kaiserswerth gilt als die Wiege der modernen Krankenpflege durch ausgebildetes Pflegepersonal. **2.** (theologisch) der durch Jesus Christus vermittelte Dialog der Gläubigen mit Gott; dazu dienen Lobpreisungen, Gebete*, Gesänge und Riten, die zur Eucharistie (Sakrament des Abendmahls) hinführen. Die Ausgestaltung der Liturgie ist an das Kirchenjahr und Ereignisse im Leben der Gemeindemitglieder (z. B. Taufe, Eheschließung) gebunden. Vgl. Glaube, religiöser.

Diakonisches Werk der Evangelischen Kirche in Deutschland: Kurzbez. Diakonie; aus den Mitgliedern der 22 Landeskirchen der Evangelischen Kirche in Deutschland (Abk. EKD), 9 Freikirchen und deren diakonischen Einrichtungen sowie 81 Fachverbänden unterschiedlicher Arbeitsfelder bestehender Verband mit Sitz in Stuttgart; die ehrenamtliche und berufliche Arbeit des Diakonischen Werks orientiert sich am diakonischen Leitbild. **Geschichte:** Die Gründung des „Centralausschusses für Innere Mission der Deutschen Evangelischen Kirche" wurde 1848 auf dem Kirchentag in Wittenberg angeregt. Das nach dem Ende des Zweiten Weltkrieges gegründete Hilfswerk der Evangelischen Kirche in Deutschland setzte sich zum Ziel, die Hungersnot in Deutschland zu bekämpfen, Vertriebene und Flüchtlinge anzusiedeln und die Berufsnot der Jugend zu bekämpfen. Seit 1957 sind die Innere Mission und das Hilfswerk der Diakonie zusammengeschlossen, seit 1975 im Diakonischen Werk vereint. 1991 schlossen sich die Diakonischen Werke der Kirchen des Bundes der Evangelischen Kirchen in der DDR dem Diakonischen Werk an. **Aufgaben und Ziele: 1.** Vertretung der Interessen der Diakonie gegenüber Parlament und Regierung; **2.** Mitwirkung an der Gesetzgebung durch Stellungnahmen; **3.** Unterhaltung von Einrichtungen der Altenhilfe* und des Gesundheitsdienstes (z. B. Krankenhäuser); **4.** Engagement auf dem Gebiet der Arbeit und Arbeitslosigkeit; **5.** Aus- und Fortbildung von Mitarbeitern; **6.** Behindertenhilfe, Familienhilfe, Hilfe in besonderen sozialen Schwierigkeiten; **7.** Kontrolle der Einhaltung humanitärer Mindestanforderungen bei der Umsetzung des Ausländerrechts; **8.** Integrationsförderung, Beratung und Begleitung von Migranten; **9.** Unterhaltung von Fachkliniken für Psychiatrie; Fort- und Weiterbildungsangebote zu Psychiatrie-Fachpflegern/-innen; **10.** Suchtkrankenhilfe, Telefonseelsorge.

Dialogisches Prinzip: (engl.) *dialogical principle*; von M. Buber formuliertes Prinzip des „Ich zum Du"; Kern des dialogischen Denkens ist die **unmittelbare Begegnung** zweier Menschen, die sich von der Ich-Es Beziehung (der andere als Objekt der Betrachtung) unterscheidet. Das Vorverständnis (also Vorwissen über einen Menschen, Vorurteile, Phantasien) spielt demnach bei der unmittelbaren Begegnung keine Rolle. Sie ist somit zweckfrei, setzt aber auch ein Bewusstsein über das eigene „Ich" voraus. Unmittelbare Begegnung heißt also nicht Verschmelzung mit einem anderen Menschen, sondern ein Miteinandersein. Das religionsphilosophische dialogische Denken beeinflusste humanistische Konzepte in der Pflege und in der Psychologie. Vgl. Phänomenologie, Beziehung.

Dialysatbeutel: (engl.) *dialysis bag*; Beutel mit der Waschlösung für die Hämodialyse* innerhalb eines Dialyseapparates; enthält eine Lösung aus D-Glukose und Elektrolyten (Na^+, K^+, Ca^{2+}, Mg^{2+}, Cl^-) in sterilem, chemisch reinem Wasser (gepuffert mit Bicarbonat bzw. Acetat). Vgl. Dialysator.

Dialysator: (engl.) *dialyzer*; syn. Hämodialysefilter; sog. künstliche Niere; der Teil des Dialysegeräts, in dem der Stoff- und Flüssigkeitsaustausch während

Dialyse

der Hämodialyse*, Hämofiltration* und Hämodiafiltration* stattfindet; **Formen** entsprechend dem Aufbau: 1. Kapillar- oder Hohlfaserdialysator

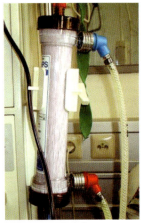

Dialysator: Kapillardialysator

(s. Abb.): In einem 30–40 cm langen Kunststoffgehäuse verlaufen 10 000–15 000 Einzelkapillaren (Blutkompartiment) mit sehr geringem Durchmesser (ca. 200 μm), durch die das Blut hindurchgeleitet wird. Eine semipermeable Membran trennt das Blutkompartiment von der Waschlösung (Dialysat) aus Wasser und Elektrolyten, in welche die Giftstoffe nach dem Prinzip der Diffusion*, Ultrafiltration und Osmose* aus dem Blut hineinwandern. 2. Plattendialysator: Das Blutkompartiment wird aus flächenhaft angeordneten, geschichteten Membranfolien gebildet. **Hinweis:** Dialysatoren sind zum Einmalgebrauch vorgesehen.

Dialyse: s. Dialysepflege; Hämodialyse; Peritonealdialyse.

Dialyseernährung: (engl.) *dialysis diet*; phosphat- und kaliumreduzierte, aber eiweiß- und kalorienreiche Kost mit strenger Flüssigkeitsbilanzierung* bei dialysepflichtigen Patienten mit chronischer Niereninsuffizienz; maximale Trinkmenge 500–800 ml/d (einschließlich der Flüssigkeit in der Nahrung) plus Harnausscheidungsmenge des Vortages (Kurzformel: 500–800 ml/d + Harn bzw. 3–5 % des Körpergewichts). Die Eiweißmenge richtet sich nach dem Dialyseverfahren: Bei Hämodialyse* gilt ein Richtwert von 1,0–1,2 g/kg Körpergewicht, bei Peritonealdialyse* 1,2–1,5 g/kg Körpergewicht. Da proteinhaltige Lebensmittel oft einen hohen Phosphatgehalt aufweisen, ist meist der Einsatz von sog. Phosphatbindern als Nahrungsergänzung erforderlich. **Selbstpflege:** Dialysepatienten können das Fortschreiten der Krankheit verlangsamen, indem sie diese Grundsätze beachten. **Hinweis:** Die Beachtung von Ernährungsvorschriften stellt einen Einschnitt in die Lebensqualität dar. Verstöße sind daher nicht die Ausnahme und persönliches „Versagen" zuzuordnen, sondern die Regel. Wesentliche Aufgabe der Pflegekräfte ist es, dies den Patienten nahezubringen und immer wieder zur Selbstpflege anzuregen (vgl. Compliance). Vgl. Hämodialyse.

Dialysepflege: (engl.) *dialysis nursing care*; pflegerische Betreuung von Dialysepatienten (s. Hämodialyse).

Qualifikation

Bei allen Dialysebehandlungsformen ist für die unmittelbare Patientenbehandlung speziell ausgebildetes, qualifiziertes Personal einzusetzen. Dazu gehören v. a. examinierte Pflegekräfte, z. T. auch medizinische Fachangestellte. Für beide Berufsgruppen gibt es eine entsprechende Einstiegsqualifikation (Curriculum* der Bundesärztekammer), die 80 Stunden theoretischen und 40 Stunden praktischen Unterricht umfasst. Gesundheits- und Krankenpfleger haben die Möglichkeit, eine 2-jährige berufsbegleitende Fachweiterbildung Nephrologie auf der Grundlage der Empfehlung der Deutschen* Krankenhausgesellschaft (1995) mit mindestens 720 Stunden Unterricht zu absolvieren. Bei der ambulanten Zentrumsdialyse sollte ein Anteil von mindestens einem Drittel der examinierten Pflegekräfte die Qualifikation als Fachkrankenschwester/-pfleger nachweisen. Für die Ausbildung in den Selbstbehandlungsverfahren (Heimhämodialyse und Peritonealdialyse) werden bevorzugt Fachkrankenschwestern und -pfleger für Nephrologie eingesetzt. Die mittelbare Betreuung der Patienten (z. B. Hilfe bei Kleiderwechsel, Wiegen, Anreichen der Nahrung, Vorbereitung, Abbau und Desinfektion des Dialysegerätes) kann von speziell geschulten Pflegehilfskräften übernommen werden. Die Bemessung des Personalbedarfs soll auf der Grundlage spezieller Patientenkategorien erfolgen.

Pflege

Die Tätigkeiten des Pflegepersonals in der Dialyse sind von einem hohen Grad an Eigenverantwortung und selbständigem Handeln geprägt. Durch die oft langjährige Betreuung kann ein besonderes Vertrauensverhältnis zwischen Patient und Behandler entstehen (vgl. Beziehung).

Schwerpunkte der Dialysepflege: 1. Erhebung einer Kurzanamnese vor jeder Behandlung, Beurteilung der Dialysefähigkeit; bei Abweichungen Planung der erforderlichen Maßnahmen; 2. Durchführung der Nierenersatztherapie nach ärztlicher Verordnung; „Anschließen" der Patienten, d. h. Herstellen der Verbindung zum extrakorporalen Kreislauf, regelmäßige Überwachung der Geräteparameter, „Abschließen", d. h. Rückgabe des extrakorporalen Blutes; 3. Beobachtung der Patienten, ihrer Vitalzeichen* und Auswertung der Beobachtungsergebnisse, z. B. Aussehen, Blutdruck- und Pulsverhalten während der gesamten Behandlung, Wassereinlagerungen und Atemnot vor Behandlung, Beobachtung der Behandlungseffektivität, der klinischen Merkmale und Parameter der Patienten (Wasserhaushalt, Atmung, Gefäßzugang, Blutdruck), Auswertung von Routinebefunden, die im Zusammenhang mit der Behandlung stehen; **4.** Vorbeugen (Prävention) und Beheben von behandlungsbedingten Komplikationen (s. Hämodialyse); **5.** rechtzeitige Information und Einschalten des Arztes bei Veränderungen und drohenden oder eingetretenen Komplikationen; **6.** Handeln in Notfallsituationen, Reanimation* nach Notfallplan; **7.** Einbeziehung von Angehörigen und externen Pflegeeinrichtungen, in denen der Patient lebt, zur Optimierung der Nierenersatztherapie; **8.** pädagogische Aufgaben wie Schulung und Beratung der Patienten und/oder Angehörigen zur Steigerung des Potentials zur Selbstpflege* und zur Optimierung der Behandlung mit Vermeidung von Komplikationen; Schulung und Einarbeitung neuer Mitarbeiter; **9.** Information und psychosoziale Betreuung, Weiterleitung an mögliche Ansprechpartner; **10.** Qualitätskontrolle, Beurteilung der Dialyseeffektivität, Plausibilitätsprüfung, Qualitätsentwicklung im Umgang mit Medizinprodukten; ständige Überprüfung der im Einsatz befindlichen Materialien und Verfahren, administrative Tätigkeiten; weitere administrative und technische Tätigkeiten werden von anderen Berufsgruppen durchgeführt.

Dialysepatienten im Krankenhaus: Ein stationärer Aufenthalt wegen spezieller nephrologischer oder anderer Gesundheitsprobleme ist auch bei Dialysepatienten zeitweise notwendig. Dabei sollten Pflegende der entsprechenden Stationen Folgendes beachten: **1.** Am Shuntarm darf kein Blutdruck gemessen und kein Blut entnommen werden; zentrale Katheter für die Dialyse sind ausschließlich der Dialysebehandlung vorbehalten. **2.** Patienten immer nach eigenen Behandlungsschemata fragen, Erfahrungen aufnehmen. Die Patienten sind an ihre Behandlungsschemata gewöhnt, die nach Möglichkeit beibehalten werden sollen. **3.** Die Ernährung sollte dem Appetit angepasst werden und v. a. eiweiß- und kalorienreich sein. Die Phosphatzufuhr bei den Mahlzeiten wird durch eine angepasste Phosphatbindereinnahme korrigiert, d. h., die Menge der Phospatbinder muss dem Phosphatgehalt der Nahrung angepasst werden. Bedingt durch Erkrankung und diagnostische und therapeutische Maßnahmen im Krankenhaus sind die Patienten häufig gefährdet, in einen katabolen Zustand (s. Stoffwechsel) zu geraten. **4.** Trinkmengen oder sonstige Flüssigkeitszufuhr (z. B. Suppen oder Infusionen) müssen bilanziert werden und dürfen 5 % des Körpergewichts zwischen den Hämodialysen nicht überschreiten. **5.** Im Anschluss an die Dialyse können sich Patienten müde und abgeschlagen fühlen, ggf. ist Kreislaufüberwachung und Bettruhe notwendig. Besonderheiten und zusätzlicher Überwachungsbedarf im Anschluss an die Dialyse müssen dem Stationspersonal mitgeteilt werden (ggf. Überleitungsbericht/-protokoll). **6.** Aufgrund der verstärkten Blutungsgefahr nach der Dialysebehandlung keine intramuskulären Injektionen am Dialysetag; Vorsicht bei Eingriffen: ausreichender zeitlicher Abstand zur Dialyse oder besondere Antikoagulation während der Dialyse. **7.** Schmerzen können häufig auch in Zusammenhang mit der terminalen Niereninsuffizienz auftreten. **8.** Die Wirkungsdauer von Arzneimitteln kann durch die Dialyse beeinflusst werden. Arzneimittelgaben müssen daher immer im Zusammenhang mit der Wirkung der Dialysebehandlung beurteilt werden (z. B. blutdrucksenkende Mittel). **9.** Das Immunsystem ist durch die chronische Erkrankung (Urämie) geschwächt. **10.** Bei Dialysepatienten tritt Fieber auch bei schweren Infektionen nicht zwangsläufig auf, es kann sich eine sog. „kalte Sepsis" ohne Fieber entwickeln. **11.** Bei allen Unsicherheiten Kontakt mit der Dialysestation und dem zuständigen Nephrologen aufnehmen. **12.** Bei Patienten mit Peritonealdialyse* muss zusätzlich geklärt werden, ob **a)** ihre Dialyselösung im Krankenhaus vorhanden ist; notfalls von zu Hause mitbringen lassen; **b)** die Beutelwechsel von ihnen selbst durchgeführt werden können oder ggf. Dialysepersonal informiert werden muss; **c)** der Dialysemodus geändert werden muss.

Hämodialyse und alte Menschen: Die Pflege alter Menschen an der Dialyse ist häufig gekennzeichnet durch zusätzliche Beschwerden und Behinderungen im Bereich der Lebensaktivitäten sowie andere Erkrankungen wie z. B. Spätfolgen eines Diabetes mellitus. Die Dialysebehandlung selbst erfordert einen schonenden Wasserentzug während der Behandlung sowie gut angepasste Elektrolyte (besonders Kalium) in der Dialysierlösung. Da häufig eine Arteriosklerose vorliegt, werden Flüssigkeitsverschiebungen vom intra- in den extrazellulären Raum (durch die Ultrafiltration beim Dialysevorgang) schlechter toleriert und es kann häufiger zu Blutdruckabfällen bei der Behandlung kommen. Diese werden teilweise aufgrund schlechterer Wahrnehmung oder Neuropathie nicht rechtzeitig bemerkt. Der Betreuungs- und Überwachungsaufwand kann sich dadurch verstärken. Der Gefäßzugang kann ein weiteres Problem darstellen, ebenfalls aufgrund von Verkalkung und Mangeldurchblutung. Minderdurchblutung an der „Shunthand" muss rechtzeitig erkannt werden. Allgemein ist die Anpassung an die Dialyse bei alten Menschen i. d. R. leichter, da Schock- und Verweigerungshaltung geringer ausgeprägt sind und die Aussicht auf eine bleibende Abhängigkeit weniger stark empfunden wird. Für manche alten Patienten stellt die Dialyse einen wichtigen Teil der sozialen Kontakte zur Außenwelt dar. Vgl. Altern.

Recht
Die Professionalisierung der nephrologischen Pflege wirft Rechtsfragen bezüglich der Eigenverantwortung der Fachpflegekräfte, der ärztlichen Gesamtverantwortung und des Einsatzes von Hilfskräften auf. Die Rechtsstellung von Mitarbeitern

ist abhängig vom Wissensstand, der Qualifikation und den Kompetenzen. Das Verhältnis Arzt/Pflegende ist von enger Kooperation gekennzeichnet, wobei beide Seiten als Impulsgeber zu betrachten sind. Während die Vorbereitung des Patienten auf die Behandlung mit Nierenersatztherapie, die Durchführung, Koordination und Organisation der Behandlung, pädagogische Aspekte, Information, Instruktion und Beratung, psychosoziale Betreuung sowie Qualitätskontrolle durchaus originäre oder abgeleitete pflegerische Aufgaben sind, stellen die Behebung von Komplikationen sowie die Auswertung von Patientenbeobachtungen und Routinebefunden ein Hinüberwachsen in bisher dem Arzt vorbehaltene Aufgaben dar. Daraus hat sich ein Berufsbild entwickelt, das die Fachpflegekraft in der Nephrologie eher in die Nähe des Therapeuten führt als in klassische Assistenztätigkeiten. Ein wichtiger Bestandteil pflegerischen Handelns ist die Sicherungsaufklärung über Nebenwirkungen und Folgeerscheinungen der Behandlung der Patienten, mit der eine Optimierung der Behandlung erreicht wird. Vgl. Erkrankung, chronische.

Autorin: Waltraud Küntzle.

Dialyseprotokoll: (engl.) *session record, dialysis sheet*; schriftliche oder digitale Dokumentation einer Dialysebehandlung (s. Hämodialyse, Peritonealdialyse); das Dialyseprotokoll enthält patientenbezogene Daten und Behandlungsdaten (Erkrankungen, Dialyseverordnung, Sollgewicht) und dokumentiert Beginn und Ende, Art sowie Verlauf der Dialyse, z. B. Puls und Blutdruck. Verzeichnet werden Medikation (z. B. Heparingabe), eine mögliche Behandlungsunterbrechung und alle maschinenbezogenen Daten. Komplikationen und Zwischenfälle werden i. d. R. im Pflegebericht erfasst. Das Dialyseprotokoll wird i. d. R. von Pflegekräften geführt. Bei Heimdialyseverfahren dokumentieren die Patienten selbständig die durchgeführten Behandlungen. In regelmäßigen Abständen legt der Heimdialysepatient die Dokumentation zur Kontrolle des Behandlungsverlaufs in seinem Dialysezentrum* vor.

Dialysezentrum: (engl.) *dialysis center*; ambulante Einrichtung zur Langzeitbehandlung von Dialysepatienten mit Verfahren wie Hämodialyse*, Hämofiltration*, Hämodiafiltration* oder Sonderformen der Peritonealdialyse*, die von gemeinnützigen Institutionen oder von niedergelassenen Ärzten betrieben wird; der größte Teil der Patienten (95 %) wird mit der Hämodialyse oder ähnlichen Verfahren behandelt. I. d. R. werden in Dialysezentren 2–3 Patientenschichten pro Tag behandelt, jeweils 3-mal pro Woche. Nachtdialysen ermöglichen besonders berufstätigen Patienten eine flexiblere Lebensgestaltung. Hierbei werden die Patienten 6–8 Stunden in 3 Nächten/Woche dialysiert. Jedes Zentrum wird von mindestens einem Nephrologen betreut, ab 30 bzw. 100 Patienten jeweils von einem weiteren Arzt. Vgl. Dialysepflege.

Diaphoretika: (engl.) *diaphoretics*; syn. Sudorifera, Hidrotika; schweißtreibende Mittel, z. B. bestimmte Parasympathomimetika und pflanzliche Teezubereitungen (z. B. aus Lindenblüten, Holunderblüten und -blättern); vgl. Antihidrotika.

Diarrhö (ICNP)**:** (engl.) *diarrhoea*; Durchfall; Entleerung von flüssigem, ungeformtem Stuhl bei gesteigerter Häufigkeit der Ausscheidung, verbunden mit vermehrten Darmgeräuschen, Krämpfen und gesteigertem Stuhldrang; als Richtwert gilt: mehr als 3 dünnflüssige Stühle mit mehr als 200 g Gewicht pro Tag; **Einteilung: 1.** nach Verlauf: **a)** akute Diarrhö; **b)** chronische Diarrhö: länger als 1 Monat anhaltend; **2.** nach der Ursache: **a)** osmotische Diarrhö: unzureichende Resorption osmotisch wirksamer Substanzen im Darm (z. B. Laktulose oder Laktose bei Laktasemangel), die im Darm verbleiben und osmotisch Flüssigkeit in das Lumen ziehen (s. Osmose); endet bei Nahrungskarenz; **b)** sekretorische Diarrhö: gesteigerte Ionensekretion (s. Sekretion) und mangelnde Ionenresorption im Darm (bei den meisten bakteriellen und viralen Darmentzündungen); endet nicht bei Nahrungskarenz; **c)** entzündliche Diarrhö: Ausschwitzung (Exsudation) von Proteinen und Blut in das Darmlumen (vgl. Exsudat; **d)** Diarrhö bei gestörter Beweglichkeit des Darms; **Pflege: 1.** nach Klärung der Ursache (Infektionen, Stress u. a.) Selbstpflege* oder kompensatorische Pflege* je nach Verfassung der betroffenen Person; **2.** Austrocknung (Dehydratation*) durch ausreichende (bis 3 l) Flüssigkeitszufuhr (Tee, Wasser, ggf. Infusion) vermeiden; zur Vorbeugung einer Stoffwechselstörung (Elektrolytverlust) vorgefertigte Elektrolytmischungen (z. B. WHO-Elektrolytmischung) unter die Flüssigkeit mischen; **3.** sorgfältige Hautpflege* des Analbereichs zur Vorbeugung schmerzhafter Entzündungen; **4.** Ernährung bzw. Nahrungskarenz nach ärztlicher Anordnung; **5.** feuchtwarme Wickel* bei krampfartigen Bauchschmerzen; **Hinweis: 1.** Diarrhö kann zu lebensbedrohlichen Zuständen führen. **2.** Die Einnahme von Antidiarrhoika* sollte nicht ohne ärztliche Konsultation erfolgen, um mögliche schwerwiegende Erkrankungen nicht zu verdecken (z. B. Darmkrebs).

Diastole: (engl.) *diastole*; nach der Systole* erfolgende Erschlaffung des Herzmuskels; **Phasen: 1. Entspannungsphase:** Erschlaffung des Herzmuskels und damit verbundener Druckabfall in den Herzkammern; alle Herzklappen sind geschlossen; Dauer ca. 50 ms; **2. Füllungsphase:** Öffnung der Segelklappen (Atrioventrikularklappen, Abk. AV-Klappen) mit plötzlichem Bluteinstrom in die Herzkammern, dann langsame Füllung (Diastase) und Vorhofkontraktion (spätdiastolische Füllung); die Dauer ist abhängig von der Herzfrequenz. Vgl. Blutdruck.

Dichte: (engl.) *density*; Masse eines Stoffes bezogen auf sein Volumen, abhängig von Temperatur und Druck; Formelzeichen ϱ; Quotient aus Masse (Formelzeichen m) und Volumen (Formelzeichen V); Berechnung: ϱ = m/V; SI-Einheit: kg/m³; weitere Einheiten: kg/l, g/cm³ = g/ml. Das **spezifische Gewicht** (Wichte) ist das Verhältnis von Gewicht zu Volumen mit der Maßeinheit N/m³.

Dickdarm: s. Verdauungstrakt.

Didaktik: s. Pflegedidaktik.

Diebstahl: (engl.) *theft*; Wegnehmen einer fremden beweglichen Sache in der Absicht, diese Sache sich oder einem Dritten rechtswidrig zuzueignen (§ 242 StGB); ein besonders schwerer Fall des Diebstahls liegt u. a. vor, wenn der Täter eine Sache stiehlt, die durch ein verschlossenes Behältnis oder eine andere Schutzvorrichtung gegen Wegnahme gesichert ist, und wenn er die Hilflosigkeit einer anderen Person ausnutzt (§ 243 Absatz 1 Nr. 2 und 6 StGB). Im Gegensatz zum Diebstahl, bei dem der Täter fremden Gewahrsam brechen muss, um an die fremde Sache zu gelangen, hat der Täter bei einer **Unterschlagung*** (§ 246 StGB) die fremde Sache, die er sich aneignen möchte, schon in Besitz, z. B. Verwahrung von Geld oder Wertsachen. Findet eine Person eine fremde Sache und eignet sie sich an, begeht sie eine **Fundunterschlagung**. Eine Pflicht zur Anzeige besteht bei Funden im Wert von über EUR 5 und bei allen Funden in öffentlichen Räumen und Verkehrsmitteln.

Dienstbesprechung: (engl.) *stuff meeting*; regelmäßiges Treffen aller (oder eines bestimmten Teils) der Mitglieder eines Teams*; **Inhalt:** Informationsaustausch, Fallbesprechungen*, Planung und Organisation weiterer Arbeitsschritte sowie Auswertung und Reflexion der Arbeitsabläufe zur Analyse von Fehlern und Optimierung der Arbeitsqualität; **Durchführung:** erfolgt unter Leitung des Vorgesetzten oder einer für diese Aufgabe bestimmten Person; die Ergebnisse werden protokolliert und den abwesenden Mitgliedern zugänglich gemacht. Vgl. Übergabe.

Dienstleistung: (ICNP): (engl.) *service supply*; **1.** (allgemein) aus der Marktwirtschaft übertragene Bezeichnung für angebotene Leistungen v. a. im Servicebereich, aber auch im Gesundheitssystem, z. B. innerhalb der beruflich ausgeübten Pflege* u. a. Gesundheitsfach- und medizinischer Berufe; **2.** (Qualitätsmanagement) Produkt*, das das Ergebnis mindestens einer Tätigkeit ist, die notwendigerweise an der Schnittstelle zwischen dem Lieferanten und dem Kunden ausgeführt wird und üblicherweise immateriell ist (DIN EN ISO 9000 : 2005); Dienstleistung bedeutet ein Angebot definierter Leistungen, die verbindlich vom Empfänger erwartet werden dürfen. Eine darüber hinausgehende Verfügbarkeit für Patienten bzw. Kunden (z. B. berufsferne Tätigkeiten, private Aufträge wie z. B. Botengänge) ist mit dem Dienstleistungsbegriff nicht verbunden. Damit unterscheidet er sich von der früher verlangten Aufopferung beim Dienen (christliche Pflege; vgl. Altruismus) und der teils übersteigerten oder klischeehaften Erwartung von Ärzten, Patienten und Angehörigen. Neben der angebotenen Kernleistung (z. B. Körperpflege, Essen reichen) gehören soziale Kompetenzen wie Freundlichkeit und Empathiefähigkeit (s. Empathie) zum beruflichen Repertoire, das dem Empfänger einer Leistung die Dienstleistung als gelungen und gern geschehen vermittelt. Durch die Wechselwirkungen zwischen Pflegepersonal und Patienten trägt eine konsequent dem Dienstleistungsgedanken verpflichtete Organisation (z. B. Krankenhaus, Altenheim) erheblich zur Verbesserung der Motivation bei den dort befindlichen Menschen bei, was sich nachweislich ebenfalls positiv auf den Pflegeprozess* und das Arbeitsklima auswirkt. **Hinweis:** Als problematisch erweist sich in der Praxis häufig die mangelnde Begriffsklärung und Vermischung bzw. moralische Überhöhung des „Dienstes" bei gleichzeitig geringer Wertschätzung der dienstleistenden Personen im Zusammenhang mit gegenseitigem Respekt und Erwartungshaltungen. Das führt ggf. zur abnehmenden Bereitschaft, eine Dienstleistung zu erbringen, weil sie mit einer traditionell als unterwürfig verstandenen Form von Dienen verwechselt wird, zu der die Mitglieder der Pflegeberufe heute nicht mehr bereit sind. Vgl. Qualitätsmanagement.

Diffusion: (engl.) *diffusion*; Bewegung eines Stoffes von einem Ort hoher Konzentration zu einem Ort niedrigerer Konzentration (infolge der Brown-Molekularbewegung); die Menge des pro Zeiteinheit diffundierten Stoffes ist v. a. abhängig vom Konzentrationsunterschied (Konzentrationsgradienten), der Distanz zwischen den Messpunkten sowie der Größe und Beschaffenheit (s. Permeabilität) der Austauschfläche, an der die Diffusion stattfindet (1. Fick-Diffusionsgesetz), bei Ionen auch von der Ladungsverteilung. **Beispiel:** Diffusion von Sauerstoff aus der Alveole in das Blut und von Kohlendioxid aus dem Blut in die Alveole durch die alveoläre Membran. Vgl. Osmose, Hämodialyse.

Digestion: (engl.) *1. digestion*; **1.** s. Verdauung; **2.** Behandlung von Heilpflanzen zur Herstellung von Pflanzenextrakten.

Digitalthermometer: (engl.) *digital thermometer*; elektronisches Temperaturmessgerät (batteriebetrieben), das den ermittelten Wert in Ziffern darstellt; die Messwerte können bei einigen Geräten gespeichert werden. Das Ende der Messung wird durch einen Signalton angezeigt. Erhältlich auch als **Ohr-**, **Schläfen-** und **Schnullerthermometer**; Vorteil: drucksicher, quecksilberfrei, präzise bei richtiger Anwendung, leichte Handhabung; Nachteil des Schnullerthermometers: nur präzise, wenn der Säugling saugt und nicht weint oder schreit. **Hinweis:** Lebensdauer der Batterie beachten. Vgl. Thermometer, Temperaturmessung.

Dilemma, ethisches: (engl.) *ethical dilemma*; Zwangslage oder -entscheidung, die entsteht, wenn 2 unterschiedliche Moralprinzipien einander widersprechen und zu verschiedenen Bewertungen ein und derselben Handlung oder Einstellung führen; z. B. kann das Prinzip, um jeden Preis Leben zu erhalten, dem Selbstbestimmungsrecht* des Patienten widersprechen, wenn dieser in einer aktuellen Situation oder in einer Patientenverfügung* eine Behandlung ablehnt. Vgl. Ethik.

DIN: Abk. für **D**eutsches **I**nstitut für **N**ormung; 1917 gegründete, für die Normungsarbeit zuständige Institution in Deutschland mit Sitz in Berlin; vertritt die deutschen Interessen in den internationalen Normungsorganisationen. Vgl. ISO.

Disease Management: umfassender, integrierter, informationsbasierter Ansatz der Patientenversorgung mit dem Ziel, das Verhältnis zwischen Therapiequalität und Gesamtkosten zu verbessern; wird v. a. eingesetzt für chronische Erkrankungen* und solche, die eine große Häufigkeit in der Bevölkerung aufweisen (z. B. Krebs, Diabetes mellitus, koronare Herzkrankheit). **Disease-Management-Programme** (Abk. DMP) enthalten z. B. umfassende Behandlungsleitlinien zur medizinischen Versorgung bestimmter Erkrankungen, zu Vorsorgemaßnahmen, zur Diagnose und Verbesserung der Compliance*. Sie sollen dazu beitragen, die Versorgung der Patienten durch eine interdisziplinäre, kontinuierliche, gut koordinierte und standardisierte Versorgung über alle Krankheitsstadien und Versorgungseinrichtungen hinweg zu verbessern. Die in ihrem Therapieerfolg wissenschaftlich am besten gesicherten Behandlungsverfahren und Arzneimittel sollen nach Möglichkeit allen davon profitierenden Patienten zur Verfügung gestellt werden. Im Mittelpunkt stehen Behandlungen, die ein Fortschreiten der Erkrankung und das Auftreten von Komplikationen günstig beeinflussen. Dabei spielt auch das Selbstmanagement* der Erkrankung durch den Betroffenen in Form von Informationsaustausch, Schulungsprogrammen und gezielter Kontaktaufnahme zu anderen Patienten eine Rolle (vgl. Patientenschulung). **Kriterien** für DMP-geeignete Krankheiten sind: **1.** hohe Inzidenz*, Prävalenz* und Mortalität*; **2.** chronischer Verlauf und definierte Krankheitsphasen; **3.** bekannte Kostenstruktur oder hohe Krankheitskosten; **4.** Messbarkeit klinischer, ökonomischer und psychosozialer Ergebnisse; **5.** hohe Varianz in der Versorgung mit hohem Verbesserungspotential; **6.** Existenz evidenzbasierter Behandlungsstandards. **Recht:** Die 4. Änderungsverordnung der Risikostruktur-Ausgleichsverordnung vom 27.6.2002 hat die rechtlichen Voraussetzungen für DMP geschaffen. Die Umsetzung der Programme wird durch die Krankenkassen und den Leistungserbringern koordiniert und beim Bundesversicherungsamt angemeldet, das für die Zulassung und die regelmäßige Überprüfung zuständig ist (s. Versorgung, integrierte). **Hinweis:** Die Teilnahme an einem DMP ist für Versicherte freiwillig und erfolgt im Einverständnis von Patient und Arzt. Vgl. Care Management, Case Management, Managed Care.

Disengagement: Losgelöstsein, Abkopplung; soziologische Alternstheorie des sozialen Rückzugs im höheren Lebensalter; für eine Teilgruppe älterer Menschen wiederholt empirisch nachgewiesen; **Formen: 1. persönliches** Disengagement: Bedürfnis älterer Menschen nach Zeit und Raum für sich selbst mit Konzentration auf das persönlich Wesentliche und Verringerung sozialer Kontakte; **2. gesellschaftliches** Disengagement: Auflösung sozialer Rollen i. R. des Alterungsprozesses (z. B. Beruf, Elternschaft, Ehrenämter). Vgl. Altern, Gerotranszendenz.

Diskriminierung (ICNP)**:** (engl.) *discrimination*; **1.** Parteilichkeit oder Hegen von Vorurteilen gegenüber einer andersartigen Gruppe mit gemeinsamen Merkmalen; auslösende Eigenschaften für Diskriminierung sind u. a. Altersstufe (jung, mittelalt, hochaltrig), Ethnizität (gelbe, rote, weiße oder schwarze Hautfarbe) oder Geschlechtszugehörigkeit (weiblich, männlich, intersexuell) im Hinblick auf den Zugang zu Ressourcen und gesellschaftliche Teilhabe; häufig bedingt durch bestimmte Wertvorstellungen oder unreflektierte, z. T. auch unbewusste Denkweisen und Vorurteile oder Opportunismus. Typischerweise richtet sich Diskriminierung gegen Minderheiten einer Gesellschaft und sichert den Bevölkerungsmehrheit ihre machtmäßige Überlegenheit, wobei bereits die Zuweisung eines Minderheitenstatus die Dominanz und Definitionsmacht der Mehrheit aufzeigt. Sie steht dem Gleichheits- und Gleichbehandlungsgrundsatz entgegen. Vgl. Stereotype, Stigmatisierung, Sexismus. **2.** Begriff in der Wissenschaft oder Statistik zur wertneutralen Unterscheidung nach unterschiedlichen Merkmalen.

Diskriminierungsverbot: (engl.) *prohibition of discrimination*; Pflicht zur Gleichbehandlung* gemäß Artikel 3 GG; in Bezug auf Arbeitsverträge* beinhaltet das „Gesetz über Teilzeitarbeit und befristete Arbeitsverhältnisse" (Abk. TzBfG) vom 21.12.2000, zuletzt geändert am 24.12.2003, ein Diskriminierungsverbot in der Form, dass teilzeitbeschäftigte Arbeitnehmer und solche in befristeten Arbeitsverhältnissen nicht schlechter behandelt werden dürfen als vergleichbare vollzeitbeschäftigte Arbeitnehmer, es sei denn, die ungleiche Behandlung ist durch sachliche Gründe gerechtfertigt (§ 4). Vgl. Diskriminierung, Behindertengleichstellungsgesetz.

Dispenser: Verteiler; **1.** mechanisierte Pipette zur automatischen Dosierung; **2.** Tabletten-Dispenser: Mit Schiebedeckel versehenes Sortierschälchen, in dem Tabletten entsprechend der Einnahmezeitpunkte aufbewahrt werden (s. Abb.).

Disposition: (engl.) *disposition*; Krankheitsbereitschaft; angeborene oder erworbene Anfälligkeit eines Organismus für Erkrankungen.

Dissimilation: (engl.) *dissimilation*; kataboler Stoffwechsel; Abbau von Nahrungsbestandteilen oder

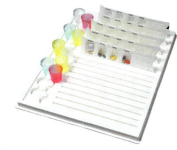

Dispenser [9]

der durch die Umwandlung von körperfremden in körpereigene Substanzen (Assimilation* von Fett, Eiweiß und Kohlenhydraten) synthetisierten Verbindungen zur Produktion von Energie für Lebensvorgänge; Ausscheidungsprodukte sind dabei Wasser, Kohlendioxid und Harnstoff (beim Menschen). Vgl. Stoffwechsel.

Dissonanz, kognitive: (engl.) *cognitive dissonance*; Bezeichnung für einen Widerspruch oder Konflikt zwischen kognitiven Elementen (z. B. Wahrnehmungen, Meinungen oder Überzeugungen) und individuellem Verhalten (z. B. Beibehalten eines Verhaltens wie Rauchen auch bei Wissen über dessen Schädlichkeit); i. d. R. erfolgt eher eine Veränderung der Einstellung als des Verhaltens. Vgl. Kognition, Risikoverhalten.

Dissoziation: (engl.) *dissociation*; Aufspaltung; **1.** (psychiatrisch) anteilige oder vollständige Abspaltung von psychischen Funktionen (z. B. Bewusstsein*, Gedächtnis), eigener Gefühle und Körperempfindungen (z. B. Schmerz, Hunger, Durst, Angst), der Wahrnehmung der eigenen Person und/oder der Umgebung; **Formen: a)** Dissoziation im Bewusstsein (auch Derealisation), z. B. in Form von gedanklicher Abwesenheit oder Amnesie* für Handlungen oder Geschehnisse; **b)** körperliche (somatoforme) Dissoziation: sog. Körpererinnerungen in Form von unerklärlichen Schmerzen, körperlichen Symptomen und Ausfallserscheinungen ohne medizinische Ursache und oft ohne Wissen der Betroffenen um einen traumatischen Zusammenhang; **Einteilung** in Schweregrade: **Grad I:** Gefühl, neben oder hinter sich zu stehen; **Grad II:** Gefühl, über sich zu schweben; **Grad III:** Gefühl, sich in einer Grube zu kauern; **Kennzeichen: a)** inadäquate, wortkarge Reaktion auf Ansprache, gelegentlich auch unmotiviertes Lachen; **b)** starrer, auf einen Punkt gerichteter und/oder leerer Blick; **c)** Müdigkeit; **d)** subjektives Kälteempfinden der Patienten (sie frieren); **e)** schweißfeuchte Handinnenflächen; **f)** erhöhte Herzfrequenz, veränderte Blutdruckwerte und Zentralisierung der Körpertemperatur; **g)** veränderter Muskeltonus, Verkrampfen der Hände, Zittern, Nesteln u. a. (ggf. auch Schlaffheit); **Maßnahme: a)** Mit Patienten im nichtdissoziierten Zustand Möglichkeiten besprechen und gemeinsam ausprobieren, wie diese Zustände im eigenen Tempo der Patienten zu beenden sind, da Patienten leiden, wenn sie dissoziiert sind. **b)** Bei Borderline-Patienten, die gefährdet sind, sich in dieser Phase selbst zu verletzen, hat sich das Selberpacken eines sog. Notfallkoffers bewährt. Er wird mit positiven und angstreduzierenden persönlichen Gegenständen (z. B. Kuscheltier, Lieblings-CD) gefüllt, die den Betroffenen in Kontakt mit seiner bisher erlebten „Realität" halten. Die Patienten müssen sich dazu selbst entscheiden; nicht pflegeseitig dazu drängen. **2.** (chemisch) Zerfall eines Moleküls in Ionen, Radikale, Atome oder elektroneutrale Moleküle.

Disstress: (engl.) *disstress*; als negativ empfundene Form von Stress*, die den Körper langfristig in eine Dauerbereitschaft zu Kampf oder Flucht versetzt und damit zu Erkrankungen beitragen kann; Gegensatz: Eustress*.

distal: (engl.) *distal*; weiter vom Rumpf entfernte Teile der Extremitäten; Gegensatz proximal*.

Distanz: s. Nähe und Distanz.

Distanz, soziale: (engl.) *social distance*; sozialwissenschaftlicher Begriff für den Abstand zwischen Personen in Bezug auf ihre Position innerhalb eines gesellschaftlichen Systems; gekennzeichnet durch gesellschaftliche Statussymbole wie z. B. Bildung, Einkommen, Kleidung. Vgl. Nähe und Distanz.

Distorsion: s. Verstauchung.

Diurese: (engl.) *diuresis*; physiologische Ausscheidung von Harn* (0,5–1,0 ml/min).

Diurese, forcierte: (engl.) *forced diuresis*; therapeutisches Verfahren zur beschleunigten renalen Elimination nierengängiger toxischer Substanzen (s. Vergiftung) durch Gabe stark wirksamer Diuretika* (z. B. Furosemid); die dabei notwendige Infusionstherapie zur Volumen- und Elektrolytsubstitution erfolgt unter intensivmedizinischer Kontrolle. **Hinweis:** Engmaschige Überwachung des Kreislaufs und der Flüssigkeitsbilanz (s. Flüssigkeitsbilanzierung); zur exakten Bestimmung der Ausfuhr ist ein Blasenkatheter* notwendig.

Diuretika: (engl.) *diuretics*; Arzneimittel* zur Steigerung der Harnausscheidung; **Wirkung:** Diuretika hemmen die Wiederaufnahme v. a. von Natrium-, Chlorid- und Bicarbonationen in der Niere und bewirken so eine erhöhte Ausscheidung dieser Ionen sowie (indirekt) von Wasser. Dadurch werden das Blutplasmavolumen gesenkt und Stauungssymptome verbessert. **Wirkstoff:** v. a. Thiazide, Schleifendiuretika, kaliumsparende Diuretika und Aldosteronantagonisten; eine Sondergruppe sind pflanzliche Mittel, die meist als Teezubereitung durch Verdünnungsdiurese wirken (Aquaretika). **Anwendung:** bei Herzinsuffizienz und Bluthochdruck (Hypertonie*); **Nebenwirkungen:** v. a. Störungen des Elektrolyt-* und Wasserhaushalts*, Absenkung der Glukosetoleranz (erhöhte Neigung zum Diabetes mellitus Typ 2),

Diversifizierung

Bluteindickung durch Abnahme des Blutplasmavolumens (dadurch erhöhte Thromboseneigung), Fettstoffwechselstörungen.

Diversifizierung: s. Helizität.

Divertikel: (engl.) *diverticulum*; angeborene oder erworbene, pilz-, birnen- oder sackförmige Ausstülpung umschriebener Wandteile eines Hohlorgans, die sich eindeutig vom Lumen absetzen; **Vorkommen:** überwiegend im Verdauungstrakt von der Speiseröhre (Ösophagus) bis zum distalen Grimmdarm (Colon); **Formen: 1. echtes** Divertikel mit Ausstülpung aller Wandschichten, z. B. als Traktionsdivertikel (Ösophagusdivertikel) oder Meckel-Divertikel; **2. falsches** Divertikel (auch Pseudovertikel) mit Ausstülpung ausschließlich von Tunica mukosa bzw. Tela submukosa durch Lücken der Lamina muscularis mucosae (z. B. an Gefäßdurchtrittsstellen; s. Verdauungstrakt, Abb.); Vorkommen v. a. an Ösophagus, Magen, Dünndarm (Duodenaldivertikel) und Dickdarm (sog. Graser-Divertikel bei Divertikulose) sowie in der Harnblase.

Divertikel des Dickdarms

Divertikel des Dickdarms (Aussackung der Dickdarmschleimhaut durch die Darmwand nach außen) kommen i. d. R. in Mehrzahl vor (Divertikulose) und befallen vorwiegend den letzten Abschnitt des Grimmdarms (Colon sigmoideum, Sigma). Divertikel entwickeln sich nie zu bösartigen Tumoren, bedingen jedoch häufig eine Entzündung (Divertikulitis). In den Aussackungen lagern sich häufig sog. Kotsteine* ab, die ein erhebliches Problem für die Betroffenen darstellen und häufig pflegerische Intervention erfordern (s. Ausräumung, digitale).

Ursachen: 1. Es gilt heute als sehr wahrscheinlich, dass der Divertikulose eine Störung der Kontraktion (Zusammenziehen der glatten Muskeln der Darmwand, die den Stuhltransport bewirkt) zugrunde liegt. Durch diese Störung entstehen Hochdruckkammern, die an speziellen Schwachstellen der Darmwand zu kleinen Bruchsäckchen, den Divertikeln, führen. **2. begünstigende Faktoren: a)** ballaststoffarme Ernährung, hoher Zuckeranteil in der Nahrung; **b)** Alter: Ca. 5 % der unter 40-Jährigen, ca. 30 % der 60-Jährigen und ca. 65 % der 85-Jährigen haben Divertikel. Es handelt sich somit um eine klassische Alterskrankheit, wahrscheinlich aufgrund der Bindegewebeschwäche (Elastosis) mit zunehmendem Alter. Ferner sind Veränderungen des Darm-Nervensystems beobachtet worden: Es kommt in der Schleimhaut zu einer Verdickung der Nervenzellen (Hypertrophie) sowie zu einer Ausbildung von sog. Riesenganglien, d. h. zu einer starken Vergrößerung der Nervenschaltstellen. Das kann sowohl das verstärkte Schmerzempfinden bei Divertikelträgern als auch die Zunahme des Drucks in dem betroffenen Darmsegment erklären.

Prophylaxe: Die ideale „Darmpflege" besteht aus der Dreierkombination Ballaststoffe (v. a. indischer Flohsamen oder fein geschrotete Weizenkleie), Flüssigkeit und Bewegung. Günstige Nahrungsmittel sind Vollkornbrot, Mohrrüben, Äpfel, Orangen, Salate, Blumenkohl und andere nicht blähende Gemüsesorten; ungünstige Nahrungsmittel sind Zucker und Schokolade sowie Weißmehlprodukte.

DKG: Abk. für **D**eutsche* **K**rankenhaus**g**esellschaft.

DMP: Abk. für **D**isease-**M**anagement-**P**rogramm, s. Disease Management.

DNA: Abk. für (engl.) *deoxyribonucleic acid;* Desoxyribonukleinsäure (Abk. DNS); i. d. R. doppelsträngiges Molekül, das die vollständige genetische Information eines Lebewesens enthält; **Aufbau:** Die DNA besteht aus Einzelbausteinen (Mononukleotide), die sich aus einem Zuckermolekül (D-Desoxyribose), einer Base und einer Phosphorbindung (3',5'-Phosphodiesterbindung) zusammensetzen; über die Phosphorbindung werden die Mononukleotide zu einer Kette (Polynukleotid) verknüpft. Die Basen sind die Purinbasen Adenin (A) und Guanin (G) sowie die Pyrimidinbasen Cytosin (C) und Thymin (T). DNA liegt meist als Doppelstrang vor (Ausnahme: Genom einzelsträngiger DNA-Viren) und besteht aus 2 gepaarten Polynukleotidketten. Die Basenabfolge des einen Stranges bestimmt die Basenabfolge des anderen, da sich nur die komplementären Basen miteinander paaren (A und T, G und C). Beide Polynukleotide bilden zusammen eine Doppelspirale (Doppelhelix, s. Abb.). Die Reihenfolge der Basen (ge-

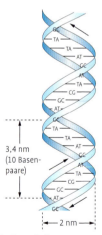

DNA: Modell der Doppelhelix

netischer Code) verschlüsselt die Information für das Genprodukt. Dazu wird über das Zwischenprodukt einer RNA* die Basenabfolge in eine Folge von Aminosäuren übersetzt, die dann zusammengesetzt ein Eiweiß* (meist Strukturprotein oder Enzym) bilden. DNA ist bei den meisten Lebewesen (mit Ausnahme der sog. RNA-Viren) das genetische Material (Träger der Erbanlagen). Die DNA ist vorwiegend in den Chromosomen* im Zellkern (Nucleus) lokalisiert, aber auch in Mitochondrien und wird bei der Mitose redupliziert (s. Reduplikation).

DNGfK: Abk. für **D**eutsches* **N**etz **G**esundheitsfördernder **K**rankenhäuser.

DNQP: Abk. für **D**eutsches* **N**etzwerk für **Q**ualitätsentwicklung in der **P**flege.

DNS: Abk. für **D**esoxyribo**n**ukleins**ä**ure, s. DNA.

Dokumentation: s. Pflegedokumentation.

Dokumentationsassistent, medizinischer: Abk. MDA; Bezeichnung für einen Assistenzberuf im Bereich Information, Dokumentation und Statistik in der Medizin; die Ausbildung kann entweder in staatlichen (MDA mit staatlicher Anerkennung) oder privaten Lehreinrichtungen (geprüfter MDA) erfolgen. Der medizinische Dokumentationsassistent kann in Krankenhäusern, Gesundheitsämtern (s. Gesundheitsdienst, öffentlicher), medizinischen Instituten, Bibliotheken und Forschungseinrichtungen, im Sozialversicherungsbereich sowie in der pharmazeutischen Industrie tätig sein.

Dokumentationssystem: (engl.) *documentation system*; schriftliche und systematische (auch EDV-gestützte) Erfassung der patientenbezogenen Daten, medizinischen Verordnungen und pflegerischen Maßnahmen; meist sind die einzelnen Formblätter hausintern oder von einem externen Dienstleistungsunternehmen für ambulante und stationäre Versorgung unterschiedlich gestaltet und häufig zweigeteilt in eine Befundsammelmappe mit Registerunterteilung für u. a. ärztliche Anamnese, Verläufe, Verwaltungsunterlagen sowie Diagnostikergebnisse (verbleibt meist im Visitenwagen) und eine Planette mit herausnehmbarer Einlegetasche für jeden Patienten. Diese enthält die Pflegedokumentation* und das ärztliche Verordnungsblatt sowie ggf. zusätzlich das Lagerungsprotokoll, den Bilanzierungs- und den Wundanamnesebogen. Das System ist modellabhängig mit Signalreitern ausgestattet, deren farbliche Bedeutung und Zuordnung hausintern festgelegt werden kann. Zum optimalen Transport der Planetten wird in der Klinik ein fahrbares Stehpult eingesetzt. **Ziel:** Vermeidung von Fehlern bei Eintragungen (Übertragungen von Verordnungen über mehrere Zwischenträger, juristische Absicherung), Überblick über ärztliche Verordnungen, Transparenz von Pflegeleistungen und Pflegeanamnese.

Dolmetscher: (engl.) *translator*; Übersetzer; wird im Gesundheitswesen häufig bei nicht muttersprachlich deutschsprachigen Patienten oder Bewohnern von Pflegeeinrichtungen konsultiert; wenn kein Dolmetscher vor Ort ist, wird aushilfsweise auf Personal zurückgegriffen, das die Landessprache spricht. **Hinweis:** Fremdsprachliche Wörterbücher oder Bildwörterbücher, die zentral und für alle Abteilungen zugänglich gelagert werden, oder Internetwörterbücher können unterstützend eingesetzt werden. Vgl. Transkulturalität, Gebärdensprache, Code, sprachlicher.

Dolor: s. Schmerz.

Domäne: (engl.) *domain*; **1.** (allgemein) Bereich, Gebiet; **2.** (pflegetheoretisch) allgemeine Bezeichnung für ein wissenschaftliches Teilgebiet u. a. der Pflegetheorie*; als **Domänenkonzept** wird ein auf einen abgegrenzten Pflegebereich bezogenes Konzept bezeichnet.

Dominanz: (engl.) *dominance*; **1.** (psychologisch) Überlegenheit oder Streben eines Menschen bzw. einer Gruppe nach Überlegenheit gegenüber Partnern oder Gruppen; vgl. Macht. **2.** (genetisch) Überlegenheit eines Gens über das entsprechende Gen auf dem Partnerchromosom (dem homologen Chromosom*); mischerbige Individuen (Heterozygote) verfügen auf den Chromosomen eines Chromosomenpaars über 2 verschiedene Varianten desselben Gens (2 verschiedene Allele). Ein Erbgang wird dann als dominant bezeichnet, wenn die Wirkung eines Allels die des anderen Allels unkenntlich macht. **Beispiel:** Träger der Blutgruppe A können über die Allele AA und A0 verfügen, da das Gen A über das Gen 0 dominiert. Die Blutgruppe 0 kann nur bei der Genkombination 00 entstehen. **3.** (physiologisch) funktionelles Überwiegen eines Organs bei einem Organpaar.

Doppelblindversuch: (engl.) *double-blind trial*; syn. Doppelblindstudie; Versuchsanordnung z. B. in der klinischen und pharmazeutischen Forschung, bei der zur Vermeidung von unbewussten und ungewollten Verfälschungen der Ergebnisse Patient (Proband*) und Arzt nicht wissen, welche der getesteten Substanzen angewendet wird; **Durchführung:** Es werden 2 Gruppen von Patienten gebildet, von denen eine wirksam (z. B. neuer Wirkstoff) und eine lediglich scheinbar (Plazebo-Gruppe) behandelt wird. Weder den Probanden noch dem Arzt ist bekannt, wer welcher Gruppe zugeordnet ist. **Hinweis: 1.** Im Kontext der Pflegeforschung* teilweise umstrittenes Verfahren; Fragestellungen der Pflegewissenschaft sind häufig auf den Plazeboeffekt gerichtet, d. h. die Erklärbarkeit von therapeutischen Effekten auf Patienten ohne naturwissenschaftlichen Wirksamkeitsnachweis des Arzneimittels (s. Plazebo). Aus dem Blickwinkel der Pflegewissenschaft (je nach Forschungsrichtung) ist außerdem die direkte Verallgemeinerbarkeit der Ergebnisse nicht immer vorrangig, da der Mensch als letztlich sich selbst heilendes Individuum (F. Nightingale) von Interesse ist. **2.** Ethische Fragestellungen werden in Einzelfällen berührt, wenn Patienten durch die Randomisierung von wirksamen Behandlungen ausgeschlossen werden. Hier kann der Einsatz von Ethik*-Komitees zur Klärung und Problemlösung führen. Vgl. Fallbericht, Studie, kontrollierte; Studie, randomisierte klinische.

Doppel-Guedel-Tubus: s. Pharyngealtubus.

Doppelmundtubus: s. Pharyngealtubus.

dorsal: (engl.) *dorsal*; zum Rücken gehörig, nach dem Rücken hin liegend, rückseitig; Gegensatz: ventral*.

Dosieraerosol: (engl.) *aerosol inhaler*; Darreichungsform von Arzneimitteln* zur Inhalationstherapie*; **Prinzip:** Im Dosieraerosol werden die Arzneimittel in Treibgas gelöst und zu Nebel zerstäubt (s. Aerosol), sodass sie gut inhaliert werden können. **Anwendung:** z. B. bei Asthma.

Dosierung: (engl.) *dosage*; Mengenangabe eines Arzneimittels*, d. h. Angaben über Dosis* und Einnahmehäufigkeit.

Dosimeter: (engl.) *dosimeter, dosage meter*; Messgerät zur Ermittlung der Strahlendosis bzw. Dosis* pro Zeiteinheit (Dosisleistung) in Luft oder in bestrahlten Objekten; in der medizinischen Radiologie werden v. a. Dosimeter nach dem Prinzip der luftgefüllten Ionisationskammer verwendet, im Strahlenschutz v. a. sog. Individualdosimeter wie z. B. Filmdosimeter, Füllhalterdosimeter, Thermolumineszenzdosimeter (z. B. Fingerringdosimeter zur Ermittlung von Teilkörperdosen an den Händen). Vgl. Strahlenschutz, Dosisgrenzwerte.

Dosis: (engl.) *dose*; **1.** (pharmakologisch) verabreichte Menge eines Arzneimittels*, i. d. R. in Gewichtseinheiten oder Internationalen Einheiten der Wirksubstanz; die Dosis, die im Körper eine Wirkung erzielt, wird als effektive Dosis (Abk. ED) oder **Wirkdosis** (Abk. WD) bezeichnet und hängt von der Konzentration der Substanz am Wirkort ab. Deren Anreicherung ist abhängig von der verabreichten Menge des Arzneimittels bezogen auf das Körpergewicht und von der individuell unterschiedlichen Empfindlichkeit gegenüber dem Wirkstoff. Als effektive Dosis 50 (Abk. ED_{50}) wird diejenige Dosis bezeichnet, bei der innerhalb eines bestimmten Zeitraums bei 50 % der Individuen eine Wirkung eintritt. Die (im Tierversuch ermittelte) **Letaldosis** (Abk. LD) ist diejenige Dosis, bei der innerhalb eines bestimmten Zeitraums der Tod eintritt; wird meist spezifisch als LD_{100}, LD_{50} angegeben. **2.** (radiologisch) Messgröße zur Charakterisierung ionisierender Strahlung hinsichtlich der mit ihr verbundenen physikalischen oder biologischen Strahlenwirkung; vgl. Dosisgrenzwerte.

Dosisgrenzwerte: (engl.) *dose limit values*; für Zwecke des Strahlenschutzes* definierte Grenzwerte der Strahlenexposition durch ionisierende Strahlung* in einem bestimmten Zeitraum; werden als **Äquivalentdosis** (Maß für die biologische Wirkung ionisierender Strahlung) festgelegt und beziehen sich meist auf den Zeitraum eines Jahres; ihre Einhaltung muss durch die Betreiber von Anlagen und Einrichtungen, in denen mit radioaktiven Substanzen umgegangen wird, überwacht werden. Vgl. Dosimeter.

Doublebind: Doppelbotschaft; Ausdruck aus der Kommunikationspsychologie für eine in sozialen Gruppen, insbesondere in Familien, vorkommende Form der Kommunikation*, bei der eine Person gleichzeitig oder kurz nacheinander unterschiedliche, einander widersprechende Botschaften erhält oder erteilt; die Theorie wurde erstmalig von dem Anthropologen G. Bateson formuliert und in der Kommunikationstheorie (P. Watzlawick) und der (Anti-)Psychiatrie (R. Laing) weiterentwickelt. **Beispiel:** Elternteil sagt zum Kind oder Angehöriger zum Patienten: „Nun komm doch mal in meine Arme!" mit unpassendem, ausdruckslosem Gesicht und starrer Körperhaltung. Ein wichtiges belastendes Element von Doublebind liegt in dem unausgesprochenen Kommunikationstabu (Kommunikationsverbot) über die sich widersprechenden Botschaften. **Folge:** Doublebind bewirkt über einen längeren Zeitraum Verwirrung und Resignation gegenüber dem Zusammensein mit anderen sowie sozialen Rückzug. Vgl. Beziehung.

Douglas-Lagerung: syn. Entlastungslagerung*.

DPR: Abk. für **D**eutscher* **P**flege**r**at.

DPV: Abk. für **D**eutscher* **P**flege**v**erband.

DPWV: Abk. für **D**eutscher* **P**aritätischer **W**ohlfahrts**v**erband.

Dragee: (engl.) *coated tablet*; feste Arzneiform* mit zusätzlichen Überzugstoffen (Zucker, Fette, Glasur) zur oralen oder peroralen Anwendung; durch die Umhüllung wird u. a. die Wirkstofffreigabe modifiziert und der Wirkstoff geschützt. Es werden Irritationen vermieden (z. B. der Magenschleimhaut) und die Einnahme und Identifizierung erleichtert. Vgl. Tablette.

Drainage: (engl.) *drainage*; therapeutische Ableitung einer Flüssigkeitsansammlung (Wundsekret, Blut oder Eiter, Galle, Verdauungssaft der Bauchspeicheldrüse, Lymphe); **Anwendung: 1.** vorbeugend zur postoperativen Wund- und Heilungskontrolle, zur Verhinderung von Wundinfektionen sowie zum Ausschluss von Nachblutung, Ergussbildung und Anastomoseninsuffizienz (Nahtundichtigkeit einer Anastomose); **2.** auch zur Spülung von Wundhöhlen (z. B. Abszesse innerhalb der Brust- oder Bauchhöhle) und infizierten Arealen (Nekrosen der Bauchspeicheldrüse). **Maßnahme:** Anlage eines Drains (aus Latex, Silikon oder Gaze) als geschlossenes, halbgeschlossenes oder offenes System mit oder ohne Sog. Vgl. Redon-Saugdrainage, Bülau-Drainage, Perthes-Drainage, Wunddrainage, Heberprinzip.

Dranginkontinenz (ICNP): s. Harninkontinenz.

Drehbett: (engl.) *patient rotation bed*; syn. Rotationsbett; **1.** Spezialbett zur kinetischen Therapie, d. h. gezielten und automatischen Lageveränderung des Körpers durch kontinuierliche Drehung des Patienten um die Längsachse zu beiden Seiten; im Drehbett ist Rotation um 360° möglich; eine Wirkung setzt erst ab 40° ein. **Anwendung:** v. a. in der Intensivmedizin zur gleichmäßigen Durchblutung und Funktionsanregung der inneren Organe, v. a. der Niere, des Darms und der Lunge (somit auch zur Pneumonie-* und Atelektasenprophylaxe und Vermeidung von Lungenversagen). **Prinzip:** Möglichst frühzeitiger, stufenweiser Beginn der kinetischen Therapie mit einer Steigerung des Rotationswinkels innerhalb von 3–4 Stunden auf 62° in Abhängigkeit von der Kreislaufsituation und dem Druck innerhalb des Brustkorbs (intrathorakal); Dauer mindestens 18 Stunden am Tag; stufenweise Verringerung des Drehwinkels zur Entwöhnung. Das sog. Egerton-Stoke-Mandeville-Bett wurde als Drehbett im Hospital in Stoke Mandeville (England) entwickelt. **2.** s. Sandwich-Bett.

Drehdehnlage: (engl.) *rotatory stretching position*; Form der atemunterstützenden Lagerung* bei Erkrankungen der Atemwege, besonders bei chronisch-obstruktiver Bronchitis und Emphysem; **Ziel:** Förderung der Entspannung, Atemerleichterung, Vergrößerung der Atemfläche, Dehnung des Brustkorbs; **Durchführung:** Patient liegt auf der Seite, die nicht gedehnt werden soll, führt den Arm der Gegenseite hinter den Kopf und legt ihn im Nacken ab. Dadurch wird die Wirbelsäule gedreht und die Flanke gedehnt (s. Abb.). Die Deh-

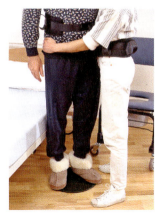

Drehplatte [1]

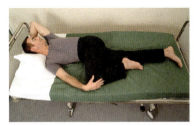

Drehdehnlage [6]

nung kann so weit geführt und so lange beibehalten werden, wie sie als angenehm empfunden wird. Dehnlage evtl. im Wechsel mit anderen atemunterstützenden Lagerungsformen ca. 2-mal täglich für 5–20 Minuten oder so lange anwenden, wie für den Patienten angenehm. **Hinweis:** Bei Erkrankung beider Lungenhälften wird die Dehnlage wechselseitig angewendet. Vgl. V-Lagerung.

Drehen des eigenen Körpers (ICNP): (engl.) *turning of own body*; physische Aktivität i. R. der Selbstpflege*: Bewegen und Wechseln der Position des Körpers von einer Seite zur anderen; Unbeweglichkeit durch Knochenbruch (Fraktur), Lähmung (Schlaganfall, Multiple Sklerose u. a. neurologisch verursachte Muskellähmungen) oder Narkosenachwirkungen können das eigenständige Drehen beeinträchtigen. Zur Vorbeugung von Dekubitus* und zur Erhaltung des Wohlbefindens (vgl. Zufriedenheit) unterstützen oder übernehmen Pflegepersonen das Drehen durch Lagerung*. Vgl. Positionsunterstützung, Kinästhetik.

Drehplatte: Hilfsmittel* zur Positionsveränderung bewegungseingeschränkter Patienten im Stehen (s. Abb.); besteht aus 2 flachen Scheiben (Durchmesser ca. 38 cm) mit rutschsicherer rund-geriffelter Beschichtung, die durch ein Kugellager als Gleitebene verbunden sind. **Anwendung:** Beispiel: Der Pflegebedürftige sitzt auf der Bettkante; das Pflegebett wird in der Höhe so verändert, dass seine Füße Bodenkontakt haben. Die Pflegeperson legt die Drehplatte unter seine Füße und hilft ihm, die Füße leicht gegrätscht auf die Mitte der Drehplatte zu stellen. Der Patient kann sich nun mit Hilfe der Pflegeperson aufrichten und wird in die gewünschte Richtung gedreht. Während der Drehbewegung kann die Pflegeperson einen Fuß mit auf die Drehplatte stellen, um die Drehbewegung zusätzlich zu steuern. **Hinweis:** Bei dieser Drehbewegung sollte der Betroffene noch über eine ausreichende Beinkraft verfügen.

Dreigläserprobe: (engl.) *three-glass urine test*; aufgeteilte (fraktionierte) Harngewinnung zur orientierenden Lokalisation eines pathologischen Prozesses im Harntrakt (Harnröhre, Harnblase, Prostata); **Methode:** Im ersten Glas werden die ersten 15 ml Harn aufgefangen, die Aufschluss über pathologische Prozesse in der Harnröhre geben. Im zweiten Glas wird der folgende Harn, sog. Blasenharn, aufgefangen, der zur Diagnostik der höheren Abschnitte der Harnwege dient (sog. Zweigläserprobe). Bei Verdacht auf eine Infektion der Prostata wird eine dritte Harnportion nach rektaler Massage der Prostata gewonnen (sog. Exprimaturin). Vgl. Harnweginfektion.

Dreikammer-Saugsystem: geschlossenes System zur Ableitung und zum Auffangen von pathogenen Flüssigkeitsansammlungen (Blut, Sekret) und evtl. Luft aus der Pleurahöhle bei Thoraxdrainage (s. Drainage); **Prinzip:** Die Entleerung der Pleurahöhle erfolgt durch einen kontinuierlichen Sog von 10–20 cm Wassersäule. Das Sekret wird über ein in den Pleuraspalt eingelegtes Drainagerohr in einer oder mehreren skalierten Sammelkammern aufgefangen. Unterdruck und Luft gelangen über eine Überleitung in eine mit destilliertem Wasser gefüllte zweite Kammer (Wasserschloss*), die das Eindringen von Außenluft verhindert und das Vakuum im Fall einer Trennung vom aktiven Saugsystem erhält. Das Vakuum wird in die dritte

Kammer, ein mit Wasser gefülltes Manometer, weitergeleitet, an dem der vorhandene Unterdruck im Thorax des Patienten ablesbar ist (entspricht etwa der Summe aus der eingestellten Sogstärke und der Höhe der Wassersäule im Wasserschloss) und über ein Ventil regulierbar ist. Über ein Entlastungsventil kann ein plötzlicher Druckanstieg (z. B bei Husten) ausgeglichen werden. **Hinweis:** Der für das System notwendige Sog kann durch eine Vakuumpumpe, einen Vakuumwandanschluss oder einen Druck-Sogwandler erzeugt werden.

Drei-Punkt-Gang: (engl.) *three-point crutch gait*; syn. Drei-Takt-Gang; Methode zur Anwendung von 2 Gehstützen, bei der das kranke, schwache oder operierte Bein vollständig oder teilentlastet bzw. kontrolliert belastet werden kann; **Prinzip:** Aus der Grundstellung heraus werden die beiden Gehstützen seitlich vor dem Körper platziert, anschließend das gesunde Bein nach vorn gestellt und das betroffene Bein nachgesetzt (s. Abb.). Vgl. Gangschule, Vier-Punkt-Gang, Zwei-Punkt-Gang.

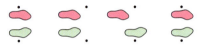

Drei-Punkt-Gang: Koordination von Gehstützen und Füßen; rot: erkranktes Bein; grün: gesundes Bein

Dreiwegehahn: (engl.) *triple valve*; Spezialzubehör zum Infusionsgerät*, das einen Durchfluss von Flüssigkeiten in 3 Richtungen ermöglicht; wird bei Gabe zusätzlicher intravenöser Medikamente (einmalige Gabe) oder zur Verabreichung einer dauerhaften zweiten Infusion* eingesetzt. Über die Stellung des sog. Hahnkükens kann die Durchflussrichtung bestimmt werden. Der nicht benutzte Weg bleibt mit einer Verschlusskappe gesichert. **Hinweis:** Mehrere hintereinanderliegende Dreiwegehähne werden als Hahnbank bezeichnet.

Dreizeugentestament: s. Testament.

DRG: Abk. für **D**iagnosis **R**elated **G**roups; diagnoseorientierte Fallpauschalen* zur Leistungsberechnung im Krankenhaus auf Basis eines internationalen Klassifikationssystems; durchgängiges, leistungsorientiertes und pauschalierendes Vergütungssystem für voll- und teilstationäre Krankenhausleistungen (§ 17 b Krankenhausfinanzierungsgesetz).

Grundlagen

Ausgehend von der bisherigen, rein kostenorientierten Krankenhausfinanzierung und der bis dato fehlenden Transparenz über Kosten- und Leistungsstrukturen in der stationären Versorgung wurde i. R. der Gesundheitsreform 2000 die Einführung eines pauschalierenden Vergütungssystems beschlossen. Die Basis hierfür bildet das international bewährte DRG-System. Die wichtigsten gesetzlichen Grundlagen stellen das Krankenhausfinanzierungsgesetz (Abk. KHG), das Fallpauschalengesetz (Abk. FPG), das erste und zweite Fallpauschalenänderungsgesetz und die Verordnung zum Fallpauschalensystem für Krankenhäuser (Abk. KFPV) dar, wonach per DRG diejenigen Krankenhausleistungen abgegolten werden, die im Einzelfall für eine medizinisch zweckmäßige und ausreichende Versorgung des Patienten notwendig sind.

Das Verfahren wurde zwischen 1964 und 1977 in den USA entwickelt. Die Einführung unter der Bezeichnung HCFA-DRG (Health Care Financing Administration) im Auftrag der staatlichen Seniorenversicherung MEDICARE erfolgte 1983. Die HCFA-DRG und deren Weiterentwicklung bilden die Basis aller weltweiten DRG-Systeme. Die German-DRG (Abk. G-DRG) resultieren aus den Australian Refined Diagnosis Related Groups (Abk. AR-DRG) von 1999, die sukzessive an die deutschen Verhältnisse angepasst wurden. Aus den ursprünglichen 661 AR-DRGs, von denen ca. 100 etwa 70 % des gesamten australischen Leistungsspektrums der Krankenhäuser abdecken, sind im Jahr 2006 912 kalkulierte G-DRGs geworden. Zusätzlich existieren 41 individuell zu vereinbarende DRGs für definierte Krankenhausleistungen, 40 kalkulierte Zusatzentgelte als bundesweite Festbeträge sowie 46 individuell zu vereinbarende Zusatzentgelte (z. B. für Hämodialyse, Hämodiafiltration, Prothetik, Neurochirurgie, spezielle Medikationen, naturheilkundliche und anthroposophisch-medizinische Behandlungen, Versorgung Schwerstbehinderter mit hohem – auch pflegerischem – Aufwand). Die Reform zielt auf Krankenhäuser ab, die nach dem KHG gefördert werden und in den Krankenhausbedarfsplänen der Bundesländer aufgenommen sind. Psychiatrische Einrichtungen, Geriatrien und Rehabilitationseinrichtungen sind auf noch unbestimmte Zeit (Stand November 2006) von diesen Regelungen ausgenommen, obwohl die dort behandelten spezifischen Erkrankungsformen zu großen Teilen bereits in die mögliche Leistungspalette der Fallpauschalenkataloge integriert sind.

Die DRGs sind ein rein medizinisches Patientenklassifikations- und Krankenhausfinanzierungssystem; die abschließende Verantwortung obliegt allein dem ärztlichen Dienst. Eines der Hauptmerkmale in DRG-Systemen ist die Zusammenfassung von Patienten in **Fallgruppen**, deren Krankenhausleistungen und damit verbundene Kosten vergleichbar sind. Zu den maßgeblichen Kriterien der Klassifikation gehören u. a. die Art und Anzahl der Diagnosen, das Alter des Patienten, die Schwere der Erkrankung, das Vorliegen von Komplikationen und/oder Begleiterkrankungen, die Art und Anzahl der durchgeführten Prozeduren und der Entlassungsgrund. Es werden die Behandlungsfälle zusammengefasst, die in Bezug auf die Behandlungskosten möglichst homogen sind.

Bestimmung der DRGs

Die endgültige Definition der DRG erfolgt immer retrospektiv, also erst dann, wenn der Patient die

Klinik verlassen hat. In einem vorgegebenen Verfahren wird der einzelne Behandlungsfall gemäß den Allgemeinen Deutschen Kodierrichtlinien mittels einer zertifizierten Krankenhaussoftware (**Grouper**) einer Fallgruppe zugewiesen. Bei der Zuteilung einer DRG wird zunächst die erste Diagnose (**Hauptdiagnose**) per ICD* der jeweils aktuellen Fassung zugeordnet. Als Hauptdiagnose wird diejenige Diagnose verstanden, die zur stationären Aufnahme geführt hat (unabhängig von der Schwere etwaiger **Nebendiagnosen**). Steht die Hauptdiagnose fest, wird der Patient einer von 25 **Hauptkategorien** (engl. Major Diagnostic Category, Abk. MDC) zugeordnet. Diese MDCs entsprechen im Wesentlichen den wichtigsten (23) Organsystemen, den Pre-MDCs (kostenintensive und aufwendige Ausnahmefälle wie z. B. Langzeitbeatmung, Transplantationen) und den Fehler-DRGs für nicht eingruppierbare, fehlerhaft kodierte oder unzulässige Behandlungsfälle. An der ersten Stelle der DRG-Nomenklatur steht der jeweilige Code (A–Z und 9) des Verzeichnisses der Hauptdiagnosegruppen. Nach Zuordnung der Behandlungsfälle in Hauptdiagnosegruppen werden sie in 3 mögliche Unterkategorien (Abk. Sub-MDC) unterteilt.

Die zweite Stelle der Nomenklatur besteht aus 2 Ziffern, die die durchgeführten therapeutischen Verfahren nach der Internationalen Klassifikation der Prozeduren in der Medizin, dem **Prozedurenschlüssel** (zurzeit OPS 301, Operationenschlüssel nach § 301 SGB V) kategorisieren. Die Positionen 01–39 bezeichnen die operativen Verfahren (Partition O), die Positionen 40–59 die anderen, nicht operativen Verfahren (Partition A) und die Positionen 60–99 die medizinischen Verfahren (Partition M). In der Partition A finden sich die Verfahren, für die gesonderte Räumlichkeiten vorgesehen sind (z. B. Endoskopie, Ultraschall). Endoskopische Operationen gehören als invasive Maßnahmen dagegen zwingend in die Partition O. Die Codes der MDC und der Sub-MDC bilden gemeinsam die Basis-DRG, die die endgültige DRG sein kann oder durch erschwerende Faktoren (Alter, Komplikationen, Co-Morbiditäten) eine höherwertige DRG definiert. Diese Schweregraddefinition steht an letzter Stelle der DRG-Nomenklatur, sie wird mit den Buchstaben A–H und Z kodiert.

Im G-DRG-System wird jede dokumentierte Nebendiagnose nach ihrem Resourcenverbrauch mit Hilfe des Complication and Comorbidity Levels (Abk. CCL) nach einer 4-stufigen Skala gewichtet. Alle CCL werden zu einem Gesamtschweregrad, dem **Patient Clinical Complexity Level** (Abk. PCCL) zusammengefasst. Sie werden zueinander in ein Verhältnis gebracht, um dann durch eine statistische Glättungsformel den Gesamtschweregrad des Behandlungsfalles zu errechnen. Der PCCL besteht aus 5 Gruppen; liegen keine erschwerenden Faktoren (z. B. Nebendiagnose) vor, ergibt sich die PCCL-Einteilung „0", bei schweren Komplikationen oder Begleiterkrankungen kann sich die PCCL-Zuordnung „4" ergeben. Berücksichtigt werden in diesem Bereich u. a. die Aufnahme- und Entlassungsart, das Geburtsgewicht, das Alter, das Geschlecht, die Verweildauer sowie die Anzahl der Beatmungsstunden, der Diagnosen und der durchgeführten Prozeduren. Die mögliche Schweregradausprägung einer DRG ist im Fallpauschalenkatalog vorgegeben; nicht für jede DRG sind sämtliche Schweregrade verfügbar; in den meisten Fällen sind lediglich die Ausprägungen A und B oder Z definiert (A = äußerst schwerwiegend, B = schwer, Z = die Basis-DRG wird nicht weiter unterteilt).

Entgeltberechnung

DRGs dienen nicht ausschließlich der Patientenklassifizierung. Sie sollen in erster Linie die leistungsorientierte Finanzierung der Krankenhäuser durch aufwandbezogene Fallpauschalen vornehmen. Die vorgegebenen Behandlungsfallpauschalen errechnen sich aus 2 Komponenten, der **Basisrate** (Abk. BR, auch Basisfallwert) und dem Relativgewicht. Ausgangsgröße für die krankenhausindividuelle Basisrate sind die durchschnittlichen Kosten eines Behandlungsfalles der jeweiligen Klinik (**Fallwert**). Zwischen der Klinik und den Krankenkassen wird durch Verhandlungen daraus die maßgebliche BR vereinbart. 2005 wurden vom Bundesministerium für Gesundheit und Soziale Sicherung (Abk. BMGS) die BR für die einzelnen Bundesländer vorgegeben, um eine weitere Verzögerung von Budgetabschlüssen zu verhindern, da sich die Verhandlungspartner auf der Landesebene nicht zeitnah auf eigene Werte einigten. Diese vorläufigen Basisraten wurden schließlich durch endgültige Landeswerte ersetzt. In einer Konvergenzphase werden die Differenzen zwischen den endgültigen Landeswerten und den krankenhausindividuellen Basisraten schrittweise abgebaut. Ab 2010 sind diese Werte deckungsgleich, die klinikindividuellen Basisraten haben keine weitere Relevanz; allein die Landeswerte sind verbindlich. Sie werden jährlich neu festgelegt und bilden damit als flexible Größe ein gewisses Regulativ. Bei der Entgeltberechnung für die einzelne Krankenhausleistung (DRG) hat die Basisrate die mathematische Funktion des Multiplikanden.

Das **Relativgewicht** (Abk. RG, auch relatives Kostengewicht) ist die statische Größe der DRG-Kalkulation. Es wird anhand empirischer Daten von derzeit 214 Kalkulationskrankenhäusern durch das DRG-Institut (Institut für das Entgeltwesen im Krankenhaus, Abk. InEK) festgelegt. Für jede einzelne DRG ist im Fallpauschalenkatalog ein fixes Relativgewicht definiert. Dieses Relativgewicht beziffert den Ressourcenverbrauch und damit den ökonomischen Aufwand der einzelnen DRG im Vergleich zu einer Bezugsgröße, die aus den durchschnittlichen Kosten aller DRGs gebildet wird und die Gewichtung von 1,0 aufweist. Aufwendige Krankenhausleistungen sind über diesem Wert angesiedelt (z. B. 7,433), weniger aufwendige Leistungen unterhalb (z. B. 0,417). Das Relativgewicht hat also bei der Entgeltberechnung die mathematische Funktion des Multiplikators. Das Entgelt für die einzelne DRG berechnet sich nach der Formel: **Basisrate × Relativgewicht = Entgelt**. Bei einer beispielhaften BR von EUR 2600 beträgt das Entgelt z. B. für eine vaginale Entbindung ohne komplizierende Diagnose (DRG = O60D, RG = 0,554) EUR 1440,40.

Zur Sicherstellung einer gerechten Vergütung wurde eine **Strukturkomponente** eingeführt, die in Form von Zu- oder Abschlägen auf das Entgelt Anwendung findet. Die Strukturkomponente berücksichtigt u. a. Teilnahme an der Notfallversorgung, Durchführung von Ausbildung, regionale Lohnkostendifferenzen, Investitionsbedarf für Innovationen, Abweichungen von der mittleren Verweildauer (im Fallpauschalenkatalog für jede DRG individuell vorgegeben) und regionale Unterversorgung.

Der **Case-Mix** (Abk. CM) ist die Summe der Relativgewichte aller DRGs einer Klinik, multipliziert mit der jeweiligen Fallanzahl inklusive der Zu- und Abschläge durch Abweichung von der mittleren Verweildauer. Wird dieser CM durch die Gesamtfallanzahl der Klinik dividiert, so errechnet sich damit die **Case-Mix-Index** (Abk. CMI). Der CMI gibt Auskunft über die ökonomische Fallschwere und die durchschnittliche Ressourcenintensität des Krankenhauses.

Einführung der DRGs

Die DRG-Einführung vollzieht sich in Deutschland in mehreren Schritten. Ab dem 1.1.2003 hatten die Krankenhäuser die Möglichkeit, auf freiwilliger Basis am DRG-Vergütungssystem teilzunehmen. Für dieses sog. Optionsjahr hatte der Gesetzgeber als finanzielle Anreize zur Teilnahme für die Optionskliniken den Wegfall der „Nullsummenrunde" beschlossen und bei Abweichungen vom vorgegebenen Budget großzügige Regelungen im Bereich der Erlösdifferenzen vorgesehen; dennoch haben nur ca. 27 % der Krankenhäuser optiert. Ab dem 1.1.2004 war die Teilnahme für alle Kliniken verpflichtend, die nicht durch gesetzliche Vorgaben vom DRG-System ausgenommen waren. Für 2005 erfolgte erstmalig die Festsetzung von Basisraten, deren Grundlage die Budgetvereinbarungen des Jahres 2004 darstellten. In der 5-jährigen Konvergenzphase (2005 bis 2009) werden die krankenhausindividuelle Basisrate und das Erlösbudget des Krankenhauses schrittweise an die landesweit geltende Basisrate und das daraus resultierende DRG-Erlösbudget angeglichen. Um diejenigen Kliniken, deren DRG-Erlösbudgets bedeutend niedriger ausfallen als die bisherigen Budgets (Maximalversorger, Universitätskliniken), wirtschaftlich nicht zu sehr zu gefährden, wurden für notwendige Budgetminderungen Kappungsgrenzen eingeführt, die die Höhe der Reduzierungen begrenzen (2005: 1 %, 2006: 1,5 %, 2007: 2 %, 2008: 2,5 %, 2009: 3 % des Differenzbetrages).

Weitere Entwicklung

Nach dem Ende der Konvergenzphase (2010) wird voraussichtlich der CMI der maßgebliche Faktor für die Ermittlung des individuellen **Krankenhausbudgets** sein. Das Budget wird sich dann ggf. nach folgender Formel berechnen: CMI × BR × Fallzahl = Budget. In Verbindung mit dem Wegfall der Deckelung der Klinikbudgets wäre dann die Chance für eine realistische Marktkalkulation gegeben. Mit der Einführung und Umsetzung der DRGs werden tiefgreifende Veränderungen in der Krankenhauslandschaft eintreten. Die Transparenz wird sich verbessern, dadurch sind Betriebskostenvergleiche (Benchmarking*) zur Beurteilung von Effektivität und Effizienz von Kliniken aussagekräftiger und objektiver; gleichzeitig wird ein wichtiges Instrument zur Qualitätssicherung geschaffen. Wettbewerbsmechanismen und Rationalisierungen werden zu Krankenhausschließungen führen. Innerhalb der Häuser werden sich Strukturen verändern; auch die einzelnen Berufsgruppen werden sich in Bezug auf ihr Tätigkeitsspektrum vom Status Quo abweichend entwickeln. Für die Pflege und das Stationsmanagement ergeben sich viele Chancen für ein modernes Pflegemanagement* mit verbesserten Versorgungsprozessen. Pflege kann zukünftig eine ernst zu nehmende Schlüsselposition einnehmen.

Pflege

Pflegeorganisationskonzepte: Zur pflegekonzeptionellen Begleitung eines fallpauschalierten Entgeltsystems stehen weltweit die Konzepte zur Bezugspflege* im Mittelpunkt der Pflegepraxis. Pflegende sollen beurteilen, ob eine Pflegehandlung für den Menschen durch die Übernahme (z. B. der vollständigen Körperpflege des Patienten nach akutem Schlaganfall), Unterstützung (z. B. Hilfe beim Waschen nach der Bobath*-Methode in der Rehabilitationsphase) oder Anleitung (z. B. Training der selbständigen Körperpflege auch bei eingeschränkter Bewegungsfähigkeit) von Tätigkeiten durch eine Pflegeperson kompensiert werden kann oder muss. Im Anschluss an die Pflegediagnostik (vgl. Pflegediagnosen) wird die Pflegeintervention definiert und die Pflegeleistung fixiert. Eine inhaltliche Definition der notwendigen Pflegeleistung empfiehlt sich als Entscheidungsgrundlage für die interne Budgetverteilung in Absprache mit weiteren Entscheidungsträgern (vgl. Behandlungspfad, klinischer). Auch sollte berücksichtigt werden, welche Ressourcen (internes Budget, Personalkosten) der Pflegedienst bei einer bestimmten DRG benötigt.

Organisation: Die DRG-Einführung führt zu einer Etablierung der Prozessmanagementkonzepte. Unter einem Prozess wird eine generische Kette zwangsläufig aufeinander aufbauender Bearbeitungsschritte verstanden, die einen definierten Beginn und ein definiertes Ende besitzen (z. B. der Krankenhausaufenthalt). Für die fallorientierte Pflegeorganisation bedeutet dies die Einführung fallorientierter Pflegesysteme in der Form des adaptierten Primary Nursing (s. Bezugspflege) als Teilkonzept des Prozessmanagements*. Eine Primary Nurse ist eine Pflegeperson, die mit dem Patienten und dessen Angehörigen komplementär (einander ergänzend) den stationären Aufenthalt von der ärztlichen Diagnose an plant und begleitet (vgl. Case Management, Versorgung, integrierte). Die Pflege erhält so die Möglichkeit, fallbezogen die Verweildauer mit zu beeinflussen. Aufgabe der Primary Nurse ist die Sicherstellung der Kontinuität der Pflege. Abweichend vom ursprünglichen Gedanken des Primary Nursings, nämlich einer stationsbezogenen Pflegeorganisation, setzen sich die Prozessmanagementmodelle durch, bei denen der Bezugsaspekt auf die gesamte Verweildauer in einer Einrichtung (auch bei Stationswechsel des Patienten) bezogen wird. Dies bedeutet, dass die Primary Nurse für eine bestimmte Anzahl von Patienten verantwortlich ist, auch wenn diese Patienten in mehreren Abteilungen behandelt und betreut wurden. Diese Pflegeorganisation kann bis über den Krankenhausaufenthalt hinausgehen (nach dem Expertenstandard „Entlassungsmanagement"; s. Anhang) und trägt dann Züge des Case* Managements. Neuere Erkenntnisse gehen davon aus, dass die Umsetzung des Organisationsprinzips des Primary Nursing i. R. des Prozessmanagements nach einer entsprechenden Ausbildung die Verweildauer der Patienten pflegeassoziiert reduzieren kann. Die Tätigkeit prozessverantwortlicher Pflegefachkräfte (z. B. der Primary Nurse) führt bei einer DRG-Mitcodierung durch Pflegende auf der Grundlage der Pflegetheorien zu positiven Effekten auf der Erlösseite der Kliniken (pflegeassoziierter CMI-Anstieg).

Pflegeleistungserfassungssysteme: Zur Berechnung der notwendigen Pflegeleistungen werden im deutschsprachigen Raum zurzeit die Leistungserfassung* in der Pflege (Abk. LEP) und die Pflegepersonalregelung* (Abk. PPR) ohne Berücksichtigung und Diagnostik der Pflegebedürftigkeit* angewendet. Die PPR bildet für die Kalkulation der DRGs die Grundlage für die Ermittlung des Personalkostenanteils an einer DRG. Für den deutschsprachigen Raum kommt zunehmend die Pflegeklassifikation nach ICNP* zur Anwendung. Eine Integration oder Verknüpfung z. B. im Rahmen des Krankenhausinformationssystems* in das DRG-System hat bisher jedoch nicht stattgefunden. Vgl. Patientenklassifikationssystem.

Autoren: Olaf Scupin, Frank Kühn.

DRK: Abk. für **D**eutsches* **R**otes **K**reuz.

Droge: (engl.) *drug*; **1.** (allgemein) Arzneidroge; ursprünglich Bezeichnung für getrocknete Pflanzen (s. Heilpflanzen) oder Pflanzenteile (Wurzel, Rinde, Blätter, Blüten, Samen, Früchte und Sekrete, z. B. ätherische Öle*), die direkt oder in verschiedenen Zubereitungen als Heilmittel* verwendet, aus denen Tee und Extrakte hergestellt oder die Wirkstoffe isoliert werden; im englischen Sprachraum bezeichnet *drugs* in der Fachsprache generell Arzneimittel*; **2.** (umgangssprachlich) zu Abhängigkeit* führende Pharmaka, die (meist illegalen) Rauschmittel* oder Suchtgifte; diese Bedeutungsverengung in der Umgangssprache muss beachtet werden, da Arzneimittel keinesfalls mit Drogen gleichgesetzt werden dürfen.

Drogenabhängigkeit: (engl.) *drug dependence*; allgemeine Bezeichnung für Abhängigkeit* von Suchtmitteln (vgl. Rauschmittel*), die auf das Zentralnervensystem wirken; als Vorstufe der Abhängigkeit wird der **Drogenmissbrauch** (ICNP) angesehen, der mit illegalem bzw. gesundheitsschädlichem Gebrauch einhergeht.

Drogenhilfe: (engl.) *counselling for addicts*; Einrichtung, die Hilfe bei der Suche nach einem Weg aus der Drogensucht (s. Abhängigkeit) anbietet; **Ziel:** Orientierung zu einer selbständigen Lebensführung; **Aufgabe: 1.** Hilfestellung zur Bewältigung des Alltags, z. B. Organisation von Therapieplätzen für den Entzug oder von Betreutem* Wohnen für Menschen, die an einer Substitutionstherapie mit Methadon teilnehmen; **2.** psychosoziale Betreuung für Abhängige und deren Angehörige; **3.** Einrichtung von sog. Fixerstuben. **Hinweis:** Drogenhilfe wird in den Städten z. B. von Vereinen und caritativen Trägern angeboten.

Drogennotfall: (engl.) *drug emergency*; lebensbedrohlicher Zustand, der durch eine Überdosierung von Drogen ausgelöst wird; **Kennzeichen:** Bewusstlosigkeit, Atem- und/oder Herzstillstand; Opiate, Benzodiazepine, Barbiturate und Alkohol wirken (besonders bei gleichzeitigem Konsum) dämpfend auf das Atemzentrum und können zu einer lebensbedrohlichen Einschränkung der Atmung führen. **Maßnahme:** sofortige Reanimation* sowie Gabe von Naloxon (Opiatantagonist), wenn der Verdacht auf eine **Opiatvergiftung** besteht; Naloxon verdrängt Opiate von den Rezeptoren und hebt so die Atemlähmung auf. Naloxon kann intravenös, intramuskulär und subkutan injiziert werden; der Wirkungseintritt bei intramuskulärer und subkutaner Gabe erfolgt etwas verzögert, jedoch immer noch ausreichend schnell. Da Naloxon keine intrinsische Aktivität, d. h. selbst keine Wirkung auf den Organismus hat, ist die Anwendung risikoarm; Nebenwirkungen (z. B. Überempfindlichkeitsreaktionen) treten sehr selten auf. Wird Naloxon bei einem Atemstillstand gegeben, der nicht durch Opiate verursacht ist, hat es weder positive noch negative Folgen. Um das Auftreten von Entzugserscheinungen zu verhindern, sollte zuerst eine kleine Dosis (0,5 ml) langsam injiziert werden, bei unzureichender Wirkung können nach ca. 3 Minuten weitere 0,5 ml gegeben werden.

Druckgeschwür: s. Dekubitus.

Druckmanschette: (engl.) *pressure cuff*; aufblasbare Gummimanschette zur indirekten Blutdruckmessung* nach Riva-Rocci (Abk. RR); diese ist mit einem Manometer verbunden und wird um den

Oberarm gelegt und aufgepumpt, bis der Puls an der Arteria radialis nicht mehr tastbar ist.

Drucktransfusion: (engl.) *pressure transfusion*; Schnelltransfusion, bei der z. B. mit Hilfe einer Druckmanschette oder eines Druckinfusomaten in der Blutkonserve ein Überdruck erzeugt wird; **Hinweis:** Bei einer zu hohen Transfusionsgeschwindigkeit kann es zur Kreislaufüberbelastung kommen. Folge kann eine Wasseransammlung in der Lunge (Lungenödem) sein. Vgl. Bluttransfusion.

Druckverband: s. Kompressionsverband.

Drücken (ICNP): (engl.) *pressing*; Ausüben von Druck unter Verwendung der Finger und Hände; beeinträchtigend wirken sich Lähmungserscheinungen (z. B. Schlaganfall), Verletzungen (z. B. Sport-, Arbeitsunfall), Gefühllosigkeit oder Fehlempfindungen nach Nervenschädigungen an den Händen (Operation, Erfrierung, Polyneuropathie), Orientierungsschwierigkeiten, mangelnde Koordinationsfähigkeit (z. B. nach Narkose) oder allgemeine Schwäche aus. Drücken zählt zu den Aktivitäten, die erst bei Beeinträchtigungen als komplexe Handlung wahrgenommen werden (s. Selbstpflege). **Pflegeprozess:** Der kurzfristige Verlust der funktionalen Fähigkeit zu drücken (z. B. Hände, Türklinken u. a. Gegenstände) wird durch angemessene Erklärung kompensiert und meist als nicht problematisch empfunden. Ist der Verlust durch andauernde Schädigung nicht rückgängig zu machen (irreversibel), müssen Ersatzbewegungen (durch Ergotherapie*, Physiotherapie*), Hilfsmittel (z. B. elektrische Türöffner) und Strategien (Hilfe organisieren) gemeinsam mit dem Betroffenen erlernt oder koordiniert werden. **Hinweis:** Etwas nicht wegdrücken (schieben) zu können, z. B. einen Nachtschrank im Krankenzimmer, führt zur Einschränkung von Autonomie* und wird unterschiedlich, aber immer konflikthaft von in Abhängigkeit geratenen Menschen erlebt.

Dualismus: (engl.) *dualism*; **1.** (philosophisch) Lehre, die 2 voneinander unabhängige, meist gegensätzliche Prinzipien annimmt, im Unterschied zum Monismus; von R. Descartes (1637) aufgegriffener Begriff, der damit die Getrenntheit von Körper und Geist beschreibt. Dualismus leitete eine Trennung der Wissenschaft von der kirchlich vorgeschriebenen „monistischen" Sicht ein (sog. Kartesianismus), die sich bis heute auf das durch die Wissenschaft geprägte Menschenbild* auswirkt. Heute erweist sich diese starre Trennung als hinderlich in der sog. ganzheitlichen Betrachtung des Menschen (s. Ganzheitlichkeit). **2.** (physikalisch) experimentell nachweisbare Eigenschaft von Wellen, auch als (Materie-)Teilchen aufzutreten (z. B. Licht), und umgekehrt von Materie, auch Welleneigenschaften zu zeigen (z. B. Elektronen); dieser Welle-Teilchen-Dualismus führte zur Quantenmechanik (A. Einstein nannte diese „Teilchen" Lichtquanten; werden auch als Photonen bezeichnet), nach der im atomaren Bereich die gleichzeitige genaue Messung von physikalischen Größen wie Ort und Impuls unmöglich ist, weshalb nur noch statistische Aussagen gemacht werden können, z. B. zur Aufenthaltswahrscheinlichkeit von Elementarteilchen. Praktisch hieß dies, dass die Vorstellung, Materie sei unverwechselbar fest in ihren Atomstrukturen nachweisbar, fallen gelassen werden musste. Dieser Umdenkprozess ist bis heute noch nicht abgeschlossen. **Bedeutung:** Die Quantenmechanik hat die gesamte Wissenschaft seit ihrer Entwicklung in den 20er Jahren des 20. Jahrhunderts umgewälzt. Wesentliche Erkenntnisse in der physiologischen, medizinischen und auch pflegewissenschaftlichen Forschung konnten durch veränderte, messbare Bewertungen der Eigenschaften von Atomen, die schließlich Grundbausteine der Zellen sind, gewonnen werden; z. B. die Verarbeitung von Umweltinformationen im Gehirn mit der sog. Quantenelektrodynamik (R. Feynman, 1965, 1985) oder die theoretische Einschätzung von spürbaren, aber bislang nicht messbaren Phänomenen als „Wellen" im Energiefeld (M. Rogers, 1970; s. Energiefeldtheorie). Z. B. werden Veränderungen im Befinden (körperlich und Bewusstseinsveränderungen) durch therapeutische Berührung* auf Zustandsänderungen im Feld zurückgeführt. Die Quantentheorie beeinflusste pflegetheoretische Modelle, die sich mit dem Problemkreis Geist/Energie/Materie befassen (u. a. M. Newmann, 2002; M. Madrid, 1990; E. A. Barrett, 1992; J. Watson, 1990). Inwiefern Hirnstrukturen als ultraschwache biomagnetische Felder organisiert sind, wird mit sog. SQUIDs (Abk. für engl. superconducting quantum interference devices, supraleitende Quanteninterferenzeinheiten) mit Hilfe der Magnetenzephalographie* (Abk. MEG) untersucht (C. Pantev, 2005). Moderne Techniken wie die Herstellung von Computerchips basieren ebenfalls auf den Erkenntnissen, dass sich Materie und Energie dualistisch verhalten.

Du-Botschaft: (engl.) *You message*; Mitteilung, bei der eine Aussage über eine andere Person getroffen wird, die urteilend, verurteilend, be- oder entwertend sein kann oder wertfrei oder positiv die eigene Reflexion über den Gesprächspartner zum Ausdruck bringen kann; der Sender einer Du-Botschaft sagt nichts über sich selbst aus, sondern macht eine Aussage über den anderen. **Vorteil:** Im Kontext des aktiven Zuhörens* können durch Du-Botschaften unausgesprochene Empfindungen des Gesprächspartners formuliert werden. So kann z. B. die Vermutung, der Gesprächspartner fühle sich nicht wertgeschätzt, ausgesprochen werden („du fühlst dich in deiner Arbeit nicht ausreichend geschätzt") und, falls die Einschätzung zutrifft, offen besprochen werden. **Nachteil:** Die Du-Botschaft kann einem Angriff entsprechen (oft in Zusammenhang mit abschätzigen Bemerkungen) und ein Gefälle zwischen Sender und Empfänger (s. Kommunikation) herstellen, das entweder vom Empfänger akzeptiert wird oder ihn dazu bringt, dem Angriff entgegenzutreten. Beide Reaktionen sind ungeeignet, um eine gleichberechtigte Auseinandersetzung zu führen und sich zu begegnen. Daher wird empfohlen, Rückmeldungen über das Verhalten von anderen (Feedback) als sog. Ich*-Botschaft zu formulieren (statt „du kümmerst dich nie um mich!" besser „ich wünsche mir mehr Zeit von dir"). **Hinweis:** Auch Komplimente sind Du-Botschaften, können aber als versteckte Kritik oder Ironie aufgefasst werden, wenn beim Komplimentgeber keine ehrliche Absicht vermutet oder die Auffassung nicht geteilt wird. Beispiel: Äußert eine Pflegeperson gegenüber einer alten Dame, die gesundheitlich angeschlagen war und jetzt wieder gesund ist, „Sie sehen heute aber gut aus", kann dies missverstanden werden, wenn die Bemerkung in den Zusammenhang vergangener jugendlicher Schönheit gestellt wird und von der Frau (die vielleicht noch morgens in den Spiegel geschaut hat und sich gar nicht mehr schön findet) als Ironie verstanden wird. Vgl. Kommunikationssperre, Gesprächsführung, Beziehung.

Dünndarm: s. Verdauungstrakt.

Dumping-Syndrom: (engl.) *dumping syndrome*; Kombination verschiedener, den Magen und Darm betreffenden (gastrointestinalen) Beschwerden mit Störung der Kreislauffunktion und Hauterscheinungen als häufige Spätfolge nach Magenoperationen, bei denen die Funktion des Pylorus (Magenpförtner, Magenausgang) gestört wurde und es zu einer Sturzentleerung von flüssiger und fester Nahrung in den Dünndarm kommt; **Vorkommen:** meist nach einer Magenteilresektion nach Billroth I (Entfernen von $2/3$ des Magens und direkte Verbindung des Magenrestes mit dem Zwölffingerdarm) bei 5–10 % und nach Billroth II (ebenfalls Entfernen von $2/3$ des Magens, aber Verbindung des Magenrestes mit einer Jejunumschlinge und blinder Verschluss des Zwölffingerdarmendes) bei 5–15 % der Operierten; **Kennzeichen:** Symptome treten v. a. im Zusammenhang mit der Nahrungsaufnahme (insbesondere von Milch und Kohlenhydraten) auf und werden wie folgt eingeteilt: **1. Frühsyndrom:** sofort bis 15 Minuten nach Nahrungsaufnahme Auftreten von Blässe, Schweiß, Druckgefühl im Oberbauch, Schluckauf, Übelkeit, Erbrechen, evtl. Kreislaufkollaps; die Ursache liegt in der zu schnellen Füllung des Dünndarms mit hyperosmolarem (s. Osmolarität) Darminhalt. Dadurch wird ein Flüssigkeitseinstrom aus dem Plasma in das Darmlumen ausgelöst (Abnahme des Plasmavolumens bis zu 30 %, Hypovolämie). **2. Spätsyndrom:** 1–4 Stunden nach den Mahlzeiten auftretende Symptome wie bei Frühsyndrom, zusätzlich mit Heißhunger, Schwächegefühl und Schweißausbruch bis zur Bewusstlosigkeit; die Ursache liegt in der raschen Resorption großer Mengen von Kohlenhydraten, die zu einer vermehrten Insulinfreisetzung und somit zur Unterzuckerung (Hypoglykämie) führen. **Maßnahme: 1.** häufige kleine Mahlzeiten; **2.** Verzicht auf reichliches Trinken während der Mahlzeit; **3.** keine einmalige Zufuhr großer Zuckermengen; **4.** Zurückhaltung bei Milchprodukten; **5.** Vollkornprodukte wegen der langsameren Resorption bevorzugen.

durchblutungsfördernde Mittel: (engl.) *circulation-promoting agents*; Arzneimittel*, die zur Behandlung von Durchblutungsstörungen verwendet werden; **Beispiel:** u. a. gefäßerweiternde Mittel (s. Vasodilatatoren), Thrombozytenaggregationshemmer, Antikoagulanzien*; **Hinweis:** Der therapeutische Einsatz ist umstritten.

Durchfall: s. Diarrhö.

Durchführungsverantwortung: Verantwortung der tätig werdenden Pflegekraft für die rein technisch korrekte Durchführung einer angeordneten Maßnahme; vgl. Übernahmeverantwortung.

Durchführungsverordnung: (engl.) *implementing ordinance, regulating ordinance*; Abk. DVO, DV; allgemeingültige Rechtsverordnung, in der die Einzelheiten der jeweiligen Durchführung eines Gesetzes geregelt sind, z. B. Arbeitsstättenverordnung und Bundespflegesatzverordnung*.

Durchgangssyndrom: syn. Verwirrtheit*, akute.

Durchliegen: s. Dekubitus.

Durchschlafstörung: s. Schlaflosigkeit.

Durst (ICNP): (engl.) *thirst*; Bedürfnis, Wasser oder eine andere Flüssigkeit zu trinken, ausgelöst durch Reizung von Osmosensoren in einer Region des Zwischenhirns (Hypothalamus) bei Zunahme der Salzkonzentration im Blutplasma und/oder durch Volumensensoren in herznahen Gefäßen, Vorhöfen und Nieren bei Blutvolumenmangel; nicht gestillter Durst führt zu einer erheblichen Beeinträchtigung des Allgemeinbefindens. Durst kann individuell unterschiedlich ausgeprägt auftreten und entspricht nicht immer dem realen Flüssigkeitsbedarf: **1.** mangelndes oder kein Durstgefühl (Adipsie): häufige Alterserscheinung, vorwiegend bei Frauen; **2.** gesteigertes Durstgefühl (Polydipsie): v. a. bei endokrinen Erkrankungen, z. B. Diabetes mellitus, hormonal bedingte Steigerung der Harnausscheidung auf 4–10 l/d (Diabetes insipidus), Überfunktion der Schilddrüse (Hyperthyreose), Überfunktion der Nebenschilddrüsen (Hyperparathyroidismus), Calciumüberschuss im Blutserum (Hyperkalzämie), übermäßige Aldosteronausschüttung (Hyperaldosteronismus; Aldosteron ist ein Hormon der Nebennierenrinde zur Regulierung des Salz- und Wasserhaushalts*), und bei Wasserverlust, z. B. durch Erbrechen, Diarrhö*, gesteigerter Schweißsekretion (Hyperhidrose), nach starkem Blutverlust oder Verbrennung. **Pflege:** I. R. der Selbstpflege* und der kompensierenden Pflege auf ausreichende Trinkmenge* achten. **Hinweis: 1.** Kommunikationsbehinderte Menschen (z. B. intubierte, verwirrte oder stumme Menschen) und auch Säuglinge und Kleinkinder können nicht immer hinreichend auf ihren Durst aufmerksam machen. Daher Trinkmenge im Pflegeprozess individuell abstimmen, dokumentieren bzw. durch Anwendung von Standards gewährleisten. Das Ausweichen auf Infusionen* zur Behebung des Durstgefühls kann wegen der zusätzlichen Infektionsgefährdung nur im Ausnahmefall (z. B. bei nicht korrigierbaren Schluckstörungen) erwogen werden. **2.** Ob sterbende Patienten (z. B. Demenzkranke) in der letzten Lebensphase noch ein Durstempfinden haben und bei Nichtzuführung von Flüssigkeit leiden, wird in der Rechtsprechung kontrovers diskutiert. Hinweise aus der Pflegewissenschaft, dass eine künstliche Zufuhr von Flüssigkeit in der letzten Lebensphase bei vielen Patienten, die nicht mehr trinken wollen, den Sterbeprozess eher quälend verlängert und stattdessen auf eine hinreichende Befeuchtung von Zunge und Lippen geachtet werden sollte, werden in diese Diskussion bisher kaum einbezogen. Vgl. Trinktraining, Trinkhilfe, Dehydratation, hypertone; Dehydratation, hypotone; Dehydratation, isotone.

Duschbad: (engl.) *shower*; syn. Brausebad; Benetzung des Körpers mit Wasserregen von oben (mittels Duschkopf oder Brause); **Anwendung:** zur Körperreinigung, Infektionsprophylaxe, Erhaltung einer intakten Haut, Stimulierung der Hautdurchblutung und als Beitrag zum allgemeinen Wohlbefinden und der Entspannung; ein Duschbad wird vom Patienten oft als angenehmer und erfrischender empfunden als eine Ganzkörperwaschung*. **Durchführung:** in einer Duschwanne, einem Duschbecken oder einer gefliesten, nicht ummauerten Fläche mit schräg abgesenktem Bodenablauf (in diese können auch nicht gehfähige Patienten mit einem Dusch- oder Toilettenstuhl gefahren werden); Sitzgelegenheiten (Duschhocker* oder Duschsitz*) und Haltegriffe erhöhen die Sicherheit. Viele Duschköpfe besitzen individuell wählbare Massagefunktionen. **Hinweis:** Blutdruck- und Pulskontrolle vor dem Duschbad bei kreislaufinstabilen Patienten; diese nicht unbeaufsichtigt lassen; stets Klingel in Reichweite. Vgl. Bad.

Duschhocker: (engl.) *shower stool*; 4-beiniger Hocker, evtl. mit nur einer ringförmigen, nach vorn geöffneten Sitzfläche, auf den sich Patienten zum Duschen setzen können; die Füße sind mit rutschfesten Gummikappen versehen.

Duschsitz: (engl.) *shower seat*; **1.** an der Wand der Dusche befestigter Klappsitz, auf den sich Patienten beim Duschen setzen können (s. Abb.); **2.** freistehender Stuhl mit Rückenlehne zum Einsatz beim Duschen.

DV: Abk. für **D**urchführungs**v**erordnung*.

DVET Fachverband Stoma und Inkontinenz: Berufsverband für Pflegefachkräfte mit einer Qualifikation für Stoma, Inkontinenz, Wundversorgung und Ernährung; 1979 als Deutsche Vereinigung der Enterostomatherapeuten (Abk. DVET) gegründet mit Sitz in Goslar; **Aufgaben und Ziele: 1.** berufspolitische Vertretung der Mitglieder und Förderung der spezifischen Fachbereiche Stoma, Inkontinenz und Wunde in der Pflege; **2.** Förderung

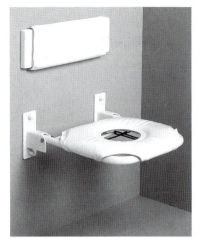

Duschsitz [10]

der Aus-, Fort- und Weiterbildung der Pflegefachkräfte; **3.** Qualitätssicherung in der Pflege; **4.** Patientenedukation. Der DVET gibt die Fachzeitschrift „MagSi Magazin Stoma + Inkontinenz + Wunde" heraus.

DVO: Abk. für **D**urchführungs**v**er**o**rdnung*.

Dysarthrie: (engl.) *dysarthria*; Sprechstörung infolge einer Störung der an der Sprechmotorik beteiligten neuromuskulären Strukturen, die sich durch Störungen der Artikulation, vermehrte Sprechanstrengung sowie Veränderungen der Lautstärke und Sprechgeschwindigkeit äußert; vgl. Aphasie.

Dysfunktion: (engl.) *malfunction*; gestörte, unphysiologische Funktionsfähigkeit, z. B. eines Organs.

Dysfunktion, minimale zerebrale: (engl.) *minimal cerebral dysfunction*; Bezeichnung für geringfügige Funktionsstörungen des Nervensystems im Kleinkindes- und Kindesalter mit Störungen der Feinmotorik, Teilleistungsschwächen (z. B. Sprachentwicklungsverzögerung, Rechenschwäche) und Symptomen von ADHS*.

Dysgraphie (ICNP): (engl.) *dysgraphia*; gestörtes Schreiben, bei dem Wörter und Sätze nicht in Schriftform ausgedrückt werden können; Dysgraphie liegt vor, wenn eine an sich bestehende Schreibfähigkeit gestört ist. Der vollständige Verlust der Schreibfähigkeit wird als **Agraphie** bezeichnet. Dysgraphie tritt häufig (jedoch nicht zwingend) in Kombination mit anderen herdbedingten Hirnleistungsstörungen auf, insbesondere mit Aphasie*. **Ursachen:** neurologische Grunderkrankungen, z. B. Schlaganfall, Parkinson-Krankheit, Multiple Sklerose, Schädelhirntrauma; **Maßnahme:** enge Zusammenarbeit und Absprache der Maßnahmen (z. B. Schreibtraining) mit Logopäden. Vgl. Lese-Rechtschreib-Störung, Analphabetismus.

Dyslalie (ICNP): (engl.) *dyslalia*; veraltet Stammeln; Artikulationsstörung, die v. a. im Kindesalter infolge einer Störung des Lauterwerbs oder Lautgebrauchs auftritt und bei der Laute und Lautverbindungen durch andere Phänomene ersetzt oder verändert werden; **Ursachen:** z. B. psychische Faktoren, Hörstörung, zentrale Sprachstörung, verzögerte Sprachentwicklung*. Vgl. Logopädie, Stottern.

Dyslexie (ICNP): (engl.) *dyslexia*; gestörte Lesefähigkeit (nicht notwendigerweise Leseunvermögen), bei der geschriebene Buchstaben und Wörter verkehrt wahrgenommen werden und Buchstabenfolgen in geschriebenen Wörtern schlecht unterschieden werden können; zusätzlich bestehen Schwierigkeiten im Unterscheiden von rechts und links. **Ursachen: 1.** Die WHO benutzt den Begriff Dyslexie synonym mit Lese*-Rechtschreib-Störung und beschreibt damit eine Teilleistungsschwäche von Wahrnehmung, Motorik und/oder sensorischer Integration, die durch eine Entwicklungsstörung von Teilfunktionen des Zentralnervensystems entstanden ist. Die Entwicklungsstörung kann anlagebedingt sein und/oder durch äußere, störende Einflüsse entstanden sein. **2.** Dyslexie wird im deutschen Sprachgebrauch auch als leichtere Form der Alexie* durch eine umschriebene Hirnstörung gesehen. **Hinweis:** Dyslexie wird von der erworbenen Alexie abgegrenzt. Sie ist keine Schwäche der Intelligenz*. Vgl. Aphasie, Analphabetismus.

Dyspareunie (ICNP): (engl.) *dyspareunia*; Schmerzen beim Geschlechtsverkehr* (bei Frauen und Männern) im Bereich von Sexualorganen und kleinem Becken; **Vorkommen:** v. a. bei Frauen, geschätzte Häufigkeit: 8–23 %; **Ursachen: 1.** physische Ursachen: z. B. Trockenheit der Vagina durch hormonale Veränderungen, Narben, Entzündungen, genitale Verstümmelung; **2.** psychische Ursachen: z. B. unbewusste Ablehnung des Sexualpartners, Angst nach einem als unangenehm empfundenen sexuellen Erlebnis, Angst vor Schwangerschaft, Kontakt- und Bindungsangst, Erwartungsangst bei sexuell Unerfahrenen. Im Bereich der Sexualität* ist durch die enge Wechselwirkung der Einflussfaktoren häufig eine eindeutige Zuordnung der Ursache (physisch oder psychisch) nicht möglich. **Maßnahme: 1.** Aufklärung (z. B. über Gleitmittel, Sexualpraktiken), Beratung, ggf. Vermittlung und Überweisung an geschulte Sexualtherapeuten; **2.** operative Korrektur von Narben bzw. Therapie der zugrunde liegenden organischen Erkrankung.

Dyspepsie, funktionelle (ICNP): (engl.) *dyspepsia*; syn. nichtulzeröse Dyspepsie; sog. Reizmagen; funktionelle Oberbauchbeschwerden, die ohne direkte organische Ursache nach dem Essen auftreten; **Häufigkeit:** zeitweiliges Auftreten bei ca. einem Drittel der Bevölkerung; **Ursachen:** nicht eindeutig geklärt, evtl. Übersäuerung des Magens (Hyperazidität), Speisenunverträglichkeit, Helicobacter-pylori-Infektion, psychische Störungen, Störungen der Organbewegungen (Motilitätsstörungen) oder gestörte viszerale (die Eingeweide betreffende) Sensibilität; **Kennzeichen:** Völle-, Druck- und vorzeitiges Sättigungsgefühl, Blähungen, Sodbrennen, epigastrische (die Magengrube betreffende) Schmerzen, Übelkeit, selten Erbrechen; **Maßnahme:** medizinisch-diagnostische Abklärung und Therapie, Ausschluss schwerwiegender organischer Erkrankungen wie Geschwüre (Ulzera), Tumoren, Speiseröhrenentzündung durch Rückfluss von Speisebrei aus dem Magen in die Speiseröhre (Refluxösophagitis), Gallensteinkrankheit (Cholelithiasis); **Pflege: 1.** Leberwickel (s. Wickel). **2.** Klären der Speisenverträglichkeit zur Verminderung der Symptomatik; **3.** Flüssigkeitsbilanzierung* und Ausgleich des Wasser- und Elektrolythaushalts bei Erbrechen* oder Diarrhö*.

Dysphagie: s. Schluckstörung.

Dysphasie (ICNP): (engl.) *dysphasia*; **1.** Sprachstörung nach abgeschlossener Sprachentwicklung bei umschriebenen Störungen des Zentralnervensystems (z. B. Tumor, Blutung); Dysphasie schließt nicht notwendigerweise Dysgraphie* mit ein. **2.** Beeinträchtigung der normalen Sprachentwicklung, die als Rückstand gegenüber der Altersnorm oder als strukturell inhaltliche Störung aufgefasst wird und sich z. B. als Stammeln (Dyslalie*), Störungen bei der Anwendung grammatischer Regeln (Dysgrammatismus), Sprachstörung, Sprachverständnisstörung (rezeptive Störung) und durch Wortschatzdefizite manifestieren kann; **Ursachen:** Hör- oder Sehstörungen, Anomalien des Sprechapparats, frühkindliche Hirnschäden, hirnlokale Syndrome, auditive Differenzierungsschwäche, allgemeine Entwicklungsverzögerung, familiäre Bedingungen oder genetische Faktoren; **Maßnahme:** möglichst frühzeitig logopädisch und sprachheilpädagogisch unter Berücksichtigung der jeweiligen Ursachen; ein mögliches Verfahren ist das sog. corrective feedback als positives Sprachmodellverhalten, bei dem vom Kind fehlerhaft gesprochene Sätze oder Wörter fehlerfrei wiederholt werden, ohne die Fehler zu benennen. **Pflege:** In Absprache mit Logopäden bestimmte Regeln im sprachlichen Umgang mit den Kindern einhalten. **Hinweis:** Sprachstörungen sind nicht automatisch gleichzusetzen mit Intelligenzschwäche. **3.** leichtere Form der Aphasie*; **Pflege: 1.** sprachlicher Umgang in Absprache mit Logopäden; **2.** vermehrt auf nonverbale Kommunikation* umstellen, die möglichst den Inhalt, den die betroffene Person vermitteln möchte, angemessen ist, da nicht alle Hirnregionen gleichermaßen betroffen sind; das gilt insbesondere für Menschen mit Hirnabbauprozessen (z. B. Alzheimer-Krankheit). **Hinweis:** Es gibt keine eindeutige Regelung zur Bedeutung dieses Begriffs. Im englischen Sprachraum wird er eher als Begriff für die Entwicklungsstörung genutzt, im deutschen Sprachraum für die leichtere Form der Aphasie.

Dysphemie: s. Stottern.

Dysphonie

Dysphonie: (engl.) *dysphonia*; Stimmstörung infolge einer Störung der Stimm- und Lautbildung (Phonation) mit Veränderung des Stimmklangs und Einschränkung der Stimmleistung; **Ursachen:** z. B. Erkältung, Erkrankungen des Kehlkopfs (z. B. Laryngitis), Tumoren, Schilddrüsenunterfunktion, Zustand nach endotrachealer Intubation* oder funktional (ohne organische Veränderung); **Kennzeichen:** Heiserkeit, belegte, klanglose oder raue Stimme, evtl. Stimmlosigkeit (Aphonie*); **Maßnahme:** Stimmruhe, Arzneimittel, Operation bzw. mikrochirurgischer Eingriff sowie logopädische Therapie; Huflattichtee trinken.

Dyspnoe: (engl.) *dyspnea*; subjektiv unangenehme (erschwerte) Atemtätigkeit, z. B. Anstrengung (Erschöpfung), Kurzatmigkeit oder Atemnot*; i. d. R. mit sichtbar verstärkter Atemarbeit, z. B. Einsatz der Atemhilfsmuskeln*, beschleunigte (Tachypnoe*) oder vertiefte Atmung (Hyperpnoe), Orthopnoe*; vgl. Atmungstypen; **Ursachen:** Ateminsuffizienz unterschiedlicher Genese, z. B. **1.** pulmonal infolge Gasaustausch- und Ventilationsstörungen (s. Gasaustausch); **2.** tracheal/laryngeal, z. B. Krupp, Einengung der oberen Atemwege durch Tumor, Fremdkörper u. a.; **3.** kardial, v. a. infolge Herzinsuffizienz; **4.** metabolisch, z. B. als Kussmaul*-Atmung; **5.** zerebral, z. B. bei Beeinträchtigung des Atemzentrums; **6.** muskulär, z. B. bei Autoimmunkrankheit mit Störung der neuromuskulären Reizübertragung (Myasthenia gravis pseudoparalytica) mit Befall der Atemmuskulatur. **Maßnahme:** je nach Ursache; ggf. symptomatisch (Sauerstoffgabe*, Beatmung*). Vgl. Atmung.

Dysreflexie, autonome (ICNP): (engl.) *dysreflexia*; lebensbedrohliche Überreaktion auf die Harnblase (vesikale) oder den Darm betreffende (rektale) Reizungen bei Patienten mit Rückenmarkverletzung auf Höhe des 6. Brustwirbelkörpers (Th6) oder darüber; bei einer Schädigung des Rückenmarks oberhalb Th6 ist u. a. die zentrale Regulation des Blutdrucks unterhalb der Verletzung (Läsion) gestört. Reize (Schmerzreiz, volle Blase, voller Darm) unterhalb der Läsion bewirken eine reflexartige Verengung der Blutgefäße und damit eine Erhöhung des Blutdrucks. Zentrale Signale, die die Gefäßweite regulieren, können die Rückenmarkverletzung nicht passieren, sodass die Blutdruckerhöhung unterhalb der Läsion weiter besteht, während es oberhalb der Läsion zur Erweiterung der Blutgefäße und Verlangsamung des Herzschlags kommt. **Ursachen: 1.** Harnblase: Überdehnung, Infektion, Spasmen, Steine, Katheterismus, Spülungen; **2.** Darmbereich: Blähungen, Überdehnung, digitale Stimulation, Einführen von Suppositorien, Einläufe; **3.** Hautbereich: Waschen im Genitalbereich, Verbrennungen, Erfrierungen, Druckwunden, eingewachsene Zehennägel; **4.** bei Frauen Menstruationskrämpfe, Schwangerschaft, Wehen und Geburt; **Kennzeichen:** hoher Blutdruck, verminderte Herzfrequenz (<60/min), Übelkeit; oberhalb der Läsion kommt es aufgrund der Blutgefäßerweiterung zu klopfendem Kopfschmerz, rotem Gesicht, rotfleckiger Haut, verstopfter Nase und kaltem Schweiß; unterhalb der Läsion kommt es zu Gänsehaut und kalter, klammer Haut. **Hinweis:** Der normale Blutdruck eines Querschnittgelähmten kann deutlich niedriger sein als bei Gesunden (z. B. 90/60 mmHg). Daher können 120/80 mmHg bereits eine Erhöhung darstellen. Auch dramatische Anstiege mit anschließend extrem niedrigem Blutdruck sind möglich. **Komplikationen:** u. a. Krampf- und Schlaganfälle; **Maßnahme:** sofortige Blutdrucksenkung und Beendigung bzw. Behebung der Ursachen; **Akutmaßnahmen:** in Sitzposition bringen, den Kopf heben (senkt den Blutdruck); Notruf. **Selbstpflege: 1.** Vorbeugung: Angestrebt werden systolische Blutdruckwerte zwischen 100 mmHg und 120 mmHg (ohne Spitzen). Wichtig ist die regelmäßige Blutdruckkontrolle. Auf blutdrucksenkende bzw. -steigernde Nebenwirkungen von (z. B. schmerzstillenden) Arzneimitteln achten, ggf. Rücksprache mit Arzt wegen Dosisänderung oder Absetzen. **2.** Blasentraining*, Darmtraining*; **3.** Vermeidung von Stress, der dem eigenen Regulationssystem schadet; ein regelmäßiger Lebensrhythmus kann unterstützend wirken.

Dyssomnie: s. Schlafstörung.

Dystrophie: (engl.) *dystrophy*; **1.** mit schweren Funktionsstörungen einhergehende pathologische Veränderungen von Zellen, Geweben und Organen unterschiedlicher Ursache; **2.** leichte Verlaufsform chronischer Ernährungsstörungen (Mangelernährung* oder Fehlernährung, Nahrungsverwertungsstörung) beim Säugling; **3.** Hungerdystrophie (syn. Hungerödem): Folge lang andauernder energetischer Unterernährung, oft zusammen mit Protein-, Fett-, Vitamin- und Mineralmangel.

Dysurie: (engl.) *dysuria*; erschwerte (schmerzhafte) Harnblasenentleerung, oft in Kombination mit Pollakisurie*; **Ursachen:** v. a. Blasenentleerungsstörung*, Leitsymptom der Harnweginfektion*, selten neurogen, funktional oder psychogen bedingt.

E

EACH: Abk. für (engl.) *European* Association for Children in Hospital.*
EANAC: Abk. für (engl.) *European* Association of Nurses in AIDS Care.*
EBN: Abk. für (engl.) *evidence-based nursing,* s. Evidenz.
Echtheit: s. Authentizität.
EDTNA/ERCA: Abk. für (engl.) *European* Dialysis and Transplant Nurses Association/European Renal Care Association.*
EDV: Abk. für elektronische Datenverarbeitung, s. Krankenhausinformationssystem; Pflegeinformationssystem.
EEG: (engl.) *electroencephalography;* Abk. für Elektroenzephalographie; diagnostische Methode zur Registrierung von Potentialschwankungen des Gehirns (sog. Hirnströme), die durch die Aktivität von Nervenzellen im Bereich der Hirnrinde auftreten und von an der Kopfhaut angebrachten Elektroden erfasst, verstärkt und kontinuierlich aufgezeichnet werden; **Durchführung: 1.** Bei der nichtinvasiven Ableitung werden die Elektroden auf dem Schädel so angelegt, dass sowohl die Spannungsdifferenz zwischen 2 Elektroden (bipolare Schaltung) als auch die Spannungsdifferenz zwischen einer Elektrode und dem durch Zusammenschluss der anderen Elektroden erzeugten Nullpunkt (unipolare Ableitung) gemessen werden kann. **2.** Bei der invasiven Ableitung werden die Elektroden auf der Gehirnoberfläche platziert (Elektrokortikographie). **Messung:** Bei den regelmäßigen Potentialschwankungen werden in Abhängigkeit von der Frequenz Alphawellen (8–12 Hz), Betawellen (13–30 Hz), Thetawellen (4–7 Hz) und Deltawellen (1–3 Hz) unterschieden (s. Abb.). Die Alpha- und Betawellen treten im Wachzustand auf, die Theta- und Deltawellen im Schlafzustand.
Beurteilungskriterien: Frequenz, Amplitude, Steilheit und Lokalisation der Potentialschwankungen, vorherrschende Wellenform, Homogenität des Wellenverlaufs über sich entsprechenden Arealen der Großhirnhemisphären. Pathologische EEG-Befunde treten z. B. auf bei diffusen zerebralen Funktionsstörungen (z. B. bei entzündlichen Erkrankungen, Hirnatrophie, erhöhtem Hirndruck, endokrinen oder metabolischen Störun-

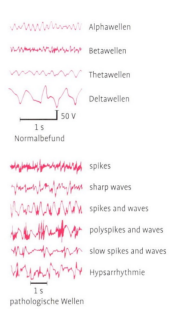

EEG

gen), bei lokalen Hirnerkrankungen (z. B. Schlaganfall, Hämatom, Tumor, lokale Entzündung, nach Schädelhirntrauma), bei Epilepsie; auch durch Hyperventilation*, Photostimulation (Stroboskoplicht) und Schlafentzug können pathologische EEG-Veränderungen provoziert werden. Bei Hirntod* sind keine Potentialschwankungen nachweisbar. Vgl. Magnetenzephalographie.
Effektivität: (engl.) *effectiveness;* Wirksamkeit; Ausmaß, in dem geplante Tätigkeiten verwirklicht und geplante Ergebnisse erreicht werden (DIN EN ISO 9000 : 2005); ein Verhalten ist dann effektiv, wenn ein anvisiertes Ziel erreicht wird, unabhängig von dem dazu erforderlichen Aufwand. Vgl. Effizienz.
Effizienz: (engl.) *efficiency;* Wirtschaftlichkeit*; Verhältnis zwischen dem erreichten Ergebnis und den eingesetzten Ressourcen (DIN EN ISO

9000 : 2005); ein Verhalten ist dann effizienter als ein anderes, wenn dasselbe Ziel mit einem geringeren Aufwand erreicht wird. Vgl. Effektivität.

Efflation: s. Aufstoßen.

Effleurage: (engl.) *effleurage*; klassische Massagetechnik (s. Massage), bei der die flache Hand mit leichtem Druck z. B. unter Verwendung ätherischer Öle* über die Haut streicht (Oberflächenstreichung) oder die Haut dehnt (Tiefenstreichung); **Wirkung:** Förderung der Hautdurchblutung und des venösen Rückstroms sowie physiopsychische Detonisierung (sog. vegetative Glättung).

Effloreszenzen: (engl.) *skin lesions*; auch Hautblüten; Formen pathologischer Hautveränderungen (s. Abb.); **Einteilung:** s. Tab.; **1. primäre** Effloreszenzen: unmittelbar durch die Erkrankung verursacht; **2. sekundäre** Effloreszenzen: entwickeln sich im Anschluss an primäre Effloreszenzen. Vgl. Ulkus, Rhagade.

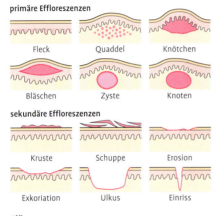

Effloreszenzen

Effloreszenzen
Primäre und sekundäre Effloreszenzen

Effloreszenz	Kennzeichen
primäre Effloreszenzen	
Fleck (Makula)	umschriebene Farbabweichung im Hautniveau
Papel (Papula)	dauerhafte, erhabene, solide Hautveränderung
Knötchen (Nodulus)	
Knoten (Nodus)	
Geschwulst (Tumor)	
Quaddel (Urtika)	kurzzeitige, umschriebene, beetartige, erhabene Hautveränderung aufgrund von Histaminausschüttung (z. B. bei Kontaktallergie)
Bläschen (Vesikula)	erhabener, mit seröser Flüssigkeit gefüllter Hohlraum
Blase (Bulla)	
Pustel (Pustula)	erhabener, mit Eiter gefüllter Hohlraum
sekundäre Effloreszenzen	
Kruste (Crusta)	eingetrocknetes Sekret
Schorf (Nekrose)	in die Haut eingelassenes, abgestorbenes Gewebe
Schuppe (Squama)	Auflagerung von abgeschilferten Hornzellen bzw. Keratin
Erosion	Verletzung des Epithels, die narbenlos abheilt
Einriss (Rhagade)	bis in die Lederhaut (Dermis) reichender Spalt
Ulkus	bis in die Lederhaut (Dermis) reichender, schlecht heilender Substanzdefekt
Narbe (Cicatrix)	bindegewebiger Ersatz bei Gewebeverlust

EFQM: Abk. für (engl.) *European Foundation for Quality Management;* 1988 gegründete europäische Vereinigung für Qualitätsmanagement* als Zusammenschluss von europäischen Unternehmen; in den Mitgliedsländern ist jeweils eine Organisation Partner (in Deutschland die Deutsche Gesellschaft für Qualität). **Ziel:** Positionierung europäischer Unternehmen im internationalen Wettbewerb durch Entwicklung und Implementierung eines Managementmodells auf der Basis von TQM*; EFQM vertritt im internationalen Qualitätsmanagement das umfassendste Modell des Managements for Excellence. Dafür wurde ein eigenes Bewertungsmodell nach Punkten entwickelt. Bewertungsschema der Kriterien: s. Abb. Nach einem Self-Assessment können sich die Teilnehmer einem Fremd-Assessment stellen und sich seit 2002 um einen europäischen Qualitätspreis (European Quality Award, Abk. EQA) bewerben, die getrennt nach Branchen verliehen wird und im Gesundheitsbereich in Deutschland zunehmend an Bedeutung gewinnt. Sie besteht aus 3 erreichbaren Stufen (Levels of Excellence), zielt auf ständige Verbesserungsprozesse in allen Bereichen einer Einrichtung und erlaubt Benchmarking* zwischen Einrichtungen.

EGA: Abk. für **e**lektronische **G**esundheits**a**kte*.

Egerton-Stoke-Mandeville-Bett: s. Drehbett.

Egoismus: (engl.) *egoism*; Selbstbezogenheit im Handeln im Gegensatz zum Altruismus*; egoistisches Verhalten erfüllt Funktionen zur Selbsterhaltung und Selbsterweiterung. Der Begriff wird umgangssprachlich meist moralisch wertend i. S.

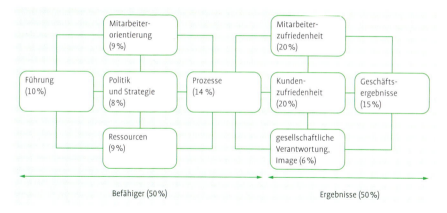

EFQM: Das EFQM-Modell für Excellence kann zur Bewertung des Fortschritts einer Organisation in Richtung Excellence herangezogen werden. [37]

von selbstsüchtigem Verhalten (überwertiger Egoismus) gebraucht. Vgl. Egozentrik.

Egozentrik: (engl.) *egocentrism*; Selbst- oder Ichbezogenheit im Denken und Fühlen; im Unterschied zum Egoismus* muss sich egozentrisches Denken nicht unbedingt in egoistischem Handeln zeigen, sondern kann z. B. auch als Altruismus* ausgelebt werden. So kann sich ein egozentrischer Mensch aufopfernd anderen widmen und sich dabei selbst als Mittelpunkt seiner sozialen Gruppe empfinden.

E-Health: Kurzbez. für **E**lectronic **Health**; dynamischer Begriff, der die Verbindung zwischen Internetdiensten und Akteuren im Gesundheitswesen umschreibt, insbesondere im Hinblick auf den möglichen Nutzen für und die möglichen Konsequenzen von Informations- und Kommunikationstechnologien im Gesundheitswesen; Ziel: Unterstützung von Informationsfluss und Prozessabläufen in der angewandten Medizin, in Geschäftsprozessen der Gesundheitsindustrie sowie von Belangen der Gesundheitskommunikation, um Informationsverluste, Transaktions- und Produktionskosten zu senken und die Qualität der Gesundheits- und Kommunikationsdienstleistungen anzuheben. Das interdisziplinäre Gebiet umfasst Telemedizin*, E-Learning, Bereiche der Computer-assistierten Chirurgie (Abk. CAS), der medizinischen Informatik*, Public* Health, Volks- und Betriebswirtschaftslehre sowie Kommunikations- und Medienwissenschaften. Weitere zentrale Bestandteile von E-Health sind die elektronische Patientenakte*, die elektronische Gesundheitskarte*, das elektronische Rezept* und der elektronische Heilberufeausweis. Private und institutionelle Anbieter oder kommerzielle Online-Gesundheitsdienste bieten auf ihren Webseiten interaktive Informations- und Kommunikationsdienstleistungen für informationssuchende Gesundheitsinteressierte, Patienten oder Angehörige medizinischer Berufe an und ermöglichen z. T. die Bildung von sog. Online-Patienten-Communities.

Eifersucht (ICNP): (engl.) *jealousy*; Gefühl von Misstrauen oder Rivalität bezogen auf Liebe*, Zuneigung oder Anerkennung; in Pflegeeinrichtungen kann es zu Eifersucht zwischen Bewohnern kommen, die um die Zuneigung von Pflegepersonen oder Mitbewohnern entsteht. Sie äußert sich in Aggressivität (s. Aggression) oder Klagsamkeit, die zur (weiteren) Zurückweisung von Bewohnern führen kann, wenn die emotionale Grundbefindlichkeit nicht richtig gedeutet wird. **Maßnahme:** 1. Für Ausgleich sorgen, Zuwendung* zeigen. 2. Bezugspflege* mit begrenzter Zuständigkeit für einzelne Bewohner zur Entlastung der Mitarbeiter; **Hinweis:** In Pflegeeinrichtungen können Mitarbeiter nicht allen Bewohnern bzw. Patienten zu jeder Zeit in gleichem Maße gerecht werden. Eifersucht ist daher eine unvermeidliche Regung, der angemessen begegnet werden kann, wenn sie auftritt. Vgl. Emotion.

Eigenbluttransfusion: (engl.) *autologous transfusion*; autologe Transfusion; Rücktransfusion des eigenen Blutes oder aufbereiteter Bestandteile während oder nach einer Operation; bei gesundheitlicher Eignung können Patienten vor chirurgischen Eingriffen, bei denen es mit einer Wahrscheinlichkeit von >10 % zu einer Bluttransfusion* kommt, Blut spenden. Je nach geschätzter Menge an benötigtem Eigenblut kann die Blutspende in wöchentlichen Abständen ca. 2–3-mal wiederholt werden. Die letzte Eigenblutspende sollte ca. 1 Woche vor dem Operationstermin erfolgen, damit der Körper genügend Zeit hat, sich vor der Operation zu regenerieren. **Vorteil:** keine immunologisch bedingten Transfusionszwischenfälle*, keine Übertragung von Krankheitserregern; **Hinweis:** Bei entsprechender Behandlungsindikation

Eigenwahrnehmung

ist der Arzt zur Aufklärung über die Möglichkeit einer Eigenblutspende verpflichtet.

Eigenwahrnehmung: (engl.) *self-perception*; im Gegensatz zur Fremdwahrnehmung* der Eindruck, den eine Person von sich selbst hat; vgl. Selbstwahrnehmung.

Einatmung: (engl.) *inspiration*; Inspiration; aktiver Vorgang durch Bewegung von Zwerchfell und Brustkorb (s. Atemmuskeln), bei dem sich der Brustkorb (Thorax) erweitert, somit das Lungenvolumen erhöht, der intrapulmonale Druck unter den Luftdruck der Umwelt sinkt und Außenluft in die Atemwege und die Lungenalveolen eintritt; vgl. Atmung, Ausatmung.

Eindruck, erster: (engl.) *first impression*; spontane Wahrnehmungen einer Person in den ersten Momenten des Kennenlernens einer anderen Person; in erster Linie Erscheinungsbild (Habitus*) und Körpersprache*. Dieses erste vorläufige Urteil beeinflusst meist die Wahrnehmung und Verarbeitung aller weiteren Eindrücke; in der Arbeitspsychologie häufig untersuchtes Phänomen. Der erste Eindruck ist nur schwer zu ändern, daher wird dem ersten Auftritt (z. B. Bewerbungsgespräch) eine große Bedeutung beigemessen. **Pflege:** Die Beurteilung und Behandlung von Patienten und Bewohnern durch Pflegepersonen hängt stark vom ersten Eindruck ab, muss aber bewusst korrigiert werden (z. B. durch Biographiearbeit*), weil die Situation des Kennenlernens von den Patienten häufig nicht gesteuert werden kann (z. B. Eintreffen mit dem Krankenwagen, psychische Ausnahmesituationen).

Einfühlungsvermögen: s. Empathie.
Einfuhr: s. Flüssigkeitsbilanzierung.
Eingangsverfahren: (engl.) *testing skills of handicapped people*; Verfahren zur Feststellung, ob eine Werkstatt* für behinderte Menschen die geeignete Einrichtung für die Teilhabe des behinderten Menschen am Arbeitsleben ist; beinhaltet zudem die Prüfung, ob eine Förderung in anderen Einrichtungen der beruflichen Rehabilitation sinnvoll ist. Weiter ist festzustellen, welche Bereiche der Werkstatt und welche Leistungen zur Teilhabe* am Arbeitsleben für den behinderten Menschen in Betracht kommen. Im Eingangsverfahren muss ein Eingliederungsplan erstellt werden (§ 40 SGB IX). Vgl. Berufsbildungsbereich.

Eingliederungshilfe: (engl.) *integration assistance*; Hilfe in besonderen Lebenslagen für Personen, die durch eine Behinderung* i. S. von § 2 Absatz 1 Satz 1 SGB IX wesentlich in ihrer Fähigkeit, an der Gesellschaft teilzuhaben, eingeschränkt oder von einer solchen wesentlichen Behinderung bedroht sind, oder für Personen, die an einer anderen körperlichen, geistigen oder seelischen Behinderung leiden oder von ihr bedroht sind (§ 53 SGB XII); **Ziel:** Ziel der Eingliederungshilfe ist es, eine drohende Behinderung zu verhüten oder eine vorhandene Behinderung oder deren Folgen zu beseitigen oder zu mildern und den Behinderten in die Gesellschaft einzugliedern, v. a. durch Teilnahme am Leben in der Gemeinschaft und Förderung der Ausübung einer angemessenen Beschäftigung, sowie die weitestgehende Unabhängigkeit von Pflege herzustellen (§ 53 Absatz 3 SGB XII). Der Personenkreis der Behinderten ist durch § 2 SGB IX und die Eingliederungshilfeverordnung (Abk. EVO) geregelt und näher umschrieben.

Leistungen für seelisch behinderte Kinder und Jugendliche hat vorrangig der öffentliche Träger für die Kinder-* und Jugendhilfe zu erbringen. Einzelmaßnahmen sind in § 54 SGB XII und in der EVO aufgelistet. Die Leistungen für die Teilhabe am gesellschaftlichen und kulturellen Leben sind in § 58 SGB IX geregelt. Bei der Prüfung von Art und Umfang der Maßnahmen sollen, nach der Besonderheit des Einzelfalles, ein Arzt und/oder Pädagoge, ein Psychologe oder sonstige sachverständige Personen gehört werden (§ 24 EVO). Der Sozialhilfeträger hat so frühzeitig wie möglich einen Gesamtplan (§ 58 SGB XII) aufzustellen, in dem die Art der Behinderung, die Gründe für die Notwendigkeit der Eingliederungsmaßnahme, das Ziel und die Art der vorgesehenen Maßnahmen und Leistungen, der Beginn und die voraussichtliche Dauer der Maßnahme, der Ort der Durchführung der Maßnahme sowie die beteiligten Träger und Stellen angegeben werden müssen. Die Eingliederungshilfe greift wegen des Nachrangs der Sozialhilfe (§ 2 SGB XII) nur ein, wenn der behinderungsbedingte Bedarf nicht von einem anderen Sozialleistungsträger erfüllt wird, sei es wegen fehlender Sozialversicherung oder aber, weil der zuständige Sozialleistungsträger die erforderliche Leistung tatsächlich nicht erbringt. Vorrangig sind die Leistungen der Arbeitsförderung, Unfallversicherung, Renten- und Krankenversicherung sowie die Kinder- und Jugendhilfe. Nach § 14 SGB IX muss i. d. R. innerhalb von 14 Tagen nach Eingang des Antrages die Zuständigkeit geklärt sein. **Pflege:** Eingliederungshilfe und Hilfe* zur Pflege (§ 55 SGB XII) können nebeneinander gewährt werden. Einem pflegebedürftigen Menschen steht im Falle einer Behinderung Eingliederungshilfe immer dann zu, wenn durch Hilfemaßnahmen die Behinderung gemildert oder die Eingliederung, insbesondere die Teilnahme am Leben in der Gesellschaft, gefördert werden kann. Die Leistungen der Eingliederungshilfe für Behinderte sind im Verhältnis zur Pflegeversicherung nicht nachrangig, sondern als kongruente Leistungen gleichrangig. In Pflegeeinrichtungen haben Bewohner demnach Anspruch auf Leistungen der Eingliederungshilfe, z. B. Kosten der Begleitpersonen. I. d. R. soll dieses i. R. des trägerübergreifenden persönlichen Budgets geschehen (§ 57 SGB XII). Wird ein pflegebedürftiger Behinderter in ein Pflegeheim verwiesen, hat der Sozialhilfeträger die nicht gedeckten Pflege- und Eingliederungsbedürfnisse als ergänzende Hilfe zu leisten.

Ein-Helfer-Methode: Reanimation* durch nur einen Helfer; **Durchführung:** Unverzüglich nach Feststellen des Kreislaufstillstandes (Patient ist nicht ansprechbar und verfügt nicht über eine normale Atmung) wird bei Erwachsenen und bei Kindern mit 30 Brustkompressionen begonnen, wobei die Hände in der Mitte des Brustkorbs (untere Hälfte des Brustbeins) aufgesetzt werden, die anschließend fortlaufend im Wechsel mit 2 Atemspenden von je 1 Sekunde Dauer (bei Kindern initial 5 Atemspenden) durchgeführt werden. Wenn möglich, sollte ein zweiter Helfer hinzugerufen werden, um zur Zwei*-Helfer-Methode überzugehen. Vgl. Herzdruckmassage.

Einlage: (engl.) *sanitary towel*; **1.** orthopädische Orthese*, die als Schuheinlage Fußdeformationen ausgleicht; **2.** auch Vorlage; Hilfsmittel aus aufsaugendem Material (z. B. Zellstoffflocken) zur Aufnahme von Harn bei leichter Inkontinenz (s. Harninkontinenz) oder von Blut während der Menstruation und nach einer Geburt (s. Wochenfluss); Einlagen gibt es in unterschiedlichen Größen, rechteckig oder anatomisch geformt (Inkontinenzvorlage) und mit unterschiedlicher Saugleistung, z. T. mit feuchtigkeitsundurchlässiger Unterseite, die im Slip angeklebt wird (rückstandsfreie Entfernung). Einige Einlagen besitzen einen Gelkern, der die Flüssigkeit absorbiert und die Geruchsbildung minimiert. **Hinweis:** Regelmäßiger Wechsel ist notwendig, um die Bildung einer feuchten Kammer und unangenehmer Gerüche zu vermeiden.

Einlauf: s. Darmreinigung.

Einmalfieberthermometer: (engl.) *single use thermometer, disposable thermometer,*; Einmalprodukt zur Erfassung der Körpertemperatur*; **Formen: 1.** selbsthaftendes Thermometer zum Aufkleben auf die Haut; der gemessene Wert wird über eine sich verfärbende Punkteskala abgelesen; kann bis zu 48 Stunden belassen werden; **2.** steril verpacktes Thermometer zur oralen, axillaren oder rektalen Messung; besonders bei erhöhter Infektionsgefahr; misst innerhalb von 1 Minute. **Vorteil: 1.** bruchsicher durch weiches, flexibles Material, quecksilberfrei; **2.** präzise Messung bei richtiger Anwendung. **Nachteil:** hohe Kosten durch Einmalgebrauch. Vgl. Temperaturmessung.

Einmalhandschuhe: s. Handschuhe.

Einmalkatheter: (engl.) *single use catheter, disposable catheter*; Katheter* als steril verpackter Einwegartikel*, vorwiegend aus dem Kunststoff Polyvinylchlorid (Abk. PVC); wird als transurethraler Blasenkatheter* zur diagnostischen Gewinnung von Urinproben, zur Restharnbestimmung, zum Einbringen von Kontrastmitteln oder zur therapeutischen künstlichen Harnableitung (z. B. bei Harnverhalt, Abflussverlegung, intermittierend bei neurologischen Entleerungsstörungen, zum Einbringen von Medikamenten) eingesetzt; meist ohne Blockierungsballon (s. Abb.). **Hinweis:** Urinproben zur laborchemischen Untersu-

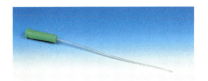

Einmalkatheter

chung müssen in einer sterilen Schale aufgefangen werden.

Einmalrasierer: (engl.) *single use razor*; Einmalprodukt zur Haarentfernung mit speziellen Klingen und Schutzkappe; **Anwendung:** z. B. zur schnellen Haarentfernung i. R. der Wundversorgung, vor Operationen. Vgl. Rasur.

Einnässen: s. Enuresis.

Einnahmebecher: Medikamentenbecher; Dosier- und Einnahmehilfe aus Glas oder Kunststoff für flüssige Medikamente; die Skala am Innenrand gibt die Füllhöhe in ml oder Löffel an.

Einnahmelöffel: Messlöffel; Dosier- und Einnahmehilfe aus Kunststoff oder Porzellan in Löffelform für flüssige und zähflüssige Medikamente (z. B. Hustensaft); die Skala am Innenrand gibt die Füllhöhe für unterschiedliche Dosierungen in ml oder Löffel (ganzer, halber oder Kinderlöffel) an.

Einreibemittel: (engl.) *liniment*; Mittel unterschiedlicher Konsistenz zum Auftragen auf die Haut (Öl, Lotion*, Creme*); **Anwendung: 1.** als Körperpflegemittel in der Kosmetik; **2.** mit verschiedenen Wirkstoffen angereichert als schmerzlinderndes, durchblutungsförderndes oder kühlendes Arzneimittel zur äußerlichen Anwendung. Vgl. Einreibung, Öle, ätherische; durchblutungsfördernde Mittel.

Einreibung: (engl.) *friction*; Frictio, Unktion; Auftragen und Verreiben von pflegenden oder medizinisch wirksamen Salben und (ätherischen) Ölen auf der Haut unter leichtem Druck mit kreisenden Bewegungen zu therapeutischen oder pflegerischen Zwecken; **Hinweis:** Nicht bei Patienten mit Allergien anwenden; vorher Verträglichkeitstest an einem begrenzten Hautareal vornehmen (z. B. an der Innenseite des Oberarmes). Vgl. Einreibemittel, Öle, ätherische; Einreibung, atemstimulierende; Abreibung.

Einreibung, atemstimulierende: (engl.) *chest rub, breathing stimulating embrocation*; Abk. ASE; rhythmische, mit Händedruck arbeitende Einreibung im Brust- und/oder Rückenbereich als Stimulationsangebot i. R. der Basalen* Stimulation. **Anwendung: 1.** bei Patienten mit Schmerzen, Unruhe, Depression, Einschlafstörungen, mangelnder Körperwahrnehmung (z. B. bei Demenzerkrankungen); **2.** vor schweren Operationen oder diagnostischen Eingriffen; **3.** zur Unterstützung bei Beatmungsentwöhnung* oder bei oberflächlicher, beschleunigter oder ungenügender Atmung; **Ziel: 1.** Förderung einer ruhigen, gleichmäßigen, tiefen

Einsamkeit

Atmung (vgl. Atemtherapie, Pneumonieprophylaxe); **2.** Verminderung von Anspannung, Unruhe und Nervosität; **3.** Förderung des Wohlbefindens und der Schlafbereitschaft; **4.** Verbesserung von Körperwahrnehmung, Orientierung, Konzentration und Sicherheitsgefühl; **Vorbereitung: 1.** Lotion oder Öl auswählen (mögliche Allergie und Vorlieben beachten); **2.** Zeit und Ruhe für Patienten und Pflegeperson schaffen (evtl. Schild an der Tür anbringen); **3.** Patienten möglichst im Sitzen, immobile Patienten in Seitenlage (135°-Lagerung; s. Positionsunterstützung) behandeln; **4.** keine Handschuhe verwenden; **Durchführung: 1.** Lotion in den Händen erwärmen und Patienten informieren; **2.** geschlossene Handflächen im Nacken beiderseits der Wirbelsäule aufsetzen und in langen Zügen parallel Richtung Steiß gleiten lassen; **3.** Hände versetzt wieder zum Nacken zurückführen, wobei eine Hand immer Körperkontakt behält; **4.** mit ausstreichenden Bewegungen den Brustkorb einbeziehen, dabei immer etwas tiefer gleiten und anschließend mit geschlossenen Händen den Atemrhythmus des Patienten erspüren; **5.** Weiterführen der Einreibung im Atemrhythmus der Pflegeperson (17–20-mal pro Minute, Ausatemphase sollte doppelt so lang sein wie die Einatemphase); mit Beginn der Ausatmung die Hände parallel zu den Dornfortsätzen der Wirbelsäule (ohne sie zu berühren) unter starkem Druck des Daumens, Zeigefingers und der dazugehörigen Handfläche etwa eine Handflächenlänge nach unten bewegen; ohne abzusetzen die Fingerspitzen seitlich nach außen drehen, die Hand dann mit nachlassendem Druck in einer Kreisbewegung während der Einatmung wieder nach oben zurück führen; ASE in diesen Kreisbewegungen weiterführen, bis die Hände am Steiß angelangt sind; **6.** Vorgang insgesamt 5–8-mal wiederholen (Gesamtdauer ca. 5 Minuten); abschließend deutliche Ausstreichbewegungen vom Nacken zum Steiß; **7.** Wirkung der ASE anhand der Atemsituation des Patienten überprüfen. **Hinweis: 1.** Bei der Anwendung von ASE zur Beatmungsentwöhnung* bei Patienten mit Langzeitbeatmung (nach Absprache mit dem Arzt) muss ein individuelles Verhältnis zwischen Ein- und Ausatmung gesucht werden. **2.** ASE nicht ohne ärztliche Rücksprache bei Patienten mit Herzerkrankungen (Verringerung der Herzfrequenz möglich) anwenden. **3.** Da für viele Erwachsene der Brustbereich zu intim ist, wird ASE meist am Rücken angewendet; eine Ausnahme sind beatmete Patienten.

Einsamkeit (ICNP): (engl.) *loneliness*; Gefühl des Ausgeschlossenseins, mangelnder Zugehörigkeit, emotionaler Isolation, meist von Melancholie und Traurigkeit; **Ursachen:** Mangel an Begleitern, Sympathie und Freundschaft.

Betroffene Personengruppen
1. Singles: Die Statistik führt solche Personen unter diesem Begriff, die steuerlich, hinsichtlich ihrer Wohnverhältnisse sowie in der Sozialversicherung als allein lebend geführt werden. In den deutschen Großstädten gab es bereits Mitte der 90er Jahre des 20. Jahrhunderts beinahe 50 % Einpersonenhaushalte. Davon bezeichnen sich nicht alle Personen als einsam; jedoch muss bei zunehmender Alterung davon ausgegangen werden, dass der Anteil einsamer Menschen, die durch Alter*, Armut (s. Armutsniveau) oder Gesundheitsprobleme an der Teilnahme am öffentlichen kulturellen Leben gehindert werden, zumindest in Großstädten erheblich steigen wird. Von einer Versorgung und Eingebundenheit in der Familie kann nicht mehr im Regelfall ausgegangen werden, da die Angehörigen durch Studium und Beruf nicht mehr heitlich in der gleichen Stadt oder Region wohnen wie ihre Eltern oder Kinder bzw. auf enge Familienkontakte nur wenig Wert legen (vgl. Individualisierung). **2. Kinder:** Durch den Geburtenrückgang mit Tendenz zum Einzelkind, die elterliche Berufstätigkeit und die zunehmende Tendenz zu alleinerziehender Elternschaft ohne ausgleichende Angebote durch Kindergärten und Schulen steigt der Anteil einsamer Kinder ebenfalls an. **3. arbeitslose Menschen:** Das Herausfallen aus kollegialen Bezügen bei gleichzeitiger Notwendigkeit der finanziellen Einschränkung führt ebenfalls zu Rückzugstendenzen, die in Einsamkeit münden können. **4. erkrankte Menschen** (z. B. chronische Erkrankungen*, Krebs, Depressionen*, psychotische Störungen, Demenzerkrankungen) oder Menschen in kritischen Lebensphasen (Pubertät, Alter, Trennungs- und Verlustzeiten in Partnerschaften; vgl. Lebensereignis, kritisches).

Mögliche Folge
1. Gefühl der eigenen Bedeutungslosigkeit, Leere, Sich-Zurückziehen, geringe Selbstachtung; die Betroffenen suchen nach Beachtung, haben aber Schwierigkeiten, eine gegenseitige Beziehung aufzubauen und die Abgeschiedenheit zu überwinden. **2.** allgemeine gesundheitliche Probleme und damit verbundene menschliche Kontakte (z. B. häufige Arztbesuche, regelmäßiges Vortragen von Beschwerden in Notaufnahmen), psychosomatische Erkrankungen (z. B. Rückenschmerzen), Depressionen, ggf. mit präsuizidalem Syndrom*, Verwahrlosung* durch Selbstvernachlässigung sowie durch Mangel an sozialen Kontakten oder Pflegezeit bei chronischer Erkrankung; **3.** lebensbedrohliche Pflegemangelzustände durch völlige soziale Isolation mit gleichzeitiger Immobilität* und Hilflosigkeit; **4.** bei Kindern zunehmend Fettleibigkeit durch Ersatzessen.

Pflegeprozess
Wenn die organisatorischen und finanziellen Rahmenbedingungen es möglich machen: **1.** behutsames Rückführen der Personen in soziale Kontakte, Milieutherapie*; **2.** Üben und Reflektieren von Sozialkontakten (z. B. gemeinsamer Besuch von Seniorenclubs, Gaststätten, Zuführen zu ehrenamtlichen Betreuern); **3.** Zuwendung*; **4.** Fürsorge* als eigenständige Pflegeleistung im ambulanten Be-

reich neben der körperlichen Grundversorgung bei allein lebenden Menschen.

Recht
Das SGB XI schließt in der Pflegeversicherung* eine Vergütung von Gesprächen mit Pflegebedürftigen oder ihre Begleitung zu öffentlichen Veranstaltungen nicht ein (§ 14 Absatz 1). In den allgemeinen Vorschriften (§ 5 Absatz 1) hingegen werden die Pflegekassen angewiesen, bei den zuständigen Leistungsträgern darauf hinzuwirken, dass frühzeitig alle geeigneten Leistungen zur Prävention, zur Krankenbehandlung und zur medizinischen Rehabilitation eingeleitet werden, um den Eintritt von Pflegebedürftigkeit* zu vermeiden bzw. zu überwinden sowie eine Verschlimmerung zu vermeiden (Absatz 2).

Hinweis
1. Einsamkeit ist eine subjektive Empfindung und unterscheidet sich von der sozialen Isolation dadurch, dass sie nicht anhand objektiver Kriterien (z. B. Single-Haushalt, Armut) beschreibbar ist.
2. Unfreiwilliges Alleinsein nimmt durch strukturelle Veränderungen der gesellschaftlichen Lebensformen zu.

Einsatzplanung: (engl.) *assignment plan*; Festlegung der zeitlichen Abfolge und des Umfangs von zu leistenden Arbeitseinsätzen i. R. der praktischen Ausbildung u. a. in der Krankenpflegehilfe, der Gesundheits*- und Krankenpflege, der Gesundheits*- und Kinderkrankenpflege und der Altenpflege*; bei der Planung durch die Schule sind rechtliche Vorgaben zu beachten. Vgl. Krankenpflegegesetz, Altenpflegegesetz, Praxisanleitung.

Einschlafen (ICNP): (engl.) *falling asleep*; auch Einschlafprozess; Übergang vom Wachsein zum Schlaf*; das Einschlafen vollzieht sich wellenförmig; die Bewusstseinslage schwingt hin und her (Einpendeln auf den Schlaf). Beeinträchtigungen: Einschlafstörung (s. Schlaflosigkeit). Vgl. Schlafstadien.

Einschlafstörung: s. Schlaflosigkeit.

Einsichtsrecht: (engl.) *right of inspection*; Recht des Patienten oder einer von ihm beauftragten Person zur Einsicht der ihn betreffenden Krankenunterlagen als die Summe aller Daten, die der Arzt und seine Hilfspersonen zur Erfüllung der ärztlichen Aufgabenstellung ermittelt oder erzeugt haben; eine gesetzliche Regelung in Bezug auf den Umfang des Rechts zur Einsicht des Patienten in seine Krankenunterlagen existiert nicht. Gleichwohl ist das Einsichtsrecht des Patienten in die ihn betreffenden Unterlagen durch höchstrichterliche Urteile des Bundesgerichtshofes (Abk. BGH) zu Teilen festgelegt worden. Die vom Arzt erstellten Krankenunterlagen sind dessen Eigentum. Der Patient hat regelmäßig keinen Anspruch auf die Herausgabe der Originale. Nach Auffassung des BGH steht dem Patienten ein Einsichtsrecht bezüglich der ihn betreffenden objektiven physischen Befunde und Berichte über Behandlungsmaßnahmen wie z. B. EKG, EEG, CT, Röntgenaufnahmen, Operationsberichte oder Diagnosen zu. Ablichtungen sind dem Patienten gegen Kostenerstattung auszuhändigen. In bestimmten Fällen besteht neben dem Einsichtsrecht entsprechend der Datenschutzgesetzgebung eine Auskunftsverpflichtung der speichernden Stelle dem Patienten gegenüber (s. Auskunftsanspruch). Streitig ist, ob das Einsichtsrecht auch Aufzeichnungen betrifft, die subjektive Wertungen enthalten, wie u. a. Anamnese, Verdachtsdiagnosen oder psychiatrische Krankenunterlagen. Das Einsichtsrecht erstreckt sich grundsätzlich nur auf die vom Arzt selbst gefertigten Aufzeichnungen, nicht auf Unterlagen von Dritten wie z. B. Arztbriefe und Gutachten. **Pflege:** Der Pflegebedürftige hat das Recht, in die Pflegedokumentation* Einsicht zu nehmen. Bei Minderjährigen oder verwirrten und geistig behinderten Menschen haben die gesetzlichen Vertreter das Einsichtsrecht.

Einstichstelle: (engl.) *puncture spot*; umschriebener Hautdefekt durch Eindringen spitzer Gegenstände, z. B. Injektionskanüle*, Punktionskanüle, aber auch Insektenstachel oder Messer; vgl. Injektion.

Einstufung: (engl.) *grading, categorisation*; **1.** Beurteilung und Zuordnung von Pflegebedürftigen nach dem Grad der Pflegebedürftigkeit* in eine der 3 nach dem Pflegeversicherungsgesetz festgelegten Pflegestufen* (erheblich, schwer- und schwerstpflegebedürftig) oder nach den Härtefallrichtlinien durch den MDK*; **2.** s. DRG. **3.** s. Assessment, geriatrisches.

Einverständnis (ICNP): (engl.) *compliance*; Zustimmung zu Handlungen, i. e. S. Handlungen der Gesundheitssorge*; das Einverständnis wird vom Patienten verbal, nonverbal oder schriftlich erklärt. Pflegehandlungen dürfen nicht ohne das Einverständnis der zu Pflegenden vorgenommen werden. Dieses muss nicht immer formal über Dokumente eingeholt werden, sondern findet auch Ausdruck in der Akzeptanz* einer Pflegehandlung. Bei eingeschränkter Fähigkeit eines Patienten, sich verbal auszudrücken (z. B. bei Aphasie*), sucht die Pflegeperson das Einverständnis über Mimik und Gestik einzuholen. **Hinweis:** Wenn Personen nicht durch Betreuung (s. Betreuungsrecht) oder Unterbringung* in der Durchsetzung ihres freien Willens eingeschränkt sind, können sie i. R. ihres Selbstbestimmungsrechts* jederzeit Maßnahmen wie z. B. das Anreichen von Nahrung, die Einnahme von Arzneimitteln oder die Durchführung von Eingriffen (Operationen, Katheterisierung) ablehnen. Eine zwangsweise erfolgende Durchführung (z. B. bei gleichzeitiger Fixierung*) stellt in diesem Fall einen strafbaren Eingriff (s. Freiheitsberaubung, Nötigung) in die Bewegungs- und Willensfreiheit dar. Vgl. Einwilligung.

Einwegartikel: (engl.) *throw-away articles*; Materialien, die zum einmaligen Gebrauch bestimmt sind und nicht wiederverwertet werden; werden im Gesundheitsbereich eingesetzt, wenn die Artikel nicht für Sterilisationsverfahren geeignet sind oder die Verwendung von Mehrwegartikeln die Sterilität nicht sicher gewährleistet (z. B. bei Spritzen). Vgl. Abfall.

Einwilligung: (engl.) *prior approval*; prinzipiell erforderliche Zustimmung des Patienten zu einer geplanten diagnostischen oder therapeutischen Maßnahme, durch die jeder ärztliche Heileingriff juristisch gerechtfertigt wird; auch bei medizinischer Notwendigkeit darf der Arzt einen Eingriff ausschließlich in den Grenzen ausführen, die ihm die Einwilligung des Patienten setzt (s. Selbstbestimmungsrecht). Sie ist nur nach ordnungsgemäßer, umfassender und verständlicher Aufklärung (s. Aufklärungspflicht) des einwilligungsfähigen Patienten über die Maßnahmen wirksam und kann vom Patienten für den Arzt bindend verweigert werden (z. B. Verweigerung einer Bluttransfusion aus Glaubensgründen). Die Einwilligung von minderjährigen und daher nicht einwilligungsfähigen Patienten (vgl. Geschäftsfähigkeit) muss durch den Inhaber der Personensorge (Eltern, Erziehungsberechtigte) bzw. durch das Vormundschaftsgericht* mit einer **Einwilligungserklärung** erteilt werden. Bei nicht einwilligungsfähigen volljährigen Patienten hat die Einwilligung durch den Betreuer* zu erfolgen. Die Entscheidung über die Einwilligung bzw. deren Verweigerung kann vom Patienten für den Fall der Einwilligungsunfähigkeit auf einen Bevollmächtigten übertragen werden. Die sog. Vorsorgevollmacht* für die Gesundheitssorge* bedarf der Schriftform (§ 1904 Absatz 2 BGB). Bei ärztlichen Behandlungen, bei denen erhebliche gesundheitliche Nachteile zu erwarten sind, benötigen der Betreuer und auch der Bevollmächtigte die Genehmigung des Vormundschaftsgerichts. Entbehrlich ist die Genehmigung, wenn ohne sofortige Maßnahmen erhebliche gesundheitliche Nachteile wahrscheinlich wären. Vgl. Körperverletzung, Einverständnis.

Einwilligungsvorbehalt: Anordnung des Vormundschaftsgerichts*, die besagt, dass ein Betreuter zur Erteilung einer Willenserklärung, die den Aufgabenkreis* des Betreuers* betrifft, der Einwilligung des Betreuers bedarf; Ziel ist die Abwendung einer Gefahr für die Person oder das Vermögen eines Betreuten. Der Einwilligungsvorbehalt umfasst nicht den Barbetrag* (sog. Taschengeld) und erstreckt sich nicht auf Willenserklärungen, die auf das Eingehen einer Ehe oder Begründen einer Lebenspartnerschaft gerichtet sind, auf Verfügungen von Todes wegen und auf Willenserklärungen, zu denen ein beschränkt Geschäftsfähiger nicht der Zustimmung seines gesetzlichen Vertreters bedarf. Ein Betreuer bedarf trotz Einwilligungsvorbehalt nicht der Einwilligung des Betreuers, wenn die Willenserklärung dem Betreuten lediglich einen rechtlichen Vorteil bringt (z. B. Geschenke, die den Betroffenen nicht gleichzeitig finanziell belasten). Soweit das Gericht nichts Anderes anordnet, gilt dies auch, wenn die Willenserklärung eine geringfügige Angelegenheit des täglichen Lebens betrifft (§ 1903 BGB), z. B. den Barbetrag im Heim oder kleinere Beträge für den täglichen Einkauf von Lebensmitteln. Vgl. Betreuungsrecht.

Eisbergtheorie: (engl.) *iceberg theory*; Begriff aus der Psychoanalyse*, nach der das bewusste Denken und Wahrnehmen des Menschen nur die oberste Schicht des menschlichen Seelenlebens darstellt und sich darunter weitere unbewusste Schichten verbergen; diese Vorstellung entspricht dem Bild der Spitze eines Eisbergs im Meer, dessen eigentlicher Körper im Wasser verborgen ist (s. Abb.).

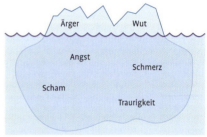

Eisbergtheorie

Eispackung: (engl.) *ice pack*; lokale Kälteanwendung* in Form von Eis; **Anwendung:** 1. zur Hemmung von entzündlichen Prozessen oder Hämatombildung; 2. zur Schmerzbehandlung, z. B. bei Prellungen, Verstauchungen (Distorsionen) oder Erkrankungen des rheumatischen Formenkreises; **Durchführung:** Eiswürfel werden in einen Kunststoff- oder Gummischlauch oder eine Gummiblase (sog. Eiskrawatte, Eisbeutel oder Eisblase) gegeben, der oder die mit einer textilen Hülle versehen, und mit einem Zwischentuch als Hautschutz auf die zu behandelnde Körperregion aufgebracht wird. Alternativ können Eiswürfel in ein Tuch eingeschlagen und in einen verschließbaren Kunststoffbeutel gefüllt werden. Behandlungsdauer: ca. 10 Minuten, dann 10 Minuten Pause, damit sich das Gewebe erholt (ansonsten Gefahr eines Kälteschadens). **Gegenanzeigen:** nach einer Verletzung entstandene Ödeme sowie Sensibilitätsstörungen (evtl. eintretender Kälteschmerz wird nicht wahrgenommen); bei Schmerzen Eispackung sofort entfernen. **Hinweis:** 1. Eispackungen sind gebrauchsfertig erhältlich und werden im Gefrierfach aufbewahrt. 2. Optimal ist das Verwenden von zerkleinertem Eis in kaltem Wasser, da dieses physikalische Zweiphasengemisch (fester und flüssiger Aggregatzustand des Wassers) langfristig (bis zum Schmelzen des Eises) eine konstante Temperatur von 0 °C gewährleistet. Kältebedingte Hautschäden werden dadurch sehr unwahrscheinlich. 3. Bei geringer Kältetoleranz des Patienten Schnur über das Bett spannen und die

Eispackung so daranhängen, dass sie die zu behandelnde Region gerade berührt. **4.** Temperaturen unter 10 °C können Ödeme auslösen. Hier sollten höher temperierte, aber noch kühle Wasseranwendungen eingesetzt werden.

Eiswickel: (engl.) *cold pack*; lokale Kälteanwendung*; **Durchführung:** Ein mit Eis gefüllter Schlauch (z. B. Halskrawatte) wird mit einer textilen Umhüllung als Hautschutz auf oder um die erkrankte Körperregion gelegt. **Wirkung:** kühlend, abschwellend, entzündungshemmend; **Anwendung: 1.** zur Hemmung von entzündlichen Prozessen oder Hämatombildung sowie zur Schmerzbehandlung; **2.** bei Operationen im Nasen-Rachen-Raum (z. B. Mandelentfernung; **3.** bei starkem Nasenbluten; **Hinweis:** Gegenanzeigen (s. Eispackung) beachten.

Eiter: (engl.) *pus*; Flüssigkeit aus weißen Blutkörperchen (Leukozyten) und eingeschmolzenem Gewebe, die bei einer eitrigen Entzündung* abgesondert wird; eine eitrige Entzündung entsteht durch eine Infektion* mit Eitererregern wie Streptokokken oder Staphylokokken. Diese Mikroorganismen und die in das Entzündungsgebiet einwandernden Leukozyten verflüssigen durch Enzyme das Gewebe. Vgl. Abszess.

Eiweiße: (engl.) *proteins*; Proteine; mindestens 100 durch Peptidbindung verbundene Aminosäuren (bestehen aus Kohlenstoff, Sauerstoff, Wasserstoff, Stickstoff und einem variablen Rest, z. B. Phosphor); derzeit sind 20 Aminosäuren bekannt, von denen der Körper einige selbst synthetisieren kann (nicht essentielle Aminosäuren), andere müssen dem Körper zugeführt werden (essentielle Aminosäuren). Mit der Nahrung aufgenommene Eiweiße werden im Darm zu Aminosäuren gespalten. Diese werden resorbiert und dienen im Körper wieder zur Synthese von Proteinen. Die Wertigkeit der Nahrungseiweiße hängt von ihrem Gehalt an essentiellen Aminosäuren ab. **Einteilung: 1.** anhand der charakteristischen Aminosäuresequenz (Primärstruktur) und räumlichen Anordnung der Aminosäurekette; **2.** anhand der Zusammensetzung: einfache (nur aus Aminosäuren bestehende) oder zusammengesetzte Proteine wie Glykoproteine (enthalten einen Kohlenhydratanteil von 5 bis >50 %) und Lipoproteine (enthalten Lipidanteil); **Funktion: 1.** Enzyme; **2.** Hormone*; **3.** Membranproteine (z. B. Rezeptoren, Transporter); **4.** Stütz- bzw. Gerüstproteine (z. B. Kollagen, Elastin, Keratine*); **5.** kontraktile Proteine in Muskeln (z. B. Aktin, Myosin; vgl. Muskelkontraktion); **6.** Plasmaproteine (z. B. Albumine*); **7.** Transportproteine (z. B. Hämoglobin, Myoglobin, Zytochrome, bestimmte Plasmaproteine); **8.** Antikörper (s. Immunsystem); **9.** Faktoren der Blutgerinnung (s. Hämostase); **10.** Alloantigene (z. B. Blutgruppenantigene; s. ABNull-Blutgruppen); **11.** sog. Reservesubstanzen für die Energieversorgung bei Hunger (stammen v. a. aus Leber, Milz und Muskulatur). Vgl. Referenzbereich (Tab.).

Ekel: (engl.) *disgust*; Abscheu; starke, negative Empfindung der Abneigung und des Widerwillens gegen konkret vorhandene oder vorgestellte Objekte wie Körperausscheidungen, Wunden, Nahrung, Verdorbenes und Verwesendes, Tiere, i. w. S. auch gegen Personen bzw. deren Verhaltensweisen (auch Aversion); v. a. der Geruchssinn, aber auch Geschmacks-, Seh- und Tastsinn sind die Hauptvermittler der Ekelempfindung. Diese Sinneswahrnehmungen werden als elektrische Signale an das limbische System weitergeleitet, woraufhin über das vegetative Nervensystem unmittelbar physiologische Reaktionen ausgelöst werden. Ekelempfindungen können weder verlernt noch abtrainiert werden; es kann lediglich eine Habituation (Gewöhnung) erfolgen. Kognitiv findet bei Ekelempfindung eine Bewertung als giftig, unverdaulich oder ungenießbar statt, die häufig generalisiert (verallgemeinert) wird (Transaktionales Erklärungsmodell nach R. Lazarus). Dabei muss das ekelerregende Objekt nicht real vorhanden sein; die bloße Vorstellung oder die Ähnlichkeit eines Objektes reicht aus. Auch die Verletzung von Moralvorstellungen und Werten durch bestimmte Verhaltensweisen kann als Schamlosigkeit empfunden werden und Ekel (ausgedrückt als Geringschätzung oder Verachtung, z. B. gegenüber Obdachlosen, Homosexuellen) hervorrufen. Neben Abneigung und Widerwillen kann z. T. von ekelerregenden Objekten oder Fantasien gleichwohl eine Faszination ausgehen (z. B. Horrorfilm). **Kennzeichen:** Speichelsekretion, Würge- und Brechreiz, Übelkeit, Panik, Ohnmacht und der starke Impuls, sich aus der Situation zu lösen (Abkehr, Flucht, Vermeidung); typische mimische Reaktionen sind Naserümpfen, Mundwinkel herabziehen, Zunge herausstrecken, Spucken, Kopf zurückziehen, Hand vor Mund und Nase legen, Schließen der Nasenlöcher, Ausspucken und Erbrechen der aufgenommenen Substanz. Die Konfrontation mit ekelerregenden Objekten wirkt als Stressor und kann das Immunsystem schwächen (z. B. Auftreten von Herpesbläschen einige Tage nach Ekelempfindung). **Ursachen** (nach A. Kolnai, 1974; P. Rozin, 1996): **1.** physische Auslöser: Fäulnis, Exkremente, Sekrete, Klebriges, Insekten und Kriechtiere, Speisen (besonders fremdartige), menschlicher Leib (z. B. unerwünschter Körperkontakt, warme Sitzfläche eines Stuhls), wucherndes Leben und üppige Fruchtbarkeit (massenhafte Vermehrung, Kinderreichtum), Krankheit und körperliche Versehrtheit; **2.** moralische Auslöser: Überdrussekel (auf der geistigen Ebene), übertriebene Vitalität (ausschweifende Sexualität*), Ekel vor Lüge, Falschheit, Untreue, Verrat, moralischer Weichheit; **Einflussfaktoren** auf die Ekelempfindung (nach D. Ringel, 2000): **1.** Gewöhnung durch häufigen Kontakt (z. B. in der Pflege); **2.** Nähe des ekelerregenden Objektes; **3.** Attribution (Zuschreibung) als selbst oder fremd (eigene Ausscheidungen werden besser ertragen als fremde); **4.** geneti-

Ekel

sche Nähe (Ausscheidungen der eigenen Kinder werden besser ertragen als fremde); **5.** kulturelle Einflüsse; **6.** Persönlichkeitsvariablen (z. B. geringere Ekelempfindung bei Menschen mit Lust an Sensationen).

Theorien zur Ekelempfindung

1. evolutionspsychologisch: Ekel wird als universelles, primäres Gefühl (auch Basisemotion) mit sinnvoller Schutzfunktion verstanden, das durch physiologische Reaktionen und spezifische Verhaltensmuster vor dem Kontakt mit potentiell gesundheitsgefährdenden Substanzen oder Bedrohungen warnt (Emotionstheorien nach R. Plutchik und P. Ekman). Entwicklungspsychologische Studien (J. H. Steiner, 1979; D. Rosenstein und H. Oster, 1988) zeigen den Ekelausdruck schon bei wenige Stunden alten Säuglingen bei Kontakt mit sauren, salzigen oder bitteren Aromen. **Beispiel:** Verdorbene Nahrung und fauliges Wasser mit ekelerregendem Geschmack, Aussehen oder Geruch werden abgelehnt, ausgespuckt oder erbrochen, um den Körper vor einer Vergiftung zu bewahren. Verwesendes organisches Material (Abfall, Leichen, Kadaver) produziert Fäulnisstoffe und Leichengifte, ist potentiell infektiös oder toxisch und wird nicht berührt. Schlangen, Spinnen und Skorpione können giftig sein und werden deshalb gemieden.

2. psychoanalytisch: Nach S. Freud (s. Psychoanalyse) hat das Ekelempfinden Abwehrfunktion; zugleich deutet Freud es als durch die Erziehung zu Sauberkeit und Ordnung anerzogenes, neurotisches Symptom, durch das archaische (aus der Urgeschichte der Menschheit stammende) Triebregungen verdrängt werden. In Bezug auf orale und anale Aspekte der Sexualität bleibt demnach eine Ambivalenz (Zwiespältigkeit) zwischen Ekel und Faszination (Lust) bestehen.

3. behavioristisch: Auch andere Forschungen (A. Schienle, R. Stark und D. Vaitl, 1999) betonen die Modifikation der angeborenen Mechanismen als Ergebnis von Lernerfahrungen (Ekel als erlernte Reaktion).

4. soziokulturell: Unterschiedliche Kulturkreise haben im historischen Kontext in Bezug auf Verhaltensweisen wie z. B. Ernährungs- und Ausscheidungsgewohnheiten unterschiedliche Vorlieben und Ablehnungen ausgeprägt; sie konstituieren Moral- und Wertvorstellungen und sozialisieren ihre Mitglieder entsprechend. **Beispiel:** Das Verspeisen von Würmern, Schweinefleisch, Froschschenkeln oder Meeresfrüchten gilt in einem Kulturkreis als Delikatesse, in einem anderen als ekelerregend. Harn wird in einigen Ländern zu Heilzwecken getrunken oder zum Putzen verwendet. Der Umgang mit Kranken und Verstorbenen mündet in zahlreiche Tabus, Riten, Speisevorschriften und Verhaltenskodizes.

5. personenbezogen: Unabhängig von den erlernten oder durch Sozialisation erworbenen Ekelempfindungen können diese z. B. durch negative Erfahrungen oder psychische Störungen (z. B. Tierphobie, Zwangserkrankung) individuell empfunden werden. Umgekehrt ist auch die Überwindung von soziokulturell vermitteltem Ekel möglich. **Beispiel:** Schneckenessen als Mutprobe, die in ein genussvolles Erleben gewandelt wird.

Pflege

Pflege und Medizin finden in unmittelbarem Kontakt mit den Ausscheidungsfunktionen des menschlichen Körpers, mit Verletzungs- und Krankheitssymptomen und in Überschreitung der Intimsphäre statt. Der Kontakt z. B. zu Exkrementen, Erbrochenem, Blut, Eiter, Wunden und den begleitenden Anblicken und Gerüchen kann als ekelerregend erlebt werden. Da Pflegepersonen nicht aus der Situation flüchten können bzw. sich oft nicht die erwünschte Distanz herstellen lässt, stellt der tägliche und unausweichliche Umgang damit durch die dauerhafte Frustration einen Stressor und damit eine hohe Belastung dar. Pflegende „erlauben" sich häufig keine Ekelgefühle; sie empfinden Scham* und Schuldgefühle deswegen. Wird dieser Konflikt nicht produktiv gelöst, z. B. bei Verleugnung* und Tabuisierung der Ekelempfindung, kann es zu Ablehnung, Zorn, Aggression* und Formen der verdeckten und offenen Gewalt gegenüber den zu Pflegenden und zu Angst*, Krankheit und Burnout-Symptomen (s. Burnout-Syndrom) auf seiten der Pflegenden kommen. Wenn Pflegebedürftige Ekelgefühle bei den Pflegenden bemerken, löst dies i. d. R. Schamgefühle der Pflegebedürftigen aus.

Organisation: Nach Ch. Sowinski (1996) gilt es, einen gesunden Umgang mit ekelerregenden Substanzen zu entwickeln. Unter Vermeidung von Berührungen mit der Hand ist lediglich ein gewisser Grad der Gewöhnung mit Restekel (Habituation) z. B. im Umgang mit Harn und Kot möglich, wenn der Geruch gesund ist und die Ausscheidung am üblichen Ort (WC, Toilettenstuhl), nicht aber im Zimmer oder im Bett erfolgt. In vielen anderen (Ausscheidungs-)Situationen sind Ekelempfindungen nicht zu vermeiden; die Pflegenden dürfen sie sich eingestehen und „erlauben". Um den größtmöglichen Schutz zu erzielen, ist geplantes Handeln notwendig: **1.** Falls die Situation überraschend eintritt, können die Pflegenden den Raum noch einmal kurz verlassen, durchatmen und die Maßnahmen planen. **2.** Unkontrollierte, abwertende Äußerungen, Gestik und Mimik gegenüber dem zu Pflegenden wirken verletzend. **3.** Patientengesundheit, Selbständigkeit und Orientierung fördern (z. B. Sehhilfen, Beleuchtung, Realitäts*-Orientierungs-Training); **4.** ausreichend Flüssigkeit gewähren, damit Harn weniger stechend riecht, Kontinenz- und Toilettentraining*, Dekubitusprophylaxe (s. Dekubitus); **5.** Schamgefühl des zu Pflegenden respektieren und tragfähige menschliche Beziehung aufbauen (reduziert Ekel bei den Pflegenden); **6.** bei Erbrechen Nierenschale mit Papier oder Mull auslegen, Gabe von Antiemetika*; **7.** Hilfsmittel einsetzen, um gewünschte und notwendige Distanz zu ermöglichen (Einmalhandschuhe, Schutzkleidung, Pflegeschaum, Desinfektionslösung), Frischluft, wohlriechende Reinigungsmittel und vorsichtig dosierte Duftaromen verwenden, Erholungs- und Distanzräume einrichten, Duschen ermöglichen; **8.** Konzentration auf die Pflegetechnik, sodass belastende Details in den Hintergrund treten (Perspektivenwechsel); **9.** Aussprache im Pflegeteam über Ekelempfindungen ermöglichen, Belastendes zu zweit erledigen, Auszeit und Erholung planen, bei lang andauernder Belastung Rotationspflege, Supervision*; **10.** Weitergabe von Vorurteilen und abwertenden Äußerungen an andere Teammitglieder unterlassen.

EKG: Abk. für **E**lektro**k**ardio**g**raphie; Verfahren zur graphischen Darstellung des elektrischen Erregungsablaufs am Herzen; es kommt dabei zu einem geringen Stromfluss, der sich bis an die Körperoberfläche ausbreitet und auch dort registriert werden kann. **Prinzip:** Den Schwankungen der Kurven (s. Abb.) entsprechen einzelne Phasen des

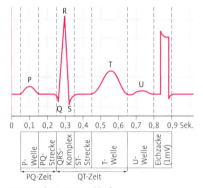

EKG: normaler Erregungsablauf

Herzzyklus (s. Tab.). Ein Herzzyklus dauert ca. 0,8–1 Sekunde. Die Kurven entstehen als Summation der Stärken und Richtungen der Erregungsleitung in den einzelnen Myokard- und Nervenfasern; sie werden durch dem Herzen räumlich unterschiedlich zugeordnete Ableitungen registriert. **Durchführung:** Bei der sog. bipolaren Ableitung werden die Potentialdifferenzen zwischen 2 vom Herzen entfernten Punkten (Elektroden) abgebildet (Einthoven-, Nehb-Ableitungen); bei der sog. unipolaren Ableitung werden die Potentialschwankungen zwischen einer einzelnen Elektrode und einem neutralen Pol (erzeugt durch Zusammenschluss der übrigen Elektroden) gemessen (Goldberger-, Wilson-Ableitungen). **Formen: 1.** Ruhe-EKG: Ableitung erfolgt in Ruhe; **2.** Belastungs-EKG: Ergometrie; Ableitung erfolgt unter Belastung, meistens Fahrrad-Ergometrie, aber auch z. B. Laufband-Ergometrie; **3.** Langzeit-EKG: Ableitung über einen längeren Zeitraum, z. B. 24

EKG	
Übersicht über die Elemente des Elektrokardiogramms	
EKG-Merkmal	physiologischer Vorgang
P-Welle	Vorhoferregung
PQ-Strecke	vollständige Erregung der Vorhöfe
PQ-Zeit	Zeit zwischen dem Erregungsbeginn der Vorhöfe und der Kammern
Q-Zacke	Erregung des Kammerseptums
QRS-Komplex	Erregungsausbreitung in den Kammern
ST-Strecke	vollständige Erregung der Kammern
T-Welle	Erregungsrückbildung der Kammern
QT-Zeit	gesamte elektrische Kammeraktion
U-Welle	Bedeutung nicht vollständig geklärt; akzentuiert bei Kaliummangel

Stunden; häufigste Ableitungsarten sind Extremitätenableitungen* und Brustwandableitungen*. Weiterhin existieren die intrakardiale EKG (Ableitung über einen Katheter im rechten Herzen) und die transösophageale EKG (Ableitung über eine in der Speiseröhre liegende Elektrode). **Ziel:** Die EKG gestattet Aussagen über Herzrhythmus und -frequenz, Lagetyp des Herzens (Position des Herzens im Brustkorb), Störungen der Erregungsbildung, Erregungsausbreitung und Erregungsrückbildung im Erregungsleitungssystem und in der muskulären Wand des Herzens (Myokard) und damit auch indirekt über morphologische Veränderungen des Herzens.

Ekzem (ICNP): (engl.) *eczema*; sog. Juckflechte; Bezeichnung für eine nicht ansteckende (nicht kontagiöse) Entzündungsreaktion der Haut mit Juckreiz (Pruritus); **Einteilung: 1.** nach dem Verlauf: **a) akutes** Ekzem mit Rötung, Ödem, Bläschen, Blasen, Erosionen und Krusten (s. Abb.); **b) chro-**

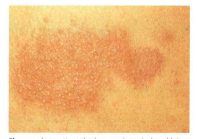

Ekzem: akutes Kontaktekzem mit typischen kleinen Knötchen und Bläschen auf gerötetem Grund und als Streuherde auch auf gesunder Haut [75]

nisches Ekzem mit Schuppung, Vergröberung der Hautfelderung (Lichenifikation), Hornhautverdickung (Hyperkeratose), Hautrissen (Rhagaden*); vgl. Effloreszenzen. 2. nach den auslösenden Faktoren: **a) exogenes** Ekzem: Kontaktekzem, entsteht durch äußere Einwirkung (allergisch oder toxisch bedingt); **b) endogenes** Ekzem: Die Ursache liegt im Körper selbst, z. B. allergische Überempfindlichkeitsreaktion (Atopie), Störung der Schweißsekretion, Infektion, Störung der Talgdrüsenaktivität (seborrhoisches Ekzem); **Maßnahme:** Hautpflege (auch Selbstpflege*), wegen der unterschiedlichen Ursachen und Symptome immer in Absprache mit Hautarzt; **Hinweis: 1.** Keine Anwendung kortisonhaltiger Externa (Salben, Cremes) ohne ärztliche Verordnung; bei langfristiger Anwendung kortisonhaltiger Produkte kommt es zu Hautveränderungen, z. B. Atrophie. **2.** Die Trägersubstanzen in der Creme müssen in ihrem Feuchtigkeitsgehalt auf die Art des Ekzems abgestimmt werden. Dies ist bei freiverkäuflichen Produkten nicht der Fall.

Ekzem, atopisches: s. Milchschorf.

Eldon-Karte: (engl.) *Eldon card*; eine mit Testseren des Spenderblutes versehene Karte, auf die vor Bluttransfusionen* zur erneuten Prüfung der Blutgruppe und des Rhesusfaktors Blut des Patienten aufgetragen wird; diese Methode dient neben der Anwendung des Bedside*-Tests der Sicherheitskontrolle am Krankenbett. **Hinweis:** Alle vorgenommenen Tests müssen aus Gründen des Haftungsrechts* immer dokumentiert werden. Vgl. Rhesus-Blutgruppen, ABNull-Blutgruppen.

Elektroakupunktur: s. Elektrostimulationsanalgesie.

Elektrokardiographie: Abk. EKG*.

Elektrolythaushalt: (engl.) *electrolyte management*; Bezeichnung für den Bestand und die Verteilung von Elektrolyten (Salzen, Säuren und Basen, die in wässriger Lösung in geladene Atome, sog. Ionen, zerfallen) im Organismus sowie deren Regulation durch Aufnahme und Ausscheidung, die in engem Zusammenhang mit dem Wasserhaushalt* steht und die Aufrechterhaltung der spezifischen Ionenverteilung und der Konstanz des Blutvolumens und der Extrazellulärflüssigkeit (Isovolämie) zum Ziel hat; die Elektrolyte haben u. a. eine wichtige Funktion bei den Erregungsvorgängen der Zelle und der Wasserverteilung im Körper. Konzentrationsmaß für den Elektrolytbestand ist die Osmolarität*. Innerhalb eines Flüssigkeitsraums sind die Summen der positiv geladenen Ionen (Kationen) und der negativ geladenen Ionen (Anionen) gleich groß, um eine elektrische Neutralität zu erzielen. Normalerweise ist das Elektrolytgleichgewicht so eingestellt, dass ein pH*-Wert von 7,41 im arteriellen Blut herrscht (vgl. Säure-Basen-Haushalt). Störungen des Elektrolytgleichgewichts können z. B. bei Diarrhö, Erbrechen oder bei Erkrankungen endokriner Drüsen vorkommen. Vgl. Stoffwechsel.

Elektromassage: (engl.) *electro-massage*; durch Anwendung eines Elektromassagegeräts erzielte Vibrationen der Muskulatur und des Bindegewebes zur Gewebelockerung oder -straffung; vgl. Vibrationsmassage.

Elektromyographie: (engl.) *electromyography*; Abk. EMG; Methode zur Registrierung der elektrischen Aktivität eines Muskels, die spontan, bei Muskelanspannung oder bei elektrischer Stimulation auftritt; **Durchführung:** Die Ableitung erfolgt durch Nadelelektroden, die in den Muskel eingestochen werden, oder durch Oberflächenelektroden, die auf der Haut über dem Muskel platziert werden. Die Potentiale werden verstärkt, optisch und akustisch wiedergegeben und aufgezeichnet. **Ziel:** Die Elektromyographie dient u. a. dazu herauszufinden, ob eine Lähmung* aufgrund einer Muskelschädigung (myogene Lähmung) oder einer peripheren Nervenschädigung besteht oder psychogene Ursachen hat.

Elektroneurographie: (engl.) *electroneurography*; Abk. ENG; Methode zur Bestimmung der Nervenleitungsgeschwindigkeit (Abk. NLG) peripherer Nerven nach elektrischer Stimulation durch Ableitung und Registrierung des Nervenaktions- bzw. Muskelantwortpotentials; die NLG beträgt bei den langen Nerven der oberen Extremitäten ca. 50–65 m/s, an den unteren Extremitäten 40–60 m/s. **Anwendung:** z. B. zur genauen Lokalisation umschriebener Nervenläsionen, zur Unterscheidung und Beurteilung des Schädigungsgrads eines Nervs.

elektronische Datenverarbeitung: Abk. EDV, s. Krankenhausinformationssystem; s. Pflegeinformationssystem.

Elektronystagmographie: (engl.) *electronystagmography*; Abk. ENG; Methode zur elektrischen Aufzeichnung von spontanen und experimentell ausgelösten Augenbewegungen; **Anwendung: 1.** zur Differenzialdiagnose einer Störung der Vestibularisfunktion; **2.** i. w. S. als Elektrookulographie* zur Erfassung und Differenzialdiagnose von Augenbewegungsstörungen.

Elektrookulographie: (engl.) *electro-oculography*; Abk. EOG; Ableitung der Spannungsdifferenz zwischen vorderem und hinterem Augenpol; **Anwendung: 1.** zur Registrierung von Augenbewegungen; **2.** zur Diagnostik von Erkrankungen des Pigmentepithels der Netzhaut; **Durchführung:** Befestigung von 2 Elektroden in der Umgebung des Auges.

Elektrostimulationsanalgesie: (engl.) *electrical nerve stimulation*; Abk. ESA; Neurostimulation; Hemmung der Schmerzleitung i. R. der Schmerztherapie durch Nervenstimulation mittels elektrischen Stroms; **Formen: 1.** Elektroakupunktur: Weiterentwicklung der klassischen Akupunktur*, bei der Akupunkturpunkte über in die Haut eingestochene Nadeln durch niederfrequente Wechselströme gereizt werden; **2.** transkutane elektrische Nervenstimulation (Abk. TENS) mit Platzierung der Kathode im Schmerzgebiet bzw. in Head*-Zonen; **3.** bei schwersten therapieresistenten Schmerzzuständen ggf. elektrische Rückenmark- oder Hirnstimulation.

Elektrotherapie: (engl.) *electrotherapy*; **1.** (allgemein) therapeutische Anwendung von elektrischem Strom; **2.** (physikalische Medizin) Behandlung mit Wechselströmen hoher Frequenz (Hochfrequenztherapie), konstant fließendem, frequenzlosem Gleichstrom (Galvanisation), niederfrequenten Gleichstromimpulsen (Niederfrequenztherapie), z. B. zur Stimulation von Muskel- oder Knochengewebe; **3.** (kardiologisch) Defibrillation (Notfallmaßnahme bei Kammerflimmern; s. Defibrillator), Elektrostimulation des Herzens (z. B. mit Herzschrittmacher); **4.** (chirurgisch) Eingriffe mit Hochfrequenzstrom (Elektrochirurgie), z. B. Abtragung von Gewebe unter Einsatz von Hochfrequenzstrom; **5.** (anästhesiologisch) Hemmung der Schmerzleitung durch Nervenstimulation mit elektrischem Strom (Elektrostimulationsanalgesie); **6.** (psychiatrisch) Elektrokrampftherapie.

Element: (engl.) *1. element*; **1.** (chemisch-physikalisch) „Grundstoff" der Materie, der mit chemischen Methoden nicht weiter zerlegt werden kann (im Unterschied zu einer chemischen Verbindung) und nur durch kernphysikalische Reaktionen in ein anderes Element umzuwandeln ist; die chemischen Elemente (zurzeit sind 118 bekannt) sind charakterisiert durch ihre Kernladungszahl (Anzahl der Protonen im Kern) und die Elektronenkonfiguration ihrer Atomhülle. Atomkerne mit gleicher Protonenzahl gehören zum gleichen Element; gleichzeitig gibt es von fast allen chemischen Elemente Kerne mit unterschiedlicher Neutronenzahl (Isotope) mit i. Allg. gleichen chemischen Eigenschaften. **2.** (philosophisch) Grundstoff: **a)** Bezeichnung für Bestandteile einer stofflichen oder gedanklichen Ganzheit*; **b)** Grundbegriff in der (mathematischen) Mengenlehre und Bezeichnung für Einzel-„Teile" in Systemen; wesentliche Eigenschaft des Elements ist seine Bestimmtheit und Abgrenzbarkeit; darüber hinaus ist von einem Element nur dann die Rede, wenn seine zentrale Bedeutung für das Ganze, dessen Teil es ist, hinreichend einsichtig wird (vgl. Systemtheorie). **c)** In der antiken griechischen Philosophie werden die sog. Urstoffe Feuer, Wasser, Luft und Erde als Elemente bezeichnet; als fünftes Element galt der sog. Äther.

Elementardiät: (engl.) *elementary diet*; niedermolekulare, ballaststofffreie Diät*, deren Bestandteile (Aminosäuren, Di- und Tripeptide, Glukose, Spurenelemente und Vitamine) bereits im Dünndarm vollständig resorbiert und somit andere Darmabschnitte entlastet werden; **Anwendung:** bei chronisch-entzündlichen Darmerkrankungen (z. B. Enteritis regionalis Crohn, Colitis ulcerosa); **Nachteil:** Wegen des Geschmacks und der hohen Flüssigkeitsmengen wird die Diätform i. Allg. von Patienten schlecht akzeptiert.

Elementartherapie: (engl.) *elementary therapy*; **1.** (Naturheilkunde) Bezeichnung für die therapeutische Verwendung von Elementen des Periodensystems; es werden Einzelelemente, Elementkombinationen, organische Verbindungen u. a. galenische Aufbereitungen eingesetzt. Die Elementartherapie unterscheidet Mengenelemente, die in größeren Mengen essentiell am Stoffwechsel beteiligt sein sollen (anorganische Hauptelemente, Mineralien), Spurenelemente mit kleinerem Mengenanteil und die umweltbedingten (toxischen) Metalle sowie Struktur- und Funktionselemente. **2.** (Pflege) syn. regulative Berührung; Pflegetherapie, die einfache Pflegetechniken mit den Händen aufgreift (z. B. Hand zum Wärmen oder Kühlen auf spezielle Körperpartien wie Stirn oder Knie legen); wurde Mitte der 80er Jahre des 20. Jahrhunderts von der Krankenschwester E. Weerts entwickelt. Das Konzept steht im Einklang mit den modernen Leitgedanken der Gesundheitsforschung, z. B. dem Modell der Salutogenese* (A. Antonovsky) und dem Konzept der Hygiogenese (P. Heusser und G. Hildebrandt). Elementartherapie wird interdisziplinär in allen Bereichen der Pflege, z. B. als Gesundheitspflege in Familien, Schulen, firmeneigenen oder sozialen Einrichtungen, oder als spezielle Therapie nach Verordnung praktiziert. Angeregt durch wissenschaftliche Forschungsergebnisse wurden die Urformen der Pflege modifiziert, erweitert und in das Pflegekonzept „elementar", d. h. grundständiger Art einbezogen. Im Zentrum der Behandlung stehen die Stimulation der körpereigenen Wärme und Bewegung mit ihrer reflektorischen Wirkung (Wärmebildungsprozess zwischen den Händen der Pflegekraft und der behandelten Körperregion des Patienten). Hinzu kommen der bewusste Umgang mit der Sensibilität der Haut, der Sprache und die Beachtung der Grund- und Selbstregulation im „wässrigen Milieu des menschlichen Organismus" (E. Weerts).

Physiologie
1. Ein intakter Wärmehaushalt gehört zu den zentralen Voraussetzungen für die Selbstregulation bei Störungen im menschlichen Organismus. **2.** Das die Organe und Zellverbände ernährende Kapillarbett ist in einem bestimmten Wärmemilieu zu weitgehender Selbstregulation fähig. **3.** Jede pflegerische Maßnahme zur peripheren Durchblutungssteigerung fördert die Zirkulation in schlecht versorgten Arealen und verbessert die Heilungschancen in einem wesentlichen Ausmaß. Die Ergebnisse erklären zu einem großen Teil die immer wieder erfahrbare hohe Wirksamkeit der Elementartherapie bei der Unterstützung von Heilungsprozessen.

Anwendung
Elementartherapie eignet sich besonders zur Unterstützung der Behandlung von Patienten mit regionaler Minderdurchblutung, vegetativer Dystonie, muskulären Dysfunktionen, chronischen Erkrankungen (z. B. Arthrose), als ergänzende Maß-

Elevation

nahme bei bestimmten Entwicklungsverzögerungen (z. B. Bettnässen), zur Unterstützung von Heilungsprozessen, bei alten Menschen zur Steigerung des Wohlbefindens und Verbesserung der Orientierung (z. B. bei Demenz). Sie wird in bestimmten Regionen mit eingeschränkter medizinischer Versorgung, z. B. in der Ukraine, erfolgreich angewendet. Die Thermoregulationstherapie und die Minimale Bewegungstherapie bilden die Grundformen der Elementartherapie. Die als Ganzkörpertherapie auf neurophysiologischer Grundlage angelegten Anwendungen können sowohl von Pflegenden als auch von Patienten und deren Angehörigen ausgeführt werden.

Wärmeanwendung: Tradierte Wärmeanwendungen von außen, z. B. durch Wärmflasche, Wickel*, Auflage*, Einreibungen*, Bäder* und Medikamente, sind in Pflege und Medizin verbreitet. Dagegen wird in der Thermoregulations- und Minimalen Bewegungstherapie in besonderer Weise die **innere Eigenwärme** des Patienten angeregt und unterstützt. Bereits mit den Urformen des Berührens, Wärmens und Bewegens in einer bestimmten zeitlich-rhythmischen Abfolge kann eine schnelle und intensive Wirkung erreicht werden (s. Abb.). Sowohl bei der Anwendung als Ganz-

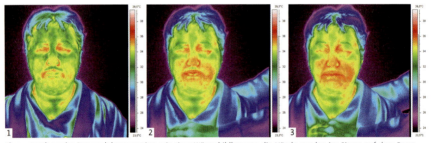

Elementartherapie: Prozessdokumentation mit einer Wärmebildkamera; die Hände wurden im Sitzen auf dem Brustbein und im Rücken auf der Wirbelsäule in Schulterhöhe aufgelegt; 1: vor der Behandlung; 2: nach 3-minütiger Behandlung; 3: nach 5-minütiger Behandlung [5]

körpertherapie als auch bei der integrativen Anwendung werden keine anderen Hilfsmittel als die Hände benötigt (vgl. Berührung, therapeutische). Elementartherapie kann deshalb bei entsprechender Indikation sofort und ohne Umstände zum Einsatz kommen. Vielfach werden dadurch aufwendigere Heilmaßnahmen vermieden und Behandlungszeiten verkürzt.

Hinweis
Die Qualifikation in Elementartherapie ist interdisziplinär angelegt. Sie erfolgt ausschließlich durch ausgebildete Mitglieder der Arbeitsgemeinschaft für Elementartherapie.

Recht
Der Begriff Elementartherapie nach E. Weerts ist ein eingetragenes Warenzeichen.

Autor: Erna Weerts.

Elevation: s. Gelenkbewegung.

elterliche Sorge: s. Sorgerecht.

Elterngeld: s. Elternzeit.

Eltern-Ich: (engl.) parent ego state; Begriff aus der Transaktionsanalyse*; verkörpert im Gegensatz zum Erwachsenen*-Ich und Kind*-Ich die fürsorglichen oder kritisch-moralisierenden Anteile einer Persönlichkeit, die sich aus den elterlichen Lebensweisheiten und Ermahnungen sowie den Ge- und Verboten der Eltern zusammensetzen.

Eltern-Kind-Trennung: (engl.) parent-child separation; kurz- oder längerfristige räumliche Trennung eines Kindes von seinen Eltern, durch äußere Umstände bedingt (z. B. Krankenhausaufenthalt) oder gezielt herbeigeführt (z. B. Heimunterbringung); **Maßnahme:** Bei Untersuchungen und Krankenhausaufenthalten Eltern auf der Kinderstation unterbringen, in Pflege einbeziehen, Rooming*-in, elterliche Anwesenheit bei Operationen. **Hinweis:** meist traumatische Erfahrung für das Kind (ggf. Gefahr psychischer Schädigung) und die Eltern, daher stets die Möglichkeit von Alternativen erwägen. Vgl. Mutterersatz, Verlusterfahrung.

Elternrolle (ICNP): (engl.) parental role; Summe von Verhaltensweisen in Bezug auf das Fördern des optimalen Wachstums und der Entwicklung des abhängigen Kindes; umfasst **1.** Verantwortungsübernahme als Eltern; **2.** Verinnerlichen von Erwartungen von Familienmitgliedern, Freunden und der Gesellschaft bezüglich des angemessenen oder unangemessenen Rollenverhaltens von Eltern; **3.** Ausdrücken dieser Erwartungen als Verhalten, Werte*; **Hinweis:** Bezüglich der eigenen Elternrolle kann, geprägt durch den Zwiespalt zwischen der Erfüllung der sozialen Normen und dem eigenen Individuationsbedürfnis (s. Individuation), ein innerer Konflikt* auftreten. Vgl. Elternschaft, Rolle, Wachstum, körperliches; Wachstum, geistiges.

Elternschaft (ICNP): (engl.) parenting; Annehmen der elterlichen Verantwortung durch Integration eines Neugeborenen in eine Familie*, Fördern von Wachstum und Entwicklung eines Kindes und Verinnerlichen der Elternrolle*; **Formen: 1.** leibliche Elternschaft; **2. soziale** Elternschaft: Vater- bzw. Mutter-Kind-ähnliche Beziehung, in der das Umsorgen des Kindes durch den Erwachsenen über einen längeren Zeitraum, ggf. die gesamte Kindheit hindurch, im Mittelpunkt steht, ohne dass ein biologisches Verwandtschaftsverhältnis besteht (z. B. Adoptiveltern, Stiefeltern in neu und ggf. wechselnd zusammengesetzten sog. Patchworkfamilien; s. Adoption).

Elternzeit: (engl.) *parental leave*; früher Erziehungsurlaub; Sonderurlaub mit Kündigungsschutz für Arbeitnehmer und Auszubildende, die ein Kind bis zur Vollendung des 3. Lebensjahres selbst betreuen oder erziehen, nach dem „Gesetz zum Elterngeld und zur Elternzeit" (Abk. BEEG) vom 5.12.2006, in Kraft getreten am 1.1.2007; während der Elternzeit ist Erwerbstätigkeit bis zu einem Umfang von 30 Wochenstunden zulässig. Die Elternzeit kann, auch anteilig, von jedem Elternteil allein oder von beiden Eltern gemeinsam genommen werden. Sie kann anteilig (bis zu 12 Monate) auch auf einen späteren Zeitraum (bis zur Vollendung des 8. Lebensjahres des Kindes) übertragen werden. Die Zeit des Beschäftigungsverbots nach dem Mutterschutzgesetz wird i. d. R. auf die Elternzeit angerechnet. **Elterngeld** kann verlangen, wer mit einem Kind, das ab 1.1.2007 geboren wurde und für das ihm die Personensorge zusteht, in einem Haushalt lebt, dieses Kind erzieht und keine oder keine volle Erwerbstätigkeit ausübt (§ 1 BEEG). Es kann in der Zeit vom Tag der Geburt bis zur Vollendung des 14. Lebensmonats des Kindes bezogen werden. Ein Elternteil kann jedoch höchstens für 12 Monate Elterngeld beziehen (§ 4 BEEG). Die Höhe des Elterngeldes beträgt 67 % des in den 12 Kalendermonaten vor dem Monat der Geburt des Kindes durchschnittlich erzielten monatlichen Einkommens aus Erwerbstätigkeit bis zu einem Höchstbetrag von EUR 1800 monatlich. Für vor dem 1.1.2007 geborene Kinder gilt weiterhin das Bundeserziehungsgeldgesetz (Abk. BErzGG) mit dem Anspruch auf **Erziehungsgeld**. Das Erziehungsgeld wird vom Tage der Geburt bis zur Vollendung wahlweise des 12. (als Budget) oder 24. Lebensmonats (als Regelbetrag) gewährt. Die Höhe des Budgets beträgt EUR 450, die Höhe des Regelbetrages EUR 300. Die Zahlung von Erziehungsgeld ist abhängig von bestimmten Einkommensgrenzen (§ 5 BErzGG); gleichzeitig gezahltes Mutterschaftsgeld wird auf das Erziehungsgeld grundsätzlich angerechnet.

Emanzipation: (engl.) *emancipation*; Begriff aus der Philosophie der Aufklärung (I. Kant) für eigenständig gesuchte Befreiung aus Unterdrückung und Abhängigkeit; seit den 70er Jahren des 20. Jahrhunderts i. R. der Frauenbewegung Bezeichnung für die Befreiung der Frau von benachteiligenden Lebenszusammenhängen. Vgl. Sexismus.

Embolieprophylaxe: (engl.) *prophylaxis of embolism*; Maßnahmen zur Verhinderung einer Embolie (insbesondere einer Thromboembolie) nach Operation, Geburt oder bei bettlägerigen Patienten; **Anwendung:** v. a. bei Varizen, Herzinsuffizienz oder oberflächlicher Venenentzündung (Thrombophlebitis); **Formen: 1.** mechanische/physikalische Embolieprophylaxe: s. Thromboseprophylaxe; **2.** medikamentöse Embolieprophylaxe: subkutane Applikation von Heparin meist in niedriger Dosierung (sog. Low-dose-Heparinisierung), bei chronisch-rezidivierender Embolie mit Antikoagulanzien (z. B. Cumarinderivate) oder Thrombozytenaggregationshemmern (v. a. Acetylsalicylsäure); **3.** operative Embolieprophylaxe: evtl. bei wiederholt auftretender Lungenembolie, z. B. durch Verschluss der unteren Hohlvene (Vena-cava-Blockade).

Embryogenese: (engl.) *embryogenesis*; Entwicklung des Ungeborenen zwischen dem 16. und 60. Gestationstag (s. Abb.) im Anschluss an die Blastoge-

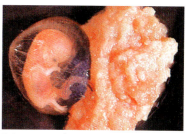

Embryogenese: Plazenta mit anhängender Fruchtblase, in dieser sichtbar ein 4 cm langer menschlicher Embryo in der 8. Schwangerschaftswoche

nese (1.–15. Gestationstag); Beginn der Organentwicklung; der Embryogenese folgt die Fetogenese*. Vgl. Schwangerschaft.

Emergenz: (engl.) *emergence*; systemtheoretischer, auch in der Philosophie verwendeter Begriff für die Entstehung bisher nicht vorhandener Eigenschaften aus bereits bestehenden Qualitäten in Systemen; die neue Ordnungsebene (s. Hierarchie) lässt sich auf die Eigenschaften der darunterliegenden zurückführen; z. B. ist in der Systemtheorie* die Voraussetzung für Leben das Vorhandensein materieller und physikalischer Ordnungen. Daraus kann jedoch das Leben selbst nicht erklärt werden.

Pflegetheorie

Die Pflegetheoretikerin M. Rogers beschrieb 1970 den Menschen als ein offenes System („Unitary"), das nicht über die Erklärung seiner Einzelteile zu verstehen sei und mehr und anders als die Summe seiner Teile sei. Die bis dahin vorgenommene starre Trennung von Leben und Nicht-Leben hob sie ebenfalls auf. Eine „emergente" Eigenschaft ist also eine neue Eigenschaft, die nicht mit den Eigenschaften der zugrunde liegenden Systeme gleichzusetzen ist. Für die Pflege des Menschen hat das zur Konsequenz, dass die Informationen und Erklärungen über seine Teilsysteme (Hormonkreis-

Emesis

lauf, Blutkreislauf u. a.) nicht den individuellen, einzigartigen Menschen erklären können. Die Reduktion und Konzentration der Funktionskreisläufe des Menschen kann im Einzelfall durchaus von lebenswichtiger Bedeutung sein, wird aber im täglichen Umgang dem Menschen als Ganzes nicht gerecht. Konsequenterweise gehören auch nichtlebende Teilsysteme wie Herzschrittmacher, Implantate und künstliche sowie transplantierte Organe bei dieser Betrachtungsweise zum Menschen. Diese auf den ersten Blick nicht zugehörigen Systeme können „emergent" integriert werden oder bleiben als Teilsystem „fremd"; letzteres bedeutet, dass dann keine neue Ordnungsebene erreicht wird.

Angrenzendes Fachgebiet

Psychologie: Bei C. G. Jung (1875–1961) werden Entwicklungsschritte des Menschen in seiner Individuation*, die denen der Emergenz vergleichbar sind, als Entelechie bezeichnet. Allgemein wird in systemisch orientierten psychologischen Richtungen bei Erreichen neuer Entwicklungsstufen mit neuen Eigenschaften ebenfalls von Emergenz gesprochen.

Vgl. Ganzheitlichkeit, Holismus, Kybernetik.

Emesis: s. Erbrechen.

EMG: Abk. für Elektromyographie*.

Emollenzien: (engl.) *emollients*; die Haut erweichende Mittel wie Seife, Fette oder Glycerol; i. w. S. auch warme Umschläge und spezifische Massageverfahren; **Anwendung:** bei Entzündungen, lokalen Hautkrankheiten, Keloiden* und zur Hautpflege*.

Emotion (ICNP): (engl.) *emotion*; syn. Gefühl; bewusster oder unbewusster innerer Zustand im Zusammenhang mit empfundenem Vergnügen (Lust) oder schmerzhafter Wahrnehmung" (Unlust); wird individuell Ausdruck verliehen. Grundgefühle steigern sich gewöhnlich bei starkem Stress, geistigen Störungen, Krankheiten und während verschiedener Übergangsstadien des Lebens (z. B. Pubertät). Zum Sammelbegriff der Emotion werden gezählt: **1.** emotionaler Zustand (Stimmung*); **2.** Gefühlsregung (Affekt*); **3.** erlebtes Gefühl (Erlebnistörung, Empfindung). Es gibt keine einheitliche Definition des komplexen Phänomens der Emotion. Um trotzdem Aussagen zu treffen bzw. Forschungsfragen einzugrenzen, werden Arbeitsdefinitionen erstellt, die unterschiedliche Schwerpunkte hervorheben. Je nach Fragestellung werden die Zusammenhänge zwischen Emotion und Verhalten (auslösend als anschließend), Emotion und körperlichen Ursachen sowie Auswirkungen (Untersuchungen z. B. der Neurotransmitter* und des Immunsystems*), Trieb und Affekt, Wertsystemen, Emotionalität und den einzelnen Emotionen (z. B. Freude, Wohlbefinden, Besorgnis, Zorn, Scham, Ekel*) untersucht. Wegen der unterschiedlichen Wertungen und Einordnungen der Emotion gibt es zwar eine große Anzahl von Ordnungsversuchen (Klassifikationen), aber keine Übereinstimmung darüber, welche Stimmungen und Affekte überhaupt als Emotion zu bezeichnen sind (wie z. B. Schmerz*, der bei ICNP* als körperliche Empfindung eingeordnet wird). Durch neuere neuropsychologische Forschungen wurde die starre Trennung zwischen Sachbetontheit (Rationalität) und Gefühlsbetontheit (Emotionalität) als Grundlage für menschliches Verhalten aufgehoben. Jedes Verhalten und jede Entscheidung unterliegen demnach einer emotionalen Färbung.

Pflege

In der Pflege spielen Emotionen für Patienten wie Pflegepersonen eine bedeutende Rolle, v. a. in Bezug auf Übergangsstadien (z. B. Altern, Krankheitsprognosen), als Erlebnisqualität bezüglich der Pflegemaßnahmen (z. B. bei der Körperpflege), in der Bewertung von Pflegeabhängigkeit* (z. B. bei chronischen Erkrankungen*, zum Tode führenden Erkrankungen), bei Stimmungswechsel durch Krankheit oder Substanzen (Arznei- oder Suchtmittel), bei Affektlabilität* durch psychische und neurologische Erkrankungen (Demenz, Psychosen) sowie bei der Gestaltung der Pflegebeziehung (s. Beziehung).

Pflegetheorie: Es liegen Ausführungen zur Angst* (H. Peplau, 1952) und zur Scham* (z. B. K. Gröning, 1998) vor, die einer psychoanalytischen Denkschule entstammen, zur Schmerzempfindung, zu der es eine Vielzahl empirischer Studien gibt (z. B. J. Osterbrink, 1998), und zu Ekel (C. Sowinski, 1991; D. Ringel, 2000). Eigenständige Theorien zur Emotion wurden im deutschsprachigen Raum bislang nicht formuliert. In Klassifikationssystemen wie z. B. ICNP* oder Pflegediagnosen* werden Einzelemotionen aufgrund ihrer Praxisrelevanz unter dem Oberbegriff Emotion z. T. aufgeführt, sind aber bislang noch nicht vollständig erfasst (s. Tab.). Es fehlen z. B. Liebe*, Glück, Zufriedenheit*, Ekel, Aggression* und Wut. Damit können z. B. in einem ICNP-kategorisierten Pflegeprozess diese Dimensionen nicht im standardisierten Instrument erfasst werden.

Pflegeprozess: Emotionen sind grundlegender Bestandteil der menschlichen Befindlichkeit, die individuell in der Pflegeplanung erfasst werden, z. B. **1.** die emotionale Grundstimmung (ausgeglichen, freundlich oder mürrisch, schnell erregbar, beobachtete oder zu erwartende, krankheitsbedingt wechselnde Stimmung), die den Umgang mit dem Patienten beeinflusst; **2.** die Schmerzempfindlichkeit und der damit verbundene Grad der Schmerzangst, die für die Vorbereitung und Einschätzung bezüglich der postoperativen Schmerzbehandlung und nötigen Zuwendung* wichtig sind und sich von der allgemein nach außen sichtbaren Erscheinung eines Menschen unterscheiden können. **Hinweis:** Stereotype Zuordnungen wie „alle Südländer sind empfindlich" oder „jeder Bauarbeiter ist hart im Nehmen" vermeiden. Nicht nur die kulturelle Zugehörigkeit bestimmt Verhalten und Emotion im Pflegekontext, sondern auch persönliche Lebenserfahrungen

Emotion
Sprachbaum der unter Emotion geführten Begriffe in der ICNP-Klassifikation

Wohlbefinden

Hoffnung

Vertrauen

Stolz
    auf Gesellschaft

Euphorie

Nervosität

Angst
    Trennungsangst

Furcht

Unsicherheit

Stimmung

Traurigkeit

Einsamkeit

Verlassenheit

Trauer
    Trauern, Trauerarbeit

Leid

Frustration

Leiden

Verzweiflung

Schuld

Scham

Furchtsamkeit

Neid

Eifersucht

Ärger

Hilflosigkeit

Machtlosigkeit

Misstrauen

(z. B. Vorerfahrungen mit Krankheiten, Krankenhäusern, Angehörigen, geschlechtsspezifische Sozialisation).

Angrenzende Fachgebiete

Psychologie: Aktuelle Strömungen der Emotionsforschung sind Denkprozess-(Kognitions-)Theorien: **1.** Emotion als Ergebnis von Bewertungen widersprüchlicher Erfahrungen von Wahrnehmung und Erwartung oder Handlungsunterbrechungen (H. Mandl, 2002; G. Mandler, 2000): Man geht davon aus, dass Menschen sich über bestimmte, individuell unterschiedlich ausgeprägte Ordnungseinheiten (Schemata) orientieren, Situationen entsprechend bewerten und in ihre Erfahrungen integrieren. Abweichungen lösen Emotionen wie z. B. Freude oder Ärger aus. **2.** Emotion als Folge von Umwelt- oder Personeneinflüssen (kognitiv-transaktionale Stresstheorie von R. Lazarus, 1977): Es wird davon ausgegangen, dass jeder Mensch in einer einzigartigen dynamischen Beziehung zur Umwelt steht. Die Beurteilung der Qualität und die damit verbundene Emotion hängen von der Bewertung der Situation durch den Menschen ab (z. B. Patient mit Beingips, wohnhaft im 4. Stockwerk, wird vorzeitig entlassen; je nach seiner eigenen Bewertung wird er sich freuen oder eher besorgt sein). Die Bewertung einer Situation verläuft in **3 Phasen:** **a)** primäre Einschätzungen (primary appraisals): Stress als Resultat der Bewertung einer Herausforderung oder Bedrohung (die angekündigte Entlassung löst die besorgte Frage aus „Was soll ich essen? Ich kann nicht einkaufen"); **b)** sekundäre Einschätzungen (secondary appraisals): Einschätzung der Bewältigungsmöglichkeiten (z. B. Verwandte können einkaufen); **c)** Neueinschätzung (reappraisal): „Ich freue mich auf die Entlassung"; vgl. Coping; **3.** ursachenbezogene (Attributions-)Theorie: Die attributionale Theorie der Emotionen (B. Weiner, 1972) geht von der Alltagspsychologie aus, die voraussetzt, dass die Ursachenzuordnung von Emotionen durch Menschen i. d. richtig ist. Untersucht werden die Beziehungen zwischen Ursachenzuordnung, Verantwortlichkeitseinschätzung, Emotion und Handeln, insbesondere Ärger, Mitleid und Dankbarkeit. Die Kontrollierbarkeit der Situation durch den Menschen beeinflusst danach ebenfalls die Qualität der Emotion, z. B. bei Schuldgefühl und Mitleid.

Neuropsychologie: Untersuchung anatomischer und physiologischer Strukturen, die im Zusammenhang mit Emotionen stehen: Hirnregionen, in denen Reize und Reaktionen emotional verarbeitet werden, und Botenstoffe (Neurotransmitter), die für die Informationsübertragung zwischen Hirnregionen (N. Birbaumer, 1976) und Stoffwechsel zuständig sind; diese Forschungen liefern u. a. Erkenntnisse im Bereich der Abhängigkeit* von Substanzen wie Nicotin, Opiaten, Alkohol, Arzneimitteln (G. Erdmann, 2000), zu Erkrankungen, die in ursächlichem Zusammenhang mit Emotion stehen (z. B. Depression und Manie), und zu aggressiven Störungen (Vergewaltigung, Gewalttätigkeit).

Komplementärheilkunde: In der Psychosomatik und Psychologie wird die emotionale Befindlichkeit (z. B. Ärger, Traurigkeit, Angst) häufig als Auslöser der somatischen Folge in Form von körperlichen Beschwerden betrachtet. Im Unterschied dazu wird bei der traditionellen chinesischen Medizin* (Organentsprechungen), dem Jin* Shin Jyutsu, der Homöopathie, Anthroposophie u. a. modernen ganzheitlichen Resonanzkonzepten die Wechselseitigkeit der körperlich-psychischen Prozesse betont. Aus der körperlichen Konstitution (beeinflusst z. B. durch Infektionen) entsteht die emotionale Reaktion (und umgekehrt). Z. B. kann dauernder Ärger demnach Ursache oder Folge körperlicher Symptomatiken (v. a. Leber- oder Gallenbeschwerden) sein. Das typische „Magengesicht" wurde lange Zeit als Phänomen einer eher depressiven Grunderscheinung interpretiert mit der Folge, dass bei den Patienten nach den psychischen Ursachen geforscht wurde. Mit Entdeckung des Bakteriums Helicobacter pylori konnte einem Großteil der Patienten therapeutisch „somatisch" geholfen werden. Nach Auffassung der traditionellen chinesischen Medizin und der Homöopathie reagiert ein bestimmter Konstitutionstyp auf eben dieses Bakterium im Zusammenspiel auch emotional. Entsprechend werden die Patienten grundlegend behandelt (und nicht nur das Bakterium bekämpft).

Philosophie: Gefühle, die mit einer körperlichen Erregung einhergehen, werden seit der Antike als seelische Zustände oder Prozesse verstanden. Sie gelten als Indikatoren lebenserhaltender Funktionen (z. B. Hunger, Durst) und als Zeichen oder Ausdruck bestimmter Werte und tugendhafter Haltungen. Platon sieht die Affekte von Lust und Leid im Gegensatz zur Vernunft stehen und fordert, dass Vernunft die Herrschaft über die Affekte ergreift und dauerhaft erhält. Aristoteles hält Vernunft und Emotion für komplementär bei jedem Versuch, ein sittlich vollendetes Leben zu führen. Er verlangt, sich zu üben, weder zu viel noch zu wenig zu empfinden. Die Stoiker stellen die Tugend der Mäßigung heraus, zielen aber letztlich auf die Überwindung von Affekten und auf ein emotional unirritiertes Leben. Im Christentum wird der Begriff der Sünde als Verkehrung der gottgewollten Vernunft auch unter dem Einfluss der Gefühle eingeführt (Augustinus, um 410 n. Chr.). In der Neuzeit werden Lust und Unlust als nicht überwindbare Grenzen der vernünftigen Freiheitsverwirklichung des Menschen beschrieben (I. Kant, 1788). „Emotivität" wird innerhalb der Ethik als der Ausdruck der emotionalen Grundlegung von Werten und den daraus resultierenden Entscheidungen diskutiert; nach dieser Auffassung spielen die gefühlten Grundhaltungen eine stärkere Rolle für die Entscheidung als Prinzipien.

Hinweis
Aufgrund der kulturell-historisch überlieferten philosophischen und theologischen Einflüsse gilt es bei Menschen in unterschiedlichem Maße als angebracht, Gefühle zu äußern oder nicht zu äußern. Die individuell oder gesellschaftlich gewachsene Sicht, was in Bezug auf den Umgang mit Emotionen richtig bzw. angebracht ist, kann nicht direkt auf Patienten übertragen werden und sollte in der Interaktion von Pflegenden und Patienten immer wieder kritisch reflektiert werden. Für den personenbezogenen Dienstleistungsbereich und damit auch für den Pflegebereich werden zunehmend Studien zu Emotionsarbeit und Emotionsmanagement (z. B. A. R. Hochschild, C. Strauss, 1997) durchgeführt. Unterschiede zwischen Männern und Frauen hinsichtlich der ausgedrückten Emotion werden in der Geschlechterforschung (sog. Gender Studies) untersucht.

emotionales Wohlbefinden (ICNP): s. Zufriedenheit.

Emotionalisierung: (engl.) *emotionalisation*; Aufladen einer Situation mit Gefühlen, unabhängig davon, ob diese für die Situation von Bedeutung sind; **Beispiel:** In einer Sachdiskussion plötzlich laut werden, in Tränen ausbrechen, eine Person auslachen. **Hinweis:** In vielen, v. a. beruflichen Situationen werden Gefühle schnell ausgeblendet. Oft ist das Einbringen von Gefühlen aber auch angemessen und ermöglicht eine Erörterung des Problems, z. B. nach einem Tränenausbruch die Arbeitsbelastung offen im Team anzusprechen und gemeinsam nach einer Lösung zu suchen. Vgl. Nähe und Distanz.

Emotionsstupor: (engl.) *emotional stupor*; Reglosigkeit in Bezug auf den Ausdruck, evtl. auch auf die bewusste Wahrnehmung von Gefühlen aufgrund von Schockerfahrungen; je nach Stärke der Schockerfahrung (z. B. Unfall, Katastrophe) kann dieser seelische Zustand unterschiedlich lange (Sekunden bis Monate) anhalten und evtl. auch zu körperlichen Lähmungserscheinungen führen. Vgl. Stupor, Angst.

Empathie: (engl.) *empathy*; Einfühlung; **1.** natürliches menschliches Einfühlungsvermögen; philosophisch auch Wahrnehmung eines anderen Menschen (s. Dialogisches Prinzip); Empathiefähigkeit ist nicht speziell ausgebildet. Sie hängt von eher zufälligen Komponenten der Erziehung, der Bereitschaft und Aufmerksamkeit eines Menschen für einen anderen ab. Die geschlechtsspezifische Zuordnung einer ausgeprägteren natürlich-weiblichen Empathiefähigkeit ist wissenschaftlich umstritten. Vgl. Mitleid. **2.** (psychotherapeutisch) klinische Empathie; ausgebildete, reflektierte Fähigkeit zur Einfühlung im therapeutischen Kontext; Wahrnehmung des inneren Bezugsrahmens eines anderen Menschen mit allen zugehörigen Gefühlen und Bedeutungen, als ob man selbst der andere wäre, ohne diese Wahrnehmung zu bewerten oder den „Als-ob-Zustand" zu verlassen; das Verhältnis von Nähe* und Distanz zum Patienten bzw. Klienten sollte extern über die Supervision* mit beurteilt werden, um therapeutisch negative Auswirkungen durch Übertragung* und Gegenübertragung* zu vermeiden. **Pflege:** Die Empathiekonzepte der Pflegetheorie umfassen wegen der Alltagsnähe zum Patienten sowohl die natürliche als auch die klinische Ausprägung von Einfühlungsvermögen. Problematisch für Pflegekräfte ist die unreflektierte Vermischung der einzelnen Ebenen. Im psychiatrischen Zusammenhang müssen z. B. sowohl therapeutische Ziele beachtet werden als auch die Fähigkeit, Patienten in ihren menschlichen Schwächen zu akzeptieren und an ihrem Schicksal Anteil zu nehmen. Eine rein im psychologisch-psychotherapeutischen Sinne professionelle Haltung der Pflegenden wird von den Patienten als „kalt" empfunden. Im Altenpflege- oder sog. somatischen Bereich hingegen ist eine nicht psychotherapeutisch orientierte, sondern an der Lebenswelt* der Patienten ausgerichtete Empathiefähigkeit angemessen. Vgl. Beziehung, Sorge, Bezugspflege, Beziehungspflege, kongruente; Gesprächspsychotherapie, klientenzentrierte.

Empfängnisverhütung (ICNP): syn. Schwangerschaftsverhütung*.

Empfindung (ICNP): (engl.) *sensation*; Gefühl; subjektive Wahrnehmung des Körperzustandes; **1.** (physiologisch) ausgelöst durch Reizung eines Sensors*; die Weiterleitung des Nervenimpulses erfolgt entlang afferenter Nervenfasern. **2.** (emotional) s. Emotion. Vgl. Fühlen, Wahrnehmung, Berührung.

Emphysem: (engl.) *emphysema*; Ansammlung von Luft bzw. Gasen in Organen oder Geweben; z. B. **1. Lungenemphysem:** Vergrößerung des Luftraums in der Lunge durch Zerstörung von Alveolen und Lungensepten; führt u. a. zu Atemnot und abgeschwächten Atemgeräuschen; Ursachen: chronische Bronchitis, Enzymmangel; **2. Hautemphysem:** Gasansammlung im Unterhautzellgewebe; sichtbar als Schwellung, die sich unter sog. Schneeballknirschen wegdrücken lässt; Ursachen: z. B. gasbildende Bakterien bei Infektion mit Gasbranderregern, Verletzung lufthaltiger Organe (z. B. Bronchusriss).

Empirie: (engl.) *empiricism*; aus Erfahrung oder Beobachtung gewonnene Erkenntnis; in der empirischen Forschung werden Daten (z. B. durch Fragebogen*, strukturiertes Interview*, Experiment*) gesammelt und mit Hilfe numerischer und statistischer Methoden ausgewertet, um Aussagen daraus ziehen zu können. Vgl. Pflegeforschung.

Empowerment: Konzept für den Umgang mit Team- und Gruppenmitgliedern, Klienten und Patienten, nach dem die Eigenverantwortlichkeit des Einzelnen ermöglicht, bestärkt und gefördert wird; **Grundlage:** Das Konzept geht davon aus, dass Mitarbeiter, die Verantwortung tragen, leistungsbereiter sind und ihre Ideen und Konzepte so leichter entwickeln und umsetzen können. **Pflege:** Empowerment beschreibt emanzipatorische Bemühungen von Patienten/Pflegebedürftigen sowie die Unterstützung dieser Bemühungen durch Pflegepersonen. **Hinweis:** Empowerment ist im Gesundheitswesen noch keine allgemein akzeptierte Grundhaltung. Vgl. Gesundheitsförderung, Team.

Empyem: (engl.) *empyema*; Ansammlung von Eiter* i. R. einer eitrigen Entzündung* in einem Hohlorgan oder einer Körperhöhle durch direkte oder fortgeleitete Infektion*, z. B. als Gallenblasenempyem, Gelenkempyem; **Maßnahme:** operative Eröffnung, Drainage*, Spülungen, Antibiotika. Vgl. Abszess.

Emulsion: (engl.) *emulsion*; System aus i. Allg. 2 nicht miteinander mischbaren Flüssigkeiten, wobei die innere Phase (dispergierte Teilchen, 1–20 µm) in der äußeren Phase (Dispersionsmittel) verteilt vorliegt; **Formen:** Je nachdem, welche Phase als Dispersionsmittel dient, unterscheidet man **1. Öl-in-Wasser-Emulsion** (O/W-Emulsion): Hier ist die Ölphase fein in der Wasserphase verteilt (z. B. Milch). O/W-Emulsionen sind wasserlöslich (hydrophil) und abwaschbar. Durch den höheren Wasseranteil quillt die Hornschicht der Haut auf, durch gesteigerte Verdunstung wird der Haut Wasser entzogen (z. B. bei Kühlsalbe). **2. Wasser-in-Öl-Emulsion** (W/O-Emulsion): Hier ist die Wasserphase fein in der Ölphase verteilt (z. B. Butter). W/O-Emulsionen sind nicht wasserlöslich (hydrophob) und schlecht abwaschbar. Der auf der Haut gebildete Fettfilm (höherer Ölanteil) reguliert den Feuchtigkeitsgehalt der Haut. **Hinweis: 1.** Emulsionen lassen sich durch Emulgatoren stabilisieren, z. B. durch Tenside. **2.** Wasserhaltige Salben* und Cremes* sind i. d. R. Emulsionssalben. Vgl. Hautpflege.

En-bloc-Aufsetzen: Technik des Aufsetzens eines Patienten nach kinästhetischen Prinzipien, wobei der Patient in einer durchgehenden Bewegung vom Liegen zum Sitzen an der Bettkante kommt (oder gebracht wird); **Ziel:** größtmögliche Schonung der Wirbelsäule des Patienten; **Durchführung** mit Unterstützung: **1.** Bett niedrig stellen, sodass die Füße des Patienten anschließend auf dem Boden stehen; Patient liegt mit angezogenen Beinen nahe der Bettkante auf der Seite. **2.** Die Pflegeperson umfasst die untere Schulter und die Unterschenkel, der Patient rutscht mit den Unterschenkeln aus dem Bett heraus und unterstützt das Aufrichten des Oberkörpers durch Abstützen und Abdrücken mit dem oberen Arm von der Unterlage. Die Pflegeperson unterstützt und leitet die Bewegung in die entsprechende Richtung. **Hinweis: 1.** En-bloc-Aufsetzen kann vom Patienten erlernt und selbstständig durchgeführt werden. **2.** Technik kann vom Patienten schon vor einer geplanten Operation eingeübt werden. Vgl. Kinästhetik.

En-bloc-Drehen: (engl.) *en-bloc turning*; Technik des Bewegens eines Patienten in die Seitenlage ohne Verdrehen der Körperachse (en-bloc); **Anwendung:** v. a. nach Operationen an der Wirbelsäule; **Ziel:** größtmögliche Schonung der Wirbelsäule, Entlastung, Dekubitusprophylaxe (s. Dekubitus); **Durchführung:** In Rückenlage werden die Arme

Encounter-Gruppe

des Patienten vor der Brust verschränkt und beide Beine angebeugt. Unter leichtem Anheben des Kopfes kann der Patient nun im Ganzen auf die Seite gedreht werden. Vgl. Kinästhetik.

Encounter-Gruppe: (engl.) *encounter group*; Begegnungsgruppe; psychotherapeutische oder präventive Gruppe von Patienten oder Gesunden, deren einmalige oder regelmäßige Treffen der Selbsterfahrung und der gegenseitigen Unterstützung bei der Entwicklung der persönlichen Potentiale und Möglichkeiten dienen; die von C. Rogers eingeführten Encounter-Gruppen werden von vielen Schulen der Humanistischen* Psychologie genutzt.

Endemie: (engl.) *endemic disease*; ständiges Vorkommen einer Erkrankung in einem begrenzten Gebiet; vgl. Epidemie, Pandemie.

endogen: (engl.) *endogenous*; im Körper selbst entstanden, nicht von außen zugeführt; aus der besonderen Anlage des Körpers hervorgegangen, ohne nachweisbare äußere Ursache von innen heraus entstanden (z. B. bei Psychosen i. S. von weder organisch bedingt noch psychogen); Gegensatz: exogen*.

endokriner Schock: s. Schock, endokriner.

endonasal: (engl.) *endonasal*; innerhalb der Nase.

Endoskopie: (engl.) *endoscopy*; Ausleuchtung und Inspektion von Körperhohlräumen und Hohlorganen mit Hilfe eines Endoskops (röhren- oder schlauchförmiges Instrument mit optischem System); **Anwendung: 1.** als **diagnostische** Endoskopie mit der Möglichkeit zur Entnahme einer Gewebeprobe (Biopsie*) zur histologischen Untersuchung, evtl. in Kombination mit Röntgendiagnostik (z. B. Röntgenkontrastdarstellung der Gallengänge und des Gangsystems der Bauchspeicheldrüse) oder Ultraschalldiagnostik (sog. Endosonographie); **2.** zur Durchführung kleinerer operativer Eingriffe unter visueller Kontrolle, z. B. Elektro- oder Laserkoagulation, Fremdkörperentfernung, Verödung oder Gummibandligatur von Erweiterungen der Speiseröhrenvenen (Ösophagusvarizen).

endotracheal: (engl.) *endotracheal*; innerhalb der Luftröhre; vgl. Endotrachealtubus.

Endotrachealtubus: (engl.) *endotracheal tube*; Beatmungstubus für die orale oder nasale endotracheale Intubation*; eine Tubusmanschette (Cuff*) am distalen Ende dient zur Abdichtung der Luftröhre (Trachea). **Beispiel** für klinisch eingesetzte Tubustypen: **1.** Magill-Tubus: leicht gekrümmter Standardtyp (s. Abb. 1); **2.** Woodbridge-Tubus: flexibler Endotrachealtubus (durch eingebettete Metallspirale weitgehend gegen Abknicken oder Kompression gesichert); **3.** Kuhn-Tubus: S-förmig gebogener orotrachealer (durch den Mund gelegter) Endotrachealtubus; **4.** Oxford-non-kinking-Tubus (Kurzbezeichnung ONK-Tubus): starrer, rechtwinklig gebogener orotrachealer Endotrachealtubus; **5.** Cole-, Demming-, Loennecken-Tubus: Endotrachealtuben ohne Cuff für Säuglinge und

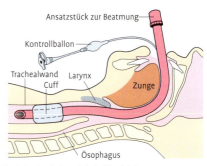

Endotrachealtubus Abb. 1: Magill-Tubus

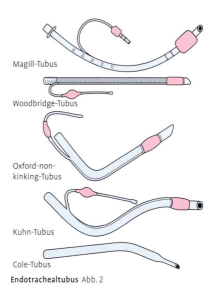

Endotrachealtubus Abb. 2

Kleinkinder, die den besonderen anatomischen Verhältnissen angepasst sind (s. Abb. 2).

Energie (ICNP): (engl.) *energy*; **1.** (allgemein) Tatkraft, Schwung, körperliche und geistige Spannkraft; **2.** (physikalisch) Bezeichnung für die Fähigkeit eines Systems, Arbeit zu verrichten; SI-Einheit Joule* (J).

$$1 \text{ Joule (J)} = 1 \text{ Newton} \cdot \text{Meter (Nm)}$$
$$= 1 \text{ Wattsekunde (Ws)}$$
$$= 1 \text{ Volt} \cdot \text{Ampere} \cdot \text{Sekunde (V} \cdot \text{A} \cdot \text{s)}$$
$$= 0{,}239 \text{ cal}$$

Formen: Es können verschiedene Erscheinungsformen der Energie unterschieden werden, die an die Bewegungen der Körper und ihre Wechselwirkungen gebunden sind: mechanische, elektrische, magnetische, chemische, Wärme- und Kernenergie. Die Energieformen können ineinander umgewandelt werden, ihre Summe bleibt im geschlossenen System stets konstant (Energieerhaltungssatz). Die spezielle Relativitätstheorie zeigt in folgender Gleichung die Äquivalenz von Masse (m) und Energie (E):

$$E = m \cdot c^2$$

Dabei ist c die Lichtgeschwindigkeit im Vakuum. 3. (pflegetheoretisch) in Anlehnung an Erkenntnisse der Physik Bezeichnung für Vorgänge des Pflegeprozesses i. S. der Wechselwirkung elektromagnetischer Felder und offener Systeme (M. Rogers, 1970); später wurde in Rogers Theorie die Wechselwirkung nicht mehr an eine spezifische Übertragungsform gebunden (M. Rogers, 1990); dieses Erklärungsmodell erlaubt die Integration und Erforschung von Pflegetechniken, die nicht den klassisch schulmedizinischen, sondern den energiemedizinischen, resonanzmedizinischen oder ergänzenden (komplementären) Heilverfahren verwandt sind (z. B. therapeutische Berührung*, Reflexzonenmassage*, Visualisierungen*, Farbanwendungen; s. Farbwirkung). **Hinweis:** Dieser Ansatz wird häufig mit sog. esoterischen Geistauffassungen von Energie verwechselt. Vgl. Energiefeldtheorie. 4. (philosophisch) Energie als Geist* (auch Äther), der universell alles Lebendige und Nicht-Lebendige in einen Wirkungszusammenhang stellt.

Energiebedarf: (engl.) *energy requirement*; Menge an Nahrungsenergie, die als ausreichend für den spezifischen Bedarf eines Menschen in Abhängigkeit von Geschlecht, Alter, Gesundheitszustand, körperlicher Leistung und bestimmten Umweltfaktoren angesehen wird; s. Energieumsatz.

Energiebilanz: (engl.) *metabolic balance*; Verhältnis von Energieaufnahme zu Energieverbrauch; vgl. Energieumsatz, Grundumsatz.

Energiefeldtheorie: (engl.) *energy field theory*; 1. (pflegetheoretisch) Kurzbezeichnung für die 1970 erstmals veröffentlichte Pflegetheorie von M. Rogers, die Menschen als Einheiten oder Energiefelder betrachtet, die mit ihrer Umwelt in gegenseitiger Wechselwirkung stehen und sich nicht auf ihre Einzelfunktionen reduzieren lassen; Rogers trug die bis dahin verfügbaren Wissensbestände aus Natur- und Geisteswissenschaften in den USA zusammen und führte diese Erkenntnisse zu einer Theorie der Vorgänge in der Pflege zusammen (Science of unitary man, später Science of unitary human being, Wissenschaft vom einheitlichen menschlichen Wesen). Daraus konzipierte sie eine Einführung in die „theoretischen Grundlagen der Pflege", die als Vorlage für den Aufbau des ersten grundständigen Studiengangs Pflege in New York diente. Die Begriffe dieser Theorie leiten sich u. a. aus der Feldtheorie (s. Feld, psychisches) und der elektrodynamischen Theorie F. S. C. Northrops ab, die besagt, dass der Mensch ein elektrisches Energiefeld besitzt. Weiterhin wurde sie von A. Einsteins Relativitätstheorie und L. von Bertalanffys allgemeiner Systemtheorie* beeinflusst. Rogers ging davon aus, der Mensch sei (und nicht habe) ein unteilbares Energiefeld und sei in seiner Existenz, seiner Entwicklung, seinen Organen und seinem Leiden „mehr als die Summe seiner Teile". Damit trug Rogers keine absolut neue Erkenntnis vor, sondern wandte dieses Konzept auf eine auf die Einzelaspekte von Mensch und Umwelt konzentrierte Wissenschaft (Medizin, Krankenpflege) an. Zwischen den Energiefeldern Mensch und Umwelt bestehen Wechselwirkungen. Die Energiefeldtheorie wurde mehrmals aktualisiert. Sie dient als Ausgangspunkt vieler Ausführungen anderer Pflegewissenschaftlerinnen (z. B. I. Kings allgemeines Systemmodell der Pflege, J. Fawcetts Kategorisierungen unterschiedlicher Pflegemodelle, R. Parses Mensch-Leben-Gesundheits-Modell) und als Ausgangspunkt für Forschungstätigkeiten (z. B. Untersuchungen zum individuellen Zeitempfinden; J. Paletta, 1990). **Hinweis:** Pflegende, die aufgrund ihrer Ausbildung über begrenzte naturwissenschaftliche Kenntnisse verfügen, kritisieren diese Theorie häufig als zu abstrakt und unverständlich und wegen ihrer scheinbaren Nähe zur sog. Esoterik. Mit Blick auf die Entwicklung in Medizin und Genetik wird allgemein eine verbesserte Vermittlung naturwissenschaftlicher Grundlagen gefordert. Aufgrund aktueller Erkenntnisse interdisziplinärer, physikalisch fundierter Forschung wächst mittlerweile die Akzeptanz der Energiefeldtheorie. Vgl. Homöodynamik. 2. (allgemein) Theorien und Heilweisen, die den Menschen als „Energiefeld" betrachten, sind z. B. traditionelle chinesische Medizin*, Akupunktur*, Ayurveda* und Biodynamik; die allgemeine Austausch zwischen den naturwissenschaftlich orientierten und den traditionell ausgebildeten Vertretern dieser Disziplinen hat das Ziel, Nachweise für die Anwendbarkeit der Methoden liefern zu können.

Energie, psychische: (engl.) *psychic energy*; von einigen psychotherapeutischen Schulen (z. B. K. Lewin) angenommenes Potential an Kraft, das einem Menschen zur Verfügung steht, um sein Erleben und Verhalten zu organisieren; erstmals vorgestellt im Libido-Modell der Psychoanalyse*. Vgl. Antrieb.

Energiestoffwechsel (ICNP): s. Energieumsatz.

Energieumsatz: (engl.) *metabolic rate*; Abk. EU; Energieproduktion pro Zeiteinheit bei bestimmter Arbeitsleistung; Summe aus Arbeit und Wärmeproduktion; der durchschnittliche sog. Nutzeffekt körperlicher Arbeit (Kraft × Weg) bei Verkürzung eines Muskels bei gleichbleibender Spannung (isotonische Muskelkontraktion*) entspricht ca. 20 % des EU; der Rest wird als Wärme freigesetzt. Bei Spannungszunahme eines Muskels bei gleichbleibender Länge (isometrische Muskelkontraktion) entsteht nur Wärme. Auch Verdauung ist eine energieverbrauchende Tätigkeit. Der EU bei Ruhe wird als Grundumsatz* bezeichnet. **Bestimmung:**

Energieumsatz
Energieumsatz beim Ausüben bestimmter Sportarten

Sportart			Energieverbrauch pro $^1/_2$ Stunde in kJ (kcal)		Abbau von Fettgewebe in g
Gehen	3	km/Std.	370	(88)	13
	4,5	km/Std.	420	(100)	14
Wandern	6	km/Std.	546	(130)	19
Dauerlauf	9	km/Std.	1399	(334)	48
	12	km/Std.	1491	(356)	51
Radfahren	9	km/Std.	525	(125)	19
	15	km/Std.	798	(190)	27
	21	km/Std.	1281	(305)	44
Gymnastik					
Dehnübungen			441	(105)	15
Konditionsgymnastik			987	(235)	34
Schwimmen	20	m/Min.	651	(155)	22
Skilanglauf	9	km/Std.	1323	(316)	45
Rudern	3	km/Std.	538	(129)	18
	6	km/Std.	1365	(326)	46
Tennis			756	(181)	26

Die Messung des EU erfolgt durch Bestimmung der Arbeitsleistung (Ergometrie*) und der Wärmeproduktion (Kalorimetrie) oder indirekt mit Spirometrie*. **Energieumsatz pro Tag:** bei leichter Betätigung 6400–11 000 kJ (1500–2500 kcal), bei schwerer körperlicher Arbeit 15 000–17 000 kJ (3500–4000 kcal); beim Sport: s. Tab. vgl. Energie, Leistung.

ENG: 1. Abk. für Elektronystagmogramm, Elektronystagmographie*; 2. Abk. für Elektroneurogramm, Elektroneurographie*.

Engramm: (engl.) *engram*; Gedächtnisspur; dauerhafte strukturelle Änderung im Gehirn, die durch eine Reizeinwirkung entsteht; die Bildung dieser neurophysiologischen Speichereinheit im Gehirn ermöglicht die Speicherung von Wahrnehmungen und Erfahrungen und somit den Vorgang der Erinnerung (Ekphorie) zu einem späteren Zeitpunkt. Bei anterograder Amnesie* ist die Bildung dauerhafter Engramme gestört, bei retrograder Amnesie die Erinnerung an bestehende Engramme. Vgl. Gedächtnis.

Enkopresis (ICNP): (engl.) *encopresis*; willkürliches oder unwillkürliches Absetzen von Stuhl an einem dafür nicht vorgesehenen Ort (z. T. einhergehend mit Verschmieren); **Formen:** 1. primäre Enkopresis: abnorme Verlängerung der normalen kindlichen Inkontinenz (s. Stuhlinkontinenz); 2. sekundäre Enkopresis: Kontinenzverlust nach bereits erlangter Darmkontrolle (z. B. nach der Geburt von Geschwistern); 3. absichtliches Absetzen trotz normaler physiologischer Darmkontrolle; **Vorkommen:** Einzelsymptom (z. B. als Überlaufenkopresis bei chronischer Obstipation*) oder als Teil einer umfassenden Störung, insbesondere einer emotionalen Störung oder einer Störung des Sozialverhaltens; **Maßnahme:** 1. gründliche Säuberung und Hautpflege*; 2. Regulierung des Stuhlgangs (ggf. mit Laxanzien*); 3. Darmtraining*, Verhaltenstherapie* (mit Toiletten-Timing), Biofeedback*; 4. familienbezogene Intervention; **Hinweis:** Enkopresis ist ein Symptom des Kindesalters, ist aber darüber hinaus auch bei Demenzerkrankungen und bestimmten psychiatrischen Erkrankungen (z. B. schizophrene Psychose) verbreitet. Vgl. Enuresis.

Enkulturation: (engl.) *enculturation*; Anpassung an eine neue Kultur durch den kulturellen Einfluss der umgebenden Gesellschaft i. R. von Sozialisation* und Erziehung; v. a. im Zusammenhang mit Migration* von Bedeutung; **Hinweis:** Bei der Versorgung und Pflege von Menschen anderer Kulturen kann Enkulturation, insbesondere im Zustand von Erkrankung und Krise, nicht vorausgesetzt werden. Vgl. Norm, soziale; Akkulturation.

ENSG: Abk. für (engl.) *European* Nursing Student Group*.

Entbindung: (engl.) *delivery*; Geburtsleitung, auch syn. für Geburt* gebraucht; rechtlich liegt eine Entbindung vor, wenn ein Kind entweder lebend

geboren wird oder wenn eine Totgeburt* ein Körpergewicht von 500 g und mehr hat. Totgeburten, die weniger als 500 g wiegen, sind Fehlgeburten*.
Entbindungspfleger: s. Hebamme.
enteral: (engl.) *enteral, enteric*; in Bezug auf den Darm.
Entfremdung: (engl.) *alienation*; **1.** (sozial) Prozess des Einander-Fremd-Werdens von Menschen, zwischen denen über einen längeren Zeitraum eine enge Beziehung bestand, z. B. Ehepartner, Familienmitglieder, Freunde, Mitglieder einer Gemeinschaft; Ursache und den Prozess beschleunigendes Moment ist häufig ein über längere Zeit fortbestehender Abstand, den aufzuheben die Beteiligten sich nicht mehr in der Lage sehen. Dieser Abstand kann sowohl äußerlich bedingt, z. B. räumliche Trennung (vgl. Eltern-Kind-Trennung), als auch innerer Natur sein, z. B. aufgrund unterschiedlicher Erfahrungen und Individuationsprozesse der Beteiligten. **2.** (psychopathologisch) Erfahrung von Fremdheit zuvor vertrauter Bezüge, sowohl in der persönlichen Innenwelt als auch in der vertrauten Umwelt; Entfremdungserlebnisse finden meist aufgrund einer der Person selbst nicht bewussten Veränderung im Ich-Bewusstsein statt, z. B. im Rahmen einer Entwicklungsphase oder aufgrund krankhafter seelischer Veränderungen. Im psychoanalytischen Erklärungsmodell treten zuvor ins Unbewusste verdrängte Erfahrungen plötzlich ins Bewusstsein einer Person, ohne als zu ihr selbst gehörig wahrgenommen zu werden (vgl. Psychoanalyse). Das Entfremdungserlebnis ist meist mit Irritation, häufig auch mit Angst* verbunden. **Hinweis:** Ein Entfremdungserlebnis kann ein frühes Indiz für eine beginnende Psychose sein. Daher stets ernst nehmen, beruhigend einwirken und Verlauf beobachten. Vgl. Ganzheitlichkeit.
Enthaarung: (engl.) *depilation, epilation*; Depilation, Epilation; Haarentfernung aus therapeutischen und kosmetischen Gründen oder zur Operationsvorbereitung*; **Formen:** s. Abb.; **1.** dauerhaft durch Elektrolyse (therapeutisches Verfahren mit elektronischer Verkochung der Haarpapillen zum Entfernen von Körperhaaren oder von Wimpern); **2.** durch mechanische Verfahren, z. B. Rasur* (Trockenrasur, Nassrasur), Enthaarungspflaster oder -wachs, Pinzette oder mit Epiliergerät; **3.** chemisch z. B. durch Enthaarungscreme oder -gel.
Enthemmung: s. Hemmungsdefizit.
Entlassungsmanagement: (engl.) *discharge management*; Organisation und Dokumentation der notwendigen Maßnahmen und Informationen bei anstehender Entlassung aus der stationären Versorgung i. R. der integrierten Versorgung*; **Ziel:** Entlassungsplanung* und effiziente Verzahnung mit ambulanten Versorgungsangeboten. Entlassungsmanagement findet sich in der Literatur auch als Teilaspekt der Pflegeüberleitung* und leitet sich aus der in den USA gängigen Organisation der pflegerischen und ärztlichen Betreuung und Begleitung von Patienten über ihren Klinikaufenthalt hinaus ab. Ein umfassendes Entlassungsmanagement beinhaltet entsprechende Beratung* und Organisation von häuslicher Pflege* bzw. Altenpflege oder häusliche Kinderkrankenpflege* in Zusammenarbeit mit medizinischen und ggf. sozialarbeiterischen Diensten. Die gegenseitigen Verknüpfungen sind rechtlich und organisatorisch nicht geklärt. **Hinweis:** Der Expertenstandard* „Entlassungsmanagement" des Deutschen* Netzwerks für Qualitätsentwicklung in der Pflege (s. Anhang) wurde 2002 verabschiedet. Vgl. Bezugspflege.

Entlassungsmanagement Frühgeborene: (engl.) *discharge management for premature babies*; Pflegeüberleitung*, die sich an den Besonderheiten Frühgeborener* orientiert; Frühgeburtlichkeit bringt ein erhöhtes Risiko für Anpassungsprobleme an das häusliche Umfeld mit sich, z. B. Probleme bei der Nahrungsaufnahme, beim Schlafen, bei der Gestaltung der Interaktion sowie die erschwerte Selbstregulation (inneres Gleichgewicht aufrechterhalten und sich gleichzeitig den vielfältigen Umweltreizen zuwenden) und die erhöhte Irritierbarkeit (Stimmungslabilität, geringere Ausdauer und Anpassungsfähigkeit) der Kinder. Die Kinder sind leicht vom Kontakt- und Spielangebot der Eltern überfordert, was sich durch unregelmä-

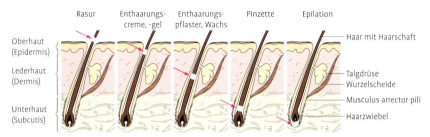

Enthaarung: Ansatz verschiedener Verfahren

ßige Atmung, veränderte Hautfarbe, Grimassieren, Überstrecken, Wegschauen, Abschalten oder Quengeln und Schreien äußern kann. **Maßnahme:** Beratung* und Schulung einer adäquaten Stimulation, um den ungünstigen Kreislauf aus

Entlassungsplanung

wachsender Unsicherheit, zunehmender Erschöpfung (z. B. Schlafmangel der Eltern) und Zweifel an den elterlichen Kompetenzen zu vermeiden; Ansatz und Ziel jeder Beratung sollte die subjektive Sicherheit der Eltern im Umgang und in der Beziehung mit ihrem Kind sein. Betreuung und Unterstützung nach der Entlassung umfassen: **1.** Unterstützung bei der Pflege der Kinder, v. a. durch häusliche Kinderkrankenpflege*; **2.** Entwicklungsdiagnostik und -beratung (Sensibilisierung für Verhaltens- und Temperamentsmerkmale des Kindes, Vermittlung entwicklungsfördernder Interventionen); **3.** Physiotherapie; **4.** psychosoziale Unterstützung und Beratung.

Institutionen der Nachbetreuung sind v. a. kinderärztliche Praxen, sog. Risikosprechstunden in der Klinik, sozialpädiatrische Zentren und Frühberatungsstellen mit interdisziplinären Teams (Kinderärzte, Gesundheits- und Kinderkrankenpfleger, Sozialarbeiter/Sozialpädagogen, Psychologen, Physio- und Ergotherapeuten und Logopäden). Benötigt das Kind auch nach der Entlassung noch pflegerische Betreuung (z. B. Kinder mit Trachealkanülen, mit Sauerstoffbedarf), wird diese von ambulanten Pflegediensten der häuslichen Kinderkrankenpflege abgedeckt. **Hinweis:** In Deutschland ist eine Vernetzung zwischen stationärer und ambulanter Versorgung von Kindern bisher nicht im erforderlichen Maße erfolgt, sodass die umfassende und geplante Pflegeüberleitung und pflegerische Nachbetreuung Frühgeborener und ihrer Eltern eher die Ausnahme ist. Studien belegen inzwischen eindeutig, dass eine frühe und gezielte interdisziplinäre Intervention eine frühere Entlassung der Kinder aus der Klinik ermöglicht und die medizinische und verhaltensbezogene Entwicklung der Kinder sowie die Elternkompetenzen in Erziehung und Pflege verbessert. Auch aus ökonomischer Sicht ist dies von Bedeutung und zeigt den Handlungsbedarf. „Eine Beratung der Mutter ist am dringendsten während des Aufenthaltes auf der Intensivstation und in den ersten Monaten nach der Entlassung (erforderlich). Das gilt für behinderte, von Behinderung bedrohte und normale Kinder." (Bundesministerium für Gesundheit, 1997).

Entlassungsplanung: (engl.) *discharge planning*; Organisation des Übertritts eines Patienten von der stationären Versorgung nach Hause, zur ambulanten Weiterversorgung oder in ein Pflegeheim; umfasst **1.** Festlegung des Entlassungsdatums; **2.** Information des Patienten und der Angehörigen; **3.** Bestimmung der Transportart; **4.** Beurteilung der häuslichen Pflegesituation (ggf. mit Einschaltung des ambulanten Dienstes); **5.** Klärung der Versorgungssituation (ggf. mit Veranlassung eines Mahlzeitendienstes); **6.** evtl. Organisation der Pflegeüberleitung*; **7.** Zusammenstellen von Unterlagen: **a)** Pflegebericht; **b)** Entlassungsbericht; **c)** Überweisung zum weiterbehandelnden Arzt (evtl. Information des Hausarztes); **d)** Arzneimittelverordnung, Rezepte; **e)** Transportschein; **8.** Aushändigung gesicherter Wertsachen und von Patienteneigentum; **9.** Veranlassung der Abrechnung (Eigenanteil, Telefon- und Fernsehgebühren); **10.** bei Entlassung in ein Pflegeheim Benachrichtigung des Sozialdienstes und Einleitung der Einstufung* (Pflegestufe) durch den MDK*; **Organisation:** Um Doppelbearbeitungen und administrative Aufgaben im ärztlichen und pflegerischen Bereich zu minimieren, sollte die Übernahme dieser Tätigkeiten möglichst berufsgruppenübergreifend in den Einrichtungen als Planungsaufgabe koordiniert und ggf. als Abteilungssekretariatsaufgabe organisiert werden. Vgl. Entlassungsmanagement.

Entlassungslagerung: (engl.) *Fowler's position*; syn. Fowler-Lagerung, Rehn-Fowler-Lagerung, Douglas-Lagerung, Beckentieflagerung; Lagerung* eines Patienten in halbsitzender Stellung mit Rückenlehne (Schrägstellung ca. 45–60°), Knierolle und Fußstütze (s. Abb.) zur Entlastung der Bauch-

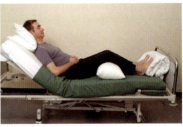

Entlastungslagerung [6]

decke; **Anwendung:** z. B. bei Bauchfellentzündung (Peritonitis) oder Douglas-Abszess; **Hinweis:** Bei Vorhandensein von Drainagen* Eintrittspforte hinsichtlich Entzündungszeichen sowie Farbe, Konsistenz und Menge des Sekrets beobachten und dokumentieren (Menge in der Ausfuhrbilanz aufführen); auf Durchgängigkeit der Drainage achten (Gefahr von Knickstellen, die den Abfluss behindern).

Entlastungsprinzip: (engl.) *principle of relief*; menschliche Tendenz, das Leben möglichst so einzurichten, dass genügend Platz und psychische Energie* bleibt, um sich eigenen Neigungen gemäß entfalten zu können (nach A. Gehlen, 1940); z. B. Termine oder anstehende Arbeiten aufschieben, vergessen oder auch gezielt rasch, evtl. ohne starken inneren Leistungsanspruch, erledigen.

entotisch: (engl.) *entotic*; im Innern des Ohrs.

Entropie: (engl.) *entropy*; **1.** (physikalisch) Maß für den thermodynamischen Ordnungszustand eines Systems bzw. für die Irreversibilität eines Vorgangs in einem geschlossenen System; diese Größe gibt die Verlaufsrichtung eines Wärmeprozesses an. Nach dem ersten Hauptsatz der Thermodynamik bleibt die Summe aller Energien, die ein thermodynamisches System durch Wechselwirkungen mit seiner Umgebung austauscht, erhalten. Bei irreversiblen thermodynamischen Prozessen wie z. B. der Abkühlung auf die Umgebungstemperatur oder der freien Ausdehnung von Gasen kommt es zu einer Zunahme der Unordnung. **2.** (sozialwissenschaftlich) in die Sozialwissenschaft übertragene Bezeichnung für das Verhältnis von positiven und negativen Beziehungen in sozialen Prozessen; je höher die Entropie, desto geringer die ausgewiesenen Rollenzuschreibungen in der Gruppe* oder anderen sozialen Systemen. Es wird davon ausgegangen, dass der scheinbar höchste Grad an Entropie (hier i. S. der Unordnung) die Vorstufe zu einem Ordnungsschritt in eine neue Stufe der Emergenz* darstellt; z. B. können aus Phasen großer gesellschaftlicher Veränderungen mit den einhergehenden unruhigen Prozessen (Revolutionen, Kriege, Verteilungskämpfe) neue soziale Systeme hervorgehen. **3.** (pflegetheoretisch) in die Pflegetheorie übertragene Bezeichnung für den Grad der Unordnung innerhalb der Systeme; wurde in der Energiefeldtheorie* aus der Systemtheorie* abgeleitet und durch das Konzept der Negentropie* ersetzt, d. h., es wird nicht von einem zunehmenden Grad der Unordnung oder des Zerfalls von Systemen ausgegangen, sondern vom Streben nach zunehmender Ordnung. Altern und Sterben werden z. B. nicht als Zerfallsprozesse aufgefasst, sondern als Entwicklung in eine übergeordnete Zustandsform. **Hinweis:** Hierbei handelt sich um ein umstrittenes Konzept, das auf den ersten Blick den gängigen biologischen und medizinischen Ansätzen widerspricht, allerdings systemischen, philosophischen (auch religiösen) Auffassungen entspricht, die von einer umfassenderen als einer rein nach biologisch-wissenschaftlichen Gesetzmäßigkeiten funktionierenden Daseinsform des Lebens ausgehen. Vgl. Ganzheitlichkeit.

Entscheidungskonflikt: (engl.) *decisional conflict*; innere Unschlüssigkeit bezüglich der Wahl einer von 2 oder mehreren Handlungsmöglichkeiten oder Blickwinkeln, verbunden mit einem Mindestmaß an Leidensdruck*, der häufig den Entscheidungsprozess vorantreibt; im Entscheidungskonflikt besteht die Zerrissenheit für gewöhnlich entweder zwischen gefühls- und vernunftmäßigen Aspekten der zu entscheidenden Angelegenheit, zwischen Angst- und Wunschaspekten, zwischen einander tatsächlich oder scheinbar ausschließenden Wünschen oder zwischen mehreren (womöglich gleichermaßen) unangenehm erscheinenden Möglichkeiten. Vgl. Ethik, Dilemma, ethisches.

Entscheidungsvermögen (ICNP): (engl.) *decision making*; auch Entscheidungsfreiheit; Fähigkeit, relevante Informationen zu erkennen, auszuwählen und aufgrund von Wissen, Handlungs- und Verantwortungsbereitschaft Entscheidungen zu treffen; **Voraussetzung:** Patienten wie Behandler (z. B. Ärzte, Physiotherapeuten) und Pflegepersonen (z. B. Gesundheits- und Krankenpfleger, Angehörige*) verfügen über genügend Informationen (z. B. unterschiedliche Pflegetechniken, Behandlungsmethoden), um überhaupt urteilen zu können (s. Urteilsvermögen). In einem Aufklärungsgespräch vermitteln z. B. Angehörige der Gesundheitsfachberufe relevante Auskünfte an die Patienten. Selbsterlangte Informationen z. B. durch Zeitschriften, Internet, Freunde oder Kollegen erweitern das Informationsspektrum des Patienten, tragen aber nicht immer zu verbessertem Urteilsvermögen bei, da sie an die individuelle Situation angepasst werden müssen (z. B. neue Therapieformen). Wünschenswert ist, dass nach einem gemeinsamen Aushandlungsprozess zwischen Patient, Pflegepersonen und Therapeuten Entscheidungen vom Patienten auf einer informierten Grundlage (informed consent) getroffen werden. **Hinweis:** Das Entscheidungsvermögen kann durch hirnorganische Erkrankungen, Rauschzustände oder Stress beeinträchtigt werden. Akuter Handlungsbedarf besteht bei Schwerverletzten, z. B. nach Unfällen. **Recht:** Bestehen Zweifel am Entscheidungsvermögen des Betroffenen, so sollten alle zumutbaren Bemühungen ausgeschöpft werden, um Klarheit über die Einwilligungsfähigkeit (s. Einwilligung) zu erhalten. Wer aufgrund einer psychischen Krankheit, geistigen oder seelischen Behinderung seine Behandlungsbedürftigkeit nicht erkennen kann und eine Behandlung ablehnt, dem soll aus diesem Grund eine notwendige Behandlung nicht versagt werden. Bei der Abwägung, ob die Behandlung auch gegen den Willen des entscheidungsunfähigen Betroffenen durchgeführt werden soll, ist die Verhältnismäßigkeit zu prüfen. Wenn das geplante Ergebnis der Heilbehandlung die damit verbundenen Nachteile und Begleitfolgen deutlich überwiegt, entspricht die Behandlung dem objektiven Interesse des Betroffenen und dessen mutmaßlichem Willen, den er haben würde, wenn er in der Lage wäre, das Für und Wider der medizinischen Behandlung verständig abzuwägen und einen freien Entschluss zu fassen. Der Betreuer*, der Vormund oder die sorgeberechtigten Eltern sind dann befugt, in die Behandlung einzuwilligen. Weigert sich der Betroffene, so ist eine gerichtliche Entscheidung herbeizuführen. Ist ein nicht unter Betreuung stehender Volljähriger einwilligungsunfähig (z. B. durch Narkose, Bewusstlosigkeit), kann aufgrund des rechtfertigenden Notstands* (§ 34 StGB) ein Arzt eine dringend notwendige Behandlung durchführen. Es empfiehlt sich, die Angehörigen in diesen Entscheidungsvorgang mit einzubeziehen. Die Behandlung volljähriger Sektenmitglieder, die medizinisch anerkannte und notwendige Behandlungsmethoden ablehnen, kann gegen ihren Willen erzwungen werden. Bei minderjährigen Kindern von Sektenmitgliedern entscheidet das Vormundschaftsgericht* im Falle der Ablehnung der Behandlung durch die sorgeberechtigten Eltern. Vgl. Zwangsbehandlung, Unterbringung, Selbstbestimmungsrecht.

Entspannungsverfahren: (engl.) *relaxation techniques*; Sammelbegriff für körperlicher oder seelischer Anspannung entgegengesetzte, ausgleichende, körperorientierte Methoden; **Grundlage:** Jedem Menschen ist eine je nach Situation und Person variierende Balance zwischen körperlicher und seelischer Spannung und Entspannung zu eigen. Stress und Disharmonie führen häufig zur Entgleisung dieser Balance und können körperliche und psychische Erkrankungen hervorrufen. Entspannungsverfahren bedienen sich Entspannungstechniken, die über den Weg der Körperwahrnehmung (vgl. Körperbild) und/oder der Psyche diese seelische und körperliche Balance wiederherstellen. **Techniken** sind u. a. Alexander*-Technik, Feldenkrais*-Methode, progressive Muskelrelaxation*, Yoga*, Autogenes* Training, Tai*-Ji-Quan und Qi* Gong. Vgl. Psychotherapie.

Entwicklung des Fetus (ICNP): s. Fetogenese.

Entwicklung, geistige: s. Wachstum, geistiges.

Entwicklung, motorische: (engl.) *motor development*; zeitlich aufeinanderfolgende Veränderungen der Motorik*; das Grundprinzip der motorischen Entwicklung ist der Übergang von reflexgesteuerten Abläufen (z. B. Saugen, Greifen) zu willentlich gelenkten Bewegungen. Diese Entwicklung beruht v. a. auf Reifungsprozessen, die durch strukturelle Veränderungen des Zentralnervensystems besonders in den ersten Lebensjahren bedingt werden und zum Erwerb folgender Fertigkeiten führen: Kopfkontrolle, Arm- und Beinbewegungsmuster, Greifbewegungen, Sitzen, Krabbeln, Gehen, Stehen, Laufen, Gleichgewichtskontrolle. Bei fortgeschrittener motorischer Entwicklung wird zwischen Grobmotorik (Laufen, Treppensteigen, Rennen) und Feinmotorik (Händigkeit, Handgeschicklichkeit) differenziert. Vgl. Psychomotorik.

Entwicklung, physische (ICNP): (engl.) *physical development*; körperliche Entwicklung; Körperprozesse zur Aufrechterhaltung und Weiterentwicklung des Menschen, z. B. in Form von Längenwachstum, Gewichtszunahme, Reifung der Organe.

Entwicklungsprozess: (engl.) *process of development*; Abfolge von Phasen der Bildung neuer Strukturen, unabhängig von deren Inhalten, mit dem Streben zu einem Ziel; Krankheits- wie Genesungsprozesse können sich z. B. in solchen Phasen ereignen und in ein komplettes Krankheitsbild (s. Krankheit) oder in Gesundheit* münden.

Entwicklungspsychologie: (engl.) *developmental psychology*; Teilgebiet der Psychologie*, das die menschliche Entwicklung, die typischen Probleme einzelner Lebensabschnitte und die Entwicklung spezifischer Funktionen (z. B. Wahrnehmung, Motorik) beschreibt; die Entwicklungspsychologie hat eine ca. 100-jährige Geschichte, in der verschiedene Forschungstraditionen von unterschiedlichen Fragestellungen, Menschenbildern und Konzepten der Entwicklung ausgingen und daher unterschiedliche Modelle für die Beschreibung und Erklärung von Entwicklung wählten. Alle diese Modelle befassten sich mit Stabilitäten und Veränderungen im Lebenslauf (L. Montada, 1998). Frühe Konzepte der Entwicklungspsychologie definierten Entwicklung teleologisch (auf einen bestimmten Endzustand zu), aktuelle Konzepte (seit den 60er Jahren des 20. Jahrhunderts) betonen die lebenslange Entwicklung, Offenheit und Unbegrenztheit. Die verschiedenen Entwicklungstheorien lassen sich nach ihrem Verständnis der Rollen von Subjekt und Umwelt (aktiv versus passiv) klassifizieren. Heute überwiegen interaktionistische Entwicklungstheorien. Vgl. Reifen.

Entwöhnung: (engl.) *withdrawal*; **1.** (psychiatrisch/psychologisch) Therapie bei Abhängigkeit* mit dem Ziel, durch psychologische, soziale und medizinische Unterstützung die Bindung an das Suchtmittel zu lösen und durch biographisch sinnvolle Ziele und Bindungen zu ersetzen; erfolgt je nach Suchtmittel (z. B. Nicotin, Alkohol, Arzneimittel, Süßigkeiten) durch Dosisreduzierung oder sofortige Abstinenz*, evtl. als stationäre Therapie, danach langfristig ambulant oder in therapeutischen Einrichtungen, unter Einbeziehung einer Beratungsstelle (s. Drogenhilfe). **2.** (anästhesiologisch) Übergang von der maschinellen Beatmung zur Spontanatmung; s. Beatmungsentwöhnung; **3.** (pädiatrisch) Abstillen* des Säuglings. Vgl. Abtrainieren.

Entwöhnungsmittel: (engl.) *withdrawal substances, anticraving substances*; syn. Anticravingmittel; Substanzen, die bei einer Entwöhnung* unterstützend eingesetzt werden und die Bindung an das jeweilige Suchtmittel lösen sollen; umfassen u. a. Alkoholentwöhnungsmittel (z. B. Disulfiram, Acamprosat) und Tabakentwöhnungsmittel (z. B. Bupropion, nicotinhaltige Präparate wie Kaugummis und Pflaster). Vgl. Abhängigkeit.

Entzündung: (engl.) *inflammation*; (Abwehr-)Reaktion des Organismus auf einen Auslöser mit dem Ziel, das auslösende Agens und seine Folgen zu beseitigen; **Einteilung:** Nach dem zeitlichen Verlauf unterscheidet man perakute (sehr akute), akute, subakute, chronische und chronisch-rezidivierende Entzündungen. Mögliche **Ursachen: 1.** physikalisch und chemisch, z. B. Reibung, Druck, Fremdkörper, zu hohe oder zu niedrige Temperatur, Strahlung u. a.; **2.** Mikroorganismen, z. B. Viren, Bakterien, Pilze, Parasiten; **3.** körpereigene Reize, z. B. Zellzerfall bei Tumor, Autoimmunkrankheiten. **Verlauf:** s. Abb.; **1. lokale Entzündungsreaktionen:** Die direkte Schädigung (Alteration) der Zellen und Gewebe steht im Vordergrund. Die örtliche Reaktion des Gefäßbindegewebes führt zuerst zu lokaler Durchblutungsstörung durch kurzzeitige Arteriolenverengung (durch Adrenalin); danach treten die klassischen **örtlichen Entzündungszeichen** auf: **a)** Rötung (Rubor) aufgrund der Gefäßerweiterung durch Histamin; **b)** Wärme (Calor) als Produkt einer örtlichen Stoffwechselsteigerung; **c)** Schwellung (Tu-

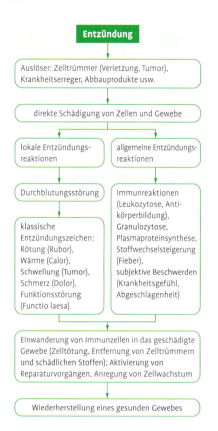

Entzündung: Ablauf einer Entzündungsreaktion

mor) durch die erhöhte Gefäßdurchlässigkeit (wird u. a. über Histamin vermittelt), die zum Austritt von Blutplasma und Blutzellen wie weißen Blutkörperchen (Leukozyten) und Phagozyten (Exsudation, s. Exsudat) führt; **d)** Schmerz (Dolor) durch die erhöhte Gewebespannung und schmerzauslösende Produkte (z. B. Bradykinin); **e)** Funktionsstörung (Functio laesa). Bei Infektion* mit bestimmten Bakterien kommt es am Entzündungsort zur Bildung von Eiter* (vgl. Abszess, Empyem). **2. allgemeine Entzündungsreaktionen: 1.** Auslösung von Immunreaktionen; **2.** beschleunigte Bildung von Granulozyten (Granulozytose); **3.** Zunahme der Synthese bestimmter Plasmaproteine (Akute*-Phase-Proteine, Entzündungskonstellation); **4.** Steigerung des Stoffwechsels (Fieber); **5.** subjektive Beschwerden wie Krankheitsgefühl, Abgeschlagenheit. Vgl. Immunsystem.

Entzugssyndrom: (engl.) *withdrawal syndrome*; bei Entgiftung in Abhängigkeit von den entzogenen Suchtmitteln, der Dosis und den persönlichen psychischen und physischen Dispositionen auftretende Symptome wie Kopfschmerz, Blutdruckabfall, Hitzegefühl, Schweißausbruch, Zittern (Tremor), Schlafstörungen, Unruhe, Halluzinationen, apathisch-depressive Verstimmungen, evtl. Suizidneigung (bei Entziehung von Amphetaminen), akute Verwirrtheit* (bei Entziehung von Alkohol und Barbituraten) und akute Psychose; **Maßnahme: 1.** engmaschige Überwachung, bei Sturzgefährdung Toilettengang nur in Begleitung; **2.** ggf. medikamentöse Behandlung. Vgl. Drogenabhängigkeit, Arzneimittelabhängigkeit, Abhängigkeit.

Enuresis (ICNP): (engl.) *enuresis*; Einnässen; unwillkürliches Wasserlassen (Reflexmiktion) während des Schlafs ohne gleichzeitig vorliegendes Einnässen am Tag, Drangsymptomatik oder wiederkehrende (rezidivierende) Harnweginfektion*; **Formen: 1.** primäre Enuresis: Bettnässen hat immer bestanden. **2.** sekundäre Enuresis: Nach einer Trockenperiode von mindestens 6 Monaten tritt Enuresis wieder auf. **Ursachen:** Reifungsverzögerung der neurogenen Blasenkontrolle, gestörter Tag-Nacht-Rhythmus der Sekretion von antidiuretischem Hormon (Abk. ADH), psychosoziale Probleme; **Maßnahme: 1.** Eltern über Klingelsystem* informieren; **2.** familienbezogene Intervention: Unterstützung und Aufarbeitung der belastenden Situation (z. B. bei Überforderung und Selbstvorwürfen der Eltern in Bezug auf Strafen, Vernachlässigung, Fernsehkonsum, bei schlechtem Gewissen bzw. Schamgefühlen der Kinder) sowie Beratung zum Umgang mit Laienratschlägen aus Bekanntschaft und Verwandtschaft zur sog. Sauberkeitserziehung; **3.** reicht ein Klingelsystem nicht aus, ggf. durch Kinderarzt verordnete medikamentöse Therapie, z. B. Desmopressinacetat-Spray (entspricht ADH-Spray), tricyclische Antidepressiva in Ausnahmefällen; **Hinweis: 1.** Bei Enuresis sind Einschränkungen der Flüssigkeitsmenge, nächtliches Wecken (ohne Klingelgerät), Strafen, Blasentraining* (ohne Miktionsauffälligkeiten), Arzneimittel (außer Desmopressin und Antidepressiva) sowie allgemeine tiefenpsychologische oder nichtdirektive Psychotherapien nicht angezeigt und wenig wirksam. **2.** In seltenen Fällen kann Enuresis auch im Erwachsenenalter auftreten. Vgl. Harninkontinenz, Enkopresis, Stuhlinkontinenz.

Enzyminhibitoren: (engl.) *enzyme inhibitor*; Arzneimittel*, die spezifische Enzyme hemmen, z. B. Cholinesterasehemmer, Carboanhydrasehemmer, Protonenpumpenblocker; viele Gifte (z. B. Bestandteile in Schädlingsbekämpfungsmitteln wie Alkylphosphate) und verschiedene Schwermetalle (z. B. Quecksilber) wirken ebenfalls als Enzyminhibitoren.

EOG: Abk. für **E**lektr**o**okulographie*.

EONS: Abk. für (engl.) **E**uropean* **O**ncology **N**ursing **S**ociety.

EORNA: Abk. für (engl.) **E**uropean* **O**perating **R**oom **N**urses **A**ssociation.

EP: Abk. für **E**röffnungs**p**eriode, s. Geburt.
EPA: Abk. für **e**lektronische **P**atientenakte*.
Epidemie: (engl.) *epidemic*; stark gehäuftes, örtlich und zeitlich begrenztes Vorkommen einer Erkrankung, v. a. Infektionserkrankungen; vgl. Endemie, Pandemie.
Epidemiologie: (engl.) *epidemiology*; Wissenschaftszweig, der sich mit der Verteilung von Krankheiten, deren Variablen und sozialen Krankheitsfolgen in menschlichen Bevölkerungsgruppen befasst sowie mit Faktoren, die diese Verteilung beeinflussen; **Formen: 1. deskriptive** (beschreibende) Epidemiologie: beschreibt Krankheitsentstehung, -verlauf oder -modifikation (Anpassung, Veränderung); **2. analytische** Epidemiologie: macht quantitative Aussagen über den Zusammenhang zwischen einem Risikofaktor oder verlaufsbeeinflussenden Faktoren (z. B. Rauchen, Passivrauchen, Luftverschmutzung) und einer Krankheit (z. B. Lungenkrebs); **3. experimentelle** Epidemiologie: greift kontrollierend in das Untersuchungsgeschehen ein und beobachtet die Folgen, z. B. bei einer epidemiologischen Studie. Vgl. Prävention, Public Health.
Epilation: s. Enthaarung.
Episiotomie: s. Scheidendammschnitt.
Epistaxis: s. Nasenbluten.
Epistemologie: (engl.) *epistemology*; Erkenntnistheorie; Wissenschaftstheorie, die sich mit der Entwicklung von Wissenschaft i. Allg. beschäftigt, Methoden und Richtungen (sog. Schulen) kategorisiert und damit als ordnender, orientierender Faktor zur Entwicklung einer Fachwissenschaft beiträgt; **Beispiel:** Einordnung von Pflegetheorien nach bestimmten Oberbegriffen wie Interaktion, Bedürfnis, System oder Bildung psychologischer Schulen wie analytische oder humanistische; gibt Aufschluss über Strömungen, nach denen sich Theorien und wissenschaftliche Fachgebiete ausrichten; **Hinweis:** ausschließlich für die Verwendung im wissenschaftlichen Zusammenhang relevant; für die Grundausbildung Pflege im Prüfungszusammenhang nachrangig.
Epithelgewebe: (engl.) *epithelial tissue*; geschlossener Zellverband, der innere Hohlräume und äußere Oberflächen des Körpers bedeckt; **Einteilung: 1.** nach Funktion: **a)** Deckepithelien: Gewebeverband zur Abgrenzung äußerer und innerer Körperoberflächen; Aufbau: engmaschiger Zellverband, der einer Basalmembran aufsitzt; **b)** Drüsenepithelien: spezialisierte Epithelzellen zur Bildung und Abgabe von Sekreten an die innere (z. B. Bauchspeicheldrüse) oder äußere Körperoberfläche (z. B. Talgdrüsen); **c)** spezifische Sinnesepithelien, z. B. Geschmackszellen der Zunge; **2.** nach Aufbau: s. Abb.; **a)** einschichtiges oder mehrschichtiges Plattenepithel, das entweder verhornt (z. B. Oberhaut; s. Haut) oder unverhornt (z. B. Mundhöhle, Speiseröhre) vorkommt; **b)** kubisches Epithel (z. B. kleinere Drüsenausführungsgänge); **c)** meist einschichtiges, säulen-

einschichtiges Plattenepithel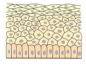

mehrschichtiges Plattenepithel

kubisches Epithel

hochprismatisches Epithel

mehrreihiges Epithel

Übergangsepithel, ungedehnt

Übergangsepithel, gedehnt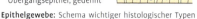

Epithelgewebe: Schema wichtiger histologischer Typen

förmiges (hochprismatisches) Epithel (z. B. Magen, Darmkanal); **d)** mehrreihiges (scheingeschichtetes) Epithel (z. B. respiratorisches Epithel der Nasenhöhle); **e)** Übergangsepithel als besondere Form eines mehrschichtigen Epithels, das Hohlorgane mit veränderlicher Ausdehnung auskleidet (z. B. Harnblase, oberer Teil der Harnröhre). Epithelien weisen je nach Funktion verschiedene Oberflächendifferenzierungen auf. **Funktion:** Epithelgewebe besitzt Schutzfunktion und dient dem Stoffaustausch und der Reizaufnahme. **Klinische Bedeutung:** Deckepithelien unterliegen einer ständigen Erneuerung. Bei der Schuppenflechte (Psoriasis) kommt es durch eine entzündungsbedingt gesteigerte Proliferation der Oberhaut (Epidermis) zu einer erhöhten Schuppenbildung.
Eppinger-Sternchen: (engl.) *spider naevus*; syn. Sternnävus; arterielle Gefäßneubildung mit zentralem, stecknadelkopfgroßem, evtl. pulsierendem Gefäßknötchen und davon ausgehenden, strahlenförmig angeordneten, feinen Gefäßreisern; meist ohne Krankheitswert, aber verbunden mit kosmetischer Beeinträchtigung; **Vorkommen:** besonders im Gesicht, gehäuft bei chronischer Lebererkrankung und während der Schwangerschaft (bildet sich i. d. R. nach der Entbindung zurück); **Maßnahme:** Elektrokoagulation.
EPUAP: Abk. für (engl.) *European* Pressure Ulcer Advisory Panel.*

Erbrechen (ICNP): (engl.) *vomiting*; Emesis, Vomitus; Entleeren von Mageninhalt und evtl. Speiseröhreninhalt aus dem Mund; komplexer Vorgang, bei dem nach Verschluss des Magenausgangs (Pylorus) und Entspannung (Relaxation) des Mageneingangs (Fundus und Kardia) Mageninhalt (evtl. auch Speiseröhreninhalt) durch Kontraktionen der Bauch- und Zwerchfellmuskulatur entleert wird; die Koordinierung des Ablaufs erfolgt durch das Brechzentrum im Gehirn. **Ursachen: 1.** reflektorische Mechanismen bei Magen-Darm-Irritationen und Magen-Darm-Erkrankungen, Bauchfellentzündung (Peritonitis), Störungen des Zentralnervensystems wie Gehirnerschütterung (Commotio cerebri), Hirnhautentzündung (Meningitis) oder erhöhtem Schädelinnendruck (bei Hirntumor), bei Infektion, in der Frühschwangerschaft, bei Schock, Ekel* oder Geruchsüberempfindlichkeit; **2.** mechanische Störungen, z. B. beim Überlauferbrechen durch Verengungen (Stenosen) im (oberen) Magen-Darm-Trakt oder bei Unvollständigkeit (Insuffizienz) des Magenverschlusses; **3.** Manipulationen im Mund-Rachen-Raum, z. B. bei selbst herbeigeführtem (induziertem) Erbrechen i. R. einer Essbrechsucht*; **4.** chemische Substanzen, z. B. bei therapeutisch erwünschtem Erbrechen oder als unerwünschte Wirkung bei der Therapie mit Zytostatika* oder Narkosemitteln*; **Folge:** Längerfristiges (protrahiertes) Erbrechen führt durch Verlust von Nahrung, Flüssigkeit und Elektrolyten (Bestandteile des Magensafts) zu Hunger (Katabolismus, Ketonkörperbildung), Austrocknung (hypertone Dehydratation*), Verminderung des Flüssigkeitsvolumens, Störung des Säure*-Basen-Haushalts (hypochlorämische nichtrespiratorische Alkalose) und Kaliummangel (Hypokaliämie). **Maßnahme:** medizinische Maßnahmen je nach Ursache einleiten, ggf. medikamentös (Antiemetika*, Psychopharmaka*, Elektrolytmischungen, intravenöse Flüssigkeitsgabe); **Pflege: 1.** Selbstpflege*, kompensatorische Pflege* oder emotionale Betreuung je nach Verfassung, ggf. Halten, Wechseln und Reinigen des Auffanggefäßes (Nierenschale*); **2.** ggf. Operationsnähte mit der Hand fixieren, da das Erbrechen durch die Spasmen zusätzliche Schmerzen an der Naht verursacht und bei abdominalen Nähten die Narbe durch die Erhöhung des intraabdominalen Drucks gedehnt wird und evtl. brechen kann; **3.** herausnehmbaren Zahnersatz sichern, Mundspülung, Nase reinigen; **4.** für Erholung sorgen, auf regelmäßiges und vermehrtes Trinken achten; **5.** bei psychogenen Auslösern Atemübungen zur Rückführung des durch das Brechzentrum ausgelösten Impulses; **Hinweis:** Erbrechen nach der Narkose ist heute durch die allgemein bessere Verträglichkeit und genauere Dosierung der Narkosemittel nur noch relativ selten, jedoch eine häufige Befürchtung gerade älterer Patienten. Vgl. Diarrhö.

Erbrecht: (engl.) *Law of Succession*; Summe aller Rechtsnormen, durch die Vermögensrechte und -pflichten im Todesfall einer Person auf eine andere Person übergehen; als **Erblasser** wird jede natürliche Person bezeichnet, durch deren Tod Rechte und Pflichten auf einen anderen übergehen. **Erbe** ist derjenige, der das Vermögen des Verstorbenen als Gesamtrechtsnachfolger erwirbt. Liegt kein Testament vor, so greift die gesetzliche **Erbfolge** (§§ 1924 ff. BGB). Dabei gilt der Grundsatz, dass nähere Verwandte entfernter Stehende ausschließen. Die gesetzlichen Erben erster Ordnung sind die Abkömmlinge des Erblassers (§ 1924 Absatz 1 BGB), also die Söhne und Töchter, Enkel und Urenkel. Dabei spielt es keine Rolle, ob es sich um eheliche oder nichteheliche Abkömmlinge handelt. Sind keine Erben erster Ordnung vorhanden, so geht der Anspruch auf die Erben zweiter Ordnung über (§ 1925 BGB). Zu ihr zählen die Eltern des Erblassers und deren Abkömmlinge, d. h. Vater und Mutter, Brüder und Schwestern, Nichten und Neffen des Erblassers. War der Erblasser beim Erbfall in einer gültigen Ehe verheiratet, ist der Ehegatte neben den Verwandten zur Erbfolge berufen (§ 1931 BGB). Der Ehegatte erbt neben den Verwandten erster Ordnung ein Viertel des Erbes, neben den Verwandten zweiter Ordnung und Großeltern die Hälfte. Sind weder Verwandte erster oder zweiter Ordnung noch Großeltern vorhanden, erhält der Lebenspartner die ganze Erbschaft. Daneben ist ein Zugewinnausgleich möglich (§ 1371 BGB), der bei Ehen i. R. der Zugewinngemeinschaft das Erbteil pauschal ein Viertel erhöht. Gemäß § 10 des Lebenspartnergesetzes erbt der Lebenspartner des Erblassers wie ein Ehegatte.

Das öffentliche **Testament*** ist das sog. notarielle Testament (§ 2232 BGB). Unbeschränkt testierfähig ist ein Volljähriger (§ 2 BGB) wie auch ein geschäftsfähiger Betreuter (§§ 1896 ff. BGB), auch wenn das Vormundschaftsgericht einen Einwilligungsvorbehalt* angeordnet hat (§ 1903 Absatz 1 BGB). Kraft der Testierfreiheit kann der Erblasser eine oder mehrere Personen zu seinen Erben ernennen (Erbeinsetzung, §§ 1937, 2087 ff. BGB), auf die der Nachlass* mit seinem Tode übergehen soll. Der Erblasser kann auch einen Erben in der Weise einsetzen, dass dieser erst Erbe wird, nachdem zunächst ein anderer Erbe geworden ist (§ 2100 BGB). Der in dieser Weise Berufene wird als **Nacherbe** bezeichnet. Die Nacherbschaft ist sozialhilferechtlich von Bedeutung, weil ein behinderter Mensch als Hilfeempfänger sein Vermögen nur einzusetzen hat, soweit es verwertbar ist (§ 90 Absatz 1 SGB XII). Ist der Hilfeempfänger aber rechtlich außerstande, über sein Vermögen zu verfügen, kann es auch nicht verwertbar sein. Wird der behinderte Mensch Vorerbe und verstirbt, erbt der Nacherbe vom ursprünglichen Erblasser.

Der Umfang des **Pflichtteilanspruches** beträgt die Hälfte des gesetzlichen Erbanspruchs (§ 2303 Absatz 1 BGB). Hinterlässt der Erblasser weder Verwandte noch einen Ehegatten oder sind diese

Erbschaft

durch Enterbung, Erbverzicht, Erbunwürdigkeit oder Ausschlagung weggefallen, wird der Staat gemäß § 1936 Absatz 1 Satz 1 BGB Erbe. Er wird **Zwangserbe**, d. h., er kann weder das Erbe ausschlagen (§ 1942 BGB) noch enterbt werden (§ 1938 BGB) oder auf sein gesetzliches Erbrecht verzichten (§ 2346 BGB). Damit soll ein herrenloser Nachlass verhindert und die Nachlassabwicklung sichergestellt werden.

Ein Erbe kann nach Eintritt des Erbfalls durch Urteil für **erbunwürdig** erklärt werden, wenn er den Erblasser vorsätzlich getötet oder zu töten versucht hat oder den Erblasser in einen Zustand versetzt hat, durch den dieser bis zu seinem Tod unfähig wurde, sein Testament zu errichten oder aufzuheben, den Erblasser durch arglistige Täuschung oder widerrechtlich durch Drohung veranlasst hat, ein Testament zu errichten oder aufzuheben oder sich in Bezug auf das Testament wegen einer Urkundenfälschung schuldig gemacht hat. Vgl. Nachlassgericht.

Erbschaft: syn. Nachlass*.

Erektion: (engl.) *erection*; Anschwellen und Aufrichten der Schwellkörper von Penis und Klitoris, i. w. S. auch Aufrichten der Brustwarzen durch Kontraktion glatter Muskelfasern; die Erektion von Schwellkörpern ist ein komplexer Vorgang, der für die Gewebe des Penis am besten untersucht ist. Er wird sowohl durch periphere Nervenimpulse (Erektionsreflex) als auch durch zentrale Einflüsse (emotionale Auslösung, Verstärkung oder Hemmung) ausgelöst und gesteuert; er kann daher sowohl ohne sexuelle Erregung stattfinden (Spontanerektion) als auch (begrenzt) willentlich beeinflusst werden. **Phasen:** Bei der Erektion des Penis (bzw. prinzipiell ähnlich der Klitoris) werden 4 Phasen unterschieden: **1.** Tumeszenz: Anschwellen durch Entspannung der Schwellkörpermuskulatur und Drosselung des Blutabflusses; **2.** Erektion: Aufrichten durch Anstieg des Drucks im Schwellkörper und Steigerung des Blutzuflusses; **3.** Rigidität: Steifwerden durch zusätzliche Muskelkontraktion; **4.** Detumeszenz: Erschlaffung durch Blutabfluss nach Öffnung der venösen Abflüsse; **Hinweis:** Erektionen können neben ihrer sexuellen Funktion als Begleiterscheinungen von Erkrankungen oder auch physiologisch im Schlaf auftreten. Vgl. Impotenz, Sexualität.

Erfahrungswissen: (engl.) *experience*; aufgrund von Lern-, Berufs- und Lebenserfahrung gewonnenes Wissen; Voraussetzung für sicheres und an unterschiedliche Situationen angepasstes und veränderbares Handeln sowie für Expertentum in einem Fach, allein allerdings nicht ausreichend, um im Beruf neue bzw. außerroutinemäßige Anforderungen zu bewältigen. Bedeutsam sind hier auch Kompetenzen aus dem Theoriebereich: gutes theoretisches Grundwissen und ständiges Aktualisieren von Wissen (z. B. durch Fachzeitschriften). Was einmal als richtig gelernt wurde, kann sich aufgrund von neuen Erkenntnissen später als falsch herausstellen, muss also überprüft werden. Beispiel: Die Hautcreme, die in der Ausbildung empfohlen wurde und mit der man allgemein gute Erfahrung gemacht hat, kann auf angegriffener Haut bei Patienten hoch austrocknend wirken. Hier ist Erfahrungswissen irreführend. Vgl. Pflegeexperte.

Erfrierung (ICNP): (engl.) *frost bite*; Congelatio; Schädigung und Verlust von äußeren und tieferliegenden Gewebeschichten der Körperoberfläche durch Kälte oder Thrombosierung der Gewebekapillaren und Gefrieren von extrazellulärer Flüssigkeit, besonders in Körperteilen mit geringer Gewebedurchblutung (z. B. Finger). **Einteilung: 1. Grad:** Betroffene Hautareale sind blass, kühl und gefühllos; beim Wiedererwärmen vermehrte Durchblutung (Hyperämie), Gefühl des Prickelns und Stechens, Juckreiz, Schmerzen; **2. Grad:** Gewebeschädigung mit Bildung von Blasen, die ohne Narbenbildung abheilen können; **3. Grad:** trockene Nekrose oder Blutblasen, die beim Aufplatzen nasse Nekrosen hinterlassen; hohes Risiko für Wundinfektionen und Verlust von peripheren Körperteilen wie Zehen oder Fingern; Abheilung unter Narbenbildung. Die Kälteschädigung besonders an den Akren (Nase, Ohren, Finger, Zehen) wird durch eine individuelle Disposition (abnorme Reaktionsbereitschaft des Gefäßnervensystems), Rauchen*, Alkoholkonsum, Einwirken von Feuchtigkeit (Nasserfrierung) und Wind sowie nasse, eng anliegende Kleidung gefördert. **Maßnahme: 1.** allgemein: langsames Erwärmen (ggf. im Wasserbad); **2.** bei hochgradigen Erfrierungen an Händen und Füßen Blockade zuführender Nerven des autonomen Nervensystems, evtl. intraarterielle Infusion von Vasodilatatoren*; **3.** bei Abgrenzung von Nekrosen ggf. Grenzzonenamputation; **Hinweis:** keine Massage oder Einreibung z. B. mit Schnee (kontraindiziert!); **Prognose:** evtl. Dauerschäden in Form von Kälteempfindlichkeit, Fehlempfindungen (Parästhesien), Hautveränderungen (Hautatrophie und -pigmentierung); Erfrierungen 3. Grades heilen unter Narbenbildung ab. Vgl. Frostbeule.

Ergebnisindikatoren: (engl.) *outcome indicators*; beobachtbare und messbare Merkmale, anhand derer beurteilt werden kann, ob ein gewünschtes Ergebnis erreicht wurde, und eine Beurteilung der Ergebnisqualität* vorgenommen werden kann; pflegerelevante Ergebnisindikatoren beziehen sich auf den funktionalen Status, das Verhalten, das Wissen sowie die Wahrnehmung und Zufriedenheit der Person oder der Gruppe mit Pflegebedarf. Es werden eine große Anzahl verschiedener Ergebnisindikatoren zur Messung der Wirkung pflegerischer Interventionen eingesetzt (z. B. Dekubitushäufigkeit, Sturzrate, Sturzrate mit Folgen, Infektionsrate, gesundheitsbezogene Lebensqualität). Inwieweit diese tatsächlich jeweils in der Lage sind, die Auswirkungen pflegerischer Handlungen abzubilden, ist oft nur unzureichend geklärt. Zur

Entwicklung von Ergebnisindikatoren bedarf es eines konzeptuellen Bezugsrahmens sowie empirischer Studien. Vgl. Ergebnismessung, Qualitätsmanagement, Pflegeprozess, Qualitätsindikator.

Ergebnismessung: (engl.) *outcomes measurement*; Erhebung der als relevant erachteten Ergebnisse von Interventionen (z. B. pflegerische und medizinische Prozeduren und Verfahren, Programme, Gesetzesänderungen); **1.** Die **organisationsspezifische** Ergebnismessung untersucht die Qualität einer Abteilung oder Einrichtung. Sie kann unterschiedliche Dimensionen umfassen: **a)** patientenbezogene Dimension (z. B. Infektionsrate, Sturzrate); **b)** Prozessdimension (z. B. Rate der Irrtümer bei der Medikamentenvergabe); **c)** Strukturdimension (z. B. personelle Ressourcen wie Pflegekapazität). An der Erbringung der Ergebnisse sind i. d. R. mehrere Berufsgruppen (z. B. Pflegende, Physiotherapeuten, Ärzte) beteiligt. **2.** Die **krankheitsspezifische** Ergebnismessung untersucht krankheitsspezifische Aspekte. Krankheitsspezifische Ergebnisindikatoren* finden sich z. B. in klinischen Behandlungspfaden*. So sollten z. B. in einem klinischen Behandlungspfad für eine konventionelle operative Versorgung eines Leistenbruchs Ergebnisse formuliert sein, die den postoperativen Verlauf in Teilschritten abbilden (z. B. hinsichtlich des Grades der Selbständigkeit bei der Durchführung der Aktivitäten des täglichen Lebens oder des Ausmaßes an Schmerzen). Diese Indikatoren sind häufig arztbezogen oder interdisziplinär verantwortet. **3.** Die **pflegebezogene** Ergebnismessung strebt den Nachweis der Wirkungen pflegerischer Interventionen an. Ergebnismessungen können auf der Mikro-, Meso- oder Makroebene angesiedelt sein (s. Ergebnisqualität) und bedürfen des Vergleichs. Die bundesweite Erhebung von ausgewählten Daten zur Ergebnismessung im Zuständigkeitsbereich des SGB V wird von der Bundesgeschäftsstelle Qualitätssicherung im Auftrag des Gemeinsamen* Bundesausschusses nach § 91 SGB V organisiert. Im Hinblick auf die Pflege wird gegenwärtig als alleiniger Indikator die Dekubitusinzidenz (s. Dekubitus) erhoben.

Um beim Vergleich von Patientengruppen mit unterschiedlichen Risiken zu einem zulässigen Vergleich zu kommen, ist eine **Risikoadjustierung** erforderlich, d. h., dass der Einfluss von patientenindividuellen Risiken (Risikofaktoren*) und den unterschiedlichen Verteilungen dieser Risiken zwischen den Leistungserbringern (Patientenmix) bei der Bewertung von Ergebnisdaten berücksichtigt werden muss. Je höher die Anzahl der berücksichtigten Risiken, desto größer ist der Aufwand bei der Datenerhebung. Eine Vielzahl an Einflussgrößen (z. B. medizinische Intervention, Laienintervention, spontane Zustandsveränderungen) wirkt sich auf pflegebezogene Ergebnisse aus. Deshalb gibt das Resultat der Ergebnismessung immer nur Hinweise auf die Auswirkung von Pflegeinterventionen; es werden i. d. R. keine kausalen Zusammenhänge nachgewiesen. **Entwicklung:** Erste Bestrebungen zur Ergebnismessung können bis zu F. Nightingale (1820–1910) zurückverfolgt werden, die die Mortalitätsrate als Indikator für die Versorgungsqualität der verwundeten Soldaten während des Krimkrieges benutzte. Erste Anstrengungen zur pflegebezogenen Ergebnismessung begannen in den 60er Jahren des 20. Jahrhunderts in den USA. In den 70er und 80er Jahren wurden erste Klassifikationsversuche von Ergebnisindikatoren unternommen. Bedingt durch den zunehmenden ökonomischen Druck verstärken sich seit Beginn der 90er Jahre die Bemühungen um die pflegebezogene Ergebnismessung. Vgl. Inzidenz, Mortalität.

Autorin: Renate Stemmer.

Ergebnisqualität: (engl.) *outcome quality*; Kategorie zur Beschreibung der Qualität eines Produktes oder einer erbrachten Dienstleistung (neben Strukturqualität* und Prozessqualität*); **Einteilung:** Zu unterscheiden sind Output-Qualität und Outcome-Qualität. Die Output-Qualität thematisiert die Versorgungsleistung (z. B. Häufigkeit von Lagerungsmaßnahmen), die Outcome-Qualität deren Wirkung (z. B. die Dekubitusrate). **Bestimmung:** Zur Bestimmung von Ergebnisqualität bedarf es der Messung von Ergebnissen unter Einsatz von Ergebnisindikatoren*. Im Gesundheitswesen kann die Ergebnisqualität auf verschiedenen Ebenen gemessen werden: **1. Mikroebene** (individueller Patient): Aussage über die Erreichung der zuvor festgelegten Pflegeziele beim Patienten; das Ergebnis umfasst u. a. den funktionellen Zustand, das physische, psychische und soziale Wohlbefinden des Patienten sowie sein Verhalten und Wissen. Anstelle der individuellen Formulierung von Pflegezielen und Pflegeergebnissen können Pflegeklassifikationen eingesetzt werden, die potentielle Pflegeergebnisse auflisten (z. B. Nursing Outcomes Classification, Abk. NOC*) oder Pflegeergebnisse in eine mehrdimensionale Klassifikation integriert haben (z. B. ICNP*, Home Health Care Classification). Das pflegebezogene Patientenergebnis kann z. B. im Rahmen von Pflegevisiten* erhoben werden. **2. Mesoebene:** Aussage über die abteilungs- oder institutionsbezogenen Leistungen; die erhobenen Daten werden mit den Ergebnissen einer vorhergehenden Messung (Vergleich im Längsschnitt), mit in Standards festgelegten Ergebnissen oder mit den Ergebnissen anderer Einrichtungen oder Abteilungen (Benchmarking*) verglichen. Indikatoren sind u. a. Dekubitusrate, Sturzrate, Infektionsrate, Patientenzufriedenheit. Diese Indikatoren werden häufig i. R. von Qualitätsmanagement* eingesetzt. **3. Makroebene:** Qualität der Leistungen eines Gesundheitssystems, z. B. bezogen auf ein Bundesland oder eine Nation; häufig eingesetzte Indikatoren sind u. a. Mortalität* und Morbidität*; um jedoch zu Aussagen mit Bezug auf die Pflege zu kommen, bedarf es spezifischer Indikatoren (z. B. minimaler pflegebezogener Datensatz*). Die Sicherung der Ergebnisqualität auf der Mikro- und Mesoebene wird u. a. angestrebt durch den Einsatz von Standards (Expertenstandard*, Ergebnisstandard*). Die Überprüfung der Ergebnisqualität erfolgt i. R. des internen Qualitätsmanagements und/oder (insbesondere im Zuständigkeitsbereich von SGB XI) durch externe Kontrollen durch den MDK* oder die Heimaufsicht. Die Ergebnisqualität auf der Makroebene wird in großem Umfang u. a. beeinflusst durch Arbeits- und Lebensbedingungen sowie durch die Art und Struktur der sozialen Sicherungssysteme.

Ergebnisstandard: (engl.) *outcome standard*; Instrument (neben Prozessstandard* und Strukturstandard), in dem im Pflegekontext die Qualität einer Verhaltensänderung, des funktionalen Zustands, von Wissen oder Wahrnehmung der Menschen mit Pflegebedarf innerhalb eines festgelegten Zeitrahmens in Bezug auf die Pflegeziele oder alternativ auf prospektiv festgelegte Pflegeergebnisse (vgl. NOC) formuliert ist; ein Ergebnisstandard definiert, was mit Hilfe bestimmter Maßnahmen erreicht werden soll. Aussagen zu pflegebezogenen Ergebnissen können den Charakter von selbständigen Standards haben oder in komplexe Standards (z. B. Expertenstandards*) integriert sein. Das Qualitätsmanagement* strebt eine schrittweise erfolgende Angleichung des Ist-Zustands an den geforderten Soll-Zustand der Ergebnisqualität* an (z. B. Reduktion der Dekubitusfälle auf eine Höchstgrenze des Auftretens innerhalb eines Krankenhauses im Zeitraum eines Jahres). Im Standard wird festgelegt, welche begünstigenden Faktoren vermeidbar sind. Zudem werden die Veränderungsmaßnahmen und deren Kontrolle festgeschrieben (Verhaltensänderung). **Hinweis:** Ergebnisstandards sollen schriftlich festgehalten, leicht verständlich, allen Mitarbeitern bekannt und darüber hinaus realistisch, kontrollier- und evaluierbar sein.

Ergebnistheorien: (engl.) *outcome theories*; an den Zielen und Ergebnissen orientierte Denkschulen der Pflege (nach A. Meleis); wichtigste VertreterInnen der klassischen Theorien sind D. Johnson (Schutz vor Erkrankung, Stimulation der eigenen Verhaltensmöglichkeiten, Beratung), M. Rogers (Energiefeldtheorie*), C. Roy (Adaptation*) und M. Levine (Erhalt von Energie und Integritäten). **Hinweis:** Diese Denkschulen bilden kein starres Raster, sondern sind nach den Schwerpunkten eingeordnet, die die Autorinnen gesetzt haben.

Ergometrie: (engl.) *ergometry*; Messung körperlicher Leistung* unter dosierbarer Belastung mit einem Ergometer sowie Registrierung und ggf. Aufzeichnung der dabei auftretenden Veränderungen von verschiedenen Parametern der Herz-Kreislauf-Funktion und der Atmung; **Formen:** häufig als Belastungs-EKG auf dem stationären Fahrrad (Fahrradergometer), als Handgerät mit drehbarer Kurbel (Ergostat) oder als Spiroergometrie (s. Spirometrie); **Hinweis:** wird auch therapeutisch zur Verbesserung der körperlichen Leistungsfähigkeit eingesetzt. Vgl. Energieumsatz, Physiotherapie.

Ergonomie: (engl.) *ergonomics*; Teilgebiet der Arbeitswissenschaft, das sich mit der menschengerechten Gestaltung von Arbeitsvorgängen, -geräten und -plätzen befasst; ein Teilgebiet ist z. B. die ergonomische Sitzplatzgestaltung, die einen ergonomisch gestalteten Stuhl voraussetzt. Dieser Stuhl soll das Bedürfnis nach Bewegung nicht einschränken, Rückenschäden vorbeugen oder kompensieren. Computerarbeitsplätze werden auch nach Kriterien der augenschonenden Arbeitsweise gestaltet. Vgl. Arbeitsweise, rückenschonende, Bücktechnik, rückenschonende.

Ergotherapeut: (engl.) *occupational therapist*; Berufsbezeichnung für die Ausübung einer Tätigkeit i. R. der Ergotherapie*; ersetzt die frühere Bezeichnung „Arbeits- und Beschäftigungstherapeut"; Arbeitsfelder sind u. a. Krankenhäuser, Rehabilitationszentren, Sonderschulen, Werkstätten* für behinderte Menschen sowie Einrichtungen der Altenhilfe und Altenpflege. **Ausbildung:** Zugangsvoraussetzungen sind der Realschulabschluss oder eine andere gleichwertige Ausbildung oder Hauptschulabschluss und eine abgeschlossene, mindestens 2-jährige Berufsausbildung. Die 3-jährige Ausbildung erfolgt bundeseinheitlich geregelt („Ausbildungs- und Prüfungsverordnung für Ergotherapeutinnen und Ergotherapeuten" sowie weitere landesrechtliche Vorschriften) an einer staatlichen oder privaten Berufsfachschule und besteht aus einem schulischen fachtheoretischen und fachpraktischen Anteil sowie einer praktischen Ausbildung. An Fachhochschulen kann eine zusätzliche Berufsqualifikation (Bachelor oder Diplom) in Vollzeit oder berufsbegleitend erlangt werden. Auch ein grundständiges Studium der Ergotherapie ist möglich.

Ergotherapie: (engl.) *ergotherapy*; zusammenfassende Bezeichnung für Beschäftigungs-* und Arbeitstherapie; **Ziel:** Wiederherstellung, Entwicklung, Verbesserung, Erhaltung oder Kompensation gestörter motorischer, sensorischer, psychischer oder kognitiver Funktionen und Fähigkeiten zur Erlangung von Selbständigkeit im täglichen Leben und im Beruf (vgl. Rehabilitation); **Inhalt:** komplexe aktivierende und handlungsorientierte Verfahren unter Einsatz von auf Patienten abgestimmten Übungsmaterial, funktionellen, spielerischen, handwerklichen und gestalterischen Techniken sowie lebenspraktischen Übungen und Beratungen nach individuell erstelltem Behandlungsplan; z. B. im Rahmen von Gestaltungstherapie, Kreativtherapie zur stufenweisen Heranführung an Alltagsanforderungen und zur Belastungserprobung mit Verbesserung von Selbstwahrnehmung und Kreativität; Üben grundlegender Fähigkeiten (z. B. Essen, Waschen, Anziehen, Einkaufen, sich orientieren), Training des Umgangs mit Hilfsmitteln und Prothesen, Anregungen zur Gestaltung des Arbeitsplatzes, der Arbeit im Haushalt und zur Planung des Tagesablaufs; **Formen:** 1. **motorisch-funktionelle** Behandlung: gezielte Therapie krankheitsbedingter Störungen der motorischen Funktion mit und ohne Beteiligung des peripheren Nervensystems und daraus resultierenden Fähigkeitsstörungen mit dem Ziel einer eigenständigen Lebensführung, auch unter Einbeziehung technischer Hilfen; Verfahren: z. B. Maßnahmen zum Abbau pathologischer Haltungs- und Bewegungsmuster, zur Entwicklung oder Verbesserung der Grob- und Feinmotorik oder Koordination von Bewegungsabläufen und der funktionellen Ausdauer, zum Erlernen von Ersatzfunktionen; 2. **sensomotorisch-perzeptive** Behandlung: gezielte Therapie krankheitsbedingter Störungen der sensomotorischen und perzeptiven Funktionen mit daraus resultierenden Fähigkeitsstörungen mit dem Ziel, die Grundarbeitsfähigkeiten zu erlangen und die eigenständige Lebensführung zu verbessern, auch unter Einbeziehung technischer Hilfen; Verfahren: z. B. durch Desensibilisierung bzw. Sensibilisierung einzelner Sinnesfunktionen, Koordination, Umsetzung und Integration von Sinneswahrnehmungen, Verbesserung der Körperwahrnehmung, Hemmung und Abbau pathologischer Haltungs- und Bewegungsmuster, Stabilisierung sensomotorischer und perzeptiver Funktionen mit Verbesserung der Gleichgewichtsfunktion, Kompensation eingeschränkter praktischer Möglichkeiten durch Verbesserung der kognitiven Funktionen, Erlernen von Ersatzfunktionen, Verbesserung der Mund- und Essmotorik; 3. **Hirnleistungstraining:** häufig computergestütztes neuropsychologisches Verfahren zur Behandlung zentralnervöser kognitiver Funktionsstörungen; Anwendung meist in der Rehabilitation neurologischer Krankheitsbilder; 4. **psychisch-funktionelle** Behandlung sowie therapieergänzende Maßnahmen. Vgl. Ergotherapeut.

Erholung, aktive: (engl.) *active recreation*; Durchführung dynamischer Bewegungsabläufe nach Belastungsende zur Beschleunigung des Erholungsvorgangs im Hinblick auf Sauerstoffaufnahme, Kohlendioxidausscheidung, Normalisierung u. a. von Puls, Blutdruck und Laktatkonzentration im Blut.

Erinnerung: s. Gedächtnis.

Erkenntnistheorie: s. Epistemologie.

Erkrankung, chronische: (engl.) *chronical illness, chronical disease*; **1.** (pflegewissenschaftlich) das irreversible Vorhandensein, die Akkumulation (Häufung) oder dauerhafte Latenz* von Krankheitszuständen oder Schädigungen, wobei im Hinblick auf unterstützende Pflege, Förderung der Selbstpflegefähigkeit*, Aufrechterhaltung der Funktionsfähigkeit und Prävention weiterer Behinderung das gesamte Umfeld des Patienten gefordert ist (M. Lubkin, 2002); **2.** (medizinisch/krankenpflegerisch) anhaltender und dauerhafter Prozess, der degenerativ mit körperlichen, sozialen und psychischen Beeinträchtigungen oder Behinderungen einhergeht und i. d. R. eine langanhaltende medizinische Überwachung, Beobachtung und pflegerische Betreuung erfordert (M. Mischo-Kelling, 1992); es existiert keine allgemein anerkannte einheitliche Definition, ab wann eine Erkrankung als chronisch klassifiziert wird. Auch die genaue Differenzierung zwischen „akuter" und „chronischer Krankheit" fehlt. Medizinorientierte Definitionen von Krankheit führen in Bezug auf chronische Erkrankungen leicht zum **Defizitansatz**, weil der chronisch Kranke nie ganz gesund sein kann. Da sich der Betroffene in seinen sonstigen Lebensbereichen jedoch mit der Erkrankung arrangiert und z. B. sein Familien- und Berufsleben danach ausrichtet, verlagert sich der Aspekt der akuten Krankheitsbekämpfung hin zur Prävention* (vgl. Gesundheit). Präventivansätze werden demnach zur „sozialen Handlung" (F. Schwartz, 1998). Der Begriff chronische Erkrankung ist insbesondere nach einer Empfehlung der WHO* (1996) um den Begriff der gesundheitsbezogenen Lebensqualität* (H. Döner, 2002) erweitert worden. Hierdurch werden Aspekte der körperlichen und geistig-seelischen Gesundheit, der sozialen und ökonomischen Ressourcen, der Aktivitäten* des täglichen Lebens, der Bedarf und die Inanspruchnahme von Hilfen und Diensten, die psychische und soziale Umwelt des Betroffenen sowie die Belastung der Pflegenden mitberücksichtigt. Darüber hinaus verhindert die Betonung der Lebensqualität des chronisch Kranken die Reduktion des Patienten auf seinen bloßen Krankheitszustand und lässt es zu, z. B. Lebensbedingungen und -gewohnheiten oder Hobbys in den Mittelpunkt zu stellen. Damit treten die Individualität und der Lebenskontext des Patienten in den Vordergrund, wodurch Ansätze der Symptombewältigung realisierbar werden. Entsprechend wird von der professionellen Pflege verlangt, die Angehörigen, Lebenspartner, Arbeitsbedingungen u. a. mit in den Pflegeprozess und die Pflegeplanung sowie in die Umsetzung aktivierender Pflegekonzepte einzubeziehen.

Formen chronischer Erkrankung

Während eine akute Erkrankung i. Allg. durch ihr plötzliches und dynamisches Auftreten sowie durch eine zeitliche Begrenztheit einhergehend mit vollständiger Genesung gekennzeichnet ist, handelt es sich bei einer chronischen Erkrankung um ein Phänomen, das den Patienten sein ganzes Leben lang oder zumindest über einen längeren Zeitraum begleitet. Die Formen chronischer Erkrankungen können sehr unterschiedlich sein: **1.** in Schüben, z. B. chronische Polyarthritis; **2.** sehr plötzlich auftauchend, z. B. Brustkrebs, der durch Zufall bei einer Vorsorgeuntersuchung entdeckt wird; **3.** mit schleichendem Verlauf (chronisch progredient), z. B. ein Patient mit Herzinsuffizienz, der nach und nach zum sog. Pflegefall

Erkrankung, chronische

wird; 4. kontinuierlich begleitend, z. B. Diabetes mellitus.

Stigmatisierung
Stigma und Stigmatisierungsprozesse bedeuten nicht nur Makel und Ausgrenzung, sondern auch beschädigte „soziale Identität" (E. Goffman, 1963). So lehrt die Gesellschaft ihre Mitglieder, wer „normal" und wer „abweichend" ist. Jemand, der chronisch krank ist bzw. sichtbar eine Behinderung hat, weicht nicht nur von der Norm ab. Ebenso kann seine soziale Identität beschädigt sein, wenn diese z. B. auf seinem Selbstkonzept beruht. Eine „beschädigte Identität" kann u. a. auch Schuld- und Schamgefühle auslösen (z. B. bei einem chronisch Alkoholkranken). Gesellschaftliche Stigmatisierungsprozesse spielen heute insbesondere bei psychisch Kranken eine große Rolle und können ggf. zur weiteren sozialen Ausgrenzung und damit zur weiteren Chronifizierung und „Drehtüreffekten" (immer häufigeren Klinikaufenthalten) führen. Auch Pflegekräfte können z. B. aus Unkenntnis über den Verlauf, die Symptomatik, Beschwerden und individuelles Krankheitsempfinden Stigmatisierungsprozesse in Bezug auf chronisch Kranke in Gang setzen („der Patient stellt sich an"), was einer konkreten pflegerischen professionellen Unterstützung entgegenwirkt. Weiterhin können Stigmatisierungen zur Isolation chronisch Kranker und ihrer Angehörigen (sog. Kokon-Effekt) führen (M. Lewis, I. Morof, M. Lubkin, 2002).

Versorgungsdefizite
In den westlichen Industrienationen einschließlich den USA ist aufgrund der aktuellen demographischen Entwicklung eine zunehmende Hochaltrigkeit der Bevölkerung und damit ein kontinuierlicher Anstieg der Häufigkeit chronischer Erkrankungen (Zivilisations- und ernährungsbedingte Erkrankungen, z. B. Herz-Kreislauferkrankungen, Bluthochdruck, Erkrankungen des Bewegungssystems, Tumorerkrankungen) sowie der sog. Multimorbidität (paralleles Auftreten verschiedener chronischer Erkrankungen insbesondere bei älteren Menschen) zu verzeichnen. Das Problem der wachsenden Chronizität ist zum einen nur interdisziplinär durch die Pflege- und Gesundheitswissenschaften/Medizin in Kooperation von Praxis und Wissenschaft zu bewältigen. Zum anderen ist das ständige Anwachsen der Kosten im Gesundheitswesen nur durch neue Finanzierungs- und Versorgungsprogramme (z. B. Disease-Management-Programme der Krankenkassen für Diabetes mellitus, Asthma, Brustkrebs u. a.) in den Griff zu bekommen.

Versorgungsformen
Integrierte Versorgung*; der gesetzliche und versicherungsrechtliche Rahmen ist in Bezug auf die pflegerische Versorgung chronisch kranker Patienten nach wie vor unzureichend definiert (Stand Dezember 2006). Eine mögliche Antwort ist die Orientierung an anderen, aus den USA transferierten Versorgungsformen (z. B. Care Management und Case Management) in Kombination mit Prinzipien der gemeindenahen Gesundheitsversorgung. So wird eine fallbezogene Betreuung vonseiten der Pflegenden (Nursing Case Management), kombiniert mit Modellen des **Care* Managements** (H. Döner, 2002), insbesondere für die ambulante Versorgung älterer, chronisch kranker Menschen angeraten (E. Philipp-Metzen, R. Lorenz-Krause, 2002). Zur Umsetzung derartiger Modelle werden Versorgungsketten, Qualität durch Kooperation der Gesundheitsberufsgruppen und ein interdisziplinärer Ansatz vorgeschlagen (U. Höhmann, 1998; G. Ewers, D. Schaeffer, 2001). **Case* Management** erfolgt 1. durch neutrale Instanzen (neutrale Koordinierungsstellen im ambulanten Sektor als Anlauf-, Beratungs- und Informationsstellen für Bürger und chronisch Kranke mit Gesundheitsproblemen); 2. durch Leistungserbringer (z. B. städtische oder konfessionsgebundene Sozial- und Gemeindestationen); 3. durch Kosten- und Leistungsträger (z. B. Krankenkassen, Pflegeversicherung); 4. als pflegerisches Case Management mit Entwicklung und Förderung proaktiver, innovativer und erfolgreicher pflegerischer Interventionen, die auf wissenschaftlich fundierten Theorien beruhen und sich gleichzeitig als kosteneffektiv und ergebniswirksam erweisen (J. Papenhausen, S. Escandon-Dominguez, C. Michaels, 1998). Entsprechend wird es in Deutschland einen Qualifizierungsbedarf für sog. Case Manager in der Aus-, Fort- und Weiterbildung geben.

Aktuelle Entwicklung
Das Bundesministerium für Bildung und Forschung hat von 2000–2007 eine breit angelegte interdisziplinäre Förderung von Forschungsvorhaben ausgeschrieben. Im Programm „Gesundheitsforschung: Forschung für den Menschen" werden gegenwärtig Studien gefördert, die zum großen Teil die Belange von chronisch kranken Menschen betreffen, z. B. „Versorgungsverläufe von chronisch kranken älteren Menschen" (A. Kuhlmey, 2006), „Evidence basierte Pflege chronisch Pflegebedürftiger in kommunikativ schwierigen Situationen" (G. Wilz et al., 2007), „Patientenorientierte Pflegekonzepte zur Bewältigung chronischer Krankheit" (D. Schaeffer, 2007), „Patientenorientierte Qualitätsberichterstattung für die ambulanten Versorgung chronisch Kranker" (B. Badura, 2005), „Patienten mit Ulcus cruris zur Selbstpflege befähigen: Tandempraxen als Modell der interdisziplinären Begleitung" (M. Rieger, 2007).

Perspektiven chronischer Erkrankung
1. pflegetheoretisch: Pflegemodelle sollen einen Einblick in und Erkenntnisse über chronische Erkrankungen liefern und den professionellen Pflegenden dabei helfen, den Verlauf und die Bedeutung der Erkrankung für den Patienten so zu verstehen, dass sie den Patienten nur dort gezielt unterstützen, wo der Patient Hilfe benötigt (Selbsthilfeprinzip). 2. in Bezug auf den Patienten: Die Widerstandsfähigkeit und das Anpassungsvermögen des

Erkrankung, chronische

Erkrankung, chronische
Stadieneinteilung nach J. Corbin und A. Strauss

Stadium	Definition
vor der Pflege- und Krankheitsverlaufskurve	vor Beginn der Krankheit, Präventivphase, keine Anzeichen oder Symptome einer Krankheit vorhanden
Einsetzen der Pflege- und Krankheitsverlaufskurve	Auftreten von Anzeichen und Symptomen einer Krankheit, beinhaltet den Zeitpunkt der Diagnose
Krise	lebensbedrohliche Situation
akut	akuter Krankheitszustand oder Komplikationen, die einen Krankenhausaufenthalt notwendig machen
stabil	Krankheitsverlauf und -symptome werden mit Hilfe von Heilprogrammen unter Kontrolle gehalten.
instabil	Krankheitsverlauf und -symptome können nicht länger mit Hilfe von Heilprogrammen unter Kontrolle gehalten werden, ein Krankenhausaufenthalt ist jedoch nicht notwendig.
Verfall	fortschreitende Verschlechterung der körperlichen und geistigen Verfassung, gekennzeichnet durch zunehmende Behinderung und verstärktes Auftreten von Krankheitssymptomen
Sterben	Stunden, Tage und Wochen unmittelbar vor dem Tod

Patienten spielen eine große Rolle bei der Bewältigung (s. Coping, Krankheitsbewältigung) chronischer Erkrankung (J. Corbin, A. Strauss, 1996). Das Selbst (Selbstwahrnehmung* und Selbstkonzept*) des Patienten entscheidet einerseits darüber, wie er sich und die chronische Erkrankung sieht, und andererseits darüber, wie diese bewältigt werden kann (D. Orem, 1980; M. Mischo-Kelling, 1989; K. Chamaz, 1991). **3. pflegepraktisch:** Überlegungen, die im Hinblick auf persönliche Bedürfnisse und die Durchführung alltäglicher Aktivitäten angestellt werden, wirken sich auf Entscheidungen über die Behandlung der Krankheit aus und letzten Endes auf die Richtung, die der Krankheits- und Pflegeverlauf nimmt (J. Corbin, A. Strauss, 1996). Beratung* und Pflege der Patienten müssen nach Stadium und individueller Problematik unterschiedlich adaptiert ausfallen (s. Tab.).

Pflegetheorien

1. Systemisches Gesundheits- und Pflegemodell (B. Neuman): Systemische Zusammenhänge bestehen zwischen Versorgungseinheiten (Patient, Pflegender, Familien- und Gesundheitsversorgungssystem) und den Eigenanteilen des betroffenen Erkrankten hinsichtlich seiner „Grundsubstanz", die genetische, physische und psychisch emotionale Faktoren und Abwehrmechanismen des Immunsystems beinhaltet. Die Wechselwirkung zwischen innerer und äußerer Umwelt des Klienten wird umso wichtiger, je mehr der Betroffene (z. B. Diabetiker, chronisch psychisch Kranker) Stressfaktoren ausgesetzt ist, die ggf. zur weiteren Chronifizierung der Erkrankung führen können, v. a. dann, wenn das eigene Abwehrsystem des Kranken nicht mehr intakt ist. Die Rolle der professionellen Pflegekraft konzentriert sich auf Gesundheitsfürsorge und -erziehung bzw. Gesundheitsberatung, um die Gesundheit des Patienten zu stabilisieren.

2. Selbstpflegetheorie (D. Orem): s. Selbstpflege.

3. Verlaufskurvenmodell (auch Trajectory Work Model; J. Corbin, A. Strauss): Rahmenmodell zur Pflege chronisch Kranker sowie zur Bewältigung der Erkrankung; es stellt ein Verlaufsmodell als Instrument zum Aufschließen der Situation der Versorgung alter, chronisch kranker Menschen dar. Mit dem Begriff Verlauf ist der antizipierte (vorweggenommene) Krankheitsverlauf vonseiten des Betroffenen und seiner Angehörigen sowie der angenommene Pflege- und Krankheitsverlauf vonseiten der professionellen Pflege gemeint. Hierbei werden Ansatzpunkte zur Entwicklung von Assessment- und Case-Management-Verfahren verfolgt. Das Modell ging u. a. aus jahrzehntelangen pflegewissenschaftlichen und medizinsoziologischen Studien sowie konkreten Erhebungen in Paarsituationen mit alten, chronisch kranken Menschen in ihrer häuslichen Situation mit dem betroffenen Lebenspartner hervor. Hierdurch konnten u. a. 3 Bereiche der gesundheits-, alltags- und biographiebezogenen Bewältigungsarbeit definiert werden (P. Woog, 1992, A. Lorenz-Krause, 1998). Das Modell betont u. a. die Ressourcen der alten Menschen, ihrer Lebenspartner und Familien und wird durch die Kernkonzepte Trajectory, Trajectory Work (Bearbeitung/Bewältigung der Krankheits- und Pflegeverlaufskurve vonseiten der Pflegekraft, des Patienten und seiner Lebenspartner bzw. Angehörigen) sowie die Projektion des Krankheitsverlaufs und die Schemata der pflegerischen Behandlung und Interventionen (einschließlich Gesundheitsförderung und -beratung) getragen. Darüber hinaus stellt es einen für das Pflegemanagement* und die Pflegepädagogik* geeigneten strukturellen und curricularen Entwicklungsrahmen dar.

4. Illness-Constellation-Modell (J. Morse): In Anlehnung an das Trajectory Work Model eine Vertiefung der Sichtweisen und Krankheitserfahrungen der Betroffenen und ihrer Angehörigen, die die familiäre Illness-Constellation (Krankheitskonstellation) in den Mittelpunkt stellt und verdeutlicht, dass eine chronische Erkrankung das gesamte Familiensystem betrifft (s. Familie); im Modell werden die Erfahrungen des Betroffenen mit der Entwicklung und Durchführung von Pflegeplänen und -konzepten und mit Institutionen des Gesundheitswesens berücksichtigt. Die Bedeutung der Erkrankung für den Patienten wird ebenfalls einbezogen. Das Illness-Constellation-Modell ist definiert als ein 4-phasiges Modell: **1. Phase** (Stage of Uncertainty): Phase der Verunsicherung/Unsicherheit, die durch eigene Symptomdeutung, Suche nach Klarheit, Nachfragen bei Freunden, Ängsten bzw. angstvollen Erwartungen (suspect) bei der Symptomdeutung u. a. geprägt ist. **2. Phase** (Stage of Disruption): Phase des „Einbruchs" bzw. der Bewusstwerdung, dass es sich tatsächlich um eine reale Erkrankung handelt; diese Phase geht z. B. mit der Diagnosestellung und teilweise mit einem Schock (z. B. bei Krebserkrankungen) sowie mit einem Abhängigkeitsprozess vom medizinischen Versorgungssystem einher. **3. Phase** (Stage of Striving to Regain Self): Wiedergewinnung des Selbst bzw. der Selbstbeherrschung, in der der Erkrankte sich mit der Erkrankung arrangiert und versucht, einen Sinn darin zu finden; manche Patienten lehnen sich zu Beginn dieser Krankheitsphase noch auf. Insgesamt geht es um Aushandlungsprozesse und Zurückgewinnung gewohnter Lebensaktivitäten und -bereiche. Hierbei setzt sich der chronische Kranke u. a. Ziele, die er erreichen möchte (z. B. Mobilität nach einer schlaganfallbedingten Lähmung). **4. Phase** (Stage of Regaining Wellness): Zurückgewinnung von Gesundheit; der Patient erhält seine relative Gesundheit durch eigene Aktivitäten und die Unterstützung von health professionals zurück. Das Illness-Constellation-Modell betont insgesamt die Wechselwirkung der Erfahrungen der Betroffenen mit denen der Angehörigen bei Entwicklung der unterschiedlichsten Bewältigungsstrategien und eignet sich deshalb für die Unterstützung von Rehabilitationsprozessen im Alltag chronisch Kranker.

5. Energieerhaltungsmodell (M. Levine, 1991): Chronisch Kranke sind ständig damit beschäftigt, ihren Energiehaushalt in Balance zu halten, bzw. bei chronischem Verlauf der Erkrankung ständig bedroht, die Energien aufzubrauchen; 3 Hauptkonzepte bilden die Basis des Modells und der zugrunde liegenden Annahmen: Energieerhaltung (s. Energie), Adaptation* (Anpassungsfähigkeit) und Ganzheitlichkeit*. Energieerhaltung ist ein fundamentales Postulat der Wissenschaften. Im Mittelpunkt steht hier die ganzheitliche Betrachtung des kranken Menschen. Der Pflege kommt eine beratende Funktion zu.

Ermittlungsverfahren: (engl.) *preliminary proceedings*; von der Polizei oder der Staatsanwaltschaft eingeleitete strafrechtliche Ermittlungen (unter der Leitung der Staatsanwaltschaft) gegen einen oder mehrere Beschuldigte; das Ermittlungsverfahren als Vorverfahren wird von Amts wegen oder aufgrund einer Strafanzeige durchgeführt und dient dazu, Belastungs- und Entlastungsgründe zusammenzutragen, um darüber entscheiden zu können, ob gegen die einer Straftat* verdächtigte Person eine öffentliche Klage zu erheben ist (z. B. bei fahrlässiger Tötung*). Die zuständige Amts- oder Staatsanwaltschaft wird in ihren Ermittlungen von der (Kriminal-)Polizei unterstützt. Das sog. Legalitätsprinzip verpflichtet sie, alle strafbaren Handlungen zu verfolgen, d. h., den Sachverhalt einer Straftat zu erforschen oder durch die Polizei erforschen zu lassen, sobald sie vom Verdacht einer Straftat Kenntnis erlangt. Beschuldigte, Zeugen und Sachverständige sind verpflichtet, i. R. des Ermittlungsverfahrens auf Ladung der Staatsanwaltschaft vor dieser zu erscheinen und (mit Ausnahme des Beschuldigten) zur Sache auszusagen. Das Ermittlungsverfahren endet mit der jederzeit widerruflichen Einstellung des Verfahrens mangels Beweisen oder aus Rechtsgründen (z. B. Verjährung) oder mit der Erhebung einer öffentlichen Anklage durch die Staatsanwaltschaft durch Einreichung einer Anklageschrift bei Gericht. Vgl. Zeugnisverweigerungsrecht.

Ermüdung (ICNP): (engl.) *1. fatigue*; **1.** herabgesetztes physisches und psychisches Leistungsvermögen; **Kennzeichen:** häufiges Gähnen, Teilnahmslosigkeit, verringerte Reaktionsfähigkeit, Nachlassen der Konzentrations- und Denkfähigkeit u. a.; **Ursachen:** physiologische Müdigkeit, anstrengende physische Aktivitäten, psychischer Druck, geistige Anstrengung, **Maßnahmen:** Erholung, Kurzschlaf*, Schlaf*; **Hinweis:** Der Genuss von Nikotin, Alkohol, Coffein oder Aufputschmitteln (vgl. Abhängigkeit) ist kein Ersatz für Erholung. Langfristiges Ignorieren von Ermüdung stellt eine Gefahr für die eigene Gesundheit und im Gesundheitswesen auch für Patienten dar. Pausen und Erholungszeiten sind daher auch von Arbeitgebern zu gewährleisten. Vgl. Erschöpfung. **2.** (Materialermüdung, Gewebeermüdung) Schwächung eines Knochens oder Implantats infolge Überlastung; **Folge:** ggf. sog. Ermüdungsbruch.

Ernährung (ICNP): (engl.) *nutrition*; Gesamtheit aller Körperprozesse und Abläufe, die direkt mit der Nahrungsaufnahme*, dem Stoffwechsel* und dem Ernährungsstatus* des Körpers verbunden sind und der Aufrechterhaltung und Wiederherstellung der körperspezifischen Prozesse dienen; vgl. Selbstpflege, Nahrungsbilanzierung, Ernährung, künstliche.

Ernährung, künstliche: (engl.) *nutritional support*; therapeutische Maßnahme zur Zufuhr adäquater

Nahrungsmengen bei Unfähigkeit des Patienten zur physiologischen Nahrungsaufnahme (z. B. bei Schlucklähmung, Bewusstlosigkeit), bei therapeutischem Verbot der oralen Nahrungszufuhr (s. Nulldiät) oder bei Verweigerung der Nahrungsaufnahme (z. B. bei Magersucht*); **Formen: 1.** enterale Ernährung: Ernährung über eine im oberen Magen-Darm-Trakt gelegene Sonde oder eine Magenfistel; s. Gastrostomie, Sondenkost; **2.** parenterale Ernährung (unter Umgehung des Magen-Darm-Trakts) mit intravenöser (z. B. über zentralen Venenkatheter*) Zufuhr von Kohlenhydraten, Aminosäuregemischen, (essentiellen) Fettsäuren sowie Elektrolyten, Vitaminen und Spurenelementen (v. a. bei parenteraler Langzeiternährung), angepasst an die aktuelle Stoffwechselsituation und unter enger Kontrolle der Stoffwechsellage (Blutzucker, Elektrolyte, Harnstoff, Kreatinin, Triglyceride, Albumin u. a.); **3.** Säuglingsernährung* ohne Muttermilch. Vgl. Zwangsernährung.

Ernährungsassessment: (engl.) *nutrition assessment*; Beurteilung des Ernährungsstatus* eines Menschen; **Anwendung:** bei Patienten mit **1.** Schluck- und Kaustörungen; **2.** Übelkeit, Erbrechen, Appetitmangel, Mangelernährung oder Übergewicht; **3.** chronischen Magen- und Darmerkrankungen, Verdauungsstörungen; **4.** Wundheilungs- und Immunstörungen, Krebserkrankungen; **5.** geistiger (z. B. Demenz) und/oder psychischer (z. B. Depression) Beeinträchtigung; **6.** bei Menschen, die unter schwierigen sozioökonomischen Bedingungen leben; **Durchführung: 1.** Körperlänge, Gewicht und Body*-mass-Index werden bestimmt, die Nährstoffkonzentrationen oder nährstoffabhängige Parameter in Blut und Harn (z. B. Serumalbumin, Präalbumin, Transferrin, Cholesterol, Hämoglobin, Lymphozyten) untersucht und die Ernährungsgewohnheiten ermittelt. **2.** Das Ernährungsassessment wird teamübergreifend (Arzt, Pflegepersonal, Therapeut) abgesprochen, koordiniert und berufsgruppenspezifisch ausgewertet. Notwendige Verhaltensänderungen werden formuliert, wobei z. B. das Pflegepersonal für Dekubitusprophylaxe und Nahrungsaufnahme, der Arzt und ggf. der Diätassistent* für die Festlegung der Diät (z. B. Reduktions- oder Aufbaukost*, Vitamin- oder Mineralstoffsubstitution), der Zahnarzt für die Behandlung von Zahnproblemen, der Ergotherapeut* für das Esstraining und der Logopäde* für die Schlucktherapie zuständig ist. Dies wird in der Pflegedokumentation* und Pflegeplanung inklusive Ernährungs- und Trinkprotokollen schriftlich festgehalten. Das Assessment und die Umsetzung der Maßnahmen erfolgt in Zusammenarbeit mit dem Patienten und den Angehörigen.

Ernährungsberatung: (engl.) *nutrition counselling*; Vermittlung von ernährungswissenschaftlichen und ernährungsmedizinischen Erkenntnissen und Hinweisen bzw. Anleitung zur langfristigen gesundheitsfördernden Ernährungsweise durch Diätassistenten* bzw. Ernährungswissenschaftler; bei der Beratung spielen auch psychologische, soziale und wirtschaftliche Faktoren eine Rolle. Die Ernährungsberatung richtet sich sowohl an Gesunde als auch an Kranke, die aufgrund der Krankheit ihre Ernährung umstellen sollen bzw. müssen (z. B. bei Diabetes mellitus). Als Orientierungshilfe für gesunde Patienten kann z. B. der Ernährungskreis entsprechend den Empfehlungen der Deutschen Gesellschaft für Ernährung dienen, der aus 7 Kreissegmenten besteht, die den empfohlenen prozentualen Anteil der entsprechenden Lebensmittelgruppe in der täglichen Ernährung sowie die Vielfalt in den einzelnen Gruppen symbolisieren (s. Abb. S. 244). Vgl. Ernährungsassessment.

Ernährungsplan: (engl.) *nutrition concept, nutrition program*; Zusammenstellung von Speisen und Nahrungsmitteln i. R. einer Ernährungsberatung* oder verordneten Diät* unter Berücksichtigung der Grunderkrankung, des Nährstoffbedarfs und individueller Vorlieben; Nahrungsmittelkombinationen für die einzelnen Mahlzeiten (und Zwischenmahlzeiten) werden exemplarisch aufgeführt und Variationsmöglichkeiten benannt. Für spezielle Stoffwechselerkrankungen, z. B. Diabetes mellitus, gibt es Tabellen, in denen Nahrungsmittel nach Broteinheiten* sortiert sind. Vgl. Kostaufbau.

Ernährungspumpe: (engl.) *(enteral) feeding pump*; Gerät zur kontinuierlichen Gabe von Sondenkost*; der Durchfluss wird durch das Gerät geregelt, das den Behälter mit der Sondenkost mit einer Nasensonde* oder einer PEG*-Sonde verbindet. Die Flussrate ist abhängig von der Sondenposition und beträgt 10–50 ml pro Stunde. **Hinweis: 1.** Ernährungspumpen sind medizinische Geräte und dürfen nur von eingewiesenem Personal bedient werden. **2.** In jüngster Zeit wurde mehrfach Unterernährung durch unreflektierten Einsatz von Ernährungspumpen als Todesursache bei Heimbewohnern festgestellt. Indikation und Alternativen sorgfältig prüfen. Ausreichende Kalorienzufuhr sicherstellen.

Ernährungsstatus (ICNP)**:** (engl.) *nutritional status*; Beziehung zwischen Gewicht und Körpermaße, Körperlänge, Körperbau und Alter und der Menge der aufgenommenen Nahrung; **Hinweis:** Mit Hilfe des Qualitätsindikators* Ernährungsstatus (entwickelt vom Deutschen* Berufsverband für Pflegeberufe) kann der durchschnittliche Ernährungsstatus der Patienten oder Bewohner einer Pflegeeinrichtung erfasst und eine ggf. bestehende Tendenz zur Unterernährung diagnostiziert werden. Vgl. Body-mass-Index, Ernährungsassessment.

Ernährungsstörungen: (engl.) *nutritional disturbances*; Krankheiten, die durch quantitativ (Unterernährung*) oder qualitativ falsche Ernährung (z. B. Proteinmangel, Hypovitaminosen*) hervorgerufen werden.

Ernährungswissenschaft: (engl.) *nutrition science*; Wissenschaft von der Nahrung und den darin ent-

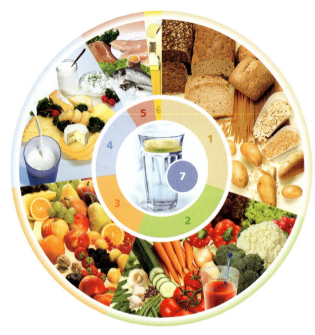

Ernährungsberatung: Ernährungskreis nach Empfehlungen der Deutschen Gesellschaft für Ernährung (DGE-Ernährungskreis); Lebensmittelgruppen: Gruppe 1: Getreide, Getreideprodukte (z. B. Brot, Nudeln, Müsli), Kartoffeln; Gruppe 2: Gemüse und Salat; Gruppe 3: Obst; Gruppe 4: Milch und Milchprodukte; Gruppe 5: Fleisch, Wurst, Fisch und Ei; Gruppe 6: Öle und Fette; Gruppe 7: Getränke, v. a. Mineralwasser, Obstsäfte mit Wasser gemischt, Kräuter- und Früchtetee [107]

haltenen Nährstoffen u. a. Bestandteilen, deren Wirkung, Interaktion und Bilanz im Verhältnis zu Gesundheit und Krankheit sowie die Lehre von den im Organismus bei der Verdauung ablaufenden biochemischen Prozessen; Ernährungswissenschaft befasst sich außerdem mit Ernährungstoxikologie, Humanernährung, Lebensmittelchemie, Lebensmittelhygiene, Lebensmittelkunde und Lebensmitteltechnologie sowie den wirtschaftlichen, toxikologischen, mikrobiologischen, kulturellen, psychologischen und ökologischen Zusammenhängen der Ernährung*.

Eröffnungsperiode: Abk. EP, s. Geburt.

Erosion: (engl.) *erosion*; umschriebener, nicht blutender, oberflächlicher Gewebeverlust der Haut (auf die Oberhaut begrenzt) oder Schleimhaut (Tunica mucosa); **Prognose:** kann ohne Narbe abheilen oder sich zu einem Ulkus* entwickeln. Vgl. Effloreszenzen.

Ersatzstimme: (engl.) *artificial voice*; verbale Kommunikationsmöglichkeit nach vollständiger Entfernung des Kehlkopfs (Laryngektomie) und damit verbundener Atmung über ein Tracheostoma (vgl. Tracheotomie); **Formen: 1. Ösophagusstimme** (syn. Ruktusstimme): körpereigene Ersatzstimme; Prinzip: Luft wird in die untere Speiseröhre (Ösophagus) geschluckt oder mit dem Zungengrund hinuntergedrückt; unter Ausnutzung der Elastizität des Ösophagus, antiperistaltischer Kontraktionen des oberen Ösophagus sowie verstärkten Drucks durch willkürliche Anspannung der Bauchmuskulatur wird die Luft wieder ausgestoßen. Die Stimmbildung erfolgt an Schleimhautfalten des oberen Ösophagus oder Hypopharynx (Pharynxstimme). Die Formung von Lauten und Worten findet wie beim Gesunden in Mund und Pharynx statt. Die Stimme ist sehr tief. Stimmtherapie kann 8–10 Tage nach der Operation beginnen; nicht immer erlernbar, z. B. bei Nervenschädigungen, großer Angst, Scham; **2. Sprechhilfen:** Geräte zur Erzeugung einer künstlichen Ersatzstimme ohne Luftstrom, falls die Ausbildung einer Ösophagusstimme unmöglich ist; Erzeugung des zur Vokalbildung erforderlichen Grundtons im Gerät; man unterscheidet Halsgeräte mit elektrotechnischer Tonerzeugung (sog. Elektrolarynx), Schlauchgeräte mit anzublasendem, mechanischem Vibrator (sog. Pipa di Ticchioni) und intraorale Geräte (technisch nicht ausgereift); **3. Stimmprothesen:** operativer Weg zur Stimmrehabilitation; Prinzip: Schaffung einer ventilartigen Verbindung zwi-

schen Luftröhre (Trachea) und dem oberen Ösophagusabschnitt, wodurch mit der Luft aus der Lunge gesprochen werden kann.
Erscheinungsbild: s. Habitus.
Erschöpfung (ICNP)**:** (engl.) *exhaustion*; über den Zustand der Ermüdung* hinausgehende verminderte Körperkraft oder Belastbarkeit; **Kennzeichen:** Gefühl von Zermürbtheit, gesteigerte Reizbarkeit, vollständiger Kräfteverschleiß; **Ursachen:** 1. anstrengende physische Aktivität oder psychischer Druck; 2. bei chronischen Erkrankungen* wie z. B. Krebs (hier auch als Fatigue-Syndrom bezeichnet) und nach Zytostatika-Behandlung.
Erste Hilfe: (engl.) *first aid*; Erstmaßnahmen durch medizinisch Geschulte oder Laien im medizinischem Notfall (Unfall, akute Erkrankung, Vergiftung); **Ziel:** eine drohende oder bestehende (Lebens-)Gefahr abwenden, den Zustand des Erkrankten oder Verletzten stabilisieren und Komplikationen vorbeugen; **Maßnahme:** medizinische Maßnahmen wie Reanimation*, Lagerung (stabile Seitenlagerung*, Kopftieflagerung* bei Schock) und Stillung bedrohlicher Blutungen, ggf. auch Absicherung der Unfallstelle, Bergen des Verletzten aus einem Gefahrenbereich, Absetzen des Notrufes und Betreuung des Erkrankten oder Verletzten; je nach Art des Notfalls sind spezielle Hilfsmaßnahmen erforderlich (z. B. Eintauchen in kaltes Wasser bei Verbrennungen, Kälteanwendung bei Sportverletzungen). Bei allen Maßnahmen sollte der Helfer an seine eigene Sicherheit denken (z. B. Handschuhe bei Versorgung offener Wunden tragen, Stromzufuhr bei Elektrounfällen unterbrechen). **Ausbildung:** Die Maßnahmen der Ersten Hilfe sollten von Laien und medizinisch Tätigen beherrscht werden. In der Ausbildung zum Gesundheits- und Krankenpfleger sind 30 Stunden Theorie der Erstmaßnahmen vorgeschrieben. Auch die Erstversorgung z. B. auf der Rettungsstelle entspricht den Maßnahmen der Ersten Hilfe. Zum Erlernen der notwendigen Maßnahmen empfiehlt sich für Laien der Besuch eines Erste-Hilfe-Lehrganges. Lehrgänge werden von allen Hilfsorganisationen (Deutsches* Rotes Kreuz, Arbeiter*-Samariter-Bund, Johanniter*-Unfall-Hilfe, Malteser* Hilfsdienst, Deutsche Lebens-Rettungs-Gesellschaft) angeboten und umfassen 8 Doppelstunden. **Hinweis:** Wer trotz Zumutbarkeit keine Erste Hilfe leistet, kann sich nach § 323 c StGB strafbar machen. Allerdings ist niemand verpflichtet, sich selbst in Gefahr zu begeben; z. B. muss ein Nichtschwimmer nicht ins Wasser springen, um einen Ertrinkenden zu retten. Die häufig bestehende Befürchtung, für nicht korrekt durchgeführte Hilfsmaßnahmen zur Rechenschaft gezogen zu werden, ist unbegründet; nur absichtliches Fehlverhalten oder grobe Fahrlässigkeit* führen zu juristischen Konsequenzen. Schäden, die dem Helfer entstehen, sind durch die Gesetzliche Unfallversicherung abgedeckt.

Erstgespräch: Aufnahmegespräch; Gespräch* zwischen Patient und Pflegeperson und/oder Arzt bzw. Team bei der Aufnahme* in eine Einrichtung des Gesundheitswesens oder der Altenpflege mit dem Ziel der Kontaktaufnahme und der Erhebung der Pflegeanamnese*; **Inhalt:** Medizinische Daten werden durch den Arzt erhoben, pflegerelevante Daten durch eine Pflegefachkraft. Neben Vermittlung von Sachinformation über die Räumlichkeiten und Klärung anderer organisatorischer Fragen werden während des Erstgesprächs beim Patienten auch die Weichen für das Vertrauen in den weiteren Aufenthalt und die Kompetenz der Pflege gestellt. **Grundregel:** Die Vorstellung erfolgt mit Namen und Funktion. Dem oft beunruhigten Patienten möglichst Sicherheit und Zuverlässigkeit vermitteln. **Hinweis:** Wenn es sich um eine längerfristige stationäre Behandlung oder Aufnahme* in eine Altenpflegeeinrichtung handelt, bürokratische Fragen hintanstellen und zuerst dem Informationsbedarf des Patienten/Bewohners entgegenkommen; Raum und Zeit bereitstellen, da eine verbesserte Kommunikation zwischen Team und Patient zur Zeitersparnis beim weiteren Behandlungsverlauf führt. Vgl. Bezugspflege, Beziehung, Assessment, Gesprächsführung.
Erstickung: (engl.) *suffocation*; Suffokation; Tod infolge Sauerstoffmangels; **Einteilung:** 1. **äußere** Erstickung durch: a) Sauerstoffmangel in der Atemluft, z. B. in extremer Höhe; b) Verlegung oder Verengung (Stenose) der Luftwege durch Fremdkörper (einschließlich Ertrinken), Tumor, Entzündung (z. B. Epiglottitis, Krupp); c) Lähmung der Thoraxmuskulatur und des Zwerchfells, z. B. durch Muskelrelaxanzien oder bei Poliomyelitis; d) Schädigung des Atemzentrums, z. B. bei Morphinvergiftung oder Erhängen; e) Verhinderung der Atemmuskelbewegungen, z. B. durch Verschüttung; 2. **innere** Erstickung durch: a) verminderte O_2-Aufnahme der roten Blutkörperchen (Erythrozyten), z. B. bei Vergiftungen mit Kohlenmonoxid; b) Blockade der intrazellulären Atmungskette, z. B. nach Blausäurevergiftung. I. d. R. verspüren von Erstickung bedrohte Menschen Erstickungsangst bzw. Todesangst. Mögliche **Risikofaktoren** für Erstickung sind z. B. vermindertes Riechvermögen (giftige Gase werden erst spät gerochen), verminderte motorische Fähigkeiten, Krankheit und Verletzung, Kissen im Bett eines Säuglings, kleine Gegenstände in der Hand von Kindern, die sie sich in Mund oder Nase stecken können, laufende Fahrzeugmotoren in geschlossenen Räumen, niedrig gespannte Wäscheleinen. **Maßnahme:** je nach Ursache Fremdkörperentfernung (z. B. Heimlich*-Handgriff), Freilegung der Atemwege (vgl. Tracheotomie), Sauerstoffzufuhr, Beatmung*, Entgiftung.
Erstmaßnahmen: (engl.) *first aid arrangements*; Maßnahmen i. R. der Ersten* Hilfe bei medizinischem Notfall (Unfall, akute Erkrankung, Vergif-

tung) bis zum Einsetzen der Hilfe durch Arzt oder Rettungsdienst.

Erstversorgung: (engl.) *primary care*; Maßnahmen i. R. des ersten Kontakts mit einem Patienten; u. a. **1.** erste Phase der Akutversorgung durch professionelle Helfer (im Anschluss an Erste* Hilfe durch Laienhelfer); **2.** Erstversorgung eines Neugeborenen; **3.** Versorgung eines neu aufgenommenen Patienten.

Eruktation: s. Aufstoßen.

Erwachsenen-Ich: (engl.) *adult ego state*; Begriff aus der Transaktionsanalyse*; verkörpert den alltags- und wirklichkeitsbezogenen, vernünftigen Teil einer Person in Abgrenzung zum Kind*-Ich und zum Eltern*-Ich.

Erwerbsminderung: (engl.) *reduction in earning capacity*; früher Berufsunfähigkeit; nach der seit 1.1.2001 gültigen Fassung des § 43 SGB VI ist ein Versicherter der Gesetzlichen Rentenversicherung* **1. teilweise** erwerbsgemindert, wenn dieser wegen Krankheit oder Behinderung* auf nicht absehbare Zeit außerstande ist, unter den üblichen Bedingungen mindestens 6 Stunden täglich erwerbstätig zu sein; **2. voll** erwerbsgemindert, wenn dieser unter den gleichen Voraussetzungen außerstande ist, mindestens 3 Stunden täglich erwerbstätig zu sein; bei vorliegender Erwerbsminderung besteht (bei Erfüllung weiterer Voraussetzungen, insbesondere der Anwartschaftszeit von 60 Beitragsmonaten in der Gesetzlichen Rentenversicherung) Anspruch auf eine Rente (in entsprechend voller oder halber Höhe) oder es kann eine medizinische, berufsfördernde oder sonstige Leistung zur Rehabilitation* genehmigt werden. Die Gewährung der zeitlich befristeten Rente hängt von der vorhandenen Leistungsfähigkeit des Betroffenen ab. Beim Bezug von Rente wegen Erwerbsminderung sind Hinzuverdienstgrenzen zu beachten (§ 96 a SGB VI). Vgl. Erwerbsunfähigkeit, Arbeitsunfähigkeit.

Erwerbsunfähigkeit: (engl.) *general invalidity, (total) disability, disablement*; Begriff der Gesetzlichen Rentenversicherung nach § 44 SGB VI des Rentenrechts in der bis zum 31.12.2000 geltenden Fassung; besteht, wenn der Versicherte nach sozialmedizinischer Sachaufklärung und Beurteilung infolge Krankheit oder Behinderung auf nicht absehbare Zeit außerstande ist, eine Erwerbstätigkeit in gewisser Regelmäßigkeit auszuüben oder Arbeitsentgelt/Arbeitseinkommen zu erzielen, das monatlich DM 630 bzw. EUR 322,11 übersteigt; vgl. Erwerbsminderung, Arbeitsunfähigkeit.

Erwünschtheit, soziale: (engl.) *social desirableness*; psychologische und soziale Bewertungsform von Einstellungen und Verhaltensweisen in Abhängigkeit von den jeweils herrschenden sozialen Normen*; als sozial erwünscht gilt dabei ein Verhalten, bei dem ein hohes Maß solcher Übereinstimmung besteht. **Pflege:** Krankheiten und Lebenskrisen können dazu beitragen, dass sich bisheriges, den sozialen Normen entsprechendes Verhalten eines Menschen ggf. in Richtung sozial unerwünschten Verhaltens (z. B. Klagen, Schimpfen, Verweigerung) ändert. Pflegende haben in einer multikulturellen Gesellschaft häufiger mit Verhaltensweisen von Patienten zu tun, die der sozialen Norm der Heimatgesellschaft entsprechen, nicht aber der der Pflegeperson gerecht werden, z. B. das sog. Mamamia-Syndrom (klagsames Verhalten Erwachsener). In beiden Fällen ist Empathie* und Toleranz (auch verbunden mit der Auseinandersetzung über eigene Normen) von großer Bedeutung. **Hinweis:** Fragen nach der Lebensführung und risikohaftem Verhalten (z. B. Einnahme von Medikamenten, Konsum von Alkohol oder Drogen) werden häufig zunächst i. S. sozialer Erwünschtheit beantwortet, um unangenehmen Reaktionen auszuweichen. Wahrheitsgemäße Antworten basieren meist auf einer vertrauens- und respektvollen Interaktion. Vgl. Kultur.

Erziehung: s. Kindererziehung.

Erziehungsstil: (engl.) *manner of education*; Muster von Einstellungen, Handlungsweisen und Ausdrucksformen, das die Art der Interaktion zwischen Erziehungspersonen (Eltern, andere Bezugspersonen, Erzieher, Lehrer) und Kindern und Jugendlichen kennzeichnet und mit dem i. R. der Sozialisation Werte, Verhaltensweisen, Kenntnisse und Sozialverhalten vermittelt werden; analog zu den Führungsstilen im Beruf (s. Führung) werden auch hier 3 Hauptstile voneinander unterschieden: **1.** Der **autoritäre** Erziehungsstil bietet den Kindern und Jugendlichen wenig Raum für eigene Entscheidungen und Vorstellungen, fordert die Erfüllung und Einhaltung von Vorgaben (Regeln, Anforderungen) und basiert vornehmlich auf Belohnung und Bestrafung, nicht auf Überzeugung. **2.** Der **demokratische** Erziehungsstil gibt ebenfalls Regeln vor; es wird aber grundsätzlich eine eher partnerschaftliche Beziehung angestrebt, die sich auch in Auseinandersetzungen über Regeln äußert. Den Kindern und Jugendlichen wird mehr Entscheidungsraum zugestanden, was ein zunehmend selbstverantwortliches Verhalten ermöglicht. **3.** Der **Laissez-faire**-Erziehungsstil zeichnet sich durch wenig Vorgaben, Lenkung und Kontrolle aus. Die Kinder und Jugendlichen sollen sich ohne einschränkende Maßnahmen selbst steuern und entfalten können. Vgl. Kindererziehung.

Erziehungsurlaub: s. Elternzeit.

Es: (engl.) *id*; Bezeichnung aus der Psychoanalyse* (nach S. Freud) für die psychische Instanz, die den unbewussten Anteil des Seelischen, Triebregungen (s. Trieb) und Wünsche umfasst und vom ersten Lebenstag an vorhanden ist; nach Freud vertritt das Es das Lustprinzip und ist keiner moralischen Zensur und keiner Logik unterworfen. Bedürfnisse des Es zeigen sich z. B. im Traum und in der Fehlleistung*. Das Es kann seine Wünsche nur durch das Ich* durchsetzen. Dieser Prozess wird durch das Über*-Ich kontrolliert. Im Es können gegensätzliche Wünsche (Ambivalenzen) nebeneinander fortbestehen, wobei Widersprüche entstehen können, zwischen denen das Ich entscheidet.

Es-Differenzierung: (engl.) *ego-id differentiation*; Begriff aus der Psychoanalyse* für die Herausdifferenzierung der seelischen Instanzen des Ich* und des Über*-Ich aus dem seelischen Zustand des Es*, der beim Neugeborenen zunächst ausschließlich vorhanden ist.

Esmarch-Handgriff: (engl.) *Esmarch maneuver, head-tilt, chin-lift airway technique*; syn. Esmarch-Heiberg-Handgriff; Vorschieben des Unterkiefers bei überstrecktem (rekliniertem) Kopf, sodass die untere Zahnreihe vor die obere kommt (s. Abb.).

Esmarch-Handgriff

Funktion: dient dem Freimachen der Atemwege (verhindert das Zurücksinken der Zunge) und dem Öffnen des Mundes bei Bewusstlosen. Vgl. Reanimation, Atemspende.

Essbrechsucht: (engl.) *bulimia*; Bulimia nervosa; Esssucht, umgangssprachl. Fresssucht; psychogene Essstörung*, bei der große Mengen meist hochkalorischer Nahrung in kurzer Zeit zugeführt (Essanfall) und anschließend Maßnahmen ergriffen werden, um das Körpergewicht in einem (sub)normalen Rahmen zu halten (selbst ausgelöstes Erbrechen, Missbrauch von Laxanzien* und Diuretika*, periodisches Fasten bzw. Einhalten einer Diät, excessive körperliche Aktivität); häufig begleitet von Menstruationsstörungen und depressiven Verstimmungen nach der exzessiven Nahrungsaufnahme; häufig gehen extremes Übergewicht* oder Magersucht* (Anorexia nervosa) der Essbrechsucht voraus. **Häufigkeit:** geschätzte Anzahl der Erkrankungsfälle (Prävalenz): ca. 1–3 % der Frauen und ca. 0,01 % der Männer zwischen dem 18. und 35. Lebensjahr; **Maßnahme: 1.** Vorbeugend auf Signale von Unzufriedenheit der Betroffenen bezüglich ihres Körpers* achten und bei auftretenden Symptomen Leistungsdruck reduzieren, d. h. Geborgenheit und Zuwendung nicht nur für Leistung, sondern dem Menschen selbst vermitteln. **2.** Kritischen Umgang mit Vorbildern aus den Medien (z. B. Illustrierten) einüben. **3.** Bei manifester Symptomatik Psychotherapie, z. B. Verhaltenstherapie in Fachklinik.

Essen reichen: (engl.) *feeding*; syn. Nahrung reichen; veraltet Füttern; Hilfestellung bei der Nahrungsaufnahme* (Essen und Trinken); Mahlzeiten strukturieren den Tag von Patienten und Bewohnern, sind Anlass für geselliges Zusammensein und werden in positiver Erwartung mit Genuss verbunden. Daher ist die Nahrungsaufnahme möglichst normal und angenehm zu gestalten. **Durchführung:** Vor dem Essenausteilen sollte auch dem vorwiegend bettlägerigen Patienten oder Bewohner geholfen werden, sich zu setzen (möglichst an den Tisch), u. a. auch, um den Schluckvorgang nicht zu beeinträchtigen und Aspiration* zu vermeiden. Bei immobilen Patienten und Bewohnern kann das Anreichen der Nahrung auch aufrecht im Bett sitzend erfolgen (physiologische Oberkörperabknickung beachten). Dabei sollte der Kopf des Patienten leicht zur Brust geneigt sein (evtl. mit kleinem Kissen unterstützen). Das Tablett steht in passender Höhe, die Pflegeperson setzt sich während des Essenreichens auf einen Stuhl. Der Patient muss die Speisen gut übersehen und erreichen können. Das Prinzip der aktivierenden Pflege* soll beachtet werden; bei Beeinträchtigung Trink-* und Esshilfen* einsetzen, Serviette verwenden, Verpackungen entfernen, Speisen bei Bedarf portionieren, Fleisch kleinschneiden u. a. Der Patient bestimmt das Esstempo, evtl. indem er seine Hand auf die der Pflegeperson legt und durch leichten Druck signalisiert, wann er weiteressen möchte. **Hinweis:** Ggf. Maßnahmen zur Aspirationsprophylaxe* entsprechend der Gefährdung durchführen.

Esshilfe: (engl.) *eating aid*; Hilfsmittel, die einem Patienten oder Bewohner mit Einschränkungen der Bewegung, Motorik, Koordination sowie der Greif- und Haltefähigkeit (z. B. bei neurologischen Erkrankungen, Erkrankungen des rheumatischen Formenkreises, Lähmungen und Muskelschwäche) selbständige Essenszubereitung und selbständiges Essen ermöglichen sollen; **Beispiel:** s. Abb. S. 248): **1.** besonders leichtes, ergonomisch geformtes Besteck, evtl. abgewinkelt und mit extrabreiten Moosgummigriffen; **2.** Skelettgriffe mit passender Griffmanschette; **3.** Besteck aus erhitzbarem Kunststoff, das den individuellen Bedürfnissen entsprechend gebogen werden kann; **4.** kombinierte Gabel-Messer zur einhändigen Nutzung; **5.** Eierbecher, die mit einem Saugnapf am Tisch fixiert werden; **6.** Antirutschauflagen, die Teller sicher fixieren; **7.** mit Saugnäpfen ausgestattete Schneidebretter mit Edelstahlspitzen, auf die Lebensmittel gespießt und einhändig geschnitten werden können; **8.** Teller mit erhöhtem Rand. Vgl. Selbstpflege: Nahrung aufnehmen, Trinkhilfe.

Essstörungen: (engl.) *eating disorders*; vorwiegend psychogene Störungen der Nahrungsaufnahme bzw. des Körpergewichts ohne organische Ursachen, die sich in verschiedenen klinischen Bildern manifestieren und ineinander übergehen können; **Formen: 1.** Magersucht* (Anorexia nervosa); **2.** Essbrechsucht* (Bulimia nervosa); **3.** Adipositas*; **4.** binge* eating disorder.

Esssucht: s. Essbrechsucht.

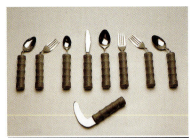
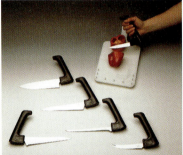
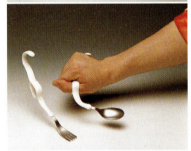
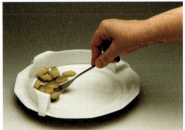

Esshilfe: verschiedene Esshilfen [10]

Essverhalten: (engl.) *eating behaviour*; Art und Weise der Nahrungsaufnahme* eines Menschen; äußert sich in der Wahl der Nahrungsmittel (z. B. Vorlieben), Häufigkeit der Mahlzeiten, Tempo und Menge der Nahrungsaufnahme; die Beobachtung des Essverhaltens kann wichtige diagnostische Hinweise auf bestimmte psychische und physische Erkrankungen, insbesondere Essstörungen*, geben (z. B. übermäßige Aufnahme von Nahrung, Nahrungsverweigerung*, Schlingen, Stochern). **Hinweis:** Schlecht sitzender Zahnersatz*, Zahnspangen*, Entzündungen im Mundbereich, Parotitis u. a. führen ebenfalls zu einer Änderung des Essverhaltens, die für den Pflegeprozess relevant sein kann.

Ethik: (engl.) *ethics*; 1. Wissenschaft vom sittlichen (moralischen) Handeln und Verhalten (auch Moralphilosophie); 2. Reflexion moralischer Praxis; die Grundfragen der praktischen philosophischen bzw. theologischen Disziplin gelten der **moralischen Freiheit** (als Voraussetzung und Ziel moralischen Handelns und als Autonomie*), dem **Glück** (als gutes Leben der Einzelnen und des gerechten Zusammenlebens) und der **Unterscheidung von Gut und Böse** im Hinblick auf die Freiheit und das Glück aller von menschlichen Handlungen Betroffenen. Nach I. Kant ist die Frage „Was soll ich tun?" eine der 4 Fragen der Philosophie (neben „Was kann ich wissen?", „Was darf ich hoffen?" und „Was ist der Mensch?"). Je nach Denkrichtung werden zur Beantwortung der Frage nach dem „Sollen" unterschiedliche Aspekte moralischer Praxis zu ihrer Beurteilung und zur Konfliktbearbeitung herangezogen: 1. **Motivation und Interaktion** (deontologische Richtungen, z. B. Tugend- oder Pflichtenethik) oder 2. **Folgen** (teleologische Richtungen, z. B. Utilitarismus*). Das Verständnis des Menschen entscheidet über die Antworten auf die übrigen 3 Fragen. Dies ist auch in neueren philosophischen Ethiken offensichtlich, die u. a. auf die Pflege als Anwendungsgebiet Bezug nehmen: 1. Der **Handlungsutilitarismus** hat zum Ziel, eine alltagspraxisnahe Ethik vorzulegen, in der Entscheidungskonflikte durch rationale Abwägung der Interessen aller Betroffenen gelöst werden sollen (z. B. die in Deutschland umstrittene Ethik von P. Singer). 2. In der **feministischen Ethik** wird dem dualistischen, rationalistischen Menschenbild (das u. a. dem Handlungsutilitarismus zugrunde liegt) ein Verständnis des Menschen entgegengesetzt, der sozialgeschichtlich und biographisch, kulturell und situativ gebunden ist (S. Benhabib, N. Noddings). 3. Im **Kommunitarismus** (einer Richtung der Ethik der Politik, die Gemeinsinn und soziale Tugenden in den Vordergrund stellt) wird Kritik an einem Verständnis von Identität geübt, das Menschen zu „geschichtslosen Punkten" (Ch. Taylor) reduziert. Identität sei soziokulturell situiert und werde i. R. menschlicher Beziehungen entwickelt. Sie sei daher nur zugänglich in Form erzählter „Geschichte(n)" (A. MacIntyre). 4. Der **Essentialismus** trägt zur Diskussion der Menschenrechte im interkulturellen Zusammenleben durch Modelle bei, in denen elementare menschliche Fähigkeiten zusammengestellt und nach Prioritäten geordnet werden (M. Nussbaum). Den 3 letztgenannten Ansätzen ist gemeinsam, dass menschlichen Beziehungen schon in ihren anthropologischen Grundlagen und explizit in ihrer ethischen Argumentation ein zentraler Stellenwert zugewiesen wird.

Moral
Der Gegenstand der Ethik ist die Moral*, die alle unbewussten und bewussten Normen (s. Norm, soziale; Ethik, normative) und Werte* (s. Wertethik) umfasst, die in einem bestimmten kulturellen und geschichtlichen (konventionellen) Kontext von Bedeutung sind. Ihre Gültigkeit wird durch Sanktionen (Gebote und Verbote, persönliches Gewissen) offensichtlich. Moralisch wird zwischen guten und bösen Handlungen unterschieden; es werden Rechte und Pflichten des Einzelnen und von Gruppen festgelegt. Im Unterschied zur klassischen deutschsprachigen philosophischen Terminologie werden „ethics" und „morals" im angloamerikanischen Sprachraum häufig syn. verwendet, ebenso in der neueren deutschsprachigen Pflegeliteratur.

Pflegeethik
Die Moral der Pflege bildet den Gegenstand der Ethik der Pflege, die sich von der allgemeinen Ethik darin unterscheidet, dass sie auf den Anwendungsbereich der Pflege von Menschen durch Menschen bezogen ist. Dabei werden alle Reflexionsebenen der Pflege einbezogen (von vorberuflicher Praxis bis zu professionellem Handeln, von Alltagstheorien bis zu pflegewissenschaftlichen Diskursen).

Pflegeethik hat 2 **Aufgaben**: 1. Beschreibung (Deskription) moralischer Normen und Werte in der Pflege; entscheidend ist hierbei, dass die Ethik (als wissenschaftliche Tätigkeit) nicht unmittelbar zu Wertentscheidungen führt. Ihr Interesse gilt zunächst der Aufklärung über Gewohnheiten moralischen Urteilens und über die Bedingungen moralischen Handelns im Alltag und in Konfliktsituationen. 2. Normative Begründung moralischer Werte und Normen; moralische Praxis wird auf das Prinzip der Moralität (nicht der Legalität!) hin kritisch untersucht unter folgenden grundlegenden Fragestellungen: **a)** Inwiefern ist traditionell oder professionell als „gut" deklariertes pflegerisches Handeln moralisch (und nicht nur äußerlich beobachtbar und rechtlich) gut? (Inwiefern genügen normative Geltungsansprüche der Pflege dem Prinzip der Moralität?) **b)** Wie ist der Pflege allgemeingültig zu bestimmen? **c)** Unter welchen Bedingungen kann von moralisch guter Praxis gesprochen werden? **d)** Wie können Pflegende für moralische Aspekte ihrer Praxis sensibilisiert und dazu motiviert und befähigt werden, ethisch und/oder moralisch begründete Entscheidungen zu treffen und moralisch gut zu handeln?

Ethische Begriffe geben die Möglichkeit, **Ziele** für die Klientele der Pflege im Kontext allgemeiner menschlicher Ziele zu bestimmen. Zentrale Ziele stellen die Förderung der Autonomie und Selbständigkeit in der Ausübung der Aktivitäten* des täglichen Lebens (Abk. ATL) und in der Selbstpflege* sowie die Förderung der Lebensqualität* und des Wohlbefindens der zu Pflegenden dar. Diese Ziele können unter der Voraussetzung formuliert werden, dass nicht nur die Grundnorm des Tötungsverbots (negative Freiheit) anerkannt und ein universeller Achtungsanspruch (Würde, Menschenwürde*) geteilt wird, sondern darüber hinausgehend die Grundnorm des Hilfegebots (positive Freiheit, Sorge*, pflegerische Verantwortung*) gilt. Insofern beruflich ausgeübte Pflege als gesellschaftlich delegierte Dienstleistung Ausdruck von Solidarität und Sorge einer Gesellschaft (gegenseitige Unterstützung in einer Gemeinschaft) für ihre (jeweils) hilfebedürftigen Mitglieder ist, stehen die Interessen von Menschen mit Pflegebedarf im Mittelpunkt pflegerischen Handelns. Pflegende können sogar in der Garantenpflicht für die Interessen der zu Pflegenden stehen, wenn die Intensität und Komplexität des Pflegebedarfs das autonome Eintreten für die eigenen Interessen einschränkt. Allerdings findet das Subsidiaritätsprinzip* hier, in Übereinstimmung mit grundlegenden pflegefachlichen Zielorientierungen, stets Anwendung in dem Bestreben, die Selbstpflegefähigkeit* und die persönlichen sozialen Unterstützungssysteme (z. B. Familie) zu stärken.

Zentrale Konfliktbereiche
Pflegerisches Handeln findet überwiegend im persönlichen Nahbereich des pflegebedürftigen Menschen statt. Pflegende reagieren auf das Erleben von Krankheit (Kranksein*) und Pflegebedürftigkeit* (P. Benner, J. Wrubel). Alle ATL, der biographische, soziale und alltägliche Kontext des Menschen mit Pflegebedarf* können dabei von Bedeutung sein. Widersprüchliche Entscheidungszwänge (moralische Dilemmata; s. Dilemma, ethisches) entstehen bei der oft schwierigen Gratwanderung, i. R. professionelle Sorge die Autonomie* der zu Pflegenden in höchstmöglichem Grad zu fördern (M. Bobbert) und Maßgaben objektiver und subjektiver Lebensqualität zu integrieren. Für die einzelne Pflegeperson ist es daher notwendig, eine Nähe-Distanz-Balance (s. Nähe und Distanz) und ein ausgewogenes Maß an persönlichem Engagement zu halten.

Förderung moralischer Kompetenz in der Pflege
Moralische Kompetenz stellt ein Element und einen Indikator professioneller Kompetenz dar (J. Rubin, C. Olbrich, R. Schwerdt). Voraussetzungen dieser entwickelten Kompetenz sind einerseits die sichere Beherrschung pflegerischer Kenntnisse und Methoden, andererseits ein hoher moralischer Entwicklungsstand. Prioritätensetzungen müssen vor diesem Hintergrund nachvollziehbar begründet werden können. Die Begründung des jeweiligen Handelns bezieht nicht nur die Autonomie der zu Pflegenden in der Gestaltung der Pflegesituation ein, sondern die Ansprüche aller unmittelbar und mittelbar Beteiligten (Verhältnismäßigkeitsprinzip, Gerechtigkeitsprinzip). Eine moralische Entscheidung wird demnach von den Bedürfnissen eines Menschen mit Pflegebedarf im Kontext der

Interessen aller (Mit-)Beteiligten ausgehen im Bewusstsein der Bereiche und Grade der beruflichen Verantwortung und ihrer Grenzen. Grundlagen für die **Entwicklung moralischer Kompetenz** in der Pflege bieten (neben Kompetenzentwicklungstheorien der Pflege) die **pädagogische Ethik** (z. B. F. Oser, W. Althof) und die **Moralpsychologie**. Diese hat empirische Belege dafür geliefert, dass moralische Urteilsfähigkeit nicht etwa angeboren ist oder durch einen eingleisigen Wertwissenstransfer vermittelt werden kann. Vielmehr entwickelt sie sich in einem progressiven interaktiven Lernprozess in aufeinanderfolgenden Stufen. Sie kann durch gezielte Aufgaben gefördert werden (L. Kohlberg, C. Gilligan).

Verfahren, Institutionen und Dokumente ethischer Reflexion pflegerischen Handelns
1. Verfahren: Geeignet zur Förderung der moralischen Kompetenz Einzelner und therapeutischer Teams sind Methoden des **Perspektivwechsels** (z. B. Pro-und-Contra-Diskussionen, Rollenspiele), die die Gültigkeit der Goldenen Regel (Gegenseitigkeitsprinzip) belegen. Strukturhilfen zur systematischen Bearbeitung von Pflegesituationen liegen in Form von Modellen retrospektiver und prospektiver Fallbesprechung, Konfliktbearbeitung oder Entscheidungsfindung vor (z. B. C. Pederson, L. Duckett und G. Maruyama, V. Tschudin, N. Steinkamp und B. Gordijn). **2.** Bewährte **Institutionen** ethischer Reflexion dienen der Entwicklung einer berufsinternen und berufsgruppenübergreifenden Reflexionskultur (z. B. Patientenforum, Patientenfürsprecher, Ethik-Komitee*, Ethikzirkel, ethischer Konsiliardienst, Ethikrat als interdisziplinär besetztes politisches Beratungsgremium). Auch Verfahren und Institutionen der Qualitätsentwicklung können ethische Reflexion integrieren (z. B. Pflegevisite, Qualitätszirkel, Pflegekonferenzen, Zertifizierung). Aufgaben der (inter-)professionellen Zusammenarbeit, der Organisation und Institution einschließlich ihrer Schnittstellen müssen auf der Ebene der Führungs- und Unternehmensethik thematisiert werden. Gesundheits- und sozialpolitische Rahmenbedingungen der Pflege werden in der Wirtschaftsethik und der Ethik der Politik angesprochen. Probleme der Zuteilung von Pflegeleistungen und des Einsatzes finanzieller, institutioneller und personeller Ressourcen (Allokation, Rationalisierung und Rationierung von Pflegeleistungen) stehen hier im Mittelpunkt. Wirtschaftsethische Fragen werden seit einigen Jahren verstärkt in den pflegewissenschaftlichen und interdisziplinären Diskurs eingebracht (S. Käppeli; O. Dibelius und M. Arndt; R. Schwerdt; M. Bobbert). **3.** Schriftlich dokumentierte **Selbsterklärungen und Handlungsorientierungen** können ethische Reflexion pflegerischen Handelns ausdrücken. Diese Kodices und Chartas können sich, je nach beteiligten Personen, Gruppen oder Institutionen, auf die Berufsgruppe der Pflegenden weltweit erstrecken (ICN-Kodex); sie können sich aber auch auf eine Nation, einen Berufs- oder Fachverband, einen Träger, ein Handlungsfeld, einen Pflegebereich oder eine Pflegeklientel (z. B. Charta für Kinder im Krankenhaus) und weitere Interessengruppen beziehen. Auch **Berufsordnungen** können eine entsprechende Funktion erfüllen. I. R. des Qualitätsmanagements* können Leitbilder* und Leitlinien eine entsprechende Reflexionskultur abbilden.

Bedeutung: Modelle zur Problembearbeitung, Institutionen ethischer Besprechung sowie Kodices und Chartas sind Mittel, mit deren Hilfe Transparenz über Zielorientierungen des beruflichen Handelns und ein möglichst breiter Konsens über Entscheidungskriterien und Handlungsalternativen in Konfliktsituationen angestrebt werden können. Sowohl Menschen mit Pflegebedarf und ihre Bezugspersonen als auch die Personen und Gruppen, die Pflegeleistungen i. R. des gesellschaftlichen Mandats erbringen, Kostenträger und politische Gremien können sich auf diese Weise über bedeutungsvolle moralische Aspekte und Verfahrensregeln orientieren und Pflege- u. a. Leistungen des Gesundheitsversorgungssystems überprüfen. In aktuellen moralischen Problemsituationen bleibt stets die Aufgabe an die Fachleute der beteiligten Professionen gestellt, mit den Betroffenen und ihren Bezugspersonen in den Dialog zu treten und eine Entscheidung gemeinschaftlich (wenn nötig, auch in Interessenvertretung) zu treffen und zu verantworten.

Autorin: Ruth Schwerdt.

Ethik der Fürsorge: (engl.) *ethic of care*; ein Kern der pflegerischen Ethik* mit Bezug zum englischen Begriff care*, der annähernd mit Zuwendung, Sorgen oder Pflegen übersetzt werden kann; diese aus der feministischen Ethik hervorgegangene Richtung der Ethik betont im Unterschied zur Ethik der Gerechtigkeit (auch Prinzipienethik; L. Kohlberg, 1955) die Wichtigkeit der liebevollen Fürsorge* füreinander bei Menschen (C. Gilligan, 1982; L. Geisler, 2004).

Ethik, existenzialistische: (engl.) *existentialistic ethics*; existenzphilosophische Richtung der Ethik*; in der französischen Ausprägung wird die Frage nach dem Sinn des Lebens auf der Grunderfahrung des Absurden gestellt. Insbesondere nach A. Camus gilt es, die Erfahrung des Absurden auszuhalten. Vgl. Existenzphilosophie.

Ethik-Komitee: (engl.) *ethics committee*; Gremium aus Ärzten, Pflegenden u. a. Mitarbeitern eines Krankenhauses sowie Patienten- und Angehörigenvertretern, in dem aktuelle, vergangene oder immer wiederkehrende ethische Probleme (s. Ethik) in der Behandlung der oder im Umgang mit den Patienten (z. B. Fragen der Therapiebegrenzung) beraten werden; Ethik-Komitees dienen der institutionellen Implementierung von Ethik. Im Unterschied zu Ethik*-Kommissionen treffen sie keine Entscheidungen, sondern ihr Schwerpunkt liegt auf der Beratung*. Die Leitung hat ein

Moderator, häufig ein Philosoph oder Theologe. Jeder kann dem Gremium Problemfälle vorlegen, von denen er selbst direkt oder indirekt betroffen ist. Der Moderator entscheidet, ob sich dieses Problem für eine ethische Fallberatung eignet oder ob auf anderem Weg Lösungen zu suchen sind, z. B. bei zwischenmenschlichen Konflikten. Die Beratung des Gremiums erfolgt meist ohne die Person, die den Fall eingebracht hat. Das Beratungsergebnis wird schriftlich formuliert und hat Empfehlungscharakter. V. a. die konfessionellen Krankenhäuser fördern seit 1997 die Einrichtung von Ethik-Komitees. Es gibt bundesweit ca. 100 Ethik-Komitees (Stand 2006); im Unterschied zu den Ethik-Kommissionen sind in den meisten Ethik-Komitees Pflegende vertreten.

Ethik-Kommission: (engl.) *ethics board*; interdisziplinär besetztes Gremium, das klinische Forschungsvorhaben auf ihre ethische Unbedenklichkeit (s. Ethik) hin überprüft; Ethik-Kommissionen sind bei den Ärztekammern und an Universitätskliniken angesiedelt und begutachten Forschungsvorhaben aus der ganzen Region (vgl. Forschungsethik). Neben der wissenschaftlichen Qualität des Forschungsvorhabens achtet die Kommission v. a. auf den Schutz und die vollständige Aufklärung der betroffenen Patienten. **Zentrale ethische Probleme** sind die Forschung an nicht einwilligungsfähigen Patienten (Kinder, psychisch Kranke, Bewusstlose), der Umgang mit Genforschung und die Verhinderung suggestiver Formulierungen in der Patienteninformation. **Recht:** Seit 1994 ist die Arbeit der Ethik-Kommissionen durch das Arzneimittelgesetz (Abk. AMG) geregelt. Durch die 12. AMG-Novelle 2005 erhält die Entscheidung der Ethik-Kommissionen ein größeres Gewicht: Bei der Prüfung eines Arzneimittels am Menschen ist jetzt die Zustimmung der Kommission nötig, während zuvor nur Beratung gefordert war. **Organisation:** Die Zusammensetzung der Ethik-Kommissionen ist zurzeit nicht verbindlich geregelt; nach einer Untersuchung von G. Neitzke (1999) sind 72 % der Mitglieder Ärzte, daneben Biometriker, Juristen, Theologen, Philosophen, Studenten und Laien. Die Pflege ist nur in 12 % der befragten Ethik-Kommissionen vertreten. In Deutschland haben sich die öffentlich-rechtlichen Ethik-Kommissionen zum Arbeitskreis Medizinischer Ethik-Kommissionen zusammengeschlossen. In einigen Ländern gibt es nationale Ethik-Kommissionen, die sich mit übergeordneten ethischen Fragestellungen beschäftigen. Dies wird auch für Deutschland vor dem Hintergrund der aktuellen Debatte um Stammzellforschung für wünschenswert gehalten. Zurzeit existieren auf nationaler Ebene in Deutschland 2 Gremien, die Enquête-Kommission Recht und Ethik der modernen Medizin, die vom Bundesministerium für Gesundheit eingerichtet wurde, und der vom Bundeskanzler berufene Nationale Ethikrat.

Pflegeforschung: Ob Ethik-Kommissionen auch für die Begutachtung pflegerischer Forschungsvorhaben zuständig sind, wird sowohl in Kreisen der Kommissionsmitglieder als auch der Pflegewissenschafter unterschiedlich gesehen. Da es sich bei der bisherigen Forschung in der Pflege überwiegend um sozialwissenschaftliche Forschung handelt, ist die Zuständigkeit in der Tat fraglich. Seit 2000 gibt es am Institut für Pflegewissenschaft der Universität Witten-Herdecke eine Ethik-Kommission für pflegewissenschaftliche Forschungsprojekte. Eine bundesweite Ethik-Kommission für Pflegeforschung wird zurzeit von der Deutschen Gesellschaft für Pflegewissenschaft aufgebaut. Vgl. Ethik-Komitee.

Ethik, medizinische: (engl.) *medical ethics*; Ethik*, die Fortschritte und Entwicklungen in der Medizin moralisch hinterfragt und die begründete moralische Stellungnahme zu Eingriffen des Menschen in das menschliche Leben untersucht, z. B. zu Abtreibung, Manipulation von menschlichem Genmaterial oder Lebensverlängerung um jeden Preis mit Beatmung oder künstlicher Ernährung auch bei Patienten ohne Bewusstsein; medizinische Ethik gehört damit zur Bioethik*. Das Prinzip der Zustimmung bzw. der Entscheidung des Betroffenen ist meist geltender Grundsatz, jedoch nicht immer anwendbar (z. B. in Notfällen, Patient in der Psychiatrie).

Ethik, nikomachische: (engl.) *nicomachean ethics*; Name eines Werkes von Aristoteles (384–322 v. Chr.); im Gegensatz zu Plato sucht Aristoteles nicht nach der Idee des Guten an sich, sondern praxisorientiert nach guten Tugenden, die dem Menschen ein vernünftiges und sittliches Zusammenleben ermöglichen und ihn das höchste Gut Glückseligkeit erreichen lassen.

Ethik, normative: (engl.) *normative ethics*; auch präskriptive Ethik; Ethik*, die auf Prinzipien oder Normen gründet und auf dieser Basis moralische Urteile und Werte für menschliches Handeln rechtfertigt.

Ethik, stoische: (engl.) *stoic ethics*; auf der alten und mittleren stoischen Schule der Griechen (z. B. Zenon, Panatios) und der Stoa der römischen Kaiserzeit (insbesondere Seneca) basierende Ethik* mit dem Ideal des pflichtgemäßen, leidenschaftsfreien Lebens.

Ethnizität (ICNP): (engl.) *ethnicity*; Klassifizierung von Personen entsprechend der Nation, der Herkunft, der Sitten und der Sprache; vgl. Kultur, Rassismus.

Ethnozentrismus: (engl.) *ethnocentrism*; übersteigertes Nationalbewusstsein in Form des Bestrebens, die Eigenschaften der eigenen Volksgruppe höher als die von anderen zu bewerten; hierbei handelt es sich um eine beschränkte Wahrnehmungsfähigkeit gegenüber anderen Völkern durch das Befangensein in der eigenen Kultur*. Vgl. Vorurteil, Transkulturalität, Rassismus.

Ethologie: (engl.) *ethology*; Verhaltensbiologie; Teilgebiet der Biologie, das tierisches und menschliches Verhalten aus biologischer Sicht und mit bio-

Etikettierung

logischen Methoden untersucht; die klassische Ethologie (vergleichende Verhaltensforschung) wurde in den 30er Jahren des 20. Jahrhunderts von K. Lorenz und N. Tinbergen begründet und beschäftigt sich mit der Funktion von Verhaltensweisen, den dem Verhalten zugrunde liegenden Mechanismen und physiologischen Prozessen, der Ontogenese (individuelle Entwicklung) und der Phylogenese (stammesgeschichtliche Entwicklung) von Verhaltensweisen. Heute umfasst Ethologie ein breites Spektrum an Teilgebieten wie z. B. Verhaltensphysiologie, Verhaltensökologie, Soziobiologie, Humanethologie und angewandte Ethologie. In der Ethologie bestehen teilweise erheblich unterschiedliche Erklärungsansätze zur Sozialwissenschaft. Vgl. Behaviorismus, Aggression.

Etikettierung: (engl.) *labelling*; Begriff aus der Soziologie*, der das Betrachten und Einordnen von Personen aufgrund äußerer, beobachtbarer Merkmale (z. B. Habitus* und Verhalten) und subjektiver Kriterien unter Nichtbeachten der Gesamtheit dieser Personen beschreibt; **Beispiel:** Etikettierung psychiatrisch auffälliger Personen als nicht zurechnungsfähig oder lächerlich. Vgl. Stigmatisierung.

EU: Abk. für **E**nergie**u**msatz*.

Euphorie (ICNP): (engl.) *euphoria*; Hochstimmung; **1.** (physiologisch) kurzfristiger, nicht krankhafter Zustand gesteigerten Lebens- und Glücksgefühls mit Sorglosigkeit, Optimismus und subjektivem Wohlbefinden, z. B. bei Verliebtheit, nach bestandenen Prüfungen, allgemein überstandenen Stresssituationen oder Vorfreude (z. B. bei Plänen für neue Arbeitsprojekte); **2.** (pathologisch) extreme Freude, Optimismus und Selbstzufriedenheit, die nicht auf der Realität basieren, unverhältnismäßig zur Ursache und unangemessen für die Situation sind; **Vorkommen:** z. B. bei manisch-depressiver Psychose (s. Manie) oder Drogenkonsum; **Pflegeprozess:** Bei euphorischen Zuständen bedarf es einer sorgfältigen Klärung der Ursachen, um unnötige Pathologisierung zu vermeiden. Auch während eines manischen Zustandsbildes kann nach einer bestandenen Prüfung oder einem für den Patienten erfolgreich verlaufenen Gerichtstermin die euphorische Stimmung kurzfristig angemessen sein und bedeutet nicht zwangsläufig eine Verschlechterung des Krankheitsbildes. Bei einem depressiven Zustandsbild kann nach Schlafentzug* eine euphorische Stimmung aufkommen, die vorübergehend ist und bei deren Abklingen der Patient Unterstützung braucht. Vgl. Emotion, Freude.

Eupnoe: (engl.) *eupnea*; normale, ungestörte Atmung*; vgl. Atembewegungen, Atemtiefe, Atemfrequenz.

Europäisches Netzwerk für Qualitätssicherung in der Pflege: (engl.) *European Quality Assurance Network* (Abk. EuroQUAN); 1992 gegründetes Forum europäischer Krankenpflegekräfte zur Qualitätsentwicklung und -sicherung in der Pflege mit Sitz in London; **Aufgaben und Ziele: 1.** Dialog über geeignete Konzepte, Methoden und Instrumente zur Qualitätssicherung in der Pflege; **2.** internationale Zusammenarbeit und Koordination aller Qualitätssicherungsprogramme; **3.** Erfahrungs- und Informationsaustausch; **4.** Entwicklung von Aus- und Weiterbildungsangeboten; **5.** Förderung von hervorragenden Leistungen in der Pflegepraxis; **6.** Reflexion traditioneller Verhaltensmuster; **7.** Nutzung transkultureller Unterschiede und Ähnlichkeiten; **8.** Dokumentation von Innovationen und Verbreitung effektiver Praktiken; **9.** Nutzung von Forschungsergebnissen. Vgl. Deutsches Netzwerk für Qualitätsentwicklung in der Pflege.

European Association for Children in Hospital: Abk. EACH; 1988 in Leiden gegründete Dachorganisation von zurzeit 18 Verbänden aus Europa und Japan zum Wohl von Kindern vor, während oder nach einem Krankenhausaufenthalt; **Ziel:** Förderung des emotionalen und psychischen Wohlbefindens von Kindern in Krankenhäusern unter Respektierung der besonderen Bedürfnisse, z. B. Recht des Kindes auf Begleitung durch die Eltern, Recht auf altersgemäße Aufklärung, Kontakt zu gleichaltrigen Kindern, Beziehungspflege*.

European Association of Nurses in AIDS Care: Abk. EANAC; 1990 in Kopenhagen gegründete Vereinigung von Pflegepersonen in Europa zur Verbesserung der Zusammenarbeit von Menschen, die in der Pflege von an AIDS Erkrankten beteiligt sind; die Vereinigung mit Sitz in Ohio organisiert jährlich eine Tagung an wechselnden Veranstaltungsorten. **Aufgaben und Ziele: 1.** Informationsaustausch; **2.** Öffentlichkeitsarbeit (Sensibilisierung für die sozialen Probleme der Betroffenen); **3.** Verbesserung der Qualität in der Pflege von HIV-Infizierten und an AIDS Erkrankten.

European Dialysis and Transplant Nurses Association/European Renal Care Association: Abk. EDTNA/ERCA; 1971 gegründeter europäischer Verband der Gesundheits- und Krankenpfleger/-innen in der Dialyse, Transplantation* und Nephrologie als interdisziplinärer Zusammenschluss von Fachkräften, die sich mit der Pflege und Behandlung von an Erkrankungen der Niere leidenden Patienten, Transplantatempfängern bzw. dialysepflichtigen Patienten befassen; **Aufgaben und Ziele: 1.** Informationsaustausch; **2.** Forschung und Zusammenarbeit; **3.** Erarbeitung von Curricula* zur fachlichen Weiterbildung.

European Foundation for Quality Management: Abk. EFQM*.

European Midwives Association: Abk. EMA; 2001 aus dem ehemaligen European Midwives Liaison Committee entstandene europäische Hebammenvereinigung mit Geschäftssitz in den Niederlanden; **Aufgaben und Ziele: 1.** Gewährleistung eines einheitlichen Minimalstandards der Hebammenausbildung gemäß den EU-Richtlinien; **2.** Unterstützung von Vorhaben zur Frauengesundheit;

3. Mitbestimmung bei Zulassungs- und Anerkennungsverfahren für Hebammen* durch Teilnahme am European Health Policy Forum. Vgl. International Confederation of Midwives.

European Nursing Student Group: Abk. ENSG; europäische Vereinigung von Krankenpflegeschülern und Studierenden im Pflegebereich mit dem Ziel, nationale Vereinigungen von Auszubildenden und Studierenden der Pflege auf europäischer Ebene zusammenzubringen; Sitz in Dublin (Irland); **Aufgaben und Ziele: 1.** gegenseitiger Informationsaustausch, Hilfe und Beratung; **2.** Förderung eines größtmöglichen Bildungsstandards in Pflegeausbildung und -studium; **3.** Nationale europäische Organisationen können sich zur Verbesserung der Ausbildungsstandards beraten lassen und sich auf einem jährlich in einem anderen Mitgliedsland stattfindenden Kongress austauschen. **Hinweis:** In Deutschland kann ein Kontakt über den Deutschen* Berufsverband für Pflegeberufe hergestellt werden.

European Oncology Nursing Society: Abk. EONS; 1984 gegründete europäische Krebspflegegesellschaft mit Sitz in Brüssel; Dachorganisation für mehr als 50 Organisationen, die sich mit onkologischer Pflege und Betreuung befassen; **Aufgaben und Ziele: 1.** Verbesserung der Pflege und Betreuung von Menschen mit einem erhöhten Risiko, an Krebs zu erkranken, mit Krebserkrankung oder nach Heilung; **2.** Verbesserung der Pflegequalität durch pädagogische, beratende und forschende Tätigkeiten; **3.** Durchführung von Kongressen, Aus- und Weiterbildungen; **4.** Entwicklung eines Basiscurriculums für onkologische Pflege und Implementierung von Weiterbildungsstandards.

European Operating Room Nurses Association: Abk. EORNA; 1997 gegründete europäische Krankenpflegevereinigung der Operationsschwestern und Operationspfleger mit Sitz in Brüssel; **Aufgaben und Ziele: 1.** Fragen der perioperativen Patientenbetreuung, Hygiene und Sicherheit des Patienten im Operationsraum; **2.** Erleichterung der Berufsausübung von Operations- und Intensivpflegekräften im Ausland durch internationale Qualitätsstandards; **Hinweis:** In Deutschland kann ein Kontakt über den Deutschen* Berufsverband für Pflegeberufe hergestellt werden.

European Pressure Ulcer Advisory Panel: Abk. EPUAP; 1996 gegründete Beratungskommission von Dekubitus-Experten aller europäischen Länder mit Sitz in Oxford; **Aufgaben und Ziele: 1.** fachgerechte Beratung von Patienten mit Druckgeschwüren (s. Dekubitus) sowie von Pflegenden und Ärzten; **2.** Koordinierung und Förderung der Dekubitusforschung.

European Quality Assurance Network: Abk. EuroQUAN, s. Europäisches Netzwerk für Qualitätssicherung in der Pflege.

EuroQUAN: Abk. für (engl.) *European Quality Assurance Network*, s. Europäisches Netzwerk für Qualitätssicherung in der Pflege.

Eustress: (engl.) *eustress*; positive Form von Stress*, der den menschlichen Körper zu Höchstleistungen anspornt, dadurch Erfolgserlebnisse erleichtert und in Maßen zur Gesunderhaltung beiträgt; Gegensatz: Disstress*.

Euthanasie: s. Sterbehilfe.

Eutrophie: (engl.) *eutrophy*; **1.** guter Versorgungszustand eines Organs mit Nährstoffen; **2.** guter Ernährungszustand des Säuglings; vgl. Dystrophie.

Evaluation: (engl.) *evaluation*; syn. Evaluierung; **1.** (allgemein) systematisches und objektives Erfassen, Auswerten und Bewerten von Prozessen und Ergebnissen zur Wirkungskontrolle, Steuerung und Reflexion; **Formen: a)** *formative* Evaluation oder Gestaltungsevaluation: zeitlich parallel, zur Stabilisierung oder Verbesserung laufender Maßnahmen; **b)** *summative* Evaluation oder Bilanz-Evaluation: nachträglich, zur Gewinnung von Erkenntnissen für zukünftige Maßnahmen; **Funktion:** politischer (nach außen gerichtet, Nachweis liefern), überwachungs- und entscheidungsstützender (nach innen gerichtet; Frage nach dem Sinn der Handlung oder Entscheidung) oder wissenserzeugender (Frage nach den Schlussfolgerungen) Natur; das Auswerten gesammelter Daten erfolgt wissenschaftlich i. R. der sog. Evaluationsforschung (z. B. zum Nachweis dafür, dass eine Verfahrensänderung Vorteile gebracht hat). **Folge:** Aus interner und externer Evaluation sind Konsequenzen zu ziehen. Ein Maßnahmenkatalog sollte erarbeitet werden. Zu jeder Maßnahme werden hierbei die für die Realisierung Verantwortlichen sowie konkrete Zwischenschritte und Termine genannt. Vgl. Controlling, Evidenz. **2.** (Pflege) Bewertung und Überprüfung durchgeführter Pflegemaßnahmen hinsichtlich der Erreichung der Pflegeziele; vgl. Pflegeprozess, Ergebnisqualität.

evidence-based nursing: Abk. EBN, s. Evidenz.

evidence-based practice: s. Evidenz.

Evidenz: (engl.) *evidence*; Deutlichkeit, Nachweis; in Pflege und Medizin vom Gesetzgeber zunehmend verlangte Nachweisführung der Wirksamkeit pflegerischer oder medizinischer Praxis durch die Kombination aus wissenschaftlichen Studien und individueller klinischer Erfahrung (sog. evidence-based practice); **Einteilung:** in sog. Level von I (höchste, durch randomisierte, kontrollierte Studien belegte Evidenz) bis IV (weniger gut gesichert) und eine Klasse „unbestimmt" („indeterminate"); **Bedeutung:** Der erbrachte Nachweis ist kein endgültiger Beweis, sondern zeitlich begrenzt (bis zur Widerlegung oder weitergehenden Erkenntnissen) und bezüglich der Aussagekraft auf den konkreten Zusammenhang begrenzt. Ein Nachweis geht trotz dieser Einschränkung weit über eine bloße Behauptung hinaus. Persönliche Erfahrungen und Vorlieben werden zugunsten allgemeingültiger Nachweisführung im Interesse des Patienten und des Kostenträgers in der Behandlung zurückgedrängt. Durch Studien belegte **evidenzbasierte**

Pflege (engl. evidence-based nursing, Abk. EBN) und Medizin führen zur Formulierung von Standards* (im größeren Rahmen auch Leitlinien* oder Richtlinien* genannt), nach denen Mitarbeiter einer Berufsgruppe ggf. sogar gesetzlich verbindlich ihre Behandlung richten müssen. Im klinischen Bereich werden klinische Behandlungspfade* i. R. der DRG* im Zusammenhang mit der belegbaren Wirksamkeit der einzelnen Behandlungs- und Pflegevorschläge entwickelt. **Recht:** Gesundheits- und Krankenpfleger, Altenpfleger, Ärzte u. a. Berufsgruppen inklusive ihrer Organisationen im Gesundheitswesen müssen sich auch haftungsrechtlich allgemein darauf einstellen, nicht (mehr) nur individuell arbeiten zu können, sondern auch auf nachweisbar wirksame Methoden z. B. bei der Dekubitusprophylaxe (nach dem Expertenstandard* „Dekubitusprophylaxe in der Pflege", s. Anhang) verpflichtet zu werden.

Evolution: (engl.) *evolution*; fortwährende Anpassung und Neuentwicklung von Arten durch natürliche Auslese (Selektion) aus zufällig durch Neukombination und Mutation der genetischen Information entstandenen genetischen Varianten sowie durch reproduktive Isolation (z. B. zeitlich, räumlich, mechanisch, durch Zygotensterblichkeit) von Mitgliedern der Ursprungsart.

Exanthem (ICNP): (engl.) *exanthema*; entzündliche Hautveränderungen auf großen Bereichen der äußeren Haut mit einem bestimmten zeitlichen Ablauf (Beginn, Höhepunkt, Ende), währenddessen verschiedene Effloreszenzen* hervortreten können; **Vorkommen:** z. B. im Verlauf von Infektionskrankheiten wie Windpocken, Masern, Scharlach und Röteln.

Exhibitionismus (ICNP): (engl.) *indecent exposure, exhibitionism*; **1.** (sexualmedizinisch) meist zwanghaftes Zurschaustellen der Geschlechtsorgane mit oder ohne Selbstbefriedigung, wobei der Lustgewinn nicht selten vom Schock oder der Überraschung des unfreiwilligen Beobachters abhängt; **Vorkommen:** bei Männern häufiger als bei Frauen; **Recht:** § 183 Strafgesetzbuch schützt die psychische und körperliche Integrität von Menschen beiderlei Geschlechts gegen die spezifischen Auswirkungen (sexueller) exhibitionistischer Handlungen. **Pflegeprozess:** Wird diese Neigung gegenüber Pflegepersonen ausgeübt, ist eine klare, vorwurfsfreie Konfrontation* des Patienten mit seinem Verhalten in Zusammenarbeit mit dem therapeutischen Team* angezeigt und ggf. auch für betroffene Mitarbeiter psychologische Hilfe anzubieten. **Hinweis:** Schweigen, Erschrecken oder Beschimpfungen unterstützen lediglich weitere exhibitionistische Handlungen und helfen weder dem Täter noch der Pflegeperson. **2.** in übertragenen Sinne die übersteigerte Darstellung der eigenen Überzeugungen, Gefühle und Fähigkeiten, um Aufmerksamkeit zu erlangen.

Existentialismus: s. Existenzphilosophie.

Existenzphilosophie: (engl.) *existentialist philosophy*; **1.** Strömung der Philosophie, die sich mit Fragen der menschlichen Existenz (z. B. Leben, Glauben, Geist, Angst* oder dem Verhältnis zum Tod) beschäftigt; die Denkrichtungen sind teilweise theologisch ausgerichtet oder wenden sich vom (konfessionellen) Glauben ab. Hauptvertreter sind S. Kierkegaard (1813–1855), F. Nietzsche (1844–1900), M. Heidegger (1889–1976), G. Marcel (1889–1973) und M. Buber (1878–1965). **Pflegetheorie:** Die humanistischen Konzepte der Pflege basieren auf unterschiedlichen existenzphilosophischen Konzepten und Autoren, z. B. care* (J. Watson, P. Benner) auf Heideggers Sorge*, Dialog und Einfühlung (J. Patterson, L. Zderad) auf Buber und Marcel. Vgl. Beziehung. **2.** in Frankreich unter dem Namen Existenzialismus bekannt gewordene Denkrichtung der existenzphilosophischen Schule mit dem Hauptvertreter J. P. Sartre (1905–1980); das Dasein des Menschen wird von seiner Vereinzelung und den Grunderfahrungen Angst, Einsamkeit, Ekel* und Tod her erklärt und insbesondere von seiner Geworfenheit in die Welt und der dazugehörigen Freiheit, sich selbst zu entwerfen. Weitere Vertreter mit philosophischen und literarischen Schriften sind S. de Beauvoir und A. Camus.

Exitus: s. Tod.

exogen: (engl.) *exogenous*; außerhalb des Organismus entstanden, von außen in den Körper eindringend; zwar körperlich begründet (insbesondere hirnorganisch), hinsichtlich Auswirkung und Erscheinungsbild aber von seelisch-geistigem Charakter (i. Allg. auf Schädigungen angewandte Bezeichnung); Gegensatz: endogen*.

Expektoranzien: (engl.) *expectorants*; auswurffördernde Mittel; verstärken das Aushusten von Sekret oder Fremdkörpern aus dem Bronchialsystem (Expektoration) durch sekretolytische (Verflüssigung des Bronchialsekrets) oder sekretomotorische (verstärkter Abtransport des Bronchialschleims) Wirkung. **Hinweis:** Expektoranzien sollten i. Allg. nicht mit Antitussiva* (indiziert nur bei trockenem Reizhusten) kombiniert werden. Vgl. Abhusten.

Expektoration (ICNP): s. Abhusten.

Experiment: (engl.) *experiment*; unter kontrollierten, jeweils gleichen Bedingungen methodisch-planmäßig durchgeführter wissenschaftlicher Versuch, der wiederholbar ist; Änderungen der Versuchsbedingungen erlauben Aussagen zu verschiedenen Einflussfaktoren. Ein Nachteil liegt in den künstlichen, meist nicht lebensnahen Bedingungen, unter denen Experimente stattfinden, sowie nicht objektiv messbaren Wechselwirkungen zwischen Beobachter und beobachtetem Objekt. Vgl. Randomisierung.

Expertenstandard: (engl.) *expert standard*; **1.** (allgemein) professionell abgestimmtes Leistungsniveau auf Basis von Forschungsergebnissen und Expertenbewertung, das dem Bedarf der angesprochenen Bevölkerung entspricht; **2.** (Pflege) Qualitätsinstrument, das mit pflegerischer Expertise für die professionelle Pflege entwickelt wurde; Expertenstandards werden nach dem methodischen Verfahren des Deutschen* Netzwerks für Qualitätsentwicklung in der Pflege (Abk. DNQP) erarbeitet und modellhaft eingeführt. **Funktion: 1.** Definition beruflicher Aufgaben und von Verantwortung in der Pflege; **2.** Förderung einer wissensbasierten Berufspraxis (evidence-based nursing; s. Evidenz) und des Dialogs mit anderen Gesundheitsberufen über Qualitätsfragen.

Verfahren der Standardentwicklung

1. Auswahl eines Themas nach pflegepraktischer und epidemiologischer Relevanz mit einer ausreichenden Forschungslage durch das wissenschaftliche Team und den Lenkungsausschuss des DNQP; **2.** Auswahl der themenspezifischen wissenschaftlichen Leitung und einer pflegerischen Expertenarbeitsgruppe, deren Mitglieder als Experten der Pflegepraxis und der Pflegewissenschaft bestehen, und einem Vertreter der Verbraucher/Patienten; **3.** Literaturrecherche und -bewertung nach international anerkannten Kriterien als Grundlage des Expertendiskurses zur Entwicklung der Standardformulierungen; **4.** Konsentierung (Genehmigung) des Standardentwurfs in der Expertengruppe und dem Lenkungsausschuss; nachfolgend Konferenz zur Konsentierung mit einer breiten Fachöffentlichkeit; **5.** modellhafte Einführung in ausgewählten Praxiseinrichtungen aus allen Sektoren (stationär, ambulant, Langzeitpflege); **6.** Aktualisierung des Expertenstandards nach spätestens 5 Jahren.

Aktueller Stand

Von 2000–2006 wurden die Expertenstandards „Dekubitusprophylaxe in der Pflege", „Entlassungsmanagement in der Pflege", „Schmerzmanagement in der Pflege" (bei akuten und tumorbedingten chronischen Schmerzen), „Sturzprophylaxe in der Pflege" und „Förderung der Harnkontinenz in der Pflege" (s. Anhang) erarbeitet und modellhaft eingeführt. In Planung und teilweise bereits in Bearbeitung befinden sich Standards zur Pflege von Menschen mit chronischen Wunden, zur bedarfsgerechten Ernährung und Flüssigkeitszufuhr von pflegebedürftigen Menschen und zum Schmerzmanagement bei chronischen, nicht tumorbedingten Schmerzen.

Explantation: (engl.) *explantation*; Entnahme von Körpergeweben oder Körperorganen **1.** zur Züchtung von Geweben; **2.** zur Transplantation*; **3.** bei Transplantatversagen; bei Entnahme eines zuvor transplantierten Herzens oder einer Leber ist eine unmittelbare Retransplantation erforderlich; bei Versagen eines Nierentransplantats kann nach Explantation die Hämodialysebehandlung wieder aufgenommen werden.

Exploration: (engl.) *exploration*; Erforschung, Erkundung; **1.** (allgemein) wissenschaftlicher Begriff für die Gewinnung von Erkenntnissen durch Experimente*, Untersuchungen und empirische Forschung; **2.** (psychologisch/psychiatrisch) Bezeichnung für die eingehende Befragung des Klienten hinsichtlich seiner Lebensgeschichte und psychischen Erlebensweise sowie zur Erfassung psychopathologischer Auffälligkeiten; vgl. Anamnese; **3.** (medizinisch) Bezeichnung für bestimmte körperliche Untersuchungen (z. B. rektale, vaginale Exploration) i. S. einer Austastung.

expressive Kommunikation (ICNP): s. Kommunikation, expressive.

Exsikkose: syn. Dehydratation*, hypertone.

Exspiration: s. Ausatmung.

Exsudat: (engl.) *exudate*; durch Entzündung* bedingter Austritt von Flüssigkeit und Zellen aus Blut- und Lymphgefäßen; je nach Zusammensetzung serös, serös-eitrig, fibrinös oder blutig (hämorrhagisch). Exsudat unterscheidet sich vom Transsudat* durch ein höheres spezifisches Gewicht (über 1,015) und einen höheren Eiweißgehalt.

Extension: (engl.) *1. extension, 2. traction*; Streckung; **1.** s. Gelenkbewegung; **2.** therapeutische Extension durch Zug am Rumpf oder den Extremitäten, ggf. kombiniert mit Gegenzug; **Anwendung:** z. B. **a)** kurzfristig während der Wiedereinrichtung (Reposition) einer gebrochenen (frakturierten) Gliedmaße oder eines verrenkten (luxierten) Gelenks; **b)** als Dauerextension zur Ruhigstellung als Teil der Frakturbehandlung, z. B. mit Gipsverband; **c)** auch zur Entlastung bestimmter Körperregionen oder Gelenke (z. B. bei zervikalen oder lumbalen Kompressionssyndromen). Eine Möglichkeit der dauerhaften Extension zur Frakturbehandlung ist die Drahtextension (Zugwirkung über einen durch den Knochen geführten Draht oder Nagel). **Maßnahme: a)** korrekte Lagerung der Extremität (abhängig vom Ort der Fraktur), Hochlagerung der verletzten Extremität; **b)** Dekubitusprophylaxe (s. Dekubitus) und Obstipationsprophylaxe (s. Obstipation); **c)** bei Extension des Beins Spitzfußprophylaxe*; **d)** aseptischer Verbandwechsel* an den Aus- und Eintrittsstellen des Drahts; **e)** Hilfestellung bei der Durchführung der Aktivitäten* des täglichen Lebens.

Extraversion: (engl.) *extraversion*; Begriff aus der tiefenpsychologisch orientierten Psychologie, der die Neigung beschreibt, der Umwelt und anderen Menschen gegenüber offen und aufgeschlossen zu sein; von C. G. Jung i. R. seiner Analytischen Psychologie als Teil des Begriffspaars „Introversion*/Extraversion" entwickelt, um 2 voneinander unterscheidbare Typen der Orientierung zu beschreiben. Außerdem wichtiger Begriff verschiedener psychologischer Richtungen, z. B. in der Persönlichkeitspsychologie nach H. J. Eysenck wichtige Dimension der Persönlichkeit. Vgl. Persönlichkeit, extrovertierte.

Extremitätenableitungen: (engl.) *limb leads*; Registrierung einer EKG* durch Ableitung des Erregungsablaufs mit Hilfe von an Armen und Beinen angebrachten Elektroden; **Position** der

extrovertierte Persönlichkeit

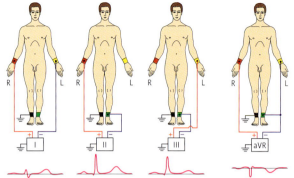
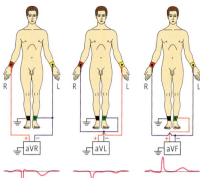

bipolar nach Einthoven — unipolar nach Goldberger

Extremitätenableitungen: Ableitungen in der Frontalebene

Elektroden: rote Elektrode am rechten Handgelenk, gelbe Elektrode am linken Handgelenk, grüne Elektrode am linken Fußgelenk, schwarze Elektrode am rechten Fußgelenk (als Erdung); **Formen: 1.** bipolare Extremitätenableitung nach W. Einthoven: Registrierung der Spannungsdifferenz zwischen 2 Extremitäten; Ableitungen I, II, III; **2.** unipolare Extremitätenableitung nach Goldberger: Registrierung der Spannungsdifferenz zwischen einer Extremität und einem neutralen Punkt (erzeugt durch Zusammenschluss der übrigen 2 Elektroden); Ableitungen aVR, aVL, aVF. Diese 6 Standardableitungen (s. Abb.) erlauben eine Betrachtung des Herzens in der Frontalebene (von der Seite oder von unten). Vgl. Brustwandableitungen.

extrovertierte Persönlichkeit (ICNP): s. Persönlichkeit, extrovertierte.

Extubation: (engl.) *extubation*; Herausziehen des Tubus* aus der Luftröhre (Trachea) nach Beendigung einer Intubationsnarkose oder nach Wegfall der Indikation zur Intubation* und Beatmung*; **Maßnahme: 1.** Lagerung des Patienten auf dem Rücken; **2.** Absaugen des Sekretes aus Mund, Nase und Rachenraum; **3.** Assistenz bei der Extubation, die i. d. R. durch den Arzt stattfindet; **4.** Atmung beobachten.

F

Fachaufsicht: Aufsicht, Kontrolle und Prüfung durch fachlich geeignete Personen oder Institutionen; **1.** In der Pflege haben Pflegefachkräfte die Fachaufsicht und sind daher befugt, Pflegefachfragen zu entscheiden. Ein Leiter eines Heimes oder ein Sozialarbeiter dürfte demnach nicht entscheiden, wie pflegerische Maßnahmen durchzuführen sind. **2.** i. S. der Heimaufsicht (s. Heimgesetz): Die Heimaufsichtsbehörden sind verpflichtet, die Qualität der Heime zu überprüfen.

Fahrlässigkeit: (engl.) *want of proper care, negligence*; Außer-Acht-Lassen von Sorgfaltspflichten, die vom Einzelnen im Umgang mit Mitmenschen gesetzlich vorgeschrieben sind (sog. verkehrsübliche Sorgfalt, § 276 Absatz 2 BGB); **1.** Im Zivilrecht reicht das Vorliegen der **objektiven** Fahrlässigkeit für eine Haftung aus, d. h., ein durch Unachtsamkeit hervorgerufener Körperschaden führt zum Schadensersatz. Wenn z. B. ein Pflegeschüler nicht in die Behandlung von Dekubituspatienten unterwiesen wurde und bei der Pflege einen Fehler begeht, so muss er zivilrechtlich haften, da er wusste, dass die Unterweisung unterblieben war. **2.** Im Strafrecht wird auch die **subjektive** Fahrlässigkeit geprüft. Hier handelt fahrlässig, wer die Sorgfalt außer Acht lässt, zu der er nach den Umständen und seinen persönlichen Verhältnissen verpflichtet und fähig ist, und deshalb nicht erkennt, dass er eine Straftat verwirklichen kann, oder wer zwar mit einem Schaden rechnet, aber darauf vertraut, dieser werde nicht eintreten. Im Strafrecht sind konkrete Situationen zu berücksichtigen. Bei der Fahrlässigkeit ist zu unterscheiden zwischen der leichten, normalen und groben Fahrlässigkeit. Grobe Fahrlässigkeit (§ 277 BGB) liegt vor, wenn die einfachsten und nächstliegenden Überlegungen nicht angestellt werden und die der Sachlage entsprechende, besonders gebotene Sorgfalt außer Acht gelassen wird. In der Fachpflege gilt als grob fahrlässig, wenn eine Pflegekraft den allgemein anerkannten Stand der Pflege nicht beachtet, z. B. wenn dekubitusgefährdete Personen stundenlang in eingenässten Betten liegengelassen werden. Als Sorgfaltspflichtverletzung im Pflegebereich gilt auch der Verstoß gegen Hygienevorschriften, Arbeitsanweisungen oder Pflegestandards*. Vgl. Tötung, fahrlässige.

Fallanalyse: s. Fallbesprechung.

Fallbericht: retrospektive und hochselektive Beobachtung und Schilderung des Behandlungs- und Pflegeverlaufes bei einzelnen Patienten zur Beurteilung der Wirksamkeit einer Behandlung; älteste Form des klinischen Wirksamkeitsnachweises. Vgl. Doppelblindversuch, Studie, kontrollierte; Studie, randomisierte klinische.

Fallbesprechung: (engl.) *case conference*; Abk. FB; **1.** Beschreibung und Analyse eines konkreten Sachverhalts (Fall), z. B. einer krisenhaften Situation, eines Konflikts oder eines spezifischen Krankheitsbildes, mit dem Ziel, mögliche Ursachen zu ermitteln, Interventions-, Lösungs- oder Behandlungsstrategien festzulegen und die gewählten Methoden zu überprüfen; Fallanalysen finden i. d. R. im gesamten Team statt und orientieren sich meist an einem festen Ablaufschema (z. B. Anamnese, Analyse, Diagnose, Zielvorstellung oder Therapie, Prozessverlauf, Ergebnis mit Auswertung), evtl. auch an bestimmten Methoden (z. B. Themenzentrierte Interaktion, Abk. TZI*). Sie werden zudem i. R. der Supervision* eingesetzt. **2.** Lehr-Lernsituation innerhalb der Aus- und Weiterbildung, in der anhand der Analyse eines konkreten Falls allgemeine Kriterien zur Bearbeitung, Lösung oder Bewältigung verdeutlicht werden; Fallbesprechungen sind z. B. als Übungen im Studium der Rechtswissenschaft, Medizin, Psychologie oder Sozialarbeit üblich.

Fallen (ICNP): (engl.) *falling*; syn. Stürzen; **1.** rasches Absinken des Körpermittelpunktes durch gestörtes Gleichgewicht*; **2.** reduzierte Fähigkeit, das Gewicht des Körpers in verschiedenen Positionen zu halten; **Ursachen** für verstärkte Falltendenz: z. B. Schwäche, neurologische Erkrankungen mit zunehmenden Lähmungserscheinungen (z. B. Multiple Sklerose), Koordinationsstörungen durch Abbauprozesse des Gehirns (z. B. Alzheimer-Krankheit), sedierende und muskelrelaxierende Arzneimittel; **Hinweis:** Besonders bei alten Menschen mit einer erhöhten Fallneigung besteht ein verstärktes Risiko für Knochenbrüche. Bei bekannter Sturzgefährdung kann das Risiko für Verletzungen durch einen Hüftprotektor* vermindert werden. Vgl. Sturzprävention, Sturzrisikofaktoren, Schwindel, Ohnmacht.

Fallgruppe

Fallgruppe: s. DRG.

Fallhand: (engl.) *wrist drop*; den Nervus radialis betreffende, meist reversible Schädigung des Armgeflechts (Plexus brachialis); **Ursachen:** Verletzung (z. B. Bruch des Oberarmknochens) oder falsche Patientenlagerung (Arm wird z. B. für längere Zeit ungepolstert über einer Kante abgespreizt; sog. Parkbanklähmung); **Kennzeichen:** Patient kann die Hand nicht strecken. Zusätzlich bestehen Sensibilitätsstörungen am Handrücken. **Maßnahme:** konservativ (Elektrostimulation, manuelle Therapie*); meist Spontanheilung.

Fall-Kontroll-Studie: (engl.) *case-control study*; retrospektive (rückblickende) epidemiologische Studie, bei der sowohl erkrankte Menschen (Fälle) als auch möglichst ähnliche (z. B. bezüglich Alter, Geschlecht) gesunde Menschen (Kontrollen) in Bezug darauf untersucht werden, ob sie einer bestimmten krankheitserregenden Ursache ausgesetzt waren; **Beispiel:** Es soll der Zusammenhang zwischen Lungenkrebs und Asbest untersucht werden. Fallgruppe: an Lungenkrebs erkrankte Menschen; Kontrollgruppe: nicht an Lungenkrebs erkrankte Menschen; rückblickend wird in beiden Gruppen jeweils die Anzahl derjenigen ermittelt, die früher mit Asbest in Kontakt (Exposition) kamen und die keiner Asbestbelastung ausgesetzt waren. Abschließend wird der Anteil der Asbestexponierten in der Fallgruppe mit dem in der Kontrollgruppe verglichen. **Hinweis:** Im Vergleich zur Kohortenstudie* ist die Fall-Kontroll-Studie leichter durchzuführen. Die Ergebnisse der Kohortenstudien sind jedoch präziser.

Fallmanagement: s. Case Management.

Fallpauschale: (engl.) *standard case allowance*; fester Vergütungsbetrag für die Behandlung eines nach Diagnose und Art des Eingriffs definierten medizinischen Falles; i. R. der Einführung von DRGs* ersetzen Fallpauschalen seit 2004 die bisherige, auf Abteilungs- und Basispflegesätzen basierende Vergütung von Krankenhausleistungen.

Falsifikation: (engl.) *falsification*; wissenschaftlicher Nachweis, der eine Theorie widerlegt; wissenschaftliche Studien oder theoretische Nachweise (z. B. mathematische Berechnungen) erlauben die Bestätigung (s. Verifikation) oder Widerlegung einer Hypothese oder einer gängigen Auffassung und sichern die Weiterentwicklung in der Wissenschaft.

Familie (ICNP): (engl.) *family*; **1.** (allgemein) Zusammenschluss von Menschen, die als soziale Einheit betrachtet werden; die Mitglieder sind entweder genetisch, gesetzlich und/oder emotional verbunden; **2.** (soziologisch) Lebensgemeinschaft, die die basale (grundlegende) Einheit in menschlichen Gesellschaften bildet und für die Individuen einer Gesellschaft den Mittelpunkt ihrer Lebenserfahrung und den Ursprung ihrer Lebens- und Handlungsweise darstellt; Familie weist i. Allg. auf die Einheit der verwandtschaftlich (biologisch oder z. B. durch Adoption*) erworben) verbundenen Menschen hin. Ihr Erscheinungsbild unterliegt bis heute einem historischen Wandel.

Pflege

Family Nursing (u. a. M. M. Friedman, C. L. Gilliss): spezieller Bereich der Pflege; wird mit familienorientierter oder familienzentrierter Pflege übersetzt. Die pflegetheoretische Reflexion fand in den letzten Jahren besonders im nordamerikanischen Raum statt. Family Nursing berührt andere Spezialgebiete der Pflege (u. a. Gesundheits*- und Kinderkrankenpflege, häusliche Pflege*) und gewinnt in der Pflegepraxis, -bildung und -forschung seit einiger Zeit an Bedeutung. Bisher gibt es keine einheitliche Definition von Family Nursing. Neben dem Begriff Family Nursing existieren weitere Begriffe, die dieses Spezialgebiet charakterisieren (u. a. Family Centered Community Nursing, Family Health Care Nursing). Der Ansatz von Family Nursing betrachtet die gesamte Familie als Pflegeempfänger oder Klient. Fünf Ebenen sind beschrieben, an denen Family Nursing ansetzt: **1.** die Familie als Kontext eines Patienten; **2.** die Familie als Summe ihrer Mitglieder; **3.** familiale Subsysteme als Patient; **4.** die gesamte Familie als Patient; **5.** die Familie als Subsystem in einer Gemeinde. Die familienorientierte Perspektive der Pflege versteht sich als gesundheitsorientiert, umfassend (holistisch, s. Holismus), interaktiv, die Familie stärkend und fördernd. **Maßnahme: 1.** Alle Pflegehandlungen, die im Kontext der Beziehung zwischen Familie, Gemeinde und Pflegenden stehen und für die die Pflegenden zuständig sind. **2.** Die Umsetzung des Pflegeplans erfolgt in Zusammenarbeit mit der Familie u. a. involvierten Personen. **3.** Der Pflegeplan wird modifiziert, wenn die Familiensituation sich verändert. **Hinweis:** Family Nursing ist keine Familientherapie* im psychotherapeutischen Sinne.

Familien- und umweltbezogene Pflege (M.-L. Friedemann): Theorie des systemischen Gleichgewichts (theoretischer Hintergrund: Systemtheorie*): Die Familie wird als unabhängiges, offenes System verstanden, das sich aus mehreren Subsystemen (den Familienmitgliedern) zusammensetzt und mit seiner Umwelt im Austausch steht. Durch Familienprozesse, die sich im gegenseitig akzeptierten Kollektivverhalten äußern, werden die Ziele Stabilität, Regulation/Kontrolle, Wachstum und Spiritualität angestrebt. Diese Familienprozesse sind durch Handlungen in den Prozessdimensionen Systemerhaltung, Systemänderung, Individuation* und Kohärenz* zu erreichen (s. Abb.). Fühlen sich die Familie und ihre Mitglieder im Einklang oder im Gleichgewicht mit sich und der Umwelt, so ist die Familie gesund (vgl. Kongruenz). Anhaltende Inkongruenz oder empfundenes Ungleichgewicht im Familiensystem, z. B. durch Angst*, kann der Auslöser von Unzufriedenheit und Krankheit sein. Pflege wird als Dienstleistung* auf allen Systemebenen verstanden (Individuum, Familie, Gemeinde). Während der Pflege

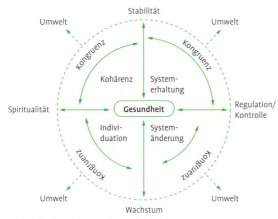

Familie: Theorie des systemischen Gleichgewichts (nach M.-L. Friedemann) [43]

wird das Streben nach Kongruenz im System (Individuum, Familie) erleichtert oder ermöglicht, wobei das Ziel die Gesundheit des Empfängersystems ist. **Maßnahme: 1.** sorgfältige Informationssammlung anhand der Theorie des systemischen Gleichgewichts; **2.** Analyse der Familiensituation durch ein Familiendiagramm und das Familien-Assessment-Instrument ASF-E (s. Assessment Familienprozess); **3.** aktive Zusammenarbeit der Pflegenden und der Familie bei der Pflege mit Hauptfokus auf Familiengesundheit und Aktivierung der familiären Ressourcen; individuelle Familienstile dabei respektieren und akzeptieren. **Hinweis: 1.** Möglichst mit allen Familienmitgliedern kommunizieren und sie in die Pflege einbeziehen. **2.** Keine Koalition mit einzelnen Familienmitgliedern eingehen, um Spannungen zu vermeiden. **3.** Hilfreich ist eine aktive Selbstreflexion der Pflegenden während des gesamten Pflegeprozesses (vgl. Supervision).

Familienpflege (D. Simpfendörfer, K. Ullmann): ursprünglich christlich und humanitär motiviertes Hilfsangebot für Familien in Notsituationen, das eine zeitlich begrenzte und der jeweiligen Notlage der Familie angepasste Hilfe zur Selbsthilfe anbietet; eine Berufsausbildung in Familienpflege gibt es seit ca. 50 Jahren. Die Anfänge der heutigen Familienpflege gehen auf christliche Fraueninitiativen zurück, die in internen Ausbildungskursen insbesondere Frauen auf die Aufgaben der Familienpflege im Haushalt und in der Kinder-, Wöchnerinnen- und Krankenpflege vorbereiteten. 1948 wurde die erste Fachausbildung für Familienpflege von der Caritas in Bochum eingerichtet. Weitere Ausbildungslehrgänge unter kirchlicher und frei gemeinnütziger Leitung folgten. In ländlichen Gebieten etablierten sich Ausbildungsstätten zur Dorfhelferin. Seit den 60er Jahren des 20. Jahrhunderts gibt es auf Länderebene staatlich geregelte Ausbildungs- und Prüfungsordnungen, die inhaltlich stark voneinander abweichen; eine bundeseinheitliche Regelung steht bis heute aus. Aufgrund der ungesicherten Finanzierung der Familienpflege ist die Existenz des Berufes gefährdet. **Maßnahme: 1.** Unterstützung oder Übernahme von Teilbereichen der Haushaltsführung; **2.** Organisation der Unterstützung am situativen Familienkontext orientiert, um die Bewältigung des Familienalltags zu gewährleisten; **3.** hauswirtschaftliche, sozialpflegerische Tätigkeiten, die Berührungspunkte zur professionellen Pflege aufweisen.

Family Health Nursing (Abk. FHN): s. Familiengesundheitspflege.

Organisation
Pflegeprozess: Bedeutung und Ressourcen der Familie im individuellen Fall einschätzen und diese berücksichtigen bzw. die Familie entsprechend beteiligen, z. B. bei der Krankheitsbewältigung; Zeit für Gespräche einplanen und diese dokumentieren. Standards und EDV entsprechend ergänzen.

Hinweis: Diese Leistung wird in Deutschland zurzeit finanziell durch die Kranken- und Pflegeversicherungen nicht als eigenständiges Leistungskriterium abgedeckt.

Angrenzende Fachgebiete
Psychologie: Die Familie ist eine weltweit gültige Einrichtung im Zusammenleben von Menschen. Mit ihr scheint jeder vertraut, da hier lebenswichtige Erfahrungen, intensive Emotionen* und wesentliche Motive für die eigene Lebensplanung zusammentreffen. Ohne eine ihm zugewandte, fördernde Umgebung wäre der neugeborene Mensch nicht lebensfähig; die Familie hat somit den größten bemerkbaren Einfluss auf ihre Mitglieder. Jede Familie entwickelt ihre eigene Dynamik, die nicht selten zu generationsüber-

Familienanamnese

greifenden Konflikten und familiären Zwängen führt, denen man entkommen möchte. Familientherapien wie familiäre Konflikttherapien (Gordon), familiäre Systemtherapien (H. Stierlin, H.-E. Richter), systemische Familientherapie, Mehrgenerationentherapien (Radebold) u. a. sowie eine Familiendiagnostik, die sich an Familienkonstellation, Familienatmosphäre und Gemeinschaftsregeln der Familie orientiert, können eingesetzt werden, um das Ausmaß der familialen Störungen zu ermitteln.

Familiensoziologie: In der Familie als soziale Gruppe machen fast alle Menschen ihre ersten sozialen Erfahrungen. Aufgabe der Familie ist die primäre Sozialisation des Individuums als Voraussetzung der weiteren Sozialisation in die Gesellschaft (z. B. in Schule, Ausbildung und Beruf). Allgemein wird die Familie als kleinste Verwandtschaftseinheit in einer Gesellschaft verstanden; jede weitere Betrachtung der Familie muss gesamtgesellschaftliche Einflussfaktoren berücksichtigen. Da Gesellschaften einem historischen Wandel unterliegen, zeigt sich dieser analog in vielfältigen Familienformen (z. B. von der traditionellen Großfamilie über die bürgerliche Familie des 19. Jahrhunderts zur modernen Kern- bzw. Kleinfamilie). Zwar haben heute Ehe und Familie in unserer Gesellschaft nach wie vor eine zentrale Bedeutung, dennoch finden sich zahlreiche Familienformen, die von dem Bild der klassischen Kernfamilie (Vater, Mutter, Kind) abweichen. Dazu gehören Alleinerziehende, Patchworkfamilien, Familien mit traditionelleren Familienformen aus anderen Kulturkreisen, Lebens- und Wohngemeinschaften jeglicher Art sowie Familien mit gleichgeschlechtlichen Elternteilen, Familien ohne Kinder. Aufgrund dieser Vielfalt ist die Auffassung „ein Haushalt gleich eine Familie" ebenfalls veraltet. Familienzugehörigkeit existiert über die Grenzen eines Haushalts hinaus. Sie wird von den Betroffenen selbst definiert. Nur eine möglichst offene Definition der Familie ist als zeitgemäß zu betrachten.

Anthropologie: Die Familie hat eine Position zwischen dem Individuum und der Gesellschaft inne. Ihre grundsätzlichen Ziele gehen daher in 2 Richtungen: Zum einen sollen die Bedürfnisse der Gesellschaft, deren Teil sie ist, befriedigt werden und zum anderen auch die Bedürfnisse der Individuen, die zu ihr gehören. Des Weiteren werden hier sexuelle Beziehungen, Fortpflanzung und Erziehung der Kinder als Faktor ökonomischer, politischer und kultureller Strukturen und Praktiken reguliert. Die Familie kennzeichnet „das dramatische Zusammentreffen von Natur und Kultur" (C. Lévi-Strauss). Gemeint ist damit der Zusammenhang von biologischer (Elternschaft) und sozialer Reproduktion (Arbeitsteilung zwischen den Geschlechtern, den Generationen und in der Gesellschaft) sowie kultureller Reproduktion (Weitergabe der Grundmuster des Handelns und der Einstellung zur sozialen Ordnung).

Recht
In modernen Gesellschaften steht die Familie unter einem besonderen Schutz, der sich in der Familienpolitik des jeweiligen Staates ausdrückt. In Deutschland ist der besondere Schutz der Familie im Artikel 6 Grundgesetz verankert, im vierten Buch des BGB ist das Familienrecht festgeschrieben.
Vgl. Angehörige.
Autorin: Christina Köhlen.

Familienanamnese: (engl.) *family anamnesis*; **1.** (medizinisch) Bestandsaufnahme der Krankheiten innerhalb einer Familie über Generationen als Teil der ärztlichen Anamnese*; **Ziel:** Ermittlung genetisch bedingter Erkrankungen innerhalb der Familie (bei Geschwistern, Eltern, Großeltern) und familiär gehäuft auftretender Erkrankungen, z. B. Diabetes mellitus, Krebserkrankungen, Allergien, Herz-Kreislauf-Erkrankungen und psychische Erkrankungen; **2.** (Pflege) Einbeziehung von Angehörigen in die häusliche Pflege (Gesundheits- und Kinderkrankenpflege, psychiatrische Pflege) und Altenpflege als Teil der Pflegeanamnese*; **Ziel:** Ermittlung von pflegefördernden oder -hemmenden Faktoren zur konkreten Pflegeplanung, z. B. soziale Kontakte des zu Pflegenden (Hinweise erteilen, reger Austausch oder seltene Besuche), Grenzen der Belastbarkeit, Entlastungsbedarf, Informationsbedarf zu Pflegeartikeln, Schulungsbedarf ungelernter Hilfskräfte zur Unterstützung der Familie; **Hinweis:** Die Ermittlung der familiären Bezüge kann schnell als Eingriff in die Privat- und Intimsphäre interpretiert werden. Eine vertrauensvolle Atmosphäre ist daher eine wichtige Voraussetzung. Die Familienanamnese sollte nur durch Mitarbeiter erfolgen, die in Gesprächsführung* und Beratung* geschult sind. Vgl. Assessment Familienprozess.

Familiengesundheitshebamme: (engl.) *family health nurse*; Abk. FGH; Familienhebamme; Hebamme* (oder Entbindungspfleger), die mit sozial benachteiligten oder traumatisch geprägten Familien* oder Familien mit vielfältigen Problemen arbeitet; die Hebammenbetreuung umfasst die Betreuung in der Schwangerschaft und im Wochenbett in enger Zusammenarbeit mit Jugend- und Sozialämtern, Beratungsstellen sowie mit Sozialarbeitern und Ärzten. Die Betreuung der Familie erfolgt meist über 1–1,5 Jahre. Familiengesundheitshebammen sind oft durch das örtliche Gesundheitsamt angestellt. Vgl. Familiengesundheitspflege.

Familiengesundheitspflege: (engl.) *family health nursing*; Handlungsfeld für Pflegende und Hebammen*, bei dem Maßnahmen der Prävention* und Gesundheitsförderung für Familien* im häuslichen Umfeld im Vordergrund stehen; das Konzept der Familiengesundheitspflege beruht auf einer Verknüpfung von Salutogenese* und Systemtheorie*. **Entwicklung:** Die WHO der Europäischen Region (WHO EURO) betrachtet in ihrem 1998

veröffentlichten strategischen Konzept „Gesundheit 21" die Familie als Kernzelle der Gesellschaft und führte die Family Health Nurse (Familiengesundheitspfleger/-in) als einen neuen Typ von Pflegenden ein. Im Jahr 2000 veröffentlichte die WHO EURO ein Rahmenkonzept und Curriculum für die Ausbildung zum/zur Familiengesundheitspfleger/-in. Zur Erprobung dieses Konzeptes initiierte die WHO EURO eine multinationale Pilotstudie zur Etablierung der Family Health Nurse (2000–2006), an der sich insgesamt 12 europäische Staaten beteiligten, darunter auch Deutschland. **Aufgabe: 1.** Gesundheitsförderung*, Prävention* und Rehabilitation*; **2.** Erleichterung des Zugangs zu Leistungen des Sozial- und Gesundheitswesens v. a. für sozial, wirtschaftlich und gesundheitlich benachteiligte Familien; **3.** Ausrichten des pflegerischen Handelns auf die gesamte Lebensspanne der Mitglieder einer Familie; **4.** pflegerische Versorgung bei Krankheit; **5.** ggf. Begleitung und Betreuung der Betroffenen und ihrer Familien in der finalen Lebensphase; **6.** Unterstützung bei Entscheidungsprozessen; **7.** Management i. S. von Case* Management. **Qualifikation:** Berufserfahrene Altenpfleger/-innen, Gesundheits- und Krankenpfleger/-innen, Gesundheits- und Kinderkrankenpfleger/-innen und Hebammen/Entbindungspfleger können sich entsprechend dem von der WHO EURO erarbeiteten Rahmenkonzept und Curriculum zum/zur Familiengesundheitspfleger/-in (Abk. FGP) bzw. Familiengesundheitshebamme* (Abk. FGH) weiterbilden. **Hinweis: 1.** Derzeit führt der DBfK in Essen und München ein Modellprojekt zur Implementierung der Familiengesundheitspflege in Deutschland durch. **2.** Familiengesundheitspflege ist nicht mit familienorientierter Pflege (Family Nursing) oder Familienpflege (sozialpflegerische Tätigkeit) gleichzusetzen (s. Familie).
Autorin: Dörte Schüssler.
Familienhebamme: s. Familiengesundheitshebamme.
Familienplanung (ICNP): (engl.) *family planning*; bewusst gesteuerter Einsatz von Methoden der Schwangerschaftsverhütung*, der den individuellen Wünschen eines Elternpaars bzw. der Mutter angepasste Anzahl von Kindern und eine den jeweiligen Lebensumständen entsprechende zeitliche Regelung der Schwangerschaften ermöglichen soll; vgl. Familie.
Familientherapie: (engl.) *family therapy*; **1.** i. w. S. Einbeziehung der Angehörigen in die Psychotherapie* durch Fremdanamnese* und Angehörigenberatung*; **2.** i. e. S. Gruppenpsychotherapie* mehrerer Familienmitglieder; Leitidee ist die Vorstellung, dass nicht einzelne Mitglieder der Familie*, sondern das System Familie als solches erkrankt ist. Entsprechend arbeitet die Therapie v. a. an der Kommunikation der Familienmitglieder untereinander sowie an der Gestaltung gemeinsamer familiärer Rituale, Gewohnheiten und Verhaltensweisen. Es existiert eine Vielzahl familientherapeutischer Schulen, die sich in Grundanschauung und Techniken den 3 Feldern der Psychotherapie zuordnen lassen.
Familienversicherung: (engl.) *family insurance*; beitragsfreie Mitversicherung von Familienangehörigen (Ehegatten, gleichgeschlechtliche Lebenspartner, Kinder, Pflege- und Stiefkinder sowie Enkelkinder, wenn sie vom Versicherten überwiegend unterhalten werden) eines versicherten Mitglieds in der Gesetzlichen Krankenversicherung* oder Sozialen Pflegeversicherung* bei eigener Leistungsberechtigung (unter bestimmten einkommensabhängigen u. a. Beschränkungen); **Voraussetzung:** Die Angehörigen haben ihren Wohnsitz und gewöhnlichen Aufenthalt in Deutschland, sind selbst pflicht- oder freiwillig versichert, nicht versicherungsfrei oder von der Versicherungspflicht befreit, nicht hauptberuflich erwerbstätig und haben ein geringes Gesamteinkommen (die Höhe ist gesetzlich festgelegt und variiert). **Hinweis: 1.** Kinder sind grundsätzlich bis zum 18. Lebensjahr mitversichert. Einzelheiten sind bei den jeweiligen Krankenversicherungen zu erfragen. **2.** Krankengeld wird für Familienangehörige nicht gewährt.
Family Nursing: s. Familie.
Fango: (engl.) *fango*; Mineralschlamm aus Ablagerungen an Quellen vulkanischen Ursprungs (z. B. Eifel-, Pystian-, Abano-Fango); bindet getrocknet und feinpulverisiert Wasser und Wärme und wird kalt, körperwarm oder heiß zu Packungen oder Bädern verwendet; **Anwendung:** äußerlich mit schmerzlindernder (vgl. Analgetika) und entzündungshemmender Wirkung (vgl. Antiphlogistika). Vgl. Therapie, physikalische.
Farblichtbrille: (engl.) *coloured glasses*; Farbbrille; Brille mit speziell eingefärbten Gläsern zur Erzeugung eines gezielten farbigen Reizes; **Funktion: 1.** Ausgleich eines Mangels an natürlichen farbigen Umgebungsreizen, z. B. bei dauerhaftem Aufenthalt in farbreizarmen Räumen; **2.** spezifisch ausgewählte Zufuhr von Lichtfrequenzen aus dem sichtbaren Farbspektrum (380–780 nm), z. B. bei Müdigkeit und zur Stimmungsaufhellung; auch bei Allergien werden gute Erfahrungswerte beschrieben. Anwendungsdauer: 10 Minuten bis 1 Stunde; **Wirkung:** Bestimmten Farben werden psychologisch und physiologisch seit jeher spezifische Wirkungen zugesprochen. Auch wenn Farbimpulse nicht bei jedem Menschen gleich wirken, scheinen sich Licht- und Farbimpulse über die Leitungsbahnen (s. Meridiansystem) sehr positiv auf den Heilungsprozess bei Menschen auszuwirken (vgl. Farbwirkung). Im Pflegemilieu gut zur gezielten positiven Stimmungsbeeinflussung der Patienten geeignet. **Hinweis: 1.** Farblichtbrillen wirken sehr intensiv und sollten nicht als Ersatz für Sonnenbrillen eingesetzt werden. **2.** Außer Gelb nicht im Straßenverkehr anzuwenden.

Farbpunktur

Farbpunktur: (engl.) *colour puncture*; von P. Mandel entwickelte Variation der Akupunktur*, bei der dem Organismus mit einer elektrisch beleuchteten Farblampe mit Glasspitze über die Meridianpunkte Farbinformationen zugeführt werden; **Wirkung:** Bei der Farbpunktur werden Veränderungen von Symptomen oder von zentral vom Gehirn gesteuerten körperlichen oder geistigen Funktionen ausgelöst. In Fallbeschreibungen und Patientenberichten wird von einer Wirksamkeit berichtet. Besonders in der Schmerzbehandlung (Infrarotbehandlung), bei psychosomatischen Erkrankungen und akuten Magen-Darm-Beschwerden werden Erfolge verzeichnet. Eine wissenschaftliche Sicherung wird ausdrücklich angestrebt. **Hinweis: 1.** Farbpunktur ersetzt keine ärztliche Behandlung bei ernsten Erkrankungen, sondern versteht sich als Ergänzung. **2.** Zur Anwendung in der Pflege ist eine spezielle Ausbildung mit Abschlussprüfung Voraussetzung. Bei selbständiger therapeutischer Anwendung ist die Heilpraktikerprüfung Pflicht.

Farbwirkung: (engl.) *impact of colour*; Einfluss von Farben auf die Befindlichkeit von Menschen; **Pflege: 1.** Die farbliche Gestaltung von Räumen übt einen Einfluss auf das Wohlbefinden bzw. Unbehagen von Patienten aus; s. Zimmergestaltung. **2.** Farben vermitteln Informationen über bestimmte Gegebenheiten; so können Farben symbolisch Gefahr (z. B. rotes Blut, bläuliche Zyanose*, schwarze Nekrose*) oder auch Wohlbefinden (z. B. rosige Haut, rote Lippen) signalisieren. **3.** Farben können als Unterstützung bei bestimmten therapeutischen Verfahren eingesetzt werden, z. B. durch Farblampen, Farblichtbrillen* oder Visualisierung* (Vorstellung einer Farbe, z. B. beim Autogenen* Training; bei der Farbpunktur* wird die Wirkung über die Energiebahnen (Meridiane) ausgelöst. **Hinweis:** In der Psychologie, der Sprache (z. B. Sprichwörter) und der bildenden Kunst verwendete Farbsymbole und ihre Bedeutungen wurden in wissenschaftlichen Studien untersucht und weisen eine gewisse allgemeine Gültigkeit auf, sind allerdings abhängig von individueller Prägung, visueller Empfindsamkeit (Schulung), Lebensphase und kulturellem Hintergrund. Vgl. Sehen.

Fasten: (engl.) *fast*; freiwilliger Verzicht auf Nahrung und Genussmittel für begrenzte Zeit mit Deckung des Energie- und Substratbedarfs aus körpereigenen Depots; unverzichtbar sind reichliche Flüssigkeitszufuhr, Förderung aller Ausscheidungsvorgänge sowie ausgewogenes Verhältnis von Bewegung und Ruhe. **Formen: 1.** Wasser-, Tee-, Molke-, Saft-, Schleimfasten; **2.** modifiziertes oder totales Fasten; **3.** Heilfasten*, z. B. kombiniertes Fasten nach Buchinger mit Gemüsebrühe am Mittag; **4.** religiös oder politisch motiviertes Fasten; **5.** sog. Fasten für Gesunde als Form der Erwachsenenbildung zur Gesundheitsförderung und Verhaltensänderung mit Training zum Konsumverzicht und Auftakt zur Ernährungsumstellung (Kurzzeitfasten von 5–10 Tagen); **Gegenanzeigen:** z. B. psychische Störungen, insulinpflichtiger Diabetes mellitus, Herzinsuffizienz, Krebserkrankungen, chronische Niereninsuffizienz, Schwangerschaft. **Hinweis:** Ausschließlich körperlich Gesunde sollten fasten. Vgl. Nulldiät.

Fatigue: s. Ermüdung.

Fazialislähmung: (engl.) *facial palsy*; Fazialisparese; Lähmung der vom VII. Hirnnerv (Nervus facialis) versorgten mimischen Muskulatur; **Formen: 1. periphere** Fazialislähmung: häufigere Form; Ursachen: Schwellung der Nerven im Fazialiskanal, die zu einer vorübergehenden Schädigung des Nervs führt (idiopathische Lähmung); Verletzung durch Infektionen, entzündliche Prozesse oder mechanische Schäden (Traumata); **2. zentrale** Fazialislähmung: Ursachen: Schädigung der motorischen Hirnnerven sowie der kortikonukleären Bahn zum Fazialiskern; **Kennzeichen: 1.** Totalausfall der mimischen Muskulatur einer Seite (hängender Mundwinkel, Unfähigkeit, die Stirn zu runzeln, fehlender Lidschluss und gestörte Mimik); **2.** bei Nervenschäden vor dem Abgang des Nervus intermedius im Felsenbein außerdem Störungen der Tränensekretion, der Speichelsekretion und der Geschmacksempfindung; **3.** bei Schädigung des Nervus stapedius auch Störung des Gehörsinns mit gesteigertem Hörempfinden (Hyperakusis); **Maßnahme:** Physiotherapie (Massagen); **Pflege:** Ein hängender Mundwinkel kann zum Austritt von Speichel führen, was eine besondere Pflege verlangt. S. Hautschutz, Mazeration. In einigen Fällen kann es durch die Fazialisparese zur Verletzungsgefahr beim Kauvorgang kommen.

FB: Abk. für **F**all**b**esprechung.

Feedback: 1. (psychologisch) Kommunikationsform in einer Gruppe* mit Rückmeldung zu einem bestimmten Verhalten einer Person; das Feedback folgt bestimmten Regeln, die zuvor in der Gruppe geklärt werden; es kann von Gruppenmitgliedern oder der Gruppenleitung gegeben werden und sofort nach einer bestimmten Situation, meist jedoch gegen Ende einer gemeinsamen Sitzung erteilt werden. **Ziel:** Vermittlung der Wirkung einer Person auf die Gruppenmitglieder, Klärung der Kommunikationsstruktur innerhalb einer Gruppe; **2.** (umgangssprachlich) i. w. S. jegliche Form der Rückmeldung anderer zu bestimmten Vorgängen; dabei wird keinen Regeln gefolgt. Kann (auch bei positivem Feedback, Lob*) zu Konflikten führen, wenn Betroffene kein Feedback wünschen, als Einmischung interpretieren oder inhaltlich missverstehen. **3.** (biologisch) Vorgang innerhalb eines Regelkreises* zur Regulation bestimmter Werte (z. B. Hormone, Herzschlag, Temperatur).

Fehler: (engl.) *mistake*; Nichterfüllung von Erwartungen durch menschliches oder technisches Versagen; Nichterfüllung einer Forderung (DIN EN ISO 9000 : 2000-01); die Nichterfüllung festgelegter Forderungen (Standards, Leitlinien) gehört hierzu ebenso wie Fehler, die trotz üblicher Sorgfalt entstehen, unabhängig davon, ob durch Unkenntnis (mangelndes Wissen) oder unsachgemäße Ausführung (Anwendung). Sie werden i. Allg. als negative Ereignisse gesehen und mit menschlichem Versagen gleichgesetzt. Fehler entstehen oft in einer Handlungskette.

Fehlerebenen im Pflegealltag

1. offene Fehler: Beispiele s. Fehlermanagement.

2. verdeckte Fehler: sach- und fachgerechte (professionelle) Pflege, die sich trotz größter Sorgfalt erst später als fehlerhaft herausstellt; dies ist insbesondere dann der Fall, wenn keine Forschungsergebnisse zu bestimmten Pflegehandlungen vorliegen oder noch nicht als gesicherte Erkenntnis zugänglich sind. Je nach Perspektive unterschiedlicher Personengruppen können Fehler verdeckt oder offen sein. **Beispiel:** Die Entstehung eines Dekubitus kann einen offenen Behandlungsfehler der Ärzte oder Pflegefehler der Pflegepersonen mit rechtlichen Konsequenzen darstellen oder eine Beeinträchtigung der Lebensqualität des Betroffenen oder der Angehörigen, ohne die Ursache zu kennen (verdeckter Fehler).

3. Fehler als bewusste Entscheidung: bewusst hingenommene Regelverstöße als unbegründetes oder begründetes sowie dokumentiertes Abweichen von einem Standard; der unbegründete Regelverstoß kann rechtliche Konsequenzen haben. Der begründete Regelverstoß stellt keinen Fehler dar, wenn dadurch Schaden vom Patienten nachweisbar abgewendet wird. **Hinweis:** In Ausnahmefällen können auch die Standards falsch oder veraltet sein (s. Organisationsverschulden).

4. Fehler als ineffektives Handeln: Die Fehlerquelle liegt in der unlogischen Abfolge der Handlungskette beim Pflegeprozess. Verzögerungen im Handlungsprozess sind für den Patienten belastend.

Fehlermanagement: (engl.) *mistake management*; Analyse, Klassifikation und Beseitigung von Fehlern*; damit eine gezielte Bearbeitung der Fehler durch Schulung, Training und Information erfolgen kann, ist eine genaue Differenzierung nach Fehlerquellen notwendig. In der Klassifikation der **Organisationspsychologie** können Fehler in der Planungs- und in der Ausführungsphase gemacht werden (s. Tab.). So kann der Plan richtig und die Ausführung fehlerhaft oder der Plan falsch und damit auch die Ausführung fehlerhaft sein. Die verschiedenen Fehlerquellen im Handlungsprozess zeigen damit unterschiedliche Interventions- und Handlungsmöglichkeiten beim Fehlermanagement auf.

Fehler im Handlungsprozess

1. Planungsfehler: Bevor eine Handlung ausgeführt wird, werden Ziele entwickelt, vorliegende Informationen geprüft, eine Prognose erstellt und eine bestimmte Vorgehensweise gewählt. Diese Vorgehensweise wird im Gedächtnis verankert. Über Feedbackprozesse wird immer wieder geprüft, ob der Handlungsplan erfolgreich ist oder nicht. Für die Bearbeitung von Fehlern müssen die verschiedenen Fehlerquellen identifiziert werden. Hierfür können die einzelnen Schritte im Handlungsprozess betrachtet werden. Planungsfehler basieren auf den Schritten Zielentwicklung und Entscheidung, Informationsaufnahme und -verarbeitung sowie Prognose, Planungsentwicklung und Entscheidung, Monitoring (Gedächtnis) und Feedback.

2. Ausführungsfehler: Ein richtiger Plan kann fehlerhaft ausgeführt werden und umgekehrt kann ein fehlerhafter Plan richtig ausgeführt werden, wobei das Ergebnis fehlerhaft ist. Ist der

Fehlermanagement
Fehlersystematik nach D. Zapf, M. Frese und F. C. Brodbeck

Phase	Fehler
Planung der Handlungsschritte	**Wissensfehler, die in der Planungsphase entstehen können**
Zielentwicklung und Entscheidung	Zielsetzungsfehler
Informationsaufnahme und Integration von Wissen	Zuordnungsfehler
Prognose	Prognosefehler
Planungsentwicklung und Entscheidung	Denkfehler
Monitoring (Gedächtnis)	Merk- und Vergessensfehler
Feedback	Urteilsfehler
Ausführung der Handlungsschritte	**Handlungsfehler, die bei der Ausführung entstehen können**
Monitoring (Gedächtnis)	Unterlassensfehler
Feedback (Urteilsfehler)	Erkennensfehler
Routine	Gewohnheitsfehler
motorische Abläufe	Bewegungsfehler

Handlungsplan richtig, kann es bei der Ausführung zu Gewohnheits- oder Bewegungsfehlern kommen. Daher sind für das Fehlermanagement folgende Fehlerquellen zu analysieren: mangelnde Merkfähigkeit (Monitoring), Feedbackfehler (Urteilsfehler), Routinehandlungen oder motorische Abläufe. Ausführungsfehler sind Unterlassensfehler, Erkennensfehler, Gewohnheitsfehler und Bewegungsfehler.

Fehlerursachen
Die Klassifikation der Fehlerursache, die Häufigkeit des Auftretens in bestimmten Pflegehandlungen und das Gefährdungspotential für den Patienten sind Grundlage für das Fehlermanagement und damit die Aufarbeitung und Vermeidung von Fehlern.

1. **Wissensfehler:** liegt vor, wenn eine Person nicht über die notwendigen Informationen (Wissen) über eine Situation oder einen pflegefachlichen Inhalt verfügt; dieses Wissensdefizit führt zu Pflegefehlern*, die der Pflegekraft oft nicht bewusst sind. Diese Fehler haben Auswirkungen auf die Planung und Ausführung von Handlungen des schon fehlerhaften Plans. **Beispiel:** Die Pflegedokumentation* ist nicht vollständig ausgefüllt. Eine Pflegekraft übernimmt für einen anderen Mitarbeiter die Pflege bei einem Patienten, wobei sie bei der Ausführung der Pflege auf die Pflegedokumentation angewiesen ist. Wegen unvollständiger Eintragungen führt sie eine bestimmte Pflegehandlung nicht aus. Dieser Wissensfehler führt zu einem fehlerhaften Handlungsplan. Um einen fehlerfreien Handlungsplan zu entwerfen und die Pflege sach- und fachgerecht durchführen zu können, werden alle Informationen aus der Pflegedokumentation benötigt. Auf dieser Ebene angesiedelte Wissensfehler führen automatisch zu fehlerhaften Handlungen, weil die richtigen Handlungsabläufe ausprobiert werden müssen.

2. **Zielentwicklungsfehler:** Konsequenzen von Wissensfehlern; **Beispiel:** Die Pflegekraft eines ambulanten Pflegedienstes hat keine Kenntnis davon, dass der Patient heute geduscht werden soll (kein Eintrag in der Dokumentation). Sie sucht den Patienten auf, um der sog. große Grundpflege durchzuführen. Sie will den Patienten im Bett waschen und trifft eine entsprechende Entscheidung.

3. **Kombination von Zielentwicklungs- und Entscheidungsfehlern:** Fehler, bei denen die Zielsetzung klar umrissen ist, aber die Entscheidung unabhängig vom Ziel getroffen wird; **Beispiel:** Die Pflegekraft weiß, dass der Patient heute gebadet werden soll (Ziel). Obwohl der Patient an diesem Tag sehr müde ist, entscheidet sich die Pflegekraft dafür, das Bad durchzuführen. Dies ist ein Entscheidungsfehler, weil die Pflegekraft die Zielsetzung falsch interpretiert und die Situation des Patienten nicht in ihre Entscheidung einbezieht. Dieser Entscheidungsfehler entsteht bei einer sach- und fachgerechten Pflege nicht, denn das Bad wird dann durchgeführt, wenn der Patient dazu in der Lage ist.

4. **Zuordnungsfehler:** entstehen, wenn Inhalte (Fachwissen) oder Modellverhaltensweisen (Routinehandlungen) im Gedächtnis gespeichert werden (Integration von Wissen), jedoch dem falschen Problem zugeordnet werden; **Beispiel:** Die Pflegekraft übernimmt eine neue Patientin. Eine Kollegin übergibt die Patientenakte und erklärt, was alles bei der Patientin durchgeführt werden soll. Hierbei erläutert die Kollegin exakt, wie und in welcher Reihenfolge die Pflegehandlungen durchgeführt werden sollen. Die Pflegekraft macht sich keine Notizen, weil ihr der Pflegeablauf (Routinehandlung) vertraut ist. Bei der Durchführung der Pflege verändert sie unbewusst die Reihenfolge (Zuordnungsfehler) der Pflegehandlungen, was bei der Patientin sofort auf Widerstand stößt. Die Inhalte der Pflegehandlung sind identisch (Routinewissen), jedoch nicht die Reihenfolge (Ablauf der Pflegehandlungen).

5. **Prognosefehler:** entstehen, wenn keine linearen Verhaltensabläufe vorliegen; Pflegehandlungen finden in dynamischen Systemen (Familienumfeld, Krankenhaus u. a.) statt. Die Einflussfaktoren in der aktuellen Situation sind i. d. R. mehrdeutig und müssen von der Pflegekraft eingeschätzt werden. Aufgrund dieser Einschätzung nimmt sie eine Prognose vor, die die erfolgreiche Ausführung der Pflegehandlung zum Ziel hat. Solche Prognosen sind schon in sich problematisch, weil hierbei fehlerhafte Einschätzungen der Situation gar nicht verhindert werden können. **Beispiel:** Die Pflegekraft ist sehr auf Hygiene bedacht. Da sie Sauberkeit sehr schätzt, prognostiziert sie, dass ihre Vorstellung von Sauberkeit auch von allen anderen Menschen geteilt wird. Sie überträgt ihre Vorstellung (Prognose) auf den Patienten und badet ihn, ob er will oder nicht. Diese Übertragung der eigenen Vorstellung auf andere Menschen nennt man Prognosefehler, weil sich bei dem betroffenen Patienten u. U. „kein angenehmes Gefühl der Sauberkeit" einstellt.

6. **Planungsentwicklungsfehler:** beruhen auf Denkfehlern, bei denen die Pflegekraft über das nötige Wissen verfügt, aber die Fern- und Nebenwirkungen ihres Handelns nicht mit einbezieht; bei Denkfehlern sind diese Informationen zwar als Wissen gespeichert, führen aber trotzdem zu fehlerhaften Planungsprozessen, weil die Gewichtung der Einflussfaktoren nicht umfassend und systematisch vorgenommen worden ist. **Beispiel:** Ein Patient hat heute seinen Badetag. Die Pflegekraft sieht, dass der Patient sehr schläfrig ist, und entscheidet, das Bad heute nicht durchzuführen. Der Patient möchte aber gebadet werden, weil er sich dann sauberer fühlt.

7. **Gedächtnisfehler:** beruhen auf mangelnder Merkfähigkeit oder Vergesslichkeit bezogen auf einen bestimmten Handlungsplan (auch Merk- und Vergessensfehler); **Beispiel:** Die Pflegekraft

hat in der Ausbildung gelernt, wie eine computergestützte Pflegeplanung erstellt wird. Sie soll nun in der Einrichtung die Pflegeplanung mit dem Computer erstellen. Hierbei macht sie jedoch Anwendungsfehler, weil sie bei der Eingabe vergessen hat, wie man mit dem Computerprogramm umgeht.

8. Feedbackfehler: auch Urteilsfehler; entstehen, wenn eigene Handlungen als erfolgreich interpretiert werden, dies aber von den Betroffenen anders gesehen wird (falsche Interpretation der Rückmeldung); **Beispiel:** Die Patientin will heute nicht in den Rollstuhl gesetzt werden. Die Pflegekraft interpretiert diese Rückmeldung so, dass es der Patientin heute nicht gut geht, und verlässt den Raum. Die Patientin möchte jedoch nicht von dieser Pflegekraft in den Rollstuhl gesetzt werden, weil diese ihr beim Aufstehen Schmerzen bereitet.

9. Unterlassensfehler: entstehen durch bewusstes oder unbewusstes Überspringen von Handlungsschritten; **Beispiel:** Die Patientin möchte vor dem Frühstück gekämmt werden. Die Pflegekraft stellt ihr jedoch erst das Frühstück hin und will sie später kämmen. Sie füllt die Patientendokumentation aus und zeichnet diesen Schritt nicht ab.

10. Gewohnheits- oder Erkennensfehler: entstehen bei routinierten Handlungsabläufen, weil der Handlungsplan so automatisiert ist, dass nicht mehr darüber nachgedacht wird, ob dieser Handlungsplan auch für diese Situation zutreffend oder sinnvoll ist; **Beispiel:** Der Frühdienst (Gewohnheit) beginnt um 6 Uhr, obwohl die meisten Patienten noch in ihren Betten liegen und schlafen. Ein Erkennensfehler liegt dann vor, wenn eine Person die Rückmeldung anderer missversteht, verwechselt oder übersieht. Da der Dienstbeginn immer um 6 Uhr ist, fällt es nicht weiter auf, wenn Patienten durch die Unruhe auf dem Flur gestört werden. Die Routineabläufe lassen eine kritische Prüfung oder Rückmeldung durch Betroffene nicht zu, weil der Dienst immer so organisiert worden ist.

11. Bewegungsfehler: falsche Bewegungsmuster*, über die man sich keine bewussten Gedanken macht; sie treten z. B. bei der Mobilisation des Patienten, der Positionsunterstützung oder beim Essenanreichen auf. Die Fehler können sich auf den Verfahrensablauf beziehen und auch Auswirkungen auf die eigene Gesundheit haben (z. B. Rückenbeschwerden; vgl. Berufskrankheiten).

Fehlervermeidung

1. Wissensfehler vermeiden: Eine Möglichkeit liegt in der Reduktion der Arbeitskomplexität und der Entscheidungsalternativen. **Beispiel:** Während des Anamnesegespräches mit dem Patienten wird deutlich, dass seine vertraulichen Mitteilungen nicht dokumentiert werden sollen. Da die Informationen über das Gesundheitsproblem des Patienten für die Pflegehandlungen von Bedeutung sind, muss die Pflegekraft abwägen, ob sie das Verbot der Weitergabe einhält und damit Fehler im Umgang mit dem Patienten einkalkuliert oder ob sie das Gesundheitsproblem des Patienten im Pflegeteam bespricht. **Maßnahme:** Komplexe Pflegehandlungen können im interdisziplinären Team besprochen werden, wobei nicht der Patient, sondern das Problem beschrieben werden kann. Eine gemeinsam vereinbarte Lösung kann eine verantwortungsvolle Entscheidung nach sich ziehen, die dazu beiträgt, Fehlerquellen zu beseitigen. Für komplexe Pflegesituationen bietet es sich an, Standards* zu entwickeln, sodass die Bearbeitung weniger häufig auftretender Pflegeprobleme durch das Arbeiten nach einem Standard (Wissen) erleichtert wird oder Entscheidungsspielräume durch das Team aufgezeigt werden.

2. Handlungsfehler vermeiden: Routinefehler lassen sich durch Komplexitätsreduktion nicht vermeiden; sie nehmen im Gegenteil zu, weil durch die gleichförmigen Handlungsabläufe meist keine bewusste Reflexion der Pflegesituation vorgenommen wird. Diese routinierten Pflegehandlungen werden durch Lernen* am Modell an andere Mitarbeiter weitergegeben und manifestiert. Besonders in Belastungssituationen, die mit einem niedrigen Handlungsspielraum verbunden sind, treten vermehrt Fehler auf. **Beispiel:** Der Krankenstand auf der Station ist überdurchschnittlich hoch. Durch die starke Arbeitsbelastung übernehmen die Pflegekräfte die Körperpflege der Patienten, obwohl einige Patienten selbst in der Lage sind, sich zu waschen. Die Übernahme der Pflegetätigkeiten für den Patienten bedeutet Zeitersparnis, weil man nicht auf das Tempo des Patienten eingehen muss, sondern die Pflege zügig erledigen kann. Durch die Übernahme der Pflegetätigkeiten steigt die Arbeitsbelastung noch stärker, was bei den Pflegenden das Gefühl der Überlastung verstärkt. **Maßnahme:** Besonders in Belastungssituationen ist es wichtig, nicht für den Patienten, sondern mit ihm zu arbeiten. Die bewusste Reflexion dieser Situation mit den Pflegenden zeigt neue Handlungsspielräume auf, die dabei helfen, Fehler zu besprechen und zu beheben. Die Pflegevisite* ist hierbei ein hilfreiches Instrument, weil Routineabläufe beobachtet werden können und damit eine bewusste Reflexion der Situation eingeleitet werden kann.

Fehler durch Arbeitsklimafaktoren

Fehler, die durch die organisatorische Gestaltung (s. Risikomanagement), die Kompetenz der Mitarbeiter oder durch die Handhabung der eingesetzten Pflegemethoden entstehen; **Beispiel:** die Schuldfrage: „Wer war das?"; diese Form der Fehlersuche fördert das sog. Schuldprinzip, wobei sehr schnell eine Person gefunden wird, die den Fehler gemacht hat. **Maßnahme:** Fehlersuche sollte nicht an eine Person gebunden werden, sondern an konkrete Situationen. Dies setzt ein soziales Klima voraus, in dem Fehler als Herausforderung verstanden werden und nicht als Bedrohung

Fehlgeburt

der eigenen Kompetenz*. Im Team können gemeinsam von Führung* und Mitarbeitern anhand der Pflegevisite Kriterien erarbeitet werden, nach denen Pflegehandlungen patientenorientiert durchgeführt werden. Durch die Erarbeitung der Kriterien wird die Auseinandersetzung mit dem Fachinhalt (Wissen und Planen) gefördert, während auf der Ausführungsebene Beobachtung, Erfolgskontrollen und Verbesserungsmöglichkeiten diskutiert werden können. Besonders Routinehandlungen werden dann bewusst reflektiert, ggf. als Fehler verstanden und durch neue Handlungen ersetzt.

Recht
Der offene Umgang mit Fehlern ist im Gesundheitssystem oft durch Passagen in Arbeitsverträgen erschwert, die zu Stillschweigen über Vorgänge am Arbeitsplatz verpflichten (sog. Loyalitätspflicht), oder durch haftungsrechtliche Aspekte, die Versicherungen veranlassen, den Pflegenden und den Ärzten das „Zugeben" bestimmter Fehler (mit Patientenschaden) zu untersagen, damit nicht ein vorzeitiges Schuldeingeständnis zur Zahlungsverpflichtung führt. Diese Verhaltenspflicht im Außenverhältnis betrifft aber nicht das Innenverhältnis. Hier müssen Fehler, ihre Entstehung und zukünftige Vermeidung offen diskutiert werden.

Organisation
Organisationsintern ist immer für einen offenen Umgang mit Fehlern zu sorgen, um mittelbar die Anzahl an Fehlern reduzieren zu können. Vgl. Beschwerdemanagement, Risikomanagement.
Autorin: Helga Kirchner.

Fehlgeburt (ICNP): (engl.) *aborting, abortion*; Abort; vorzeitige Beendigung der Schwangerschaft durch spontanen oder künstlich herbeigeführten Verlust des Fetus mit einem Gewicht <500 g vor Eintritt seiner extrauterinen (außerhalb des Mutterleibes) Lebensfähigkeit (vor Ende der 22.–24. Schwangerschaftswoche); es besteht im Gegensatz zur Totgeburt* keine standesamtliche Meldepflicht. **Ursachen** einer spontanen Fehlgeburt: **1.** genetische Anomalien der Eltern (selten) oder der Frucht; **2.** örtliche (lokale) oder ausgebreitete (generalisierte) Infektionen, z. B. mit Chlamydia trachomatis, Toxoplasma gondii, Zytomegalie-Virus; **3.** mütterliche Störungen oder Erkrankungen, z. B. Corpusluteum-Insuffizienz, uterine Fehlbildung, Diabetes mellitus; **4.** Autoimmunerkrankungen; **5.** Umweltschadstoffe, z. B. Nicotin, Alkohol, Rauschgift, radioaktive Strahlung, Pflanzenschutzgifte, Arzneimittel; **6.** psychosoziale Faktoren, z. B. Krieg, Flucht, Trennung. Häufig kann auch keine Ursache gefunden werden. **Formen:** Nach dem Verlauf unterscheidet man **1.** spontane Fehlgeburt ohne äußere Ursachen; **2.** induzierte Fehlgeburt: aufgrund einer medizinischen Indikation künstlich hervorgerufene Fehlgeburt; **3.** verhaltene Fehlgeburt: wochen- bis monatelanges Verbleiben der abgestorbenen, unreifen Frucht in der Gebärmutter; **4.** habituelle Fehlgeburt: mindestens 3 Fehlgeburten unklarer Ursache in Folge, meist konstitutionsbedingt; **5.** komplizierte Fehlgeburt: mit Entzündung von Gebärmutter und Adnexen (Eileiter und Eierstöcke); **6.** fieberhafte Fehlgeburt: mit fieberhafter Infektion nur der Gebärmutterschleimhaut oder der Adnexe; schwerste Form ist die septische Fehlgeburt; **7.** drohende Fehlgeburt (Abortus imminens) mit leichter Blutung oder Wehen bei geschlossenem Muttermund; die Schwangerschaft ist unter günstigen Umständen zu erhalten; **8.** beginnende Fehlgeburt: beginnende, meist nicht mehr aufzuhaltende Fehlgeburt mit Blutung und Wehen bei geöffnetem Muttermund; **9.** einzeitige oder vollständige Fehlgeburt (Abortus completus): i. d. R. Frühabort (bis 16. Schwangerschaftswoche) unter Ausstoßung des Eis (Embryo, Amnionsack und Chorionhülle) in Gänze; **10.** zweizeitige oder unvollständige Fehlgeburt (Abortus incompletus): i. d. R. Spätabort (16.–28. Schwangerschaftswoche) unter geburtsähnlicher Ausstoßung (Blasensprung, wehenartige Schmerzen) von Fetus und Plazenta, von der häufig Teile in der Gebärmutter verbleiben; Therapie: Ausschabung (Kürettage). **Pflegeprozess:** Bei natürlich oder eingeleiteter Fehlgeburt Sichern des abgegangenen Fetus, um die Vollständigkeit beurteilen zu können. Die Betreuung und Beratung der Frauen/Paare findet während des Klinikaufenthaltes von Seiten der Pflegenden, Hebammen und Gynäkologen statt (interdisziplinäre Kooperation). Dies erfordert v. a. psychosoziale und Beratungskompetenzen, aber auch eine kritische Selbstreflexion. Hier ist bei der Pflege die Bezugspflege* als Organisationsform zu bevorzugen. Außerhalb der Klinik können sich die verwaisten Eltern an verschiedene Verbände und Selbsthilfegruppen wenden, die Gruppen- und Einzelgespräche für trauernde Eltern anbieten. **Hinweis: 1.** Auf Nachblutungen achten; die Benutzung von Tiefspülern in gynäkologischen Abteilungen vermeiden; **2.** Grad der Betreuung der Mutter, ggf. der Familie (Zuwendung*, Trost*, psychosoziale Betreuung) je nach der empfundenen Schwere des Verlustes und den zur Verfügung stehenden Bezugspersonen individuell gestalten. Vgl. Frühgeburt, Lebendgeburt.

Fehlleistung: (engl.) *Freudian slip*; syn. Freudsche Fehlleistung; Begriff aus der Psychoanalyse*, mit dem Handlungen bezeichnet werden, die unbeabsichtigt fehlerhaft ablaufen, worin ein Hinweis auf den nicht geglückten Kompromiss zwischen bewusster Absicht und unbewussten Wünschen (Bedürfnisse des Es*) gesehen werden kann; Fehlleistungen treten meist in Form von Vergessen (z. B. ungewünschter Termin), Versprechen, Verschreiben, Verlesen oder Verlieren auf.

Feindseligkeit (ICNP): s. Aggression.

Feld: (engl.) *field*; **1.** (allgemein) Sammelbezeichnung für durch bestimmte Eigenschaften definierte Gebiete; abgegrenztes Gebiet, beruflich z. B. verwendet als sog. Feldkompetenz für besonders gute

Kenntnisse auf einem Gebiet; **2.** (physikalisch) Gesamtheit der allen Punkten eines Raumes zugeordneten Werte einer physikalischen Größe (z. B. Kraft, Temperatur, Geschwindigkeit, magnetische/elektrische Feldstärke); nach A. Einstein ist ein Feld eine Gesamtheit gleichzeitig bestehender Tatsachen, die als gegenseitig voneinander abhängig begriffen werden; **3.** (psychologisch) s. Feld, psychisches; **4.** (pflegetheoretisch) s. Energiefeldtheorie; **5.** (biologisch) s. morphologisches (nach G. Bateson, 1972) oder morphogenetisches Feld (nach R. Sheldrake, 1988); Theorie, wonach die Form und Entwicklung sowie das Verhalten von Organismen durch das früher lebender Organismen derselben Species über eine direkte raumzeitliche Verbindung geprägt wird; entwickelt eine kritische Anzahl von Mitgliedern einer Species ein bestimmtes Verhalten, wird dies von den anderen Mitgliedern übernommen. Dieses Verhalten manifestiert sich in einem gemeinsamen „Formgedächtnis", einem bestimmten Wissen, das einer Population zur Verfügung steht (z. B. die Flugformationen von Vogelschwärmen, die Ausdifferenzierung von Zellen).

Feldenkrais-Methode: (engl.) *Feldenkrais method*; Form der Körpertherapie* zur Verbesserung der Körperwahrnehmung und indirekt der gesamtheitlichen Selbstwahrnehmung* durch passives und aktives Ausführen von Bewegungsabfolgen; **Anwendung:** u. a. bei körperlichen Behinderungen, Verletzungen des Nervensystems, Multipler Sklerose (nachgewiesene Verringerung von Stress und Angstgefühlen).

Feldforschung: (engl.) *field survey*; syn. Feldstudie; Oberbegriff für Untersuchungen, in denen die Datensammlung direkt in der unbeeinflussten Umwelt und nicht unter klinischen oder experimentell herbeigeführten Bedingungen durchgeführt wird; die Datensammlung erfolgt ein- oder mehrmalig über (teilnehmende) Beobachtung, Interview* oder Fragebogen*. Epidemiologische Studien (s. Epidemiologie) gelten als eine Form der Feldforschung. Die Auswertung der Daten ermöglicht das Erfassen und Beschreiben von Ist-Zuständen sowie ein erstes Erkennen von Zusammenhängen. Da die Untersuchungsbedingungen nicht dem Einfluss einer Versuchsleitung unterliegen (vgl. Experiment), ist die Genauigkeit der Kontrolle eingeschränkt. Eine sorgfältige Vorbereitung und Durchführung ist daher notwendig. **Beispiel: 1.** Befragung über Arbeitszufriedenheit des Pflegepersonals; **2.** Befragung über Patientenzufriedenheit: Die Patienten werden bei ihrer Entlassung befragt, wie zufrieden sie mit der Pflege waren. Diese Daten können dann mit anderen Fakten wie z. B. personeller Besetzung, Ausbildungsstand und Stationsorganisation verglichen werden. **3.** Prüfung von Medikamenten, indem die Pharmaindustrie z. B. Ärzte beauftragt, diese an ihre Patienten zu geben und hinsichtlich bestimmter Fragestellungen zu testen.

Feld, psychisches: (engl.) *psychological field*; syn. psychologisches Feld; von K. Lewin 1963 entwickelte Theorie, wonach sich Mensch und Umwelt im menschlichen Lebensraum gegenseitig beeinflussen und sich Veränderungen in einem Teilbereich auf alle Bereiche auswirken, um ein neues Gleichgewicht zwischen Mensch und Umwelt herzustellen; Lewin stützte sich bei der Entwicklung dieser Theorie auf A. Einsteins physikalische Felddefinition (vgl. Feld).

Fell: s. Schaffell.

Fensterödem: s. Kompressionsverband.

Fersenring: (engl.) *heel protector ring*; luftgefüllter Gummiring, der zur Freilagerung* i. R. der Dekubitusprophylaxe (s. Dekubitus) unter die Ferse gelegt wird; **Hinweis:** veraltete Methode, da sie an anderer Stelle zu einem erhöhten Auflagedruck führt; besser ist es, ein gerolltes Handtuch, Fersenschoner* aus Gel oder einen mit Wasser gefüllten Latexhandschuh als Unterlage einzusetzen.

Fersenschoner: aus Gelmaterial, Fell oder Webpelz hergestellter Fersenschutz, der mit Klettverschluss an der Vorderseite geschlossen wird und zur Weichlagerung* i. R. der Dekubitusprophylaxe (s. Dekubitus) dienen soll; **Hinweis:** Die Anwendung von Fersenschonern ist umstritten, da sie keine wirkungsvolle Maßnahme zur Druckentlastung darstellt.

Fertigkeiten: (engl.) *skills*; durch Lernen und Üben erwerbbare Aktivitäten; **Einteilung: 1.** geistige Fertigkeiten, z. B. Zusammenhänge erkennen, Schach spielen; **2.** soziale Fertigkeiten, z. B. Kontakt aufnehmen; **3.** motorische Fertigkeiten: Bewegungsabläufe zielgerichtet ausführen; erreichen oft den Status des automatisierten Könnens, z. B. Radfahren, Schwimmen. Unterschieden wird auch der Grad, in dem ein Mensch diese Tätigkeiten beherrscht (z. B. in Form von Notengebung). Vgl. Fertigkeitentraining, Kompetenz, Psychomotorik.

Fertigkeitentraining: (engl.) *skills training*; Übungsprogramm oder -angebot, insbesondere in der Rehabilitation*, zum erstmaligen oder erneuten Einüben spezieller Fertigkeiten*.

Fertigspritze: vorgefertigte Einmalspritze, die eine Injektionslösung definierter Menge und Konzentration enthält und ohne weitere Vorkehrungen verwendet werden kann; **Anwendung:** z. B. in der Thromboseprophylaxe* als sog. Heparinspritze oder zur Applikation von Impfstoffen. Vgl. Injektion.

Fertilität: s. Fruchtbarkeit.

Festtage: (engl.) *festive days*; spezielle Tagesabläufe als Höhepunkte im Leben einzelner Menschen und sozialer Gruppen, die den Jahres- und Lebenszyklus gliedern; Staaten begehen Festtage zum Gedenken wichtiger Ereignisse ihrer Geschichte (z. B. Revolution, Unabhängigkeit, Verfassungsgebung). In allen Religionen* dienen Festtage der Erinnerung sowie Vergewisserung religiöser Glaubenswahrheiten und wichtiger Ereignisse der jeweiligen religiösen Geschichte. Sie folgen einem

Fetogenese

vorgeschriebenen heiligen Rhythmus, der nicht willkürlich änderbar ist. Häufig sind religiöse Festtage auch durch natürliche Vorgänge (z. B. Ernte) gesetzt. Die Beachtung religiöser Bräuche* und Vorschriften an religiösen Festtagen ermöglicht dem gläubigen Menschen ein Verständnis oder die Vertiefung einer religiösen Bedeutung, z. B. kann ein Christ durch Verzicht auf Nahrungs- und Genussmittel oder deren Einschränkung (Fasten) Verzicht leisten und so ein Zeichen der Umkehr setzen. **Pflege:** Der religiöse Mensch ist bei Begehung seiner Festtage mit deren Vorschriften zu respektieren und weitgehend zu unterstützen. Vgl. Buddhismus, Christentum, Islam, Judentum.

Fetogenese: (engl.) *fetogenesis*; vorgeburtliche (pränatale) Entwicklung des Ungeborenen (ab dem 61. Gestationstag als Fetus bezeichnet) im Anschluss an die Embryogenese* bis zur Geburt*; während der Fetogenese wächst der gesamte Organismus, Organe differenzieren sich (entwickeln sich nicht mehr) und werden funktionell aktiv. Vgl. Schwangerschaft.

Fette: (engl.) *fats*; **1.** (anatomisch) Fettgewebe, Form des Bindegewebes, das aus Fettzellen besteht; **2.** (biochemisch) veraltete Bezeichnung für Triglyceride (Neutralfette, die aus 3 Fettsäuren und Glycerol bestehen); **3.** (diätetisch) Hauptnährstoff mit hohem Energiegehalt (39 kJ/g bzw. 9,3 kcal/g); täglicher Bedarf ca. 0,9 g/kg Körpergewicht (25–30 % der Gesamtenergie); Fette sind zur Resorption fettlöslicher Vitamine* und als Quelle essentieller Fettsäuren (die nicht vom Organismus synthetisiert werden können) unentbehrlich.

Fettgewebe: (engl.) *adipose tissue*; Form des Bindegewebes, das aus Fettzellen besteht, die von Gitterfasern umsponnen und durch kollagene und elastische Fasern zu Fettgewebeläppchen zusammengefasst sind; dient der Fettspeicherung in den Fettzellen; **Einteilung: 1. weißes** Fettgewebe: häufigste Form des Fettgewebes in Form von Speicherfett (z. B. Fett der Bauchdecke), Isolierfett (z. B. Unterhautfettgewebe) und Baufett (z. B. Fettkapsel der Niere); **2. braunes** Fettgewebe: besonders bei Neugeborenen und Säuglingen anzutreffendes Fett, das der Wärmeisolation dient; **klinische Bedeutung: 1.** Hunger führt zu einer Einschmelzung der Fettdepots; Verlust des Baufetts der Niere führt z. B. zum Symptom der Wander- oder Senkniere. **2.** stark vermehrtes Fettgewebe bei Adipositas*.

Fettgewebenekrose: (engl.) *fat necrosis*; Sonderform der Nekrose* mit örtlichem Untergang von Fettgewebe* v. a. im Brustgewebe, in subkutanen Gewebeschichten oder in der Bauchhöhle; **Ursachen:** mechanisches Trauma* der Fettzellen, akute Bauchspeicheldrüsenentzündung (dabei verbinden sich Fettsäuren mit Calcium und bilden ein kalkspritzerartiges Bild) oder Fehlinjektion eines Arzneimittels (Injektion in Fettgewebe statt in den Muskel).

Fettleibigkeit (ICNP): s. Adipositas.

feuchte Haut (ICNP): s. Haut, feuchte.
FGH: Abk. für **F**amilien**g**esundheits**h**ebamme*.
FGP: Abk. für **F**amilien**g**esundheits**p**fleger, s. Familiengesundheitspflege.

Fibrinolytika: (engl.) *fibrinolytics*; syn. Thrombolytika; therapeutisch genutzte Substanzen, die über eine Aktivierung der Fibrinolyse (physiologisch die Neutralisierung der kontinuierlich ablaufenden Blutgerinnung) intravasale Thromben (durch Blutgerinnung in Gefäßen oder am Herzwand entstandene Blutgerinnsel) auflösen können; **Wirkstoff:** z. B. Streptokinase, Urokinase; **Hinweis:** Als Antidot* bei Überdosierung bzw. Nebenwirkungen werden Substanzen eingesetzt, die die Fibrinolyse hemmen. Vgl. Hämostase.

Fibrose: (engl.) *fibrosis*; auch Sklerose*; Vermehrung des Bindegewebes in einem Gewebe oder Organ infolge einer Entzündung* (z. B. Leberfibrose durch Hepatitis) oder einer chronischen Druckerhöhung wie bei einem Ödem* (z. B. Lungenfibrose durch chronisches Lungenödem).

Fieber (ICNP): (engl.) *fever*; Erhöhung der Körpertemperatur als Folge einer Sollwertverstellung im hypothalamischen Wärmeregulationszentrum (im Unterschied zur Hyperthermie*); **Einteilung: 1.** subfebrile Temperatur: 37,1–38 °C; **2.** mäßiges Fieber: bis 39 °C; **3.** hohes Fieber: über 39 °C; Fieber steigt selten über 41 °C. **Ursachen: 1.** fiebererzeugende Substanzen (sog. Pyrogene); **a)** exogene Pyrogene, die von außen in den Körper dringen, z. B. Bakterientoxine, Bruchstücke der Bakterienwand oder Viren; **b)** endogene Pyrogene, z. B. von aktivierten Makrophagen, aber auch von Tumorzellen gebildetes Interleukin-1; **c)** Zerfalls- oder Stoffwechselprodukte, die z. B. bei Hämatomen, Frakturen oder Nekrosen vermehrt freigesetzt werden (vgl. Resorptionsfieber); **2.** Immunreaktion bei Injektion von körperfremdem oder -verfremdetem Protein (z. B. bei Eigenblutbehandlung); **3.** Arzneimittel; **4.** postoperativ (auch wenn keine Infektion besteht). **Wirkung:** Fieber unterstützt Abwehrvorgänge des Körpers, z. T. über eine Beschleunigung biochemischer Reaktionen. Vorteilhaften Effekten von mäßigem Fieber stehen subjektive Beschwerden (Krankheitsgefühl, Appetitlosigkeit, Kopfschmerz) und objektive Nachteile (Abbaustoffwechsel, Abbau von Muskeleiweiß) gegenüber. **Verlauf: 1.** Fieberanstieg (Stadium incrementi): bei älteren Kindern begleitet von Frösteln, kühlen Gliedern und Kreislaufzentralisation, bei Erwachsenen von Schüttelfrost; auf Fieberanstieg bei Infektionen können Säuglinge und Kleinkinder mit zerebralen Krampfanfällen (s. Fieberkrampf) reagieren. **2.** Erreichen der sog. Fieberhöhe (Fastigium), gelegentlich mit Bewusstseins- und Sinnestrübung (Fieberdelir); **3.** Fieberabfall (Stadium decrementi, Defervenszenz): langsam (Lysis) im Verlauf von Tagen; schnell (Crisis) im Verlauf von Stunden, evtl. von Kreislaufstörungen begleitet; **Formen:** Einteilung aufgrund der Höhe und des Zeitpunkts

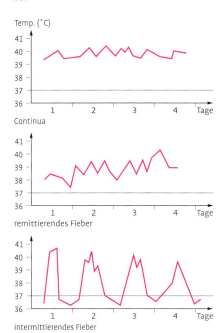

Fieber: Fiebertypen

der Temperaturschwankungen im Tagesverlauf (s. Abb.); **1.** kontinuierliches (gleichbleibendes) Fieber (Febris continua, Continua): meist über 39 °C und im Tagesverlauf nicht um mehr als 1 °C schwankend; z. B. bei Virusinfektionen, Typhus abdominalis, Fleckfieber, Brucellose, infektiöser Entzündung der Herzinnenhaut (Endokarditis); **2.** remittierendes Fieber (Febris remittens): stärker schwankend, aber stets über Normaltemperatur; Hinweis auf Lokal- oder Hohlrauminfektionen; z. B. Nasennebenhöhlenentzündung (Sinusitis), Harnweginfektion, Lungenentzündung; **3.** intermittierendes Fieber (Febris intermittens): Fieberspitzen wechselnd mit Unter- oder Normaltemperatur; Hinweis auf eitrige Infektionen, evtl. schubweise Toxin- oder Erregereinschwemmung ins Blut (septisches Fieber, Abszessfieber); **4.** Relapsfieber: kurze Fieberperioden, unterbrochen von einem bis mehreren fieberfreien Tagen, z. B. bei Malaria, Rückfallfieber; **5.** undulierendes Fieber: wellenförmige Temperaturkurve mit langsamem Temperaturanstieg, danach für einige Tage hohes Fieber, gefolgt von einem langsamen Temperaturabfall mit einigen fieberfreien Tagen, danach wieder langsamer Temperaturanstieg; z. B. bei Tumoren. **Hinweis:** Durch die frühe Gabe von Antibiotika oder fiebersenkenden Arzneimitteln ist die typische Fieberkurve oft verändert. **Maßnahme: 1.** ursachenbezogen (kausal): Infektionstherapie, Nekrosenentfernung; **2.** symptomatisch: physikalisch z. B. durch Wadenwickel, medikamentös durch Gabe von Antipyretika*; **Pflege: 1.** Klärung der Ursache durch das therapeutische Team*; **2.** Durchführung und Dokumentation der speziellen Pflegemaßnahmen (Arzneimittel, Wickel*, Waschungen); **3.** regelmäßige Temperaturmessung* bis zum Abklingen des Fiebers; **4.** regelmäßiger Wäschewechsel; **5.** Anpassen der Oberdecken an Fieberphasen, um Hitzestau oder Frieren vorzubeugen.

Fieberkrampf: (engl.) *febrile seizure, febrile convulsion*; meist wenige Minuten dauernder, zerebraler Krampfanfall mit Bewusstseinsverlust, der als akute epileptische Reaktion (sog. Gelegenheitsanfall) zu Beginn oder während einer fieberhaften Infektion* auftritt; **Ursachen:** plötzlicher Fieberanstieg bei Kindern mit (evtl. familiärer) Veranlagung während einer Phase mit altersabhängig erniedrigter Krampfschwelle; **Vorkommen:** tritt v. a. bei Kindern vom 6. Lebensmonat bis zum 5. Lebensjahr auf, wobei 3–4 % der Kinder dieser Altersgruppe mindestens einmal betroffen sind; **Prognose:** Bei ca. 4 % der Kinder mit Fieberkrampf entwickelt sich später eine Epilepsie. Eine ungünstigere Prognose hat der komplizierte Fieberkrampf mit einem oder mehreren der folgenden Merkmale: **1.** Epilepsie in der Familie; **2.** Zeichen zerebraler Vorschädigung; **3.** Auftreten von Fieberkrämpfen bereits im 1. oder erst im 5. Lebensjahr und später; **4.** Herdsymptome während des Krampfanfalls; **5.** mehrmalige und lange andauernde (über 15 Minuten) Krampfanfälle; **6.** bleibende EEG-Veränderungen (s. EEG); **Maßnahme:** Einsatz fiebersenkender (Antipyretika*) und antiepileptisch wirkender (Antiepileptika*) Arzneimittel; **Hinweis:** Bei anhaltenden Fieberkrämpfen droht eine Parese*.

Fiebermittel: syn. Antipyretika*.
Fieberthermometer: syn. Thermometer*.
Fiebertypen: s. Fieber.
Figur-Grund-Trennung: (engl.) *figure-ground separation*; Gestaltgesetz*, nach dem sich die menschliche Wahrnehmung so organisiert, dass Einzelheiten als von ihrem Zusammenhang (Kontext) abgehoben, isoliert wahrgenommen werden, dabei jedoch zugleich als Teil eines größeren Zusammenhangs erlebt werden können; bedeutsam v. a. in der visuellen und akustischen Wahrnehmung und in deren gefühls- und verstandesmäßiger Verarbeitung. **Beispiel:** Die Farbgebung in einem Bild ebenso wahrnehmen wie dessen Gesamtaufbau oder einzelne Töne und Instrumente in einem Musikstück erkennen und zugleich die Gesamtmelodie verfolgen.

FIM: Abk. für (engl.) *functional* *independence* *measure*.

Fingerfütterung: (engl.) *finger feeding*; Fütterungsmethode bei Neu- und Frühgeborenen* durch eine Spritze mit dünnem Schlauch, der am Finger befestigt wird; während das Kind am Finger saugt, kann die Nahrung sondiert werden. Vgl. Becherfütterung, Stillen, Brusternährungsset.

Fingerling: (engl.) *finger cot, finger stall*; Fingerschutz aus verschiedenen Materialien und in verschiedenen Größen; **Anwendung: 1.** zum Schutz der Wunde oder eines Verbandes bei Verletzungen (aus Leder, Baumwollschlauch); **2.** zum Infektionsschutz z. B. bei rektalen Untersuchungen (aus Gummi oder Kunststoff) oder zur Verabreichung von Zäpfchen (Suppositorien).

Fingernagel: s. Nagel.

Fingertest: (engl.) *finger test*; Methode zur Beurteilung des Risikos für einen Dekubitus* bei schon vorhandener Hautrötung; **Durchführung:** Die Pflegefachkraft drückt mit dem Finger kurz auf das gerötete Hautareal; färbt sich das Gebiet nach Wegnahme des Fingers weiß, liegt eine reversible Minderdurchblutung vor, bei rötlicher Färbung handelt es sich um einen Dekubitus Grad I.

Fingerzahnbürste: (engl.) *finger toothbrush*; Zahnbürste* aus Silikon, die ein sehr flaches, weiches Borstenfeld besitzt und über den Finger gestülpt werden kann; **Anwendung:** besonders für die Mundpflege* von Säuglingen oder Pflegepatienten geeignet; **Hinweis:** Bei der Reinigung soll eine rotierende Zahnputztechnik* angewandt werden.

Finsen-Bogenlicht: syn. Lichtbogen*.

First-Step-Matratze: (engl.) *First Step mattress*; Drei-Kammer-Spezialmatratze oder Auflage zur Druckentlastung; **Prinzip:** Ein verringerter Auflagedruck und ein kontinuierlicher, variabel einstellbarer Luftstrom mit Pulsation aktivieren die Hautfunktionen und halten das Hautklima intakt. Die 3 Kammern (Oberkörper- und Gesäßbereich sowie an den Beinen) können getrennt voneinander eingestellt werden. **Anwendung:** besonders zur Dekubitusprophylaxe und -therapie (s. Dekubitus), bei Schmerzen, nach plastischer Operation und zur Langzeitpflege; **Hinweis:** First Step ist ein eingetragenes Warenzeichen.

Fissur: (ICNP): (engl.) *fissure*; **1.** (pathologisch) Einriss der Haut bzw. Schleimhaut (z. B. Analfissur*, Rhagade*) oder des Knochens (als unvollständiger Knochenbruch); **2.** (anatomisch) Spalte in einem Organ oder einem Knochen.

Fistel: (engl.) *fistula*; **1.** (pathophysiologisch) angeborene oder erworbene gangförmige Verbindung, die von einem Hohlorgan oder einer Körperhöhle ausgeht und entweder an der Körperoberfläche mündet (äußere Fistel) oder eine Verbindung zwischen Körperhöhlen oder Hohlorganen untereinander herstellt (innere Fistel); **Entstehung: a)** angeborene Fistel: meist durch Weiterbestehen embryonal angelegter Organverbindungen (z. B. Ösophagotrachealfistel, Darmfistel); **b)** erworbene Fistel: durch Entzündung, Tumor, Trauma oder Operation verursacht sowie nach Strahlentherapie auftretend (z. B. Analfistel, Blasenfistel, Darmfistel, Urogenitalfistel); **2.** (therapeutisch) angelegte Verbindung, z. B. zur künstlichen Ernährung (z. B. Magenfistel), als künstlicher Darmausgang (z. B. Anus* praeternaturalis) oder als Kurzschlussverbindung zwischen arteriellen und venösen Blutgefäßen (Shunt*) zur Hämodialyse*.

Fitness: Bezeichnung für gute körperliche Verfassung, Leistungsfähigkeit; vgl. Training.

Fixiergurt: (engl.) *posey restraint*; starkes Band, **1.** das in der Pflege zur Rauchfuß-Schwebe (Lagerung des Patienten auf einem breiten Gurt oder Tuch mit Vertikalzug, z. B. bei Beckenfraktur) oder als Bauch-, Rücken- oder Sitzgurt bei Umsetzhilfen und Patientenliftern oder allgemein zur Sicherung von Patienten (z. B. beim Transport, im Drehbett) eingesetzt wird; **2.** zur Patientenfixierung bei Selbst- oder Fremdgefährdung (s. Fixierung).

Fixierhose: (engl.) *fixation trousers*; auch Netzhose; Inkontinenzhilfsmittel* in Hosenform, das zur Befestigung von Einlagen* oder anderem Inkontinenzmaterial dient; besteht aus grobmaschigem, elastischem Polyamidgarn und ist bei 60 °C waschbar, für den Patienten angenehm zu tragen, luftdurchlässig und in mehreren Größen erhältlich.

Fixierung: (engl.) *fixation*; **1.** (psychiatrisch) jede Maßnahme, die die körperliche Bewegungsfreiheit eines Patienten einschränkt oder entzieht; **Voraussetzung:** Fixierung ist nur zulässig, wenn der betroffene Patient einwilligt, Gefahr im Verzuge ist (bei Vorliegen akuter Selbst- oder Fremdgefährdung) oder wenn die Fixierung nach richterlicher Prüfung vom Vormundschaftsgericht* genehmigt wurde. Zudem muss eine schriftliche Arztanordnung vorliegen und ein Fixierungsprotokoll mit den Ergebnissen der exakten Überwachung und Beobachtung geführt werden. **Durchführung:** Die mechanische Fixierung erfolgt mit Gurten und/oder Seitenhalterungen (s. Abb.). Die fi-

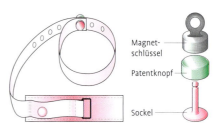

Fixierung: Fixiergurt; der Patentknopf kann nur vom Sockel gezogen werden, wenn der Magnetschlüssel aufgesetzt wird.

xierende Person sollte dabei ein Schutzhemd und Schutzhandschuhe tragen. **Hinweis:** Verletzungen, Dekubitus, Kontrakturen und Missachtung des Schamgefühls vermeiden. Vgl. Freiheitsentziehende Maßnahmen, Unterbringung. **2.** (medikamentös) Gabe von i. d. R. Psychopharmaka* zur Ruhigstellung; vgl. Sedierung. **3.** (allgemein) Befestigung von Materialien (z. B. Wundverband, Pflaster) an Gegenständen oder Körperteilen; **4.** (anatomisch) verschiedene Methoden zur Konservierung und Strukturverfestigung von Geweben und Organen in möglichst natürlichem Zustand (z. B. mit Formaldehyd, Gefriertrocknung); **5.** (psychisch) **a)** übermäßige Orientierung an einer beherrschend wirkenden Person, z. B. an Vorbildern, Lehrern, Lebenspartnern, Normen; **b)** Festhalten an einer Entwicklungsstufe, die dem Alter nicht entspricht.

Flachlagerung: s. Rückenlagerung.

Flankenatmung: (engl.) *flank breathing*; inspiratorische Einziehung der unteren und seitlichen Zwischenrippenräume (Interkostalräume) bei Verengungen (Stenose) im Bereich der oberen Luftwege; vgl. Atmung, inverse.

Flatulenz: (engl.) *flatulence*; Blähung (ICNP); übermäßiger, reichlicher Abgang von Winden (s. Flatus); kann sehr störend sein, v. a. wenn gleichzeitig eine Inkontinenzsymptomatik vorliegt. **Maßnahme:** Ausschluss einer zugrunde liegenden organischen Ursache; sonst symptomatische Therapie (s. Meteorismus).

Flatus (ICNP): (engl.) *flatus*; Wind; Entweichen von im Verdauungskanal gebildetem Gas durch den Mastdarm (Rektum) oder das Kolostoma, gewöhnlich 12–14-mal während des Tages und der Nacht unter normalen Ernährungsbedingungen; vgl. Flatulenz.

Flexion: s. Gelenkbewegung.

Flow-Erlebnis: (engl.) *flow experience*; von M. Csikszentmihalyi eingeführter Begriff für die unmittelbare, häufig als fließend erlebte Erfahrung von Glück während einer Handlung, die als wie von selbst stimmig zu passieren scheint; **Beispiel:** Beratungsgespräch, in dem beratende und beratene Person in entspannter Atmosphäre den Eindruck haben, eine Schwierigkeit zu verstehen und einer Lösung nahezukommen. Ein Flow-Erlebnis tritt häufig dann auf, wenn eine Krise* überwunden oder die Erfahrung einer kognitiven Dissonanz* verarbeitet ist.

Flowmeter: (engl.) *flowmeter*; Durchflussströmungsmesser für Gase oder Flüssigkeiten; z. B. Peak*-Flow-Meter zur Selbstkontrolle der Lungenfunktion bei Asthma bronchiale.

Flucht: (engl.) *escape, flight*; **1.** (allgemein) Bezeichnung für die Handlung, sich aus einer Notlage zu entfernen, sich einer Verfolgung zu entziehen, zu fliehen; flüchten bedeutet auch, sich an einem anderen Ort in Sicherheit zu bringen, Zuflucht zu suchen. Im alltäglichen Sprachgebrauch finden sich viele Formen der Flucht, z. B. Alltagsflucht, Fahrerflucht, Fahnenflucht, Tariflucht; **2.** (physiologisch) Verhalten bei Stress*, charakterisiert durch eine schnelle motorische Reaktion; bereits bei der Vorstellung von Gefahr erfolgt eine Aktivierung des sympathischen Nervensystems. Kann bei Phobien durch Konfrontation mit dem gefürchteten Objekt auftreten. Ist eine Flucht nicht möglich, kann es zu einer Angstattacke* kommen. Vgl. Trauma-Reaktion, Belastungsreaktion, akute.

Flüssigkeitsansammlung (ICNP): s. Ödem.

Flüssigkeitsaufnahme: s. Trinkmenge.

Flüssigkeitsbalance (ICNP): (engl.) *hydration*; syn. Flüssigkeitsgleichgewicht; ausgeglichener Flüssigkeitshaushalt und adäquate Zusammensetzung der Körperflüssigkeiten bei stabilem Körpergewicht, normaler Hautelastizität (Turgor), hydrierter Haut, feuchten Schleimhäuten, einem Blutdruck innerhalb eines normalen Bereiches und fühlbarem peripherem Puls; vgl. Flüssigkeitsbilanzierung.

Flüssigkeitsbilanzierung: (engl.) *fluid balancing*; Erstellen und Überwachen eines ausgeglichenen Wasser-* und Elektrolythaushalts* durch quantitatives Ermitteln der oralen und/oder intravenösen Einfuhr von Flüssigkeiten sowie der Flüssigkeitsausfuhr und Bestimmen der daraus resultierenden Mengenunterschiede in einem festgelegten Zeitraum (i. d. R. 24 Stunden, sog. Tagesbilanz); **Prinzip:** Zur **Einfuhr** (auch Zufuhr) gehören alle Flüssigkeiten, die der Patient zu sich nimmt (auch Suppe und Flüssigkeit im Pudding), sowie alle Infusionen* und z. B. in der Intensivtherapie auch alle Injektionen*. Zur **Ausfuhr** gehören Harn (auch in Inkontinenzeinlagen), Magensaft, Erbrochenes, die unmerkliche Wasserabgabe über Atmung und Hautatmung (Perspiratio insensibilis), Schweiß, im Kot enthaltenes Wasser, Oxidationswasser, das bei der Zellatmung anfällt, sowie Blut und Wundsekret (Richtwerte: s. Wasserhaushalt). **Einteilung** der Bilanz: **1.** positive Bilanz: Die Einfuhr überwiegt die Ausfuhr (z. B. bei Ausscheidungsstörungen, Herz- und Nierenerkrankungen); Gefahr von Ödemen*; **2.** ausgeglichene Bilanz: Die Einfuhr entspricht der Ausfuhr (s. Flüssigkeitsbalance). **3.** negative Bilanz: Die Ausfuhr überwiegt die Einfuhr (z. B. bei Diabetes mellitus, Diuretikagabe); Risiko der Austrocknung (Dehydratation*); **Hinweis:** Die Bilanzierung muss exakt erfolgen; ggf. Angehörige und Patienten einbeziehen. Vgl. Trinkmenge.

Flüssigkeitsdefizit (ICNP): s. Dehydratation.

Flüssigkeitsgleichgewicht: syn. Flüssigkeitsbalance*.

Flüssigkeitshaushalt (ICNP): (engl.) *fluid volume*; Bezeichnung für alle Regulationsmechanismen, die die Rückhaltung (Retention) und Ausscheidung von Körperflüssigkeiten steuern und die Menge und das Verhältnis von Wasser und Elektrolyten in Intra- und Extrazellulärräumen des Körpers regulieren; vgl. Wasserhaushalt, Elektrolythaushalt, Flüssigkeitsbilanzierung.

Fluidisationsbett: s. Air-fluidised-Bett.

Foetor: (engl.) *fetor*; übler Geruch; i. e. S. Mundgeruch*. Vgl. Atemgeruch.

Fokus (ICNP): (engl.) *focus*; **1.** (Pflege) „Fokus der pflegerischen Praxis" der ICNP* als der spezielle Betrachtungsbereich, der durch den gesellschaftlichen Auftrag und das professionelle (wissenschaftlich fundierte) Verständnis der beruflichen pflegerischen Praxis entsteht; **2.** (physikalisch) syn. Brennpunkt; Schnittpunkt achsenparalleler Strahlen nach Brechung oder Reflexion durch eine Linse oder einen Spiegel; diese Linse wird deshalb als Sammellinse (im Gegensatz zur Zerstreuungslinse) bezeichnet. Der Abstand vom Fokus zur Hauptebene wird als Brennweite bezeichnet. Je stärker die Linse ist, umso geringer die Brennweite. Medizinisch relevant z. B. bei Brillengläsern und künstlichen Linsen, die als Ersatz für natürliche Augenlinsen (bei Kataraktoperationen) eingesetzt werden; **3.** (pathologisch) Herd, Streuherd; Sitz eines lokalen Krankheitsprozesses, der über die direkte Umgebung hinaus pathologische Fernwirkungen auslösen kann.

Foley-Katheter: (engl.) *Foley catheter*; Ballonkatheter; Anwendung v. a. im Urogenitalbereich (z. B. zur Darstellung von Fisteln, für Blasenspülungen*); vgl. Blasenkatheter.

forensische Pflege: s. Pflege, forensische.

Formula-Diät: (engl.) *formula diet*; Anwendung eines Instant-Konzentrat-Pulvers, bei dem die Kohlenhydrat-, Fett- und Eiweißmengen festgelegt sind; Anwendung erfolgt unter ärztlicher Aufsicht, z. B. bei starkem Übergewicht*. Vgl. Diät, Adipositas.

Forschung, angewandte: (engl.) *applied research*; Zweckforschung mit dem vorrangigen Ziel, praxisbezogene Lösungen für bestimmte, umschriebene Probleme zu erarbeiten und so ggf. direkt zu einer Veränderung der erforschten Situation beizutragen; oft unter Zuhilfenahme bestehender Theorien und Erkenntnisse, die in diesem Prozess eine Validierung und Relativierung erfahren. **Beispiel:** Die in der Schmerzforschung vorgefasste Beurteilung, die Gabe von Morphinen mache generell süchtig, wurde revidiert. Eine geregelte Gabe von Morphinderivaten hat sich bei Schmerzpatienten als nicht suchtauslösend herausgestellt. Vgl. Grundlagenforschung.

Forschung, deskriptive: (engl.) *descriptive research*; Untersuchungen zur präzisen Erfassung eines Ist-Zustandes; das Ziel ist eine Beschreibung; die Klärung kausaler (ursächlicher) Zusammenhänge ist nicht beabsichtigt. Deskriptive Forschung ist häufig die Grundlage zur Bildung erster Hypothesen und damit für weitergehende Forschung. Mit Methoden wie z. B. der deskriptiven Hermeneutik* werden qualitative Einzelstudien durchgeführt. **Beispiel:** Mit einer speziellen Interviewtechnik werden die moralischen Standards von Pflegeschülern sowie Situationen erfragt, in denen sie Schwierigkeiten haben, nach diesen Standards zu handeln. Daraus werden noch keine Aussagen über die Ursachen moralischer Dilemmata in den Ausbildungsbereichen abgeleitet, sondern zunächst Hypothesen formuliert, die für die Entwicklung von Fragebögen für eine quantitative Studie verwendet werden können oder auf die Gestaltung der Curricula in der Schule und der Praxisanleitung Einfluss nehmen.

Forschung, qualitative: (engl.) *qualitative research*; orientierende Untersuchungen, die einen Einblick in bislang wenig erforschte Gebiete verschaffen, nicht zu quantitativen Aussagen führen und nicht repräsentativ sind; qualitative Forschung ist sinnvoll, wenn kein hinreichender theoretischer Bezugsrahmen vorliegt oder ein Problem als so komplex eingeschätzt wird (z. B. Krankheitsbewältigung), dass es keiner Quantifizierbarkeit (der Zuordnung von Zahlen zu Merkmalen) zugänglich ist bzw. diese als nicht sinnvoll erscheint. In der qualitativen Forschung untersuchen Forscher einzelne Individuen. Je nach Forschungsmethode können sie so z. B. von deren Persönlichkeitseigenschaften beeinflusst werden. Der Anspruch an Objektivität, wie er in der quantitativen Forschung* gestellt wird, kann so gefährdet werden. Diese Tendenz kann z. B. durch das Einbeziehen neutraler Personen bei der Auswertung gemindert werden. **Methode:** z. B. Gruppendiskussion, qualitatives Interview* und Hermeneutik*. Vgl. Forschung, deskriptive.

Forschung, quantitative: (engl.) *quantitative research*; Untersuchungen bestimmter Fragestellungen und Merkmale hinsichtlich ihrer quantifizierbaren, d. h. mess- oder zählbaren Ausprägung (z. B. Häufigkeit, Intensität) sowie Auswertung der Ergebnisse mit statistischen Verfahren; in der quantitativen Forschung steht dem Forscher meist eine große anonyme Stichprobe* (s. Randomisierung, Doppelblindversuch, Studie, kontrollierte; Studie, randomisierte klinische) zur Verfügung, was ein hohes Maß an Objektivierbarkeit gewährleistet. **Ziel:** Nachweis von Zusammenhängen (Korrelationen*) zwischen dem gleichzeitigen Auftreten bestimmter Merkmale. Um ein zufälliges Zusammentreffen bestimmter Merkmale auszuschließen, wird eine möglichst große Anzahl von Untersuchungsobjekten angestrebt. Die gewonnenen Daten geben Hinweise darauf, welche Merkmale gehäuft gleichzeitig auftreten (z. B. Lebensalter und Dekubitusprävalenz, Anzahl aggressiver Attacken in psychiatrischen Kliniken). Eine Klärung der Ursachen ist damit jedoch nicht immer verbunden. So korreliert z. B. in einigen Regionen die Anzahl der Störche mit der Anzahl der neugeborenen Kinder, ohne in einem kausalen Zusammenhang zu stehen.

Forschungsethik: (engl.) *ethics of research*; Zweig der Ethik*, der sich mit ethischen Problemen der Forschung befasst und Grundsätze formuliert, die eine moralisch einwandfreie Forschungspraxis sichern sollen; international verbindliche Regelungen für Forschungsvorhaben an Menschen und Tieren wurden in der **Deklaration von Helsinki** (1964) formuliert; die Deklaration wird in regelmäßigen Abständen überarbeitet. Ihr oberster Grundsatz ist der Schutz der Gesundheit, der Privatsphäre und der Würde der Versuchspersonen. Diese müssen freiwillig und nach ausführlicher Aufklärung ihre Einwilligung geben (sog. **informed consent**, informierte Zustimmung). Über jede klinische Studie ist ein Forschungsprotokoll zu führen, das von einer Ethik*-Kommission begut-

achtet werden muss. Auch auf das Wohl der Versuchstiere, so die Deklaration, „muss Rücksicht genommen werden". Für die klinische Forschung in der Medizin und perspektivisch auch in der Pflege gelten außerdem die Grundsätze der **good clinical practice** (gute klinische Praxis, Abk. GCP) der International Conference on Harmonisation (Abk. ICH), die detaillierte Vorschriften über die wissenschaftlich korrekte Durchführung klinischer Forschung von der Planung über die Finanzierung, Kontrolle und Qualitätskontrolle bis hin zur Veröffentlichung enthält. Seit 2004 ist die Verbindlichkeit der GCP-Richtlinien durch eine gesetzliche Verordnung festgelegt.
Bei der **Arzneimittelforschung** werden (nach der Erprobung der Medikamente an Tieren) folgende Phasen unterschieden, die auch jeweils eigene ethische Probleme aufwerfen: **Phase 1:** Humanexperiment, das i. d. R. an gesunden Probanden durchgeführt wird, um Pharmakokinese und -dynamik eines Medikaments zu erforschen; evtl. ethische Problematik: mögliche Gefährdung der Probanden, z. T. auch die Behandlung der Probanden selbst (starke Einschränkungen der Freiheit während der Versuche, Kontrollen), die oft aus sozial benachteiligten Schichten kommen und wegen des Honorars an den Experimenten teilnehmen; **Phase 2:** erste Anwendung des Medikaments an Kranken, zunächst an einer kleinen Zahl von Patienten, um zu zeigen, dass das Medikament tatsächlich heilende Wirkung und nicht zu viele Nebenwirkungen hat; evtl. ethische Problematik: Bei sehr schwer kranken Patienten (z. B. Krebspatienten) können falsche Hoffnungen geweckt werden. **Phase 3:** große Studien, oft mehrere Kliniken beteiligt (multizentrisch), als Voraussetzung für die Zulassung eines Medikaments; Testung der Wirkung und Dosierung des Präparats an Patienten; üblich ist die Plazebokontrolle, d. h., ein Teil der Patienten erhält das zu testende Medikament (Verum), der andere Teil ein Scheinmedikament (Plazebo*) oder die Standardmedikation. Um eine Voreingenommenheit der untersuchenden Ärzte und auch der Patienten auszuschließen, werden die Studien **doppelblind** (weder der Arzt noch die Patienten wissen, wer das Verum und wer Plazebo bekommt) und **randomisiert** (die Auswahl findet nach dem Zufallsprinzip statt) durchgeführt. Evtl. ethische Problematik: Bei sehr vielversprechenden Medikamenten kann es problematisch sein, einer Gruppe der Patienten Plazebo zu geben. In keinem Fall darf durch die Studienmedikation die nötige Behandlung vernachlässigt werden. **Phase 4:** Therapieoptimierung anhand der Erfahrungen nach der Zulassung des Medikaments.
Forschungsprozess: s. Pflegeforschung.
Fortbewegung: (engl.) *locomotion*; Ortswechsel eines Lebewesens; **Formen:** z. B. Gehen*, Laufen, Kriechen*, Schwimmen.
Fortbildung: (engl.) *further training, continuing education*; Anpassung von Wissensstand und Fertigkeiten durch Teilnahme an Fortbildungsangeboten; **1.** In der **Pflege** ergibt sich die Verpflichtung, Mitarbeiter fortzubilden, aus den Qualitätsrichtlinien des SGB XI zur häuslichen und stationären Pflege. Im Behindertenbereich ergeben sich die Qualitätsrichtlinien aus den Landesregelungen, z. B. Rahmenvereinbarungen nach §§ 76 ff. SGB XII. In der Heimpersonalverordnung* (Abk. HeimPersV) ist geregelt, dass der Träger eines Heimes verpflichtet ist, dem Heimleiter und den Beschäftigten Gelegenheit zur Teilnahme an Veranstaltungen berufsbegleitender Fortbildung zu geben (§ 8 HeimPersV). **2. Ärzte** sind gesetzlich verpflichtet, sich fortzubilden (§ 4 und § 26 Absatz 4 Berufsordnung für die deutschen Ärzte). **3.** Nach den jeweiligen Landesgesetzen sind **Dienstkräfte in Krankenhäusern** (alle Mitarbeiter, die in einem Dienstverhältnis stehen) verpflichtet, sich entsprechend der medizinischen, medizintechnischen, strukturellen, pflegerischen und organisatorischen Entwicklung des Krankenhauswesens fortzubilden (z. B. Landeskrankenhausgesetz Berlin). Vgl. Weiterbildung.
Fortpflanzung (ICNP): (engl.) *reproduction*; Zeugung von Nachwuchs; **Voraussetzung:** Fruchtbarkeit* der Frau und des Mannes bzw. Nutzung von Methoden der künstlichen Befruchtung*.
Fowler-Lagerung: syn. Entlastungslagerung*.
Fragebogen: (engl.) *questionnaire*; schriftliche Sammlung von Fragen (sog. Items) zur systematischen Testung oder Einschätzung von Personen (z. B. bezüglich Symptomen, Krankengeschichte, Kompetenzen) im klinischen Geschehen oder i. R. statistischer Erhebungen; vergleichbar mit einem strukturierten Interview*. **Beispiel:** Patientenbögen (Alter, Geschlecht, Versicherung), Markt- und Meinungsforschung, Diagnostik; **Vorteil: 1.** kostengünstige Auswertung; **2.** Anonymität der Befragten erlaubt mehr Offenheit (aber auch hier unterliegen Personen der Tendenz, Fragen im Sinn der sozialen Erwünschtheit zu beantworten); **3.** keine Einflussnahme durch Interviewer; **Nachteil: 1.** Bereitschaft zum Ausfüllen des Fragebogens muss vorliegen oder im Gespräch oder Anschreiben hergestellt werden. **2.** Ungeübte sind sich häufig nicht in der Lage, einen Fragebogen auszufüllen. **3.** Unklarheiten können nicht erörtert werden. **Anforderungen** an einen Fragebogen: **1.** möglichst neutrale Formulierung der Fragen; **2.** exakte, gut verständliche Formulierung der Fragen; eindeutige Beantwortung muss möglich sein (s. Frage, geschlossene; Frage, offene); **3.** optimale graphische Gestaltung (was ist wo einzutragen); **4.** sinnvolle Reihenfolge der Fragen zur Vermeidung gegenseitiger Beeinflussung bei Antworten (vgl. Halo-Effekt). Um einen neu erstellten Fragebogen hinsichtlich seiner Praktikabilität zu erproben, ist ein sog. Pretest sinnvoll, in dem das Instrument getestet und ggf. verbessert wird.
Frage, geschlossene: (engl.) *closed question*; Frage, deren Beantwortung anhand vorgegebener Kate-

gorien erfolgt; im Gegensatz zur offenen Frage* häufige Frageform im Fragebogen*; **Formen: 1.** zwei Alternativen (ja/nein, dafür/dagegen, Mann/Frau); **2.** mehrere Alternativen (i. d. R. zum Ankreuzen): z. B. Schätzungen (wie oft, wie lange) in absoluten Zahlen oder prozentual, Rangfolge hinsichtlich Häufigkeit (z. B. oft, manchmal, selten, nie), Ausprägung (z. B. Zufriedenheit mit der Pflege: sehr zufrieden, zufrieden, mäßig zufrieden, unzufrieden), Verhalten („Mit wem haben Sie zuletzt über Ihre Krankheit gesprochen?"); **3.** quasi-geschlossene Frage, die wie eine offene Frage formuliert ist, aber aufgrund ihrer Eindeutigkeit nur eine Antwortart zulässt (z. B. „Wie spät ist es?"); **Vorteil: 1.** Die Antworten sind quantitativ auswertbar; hohe Vergleichbarkeit der Antworten unterschiedlicher Personen bzw. der gleichen Person zu unterschiedlichen Zeitpunkten (z. B. bei Aufnahme und Entlassung). **2.** Unangenehme oder sozial unerwünschte Aspekte werden bei geschlossener Frage leichter bejaht als offen genannt. Beispiel: Bei der offenen Formulierung: „Unter welchen körperlichen Beschwerden leiden Sie?" ist es vielen betroffenen Männern nicht möglich, Erektionsstörungen als Problem zu benennen. Dies geschieht eher bei der geschlossenen Frage: „Leiden Sie unter Erektionsstörungen?" **Nachteil:** Für den Befragten wichtige Aspekte werden nicht erfasst, wenn es die Fragenkonstruktion nicht vorsieht. Die oben gestellte Frage kann mit „nein" beantwortet werden, ohne dass es eine Möglichkeit gibt anzugeben, dass sexuelle Probleme erlebt werden.

Frage, offene: (engl.) *open question*; Form der Frage, auf die der Befragte Gedanken und Antworten nach eigenen Impulsen und in selbstgewählter Struktur formulieren kann; im Gegensatz zur geschlossenen Frage* ist keine Antwortkategorie vorgegeben. **Vorteil: 1.** umfassende Exploration des Sachverhalts (bei wenigen vorliegenden Informationen hinsichtlich der Fragestellung); **2.** Ermittlung des Bezugsrahmens des Befragten (bei wenigen Informationen hinsichtlich des Befragten); **3.** Erfragung differenzierter Einstellungen, Meinungen, Gedanken; **Nachteil: 1.** lediglich qualitative, also inhaltliche Auswertung bezogen auf die jeweilige Person möglich; erschwerte Vergleichbarkeit verschiedener Personen, da die Antworten in unterschiedliche Richtungen gehen können; **2.** Personen, die sprachlich eingeschränkte Möglichkeiten haben, können sich entsprechend nur eingeschränkt äußern. Personen, die sich bislang wenig mit dem Thema beschäftigt haben, fällt oft nichts ein. Je mehr und differenzierter ein Mensch über ein Thema nachgedacht hat, umso angemessener erlebt er offene Fragen. **Hinweis:** Bei mehreren Nennungen kann nicht von einer Rangfolge ausgegangen werden. Möglicherweise wird das wichtigste Moment gar nicht genannt, weil es als selbstverständlich betrachtet wird.

Fraktur (ICNP): (engl.) *fracture*; Knochenbruch; Kontinuitätsunterbrechung eines Knochens unter Bildung von Fragmenten (Bruchstücken); **Ursachen: 1.** direkte Gewalteinwirkung (z. B. Schlag oder Stoß) mit unmittelbar am Ort des Schlages erfolgender Fraktur; **2.** indirekte Gewalteinwirkung: Durch Hebelwirkung kommt es zu einer Fraktur, die vom Ort der Gewalteinwirkung entfernt liegt. **3.** wiederholte Einwirkung von kleinsten Traumen (Ermüdungsbruch); **4.** inadäquates Trauma bei vorgeschädigtem Knochengewebe (sog. pathologische Fraktur); klinische **Einteilung: 1.** geschlossene Fraktur ohne Verletzung der Haut oder Weichteile; **2.** offene Fraktur mit Haut- und ggf. ausgeprägter Weichteilverletzung unterschiedlichen Ausmaßes: **Grad 1:** Durchspießung der Haut von innen nach außen mit einem Knochenfragment; **Grad 2:** Zerreißung der Haut von außen nach innen mit großer Hautwunde, jedoch ohne wesentliche Weichteilschädigung; **Grad 3:** breitflächige Zerstörung der Haut mit Schädigung von Muskeln, Sehnen, Nerven oder Blutgefäßen; **Grad 4:** totale oder subtotale Amputation. Die Art einer Fraktur ist von der Knochenstruktur, dem Knochenteil und der Art der Gewalteinwirkung abhängig. **Diagnose: 1.** sichere Frakturzeichen: Fehlstellung, abnorme Beweglichkeit, Knistern (Crepitatio), sichtbare Knochenfragmente; **2.** unsichere Frakturzeichen: Schwellung, Hämatom, Schmerz (sog. Frakturschmerz*), aufgehobene oder eingeschränkte Funktion; **3.** Nachweis durch Röntgen, ggf. CT, auch Sonographie; **Komplikationen:** Falschgelenkbildung (Pseudarthrose), Knochenmarkentzündung (Osteomyelitis), Knochenentzündung (posttraumatische Osteitis), Gelenkinfektionen, entzündliche Schwellungen (sympathische Reflexdystrophie, Sudeck-Syndrom), Achs- und Drehfehler, posttraumatische Arthrosen, Muskelfunktionsstörung durch Weichteilschwellung (Kompartmentsyndrom), Fettembolie; **Maßnahme: 1.** Wiedereinrichtung (Reposition) der Bruchteile; **2.** Ruhigstellung (Retention) durch konservative oder chirurgische Behandlungsmethoden (Gipsverband*, Kunststoffverband*, Extensionsmethoden, um Verschiebung von Frakturfragmenten durch Muskelkräfte zu verhindern, Osteosynthese, Fixateur externe) bis zur Frakturheilung; **3.** ggf. Kombination mit funktioneller Behandlung; **4.** medikamentöse Schmerztherapie*; **Pflegemaßnahme: 1.** kompensatorisch: Unterstützung je nach Ausmaß der Bewegungseinschränkung bei den Pflegeerfordernissen; **2.** Prophylaxen (Thromboseprophylaxe*, Pneumonieprophylaxe*); **3.** Positionsunterstützung*, Bewegung und Mobilisation* des Patienten in Absprache mit Ärzten und Physiotherapeuten; **4.** Kontrolle der Extensionen*.

Frakturschmerz (ICNP): (engl.) *fracture pain*; akuter, meist heftiger Schmerz* infolge eines Knochenbruchs (s. Fraktur), der nur bei Bewegung auftritt oder bei Bewegung stark zunimmt; vgl. Knochenschmerz.

Franzbranntwein: (engl.) *spiritus vini gallici, rubbing alcohol*; Spiritus Vini gallici; aus unterschiedlichen Anteilen von Ethanol, Wasser, Farb- und Aromastoffen bestehende Flüssigkeit; **Anwendung:** traditionell äußerlich i. R. der Pneumonieprophylaxe* und (fälschlicherweise) der Dekubitusprophylaxe; wird wegen seiner erfrischenden Wirkung v. a. von älteren, bettlägerigen Patienten sehr geschätzt; **Hinweis:** Franzbranntwein trocknet die Haut stark aus und wirkt entfettend. Ersatzprodukte in Absprache mit Apotheker wählen oder zumindest gut nachfetten. Vgl. Abklopfen.

Frauenhaus: (engl.) *women's refuge*; Einrichtung, in denen Frauen mit ihren Kindern Zuflucht finden können, wenn sie von häuslicher Gewalt bedroht sind; in Westeuropa weit verbreitet, in Deutschland i. R. der Frauenbewegung Mitte der 70er Jahre des 20. Jahrhunderts eingerichtet. Träger sind v. a. freie, teilweise auch kommunale Einrichtungen. Eine Aufnahme ins Frauenhaus wird dann empfohlen, wenn Frauen bereits von Gewalt bedroht wurden oder aber bereits betroffen sind, und insbesondere dann, wenn in einem solchen Fall Kinder vorhanden sind. **Hinweis: 1.** Viele Frauen, denen Gewalt angetan wurde, neigen zur Verheimlichung der Gewalt und erfinden zunächst Ausreden („hingefallen", „ausgerutscht") für das Zustandekommen der Anzeichen von Gewalterfahrung (z. B. blaue Flecken, blaue Augen). Bei Verdacht auf erlebte Gewaltanwendung ist zunächst ein einfühlsam-vorsichtiges Gespräch angebracht, in dem der Verdacht thematisiert wird und Auswege aufgezeigt werden. Wichtig ist, die Patientin der eigenen Verschwiegenheit zu vergewissern, damit sie überprüfen kann, ob sie ein Vertrauensverhältnis zur professionellen Gesprächspartnerin wagen und sich anvertrauen kann. **2.** Die meisten Frauenhäuser sind nicht oder zumindest nicht nur unter der Adresse des Trägers, sondern unter dem Namen „Frauenhaus" im Telefonbuch zu finden. Vgl. Misshandlung, Gewalt in der Ehe, Missbrauch, sexueller.

Freihalten der Atemwege (ICNP): s. Absaugen; Sputum.

Freiheit: (engl.) *freedom*; je nach philosophischer oder weltanschaulicher Position unterschiedlich definierter und bewerteter Begriff, der sowohl das Fehlen äußerer oder innerer Zwänge als auch die Fähigkeit zur unabhängigen Wahl bestimmter Inhalte oder Ziele und deren Verwirklichung meint; praktisch ist Freiheit stets nur relativ zu verwirklichen, da sie durch verschiedene Bedingungen der menschlichen Natur sowie durch Voraussetzungen der Umwelt begrenzt wird.

Die **persönliche Freiheit** des Einzelnen ist durch das Grundgesetz (Abk. GG) in Artikel 2 mit dem allgemeinen Freiheitsrecht, dem Grundrecht* der Freiheit der Person, garantiert. Danach steht jedermann das Recht auf freie Entfaltung seiner Persönlichkeit zu, soweit dadurch nicht Rechte anderer verletzt werden und gegen die verfassungsmäßige Ordnung oder das Sittengesetz verstoßen wird (Artikel 2 Absatz 1 GG). Ebenfalls in den Schutzbereich des Grundrechts fallen das Recht auf Leben und körperliche Unversehrtheit sowie die Freiheit der Person, in die nur aufgrund eines Gesetzes eingegriffen werden darf (Artikel 2 Absatz 2 GG). Die **freie Entfaltung der Persönlichkeit** garantiert umfassend jede Form des innerlichen und äußerlichen menschlichen Handels und reicht vom Schutz der Intimsphäre oder des allgemeinen Persönlichkeitsrechts bis zur wirtschaftlichen Betätigungsfreiheit oder der Freiheit der Ausreise aus dem Bundesgebiet. Schranken der Entfaltungsfreiheit des Einzelnen bildet die sog. Schrankentrias, bestehend aus den Rechten anderer, dem Sittengesetz und der verfassungsmäßigen Ordnung. Das **Recht auf Leben und körperliche Unversehrtheit** garantiert dem Einzelnen das grundsätzliche Verbot staatlicher Verfügung über Leben und Körper des Menschen und verpflichtet den Staat i. R. seiner Möglichkeiten zu einem Tätigwerden, sofern die Gefahr der Vernichtung oder Gefährdung von Leben besteht (z. B. Schutzmaßnahmen gegen ansteckende Krankheiten). Das **Recht auf körperliche Freiheit der Person** (körperliche Bewegungsfreiheit) garantiert die Freiheit vor Verhaftung oder Festnahme. Nicht eingeschlossen ist jedoch die Freiheit von jeglichem gesetzlichen Zwang. Dieser ist aufgrund eines förmlichen Gesetzes zulässig (z. B. Freiheitsentziehung unter den gesetzlich festgelegten Bedingungen). Vgl. Freiheitsberaubung, Freiheitsstrafe, Freiheitsentziehende Maßnahmen, Nötigung, Autonomie, Selbstbestimmungsrecht.

Freiheitsberaubung: (engl.) *illegal restraint*; vorsätzliche und widerrechtliche, auch nur vorübergehende Entziehung der Bewegungsfreiheit eines Menschen durch Einsperren oder auf andere Art und Weise (§ 239 StGB); geschützt ist die potentielle persönliche Fortbewegungsfreiheit, d. h. die Freiheit der Willensbetätigung in Bezug auf die Veränderung des Aufenthaltsortes. Opfer von Freiheitsberaubung kann jeder Mensch, also auch ein Zurechnungsunfähiger sein. Tatbegehung durch Einsperren liegt vor, wenn der Täter durch Verschlussvorrichtungen sein Opfer objektiv am Verlassen eines Raumes hindert. Freiheitsberaubung kann u. a. durch List, Drohung, Gewalt, Betäubung oder durch jedes Mittel erfolgen, das tauglich ist, einem anderen die Möglichkeit der Fortbewegung zu nehmen. Zudem kann Freiheitsberaubung auch durch Unterlassen begangen werden, z. B. wenn der Täter nicht die Befreiung des Opfers herbeiführt bzw. herbeizuführen versucht. Freiheitsberaubung kann mit Freiheitsstrafe* bis zu 5 Jahren oder Geldstrafe geahndet werden. In schweren Fällen wie einer Freiheitsberaubung über 1 Woche, Gesundheitsschädigung oder Tod des Opfers ist eine höhere Freiheitsstrafe möglich

Freiheitsentziehende Maßnahmen

(§ 239 Absatz 2–4 StGB). Auch der Versuch ist strafbar. Die Rechtswidrigkeit der Tat entfällt kraft Gesetzes zur Ausübung amtlicher Befugnisse, z. B. zur Festnahme aufgrund einer Straftat oder polizeilichen Begleitung zur Blutentnahme ggf. gegen den Willen einer Person. **Pflege:** Jede freiheitsentziehende* Maßnahme (z. B. auch Fixierung*) kann juristisch als Freiheitsberaubung gewertet werden. Bei einwilligungsfähigen Menschen darf eine freiheitsentziehende Maßnahme daher nur mit deren Einverständnis geschehen. Bei einwilligungsunfähigen Menschen muss der Betreuer* oder der Bevollmächtigte zustimmen und das Vormundschaftsgericht* die Maßnahme genehmigen (§ 1906 BGB). Lediglich in akuten Gefahrensituationen (Eigen- oder Fremdgefährdung) ist eine Fixierung ohne gerichtliche Genehmigung und Zustimmung des Betreuers zulässig. Vormundschaftsgericht und Betreuer sind jedoch umgehend zu informieren. Vgl. Freiheit, Selbstbestimmungsrecht.

Freiheitsentziehende Maßnahmen: (engl.) *deprivation of personal freedom*; **1.** Maßnahmen zur zeitweiligen oder dauernden Beschränkung bzw. zum Entzug der persönlichen Freiheit* eines Menschen, z. B. durch Unterbringung* i. R. von Betreuung (s. Betreuungsrecht); freiheitsentziehende Maßnahmen können nur auf richterliche Anordnung erfolgen (Artikel 104 Grundgesetz), in der die Art und Dauer der Unterbringung beschrieben wird. Ansonsten ist der Tatbestand der Freiheitsberaubung* gemäß § 239 StGB erfüllt. Freiheitsentziehende Maßnahmen sind alle länger andauernden oder regelmäßig wiederholt auftretenden freiheitsbeschränkenden Maßnahmen (z. B. Fixierung*, Verschließen von Zimmern, Verwendung von Trickschlössern, Seitenhalterungen über die gesamte Bettlänge, Feststellen der Bremse am Rollstuhl, Gabe von Schlaftabletten). Ausnahmsweise kann eine freiheitsentziehende Maßnahme ohne richterliche Anordnung zulässig sein, wenn der Betreute sich selbst oder andere gefährdet (sog. rechtfertigender Notstand*). Der Freiheitsentzug muss jedoch verhältnismäßig sein und ist nur für kurze Zeit zulässig. **2.** syn. freiheitsentziehende Maßregeln; aus präventiver Notwendigkeit angeordnete und vor einer Strafe vollzogene Maßregeln zur Besserung und Sicherung eines verurteilten Täters (§§ 61 ff. StGB); dazu gehören die Unterbringung in einem psychiatrischen Krankenhaus, in einer Erziehungsanstalt sowie in der Sicherungsverwahrung (vgl. Pflege, forensische).

Freiheitsstrafe: (engl.) *confinement in a penitentiary*; auch Gefängnisstrafe; die durch den Entzug der körperlichen Bewegungsfreiheit in einer staatlichen Strafvollzugsanstalt vollzogene Strafe; durch ein Strafurteil begründet, ist der Vollzug einer Freiheitsstrafe die letzte mögliche Etappe im Strafverfahren. Freiheitsstrafe ist die stärkste Form der Freiheitsbeschränkung. Nach Artikel 104 Grundgesetz kann die Freiheit* einer Person nur aufgrund eines Gesetzes und nur unter Beachtung der darin vorgeschriebenen Formen beschränkt werden. Über die Zulässigkeit und Fortdauer einer Freiheitsentziehung hat nur der Richter zu entscheiden. Seit dem 1. Strafrechtsreformgesetz 1969 ist die Freiheitsstrafe eine sog. **Einheitsstrafe**, da sie einheitlich (ohne Differenzierung nach der Straftat*) in der Unterbringung in einer Strafvollzugsanstalt besteht. Damit wurde die Unterscheidung von Gefängnisstrafe, Zuchthausstrafe, Einschließung und Haft aufgehoben. Unterschieden werden kann jedoch nach dem Straftäter und damit den angewendeten Normen in allgemeine Freiheitsstrafe (grundsätzlich bei Erwachsenen), Jugendstrafe (bei Jugendlichen und häufig bei jungen Erwachsenen bis 21 Jahre) oder Strafarrest (bei Soldaten). Die Freiheitsstrafe kann lebenslang oder zeitig (d. h. zwischen 1 Monat und 15 Jahren) sein. Nach 15 Jahren und gründlicher Überprüfung des Einzelfalls ist eine Aussetzung der restlichen (an sich lebenslangen) Strafe zur Bewährung möglich. Der Vollzug verfolgt das Ziel, die Gefangenen zu befähigen, in sozialer Verantwortung ein Leben ohne Straftaten zu führen, und die Allgemeinheit vor Straftaten zu schützen. Ein besonderer Schutz der Allgemeinheit wird durch die sog. Sicherungsverwahrung erreicht. Unter bestimmten Voraussetzungen besteht auch die Möglichkeit eines offenen Vollzugs, der mehr Freiheiten bietet als der regelmäßig geschlossene Vollzug (z. B. Berufstätigkeit außerhalb der Vollzugsanstalt). Vgl. Freiheitsentziehende Maßnahmen, Pflege, forensische.

Freilagerung: (engl.) *free positioning, unobstructed positioning*; früher Hohllagerung; Lagerungsform mit dem Ziel der absoluten Druckentlastung dekubitusgefährdeter Körperstellen (z. B. Fersen, Schulterblätter) durch Unterpolsterung (s. T-Lagerung, V-Lagerung); ein direkter Kontakt mit der Unterlage wird dabei vermieden (s. Abb.). Lage-

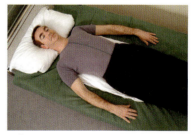

Freilagerung [6]

rungshilfsmittel sind z. B. Kissen, Luftringe, gerollte Handtücher, ein mit Wasser gefüllter Latexhandschuh. Vgl. Dekubitus.

Freitod: s. Suizid.

Freiwillige Gerichtsbarkeit: (engl.) *voluntary jurisdiction*; im „Gesetz über die Angelegenheiten der freiwilligen Gerichtsbarkeit" (Abk. FGG) sind u. a.

Vormundschafts-, Nachlass-, Familien-, Betreuungs- und Unterbringungssachen geregelt; **1.** In **Betreuungssachen** ist die Zuständigkeit des örtlichen Vormundschaftsgerichts (§ 65), die Anhörung des Betroffenen (§ 68), die Einsetzung eines Verfahrenspflegers (§ 67), das Sachverständigengutachten (§ 68 b), die Anhörung weiterer Personen (§ 68 a), die Entscheidung des Gerichts (§ 69) und die Bekanntgabe (§ 69 a) geregelt. Weiterhin sind die gesetzlichen Grundlagen für die Bestellung eines vorläufigen Betreuers* für Eilfälle aufgeführt (§ 69 f). Genehmigungen für eine Unterbringung* oder für unterbringungsähnliche Maßnahmen, die für den Betroffenen mit Freiheitsentzug verbunden sind, bedürfen grundsätzlich einer Anhörung (§ 70 c), der Bestellung eines Verfahrenspflegers (§ 70 b), eines Sachverständigengutachtens (§ 70 e) und der Anhörung weiterer Personen und Stellen (§ 70 d). Der Richter entscheidet durch Beschluss (§ 70 f); die Entscheidung muss dem Betroffenen bekannt gemacht werden (§ 70 g). Auch in Unterbringungssachen ist eine einstweilige Anordnung bei Gefahr im Verzug möglich (§ 70 h). Vgl. Betreuungsrecht. **2.** In **Familiensachen** regelt das FGG das Verfahren für die Bestellung eines Vormundes* oder eines Abwesenheitspflegers sowie das Sorgerechtsverfahren.

Freizeitgestaltung: (engl.) *recreational activities*; gezielter Umgang mit der Zeit, die einem Menschen zur freien Verfügung steht; da das Vorhandensein derartiger freier Zeit für nahezu alle Bevölkerungsschichten erst im Lauf des 20. Jahrhunderts selbstverständlich wurde, musste der Umgang mit ihr von vielen Menschen erst gelernt werden. Sowohl ein Zuviel an freier Zeit (z. B. durch Arbeitslosigkeit oder nach Berentung) als auch ein Zuwenig können diesen Lernprozess erschweren. Ein sinnvolles Nutzen der Freizeit (v. a. durch Erholung sowie durch Entfaltung seelischer und geistiger Fähigkeiten, durch soziale Aktivität und durch den Aufbau sozialer Kontakte) kann zum Erhalt des seelischen, körperlichen, geistigen und sozialen Wohlbefindens beitragen und ist deshalb ein Teil der Gesundheitsförderung*. Umgekehrt kann nicht sinnvoll genutzte Zeit* erheblich dazu beitragen, in den Zustand von Disstress* zu geraten.

Fremdanamnese: (engl.) *indirect anamnesis*; Form der Anamnese*, bei der Auskünfte über die aktuellen Beschwerden und Zustandsveränderungen nicht direkt durch den Patienten selbst (Eigenanamnese), sondern durch Angehörige, Betreuer, professionelle Pflegekräfte oder behandelnde Ärzte erteilt werden; **Hinweis:** Die Fremdanamnese ist auch in der Früherkennung von Erkrankungen unverzichtbar. Wichtig ist in diesem Zusammenhang, dass gewonnene Informationen auch genutzt werden, um eine entsprechende Diagnostik in die Wege zu leiten. Vgl. Familienanamnese.

Fremdkörper: (engl.) *foreign body*; durch Körperöffnungen oder die Haut eingedrungener unphysiologischer Gegenstand, z. B. durch Verschlucken, Aspiration*, Eröffnung einer geschlossenen Körperhöhle oder Struktur (Perforation) sowie i. R. diagnostischer oder therapeutischer Eingriffe (z. B. Herzschrittmacher, Implantat; bei längerem Verbleib kann es zu Fremdkörperreaktionen im umgebenden Gewebe kommen (z. B. Entzündung*). Das Eindringen eines Fremdkörpers in die Blutbahn kann zur akuten Verlegung des Gefäßlumens (Fremdkörperembolie) führen.

Fremdwahrnehmung: (engl.) *external experience*; im Gegensatz zur Eigenwahrnehmung* der Eindruck, den eine Person anderen (meist unbewusst) über sich vermittelt; ein großes Auseinanderklaffen der Eindrücke von Fremd- und Eigenwahrnehmung verweist auf psychische Probleme. Vgl. Selbstwahrnehmung, Gesundheit, psychische.

Fresssucht: s. Essbrechsucht.

Freude: (engl.) *pleasure*; Wohlbefinden, das sich durch die grundlegende Befriedigung von Bedürfnissen einstellt; kann verbal und nonverbal zum Ausdruck gebracht werden; die Emotion* Freude stellt sich als elementares subjektives Lebensgefühl nur bedingt abhängig von Faktoren wie Gesundheit*, Wohlstand oder sozialem Status ein. Sie erstreckt sich vom Zustand der Belastungsfreiheit (z. B. nach gelungenen Heilungserfolgen) über lebhaft empfundene Freude, Verliebtheit, Liebe* u. a. mit Steigerung des Glücks bis zur Euphorie* oder wird als Zufriedenheit* empfunden. Eine statische Eingrenzung des Begriffs ist wegen der individuellen, stark ausgeprägten Unterschiede der Menschen und Situationen nicht möglich. Sog. **Glückshormone** (bestimmte Neurotransmitter, z. B. Serotonin, Dopamin) werden beim freudigen Lebensgefühl physiologisch gesteigert. Ein Mangel an Glückshormonen kann zur Depression* führen. Der Fähigkeit zur Freude wird eine lebensverlängernde Wirkung zugeschrieben. **Pflegeprozess:** In Pflegebereichen, in denen sich Menschen langfristig aufhalten, gehören gezielte Aktivitäten, die Freude bereiten, zu einer gelungenen Pflege. Das sind z. B. allgemeine Freundlichkeit im Umgang mit Patienten und Bewohnern von Pflegeeinrichtungen, Humor*, Feste, Musikveranstaltungen, Spaziergänge, Streicheltiere im Hausgarten, Museumsbesuche und Bibliotherapie*. Bei der Biographiearbeit* sollten persönliche Vorlieben ermittelt werden. Angehörige und Freunde werden in die Umsetzung einbezogen, um ein Miteinander zu fördern und personelle und finanzielle Ressourcen der Einrichtung nicht zu überfordern. **Hinweis:** Durch die zunehmende Arbeitsbelastung in den Pflegeheimen und Krankenhäusern werden die Aktivitäten, die Freude bereiten, aber nicht zur Primärpflege zählen, zuerst eingestellt. Der Mangel an Freude führt neben der psychischen Vernachlässigung der Bewohner und Patienten beim Pflegepersonal jedoch ggf. zum Burnout*-Syndrom.

Freudsche Fehlleistung: syn. Fehlleistung*.

Frictio: s. Einreibung.
Frostbeule: (engl.) *chilblain*; Pernio; chronischer Kälteschaden an der Haut der Akren (Finger, Zehen, Hände, Füße, Nase, Kinn, Augenbrauen- und Jochbögen), evtl. auch der Wangen; **Kennzeichen:** rundliche, teigige, blassbläuliche, bei Erwärmung juckende und brennende Schwellung; kann im Zentrum Einblutungen (Hämorrhagien), Blasen, Nekrosen* oder Geschwüre enthalten; **Vorkommen:** v. a. bei Jugendlichen in Kombination mit peripherer Zyanose*, Kältemarmorierung (Cutis marmorata) und generalisierter oder lokaler Steigerung der Schweißsekretion (Hyperhidrose). Vgl. Erfrierung.
Fruchtbarkeit (ICNP)**:** (engl.) *fertility*; Fertilität; geschlechtliche Vermehrungsfähigkeit; umfasst **1.** die Fähigkeit der Frau im fortpflanzungsfähigen Alter zur Produktion von reifen Eizellen und Sexualhormonen sowie zur Empfängnis und Schwangerschaft; **2.** die Fähigkeit des Mannes im reproduktionsfähigen Alter zur Produktion von Spermien und Sexualhormonen sowie die Fähigkeit zur Durchführung von Geschlechtsverkehr und zur Zeugung. Vgl. Fruchtbarkeitsziffer, Befruchtung, künstliche.
Fruchtbarkeitsziffer: (engl.) *fertility rate*; Fertilitätsrate; **1.** allgemeine Fruchtbarkeitsziffer: Anzahl der Lebendgeborenen je 1000 Frauen im Alter von 15 bis unter 45 Jahren; Maß für die biologische Reproduktion, das die Geburtlichkeit einer Bevölkerung unabhängig von ihrem Altersaufbau* wiedergibt; **2.** altersspezifische Fruchtbarkeitsziffer: Anzahl der Lebendgeborenen je 1000 Frauen desselben Alters; dient zur Darstellung altersabhängiger Differenzen der Fruchtbarkeit; z. B. wird die Fruchtbarkeitsziffer für 20-Jährige mit 50–60 %, für 30-Jährige mit 30 %, für 40-Jährige mit 3 % Konzeptionserwartung angegeben.
Fruchttod, intrauteriner: (engl.) *intrauterine fetal death*; Abk. IUFT; Absterben des Kindes im Mutterleib (in der 2. Hälfte der Schwangerschaft); **Häufigkeit:** ca. 1–4 % aller Schwangerschaften; erhöht bei Mehrlingsschwangerschaften; wichtigste **Ursachen: 1.** Plazentainsuffizienz, z. B. bei hypertensiven Schwangerschaftserkrankungen, Übertragung, Diabetes mellitus und vorzeitiger Plazentalösung; **2.** Anämie des Fetus (Morbus haemolyticus fetalis); **3.** Infektionen und Fehlbildungen; **4.** Nabelschnurkomplikationen, z. B. Nabelschnurvorfall oder -umschlingungen; **Kennzeichen: 1.** fehlende kindliche Herztöne; **2.** fehlende Kindsbewegungen; **3.** fehlendes Uteruswachstum; **4.** Fundusstand (Stand des Gebärmuttergrundes) sinkt (etwa 14 Tage nach dem Absterben); **5.** Leibesumfang nimmt ab infolge einer Abnahme der Fruchtwassermenge. **Maßnahme:** Aufgrund der Größe des Kindes wird eine Spontangeburt angestrebt, die innerhalb von 14 Tagen erfolgen sollte. Ansonsten wird die Geburt* eingeleitet (kann sich über mehrere Tage hinziehen). Eine Schnittentbindung stellt für die Mutter ein deutlich höheres Risiko dar als eine vaginale Geburt. **Komplikationen: 1.** disseminierte intravasale Gerinnungsstörung (Abk. DIC), wenn der Fruchttod länger als 3–4 Wochen zurückliegt; **2.** seelische Belastung für die Frau bei zu langem Abwarten ohne Spontangeburt. Vgl. Totgeburt, Fehlgeburt, Frühgeburt.
Früherkennung: (engl.) *early detection*; **1.** Form der Gesundheitsuntersuchung (Selbstuntersuchung* oder Fremduntersuchung), mit Hilfe derer Krankheiten oder Risikofaktoren für Gesundheitsprobleme und Krankheiten möglichst frühzeitig festgestellt und so einer Behandlung bzw. Prävention* zugänglich gemacht werden sollen; gesetzlich Krankenversicherte haben nach dem SGB V Anspruch auf bestimmte Früherkennungsuntersuchungen (Kinderfrüherkennungs-, Jugendgesundheits-, Krebsfrüherkennungs-, Gesundheitsuntersuchung). **2.** (Qualitätsmanagement) frühes Erkennen von Fehlerquellen in Arbeitsabläufen.
Frühförderung: (engl.) *early advancement*; Förderung von behinderten, von Behinderung bedrohten und entwicklungsverzögerten Kindern in den ersten Lebensjahren; zu den Leistungen der medizinischen Rehabilitation* behinderter und von Behinderung bedrohter Menschen gehören auch die Früherkennung und Frühförderung behinderter und von Behinderung bedrohter Kinder (§ 26 Absatz 2 Nr. 2 SGB IX). Leistungen der Früherkennung und Frühförderung sind aufeinander abgestimmt und interdisziplinär (vgl. Komplexleistung). Sie umfassen die medizinischen Leistungen der fachübergreifend arbeitenden Dienste und Einrichtungen, nichtärztliche sozialpädiatrische, heilpädagogische und psychosoziale Leistungen sowie die Beratung der Erziehungsberechtigten unter ärztlicher Verantwortung, wenn sie erforderlich ist, um eine drohende oder bereits eingetretene Behinderung zum frühestmöglichen Zeitpunkt zu erkennen und einen individuellen Behandlungsplan aufzustellen (§ 30 Absatz 1 SGB IX). Diese Leistungen können auch durch ambulante und mobile Frühförderstellen erbracht werden. Leistungsträger sind i. d. R. die Gesetzliche Krankenversicherung* und die Sozialhilfeträger. **Hinweis: 1.** In der Praxis besteht häufig Uneinigkeit darüber, welcher der beiden Träger vorrangig als Leistungsträger für Frühfördermaßnahmen in Frage kommt, wenn diese durch eine Frühförderstelle durchgeführt werden. Der Streit um die Zuständigkeit führt häufig dazu, dass Frühfördermaßnahmen nicht durchgeführt oder unterbrochen werden. **2.** Unterstützend, u. a. bei der Antragstellung, kann eine Servicestelle* für Rehabilitation aufgesucht werden. Vgl. Rehabilitationsrecht.
Frühgeborenes: (engl.) *preterm infant*; Neugeborene in einem Schwangerschaftsalter von weniger als 259 Tagen vor vollendeter 37. SSW (post menstruationem); je früher das Kind geboren wird, umso weniger sind Körper und Organe ausgereift, sodass sich postnatale Komplikationen er-

geben können. Die Unreife kann eine Instabilität der Regulationssysteme und eine ungenügende Anpassung von Atmung, zerebralem Gefäßsystem und Immunsystem zur Folge haben.

Medizinische Komplikationen

1. Atmung und Respirationstrakt: periodische Atmung, Apnoen (Atempausen >20 Sekunden); chronische Lungenerkrankung (bronchiopulmonale Dysplasie) als Folgeerscheinung der mechanischen Einwirkung durch künstliche Beatmung, Sauerstoffgabe und Infektionen auf die unreife Lunge; Aspirationsneigung (s. Aspiration) bedingt durch mangelhaften Schluck- und Hustenreflex; **2. Temperaturregulation:** Hypothermie (Rektaltemperatur <36 °C); Hyperthermie (Rektaltemperatur >37,5 °C) durch Unreife des Gehirns und kaum vorhandenes Unterhautfettgewebe; **3. Zentralnervensystem:** Hirnblutungen bedingt durch Blutungsneigung Frühgeborener, fragile Blutgefäße und Sauerstoffmangel; Bewegungsbehinderungen mit schlaffer oder versteifter Muskulatur (Zerebralparesen) verursacht durch Hirnblutungen, Sauerstoffmangel, Durchblutungsstörungen des Gehirns; **4. psychomotorische Störungen** (z. B. verkürzte Aufmerksamkeitsspanne, Hyperaktivität, Störung der Reizschwelle) infolge von Unreife, perinataler Atemdepression oder -stillstand (Asphyxie), Adaptationsstörungen; **5. Magen-Darm-Trakt:** Trinkschwäche und Erbrechen, nekrotisierende Entzündung des Dünn- und Dickdarms (Enterokolitis) durch Dehnung des Darms durch Nahrung und verminderte Sauerstoffversorgung (Hypoxien); **6. Herz, Kreislauf und Blut:** offener Ductus Botalli, Schock bei erniedrigtem Blutdruck

Frühgeborenes
Auswahl von möglichen Störungen und ihre Häufigkeit nach I. Wagner (2001)

Störungen	Schwangerschaftsdauer (in SSW)/ Geburtsgewicht (Abk. GGW)	Häufigkeit (%)/Ausprägung
Zerebralparese (zentrale neurologische Störung mit Auswirkung auf Motorik, Kognition, Sprache; oft kombiniert mit zerebralen Krampfanfällen)	32.–36. SSW <32. SSW <28. SSW	1,9 16,6 28,9
Einschränkungen motorischer Kompetenz (Bewegungseinschränkung und Koordinationsstörung aufgrund zerebraler Funktionsstörung)	GGW 1500–1749 g GGW 1000–1499 g GGW <1000 g	16 20 40
Visumotorik (komplexe Hirnleistung, die visuelle Eindrücke in eine motorische Antwort integriert)	leichte Ausprägung bei GGW <1500 g schwere Ausprägung bei GGW <1500 g schwere Ausprägung bei GGW 501–1000 g	24,6 – 35,9 2,6 – 19,9 21
Sprache (Artikulationsstörungen, expressive Störungen, rezeptive Störungen)	Es liegen keine genauen Zahlen bezüglich SSW/GGW vor.	Die Sprachentwicklung ist signifikant abhängig von Geburtsgewicht, Schwangerschaftsdauer und sozialem Status.
Intelligenz (ermittelt mit gängigen Intelligenztests)	Frühgeborene allgemein GGW 500–999 g GGW 500–750 g	Minderung um 5–15 IQ-Punkte deutliche Minderung 20 % mit IQ <70
Konzentration/Gedächtnis (Speicherung von wiederfindbarem Wissen auf verschiedenen Gebieten)	Es liegen keine genauen Zahlen bezüglich SSW/GGW vor.	Auffälligkeiten konnten im Bereich Kurzzeitgedächtnis, Rechnen und Zahlengedächtnis ermittelt werden.
Hören (Schallleitung, Schallempfindung, Schallwahrnehmung)	Frühgeborene allgemein GGW <1000 g	6,2 0 – 13

Sehen (Fehlsichtigkeit/Retinopathie/ periventrikuläre Leukomalazie)	Frühgeborene allgemein
	   leichte bis mäßige Störungen
	   schwere Störungen
		
		47
		2

Frühgeburt

(Hypotonie), Anämie, Gerinnungsstörungen; **7. Sinnesorgane:** Netzhauterkrankung (Retinopathie) als Komplikation bei Sauerstofftherapie; **8. Immunsystem:** Infektionsneigung aufgrund von Mangel an Antikörpern, Unreife des Immunsystems; **9. Nieren, Wasser- und Elektrolythaushalt:** Nierenversagen, Azidose, Ödeme; **10. Stoffwechsel und Wachstum:** metabolische Probleme (z. B. Fehlregulation von Glukose, Calcium, Kalium, Magnesium, Bilirubin); Gedeihstörungen.

Prognose
S. Tab. S. 279; **1. körperlich:** Ausschlaggebend für den Verlauf sind v. a. das Schwangerschaftsalter und der Reifezustand des Kindes. Frühgeburten vor der 22. SSW gelten nach dem aktuellen medizinischen Stand als nicht lebensfähig. Die Überlebenschance Frühgeborener, die nach der 22. bis zur vollendeten 23. SSW geboren werden, steigt von ca. 10 auf 50 % an, davon sind 20–30 % von schweren körperlichen und geistigen Behinderungen betroffen. Bei Kindern, die nach der 24. SSW und später geboren werden, liegt die Überlebenschance in Deutschland bei 60–80 %. Risikobelastungen für eine gesunde Entwicklung des Kindes sind z. B. niedriges Geburtsgewicht, perinatale Hirnblutungen, neonatale Krampfanfälle, Atemnotsyndrome, psychomotorische Entwicklungsstörungen, chronische Lungenprobleme (bronchopulmonale Dysplasie), Zerebralparesen, Seh- und Hörstörungen. Insgesamt ist eine deutlich rückläufige Entwicklung sowohl bei der Häufigkeit als auch der Intensität der Folgeschäden zu beobachten. Deutlich erhöht ist die Rate an wiederholten und schweren Erkrankungen Frühgeborener (z. B. Lungenentzündungen, Gedeihstörungen) im Vergleich zu Reifgeborenen, die bei Kindern mit sehr niedrigem Geburtsgewicht i. d. R. mindestens einmal zur Rehospitalisierung führen. **2. kognitive Entwicklung:** Sehr unreif geborene Kinder (<32. SSW oder <1500 g) weisen eine deutlich erhöhte Rate an langfristigen kognitiven, sprachlichen und sozialen Entwicklungsstörungen auf, z. B. erhebliche Defizite hinsichtlich Intelligenz und Schulleistungen (Verwendung der Wechsler Intelligence Scale bei Kindern von 5–8 Jahren; R. Cooke, 2005; K. Mikkola, 2005; P. Anderson, 2003; D. Wolke, 2001). Bei Kindern ohne offensichtliche neurologische oder kognitive Störungen in den ersten Lebenswochen besteht im Vorschulalter eine relativ hohe Inzidenz* für Schwächen in der Informationsverarbeitung (z. B. Aufbau von Gedächtnisstrukturen, Reizregulation) und aufmerksamkeitsabhängige Störungen. **3. sozial-emotionale Entwicklung:** Die häufigsten Auffälligkeiten sind ruhelose Aktivität, verminderte Aufmerksamkeit, häufige Zornausbrüche, Rückzugsverhalten und psychosomatische Symptome. Es besteht eine Beziehung zwischen sozialem Status und psychischer Belastung der Eltern und der kognitiven Entwicklung des Kindes bzw. der Ausprägung des Intelligenzquotienten. Es konnte festgestellt werden, dass soziale und familiäre Faktoren auf die Entwicklung frühkindlicher Störungen kompensatorisch wirken können. Dies bedeutet, dass die meisten frühkindlichen Störungen (in den Bereichen Motorik, sprachgebundene Fähigkeiten, kognitive Entwicklung) sich durch entsprechende systematische Betreuung (z. B. interdisziplinäre Frühförderung) erfolgreich behandeln lassen (D. Wolek, 2001). Wichtiges Kriterium für die Einschätzung der Entwicklung und des entsprechenden Förderungsbedarfs Frühgeborener ist das korrigierte Alter*.

Pflege
s. Intensivpflege, neonatologische.

Ethik
Ethische Probleme in der Neonatologie befassen sich vorrangig mit dem Problem der Grenzen der Behandlungspflicht. Eindeutige rechtliche Regelungen sind dabei die Ausnahme (z. B. Verbot der aktiven Sterbehilfe*). Es gilt, im Einzelfall eine Einscheidung im Konsens aller Betroffenen zu fällen. Vgl. Frühgeburt.

Autorinnen: Christina Köhlen, Anke Jürgensen.

Frühgeburt: (engl.) preterm delivery; Geburt vor Beendigung von 37 SSW post menstruationem; als Bezugsgröße für die Bestimmung der Frühgeburt gilt heute allgemein das Gestationsalter (s. Schwangerschaftsdauer), weniger das Geburtsgewicht (500–2500 g). Die Differenzierung nach dem Geburtsgewicht erscheint zunächst objektiver, jedoch müssen differentialdiagnostisch voll ausgetragene Kinder, die infolge einer Mangelentwicklung untergewichtig sind, von zu früh geborenen Neugeborenen* abgegrenzt werden. Das postnatale Risiko eines Frühgeborenen* nach 35–36 SSW weicht nur geringfügig von dem eines Termingeborenen ab. **Häufigkeit:** in Deutschland ca. 7 % aller Geburten; **Ursachen: I. mütterlich: 1. somatisch: a)** akute Infektionen, z. B. aufsteigende genitale Infektionen; **b)** chronische Grunderkrankungen, z. B. Diabetes mellitus, Nierenerkrankungen, Schilddrüsenüber- oder -unterfunktion, Erbkrankheiten; **c)** Anomalien und Erkrankungen der Gebärmutter (Uterus), z. B. Tumoren, Gebärmutterfehlbildungen oder Verkürzung, Verbreiterung und Erweiterung des Gebärmutterhalses (Zervixinsuffizienz); **d)** Komplikationen während der Schwangerschaft, z. B. hypertensive Schwangerschaftserkrankung, vorzeitiger Blasensprung*, Blutungen, Plazentalösung; **e)** vorausgegangene Fehl- bzw. Frühgeburt, Schwangerschaftsabbruch, Mehrlingsschwangerschaft, Sterilitätsbehandlung; **f)** chronischer Missbrauch von Toxinen, z. B. Nicotin, Alkohol, Arzneimittel, Drogen; **2. psychisch: a)** extreme Belastungen während der Schwangerschaft, z. B. Ablehnung des Kindes, Angst*, beruflicher Stress; **b)** kritische Lebensereignisse, z. B. Trennung, Scheidung, Todesfälle, Arbeitsplatzverlust; **3. psychosozial: a)** Alter der Mutter (unter 16 Jahren oder über 40 Jahren); **b)** Zugehörigkeit zu einer benachtei-

ligten sozialen Schicht in Bezug auf Einkommen, Bildungsstand, Wohnverhältnisse. Die psychischen und psychosozialen Auslöser sind häufig weniger konkret zu erfassen und einzugrenzen, sind aber im Frühgeburtsgeschehen als gleichwertig zu den somatischen Faktoren anzusehen.
II. kindlich: z. B. Infektionen, Fehlbildungen, angeborene Stoffwechselerkrankungen, Chromosomenanomalien, verzögerte Entwicklung (intrauterine Wachstumsretardierung); **Kennzeichen:** u. a. Blutungen, vorzeitige Wehen, vorzeitiger Blasensprung; **Hinweis:** Regelmäßige Schwangerenvorsorgeuntersuchungen, Nicotin- und Alkoholverzicht und ggf. gezielte Therapie, z. B. Infekttherapie, operative Umschlingung des Muttermundes bei Zervixinsuffizienz (Cerclage) oder Wehenhemmung (Tokolyse), können das Risiko von Frühgeburten erheblich senken. Vgl. Risikoschwangerschaft, Intensivpflege, neonatologische.

Frühmobilisation: (engl.) *early mobilisation*; frühzeitige, meist postoperativ oder nach einer Geburt durchgeführte Maßnahmen zur Mobilisation*; **Ziel:** u. a. Pneumonie-* und Thromboseprophylaxe*, Aktivierung des Kreislaufs und der Verdauung, Förderung des Wohlbefindens; **Hinweis:** Durch Blut- und Wasserverlust besteht eine erhöhte Gefahr für einen Kreislaufkollaps. Die Patienten oder Wöchnerinnen sollten deshalb so lange begleitet werden, bis sie kreislaufstabil sind.

Frührehabilitation: s. Rehabilitationsphasen.
Frühwochenbett: s. Wochenbett.
Frustration (ICNP): (engl.) *frustration*; Gefühl der Unzufriedenheit und Enttäuschung; **Ursachen:** Nichterreichen eigener Ziele und der Befriedigung von Wünschen durch externe (äußere Frustration) oder eigene Grenzen (innere Frustration). Frustration stellt sich ein, wenn ein erwartetes oder geplantes Ereignis oder Verhalten (eigenes wie das von anderen) nicht in der erwarteten Form stattfindet und die eigenen Möglichkeiten zum Ändern der Situation als gering eingeschätzt werden. **Psychoanalytisch** wird Frustration als Folge einer Störung in der Triebbefriedigung betrachtet. Beispiel: Ein Patient, der bereits seit dem Vorabend nüchtern bleiben musste, freut sich jetzt auf sein Mittagessen (Triebbefriedigung) und erfährt, dass er noch nichts essen darf (Enttäuschung). **Pflegeprozess:** Frustrationen sind häufige Gefühle bei langwierigem Gesundheitsprozess nach schwerer Krankheit, Unfall oder beim langsamen Schwinden der körperlichen oder geistigen Ressourcen bei chronischen Erkrankungen. Frustration kann zu Aggression* führen (Frustrations-Aggressionstheorie), die nach außen oder gegen sich selbst gerichtet wird. Frustration muss in die Pflegeplanung einbezogen werden, um eine mögliche Projektion* von Patienten und deren Empfindungen bei unerfüllten (genannten oder nicht genannten) Wünschen handhaben zu können. **Organisation:** In Einrichtungen des Gesundheitswesens Frustrationen für Mitarbeiter möglichst gering (Leistung registrieren und anerkennen) oder transparent (Änderungen von Arbeitsabläufen rechtzeitig ankündigen) halten (vgl. Burnout-Prophylaxe), damit sie nicht ungezielt und unterschwellig das Arbeitsklima und damit die Patientenversorgung negativ beeinflussen.

Frustrations-Aggressionstheorie: s. Aggression.
Fühlen (ICNP): (engl.) *feeling*; **1.** (physiologisch) Empfindung, ausgelöst durch Berühren und Druck taktiler Organe in der Haut (vgl. Wahrnehmung, Berührung) oder Reaktionen auf Sensorenerregung der Organe (z. B. Schmerz*); **2.** (psychologisch) Gefühl i. S. eines inneren Ausdrucks einer Emotion*.

Führung: (engl.) *leadership*; **1.** (organisatorisch) **a)** Unternehmensführung: zielorientierte Planung, Steuerung und Kontrolle von Organisationen; **b)** Personalführung: zielgerichteter Prozess der Verhaltensbeeinflussung einer Person oder einer Gruppe mit Hilfe von Kommunikations- und Informationsprozessen, **2.** (formal) **a)** formelle Führung durch eine hierzu autorisierte Person; **b)** informelle Führung durch soziale Einflussversuche und unbewusste Botschaften im zwischenmenschlichen Bereich.

Grundlagen

1. Eigenschaftstheorie der Führung (Great-Man-Theorie, 20er Jahre des 20. Jahrhunderts): Die Eigenschafts- oder Persönlichkeitstheorie der Führung geht davon aus, dass Führung durch besonders hervorstechende Eigenschaften der Führungsperson zustande kommt, die situations-, aufgaben- und gruppenunabhängig wirksam sind; d. h., es wird angenommen, dass Personen, die in der Lage sind, andere erfolgreich zu führen, eine Reihe von besonderen Persönlichkeitseigenschaften besitzen (sog. Führungsqualitäten), die Nicht-Führungspersonen nicht besitzen und die jene deshalb zu der Führungsaufgabe befähigen.

2. Verhaltensansatz in der Führung (80er Jahre des 20. Jahrhunderts): In Übereinstimmung mit der herrschenden Auffassung in der Literatur wird unter Führungsstil ein zeitlich überdauerndes und in bestimmten Situationen relativ konsistentes Führungsverhalten einer Führungsperson gegenüber den Mitarbeitern verstanden. Im Zentrum steht nicht mehr die Persönlichkeitseigenschaft der Führungsperson, sondern die Frage nach typischem, reproduzierbarem Verhalten, das günstig ist, um Führungserfolg zu bewirken. **Führungsstile der klassischen Führungstypologie** (nach K. Lewin): **a)** Die **autokratische** Führungsperson bestimmt und lenkt die Aktivitäten und Ziele der Einzelnen und der Gruppe. Sie teilt jedem Mitglied seine Tätigkeit und Mitarbeiter zu. Bei der Bewertung der Tätigkeiten lässt sie nicht erkennen, nach welchem Maßstab sie wertet. **b)** Die **demokratische** Führungsperson ermutigt die Mitarbeiter, ihre Aktivitäten und Ziele zum Gegenstand von Gruppendiskussionen und -entscheidungen zu machen. Bei der Bewertung ihrer Tätigkeit versucht sie stets, den

Führung

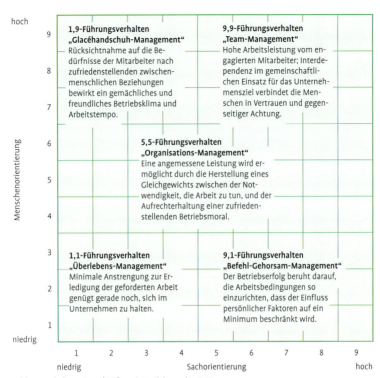

Führung Abb. 1: Verhaltensgitter (Grid) nach R. Blake und J. S. Mouton

Mitgliedern die objektiven Beurteilungsgründe darzulegen. c) Die **Laisser-faire**-Führungsperson spielt eine freundliche, aber passive Rolle und lässt den Gruppenmitgliedern volle Freiheit. Auf Fragen antwortet sie mit den gewünschten Informationen, ohne Vorschläge zu machen. Sie vermeidet, die Tätigkeit einzelner Mitglieder oder der gesamten Gruppe positiv oder negativ zu bewerten. Der demokratische Führungsstil hat sich als der erfolgreichste erwiesen (Th. Gordon, 1977; H. Ulrich/G. Probst, 1980; F. Becker, 1984). **Verhaltensdimensionen:** In der Weiterentwicklung des Verhaltensansatzes spricht man nicht mehr von Führungsstilen, die unabhängig voneinander sind, sondern von Verhaltensdimensionen, die je nach Situation bei einer Führungskraft auftreten können: a) **mitarbeiterorientiertes Führungsverhalten:** Der Vorgesetzte schafft ein Verhältnis gegenseitigen Vertrauens zu seinen unterstellten Mitarbeitern. Er respektiert ihre Ideen, nimmt Rücksicht auf ihre Gefühle und Wünsche, berücksichtigt menschliche Probleme, fördert das Streben seiner Mitarbeiter und ihre persönlichen Fähigkeiten und steht für echtes Interesse an den Bedürfnissen und Nöten der Mitarbeiter. b) **aufgabenorientiertes Führungsverhalten:** Der Vorgesetzte ist darauf bedacht, die Gruppentätigkeit mit höchstmöglicher Leistung zu planen und zu aktivieren. Man versteht darunter das Ausmaß, in dem er bestimmt, welche Aufgaben und Funktionen jedes Mitglied der Gruppe zu übernehmen hat, inwieweit er Vorgehensweisen, Methoden und Handlungstechniken festlegt und inwieweit er allein die Planungsarbeit übernimmt, ohne die Mitarbeiter über die nächsten Schritte zu informieren bzw. zu orientieren. Bedeutsam ist hier das Ausmaß, in dem der Vorgesetzte Kontrolle ausübt und auf Produktion und Leistung drängt. Die genannten Verhaltensweisen können in unterschiedlicher Gewichtung auftreten, sodass damit eine Vielzahl von Verhaltenskombinationen möglich ist, die den individuellen Führungsstil ausmacht. Diese Überlegungen wurden im Verhaltensgitter von R. Blake und J. Mouton (1964, 1981) veranschaulicht (s. Abb. 1).

3. Situationstheorie der Führung (60er Jahre des 20. Jahrhunderts): Der Einfluss der Eigenschaftstheorie wurde von der situationstheoretischen Denkweise abgelöst. Hauptannahme der Theorie ist, dass es primär von der sozialen Situation abhängt, ob jemand zum Führer wird oder nicht. Wer in der Lage ist, für die Befriedigung der Bedürfnisse einer Gruppe zu einem gegebenen

Interaktionsanalyse zur Konfliktbewältigung

10 Min.	**1. Schritt:** vorläufige Problembeschreibung	a. Wie wird die problematische Situation benannt?............ b. Worin wird die Ursache vermutet?............................... c. Kurzinformationen zur Vorgeschichte?............................ d. Wo und wann geschieht das meistens? Wer ist anwesend?............					

		Person 1	Person 2	Leitung	Person X	Institutionen/Umfeld	
15 Min.	**2. Schritt:** Wer sagt was zu wem?	„............"	„............"	„............" „............"	„............"	„............"	
15 Min.	**3. Schritt:** Was fühlt und denkt jeder?	– .... – .... –	– .... – .... –	– .... – .... –	– .... – .... –	– .... – .... –	
15 Min.	**4. Schritt:** Gesetzmäßigkeiten/Muster/ Hypothesen	....					
15 Min.	**5. Schritt:** Lösungsvorschläge	....					
10 Min.	**6. Schritt:**	ähnliche Erfahrungen der anderen					

Führung Abb. 2: Interaktionsanalyse zur Konfliktbewältigung

Zeitpunkt zu sorgen und zur Erreichung des Gruppenziels beizutragen, wird zum Führer dieser Gruppe. Führung wird somit als Interaktion zwischen Eigenschaften und günstigen Situationskonstellationen begriffen. Damit wird vorausgesetzt, dass die Führung der Gruppe zu verschiedenen Zeiten von verschiedenen Personen übernommen werden kann.

4. Interaktionstheorie der Führung (80er Jahre des 20. Jahrhunderts): Die Bedeutsamkeit von Persönlichkeit und sozialem System findet ihre Berücksichtigung in der Interaktionstheorie, bei der Führung als eine Funktion der Wechselwirkung von Persönlichkeit und Situation aufgefasst wird. Führung wird hier als eine Funktion von 4 interagierenden Variablen angesehen: **a)** die Führungskraft mit ihren psychologischen Eigenschaften; **b)** die Geführten mit ihren Problemen und Einstellungen; **c)** die Gruppensituation; **d)** die äußere Situation. Die Theorie beschreibt Perspektiven, die die komplexe organisatorische sowie die persönliche Bezugsebene und die daraus entstehenden Bedingungen für das Phänomen Führung mit in die Analyse einbeziehen. Führung bedeutet nicht mehr das gezielte Erzeugen eines gewünschten Verhaltens beim Mitarbeiter durch das Einsetzen von Führungsinstrumenten, sondern vielmehr die Gestaltung der optimalen Rahmenbedingungen, unter denen Mitarbeiter ihre Aufgabe selbstverantwortlich und selbstorganisierend auch in Bezug auf in Organisationen unvermeidliche Konflikte wahrnehmen können. S. Abb. 2.

Aufgaben und Inhalt der Führungstätigkeit

Der sog. Regelkreis der Führung unterscheidet zwischen Zielsetzung, Planung, Entscheidung, Organisation und Kontrolle. Führungslehrgänge vermitteln Führungsinstrumente zur Erfüllung dieser Teilschritte. In der Praxis erkennen sich Führungspersonen allerdings in diesen Kategorien wenig wieder. Ihr Erleben in der heutigen Führungswelt ist vielmehr geprägt von Konflikten, Widerständen und Umgang mit Informationen, d. h., die Führungskraft von heute ist in erster Linie mit Kommunikation* beschäftigt. Es wird deshalb außerdem das tatsächliche Handeln von Managern in der konkreten Umgebung erfasst und versucht, dieses Führungshandeln als Wahrnehmung der jeweiligen Erfordernisse und Ausübung von verschiedenen Rollen* zu verstehen.

Führungsrolle: (engl.) *leading role, role of leader*; Aufgaben der Leitungspersonen innerhalb einer Gruppe, verbunden mit spezifischen Rollenerwartungen, z. B. Kompetenz, Durchsetzungsvermögen; vgl. Führung, Gruppenleitung, Rolle.

Führungsstil: s. Führung.

Fünf-Elemente-Kreis: s. Funktionskreis.

Fürsorge: (engl.) *care*; Sorge; **1.** (allgemein) Handlungen des Sich-Kümmerns, umgangssprachlich Bemutterung, um das Wohlergehen eines Anderen bemüht sein; **2.** (pflegetheoretisch) Übersetzung von care* für helfendes, unterstützendes und förderndes pflegerisches Handeln; in der pflegetheoretischen Literatur ist die Abgrenzung zu Sorge* unscharf. **3.** (philosophisch) nach M. Heidegger das Mit-Sein mit dem Anderen. **4.** (historisch) veraltete Bezeichnung für soziale Einrichtungen, die Menschen mit ungesicherter finanzieller Versorgung unterstützen.

Fürsorgepflicht: (engl.) *solicitude for employees*; Pflicht des Arbeitgebers gegenüber dem Arbeitnehmer zur Schaffung aller erforderlichen Einrichtungen, Anordnungen und Maßnahmen, um Arbeitssicherheit und Gesundheitsschutz zu gewährleisten; **Formen: 1. gesetzliche** Fürsorgepflicht: Aus § 618 BGB ergibt sich die Verpflichtung, Räume, Vorrichtungen oder Gerätschaften so einzurichten und zu unterhalten und auch den Arbeitsablauf so zu organisieren, dass der Arbeitnehmer gegen Gefahr für Leben und Gesundheit soweit wie möglich geschützt wird. Der Arbeitgeber hat den Arbeitnehmer auch vor sexueller Belästigung* am Arbeitsplatz zu schützen (§ 2 Beschäftigtenschutzgesetz). **2. allgemeine** Fürsorgepflicht: wird aus § 242 BGB abgeleitet und gilt als vertraglich geschuldete Nebenpflicht. **Beispiel: 1.** Bei einer Umsetzung des Arbeitnehmers hat der Arbeitgeber diese zuvor mit dem Arbeitnehmer zu besprechen. **2.** Der Arbeitgeber muss den Arbeitnehmer ggf. von einer Tätigkeit abhalten, die diesen völlig überfordert und seine Gesundheit stark beeinträchtigt. **3.** Der Arbeitnehmer kann die Entfernung einer ungerechtfertigten Abmahnung aus seiner Personalakte verlangen. **4.** Der Arbeitnehmer kann aufgrund der Fürsorgepflicht des Arbeitgebers auch kurzfristige Freistellung beanspruchen. Der Arbeitnehmer unterliegt hingegen der **Treuepflicht** gegenüber dem Arbeitgeber. Der Arbeitnehmer ist verpflichtet, eingetretene oder drohende Schäden diesem zu melden. Er hat eine Schadensabwendungspflicht und ist bei Notfällen verpflichtet, über den Rahmen der arbeitsvertraglichen Hauptpflicht hinaus zu arbeiten, solange der Notfall nicht in der Verantwortung des Arbeitgebers liegt. Des Weiteren unterliegt der Arbeitnehmer der Verschwiegenheitspflicht*.

functional independence measure: Abk. FIM; sog. Funktionaler Selbständigkeitsindex; standardisiertes Messinstrument zur Einschätzung der funktionalen Selbständigkeit eines erwachsenen Patienten; **Ziel:** Erfassung des jeweiligen Bedarfs an unterstützender und rehabilitativer Betreuung; **Anwendung:** Der FIM wird zu Forschungszwecken, Evaluation* und Benchmarking* eingesetzt, in Deutschland selten als Instrument zur individuellen Einschätzung der Pflegebedürftigkeit* in Akutkrankenhäusern als Grundlage für die Pflegeplanung. Empirische Untersuchungen in der Schweiz haben gezeigt, dass sich die Pflegekosten in der Rehabilitation* mit dem FIM besser vorhersagen lassen als mit medizinischen Diagnosen. Entwickelt wurde der FIM während der 80er Jahre des 20. Jahrhunderts in den USA für den Gebrauch in der Rehabilitation, v. a. zur Beurteilung von Patienten mit einem Schädelhirntrauma. Der FIM gilt als eine Weiterführung des Barthel*-Index und nutzt darüber hinaus das WHO-Modell der funktionalen Gesundheit (International* Classification of Functioning, Disability and Health). **Aufbau:** Anhand von 18 Merkmalen (sog. Items) aus 6 Bereichen (Selbständigkeit/Selbstversorgung, Blasen-Darmkontrolle/Kontinenz, Transfer, Fortbewegung, Kommunikation, soziale und kognitive Fähigkeiten) wird ermittelt, welche Fähigkeiten ein Patient besitzt und in welchen Bereichen Einschränkungen vorliegen. Die Beurteilung erfolgt auf Basis einer 7-stufigen Skala, die von völliger Selbständigkeit (7) bis zu völliger Unselbständigkeit (1) des Patienten reicht. Je höher die Punktzahl, um so selbständiger kann der Patient die beschriebenen Tätigkeiten ausführen. Die Auswertung erfolgt tabellarisch (s. Tab.) oder in Form eines FIM-Kreises (s. Abb. S. 286). **Hinweis:** Neben dem FIM für Erwachsene gibt es die FIM-Variante WeeFIM für Kinder im Alter von 6 Monaten bis 7 Jahren sowie eine Erweiterung zur Nutzung in der ambulanten Versorgung, den functional assessment measure (Abk. FAM), der zusätzliche 12 Kriterien umfasst. **Recht:** FIM ist ein eingetragenes Warenzeichen.

Funktionsdiagnostik: (engl.) *functional diagnostics*; Prüfung der spezifischen Leistungsfähigkeit eines Organs oder Organsystems, meist mit technischen Hilfsmitteln; Untersuchungen i. R. der Funktionsdiagnostik sind z. B. EKG*, EEG*, Prüfung der Funktionsfähigkeit der Herzklappen mit Hilfe der Sonographie, Herzkatheteruntersuchungen.

Funktionskreis: (engl.) *1. function circle, 2. control system, feedback mechanism*; **1.** Fünf-Elemente-Kreis; Bezeichnung für das Verbundsystem, das den Meridiansystemen der 5 Elemente in den Yin-und-Yang-Organsystemen der traditionellen chinesischen Medizin* entspricht; Struktur mit Wechselbeziehungen der 5 Elemente (s. Abb. S. 286); unterschieden werden folgende (Yin-Yang-)Element-Funktionssysteme: Herz, Milz-(Pankreas-)Magen, Lunge-Dickdarm, Blase-Niere, Leber-Gallenblase. In diesen Funktionselementen werden sowohl psychische als auch somatische Lebensfunktionen reguliert. Mit den Bezeichnungen sind nicht die Orte der einzelnen Organe gemeint, sondern u. a. an den Meridianen orientierte Areale von Bezugsorten (vgl. Head-Zonen, Reflexzonen), Naturanalogien (z. B. Holz) und Phasen (z. B. Frühling bis Winter, Organuhr). Die Elemente stehen im Laufe des Tages und des gesamten Lebens jeweils unterschiedlich im Vordergrund und sind mit spezifischen psychischen und körperlichen Phänomenen gekoppelt. Sie können sich als alltägliche Erscheinungen oder Krankheitssymptome zeigen. Anhand dieser Zuordnungen können Diagnose und Therapie bestimmt werden. **2.** syn. Regelkreis*.

Funktionspflege: (engl.) *functional nursing*; **1.** Bezeichnung für die anhand des Tätigkeitsspekt-

functional independence measure
Auswertung als Tabelle (Beispiel)

Merkmal	Aufnahme	Zwischenstadium	Entlassung
essen/trinken	5	5	6
Körperpflege	3	5	6
baden/waschen/duschen	4	5	7
ankleiden Oberkörper	5	6	7
ankleiden Unterkörper	6	6	7
Toilettenhygiene	5	5	7
Harnblasenkontrolle	4	6	6
Darmkontrolle	3	6	6
Transfer Bett/Stuhl/Rollstuhl	4	6	7
Transfer Toilettensitz	5	6	7
Transfer Badewanne/Dusche	6	6	7
gehen oder Rollstuhl fahren	2	3	5
Treppensteigen	1	2	4
verstehen	3	6	7
Ausdruck	7	7	7
soziales Verhalten	5	6	7
Problemlösung	6	6	7
Gedächtnis	6	6	6

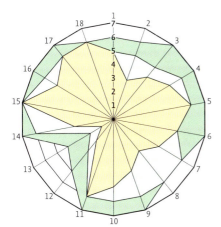

functional independence measure: Auswertung der Messwerte als FIM-Kreis (Beispiel); orange: Fähigkeiten bei Aufnahme; hellgrün: Zuwachs an Fähigkeiten in einem Zwischenstadium; dunkelgrün: Zuwachs an Fähigkeiten bei Entlassung

rums abgrenzbare Pflege in Funktionsbereiche; 2. definierter Arbeitsablauf i. R. der funktionellen Pflege*.

Funktionsverlust: (engl.) *loss of function*; Verlust der Fähigkeit von Zellen, Geweben, Organen oder Organsystemen, aufgrund einer innerhalb oder außerhalb des Körpers liegenden Ursache ihre spezifische Funktion zu erfüllen; kann zu Krankheit* oder einem Symptom* führen.

Furcht (ICNP): (engl.) *fear*; Gefühl des Bedrohtseins von einer deutlich erkennbaren Gefahr; im allgemeinen Sprachgebrauch in Abgrenzung zu Angst* auf einen bestimmten Gegenstand, eine bestimmte Situation oder Person gerichtet; diese begriffliche Trennung wurde von dem Philosophen S. Kierkegaard (1813–1855) aufgrund seiner Untersuchungen zur Angst vorgenommen. Furcht unterscheidet sich in ihren physiologischen und psychischen Auswirkungen grundsätzlich nicht von der Emotion* Angst, sondern stellt lediglich eine Variante dar. Die Stärke und der Eindruck, wie weit eine Situation überschaubar und kontrollierbar für einen Menschen ist und ob eine Bewältigung eigenständig denkbar ist (s. Coping), machen den individuell geprägten Eindruck des Ge-

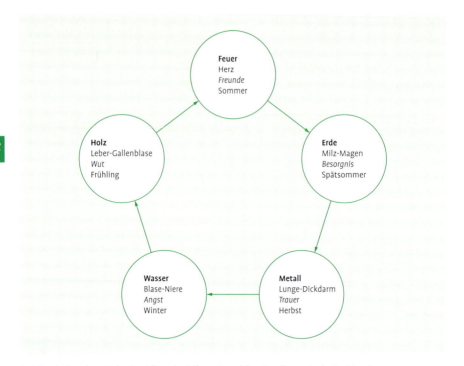

Funktionskreis: schematische Darstellung der 5 Elemente und ihrer Wandlungen in der traditionellen chinesischen Medizin

fühls aus. **Pflege:** In Pflegesituationen kann man nicht von einer objektivierbaren Trennung von Furcht und Angst ausgehen, da nicht sicher zu unterscheiden ist, welche Einflüsse (z. B. Operationstermin, Entlassung ohne gesicherte Versorgung, Sorge vor der gesundheitlich gefährdeten Zukunft) bei Patienten Furcht oder die unspezifischere, tiefergehende Angst auslösen. Je nach Anspruch des Patienten kann Aufklärung über die zu erwartenden Maßnahmen (bei Patienten, die ausführlich informiert sein möchten) bzw. der Aufbau von Vertrauen zu dem für den Patienten verantwortlichen Mitarbeiter (vgl. Sorge) unterstützend wirken und muss im Pflegeprozess individuell ausgehandelt werden.

Furchtsamkeit (ICNP): s. Angst.

Fußbad: (engl.) *foot bath*; Teilbad nur für den Fuß oder den Unterschenkel bis unter die Kniekehle; Maßnahme der Hydrotherapie*; **Formen: 1. ansteigend warmes Fußbad:** Anwendung: bei peripherer arterieller Verschlusskrankheit (Stadium I und II), Reizblase, kalten Füßen, beginnenden Infekten; Durchführung: Die Temperatur liegt zu Beginn bei 36 °C und wird auf 42 °C gesteigert, Dauer: 15–20 Minuten; Abschluss mit einer kalten Fußwaschung; Gegenanzeige: chronisch-venöse Insuffizienz; **2. kaltes und Wechselfußbad:** Anwendung: bei Varikose, Ödemneigung, Lymphödem, Überhitzung, Kreislaufregulationsstörungen, akutem Gichtanfall, Verstauchung (Distorsion) im Fuß- und Knöchelbereich, als Erkältungsprophylaxe; Durchführung: 2 Eimer werden mit kaltem bzw. warmem Wasser gefüllt. Zunächst 2 Minuten warmes Fußbad, dann 10–20 Sekunden kaltes; der Vorgang wird 3-mal wiederholt und endet mit der kalten Maßnahme. Gegenanzeigen: kalte Füße, Reizblase, Menstruation, periphere arterielle Verschlusskrankheiten (Stadium III und IV), akute Erkältungskrankheiten. **Hinweis:** Je nach erwünschter Wirkung können dem Fußbad pflegende oder therapeutisch wirksame Substanzen (z. B. Kamille oder Rosmarin) beigefügt werden (s. Badezusatz). Vgl. Bad.

Fußmassage: s. Fußreflexzonentherapie.

Fußnagel: s. Nagel.

Fußpflege: syn. Pediküre*.

Fußpfleger, medizinischer: s. Podologe.

Fußreflexzonentherapie: (engl.) *reflex zone therapy of the feet*; Massage bestimmter Areale an den Füßen, die auf der Vorstellung der reflektorischen Beeinflussung zugeordneter Organsysteme beruht, die sich auf die Füße projizieren; die Behandlung erfolgt an Zonen am Fuß, die mit anderen Körperteilen in Beziehung stehen, aber nicht über die Wirkung des bekannten Nervensystems nachgewiesen werden können. Studien dokumentieren die Wirkung der Fußreflexzonentherapie auf assoziierte Organe (z. B. Steigerung der Nierendurchblutung bei Massage der Nierenzone); eine günstige Beeinflussung der allgemeinen Befindlichkeit wird häufig beobachtet. Vgl. Reflexzonen, Reflexzonenmassage, Head-Zonen.

Fußtieflagerung: syn. Beintieflagerung*.

Fußwickel: (engl.) foot poultice, foot compress; Wickel*, der den Fuß bis über die Knöchel umfasst; **Formen: 1. kalter** Fußwickel: Einwicklung mit feuchtkalten Tüchern oder den sog. nassen Socken (feuchte Leinen- oder Baumwollsocken, über die ggf. trockene Wollstrümpfe gezogen werden); Wirkung: entspannend, schmerzlindernd, abschwellend; Anwendung: als Einschlafhilfe (an beiden Füße anlegen; Verbleib: mehrere Stunden bzw. über Nacht); bei Verstauchung (Distorsion) im Fuß- und Knöchelbereich (nur die betroffene Region behandeln; z. B. mit Arnika-Essenz-Zusatz (Verhältnis 1:10) oder essigsaurer Tonerde; Verbleib: 15–20 Minuten); Hinweis: Gegenanzeigen beachten, z. B. periphere arterielle Durchblutungsstörungen. **2. warmer** Fußwickel: Wirkung: gefäßerweiternd; Anwendung: zur Blutentnahme, z. B. an den Fersen; Verbleib: ca. 10–15 Minuten; kann bereits bei Frühgeborenen und im Neugeborenenalter angewendet werden.

G

Galaktorrhö: s. Milchfluss.
Galaktostase: s. Milchstau.
Gallenblase: (engl.) *gallbladder*; Vesica biliaris; an der Innenfläche der Leber gelegenes Hohlorgan, welches der Eindickung und Speicherung der in der Leber gebildeten Galle dient; die Wand der Gallenblase besteht aus Schleimhaut, lockerem Bindegewebe und glatter Muskulatur. Die Galle dient der Emulgierung der Fette und ist für die Fettresorption aus dem Dünndarm notwendig. Bei Bedarf wird die Galle über den großen Gallengang (Ductus choledochus) in den Zwölffingerdarm* (Duodenum) abgeleitet. Die Einmündung im Duodenum erfolgt zusammen mit dem Ausführungsgang der Bauchspeicheldrüse auf einer gemeinsamen Papille. **Klinische Bedeutung:** Entzündungen der Gallenblase als Folge einer Steinerkrankung; Kennzeichen: Unwohlsein, z. T. kolikartige Schmerzen im rechten Oberbauch, ggf. Schmerzausstrahlung bis in die rechte Schulter; wiederholte Gallenblasenentzündungen können zu einem Gallenblasenkarzinom führen. Gallensteine im Bereich der Einmündung des Ductus choledochus in das Duodenum können zu einem Rückstau des Sekrets der Bauchspeicheldrüse (Pankreas) und damit zu einer akuten Pankreasentzündung bis hin zum Pankreastumor führen.
Galvanisation: s. Gleichstrombehandlung.
Gangbild: (engl.) *gait*; sichtbares Bewegungsmuster beim Gehen*; die **Gangbildanalyse** dient diagnostischen Zwecken bei Gangstörungen und verdeutlicht Asymmetrien und unfunktionelle Belastungen des gesamten Körpers, besonders Becken/Hüfte, Beine und Füße. Sie erfolgt durch Beobachtung des Patienten, evtl. ergänzt durch Videotechnik und elektronische Ableitungen.

Beobachtungskriterien für Pflegende
1. im Stand: Körperachse von vorn, hinten und von der Seite, Gelenkstellungen der unteren Extremität und des Beckens, Beinlängenunterschiede, Gewichtsbelastung; **2. während des Gehens:** Gleichgewicht, Belastung rechts/links, Schrittlänge, Schrittrhythmus, Abrollbewegung der Füße, Geschwindigkeit, Armschwung, Rumpfaktivität, Seitenabweichungen. Die spezielle Ganganalyse dient der konkreten Therapie durch Physiotherapeuten.

Charakteristische Gangstörungen
1. Hinken: a) Verkürzungshinken; Ursache: Beinlängendifferenz; **b)** Insuffizienzhinken; Ursache: geschwächte oder nicht innervierte Muskeln, die der Hüftabduktion dienen, z. B. bedingt durch Arthrose des Hüftgelenks (Coxarthrose); **c)** Entlastungshinken zur Verminderung der Druckbelastung eines erkrankten oder schmerzenden Beingelenks; Ursache: z. B. Arthrose; **d)** intermittierendes Hinken; Gangunterbrechung, z. B. aufgrund von Durchblutungsstörungen im Bein (sog. Schaufensterkrankheit); **2. Schlaganfall-Gangbild** (hemiparetisch): Streckung des Beins mit kreisförmiger Bewegung (Zirkumduktion) auf der betroffenen Seite; **3. spastisches Gangbild:** Scherengang mit eng aneinanderliegenden Oberschenkeln, mühsames Vorwärtsbewegen beider Füße mit der Gefahr hängenzubleiben; **4. akinetisches Gangbild:** Ursache: z. B. Parkinson-Syndrom; Start/Stopp-Schwierigkeiten, vornübergebeugt, kleinschrittig, keine Hüftbewegungen und verminderte Mitbewegungen der Arme und des Kopfes, Schwierigkeiten beim Umdrehen; **5. ataktisches Gangbild:** Ursache: z. B. Störungen der Tiefensensibilität bei Multipler Sklerose; unsicher schwankend, Fallneigung, vergrößerter Fußabstand. Vgl. Haltungsstörungen.
Gangrän: (engl.) *gangrene*; Form der Nekrose*, die durch mangelnde Durchblutung entsteht und zu Selbstverdauung (Autolyse) des Gewebes und Verfärbung durch Hämoglobinabbau führt; **Formen: 1. trockene** Gangrän (v. a. an der Körperoberfläche): Nekrose mit Eintrocknen und Schrumpfen des Gewebes (schwärzlich, lederartige Mumifikation) infolge von Wasserverlust; **2. feuchte** Gangrän (Sphakelus, sog. Faulbrand): Nekrose mit blassbläulicher Verfärbung und Verflüssigung des Gewebes infolge bakterieller Stoffwechseltätigkeit (v. a. anaerobe Mikroorganismen* und Fäulnisbakterien), evtl. Bakteriennachweis möglich; **Vorkommen:** an den Extremitäten bei arteriellen Verschlusskrankheiten, diabetischer Durchblutungsstörung der kleinen (Mikroangiopathie) und großen (Makroangiopathie) arteriellen Gefäße, nach Erfrierung, auch an inneren Organen mit Kontakt zur Außenwelt (z. B. Lungengangrän und Darmgangrän); **Maßnahme: 1.** je nach betroffenem Organ Teilentfernung (Resektion) oder voll-

ständige Entfernung (Exstirpation); **2.** bei Gangrän der Gliedmaßen Ruhigstellung, lokal Antiseptika*, evtl. Abtragung des nekrotischen Materials oder operative Entfernung des zerstörten Gewebes; **Komplikationen:** Entzündung der Lymphbahnen (Lymphangitis) oder Lymphknotenentzündung (Lymphadenitis), diffuse, infiltrativ sich ausbreitende Entzündung* des interstitiellen Bindegewebes (Phlegmone).

Gangschule: (engl.) *gait training*; physiotherapeutische Unterstützung eines physiologischen und damit ökonomischen Gangbildes mit und ohne Gehhilfe*, z. B. unbelasteter Drei*-Punkt-Gang, Zwei*-Punkt-Gang, Treppensteigen und Seitwärtsgang; Abweichungen vom normalen Gang können nach einer vom Physiotherapeuten durchgeführten Analyse des Gangbildes* gezielt durch Techniken der Gangschule korrigiert werden. Vgl. Gehbock, Kinästhetik.

Gangunsicherheit: (engl.) *gait uncertainty*; Instabilität beim Gehen; **Ursachen: 1.** Erkrankungen oder Verletzungen des Bewegungssystems*; **2.** Kreislaufstörungen (besonders nach langer Bettruhe), Schädigung des Gleichgewichtssinns, Erkrankungen des Kleinhirns, Multiple Sklerose oder Parkinson-Syndrom; **3.** Arzneimittel (opiathaltige Analgetika*, Narkotika, Sedativa*, Neuroleptika, blutdrucksenkende Mittel), Alkohol oder Drogen; **4.** Beeinträchtigungen der Seh- oder Hörfähigkeit; **5.** reduzierter Allgemeinzustand; **Maßnahme: 1.** ggf. möglichst frühzeitige Mobilisation*; **2.** Unterstützung beim Gehen durch ein oder zwei Pflegepersonen; **3.** Auswahl einer geeigneten Gehhilfe* (Gehstock, Gehstütze, Gehwagen) sowie von geeignetem Schuhwerk (fester Sitz, rutschfeste Sohle). Vgl. Gehen mit Gehhilfe, Sturzprävention.

Ganzheit: (engl.) *entireness*; Einheit von Wesen oder Dingen, die nicht durch ihre Teile, sondern erst durch den auf Wechselwirkungen beruhenden Verbund der Teile zu einem Ganzen entsteht; daneben umfasst der Begriff Ganzheit den Zustand der Unversehrtheit. Vgl. Ganzheitlichkeit.

Ganzheitlichkeit: (engl.) *holism*; in der Pflege i. Allg. die zu beachtende Einheit von Körper, Psyche (Seele) und Sozialität von Menschen und deren Wechselwirkungen.

Formen

1. summative Ganzheitlichkeit (auch atomistisch-rationalistische Ganzheitlichkeit): Das Ganze ist die Summe der Teile und ausdrücklich nicht mehr als diese. Hier findet sich auch die mechanistische Vorstellung von Welt und Mensch wieder, wie sie v. a. durch die Physik (Mechanik) geprägt wurde (vgl. Dualismus). Die unkritische und reduzierte Vorstellung von Ganzheitlichkeit im Alltag von Unternehmen kann zur Konsequenz haben, dass der Mensch mit seiner Gesundheit oder Krankheit als betriebswirtschaftliches Kapital (sog. Humankapital beim Qualitätsmanagement*) bzw. Vermögen oder Defizit betrachtet wird. Damit wird er auf seine Funktion im System reduziert. Vgl. Menschenbild.

2. übersummative Ganzheitlichkeit (Psychologie: W. Köhler; Soziologie: N. Luhmann): Das Ganze ist mehr als die Summe seiner Teile (auch Übersummation). Der Begriff liegt damit in eindeutiger Nähe zum Holismus*. Das Ganze hat Priorität über die Teile und seine Eigenschaften. Dieser Ganzheitsbegriff wurde auch in den Sozialwissenschaften übernommen und unter dem Begriff Emergenz* weiterentwickelt. In der Medizin wurde die Bezeichnung des Menschen als biopsychosoziale Einheit geprägt und damit anerkannt, dass eine wissenschaftlich notwendige Reduktion auf einen der Faktoren biologische, psychische und soziale Funktion nicht den Menschen in seiner Ganzheit erfasst (Th. v. Uexküll, J.-U. Niehoff).

3. zweipolig-wechselseitige (auch bipolar-dialektische) Ausprägung der Ganzheitlichkeit: Das Ganze entsteht durch das Wechselspiel von Gegensätzlichkeiten. Auf den einfachen Regulationsebenen wird durch die Reibung zwischen gegensätzlichen Zuständen ein Idealzustand (i. S. der Homöostase*) erreicht, der zur Aufrechterhaltung oder Wiederherstellung von dynamisch-stabilen Zuständen führt. Auf höheren Entwicklungsebenen werden die Gegensätzlichkeiten miteinander in Einklang gebracht (integriert, emergiert), sodass eine neue Entwicklungsstufe (Differenzierung) erreicht werden kann. Die Differenzierung von Systemen erfolgt sowohl innerhalb von einfachen Systemen (z. B. Einzeller zu Vielzeller) als auch im Sternensystem in evolutionären Stufen. Diese Auffassung von Ganzheitlichkeit dient der grundsätzlichen abstrakten Erklärung von Strukturen in Systemen, z. B. dem biologischen System (H. R. Maturana, F. J. Varela, 1987), allgemein als Entwicklungsmodell (z. B. moralische Entwicklung: L. Kohlberg, 1973; G. Noam, 1984) oder auch in der Informations-, Kommunikations- und Organisationstheorie (L. von Bertalanffy, 1950; G. Bateson, 1951; P. Watzlawick, 1967). Auch der sog. Paradigmenwechsel (Th. Kuhn, 1968) und in der Pflege die Auffassung von der „Diversifizierung", einer zunehmend komplexen Entwicklung des Menschen (M. Rogers, 1970), entspricht diesem evolutionären Entwicklungsmodell. Vgl. Holarchie, Energiefeldtheorie.

4. Ganzheitlichkeit als sinnliche Wahrnehmung (Ästhetik, Metaphysik): Der Ausspruch „Das Wahre ist das Ganze" (Hegel) kann als Formulierung der sinnlichen Empfindung (Ästhetik) des Ganzen als Schönes, aber auch grenzwertig als Vorherrschaft des Ganzen verstanden werden. In der Wahrnehmung der Ganzheitlichkeit als Ästhetik des Ganzen ist auch die Bedeutung der Unversehrtheit enthalten. Das Unversehrte ist das Ganze und damit das Ideal der Schönheit. Versehrtheit dagegen heißt Zerstörung der Schönheit des Ganzen. Die Teile sind nach dem Beispiel von Ch. v.

Ehrenfels die einzelnen Töne, das Ganze der harmonische Vielklang.

5. Ganzheitlichkeit als Spiritualität: Im christlichen Glauben geht das Ganze in dem einen, ganzen Gott auf (Monotheismus); in anderen, heute teilweise als Ersatz dienenden religiösen und spirituellen Vorstellungen (z. B. sog. New Age, Einfluss fernöstlicher Religion und Philosophie) steht die Idee der Ganzheitlichkeit im Zentrum des Menschenbilds* und Pflegeverständnisses. Der christliche Glaube hat die Pflegeberufe und ihr Berufsverständnis lange geprägt, bildete geradezu die Lehrmeinung in der Theorie der Pflege.

6. entdifferenzierende Ganzheitlichkeit: a) eine untrennbare Einheit (Unität); Auffassung der Pflegetheorie (z. B. M. Rogers, 1970; T. R. Parse, 1987; J. Watson, 1981), die davon ausgeht, dass der Mensch ein unteilbares Ganzes darstellt (eine Unität, unitarity human being), nicht erklärbar und vorhersagbar in seiner Entwicklung und seinen Reaktionen durch das Wissen über seine Einzelaspekte, z. B. in Form medizinischer oder pflegerischer Diagnosen. Als Vergleich führt Rogers das Beispiel eines Radios an: Man kann alle Einzelteile benennen und auch zusammensetzen, davon hat man aber noch kein funktionierendes Radio oder Musik. b) Grenzen überschreitender (transformativer, auch transzendenter) Bewusstseinszustand; z. B. Meditation* (wichtig bei Suggestionsverfahren; s. Suggestion), Mystik; wesentlich bei Erfahrungen in den Grenzbereichen der Existenz (s. Grenzerfahrung) oder pathologisch bei psychotischer Entwicklung, wenn die normalerweise orientierungsgebenden Sinneseindrücke nicht mehr differenziert und geordnet werden können bzw. es zu ungewollten Auflösungserscheinungen bzw. Änderungen der Sinneswahrnehmungen und ihrer Deutung kommt. Hier ist die Grenze zwischen Philosophie als Grenzüberschreitung oder als psychischer Zusammenbruch (z. B. F. Hölderlin, J. M. Lenz, F. Nietzsche) für Pflege und Medizin therapeutisch relevant.

Hinweis: Problematisch sind die Vermengungen der Ansätze zu einem undifferenzierten, unreflektierten Begriff von Ganzheitlichkeit. Ein komplexer Pflegeplan auf der Organisationsgliederungsebene ist etwas anderes als die spirituelle Begleitung eines Sterbenden. Bei Verwendung des Begriffes im Gesundheitswesen daher immer den Zusammenhang und die Verwendungssituation klären, da der systemische Ganzheitlichkeitsbegriff nicht mit dem religiösen (oder spirituellen, philosophischen) Begriff übereinstimmt, aber durch die unterschiedlichen Berufsgruppen (z. B. Unternehmensberatung in kirchlichen Krankenhäusern) aufeinandertrifft und daher häufig fehlinterpretiert wird. Vgl. Ganzheit.

Autoren: Andreas Fischbach, Susanne Wied.

Ganzkörperwaschung: (engl.) *sponge bath, complete bed bath*; Maßnahme zur Körperpflege (Grundpflege), ggf. auch zur Erreichung weiterer festgelegter Pflegeziele (z. B. belebende, schlaffördernde, beruhigende Wirkung); **Ziel:** Körperreinigung, Förderung des Wohlbefindens, Durchblutungssteigerung; die Ganzkörperwaschung eignet sich für die Gestaltung der Pflegebeziehung, Kommunikation und Krankenbeobachtung. Sie sollte nach dem Prinzip der aktivierenden Pflege* und patientenorientiert gestaltet werden.

Allgemeine Prinzipien

1. Der Zeitpunkt richtet sich nach den individuellen Bedürfnissen des Bewohners oder Patienten. I. d. R. wird die Ganzkörperwaschung vor dem Frühstück durchgeführt und mit den notwendigen Prophylaxen sowie Zahn-*, Mund-*, Haar-* und Nagelpflege*, Rasur und Bettenmachen kombiniert. **2.** Entsprechend den weiteren Zielen kann sie nach den Prinzipien der Basalen* Stimulation (s. Ganzkörperwaschung, beruhigende; Ganzkörperwaschung, belebende) oder der Bobath-Methode (s. Ganzkörperwaschung nach Bobath) gestaltet werden. **3.** Am Körper von oben nach unten waschen, im Intimbereich von vorn nach hinten, die Augen von außen nach innen und Extremitäten herzwärts waschen; klare, lange Waschzüge; der Patient/Bewohner wird nur soweit entblößt wie für den jeweiligen Waschvorgang notwendig. Ein Handtuch unter die zu waschende Extremität legen; nach dem Waschen direkt abtrocknen und eincremen.

Vorbereitung

Vorbereitung der Ganzkörperwaschung im Bett bei kompensatorischer Pflege*: **1.** Materialien vorbereiten: Waschschüssel mit entsprechend temperiertem Wasser, 2 Waschlappen (evtl. Einmalwaschlappen), 2 Handtücher, persönliche Kosmetika, Hautlotion, frische Kleidung, Einmalhandschuhe, evtl. frische Bettwäsche, Abwurfbehälter; **2.** Raum vorbereiten: angenehme Raumtemperatur (Fenster schließen), Intimsphäre wahren; **3.** Vorbereitung der Pflegeperson: Information über Zustand des Patienten und mögliche Veränderungen einholen, Maßnahme entsprechend planen; Schutzkleidung; Händedesinfektion*.

Durchführung

Gesicht (ohne Waschzusatz), Brust, Bauch und Rücken, Arme, Hände (können auch ganz in die Waschschüssel getaucht werden), Füße und Beine waschen; Wechsel des Waschwassers; Intimbereich mit Einmalhandschuhen und (bei Verunreinigungen) mit Einmalwaschlappen waschen; evtl. Versorgung mit Inkontinenzhilfsmitteln; Mund- und Zahnpflege, Nagelpflege, Rasur, Haarpflege; gewünschte oder verordnete Lagerung. Vgl. Duschbad.

Ganzkörperwaschung, belebende: (engl.) *invigorating sponge bath*; Stimulationsangebot i. R. der Basalen* Stimulation v. a. bei Patienten und Bewohnern, die eher angeregt werden sollen; **Ziel:** Anregung der Durchblutung, Aktivierung des Patienten oder Bewohners, Vermittlung von Informationen über die Körpergrenzen, dadurch Erleichterung von Bewegungen; **Anwendung:** z. B. bei bewusstlosen, bewusstseinsgetrübten (somnolenten) und depressiven Patienten sowie bei Diabetes mellitus, Gefäßleiden und niedrigem Blutdruck (Hypotonie); nicht geeignet für desorientierte und unruhige Menschen; **Voraussetzung:** Ruhe, Konzentration und Zeit sind für das Gelingen der Maßnahme notwendig. **Durchführung:** 1. Die ersten Anwendungen ohne Waschzusätze durchführen, damit der Patient allein die somatische Stimulation wahrnehmen kann, später evtl. mit Rosmarinmilch. 2. Kühles Wasser (23–28 °C) verwenden, um Aufmerksamkeit zu wecken. 3. Mit einem (tropfenden) Waschhandschuh mit rauer Struktur ruhige, langsame und eindeutige Waschzüge gegen die Wuchsrichtung der Körperbehaarung führen; dabei zunächst Finger, Hände und Arme waschen, anschließend den Körperstamm; von den Zehen über die Füße zu den Beinen, danach zum Becken kommen. 4. Das Gesicht und der Genitalbereich können in die belebende Ganzkörperwaschung mit einbezogen und als geführte Waschung vom Patienten mit übernommen werden.

Ganzkörperwaschung, beruhigende: (engl.) *relaxing sponge bath*; Stimulationsangebot i. R. der Basalen* Stimulation v. a. bei Patienten oder Bewohnern, die beruhigt werden sollen; **Ziel:** Förderung der Entspannung und Körperintegrität; **Anwendung:** z. B. bei Verlust der Körperintegrität, unruhigen, ängstlichen, verwirrten Patienten oder Bewohnern, bei erhöhtem Muskeltonus, erhöhter Herzfrequenz (Tachykardie), Bluthochdruck, Hyperaktivität, Alzheimer-Krankheit, Einschlaf- oder Durchschlafstörungen, kurzzeitig zurückliegendem Herzinfarkt oder Asthma (nicht im akuten Stadium) und auch in der Sterbephase; im Zweifelsfall sollte immer beruhigend gewaschen werden. **Voraussetzung:** Ruhe, Konzentration und Zeit sind für das Gelingen der Maßnahme notwendig. **Durchführung:** 1. Die ersten Anwendungen ohne Waschzusätze durchführen, damit sich der Patient auf die somatische Stimulation konzentrieren kann, später evtl. mit Lavendelmilch; 2. Sicherung einer ruhigen, warmen und ungestörten Umgebung (nicht mit dem Patienten während der Waschung sprechen); 3. Warmes Wasser (ca. 40 °C) sowie weiche, ausgewrungene Waschlappen und weiche Handtücher verwenden. 4. Die Ganzkörperwaschung beginnt in der Körpermitte, von dort bis zu den Extremitäten waschen; ruhige, langsame und eindeutige Waschzüge mit der Wuchsrichtung der Körperbehaarung führen; eindeutige Informationen durch deutlichen Druck beim Waschen. 5. Gesicht und Genitalbereich aussparen (zu einem anderen Zeitpunkt waschen). **Hinweis:** Die beruhigende Ganzkörperwaschung ist auch als Teilwaschung* möglich.

Ganzkörperwaschung nach Bobath: Stimulationsangebot i. R. der Bobath*-Methode, v. a. bei Patienten oder Bewohnern mit Halbseitenlähmung (Hemiplegie) durch Schlaganfall oder mit neurologischen Ausfällen; **Grundannahme:** Dem Patienten kann über die bewusste Wahrnehmung seiner gesunden Seite eine Vorstellung davon vermittelt werden, wie sich die wahrnehmungsgestörte Seite anfühlen müsste. **Ziel:** Reintegration der beeinträchtigten Körperseite in das Körperschema*; **Durchführung:** 1. Wassertemperatur ca. 30 °C, (Waschzusätze nicht erforderlich), 4–6 leicht raue Waschlappen, 2–3 leicht raue Handtücher; 2. Die Pflegeperson steht an der beeinträchtigten Körperseite; die Waschrichtung führt immer von der gesunden zur gelähmten Seite. Die Aktivierung der betroffenen Seite erfolgt durch bewusstes Miteinbeziehen in die Pflegehandlung, indem der Patient aufgefordert wird, sein Gesicht von der gesunden Seite zur beeinträchtigten Körperseite hin zu waschen. Die Pflegeperson beginnt anschließend am gesunden Arm mit leichtem Druck und setzt die Waschung Richtung Brustkorb fort; in der Mitte des Brustkorbs wird der Druck etwas erhöht und die Waschung über die gelähmte Seite fortgesetzt. Die Beine werden ebenfalls von der gesunden zur gelähmten Seite, der Rücken in Seitenlage vom Schulterbereich in Richtung des Sakralbereichs gewaschen. 3. Den Genitalbereich wäscht sich der Patient selbst (oder geführt mit der gesunden Hand). 4. Das Abtrocknen folgt dem gleichen Muster. **Hinweis:** Die Bobath-orientierte Waschung ist auch als Teilwaschung* möglich.

Garantenstellung: (engl.) *position as a) guarantor*; besondere Pflichtenstellung (sog. Garantenpflicht) einer Person, für den Schutz bestimmter Rechtsgüter (z. B. Gesundheit, körperliche Unversehrtheit, Leben) anderer Personen Sorge zu tragen; die Garantenstellung beruht auf Gesetz (Ehegatte gemäß § 1353 BGB), auf Vertrag (Arzt, Pflegekräfte), auf enger Familien-, Lebens- und Gefahrengemeinschaft (Verwandtschaft in gerader Linie) oder auf Ingerenz (vorangegangenes gefahrbegründendes Tun, z. B. Verursachung eines Unfalls). Von Relevanz ist die Garantenstellung im Strafrecht bei den sog. unechten Unterlassungsdelikten. Der Täter verwirklicht einen Straftatbestand, der regelmäßig in einem Tun besteht, dadurch, dass er es unterlässt, den Eintritt des Erfolges zu verhindern, obwohl er rechtlich für das Nichteintreten einzustehen hat (§ 13 StGB). Besteht eine Rechtspflicht zum Handeln, unterlässt der Verpflichtete diese jedoch und schädigt dadurch einen anderen, so kann sich aus seiner Garantenstellung eine strafrechtliche Verantwortlichkeit ergeben (vgl. Sterbehilfe). **Hinweis:** In der Pflegeliteratur wird auch der Begriff „anwaltlich" benutzt. Das führt ggf. zu Kommunikationsproblemen mit Juristen.

Gasaustausch (ICNP): (engl.) *gas exchange*; 1. alveolärer Austausch von Sauerstoff und Kohlendioxid; abhängig von Durchblutung und Belüftung in den Alveolen; dabei diffundiert (s. Diffusion) Sauerstoff aus der Atemluft in das Blut und Kohlendioxid aus dem Blut in die Alveolen. Die Qualität des Gasaustauschs ist u. a. an der Atmung*, der Hautfarbe (s. Zyanose) und dem Allgemeinzustand abzulesen. **Klinische Bedeutung:** Bei Emphysem* oder bindegewebig-narbigem Umbau des Lungengerüsts (Lungenfibrose) kommt es zu einer Beeinträchtigung des Gasaustauschs mit Atemnot (Dyspnoe*), Verwirrtheit* und blau-roter Färbung von Haut und Schleimhäuten (Zyanose*); Maßnahme: Sauerstoffgabe, engmaschige Beobachtung. Vgl. Atmungsinsuffizienz. **2.** i. w. S. Austausch von Atemgasen zwischen Blut und Alveolarraum bzw. zwischen Blut und Gewebe; künstlicher Gasaustausch: s. Herz-Lungen-Maschine.

Gasaustausch, beeinträchtigter: (engl.) *impaired gas exchange*; gestörter Austausch von Sauerstoff und Kohlendioxid zwischen Lunge und Gefäßsystem durch Veränderungen der Alveolarwand; **Ursachen:** Emphysem oder Lungenfibrose (bindegewebig-narbiger Umbau des Lungengerüsts); **Kennzeichen:** erschwerte Atemtätigkeit (Dyspnoe*), Verwirrtheit, blau-rote Färbung von Haut und Schleimhäuten (Zyanose*); **Maßnahme:** Sauerstoffgabe, engmaschige Beobachtung. Vgl. Atmungsinsuffizienz.

Gassterilisation: (engl.) *gas sterilisation*; Sterilisation* temperaturempfindlicher Materialien (z. B. optischer Geräte oder thermolabiler Kunststoffe) mit Ethylenoxid, Formaldehyd oder Wasserstoffperoxid.

gastrointestinal: (engl.) *gastrointestinal*; Magen und Darm betreffend.

Gastrointestinaltrakt: s. Verdauungstrakt.

Gastrokinetika: (engl.) *gastric emptying agents*; Arzneimittel* zur Beschleunigung der Magenentleerung; z. B. Metoclopramid, Domperidon und Bethanecholchlorid.

Gastrostomie: (engl.) *gastrostomy*; Anlage einer Magenfistel (Verbindung zwischen Magen und Körperoberfläche, s. Fistel) zur enteralen Ernährung; **Anwendung: 1.** v. a. bei schwerwiegenden neurologischen Erkrankungen oder Langzeitbeatmung; **2.** evtl. als palliative Maßnahme (s. Palliativpflege) bei inoperablem, stenosierendem (verengendem) Speiseröhren- und Kehlkopfkarzinom; **Methode:** operative Anlage z. B. einer PEG*-Sonde oder Witzel-Fistel. Vgl. Ernährung, künstliche.

Gauge: (engl.) *gauge*; Einheitenzeichen G; Maß für den Außendurchmesser z. B. von Kanülen; vgl. Charrière.

Gaze: syn. Mull*.

Gebärdensprache: (engl.) *sign language*; auf Handzeichen beruhende Sprache zur Verständigung unter und mit Gehörlosen; die Sprache ist nicht universell, sondern regional und kulturell gefärbt mit eigener Grammatik. Sie besteht aus konkret gebundenen bildhaften wie auch abstrakten Zeichen (s. Abb.). Die Entwicklungsmöglichkeit der Gebärdensprache ist ebenso unbegrenzt wie die der Lautsprache. Gehörlosenverbände setzen sich erfolgreich für die Anerkennung der Gebärdensprache als sog. Minderheitensprache ein und damit

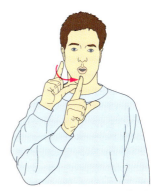

Gebärdensprache: Gebärde für den Begriff „gehörlos"

auch für die Anwendung im breiteren Rahmen (vgl. Behindertengleichstellungsgesetz). Sie ist seit dem 1.5.2002 als eigenständige Sprache anerkannt. **Pflege:** In der beruflichen Pflege ist man auf Gebärdendolmetscher oder auf die nur begrenzt artikulierte Lautsprache der Gehörlosen oder Schrift angewiesen. Bislang stehen nur sehr begrenzte Ausbildungsangebote für Gebärdensprache im Kontext von Pflege-, Sozialarbeits- und Gesundheitsberufen zur Verfügung. Im Internet existieren Fachgebärdenlexika zu den Themen Hauswirtschaft (videogestützt) und Psychologie (http://www.sign-lang.uni-hamburg.de), mit deren Hilfe zumindest ein Teil der Aktivitäten* des täglichen Lebens erfragt werden kann. Vgl. Gehörlosigkeit.

Gebärmutterhals: (engl.) *cervix of uterus*; Cervix uteri; ca. 3 cm langer unterster Abschnitt der Gebärmutter, unterteilt in einen oberhalb des Scheidenansatzes gelegenen Teil (Portio supravaginalis) und einen zapfenförmig in die Scheide (Vagina) ragenden Teil (Portio vaginalis) mit geschichtetem, nicht verhornendem Plattenepithel; die Schleimhaut der Portio supravaginalis mit einschichtigem Zylinderepithel besitzt Falten (Plicae palmatae) und verzweigte Drüsen, die zyklusabhängig Zervixschleim bilden. **Klinische Bedeutung:** Portiokarzinom (von der Portio vaginalis ausgehendes Gebärmutterhalskarzinom); Früherkennung durch gynäkologische Krebsfrüherkennungsuntersuchungen möglich.

Gebet: (engl.) *prayer*; Hinwendung eines Gläubigen zu einer i. d. R. personalen Gottheit als Ausdruck der Frömmigkeit; das Gebet ist ein Dialog mit der Gottheit, d. h. ein Gespräch des Menschen mit einem höheren Wesen, das als Ursprung oder Schöpfer der Welt und der eigenen menschlichen Existenz verstanden wird. In einigen Religionen* wird auch zu Heiligen oder Verstorbenen gebetet. Beim Beten trägt der Mensch sein Leben und „seine" Welt (z. B. Beziehungen zu Zeiten, Orten, Dingen, Tieren und Menschen, Wahrnehmung, Lebensweitse und Bedürfnisse, innere Regungen, Freude und Leid) vor Gott. Beten hat seinen Platz im religiösen Leben der Gemeinschaft (Ritus und Kult) und des Individuums. Beten ist grundsätzlich jederzeit möglich und hat ganzheitlichen Charakter. **Formen:** abhängig von theologischen, kulturellen und historischen Voraussetzungen und in den Religionen unterschiedlich (z. B. Zeit, Ort, Richtung, Körperhaltung, Methode des meditativen Sichversenkens in den Gegenstand des Gebets); auch innerhalb einer Religion gibt es unterschiedliche Ausprägungen. Persönliche Vorlieben beeinflussen die Gebetsform. Man unterscheidet Lob-, Bitt-, Dank- und Bußgebet. Das Bekennen und somit die Vergewisserung von Glaubensinhalten ist besonders in Judentum*, Christentum* und Islam* bedeutsam. Das mystische Gebet meint den stufenweise erfolgenden Aufstieg des Geistes zu Gott bzw. die meditative Versenkung in die lebendige Gegenwart der Gottheit bis hin zur Erleuchtung oder zur Einheit mit ihr. **Wirkung des Gebets:** In Krankheit, Not und Trauer kann die Hinwendung an ein höheres Wesen helfen, Sprachlosigkeit zu überwinden, besonders wenn dieses Wesen als gütig erfahren wird. Im Gebet kann der Mensch seinen Empfindungen (z. B. Wut, Trauer, Enttäuschung, Angst und Schmerz) Ausdruck verleihen. In Phasen leiblicher und seelischer Schwäche können erfahrene Beter auf bekannte und eingeübte Gebetsformen zurückgreifen. Andere entdecken in solchen Zeiten für sich geeignete Formen des Gebets ganz neu. Nicht selten beschreiben Menschen, dass sie im Gebet Stärkung, Kraft und Frieden finden, neue Hoffnung schöpfen und ihr Schicksal besser annehmen können. Wissenschaftliche Studien weisen darauf hin, dass Menschen, die ihrer Spiritualität* u. a. mit Beten Ausdruck verleihen, über eine verbesserte Chance zur Gesundung verfügen (J. Galuska, W. Belschner, 2000). **Hinweis:** Es ist unbedingt notwendig anzuerkennen, dass Beten ein intimer Akt ist.

Autor: Björn Mrosko.

Geburt: (engl.) *birth, delivery, parturition*; Partus; Niederkunft, Entbindung; Austreibung des Kindes sowie der Nachgeburt aus dem Mutterleib am Ende einer Schwangerschaft*; i. d. R. gehen dem eigentlichen Geburtsbeginn Geburtsanzeichen (z. B. Vorwehen, sog. Stellwehen, die das Kind in Geburtslage bringen, Ausstoßung des Gebärmutterhals-Schleimpfropfs) voraus. **Verlauf:** Die Geburt gilt als funktionelle Einheit (Geburtsvorgang), die sich in 4 Phasen untergliedern lässt: **1.** Die **Eröffnungsperiode** reicht vom Beginn einer regelmäßigen Wehentätigkeit (s. Wehen, Abb.) bis zur vollständigen Eröffnung des Muttermundes. I. d. R. dauert sie bei Erstgebärenden 10–12, bei Mehrgebärenden 6–7 Stunden. In diese Zeit fällt auch der Blasensprung*, zu dem es im Normalfall am Ende der Eröffnungsperiode kommt (sog. rechtzeitiger Blasensprung). Die Eröffnungsperiode ist gekennzeichnet durch rhythmisches und schmerzhaftes Zusammenziehen der Muskulatur des oberen Uterussegments (Eröffnungswehen). Diese Wehen treten zunächst meist alle 15–20 Minuten, am Ende der Eröffnungsperiode alle 2 Minuten auf und dauern 40–60 Sekunden. Sie dienen dazu, den Gebärmutterhals zu verkürzen, den Muttermund zu weiten und den Fetus durch den Geburtskanal zu bewegen. **2.** Die **Austreibungsperiode** (Abk. AP) beginnt mit der vollständigen Eröffnung des Muttermundes, ist gekennzeichnet durch Muskelkontraktionen der Gebärmutter und des Abdomens (Austreibungswehen), die dem Austritt des Neugeborenen dienen, und endet mit der Geburt des Kindes (s. Abb.). Bei Erstgebärenden dauert sie etwa 2–3 Stunden, bei Mehrgebärenden etwa 30–60 Minuten, bei einer Leitungsanästhesie bis zu eine Stunde länger. Sobald das Kind auf die Beckenorgane drückt, wird der Pressdrang ausgelöst. Das Mitpressen der Mutter bewegt das Kind vorwärts. In der Austreibungsperiode ist das Ungeborene durch verminderte plazentare Sauerstoffzufuhr und Kompression des kindlichen Kopfes einer großen Belastung ausgesetzt, sodass nach jeder Wehe die kindlichen Herztöne überprüft werden sollten. Zur Druckentlastung des kindlichen Kopfes und als Schutz vor Zerreißung des Beckenbodens kann Dammschutz* und in seltenen Fällen ein Scheidendammschnitt* (Episiotomie) nötig werden. **3.** Die **Plazentarperiode** (auch Nachgeburtsperiode) reicht von der Geburt des Kindes bis zur Ausstoßung der Plazenta. Wegen der starken Blutungsgefahr muss die Mutter in dieser Phase besonders überwacht werden. Für die Ausstoßung der Plazenta sorgen Nachgeburtswehen*. Sie führen zu einer steten Verkleinerung der Gebärmutter, wodurch die Plazentahaftstelle schrumpft, bis die Plazenta ganz gelöst ist. Anschließend wird sie durch Pressen der Frau geboren. Dieser Vorgang dauert etwa 20 Minuten. Ein Blutverlust von 500 ml sollte nicht überschritten werden. Erst nach der Plazentarperiode gilt die Geburt als beendet und die Frau wird als Wöchnerin bezeichnet. **4.** In der **Postplazentarperiode** sollte die Frau für etwa 2 Stunden beobachtet, die Blutstillung der Gebärmutter überwacht und der Geburtskanal (Scheide, Gebärmutterhals, Beckenboden, Damm) auf Weichteilverletzungen untersucht werden.

Als **natürliche** bzw. **normale Geburt** wird ein Geburtsvorgang bezeichnet, bei dem der Ablauf durch natürliche Geburtskräfte von Mutter und Kind erfolgt. Als **sanfte Geburt** (auch gewaltfreie oder schmerzarme Geburt) wird ein Geburtsvorgang bezeichnet, bei dem die Wehen- und Dehnungsschmerzen durch verschiedene Methoden (Dick-Read-Methode, Lamaze-Nikolaev-Methode, Leboyer-Methode) verringert werden; im Vordergrund stehen dabei Entspannungsmethoden (u. a. gezielte Atmung) und Angstreduzierung (z. B. durch Wissens- und Informationsvermittlung über den Geburtsablauf, Anwesenheit einer Vertrauens-

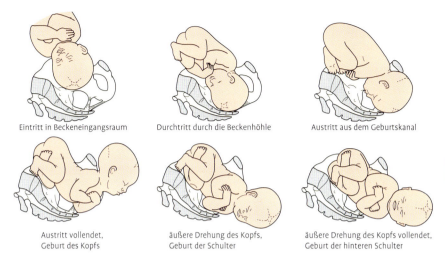

| Eintritt in Beckeneingangsraum | Durchtritt durch die Beckenhöhle | Austritt aus dem Geburtskanal |
| Austritt vollendet, Geburt des Kopfs | äußere Drehung des Kopfs, Geburt der Schulter | äußere Drehung des Kopfs vollendet, Geburt der hinteren Schulter |

Geburt: Verlauf der normalen Entbindung [19]

person; vgl. Geburtsvorbereitung). Eine **programmierte Geburt** (geplante oder terminierte Geburt) mit Entbindung zu einem anhand des errechneten Geburtstermins festgesetzten Termin erfolgt durch Blaseneröffnung und medikamentöse Steuerung mit Wehenmitteln oder durch eine geplante Schnittentbindung* ohne medizinische Indikation (elektive Schnittentbindung). Von einer **protrahierten Geburt** wird gesprochen, wenn über mehrere Stunden ein Geburtsstillstand zu verzeichnen ist oder wenn die Geburt in der Dauer die Erfahrungswerte des geburtshilflichen Personals überschreitet. **Organisation:** In den meisten Kulturen wurden Geburten ausschließlich von Frauen begleitet. Sie fanden im Stehen oder Hocken statt, nicht selten in speziellen Räumen (Geburtshäusern). Während in den meisten Kulturen Geburten als glückliche (wenn auch gefährdende) Ereignisse gelten, stand in der westlichen Tradition der Geburtsschmerz symbolisch für eine Bestrafung der Frauen; zahlreiche Geburtsbräuche sollen die Gefährdung von Gebärenden und Neugeborenen vermindern. Seit dem 18. Jahrhundert erfolgten Geburten in Westeuropa zunehmend im Liegen, was u. a. der Erleichterung der Arbeit von Hebammen und Geburtshelfern diente. In der Folge des medizinischen Fortschritts des 20. Jahrhunderts wurden Geburten vermehrt ins Krankenhaus verlagert, obwohl bei Fehlen von Schwangerschaftskomplikationen und Ausbleiben von Geburtskomplikationen eine Hausgeburt* durchaus möglich ist; als organisatorische Zwischenstufe zwischen Klinik- und Hausgeburt hat sich die ambulante Geburt mit Frühentlassung aus der Klinik oder dem Geburtshaus 4–24 Stunden nach komplikationsloser Entbindung bewährt. **Recht:** Die gesetzlichen Regelungen in Deutschland schreiben die Anwesenheit einer Hebamme* oder eines Entbindungspflegers bei einer Geburt vor. Ärzte sind verpflichtet, sie zu einer Geburt hinzuzuziehen. Die Überwachung des Geburtsvorgangs von Beginn der Wehen an, Hilfe bei der Geburt und die Überwachung des Wochenbettes sind nach geltendem Recht vorbehaltene Tätigkeiten der Hebamme. Krankenpflegerische Intervention tritt nur bei Klinikentbindungen (z. B. bei der pflegerischen Versorgung eines Scheidendammschnitts* auf der Wochenbettstation) ein. **Hinweis:** Die Beratung bezüglich der Säuglingsversorgung und des Stillens* findet meist durch Hebammen und Gesundheits- und Kinderkrankenpfleger (s. Gesundheits- und Kinderkrankenpflege), Kinderärzte, Familienberatungsstellen und Jugendämter statt. Vgl. Risikoschwangerschaft, Frühgeburt, Fehlgeburt, Totgeburt, Rooming-in, Säuglingssterblichkeit.

Geburt, ambulante: (engl.) *outpatient delivery*; in Klinik oder Geburtshaus stattfindende Entbindung mit anschließender häuslicher Versorgung durch eine Hebamme*; findet im Unterschied zur gleich sicheren Hausgeburt* in Deutschland größere Akzeptanz. Nach Angaben der Gesellschaft für Qualität in der außerklinischen Geburtshilfe fanden 2004 bei untersuchten 10 000 außerklinischen Entbindungen 88 % Spontangeburten, 5 % Klinikverlegungen mit Spontangeburten ohne größere Komplikationen, 5 % Schnittentbindungen und 2 % Saugglocken- oder Zangengeburten statt. Scheidendammschnitte* erfolgten bei 6 % der Entbindungen, Dammrisse mussten bei ca. 10 % genäht werden. 96 % der Neugeborenen hatten eine Minute nach der Geburt* einen APGAR-Wert (s. APGAR-Schema) von 7–10 (82 % von 9–10). 14 Kinder (0,14 %) starben während oder kurz nach der Geburt.

Geburtenregelung

Geburtenregelung: s. Familienplanung.

Geburtsgeschwulst: (engl.) *caput succedaneum*; Caput succedaneum; Schwellung der Kopfhaut mit gallertartiger, weicher, weiß-blau schimmernder Blut-Lymph-Stauung zwischen Haut und Knochenhaut über die Begrenzung der Schädelnähte hinaus, manchmal mit kleinen Hauteinblutungen; bildet sich i. d. R. innerhalb von 48 Stunden nach der Geburt* zurück; **Ursache:** physiologischer Anpassungsprozess des kindlichen Kopfes an die Geburtswege; **Hinweis:** Nach Beckenendlagengeburt kann eine ödematöse Schwellung an Schamlippen und/oder Vulva oder Penis und/oder Hoden entstehen.

Geburtsgewicht: (engl.) *birth weight*; direkt nach der Geburt festgestelltes Gewicht eines Neugeborenen*; wird innerhalb der ersten Stunde vor Eintritt des signifikanten postnatalen (nach der Geburt auftretenden) physiologischen Gewichtsverlustes bestimmt. Das durchschnittliche Geburtsgewicht liegt für Jungen bei 3400 g, für Mädchen bei 3200 g. **Einteilung: 1.** unter Berücksichtigung des Geburtsgewichtes: **a)** übergewichtiges Neugeborenes: >4500 g; **b)** normalgewichtiges Neugeborenes: 2500–4500 g; **c)** untergewichtiges Neugeborenes: <2500 g (low birth weight, Abk. LBW); **d)** Neugeborenes mit sehr niedrigem Geburtsgewicht: <1500 g (very low birth weight, Abk. VLBW); **e)** Neugeborenes mit extrem niedrigem Geburtsgewicht: <1000 g (extremely low birth weight, Abk. ELBW); **2.** unter Berücksichtigung der Schwangerschaftsdauer*: **a)** hypertrophes Neugeborenes mit hohem Geburtsgewicht (über dem 90. Perzentil*) bezogen auf das Gestationsalter (sog. large for date baby); typischer Befund bei Gestationsdiabetes; **b)** hypotrophes Neugeborenes mit geringem Geburtsgewicht (unter dem 10. Perzentil) bezogen auf das Gestationsalter (s. Mangelgeborenes); **c)** eutrophes Neugeborenes, dessen Geburtsgewicht (zwischen dem 10. und dem 90. Perzentil) dem Gestationsalter entspricht.

Geburtshilfe: (engl.) *obstetrics*; medizinisches Fachgebiet, das sich mit der Betreuung der Schwangeren i. R. eines Vorsorgeprogramms, dem Embryo oder Fetus, dem normalen Geburtsvorgang (s. Geburt) und dessen Komplikationen sowie dem gesunden Neugeborenen beschäftigt; vgl. Schwangerschaft, Schwangerenberatung.

Geburtsschmerz (ICNP): s. Wehenschmerz.

Geburtsterminbestimmung: klinische Bestimmung des voraussichtlichen Geburtstermins; **Methode: 1.** Naegele-Regel: Ausgehend vom ersten Tag der letzten Menstruation* werden 3 Monate zurück- und 1 Jahr und 7 Tage zugerechnet; ungenaue Methode; **2.** Frühultraschalluntersuchung. Vgl. Schwangerschaftsdauer.

Geburtsvorbereitung: (engl.) *birth education*; vorbereitende Maßnahmen mit dem Ziel, umfassende Informationen für werdende Mütter bzw. Eltern in Bezug auf die Geburt, den Verlauf und ihre Wahlmöglichkeiten zu geben sowie das Selbstvertrauen der Frau zu stärken; **Maßnahme: 1.** spezifische Übungen in der Schwangerschaft* zur Geburtsvorbereitung, i. d. R. ab dem 6. Schwangerschaftsmonat; z. B. schonendes Kreislauftraining, Beckenbodentraining*, Entspannungsübungen mit Erlernen einer geeigneten Atmung zur Unterstützung der Wehen, Schwimmen; **2.** Vermittlung von Informationen über die Geburt* und Verhaltensweisen während der Geburt, über das Wochenbett, das Stillen*, die erste Zeit mit dem Neugeborenen sowie Familienwerdung bzw. -bildung durch die Hebamme oder Geburtsvorbereiterin; im Idealfall nimmt der Partner oder eine Begleitperson am Geburtsvorbereitungskurs teil.

Geburtsvorgang (ICNP): (engl.) *labour*; Prozess des Gebärens, der vom Beginn der regelmäßigen Wehentätigkeit bis zum Austreiben der Plazenta andauert; s. Geburt.

Gedächtnis (ICNP): (engl.) *memory*; Merk- und Erinnerungsfähigkeit zur Speicherung, Verarbeitung und zum Abruf von Informationen; diese Informationen umfassen Erfahrungen, Daten (z. B. Name und Zimmernummer eines Patienten), aber auch Gefühle und sensorische Eindrücke (z. B. Gesicht und Geruch eines Menschen, ebenso das ihm entgegengebrachte Gefühl). **Einteilung: 1.** hinsichtlich der Zeit: **a) sensorisches Gedächtnis** (Ultrakurzzeitgedächtnis): hält für die Dauer von Millisekunden die über die Sinnesorgane wahrgenommenen Informationen fest; eine Verarbeitung erfolgt nicht. **b) Kurzzeitgedächtnis:** Fähigkeit zum Wiederaufrufen von Erinnerungen an kürzliche Ereignisse oder Erfahrungen; die Kapazität des Kurzzeitgedächtnisses ist hinsichtlich Zeit (20–40 Sekunden) und Umfang begrenzt. Bei kurzer Darbietung zahlreicher Informationen werden nur ca. 7 Einheiten gespeichert, ein erstes Be- und Verarbeiten (z. B. während eines Gesprächs) erfolgt bereits. Werden diese Informationen nicht innerhalb der sensiblen Frist codiert (bewusst eingeordnet), werden sie vergessen. Durch bewusste Aufmerksamkeit können sie länger behalten werden (z. B. eine Telefonnummer, die man sich bis zum Wählen merkt, oder Blutwerte, die weitergegeben und dann vergessen werden). **c) Langzeitgedächtnis:** enthält nur einen Bruchteil der Informationen, die die beiden anderen Speicher durchlaufen haben; ist hinsichtlich der Anzahl der gespeicherten Informationen und der Dauer der Speicherung (theoretisch) unbegrenzt, auch wenn nicht alle Inhalte abrufbar sind; die Speicherung geschieht über biochemische Verbindungen, sog. Gedächtnisspuren (Engramme), die den Vorgang des Erinnerns (Ekphorie) ermöglichen. **d) Arbeitsgedächtnis:** wird als eine Art Schnittstelle zwischen Kurzzeit- und Langzeitgedächtnis angenommen; eingegangene Informationen aus dem Kurzzeitgedächtnis können bearbeitet und für die längerfristige Speicherung im Langzeitgedächtnis präpariert oder Inhalte aus dem Langzeitgedächtnis abgerufen und verändert werden. **2.** Unterscheidung in Neu- und Altgedächtnis, die insbesondere bei Patienten mit Gedächtnisstörungen (nach Hirnschädigungen) von Bedeutung ist: **a)** Das **Altgedächtnis** enthält alle Informationen, die bis zu einem bestimmten Zeitpunkt (bei Schädel-Hirn-Trauma bis zur Schädigung) gespeichert wurden (sog. retrograde Prozesse wie z. B. Kenntnisse der Biographie, Schulwissen). **b)** Das **Neugedächtnis** bezieht sich auf die Speicherung aktueller Informationen nach einem bestimmten Zeitpunkt (z. B. nach einer Hirnschädigung), also auf die Fähigkeit, sie im Langzeitgedächtnis speichern zu können (sog. anterograde Prozesse). **3.** entsprechend der Gedächtnisinhalte: **a)** semantisches Gedächtnis (Bedeutungswissen); **b)** episodisches Gedächtnis (Erinnerung an Erlebnisse); **c)** prozedurales Gedächtnis (Handlungswissen). Die Vergessenskurve nach H. Ebbinghaus beschreibt den Verlust von gelernten Informationen aus dem Gedächtnis (s. Abb.). Vgl. Lernen, Gedächtnishemmung.

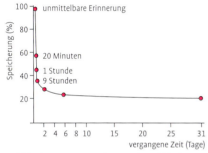

Gedächtnis: Die Vergessenskurve nach H. Ebbinghaus beschreibt den Anteil erinnerter Informationen in Abhängigkeit von der Zeit. [48]

Gedächtnishemmung: (engl.) *memory inhibition*; Bedingung, die normale Gedächtnisfunktionen (Speichern, Behalten und Abrufen von Informationen) erschwert oder verhindert; **Formen: 1. vorauswirkende** (proaktive) Hemmung: Wird ein Lerninhalt kurz nach einem anderen Lerninhalt gelernt, so wird er nicht sicher erinnert (z. B. wenn ein Patient Informationen über die Funktionsweise des Blutzuckermessgeräts erhalten hat, ist seine Fähigkeit, anschließend Informationen über die Ernährung aufzunehmen, beeinträchtigt). **2. rückwirkende** (retroaktive) Hemmung: Wird nach einem zuerst gelernten Inhalt innerhalb kurzer Zeit ein anderer Inhalt gelernt, so kann die Erinnerung an den zuerst gelernten Inhalt vermindert sein (der Patient hat z. B. die Ernährungsprinzipien gelernt, aber die vorher erhaltenen Informationen über die Funktionsweise des Blutzuckermessgeräts vergessen). **3. Ähnlichkeitshemmung:** Weisen die aufzunehmenden Informationen ein gewisses Maß an Ähnlichkeit auf, erschwert dies die Einprägung (z. B. unterschiedliche Handhabung ähnlicher Geräte). **4. Erinnerungshemmung:** Das Lernen unmittelbar vor der Wiedergabe bereits früher erlernten Wissens blockiert dessen Reproduktion. **5. Gleichzeitigkeitshemmung:** Unter dem Einfluss mehrerer Aktivitäten und Reize ist die beabsichtigte Aufnahme bestimmter Informationen erschwert. **6. affektive** Hemmung: Die Aufnahme von Informationen ist bei gleichzeitigem Einfluss starker Gefühle (z. B. Schmerzen, Angst, Trauer) stark beeinträchtigt; vgl. Interferenz. **Pflege:** Hemmende Faktoren und Bedingungen sind in der Anleitung von Auszubildenden und in anleitenden, informierenden Situationen mit Patienten zu beachten. Sie können vermieden werden durch: **1.** Gliederung der Informationen in überschaubare Einheiten; **2.** Pausen nach der Vermittlung von Informationen zu einem Thema; **3.** ähnliche Themen/Informationen nicht direkt nacheinander vermitteln; **4.** kurz vor der Wiedergabe von erlerntem Wissen keine neuen Informationen vermitteln; **5.** bei emotionaler Belastung die Vermittlung neuer Informationen zurückstellen. Vgl. Gedächtnis, Hypomnesie.

Gedächtnisleistung, beeinträchtigte: s. Hypomnesie.

Gedächtnistraining: (engl.) *memory training*; syn. Hirnleistungstraining; auch Gehirnjogging; Sammelbegriff für verschiedene Ansätze zur gezielten Verbesserung der Gedächtnisleistungen (s. Gedächtnis); **Beispiel: 1.** Erlernen von Mnemotechniken*, die das Speichern von Informationen (z. B. durch Assoziationen) erleichtern; **2.** von E. Stengel entwickeltes spielerisches Training von Konzentration, Wortfindung, Merkfähigkeit, Formulierung und Reproduktion von Inhalten zur Verbesserung der Gedächtnisfunktion erwachsener Menschen; **3.** i. R. des Projektes „Selbständigkeit im Alter" von W. D. Oswald entwickeltes Konzept für alte Menschen, in dem Grundfunktionen der Informationsverarbeitung geübt werden, um einem Abbau entgegenzuwirken und Strategien zur Kompensation altersbedingter Gedächtnisbeeinträchtigungen zu entwickeln; **Methode:** Alle Methoden basieren auf den Erkenntnissen der Gedächtnisfunktionen und bieten Maßnahmen zum Training der Grundfunktionen von Informationsverarbeitung: Geschwindigkeit, Aufnahme ins Kurzzeitspeicher, Behalten im Langzeitspeicher. Die Trainingsprogramme werden anhand bestimmter Manuale, vorgegebener Aufgaben oder als computergestützte Übungen durchgeführt. Je nach Methode werden in Einzel- oder Gruppenarbeit zusätzliche Aspekte integriert, u. a. Psychomotorik*, Kompensationsmöglichkeiten von Gedächtnisstörungen durch den Gebrauch externer Gedächtnishilfen (z. B. Checklisten, Signalgeber) und das Einüben von Strategien, die Aufnahme und Verarbeitung von Informationen verbessern (z. B. durch bildhafte Vorstellungen). **Anwendung: 1.** allgemein zur Verbesserung oder Optimierung der geistigen Leistungsfähigkeit (z. B. von Nutzern selbst durchgeführt oder in Kursen); **2.** für Schulkinder: speziell entwickelte Programme (z. B. mit Eltern oder allein durchgeführt); **3.** Prävention, Behandlung und Kompensation von Gedächtnisverlust im Alter (z. B. durch Ergotherapeuten, Neuropsychologen, Pflegepersonal); vgl. Realitäts-Orientierungs-Training (Abk. ROT); **4.** nach Hirnschädigungen zur Behandlung von Hirnleistungsstörungen (z. B. durch Neuropsychologen, Ergotherapeuten). **Pflege:** Stationäre Aufenthalte gehen bei vielen Patienten mit Langeweile und geistiger Unterforderung einher, woraus messbare, z. T. bleibende Beeinträchtigungen der geistigen Leistungsfähigkeit resultieren. Je nach Erfordernis und Möglichkeit sollten die Aktivierung von Denk- und Gedächtnisleistungen in den Behandlungsplan einbezogen und Elemente des ROT angeboten werden. Bei Patienten mit hirnorganisch bedingten Gedächtnisstörungen können gezielte Aufgaben und Elemente in Absprache mit Ergotherapeuten und Neuropsychologen in die tägliche Pflege integriert werden. Grundsätzlich ist dabei die Erfahrung von Erfolglosigkeit und Frustration* zu vermeiden, da sie Motivation und Hirnleistung vermindert. Trainingsaspekte müssen an den Notwendigkeiten und Interessen der Patienten ausrichten.

Gedankenübertragung (ICNP): (engl.) *1. thought insertion, 2. und 3. telepathy*; **1.** (psychopathologisch) Bezeichnung für das sichere Gefühl, dass die Gedanken anderer Personen als Stimuli für die eigenen Gedanken wirken, manchmal verbunden mit dem Eindruck, dass das Denken nicht unter der eigenen Kontrolle steht, sondern unter der von einem anderen oder einer außerirdischen Macht; in der Psychopathologie unterscheidet man **a)** Gedankenausbreitung: Empfindung, andere Menschen würden an den eigenen Gedanken Anteil haben, sie kennen; **b)** Gedankenentzug: Gefühl, andere würden die eigenen Gedanken wegnehmen; **c)** Gedankeneingebung: Gefühl, die eigenen Gedanken würden von anderen beeinflusst, gelenkt, gemacht. Diese inhaltlichen Denkstörungen treten typischerweise bei psychotischen Erkrankungen auf. **2.** (umgangssprachlich, komplementärmedizinisch) Bezeichnung für eine gleichzeitige Äußerung sowie gleichzeitiges Erleben von Gedanken oder Reaktionen auf Verhaltensweisen; das Phänomen gedanklicher Nähe, Verbundenheit oder Gleichzeitigkeit (Resonanz*) wird auch von Menschen ohne pathologische Begleiterscheinung wahrgenommen, allerdings ohne die übersteigerte Bedeutungszuweisung, die im psychiatrischen Zusammenhang zu beobachten ist. **Pflege:** Sorgfältig zwischen Wahninhalt und Resonanzphänomen unterscheiden. **3.** (para-/neuropsychologisch) Gedankenübertragung und Gewissheiten über den gegenwärtigen Zustand oder Aufenthalt anderer Personen auch über weite räumliche Entfernung hinweg, auch als Telepathie bezeichnet; wird als Phänomen (z. B. im Buddhismus als Fähigkeit fortgeschrittener geistiger Lehrer) immer wieder beschrieben und erforscht; auch in der Thanatologie* werden Gedankenübertragungen von Sterbenden an Angehörige oder umgekehrt beschrieben; im gängigen wissenschaftlichen Kontext umstritten. Vgl. Denken, Denkstörung.

Gedeihen (ICNP): (engl.) *thriving*; normale Gewichtszunahme und regelrechtes Wachstum besonders bei Kindern, bei gutem Ernährungszustand durch ausreichende Versorgung mit Grundnahrungsmitteln; vgl. Wachstum, körperliches; Wachstum, neonatales.

Gefährdungshaftung: (engl.) *absolute liability*; verschuldensunabhängige Haftung (§§ 833, 834, 836 BGB) für eine Sache, von der an sich eine Gefahr ausgehen kann (z. B. bei Tierhaltung, Kraftfahrzeughaltung); im Gesundheitsbereich ist eine Gefährdungshaftung für die Hersteller von Medizinprodukten, Medizingeräten oder Arzneimitteln oder bei der automatischen Datenverarbeitung in öffentlichen Krankenhäusern (§ 7 Bundesdatenschutzgesetz) begründet. Vgl. Medizinprodukterecht.

Gefängnisstrafe: s. Freiheitsstrafe.

Gefahrstoffverordnung: Abk. GefStoffV; „Verordnung zum Schutz vor Gefahrstoffen" vom 23.12.2004, in Kraft getreten am 1.1.2005, zuletzt geändert am 31.10.2006; **Inhalt:** regelt das Inverkehrbringen von (u. a. krebserregenden und erbgutverändernden) Stoffen, Zubereitungen und Erzeugnissen, den Schutz der Beschäftigten und anderer Personen vor Gefährdungen ihrer Gesundheit und Sicherheit durch Gefahrstoffe und den Schutz der Umwelt vor stoffbedingten Schädigungen; ordnet Herstellungs- und Verwendungsverbote an (z. B. für Asbest) und schreibt arbeitsmedizinische Vorsorgeuntersuchungen vor. In der GefStoffV werden u. a. die **Gefährlichkeitsmerkmale** explosionsgefährlich, brandfördernd, hochentzündlich, leichtentzündlich, entzündlich, sehr giftig, giftig, gesundheitsschädlich, ätzend, reizend, sensibilisierend, krebserzeugend, fortpflanzungsgefährdend, erbgutverändernd und umweltgefährlich erläutert. Die Kennzeichnung dieser Kategorien erfolgt durch international genormte Gefahrsymbole (s. Tab.).

GefStoffV: Abk. für **Gefahrstoff**verordnung*.

Gefühl: syn. Emotion*; s. Wahrnehmung.

Gefühlsarbeit: (engl.) *emotional work*; professionelle beraterische oder psychotherapeutische Arbeit an Gefühlen, insbesondere solchen, unter denen Patienten leiden; i. R. von Gesprächen oder anderen psychotherapeutischen Techniken wird versucht, das Gefühl zu verstehen und ggf. zu beeinflussen. Im Alltagssprachgebrauch nicht angemessen. Vgl. Psychotherapie.

Gegenübertragung: (engl.) *countertransference*; in der Psychotherapie* allgemeine Bezeichnung für Gefühle und Vorstellungen des Therapeuten oder Analytikers (s. Psychoanalyse) als Reaktion auf das Verhalten des Patienten i. R. einer therapeutischen

Gefahrstoffverordnung
Beispiele für Gefahrensymbole

Kennzeichnung	Symbol	Bezeichnung	Wirkung
Xn	✖	gesundheitsschädlich	Stoffe, die vorübergehende oder bleibende Gesundheitsschäden hervorrufen oder zum Tod führen können
Xi	✖	reizend	Stoffe, die bei Berührung mit der Haut bzw. den Schleimhäuten (z. B. Augen) Entzündungen hervorrufen können; reizen die Atemwege
T	☠	giftig	Stoffe, die in geringen Mengen vorübergehende oder bleibende Gesundheitsschäden hervorrufen oder zum Tod führen können
T+	☠	sehr giftig	Stoffe, die bereits in sehr kleinen Mengen vorübergehende oder bleibende Gesundheitsschäden hervorrufen oder zum Tod führen können; gehören aufgrund ihrer Gefährlichkeit nur in die Hände von Fachleuten
O	🔥	brandfördernd	Stoffe, die einen Brand ohne Luftzufuhr unterhalten können; meist selbst nicht brennbar, erhöhen aber bei Berührung mit brennbaren Stoffen die Brandgefahr
F	🔥	leichtentzündlich (ohne Symbol entzündlich)	Stoffe, deren Gase mit einer Umgebungsluft explosionsfähige Gemische bilden, die bei Anwesenheit einer Zündquelle (z. B. offenes Feuer, heiße Oberfläche, elektrostatische Entladung, Rauchen) leicht entzündet werden können (Flammpunkt unter 21 °C); Stoffe mit einem Flammpunkt zwischen 21 °C und 55 °C werden als entzündlich bezeichnet
F+	🔥	hochentzündlich	Gase oder Stoffe, deren Dämpfe mit der Umgebungsluft explosionsfähige Gemische bilden, die bei Anwesenheit einer Zündquelle (z. B. offenes Feuer, heiße Oberflächen, elektrostatische Entladung, Rauchen) sehr leicht entzündet werden können (Flammpunkt unter 0 °C und Siedepunkt unter 35 °C)
E	💥	explosionsgefährlich	Stoffe, die z. B. durch Hitze, Reibung, Schlag oder Initialzündung zur Explosion gebracht werden können
C		ätzend	Stoffe, die bei Berührung mit der Haut bzw. den Schleimhäuten zur Zerstörung des Körpergewebes führen können; bleibende Augenschäden sind möglich

Fortsetzung nächste Seite

Gehbock

Gefahrstoffverordnung
Beispiele für Gefahrensymbole

Kennzeichnung	Symbol	Bezeichnung	Wirkung
N		umweltgefährlich	Stoffe oder Zubereitungen, die selbst oder deren Umwandlungsprodukte die Beschaffenheit des Naturhaushaltes, von Wasser, Boden oder Luft, Klima, Tieren, Pflanzen oder Mikroorganismen derart verändern können, dass dadurch sofort oder später Gefahren für die Umwelt herbeigeführt werden können (Schädigung des Ökosystems)

Beziehung; von S. Freud 1910 als Gegenpol zur Übertragung* beschrieben. Als Momente der Gegenübertragung gelten alle Impulse, die der Patient beim Therapeuten hervorruft. Da S. Freud einen wertneutralen, unvoreingenommenen Therapeuten forderte, wurde die Gegenübertragung zunächst eher negativ bewertet, bis P. Heimann 1950 die Erkenntnis formulierte, dass sich die Gegenübertragung auf den therapeutischen Prozess auch fruchtbar auswirken und die Deutung bereichern kann: Gefühle des Therapeuten gegenüber dem Patienten können auf Reaktionen hinweisen, die der Patient in seiner Umgebung hervorruft. Vgl. Supervision.

Gehbock: (engl.) *walker*; vierbeinige Gehhilfe* aus Leichtmetall, in die sich der Patient hineinstellt; Stabilität wird durch 4 Auflageflächen am Boden erreicht. Der Gehbock ist in einer starren (s. Abb.)

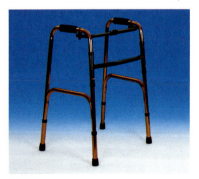

Gehbock [1]

und einer beweglichen Ausführung erhältlich. **Anwendung: 1. starrer** Gehbock: Der Patient hebt den Gehbock an den Handgriffen zunächst an und stellt ihn vor sich auf, um dann auf das Gestell gestützt die entsprechenden Schritte nach vorn in das Gestell hinein zu machen. Der Gehbock ist geeignet für gangunsichere Patienten. **2. beweglicher** Gehbock: Der Patient hebt eine Seite des Gehbocks am Handgriff an, schiebt sie nach vorn und folgt gleichzeitig mit dem Bein der entsprechenden Seite. Dann folgt die Gegenseite ebenso. So wird ein flüssigeres Gangbild* erzielt. **Hinweis:** Muskelkraft zum Anheben des Gehbocks muss vorhanden sein.

Geheimhaltungspflicht: s. Schweigepflicht.

Gehemmtheit: (engl.) 1. *shyness*, 2. *inhibition*; **1.** (umgangssprachlich) schüchtern sein, sich nicht trauen, verhalten sein; vgl. Hemmungsdefizit, Antrieb. **2.** (psychopathologisch) Symptom aus dem Bereich der Denkstörungen*, bei dem das Denken des Patienten subjektiv als gebremst oder blockiert erlebt wird und das Gefühl auftritt, gegen einen inneren Widerstand angehen zu müssen; auch bei starker Bemühung um einen flüssigen Gedankengang ist es nicht möglich, diese Hemmung aufzuheben. Bei schwerer Ausprägung kann dies bis zu einer vollständigen Blockade führen.

Gehen (ICNP): (engl.) *walking*; **1.** (allgemein) schrittweise erfolgendes Fortbewegen des Körpers unter der Voraussetzung, dass die Person in der Lage ist, ihr Gewicht zu tragen, die Geschwindigkeit zu regulieren und Steigung und Gefälle zu bewältigen; **2.** (Kinästhetik) Fähigkeit, sich grundsätzlich in jeder Körperposition fortzubewegen (s. Kinästhetik); **Pflegeprozess:** Gehfähigkeit des Patienten präzise einschätzen, um sowohl einem Fallen* vorzubeugen (s. Sturzprävention) als auch vorzeitige bzw. zu lange Bettlägerigkeit* zu vermeiden. **Hinweis:** Die Angst* vor Verletzungen oder Schmerzen (z. B. postoperativ) lässt Patienten, Pflegeheimbewohner und Pflegepersonen die Gehfähigkeit häufig unzutreffend negativ beurteilen; daher Physiotherapeuten hinzuziehen. Vgl. Gehen mit Gehhilfe, Gehhilfe, Gangbild.

Gehen mit Gehhilfe (ICNP): (engl.) *walking using device*; Gehen* mit der Nutzung von einer oder mehreren Gehhilfen* wie orthopädisches Schuhwerk, künstliche Glieder/Gliedmaßen, Stock, Schiene, Krücken, Rollen.

Gehgestell: s. Gehhilfe.

Gehhilfe: (engl.) *crutch*; Sammelbegriff für Hilfsmittel zur Unterstützung möglichst selbständigen Gehens* bei Patienten mit Gangunsicherheit* und Schwäche (z. B. im Alter oder aufgrund einer Lähmung) oder zur Übung und Entlastung einer Extremität (z. B. nach einem Bruch oder einer Operation); unter den vielen verschiedenen Gehhilfen

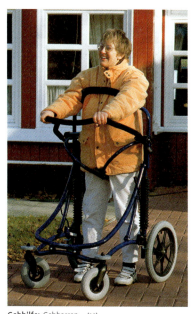

Gehhilfe: Gehbarren [10]

kann entsprechend den Erfordernissen und Möglichkeiten des Patienten ausgewählt werden. Zur Ermöglichung eines aufrechten Gangs mit gerade gestelltem Becken kann die Höhe der Gehhilfe entsprechend der Körperlänge verstellt werden. **Formen: 1. Gehstock:** meist einseitig verwendete Gehhilfe aus Holz oder Leichtmetall mit unterschiedlich geformten Handgriffen (Rundhakengriff, Fritzgriff, anatomisch geformter Griff für die rechte oder linke Hand); Gehstöcke sind in unterschiedlichen Längen im Handel und werden v. a. zur Entlastung operierter Beine oder Hüftgelenke sowie bei Muskelschwäche und Beinbehinderung eingesetzt. **2. Gehstütze:** unterschiedliche, ein- oder zweiseitig verwendete Gehhilfe aus Leichtmetall oder eloxiertem Stahlrohr, die entsprechend der Körperlänge des Patienten durch Druckknöpfe stufenlos verstellbar ist; die Griff- und Stützteile sind aus (z. T. gepolstertem) Kunststoff, die Griffe oft zur sichereren Handhabung mit Griffmulden versehen. Bei besonderen Anforderungen können unterschiedliche Krückenkappen (z. B. bewegliche aus elastischem Kunststoff oder mit Spikes bei Glatteis) aufgesetzt werden. Reflektierende Rückstrahler (sog. Katzenaugen) sollen in der Dunkelheit auf den Benutzer aufmerksam machen. Gehstützen können mit speziellen Halterungen an Tisch, Stuhl oder Bett befestigt werden. Vgl. Vier-Punkt-Gehstütze, Unterarm-Gehstütze. **3. Gehgestell:** Gehhilfe in verschiedenen Ausführungen: **a)** fahrbar durch entweder 4 bewegliche Räder in unterschiedlicher Größe (sog. Gehbarren; s. Abb.; vgl. Gehwagen) oder 2 Räder und 2 feststehende Beine mit Gumminoppen; **b)** starre oder bewegliche, zum Transport zerlegbare Gehhilfe aus Leichtmetall, in die sich der Patient hineinstellt (s. Gehbock); Stabilität wird durch 4 Auflageflächen mit Gumminoppen am Boden gewährleistet. **Hinweis:** Muskelkraft zum Anheben muss vorhanden sein.

Gehilfenhaftung: Haftung* für den Einsatz von Verrichtungsgehilfen; der Träger einer Einrichtung haftet aus eigenem Verschulden, wenn er einen Mitarbeiter nicht sorgfältig auswählt, anleitet und überwacht. Der Träger muss diesen Vorwurf entkräften, indem er einen Entlastungsbeweis erbringt. Diese Haftung trifft ggf. auch die vorgesetzten Mitarbeiter, z. B. die Stationsleitung, Wohnbereichsleitung oder die Pflegedienstleitung in einem Krankenhaus oder Heim (§ 831 Absatz 2 BGB).

Gehörlosigkeit: (engl.) *deafness*; ein- oder beidseitig fehlendes Hörvermögen (s. Hören) für alle Schallbereiche (**absolute** Gehörlosigkeit) oder Sprachverständnis bei noch erhaltener Wahrnehmung einzelner Töne oder Geräusche (**praktische** Gehörlosigkeit); **Einteilung: 1.** angeborene Form, z. B. durch Zunahme der Zellanzahl (Hyperplasie) des Innenohrs, angeborenes Fehlen (Aplasie) des Corti-Organs, Rötelninfektion der Mutter in der Schwangerschaft; **2.** erworbene und akut auftretende Form, z. B. durch Hörsturz oder Innenohrverletzung; **3.** Gehörlosigkeit nach chronischer Erkrankung, z. B. durch Otosklerose, Altersschwerhörigkeit, toxische Schädigung. Angeborene oder in der frühen Kindheit erworbene Gehörlosigkeit führt durch die stark beeinträchtigte Lautsprachentwicklung zur sog. Taubstummheit. Ein Verständigungsmittel bei Gehörlosigkeit ist die Gebärdensprache*. Vgl. Schwerhörigkeit, Taubheit, Behindertengleichstellungsgesetz.

Gehstock: s. Gehhilfe.

Gehverband: (engl.) *walking cast*; Gipsverband* (Gehgips) oder Kunststoffverband* im Bereich von Unter- oder Oberschenkel mit Fenstereinsatz im Fußteil (Gips, Gummibügel oder Gehbügel); **Anwendung: 1.** zur konservativen Fraktur-, Luxations- oder Kontrakturbehandlung (s. Fraktur, Luxation, Kontraktur) durch Ruhigstellung bei evtl. voller Belastung des Beins; **2.** auch nach Osteosynthese, wenn Belastungsstabilität gegeben ist.

Gehwagen: (engl.) *glider cane*; syn. Rollator, Deltarad; fahrbare Gehhilfe* aus Stahlrohr mit 3 oder 4 bereiften Rädern, ergonomisch geformten und gepolsterten Handgriffen, leichtgängigen Handbremsen sowie zusätzlich oft einem Ruhesitz und Korb bzw. einer Einkaufstasche (s. Abb. S. 302); Gehwagen sind höhenverstellbar und können zum Transport auf eine geringe Größe zusammengefaltet werden. **Anwendung: 1.** zur Geh- und Stehübung (zum verbesserten Halt auch mit Bauchring und Hose); **2.** zur selbständigen Fortbewegung bei Gleichgewichtsstörung und leichter Gangunsicher-

Geist

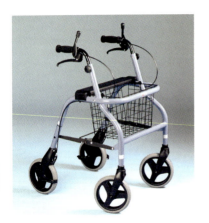

Gehwagen [10]

heit*; **Hinweis:** Dreirädrige Gehwagen sind in Kombination mit der meist unsicheren Gehbewegung der Patienten statisch weniger stabil und können, v. a. beim Abbiegen, als Sturzrisikofaktoren* gelten.

Geist: (engl.) *spirit*; **1.** (allgemein) Bedeutung, Gehalt einer Tätigkeit oder Sache, Gesinnung einer Person oder Gruppe; **2.** (philosophisch) Denken*, Vernunft*, Bewusstsein* als die über das Sinnliche und Materielle hinausreichende Seite des menschlichen Seins.

Gel: (engl.) *gel*; **1.** reversibel oder irreversibel ausgefallenes Sol (Kolloid* mit nicht zusammenhängenden, voneinander unabhängigen Teilchen), das z. B. aus einem durch Salz-, Säure- oder Hitzefällung koagulierten Protein entstanden ist; **Verwendung:** z. B. in Gelkissen, Gelmatratzen; **2.** (pharmazeutisch) halbfeste, einphasige Zubereitung zur lokalen Anwendung; meist Mischung aus Wasser, Glycerol oder Propylenglykol und Quellstoffen (z. B. Stärke, Agar), in der Wirkstoffe gelöst sind.

Gelbsucht: s. Ikterus.

Gelenk: (engl.) *joint*; Articulatio; bewegliche Verbindung zwischen 2 oder mehreren Knochen; **Aufbau: 1.** Gelenkkörper (Gelenkkopf und Gelenkpfanne), meist mit Knorpel überzogen; **2.** Gelenkkapsel (Capsula articularis): äußere Schicht aus straffem kollagenem Bindegewebe (Membrana fibrosa), die sich am Rand der überknorpelten Flächen in die Knochenhaut (Periost) fortsetzt, und Gelenkinnenhaut (Membrana synovialis), welche die Gelenkschmiere (Synovia) absondert; **3.** Gelenkhöhle (Cavitas articularis): spaltförmiger kapillärer Raum, der von der Gelenkkapsel begrenzt wird und mit Gelenkschmiere ausgefüllt ist; **4.** Hilfseinrichtungen: **a)** Verstärkungsbänder zur Verstärkung der bindegewebigen Kapsel, zur Führung und Hemmung von Bewegungen (z. B. Seitenbänder des Kniegelenks); **b)** Binnenbänder im Innern des Gelenks (z. B. Kreuzbänder des Kniegelenks); **c)** Zwischenscheiben (Disci und Menisci articulares): verschiebbare Gelenkflächen, die als Puffer wirken und inkongruente Gelenkflächen ausgleichen; **d)** Schleimbeutel (Bursae synoviales): druckelastische, mit Gelenkschmiere ausgefüllte Einrichtungen, die das Gleiten von Knochen oder Sehnen erleichtern; stehen z. T. mit der Gelenkhöhle in Verbindung; **e)** Labrum glenoidale: faserknorpelige Pfannenlippe; dient der Vergrößerung mancher Gelenkpfannen (z. B. Schultergelenk); **klinische Bedeutung:** Arthrose ist eine meist durch degenerative Veränderungen am Gelenkknorpel hervorgerufene Erkrankung mit erheblicher, schmerzhafter Bewegungseinschränkung, die vorwiegend bei einem Missverhältnis zwischen Beanspruchung und Belastbarkeit der einzelnen Gelenkanteile und -gewebe entsteht. Sie führt im Endstadium zu erworbener oder chirurgisch herbeigeführter Aufhebung der Gelenkbeweglichkeit (Kontraktur*). **Hinweis:** Die oben erläuterten echten Gelenke (Diarthrosen) weisen im Gegensatz zu unechten Gelenken (Synarthrosen) zwischen den am Gelenk beteiligten Knochen eine Gelenkhöhle auf und besitzen dadurch eine größere Beweglichkeit (s. Gelenkbewegung). Unechte Gelenke sind z. B. die Knochennähte zwischen den Schädelknochen und die Symphyse zwischen den beiden Hüftbeinen. Vgl. Gelenkformen.

Gelenkbewegung: (ICNP): (engl.) *joint movement*; durch Muskelkontraktionen ausgelöste Stellungsänderung von Körperteilen, die durch Gelenke* ermöglicht wird; **Formen:** s. Abb. 1; **1.** Flexion (Beugung): z. B. Beugung des Beins im Knie; **2.** Extension (Streckung): z. B. Streckung des Beins im Knie; **3.** Abduktion (Abspreizung): Bewegung eines Körperteils von der Körpermitte weg, z. B. Abspreizen des Beins, Bewegung des Auges zur Schläfe; **4.** Adduktion (Heranziehen): Bewegung des Körperteils zur Körpermitte hin bzw. bei den Fingern zum Mittelfinger hin, z. B. Heranziehen des Arms, Bewegung des Auges zur Nase hin; **5.** Innenrotation (Drehung nach innen); **6.** Außenrotation (Drehung nach außen); **7.** Pronation (Einwärtsdrehung): Sonderform der Rotationsbewegung; Bewegung in einem Gelenk der körperfernen (distalen) Extremitätenabschnitte (Hand, Fuß) von der Körperlängsachse weg, z. B. Hand: Drehung der Handinnenfläche (bei herabhängendem Arm) nach hinten, wobei der Daumen einwärts gedreht wird (Handstellung wie beim Brotschneiden); Fuß: Senkung des inneren Fußrandes (Plattfußstellung); **8.** Supination (Auswärtsdrehung): Sonderform der Rotationsbewegung; Bewegung in einem Gelenk der körperfernen (distalen) Extremitätenabschnitte (Hand, Fuß) zur Körperlängsachse hin, z. B. Hand: Drehung der Handinnenfläche nach vorn, wobei der Daumen auswärts gedreht wird (Hand in Wasserschöpfstellung); Fuß: Hebung des inneren Fußrands; **9.** Elevation (Anhebung): Heben einer

Gelenkformen

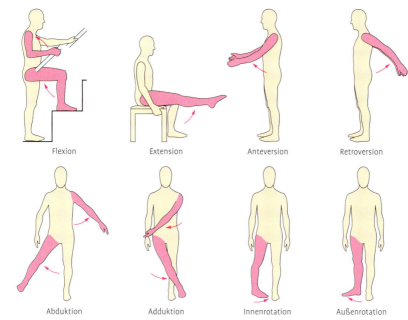

Gelenkbewegung Abb. 1: Bewegungsrichtungen

Gliedmaße über die Horizontale hinaus; **10.** Anteversion (nach vorn führen); **11.** Retroversion (nach hinten führen). Gelenkbewegungen können aktiv (s. Gelenkbewegung, aktive) oder passiv (Fremdeinwirkung; s. Gelenkbewegung, passive) durchgeführt werden. Zur Messung von Gelenkbewegungen wird die **Neutral-Null-Methode** verwendet: Alle Gelenkbewegungen werden von einer einheitlichen Ausgangsstellung aus gemessen (s. Abb. 2 S. 304). Vgl. Kinästhetik.

Gelenkbewegung, aktive (ICNP): (engl.) *active joint movement*; willkürliche, selbstinitiierte Bewegung von Gelenken ohne Assistenz; vgl. Gelenkbewegung.

Gelenkbewegung, passive (ICNP): (engl.) *passive joint movement*; Bewegung von Gelenken mit Assistenz; **Anwendung:** i. R. von Physiotherapie* und durch Pflegepersonen, wenn Patienten aufgrund von Schwäche, Erkrankung oder Lähmung dazu nicht selbst in der Lage sind; auch bei gestörtem Körperbild, allgemeinen Bewegungseinschränkungen sowie nach Operationen; **Maßnahme: 1.** Lagerungen, die das Körperbild fördern; **2.** Durchbewegen, Strecken und Beugen ohne Überdehnung der Bänder; **3.** Lockerungsübungen; **Hinweis:** Bei akuten Gelenkentzündungen nur nach Absprache mit dem Arzt durchführen. Vgl. Gelenkbewegung.

Gelenkformen: (engl.) *types of joints*; Einteilung echter Gelenke* (Diarthrosen) nach Anzahl der gelenkig miteinander verbundenen (artikulierenden) Knochen, der Gelenkachsen und der Form der Gelenkkörper; **Einteilung: 1.** nach Anzahl der artikulierenden Knochen: **a) einfache** Gelenke, bei denen 2 Knochen artikulieren (z. B. Hüftgelenk); **b) zusammengesetzte** Gelenke, bei denen mehr als 2 Knochen artikulieren (z. B. Ellenbogengelenk); **2.** nach Gelenkachsen: **a) einachsige** Gelenke: Bewegung um eine Achse (z. B. Gelenke zwischen den Fingergliedern); **b) zweiachsige** Gelenke: z. B. proximales Handwurzelgelenk, Daumengrundgelenk; **c) dreiachsige** Gelenke: 6 Freiheitsgrade der Bewegung (z. B. Schultergelenk); **3.** nach der Form der Gelenkkörper: **a) Kugelgelenk:** kugelförmiger Gelenkkopf artikuliert mit einer kugelschalenähnlichen Gelenkpfanne; gestattet Bewegungen in jede Richtung (z. B. Schultergelenk); Sonderform: Nussgelenk, dessen Pfanne den Gelenkkopf mehr als halb umfasst (z. B. Hüftgelenk); **b) Eigelenk:** ellipsoide Gelenkflächen; Bewegung um 2 Hauptachsen (z. B. proximales Handgelenk); **c) Radgelenk:** scheibenförmiger Gelenkkopf, dessen überknorpelter Umfang sich in einer entsprechend ausgehöhlten Pfanne dreht (z. B. proximales Ellenbogengelenk); **d) Scharniergelenk:** ein Gelenkstück besteht aus einer Walze mit Führungsrinne, das Gegenstück besitzt eine der Rinne entsprechende Führungsleiste; gestattet nur Bewegungen in einer Ebene (z. B. Oberarm-Ellen-Gelenk, Gelenke zwischen den Fingergliedern); **e) Sattelgelenk:** 2 sattelförmige Gelenkflächen; die Konkavität der einen entspricht der Konvexi-

Gelenkkontraktur

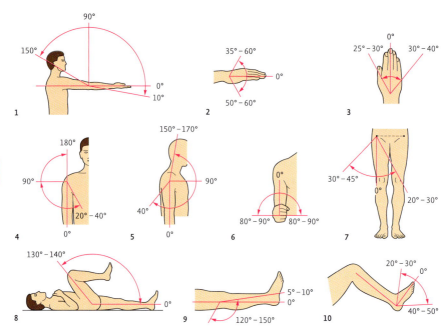

Gelenkbewegung Abb. 2: Messung mit der Neutral-Null-Methode: 1: Ellenbogen: Flexion — Extension; 2: Handgelenk: Flexion Richtung Handinnenfläche — Extension Richtung Handrücken; 3: Handgelenk: Abduktion Richtung Speiche — Abduktion Richtung Elle; 4: Schultergelenk: Abduktion; 5: Schultergelenk: Anteversion, Elevation und Retroversion; 6: Vorderarm: Pronation — Supination; 7: Hüftgelenk: Abduktion — Adduktion; 8: Hüftgelenk: Flexion — Extension; 9: Kniegelenk: Flexion — Extension; 10: oberes Sprunggelenk: Flexion Richtung Fußsohle — Extension Richtung Fußrücken

tät der anderen; Bewegungen um 2 Achsen möglich (z. B. Daumengrundgelenk); **f) Gleitgelenk:** ebenes (planes) Gelenk, bei dem nahezu ebene Gelenkflächen artikulieren (z. B. Zwischenwirbelgelenke der Halswirbelsäule); **g) Wackelgelenk:** straffes Gelenk, das aufgrund straffer Bänder nur federnde Bewegungen zulässt (z. B. Kreuzbein-Darmbein-Gelenk).

Gelenkkontraktur (ICNP): s. Kontraktur.

Gelkissen: (engl.) *gel pad, gel cushion*; Kunststoffkissen mit Gelfüllung (s. Gel) zur Weichlagerung einzelner Körperteile; **Anwendung: 1.** besonders geeignet für das Sitzen im Roll- oder Lehnstuhl; **2.** als Kühlkissen, z. B. nach Operationen (s. Eispackung); **Hinweis:** Gelkissen sind zur Dekubitusprophylaxe (s. Dekubitus) nur bedingt geeignet. Vgl. Gelmatratze.

Gelmatratze: (engl.) *gel mattress*; Spezialmatratze zur Weichlagerung*; bewirkt durch die Gelfüllung eine Druckverteilung. Eine antidekubitale Wirkung konnte bisher nicht belegt werden. Vgl. Antidekubitusmatratzen.

Gelotherapie: syn. Lachtherapie*.

Gemeindepflege: (engl.) *home care*; historische Bezeichnung für ehemals von Diakonissen, Nonnen u. a. ausgeführten häuslichen Pflegedienst; wird in moderner Form i. R. des Modellprojekts „AGnES" (**A**rztentlastende, **G**emei**n**denahe, **E**-Healthgestützte **S**ystemische Intervention) des Instituts für Community Medicine an der Universität Greifswald und der Landesregierung in Mecklenburg-Vorpommern wieder eingeführt, um dem dortigen Ärztemangel entgegenzutreten. Sog. **Telegesundheitsschwestern** übernehmen als „verlängerter Arm des Hausarztes" Hausbesuche bei Patienten. Dabei steht die vorbeugende, beratende/betreuende und therapieüberwachende Tätigkeit im Vordergrund. Vgl. Sozialstation, Telemedizin, Pflege, häusliche.

Gemeinsamer Bundesausschuss: Abk. G-BA; i. R. des GKV-Modernisierungsgesetzes am 1.1.2004 als Rechtsnachfolger der Koordinierungsausschusses und der Bundesausschüsse der Ärzte/Zahnärzte und Krankenkassen sowie des Bundesausschusses Krankenhaus errichtet; **Aufgabe:** Der G-BA konkretisiert, welche ambulanten oder stationären Leistungen ausreichend, zweckmäßig und wirtschaftlich sind. Hierzu beschließt der G-BA die erforderlichen Richtlinien, wobei den besonderen Erfordernissen der Versorgung behinderter oder von Behinderung bedrohter Menschen und psychisch Kranker Rechnung zu tragen ist. Der G-BA kann dabei die Erbringung und Verordnung von Leistungen oder Maßnahmen einschränken oder ausschließen, wenn nach dem allgemeinen Stand der medizinischen Erkenntnisse der diagnostische oder therapeutische Nutzen, die Notwendigkeit oder die Wirtschaftlichkeit nicht nachgewiesen sind. **Richtlinien des Gemeinsamen Bundesausschusses** sind insbesondere zu beschließen über: **1.** ärztliche Behandlung; **2.** zahnärztliche Behandlung einschließlich der Versorgung mit Zahnersatz* sowie kieferorthopädischer Behandlung; **3.** Maßnahmen zur Früherkennung* von Krankheiten; **4.** ärztliche Betreuung bei Schwangerschaft und Mutterschaft (Mutterschafts-Richtlinien); **5.** Einführung Neuer Untersuchungs- und Behandlungsmethoden; **6.** Verordnung von Arznei-, Verband-, Heil-* und Hilfsmitteln*, Krankenhausbehandlung, häuslicher Krankenpflege* und Soziotherapie*; **7.** Beurteilung der Arbeitsunfähigkeit*; **8.** Verordnung von im Einzelfall gebotenen Leistungen zur medizinischen Rehabilitation; **9.** Bedarfsplanung; **10.** medizinische Maßnahmen zur Herbeiführung einer Schwangerschaft; **11.** Empfängnisverhütung (Kontrazeption), Schwangerschaftsabbruch und Sterilisation; **12.** Verordnung von Krankentransporten (Krankentransport-Richtlinien). Vgl. Bundesgeschäftsstelle Qualitätssicherung.

Gemeinschaft, therapeutische: (engl.) *therapeutic community*; heilsame Gemeinschaft von Menschen, die in einer psychotherapeutischen Einrichtung leben und arbeiten; die therapeutische Gemeinschaft ist z.B. in therapeutischen Wohngemeinschaften, psychiatrischen und psychosomatischen Kliniken ein Teil des Behandlungskonzeptes. Vgl. Psychotherapie.

Generalindikator: s. Qualitätsindikator.

Generalisierung: (engl.) *generalisation*; **1.** (allgemein) Verallgemeinerung einer Aussage; z.B. kann nach Abschluss einer Studie aus dem Ergebnis eine begründete verallgemeinernde Aussage getroffen werden; **2.** (pathophysiologisch) Ausbreitung (z.B. einer Infektion) auf den ganzen Körper oder ein ganzes Organsystem (z.B. Haut); **3.** (psychologisch) Bezeichnung für das Auftreten einer für eine bestimmte Situation konditionierten Verhaltensweise in anderen (meist ähnlichen) Situationen ohne eine für diese Situationen spezifische Konditionierung*.

Generika: (engl.) *generics*; sog. Nachahmerpräparate; Fertigarzneimittel (s. Arzneimittel), deren Wirkstoff dem eines entsprechenden Originalpräparats, dessen Patentschutz abgelaufen ist, qualitativ und quantitativ entspricht; Generika kommen meist unter ihrer Wirkstoffbezeichnung (teilweise in Verbindung mit dem Herstellernamen) mit nicht geschützten Freinamen in den Handel.

Genesung: s. Konvaleszenz.

Genitalspülung: Maßnahme zur Reinigung und Infektionsprophylaxe des Genitalbereichs v.a. nach Geburten mit Dammriss* oder Scheidendammschnitt* und gynäkologischen Operationen (mechanische Reinigung ist zu schmerzhaft); **Durchführung** im Bett: **1.** Intimsphäre wahren; Bettschutz und Steckbecken einlegen, mit Einmalhandschuhen Slip und Vorlagen entfernen und verwerfen. **2.** Nach Händedesinfektion* neue Handschuhe anziehen und ca. 1 l 37–40 °C warmes Wasser (evtl. mit verordneten Zusätzen wie Kamille) oder Tee erst über die Innenseiten der Oberschenkel, anschließend auch über die Schamlippen fließen lassen; Verkrustungen dabei vorsichtig mit einem Einmalwaschlappen lösen. **3.** Steckbecken entfernen und Region trockentupfen. **Hinweis: 1.** Die Wassertemperatur muss als angenehm empfunden werden. **2.** Mobile Patientinnen können die Genitalspülung auch selbstständig auf einem Bidet oder über einer Toilettenschüssel durchführen.

Gentechnologie: (engl.) *genetic engineering*; wissenschaftliches Teilgebiet der Genetik, das sich mit der Entwicklung sowie der diagnostischen, therapeutischen und technologischen Nutzung von Verfahren zur Übertragung definierter DNA-Fragmente mit bekannter genetischer Information aus Zellen eines Organismus in Zellen eines anderen befasst (sog. Gentransfer).

Genussmittel: (engl.) *semi-luxury, stimulant*; Lebensmittel, die nicht zur Deckung des Energie- und Nährstoffbedarfs, sondern wegen ihres Geschmacks und/oder ihrer anregenden oder beruhigenden Wirkung verzehrt werden; z.B. Kaffee, Kakao, schwarzer Tee, alkoholhaltige Getränke, Tabakwaren, Süßigkeiten. Im Zusammenhang mit der Entstehung von Zivilisationskrankheiten sind insbesondere Nicotin (Tumoren, Herz-Kreislauf-Erkrankungen) und Alkohol (Lebererkrankungen, Alkoholkrankheit) von Bedeutung, i.w.S. auch Zucker, da die genussorientierte Ernährungsweise (Süßgeschmack) zu überhöhter Nahrungsenergiezufuhr und Übergewicht* führen kann. Vgl. Rauchen, Abhängigkeit, Alkoholabhängigkeit.

Geräte- und Produktsicherheitsgesetz: Abk. GPSG; „Gesetz über technische Arbeitsmittel und Verbraucherprodukte" vom 6.1.2004, in Kraft getreten am 1.5.2004, zuletzt geändert am 7.7.2005; **Inhalt:** regelt das Inverkehrbringen und Ausstellen von Produkten, die selbstständig i.R. einer wirtschaftlichen Unternehmung erfolgen, sowie die Errichtung und den Betrieb überwachungsbedürftiger Anlagen, die gewerblich genutzt werden oder durch die Beschäftigte gefährdet werden können (z.B. Werkzeuge, Arbeitsgeräte, Arbeitsmaschinen, Hebeeinrichtungen und Beförderungsmittel), und ist das Ermächtigungsgesetz für viele Rechtsverordnungen und Spezialgesetze, welche die Vorschriften näher ausgestalten (z.B. das Medizinproduktegesetz). Die Anforderungen für die Erteilung des Prüfsiegels „GS" („geprüfte Sicherheit") sind ebenfalls hier festgeschrieben. Das GPSG dient der Sicherung von Qualitätsstandards in Entwicklung und Vertrieb von technischen Ar-

Geragogik

beitsmitteln und Produkten, um den Benutzer und Verbraucher zu schützen. Vom GPSG werden Rückrufaktionen und behördliche Warnungen legitimiert; bei beharrlichen Zuwiderhandlungen oder besonderer Gefährlichkeit eines Verstoßes gegen die Vorschriften droht neben Geldstrafen bis zu EUR 30 000 Freiheitsstrafe* bis zu 1 Jahr.

Geragogik: (engl.) *geragogics*; Teilgebiet der Gerontologie (s. Altern) und der Erziehungswissenschaft, das sich in Forschung, Lehre, Theorie und Praxis mit den Lernbedingungen von Menschen im Alter und mit Lerninhalten befasst; dieser aus dem Bereich der Sozialpädagogik stammende Zweig der Pädagogik findet besonders in Seniorenfreizeitheimen und in Seniorenclubs Anwendung. Ziel ist die Förderung der Selbständigkeit und Autonomie* älterer Menschen. Vgl. Altenpflege.

Geriatrie: s. Altern.

Geriatrika: (engl.) *geriatric agents*; Arzneimittel*, die bei der Behandlung von Altersbeschwerden oder zur Prophylaxe und Therapie des frühzeitigen Alterns* zum Einsatz kommen; Geriatrika wird eine steigernde Wirkung auf die körperliche und geistige Leistungsfähigkeit im Alter zugeschrieben; die Wirksamkeit ist (oft) umstritten. Vgl. Wechseljahre der Frau, Wechseljahre des Mannes.

geriatrisches Assessment: s. Assessment, geriatrisches.

Gerontologie: s. Altern.

Gerontopsychiatrie: (engl.) *geropsychiatry*; Teilgebiet der Psychiatrie*, das sich mit den psychischen Störungen alter Menschen in einem interdisziplinären, auf der Bezugswissenschaft Gerontologie (s. Altern) basierenden Verständnis befasst; psychische Störungen können besonders im Alter nicht losgelöst von der Biographie und der Lebenslage eines Menschen betrachtet werden. Die Gerontopsychiatrie behandelt bereits vor dem Senium (s. Alter) aufgetretene und weiter bestehende oder erneut auftretende Störungen (z. B. langjährige depressive oder bipolare Erkrankungen, Schizophrenie, Wahnerkrankungen) als auch im Alter sich erstmalig manifestierende Erkrankungen (z. B. Depression*, Demenz).

Gerontopsychiatrische Pflegefachkraft: Fachweiterbildung für Pflegefachkräfte in der Gerontopsychiatrie* als Aufbaulehrgang; die Weiterbildung zur Gerontopsychiatrischen Pflegefachkraft besteht aus einem 1-jährigen Basismodul und einem 2-jährigen Aufbaumodul und umfasst 720 Unterrichtsstunden sowie 6 Wochen Praktikum. Beispielhaft ist hier die Konzeption im Bundesland Bayern, in dem im Jahr 2000 von einer Arbeitsgruppe aus den Spitzenverbänden der Wohlfahrtspflege, dem Sozialministerium, dem Verband der bayerischen Bezirke, dem Verband privater Altenheimträger und den Pflegekassen der AOK ein einheitliches Curriculum* für die Fort- und Weiterbildung entworfen und vom dortigen Landespflegeausschuss verabschiedet wurde. Das Basismodul ist im Schwerpunkt darauf ausgerichtet, über Schlüsselqualifikationen pflegerisches, soziales und organisatorisch-rechtliches Fachwissen zum Thema Gerontopsychiatrie zu vermitteln. Das Aufbaumodul hat die Vertiefung der Themen und die Erweiterung des Lernspektrums zum Ziel, v. a. im Hinblick auf die Handlungskompetenz. Sie soll dazu befähigen, im pflegerischen Aufgabenbereich steuernd, anleitend und beratend tätig zu sein. Die Rahmenempfehlungen orientieren sich an den neuesten pflegewissenschaftlichen Erkenntnissen, den aktuellen politischen Bestimmungen, den derzeitigen nationalen und internationalen Standards zur Dokumentation sowie an der Qualitätssicherung nach § 80 SGB XI.

Gerontopsychiatrischer Konsiliar- und Liaisondienst: Modell zur Verbesserung der Versorgung gerontopsychiatrisch erkrankter Menschen im Allgemeinkrankenhaus; Standort ist das Klinikum Kaufbeuren/Ostallgäu in Kooperation mit dem Gerontopsychiatrischen* Zentrum am Bezirkskrankenhaus Kaufbeuren. Modellhaft ist v. a. der interdisziplinäre Ansatz (Personalverhältnis: 1,0 Facharzt, 1,0 Pflegefachkraft, 0,5 Ergotherapeut, 0,5 Schreibkraft). **Ziel: 1.** Steigerung der Lebensqualität gerontopsychiatrischer Patienten durch verbesserte Diagnostik, Behandlung und Krisenintervention sowie ausführliche Angehörigenberatung; **2.** Aufbau gerontopsychiatrischer Kompetenz beim Krankenhauspersonal zur Erhöhung der Versorgungsqualität und Verringerung der Arbeitsbelastung; **3.** schnittstellenübergreifende Behandlungs- und Betreuungskontinuität durch Initiierung von Koordinations- und Vernetzungsprozessen; **4.** finanzielle Einsparungen durch Verringerung von Krankenhaustagen und Vermeidung von Heimunterbringung. Aufgrund seines Innovationspotentials wurde das Modell 2001 von der WHO ausgezeichnet. Nach Ablauf der Modellphase im Jahr 2004 wurde das Projekt in die Regelfinanzierung übernommen. Vgl. Gerontopsychiatrie, Altern.

Gerontopsychiatrisches Zentrum: Abk. GZ; Sammelbegriff für regionale Zentren, die psychiatrische Dienste für ältere Menschen anbieten; **Aufgabe:** s. Tab.; **Entwicklung:** Als Ursprung der Gerontopsychiatrischen Zentren können die gerontopsychiatrischen Bereiche in den psychiatrischen Kliniken bezeichnet werden. Die Notwendigkeit eines GZ für eine Versorgungsregion wurde erstmals in der Psychiatrie-Enquete (1975) formuliert: die zentrale Zusammenfassung besonders wichtiger Dienste (ambulanter Dienst, Tagesklinik, Beratung) für die gerontopsychiatrische Versorgung auf regionaler Ebene. Im Zwischenbericht der Enquetekommission (1994) wurde die Wichtigkeit dieses Versorgungssystems erneut unterstrichen. Die ersten gerontopsychiatrischen Zentren wurden Anfang der 90er Jahre des 20. Jahrhunderts in Bonn, Berlin, Gütersloh, Münster, Kaufbeuren

Gerontopsychiatrisches Zentrum
Aufgaben

Beratung
Beratung von Betroffenen, Angehörigen und Bezugspersonen
Förderung von Selbsthilfegruppen
enge Kooperation mit regionalen Einrichtungen der Altenhilfe, Behörden u. a.
Vermittlung von regionalen Angeboten der Altenhilfe
Informationsbörse für alle regionalen Alteneinrichtungen und älteren Bürger sowie deren Bezugspersonen

Ambulanz
Vorschaltambulanz
multiprofessionelles Betreuungs- und Behandlungsangebot
Prävention und Rehabilitation
Gedächtnissprechstunde
häusliche Beratung und Betreuung
Beratung von Angehörigen
Konsiliardienst mit Fallkonferenzen in Kliniken und Einrichtungen der Altenhilfe
Beratung von ambulanten Pflegediensten und niedergelassenen Ärzten

Tagesklinik
multiprofessionelles Betreuungs- und Behandlungsangebot
rehabilitative Trainingsmaßnahmen
Angehörigenarbeit
Koordination poststationärer Betreuung, Behandlung und Rehabilitation
Wiedereingliederung in das soziale Umfeld

weitere Aufgaben
Stimulator zur regionalen Unterstützung von Gesundheitserziehung, Konzeptentwicklung u. a.
Öffentlichkeitsarbeit
regionale Hilfe bei multiprofessionellen und berufsspezifischen Aus-, Fort- und Weiterbildungsmaßnahmen
versorgungsorientierte Forschung und Unterstützung wissenschaftlicher gerontologischer Arbeiten

und Kempten gegründet. Finanziert werden diese Leistungsangebote meist über Rahmenvereinbarungen mit den jeweiligen Krankenversicherungen i. S. einer Leistungsvergütung nach den §§ 118 und 120 SGB V. Vgl. Gerontopsychiatrie, Altern.

Gerotranszendenz: (engl.) *gerotranscendence*; phänomenologisch begründete Theorie zur Persönlichkeitsentwicklung, die in der letzten Entwicklungsphase des Menschen eine Verlagerung der Lebenseinstellung in eine übergeordnete (Meta-) Perspektive beschreibt, d. h. von einer eher an materiellen und rationalen Inhalten orientierten Betrachtungsweise des Lebens hin zu einer mehr kosmischen und transzendenten (s. Transzendenz), z. B. Beschäftigung mit Religion* und Philosophie; dieser Prozess wird normalerweise begleitet von einer Zunahme an Lebenszufriedenheit. Individuen beschäftigen sich mit diesen Aufgaben, weil deren Lösung in einem Gefühl der Wertschätzung des eigenen Lebens mündet und von dem Gefühl von Frieden und Harmonie begleitet wird. Fragen über den eigenen Platz im Universum, die eigene Sterblichkeit, die Selbstwahrnehmung und die Beziehungen zum Rest der Gesellschaft werden wichtig, oft begleitet von dem Bedürfnis nach Ruhe und Abgeschiedenheit. Verschiedene qualitative Studien mit Menschen, die ein hohes Alter erreicht und die entsprechenden Entwicklungen hinter sich haben, stützen die Theorie. **Entwicklung:** L. Tornstam formulierte die Theorie Ende der 80er Jahre des 20. Jahrhunderts; sie entstand aus der Unzufriedenheit, dass bekannte Annahmen der Gerontologie (s. Altern) und deren empirische Ergebnisse (z. B. zum Pensionierungstrauma oder der Vereinsamung im hohen Alter) mit der Lebenswirklichkeit vieler Menschen nicht übereinstimmen. Diese Abweichungen entstehen, da den gerontologischen Thesen die Projektionen jüngerer Menschen über ihr eigenes Alter zugrunde liegen. J. Erikson griff die Theorie auf und integrierte sie in das Lebensphasen-Modell ihres Mannes E. Erikson. **Verlauf:** Gerotranszendenz ist ein innerlich ausgelöster, kulturübergreifender Prozess, der kontinuierlich verläuft; äußere Faktoren können ihn beschleunigen oder verzögern. Meditation* fördert ihn, Lebenskrisen oder schwere Krankheit können ihn auslösen. Kulturen, die von Rationalität dominiert werden, wirken verlangsamend. **Pflege:** Pflegekräfte können unterstützend wirken, wenn sie für diesen Prozess sensibilisiert sind. Vgl. Disengagement.
   Autor: Wolfgang Hahl.

Geruch: (engl.) *smell, odour*; Bezeichnung für die durch Riechen* wahrnehmbare Empfindungsqualität verschiedenartiger Duftstoffe; **Einteilung** (nach H. Zwaardemaker): **1.** ätherische Gerüche (z. B. Apfel); **2.** aromatische Gerüche (z. B. Anis); **3.** balsamische Gerüche (z. B. Jasmin); **4.** Moschusgerüche (z. B. Patschuli); **5.** lauchartige Gerüche (z. B. Zwiebel); **6.** brenzlige Gerüche (z. B. Tabak); **7.** Kaprylgerüche (z. B. Käse); **8.** betäubende Gerüche (z. B. Opium); **9.** gestankähnliche Gerüche (z. B. Fäulnis). Das den Geruch aufnehmende Riechorgan liegt die in der obersten der 3 Nasenmuscheln liegende Riechschleimhaut (s. Nase). Die mit dem Atemzug emporströmenden Gase werden als Geruch wahrgenommen. Die absolute Reizschwelle, also die für die menschliche Wahrnehmung nötige Mindestanzahl von Molekülen, ist sehr niedrig. Bei unterschiedlichen, gleichzeitig

Geruchssinn

wahrnehmbaren Gerüchen setzt sich der am meisten (negativ wie positiv) gefühlsbesetzte Geruch durch. **Pflegeprozess:** Pflegeheime und Krankenhäuser sind stark durch Gerüche (z. B. Ausscheidungen oder Desinfektionsmittel) geprägt, die im Alltag nicht selbstverständlich öffentlich wahrzunehmen sind und von Patienten und Besuchern als unangenehm assoziiert werden, während bei den Mitarbeitern meist ein Gewöhnungseffekt eingesetzt hat. Regelmäßiges Lüften, Reinigen und die Anwendung von Geruchsbindern sollten daher standardisiert werden. **Hinweis:** Der Versuch, unangenehme Gerüche mit ätherischen Ölen zu überdecken, kann zu noch unangenehmeren Effekten führen; ihr Einsatz bleibt der Aromapflege* vorbehalten. Vgl. Ekel.

Geruchssinn: (engl.) *sense of smell*; Teil des Sinnessystems, der zur Wahrnehmung und Empfindung von Duftstoffen dient; sensibles Organ ist das Riechorgan (s. Nase); **Funktion:** dient der Umweltorientierung, der Nahrungsbeurteilung, dem Erkennen untereinander und als Schutzmechanismus. Die Fähigkeit zur Anpassung (Adaptation) an einen Geruch* entsteht schon nach einem kurzen Kontakt mit einem Geruch, d. h., er wird subjektiv nicht mehr wahrgenommen. Der Geruchssinn ist eng mit dem Geschmackssinn* verbunden. **Hinweis:** In seltenen Fällen kann es aus ungeklärter Ursache zum völligen Verlust des Geruchssinns kommen; dies hat einen großen Verlust an Lebensqualität für die Betroffenen zur Folge. Vgl. Riechen.

Geschäftsfähigkeit: (engl.) *legal capacity to contract*; Fähigkeit einer Person, selbständig Rechtsgeschäfte mit voller Wirksamkeit abzuschließen, d. h. Handlungen vorzunehmen, die auf das Herbeiführen von Rechtsfolgen abzielen; Geschäftsfähigkeit steht grundsätzlich jedem volljährigen Menschen unbeschränkt zu. **Geschäftsunfähig** ist nach § 104 BGB, wer das 7. Lebensjahr nicht vollendet hat oder sich in einem die freie Willensbestimmung ausschließenden Zustand krankhafter Störung der Geistestätigkeit befindet und dieser Zustand seiner Natur nach nicht nur vorübergehend ist. Willenserklärungen eines Geschäftsunfähigen sind nichtig, so auch bei Bewusstseinsstörungen* oder vorübergehender Störung der Geistestätigkeit abgegebene Willenserklärungen. Ausnahmen gelten bei von volljährigen Geschäftsunfähigen getätigten Geschäften des täglichen Lebens. **Beschränkt geschäftsfähig** ist, wer das 7. Lebensjahr vollendet hat, aber noch nicht volljährig ist. Eine beschränkt geschäftsfähige Person bedarf zur Abgabe einer Willenserklärung, durch die sie nicht lediglich einen rechtlichen Vorteil erlangt (die Annahme einer Immobilie als Geschenk kann z. B. aufgrund direkter Verpflichtungen gegenüber etwaigen Mietern rechtlich auch nachteilhaft sein), der Einwilligung des gesetzlichen Vertreters (Eltern oder Vormund). Die Wirksamkeit eines ohne die erforderliche Einwilligung abgeschlossenen Vertrages hängt von der Genehmigung durch den gesetzlichen Vertreter ab. **Hinweis:** Die Einwilligung* in einen ärztlichen Eingriff ist nach vorherrschender Auffassung keine rechtsgeschäftliche Willenserklärung (bedarf also nicht der Geschäftsfähigkeit), sondern ein Gestatten zur Vornahme tatsächlicher Handlungen; dafür ist Einwilligungsfähigkeit erforderlich, die auch bei Minderjährigen gegeben sein kann (bei Personen unter 18 Jahren im Zweifelsfall stets die Einwilligung des personensorgeberechtigten gesetzlichen Vertreters einholen). Einwilligungsfähigkeit setzt voraus, dass der Patient seine gegenwärtige Situation und deren Folgen adäquat einschätzen kann, die für die Behandlung und deren Folgen relevanten Informationen verstehen und angemessen bewerten kann sowie fähig ist, einen eigenen Willen zu bilden und selbstverantwortlich Entschlüsse zu fassen. Vgl. Deliktsfähigkeit, Rechtsfähigkeit, Schuldfähigkeit, Wahlfähigkeit.

Geschenke: (engl.) *gifts, presents*; Geld oder geldwerte Leistungen über ein vereinbartes Entgelt hinaus; dem Träger, der Leitung, den Beschäftigten und sonstigen Mitarbeitern eines Heims ist untersagt, sich von oder zugunsten von Bewohnern oder Bewerbern mehr als die zuvor vereinbarte Geldsumme oder geldwerte Leistungen versprechen oder gewähren zu lassen (§ 14 Heimgesetz). Das Verbot der Annahme von Geschenken gilt auch für Angehörige von Heimleitung oder Beschäftigten. Es soll verhindert werden, dass Heimbewohner sich die materielle und ideelle Zuwendung des Heimträgers und seines Dienstpersonals erkaufen. Die Behörde kann Ausnahmen von dem Verbot zulassen, soweit der Schutz der Bewohner nicht gefährdet ist und die Leistungen nicht versprochen oder bereits gewährt worden sind, d. h., eine nachträgliche Genehmigung ist unzulässig. Die Behörde muss den Sachverhalt von Amts wegen ermitteln und im Gespräch mit dem Bewohner feststellen, ob nicht ein vorheriges Versprechen gegeben wurde.

Das Verbot umfasst nicht die Annahme von sog. **geringwertigen Aufmerksamkeiten.** Der Wert hierfür darf für den Träger ca. EUR 50, für die Beschäftigten EUR 5 nicht überschreiten. Der Dienstherr kann Mitarbeitern, die dem Tarifvertrag öffentlicher Dienst (Abk. TVöD) unterliegen, sowie Zivildienstleistenden (Beamtenrecht) die Annahme geringwertiger Aufmerksamkeiten verbieten. Jedoch ist dabei zu berücksichtigen, welche Auswirkung die Weigerung der Annahme auf die Bewohner haben könnte, die sich dadurch zurückgestoßen und wertlos fühlen könnten. Zu überlegen ist es, das Verbot nicht zu restriktiv zu handhaben, z. B. bei Süßigkeiten zu Ostern oder Weihnachten. In Krankenhäusern sowie in ambulanten Pflegeeinrichtungen ist das Verbot der Annahme von Geld und geldwerten Leistungen meist arbeitsvertraglich geregelt.

Geschlecht: (engl.) *sex, gender*; auf verschiedene Weise definierbare Eigenschaften, die bei allen zweigeschlechtlichen Arten ein Individuum als entweder männlich oder weiblich kennzeichnen (s. Geschlechtsmerkmale); **Einteilung** beim Menschen: **1. somatisches** Geschlecht (auch körperliches, biologisches Geschlecht): Summe körperlicher Merkmale mit eindeutig männlicher oder weiblicher Ausprägung; **a)** chromosomales Geschlecht (auch genetisches Geschlecht, Kerngeschlecht): Bestimmung anhand des Genoms; beim Menschen gelten Zellen mit einem Y-Chromosom und dem physiologischen Karyotyp 46,XY als männlich, Zellen ohne Y-Chromosom und mit dem physiologischen Karyotyp 46,XX als weiblich; **b)** gonadales Geschlecht (auch hormonales, endokrines Geschlecht): Bestimmung anhand der Gonaden (Hoden oder Eierstöcke) oder der durch sie produzierten Sexualhormone; **c)** gonoduktales Geschlecht: Bestimmung anhand der inneren Sexualorgane (Nebenhoden, Samenwege, Prostata oder Eileiter, Gebärmutter, Vagina); **d)** genitales Geschlecht: Bestimmung anhand der äußeren Sexualorgane (Penis, Hodensack oder Schamlippen, Klitoris). **2. psychisches** Geschlecht: subjektive Bewertungen und objektive neurophysiologische Merkmale, die eine mehr oder weniger eindeutige Zuordnung erlauben; **a)** empfundenes Geschlecht: Bestimmung durch subjektive Wahrnehmung (Geschlechtsidentität*, Identität*); **b)** zerebrales Geschlecht: Bestimmung anhand der neurohormonalen Aktivität (Hypothalamushormone) oder der neuroanatomischen Unterschiede (sog. Sexualzentren im Gehirn); **3. soziales** Geschlecht: Summe soziokultureller Attribute, die ein Individuum als männlich oder weiblich einordnen; **a)** zugeschriebenes Geschlecht (auch Zuweisungsgeschlecht, Bestimmungsgeschlecht, Geburtsgeschlecht, sog. Hebammengeschlecht): das aufgrund der bei Geburt sichtbaren Sexualorgane bestimmte und in der Geburtsurkunde dokumentierte Geschlecht; **b)** anerzogenes Geschlecht (auch Erziehungsgeschlecht): das von Eltern und sozialem Umfeld in der Erziehung zugrunde gelegte Geschlecht, das für die Übernahme einer bestimmten Geschlechtsrolle* bedeutsam ist; **c)** juristisches Geschlecht: das ausgehend von der Geburtsurkunde in den Personaldokumenten genannte Geschlecht; Änderungen sind nur in Ausnahmefällen möglich. **Hinweis:** Im Regelfall stimmen diese Ebenen überein und die Zuordnung ist eindeutig; androgyne Zwischenstufen (d. h. uneindeutige oder sich widersprechende Merkmale) werden in Bezug auf das biologische Geschlecht als Intersexualität* (vgl. Hermaphroditismus, in Bezug auf das psychosoziale Geschlecht als Transsexualität* bezeichnet.

Geschlechtsidentität (ICNP): (engl.) *gender identity*; persönliche innere Einstellung bezüglich der Zuordnung zu Mannsein oder Frausein; die Geschlechtsidentifikation findet meist in den ersten 3 Lebensjahren statt. Eine gestörte Geschlechtsidentität zeichnet sich durch ein anhaltendes und starkes Unbehagen über und/oder Leiden am eigenen biologischen Geschlecht aus. **Pflegeprozess: 1.** Bei Patienten und Pflegeheimbewohnern, deren Geschlechtsidentität oder sexuelle Orientierung* nicht der normativ geprägten Erwartung entspricht, den Umgang mit der spezifischen Orientierung in Absprache mit den betroffenen Personen regeln (Diskretion gegenüber anderen Bewohnern und Patienten oder offener Umgang), da Toleranz nicht unbedingt vorausgesetzt werden kann, wenn die Mitpatienten und Bewohner aus Alters-, Erziehungs- oder Glaubensgründen Homosexualität* oder Transsexualität* ablehnen. **2.** Diskriminierung* verhindern, Integration fördern. **Hinweis:** Vorurteile und Stereotype* hinsichtlich Geschlechtsidentität und Geschlechtsrolle* sind weitverbreitet und belasten pflegebedürftige Menschen. Vgl. Sexualität, Intersexualität.

Geschlechtsmerkmale: (engl.) *sexual characteristics*; charakteristische, das weibliche und männliche somatische Geschlecht* unterscheidende Kennzeichen; **Einteilung: 1. primäre** Geschlechtsmerkmale: direkt der Fortpflanzung dienende, bei der Geburt vorhandene Geschlechtsmerkmale (Genitale): Hoden, Nebenhoden, Samenwege, Penis bzw. Eierstöcke (Ovarien), Eileiter (Tuben), Gebärmutter (Uterus), Scheide (Vagina) und die äußeren weiblichen Geschlechtsteile (Schamberg, Schamlippen, Klitoris, Scheideneingang); **2. sekundäre** Geschlechtsmerkmale: in der Pubertät* sich entwickelnde Geschlechtsmerkmale durch den Einfluss der Geschlechtshormone (beim Mann: Bart, Körperbehaarung, tiefe Stimme; bei der Frau: Brüste, weiblicher Behaarungstyp, charakteristische Fettverteilung); **3. tertiäre** Geschlechtsmerkmale: u. a. Körperlänge, Knochenbau.

Geschlechtsorgane, äußere: (engl.) *external genital organs*; **1.** beim Mann Penis und Hodensack (Skrotum); **2.** bei der Frau Schamhügel (Mons pubis), große und kleine Schamlippen (Labia majora et minora pudendi) und Kitzler (Klitoris); die Harnröhre (Urethra) weist engen Kontakt zu den äußeren Geschlechtsorganen auf; beim Mann bildet sie die Harn-Samenröhre. **Entwicklung:** Die äußeren Geschlechtsorgane entstehen bereits in der frühen Embryonalperiode. Ihre Entwicklung geht von Geschlechtshöckern aus, die sich zu Geschlechtsfalten verlängern und von Geschlechtswülsten flankiert werden. Bei weiblichen Individuen bleibt dieses Stadium weitgehend erhalten. Die Geschlechtshöcker bleiben relativ kurz und bilden die Klitoris. Die Vereinigung der Geschlechtswülste unterbleibt. Die Genitalfalten formen die kleinen Schamlippen und die Geschlechtswülste die großen Schamlippen. Bei männlichen Individuen bilden die Geschlechtshöcker den Penis. Die Geschlechtswülste vereinigen sich zum späteren Hodensack. **Funktion:** Die äußeren Geschlechtsorgane dienen primär dem Geschlechtsverkehr und der

Geschlechtsreife

Befruchtung*. Die von den Geschlechtshöckern gebildeten Organe Klitoris und Penis enthalten ausgeprägte Schwellkörper, die sich bei sexueller Erregung (durch optische, olfaktorische und psychische Reize, insbesondere auch durch die Berührung erogener Zonen) mit Blut füllen, dadurch deutlich anschwellen und eine zunehmende Erektion von Klitoris und Penis auslösen. Im Inneren der Scheide (Vagina) tritt ein schleimiges Sekret auf; die kleinen akzessorischen Geschlechtsdrüsen beim Mann sondern ebenfalls Sekrete ab. Mit zunehmender sexueller Erregung erfolgt der Eintritt in die Plateauphase, in der u. a. die großen Labien der Frau erheblich anschwellen. Die Vor- und Rückbewegung des erigierten Penis in der Vagina führt bei beiden Geschlechtern zu einer zunehmenden Erregung, die schließlich im Orgasmus münden kann. Beim Mann erfolgt meist zeitgleich mit dem Orgasmus die Austreibung des Spermas (Ejakulation). Der Orgasmus der Frau ist durch eine rhythmische Kontraktion der orgastischen Manschette (äußeres Drittel der Vagina) gekennzeichnet. **Klinische Bedeutung:** z. B. entwicklungsbedingte Spaltbildungen auf der Unter- bzw. Oberseite des Penis oder der Klitoris, Intersexualität*, Impotenz. Vgl. Beschneidung.

Geschlechtsreife: (engl.) *sexual maturity*; i. R. der Pubertät* nach völliger morphologischer und funktionaler Ausreifung der sekundären und tertiären Geschlechtsmerkmale* erreichter Zustand der Fortpflanzungsfähigkeit mit Produktion befruchtungsfähiger Samen- oder Eizellen.

Geschlechtsrolle (ICNP): (engl.) *gender role*; Verinnerlichung gesellschaftlicher und persönlicher Erwartungen und Beurteilungen eines angemessenen oder unangemessenen Rollenverhaltens von Männern und Frauen; je nach Geschlechtsidentität* (dem biologischen Geschlecht entsprechend oder nicht) werden Kinder, Männer und Frauen in einen Prozess der Anpassung bzw. der Opposition in Bezug auf die Rolle verwickelt (s. Rollenkonflikt). Dieser Prozess ist stark gesellschafts- und zeitgeistabhängig und prägt die Wertvorstellungen eines Menschen. Mangelnde Adaptation* oder Bewältigungsfähigkeit von Geschlechtsrollenkonflikten (z. B. bei der Rollenanforderung „Eine Mutter gehört ins Haus, ein Mann trägt keine Kleider" oder im Rahmen der Anpassungsleistung bei Migration*) können psychosomatische Erkrankungen auslösen. Vgl. Rolle, Sexualität.

geschlechtsspezifisches Krankheitsverhalten: s. Krankheitsverhalten.

Geschlechtsunterschiede: s. Geschlecht; Geschlechtsmerkmale.

Geschlechtsverkehr (ICNP): (engl.) *sexual intercourse*; sexuelle Vereinigung mit dem Ziel der gegenseitigen Erregung, des Orgasmus und ggf. der Fortpflanzung; **Pflegeprozess:** Bei langfristigen Aufenthalten in Pflegeeinrichtungen (z. B. Altenheimen) Möglichkeiten für ungestörten Geschlechtsverkehr bereitstellen (z. B. Wochenendurlaub, private Rückzugsmöglichkeiten schaffen). Vgl. Sexualität, Alterssexualität, Dyspareunie.

Geschmackssinn: (engl.) *sense of taste*; Teil des Sinnessystems, der zur Wahrnehmung und Empfindung von Geschmacksqualitäten dient; sensibles Organ ist die Zunge* (s. Schmecken). Der Geschmackssinn ist eng mit dem Geruchssinn* verbunden. Vgl. Geruch.

Geschwür: s. Ulkus.

Gesellschaft (ICNP): (engl.) *community*; größere soziale Einheit von Menschen, die als kollektives Ganzes betrachtet werden; die Mitgliedschaft ist gekennzeichnet durch eine gemeinsame Geographie, gemeinsame Lebensbedingungen oder gemeinsame Interessen. Die Eigenschaften der Gesellschaft gehen über die der Individuen und ihre Beziehungen hinaus (vgl. Emergenz); die Mitglieder einer Gesellschaft teilen weitgehend Gebräuche und Verhaltensnormen (z. B. geregelt durch Gesetze und Verordnungen). Gesellschaft kann Sicherheit und Identifikation bieten, aber auch Symbol (Feindbild) für kritisierte und beschränkende Normen sein. Die wissenschaftliche Erforschung gesellschaftlicher Phänomene erfolgt durch die Soziologie* und Sozialpsychologie*. Vgl. Gruppe.

Gesellschaftsprozess (ICNP): (engl.) *community process*; Sammelbezeichnung für permanente Interaktionen und Beziehungsmuster zwischen den Gesellschaftsmitgliedern, die nebeneinander in einem begrenzten örtlichen oder geographischen Bereich leben und arbeiten; die Individuen teilen kollektive Interessen, Arbeit und Gestaltung des Arbeitsmarktes, Bildungs- oder Gesundheitsversorgungsinstitutionen oder öffentliche Dienstleistungen sowie allgemein den Erhalt bzw. die Verbesserung der natürlichen und geschaffenen Umgebungsbedingungen. **Pflege:** Pflege als Beruf und familiäre Leistung findet innerhalb der sich verändernden gesellschaftlichen Prozesse statt (z. B. höhere Lebenserwartung, Geburtenrückgang mit den Konsequenzen für Familie* und Gesellschaft*) und ist in ihren Anforderungen durch sich an die Wissenschaft anpassende Erwartungen und Normungen geprägt. Diese Veränderungsprozesse und die damit verbundenen Umbauprozesse (Anpassung der Ausbildung, gesetzliche Regelungen, Finanzierung) sind sehr langwierig und dauern oft mehrere Jahrzehnte, bis sie vom Aufkommen als öffentliches Thema über wissenschaftliche und politische Bewertung gesetzlich festgelegt und umgesetzt sind. Man rechnet z. B. von der Verabschiedung eines Gesetzes bis zur allgemeinen Umsetzung etwa 7 Jahre. Vgl. Umwelt.

Gesichtsfeld: (engl.) *visual field*; das mit einem (monokulares Gesichtsfeld) oder beiden (binokulares Gesichtsfeld) unbewegten Augen wahrnehmbare Teil des Raums; die Größe des Gesichtsfelds ist abhängig vom Grad der Anpassung des Auges an verschiedene Lichtverhältnisse (Adaptation) sowie Größe, Helligkeit, Farbe und evtl. Bewegung des

Objekts. Die Bestimmung des Gesichtsfelds erfolgt durch Perimetrie; bei einfachen Lichtreizen i. d. R. oben bis 60°, unten bis 70°, nasal bis 60°, temporal bis 90°; **klinische Bedeutung:** eingeschränktes Gesichtsfeld z. B. bei Netzhautschädigung, Erhöhung des Augeninnendrucks (Glaukom); **Pflege:** Eingeschränktes Gesichtsfeld bei vornehmlich älteren Patienten bei Mobilisation und Stimulation berücksichtigen. Vgl. Fokus.

Gespräch: (engl.) *conversation*; zwischenmenschlicher Kontakt, der auf Sprechen, Hören* und Verstehen basiert, womit Verständigung, Begegnung und (gegenseitige) Einflussnahme möglich werden; **Grundlage:** Ein Gespräch besteht aus Redebeiträgen der Gesprächsteilnehmer, die sich aufeinander beziehen. Grundlegend gelten dabei die Gesetze der Kommunikation*. Gespräche finden in ganz unterschiedlichen sozialen Situationen statt, erstrecken sich über unterschiedliche Zeiträume, verfolgen unterschiedliche Zielsetzungen und unterliegen unterschiedlichen Möglichkeiten (was kann alles ausgesprochen werden), Sachzwängen (worauf muss Rücksicht genommen werden) und Regeln (wie wird miteinander gesprochen, z. B. Anrede, was darf gesagt werden). **Formen:** Alltagsgespräch*, Erstgespräch*, Informationsgespräch*, Kritikgespräch*, Verkaufsgespräch (z. B. von Vertretern der pharmazeutischen Industrie), Unterrichtsgespräch, Beratungsgespräch (s. Pflegeberatungsgespräch), therapeutisches Gespräch, Berichtsgespräch (z. B. bei der Übergabe*), Arbeitsbesprechung (z. B. Teamsitzung), Interview*, Diskussion, Gebet*; **Hinweis:** Mit der zunehmenden Möglichkeit, Informationen mit Hilfe technischer Medien auszutauschen (z. B. E-Mail, SMS, Chat) kann das Gespräch sowie die damit einhergehende alltägliche Übung im Miteinander-Reden in den Hintergrund geraten. Vgl. Gesprächsführung.

Gespräch, direktives: (engl.) *directive talk*; Form des Gesprächs*, die lenkend und beeinflussend von einer Seite gesteuert wird; im direktiven Gespräch dominiert, steuert und bewertet eine Person, wie das Gespräch verlaufen soll, welches Ziel es zu erreichen gilt und was gut oder ungünstig ist. **Anwendung:** In bestimmten Situationen kann diese Form des Gesprächs sinnvoll sein; so stellen Anordnungssituationen gegenüber Mitarbeitern oder Anleitungssituationen, in denen eine Pflegekraft Patienten oder Auszubildenden etwas zeigt, häufig direktive Gespräche dar. Wenn jedoch ein gleichberechtigter Austausch oder die Auseinandersetzung mit Problemen beabsichtigt ist, wird dies durch direktive Gesprächsführung meist blockiert. Menschen, die vorübergehend (z. B. bei akuter Verwirrtheit*, akuter Krise) oder dauerhaft (z. B. bei chronischer Verwirrtheit*) in ihrer Problembewältigung eingeschränkt sind, überblicken die Folgen ihrer Entscheidungen nicht (auch Kleinkinder). Hier kann empathisches Zuhören gepaart mit umsichtig-direktivem Handeln notwendig sein. Vgl. Gesprächsführung, Dominanz, Kommunikationssperre.

Gespräch, nichtdirektives: (engl.) *non-directive talk*; Form des Gesprächs*, das der nichtdirektiven Vorgehensweise der klientenzentrierten Gesprächspsychotherapie* nach C. Rogers entspricht, die kontrollierende und beeinflussende Intervention meidet und stattdessen dem Klienten die Möglichkeit bietet, selbst zu bestimmen, was wann und wie thematisiert und interpretiert wird; im nichtdirektiven Gespräch gibt es keine Dominanz eines überlegenen Experten, sondern die Bereitschaft zur gegenseitigen Einflussnahme, meist nach den Grundlagen des aktiven Zuhörens*. **Anwendung:** insbesondere bei persönlichen Problemen (Sorge um die Familie, um Auswirkungen der Krankheit) sinnvoll, da es hier nicht um Sachinformationen, sondern um eine Auseinandersetzung geht. Vgl. Gesprächsführung, Kommunikation.

Gesprächsförderer: Bezeichnung für Faktoren, die sich förderlich auf den Gesprächsverlauf auswirken oder die den Gesprächspartner dazu bringen, sich auf das Gespräch* einzulassen; je nach beabsichtigter Zielsetzung kommen dabei unterschiedliche Faktoren zum Tragen: **1.** innere Haltung: Allgemein gilt es als förderlich, dem Gesprächspartner die Bereitschaft zu vermitteln, sich auf den Kontakt und das Gespräch einzulassen, sich aktiv an dem Gespräch zu beteiligen, eigene Gedanken und Gefühle in angemessener Form einzubringen und die Gefühle und Gedanken des Anderen möglichst nicht zu bewerten. **2.** äußere Faktoren: Förderlich auswirken können sich z. B. Ruhe, eine angemessene, ungestörte Atmosphäre und eine gleichberechtigte Sitzordnung (beim Gespräch mit liegenden Patienten sollen Pflegekräfte, Ärzte u. a. sich immer setzen oder das Bett hochstellen). Vgl. Kommunikation, Gesprächsführung.

Gesprächsführung: allgemeiner Aufbau eines Gesprächs*; die Gesprächsführung steht i. d. R. in engem Zusammenhang mit der jeweiligen Zielsetzung des Gesprächs, d. h., sie ist im Idealfall so gestaltet, dass die beabsichtigte Wirkung erreicht wird. In der Wirtschaft wurden dabei zahlreiche Strategien im Verkaufstraining und im Management zur Mitarbeiterführung entwickelt (vgl. Kritikgespräch); in der Psychologie wird insbesondere der nichtdirektiven Gesprächsführung (s. Gespräch, nichtdirektives) eine hohe Bedeutung beigemessen. **Gesprächsförderer*** beeinflussen den Gesprächsverlauf positiv. **Pflege:** In der Gesprächsführung zwischen Pflegekräften und Patienten werden folgende Probleme häufig beobachtet: **1.** Gesprächssteuerung: **a)** zu stark (z. B. nur auf Symptome ausgerichtet); **b)** zu schwach (der Patient öffnet sich stärker, als es in der Situation bewältigt werden kann, oder weicht von der Fragestellung ab); **c)** manipulierend (durch Unterbrechung oder abruptes Beenden); **d)** mangelnde Berücksichtigung der Bildung und Auffassungsmöglichkeit des Patienten; **2.** hinsichtlich des Rollenverständnisses: a) autoritäres, von unangemessener Kritik getragenes Verhalten gegenüber dem Patienten; b) Mangel an Respekt und Distanz, z. B. werden ältere Patienten geduzt oder mit distanzlosen Komplimenten „umschmeichelt"; 3. ungeeignete Kommunikation: a) aneinander vorbeireden; b) mangelnde Sensibilität gegenüber nonverbalen Signalen des Patienten; c) Vorschieben von Zeitdruck. Insbesondere problemorientierte Gespräche, in denen Patienten die Möglichkeit nutzen können, sich über ihre Krankheit oder damit einhergehende Veränderungen oder Einschränkungen auseinanderzusetzen, sollten nach den Grundlagen des nichtdirektiven Gesprächs geführt werden. **Hinweis:** Wichtig ist es, eine Sprache zu finden, die der Patient versteht und die ihn erreichen kann; das können auch Bilder oder Symbole sein.

Gesprächsgruppe: (engl.) *conversation group*; **1.** (psychotherapeutisch) Form der Gruppenpsychotherapie*; **2.** (therapiebegleitend) stationäre oder ambulante Gruppe für Patienten, in der sie, angeleitet oder begleitet von therapeutischen Mitarbeitern oder Pflegekräften, über sich und ihre Probleme sprechen können; diese Gruppen sind nicht streng psychotherapeutisch orientiert, sondern stellen freie Gesprächsgruppen mit therapeutischer Begleitung dar; häufig ein verbindliches Behandlungselement in psychiatrischen Abteilungen sowie in vielen Rehabilitationseinrichtungen. **Ziel:** a) Verbesserung der sozialen Kompetenz* durch gelenkte Interaktion; b) Erleben von Gemeinsamkeiten durch den Austausch mit anderen; c) Kennenlernen neuer Verhaltensmuster durch die Konfrontation mit anderen (s. Konfliktlösungsstrategien); d) Reflexion des eigenen Handelns; e) Erfahren von Unterstützung. Vgl. Kommunikation.

Gesprächsprotokoll: schriftliche Dokumentation wesentlicher Aspekte eines Gesprächs*; **Inhalt:** Datum und Uhrzeit, Ort, Beteiligte, ggf. Zeugen, Anlass, Verlauf und ggf. getroffene Vereinbarungen, evtl. subjektive Eindrücke (als solche kenntlich machen). Sinnvoll für die Weitergabe von Informationen (allgemeine Organisation oder als Teil der Pflegedokumentation*, wenn es einzelne Patienten betrifft), zur Erstellung der Pflegeplanung sowie zur eigenen Absicherung nach Gesprächen oder zum Überdenken (Reflexion) dessen, was besprochen wurde.

Gesprächspsychotherapie, klientenzentrierte: (engl.) *client centered therapy*; klientenzentrierte Therapie, non-direktive Therapie; Psychotherapieverfahren der Humanistischen* Psychotherapie, das von C. Rogers Anfang der 40er Jahre des 20. Jahrhunderts entwickelt wurde; diese Therapieform (mitfühlende, verständnisvolle Beziehung zwischen Therapeut und Klient) etablierte bis dahin unbekannte Formen der Intervention; der Patient wird als gleichberechtigter, kompetenter Klient betrachtet, mit dem gemeinsam versucht wird, sein Erleben zu verstehen. **Grundlage:** Rogers sah den Menschen, auch den hilfesuchenden Klienten mit psychischen Störungen, als grundsätzlich kompetent an, seine Probleme zu lösen: Menschen tragen Kräfte der Heilung in sich selbst und haben eine natürliche Neigung, sich selbst zu entfalten und zu verwirklichen. Diese Verwirklichung sei ein Weg zur Heilung. Ziel des therapeutischen Prozesses sei es daher, die positiven Kräfte des Menschen anzusprechen und herauszuarbeiten. Psychische Stabilität entstehe, wenn Menschen in Übereinstimmung mit sich selbst leben. Demgegenüber komme es zu psychischen Störungen, wenn sie nicht die Erfahrung machen konnten, um ihrer selbst willen akzeptiert und geliebt zu werden, sondern Zuwendung an Bedingungen (z. B. das Erfüllen elterlicher Erwartungen) geknüpft war. Basierend auf dieser Vorstellung wird in der klientenzentrierten Gesprächspsychotherapie versucht, dem Klienten die fehlende Erfahrung von grundsätzlicher Akzeptanz anzubieten. Um das zu erreichen, formulierte Rogers 3 notwendige **Bedingungen** für Psychotherapeuten, die als therapeutische Grundhaltungen auch richtungsübergreifend als wesentliches Beziehungsangebot bezeichnet wurden: **1. Kongruenz** (Echtheit, Authentizität, Übereinstimmung): Der Therapeut ist sich im Kontakt zum Klienten bewusst über seine eigenen Impulse und Gefühle. **2. Wertschätzung** (emotionale Wärme, Achtung, Akzeptanz): Der Therapeut zeigt dem Klienten gegenüber eine „bedingungslose Wertschätzung", d. h., der Klient muss nichts dafür tun, um vom Therapeuten akzeptiert und geschätzt zu werden. **3. Empathie** (einfühlendes Verstehen und Verbalisieren emotionaler Erlebnisinhalte): Der Therapeut fühlt sich in das Erleben des Klienten ein und teilt ihm das Verstandene mit. **Methode:** Klienten werden in einfühlsamer, anteilnehmender und freier Atmosphäre und ohne Lenkung durch den Therapeuten ermutigt, in Zusammenhang mit aktuellen Problemen Widersprüche zwischen ihrem Selbstkonzept* und ihrem tatsächlichen Verhalten zu erkennen und ihr psychisches Wachstumspotential zu entfalten. In der Therapie konzentriert sich die Gesprächsführung* insbesondere auf die Verbalisierung von Gefühlen. So hat der Klient die Möglichkeit, auf sich selbst zu hören und sich selbst wie auch seine Bedürfnisse wahrzunehmen. Die klientenzentrierte Gesprächspsychotherapie entwickelte sich über den amerikanischen Raum hinaus zu einem Standardverfahren, das auch pädagogische und beratende Berufe inspirierte. In Deutschland haben seit den 70er Jahren des 20. Jahrhunderts insbesondere die Psychologen A.-M. und R. Tausch zur Verbreitung dieses Verfahrens beigetragen. Vgl. Psychotherapie, Beziehungspflege, Psychoanalyse.

Gesprächsvoraussetzungen: (engl.) *conversational conditions*; **1.** Faktoren, die als unabdingbar gelten, um ein Gespräch* zu führen: a) Kommunikationsmöglichkeit (sprechen, hören können, die gleiche Sprache sprechen bzw. entsprechende Hilfsmittel nutzen können); **b)** Bereitschaft zum Gespräch (innere Haltung); **c)** situative Möglichkeit (äußere Faktoren); vgl. Gesprächsförderer; **Pflege:** Der psychische und physische Zustand des Patienten kann ggf. so beeinträchtigt sein, dass bestimmte Gespräche nicht geführt werden können (Einschränkung durch Auseinandersetzung mit Problemen, eingeschränkte Ansprechbarkeit oder Auffassungsgabe durch Vergiftung, Stoffwechselentgleisungen, hirnorganische Faktoren). **2.** Umstände, unter denen ein Gespräch stattfindet und von denen es beeinflusst wird; **Einteilung: a)** äußere Faktoren: situativ (wann, in welchem Kontext), räumlich (wo, Patientenzimmer, Besprechungsraum, auf dem Gang); **b)** strukturell (wer ist in welcher Position); **c)** persönliche Faktoren auf Seiten beider Gesprächspartner (Sympathie/Antipathie, bisherige Erfahrungen miteinander, soziale Nähe/ soziale Distanz* zueinander, Absichten, Befürchtungen das Gespräch betreffend). Vgl. Gesprächsführung, Kommunikation.

Gestalt: (engl.) *gestalt, figure*; **1.** Ganzheit* eines Gegenstands oder einer Form, der bzw. die sich aus unterschiedlichen Teilen zusammensetzt; z. B. ergeben die einzelnen Elemente eines Baumes (Blätter, Zweige, Äste, Stamm, Wurzeln) die Gestalt des Baumes. **2.** (psychisch) Ergebnis der geistigen Leistung, eine wahrgenommene Anzahl von Teilen und Bewegungen eines sinnlich, insbesondere visuell wahrgenommenen Gegenstandes spontan als Gesamtbild zu erfassen (Unterschiedbildung von Figur und Grund); vgl. Gestaltgesetze, Gestalttherapie, Ganzheitlichkeit.

Gestaltgesetze: (engl.) *Gestalt rules*; Gesetzmäßigkeiten der visuellen Wahrnehmung; wurden ursprünglich von den Psychologen M. Wertheimer, K. Koffka und W. Köhler (1923), den Begründern der Gestaltpsychologie in der sog. Berliner Schule, formuliert und sind mittlerweile durch weitere Experimente in der Psychologie bestätigt und erweitert worden. Die visuelle Wahrnehmung erfolgt nach diesen Experimenten als Ganzheit, wonach sich folgende **Gesetzmäßigkeiten** ergeben: **1.** Gesetz der guten Gestalt: Jedes Reizmuster wird in seiner Struktur so einfach wie möglich gesehen (s. Abb. 1). **2.** Gesetz der Ähnlichkeit: Ähnliche Dinge sind zusammenhängenden Gruppen zugeordnet (s. Abb. 2). **3.** Gesetz der fortgesetzt durchgehenden Linie: Als zusammengehörig gesehene Punkte werden zu Linien verbunden, sodass sie dem einfachsten Weg folgen (s. Abb. 3). **4.** Gesetz der Nähe: Beieinander liegende Dinge erscheinen als zusammengehörig; Details oder Änderungen werden nicht spontan wahrgenommen (s. Abb. 4). **5.** Gesetz des gemeinsamen Schicksals: Dinge, die sich in gleicher Richtung bewegen, erscheinen als zusammengehörig (s. Abb. 5 S. 314). **6.** Gesetz der Vertrautheit (auch Mimesis genannt): Dinge, die dem Betrachter bekannt sind oder eine Bedeutung

Gestaltgesetze Abb. 1: Dem Gesetz der guten Gestalt entsprechend wird diese Figur als ein Kreis und ein Dreieck wahrgenommen.

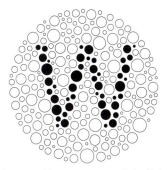

Gestaltgesetze Abb. 2: Gruppierung nach der Ähnlichkeit der Helligkeit: Die hellen Objekte bilden eine Gruppe, die dunklen eine andere.

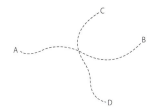

Gestaltgesetze Abb. 3: gestaltgerechte Linienfortsetzung

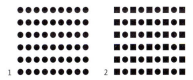

Gestaltgesetze Abb. 4: Beispiele für das Gesetz der Nähe: 1: Wahrnehmung als waagerechte Zeilen von Kreisen; 2: weiterhin Wahrnehmung als waagerechte Zeilen, obwohl die Hälfte der Kreise in Quadrate umgewandelt wurde [50]

für ihn haben, ergeben mit größerer Wahrscheinlichkeit Gruppen. Innerhalb dieser Gesetze ergibt sich die Möglichkeit, Gegenstände (Formen, Farben, Bewegungen) von einem Hintergrund zu trennen. Das wird als Figur*-Grund-Trennung oder Unterschiedbildung bezeichnet (s. Abb. 6 S. 314).

Gestalttherapie

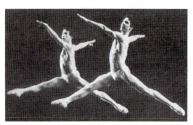

Gestaltgesetze Abb. 5: Gruppierung aufgrund des gemeinsamen Schicksals: Die Gruppierung dieser Tänzer in der Wahrnehmung wird sowohl durch die Ähnlichkeit ihrer Orientierung verstärkt als auch durch ihr gemeinsames Schicksal, d. h. dadurch, dass sie sich beide mit der gleichen Geschwindigkeit in die gleiche Richtung bewegen. [50]

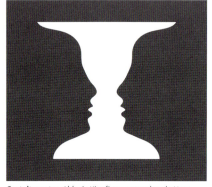

Gestaltgesetze Abb. 6: Kippfigur, entweder als Vase oder als 2 Gesichter im Profil zu sehen [50]

Diese Gesetzmäßigkeiten wurden in vielen psychologischen Experimenten bestätigt und auch die zerebralen Voraussetzungen in der neueren neurophysiologischen und anatomischen Forschung zunehmend erfasst (vgl. Sehen). Gestaltbildung erfolgt vermutlich nicht nur über visuelle Reize, auf denen die Gestaltgesetze beruhen, sondern integrativ über alle Sinnesreize, also einer Kopplung aus z. B. Sehen und Tasten zur Identifikation einer „Gestalt". In der Systemtheorie* werden analog den Gesetzmäßigkeiten der Gestaltbildung bestimmte Kopplungen und Gruppierungen in Systemen als Muster bezeichnet. Die Unterschiedbildung gilt als die geistige Grundvoraussetzung zur Schaffung von Systemen. **Pflege:** Gestaltgesetze spielen in der Wahrnehmung und Bildung von „Mustern" eine Rolle, z. B. das schnelle Erfassen der Parameter Blässe, blau-rote Färbung von Haut und Schleimhäuten (Zyanose), Arrhythmie auf dem Monitor zur „Gestalt" Herzversagen, verbunden mit Lebensgefahr. Daran gekoppelt sind automatisch ablaufende Reaktionsweisen. Ungeschulte Personen brauchen mehr Einzelinformationen, um Rückschlüsse zu ziehen oder ein bestimmtes Verhalten auszulösen. Im medizinischen Bereich erfolgt z. B. das Deuten von Röntgen- und Ultraschallbildern, EKG und EEG auch nach den Regeln der Gestaltbildung. Aus nicht definierbaren, fremden visuellen Informationen werden nach Schulung sinnvolle, aussagefähige Bilder. Der Experte erkennt sofort die Abweichungen von der Norm.

Gestalttherapie: (engl.) *Gestalt therapy*; von F. Pearls begründete Therapieform im Bereich der Humanistischen* Psychotherapie, in der Klienten in Einzel- oder Gruppentherapien an der eigenen Wahrnehmung und der der anderen arbeiten sowie aktuelle Konflikte in kreativer Form darstellen und wiedererleben; stellt neben der klientenzentrierten Gesprächspsychotherapie* den wichtigsten Ansatz innerhalb der Humanistischen Psychotherapie dar. **Grundlage:** Ursprünglich der Psychoanalyse* verpflichtet, entwickelte Pearls seinen eigenen therapeutischen Ansatz unter Berücksichtigung gestaltpsychologischer Momente. Nicht abgeschlossene und ungenügend verarbeitete Erfahrungen der eigenen Lebensgeschichte stellen in diesem Ansatz im übertragenen Sinn nicht geschlossene Gestalten (vgl. Gestaltgesetze) oder „unerledigte Geschäfte" dar, die die Erfahrung des „Hier und Jetzt" hemmen. Die aktuelle Hier-und-Jetzt-Erfahrung wie auch die Auseinandersetzung mit den entsprechenden lebensgeschichtlichen Hintergründen stehen in der Gestalttherapie gleichermaßen im Mittelpunkt. Therapeutische Techniken und Medien sind v. a. erlebnisorientiert wie z. B. Rollenspiel*, Körperarbeit oder kreative Medien. **Anwendung: 1.** in Einzel-, Paar- und Gruppenarbeit, insbesondere bei Menschen, denen der Zugang zu Gefühlen eher schwerfällt; **2.** bei Depression, narzisstischen Störungen, psychosomatischen Erkrankungen und Abhängigkeit*.

Gestationsalter: s. Schwangerschaftsdauer.

Gestik: (engl.) *gesture*; spontanes Bewegen der Extremitäten, i. e. S. der Arme, Hände und Finger als Gefühlsausdruck oder i. R. von Kommunikation* mit anderen Personen; zusammen mit Mimik*, Körperhaltung und Bewegungen Teil der Körpersprache*, die i. d. R. unbewusst abläuft. Trainingsprogramme zur Körpersprache und zum öffentlichen Auftreten vermitteln den gezielten Einsatz von Gesten, die dann die Wirkung des gesprochenen Wortes auf der Ebene nonverbaler Kommunikation* verstärken.

Gesundheit: (engl.) *health*; **1.** i. w. S. nach der Definition der WHO* der Zustand völligen körperlichen, geistigen, seelischen und sozialen Wohlbefindens; **2.** i. e. S. das subjektive Empfinden des Fehlens körperlicher, geistiger und seelischer Störungen oder Veränderungen bzw. ein Zustand, in dem Erkrankungen und pathologische Veränderungen nicht nachgewiesen werden können; **3.** im sozialversicherungsrechtlichen Sinn der Zustand, aus dem Arbeits- bzw. Erwerbsfähigkeit resultiert.

Das subjektive Erleben von Gesundsein und objektive, an medizinischen Parametern gemessene Befunde können divergieren. Gesundheit lässt sich deshalb nicht als Zustand schlechthin beschreiben, dem ein Zustand Krankheit gegenübergestellt wird oder der Kranksein völlig ausschließt, sondern muss individuell und dynamisch gesehen werden. Gesundheit in diesem Verständnis geht davon aus, dass die Gesellschaft Bedingungen dafür schaffen kann und muss, dass Menschen sich aktiv um die Stärkung ihrer Gesundheit und die Entfaltung ihrer individuellen Gesundheitsressourcen bemühen können. Die Gesundheitswissenschaften (s. Public Health), die Pflegewissenschaft* sowie in Ansätzen die Medizinpädagogik* und Pflegepädagogik* haben dazu Modelle entwickelt und handlungsleitende Empfehlungen formuliert.

Gesundheitsförderung

Ein an Ressourcen des Individuums orientiertes und als strategisches Ziel einer Gesellschaft formuliertes Programm zur Gesundheitsförderung* kann nur dann realisiert werden, wenn Gesundheit als Prozess beschrieben und erklärt wird, den der Einzelne selbst erleben und beeinflussen kann. Gesundheitsförderung entspricht einem „Prozess, allen Menschen ein hohes Maß an Selbstbestimmung über ihre Gesundheit zu ermöglichen und sie somit zur Stärkung ihrer Gesundheit zu befähigen" (Ottawa-Charta der WHO, 1986). Dies bezieht sich auf Gesunde (Klienten) und Kranke (Patienten) sowie die Angehörigen von Patienten. Zahlreiche Betreuungs- und Pflegekonzepte haben die wesentlichen Elemente dieser Definition bereits seit langer Zeit in ihre theoretische Vorstellung und in ihr praktisches berufliches Handeln aufgenommen. Am populärsten für die Pflegeberufe ist gegenwärtig das Modell der Selbstpflege* (D. Orem), das einer Gesundheitsorientierung mit eng verbundenen physischen, psychischen, interdisziplinären und sozialen Aspekten eine zentrale Bedeutung im Betreuungs- und Pflegeprozess zuweist. Gesundheitsförderung ist integrativer Bestandteil der beruflichen Arbeit und setzt die Akzeptanz und das Verständnis folgender theoretischer Konzepte voraus: **1.** Medizinische Betreuung, Pflege*, Rehabilitation*, Prävention* und Gesundheitsförderung sind soziale Prozesse, die sich über die partnerschaftliche Gestaltung entwicklungsfördernder Situationen vollziehen. **2.** Gegenstand betreuender und pflegender Arbeit im Gesundheits- und Sozialwesen und damit wesentlicher Inhalt von berufsbildenden Lehr- und Lernprozessen ist das individuelle Krankheits- bzw. Gesundheitsproblem, das Pflegende und Klienten/Patienten gemeinsam und aktiv in entsprechenden Betreuungs- und Pflegesituationen bewältigen. **3.** Prävention, medizinische Betreuung, Beratung*, Pflege und Rehabilitation sind eng miteinander verknüpft und realisieren sich als die wesentlichen Aspekte von Gesundheitsförderung. **4.** Politik, insbesondere Gesundheits- und Sozialpolitik, Bildungspolitik sowie Umweltpolitik und auch Wirtschaftspolitik sind im Prozess der Gesundheitsförderung einflussnehmende oder zu beeinflussende Faktoren. **Hinweis:** Gesundheitsförderung in diesem Verständnis ist nicht Selbstzweck, sondern vornehmliches Ziel der oben genannten Prozesse.

Medizinpädagogik und Pflegepädagogik

Methoden: Zu den Methoden effektiven pädagogischen Handelns gehören Beraten, Überzeugen, Gewöhnen, Trainieren, Üben, Motivieren, Selbstkontrolle, positive Verstärkung und Lernen am Erfolg.

Gestaltung gesundheitsfördernder Information und Beratung in Pflege- und Betreuungssituationen: Seit der Gesundheitsreform 2000 und den Zielen „Gesundheit 21" der WHO wird informierten und aufgeklärten Klienten/Patienten, die selbst Entscheidungen für ihre Gesundheit treffen, eine wachsende Bedeutung beigemessen. „Information" und „Informiertsein" sowie „Gesundheitsförderung" bzw. „Gesundheitsorientierung" sind somit Schlüsselbegriffe für ein neues Pflegekonzept, das v. a. auf Förderung von Patientensouveränität zielt. Information und Beratung von Klienten/Patienten und pflegenden Angehörigen entsprechen deshalb einer an modernen Qualitätskriterien orientierten Pflege. Informationen verfügen über die Potenz, subjektive Ressourcen zur Sicherung einer hohen Effizienz von Pflege freizusetzen, wenn sie zielgerichtet, methodisch bewusst und der jeweiligen Situation angemessen eingesetzt werden. Anlass oder Ausgangspunkt für Information sind in erster Linie Ziele, Inhalte und Bedingungen von speziellen Betreuungs- und Pflegesituationen und nicht allgemeine Informationsstrategien. Information und Beratung von Patienten erweisen sich zunehmend als wichtige berufliche Handlungsfelder qualifizierter Pflege und Betreuung von Patienten. Ihre erfolgreiche Gestaltung hängt maßgeblich davon ab, wie es den Pflegenden und Angehörigen anderer Gesundheitsfachberufe gelingt, medizin- und pflegepädagogische Prinzipien und die ihnen zugrunde liegenden Konzepte zu beachten. Es ist ein hoher Anspruch an professionelle Kompetenz, sie in ihrer Einheit und Wechselwirkung bei der Gestaltung von Information und Beratung in der konkreten Pflege- und Betreuungssituation umzusetzen.

Prinzipien der Information und Beratung in Pflege- und Betreuungssituationen: 1. Dominanz der Pflege- und Betreuungssituation: Obwohl die folgenden Prinzipien in keiner Hierarchie zueinander stehen, ist die konsequente Beachtung des Prinzips der Dominanz der Pflege- und Betreuungssituation von grundlegender Bedeutung für ein erfolgreiches Informieren und Beraten. Indem Pflegende auf das Gesundheits- bzw. Krankheitsverhalten von Menschen mit Information und Beratung Einfluss nehmen, bedienen sie sich pädagogischer Instrumentarien. Im weiteren

Sinne arrangieren, animieren und fördern sie Lernprozesse. Information und Beratung erfolgen demzufolge als pädagogische Aktivitäten, die sich wiederum als Element beruflicher Arbeit der Pflege- und Gesundheitsfachberufe verwirklichen. Der Pflege- und Betreuungsprozess ist daher der dominierende Prozess, aus dem sich die aus der Pflege- und Betreuungssituation ergebenden pädagogischen „Begleitaufgaben" herleiten. Für Pflegende wird es immer wichtiger, die mit ihrer beruflichen Arbeit unmittelbar verbundenen Möglichkeiten zur Information und Beratung von Patienten zu nutzen, nicht nur aus ökonomischer Notwendigkeit, sondern auch im Interesse der weiteren Profilierung und Professionalisierung ihrer Tätigkeit. Pflegende realisieren Information und Beratung als integrativen Bestandteil von Pflege- und Betreuungsprozessen und nicht durch davon zeitlich und räumlich abgehobene Situationen. **2. Wechselwirkung von Laienkompetenz** (Klienten/Patienten, Angehörige) **und Expertenkompetenz** (professionell Pflegende): Klienten/Patienten und pflegende Angehörige nutzen bereits heute die ständig steigenden Möglichkeiten zur eigenen Information und weisen deshalb z. T. einen hohen Stand an Informiertheit bezüglich der eigenen Gesundheit, Gesundheitsproblemen und Möglichkeiten zu deren Bewältigung auf. Sie verfügen außerdem oft über einen Fundus von Erfahrungen (v. a. bei chronischen Erkrankungen) im Umgang mit verschiedenen Krankheitssituationen und sind in der Lage, eigene Entscheidungen bezüglich der Bewältigung kritischer Situationen in der Familie zu treffen. Patienten, die Dienstleistungen des Gesundheitssystems nutzen, nehmen zunehmend als Experten ihrer eigenen Gesundheit/Krankheit, als Partner der Professionellen, an der Gestaltung und Bewältigung von Lebenssituationen teil. Während in einer Pflege- oder Betreuungssituation im stationären Bereich 2 Experten aufeinander treffen, sind es unter den Bedingungen der häuslichen Pflege sogar 3, der Patient, der pflegende Angehörige und der professionell Pflegende (J. Beier, 2005). Professionell Pflegende sollten deshalb bei der Information und Beratung das Wissen und die Erfahrungen von Patienten aufgreifen und in die jeweilige Pflegesituation integrieren. Dazu bedarf es nicht nur entsprechender Sach- und Verfahrenskenntnisse. Es ist auch eine Frage der Haltung, der Erfahrung sowie der persönlichen Empathie der Professionellen gegenüber den Patienten, ob dieses Prinzip konsequent umgesetzt wird. **3. Gesundheits- und Krankheitsorientierung/Stärkung von Gesundheitsressourcen:** Information und Beratung in Pflege- und Betreuungssituationen sollten prinzipiell einer salutogenetischen (s. Salutogenese) Perspektive folgen und zugleich akzeptieren, dass Krankheit und Krankheitserleben das Informationsgeschehen belasten und einschränken können. Schmerz, Medikamente, notwendige Therapien und Prozeduren können die Bereitschaft und das Vermögen von Patienten, Informationen aufzunehmen und Beratungsinteresse zu äußern, beeinflussen oder gar vehement behindern. Ein salutogenetischer Pflege- und Betreuungsansatz fragt v. a. nach den Kräften, Mechanismen und Ressourcen, die dem Individuum helfen, Gesundheit zu entwickeln und zu erhalten oder mit den Belastungen des Lebens erfolgreich umzugehen (A. Antonovsky, 1997). Dieses Prinzip erfordert es, Information und Beratung inhaltlich und methodisch so zu gestalten, dass Patienten v. a. ihre persönlichen Stärken erkennen und nutzen können. Obwohl das Prinzip heute bereits Eingang in Pflege- und Betreuungskonzepte gefunden hat, wird es nicht konsequent auf die Gestaltung von Information und Beratung in Pflege- und Betreuungssituationen übertragen und angewendet. Viel zu oft wird Patienten noch vorrangig vermittelt, was sie aufgrund ihrer Erkrankung alles nicht mehr „dürfen". Damit besteht die Gefahr, dass sich Patienten den Blick auf die eigenen Ressourcen verstellen. **4. Vermittlung subjektiver Handlungskompetenzen:** Information und Beratung in Pflege- und Betreuungssituationen sollte v. a. darauf gerichtet sein, Patienten persönliche Handlungskompetenzen sowohl in Bezug auf soziale Fähigkeiten und Kompetenzen als auch auf lebenspraktische Fertigkeiten (z. B. sich selbst entsprechende Arzneimittel zu applizieren, sich selbst zu pflegen oder sich i. w. S. selbst zu versorgen) zu vermitteln. Adressatengerechte und situationsorientierte Information und Beratung sollen Patienten helfen, mehr direkten Einfluss auf ihre eigene Gesundheit und die unmittelbare Lebenswelt auszuüben und Veränderungen in ihrem Lebensalltag zu treffen, die ihrer Gesundheit zugute kommen und die Bewältigung von Krankheitssituationen unterstützen (WHO, 1986). Fähigkeiten und Fertigkeiten als grundlegende Bestandteile subjektiver Handlungskompetenz werden v. a. durch gezielte Übungen, durch Training und Anleitung herausgebildet und gefestigt. Grundlage für die Vermittlung subjektiver Handlungskompetenz ist das Konzept Empowerment*. Ziel von Empowerment ist es, die Unterstützung für zunächst hilflos erscheinende Personen persönlichkeitsstärkend und politisch wirksam zu gestalten. Dieses Konzept wird in USA bereits für die Pflege diskutiert und auch praktiziert (A. Falk-Rafael, 2001) In Deutschland findet Empowerment bisher hauptsächlich im Tätigkeitsfeld der Sozialarbeit Beachtung. **5. Lebens- und Erfahrungsbezogenheit:** Informationen für Klienten/Patienten müssen bedarfs- und bedürfnisgerecht aufbereitet und möglichst anwendungsbezogen vermittelt und gestaltet werden. Patienten sind immer dann bereit, die durch Beratung vermittelten neuen Informationen aufzunehmen und zu nutzen, wenn auf persönliche Erfahrungen im Umgang mit der Erkrankung zurückgegriffen werden kann und die Machbarkeit im Lebens- und Arbeitsalltag ersichtlich wird. Die konsequente Beachtung dieses Prinzips ist eine wesentliche Voraussetzung dafür, dass Informationen, die an Patienten übermittelt werden, überhaupt erfasst und verstanden werden. Das setzt voraus, dass Pflegende versuchen, Zugang zur jeweiligen Lebenswelt (insbesondere Familie) der betreffenden Patienten zu erlangen. Die bewusste Integration der jeweiligen familientypischen positiven Traditionen und Rituale in die Information und Beratung ist eine Möglichkeit, professionelle Kompetenz und Laienkompetenz auf der Basis von Lebens- und Erfahrungsbezogenheit zu verbinden.

Autorin: Jutta Beier.

Gesundheit, psychische: (engl.) *psychic health*; Zustand seelischen Wohlbefindens und Wohlergehens aufgrund des Überwiegens schützender und ausgleichender Anteile (z. B. Vertrauen, Gelassenheit, Humor, Optimismus, Realitätssinn) gegenüber destabilisierenden Einflüssen; zu erkennen am Verhalten eines Menschen, an den geäußerten Gedanken und Gefühlen, aber auch an ausgesandten Körpersignalen (s. Körpersprache): Sämtliche oder die Mehrzahl dieser Verhaltensweisen erscheinen in sich stimmig und scheinen zugleich zur jeweiligen Realsituation zu passen. Alltägliche Stresssituationen können gut bewältigt werden (s. Stress, Coping). Auch der Grad des Wohlbefindens anderer in der Umgebung eines Menschen kann bis zu einem gewissen Grad Aufschluss geben über dessen seelisches Wohlergehen.

Gesundheitsakte, elektronische: (engl.) *electronic health record*; Abk. EGA; sog. E-Gesundheitsakte; institutionsübergreifende Dokumentation der longitudinalen (bzw. lebenslangen) Kranken- und Gesundheitsgeschichte einer Person; im Vergleich zur elektronischen Patientenakte* obliegt der Zugriff auf die EGA dem Patienten. Die EGA kann zusätzlich gesundheitsfördernde Informationen und Verweisfunktionen beinhalten, z. B. ein Patiententagebuch.

Gesundheitsaufklärung: (engl.) *health education*; Vermittlung von Informationen über gesundheitsförderliche und gesundheitseinschränkende Verhaltensweisen und Einstellungen; vgl. Risikofaktoren, Verhalten, gesundheitsförderndes.

Gesundheitsausgaben: (engl.) *health expenditures*; finanzielle Aufwendungen einer Gesellschaft für den Erhalt und die Wiederherstellung der Gesundheit ihrer Mitglieder (s. Abb. 1); **Einteilung** nach: **1.** Kostenträgern (s. Abb. 2): öffentliche Haushalte, gesetzliche und private Versicherungen, Arbeitgeber, private Haushalte und private Organisationen; **2.** Leistungsarten (s. Abb. 3 S. 318): u. a. ärztliche Leistungen, pflegerische und therapeutische Leistungen, Hilfs- und Arzneimittel; **3.** Einrichtungen: z. B. Arztpraxen, Krankenhäuser. Der Anteil der Gesundheitsausgaben am Bruttoinlandsprodukt (Abk. BIP) stellt eine wichtige sozioökonomische Kennziffer dar. Vgl.

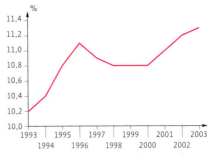

Gesundheitsausgaben Abb. 1: Gesundheitsausgaben bezogen auf das Bruttoinlandsprodukt in Deutschland [101]

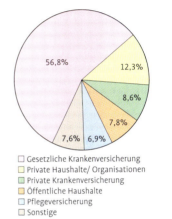

☐ Gesetzliche Krankenversicherung
☐ Private Haushalte/ Organisationen
☐ Private Krankenversicherung
☐ Öffentliche Haushalte
☐ Pflegeversicherung
☐ Sonstige

Gesundheitsausgaben Abb. 2: Träger der Gesundheitsausgaben, Deutschland 2003 [101]

Gesundheitswesen, Gesundheitsdienst, öffentlicher.

Gesundheitsdienst, öffentlicher: Abk. ÖGD; Teil des öffentlichen Gesundheitswesens* neben der ambulanten und der stationären Versorgung; **Aufgabe:** Beobachtung, Schutz und Förderung der Gesundheit der Bevölkerung.

Organisation

Der öffentliche Gesundheitsdienst ist föderal organisiert, sodass ein flächendeckendes Versorgungsnetz mit geregelten Zuständigkeiten besteht: **1. auf Bundesebene:** Bundesministerium für Gesundheit, bundesunmittelbare Bundesoberbehörden: Bundesinstitut* für Arzneimittel und Medizinprodukte, Bundeszentrale für gesundheitliche Aufklärung, Deutsches Institut für Medizinische Dokumentation und Information (Abk. DIMDI), Paul-Ehrlich-Institut und Robert* Koch-Institut; **2. auf Landesebene:** für das Gesundheitswesen zuständige Ministerien als oberste Gesundheitsbehörden des Landes (z. T. ist der Bereich Gesundheit

Gesundheitseinrichtung

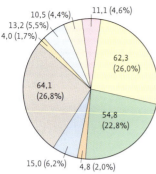

- Prävention u. Gesundheitsschutz
- ärztliche Leistungen
- pflegerische u. therapeutische Leistungen
- Ausgleich krankheitsbedingter Folgen
- Unterkunft/Verpflegung
- Arzneimittel, Hilfsmittel, Zahnersatz u. sonstige medizinische Bedarfsmittel
- Transporte
- Verwaltung
- Forschung, Ausbildung u. Investition

Gesundheitsausgaben Abb. 3: Gesundheitsausgaben aller Träger (Öffentliche Haushalte, Gesetzliche Krankenversicherung, Soziale Pflegeversicherung, Gesetzliche Rentenversicherung, Gesetzliche Unfallversicherung, Private Krankenversicherung, Arbeitgeber, Privatpersonen) nach Leistungsarten in Milliarden Euro (insgesamt 239,7 Milliarden Euro), Deutschland 2003 [101]

mit den Bereichen Arbeit und Soziales zusammengelegt), Beratungsgremien auf Landesebene, z. B. Landesgesundheitsrat, Landesinstitute für den Öffentlichen Gesundheitsdienst, von den Ländern getragene überregionale Einrichtungen wie z. B. die Akademien für Öffentliches Gesundheitswesen und das Institut für medizinische und pharmazeutische Prüfungsfragen; zur Bewältigung der Aufgaben aus dem Infektionsschutzgesetz, dem Lebensmittel- und Bedarfsgegenständegesetz sowie dem Arzneimittelgesetz werden Einrichtungen mit entsprechenden Untersuchungsmöglichkeiten betrieben; **3. auf Bezirksebene:** mittlere Gesundheitsbehörden des Landes (mit Ausnahme der Stadtstaaten Berlin, Hamburg und Bremen, Schleswig-Holsteins und des Saarlandes); **4. auf Kreis- und Kommunalebene:** Gesundheitsämter als untere Gesundheitsbehörden des Landes.

Aufgaben des Gesundheitsamtes

Umsetzung und Ausführung von Gesundheitsgesetzen und dazugehörigen Erlassen, Verordnungen und Richtlinien; **1.** Ausübung der Medizinalaufsicht über Heilberufe und Einrichtungen des Gesundheitswesens; **2.** Ausführung des Gesundheitsschutzes: entsprechend dem Infektionsschutzgesetz* Überwachung übertragbarer (insbesondere auch meldepflichtiger) Krankheiten;
3. Überwachung der Umwelthygiene (s. Hygiene): Wasser-, Boden- und Lufthygiene, Arbeits-, Betriebs- und Produktionshygiene (z. B. in Krankenhäusern, Großküchen), Wohn-, Orts- und Siedlungshygiene sowie Lebensmittelhygiene; **4.** Ausübung der Gesundheitsförderung und -vorsorge (s. Prävention) sowie Gesundheitshilfe: jugendärztlicher und jugendzahnärztlicher Dienst, Impfungen, Einschulungsuntersuchungen, sozialpsychiatrischer Dienst und Familienberatung; **5.** Gutachtenerstellung (s. Gutachten); **6.** Erfassung der Epidemiologie*, z. B. von Infektionskrankheiten, und ggf. Gesundheitsberichterstattung.

Recht

1. Abgesehen von den Zuständigkeiten des Bundes (z. B. Infektionsschutzgesetz, Trinkwasserverordnung) liegt die Verantwortung für den öffentlichen Gesundheitsdienst bei den Ländern. Nach Artikel 83 GG führen diese auch die entsprechenden Bundesgesetze aus. **2.** Gesundheitsdienstgesetze der Bundesländer, welche die jeweiligen Aufgaben, Rechte, Befugnisse und Strukturen des gesamten öffentlichen Gesundheitsdienstes im betreffenden Bundesland regeln.

Vgl. Public Health, Gesundheitsausgaben.

Gesundheitseinrichtung (ICNP): (engl.) *health care facility*; öffentliches Gebäude, das für die Unterstützung des Durchführens von Dienstleistungen zur Gesundheitsversorgung gestaltet und erbaut wurde (z. B. Krankenhaus*, Poliklinik*).

Gesundheitserziehung: (engl.) *health education*; pädagogischer Ansatz der Gesundheitsförderung* mit dem Ziel, zu gesundheitsförderlichem Verhalten zu motivieren; Vermittlung entsprechender Informationen und Durchführung von Übungs- und Trainingsprogrammen, z. B. Entspannungstraining, Rückenschule*, Kurse zu gesunder Ernährung; dieser Ansatz steht in Mitteleuropa in einer bis in die Antike zurückreichenden Tradition der Vermittlung von Vorstellungen über eine gesunde Lebensweise. Heute insbesondere durch Krankenversicherungen getragen, aber auch z. B. in Schulen angesiedelt. Vgl. Verhalten, gesundheitsförderndes.

Gesundheitsfachberufe: (engl.) *health professions*; früher Medizinalfachberufe, Heilhilfsberufe; Sammelbezeichnung für die bei der ärztlichen Leistungserbringung mitwirkenden nichtakademischen Heilberufe mit staatlich geregelter Ausbildung, z. B. Altenpfleger (s. Altenpflegegesetz), Diätassistent*, Gesundheits- und (Kinder-)Krankenpfleger (s. Krankenpflegesetz), Hebamme*, Logopäde*, Physiotherapeut*, Rettungsassistent, Zytologieassistent; Angehörigen dieser Berufe ist die heilende oder krankheitslindernde Tätigkeit am Patienten nach ärztlicher Anordnung* oder Verschreibung erlaubt.

Gesundheitsförderung: (engl.) *health promotion*; nach der Ottawa-Charta (1986) der WHO* Prozess, der allen Menschen ein höheres Maß an Selbstbestimmung über ihre Gesundheit* ermöglicht und sie zur Stärkung ihrer Gesundheit befähigt (s. Empowerment); dazu müssen grundsätzliche Voraussetzungen (u. a. Frieden, Ernährung, Bildung, Chancengleichheit) geschaffen werden, für die nicht nur der Gesundheitssektor, sondern alle Politikbereiche Verantwortung tragen. **Aufgaben und Ziele: 1.** Interessenvertretung gesundheitlicher Belange in allen Politikfeldern (engl. advocate); **2.** Stärkung der Gesundheitspotentiale von Individuen und Gemeinschaften (engl. enable); **3.** Vermittlung und Vernetzung unterschiedlicher gesellschaftlicher Bereiche und Interessen (engl. mediate); **4.** Entwicklung einer gesundheitsfördernden Gesamtpolitik (engl. healthy public policy); **5.** Schaffung gesundheitsförderlicher Lebenswelten, z. B. Arbeitsbedingungen, Wohnen, Nichtraucherschutz (engl. supportive environments); **6.** Unterstützung gesundheitsbezogener Gemeinschaftsaktionen, z. B. Verkehrsberuhigung im Stadtviertel (engl. community actions); **7.** Entwicklung persönlicher Kompetenzen, z. B. Sportprogramme für Jugendliche (engl. personal skills); **8.** Neuorientierung der Gesundheitsdienste besonders auf die Bedürfnisse chronisch kranker und pflegebedürftiger Menschen, z. B. gesunde Ernährung (engl. health services). Vgl. Public Health, Verhalten, gesundheitsförderndes.

Gesundheitskarte, elektronische: (engl.) *electronic health insurance card;* Abk. EGK; sog. E-Gesundheitskarte; ab 2006 entsprechend dem GKV-Modernisierungsgesetz (§ 291 a SGB V) zunächst nur regional eingeführte elektronische Krankenversicherungskarte der 2. Generation für Versicherte der Gesetzlichen Krankenversicherung* mit Patientenstammdaten und dem Auslandsversicherungsschein (E 111-Formular) auf Grundlage der europäischen Gesundheitskarte (European Health Insurance Card, Abk. EHIC), visueller Ausweisfunktion und der Funktionalität des elektronischen Rezepts; die Chipkarte kann auf freiwilliger Basis und auf Zugangsberechtigung Einträge zur Arzneimitteldokumentation oder einen Notfalldatensatz beinhalten. In einer späteren Entwicklungsphase sind Verweisfunktionen für den Zugriff auf andere Datenbestände vorgesehen (z. B. Online-Gesundheitsdienste, elektronische Gesundheitsakte*). Für die Einsichtnahme in die EGK durch den Arzt sind der elektronische Heilberufeausweis und die Autorisierung durch den Patienten notwendig. Für die Einsichtnahme durch den Karteninhaber sind offen zugängliche Primärsysteme (sog. E-Kiosk-Terminals) geplant.

Gesundheitspsychologie: (engl.) *health psychology*; Teilgebiet der wissenschaftlichen Psychologie*, das sich mit der Analyse und Beeinflussung gesundheitsbezogener Verhaltensweisen, Kognitionen*, Emotionen* und Motivationen* des Menschen auf individueller und kollektiver Ebene befasst; v. a. Grundlagenforschung (z. B. R. S. Lazarus, R. Schwarzer) zu Fragen wie den Alltagsvorstellungen von Patienten über Gesundheit* und Krankheit und deren Auswirkungen auf das Gesundheitsverhalten oder Bestimmung von Risikoverhaltensweisen. Im Alltag psychologischer wie pflegerischer Tätigkeit spielt der Umgang mit diesen Fragen eine wichtige Rolle. Neben dem Aspekt der Gesundheitsförderung* (s. Verhalten, gesundheitsförderndes) werden bei Therapie und Pflege Verfahren und Hilfen zur Bewältigung von Krankheit, Behinderung und Verlust einbezogen.

Gesundheitsrisiko: (engl.) *health hazard*; Gefahr für das seelische, körperliche, geistige und soziale Wohlbefinden des Menschen; Gesundheitsrisiken finden sich im Verhalten, in der Einstellung und im Lebensstil eines Menschen, z. B. in **1.** Ernährungsgewohnheiten (zu viel, zu fett, nicht ausgewogen, Alkohol- und Nicotinkonsum); **2.** Schlafgewohnheiten (zu wenig, laute Umgebung, schlechte Matratze); **3.** sozialen Gewohnheiten (Unterdrückung von Aggression, Gewalt, mangelnde Bewegung, Gefahren am Arbeitsplatz). Diese Gefahren sind nicht immer bewusst, aber prinzipiell bewusstseinsfähig und potentiell veränderbar, z. B. durch Beratung* und Gesundheitserziehung*.

Gesundheitssorge: (engl.) *health care*; Verpflichtung und Berechtigung, über Heilmaßnahmen für einen anvertrauten Menschen zu entscheiden und diese zu überwachen; **Formen: 1.** Sorgeberechtigte **Eltern** haben die Gesundheitssorge für ihre minderjährigen Kinder. Verstoßen sie mit der Ablehnung einer notwendigen medizinischen Maßnahme gegen das Wohl des Kindes, erteilt das Gericht statt der Eltern die Einwilligung (z. B. Verweigerung von Bluttransfusionen bei Kindern von Mitgliedern der Zeugen Jehovas). **2.** Eine **Betreuung** mit dem Aufgabenkreis* „Zustimmung zur ärztlichen Heilbehandlung" wird dann erforderlich, wenn der Betroffene die Notwendigkeit einer ärztlichen Behandlung nicht erkennen und einsehen kann. Ist der Betreute noch einwilligungsfähig, kann der Betreuer* nicht an seiner Stelle einwilligen. Ist der Betreute einwilligungsunfähig, erteilt der Betreuer als sein gesetzlicher Vertreter die Einwilligung. Wird ein Betreuer über Arztbesuche oder Behandlungsmaßnahmen informiert, so ist er gehalten, eine Einwilligung zu erteilen oder nicht. **3. Bevollmächtigte** können in die Heilbehandlungen des Vollmachtgebers einwilligen, wenn die Befugnis dafür aus der Vollmacht explizit hervorgeht. Sog. Generalvollmachten, in denen die Gesundheitssorge nicht eindeutig genannt ist, beinhalten diese Befugnis nicht. **4.** „Gefährliche Heilbehandlungen" sind **genehmigungspflichtig**, wenn bei einer Untersuchung des Gesundheitszustandes, einer Heilbehandlung oder einem ärztlichen Eingriff die begründete Gefahr besteht, dass der Betreute aufgrund der Maßnahme stirbt oder einen schweren und länger andauernden gesundheitlichen Schaden erleidet (§ 1904 BGB). Genehmigungspflichtig sind u. a. lebensgefährliche operative Eingriffe, Amputationen, allgemein mit Risiko verbundene Untersuchungen, Elektrokrampfbehandlungen und das Verabreichen von Psychopharmaka*. Von der Genehmigung kann abgesehen werden, wenn mit einem Aufschub Gefahr verbunden ist. Die Genehmigungspflicht (§ 1904 Absatz 2 BGB) bindet auch Bevollmächtigte. **5.** Der gesetzliche Vertreter darf seine Zustimmung zur **klinischen Prüfung eines Arzneimittels** (einschließlich aller Neuen Untersuchungs- und Behandlungsmethoden, Abk. NUB) unter bestimmten Voraussetzungen (§§ 40, 41 Arzneimittelgesetz) geben, wenn er aufgeklärt wurde und die vorhersehbaren Risiken und Nachteile gegenüber dem Nutzen für die betroffene Person vertretbar sind oder die Prüfung mit einem direkten Nutzen für die Gruppe der Patienten, die an der gleichen Krankheit leiden, verbunden ist. **Hinweis:** Häufiger wird u. a. in Krankenhäusern und Pflegeeinrichtungen kein Kontakt zum Betreuer aufgenommen, wenn es sich um Heilmaßnahmen unterhalb der Grenze eines operativen Eingriffs handelt. In diesen Fällen wird das haftungsrechtliche Risiko auf die Ausführenden verlagert. Einrichtungen der Pflege und Betreuung ist zu empfehlen, in einer Vereinbarung mit Betreuern eine Klärung dieses Umstandes herbeizuführen, um die Fachkräfte haftungsrechtlich abzusichern. Vgl. Betreuungsrecht.

Gesundheits- und Kinderkrankenpflege: (engl.) *paediatric nursing*; Pflege* von gesunden, kranken sowie behinderten Kindern und Jugendlichen vom Neugeborenenalter bis zum vollendeten 17. Lebensjahr durch examinierte Gesundheits- und Kinderkrankenpfleger/-innen.

Geschichte
Die Entwicklung der Gesundheits- und Kinderkrankenpflege als eigenständiges Berufsbild ist ursächlich verknüpft mit dem Aufblühen und der wissenschaftlichen Weiterentwicklung der modernen Kinderheilkunde. 1829 wurde an der Charité in Berlin das erste deutsche Kinderkrankenhaus gegründet; 1894 wurde die Kinderheilkunde in Berlin zum selbständigen Lehrfach. 1897 wurden im ersten deutschen „Säuglingsheim" für kranke Kinder in Dresden Säuglingspflegerinnen ausgebildet. Hier wurde auch die erste deutsche Pflegeschule für Säuglings- und Kinderkrankheiten eröffnet. Seit 1917 endete die 1-jährige Ausbildung (mit 200 Stunden Theorie) zur Säuglingspflegerin in Preußen mit einer staatlichen Abschlussprüfung, zu deren Anmeldung die Bewerberinnen das 21. Lebensjahr vollendet haben mussten. In einem neuen preußischen Erlass wurde die Ausbildungszeit von Säuglings- und Kleinkinderschwestern 1923 auf 2 Jahre und das Mindestalter für die Prüfung auf 20 Jahre festgelegt. Im Nationalsozialismus trat 1938 das Gesetz zur Ordnung der Krankenpflege in Kraft. Die medizinischen Hilfsberufe (u. a. die Säuglings- und Kinderschwester) wurden aus der Gewerbeordnung herausgenommen. Ab 1957 dauerte die Ausbildung zur Kinderkrankenschwester 3 Jahre und umfasste 400 Stunden Theorie. Die Berufsbezeichnung wurde gesetzlich geschützt. Mit der „Ausbildungs- und Prüfungsverordnung für Krankenschwestern, Krankenpfleger und Kinderkrankenschwestern" von 1966 wurde die Mindeststundenzahl auf 1200 Theoriestunden erhöht. Die Berufsbezeichnung „Kinderkrankenpfleger" existierte offiziell noch nicht, obwohl bereits Ende der 70er Jahre erste Kinderkrankenpfleger in Deutschland ausgebildet wurden. 1985 wurden das Krankenpflegegesetz und die Ausbildungs- und Prüfungsverordnung den EG-Richtlinien angeglichen: Ausbildungszeit 3 Jahre, 1600 Stunden Theorie, 3000 Stunden Praxis. Zu den gesetzlich geschützten Berufsbezeichnungen kam die Berufsbezeichnung „Kinderkrankenpfleger" hinzu. Mit dem Krankenpflegegesetz und der Ausbildungs- und Prüfungsverordnung von 2004 wurde eine sog. Integrative Grundausbildung (Y-Modell) zwischen der Kranken- und Kinderkrankenpflege gesetzlich vorgeschrieben. Die Ausbildungsdauer beträgt 3 Jahre (2100 Stunden Theorie, 2500 Stunden Praxis). Die Anzahl der theoretischen Unterrichtsstunden in der Kinderkrankenpflege wurde von ehemals 1600 Stunden auf ca. 800 Stunden originär kinderkrankenpflegerische Unterrichtsstunden reduziert. Die Berufsbezeichnung wurde in „Gesundheits- und Kinderkrankenpfleger/-in" geändert.

Aktuelle Entwicklung
Die Kinderkrankenpflege ist in Deutschland von einer zunehmenden Spezialisierung im stationären, ambulanten und präventiven Gesundheits- und Sozialwesen geprägt. Durch den starken Trend der Ökonomisierung des Krankenhaussektors wird die Position der Gesundheits- und Kinderkrankenpflege sowohl in ihrer Ausbildungskapazität als auch in der praktischen Tätigkeit im stationären und ambulanten Bereich (durch Arbeitsplatzabbau) deutlich eingeschränkt. Die Mehrzahl der Berufstätigen in der Kinderkrankenpflege ist in der pädiatrischen und neonatologischen Intensivpflege sowie in der Kinderchirurgie tätig. Die Anzahl der Gesundheits- und Kinderkrankenpfleger/-innen im allgemein pädiatrischen Abteilungsbereich nimmt stetig ab, und zwar sowohl durch die stetige Bettenreduzierung und die Schließung von Kinderkliniken und Kinderfachabteilungen als auch durch den demographischen Wandel, d. h. die Abnahme der Geburten in Deutschland (s. Altersaufbau, Abb.) und die damit verbundene Abnahme der Behandlungsfälle in der Pädiatrie. Die weitere Entwicklung der Kinderkrankenpflege wird sich an ihrer Ausbildungsqualität und ihrer flexiblen Bereitschaft zu einer abteilungsübergreifenden und weniger fächerbezogenen Medizin messen lassen müssen. Zudem werden Pflegende in der Kinderkrankenpflege mit neuen Herausforderungen im Bereich der Bera-

tungskompetenz (betroffene Eltern und deren Kinder), der Gesundheitsprävention sowie der Gesundheitsfürsorge konfrontiert.

Berufsbild
Gesundheits- und Kinderkrankenpfleger/-innen arbeiten eng mit Kinderärzten, Physiotherapeuten und Therapeuten zusammen. Pflegeaufgaben, die laut § 3 Absatz 1 Krankenpflegegesetz eigenverantwortlich oder i. R. der Mitwirkung ausgeführt werden dürfen: s. Krankenpflegegesetz. Spezielle Pflegetätigkeiten bedürfen zum überwiegenden Teil der ärztlichen Anordnung* bzw. Verordnung. Neben der Pflegetätigkeit beschäftigt sich die Kinderkrankenpflege mit der Gesundheitsprävention und der Beratung* und Anleitung* von Familien, die akut und chronisch kranke Kinder und Jugendliche in der Klinik oder zu Hause betreuen, und der Entwicklung interdisziplinärer und berufsübergreifender Lösungen von Gesundheitsproblemen in interdisziplinären Teams.

Einsatzbereich
Kinderkrankenpflege findet nicht mehr ausschließlich in Kinderkliniken und Fachabteilungen statt, sondern auch in extramuralen Bereichen wie z. B. in der häuslichen Kinderkrankenpflege*, in Kinderhospizen, Mutter-Kind-Heimen, Rehabilitationseinrichtungen für Kinder und Jugendliche und im öffentlichen Gesundheitssektor.

Ausbildung
s. Krankenpflegegesetz.

Vgl. Gesundheits- und Krankenpflege, Berufsverband Kinderkrankenpflege Deutschland, Intensivpflege, neonatologische.

Autoren: Christina Köhlen, Andreas Kray.

Gesundheits- und Krankenpflege: (engl.) *nursing care*; Pflege* von Kranken durch ausgebildetes Gesundheits- und Krankenpflegepersonal mit den Zielen einer umfassenden, d. h. physische, psychische und soziale Faktoren berücksichtigenden Förderung des Gesundungsprozesses, der Prävention* von Krankheiten und Komplikationen, der Linderung von Schmerzen und Leiden, der Durchführung und Überwachung ärztlicher Verordnungen sowie Mitwirkung bei diagnostischen und therapeutischen Maßnahmen.

Geschichte
Krankenpflege als eigenständiger Beruf ist in Deutschland eine junge berufliche Disziplin. Mit der Ausweitung der diagnostischen und therapeutischen Möglichkeiten der Medizin im 19. Jahrhundert und der Entstehung der Krankenhäuser* vollzog sich die Trennung zwischen Medizin und Pflege, der Bedarf an ausgebildetem Pflegepersonal stieg. Seit Beginn des 19. Jahrhunderts gründeten sich zahlreiche karitative und soziale Vereinigungen, die zusätzlich zu den bisher damit betrauten Nonnen und Mönchen Anteile der Krankenversorgung übernahmen. Innerhalb der evangelischen Kirche waren es Th. und F. Fliedner, die den Evangelischen Verein für Christliche Krankenpflege in Kaiserswerth aus Mangel an geeigneten Pflegepersonen ins Leben riefen und das Mutterhausmodell unverheirateter, nur durch ein Taschengeld entlohnter, aber dafür altersversicherter Diakonissen gründeten (Diakoniewerk Kaiserswerth, 1832). Ende des 19. Jahrhunderts arbeiteten auch zunehmend freiberuflich tätige Krankenschwestern in privaten Haushalten. Da sie keiner Vereinigung oder Genossenschaft angeschlossen waren, existierte für sie keine sichere soziale Absicherung. Unter Federführung von A. Karll gründete sich 1903 die erste freie Berufsorganisation der Krankenpflegerinnen Deutschlands (Abk. BOKD).

Seit Beginn des 20. Jahrhunderts entwickelte sich Krankenpflege zu einem eigenständigen Beruf mit Bestimmungen für die Ausbildung und Prüfung. Die politische Entwicklung der ersten Hälfte des 20. Jahrhunderts (Weltkriege, Nationalsozialismus, Gleichschaltung der Berufsorganisationen) behinderte eine weitere Professionalisierung* des Berufes v. a. in den deutschsprachigen Ländern. Auch nach dem Zweiten Weltkrieg blieb der Krankenpflegeberuf zunächst weitgehend auf die Assistenz des ärztlichen Berufsstandes ausgerichtet. Die Pflege teilte sich auf 3 eigenständige Berufe: Krankenpflege, Altenpflege* und Kinderkrankenpflege. Voranschreitender medizinischer Fortschritt und Technisierung bestimmten das Berufsbild der Krankenpflege bis in die 80er Jahre des 20. Jahrhunderts. Als Reaktion darauf und durch den Einfluss amerikanischer und englischer Pflegewissenschaftlerinnen bildete sich eine Gegenbewegung hin zu einem ganzheitlich orientierten Paradigma (s. Ganzheitlichkeit). Von Angehörigen der Berufsgruppe wurde die Bedeutung physiologischer, psychologischer und sozialer Aspekte des Patienten als umfassendes Handlungsfeld professioneller Pflege und Berufsausbildung in den Vordergrund gerückt. Gegen Ende des 20. Jahrhunderts wurde durch den Einfluss amerikanischer und englischer Pflegewissenschaftlerinnen Krankenpflege Lehrfach an Hochschulen und Universitäten. I. R. von Ausbildungsreformen wurde die Zusammenführung der 3 Pflegeberufe eingeleitet. Die Geschichte der modernen Pflege ist durch zyklisch auftretende Phasen von extremem Personalmangel gekennzeichnet. Die Ursache dafür ist v. a. in der fehlenden Anerkennung der Dienstleistung Pflege durch die Gesellschaft zu sehen. Daraus resultiert, dass Gesundheits- und Krankenpflege im Vergleich zu den Kostenträgern (Krankenkassen) und Leistungserbringern (Krankenhäuser und Ärzte) wenig Einfluss auf politische Entscheidungen hat. Erst durch die Gesundheitsreform 2000 wurde die Pflege an einigen Gremien im Gesundheitssystem beteiligt.

I. R. einer von wirtschaftlichen Erwägungen dominierten Gesundheitspolitik erhält der Nachweis von Effektivität* und Effizienz* immer größere Bedeutung. Evidenzbasierte Pflege (s. Evidenz), Qualitätssicherung* und die Frage nach der notwendigen Anzahl von qualifiziertem Pflegepersonal be-

Gesundheitsverhalten

stimmen die aktuelle Diskussion in und um die Gesundheits- und Krankenpflege.

Aktuelle Entwicklung

Die Pflegeberufe übernehmen zunehmend beratende und betreuende Tätigkeiten. Beispiele hierfür sind die Auseinandersetzung mit der Krankheit und der Pflegebedürftigkeit und die Integration von Krankheitsfolgen in den Lebensalltag (vgl. Erkrankung, chronische). Professionelle Pflege erbringt zudem unterstützende Tätigkeiten bei der Diagnostik und Überwachung des Patienten sowie bei der Durchführung und Überwachung von Behandlungen. Sie leistet darüber hinaus einen hohen Beitrag bei der Überwachung und Sicherstellung der Qualität medizinischer und pflegerischer Versorgung. Ein großer Teil des Aufgabenfeldes des Pflegepersonals liegt im Bereich von Organisation und interdisziplinärer Zusammenarbeit. Dies bezieht sich sowohl auf den Umgang mit den vielfältigen Bedürfnissen des Patienten bzw. Bewohners als auch auf Aspekte der Teambildung (P. Benner, 1994).

Berufsbild

Der ICN* definiert professionelle Pflege wie folgt: „Pflege umfasst die eigenverantwortliche Versorgung und Betreuung, allein oder in Kooperation mit anderen Berufsangehörigen, von Menschen aller Altersgruppen, von Familien oder Lebensgemeinschaften sowie von Gruppen und sozialen Gemeinschaften, ob krank oder gesund, in allen Lebenssituationen (Settings). Pflege schließt die Förderung der Gesundheit, Verhütung von Krankheiten und die Versorgung und Betreuung kranker, behinderter und sterbender Menschen ein. Weitere Schlüsselaufgaben der Pflege sind Wahrnehmung der Interessen und Bedürfnisse (Advocacy), Förderung einer sicheren Umgebung, Forschung, Mitwirkung in der Gestaltung der Gesundheitspolitik sowie im Management des Gesundheitswesens und in der Bildung."

Einsatzbereiche

Die Aufgaben der 3 Pflegeberufe vermischen sich zunehmend. Mit den demographischen und epidemiologischen Veränderungen, aber auch den Strukturveränderungen insbesondere in der Krankenhausversorgung wird der Versorgungs- und Betreuungsbedarf immer ähnlicher. Im Pflegeheim werden heute Menschen versorgt, die endotracheal abgesaugt oder künstlich beatmet werden müssen. Neue und erweiterte Aufgaben für die Gesundheits- und Krankenpflege liegen auch in der Prävention* sowie in der Koordination der integrierten Versorgung*. In jüngster Zeit werden zunehmend neue Formen der Leistungserbringung durch Pflegende propagiert. Konzepte wie Nurse Practitioner oder Familiengesundheitspflege* wollen professionell Pflegenden mehr Autonomie als Antwort auf Fehl- und Unterversorgung im Gesundheitssystem übertragen.

Ausbildung

s. Krankenpflegegesetz.

Recht

Für die Gesundheits- und Krankenpflege sind berufsrechtliche und sozialrechtliche Bestimmungen von Bedeutung. Über die Bestimmungen zur Ausbildung hinaus haben einige Bundesländer Weiterbildungsgesetze für einige Spezialisierungen in der Gesundheits- und Krankenpflege erlassen. Die Deutsche* Krankenhausgesellschaft hat Weiterbildungsempfehlungen herausgegeben mit dem Ziel einer Vereinheitlichung der Weiterbildungen. Auch der Deutsche* Bildungsrat für Pflegeberufe hat Rahmenrichtlinien für Weiterbildungen formuliert.

Im Sozialrecht, z. B. SGB V (Krankenversicherung*) und SGB XI (Pflegeversicherung*), teilweise auch im SGB IX (Rehabilitationsrecht*) und im SGB XII (Sozialhilfe) werden Art und Umfang der pflegerischen Leistung definiert. Dies bildet die Grundlage für die Regelung der Vergütung pflegerischer Leistungen. Über das Leistungsrecht können auch vorbehaltene Aufgabenbereiche definiert werden. Bisher gibt es hierzu für die Pflege nur im SGB XI die zwingende Vorschrift, die Beurteilung der Pflegebedürftigkeit* durch eine Pflegefachkraft vorzunehmen. Die Schaffung vorbehaltener Aufgabenbereiche für die Pflege ist eine zentrale berufspolitische Forderung.

Eine breit akzeptierte Definition von (Kranken-)Pflege bietet der ICN. Andererseits haben Pflegeforscherinnen Definitionen von Krankenpflege als Pflegemodelle oder Pflegetheorien vorgelegt (z. B. V. Henderson, H. Peplau, D. Orem, J. Watson). Auch berufs- und sozialrechtliche Regelungen definieren Gesundheits- und Krankenpflege.

Autor: Franz Wagner.

Gesundheitsverhalten: (engl.) *health behaviour*; Verhalten einer Person bezüglich der eigenen Gesundheit* bzw. des Umgangs mit Gesundheitsrisiken*; **Einteilung: 1. positives Gesundheitsverhalten:** alle Verhaltensweisen, die Gesundheit schützen, Krankheiten vorbeugen oder helfen, diese im Frühstadium zu entdecken; Verhaltensweisen können sich entsprechend dem aktuellen Forschungsstand und kulturellen Hintergrund unterscheiden, z. B. das Ernährungsverhalten (Fett als Energiespender contra Fett als Gefahrenmoment) oder der Umgang mit Erkältungen. **2. Risikoverhalten:** Verhaltensweisen, die die Gesundheit gefährden, das Auftreten von Krankheit wahrscheinlicher und der Genesung unwahrscheinlicher machen. Das Gesundheitsverhalten wird u. a. beeinflusst vom Wissen um Gesundheitsrisiken sowie Überzeugungen bezüglich der Möglichkeit, Einfluss auf den eigenen Gesundheitszustand zu nehmen. Vgl. Gesundheitsförderung, Krankheitsverhalten.

Gesundheitswesen (ICNP): (engl.) *health service*; Gesamtheit des organisierten gesellschaftlichen Handelns als Antwort auf Krankheit und Behinderung sowie zum Schutz vor Gesundheitsgefahren;

Gesundheitswesen in Deutschland in Grundzügen
Rechtliche Grundlagen: Gesetze, Rechtsverordnungen, Satzungen, Verträge, Rechtsprechung

Versicherungs-einrichtungen	berufliche Einrichtungen	Versorgungs-einrichtungen	Selbsthilfe	internationale Einrichtungen
Gesetzliche Krankenversicherung einschließlich Pflegeversicherung	Körperschaft des öffentlichen Rechts (z. B. Ärztekammern)	Öffentlicher Gesundheits-dienst (z. B. Gesundheits-ämter)	Selbsthilfe-gruppen und -organisationen (z. B. Bundes-arbeitsgemein-schaft „Hilfe für Behinderte", Abk. BAGH)	Zugehörigkeit der Bundesrepublik Deutschland zu Staatengemein-schaften (z. B. WHO, EU)
Gesetzliche Renten-versicherung	freie Berufsverbände (z. B. Deutscher Berufsverband für Pflegeberufe, Abk. DBfK)			
Gesetzliche Unfall-versicherung		private und öffentliche Einrichtungen	familiäre Kranken-versorgung	
Private Kranken-versicherung und weitere private Versicherungen (z. B. Renten- und Unfallversicherung)				

private und öffentliche Einrichtungen				
ambulante Versor-gungseinrichtungen durch Ärzte einschließ-lich Betriebsärzte, Zahnärzte, Polikliniken, Medizinische Versorgungs-zentren, Krankenhaus-ambulanzen u. a.	ambulante Versorgung durch nichtärztliche Praxen (z. B. Heil-praktiker, Kranken-gymnasten/Physio-therapeuten), Hand-werker (z. B. Optiker), Sozialstationen u. a.	stationäre Versor-gung durch Kranken-häuser, Vorsorge- und Rehabilitationsein-richtungen und andere Einrichtungen (z. B. Altenheime, Pflegeheime)	Arzneimittel-versorgung durch Hersteller, Großhändler und Apotheken	

Gesundheitswesen umfasst alle Personen, Organisationen, Einrichtungen (auch medizinische und pharmazeutische Hersteller, Versicherungsträger), Regelungen und Prozesse, deren Aufgabe die Förderung und Erhaltung der Gesundheit bzw. die Vorbeugung und Behandlung von Krankheit ist (s. Abb.). Vgl. Gesundheitsdienst, öffentlicher.

Gesundheitswissenschaften: syn. Public* Health.

Gewalt: (engl.) *force, violence*; **1.** Anwenden von physischem oder psychischem Druck oder Zwang mit strafrechtlichen Auswirkungen, z. B. bei Nöti-gung*, Erpressung, Mobbing, Vergewaltigung* und Raub; i. w. S. bedeutet Gewalt auch die (legiti-me) Ausübung von Herrschaft, z. B. in Form staat-licher oder elterlicher Gewalt. **Formen:** a) **Perso-nelle** Gewalt kann das Vereiteln der Lebensmög-lichkeit durch eine Person verursachen, wobei zwischen aktiver Gewaltanwendung i. S. einer Misshandlung* und passiver Gewaltanwendung i. S. von Vernachlässigung* unterschieden wird. b) Bei der **strukturellen** Gewalt geht die Anwen-dung von institutionellen oder gesellschaftlichen Strukturen aus. **2.** vorübergehendes oder perma-nentes Hindern einer Person, ihrem Wunsch oder ihren Bedürfnissen entsprechend zu leben; ein ausgesprochenes oder unausgesprochenes Bedürf-nis des Opfers wird missachtet. Gewalt wird somit aus der Sicht des geschädigten Opfers definiert. Vgl. Aggression.

Gewalt in der Ehe (ICNP): (engl.) *spouse abuse*; Ver-letzen, Angreifen und Misshandeln der Ehepart-nerin oder des Ehepartners durch illegales und kulturell verbotenes Verhalten; das seit 1.1.2002 gültige „Gesetz zum zivilgerichtlichen Schutz vor Gewalttaten und Nachstellungen" (Gewaltschutz-gesetz) soll insbesondere den Schutz vor häusli-cher Gewalt verbessern (z. B. Aufenthaltsverbot für Gewalttäter in der gemeinsamen Wohnung). Vgl. Aggression.

Gewalttätigkeit (ICNP): (engl.) *violence*; gegen an-dere Menschen gerichtete energische Demonstrati-on von Gewalt* oder Macht* mit der Absicht, zu verletzen oder zu beschädigen, zu misshandeln oder anzugreifen; **Kennzeichen:** gewalttätige, an-greifende, schädliche, illegale oder kulturell ver-botene Handlungen. Vgl. Aggression.

Gewebe (ICNP): (engl.) *tissue*; **1.** Textus; Verband von Zellen gleichartiger Differenzierung und deren Zwischenzellsubstanz mit spezifischer Funktion; z. B. Epithel-*, Fett-*, Binde-, Stütz-, Muskel-, Nerven-, Gliagewebe (Hüll- und Stützgewebe der Nerven), auch Blut; **2.** spezifische Fadenverarbeitungsstruktur bei Stoffen; die Art der Verarbeitung hat Auswirkungen auf Elastizität, Atmungsaktivität und Festigkeit bei gewebten Materialien. **Hinweis:** Beim Einsatz von Verbandmaterialien und Binden (s. Bindenverband) gewünschte Funktion vorher mit Gewebeeigenschaften abgleichen (z. B. bei der Wahl von Netzverband, Schlauchverband* oder Binde).

Gewebedruckstelle (ICNP): (engl.) *tissue compression*; komprimiertes Gewebe von roter oder dunkelblauer Farbe bei intakter Hautoberfläche, gewöhnlich über hervorstehenden Knochen und Gelenken, wobei die Druckstellen auch nach Wegfall des Drucks weiter bestehen (Dekubitus* Grad I); **Entstehung:** Zu Druckstellen kommt es, wenn umschriebene Areale der Haut dauerhaft einem Druck ausgesetzt sind. I. d. R. handelt es sich dabei um das Gewicht des Körpers, das auf einen Bereich der Haut drückt, in dem Knochen direkt unter der Haut liegen und nur wenig schützendes Fett- oder Muskelgewebe vorhanden ist. Druckstellen können auch durch Druck eines Gipsverbands oder einer Schiene entstehen. Eine mögliche Reaktion auf andauernden Druck ist die Bildung von Hornhaut, Dornen oder Hühneraugen. Vgl. Hämatom.

Gewebedurchblutung (ICNP): (engl.) *tissue perfusion*; Fluss des Blutes* durch das Gewebe zur Versorgung der Zellen mit Sauerstoff, Flüssigkeiten und Nährstoffen; beeinflusst Körpertemperatur, Hautfarbe, Wundheilung und das Wachstum von Körperhaar und ist u. a. vom arteriellen Blutdruck und der Gefäßweite abhängig. Vgl. Kapillardruck.

Gewerkschaft für Beschäftigte im Gesundheitswesen: Abk. BIG; 1991 als Gewerkschaft Pflege gegründete und 2000 zur Gewerkschaft für Beschäftigte im Gesundheitswesen umbenannte Vereinigung mit Sitz in Radolfzell; **Aufgaben und Ziele: 1.** Interessenvertretung von Examinierten und Hilfskräften in der Alten-*, Gesundheits*- und Krankenpflege, Gesundheits*- und Kinderkrankenpflege sowie Auszubildenden, Pflege- und Lehrkräften in der Geburtshilfe und Heilerziehungspflege*; **2.** Rechtsvertretung und -beratung der Mitglieder; **3.** Bereitstellung von günstigen Krediten für Aus-, Fort- und Weiterbildung sowie von Treue- und Sterbegeld; **4.** Unterstützung in persönlichen Notfällen. Die BIG gibt die Zeitschrift „Brennpunkt Gesundheit" heraus.

Gewerkschaft Pflege: s. Gewerkschaft für Beschäftigte im Gesundheitswesen.

Gewicht, spezifisches: s. Dichte.

Gewissen: (engl.) *conscience*; **1.** (allgemein) das innere Wissen des Menschen, das ihn dazu befähigt, ein moralisches Urteil zu treffen und sich selbst bzw. das eigene Denken und Handeln zu bewerten; dieses Werturteil basiert auf der Verinnerlichung von Ethik*, Moral* und einem als verbindlich erlebten System von Werten und Normen (einer Hierarchie der Werte), die als „innere Stimme" richtungsweisend sind und den Menschen damit unabhängig von situativen, äußeren Beeinflussungen oder Maßstäben machen können. Demokratien erkennen das Gewissen als wesentliche Entscheidungsinstanz an; den Abgeordneten im Parlament wird bei einigen Abstimmungen (wie z. B. zur Stammzellenforschung) ausdrücklich gestattet, dem Gewissen entsprechend zu entscheiden. Unter bestimmten (individuell unterschiedlichen) Bedingungen (z. B. Druck, existenzielle Bedrohung) können Menschen entgegen ihrem Gewissen handeln. Das Gewissen kann durch selektive Wahrnehmung eingeschränkt werden, wenn andere Faktoren (z. B. Angst um die soziale Stellung, Unaufmerksamkeit) dominieren. Gewissensentscheidungen in der pflegerischen Berufsausübung werden im Bezugsrahmen von Menschenbild*, eigener Persönlichkeit und vorgefundenen Praxisbedingungen getroffen. **Entwicklung:** Das Gewissen entsteht aus lern- und entwicklungspsychologischer Sicht durch das Verinnerlichen äußerer Werte, die durch die Familie und nahe Bezugspersonen dargestellt werden. Der Mechanismus entspricht der Konditionierung*, da moralisch akzeptiertes Verhalten belohnt, unmoralisches Verhalten bestraft wird. Nach der Entwicklungspsychologie von J. Piaget (1886–1980) erwirbt das Kind analog zur Differenzierung des Denkens auch die Fähigkeit zu einem moralischen Urteil und damit das Gewissen (wesentlich differenzierter von L. Kohlberg und C. Gilligan untersucht: „Studien der Moralentwicklung"). Vgl. Dilemma, ethisches. **2.** (psychoanalytisch) Funktion und wesentlicher Inhalt des Über*-Ich; **Entwicklung:** Die Triebwünsche des Kindes werden durch äußere Regeln, Ge- und Verbote eingeschränkt. Das Kind nimmt diese Regeln in sich auf und entwickelt so in der frühen Kindheit das Über-Ich, das Gewissensfunktion einnimmt. **3.** (philosophisch) Gewissen geht zurück auf einen religiösen Kontext, nach dem die „innere Stimme", die warnt, fordert und richtungsweisend ist, als Stimme Gottes im Menschen gilt; im Zuge der neuzeitlichen Pflichtgesinnung (Kant) erfolgte eine einseitige Zuordnung des Begriffs zum moralischen Willen bei gleichzeitiger Ausklammerung von Gefühlsregungen.

Gewohnheit: (engl.) *1. habitus, 2. und 3. habituation*; **1.** (allgemein) Routinehandlung; zeigt sich in Tätigkeiten des Alltags (z. B. zur Selbstpflege* wie Waschen, Anziehen), Verhaltenseigenarten (z. B. Gesten), Sprachgewohnheiten (z. B. Leerphrasen zwischen Satzabschnitten), charakteristischen Denkweisen (s. Stereotyp) sowie Umgangsregeln (z. B. Händeschütteln zur Begrüßung); **2.** (psychologisch) auch Gewöhnung; durch Übung und Erfahrung eingeschliffene Handlungsweisen (z. B. gleiche Handgriffe bei bestimmten Tätigkeiten) sowie Denkgewohnheiten bei Problemlösungsverhalten (z. B. in der Anwendung von Standards); vgl. Konditionierung; **3.** (medizinisch, pharmakologisch) auch Gewöhnung; fortschreitende Anpassung des menschlichen Körpers und der Psyche an immer höhere Dosen von Sucht- und Genussmitteln; vgl. Abhängigkeit.

Gichttherapeutika: (engl.) *antigout agents*; Arzneimittel* zur Behandlung von Gicht (Urikopathie); **Anwendung: 1. bei akutem Anfall: a)** Colchicin; stündlich bis zum Abklingen der Symptome; hemmt die Entstehung der Entzündung; **b)** nichtsteroidale Antiphlogistika*; **c)** Glukokortikoide; **2. als Dauertherapie:** im symptomfreien Intervall bzw. bei chronischer Gicht; **a)** Urikosurika; bewirken eine vermehrte Harnsäureausscheidung; um die Bildung von Harnsäurekristallen in der Niere zu verhindern, wird gleichzeitig viel Flüssigkeit zugeführt und der pH*-Wert des Harns z. B. mit Kaliumcitrat erhöht. **b)** Urikostatika; bewirken eine Hemmung der Xanthinoxidase (ein Enzym, das an der Harnsäurebildung beteiligt ist) und führen zu einer verminderten Harnsäurebildung.

Giebel-Rohr: syn. Totraumvergrößerer; Instrument zur Atemgymnastik aus ineinandersteckbaren, 20 cm langen, röhrenförmigen Segmenten aus Kunststoff (100 cm^3 Rauminhalt), einem Mundstück (50 cm^3) zur stufenweisen Vergrößerung des Totraumes des Atmungstrakts und einer Nasenklemme; **Prinzip:** Die Mundatmung durch das Rohr führt zur Erhöhung des CO_2-Partialdrucks in den Luftbläschen (Alveolen), da ein Teil der ausgeatmeten Luft wieder eingeatmet wird; dadurch Atemantrieb und Steigerung der Ventilation. **Anwendung** bei Atemgymnastik: nur auf ärztliche Anordnung; Erwachsene üben in sitzender Position anfangs mehrmals täglich für ca. 10 Minuten mit 250 ml, allmähliche Steigerung auf 450–550 ml. **Hinweis:** Da eine Erhöhung des CO_2-Partialdrucks schwere Nebenwirkungen hervorrufen kann und bei bestimmten Erkrankungen (z. B. Asthma bronchiale, Atemnot, Emphysem) kontraindiziert ist, wird das Giebel-Rohr zunehmend durch ungefährlichere Atemtrainer* ersetzt.

Gilchrist-Verband: (engl.) *Gilchrist's bandage*; Stützverband* zur Ruhigstellung von Schulter und Oberarm; **Anwendung: 1.** bei Verletzungen des Schultereckgelenkes (Akromioklavikulargelenk) und Frakturen des Oberarmkopfes; **2.** postoperativ nach Schulteroperation und Schulterluxation; **Formen: 1. Fertigverband** (Gilchrist-Bandage): Vorteil: waschbar, wiederverwendbar, gut gepolstert, Hand ist speziell gestützt; durch Klettverschlüsse schnell und einfach anzulegen (s. Abb.), Patient kann ggf. selbst korrigieren. Nachteil: teuer, nicht verwenden, wenn der Verband nur kurze Zeit (1–2 Tage) angelegt werden soll. **2. Schlauchmullbandage:** Material: Schlauchmull in 4facher Länge des Armes, 2 Sicherheitsnadeln, Polsterwatte; Durchführung: Den Schlauchmullverband nach zwei Dritteln der gemessenen Länge zur Hälfte quer einschneiden und Arm des Patienten

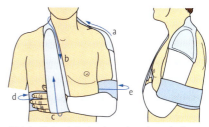

Gilchrist-Verband: Buchstaben zeigen den Verlauf beim Anlegen.

in den längeren Schlauchteil einführen. Das kürzere Ende um den Nacken nach vorn führen, nachdem Watte zur Polsterung der Nackenpartie eingeschoben wurde. Bei gebeugtem Ellenbogen (ca. 90°) das Ende um das Handgelenk (von innen nach außen) legen und mit einer Sicherheitsnadel fixieren, das längere Ende um den Rumpf führen und mit einer Schlaufe um den Oberarm (wie beim Handgelenk) fixieren. Die Hand wird durch einen Einschnitt über dem Handgelenk aus dem Schlauchmull herausgeleitet; Kontrolle des Arztes erforderlich. **Hinweis: 1.** Patienten darauf hinweisen, dass Taubheitsgefühl, Schwellung der Hand und Einschnürungen bei zu engem Verband möglich sind. **2.** Dauer der Ruhigstellung je nach Indikation, z. B. nach Schulteroperation 2–14 Tage, nach Frakturen 1–2 Wochen. Vgl. Desault-Verband, Velpeau-Verband.

Gingivitis: (engl.) *gingivitis*; Zahnfleischentzündung; oberflächliche Entzündung des Zahnfleischsaums mit Ablösung des Saumepithels von der Zahnoberfläche; führt zur entzündlichen Schwellung des Zahnfleischs (Gingiva); **Ursachen: 1.** v. a. bakterielle Plaque; **2.** Einwirkung von Arzneimitteln oder Hormonen; **3.** toxische oder mechanische Ursachen. Vgl. Parodontitis.

Gips: (engl.) *cast*; Calciumsulfat-Dihydrat ($CaSO_4 \cdot 2H_2O$); feines, weißes Pulver, das nach Zusatz von ca. 50–60 % Wasser einen Brei bildet, der unter Wärmeabgabe rasch zu einer harten Masse erstarrt; auch als Gipsbinden* erhältlich. Medizinische Anwendung: s. Gipsverband. **Vorteil:** Das Material ist gut modellierbar, leicht herzustellen, ungiftig und preiswert. **Nachteil:** voluminös, hohes Gewicht, nimmt Wasser auf, luftundurchlässig. **Hinweis:** Alternative: Kunststoffverband*.

Gipsbett: (engl.) *plaster bed*; Rumpfliegeschale; in Bauchlage dem Körper anmodellierte Liegeschale zur Ruhigstellung von Wirbelkörpern und Wirbelsäulensegmenten.

Gipsbinden: (engl.) *plaster bandages*; Mullbinden, auf denen Gips* aufgebracht ist; sie werden gebrauchs- bzw. tauchfertig als Longuetten oder Binden luftdicht abgepackt, sodass der Gips nicht vorzeitig Luftfeuchtigkeit aufnimmt und somit nicht mehr verarbeitungsfähig wäre. Vgl. Gipsverband.

Gipskorsett: (engl.) *body cast*; auch Gipsmieder, Böhler-Mieder; Gipsverband* am Rumpf zur Ruhigstellung einer stabilen Wirbelkörperfraktur im Bereich des unteren Drittels der Brustwirbelsäule und der Lendenwirbelsäule (Abk. LWS); auch als Korrektur- bzw. Reklinationskorsett (Zurückbiegung) mit Abstützung über Brustbein (Sternum), Schambeinfuge (Symphyse) und der LWS zur Lordosierung der Wirbelsäule nach dem Prinzip des Drei-Punkt-Korsetts. Das Gipskorsett ist vollständig ausgepolstert und mit seitlichen Klettverschlüssen zum An- und Ausziehen ausgestattet.

Gipssäge: (engl.) *cutter, plaster saw*; auch Gipsfräse; spezielle Säge zum Öffnen von Gipsverbänden*, die mit einem oszillierenden Sägeblatt ausgestattet ist, um Hautverletzungen zu vermeiden; **Hinweis: 1.** Durch die Wärmeerzeugung des Sägeblattes kann es bei unsachgerechter Handhabung zu Verbrennungen kommen. **2.** Sägelinie nicht über Knochen und Knochenvorsprünge führen. Vgl. Gipsschere.

Gipsschere: (engl.) *plaster shears*; besonders starke, gebogene Schere mit abgerundeter, unterer Schneide zum Öffnen eines Gipsverbands*.

Gipsschiene: (engl.) *plaster splint*; Gipsschale, Gipslonguette; Schiene* zur völligen Ruhigstellung einer Extremität, die besonders bei Fraktur* eingesetzt wird; wegen der zu erwartenden posttraumatischen oder postoperativen Schwellung umschließt die Gipsschiene nur einen Teil der Extremität. Der halbzirkuläre Gipsverband* wird nach Wundheilung und Abschwellung durch einen zirkulären ersetzt.

Gipstutor: s. Gipsverband.

Gipsverband: (engl.) *cast, plaster cast*; aus gewässerten Gipsbinden* hergestellter, individuell modellierter Stützverband*; **Anwendung: 1.** zur Fixierung eingerichteter (reponierter) Frakturen*; **2.** zur Ruhigstellung nach operativer Versorgung von Frakturen (Osteosynthese) oder Verrenkungen (Luxationen*); **Durchführung:** Zuerst wird Schlauchmull über die Extremität gezogen, um ein Verkleben mit den Körperhaaren sowie Juckreiz unter dem Verband zu verhindern; dann erfolgt eine Polsterung entweder gezielt an besonders druckgefährdeten Stellen (Knochenvorsprünge, oberflächlich verlaufende Nerven; s. Abb.) mit speziell zugeschnittenen Filz- oder Schaumstoffstücken oder zirkulär mit Polsterwatte. Diese wird mit Krepppapierbinden fixiert. Die Gipsbinden oder -longuetten werden kurz gewässert, ausgedrückt und ohne Zug abgerollt, Falten mit nassen Händen glattgestrichen. Der Gipsverband erhält seine Formbeständigkeit nach der Abbindezeit von 2–6 Minuten. Bis zum vollständigen Austrocknen und Durchhärten (nach 24–36 Stunden) darf der Gips nicht belastet werden. Zum Entfernen eines Gipsverbands werden spezielle Instrumente (Gipssäge*, Gipsschere*, Rabenschnabel, Gipsspreizer, Gipsstanze) eingesetzt. **Sonderformen: 1.** Gipstutor bzw. -hülse: zirkulärer Gipsver-

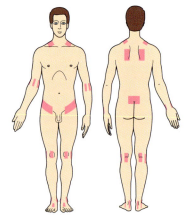

Gipsverband: zu polsternde Körperstellen beim Anlegen ungepolsterter Gipsverbände

band zur Ruhigstellung des Kniegelenks, der vom oberen Sprunggelenk bis zum hüftnahen Oberschenkel reicht; **2.** Gipsschale oder -schiene*: bei posttraumatischer oder postoperativer Schwellung anmodellierter halbzirkulärer Gipsverband, der nach Abschwellen durch einen zirkulären Gipsverband ersetzt wird; **3.** Spaltgipsverband: posttraumatisch angelegter zirkulärer Gipsverband, der sofort nach dem Anlegen längs gespalten wird und bei Weichteilschwellung nachgeben kann; **Pflege: 1.** Vor Anlegen des Gipsverbands soll die Haut nicht mit Wasser und Seife (Gefahr der Mazeration*), sondern mit einem alkoholischen Präparat gereinigt werden. Eine Rasur sollte unterbleiben, wenn nicht zur Wundversorgung notwendig, da kleine Verletzungen entstehen können und nachwachsende Haare einen starken Juckreiz verursachen. **2.** Bei liegendem Gipsverband müssen Durchblutung, Sensibilität und Beweglichkeit der benachbarten Gelenke regelmäßig kontrolliert werden. Vgl. Gehverband, Hängegips, Kunststoffverband, Retention.

GKV: Abk. für **G**esetzliche **K**ranken**v**ersicherung, s. Krankenversicherung.

Glasauge: s. Augenprothese.

Glasgow Coma Scale: Bewertungsmaßstab einer Bewusstseinsstörung* besonders nach Schädelhirntrauma (s. Tab.).

Glaube, religiöser (ICNP): (engl.) *religious belief*; religiöses Vertrauen, das die biologische und psychosoziale Natur eines Menschen durchdringt, vereint (integriert) und reifen lässt (transzendiert); daraus entstehen persönliche Überzeugungen, die je nach religiöser Ausrichtung für Menschen denk- und handlungsleitend sind. **Pflege: 1.** Religiöser Glaube ist in den Pflegeberufen im deutschen Sprachraum für lange Zeit ein zentrales Motiv zur Berufsausübung von Pflegepersonen gewesen. Das

Glasgow Coma Scale		
Prüfung	Reaktion	Bewertung
Augenöffnen	spontan	4
	nach Aufforderung	3
	auf Schmerzreiz	2
	nicht	1
Motorik	nach Aufforderung	6
	gezielte Abwehrbewegung	5
	ungezielte Abwehrbewegung	4
	Beugesynergien	3
	Strecksynergien	2
	keine	1
Sprache	orientiert, klar	5
	verwirrt	4
	einzelne Wörter	3
	einzelne Laute	2
	keine	1

Bewertung: Summe aller Reaktionen, d. h. 3–15 Punkte:
15–14 Punkte: leichtes Schädelhirntrauma;
13–9 Punkte: mittelschweres Schädelhirntrauma;
8–3 Punkte: schweres Schädelhirntrauma (>7 Punkte: leichtes Koma, 6–7 Punkte: mittelschweres Koma, <6 Punkte: tiefes Koma)

trifft heute nur noch für einen Teil der Pflegenden zu. In Pflegetheorien (z. B. V. Henderson, M.-L. Friedemann, J. Watson) sind Anteile davon unter dem Begriff Spiritualität* wiederzufinden, die aber nicht automatisch mit Religiosität gleichgesetzt werden. 2. In der Pflegeplanung ist die Einbeziehung des religiösen Glaubens der Patienten oder Bewohner von Pflegeeinrichtungen wichtig (falls vorhanden), da Menschen gerade in existenzbedrohenden oder angstvollen Situationen auf ihren Glauben zurückgreifen. Umgekehrt ist zu respektieren, wenn Menschen die Glaubensrichtung der Pflegekräfte oder der Einrichtung nicht teilen und damit auch nicht in Berührung kommen möchten. Vgl. Religion.

Glaubersalz: (engl.) *Glauber's salt*; Natriumsulfat; Abführmittel aus der Gruppe der osmotisch wirksamen Laxanzien*; **Wirkung:** hemmt die Wasseraufnahme im Darm. Vgl. Osmose.

Gleichbehandlung: (engl.) *nondiscrimination*; Verpflichtung zur gleichen Behandlung aller Menschen bei der Anwendung von Gesetzen entsprechend des Grundrechts* nach Artikel 3 Grundgesetz; demnach sind alle Menschen vor dem Gesetz gleich, Männer und Frauen gleichberechtigt. Niemand darf wegen seines Geschlechtes, seiner Abstammung, seiner Rasse, seiner Sprache, seiner Heimat und Herkunft, seines Glaubens, seiner religiösen oder politischen Anschauungen benachteiligt oder bevorzugt und niemand wegen seiner Behinderung* benachteiligt werden. Der Gleichbehandlungsgrundsatz bindet die öffentliche Verwaltung. Im Arbeitsrecht gilt der Grundsatz der Gleichbehandlung von Männern und Frauen sowie der auf der Fürsorgepflicht* basierende Grundsatz der gleichmäßigen Behandlung aller Arbeitnehmer in einem Betrieb. D. h., dass Mitarbeiter nicht aus Willkür oder sachfremden Gründen ungünstiger behandelt werden dürfen als andere in vergleichbarer Lage (z. B. Gehaltsdifferenz, anspruchsmindernde Anrechnung krankheitsbedingter Fehlzeiten auf Sonderzahlungen). **Recht:** Neben den Normen des BGB und den Entscheidungen des Bundesarbeitsgerichts zur Gleichbehandlung sind die Regelungen nach der EWG-Richtlinie 76/207 (Gleichbehandlung von Männern und Frauen hinsichtlich des Zugangs zur Beschäftigung, zur Berufsausbildung und zum beruflichen Aufstieg sowie in Bezug auf die Arbeitsbedingungen; ergänzt in der EG-Richtlinie 2000/78/EG um die unmittelbare und mittelbare Diskriminierung wegen der Religion oder der Weltanschauung, einer Behinderung, des Alters oder der sexuellen Ausrichtung) zum Diskriminierungsverbot* sowie die Entscheidungen des Europäischen Gerichtshofes zur Gleichbehandlung von Mann und Frau heranzuziehen.

Gleichgewicht (ICNP): (engl.) *body balance*; Kontrolle der Körperstellung und der Bewegung im Raum, einschließlich Aufrechthalten des Kopfes, Stehen und Sitzen in aufrechter Position; die Koordination des Körpergleichgewichts bei Bewegung ist neben der Steuerung durch das Gleichgewichtsorgan im Innenohr auch vom Trainingszustand der Person abhängig. **Gleichgewichtsstörungen** können bei Schädigung des Innenohres, Kleinhirn- und Nervenerkrankungen auftreten. **Maßnahme** bei Gleichgewichtsstörungen: Bei nicht durch Schwindel* oder neurologisch verursachten Gleichgewichtsstörungen (z. B. durch Bewegungsmangel bzw. Bewegungsunsicherheit) bewähren sich Übungen wie Tai*-Ji-Quan, zentrale Steuerungstherapien (Therapien, die die linke und rechte Hirnhälfte synchronisieren, d. h. ausgleichen), Akupunktur* und Jin* Shin Jyutsu sowie mentale Vorbereitungen (z. B. vorherige Visualisierung von Bewegung). Vgl. Ataxie, Bewegungslehre, Bewegungsmuster, Koordination.

Gleichstrombehandlung: (engl.) *galvanisation*; Galvanisation; Verfahren der Elektrotherapie*, bei dem konstant fließender Gleichstrom angewendet wird; **Wirkung:** durchblutungsfördernd, schmerzstillend, entzündungshemmend, die Reaktions- und Funktionsfähigkeit der motorischen Nerven steigernd; **Anwendung:** mit Plattenelektroden, als Zwei- und Vierzellenbad oder Stangerbad; **Hinweis:** Mit der Gleichstromtherapie können auch Arzneimittel in den Organismus eingebracht werden (s. Iontophorese).

Gleitbrett: Hilfsmittel zur reibungsarmen Umlagerung von Patienten (besonders bei bestehender Dekubitusgefahr), das aus einem leichten Holzbrett mit einer Rolltuchbespannung (z. B. aus Teflon-Material) besteht; **Hinweis:** Gleitbrett wird häufig i. S. von Rutschbrett verwendet.

Glisson-Schlinge: (engl.) *Glisson's sling*; halfterartiger, weich gepolsterter Lederring mit seitlichen Schlaufen als Aufhängevorrichtung zur Durchführung einer dosierten, über einen Flaschenzug ausgeübten Streckung (Extension*) der Halswirbelsäule (s. Abb.); **Anwendung: 1.** bei akuter Ver-

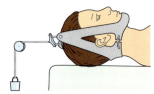

Glisson-Schlinge

stauchung oder Zerrung (Distorsion, z. B. bei Beschleunigungstrauma der Halswirbelsäule); **2.** bei akutem oder chronischem Bandscheibenschaden der Halswirbelsäule.

Glühlichtkasten: s. Lichtbügel.

Glukose-Toleranztest: (engl.) *glucose tolerance test*; Abk. GTT; Verfahren zur Erkennung und Differenzierung von Diabetes mellitus und dessen Vorstufen; Konzentrationsbestimmung des Blutzuckers* nüchtern und nach Zufuhr von Glukose oder Oligosacchariden (aus 3–10 Monosacchariden; s. Kohlenhydrate); **Formen: 1.** oraler GTT (oGTT): mindestens 3 Tage vor dem Test kohlenhydratreiche Ernährung (≥150 g Kohlenhydrate pro Tag), Testdurchführung am Morgen nüchtern (10–16 Stunden Nahrungskarenz); Bestimmung des Blutzuckers, danach 75 g Glukose (Kinder 1,75 g/kg Körpergewicht, maximal 75 g) in 250–300 ml Wasser innerhalb von 5 Minuten trinken lassen und Blutzuckerbestimmung nach 2 Stunden wiederholen; Auswertung: s. Tab.; **2. intravenöser** GTT: bei Verdacht auf Störung der Glukoseresorption im Darm, z. B. nach Magenresektion, bei Darmentzündung (Enteritis).

Grand-mal-Anfall: (engl.) *grand mal*; generalisierter Anfall mit tonisch-klonischen Krämpfen bei Epilepsie (hirnorganisches Anfallsleiden); **Verlauf:** beginnt evtl. mit einem Schrei (Initialschrei); der Patient fällt bewusstlos zu Boden; es folgt eine **tonische Phase** mit steif gestreckten Gliedmaßen, Atemstillstand und weiten, lichtstarren Pupillen, die in die **klonische Phase** mit Zuckungen des Patienten am ganzen Körper, Schaum vor dem Mund und Gefahr eines Zungenbisses übergeht; nach wenigen Minuten enden die Zuckungen und es folgt eine **Schlafphase**, nach der der Patient keine Erinnerungen an den Anfall hat. **Pflegemaßnahme: 1.** Arzt benachrichtigen (lassen, z. B. per Lichtruf), Patienten während des Anfalls nicht allein lassen und gefährliche Gegenstände (z. B. Stuhl, Tisch) entfernen, Anfallsverlauf gut dokumentieren; **2.** Medikamente nach ärztlicher Anordnung; **Hinweis:** Keinen Beißschutz einführen (Verletzungs- und Aspirationsgefahr).

Gravidität: s. Schwangerschaft.

Grenzerfahrung: Bezeichnung für eine außergewöhnliche Lebenserfahrung, die entweder spirituell (geistige Entwicklungsschritte) oder existenziell (z. B. Todesnäheerfahrung) oder eine energetische Körpererfahrung sein kann; Grenzerfahrungen können große Glücks-, aber auch Angstgefühle auslösen. Je nach Grundpersönlichkeit und Vorerfahrung werden Menschen diese Erfahrungen suchen oder zu vermeiden versuchen. **Vorkommen: 1.** im Pflegezusammenhang auf der Schwelle des Todes (z. B. während Reanimation*, im Sterben) oder nach Diagnose einer lebensbedrohlichen Erkrankung; **2.** im psychiatrischen Bereich bei psychotischen, deliranten und Rauschzuständen; **3.** bei therapeutischen Pflegemaßnahmen nach energetischen Behandlungsmustern, z. B. Reflexzonenmassage*, Farbtherapie, Klangtherapie, therapeutische Berührung*; **Hinweis:** Der unreflektierte Umgang mit Grenzerfahrungen auf spirituellem (auch religiösem) Gebiet kann bei disponierten Personen Psychosen auslösen bzw. verschlimmern; auf seriöse Ausbildung der Therapeuten, Pflegepersonen und Geistlichen achten, die mit Grenzerfahrungen umgehen. Vgl. Ganzheitlichkeit.

Grifftechnik: 1. Technik des Haltens und Anreichens von Operationsbesteck; **2.** Handhaltung und Grifffolge bei physiotherapeutischen Anwendungen, z. B. Massage*, manuelle Lymphdrainage*, Fußreflexzonentherapie*; **3.** Technik der Chirotherapie*; **4.** (Pflege) Handstellung zweier Pflegepersonen zum Tragen eines Patienten; Voraussetzung: Hände dürfen nicht eingecremt sein. Vgl. Hakengriff, Handgelenkgriff.

Grippemittel: (engl.) *flu medicines, flu remedies*; Arzneimittel*, die gegen grippale Infekte und Erkältungskrankheiten sowie begleitende Symptome (z. B Kopf-, Gliederschmerzen, Kreislaufstörungen, Husten, Schnupfen) eingesetzt werden; **Wirkstoff: 1. zur symptomatischen Therapie:** fiebersenkende Substanzen und Schmerzmittel aus der Klasse der schwachen Analgetika*, Expektoranzien*, Antitussiva*, Antihistaminika* und Sympathomimetika*; **2. zur ursächlichen Therapie:** Neuraminidasehemmer (hemmen die Freisetzung von Grippeviren aus infizierten Zellen); Vitamin C in hohen Dosen (bis zu 2 g/Tag, auch prophylaktisch) und Immunstimulanzien* (v. a. Echinacea-haltige Präparate); **Hinweis:** Der Einsatz von Antibiotika* ist (außer bei Sekundärinfektionen* wie z. B. Grippepneumonie) nicht sinnvoll, da es sich um eine Viruserkrankung handelt und

Glukose-Toleranztest
Blutzuckerkonzentration vor und nach 75 g Glukose per os

Befund[1]		nüchtern[2] mmol/l	mg/dl	nach 2 Stunden mmol/l	mg/dl
normale Glukosetoleranz	PG	<5,6	<100	<7,8	<140
	kV	<5,0	<90	<7,8	<140
abnorme Nüchternglukose	PG	5,6 – 6,9	100 – 125		
	kV	5,0 – 6,0	90 – 109		
gestörte Glukosetoleranz	PG	<7,0	<126	7,8 – 11,0	140 – 199
	kV	<6,1	<110	7,8 – 11,0	140 – 199
Diabetes mellitus	PG	≥7,0	≥126	≥11,1	≥200
	kV	≥6,1	≥110	≥11,1	≥200

[1] PG: Plasmaglukose; kV: kapilläres Vollblut;   [2] mindestens 8 Stunden keine Kalorienzufuhr

diese hier deshalb unwirksam sind. Für gefährdete Personen wird eine jährliche Grippeschutzimpfung empfohlen.
Größe, veränderliche: s. Variable.
grounded theory: Methode zur systematischen Untersuchung sozialer Prozesse mit induktivem Ansatz (s. Induktion), bei der theoretische Aussagen und Theorien durch Abgleich mit dem gesammelten Datenmaterial überprüft und ggf. modifiziert werden; in der Pflegewissenschaft häufig verwendete Forschungsmethode. Das Grundanliegen besteht darin, Theorien nicht nur abstrakt, sondern am konkreten Gegenstand zu entwickeln. Während des gesamten Forschungsprozesses steht die Sammlung und Analyse der Daten sowie die Bildung von Hypothesen in wechselseitiger Beziehung. Fragen und Anregungen, die sich aus der Datenanalyse ergeben, dienen als Ausgangspunkt für das weitere Vorgehen.
Grouper: s. DRG.
Grüne Damen: s. Besuchsdienst.
Grundlagenforschung: (engl.) *fundamental research*; wissenschaftliche Untersuchung zur Erweiterung der Grundlagenkenntnisse eines Faches; den Ergebnissen können weitere Studien mit klinischer Thematik folgen. *Beispiel:* Forschungsergebnisse in der Zellpathologie führen zu grundsätzlichen Erkenntnissen über die Beschaffenheit von gesundem bzw. krankem Gewebe. Dieses Wissen kann in der Patientenversorgung eingesetzt werden, z. B. in histologischen Untersuchungen bei Verdacht auf Tumorerkrankungen. **Pflege:** In der Pflegewissenschaft* kann Grundlagenforschung im Bereich Körpererfahrung (Leiberfahrung) bezüglich der Wechselwirkung von Körper und Umwelt betrieben werden. Unter experimentellen Bedingungen können beim gesunden Menschen Auswirkungen von Einflussfaktoren untersucht werden, die auch im Krankenhaus oder Altenheim vorkommen, z. B. die Wirkung von Klang, Vibration, Umgebungsgeräuschen (z. B. Pumpenmotor bei Wechseldruckmatratzen), Geruch u. a. auf basalen Funktionen beruhende physiologische Zustände wie Schlaf, Wohlbefinden oder Angstniveau. *Hinweis:* Grundlagenforschung ist kostspielig; in der Pflegeforschung bei fehlender Finanzierung und fehlendem öffentlichem Interesse so gut wie nicht durchführbar.
Grundpflege: allgemeine Pflege; Pflegemaßnahmen zur Befriedigung der menschlichen Grundbedürfnisse wie u. a. Körperpflege, Ernährung, Ausscheidung, An- und Auskleiden, Mobilität; entsprechend der entweder rechtlichen oder pflegetheoretischen Perspektive werden die Begriffe Grundpflege und Behandlungspflege* unterschiedlich definiert.

Sozialrechtliche Grundlagen
Das Sozialversicherungsrecht regelt für die große Mehrheit der Bevölkerung den Zugang zu ärztlichen und pflegerischen Leistungen. Die Bezeichnung „Grundpflege" findet sich in den SGB V (Krankenversicherung) und XI (Pflegeversicherung).

SGB XI: In der Pflegeversicherung* wird Grundpflege definiert als Hilfe bei den „gewöhnlichen und regelmäßig wiederkehrenden Verrichtungen" im Zusammenhang mit Körperpflege, Nahrungsaufnahme, Ausscheidung sowie Mobilität als grundlegende Aktivitäten, die ausschlaggebend für die Feststellung der Pflegebedürftigkeit* sind. Hilfe dazu (also Grundpflege) ist Unterstützung, partielle oder vollständige Übernahme der Verrichtungen im Ablauf des täglichen Lebens oder Beaufsichtigung sowie Anleitung mit dem Ziel der eigenständigen Übernahme dieser Verrichtungen (§§ 14, 36 SGB XI). Die Definition der Grundpflege im SGB XI dient der Abgrenzung gegenüber Verrichtungen, die anderen Bereichen zuzuordnen sind wie z. B. Hauswirtschaft, allgemeine Anleitung und Betreuung oder Behandlungspflege. Die

Grundpflege

Regelungen im Gesetzestext werden konkretisiert durch die Pflegebedürftigkeits-Richtlinien und Begutachtungsrichtlinien der Pflegeversicherung, nicht zuletzt auch durch die Rechtsprechung der Sozialgerichte. Z. B. hat das Bundessozialgericht entschieden, dass zur Grundpflege auch das Waschen der Haare gehört, da diese Verrichtung untrennbar mit den im SGB XI explizit genannten Verrichtungen „Waschen, Duschen und Baden" verbunden sei.

SGB V: Anders als im SGB XI ist im SGB V der Begriff „Grundpflege" im eigentlichen Gesetzestext nicht näher bestimmt. Präzisiert wird er vielmehr durch Richtlinien des Gemeinsamen* Bundesausschusses, und zwar v. a. in Abgrenzung zur Behandlungspflege. Die sozialrechtliche Brisanz dieser Abgrenzung liegt in erster Linie darin, dass die Kosten der Behandlungspflege in der häuslichen Pflege allein von der Krankenversicherung zu tragen sind, während die Kosten für die Grundpflege im Regelfall zu Lasten der Pflegeversicherung gehen (in Pflegeheimen werden die Kosten der Behandlungspflege allerdings ebenfalls von den Pflegekassen übernommen). Obwohl die Krankenkassen gleichzeitig Träger der Pflegeversicherung sind, haben sie Interesse daran, Kosten aus dem Krankenkassenzweig in den Pflegekassenzweig zu verlagern, u. a. weil sich ihre Leistungspflicht im Pflegeversicherungszweig nur bis zu den im Gesetz festgelegten Maximalbeträgen erstreckt. In den Richtlinien des Gemeinsamen Bundesausschusses für die häusliche Gesundheits-* und Krankenpflege wird Grundpflege etwas anders definiert als in der Pflegeversicherung. Wesentlicher Unterschied ist, dass die pflegerischen Prophylaxen gegen Dekubitus u. a. als Teil der Grundpflege aufgefasst werden. Die sog. allgemeine Krankenbeobachtung wird weder der Grundpflege noch der Behandlungspflege zugeschlagen. Vielmehr wird sie als Bestandteil jeder einzelnen Leistung der häuslichen Krankenpflege gewertet.

Qualifikation
Weder SGB V noch SGB XI äußern sich eindeutig zu der Frage, welche Qualifikation zur erwerbsmäßigen Erbringung der Grundpflege erforderlich ist. Allerdings zielt die Pflegeversicherung eindeutig darauf, möglichst viele Pflegeleistungen durch Angehörige oder Bekannte der Pflegebedürftigen erledigen zu lassen. Auch wird in den diversen Verträgen zwischen den Trägern der Pflegeeinrichtungen und den Kassen lediglich gefordert, dass angelernte Kräfte unter der Anleitung einer Pflegefachkraft tätig werden. Sowohl in der stationären und teilstationären Pflege als auch in der häuslichen Pflege werden deshalb regelmäßig auch angelernte Kräfte zur erwerbsmäßigen Erbringung der Grundpflege eingesetzt. Unbestritten ist immerhin, dass für die fachliche Planung des Pflegeprozesses nur Pflegefachkräfte in Frage kommen.

Haftungsrechtliche Grundlagen
Im SGB V wird die Heilbehandlung auf Kosten der Gesetzlichen Krankenversicherung prinzipiell der Ärzteschaft überantwortet (§§ 15, 28 SGB V). Faktisch hat sich aber die Auffassung durchgesetzt, dass Angehörige der Pflegeberufe (zumindest) die Grundpflege eigenverantwortlich planen und durchführen. Beim Arzt verbleibt aber in jedem Fall eine Hinweispflicht bei Nichterkennen einer Gefahr durch das Pflegepersonal.

Pflege
Eine allgemein akzeptierte pflegewissenschaftliche Definition für Grundpflege (bzw. allgemeine Pflege) existiert nicht. Die Darstellungen einschlägiger Autoren (z. B. L. Juchli) weisen durchaus Parallelen zum sozialrechtlichen Begriffsverständnis auf. Grundpflege meint auch hier im Wesentlichen die Unterstützung bei den auf die Deckung der Grundbedürfnisse bezogenen Aktivitäten* des täglichen Lebens. Allerdings berücksichtigen pflegewissenschaftliche Modellbildungen oder Lehrbuchdarstellungen deutlich mehr menschliche Bedürfnisse als namentlich die Pflegeversicherung (s. Pflegebedürftigkeit). Dem Bereich der allgemeinen (Grund-)Pflege zugeschlagen werden (neben den Verrichtungen aus den Bereichen Körperpflege, Nahrungsaufnahme, Ausscheidung und Mobilität) einerseits Aktivitäten zur Befriedigung höherer Bedürfnisse (z. B. Lebenssinn), andererseits Aktivitäten zur Aufrechterhaltung grundlegender Vitalfunktionen (z. B. Temperaturausgleich, Atmung). Auch die Prophylaxen zur Vermeidung bestimmter Erkrankungen wie Dekubitus*, Pneumonie oder Soor werden in der Pflegefachliteratur regelmäßig der Grundpflege zugeordnet. Einschränkend ist hier allerdings darauf hinzuweisen, dass in der neueren Fachliteratur der Begriff Grundpflege nicht oder nur mit größter Zurückhaltung verwendet wird. Eine Reihe von Kritikern sieht in der unklaren Abgrenzung von Grundpflege und auch Behandlungspflege ein wesentliches Hindernis für die Professionalisierung der Pflege. Im Mittelpunkt der Kritik an dem Begriffspaar steht, dass Pflege weitgehend auf die handwerkliche Durchführung von Verrichtungen (d. h. auf Versorgung) reduziert wird. Jedenfalls wird dies mit Blick auf das in den 60er Jahren des 20. Jahrhunderts maßgeblich von der Krankenhausökonomie geprägte und mittlerweile juristisch verfestigte Begriffsverständnis festgestellt. Weiter wird kritisiert, dass gerade der bereits in der Vergangenheit weitgehend eigenständig verantwortete Bereich der Pflege (also die Grundpflege) hinter der Arztassistenz (Behandlungspflege) rangiert. Die Geringschätzung der Grundpflege sei etwa daran erkennbar, dass für sie regelmäßig schlechter ausgebildetes Personal eingesetzt werde und dass sie für ärztliche Zwecke praktisch jederzeit unterbrochen werden könne. Auf der sprachlichen Ebene werde zudem der Grundpflege (und damit der Pflege generell) eine eigene therapeutische Wirksamkeit abge-

sprochen, da nur die ärztliche Tätigkeit bzw. die Arztassistenz „Behandlung" sei. Pflegewissenschaftliche Ergebnisse zeigen hingegen, dass die auf die Befriedigung grundlegender Bedürfnisse zielende Pflege therapeutisch, d. h. nicht einfach nur versorgend, sondern präventiv und rehabilitierend wirken kann. Selbst die versorgende Grundpflege gelte zu Unrecht als leicht zu erlernende, anspruchslose Tätigkeit. Denn aus dem Umstand, dass die ggf. von Pflegenden übernommenen Aktivitäten des täglichen Lebens normalerweise von jedem Menschen selbst durchgeführt werden, dürfe nicht gefolgert werden, praktisch jeder könne pflegen. Die bei der Selbstpflege (oder auch der Angehörigenpflege) im alltagsweltlichen Kontext erworbenen Kompetenzen seien nach den Erkenntnissen der Pflegewissenschaftler keinesfalls hinreichend für die erwerbsmäßige Pflege eines anderen Menschen. Unabdingbar sei vielmehr die geschulte Fähigkeit, die Perspektive des Selbstbezugs zu verlassen und diejenige des Gegenübers einnehmen und verstehen zu können. Dies setze professionelle kommunikative Kompetenzen voraus. Hinzu komme, dass bei jeder Interaktion zwischen Pflegefachperson und Patient der Pflegezustand eingeschätzt werden müsse.
Autor: Jörg Hallensleben.

Grundrechte: (engl.) *basic rights, fundamental personal rights*; jedem Menschen zustehende, verfassungsmäßig garantierte Rechte des Einzelnen gegenüber dem Staat; die Grundrechte sind im Grundgesetz (Abk. GG) verankert. Inhaltlich unterscheiden lassen sich Freiheitsrechte, Gleichheitsrechte, Justizgrundrechte, Menschenrechte und Bürgerrechte. **1.** Der Schutz der **Menschenwürde*** (Artikel 1) beinhaltet u. a. den Schutz vor Folter, unmenschlicher oder erniedrigender Strafe, Vernichtung sog. unwerten Lebens, Menschenversuchen und der Herabwürdigung des Menschen zum bloßen Objekt staatlichen Handelns. **2.** Das allgemeine **Persönlichkeitsrecht** (Artikel 1 in Verbindung mit Artikel 2) schützt die Persönlichkeitssphäre (Schutz vor Akteneinsicht Dritter), den Intimbereich und die Ehre. I. R. des allgemeinen Persönlichkeitsrechts hat jeder Mensch das Recht auf informationelle Selbstbestimmung, d. h. dass jeder grundsätzlich das Recht hat, über die Preisgabe und Verwendung seiner Daten zu bestimmen. Das Persönlichkeitsrecht (Artikel 2 Absatz 1) schützt die Handlungsfreiheit des Menschen, d. h. das Recht auf freie Arztwahl, die Vertragsfreiheit, die Gestaltung der eigenen äußeren Erscheinung nach Gutdünken und die freie geschlechtliche Betätigung. **3.** Artikel 2 Absatz 2 Satz 1 schützt den Menschen in seinem Recht auf **Leben** und **körperliche Unversehrtheit**. Das Strafrecht ist ein Instrument zum Schutz des Lebens. In Abwägung der besonderen Konfliktsituation und den außergewöhnlichen Belastungen einer werdenden Mutter ist ein eingeschränkter Schwangerschaftsabbruch* zulässig. Das Recht auf körperliche Unversehrtheit schützt vor Eingriffen in die Gesundheit. **4.** Das Recht auf **Freiheit** (Artikel 2 Absatz 2 Satz 2) schützt vor Eingriffen in die Bewegungsfreiheit, z. B. durch Einsperren, Haft, Unterbringung*. In die Rechte aus Artikel 2 darf nur auf Grundlage eines Gesetzes eingegriffen werden. Des Weiteren ist für den Eingriff in die **Bewegungsfreiheit** gemäß Artikel 104 eine richterliche Genehmigung erforderlich (s. Fixierung). **5.** Artikel 3 regelt die **Gleichheit** vor dem Gesetz, die Gleichberechtigung, das Verbot der Ungleichbehandlung (z. B. wegen Rasse, Geschlecht, Nationalität, Religion*) und das Recht behinderter Menschen auf **Gleichbehandlung***. **6.** Artikel 4 schützt die **Religionsausübung**, d. h. die freie Ausübung der Religion. **7.** Die **Meinungsfreiheit*** nach Artikel 5 schützt das Recht, die eigene Meinung in Wort, Schrift und Bild frei zu äußern. Daraus resultieren auch die Pressefreiheit sowie die Informationsfreiheit. **8.** Artikel 6 schützt **Ehe und Familie**. Der Staat hat die Aufgabe, Ehe und Familie zu fördern und sie vor Beeinträchtigungen zu bewahren. Eltern haben das Erziehungsrecht über ihre Kinder. Der Staat kann dieses Recht durch Gesetz einschränken (z. B. Schulpflicht) oder mit Zwangsmaßnahmen eingreifen, wenn das Kindeswohl gefährdet ist. Vorrang haben jedoch familienunterstützende Maßnahmen. **9.** Weitere wichtige Grundrechte sind das **Briefgeheimnis** sowie das Post- und Fernmeldegeheimnis (Artikel 10), die **Berufsfreiheit** (Artikel 12), das Recht auf **Eigentum** (Artikel 14) und das Recht auf die **Unverletzlichkeit der Wohnung** (Artikel 13). Letzteres beinhaltet, dass jeder sich in seiner räumlichen Privatsphäre frei entfalten kann. Eingriffe des Staates sind nur aufgrund eines Gesetzes oder bei einer gemeinen Gefahr oder einer Lebensgefahr für einzelne Personen möglich.

Grundsätzlich binden die Grundrechte nur den Staat. In öffentlichen Einrichtungen der Behandlung, **Pflege und Betreuung** von Personen gelten die Grundrechte unmittelbar, der öffentliche Träger ist an die Grundrechte gebunden. Im Verhältnis zwischen den einzelnen Bürgern haben die Grundrechte keine unmittelbare Geltung. In gewerblichen oder gemeinnützigen Heimen gelten die Grundrechte mittelbar: Die Bestimmungen des Heimgesetzes* sind so zu interpretieren, dass die Interessen und Bedürfnisse der Bewohner vor Beeinträchtigungen geschützt werden sollen und ihre Grundrechte zur Geltung kommen. Regelungen in Heimverträgen und Heimordnungen, die gegen Grundrechte der Bewohner verstoßen, sind rechtswidrig. Beispiele dafür sind ein jederzeit gefordertes Eintrittsrecht in ein Bewohnerzimmer (Artikel 13), festgelegte Besuchszeiten (Artikel 2, Artikel 6), das Verbot, die Einrichtung zu verlassen (Artikel 2 Absatz 1), und ein einseitiges Verlegungsrecht des Bewohners durch die Heimleitung. Vgl. Heimordnung.

Grundsatz

Grundsatz: s. Axiom.

Grundumsatz: (engl.) *basal metabolic rate*; Abk. GU; syn. Basalumsatz, Erhaltungsumsatz, Ruheumsatz; durchschnittliche Energiemenge, die bei völliger Ruhe im Liegen, 12–14 Stunden nach der letzten Nahrungsaufnahme, leicht bekleidet und bei einer Umgebungstemperatur von 20 °C zur Erhaltung der Organfunktionen (Ruhestoffwechsel der Gewebe, Herzarbeit, Atmungstätigkeit, Leistung der Drüsen und glatten Muskulatur, Aufrechterhaltung der Körpertemperatur) notwendig ist; abhängig von Alter, Geschlecht, Körperoberfläche, Hormonfunktion (besonders Schilddrüsenhormone) und von der Art der Ernährung*; der Grundumsatz erhöht sich u. a. bei Schwangerschaft, Fieber, Tumoren, Schilddrüsenüberfunktion sowie Hunger, körperlicher Tätigkeit, Verdauung, Wärmeregulation. **Bestimmung:** 1. In Speziallabors erfolgt die Bestimmung durch Messung der als Wärme frei werdenden Energie (**direkte Kalorimetrie**); 2. in der Praxis durch Messung von Sauerstoffaufnahme und Kohlendioxidabgabe durch Spirometrie* (s. Atemgase) und Berechnung des Grundumsatzes mit Hilfe dieser Werte (**indirekte Kalorimetrie**); Mittelwert: 5800–7500 kJ/d (1400–1800 kcal/d). Vgl. Energieumsatz, Brennwert.

Grundversorgung (ICNP): (engl.) *basic supply*; am Minimum orientierte Versorgung von Menschen mit unterschiedlichen Ressourcen; bezogen auf **1.** (ökonomisch/ökologisch) erschwingliche, verfügbare Quellen und Verteilung von Nahrungsmitteln und Wasser, um das Leben von Menschen aufrechtzuerhalten; **2.** (gesundheitspolitisch) Bezeichnung für basale medizinische (auch kranken-, kinderkranken- und altenpflegerische) Versorgung, die lediglich die medizinisch notwendigen Behandlungen und Arzneimittel im Kostenrahmen einer öffentlich organisierten Versorgung (z. B. über Krankenversicherungen oder staatliche Systeme) bereitstellt (vgl. Subsidiaritätsprinzip).

Gruppe (ICNP): (engl.) *group*; Kollektiv; **1.** von Menschen gebildete soziale Einheit; **2.** (sozialpsychologisch) Verbindung von mindestens 3 Menschen, die in einer dynamischen Beziehung zueinander stehen; in der **Kleingruppe*** ist die Kommunikation der Mitglieder von Angesicht zu Angesicht möglich, in der Großgruppe nicht. Eine Zweierbeziehung (Dyade) wird nicht als Gruppe bezeichnet, weil bestimmte Gruppenphänomene (unterschiedliche Beziehungen, Koalitionsbildung) nicht auftreten können. **Großgruppen** sind sozial bedeutsame Kategorien; sie entstehen, wenn viele Menschen sich als Gruppenmitglieder definieren und die Existenz der Gruppe von anderen anerkannt wird. Die Gruppe der Pflegenden ist eine Großgruppe in diesem Sinn, ein therapeutisches Team* eine Kleingruppe. Eine **Bezugsgruppe*** ist eine Gruppe, mit der sich Individuen zur Selbsteinschätzung vergleichen, die für sie Standards, Normen und Ideale verkörpert. Bezugsgruppen können Klein- oder Großgruppen sein, man kann selbst Mitglied sein, die Mitgliedschaft anstreben oder sie als Außenstehender zum Vorbild nehmen. Für Pflegende kann die Großgruppe der Ärzte mit ihrem sozialen Status und Berufsethos eine Bezugsgruppe sein oder die eigene Kleingruppe des gut funktionierenden therapeutischen Teams.

Modell einer Gruppenepisode

Im vorgestellten Modell (Kleingruppen) sind die unterschiedlichen Aspekte einer Gruppenepisode dargestellt (s. Abb.). Es werden 3 Systemebenen unterschieden: Auf der **1. Ebene** geht es um die gegenseitig einwirkenden (interagierenden) Individuen und ihre Merkmale. Auf der **2. Ebene** kann man von unterschiedlichen Graden der „Gruppenhaftigkeit" sprechen, je nachdem, wie stark sich die Gruppe durch ähnliche Einstellungen, durch ein gemeinsames Schicksal, durch räumliche Nähe und gefühlsmäßige Bindungen ihrer Mitglieder auszeichnet. Auf der **3. Ebene** ist der soziale Kontext (Umgebungszusammenhang) von Gruppen zu berücksichtigen. Dieser ermöglicht, erfordert oder erschwert die Existenz von Gruppen; er beeinflusst die Art der Gruppenbildung und formt die Gruppenprozesse mit. Im Pflegekontext sind dies Krankenhäuser, ambulante Pflegedienste oder Heime, Treffpunkte von Selbsthilfegruppen* oder Krankenpflegeschulen. Auf der horizontalen Achse enthält das Modell eine Ursache-Wirkungs-Kette, d. h., die 3 Ebenen werden unter den 3 Aspekten Anfangsbedingungen, vermittelnde Prozesse und Ergebnisse betrachtet. So lassen sich verschiedene zentrale Aspekte von Gruppen in ihrer Zusammenwirkung (symbolisiert durch Pfeile) untersuchen.

Gruppenbildung

Auf die Gruppenbildung wirken stets die untergeordnete Ebene der Individuen und die übergeordnete Ebene des sozialen Kontexts gemeinsam ein. Bei **formellen Gruppen** (z. B. Arbeitsgruppen in Krankenhäusern) sind grundlegende Aspekte (z. B. Zusammensetzung, Tätigkeit der Gruppe, Gruppenziel, interne Organisation, Ämter) durch Regeln, Satzungen oder Vorschriften festgelegt. Der soziale Kontext hat größere Bedeutung als die individuellen Merkmale, da in Organisationen Gruppen für bestimmte Aufgaben dann gebildet werden, wenn Gruppenarbeit mehr Erfolg für die Gesamtstruktur verspricht als Einzelarbeit; z. B. können therapeutische Teams eingesetzt werden mit dem Leitgedanken, dass eine bessere Zusammenarbeit von Ärzten und Pflegepersonal den Behandlungserfolg erhöht. Dadurch wird auch die Ökologie der Gruppe festgelegt, d. h. die räumlichen, zeitlichen, technischen und sonstigen materiellen Bedingungen, unter denen die Gruppe arbeitet. Zugleich wird die Aufgabenstruktur für die Gruppe in den Grundzügen vorgegeben; durch Beruf bzw. Ausbildung festgelegte Rollenerwartungen können nur in gewissem Maße variiert werden.
Beispiel: 1. Selbsthilfegruppen: Zielsetzung sowie regelmäßige Aktivitäten sind organisiert; Mit-

Gruppe

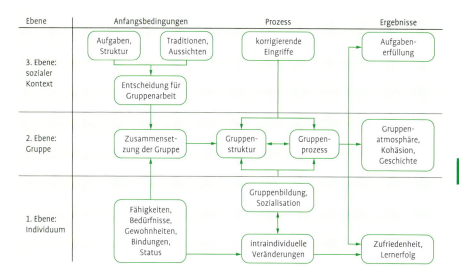

Gruppe: Modell einer Gruppenepisode

gliedsbeiträge und Vorsitz sind schriftlich festgehalten. **2. Stationsteam:** Die gemeinsame Aufgabe ist die Arbeitsbewältigung, deren einzelne Schritte klar geregelt sind. Arbeitsabläufe und Entscheidungs- und Weisungskompetenz sind eindeutig geregelt (vgl. Organisation).

Über Zusammenarbeit oder häufiges Zusammentreffen bilden sich auch **informelle Gruppen**. Dabei haben die individuellen Merkmale der Gruppenmitglieder einen größeren Einfluss auf die Gruppenbildung als der soziale Kontext. Es sind v. a. ähnliche Einstellungen, ähnliche Bedürfnisse und ein ähnlicher Status, der die informelle Gruppenbildung begünstigt, z. B. Gruppen von Pflegenden, von Ärzten oder von Patienten mit gleichem Leiden. Die wahrgenommenen Ähnlichkeiten erhöhen das Interesse füreinander; dies erhöht die Häufigkeit von gemeinsamen Treffen und das wiederum führt zu einem vertieften wechselseitigen Kennenlernen; die Vertrautheit wächst und die Individuen nehmen sich als Gruppe wahr. Häufige Begegnungen bewirken eine gewisse Vertrautheit und so kommt es auch zur Gruppenbildung unter recht verschiedenen Individuen, die nur die Situation und deren Aufgabenelemente gemeinsam haben und bereits darin eine gewisse „Gruppenhaftigkeit" wahrnehmen. Pflegepersonen, Ärzte und Hilfspersonal, die auf einer Station zusammenarbeiten, sehen sich oft als Gruppe, obwohl sie sich in ihren Einstellungen, Fähigkeiten, Bedürfnissen, Bindungen und v. a. ihrem Status unterscheiden. Sie haben aber mit den gleichen, z. T. schwierigen Patienten zu tun, sie leiden oft unter dem gleichen Zeitdruck, sie arbeiten in der gleichen räumlichen, zeitlichen, technischen und materiellen Umgebung und erwerben so eine Reihe von Gemeinsamkeiten, die sie außerhalb dieser Umgebung nicht haben. Ähnliche Einstellungen, Bedürfnisse und Interessen sind günstig für die Gruppenentwicklung und Aufgabenerledigung, während auf der anderen Seite gerade unterschiedliche Fähigkeiten zu einer vorteilhaften Ergänzung in der Gruppe und damit zu einer guten Leistung beitragen können.

Gruppenprozess

I. d. R. ist eine Gruppe, die neu zusammengestellt wird oder sich neu bildet, nicht sofort arbeitsfähig. Die Mitglieder müssen sich erst kennenlernen, was im Phasenmodell der Gruppenentwicklung von B. W. Tuckman **Forming** genannt wird. Während dieser Phase, die zunächst eher von Höflichkeiten und Entgegenkommen gekennzeichnet ist, werden allmählich Meinungsverschiedenheiten und unterschiedliche Interessen sichtbar. Es beginnt die **Storming**-Phase, in der es zu Auseinandersetzungen verdeckter und offener Art kommt. Im weiteren Verlauf werden die Auseinandersetzungen beigelegt und es entwickeln sich Gruppennormen (**Norming**), die dann beispielgebend für den Umgang der Gruppenmitglieder untereinander sind. Sind die wesentlichen Punkte geklärt und geregelt, kann die Arbeit problemloser und gründlicher angegangen werden (**Performing**). Gelingt dies nicht, so kann sich die Gruppe spalten oder auflösen; aber auch wenn sie gut zusammenarbeitet, wird sie manchmal durch externe Ereignisse auseinander gerissen (**Adjourning**). Bei den einzelnen Phasen des Modells sind Wiederholungen oder andere Reihenfolgen nicht ungewöhnlich. Gut zu beobachten ist dieser Prozess bei der Zusammenlegung von Stationen oder auch in mehrtätigen Fortbildungsseminaren.

Gruppenprozesse werden von vielfältigen Faktoren bestimmt, zu denen sowohl die individuellen Merkmale der Gruppenmitglieder, die Art der Arbeit und die Arbeitsbedingungen als auch der Verlauf der Gruppenbildung gehören. Den größten Einfluss hat jedoch das Ausmaß an Kooperation oder Konkurrenz unter den Mitgliedern. Wenn unterschiedliche Interessen in der Gruppe vorherrschen oder von außen durch Belohnung Einzelner erzeugt werden, dann sinkt die Kooperationsbereitschaft und jeder versucht, seine Interessen ggf. mit Macht* durchzusetzen, oder schraubt den Arbeitseinsatz auf das gerade noch tolerierte Minimum herab. Die Qualität der Kommunikation sinkt und damit die Handlungsfähigkeit als Gruppe; in der Folge nimmt die Gruppenleistung ab. Korrigierende Eingriffe von außen, z. B. durch die Abteilungsleitung, haben nur dann Erfolg, wenn es gelingt, eine gute Kooperationsbasis wiederherzustellen.

Gruppenkommunikation

Zentral im Gruppenprozess ist die Kommunikation* unter den Gruppenmitgliedern. Durch sie lernt man sich kennen, erfährt die Meinungen der anderen, tauscht sich über Ereignisse, Arbeitsbedingungen und Probleme aus und legt schließlich die Normen für die gemeinsame Arbeit fest. Eingewoben in den täglichen Arbeitsprozess ist Kommunikation eng mit Interaktion verbunden, wobei hier Kommunikation den Mitteilungsaspekt bezeichnet und Interaktion den Handlungsaspekt.

Gruppenstruktur

Im Verlauf von Gruppenbildung und -prozess strukturieren und verfestigen sich die verschiedenen Beziehungen zwischen den Mitgliedern zur Gruppenstruktur. **1. Rollenstruktur:** Rollenerwartungen werden kommuniziert, bestätigt oder modifiziert und die Arbeitsprozesse nehmen einen regelförmigen Charakter an. Hat sich eine klare Rollenstruktur herausgebildet, weiß jeder, was er vom anderen zu erwarten hat, und das stabilisiert die Gruppe. Zur Rollenstruktur gehören nicht nur Arbeitsaspekte, sondern auch verfestigte, z. T. klischeehafte Persönlichkeitsbilder wie die eines „Clowns" oder einer „mütterlichen" Person. **2. Freundschaftsstruktur:** Ein Gruppenmitglied ist oft das beliebteste, man arbeitet gern mit ihm zusammen; ein anderes Mitglied ist eher Außenseiter, der geduldet wird. **3. Machtstruktur:** Der Mächtigere kann seine Vorstellungen durchsetzen, seinen Ärger an den weniger mächtigen Gruppenmitgliedern auslassen. Förderlich für die Zusammenarbeit ist es, wenn die Rollenerwartungen klar sind und keine großen Machtunterschiede existieren. Ist das Machtgefälle größer aufgrund des externen Status wie z. B. bei Ärzten gegenüber Pflegenden, dann liegt es in ihrer Hand, auf den Gebrauch der Macht weitgehend zu verzichten und so ein Klima der wechselseitigen Anerkennung und gleichberechtigten Diskussion zu schaffen. Die **Sozialisation** (Anpassung, Eingewöhnung) in der Gruppe wird einerseits durch die individuellen Merkmale des Einzelnen bestimmt, andererseits durch die Beziehungen in der Gruppe (Gruppenstruktur). In der Phase der Gruppenneubildung beeinflussen sich die Mitglieder wechselseitig; kommen später Einzelne hinzu, werden sie vorwiegend von der Gruppe beeinflusst. Von frisch examinierten Pflegekräften oder Schülern, die neu auf eine Station kommen, wird eher Anpassung erwartet; zu großer Erneuerungswille kann zu Konflikten mit den alteingesessenen Stationsmitarbeitern führen. Der Schwerpunkt der Sozialisation liegt auf den Rollenidentitäten, d. h. wie die Rollenerwartungen individuell aufgenommen, modifiziert oder abgelehnt werden, sodass jedes Gruppenmitglied seine Identität in der Gruppe erwirbt. Diese gruppenspezifische Rollenidentität kann Einfluss auf andere Rollenidentitäten in anderen Umgebungen haben, aber die Auswirkungen sind dort geringer.

Gruppenergebnisse

Die Ergebnisse der Wechselwirkung von Gruppenprozess und Gruppenstruktur werden besonders im Hinblick auf die Aufgabenerfüllung betrachtet. Man erwartet von der Gruppe höhere Leistungen als von einer gleichen Anzahl von Individuen. Dies ist grundsätzlich richtig, gilt aber nicht für alle Tätigkeiten. So kann z. B. die Kreativität höher sein, wenn zunächst jeder allein neue Ideen entwickelt und dann gemeinsam überlegt wird, welche Ideen besonders gut sind. Gute Gruppenarbeit besteht v. a. darin, die notwendigen Abstimmungen untereinander herbeizuführen, um dann wieder getrennt zu arbeiten und auch individuell Verantwortung zu übernehmen. Die wichtigsten Bedingungen guter Gruppenarbeit sind hohe Kooperationsbereitschaft, Akzeptanz und Förderung unterschiedlicher Meinungen sowie der Verzicht auf Machtausübung. Sie führen dazu, dass das vorhandene Wissen und die jeweiligen Fähigkeiten optimal für die Aufgabenbewältigung genutzt werden und die Gruppe handlungsfähig bleibt. Die gleichen Bedingungen fördern eine gute Gruppenatmosphäre und einen festeren Zusammenhalt (Gruppenkohäsion*). Auf der individuellen Ebene wird dann auch das Lernen über die Arbeit und ihre Bedingungen gefördert, der Selbstwert bleibt gewahrt oder wird erhöht und die Zufriedenheit ist meist hoch. Mit ihrer Arbeit und ihrer atmosphärischen Ausstrahlung erwirbt die Gruppe einen bestimmten Status bzw. Ruf. Hohe Anerkennung fördert den Einfluss auf die eigenen Arbeitsbedingungen.

Intergruppenbeziehungen

Auch zwischen Gruppen entwickeln sich Beziehungen. Negative Intergruppenbeziehungen entstehen besonders dann, wenn es um die Verteilung knapper materieller Ressourcen, die höhere fachli-

che Anerkennung, den größeren Einfluss in der Organisation oder den besseren Ruf geht. Der Vergleich mit anderen Gruppen steigert die Tendenz, die eigene Gruppe als fachlich und moralisch überlegen anzusehen und die Mitglieder der anderen Gruppe undifferenziert als schlechter zu betrachten. Die Identifikation mit der eigenen Gruppe führt dazu, dass man sich für das gemeinsame Wohl mehr einsetzt. **Komplikationen:** Identifikation mit der eigenen Gruppe kann bei negativer Intergruppenbeziehung zu ungünstigen und unfruchtbaren Verhaltensweisen gegenüber den „Anderen" führen. Gibt es zwischen Großgruppen negative Beziehungen, z. B. durch Vorurteile gegen Berufsgruppen, so wird sich das auch negativ auf die Zusammenarbeit in gemischten Kleingruppen auswirken.
Hinweis
Gruppenarbeit kann für die Aufgabenbewältigung, die Gruppenentwicklung und die individuelle Entwicklung sehr fruchtbar sein, v. a. wenn wie in einem therapeutischen Team sehr unterschiedliche Kenntnisse und Fähigkeiten zusammenkommen, diese wechselseitig anerkannt und zum gemeinsamen Nutzen eingesetzt werden.
Autor: Wolfgang Scholl.

Gruppenkohäsion: (engl.) *group cohesion*; innerer Zusammenhalt einer Gruppe*, der sich in gegenseitiger Solidarität und Verlässlichkeit ausdrückt; kennzeichnet die sozialen Beziehungen der Gruppenmitglieder untereinander und die psychischen und emotionalen Kräfte, die von der Gruppe auf die Einzelnen einwirken; kann mit „Wir-Gefühl" verglichen werden. **Beispiel:** In einem Pflegeteam haben die einzelnen Personen ein Zugehörigkeitsgefühl zu der gemeinsamen Arbeitsaufgabe und zueinander. Es herrscht ein gutes Arbeitsklima, was als Ausdruck einer guten Gruppenkohäsion verstanden werden kann.

Gruppenleitung: Position zur Ausübung von Führungsaufgaben in einer Gruppe*, die durch Wahl, Berufung von hierarchisch höherer Ebene oder den Gruppenprozess (bei informellen Gruppen) vergeben wird; **Aufgabe:** Eigenschaft und Aufgaben einer Gruppenleitung bzw. eines -führers sind nicht klar definiert (s. Führung, Führungsrolle); i. d. R. geht diese Position mit mehr Macht und ggf. einer gewissen Beliebtheit einher. Für den professionellen Bereich liegen in den meisten Betrieben Stellenbeschreibungen* für die unterschiedlichen Leitungsebenen vor, aus denen das Aufgabenprofil hervorgeht. Es lassen sich 2 Richtungen differenzieren, denen die folgenden Aufgaben zuzuordnen sind: **1. Lokomotion** (d. h. ziel- und aufgabenorientiertes Verhalten): dient der Lösung der Aufgabe, Annäherung an das Ziel, z. B. Zielsetzung, Planung, Organisation, Kontrolle, Verantwortung; **2. Kohäsion** (d. h. sozialorientiertes Verhalten): dient dem Zusammenhalt der Gruppe, der inneren Stabilität sowie der Aufrechterhaltung von Beziehungen, z. B. Kommunikation* zur Bewältigung von Konflikten, Klärung von Teamproblemen, Sorge für ein gutes Arbeitsklima. Vgl. Gruppenkohäsion.

Gruppenpflege: (engl.) *team nursing*; syn. Bereichspflege, Zimmerpflege; Einteilung einer Station in mehrere Bereiche (Gruppen von i. d. R. 2–4 Zimmern mit ca. 4–12 Patienten); während der gesamten Dienstzeit (Schicht) ist eine Pflegekraft für die Pflegeplanung und alle patientenbezogenen Pflegehandlungen (Pflegemaßnahmen, Dokumentation, Kontakt zu Ärzten und Angehörigen) in diesem Bereich verantwortlich. **Vorteil:** Aufhebung der Zergliederung in einzelne Maßnahmen; der Patient hat pro Schicht nur einen Ansprechpartner. **Nachteil:** Ende der Zuständigkeit nach jeder Schicht. Vgl. Funktionspflege, Bezugspflege.

Gruppenpsychotherapie: (engl.) *group therapy*; Form der Psychotherapie*, die in der Gruppe* auftretende Interaktionen (Gruppendynamik) und Konflikte als therapeutisches Mittel einsetzt; je nach psychotherapeutischer Ausrichtung wird die Gruppensituation unterschiedlich genutzt und eingesetzt. **Prinzip:** Die Gruppensituation konfrontiert jeden Einzelnen mit einer Fülle von Interaktionsangeboten, Aspekten und Konflikten, die ein Aktualisieren und Aufgreifen von Problemen ermöglicht. Die Gruppe stellt einen Ausschnitt aus der Realität dar und ist somit ein geschütztes Übungsfeld, in dem die Mitglieder mit den Reaktionen anderer Menschen auf die eigenen Aussagen und Verhaltensweisen umzugehen lernen. Instrumentelle Gruppenbedingungen sind Gruppenkohäsion*, Offenheit und Vertrauen. **Techniken:** Rückmeldungen geben und erhalten, Lernen* am Modell, Rollenspiel*.
Hinweis: 1. Gruppenpsychotherapie zielt auf die Veränderung dysfunktionaler (nicht sinnvoller oder nicht effektiver) oder krankheitsfördernder Persönlichkeitseigenschaften und ist nicht zu verwechseln mit Gruppensupervision (s. Supervision) für Mitglieder eines Arbeitsteams. **2.** Klientenzentrierte Gesprächspsychotherapie*, Gestalttherapie*, Paarpsychotherapie, psychoanalytisch orientierte Methoden und verhaltenstherapeutische Verfahren können auch als Gruppenpsychotherapie durchgeführt werden. Vgl. Selbsterfahrung.

Gruppenverhalten: (engl.) *group behaviour*; Bezeichnung für Sozialverhalten in der Gruppe*, das sich teilweise deutlich vom individuellen Verhalten unterscheidet; **Eigenschaften: 1.** Viele Menschen neigen dazu, sich in Gruppen einem gewissen Gruppendruck zu beugen und Gruppennormen zu übernehmen. **2.** Menschen fühlen sich oft stärker, wenn sie in Gruppen auftreten, und erleben weniger Unsicherheit, Scheu und Angst. **3.** Zuwachs von Leistungen und Motivation unter Gruppenbedingungen durch soziale Faktoren; **4.** mögliche Leistungsminderung des Einzelnen durch folgende soziale Faktoren: **a)** Es besteht keine alleinige Verantwortung (sog. soziales Faulenzen); **b)** Bewertungsangst durch die Gruppe

(Scheu vor der Reaktion der Gruppe auf die eigenen Beiträge); c) gedankliche Blockierung, wenn die Auseinandersetzung mit den Beiträgen der anderen verhindert, die eigenen, ggf. originelleren, besseren Ideen zu formulieren.
Gruppenvisite: Form der Visite* in psychiatrischen Einrichtungen, bei der Patienten i. R. einer Patientenversammlung (z. B. im Aufenthaltsraum) um eine Stellungnahme zur ihrer derzeitigen persönlichen Situation und Zukunftsperspektive gebeten werden; **Ziel: 1.** Förderung der Einsicht des Patienten, mit seiner Erkrankung und seinen Schwierigkeiten nicht allein zu sein; **2.** Förderung der Fähigkeit, auch vor anderen über die eigene Erkrankung zu sprechen; **3.** Einsicht in den Krankheitsprozess der Mitpatienten; **4.** allgemeine Ziele der Visite. Vgl. Pflegevisite.
GTT: Abk. für **G**lukose*-**T**oleran**z**test.
GU: Abk. für **G**r**u**ndumsatz*.
Guedel-Tubus: s. Pharyngealtubus.
Gültigkeit: s. Validität.
Gurgeln: (engl.) *gargle*; Spülen einer Flüssigkeit in Mundhöhle und Rachen zu Reinigungs- oder therapeutischen Zwecken; **Anwendung:** bei Entzündungen im Mund- und Rachenbereich, z. B. mit Salz-, Eibisch-, Kamille-, Salbei- oder Thymianlösungen, ggf. mit medizinischen Gurgelmitteln (z. B. adstringierend, antibiotisch).
Gurt: s. Fixiergurt.
Guss: (engl.) *affusion*; Wasseranwendung nach S. Kneipp mit unterschiedlicher Temperatur (Kalt-, Warm-, Wechselguss) und Dauer auf verschiedene Körperteile (Knie- oder Schenkelgüsse, Arm- und Oberkörpergüsse, Kopf- und Gesichtsguss, Rücken- und Nackenguss); das Übergießen einzelner Gliedmaßen oder Körperpartien erfolgt mit Wasser aus einem Schlauch. **Anwendung:** i. R. der Kneipp*-Therapie und der Hydrotherapie*; **Prinzip:** Nach S. Kneipp wird der Wärmehaushalt des Körpers durch die Anwendung von Güssen wieder in ein Gleichgewicht gebracht. Der Wärme- oder Kältereiz des Wassers aktiviert das vegetative Nervensystem. Somit können Güsse als Reiz- und Regulationstherapie zum Ausgleich vegetativer Störungen und bei Durchblutungsstörungen eingesetzt werden. Sie werden kalt (bis ca. 18 °C Wassertemperatur), temperiert (18–22 °C), wechselwarm (zunächst warm 36–38 °C, dann kalt bis 18 °C) oder ansteigend (von ca. 30 °C bis ca. 43 °C) verabreicht; ein zu starker Reiz soll dabei jedoch vermieden werden. Das Prinzip lautet: „Soviel Wärme wie nötig, soviel Kälte wie möglich." **Durchführung:** Die meisten Güsse werden drucklos verabreicht. Druckstrahlgüsse wie z. B. der Blitzguss mit einem Druck von ca. 200–300 kPa (2–3 bar) bieten zusätzlich einen Wärme- oder Kältereiz den mechanischen Druckreiz des Wassers. Je nach behandeltem Körperteil und Art des Gusses werden die verschiedensten Organe angesprochen. Der Gussort wird an die vorliegende Krankheit angepasst. Der Knie- oder Schenkelguss wirkt auf die Organe im kleinen Becken oder Bauch; Oberkörper-, Arm- und Rückenguss wirken insbesondere auf die Brustorgane Herz und Lunge sowie auf den Kopf. Ansteigende oder heiße Güsse (Rücken-, Nacken-, Lumbalguss) sind besonders bei muskulären Verspannungen indiziert. Kalte Güsse dienen der Abhärtung, der Durchblutungsverbesserung und fördern die Vitalität. Blitzgüsse kommen als Abhärtungsmaßnahme und zur Stoffwechselanregung zur Anwendung. **Hinweis: 1.** Kalte Güsse nicht bei kalter Haut oder bei Kältegefühl und Frösteln ausführen. **2.** Der Gussraum muss angenehm warm sein; Zugluft vermeiden und die Anwendung in Ruhe und Konzentration durchführen. **3.** Vor dem Guss einatmen und mit Beginn des Gusses langsam wieder ausatmen und ruhig weiteratmen. Nach dem Guss das Wasser abstreifen, sofort bekleiden und durch Bewegung die Wiedererwärmung fördern. **4.** Nie unmittelbar nach dem Essen oder von/nach körperlicher Anstrengung anwenden. Vgl. Bad.
Gutachten: (engl.) *expert opinion, expertise*; schriftliche, selten mündliche Beurteilung oder Stellungnahme zu einem Sachverhalt (z. B. Pflegebedürftigkeit*, Gesundheitszustand, Umfang oder Ursachen einer Schädigung, Dauer einer stationären Krankenhausbehandlung, Gefährdung der Öffentlichkeit) durch einen unabhängigen Sachverständigen; Gutachten (z. B. juristische Gutachten, Pflege-, Behandlungsfehlergutachten) sollen verständlich, nachvollziehbar, vollständig und begründet sein. Sie können durch Gerichte, Sozialbehörden, Versicherungsgesellschaften, Rentenversicherungsträger oder Berufsgenossenschaften in Auftrag gegeben werden. Der sozialmedizinische Beratungs- und Begutachtungsdienst der Krankenversicherungen wird seit dem 1.1.1989 durch den MDK* vorgenommen.
Guthrie-Test: (engl.) *Guthrie test*; auch Guthrie-Hemmtest; Untersuchungsverfahren zum Nachweis einer Erhöhung von Phenylalanin im Blut und Ausschluss einer Phenylketonurie (autosomal-rezessiv vererbte Störung des Aminosäurenstoffwechsels, die zu geistiger Retardierung, Krampfneigung und Mikrozephalie führen kann); in Deutschland wurde der Routinetest für Säuglinge (am 4.–5. Lebenstag) durch ein erweitertes Screening*-Verfahren ersetzt (innerhalb der 36. bis 72. Lebensstunde des Kindes), mit dem neben der Phenylketonurie 11 weitere Stoffwechselerkrankungen, z. B. Schilddrüsenunterfunktion (Hypothyreose) und Ahornsirupkrankheit, getestet werden.
GUV: Abk. für **G**esetzliche **U**nfall**v**ersicherung, s. Unfallversicherung.
Gymnastik: (engl.) *gymnastics*; Oberbegriff für körperliche Übungen zur Förderung des Wohlbefindens, zum Erhalt oder auch zur Steigerung der körperlichen Bewegungsfähigkeit; allein oder in der Gruppe durchführbar. Vgl. Physiotherapie, Krankengymnastik.

Gynäkologika: (engl.) *gynecologic drugs*; in der Frauenheilkunde und Geburtshilfe eingesetzte Medikamente; **Einteilung: 1. Antiabortiva:** Östrogen-Progesteron-Kombinationen zur Erhaltung einer bedrohten Schwangerschaft; **2. Uterusmittel: a)** wehenhemmend (Tokolytika): Zur Verhinderung einer Frühgeburt* werden z. B. bestimmte Sympathomimetika* (z. B. Terbutalin) verwendet; **b)** wehenauslösend und uteruskontrahierend: z. B. Oxytocin und Prostaglandine, die auch zur Geburtseinleitung und zur Tonisierung der Gebärmutter bei Blutungen nach einer Geburt oder Ausschabung eingesetzt werden; **c)** blutungsstillend: z. B. Mutterkornalkaloide (z. B. Methylergometrin); **3. Kontrazeptiva** (s. Schwangerschaftsverhütung); **4. Vaginaltherapeutika:** zur lokalen Therapie von Infektionen der Scheide; z. B. Antimykotika*, Antibiotika* (v. a. Sulfonamide, Tetracycline), Antiseptika*; Hormone* (Östrogene) zum Aufbau einer normalen Schleimhaut, auch bei Rückbildungen der Gewebe während der Wechseljahre* der Frau (Klimakterium); **5. Hormone:** zur Regulierung eines gestörten Zyklus (s. Menstruation), bei klimakterischen Beschwerden, bei hormonsensitiver gestörter Gewebeneubildung (Neoplasien), zur Empfängnisverhütung; **6. Antidysmenorrhoika:** bei übermäßig schmerzhafter Menstruation finden v. a. Analgetika*, Spasmolytika* und pflanzliche Mischpräparate Verwendung; **7. Klimakteriumtherapeutika:** v. a. Östrogene oder Östrogen/Gestagen-Kombinationen zur Hormonersatztherapie, daneben zur symptomatischen Behandlung z. B. Belladonna-, Secalepräparate oder pflanzliche Extrakte (u. a. Traubensilberkerze); **8. Ovulationsauslöser:** lösen den Eisprung aus, z. B. Clomifen, Follitropin; **9. Laktationshemmer** (syn. Laktafuga): Abstillmittel, z. B. Östrogene, Östrogen-Androgen-, Östrogen-Androgen-Gestagenkombinationen; **10. Laktagoga:** milchsekretionsfördernde Mittel, z. B. Prolaktin, Gonadotropin; **11. menstruationsfördernde** Arzneimittel (syn. Emmenagoga): z. B. Apiol, Myristicin (in starker Verdünnung); **12. Nidationshemmer*** zur postkoitalen Empfängnisverhütung; **13. andere Gynäkologika:** Bei Entzündungen der Geschlechtsorgane werden bei bakterieller Genese Antibiotika, sonst Antiphlogistika* verwendet; bei gynäkologischen Tumorerkrankungen kommen Zytostatika* zum Einsatz.

GZ: Abk. für **G**erontopsychiatrisches* **Z**entrum.

Haar (ICNP): (engl.) *hair*; feines, fadenartiges Hautanhangsgebilde; **Aufbau:** Jedes einzelne Haar ist ein Filament aus Keratin mit einer Haarwurzel (Radix pili) und einem Haarschaft (Scaphus pili). Das Haarwachstum geht von der Haarzwiebel (Bulbus pili) aus, die aus einer bindegewebigen und einer epithelialen Wurzelscheide aufgebaut ist. Die Glashaut liegt als Basalmembran zwischen diesen Wurzelscheiden. Die gefäßreiche Haarpapille am unteren Ende der Haarzwiebel dient der Ernährung des Haars. Eingelagerte Melaningranula bestimmen die Haarfarbe. Jedes Haar ist mit einer Talgdrüse und glatten Muskelfasern (Musculus arrector pili) verbunden (s. Abb.). **Formen:** Aus

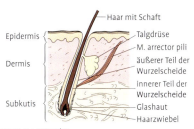

Haar: M.: Musculus

den vorgeburtlichen Lanugohaaren werden nach der Geburt etwas dickere sog. Vellushaare am ganzen Körper und Terminalhaare: **1.** Kurz- oder Borstenhaare: z. B. Wimpern (Cilia), Augenbrauen (Supercilia), Haare am Naseneingang (Vibrissae) und am äußeren Gehörgang (Tragi); Lebensdauer 100–150 Tage; **2.** Langhaare: z. B. Kopfhaar (Capilli), Barthaar (Barba), Schamhaar (Pubes), Achselhaar (Hirci); Lebensdauer von Kopfhaaren 3–5 Jahre; **klinische Bedeutung: 1.** Endokrine Erkrankungen können mit einer Änderung der Behaarung einhergehen. Eine Entzündung der Haarwurzelscheiden (Follikulitis) tritt bei verschiedenen Erkrankungen wie z. B. Diabetes mellitus oder Immunschwäche auf. **2.** Intaktheit und Funktion besonders des Kopf- und Gesichtshaares sowie das äußere Erscheinungsbild werden durch Elastizität, Textur und Dicke, Länge und Farbe, Sauberkeit, Vorhandensein oder Fehlen von Haar beeinflusst (s. Haarveränderungen). **3.** Eine Haaranalyse wird z. B. im Rahmen von Drogentests oder bei Schwermetallbelastung durchgeführt. Vgl. Haarzyklus, Haarpflege.

Haarausfall: (engl.) *hair loss*; diffuser Ausfall von Haaren durch gleichzeitigen Übergang mehrerer Haare von der Wachstums- in die Ruhephase (telogenes Effluvium); **Ursachen: 1.** physiologisch bei Neugeborenen, nach einer Schwangerschaft, im Klimakterium sowie nach Absetzen hormonaler Kontrazeptiva (s. Schwangerschaftsverhütung) bei Frauen, infolge einer erhöhten Androgenempfindlichkeit der Haarfollikel oder einer Erhöhung des freien Testosterons im Blut bei Männern (bekannt als Glatzenbildung), im Alter; **2.** pathologisch: akute Stresssituationen (Operationen, massiver Blutverlust, psychischer Stress), Fehl- und Unterernährung (v. a. Proteine, Vitamine, Zink), fieberhafte Infektionskrankheiten (z. B. Grippe, Typhus), chronische Krankheiten (z. B. Neoplasien, Lebererkrankungen, Kollagenosen, Leukämien, Eisenmangelanämie, Erythrodermie), hormonale Störungen (z. B. Schilddrüsenüber- oder -unterfunktion), Erkrankungen des Zentralnervensystems und Psychosen, verschiedene Medikamente (z. B. Zytostatika*), Vergiftung mit Schwermetallen, ionisierende Strahlung; **Verlauf:** beginnt ca. 2–4 Monate nach dem Ereignis; bei besonders schwerer Schädigung kommt es zum sog. anagendystrophen Effluvium mit Haarausfall nach 1–3 Wochen. Das Haarwachstum kann nach Beseitigung der Ursache wieder einsetzen. **Hinweis: 1.** Ein gesunder Mensch verliert am Tag durchschnittlich 70–100 Haare. **2.** Haarausfall stellt eine erhebliche psychische Belastung für Männer und Frauen dar. Daher Maßnahmen gegen Haarausfall beratend unterstützen.

Haarentfernung: s. Enthaarung.

Haarpflege: (engl.) *hair care*; Bürsten, Kämmen, Waschen und Frisieren der Haare* sowie Beobachtung von Haar und Kopfhaut auf Veränderungen oder Parasitenbefall; bei immobilen Patienten findet die Haarwäsche im Bett oder am Waschbecken statt. Bei Patienten mit Haarverlust (z. B. infolge Chemotherapie) beinhaltet Haarpflege auch eine Beratung über Perückenanfertigung. **Ziel: 1.** Erhaltung und Förderung des Wohlbefindens des Patienten oder Bewohners; **2.** Durchblutungsför-

Haarpflegemittel

derung der Kopfhaut; **3.** Reinigung der Haare und Vermeidung von Verfilzung und Knotenbildung; **4.** Entfernung von Parasiten (Läusen) mit Spezialshampoo und Nissenkamm (ärztliche Verordnung). Gesundes Haar und die gewohnte Frisur tragen wesentlich zur Zufriedenheit[A] bei. **Häufigkeit:** Kämmen und Frisieren meist bei der Morgenpflege, bei Bedarf öfter; Haarwäsche nach Bedarf, mindestens einmal wöchentlich; **Durchführung: 1.** Kämmen und Frisieren: **a)** desinfizierten Kamm oder Bürste, Handtuch, ggf. Haarbänder bereitlegen; **b)** Handtuch unterlegen und Haare vorsichtig, ggf. partienweise bei den Spitzen beginnend, durchkämmen; bei immobilen, langhaarigen Patienten den Kopf zur Seite wenden und erst die eine, dann die andere Seite kämmen und frisieren. **c)** Materialien entsorgen, reinigen und ggf. desinfizieren; **2.** Haarwäsche im Bett: **a)** Spezialwanne mit verbreitertem Auflagerand (s. Haarwaschwanne) oder Waschschüssel mit temperiertem Wasser, Spülgefäß, Einmalschürze, Handtücher, Haarpflegemittel*, Gummiunterlage, Waschlappen als Augenschutz, desinfizierten Kamm oder Bürste, Spiegel und Haarfön bereitlegen; **b)** den Patienten informieren, Hände desinfizieren und Patienten in geeignete Position bringen; bei Spezialwanne: großes Kissen entfernen, Gummiunterlage als Nässeschutz einlegen, Bett flachstellen, Nacken und Schultern durch Unterpolsterung mit Kissen auf geeignete Höhe bringen oder Kopfteil des Bettes entfernen und den Patienten nach oben rutschen lassen, sodass der Kopf über die Matratze herausragt und von einem Helfer gehalten wird; Spezialwanne auf Hocker davor aufstellen; bei 3-teiliger Matratze oberes Drittel aus dem Bett herausnehmen; **c)** Handtuch um den Nacken des Patienten legen, Haare anfeuchten, gründlich mit Shampoo massieren und mit klarem Wasser spülen, ggf. Vorgang wiederholen; Haare leicht ausdrücken und mit einem Handtuch bedecken; **d)** Spezialwanne entfernen; in Sitzposition oder Oberkörperhochlagerung Haare frottieren, zweites Handtuch unter die Schultern legen, feuchte Haare durchkämmen, fönen und nach Wunsch frisieren; **e)** Bettwäsche und Bekleidung auf Feuchtigkeit kontrollieren; den Patienten lagern und Materialien entsorgen; **3.** Haarwäsche am Waschbecken: Handtücher und Haarpflegemittel bereitlegen; Patienten zum Waschbecken begleiten oder mit Rollstuhl fahren und rückwärts zum Waschbecken setzen; Handtuch um den Nacken des Patienten legen und Haarpflege wie im Bett ausführen. **Hinweis: 1.** Die verwendeten Haarpflegemittel richten sich nach der Beschaffenheit von Haar und Kopfhaut. **2.** Keinen Schaum in die Augen, kein Wasser in die Ohren fließen lassen. **3.** Nicht ohne Zustimmung Haare schneiden, auf Wunsch Frisör bestellen. **4.** Durchführung der Behandlung bei Parasitenbefall nach ärztlicher Verordnung; **5.** Wenn möglich, patienteneigene Kämme und Bürsten verwenden bzw. nach Gebrauch desinfi-

zieren. **6.** Bei bettlägerigen Patienten keine Haarspangen oder Nadeln benutzen, um Druckstellen zu vermeiden. **7.** Wünsche, Gewohnheiten und Eigenaktivitäten des Patienten oder Bewohners berücksichtigen und unterstützen. **8.** Wenn möglich, in Krankenhäusern und Altenpflegeeinrichtungen Friseur beschäftigen. Vgl. Selbstpflege: gepflegtes Äußeres.

Haarpflegemittel: (engl.) *hair care products*; Produkte zur Reinigung und Pflege von Haar* und Kopfhaut sowie Spezialprodukte bei Haar- und Kopfhautveränderungen; **Formen: 1.** Shampoos, Spülungen und Haarkuren, die dem Haartyp entsprechend (normales, fettiges, trockenes, brüchiges, gefärbtes Haar) oder der Schuppenbildung entgegenwirkend (z. B. Shampoos mit Schwefelsatz) angeboten werden; **2.** z. B. auch Haarwasser mit Birkenextrakt, das die Durchblutung der Kopfhaut anregt; **3.** Gel, Wachs und Spray zum Frisieren. Vgl. Haarpflege.

Haarveränderungen: (engl.) *hair changes*; Änderungen von Farbe und Struktur des Haarschafts; **Formen:** s. Abb.; **1.** diffuses Ergrauen im Alter durch

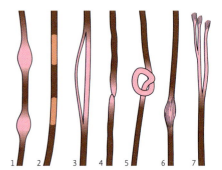

Haarveränderungen: 1: Spindelhaar; 2: Ringelhaar; 3: Gabelung des Haarschafts; 4: bandartige Abflachung und Drehung des Haares; 5: Bildung einer Schlinge; 6: pinselartige Aufsplitterung; 7: pinselförmige Auffaserung und Längsspaltung

Pigmentschwund (Canities, syn. Leukotrichose); kann vorzeitig auftreten, z. B. bei Vitamin-B_{12}-Mangelanämie (perniziöse Anämie), Basedow-Krankheit, Cushing-Syndrom; **2.** Spindelhaare (Monilethrix, syn. Aplasia pilorum intermittens): unregelmäßig dominant erblich, beginnt meist im 1. Lebensjahr; Haare* zeigen in Abständen von 0,5–1 mm abwechselnd Anschwellungen und Einschnürungen und brechen ab. Der Kopf ist fast kahl und mit follikulären Hornkegeln bedeckt; evtl. gleichzeitig Nagel- und Zahnanomalien. **3.** Ringelhaare (Pili anulati): Längs angeordnete, ca. 2 mm lange dunkle und helle Zonen wechseln miteinander ab. **4.** Gabelung des Haarschafts in unregelmäßigen Abständen (Pili bifurcati); **5.** Haare zeigen durch einseitige Abplattung bedingte hellere und darauf folgende dunklere Stellen (Pili planati). **6.** Barthaare treten in sehr flachem Winkel aus den Follikeln, sodass ihre Spitzen wieder in die Hornschicht eindringen (Pili recurvati). Dadurch bilden sich kleine Papeln, die beim Rasieren angeschnitten werden. **7.** bandartige Abflachung und Drehung der Haare in Abständen von 5–12 mm (Trichokinesis, syn. Pili torti); z. B. bei vererbter Kupferstoffwechselstörung (Menkes-Syndrom), vererbtem Defekt im Aminosäurestoffwechsel (Netherton-Syndrom); **8.** erhöhte Weichheit der Haare, besonders bei Kindern (Trichomalazie); bis handtellergroße, unscharf begrenzte Stellen mit schütterem Haarwuchs auf dem behaarten Kopf; Ursache: wahrscheinlich mechanisch durch häufiges Zupfen; **9.** Bildung von Schlingen und Doppelschlingen an den Haaren (Trichonodose, meist in Kombination mit Trichoschisis und Trichorrhexis nodosa), besonders bei Kopf- und Schamhaaren; Ursache: Zerren, Kratzen (z. B. bei juckenden Dermatosen), Massieren, längere starke Windexposition; **10.** Bambushaare (Trichorrhexis invaginata:): Knotenbildung durch Einstülpung des Haarschafts bei Netherton-Syndrom; **11.** pinselartige Aufsplitterungen an Kopf- und Barthaaren, die aussehen wie hellgraue Knötchen, die an Nissen erinnern (Trichorrhexis nodosa); Ursache: zu häufiges Waschen und Bürsten, bei Menkes-Syndrom und Argininbernsteinsäure-Krankheit, evtl. auch ohne erkennbare Ursache (idiopathisch); **12.** pinselförmige Auffaserung und Längsspaltung des Haars (Trichoschisis, syn. Trichoptilose); Ursache: mechanische und chemische Überbeanspruchung; **13.** erhöhte Brüchigkeit der Haare (Trichoklasie) bei Trichorrhexis invaginata, Trichorrhexis nodosa und Trichoschisis; **14.** Pinselhaare (Trichostasis spinulosa, syn. follikuläre Thysanothrix): mitesserähnliche (komedoartige) Bildungen, die (nach Ausdrücken) mikroskopisch bis zu 60 dicht nebeneinanderliegende, dünne Kolbenhaare enthalten; besonders auf Nase und Stirn, meist bei älteren Menschen; Ursache: überschießende Papillenaktivität und Zurückhalten (Retention) der abgestorbenen Haare im mit Keratinfasern überfüllten (hyperkeratotischen) Follikel.

Haarwaschwanne: syn. Bett-Haarwaschwanne; Wanne aus Kunststoff (fest oder aufblasbar) mit Kopfmulde und Ablaufschlauch mit Absperrhahn zur Haarwäsche bei bettlägerigen Patienten (s. Abb.); während des Waschens soll der Patient bequem gelagert sein: Kopfteil des Pflegebettes flachstellen, Nackenaussparung mit einem Waschlappen oder Handtuch polstern und die Höhe der Haarwaschwanne mit einem Kissen ausgleichen. Kniekehlen mit einer Lagerungs-Halbrolle unterstützen und Füße durch einen Bettverkürzer oder ein Lagerungskissen abstützen (erleichtert dem Patienten die Lagerung). Das durch den Schlauch ablaufende Wasch- und Spülwasser wird in einem seitlich neben dem Pflegebett bereitgestellten Eimer aufgefangen. Ein ca. 3 m langer Schlauch mit

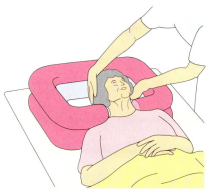

Haarwaschwanne

direktem Anschluss an die Warm- und Kaltwasserzufuhr ermöglicht ein Abduschen der Haare. Vgl. Haarpflege.

Haarzyklus: (engl.) *hair cycle*; zyklischer Prozess, der von der Haarpapille ausgeht und zur Bildung neuer Haare* führt; **Einteilung: 1. Wachstumsphase** (Anagenphase): Ca. 90 % der Haare befinden sich in der Wachstumsphase, die je nach Haartyp mehrere Jahre dauert. Die sich entwickelnden Haare sind mit dem Stoffwechsel verbunden, sodass verschiedene Spurenelemente, aber auch Schadstoffe aufgenommen werden, die bei Haaranalysen (z. B. Schwermetallbelastung) nachweisbar sind. Das Haarwachstum der Kopfhaut beträgt ca. 1 cm pro Monat. Im Alter wachsen Haare langsamer. **2. Übergangsphase** (Katagenphase): In der ca. 2–4 Wochen andauernden Übergangsphase verliert das Haar den Kontakt zum Blutgefäßsystem. **3. Ruhephase** (Telogenphase): In der Ruhephase, die mehrere Monate andauern kann, erfolgt der Haarausfall. Der Haarschaft wird bis auf einen kleinen Rest ausgestoßen. **Hinweis:** Haarschneiden und Rasieren haben keinen Einfluss auf das Haarwachstum.

Habituation: (engl.) *habituation*; Gewöhnung; allmähliches Verschwinden einer Reaktion nach wiederholter Konfrontation mit dem auslösenden Reiz, auch i. S. der Eingewöhnung in neue Situationen; der aktive Prozess, ein Individuum an etwas zu gewöhnen, wird als **Habituierung** bezeichnet. Vgl. Adaptation, Abhängigkeit, Reizverarmung.

Habituation, degenerierende: (engl.) *degenerative habituation*; Folge einer gleichbleibenden, bewegungs- und anregungslosen oder auch reizüberfluteten Wahrnehmungssituation, die zu Missempfindungen und Orientierungsstörungen bis zu schweren Identitätskrisen führen kann; von A. Fröhlich (1996) geprägter Sammelbegriff für mögliche Beeinträchtigungen unterschiedlicher Sinnessysteme, die bei fortwährender Reizarmut oder -eintönigkeit auftreten können. **Ursachen:**

1. krankheitsbedingter Bewegungsmangel, Superweichlagerung*, Gleichförmigkeit der Körperlage; 2. Mangel an Anregung, z. B. ständiger Blick auf weiße Zimmerdecke, weiße Bettwäsche, weiße Wände, keine visuelle Anregung bei gleichzeitiger Bewegungseinschränkung z. B. nach Schlaganfall; 3. Reizüberflutung, z. B. ständiges Piepen des Überwachungsmonitors, Vibration des Antidekubitussystems auf der Intensivstation bei gleichzeitiger Bewusstseinsstörung; **Folge:** Bei Schwerkranken und Bewusstlosen kommt es zu individuell unterschiedlichen Einschränkungen der geistigen Leistungsfähigkeit oder zur räumlichen und zeitlichen Desorientierung, einem reduzierten Körpergefühl mit Störungen des Körperbildes oder sogar zum Verlust der körperlichen und psychischen Identität. Fehlinterpretationen von Umweltreizen können evtl. Kommunikationsstörungen bedingen; eine weitere mögliche Folge ist das Rückzugsverhalten (Totstellreflex). **Hinweis:** Reizarmut oder -überflutung können auch bei gesunden Menschen schnell zu Wahrnehmungseinschränkungen oder Fehlinterpretationen führen. Vgl. Basale Stimulation, Deprivation.

Habituationsprophylaxe: (engl.) *habituation prophylaxis*; Vorbeugung einer Gewöhnung an konstant reizarme oder reizüberflutete Eindrücke aus der Umwelt oder fehlender Bewegungsmöglichkeiten des eigenen Körpers durch stimulierende Angebote; der von der Autorengruppe Th. Buchholz, A. Gebel-Schürenberg, P. Nydahl und A. Schürenberg geprägte Begriff betont die Bedeutung basal stimulierender Angebote für die alltägliche Wahrnehmungsförderung in der Pflege. **Anwendung: 1.** bei schwer mehrfachbehinderten Menschen, insbesondere Patienten, die auf Therapieeinheiten zur Dekubitusprophylaxe (s. Dekubitus) gelagert werden; **2.** bei alten und dementen Menschen, die lange Zeit ohne Beschäftigung im Zimmer liegend verweilen; **Hinweis:** Als Habituationsprophylaxe eignen sich die Angebote der Basalen* Stimulation. Vgl. Deprivation.

Habitus: (engl.) *habitus*; Erscheinungsbild; äußeres Erscheinungsbild eines Menschen, Besonderheiten in der äußeren Erscheinung, die einen Schluss auf bestimmte Krankheiten oder Krankheitsanlagen zulassen können.

Hämatom (ICNP): (engl.) *hematoma*; Bluterguss; durch Verletzung (Trauma) entstandene Blutansammlung im Weichteilgewebe oder in einer vorgebildeten Körperhöhle (z. B. blutiger Gelenkerguss, Ansammlung von Blut in der Pleurahöhle); das Blut gerinnt allmählich und wird bei längerem Bestehen des Hämatoms z. T. bindegewebig durchwachsen (sog. organisiertes Hämatom). Bei Hämatomen im Unterhautfettgewebe ist während des Abbaus des Blutes ein charakteristischer Farbwechsel von blaurot über gelbgrün zu gelb zu beobachten. **Maßnahme: 1.** Rasch, idealerweise direkt nach dem Trauma und vor dem Auftreten des Hämatoms kühlen (s. Eispackung). **2.** Größere Hämatome vom Arzt beurteilen lassen, ggf. ausräumen lassen. **3.** Heparinsalben nach Verordnung. **Hinweis: 1.** Intramuskuläre (z. B. Impfung) oder subkutane (z. B. Insulininjektion) Injektionen* können zu Hämatomen führen; nach der Injektion die Injektionsstelle kurz komprimieren. **2.** Hämatome nach venöser Blutentnahme in der Ellenbeuge können durch Druck auf die Injektionsstelle und gestrecktes Heben des Armes reduziert werden; Arm nicht beugen. Vgl. Blutung.

Hämatostatika: syn. Hämostatika*.

Hämodiafiltration: (engl.) *haemodiafiltration*; Abk. HDF; extrakorporales Blutreinigungsverfahren*, bei dem eine Kombination von Hämodialyse* und Hämofiltration* angewendet wird; ermöglicht die Elimination sowohl klein- als auch mittelmolekularer Substanzen bei gut steuerbarem Flüssigkeitsentzug (kontrollierter Ersatz des Ultrafiltrats durch physiologische Elektrolytlösungen); **Anwendung:** v. a. bei chronischer Niereninsuffizienz; **Komplikationen:** Blutungen, niedriger Blutdruck (Hypotonie), Herzrhythmusstörungen, Muskelkrämpfe, Auflösung von roten Blutkörperchen (Hämolyse), Unverträglichkeitsreaktionen.

Hämodialyse: (engl.) *haemodialysis*; Abk. HD; auch Dialyse, Nierenersatztherapie; extrakorporales Blutreinigungsverfahren*, bei dem im Blut enthaltene harnpflichtige Substanzen (s. Harn) und wasserlösliche Giftstoffe über eine Membran durch eine Spülflüssigkeit entfernt werden; die Hämodialyse wird als Langzeitbehandlung (Dauerdialyse) ambulant in speziellen Ambulanzen und Dialysezentren* (88 %), im Krankenhaus (11 %) oder nach entsprechender Ausbildung des Patienten relativ selbstständig mit Unterstützung eines Partners als sog. Heimdialyse* (1 %) zu Hause durchgeführt (s. Dialysepflege). Die wesentlichen **Krankheitsursachen**, die zur dauerhaften Dialysepflicht führen, sind Diabetes mellitus (36 %), Glomerulonephritis (15 %), interstitielle Nephritis (10 %), sonstige Nierenerkrankungen wie Zystennieren, Tumorerkrankungen der Niere oder Analgetikanephropathie (39 %). **Anwendung:** bei chronischem Nierenversagen als Organersatztherapie als lebenslanges Behandlungsverfahren, sofern eine Nierentransplantation nicht durchgeführt werden kann; bei akutem Nierenversagen und Vergiftungen Einsatz kurzzeitig für einige Tage bis zur Wiederherstellung der Nierenfunktion (aus dem akuten Nierenversagen kann sich jedoch auch ein terminales Nierenversagen entwickeln); die Dialysebehandlung bei akuter und chronischer Niereninsuffizienz wird bei folgenden Bedingungen notwendig: **1.** Absinken der Entgiftungsfähigkeit der Nieren (glomeruläre Filtrationsrate) einen Grenzwert von 15 ml/min/1,73 m^2 Körperoberfläche; **2.** schwerer, diätetisch und medikamentös nicht beinflussbarer Kaliumüberschuss (Hyperkaliämie); **3.** schwere, nicht korrigierbare Übersäuerung des Blutes (nichtrespiratorische Azidose);

4. nicht beherrschbare Überwässerung; **5.** Mangelernährung* und Katabolismus; **6.** nicht beeinflussbare renale Anämie; **7.** therapieresistenter Bluthochdruck (Hypertonie*); **8.** Herzbeutelentzündung (Perikarditis); **9.** Perikarderguss; **10.** periphere und zentrale Neuropathie; **11.** nicht beherrschbare Verschlechterung des Allgemeinzustandes (Erbrechen, Konzentrationsstörungen, Müdigkeit, Juckreiz); ein früherer Beginn der Dialysebehandlung ist z. B. bei älteren Patienten, Diabetikern oder Patienten mit schwerwiegenden Begleiterkrankungen erforderlich. **Methode:** Eine semipermeable Membran (Dialysator*) wird von einer Dialysierlösung auf der einen Seite und dem Blut des Patienten auf der anderen Seite umspült. Ein Konzentrationsgefälle zwischen Blut und Dialysierlösung ermöglicht es, die im Organismus angesammelten Giftstoffe sowie Wasser durch die physikalischen Prinzipien der Diffusion*, Konvektion* und Osmose* durch die Membran zu entfernen und andere, im Blut in zu geringem Anteil enthaltene Substanzen (z. B. Bicarbonat) zuzuführen (sog. Stoffaustausch). **Zur Durchführung benötigte Elemente: 1.** Wasseraufbereitungssystem zur Herstellung reinen Wassers (Permeat); **2.** Dialysegerät, das die Dialysierlösung aus Permeat, Glukose, Elektrolyt- und Bicarbonatkonzentraten herstellt, auf Körpertemperatur erwärmt, entgast und die Zusammensetzung dieses Dialysats kontrolliert, sowie Bilanziersysteme, die in der Lage sind, das überschüssige Wasser aus dem Blut zu entfernen; **3.** extrakorporaler Kreislauf mit Blutpumpen, Schlauchsystem, Dialysator, Klemmen und Kontrollinstrumenten zum Transport des Blutes vom Patienten zum Dialysator und zurück; zur Vermeidung einer unerwünschten Blutgerinnung im extrakorporalen Kreislauf wird Heparin (vermindert die Gerinnungsfähigkeit des Blutes) zugesetzt; **4.** Gefäßzugang beim Patienten, der einen Blutfluss von mindestens 200–400 ml/min erlaubt; hierbei handelt es sich entweder um einen operativ angelegten arteriovenösen Shunt*, ein Kunststoffinterponat (aus PTFE bestehendes künstliches Blutgefäß) zwischen Arterie und Vene oder einen zentralen Venenkatheter* (s. Abb.); **Häufigkeit:** wird in Abhängigkeit vom Körpergewicht, der Dialysedauer und der Reinigungsleistung der Membran (Clearance*) festgelegt. I. d. R. bedeutet dies 3 Behandlungen pro Woche von jeweils 4–6 Stunden. Die Behandlung wird bei längerer Dialysedauer kreislaufschonender, da sich der Flüssigkeitsentzug und der Elektrolytausgleich auf einen längeren Zeitraum erstrecken. **Komplikationen:** Während der Hämodialyse sind niedriger Blutdruck (Hypotonie*), Bluthochdruck (Hypertonie), Schock*, akute Blutungen (durch die Heparinisierung), Fieberreaktionen, Elektrolytstörungen mit Wadenkrämpfen sowie Herzrhythmusstörungen möglich. Als **Langzeitkomplikationen** können eine sekundäre Überfunktion der Nebenschilddrüse (Hyperparathyroidismus), eine dialysebedingte Gelenkerkrankung (Arthropathie) oder eine schwere Form der Abmagerung* auftreten. Therapeutische **Maßnahme: 1.** Die Dialysebehandlung wird individuell nach dem ärztlichen Behandlungsplan des Patienten vom Pflegepersonal durchgeführt. **2.** Für die Überlebensdauer von Dialysepatienten ist eine gute Blutdruckeinstellung wesentlich. Diese wird durch eine ausreichend lange Dialysedauer stark verbessert, jedoch nehmen trotzdem viele Patienten blutdrucksenkende Mittel ein. Sie werden geschult, ihren Blut-

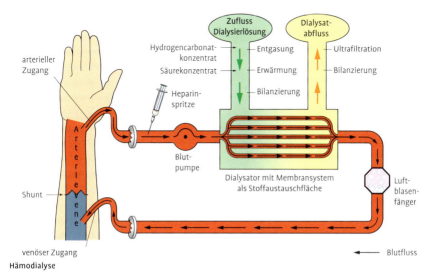

Hämodialyse

Hämodialysefilter

druck* zu überwachen und die Arzneimitteleinnahme anzupassen. **3.** Neben blutdrucksenkenden Mitteln erhalten die Patienten weitere Arznei- oder Nahrungsergänzungsmittel wie z. B. Eisen und Erythropoetin zur Behebung der Anämie, D-Hormon zur Verbesserung des Knochenstoffwechsels und Phosphatbinder zur Reduktion der Phosphataufnahme über den Darm. **4.** Zur Behebung von Kreislaufkomplikationen können während der Dialysebehandlung Infusionen mit isotonen Kochsalzlösungen sowie Reduzierung des Wasserentzugs notwendig werden. **5.** Zur Überprüfung der Behandlungsqualität werden i. R. der Qualitätssicherung in vierteljährlichen Abständen Laborkontrollen durchgeführt, die Werte für Harnstoff, Kreatinin, Hämoglobin und Hämatokrit bestimmt und die Effizienz der Hämodialyse (Kt/V-Wert) berechnet. Die Patienten werden außerdem in vierteljährlichen Abständen ärztlich untersucht. In größeren Abständen werden zudem EKG, Sonographie und ggf. Röntgendiagnostik durchgeführt. **Epidemiologie:** Während die Weltbevölkerung jährlich um 1,3 % zunimmt, steigt weltweit die Anzahl der Menschen mit terminalem Nierenversagen (Dialysepflicht) um 8 %. Zurzeit werden in Deutschland ca. 60 000 Menschen mit der Hämodialyse behandelt. Der durchschnittliche Anstieg liegt bei ca. 4,0 % pro Jahr. Ungefähr 70 % der Dialysepatienten sind über 60 Jahre alt. **Hinweis:** Hämodialyse bedeutet lebenslange Abhängigkeit von einer regelmäßigen, intensiven, ambulanten Behandlung. Vgl. Peritonealdialyse, Hämofiltration, Hämodiafiltration, Arbeitsgemeinschaft für nephrologisches Pflegepersonal.
Hämodialysefilter: syn. Dialysator*.
Hämofiltration: (engl.) *haemofiltration*; extrakorporales Blutreinigungsverfahren*, bei dem über eine semipermeable Membran ca. 20–30 l bzw. bis zu 70 l Flüssigkeit verabreicht und mit den gelösten Giftstoffen (sog. Ultrafiltrat) wieder aus dem Blut abgefiltert wird; gleichzeitig finden ein Flüssigkeitsentzug sowie ein Elektrolytausgleich statt. Die Entfernung der harnpflichtigen Substanzen (s. Harn) und wasserlöslichen Giftstoffe geschieht bei diesem Blutreinigungsverfahren durch das Prinzip der Konvektion*, bei der gelöste Stoffe passiv in einem Flüssigkeitsstrom mitgeführt werden. **Anwendung: 1.** v. a. bei akuter Niereninsuffizienz zur kontinuierlichen Elimination harnpflichtiger Substanzen (s. Harn) u. a. Stoffwechsel(end)produkte sowie zum Flüssigkeitsentzug (bei einem Überschuss an Gesamtkörperwasser, sog. Hyperhydratation); **2.** bei Übersäuerung des Blutes (nichtrespiratorischer Azidose*) und dekompensierter Herzinsuffizienz; **3.** Bei chronisch intermittierender Dialyse kann dieses Verfahren ebenfalls angewendet werden.
Komplikationen: Blutungen, niedriger Blutdruck (Hypotonie), Herzrhythmusstörungen, Muskelkrämpfe, Auflösung von roten Blutkörperchen (Hämolyse), Unverträglichkeitsreaktionen.

Vgl. Hämodialyse, Hämodiafiltration, Peritonealdialyse.
Hämoglobin: (engl.) *haemoglobin*; Abk. Hb; sog. roter Blutfarbstoff; eisenhaltiges Protein, das vorwiegend in roten Blutkörperchen (Erythrozyten), in geringer Menge auch frei im Blut vorkommt und dessen Hauptfunktionen Bindung und Transport von Sauerstoff im Blut sind; vgl. Blutbild, Blutgasanalyse.
Hämogramm: s. Blutbild.
Hämoperfusion: (engl.) *haemoperfusion*; extrakorporales Blutreinigungsverfahren* insbesondere zur Entfernung toxischer Substanzen aus dem Blut unter Verwendung von Adsorbenzien (Granulate oder Pulver, die gelöste Substanzen binden, z. B. beschichtete Aktivkohle oder Neutralharze), an denen das Blut entlanggeleitet wird; **Anwendung:** bei schweren Vergiftungen, z. B. mit Hypnotika, Psychopharmaka, Digitoxin, Insektiziden, Pilzgiften; **Komplikationen:** Blutungen, allergische Reaktionen, Übersäuerung des Blutes (Azidose), Blutungsneigung bzw. Auftreten spontaner, schwer stillbarer Blutungen (hämorrhagische Diathese) infolge Adsorption von Blutplättchen (Thrombozyten), unerwünschte Entfernung von Hormonen (z. B. Katecholaminen) und Medikamenten.
Hämorrhoiden: (engl.) *haemorrhoids*; knotenförmige Erweiterungen der Gefäße am Übergang vom Mastdarm zum Enddarm (Äste der Arteria rectalis superior bzw. Vena rectalis superior im Bereich der arteriell und venös durchbluteten Corpora cavernosa recti); früher als innere Hämorrhoiden bezeichnet (im Gegensatz zu den sog. äußeren Hämorrhoiden, bei denen es sich um subkutane perianale Blutergüsse und Blutgerinnsel, sog. Perianalthrombosen, handelt, die bei Einrisse der Venenwand bei starkem Pressen entstehen); häufig liegt eine Bindegewebeschwäche (auch Gewebeauflockerung durch hormonale Umstellung in der Schwangerschaft oder nach schweren Geburten) vor. **Einteilung in klinische Stadien: Grad 1:** leichte, äußerlich nicht sicht- und tastbare Vorwölbung; **Grad 2:** beim Pressen vorübergehend prolabierende (vorfallende, d. h. außerhalb des Afters sichtbar werdende) Hämorrhoiden mit spontaner Reposition; **Grad 3:** Hämorrhoiden sind ständig außerhalb des Afters sichtbar, lassen sich jedoch in den After zurückschieben; **Grad 4:** (permanente) große Hämorrhoidalknoten, die sich nicht in den After zurückschieben lassen; **Kennzeichen:** v. a. Darmblutungen (helles Blut) und Juckreiz (Pruritus ani), schleimige Sekretion (ab Grad 3), dumpfes Druckgefühl, Brennen und Schmerzen im Rektum, ggf. zusätzlich Vorfall der Analschleimhaut (Analprolaps), Mastdarmentzündung (Proktitis), Analekzem und lokale Geschwürbildungen (Ulzerationen); **Komplikationen:** starke Blutung, evtl. chronische Blutarmut (Blutungsanämie), Einklemmung (Inkarzeration) prolabierter Hämorrhoiden, Störung der Stuhlkontinenz; **Maßnahme: 1.** Hämorrhoidenmittel*; **2.** Venen-

mittel*; **3.** Beseitigung der Hämorrhoiden durch Verödung (Sklerotherapie), Abbinden des Blutgefäßes (Ligatur) und chirurgische Entfernung des Gewebes (Exzision); **Selbstpflege: 1.** Beim Stuhlgang Zeit lassen, starkes Pressen vermeiden; gründliche, aber sanfte Analhygiene (weiches, evtl. feuchtes Toilettenpapier, Trockentupfen anstelle von Wischen, anschließend immer kalte Waschung; Sitzbad mit Zusätzen wie Eichenrinde, Kamille); **2.** ballaststoffreiche Ernährung mit geringem Anteil an obstipationsfördernden Lebensmitteln, ausreichende Flüssigkeitszufuhr (z. B. Kamille-Steinkleetee) und Bewegung zur Vermeidung von Obstipation* (Hauptursache bei der Entstehung von Hämorrhoiden); **3.** langes Sitzen (besonders auf kalter Unterlage) vermeiden; **4.** ggf. Übergewicht reduzieren; **5.** keine Abführmittel einsetzen. **Hinweis:** Hämorrhoiden sind vielen Betroffenen peinlich und werden deshalb aus Scham ungern angesprochen. Die Erkrankung betrifft nach ärztlichen Schätzungen mehr als 50 % der über 50-Jährigen, kommt aber in jeder Altersklasse vor.

Hämorrhoidenmittel: Arzneimittel* zur lokalen Behandlung von Hämorrhoiden*; werden meist in Form von Zäpfchen, Salben oder Cremes eingesetzt. Durch Hämorrhoidenmittel können keine Hämorrhoidalknoten beseitigt werden. Ziel einer Therapie ist es, z. B. Schmerzen, Juckreiz und Brennen zu lindern, die Durchblutung in den Gefäßen zu verbessern, Entzündungen zu beseitigen und ekzematöse Reaktionen zu verhindern. **Wirkstoff:** v. a. **1.** Antiphlogistika* (z. B. Kortikoide*, Azulene); **2.** Lokalanästhetika* (z. B. auch Menthol); **3.** Adstringenzien* (u. a. Zinkoxid, Aluminiumsalze, Gerbstoffdrogenextrakte aus Zaubernuss, Eichenrinde); **4.** gefäßverengende Arzneimittel (Vasokonstriktoren); **5.** Gefäße und Blutkapillaren abdichtende Stoffe wie u. a. Rutosid, Aescin (s. Venenmittel); **6.** Antikoagulanzien* (Heparin); **7.** antimikrobielle Stoffe; **8.** Emollenzien*.

Hämostase: (engl.) *haemostasis*; **1.** (physiologisch) Prozess der Beendigung einer Blutung*; abhängig von der regelrechten Funktion von Gefäßinnenwand (Endothel) und Blutplättchen (Thrombozyten), intakter Blutgerinnung, der im Gleichgewicht befindlichen Fibrinolyse (Auflösung des Fibrinpfropfs) sowie der Wirkung der Antithrombine (Hemmstoffe der Blutgerinnung); **Einteilung: a) primäre** Hämostase: Bildung eines Thrombozytenpfropfs und Kontraktion der betroffenen Gefäßabschnitte (sog. Blutstillung); **b) sekundäre** Hämostase: Blutgerinnung mit Bildung eines Pfropfs aus Thrombozyten und Fibrin; komplexer, in z. T. gleichzeitig stattfindenden Phasen verlaufender Vorgang, der durch physiologische und pathologische (krankhafte) Prozesse ausgelöst wird und der anhaltenden Blutstillung dient; nach einem auslösenden Ereignis (Gewebeverletzung, Freilegung von Fremdoberflächen, Zerfall von Thrombozyten) wird die sog. Gerinnungskaskade gestartet, bei der sich verschiedene Gerinnungsfaktoren gegenseitig aktivieren und hemmen und schließlich ein fester Pfropf aus Fibrin und Blutbestandteilen (Thrombus) gebildet wird, der das verletzte Gefäß verschließt. Hämostase wird medikamentös durch Antikoagulanzien* (z. B. im Rahmen der Thromboseprophylaxe*) gehemmt bzw. durch Hämostatika* verstärkt. Fibrinolytika* lösen bereits entstandene Thromben auf. **2.** (pathophysiologisch) Stillstand oder Verminderung der Blutzirkulation, meist lokal; **3.** (therapeutisch) Blutstillung, Verschluss eines blutenden Gefäßes z. B. durch Druckverband (s. Kompressionsverband), Abbinden einer Extremität, chirurgische Gefäßligatur (Gefäßklemmen, Clips, Naht u. a.) oder durch Arzneimittel (z. B. Hämostatika oder Fibrinkleber).

Hämostatika: (engl.) *haemostatic agents*; syn. Hämatostatika, Hämostyptika; blutstillende Mittel; zur lokalen Blutstillung angewendete Substanzen (z. B. Thrombin mit Fibrinogen, Kollagen).

Hämostyptika: syn. Hämostatika*.

Händedesinfektion: (engl.) *hand disinfection*; Maßnahme i. R. der Asepsis* zur Vermeidung der manuellen Übertragung von Krankheitserregern, speziell von Nosokomialinfektionen*, mit Hilfe von Händedesinfektionsmitteln*; etwa 80 % der vermeidbaren Infektionen* werden durch die Hände übertragen. **Ziel:** Durchbrechen der Infektionskette durch Verringerung der Keimzahl und weitgehende Abtötung der Mikroorganismen der Haut zum Schutz der Patienten sowie zum Eigenschutz der im Gesundheitswesen an der Pflege und Therapie beteiligten Personen. Dabei ist die korrekte Technik der Händedesinfektion entscheidend. **Voraussetzung: 1.** gesunde Haut; Hautläsionen müssen flüssigkeits- und keimdicht mit Pflaster oder Verband abgedeckt werden; Personen mit Nagelbettentzündungen und infizierten Hautläsionen an Händen und Unterarmen dürfen in Arbeitsbereichen mit erhöhter Infektionsgefährdung nicht tätig sein. **2.** systematischer Hautschutz*; **3.** keine Schmuckstücke (einschließlich Uhren und Eheringe) an Händen und Unterarmen; Fingernägel müssen kurz und unlackiert sein. **Material:** Vorzugsweise sind Desinfektionsmittel auf alkoholischer Basis zu verwenden, die den Standardzulassungen gemäß § 36 Arzneimittelgesetz entsprechen. Bei mutmaßlicher oder wahrscheinlicher Viruskontamination muss ein gegen die entsprechenden Viren wirksames Präparat verwendet werden, sofern dafür gesicherte Prüfergebnisse vorliegen (z. B. Isoliereinheit, Kinderstation, Verdacht auf oder gesicherte übertragbare Virusinfektion).

Hygienische Händedesinfektion
Prinzip: erst desinfizieren, dann reinigen; Maßnahme zur Entfernung der auf die Haut gelangten Keime.

Anwendung: im Pflegebereich **1.** vor aseptischen Arbeiten; **2.** vor dem Betreten der reinen Sei-

Händedesinfektion

te der Personalschleuse von Operationsabteilungen, Sterilisationsabteilungen und anderen Reinraumbereichen; **3.** nach Kontakt mit Blut, Sekreten oder Exkreten; **4.** nach Kontakt mit kontaminierten Gegenständen (z. B. gebrauchten Beatmungsmasken und Kathetern); **5.** vor invasiven Eingriffen (Spritzen, Infusionen, Blutentnahmen), Verbandwechseln, Wund- und Schleimhautkontakt; **6.** vor Kontakt mit besonders abwehrgeschwächten Patienten (z. B. mit Leukämie, Verbrennung, Polytrauma, Bestrahlung); **7.** im Altenheim beim Umgang mit schwer pflegebedürftigen Bewohnern; **8.** auch bei fraglichem Infektionsrisiko, z. B nach Toilettengang (besonders bei Durchfallerkrankung) und Naseputzen; **9.** vor der Essenszubereitung und -verteilung; **10.** allgemein bei der Pflege und Versorgung von schwer erkrankten Patienten.

Durchführung: Sämtliche Partien der trockenen Hände werden mit 3 ml (entspricht 2 vollen Hüben aus einem Wandspender) eines alkoholischen Händedesinfektionsmittels bei einer Einwirkzeit von 30–60 Sekunden eingerieben. Angaben des Herstellers beachten. Das Vorgehen orientiert sich an der sog. **Sechser-Regel: 1.** Handfläche auf Handfläche; **2.** rechte Handfläche über linkem Handrücken und linke Handfläche über rechtem Handrücken; **3.** Innenseite der Handfläche auf Innenseite der Handfläche mit verschränkten, gespreizten Fingern; **4.** Außenseite der Finger auf gegenüberliegender Handfläche mit verschränkten Fingern; **5.** kreisendes Reiben des rechten/linken Daumens in der geschlossenen Handfläche der jeweils anderen Hand; **6.** kreisendes Reiben mit zusammengeführten Fingerkuppen der rechten Hand in der linken Handfläche und umgekehrt. Jeder Schritt wird 5-mal wiederholt. Die Einwirkzeit muss bei bestimmten Erregern wie Pseudomonas verlängert werden (Durchgang wiederholen). Häufig bestehen auf den einzelnen Stationen und Abteilungen konkrete Pflegestandards*.

Chirurgische Händedesinfektion

Prinzip: erst reinigen, dann desinfizieren; Maßnahme zur Entfernung sowohl der auf die Haut gelangten Keime als auch der physiologischen Haftkeime.

Anwendung: im Operationsbereich vor Operationen und diagnostischen, invasiven Eingriffen, Injektionen und Punktionen mit besonders hohen Anforderungen an die Asepsis.

Durchführung: 1. Hände und Unterarme werden bis zum Ellenbogen bei nach oben gerichteten Fingerspitzen und tief liegendem Ellenbogen ca. 1 Minute lang mit einem desinfizierenden Handwaschpräparat gewaschen; wegen potentieller Hautschädigung sind länger dauernde Händewaschungen nicht empfehlenswert, auch weil dadurch keine weitere Verminderung der Keimzahl erreicht wird. Armaturen und Spender dürfen nicht über Handkontakt bedient werden. **2.** Fingernägel, Nagelfalze und evtl. auch die Handinnenflächen können bei besonderer Verschmutzung mit einer weichen, sterilen Bürste gereinigt werden; das Bürsten der Hände und Unterarme ist wegen Hautirritation und höherer Keimabgabe zu unterlassen. **3.** Nach dem Abtrocknen mit einem keimarmen Einmalhandtuch Händedesinfektion nach der **Dreier-Regel:** Bei einer Gesamteinwirkzeit von 3 Minuten werden jeweils 1 Minute lang zunächst die Partie von den Fingerspitzen bis zu den Ellenbogen, dann die Hand bis zum halben Unterarm und schließlich die Hände selbst desinfiziert. Die Einwirkzeit kann je nach Präparat variieren (Herstellerangaben beachten). Während der gesamten Einwirkzeit müssen Hände und Unterarme vollständig mit Desinfektionslösung benetzt sein. Ein Abtrocknen danach ist mit einem Rekontaminationsrisiko verbunden und nicht erforderlich (ggf. nur mit sterilem Tuch zur Einmalbenutzung). **4.** Die Hände müssen vor dem Anlegen der Operationshandschuhe (s. Handschuhe) lufttrocken sein, um Hautschäden vorzubeugen und die Intaktheit der Handschuhe nicht zu gefährden. **Hinweis: 1.** Bei Aufeinanderfolge kurzer Eingriffe (Operation und Operationspause zusammen kürzer als 60 Minuten) mit geringer Kontaminationswahrscheinlichkeit (intakter Handschuh) kann vor dem nächsten Eingriff die Händewaschung unterbleiben. Die Händedesinfektion muss erfolgen. **2.** Durch Einbürsten eines alkoholischen Desinfektionsmittels in den Nagelfalz kann eine Wirkungssteigerung erzielt werden; dies empfiehlt sich, wenn eine hohe Keimarmut erforderlich ist, z. B. vor Implantation von Endoprothesen. **3.** Sofern bei der Händewaschung bereits die Operationsbereichskleidung angelegt ist, sollte eine wasserundurchlässige keimarme Schürze getragen werden, um ein Durchnässen der Kleidung zu verhindern; die Bereiche oberhalb des Ellenbogens (Ärmel) dürfen nicht befeuchtet werden.

Hinweis

1. Flankierende Maßnahmen zur Infektionsprophylaxe sind Distanzierung durch Nutzung von Instrumenten anstelle der Hände (Non-touch-Technik), Tragen von Schutzhandschuhen und Schutzkleidung zum Eigenschutz sowie Tragen von sterilen Handschuhen zum Patientenschutz. **2.** Hautschutz* und Hautpflege* durchführen.

Organisation

1. Implementierung eines umfassenden Hygienemanagements in der gesamten Einrichtung; die „Richtlinie für Krankenhaushygiene und Infektionsprävention" des Robert Koch-Instituts fordert die Einrichtung einer Hygienekommission* in allen Einrichtungen zur Festlegung und Überwachung einrichtungsspezifischer Hygienestandards (Berücksichtigung in Pflegestandards*). **2.** ausreichende Ausstattung mit Desinfektions- und Schutzmaterial, besonders mit fest montierten Spendern (ein Verzicht auf Spender führt zur Vernachlässigung der Händehygiene); das Verwenden von tragbaren Spendern (sog. Kittelflaschen) kann

nur einen Kompromiss darstellen, solange Wandspender nicht in ausreichendem Maße zur Verfügung stehen. **3.** Maßnahmen zur Sicherung der Compliance* (z. B. durch Förderung des Wissens und des Problembewusstseins, Information über Haut(un)verträglichkeiten, klare Anweisungen, Schulungsprogramme, Kontrollmaßnahmen, Vorbildfunktion der Vorgesetzten).
Qualitätssicherung
Ein Händedesinfektionsplan ist im Stationszimmer und an Händedesinfektionsplätzen auszuhängen. Die Einrichtung sollte einen Hygieneplan mit Indikationen für die Händedesinfektion einschließlich Rahmenbedingungen ausarbeiten, der veröffentlicht wird und in den alle Mitarbeiter eingewiesen werden. Die einschlägigen Bestimmungen der Gesetzlichen Unfallverhütungsvorschrift der Berufsgenossenschaften (§§ 22, 6 UVV) müssen integriert werden. Die Einhaltung des Plans und die sachgemäße Durchführung sollten in regelmäßigen Abständen geprüft werden, evtl. mit fluoreszierendem Desinfektionsmittel.
Recht
Die hygienische Händedesinfektion ist rechtlich vorgeschrieben. Ihre Unterlassung bedeutet einen Pflegefehler* bzw. Behandlungsfehler*, wenn es zur Infektion kommt. Die Unterlassung der chirurgischen Händedesinfektion ist in einem Gerichtsurteil als grober ärztlicher Behandlungsfehler gewertet worden. Vgl. Rekontamination, Hygiene.

Händedesinfektionsmittel: (engl.) *hand disinfectants*; Produkte zum Einreiben für die hygienische und chirurgische Händedesinfektion* auf alkoholischer Basis (Ethanol, Propanol), die schnell wirken und rückstandsarm trocknen; **Wirkungsspektrum:** bakterizid, fungizid, tuberkulozid, virusinaktivierend (HBV und HIV sowie Adeno-, Herpes-, Rota-, Vacciniaviren); **Dosierung: 1.** hygienische Händedesinfektion: mindestens 3 ml bei 30–60 Sekunden Einwirkdauer; bei Tuberkuloseprophylaxe 2-mal anwenden; **2.** chirurgische Händedesinfektion: nach der Dreierregel 3-mal 5 ml bei jeweils 1 Minute Einwirkdauer; bei Adenoviren 5 Minuten; **Hinweis: 1.** Händedesinfektionsmittel nicht auf Schleimhaut und in Augennähe anwenden; **2.** aufgrund des hohen Alkoholgehalts austrocknende Wirkung; daher ist gute, regelmäßige Hautpflege wichtig; einige Händedesinfektionsmittel sind mit pflegenden Zusätzen wie Dexpanthenol, Bisabolol und Eucerit versehen. **3.** Auch bei evtl. höheren Kosten sollten zum Gesundheitsschutz der Anwender Händedesinfektionsmittel ohne potentiell sensibilisierende oder hochgradig hautirritierende Inhaltsstoffe wie Chlor oder Peressigsäure ausgewählt werden. **4.** Ein Präparatewechsel sollte in Abstimmung mit der Hygienekommission*, dem betriebsärztlichen Dienst und den Anwendern beschlossen werden und ihre Einführung hinsichtlich der Compliance und Verträglichkeit beobachtet werden. **Recht: 1.** Bei geistig ansprechbaren Patienten sind bei einer irrtümlichen oralen Aufnahme von Händedesinfektionsmitteln mit ausschließlich alkoholischen Wirkstoffen keine nachhaltigen ernsthaften Nebenwirkungen zu befürchten, da das Überschreiten einer kritischen Menge nicht zu erwarten ist. Dennoch sollten aus juristischen Gründen Spender und Spenderflaschen mit einem dauerhaft lesbaren Warnhinweis versehen werden (z. B. „Händedesinfektionsmittel ausschließlich zum Gebrauch auf der Hand! Kein Trinken, Verspritzen in die Augen oder Auftragen auf Schleimhäute. Feuergefährlich!"). **2.** Ein Nach- und Umfüllen der Desinfektionsmittel ist grundsätzlich nicht zulässig. **3.** Bei geistig verwirrten oder psychisch kranken Patienten ist ggf. eine Entfernung oder Entleerung der Spender in Erwägung zu ziehen, um Selbstschädigungen zu vermeiden; stattdessen können Handflaschen mitgeführt werden. Vgl. Desinfektionsmittel.

Händewaschen: (engl.) *hand washing*; Hygienemaßnahme, bei der Hände und Unterarme mit Wasser und Seife gereinigt und anschließend gründlich getrocknet werden; der Wasserhahn sollte im klinischen Bereich mit Ellenbogen- oder Fußhebel oder mit einem Papierhandtuch bedient werden. Das Händewaschen erfolgt immer im Anschluss an die hygienische Händedesinfektion*. **Anwendung:** bei sichtbarem Schmutz, nach Toilettenbesuch, Naseputzen und vor dem Servieren und Anreichen von Essen; **Hinweis:** Vor längeren Arbeitspausen sollten die Hände nach dem Waschen eingecremt werden (s. Hautschutz), da es durch Desinfektion und Waschen zur Entfettung der Haut kommt. Vgl. Hautreinigung, Hygiene.

Hängegips: (engl.) *hanging cast*; durch Schlinge befestigter Oberarmgipsverband mit 90°-Beugung im Ellenbogengelenk; **Durchführung:** Die Schlinge wird um den Hals geführt und in Höhe des Handgelenks fixiert. **Wirkung:** Bei Oberarmbrüchen im rumpfnahen oder mittleren Drittel wird durch die Schwerkraftwirkung besonders bei Kindern eine gute Ruhigstellung der Bruchenden erreicht. Vgl. Gipsverband.

Hängewaage: (engl.) *hang scale*; Waage mit Federzug zur Ermittlung des Körpergewichts; **Anwendung: 1.** bei immobilen Menschen z. B. durch Einhängen am Hebearm eines Krankenhebegeräts; **2.** bei Säuglingen und Kleinkindern; erhältlich in unterschiedlichen Messbereichen. Vgl. Stehwaage, Säuglingswaage.

häusliche Pflege: s. Pflege, häusliche.

Haftpflichtversicherung: (engl.) *third-party insurance*; Schadensversicherung, bei der das Versicherungsunternehmen dem Versicherten den Schaden an einem Dritten zu ersetzen hat, für den der Versicherte im Versicherungszeitraum verantwortlich ist; umfasst auch die Kosten für die Verteidigung gegen den von dem Geschädigten geltend gemachten Anspruch. **Formen: 1. Private Haftpflichtversicherung:** In einem privaten Versicherungsvertrag vereinbart der Versicherungsgeber mit dem Versicherungsnehmer, den Schaden zu ersetzen, den dieser einem anderen widerrechtlich zufügt. Verursacht ein versicherter Heimbewohner einen Schaden, so tritt seine Haftpflichtversicherung für den Schadensersatz ein. **2. Berufshaftpflichtversicherung:** Schäden, die ein Arbeitnehmer oder Selbständiger am Arbeitsplatz in Ausführung seiner beruflichen Tätigkeit verursacht, werden nicht von einer Privaten Haftpflichtversicherung abgedeckt, sondern von einer Berufshaftpflichtversicherung. Die Beiträge muss der Arbeitnehmer bzw. der Selbständige selbst tragen. **3. Betriebshaftpflichtversicherung:** Es besteht keine gesetzliche Pflicht für Heime und ambulante Pflegestationen, eine Betriebshaftpflichtversicherung abzuschließen. Hier sind z. B. auch grobe Fahrlässigkeit*, das Abhandenkommen von Bewohnereigentum, Anleitungs- und Überwachungsfehler sowie Leitungsfehler versichert. Vgl. Haftung.

Haftung: (engl.) *(legal) liability*; rechtliche Verpflichtung, für eine rechtswidrige und schuldhafte Verletzung der im Gesetz näher bestimmten Rechte und Rechtsgüter einzustehen; der Begriff Haftung wird im BGB nicht einheitlich gebraucht. **1.** Bezüglich der **zivilrechtlichen** Haftung wird zwischen der vertraglichen und der deliktischen Haftung unterschieden: **a)** Bei der vertraglichen Haftung hat der Geschäftsherr (als Vertragspartner) die nicht ordnungsgemäße Erfüllung seiner vertraglichen Pflichten zu vertreten und haftet auch für das Verschulden seiner Erfüllungsgehilfen gemäß § 278 BGB. **b)** Die deliktische Haftung umfasst die Schadensersatzpflicht wegen vorsätzlichen oder fahrlässigen, rechtswidrigen und schuldhaften Tuns oder Unterlassens (§ 823 BGB), die Gehilfenhaftung* (§ 831 BGB), die Haftung wegen Verletzung der Aufsichtspflicht* (§ 832 BGB), die Haftung wegen Organisationsverschulden* (§ 823 BGB) und die Gefährdungshaftung (vgl. Haftungsrecht, Verkehrssicherungspflicht). **2.** Bei der **strafrechtlichen** Haftung werden bestimmte Verhaltensweisen eines Bürgers unter Strafe gestellt. Der Staat ahndet Verstöße gegen das Strafgesetzbuch. Die Rechtsfolgen im Strafrecht umfassen z. B. Geld- oder Haftstrafe, Führerscheinentzug, Berufsverbot. **3. Amtshaftung**.*

Haftungsbegrenzung: (engl.) *limitation of liability*; vollständiger oder anteiliger Ausschluss der Haftung* für eine zivilrechtliche Schuld durch eine gesetzliche Regelung (z. B. Beschränkung der Erbenhaftung auf die Erbschaft) oder durch vertragliche Vereinbarung (z. B. vertraglicher Ausschluss der Gewährleistungshaftung durch den Verkäufer einer Sache); Haftungsmilderung kann nicht gewährt werden, wenn die Haftung im Gesetz verankert ist, z. B. im Straßenverkehrsgesetz (§ 8 a StVG), im Produkthaftungsgesetz (§ 14 ProdHaftG) und im Berufsbildungsgesetz (§ 12 Absatz 2 BBiG). Haftungsmilderung kann gegen § 138 BGB (Verbot der Sittenwidrigkeit) verstoßen.

Ein Heimträger darf seine Haftung für die Sicherstellung des fachlichen Standards nicht einschränken. Unzulässig ist z. B. die vertragliche Klausel „Bewohner und Träger haften einander im Rahmen dieses Vertrages nur bei Vorsatz und grober Fahrlässigkeit" (LG Dortmund, Urteil vom 5.11.1987, 8 O 249/87).

Haftungsrecht: Oberbegriff für die Gesamtheit der Regelungen, die die Haftung* von Personen betreffen (z. B. zivilrechtliche oder strafrechtliche Haftung, Gefährdungshaftung*, Amtshaftung*).

Hakengriff: (engl.) *hook grip*; Grifftechnik* zum Tragen eines Patienten, bei der 2 Pflegepersonen ihre Finger miteinander verhaken; dabei weist bei einer Pflegeperson der Handrücken nach oben, bei der anderen die Handinnenseite (s. Abb.). **Hin-**

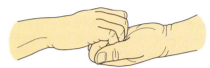

Hakengriff

weis: Hände nicht eincremen; kurz geschnittene Fingernägel; rückenschonende Arbeitsweise*. Vgl. Handgelenkgriff.

Halbbad: (engl.) *half bath*; Form des Teilbades in einer Badewanne, bei der der Oberkörper außerhalb des Badewassers bleibt; **Formen: 1. kaltes Halbbad** (nach S. Kneipp): Dauer: 6–10 Sekunden, Temperatur: 15–18 °C; v. a. zur Kräftigung des Kreislaufs und des vegetativen Nervensystems; **2. warmes** Halbbad, Dauer: maximal 12 Minuten bei ca. 40 °C oder weniger (entsprechend ärztlicher Verordnung); ein warmes Halbbad ist weniger kreislauf- und herzbelastend als ein Vollbad und daher für herzkranke und kreislauflabile Menschen besser geeignet. **Durchführung:** sitzend in einer halb gefüllten Badewanne; Brust und Rücken werden von Hand mit Wasser benetzt; Zusätze werden je nach therapeutischer Absicht ausgewählt (z. B. Heublumen, Haferstroh, Naturmoor, Zinnkraut, Melisse, Baldrian). Anschließend Wasser nur abstreifen, nicht abtrocknen; ankleiden und durch Bewegung oder Bettruhe normale Körperwärme wiederherstellen. **Hinweis:** Um Wärmeverluste zu vermeiden, kann ein nach oben gerolltes Hemd angezogen werden. Vgl. Bad.

Halbmondlage: Form der atemunterstützenden Lagerung* bei Erkrankung der Atemwege; **Ziel: 1.** Förderung der Entspannung und des Wohlbefindens; **2.** Atemerleichterung; **3.** Vergrößerung der Atemfläche; **4.** Intensivierung der Belüftung der Flanken; **5.** Dehnung der Muskulatur des Brustkorbs; **6.** Verstärkung der Wahrnehmung; **7.** Verbesserung des Gasaustausches; **Durchführung:** In Rückenlage wird der rechte Arm über den Kopf zur linken Seite geführt, gleichzeitig zieht der linke Arm nach unten in Richtung der Füße; beide Beine langsam und schrittweise parallel nach rechts führen. Der Oberkörper bildet nun einen Bogen in Form eines Halbmondes. In dieser Position ruhig und tief atmen; nach einigen Minuten wieder Mittelstellung einnehmen und zur anderen Seite dehnen. Halbmondlage evtl. im Wechsel mit anderen atemunterstützenden Lagerungsformen ca. 2-mal täglich für 5–20 Minuten oder so lange anwenden, wie sie für den Patienten angenehm ist.

Halbseitenlähmung: (engl.) 1. *hemiplegia*, 2. *hemiparesis*; **1.** Hemiplegie: vollständige Lähmung* einer Körperhälfte; **2.** Hemiparese: inkomplette Lähmung einer Körperhälfte infolge einer zentralen Läsion (Schädigung).

halbseitige Vernachlässigung (ICNP): syn. Ausfall*, unilateraler; s. Neglect.

Halfterverband: (engl.) *capistrum*; Capistrum; kornährenartiger Gesichts- und Kopfverband; **Formen: 1.** Capistrum duplex: Die Binde wird in Achtertouren waagerecht um Stirn und Nacken sowie senkrecht um Kiefer und Scheitelpunkt geführt. **2.** Capistrum simplex: Ohr und Wange der einen Seite bleiben frei. **Anwendung:** bei Gesichts- und Kopfverletzungen. Vgl. Verbände.

Halitosis: s. Mundgeruch.

Halluzination (ICNP): (engl.) *hallucination*; Sinnestäuschung, Trugwahrnehmung; psychopathologisches Symptom, Wahrnehmungserlebnis ohne entsprechende Reizquelle, das vom Betroffenen meist für einen realen Sinneseindruck gehalten wird; **Vorkommen:** bei akuter Verwirrtheit*, organischer Psychose, Schizophrenie, infolge der Wirkung eines Halluzinogens (s. Psychopharmaka) oder hirnorganisch bedingt in der Aura eines epileptischen Anfalls oder Migräneanfalls sowie im hemianopen (halbseitigen) Gesichtsfeld nach Okzipitalhirnschädigung; **Formen:** Halluzinationen können jeden Sinn betreffen. Folgende Halluzinationen werden unterschieden: **1.** optische (z. B. eine Person im Zimmer sehen); **2.** akustische (kommentierende oder befehlende Stimmen hören); **3.** taktile (den Tastsinn betreffende Wahrnehmung, z. B. eine Hand auf dem Rücken); **4.** olfaktorische (z. B. Gas oder Feuer riechen); **5.** gustatorische (z. B. Schimmel im Brot schmecken); **6.** kinästhetische (z. B. Eindruck von aus der Gliedmaßen wachsendem Holz). **Maßnahme:** Neuroleptika nach ärztlicher Verordnung; Förderung der Compliance*. **Pflege:** Im Umgang mit halluzinierenden Patienten beachten, dass diese ihre Wahrnehmung für real halten und eine entsprechende Infragestellung kaum aushalten und mit starker Angst* oder Erregung reagieren können. Pflegende sollten ruhig darauf hinweisen, dass sie diese Wahrnehmung nicht teilen, sie dem Patienten aber keineswegs absprechen, und die damit einhergehenden Gefühle (Angst, Wut, Verzweiflung) ernst nehmen sowie verlässlich Schutz und Beistand anbieten. Hilfreich ist es auch, dem Patienten zu signalisieren, dass Interesse an seinem Erleben besteht sowie die Bereitschaft, nachzuvollziehen, worunter er leidet. Vgl. Grenzerfahrung, Gedankenübertragung.

Halo-Effekt: (engl.) *halo effect*; syn. Hof-Effekt; veränderte Wahrnehmung bei der Beurteilung eines anderen Menschen, bei der ein oder mehrere Merkmale der beobachteten Person den subjektiven Eindruck des Beobachters in eine bestimmte Richtung (positiv oder negativ) beeinflussen; diese Wahrnehmungsverzerrung wird damit erklärt, dass Menschen immer bemüht sind, ein konsistentes (in sich stimmiges), widerspruchsfreies Bild vom anderen zu erhalten. Dies gibt Sicherheit und erleichtert die Orientierung und Einordnung. So ist es angenehmer und reibungsärmer, jemanden durchgängig als positiv oder negativ zu bewerten. **Beispiel:** Einer äußerlich attraktiven Person werden meist auch soziale oder intellektuelle positive Eigenschaften zugeschrieben und diese Eigenschaften werden auch bei ihr wahrgenommen. Bei Patienten, die vorrangig als hilfs- und pflegebedürftig erscheinen, werden Merkmale, die mit Schwäche assoziiert werden, stärker wahrgenommen. Die ebenfalls vorliegenden Stärken (s. Ressourcen) können leicht übersehen werden. Vgl. Defizitorientierung.

Halskrause: (engl.) 1. *neck brace*, 2. *collarette*; **1.** umgangssprachliche Bezeichnung für ein Hilfsmittel zur Ruhigstellung der Halswirbelsäule (s. Schanz-Verband); **2.** syn. Collerette; schmale, kragenförmige Abschuppung als Rest eines Bläschens oder nach Abblättern von Effloreszenzen*; typisch bei Pityriasis rosea.

Halsschlinge nach Blount-Charnley: syn. Blount*-Schlinge.

Haltungsstörungen: (engl.) *postural abnormalities*; Sammelbezeichnung für Abweichungen von der physiologischen Körperhaltung; **Formen:** s. Abb.;

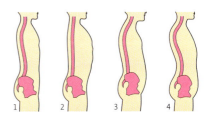

Haltungsstörungen: 1: normaler, 2: flacher, 3: runder und 4: hohlrunder Rücken

1. Haltungsschwäche (funktionelle muskuläre Insuffizienz des Bewegungssystems) bei normaler aktiver und passiver Beweglichkeit (sog. Fehlhaltung); Vorkommen: als Rundrücken (Schultervorstand, Beckenkippung nach vorn, Vorwölbung des Bauches), Hohlkreuz (Hyperlordose, d. h., die physiologische Vorwölbung der Lendenwirbelsäule ist verstärkt), Hohlrundrücken und Flachrücken; Maßnahmen: durch aktives Muskeltraining (z. B. in Form von Physiotherapie*) meist auszugleichen; **2.** erworbene Haltungsstörungen (sog. Hal-

tungsschäden) infolge funktioneller Fehlhaltungen, z. B. durch einseitige Beanspruchung oder aufgrund psychischer Probleme (z. B. Tonuserhöhung der Schulter-Nacken-Muskulatur und mangelnde Aufrichtung des Oberkörpers bei psychischen Belastungen, z. B. bei depressivem Selbsterleben oder Überforderung/Stress); aus Fehlhaltungen können Wirbelsäulendeformitäten entstehen, die strukturell fixiert sind (Sehnen- und Bänderverkürzungen, Knochendeformitäten) und nicht mehr oder nur bedingt durch intensive konservative Therapie beeinflussbar sind. Vorkommen: z. B. bei Beinlängendifferenz, dauerhafter seitlicher Krümmung der Wirbelsäule (skoliotische Fehlhaltung, sekundäre Skoliose), dorsaler Krümmung der Wirbelsäule (Kyphose), spastischer und/oder schlaffer Lähmung*; **3.** angeborene Haltungsstörungen, z. B. idiopathische (ohne erkennbare Ursache entstandene) Skoliose; **4.** Haltungsstörungen als Folge von Erkrankungen, z. B. Osteoporose oder entzündlich-rheumatische Erkrankungen wie Spondylitis ankylosans oder Scheuermann-Krankheit; **Hinweis:** Es besteht keine eindeutige Beziehung zwischen dem Ausmaß von Rückenbeschwerden und der Art der Haltungsschäden.
Handbad: s. Bad.
Handbeatmungsbeutel: s. Ambu-Beutel.
Handgelenkgriff: (engl.) wrist grip; Grifftechnik* zum Tragen eines Patienten, bei der 2 Pflegepersonen das jeweilige Handgelenk des Partners umfassen (s. Abb.); **Formen:** einfacher und doppelter

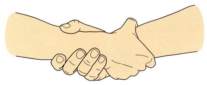

Handgelenkgriff

Handgelenkgriff, bei denen die verschränkten Handgelenke zur Stützung unter den Oberschenkeln oder/und am Rücken eingesetzt werden; **Hinweis:** Hände nicht eincremen; rückenschonende Arbeitsweise*. Vgl. Hakengriff.
Handling: Bedienung, Behandlung, Handhabung; **1.** i. e. S. Umgang mit dem Patienten nach einem speziellen Therapiekonzept wie Bobath-Konzept (s. Bobath-Methode), Kinästhetik* oder Basale* Stimulation; **2.** i. w. S. auch spezielle Empfehlungen zur Handhabung von Material (z. B. Positionierung von Kathetern bei der Mobilisation und Lagerung) und Maschinen (z. B. Infusionspumpe*); umfasst auch Empfehlungen zur Organisation, z. B. das Zusammenlegen mehrerer Aktivitäten mit dem Ziel, die Pflege schmerz- und stressreduzierender zu gestalten und dem Patienten mehr Ruhezeiten zu gewähren (z. B. minimal* handling, das speziell für die Pflege von Frühgeborenen entwickelt wurde, auch auf die Pflege Erwachsener, z. B. Patienten mit Hirnblutung, übertragen werden kann). Vgl. kinaesthetics infant handling.
Handlung (ICNP): (engl.) action; **1.** (psychologisch) bewusst gewählte, begründbare Aktivität mit dem Ziel, die Umwelt oder die Situation zu ändern; Handlung unterscheidet sich von Verhalten oder einfachen Tätigkeiten durch die bewusste Entscheidung, Planung und Zielgerichtetheit. Die Gründe einer Handlung sind somit nachvollziehbar. **2.** (soziologisch) soziale Aktivität mit Ursache, Wirkung und Struktur, das das soziale Gefüge beeinflusst; soziale Erscheinungen werden als Folge von individuellen sozialen Handlungen erklärt: **a)** In der strukturfunktionalen Theorie (T. Parsons, 1937) wird die Gesellschaft als soziale Struktur analysiert, in der nicht die individuellen Sinnintentionen des einzelnen Menschen entscheidend sind, sondern die verschiedenen verinnerlichten sozialen Rollen*, die für Menschen handlungsbestimmend sind. **b)** Die Theorie des kommunikativen Handelns (J. Habermas, 1981) hat die Rationalität von sozialen Handlungen zum Inhalt. Unterschieden wird zwischen erfolgsorientiertem und kommunikativem Handeln. Erfolgsorientiertes Handeln ist zielgerichtet und bezieht sich entweder auf Sachverhalte (instrumentelles Handeln) oder auf Personen (strategisches Handeln). Das kommunikative Handeln ist verständigungsorientiert, rationaler Argumentation und Einsicht zugänglich; strategische Ziele kommen nicht vor. Innerhalb einer Gesellschaft ist kommunikatives Handeln demnach das Resultat von rationaler und herrschaftsfreier Verständigung innerhalb der Lebenswelt des Menschen. **3.** (pflegetheoretisch) **a)** Selbstpflege* und kompensatorische Pflege* werden als Handlungsprozesse verstanden; diesen Strukturkonzepten der Pflegepraxis (D. Orem, 1971) liegt u. a. die strukturfunktionale Theorie zugrunde. **b)** Aufbauend auf der kommunikativen Handlungstheorie unterscheidet K. Wittneben (1991) „Handlung" qualitativ von reiner „Verrichtung" („Tätigkeit), der kein Prozess des begründeten Nachdenkens und Entscheidens vorausgegangen sein muss. „Handlung" ist einer Überprüfung durch die handelnde Person unterzogen und wird den erkannten Notwendigkeiten entsprechend angepasst. Für Pflegende (Pflegekompetenz) und Patienten (Selbstpflegehandlungskompetenz) hängen die persönlichen Möglichkeiten zur Handlung oder Verrichtung mit den institutionellen Vorgaben und Traditionen (Organisationskultur) zusammen: In der Praxis bedeutet dies, dass z. B. das Zähneputzen bei einem frisch operierten Patienten durch die Pflegeperson vollzogen werden kann, weil es so üblich und angeordnet ist (Verrichtung), oder es entspricht einer vorher durchdachten und mit dem Patienten abgestimmten Handlung, in die die Möglichkeiten und Bedürfnisse der Beteiligten mit einbezogen sind. Das ändert ggf. nichts an der Tatsache, dass die Pflegeperson diese Tätigkeit für den Patienten über-

nimmt, aber sie wird sich vorher erkundigt haben, welche Marke an Zahncreme und welche Putztechnik bevorzugt werden und ob nicht vielleicht eine Mundspülung reicht und sich die Person abends selbst die Zähne putzt.

Handlungsforschung: syn. Aktionsforschung*.

Handlungskompetenz: (engl.) *competence*; Befähigung zu eigenständiger Handlung* in einem bestimmten Bereich; vgl. Selbstpflegefähigkeit, Schlüsselqualifikation.

Handlungsorientierung: (engl.) *action orientation*; Ausrichtung erzieherischer oder therapeutischer Ansätze auf die Fähigkeit und Bereitschaft von Menschen, geordnet, sinnvoll und funktional zu handeln, d. h. in Übereinstimmung mit den eigenen Gedanken und Erfahrungen und entsprechend den Erfordernissen; **Beispiel:** In Fortbildungsveranstaltungen werden die Erfahrungen der Teilnehmer bezüglich typischer Handlungen im Berufsalltag zur Neuorientierung mit konkreten Vorschlägen für eine veränderte Umsetzung verbunden.

Handschuhe: (engl.) *gloves*; Hilfsmittel zum Schutz vor Keimübertragung und/oder Verschmutzung; meist als Einmalprodukt erhältlich. **Formen: 1. sterile Einmalhandschuhe:** Anwendung bei allen Maßnahmen, die Asepsis* erfordern, z. B. aseptischer Verbandwechsel, Katheterismus, Operationen, Untersuchungen; die Handschuhe sind in verschiedenen Größen und anatomisch geformt (rechts, links) verfügbar. Sie liegen meist paarweise steril verpackt vor, u. a. gepudert oder ungepudert, mit verstärkter, rutschfester Manschette (bündiger Abschluss zum Operationskittel), mit mikrostrukturierter Oberfläche für gutes Tastempfinden und sicheren Halt von Instrumenten oder doppelwandig gefertigt und extralang für besonders hohen Schutz (z. B. beim Umgang mit Zytostatika). Gängige Materialien sind Latex (aus Naturkautschuk; vgl. Latexallergie) und Polyvinylchlorid. **2. unsterile Einmalhandschuhe:** Anwendung z. B. bei rektalen, gynäkologischen und dermatologischen Untersuchungen, beim Umgang mit körperlichen Ausscheidungen, hautaggressiven Substanzen, besonderen Verschmutzungen, beim Auftragen von Salben und zur Wahrung von Distanz (s. Tabuzone). Die Handschuhe werden in Sammelbehältern angeboten und können einzeln entnommen werden. Erhältlich sind sie anatomisch geformt in verschiedenen Größen oder ohne genaue Passform, nicht oder leicht gepudert und mit angerauter Oberfläche für bessere Griffigkeit. Gängige Materialien sind Polyethylen, Vinyl und Latex. **3. dermatologische Handschuhe:** feingestrickte Baumwollhandschuhe zum besonderen Schutz der Hände u. a. unter Einmalhandschuhen (z. B. bei Kontaktekzem, Allergie) oder aus feuchtigkeits- und nährstoffhaltigem Gelmaterial bei Salbenbehandlung. Vgl. Hygiene, Händedesinfektion.

Harmonie, soziale (ICNP): (engl.) *social harmony*; friedlicher und vertrauter Status zwischen Menschen oder Gruppen von Menschen, gegenseitige Übereinstimmung und Zusammengehörigkeitsgefühl; vgl. Familie, Gruppe.

Harn: (engl.) *urine*; Urin; über die Nieren durch die Harnwege ausgeschiedene Flüssigkeit, die Substanzen enthält, die obligatorisch über die Nieren ausgeschieden werden müssen (sog. harnpflichtige Substanzen, z. B. Calciumionen, Chlorid, Harnsäure und Harnstoff); dient u. a. zur Regulation des Wasser-*, Elektrolyt-* und Säure*-Basen-Haushalts; bei Gesunden klar, bernsteingelb; frischer Harn reagiert leicht sauer (pH 5–7) und wird durch bakterielle Harnstoffspaltung stechend riechend und alkalisch; tägliche Menge 1–1,5 l je nach Trinkmenge, Schweißsekretion u. a. Flüssigkeitsverlusten (z. B. Erbrechen, Diarrhö*); Bestandteile des 24-Stundenurins*: s. Tab.

Harnableitungssysteme: (engl.) *urine drainage systems*; Vorrichtungen zur Ausleitung des Harns* aus der Harnblase mit Katheterisierung oder Punktion und weiterer Ableitung in einen Auffangbehälter; **Anwendung:** bei Harnabflussbehinderung, intensivmedizinischer und perioperativer Flüssigkeitsbilanzierung*, Polytrauma, Schädelhirntrauma, Verletzung oder Tumor im Urogenitalbereich. Vgl. Blasenkatheter, Urinkondom, Urinauffangbeutel, Urimeter, Harnableitung, suprapubische.

Harnableitung, suprapubische: (engl.) *suprapubic urinary diversion*; suprapubische Blasendrainage;

Harn
Hauptbestandteile des 24-Stundenurins gesunder Erwachsener

Substanz	Referenzbereich			
Harnstoff			20	g
Kreatinin	1,2	–	1,8	g
Gesamtprotein			<150	mg
Albumin			<30	mg
Aminosäuren			800	mg
Harnsäure			500	mg
D-Glukose			70	mg
Ionen				
Natrium	60	–	200	mmol
Kalium	30	–	100	mmol
Calcium	2,5	–	6	mmol
Magnesium	1	–	10	mmol
Ammonium	30	–	40	mmol
Chlorid	120	–	240	mmol
Phosphat	15	–	30	mmol
Sulfat	18	–	22	mmol

Harnausscheidung

künstliche Ableitung von Harn zu diagnostischen oder therapeutischen Zwecken direkt aus der Harnblase oberhalb (supra) des Schambeins (Pubis) mit Punktionskanüle und Katheter durch die Bauchdecke (Blasenpunktion); der in Lokalanästhesie gelegte Katheter* kann mit einer Kunststoffplatte an der Bauchdecke fixiert werden. Die suprapubische Harnableitung verursacht weniger mechanische Verletzungen als eine transurethrale Katheterisierung und ist zudem mit geringerem Infektionsrisiko verbunden. Da der Intimbereich des Patienten nicht betroffen ist, wird die Sexualität nicht eingeschränkt und ein Blasentraining* ermöglicht. **Gegenanzeigen:** Schwangerschaft, Blasentumoren, Gerinnungsstörungen, Darmverschluss (Ileus), Bauchwassersucht (Aszites), Verwachsungen und nicht tastbare oder ungefüllte Harnblase; **Hinweis:** Wegen der Infektionsgefahr von Nieren und Harnblase ist ein aseptischer Verbandwechsel* und Infektionsprophylaxe zwingend erforderlich. Vgl. Uringewinnung.

Harnausscheidung (ICNP): (engl.) *urinary elimination*; Harnblasenentleerung, gewöhnlich 4–6-mal am Tag mit einer Menge von etwa 1000–2000 ml in 24 Stunden unter normalen Ernährungsbedingungen; die Harnausscheidung ist z. B. bei Ausscheidungsstörungen, Herz- und Nierenerkrankungen reduziert und z. B. bei Diabetes mellitus oder Diuretikagabe erhöht. Vgl. Flüssigkeitsbilanzierung.

Harnblase: (engl.) *urinary bladder*; Vesica urinaria; glattmuskuläres, im kleinen Becken hinter der Symphyse gelegenes Hohlorgan zur Aufnahme, Speicherung und Ausscheidung des in den Nieren gebildeten Harns; die Harnleiter (Ureteren) münden am Blasengrund schräg in die Harnblase, wodurch bei Harnblasenfüllung ein Rückfluss (Reflux) in die Harnleiter verhindert wird. Die physiologische Speicherkapazität beträgt 350–500 ml Harn. Bei 200–300 ml setzt Harndrang ein. Die Abgabe des Harns erfolgt über die Harnröhre (Urethra) unter aktiver Beteiligung der Harnblase. **Klinische Bedeutung: 1.** Harninkontinenz* aufgrund psychischer, sozialer oder physischer Faktoren; z. B. Beckenbodenschwäche, Prostatahyperplasie, Entzündungen, Störung der nervalen Steuerung, Einnahme bestimmter Arzneimittel) kann die Lebensqualität erheblich beeinträchtigen. **2.** Blasendivertikel sind angeborene Aussackungen der (meist) hinteren Blasenwand, besonders in der Nähe der Harnleitereinmündungen; bevorzugte Lage von Blasensteinen. **3. Blasenhernie:** Durchtritt von Teilen der Harnblase durch eine Bruchpforte (z. B. Leistenkanal); **4.** Harnblasenentzündung (s. Harnweginfektion).

Harninkontinenz (ICNP): (engl.) *urinary incontinence*; syn. Urininkontinenz; unwillkürliche Harnausscheidung aufgrund des Versagens der willkürlichen Steuerung über die Harnblase und den Blasenschließmuskel; **Formen: 1. Stressinkontinenz** (syn. Belastungsinkontinenz): unwillkürlicher Harnabgang bei intraabdominaler Druckerhöhung (z. B. Husten, Niesen, Lachen, Heben, ruckartige Bewegung); häufigste Form der weiblichen Harninkontinenz; Ursachen können Schließmuskelschwäche (Sphinkterinsuffizienz), Hormonmangel oder Schwäche der Beckenbodenmuskulatur (besonders nach Geburten) sein. Mögliche Formen der Therapie sind Beckenbodentraining*, lokale oder systemische Hormongaben, Alphasympathomimetika und evtl. operative Rekonstruktion. **2. Dranginkontinenz** (auch Urge-Inkontinenz): unwiderstehlicher Harndrang mit unwillkürlichem Urinverlust bei erhaltener Funktion des Schließmuskels; Ursachen sind funktionelle oder anatomische Verminderung der Harnblasenkapazität bei intaktem Schließmuskel, Harnweginfektionen, Obstruktion, Fremdkörper, Tumor, Östrogenmangel in den Wechseljahren der Frau; häufig psychosomatisch. **3. Reflexinkontinenz:** unwillkürlicher Abgang von Harn in unterschiedlich großen Intervallen; Harninkontinenz bei Reflexblase mit gestörter Blasenentleerungsfunktion; Ursachen sind a) vollständige oder partielle Schädigung des Miktionszentrums im Rückenmark (Querschnittläsion); der Patient verliert das Gefühl für den Füllungszustand der Harnblase. Eine willkürliche Entleerung ist nicht mehr möglich. Pflege: intermittierende Einmalkatheterisierung der Harnblase (s. Selbstkatheterisierung), b) angeborene Vorwölbung von Rückenmark und Hirnhäuten (Meningen) als gedeckte oder offene Meningomyelozele (vgl. Blasenlähmung). Formen: nach Höhe der Schädigung (Läsion) des Rückenmarks mit a) erhaltener Koordination der Muskulatur der Harnblasenwand (Musculus detrusor vesicae) und des Schließmuskels (Sphinkter); b) erhöhten Reflexen (Hyperreflexie) des Musculus detrusor vesicae und krampfartig erhöhter Muskelspannung (Spastik) des äußeren Blasenschließmuskels und der Beckenbodenmuskulatur (Detrusor-Sphinkter-Dyssynergie); vgl. Miktionsreflex. **4. Überlaufinkontinenz:** Harnverlust, wenn der Blasendruck den Harnröhrenverschlussdruck übersteigt (z. B. bei Verlegung der Harnröhre), als Folge eines chronischen Ablaufhindernisses mit Überdehnung der Blasenmuskulatur; **5. extraurethrale Inkontinenz:** unkontrollierter Harnverlust aus anderen Öffnungen als der Harnröhre (Urethra), z. B. bei Blasenfistel oder Urogenitalfistel; **6. funktionelle Inkontinenz:** Harninkontinenz, die nicht auf organischen Ursachen beruht. **Pflegemaßnahme: 1.** Toilettentraining*, Blasentraining*, ggf. Miktionsprotokoll; **2.** sorgfältige Hautpflege mit Hautschutzmitteln; **3.** Umgebungsbedingungen anpassen, die schnelle Aufsuchen der Toilette zu ermöglichen; Haltegriffe bei Geh- oder Sitzbehinderung; **4.** Auf ausreichende Trinkmenge achten. **5.** Intimsphäre und Schamgefühl beachten. **Hinweis:** Inkontinenz ist eine große psychische Belastung, da der Aktionsradius der Betroffenen gering und Inkontinenz in der Gesellschaft tabuisiert ist. Vgl. Inkontinenzprophylaxe, individuelle; Inkontinenzhilfsmittel, Klingelsystem, Stuhlinkontinenz.

Harnstottern: (engl.) *intermittent voiding*; Unfähigkeit der kontinuierlichen Harnentleerung; **Ursachen:** organisch (z. B. bei Blasensteinen), psychisch oder funktionell (z. B. bei Detrusor-Sphinkter-Dysfunktion). Vgl. Harninkontinenz.

Harnträufeln: (engl.) *urinary dribbling*; unwillkürlicher (oft unbemerkter), tropfenweise erfolgender Harnabgang, z. B. bei Harninkontinenz*.

Harnverhaltung: (engl.) *retention of urine*; Ischurie; Unvermögen, die gefüllte Harnblase spontan zu entleeren; **Ursachen: 1. mechanisch:** Verengung der Harnröhre z. B. durch Prostatavergrößerung, Trauma, Operation, Schmerzen im Bereich der Harnröhre; **2. neurogen:** z. B. durch Querschnittsläsion oder Bandscheibenvorfall (s. Blasenlähmung); **3. psychogen:** aus Scham und Angst; **Formen: 1. akute** Harnverhaltung: mit schmerzhaftem Harndrang und sichtbarem Unterbauchtumor; **2. chronische** Harnverhaltung: mit schmerzloser Überlaufinkontinenz (s. Harninkontinenz) und Harnstauungsniere; **Komplikationen:** Harn kann aus der Harnblase in die Nieren zurückgedrückt werden (Reflux*), was zu Nierenschädigung führen kann. **Maßnahme:** Harnableitung durch Blasenkatheter* oder suprapubische Harnableitung*.

Harnweginfektion: Abk. HWI; (engl.) *infection of the urinary tract*; entzündliche Erkrankung der Harnwege v. a. durch bakterielle Infektionen (Enddarm als Keimreservoir); **Ursachen:** meist aufsteigende (aszendierende) Infektion von außen über die Harnröhre, selten Infektion über den Blutweg (hämatogen), das Lymphsystem (lymphogen) oder durch räumliche Ausbreitung einer vorher lokal beschränkten Entzündung (per continuitatem); häufig eine Folge der Harnableitung durch einen Katheter (s. Blasenkatheter); **begünstigende Faktoren** sind Harnabflussbehinderung, weibliches Geschlecht (die räumliche Nähe von Darm- und Harnröhrenöffnung sowie die kurze Harnröhre sind Gründe für die wesentlich häufigere Erkrankung von Frauen), Nierensteine (Urolithiasis), Schwangerschaft, hohes Alter, Diabetes mellitus; **Einteilung: 1. untere** Harnweginfektion: Harnblasenentzündung, Entzündung der Harnröhrenschleimhaut; **2. obere** Harnweginfektion: Pyelonephritis, häufigste Nierenerkrankung; **Kennzeichen:** schmerzhafte Harnblasenentleerung (Algurie), erschwerte Harnblasenentleerung (Dysurie*), häufige Entleerung kleiner Harnmengen (Pollakisurie), Eiterbeimischung im Harn (Pyurie), ggf. Schmerzen im Nierenlager, Fieber, Krankheitsgefühl; **Diagnose:** klinische Harnuntersuchung, Urinkultur, Sonographie; **Maßnahme: 1.** Erhöhung der Trinkmenge auf mindestens 3–4 l pro Tag (u. a. Blasen- und Nierentee); **2.** lokale Wärmeanwendung; **3.** Patient anhalten, bei bestehendem Harndrang sofort auf die Toilette zu gehen, um Aufsteigen der Infektion zu verhindern; **4.** ggf. Kurzzeittherapie (3–5 Tage) mit Antibiotika* bei unkomplizierter unterer Harnweginfektion; **5.** bei fieberhaftem Verlauf und fehlendem Therapieerfolg weitere Abklärung bzw. Langzeittherapie.

Harnzwang: s. Miktion, imperative.

Hartschaumverband: (engl.) *plastozote*; Stützverband* auf Polyurethanbasis; das Kunststoffmaterial wird in verformbarem Zustand angelegt und härtet am Körper aus. Vgl. Kunststoffverband.

Hauptdiagnose: s. DRG.

Hauptkategorie: s. DRG.

Hausfriedensbruch: (engl.) *breach of domestic peace*; gemäß § 123 StGB widerrechtliches Eindringen in die Wohnung, in Geschäftsräume oder das befriedete Besitztum (z. B. Garten) eines anderen oder in abgeschlossene, zum öffentlichen Dienst oder Verkehr bestimmte Räume (z. B. Notaufnahme) sowie die Weigerung, diese trotz Aufforderung des Berechtigten (s. Hausrecht) zu verlassen; Hausfriedensbruch wird mit Freiheitsstrafe* bis zu 1 Jahr oder mit Geldstrafe geahndet. Zur Strafverfolgung muss ein Antrag des Verletzten (Inhaber des Hausrechts) gestellt werden.

Hausgeburt: (engl.) *delivery at home*; Entbindung in häuslicher Umgebung mit Unterstützung einer Hebamme*; eine Studie mit ca. 5500 Frauen in den USA zeigte keine erhöhte Säuglingssterblichkeit* bei Hausgeburten gegenüber Klinikentbindungen. In Deutschland entbinden zurzeit etwa 1 % der Frauen zu Hause. **Voraussetzung: 1.** normal verlaufende Schwangerschaft; **2.** Wahrnehmung der Vorsorgeuntersuchungen; **3.** keine Risikoschwangerschaft*; **4.** keine Zwillingsgeburt; **5.** keine Komplikationen durch die Lage des Kindes zu erwarten. Vgl. Geburt, Schwangerschaft, Geburt, ambulante.

Haushaltsführung, beeinträchtigte: (engl.) *impaired homemaking*; unzureichende Erledigung der im eigenen Haushalt anfallenden Aufgaben; meist aufgrund von Krankheit oder Behinderung; Indikation für die Beantragung einer Haushaltshilfe*.

Haushaltshilfe: (engl.) *home help*; Unterstützung bei der Haushaltsführung, wenn diese vom Betroffenen nicht mehr selbständig geleistet werden kann; **Voraussetzung: 1.** Die zuständigen Rehabilitationsträger (s. Rehabilitationsrecht) leisten Haushaltshilfe, wenn einem behinderten oder von Behinderung bedrohten Menschen wegen der Ausführung einer Leistung zur medizinischen Rehabilitation oder einer Leistung zur Teilhabe* am Arbeitsleben die Weiterführung des Haushalts nicht möglich ist, eine andere im Haushalt lebende Person den Haushalt nicht weiterführen kann und im Haushalt ein Kind unter 12 Jahren oder ein behindertes Kind lebt (§ 54 SGB IX). **2.** Versicherte in einer Gesetzlichen Krankenversicherung* erhalten Haushaltshilfe, wenn ihnen wegen einer Krankenhausbehandlung, einer medizinischen Rehabilitation oder wegen häuslicher Kran-

Haushaltstraining

kenpflege die Weiterführung des Haushalts nicht möglich ist, keine im Haushalt lebende Person den Haushalt weiterführen kann und im Haushalt ein Kind unter 12 Jahren oder ein behindertes Kind lebt (§ 38 SGB V). **3.** Hilfe zur Weiterführung des Haushalts wird Personen mit eigenem Haushalt vom Sozialhilfeträger gewährt, wenn keiner der Haushaltsangehörigen den Haushalt führen kann und die Weiterführung des Haushalts geboten ist. Die Hilfe umfasst die persönliche Betreuung von Haushaltsangehörigen (§ 70 SGB XII). **Hinweis:** Leistungen der Sozialhilfe für die Haushaltshilfe sind nachrangig (§ 2 SGB XII), wenn andere Leistungsträger vorrangig leistungspflichtig sind (z. B. nach SGB V, SGB VII).

Haushaltstraining: (engl.) *housework training*; Einüben lebenspraktischer Tätigkeiten unter Anleitung zum Erhalt und zur Förderung der Selbständigkeit von Bewohnern und Patienten; **Maßnahme:** Bewältigung alltäglicher Aufgaben wie u. a. Einkaufen, Kochen, Umgang mit Geld, Abwaschen, Wäschepflege, Putzen, Staubsaugen, indem die Tätigkeit geplant, besprochen und mit Begleitperson (oder Anleitung) durchgeführt und kontrolliert wird. Bei Erfolg wird dem Patienten ein größerer Bereich zur selbständigen Bewältigung zugemutet. **Hinweis:** Haushaltstraining findet v. a. in psychiatrischen Einrichtungen statt, um Patienten auf ein Leben außerhalb stationärer Einrichtungen vorzubereiten. Bei dementen Patienten dient das Training dem Erhalt der noch vorhandenen Fähigkeiten und einem strukturierten Tagesablauf. Vgl. Aktivitäten des täglichen Lebens.

Hausordnung: (engl.) *rules of the house*; Regelung verbindlicher und/oder erwünschter Verhaltensweisen für den Bereich in und um ein Haus; die Hausordnung kann vom Inhaber des Hausrechts* aufgestellt und durchgesetzt werden. Dieser kann u. a. auch bei Zuwiderhandlungen ein **Hausverbot** aussprechen. Die Hausordnung kann privatrechtlich oder öffentlich-rechtlich sein; ausgesprochene Hausverbote können demnach verschiedener Rechtsnatur sein. Gegen ein öffentlich-rechtliches Hausverbot stehen Widerspruch und Verwaltungsklage als Rechtsmittel zur Verfügung. Vgl. Hausfriedensbruch.

Hausrecht: (engl.) *domestic authority*; Recht, über die Benutzung eines Raumes oder eines Gebäudes zu verfügen; der Inhaber des Hausrechts kann einem Nichtberechtigten den Zutritt verweigern oder ihn zum Verlassen des Raumes auffordern (z. B. der Mieter gegenüber dem Vermieter oder Eigentümer). Die Verletzung des Hausrechts erfüllt den Tatbestand des Hausfriedensbruchs* gemäß § 123 StGB und kann mit Freiheitsstrafe bis zu 1 Jahr oder mit Geldstrafe bestraft werden. Das Betreten trotz fehlender Einwilligung des Berechtigten kann kraft eines stärkeren Rechts zur Durchführung von Amtshandlungen (Gerichtsvollzieher, Polizeibeamte) zulässig sein. **Pflege:**

Das Hausrecht gilt auch für Heimbewohner, deren Lebensmittelpunkt das Zimmer darstellt. Ihr Hausrecht ist geschützt durch das Grundrecht auf Unverletzlichkeit der Wohnung (Artikel 13 Grundgesetz). Bei unter Betreuung stehenden behinderten Menschen kann der Betreuer mit dem Aufgabenkreis* „Aufenthaltsbestimmung" das Hausrecht als gesetzlicher Vertreter wahrnehmen; dieses Recht umfasst auch die Befugnis, Hausverbote auszusprechen. Sollte ein Umgangsverbot in Frage kommen, ist zu empfehlen, beim Vormundschaftsgericht* nachzufragen, ob es der gesonderten Anordnung des Aufgabenkreises „Befugnis zur Regelung des Umgangs des Betreuten" bedarf oder ob der Aufgabenkreis „Aufenthaltsbestimmung" ausreicht. In der häuslichen Pflege* kommt es häufiger zu der Situation, dass Betreute anderen Personen den Zutritt zu ihrer Wohnung verweigern. Einem Betreuer mit dem Aufgabenkreis „Wohnungsangelegenheiten" ist es untersagt, sich zwangsweise Zugang zu der Wohnung des Betreuten zu verschaffen. Nach überwiegender Auffassung der Rechtsprechung muss das verfassungsmäßige Recht des Betreuten beachtet werden. Allerdings entschied z. B. das Landgericht Berlin, dass wegen des drohenden Wohnungsverlustes aufgrund von Vermüllung dem Betreuer der Aufgabenkreis „Zutritt zur Wohnung" übertragen werden konnte.

Hauswirtschaft (ICNP): (engl.) *housekeeping*; Haushaltsführung und Management des Wohnsitzes oder des Hauses einschließlich Wohnungsreinigung und Kochen; im Fall der Pflegebedürftigkeit* muss die Hauswirtschaft über Angehörige oder Pflegedienste sichergestellt werden. Vgl. Pflegeversicherung, Haushaltstraining, Haushaltshilfe.

Haut (ICNP): (engl.) *skin*; natürliche äußere Oberfläche des Körpers mit Schweiß- und Talgdrüsen, Haaren* und Nägeln*; **Aufbau: 1.** Kutis: Oberhaut (Epidermis) und Lederhaut (Dermis). **2.** Unterhautbinde- und -fettgewebe (Tela subcutanea, Subkutis); s. Abb. Die Haut ist das oberflächen-

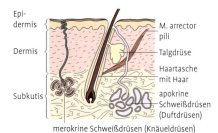

Haut: M.: Musculus

größte Organ (1,5–2 m²). **Funktion: 1.** Aufrechterhaltung der Körpertemperatur*; **2.** Schutz des tiefer liegenden Gewebes vor mechanischer Abnutzung; **3.** Schutz vor dem Eindringen von Bakterien; **4.** Verhinderung von Austrocknung; **5.** Schutz vor ultravioletter Strahlung; **6.** Wahrnehmung von Reizen durch Sensoren* (Temperatur, Berührung, Druck und Schmerz); **7.** Ausscheidung von wasserlöslichen Salzen und organischen Komponenten; **8.** Absonderung von Schweiß und Talg; **9.** Synthese von Vitamin D; **10.** Aktivierung von Komponenten des Immunsystems*. Vgl. Tastsinn, Berührung, Hautpflege.

Hautausschlag (ICNP): (engl.) *rash*; Sammelbegriff für Effloreszenzen*, Exanthem* und Ekzem* unterschiedlicher Ursache.

Hautbeobachtung: (engl.) *skin inspection*; wichtiger Bestandteil der Krankenbeobachtung* durch Beurteilung des Aussehens und der Beschaffenheit von Haut*, Schleimhäuten und Hautanhangsgebilden, z. B. im Rahmen der Dekubitusprophylaxe (s. Dekubitus), der postoperativen Pflege*, bei Inkontinenz, bei Strahlen- und Chemotherapie; **Ziel:** Vorbeugung bzw. rechtzeitiges Erkennen von Hautveränderungen, -beeinträchtigungen und -schädigungen. Gesunde Haut ist trocken (nicht feucht oder schweißig), gut durchblutet, elastisch und intakt. **Durchführung:** Hautbeobachtung geschieht i. d. R. in Rahmen allgemeiner Pflegesituationen (wie Körperpflege, Umlagern, Pflegegespräch) durch Ansehen (Inspektion) und Anfassen und kann durch die Anwendung von Risikoskalen (z. B. Braden*-Skala) systematisiert werden. Dabei müssen das Hautalter (z. B. Pubertätsakne durch unausgeglichene Talgdrüsenproduktion, trockene Altershaut durch Fett- und Wasserverlust) und der Hauttyp* berücksichtigt werden. **Beurteilungskriterien:** s. Tab. 1 S. 356; außerdem ist auf primäre und sekundäre Hautblüten (Effloreszenzen*), Eppinger*-Sternchen, Muttermal (sog. Nävus; bei Veränderungen hinsichtlich Größe, Form und Farbe sowie auftretenden Entzündungen besteht Verdacht auf Hautkrebs), weiße Flecken (Vitiligo), Hautgrieß (Milien), Warzen, Besenreiservarizen (Krampfadern), Blutergüsse (Hämatome*), Akne und stecknadelkopfgroße Blutungen (Petechien) zu achten. Neben der Haut sind auch Veränderungen der Hautanhangsgebilde zu beobachten (s. Tab. 2 S. 357).

Hautfarbe: (engl.) *skin colour*; individuelle Färbung der Haut, wird durch Pigmente (Melanin in der Oberhaut und Karotin in der Leder- und Unterhaut) und den Grad der Durchblutung bestimmt; bei dunkelhäutigen Menschen befindet sich das Pigment Melanin in allen Schichten der Oberhaut, bei hellhäutigen hauptsächlich in der Basalzellschicht (unterste Schicht der Oberhaut). Menschen mit Albinismus besitzen eine angeborene Störung der Melaninproduktion, die zur Folge hat, dass das Pigment bei ihnen in Haut, Haaren und Augen nur in verminderter Menge vorzufinden ist. Betroffene zeichnen sich durch starke Blässe* und Sonnenempfindlichkeit aus. **Pflege:** Die Hautfarbe ist ein wichtiger Aspekt der Hautbeobachtung*, da sie z. B. Rückschlüsse auf die Sauerstoffsättigung des Blutes zulässt (s. Zyanose). Vgl. Ikterus, Hauttyp.

Haut, feuchte (ICNP): (engl.) *humid skin*; feuchte, rote Epidermis mit dem Risiko des Auf- bzw. Erweichens der Haut (Mazeration*), besonders in Hautfalten; **Ursachen:** verstärkte Schweißsekretion*, unzureichendes Abtrocknen nach dem Waschen (s. Hautreinigung) oder Baden (s. Bad), v. a. in Haut-auf-Haut-Bezirken (zwischen Brüsten und Oberkörper, Leistengegend, Gesäßfalten); **Folge:** Hautschäden bis zu offenen Wunden; **Maßnahme: 1.** sorgfältiges Abtrocknen; **2.** bei starkem Schwitzen mit weichen, saugfähigen Materialien nachtrocknen; **Hinweis:** In der Altenpflege kann die Anwendung von Puder wegen der Krümelgefahr (Gemisch aus Schweiß und Puder) und der Verstopfung der Poren mit erhöhtem Entzündungs- und Infektionsrisiko der Haut nicht bedenkenlos empfohlen werden. Vgl. Hautpflege.

Hautjucken: syn. Juckreiz*.

Hautkontakt: s. Berührung.

Hautnekrose: (engl.) *skin necrosis*; Absterben von Gewebe als Reaktion auf unphysiologische Bedingungen oder schädigende Einwirkungen; im Pflegealltag ist die gründliche Inspektion der Haut von besonderer Bedeutung, weil geeignete Pflegemaßnahmen großen Einfluss auf die Prävention und ggf. den Verlauf einer Nekrose* haben. Mögliche **Ursachen:** infektiöse oder bösartige (maligne) Prozesse, mechanische Verletzungen und Druck, thermische Schädigungen (Erfrierungen*, Verbrennungen*), Sauerstoffmangel (Durchblutungsstörungen) oder Giftstoffe; **Verlauf:** Verblassen der Haut, durch die Nervenschädigung anfangs von starken Schmerzen begleitet, bis zu blauer und schwarzer Hautnekrose; später lokale Gefühl- und Schmerzlosigkeit mit hohem Risiko für Wundinfektion; **Folge:** Je nach Lokalisation und Ausmaß der Nekrose kann es zur Abstoßung nekrotischen Gewebes bis zur Ausbreitung auf angrenzende Gewebe (Muskeln, Knochen) kommen, was zum Verlust von Körperteilen führen kann. Verkalkung, Bildung von Granulations- und Narbengewebe (s. Narbenversorgung), Bildung von Pseudozysten oder vollständige Wiederherstellung sind möglich. **Maßnahme: 1.** Infektionsbekämpfung; **2.** Wundmanagement*; Überführen der Wunde von „feuchter" (eitrig, serös) zu „trockener" Nekrose; für freien Abfluss und Entfernung von Eiter sorgen; **3.** Abtragung von nekrotischem Gewebe (besonders der Ränder) bis hin zur Amputation durch Arzt. Vgl. Gangrän, Dekubitus.

Hautnerven: (engl.) *skin nerves*; Nerven, die Informationen über Temperatur, Schmerz, Berührung und Druck von der Haut* an das Zentralnervensystem und Informationen vom vegetativen Nervensystem zur Haut (z. B. zur Regulation der Hautdurchblutung) weiterleiten; Hautnerven sind periphere Äste von Spinalnerven, die entsprechend der embryonalen Entwicklung die Haut segmental versorgen. Die Kenntnis der

Hautbeobachtung Tab. 1
Hautveränderungen

Beurteilungskriterium	Beobachtung	mögliche Ursache
Farbe	Rötung	Anstrengung, Erregung, Aufregung, Hitzeeinwirkung, Herz-Kreislauf-Erkrankung; Entzündung, Verbrennung, beginnendes Druckgeschwür (Dekubitus), Sonnenbrand; Reizung durch Allergie (Waschmittel, Kosmetika), übermäßige Beanspruchung (z. B. Reibung von Kleidungsstücken, ständiges Kratzen, Waschzwang, alkoholhaltige Pflegeprodukte oder Desinfektionsmittel), Unverträglichkeit (z. B. Toilettenpapier)
	Blässe	Schock, Kälte, Pigmentmangel, Mangel an roten Blutkörperchen (Anämie), niedriger Blutdruck (Hypotonie)
	blau-rote Verfärbung (Zyanose)	verminderter Sauerstoffgehalt im Blut bei Lungen- und Herzerkrankung, Vergiftung
	gelbliche Verfärbung	Karotinüberschuss, Erkrankung der Leber und Galle wie Gelbsucht (Ikterus) oder Hepatitis
	graue Verfärbung	Tumorerkrankung
	bronzefarbene Verfärbung	Nebenniereninsuffizienz
	kirschrot	Kohlenmonoxidvergiftung
Beschaffenheit	fettig	vermehrte Talgbildung bei Akne, Parkinson-Syndrom (sog. Salbengesicht)
	sehr trocken und rau	Austrocknung (z. B. durch Desinfektionsmittel), Flüssigkeitsmangel, Fehlernährung, Unterfunktion der Schilddrüse (Hypothyreose), Neurodermitis, Schuppenflechte (Psoriasis)
	schweißig	starkes Übergewicht (Adipositas), Schilddrüsenüberfunktion (Hyperthyreose), Schock, Angst, Klimakterium
Temperatur	lokale oder allgemeine Erwärmung	Entzündung, Fieber, Aufregung, Anstrengung
	Kälte	mangelnde Durchblutung, Schock
Geruch	unangenehmer Körpergeruch	vermehrte Schweißbildung, mangelnde Körperhygiene
	Azetongeruch	Ketoazidose (bei Diabetes mellitus)
	fauliger Geruch	Entzündungen im Mund-Rachen-Bereich mit Eiterbildung
Hautspannung (Hautturgor)	erhöht	Ödem, Eiterbildung, Tumor, Bluterguss
	verringert	Flüssigkeitsmangel (Exsikkose), Altershaut
Schmerzen		Infektion, Wunde, Verbrennung, neurologische Erkrankung, auch Phantomschmerz
Juckreiz (Pruritus)		Narbenbildung, Insektenstich, Nesselsucht (Urtikaria), Kontaktallergie (z. B. Waschmittelunverträglichkeit), Nahrungsmittelallergie, Neurodermitis, Leber- und Nierenerkrankungen (z. B. Leberzirrhose, Urämie), Stoffwechselerkrankungen (z. B. Diabetes mellitus), Leukämie, Tumorerkrankung, Pilz- und Parasitenbefall (Soor, Krätze, Läuse), Nebenwirkung von Medikamenten u. a. chemischen Substanzen (Opiate, Codein, Acetylsalicylsäure), Alkoholmissbrauch, Stress, psychogene Erkrankungen, letztes Drittel der Schwangerschaft (Pruritus gravidarum); Afterjucken (Pruritus ani) bei Hämorrhoiden, Analekzem, Pilz- und Parasitenbefall

Hautpflege

Hautbeobachtung — Hautveränderungen — Tab. 1

Beurteilungskriterium	Beobachtung	mögliche Ursache
Hautausschlag	Knötchen, Papeln, Flecken	verschiedene Hauterkrankungen wie Neurodermitis, Infektionskrankheiten wie Masern, Röteln
gelber Knoten an der Haut		sichtbare Lipideinlagerungen (Xanthome) bei Störungen des Fettstoffwechsels (Hyperlipoproteinämien) oder Ablagerungen von Harnsäurekristallen (Tophi)
Hautdefekte		Wunden, sog. offenes Bein (Ulcus cruris), Hautaufweichung (Mazeration), Dekubitus, Geschwür (Gangrän), Risse, Abschürfungen, Verletzungen, Verbrennung
Leberflecken, Muttermal (Nävus)	Veränderung der Form, Farbe, Größe	Verdacht auf Hautkrebs (malignes Melanom)
weiße Flecken		Vitiligo

Hautbeobachtung — Veränderungen der Hautanhangsgebilde — Tab. 2

Beobachtung	mögliche Ursache
Verlust der Körperbehaarung und der Kopfhaare	Leberschaden, Nebenwirkung einer Chemotherapie
Haarausfall	Anstieg des Androgenspiegels, Eisenmangelanämie, Diabetes mellitus
Nagelveränderungen	s. Nagel

Hautsegmente (Dermatome) ist für die Analyse von Nervenschäden z. B. infolge einer Wirbelsäulenverletzung von großer Bedeutung. Vgl. Head-Zonen.

Hautpflege: (engl.) *skin care*; Maßnahmen zum Erhalt oder zur Wiederherstellung des physiologischen Hautzustandes bzw. therapeutische Maßnahmen bei Erkrankungen und Veränderung der Haut*; gesunde Haut ist trocken, gut durchblutet, geschmeidig und intakt. Die Hautreinigung* zerstört den Säureschutzmantel für einige Zeit; die Haut benötigt ca. 2 Stunden, um sich zu regenerieren. Alle Pflegemaßnahmen sollen deshalb diesen Prozess unterstützen, den pH-Wert um 5,5 und den Feuchtigkeits- und Fettgehalt der Haut erhalten. Ausreichende Flüssigkeitszufuhr und Dekubitusprophylaxe (s. Dekubitus) unterstützen den intakten Hautzustand. **Voraussetzung:** tägliche Hautbeobachtung*, Planung der Maßnahmen entsprechend der Pflegeziele und Hautreinigung*.

Hautpflegeprodukte

1. Emulsion*, ggf. als Trägersubstanz für gelöste oder emulgierte Wirkstoffe (vgl. Creme, Lotion); Anwendung: v. a. nach dem Waschen oder Reinigen (Bad, Dusche), bei Austrocknung, Spannungsgefühl, feuchtigkeitsarmer Haut (z. B. Altershaut) und als Schutz vor Umwelteinflüssen; Hinweis: Zur speziellen Pflege das Produkt entsprechend der Hautbeschaffenheit auswählen und anwenden, z. B. Feuchtigkeitscreme (höherer Wasseranteil), Fettcreme (höherer Fett- oder Ölanteil); Zusätze wie Harnstoff, Retinol, Vitamine, Liposome oder Kamille sollen die pflegende Wirkung unterstützen bzw. besondere Effekte erzielen. Die Wirkung einiger Substanzen konnte jedoch bisher nicht wissenschaftlich nachgewiesen werden, da große Moleküle nicht in die tieferen Hautschichten eindringen, sondern lediglich die Oberhaut erreichen. **2.** Öle zur Pflege sehr trockener Haut oder zur Massage; z. B. Oliven-, Jojoba-, Mandel-, Sesam- oder Weizenkeimöl, evtl. mit Zusätzen wie Vitamin A oder E. Reine Fettsalben und Öle dichten die Haut ab, behindern den Wärmeaustausch und können durch Rückstände von Antibiotika und Desinfektionsmitteln belastet sein (z. B. Vaseline, Melkfett, Babyöl). **3.** alkoholhaltige Produkte; erfrischen durch den kühlenden Effekt der Verdunstung, trocknen die Haut aber zusätzlich aus; **4.** ärztlich verordnete Pflegeprodukte; werden bei Hauterkrankungen und -veränderungen eingesetzt und können in der Apotheke speziell auf die Anforderungen abgestimmt hergestellt oder als Fertigprodukte genutzt werden; **5.** medizinische Puder; werden bei Strahlentherapie* für die betroffenen Hautareale verwendet.

Hinweis

1. Patienten über sinnvollen Einsatz von Hautpflegeprodukten entsprechend der individuellen

Hautreinigung

Hautbeschaffenheit informieren; Vorsicht ist bei der Anwendung von Zinkpaste geboten, da diese die Haut optisch abdeckt und eine Beurteilung unmöglich macht. Zudem trocknet sie intakte Haut zusätzlich aus. **2.** Produkte kühl und trocken lagern, Verfallsdatum beachten. **3.** Im Pflegebereich ist eine gute Hautpflege aufgrund häufiger Händedesinfektion* unbedingt erforderlich. Die Pflegeprodukte sollten aus hygienischen Gründen aus Spendern entnommen werden und aufgrund der nachgewiesenen Wirkungsbeeinträchtigung der alkoholischen Händedesinfektion am günstigsten in Arbeitspausen bzw. nach der Arbeit angewendet werden, sofern vom Hersteller keine begründeten anderen Hinweise zur Anwendung gegeben werden.

Hautreinigung: (engl.) *skin cleaning*; Säuberung der Haut* von Schweiß und Schmutz durch Waschen, Duschen oder Baden mit Wasser und evtl. reinigenden Zusätzen (z. B. Seife, Syndet); **Anwendung:** bei Verschmutzung, nach Bedarf des Patienten oder Bewohners sowie vor, zwischen und nach allen Arbeitsgängen in der Pflege; **Wirkung:** chemisch (zur Fettlösung) und mechanisch (z. B. Schleifpartikel); einige Produkte enthalten pflegende Zusätze (u. a. Harnstoff, Kamille, Hamamelis). Die Reinigung greift den natürlichen Säureschutzmantel der Haut an und entfernt die Talgschicht, die die Haut geschmeidig hält. Die Haut trocknet aus und wird empfindlicher und anfälliger für Infektionen. Die Hautreinigung sollte möglichst hautschonend erfolgen, d. h. mit so wenig Inhaltsstoffen wie möglich (Tenside, evtl. Reibe- und Lösemittel). **Reinigungsprodukte: 1.** Seifen*: aufgrund der entfettenden Wirkung sparsam verwenden und kurze Anwendung (z. B. Duschen) dem Baden vorziehen; **2.** Syndet*: bei empfindlicher Haut (z. B. bei Allergien, Säuglingen und Altershaut) möglichst parfümfreie, rückfettende Waschsubstanzen aus natürlichen Inhaltsstoffen verwenden; **3.** medizinische Seifen: Seifen mit Teer- oder Schwefelzusätzen; werden bei Hauterkrankungen (z. B. Schuppenflechte) eingesetzt; **4.** Ölbäder und Duschöle: werden aufgrund der rückfettenden Wirkung bei spröder, trockener Haut verwendet. Bei Auswahl und Anwendung der Reinigungsprodukte ist die Hautbeschaffenheit und der Grad der Verschmutzung zu berücksichtigen und für geeignete Hautpflege* zu sorgen. Rückstände werden mit viel klarem Wasser abgespült; z. T. genügt die Reinigung mit klarem Wasser. **Durchführung: 1.** Selbstpflege: Waschen erfolgt individuell nach Gewohnheit, Bedürfnis und Zeitpunkt; Pflegemittel und Ort können selbst gewählt werden. **2.** unterstützende und kompensatorische Pflege: Bedürfnis und Gewohnheit berücksichtigen, Intim- und Privatsphäre wahren, Pflegemittel entsprechend des Pflegeziels einsetzen und Möglichkeiten des Pflegebedürftigen aktivieren; vgl. Waschritual. **Hinweis: 1.** Wasser greift den Säureschutzmantel der Haut an (warmes Wasser stärker als kaltes), Seifen wirken entfettend und austrocknend; gute Rückfettung ist besonders bei trockener Haut wichtig. **2.** Auf Lösungsmittel, Waschbenzin und Intimreinigungsprodukte mit Desinfektionsmitteln* sollte ganz verzichtet werden. **3.** Im Pflegebereich ist es aus hygienischen Gründen sinnvoll, Reinigungsprodukte in Spendern bereitzuhalten. Vgl. Hautschutz, Hautpflege.

Hautschmerz (ICNP): (engl.) *cutaneous pain*; vorwiegend akut auftretender, oberflächlicher, auf die Haut begrenzter Schmerz*; **Ursachen:** Entzündung, Verbrennung, Verletzung, Hauterkrankung, Berührung bei Vorliegen einer verstärkten Empfindung schmerzhafter und nichtschmerzhafter Reize (sog. Hyperästhesie); **Maßnahme:** Kühlung, medikamentöse Schmerztherapie*.

Hautschutz: (engl.) *skin protection*; Maßnahmen, die einen Schaden der Haut beim Umgang mit hautschädigenden Stoffen verhindern sollen, wenn ein Einsatz dieser nicht vermieden werden kann; Handschuhe*, eine geeignete Hautreinigung* und Hautpflege* sowie spezielle, meist adhäsive Hautschutzprodukte sollen ein Eindringen gefährlicher Stoffe in die Haut verhindern und mögliche Hautveränderungen (z. B. Einrisse, Schuppungen, Allergien, Kontaktekzeme) vorbeugen. Gefährdungen entstehen durch mechanische Beanspruchung (z. B. durch raue Oberflächen), physikalisch (z. B. durch UV-Strahlung), chemisch (z. B. durch Kontakt mit Reinigungs- und Desinfektionsmitteln) und mikrobiologisch (z. B. durch Bakterien oder Pilze).

Hautschutzprodukte

Grundsätzlich sind zum Hautschutz nur Präparate mit experimentell und/oder klinisch gesichertem Nachweis der deklarierten Wirkung anzuwenden. Die Inhaltsstoffe müssen auf ihre allergene Potenz hin überprüft sein (duftfreie Produkte haben Vorrang).

Formen: 1. Hautschutzpaste: Präparat zum Schutz der Haut bei Anlage eines Stomas* (Urostoma, Ileostoma, Kolostoma); wird rund um das Stoma oder die Fistel zum Ausgleich von Unebenheiten zwischen Stomaplatte und Haut aufgetragen; Hinweis: Produkt ohne Alkohol bevorzugen, da sonst Hautirritationen und Brennen ausgelöst werden können. **2. Hautschutzseife:** Produkt, das den Säureschutzmantel der Haut weniger angreift als herkömmliche Produkte, meist ohne allergieauslösende Zusatzstoffe auskommt, pH-neutral ist und rückfettende bzw. pflegende Wirkung besitzt; **3. Hautschutzcreme:** Produkt zum Schutz vor speziellen, arbeitsspezifischen Hautschädigungen (z. B. UV-Schutzmittel).

Anwendung: Hautschutzprodukte beim Patienten nach Bedarf, bei Arzt- und Pflegepersonal v. a. vor Arbeitsbeginn und nach Pausen auftragen.

Recht

Die Technische Regel für Gefahrstoffe (Abk. TRGS) 531 legt Schutzmaßnahmen bei Hautgefährdung durch regelmäßige Arbeit im feuchten Milieu fest (für Beschäftigte, die über eine bestimmte Zeitdauer mit den Händen im feuchten Milieu arbeiten, feuchtigkeitsdichte Handschuhe tragen oder häufig bzw. intensiv die Hände reinigen müssen). Die Pflichten des Arbeitgebers bestehen u. a. in der Bereitstellung von Schutzausrüstungen, im Erstellen von Betriebsanweisungen und Hautschutzplänen und, sofern möglich, in der Verringerung der Feuchtigkeitsexposition (z. B. durch Ersatzstoffprüfung, gezielte arbeitsmedizinische Vorsorge und Überwachung). Der Hautschutzplan legt für den jeweiligen Arbeitsbereich die Auswahl und Zusammensetzung der Präparate zur Reinigung, zum Schutz und zur Pflege der Haut fest; die Einhaltung soll nach Empfehlung der Berufsgenossenschaft und der Gemeindeunfallversicherung durch die Hygienekommission, den Betriebsarzt oder einen weitergebildeten Mitarbeiter überwacht werden.

Hautsensoren: (engl.) *skin sensors*; Sensoren* in der Haut* für Schmerz, Berührung, Druck und Temperatur; **Formen: 1. Schmerzsensoren:** freie Nervenendigungen, die bis in die obersten Schichten der Haut reichen; **2. Berührungssensoren:** Meissner-Tastkörperchen, v. a. in den Hautpapillen der Fingerbeeren; **3. Mechanosensoren: a)** Merkel-Tastkörperchen: langsam adaptierende Sensoren, die in den unteren Schichten der Oberhaut (Epidermis) liegen; **b)** Ruffini-Körperchen: schnell adaptierende Sensoren der Dermis; **c)** Vater-Pacini-Lamellenkörperchen: ca. 1–2 mm lange, zwiebelschalenförmige, schnell adaptierende Sensoren an der Grenze zwischen Leder- (Dermis) und Unterhaut (Subkutis); **4. Kältesensoren:** Krause-Endkolben im oberen Bereich der Dermis; fungieren auch als schnell adaptierende Mechanosensoren; **5. Wärmesensoren:** freie eingekapselte Nervenendigungen in tieferen Schichten der Dermis; treten in geringerer Zahl auf als Kältesensoren.

Hauttransplantat: (engl.) *skin graft*; vollständig aus der Spenderstelle gelöstes Hautareal ohne Unterhautfettgewebe zur operativen Deckung eines oberflächlichen Hautdefekts mit gut durchblutetem Wundgrund; **Formen: 1. Spalthauttransplantat:** Oberhaut (Epidermis) mit verschieden dicken Schichten der Lederhaut (Dermis), je nach Körperteil 0,2–0,5 mm); Entnahme z. B. an der Außenseite des Oberschenkels; die Entnahmestelle heilt spontan durch Neubildung der Hautschichten. **2. Netztransplantat (Meshgraft):** Sonderform des Spalthauttransplantats, bei der die entnommene Spalthaut über eine Messerwalze geführt wird, die in bestimmten Abständen einschneidet; das Transplantat kann wie ein Maschengitter auseinandergezogen werden (maximal 3-fach) und dient der Deckung großer Hautdefekte mit wenig Transplantathaut; aus den Zwischenräumen kann Wundsekret abfließen; kosmetisch ungünstiges Ergebnis; Anwendung besonders bei Brandverletzungen, wenn nur wenige Entnahmestellen zur Verfügung stehen; **3. Vollhauttransplantat:** gesamte Hautdicke ohne Unterhautfettgewebe zur Deckung aseptischer Hautwunden (z. B. nach Narbenausschneidung) mit kosmetisch günstigem Ergebnis, keine Schrumpfungsneigung; **4. Reverdin-Transplantat:** Übertragung kleinster Epidermisinseln auf granulierende Wundflächen; Anwendung nur bei infizierten Wunden, die anders nicht gedeckt werden können; nicht empfehlenswert, da kosmetisch ungünstige Ergebnisse an Spender- und Empfängerstelle. Vgl. Transplantation, Wundmanagement.

Hauttrockenheit: (engl.) *dryness of the skin*; **1.** spröde, schnell einreißende, evtl. schuppige und sich rau anfühlende Haut aufgrund verminderter Talgproduktion (sebostatische Haut); **Hinweis:** Händedesinfektionsmittel* trocknen die Haut sehr schnell aus, daher gute Hautpflege* betreiben. Vgl. Hauttyp. **2.** geringer Flüssigkeitsgehalt der Haut (s. Dehydratation), dadurch verminderte Hautspannung (Hautturgor); Haut ist schlaff, eine gebildete Hautfalte bleibt einige Sekunden lang erhalten.

Hauttyp: (engl.) *skin type*; individuelle Merkmale der Haut*; **Einteilung: 1. nach Beschaffenheit der Poren, Durchblutung, Talgproduktion: a)** fettige Haut (seborrhoische Haut): glänzende Haut durch Überproduktion der Talgdrüsen, häufig begleitet von stärkerer Schweißproduktion und Hautunreinheiten (z. B. Pickel, Mitesser); **b)** trockene Haut (sebostatische Haut): spröde, leicht verletzliche, evtl. schuppige und raue Haut durch verminderte Talgdrüsenproduktion (s. Hauttrockenheit); **c)** Mischhaut: Gesichtsmitte fettig, Wangen trockener; gelegentliches Auftreten von Pickeln und Mitessern; Möglichkeit der Hauttypbestimmung mit Hilfe eines sauberen Spiegels: 2 Stunden nach der Gesichtsreinigung drückt man den Spiegel gegen Wange und Stirn. Ist der Abdruck fettig, handelt es sich um einen fettigen Hauttyp. Hat nur die Stirn einen fettigen Abdruck hinterlassen, handelt es sich um eine Mischhaut. Sind dagegen keine Fettspuren erkennbar, liegt eine trockene Haut vor. Die Bestimmung des Hauttyps ist wichtig für die Hautpflege*. **2. nach Pigmentierung:** Je dunkler die Pigmentierung bzw. je dunkler der Hauttyp, desto höher ist die sog. Eigenschutzzeit der Haut, d. h. die Bestrahlungsdauer, nach der ungeschützte Haut mit Sonnenbrand reagiert: **a) Hauttyp I:** sehr helle, rötlich-weiße Haut, sehr viele Sommersprossen, rötlich-hellblonde Haare, Augenfarbe blau, grün, hellgrau; sehr hohe Sonnenempfindlichkeit, immer Sonnenbrand, nie Bräunung, Hauteigenschutzzeit 5–10 Minuten; **b) Hauttyp II:** helle, weißlich-beige Haut, einige Sommersprossen, blonde bis hellbraune Haare, Augenfarbe blau, grün, grau; hohe Sonnenempfindlichkeit, häufig Sonnenbrände, Hauteigenschutzzeit 10–20 Minuten; **c) Hauttyp III:** hellbraune Haut, keine Sommersprossen, dunkelblonde bis braune Haare, Augenfarbe grau,

Hawthorne-Effekt

braun; mittlere Sonnenempfindlichkeit, manchmal Sonnenbrand, Hauteigenschutzzeit 20–30 Minuten; **d)** Hauttyp IV: hell- bis mittelbraune Haut, keine Sommersprossen, dunkelbraune bis schwarze Haare, Augenfarbe dunkel; niedrige Sonnenempfindlichkeit, fast nie Sonnenbrand, Hauteigenschutzzeit 30–40 Minuten; **e)** Hauttyp V: braune Haut, dunkle Haare, Augenfarbe dunkel; niedrige Sonnenempfindlichkeit, fast nie Sonnenbrand, Hauteigenschutzzeit über 40 Minuten; **f)** Hauttyp VI: tiefbraune Haut, dunkle bis schwarze Haare, Augenfarbe dunkel bis schwarz; niedrige Sonnenempfindlichkeit, Hauteigenschutzzeit nahezu unbegrenzt hoch. Vgl. Sonnenschutzmittel.

Hawthorne-Effekt: (engl.) *Hawthorne effect*; in Sozialpsychologie und Pflegewissenschaft beobachtbares Phänomen, dass beobachtete Arbeitsgruppen bzw. Versuchspersonen durch die ihnen gewidmete Aufmerksamkeit bessere Leistungen oder verändertes Verhalten zeigen; vgl. Halo-Effekt.

Hb: Abk. für H**ä**mo**glo**b**in***.
HD: Abk. für H**ä**mo**d**ialyse*.
HDF: Abk. für H**ä**mo**d**ia**f**iltration*.
Head-Zonen: (engl.) *Head's zones*; Hautareale, die von Nerven versorgt werden, die im Rückenmark an gleicher Stelle austreten wie Eingeweidenerven und in denen durch diese nervale Beziehung bei inneren Erkrankungen Schmerzen auftreten können (sog. viszerokutane Reflexe*), s. Abb.; **Bei-**

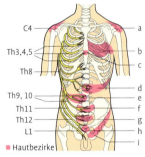

Head-Zonen: segmentale Versorgung einiger innerer Organe (links) und Hautbezirke, in denen bei Erkrankung dieser Organe durch viszerokutane Reflexe Hyperästhesie und Hyperalgesie auftreten können; a: Zwerchfell (C4); b: Herz (C8, Th1); c: Speiseröhre (Th4, Th5); d: Magen (Th8); e: Leber und Gallenblase (Th8–Th11); f: Dünndarm (Th10); g: Dickdarm (Th11–L1); h: Harnblase (Th11–L1); i: Niere und Hoden (Th10–L1); C: zervikal, Th: thorakal, L: lumbal

spiel: beim Herzinfarkt Ausstrahlung des Schmerzes z.B. in die Innenseite des linken Oberarms, hinter das Brustbein oder unter das Kinn; umgekehrt lässt sich z.B. durch Wärmeanwendung in der entsprechenden Hautzone ein Eingeweideschmerz lindern. Vgl. Funktionskreis, Reflexzonen.

Hebamme: (engl.) *midwife*; staatlich geprüfte nichtärztliche Geburtshelferin; männliche nichtärztliche Geburtshelfer werden als Entbindungspfleger bezeichnet. **Aufgabe:** Zum eigenverantwortlichen Aufgabengebiet der Hebamme gemäß Artikel 42 der Richtlinie 2005/36/EG des Europäischen Parlaments und des Rates sowie den Berufsordnungen der Länder gehören mindestens: **1.** angemessene Aufklärung und Beratung in Fragen der Familienplanung; **2.** Feststellung der Schwangerschaft und Beobachtung der normal verlaufenden Schwangerschaft sowie Durchführung der zur Beobachtung eines normalen Schwangerschaftsverlaufs notwendigen Untersuchungen; **3.** Verschreibung der Untersuchungen, die für die möglichst frühzeitige Feststellung einer Risikoschwangerschaft* notwendig sind, oder Aufklärung über diese Untersuchungen; **4.** Vorbereitung auf die Elternschaft, umfassende Vorbereitung auf die Niederkunft und Beratung in Fragen der Hygiene und Ernährung; **5.** Betreuung der Gebärenden während der Geburt* und Überwachung des Fetus in der Gebärmutter mit Hilfe geeigneter klinischer und technischer Mittel; **6.** Durchführung von Normalgeburten bei Kopflage einschließlich, sofern erforderlich, des Scheidendammschnitts* sowie im Dringlichkeitsfall Durchführung von Steißgeburten; **7.** Erkennung der Anzeichen von Anomalien bei der Mutter oder beim Kind, die das Eingreifen eines Arztes erforderlich machen, sowie Hilfeleistung bei etwaigen ärztlichen Maßnahmen; Ergreifen der notwendigen Maßnahmen bei Abwesenheit des Arztes, insbesondere manuelle Ablösung der Plazenta, an die sich ggf. eine manuelle Nachuntersuchung der Gebärmutter anschließt; **8.** Untersuchung und Pflege des Neugeborenen; Einleitung und Durchführung der erforderlichen Maßnahmen in Notfällen und, wenn erforderlich, Durchführung der sofortigen Wiederbelebung des Neugeborenen; **9.** Pflege der Wöchnerin, Überwachung des Zustandes der Mutter nach der Niederkunft und zweckdienliche Beratung über die bestmögliche Pflege des Neugeborenen; **10.** Durchführung der vom Arzt verordneten Behandlung; **11.** Abfassen der erforderlichen schriftlichen Berichte. Gemäß der Hebammengebührenverordnung gehören die Unterstützung und Beratung in Fragen des Stillens über die gesamte Stillperiode sowie die Durchführung von Rückbildungsgymnastikkursen jenseits des Wochenbettes ebenfalls zum Aufgabengebiet der Hebammen. Da die Hebammentätigkeit bereits bei der Familienplanung beginnt und sich über die Lebensphasen von Schwangerschaft, Geburt, Wochenbett und Stillzeit erstreckt, wird in diesem Zusammenhang auch vom Betreuungsbogen in der Hebammenarbeit gesprochen (F. zu Sayn-Wittgenstein, 2007). Die 3-jährige **Ausbildung** erfolgt an Berufsfachschulen. Seit 1985 sind auch Männer zur Hebammenausbildung zugelassen. Hebammen und Entbindungspfleger sind freibe-

ruflich, angestellt oder als Beleghebammen/Belegentbindungspfleger tätig. **Recht:** Berufsausbildung und Prüfung, Zulassung und Ausübung werden nach Bundesrecht, z. T. auch nach Landesrecht durch sog. Hebammendienstordnungen geregelt. Wichtigste Rechtsgrundlagen sind das „Gesetz über den Beruf der Hebamme und des Entbindungspflegers" (Hebammengesetz, Abk. HebG) vom 4.6.1985, in Kraft getreten am 1.7.1985, zuletzt geändert am 31.10.2006, sowie die Ausbildungs- und Prüfungsordnung für Hebammen und Entbindungspfleger (Abk. HebAPrV) in der Fassung vom 16.3.1987, zuletzt geändert am 23.3.2005. **Hinweis: 1.** Auch wenn der Beruf der Hebamme/des Entbindungspflegers pflegende Anteile enthält, wird er den gesetzlichen Grundlagen entsprechend nicht den Pflegeberufen zugeordnet. **2.** Der Begriff Entbindungspflege wird vorrangig im Zusammenhang mit der strukturellen Beschreibung der Hebammenausbildung und der Weiterbildungsmaßnahmen in diesem Beruf verwendet und grenzt die Hebammentätigkeit von der medizinischen Geburtshilfe ab. Vgl. Familiengesundheitshebamme.
  Autorinnen: Nicola Bauer, Rainhild Schäfers, Friederike zu Sayn-Wittgenstein.

Hebammentaufe: s. Taufe.

Hebehilfe: s. Patientenlifter; Umsetzhilfe für Rollstuhlfahrer.

Heberprinzip: (engl.) *siphon principle*; physikalisches Prinzip zur Ableitung von Flüssigkeiten durch Schwerkraft anstelle von Sog (s. Redon-Saugdrainage); der Auffangbehälter für die Flüssigkeit befindet sich dabei unter dem Niveau der abzuleitenden Flüssigkeit (in medizinischen Anwendungen unter dem Niveau des Patienten). **Anwendung: 1.** Magenspülung*: Das Ablaufen des Mageninhalts erfolgt durch Senken des Trichters. **2.** Reinigungseinlauf*: Prinzip wie Magenspülung; **3.** Heberdrainage (Einflaschendrainage mit Wasserschloss*): zur Sekretableitung aus der Pleurahöhle, z. B. nach Pneumektomie; Hinweis: Der Sekretbehälter sollte erst über Patientenniveau angehoben werden, nachdem der Schlauch patientennah mit Klemmen abgeklemmt ist, da das Sekret sonst zurückfließt. **4.** Perthes*-Drainage.

Hebe-Senkeinlauf: syn. Schwenkeinlauf*.

Hedonismus: (engl.) *hedonism*; Einstellung, bei der die Lust der Sinne oder das Vergnügen das höchste Gut und Ziel darstellen.

Heftpflaster: s. Pflaster.

Heilbad: (engl.) *spa*; **1.** Bad* mit mineralischen, chemischen oder pflanzlichen Zusätzen (Badezusatz*); **2.** natürliches Heilbad; Badeort oder Badeanstalt mit ortsgebundenen oder künstlich zubereiteten Heilmitteln zur Badekur* (Balneotherapie); eingesetzt werden aus Quellwasser ohne (Wildwasser) oder mit Mineralien, Jod, Schwefel, Kohlensäure, Radon sowie aus festen Rohstoffen wie Torf (Moorbad*), mineralischem Schlamm (Fango*) oder Schlick bereitete Bäder oder Packungen* und Thermalquellen. Die Bezeichnungen Kurort und Heilbad erfordern eine behördliche Anerkennung.

Heilerde: (engl.) *healing earth*; aus Erde gewonnene mineralische Mischsubstanz (Peloid*) in wechselnder Zusammensetzung mit adsorbierender und lokal reizender Wirkung; **Anwendung:** innerlich und äußerlich (als Packung* in Breiform); z. B. bei Durchfallerkrankungen, nässenden und entzündlichen Hautveränderungen.

Heilerziehungspflege: sozialpädagogischer und pflegerischer Beruf in der Behindertenhilfe, in dem Fachkräfte in Ergänzung oder als Vertretung der Eltern die Pflege, Erziehung, Betreuung und Förderung von Menschen mit Behinderung* übernehmen; mögliche Arbeitsfelder sind u. a. Kindergärten und Schulen, Horte, Wohnheime, Internate, Werkstätten* für behinderte Menschen, Beratungsstellen, Fördereinrichtungen, psychiatrische Einrichtungen. **Ausbildung:** Die 3-jährige Ausbildung zum Heilerziehungspfleger erfolgt mit integriertem Berufspraktikum (Vollzeit) oder berufsbegleitend an speziellen Berufsfachschulen. Inhalte der Ausbildung sind u. a. Pädagogik, Psychologie, Pflege, Medizin, Gesundheitserziehung und Gestaltungserziehung. An vielen Schulen kann unter bestimmten Voraussetzungen (Prüfung in den Fächern Englisch, Rechnungswesen und/oder Betriebswirtschaftslehre) gleichzeitig die Fachhochschulreife erlangt werden.

Heilfasten: 1. Bezeichnung für unterschiedliche Formen des Fastens (z. B. Tee-, Molke-, Saft- oder Schleimfasten) unter ärztlicher Kontrolle bei bestimmten Krankheiten (z. B. ernährungsabhängige chronische Erkrankungen, Allergien, Herz- und Gefäßerkrankungen); **2.** von O. Buchinger entwickelte tiefgreifende internistische, psychosomatisch orientierte Heilmethode als Langzeitfasten (14–32 Tage) in spezialisierten Fastenkliniken mit umfassendem Fastenverständnis (Impulse zur Veränderung des Lebensstils und zur Neuorientierung gegenüber der Welt und Transzendenz*).

Heilhilfsberufe: s. Gesundheitsfachberufe.

Heilmittel: (engl.) *drugs, medicines, remedies*; **1.** s. Arzneimittel; **2.** im Bereich der Sozialversicherung* solche Mittel zur Behandlung von Krankheiten, die (im Gegensatz zu Arzneimitteln) v. a. äußerlich angewendet werden (Definition der Gesetzlichen Krankenversicherung), ferner alle ärztlich verordneten Dienstleistungen, die einem Heilzweck dienen oder einen Heilerfolg sichern und nur von einem entsprechend ausgebildeten Personenkreis erbracht werden dürfen (Definition der Gesetzlichen Unfallversicherung, § 30 SGB VII); zu den Heilmitteln zählen z. B. Maßnahmen der physikalischen sowie der Sprach- und Beschäftigungstherapie. Vgl. Hilfsmittel.

Heilnahrung: (engl.) *therapeutic diet*; **1.** zu Heilzwecken genutzte Krankennahrung; **2.** Säuglingsheilnahrung zur Behandlung von Durchfallerkrankungen, die sich v. a. durch niedrige Osmolalität,

Heilpädagogik

teilweise veränderten Eiweißanteil (Proteinhydrolysate, Zusatz von Aminosäuren), verminderten Fettgehalt mit Bevorzugung von mittelkettigen Triglyceriden sowie durch Laktosearmut und Fehlen anderer Disaccharide (Zweifachzucker) sowie Anreicherung mit Ballaststoffen (meist auch Glutenfreiheit) auszeichnet.

Heilpädagogik: (engl.) *orthopaedagogy*; Sonderbereich der Pädagogik und Psychiatrie, der sich mit der Erziehung, Unterrichtung und Förderung von Menschen mit Verhaltensauffälligkeiten, Verhaltensstörungen, sozialen Anpassungsschwierigkeiten oder geistigen, körperlichen und sprachlichen Beeinträchtigungen oder Behinderungen unter Einbeziehung des sozialen Umfelds befasst.

Heilpflanzen: (engl.) *medical plants*; Arzneipflanzen, Arzneidrogen; für die Vorbeugung, Linderung und Heilung von Krankheiten geeignete Wild- und Kulturpflanzen; Zuordnungen und Übergänge von Heilpflanzen zu Zier- oder Nutzpflanzen, die allgemein der Ernährung (Nahrungsmittel) oder als Gewürz (Genussmittel) dienen (z. B. Paprika, Zimt), sind fließend. Auch Giftpflanzen gehören zu den Heilpflanzen, z. B. Fingerhut (Digitalis). Die Wirkung von Heilpflanzen ist immer im Zusammenhang von Anwendungsgebiet, Zubereitungsform und Dosierung zu beurteilen. **Phytopharmaka** sind Produkte aus den natürlichen Ausgangsstoffen der Heilpflanzen; die medizinische Anwendung von Heilpflanzen wird als Phytotherapie bezeichnet. Vgl. Droge.

Geschichte
Heilpflanzen wurden bereits im Altertum (u. a. in der traditionellen chinesischen Medizin*), im römischen Reich (durch den Arzt C. Galenus), im Mittelalter (durch die heilkundige Nonne Hildegard von Bingen) und auch in der Neuzeit (durch den Pfarrer S. Kneipp) auf ihre Wirksamkeit hin beobachtet und therapeutisch angewendet. Einheimische und aus Asien und dem Orient importierte Pflanzen wurden verwendet. In der sog. Hildegard-Medizin sind Beschreibungen von exotischen Pflanzen (z. B. Ingwer als Galgant oder Zingiberis) zu finden. Mit Aufkommen der modernen Pharmakologie gerieten Heilpflanzen aus dem Blickwinkel der Wissenschaft und Schulmedizin. Ihre Wirksamkeit wurde zeitweise grundlegend bestritten. In den 70er Jahren des 20. Jahrhunderts erstellte das damalige Bundesgesundheitsamt in der Kommission E (heute Arzneimittelkommission E im Bundesinstitut* für Arzneimittel und Medizinprodukte) für ca. 300 Pflanzen sog. Monographien, in denen auf Basis von naturwissenschaftlich fundierten Wirksamkeitsnachweisen Empfehlungen (Positivlisten) oder Ablehnungen (Negativlisten) ausgesprochen werden. Zu einem großen Teil bestätigen die Wirksamkeitsnachweise die alten Beschreibungen. Bei einigen Pflanzen ist der Wirkmechanismus unbekannt. Die WHO führt ebenfalls Monographien und setzt sich aktiv für den Schutz der Lebens- und Anbaugebiete der Heilpflanzen ein, um eine medizinische Versorgung auch in nicht industrialisierten Gebieten sicherstellen zu können. Eine Anzahl der Substanzen, die in der Basisliste „Essential Medicines" der WHO geführt werden, findet sich ebenfalls in Heilpflanzen (z. B. Atropin, Chinin).

Verwendete Pflanzenteile
Die Wirkstoffe sind in den verschiedenen Teilen der Pflanze meist in unterschiedlicher Konzentration enthalten. Um die erwünschte Wirkung zu erzielen, sind daher bestimmte Pflanzenteile für die Anwendung oder Verarbeitung zu Phytopharmaka vorzuziehen (Anwendungshinweise in den Arzneibüchern). Generell zu verwendende Pflanzenteile sind Blüte (Flos, Flores), Blatt (Folium, Folia), Kraut (Herba), Wurzel (Radix), Wurzelstock (Rhizoma), Frucht (Fructus), Samen (Semen) und Rinde (Cortex).

Zubereitung
Je nach Angaben im Deutschen Arzneibuch (Abk. DAB, im Homöopathischen Arzneibuch (Abk. HAB) oder der traditionellen Quellen (z. B. Hildegard-Medizin) **1.** zur innerlichen Anwendung als Tee, Aufguss, Tinktur, Wein, Pulver oder Tabletten; in wässriger oder alkoholischer Lösung auch in homöopathischer Verdünnung; **2.** zur äußerlichen Anwendung als Auszug ätherischer Öle* für die Aromatherapie*, als Badezusatz, Öl, Creme, Packung oder Auflage.

Gegenanzeigen
Bekannte Überempfindlichkeit oder Allergien gegen die Inhaltsstoffe.

Wechselwirkungen
Auch Wirkstoffe von Heilpflanzen können mit anderen Arzneimitteln in Wechselwirkung treten, z. B. kann bei Knoblauch- und Ginkgopräparaten das Blutungsrisiko in Kombination mit Acetylsalicylsäure steigen; bei indischem Wegerich (Isphagula) verringert sich die Lithiumresorption; bei Johanniskrautpräparaten (Hypericum) kann die Resorption z. B. von Phenprocoumon, Digoxin, Ciclosporin, Indinavir, Theophyllin, Antiepileptika und Irinotecan gesenkt werden.

Hinweis
1. Die wild wachsenden Heilpflanzen sind häufig vom Aussterben bedroht; daher nicht ohne Vorkenntnisse sammeln. **2.** Kombinationen der Pflanzenextrakte in Fertigprodukten werden in der Phytotherapie i. Allg. nicht empfohlen, da Zusammensetzung und Wirkung nur schwer überschaubar sind und damit das Risiko unerwünschter Nebenwirkungen steigt.

Heilpraktiker: (engl.) *non-medical practitioner*; geschützte Bezeichnung für Personen, die die Heilkunde ohne ärztliche Approbation berufsmäßig mit staatlicher Erlaubnis ausüben. Rechtsgrundlage ist das Heilpraktikergesetz*. Die gleichzeitige Heilkundeausübung als Arzt und Heilpraktiker ist unzulässig. Auch das Zusammenwirken von Arzt und Heilpraktiker an einem Ort ist durch die Berufsverordnungen ausgeschlossen. Grundsätzlich darf der Heilpraktiker alle Behandlungs- und Untersuchungsmethoden ausführen; ausgenommen ist die Behandlung übertragbarer Krankheiten (Infektionsschutzgesetz*), die Geburtshilfe* (Hebammengesetz), die Organentnahme (Transplantationsgesetz), die Leichenschau, die Verordnung von verschreibungspflichtigen Arznei- und Betäubungsmitteln sowie die eigenverantwortliche Anwendung von Röntgenstrahlung (Röntgenverordnung). Der Heilpraktiker hat bei Anwendung ärztlicher Methoden grundsätzlich dieselben Sorgfaltsanforderungen zu erfüllen wie ein Arzt. Aufklärungs- und Dokumentationspflicht bestehen auch für Heilpraktiker.

Heilpraktikergesetz: Abk. HeilprG; „Gesetz über die berufsmäßige Ausübung der Heilkunde ohne Bestallung" vom 17.2.1939 in der Fassung vom 2.3.1974, zuletzt geändert am 23.10.2001, mit den entsprechenden Durchführungsverordnungen; § 1 lautet: „Wer die Heilkunde, ohne als Arzt bestallt zu sein, ausüben will, bedarf dazu der Erlaubnis. Ausübung der Heilkunde im Sinne dieses Gesetzes ist jede berufs- oder gewerbsmäßig vorgenommene Tätigkeit zur Feststellung, Heilung oder Linderung von Krankheiten, Leiden oder Körperschäden bei Menschen, auch wenn sie im Dienste von anderen ausgeübt wird. Wer die Heilkunde bisher berufsmäßig ausgeübt hat und weiterhin ausüben will, erhält die Erlaubnis nach Maßgabe der Durchführungsbestimmungen; er führt die Berufsbezeichnung Heilpraktiker*".
Hinweis: Berufs- bzw. gewerbsmäßige Ausübung der Heilkunde besagt, dass die Heilkunde wiederholt praktiziert und zu einer immer wiederkehrenden oder sogar dauerhaften Beschäftigung wird. Berufsmäßig ist die Heilkunde auch dann, wenn sie unentgeltlich vorgenommen wird (Urteil des Bundesgerichtshofs vom 16.12.1954). Selbstlose Hilfeleistung (z. B. in Notfällen) oder Pflege von Menschen (z. B. Mutter mit krankem Kind) stellen keine Ausübung der Heilkunde i. S. dieses Gesetzes dar. Auch fällt die Ausübung der Zahnheilkunde nicht unter die Bestimmung dieses Gesetzes (§ 6). Zur Behandlung von Patienten benötigt der Heilpraktiker einen festen Niederlassungsort.
Pflege: Zusätzlich absolvierte Ausbildungen im therapeutischen Bereich bedürfen in ihrer Ausübung ggf. der ärztlichen Delegation*, falls die Pflegeperson nicht die Heilpraktikerprüfung abgelegt hat. Vgl. Übernahmeverantwortung.
Heilung: (engl.) *healing*; **1.** Entwicklung eines als krank empfundenen Lebenszustands zum Zustand der Gesundheit* bzw. zum Ausgangsstadium; Heilung findet unabhängig von ergänzenden Aktivitäten (Operation, medikamentöse Behandlung) im Menschen selbst statt. Sie beinhaltet sowohl körperliche als auch seelische Aspekte. Die objektive Einordnung eines Menschen in eine als krank definierte Gruppe (z. B. chronisch Kranke) entspricht nicht unbedingt der Möglichkeit des Menschen, sich subjektiv als gesund zu empfinden, z. B. in stabilen Phasen der Erkrankung, wenn sich Menschen an ihre Situation angepasst haben. Heilung kann (seelisch) auch kurz vor dem Sterben einsetzen, wenn sich ein Mensch mit sich im Einklang erlebt. **2.** Ziel, das im Bereich des Gesundheits- und Versicherungswesens für die betreuten Patienten aufgestellt wird; zur Heilung wird durch sachgerechtes Handeln auf dem jeweiligen Stand des Wissens (z. B. evidence-based practice; s. Evidenz) beigetragen. Vgl. Salutogenese.
Heimbeatmung: s. Beatmung, ambulante.
Heimdialyse: (engl.) *home dialysis*; Durchführung der Hämodialyse* in der Wohnung des Patienten; **Voraussetzung: 1.** räumliche Eignung der Patientenwohnung; **2.** verständnis- und verantwortungsvolle Partnerschaft; **3.** spezielles Training beider Partner in entsprechenden Schulungszentren; **4.** kontinuierliche ärztliche Betreuung; **5.** Dialysegerät und erforderliches Verbrauchsmaterial; **Vorteil:** Durch die Heimdialyse wird eine größere Unabhängigkeit von sonst festen Dialyseterminen erzielt; besondere Eignung für Berufstätige. **Sonderform:** zentralisierte Heimdialyse in dafür bereitgestellten Räumlichkeiten oder medizinischen Einrichtungen (Dialysezentrum) für Patienten, die für eine Heimdialyse geeignet sind, aber aus persönlichen, sozialen oder organisatorischen Gründen nicht in der Lage sind, diese in der eigenen Wohnung durchzuführen (z. B. keine räumliche Voraussetzungen); diese Patienten können dort gemeinsam mit anderen Patienten und ggf. Unterstützung durch speziell ausgebildetes Personal die Dialysebehandlung selbständig durchführen.
HeimG: Abk. für **Heim**gesetz*.
Heimgesetz: Abk. HeimG; „Heimgesetz" in der Fassung vom 31.10.2006, zuletzt geändert am 21.3.2005, zum Schutz von Heimbewohnern.

Anwendungsbereich

1. Das HeimG gilt für Einrichtungen, die dem Zweck dienen, ältere oder pflegebedürftige oder behinderte volljährige Menschen aufzunehmen, ihnen Wohnraum zu überlassen sowie Betreuung und Verpflegung zur Verfügung zu stellen, und die in ihrem Bestand vom Wechsel und Anzahl der Bewohner unabhängig sind und entgeltlich betrieben werden (§ 1). **2.** Das HeimG gilt auch für Privatpflegestellen, die eine oder mehrere Personen entgeltlich aufnehmen und pflegen oder betreuen. Es gilt nicht, wenn einer bestimmten Person (Familienangehöriger, Freund) entgeltlich Unterkunft, Pflege und Betreuung angeboten werden. **3.** Das HeimG ist für Betreutes* Wohnen anzuwenden, wenn die Mieter vertraglich verpflichtet sind, Verpflegung und weitergehende Betreuungsleistungen von bestimmten Anbietern anzunehmen (§ 1 Absatz 2 Satz 3). **4.** Das HeimG gilt nicht für Krankenhäuser, Tageseinrichtungen oder Altenwohnanlagen.

Heimlich-Handgriff

Ziel des Heimgesetzes
Gemäß § 2 soll das HeimG die Würde sowie die Interessen und Bedürfnisse der Bewohner von Heimen vor Beeinträchtigungen schützen, Selbständigkeit, Selbstbestimmung und Selbstverantwortung der Bewohner wahren und fördern, die Einhaltung der dem Träger des Heimes gegenüber den Bewohnern obliegenden Pflichten sichern, die Mitwirkung der Bewohner sichern, eine dem allgemein anerkannten Stand der fachlichen Erkenntnisse entsprechende Qualität des Wohnens und der Betreuung sichern und die Beratung (§ 4) in Heimangelegenheiten fördern.

Heimvertrag
Zwischen dem Träger und dem künftigen Bewohner oder Bewerber ist ein Heimvertrag* abzuschließen (§ 5).

Anforderungen an den Betrieb eines Heimes
Es wird von den Trägern des Heimes verlangt, dass sie 1. die Selbständigkeit, die Selbstbestimmung und Selbstverantwortung der Bewohner wahren und fördern, insbesondere bei behinderten Menschen eine sozialpädagogische Betreuung und heilpädagogische Förderung sowie bei Pflegebedürftigen eine humane und aktivierende Pflege* unter Achtung der Menschenwürde* gewährleisten; 2. eine angemessene Qualität der Betreuung nach dem anerkannten Stand medizinisch-pflegerischer Erkenntnisse sowie die ärztliche und gesundheitliche Betreuung sichern; 3. die Eingliederung behinderter Menschen fördern; 4. den Bewohnern eine nach Art und Umfang ihrer Betreuungsbedürftigkeit angemessene Lebensgestaltung ermöglichen und die erforderlichen Hilfen gewähren; 5. die hauswirtschaftliche Versorgung sowie eine angemessene Qualität des Wohnens gewährleisten; 6. als Einrichtung der Behindertenhilfe für die Bewohner Förder- und Hilfepläne aufstellen und deren Umsetzung aufzeichnen; 7. einen ausreichenden Schutz der Bewohner vor Infektionen gewährleisten; 8. sicherstellen, dass von den Beschäftigten die für ihren Aufgabenbereich einschlägigen Anforderungen der Hygiene eingehalten werden und dass die Arzneimittel bewohnerbezogen und ordnungsgemäß aufbewahrt und die in der Pflege tätigen Mitarbeiter mindestens einmal im Jahr über den sachgerechten Umgang mit Arzneimitteln* beraten werden. Der Träger hat außerdem sicherzustellen, dass die Anzahl der Beschäftigten und ihre persönliche und fachliche Eignung für die zu leistende Tätigkeit ausreicht und ein Qualitätsmanagement* betrieben wird (§ 11). Die Grundsätze für eine ordnungsgemäße Buch- und Aktenführung verpflichten den Träger, Aufzeichnungen über den Betrieb zu machen und die Qualitätssicherungsmaßnahmen und deren Ergebnisse zu dokumentieren. Die Aufzeichnungen sind 5 Jahre aufzubewahren und danach zu löschen. Dem Träger, der Leitung, den Beschäftigten und sonstigen Mitarbeitern ist es untersagt, sich von oder zugunsten von Bewohnern oder Bewerbern Geld oder geldwerte Leistungen über das vereinbarte Entgelt hinaus versprechen oder gewähren zu lassen (§ 14; s. Geschenke).

Überwachung
Die Heime werden von den zuständigen Behörden durch wiederkehrende oder anlassbezogene Prüfungen überwacht. Die Prüfungen können angemeldet und unangemeldet erfolgen. Prüfungen zur Nachtzeit sind nur zulässig, wenn und soweit das Überwachungsziel zu anderen Zeiten nicht erreicht werden kann (§ 15). Die Behörde soll bei einer Mängelfeststellung den Träger über die Möglichkeiten der Mängelbeseitigung beraten (§ 16). Dabei sind der Träger der Sozialhilfe und die Pflegekasse oder sonstige Sozialversicherungsträger an der Beratung zu beteiligen. Die Behörde kann gegenüber den Trägern Anordnungen erlassen, wenn die festgestellten Mängel nicht abgestellt werden (§ 17). Dem Träger kann die weitere Beschäftigung der Leitung, eines Beschäftigten oder eines sonstigen Mitarbeiters ganz oder für bestimmte Funktionen oder Tätigkeiten untersagt werden, wenn sie die für ihre Tätigkeit erforderliche Eignung nicht besitzen (§ 18). Letztlich kann die Behörde gemäß § 19 dem Träger den Betrieb des Heimes untersagen, wenn die Anforderungen nicht hinreichend bestehen und Anordnungen nicht ausreichen. § 20 sieht eine Verpflichtung der Behörde, der Pflegekassen, deren Landesverbänden, des MDK* und des Sozialhilfeträgers vor, zum Schutz der Interessen und Bedürfnisse der Bewohner und zur Sicherung der Qualität eng zusammenzuarbeiten.

Autorin: Christa Schapdick.

Heimlich-Handgriff: (engl.) *Heimlich maneuver*; Maßnahme der Ersten* Hilfe bei Erstickungsgefahr durch Fremdkörper (Bolus) in den Luftwegen; **Durchführung: 1.** bei stehendem oder sitzendem Patienten: Der Helfer umfasst von hinten den Betroffenen, verschränkt die Hände in der Magengrube (Epigastrium; Oberbauchgegend zwischen Rippenbögen und Schwertfortsatz des Brustbeins;

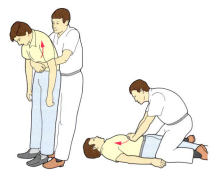

Heimlich-Handgriff: Durchführung beim stehenden und beim liegenden Patienten

s. Abb.) und drückt kräftig ein oder mehrere Male in Richtung Zwerchfell. **2.** bei liegendem (bewusstlosem) Patienten: Der Helfer kniet mit gespreizten Beinen über dem Betroffenen, setzt die übereinandergelegten Hände im Epigastrium auf und drückt kräftig in Richtung Zwerchfell (s. Abb.). **Wirkung:** Durch Hochdrücken des Zwerchfells kommt es zu einer Druckerhöhung im Tracheobronchialsystem, wodurch ein Ausstoßen des Fremdkörpers möglich wird. **Komplikationen:** innere Verletzungen (Magen-, Leber-, Milzriss), Zurückströmen von Nahrung oder Flüssigkeit (Regurgitation); deshalb immer klinische Nachuntersuchung durch ärztlichen Dienst erforderlich.

HeimMindBauV: Abk. für **Heimmind**estbauverordnung*.

Heimmindestbauverordnung: Abk. HeimMindBauV; „Verordnung über bauliche Mindestanforderungen für Altenheime, Altenwohnheime und Pflegeheime für Volljährige" in der Fassung vom 3.5.1983, zuletzt geändert am 25.11.2003; gilt für Heime, die mindestens 6 Personen aufnehmen. **Inhalt:** Vorschriften sind z. B.: **1.** Die Zimmer müssen unmittelbar von einem Flur aus erreichbar sein. **2.** Bereitstellung von Handläufen an beiden Seiten von Fluren und Treppen, Aufzügen in mehrgeschossigen Gebäuden, Leselampen in Schlafräumen, Rufanlagen in Pflegeräumen, Fernsprechern für nicht bettlägerige Bewohner, Badezimmern mit Sichtschutz und mindestens 22 °C Raumtemperatur. **3.** Die Mindestgröße für Einbettzimmer beträgt 12 m^2, für Zweibettzimmer 18 m^2. **Hinweis:** Die Behörde kann eine anteilige oder gänzliche Befreiung von den Anforderungen der HeimMindBauV erteilen. Vgl. Zimmergestaltung.

Heimmitwirkungsverordnung: Abk. HeimmwV; „Verordnung über die Mitwirkung der Bewohnerinnen und Bewohner in Angelegenheiten des Heimbetriebes" in der Fassung vom 25.7.2002, die die Mitwirkung der Heimbewohner an der Gestaltung des Heimlebens regelt.

Heimbeirat

Ein Heimbeirat soll bei mindestens 6 Bewohnern in einem Heim gebildet werden (§ 1). Die Träger des Heims haben darauf hinzuwirken, dass ein Heimbeirat gebildet wird (§ 2).

Anzahl der Mitglieder: Die Anzahl der Heimbeiratsmitglieder beträgt gemäß § 4 i. d. R. 3 Mitglieder bei bis zu 50 Bewohnern, 5 Mitglieder bei 51–150 Bewohnern, 7 Mitglieder bei 151–250 Bewohnern und 9 Mitglieder bei über 250 Bewohnern. Die Anzahl der nicht im Heim wohnenden Personen darf i. d. R. bei bis zu 50 Bewohnern höchstens 1 Mitglied, bei 51–150 Bewohnern höchstens 2 Mitglieder, bei 151–250 Bewohnern höchstens 3 Mitglieder und bei über 250 Bewohnern höchstens 4 Mitglieder betragen.

Wahl: Zur Wahl berechtigt sind gemäß § 3 alle Personen, die am Wahltag im Heim aufgenommen worden sind. Wählbar sind sowohl Bewohner, die am Wahltag mindestens 2 Monate das Heim bewohnen, als auch Angehörige, sonstige Vertrauenspersonen der Bewohner, Betreuer* und Vertreter von Senioren- oder Behindertenorganisationen. Der Heimbeirat wird in gleicher, geheimer und unmittelbarer Wahl gewählt (§ 5). Die Amtszeit beträgt 2 Jahre (§ 12). Ein vorzeitiger Rücktritt ist möglich. Der Heimbeirat wählt mit einfacher Mehrheit aus seiner Mitte den Vorsitzenden und dessen Stellvertreter (§ 16). Der Vorsitzende soll ein Bewohner des Heims sein (§ 16). Sobald ein Heimbeirat nicht gewählt wird bzw. nicht gewählt werden kann, ist ein Heimfürsprecher zu bestellen (§ 25). Die Amtszeit des ehrenamtlich tätigen Heimfürsprechers beträgt 2 Jahre.

Sitzungen: Der Vorsitzende des Heimbeirats beraumt die Sitzungen an, setzt die Tagesordnung fest und leitet die Verhandlung (§ 17). Er hat die Mitglieder des Heimbeirats rechtzeitig einzuladen. Der Heimleiter ist rechtzeitig zu verständigen. Er hat an Sitzungen, zu denen ihn der Leiter ausdrücklich einlädt, teilzunehmen. Beschlüsse werden einstimmig gefasst (§ 18). Beschlussfähig ist der Heimbeirat bei Anwesenheit von mindestens der Hälfte der Mitglieder.

Aufgabe: Die Aufgaben des Heimbeirats (§ 29) sind: **1.** Maßnahmen des Heimbetriebes, die den Bewohnern dienen, beim Träger zu beantragen; **2.** Anregungen und Beschwerden von Bewohneren entgegenzunehmen und ggf. durch Verhandlungen mit der Heimleitung zu klären; **3.** die Eingliederung der Bewohner zu fördern; **4.** die Bestellung eines Wahlausschusses; **5.** das Erstellen eines Tätigkeitsberichts für die Bewohner. Der Heimbeirat ist auch an den Vergütungsverhandlungen sowie an den Verhandlungen über Leistungs- und Qualitätsvereinbarungen zu beteiligen. Die Mitglieder des Heimbeirats arbeiten ehrenamtlich (§ 22). Sie dürfen bei der Erfüllung ihrer Aufgaben nicht behindert oder wegen ihrer Tätigkeit benachteiligt oder begünstigt werden (§ 23). Der Träger gewährt dem Heimbeirat zur Erfüllung seiner Aufgaben erforderliche Hilfen und übernimmt die entstehenden Kosten (§ 21). **Hinweis:** Die Mitglieder und Ersatzmitglieder des Heimbeirats unterliegen der Verschwiegenheitspflicht* (§ 24). Dies gilt nicht, wenn Angelegenheiten oder Tatsachen vorliegen, die offenkundig sind oder ihrer Bedeutung nach keiner vertraulichen Behandlung bedürfen.

Mitwirkungsrechte: Der Heimbeirat hat u. a. bei folgenden Planungen und Tätigkeiten Mitwirkungsrechte (§ 30): **1.** Aufstellung und Änderung von Musterverträgen für Bewohner und der Heimordnung; **2.** Maßnahmen zur Unfallverhütung; **3.** Änderung der Heimkostensätze; **4.** Planung oder Durchführung von Veranstaltungen; **5.** Freizeitgestaltung; **6.** Unterkunft, Verpflegung und Betreuung; **7.** umfassende bauliche Veränderungen oder Instandsetzungen des Heims. **Hinweis: 1.** Die Mitwirkung des Heimbeirats soll von dem

HeimmwV

Bemühen um gegenseitiges Vertrauen und Verständnis zwischen Bewohnern, Leiter und Träger des Heims bestimmt sein (§ 32). **2.** Zu beachten ist, dass es sich nur um Mitwirkungs- und nicht um Mitbestimmungsrechte handelt, d. h., im Konfliktfall kann sich die Heimleitung über das Votum des Heimbeirates hinwegsetzen. Vgl. Heimgesetz.

HeimmwV: Abk. für **Heimm**itwirkungsverordnung*.

Heimordnung: Regelwerk, das ein Heimträger für alle Heimbewohner und Besucher zur Aufrechterhaltung der Ordnung aufstellt; die Heimordnung ist Teil des Heimvertrages*. Sie ist für die Wirksamkeit des Vertrages ohne Bedeutung. Die Heimordnung entfaltet erst dann gegenüber dem Heimbewohner ihre Rechtswirksamkeit, wenn sie bei Vertragsunterzeichnung zur Kenntnis genommen und akzeptiert wurde. Geschieht dies nicht, wird die Heimordnung nicht Vertragsbestandteil. Eine Heimordnung ist nicht unbedingt erforderlich; einige Heimträger haben Regelungen der Heimordnung in den Heimvertrag aufgenommen. In der Heimordnung werden häufig **Verhaltenspflichten** der Bewohner festgelegt. So enthält sie oft Bestimmungen über u. a. Essens-, Ruhe- und Besuchszeiten, Verhalten bei Krankheit sowie Kleintierhaltung. Regelungen, die die Heimbewohner zu sehr reglementieren, können nichtig sein, wenn sie gegen §§ 305 ff. BGB verstoßen. Dies ist der Fall, wenn durch sie Bewohner einseitig benachteiligt werden und ein Verstoß gegen die Grundrechte* vorliegt. Der Bewohner hat ein Recht auf Entscheidungs- und Bewegungsfreiheit, das nur durch das Prinzip der gegenseitigen Rücksichtnahme eingeschränkt werden darf. Was als notwendige Einschränkung anzusehen ist, darf nicht vom Träger oder der Heimleitung willkürlich festgelegt werden. Bei Aufnahme des Betriebs hat der Heimträger der Heimaufsicht ein Exemplar der Heimordnung für die Überprüfung der Zulässigkeit vorzulegen (§ 7 Heimgesetz). Sachbefugte Interessenverbände, z. B. Verbraucherzentralen, Seniorenbeiräte und der Seniorenschutzbund Graue Panther können Heimordnungen gerichtlich auf ihren Inhalt und ihre Rechtmäßigkeit überprüfen lassen. Vgl. Heimgesetz.

Heimpersonalverordnung: Abk. HeimPersV; „Verordnung über personelle Anforderungen für Heime" vom 19.7.1993, in Kraft getreten am 1.10.1993, zuletzt geändert am 22.6.1998; enthält Regelungen zur Qualifikation der in einem Heim Beschäftigten, zur Mindestanzahl der vorhandenen Fachkräfte und zu Fortbildung* und Weiterbildung* in einem Heim.

Eignung des Personals

1. Ein **Heimleiter** ist als geeignet anzusehen, wenn er persönlich und fachlich geeignet ist (§ 2). Er ist fachlich geeignet, wenn er eine Ausbildung zu einer Fachkraft im Gesundheits- oder Sozialwesen oder in einem kaufmännischen Beruf oder in der öffentlichen Verwaltung mit staatlichem Abschluss besitzt und durch eine mindestens 2-jährige hauptberufliche Tätigkeit in einem Heim oder in einer vergleichbaren Einrichtung die weiteren, für die Leitung des Heimes erforderlichen Kenntnisse und Fähigkeiten erworben hat. Die Wahrnehmung geeigneter Weiterbildungsangebote ist hierbei zu berücksichtigen. **2.** Die **Beschäftigten** sind als geeignet anzusehen, wenn sie über die persönliche und fachliche Eignung verfügen (§ 4). Eine **Pflegedienstleitung** ist dann geeignet, wenn sie eine Ausbildung als Fachkraft im Gesundheits- oder Sozialwesen und mindestens eine 2-jährige hauptberufliche Tätigkeit in einem Heim oder einer vergleichbaren Einrichtung nachweisen kann.

Beschäftigte für betreuende Tätigkeiten

Betreuende Tätigkeiten dürfen nur durch Fachkräfte oder unter angemessener Beteiligung von Fachkräften wahrgenommen werden (§ 5). Hierbei muss mindestens einer, bei mehr als 20 nicht pflegebedürftigen Bewohnern oder mehr als 4 pflegebedürftigen Bewohnern mindestens jeder zweite weitere Beschäftigte eine Fachkraft sein. Die angemessene Beteiligung von Fachkräften verpflichtet den Träger, das, die erforderliche Anzahl von Fachkräften einzustellen. Er ist weiterhin verpflichtet, die Dienstpläne so zu gestalten, dass die angemessene Beteiligung auch tatsächlich erfolgen kann. Sie wird erreicht, wenn das fachliche Wissen und die Erfahrung der Fachkräfte die einzelnen Verrichtungen der Hilfskräfte bestimmen. Angemessene Beteiligung bedeutet nicht ständige Anwesenheit der Fachkraft, jedoch Nähe und unmittelbaren Einfluss im gesamten Betreuungsprozess. In Heimen mit pflegebedürftigen Heimbewohnern muss bei Nachtwachen mindestens eine Fachkraft ständig anwesend sein. Die Rufbereitschaft einer Fachkraft reicht nicht aus. Nur das ständige Vorhandensein einer ausgebildeten Fachkraft stellt eine den Pflegebedürfnissen der Heimbewohner entsprechende Betreuung und Versorgung sicher. In Einrichtungen mit räumlich getrennten Teileinrichtungen und Gebäuden genügt die nächtliche Anwesenheit nur einer Fachkraft für die gesamte Einrichtung nicht, wenn eine Nachtwache unverhältnismäßig viel Zeit benötigt, um im Notfall von einer Teileinrichtung zur anderen zu gelangen bzw. im Notfall sofort entsprechende Entscheidungen treffen und überwachen zu können. Vgl. Pflegeschlüssel, Heimgesetz.

HeimPersV: Abk. für **Heimpers**onalverordnung*.

Heimvertrag: (engl.) *home tenancy and nursing agreement*; zwischen dem Heimträger und dem Bewohner geschlossener schriftlicher Vertrag, in dem gemäß § 5 Heimgesetz* (Abk. HeimG) die Rechte und Pflichten des Trägers und des Bewohners niedergelegt sind; **1. Rechte und Pflichten des Trägers:** a) Leistungen; insbesondere Art, Inhalt und Umfang der Unterkunft (z. B. Angaben über Lage, Größe und Ausstattung des Zimmers, Einzel- oder

Doppelzimmer), Verpflegung (z. B. Anzahl der Mahlzeiten, Diätkost) und Betreuung (z. B. Betreuungsangebote, Pflegeleistungen und Zusatzleistungen) sind im Heimvertrag einschließlich der auf die Unterkunft, Verpflegung und Betreuung entfallenden Entgelte anzugeben. Die Entgelte sind für alle Bewohner eines Heimes nach einheitlichen Grundsätzen zu bemessen. Eine Differenzierung nach Kostenträgern ist unzulässig.
b) umfassende Informationspflicht: Vor Abschluss des Vertrages muss der künftige Bewohner schriftlich über den Vertragsinhalt und die mögliche Leistungs- und Kostenentwicklung informiert werden. Bei Abschluss des Heimvertrages muss er schriftlich auf sein Recht hingewiesen werden, sich beim Träger, bei der zuständigen Behörde oder der Arbeitsgemeinschaft zum Interessenschutz der Heimbewohner beraten zu lassen sowie sich über Mängel bei der Erbringung der im Heimvertrag vorgesehenen Leistungen zu beschweren. **2. Rechte und Pflichten des Bewohners:** für Leistungen zu zahlendes, angemessenes Heimentgelt; Kürzungsmöglichkeit bei ungenügender Leistung des Trägers. **Kündigung:** Der Heimbewohner hat das Recht, den Heimvertrag ohne Angabe von Gründen schriftlich spätestens am dritten Werktag eines Monats zum Ende des Monats zu kündigen. Der Träger hat das Recht zur Kündigung des Heimvertrages aus wichtigem Grund. **Hinweis: 1.** Eine Regelung im Heimvertrag, nach welcher der Heimträger den Heimbewohner jederzeit in ein anderes Zimmer verlegen darf, ist gemäß § 308 BGB unzulässig, verstößt gegen Artikel 2 Absatz 1 Grundgesetz und ist gemäß § 134 BGB nichtig. Der Heimbewohner hat vor Umzug in ein anderes Zimmer zuzustimmen. **2.** Erbringt der Träger die vertraglichen Leistungen ganz oder teilweise nicht oder weisen sie nicht unerhebliche Mängel auf, kann der Bewohner bis zu 6 Monate rückwirkend eine angemessene Kürzung des vereinbarten Heimentgelts durchsetzen. Vgl. Heimordnung.
Heiserkeit: (engl.) *hoarseness*; raue, klanglose Stimme, Symptom der Dysphonie*.
heiße Rolle: s. Rolle, heiße.
Heißhunger: (engl.) *bulimia*; Bulimie, Hyperorexie; anfallartig auftretendes Bedürfnis, eine bestimmte Form von Nahrung sofort zu sich zu nehmen; **Ursachen:** Heißhunger kann sich als Ausdruck echten Bedarfs an einer Substanz äußern, die vom Körper benötigt wird, oder als Kennzeichen von Veränderungen des Stoffwechsels (z. B. als Heißhunger von Schwangeren, Heißhunger bei Unterzuckerung, Essattacken von Bulimiekranken). Psychopathologisch kann Heißhunger als Ersatz für ein anderes, nicht stillbares Bedürfnis dienen. **Hinweis:** Heißhunger kann Leitsymptom der Essbrechsucht* sein.
Heißluftsterilisation: (engl.) *hot-air sterilisation*; Methode zur Erreichung einer völligen Keimfreiheit (Sterilisation*) durch die Anwendung von Heißluft (160–200 °C für 10–200 Minuten, je nach Sterilisiergut und Temperatur); **Anwendung:** z. B. bei Metall, Glas, Porzellan (glatte Oberflächen) und pulverförmigen Rohstoffen, wasserfreien Ölen, Fetten, Wachsen, Glycerol und Paraffin; **Durchführung:** Das Sterilisiergut muss gereinigt bzw. desinfiziert und trocken (Verdunstungskälte) sein und im Sterilisierbehälter ungehindert von der Luft umströmt werden. Richtwerte für die Sterilisation: bei 160 °C für 180 Minuten, bei 170 °C für 120 Minuten, bei 180 °C für 30 Minuten; die Anheizzeit wird nicht mitgerechnet, die Sterilisationszeit beginnt erst mit Erreichen der gewählten Temperatur.
Heizbett: syn. Wärmebett*.
Heizdecke: (engl.) *electric blanket*; Hilfsmittel zur Erzeugung trockener Wärme bei unzureichender eigener Wärmeproduktion (z. B. bei Durchblutungsstörungen, Schwäche, Erkrankungen des rheumatischen Formenkreises) oder zum Erwärmen des Bettes; **Ausstattung:** Überhitzungsschutz (TÜV-Prüfsiegel), Sicherheitsthermostat zur Einstellung verschiedener Temperaturstufen, Kontrollleuchten, feuerfeste Heizelemente, Abschaltmechanismus bei Erreichen der programmierten Temperatur, Stecker auf der rechten bzw. linken Seite, waschbarer Bezug. Einige Heizdecken besitzen eine getrennt schaltbare Fußzone. Vgl. Wärmeanwendung.
Helfen: s. Unterstützen.
Helfersyndrom: (engl.) *helpers syndrome*; von W. Schmidbauer erstmalig (1977) auf psychoanalytischer Grundlage beschriebener Komplex psychischer Symptome in sozialen Berufen, der auf die unbewusste Kompensation eigener Hilfebedürftigkeit durch die aufopfernde Hilfe zurückgeführt wird; **Prinzip:** Der sinnvolle, arterhaltende, biologisch und evolutionär verwurzelte Wert des Helfens (s. Altruismus) wird zum Problem, wenn Helfen sich nicht an den Erfordernissen von Hilfebedürftigen orientiert, sondern eine Notwendigkeit für die Helfer selbst darstellt. Diese wählen die professionelle Helferrolle, um die eigene Abhängigkeit abzuwehren und Patienten oder Klienten jene versorgenden Qualitäten anzubieten, die sie selbst nie erfahren haben. **Kennzeichen: 1.** Beziehungsgestaltung, in der die Bedürfnisse der anderen im Vordergrund stehen; **2.** verantwortungsvolle, pflichtbewusste Hilfe anderen gegenüber, die den Helfer unentbehrlich macht und oft zu einer gegenseitigen emotionalen Verklammerung mit dem Hilfebedürftigen und einer Aufrechterhaltung der Hilfebedürftigkeit führen kann (Hilfe zur Selbsthilfe würde Unabhängigkeit von Hilfe bewirken); **3.** große Sensibilität für Bedürfnisse anderer, viel Verständnis für deren Schwäche; **4.** ausgeprägte Strenge im Umgang mit sich selbst; **5.** Unfähigkeit, eigene Fehler und Schwächen zuzulassen oder zu akzeptieren und Hilfe anzunehmen; **6.** Abwehr eigener Bedürfnisse. **Entstehung:** Basierend auf dem psychoanalytischen An-

satz wird die Entstehung des Helfersyndroms damit erklärt, dass die Betroffenen in ihrer Kindheit nicht die notwendige Erfahrung der bedingungslosen Akzeptanz, Behütung und Anerkennung gemacht haben. Sie erlebten früh einen Unterschied zwischen den eigenen Bedürfnissen und dem, was sie an Zuwendung, Bestätigung und Sicherheit erfuhren. Dabei entstanden Gefühle von Verzweiflung, Alleinsein und ein großer Zweifel am eigenen Selbst mit der Folge eines stark schwankenden Selbstwertgefühls zwischen einem ausgeprägten Gefühl von Wertlosigkeit und (zu dessen Abwehr) Größenphantasien z. B. hinsichtlich der eigenen Wirkung, des Werts und der Wichtigkeit. In Beziehungen wird Abhängigkeit künftig vermieden (da dies mit der Gefahr einer erneuten Kränkung und Zurückweisung einhergeht), was hauptsächlich zu Beziehungsgestaltungen mit Schwächeren führt. Die Aufopferung anderen gegenüber ermöglicht die Kompensation eigener Wünsche und Sehnsüchte. Während eigene Bedürfnisse kaum noch wahrgenommen werden, erhalten Menschen mit Helfersyndrom Anerkennung und Bestätigung für ihr sozial erwünschtes Verhalten. Diese Form der Verarbeitung einer frühen Kränkung kann sich lange als funktional erweisen. Ausgelöst durch persönliche (z. B. Trennung, Krankheit) oder berufliche (z. B. neue Arbeitssituation, anderes Klientel) Einschnitte (vgl. Lebensereignis, kritisches) kann es jedoch zu einer Schwächung dieser Strategie kommen. Mögliche **Folge:** u. a. Burnout*-Syndrom, psychische Störungen, besonders Depression*; **Prävention:** Professionelle Helfer sollten sich bewusst mit ihrer persönlichen Intention des Helfens auseinandersetzen. Sie können sich vor dem Helfersyndrom schützen, indem sie: **1.** ihre fürsorglichen Qualitäten auch auf sich selbst beziehen, für eigene Bedürfnisse sensibler werden, sie erfüllen (lassen) und sich selbst pflegen; **2.** in Beziehungen darauf achten, nicht immer die gebende Rolle zu übernehmen, sondern für gegenseitige Unterstützung und Inanspruchnahme zu sorgen; **3.** die eigene Wertigkeit nicht abhängig von erbrachten Leistungen machen; **4.** Schwierigkeiten oder Probleme nicht sofort auf die eigene Unzulänglichkeit zurückführen, sondern überprüfen, ob andere Faktoren dazu beitragen oder verantwortlich sind; **5.** versuchen, eigene Schwächen so wohlwollend zu betrachten, wie es ihnen bei anderen möglich ist. **Maßnahme:** Psychotherapie*, Selbsthilfegruppe*; **Hinweis:** Es besteht kein zwingender Zusammenhang zwischen dem Ergreifen eines helfenden Berufs und dem Helfersyndrom.

Autorin: Vivian Keim.

Helizität: (engl.) *helicity*; syn. Spiralität; Spiralmodell, nach dem das Leben nicht linear abläuft, sondern sich in unterschiedlichen Phasen und Richtungen spiralig und diversifizierend (immer komplexer werdend) entwickelt (nach M. Rogers, 1970); dabei können Ähnlichkeiten, aber keine Wiederholungen und Rückschritte (vgl. Regression) auftreten. Ähnliche Spiralmodelle wie in der Pflegetheorie wurden in den 80er Jahren des 20. Jahrhunderts auch von anderen Autoren in organisationspsychologischen Modellen (z. B. B. Böhm, 1976; A. Thomas, 1999) entwickelt, die auf die „Multidimensionalität" (viele Bereiche und nicht nur einzelne Einflüsse) von (menschlicher) Entwicklung hinweisen. **Beispiel:** Ein Kleinkind kann die psychische Erfahrung machen, dass es durch bestimmtes Verhalten (z. B. lautes Weinen) auf sich aufmerksam machen kann. Als Erwachsener wird derselbe Vorgang ggf. zu großer Ablehnung durch die Umgebung führen, als sehr alter Mensch möglicherweise wieder zu Aufmerksamkeit und Zuwendung. Trotzdem sind die Lebensphasen, Beweggründe und Reaktionen (Wechselwirkungen) völlig unterschiedlich und nicht zu vergleichen. Auch wenn im Alter* scheinbar kindliche Verhaltensweisen zurückkehren, sind diese vor dem Hintergrund der Lebenserfahrungen des alten Menschen zu sehen, den man nicht mit dem weinenden Kind gleichsetzen darf. Dieser Ansatz gilt auch für Modelle der moralischen (L. Kohlberg, C. Gilligan, 60er Jahre des 20. Jahrhunderts) und spirituellen (K. Wilber) Entwicklung.

Helminthagoga: syn. Anthelminthika*.
Hemiparese: s. Halbseitenlähmung.
Hemmung: (engl.) *inhibition*; **1.** (physiologisch) Blockierung körperlicher Abläufe, v. a. Verzögerung oder Ausbleiben von Reflexen*; **2.** (psychologisch) **a)** subjektiv erlebter psychischer Widerstand (emotional, ethisch, moralisch) gegen unangemessene Triebe* und angeborenes Verhalten; kann sich als Verdrängung*, Verzögerung von Gedächtnisleistung oder Vergessen von zuvor Gelerntem zeigen; **b)** Blockierung von psychischen Abläufen, z. B. als Denkstörung*, Antriebsstörung (s. Antrieb), Auffassungsstörung, auch Schüchternheit; **3.** (umgangssprachlich) Scheu vor einer bestimmten Situation, z. B. davor, sich in der Dunkelheit allein im Freien zu bewegen, oder vor einem bestimmten Verhalten, z. B. vor freiem Sprechen. Hemmungen i. S. von 2. und 3. können sowohl aus angeborenem Verhalten als auch aus einer Lernerfahrung* entspringen.
Hemmung, affektive: s. Gedächtnishemmung.
Hemmung, proaktive: s. Gedächtnishemmung.
Hemmung, retroaktive: s. Gedächtnishemmung.
Hemmungsdefizit: Mangel an Hemmung*, grundsätzliches Zugehen auf Situationen oder Geschehenlassen ohne Scheu, auch dann, wenn eine gewisse Zurückhaltung oder Vorsicht sinnvoll wäre; wird oft als „dreist" erlebt und kann auf einen Mangel an sozialem Lernen* und psychischer Gesundheit* hinweisen. Bei den Betroffenen besteht eine gestörte Nähe-Distanz-Regulation.

Hepatika: (engl.) *hepatic agents*; Arzneimittel* zur Behandlung von Lebererkrankungen; eine medikamentöse Therapie von Leberschäden ist nur in sehr begrenztem Umfang möglich.

Herdsicherung: Sicherheitstechnologie (sog. Netzwächter), die zwischen Herd und Starkstromanschluss eingebaut wird und in Gefahrensituationen die automatische Unterbrechung der Stromzufuhr zum Herd bewirkt; wird entweder durch Überhitzung der Herdplatte oder durch eine vorherige Zeiteinstellung ausgelöst. Die Herdsicherung ermöglicht allen Nutzern den sicheren Gebrauch des vertrauten Gerätes und kompensiert gleichzeitig mögliche Gefahrensituationen, wie sie z. B. im häuslichen Wohnumfeld von Demenzkranken entstehen. Vgl. Verwirrtheit, chronische.

Hermaphroditismus: (engl.) *hermaphroditism*; Fachbezeichnung für das Auftreten von Anomalien des gonadalen oder genitalen Geschlechts (Intersexualität*) bei eindeutig männlichem (46,XY) oder weiblichem (46,XX) chromosomalem Geschlecht oder (äußerst selten) chromosomalen Mosaikbildungen; Hermaphroditen weisen sowohl männliche als auch weibliche Geschlechtsmerkmale* auf (s. Abb.); bei der Geburt sind die Geschlechtsteile

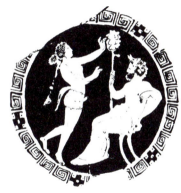

Hermaphroditismus: Diese alte griechische Vasenmalerei zeigt einen jungen Hermaphroditen, der vor einem Bewunderer tanzt.

häufig schwer oder gar nicht zu unterscheiden, da sie noch nicht vollständig entwickelt sind. **Formen: 1. echter** Hermaphroditismus (sog. echtes Zwittertum): Vorhandensein von sowohl Hoden- als auch Eierstockgewebe, entweder als gemischtes Organ oder als getrennte Organe und Ausprägung von sexuell uneindeutigen Sexualorganen und sekundären Geschlechtsmerkmalen; **2. Pseudohermaphroditismus** (sog. Scheinzwittertum, falscher Hermaphroditismus): Vorliegen von Gonadengewebe, das dem chromosomalen Geschlecht entspricht, und davon abweichendem Erscheinungsbild der Sexualorgane und sekundären Geschlechtsmerkmalen; **Hinweis:** Die bisher gängige Praxis, die betroffenen Kinder (auf Wunsch der Eltern) frühzeitig mit Hormonen und Operationen zu einer weiblichen oder männlichen Seite hin zu therapieren, wird heute von den Betroffenen meist abgelehnt, da sich bei ihnen erst nach der Pubertät das als „richtig" empfundene Geschlecht herausstellt. Vgl. Geschlechtsidentität.

Hermeneutik: (engl.) *hermeneutics*; ursprünglich theologische Methode der Bibelinterpretation, später geisteswissenschaftliche Methode der Textinterpretation, bei der ein Text im Bewusstsein seiner Geschichtlichkeit (wann ist ein Text entstanden und wann wurde er interpretiert) in unterschiedlichen Stufen untersucht wird (W. Dilthey, F. Schleiermacher, H.-G. Gadamer); **Prinzip:** Das Vorverständnis (z. B. Ausbildung und Bildung, Fachrichtung) des Lesenden fließt in das Textverständnis mit ein (Einbindung in schon bestehendes Wissen oder Neuverknüpfung). Daraus folgt das erweiterte Vorverständnis. Dieses trägt zur Überwindung der **hermeneutischen Differenz** (dem Abstand zwischen dem Fremden, Unbekannten und dem Vertrauten, Angeeigneten) bei (s. Abb.). Der **hermeneutische Zirkel** besteht aus

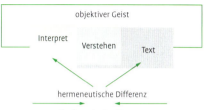

Hermeneutik: hermeneutische Differenz

der Wiederholung dieses Vorgangs, bei dem immer wieder von Teilen (Sätze, Wörter, einzelne Zeichen) auf das Ganze (den Gesamtzusammenhang) geschlossen wird und umgekehrt der Gesamtzusammenhang das Verständnis der Einzelteile verbessert. **Pflege: 1.** als wissenschaftliche Methode in Kombination mit anderen Methoden häufig eingesetzt bei der Auswertung von Interviews*; **2.** i. R. der hermeneutischen Pflege als Technik im Pflegegespräch verwendet, bei dem regelmäßige Wiederholung und Interpretation des Gehörten zu einer Kontrolle der eigenen Interpretation und besserem Verständnis führen (vgl. Zuhören, aktives). Dieser Anspruch ist für die Praxis sehr hoch gesetzt, denn die wiederholten Rückschlüsse (im strengen Sinne der Methode) sind im Gespräch und in der anschließenden Dokumentation nicht zu leisten (Verlust durch Vergessen, Überhören, Subjektivität) und in der bestehenden Pflegepraxis aus Zeitgründen in Akutkrankenhäusern meist nicht durchführbar. Vgl. Beziehung, Bezugspflege.

Herz: (engl.) *heart*; Cor; aus spezifischer Muskulatur aufgebautes, 4-kammeriges Hohlorgan, das den Lungenkreislauf vom Körperkreislauf trennt und durch wechselnde Kontraktion (Systole) und Erschlaffung (Diastole) von Vorhöfen und Kammern

Herzbettlagerung

den Blutstrom in den Gefäßen in Bewegung hält; **Aufbau:** besteht aus 2 Vorhöfen (Atrien) und 2 Hauptkammern (Ventrikel); die Herzkammern werden durch Herzklappen* (2 Segelklappen, 2 Taschenklappen) voneinander abgetrennt. Der Tätigkeit des Herzens liegt ein Automatismus zugrunde. Spezialisierte Herzmuskelzellen im rechten Vorhof bilden den Sinusknoten und den Atrioventrikularknoten. Der Sinusknoten ist der Schrittmacher der Herzens und erzeugt eine Schlagfrequenz von 60–80 Impulsen pro Minute; der Atrioventrikularknoten dient der Fortleitung der im Sinusknoten erzeugten Erregung. Sympathikus und Parasympathikus wirken regulierend auf die Schlagfrequenz und die Kontraktionsstärke des Herzens. Pro Herzschlag werden 70 ml Blut ausgeworfen (s. Blutkreislauf). Das entspricht einem Herzminutenvolumen von ca. 5 l unter Ruhebedingungen. **Klinische Bedeutung:** Häufigste Erkrankungen sind Herzinfarkt und Herzmuskelschwäche (Herzinsuffizienz).

Herzbettlagerung: Lagerung eines Patienten im Herzbett oder Sitzwagen in halbaufrecht sitzender Position; die häufig bei Herzpatienten auftretende Atemnot (v. a. bei Lungenödem*, Herzinsuffizienz) kann durch die größtmögliche Atemfläche der Lunge in dieser Position gelindert werden. Unterschenkel und Füße können tiefer gelagert werden, damit mehr Blut in den tieferen Körperzonen verbleibt, was eine Entlastung des Herzens bewirkt (s. Abb.).

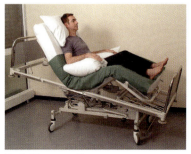

Herzbettlagerung [6]

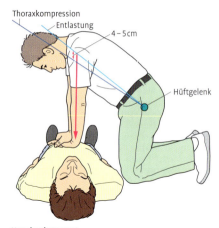

Herzdruckmassage

Herzdruckmassage: (engl.) *cardiac massage*; auch extrathorakale (externe) Herzmassage; Notfallmaßnahme i. R. der Reanimation* zur Gewährleistung eines Minimalkreislaufs (Gehirn- und Koronardurchblutung) trotz Herz*-Kreislauf-Stillstand mit höherer Priorität als die Atemspende*; **Durchführung:** Der Patient liegt mit entblößtem Oberkörper in Rückenlage auf einer harten Unterlage. Der Durchführende legt beide Handballen in der Mitte des Brustkorbs (Thorax) auf der unteren Hälfte des Brustbeins (Sternum) aufeinander. Durch Verlagerung des Körpergewichts wird der Thorax über die gestreckten Arme rhythmisch komprimiert (s. Abb.). **1.** Bei **Erwachsenen** erfolgt der Druck mit einer Tiefe von 4–5 cm und einer Frequenz von 100/min. **2.** Bei **Säuglingen und Kleinkindern** erfolgt der Druck in der Mitte des Brustbeins mit Daumen oder Zeige- und Mittelfinger (evtl. mit Umfassen des Brustkorbs) mit einer Tiefe von ca. 2 cm und einer Frequenz von 100–120/min. Kompression und Entlastung erfolgen im Verhältnis 1:1. **Kontrolle:** Bei ausreichendem Druck muss der Femoralispuls tastbar sein. Die Herzdruckmassage sollte möglichst in Verbindung mit Atemspende* oder Beatmung* durchgeführt (s. Ein-Helfer-Methode, Zwei-Helfer-Methode) und für die Beatmung kurzzeitig unterbrochen werden. Nach endotrachealer Intubation* wird simultan beatmet. **Komplikationen:** Rippenfrakturen, Milz- und Leberverletzung; **Hinweis: 1.** Laienhelfer sollten vor Beginn der Herzdruckmassage keine Pulskontrolle durchführen, sondern nur geübte, professionelle Helfer (Arteria carotis, Arteria femoralis). **2.** Medizinische Laien und Ungeübte sollten bei der Reanimation auf die Atemspende verzichten, um sich besser auf die Herzdruckmassage konzentrieren zu können.

Herzklappen: (engl.) *heart valves*; Ventile des Herzens*, die einen gerichteten Blutstrom (s. Blutkreislauf) ermöglichen; **Formen: 1. Segelklappen:** Bildungen der muskulären Wand des Herzens (Myokard); trennen die Vorhöfe von den Hauptkammern; öffnen sich bei der Kammerdiastole und gewährleisten einen ungehinderten Einstrom von Blut in die Herzkammern; bei der Systole der Hauptkammern verhindern sie einen Rückfluss des Blutes in die Vorhöfe. **2. Taschenklappen:** Bildungen der Innenauskleidung der Gefäße (Endothel); befinden sich am Abgang der großen Gefäße (Lungenschlagader: Pulmonalklappe; Aorta: Aortenklappe); öffnen sich, wenn der Druck in den Hauptkammern den Druck in den Gefäßen übersteigt; bei der Diastole fließt ein Teil des ausgeworfenen Blutes zurück und führt zu einer passiven Ausfaltung der Taschenklappen und somit zu einem Schluss der Gefäßabgänge. **Klinische Bedeutung: 1.** Stenose der Taschenklappen: Einengung durch Entzündung oder Verkalkung (Arteriosklerose); Behinderung des Blutauswurfs in der Systole; Folge: Druckanstieg und Hypertrophie* der muskulären Herzkammerwände (Kammermyokard); **2.** Klappeninsuffizienz: unvollständiger Verschluss der Herzklappen; Folge: erhöhte Volumenbelastung der vorgeschalteten Kammer mit ähnlichen Folgen wie bei einer Klappenstenose. **Hinweis:** Die Tätigkeit der Herzklappen erzeugt Töne, die mit dem Stethoskop abgehört werden können.

Herzkranzarterien: (engl.) *coronary arteries*; Arteriae coronariae; Koronararterien; arterielle Blutgefäße, die der Eigenversorgung des Herzens* dienen; die Herzkranzarterien entspringen aus der Aorta ascendens. Die rechte Koronararterie (Arteria coronaria dextra) versorgt neben rechtem Vorhof und rechter Kammer insbesondere die Herzhinterwand. Die linke Koronararterie (Arteria coronaria sinistra) versorgt v. a. die Vorderwand der linken Herzkammer und die linke Seitenwand des Herzens. **Klinische Bedeutung:** Einengungen, insbesondere Verkalkungen (Arteriosklerose) der Herzkranzarterien führen zu einer Minderdurchblutung des Herzens und damit zur koronaren Herzkrankheit (z. B. Angina pectoris, Herzinfarkt, plötzlicher Herztod).

Herz-Kreislauf-Stillstand: (engl.) *cardiac arrest*; Herzstillstand; Aussetzen einer effizienten Herzfunktion und Blutzirkulation; **Ursachen:** z. B. Herzinfarkt, Herzrhythmusstörungen, Kammerflimmern, Elektrounfall, Volumenmangel- (hypovolämischer) oder anaphylaktischer Schock*, Embolie, Aspiration*, Atemlähmung* bzw. Atemdepression*; **Folge:** Unterversorgung der Organe mit Sauerstoff (Gewebehypoxie) mit Gefahr des Hirntods; **Kennzeichen:** plötzliche Bewusstlosigkeit, fehlender Karotispuls, Atemstillstand*, blasse, graue oder zyanotische Hautverfärbung, beidseits weite, reaktionslose Pupillen; **Maßnahme:** sofortige Reanimation*. Vgl. Ohnmacht.

Herzleistung (ICNP): (engl.) *cardiac output*; Fähigkeit des Herzens, Blut zu pumpen, um den systemischen Blutdruck, einen normalen peripheren Puls*, einen normalen Rhythmus, Herztöne und gefüllte Halsvenen aufrechtzuerhalten sowie ein bestimmtes Aktivitätslevel und eine bestimmte Aktivitätstoleranz (vgl. Aktivitätsintoleranz) zu ermöglichen; **Bestimmung:** Die Herzleistung wird über das Herzminutenvolumen (Abk. HMV, syn. Herzzeitvolumen, Abk. HZV) ermittelt: HMV = Schlagvolumen · Herzschläge/min. Beim gesunden, ruhenden Menschen beträgt es 4,5–5 l/min. Vgl. Herzleistung, verminderte.

Herzleistung, verminderte: (engl.) *reduced cardiac output*; unzureichende Funktion des Herzens (Herzinsuffizienz) ohne die Fähigkeit, eine den Anforderungen entsprechende Förderleistung zu erbringen; **Kennzeichen:** z. B. verminderte Belastungsfähigkeit, nächtliches Wasserlassen (Nykturie*), erschwerte Atmung verbunden mit Atemnot*, erhöhte Herzfrequenz (Tachykardie*), Ödeme*, verminderte Blutversorgung der Kreislaufperipherie, blau-rote Färbung der Haut und Schleimhaut (Zyanose*), schwankende Blutdruckwerte, Arrhythmie und Unruhe.

Herz-Lungen-Maschine: (engl.) *heart-lung machine*; Abk. HLM; Gerät, das durch die Errichtung eines extrakorporalen Kreislaufs (mit dem Blutkreislauf* verbundenes System außerhalb des Körpers zur Aufrechterhaltung des Gesamtkreislaufs) chirurgische Eingriffe am offenen und blutleeren Herzen (z. B. bei angeborenen oder erworbenen Herzfehlern) bzw. an herznahen Gefäßen ermög-

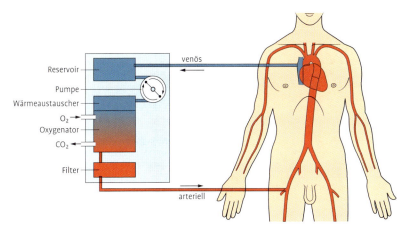

Herz-Lungen-Maschine

Herzstillstand

licht; durch die künstliche Pumpfunktion, Sauerstoffanreicherung, CO_2-Elimination und Thermoregulation kann die natürliche Herz- und Lungentätigkeit für mehrere Stunden ausgeschaltet werden. **Prinzip:** Das venöse Blut des Patienten wird durch in die Hohlvenen eingelegte Schläuche in die HLM geleitet (s. Abb. S. 371) und im sog. Oxygenator mit Sauerstoff gesättigt, in dem auch das CO_2 eliminiert und Narkosegase zugeführt werden. Das arterialisierte Blut wird durch eine Pumpe (Roller-Pumpe, Finger-Pumpe, Ventil-Pumpe) in ein arterielles Gefäß des Patienten zurückgeleitet. Bei relativ kleinem Maschinenfüllvolumen (priming volume) können zur Auffüllung Blutersatzmittel verwendet werden. Die Gerinnung des Bluts wird durch Heparin stark herabgesetzt. Das Blut wird automatisch auf physiologischer Körpertemperatur gehalten oder zur Erzeugung einer künstlichen Hypothermie (Unterkühlung*) gekühlt.

Herzstillstand: s. Herz-Kreislauf-Stillstand.

Heterosexualität: (engl.) *heterosexuality*; von K. M. Benkert (1869) eingeführte Bezeichnung für ein überwiegendes sexuelles Interesse an andersgeschlechtlichen Partnern oder Partnerinnen und die überwiegende sexuelle Aktivität mit ihnen; **Häufigkeit:** Angaben über die Häufigkeit in der erwachsenen deutschen Bevölkerung unterliegen erheblichen Unsicherheiten und verändern sich im Zeitverlauf. Heute werden in Deutschland von ca. 95 % der Erwachsenen überwiegend oder ausschließlich heterosexuelle Aktivitäten berichtet. Ein weitaus kleinerer Anteil bestätigt dies auch für den Zeitraum von Pubertät und Adoleszenz (ca. 50 % der Männer und 70 % der Frauen), 1 % der Männer und 2 % der Frauen lehnen eine Kategorisierung für sich ab. **Entstehung:** Über die Entstehung von Heterosexualität (wie auch von Homosexualität* und Bisexualität*) besteht weiterhin völlige Unklarheit (s. Orientierung, sexuelle). Zugleich ist Heterosexualität in allen Kulturen und Epochen das mehrheitliche Verhalten. **Folge:** Die Folgen von Heterosexualität betreffen v. a. die Tatsache, dass die Verbindung zwischen Menschen verschiedenen Geschlechts zwar für eine große Mehrheit die gewünschte Form von Sexualität* und Partnerschaft darstellt, aber die biologische, sexuelle und soziale Verschiedenheit von Männern und Frauen zugleich Ausgangspunkt von Verständigungsproblemen und Konflikten sein kann. **Störungen** des heterosexuellen Verhaltens (v. a. sexuelle Funktionsstörungen und sexuelle Gewalt) erhalten durch diese Spannungen ihre besondere Färbung und werden durch die Schwierigkeit der Identifikation mit Angehörigen des anderen Geschlechts kompliziert. Eine der zentralen Aufgaben von Sexualtherapie liegt daher in der Förderung von Verständnis und offener Kommunikation zwischen sich begehrenden, aber körperlich und psychosozial verschiedenen Menschen.

Heublumensack: in der Kneipp*-Therapie häufig eingesetzte feuchtheiße (42 °C) Packung* mit gedämpften Heublumen zur lokalen Wärmeanwendung*; **Durchführung:** Der gefüllte Sack wird gut angefeuchtet ca. 30–45 Minuten gedämpft. Nach mehrmaligem Ausschütteln wird der heiße Sack vorsichtig auf die zu behandelnde Stelle gelegt, mit einem Tuch fixiert und mit einer Wolldecke abgedeckt. So verbleibt er bis zum Nachlassen der Wärmewirkung (ca. 30–60 Minuten). **Anwendung:** u. a. bei nicht akuten rheumatischen Beschwerden, Erkrankungen der Leber und Gallengänge, Magen-Darm-Störungen, Verspannungen der Rückenmuskulatur; **Hinweis:** Nicht bei stark entzündlichen Prozessen anwenden.

Heuristik: (engl.) *heuristics*; Verfahrensweise zur Begründung neuer Erkenntnisse mit Formulierung von Hypothesen (Annahmen, Vorannahmen); die Entwicklung von Modellen zur Veranschaulichung wissenschaftlicher Problemkreise gehört ebenfalls zur Heuristik.

Hierarchie: (engl.) *hierarchy*; Rangordnung, die in Stufen, Ebenen, Leitern, Schichten oder Pyramiden beschrieben wird und Über- und Unterordnungsverhältnisse angibt; Hierarchie ist eine ursprünglich kirchliche Bezeichnung für eine (gottgegebene) soziale Ordnung, die sich von oben (Leitungsebene) nach unten (Basis) in der Machtverteilung gliedert (s. Abb.), z. B. in Organisationen wie

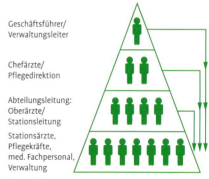

Hierarchie

Kirchen, Parteien, Unternehmen, Verwaltungen oder Krankenhäusern. In Organisationen sind Hierarchien unterschiedlich strenge Gliederungssysteme. Starre, sog. vertikale Hierarchien von Vorgesetzten zu Untergebenen definieren einen klaren Handlungsspielraum, erweisen sich allerdings in Zeiten des Wandels als hinderlich beim Umsetzen von Reformen. Daher erfolgt seit einigen Jahrzehnten in Unternehmen eine Abflachung der Hierarchien, d. h. Verringerung der Leitungstiefe (des Einflusses direkter Anweisungen auf nachgeordnete Ebenen) und Verminderung der Anzahl der Rangebenen, um den modernen Organisationsanforderungen gerecht zu werden. **Hinweis: 1.** In der Praxis stellt sich dieser Prozess als sehr langwierig dar. Widerstände gegen die Abfla-

chung von Hierarchien, die mit mehr Verantwortungsübernahme auch durch nachgeordnete Ebenen (z. B. Abteilungen, Stationen) verbunden ist, werden nicht nur von Führungspersonen (s. Führung) aufgebaut, die keine Macht abgeben wollen, sondern durchaus auch von Mitarbeitern, die aus unterschiedlichen Gründen keine größere Verantwortung übernehmen möchten (Angst vor Überforderung, unklare Arbeitsanforderungen, mangelhafte Ausbildung, mangelnde Identifikation mit den Zielen der Leitung und Misstrauen gegenüber den Folgen selbstverantwortlicher Entscheidungen, z. B. mit Sorge vor Sanktionen wie Verweisen, Abmahnungen oder Kündigung). **2.** Biologische Systeme sind ebenfalls in hierarchischen Ordnungen mit unterschiedlichen Differenzierungsgraden gegliedert. Vgl. Holarchie, Holismus.
Hilfe: s. Unterstützen.
Hilfe beim Sterben: neuere Bezeichnung für Sterbebegleitung*; **Hinweis:** Hilfe **beim** Sterben darf nicht verwechselt werden mit Hilfe **zum** Sterben (Beihilfe zur Selbsttötung, s. Sterbehilfe).
Hilfe in besonderen Lebenslagen: (engl.) *assistance in special circumstances*; neben der Hilfe zum Lebensunterhalt wichtigster Leistungsbereich des bis zum 31.12.2004 geltenden Bundessozialhilfegesetzes (§§ 27–75); beinhaltet materielle, persönliche und sächliche Leistungen der Sozialhilfe zur Überwindung schwerwiegender Notsituationen, v. a. Krankheit, Behinderung* und Pflegebedürftigkeit*; aufgegangen im SGB XII (fünftes bis neuntes Kapitel), dort zwar nicht mehr explizit so benannt, jedoch im allgemeinen Sprachgebrauch weiterhin verwendet; **Formen: 1.** Hilfen* zur Gesundheit; **2.** Eingliederungshilfe* für behinderte Menschen; **3.** Hilfe* zur Pflege; **4.** Hilfe zur Überwindung besonderer sozialer Schwierigkeiten: vorwiegend persönliche Hilfe für Personen, bei denen besondere Lebensverhältnisse mit sozialen Schwierigkeiten verbunden sind, z. B. für Wohnungslose, Haftentlassene (§§ 67 ff. SGB XII); **5.** Hilfe in anderen Lebenslagen wie Hilfe zur Weiterführung des Haushaltes, Altenhilfe*, Blindenhilfe. In sonstigen besonderen Lebenslagen kann Hilfe gewährt werden (vorwiegend einzelfallorientierte, bedarfsdeckende Hilfen, die innerhalb und außerhalb von Einrichtungen gewährt werden können). Der Einsatz des Einkommens wird nur verlangt, wenn eine Einkommensgrenze überschritten wird. Vermögen muss eingesetzt werden. Ambulante Leistungen haben Vorrang vor Hilfen in stationären Einrichtungen.
Hilfeleistung, unterlassene: strafrechtlich relevantes Nichthelfen in einer Notsituation; die Strafbarkeit kann jeden treffen, der bei Unglücksfällen oder gemeiner Gefahr oder Not vorsätzlich nicht Hilfe leistet, obwohl dies erforderlich und zumutbar ist (§ 323 c StGB). Die Art und das Maß der Hilfeleistung richten sich auch nach den Fähigkeiten und Möglichkeiten des jeweiligen Hilfspflichtigen. Die Zumutbarkeit ist nicht gegeben, wenn der Hilfeleistende dadurch in erhebliche eigene Gefahr geraten oder er dabei andere wichtige Pflichten verletzen würde. Unterlassene Hilfeleistung wird mit Freiheitsstrafe bis zu 1 Jahr oder mit Geldstrafe geahndet. **Beispiel:** Bei Unfällen ist ein Arzt oder (in Abhängigkeit von seiner formellen und materiellen Qualifikation) auch ein Gesundheits- und Krankenpfleger dazu verpflichtet, Hilfe zu leisten. Bei plötzlicher Verschlimmerung einer Krankheit muss ein Arzt ggf. eine Notoperation vornehmen oder veranlassen sowie wirksame therapeutische Maßnahmen ergreifen; eine Einweisung ins Krankenhaus ist unzureichend. Im Krankenhaus hat der diensthabende Arzt oder ein Gesundheits- und Krankenpfleger einer eingewiesenen verunglückten Person die ihm zumutbare bestmögliche Hilfe zu leisten. Wünscht jedoch der Patient, dass kein Arzt gerufen oder eine Krankenhauseinweisung veranlasst wird, so ist dem Willen des Patienten zu entsprechen und die Strafbarkeit der unterlassenen Hilfeleistung entfällt. Vgl. Haftung.
Hilfen zur Gesundheit: (engl.) *assistance towards healthcare*; Bestandteil der Hilfe in besonderen Lebenslagen nach SGB XII i. R. der Sozialhilfe; **Formen: 1. vorbeugende Gesundheitshilfe:** Zur Verhütung und Früherkennung von Krankheiten werden medizinische Vorsorgeleistungen und Untersuchungen erbracht. Andere Leistungen werden nur erbracht, wenn ohne diese nach ärztlichem Urteil eine Erkrankung oder ein sonstiger Gesundheitsschaden einzutreten droht. **2. Hilfe bei Krankheit:** Um eine Krankheit zu erkennen, zu heilen, ihre Verschlimmerung zu verhüten oder Krankheitsbeschwerden zu lindern, werden Leistungen der Krankenbehandlung entsprechend den Regelungen des SGB V für Versicherte der Gesetzlichen Krankenversicherung erbracht. **3. Hilfe zur Familienplanung:** Leistungen für ärztliche Beratung, Untersuchung und Kostenübernahme für empfängnisregelnde Mittel nach ärztlicher Verordnung; **4. Hilfe bei Schwangerschaft und Mutterschaft:** medizinische Leistungen in Zusammenhang mit Schwangerschaft und Entbindung sowie ggf. häusliche Pflege; **5. Hilfe bei Sterilisation:** medizinische Leistungen bei einer durch Krankheit erforderlichen Sterilisation.
Hilfe zur Pflege: (engl.) *assistance towards nursing care*; Geld-, Sach- oder Kombinationsleistungen der Sozialhilfe für Personen, die wegen einer körperlichen, geistigen oder seelischen Krankheit bzw. Behinderung für die gewöhnlichen und regelmäßig wiederkehrenden Verrichtungen im Ablauf des täglichen Lebens der Hilfe bedürfen (§§ 61 ff. SGB XII); entspricht inhaltlich den Pflegeleistungen der Pflegeversicherung*; der Umfang der Kostentragung kann nach individueller Bedarfsfeststellung darüber hinausgehen. Die für die Leistungen der Pflegekassen vorgesehene Obergrenze gilt daher nicht für die Hilfe zur Pflege. Die Leistungserbringung erfolgt im ambulanten,

Hilfe zur Selbsthilfe

stationären oder teilstationären Bereich. Vorrang hat die Pflege außerhalb vollstationärer Einrichtungen, sofern keine unvertretbaren Mehrkosten entstehen. Im häuslichen Bereich soll auf Übernahme der Pflege einschließlich hauswirtschaftlicher Versorgung durch nahestehende Personen oder Nachbarschaftshilfe hingewirkt werden. Hierfür kann der pflegebedürftige Mensch Pflegegeld* erhalten. Teil- und vollstationäre Pflege erfolgen grundsätzlich nur in von der Pflegeversicherung anerkannten Einrichtungen.

Hilfe zur Selbsthilfe: (engl.) *help for self-help*; Unterstützung, bei der die Fähigkeit des hilfebedürftigen Menschen zur Selbstfürsorge (s. Selbstpflege) nicht beeinträchtigt bzw. deren Wiederherstellung angestrebt wird; z. B. teilkompensatorische Pflege*; der Begriff wird ursprünglich in der Sozialarbeit zur Betonung des vorübergehenden Charakters der unterstützenden Leistungen gebraucht. Vgl. Unterstützen.

Hilflosigkeit (ICNP): (engl.) *helplessness*; Gefühl oder auch Erfahrung der Unfähigkeit, Kontrolle zu bewahren oder zu übernehmen und unabhängig ohne Hilfe zu handeln; fehlende Bewältigungsmöglichkeiten und erlernte Hilflosigkeit* können zu Widerstandslosigkeit und Übergabe der Verantwortung an Autoritäten wie Betreuer führen, ggf. verbunden mit der Entwicklung des Rollenverhaltens eines Kranken. Die Abgabe von Eigenverantwortung zeigt sich z. B. bei der vollständigen Delegation von Versorgungstätigkeiten an das Pflegepersonal oder pflegende Angehörige, auch wenn diese eigentlich von der Person selbst durchgeführt werden könnten (z. B. Waschen, Betten machen, Tabletten einteilen und einnehmen, Nahrung aufnehmen). Vgl. Rolle, Pflegeabhängigkeit.

Hilflosigkeit, erlernte: (engl.) *learned helplessness*; lerntheoretisches Modell zur Entstehung von Depression*, nach dem die Erfahrung von Hilflosigkeit in einer bestimmten Situation verallgemeinert wird und zur Überzeugung führt, keinerlei Einfluss auf die Umwelt zu haben; der von M. E. P. Seligman (1963) geprägte Begriff ist in der kognitiven Verhaltenstherapie* ein mögliches Erklärungsmodell für depressive Störungen. **Folge:** Bei der erlernten Hilflosigkeit werden Ereignisse in der Umwelt als zufällig, unkontrollierbar und damit unabhängig vom eigenen Verhalten erlebt; es wird keine Möglichkeit gesehen, verändernd einzugreifen. Daraus resultiert ein passiver Zustand, der mit einem Verlust an Motivation und Resignation einhergeht. Auf diese als aussichtslos erlebte Situation („es hat ja doch alles keinen Sinn mehr") reagieren Menschen mit depressiven Symptomen. Der Theorie wurde später dahingehend widersprochen (L. Abramson, 1975), dass nicht die Unkontrollierbarkeit Ursache der Depression sei, sondern die Tatsache, wie sich ein Mensch die Unkontrollierbarkeit erklärt und ob er Erfolge und Misserfolge sich selbst (Leistung, Fähigkeit) oder äußeren Umständen (Glück, Pech) zuschreibt (sog. Attribution; s. Attributionstheorien). Diese Attributionsstile bestimmen, ob ein nicht kontrollierbares Ereignis zu Hilflosigkeit oder zur Aktivierung von Bewältigungsstrategien führt. Menschen, die dazu neigen, negative Erfahrungen auf sich selbst zu beziehen, reagieren mit hoher Wahrscheinlichkeit hilflos, was das Auftreten einer Depression begünstigen kann. **Pflege:** Patienten erleben ihre Situation häufig als nicht kontrollierbar, sowohl hinsichtlich des Krankheitsverlaufs als auch des äußeren Rahmens (Zeiten, Bettnachbarn, Maßnahmen). Im Pflegekontakt ist es daher wichtig, die verbliebenen Möglichkeiten immer wieder deutlich zu machen, um zu respektieren und Patienten zur Nutzung dieser Möglichkeiten zu ermuntern. Insbesondere bei chronisch-progredienten Verläufen ist darauf zu achten, ob die Patienten das Gefühl entwickeln, versagt zu haben, und aufklärend-unterstützend vorzugehen.

Hilfsmittel: (engl.) *appliances, aid(e)s*; in der Definition der Gesetzlichen Krankenversicherung (§ 33 SGB V; für die Gesetzliche Unfallversicherung § 31 SGB VII) Körperersatzstücke, Hör- und Sehhilfen, orthopädische oder andere Geräte zum Ausgleich eines körperlichen oder geistigen Funktionsdefizits (Behinderung*), zur Sicherung des Erfolgs einer Krankenbehandlung oder zur Vorbeugung einer Behinderung; Hilfsmittel sind vom Arzt verordnungsfähig, wenn die medizinischen und leistungsrechtlichen Voraussetzungen gegeben sind. Die Kostenträger entscheiden über die Genehmigung nach Sachleistungsprinzip und Wirtschaftlichkeitsgebot auf Grundlage eines Kostenvoranschlages des Leistungserbringers (z. B. Sanitätshaus, Hörgeräteakustiker). Die Spitzenverbände der Gesetzlichen Krankenkassen haben in dem Hilfsmittelverzeichnis* eine Produktgruppenübersicht mit generell verordnungsfähigen Hilfsmitteln erstellt. **Hinweis: 1.** In der Gesetzlichen Krankenversicherung besteht der Leistungsanspruch auf Sehhilfen (z. B. Brillen) bis zur Vollendung des 18. Lebensjahres nur bei besonderen Befundkonstellationen. **2.** Hilfsmittel sind von den Pflegehilfsmitteln* abzugrenzen. Vgl. Heilmittel.

Hilfsmittelverzeichnis: umgangssprachl. Hilfsmittelkatalog; von den Spitzenverbänden der Gesetzlichen Krankenversicherung (Abk. GKV) erstelltes und regelmäßig fortgeschriebenes Verzeichnis, in dem der von der GKV erstattungsfähigen Hilfsmittel* aufgeführt sind; enthält u. a. Empfehlungen und Informationen zu Art und Qualität der Produkte, dem Leistungsrecht der GKV und/oder Indikationsbereichen sowie Hinweise auf den Hersteller oder Vertreiber; die Hilfsmittel werden im Hilfsmittelverzeichnis nach spezifischen Konstruktionsmerkmalen gelistet und mit einer 10-stelligen Positionsnummer codiert (Produktgruppenübersicht s. Tab.). Voraussetzung für die Aufnahme neuer Hilfsmittel in das Hilfsmittelverzeichnis ist der Herstellernachweis der Funktions-

Hilfsmittelverzeichnis
Produktgruppenübersicht

01	Absauggeräte
02	Adaptionshilfen
03	Applikationshilfen
04	Badehilfen
05	Bandagen
06	Bestrahlungsgeräte
07	Blindenhilfsmittel
08	Einlagen
09	Elektrostimulationsgeräte
10	Gehhilfen
11	Hilfsmittel gegen Dekubitus
12	Hilfsmittel bei Tracheostoma
13	Hörhilfen
14	Inhalations- und Atemtherapiegeräte
15	Inkontinenzhilfen
16	Kommunikationshilfen
17	Hilfsmittel zur Kompressionstherapie
18	Krankenfahrzeuge
19	Krankenpflegeartikel
20	Lagerungshilfen
21	Messgeräte für Körperzustände/-funktionen
22	Mobilitätshilfen
23	Orthesen
24	Prothesen
25	Sehhilfen
26	Sitzhilfen
27	Sprechhilfen
28	Stehhilfen
29	Stomaartikel
31	Schuhe
32	therapeutische Bewegungsgeräte
33	Toilettenhilfen
99	Verschiedenes

tauglichkeit, der Sicherheit, des therapeutischen Nutzens und der Qualität. Die Fortschreibung der Inhalte kann z. B. aufgrund qualifiziert begründeter Anregungen durch Einzelpersonen oder Organisationen, z. B. Selbsthilfegruppen, erfolgen. Die Neuaufnahme von Produkten erfolgt auf Antrag des Herstellers, durch die Spitzenverbände der GKV oder den MDS*. Vgl. Pflegehilfsmittel.

Hinduismus: (engl.) *Hinduism*; Zusammenschluss verschiedener religiöser Traditionen mit insgesamt etwa 650 Millionen Anhängern (Hindus) und Schwerpunkt in Indien; Hindus glauben auf viele verschiedene Weisen an das Göttliche, entweder in Form des einen Schöpfergottes oder (häufiger) an viele Götter als Gestalten zur Erkennung des Absoluten. Obwohl sich im Lauf der Geschichte einige Hauptströme herausgebildet haben, ist die Anzahl der Gottesvorstellungen innerhalb des Hinduismus unüberschaubar. Herausragend unter den Göttern sind der Schöpfer (Brahman), der Erhalter (Vishnu) und der Zerstörer (Shiva). Es gibt aber auch zahlreiche Hindus, die zwar an das Absolute, aber nicht in der Gestalt eines personalen Gottes glauben.

Schriften
Alle Hindus erkennen die **Weda** (Wissen) als heilige Schrift an. Sie ist zusammengefügt aus 4 Textsammlungen, die Hymnen, Gebete, Sprüche für den Götterkult und das Opferritual umfassen. Sie stammt aus der Zeit um 1200–600 v. Chr. und enthält für den gläubigen Hindu ewiges Wissen, das von der Gottheit formuliert und von inspirierten Weisen geschaut wurde und als Offenbarung gilt.

Religiöse Weltanschauung
Der Hinduismus kennt keine für alle Hindus verbindliche Glaubenslehre. Es geht nicht um Rechtgläubigkeit, sondern um die rechte Handlungsweise. Alles Bestehende und Denkbare ist dem **Samsara** (endloser Kreislauf von Tod und Wiedergeburt) unterworfen und veränderlich. Glück ist nur außerhalb dieses Kreislaufes zu finden. Der Mensch ist mit seiner physischen, sozialen und psychischen Existenz diesem Kreislauf zwar unterworfen, aber die Heilslehren suchen ihn daraus zu befreien. Jede Handlung des Menschen hat Einfluss auf diesen Prozess. Die Vorstellung des **Karma**, des Gesetzes von Ursache und Wirkung auf die Wiedergeburt, ist dabei prägend. Ordnung und Harmonie tragen den Lauf der ganzen Welt. Jedes Lebewesen soll dieses Gesetz erkennen und sich danach richten. Neben dem **Dharma** als Norm steht **Darshana**, die Sichtweise auf die Wahrheit. Es haben sich 6 solcher philosophisch-theologischen Systeme herausgebildet, die allerdings mit verschiedenen Sichtweisen auf das eine Absolute lebendig nebeneinanderstehen. **Sadhana** ist schließlich die Verwirklichung des Glaubens und schließt das Handeln unbedingt mit ein. Es gibt die 3 weltlichen Lebensziele (korrektes, traditionsbewusstes Verhalten, Sorge für den Lebensunterhalt, Befriedigung der sinnlichen Begierden) und das übergeordnete Erlösungsideal (Erlösung aus dem Existenzkreislauf). Drei Heilswege führen zu diesen Zielen: der Weg der Erkenntnis (z. B. durch Yoga), der Weg der Werke und der Weg der liebevollen Hingabe an Gott. Dem Ideal der Ehrfurcht vor dem Leben entspricht der (heute abgestufte) **Vegetarismus** im Hinduismus. Wer nicht ganz auf den Fleischverzehr verzichten kann, vermeidet zumindest den Verzehr von Rindfleisch. Die Zuneigung der Kuh zu ihrem Kalb symbolisiert Gottes Fürsorge gegenüber dem Menschen. Selbstbeschränkung und Freigiebigkeit ist eine dem Dharma entsprechende Haltung. Fast alle Hindus erkennen die religiöse Bedeutung des Kastenwesens an; allerdings scheint eine glaubensinspirierte Re-

Hippotherapie

formation dieser hierarchischen Gesellschaftsordnung immer eher möglich.

Sterben und Tod
Der sterbende Hindu, der sich lebenslang auf diesen Zeitpunkt vorbereitet hat, wird mit dem Gesicht auf die (Mutter) Erde gelegt und sein Geist durch Sprüche auf reine Gedanken gerichtet. Durch Verbrennen wird die letzte körperliche und geistige Reinigung vollzogen; dabei ist der Verstorbene, wie beim Betreten der Welt, unbekleidet. Die durch den ältesten Sohn ausgeführten Bestattungsriten verhindern das Herumirren des Geistes. Die Asche des Verstorbenen wird zum Symbol der Veränderlichkeit über strömendes Wasser ausgestreut. Die Lebenden bringen Totenopfer, um mit den Ahnen verbunden zu bleiben.
Vgl. Buddhismus.
Autor: Björn Mrosko.

Hippotherapie: s. Reiten, therapeutisches.

Hirndruck: (engl.) *intracranial pressure*; Druck, der innerhalb des knöchernen Schädels herrscht; die Messung erfolgt im Liegen. Der **Referenzbereich** beim Erwachsenen beträgt 5–15 mmHg, kann aber kurzfristig (z. B. beim Husten) bis auf 100 mmHg ansteigen. Auch geringe Volumenveränderungen innerhalb des Schädels können zu massiven Hirndrucksteigerungen führen, da Schädel und Liquor (Gehirn-Rückenmark-Flüssigkeit) nicht nachgeben können. Vgl. Hirndrucksteigerung, Hirndrucksonde.

Hirndrucksonde: (engl.) *intracranial pressure tube*; Messfühler zur Druckbestimmung (s. Hirndruck) innerhalb des Schädels bei Hirnverletzungen, Tumoren, sog. Wasserkopf (Hydrozephalus) u. a.; **Methoden: 1.** epidural: Messung im Epiduralraum (zwischen harter Rückenmarkhaut und Wirbelknochen) z. B. während eines neurochirurgischen Eingriffs; **2.** intraventrikulär: Messung im Seitenventrikel; gleichzeitige Regulierung des Hirndrucks durch Ableiten des Liquors möglich, z. B. bei Hirnverletzungen; **Hinweis:** Es besteht ein hohes Infektionsrisiko.

Hirndrucksteigerung: (engl.) *increase of intracranial pressure*; Druckzunahme innerhalb des knöchernen Schädels (s. Hirndruck); **Ursachen:** Hirnödem, Hirntumor, Verletzung, Blutung, Entzündung oder Vergiftung, sog. Wasserkopf (Hydrozephalus); **Kennzeichen: 1.** bei akuter Hirndrucksteigerung u. a. Kopfschmerz, Übelkeit, Erbrechen, Störungen der Augenbewegung, erniedrigte Herzfrequenz (Bradykardie*), Atemstörungen, Bewusstseinsstörung*; **2.** bei chronischer Hirndrucksteigerung u. a. Antriebsstörung (s. Antrieb) und Orientierungsstörung*.

Hirnhäute: (engl.) *meninges*; Meninges; Hüllen für Gehirn und Rückenmark; **Einteilung:** von außen nach innen **1. harte Hirnhaut** (Dura mater): Die aus straffem Bindegewebe aufgebaute Dura mater wird reichlich innerviert (Kopfschmerz ist häufig Duraschmerz) und durch 3 Paare von Meningealarterien versorgt. Beim Gehirn sind Dura mater und die innere Knochenhaut (Periost) miteinander verwachsen. **2. Spinnwebenhaut** (Arachnoidea mater): liegt parallel zur Dura mater und überzieht die Furchen (Sulci) des Gehirns; ist aus Neurothel und Meningealzellen aufgebaut. **3. gefäßführende Hirnhaut** (Pia mater): liegt der Gehirnoberfläche direkt an; enthält neben Meningealzellen zahlreiche Blutgefäße und freie Bindegewebezellen. Zwischen Arachnoidea und Pia mater befindet sich das Hirnwasser (Liquor cerebrospinalis) im Subarachnoidealraum. **Klinische Bedeutung:** Erkrankungen der Hirnhäute sind z. B. eine bakterielle Entzündung (Meningitis) oder eine lebensbedrohliche Blutung aus den Meningealarterien zwischen Schädeldach und Dura mater (epidurales Hämatom, z. B. nach Schädelbruch).

Hirntod: (engl.) *brain death*; Tod* des Individuums durch Organtod des Gehirns; Zustand der irreversibel erloschenen Gesamtfunktion des Großhirns, Kleinhirns und Hirnstamms bei durch kontrollierte Beatmung* noch aufrechterhaltener Herz- und Kreislauffunktion; **Kriterien:** Die Bundesärztekammer hat folgende Kriterien festgelegt: **1.** Vorliegen einer schweren Hirnschädigung; **2.** Ausschluss eines zeitweiligen Ausfalls der Hirnfunktion z. B. durch Vergiftung*, Arzneimittel oder andere Erkrankungen; **3.** die klinischen Symptome Bewusstlosigkeit (Koma), Ausfall der Spontanatmung (Apnoe), Fehlen von Hirnstammreflexen; **4.** der Nachweis der Irreversibilität der klinischen Ausfallsymptome. **Recht:** Eine Legaldefinition des Hirntods enthält § 3 Absatz 2 Nr. 2 des Transplantationsgesetzes*, wonach der endgültige, nicht behebbare Ausfall der Gesamtfunktion des Großhirns, des Kleinhirns und des Hirnstamms vorliegen muss. Die Feststellung des Hirntods ist nach dem Transplantationsgesetz eine der notwendigen Voraussetzungen für die Organentnahme zur Transplantation* beim toten Spender und ist grundsätzlich von 2 dafür qualifizierten Ärzten unabhängig voneinander durchzuführen, die nicht Mitglieder des Transplantationsteams sein dürfen. Vgl. Todeszeichen.

Hitzeausschlag (ICNP): (engl.) *heat rash*; Hautrötung in Bereichen, die mit eng anliegender und warmer Kleidung bedeckt oder Wärme und Hitze ausgesetzt sind; vgl. Hitzeschöpfung, Wärmeregulation, ineffektive.

Hitzeerschöpfung (ICNP): (engl.) *heat exhaustion*; Hitzeschaden mit Schocksymptomen durch Dehydratation* und Elektrolytverlust durch starkes Schwitzen, z. B. nach Sport; **Kennzeichen:** Schwäche, Schwindel, kalte, feuchte, blasse Haut, Muskelkrämpfe, niedriger Blutdruck (Hypotonie*), der in liegender Position zur ein normales Maß zurückgeht, Bewusstlosigkeit bei Mangel an Gehirnflüssigkeit und Elektrolyten, Kollaps; **Maßnahme:** Kühlen, Schatten, Flüssigkeit, ggf. Schocklagerung (s. Kopftieflagerung).

Hitzekrämpfe: (engl.) *heat cramps*; Form von Hitzeschaden, der durch schwere Arbeit bei hoher Um-

gebungstemperatur (z. B. Hochofenarbeit) und einem Defizit von 2–4 l extrazellulärer Flüssigkeit und Natriumchloridmangel (durch die vermehrte Abgabe von Schweiß) entsteht (s. Dehydratation); **Kennzeichen:** Hitzekrämpfe kündigen sich durch Mattigkeit, Kopfschmerzen, Brechneigung und den Rückgang der Harnbildung an und führen über Muskelzuckungen und Muskelkrämpfe bis zu einer schmerzhaften und brettharten Muskulatur. **Maßnahme:** Entfernung von der Hitzequelle; sofortiger Ersatz von Flüssigkeit und Elektrolyten (oral oder intravenös).
Hitzewallung (ICNP)**:** (engl.) *hot flush*; plötzliche Empfindung von Hitze, plötzliche Erweiterung der Blutgefäße (Vasodilatation) und Schweißausbruch bei bestimmten hormonalen Umstellungen wie Einsetzen der Wechseljahre oder Schwangerschaft, auch durch Arzneimittel; **Kennzeichen:** Hitzewallungen dauern i. d. R. 2–5 Minuten, manchmal länger und können auch mit Schwindel, Reizbarkeit, Schlafstörungen oder Angstgefühlen einhergehen. **Ursachen:** Störungen der Temperaturregulation durch Hormonumstellungen. Vgl. Wechseljahre der Frau, Wechseljahre des Mannes.
Hitzschlag (ICNP)**:** (engl.) *heat stroke*; Störung der Wärmeregulation* durch das Temperaturzentrum nach längerer Einwirkung hoher Temperaturen ohne ausreichende Wärmeabgabe (z. B. unzureichendes Schwitzen); **Kennzeichen:** hohe Körpertemperatur (über 40 °C), erhöhte Herzfrequenz (Tachykardie*), Blutdruck zunächst normal, später abfallend, heiße, trockene Haut, Kopfschmerz, Übelkeit, Verwirrung, Schüttelkrampf (Konvulsion), Bewusstlosigkeit und Kollaps; **Maßnahme: 1.** Abkühlen auf 38 °C, z. B. durch kalte Auflage* oder kaltes Bad; **2.** Elektrolytsubstitution; **3.** Sauerstoffinhalation; **4.** evtl. Beatmung*. Vgl. Wärmeregulation, ineffektive.
HKK: Abk. für **h**äusliche **K**inder**k**rankenpflege*.
HLM: Abk. für **H**erz*-**L**ungen-**M**aschine.
Hochdruckkrise: syn. Blutdruckkrise*.
Höflichkeit: (engl.) *politeness*; von Achtung und Rücksichtnahme bestimmte Form des Umgangs mit Mitmenschen, die kulturellen Unterschieden unterliegt; kennzeichnend für die sog. Forming-Phase einer Gruppe*. Vgl. Code, sprachlicher; Erwünschtheit, soziale.
Hören (ICNP)**:** (engl.) *hearing*; auch Hörvermögen; Fähigkeit des Gehörorgans zur Aufnahme, Wahrnehmung* und Verarbeitung von akustischen Reizen wie Tönen, Klängen, Geräuschen; **Physiologie: 1.** pränatale Entwicklung: Die anatomischen Voraussetzungen für das Hören sind bereits im 4. Schwangerschaftsmonat geschaffen. Bei der Geburt liegen das Trommelfell und die Gehörknöchelchen schon in Erwachsenengröße vor. Bereits im Mutterleib nimmt der Fetus Geräusche wahr. In der Gebärmutter herrscht ein Geräuschpegel von bis zu 100 Dezibel. Die meisten Geräusche wie Stimmen, Herzschlag und Blutstromgeräusche in den großen Arterien der Mutter gehen bis 55 Dezibel. Es werden nicht nur Tonhöhen unterschiedlich wahrgenommen, sondern auch Klangfärbungen (der Fetus „erkennt" den vertrauten Klang der Mutterstimme). **2.** Hörvorgang: **a)** Schallaufnahme durch Luftleitung: Die von der Ohrmuschel aufgefangenen Schallwellen werden beim Auftreffen auf dem Trommelfell in mechanische Schwingungen umgewandelt, über die Gehörknöchelchen im Mittelohr weitergeleitet und führen zu Nervenimpulsen im Corti-Organ in der Schnecke des Innenohrs. Diese Nervenimpulse werden vom Hörnerv an das Hörzentrum im Gehirn zur zentralen Verarbeitung weitergeleitet. **b)** Schallaufnahme durch Knochenleitung: Der Schall versetzt die Schädelknochen in Schwingungen, die direkt auf die Schnecke übertragen werden. **3.** ganzkörperliches Hören: Akustische Phänomene können nicht nur auditiv wahrgenommen werden, sondern sie lösen auch eine ganzkörperliche Resonanz* aus (z. B. tiefe Frequenzen einer Orgel können auch von Gehörlosen wahrgenommen werden). Vgl. Musiktherapie. **Funktion:** Das Ohr als Kommunikationskanal dient der Aufnahme vielfältiger akustischer Reize, d. h., es empfängt Nachrichten, die in akustischer Form codiert sind. Das Hören ist eine grundlegende Funktion, durch die eine soziale Verbindung zwischen Menschen hergestellt wird. Es ist somit eine wichtige Voraussetzung für das menschliche Wohlbefinden. **Hinweis:** Bei Beeinträchtigungen des Hörvermögens im Kindesalter ist die Sprachentwicklung erschwert; aus angeborener Gehörlosigkeit* resultiert Taubstummheit bei mangelnder Förderung. Für die Kommunikation mit anderen Menschen muss auf Techniken wie die Gebärdensprache* zurückgegriffen werden.

Pflege
Bei Hörstörungen ist die differenzierte Wahrnehmung von Geräuschen nicht möglich. Die Kommunikation mit anderen Menschen erfordert deshalb große Konzentration und Anstrengung. In der Klinik lösen unbekannte Geräusche Ängste aus, denn sie können nicht entsprechend zugeordnet werden (z. B. im Intensivpflegebereich). Der **Verlust** des Hörvermögens ist eine schwerwiegende psychische Belastung, die Fähigkeit zur Kommunikation mit dem sozialen Umfeld ist nicht möglich. Zudem ist er ein Unsicherheitsfaktor durch die akut entfallene auditive Orientierungsmöglichkeit in der Umwelt (z. B. Verkehrsgeräusche). Unter Umständen können Hörstörungen einen Arbeitsplatzwechsel erforderlich machen. Liegt zusätzlich zur Hörstörung eine Störung von Auffassungsgabe, Intelligenz, Aufmerksamkeit oder Bewusstsein vor (z. B. Verwirrtheit, psychiatrische Erkrankungen, geistige Behinderung, Bewusstseinsstörung*), muss die gegenseitige Verstärkung dieser Einschränkungen bei der Kommunikation mit diesen Menschen besonders beachtet werden.

Hörgerät

Pflegeprozess: Hörstatus klären, für klare Orientierungsmöglichkeiten sorgen (s. Orientierungshilfen), überflüssige Nebengeräusche reduzieren, technische Geräusche erläutern. **Hinweis: 1.** In der Kommunikation mit Hörbehinderten auf deutliche Aussprache achten; lauter sprechen ist nicht immer sinnvoll. **2.** Hörbehinderte beim Sprechen anschauen, wichtige Informationen evtl. schriftlich austauschen (z. B. mit Kärtchen). **3.** Vor Untersuchung Situation mit Patienten klären, um die Angst zu nehmen. Vgl. Schwerhörigkeit.
Autorin: Marina Schnabel.

Hörgerät: (engl.) *hearing aid*; elektronisches Gerät zur Verbesserung des Hörvermögens bei Schwerhörigkeit*; findet Einsatz, wenn hörverbessernde operative Eingriffe (z. B. Tympanoplastik, Stapesplastik) nicht in Frage kommen. Das Gerät wird ausgewählt nach Art (Sensioneuralschwerhörigkeit, Schallleitungsschwerhörigkeit, Kombination aus beiden), Grad (leicht, mittel, hochgradig und an Taubheit grenzend) und Frequenzverlauf (Tiefton-Verlust, breitbandiger Verlust und Hochton-Verlust) der Schwerhörigkeit. Hörgeräte bestehen aus Mikrophon, Verstärker und Hörer; heute sog. volldigitale Hörgeräte Standard, d. h., die Signale des Mikrophons werden digitalisiert und von einem Mikroprozessor sehr komplex verarbeitet und wieder analog hörbar gemacht. Diese Form der Signalverarbeitung hat den Vorteil eines individuell angepassten Hörgerätes. **Formen:** s. Abb.;

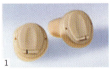 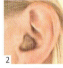

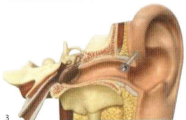

Hörgerät: 1: Im-Ohr-Hörgerät; 2: eingesetztes Im-Ohr-Hörgerät; 3: Teilimplantat (Metallhülse wird von hinten in den Gehörgang eingeführt; auf die Öffnung hinter dem Ohr wird das Hörgerät aufgesetzt) [54]

1. Hinter-dem-Ohr-Gerät mit Ohrpassstück; **2.** Im-Ohr-Gerät (4 verschiedene Baugrößen); Nachteil: sog. Verschlusseffekt bei Hochton-Schwerhörigkeit; **3.** an der Brille mit Hilfe von Adaptern oder im Brillenbügel integriert (Knochenleitungshörbrille, z. B. bei Gehörgangsaplasie, erheblicher Stenose, chronischer Entzündung mit Sekretion); **4.** Teilimplantate, z. B. knochenverankertes Hörgerät (leitet den Schall direkt über den Schädelknochen an das Innenohr) und Metallhülsen durch die Ohrmuschel, die den Schall in den Gehörgang leiten; **5.** Vollimplantate in der Schnecke (Cochlea); **6.** Mittelohrimplantate (mechanischer Reiz direkt an die Gehörknöchelchen). **Hinweis: 1.** Funktionsfähige Batterie bereithalten. **2.** Hörgeräte nicht in Wasser tauchen (beim Haare-Waschen, Duschen oder Baden). **3.** Ohrpassstück mit Spezialpflegemittel reinigen. **4.** Bei Pfeifton mögliche Rückkopplung sowie einen Defekt am Schlauch oder Ohrpassstück ausschließen, Passgenauigkeit überprüfen. **5.** Vor Gebrauch die Funktionsfähigkeit des Hörgeräts in der Hand überprüfen.

Hörprüfungen: (engl.) *hearing tests*; Methoden zur Untersuchung des Hörvermögens, die Aussagen über Ausmaß, Art (Frequenzbereich), Lokalisation (Schallleitungs-, Schallempfindungsschwerhörigkeit) und evtl. Ursache einer Schwerhörigkeit* ermöglichen; **Durchführung:** Prüfung z. B. mit Flüstersprache, Stimmgabel und Audiometrie (mit elektroakustischen Tongeneratoren). Vgl. Hören.

Hörzellen: (engl.) *hearing cells*; in einer inneren und 3–5 äußeren Reihen angeordnete, von Stützzellen getragene Sinneszellen (Haarzellen) im Corti-Organ der Schnecke (Cochlea); der Schall erreicht die Schnecke vom äußeren Ohr über das Mittelohr (Trommelfell, Gehörknöchelchen). Die Reizung der Sinneszellen erfolgt über Schwingungen, die auf das Corti-Organ übertragen werden. Die Weiterleitung der so aufgenommenen Informationen erfolgt über den Hörnerv zum Gehirn (s. Hörzentrum). **Klinische Bedeutung: 1.** Massiver Lärm schädigt die Hörzellen. Ausfall der Hörzellen bedeutet Verlust des Hörens. Maßnahme: Cochleaimplantat; Elektroden übernehmen die Funktion der Hörzellen und leiten die entsprechenden Informationen direkt an den Hörnerv. **2.** Hörsturz: plötzlich einsetzende hochgradige Hörstörung verbunden mit Schwindelgefühl und Ohrgeräuschen. Die Ursache sind vermutlich Durchblutungsstörungen.

Hörzentrum: (engl.) *auditory area*; **1.** primäres Hörzentrum: umschriebenes beidseitiges Rindenareal im Schläfenlappen des Großhirns (Heschl-Querwindungen) zur Wahrnehmung von akustischen Signalen; **2.** sekundäres Hörzentrum: im angrenzenden Gyrus temporalis superior gelegenes Areal zur akustischen Erinnerung; bei Störungen des sekundären Hörzentrums werden akustische Signale wahrgenommen, aber nicht verstanden.

Hof-Effekt: syn. Halo*-Effekt.

Hoffnung (ICNP): (engl.) *hope*; Ausdruck von Lebenswillen, Gefühlen, Möglichkeiten zu haben, Vertrauen in andere und in die Zukunft zu setzen sowie Lebenslust, Optimismus, Zielsetzung und Mobilisation von Energie; auch i. S. von innerem Frieden (religiös, spirituell). **Pflege:** Hoffnung kann sich z. B. über ein religiöses oder philosophisch geprägtes Weltbild äußern, wenn ein z. B. schwer dementiell erkrankter Mensch sich trotz seiner erheblichen kognitiven Defizite nicht aufgibt, da er die Hoffnung auf eine Sinnhaftigkeit (z. B. auf Gottes Gnade, auf Eingang in eine höhere Existenzform) seiner Existenz in der Welt nicht verliert und Vertrauen in seine Zukunft setzt. Hoffnung kann sich weiterhin bei von der Schulmedizin nicht zu heilenden kranken Menschen in Vertrauen auf die Selbstheilungskräfte oder komplementäre Therapieformen ausdrücken. Daher gilt bei der Vermittlung von sog. infausten Prognosen, den Patienten nie die Hoffnung auf einen ggf. positiven Ausgang ihrer Krankheit zu nehmen, auch wenn die Information sich an der Realität orientiert, dass aus medizinischer Sicht keine Hilfe mehr geleistet werden kann. Vgl. Emotion.

Hohlfuß: (engl.) *pes cavus*; Pes cavus; angeborene Fußfehlbildung mit ausgeprägtem Längsgewölbe des Fußes, nach unten gerichteter Vorwölbung des Großzehenballens infolge der Steilstellung der I. Mittelfußknochens und Steilstellung der Ferse, häufig kombiniert mit Krallenstellung der Zehen sowie Störung des Muskelgleichgewichts; **Vorkommen:** meist infolge von Systemerkrankungen des Zentralnervensystems, z. B. Spina bifida occulta; auch bei spastischen Paresen und Rückenmarktumoren; **Maßnahme: 1.** je nach Beschwerdebild und Alter funktionelle (redressierende) Verbände zur Beeinflussung der Gelenkposition, Einlagen oder orthopädische Schuhe zur Stabilisierung des Fußgewölbes; **2.** u. U. operative Korrektur (diverse symptomorientierte Weichteil- und knöcherne Korrekturverfahren).

Hohllagerung: s. Freilagerung.

Holarchie: (engl.) *holarchy*; Entfaltung von Netzwerken mit zunehmender Ganzheit, wobei die größeren oder umfassenderen Ganzheiten die darinliegenden (darunterliegenden) beeinflussen können (s. Abb.); vgl. Hierarchie, Ganzheitlichkeit.

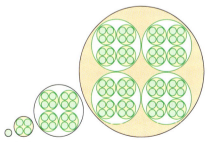

Holarchie: Ebenen einer geschachtelten Hierarchie von morphologischen Einheiten (Holons). Holons sind auf jeder Ebene Ganzheiten, die wiederum aus Ganzheiten einer untergeordneten Art aufgebaut sind. Dieses Diagramm kann z. B. für den Aufbau von Atomen, Molekülen und Kristallen stehen, aber auch für Zellen, Gewebe und Organismen.

Holismus: (engl.) *holism*; philosophische Lehre, die Dinge als Ganzheit und nicht als aus ihren Einzelteilen zusammengesetzt betrachtet; der Begriff wurde von J. C. Smuts (1927) geprägt. Smuts (natur-)philosophische Ausführungen stehen stark unter dem Eindruck von Platons Kosmologie, Ch. Darwins Evolutionslehre und v. a. A. Einsteins Relativitätstheorie und dessen Feldbegriff und Feldtheorie (vgl. Feld). Sie münden in dem Postulat des „holistischen Prinzips", das besagt, dass die „Wirklichkeit" von Grund auf holistisch ist und dass alle Daseinsformen danach streben, Ganze zu sein: „Die Wirklichkeit kommt somit in dem neuen Ganzen zum Durchbruch, sie wird in dem neuen Ganzen sichtbar und nicht in der Summe der Teile, von denen dieses Ganze ausgegangen ist." (Smuts). **Hinweis:** Holons sind Teil-Ganze, die ihre Eigenstruktur nicht verlieren, sondern als Elemente eines jeweils umfassenderen Holons dienen. **Beispiel:** Eine Zelle, ein Blutkreislauf ist als Struktur Teil des menschlichen „Holons", der wiederum Teil der menschlichen Gemeinschaft ist. Eine materielle, zelluläre, stoffliche Daseinsebene wird nicht aufgehoben bei Erreichen einer z. B. höheren geistigen Ebene. Sie dient als Basis für die nachfolgenden Ebenen von Entwicklung. Diese Wichtigkeit von Struktur* wird bei Anhängern des Holismus und der Ganzheitlichkeit* häufig übersehen. Vgl. Holarchie.

Homecare: englische Bezeichnung für häusliche Pflege*; s. care.

Homöodynamik: (engl.) *homeodynamics*; von M. Rogers (1970) i. R. ihrer Energiefeldtheorie* aufgestellte Zusammenstellung von 4 Prinzipien: **1.** Wechselwirkung (von Mensch und Umwelt als dynamischen „ganzen", offenen Systemen); **2.** Gleichzeitigkeit (menschliches „Werden" im Zusammenhang mit der Zeit*); **3.** Helizität* (schließt Gleichzeitigkeit und Wechselwirkung mit ein); **4.** Resonanz* (beschreibt den Menschen im Zusammenspiel mit der Umwelt abstrahierend in Anlehnung an die Physik als „Wellen" unterschiedlicher Frequenzen). Alle Prinzipien zusammen drücken die Auffassung vom nicht teilbaren Ganzen des Menschen aus. **Hinweis:** Die abstrakt formulierten Prinzipien sind ein Gegenentwurf zur starren Verwendung des Begriffs der Homöostase* (Cannon, 1926), der die Regulation und den Ausgleich von Stoffwechselvorgängen beschreibt. Rogers betont den Aspekt der Entwicklung des Lebens beim Menschen im Austausch mit seiner Umwelt* und nur der Konzentration auf die Erhaltung von Körperfunktionen seitens der Pflege. Die Prinzipien dienen als Rahmenkonzept, zum Studium und zur Entwicklung der Pflegewissenschaft, nicht der Beschreibung oder Erläuterung von täglicher Pflegepraxis.

Homöopathie: (engl.) *homeopathy*; durch S. Hahnemann (1755–1843) begründetes medikamentöses Therapieprinzip, das Krankheitserscheinungen nicht durch exogene Zufuhr direkt gegen die

Homöostase

Symptome gerichteter Arzneimittel behandelt (sog. Allopathie), sondern bei dem Substanzen (meist in niedriger Dosierung) eingesetzt werden, die in hoher Dosis den Krankheitserscheinungen ähnliche Symptome verursachen (z. B. Thallium in niedrigster Dosis zur Behandlung des Haarausfalls); dieses sog. **Ähnlichkeitsprinzip** (Similia similibus curentur: Gleiches mit Gleichem heilen) wird in der klassischen Homöopathie durch ein komplexes System von Zuschreibungen sowohl in Hinblick auf Patienteneigenschaften (Konstitutionstypen) als auch im Hinblick auf die eingesetzten Arzneimittel (Pflanze, Tier, Mineral) praktiziert, das bei der individuellen Verordnung berücksichtigt wird. Die Arzneistoffe, die durch Verreibung oder Verschüttelung eine **energetische Umwandlung** erfahren sollen (sog. Potenzieren), werden meist extrem niedrig dosiert. Die jeweilige Potenzierungsstufe wird nach der Dezimalmethode D (D1 = 1 : 10, D2 = 1 : 100 usw.) oder der Centimalmethode C (C1 = 1 : 100, C2 = 1 : 10 000 usw.) durch schrittweise erfolgendes Verdünnen und Verschütteln hergestellt; es entstehen D(ezimal)- oder C(entesimal)-Potenzen. J. T. Kent entwickelte zusätzliche Potenzierungsschritte: C30, C200, C1000, C10 000 (XM), C50 000 (LM), C1 000 000 (MM). Man geht davon aus, dass in dieser Lösung ab einer bestimmten Verdünnung zwar kein Wirkstoffmolekül, aber die Information des Stoffes noch enthalten ist.

Homöostase: (engl.) *homeostasis*; Aufrechterhaltung eines relativ konstanten inneren Milieus oder Gleichgewichts im Organismus mit Hilfe von Regelkreisen* zwischen Hypothalamus (Teil des Zwischenhirns), Hormon- und Nervensystem; von W. B. Cannon (1932) geprägter Begriff für einen durch physiologische Prozesse erzielten Gleichgewichtszustand, bei dem die inneren Bedingungen von Organismus (z. B. pH-Wert, Herzminutenvolumen, Kreislaufregulation) in engen Grenzen konstant gehalten werden. Homöostase ist zur Erhaltung von Leben notwendig. **Hinweis:** In der Kybernetik* wird der Begriff auf technische Regel- und Informationssysteme übertragen. Vgl. Ganzheitlichkeit, Homöodynamik.

Homosexualität: (engl.) *homosexuality*; von K. M. Benkert (1869) eingeführte Bezeichnung für ein überwiegendes sexuelles Interesse an gleichgeschlechtlichen Partnern oder Partnerinnen und die überwiegende sexuelle Aktivität mit ihnen; ursprünglich fast ausschließlich für Männer verwendet, heute auch für Frauen; **Häufigkeit:** Angaben über die Häufigkeit unterliegen in der erwachsenen deutschen Bevölkerung erheblichen Unsicherheiten und verändern sich im Zeitverlauf. Heute werden in Deutschland von ca. 2–4 % der Männer und ca. 1–2 % der Frauen überwiegend oder ausschließlich homosexuelle Aktivitäten berichtet. Ein weitaus höherer Anteil berichtet (v. a. im Zeitraum der Pubertät) von zunächst homosexuellem Verhalten (auch als Homosozialität bezeichnete sog. Entwicklungshomosexualität), 1 % der Männer und 2 % der Frauen lehnen eine Kategorisierung für sich ab. **Entstehung:** Über die Entstehung von Homosexualität (wie auch von Heterosexualität* und Bisexualität*) besteht weiterhin völlige Unklarheit (s. Orientierung, sexuelle). Eine genetische Beteiligung ist infolge beobachteter familiärer Häufungen wahrscheinlich. Allerdings wurde die vermeintliche Isolierung eines DNA-Markers (Xq28) bei homosexuellen Männern in Folgestudien nicht bestätigt. Ein Einfluss pränataler hormonaler Faktoren ist fraglich. **Folge:** Als Folgen homosexuellen Verhaltens wurden früher v. a. die Schwierigkeiten der Begründung stabiler Partnerschaften, die Unmöglichkeit der Fortpflanzung und das Risiko sozialer Isolation gesehen, in jüngerer Zeit v. a. ein statistisch höheres Risiko für sexuell übertragbare Infektionen. Erst neuerdings wird seitens der Entwicklungsbiologie (insbesondere auf Grundlage von Beobachtungen bei Tieren) eine positive soziale Bedeutung gleichgeschlechtlicher Sexualität* (im Sinn einer Verminderung innerartlicher Aggression*) diskutiert. Die **Wertungen** homosexuellen Verhaltens unterscheiden sich historisch und kulturell erheblich; sie reichen im westlichen Kulturraum von weitgehender Tolerierung und Förderung (griechische Antike) bis zu fanatischer Bekämpfung (Mittelalter bis Neuzeit), von rein moralischer Verurteilung (als widernatürlich und sündig) bis zu eher medizinischer Beurteilung (als krank und therapiebedürftig). Die **aktuelle Situation** in Europa ist von weitgehender Entkriminalisierung und gesellschaftlicher Akzeptanz geprägt: endgültige Abschaffung der Strafbarkeit unter Erwachsenen in der Deutschen Demokratischen Republik 1968, in der Bundesrepublik Deutschland 1974; vollständige Beseitigung der rechtlichen Sonderbehandlung (Schutzaltersgrenzen) in der DDR 1989, in der BRD 1994; Streichung der „Diagnose" Homosexualität aus dem DSM (Abk. für Diagnostic and Statistic Manual of Mental Disorders) 1973, aus der ICD* der WHO 1994. Die heute in zahlreichen europäischen Ländern geschaffene Möglichkeit zur Bildung eingetragener Lebenspartnerschaften trägt dieser Entwicklung Rechnung. Weltweit ist Homosexualität nach wie vor in ca. 50 Ländern für beide Geschlechter, in weiteren 50 Ländern für Männer verboten und ist heute in 8 (islamisch geprägten) Ländern prinzipiell mit Todesstrafe bedroht. Verfolgung wegen Homosexualität ist nach der UN-Flüchtlingskonvention von 1951 ein Asylgrund, in der Praxis bis heute allerdings nur selten anerkannt wird. **Pflege:** In Pflegesituationen sind Homosexuelle potentiell Diskriminierungen* ausgesetzt, besonders in Altenheimen (A. Gogl). Dort hat sich der gesellschaftliche Wandel wegen der Altersstruktur der Bewohner noch nicht abgebildet und die Einschätzung von Homosexualität als „widernatürliches" Verhalten überwiegt. Hier ist es Aufgabe der Pflegepersonen, akzeptable Bedingungen für Homosexuelle herzustellen und mit ihnen gemeinsam den Umgang (Offenlegung, Diskretion, Verhaltensweise, Umgang mit Partnerschaft, sexuelle Betätigung) zu vereinbaren.

Honigverband: (engl.) *honey bandage*; Wundverband mit einer Auflage aus Honig, der durch vielfältige Inhaltsstoffe (Aminosäuren, Enzyme, Mineralstoffe und Vitamine) positive Wirkungen auf die Wundheilung* besitzt; **Wirkung:** antibakteriell, entzündungshemmend, das Gewebewachstum anregend, reinigend, geruchshemmend, beim Verbandwechsel schmerzreduzierend, da eine Verklebung des Verbandes mit der Wunde verhindert wird; **Hinweis:** Der verwendete Honig muss von Pollen, Wachs, Schmutz, Eiweißstoffen u. a. Verunreinigungen befreit sein (sog. medizinischer Honig). Vgl. Wundmanagement.

Hormone: (engl.) *hormones*; organische Verbindungen, die als interzelluläre Signalstoffe meist in endokrinen (in das Blut absondernden) Organen produziert werden (Ausnahme z. B. Gewebehormone), mit dem Blut in freier oder gebundener Form zu ihren Erfolgsorganen gelangen und in extrem geringer Konzentration (10^{-12}–10^{-15} mol/mg Gewebe) den Stoffwechsel* charakteristisch beeinflussen; die spezifischen Wirkungen von Hormonen vermitteln spezielle Rezeptoren*. Die komplexen Wechselwirkungen* zwischen Hormonen, hormonabhängigen Metaboliten (Zwischenprodukten aus Stoffwechselvorgängen) und Nervensystem werden durch Regelkreise* kontrolliert. **Hormonbildende** Organ(teil)e sind z. B. das Zwischenhirn, die Hirnanhangdrüse (Hypophyse), die Schilddrüse, die Langerhans-Inseln der Bauchspeicheldrüse (Pankreas), die Nebenschilddrüsen, der Thymus, die Nebennieren, die Leydig-Zwischenzellen der Hoden, die Follikel und Corpora lutea der Eierstöcke, bei Schwangeren die Plazenta. Zu den **Gewebehormonen** (extraglanduläre Hormone) gehören Histamin, Serotonin, Prostaglandine, der plättchenaktivierende Faktor und auch die Kinine. Biochemische **Einteilung: 1. Steroidhormone** (Kortikoide*): Sexualhormone u. a. Hormone der Nebennierenrinde (Glukokortikoide, Mineralokortikoide) sowie Vitamin D; **2. Peptid- oder Proteohormone** des Hypothalamus (Teil des Zwischenhirns) (Releasing-Hormone, Oxytocin, ADH) und der Hypophyse sowie Insulin und Glucagon, Parathormon, Calcitonin und gastrointestinale Hormone; **3. von Aminosäuren abgeleitete Hormone**, z. B. Schilddrüsenhormone, Katecholamine, Histamin, Acetylcholin; **4. von ungesättigten Fettsäuren abgeleitete Hormone**, z. B. Prostaglandine. **Anwendung:** Als Medikamente werden u. B. Geschlechtshormone (v. a. bei Wechseljahrsbeschwerden, zur Empfängnisverhütung, zur Krebsbehandlung, bei Unfruchtbarkeit und Akne), Schilddrüsenhormone, Calcitonin (z. B. bei Osteoporose), Insulin, Mineralokortikoide, Glukokortikoide (z. B. Cortison) und Wachstumshormone eingesetzt.

Hospitalismus: (engl.) *hospitalism*; **1.** psychischer Hospitalismus: Bezeichnung für alle durch oder während einer längeren Krankenhaus- oder Heimunterbringung oder aus einer anderweitig begründeten sozialen Isolation auftretenden psychischen Schädigungen infolge fehlender affektiver Zuwendung; R. Spitz entdeckte und benannte das Krankheitsbild i. R. seiner Forschungen in Säuglingsheimen; tritt auch bei Erwachsenen auf, die lange im Krankenhaus oder Heim behandelt wurden. **Kennzeichen** des frühkindlichen Hospitalismus: rhythmisches Schaukeln des Körpers (interpretiert als Trosthandlung bei mangelnder Zuwendung), verzögerte Sprechentwicklung, soziale Störungen (z. B. Misstrauen oder Distanzlosigkeit gegenüber Fremden, Angst, Apathie, erhöhte Infektanfälligkeit. Einige dieser Anzeichen können auch unter Einsamkeit leidende ältere Menschen zeigen. Vgl. Deprivation. **2.** infektiöser Hospitalismus: Auftreten von Nosokomialinfektionen* durch Hospitalkeime.

Hospiz: (engl.) *hospice*; Pflegeeinrichtung zur stationären Betreuung unheilbar kranker, sterbender Menschen; ursprünglich im Mittelalter an Klöster angegliederte Einrichtungen, aus denen die sog. „Hôtels Dieus", eine frühe Form der Krankenhäuser und Hospitäler, entstanden. In Hospizen werden interdisziplinär (von Ärzten, Psychologen, ausgebildetem Pflegepersonal, Sozialarbeitern und Laien) alle Maßnahmen getroffen, die das friedliche Sterben* im Kreis der Angehörigen (falls vorhanden bzw. erwünscht) ermöglichen und einer evtl. Überforderung im häuslichen Bereich entgegenwirken. Vgl. Sterbebegleitung, Sterbehilfe, Palliativpflege, Hospizbewegung.

Hospizbewegung: Bezeichnung für eine Vielzahl unterschiedlicher Gruppierungen, Stiftungen und Vereine, die sich der menschenwürdigen Versorgung todkranker und sterbender Menschen widmen; sie sind in der Bundesarbeitsgemeinschaft Hospiz organisiert. **Entwicklung:** Die moderne Hospizbewegung geht auf die englische Ärztin C. Saunders zurück, die 1967 in London das erste Hospiz gründete. In Deutschland dauerte es 20 Jahre, bis die Hospizbewegung ihren Durchbruch erlebte. Seitdem gehört sie hier zu den am stärksten wachsenden Bürgerbewegungen. 1992 wurde die Bundesarbeitsgemeinschaft Hospiz gegründet. In den Anfängen bemühte sie sich darum, Kontakte zu den politischen Meinungsbildnern und Vertretern der Krankenkassenverbände zu knüpfen. Dadurch ist die Hospizbewegung in den letzten Jahren zunehmend in das Interesse der Öffentlichkeit gerückt. Ein großer Erfolg der bundespolitischen Arbeit der Bundesarbeitsgemeinschaft Hospiz spiegelt sich in dem 1997 in Kraft getretenen § 39 a SGB V wider, der erstmals eine Rechtsgrundlage zur Finanzierung stationärer Hospize durch die Krankenkassen bietet. Weiter-

Hotelleistungen

hin gelang es, mit den Spitzenverbänden der Krankenkassen eine Rahmenvereinbarung zur Umsetzung dieses Gesetzes zu treffen. Die finanzielle Absicherung der ambulanten Hospizarbeit ist mittlerweile ebenso zu einem Bestandteil des „Hospiz-Gesetzes" geworden, zu dem Qualitätskriterien zur Struktur und zum Leistungsangebot erarbeitet wurden. **Ziel:** Im Mittelpunkt der Hospizarbeit stehen sterbende Menschen und ihre Angehörigen mit ihren besonderen Bedürfnissen und Rechten. Sie zielt v. a. auf die lindernde Pflege und Zuwendung des Sterbenden bis zu seinem Tod. Diese lebensbejahende Grundidee schließt aktive Sterbehilfe* aus. Sterbebegleitung* und Palliativpflege* sind wesentliche Elemente der ambulanten Hospizarbeit. In der vertrauten Umgebung zu sterben, ist der Wunsch der meisten Menschen. Dies zu ermöglichen, ist das vorrangige Ziel der Hospizbewegung. Entsprechend dem Grundsatz „ambulant vor stationär" verstehen sich stationäre Hospize daher als Ergänzung zur ambulanten Hospizarbeit. Vorrangiges Bestreben ist die Gewährleistung der Versorgung des Sterbenskranken zu Hause. **Hinweis:** Die steigende Anzahl der Hospize entlässt die Krankenhäuser und Altenpflegeheime nicht von ihrer Aufgabe, ebenfalls für humane Bedingungen beim Sterben zu sorgen.

Hotelleistungen: Kundenorientierung im Krankenhaus oder Altenheim, z. B. durch gesunde Ernährung, Menüauswahl, Frühstück oder Abendbrot am Buffet, Telefon und Fernsehgerät auf dem Zimmer, Wahl zwischen Ein-, Zwei- oder Mehrbett-Zimmer, Zimmerausstattung, ansprechende Gestaltung der Räumlichkeiten und Angebot von Kiosk, Frisör, Maniküre, Pediküre, Bank, Aufenthaltsraum, kulturellen Veranstaltungen und Parkplätzen; spezielle Hotelleistungen in Einrichtungen der Altenhilfe sind Zimmerservice, Cafeteria, Haustierhaltung, Organisation von Festen und Familienfeiern, Aufräumen und Reinigen der Wohnung, Einkaufsdienst. Vgl. Anspruchsklasse.

Hubbadewanne: s. Behindertenbadewanne.

Hüftprotektor: (engl.) hip protector; syn. externer Hüftschutz; Schale oder Polster über dem Rollhügel des Oberschenkels zum Schutz vor einer sturzbedingten hüftgelenknahen Fraktur (s. Abb.); **Formen:** In der Praxis werden Hüftprotektoren aus Kunststoffschalen oder Schaumstoffpolstern angewendet. Sie sind meist in ein Wäschestück eingelassen, das einer Unterhose ähnelt. **Prinzip:** Hüftprotektoren wirken entweder Energie umleitend (d. h. sie verteilen die Aufprallenergie vom Rollhügel aus auf das umliegende Weichteilgewebe), Energie absorbierend oder bedienen sich beider Prinzipien. **Pflege:** Geschulte Pflegende können sachgerecht bezüglich des zu erwartenden Nutzens und der Handhabung beraten und gefährdeten Personen eine informierte Entscheidung ermöglichen. **Hinweis:** 1. Bei Alten- und Pflegeheimbewohnern mit hohem Risiko für Stürze und Osteoporose-assoziierte Knochenbrüche konnten

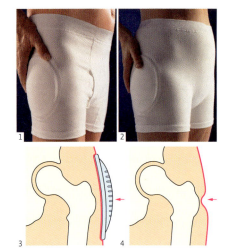

Hüftprotektor: Schutz vor Verletzungen im Oberschenkelhalsbereich bei sturzgefährdeten alten Menschen; Hüftschutz für Männer (1) und Frauen (2); 3: Druckauswirkung mit Hüftschutz; 4: Druckauswirkung ohne Hüftschutz [96]

in mehreren Hüftprotektorstudien hüftgelenknahe Frakturen wirksam vermieden werden. Bei älteren, im eigenen Haushalt lebenden Personen mit niedrigerem Risiko konnte der Nutzen von Hüftprotektoren bislang nicht belegt werden. 2. Bei der Auswahl eines Hüftprotektors sollte darauf geachtet werden, dass dieser auf seine Wirksamkeit geprüft wurde. 3. Die Trageakzeptanz der Hüftprotektoren ist begrenzt (M. J. Parker et al., 2005). Schulung der Pflegenden und strukturierte Information der Betroffenen können die Akzeptanz bedeutsam steigern (G. Meyer et al., 2003). Vgl. Sturzprävention.

Humanismus: (engl.) humanism; **1.** (philosophisch) in der Renaissance entstandene, an der Antike orientierte Denkrichtungen, die sich mit den (Bildungs-)Bedingungen befassten, unter denen ein Mensch menschlich i. S. einer zivilisatorischen Errungenschaft wird; ab dem 18. Jahrhundert als Bildungsideal wieder aufgegriffen, z. B. Gründung humanistischer Bildungsstätten (W. v. Humboldt). **2.** (psychologisch) durch Psychologie, Pädagogik, Religionsphilosophie und Pflege aufgegriffene Richtungsbezeichnung (z. B. Humanistische* Psychologie, Humanistische* Pflege), die den Aspekt und die Bedingungen des Reifens und Wachsens von Menschen hin zur Menschlichkeit, zum Menschsein betont und die Bedingungen untersucht, unter denen sich Verantwortung, Mitmenschlichkeit und Freiheit durch Bildung entfalten können oder unterdrückt werden; besonders nach dem Zweiten Weltkrieg erstarkte Richtung (C. Rogers, E. Fromm, H. Arendt).

Humanistische Pflege: (engl.) *humanistic nursing*; Bezeichnung für Denkschulen der Pflege, die humanistische Konzepte zu ihrem Ausgangspunkt machen (s. Humanismus); z. B. die Theorien von R. Parse, J. Patterson, L. Zderad und J. Watson. **Hinweis:** Auch wenn nicht alle Autoren diesen Ursprung betonen, lassen sich Einflüsse des Humanismus in allen Pflegetheorien nachweisen. Je nach Richtung wird entweder der Bildungsaspekt oder der Menschlichkeitsaspekt stärker betont. Vgl. Humanistische Psychologie, Humanistische Psychotherapie.

Humanistische Psychologie: (engl.) *humanistic psychology*; von A. Maslow begründete Richtung der Psychologie, gekennzeichnet durch besondere Wertschätzung des Menschen in Verbindung mit seiner Umwelt und der Förderung von Selbstwahrnehmung*, Selbstverwirklichung*, Selbsterfüllung, Erfahren von Verantwortlichkeit und Sinnhaftigkeit; neben der Psychoanalyse* und der Verhaltenspsychologie eine der 3 Hauptrichtungen der modernen Psychologie. Die Humanistische Psychologie umfasst verschiedene Psychotherapieformen (s. Humanistische Psychotherapie). Wichtige Vertreter sind E. Fromm, C. Rogers, F. Perls und J. Moreno. Vgl. Humanismus, Menschenwürde.

Humanistische Psychotherapie: (engl.) *humanistic psychotherapy*; dritte Hauptrichtung in der Psychotherapie* neben Psychoanalyse* und Verhaltenstherapie*, deren Schwerpunkt v. a. das Individuum und dessen Selbstverwirklichung* bzw. die Aufhebung von Blockaden, die diese hindern, darstellt; Sammelbegriff für psychotherapeutische Verfahren, die sich in der zweiten Hälfte des 20. Jahrhunderts insbesondere in den USA vor dem Hintergrund der Humanistischen* Psychologie entwickelten und die etwa seit den 70er Jahren auch im europäischen Raum Verbreitung finden. **Methode:** erlebnisorientiertes Arbeiten wie Visualisierung*, Dramatisierung, Arbeit mit kreativen Medien; der Reflexion der therapeutischen Erfahrung wird in den einzelnen Schulen unterschiedliches Gewicht eingeräumt. **Formen: 1.** klientenzentrierte Gesprächspsychotherapie* (C. Rogers); **2.** Gestalttherapie* (F. Pearls); **3.** Psychodrama* (J. Moreno); **4.** Gestaltungstherapien wie Kunst-*, Tanz-*, Poesie- und Bibliotherapie*.

Humor: (engl.) *humour*; zunehmend akzeptiertes Konzept in der Pflege, dass trotz ernsthafter Erkrankung Lachen* zur Heilung* beiträgt; historisch bedingt sind Krankenhäuser und Altenheime (aus Besuchersicht) Orte, an denen Ernst und auch Trauer* vorherrschen. Patienten, Angehörigen und auch Pflegepersonen wurde das Lachen in der Klinik mit der Begründung, die Würde des Hauses wahren zu müssen, verboten. Noch heute ist die Tendenz verbreitet, am Krankenbett die Stimme zu senken. Patienten und Besucher, besonders Kinder, leiden häufig unter dieser Atmosphäre; Kinder werden heute oft von Klinikclowns aufgemuntert. **Hinweis:** Humor ist in angemessener Form aufmunternd und gesundheitsfördernd, muss allerdings individuell auf den Patienten abgestimmt sein, um psychische Verletzungen zu vermeiden. Die Form und die Akzeptanz von Humor hängen stark vom kulturellen Hintergrund (Region, Gruppenzugehörigkeit) ab. Vgl. Lachtherapie.

humoral: (engl.) *humoral*; die Körperflüssigkeiten betreffend.

Hunger (ICNP): (engl.) *hunger*; Bedürfnis nach Nahrungsaufnahme; **Ursachen: 1.** Verminderung der verfügbaren Glukosemenge im Körper (unabhängig von der Blutzuckerkonzentration); **2.** Zunahme der Wärmeproduktion des Körpers (bei sinkender Außentemperatur); **3.** Abnahme von Stoffwechselprodukten der Fettaufspaltung (Lipolyse). Neuere Erkenntnisse zeigen eine neuroendokrine komplizierte Regulation durch hypothalamische Zentren im Gehirn, die sowohl metabolische als auch einen 24-Stunden-Rhythmus aufweisende (zirkadiane) Signale erhalten. Vgl. Appetit, Mangelernährung, Abmagerung.

Hungern (ICNP): (engl.) *starvation*; mangelnde Aufnahme lebensnotwendiger Nährstoffe oder Nahrungsverweigerung über eine längere Zeitspanne; **Kennzeichen:** starker Hunger*, Gewichtsverlust, Muskelkrämpfe, Knochenschmerzen, Fettstuhlausscheidung (Steatorrhö*), anämische Schwäche und Ermüdung. **Ursachen:** Mangel an verfügbarer Nahrung, absichtlicher Verzicht auf Nahrung, stark ausgeprägt bei Magersucht* (Anorexia nervosa). Vgl. Abmagerung, Mangelernährung, Kwashiorkor.

Husten (ICNP): (engl.) *cough*; plötzliches Ausstoßen von Luft aus den Lungen nach tiefem Einatmen gegen die zunächst verschlossenen, dann plötzlich geöffneten Stimmfalten (Glottis) als Schutzreflex auf die Reizung der tracheobronchialen Schleimhaut bzw. pathologisches Symptom; **Vorkommen: 1.** bei den meisten intrathorakalen Erkrankungen wie Bronchitis oder Lungenerkrankungen (z. B. Tuberkulose); **2.** bei Reizung des sensiblen Anteils des Vagusnerven, z. B. bei entzündlichen und/oder raumfordernden Prozessen der Hirnhäute oder des äußeren Gehörgangs; **3.** psychogen; **Maßnahme:** hustenlindernde Medikation erst nach Rücksprache mit dem behandelnden Arzt, da Husten ein wichtiges Symptom sein kann, das nicht übersehen werden darf; Husten kann medikamentös (s. Antitussiva) oder durch Inhalationstherapie* gelindert werden. Wichtig ist eine ausreichende Flüssigkeitszufuhr zur Verminderung der Viskosität des Bronchialschleims (bis 3 l warme Getränke pro Tag, Vorsicht bei Herz- und Nierenerkrankungen). **Hinweis: 1.** Husten, der länger als 3 Wochen andauert, muss unbedingt diagnostisch abgeklärt werden. **2.** Bei Patienten mit frischen Operationsnarben und starkem Husten können sich die Narben öffnen, daher Narben bei Hustenanfall ggf. mit den Händen stützen. **3.** Für Patienten mit Erkrankungen im Brustkorbbereich (Rippenverletzungen, Lungenfellerkrankungen) kann Husten sehr schmerzhaft sein. Der Hustenreiz wird häufig unterdrückt und es kann zu Schleimansammlungen in den Bronchien und schlechter Belüftung der Lunge kommen. Vgl. Abhusten.

Hustentechnik: (engl.) *cough technique*; erlernbare Technik zum produktiven Abhusten* von Bronchialsekret; **Durchführung: 1.** Erst husten, wenn eine ausreichende Menge an Sekret vorliegt. **2.** Nach dem Einatmen durch die Nase oberflächlich hüsteln, um das Sekret in die oberen Luftwege zu befördern. **3.** Unter Bauch- und Gesäßanspannung kurz und kräftig husten, evtl. wiederholen; anschließend wie gewohnt weiteratmen. **Hinweis: 1.** Die Pflegeperson kann durch vorangehende Maßnahmen zur Sekretlockerung (z. B. Abklopfen*) das produktive Abhusten unterstützen. **2.** Bei unproduktivem Husten: Nach der Einatmung die Luft für einen Moment anhalten und gegen die geschlossenen Lippen anhüsteln; nur oberflächlich weiteratmen. Vgl. Pneumonieprophylaxe.

HWI: Abk. für **H**arn**w**eg**i**nfektion*.
Hydrofaserverband: s. Wundmanagement.
Hydrogele: (engl.) *hydrogels*; meist streichbare Zubereitung aus makromolaren organischen Quellstoffen (z. B. Stärke, Pektine, Gelatine) oder anorganischen Verbindungen (z. B. Bentonit) und hohem Wassergehalt; durch die hohe Quervernetzung der Moleküle sind Hydrogele wasserunlöslich, können aber große Mengen Wasser binden und quellen entsprechend auf (Resorption bis 400 %). **Anwendung:** Kontaktlinsen, Hydrogelsalbe zur gezielten Wirkstofffreisetzung, Träger für Zellkulturen, Inkontinenzeinlagen und Wegwerfwindeln, Brustimplantat, Augentropfen zur Senkung des Augeninnendrucks (Intraokulardruck) bei Glaukom, Bestandteil von Intraokularlinsen und Hydrogelverband (s. Wundmanagement). Vgl. Gel.
Hydrogelverband: s. Wundmanagement.
Hydrogeniumoxid: s. Wasser.
Hydrokolloide: (engl.) *hydrocolloids*; gelbildende Quellstoffe (z. B. Natriumcarboxymethylcellulose, Gelatine, Gummi arabicum); **Anwendung:** in Verbindung mit anderen Substanzen wie Elastomeren und Haftstoffen als Hydrokolloidverband (s. Wundmanagement). Vgl. Kolloid, Gel.
Hydrokolloidverband: s. Wundmanagement.
Hydropolymerverband: s. Wundmanagement.
Hydrops: syn. Ödem*.
Hydrotherapie: (engl.) *hydrotherapy*; methodische Anwendung von Wasser verschiedener Temperatur und Erscheinungsform: fest (Eis), flüssig (Wasser oder wasserhaltige, kalte oder warme Stoffe) oder als Wasserdampf; **Formen:** z. B. Kälteanwendung*, Waschungen*, Abklatschung*, Wickel*, Auflagen*, Packungen*, Güsse* und Bäder* mit Badezusatz*; **Hinweis:** Die Hydrotherapie ist eine Säule der Kneipp*-Therapie.

Hygiene: (engl.) *hygiene*; nach der Deutschen Gesellschaft für Hygiene und Mikrobiologie (Abk. DGHM) die Lehre von der Verhütung der Krankheiten und der Erhaltung und Festigung der Gesundheit, die sich mit den belebten und unbelebten Faktoren befasst, die auf die Gesundheit in fördernder oder schädigender Weise einwirken, diese Faktoren vor Ort und im Laboratorium untersucht, ihre Wirkungsweise aufklärt und aus ärztlicher Sicht bewertet und daraus wissenschaftliche Grundsätze für den Gesundheitsschutz und vorbeugende Maßnahmen für die Allgemeinheit und den Einzelnen erarbeitet; die Erkenntnisse z. B. über Mikroorganismus*, Asepsis*, Antisepsis* und Desinfektion* bilden u. a. die Grundlage von bestimmten Gesetzen, z. B. Kreislaufwirtschafts- und Abfallgesetz (s. Abfall), Infektionsschutzgesetz*, Arbeitszeitgesetz oder Krankenpflegegesetz*, von Verordnungen, z. B. Trinkwasserverordnung, Röntgenverordnung oder Arbeitsstättenverordnung, oder von Richtlinien, z. B. für die Anlage und Erweiterung von Begräbnisplätzen oder für die Verhütung und Bekämpfung von Krankenhausinfektionen durch bauliche Maßnahmen.

Grundbereiche der Hygiene

Auf die Gesundheit können natürliche, technische, anthropogene (durch den Menschen verursachte) und soziale Faktoren einwirken. Die unterschiedlichen Faktoren werden in 3 Grundbereichen der Hygiene untersucht: **1. Umwelthygiene:** befasst sich mit den belebten und unbelebten Faktoren aus der Umwelt, die eine Wirkung auf die Gesundheit haben und die vom Menschen beeinflusst werden (z. B. Luft, Wasser, Boden, Abfall, Lärm und Strahlen). Die Untersuchung dieser Faktoren dient der Aufklärung ihrer Wirkung und kann Möglichkeiten zur Reduktion von Umweltbelastungen aufzeigen. Ebenfalls mit den Auswirkungen der Umwelt auf die Gesundheit des Menschen befasst sich ein interdisziplinäres Fachgebiet der Medizin, die Umweltmedizin. Ihre Aufgabe besteht in der Erforschung, Behandlung und Prävention* (Vorbeugung) umweltbedingter Gesundheitsrisiken und Gesundheitsstörungen. **2. Sozialhygiene:** befasst sich mit den Wechselwirkungen zwischen dem einzelnen Menschen und der Gesellschaft. Sie soll die negativen Einwirkungen durch die gesellschaftlichen Bedingungen erkennen und vermeiden und die positiven Bedingungen fördern. Dazu zählen auch die primäre Prävention (Verhütung von Krankheiten), die sekundäre Prävention (Früherkennung von Krankheiten) und die tertiäre Prävention (Verhütung weiterer Schäden). Methoden: z. B. Gesundheitserziehung*, Gesundheitsvorsorge, Krankheitsfrüherkennung*, Gesundheitsförderung*; **3. Individualhygiene:** befasst sich mit der Einwirkung selbstverantworteter und individueller Faktoren (z. B. Körperhygiene, Bekleidungshygiene, Wohnhygiene, Infektionsprophylaxe), die Gesundheit und Leistungsfähigkeit des Einzelnen beeinflussen; ein wichtiges Teilgebiet der Individualhygiene ist die Psychohygiene*, da die psychische Situation eine wichtige Rolle bei der Erhaltung der seelischen Gesundheit spielt.

Arbeitsbereiche der Hygiene

Da in der täglichen Praxis keine strikte Trennung der Hygiene in die 3 Grundbereiche möglich ist, wird sie in Arbeitsbereiche aufgeteilt, in denen die verschiedenen Grundbereiche miteinander verknüpft werden.

1. Arbeitshygiene: befasst sich mit gesundheitsschädlichen und gesundheitsfördernden Arbeitsbedingungen; so ist z. B. schon 1775 ein Zusammenhang zwischen Krebserkrankungen und dem Beruf eines Schornsteinfegers festgestellt worden. Arbeitshygienische Erkenntnisse beeinflussen Gesetze, Richtlinien und Verordnungen, z. B. das Arbeitssicherheitsgesetz, die Richtlinien für die Arbeitsplatzgestaltung oder die Arbeitsstättenverordnung. Die Grundlagen der Arbeitshygiene bilden u. a. Erkenntnisse aus der Hygiene, Physiologie, Ergonomie* und der Psychologie. Ebenso wird i. R. der Arbeitshygiene der Umgang mit Chemikalien, Gefahrstoffen und der Strahlenschutz* geregelt.

2. Krankenhaushygiene: befasst sich mit möglichen Gesundheitsschädigungen von Patienten und Personal im Krankenhaus. Untersucht werden z. B. Krankenhausbau, Luftbelastung, klimatische Bedingungen (wie Luftfeuchtigkeit oder Sonneneinstrahlung), aber auch die sozialen Folgen einer Erkrankung und Aspekte der Psychohygiene für den Patienten und das Personal. Ein wichtiger Aspekt ist die Verhütung von Nosokomialinfektionen* (krankenhausbedingten Infektionen). **Entwicklung:** Die Entwicklung der Krankenhaushygiene in den letzten 150 Jahren lässt sich in 4 Entwicklungsphasen aufteilen: **1. Phase:** Entwicklung von Maßnahmen zur Abtötung und Wachstumshemmung von Mikroorganismen (Antisepsis) und zur Erreichung einer Keimfreiheit (Asepsis); I. Semmelweis bekämpfte das Kindbettfieber durch die Einführung des Händewaschens mit einer Chlorkalklösung. L. Pasteur wies nach, dass Bakterien in Flüssigkeiten durch das Erhitzen abgetötet werden und die Flüssigkeiten dadurch länger haltbar werden. J. Lister entwickelte eine Methode zur Verhinderung einer Wundinfektion, indem er die Wunde und die Luft mit Karbolsäure desinfizierte. R. Koch setzte durch die Entwicklung einer speziellen Nährbodenzüchtung und Färbemethode von Mikroorganismen den Grundstein für die Bakteriologie (Lehre von den Bakterien) und war ein bedeutender Wegbereiter der chemischen und physikalischen Desinfektion. Durch die neuen Erkenntnisse in Bezug auf Antisepsis und Asepsis kam es z. B. zur Trennung von Operations- und Untersuchungsräumen und zur Änderung der Einrichtung von Operationssälen (glatte, abwaschbare Wände). Die Materialien zum Eingriff durften nur noch aus Glas, Metall oder Stein sein, die Luft wurde gefiltert und das Personal musste regelmäßig baden und die Wäsche wechseln. **2. Phase:** Zwischen den beiden Weltkriegen wurden die entwickelten aseptischen und antiseptischen Prinzipien angewendet. **3. Phase:** Beginn mit der Entwicklung und Einführung von Antibiotika* (Penicillin 1929, Sulfonamide 1934); dadurch standen erstmals Medikamente für die ursächliche Therapie bakterieller Infektionen zur Verfügung. Die Weiterentwicklung der Medizintechnik ermöglichte z. B Transplantationen, die Intubationsnarkose wurde entwickelt. Die Verminderung des Infektionsrisikos durch hygienische Maßnahmen wurde durch den breiten Einsatz von Antibiotika zunächst vernachlässigt, obwohl durch die Antibiotikabehandlung die Hygiene nicht überflüssig wurde und durch die Entwicklung neuer Behandlungsmethoden auch das Infektionsrisiko stieg. **4. Phase:** Ende der 60er/Anfang der 70er Jahre des 20. Jahrhunderts wurde von Klinikern und Hygienikern gemeinsam der Arbeitsbereich Krankenhaushygiene mit verbesserten Verfahren zur Desinfektion und Standards für die Organisation der Krankenhaushygiene entwickelt. Eine vom Bundesgesundheitsamt eingesetzte Kommission erarbeitete eine Richtlinie für Krankenhaushygiene und Infektionsprävention. Diese Richtlinie wird vom Robert Koch-Institut (Abk. RKI) ständig überarbeitet. Inhalte sind z. B. funktionell-bauliche Maßnahmen, Maßnahmen zur Erfassung von Krankenhausinfektionen, Hinweise für die Verantwortlichkeiten in den verschiedenen Krankenhausbereichen, der Einsatz einer Hygienekommission* und die Anforderungen der Krankenhaushygiene in Pflege, Diagnostik und Therapie.

Pflege

Anforderungen der Krankenhaushygiene umfassen Vorgaben zum Händewaschen*, zur Händedesinfektion*, zur Schutzkleidung*, zur Injektion* und Punktion, zur Intubation*, Beatmung* und Inhalation und zu Wundverbänden und Verbandwechsel*.

Hinweis: Altenheime müssen zwischen allgemeinen Hygienevorschriften und den Pflegekonzepten zur sinnvollen Integration ihrer Bewohner (z. B. Küchenbenutzung) abwägen. Hier lassen sich entsprechende Regelungen mit den Aufsichtsbehörden finden. Für die Psychiatrie gelten ähnliche Überlegungen.

Vgl. Hygieneplan, Hygienefachkraft.

Hygieneartikel: (engl.) *toiletries, sanitary products*; **1.** Sammelbegriff für allgemeine Artikel zur Körperpflege; **2.** Produkte zur Aufnahme der Menstruationsblutung wie z. B. Binden oder Tampons; **3.** Inkontinenzhilfsmittel*; vgl. Hygiene.

Hygienefachkraft: (engl.) *infection control practitioner*; Fachkrankenpfleger/-in für Hygiene; Gesundheits- und Krankenpfleger/-in mit mindestens 3-jähriger Berufstätigkeit und zusätzlicher 2-jähriger Weiterbildung in der Krankenhaushygiene; **Aufgabe:** in Zusammenarbeit mit dem Krankenhaushygieniker* bzw. dem hygienebeauftragten Arzt Tätigkeiten wie das Erstellen von Desinfektionsplänen, Kontrollieren und Anpassen der Desinfektions- und Sterilisationsprozesse und -standards, Überwachung der Einhaltung der allgemeinen Hygienevorschriften. Vgl. Hygiene.

Hygienekommission: (engl.) *infection control committee*; Gremium, dessen Errichtung gemäß „Richtlinie für Krankenhaushygiene und Infektionsprävention" des Robert Koch-Instituts in Krankenhäusern zur Beratung und Unterstützung des ärztlichen Leiters empfohlen wird; **Aufgabe: 1.** Prophylaxe, Bekämpfung und Analyse von Nosokomialinfektionen*, Festlegung der Präventionsmaßnahmen; **2.** Mitwirkung bei Bauplanung und Personalfortbildung. Die Kommission wird i. d. R. gebildet von ärztlichem Leiter, Verwaltungsleiter, Krankenhaushygieniker* bzw. medizinischem Mikrobiologen, Infektiologen, hygienebeauftragtem Arzt, leitender Pflegekraft, Hygienefachkräften* und technischem Leiter. Vgl. Hygieneplan, Hygiene.

Hygieneplan: (engl.) *infection control policy*; Aufstellung von hygienischen Maßnahmen zur Verhütung und Bekämpfung von Nosokomialinfektionen* sowie zum Schutz des Personals und der Patienten vor Infektionen u. a. Gesundheitsschädigungen; **Inhalt:** Der Plan führt auf, wann, welche, wie, von wem und auf welche Art hygienische Maßnahmen durchgeführt werden sollen, z. B. Verwendung von Einmalhandschuhen (s. Handschuhe), Händedesinfektion* oder Schutzkleidung*. Die beschriebenen Maßnahmen haben den Status von Dienstanweisungen. Hygienische Anforderungen ergeben sich sowohl aus der Unfallvorschrift Gesundheitsdienst der Berufsgenossenschaft als auch aus einigen DIN-Normen. Auf Grundlage eines Hygieneplans können Desinfektionspläne* u. a. bereichsspezifische Richtlinien erstellt werden. Hygienepläne nach TRBA 250 (Technische Regel für biologische Arbeitsstoffe) berücksichtigen Aspekte wie Desinfektion, Schutzkleidung, Isolierungsmaßnahmen und mikrobiologische Kontrollen. **Hinweis:** Hygienepläne sind den unterschiedlichen Infektionsrisiken anzupassen und können z. B. auch Maßnahmen zur Infektionserfassung, die Bereitstellung separater Toiletten oder die Spritzenvergabe in Justizvollzugsanstalten beinhalten. Vgl. Hygienekommission, Hygiene.

Hyperästhesie: (engl.) *hyperaesthesia*; **1.** (neurologisch) Überempfindlichkeit für Schmerz-, Temperatur- und Berührungsreize, i. e. S. nur für Berührungsreize; vgl. Sensibilitätsstörungen; **2.** (psychologisch) gesteigerte affektive (gefühlsbezogene) Erregbarkeit.

Hyperaktivität (ICNP): (engl.) *hyperactivity*; gesteigerte physische Aktivität; **Kennzeichen:** Unruhe, Schwierigkeiten, in einer Position zu verbleiben, evtl. Zittern; **Vorkommen:** z. B. bei Krankheiten wie Schilddrüsenüberfunktion (Hyperthyreose) oder psychischen Störungen. Vgl. Antrieb, ADHS.

Hyperalgesie: (engl.) *hyperalgesia*; gesteigerte Schmerzempfindlichkeit; vgl. Sensibilitätsstörungen.

Hypermnesie: (engl.) *hypermnesia*; Gedächtnisstörung mit gesteigertem Erleben bestimmter Erinnerungen (z. B. an Einzeldaten oder bereits vergessen geglaubte Erinnerungen); **Vorkommen:** im Traum, in Trance, i. R. einer Hypnose*, bei Fieber oder im Zusammenhang mit einer organischen Psychose (psychische Störung z. B. nach Schädelhirntrauma). Vgl. Gedächtnis.

Hyperorexie: s. Heißhunger.

Hypersalivation: s. Speichelfluss.

Hypersomnie (ICNP): (engl.) *hypersomnia*; Form der Schlafstörung mit Schlafbedürfnis, ausgeprägter Schläfrigkeit und Lethargie am Tag; **Formen: 1. primäre** Hypersomnie mit fast täglichen und über einen längeren Zeitraum auftretenden Zuständen von Schläfrigkeit, die zu einer deutlichen Einschränkung der Leistungsfähigkeit führen und nicht durch eine andere physische oder psychische Ursache zu erklären sind. Maßnahme: Mit den Betroffenen Pläne zur Tagesstrukturierung entwerfen. **2. sekundäre** Hypersomnie mit erhöhtem Schlafbedürfnis, z. B. bei Vergiftungen, hirnorganischen Erkrankungen, psychischen Erkrankungen (z. B. Depression, Schlafatemstörung* (unbemerkte nächtliche Atempausen) oder als Schlafanfälle. Vgl. Schlafdauer.

hypertensive Krise: syn. Blutdruckkrise*.

Hyperthermie (ICNP): (engl.) *hyperthermia*; Erhöhung der Körpertemperatur* unabhängig von einer Veränderung der Solltemperatur im Wärmezentrum des Hypothalamus (im Gegensatz zu Fieber*); **Ursachen: 1.** vermehrte Wärmezufuhr oder -bildung bzw. verminderte Wärmeabgabe (s. Hitzschlag); **2.** auch durch künstliches Herbeiführen einer hohen Körpertemperatur für therapeutische Zwecke (z. B. in der Krebstherapie).

hypertone Dehydratation (ICNP): s. Dehydratation, hypertone.

hypertone Überwässerung (ICNP): s. Überwässerung, hypertone.

Hypertonie (ICNP): (engl.) *hypertension*; andauernde Erhöhung des Blutdrucks* auf Werte von systolisch >140 mmHg und diastolisch >90 mmHg; **Häufigkeit:** in Deutschland ca. 55 % der Bevölkerung; **Einteilung: 1.** nach Blutdruckhöhe: s. Tab.; **2.** nach Entstehung: **a) primäre** (essentielle) Hypertonie mit unbekannter Ursache; 90–95 % der Fälle; **b) sekundäre** (symptomatische) Hypertonie bei Nierenerkrankungen, hormonalen Störungen, durch Arzneimittel, bei Erkrankungen des Herzens und der Gefäße, Schwangerschaft oder neurologischen Erkrankungen; **Kennzeichen:** Symptome unspezifisch und unterschiedlich ausgeprägt (Schwindel, Kopfschmerz, Sehstörungen), häufig im Anfangsstadium auch symptomlos; **Maßnahme: 1.** verminderter Salzkonsum (ca. 6 g/d) bei sekundärer Hypertonie durch Nierenfunktionsstörungen; **2.** Diätberatung, ggf. Gewichtsreduktion;

Hypertonie
Klassifikation von Blutdruckwerten
(Deutsche Hochdruckliga, 2005)

Klassifikation	Blutdruck (mmHg) systolisch	diastolisch
optimal	<120	<80
normal	120 – 129	80 – 84
hochnormal	130 – 139	85 – 89
Hypertonie Stufe 1 (leicht)	140 – 159	90 – 99
Hypertonie Stufe 2 (mittelschwer)	160 – 179	100 – 109
Hypertonie Stufe 3 (schwer)	≥180	≥110
isolierte systolische Hypertonie	≥140	<90

Bei unterschiedlicher Kategorie des systolischen und diastolischen Blutdrucks gilt die höhere.

3. mäßige körperliche Belastung; 4. Schulung in eigenständiger Blutdruckkontrolle (s. Blutdruckmessung); 5. Einschränkung von Kaffee-, Alkohol-, Nicotinkonsum (u. a. anregenden Drogen); 6. Erlernen von Entspannungsmethoden wie z. B. progressive Muskelrelaxation*; 7. Antihypertensiva*. Vgl. Blutdruckkrise.
Hypertrophie: (engl.) *hypertrophy*; Vergrößerung von Geweben oder Organen durch Zunahme des Zellvolumens bei gleichbleibender Zellanzahl; **Ursachen:** Anpassung an eine physiologische funktionale Mehrbelastung (sog. Aktivitätshypertrophie, z. B. Leistungsherz bei Breitensportlern) oder eine pathologische Überlastung (z. B. Herzhypertrophie bei pathologischer Volumen- oder Druckbelastung des Herzens); **Hinweis:** nach Wegfall des Reizes weitgehend reversibel.
Hyperventilation (ICNP): (engl.) *hyperventilation*; im Verhältnis zum erforderlichen Gasaustausch* des Körpers gesteigerte Atemfrequenz*, gesteigerte Atemtiefe*, gesteigertes Atemvolumen mit vermindertem Kohlendioxid-Partialdruck (pCO$_2$) im arteriellen Blut und respiratorischer Alkalose*; **Kennzeichen:** Schwindel, Taubheitsgefühl der Finger und Zehen und der Mundregion bis zur Bewusstlosigkeit; **Ursachen:** 1. psychogen, z. B. im Rahmen einer Angststörung; 2. metabolisch, z. B. bei Fieber, Schilddrüsenüberfunktion; 3. bei Erkrankung des Zentralnervensystems, z. B. Schädigung des Atemzentrums, Hirnhautentzündung (Meningitis), Hirnentzündung (Enzephalitis), Schädelhirntrauma; 4. kompensatorisch als Folge eines Sauerstoffmangels* (Hypoxie); 5. bei nichtrespiratorischer Azidose* (Kussmaul*-Atmung; erniedrigter pH-Wert im Blut steigert den Atemantrieb); 6. hormonal oder medikamentös bedingt (z. B. durch Progesteron, Adrenalin, Salicylsäure); **Sonderform:** induzierte Hyperventilation: Form der Beatmung* in der Intensivmedizin zur Verminderung des zerebralen Blutvolumens (durch Engstellung der Gefäße bei CO$_2$-Abfall) und dadurch Senkung eines erhöhten Hirndrucks (z. B. nach Schädelhirntrauma). Vgl. Hyperventilationstetanie.
Hyperventilationstetanie: (engl.) *hyperventilation tetany*; Muskelkrämpfe mit typischen Kontraktionen der Hände und Füße (Karpopedalspasmen, besonders Pfötchenstellung der Hände) und Kribbeln um den Mund herum (perioral) infolge psychogen bedingter Zunahme der Atmung* (Hyperventilation*); durch vermehrte Abatmung von Kohlendioxid (CO$_2$) kommt es zu einem Basenüberschuss im Blut (respiratorische Alkalose*). Dadurch sinkt der Calciumspiegel, was zu einer verstärkten Erregbarkeit der Muskulatur führt. **Maßnahme:** Plastiktüte vor Mund und Nase halten und Patient in die Tüte atmen lassen, bis sich die Symptome zurückbilden (in der rückgeatmeten Ausatemluft befindet sich ein höherer Anteil an CO$_2$; so kommt es zu einer Erhöhung des Partialdrucks* von CO$_2$ in den Alveolen und im Blut).
Hypervitaminose (ICNP): (engl.) *hypervitaminosis*; Anhäufung (Akkumulation) einer giftigen (toxischen) Menge eines oder mehrerer Vitamine* über einen langen Zeitraum bei einer Überdosis der fettlöslichen Vitamine A, D, E oder K, seltener der wasserlöslichen B- und C-Vitamine; **1. Vitamin A:** akute Überdosierung eher selten (Kopfschmerz, Übelkeit, Erbrechen); bei länger andauernder Behandlung mit hohen Dosen können toxische Erscheinungen wie Schlafstörungen, Appetitlosigkeit, Haut- und Schleimhautveränderungen, Schwellungen der Extremitätenknochen auftreten. Bei Kindern kann das Längenwachstum infolge vorzeitigen Epiphysenschlusses gehemmt werden. **2. Vitamin D:** Überdosierung führt zu gestörtem Calcium- und Phosphatstoffwechsel und Entzug von Calcium aus den Knochen. Das überschüssige Calcium wird teilweise in der Niere und den Gefäßen abgelagert. Die Folge sind arterielle Hypertonie* und eine Hemmung der Nierenfunktion, die zum Tod führen kann. **3. Vitamin E:** sehr selten; evtl. Müdigkeit, Übelkeit, Kopfschmerz, Magen-Darm-Beschwerden und allergische Reaktionen; **4. Vitamin K:** selten allergische Reaktionen bei hochdosierten Injektionen; **5. Vitamin B:** selten nervöse Überstimulation, sog. „Ameisenlaufen" in Armen und Beinen, generell Überempfindlichkeit auf Nervenreize; **6. Vitamin C:** beinahe ausgeschlossen; bei massiver Überdosierung Übelkeit, Durchfall, evtl. Harnsteine.
Hypnose: (engl.) *hypnosis*; Veränderung des Bewusstseins mit Einengung der Aufmerksamkeit, Minderung des Realitätsbezugs und gesteigerter

Hypnotherapie

Suggestibilität, die durch bestimmte Reize (optische oder chemische Signale, verbale Aufforderungen, Ankündigungen) hervorgerufen werden kann; die oberflächliche Hypnose ist dem Wachzustand ähnlich (komplexe Handlungen möglich bei gleichzeitiger Senkung von Atem- und Herzfrequenz und des Blutdrucks); bei der tiefen, schlafähnlichen Hypnose besteht oft eine posthypnotische Amnesie*. **Durchführung:** fremdsuggestiv durch Sprachsuggestion und meist durch visuelle Fixierung eines Objekts; der Klient fixiert einen bestimmten Punkt (z. B. Pendel), gleichzeitig suggeriert der Hypnotiseur dem Klienten mit monotoner Stimme z. B. Schwere der Augen. Herbeigeführt wird ein Trancezustand, der sich deutlich vom Wach- und Schlafzustand unterscheidet und in Tiefe und Ausprägung variiert (erhöhte Theta-Aktivität des Gehirns im EEG darstellbar; G. Guttmann, 1988). Wichtig ist eine positive Bindung zwischen Hypnotisiertem und Hypnotiseur. **Anwendung:** Der Trancezustand wird i. S. des jeweiligen therapeutischen Prozesses genutzt und von verschiedenen Schulen eingesetzt: **1.** in der Hypnotherapie* von speziell ausgebildeten Fachleuten; **2.** als Intervention in Verbindung mit anderen Methoden der Psychotherapie*; **3.** in der Psychoanalyse*, um bislang unbewusste Momente sowie Erfahrungen aus der Vergangenheit aufdecken und bearbeiten zu können; **4.** in der Behandlung unterschiedlicher Krankheiten und Symptome (z. B. psychosomatische Erkrankungen, Kopfschmerz, Autoimmunkrankheiten), bei chronischen Schmerzzuständen (z. B. bei Krebserkrankungen), als Analgesieverfahren (z. B. in der Zahnheilkunde), zur Heilschlafbehandlung oder auch i. R. des Autogenen* Trainings (Selbsthypnose). Vgl. Suggestion, Hypermnesie.

Hypnotherapie: (engl.) *hypnotherapy*; von M. Erickson entwickelte Methode, bei der ein veränderter, konzentrierterer Aufmerksamkeitszustand auf den inneren Zustand (Trance) zu einer tieferen Einsicht in innere Vorgänge und zu größerer Empfänglichkeit für therapeutische Interventionen führt; neben dem Einsatz von Hypnose* werden auch sog. natürliche Trancezustände (z. B. wie sie sich bei langen, eintönigen Fahrten im Zug, auf der Autobahn, dem Ausblick in die Wüste oder auf das Meer ergeben können) genutzt und vertieft sowie Phantasiereisen angeleitet. **Ziel:** Erweiterung der inneren Suchprozesse mit Aufdeckung von Ressourcen und speziellen Denkweisen des Klienten, Aktivieren von unbewussten Prozessen, Neustrukturierung und Neubewertung von Symptomen und Erfahrungen sowie veränderte Informationsverarbeitung in Trance, durch die bestimmte therapeutische Interventionen besser aufgenommen werden können; in den Interventionen geht es um Regression (Reaktivierung vergangener Schlüsselszenen), Progression (Durchleben und Überwinden bevorstehender Situationen mit innerem Probehandeln), Entwicklung positiver Entwürfe zur Erweiterung der eigenen Möglichkeiten. Die Starrheit von Denk- und Verhaltensmustern wird im Trancezustand aufgehoben, wodurch dem Klienten neue Wege der Problembewältigung und Lösungsfindung zugänglich werden. **Hinweis:** Die Arbeit mit Trance ist ein wichtiges Element des NLP*.

Hypnotika: s. Schlafmittel.

Hypoaktivität (ICNP): (engl.) *hypoactivity*; verminderte physische Aktivität des Körpers, langsame Bewegung, Muskelstarre, maskenhafter Gesichtsausdruck bei neurologischen oder psychischen, auch schweren körperlichen Erkrankungen; Gegensatz: Hyperaktivität*. Vgl. Antrieb, Psychomotorik.

Hypokinese: s. Bewegungsmangel.

Hypomnesie: (engl.) *hypomnesia*; syn. beeinträchtigte Gedächtnisleistung; Gedächtnisstörung mit Schwächung des Erinnerungsvermögens, wobei i. d. R. das Neugedächtnis stärker betroffen ist als das Altgedächtnis. **Gedächtnis**; **Kennzeichen:** Bestimmte Gedächtnisinhalte oder auch Verhaltensweisen/Fähigkeiten können nicht mehr abgerufen werden, wurden „vergessen" oder der Betroffene weiß nicht mehr, ob er bestimmte Handlungen bereits durchgeführt hat; vgl. Apraxie. Im Gegensatz zur Amnesie* ist die Gedächtnisstörung nicht auf einen bestimmten Zeitraum beschränkt, sondern kann dauerhaft sein. **Vorkommen:** bei organischen Psychosen, Schädelhirntraumata, Demenz, akut oder chronisch erniedrigtem Sauerstoffgehalt im Blut (Hypoxämie), Flüssigkeits- und Elektrolytstörung, Fieber; **Hinweis:** Da Gedächtnisleistung ein wesentliches Moment der räumlichen und situativen Orientierung darstellt, geht eine Beeinträchtigung der Gedächtnisleistung oft mit einer Orientierungsstörung* einher und ist in der Planung sowie Durchführung der Pflege entsprechend zu berücksichtigen oder zu kompensieren (z. B. große Türschilder, Bilder, Piktogramme; vgl. Orientierungshilfen).

Hyposensibilisierung: s. Desensibilisierung.

Hypothermie: s. Unterkühlung.

Hypothese: s. Vorannahme.

hypotone Dehydratation (ICNP): s. Dehydratation, hypotone.

hypotone Überwässerung (ICNP): s. Überwässerung, hypotone.

Hypotonie (ICNP): (engl.) *hypotension*; **1.** bei Blutdruckmessung unter Ruhebedingung arterieller systolischer Blutdruck* beim Mann <110 mmHg, bei der Frau <100 mmHg und diastolisch <60 mmHg; **Formen: a) konstitutionelle** Hypotonie mit Kollapsneigung, Steigerung der Schweißsekretion, kalten Extremitäten, meist verlangsamter Herzfrequenz und Herzklopfen sowie Neigung zur Unterzuckerung (Hypoglykämie); v. a. bei asthenischer Kondition; **b) symptomatische** Hypotonie bei anderen Grunderkrankungen, z. B. Herzmuskelschwäche (Herzinsuffizienz), Herzinfarkt, Aortenstenose, hormonalen Störungen, Fieber;

c) orthostatische Hypotonie: Blutdruckabfall beim Übergang vom Liegen oder Hocken zum Stehen; Symptome: Schwarzwerden vor Augen, Ohrensausen, Schwindel, Ohnmacht* (Synkope); v. a. bei jüngeren Frauen, Personen mit asthenisch-leptosomem Konstitutionstyp sowie bei längerer Immobilisation, Infektionen oder endokriner Dysfunktion; **Maßnahme:** neben Kreislaufregulation z. B. Kneipp*-Therapie, regelmäßige sportliche Betätigung, Antihypotonika*; **Pflegemaßnahme:** a) bei akutem Kollaps Beine hochlagern (Achtung: nicht bei Herzerkrankungen!), Überwachung, Arzt informieren; b) bei dauerhaft erniedrigtem Blutdruck: vor dem Aufstehen kurze Gymnastik, erst noch kurz am Bettrand sitzen bleiben, langsam aufstehen; bei längerem Stehen auf den Fußballen wippen. 2. herabgesetzte Ruhespannung eines Muskels oder der gesamten Muskulatur.

Hypotrophie: s. Unterernährung.

Hypoventilation (ICNP): (engl.) *hypoventilation*; im Verhältnis zum erforderlichen Gasaustausch* des Körpers verminderte Atemfrequenz*, verminderte Atemtiefe*, vermindertes Atemvolumen mit gesteigertem Kohlendioxid-Partialdruck (pCO_2) und vermindertem Sauerstoff-Partialdruck (pO_2) im Blut und respiratorischer Azidose*; führt ggf. zu einer andauernden respiratorischen Insuffizienz. Vgl. Atmung, Atmungsinsuffizienz.

Hypovitaminose (ICNP): (engl.) *hypovitaminosis*; Mangel an einem oder mehreren lebensnotwendigen Vitaminen* in der Ernährung, verbunden mit leichteren Krankheitserscheinungen; schwere Formen des Vitaminmangels werden als Avitaminosen bezeichnet. **Maßnahme:** Die meisten Hypovitaminosen sind durch Gabe des fehlenden Vitamins heilbar.

hypovolämischer Schock: s. Schock, hypovolämischer.

Hypoxie: s. Sauerstoffmangel.

IADL: Abk. für (engl.) *i*nstrumental* *a*ctivities of *d*aily *l*iving.

IBDS: Abk. für *i*nitiale **B**rust**d**rüsen**s**chwellung*.

ICD: Abk. für (engl.) *I*nternational Statistical *C*lassification of *D*iseases and Related Health Problems; Internationale statistische Klassifikation der Krankheiten und verwandter Gesundheitsprobleme; für medizinstatistische Zwecke entwickeltes, weltweit anerkanntes und eingesetztes Verzeichnis der Diagnosen, Symptome, abnormen Laborbefunde, Verletzungen und Vergiftungen, äußerer Ursachen von Morbidität und Mortalität und auch Faktoren, die den Gesundheitszustand beeinflussen; die einzelnen Gruppen sind nach verschiedenen Prinzipien (z. B. Ätiologie, Morphologie, klinische Fächer, Organe, Regionen) eingeteilt. **Entwicklung:** 1893 als Internationales Todesursachenverzeichnis erstmals veröffentlicht und seit der 6. Revision (1948) in der Verantwortung der WHO* weiterentwickelt, in etwa 10-jährigen Abständen revidiert, zunehmend an die Bedürfnisse für Morbiditätsstatistiken und Abrechnungszwecke angepasst; liegt seit 1992 in der 10. Revision (ICD-10) vor. **Anwendung:** z. B. zur Verschlüsselung von Todesursachen (seit 1.1.1998) sowie von Diagnosen in der Gesetzlichen Krankenversicherung (seit 1.1.2000 nach § 295 Absatz 1 Satz 2 SGB V verbindlich). Für die Verschlüsselung der Diagnosen im kurativen und rehabilitativen Bereich (Morbidität) wird seit 2004 die deutsche Adaptation ICD-10-GM (German Modification) benutzt. **Aufbau:** ICD-10 besteht aus 3 Bänden. Sie ist eine einachsige, monohierarchische Klassifikation und gliedert sich in 22 Krankheitskapitel, die nach jeweils passenden, unterschiedlichen semantischen Bezugssystemen (Ätiologie, Lokalisation, Organsysteme, besondere klinische Zustände) weiter in Gruppen, Kategorien und Subkategorien unterteilt sind. Die Notation ist alphanumerisch mit einem Buchstaben an erster Stelle, gefolgt von 2 Ziffern. Je nach Differenzierungsgrad folgen dann ein Punkt und bis zu 2 weitere Ziffern. Beispiel: E11.90 Nicht primär insulinabhängiger Diabetes mellitus Typ 2, ohne Komplikation, nicht als entgleist bezeichnet. **Pflegemanagement:** Zurzeit werden, allerdings unscharf und unvollständig, auch pflegerelevante Daten unter diesem Klassifikationssystem erfasst. Es befinden sich Pflegeklassifikationssysteme in Entwicklung, die ebenfalls internationale Gültigkeit erlangen sollen (s. ICNP). Erfahrungen mit DRG* in Australien belegen, dass mit ICD-10 als abrechnungstechnischer Grundlage Pflegeleistungen im Zusammenhang mit klinischen Behandlungspfaden* genügend Raum erhalten, sodass es gegenwärtig für die einzelnen Kliniken mehr auf eine präzise Beschreibung der Pflegetätigkeiten innerhalb einer medizinischen Diagnose ankommt als auf die Wahl oder Kombination des Klassifikationssystems. Hilfreich ist allerdings, Optionen für eine Kombination beider Systeme offenzuhalten.

ICF: Abk. für (engl.) *I*nternational* *C*lassification of *F*unctioning, Disability and Health.

Ich: (engl.) *ego, me, proprium*; **1.** (allgemein) Anteil der Persönlichkeit, der die eigene Individualität und die Verschiedenheit gegenüber anderen Individuen erkennt sowie bewusste und unbewusste Handlungen und Erlebnisse einer Person steuert; **2.** (psychoanalytisch) eine der 3 psychischen Instanzen der Psychoanalyse* (neben Es* und Über-Ich), die eine vermittelnde Funktion zwischen den Anforderungen der Umwelt und des Gewissens mit den jeweiligen Moralvorstellungen und Regeln (repräsentiert im Über-Ich) und den eigenen Triebbedürfnissen (repräsentiert im Es) darstellt; ausgeprägte Widersprüche in den Forderungen von Es und Über-Ich stellen einen Konflikt* dar und bedrohen das psychische Gleichgewicht. **Beispiel:** Das Über-Ich stellt hohe Ansprüche an die eigene Arbeit und fordert ein ausgeprägtes Pflichtgefühl und Perfektion (z. B. hinsichtlich der Pflegequalität), während das Es Aggression meldet (z. B. gegenüber fordernden Patienten). Bleiben die Ansprüche unvereinbar, schützt sich das Ich mit Abwehrmechanismen*. Von „Ich-Stärke" wird dann gesprochen, wenn innere und äußere Reize verarbeitet und miteinander in Einklang gebracht werden, der Mensch also eine gute Balance findet zwischen seinen (inneren) Wünschen und Sehnsüchten und den (äußeren) Sachzwängen, Anforderungen und Möglichkeiten (z. B. bewusste Prioritäten im Pflegealltag setzen, wenn der Idealzustand nicht erreicht werden kann).

Ich-Botschaft: (engl.) *I message*; kommunizierte Mitteilung über sich selbst, explizite Form der Selbstoffenbarung im Gegensatz zur Du*-Botschaft, in der nur eine Aussage über den anderen gemacht wird; **Prinzip** nach Th. Gordon: **1.** Ehrlichkeit; es wird mitgeteilt, was wirklich im Sender vorgeht, was ihn zu der Aussage bringt, nämlich ein eigenes Bedürfnis oder Gefühl. **2.** Ich-Botschaften stellen keinen Angriff dar und so muss sich der andere nicht verteidigen. **3.** Eine Diskussion darüber, wer Recht hat, kann vermieden werden. **Beispiel:** Statt der Aussage „Sie sind respektlos" besser „Ich fühle mich von Ihnen nicht ernst genommen". Vgl. Fehlermanagement, Kommunikationssperre, Konfrontation.

ICIDH: Abk. für (engl.) ***I**nternational **C**lassification of **I**mpairments, **D**isabilities and **H**andicaps*, s. International Classification of Functioning, Disability and Health.

ICM: Abk. für (engl.) ***I**nternational* **C**onfederation of **M**idwives*.

ICN: Abk. für (engl.) ***I**nternational **C**ouncil of **N**urses*; Weltbund der Krankenschwestern und Krankenpfleger; weltweite Vereinigung nationaler Krankenpflegeverbände mit Sitz in Genf; älteste, 1899 gegründete internationale Berufsorganisation von Pflegenden; der Rat der Ländervertreter (ein Vertreter und Stellvertreter pro Mitgliedsland) trifft sich alle 2 Jahre und bestimmt die weltweite Berufspolitik. **Aufgaben und Ziele: 1.** Verabschiedung von Resolutionen, Entwicklung von Strategien der Berufspolitik; **2.** Entwicklung einer internationalen Klassifikation von Pflegebegriffen (ICNP*); **3.** Ausrichtung internationaler Kongresse zu gesundheitlich relevanten Themen; **Hinweis:** Der Deutsche* Berufsverband für Pflegeberufe ist Mitglied im ICN und repräsentiert die deutsche Pflege.

ICNP: Abk. für (engl.) ***I**nternational **C**lassification for **N**ursing **P**ractice*; vom ICN* entwickeltes Klassifikationssystem zur Erstellung von Pflegediagnosen*; die Terminologie ist für den Gebrauch in der Datenverarbeitung entwickelt und geht von 7 Achsen von Pflegephänomenen* aus, d. h. den Bereichen, aus denen heraus Pflege alltäglich ausgeübt oder beruflich notwendig wird: Pflegefokus, Beurteilung, Mittel, Handlungstyp, Zeit, Ort und Klient. Die Pflegediagnosen werden durch Kombination der verschiedenen Achsen gebildet (s. Pflegediagnose, Tab.). **Hinweis: 1.** In diesem Buch ist eine Auswahl der aus dem Englischen übersetzten Begriffe der Übersetzer-Konsensgruppen mit der Kennzeichnung (ICNP) versehen. **2.** Von der ICNP-Nutzergruppe wird gegenwärtig (Stand Januar 2007) die Erstellung der deutschen Übersetzung (Version 1.0) vorgenommen. Eine EDV-Internetveröffentlichung ist angedacht.

ICS: Abk. für **I**ntermediate*-**C**are-**S**tation.

Idealgewicht: (engl.) *ideal weight*; nach Körperlänge und Geschlecht bestimmtes Körpergewicht* mit der (statistisch ermittelt) höchsten Lebenserwartung; **Faustregel:** 10–15 % weniger als das Normalgewicht*. Vgl. Body-mass-Index.

Idealisierung: (engl.) *idealisation*; **1.** (psychoanalytisch) Form der Abwehr (s. Abwehrmechanismus) von aggressiven Impulsen, Feindseligkeit und Misstrauen, bei der dem idealisierten Objekt ausschließlich positive Eigenschaften zugeordnet und die negativen Aspekte nicht wahrgenommen werden; **Beispiel:** Ein Patient idealisiert eine Pflegekraft. Sie stellt für ihn den Inbegriff eines hilfsbereiten, immer freundlichen Menschen dar, der ein Maximum positiver Eigenschaften aufweist. Dass diese Pflegekraft auch Schwächen haben könnte, ist irritierend, macht Angst und wird daher abgewehrt. **2.** (psychopathologisch) Symptom bei Borderline-Syndrom; entspricht die idealisierte Person nicht den Erwartungen, wird sie „entwertet". Der idealisierende/entwertende Patient trifft keine realistische Einschätzung seiner Mitmenschen und ist somit ständigen Enttäuschungen ausgesetzt. **3.** (funktional) Reduzierung einer Person oder eines Sachverhalts auf eine vereinfachte und damit nur annähernde Annahme, die es aber möglich macht, die allgemeinen Prinzipien zu verdeutlichen, z. B. die ideale Pflegekraft, die ideale Arbeitssituation.

Idealismus: (engl.) *idealism*; **1.** (allgemein) Einstellung dem Leben allgemein oder dem Beruf gegenüber, die geprägt ist von Idealen und ethischen Werten, die es durch das eigene Tun zu verwirklichen gilt; manchmal zu Lasten eigener Bedürfnisse. Vgl. Burnout-Syndrom, Helfersyndrom. **2.** (philosophisch) Anschauung, nach der die Existenz und das Wirkliche im Bewusstsein, in geistigen Ideen liegen (Platon), sich also hinter dem menschlichen Bewusstsein eine tiefere Wahrheit verbirgt, der man mit Philosophie, z. B. der Dialektik (dem Denken in Gegensätzen), näher kommt; wichtige Vertreter des deutschen Idealismus sind F. Schelling (1775–1854; Identitätsphilosophie) und F. Hegel (1770–1831; dialektische Metaphysik). Der philosophische Gegensatz zum Idealismus ist der Materialismus*.

Ideenflucht: (engl.) *flight of ideas, idea-chase*; formale Denkstörung* mit Beschleunigung und Zusammenhanglosigkeit des Denkablaufs, starker Ablenkbarkeit und ständig wechselnden Assoziationen bei fehlender Fähigkeit, die Aufmerksamkeit kontinuierlich auf einen Gegenstand oder Zielvorstellung zu richten (Tenazität); Ideenflucht kann durch einen vermehrten zusammenhanglosen Redefluss gekennzeichnet sein. **Vorkommen:** insbesondere bei Manie* und akuter Verwirrtheit*. Vgl. Konzentration.

Identifikation: (engl.) *identification*; **1.** (allgemein) Feststellung der Wiedererkennung der Identität, Echtheit einer Sache oder Person; **2.** (psychologisch) **a)** Identifikation mit jemandem, d. h. sich in einen anderen Menschen hineinversetzen, zu dem eine Ähnlichkeit im Denken, Fühlen oder Handeln erlebt wird; vgl. Pflegemodell, psychodynamisches; **b)** in der Psychoanalyse Mechanismus der Übernahme von Eigenschaften und Verhaltensweisen anderer Personen in die eigene innere Welt des Ich*; trägt zur Bildung von Verhaltensregeln im Über*-Ich bei; vgl. Gewissen; **3.** (wissenschaftsmethodisch) zwei nicht identische Wahrnehmungsinhalte werden zu einer Verschmelzungseinheit zusammengeführt, womit ein neuer Sachverhalt oder seelischer Inhalt produziert wird (so wie die optischen Reize des rechten und linken Auges zu einem Bild verschmelzen).

Identität: (engl.) *identity*; sog. Selbst; **1.** (allgemein) Kombination unverwechselbarer Daten des Individuums, die es eindeutig kennzeichnen; **2.** (psychologisch) einzigartige Persönlichkeitsstruktur und das Bild, das andere von ihr haben; vgl. Persönlichkeit.

Identitätsfindung: (engl.) *finding one's identity*; Prozess des Sich-Vergewisserns einer Person in Bezug auf ihr eigentliches Wesen, unabhängig von äußerem Verhalten oder Status*; wird für gewöhnlich den Lebensphasen der Pubertät* und Adoleszenz* zugeordnet, entwicklungspsychologisch gesehen jedoch ein lebenslanger, nie völlig abgeschlossener Vorgang. Vgl. Persönlichkeitsveränderung.

idiopathisch: (engl.) *idiopathic*; ohne erkennbare Ursache entstanden, Ursache nicht nachgewiesen.

IDIS: Abk. für **I**nventar **d**iagnostischer **I**nformationen bei **S**prachentwicklungsauffälligkeiten; Verfahren zur logopädischen Differentialdiagnostik; biographische und anamnestische Daten werden erfasst und die Ergebnisse der medizinischen, logopädischen und psychologischen Untersuchungen dargestellt. Ziel: Feststellung von Behandlungsbedürftigkeit und Differenzierung von Störungsformen.

Ikterus: (engl.) *jaundice, icterus*; Gelbsucht; hell- bis dunkelgelbe Hautfarbe infolge Übertritts von Gallenbestandteilen (Bilirubin und Gallensäuren) ins Blut (Cholämie, Hyperbilirubinämie) sowie nachfolgend durch die Gefäßwand in die Haut, die Bindehaut des Auges und das übrige Körpergewebe; kann bei verschiedenen Grundkrankheiten auftreten, wenn die Serumkonzentration von Bilirubin auf ca. 34 μmol/l (2,0 mg/dl) oder höher ansteigt. Bilirubin bindet an die elastischen Fasern der Haut und der Bindehaut des Auges, an denen die Gelbfärbung wegen des weißen Untergrunds am frühesten sichtbar wird (sog. Sklerenikterus). Einteilung nach der Lokalisation der auslösenden Ursache: **1. prähepatischer** Ikterus (nichthepatischer Ikterus): durch erhöhten Abbau von roten Blutkörperchen (Erythrozyten) vor dem Eintritt des Bluts in die Leber; das vermehrt anfallende Bilirubin kann von der gesunden Leber nicht aufgenommen und in die Galle abgegeben werden; es kommt zum Anstieg des indirekten (an Albumin gebundenen) Bilirubins im Blut; zusätzliche Symptome: keine; Harn- und Stuhlfarbe bleiben normal, kein Juckreiz; **2. intrahepatischer** Ikterus (Parenchymikterus): bei krankhaften Veränderungen der Leberzellen (z. B. bei bestimmten Vergiftungen, Leberentzündung, Leberzirrhose) und bei Neugeborenen durch eine unreife Leber (Icterus neonatorum); zusätzliche Symptome: Harnfarbe ist dunkel, Stuhl ist hell bis dunkel, evtl. Juckreiz; **3. posthepatischer** Ikterus (Verschlussikterus): durch Verlegung der Gallenwege (z. B. durch Gallensteine, Tumoren); zusätzliche Symptome: Ausscheidung von dunklem Harn und hellem Stuhl, erheblicher Juckreiz am ganzen Körper durch die winzigen kristallinen Bilirubineinlagerungen; Differenzierung über Laboruntersuchungen und z. B. Sonographie; **Pflegemaßnahme:** Linderung des Juckreizes* durch Arzneimittel (z. B. Antihistaminika*) oder Anwendung von z. B. Ringelblumensalbe (polidoconolhaltig); zur kurzzeitigen Linderung Ganzwaschung oder Abduschen des Patienten ohne Seife.

Ileostoma: s. Anus praeternaturalis.

Ileus: (engl.) *ileus, intestinal obstruction, bowel obstruction*; lebensbedrohliche Störung der Darmpassage infolge Darmlähmung oder Darmverschluss; **Einteilung** nach der Pathogenese (Entstehung der Krankheit): **1. mechanisch bedingter** Ileus: **a)** Okklusionsileus bei Verlegung des Darmlumens ohne Störung der Blutzirkulation, z. B. durch Stenose (u. a. angeboren, in höherem Alter v. a. tumorbedingt), Polypen, Gallensteine, Kotballen, unverdaute Nahrungsmittel und verschluckte Fremdkörper; bei Kompression von außen durch Tumoren der Darmwand (oder von Nachbarorganen) und Verwachsungen; **b)** Strangulationsileus bei Verlegung des Darmlumens mit Störung der Blutzirkulation, z. B. bei Einklemmung einer Darmschlinge in einer Lücke der Bauchwand (Inkarzeration von Hernien), Einstülpung des Darms (Invagination), Drehung (Volvulus) des Darms und des Mesenteriums; **2. funktioneller** Ileus: Störung in der Peristaltik (Beweglichkeit des Darms): **a)** paralytischer Ileus (Lähmung der Darmmotilität): meist entzündlich bedingt, z. B. durch Bauchfellentzündung (Peritonitis), Blinddarmentzündung (Appendizitis) und Bauchspeicheldrüsenentzündung (Pankreatitis), gelegentlich auch metabolisch (stoffwechselbedingt, z. B. bei Hypokaliämie), hormonal (z. B. in der Schwangerschaft) oder reflektorisch bedingt (Gallen- oder Nierenkolik, als frühe Komplikation nach Bauchoperation, Wirbelkörperfrakturen u. a.) oder vaskulär (bei Mesenterialgefäßverschluss) bzw. medikamentös verursacht (z. B. durch Opiate, Antidepressiva); **b)** spastischer Ileus: z. B. bei Schwermetallvergiftungen oder Wurminfektionen; **3. gemischter** Ileus: sog. Kombinationsileus, entwickelt sich häufig bei länger bestehendem mechanischem Ileus. **Kennzeichen:** Übelkeit, Erbrechen, Meteorismus* mit Stuhl- und Windverhalten, Aufstoßen, heftige kolikartige Schmerzen, bei fortgeschrittenem Ileus Koterbrechen (Miserere), ggf. Schock*; **Maßnahme: 1.** bei mechanisch bedingtem Ileus i. d. R. operativ (bei Ileus infolge Peritonitis oder Mesen-

Illusion

terialgefäßverschluss sofort operativ); kontraindiziert sind Einläufe und Laxanzien; **2.** bei paralytischem Ileus konservativ durch Ableitung von Darminhalt (Magensonde*), kurzfristige Nahrungskarenz, Flüssigkeits- und Elektrolytsubstitution; orale Abführmittel (Laxanzien*), Schwenkeinläufe*, Sphinkterdehnung, ggf. koloskopische Dekompression des Darms durch Absaugen von Kot und Darmgasen, Gabe von Parasympathomimetika, Sympatholytika.

Illusion (ICNP): (engl.) *illusion*; falsche Deutung eines Sinneseindrucks; im Gegensatz zur Halluzination* existieren bei der Illusion immer real vorhandene Objekte oder Erregungsauslöser, die dann subjektiv umgedeutet oder verkannt werden. **Vorkommen: 1.** bei optischen Täuschungen und allen Formen der Psychose; **2.** als veränderte Empfindung zeitlicher und räumlicher Wahrnehmung von Objekten bei Migräne, epileptischer Aura oder bestimmten Hirnschädigungen, selten auch bei starker Müdigkeit. Vgl. Wahrnehmung.

Immobilisierung: (engl.) *immobilisation*; **1.** Ruhigstellung, Unbeweglichmachen des Körpers oder eines Körperteils bei Schmerzen oder therapeutisch durch Schienung oder Gipsverband; kann vor, während oder nach einer Operation angeordnet werden. Bei inoperabler Rückenmarkschädigung kann oft nur die strenge Immobilisierung in einem Spezialbett die konservative Heilung unterstützen. Die Immobilisierung eines Körperteils wird mit Fixiergurten, Gipsschalen oder Lagerungsschienen durchgeführt. An den ruhiggestellten Körperteilen ist die Gefahr von Dekubitus*, Kontrakturen* und Muskelatrophie gegeben. Vgl. Fixierung. **2.** langfristige Inaktivität* eines Menschen; vgl. Bettruhe, Bettlägerigkeit, Immobilität, Mobilisation.

Immobilität: (engl.) *immobility*; (medizinisch) Unfähigkeit zur Bewegung (s. Inaktivität) durch Immobilisierung* oder organische Ursachen; führt bei vollständiger Lähmung zweier symmetrischer Extremitäten (Paraplegie) zum Immobilitätssyndrom, einem unspezifischen Symptomkomplex, der u. a. Kontrakturen* und Folgeerkrankungen umfasst (z. B. Thrombose*, Lungenentzündung, Dekubitus*). **Maßnahme:** Mobilisation, Physiotherapie, psychische Unterstützung zur Wiedererlangung des Sicherheitsgefühls bei körperlicher Bewegung, Positionsunterstützung*, kinetische Therapie*, sensorische Stimulation, Sozialkontakte. Vgl. Bettlägerigkeit.

Immunisierung: (engl.) *immunisation*; Herbeiführung einer Unempfindlichkeit des Organismus gegenüber einer Infektion mit pathogenen Mikroorganismen zur individuellen und kollektiven Vorbeugung gegen Infektionskrankheiten; **Formen: 1. aktive** Immunisierung: nach einer Infektion oder einer Impfung durch Gabe von abgeschwächten Krankheitserregern bzw. deren Toxinen (z. B. Schutzimpfung gegen Röteln, Pocken, Poliomyelitis, Typhus, Cholera, Gelbfieber, Masern oder Tuberkulose) bildet der Immunisierte eigene Antikörper oder T-Zellen; **2. passive** Immunisierung: durch die Gabe von Antikörpern, Immunglobulinen oder Serum immunisierter Menschen bzw. Tiere entsteht ein sofortiger Infektionsschutz, der aber nur begrenzte Zeit anhält; wird zur kurzfristigen Prophylaxe und als Therapie bei schon Infizierten angewendet (z. B. bei Hepatitis A und B, Masern, Röteln, Tetanus, Tollwut); auch Neugeborene bekommen über die Muttermilch Immunglobuline. Vgl. Impfkalender, Immunsystem.

Immunisierungsverhalten (ICNP): (engl.) *immunisation behaviour*; Aktivitäten, um Immunität* gegen vermeidbare übertragbare Krankheiten zu erlangen und zu erhalten; folgt den Impf- und Hygieneempfehlungen und ist abhängig von Alter, Krankheit oder Reisen. Vgl. Immunisierung.

Immunität: (engl.) *immunity*; Bezeichnung für Schutzmechanismen des Organismus gegenüber der Umwelt unter Selbsttoleranz; umfasst die Unempfänglichkeit des Organismus für eine Infektion mit krankheitserregenden Mikroorganismen (antiinfektiöse Immunität) bzw. Schutz vor der Wirkung mikrobieller Stoffwechselprodukte (v. a. Endo- und Exotoxine von Bakterien, Pilzen) sowie pflanzlicher oder tierischer Gifte (antitoxische Immunität) aufgrund unspezifischer Abwehrmechanismen bzw. einer adäquaten Immunantwort des Immunsystems*; körpereigene Substanzen werden toleriert. **Einteilung: 1. nach der Spezifität: a) unspezifische** (auch genetische oder konstitutionelle) Immunität: bildet die natürliche Resistenz einer Art und umfasst verschiedene physikalische (v. a. die sog. Haut-Schleimhaut-Barriere) und biologische Schutzmechanismen (z. B. Phagozytose schädlicher Substanzen oder Mikroorganismen, antimikrobiell wirksame Enzyme u. a. Substanzen in Zellen, Geweben und auf Schleimhäuten); **b) spezifische** (auch erworbene) Immunität: spezifische Abwehrmechanismen, die sich vereinfacht in B-Lymphozyten und T-Lymphozyten gliedern lassen: **B-Lymphozyten** produzieren Antikörper (humorale Immunität, z. B. im Rahmen einer Infektion, die körperfremde Stoffe direkt oder indirekt zerstören; **T-Lymphozyten** wirken direkt zellzerstörend (zytotoxisch) oder bilden Zytokine (Proteine, die das Verhalten oder Eigenschaften anderer Zellen ändern), die v. a. Makrophagen aktivieren und steuern (sog. zelluläre Immunität); B- und T-Lymphozyten kooperieren über Kommunikations- und Signalmoleküle (z. B. Interleukine, Zytokine) nicht nur untereinander, sondern auch mit allen weiteren immunkompetenten Zellen des Organismus und bilden sie eine große funktionelle Einheit. **2. nach dem Erwerb: a) natürliche** Immunität: beruht auf dem Vorkommen sog. natürlicher Antikörper (z. B. gegen fremde Blutgruppenantigene), die ohne früheren Kontakt mit dem entsprechenden Antigen zur immunologischen Reaktion bereit sind; **b) angeborene** Immunität: alle bei der Geburt bestehenden Fähigkeiten zur spezifischen und unspezifischen immunologischen Abwehr; umfasst die natürliche Immunität und die diaplazentar übertragenen mütterlichen Antikörper; **c) Leihimmunität:** über die Plazenta (v. a. IgG-Antikörper) und nach der Geburt über die Muttermilch (v. a. sekretorisches IgA) auf das Kind übertragene Antikörper, die das Kind vorübergehend passiv immunisieren; **d) erworbene** Immunität: im Laufe des Lebens durch Antigenkontakt erworbene spezifische Immunität; **Hinweis:** Schutzimpfungen führen zu Antikörperbildung und aktiver Immunisierung*. Vgl. Allergie.

Immunserum: s. Serum.

Immunstimulanzien: (engl.) *immunostimulants*; Sammelbezeichnung für Substanzen, die das Immunsystem* auf unterschiedliche Weise aktivieren und die zur Förderung der Immunabwehr und bei Immundefektzuständen therapeutisch angewendet werden; **Einteilung: 1.** pflanzliche Stoffe (z. B. Echinacea, Mistelpräparate); **2.** chemisch differierte Substanzen; **3.** Extrakte aus Mikroorganismen (z. B. Impfstoffe*); **4.** physiologische (z. T. gentechnisch hergestellte) Immunmodulatoren wie Interferone, koloniestimulierende Faktoren (Abk. CSF), Interleukine, Lymphokine; **5.** Präparate aus Organen (z. B. Thymusfaktoren); **Hinweis:** Die Wirksamkeit körperfremder Immunmodulatoren ist nicht unumstritten; Vorsicht bei Autoimmunerkrankungen.

Immunsuppressiva: (engl.) *immunosuppressives*; **1.** i. e. S. Arzneimittel*, die körpereigene Abwehrmechanismen unterdrücken bzw. abschwächen; werden v. a. in der Transplantationschirurgie zur Verhinderung einer Abstoßungsreaktion* oder zur Behandlung von Autoimmunkrankheiten eingesetzt; Wirkstoffe sind z. B. Kortikoide*, Zytostatika* (z. B. Azathioprin); **2.** i. w. S. auch andere Agenzien (z. B. ionisierende Strahlen) mit hemmender Wirkung auf das Immunsystem*.

Immunsystem (ICNP): (engl.) *immune system*; komplexes System zur Erhaltung der körperlichen Unversehrtheit durch Abwehr pathogener Organismen (z. B. Bakterien, Viren), körperfremder Substanzen (Antigene) und Vernichtung geschädigter oder maligne (bösartig) entarteter Körperzellen; am Immunsystem sind die Organe des lymphatischen Systems*, im gesamten Organismus verteilte Zellen, v. a. weiße Blutkörperchen (Leukozyten) und Zellen des Monozyten-Makrophagen-Systems, sowie Moleküle (Immunglobuline, Lymphokine) beteiligt. Vgl. Immunität.

Impfausweis: (engl.) *documentation of vaccination*; umgangssprachl. Impfpass; international gültiges Dokument für den Eintrag von Schutzimpfungen (s. Immunisierung); bei jeder Impfung müssen im Impfausweis dokumentiert werden: **1.** Datum der Schutzimpfung; **2.** Handelsname und Chargen-Nummer des Impfstoffs; **3.** Name der Krankheit, gegen die geimpft wird; **4.** Name und Praxisanschrift des impfenden Arztes; **5.** Unterschrift des impfenden Arztes oder Bestätigung der Eintragung des Gesundheitsamtes; **Hinweis: 1.** Liegt kein Impfausweis vor, ist eine Impfbescheinigung auszufüllen (§ 22 Infektionsschutzgesetz*). **2.** Nicht dokumentierte Impfungen gelten als nicht durchgeführt. Vgl. Impfkalender.

Impffeder: syn. Lanzette*.

Impfkalender: (engl.) *calendar of vaccination*; festgelegte Reihenfolge der von der Ständigen Impfkommission am Robert*Koch-Institut (Abk. STIKO) empfohlenen Impfungen für Säuglinge, Kinder, Jugendliche und Erwachsene mit dem Ziel einer Immunität* gegen wichtige Infektionskrankheiten (Diphtherie, Tetanus, Pertussis, Haemophilus influenzae-Infektion, Poliomyelitis, Hepatitis B, Pneumokokken, Meningokokken, Masern, Mumps, Röteln, Varizellen, Influenza); für Erwachsene gelten außerdem Empfehlungen für Auffrischimpfungen sowie Impfungen vor Reisen und für Risikogruppen (Indikationsimpfungen). **Hinweis:** Ein Impfzwang besteht seit Aufhebung der Pockenschutzimpfung (1983) nicht mehr, ist aber bei Bedarf im Infektionsschutzgesetz* vorgesehen. Vgl. Immunisierung, Impfausweis.

Impfschaden: (engl.) *vaccination damage*; bleibender Gesundheitsschaden infolge einer Schutzimpfung (s. Immunisierung), der über die übliche Impfreaktion hinausgeht; ein Impfschaden liegt auch vor, wenn eine andere als die mit vermehrungsfähigen Erregern geimpfte Person geschädigt wurde. Erleidet eine Person einen Impfschaden durch eine gesetzlich angeordnete oder eine von einer Gesundheitsbehörde öffentlich empfohlene Schutzimpfung, hat sie Anspruch auf Entschädigungsleistungen nach dem Infektionsschutzgesetz*. Die Art und Höhe wird nach dem Bundesversorgungsgesetz bemessen. Behauptet eine Person, einen Impfschaden erlitten zu haben, so genügt die Wahrscheinlichkeit des ursächlichen Zusammenhangs für die Anerkennung des Gesundheitsschadens als Folge des Impfschadens.

Impfstoffe: (engl.) *vaccines*; Vakzine; Präparate, die zur Erreichung oder Auffrischung einer spezifischen, aktiven Immunität* gegen eine spezielle Krankheit oder bei Kombinationsimpfstoffen gegen mehrere Krankheiten dienen; sie bestehen aus lebenden, attenuierten (in ihrer Virulenz abgeschwächten) oder inaktivierten Krankheitserregern oder aus inaktivierten (entgifteten) Toxinen von Erregern oder Teilstücken der Oberflächenstruktur von Erregern. Vgl. Immunisierung, Impfkalender, Impfausweis, Impfschaden.

Implantation: syn. Nidation*.

Impotenz (ICNP): (engl.) *impotence*; Unfähigkeit zur Fortpflanzung (Impotentia generandi), i. w. S. Unfähigkeit zum Geschlechtsverkehr (Impotentia coeundi); **Ursachen:** psychische oder physische Störungen, Alter, Ermüdung, Drogenkonsum oder Nebenwirkungen von Arzneimitteln (z. B. bei einigen Psychopharmaka* und Antihypertensiva*);

Pflege: Aufklärung, Beratung, ggf. auf mögliche

Inaktivität

Sexualtherapie aufmerksam machen. Vgl. Sexualität.

Inaktivität (ICNP): (engl.) *disuse syndrome*; reduzierter oder fehlender Gebrauch der Skelettmuskulatur bei mechanischer oder vorgegebener Immobilisierung*, z. B. durch Gipsverband, schwere Schmerzen oder einen veränderten Grad des Bewusstseins; **Folge:** Durch Inaktivität von Körperteilen kommt es zum Fortfall der mit einer Tätigkeit verbundenen Blutzufuhr und Nervenerregungen und daraus folgend zur Inaktivitätsrückbildung (Inaktivitätsatrophie) besonders von Muskulatur und Knochen der Gliedmaßen. **Maßnahme: 1.** Genaue Beobachtung besonders psychisch erkrankter Patienten, ob Veränderungen im Bewegungsmuster* auftreten. **2.** Bei Ruhigstellung von Gliedmaßen oder bei Patienten mit psychogenen Lähmungen physiotherapeutische Übungen in Rücksprache mit Physiotherapeuten. Vgl. Immobilität, Mobilisation.

Inappetenz: s. Appetitlosigkeit.

Incontinentia alvi: s. Stuhlinkontinenz.

Indifferenz: (engl.) *indifference*; Gleichgültigkeit, Neutralität; **1.** (allgemein) Unentschiedenheit in Bezug auf Entscheidungsfindung oder Handlung; **2.** (physiologisch) Indifferenztemperatur: Umgebungstemperatur, bei der sich Wärmeproduktion i. R. des Stoffwechsels und physiologische Wärmeabgabe ausgleichen und die Körpertemperatur bei ca. 37 °C bleibt.

Indikation: (engl.) *indication*; Abk. Ind.; sog. Heilanzeige; Grund zur Anwendung eines bestimmten diagnostischen oder therapeutischen Verfahrens in einem Erkrankungsfall, der dessen Anwendung hinreichend rechtfertigt, wobei grundsätzlich Aufklärungspflicht* gegenüber dem Patienten besteht; **Einteilung: 1. absolute** Indikation bei zwingendem Grund; **2. vitale** Indikation insbesondere bei Lebensgefahr; **3. relative** Indikation bei bedingter Gefährdung des Patienten oder Inbetrachtkommen sinnvoller alternativer Maßnahmen; hier sind hinsichtlich der Beachtung von Nebenwirkungen besonders strenge Maßstäbe anzulegen. Vgl. Kontraindikation.

Indikator: s. Qualitätsindikator.

Individualisierung: (engl.) *individualisation*; **1.** (psychologisch) Prozess der fortschreitenden Bereitschaft, die eigene Persönlichkeit in Kommunikation und Alltagsverhalten zum Ausdruck zu bringen; z. B. durch eigenen Kleidungs- und Lebensstil, freie Wahl des Wohnortes, des Berufes, durch Aussprechen der eigenen Meinung auch in Kreisen Andersdenkender, durch Akzeptanz von Alleinsein bei mangelnder Anpassung. Vgl. Identitätsfindung. **2.** (soziologisch) Prozess des gesellschaftlichen Übergangs von Fremd- zu individueller Selbstbestimmung und -entfaltung (u. a. nach U. Beck, E. Beck-Gernsheim und A. Giddens); Individualisierung wird als Folge der Auflösung vorgegebener sozialer Lebensformen (z. B. Geschlechterrollen, Familie*) beschrieben, die für den Einzelnen ein erhöhtes Maß an Eigenständigkeit und Verantwortung bedeutet; führt zu sozialen Phänomenen wie der Vereinzelung (damit auch der Gefahr von Einsamkeit*) und ist für die Entwicklung und Planung der Pflegeberufe bedeutsam, da Pflegeleistungen nicht mehr selbstverständlich von der Familie übernommen werden.

Individualismus: (engl.) *individualism*; **1.** Betonung des Eigenen, Persönlichen, zur Person passenden, z. B. in Lebensstil, Kleidung, Umgangsformen; **2.** Weltanschauung, die die Interessen des Einzelnen über die der Gemeinschaft stellt.

Individualität: (engl.) *individuality*; Eigenheit des einzelnen Wesens, die sich in der Gesamtheit seiner Merkmale, d. h. seinen Eigenschaften, Verhaltensweisen, seiner Art zu denken, zeigt und so zu seiner Einzigartigkeit führt; Individualität bedeutet Heraushebung aus der Masse von Individuen und ist eine höhere Stufe des Individuums. In ihrer Individualität unterscheiden sich Menschen/Wesen voneinander, auch wenn sie sonst vergleichbare soziale Rollen* einnehmen. **Beispiel:** Die soziale Rolle Pflegefachkraft wird entsprechend der eigenen Individualität übernommen und ausgeübt. Vgl. Persönlichkeit.

Individualpsychologie: (engl.) *individual psychology*; psychoanalytische Schulrichtung (A. Adler, 1870–1937), die den Menschen aus seinem sog. Lebensplan zu verstehen sucht; dieser Lebensplan umfasst das Streben nach sozialer Anerkennung und die Kompensation (bzw. Überkompensation) des in früher Kindheit z. B. durch naturbedingte Hilflosigkeit, Entmutigungen, Geringschätzung, körperliche Mängel (sog. Organminderwertigkeit) oder soziale Benachteiligung entstandenen Minderwertigkeitsgefühls durch Streben nach Macht. Während dieses Prozesses formen sich Charakterzüge und neurotische Fehlentwicklungen (sog. falscher Lebensplan). Die Heilung einer Neurose (umschriebene psychische Störung ohne nachweisbare organische Grundlage, die Realitätsbezug und Krankheitseinsicht bzw. Problembewusstsein impliziert) wird durch erzieherische Umwandlung, Korrektur von Irrtümern und Eingliederung in die Gemeinschaft angestrebt. Vgl. Psychoanalyse, Psychologie.

Individuation: (engl.) *individuation*; **1.** von dem Psychoanalytiker C. G. Jung geprägter Begriff für den Prozess, in dem Menschen ihre eigene, selbständige Individualität* entwickeln und selbständig werden; dies geschieht durch Auseinandersetzung mit sich selbst (eigene Merkmale werden zunehmend als solche wahrgenommen und akzeptiert) und der Umwelt und führt zu einer Abgrenzung von Vorgaben, Anforderungen und Normen bei gleichzeitiger Übernahme von Verantwortung für sich selbst und das eigene Handeln. Heute wird von einem lebenslangen, Sinn gebenden Prozess ausgegangen, der von der Interaktion mit sich selbst (dem Bewussten und Unbewussten) sowie mit anderen Personen verursacht wird. **2.** nach

M. S. Mahler (1980) die Entwicklung des Säuglings von der Symbiose (Verschmolzenheit) mit der Mutter zum Kleinkind, das sich von der Mutter abgrenzen kann.

Individuum (ICNP): (engl.) *individual*; Bezeichnung für das nicht mehr weiter Teilbare (nicht mehr teilbare Ganze), den einzelnen Menschen, das Einzelwesen (Mensch, Tier, Pflanze), das Atom, die Einheit des Wesens; vgl. Individualität, Ganzheitlichkeit.

Induktion: (engl.) *induction*; **1.** (physiologisch) Hervorrufen einer nervalen Hemmung durch die Erregung eines Nervs und umgekehrt; **2.** (immunologisch) durch Antigene induzierte Bildung von Antikörpern und immunkompetenten Zellen; vgl. Immunisierung; **3.** (biochemisch) verstärkte Enzymsynthese infolge einer positiven Genregulation (Enzyminduktion); **4.** (physikalisch) elektromagnetische Induktion; Erzeugung elektrischer Spannung in einem elektrischen Leiter infolge der Änderung eines den Leiter durchsetzenden Magnetfeldes; **5.** (allgemein) wissenschaftliche Methode, bei der ausgehend vom Einzelfall auf das Allgemeine und Gesetzmäßige geschlossen wird. Vgl. Deduktion.

Infektion: (engl.) *infection*; Übertragung, Haftenbleiben und Eindringen von Mikroorganismen (Viren, Bakterien, Pilze, Protozoen, Würmer) in einen Makroorganismus (Pflanze, Tier, Mensch) und Vermehrung in ihm; eine Infektion bildet die Voraussetzung für die Entstehung einer Infektionskrankheit und wird von den infektiösen und krankmachenden (pathogenen) Eigenschaften des Mikroorganismus (Pathogenität) wesentlich bestimmt. Die infektiösen Eigenschaften sind u. a. Übertragbarkeit, Ansteckungskraft (Kontagiosität), Haftfähigkeit, Widerstandsfähigkeit, Eindringungsvermögen (Invasivität), Vermehrungsvermögen und Lebenstüchtigkeit (Vitalität). Entstehung und Verlauf einer Infektionskrankheit hängen außerdem von der Empfänglichkeit bzw. Unempfänglichkeit (Basisimmunität) und von der Abwehr- und Überwindungskraft (Immunität*) des Makroorganismus ab (s. Immunsystem). Mit der Verhinderung von Infektionen befasst sich die Hygiene*. **Einteilung: 1. nach der Eintrittspforte des Erregers** (sog. Ansteckungsweg): **a)** parenteral: perkutan (über die Haut), permukös (über die Schleimhäute), Inhalationsinfektion; **b)** enteral (über den Darm); **c)** über eine Wunde; **2. nach der Übertragbarkeit des Erregers: a)** direkt von Mensch zu Mensch (z. B. als Tröpfcheninfektion*, Kontaktinfektion); **b)** indirekt über Zwischenträger oder Zwischenwirte (sog. Vektoren, z. B. Schafe, Rinder, Schweine); **3. nach dem zeitlichen Ablauf der Krankheitserscheinungen: a)** foudroyant (schneller Beginn, schwerster Verlauf, oft tödlich); **b)** akut (plötzlicher Beginn, fieberhafter Verlauf über Tage); **c)** chronisch (allmählicher Beginn, subfebriler Verlauf über Wochen, Monate oder Jahre); **d)** rezidivierend (wiederholt auftretend, meist mit akut verlaufenden fieberhaften Krankheitsschüben); **e)** latent (klinisch stumme Phasen über Monate bis Jahre); **4. nach Verursacher-Gesichtspunkten,** d. h. **nach dem Krankheitserreger: a)** viral (z. B. Grippe); **b)** bakteriell (z. B. Angina); **c)** Mykose (z. B. Fußpilzinfektion); **d)** Protozoeninfektion (z. B. mit Trichomonaden); **5. nach der Immunitätslage: a)** opportunistisch auf Basis einer gestörten Immunabwehr mit Krankheitserregern, die bei gesunden Menschen keine Erkrankung auslösen (z. B. bei HIV-Infektion, Tumorerkrankung); **b)** symptomlos (inapparent) bei wirksamer Immunabwehr ohne Krankheitserscheinungen (subklinisch); **6. nach dem Erwerb der Infektion: a)** ambulant; **b)** im Krankenhaus (s. Nosokomialinfektion). Vgl. Kreuzinfektion.

Infektion, aerogene: s. Tröpfcheninfektion.

Infektionsanfälligkeit, erhöhte (ICNP): (engl.) *infection susceptibility*; Verlust oder Abnahme von Abwehrmechanismen, die benötigt werden, um Infektionen* abzuwehren; **Ursachen:** Ermüdung, Erschöpfung, unausgewogene Ernährung*, Dehydratation*, mangelnde Hygiene; in Pflegeeinrichtungen ist wegen des häufig reduzierten Allgemeinzustandes der Patienten bzw. Bewohner mit einer erhöhten Infektionsanfälligkeit zu rechnen. **Maßnahme: 1.** Hygienevorschriften einhalten (s. Hygieneplan), um Infektionsquellen zu minimieren; **2.** Nosokomialinfektion* vermeiden; **3.** für ausgewogene Ernährung, Verdauung und Bewegung sorgen.

Infektionsgefahr: (engl.) *danger of infection*; Möglichkeit, durch Ansteckung (Infektion*) eine Infektionskrankheit zu bekommen; ob eine Infektionskrankheit ausbricht, hängt von der Aggressivität (Virulenz) der Krankheitserreger, der Menge an Krankheitserregern sowie der Infektabwehrlage des Menschen ab (s. Immunsystem). **Pflege:** Infektionsvermeidung im Krankenhaus z. B. durch **1.** Benutzung von Handschuhen bei Tätigkeiten, bei denen man mit Körperflüssigkeiten in Berührung kommt; **2.** regelmäßige Händedesinfektion* und, wenn erforderlich, sterile Arbeitsweise (z. B. beim Verbandwechsel*). Vgl. Hygiene, Nosokomialinfektion, Desinfektion.

Infektionsschutzgesetz: Abk. IfSG; „Gesetz zur Verhütung und Bekämpfung von Infektionskrankheiten beim Menschen" vom 20.7.2000, zuletzt geändert am 31.10.2006; ersetzt seit dem 1.1.2001 das Bundesseuchengesetz und enthält Regelungen, die es ermöglichen sollen, übertragbaren Krankheiten vorzubeugen, Infektionen frühzeitig zu erkennen und ihre Weiterverbreitung zu verhindern; **Inhalt: 1.** allgemeine Vorschriften (z. B. Prävention durch Aufklärung); **2.** Koordinierung und Früherkennung (Aufgaben des Robert* Koch-Instituts, Bund-Länder-Informationsverfahren); **3.** Meldewesen (einschließlich Fristen, Datenaustausch zwischen Behörden); **4.** behördliche (z. B. Entseuchung, Entwesung,

Informatik

Quarantäne*) und prophylaktische Maßnahmen (z. B. Schutzimpfungen); **5.** Unterrichtungspflicht bei infizierten Blut-, Organ- und Gewebespendern; **6.** besondere Vorschriften für Schulen u. a. Gemeinschaftseinrichtungen; **7.** Infektionshygiene; **8.** Beschaffenheit von Trink-, Schwimm- und Badewasser; **9.** Abwasserbeseitigung; **10.** Tätigkeits- und Beschäftigungsverbote* (z. B. für Ausscheider) beim Umgang mit Lebensmitteln; **11.** Entschädigungen, Versorgung bei Impf-* und Gesundheitsschäden; **12.** Aufgaben von Bundeswehr und Gesundheitsamt; **13.** Straf- und Bußgeldvorschriften.

Dem Gesundheitsamt sind Krankheitsverdacht, Erkrankung und Tod bei **meldepflichtigen Krankheiten** mitzuteilen (§ 6): Botulismus, Cholera, Diphtherie, humane spongiforme Enzephalopathie, akute Virushepatitis, enteropathisches hämolytisch-urämisches Syndrom, virusbedingtes hämorrhagisches Fieber, Masern, Meningokokkenmeningitis oder -sepsis, Milzbrand, Poliomyelitis, Pest, Tollwut, Typhus abdominalis, Paratyphus, Tuberkulose, mikrobiell bedingte Lebensmittelvergiftung, akute infektiöse Gastroenteritis, gesundheitsschädliche Impfreaktionen und Nosokomialinfektionen. Der Nachweis bestimmter Krankheitserreger (s. Tab.) ist bei Hinweis auf eine akute Infektion zu melden. Generell meldepflichtig sind ferner das Auftreten einer bedrohlichen Krankheit oder von mindestens 2 gleichartigen Erkrankungen, bei denen ein epidemischer Zusammenhang wahrscheinlich ist oder vermutet wird, wenn dies auf eine schwerwiegende Gefahr für die Allgemeinheit hinweist und als Ursache ein im Gesetz nicht aufgelisteter Erreger in Betracht kommt; die Meldungen erfolgen meist namentlich. Zur Meldung verpflichtet ist i. d. R. der feststellende oder leitende Arzt bzw. Laborleiter, aber auch z. B. die Hebamme*, der Luftfahrzeugführer, Kapitän eines Seeschiffs oder Heilpraktiker*.

Informatik: s. Krankenhausinformationssystem; Pflegeinformationssystem.

Informatik, medizinische: (engl.) *medical informatics*; Wissenschaft von der Informationsverarbeitung und der Gestaltung von Informationssystemen im Gesundheitswesen; **Ziel: 1.** Unterstützung von Gesundheitsfürsorge und Krankenversorgung sowie von medizinischer Forschung und Lehre in Aspekten der Informationsverarbeitung; **2.** Förderung der fachlichen gesundheitsberufsbezogenen Aus- und Weiterbildung im Hinblick auf Informationsverarbeitung; **Ausbildung:** Es existieren 4 formalisierte Ausbildungsgänge: Medizinischer Dokumentationsassistent, Biowissenschaftlicher Dokumentar, Diplominformatiker (Fachrichtung Medizin), Diplominformatiker der Medizin. Als Richtlinie für die postgraduierte Fortbildung und zur Förderung der beruflichen Weiterbildung wurde von der Deutschen Gesellschaft für Medizinische Informatik, Biometrie und Epidemiologie (Abk. GMDS) und der Gesellschaft

Infektionsschutzgesetz
Meldepflichtiger Nachweis von Krankheitserregern bei Hinweis auf akute Infektion

namentliche Meldung bei:
- Adenoviren
- Bacillus anthracis
- Borrelia recurrentis
- Brucella sp.
- Campylobacter sp. (darmpathogen)
- Chlamydia psittaci
- Clostridium botulinum
- Corynebacterium diphtheriae
- Coxiella burnetii
- Cryptosporidium parvum
- Ebola-Virus
- Escherichia coli (enterohämorrhagisch, EHEC)
- Escherichia coli (darmpathogen)
- Francisella tularensis
- FSME-Virus
- Gelbfieber-Virus
- Giardia lamblia
- Haemophilus influenzae
- Hanta-Viren
- Hepatitis-Viren (A, B, C, D, E)
- Influenza-Viren
- Lassa-Virus
- Legionella sp.
- Leptospira interrogans
- Listeria monocytogenes
- Marburg-Virus
- Masern-Virus
- Mycobacterium bovis
- Mycobacterium leprae
- Mycobacterium tuberculosis
- Neisseria meningitidis
- Norwalk-Virus
- Poliomyelitis-Virus
- Tollwut-Virus
- Rickettsia prowazekii
- Rotavirus
- Salmonella paratyphi
- Salmonella typhi
- andere Salmonellen
- Shigella sp.
- Trichinella spiralis
- Vibrio cholerae (O1, O139)
- Yersinia enterocolitica (darmpathogen)
- Yersinia pestis
- andere Erreger hämorrhagischer Fieber

Infektionsschutzgesetz
Meldepflichtiger Nachweis von Krankheitserregern bei Hinweis auf akute Infektion

nicht namentliche Meldung bei:
 Treponema pallidum
 HIV
 Echinococcus sp.
 Plasmodium sp.
 Röteln-Virus
 Toxoplasma gondii

---

für Informatik (Abk. GI) das Zertifikat „Medizinischer Informatiker" geschaffen; für Ärzte besteht die Möglichkeit zum Erwerb der Zusatzbezeichnung „Medizinische Informatik". Vgl. Krankenhausinformationssystem, Pflegeinformationssystem, ICNP.

Information: (engl.) *information*; Nachricht; i. R. der Systemtheorie* und Kommunikation* gesendeter und empfangener Grundbestandteil von Austausch, Wechselwirkung bzw. Verständigung; C. E. Shannon formulierte 1950 die klassische Informationstheorie, bei der das Augenmerk nicht auf den Inhalten oder Bedeutungen der gesendeten oder empfangenen Kommunikationseinheiten liegt, sondern auf den Strukturen und Mengen. Die Differenz von Wissen zwischen Sender und Empfänger wird als Entropie bezeichnet. Ziel der theoretischen Überlegungen ist die Erhöhung der Ordnung in Kommunikationssystemen. Beispiel: Ungeordnete Information wird wie beim Radio, im Internet oder bei den Weltallgeräuschen als „Rauschen" bezeichnet. Schält man aus dem Rauschen gezielt die Frequenzen eines Senders oder eine Website, dann wird z. B. Musik gehört. Die Verbreitung der Informationstheorie führte zum Begriff der „Informationsgesellschaft" (gegenwärtig „Wissensgesellschaft"). **Hinweis:** Die Ansammlung von Information führt nicht automatisch zur Erweiterung von Wissen (Verstehen), das hier als sinnvolle Verknüpfung gesammelter Information zu verwertbaren Erkenntnissen verstanden wird. Die Information in medizinischer Fachsprache z. B. führt beim medizinischen Laien nicht automatisch zur Erweiterung seines Wissens oder Verständnisses, wenn er keine für ihn verständlichen Erläuterungen oder Übersetzungen erhält. Vgl. Krankenhausinformationssystem.

Informationsgespräch: verbale Interaktion, in der Menschen gezielt und ohne emotionale Gesprächsinhalte über bestimmte Sachverhalte in Kenntnis gebracht werden; **Pflege:** Patienten, Angehörigen oder neuen Mitarbeitern werden Informationen z. B. über Stations- und Tagesstruktur, Handhabung technischer Hilfsmittel, Durchführung bestimmter Maßnahmen vermittelt. Nicht zu verwechseln mit dem Aufklärungsgespräch (s. Aufklärungspflicht), das nur vom Arzt vorgenommen werden darf. **Durchführung: 1.** Das Informationsgespräch basiert auf der Fachkompetenz der informierenden Person, deshalb ggf. vorher Wissen aktualisieren; bei Fragen, die nicht oder ungenau beantwortet werden können, dies zugeben und die Bereitschaft signalisieren, die Informationen nach entsprechender Recherche nachzuliefern. **2.** Informationen gut dosieren und logisch aufbauen; bei komplexen oder häufig wiederkehrenden Verrichtungen lohnt sich zuvor die Erstellung eines schriftlichen Konzepts, möglichst mit Grafiken zur Veranschaulichung. **3.** Um den Gesprächspartner zu erreichen, eine Sprache verwenden, die von ihm verstanden werden kann (abhängig von Muttersprache, Bildungs-, Bewusstseins- und Gemütszustand). **4.** Fachvokabular, schnelles Sprechen und sehr lange Sätze vermeiden. **5.** Auswirkungen der Informationen für den anderen berücksichtigen: Bezieht sich die Information auf ein emotionsbeladenes Thema (z. B. Handhabung eines Stomabeutels* nach frischer Sigmakolostomie) oder kann sachbezogen über den Gegenstand des Informationsgespräches gesprochen werden? **6.** Nach dem Gespräch: Sind die Informationen auch wirklich aufgenommen worden? Zum Nachfragen ermuntern, Möglichkeit und Zeit für Rückfragen zur Verfügung stellen. Vgl. Gespräch, Gesprächsführung, Gedächtnishemmung.

Informationssammlung: s. Anamnese.

Informationsübertragung: s. Krankenhausinformationssystem.

Informationsverarbeitung (ICNP): (engl.) *information processing*; **1.** Fähigkeit, Informationen* korrekt zu ermitteln, zu organisieren und zu verwenden; **2.** Fähigkeit des Lesens, Verstehens und Verbalisierens zusammenhängender Nachrichten; **3.** Fähigkeit zum Darstellen eines organisierten Denkprozesses; **4.** Fähigkeit zum Erklären von Ähnlichkeiten und Unähnlichkeiten zwischen 2 Sachverhalten; vgl. Denken, Kommunikation, Wahrnehmung.

Infrarotlampe: s. Solluxlampe.

Infrarotthermometer: (engl.) *infrared thermometer*; Thermometer* zur Bestimmung der Körpertemperatur* durch kontaktlose Messung der Infrarotstrahlung eines Körpers oder Körperteils (z. B. Ohrthermometer*); bei kardiochirurgischen Eingriffen werden Infrarotthermometer zur Ermittlung der Körperkerntemperatur eingesetzt, da eine Verletzungsgefahr ausgeschlossen ist. Vgl. Temperaturmessung.

Infusion: (engl.) *infusion*; Einbringen von größeren Flüssigkeitsmengen (>20 ml) in den Körper mit einer Venenpunktion* (intravenöser Zugang), sehr selten auch intraarteriell (in die Arterie), intraossär (in die Knochen), subkutan (in die Haut) oder rektal (in den Enddarm; s. Darmreinigung); erfolgt im Gegensatz zur Injektion* i. d. R. über einen längeren Zeitraum.

Infusion

Infusion
Tropfgeschwindigkeit bei schwerkraftgesteuerter Infusion

Infusionszeit (Stunden)	Gesamtinfusionsmenge (ml)	Tropfgeschwindigkeit (ca. Tropfen/Minute)
24	2000	28
	1500	18
	1000	14
	500	7
12	2000	56
	1000	28
	500	14
8	1000	42
	500	21
6	500	28
4	500	42
2	500	83
1	500	166
	250	83
	100	33
0,5	100	66
	50	33

Anwendung
z. B. zur Kreislaufstabilisierung, Zufuhr von Wasser, Elektrolyten und Substraten (s. Ernährung, künstliche), Verabreichung von Arzneistoffen oder Diagnostika (z. B. Kontrastmittel, Indikatoren) oder zur Blutzufuhr (sog. Bluttransfusion).

Durchführung
Die Lösung wird aus dem Lösungsbehälter mit Hilfe eines Infusionssystems über eine Verweilkanüle oder einen zentralen Venenkatheter* nach dem Schwerkraftprinzip infundiert. Die Infusion unterliegt physikalisch dem Prinzip der kommunizierenden (miteinander verbundenen) Röhren. Solange der hydrostatische Druck im Infusionssystem höher ist als derjenige in der Vene, „läuft" sie. In das System sind eine Tropfkammer sowie eine Rollklemme* oder eine Dosierhilfe zur manuellen Einstellung und Kontrolle der Durchflussgeschwindigkeit (s. Tab.; Achtung: Schwankungen möglich) integriert. Zur exakten Dosierung empfiehlt sich die Verwendung von Dosiergeräten (s. Infusionspumpe, Perfusor). Meist ist eine genaue Bilanzierung von Ein- und Ausfuhr notwendig (s. Flüssigkeitsbilanzierung).

Hinweis: Wenn trotz optimaler Beobachtung eine Infusion „durchläuft", d. h. die Infusionsflasche und ein Teil des Infusionsschlauchsystems entleert sind, kommt sie in dem Augenblick zum Stillstand, in dem der Druckausgleich zwischen dem Füllungsdruck der Vene und dem Druck im Infusionssystem erreicht ist. In diesem Fall muss ein neues System gefüllt und fachgerecht angeschlossen werden.

Mögliche Komplikationen
I. bei intravenöser Infusion: 1. versehentliche Punktion der Arterie; Lösung fließt in die Peripherie statt herzwärts; Blut fließt pulsierend in das System zurück; Maßnahme: Infusion stoppen, Arzt informieren, Kanüle sofort entfernen, Druckverband (ca. 5 Minuten), ggf. anschließend Eisbeutel auflegen; 2. Venenthrombose/Thrombophlebitis: **a)** mechanisch: durch Verweilkanüle/Venenkatheter verursacht; **b)** chemisch: durch Infusionslösung verursacht; Maßnahme: Infusion stoppen, Arzt informieren, ggf. Entfernen des Katheters/der Kanüle, erneutes Anlegen der Infusion an einem anderen Ort; 3. paravasale Infusion: Lösung läuft in das Gewebe, nicht in das Gefäßsystem; Maßnahme: Infusion sofort stoppen, Arzt informieren, Therapie nach Anordnung des Arztes, entstauende Lagerung; je nach Lösung besteht das Risiko von Gewebenekrosen; 4. Leckage: Infusionssystem löst sich von Kanülen-/Katheteranschluss (Diskonnektion), Lösung läuft ins Bett; Maßnahme: Restinfusion stoppen, Verweilkanüle/Venenkatheter mit Mandrin* steril verschließen, Arzt informieren, damit eine neue Infusion angelegt werden kann; für trockene Unterlage sorgen, den Patienten ggf. neu betten; je nach Dauer der Nässeeinwirkung besteht das Risiko der Aufweichung (Mazeration) bis hin zum Absterben des Gewebes (Nekrose). Leckagen sind immer ein Pflegefehler (keine ausreichende Überwachung des Patienten).

II. bei intraarterieller Infusion: Diskonnektion der Systemverbindungen, Arzneimittelunverträglichkeit; bei sog. Lysetherapie zum Auflösen von Gefäßwandablagerungen (Thromben) besteht das Risiko der Verschleppung abgelöster Partikel in die Peripherie, wodurch neue Verschlüsse entstehen können.

III. bei subkutaner Infusion: Da die Lösung längere Zeit unverdünnt und in höherer Konzentration am Injektionsort verbleibt als bei der intravasalen Injektion, besteht das Risiko der lokalen Reizung bis hin zur Gewebenekrose. Hinweis: Unbedingt prüfen, ob die Lösung seitens des Herstellers zur subkutanen Infusion zugelassen ist (selbst bei sog. physiologischen Lösungen nicht immer der Fall); Anordnung vom Arzt schriftlich dokumentieren lassen.

Recht
1. Gemäß Beschluss der Bundesärztekammer vom 16.2.1974 (modifiziert 1980) gehören Infusionen zum Verantwortungsbereich des Arztes. Der Arzt kann die Durchführung auf sein medizinisches Assistenzpersonal, also auch auf Pflegefachkräfte übertragen, wenn er sich von deren Können und

Erfahrung selbst überzeugt hat. Es besteht jedoch ein Verweigerungsrecht des Mitarbeiters, wenn dieser sich (z. B. aus mangelnder Übung bzw. aufgrund seines Ausbildungsstandes) der Übernahme des Anlegens einer Infusion oder der Abgabe einer Injektion* nicht gewachsen sieht (s. Übernahmeverantwortung). Die Pflicht zur sorgfältigen Überwachung des Patienten bleibt von dieser Weigerung unberührt. Die Weigerung und der Weigerungsgrund müssen dokumentiert werden. Die Durchführung von Injektionen, Infusionen und Blutentnahmen außerhalb des ärztlichen Versorgungsbereichs ist nur in Notfällen vertretbar, wenn kein Arzt erreichbar ist (§ 3 Absatz 2 Nr. 1 d Krankenpflegegesetz). 2. Die sorgfältige Überwachung der Infusion hinsichtlich der Durchflussgeschwindigkeit und des Auftretens von Leckagen sowie die sorgfältige Beobachtung des Patienten hinsichtlich der Reaktionen auf die Lösungen und der ordnungsgemäßen Zufuhr zur Früherkennung von Komplikationen ist Aufgabe der Pflegefachkräfte (Durchführungsverantwortung*). 3. Die sorgfältige schriftliche Dokumentation der Durchführung durch die Pflegefachkraft und der Anordnung (Art der Infusion, Zusätze, Durchflussgeschwindigkeit) durch den Arzt sind unbedingt erforderlich (s. Pflegedokumentation). Vgl. Instillation, Wasserhaushalt.

Infusionsbesteck: syn. Infusionsgerät*.
Infusionsgerät: (engl.) *infusion system*; syn. Infusionsbesteck; Schlauchverbindung zwischen Infusionsflasche und venösem Zugang mit Einstichdorn, Bakterien- und Luftfilter oberhalb der Tropfkammer, Rollklemme* zur Regulation des Durchflusses und Luer-Lock-Anschluss zum Venenkatheter; vgl. Infusionsgeschwindigkeit.
Infusionsgeschwindigkeit: (engl.) *infusion rate*; Flussgeschwindigkeit, mit der eine festgelegte Flüssigkeitsmenge innerhalb einer bestimmten Zeit infundiert wird; die Regulierung des Infusionsdurchlaufs (s. Infusion) erfolgt manuell oder per Infusionspumpe*; die Anzahl der durchlaufenden Tropfen pro Minute wird bei manueller Einstellung i. Allg. mit dem Sekundenzeiger einer Uhr gezählt und über die Rollklemme* reguliert. **Faustregel:** 1 ml entspricht 20 Tropfen; 1 Tropfen/min entspricht 3 ml/h.
Infusionspumpe: (engl.) *infusion pump*; syn. Infusomat; elektronisch gesteuertes Gerät zur exakten Dosierung von Infusionen* mit größerem Volumen; der Durchfluss wird durch eine Rolle reguliert, die sich innerhalb der Infusionspumpe am Infusionsschlauch entlangbewegt. Infusionspumpen verfügen über Luft- und Druckdetektoren, stoppen ggf. die Zufuhr und geben Alarm (häufige Ursache für Fehlalarm: Knickstellen im Schlauchsystem, die umgehend behoben werden müssen). **Recht:** Das Medizinprodukterecht* (Medizinproduktegesetz und Medizinprodukte-Betreiberverordnung) schreibt für Infusionspumpen als aktives Medizinprodukt (Betrieb mit Strom- oder anderer Energiequelle) dem Hersteller die erstmalige Einweisung einer beauftragten Person anhand der Gebrauchsanweisung, beigefügter sicherheitstechnischer Informationen und Instandhaltungshinweise in die sachgerechte Handhabung und Anwendung und den Betrieb der Infusionspumpe sowie in die zulässige Verbindung mit anderen Medizinprodukten, Gegenständen und Zubehör vor. Der Arbeitgeber muss gewährleisten, dass alle anwendenden Mitarbeiter geeignet sind und ebenfalls geschult werden; die Bedienung durch nicht geeignete und geschulte Anwender kann als Übernahmeverschulden (s. Übernahmeverantwortung) seitens des Mitarbeiters gewertet werden. Vgl. Perfusor.
Infusomat: syn. Infusionspumpe*.
Infusum: s. Aufguss.
Inhalationsgerät: syn. Aerosolgerät*.
Inhalationstherapie: (engl.) *inhalation therapy*; Maßnahme, bei der mit der Einatemluft Substanzen in Form von Gasen, Dämpfen, Aerosolen* oder Stäuben in den Respirationstrakt gelangen; die Tiefe des Eindringens hängt von der Teilchengröße der Substanzen ab. **Formen: 1. Aerosoltherapie:** Einatmung gelöster, zu Nebel zerstäubter Arzneimittel; eingesetzt werden Dosieraerosole (in Treibgas gelöste Arzneimittel), Trockenaerosole (Arzneimittel in Pulverform), Düsen- und Ultraschallvernebler* sowie Respiratoren; Wirkungsort sind die Bronchien und die Luftröhre, bei Einsatz des Ultraschallverneblers auch die Alveolen; Anwendung: bei obstruktiven Atemwegerkrankungen oder Aussackungen der Bronchien (Bronchiektasen); Anfeuchten der Atemluft auch durch den Ultraschallvernebler (s. Luftbefeuchtung). **2. Dampf:** Kopfdampfbad zur Inhalation ätherischer Öle* bei entzündlichen Erkrankungen der oberen Atemwege; Wirkungsort ist der Mund-Nasen-Rachenraum bis zum Kehlkopf; **3. Sauerstofftherapie:** Anreicherung der Einatemluft mit Sauerstoff (O_2), um die Sauerstoffkonzentration des Bluts zu erhöhen; kann mit O_2-Nasensonde, Sauerstoffbrille* oder Sauerstoffmaske* verabreicht werden; Hinweis: Vorsicht bei chronisch-obstruktiven Lungenerkrankungen: Hier stellt Sauerstoffmangel oft den einzigen Atemantrieb dar, da das Atemzentrum sich an einen hohen Kohlenmonoxidgehalt des Blutes gewöhnt hat. O_2-Gabe kann daher zur Atemlähmung führen.
Initialberührung: s. Begrüßungsberührung.
initiale Brustdrüsenschwellung: s. Brustdrüsenschwellung, initiale.
Injektion: (engl.) *injection*; Einspritzung; Verabreichung (Applikation) von gelösten oder suspendierten Arzneimitteln oder Stoffen in den Körper auf parenteralem Weg mit Hilfe einer Spritze und einer Kanüle unter Verletzung der intakten Hautoberfläche; im Unterschied zur Infusion* erfolgt eine relativ schnelle Aufnahme der Wirkstoffe. Injektionen werden je nach Indikation, Medikament und Applikationstechnik von Ärz-

Injektion

Injektion
Injektionsformen

Bezeichnung	Abk.	Applikationsort
epidural, auch peridural	—	Epidural-/Periduralraum: Spalt zwischen der Knochenhaut (Periost) des Wirbelkanals und der zum Rückenmark gehörenden harten Hirnhaut (Dura mater)
intraarteriell	i. a.	Arterien
intraartikulär	—	Gelenk
intradermal	i. d.	Haut (Kutis); umfasst Ober- (Epidermis) und Lederhaut (Dermis)
intrakardial	—	Herz
intrakutan	i. c.	Haut
intralumbal	—	Wirbelkanal des Lendenbereichs
intrathekal, auch intradural	—	Liquorraum des Duralsacks
intramuskulär	i. m.	Muskel
intraperitoneal	i. p.	Bauchhöhle
intravenös	i. v.	Vene
periartikulär	—	Gelenkumgebung
subkutan	s. c.	unter der Kutis

ten und auf ärztliche Anordnung von Mitgliedern der Gesundheitsfachberufe (z. B. Pflegefachkräfte, Pflegehilfskräfte, (Zahn-)Medizinische Fachangestellte), Angehörigen oder Patienten selbst durchgeführt. **Formen:** s. Tab.; die Applikation sollte grundsätzlich in gesundes, gut durchblutetes Gewebe, nicht in Schwellungen (Ödeme), Blutergüsse (Hämatome), gelähmte Extremitäten oder zu operierende oder infizierte Körpergebiete erfolgen. Die Applikationsform muss auf Alter, Körperlänge, Gewicht, Kreislaufsituation, erforderliche Wirkungsgeschwindigkeit und -dauer abgestimmt sein.

Häufig durchgeführte Injektionen

Von Pflegekräften, geschulten Patienten oder Angehörigen (sorgfältige Risikoabwägung erforderlich) werden folgende Injektionen häufig durchgeführt:

1. subkutane Injektion (Abk. s. c.): Injektion isotonischer, wässriger Lösung in die Unterhaut (Subkutis); z. B. Insulin, Heparin, Analgetika; **Durchführung:** Festlegung des Applikationsortes (je nach Wirkstoff Außenseite Oberarm, Vorderseite Oberschenkel, Bauchhaut zwischen Nabel und Crista iliaca), Injektion in angehobene Hautfalte (Technik abhängig von Kanülenlänge und Substanz, Herstellerhinweise und Hausstandards bei der Vorbereitung beachten), Applikationsorte regelmäßig wechseln, um Hämatombildung zu vermeiden (s. Abb. 1); **Hinweis:** Eine Insulininjektion

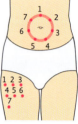

Injektion Abb. 1: Injektionsstellen in Bauch und Oberschenkel zur subkutanen Insulininjektion. Jede Injektionsstelle sollte ca. 2 cm von der vorherigen entfernt liegen. [55]

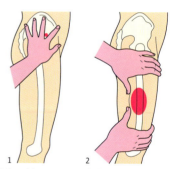

Injektion Abb. 2: 1: intramuskuläre Injektion nach Hochstetter (ventroglutäal); 2: Injektion in den Musculus vastus lateralis

nicht am Oberarm ausführen, da versehentlich eine i. m. Injektion durch unregelmäßig dicke subkutane Schicht erfolgen kann und die Insulinresorption nicht kalkulierbar ist.

2. intramuskuläre Injektion (Abk. i. m.): z. B. Impfstoffe, Antibiotika, Hormonpräparate, Depotpräparate; kann mit sog. Spritzenschein* ausgeführt werden; Applikationsorte: vorzugsweise ventroglutäal (nach Hochstetter), in Ausnahmefällen (Lagerungsprobleme, Adipositas u. a.) auch seitlicher Oberschenkel, Musculus vastus lateralis (s. Abb. 2), bei Kindern und abgemagerten (kachektischen) Patienten intraglutäal nach der sog. Crista*-Methode (von Sachtleben); **Durchführung:** Abklären, ob Antikoagulanzientherapie besteht (Risiko der Hämatombildung); Vorbereitung, Wahl des Applikationsortes und der Kanülenlänge abhängig von Körpergewicht und Wirkstoff (keine öligen Substanzen in Oberschenkel applizieren aufgrund der Gefahr der Gewebeschädigung/Abszessbildung); Injektionstechnik: tiefmuskulär nach hauseigenen Standards und Herstellerangaben; pflegewissenschaftlich wird zusätzlich die sog. Air-Bubble-Technik zur Schmerzreduktion empfohlen (L. MacGabhann, 1996), nach der beim Aufziehen der Injektionsflüssigkeit eine kleine Luftblase in Kanüle und Spritze belassen wird, die im Muskel einen Filter zwischen Medikament und Gewebe darstellt und entlang der Nadel einem Eindringen (Rückfluss) in subkutanes Gewebe vorbeugt. Deutschsprachige Pflegestudien zur Fortentwicklung und Evaluierung der einzelnen Injektionstechniken liegen bisher nicht vor. **Komplikationen: a)** Spritzenabszess durch eindringende Keime, meist Staphylokokken (selten anaerobe Clostridien), Serumhepatitis als Folge mangelnder oder unsachgemäßer Asepsis*, Nekrosen durch von Wirkstoffen verursachte Gewebeschäden und versehentlich subkutane Applikation; **b)** schmerzhafte Nervenpunktion mit Missempfindungen (Parästhesien), ggf. irreversible Lähmungen; **c)** Gefäßpunktion, selten versehentliche arterielle Fehlinjektion mit Nicolau-Syndrom (ca. 20 Minuten nach erfolgter Injektion im Bereich der Einspritzstelle heftige ausstrahlende Schmerzen, Rötung, Schwellung, später kann es zu blassbläulicher, marmorierter Hautverfärbung und Nekrosen kommen bis hin zu Schock und Blutungen aufgrund von Blutgerinnungsstörungen); **d)** versehentliche intravenöse Fehlinjektion von Depotpenicillin, sog. Hoigné-Syndrom (Mikroembolien der Lunge und toxische Reaktionen im Gehirn mit Parästhesien an Extremitäten, abnormen Geschmacksempfindungen, Husten, Zyanose, Bewusstseinsstörung, hochgradiger Erregung mit Todesangst, akustischen und optischen Halluzinationen; beginnt wenige Minuten nach Injektion und kann mehrere Stunden anhalten, in schwersten Fällen auch zum Tod führen). **Maßnahme:** Maßnahmen: Sofortige Benachrichtigung des diensthabenden Arztes mit Angabe der Medikation; Notfallmaßnahmen (Schockbehandlung, Reanimation) einplanen, Notfallbesteck und -geräte bis zum Eintreffen des Arztes bereitstellen.

Organisation
Neben den gängigen Injektionsstandards berufsgruppenübergreifend Checklisten mit Sofort- und Gegenmaßnahmen für im Haus verwendete Arzneimittel entwickeln.

Recht
Die Anordnungsverantwortung trägt der behandelnde Arzt, die Durchführungsverantwortung* die examinierte Pflegefachkraft. Die Rechtsprechung bezüglich der Haftung bei Komplikationen ist widersprüchlich, sorgfältige Dokumentation im Regressfall zur Absicherung für alle an Injektionen beteiligten Berufsgruppen wichtig.

Hinweis
Kanülen gehören unmittelbar nach der Injektion in einen sicheren Kanülenabwurfbehälter. Das Zurückstecken der Schutzkappe auf die Kanüle (sog. **recapping**) ist unzulässig, da es ein hohes Verletzungs- und damit Infektionsrisiko (Patient als möglicher Infektionsträger) birgt.

Injektionskanüle: (engl.) *injection cannula*; metallische, außen und ggf. innen polierte Hohlnadel unterschiedlicher Stärke (Außendurchmesser in Gauge) und Länge mit Spritzenansatz und unterschiedlich abgeschrägter Spitze; **Anwendung:** als Venenverweilkanüle* zur kurzzeitigen Infusion*, z. B. in Form einer Metallkanüle mit Kunststoffflügeln (sog. Butterfly) bzw. einer Plastikkanüle mit Metallmandrin (s. Mandrin). Der Steg erleichtert die Befestigung mit Heftpflaster auf der Haut.

Inkohärenz: (engl.) *incoherence*; Zerfahrenheit; formale Denkstörung*, psychopathologisches Symptom für einen sprunghaften, nicht geradlinigen Gedankengang, bei dem Logik der assoziative Verknüpfungen nicht nachvollziehbar sind; Themen und Denkinhalte werden aneinandergereiht, sodass teilweise kein zusammenhängender Satz oder Gedanke zu verstehen ist. Bei leichter Ausprägung sind korrekte Satzstruktur und Grammatik zu erkennen, bei schwerer Inkohärenz werden unverständliche Wörter und Silben aneinandergereiht. **Vorkommen:** bei chronischer Verwirrtheit* (Demenz), akuter Verwirrtheit* (Delir), Schizophrenie, Manie, auch im Traum; **Pflege:** Pflegekräfte sollten i. d. R. im Umgang mit inkohärenten Patienten nicht versuchen, Ordnung in die Gedanken zu bringen; das würde zum einen eine Überforderung der Pflegenden bedeuten, zum anderen empfinden die Patienten selbst ihre Sprache und ihren Gedankengang oft nicht als ungeordnet. Sinnvoller ist der Versuch, die Gefühle des Patienten zu formulieren und zu signalisieren, dass es Verständnis für ihn gibt (z. B. „Sie sind sehr aufgeregt" oder „Sie fühlen sich bedroht"). Die eigenen Formulierungen sollten möglichst kurz und deutlich sein. **Hinweis:** Die Aphasie* ist von der Inkohärenz zu unterscheiden. Inkohärenz gibt die Art des Denkens wieder; der Patient denkt so ungeordnet, wie er sich ausdrückt. Bei Aphasie können geradlinige Gedankengänge zugrunde liegen, aber nicht als solche artikuliert werden. Vgl. Ideenflucht, Validation.

Inkontinenz: s. Harninkontinenz; Stuhlinkontinenz.

Inkontinenz, altersabhängige: (engl.) *incontinence depending on age*; unwillkürlicher Abgang von Harn oder Stuhl in Abhängigkeit vom Lebensalter; **Vorkommen: 1.** (physiologisch) bei Kleinkindern: Harnblasen- und Stuhlentleerung erfolgen reflektorisch. Die willkürliche Kontrolle entwickelt sich erst 2–3 Jahre nach der Geburt. **2.** (pathologisch) häufig bei älteren Menschen: z. B. durch Veränderungen der Schließmuskulatur oder Nebenwirkungen zahlreicher Arzneimittel (z. B. Antidepressiva, Spasmolytika, Antiarrhythmika, Sedativa); die Inkontinenz tritt selten isoliert, sondern häufig in Kombination mit anderen Erkrankungen auf wie z. B. eingeschränkte physische Mobilität, Stoffwechselerkrankungen (z. B. Diabetes mellitus) und Durchblutungsstörungen des Gehirns (zerebrovaskuläre Erkrankungen). Häufige Formen der Inkontinenz im Alter sind die Dranginkontinenz mit Hyperaktivität des Harnblasenmuskels und die neurogene Stuhlinkontinenz*, bei der die Steuerung der Darmentleerung betroffen ist. **Maßnahme** bei pathologischer Inkontinenz: medikamentöse Therapie, Toilettentraining* und Beckenbodentraining*. Vgl. Miktionsreflex, Stuhlausscheidung, Harninkontinenz, Stuhlinkontinenz.

Inkontinenz, anorektale: s. Stuhlinkontinenz.

Inkontinenzbehandlung: s. Blasentraining; Toilettentraining.

Inkontinenz, extraurethrale: s. Harninkontinenz.

Inkontinenz, funktionelle (ICNP): s. Harninkontinenz.

Inkontinenzhilfsmittel: (engl.) *incontinence aids*; Produkte, die Harn und/oder Stuhl aufsaugen oder aufnehmen (z. B. Einlagen, Vorlagen, Inkontinenzhosen), zur Befestigung von saugfähigen Materialien dienen (z. B. Fixierhose*) oder zum Ableiten (Urinalkondom*, Fäkalkollektor) und Zurückhalten (Analtampons*) bei Inkontinenz.

Inkontinenzhose: s. Klingelsystem.

Inkontinenz, neurogene: s. Stuhlinkontinenz.

Inkontinenzprophylaxe, individuelle: (engl.) *individual incontinence prophylaxis*; Maßnahmen zur Prophylaxe von unwillkürlicher Harn- oder Stuhlausscheidung, die entsprechend der Ursache und evtl. vorliegenden psychischen und sozialen Einflussfaktoren geplant und durchgeführt werden; **Maßnahme: 1.** v. a. Vermeiden von erhöhtem Druck auf den Beckenboden durch Pressen, Drücken, Heben schwerer Lasten, Reduktion von Übergewicht, Behandlung von (Raucher-)Husten; **2.** Rückbildungsgymnastik nach Geburten; **3.** Stärkung des Beckenbodens durch Training mit Hilfsmitteln (Kugeln, Konen). Vgl. Blasentraining, Beckenbodentraining, Harninkontinenz, Stuhlinkontinenz.

Inkorporation: (engl.) *incorporation*; Einverleibung; Aufnahme eines Stoffs in den Organismus, i. e. S. von Radionukliden über die Atmungsorgane (Inhalation), den Magen-Darm-Trakt (Ingestion) und die Haut (perkutane Resorption), bei nuklearmedizinischen Anwendungen durch intravenöse oder intrakavitäre (in eine natürliche Körperhöhle) Injektion; vgl. Strahlenschutz.

Inkubationszeit: (engl.) *incubation period*; Zeitraum von der Aufnahme der Krankheitserreger in den Körper bis zum Auftreten der ersten Symptome der Infektionskrankheit (s. Tab.); vgl. Infektion.

Inkubationszeit
Ausgewählte Infektionskrankheiten

Krankheit	Inkubationszeit		
Diphtherie	2	– 5	Tage
Grippe	1	– 3	Tage
Hepatitis A	15	– 45	Tage
Hepatitis B	40	– 160	Tage
Hepatitis C	2	– 6	Wochen
Keuchhusten	7	– 14	Tage
Masern	8	– 14	Tage
Mumps	12	– 25	Tage
Poliomyelitis (Kinderlähmung)	5	– 14	Tage
Röteln	14	– 21	Tage
Scharlach	2	– 4	Tage
Tetanus	3	– 21	Tage
Tollwut	3	– 8	Wochen
Tuberkulose	4	– 12	Wochen
Windpocken	14	– 16	Tage

Inkubator: (engl.) *incubator*; umgangssprachl. Brutkasten; klimatisierte, durchsichtige Kleinkammer zur Pflege von Frühgeborenen* und schwerkranken Neugeborenen*, die aus einem Patientenraum und einem Geräteteil besteht; der Inkubator kann konstant temperiert werden (wichtig v. a. bei Kindern mit unzureichender Wärmeregulation). Ebenso können Sauerstoffgehalt und Luftfeuchtigkeit innerhalb der Kammer nach Bedarf reguliert werden. Durch seitlich angebrachte Öffnungsklappen kann das Kind pflegerisch, medizinisch und physiotherapeutisch versorgt werden und die Eltern mit ihrem Kind körperlichen Kontakt aufnehmen (streicheln, berühren). Vgl. Kängurupflege, Intensivpflege, neonatologische.

Insemination: s. Befruchtung, künstliche.

Insomnie (ICNP): s. Schlaflosigkeit.

Inspiration: s. Einatmung.

Instillation: (engl.) *instillation*; tropfenweise erfolgendes Einbringen von Flüssigkeiten bzw. flüssigen Arzneimitteln in den Organismus (Hohlorgane, Körperhöhlen und -öffnungen, Blutgefäße, Bindehautsack); vgl. Infusion.

Instruktion: (engl.) *briefing, instruction*; Vorschrift oder Anweisung zum Umgang mit einem Gegenstand oder Sachverhalt sowie Anleitung in Lehr- und Lernsituationen; vgl. Delegation.

instrumental activities of daily living: Abk. IADL; instrumentelle Aktivitäten des täglichen Lebens;

standardisiertes Assessmentinstrument, das in den USA in den 60er Jahren des 20. Jahrhunderts entwickelt wurde, auf der Beziehung des alten Menschen zu seiner Umwelt beruht und den Grad der Selbständigkeit in der Lebensführung beschreibt; **Aufbau:** Erfasst wird die Fähigkeit des Patienten, 8 Aktivitäten auszuüben: Essen zubereiten, leichte Hausarbeit verrichten, Wäsche versorgen, einkaufen, Verkehrsmittel benutzen, mit Geld umgehen, für eigene Medikation verantwortlich sein, telefonieren. Vgl. activities of daily living, Aktivitäten des täglichen Lebens.

Insuffizienz: (engl.) *insufficiency*; Schwäche, ungenügende Leistung eines Organs oder Organsystems; z. B. Herzinsuffizienz, Leberinsuffizienz, Niereninsuffizienz, Atmungsinsuffizienz*.

Insulintherapie: (engl.) *insulin therapy*; Behandlung des Diabetes mellitus (sog. Zuckerkrankheit) durch Gabe von Insulin mit dem Ziel einer befriedigenden Einstellung des Blutzuckers* (nüchtern bzw. vor den Mahlzeiten 80–120 mg/dl bzw. 4,5–6,7 mmol/l); **Formen: 1. konventionelle** Insulintherapie: i. d. R. starres Schema von 2–3 Injektionen einer vorgegebenen Mischung aus Intermediärinsulin (verzögernd wirkend) und Normalinsulin (rasch wirkend) morgens, evtl. mittags und abends, Spritz-Ess-Abstand ca. 30 Minuten je nach Insulinmischung; schlecht auf Schwankungen des Blutzuckerwerts abstimmbare Variante; **2. intensivierte** Insulintherapie: Therapie nach dem Basis-Bolus-Prinzip, bietet hohe Flexibilität für den Diabetiker; **a) intensivierte konventionelle** Insulintherapie (Abk. ICT): 2-malige Injektion eines Intermediärinsulins morgens und spät abends oder 1-malige Injektion eines Langzeitinsulins zur Deckung des Basalbedarfs (Imitation der Basalsekretion von Insulin des Gesunden), zusätzlich Bolusinjektion eines Normalinsulins zu den Mahlzeiten (angepasst an den Kohlenhydratgehalt der Nahrung, den gemessenen Blutzuckerwert vor der Mahlzeit und die geplante körperliche Belastung); Spritz-Ess-Abstand nicht zwingend notwendig; **b) Insulinpumpentherapie:** kontinuierliche Gabe von Insulin über einen meist subkutan liegenden Katheter, Bolusgabe vor den Mahlzeiten durch Knopfdruck auf die außerhalb des Körpers liegende Pumpe (Ermittlung der notwendigen Menge wie bei der ICT).

Integration, gesellschaftliche: (engl.) *social integration*; i. R. der Sozialpolitik Bestrebungen mit dem Ziel, bestimmte gesellschaftliche Personenkreise (oft benachteiligte Minderheiten, z. B. Migranten, Behinderte) in das Gemeinschaftsleben einzubeziehen und ihnen eine möglichst vollständige Teilhabe am gesellschaftlichen Leben zu ermöglichen; vgl. Enkulturation, Akkulturation, Gesellschaft.

Integrationsamt: (engl.) *integration office*; landeseigene Einrichtung nach § 102 SGB IX zur Regelung und Umsetzung des Behindertenrechts für Berufstätige; **Aufgabe: 1.** Erhebung und Verwendung der Ausgleichsabgabe; **2.** Kündigungsschutz (§ 85 SGB IX) für schwerbehinderte Menschen; **3.** begleitende Hilfe im Arbeits- und Berufsleben für schwerbehinderte Menschen; **4.** zeitweilige Entziehung der besonderen Hilfen für schwerbehinderte Menschen (§ 117 SGB IX). Das Integrationsamt kann i. R. seiner Zuständigkeit für die begleitende Hilfe im Arbeits- und Berufsleben aus den ihm zur Verfügung stehenden Mitteln auch **Geldleistungen** erbringen. Diese erhalten **1.** schwerbehinderte Menschen u. a. für technische Arbeitshilfen, zum Erreichen eines Arbeitsplatzes, als Existenzgründungshilfen und zur Beschaffung, Ausstattung und Erhaltung einer behinderungsgerechten Wohnung; **2.** Arbeitgeber u. a. zur behinderungsgerechten Einrichtung von Arbeitsplätzen für schwerbehinderte Menschen; **3.** Integrationsunternehmen und öffentliche Arbeitgeber für begleitende Hilfe im Arbeits- und Berufsleben, soweit sie Integrationsbetriebe und Integrationsabteilungen führen. Auf der Grundlage des Gesetzes zur Bekämpfung der Arbeitslosigkeit Schwerbehinderter vom 20.9.2000 wurde flächendeckend ein ortsnahes Angebot von Integrationsämtern aufgebaut. Vgl. Rehabilitationsrecht.

Integrationsfachdienst: (engl.) *professional integration service*; Dienstleistung eines Dritten, der im Auftrag der Bundesagentur für Arbeit, der Rehabilitationsträger (s. Rehabilitationsrecht) und der Integrationsämter* bei der Durchführung der Maßnahmen zur Teilhabe* am Arbeitsleben für schwerbehinderte Menschen beteiligt wird (§ 109 SGB IX); **Aufgabe: 1.** Beratung und Unterstützung schwerbehinderter Menschen; **2.** Information und Hilfestellung für Arbeitgeber.

Integrationsprojekt: (engl.) *integration project*; rechtlich und wirtschaftlich selbständiges Unternehmen (Integrationsunternehmen) oder unternehmensinterne(r) Betrieb bzw. Abteilung (Integrationsbetrieb bzw. -abteilung) zur Beschäftigung schwerbehinderter Menschen auf dem allgemeinen Arbeitsmarkt, deren Teilhabe an diesem aufgrund von Art und Schwere der Behinderung auf besondere Schwierigkeiten stößt (§ 132 SGB IX); Integrationsprojekte bieten schwerbehinderten Menschen u. a. Beschäftigung und arbeitsbegleitende Betreuung, soweit erforderlich auch Maßnahmen der beruflichen Weiterbildung oder Gelegenheit zur Teilnahme an entsprechenden außerbetrieblichen Maßnahmen (§ 133 SGB IX). Die Integrationsprojekte leisten keine Sozialarbeit im engeren Sinne. Eine psychosoziale Betreuung der schwerbehinderten Menschen soll von dem zuständigen Integrationsfachdienst* im Auftrag von Integrationsamt* und Arbeitsamt durchgeführt werden. Vgl. Teilhabe am Arbeitsleben, Rehabilitationsrecht.

Integrationstherapie, sensorische: (engl.) *sensoric integration therapy*; auch sensomotorische Übungsbehandlung; spielerische Behandlungsmethode zur Förderung altersgerechter Sinnes- und Bewegungsfunktionen bei Kindern; Stimulation der Sinneswahrnehmung kann durch Berührungsreize (Streicheln, Ausüben von Zug und Druck), Stimulation der Tiefensensibilität, Anregung des vestibulären Systems (Gleichgewichtsorgan) durch Drehen oder Schaukeln und Förderung der Koordination (Hand-Augen-Kontrolle, Körper-Raum-Wahrnehmung) erfolgen. Vgl. Physiotherapie, Bewegungstherapie.

integrierte Versorgung: s. Versorgung, integrierte.

Integrität (ICNP): (engl.) *integrity*; **1.** Persönlichkeitseigenschaften und -einstellungen, die durch Aufrichtigkeit, Moral*, Seriosität und Verantwortungsbereitschaft gekennzeichnet sind, in der Ausprägung altruistisch (selbstlos) oder belohnend; vgl. Ethik; **2.** Fähigkeit, die unterschiedlichen Entwicklungen und Konzepte, die im Laufe des Lebens erfahren werden, erfolgreich in sich zu vereinen („integrierte Persönlichkeit"); **3.** Unversehrtheit.

Intelligenz: (engl.) *intelligence*; unterschiedlich definiertes Merkmal, das i. Allg. kognitive Fähigkeiten (z. B. Konzentration, Vorstellung, Gedächtnis, Denken, Lernen, Sprache, Fähigkeit zum Umgang mit Zahlen und Symbolen) bezeichnet; i. e. S. geistige Begabung und Beweglichkeit, die Menschen befähigt, sich schnell in neuen Situationen zurechtzufinden, Sinn- und Beziehungszusammenhänge zu erfassen sowie den neuen Gegebenheiten und Anforderungen durch Denkleistung sinnvoll zu entsprechen. Wichtige **Erklärungsmodelle** sind **1.** (nach W. Stern) eine allgemeine geistige Anpassungsfähigkeit an neue Aufgaben und Bedingungen des Lebens, also die Fähigkeit, das Denken auf neue Anforderungen einzustellen; **2.** (nach D. Wechsler) die Befähigung, zu verstehen, zweckmäßig zu handeln, vernünftig zu denken und sich erfolgreich mit seiner Umwelt auseinanderzusetzen; **3.** (nach P. R. Hofstätter) die Fähigkeit zum Auffinden von Ordnungen, von einer Systematik im überzufälligen Geschehen von Ereignissen. Wesentlich (wenn auch nicht immer unabhängig davon) ist nicht, welchen Bildungsgrad ein Mensch hat, über wie viele Informationen er verfügt, sondern wie er mit vorhandenen Informationen umgeht. Es geht vielmehr um das Zusammenwirken von Wahrnehmung, Gedächtnis und Denken. **Grundlage:** Zur Klärung, wie Intelligenz aufgebaut ist, auf welchen Intelligenzfaktoren* sie basiert, wurden unterschiedliche Theorien entwickelt. Während in der klassischen Intelligenzforschung von Erkenntnissen ausgegangen wurde, die faktorenanalytisch (spezielles statistisches Verfahren) ermittelte Dimensionen als Grundlagen intelligenten Handelns ergaben, beziehen neuere Ansätze auch weitere Dimensionen ein. Eine endgültige Klärung, welche Faktoren in welchem Maß an der Gesamtintelligenz beteiligt sind, ist (noch) nicht gefunden. Auch die Zusammenhänge zwischen Intelligenz und Gehirnstrukturen sind bislang hypothetisch. **Bestimmung:** Die Messung der Intelligenz erfolgt mit Intelligenztests*; das ermittelte Ergebnis ist der Intelligenzquotient*, der die numerische Ausprägung der Intelligenz angibt. **Pflegeprozess:** Grundsätzlich bei allen Patienten von einer normal ausgeprägten Intelligenz ausgehen! Im Kontakt mit Patienten, insbesondere in der Pflegeplanung und beim Erklären bestimmter Durchführungen, ist jedoch darauf zu achten, ob akute Einschränkungen der kognitiven Fähigkeiten vorliegen (s. Kognition, kognitive Fähigkeit, beeinträchtigte), ob die Patienten in ihrer Auffassungsgabe und ihrer Fähigkeit, die akute Situation zu bewältigen, beeinträchtigt sind. Vgl. Denken, Gedächtnishemmung, Intelligenz, emotionale; Intelligenz, soziale.

Intelligenz, emotionale: (engl.) *emotional intelligence*; Befähigung, mit den eigenen Gefühlen und den Gefühlen anderer angemessen umzugehen; bezieht sich auf emotionale Fähigkeiten wie z. B. Selbsterkenntnis, Empathie, soziale Kompetenz, Verhalten in Konflikten; wurde als besondere Form der Intelligenz* in Abkehr vom herkömmlichen Intelligenzbegriff Ende der 80er Jahre des 20. Jahrhunderts von P. Salovey und J. D. Mayer geprägt, die Dimensionen der Theorie der Multiplen Intelligenzen von H. Gardner aufgriffen (s. Intelligenzfaktoren). Mitte der 90er Jahre des 20. Jahrhunderts propagierte D. Goleman die Aufwertung der emotionalen Intelligenz zu einem wesentlichen individuellen und sozialen Faktor. Emotionale Intelligenz ist zur Herstellung von Pflegebeziehungen (s. Beziehung) von besonderer Bedeutung. Wesentliche **Kennzeichen: 1.** Selbstwahrnehmung der eigenen Gefühle; **2.** Selbstregulierung, d. h. sorgfältiger Umgang mit den eigenen Emotionen*; **3.** produktive Nutzung von Emotionen, um eigene Ziele zu erreichen; **4.** Empathie anderer gegenüber; **5.** soziale Fähigkeiten, guter Umgang mit eigenen und Emotionen anderer in Beziehungen, Erfassen von sozialen Strukturen und Beziehungsdynamik sowie angemessenes Interagieren. Emotionale Intelligenz hat einen besonderen Stellenwert im Zusammenspiel von Emotionen, Erfahrungen und sozialen Fähigkeiten; wird auch als Metafähigkeit bezeichnet, die anderen Kompetenzen (z. B. dem rein rationalen Handeln) übergeordnet ist.

Intelligenzfaktoren: (engl.) *intelligence factors*; Dimensionen und Grundlagen der Intelligenzleistungen; Intelligenzfaktoren wurden mit Hilfe der Faktorenanalyse gewonnen, die aus Tests, Experimenten und Leistungsproben stammen, in denen unterschiedliche Probleme zu lösen waren.

Wesentliche Theorien

1. Die **Zwei-Faktoren-Theorie** (C. Spearman, 1904) besagt, dass allen geistigen Funktionen eine „allgemeine geistige Fähigkeit g" zugrunde liegt. Bestimmte Leistungen entstehen durch das Zusammenwirken von g mit dem für die jeweilige Funktion „spezifischen Intelligenzfaktor s". Diese Theorie erklärt, warum manche Menschen generell bessere intellektuelle Leistungen zeigen (sie haben eine hohe allgemeine Intelligenz g), während andere in bestimmten Bereichen hohe Leistungen bringen (mit einem ausgeprägten Faktor s). **2. Die Multiple Faktorentheorie** (L. L. Thurstone, 1924) basiert auf 7 Primärfaktoren, die in Kombination die Leistung einer geistigen Funktion bestimmen: numerisches Denken, schlussfolgerndes Denken, Wortverständnis, Wortflüssigkeit, Raumvorstellung, Wahrnehmungsgeschwindigkeit, Gedächtnis*. **3. Das Strukturmodell** (J. P. Guilford, 1950) gliedert die Faktoren nach Inhalt (Art der Information), erforderlicher Operation (Art der Denkleistung) und Produkt (Art des Resultats). Für jede Dimension werden unterschiedliche Klassen beschrieben. Zur Systematisierung wurde ein Würfelmodell mit 3 Achsen entwickelt (s. Abb.). So unterschiedliche Kombinationen von Inhalten (4 Klassen), Operationen (5 Klassen) und Produkten (6 Klassen); alle sind miteinander kombinierbar, woraus sich eine theoretische Anzahl von 120 Dimensionen ergibt, von denen bislang tatsächlich knapp 100 gefunden wurden. **4. Neuere Ansätze** aus der Kognitionspsychologie führten zu einer Erweiterung des Intelligenzbegriffs und formulierten die Annahme mehrerer Formen von Intelligenz (s. Intelligenz, emotionale; Intelligenz, soziale). In der **Theorie der Multiplen Intelligenzen** (H. Gardner, 1983) wurden unterschiedliche Fähigkeiten als Dimensionen von Intelligenz beschrieben und bis dahin vernachlässigte Aspekte als intelligente Leistungen erfasst: linguistische Fähigkeit, logisch-mathematische Fähigkeit,

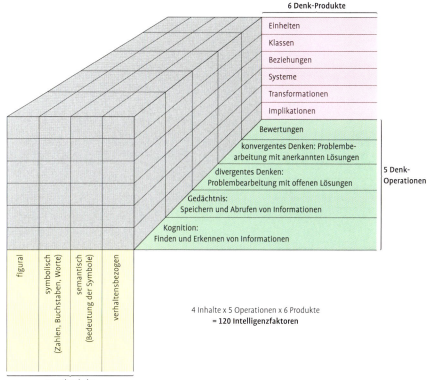

Intelligenzfaktoren: Strukturmodell nach Guilford

kann jede geistige Funktion danach unterschieden werden, welcher Inhalt (Sprache, Bilder, Handlungen, Symbole, z. B. Zahlen) in welcher Form verarbeitet wird (Erkennen, Bewerten, Erinnern, Kombinieren oder Differenzieren) sowie welches Produkt dabei herauskommt (Klassen, Beziehungen, Systeme, Einheiten, Transformationen, Implikationen). Intellektuelle Fähigkeiten repräsentieren räumliches Vorstellungsvermögen einschließlich der Formbildung und -veränderung sowie der Gebrauch mentaler Bilder, musikalische Fähigkeit, körperlich-kinästhetische Fähigkeit, interpersonale Fähigkeit (Verstehen anderer), intrapersonale Fähigkeit (Verstehen des eigenen Selbst), Entwicklung eines Identitätsbewusstseins. Nach Gardner stellen herkömmliche Intelligenztests* eine künst-

Intelligenzquotient

liche Verhaltensstichprobe dar. Eine tatsächliche Erfassung individueller Intelligenz kann nur aufgrund von Beobachtung und Einschätzung eines Menschen in vielen unterschiedlichen Situationen des wirklichen Lebens vorgenommen werden.

Autorin: Vivian Keim.

Intelligenzquotient: (engl.) *intelligence quotient*; Abk. IQ; Maß für die intellektuelle Leistungsfähigkeit eines Menschen; die Intelligenz* selbst ist nicht messbar; daher misst man Funktionen der Intelligenz, die sich in Form von Tests abfragen lassen (s. Intelligenztests). Die Ergebnisse dieser Tests setzt man in Verhältnis zum Alter und zur durchschnittlichen Intelligenzleistung in der Bevölkerung. Der klassische IQ wurde 1912 geprägt (W. Stern) und als Quotient von Intelligenzalter (Abk. IA) zu Lebensalter (Abk. LA) berechnet. Danach ist ein 18-Jähriger, der die Aufgaben der 23-Jährigen schafft, überdurchschnittlich intelligent, wenn er nur bis zu den Aufgaben der 16-Jährigen kommt, unterdurchschnittlich intelligent. Nachfolgende Forscher multiplizierten das Ergebnis mit 100, um Kommastellen zu vermeiden. Inzwischen wird der IQ nicht mehr in Zusammenhang mit einem IA gesehen, sondern als statistische Abweichung eines Menschen vom Mittelwert seiner Altersgruppe. Die meisten IQ-Skalen haben ihren Mittelwert bei 100, sind aber verschieden gestreckt. So markiert ein IQ von 130 in einer Skala möglicherweise die Grenze zu den oberen 2 %, in einer anderen liegen ggf. noch 10 % der Bevölke-

rung darüber. Daher sagt die Nennung eines IQ-Werts allein nichts aus. Für den IQ gilt eine Normalverteilung, d. h., besonders hohe und besonders niedrige Ausprägungen sind eher selten und die meisten Menschen weisen einen mittig liegenden Wert um 100 auf (s. Tab.). Da die Erfassung selten ganz genau möglich ist, wird von einer normalen Intelligenz im Bereich von 91–109 Punkten ausgegangen.

Intelligenz, soziale: (engl.) *social intelligence*; Fähigkeit, andere zu verstehen, ihre emotionale Befindlichkeit und Verhaltensweisen einzuschätzen und in menschlichen Beziehungen angebracht zu handeln; von L. L. Thorndike in den 20er Jahren des 20. Jahrhunderts eingeführter Begriff, in H. Gardners Theorie der Multiplen Intelligenzen (s. Intelligenzfaktoren) als **interpersonale Intelligenz** bezeichnet.

Intelligenzstörung: (engl.) *retardation*; Minderbegabung, geistige Behinderung, veraltet Oligophrenie; Zustand verzögerter oder verminderter Entwicklung der geistigen Fähigkeiten (Intelligenzquotient* unter 70), dessen verursachende Schädigung (angeboren, z. B. genetisch, pränatal oder perinatal, oder erworben, z. B. durch Infektion, Schädelhirntrauma) bis zum 18. Lebensjahr eintritt, geht mit einer entwicklungsbedingten Beeinträchtigung des Anpassungsvermögens einher.

Intelligenztests: (engl.) *intelligence tests*; Bezeichnung für psychometrische Verfahren, die auf der Grundlage unterschiedlicher Intelligenzdefinitionen und -theorien (s. Intelligenzfaktoren) die intellektuelle Leistungsfähigkeit eines Menschen nach Art (qualitativ) und Ausprägung (quantitativ) bestimmen; **Grundlage:** Da Intelligenz* nicht direkt gemessen werden kann, ist es notwendig, bestimmte Leistungen zu testen, die als Zeichen für Intelligenz gehalten werden. Intelligenztests basieren somit auf Annahmen, welche Leistungen mit Intelligenz einhergehen und Aufschluss über die Intelligenz geben können. Aus den unterschiedlichen Annahmen und Theorien über Intelligenz resultieren entsprechend unterschiedlich konstruierte Tests, was dazu führt, dass jeder Test eine andere Art von Intelligenz misst. Die Maßzahlen der Intelligenzmessung, die Intelligenzquotienten* (Abk. IQ), die in verschiedenen Tests ermittelt wurden, sind prinzipiell miteinander vergleichbar und widersprechen sich selten. Aussage- und mehr noch Vorhersagekraft der ermittelten Ergebnisse sind umstritten. **Durchführung:** Die gebräuchlichen Tests bestehen aus Kapiteln, einzelnen Untertests, mit denen Einzelleistungen erfasst werden. So kann als Summe aller Untertests der gesamte IQ errechnet werden. Darüber hinaus ergibt ein Vergleich der einzelnen Leistungsbereiche das individuelle Profil des Getesteten einschließlich besonderer Fähigkeiten. Der ermittelte IQ ist immer basierend auf der jeweiligen Skala des durchgeführten

Intelligenzquotient
Verteilung in der Bevölkerung (10–60 Jahre)

IQ	Anteil in der Bevölkerung (%)	Klassifikation
< 20		schwerste Intelligenzminderung
20 – 34		schwere Intelligenzminderung
35 – 49		mittelgradige Intelligenzminderung
50 – 69		leichte Intelligenzminderung
70 – 79	6,27	sehr niedrige Intelligenz
80 – 90	16,13	niedrige Intelligenz
91 – 109	50,00	durchschnittliche Intelligenz
110 – 117	16,13	hohe Intelligenz
118 – 126	6,27	sehr hohe Intelligenz
≥ 127	2,20	extrem hohe Intelligenz

Tests zu interpretieren. Vgl. Konzentrationstests.

Intensivbehandlungseinheit: (engl.) *intensive care unit, critical care unit*; spezielle Versorgungseinheit zur Notfall- und Intensivtherapie in größeren Krankenhäusern, die auf die Behandlung spezieller Erkrankungen ausgerichtet ist; in der Intensivbehandlungseinheit werden z. B. schwerstbrandverletzte Menschen, Menschen mit schweren Schädelhirnverletzungen, Schlaganfall, Vergiftungen, Erkrankungen des peripheren oder Zentralnervensystems oder auch Neugeborene und Kinder versorgt. **Organisation:** Eine Intensivbehandlungseinheit kann Teil einer Intensivstation* oder peripherer Stationen sein, besteht i. d. R. aus einem oder mehreren Zimmern mit jeweils 2–4 Intensivbetten*, evtl. Reanimations- und Notfallversorgungsräumen, Dialyseplätzen und einem zentralen Dienstplatz zur Überwachung* und zur Erledigung administrativer Aufgaben. Einige Intensivbehandlungseinheiten verfügen über einen Abschiedsraum. **Hinweis:** Für die räumliche, personelle und materielle Ausstattung gibt es z. B. in Österreich vorgeschriebene Standards. Vgl. Intensivmedizin, Intensivpflege.

Intensivbett: (engl.) *intensive care bed*; Patientenbett auf einer Intensivstation* oder Intensivbehandlungseinheit* mit spezieller Ausstattung wie Monitorhalterung, Tubushalterung, integrierter Waage und erhöhtem Seitengitter zum Einsatz von Spezialmatratzen oder Auflagen; durch ein absenkbares Fußteil wird eine Herzbettlagerung* und Stufenbettlagerung ermöglicht. Die durchgehende Fläche des Kopfteils, das mit einer Schnellmechanik abgesenkt werden kann, dient als feste Unterlage bei Reanimation*.

Intensivmedizin: (engl.) *intensive care, intensive care medicine, critical care medicine*; Überwachung und Therapie von Patienten mit akuten, potentiell lebensbedrohlichen Erkrankungen oder Komplikationen unter besonderen räumlichen, personellen und apparativen Voraussetzungen (i. d. R. auf einer Intensivstation*) mit einem Höchstmaß an Behandlungsintensität; dabei wird häufig der temporäre maschinelle Ersatz gestörter oder ausgefallener Organfunktionen (z. B. durch Beatmung*, Hämodialyse*, Hämofiltration*) bei gleichzeitiger Behandlung der verursachenden Grundleidens erforderlich. **Ziel:** Wiederherstellung der Funktion lebenswichtiger Organsysteme, um ein weiteres Leben unter lebenswerten Bedingungen zu gewährleisten; **Anwendung:** Intensivmedizinische Behandlung ist häufig angezeigt u. a. bei Schock*, Herzinfarkt und bedrohlichen Herzrhythmusstörungen, Atmungsinsuffizienz*, Bewusstlosigkeit oder Koma (z. B. bei Schädelhirntrauma, Vergiftungen, Stoffwechselentgleisungen), postoperativer Überwachung* und Komplikationen sowie lebensgefährlichen Verletzungen. **Durchführung:** Die Durchführung aller notwendigen Maßnahmen wird durch die lückenlose Überwachung auf einer Wach- oder Intensivstation gewährleistet (Intensivbeobachtung). Überwacht werden neben den Vitalzeichen* auch Bewusstseinszustand, Ausscheidungen, Wundsekrete, Schmerzen und Allgemeinzustand. Vgl. Intensivpflege.

Intensivpflege: (engl.) *intensive care*; Pflege und Überwachung von Patienten mit akuten, potentiell lebensbedrohlichen Erkrankungen oder Komplikationen auf einer Intensivstation* oder ambulant (s. Intensivpflege, ambulante); **Voraussetzung:** Die Intensivpflege stellt aufgrund der hohen körperlichen und seelischen Belastungen besondere Anforderungen an die fachliche, soziale, personale und methodische Qualifikation der Pflegenden, da sie oft unter hohem Zeitdruck stehen, mit aufwendigen technischen Apparaten umgehen können müssen und ausschließlich auf Patienten (und deren Angehörige) in Krisensituationen treffen, für die der Aufenthalt auf einer Intensivstation von Angst (ggf. Todesangst) begleitet ist. Pflegende müssen deshalb über Bewältigungsstrategien verfügen, die eine Auseinandersetzung mit den Belastungen sowie eine Reflexion der Berufsrolle zulassen. Zudem werden besondere Kenntnisse in Pflegemanagement, Organisation und Recht benötigt. Die entsprechende Qualifikation kann eine Pflegekraft in einer 2-jährigen, berufsbegleitenden Fachweiterbildung für Intensivpflege und Anästhesie erwerben. **Aufgabe: 1.** Wahrnehmung und Beurteilung von spezifischen Pflegesituationen; ggf. unter Zeitdruck Prioritäten setzen, Maßnahmen auswählen und diese schnell und sachgerecht durchführen; **2.** Erstellen eines Pflege- und Betreuungsplans und Koordination der Zusammenarbeit im interdisziplinären Team; **3.** Überwachung* der Vitalfunktionen* (meist mittels Monitoring) und ggf. Intervention; **4.** Medikamentengaben, Infusionsmanagement (meist über Infusionspumpen*) und Flüssigkeitsbilanzierung*; **5.** Handhabung von medizinischen Apparaten (wie Überwachungsmonitor, Beatmungssystem, Dialysegerät); **6.** Körperpflege, Lagerung* und Mobilisation*, Durchführung von Prophylaxen*; **7.** Wundmanagement*; **8.** Assistenz bei der medizinischen Therapie und Diagnostik; **9.** psychosoziale Betreuung des Patienten und seiner Angehörigen durch Zuwendung*, das Vermitteln von Ruhe, Vertrauen und (realistischer) Hoffnung*; **10.** Information und Beratung; **11.** Einbeziehen der Angehörigen in die Pflege (besonders Eltern); **12.** Sterbebegleitung*; **13.** Dokumentation. **Hinweis:** Die Begriffe Intensivpflege und Intensivmedizin* werden häufig synonym gebraucht. Vgl. Intermediate-Care-Station.

Intensivpflege, ambulante: (engl.) *outpatient intensive care*; Intensivpflege* von Patienten durch einen ambulanten Pflegedienst (z. B. bei beatmungspflichtigen Patienten, Patienten im Wachkoma*, bei intensiver Schmerztherapie*, parenteraler Ernährung); **Voraussetzung: 1.** sehr gute intensivmedizinische Kenntnisse und Erfahrung des Pflegepersonals; **2.** ein häusliches Umfeld des Patien-

Intensivpflege, neonatologische

ten, das die Pflege mitträgt; **Aufgabe: 1.** neben der eigentlichen Pflege die Organisation der Überleitung des Patienten von der Klinik nach Hause (s. Pflegeüberleitung); **2.** Planung und Anpassung der Umgebung, z. B. Veranlassung von Umbaumaßnahmen; **3.** Kontaktaufnahme mit den Klinikärzten und dem weiterbehandelnden Arzt zur Koordination der Therapiemaßnahmen; **4.** Information, Beratung und Schulung der Angehörigen hinsichtlich der Bedürfnisse des Patienten und der Durchführung pflegerischer Hilfstätigkeiten; **5.** Anschaffung von Verbrauchsmaterialien; **6.** Absprachen mit den Kostenträgern. Vgl. Pflege, häusliche; Beatmung, ambulante.

Intensivpflege, neonatologische: (engl.) *neonatal intensive care*; Pflege kranker Neugeborener* und Frühgeborener* (s. Abb.) in spezialisierten Abteilungen und Perinatalzentren in Kooperation mit Spezialisten der Geburtshilfe und Neonatologie.

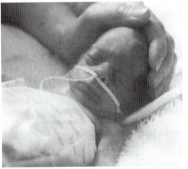

Intensivpflege, neonatologische: Frühgeborenes [57]

Entwicklung der neonatologischen Intensivpflege

1. kontinuierliche Modifizierung der Grenzen der Behandlungsmöglichkeiten: Medizinisch-technischer und pharmakologischer Fortschritt in Kombination mit der Spezialisierung von Fachpersonal und umfangreicher Forschung führen zu einem erheblichen Anstieg der Überlebensrate auch extrem kleiner Frühgeborener und Verbesserung der Prognose. Vor 20 Jahren konnten Kinder mit einem Geburtsgewicht von 1000 g nur vereinzelt erfolgreich behandelt werden; heute liegt ihre Überlebensrate bei bis zu 90 %. Die kleinsten überlebenden Kinder wiegen bei der Geburt unter 500 g. **2.** Entwicklungspsychologische Erkenntnisse (z. B. Studien über die Auswirkungen von Umwelteinflüssen wie Lärm, Licht*, Handling, Lagerung, Stimulation) ändern die Pflegepraxis von einer ausschließlich auf Hygiene, Infektionsprophylaxe und optimale medizinisch-technische Betreuung ausgelegten Pflege hin zu einer individuellen, entwicklungsfördernden Behandlung Frühgeborener unter Einbeziehung der Eltern.

Entbindung

Frühgeborene werden meist operativ mit Schnittentbindung* (Sectio caesarea) entbunden, um Verletzungen des Gehirns und einen Sauerstoffmangel zu vermeiden.

Erstversorgung

1. Nach der Geburt wird das Kind im Kreißsaal in einem speziell ausgestatteten Reanimationsraum (Wärme-, Sauerstoffzufuhr, Beatmungs-, Überwachungsgeräte) erstversorgt. **2.** möglichst auf die Fähigkeiten des Neugeborenen eingehendes, abwartendes Verhalten; minimal* handling (umsichtiges, ruhiges gezieltes Handeln und Vermeiden unnötiger Manipulationen); **3.** Elterngespräch sowie Möglichkeit der Kontaktaufnahme zwischen Eltern und Kind (streicheln, wenn möglich in den Arm nehmen); **4.** Verlegung auf die neonatologische Intensivstation im Transportinkubator bei stabilen Vitalwerten.

Unterstützung der Eltern

Je nach persönlicher Biographie und soziokulturellem Umfeld zeigen die Eltern sehr unterschiedliche Reaktionen und Bewältigungsstrategien (z. B. Suche nach Lösungen, Mobilisierung sozialer Unterstützung, kognitive Auseinandersetzung, Beschwichtigung, Vermeidung, Verleugnung). Dem Gespräch mit dem Partner und der sozialen Unterstützung (Familie, Freunde, Elternkontakte) kommt dabei eine besondere Bedeutung zu. Das Pflegepersonal kann den Eltern bei der Überwindung der krisenhaften Situation helfen, indem es Gesprächsbereitschaft und -offenheit signalisiert und sie in die Betreuung ihres Kindes einbezieht.

Hinweis: Das Auftreten des sog. Whose-Baby?-Syndroms unbedingt vermeiden (Eindruck der Eltern, das Kind gehöre den Ärzten und Pflegenden, die mehr Zeit mit dem Kind verbringen und es kompetenter betreuen können). Es gibt umfassende Konzepte zur Elternbetreuung in der Neonatologie, die darauf abzielen, die betroffenen Eltern darin zu unterstützen, trotz erschwerter Startbedingungen eine intakte Familie zu bleiben oder zu werden.

Pflege

Grundpflege: Alle Maßnahmen (Körperpflege, Tubuspflege, Ernährung, Infusionen u. a.) werden behutsam, dem Allgemeinzustand des Kindes angemessen und mit visueller (z. B. Blickkontakt), taktiler (z. B. Streicheln, Liebkosen) und verbaler (tröstende, beruhigende, ermunternde Worte, Singen) Zuwendung durchgeführt. Die Eltern werden dabei weitestgehend in die Pflege einbezogen. Spezielle pflegerische Maßnahmen werden nach Bedarf vom Pflegepersonal nach Anweisungen der Ärzte durchgeführt; v. a. bei speziellen Krankheitsbildern, z. B. bei angeborenen Fehlbildungen wie Bauchwanddefekten, Verschluss der Speiseröhre (Ösophagusatresie), Verlagerung von Baucheingeweide in den Brustraum bei Zwerchfellhernie, Spaltbildung der Wirbelsäule (Spina bifida) oder Herzfehlern sowie bei Atemnotsyndrom oder Blutvergiftung (Sepsis*).

Überwachung: Beobachtung (Haut, Bewusstseinszustand, Bewegungsmuster, Belastbarkeit u. a.), Überwachung der Vitalfunktionen (Herz-, Atemfrequenz, Blutdruck, Temperatur, Sauerstoff-, Kohlendioxidstatus), Flüssigkeitsbilanzierung* (Harn, Stuhl durch Abwiegen der Einmalwindeln, Magensaft, Körperflüssigkeiten aus Drainagen).

Risiken: Ein Teil der Gesamtmortalität Frühgeborener beruht vermutlich auf Schäden des sich in Entwicklung befindlichen Gehirns infolge der belastenden Intensivpflegeumgebung. **Maßnahme:** 1. Verringerung von Lärm- und Lichtreizen zur Stressreduktion: Der Inkubator* bietet dabei nur ungenügenden Schutz vor Geräuschen, die Studien zufolge zu nachhaltigen physiologischen und Verhaltenseffekten wie Aufwachen, Erregung (Zucken, Schreien), erniedrigtem Sauerstoffpartialdruck im Blut (Hypoxämie), erhöhter Herzfrequenz (Tachykardie), steigendem intrakraniellem Druck (Gefahr der Hirnblutung) und Störungen der kindlichen Verarbeitung akustischer Reize führen können. Möglichkeiten der Lärmverminderung: Verhaltensänderungen des Pflegepersonals (z. B. lautes Sprechen, Rufen, Lachen reduzieren, keine Gegenstände auf dem Inkubator abstellen, Inkubatortüren vorsichtig öffnen und schließen); Lärm durch technische Geräte vermindern (z. B. kritischer Einsatz von Überwachungsgeräten, sinnvolle Alarmgrenzen- und Alarmtoneinstellung, Standort des Telefons und Lautstärke des Klingeltons). Zudem sollte das Frühgeborene sinnvolle auditive Stimulation (z. B. Ansprache durch die Eltern) erhalten. Problematisch ist die Belastung durch Lichtreize, v. a. da das Sehvermögen das zuletzt entwickelte sensorische System des Zentralnervensystems ist und bei Frühgeborenen entsprechend unausgereift und verletzlich ist. Meist herrscht ein hoher Lichtpegel (kontinuierliche, intensive Neonbeleuchtung, direkte Sonneneinstrahlung, Phototherapie), der Studien zufolge zu einer deutlichen Steigerung von Netzhautschäden (Retinopathien) sowie zu Verhaltensstörungen (z. B. Störungen des Schlaf*-Wach-Rhythmus) führen kann. Möglichkeiten der Umgestaltung: Verwendung flexibel schaltbarer Punktstrahler an den Patientenplätzen, stufenlos regelbares Deckenlicht, Abdecken der Inkubatoren und Betten mit Tüchern oder Decken während der Ruhephasen. 2. Modifikation des Umgangs mit den Neugeborenen: Körperliche Berührung (Pflege-/Behandlungsmaßnahmen; soziale Kontakte) als Stressfaktor im kindlichen Umfeld unterliegt dem größten Einfluss des Pflegepersonals. Frühgeborene werden im Durchschnitt ca. alle 5–20 Minuten bei Tätigkeiten berührt (132–234-mal pro Tag); die kleinsten und am stärksten erkrankten Kinder werden am häufigsten berührt. Die meisten Interventionen sind Routinepflege und invasive Eingriffe (z. B. Blutentnahmen), wenige sind sozialer Natur. Routinepflege und invasive Eingriffe verhindern die Entwicklung von Tag-Nacht-Rhythmen. Sie haben zudem nachhaltige Auswirkungen auf den physiologischen Zustand des Frühgeborenen, z. B. Blutdruckabfall und Hypoxämien bei längerem Schreien nach Eingriffen, erniedrigte Herzfrequenz (Bradykardie), Atemstillstand (Apnoe) und/oder Ausschüttung von Katecholaminen. Interventionsmöglichkeiten: minimales Manipulieren (koordinierte, gruppenweise zusammengefasste, am Zustand des Kindes ausgerichtete und auf das Notwendigste beschränkte Pflegemaßnahmen); „Hände-Weg!"-Zeiten; ergänzende taktile und vestibuläre Stimulation; Anwendung von Beruhigungstechniken (Einhüllen, nichtnahrungsbezogenes Saugen an Schnullern). 3. Möglichkeiten zum Lernen schaffen: Säuglinge erlernen Konzepte über die Umwelt, sensomotorische Erfahrungen und das assoziative Lernen zwischen Reizen. Häufig besteht eine Diskrepanz zwischen dem Pflegeangebot und den Bedürfnissen des Frühgeborenen. Viele sensorische Erfahrungen sind unangenehm, der Inkubator bietet wenig Möglichkeiten für intermodale Integration (z. B. Assoziation von Stimme und Gesicht) und Konzeptlernen. Hantieren und Geräusche sind zufällig oder durch die Stationsroutine bestimmt. Mit zunehmender Genesung sinkt die Pflegeintensität, aber i. d. R. auch die soziale Interaktion. Vgl. Kängurupflege, Kinderkrankenpflege, häusliche.

Autoren: Christina Köhlen.

Intensivstation: (engl.) *intensive care unit, critical care unit*; Behandlungseinrichtung (Krankenstation) in einem Krankenhaus, die durch ihre besondere personelle, räumliche und materielle Ausstattung die bestmögliche Überwachung*, Behandlung und Pflege von Patienten i. R. der Intensivmedizin* ermöglicht; vgl. Intensivbehandlungseinheit, Intensivpflege.

Intention: (engl.) *intention*; Hinwendung von Absicht, Vorhaben, Handlungen oder Gedanken auf ein Objekt oder Ziel.

Intentionstremor: s. Tremor.

Interaktion: (engl.) *interaction*; **1.** (soziologisch/pflegetheoretisch) Bezeichnung für wechselseitigen Austausch von Information sowie für das qualitative Verhältnis zwischen Personen, Gruppen und Systemen; wichtigstes Instrument der Interaktion ist die Kommunikation*. Interaktion wird **a)** als Oberbegriff für Pflegetheorien verwendet, die sich schwerpunktmäßig mit der Beziehung zwischen Menschen beschäftigen; vgl. Interaktionsmodell, Beziehung; **b)** als Lernbereich in der Kinästhetik* ausgewiesen, der im Hinblick auf die zu vermittelnden Bewegungsabläufe 3 Formen der Interaktion unterscheidet: einseitig, schrittweise und gleichzeitig-gemeinsam; **2.** (pharmakologisch) Wechselwirkung zwischen 2 oder mehr Arzneimitteln*, die bei gleichzeitig oder nacheinander erfolgender Arzneimittelgabe zu einer quantitativen (Abschwächung oder Verstärkung) oder qualitativen Änderung der Wirkung führt.

Interaktionsmodell

Interaktionsmodell: (engl.) *interaction model*; Denkschule der Pflege (A. Meleis), die sich mit den Grundlagen und Auswirkungen von Interaktion* (s. Kommunikation) befasst; unter diesen Begriff fallen Theorien völlig unterschiedlicher Richtungen, die aus der Psychodynamik (z. B. H. Peplau, 1952), der Systemtheorie (z. B. I. King, 1981) oder der humanistischen Philosophie stammen und sich mit der Beziehung* zwischen 2 Menschen (z. B. J. Patterson und L. Zderad, 1976) befassen.

Interaktion, soziale (ICNP): (engl.) *social interaction*; gegenseitiger sozialer Austausch zwischen Personen oder Gruppen; vgl. Beziehung, Kommunikation, Rolle.

Interferenz: (engl.) *interference*; Überlagerung; **1.** (psychologisch) Erschwerung oder Verzögerung der Erinnerung oder der willentlichen Abrufbarkeit von Lerninhalten durch Einschub eines anderen Lerninhalts während des Lernprozesses (vgl. Gedächtnishemmung); **2.** (physikalisch) Erscheinung, die bei der Überlagerung von Wellen auftritt (s. Resonanz); **Formen: 1.** konstruktive Interferenz: Wellenberg trifft auf Wellenberg; führt zur Verstärkung der Amplitude; **2.** destruktive Interferenz: Wellental trifft auf Wellenberg; führt zur Löschung der Amplitude. **Optik:** Bei der Überlagerung von 2 oder mehr Wellen gleicher Frequenz ändert sich das entstandene Lichtfeld. Überlagert man Licht(wellen) mit Licht(wellen), kann das Ergebnis zur anteiligen oder vollständigen Aufhebung (Verdunklung) oder zur Verstärkung (stärkere Helligkeit) führen. Vgl. Sehen.

Intermediate-Care-Station: (engl.) *intermediate care station*; Abk. ICS; Zwischenstation; stationäre, meist interdisziplinäre Pflegeeinheit zur Versorgung von Patienten, die einen erhöhten Überwachungs- und Betreuungsbedarf aufweisen, aber nicht aller auf einer Intensivstation* vorhandenen diagnostischen und therapeutischen Maßnahmen bedürfen; zeichnet sich im Vergleich zu Normalstationen durch einen höheren Personalschlüssel an spezialisiertem ärztlichem, pflegerischem und assistierendem Personal (Pflegeschlüssel* 1 : 4 bis 1 : 6) sowie bessere Überwachungsqualität und -intensität (z. B. durch ein zentral und dezentral abrufbares Überwachungssystem zum konstanten, auch invasiven Monitoring und Infusionsmanagement) aus. Die Ausstattung einer ICS kann ansonsten einem normalen Patientenzimmer (mit Nasszelle, Telefon, Fernseher u. a.) entsprechen. **Vorteil: 1.** Vermeidung bzw. Milderung der durch eine Verlegung auf eine Intensivstation oft ausgelösten Stress- und Krisensituation, die sich negativ auf den Genesungsprozess auswirkt; **2.** schnellere und frühere Entlassung von Patienten aus der intensivmedizinischen Versorgung (ICS als sog. stepdown unit); **3.** Verbesserung des Nutzungsgrades der Intensivstationen; **4.** Qualitätssteigerung in der medizinischen Versorgung; **5.** erhöhte Motivation und Arbeitszufriedenheit des Teams; **Hinweis:** Ökonomische Vorteile konnten bislang nicht ausreichend nachgewiesen werden. Eine Kostenreduktion, die durch den im Vergleich zu Intensivstationen geringeren Personalschlüssel bewirkt wird, kann i. R. der Kostenkalkulation für das gesamte Krankenhaus dann unwirksam werden, wenn die Anzahl der Intensivbetten nicht verringert werden kann oder vermehrt Patienten auf einer ICS betreut werden. Vgl. Wachstation.

Internalisierung: s. Introjektion.

International Classification for Nursing Practice: Abk. ICNP*.

International Classification of Functioning, Disability and Health: Abk. ICF; Internationale Klassifikation der Funktionsfähigkeit, Behinderung und Gesundheit; zur Gruppe der Internationalen Klassifikationssysteme der WHO* gehörendes, einheitliches Sprachsystem zur Beschreibung der Folgen von Krankheiten und Gesundheitsproblemen; diese Weiterentwicklung der Internationalen Klassifikation der Schädigungen, Fähigkeitsstörungen und Beeinträchtigungen (International Classification of Impairments, Disabilities and Handicaps, Abk. ICIDH) wurde 2001 offiziell von der WHO verabschiedet. Die deutsche Übersetzung steht auf der Website des Deutschen Instituts für medizinische Dokumentation und Information (Abk. DIMDI) zur Verfügung. **Inhalt:** Die ICF beruht auf einem biopsychosozialen Modell und klassifiziert die Komponenten Körperfunktionen, Körperstrukturen, Aktivitäten und gesellschaftliche Teilhabe (Partizipation), die wiederum gegenseitig verbunden sind und durch Gesundheitsprobleme, Umweltfaktoren und personenbezogene Faktoren beeinflusst werden (s. Abb.). **Anwendung:** Die Klassifikation ist interdisziplinär angelegt und soll von allen an der Versorgung beteiligten Berufsgruppen genutzt werden. In Deutschland wird die Nutzung der ICF durch das SGB IX (Rehabilitation und Teilhabe behinderter Menschen) empfohlen. Da sich ebenso wie Behinderungen auch Pflegebedürftigkeit* v. a. auf Funktionen und gesellschaftliche Teilhabe bezieht, wird die ICF als Instrument zur Beschreibung von Pflegebedürftigkeit diskutiert. Für die Pflege wird die ICF in Deutschland nur vereinzelt, in der Schweiz und Österreich teilweise genutzt. Untersuchungen zur Anwendung für die Pflege wurden v. a. im europäischen Ausland durchgeführt. Vgl. Leistungsfähigkeit.

International Confederation of Midwives: Abk. ICM; 1919 gegründeter internationaler Hebammenverband mit Sitz in Den Haag; in der ICM sind 87 Hebammenverbände aus 73 Ländern organisiert. **Aufgaben und Ziele: 1.** Interessenvertretung der Hebammen* auf internationaler Ebene; **2.** Unterstützung von Hebammen bei Aus-, Fort- und Weiterbildung und zur Erreichung leitender Positionen; **3.** Verbesserung der Lage der Frauen während Schwangerschaft und Geburt sowie innerhalb der Familie; **4.** Durchführung internationaler Kongresse (z. B. Internationaler Hebammenkongress alle 4 Jahre) zum Austausch beruflicher

International Classification of Functioning, Disability and Health: Komponenten der ICF (2005) [92]

Kenntnisse und Erfahrungen. Die ICM gibt den Newsletter „International Midwifery" heraus.
International Council of Nurses: Abk. ICN*.
Internationaler Hebammenverband: s. International Confederation of Midwives.
International Organization for Standardization: Abk. ISO*.
International Statistical Classification of Diseases and Related Health Problems: Abk. ICD*.
interRAI-Assessmentinstrumente: (engl.) *interRAI assessment instruments*; System standardisierter Assessmentinstrumente (s. Assessment), die im Bereich der Versorgung chronisch kranker, alter Menschen, die auf Pflege und Versorgung angewiesen sind, eingesetzt werden.

Ziel und Funktion
Alle interRAI-Assessmentinstrumente dienen zunächst der Untersuchung und Bewertung des Zustandes von Klienten. Die dabei gewonnenen Informationen werden dokumentiert und anschließend für die Entwicklung systematischer Ablaufpläne für die verschiedensten Ebenen der Versorgung genutzt, v. a. für die Pflegeplanung und die anschließende Qualitäts-* und Outcome-Kontrolle. Sie erlauben außerdem eine rigorose Planung klinischer Interventionen, tragen zur Evidenzbasierung (s. Evidenz) klinischer Problemlösungen bei und schaffen Grundlagen für gesundheitspolitische Entscheidungen. Auch für die unternehmerische Seite der Versorgung und die Betriebswirtschaft der Gesundheits- und Pflegeeinrichtungen werden Ablaufpläne entwickelt, z. B. für das Benchmarking* und die bedarfsgerechte personelle Ausstattung von Pflegeunternehmen. InterRAI-Assessmentinstrumente liefern zuverlässige Daten für mehrere Versorgungsbereiche der Langzeitpflege, der Geriatrie und der ambulanten pflegerischen Versorgung sowie für das Case* Management und die postakute Versorgung von alten und/oder chronisch kranken Menschen (s. Tab. 1 S. 414).

Entwicklung und aktueller Stand
In Deutschland am bekanntesten ist das Resident Assessment Instrument (Abk. RAI). Dieses umfassende, standardisierte und valide Assessment wurde in den 80er Jahren des 20. Jahrhunderts in den USA entwickelt, um den gravierenden Qualitätsproblemen in stationären Einrichtungen der Langzeitversorgung beizukommen. Bereits Anfang der 90er Jahre wurden Pflegeheime und geriatrische Kliniken in den USA gesetzlich zur Einführung des RAI verpflichtet. Das Personal der Pflegeeinrichtungen wurde angehalten, jeden Bewohner mindestens einmal in 3 Monaten zu beurteilen, um auf der Basis der RAI-Daten die Pflege zu planen bzw. die bestehende Pflegeplanung zu aktualisieren. Heute wird das RAI weltweit in rund 26 Ländern genutzt, entweder aufgrund gesetzlicher Vorgaben oder auf freiwilliger Basis im Bereich der Qualitätssicherung, Kostenkontrolle und Professionalisierung in der Pflege. Nach der Einführung des RAI begann die Entwicklung weiterer Instrumente, zunächst für die ambulante Versorgung und Pflege (J. N. Morris et al., 1997, 1999; V. Garms-Homolová, 2002), später auch für weitere Versorgungssektoren, z. B. die Psychiatrie und Akutkrankenhäuser. Als Ergebnis dieser Initiative liegt seit April 2005 ein integriertes, sektorenübergreifendes System von Assessmentinstrumenten vor (s. Tab. 1 S. 414).

Pflegeplanung
Die interRAI-Assessmentinstrumente verbinden Arbeitsschritte des Pflege- und Behandlungsprozesses: **1.** Beurteilung der Person und ihrer Situation auf Basis von Befragung, Beobachtung, medizinischen/pflegerischen Unterlagen und auch der Angaben von Angehörigen und Betreuern; **2.** Dokumentation der gewonnenen Information; **3.** strukturierte Anleitung zur Pflegeplanung (Problem- und Ressourcenfindung sowie Risikobewertung, Ursachenuntersuchung und Setzen von Prioritäten); **4.** Wirkungsmessung (Evaluation* der erreichten/nicht erreichten Ziele, aber auch Untersuchung aller Wirkungen, die die Pflege erzielt hat).

Aufbau
1. MDS (Abk. für engl. minimum data set): eigentliches Beurteilungs- und Dokumentationsinstrument, das aus Merkmalen (sog. Items) besteht, die beim Klienten beobachtet oder erfragt werden (meist innerhalb der letzten 3 Tage); **2.** Alarmzei-

interRAI-Assessmentinstrumente

InterRAI-Assessmentinstrumente — Tab. 1

Instrument	Zweck	Zielpopulation
InterRAI LTCF (Long Term Care Facilities)	Pflegeplanung, Qualitätsmessung, Qualifizierung, Management (Personalbemessung) und Benchmarking in stationären Langzeiteinrichtungen	ältere und alte Erwachsene in der stationären Langzeitversorgung
InterRAI HC (Home Care)	Assessment für häusliche Versorgung und Pflege, Pflegeplanung, Qualitätsmessung, Management, Benchmarking	Erwachsene über 18 Jahre, die ambulante Pflege benötigen
InterRAI PAC (Postacute Care)	Assessment für stationäre, postakute Versorgung und geriatrische Basisrehabilitation; Outcome-Evaluation, Patientenklassifikation, Pauschalierung (prospective payment), Personalbemessung	ältere/alte Patienten mit drohendem funktionalen und kognitiven Abbau
InterRAI MH (Mental Health)	Assessment für stationäre Psychiatrie (einschließlich Gerontopsychiatrie, forensische Einrichtungen); Unterstützung der Pflegeplanung, Wirkungsmessung, Patientenklassifikation, Basis für die Kostenerstattung	Erwachsene ab 18 Jahren in stationären Einrichtungen der psychiatrischen Versorgung einschließlich forensischer Patienten
InterRAI CMH (Community Mental Health)	Assessment für die gemeindenahe Versorgung von Personen mit psychischen Erkrankungen	zu Hause lebende Erwachsene ab 18 Jahren
InterRAI AC (Acute Care)	Assessment für alte, multimorbide Personen im Akutkrankenhaus; Unterstützung des Entlassungsmanagements und der Überleitung; Case Management, Beratung	alte, multimorbide Patienten oft im Vorfeld des geriatrischen Assessments
InterRAI PC (Palliative Care)	Assessment für die palliative Versorgung in verschiedenen Settings; Pflege-/Betreuungsplanung, Auswahl von Patienten für eine gezielte Intervention, Effektivitätskontrolle, Training	Personen, deren Betreuung um palliative Elemente ergänzt werden müsste; auch für Personen außerhalb spezialisierter Einrichtungen und Programme
InterRAI AL (Assisted Living)	Assessment für verschiedene Modelle des Betreuten Wohnens; Evaluation der Programme, Prävention, Management	Personen im Betreuten Wohnen

chen, um Risiken und Potentiale rasch zu identifizieren; **3. Abklärungshilfen** (z. B. resident assessment protocols; Abk. RAPs): Richtlinien, anhand derer alle gewonnenen Informationen zusammengeführt und bewertet sowie weitere Problemursachen identifiziert werden. Die Abklärungshilfen ermöglichen die Interpretation dokumentierter Daten und deren Überführung in die Pflege- und Versorgungsplanung. Das interRAI LTCF (neuestes Update des ursprünglichen RAI) arbeitet mit RAPs, andere Instrumente des interRAI-Systems jedoch mit anders benannten Abklärungshilfen (s. Tab. 2). InterRAI-Assessmentinstrumente bestehen einerseits aus Items, Indizes und Skalen, die allen Instrumenten gemeinsam sind, andererseits aus Items, die nur für den Bereich relevant sind, in dem das jeweilige Instrument seine konkrete Anwendung findet. **Vorteile** dieses Aufbaus sind

1. Beförderung der Entwicklung einer professionellen Assessmentsprache; **2.** problemloser Transport der Klienteninformation von einem Dienst zum nächsten oder übernächsten, falls die Klienten mehr als eine Versorgungsart in Anspruch nehmen; **3.** Erleichterung der Kommunikation innerhalb der Versorgungssysteme; **4.** effiziente Schulung des Personals, da sich die einzelnen interRAI-Assessmentinstrumente ähneln.

Anwendung

1. Qualitätsinstrument: InterRAI-Assessmentinstrumente dienen der Verbesserung und Kontrolle von Strukturqualität*, Prozessqualität* und Ergebnisqualität*. Auf der Ebene der Strukturqualität führt das interRAI-System zur Optimierung der Voraussetzungen, um Pflege, Versorgung und Betreuung älterer und alter Klienten qualifiziert durchzuführen (Qualifikationssteigerung bei Mit-

InterRAI-Assessmentinstrumente	Tab. 2
Abklärungshilfen mit Richtlinien für einzelne Versorgungsbereiche	

Abklärungshilfe	Umfang und Bestimmung
RAPs (Resident Assessment Protocols)	18 Protokolle und Richtlinien für die stationäre Langzeitversorgung
CAPs (Client Assessment Protocols)	30 Protokolle und Richtlinien für die häusliche Versorgung und Pflege
MHAPs (Mental Health Assessment Protocols)	18 Protokolle für die psychiatrische Versorgung
PALs (Protocols for Assisted Living)	12 Protokolle für das Betreute Wohnen

arbeitern). Auch wird mit der standardisierten MDS-Dokumentation ein lückenloser Nachweis über die Einhaltung von Vorschriften geführt. Die Prozessqualität steigt, weil eine konsequente, verlaufsorientierte Dokumentation stattfindet, an der die Pflegeplanung (speziell die präventiv- und ursachenorientierte Pflegeplanung) anknüpft. Zudem unterstützen die Richtlinien der Abklärungshilfen pflegerische Entscheidungen über die Prioritätensetzung in der Pflege. Die periodische Beurteilung ist die Basis für die Ergebniskontrolle und Messung der Wirksamkeit von Pflege. Ein System von validen Qualitätsindikatoren* steht zur Verfügung. **2. Lehrbuch:** Handbücher zu den einzelnen Instrumenten des interRAI-Systems stellen ein umfassendes Kompendium der Altenpflege und Geriatrie dar, das mit Erfolg im Unterricht und in der Fortbildung eingesetzt wird. **3. Klassifikationsinstrument:** Auf der Grundlage der Assessmentdaten, insbesondere der Angaben zur körperlichen und kognitiven Leistungsfähigkeit, können Klienten in Gruppen klassifiziert werden, die sich jeweils hinsichtlich des Ressourcenverbrauchs (Zeitaufwand, Qualifikationsaufwand der Betreuer, Geld, Hilfs- und Pflegemittel) unterscheiden (engl. resource utilization groups; Abk. RUG-III). **4. Instrument der Fallpauschalierung:** Die RUG-III dienen der Kostenerstattung nach Fallpauschalen* in zahlreichen Ländern. Sie ergänzen die sog. DRG* für die Sektoren Langzeitversorgung und Rehabilitation*, in denen eine Klassifizierung und Kostenerstattung nach Diagnosen nicht in Frage kommt. **5. Vergleichsinstrument:** Die auf der Grundlage von interRAI-Assessmentinstrumenten entwickelten Qualitätsindikatoren werden in einigen Ländern (USA, Finnland, Niederlande) für Qualitätsvergleiche (Benchmarking) verwendet.

Nutzungsrechte

Das internationale Konsortium interRAI, eine Non-Profit-Organisation von Wissenschaftlern und Praktikern, entwickelte diese Assessmentinstrumente mit dem Ziel, die Qualität in der Langzeitversorgung, Geriatrie und Pflege zu verbessern. Die interRAI besitzt das Copyright. Die Nutzungsrechte sind jedoch liberal und verursachen nur dann Kosten, wenn der Nutzungszweck kommerzieller Art ist.
Autorin: Vjenka Garms-Homolová.

Intersexualität: (engl.) *intersexuality*; Sammelbezeichnung für Störungen der vorgeburtlichen sexuellen Differenzierung, bei der sich die inneren und äußeren Geschlechtsorgane* in unterschiedlich starker Ausprägung im Widerspruch zum chromosomalen Geschlecht* entwickeln (s. Abb. S. 416); **Häufigkeit:** 1:500; **Hinweis:** Die früher übliche Zuweisung eines Erziehungsgeschlechts (in den ersten Lebensjahren) und entsprechende operative Anpassungen sind heute umstritten; ein abwartendes Vorgehen wird bevorzugt. Vgl. Transsexualität, Hermaphroditismus.

interstitiell: (engl.) *interstitial*; im Zwischengewebe liegend.

Intertrigo: (engl.) *intertrigo*; sog. Wolf; rote, erosive, juckende und brennende Hautveränderungen in den Körperfalten (z. B. unter Brüsten, in Analfalte, am Damm, zwischen den Oberschenkeln), oft Rhagade*, durch Reibung und Mazeration* entstanden sowie sekundäre Infektion mit Bakterien und Candida (s. Candidosen); **Vorkommen:** besonders bei Säuglingen (Windeldermatitis*), adipösen Menschen und Diabetikern; vorbeugende **Maßnahme: 1.** Vermindern von Druck oder Reibung auf den Körperpartien; **2.** Trockenhaltung der Haut; **3.** Austausch von Leibwäsche, v. a. schadhaften und verschlissenen Gummizügen; **4.** regelmäßiges Wechseln von Windeln und Inkontinenzmaterial.

Interview: (engl.) *interview*; zweckgerichtete mündliche Befragung mit dem Ziel, bestimmte Daten zu erhalten (s. Datenerhebung); zeichnet sich durch eine vorgegebene Thematik und die einseitige, damit asymmetrischen Kommunikationsprozess aus (ein Gesprächsteilnehmer fragt, der andere antwortet). **Anwendung:** Die Informationsgewinnung von Patienten oder deren Angehörigen (z. B. Aufnahme- und Erstgespräche) kann in Form von Interviews durchgeführt werden. Darüber hinaus sind Interviews in der Pflegeforschung wichtig. **Formen: 1. strukturiertes** Interview: Vorgegebene, umgrenzte Fragen (s. Frage, geschlossene) werden an den Befragten gerichtet. Die Form ist dem

Interviewleitfaden

Intersexualität: verschiedene Ausprägungen intersexueller Sexualorgane (Einteilung nach A. P. Prader) [3]

Fragebogen* vergleichbar, die gewonnenen Aussagen sind meist quantifizierbar (Beispiel: Wie oft gehen Sie zum Arzt? Seit wann haben Sie die Beschwerden?). Zur Mitschrift muss unbedingt eine übersichtliche graphische Vorlage erstellt werden, die einen leichten Zugriff auf Fragen und Antwortmöglichkeiten erlaubt. Zusätzlich ist Raum für Notizen notwendig. **Vorteil:** Die Interviews sind untereinander vergleichbar (wichtig bei einer quantitativen Auswertung); ökonomisches Verfahren der mündlichen Befragung. **Nachteil:** Wichtige Informationen werden möglicherweise nicht gegeben, weil nicht danach gefragt wurde. **2. unstrukturiertes Interview:** Der Verlauf ist wesentlich vom Befragten mit zu steuern; es werden eher offene Fragen* gestellt. Der Befragte hat die Möglichkeit, sich einzubringen und ihm Wichtiges mitzuteilen. Erfahrungsgemäß geben Befragte mehr Informationen, wenn ihnen viel Zeit eingeräumt wird und sie Ermunterung zum Erzählen erfahren. Sinnvoll bei umfangreicher Exploration oder qualitativer Auswertung, kaum quantifizierbar (Beispiel: Was hat Ihnen bei der Bewältigung der Krankheit am meisten geholfen?). Das unstrukturierte Interview sollte unbedingt auf Tonträger oder Video aufgezeichnet werden, da eine Mitschrift den Gesprächsablauf behindern und zudem der subjektiven Beeinflussung unterliegen würde. **Vorteil:** ermöglicht dem Befragten, das Thema für sich zu definieren und zu strukturieren; stellt gerade bei emotionsbeladenen Themen eine respektvolle Form des Umgangs dar, die auch Befragte für sich nutzen und als bereichernd erleben können. **Nachteil:** erschwerte Vergleichbarkeit der Daten; ggf. werden Informationen gegeben, die über die zu bearbeitende Fragestellung hinausgehen; vermehrter Zeitaufwand. **Hinweis: 1.** Alle Interviews müssen sorgfältig dokumentiert werden; ggf. auf Anonymisierung (Codierung) achten; immer Zeit, Dauer, Ort und Anwesende angeben. **2.** Interviews unterliegen immer sozialen Prozessen und damit der Gefahr von Beeinflussung; Interviewer müssen daher gut geschult werden, sorgfältig mit der Situation umgehen und insbesondere den Sprachstil des Befragten, seine verbalen Fähigkeiten und Einschränkungen berücksichtigen. Vgl. Anamnese.

Interviewleitfaden: (engl.) *interview guideline*; für die Durchführung eines Interviews* entwickelte Checkliste, die den Gesprächsverlauf steuert und Fragen enthält, die i. R. des Interviews bearbeitet werden müssen; **Formen: 1.** bei strukturierten Interviews: Form von Fragebogen*, der vorgelesen wird; **2.** bei unstrukturierten Interviews: Fragen, die den Rahmen des Interviews bestimmen und eine Gliederung der zu bearbeitenden Themen vorgeben können.

interzellulär: (engl.) *intercellular*; zwischen den Zellen liegend.

intestinal: (engl.) *intestinal*; zum Darmkanal gehörend.

Intimität: (engl.) *intimacy*; Zustand von Vertrautsein weniger Menschen miteinander unter Ausschluss anderer; vgl. Intimsphäre.

Intimpflege: (engl.) *intimate care*; Reinigung und Pflege des Genitalbereichs i. R. der täglichen Körperpflege oder als Vorbereitung spezieller Maßnahmen (z. B. Katheterisierung); sollte vom Patienten weitestgehend selbst durchgeführt werden (z. B. beim Duschen), da der Genitalbereich zu den Tabuzonen* eines Menschen gehört. Eingriffe (auch Einblicke) anderer Menschen sind mit Scham und Abwehrgefühlen belegt. Daher erfolgt prinzipiell ein respektvoller Umgang (möglichst durch gleichgeschlechtliche Pflegepersonen) mit dem Patienten (v. a. bei bewusstlosen oder dementen Patienten/Bewohnern, Kindern und Jugendlichen). **Hygienischer Grundsatz:** Von vorn nach hinten reinigen, um Keimverschleppung vom Anus zum Genitale zu vermeiden. **Durchführung:** unter Sichtschutz; möglichst im Badezim-

mer; Entblößen nur soweit wie nötig; Nutzung von Einmalhandschuhen (Distanz wahren); klares Wasser (falls Reinigungswirkung nicht ausreicht, hautfreundliche Waschsubstanzen) verwenden, um eine Beschädigung der natürlichen Hautflora zu vermeiden; **1.** bei bettlägeriger **Frau:** Patientin liegt in Rückenlage mit aufgestellten Beinen auf wasserfester Unterlage; mit einem Waschlappen vorsichtig, aber gründlich die Intimzone (beginnend bei den Schamlippen) reinigen und trockentupfen; Genitalspülung*, wenn Waschung nicht möglich (z. B. nach Geburt bei Scheidendammschnitt* oder Dammverletzungen; s. Dammriss); **2.** beim **Mann:** Penis waschen und trocknen, Vorhaut vorsichtig zurückziehen und Eichel waschen und trocknen, Vorhaut wieder zurückschieben (sonst Entstehung einer Paraphimose möglich); Hodensack von vorn in Richtung Gesäß waschen und trocknen. Vgl. Hautreinigung, Intimsphäre, Ganzkörperwaschung.
Intimsphäre: (engl.) *privacy, private sphere*; persönlicher, privater (intimer) Raum eines Menschen, eines Paares oder einer Kleingruppe* (z. B. Familie), wobei Raum auch im übertragenen Sinne (z. B. Raum persönlicher Gewohnheiten oder auch einer inneren gemeinsamen Welt) zu verstehen ist; **Pflegeprozess:** Beachten der Gefahr des Verlusts dieses persönlichen Raumes durch Unterbringung mit Fremden, krankheitsbedingte Abgabe persönlichster Verrichtungen an Pflegepersonen, z. B. Nahrungsaufnahme, Körperwäsche; ggf. Gefahr des Verlusts persönlicher Würde und Selbständigkeit. **Maßnahme: 1.** Wenn möglich, Rücksicht nehmen auf Wünsche und Gewohnheiten von Patienten und Selbstpflege* ermöglichen; **2.** Anklopfen vor dem Betreten des Zimmers ist eine Selbstverständlichkeit. **3.** Sichtschutz aufstellen; **4.** Mitbewohner oder Mitpatienten sowie Besucher für die Dauer einer in die Intimsphäre eingreifenden Maßnahme bitten, das Zimmer zu verlassen. Vgl. Scham, Abhängigkeit.
Intoxikation: s. Vergiftung.
intrakutan: (engl.) *intracutaneous*; intracutaneus, intradermal; in der Haut* (gelegen), in die Haut (hinein); z. B. intrakutane Injektion*, d. h. Injektion in die oberflächlichen Schichten der Haut (Kutis), bei der es zur Quaddelbildung (blasenförmige Auftreibung) kommt; typische Injektionsart bei der Tuberkulin-Testung und in der Neuraltherapie.
intramuskulär: (engl.) *intramuscular*; Abk. i. m.; in einen Muskel hinein, in einem Muskel gelegen; z. B. intramuskuläre Injektion*.
intrauteriner Fruchttod: s. Fruchttod, intrauteriner.
intravenös: (engl.) *intravenous*; Abk. i. v.; in eine(r) Vene; z. B. intravenöse Injektion*.
Introjektion: (engl.) *introjection*; Internalisierung; Begriff aus der Psychoanalyse* für die Verinnerlichung eines äußeren Objekts (Verhalten, Merkmal, Anschauung) in die eigene Persönlichkeit; z. B. übernimmt ein Mensch die Anschauungen anderer und macht sie sich zu eigen. Im Gegensatz zur Verdrängung*, bei der das verdrängte Objekt unbewusst ist, wird bei der Introjektion zwar nicht die Übernahme, aber das verinnerlichte Objekt bewusst wahrgenommen (z. B. Moralauffassungen). Vgl. Projektion.
Introspektion: s. Selbstbeobachtung.
Introversion: (engl.) *introversion*; Begriff aus der tiefenpsychologisch orientierten Psychologie für die Neigung, sich eher nach innen (in die eigene Seele mit ihren Gefühlen, Impulsen und inneren Bildern) als nach außen hin (auf andere Menschen und sinnlich wahrnehmbare Ereignisse) zu orientieren; von C. G. Jung i. R. seiner Analytischen Psychologie als Teil des Begriffspaars Introversion/Extraversion* entwickelt, um 2 voneinander unterscheidbare Typen der Orientierung zu beschreiben. Weiterhin wichtiger Begriff verschiedener psychologischer Richtungen, z. B. in der Persönlichkeitspsychologie nach H. J. Eysenck wichtige Dimension der Persönlichkeit. Vgl. Persönlichkeit, introvertierte.
introvertierte Persönlichkeit (ICNP): s. Persönlichkeit, introvertierte.
Intubation: (engl.) *intubation*; Einführen eines Kunststoffschlauchs (Tubus*) durch den Kehlkopf in die Luftröhre (Trachea) zur Freihaltung der Atemwege und zum Schutz vor dem Eindringen flüssiger oder fester Bestandteile in die Atemwege (Aspiration*); **Formen: 1.** endobronchiale Intubation: Einführen eines Tubus in nur einen Hauptbronchus zur seitengetrennten Belüftung der Lunge; **2.** endotracheale Intubation: Einführen eines Tubus in die Trachea **a)** durch den Mund (orotracheal) oder durch die Nase (nasotracheal); die Glottis (aus den Stimmfalten bestehender Teil des Kehlkopfs*) wird mit Hilfe eines Laryngoskops* sichtbar gemacht und der Tubus durch die Stimmritze in die Trachea vorgeschoben (s. Abb.); **b)** über ein Tracheostoma (s. Tracheotomie); die Trachealkanüle wird in das Tracheostoma eingeführt. **Anwendung: 1.** bei maschineller Beatmung* (Kurzzeit, Langzeit); in der Intensivmedizin ist häufig aufgrund der Schwere der Krankheitsbilder der zu betreuenden Patienten eine Langzeitintubation zur Beatmung notwendig (z. B. bei Stoffwechselstörungen oder Thoraxtraumata); in der Notfallmedizin wird durch die Intubation des akut atmungsinsuffizienten oder bewusstlosen Patienten dessen Versorgung mit Sauerstoff sichergestellt. **2.** bei Intubationsnarkose, längerer Operation mit ungünstiger Lagerung; die Intubation ist Bestandteil aller Narkosen, in deren Verlauf der Patient intraoperativ relaxiert und beatmet werden muss; bei einer Reanimation* i. R. der erweiterten Reanimationsmaßnahmen; **4.** zum Absaugen von Tracheal- und Bronchialsekret; **5.** zum Schutz vor Aspiration* durch einen Blockerballon (Cuff*); **Komplikationen: 1.** Während der Intubation, aber auch in der Folge, kann es

Intubation

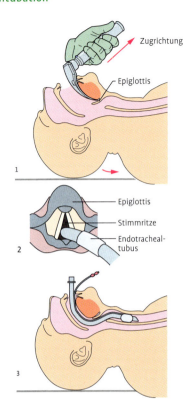

Intubation: 1: Position des Laryngoskops mit gebogenem Spatel zur oralen Intubation; 2: Blick auf den Kehlkopf; 3: Position des endotrachealen Tubus nach Intubation

zu einer Fehllage des Tubus kommen. Wird diese nicht erkannt, kann die Fehllage zu Sauerstoffmangel (Hypoxie), Organschäden und schließlich zum Tod des Patienten führen. Liegt der Tubus zu tief, bewirkt die Lage der Tubusspitze (meist im rechten Hauptbronchus) eine einseitige Beatmung. Auch können Verletzungen im Bereich von Lippen, Zähnen, Rachen, Speise- und Luftröhre i. R. des Intubationsvorganges entstehen. Durch Reizung des vegetativen Nervensystems kann es zu Stimmritzenkrampf (Laryngospasmus), Krampf der Bronchialmuskeln (Bronchospasmus), erniedrigter (Bradykardie*) oder erhöhter Herzfrequenz (Tachykardie*), Blutdruckanstieg, Blutdruckabfall, Erbrechen und Aspiration kommen. Weiter besteht auch bei liegendem Tubus die Gefahr einer stillen Aspiration und von Infektionen der Luftwege. Sekretablagerungen im Tubus können zu einer Einengung des Tubuslumens führen. **2.** Als Spätschäden der Intubation sind Geschwürbildung (Ulzeration) der Trachealschleimhaut, Einengung der Luftröhre (Tracheastenose), Stimmbandreizung, Heiserkeit, Stimmbandlähmung und Atmungsinsuffizienz* möglich. Bei nasotrachealer Intubation können Druckulzerationen im Nasenbereich und Infektionen der Nebenhöhlen die Folge sein. **Hinweis:** Intubation ist eine ärztliche Tätigkeit. Aufgabe des Pflegepersonals ist die Mitwirkung bei der Durchführung der Maßnahme.

Zubehör
Zur Intubation werden Laryngoskop, Tuben verschiedener Größen, Führungsstab, Magill-Zange, 10 ml-Spritze zum Blocken des Cuffs, Cuff-Manometer, Guedel-Tubus, Beißschutz, Lokalanästhetikumgel und -spray, Absaugeinheit, Absaugkateter, Beatmungs- bzw. Narkosegerät benötigt. Die Fixation erfolgt mit Pflaster und Band. Arzneimittel sind nach Angabe des Arztes zu verabreichen, z. B. Kurzhypnotika, Sedativa, Relaxanzien. Zusätzlich müssen Beatmungsbeutel (s. Ambu®-Beutel), Atemmasken* verschiedener Größen und ggf. ein Notfallwagen bereitgestellt werden.

Überwachung
Direkt nach der Intubation ist die richtige Lage des Tubus in der Trachea durch Auskultation mit Stethoskop zu überprüfen. Da der intubierte Patient im besonderen Maße gefährdet ist, müssen Atmung und Herz-Kreislauf-Funktion lückenlos überwacht werden. Mit Pulsoxymetrie* wird die Sauerstoffsättigung des Blutes kontrolliert. Zusätzlich führt der Arzt regelmäßige Blutgasanalysen* durch. In der Anästhesie ist die Überwachung der Kohlendioxidkonzentration in der Ausatemluft (Kapnometrie) üblich.

Anästhesiologische Pflege
Der Tubus muss so fixiert sein, dass ein Abknicken und eine damit einhergehende Lumenverengung sicher vermieden werden. Die geplante Intubation des gut aufgeklärten, nüchternen Patienten erfolgt unter entsprechender Überwachung (s. o.). Eine Intubation des nicht nüchternen Patienten (z. B. im Falle einer Notoperation) bedarf aufgrund der stark erhöhten Aspirationsgefahr einer speziellen Vorgehensweise (Ileus-Einleitung). Bei der Mehrzahl der operativen Eingriffe wird der Tubus nach Einsetzen einer ausreichenden Spontanatmung* des Patienten vor Verlegung in den Aufwachraum gezogen (Extubation). Nach größeren Eingriffen kann es notwendig werden, den Patienten auf der Intensivstation weiter zu beatmen.

Intensivmedizinische Pflege
Der Tubus wird einmal täglich (bei Bedarf öfter) verbunden. Nach jeder Manipulation (Lagerung, Verbandwechsel, endotracheales Absaugen) die Lage des Tubus kontrollieren. Der beatmete Patient kann Wünsche und Bedürfnisse nicht verbal äußern. In Folge einer Langzeitintubation ist das Entwöhnen des Patienten von der maschinellen Beatmung mitunter schwierig (s. Beatmungsentwöhnung). In der Zeit nach einer Extubation muss ständig damit gerechnet werden, dass aufgrund einer Erschöpfung des Patienten oder an-

derer Komplikationen eine Reintubation notwendig wird.
Intuition: (engl.) *intuition*; **1.** (allgemein) spontane geistige bzw. emotionale Erkenntnis, die sich nicht aus vorheriger Überlegung (Reflexion) ableitet; **2.** (philosophisch) Fähigkeit des Geistes, Sachverhalte und Gegebenheiten unmittelbar zu erfassen; **3.** (pflegetheoretisch) aus Erfahrung und Vorwissen emergiertes (in neuer Qualität erwachsenes) Handlungswissen, das zum sicheren, expertenhaften Umgang mit Problemen führt (P. Benner, J. Wrubel, 1984); wurde abgeleitet aus Expertenforschung bei langjährig erfahrenen Flugpiloten; da der Begriff Intuition sowohl für die Bedeutungsebene (Wissensstufe) vor der Reflexion als auch für die Ebene nach dem bereits gesammelten beruflichen Erfahrungswissen gebraucht wird, kann seine Verwendung zur Irritation führen. Wichtig ist daher die klare Zuordnung des Zusammenhanges (Kontext), in dem der Begriff benutzt wird. Das geschlechtsspezifische Zuordnen der Fähigkeit (bzw. der Schwäche), etwas intuitiv zu erfassen, lässt sich nicht empirisch belegen. Vgl. Pflegeexperte.
In-vitro-Fertilisation: s. Befruchtung, künstliche.
Inzest (ICNP): (engl.) *incest*; Bezeichnung für Geschlechtsverkehr (i. w. S. auch andere sexuelle Handlungen) zwischen Verwandten, wobei Verwandtschaft kulturell und historisch verschieden definiert wird und entweder nur Blutsverwandte oder auch weitere Angehörige der gleichen Gruppe umfasst; juristisch Beischlaf zwischen Verwandten in direkter auf- oder absteigender Linie; inwiefern Inzest strafbar ist und tabuisiert wird, ist je nach soziokulturellen Rahmenbedingungen verschieden. **Recht:** In Deutschland (und in Österreich) ist Beischlaf mit Verwandten in direkter auf- oder absteigender Linie sowie zwischen Geschwistern im Alter von über 18 Jahren nach § 173 StGB (bzw. § 211 StGB) strafbar. In der Schweiz besteht Straffreiheit bis zum 20. Lebensjahr. Vgl. Misshandlung, Kindesmisshandlung, Nötigung, Missbrauch, sexueller.
Inzidenz: (engl.) *incidence*; Begriff aus der Statistik, der die Anzahl der Neuerkrankungsfälle einer bestimmten Erkrankung innerhalb eines bestimmten Zeitraums beschreibt; epidemiologisches Maß (s. Epidemiologie) zur Charakterisierung des Krankheitsgeschehens in einer bestimmten Population; **Inzidenzrate:** Anzahl der Personen mit Neuerkrankung pro Zeiteinheit im Verhältnis zur Anzahl der exponierten Personen. Vgl. Prävalenz.
Iontophorese: (engl.) *iontophoresis*; gezieltes Einschleusen von Ionen oder undissoziierten, aber ionisierbaren (Molekularionen) Arzneimitteln durch die intakte Haut mit galvanischem Strom; **Wirkung:** Die unter der aktiven Elektrode liegenden Wirkstoffe wandern in Richtung der Gegenelektrode. **Hinweis:** Die Methode wird wegen unzuverlässiger Dosierbarkeit (abhängig von Wirkstoffmenge, Größe der aktiven Elektrode, Stromstärke,

Stromflusszeit) wenig genutzt. Vgl. Gleichstrombehandlung.
IQ: Abk. für **I**ntelligenz**q**uotient*.
Irrigation: s. Darmreinigung.
Irrigator: (engl.) *irrigator*; Spülkanne; Gefäß, aus dem durch einen Schlauch Flüssigkeit entsprechend dem hydrostatischen Druck (je nach Flüssigkeitsmenge und Höhe der Ausflussöffnung) ausfließt (s. Abb.); **Anwendung: 1.** zum Ausspü-

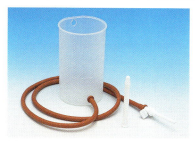

Irrigator [1]

len von Körperhöhlen, z. B. Genitalspülung*, oder als Fertigset zur Darmreinigung* bei Stomatherapie; **2.** zur Reinigung von Tuben, Kathetern oder Drainagen.
ischämischer Schmerz: s. Schmerz, ischämischer.
Ischurie: s. Harnverhaltung.
Ishikawa-Diagramm: (engl.) *Ishikawa diagram*; syn. Ursachen-Wirkungs-Diagramm; auch Fischgräten-Analyse, Fischgräten-Diagramm, Fehlerbaum-Analyse; Aufzeichnung von Ursachen und Wirkungen der einzelnen Prozessparameter als „Fischgräten"-Muster; **Ziel: 1.** Analyse von Einflussfaktoren auf Qualitätsdefizite, Identifikation von Ursache-Wirkungs-Zusammenhängen; **2.** Diskussionsvorlage zur Erarbeitung von Lösungsvorschlägen für Qualitätsprobleme; **Durchführung:** Aufzeichnung aller wirksamen Einflussfaktoren, die ein bestimmtes Qualitätsproblem in der Leistungserstellung verursachen können. Die Faktoren werden dabei in ein Diagramm eingetragen, das einem Fischskelett ähnelt. An der Spitze eines horizontalen Pfeils steht das zu lösende Problem oder die gewünschte Wirkung. Auf diesen Pfeil zielen von oben und unten schräge Ursachenpfeile, die die Einflüsse der beteiligten Personen („men"), von Geräten („machines"), Arbeitsmethoden („methods") und Arbeitsmitteln („material") abbilden (s. Abb. S. 420). Vgl. Qualitätstechniken.
Islam: (engl.) *Islam*; durch den Propheten Mohammed (geboren um 571 in Mekka, gestorben 632 in Medina) gestiftete, jüngste der 3 großen monotheistischen (d. h. an einen einzigen Gott glaubenden) Weltreligionen; die Anhänger des Islam heißen Muslime („die sich Gott unterwerfen"), werden jedoch wegen ihres Verkünders irrtümlicherweise häufig Mohammedaner genannt. Mittels religiöser Visionen wurde Mohammed von Gott zum Propheten berufen und zur Offenbarung beauf-

Islam

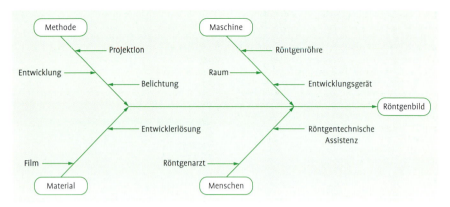

Ishikawa-Diagramm

tragt. Unter dem Einfluss von Judentum* und Christentum* lehrte er den Glauben an Allah (Gott), den einen, einzigen Gott (Monotheismus), der allmächtig und barmherzig ist. Das Glaubensbekenntnis und Zentrum des Islam besagt: „Es gibt keinen Gott außer Gott und Mohammed ist sein Gesandter." Der Islam breitete sich im arabischen Raum schnell aus und Mohammed wurde Oberhaupt eines sich über Arabien ausdehnenden Staatswesens. In fast allen Ländern mit überwiegend muslimischer Bevölkerung ist der Islam Staatsreligion.

Schrift
Der **Koran** ist das heilige Buch des Islam. Verfasst in arabischer Sprache, ist er mit seinen 114 Suren (Kapitel des Koran) die absolute Autorität und Mitte der Religion. Nach Auffassung der Muslime ist der Koran dem Propheten Mohammed von Gott durch den Engel Gabriel offenbart worden.

Lehren und Gebote
Der islamische Gläubige drückt im rechten Tun seinen Glauben aus. Dieser basiert auf den **6 Inhalten** des islamischen Glaubens: der eine Gott, die Engel, die offenbarten Bücher (Koran, Psalter, Tora, Neues Testament), die Gesandten Gottes (z. B. Mohammed), der jüngste Tag (mit Gott als Richter) und die göttliche Vorbestimmung. Glaubensfestigung und -bezeugung geschehen durch die Erfüllung der **5 Grundpflichten** im Alltag: Glaubensbekenntnis (an den einen Gott), 5-maliges Gebet* (strukturiert den Tag; wird zum Zeichen internationaler Verbundenheit in arabischer Sprache gesprochen), Fasten im Monat Ramadan (keine Nahrungsaufnahme von Sonnenaufgang bis Sonnenuntergang), jährliche Zahlung der Armensteuer (richtet sich nach Besitz und Einkommen), Wallfahrt nach Mekka (möglichst einmal im Leben). Diese Grundpflichten gelten für Männer und Frauen; Kinder sollten allmählich an Gebet und Fasten herangeführt werden. Am Versammlungstag (Freitag) findet in der Moschee das große Gemeinschaftsgebet statt; es ist für Männer verpflichtend.

Religiöse Lebensführung
Neben dem Koran ist die **Sunna** (überlieferte Lebensweise und Aussprüche des Propheten) maßgebende Stütze der Lebensführung aller Muslime. Nach der islamischen Glaubenshaltung wird das Leben durch Ehe und Familie als Teil religiöser Lebensführung vollkommen. Bis heute sind patriarchalische Strukturen in islamischen Familien weit verbreitet. Es ist Frauen und Männern geboten, sich nicht nackt zu zeigen, was z. B. in der Bedeckung der Frau mit Schleier oder Kopftuch zum Ausdruck kommen und sich evtl. in der Ablehnung von Pflege- und Behandlungsmaßnahmen durch Ärzte oder beruflich Pflegende des anderen Geschlechts äußern kann. Bei allen den medizinischen Bereich betreffenden Geboten gilt grundsätzlich der Vorrang des Lebens, z. B. ist die ab dem 40. Tag nach der Empfängnis verbotene Abtreibung bei Lebensgefahr der Mutter erlaubt. Kinder sollten mindestens 2 Jahre lang gestillt werden. Rituelle Waschungen sollen zum Erhalt oder zur Wiederherstellung kultischer Reinheit für das Gebet führen. Unreinheit entsteht bei Kontakt mit allen Körperausscheidungen (z. B. bei Geschlechtsverkehr oder Menstruation, im Wochenbett, bei der Reinigung von Toiletten), toten Tieren, Hundespeichel, Blut oder Schweinen. Der Genuss von Schweinefleisch, Blut, Alkohol u. a. Rauschmitteln sowie das Glücksspiel sind verboten. Fleisch darf vom gläubigen Muslim nur verzehrt werden, wenn das Tier nach einem bestimmten Ritus geschlachtet wurde.

Kalender und Festtage
Der muslimische Kalender beginnt im Jahr 622 mit der Auswanderung (Hidjra) des Propheten nach Medina, richtet sich nach dem Mondjahr (12 Monate zu jeweils 29 oder 30 Tagen) und verschiebt sich daher gegenüber dem gregorianischen Kalender jährlich um 11 Tage. Der Fastenmonat

Ramadan endet mit dem Fest des Fastenbrechens bzw. Zuckerfest. Es drückt Freude über das Fastenende und Dank an Gott für die Ermöglichung der Fastenzeit aus, überdies ist es Anlass zur Entrichtung der Armensteuer. Das zweite Jahresfest (Großes Fest, Opferfest der Mekka-Pilger) findet am 10. Tag des Monats Dhu'l Hidjdja statt. Die Muslime der ganzen Welt nehmen Anteil am Opfer der Pilger, die das Ende ihrer Pilgerfahrt feiern. In Gedenken an Abraham wird ein Opfertier geschlachtet, die Muslime besuchen und beschenken sich. Neben den beiden großen Festen werden u. a. das islamische Neujahr, der Geburtstag Mohammeds und seine Himmelfahrt gefeiert.

Krankheit, Leid, Tod und Trauer
Leiden und Krankheit werden wie das ganze Leben als Prüfung Gottes gesehen; Heilung kann nur durch ihn erwirkt werden. Diese Sinndeutung hilft bei der Überwindung von Leid und Krankheit und erklärt die mitunter skeptische Reaktion von strenggläubigen Muslimen auf Diagnostik und Therapie. Nach islamischem Glauben kann nur Allah über Leben und Tod, der Heimkehr zu Gott ist, entscheiden; er ist der alleinige Richter. Die Gerechten kommen ins Paradies, die Ungerechten in die Hölle. Dem vorläufigen Zwischengericht nach dem Sterben folgt ein Endgericht am Ende der Welt. Dabei können auch Zeugen aussagen, z. B. kann Jesus für die Christen eintreten. Der Sterbende sollte nie ganz aufgedeckt liegen und Tag und Nacht von Verwandten umsorgt werden; er darf keinen Durst erleiden. Der Muslim stirbt mit den Fingern oder der Hand zum Himmel zeigend und spricht (evtl. mit Unterstützung von gläubigen Muslimen) das Glaubensbekenntnis. Angehörige führen am Leichnam die rituelle Waschung durch, hüllen ihn in ein einfaches Leichentuch und wenden das Gesicht nach Mekka. In der Moschee werden nach vorgeschriebenem Beisetzungsritual Totengebete gesprochen. Die klagenreiche Trauerzeit umfasst 40 Tage. Der Tote sollte nur von Muslimen berührt und schnellstmöglich beerdigt werden.

Autor: Björn Mrosko.

ISO: Abk. für (engl.) *International Organization for Standardization;* internationale Vereinigung zur Normung; 1947 gegründeter weltweiter Zusammenschluss von 140 nationalen Normungsorganisationen (z. B. DIN*); **Ziel:** Vereinfachung und Vereinheitlichung von Waren und Dienstleistungen zur besseren internationalen Verwendung und Kombinierbarkeit; dient mittlerweile auch als Grundlage zur Entwicklung von Standards* im Wissenschaftsbereich und im Gesundheitswesen. Vgl. Zertifizierung.

ISO 9000: DIN EN ISO 9000-2005; in den 80er Jahren des 20. Jahrhunderts für Industrie und Wirtschaft entwickelte internationale Normenreihe zum Qualitätsmanagement* und zur Qualitätssicherung* im Produktions- und Servicebereich; Teil 1 der ISO 9000 von 1994 war ein Leitfaden zur Auswahl und Anwendung von Qualitätsmanagement*-Systemen. Die Begriffe zum Qualitätsmanagement waren in der Norm ISO 8402 dargestellt. Inzwischen ist die ISO 9000 eine reine Begriffsnorm (aktuelle Version: Dezember 2005). Die Normen der 9000er Reihe sind weltweit als Standard akzeptiert. Vgl. ISO 9001.

ISO 9001: DIN EN ISO 9001:2000; internationale Norm, die Anforderungen an ein Qualitätsmanagement*-System festlegt und als Grundlage für eine Zertifizierung* verwendet werden kann; die Norm beschreibt in 5 Abschnitten die Elemente eines Qualitätsmanagement-Systems, die auch in Einrichtungen des Gesundheitswesens Bedeutung haben: 1. förmliches Qualitätsmanagement; 2. Verantwortung der Leitung (Management); 3. Ressourcenmanagement; 4. Prozessmanagement; 5. Messung, Analyse und Verbesserung. Das Qualitätsmanagement-System dient in erster Linie dem Nachweis, dass die Produkte und Leistungen den Anforderungen der Kunden genügen. Ausgangspunkt der Systembetrachtung ist der Prozess der Leistungserstellung. Die Ablauf- und Unterstützungselemente werden nur so weit gefordert, wie sie den Kernprozess unterstützen. Die Norm ist dadurch flexibler und praxisnäher als ihre Vorläufer. Jedes Qualitätsmanagement-System (auch in Krankenhaus, Pflegeheim, Arztpraxis) muss sich an diesem „Stand der Technik" von Qualitätssicherungsverfahren orientieren, besonders dann, wenn ein international akzeptiertes Zertifikat angestrebt wird.

Isolation, soziale: s. Einsamkeit.

Isolierung: (engl.) *isolation;* räumliche Absonderung von Patienten (meist in der Isolierungsstation), von denen eine besondere Infektionsgefahr* ausgeht oder die besonders infektionsgefährdet sind; **Formen: 1. Standardisolierung:** Einzelzimmer; Patient darf das Zimmer nur mit Erlaubnis verlassen. Personal muss bei Patientenkontakt Schutzkittel und Mundschutz tragen, vor Verlassen des Zimmers die Hände hygienisch desinfizieren (s. Händedesinfektion). Aus dem Zimmer entnommene Gegenstände müssen desinfiziert werden. Einsatz z. B. bei Typhus, Ruhr, Meningokokken-Meningitis; **2. strikte Isolierung:** zusätzlich eigene Nasszelle, Klimaanlage mit virusdichtem Filter; Patient darf das Zimmer nicht verlassen. Schutzkittel und Mundschutz müssen von allen Personen, die das Zimmer betreten, getragen werden und dürfen nur einmal verwendet werden. Aus dem Zimmer entfernte Gegenstände müssen desinfiziert werden. Einsatz z. B. bei virusbedingtem hämorrhagischem Fieber; **3. protektive Isolierung (Umkehrisolierung):** wie 2.; zusätzlich müssen alle eingebrachten Gegenstände (z. B. Wäsche) sterilisiert werden. Einsatz bei Patienten mit abgeschwächter Immunabwehr (z. B. AIDS, Verbrennungen, Knochenmarktransplantation); **4. Gruppenisolierung:** Patienten mit gleichen Erkrankungen (z. B. Infektion) liegen in einem

isotone Dehydratation

Isolierzimmer. Voraussetzung ist i. d. R. das Vorliegen desselben Erregers. **Pflege:** Der Patient muss über die erforderlichen Maßnahmen aufgeklärt werden, um seine Kooperation zu gewährleisten. Isolierung bedeutet für den Patienten eine starke psychische Belastung. Das Pflegepersonal sollte für Beschäftigungs- und Kommunikationsmöglichkeiten sorgen. Vgl. Einsamkeit, Quarantäne, life island.

isotone Dehydratation (ICNP): s. Dehydratation, isotone.

isotone Überwässerung (ICNP): s. Überwässerung, isotone.

Isotonie: (engl.) *isotonia*; Gleichheit zweier Lösungen hinsichtlich des wirksamen osmotischen Drucks (s. Osmose); eine 0,9 %ige Natriumchlorid-(Kochsalz-)Lösung gilt als isotonisch, da sie annähernd den gleichen osmotischen Druck wie Blut, Lymphe, Liquor und Tränenflüssigkeit besitzt (6,5–8 bar). Höher konzentrierte Lösungen bezeichnet man als hypertonisch, niedriger konzentrierte als hypotonisch. **Hinweis:** Die Applikation nichtisotonischer Lösungen ist mit unangenehmen und ggf. schmerzhaften Empfindungen verbunden. Daher werden Arzneimittellösungen meist in isotonischer Lösung hergestellt.

IV: Abk. für integrierte Versorgung*.

IVF: Abk. für In-vitro-Fertilisation, s. Befruchtung, künstliche.

J

Jet-Ventilation: (engl.) *jet ventilation*; Technik der Beatmung*, die durch hohe Frequenz (>60/min) und Abgabe kleiner Luftvolumina (50–250 ml) unter hohem Druck (0,5–4 bar) über englumige Katheter oder Kanülen gekennzeichnet ist; die Ausatmung erfolgt passiv. Am Ende der Exspiration besteht ein positiver Druck in den Atemwegen (vgl. PEEP-Ventil). **Anwendung:** bei Operationen im Bereich des Kehlkopfs oder der Luftröhre, bei ARDS (Abk. für engl. adult respiratory distress syndrome, syn. Schocklunge, akutes Lungenversagen) oder bronchopleuralen Fisteln.

Jin Shin Jyutsu: aus Japan stammende traditionelle Methode, das Energiesystem im Körper in Harmonie zu bringen, indem die Hände über der Kleidung auf verschieden zu kombinierende Gebiete des Körpers gelegt werden; **Anwendung:** Jin Shin Jyutsu kann wegen seiner einfachen Handhabung von Laien erlernt und in jeder Situation angewendet werden; eignet sich daher als leicht einsetzbare Unterstützungsmaßnahme im Pflegealltag; besonders geeignet als Hilfe zur Selbsthilfe, da das Urwissen intuitiv im Menschen angelegt ist (z. B. legt man beim Nachdenken die Hand an die Stirn, bei Schmerzen auf die entsprechende Stelle). Anwendungsgebiete sind in gleicher Weise auf körperlicher, seelischer und geistiger Ebene. **Prinzip:** Nach asiatischem Verständnis bedeutet Gesundheit ungehindertes Fließen der Energie im Körper und eine damit verbundene Selbstregulierung von Befindlichkeiten, Störungen oder Krankheiten. Diese Energie wird als Lebensenergie (chinesisch Chi, japanisch Ki, indisch Prana) bezeichnet. Wenn der Energiefluss durch die Hände wieder angeregt wird, spricht man beim Jin Shin Jyutsu vom „Strömen". **Entwicklung:** Das Urwissen von der fließenden Lebensenergie hat im asiatischen Raum verschiedene Therapiemethoden hervorgebracht, z. B. Yoga*, Qi Gong, Akupunktur*, Fingermudras und Jin Shin Jyutsu. Jin Shin Jyutsu bedeutet wörtlich „Mensch, Schöpfer, Kunst" (nach dem japanischen Meister Jiro Murai, 1886–1960). Die allgemeine Übersetzung lautet „Die Kunst des Schöpfers durch den Menschen" (durch den wissenden, mitfühlenden Menschen). Jiro Murais Schülerin M. Burmeister verband die östlich-japanische mit der westlich-amerikanischen Denkweise und machte Jin Shin Jyutsu damit der westlichen Welt zugänglich. Ihre objektivierende Wortschöpfung für Jin Shin Jyutsu lautet Physio-Physiologie (Körper), Physio-Psychologie (Seele), Physio-Philosophie (Geist), was auf die allumfassende Behandlungsweise hinweist. In Japan selbst bewahrt und belebt Haruki Kato, ebenfalls Schüler Jiro Murais, die Erkenntnisse.

Grundlage

Die Körperenergie ist messbar in ihrem elektrischen Anteil (z. B. EKG, EEG) und auch in ihrer magnetischen oder ultraschwachen (mitogenetischen) Strahlung (F. A. Popp; s. Biophotonen). Daher wird die Kommunikation zwischen den Zellen, beim Jin Shin Jyutsu Bewegung oder Fließen der sog. Körper- oder Lebensenergie, als wissenschaftlich nachgewiesen angesehen. Die 26 wichtigen Umschaltstellen pro Körperhälfte werden als Sicherheits-Energieschlösser bezeichnet. Die Berührung dieser Energieschlösser und insbesondere deren Kombination hat Einfluss auf Fließaktivität und Wirkungsbezirk, da jedes Schloss seine spezifische Wirkungsweise innerhalb des Gesamtsystems hat.

Hände

Die Hände sind in ihrer elektrischen Ladung leicht unterschiedlich und wirken beim Auflegen wie eine Initialzündung, die der Energie im Körper Impulse gibt für ihre selbstregulierende Tätigkeit. Außerdem ist in den Händen und Fingern der gesamte Körper repräsentiert (s. Fußreflexzonentherapie) inklusive der Gemütsverfassungen. Entsprechend kann der gesamte Organismus über die Finger harmonisiert werden, wobei jeder Finger einzeln von der anderen Hand gehalten wird.

Zentralstrom

Der Hauptenergielieferant für den Gesamtorganismus wird als Haupt-Zentralstrom bezeichnet. Er fließt an der Körpervorderseite, das Ausatmen unterstützend, nach unten und steigt auf der Körperrückseite, das Einatmen unterstützend, wieder auf. Die Hände können diesen Vorgang durch Berührung bestimmter Körperstellen beeinflussen, was als Wohlbefinden zu erspüren ist. Der bewusste Umgang mit dem Atem ist bei Jin Shin Jyutsu integriert.

Johanniter-Unfall-Hilfe

Schulung
Die Anwendung von Jin Shin Jyutsu für das eigene Wohlsein oder die Verbesserung von Befindlichkeiten (auch für Empfehlungen in der Pflege, wie z. B. das Fingerhalten) ist in Einführungskursen und Lehrbüchern schnell zu erfassen. Tiefergehende Behandlungen sollten von geschulten Therapeuten vorgenommen werden.
Autorin: Felicitas Waldeck.

Johanniter-Unfall-Hilfe: Abk. JUH; 1952 gegründeter Fachverband des Diakonischen* Werkes der Evangelischen Kirche in Deutschland mit Geschäftssitz in Berlin; **Organisation:** gliedert sich in Landes-, Kreis- und Ortsverbände und besteht aus ehrenamtlichen und hauptamtlichen Mitarbeitern; **Aufgaben und Ziele: 1.** Ausbildung in und Durchführung von Erster Hilfe und Sanitätsdienst (z. b. lebensrettende Sofortmaßnahmen), Rettungsdienst (Ausbildung zum Rettungsassistenten oder Betriebssanitäter), Krankentransport, Ambulanzflug, Hilfe in internationalen Krisengebieten, Auslandsrückholdienst, Zivilschutz; **2.** Aus- und Fortbildung von Altenpflegern, Altenpflegehelfern und Krankenpflegehelfern; **3.** Jugendarbeit; **4.** soziale Dienste, z. B. Behinderten- und Altenbetreuung, Mahlzeitendienst, ambulante Betreuung und Pflege; **5.** Betrieb von Sozial- und Diakoniestationen; **6.** teilstationäre und stationäre Altenpflege.

Joule: (engl.) *joule*; Einheitenzeichen J; abgeleitete Einheit des internationalen Einheitensystems (SI-Einheit) der Arbeit, Energie und Wärme; Joule gibt auch den chemischen Nährwert an, der früher mit Kalorie* (Einheitenzeichen cal) angegeben wurde (1 J = 0,239 cal). Vgl. Brennwert.

Juckreiz: (engl.) *pruritus*; syn. Jucken, Hautjucken; Pruritus; Hautjucken mit zwanghaftem Kratzen, an dessen Zustandekommen und Verarbeitung die Schmerzsensoren, das vegetative Nervensystem, die Hirnrinde und Psyche, bestimmte Botenstoffe (z. B. Histamin, Trypsin, Kallikrein), das Gefäßsystem der Haut und die inneren Organe beteiligt sind; **Kennzeichen:** Durch Kratzen verursachte Hautveränderungen sind strichförmige Rötungen, Krusten, Hyperpigmentierung, Vergröberung der Hautfelderung (Lichenifikation) und Grind- oder Eiterausschläge (Pyodermie). **Formen: 1. primärer** Juckreiz: Juckreiz ohne primäre, sichtbare Hautveränderungen bei Erkrankungen innerer Organe, z. B. Gallestauung (Cholestasesyndrom), Gallengangzirrhose (biliäre Zirrhose), Niereninsuffizienz, Harnvergiftung (Urämie), Zuckerkrankheit (Diabetes mellitus), Blutkrebs (Leukämie), Lymphome u. a. bösartige (maligne) Tumoren, Darmparasiten, als unerwünschte Arzneimittelwirkung z. B. bei Einnahme von Schmerzmitteln, bei Stress, Alkoholmissbrauch, in der Schwangerschaft und in hohem Alter oder psychogen; meist ohne nachweisbare auslösende Faktoren (ca. 50 % der Fälle); **2. sekundärer** Juckreiz: Juckreiz als Begleiterscheinung von Hauterkrankungen, z. b. atopisches Ekzem, Nesselsucht (Urtikaria), Hautpilz (Dermatomykosen), Befall durch Parasiten (Epizoonosen). **Pflegemaßnahme:** Nach genauer ärztlicher Abklärung der Ursachen und deren Behandlung zusätzliche Maßnahmen: **1.** kühlende Gele bei Hautverträglichkeit (Achtung: verstärken bei großflächiger Anwendung manchmal den Juckreiz), anästhetikahaltige Puder, mit Cortison- und Fettcreme kombinierter sog. Fettfeuchtverband, Antihistaminika*, polidocanolhaltige Creme, z. B. Ringelblumencreme (Calendula), und Milch (nach ärztlicher Absprache); **2.** Ablenkung, um Reizverschiebung zu erzielen; **3.** Baumwollhandschuhe tragen lassen (besonders nachts); **4.** Baden in heißem/kaltem Wasser; **5.** feuchte kalte Waschlappen auflegen; **6.** Entspannungsverfahren (z. B. Autogenes* Training). **Hinweis: 1.** Juckreiz kann von einer leichten Missempfindung bis zur Chronifizierung reichen. Bei quälendem andauerndem Juckreiz sind interdisziplinäre Behandlungsstrategien (ähnlich der Schmerztherapie) zu empfehlen. **2.** Chronischer Juckreiz kann bis zur Suizidalität führen und ist keine Bagatellerscheinung.

Judentum: (engl.) *Judaism, Jewishness*; eine der Weltreligionen, unter ihnen die älteste monotheistische (d. h. an einen einzigen Gott glaubende) Religion* (s. Glaube, religiöser); historisch betrachtet ist das Judentum der Ausgangspunkt von Christentum* und Islam*. Grundlegend für das Selbstverständnis der Juden und ihren Anspruch auf das Land Israel als ihre Heimat ist die Erwählung des Volkes Israel (der Juden) durch Gott zu seinem Bundesvolk. Der jüdische Glaube besagt, dass Gott durch Abraham (als Stellvertreter und Stammvater) mit dem Volk Israel einen Bund geschlossen hat. Gott erneuerte diesen Bund am Berg Sinai, vermittelt durch Moses, der die Juden aus der ägyptischen Knechtschaft geführt und ihnen die Zehn Gebote Gottes überbracht hat. Das Volk Israel sieht seine Erwählung untrennbar an die Erfüllung der Zehn Gebote gebunden. Damit unterwirft es sich Gott und verpflichtet sich zu einer Lebensführung nach seinem Willen: Glaube und Handeln sind untrennbar. Die Juden warten auf den kommenden Messias, den Gesalbten und Gesandten, der Gottes Heilsplan verwirklichen, das Volk Israel vom Leid befreien und es aufrichten wird (während die Christen glauben, dass mit Jesus der Messias bereits erschienen ist). Nach jüdischer Überlieferung bestimmt die Abstammung (von Abraham und dem Haus Israel; ausschlaggebend ist die Mutter) oder der Glaube eines Menschen, wer Jude ist.

Bücher
Noch mehr als das Christentum und der Islam ist das Judentum eine Buchreligion. Die Thora (jüdische Bezeichnung für die 5 Bücher Mose, die ein bedeutender Teil dessen sind, was von den Christen als „Altes Testament" bezeichnet wird) enthält neben der Geschichte Israels mit seinem Gott die

grundlegenden Lebens- und Verhaltensregeln. Die Thora bildet das Fundament des jüdischen Glaubens zusammen mit dem Talmud, in dem die überlieferten Auslegungen des Glaubens gesammelt sind. Es gibt verschiedene Ausprägungen jüdischer Religiosität und keine zentrale Autorität (wie etwa bei den Katholiken mit dem Papst), die die Auffassung des Glaubens für alle einheitlich und verbindlich festlegt.

Religiöse Lebensführung
Das menschliche Leben wird durch andauernde Erfüllung des göttlichen Willens geheiligt. Zum Zeichen der Aufnahme in den Bund mit Gott werden männliche Nachkommen am 8. Lebenstag beschnitten (s. Beschneidung). Die religiöse Erziehung beginnt schon zwischen dem 5. und 6. Lebensjahr. Mädchen erlangen mit dem 12., Jungen mit dem 13. Lebensjahr die religiöse Mündigkeit, werden zur Bat Mizwa (Tochter der Pflicht) bzw. zum Bar Mizwa (Sohn der Pflicht) und sind damit den Weisungen der Thora verpflichtet. Durch das 3-malige Gebet wird der Tagesablauf gläubiger Juden gegliedert. Gottesdienste finden am Sabbat und an den Festtagen* statt. Der Sabbat beginnt am Freitagabend und endet am Samstagabend, jeweils mit Eintritt der Dunkelheit. Er gilt als Höhepunkt und letzte Tag der Woche, wird als Feiertag für den Gott Israels begangen und ist arbeitsfrei, weil auch Gott am siebten Tag der Schöpfung ruhte. Ein offizieller Gottesdienst kann nur stattfinden, wenn mindestens 10 Männer anwesend sind. Das Gebetshaus der Juden ist die Synagoge. Durch viele häusliche Festbräuche wird das Zuhause zum Mittelpunkt des religiösen Lebens. Die Familie symbolisiert die Existenz des Volkes Israel und ist Voraussetzung für die Erreichung des Lebensziels. Daher wird auch der Eheschließung von Söhnen und Töchtern eine besondere Bedeutung beigemessen. Geburtenkontrolle und Abtreibung verstoßen gegen das Fortpflanzungsgebot. Während und 7 Tage nach der Menstruation und nach der Geburt eines Kindes ist der Geschlechtsverkehr untersagt. Die rituelle Reinheit der Frau wird durch ein Tauchbad (Mikwe) wiederhergestellt.

Speisevorschriften
Die für den jüdischen Glauben wichtige Unterscheidung zwischen „rein" und „unrein" spiegelt sich in sehr konkreten Speisevorschriften wider: Anders als für pflanzliche Nahrung gelten für den Verzehr von tierischen Lebensmitteln verschiedene Einschränkungen. Von den im Wasser lebenden Tieren dürfen nur solche mit Schuppen und Flossen gegessen werden. Frösche, Schnecken, Insekten, Raubvögel und Aasfresser sind vom Verzehr ausgeschlossen. Schweinefleisch ist (wie im Islam) verboten. Der Verzehr von lebenden Tieren und Blut wird abgelehnt. Die Tiere müssen rituell geschlachtet, das Fleisch besonders behandelt werden. Verschiedene Fettarten (z. B. Nierenfett) dürfen nicht verwendet werden. Fleisch- und Milchspeisen sind immer zu trennen. Die Zubereitung und Darreichung von Nahrung beeinflusst deshalb ebenfalls die Reinheit. Sind alle Regeln beachtet, gilt die Nahrung als koscher (rein).

Kalender und Festtage
Die Zeitrechnung beginnt nach jüdischer Auffassung mit der Erschaffung der Welt (festgesetzt auf den 7. Oktober 3751 v. Chr.). Der Tag beginnt mit dem Sonnenuntergang. Der Monat beginnt mit dem Erscheinen des Neumonds und wird durch die Dauer des Mondlaufs um die Erde induziert. Gewöhnlich hat das Jahr 12 Monate mit 29 bis 30 Tagen, das Schaltjahr besteht aus 13 Monaten. Das Pessachfest (Überschreitungsfest) ist das Fest der Befreiung aus der ägyptischen Knechtschaft. Es beginnt am 14. Tag des ersten Monats (März/April) und dauert 7 Tage an. Nur der erste und letzte Tag sind arbeitsfreie Feiertage. In dieser Zeit ist auf Gesäuertes und Gegärtes zu verzichten. Das Wochenfest (Schawuot) findet 7 Wochen später am 6./7. Siwan (Mai/Juni) in Gedenken an die Offenbarung des Gesetzes am Sinai statt. An diesem Tag werden Milchspeisen gegessen. Das jüdische Neujahrsfest fällt auf den ersten Tag des Monats Tischri (September/Oktober) und ist verbunden mit dem gegenseitigen Wunsch, in das Buch des Lebens eingeschrieben zu werden. Die ersten 10 Tage des Jahres sind als Bußzeit mit einem Fastentag (3. Tischri) vorgesehen. Die Bußzeit endet mit dem bedeutendsten Festtag, dem Versöhnungsfest Jom Kippur. An diesem Tag ist die Aufnahme jeglicher Nahrung, überhaupt die Befriedigung von Lebensbedürfnissen sowie Arbeit untersagt. Die jüdische Gemeinde versammelt sich zum 10-stündigen Gebet. Das Laubhüttenfest am 15./16. Tischri ist ein fröhliches Fest der Ernte und dauert 1 Woche. Das Chanukkafest (Fest der Lichter) am 25. Kislev (November/Dezember) gedenkt der Einweihung des zweiten Tempels. 8 Tage lang wird jeweils ein Licht am 8-armigen Leuchter entzündet. Das Purimfest am 14. Adar (Februar/März) mit seiner Ausgelassenheit erinnert an die Errettung der Juden in Persien. Es verpflichtet zum Lesen im Buch Esther, zur Wohltätigkeit gegenüber Armen, einem Festmahl und dem Austausch von Geschenken. Verschiedene Trauergedenktage erinnern an die Belagerung Jerusalems und die Zerstörungen des Tempels.

Krankheit, Tod und Trauer
Der gläubige Jude gibt sich Gott durch die Beachtung seiner Weisungen hin, durch den Abschied von Wünschen und den Verzicht auf die Befriedigung persönlicher Bedürfnisse. Die Hingabe im Leben ist gleichsam ein frommes Einüben des Sterbens. Dem gläubigen Juden ist das Weiterleben der Seele nach dem körperlichen Tod und die Auferstehung am Ende der Zeiten verheißen. Da es dabei wieder zu einer Vereinigung von Körper und Seele kommen wird, lehnt das Judentum die Leichenverbrennung ab. Der gläubige Patient will vom Arzt die Wahrheit über seinen Zustand erfahren, damit er in der Zeit schwerer Krankheit oder des Sterbens

die Gelegenheit wahrnehmen kann, auf sein Leben zurückzublicken, seine Sünden zu bereuen und zu büßen und so zu Gott zurückzufinden. Ein Rabbiner (autorisierter religiöser Funktionsträger im Judentum; vergleichbar dem Pfarrer im Christentum) sollte dabei unterstützend wirken. Es ist üblich, für gläubige Kranke zu beten. Jeder Tag ist eine Vorbereitung auf das Sterben. Sterbende zu begleiten, Tote zu begraben und Trauernde zu trösten sind Zeichen der Nächstenliebe und in der Thora als solche beschrieben. Tiefer Wunsch eines gläubigen Juden ist es, mit dem Glaubensbekenntnis auf den Lippen zu sterben („Höre, Israel, der Herr, unser Gott, der Herr ist nur einer"); es kann auch stellvertretend von anderen gesprochen werden. Nach Eintritt des Todes sind die Augen des Toten zu schließen, sein Körper zu waschen und ein weißes Totengewand aus Leinen anzulegen. Mit dem Gesicht nach oben und ausgestreckten Beinen wird der Leichnam in den Sarg gelegt und nicht allein gelassen. Man kann ein Säckchen Erde aus Israel in den Sarg legen. Der Tote wird einen, spätestens 3 Tage nach seinem Sterben beerdigt; erst danach wird den Verwandten kondoliert. Es schließt sich eine 7-tägige Trauer mit zahlreichen Trauerriten an. Das Rasieren und Schneiden der Haare etwa ist den Trauernden erst nach 30 Tagen wieder gestattet. Ein Licht im Haus des Verstorbenen soll 30 Tage lang brennen. Die Trauerzeit endet am ersten Todestag, d. h., nach Abschluss eines Jahres.

Autor: Björn Mrosko.

Jugendhilfe: s. Kinder- und Jugendhilfe.

JUH: Abk. für **J**ohanniter*-**U**nfall-**H**ilfe.

K

Kachexie (ICNP): s. Abmagerung.

Kälteanwendung: (engl.) *cryoapplication*; syn. Kryotherapie; Form der physikalischen Therapie* und der Hydrotherapie* mit therapeutischer Anwendung von Kälte als Gas (Kaltluft), Flüssigkeit (Eiswasser, Waschung*) oder in festem Aggregatzustand (Eis) lokal oder systemisch. **Wirkung** abhängig von der Einwirkungszeit: **1.** anhaltende Einwirkung: Dem Gewebe/Körper wird Wärme entzogen; es kommt zu Gefäßverengung, örtlicher Schmerzstillung und Hemmung entzündlicher Reaktionen; **a)** lokale Behandlung mit Eis, tiefgekühlter Silikatmasse (Kryopack), Kühlelement*, Kühlsalbe, Kühlpuder, Wickel* oder Chlorethanspray (Verdunstungskälte) zur Hemmung von Entzündungen oder Hämatombildung; **b)** Muskeltonisierung mit 30 Sekunden andauernden, starken Kältereizen bzw. Muskeldetonisierung mit 3 Minuten andauernden, starken Kältereizen zur Schmerzbehandlung, z. B. bei Prellung, Verstauchung, Erkrankungen des rheumatischen Formenkreises, postoperativ, bei Fieber oder zur Lösung spastischer Bewegungseinschränkungen; **c)** als Ganzkörperkältetherapie in einer Kältekammer (1–2 Minuten bei Temperaturen unter −100 °C); v. a. bei Erkrankungen des rheumatischen Formenkreises; **2.** kurze Einwirkungszeit (sog. Kälteschock): Es kommt zu einer reflektorischen Gefäßerweiterung und damit zur Zunahme der Durchblutung des Gewebes mit nachfolgender Erwärmung, die z. B. bei Kneipp-Anwendungen (Güsse*, Teil- oder Vollbäder; s. Bad) erwünscht ist. Vgl. Kneipp-Therapie. **Gegenanzeigen:** Unverträglichkeit von Kälte, bereits unterkühlte Gewebe; **Komplikationen:** lokale Kälteschäden bis hin zur Erfrierung*.

Kältekissen: 1. gelgefülltes, biegsames Kühlelement mit Kunststoffhülle in verschiedenen Größen zur lokalen Kälteanwendung*; kann mehrfach benutzt und im Kühlschrank oder Eisfach aufbewahrt werden; **2.** beutelförmige Kompresse (Einmalprodukt), bei der durch Zusammendrücken die trennende Membran zwischen den Ammoniumnitrat-Kristallen und Wasser zerreißt und durch die endotherme Reaktion der Phasen die erwünschte Kälte entsteht; vgl. Eispackung.

Kängurupflege: (engl.) *kangaroo mother care*; auch Känguru-Methode; Methode zur Pflege von Frühgeborenen* und kranken Neugeborenen, bei der das Kind mehrmals täglich für mindestens 1 Stunde in Decken oder Felle gehüllt Mutter oder Vater auf die nackte Brust gelegt wird; in Kolumbien aufgrund des Mangels an Inkubatoren* entwickelte Methode. Durch den Körperkontakt und den Geruch des Elternteils erfährt das Kind Wärme und Geborgenheit. **Ziel: 1.** Berücksichtigung der psychischen Bedürfnisse des Neugeborenen und seiner Eltern, Stärkung der Eltern-Kind-Bindung; **2.** Einbeziehung der Eltern in die kindliche Pflege; **3.** Stimulation der Sinnesorgane des Kindes (Haut, Gehör, Geruchs- und Geschmackssinn, kinästhetisches System); **4.** Stabilisierung von Herzfrequenz, Atemmuster und Körpertemperatur, Senkung des Cortisolspiegels (Stresshormon); **5.** Gewöhnung an die Brust und Trinken von Muttermilch; **Durchführung:** Das Baby wird nackt (nur mit einer Windel bekleidet) an die ebenfalls entblößte Brust eines Elternteils gelegt und zugedeckt, während dieser bequem und entspannt sitzt oder liegt; das Kind kann, je nach Reifegrad, an der Mutterbrust trinken; Umgebung möglichst geräuscharm und nicht zu hell gestalten; Pflegepersonal in Reich- oder Rufweite; kontinuierliche Überwachung* des Kindes; evtl. Sauerstoffgabe über Sauerstoffmaske* oder Sauerstoffbrille*; Abbruch bei verstärkter Unruhe, Kreislaufinstabilität oder erhöhtem Sauerstoffbedarf. **Hinweis: 1.** Methode möglichst oft einsetzen; **2.** ausführliche Information der Eltern gewährleisten, um Angst abzubauen und die Kooperation zu fördern; **3.** Die Methode findet zunehmend Verbreitung. Die Evidenzbasierung steht jedoch noch aus. Betont werden die positiven Resultate in Bezug auf die psychosoziale Situation von Eltern und Kind. Vgl. Bindung, personale, Bindungstheorie, Säuglingspflege, Intensivpflege, neonatologische.

Käseschmiere: (engl.) *vernix caseosa*; Vernix caseosa; Fruchtschmiere; Schmiere auf der Haut des Neugeborenen* (aus Talgdrüsensekret, Epithelzellen, Wollhaaren, Cholesterol), die das Gleiten unter der Geburt* erleichtert und vor Wärmeverlust schützt; **Hinweis:** Fehlen der Käseschmiere spricht für Übertragung*.

Kaiserschnitt: s. Schnittentbindung.

Kaizen: aus dem Japanischen stammende Bezeichnung für „Vervollkommnung" (Kai: Wandel, Änderung; Zen: das Gute), Streben nach jeder Art von Qualitätsverbesserung; meint im Qualitätsmanagement* die kontinuierliche Verbesserung von Produkten, Prozessen und Arbeitshandgriffen in kleinsten Schritten durch die Mitarbeiter selbst. Im Englischen ist dafür die Bezeichnung CIP (Continuous Improvement Process), im Deutschen KVP (kontinuierlicher Verbesserungsprozess) üblich.

Kalorie: (engl.) *calorie*; Einheitenzeichen cal; nicht mehr zugelassene Einheit der Wärme; ersetzt durch Joule* (Einheitenzeichen J); 1 cal entspricht 4,187 J. Vgl. Brennwert.

Kalorienbedarf: s. Energiebedarf; Grundumsatz.

Kalorienverbrauch: s. Energieumsatz.

Kanüle: s. Injektionskanüle.

kapillar: (engl.) *capillary*; zu den Blutkapillaren* gehörend, die Blutkapillaren betreffend.

Kapillardruck: (engl.) *capillary pressure*; Blutdruck* in den Blutkapillaren; ca. 30 mmHg im arteriellen und ca. 15 mmHg im venösen Schenkel (gemessen in Herzhöhe und Ruhe). **Hinweis:** Bei einer normalen Kapillarfüllzeit kehrt die natürliche Rötung des Nagels nach Lösung eines kurzzeitig ausgeübten Drucks auf den Nagel innerhalb 1 Sekunde zurück.

Karayaring: (engl.) *karaya gum ring*; verformbarer Hautschutzring aus Naturharz zur Stomaversorgung; ist in verschiedenen Größen in Verbindung mit Stomabeuteln* (aus geruchdichtem Kunststoffmaterial) erhältlich. Karaya ist extrem wasseranziehendes (hygroskopisches) Harz des tropischen Baums Sterculia urens, aus dem auch andere Produkte für den Hautschutz (z. B. Pasten und Pulver) hergestellt werden.

Kardiaka: (engl.) *cardiac agents, cardiac substances*; Herzmittel; Sammelbegriff für Substanzen mit Wirkung auf das Herz; **Wirkstoff:** Eingesetzt werden herzwirksame Glykoside (kardiaka i. e. S.), Antiarrhythmika*, Antihypertensiva*, Katecholamine und Koronartherapeutika*. Pflanzliche Kardiaka mit milder Herzwirkung werden u. a. aus Weißdorn, Arnika und Ammi-Visnaga-Früchten hergestellt.

kardial: (engl.) *cardiac*; das Herz* betreffend, vom Herzen ausgehend.

kardiogener Schock (ICNP): s. Schock, kardiogener.

Kardiotokographie: Abk. CTG*.

kardiovaskulär: (engl.) *cardiovascular*; Herz und Gefäße betreffend.

Karies: (engl.) *caries*; akuter oder chronischer Zerfall der harten Zahnsubstanz und des Knochens; **Einteilung: 1. Zahnkaries:** akuter oder chronischer Zerfall der harten Substanz der Zähne; **2. Knochenkaries:** entzündliche Erkrankung des Knochens mit Zerstörung von Knochengewebe, besonders bei Knochentuberkulose; **Verlauf** des Zahnkaries: **1.** Als Kariesvorstufe bilden sich Entkalkungsherde am Schmelz, die makroskopisch als weiße Flecke erkennbar sind (**Schmelzkaries**). Durch Einlagerungen von Farbpigmenten aus der Nahrung werden diese Flecke oft dunkel. **2.** Eine **Initialkaries** weist zusätzlich einen mechanischen Defekt auf der Zahnoberfläche auf, der mit der Sonde tastbar ist. **3.** Wird die Karies im Anfangsstadium nicht behandelt, dringt sie in das Zahnbein (Dentin) vor. **Dentinkaries** verursacht Zahnschmerzen. **Ursachen:** Zahnkaries ist eine Infektionskrankheit, die in Verbindung mit Kohlenhydraten entstehen kann. Voraussetzung ist die Übertragung von Streptokokken in den Mund. Zähne erkranken an Karies, wenn die 4 Hauptfaktoren Plaque, Mikroflora, niedermolekulare Kohlenhydrate (z. B. Glukose) und genügend Zeit zusammenwirken. Neben diesen Hauptfaktoren werden diverse Nebenfaktoren diskutiert, z. B. genetische Faktoren, Zahnstellung (sehr eng stehende Zähne), Zahnfehlbildungen, Speichelfluss (gering) und -zusammensetzung und durch die Ernährung bedingte (alimentäre) Faktoren. **Prophylaxe: 1.** Fluoridprophylaxe mit Zahnpasta* (maximal 0,15 %, bei Zahnpasta für Kinder 0,05 % Fluorid) oder Mundspüllösung* zur Verhinderung des Fortschreitens von Karies; die Fluoride werden in Form von Amin-, Zinn- und Natriumfluoriden gegeben. Fluorid fördert die Remineralisation, härtet die oberste Schmelzschicht und hemmt das Bakterienwachstum. Die Initialkaries lässt sich durch intensive Fluoridierung mit hochkonzentrierten Fluoridpräparaten vermeiden. **2.** Anwendung von Chlorhexidindigluconat; verzögert die Neubildung von Plaque; **3.** Die einzige Möglichkeit, die Plaque zuverlässig zu entfernen, ist die Reinigung der Zähne mit der Zahnbürste* (s. Zahnputztechnik) und in den Zahnzwischenräumen mit Zahnseide* oder bei größeren Zahnabständen mit der Zahnzwischenraumbürste*. **4.** Ersatz von Zucker durch Xylitol; **5.** Versiegelung der Fissuren mit Glasionomer-Zementen oder Kunststoffen; **6.** regelmäßige Zahnreinigung (2-mal täglich) und regelmäßige zahnärztliche Kontrollen; **Maßnahme:** Bei späteren Stadien von Karies, die meist mit einem Loch (Kavität) einhergehen, muss die betroffene Zahnhartsubstanz ausgeräumt und der Zahn mit einem Füllungsmaterial versorgt werden.

Karminativa: (engl.) *carminatives*; Mittel gegen Blähungen (Flatulenz*), insbesondere für Säuglinge; **Wirkstoff:** z. B. Pfefferminzblätter, Früchte von Anis, Fenchel, Kümmel, Koriander und deren ätherische Öle*; **Wirkung:** gärungswidrig und krampflösend auf die glatte Muskulatur, z. T. auch entzündungshemmend (antiphlogistisch); dadurch haben Karminativa einen beruhigenden Effekt auf die Motilität des Verdauungstrakts* und wirken Blähungen entgegen.

Karnofsky-Index: (engl.) *Karnofsky (performance) scale*; sog. Aktivitätsindex; Index zur Beurteilung der Aktivität von Patienten unter Berücksichtigung körperlicher und sozialer Faktoren; **Beispiel:** Ein Karnofsky-Index von 100 entspricht einer uneingeschränkten Aktivität, von 70 einer Arbeitsunfähigkeit bei möglicher selbständiger Versorgung des Patienten, von 40 einem Zustand mit erforderlicher Betreuung in einer Pflegestation oder einem Krankenhaus. **Anwendung:** Der Karnofsky-Index wird z. B. in der Onkologie zur Abschätzung der Lebensqualität und Autonomie von Tumorkranken herangezogen.

Kartoffelwickel: (engl.) *potatoe compress*; Wickel* mit feuchter Wärme aus ungeschälten, weich gedämpften Kartoffeln; **Anwendung:** bei Nacken- und Halsschmerzen, Muskelverspannungen, Arthrose und zur Stärkung einzelner infektgefährdeter Organe (Nierenbecken, Harnblase); als Brustwickel* zur Schleimlösung bei Husten und Bronchitis; **Durchführung:** Kartoffeln in der Schale kochen, in ein Leinensäckchen geben und zerdrücken; nicht zu heiß auf die entsprechende Körperpartie auflegen; als Brustwickel angewandt sollte das Tuch der Größe des Brustkorbs entsprechen, mit einem Zwischentuch abgedeckt und mit einem Wolltuch oder Schal befestigt werden; bei Bedarf mit Wärmflasche warmhalten und über Nacht wirken lassen. **Wirkung:** krampflösend, schleimlösend, schmerzstillend bei Schmerzen durch Verspannung; **Gegenanzeigen:** alle Schmerzzustände unbekannter Ursache, Bluthochdruck (v. a. bei Anwendung im Hals-/Nackenbereich), Kreislaufstörungen, Sensibilitätsstörungen, herabgesetztes Temperaturempfinden im Alter (Gefahr von Verbrennungen); **Hinweis:** Anwendung im Kindesalter (Vorschulalter) möglich, z. B. bei Mumps. Vgl. Heublumensack.

karzinogen: (engl.) *carcinogenic*; einen bösartigen Tumor (Karzinom*) erzeugend.

Karzinom: (engl.) *carcinoma*; Carcinoma (Abk. Ca.); Krebs; vom Epithel ausgehender bösartiger (maligner) Tumor*; Warnsignale zur Früherfassung von Karzinomen: **1.** Änderung der Stuhl- oder Miktionsgewohnheiten; **2.** schlechte Wundheilung; **3.** ungewöhnliche Blutungen und Ausfluss; **4.** Verdickung oder Knoten in der Brust oder an anderen Stellen; **5.** Verdauungs- oder Schluckstörungen; **6.** sichtbare Veränderung einer Warze oder eines Muttermals; **7.** chronischer Husten oder Heiserkeit; **8.** Sensibilitätsausfälle und Lähmungen.

Katabolismus: s. Stoffwechsel.

Kataplasma: (engl.) *cataplasm*; heißer Breiumschlag auf pflanzlicher (z. B. Leinsamen, Eibischwurzeln) oder mineralischer Basis (z. B. Fango*, Heilerde*); **Anwendung: 1.** zur Schmerzlinderung und bei oberflächlich gelegenen Entzündungen und Eiterungen; **2.** bei Erkrankungen des rheumatischen Formenkreises, Neuralgien und nach Unfall- und Sportverletzungen; **3.** Durch Auflegen auf bestimmte Hautareale (Head*-Zonen) sollen auch Funktionsstörungen innerer Organe beeinflusst werden. **Durchführung:** z. B. Leinsamen-Kataplasma bei Kieferhöhlenentzündung: **1.** Frisches Leinsamenmehl mit Wasser breiig aufkochen und fingerdick auf vorbereitete Tücher (z. B. Stofftaschentücher, Leinentücher) auftragen. **2.** Tücher zu Päckchen falten, Wärmeverträglichkeit des Patienten auf der Innenseite des Unterarms prüfen und je ein Päckchen auf Nase und Kieferhöhlen auflegen (weitere Päckchen können z. B. mit Wärmflasche warmgehalten werden). **3.** Zum Erhalt der Wärme mit einem schmalen Woll- oder Flanelltuch abdecken. **4.** Nach einigen Minuten bzw. bei Schmerzen Haut auf Verbrennungssymptome prüfen, ggf. Kataplasma umgehend entfernen. **5.** Bei Abkühlung gegen frisches Päckchen auswechseln; Maßnahme mehrmals wiederholen. **6.** Abschließend Haut vorsichtig mit warmem Wasser reinigen, ggf. nach Abkühlung eincremen. **Gegenanzeigen:** alle Schmerzzustände unklarer Ursache, Allergie bzw. Überempfindlichkeit hinsichtlich der angewendeten Substanzen, Durchblutungsstörungen, Venenleiden, Ekzeme, akute rheumatische Schübe; **Hinweis:** Bei Schmerzverstärkung sofort entfernen. Nach Abkühlung bei anhaltendem Schmerz ggf. Kältebehandlung. Vgl. Wickel.

Katatonie (ICNP): (engl.) *catatonia*; Störung der Motorik und des Antriebs bei psychischen Erkrankungen, die sich entweder als Stupor* mit Immobilität und extremer Muskelstarre oder exzessiver motorischer Aktivität manifestiert; die Symptomatik kann plötzlich beginnen, Tage bis Monate anhalten und plötzlich wieder verschwinden. **Vorkommen:** v. a. bei katatoner Schizophrenie, auch bei organischen Erkrankungen (z. B. Infektionskrankheiten, Hirntumoren) oder bei schwerer Depression; **Formen:** Man unterscheidet 2 entgegengesetzte Formen, die auch im schnellen Wechsel auftreten können: **1.** katatoner Sperrungszustand mit Hemmung der Motorik, Stupor (Zustand der Reglosigkeit ohne erkennbare psychische und körperliche Aktivität), Versteifung der Muskulatur, Bewegungsstarre (Katalepsie) und wachsartiger Biegsamkeit (Gliedmaßen können gegen einen gleichbleibenden Widerstand bewegt werden und verbleiben in der eingenommenen Position) sowie Verstummen (Mutismus); **2.** katatoner Erregungszustand mit psychomotorischer Erregung, Stereotypien* und übertriebener Mimik oder Gestik (Manierismen); **Sonderform:** Als febrile oder perniziöse Katatonie wird eine lebensbedrohliche, selten vorkommende, extreme Steigerung der Katatonie mit erhöhter Herzfrequenz (Tachykardie), stark erhöhter Körpertemperatur und Dehydratation bezeichnet. Der febrilen Katatonie sehr ähnlich ist das sog. maligne neuroleptische Syndrom, eine sehr seltene Nebenwirkung von Neuroleptika; **Maßnahme:** intensive Überwachung, Neuroleptika (Achtung: bei malignem neuroleptischem Syndrom kontraindiziert), Elektrokrampftherapie mit enger Indikationsstellung (lebensbedrohliche Zustände). **Pflege: 1.** auf regelmäßigen Positionswechsel achten (Dekubitusrisiko; s. Dekubitus); **2.** regelmäßige Temperaturkontrolle; **3.** Kontrolle der Flüssigkeitsbilanz (s. Flüssigkeitsbilanzierung); **4.** Kinästhetik* (vgl. Bewegungsmuster) als Mittler funktion zwischen Psyche und körperlicher Bewegung („nur der Arm braucht sich zu bewegen") durch ausgebildetes Fachpersonal als pflegerische Unterstützung z. B. beim Essen oder Trinken.

Katharsis: (engl.) *catharsis*; geistig-seelische Läuterung; **Anwendung:** als sog. kathartische Behandlung in der Psychoanalyse* zur Behandlung neurotischer Erkrankungen (J. Breuer und S. Freud, 1889), bei der in Hypnose* oder im eingehenden Gespräch die Erinnerung an Vorgänge (verdrängte Affekterlebnisse) geweckt wird, die durch ihren Eingriff in das Seelenleben das Leiden verursacht haben; durch Abreaktion begleitender Gefühle wird eine therapeutische Kartharsis bewirkt. **Hinweis:** Die Katharsis verläuft nur selten mit hohem dramatischen Effekt und entgegen der Laienmeinung nicht in Form einer sofortigen Heilung der Symptomatik (Wunderheilung).

Katheter: (engl.) *catheter*; röhren- oder schlauchförmiges, starres oder flexibles Instrument zum Einführen in Hohlorgane, Gefäße bzw. präformierte Körperhöhlen zur Drainage, Spülung, Probengewinnung, Untersuchung, Messung und Überwachung von Körperfunktionen und Therapie; vgl. Blasenkatheter, Absaugkatheter, Urinalkondom, Portkathetersystem, Venenkatheter, zentraler.

Katheterisierung: (engl.) *catheterisation*; Einführen eines Katheters*, z. B. Blasenkatheter*; vgl. Uringewinnung, Harnableitung, suprapubische.

Katheterurin: s. Uringewinnung.

Kathexis: (engl.) *kathexis*; Begriff aus der Psychoanalyse* für intensive Konzentration auf einen bestimmten Inhalt (Person, Sache, Idee) über einen längeren Zeitraum hinweg.

kaudal: (engl.) *caudal*; schwanzwärts, fußwärts, abwärts liegend; Gegensatz: kranial*.

Kauen (ICNP): (engl.) *chewing*; Zerkleinerung von Nahrung im Mund durch das Mahlen mit den Zähnen und die Bewegung der Zunge*; Kauen ist ein Vorgang der Selbstpflege zur Sicherstellung der Ernährung und kann durch Verletzung und Operation im Bereich des Kiefers, Deformation (z. B. Lippen*-Kiefer-Gaumen-Segelspalten), Verlust der eigenen Zähne (s. Zahnersatz), kieferregulierende Maßnahmen (Zahnspangen*, Brackets), schmerzhafte Erkrankungen im Kiefer-Hals-Speiseröhrenbereich wie z. B. Angina, Speicheldrüsenentzündung (Parotitis) und Zahnfleischentzündung (Parodontitis*) beeinträchtigt werden. **Pflegeprozess: 1.** Sicherstellung einer ausreichenden, ausgewogenen Ernährung; **2.** Essen für Patienten in Absprache angemessen zubereiten (lassen), z. B. passierte, flüssige, breiige oder geschnittene Kost und dabei auf Appetitlichkeit und Geschmack achten. **3.** Nach Wiedererlangung der Kaufähigkeit auf Normalkost wechseln. **Hinweis:** Kauen ist ein wichtiger Vorbereitungsprozess zur regulären Verdauung. Speziell im Altenpflegebereich für ausreichendes Kauen sorgen, wenn kein organischer Hinderungsgrund vorliegt, und bei der Zubereitung der Nahrung auf gute Kaubarkeit achten. Vgl. Schlucken, Selbstpflege: Trinken.

Kausalität: (engl.) *causality*; Annahme, dass ein unabdingbarer Zusammenhang zwischen Ursache und Wirkung besteht; Kausalitäten können sich mit der Veränderung des Wissens ändern. So werden Erkrankungen, die früher moralischem Fehlverhalten zugeordnet wurden, heute z. B. durch infektiöse oder genetische Ursachen erklärt.

Kausalitätsprinzip in der Medizin
Krankheiten und Symptome (die Wirkung) werden auf ihre Ursache(n) hin untersucht. Es wird angenommen, dass bestimmte Ursachen zu bestimmten Wirkungen führen. Bei der Entstehung von Krankheiten führt i. d. R. nicht eine Ursache zur Erkrankung (sog. monokausaler Erklärungsansatz), sondern Ursachenketten oder -bündel (multikausaler Erklärungsansatz).

Pflegetheorie: Das Kausalitätsprinzip wird als alleiniger Erklärungsansatz für Lebensprozesse des Menschen durch einige Theoretiker abgelehnt (beginnend mit M. Rogers, 1970), da das Ganze (Mensch und Umwelt) mehr sei als die Summe seiner Teile und nicht zu erklären über das Wissen über seine Teile (s. Ganzheitlichkeit, Energiefeldtheorie).

Kausalverhältnis
Vor dem gedanklichen Hintergrund des Kausalitätsprinzips wird die Verbindung zwischen bestimmten Objekten und Prozessen untersucht. In komplexen Systemen (wie z. B. dem menschlichen Körper) stehen die einzelnen Elemente in einem bestimmten Ursache-Wirkungs-Verhältnis zueinander, das nicht auf einfache Wenn-dann-Begründungen zurückzuführen ist (z. B. wenn Virus, dann Infektion). Die Untersuchung der Kausalverhältnisse erweitert die Erkenntnisse zu Sachverhalten. Erkrankungsrisiko und Erkrankungsverlauf werden z. B. durch Entwicklungsprozesse, Anpassungsprozesse von Menschen, Krankheitserreger, Lebensverhältnisse und genetische Disposition beeinflusst.

Hinweis: Auch bei ganzheitlicher Betrachtungsweise des Menschen (s. Menschenbild) können Kausalverhältnisse zur Erleichterung der Arbeit (z. B. Pflegestandards) sowie der Forschung und Theorieentwicklung hergestellt werden. Es ist lediglich zu beachten, dass die hervorgehobenen Elemente mit ihren Beziehungen nicht die gesamte Wirklichkeit z. B. eines Menschen abbilden können und daher in ihrer Aussagefähigkeit begrenzt bleiben, selbst wenn sie sehr komplex dargestellt werden.

Keel-Schiene: Schaumstoffschiene zur Hochlagerung der Beine (s. Abb.); vgl. Beinhochlagerung.

Kehldeckel: (engl.) *epiglottis*; Epiglottis; Teil des knorpeligen Kehlkopfskeletts aus elastischem Knorpel, der über Bänder mit dem Zungengrund

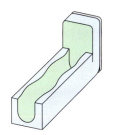

Keel-Schiene

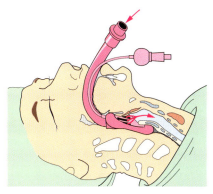

Kehlkopfmaske [59]

verbunden ist und zusammen mit Schleimhautfalten (Plicae aryepiglotticae) den Kehlkopfeingang (Aditus laryngis) bildet; **Funktion:** Abdeckung des Kehlkopfs* beim Schluckakt (s. Schluckreflex); **klinische Bedeutung:** Erkrankungen des Kehldeckels sind z. B. Entzündung (Epiglottitis) oder Glottisödem.

Kehlkopf: (engl.) *larynx*; Larynx; der Luftröhre (Trachea) als Pförtner der unteren Luftwege vorgeschaltetes, aus Knorpel aufgebautes Organ zur Stimmbildung; **Aufbau:** besteht aus dem Schildknorpel (Cartilago thyroidea), dem Ringknorpel (Cartilago cricoidea), den paarigen Stellknorpeln (Cartilago arytenoidea) und dem Kehldeckel* (Epiglottis). Die Kehlkopfknorpel sind gelenkig untereinander verbunden und bilden das Kehlkopfskelett. Sie werden durch Muskeln bewegt. Im Inneren des Kehlkopfs befinden sich 2 sagittale Falten, die Taschenfalten (Plicae vestibulares) und die Stimmfalten (Plicae vocales) mit den Stimmbändern, die der Stimmbildung dienen. Die Stimmfalten bilden die Glottis. **Klinische Bedeutung:** 1. Ödem der Glottis: lebensbedrohliche Anschwellung des Bindegewebes der Glottis (z. B. nach einem Wespenstich), die zur akuten Atemnot führt; unter Notfallbedingungen kann eine Koniotomie* (Durchtrennung der Membran zwischen dem Unterrand des Schildknorpels und dem Oberrand des Ringknorpels) lebensrettend sein. 2. Stimmband-

lähmung: ein- oder beidseitig auftretende Funktionseinschränkung der Stimmbänder, meist durch Schädigung des Nervus laryngeus recurrens (z. B. infolge einer Schilddrüsenoperation); 3. Kehlkopfkarzinom: Krebs des Kehlkopfes, besonders bei Tabakkonsum; Kennzeichen: Halsschmerzen, Schluckbeschwerden, Heiserkeit, Knoten im Hals.

Kehlkopfmaske: (engl.) *laryngeal mask airway*; ovaler, aufblasbarer Silikonkörper mit flexiblem Tubus*, der den Raum um und hinter dem Kehlkopf ausfüllt und abdichtet (s. Abb.); **Anwendung:** zur Narkosebeatmung als Alternative zur Maskenbeatmung; **Hinweis:** im Vergleich zum Endotrachealtubus* kein sicherer Schutz vor Aspiration*.

Keimreduktion: (engl.) *germ reduction*; Verringerung der Anzahl von Mikroorganismen als potentielle Infektionsquelle oder nach Infektion*; **Durchführung:** 1. Gabe von Antibiotika* zur Therapie von Infektionskrankheiten; 2. Waschen (z. B. der Hände); reduziert die Keimanzahl nur bedingt; 3. Desinfektion*, Händedesinfektion*; 4. Sterilisation* mit dem Resultat einer völligen Keimfreiheit. Vgl. Asepsis.

Keimträger: (engl.) *carrier*; 1. mit Testkeimen beschickte Materialien (z. B. Holz, Textilien, Filtrierpapierstückchen); dienen zur Prüfung der Oberflächenwirkung von Desinfektionsmitteln*; 2. Personen, die ohne vorausgegangene klinische Erkrankung oder vor Auftreten typischer Symptome bzw. nach Genesung von Infektionskrankheiten noch Erreger ausscheiden (z. B. Salmonellen, Shigellen, Staphylokokken, Streptokokken, Hepatitis-B-Viren); vgl. Ausscheider.

Keloid: (engl.) *keloid*; Wulstnarbe; derbe, platte oder strangförmige, manchmal juckende Bindegewebewucherung, meist als überschießendes Narbengewebe (s. Abb.), das sich Wochen bis Monate nach

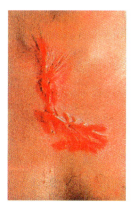

Keloid [60]

Verletzungen (z. B. Verbrennungen, Verätzungen, Injektionsstellen) entwickelt oder in seltenen Fällen auch spontan auftritt; zur Keloidbildung besteht eine genetische (familiäre Häufung) und eth-

Keratine

nische Disposition. Im Gegensatz zu hypertrophen Narben dehnen sich Keloide über die ursprüngliche Narbe hinweg auf unbeschädigte Haut aus (sog. Krebsscherenrelief). **Maßnahme:** 1. Lokalbehandlung mit Steroiden, bei umschriebenen Herden auch als Steroidinjektion; 2. Vereisung; 3. Röntgenweichteilbestrahlung in der frühen Phase der Keloidbildung; 4. Druckverband mit Silikonfolie; 5. Laserabtragung; 6. evtl. chirurgische Durchtrennung der Stränge bei Narbenkontrakturen; **Hinweis:** Die operative Entfernung eines Keloids ist schwierig und nicht selten kommt es im Anschluss zu erneuter und stärkerer Keloidbildung. Vgl. Narbenversorgung.

Keratine: (engl.) *keratins*; faserartige, cystinreiche, intrazelluläre Strukturproteine; **Vorkommen:** in Haaren*, Nägeln*, oberster Hautschicht, Seide.

Keratolytika: (engl.) *keratolytics*; hornhautlösende Mittel zur Behandlung von u. a. Schwielen, Warzen, Akne; **Wirkstoff:** z. B. Salicylsäure, Alkali- und Erdalkalisulfide, Harnstoff, Benzoylperoxid; als Lösung, Salbe, Gel oder als Pflaster (z. B. Hühneraugenpflaster) erhältlich.

Kernspintomographie: s. MRT.

Kerntemperatur: s. Körpertemperatur.

KHG: Abk. für **K**ran**k**en**h**ausfinanzierun**g**sgesetz*.

Kiefergelenk: (engl.) *temporomandibular joint*; Articulatio temporomandibularis; Temporomandibulargelenk; Dreh-Gleit-Gelenk zwischen dem Unterkiefer (Mandibula) und dem Schläfenbein (Os temporale); in der oberen Hälfte des Kiefergelenks findet hauptsächlich eine Gleitbewegung, in der unteren Hälfte eine Drehbewegung statt. **Aufbau:** Der Unterkieferknochen ist beidseits über je ein Kiefergelenk mit der Schädelbasis verbunden. Dabei ist das Kieferköpfchen (Caput mandibulae) der gelenktragende Anteil des Unterkiefers. Das Schläfenbein als Teil der Schädelbasis bildet mit der Gelenkgrube (Fossa articularis) die Gelenkpfanne. Das Kiefergelenk besteht zusätzlich aus einer beweglichen Knorpelscheibe (Discus articularis), die das Gelenk in einen oberen und einen unteren Gelenkspalt teilt. Im Schlussbiss (Okklusion*) sollten beide Kieferköpfchen zentral in der Gelenkgrube sitzen, wobei die Knorpelscheiben zwischen Kieferköpfchen und Gelenkgruben liegen und die Gelenke symmetrisch zueinander stehen. **Hinweis:** Mit der Analyse von Fehlstellungen des Kiefergelenks und der Wiederherstellung der Idealposition befasst sich die zahnmedizinische Fachrichtung der Gnathologie.

Kieferklemme: (engl.) *lockjaw*; umgangssprachl. Maulsperre; eingeschränkte Öffnung des Mundes durch tonischen Krampf der Kaumuskulatur; **Vorkommen: 1.** vorwiegend als Nebenerscheinung beim Durchbruch der Weisheitszähne; **2.** als eines der ersten Symptome bei Wundstarrkrampf (Tetanie); bei einem generalisierten epileptischen Anfall oder als Krampfanfall; **3.** seltener bei einer Entzündung des Kiefergelenks oder dessen unmittelbarer Umgebung; **4.** bei Einnahme von Amphetamin und seinen Derivaten; **Maßnahme:** Die Therapie wird vom Zahnarzt durchgeführt und richtet sich nach der vorliegenden Ursache.

Kieferorthopädie: (engl.) *orthodontics*; Teilgebiet der Zahnmedizin, das sich mit der Verhütung, Erkennung und Behandlung von Kiefer- und Zahnfehlstellungen befasst; therapeutische Hilfsmittel sind herausnehmbare (Plattenapparaturen), funktionskieferorthopädische Apparaturen) oder festsitzende Apparaturen (Multibandtherapie, Multibrackets). Ggf. ist eine Kombination von chirurgischer und kieferorthopädischer Behandlung notwendig. **Hinweis:** Eine kieferorthopädisch induzierte Zahnbewegung ist bei einem gesunden Zahnhalteapparat (Parodontium) jederzeit möglich. Während bei Kindern Wachstumsprozesse gesteuert werden können, müssen bei erwachsenen Patienten die für die Zahnbewegung angewendeten Kräfte individuell an den bestehenden Zahnhalteapparat angepasst sein.

Killerphrase: (engl.) *killer phrase*; Ausdruck der Rhetorik (Lehre über die Kunst der Rede) für einen Gesprächsbeitrag mit dem Ziel, das Anliegen des Gegenübers im gemeinsamen Gespräch ab- und das eigene Anliegen aufzuwerten, meist durch eine unzulässige Verallgemeinerung; **Beispiel:** „Das haben wir schon immer so gemacht; das wird nie klappen; Ihnen fehlt ja die Praxis bzw. die Theorie". Killerphrasen dienen der psychischen Abwehr* zur Verhinderung unerwünschter oder als bedrohlich erlebter Veränderungsanliegen von außen. Vgl. Kommunikation, Gesprächsführung.

Kinästhesie: (engl.) *kinesthesia*; Empfindung der Bewegung des Körpers durch die Wahrnehmung der Stellung und Bewegung des Körpers im Raum (Propriozeption) durch spezielle Sensoren* (Propriosensoren); vgl. Kinästhetik.

kinaesthetics infant handling: kinästhetisches Bewegungslernen (s. Kinästhetik) mit Neugeborenen und Kleinkindern; **Ziel: 1.** Bewegungserfahrungen und Möglichkeiten Neugeborener werden unterstützt. **2.** bedürfnisorientierte Gestaltung der Umgebung Frühgeborener*; **3.** Förderung von Entwicklung, Genesungsprozess und Wohlbefinden durch den Bewegungsmöglichkeiten angepasste Interaktionen.

Lagerung

Dem Kind wird u. a. Widerstand über die Unterlage geboten, um Unterstützung in der Bewegung zu erfahren. Begrenzungen (z. B. Lagerung in Nestchen, Kuscheltiere, Stoffrollen) fördern die Bewegung der Extremitäten und tragen zum Erkunden (taktile Exploration) der Umgebung bei. Die bevorzugte Lagerung erfolgt in Embryonalstellung (gebeugte Arme und Beine angezogen vor dem Körper) und Bauchlagerung mit regelmäßigen Lagewechsel (Ausgewogenheit von Beugung und Streckung sowie symmetrische Haltungen herstellen). Intrauterine, genetisch verankerte spiralige Bewegungsmuster werden möglichst unterstützt. Die Aktivitäten bieten den Kindern Orientierung

Kinästhetik

sowie Möglichkeiten der Bewegungskoordination und -kommunikation. Sie tragen zur Entwicklung motorischer Fähigkeiten bei.

Umgang mit dem Kind
Ruhige, konstante und flächige Berührungen* sollten an knöchernen Körperteilen erfolgen und in Tempo und Ausmaß den Bewegungen des Kindes angepasst sein. Überraschende, schnelle und unkontrollierte Handlungen vermeiden. Positionsveränderungen (Aufnehmen und Hinlegen) werden als Bewegungsablauf von Bauch- über Seitenlage in die sitzende Position drehend durchgeführt, Gewicht auf die Füße verlagernd aufnehmen (und umgekehrt); so wird die Kontrolle der Eigenbewegung des Kindes erhalten. Jede Veränderung wird gleichzeitig, im gemeinsamen Austausch und dem natürlichen Bewegungsmuster folgend ausgeführt, die Selbstregulationsversuche der Kinder werden berücksichtigt.

Kinästhetik (ICNP): (engl.) *kinaesthetics*; Fähigkeit zur Wahrnehmung von Körperposition und Bewegungen (auch Kinästhesie*), i. e. S. von F. Hatch und L. Maietta beschriebenes Lernkonzept, das die Prinzipien der Bewegungsempfindung mit Bewegungsanweisungen verbindet; der kinästhetische Sinn (auch Propriozeption) bezeichnet ein allen Sinnen übergeordnetes und integrierendes Sinnessystem, das über Muskeln, Sehnen und Gelenke vermittelte Empfindungen ermöglicht (Ch. Scott Sherrington, 1857–1952). Kinästhetik beschreibt die vielschichtigen Zusammenhänge natürlicher Bewegungsmuster* in einfachen Prinzipien. **Ziel:** im Bereich der Pflege die Gesundheitsentwicklung und Gesunderhaltung von Helfern und Hilfeempfängern durch physiologische Bewegungsaktivität; Kinästhetik fördert eigenes Bewegungslernen und hilft Bewegungspartnern zur Entdeckung eigener, leichter Lernwege.

Grundlagen
Die Entwicklung des Konzepts geht auf F. Hatch und L. Maietta (USA) zurück. Hatch setzte die Wörter „kinetic" (den Bewegungssinn betreffend) und „aesthetic" (stilvoll, schön) zum Begriff „kinaesthetics" zusammen. Dieser verdeutlicht, dass jede Handlung aus der Wahrnehmung und dem Erleben eigener Bewegung begründet ist und entsprechend Wertschätzung verdient. In die Pflege fand das Konzept u. a. durch S. Schmidt (Schweiz) und Ch. Bienstein (Deutschland) Eingang. 1991 wurde die erste Grundkurs-Trainerausbildung für Pflegende in Deutschland angeboten. Derzeit sind ca. 1200 Personen aus der Pflege zum Unterrichten des Konzepts ausgebildet worden.

Theoretische Hintergründe: Wissenschaftlicher Hintergrund ist die Verhaltenskybernetik (K. U. Smith), die die Steuerung des sensomotorischen Systems des Menschen, deren Kontrolle, Rückkopplung und Kommunikation untersucht. Social tracking als einer der Schlüsselbegriffe bezeichnet den gegenseitigen Prozess von Folgen und Führen, der zwischen Menschen am einfachsten durch Berührung* und Bewegung zu vermitteln ist. Human factoring meint Anpassungsprozesse der Umgebung an die Bedürfnisse des Menschen. Ziel ist die Erweiterung der Lernfähigkeit und Verbesserung der eigenen Bewegungsfunktionen. Die Studien zur Synchronisation menschlichen Verhaltens und Lernens bei der nonverbalen Kommunikation* (G. Bateson) leisteten einen wichtigen Beitrag zur Begründung der Kinästhetik. Konzepte des in den USA entstandenen (R. Laban, E. Gindler, A. Halprin und Ch. Selver) modernen Tanzes (sensory awareness für Sinnes-Gewahrsein) wirkten auf die Entwicklung ebenfalls ein. M. Feldenkrais beeinflusste das Konzept durch seinen Lernansatz der „Bewusstheit durch Bewegung". Eine Entwicklung der Persönlichkeit wird demnach durch den Vergleich innerer Vorstellungen von Bewegung mit der Ausführung der Bewegung erreicht. In von Feldenkrais speziell dafür entwickelten Lektionen entsteht durch die Verzögerung zwischen Denken und Tun eine neue Form des Lernens eigener Fähigkeiten und Bewegung.

Konzept
Mit Hilfe von 6 Themenbereichen lehrt das Konzept Grundlagen physiologischer Bewegung sowie Prozesse menschlicher Bewegungsbeziehung. Zur Analyse von Bewegungshandlungen werden die Lernbereiche einzeln beschrieben. Bei der eigentlichen Bewegung sind alle Bereiche eng miteinander vernetzt (s. Abb. 1). Bewegungsabläufe und Bezie-

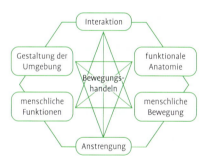

Kinästhetik Abb. 1: Vernetzung der Lernbereiche beim Bewegungshandeln

hungsmuster bestimmen in großem Ausmaß den Alltag der Pflege, z. B. bei der Positionsunterstützung* oder der Mobilisation von Patienten. Die 6 Lernbereiche zu verstehen und anzuwenden unterstützt das Erkennen von Bewegungsressourcen des Patienten, die Eigenwahrnehmung in der Bewegung, die wirksame Gestaltung von Bewegungsaktivitäten bei der Mobilisation sowie die Selbstkontrolle der an der Bewegungshandlung beteiligten Personen.

1. Interaktion: Handelnde Menschen sind über ihre **Sinnessysteme** zu Informationsaustausch befähigt. Alle Sinne nehmen Veränderungen durch

Kinästhetik

Reizunterschiede wahr. Hören* und Sehen* dominieren die menschliche Kommunikation. Kinästhetik nutzt die Sehfähigkeit zur Demonstration von Bewegungen. Das Hören dient der verbalen Verständigung für die Bewegungsanweisung. Riechen* und Schmecken* können als Motivation für Bewegung ebenso angesprochen werden. Tasten und Bewegen sind für pflegerische Aktivitäten geeignete Mittel für einen angemessenen Anpassungs- und Rückkopplungsprozess. Körperbezogene Pflegehandlungen nutzen primär den taktilkinästhetischen Sinn. Dieser Sinn ist durch seine integrierende (zusammenführende) Funktion anderen Sinnessystemen übergeordnet. Er stellt für das Bewegungslernen des Patienten das wichtigste Sinnessystem dar, da dieses auf direktem Wege Informationen über die Bewegungsmöglichkeiten, den Bewegungspartner und die Umgebung vermittelt. Der Hilfeempfänger wird gezielt in seinem dominanten Sinnessystem angesprochen, um ihn in Bewegung zu bringen. Je größer die Eigenbeteiligung der Bewegungspartner, umso leichter können die beteiligten Personen lernen. Die **Bewegungselemente** Zeit, Raum und Kraftaufwand beeinflussen jede Handlung. Eine Bewegung kann daher nie auf gleiche Weise wiederholt werden. Die Anpassung von Geschwindigkeit, Ausmaß und Richtung der Bewegung an die inneren und äußeren Verhältnisse des Erlebens von Zeit, Raum und Anstrengung der Bewegungspartner unterstützt jede Interaktion. Die Erweiterung des „inneren" Bewegungsraumes des Patienten durch gezielte Unterstützung ermöglicht seine Selbstkontrolle bei pflegerischen Bewegungsaktivitäten. **Formen:** Kinästhetik geht von 3 Interaktionsformen aus, die menschlichem Handeln zu eigen sind: **a)** einseitige Informationsvermittlung ohne weitere gegenseitige Rückmeldung; Voraussetzung ist ein hohes Ausmaß an Eigenverantwortung und eigenen Fähigkeiten; **b)** schrittweise wechselseitige Informationsvermittlung in einem gegenseitigen, zeitlich verzögerten Austausch; **c)** gleichzeitig-gemeinsame Informationsvermittlung in direktem Austausch nahezu ohne zeitliche Verzögerung. Die Bewegungsfähigkeit wird gefördert, indem die Pflegeperson den Grad ihrer Unterstützung an den Hilfebedarf des Empfängers anpasst.

2. funktionale Anatomie: Kinästhetik unterteilt die anatomischen Strukturen des menschlichen Körpers in Massen und Zwischenräume (s. Abb. 2). Knochen, in der Kinästhetik Massen, sind die Gewicht tragenden Anteile des Körpers (Kopf, Brustkorb, Becken, Arme, Beine). Sie eignen sich als stabile Berührungspunkte und stellen Kontaktzonen für die Bewegungspartner dar. Muskeln und gelenkige Verbindungen des Körpers, in der Kinästhetik Zwischenräume, ermöglichen die Bewegung der Knochen (Hals, Taille, Hüftgelenke, Schultergelenke). Werden diese nicht blockiert, dienen sie als Bewegungsräume aller Körperteile. Der Aufbau und die Beziehung

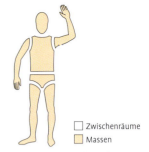

Kinästhetik Abb. 2: Massen und Zwischenräume

von Skelett (Massen) und Muskeln (Zwischenräumen) zueinander ermöglichen die Orientierung am Körper. Der Scheitel stellt den höchsten, das Ende des längsten Zehs den tiefsten Punkt des Körpers dar. Die physiologische Bewegungsmitte ist das Hüftgelenk; die Vorderseiten entsprechen der Beugemuskulatur, die Rückseiten der Streckmuskulatur. Beim Bewegen einzelner Körperteile vom höchsten oder tiefsten Punkt des Körpers in Richtung Körpermitte oder von einer zur anderen Seite werden die knöchernen Anteile zum Tragen des Körpergewichts wirkungsvoll genutzt; körperorientierte Bewegung entgegen der Schwerkraft wird dadurch erleichtert. Die Bewegung des Körpers im Raum ist erschwert, wenn die Muskulatur zum Tragen des Körpergewichts eingesetzt wird. Dies ist z. B. der Fall, wenn der Patient versucht, sich am Patientenaufrichter im Bett aufzusetzen. Je höher der Körper sich im Raum bewegt, um so tiefer verlagert sich das Gewicht im Körper. Deshalb ist z. B. die Bewegung einzelner Körperteile nacheinander zur Seite und in Richtung der Füße weniger anstrengend beim Aufsitzen im Bett. Erfolgen bei pflegerischen Bewegungsaktionen der Kontakt an den Massen und die Berührungsimpulse orientiert an der inneren Bewegungsrichtung des Körpers, benötigen die Interaktionspartner weniger Kraftaufwand. Das Gewicht verlagert sich so schrittweise von einer zur anderen Körpermasse, insbesondere wenn die Bewegungsgeschwindigkeit der Fähigkeit des Interaktionspartners angepasst ist.

3. menschliche Bewegung: Der Aufbau von gelenkigen Verbindungen des menschlichen Skelettes vollzieht sich in einem steten Muster von wechselnden Bewegungsrichtungen. Einem Gelenk zur Ausführung von Beuge- und Streckbewegung folgt eines, das Beuge-, Streck- und Drehbewegungen gestattet. Dieses Muster sichert einerseits Stabilität bei der Bewegung, andererseits eröffnet es vielfältige Bewegungsmöglichkeiten. Eine stabile „Haltungsbewegung" hält die Beziehung der Körperteile zueinander aufrecht. Drehende „Transportbewegung" verändert die Körperteile in viele Richtungen. Die funktionale Ver-

Kinästhetik

bindung dieser Bewegungsarten gestattet Handlungen und Bewegungen in verschiedene Richtungen und auf unterschiedlichen Ebenen des Raums. Die Haltungs- und Transportebenen differenzieren das Muster der Massen und Zwischenräume auf sehr feine Art und Weise (s. Abb. 3). So hilft die genaue Kontaktaufnahme an einer Haltungsebene, eine gezielte Bewegungsrichtung zu unterstützen. Erfolgt durch Haltungsbewegung eine am Körper orientierte Gewichtsverlagerung (von der Körpermitte ausgehend) nach vorne oder hinten bzw. nach oben oder unten, entsteht ein paralleles Bewegungsmuster. Das Körpergewicht ist auf beiden Seiten verteilt und wird gleichseitig und gleichzeitig getragen. Findet die Gewichtsverlagerung zur Seite oder nach oben und unten oder vorne und hinten statt, entsteht ein spiraliges Bewegungsmuster. Dieses folgt in seinem natürlichen Verlauf dem gedrehten Aufbau der Knochen. Die Muskeln passen ihr Wachstum diesem spiraligen Muster an. Bereits im Mutterleib entwickelt sich diese genetisch verankerte Fähigkeit zur spiraligen Bewegung auch infolge der engen intrauterinen Verhältnisse. Sie benötigt wenig Anstrengung und bereitet den Weg für menschliche Funktionen.

4. Anstrengung: Das Zusammenspiel der Muskeln im eigenen Körper geschieht über Zug und Druck. Diese beiden Anstrengungsarten verlaufen entgegengesetzt über die Vorder- und Rückseiten des Körpers. Erfährt z. B. die Vorderseite beim Beugen des Brustkorbs nach vorne Druck, spürt die Rückseite gleichzeitig Zug. Beim Drehen verlaufen die Kräfte diagonal durch das Körperteil bzw. den ganzen Körper. Die beiden Arten von Anstrengung treten sowohl im eigenen Körper als auch in der Bewegungsbeziehung mit anderen Personen auf. Um bei pflegerischen Bewegungsinteraktionen ein fließendes Gleichgewicht zu erreichen, benötigen die Partner ein Gleichmaß an Kraftaufwand. Durch Hängen oder Verstreben entsteht eine dynamische Bewegungsbeziehung

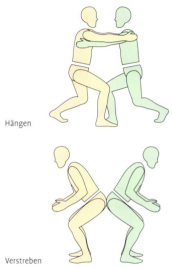

Kinästhetik Abb. 4: Kommunikation durch Zug (Hängen) und Druck (Verstreben)

(s. Abb. 4). Hängen bedeutet Zug von den Kontaktstellen weg, Verstreben meint Druck in Richtung der Kontaktstelle. Das Körpergewicht wird eingesetzt, um durch Zug und/oder Druck die Bewegungen aneinander anzupassen. So wird ein gemeinsamer Spannungszustand der Muskulatur aufgebaut, der es erlaubt, sich über die Bewegungsrichtung, die Geschwindigkeit und den Aufwand an Kraft taktil-kinästhetisch zu verständigen. Ist die aufgebrachte Anstrengung gering, nimmt die Sensibilität für wahrnehmbare Veränderungen zu. Je nach Fähigkeit der beteiligten Personen entsteht so ein wirkungsvoller Austausch, bei dem sich die Partner jeweils an den Bewegungsmöglichkeiten des anderen orientieren.

5. menschliche Funktionen: Bei erfolgreicher Bewegungskontrolle werden die beiden Bewegungsarten von Haltungs- und Transportbewegung durch koordinierten Zug und Druck miteinander verbunden. So entstehen absichtsvolle und zielgerichtete Tätigkeiten. Diese Funktionen werden in einfache Funktionen und komplexe Funktionen un-

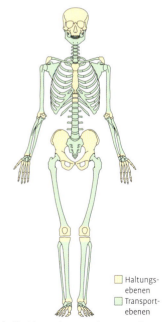

Kinästhetik Abb. 3: Haltungs- und Transportebenen

Kindbett

tergliedert. Einfache Funktionen sind die genetisch verankerten Grundpositionen des Menschen vom Liegen zum Stehen. Diese 7 Positionen entwickeln sich im Laufe des ersten Lebensjahres. Sie verlaufen idealtypisch von der Rücken- zur Bauchlage mit Ellenbogenstütz, über das Sitzen zum Vierfüßler-Stand und Ein-Bein-Knie-Stand (Schützenstand); s. Abb. 5. Mit Unterstützung (z. B. durch die Pflegeperson oder einen Stuhl) erfolgt die Aufrichtung vom Ein-Bein-Stand in das Stehen. Im Wechsel von Drehen-Strecken und Drehen-Beugen in Verbindung mit einem jeweiligen Richtungswechsel und koordinierter Anstrengung verlagert sich so das Gewicht tiefer in Richtung der Füße, je höher sich der Mensch in den Raum bewegt. Liegt der Patient auf dem Boden, kann er von der Pflegeperson durch die Grundpositionen zum Stehen begleitet werden. Genutzt wird hierbei die durch die Bewegungsabläufe optimierte Kraft des Patienten, sodass auch eine zierliche Person einen schweren Menschen bewegen kann. Jede Position ist für komplexe Funktionen geeignet. Wird das Gewicht der schweren Körpermassen (Kopf, Brustkorb und Becken) direkt zum Boden abgegeben, ist ein Einsatz der Extremitäten mit geringem Kraftaufwand möglich. So kann Bewegung am Ort, d. h. Handlungsbewegungen wie Essen, Trinken, Schreiben, ausgeführt werden. Dazu eignen sich die Positionen der Rückenlage, des Sitzens, des Ein-Bein-Knie-Stands sowie das Stehen. Wird das Gewicht der schweren Massen von den Extremitäten getragen, ist Fortbewegung möglich. Die Bauchlage mit Ellenbogenstütz, der Vierfüßler-Stand und der Ein-Bein-Stand sind am geeignetsten. Einfache Fortbewegung erfolgt durch Gehen. Dabei findet eine Gewichtsverlagerung von einer zur anderen Seite statt, nachdem die entlastete Seite sich nach vorne oder hinten bewegt hat. Gehen (d. h. in der Kinästhetik Gewicht auf eine Körperseite verschieben und die gewichtsfreie Seite gezielt fortbewegen) ist bei entsprechender Bewegungskoordination in jeder Körperposition möglich. Dies hilft Pflegenden, liegende oder sitzende Patienten mit wenig Kraftaufwand zu bewegen.

6. Gestaltung der Umgebung: Der Mensch steht in einem ständigen Anpassungs- und Austauschprozess mit der belebten und unbelebten Umgebung. Die Anpassung der Umgebung an die Bedürfnisse und Fähigkeiten des erkrankten Menschen kann Bewegungsfunktionen erleichtern. Dieses Konzept berücksichtigt und erörtert, wie die menschlichen Funktionen positiv beeinflusst werden können. Unterschiedliche Hilfsmittel können das Sitzen oder Liegen im Bett unterstützen oder die Bewegung erleichtern, z. B. Einsatz von Gleitmatten, Rollen oder Keilen zur Unterstützung von Massen. Die Pflegeperson kann sich als bewegte Umgebung bei Transfersituationen einbringen, um so Lernprozesse in Gang zu setzen. Vgl. kinaesthetics infant handling.

Autor: Thomas Buchholz.

Kindbett: syn. Wochenbett*.

Kindererziehung (ICNP): (engl.) *child rearing*; Sozialisierung und Ausbildung eines Kindes durch Befriedigen seiner Grund- und Einzelbedürfnisse und Vermittlung von Kultur* und Tradition; vgl. Erziehungsstile, vgl. Sozialisation.

Kinderkrankenbett: (engl.) *childrens' hospital bed*; Krankenbett, das bezüglich der Maße auf kindliche Größen zugeschnitten und meist mit verstell-

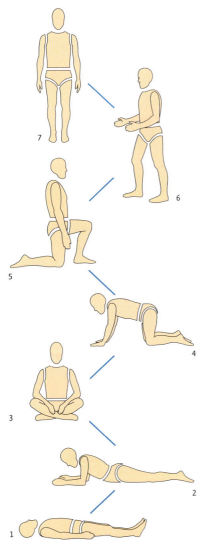

Kinästhetik Abb. 5: die 7 Grundpositionen vom Liegen zum Stehen: 1: Rückenlage; 2: Bauchlage mit Ellenbogenstütz; 3: Schneidersitz; 4: Vierfüßlerstand; 5: Ein-Bein-Knie-Stand; 6: Ein-Bein-Stand; 7: Stehen

baren Seitengittern (s. Säuglingsbett) ausgestattet ist; Säuglinge und Kleinkinder benötigen keine Kopfkissen. Schnüre und Bänder dürfen wegen der Strangulationsgefahr nicht innerhalb des Bettes angebracht sein. Das Kopfteil ist oft über Raster aufstellbar; ansonsten kann eine Rückenstütze eingesetzt werden. Weitere Ausstattung: s. Krankenbett.

Kinderkrankenpflege: s. Gesundheits- und Kinderkrankenpflege.

Kinderkrankenpflege, häusliche: (engl.) *paediatric nursing in home care*; Abk. HKK; spezialisierte Dienstleistung zur Pflege und Betreuung akut kranker Kinder in häuslicher Umgebung sowie zur Stabilisierung und Förderung der Gesundheit von Kindern im familiären Umfeld; wird aufgrund der spezifischen Anforderungen i. d. R. durch qualifizierte Gesundheits- und Kinderkrankenpfleger ausgeübt. **Aufgabe: 1.** Nachsorge Frühgeborener*; **2.** prophylaktische Maßnahmen bei bettlägerigen Kindern mit zerebralen Störungen; **3.** Pflegemaßnahmen sowie Beobachtung des Krankheitsverlaufs und Anleitung spezieller Therapiemaßnahmen für chronisch kranke und behinderte Kinder; **4.** Pflege schwerstkranker und Begleitung sterbender Kinder und ihrer Familien, speziell aus den Bereichen Onkologie, Hämatologie und Neurologie. **Maßnahme: 1.** Begleitung, Beratung, Anleitung des Kindes und der Familie; **2.** Unterstützung und Förderung des Kindes in der Familie bei Krankheit und Heilung oder Sterbebegleitung; **3.** Berücksichtigung der individuellen Situation und Nutzung von Ressourcen; **Organisation:** Erste Einrichtungen wurden in Frankfurt a. M. und in Berlin Anfang der 80er Jahre des 20. Jahrhunderts gegründet. Zurzeit gibt es mehr als 100 Einrichtungen in Deutschland. Interessenvertretung der HKK ist seit 1999 der Bundesverband* Häusliche Kinderkrankenpflege.

Kinderkrankenpfleger: s. Berufsbezeichnung.
Kinderkrankenschwester: s. Berufsbezeichnung.
Kinderthermometer: (engl.) *child thermometer*; speziell geformtes Thermometer* zur Erfassung der Körpertemperatur bei Säuglingen oder Kleinkindern; **Formen: 1. Rektalthermometer:** Digitalthermometer zur rektalen Temperaturmessung*; die birnenförmige Spitze des Thermometers soll ein schnelles Herausgleiten verhindern. Vor dem Einführen Spitze anfeuchten oder dünn mit Vaseline bestreichen; bei Säuglingen und Kleinkindern in Rückenlage die Beine festhalten. Hinweis: Kinder wehren sich häufig gegen eine rektale Messung. **2. Ohrthermometer***; **3. Stirn- oder Schläfenthermometer:** digitales, sekundenschnelles Messen an Stirn oder Schläfe; setzt exakte Handhabung voraus (vom Kinderarzt einweisen lassen); **4. Streifenthermometer:** dünne Messstreifen für die Stirn; geben nur Schätzwerte an; **5. Schnullerthermometer:** misst nach 3 Minuten die Temperatur im Mund; das Kind muss den ungewohnten Schnuller annehmen; schlecht zu reinigen. **Hinweis:** Glasthermometer mit Quecksilber oder gefärbtem Alkohol sind aufgrund der Bruchgefahr für Kinder nicht geeignet.

Kinder- und Jugendhilfe: Bezeichnung für die staatlichen und sonstigen öffentlichen Maßnahmen zur sozialen Förderung von Kindern, Jugendlichen und jungen Erwachsenen; **Aufgabe: 1.** Angebote der Jugendarbeit, der Jugendsozialarbeit und des erzieherischen Kinder- und Jugendschutzes; **2.** Angebote zur Förderung der Erziehung in der Familie; **3.** Angebote zur Förderung von Kindern in Tageseinrichtungen und in Tagespflege, Hilfe zur Erziehung und ergänzende Leistungen; **4.** Hilfe für seelisch behinderte Kinder und Jugendliche und ergänzende Leistungen; **5.** Hilfe für junge Volljährige und Nachbetreuung; **6.** Inobhutnahme von Kindern und Jugendlichen; **7.** Jugendgerichtshilfe; **8.** Mitwirkung bei Beistand, Pflegschaft und Vormundschaft für Kinder und Jugendliche. **Leistungsträger:** Die Leistungen der Kinder- und Jugendhilfe sollen außer von Trägern der öffentlichen Jugendhilfe vorrangig von Trägern der freien Jugendhilfe wahrgenommen werden. Der örtliche Träger der öffentlichen Jugendhilfe ist das Jugendamt. Seine Aufgaben werden durch den Jugendhilfeausschuss und durch die Verwaltung des Jugendamtes wahrgenommen. **Recht:** Das in das SGB VIII eingegliederte Kinder- und Jugendhilfegesetz regelt das Recht auf Erziehung, die Elternverantwortung sowie die Aufgaben der Kinder- und Jugendhilfe.

Kindesentwicklung (ICNP)**:** (engl.) *child development*; physische Entwicklung von der Geburt über die Kindheit bis zum Erwachsensein in Bezug auf das Alter; vgl. Wachstumsperioden.

Kindesmisshandlung (ICNP)**:** (engl.) *child abuse*; psychisches oder physisches Verletzen oder Bedrängen eines Kindes, oft innerhalb der Familie* (Erziehungsberechtigte); Kindesmisshandlung beinhaltet jegliche aktive (z. B. Schläge, Verbrühung) oder passive (Vernachlässigung) körperliche und/oder psychische Schädigung von Kindern. **Häufigkeit:** In Deutschland werden ca. 1700 Fälle pro Jahr registriert, jedoch wird eine hohe Dunkelziffer vermutet. Betroffen sind dabei v. a. Säuglinge und Kleinkinder. **Ursachen:** sozioökonomische Probleme, Überforderung der Eltern, Ablehnung des Kindes, psychische Erkrankung der Eltern (insbesondere Suchterkrankung), eigene Gewalterfahrungen der Eltern, soziale Isolation der Familie; **Kennzeichen: 1.** vielfältige (multiple) Verletzungen, v. a. Knochenbrüche (Frakturen) und Blutergüsse (Hämatome) in unterschiedlichem Heilungsstadium, Verbrühungen, bei Schütteltrauma evtl. Bluterguss zwischen den Hirnhäuten (subdurales Hämatom), Schädelnahtsprengung, Subarachnoidalblutung und Netzhautblutungen; **2.** Psychische und psychosomatische Störungen sind Teilnahmslosigkeit (Apathie), psychologische Mangelzeichen (Deprivation), Angst, Aggressivität, Depression, Kontaktschwäche, Schlaflosigkeit, Absetzen von Stuhl (Enkopresis*), Einnässen (Enuresis*) und psychomotorische Zurückentwicklung (Retardierung). **Nachweis:** Widerspruch zwischen körperlichem Untersuchungsbefund und Anamnese (z. B. wird über keine entsprechende Verletzung berichtet); häufig wird eine verstärkte Blutungsneigung angegeben. **Maßnahme:** Bei Verdacht auf Kindesmisshandlung sollte eine stationäre Aufnahme zur Therapie der Verletzungen und eine weitergehende Diagnostik und Therapie in Zusammenarbeit von Ärzten, Psychologen, Sozialarbeitern, Gesundheits- und Kinderkrankenpflegern und Pädagogen erfolgen. Der Arzt kann im wohlverstandenen Interesse des Kindes die Schweigepflicht* befugt durchbrechen (§ 225 StGB). Vgl. Missbrauch, sexueller.

Kind-Ich: (engl.) *child ego state*; Begriff aus der Transaktionsanalyse*; verkörpert den selbstbezogenen, unmittelbar an Bedürfnisbefriedigung interessierten Teil eines Menschen, im Gegensatz zum Erwachsenen*-Ich und zum Eltern*-Ich.

Kindschaftsreformgesetz: Abk. KindRG; s. Sorgerecht.

Kindspech: (engl.) *meconium*; Mekonium; während der Entwicklung im Mutterleib gebildeter, schwarzer, zäher und sehr klebriger Stuhl des Kindes, der normalerweise nach der Geburt abgesetzt wird; setzt sich zusammen aus verdauten Haaren (Lanugobehaarung), Käseschmiere*, die das Ungeborene durch Trinken des Fruchtwassers aufgenommen hat, sowie abgeschilferten Darmepithelien; nach durchschnittlich 2–3 Tagen erfolgt der Wechsel zum Übergangsstuhl (grün und dünnflüssiger). Der Zeitpunkt des Einsetzens des senffarbenen Milchstuhls ist abhängig von der Nahrungsaufnahme.

Kindstod, plötzlicher: (engl.) *sudden infant death syndrome*; sog. Krippentod; plötzlicher Tod im Kindesalter, bei dem trotz sorgfältiger Untersuchungen (komplette Autopsie, Untersuchungen der Todesumstände, Nachbewertung der klinischen Vorgeschichte) keine erklärende Ursache gefunden werden kann; der plötzliche Kindstod ist die häufigste Todesursache von Säuglingen nach der ersten Lebenswoche mit Gipfel zwischen dem ersten und fünften Lebensmonat und einer Häufung im Winter. In ca. 60 % der Fälle sterben die Kinder während des Nachtschlafs (die meisten in den frühen Morgenstunden). **Häufigkeit:** 1 : 1000 Lebendgeborene; Jungen : Mädchen = 2 : 1; nur in sehr seltenen Fällen jenseits des 1. Lebensjahres; **Risikofaktoren: 1.** der Mutter: Alter <20 Jahre, urologische oder Geschlechtskrankheiten, hohe Anzahl von Geburten, Rauchen, Drogenkonsum, niedriger Sozial- und Ausbildungsstand; **2.** des Kindes: Schlafen in Bauchlage (80 % der Fälle), kein Stillen, Schlafen im elterlichen Bett, Überwärmung, Nicotinexposition vor und nach der Geburt, Frühgeburtlichkeit; **Prävention: 1.** Schlafen in Rückenlage; **2.** rauchfreie Schwangerschaft und postnatale Umgebung; **3.** Stillen; **4.** Schlafen im eigenen Bett auf fester Unterlage im Schlafsack (keine Kissen, Felle, größeren Kuscheltiere); **5.** Umgebungstemperatur zum Schlafen: 16–18 °C; **6.** Schnullerbenutzung, wenn das Kind daran gewöhnt ist; **Hinweis:** Mitunter kann auch Kindesmisshandlung* die Ursache eines vermuteten plötzlichen Kindstodes sein.

Kindstötung (ICNP): (engl.) *infanticide*; **1.** (juristisch) Bezeichnung für die vorsätzliche Tötung eines Kindes während oder gleich nach der Geburt*, insbesondere durch die Mutter; die Geburt beginnt juristisch erst mit den Eröffnungswehen. Vorher gilt die Leibesfrucht juristisch nicht als Mensch i. S. des § 212 Strafgesetzbuch (Abk. StGB). Kindstötung wird grundsätzlich als Totschlagsdelikt betrachtet und entsprechend verfolgt (insbesondere bei nichtehelichen Kindern mit Strafmilderung nach § 213 StGB). **Prävention: a)** Beratung in Beratungsstellen (z. B. bei Pro Familia, Caritas, Diakonie); **b)** Einrichten von sog. Babyklappen in Krankenhäusern; **c)** auf Symptome einer beginnenden Wochenbettpsychose* oder einer postpartalen Depression* achten. **2.** Tötung eines Neugeborenen sofort nach der Geburt zur Regulation der Familienzusammensetzung; hat mittlerweile ernste Folgen für das Geschlechterverhältnis und die demographische Entwicklung z. B. in Korea, China und Jamaika. Seit Entwicklung des Ultraschalls u. a. Auswahlmöglichkeiten des Kindesgeschlechtes (meist zugunsten der Jungen) verlagert sich die Praxis häufig auf den Schwangerschaftsabbruch*. **Hinweis:** Bei Beratung von Immigranten ggf. als Konfliktfaktor einbeziehen. Vgl. Kindesmisshandlung.

Kinesiologie, angewandte: (engl.) *applied kinesiology*; Umsetzung von Erkenntnissen aus Bewegungslehre* u. a. wissenschaftlichen Konzepten in praktisch anwendbare Handlungsmuster; **Ziel:** Erkennen der und Umgang mit Einflüssen auf das körperliche, geistige und seelische Gleichgewicht im Menschen.

Entwicklung
G. Goodheart, J. F. Thie, F. Chapman und T. Bennet veröffentlichten 1964 Beobachtungen zur einfachen Arbeit an Muskeln und zur Arbeit mit Reflex- und Kontaktpunkten. 1970 wurde der Begriff „Applied Kinesiology" von G. Goodheart eingeführt. J. F. Thie entwickelte die Philosophie von „Touch for Health", die 1973 weltweite Verbreitung und viele Weiterentwicklungen in unterschiedlichen Professionalitätsstufen und Berufen fand.

Organisationen
Berufsverbände der jeweiligen Staaten, Deutsche Gesellschaft für Angewandte Kinesiologie (Abk. DGAK).

Anwendung
Die Kinesiologie hat einen breiten Anwendungsrahmen, der von der einfachen unterstützenden Selbsthilfe in Freundeskreis und Familie über die Integration in berufsspezifische Teilbereiche (z. B.

in der Schule, im Spitzensport, Coaching und in medizinischen und therapeutischen Hilfsberufen) bis zum professionellen hauptberuflichen Anwender in Form von Persönlichkeitsbegleitung, Gesundheitsvorsorge und medizinisch-therapeutischem Modell reicht.

Muskeltest: Gemeinsamer Anteil aller kinesiologischen Richtungen ist die Verwendung der Ergebnisse eines Muskeltests, basierend auf Veränderungen der Muskelspannung in Bezug auf bestimmte Bewegungsabläufe und Gedanken. Kinesiologische Richtungen unterscheiden sich durch ihre Interpretationssysteme, in denen Fragen nach dem Berufszusammenhang oder allgemein dem Kontext berücksichtigt werden (z. B. medizinische, psychologische, alltagsweltliche Fragen der Klienten). **Anwendung des Muskeltests: 1.** als Kommunikationsanzeige: Kommunikation mit dem Unbewussten; Feststellen von Resonanzen* zu emotionalen Lebensthemen (die Muskelspannung schwankt in Relation zur emotionalen Bedeutung einer Fragestellung für den Klienten); Prioritätenanzeige über den persönlichen Entwicklungsweg; psychologische Hilfestellung; Hilfe bei Entscheidungsfindung; Herstellung von Balance (dynamisches Gleichgewicht); **2.** als Stressindikator: Anzeige allgemeiner Fitness; Anzeige eines feinstofflichen Zustandsbildes oder feinstofflicher Kreisläufe: in östlich-medizinischen Denkmodellen Meridiane (s. Akupunktur), Chakren, Verteilung von Prana (s. Ayurveda); **3.** medizinisch: Informationen u. a. über Mineralien, Ergänzungsstoffe, Unverträglichkeiten, Vergiftungen, Belastungen wie z. B. durch Schwermetalle. **Fehlerquellen:** Mögliche Fehlerquellen bei der Deutung des Muskeltests sind die Vermischung der Anwendungsebenen, eine zu hohe Erwartungshaltung (jeder Muskeltest ist eine Momentaufnahme mit begrenzter Aussagekraft) und Fehlinterpretationen.

Kinesiotherapie: syn. Bewegungstherapie*.

KIS: Abk. für **K**rankenhaus**i**nformations**s**ystem*.

Klammerpflaster: sterile, elastische Wundnahtstreifen aus zugfestem Polyestervlies für den Wundverschluss z. B. von kleineren Schnittwunden; die Vliesstreifen sind auf einem Silikon-Schutzpapier aufgebracht und mit Kleber versehen.

Klassifikationssysteme, pflegerische: s. Pflegediagnose; Pflegeinformationssystem.

Kleingruppe: (engl.) *small group*; Gruppe mit einer überschaubaren Anzahl an Mitgliedern (maximal 10–15 Personen), die eine direkte Kommunikation* aller mit allen ermöglicht, für alle Mitglieder überschaubar ist und zu einem Gefühl der Zusammengehörigkeit und Verantwortlichkeit der Mitglieder führt; Begründer der Kleingruppenforschung ist K. Lewin. **Hinweis:** Eine besondere Form ist die Dreiergruppe (Triade). Sie erlaubt die Abspaltung zweier Personen gegenüber der jeweiligen Dritten in wechselnder Zusammensetzung zu Lasten von Solidarität und Wahlfreiheit. Vgl. Gruppe.

Klient: (engl.) *client*; Auftraggeber, Kunde z. B. von Rechtsanwälten oder Person, die die Leistung eines Therapeuten in Anspruch nimmt; im medizinisch-psychologischen Kontext wird der Begriff Klient häufig in Abgrenzung zum Begriff Patient* gebraucht. Das Wort Klient leitet sich aus dem Lateinischen ab und bedeutet der Hörige, der Schutzbefohlene. Es wird in jüngerer Zeit zunehmend in der Pflege(theorie) verwendet.

klientenzentrierte Therapie: s. Gesprächspsychotherapie, klientenzentrierte.

Klimakterium: s. Wechseljahre der Frau.

Klimakterium-Therapeutika: s. Gynäkologika.

Klimakterium virile: s. Wechseljahre des Mannes.

Klingelhose: s. Klingelsystem.

Klingelsystem: (engl.) *bell-and-pad system*; tragbares Gerät (sog. Klingelhose oder Inkontinenzhose) oder Bettgerät (sog. Klingelmatte, s. Abb.), das bei

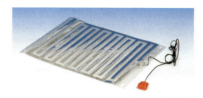

Klingelsystem: Klingelmatte [1]

nächtlichem Bettnässen (Enuresis*) eingesetzt wird; **Funktion:** Leitmaterial in der Hose oder auf dem Bett (Stoff mit eingearbeitetem Draht, metallisierte Plastikmatte) löst bei Nässe an anderer Stelle, z. B. an dem mit der Hose verbundenen Schultergurt, ein akustisches Wecksignal aus. Das Kind selbst ist vor jeglichem elektrischen Schlag geschützt. Da der Anwendungserfolg beider Geräte gleich ist, kann den Kindern die Wahl überlassen werden. Die Klingelhose ist auch für Tagnässer geeignet. **Ziel:** komplette Trockenheit (nicht nur eine Reduktion der Einnässfrequenz); der Erfolg wird in 4 Kategorien bemessen: **1.** initialer Erfolg: mindestens 14 aufeinander folgende (konsekutive) trockene Nächte bei maximal 16 Wochen Anwendung; **2.** Rückfall: 2 nasse Nächte pro Woche; **3.** fortgesetzter Erfolg: kein Rückfall in 6 Monaten; **4.** kompletter Erfolg: kein Rückfall in 2 Jahren; **Maßnahme: 1.** Eltern und Kinder in der Anwendungszeit beratend und dokumentierend begleiten; **2.** Wirkungsweise für Kinder nachvollziehbar erklären und sie besonders auf die Notwendigkeit aufmerksam machen, das Gerät jede Nacht einzusetzen, komplett wach zu werden und die Therapie lange genug fortzusetzen; **3.** ggf. kurzfristig mit anderen Methoden (s. Enuresis) in Absprache mit dem behandelnden Kinderarzt kombinieren.

Klinik: (engl.) *1. clinic, hospital*; **1.** Krankenhaus* (häufig speziell Universitätsklinik); vgl. Poliklinik;

2. Bezeichnung für die gesamte Erscheinung und den Verlauf einer Erkrankung.
Klinikclowns: s. Lachtherapie.
Klinikgeburt: (engl.) *clinic childbirth*; Entbindung* im Krankenhaus; **Formen: 1.** Wöchnerin* bleibt nach der Geburt* einige Tage im Krankenhaus, z. B. mit Rooming*-in. **2.** Bei der ambulanten Entbindung verlässt die Wöchnerin einige Stunden nach der Geburt mit dem Neugeborenen das Krankenhaus. Vgl. Hausgeburt.
Klistier: (engl.) *enema*; syn. Klysma; Flüssigkeit, die als Darmeinlauf in das Rektum zur Darmreinigung* (vgl. Schwenkeinlauf) oder als spezielle Applikationsform von Medikamenten zur therapeutischen rektalen Instillation* eingeführt wird; vgl. Miniklistier.
Klumpenstichprobe: syn. Cluster*-Stichprobe.
Klysma: syn. Klistier*.
Kneipp-Therapie: (engl.) *Kneipp therapy*; von S. Kneipp entwickeltes Therapiekonzept mit den 5 sog. Säulen Hydrotherapie*, Phytotherapie*, Bewegungstherapie*, Ernährungstherapie und Ordnungstherapie; **Durchführung:** i. R. einer Kneipp-Kur, ambulant oder in Selbsthilfegruppen; **Anwendung: 1.** zur Gesunderhaltung (Prävention*); **2.** zur Therapie chronischer, funktioneller und psychosomatischer Erkrankungen (Anregung der Selbstheilung und -regulation); **3.** i. R. der Rehabilitation*. Vgl. Naturheilkunde.
Knochenbruch: s. Fraktur.
Knochenmarkpunktion: (engl.) *bone marrow puncture, bone marrow biopsy*; Knochenmarkbiopsie; Entnahme von Knochenmark zur histologischen Untersuchung, z. B. bei Blutbildungsstörungen, Knochenmarkmetastasen oder zur Stadieneinteilung von bösartigen Lymphknotenveränderungen (malignes Lymphom); **Methode: 1.** Ansaugen (Aspiration*) von Knochenmark nach Punktion* des Markraums v. a. platter Knochen (Brustbein, Becken) unter Verwendung spezieller Hohlnadeln mit Arretierungsplatte (verhindert ein zu tiefes Eindringen); die Beckenkammpunktion ist schmerz- und komplikationsärmer als die Sternalpunktion. **2.** Entnahme eines Knochenzylinders meist aus dem Beckenkamm durch Ausstanzung oder unter Verwendung eines Hohlbohrers; **Pflege: 1.** Vorbereitung des Patienten durch Organisation der Entleerung von Harnblase und Darm, Rasur* des Punktionsgebiets, Hinweis auf Aspirationsschmerz (ggf. Sedierung) zur Vermeidung von Abwehrbewegungen; **2.** Lagerung des Patienten entsprechend der Punktion flach auf dem Rücken (Sternalpunktion) oder seitlich bzw. auf dem Bauch (Beckenkammpunktion); sorgfältige Desinfektion der Punktionsstelle, Assistenz während der Punktion, Einhalten und Kontrolle der Asepsis* (Patienten sind i. d. R. abwehrgeschwächt); **3.** Material: sterile Handschuhe und Verbandmaterial, Lokalanästhetikum, Spritzen, Kanülen, Punktionsset, 20 ml-Spritze, Objektträger, Uhrglasschälchen mit Natriumcitrat, alternativ steriles Reagenzröhrchen, Schnellverband, Schere, Sandsack für die Kompression der Punktionsstelle, Abwurfbehälter; **4.** nach der Punktion Kompression der Einstichstelle für 2–4 Minuten, sterilen Verband legen, der für mindestens 1 Stunde mit Sandsäckchen beschwert wird; 1 Stunde Bettruhe; Kontrolle der Vitalwerte; bis zu 8 Stunden Kontrolle auf mögliche Nachblutungen (gesäßwärts, Risiko erhöht bei Blutgerinnungsstörungen); **Komplikationen:** Nachblutungen und Blutergüsse, Infektionen, Verletzung angrenzender Gewebepartien, Störungen der Atemfunktion bei Gabe von Schmerz- oder Beruhigungsmitteln; **Hinweis:** Neben den Routine-Assistenzhandlungen die hohe psychische Belastung des Patienten in Pflegeplanung einbeziehen; Informations- und individuellen Zuwendungsbedarf des Patienten in Bezug auf Krankheitsbewältigung* klären; evtl. Bedarf an Gesprächsführung bei der Entwicklung von standardisierten Behandlungspfaden interdisziplinär als Zeitfaktor einplanen.
Knochenschmerz (ICNP): (engl.) *bone pain*; Schmerzempfindung, die vom Periost des Knochens ausgeht; meist deutlich umschriebener, gut zu lokalisierender, häufig belastungsabhängiger Schmerz* mit dumpfem oder bohrendem Charakter; **Ursachen:** Knochentumoren, Knochenmetastasen, Knochenzysten und Knochennekrosen, Knochen(mark)entzündung, erhöhte Weichheit der Knochen durch mangelhaften Einbau von Mineralstoffen (Osteomalazie) und Verminderung der Knochensubstanz (Osteoporose) sowie Therapie mit bestimmten Zytostatika* und Interferon.
Knöpfgerät: (engl.) *button puller*; Anziehhilfe mit Griff (aus Holz oder dickem Gummi) und sich nach unten verjüngender Metallschlaufe zur Erleichterung des Zuknöpfens und Schließens von Kleidungsstücken mit nur einer Hand (s. Abb.).

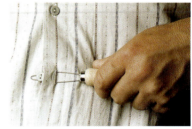

Knöpfgerät [10]

Knopfsonde: (engl.) *silver probe*; Sonde* mit kugelförmiger Spitze; **Anwendung:** v. a. zur Untersuchung (Sondierung) von Fisteln*.
Kochsalzlösung: (engl.) *saline solution*; in einem Lösungsmittel aufgelöstes Kochsalz (NaCl); findet im medizinischen Bereich Anwendung als physiologische Kochsalzlösung; diese hat einen Gehalt von 0,9 % NaCl und den gleichen osmotischen Druck wie das Blutserum (isoton, s. Isotonie; **Verwen-

dung: v. a. zur Herstellung von Injektions-, Infusions- und Dialysatlösungen sowie im Notfall als kurzfristiger Volumenersatz. Vgl. Osmolarität, Lösung.

Können: s. Kompetenz.

Körper: (engl.) *body*; Bezeichnung für den Organismus von Lebewesen; im besonderen Sinne spricht man vom menschlichen Körper auch als Leib* (s. Abb.).

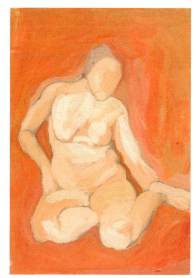

Körper: Künstler: I. Sias [91]

Pflege

Grundlagen: Mit dem Körper/Leib-Begriff ist eine spezifische Doppeldeutigkeit verbunden, die in der grundlagentheoretischen Diskussion von Pflege (u. a. P. Benner, 1994) eine bedeutsame Rolle spielt: **1.** Die klassische, in der Neuzeit entstandene naturwissenschaftlich-medizinische Körperlehre ist Basis für biomechanische Vorstellungskomplexe von dem in seinen organischen Funktionen nicht nur beherrschbaren, sondern auch beliebig manipulierbaren, z. T. (durch Prothesen) ersetzbaren „Maschinenkörper". **2.** Der Körper als Leib erweist seine Lebendigkeit als Organismus im Austausch mit der Umwelt. Für den Menschen übernimmt der lebendige Körper Funktionen der Selbst- und Fremdwahrnehmung, der Symbolbildung und des sinnhaften Ausdrucks subjektiver Erlebnis- und Empfindungswelten (über Sprache, Gestik, Mimik). Differenzierungen des Körperbegriffes sind abhängig von der Erkenntnisperspektive, woraus sich auch Differenzierungen des Krankheitsbegriffes ergeben (z. B. Psychosomatik*). Naturwissenschaftlich-medizinisch wird der Körper als „äußere Realität" betrachtet: abstrakt-pathophysiologischer Krankheitsbegriff mit der möglichen Folge einer Ent-Individualisierung (Depersonalisation*). Hermeneutisch-sinnverstehend ist der Körper i. S. des Leibes als „innere Realität" zu verstehen: Wahrnehmung und Ausdruck einer Krankheit in Gefühlen des Krankseins als „eigenleibliches" (individuelles) Betroffensein (H. Schmitz, 1982). Zwischen „äußerer" und „innerer Realität" des Körpers werden stets Vermittlungen vollzogen, z. B. als adaptives Verhalten (C. Roy, 1984). Daraus ergeben sich klinische Fragestellungen, insbesondere bezüglich des pflegerischen Umgangs mit Menschen, die Folgen traumatisierender körperlicher Verletzungen oder schwer eingreifender diagnostischer oder chirurgischer Interventionen zu bewältigen haben. Krankheits- und therapiebedingte Veränderungen des Körpers i. S. einer „inneren Realität" werden inzwischen als Störungen des Körperbildes*, Körperschemas* bzw. des Körper-Selbst gefasst.

Störungen

1. Patienten mit schweren Unfallverletzungen: Kennzeichen: durch Verbrennung, Verlust oder Amputation von Organen oder Gliedmaßen hervorgerufene Störungen des Körperbildes oder Körperschemas, Verlust des Selbst; Patienten durchlaufen mehrere Stadien der Bewältigung. **Maßnahme:** **a)** kompensatorische Pflege*; **b)** schützende Umwelt schaffen; **c)** bei Patienten mit schweren Verbrennungen für symbolische „zweite" Haut sorgen; **d)** vertrauensvolle Beziehung*, Einschätzung und Aktivierung von persönlichkeitsspezifischen Bewältigungsressourcen, Ermutigung, schonende Aufklärung über zu erwartende Probleme, Unterstützung bei der realistischen Einschätzung der Möglichkeiten und Grenzen. **Hinweis:** Die Auseinandersetzung mit dem veränderten Körperbild vollzieht sich als ein Trauerprozess mit unterschiedlichen emotionalen Begleiterscheinungen (Rückzug, Depressionen). Eine festgelegte, zeitlich vorhersagbare Bewältigung ist nicht möglich, da die Verarbeitung individuell verschieden verläuft.

2. Patienten mit Schlaganfall: Kennzeichen: organische Schädigungen (partielle oder globale Aphasien, Bewegungs- und Wahrnehmungseinschränkung, Affektnivellierung, Persönlichkeitsveränderung, depressive und Katastrophenreaktionen) mit Folgen erhöhter psychischer Verwundbarkeit und Gefahr der sozialen Isolation. **Maßnahme:** systemischer Rehabilitationsansatz (gegenseitige Bedingtheit der biologischen, psychologischen und sozialen Ebene der Krankheitsbelastungs- und Bewältigungsprobleme): **a)** auf biologischer Ebene neurophysiologische Bahnung selektiver Bewegung und Haltungskontrolle (K. Bobath, 1940, 1998; F. Affolter, 1983); **b)** auf psychologischer Ebene sensorische Wahrnehmungsangebote (Konzentrationsübungen, Ergotherapie); **c)** auf sozialer Interaktionsebene Kommunikationsangebote durch einfache Sätze, Minimierung störender Umgebungsfaktoren, Stärkung der

Körper

Hoffnung auf eine sinnvolle Tätigkeitsperspektive. **Hinweis:** Die Beeinflussung des körperlichen Defekts durch therapeutische Maßnahmen ist auch abhängig von der Veränderung der sozialen Umgebung.
3. Patienten mit radikalen (verstümmelnden) **operativen Eingriffen: Kennzeichen:** chirurgische Veränderungen des Körpers (z. B. Mastektomie, Kolostomie, Ileostomie, Urostomie) meist infolge bösartiger Tumorerkrankungen mit schwerwiegenden Folgen für Körperbild und Körper-Selbst sowie Zukunfts- und Verlustängsten (naher Tod, Partnerverlust). **Maßnahme: a)** Auffangen von Angst* sowie realen Verlusterfahrungen durch emotional entlastende Gesprächs- und Verhaltensangebote (Imaginations- und Entspannungsübungen, Visualisierung*, Kunsttherapie*); **b)** Toleranz gegenüber postoperativ-emotionalen Abschottungen oder Verleugnungen (Schutzmechanismus); **c)** besondere Behutsamkeit beim ersten Verbandwechsel (Abschirmung vor Mitpatienten); **d)** professionelle Kontrolle des eigenen Reaktionsverhaltens; **e)** Körpererfahrungsübungen einschließlich therapeutischer Berührung*. **Hinweis:** Patienten durchlaufen mehrere Stadien der Auseinandersetzung mit dem veränderten Körperbild und der Rekonstruktion eines beschädigten Körperschemas. Gelegentlich ist mit schwerwiegenden emotionalen Reaktionen (Depression, Selbstisolation) zu rechnen. Zu wenig Beachtung finden z. B. sexuelle Folgeprobleme.
4. Patienten mit Organtransplantation: Kennzeichen: chirurgische Veränderung der Körperrealität durch Implantation fremder Organe; durch Transplantation wird das Körperschema in umgekehrter Richtung verletzt; Aktivierung nicht nur von Verlust-, sondern auch von frühen Verschmelzungsängsten (psychoanalytisch: Ich-Identitätsdiffusion). **Maßnahme: a)** Thematisierung von Ängsten bezüglich Kurzzeit- und Langzeitüberleben; **b)** besondere Aufmerksamkeit bei psychotischen Reaktionen (infolge eines desintegrierten Körper-Selbst), die somatische Abstoßungsreaktionen* begünstigen; **c)** durch Gesprächsangebote Phantasien sowie Schuldgefühle gegenüber dem Spender auffangen; ggf. psychotherapeutische Intervention. **Hinweis:** Initial schützende Abwehrleistungen erschweren bei postoperativ langfristigem Fortbestehen die Rehabilitation. Schwierige psychische Integrationsleistungen verlangen mindestens ein „Trauerjahr".
Allgemeine Hinweise: 1. Jede schwerwiegende organische Krankheit oder Verletzung oder chirurgische Intervention kann zu Bewegungs- und Wahrnehmungseinschränkungen und damit zu Veränderungen des Körperbildes bzw. Körperschemas führen. **2.** Krankheit oder eingeschränkte körperliche Funktionen zerstören häufig die Orientierung des Betroffenen. Neuorientierung wird dadurch erschwert, dass der Körper nicht beherrscht werden kann. Der Patient erlebt sich als „Gefangener seines Körpers" (dramatisch bei Locked*-in-Syndrom, Tetraplegie). **3.** Pflegerisch unvermeidbare Körperkontakte können therapeutisch als Entspannungs- oder Anregungsquelle genutzt werden. **4.** Körperliche Distanzbedürfnisse seitens des Patienten sollten unbedingt Beachtung finden sowie bei Äußerungen über körperliche Veränderungen größte Vorsicht geübt werden (s. Scham).

Organisation
Pflegeprozess: Bei der Bewältigung traumatisierender Folgen schwerer Verletzungen und körperverändernder Eingriffe werden i. d. R. mehrere Phasen der Restrukturierung des Körperbildes und Körperschemas durchlaufen; daher **1.** Kontrolle pflegerischer Interventionen bezüglich ihrer jeweiligen Phasenangemessenheit; **2.** Aufnahme der Kategorie Körperbild in Pflegeplanung; **3.** Einschätzung eines vor der Erkrankung bestehenden Körperbild-Problems (zusätzliches Morbiditätsrisiko) sowie eines posttraumatisch/-operativ veränderten Körperbildes; ggf. Zuhilfenahme von Einschätzungsinstrumenten wie den Fragebogen* zur Beurteilung des eigenen Körpers (Abk. FBeK) oder den Fragebogen zum Körperbild (Abk. FKB-20); **4.** Vorsicht beim Umgang mit standardisierten Klassifikationssystemen; Patienten nicht in ein Schema pressen.
Pflegestandards: Aufnahme körperbezogener Maßnahmen (Körpererfahrungsübungen, Imagination, Visualisierung, therapeutische Berührung und Massage) in Standards der Station.
EDV: Elektronische Dokumentationssysteme ergänzen hinsichtlich der Begriffe Körperbild und Körperbildstörungen.

Angrenzende Fachgebiete
Philosophie: In der griechischen Philosophie besteht die Einteilung allen Seins in körperliches und nichtkörperliches Sein (Ideen), ferner in beseelte und unbeseelte Körper; hieraus folgt ein Verständnis des Körpers als „Leib". Nach Aristoteles (384–322 v. Chr.) zeichnen sich Körper durch Materie und Form oder Gestalt aus, in der sich Verschiedenes zu einer Einheit (gegliedertes Ganzes) verbindet; das Verhältnis von Körper und Geist stellt demnach ein die gesamte Philosophie bestimmendes Problem dar. Vgl. Menschenbild, Anthropologie, philosophische; Dualismus, Ganzheitlichkeit.
Medizin: Der zentrale Blick der Antiken Medizin richtet sich weniger auf den menschlichen Körper als solchen, sondern vielmehr auf den Kranken und seine Krankheit (Corpus hippokraticum). Als „Kunst" dient die klassische Medizin nicht der Herstellung von Artefakten, sondern der Reorganisation eines (technisch unverfügbaren) guten Lebens (Diätetik). Die neuzeitlich-naturwissenschaftliche Medizin (16./17. Jahrhundert) auf Basis der anatomischen Experimente von Vesalius beschreibt den menschlichen Organismus als mechanischen Apparat mit „Prothetisierung" des menschlichen Körpers. Im Zentrum der Industria-

lisierung/Technisierung der Medizin (19. Jahrhundert) stehen abgeleitete Auffassungen des menschlichen Körpers aus der experimentellen Laborsituation. In der „Cellularpathologie" R. Virchows (1858) wird der körperliche „Sitz" von Krankheiten als morphologische Einheit postuliert mit einem atomistisch-summativen Konzept von Lebens- und Krankheitsvorgängen. In der modernen Medizin präsentiert sich der menschliche Körper in einem mit apparativen Diagnoseinstrumenten (z. B. EKG, MRT) erstellten Datenmuster u. a. als „Zeichenproduktionssystem" oder „Datenträger"; z. b. existieren in der Intensivmedizin durch klinische Parameter festgelegte Spielräume der steuernden Beeinflussung menschlicher Vitalfunktionen. In der Transplantationsmedizin führte dies zur Neudefinition von Todesfeststellungskriterien (s. Todeszeichen).
Autor: Hartmut Remmers.
Körperbewegung (ICNP): (engl.) *body movement*; Bewegung von Muskeln, Gelenken, Knochen (Motilitätsfunktionen); vgl. Bewegungslehre.
Körperbild (ICNP): (engl.) *body image*; geistige Vorstellung (von Teilen) des eigenen Körpers* und des physische Erscheinungsbildes; Art und Weise, wie sich jemand selbst sieht und glaubt, von anderen gesehen zu werden. Das Körperbild stellt die momentane Gestalt* biographisch erworbener Einstellungen und Gefühle eines Menschen gegenüber seinem Körper dar. Vgl. Körperschema.
Körpergewicht: (engl.) *body weight*; von Körperlänge, Alter, Ernährung und endokrinen Faktoren abhängiges Gewicht; das mit Hilfe einer Waage* gemessene Körpergewicht (Ist-Gewicht) kann in Normwerttabellen mit dem Soll- oder Normalgewicht* unter Berücksichtigung des Lebensalters, des Geschlechts und der Körperlänge verglichen werden. Individuelle Abweichungen von den Durchschnittswerten sind häufig (s. Unterernährung, Übergewicht). Die Ermittlung des Körpergewichts ist u. a. für die genaue Dosierung von bestimmten Arzneimitteln (z. B. Narkotika, Schmerzmittel) sowie zur Kontrolle des Ernährungszustandes wichtig. Vgl. Idealgewicht, Body-mass-Index, Wiegen, Perzentil (Abb.).
Körpergröße: s. Körperlänge.
Körperhaltung: (engl.) *posture*; natürliche, aufrechte Haltung des menschlichen Körpers in Abhängigkeit von der Schwerkraft mit normaler Wirbelsäulenkrümmung und der Fähigkeit zum Haltungswechsel bei freier Beweglichkeit aller Wirbelsäulensegmente; vgl. Haltungsstörungen.
Körperlänge: (engl.) *body height*; Körpergröße; Länge des gesamten Körpers; Männer sind durchschnittlich 10–12 cm größer als Frauen. Die Durchschnittswerte der Körperlänge zeigen in den letzten Jahrzehnten eine Zunahme (s. Akzeleration). Pathologische Abweichungen der Körperlänge werden als Kleinwuchs oder Hochwuchs bezeichnet. **Bestimmung:** Barfuß in gerader Haltung mit dem Rücken zur Messlatte aufstellen, Messstabschenkel leicht auf den Kopf legen und fixieren; von der Messlatte wegtreten und Körperlänge an der Skala ablesen. Vgl. Body-mass-Index, Perzentil (Abb.).
Körpermassenindex: s. Body-mass-Index.
Körperoberfläche: (engl.) *body surface area*; die von der Haut bedeckte Oberfläche des gesamten Körpers; medizinisch wichtige physiologische Bezugsgröße u. a. zur Abschätzung des Kalorien- und Flüssigkeitsbedarfs (Infusionstherapie), des Ausmaßes von Schädigungen der Haut (z. B. Neunerregel bei Verbrennung*) und zur Berechnung der Arzneimitteldosierung; die Körperoberfläche ist die einzige Variable, die mit dem Grundumsatz* in Zusammenhang steht, da sie für den Wärmeverlust maßgeblich ist. **Bestimmung:** Eine direkte Bestimmung der Körperoberfläche ist schwierig. Daher werden Schätzwerte unter Berücksichtigung von Körperlänge* und Körpergewicht* angewendet: Neugeborenes 0,2 m^2, 2-jähriges Kind 0,5 m^2, 9-jähriges Kind 1 m^2, Erwachsener 1,73 m^2. **Hinweis:** Bei Neugeborenen ist die Körperoberfläche im Verhältnis zum Körpervolumen etwa 3-mal so groß wie beim Erwachsenen. Daher kommt es bei ihnen sehr viel schneller zur Auskühlung (s. Unterkühlung).
Körperposition (ICNP): (engl.) *body position*; Lage des Körpers im Raum; mit geschlossenen Augen kann sich der Mensch ein Bild von seiner Körperposition im Raum und seiner Haltung von Armen und Beinen machen, da spezifische Sensoren in Muskeln, Sehnen und Gelenkkapseln (Propriosensoren) Muskelspannung und Muskellänge sowie Gelenkstellung oder Gelenkbewegung registrieren. Vgl. Positionsunterstützung.
Körperschema: (engl.) *body scheme*; im Gehirn repräsentierte Vorstellungsbilder vom eigenen Körper (Wahrnehmungsmuster), die sich i. R. der menschlichen Entwicklung (s. Ontogenese) über die Erfahrung der Körpergrenzen und der Ortsbestimmung im Raum aufbauen; die Repräsentation des eigenen Körpers wird durch kinästhetische, taktile und optische Reize vermittelt. Vgl. Körper, Körperbild, Agnosie.
Körpersprache: (engl.) *body language*; üblicherweise unbewusst-spontaner Ausdruck psychischer Befindlichkeit und innerer Haltung durch Mimik*, Blickverhalten, Gestik*, Körperhaltung und Körperbewegung; diese spontanen Ausdrucksformen werden in der Psychologie, aber auch in Medizin und Pflege unter Umständen als Hinweise auf die dahinterliegende, verbal nicht zum Ausdruck gebrachte Befindlichkeit gedeutet, manchmal auch regelrecht als diagnostisches Medium genutzt. **Beispiel:** zusammengesunkene Körperhaltung bei Depression, verschlossene Körperhaltung bei Misstrauen; umgekehrt kann ein psychologisch versierter und schauspielerisch begabter Mensch bis zu einem gewissen Grad auch gezielt körpersprachliche Signale senden, um bei seinem Gegen-

Körpertemperatur

über einen spezifischen Eindruck zu hinterlassen. Vgl. Eindruck, erster.

Körpertemperatur (ICNP): (engl.) *body temperature*; zur Aufrechterhaltung aller Lebensvorgänge notwendige Körperwärme; **Einteilung:** 1. **Kerntemperatur:** weitgehend konstante Temperatur im Bereich der inneren Organe von Kopf, Brustkorb und Bauchhöhle (ca. 36,5–37 °C), kann aber abhängig von z. B. körperlicher Arbeit, Tageszeit (Minimum am frühen Morgen, steigt im Lauf des Tages) oder Menstruationszyklus (höher in der zweiten Hälfte des Menstruationszyklus; s. Basaltemperatur) schwanken; 2. **Schalentemperatur:** Temperatur der Körperperipherie (Haut), die von Aktivität, Durchblutung und Außentemperatur abhängig ist; dient dem Temperaturausgleich. Vgl. Wärmeregulation, Temperaturmessung.

Körpertherapie: (engl.) *body therapy*; zusammenfassende Bezeichnung für Verfahren der Humanistischen* Psychotherapie, die den menschlichen Körper und die mit ihm zusammenhängenden Empfindungen als wichtiges Motiv einer ganzheitlichen Orientierung bewerten und ihn entsprechend in die Therapie einbeziehen (z. B. durch Massagen, Gymnastik, Atemübungen); W. Reich war der erste in dieser Richtung arbeitende Therapeut, weitere sind seine Schüler A. Lowen, G. Dowling u. a. **Prinzip:** Als therapeutisch wirksam werden in der Körpertherapie sowohl die i. R. der Arbeit mit dem Körper aufkommenden Gefühle gewertet als auch deren fast immer im anschließenden therapeutischen Gespräch erfolgende Reflexion (Betrachtung und Beurteilung der Therapie durch Therapeuten und Klienten). Vgl. Bewegungstherapie, Feldenkrais-Methode, Physiotherapie.

Körpertraining: s. Training.
Körperübungen: s. Gymnastik; Training.
Körperverletzung: (engl.) *personal injury, bodily injury*; jeder (auch zu diagnostischen und/oder therapeutischen Zwecken erfolgende) unbefugte Eingriff in die körperliche Unversehrtheit eines lebenden Menschen; Körperverletzung ist nach den § 223 ff. StGB strafbar. Gemäß § 228 StGB handelt jedoch nicht rechtswidrig, wer eine Körperverletzung mit Einwilligung* des Betroffenen vornimmt und die Tat nicht gegen die guten Sitten verstößt. Daher besteht die grundsätzliche Notwendigkeit einer Einwilligung des Patienten in jeden operativen, pharmakologischen und radiologischen Eingriff zu diagnostischen und/oder therapeutischen Zwecken. Der ärztliche Eingriff ohne Einwilligung kann gemäß § 34 StGB wegen rechtfertigenden Notstands* oder wegen einer mutmaßlichen Einwilligung zulässig sein, z. B. wenn die Einwilligung wegen Bewusstlosigkeit des Patienten nicht eingeholt werden kann oder wenn eine missbräuchliche Behandlungsverweigerung durch die gesetzlichen Vertreter Schaden für das Kind befürchten lässt und das Vormundschaftsgericht* nicht rechtzeitig angerufen werden kann.

Neben der Regelung der Körperverletzung als Straftat* kann sie nach der zivilrechtlichen Norm des § 823 BGB als unerlaubte Handlung auch einen Anspruch auf Schadensersatz sowie auf Schmerzensgeld begründen. Neben der einfachen Körperverletzung (§ 223 StGB) ist die gefährliche Körperverletzung (z. B. durch Beibringung von Gift oder mit einer Waffe, einem Überfall sowie einer das Leben gefährdenden Behandlung) nach § 224 StGB und die schwere Körperverletzung (Verlust eines wichtiges Körperglieds, des Sehvermögens auf mindestens einem Auge, des Gehörs, des Sprechvermögens oder der Fortpflanzungsfähigkeit) nach § 226 StGB strafbar. Die Strafbarkeit erstreckt sich des Weiteren auf eine Körperverletzung mit Todesfolge (§ 227 StGB) und auf die fahrlässige Körperverletzung (§ 229 StGB). **Pflege:** In Pflegeheimen stellt z. B. das Verabreichen von in Getränke oder Nahrung ein- oder untergemischten Medikamenten ohne Wissen des Bewohners eine Körperverletzung gemäß § 223 StGB dar, auch wenn die Medikamentenvergabe ärztlich angeordnet wurde. Pflegefehler*, z. B. das Entstehen eines Dekubitus*, stellen eine Körperverletzung dar, wenn der Träger nicht beweisen kann, dass der Dekubitus trotz ausreichender Pflege nicht verhindert werden konnte. Ein Dauerkatheter, der einzig zur Erleichterung der Pflege gelegt wurde, kann ebenso eine Körperverletzung darstellen. Weigert sich ein Arzt, einem Patienten auf Wunsch ein Medikament gegen Schmerzen zu verordnen, so kann er den Tatbestand einer fahrlässigen Körperverletzung gemäß § 229 StGB durch Unterlassen (§ 13 StGB) erfüllt sein.

Kognition: (engl.) *cognition*; Oberbegriff für alle Vorgänge der Strukturen, die mit dem Aufnehmen, Verarbeiten und Speichern von Reizen zusammenhängen; als kognitive Prozesse gelten z. B. Intelligenz*, Wahrnehmung*, Aufmerksamkeit*, Denken*, Gedächtnis*, Sprache. Diese Funktionen dienen dem Menschen dazu, sich mit seiner Umwelt und sich selbst auseinanderzusetzen, ein verfügbares Wissen auszubilden und Probleme zu lösen. Zwischen einem Umweltreiz und der menschlichen Reaktion laufen kognitive Prozesse ab, die die Beurteilung der jeweiligen Situation, das Ordnen und Abwägen sowie eine Entscheidung über das reagierende Verhalten beinhalten. Die Kognitionspsychologie geht davon aus, dass menschliches Verhalten weitgehend von kognitiven Prozessen beeinflusst wird und nicht nur als Reaktion auf Umweltreize zu verstehen ist. **Störungen** kognitiver Funktionen: z. B. Gedächtnisstörung, Denkstörung*, Unfähigkeit zur Abstraktion (z. B. bei Schizophrenie und Demenz). Vgl. kognitive Fähigkeit, beeinträchtigte.

kognitive Fähigkeit, beeinträchtigte: (engl.) *impaired cognitive ability*; auf kognitive Funktionen sich mindernd auswirkende Einflüsse und Einschränkung des Betroffenen z. B. in seiner Merkfähigkeit, seiner Fähigkeit zum schlussfolgernden

Denken, seinem Urteilsvermögen und seiner Entscheidungsfähigkeit abweichend von seinem vorherigen Normzustand; **Ursachen:** Als Risikofaktoren gelten alle physischen und psychischen Momente, die sich hemmend auf Aufnahme, Verarbeitung, Speicherung und Abruf von Informationen auswirken, z. B. Sedativa*, Vergiftungen, hirnorganische Prozesse, Psychosen, bestimmte Stoffwechselstörungen. **Pflege:** Die Beeinträchtigungen sind in der Pflege insbesondere in der Anleitung und Vermittlung von Informationen zu beachten. Grundsätzlich kann die Geschäfts-* und Schuldfähigkeit* von Patienten eingeschränkt sein; auch eine verminderte Fähigkeit in die Einsicht notwendiger medizinischer oder pflegerischer Maßnahmen ist möglich. In diesen Fällen ist eine gesetzliche Betreuung für bestimmte Bereiche (z. B. Gesundheit, Finanzen) für einen befristeten Zeitraum zu erwägen. Vgl. Dissonanz, kognitive.

Kohärenz: (engl.) *coherence*; **1.** (psychologisch) Übereinstimmung des eigenen Lebensgefühls mit der vorgefundenen Umwelt; sich psychisch und körperlich im Einklang befinden. Vgl. Assessment Familienprozess, Gruppenkohäsion. **2.** (physikalisch) geordneter Zustand, bei dem die Phasen zweier Wellenfelder die gleiche Zeitabhängigkeit aufweisen; natürliches Licht ist inkohärent, Laserlicht kohärent.

Kohärenzgefühl: (engl.) *feeling of coherence*; syn. Kohärenzsinn; im Konzept der Salutogenese* umfassende subjektive Orientierung zur Lebensbewältigung; wird v. a. im Kindes- und Jugendalter erworben und gründet auf einem Urvertrauen, das die Lebenseinstellung dauerhaft prägt. Es hilft dem Individuum, Zusammenhänge des Lebens zu verstehen, Schwierigkeiten als sinnvolle Herausforderungen zu bewerten, zu bewältigen und als Kraftquelle zu erfahren. **Kennzeichen: 1.** Gefühl von Verstehbarkeit: Fähigkeit, auch unvorhersehbare Reize und Ereignisse des Lebens einzuschätzen und einzuordnen; **2.** Gefühl von Handhabbarkeit: optimistische Erwartung, Widerstandskräfte aktivieren zu können und Anforderungen erfolgreich zu begegnen; **3.** Gefühl von Bedeutsamkeit: emotionale Bereitschaft, sich Anforderungen zu stellen, weil Sinn und Bedeutung im Kontext des Lebens erkannt sind.

Kohlendioxidpartialdruck: s. Partialdruck.

Kohlenhydrate: (engl.) *carbohydrates*; Abk. KH; syn. Saccharide; Gruppe von Naturstoffen, deren Moleküle aus Kohlenstoff, Wasserstoff und Sauerstoff bestehen; zu den Kohlenhydraten gehören die verschiedenen Zucker-, Stärke- und Zellulosearten. Kohlenhydrate setzen sich aus gleichen oder gleichartigen Molekülen zusammen. **Einteilung** (je nach Anzahl dieser Moleküle): **1.** Monosaccharide (syn. Einfachzucker), z. B. Glukose, Ribose, Fruktose; **2.** Disaccharide (syn. Zweifachzucker), z. B. Saccharose, Maltose und Laktose; **3.** Oligosaccharide, aus 3–10 Monosacchariden; **4.** Polysaccharide, aus mehr als 20 Monosacchariden, z. B. Zellulose*, Inulin, Stärke, Glykogen; eine andere mögliche Einteilung ist die in verdauliche und unverdauliche Kohlenhydrate (s. Ballaststoffe). **Funktion: 1.** Grundnahrungsstoffe, die im pflanzlichen Organismus als Stärke und Inulin, im tierischen als Glykogen gespeichert werden; **2.** Gerüstsubstanz bei Pflanzen (z. B. Zellulose) und Tieren (z. B. Chitin); **3.** Bestandteil der Glykoproteine (s. Eiweiße) und Glykolipide; Herstellung (**Biosynthese**) von Glukose im tierischen und menschlichen Organismus durch Glukoneogenese aus Nicht-Kohlenhydratvorstufen.

Kohorte: (engl.) *cohort*; **1.** (allgemein) Gruppe* von Personen, die bezüglich eines Themas gemeinsam auftreten; **2.** (epidemiologisch) Personengruppe mit bestimmten gemeinsamen Eigenschaften (z. B. Alter, Beruf, Familienstand), die mit statistischen Methoden untersucht wird; i. e. S. Begriff für Bevölkerungsgruppe, deren Geburtsort im gleichen Zeitabschnitt (Jahr, Jahrzehnt, Phase der gesellschaftlichen Entwicklung) liegt. Vgl. Epidemiologie, Fall-Kontroll-Studie.

Kohortenstudie: (engl.) *cohort study*; prospektive epidemiologische Studie, bei der eine ausgewählte Bevölkerungsgruppe (Kohorte*) über einen definierten Zeitraum beobachtet wird, um z. B. zu untersuchen, wie viele Individuen die zu untersuchende Erkrankung, von der sie zu Studienbeginn nicht betroffen sind, entwickeln; Mitglieder verschiedener Kohorten können miteinander verglichen werden. **Beispiel:** Vergleich des Risikos von Diabetikern gegenüber anderen Bevölkerungsgruppen, ein Unterschenkelgeschwür (Ulcus cruris) zu entwickeln. Vgl. Fall-Kontroll-Studie.

Kolik: (ICNP): (engl.) *colic*; Schmerzempfindung, ausgelöst durch Krämpfe der glatten Muskulatur in Hohlorganen wie Darm, Niere oder Gallengang; entsteht durch Zug am Dünndarmgekröse (Mesenterium) und Reizung der dort verlaufenden sensiblen Nerven; **Vorkommen:** z. B. als Darm-, Nieren- oder Gallensteinkolik; **Kennzeichen:** oft als wiederkehrende krampfende Kontraktionen, Drücken oder Reißen beschrieben; Koliken sind häufig von Schweißausbruch, Brechreiz, Erbrechen und evtl. einem Kollaps begleitet. **Maßnahme:** sofortige ärztliche Diagnostik und Therapie je nach Krankheitsbild; medikamentöse Therapie: s. Spasmolytika; **Hinweis:** Bei Säuglingen werden anhaltende Schreiattacken in den ersten Monaten als sog. Drei-Monats-Kolik bezeichnet. Maßnahmen: Vorstellung beim Kinderarzt, ggf. therapeutische Unterstützung unerfahrener Eltern, Behandlung der körperlichen Ursachen, z. B. Wurmkur.

Kollabieren: (engl.) *collapse*; **1.** plötzliches Zusammenfallen eines Organs (z. B. der Lunge bei Pneumothorax*) oder Organteils; **2.** sich in Form von kurzzeitiger Bewusstlosigkeit oder Bewusstseinseintrübung (Synkope) äußernder Zustand durch eine plötzlich auftretende Kreislaufinsuffizienz infolge akuter Verminderung des venösen Blutrückstroms zum Herzen; vgl. Ohnmacht, Schock, Kopftieflagerung.

kollateral: (engl.) *collateral;* seitlich, auf derselben Seite des Körpers befindlich, benachbart; Gegensatz: kontralateral*.

Kollektiv: s. Gruppe.

Kolloid: (engl.) *colloid;* Bezeichnung für die spezielle Verteilung eines Stoffes in Flüssigkeiten (Dispersionsmittel), der bei Osmose* nicht oder nur schwer durch Membranen diffundiert; in kolloidaler Lösung (sog. Lyosol) sind 1–100 nm große Teilchen (Submikronen) im Gegensatz zur echten Lösung* kolloiddispers verteilt. Prinzipiell kann fast jeder Stoff kolloidal vorliegen. **Einteilung:** 1. nach Dispersionsmittel: **a)** Hydrosole (Wasser); **b)** Alkosole (Alkohol); **c)** Organosole (organische Lösungsmittel); **d)** Aerosole (Gas; z. B. Rauch); 2. nach chemischer Bindung: **a)** Molekülkolloide mit kovalenten Bindungen zwischen den Atomen; **b)** Mizellkolloide mit Nebenvalenzkräften zwischen Atomen und kleinen Molekülen; **Anwendung:** s. Wundmanagement. Vgl. Hydrokolloide, Suspension, Emulsion, Gel.

Kolonlavage: (engl.) *colonic lavage;* **1.** Form der Darmreinigung* in physiologischer Richtung (orthograd) vor Endoskopien, Röntgendiagnostik und Operationen (umstritten; T. Junghans, W. Schwenk, 2006) im Bereich von Grimmdarm (Colon) und Mastdarm (Rektum); **Durchführung:** unter Kontrolle der Elektrolyte im Blut und des Gewichts Einleitung von bis zu 10 l physiologischer Kochsalzlösung über eine Duodenalsonde oder Trinken von bis zu 6 l Endoskopie-(Salz-)Lösung oder Mannitlösung (mindestens 1 l pro Stunde), bis aus dem Darm klare Flüssigkeit entleert wird; **Maßnahme: a)** Gewichtskontrolle vor Spülung, um evtl. Flüssigkeitseinlagerungen durch Gewichtszunahme zu erkennen; **b)** evtl. Toilettenstuhl an das Bett stellen; **c)** Nach der Spülung darf der Patient nur noch klare Flüssigkeit zu sich nehmen (z. B. Tee, Mineralwasser, Bouillon). **Gegenanzeigen: a)** relativ: hohes Alter, Herz- und Niereninsuffizienz, Elektrolytstörungen; **b)** absolut: Verengungen (Stenosen) oder Verschlüsse (Ileus*) im Darmbereich (Perforationsgefahr); **2.** intraoperatives Verfahren zur Entlastung und Reinigung des Dickdarms i. R. von Notfalleingriffen, z. B. bei Störung der Darmpassage infolge Darmlähmung oder Darmverschluss.

Koloskopie: (engl.) *coloscopy;* syn. Kolonoskopie; Ausleuchtung und Inspektion des Grimmdarms (Colon) unter Verwendung eines flexiblen Spezialendoskops (Koloskop, spezielles optisches Instrument) mit der Möglichkeit zur Biopsie* und zur Durchführung kleiner operativer Eingriffe (v. a. endoskopische Abtragung eines Polypen); **Anwendung:** bei anhaltenden (persistierenden) Durchfällen unklarer Ursache, röntgenologischem oder klinischem Verdacht auf entzündliche Dickdarmerkrankungen, Darmpolypen oder bösartige (maligne) Tumoren; relative **Gegenanzeigen:** schwere lokale Entzündung (Perforationsgefahr); **Pflege:** Vorbereitung des Patienten, z. B. Kolonlavage* am Vortag der Untersuchung.

Kolostoma: s. Anus praeternaturalis.

Kolostomie: (engl.) *colostomy;* operatives Anlegen einer äußeren Dickdarmfistel zum Ableiten des Darminhalts nach außen (s. Anus praeternaturalis).

Kolostomiebeutel: syn. Stomabeutel*.

Koma: (engl.) *coma;* schwerster Grad der quantitativen Bewusstseinsstörung*, bei der der Patient durch äußere Reize nicht mehr zu wecken ist; vgl. Bewusstlosigkeit.

Kommunikation (ICNP): (engl.) *communication;* Verständigung; Austauschen von Information*, Nachrichten, Gefühlen oder Gedanken zwischen Personen und Gruppen mit verbalen und nonverbalen Signalen, von Angesicht zu Angesicht oder entfernte kommunikative Maßnahmen wie Post, E-Mail und Telefon; in der **Kommunikationstheorie** wird menschliche Kommunikation (P. Watzlawick, 1969) in einem systemischen Rahmenkonzept nach 5 Kernsätzen (Axiomen) unterteilt: **1.** „Man kann nicht nicht kommunizieren." **2.** „Jede Kommunikation hat einen Inhalts- und einen Beziehungsaspekt in der Art und Weise, dass letzterer den ersten bestimmt und daher eine Metakommunikation* (eine Verständigung über die Verständigung) ist." Der Inhaltsaspekt vermittelt die „Daten"; der Beziehungsaspekt weist auf, wie die Daten zu behandeln sind. **3.** „Die Natur einer Beziehung ist durch die Interpunktion (z. B. Betonung, Gesprächspausen, Unterbrechungen) der Kommunikationsabläufe seitens der Partner bedingt." Unabhängig davon, ob diese Interpunktion gut oder schlecht ist, organisiert sie Verhalten. **4.** „Menschliche Kommunikation bedient sich digitaler (z. B. Abstraktion in der Sprache) und analoger (archaische Gestik oder Tonfall der Sprache) Mittel." Nur Menschen verfügen über beide Kommunikationsmöglichkeiten. Digitale Kommunikation hat einen komplexen und logischen Aufbau (Syntax, Grammatik), aber eine auf dem Gebiet der Beziehungen unzulängliche Bedeutungsklarheit (Semantik, Bedeutung sprachlicher Zeichen). Analoge Kommunikation (Gestik*, Mimik*, Berührung*) dagegen besitzt semantisches Potential, nicht jedoch die für eindeutige Kommunikation erforderliche logische Syntax. Daher liegt hier wegen der unterschiedlichen Interpretationsmöglichkeiten für die Kommunikationspartner eine Quelle von Missverständnissen und Konflikten. **5.** „Zwischenmenschliche Kommunikationsabläufe sind entweder symmetrisch oder komplementär, je nachdem, ob die Beziehung zwischen den Partnern auf Gleichheit oder Unterschiedlichkeit beruht" (s. Macht, Selbstwertgefühl). **Pflegetheorie:** Interaktionstheorien beziehen sich schwerpunktmäßig auf die Ausgestaltung der Beziehung* (z. B. H. Peplau, I. Orlando, E. Wiedenbach) oder die Kommunikation von Systemen*

(z. B. I. King). Die Notwendigkeit einer klaren Kommunikation beim Pflegeprozess gewinnt erst in jüngerer Zeit an Bedeutung. Dazu zählt neben dem Aufbau einer reflektierten beruflichen Beziehung auch die klare Vermittlung von Information (Daten), um Patienten u. a. Personengruppen im Gesundheitswesen und der Altenpflege über Pflegeleistungen in Kenntnis zu setzen. Zu dieser Kommunikation zählen **1. sprachlicher Informationsaustausch,** wie er i. R. der Pflegeplanung* (s. Pflegeprozess), der Pflegedokumentation* und der Anwendung von Krankenhausinformationssystemen* benötigt wird. Von den Pflegepersonen verlangt dies Kompetenzen im Bereich des sprachlichen Ausdrucks (z. B. fachlich korrekt deutsch lesen, schreiben, mündlich formulieren) bzw. Kenntnisse im Bereich der elektronischen Datenverarbeitung (Grundkenntnisse im Umgang mit Computern und Pflegesoftware). Diese Kompetenzen werden im gegenwärtigen gesetzlichen und organisatorischen Rahmen nur unzureichend für die Ausbildung und Tätigkeit im Pflegebereich vorausgesetzt bzw. vor Ort vermittelt. Beim Einsatz fremdsprachlicher Pflegepersonen sollten daher Übersetzungsmöglichkeiten (Wörterbücher, mehrsprachige EDV, Übersetzungsarbeitsgruppen) zur Verfügung gestellt werden, da Kommunikationsdefizite eine erhebliche Fehlerquelle darstellen (s. Fehler, Fehlermanagement). **2. Informationsaustausch des Menschen mit der Umgebung** über Berührung* u. a. Reize (z. B. kalte Untersuchungsliegen oder Bettschüsseln), Farben, Lichtverhältnisse in Räumen, Klänge, Geräusche (z. B. medizinische Geräte, Schuhabsätze) und Gerüche (z. B. Ausscheidungen, Desinfektionsmittel). Dieser wirkt sich sowohl bei Patienten als auch bei den an die Umgebung gewöhnten Mitarbeitern erheblich auf die semantische Qualität (welche Bedeutung wird den Kommunikationsinhalten jeweils zugemessen?) der Kommunikation aus, da die Perspektiven der Kommunikationspartner unterschiedlich sind. Vgl. Interaktion, Emotion.

Kommunikation, asymmetrische: (engl.) *asymmetric communication*; hierarchisch strukturierte Form der Kommunikation*, meist verbunden mit ungleichen Rechten der Kommunikationspartner.

Kommunikation, basale: (engl.) *basal communication*; Form der Kommunikation*, die sich auf nonverbale Anteile (s. Kommunikation, nonverbale) sowie evtl. Sprache ohne Erwartung einer sprachlichen Antwort beschränkt; insbesondere im Umgang von Pflegenden mit Patienten, die zur verbalen Kommunikation nicht (mehr) fähig sind, wie z. B. schwer kranke, komatöse oder sterbende Menschen.

Kommunikation, expressive (ICNP): (engl.) *expressive communication*; Ausdrücken, Interpretieren und Weiterleiten von verbalen und nonverbalen Botschaften unter Verwendung von geschriebener oder gesprochener Sprache, Symbol- und Zeichensprache; vgl. Kommunikation.

Kommunikation, nonverbale: (engl.) *nonverbal communication*; auch averbale Kommunikation; unbewusster oder auch bewusster nichtsprachlicher Austausch von Informationen; umfasst optische (z. B. Gestik*, Mimik*), akustische (z. B. Lachen*, Seufzen, Schreien), olfaktorische (z. B. Körpergeruch, Pheromone) und taktil-haptische (Berührung*) Signale. Vgl. Kommunikation, Körpersprache.

Kommunikationsmuster: (engl.) *communication patterns*; erkennbare, sich wiederholende Formen in der Gestaltung des Kontakts und Umgangs mit anderen Menschen; können gezielt von allen, einigen oder einem der Beteiligten beschlossen werden und sind dann überprüf- und veränderbar; i. Allg. ergeben sich Kommunikationsmuster jedoch spontan im Umgang, meist unbewusst und sind dann meist nur schwer veränderbar, da sie einander i. S. einer Konditionierung* verstärken; z. B. provoziert intensives Nachfragen eines Kommunikationspartners ausweichendes Verhalten des anderen, das wiederum zu intensiverem Nachfragen führt. Vgl. Kommunikation.

Kommunikationssperre: (engl.) *communication barrier*; Bezeichnung für einen die Verständigung behindernden Sprachgebrauch bei ungeklärten oder gestörten zwischenmenschlichen Beziehungen; im Konfliktfall wird eine Änderung in Richtung des gewünschten Verhaltens eher behindert als gefördert (im Gesundheitsbereich z. B. das Einhalten von Diätvorschriften oder medizinisch notwendigen Verhaltensweisen). Kommunikationssperren gehören zum alltäglichen Sprachgebrauch und werden häufig nicht erkannt, weil nur der Kommunikationspartner Unbehagen oder Widerstand empfindet. Oft handelt die die Kommunikation blockierende Person in bester Absicht, aber versichert sich nicht genug der Aufmerksamkeit und Zustimmung ihres Gesprächspartners, der dann unter Umständen ebenfalls mit Kommunikationssperren reagiert. **Formen:** Die gängigsten Kommunikationssperren erfolgen in Form von Du*-Botschaften: Befehlen („du musst ..."), Drohen („wenn du nicht, dann ..."), Moralisieren (an das schlechte Gewissen appellieren), Ratschläge erteilen, Belehren („ich sag dir jetzt mal, wie das richtig geht ..."), Beschuldigen, Beschimpfen, Analysieren, Loben (wird vom Gegenüber oft als Ironie oder als Nicht-ernst-genommen-Werden missinterpretiert), Trösten, Verhören (vom Gegenüber nicht autorisierte Fragen stellen) und Ablenken. Diese Äußerungen führen dazu, dass sich jemand bewertet, abgewertet, verurteilt oder nicht ernst genommen fühlt und sich ggf. zu wehren beginnt – je nach Persönlichkeit entweder offensiv (Widerspruch, Streit) oder nach innen gekehrt („innere Kündigung", z. B. durch Nicht-mehr-Zuhören). I. w. S. sind auch abwehrende Gesten Kommunikationssperren, zumal sie direkter als die sprachliche Botschaft dem anderen die wirkliche Befindlichkeit vermitteln. Dazu gehören z. B. abwehrende Handbewegungen, befehlende Zeigefinger, beim Sitzen verschränkte Beine, hochgelegte Füße oder vor dem Oberkörper verschränkte Arme. **Maßnahme:** aktives Zuhören* des Gesprächsleiters (z. B. Gesundheits- und Krankenpfleger im Beratungs- oder Schulungsgespräch) zur Wiederherstellung der Kommunikationsbereitschaft; **Hinweis:** Da es sich um alltägliche, aber individuell unterschiedlich gehandhabte Sprachmuster handelt, die im Normalfall oder in entsprechender Umgebung kein Hindernis sind, können Konflikte und eine gestörte Kommunikation nicht immer im Vorfeld verhindert werden. Das Erkennen, Aufdecken und Klären dieser Störungen führt jedoch zu einer schnelleren Rückkehr in einen ungestörten Kommunikationsfluss. Vgl. Kongruenz, Gespräch, direktives.

Kompetenz: (engl.) *competence*; Wissen, Können, Fertigkeiten* oder Zuständigkeiten eines Menschen in einem bestimmten Bereich; das Bedingungsgefüge für die Ausführung einer bestimmten Leistung ist für gewöhnlich im Lauf der Lebensgeschichte eines Menschen über Lernerfahrungen angeeignet, verinnerlicht und im gesunden Zustand jederzeit verfügbar. Unterschieden werden z. B. berufliche (auch i. S. von Zuständigkeit), soziale und technische Kompetenz. Vgl. Fehler.

Kompetenzerwartungstheorie: syn. Selbstwirksamkeitstheorie*.

Kompetenzmodell: s. Alterskompetenz.

Kompetenzstufe: s. Stellenbeschreibung.

Komplexleistung: Leistung aus 2 Komponenten mit dem Ziel einer zwischen den Leistungsträgern abgestimmten Leistungserbringung; gemäß § 30 SGB IX werden die Leistungen der Früherkennung* und Frühförderung* als Komplexleistung erbracht. Diese beinhaltet die Frühförderung (§ 30 Absatz 1) und heilpädagogische Leistungen (§ 56 Absatz 2). **1.** Die Komplexleistung „Frühförderung" besteht aus einem interdisziplinär abgestimmten System ärztlicher, medizinisch-therapeutischer, psychologischer, heilpädagogischer und sozialpädagogischer Leistungen und schließt eine ambulante und mobile Beratung ein. Alle Leistungen müssen auf der Grundlage eines individuellen Förderkonzeptes gemeinsam mit den Eltern erbracht, interdisziplinär entwickelt und laufend fortgesetzt werden. **2.** Die Komplexleistung „heilpädagogische Leistungen" umfasst die Maßnahmen zur speziellen Erziehung, Unterrichtung und Fürsorge behinderter und von Behinderung bedrohter Kinder, die je nach individuellem Bedarf einzeln oder in Gruppen oder in entsprechenden Einrichtungen erbracht werden. **Hinweis:** Der Antrag auf Frühförderung schließt zugleich den Antrag auf heilpädagogische Leistung mit ein. Vgl. Rehabilitationsrecht, Managed Care, Disease Management.

Komplikation: (engl.) *complication*; Ereignis oder Umstand, wodurch der durchschnittliche Ablauf einer Erkrankung, eines ärztlichen Eingriffs, einer pflegerischen Maßnahme oder eines natürlichen Vorgangs (z. B. Geburt) gestört werden kann; Entwicklung zu einem eigenständigen diagnostischen und therapeutischen Problem i. S. einer Sekundärkrankheit möglich; **Pflege:** Komplikationen frühzeitig zu erkennen ist Aufgabe der Krankenbeobachtung* und der pflegediagnostischen Erfassung. Für den Umgang mit Komplikationen entsprechend der jeweiligen Fachrichtungen möglichst Standards* festlegen.

Kompresse: (engl.) *compress*; **1.** saugfähiges, meist quadratisches Stoffpolster mit umgeschlagenen Kanten aus Verbandmull, Mull-Watte oder Mull-Zellstoff; **Anwendung: a)** zur Wundbehandlung und -versorgung (z. B. Nabelkompresse), **b)** zur Unterpolsterung (z. B. Schlitzkompresse, Trachealkompresse), **c)** zum Schutz vor Stoß und Druck (Mull-Wattekompresse), **d)** zur Applikation von Medikamenten (s. Salbenauflage), **e)** zur lokalen Blutstillung (s. Mullkompresse, resorbierbare); **Hinweis:** Es sind sterile und unsterile Kompressen in unterschiedlichen Größen erhältlich. **2.** feucht-nasse Auflage*, die auf eine umschriebene Körperregion appliziert wird, um feuchte Kälte oder Wärme zuzuführen; Sonderform Dampfkompresse*.

Kompression, apparative intermittierende: (engl.) *apparative intermittend compression*; regelmäßig ansteigende und nachlassende Kompression von Extremitäten durch spezielle Manschetten (wahlweise Einkammer- oder Mehrkammersystem), die über einen Kompressor mit Umgebungsluft be- und entlüftet werden; Druckhöhe und Intervalle sind individuell einzustellen (auch vom Patienten selbst nach entsprechender Schulung und bei entsprechender pflegerischer Begleitung). **Anwendung:** zur Entstauungstherapie, z. B. bei chronisch-venöser Insuffizienz, Unterschenkelgeschwür (Ulcus cruris), primärem und sekundärem Lymphödem, Thromboembolie-Prophylaxe, Narben nach Verbrennungen, posttraumatischen Schwellungen, Amputationsstumpf; **Gegenanzeigen:** akutes Lungenödem, erweiternde (kongestive) Kardiopathien („Herzerweiterung") bei Links- oder Rechtsherzinsuffizienz), akute tiefe oder oberflächliche Venenthrombose, Wunderysipel; **Hinweis: 1.** Die Methode ist kein Ersatz für Kompressionsstrümpfe* oder einen Kompressionsverband*, sondern eine Ergänzung. **2.** Bei entsprechender Disposition und unsachgemäßer Anwendung kann es zu Schlaganfall oder Embolie kommen; Gegenanzeigen beachten. Vgl. Kompressionstherapie.

Kompressionsstrumpf: (engl.) *compression stocking*; konfektionell oder maßangefertigte Strümpfe oder Strumpfhosen in verschiedenen Kompressionsklassen (s. Tab.) zur Behandlung von peripheren Rückflussstörungen i. R. der Kompressionstherapie* (z. B. chronisch-venöse Insuffizienz, Lymphödem), oft im Anschluss an die Erstbehand-

Kompressionsstrumpf
Kompressionsklassen und Indikationen (RAL-Gütezeichen Medizinische Kompressionsstrümpfe, 2002)

Klasse/Intensität	Druck in Fesselgegend/oberhalb des Handgelenks in kPa	in mmHg	Indikationen
Bein			
I/leicht	2,4 – 2,8	18 – 21	Schwere- und Müdigkeitsgefühl in den Beinen bei geringem Krampfaderleiden (Varikose) ohne wesentliche Ödemneigung oder bei beginnender Schwangerschaftsvarikose; zur Prophylaxe (z. B. Reisethrombose, Fortschreiten bestehender Krankheitsbilder)
II/mittel	3,1 – 4,3	23 – 32	stärkere Beschwerden, ausgeprägte Varikose mit Ödemneigung, Schwellungszustände nach Verletzungen (posttraumatisch), nach Abheilen unerheblicher Geschwürbildungen (Ulzerationen), nach akuten Thrombosen oberflächlicher Venen (Thrombophlebitiden), nach Verödung oder Operation von Krampfadern (Varizen) zur Fixierung des Behandlungserfolges, bei stärkerer Schwangerschaftsvarikose
III/kräftig	4,5 – 6,1	34 – 46	alle Folgezustände der konstitutionellen oder postthrombotischen venösen Insuffizienz, schwere Ödemneigung, sekundäre Varikose, Entzündung oberflächlicher Arteriolen oder Kapillaren (Capillaritis alba), Hautkrankheit mit fibröser Hautverdickung (Dermatosklerose), nach Abheilung schwerer, v. a. schon rezidivierter Geschwüre (Ulzera)
IV/sehr kräftig	>6,5	>49	Lymphödem, unförmiges Anschwellen der Beine infolge chronischer Lymphstauung (elephantiastische Zustände)
Arm			
I	19 – 24	14 – 18	primäre und sekundäre Armlymphödeme in den Stadien I, II und III
II	27 – 33	20 – 25	Achselvenenthrombose (Paget-von Schroetter-Syndrom)
III	>33	>25	Klippel-Trénaunay-Weber-Syndrom mit Lymphödem

lung mit Kompressionsverbänden*; therapeutischer Wert ab Klasse II; i. d. R. genügen i. R. der Kompressionstherapie nach tiefer Venenthrombose Wadenkompressionsstrümpfe der Klasse II. **Hinweis:** 1. Bei Lymphödemen auf flache Nähte achten; runde Nähte üben Druck auf das Gewebe aus und können Druckstellen und in der Folge Geschwüre (Ulzera) verursachen. 2. Wegen des hohen Ruhedrucks* dürfen Kompressionsstrümpfe nicht über Nacht belassen werden. 3. Kompressionsstrümpfe werden in verschiedenen Längen (z. B. Knie-, Oberschenkelstrümpfe) und Farben als selbsthaftende Produkte (halterlos zu tragende Strümpfe mit Haftrand oder Haftnoppen) sowie für Strumpfhalter/Korsagen angeboten. Bei halterlosen Strümpfen muss die Region um das Haftband mindestens täglich auf Druckstellen oder Allergien kontrolliert werden. 4. Die Krankenkassen erstatten nur die Kosten für die Kompressionsstrümpfe, die den RAL-Kompressionsklassen entsprechen. Vgl. Thromboseprophylaxestrumpf, medizinischer.

Kompressionstherapie: (engl.) *compression treatment*; therapeutische Maßnahmen, die unter Anwendung von Druck zur Behandlung von Venenleiden und Lymphödemen sowie zur Thromboseprophylaxe* dienen, v. a. an den unteren Extremitäten; der Druck auf das Gewebe entsteht durch aktive Muskelarbeit (Arbeitsdruck*) oder von außen (Ruhedruck*). **Ziel:** 1. Förderung des venösen und lymphatischen Rückflusses; 2. Entlastung des Gewebes u. a. zur Vorbeugung sekundärer Gewe-

Kompressionsverband

Kompressionsverband — Tab. 1
Kompressionsbinden und Wirkungsweise

Form	Dehnfähigkeit	Ruhedruck	Arbeitsdruck	Wirkungsweise
unelastische Binden (Null-Zug-Binden)	keine	sehr gering	sehr hoch	Entstauung auch bei schweren Beinleiden, aber nur bei Muskelbetätigung
Kurzzugbinden	bis zu 100 %	gering	hoch	Entstauung, Wirkung v. a. auf die tiefen Venen
Mittelzugbinden	100–150 %	mäßig	mäßig	Entstauung bei Erkrankung des oberflächlichen und des tiefen Venensystems
Langzugbinden	höchstens 200 %	hoch	mäßig	Erhaltungstherapie, Wirkung vorwiegend in Ruhe und auf die oberflächlichen Venen, weniger auf die tiefen

beschäden (Unterschenkelgeschwür); 3. Unterstützung der Therapie eines bestehenden Unterschenkelgeschwürs (Ulcus cruris); **Methode:** Kompressionsverband*, Kompressionsstrumpf*, apparative intermittierende Kompression*; bei allen Methoden ist mehrmals täglich die Durchblutungssituation auf Stauungszeichen sowie der Hautzustand auf beginnende Schädigungen zu prüfen. **Hinweis:** Gegenanzeigen beachten, z. B. periphere arterielle Durchblutungsstörungen.
Kompressionsverband: (engl.) *compression bandage*; Verband, der dosierten Druck auf das darunterliegende Gewebe ausübt.

1. Druckverband zur Blutstillung
(v. a. an den Extremitäten)
Durchführung: Aufpressen eines möglichst keimfreien Materials auf die Blutungsstelle und Befestigung mit Bindentouren oder Dreieckstuch; bei venöser Blutung lokal, bei arterieller Blutung unter Kompression der zuführenden Arterie.
Hinweis: Zu starker Druck kann zu arterieller Minderdurchblutung führen; deshalb distal der Verletzung Hautfarbe und Puls kontrollieren.

2. Kompressionsverband
Anwendung: 1. i. R. der Kompressionstherapie* zur Entstauung der betroffenen Extremität durch Querschnittverengung und Verbesserung der sog. Muskelpumpe (vgl. Thromboseprophylaxestrumpf, medizinischer); 2. zirkuläre Verbände bei Rückflussstörungen (z. B. Ersttherapie von Phlebödemen oder Lymphödemen, nach Venenstripping, Verödung von Krampfadern) sowie zur Thromboseprophylaxe* mit Hilfe dauerelastischer Binden (Ultrakurzzugbinde, Kurzzugbinde, Mittelzugbinde, Langzugbinde, s. Tab. 1).
Durchführung: Bei rechtwinkliger Positionierung des Sprunggelenks wird von unten (in Höhe der Zehengrundgelenke) nach oben gewickelt; der Druck muss in dieser Richtung abnehmen. Faltenbildung ist zu vermeiden, Ferse besonders sorgfältig wickeln. Touren dürfen nicht verrutschen und

Kompressionsverband — Tab. 2
Wechsel- und Dauerverband im Vergleich (nach J. van de Ven, 2006)

Wechselverband	Dauerverband
zur Erhaltungstherapie bei eher leichten Stauungen	zur Entstauungstherapie bei schweren Stauungsformen
leicht handhabbar (Patient selbst)	anspruchsvolle Technik, schwer anzumodellieren (geschultes Personal)
wird täglich gewechselt	bleibt Tag und Nacht (Tage bis Wochen)
Körperpflege und Lokaltherapie möglich	Körperpflege und Lokaltherapie nicht möglich
hoher Ruhedruck	hoher Arbeitsdruck
Oberfläche komprimiert	tiefenwirksam
Verband dehnt sich während der Anspannung der Beinmuskulatur und gibt nach.	Bein gibt der Kompressionswirkung nach (wird entstaut, Umfang verringert sich).

sog. Fenster bilden, da es zur Bildung von Stauungsödemen (Fensterödemen) kommen kann. Der Unterschenkelverband wird bis zum Fibulaköpfchen gewickelt (2 Binden), der Oberschenkelverband bis zum Übergang zum Gesäß (4 Binden).
Formen: s. Tab. 2; **a) Dauerverband:** Verband zur Akutversorgung bzw. Entstauungstherapie, z. B. bei akuter Thrombose oberflächlicher Venen (Thrombophlebitis), tiefer Venenthrombose, chronisch-venöser Insuffizienz mit stark entwickeltem Unterschenkelgeschwür (Ulcus cruris) sowie Lymphödem; geringer Ruhedruck*, hoher Arbeitsdruck*; entstaut dadurch bis in die tiefen Venen-

bereiche, engt auch tiefe Venen ein und ermöglicht durch den niedrigen Ruhedruck, dass sich die Gefäße wieder auffüllen können. Patienten oder Angehörige können Wickeltechnik erlernen. Materialien: unelastische Binden, Zinkleimverband, Binden mit sehr kurzem Zug, Kurzzugbinden; Wirkung: entstauend; Bein gibt der Kompressionswirkung nach, Umfang verringert sich.
b) Wechselverband: Verband zur Dauerversorgung bzw. Erhaltungstherapie bei Erkrankungen der oberflächlichen Venen, Schwangerschaftsvarizen, als Thromboseprophylaxe bei Patienten mit eingeschränkter Mobilität; hoher Ruhedruck, geringer Arbeitsdruck; Binden müssen daher über Nacht entfernt werden. Materialien: Mittelzugbinden, Langzugbinden; Wirkung: Verband dehnt sich während der Anspannung der Beinmuskulatur und gibt nach. Hinweis: Im Einzelfall kann eine lokale Drucksteigerung oder ein Gelenkschutz mit entsprechend zugeschnittenen Schaumstoffpolstern erforderlich sein.
Material: a) unelastische Binde (auch Null-Zug-Binde): Binde ohne Dehnfähigkeit als Dauerverband; besteht aus unelastischer Baumwolle; Dehnung 0 %; Rückstellkraft gering, Ruhedruck sehr gering, Arbeitsdruck sehr hoch; Hinweis: Da das Bein nicht zylindrisch ist, führt die mangelnde Elastizität des Materials zur Bildung von Falten bzw. „Tüten", die ihrerseits Druck auf das Gewebe ausüben und zu Druckschäden führen können. **b) Kurzzugbinde:** elastische Binde mit geringer Dehnbarkeit und starkem Kompressionsvermögen; besteht aus Baumwolle oder Mischfasern (Baumwolle und Polyamid); Dehnung 30–90 %, maximal auf das Doppelte der Länge; Rückstellkraft niedrig, Ruhedruck gering, Arbeitsdruck bei Belastung hoch; für Dauerversorgung (Bettlägerigkeit, nachts) geeignet, da die Gefahr von Einschnürungen gering ist. Kurzzugbinden sind in unterschiedlicher Breite und Länge einzeln verpackt oder lose in Großpackungen erhältlich. **c) Mittelzugbinde:** elastische Binde mit mittlerer Dehnbarkeit; besteht aus Mischfasern (Baumwolle, Polyamid, Elasthan); Dehnung 100–150 %; Rückstellkraft stark (kräftig), Ruhedruck mäßig (höher als bei Kurzzugbinden), Arbeitsdruck mäßig; muss wegen des Ruhedrucks nachts entfernt werden. Als Wechselverband einzusetzen; kann entsprechend dem Krankheitsbild mit einer Kurzzugbinde kombiniert werden. **d) Langzugbinde:** dauerelastische Binde mit hoher Dehnbarkeit; besteht aus Mischfasern (Baumwolle, Polyamid, Elasthan); Dehnung 100–200 %; Rückstellkraft hoch, Ruhedruck hoch, Arbeitsdruck mäßig; daher nur anzulegen, wenn die Muskulatur arbeitet. Langzugbinden sind in unterschiedlicher Breite und Länge, grober oder feiner Webart, einzeln verpackt oder lose in Großpackungen erhältlich. Hinweis: Langzugbinden werden bei Bettlägerigkeit oder Nachtruhe entfernt, um Einschnürungen zu vermeiden.

e) Zinkleim-/Zinkleimverband: unelastischer, erhärtender, halbstarrer Dauerverband aus eingesiegeltem, daher feuchtem Mullgewebe, das mit Zinkleim imprägniert ist, oder aus Gewirk, das mit Zinkgel imprägniert ist; Anwendung bei Folgezuständen der chronisch-venösen Insuffizienz, tiefen Beinvenenthrombosen und Unterschenkelgeschwür (Ulcus cruris) in der Abheilungsphase; Ruhedruck gering, Arbeitsdruck sehr hoch; lässt sich, solange die Binde feucht ist, gut formen (an das Bein modellieren) und daher gut anlegen (Technik vergleichbar mit dem Anlegen eines Gipsverbands*); Ferse miteinbeziehen, Einschnürungen vermeiden; ein Unterzug aus Schlauchverband als Hautschutz und zum Schutz des Verbands vor Beschädigung ist erforderlich. Da der Zinkleimverband nach dem Trocknen eine feste, unnachgiebige Hülle bildet, muss der Patient sofort nach dem Anlegen ca. 15 Minuten lang zügig gehen, damit sich das Material vor dem Trocknen dem Bein anpasst und normale Bewegungsabläufe ermöglicht. Sobald sich der Beinumfang verringert hat bzw. bei Schmerzen und Juckreiz ist ein Verbandwechsel erforderlich.
Gegenanzeigen: alle Formen der peripheren arteriellen Verschlusskrankheit.
Hinweis: 1. arterielle Minderdurchblutung bei zu starkem Druck möglich, deshalb Kontrolle der Zehenfärbung (v. a. bei Dauerverbänden): Zehen können sich während des Anlegens bläulich oder blass verfärben, die Farbe muss sich jedoch bei Bewegung normalisieren (ansonsten Verband neu anlegen). **2.** Alle Binden sind mindestens mit 60 °C waschbar; Sterilisation im Autoklaven möglich. Unbedingt Herstellerhinweise auch hinsichtlich der Waschmittel beachten. Sobald die Elastizität nicht mehr ausreicht oder Beschädigungen festzustellen sind, müssen die Binden ersetzt werden. Vgl. Verbände.

Konditionierung: (engl.) *conditioning*; Erlernen einer bestimmten Reaktion auf Reize, die ursprünglich diese Reaktion nicht hervorgerufen haben; **Formen: 1.** klassische Konditionierung* nach I. Pawlow; wurde weiterentwickelt zur **2.** instrumentellen Konditionierung*, **3.** verbalen Konditionierung*, **4.** verdeckten Konditionierung*. Zahlreiche psychotherapeutische Schulen haben den Mechanismus der Konditionierung übernommen und verfeinert. Vgl. Lernen.

Konditionierung, instrumentelle: (engl.) *instrumental conditioning, operant conditioning*; syn. operante Konditionierung; Weiterentwicklung der klassischen Konditionierung*, bei der nur bestimmte Handlungen zur Zielerreichung oder Verhinderung einer Strafe führen; die Handlung wird zum Instrument zum Erreichen von Belohnung (vgl. Lob) oder zur Vermeidung von Strafe.
Anwendung: in modifizierter Form in Verhaltenstherapie* und -training, um unzweckmäßiges, z. B. zwanghaftes Verhalten durch sinnvolles Handeln zu ersetzen. Ursprünglich von B. F.

Skinner (1904–1990) als sog. Skinner-Box eingeführte Versuchsanordnung: Kasten für Versuchstiere, die bestimmte Handlungen (z. B. Hebel drücken) durchführen müssen, um an ihr Futter zu gelangen.

Konditionierung, klassische: (engl.) *classical conditioning*; erste wissenschaftlich erforschte und durch I. Pawlow (1849–1936) beschriebene Form der Konditionierung*, nach der ein zunächst neutraler Reiz nach wiederholter gleichzeitiger Darbietung mit einem unbedingten (eine spezifische Reaktion sicher auslösenden) Reiz selbst und unabhängig von jenem unbedingten Reiz eine spezifische Reaktion auslöst; Pawlow trainierte seinen Versuchshund dazu, auf Klingelzeichen mit Speichelfluss zu reagieren, indem er den Reiz, der unbedingt zum Speichelfluss führte (Gabe von Futter), wiederholt zusammen mit einem Klingelton (neutraler Reiz) darbot. Nach einigen Wiederholungen löste der Klingelton auch ohne Futter Speichelfluss aus. Der neutrale Reiz ist zum bedingten oder konditionierten Reiz geworden; die erlernte Reaktion (Speichelfluss bei Klingelton) bezeichnet man als bedingte oder konditionierte Reaktion. Die klassische Konditionierung ist gleichermaßen beim Menschen möglich. Therapeutisch bedeutsam ist u. a. die durch klassische Konditionierung gelernte Furcht* vor bestimmten Gegenständen/Situationen, die durch die Desensibilisierung* auch wieder verlernt werden kann (vgl. Verhaltenstherapie).

Konditionierung, operante: s. Konditionierung, instrumentelle.

Konditionierung, verbale: (engl.) *verbal conditioning*; Konditionierung* auf Wörter oder Wortgruppen; **Beispiel:** Ein streng ausgesprochenes „Halt! Stopp!" kann ein tatsächliches unwillkürliches Anhalten der angesprochenen Person in ihrer Tätigkeit bewirken. Es kann auch zu einem wütenden Aufbegehren führen, wenn die Person in früheren Zeiten ihres Lebens (Elternhaus, Schule, Ausbildung, Wehrdienst) im Zusammenhang mit diesen Worten bei Nicht-Gehorsam entsprechend „abgestraft" wurde.

Konditionierung, verdeckte: (engl.) *hidden conditioning*; Form der Konditionierung*, bei der die Bedingungen, aufgrund derer ein Mensch eine reflexhafte Reaktion herausbilden soll, nicht offengelegt werden; z. B. konsequentes Belohnen des erwünschten Verhaltens auf kaum wahrnehmbarer, körpersprachlicher Ebene durch leichtes Nicken, Lächeln, sanfte Stimmführung. Vgl. Manipulation.

Kondolenz: s. Beileid.

Kondomkatheter: s. Urinalkondom.

Konfabulation: (engl.) *confabulation*; Überspielen von Gedächtnislücken durch Erzählen spontaner Einfälle und Phantasien, die der Patient selbst für Erinnerungen hält; **Vorkommen:** z. B. bei Rückbildung des zerebralen Nervengewebes (Hirnatrophie) oder bei einer erheblichen Beeinträchtigung psychischer Funktionen wie z. B. gestörtem Realitätsbezug (bei organischer Psychose, Korsakow-Syndrom, Demenz); **Maßnahme:** Gegenwartsbezug herstellen, nicht weiter in Erinnerungslücken „bohren"; Stress* erhöht die Neigung zur Konfabulation. Vgl. Gedächtnis, Verwirrtheit, chronische.

Konfession: (engl.) *denomination*; Geständnis, Bekenntnis, Bekenntnisschrift; die Konfession im religiösen Sinn ist für die Anhänger einer Religion* die Formulierung der wichtigsten Inhalte ihres religiösen Glaubens* und grenzt diese von abweichenden Glaubensaussagen ab; ursprünglich bezeichnete man mit Konfession den Bekenntnisakt des Einzelnen oder einer religiösen Gemeinschaft.

Konflikt: (engl.) *conflict*; Aufeinanderstoßen von sich widersprechenden oder nicht zu vereinbarenden Motiven oder Interessen verbunden mit einem Mindestmaß an Leidensdruck*; Konflikte führen immer zu Spannungen, werden als belastend erlebt und haben die Tendenz, sich auszubreiten. **Formen:** Konflikte können in einem Menschen auftreten (intrapsychischer Konflikt*) oder zwischen verschiedenen Menschen oder Gruppen (sozialer Konflikt*).

Konfliktfähigkeit: (engl.) *ability to manage conflict*; Fähigkeit, einen Konflikt* bewusst als solchen zu erkennen, sich mit ihm auseinanderzusetzen und ihn zu überwinden, anstatt vermeidend auszuweichen; dies setzt die Akzeptanz voraus, dass Konflikte zum Leben gehören und nicht vermieden werden können, sondern eine Chance der persönlichen Entwicklung, des Lernens und der Veränderung darstellen. Vgl. Konfliktmanagement, Kritikgespräch.

Konflikt, intrapsychischer: (engl.) *intrapsychic conflict*; auch psychischer Konflikt; Konflikt*, der durch den Widerstreit gegensätzlicher Interessen innerhalb einer Person zustande kommt; **1.** (verhaltensbiologisch) nach K. Lewin werden 3 Arten von Konflikten unterschieden: **a) Appetenzkonflikt** (auch Appetenz-Appetenz-Konflikt, Annäherungs-Annäherungs-Konflikt): Entscheidung zwischen 2 oder mehr positiven Alternativen (z. B. zwischen 2 Bewerberinnen, die beide als geeignet eingeschätzt wurden); **b) Aversionskonflikt** (auch Aversions-Aversions-Konflikt, Vermeidungs-Vermeidungs-Konflikt): Entscheidung zwischen 2 oder mehr negativen Alternativen (z. B. Silvester Nachtdienst oder Neujahr Frühdienst); **c) Appetenz-Aversions-Konflikt** (auch Annäherungs-Vermeidungs-Konflikt, Ambivalenzkonflikt): Das Objekt oder die gewählte Entscheidung/Verhaltensweise hat gleichzeitig positive und negative Konsequenzen und löst sowohl Tendenzen der Annäherung als auch der Vermeidung aus; z. B. geht ein Patient ins Krankenhaus, damit ihm geholfen wird (Appetenz), ist damit aber unangenehmen Folgen ausgesetzt (Aversion). Während diese Differenzierung vornehmlich auf bewussten Prozessen, Kognitionen* und Bewertungen der Betroffenen basiert, orientiert sich die Psychoanalyse* an der unbewussten Dynamik. **2.** (psychoanalytisch) S. Freud beschrieb den intrapsychischen Konflikt als Folge widerstreitender Regungen zwischen **a)** Unbewusstsein und Bewusstsein, **b)** den Instanzen Es*, Ich* und Über*-Ich, **c)** dem Lebenstrieb (Libido*) und dem Todestrieb. Freud prägte die Auffassung, dass unbewusste intrapsychische Konflikte die Ursache neurotischer Erkrankungen darstellen; heute geht man davon aus, dass diese nur bei entsprechender Anfälligkeit oder Strukturschwächen der Persönlichkeit eine schädigende Wirkung haben und grundsätzlich als normal zu betrachten sind. **3.** (sozialpsychologisch) Intrapsychische Konflikte werden im Hinblick auf die sozialen Rollen* betrachtet und differenziert nach **a) Intra-Rollen-Konflikt:** Erwartungskonflikt innerhalb einer bestimmten Rolle (verschiedene Erwartungen werden an den Rollenträger herangetragen); Beispiel: Die Pflegekraft möchte mehr Zeit zum Gespräch mit den Patienten haben, die Kollegen erwarten, dass sie ihren Anteil an der (sichtbaren) Pflegearbeit leistet. Der Konflikt betrifft jeweils die Person in ihrer Rolle als Pflegekraft. **b) Inter-Rollen-Konflikt:** Erwartungskonflikt zwischen verschiedenen Rollen; Beispiel: Die Pflegekraft arbeitet länger, weil ein Kollege ausgefallen ist und sie ihren Ansprüchen an gute Pflege genügen möchte; ihre Familie wirft ihr vor, vernachlässigt zu werden. Die Pflegekraft möchte allen gerecht werden und kommt in einen Konflikt zwischen Mutter- und Pflegerolle. **Hinweis:** Unbearbeitete oder ungelöste Rollenkonflikte können zur beruflichen Überforderung mit der Gefahr der Entwicklung eines Burnout*-Syndroms führen. Vgl. Supervision, Burnout-Prophylaxe.

Konfliktlösungsstrategien: (engl.) *strategies of conflict resolution*; Methoden zur Bewältigung von sozialen Konflikten*; **Formen: 1. konventionell** (auch destruktiv; „Einer-wird-gewinnen-Methode"): Eine Seite gewinnt, die andere verliert; provoziert oft weitere Konflikte als Reaktion des Unterlegenen, der die eingetretene Situation oder erlittene Niederlage nicht bewältigen kann, was z. B. eine Zusammenarbeit erschwert. **2. kooperativ** (nach T. Gordon u. a.), auch Mediation*, Konfliktbearbeitung: Finden einer Lösung, die für beide Seiten akzeptabel ist und weiter ein Miteinander (Arbeiten, Leben u. a.) ermöglicht; die Absicht, einen Konflikt so lösen zu wollen, bedeutet bereits, dass eine Lösung zu Lasten des Gegners abgelehnt wird. Voraussetzungen für kooperative Konfliktregelung sind die Fähigkeiten, grundsätzlich Verständnis für den anderen aufzubringen und zeigen zu können, eigene Impulsausbrüche und damit eine folgende Eskalation zu vermeiden, eigene Interessen und Probleme offen artikulieren zu können sowie Kreativität und Kooperation im Finden und Durchführen von Lösungen. Vgl. Konfliktmanagement.

Konfliktmanagement: (engl.) *conflict management*; Organisation von Strategien und Verfahren, die der Lösung bzw. Bewältigung eines Konflikts* dienen; **Beispiel: 1.** Am Arbeitsplatz Krankenhaus kann stations-, aber auch hausintern festgelegt werden, welche Ansprechpartner im Konfliktfall zur Verfügung stehen (Mitarbeitervertretung, Betriebsrat) und welche Konfliktlösungsstrategien* angestrebt werden. **2.** Schwangerenkonfliktberatung, in der es um die Frage geht, ob das Kind ausgetragen wird oder die Frau sich für einen Schwangerschaftsabbruch entscheidet. **3.** Bei einem Konflikt zwischen Tarifparteien greifen vertraglich vereinbarte Regelungen für die Art und Weise, wie der Konflikt ausgetragen werden kann (wann darf gestreikt werden, wann wird ein Schlichter eingeschaltet). **Durchführung:** Je nach Institution und Fragestellung wird die Konfliktberatung von Psychologen, Sozialpädagogen oder Juristen durchgeführt. In der professionellen Konfliktberatung (auch Konfliktvermittlung, Mediation*) vermitteln Berater in festgefahrenen sozialen, psychischen, finanziellen oder rechtlichen Konflikten zwischen den Parteien. Vgl. Konfliktfähigkeit.

Konflikt, sozialer (ICNP) (engl.) *social conflict*; interpersonaler Konflikt; Interessenkonflikt und Uneinigkeit zwischen Personen oder Parteien, wenn eine Partei Ziele verfolgt, welche die der anderen Partei ausschließen, gleiche Ziele bei begrenzter Kapazität verfolgt werden und/oder das Verhalten einer Partei das Nachgeben der anderen erschwert (vgl. Konflikt); Verlauf, Lösungsstrategien und Ausgang des sozialen Konflikts sind (nach M. Deutsch) abhängig von **1.** der früheren Beziehung, dem Bild vom Gegner; **2.** den Eigenschaften der Konfliktparteien, ihren Werten, ihrer Interpretation des Konflikts; **3.** dem dem Konflikt zugrunde liegenden Kernproblem und dessen Umfang, Bedeutung, Ausmaß; **4.** dem sozialen Hintergrund mit den jeweiligen Einschränkungen und Möglichkeiten, die sich auf Strategien der Konfliktregelung auswirken (z. B. gewaltfrei oder aggressiv); **5.** dem Vorhandensein von Außenstehenden, die bereit sind, konstruktiv oder eskalierend einzugreifen; **6.** den Strategien und Taktiken, die von den Konfliktparteien angewandt werden; **7.** den Folgen des Konfliktausgangs. Vgl. Konfliktlösungsstrategien, Konflikt, intrapsychischer.

Konfrontation: (engl.) *confrontation*; Gegenüberstellung widersprüchlicher Auffassungen, Auseinandersetzungen; empfohlen wird das Austragen gegensätzlicher Meinungen oder Bedürfnisse mit der konfrontierenden Ich*-Botschaft: Sie besteht aus der vorwurfsfreien Beschreibung des zu klärenden Sachverhaltes, der Beschreibung der Folgen des vom Konfrontierenden kritisierten Verhaltens seines Gegenübers oder der Personengruppe und der angemessenen Formulierung des dabei empfundenen Gefühls. **Beispiel:** „Gerade habe ich

Konfuzianismus

einen erhöhten Blutdruckwert gemessen und sehe, dass Sie Ihre Medikamente heute nicht genommen haben. Ich mache mir Sorgen, dass Ihr Blutdruck weiter steigen könnte." **Technik:** Beschrieben werden die eigenen Gefühle ohne Interpretationen, Verurteilungen oder Wertungen (z. B. „Sie hatten wohl keine Lust auf die Pillen ..., immer vergessen Sie Ihre Medikamente ..."); die Verantwortlichkeit für das Tun bleibt beim Patienten. Es wird empfohlen, die Gefühle möglichst präzise zu beschreiben und nicht zu übertreiben (z. B. „Ich habe wahnsinnige Angst, dass Sie einen Schlaganfall bekommen ...."). Vgl. Du-Botschaft.

Konfuzianismus: (engl.) *Confuzianism*; nach ihrem Begründer Konfuzius (geboren 551 v. Chr., gestorben 479 v. Chr. im chinesischen Stadtstaat Lu) benannte, auf Sitten und persönliches Verhalten in der Gesellschaft bezogene philosophische Lehre, die auf den Lehren des Taoismus fußend vom traditionellen chinesischen Weltbild geprägt wurde und eine der einflussreichsten Geisteshaltungen in China und Ostasien darstellt; nach dieser Auffassung ist der Mensch Teil einer allumfassenden Einheit, in die er sich durch harmonisches Verhalten einfügen und so an der Gestaltung der Welt beteiligen soll.

Lehren

Der Konfuzianismus bezieht sich auf **5 klassische Bücher**: das Buch der Lieder, der Geschichten, der Wandlungen (I-Ging), der Sitte und die Annalen von Frühling und Herbst. Ziel des Konfuzianismus ist die Einbindung des Einzelnen in die Familie, die Gesellschaft, den Staat und das Weltganze, um die Moral zu festigen. Verwirklicht wird diese Absicht durch die Befolgung der **5 konfuzianischen Haupttugenden**: gegenseitige Liebe, Rechtschaffenheit, Weisheit, Sittlichkeit und Aufrichtigkeit. Der Mensch trägt nach konfuzianischer Auffassung die Anlage zum Guten in sich. Er ist darum verpflichtet, das Gute auszuüben. Zu dieser Morallehre zählt auch, die „3 unumstößlichen Beziehungen" anzuerkennen: die Unterordnung des Sohnes unter den Vater, der Frau unter den Mann, des Volkes unter den Herrscher. Die Gesetze der Moral entsprechen laut Konfuzianismus den Naturgesetzen. Die Welt wird als dauerhafter Kosmos betrachtet, aus dem nichts herausführt und auf den auch kein Schöpfergott einwirkt.

Tod

Es gibt keine Vorstellung von einem Jenseits; allerdings bleiben die Toten durch den Ahnenkult mit der Welt in Kontakt und die Nachkommen können mit ihren verstorbenen Vorfahren kommunizieren. Vgl. Buddhismus, Religion, Medizin, traditionelle chinesische.

Kongruenz: (engl.) *congruency*; Deckungsgleichheit; **1.** (psychologisch) Begriff aus der Psychologie, der die Übereinstimmung von Gefühl und Ausdruck beschreibt; von C. Rogers ursprünglich i. R. der Entwicklung der klientenzentrierten Gesprächspsychotherapie* eingeführt. Die Überprüfung des eigenen Verhaltens auf Kongruenz ist hilfreich, um innere Prozesse zu verstehen und in den eigenen Handlungen und Reaktionen für andere verständlich zu bleiben. **Pflege:** In der Pflege wie in allen Hilfeberufen ist das Austarieren einer Balance zwischen den eigenen Bedürfnissen und Werten und der notwendigen Empathie* für die Bedürfnisse der Patienten oder Klienten notwendig. **2.** Übereinstimmung von Anforderungen, Werten und Zielen innerhalb des Familiensystems (s. Familie). Vgl. Authentizität.

Koniotomie: (engl.) *coniotomy*; Notfalleingriff zur schnellen Behebung einer Erstickungsgefahr bei Verlegung der oberen Luftwege (z. B. durch Glottisödem, Fremdkörper, Kehlkopfkarzinom), wenn eine Intubation* oder eine Tracheotomie* unmöglich sind; **Durchführung:** Nach Hautschnitt wird die Membran zwischen Ring- und Schildknorpel (Ligamentum cricothyroideum) quer gespalten (notfalls mit dem Taschenmesser) und z. B. eine Trachealkanüle* (notfalls ein Schlauch bis zum Eintreffen der Rettungskräfte) eingeführt (s. Abb.).

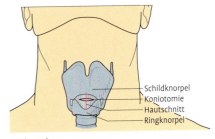

Koniotomie

Konjunktiva: s. Bindehaut des Auges.
Konkretismus: (engl.) *concretism*; formale Denkstörung* mit Verlust der Fähigkeit, Äußerungen (z. B. Sprichwörter, ironische Bemerkungen oder Metaphern) über den reinen Wortsinn und die sinnlich fassbare, anschauliche Wirklichkeit hinaus im Gesamtzusammenhang zu interpretieren; **Vorkommen:** Konkretismus ist ein mögliches Symptom bei psychischen Erkrankungen (z. B. Schizophrenie). Vgl. Realismus.
Konsil: Konsiliardienst; Konsultation eines fachfremden Kollegen zur Beratung in speziellen medizinischen oder pflegerischen Sachfragen (s. Pflegekonsil).
Konstipation: syn. Obstipation*.
Konstruktivismus: (engl.) *constructivism*; Denkströmung, nach der eine äußere (externe) Wirklichkeit (Realität*) nicht für Menschen erkennbar existiert, sondern durch Beobachtung innerlich (intern) und subjektiv konstruiert wird (s. Realismus); die verschiedenen Richtungen des Konstruktivismus unterscheiden sich in der Radikalität ihrer Ansätze. Extremausprägungen gehen davon aus, dass es entweder keine Wirklichkeit gibt oder diese nur

für die begrenzte menschliche Wahrnehmungsfähigkeit nicht erkennbar ist. V. a. die Geisteswissenschaften und die systemtheoretische Richtung der Neurophysiologie (H. von Foerster) und Biologie (H. Maturana) wurden stark vom Konstruktivismus beeinflusst. In der empirisch orientierten Naturwissenschaft wird diese theoretische Strömung eher abgelehnt (vgl. Empirie). **Pflege:** In der Pflegetheorie* nimmt der Konstruktivismus in den systematischen Entwürfen Einfluss, weil er den Akteuren, Pflegenden wie Patienten, eine Wirklichkeit schaffende Rolle zuweist. Patienten werden demnach nicht (nur) objektiv krank, sondern schaffen sich auch eine kranke Wirklichkeit. Pflegende und Ärzte beobachten nach dieser Auffassung nicht (nur) objektive Krankheitszeichen, sondern schaffen durch das „Konstruieren", also Erkennen von Mustern (Krankheitssymptomen), auch Wirklichkeiten, die so für die Patienten vorher vielleicht gar nicht zutrafen. Diese Wirklichkeiten können durch Pflegeinterventionen in Richtung Gesundung beeinflusst werden. Es kann demnach vorkommen, dass ein Mensch nach den Kriterien der objektiven Medizin schwer krank ist, aber nach seinem eigenen gesund (oder umgekehrt). Für den Pflegealltag ist es relevant, sich nicht allein auf das Erkennen von „objektiven" Symptomen zu beschränken, sondern sich auch auf das Freisetzen von Selbstheilungskräften zu konzentrieren. Pflegende können hierbei Patienten durch das Vermitteln bestimmter Techniken (Suggestion*, Phantasiereisen u. a.) unterstützen.

Kontakt: (engl.) *contact*; **1.** (allgemein) Zusammentreffen, in Verbindung treten; **2.** (psychologisch) Verbindung zwischen 2 oder mehr Menschen, die einmal oder in bestimmten Abständen wieder aufgenommen wird; der Grad, in dem ein Mensch in der Lage ist, gezielt soziale Kontakte zu anderen Menschen zu pflegen, wird als **Kontaktfähigkeit** bezeichnet. Vgl. Beziehung.

Kontaktlinsen: (engl.) *contact lenses*; veraltet Haftschalen; der Hornhautkrümmung angepasste, durchsichtige, schalenförmige Sehhilfe* aus formstabilem („hartem") oder Hydrogel*- („weichem") Kunststoff; Kontaktlinsen verbessern v. a. bei Lichtbrechungsfehlern (Myopie, Hyperopie, Astigmatismus) die Sehschärfe. Speziallinsen werden u. a. bei einseitig fehlender Linse (um beidäugiges, räumliches Sehen zu ermöglichen) oder perforierender Augenverletzung eingesetzt. **Hinweis: 1.** Im Vergleich zur Brille besteht erhöhter Pflegebedarf. **2.** Es kann zu stoffwechselbedingten Hornhautstörungen, mechanischen Irritationen und allergisch-toxischen Reaktionen auf Kontaktlinsenmaterial und Pflegemittel kommen.

Kontamination: (engl.) *contamination*; Verunreinigung, Verschmutzung, Verseuchung; **1.** (allgemein) Bezeichnung für die Verunreinigung von Umwelt, Räumen, Gegenständen und Menschen mit Schadstoffen, besonders durch Radioaktivität, biologische Gifte, chemische Substanzen oder Mikroorganismen*; **Formen: a) radioaktiv:** oberflächliche Verunreinigung mit anhaftenden oder auf der Oberfläche adsorbierten radioaktiven Substanzen bei Überschreitung der Grenzwerte für Radioaktivität; **b) chemisch:** Verunreinigung z. B. durch Rauch, Abgase, industrielle Abwässer, giftige Abfälle; **c) hygienisch/mikrobiologisch:** Behaftung von Gegenständen, Lebensmitteln, Wasser, Luft, Boden und Makroorganismen mit Mikroorganismen*; **d) pharmazeutisch:** Verunreinigung von Arzneimitteln durch Fremdstoffe i. R. der Herstellung oder Lagerung. Vgl. Hygiene. **2.** (psychiatrisch) Wortneubildung durch Verbindung mehrerer formal nicht verwandter Wörter oder Silben; psychopathologisches Symptom; **Vorkommen:** z. B. bei Schizophrenie.

Kontinenz: (engl.) *continence*; Fähigkeit, den Inhalt eines Hohlorgans (i. e. S. von Harnblase und Mastdarm) durch willkürliche Kontrolle zurückzuhalten; vgl. Harninkontinenz, Stuhlinkontinenz.

Kontinenzberater: (engl.) *continence counselor*; Pflegeperson mit spezieller Fortbildung, die Menschen mit fehlender Kontrolle über die Harnblasen- und Schließmuskelfunktion (Inkontinenz; s. Harninkontinenz, Stuhlinkontinenz) sowie deren Angehörige hinsichtlich des Umgangs mit der Erkrankung anleitet und schult; vgl. Toilettentraining.

Kontinenztraining: s. Toilettentraining.

Kontraindikation: (engl.) *contraindication*; Gegenanzeige; Umstand, der die Anwendung eines diagnostischen oder therapeutischen Verfahrens bei an sich gegebener Indikation* in jedem Fall verbietet (**absolute** Kontraindikation) oder nur unter strenger Abwägung der sich dadurch ergebenden Risiken (**relative** Kontraindikation) zulässt.

Kontraktion: (engl.) *contraction*; Zusammenziehung, z. B. eines Muskels (s. Muskelkontraktion).

Kontraktur: (engl.) *contracture*; **1.** (orthopädisch) Funktions- und Bewegungseinschränkung von Gelenken; **Einteilung: A: nach Gelenkstellung: a)** Beugekontraktur: Gelenksteife in Beugestellung durch Verkürzung der an der Beugeseite gelegenen Weichteile; Streckung im Gelenk unmöglich (s. Abb.); **b)** Streckkontraktur: Gelenksteife in

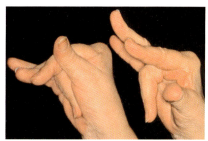

Kontraktur: Kontraktur des Mittelfingers [102]

Kontrakturenprophylaxe

Streckstellung, Streckung evtl. möglich, Beugung aufgehoben; **c)** Abduktionskontraktur: durch Sehnenverkürzung verursachte Fehlstellung eines Gelenks in einer von der Körpermittellinie abgewandten Stellung; **d)** Adduktionskontraktur: Verkürzung von Sehnen in einer zur Körpermittellinie gerichteten Gelenkstellung (s. Gelenkbewegung); **B: nach betroffenem Gewebe: a)** dermatogene Kontraktur (Narbenkontraktur): durch Bildung unelastischer Narben nach ausgedehnter Haut- und Weichteilverletzung, Verbrennung* oder Entzündung; **b)** tendomyogene Kontraktur: häufigste Kontraktur infolge Entwicklungsstörungen mit Knochenbeteiligung, Verwachsung, Verbackung, Verlötung von Gleitgewebe der Muskulatur und Faszien; nur selten Folge direkter Muskelverletzung, häufig nach Verletzung oder Entzündung der Knochen oder Gelenke, Verkürzung der Muskelfasern durch das Fehlen von passiver und aktiver Muskelbewegung; Sonderform: ischämische Kontraktur (bei Durchblutungsstörung des Muskels); **c)** arthrogene Kontraktur: Verwachsung der Gelenkflächen nach Bluterguss, Gelenkentzündung, -verletzung; Schrumpfung oder Fibrose der Gelenkkapsel; **d)** neurogene Kontraktur: bei Schädigung des zentralen Nervs spastische Kontraktur (vgl. Lähmung); **Maßnahme: a)** physikalische Therapie*; **b)** intraartikulär (in das Gelenk hinein) verabreichte Lokalanästhetika; **c)** ggf. operative Mobilisation durch Lösung von intra- oder extraartikulären Verwachsungen oder Durchtrennung einer geschrumpften Gelenkkapsel; **d)** Vorbeugung der orthopädischen Kontraktur und der Narbenkontraktur durch Kontrakturenprophylaxe* und Narbenversorgung; **Hinweis:** Beuge-, Streck-, Abduktions- und Adduktionskontrakturen können auch durch Pflege- und Behandlungsfehler entstehen, wenn z. B. bewusstlose, gelähmte oder immobile Patienten nicht regelmäßig durchbewegt werden (Gelenkkontraktur i. e. S. nach der ICNP*). **2.** (pathophysiologisch) dauerhafte Verkürzung eines Muskels; infolge veränderter extrazellulärer Kaliumionen-(K^+-) oder intrazellulärer Calciumionen-(Ca^{2+}-)Konzentration keine Weiterleitung von Aktionspotentialen.

Kontrakturenprophylaxe: (engl.) *contracture prophylaxis*; pflegerische und physiotherapeutische Aktivitäten (Lagerung, Bewegung) zur Vermeidung von Fehlhaltungen, Bewegungseinschränkungen und Fehlstellungen der Gelenke bei über längere Zeit immobilen Patienten (s. Kontraktur); diese Aktivitäten müssen dem Krankheitsbild angepasst und mit dem behandelnden Arzt und dem Physiotherapeuten abgesprochen sein. **Maßnahme: 1.** Bewegung: **a)** erlaubtes, endgradiges, passives Durchbewegen der Gelenke (mindestens 1–2-mal täglich, Physiotherapie*); **b)** aktive Gelenkmobilisation (s. Mobilisation), ggf. Entspannung/Kräftigung der entsprechenden Muskulatur; **2.** frühe Selbstmobilisation im erlaubten und möglichen Umfang (zunächst unter Anleitung durch Physiotherapeuten und Pflegende, später selbst); **3.** Lagerung*: **a)** in möglicher, erlaubter und unterschiedlicher Funktionsstellung, d. h., das Gelenk befindet sich in größter Entlastung. Die Gelenkpartner haben keinen oder wenig Kontakt; Kapseln, Bänder und Muskeln sind entspannt (z. B. Bobath*-Lagerung bei Hemiplegie); **b)** mit stabilisierender/korrigierender, individuell angefertigter/angepasster Lagerungsschiene.

kontralateral: (engl.) *contralateral*; auf der entgegengesetzten Seite, gekreuzt; Gegensatz: kollateral*.

Kontrazeption: s. Schwangerschaftsverhütung.

Kontrazeptiva: s. Schwangerschaftsverhütung.

Kontrollverlust: (engl.) *control loss*; **1.** Verlust der Selbstkontrolle* beim Konsum einer Substanz (z. B. Alkoholabhängigkeit*) oder Ausführen einer Handlung (z. B. Abhängigkeit vom Glücksspiel); bei Vorliegen einer Abhängigkeit* wird ein selbstschädigendes, aber lustverspechendes Verhalten gegen die eigene Vernunft durchgesetzt. Ein Abhängiger merkt oft erst beim Wunsch, sich dem Suchtmittel zu entziehen, dass er die Kontrolle über sein Verhalten verloren hat. **2.** Verlust der Kontrolle über Körperfunktionen; z. B. tritt ein Kontrollverlust über die Ausscheidung bei Stuhlinkontinenz* und Harninkontinenz* auf.

Kontusion (ICNP): (engl.) *contusion*; Prellung und Quetschung durch direkte stumpfe Gewalteinwirkung wie Schlag oder Fall, z. B. Gelenk-, Hirn- und Lungenkontusion oder Brustkorbprellung; **Kennzeichen: 1.** sofort einsetzender, starker Schmerz, der in Ruhe relativ schnell abklingt; **2.** Bewegungseinschränkung; **Pflegemaßnahme: 1.** kühlender Druckverband (ca. 20 Minuten), z. B. mit Kältekissen* (Coldpack); **2.** verletzte Region hochlagern (bei größerem Bluterguss über mindestens 24 Stunden); **3.** keine Wärme, kein Alkohol, keine Massage; **4.** Belastung kann schmerzabhängig fortgesetzt werden. **Hinweis:** Ärztliche Behandlung ist notwendig, **1.** wenn die Schmerzen nicht abklingen oder trotz Druckverband zunehmen; **2.** bei Hautblässe, Pulslosigkeit (mögliche Symptome verletzter Venen, Arterien oder eines Kompartmentsyndroms*; **3.** generell bei Hirnkontusion (Contusio cerebri), Herzkontusion, Lungenkontusion, Brustkorbprellung, Augapfelprellung (Contusio bulbi).

Konvaleszenz: (engl.) *convalescence*; syn. Rekonvaleszenz; Genesung; letzte Phase einer Erkrankung mit abklingenden Krankheitserscheinungen bis zur Wiederherstellung der Gesundheit; vgl. Remission.

Konvektion: (engl.) *convection*; (physikalisch) Transport von Materie oder Energie durch Trägerstoffe; **Beispiel:** im menschlichen Organismus Teilprozesse der Atmung (Ventilation*, Transport der Atemgase durch das Blut), der Wärmeregulation (Wärmeabtransport durch die Umgebungsluft) und der Resorption im Darm. Vgl. Diffusion.

Konvulsion (ICNP): (engl.) *convulsion*; Schüttelkrampf; anfallartig und episodisch auftretende unwillkürliche Muskelkontraktion; **Ursachen:** 1. Anfallsleiden wie Epilepsie; 2. vorübergehend und akut z. B. bei Gehirnerschütterung (Commotio cerebri) und Hirnquetschung (Contusio cerebri). Vgl. Krämpfe.

Konvulsiva: (engl.) *convulsants*; Krampfgifte; Arzneimittel*, die durch direkte Erregung von Nervenzellsystemen oder durch Beseitigung hemmender Einflüsse die Aktivität bestimmter Zentren im Zentralnervensystem steigern und dadurch Krämpfe* auslösen können; **Wirkstoff:** z. B. Strychnin, Tetanustoxin; Analeptika*.

Konzentration (ICNP): (engl.) *concentration*; 1. (psychologisch) bewusst herbeigeführte Ausrichtung der Aufmerksamkeit auf eine bestimmte Tätigkeit oder einen bestimmten Gegenstand oder Erlebnisinhalt; 2. (chemisch) Menge pro Volumen, z. B. einer gelösten Substanz; Angaben erfolgen als Massenkonzentration (z. B. in mg/l) oder Stoffmengenkonzentration (z. B. in mol/l); 3. (pharmakologisch) Konzentration bezogen auf den Wirkungsort (Rezeptor) eines Arzneimittels*; **a)** EC (Abk. für engl. effective concentration); z. B. EC_{50} als diejenige Konzentration, bei der die erwartete Wirkung bei 50 % der exponierten Individuen eintritt; **b)** LC (Abk. für engl. lethal concentration); z. B. LC_{50} als diejenige Konzentration, die bei 50 % der exponierten Individuen zum Tod führt. Vgl. Dosis.

Konzentrationsstörung: (engl.) *impaired concentration*; verminderte Fähigkeit, die Aufmerksamkeit ausdauernd auf ein Thema oder eine Tätigkeit zu richten, u. a. mit der Folge erhöhter Ablenkbarkeit; in ausgeprägter Form kann der Patient z. B. ein anamnestisches Gespräch nicht durchführen. **Vorkommen:** z. B. bei Ermüdung*, Hirnleistungsschwäche nach Trauma und ADHS*.

Konzentrationstests: (engl.) *concentration tests*; syn. Aufmerksamkeitstests; Testverfahren, die den Grad der Konzentration* bzw. Aufmerksamkeit* erfassen; **Grundlage:** Einfache Aufgaben wie das Erkennen bestimmter Symbole oder graphischer Details müssen unter Zeitdruck erfüllt werden. Es wird also kein Wissen erfragt, keine logischen Denkvorgänge und verbalen Fähigkeiten geprüft, sondern die Fähigkeit, unter Zeitdruck eine Aufgabe zu bearbeiten. Konzentrationstests gehören zu den allgemeinen Leistungstests. Die Durchführung erfolgt durch Psychologen. **Anwendung:** Schul-, Verkehrs-, Arbeitspsychologie, Differentialdiagnostik von psychischen Störungen, z. B. hirnorganische Psychosyndrome, Demenzen. Vgl. Intelligenztests.

Kooperation: (engl.) *cooperation*; 1. planvolle Zusammenarbeit zwischen mehreren Personen oder Gruppen, die erforderlich ist, um trotz Arbeitsteilung eine sinnvolle Arbeit leisten zu können und ein gemeinsames Ziel zu erreichen; 2. Zusammenarbeit des Patienten mit Ärzten und/oder Pflegenden i. S. von Compliance*.

Kooperation für Transparenz und Qualität im Krankenhaus: Abk. KTQ*.

Koordination: (engl.) *coordination*; 1. (physiologisch) Abstimmung und Zusammenwirken von Funktionen, neurologisch insbesondere als Zusammenwirken der Muskulatur und des Zentralnervensystems bei Bewegungsabläufen (s. Bewegungslehre, Gleichgewicht); die Prüfung der Koordination umfasst z. B. die physiotherapeutische oder pflegerische Untersuchung des Gehens (s. Gangbild) oder den Finger-Nase-Versuch (zuerst mit offenen, dann mit geschlossenen Augen nach einer weiten Ausholbewegung den Zeigefinger zügig an die Nasenspitze führen). **Störungen:** Störung der Koordination von Bewegungsabläufen (Ataxie*), Gangstörungen u. a.; treten nach Schädigung des Gehirns, des Rückenmarks oder des peripheren Nervensystems auf. **Hinweis:** Lähmungen können Störungen der Koordination vortäuschen. 2. (organisatorisch) gegenseitiges Abstimmen von Abläufen; koordiniert werden z. B. Zeitpläne, Dienstpläne, Dokumentationssysteme, Statistiken, Behandlungsabläufe innerhalb einer Organisation* oder auch allgemeiner im Gesundheitswesen. Bei Projekten, die einer gezielten Veränderung dienen, werden sog. Koordinatoren oder Projektleiter mit der Aufgabe betraut (Projektmanagement). Koordinierende Maßnahmen werden bei Dienstbesprechungen und ggf. elektronisch dokumentiert. Vgl. Krankenhausinformationssystem, Versorgung, integrierte.

Kopfhautunterkühlung, therapeutische: (engl.) *scalp hypothermia*; Kühlung zur Verringerung der Kopfhautdurchblutung bei Chemotherapie zur Vermeidung von Haarausfall; die verminderte Temperatur führt zu Vasokonstriktion, der Metabolismus der gefährdeten Haarwurzelzellen wird verlangsamt und so die die Haarfollikel erreichende Menge an Zytostatika* verringert. Die Kühlmaßnahmen müssen mindestens 10 Minuten vor Verabreichung des Zytostatikums begonnen und bis 20 Minuten nach Beendigung andauern. **Methode:** 1. Eiskappe: Zerkleinertes Eis wird in einen Plastikbeutel gefüllt und mit Hilfe von elastischen Binden an der Kopfhaut fixiert; Absinken der Kopfhauttemperatur innerhalb von 10 Minuten auf 23–24 °C; 2. Cold Cap: In der vorgefertigten Plastikkappe aus mehreren Kammern wird durch Zerreißen einer Membran Ammoniumnitrat in Wasser gelöst. Die ablaufende chemische Reaktion entzieht der Kopfhaut Wärme (vgl. Kältekissen); Abkühlung der Kopfhaut für 10 Minuten auf ca. 24 °C; 3. Kryogel: Der Kopfform angepasste, gelgefüllte Beutel werden auf ca. −13 °C abgekühlt und auf dem mit Papiertüchern vor zu großer Kälte geschützten Kopf befestigt. 4. Kaltlufthelm: Abkühlung der Kopfhaut über einen Helm mit kalter Luftzufuhr auf 18–28 °C; 5. Thermozirkulator: Eine 4-kammerige Kunststoffhaube wird über Zu- und Abführschlauch mit einem auf ca. −5 °C abgekühlten Wasser-Alkoholgemisch durchspült; Abkühlung der Kopfhaut auf ca. 25 °C. **Hinweis: 1.** Die Wirksamkeit der Methode ist umstritten. **2.** Keine Anwendung bei Verdacht auf Kopfmetastasen, bei Patienten mit Kälteautoantikörpern, entzündlichen Erkrankungen der Innenwände der Blutgefäße (Vaskulitiden) und Durchblutungsstörungen der Fingerarterien (Raynaud-Syndrom).

Kopfschmerz: (engl.) *headache*; Cephalgie; akuter oder chronischer Schmerz* im Bereich von Gesicht, Schädel und oberer Halswirbelsäule; **Formen: 1.** Migräne*; **2.** Spannungskopfschmerz: meist beidseitiger, dumpfer, drückender, mittelstarker Kopfschmerz (wie ein zu enger Helm) ohne vegetative Begleiterscheinungen; **3.** Cluster-Kopfschmerz: heftige, einseitige Schmerzattacken, die im Vergleich zur Migräne nur kurz andauern und im Frühjahr und Herbst gehäuft (in Clustern) auftreten; **4.** organisch bedingter Kopfschmerz aufgrund unterschiedlicher Ursachen, z. B. Erhöhung des intrakraniellen Drucks durch raumfordernde Prozesse (Blutung, Tumor, Abszess), Infektionskrankheiten wie Hirnhautentzündung (Meningitis) oder Hirnentzündung (Enzephalitis), Bluthochdruck (Hypertonie*) oder Augenerkrankungen; **5.** Trigeminusneuralgie*; **6.** durch Erkrankung im Hals-Nasen-Ohren- oder Mund-Kiefer-Bereich bedingter Kopfschmerz; **7.** medikamentös oder toxisch bedingter Kopfschmerz, z. B. nach Alkoholabusus oder langfristiger Einnahme von Analgetika; **Maßnahme:** Reizabschirmung (Helligkeit, Lärm), Entspannung, Schlaf, physikalische Therapie (Kühlen, Massage), Flüssigkeitszufuhr, medikamentöse Schmerztherapie, bei Analgetikamissbrauch Entwöhnung*.

Kopftieflagerung: (engl.) *Trendelenburg's position*; syn. Schocklagerung, Trendelenburg-Lagerung; Schräglage des Patienten (ca. 20–30°), wobei Kopf und Oberkörper nach unten und die Beine nach oben gelagert werden; **Anwendung: 1.** als Lagerung bei Schock*; **2.** zur besseren Füllung der Halsvenen bei Vena-jugularis- oder Vena-subclavia-Punktionen; **3.** als Methode zur Aspirationsverhütung während der Narkoseeinleitung. Vgl. Beintieflagerung.

Kopfverband: (engl.) *head bandage*; Spezialverband bei Kopfwunden; **Durchführung:** Wunde nach dem Reinigen mit geeigneter Auflage abdecken; Befestigung mit auf die entsprechende Länge zugeschnittenem Netzschlauch oder Schlauchverband. Vgl. Verbände.

Kornährenverband: (engl.) *spica bandage*; Spica; kreuzförmiger, an den Aufbau einer Ähre erinnernder Rollbindenverband für Gelenke, der in Achtertouren auf- und absteigend angelegt wird; **Formen: 1. Spica humeri**, bei dem sich die Touren am Oberarm-Schultergelenk überkreuzen (s. Abb.); **2. Spica manus** mit Bindentourenkreuzung auf dem Handrücken (s. Abb.); **3. Spica perinei** in der Darmbein-Kreuzbein-Gegend. Vgl. Verbände, Bandage, Orthese, Schlauchverband.

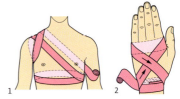

Kornährenverband: 1: Spica humeri; 2: Spica manus

Kornzange: (engl.) *dressing forceps*; Fasszange mit innen eingekerbten Branchen; chirurgisches Instrument.

Koronartherapeutika: (engl.) *coronary agents*; Arzneimittel*, die bei koronarer Herzkrankheit das Missverhältnis zwischen Sauerstoffbedarf und Sauerstoffangebot im Herzmuskel verbessern; **Wirkstoff: 1.** organische Nitrate: Verringerung des Füllungsvolumens (Vorlast) des Herzens und Reduktion des peripheren Widerstandes (Nachlast) mit der Folge einer erniedrigten Wandspannung des Herzmuskels; **2.** Calciumantagonisten: Erniedrigung der Kontraktilität und Verringerung des Füllungsvolumens (Vorlast) des Herzens sowie Reduktion des peripheren Widerstandes (Nachlast) mit der Folge einer erniedrigten Wandspannung des Herzmuskels; **3.** Beta-Rezeptoren-Blocker (s. Sympatholytika): Erniedrigung der Kontraktilität und Frequenz des Herzens; **4.** Koronardilatatoren: Anwendung umstritten; **5.** pflanzlich: Anwendung von Weißdorn-Arten und Ammei. Vgl. Kardiaka.

Korrelation: (engl.) *correlation*; Wechselbeziehung; (statistisch) linearer Zusammenhang zwischen Variablen; der Korrelationskoeffizient ist die Maßzahl für Stärke und Richtung des Zusammenhangs zwischen 2 Variablen. Er bewegt sich zwischen -1 (negative Korrelation) und $+1$ (positive Korrelation), bei 0 liegt kein linearer Zusammenhang vor. Je stärker sich der Wert zu $+1$ (bzw. -1) bewegt, um so größer ist der gleichsinnige (bzw. gegensinnige) lineare Zusammenhang.

kortikal: (engl.) *cortical*; von der Gehirnrinde ausgehend, in der Gehirnrinde lokalisiert.

Kortikoide: (engl.) *corticoids*; syn. Kortikosteroide; in der Nebennierenrinde aus Cholesterol gebildete Steroidhormone (s. Hormone); **Formen:** Mineralokortikoide, Glukokortikoide, Sexualhormone; i. w. S. synthetische Kortikoide mit z. T. im Vergleich zu natürlichen Kortikoiden stark veränderter Gluko- und Mineralokortikoidaktivität.

kostal: (engl.) *costal*; zur Rippe gehörend, auf die Rippe bezogen.

Kostalatmung: syn. Brustatmung*.

Kostaufbau: (engl.) *diet staging*; stufenweise erhöhte Nahrungszufuhr, z. B. nach Operationen oder Fastenkuren; **Formen: 1. allgemeiner postoperativer Kostaufbau:** generell nach einer Vollnarkose 3–6-stündige Nahrungskarenz* (Gefahr des Erbrechens mit Aspiration*); stufenweise erfolgender Kostaufbau i. d. R. nach Abklingen der postoperativen Magen-Darm-Atonie (Schlaffheit) mit einsetzender Peristaltik*; Reihenfolge: Trinken (schluckweise) von Tee oder Wasser ohne Kohlensäure, freies Trinken, leichte Kost, Vollkost; **2. Kostaufbau nach operativen Eingriffen am Magen-Darm-Trakt:** Nahrungskarenz je nach Operation unterschiedlich: **a)** nach Magenresektion oder Dünndarmresektion postoperative Sondenernährung*; **b)** nach Dickdarmresektion Trinken nach 3 Tagen (umstritten; nach sog. Fast-track-Verfahren unnötige Belastung des Patienten; T. Junghans, W. Schwenk, 2006); **c)** nach Ösophagusresektion je nach Operation niedrig dosierte (low dose) Nahrungszufuhr über Sonde oder Trinken nach 5 Tagen; **d)** nach Gallenblasenentfernung (Cholezystektomie) Trinken nach 1 Tag; **3. Kostaufbau nach Ultrakurznarkosen und Operationen außerhalb des Bauchraums:** Patienten können nach der Anfangskarenz nach eigenem Ermessen essen und trinken. **4. bei Kindern postoperativ** sofort Tee, um Stoffwechselentgleisungen vorzubeugen; **Hinweis: 1.** Sondenkost* ist mit Vitaminen und Aminosäuren angereichert. **2.** Geschmackloser Nahrungschleim als Nahrungsbeginn ist eine zusätzliche Belastung für den Patienten; mit Diätassistent* Alternativen vereinbaren. **3.** Bei zu langer Nahrungskarenz kommt es relativ schnell zur Zottenatrophie (Abbau der Ausstülpungen der Darmschleimhaut). Vgl. Schonkost, Diät.

Kostengewicht: s. DRG.

Kotstein (ICNP): (engl.) *impaction*; Koprolith, Enterolith; Darmstein; Ablagerung von eingedicktem Kot, Phosphaten und Schleim bis zu Kirschgröße als steinartige Gebilde im Dickdarm (v. a. Blinddarm); **Vorkommen:** v. a. bei Kolondivertikeln (s. Divertikel); **Kennzeichen:** schmerzhafte Stuhlentleerung, Druck am Gesäß, Völlegefühl u. a.; **Komplikationen:** Darmverschluss (Ileus*); **Maßnahme:** Ernährungsanpassung, Mikroklistier, Einlauf, digitale Ausräumung*.

Krämpfe: (engl.) *convulsions, spasms, cramps, seizures*; unwillkürliche Muskelkontraktionen*; **Formen: 1. klonisch:** rasch aufeinanderfolgende, kurz dauernde, rhythmische Zuckungen antagonistischer Muskeln, z. B. bei spastischer Lähmung; **2. tonisch:** Kontraktionen von starker Intensität und langer Dauer, z. B. bei Tetanie oder Tetanus; **3. tonisch-klonisch:** als generalisierte Krämpfe bei Epilepsie (Grand*-mal-Anfall), schwangerschaftsbedingter Eklampsie, Urämie (terminale Niereninsuffizienz), Entzugssyndrom* und als psychogene Krämpfe bei Neurosen; **4. lokalisiert:** bei einzelnen Muskeln oder Muskelgruppen (z. B. fokal-motorischer epileptischer Anfall, Tic*, Hals-, Nacken-, Schultermuskel- oder Wadenkrämpfe); **5. Beschäftigungskrämpfe:** als Folge einer übermäßigen Beanspruchung der Muskulatur (z. B. Schreibkrampf); **Maßnahme:** Die therapeutischen Maßnahmen richten sich nach der jeweiligen Ursache. **1.** Bei der häufig durch einen erniedrigten Calciumgehalt des Blutes verursachten Tetanie wird der Krampf durch intravenöse Gabe von Calciumgluconat unterbrochen. **2.** Bei Hyperventilationstetanie* ist Rückatmung von Kohlendioxid (Atmen in eine Plastiktüte) angezeigt. **3.** Generalisierte tonisch-klonische Krämpfe erfordern außer der intravenösen Gabe von Benzodiazepinen und Antiepileptika eine sorgfältige Überwachung* des Patienten, da sich ein lebensbedrohlicher Status epilepticus entwickeln kann. **4.** Zur Reduktion des Muskeltonus bei Spastik wird Physiotherapie auf neurophysiologischer Basis (z. B. Bobath*-Methode) eingesetzt.

Krallenhand: (engl.) *claw hand*; syn. Klauenhand; den Nervus ulnaris betreffende Schädigung des Armgeflechts (Plexus brachialis); **Ursachen:** Verletzung (z. B. Bruch im Ellenbogengelenk) oder Bindegewebewucherung; **Kennzeichen:** Beim Versuch des Faustschlusses kommt es zur Überstreckung in den Fingergrundgelenken und zur Beugung in den Mittel- und Endgelenken der Finger, meist verbunden mit Sensibilitätsstörungen der $1^{1}/_{2}$–2 Finger der Ellenseite (Ulnarseite) der Hand; **Maßnahme:** Nervennaht, Elektrostimulation, manuelle Therapie*.

kranial: (engl.) *cranial*; zum Kopf gehörend, kopfwärts, scheitelwärts; Gegensatz: kaudal*.

Krankenbeobachtung: (engl.) *patient observation*; Bezeichnung aus der Gesundheits- und Krankenpflege für die systematische Erfassung von Krankheitssymptomen, körperlicher Verfassung und seelischer Befindlichkeit von Patienten; **Ziel: 1.** Erkennen möglicher Gefährdungen und Komplikationen; **2.** Prävention*; **3.** Beurteilung von Therapieerfolg und -verlauf; **4.** Erkennen von Wünschen und Bedürfnissen; **Parameter:** Vitalzeichen (v. a. Blutdruck, Puls, Temperatur, Atmung), Hautzustand (auch Haare und Nägel, Schleimhäute; s. Hautbeobachtung), Ausscheidungen (Harn, Stuhl, Schweiß, Erbrochenes, Wundsekret u. a.), Bewusstsein, Schmerz, Verhalten und Erscheinung, Ernährungs- und Entwicklungszustand, Körperlänge und -gewicht, körperliche Merkmale, Haltung und Bewegung, Mimik, Gestik, Sprache, Hörvermögen, Schlaf, Geruch, psychische Veränderungen und Auffälligkeiten, Kooperation und Bewältigungsstrategien, verbale und nonverbale Verhaltensäußerungen; **Durchführung:** Krankenbeobachtung kann zeitlich zufällig (z. B. wenn eine Pflegeperson das Zimmer betritt, um einen anderen Patienten im Zimmer zu versorgen) oder geplant erfolgen, bis hin zur permanenten Überwachung* auf einer Intensivstation. Beobachtungen werden dokumentiert, um den Verlauf zu erfassen und alle Pflegepersonen zu informieren (z. B in einer Tageskurve*). Voraussetzung für systematische Krankenbeobachtung sind Motivation und Aktivität der Pflegeperson, Anwendung fester Kriterien und Auswertung der Be-

Krankenbett

obachtungen. Positiv beeinflussende Faktoren sind ausreichend Zeit, Beziehung zum Patienten und Planung der Krankenbeobachtung. Negativ wirken sich Zeitmangel, Vorurteile, Einschränkung der Sinnesfunktion, mangelnde Fachkenntnis sowie Stress und Übermüdung aus. **Hinweis:** Wertungen vermeiden; subjektiv beeinflussende Faktoren sind z. B. Halo*-Effekt, Milde-Effekt (Angehörige und nahestehende Personen werden anders beurteilt), Projektion*.

Krankenbett: (engl.) hospital bed; Spezialbett zur Gesundheits*- und Krankenpflege mit gummibereiften Rollen, Geradeauslauf-Einrichtung, Zentralblockierung, hydraulisch höhenverstellbarer Liegefläche und aufstellbarer Rückenfläche

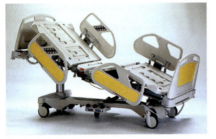

Krankenbett

(s. Abb.); die Rückenfläche sollte so lang eingestellt werden, dass eine physiologische Abknickung des Oberkörpers ermöglicht wird. Mit Gasdruckfedern oder Elektromotor kann die 3fach gelenkig geteilte Liegefläche in verschiedene Positionen für unterschiedliche Lagerungen gebracht werden, z. B. Kopftieflagerung*, Beintieflagerung* oder Herzbettlagerung* durch Kniehebevorrichtung. Bei Motorbetrieb können die jeweiligen Einstellungen blockiert werden. Kopf- und Fußteil mit umlaufenden Griffrohren können herausgenommen werden; der Seitenschutz lässt sich hochklappen und fixieren. An vielen Modellen sind Haltevorrichtungen für Zubehör angebracht, z. B. für Redon-Flaschen, Urinauffangbeutel*, Infusionsständer, Extensionen* und Patientenaufrichter*. Die Außenmaße des Krankenbetts sind kompatibel mit den Waschstrassen zur Bettenaufbereitung; das Material ist leicht zu reinigen und hat eine möglichst glatte Oberfläche (Vermeidung von Staub- und Schmutzansammlungen). Das Krankenbett ist mit einer Standard- oder je nach Bedarf mit einer Spezialmatratze (z. B. zur Weichlagerung*) ausgestattet. Es kann für große Menschen mit einem Ansatzteil (Bettverlängerung) auf 2,20 m verlängert werden. **Hinweis: 1.** Elektrisch verstellbare Krankenbetten sind Medizinprodukte und unterliegen in Handhabung und Wartung dem Medizinproduktegesetz (s. Medizinprodukterecht) sowie der Medizinprodukte-Betreiberverordnung, d. h. Anwender (Pflegepersonal, Angehörige, Heimbetreiber oder Krankenhäuser) und Hersteller haften zu gleichen Teilen. **2.** Absolut korrekte Handhabung, Pflege und Wartung aller Teile sind Voraussetzung, um Defekte und mögliche schwerwiegende Folgen (Kurzschluss, Brandentwicklung) auszuschließen; z. B. Abknicken der stromführenden Kabel vermeiden, Zugentlastung der Stromkabel und Flüssigkeitsschutz des Motors gewährleisten.

Krankengymnast: s. Physiotherapeut.

Krankengymnastik: veralteter, aber noch verwendeter Begriff, unter dem physiotherapeutische Behandlungstechniken zusammengefasst werden; wird meist in Abgrenzung zu sog. passiven Behandlungsformen wie z. B. Massage* oder manuelle Lymphdrainage* verwendet. **Hinweis:** Der Begriff wird den modernen Anforderungen und Möglichkeiten physiotherapeutischer Verfahren nicht mehr gerecht, da er die Prävention* vernachlässigt: Nicht nur kranke Menschen nehmen Physiotherapie* in Anspruch, sondern auch gesundheitsbewusste Menschen oder Spitzensportler, die Krankheit vermeiden und ihre Gesundheit bzw. Leistungsfähigkeit fördern wollen. Der Begriff Gymnastik i. S. von Leibes- und Körperübung reduziert die spezifische Methodenvielfalt der modernen Physiotherapie.

Krankenhaus: (engl.) hospital; medizinische Einrichtung, in der durch ärztliche und pflegerische Hilfeleistung Erkrankungen, Leiden oder Körperschäden festgestellt, geheilt oder gelindert werden sollen oder Geburtshilfe geleistet wird und in dem die zu versorgenden Personen untergebracht und verpflegt werden können (§ 2 Nr. 1 Krankenhausfinanzierungsgesetz*, Abk. KHG); eine im Vergleich zum KHG engere Definition findet sich in § 107 SGB V. Dort wird für den Bereich der Gesetzlichen Krankenversicherung verlangt, dass die ärztliche und pflegerische Hilfeleistung überwiegen. § 30 der Gewerbeordnung stellt daneben besondere Kriterien für die Erteilung der Konzession zum Betrieb von Privatkrankenanstalten auf. **Einteilung: 1.** nach der Art der ärztlich-pflegerischen Zielsetzung, d. h. ihrer betrieblichen Funktion (Allgemein-, Fach-, Sonderkrankenhäuser); **2.** nach der Art der ärztlichen Besetzung (Anstalts-, Belegkrankenhäuser); **3.** nach der Intensität von Behandlung und Pflege (Akut-, Langzeitkrankenhaus, Krankenhaus für chronisch Kranke); **4.** nach der Versorgungsstufe (Grund-, Regel-, Maximalversorgung); **5.** nach der Art der Leistungserbringung (voll-, teilstationär); **6.** nach der Trägerschaft (öffentlich, freigemeinnützig, privat); **7.** nach der Betriebsform (staatlich- bzw. kirchlich-öffentlich-rechtlich, zivilrechtlich betriebene Krankenhäuser). Die vom Statistischen Bundesamt in Wiesbaden herausgegebene amtliche Krankenhausstatistik publiziert jährlich Daten über die Krankenhäuser und Betten (s. Tab.), die stationär Behandelten

Krankenhausinformationssystem

Krankenhaus
Stationäre Behandlung in Deutschland
(Statistisches Bundesamt)

	2003	2004	2005[1]
Krankenhäuser (Anzahl)	2197	2166	2137
Betten (Anzahl)	541 901	531 333	523 567
stationär Behandelte (Einheit 1000)	17 295	16 801	16 845
Verweildauer (Tage)	8,9	8,7	8,6
Bettenauslastung (%)	77,6	75,5	75,6
Gesamtkosten der Krankenhäuser insgesamt (Mio. EUR)	59 206	60 432	–
Vorsorge- oder Rehabilitationseinrichtungen (Anzahl)	1316	1294	1270
Betten (Anzahl)	179 789	176 473	174 521
Behandelte (Einheit 1000)	1900	1889	1815
Verweildauer (Tage)	25,9	25,1	25,8

[1] vorläufige Ergebnisse

und das in Krankenhäusern tätige Personal nach fachlicher und regionaler Gliederung.
Krankenhausbesuchsdienst: s. Besuchsdienst.
Krankenhausfinanzierungsgesetz: Abk. KHG; „Gesetz zur wirtschaftlichen Sicherung von Krankenhäusern und zur Regelung der Krankenhauspflegesätze" in der Fassung vom 10.4.1991, zuletzt geändert am 31.10.2006, das die duale Finanzierung von Krankenhäusern durch die Bundesländer und die Gesetzliche Krankenversicherung regelt; **Ziel:** bedarfsgerechte Versorgung der Bevölkerung mit leistungsfähigen, eigenverantwortlich wirtschaftenden Krankenhäusern und sozial tragbare Pflegesätze; die wirtschaftliche Sicherung der Krankenhäuser wird dadurch erreicht, dass ihre Investitionskosten im Wege der öffentlichen Förderung übernommen werden und sie leistungsgerechte Erlöse aus den Pflegesätzen sowie Vergütungen für vor- und nachstationäre Behandlung und für ambulantes Operieren erhalten. Die Pflegesätze (Fallpauschalen*) werden zwischen dem Krankenhausträger und den Sozialleistungsträgern vereinbart. **Hinweis:** Das KHG findet keine Anwendung auf Krankenhäuser des Bundes, Krankenhäuser im Straf- oder Maßregelvollzug, Polizeikrankenhäuser und Krankenhäuser der Gesetzlichen Renten- und Unfallversicherung. Vgl. DRG.
Krankenhaushygieniker: (engl.) *hospital epidemiologist, healthcare epidemiologist*; Arzt (i. d. R. Facharzt für Hygiene*) mit Spezialisierung und hauptamtlicher Betätigung im Bereich Krankenhaushygiene; erforderlich in Akutkrankenhäusern mit über 450 Betten, Krankenhäusern der Maximalversorgung und Universitätskliniken; **Aufgabe:** 1. Aufrechterhaltung der Krankenhaushygiene; 2. Beratung und Fortbildung des Personals; 3. Erarbeitung von Hygieneplänen; 4. Veranlassung von hygienisch-mikrobiologischen Untersuchungen; 5. Aufzeichnung und Bewertung von Nosokomialinfektionen* und von Krankheitserregern mit speziellen Resistenzen und Multiresistenzen; 6. Geschäftsführung der Hygienekommission*.
Krankenhausinfektion: syn. Nosokomialinfektion*.
Krankenhausinformationssystem: Abk. KIS; (engl.) *hospital information system*; EDV-gestütztes Primärsystem für abteilungsübergreifende (ggf. institutionsübergreifende) Erfassung, Weiterbearbeitung und Archivierung von Informationen zur Optimierung administrativer und klinischer Arbeitsprozesse innerhalb des Krankenhauses*; das Krankenhausinformationssystem basiert auf dem Prinzip der Integration von Information* und Informationsbeziehungen auf der Basis einer einheitlichen Datenbank mit Teildatenbanken für den medizinischen, pflegerischen und administrativen Bereich sowie des computerbasierten Datenaustausches mit anderen, außerhalb des Systems befindlichen Institutionen (telematische Außenbeziehungen), z. B. durch Anbindung an externe Warenwirtschafts-/Bestellsysteme oder Lohnabrechnungsstellen. **Funktion:** Ein Krankenhausinformationssystem dient dem Dienstleistungsunternehmen Krankenhaus zur Erfassung, Speicherung, Dokumentation, zum Transport und zur sofortigen Verfügbarkeit aller patientenrelevanten Daten, zur Verknüpfung dieser internen und externen Daten sowie zur Integration von Wissensdatenbanken für die Behandlung und Pflege der Patienten. Es besteht aus einzelnen Komponenten produktspezialisierter Unternehmen sowie hausinterner Eigenentwicklungen, die auf einem Computernetzwerk mit unterschiedlichen Plattformen und Betriebssystemen eine Informationseinheit bilden. So finden sich typischerweise mehrere Dutzend autonomer Anwendungssysteme auf Rechnersystemen unterschiedlicher Hersteller und Architektur. Demzufolge spielt die Standardisierung des Datenaustausches eine erhebliche Rolle. In diesem Zusammenhang sind insbesondere moderne Datenaustauschstandards (z. B. XML) sowie EDV-taugliche Dokumentations- und Klassifikationssysteme (z. B. ICNP*, ICD*) zu nennen. **Aufgabe:** 1. Informationen (v. a. über Patienten) korrekt, aktuell und rechtzeitig am richtigen Ort der berechtigten Personengruppe in geeigneter Form (z. B. am Krankenbett „Point-of-Care") zur Verfügung zu stellen; 2. Wissen, z. B. über Krankheiten, Medikamentenwirkungen und -nebenwirkungen,

Diagnostik und Therapie, Pflegemethoden und Standards (s. Pflegeinformationssystem) in aktueller und verlässlicher Form bereitzuhalten; **3.** Informationen über die Qualität der Patientenversorgung und über das Leistungs- und Kostengeschehen im Krankenhaus verfügbar zu machen; **4.** Integration administrativer und medizinischer Verfahren; **5.** Aus- und Weiterbildung des Personals; **6.** Realisation einer Kommunikationsstruktur zwischen den unterschiedlichen Einrichtungen eines Krankenhauses und externen Einrichtungen. Krankenhaussysteme können auch für eine fallbasierte Entscheidungsfindung (sog. case based reasoning) genutzt werden.

Zentrales Element ist die **Patientenakte**, also die Gesamtheit der über den einzelnen Patienten gespeicherten Informationen. Erfasst werden u. a. Identifikationsdaten (Name, Adresse, Alter, Fallnummer), administrative Daten (Versicherungsdaten, Bewegungsdaten, weitere fallbezogene Daten, z. B. Wahlleistungen*), medizinische Daten (anamnestische Daten, abrechungsrelevante Diagnosen und Therapien, Befunde, Laborwerte u. a. diagnostische und therapeutische Daten), pflegerische Daten (Pflegeanamnese, Pflegediagnosen, Pflegemaßnahmen), sensible Daten (z. B. psychiatrische Daten, besondere Befunde), Notfalldaten (diese sind jederzeit sofort abrufbar) sowie genetische Daten. Während ältere Systeme vorwiegend der textbasierten Datenspeicherung dienten, geht die Entwicklung von klinisch orientierten Krankenhausinformationssystemen immer stärker in Richtung von wissensbasierten, multimedialen Systemen mit dem Ziel der Verknüpfung von elektronischer Krankenakte und aktiver Integration von Fachwissen in den teilautomatisierten Behandlungs- und Pflegeprozess. **Aufbau:** Grundlage eines Krankenhausinformationssystems ist ein Computernetzwerk, aufbauend auf standardisierten Netzwerksystemen (z. B. Intranet) mit den folgenden Elementen: **1.** klinische Arbeitsplatzsysteme zur Befundentgegennahme, Dokumentation, Dienstplanung und zum Wissenstransfer; **2.** zentrale Patientendatenbank zur Patientendatenverwaltung; **3.** Kommunikationsserver zur Abwicklung der hausinternen Kommunikation, Übermittlung von Befunden, Laborwerten und Leistungsdaten und Weitergabe der Daten an andere Informationssysteme; **4.** medizinisch-pflegerischer Wissensserver zur Bereitstellung von aktuellem Wissen und Informationen. Für die Planung, Steuerung und Überwachung empfiehlt die Deutsche Gesellschaft für Medizinische Informatik, Biometrie und Epidemiologie (Abk. GMDS) die spezielle Ausbildung zum „Medizinischen Informatiker" (s. Informatik, medizinische).

Recht

Datenschutz: Durch die Einführung von Informationstechnik im Krankenhaus mit dem dadurch ermöglichten einfachen, schnellen, multiplen und nur eingeschränkt kontrollierbaren Zugriff auf Patientendaten ergeben sich ggf. erhebliche Datenschutzprobleme, die nicht durch die bei der Dokumentation auf Papier üblichen Verfahren gelöst werden können. Grundsätzlich unterliegen die im Krankenhausinformationssystem enthaltenen Daten unterschiedlichen Zugriffsanforderungen und -befugnissen sowie Sensibilitätsstufen. Auch greifen nicht nur die allgemeinen Datenschutzbestimmungen, sondern auch das Arztgeheimnis. Außerhalb des Behandlungszusammenhangs dürfen damit die Daten von Patienten auch dem medizinischen und pflegerischen Personal innerhalb der Abteilung nicht zur Verfügung stehen (nicht in allen Bundesländern zwingend). Zudem sind die Daten nach dem Stand der Technik zu verschlüsseln; dies gilt insbesondere für die Übermittlung der Daten innerhalb eines Krankenhausinformationssystems.

Dokumentationspflicht: Nach ständiger Rechtsprechung sind alle an Behandlungs- und Pflegeprozess Beteiligten bzw. das Krankenhaus zur Dokumentation der Behandlung verpflichtet. Der Inhalt der medizinischen und pflegerischen Dokumentation unterliegt der freien Beweiswürdigung, auch wenn sie papiergebunden ist. Lässt sich nachweisen, dass eine EDV-gestützte Dokumentation mit einem Krankenhausinformationssystem authentisch und unverändert ist, steht ihrer Einführung als Beweismittel in einem Haftpflichtprozess nichts im Wege. Somit ist kein prinzipieller Unterschied in der rechtlichen Würdigung als Beweismittel zwischen papiergebundener und elektronischer Dokumentation erkennbar.

Vgl. DRG.

Krankenhausmatratze: (engl.) *hospital mattress*; Spezialmatratze zum Einsatz im Krankenhaus; **Mindestanforderungen** sind gemäß DIN 13014 von 1977: Polyetherschaum mit einer Dicke von 120 mm, Länge von 200 cm und Breite von 90 cm, Stauchhärte 2,0–3,0 kPa; Mindestgewicht Rohdichte: 35 kg/m³. Forschungen im Bereich verbesserter Matratzenmaterialien und Materialkombinationen beschäftigen sich mit dem Thema der Hautverträglichkeit und antibakterieller Eigenschaften (z. B. Kopplung mit spezifischen Haftvermittlern zur Verminderung des Rückstroms von Flüssigkeiten aus Matratzenschaumstoffen). **Hinweis: 1.** Die Annahme, dass Antidekubitussysteme* geringer feuchtigkeitsbelastet seien als Standardmatratzen, konnte in einer Pilotstudie der TU Berlin (P. Diesing, 2006) bislang nicht belegt werden. Durch den gängigen Einsatz von feuchtigkeitsrückhaltenden/-saugenden Tüchern ist die Feuchtigkeitsbelastung bei Standardmatratzen nicht höher. **2.** Maximal zulässige Gesamtbelastung der Matratze nicht überschreiten; vgl. Schwergewichtigenbett.

Krankenhausseelsorge: (engl.) *hospital chaplaincy, clinical pastoral*; in der Tradition christlicher Krankenhäuser* entstandener religiöser Heilsdienst an Patienten durch Geistliche oder kirchlich beauftragte Laien; stellt für Christen ein Werk der Nächstenliebe dar. Die enge Zusammenarbeit mit den verschiedenen Berufsgruppen im Krankenhaus ist Voraussetzung für eine wirksame Krankenhausseelsorge. Dennoch verstehen sich Krankenhausseelsorger nicht als Teil der Institution Krankenhaus. Heute umfasst die Krankenhausseelsorge auch die Betreuung durch Geistliche der anderen Weltreligionen.

Christlich-theologische Begründung
Krankenhausseelsorger glauben, durch den Heilswillen Gottes beauftragt zu sein und das Heilswerk Jesu Christi fortzusetzen. Ihre Arbeit orientiert sich beispielsweise an der biblischen Weisung, mit den Trauernden zu trauern und die Kranken zu besuchen (Sirach 7,34–35), aber noch mehr am Handeln Jesu Christi. Aus dem Neuen Testament geht hervor, dass sich dieser in besonderer Form den Kranken, Verzweifelten, Schuldigen und anderen Ausgegrenzten zuwandte. Es heißt, dass er Kranke heilte und Tote zum Leben erweckte. Jesus Christus fordert die ihm Nachfolgenden dazu auf, Kranke zu heilen (Matthäus 10,8), und nennt die Sorge um Kranke als einen Grund für den Zutritt ins Gottesreich (Matthäus 25,36: „Ich war krank und ihr habt mich besucht"). Krankenhausseelsorge versinnbildlicht die Sorge Gottes und der Kirche um den Menschen; sie will die Abspaltung der Krankheit vom Lebenszusammenhang durch eine ganzheitliche Sicht des Menschen überwinden.

Praktische Tätigkeit
Krankenhausseelsorge bietet Hilfe in der Krise einer Krankheit durch Gespräche und gemeinsame Gebete*, durch Mitleiden und Mitaushalten von Grenzsituationen und Unbegreiflichem, durch Gottesdienste und Rituale, z. B. die Spendung der Sakramente (z. B. Sterbesakramente*) und durch Sterbebegleitung*. Sie will den Heilungsprozess des Patienten fördern, begleitet Sterbende, unterstützt Angehörige und stellt sich den (oft sehr belasteten) Krankenhausmitarbeitern (auch in ethischen Fragen) zur Verfügung. Sie ist insofern nicht nur Krankenseelsorge, sondern wirkliche Krankenhausseelsorge, da sie den ganzen Komplex Krankenhaus in den Blick nehmen möchte. Insgesamt gewinnen rituelle Elemente in der Krankenhausseelsorge wieder mehr an Bedeutung. Abgesehen von den gesetzlichen Grundlagen, die Krankenhausseelsorge garantieren, ist ihre Stellung nicht eindeutig definiert und lässt einen weiten Auslegungsspielraum zu. Krankenhausseelsorger benötigen und erhalten für ihre Arbeit eine besondere Ausbildung. Die Zusammenarbeit der verschiedenen christlichen Konfessionen ist in den meisten Krankenhäusern eine Selbstverständlichkeit.

Vgl. Seelsorge, Spiritualität, Glaube, religiös.

Krankenkasse: (engl.) *health insurance fund*; selbstverwaltete Körperschaft des öffentlichen Rechts als Träger der Krankenversicherung*; **Formen:** u. a. Allgemeine Ortskrankenkassen, Betriebskrankenkassen, Ersatzkassen, Privatkassen.

Krankenkost: s. Diät.

Krankenpflege: s. Gesundheits- und Krankenpflege.

Krankenpflegegesetz: Abk. KrPflG; „Gesetz über die Berufe in der Krankenpflege" vom 16.7.2003, in Kraft getreten am 1.1.2004, zuletzt geändert am 31.10.2006; regelt bundeseinheitlich die Gesundheits- und Krankenpflegeausbildung und schützt somit die Berufsbezeichnungen „Gesundheits- und Krankenpfleger/-in" und „Gesundheits- und Kinderkrankenpfleger/-in".

Regelung der Ausbildung
Voraussetzung: 1. gesundheitliche Eignung; 2. **a)** Realschulabschluss oder eine andere gleichwertige abgeschlossene Schulbildung oder **b)** Hauptschulabschluss oder eine gleichwertige Schulbildung, zusammen mit einer erfolgreich abgeschlossenen Berufsausbildung mit einer vorgesehenen Ausbildungsdauer von mindestens 2 Jahren oder einer Erlaubnis als Gesundheits- und Krankenpflegehelfer/-in oder Altenpflegehelfer/-in, sofern die Ausbildung dafür mindestens ein Jahr gedauert hat.

Dauer: Die (integrative) Ausbildung umfasst 3 Ausbildungsjahre (2100 Stunden theoretischer Unterricht und 2500 Stunden praktischer Unterricht). Eine Verkürzung der Ausbildung ist möglich (§ 6 KrPflG).

Inhalte: Nach § 3 Absatz 1 KrPflG soll die Ausbildung „entsprechend dem allgemein anerkannten Stand pflegewissenschaftlicher, medizinischer und weiterer bezugswissenschaftlicher Erkenntnisse fachliche, personale, soziale und methodische Kompetenzen zur verantwortlichen Mitwirkung insbesondere bei der Heilung, Erkennung und Verhütung von Krankheiten vermitteln", und zwar unter Berücksichtigung der unterschiedlichen Pflege- und Lebenssituationen sowie Lebensphasen und der Selbständigkeit und Selbstbestimmung der Patienten. Die Ausbildung soll nach § 3 Absatz 2 KrPflG insbesondere dazu befähigen, **1.** folgende Pflegeaufgaben eigenverantwortlich durchzuführen: **a)** Erhebung und Festlegung des Pflegebedarfs; **b)** Planung, Organisation, Durchführung und Dokumentation der Pflege; **c)** Evaluation der Pflege; **d)** Sicherung und Entwicklung der Qualität der Pflege; **e)** Beratung, Anleitung und Unterstützung von zu pflegenden Menschen und ihrer Bezugspersonen in der individuellen Auseinandersetzung mit Gesundheit und Krankheit; **f)** Einleitung lebenserhaltender Sofortmaßnahmen bis zum Eintreffen des Arztes; **2.** folgende Pflegeaufgaben i. R. der Mitwirkung auszuführen: **a)** eigenständige Durchführung ärztlich veranlasster Maßnahmen; **b)** Maßnahmen bei der medizinischen Diagnostik, Therapie und Rehabilitation; **c)** Maßnahmen in Krisen- und Katastrophensituationen.

Krankenpflege, häusliche

Ausbildungsorte sind staatlich anerkannte (Kinder-)Krankenpflegeschulen, die an (Kinder-)Krankenhäuser angeschlossen sind. Die „Ausbildungs- und Prüfungsverordnung für die Berufe der Krankenpflege" regelt die Mindestanforderungen an die Ausbildungen sowie die Durchführung von Prüfungen. Die Ausbildungsträger schließen mit dem Krankenpflegeschüler einen Ausbildungsvertrag, der bestimmte Mindestangaben enthalten muss (§ 9 Absatz 2 KrPflG). Die Regelungen des Berufsbildungsgesetzes finden auf die Krankenpflegeausbildung keine Anwendung. **Hinweis: 1.** Für Schulleiter an Krankenpflegeschulen ist seit 2003 das Hochschulstudium Pflegepädagogik erforderlich. **2.** Die Ausbildung ist in der Europäischen Union (Abk. EU) anerkannt. Die Erlaubnis zur Führung der Berufsbezeichnung und der Ausübung des Berufes wird in verschiedenen Richtlinien der EU (z. B. 89/48/EWG oder 92/51/EWG) geregelt. Vgl. Gesundheits- und Krankenpflege, Altenpflegegesetz.

Krankenpflege, häusliche: (engl.) *home nursing care*; im Wohnumfeld des Patienten erfolgende Krankenpflege; **Voraussetzung:** Häusliche Krankenpflege wird unter bestimmten Voraussetzungen neben der ärztlichen Behandlung bis zu einer Höchstdauer von i. d. R. 4 Wochen je Krankheitsfall erbracht, wenn **a)** Krankenhauspflege geboten, aber nicht ausführbar ist oder wenn diese dadurch vermieden oder verkürzt wird (sog. Krankenhausersatzpflege); **b)** sie zur Sicherung ambulanter ärztlicher Behandlung erforderlich ist (sog. Behandlungssicherungspflege). Besteht zugleich Pflegebedürftigkeit*, ruhen nach § 34 Absatz 2 SGB XI im Falle der Krankenhausersatzpflege die Leistungen der Sozialen Pflegeversicherung*; im Falle der Behandlungssicherungspflege dürfen nach § 37 Absatz 2 SGB V bei gleichzeitiger Pflegebedürftigkeit von den Krankenkassen nur Leistungen der Behandlungspflege*, nicht aber die Satzungsleistungen der Grundpflege* und der hauswirtschaftlichen Versorgung erbracht werden. **Organisation:** Die häusliche Krankenpflege wird von Sozialstationen in der Trägerschaft der Wohlfahrtsverbände sowie von privaten Anbietern geleistet. **Recht:** Häusliche Krankenpflege ist für Versicherte der Gesetzlichen Krankenversicherung* in § 37 SGB V geregelt. Anspruch auf Krankenhausersatzpflege besteht nach § 32 SGB VII auch in der Gesetzlichen Unfallversicherung*. Vgl. Versorgung, integrierte; Pflege, häusliche.

Krankenpfleger: s. Berufsbezeichnung; Krankenpflegegesetz.

Krankenschwester: s. Berufsbezeichnung; Krankenpflegegesetz.

Krankenversichertenkarte: (engl.) *health insurance card*; Abk. KVK; Mitgliedsausweis der Gesetzlichen Krankenversicherung* zum Nachweis des Anspruchs auf ärztliche oder zahnärztliche Behandlung; die Versicherten sind verpflichtet, die Krankenversichertenkarte bei jeder Inanspruchnahme eines Vertragsarztes vorzulegen. **Hinweis:** In Deutschland ist ab 2006 die Ablösung der konventionellen Krankenversichertenkarte durch die elektronische Gesundheitskarte* vorgesehen.

Krankenversicherung: (engl.) *compulsory health insurance*; **1. Gesetzliche Krankenversicherung** (Abk. GKV): als Zweig der Sozialversicherung im SGB V gesetzlich geregelt; **pflichtversichert** gemäß § 5 SGB V sind u. a. Arbeiter, Angestellte und Auszubildende, Leistungen des Arbeitsamtes beziehende Arbeitslose, behinderte Menschen in anerkannten Werkstätten* für behinderte Menschen, Studenten (mit Einschränkungen) sowie Rentner. Die Versicherungspflicht entfällt bei Personen, die geringfügig beschäftigt sind oder deren Einkommen über der Beitragsbemessungsgrenze für die Krankenversicherung liegen. Letztere können sich in der GKV freiwillig versichern (§ 9 SGB V) oder eine Private Krankenversicherung abschließen. Die Rückkehr in die GKV wurde im Zuge der Gesundheitsreform 2000 erschwert. Privat versicherte Mütter und Väter werden nicht mehr über ihren gesetzlich versicherten Ehegatten familienversichert, wenn sie in den Mutterschutz* oder in die Elternzeit* gehen. Personen über 55 Jahren ist der Weg zurück in die GKV versperrt, auch wenn sie wieder arbeiten und aufgrund ihres Einkommens pflichtversichert wären. **Familienversichert** gemäß § 10 SGB V sind Ehegatten, die nur geringfügig beschäftigt sind, Kinder generell bis zum vollendeten 18. Lebensjahr, darüber hinaus bis zum 23. Lebensjahr, wenn sie arbeitslos sind, und bis zum 25. Lebensjahr, wenn sie sich in einer Ausbildung befinden. Behinderte Kinder sind ohne Altersbegrenzung familienversichert. **Aufgabe: a)** Prävention von Krankheiten bzw. deren Verschlimmerung (§§ 20–24 b SGB V); **b)** Maßnahmen zur Früherkennung von Krankheiten (§§ 25–26 SGB V); **c)** Krankenbehandlung (§§ 27–43 SGB V) und Krankengeld (§§ 44–51 SGB V); **d)** medizinische Rehabilitation einschließlich Unterhaltssicherung und ergänzende Leistungen i. R. des persönlichen Budgets* (§ 17 Absätze 2–4 SGB IX); **Leistung** gemäß § 11 SGB V: **I. zur Prävention von Krankheiten** und Verhinderung einer krankheitsbedingten Zustandsverschlechterung in Form von Vorsorgeleistungen, Prävention und Prophylaxe sowie zur Schwangerschaftsverhütung, zu bei Krankheit erforderlicher Sterilisation und bei nicht rechtswidrigem Schwangerschaftsabbruch (§§ 20–24 b SGB V); **II. zur Früherkennung von Krankheiten** in Form von Gesundheits- und Kinderfrüherkennungsuntersuchungen (§§ 25–26 SGB V); **III. bei Krankheit a)** zur Behandlung einer Krankheit in Form von ärztlicher, zahnärztlicher und psychologischer Behandlung, Versorgung mit Arznei-, Verband-, Heil-* und Hilfsmitteln*, häuslicher Krankenpflege*, Haushaltshilfe, Soziotherapie*, Krankenhausbehandlung, medizinischer Rehabilitation einschließlich unterhaltssichernder u. a. ergänzender Leistungen nach dem SGB IX, Leistungen zur künstlichen Befruchtung und zur Wiederherstellung der Zeugungs- und Empfängnisfähigkeit, Mutterschaftshilfe bei Schwangerschaft und Entbindung (§§ 27–43 b SGB V); **b)** in Form von Krankengeld (§§ 44–51 SGB V). Die Leistungen werden in Form von Sachleistungen erbracht, d. h., der Versicherte braucht die Kosten für eine ärztliche Behandlung (mit Ausnahme der Praxisgebühr) nicht vorzuleisten. Der Arzt rechnet die Kosten direkt mit der GKV ab. Eingeschränkt ist das Sachleistungsprinzip durch die Beteiligung der Versicherten an den Kosten für verordnete Arznei-, Heil- und Hilfsmittel. Von der Zuzahlung* befreit sind Versicherte unter 18 Jahren und Härtefälle. Nicht verschreibungspflichtige Arzneimittel kann der Arzt versicherten Kindern bis zum 12. Lebensjahr (bei Entwicklungsstörungen bis zum 18. Lebensjahr) verordnen. Der Versicherte hat einen Rechtsanspruch auf die im Gesetz genannten Leistungen, wenn er die gesetzlich genannten Voraussetzungen erfüllt. **Träger** der GKV sind insbesondere die Allgemeinen Ortskrankenkassen, die Betriebs- und Innungskrankenkassen sowie die Ersatzkassen. Die Beiträge werden satzungsgemäß prozentual festgelegt und je zur Hälfte vom Arbeitgeber und Arbeitnehmer gezahlt. Vgl. Behandlungspflege, Pflege, häusliche. **2. Private Krankenversicherung** (Abk. PKV): Vertragsabschluss mit einem privaten Versicherungsunternehmen nach einer sog. Risikoprüfung; Rechtsgrundlage des privaten Versicherungsvertrages eines Versicherten mit einer Krankenversicherung sind das Versicherungsvertragsgesetz und die Allgemeinen Vertragsbedingungen (Abk. AVB). Im Krankenversicherungsvertrag können neben dem Ersatz von Aufwendungen für Heilbehandlung ein Krankentagegeld und ein Krankenhaustagegeld vereinbart werden. Beim Abschluss eines Versicherungsvertrages können eine Gesundheitsprüfung verlangt und „alte Leiden" ausgeschlossen werden. Falsche Angaben oder Verschweigen von Vorerkrankungen können einen Rücktritt des Versicherers vom Vertrag oder eine Arglistanfechtung auslösen. Der Versicherer kann auch eine Wartezeit vereinbaren. Im Gegensatz zur GKV gilt in der Privaten Krankenversicherung das **Geldleistungsprinzip.** Der Versicherte muss Kosten für die Behandlung vorleisten und erhält die Kosten auf Antrag vom Versicherer ersetzt. Die Höhe der Beiträge (Prämien) ist einkommensunabhängig, jedoch altersabhängig.

Krankenzimmer: (engl.) *sick chamber*; Patientenzimmer; funktional gestaltetes Ein-, Zwei- oder Mehrbett-Zimmer, in dem sich der Patient während der stationären Betreuung aufhält; **Ausstattung:** Krankenbetten*, Nachttische, Versorgungsleiste mit indirektem Licht und Anschlüssen für Sauerstoff und Druckluft, Nasszelle mit Dusche und WC (innerhalb oder außerhalb des Zimmers), Signalanlage oder Gegensprechanlage, evtl. Telefon und Fernseher, Tisch, Stühle und Schrankfächer. Gerade aufgrund der vorherrschenden Funktionalität sollte das Krankenzimmer freundlich gestaltet sein (s. Zimmergestaltung).

Krankheit: (engl.) *disease, illness*; Morbus, Nosos, Pathos; Erkrankung; **1.** (allgemein) Bezeichnung für eine definierbare Einheit typischer Erscheinungen (wie Symptome, Struktur, Ursachen oder systematische Einordnung), die als eine bestimmte Erkrankung verstanden wird; **2.** (medizinisch) Störung der Lebensvorgänge in Organen oder im gesamten Organismus mit der Folge von subjektiv empfundenen bzw. objektiv feststellbaren körperlichen, geistigen oder seelischen Veränderungen; **3.** (sozialmedizinisch) i. S. der sozialversicherungs- und arbeitsrechtlichen Gesetze Körper- oder Geisteszustand, bei dem die Notwendigkeit einer Heilbehandlung besteht (wobei bereits die Notwendigkeit einer Diagnosestellung genügt) oder der sich als Arbeitsunfähigkeit* äußert; **4.** (Pflege) in der Gesundheits*- und Krankenpflege als Krankheitslehre Teilgebiet der beruflichen Disziplin; pflegewissenschaftlich liegt der Fokus nicht auf der Krankheit (wissenschaftliche Betrachtung in der Medizin), sondern auf dem „Kranksein" als Lebensphase, für die entsprechende Vorkehrungen und Verhaltensmaßnahmen entwickelt werden müssen. **Hinweis:** Ein Mensch, der im pflege- oder sozialwissenschaftlichen Sinn und auch in der eigenen Auffassung als gesund gilt, kann arbeitsrechtlich oder versicherungsrechtlich gleichzeitig krank sein und umgekehrt. Dies trifft besonders für chronische Erkrankungen* und Behinderungen* zu. Vgl. Gesundheit, Salutogenese.

Krankheitsbewältigung: (engl.) *sickness coping*; aktive (bewusste und unbewusste) Bemühungen erkrankter Menschen, die subjektiv erlebte innere und äußere Belastung einer Krankheit zu bewältigen; auch synonym verwendet mit Coping* für allgemeines Bewältigungsverhalten. **Auswirkungen von Krankheit: 1.** körperliche und seelische Anforderungen und Belastungen; **2.** Veränderungen von Körper- und Selbstbild (s. Körper); **3.** Konsequenzen im sozialen Umfeld (Arbeit, Familie); **4.** notwendige Anpassung an die neue Situation (besonders bei chronischen Erkrankungen*); **5.** ggf. Lebensbedrohung. Bewältigungsprozesse dienen der Problemlösung (z. B. aktives Handeln) und/oder der Aufrechterhaltung oder Wiedererlangung des emotionalen Gleichgewichts und können auch durch Abwehrmechanismen* wie Verdrängung* und Verleugnung zustande kommen. In Anlehnung an das Coping-Konzept wird davon ausgegangen, dass für die erlebte Belastung der Krankheit weniger die Art der Erkrankung und die damit verbundenen Auswirkungen maßgeblich sind, sondern die subjektive Bewertung durch den Erkrankten und dessen Einschätzung und Nutzung verfügbarer Ressourcen. **Günstige**

Krankheitseinsicht

Faktoren für Krankheitsbewältigung: **1.** Persönlichkeitsmerkmale des Patienten (besonders nachgewiesen für chronisch Kranke): hohes Selbstwertgefühl, Selbstvertrauen, aktives Handeln, Fähigkeiten der Problemlösung, soziale Kompetenz*; **2.** soziale Unterstützung durch Familie* (sog. familiäres Coping), soziales Netz, auch Selbsthilfegruppen*; **3.** Autonomie* der Patienten bei diagnostischen und therapeutischen Maßnahmen.

Krankheitseinsicht: (engl.) *illness insight*; Bezeichnung für das Verstehen und Akzeptieren der Tatsache, krank zu sein; **Grundlage:** Krankheitseinsicht basiert auf dem Wahrnehmen bestimmter Symptome und dem Verstehen, dass es sich um Abweichungen gegenüber der persönlichen Norm (z. B. körperlich: hoher Gewichtsverlust, psychisch: Veränderungen im Sozialverhalten) und/oder der allgemeinen Norm (z. B. körperlich: Gelbfärbung der Haut, psychisch: Angstzustände) handelt. Krankheitseinsicht ist der erste Schritt i. R. des Krankheitsverhaltens* und eine wesentliche Voraussetzung für Compliance*; vgl. Krankheitsbewältigung. **Mangelnde Krankheitseinsicht** kann verstanden werden unter dem Aspekt von Selbstbestimmung (jeder Mensch hat das Recht über sich selbst und seine Gesundheit zu entscheiden) oder als eine Form der Abwehr: Menschen können nur dann eine Krankheitseinsicht entwickeln, wenn sie sich in der Lage sehen, sich mit dieser Bedrohung auseinanderzusetzen. Für psychische Störungen wird mangelnde Krankheitseinsicht von der Arbeitsgemeinschaft für Methodik und Dokumentation in der Psychiatrie dahingehend definiert, dass der Patient seine krankhaften Erlebens- und Verhaltensweisen nicht als krankheitsbedingt anerkennt. **Vorkommen** von mangelnder Krankheitseinsicht: **1.** bei Psychosen (insbesondere Schizophrenie): Realitätsverlust verhindert meist eine freiwillige stationäre Aufnahme (s. Unterbringung), ärztliche Behandlung und Einnahme von Medikamenten; **2.** bei schweren Krankheiten (z. B. Herzinfarkt, Karzinome): z. T. mit unkooperativem Verhalten und Non-Compliance der Patienten (z. B. Ablehnung medizinischer Eingriffe, Wunsch nach Entlassung, Nicht-Beachten wichtiger Vorgaben wie Bettruhe, Diät). Vgl. Kranksein.

Krankheitsgewinn, sekundärer: (engl.) *secondary morbid gain*; Bezeichnung für die objektiven oder subjektiven Vorteile, die sich aus der (unter Umständen unfreiwilligen) Übernahme der Patientenrolle ergeben (z. B. Zuwendung*, Anteilnahme u. a. soziale Konsequenzen) und durch die die Patientenrolle bzw. die Symptome stabilisiert werden; vgl. Krankheitsverhalten.

Krankheitsverhalten: (engl.) *illness behaviour*; Begriff aus der medizinischen Soziologie zur Kennzeichnung des Verhaltens eines Patienten während seiner Krankheit; **Einteilung** in einzelne Phasen oder Verhaltensbestandteile: **1.** Symptombewusstwerdung; **2.** Handlungsentscheidung (z. B. den Arzt, ein Laiensystem oder niemanden aufzusuchen); **3.** Patientencompliance (s. Compliance); **4.** Krankheitsbewältigung* (Bewältigungshandeln). In theoretischen Konstrukten wird versucht, das Verhalten voraussagbar zu machen, z. B. im „Health Belief Modell" (M. H. Becker et al., 1982), nach dem Krankheitsverhalten ganz wesentlich auf bestimmten Faktoren und deren wechselseitigem Einfluss basiert, z. B. Einschätzung der Gefährlichkeit der Krankheit, der persönlichen Gefährdung (Anfälligkeit), des Nutzens präventiven Handelns sowie der Hindernisse und Kosten, die präventivem bzw. verordnetem Handeln entgegenstehen. Neben den individuellen Eigenschaften beeinflussen auch gesellschaftliche Muster das Krankheitsverhalten. Z. B. hat die Möglichkeit, in Phasen der Krankheit von bestimmten Pflichten befreit zu sein und von anderen umsorgt zu werden, Einfluss auf das Verhalten (s. Krankheitsgewinn, sekundärer); die gesellschaftliche Ächtung von Schmerzäußerung führt zum Verbergen von Symptomen. Untersuchungen weisen auf **genderspezifische** (geschlechtsspezifische) Unterschiede in der Auseinandersetzung mit Symptomen hin: Frauen zeigen ein über Jahrzehnte stabiles Verhalten im Umgang mit dem eigenen Körper und möglichen Störungen. Während etwa die Hälfte der untersuchten Frauen sich realistisch in ihrer Fähigkeit zur Selbstpflege und -behandlung einschätzte, die meisten Beschwerden selbst behandelte und bei ernsthaften Anzeichen einen Arzt aufsuchte, reagierte die andere Hälfte der Frauen stark auf Befindlichkeitsstörungen, war unsicher, suchte häufig den Arzt auf und vertraute auch bei psychosomatischen Störungen auf die Wirkung von Arzneimitteln. Männer weisen meistens dysfunktionales Krankheitsverhalten auf und lebten durchweg gesünder, wenn sie eine Lebenspartnerin hatten.

Krankheitsverlaufskurve: s. Erkrankung, chronische.

Kranksein: (engl.) *to be sick*; menschliches Lebensgefühl und Lebensphase, die durch Krankheit* gekennzeichnet ist und der die Sorge* von (Kranken-)Pflege gilt; Pflegewissenschaft* ist auf das Krank- bzw. Gesundsein (J. Wrubel, 1992) aus Sicht der Betroffenen mit Übergängen, Prozessen und Handlungsnotwendigkeiten ausgerichtet, im Unterschied zur Krankheit und (in Ansätzen) Gesundheit*, die vorwiegend Forschungsgegenstand der Medizin sind. Seitens der Krankenpflege bestand jahrzehntelang eine Überbetonung von Defiziten der Patienten (s. Defizitorientierung), also die wissenschaftliche und praktische Konzentration auf das, was nicht funktioniert, was Menschen nicht können, was sie krank ist. Dies führte u. a. zu Überversorgungen und Einschränkungen der Bewegungs- und Entscheidungsfreiheit von Patienten, z. B. durch übermäßiges Auffordern zur Bettruhe und reglementierte Besuchszeiten. Umgekehrt hat eine rein ressourcenorientierte Sicht (s. Ressourcen) den Blick auf Pflegebedürftigkeit* eingeschränkt und Patienten gelegentlich überfordert. Die Häufigkeit chronischer und dementieller Erkrankungen (s. Verwirrtheit, chronische) nimmt im Verhältnis zu anderen Krankheitsbildern zu. Es besteht Forschungsbedarf zum besseren Verständnis der psychischen und sozialen Folgen dieser Erkrankungen mit dem Ziel eines erleichterten Umgangs damit (s. Coping). Weitere Studien werden notwendig, um die pflegerisch-therapeutischen Möglichkeiten zu erweitern, die helfen, den Ausbruch von Krankheitsschüben zeitlich zu verschieben oder auftretende Symptome schneller in den Lebensalltag integrieren zu können, z. B. gezielte Übungen zum Erhalt von körperlichen oder geistigen Funktionen, rechtzeitiges Erlernen von Bewegungstechniken oder der Einsatz von Hilfsmitteln, die die Bewegungsfreiheit der Patienten weitgehend erhalten. Vgl. Pflegeforschung.

Krebsregister: (engl.) *cancer registry*; Einrichtung zur standardisierten Dokumentation, Speicherung, Auswertung und Interpretation von Daten zu Krebserkrankungen.

Epidemiologisches Krebsregister
Syn. bevölkerungsbezogenes Krebsregister; Krebsregister, das die Häufigkeit von Neuerkrankungen an Krebs in einer umschriebenen Bevölkerung (z. B. eines Bundeslandes) feststellt und beobachtet.
Ziel und Zweck: 1. Ermittlung und Interpretation epidemiologischer Parameter zum Erkrankungsgeschehen wie Inzidenz*, Prävalenz* und Überlebensraten nach Krebsart, Alter und Geschlecht; **2.** Analysen zeitlicher Trends und regionaler Unterschiede; **3.** Ergänzung der Datengrundlage im Gesundheitswesen* zur Planung und Qualitätssicherung* bei Prävention* und Versorgung; **4.** Beiträge zur Gesundheitsberichterstattung des Bundes, der Länder und der Kreise; **5.** Nutzung der Daten für wissenschaftliche Forschungsprojekte. **Hinweis:** Voraussetzung für die zuverlässige Erfüllung dieser Aufgaben ist u. a. die Registrierung möglichst aller auftretenden Erkrankungsfälle in der Bevölkerung (Vollzähligkeit).
Situation in Deutschland: Alle Bundesländer führen Krebsregister auf der Basis eigener Landeskrebsregistergesetze. Diese regeln u. a. die Meldepflicht oder das Melderecht für Ärzte, die Organisationsstrukturen und Meldeverfahren sowie den Schutz und die Sicherheit der Daten bei der Übermittlung und Speicherung. In einigen Bundesländern ist eine Registrierung von mehr als 90 % aller in der jeweiligen Landesbevölkerung auftretenden Krebsfälle erreicht. Die Daten dieser Länder nutzt das Robert`Koch-Institut zur Schätzungen der Erkrankungszahlen in der Gesamtbevölkerung Deutschlands. Eine Sonderstellung hat das Deutsche Kinderkrebsregister in Mainz, das seit über 25 Jahren international beachtete Daten zur Krebsepidemiologie bei unter 15-Jährigen für ganz Deutschland liefert.
Situation international: Krebsregister werden in vielen Ländern betrieben. Besonders hohe Kontinuität und Zuverlässigkeit wird den Krebsregistern in den skandinavischen Ländern zugeschrieben. Um internationale Standards und vergleichende Analysen bemüht sich die International Agency for Research on Cancer (Abk. IARC) in Lyon.

Klinisches Krebsregister
Zentrale Verlaufsdokumentation von patientenbezogenen Daten zu Diagnose-, Therapie- und Nachsorgeprozessen bei Krebserkrankungen.
Ziel und Zweck: 1. Datengrundlage zur vergleichenden Bewertung von Effektivität und Qualität der onkologischen Versorgung z. B. in Krankenhäusern oder Behandlungszentren (Benchmarking*); **2.** Datengrundlage für Planungen im Gesundheitswesen; **3.** zentrale Bereitstellung patientenbezogener Informationen für autorisierte Ärzte i. R. der interdisziplinären Versorgung; **4.** Unterstützung eines qualitativ hochwertigen Versorgungsangebots nach geltenden Leitlinien* für alle Erkrankten in einer Region.
Organisation: Klinische Krebsregister werden von sog. Tumorzentren oder Onkologischen Schwerpunkten betrieben und i. d. R. durch die Gesetzliche Krankenversicherung finanziert. Dachverband ist die Arbeitsgemeinschaft Deutscher Tumorzentren (Abk. ADT).
Autor: Martin Lehnert.

Kreislaufschock (ICNP): s. Schock; Schock, hypovolämischer.

Kreißsaal: (engl.) *delivery room, maternity room, labour room*; **1.** Geburtsraum, der mit Mobiliar bzw. Hilfsmitteln (z. B. breites Bett, Gebärhocker, Seil und Gebärbadewanne) ausgestattet ist, die der Gebärenden ermöglichen, unterschiedliche Geburtspositionen einzunehmen; **2.** Trakt, in dem sich mehrere Geburtsräume sowie Bereitschaftszimmer, Badezimmer, Entsorgungsräume, Materialräume sowie ein Operationsraum für notfallmäßige Schnittentbindungen* befinden; **Hinweis:** Kreißsaal ist abgeleitet von kreißen (gebären).

Kreuzinfektion: (engl.) *cross infection*; exogene Infektion* durch Übertragung von Erregern direkt von Mensch zu Mensch (z. B. über die Hände des medizinischen Personals) oder indirekt über kontaminierte Gegenstände (z. B. Instrumente); vgl. Autoinfektion, Hygiene.

Kriechen (ICNP): (engl.) *crawling*; **1.** (allgemein) Bewegen des Körpers mit langsamer Geschwindigkeit nahe am Boden von einer Stelle zu einer anderen, gewöhnlich durch Bewegen auf Händen und Knien; **2.** (Kinästhetik) Krabbeln; Gewichtsverlagerung durch das Drehen von Körperteilen, wobei die gewichtsfreie Seite nach vorn gestreckt und der Brustkorb mit den Armen gestützt wird; vgl. Kinästhetik, Gehen.

Krise

Krise (ICNP): (engl.) *crisis*; Wendepunkt zum Besseren oder Schlechteren bei Verlust- oder Stresssituationen, bei dem es für eine begrenzte Zeit zu Unausgeglichenheit, Spannung und ineffizienter Kommunikation* kommen kann; vgl. Coping, Konflikt, Krisis.

Krise, hypertensive: s. Blutdruckkrise.

Krisenbewältigung: (engl.) *crisis resolution*; Prozess des Überwindens und Verarbeitens einer Krise*; umfasst die gedanklichen und Handlungsstrategien der betroffenen Person selbst sowie die Inanspruchnahme unterstützender Maßnahmen. Vgl. Coping.

Krisenintervention: (engl.) *crisis intervention*; jede Form von psychosozialer, psychiatrischer und psychotherapeutischer Intervention im Hinblick auf Symptome, Krankheiten und Fehlhaltungen, die in Zusammenhang mit einer Krise* stehen (z. B. für Patienten in psychosozialen Krisen, akuten psychotischen Phasen, mit suizidalen Absichten); **Maßnahme:** 1. sofortiges Eingreifen, aktives Handeln der Helfer; 2. Behandlung der akuten Problematik, Flexibilität der Methoden; 3. Einbeziehung des sozialen Umfeldes (z. B. Angehörige, Arbeitsstelle, Umweltbedingungen); **Ziel:** 1. Krisenbedingtes Leiden lindern und negative (gesundheitliche, psychische, soziale) Folgen verhüten bzw. eingrenzen. 2. Psychosoziale Belastungen und Notlagen bewältigen, psychische Ersterkrankung bzw. Einweisung in eine psychiatrische Klinik vermeiden. 3. Mittel- und langfristig wird angestrebt, den Patienten in die Lage zu versetzen, seine Erfahrungen und Ressourcen zu nutzen, um die Krise bewältigen zu können. **Formen:** 1. medizinisch-psychiatrische Krisenintervention, z. B. ambulant, stationär, pharmakologisch; 2. psychologisch-psychotherapeutische Krisenintervention, z. B. therapeutische Verfahren, Gemeindepsychologie, Seelsorge; 3. sozialarbeiterisch-pflegerische Krisenintervention, z. B. psychosoziale Beratung, aufsuchende Sozialarbeit (im eigenen Wohnraum, Streetworker u. a.); 4. pädagogische Krisenintervention, z. B. in der Kinder*- und Jugendhilfe, durch Kinder- und Jugendnotdienste sowie Heimerziehung. Vgl. Krisenprävention.

Krisenmanagement: (engl.) *crisis management*; Steuerung von systematischen und fokussierten Maßnahmen zur Krisenbewältigung; unter Zeit- und Problemdruck eine Situation erkennen und bewerten, die richtigen Entscheidungen treffen und steuern; Krisenmanagement stellt bei Krisen in einer Organisation grundsätzlich eine Führungsaufgabe dar (s. Führung), kann aber auch durch externe Berater vorgenommen werden. Prophylaktisch wird in einigen Organisationen für den Krisenfall ein Konzept entwickelt, das unter festgelegten Bedingungen als Prozesssteuerung in Kraft tritt. Vgl. Konfliktmanagement.

Krisenprävention: (engl.) *crisis prevention*; Maßnahmen, die durch gezielte Interventionen (s. Krisenintervention) eine Krise verhindern, frühzeitig erkennen oder hinsichtlich Dauer und Auswirkung günstig beeinflussen; allgemein gesehen ist es schwierig, aus der Vielfalt möglicher Problemstellungen diejenigen zu identifizieren, die unter bestimmten Bedingungen zu einer Krise führen, und die Folgen gedanklich vorwegzunehmen. Im Hinblick auf die individuelle Anfälligkeit einzelner Personen für spezielle Krisen (z. B. Stoffwechselentgleisungen, Rezidive von Psychosen, Komplikationen nach operativen Eingriffen) stellt Krisenprävention jedoch ein sinnvolles und notwendiges Moment dar. Bezogen auf diese individuelle Problematik gelten die Bemühungen unter dem Aspekt der **Primär- und Sekundärprävention** (s. Prävention) dem Vorbereiten auf oder dem Vermeiden einer Krise. **Formen:** 1. ereignisbezogene Maßnahmen, die Lebensereignissen oder -veränderungen gelten, die zu einer Krise führen könnten (z. B. gedankliche Vorbereitung, rechtzeitige Unterstützung); 2. personenbezogene Maßnahmen, z. B. Sensibilisierung für Frühwarnzeichen, medikamentöse Um- oder Einstellung, Inanspruchnahme sozialer Unterstützung; 3. kontextbezogene Maßnahmen, die eine Veränderung der Umweltbedingungen erreichen (z. B. Einbeziehung der Familie, pflegerische Interventionen). Im **akuten Krisenfall** stehen Maßnahmen im Vordergrund, die eingetretene Krise durch gezielte Interventionen rechtzeitig und effektiv entgegenwirken.

Krisis: (engl.) *crisis*; schneller Fieberabfall bei Infektionskrankheiten, der innerhalb von 24 Stunden zu normaler oder subnormaler Temperatur führt und die Genesung einleitet; vgl. Fieber, Krise.

Kritik: (engl.) *criticism*; wertfreier Begriff der Beurteilung oder Einschätzung; eine Kritik kann sowohl positiv als auch negativ sein; Kritik kann grundsätzlich von außen kommen, aber auch das eigene Tun reflektierend von innen (Selbstkritik). Als **kritikfähig** gilt ein Mensch, wenn er in der Lage ist, komplexe Sachverhalte zu prüfen und sich ein eigenes Bild zu machen, anstatt es „unkritisch" von anderen zu übernehmen. **Hinweis:** Im allgemeinen Sprachgebrauch wird z. B. von „kritischen Äußerungen" gesprochen, womit missbilligende Äußerungen gemeint sind. Vgl. Kritikgespräch.

Kritikgespräch: Gespräch* über Ereignisse, Verhalten oder Umstände mit dem Ziel, eine Situation zu klären und zu verbessern; i. d. R. sind Kritikgespräche negativ besetzt, sowohl bei denen, die Kritik* üben als auch bei den Kritisierten. Diese Gespräche werden dann dominiert von Gefühlen der Entwertung, des Angriffs und der Bloßstellung. **Inhalt:** 1. Information darüber, wie die eigene Leistung von anderen eingeschätzt wird, ob und in welchem Umfang Ansprüche von den abweichen, was als „normal" (s. Norm, soziale) für Leistung gilt; 2. Lernmöglichkeit, Veränderung, Korrektur der Leistung oder des Verhaltens sind aufgrund gezielter Information leichter möglich. 3. Motivierung, wenn vermittelt wird, dass die Arbeit des

Kritisierten für das Team wichtig ist; **4.** soziale Bezüge, denn ein Kritikgespräch ist auch ein Akt der Zuwendung, in dem der Kritisierte ernst genommen wird, etwas über seine Arbeit erfährt und erlebt, dass andere Interesse an ihm und der Zusammenarbeit haben. **Voraussetzung: 1.** Wie lautet die (unausgesprochene) Zielsetzung des Gespräches (Machtkampf, Interesse an besserem Miteinander, Fehler reduzieren)? **2.** Ist geklärt, wer über „richtig" und „falsch" entscheidet (wenn nicht, liegt ein Konflikt* vor)? **3.** Was genau soll kritisiert werden? **Hinweis: 1.** Angriff vermeiden (der Kritisierte verteidigt sich, die Kritik erreicht ihn nicht). **2.** Positive Bezüge zum anderen herstellen, deutlich machen, dass es nicht um eine Entwertung seiner Person, seiner Arbeit insgesamt geht, sondern um einen bestimmten Aspekt. **3.** Konkretes Verhalten kritisieren, nicht interpretieren („Du kommst zu spät" und nicht „Du nimmst deine Arbeit nicht ernst"), keine Vorwürfe aufgrund von Vermutungen, Gehörtem; subjektive Wahrnehmung unbedingt überprüfen. **4.** Die eigenen Interessen an der konstruktiven Zusammenarbeit sowie die persönlichen Gefühle (Ärger, Kränkung, Verunsicherung) aussprechen. **5.** Freundlich, aber bestimmt bleiben, wenn der Kritisierte aggressiv wird, das eigene Selbstbild verteidigt; wiederholt auf die Zielsetzung des Gesprächs und die eigene Wahrnehmung hinweisen. **6.** „Wer-hat-Recht"-Diskussionen ebenso wie eine gequälte Kapitulation vermeiden. **7.** Gemeinsam Lösungsmöglichkeiten erarbeiten. **8.** Evtl. Nachgespräch vereinbaren. Vgl. Gesprächsführung, Konfrontation.

KrPflG: Abk. für **K**ranken**pfl**e**g**esetz*.

Kryotherapie: syn. Kälteanwendung*.

KTQ: Abk. für **K**ooperation für **T**ransparenz und **Q**ualität im Krankenhaus; deutsche Organisation, die anhand eines Anforderungskatalogs Krankenhäuser u. a. Einrichtungen der Krankenversorgung (z. B. Rehabilitationskliniken, Arztpraxen) zertifiziert; entwickelt wurde die KTQ von den Spitzenverbänden der Krankenkassen, der Bundesärztekammer, der Deutschen* Krankenhausgesellschaft unter Mitwirkung des Deutschen* Pflegerats und der Arbeitsgemeinschaft der wissenschaftlich-medizinischen Fachgesellschaften (Abk. AWMF). **Aufgabe:** Zertifizierung* von Einrichtungen der Krankenversorgung i. R. des Qualitätsmanagements*, gültig für einen Zeitraum von 3 Jahren. Hierzu führen die teilnehmenden Einrichtungen eine Selbstbewertung durch, die durch KTQ-akkreditierte Visitoren verifiziert wird. Über das Ergebnis wird ein Zertifikat ausgestellt. Die Zertifizierung ist freiwillig. **Hinweis:** Seit Januar 2007 werden auch stationäre und teilstationäre Pflegeeinrichtungen, ambulante Pflegedienste, Hospize und alternative Wohnformen zertifiziert.

Kühlelement: Hilfsmittel zur lokalen Kälteanwendung*, z. B. Kältekissen* oder Eispackung*; **Hinweis:** Zur Vermeidung von Hautschäden nicht mit direktem Hautkontakt anwenden.

Kühlmatratze: (engl.) *cool mattress*; Spezialmatratze zum Entzug von Körperwärme zu medizinischen Zwecken; ermöglicht eine Abkühlung auf 33–34 °C Körpertemperatur zur Reduktion des Stoffwechsels. **Anwendung:** Kühlmatratzen werden zur gezielten Hypothermie (s. Unterkühlung) bei Intensivpatienten (evtl. auch in Form eines geschlossenen Kühlzelts) eingesetzt. In klinischen Studien wird deren Einsatz i. R. der Therapie Neugeborener untersucht, die unter der Geburt einen Sauerstoffmangel erlitten haben. Vgl. Krankenhausmatratze.

Kürette: (engl.) *curette*; schlingen- oder löffelförmiges, stumpfes oder scharfes Handinstrument zur Gewinnung oder Entfernung oberflächlicher Gewebeschichten; **Anwendung: 1.** in der Gynäkologie zur Ausschabung (Kürettage) der Gebärmutter; **2.** in der Dermatologie zur Entfernung oberflächlicher Hautveränderungen wie u. a. Warzen oder Verhornungen; **3.** In der Zahnmedizin werden hakenförmige Küretten zum Säubern und Glätten von Wurzeloberflächen verwendet.

Kultur (ICNP): (engl.) *culture*; Gesamtheit der Einstellungen, Regeln und Leistungen einer menschlichen Gesellschaft; umfasst z. B. Sprache, Kunst, Wissenschaft, moralische Werte, Religion*.

Grundlagen

Der Begriff der Kultur ist einem ständigen Wandel unterworfen und von seinem jeweiligen sozialhistorischen Kontext abhängig. So verstanden antike Gesellschaften den Begriff Kultur ausschließlich relational, d. h., er bezog sich auf einzelne Tätigkeiten oder Lebensbereiche wie die Kultur der Äcker, des Schmerzes, der Körper. Bei diesem Begriff der Kultur in Bezug auf einen bestimmten Umstand geht es um den pflegenden Umgang mit u. a. der Umwelt, dem Empfinden, der Gesundheit. Als generalistisch verstandener Begriff existiert er seit der Moderne. So tritt der Begriff in wissenschaftlichen Texten des 17. Jahrhunderts (S. von Pufendorf, 1673) erstmalig ohne speziellen Umstand auf. Kultur wird als Zivilisation und Glückszustand des Menschen verstanden und in Opposition zum Begriff des Natur- und Unglückszustands des Menschen gesehen. Im 18. Jahrhundert begründet J. G. Herder (ab 1784) einen nationalen Kulturbegriff, der Lebensäußerungen einzelner Menschen wie gesamter Gesellschaften als unverwechselbare, einheitliche Kultur beschreibt, die das Volk-Sein ausdrücke und als von anderen Kulturen unterscheidbar angenommen werde. Dies ermögliche wissenschaftliche Vergleiche über Lebensumstände aus historischer, regionaler oder nationaler Sicht. Dagegen ist der **aktuelle** Kulturbegriff von Irritation und Zweifel gekennzeichnet. Um diese durch **ständigen Wandel** und damit einhergehende Verunsicherung gekennzeichnete Situation beherrschbar zu machen, wird z. B. nach dem vertretbaren Anteil von Migranten (s. Migration) in einer Gesellschaft, nach der Notwendigkeit einer Leitkultur, nach der Kultur der Gesundheitsversorgung und der Forschung gefragt. Diese Fragen verweisen auf ein Wesensmerkmal heutiger Gesellschaften: die Regulierungsmacht (M. Foucault). Als Prozess der fortlaufenden Korrektur und Verbesserung zielt die Regulierungsmacht sowohl auf beliebige Bevölkerungen (Regulierung der Einwanderung) wie auf beliebige Körper (Regulierung des Blutdrucks). Der Wunsch nach Regulierung drückt den tiefer liegenden Wunsch nach „Normalität*" aus. Die Kategorie „normal" erlaubt nämlich nicht nur eine flexible Einordnung von Zuständen i. S. eines Über-, Unter- und Normalmaßes, sondern besagt auch die Vorstellung einer kontinuierlich voranschreitenden Angleichung von Unterschieden. Es lassen sich 2 Strategien der Normalisierung unterscheiden (J. Link, 2006): **1.** Die protonormalistische Strategie zielt auf eine maximale Verengung, Fixierung und Stabilisierung der Normalitätszone (no tolerance). Auf den Begriff der Kultur angewandt äußert sich die Strategie der harten Grenzziehung in der Vorstellung von Kultur als „prägendem Erbe", als „nationale Identität stiftend" oder als „geschlossenem (Kultur-)Kreis". Soziale Differenzen negierend wird z. B. eine „deutsche Identität" festgestellt, die historische Epochen und soziale Differenzen überdauert. Mit dem Begriff des „Kulturkreises" hat diese Position auch jenseits nationaler Diskurse Anerkennung gefunden, obwohl allgemein bekannt ist, dass es unter den modernen Gesellschaften keine monokulturell-geschlossenen Gesellschaften gibt. **2.** Die flexibel-normalistische Strategie setzt auf die maximale Ausdehnung und Dynamisierung der Normalitätszone (no limits). Eine flexibel-normalistische Strategie der weichen Grenzziehung ist die Vorstellung von Kultur als einem wandlungsfähigen Instrument zur Bewältigung wechselnder Lebenslagen (F. O. Radtke, 1995).

Pflege
auch interkulturelle Pflege, kultursensible Pflege.
Verwendung des Begriffs in der Pflege: 1. Bezugspunkt: Sowohl der aus der Antike bekannte relationale Begriff der „Kultur von Etwas" als auch der aus der Moderne stammende generalistisch-nationale Begriff von Kultur existieren in der aktuellen Pflegeliteratur. So drückt sich der pflegende Umgang mit Patienten in einem Titel wie „Pflege verwirrter alter Menschen" aus. Den Eindruck von Patienten als Teile einer nationalen Kollektivkultur vermittelt ein Titel wie „Türkische Patienten pflegen". In diesem Bereich ist auch die Theorie der transkulturellen Pflege von Madeleine Leininger einzuordnen; vgl. Transkulturalität. **2.** Strategie: Die Definition der ICNP verweist auf einen Kulturbegriff der weichen Grenzziehung, der auf die Befähigung von Menschen zur Bewältigung ihrer Lebenslage abzielt. Ein solcher Begriff von Kultur spricht 2 wesentliche Eigenschaften der Pflege an: ihre Handlungsorientierung und ihre lange Tradition. Eine Pflege, die z. B. die Kultur des Schmerzes reflektiert, stellt auf der individuellen Ebene eine konkrete Hilfe bei der Bewältigung von Schmerzen eines bestimmten Patienten dar und erfüllt gleichzeitig den gesellschaftlichen Auftrag zum pflegenden Umgang mit Menschen.

Anwendungsfelder: 1. In der **Pflegepraxis** stellt sich eine kultursensible Pflege als Fähigkeit und Fertigkeit zu einer beiderseitig zufriedenstellenden und zielorientierten Kommunikation* dar. Um eine in dieser Weise gelungene Pflege zu erreichen, stellen sich Anforderungen an persönliche Grundeinstellungen, Wertvorstellungen und Umgangsformen wie an Lernbegeisterung und interkulturelles Wissen. Eine kultursensible Pflege ist somit auf den Ebenen des Denkens, Handelns und Fühlens angesiedelt. Fähigkeiten, die diese Ebenen in unterschiedlichem Maß ansprechen, sind z. B. die der Empathie*, Problemanalyse und Konfliktfähigkeit*: **a)** Empathie existiert jenseits von Mitleid und Verständnis. Sie zeigt sich in der Bereitschaft zu Nähe und Distanz zugleich. Eine solche Fähigkeit verstellt nicht den Blick durch die eigene „Handlungsrationalität" und „Konstruktion von Wirklichkeit". **b)** Die Fähigkeit zur Problemanalyse erlaubt es, die Genese (Entwicklung) von Konflikten, aber auch von gelungener Kommunikation und erreichten Problemlösungen zu erkennen und auf andere Situationen zu übertragen. Damit erhöht sich z. B. die Fähigkeit, eigene Stresssituationen zu beherrschen und gleichzeitig nach außen Sicherheit und Offenheit zu signalisieren. **c)** Die Konfliktfähigkeit ist in der kultursensiblen Pflege eine essentielle Fähigkeit. Denn das eigene Verständnis von einem rational und formell handelnden Menschen trifft in der Interaktion* auf diffuse, vielschichtige, widersprüchliche und nicht formulierte Erwartungen. An der Behandlung pflegebedürftiger Migranten lässt sich der Grad der allgemeinen gesellschaftlichen Wertschätzung aller kranken, nicht heilbaren, nicht mehr im Arbeitsprozess stehenden Menschen ablesen. **2.** In der **Pflegepädagogik** existiert international seit den 70er Jahren des 20. Jahrhunderts eine Reflexion der Ausbildung und Praxis in Bezug auf eine kulturelle Sensibilität (M. Leininger, 1973), die mit einer großen zeitlichen Verzögerung zu Beginn der 90er Jahre des 20. Jahrhunderts auch in Deutschland eine Rolle zu spielen begann. Übersetzungen von meist nordamerikanischen Texten stießen die Diskussion über Kultur und Pflege hierzulande an. Gleichzeitig führte die Akademisierung der Pflege zu Berufungen von Pflegeprofessoren aus angrenzenden Disziplinen, die Themen wie z. B. Migration, Kultur, kultursensible Pflege und Verständnis von Kranksein* in die neuen Pflegestudiengänge einbrachten. In der Pflegepädagogik geht es nicht um die Anleitung zur „Pflege von Migranten", sondern um eine curriculare Verankerung der Reflexion eigener Einstellungen, Werte und Handlungsmuster, die den gesamten Arbeitsalltag bestimmen. Eine solche pflegewissenschaftliche Ausrichtung, die einen (aus der Antike bekannten) Kulturbegriff der Pflege von Patienten aufgreift, unterliegt weniger der Gefahr der Negierung von Unterschieden (Universalismus) oder deren Überhöhung (Kulturalismus). 3. Im **Pflegemanagement*** geht es darum, eine Qualitätsentwicklung in Gang zu setzen, die Diversität (Vielfältigkeit) in Bezug auf Patienten und Mitarbeitende als wesentliches Merkmal versteht. Diese Qualität drückt sich z. B. in der Zusammensetzung der Mitarbeiter im Team und in der Leitung, mehrsprachigem Informationsmaterial und Dolmetscherdiensten, Speisen- und Raumangeboten, Fortbildungen und Krisenbeistand als auch in der Organisationskultur (s. Pflegekultur) aus. Dabei gilt es zu verhindern, dass Migranten als eine spezielle Problemgruppe identifiziert werden, für die Konzepte zu entwickeln sind. Vielmehr geht es darum, durch die Einnahme interkultureller Perspektiven zu einem erweiterten Pflegeverständnis für alle Patienten zu gelangen. Kliniken, Altenheime und ambulante Dienste, die sich in ihren Broschüren und Leitbildern übereinstimmend zur „Kundenorientierung" bekennen, müssen sich an der Erfüllung der genannten Qualitätsmerkmale messen lassen.

Hinweis: Aktuelle Konzepte zur kultursensiblen Pflege beschreiben vorwiegend Probleme auf Seiten nicht deutschstämmiger Patienten wie Sprachdefizite, ungenügende Compliance*, wenig Kenntnis im Umgang mit dem Gesundheits- und Versicherungssystem. Darin drückt sich eine in der Pflege insgesamt noch vorherrschende Haltung aus, die dem Patienten als Kommunikationspartner wenig Stellenwert und Gestaltungsspielraum einräumt. Diese Haltung korrespondiert mit Leiningers Theorie von der Entschlüsselung der Kulturen und Typisierung von Patienten z. B. nach Ethnizität ungeachtet des Herkunfts- und aktuellen Aufenthaltslands, des Geschlechts, der Bildung, des sozialen Status. Die für die Pflege kennzeichnenden Fremdheitserfahrungen begegnen in dieser Theorie einem normativen Universalismus, der Differenzen und mögliche Schwierigkeiten ignoriert.

Organisation
Pflegeprozess: Die Pflege kann das ihr bekannte Pflegeprozessmodell für ein besseres (nicht nur kulturelles) Verständnis ihrer Patienten nutzen. Im Pflegeprozess geht es darum, interkulturelle Pflegekonzepte auf die klinische Praxis anzuwenden. Ein kultursensibles Assessment* fragt nach Identität, Wertvorstellungen, Kommunikation, Vorstellungen über Krankseln, Gesundheit und Therapien, über Ernährung, soziale und ökonomische Überlegungen, kulturelles und religiöses Zusammenleben, Erziehungs- und Bildungsfragen, Ansichten zur persönlichen Entwicklung. In diese Überlegungen muss einbezogen werden, dass Informationsvermittlung, Beratungen und Gespräche zwischen Pflegekräften und Migranten entsprechende Zeit benötigen. Pflegestandards und Pflegesoftware, die den Pflegeprozess aus kultursensibler Sicht unterstützen, sollten mehrsprachig sein oder Dolmetscherprogramme bzw. Hinweise zu Programmen im Internet vorhalten.

Angrenzendes Fachgebiet
Psychologie: Pflegekräfte unterliegen wie Psychologen und Psychotherapeuten nicht selten dem Wunsch, den anderen „völlig verstehen" zu wollen. Ein solches Missverständnis birgt die Gefahr, sein Gegenüber zu vereinnahmen, indem ihm per se Fremdsein unterstellt oder jede Art des Andersseins untersagt wird. Letztlich geht es um eine Entkleidung und Bemächtigung des Fremden. Dagegen besteht ein professioneller Standpunkt darauf, dass jeder Versuch einer echten Begegnung jenseits von Ausgrenzung und Vereinnahmung beginnt. In der Pflege wie in der psychologischen Beratung und Therapie ist eine Haltung notwendig, die den anderen wie sich selbst im eigenen Sein akzeptiert und eine Form der Nähe schafft, die ein gegenseitiges und eigenes Kennenlernen ebenso wie ein Sich-fremd-Bleiben einschließt.

Autorin: Ingrid Kollak.

Kumulation: (engl.) *cumulation*; allmähliche Anhäufung von (Arznei-)Substanzen im Organismus bei wiederholter Dosierung, wenn die Einzelgaben schneller erfolgen, als die Substanz eliminiert werden kann; die Nichtbeachtung von Kumulationsvorgängen kann zur Überschreitung der therapeutischen Blutkonzentration und damit zur Vergiftung* führen, z. B. durch Digitalisglykoside oder Barbiturate. Dies hat besondere praktische Bedeutung bei Pharmaka mit langer Halbwertzeit (Zeit, bis sich die aufgenommene Substanz durch Stoffwechselvorgänge und/oder Ausscheidung auf die Hälfte vermindert hat) oder bei Patienten mit eingeschränkter Nierenfunktion.

Kunde: (engl.) *customer*; Organisation oder Person, die ein Produkt* empfängt (DIN EN ISO 9000 : 2005); **Formen: 1. externer** Kunde: Person, für die eine Organisation oder Person die Leistung erstellt; hier der Pflege meistens der Patient* oder Pflegebedürftige; **2. interner** Kunde (z. B. im Qualitätsmanagement*): Organisationsmitglied, das interne Leistungen von anderen Organisationsmitgliedern empfängt; die eigenen Mitarbeiter werden hierbei als interne Kunden verstanden und interne Prozesse als Kunden-Lieferanten-Beziehungen (Abk. KLB). Dadurch soll verdeutlicht werden, dass jeder am Arbeitsprozess Beteiligte zugleich Anbieter und Kunde sein kann.

Kunstauge: s. Augenprothese.

Kunststoffverband: (engl.) *synthetic bandage*; Cast; individuell modellierter Stützverband* aus Fiberglas, Polyester oder Polypropylen zur Fixierung eingerichteter (reponierter) Frakturen*, zur Ruhigstellung (Immobilisation) nach operativer Versorgung von Frakturen (Osteosynthese) oder Verrenkungen (Luxationen) oder zur Unterstützung (Stabilisation) von Gliedmaßen und Körperregionen; das Aushärten erfolgt durch Wasserkontakt (vollständiges Eintauchen des Materials oder nachträgliches Befeuchten). Prinzipiell existieren folgende **Unterschiede** zum Gipsverband*: **1.** schwierigere Handhabung; **2.** längere Abbindezeit (6–8 Minuten); **3.** schnellere Aushärtung, volle Belastbarkeit nach 30 Minuten; **4.** größere Stabilität und Bruchfestigkeit; **5.** röntgentransparent, sodass die Knochenstruktur gut zu beurteilen ist; **6.** Gewicht um 60–70 % geringer; **7.** luftdurchlässig, wasserfest und feuchtigkeitsabweisend (schlechte Feuchtigkeitsregulation); **8.** längere Haltbarkeit (bis zu 3 Jahren); **9.** höhere Kosten; **Formen: 1.** Soft-Cast: Stützverband aus flexiblem, halbstarrem Material; **2.** Hard-Cast: Verband zur Ruhigstellung aus starrem Material; **Hinweis: 1.** Cast wird wie ein Gipsverband angelegt und aufgebaut. **2.** Wegen der Allergisierungsgefahr bei der Verarbeitung von Kunststoffbinden Handschuhe tragen und auch den Patienten vor Hautkontakt schützen. Vgl. Bandage, Orthese.

Kunsttherapie: (engl.) *art therapy*; Sammelbegriff für therapeutische Verfahren, bei denen mit kreativen Medien gearbeitet wird; **Grundlage:** Heilsamkeit kreativer Tätigkeit, Möglichkeit befreiender Abreaktion (vgl. Psychodrama), Möglichkeit der heilsamen Deutung der entstandenen Produkte (Texte, Bilder, Musikstücke), die unbewusste Probleme des Patienten symbolisieren (können). Die Interpretationen erfolgen daher mit Patienten gemeinsam durch geschulte Therapeuten. **Formen:** Mal-, Gestaltungs-, Musik-*, Tanz-*, Poesie- und Bibliotherapie*.

Kurzschlaf (ICNP): (engl.) *napping*; kurzer Schlaf oder Schlummern im Bereich von Minuten bis 1–2 Stunden, gewöhnlich in der Mitte oder am Ende des Tages; **Formen: 1. Mittagsschlaf:** Zur Regenerierung schlafen vorwiegend Kinder und ältere Menschen, seltener berufstätige Erwachsene nach oder in der Mittagzeit für eine individuell festgelegte Dauer oder bis zum alleinigen Erwachen; **2. „Powersleeping":** 15 Minuten gezielter Schlaf zur Regenerierung, der vor Eintreten der Tiefschlafphase beendet wird; findet zunehmend Verbreitung in der Arbeitsumgebung. **Hinweis:** Zur Vorbeugung einer verstärkten Müdigkeit am Nachmittag sollte beim Powersleeping die Zeit von 15 Minuten nicht überschritten werden. Vgl. Schlafstadien.

Kurzschlusshandlung: (engl.) *rash action*; syn. Affekthandlung; auch Explosivhandlung; Handlung aus einer unkontrollierten, intensiven Gemütsbewegung heraus, heftige Entladung eines Affektstaus, die auch ohne zugrunde liegende psychische Störung auftreten kann; Affekte* mit meist aggressiv-destruktivem Inhalt können zu unbeherrschtem, unüberlegt-impulsivem Verhalten ohne Einsicht in die Folgen und evtl. zu einer strafbaren Handlung (Affektdelikt) führen. Wenn nach vollbrachter Kurzschlusshandlung der Affekt abgeklungen ist, wird das Verhalten meist kritischer Einsicht zugänglich. Für die forensische Beurteilung ist es wichtig, ob der Täter den Affektstau hätte vermeiden oder den Ablauf der Tat noch hätte steuern können. Vgl. Raptus.

Kurzzeitgedächtnis (ICNP): s. Gedächtnis.

Kurzzeitinfusion: (engl.) *short-term infusion*; über höchstens 3 Stunden (häufig 15–30 Minuten) andauernde Infusion* mit einem Infusionsvolumen von 50–100 ml; **Anwendung:** bei Gabe von Antibiotika* oder Schmerzmitteln; **Hinweis:** Die Kurzzeitinfusion wird erst unmittelbar vor Verabreichung vorbereitet. Vgl. Dauerinfusion.

Kurzzeitpflege: (engl.) *short-time care*; vorübergehende Pflege eines pflegebedürftigen Menschen in einer vollstationären Pflegeeinrichtung für maximal 4 Wochen pro Kalenderjahr; **Voraussetzung:** Gemäß § 42 SGB XI besteht Anspruch auf vollstationäre Pflege, wenn die häusliche Pflege* nicht, noch nicht oder nicht im erforderlichen Umfang erbracht werden kann und eine teilstationäre Betreuung* nicht ausreicht. Dies gilt für eine Übergangszeit im Anschluss an eine stationäre Behandlung des Pflegebedürftigen oder in sonstigen Krisensituationen, in denen vorübergehend häusliche oder stationäre Pflege nicht möglich oder nicht ausreichend ist. **Kostenträger:** Die Pflegekassen übernehmen die pflegebedingten Aufwendungen, die Aufwendungen der sozialen Betreuung sowie die Aufwendungen für Leistungen der medizinischen Behandlungspflege* bis zu dem Gesamtbetrag in Höhe von EUR 1432 im Kalenderjahr. **Anbieter: 1.** Solitäreinrichtungen, die ausschließlich diese Dienstleistung anbieten und keiner ambulanten oder vollstationären Einrichtung angeschlossen sind; **2.** Anbindung an eine Sozialstation* oder einen ambulanten Pflegedienst, an eine vollstationäre Einrichtung (z. B. Altenheim) oder an Betreutes* Wohnen. **Hinweis:** Ein einheitliches Leistungsprofil der Anbieter existiert bisher nicht, sodass unspezifische Angebote neben qualitativ hochwertigen Einrichtungen mit therapeutischen und rehabilitativen Betreuungskonzepten stehen. Vgl. Pflegeversicherung.

Kurzzugbinde: s. Kompressionsverband.

Kussmaul-Atmung: (engl.) *Kussmaul breathing*; rhythmische, abnorm tiefe Atmung mit normaler oder erniedrigter Frequenz; bewirkt Hyperventilation*, die zu erhöhter Kohlendioxid-Abatmung und einer Abnahme der Übersäuerung führt; **Vorkommen:** bei Krankheitsbildern, die mit stoffwechselbedingter Übersäuerung (nichtrespiratorischer Azidose*) einhergehen, z. B. diabetisches Koma, Urämie*. Vgl. Atmungstypen (Abb.).

Kutschersitz: Sitzhaltung zur Entspannungsvertiefung, bei der die Übende vornübergebeugt sitzt und Unterarme, Schultern, Kopf und oberen Rücken zwischen den leicht auseinandergestellten Beinen hängen lässt (s. Abb. S. 473); Anwendung: auch als atemunterstützende Position bei Atemnot und zur vertieften Atmung vor dem Abhusten*; **Prinzip:** Durch die auf den Oberschenkeln aufgestützten Ellenbogen wird die Muskulatur des Brustkorbs entlastet und eine

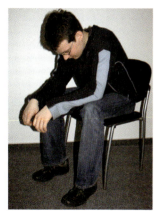

Kutschersitz

vermehrte Dehnung ermöglicht. **Hinweis:** J. H. Schultz beschrieb die Haltung i. R. des von ihm entwickelten Autogenen* Trainings nach Art der Berliner Pferdedroschkenkutscher, die sich auf diese Weise zwischen ihren Fahrten zu entspannen versuchten.

KVK: Abk. für **K**ranken**v**ersicherten**k**arte*.

KVP: Abk. für **k**ontinuierlicher **V**erbesserungs**p**rozess, s. Kaizen.

Kwashiorkor (ICNP): (engl.) *kwashiorkor*; tropische Form der Eiweißmangeldystrophie, d. h. Ernährungsstörung infolge Proteinmangels; **Vorkommen:** insbesondere bei Säuglingen und Kleinkindern sowie bei älteren Kindern und Jugendlichen bei vorwiegend kohlenhydratreicher, aber proteinarmer Kost (geschälter Reis) speziell in Entwicklungsländern oder bei schweren Diätfehlern der Eltern durch einseitige Ernährung (selten); **Folge:** hochgradige Abmagerung*, akuter Mangel an Vitamin A und C (schützen Körperzellen vor freien Radikalen), Wachstumsstörungen, Muskelschwäche, Fettleber, Anämie, bei Salzzufuhr Wasseransammlungen (mondförmiges Gesicht und aufgeblähter Bauch); weltweit leiden mindestens 40 Millionen Kinder an Kwashiorkor. **Pflege: 1.** Beratung der Eltern bezüglich einer ausgewogenen Ernährung bzw. Nahrungsergänzungsmitteln; **2.** Gabe von laktosearmer Eiweißmilch mit langsam steigender Nährzuckerbeimengung; **Hinweis:** Kwashiorkor bedingt erhöhte Infektanfälligkeit. Vgl. Mangelernährung, Marasmus.

Kybernetik: (engl.) *cybernetics*; Wissenschaft von der Kommunikation und Kontrolle in und zwischen Lebewesen und Maschinen (N. Wiener, 1948); Gesetzmäßigkeiten in technischen, physikalischen und physiologischen Abläufen werden beobachtet und verglichen. **Pflege:** Kybernetik stellt die theoretische Grundlage körperbezogener Konzepte wie z. B. der Kinästhetik* dar. Vgl. Systemtheorie.

L

Labilität: (engl.) *lability*; allgemeine Bezeichnung für Störbarkeit, geringe Belastbarkeit seelischer oder körperlicher Art; kennzeichnend für viele Krankheitsprozesse, aber auch erstes Anzeichen einer noch nicht ausgebrochenen seelischen oder körperlichen Störung bei ansonsten gesund wirkenden Menschen. Vgl. Affektlabilität.
Laborassistent, medizinisch-technischer: s. Assistenzberufe, medizinisch-technische.
Laborwerte: s. Referenzbereich.
Lachen: (engl.) *laughter*; angeborenes mimisches und stimmliches Ausdrucksmittel der nonverbalen Kommunikation*; **1.** Ausdruck von Belustigung (im positiven Sinne, z. B. über einen Witz lachen, aber auch als negative, geringschätzende Bewertung einer Handlung oder von Gesprochenem einer anderen Person, z. B. im Sinne von Schadenfreude oder jemanden auslachen); **2.** Einsatz in Gesprächen zur Kommentierung dessen, was man selbst oder der Gesprächspartner gesprochen hat, z. B. um das Gesagte zu entschärfen (z. B. bei Kritik) oder um Distanz zum Gesagten herzustellen (z. B. in emotional belastenden Momenten); **klinische Bedeutung:** Studien zeigen eine positive Wirkung des Lachens auf das Immunsystem und die Durchblutung. Die heilsame Funktion („beste Medizin") des Lachens wird z. B. mit dem Einsatz von Klinikclowns in der Kinderkrankenpflege genutzt. **Pflege:** Vorsicht nach Operationen im Bauchraum. Vgl. Freude, Humor.
Lachtherapie: (engl.) *gelotherapy*; syn. Gelotherapie; gezielter Einsatz von Lachen zu therapeutischen Zwecken; meist bewusstes Herbeiführen von Lachen in Gruppen, z. B. in sog. Lachseminaren, durch Einsatz von Klinikclowns auf Kinderstationen und in Ambulanzen sowie Veranstaltung von Kabarettaufführungen oder Sketchabenden in therapeutischen Zusammenhängen; **Wirkung:** Grundannahme ist, dass (gemeinsames) Lachen positive Emotion* und Lebenslust fördert, Verspannungen löst, Stress und Angst reduziert, den Stoffwechsel aktiviert, die Endorphinausschüttung intensiviert, das Immunsystem stärkt und Heilungsprozesse beschleunigt. **Entwicklung:** Pionier der Lachtherapie ist P. Adams (USA), der selbst als Klinikclown auf seiner pädiatrischen Station auftrat. Inzwischen erfährt die Lachtherapie auch in Europa Akzeptanz (Klinikclowns werden in England vom staatlichen Gesundheitssystem finanziert) und wird ebenfalls in verschiedenen Einrichtungen eingesetzt, da positive Auswirkungen beobachtet werden, z. B. bei Patienten mit hirnorganischen Veränderungen (Alzheimer-Kranke), Depression, chronischen Erkrankungen und Schmerzen. Vgl. Humor.
Lähmung: (engl.) *paralysis, palsy*; **1.** (allgemein) Oberbegriff für die Minderung (Parese) bzw. den Ausfall (Paralyse bzw. Plegie) der Funktionen eines Körperteils oder Organsystems; **2.** (neurologisch) Minderung der motorischen oder sensiblen Funktionen eines Nervs; **Formen: a) motorische** Lähmung: Bewegungseinschränkung bzw. Bewegungsunfähigkeit; **b) sensible** Lähmung: Herabsetzung, Fehlen oder Steigerung der Sensibilität, sog. quantitative Sensibilitätsstörung*; **Einteilung: I.** nach dem Ort der Schädigung (s. Tab. S. 476): **a) zentrale** Lähmung (auch spastische Lähmung): Schädigung des ersten motorischen Neurons von der Hirnrinde über die Pyramidenbahn bis zu den motorischen Hirnnervenkernen bzw. dem Vorderhorn des Rückenmarks; durch erhaltene Muskeleigenreflexe im Rückenmark und fehlende hemmende Impulse aus dem Gehirn ist die Muskelgrundspannung erhöht (hyperton), das Babinski*-Zeichen ist positiv. **b) periphere** Lähmung (auch schlaffe Lähmung): Schädigung des zweiten motorischen Neurons von den Vorderhornzellen des Rückenmarks über die vordere Wurzel, den peripheren Nerv und die motorische Endplatte des Nervs; es werden nur noch wenige bis gar keine Bewegungsimpulse mehr zum Muskel geleitet. **II.** nach der Anzahl der betroffenen Gliedmaßen: **a) Monoparese bzw. Monoplegie:** Eine Extremität ist unvollständig bzw. vollständig gelähmt (Arm oder Bein). **b) Hemiparese bzw. Hemiplegie:** Die rechte oder die linke Körperhälfte ist unvollständig bzw. vollständig gelähmt. **c) Paraparese bzw. Paraplegie:** Beide Arme oder beide Beine sind unvollständig bzw. vollständig gelähmt. **d) Tetraparese bzw. Tetraplegie:** Alle 4 Extremitäten sind unvollständig bzw. vollständig gelähmt. **Hinweis:** Eine Lähmung kann auch durch psychische Erkrankungen (z. B. Neurose) ausgelöst sein (Pseudolähmung). Patienten mit psy-

Längsschnittstudie

Lähmung		
Charakteristika	zentrale („spastische") Lähmung	periphere („schlaffe") Lähmung
Lokalisation der Schädigung	erstes motorisches Neuron	zweites motorisches Neuron
Ruhetonus der Muskulatur	erhöht	erniedrigt
Muskeleigenreflexe	gesteigert	abgeschwächt oder erloschen
Muskelatrophie	keine	ja
Mitbewegungszeichen	ja	keine
Pyramidenbahnzeichen	ja	keine

chogener Lähmung simulieren nicht, sondern empfinden sich im körperlichen Sinne als gelähmt.
Längsschnittstudie: (engl.) *longitudinal study*; syn. Longitudinalstudie, Langzeitstudie; epidemiologische Untersuchungsmethode, bei der die Erfassung von Daten zu mindestens 2 (häufig mehr) Zeitpunkten bei einer identischen Personengruppe (Stichprobe) erfolgt; **Ziel:** Erfassung von zeitlichen Zusammenhängen im Hinblick auf das untersuchte Phänomen (z. B. Krankheitsbewältigung*, Erfolg bestimmter pflegerischer/medizinischer Maßnahmen). Individuelle Prozesse und Verläufe können i. d. R. nur in Längsschnittstudien erforscht werden.
Lärm (ICNP): (engl.) *noise*; unerwünschter, belästigender und ggf. schädigender Schall; **Folge:** Lärm kann ab ca. 85 dB(A) zu Hörschäden und ab ca. 120 dB(A) zu Schmerzreaktionen führen und wirkt auch über zentralnervöse Impulse auf den Gesamtorganismus. Es kommt zu Stressreaktionen des zentralen und vegetativen Nervensystems (Blutdruckanstieg, Pupillenerweiterung, Ausschüttung von Katecholaminen, verminderte Magensaft- und Speichelproduktion, Anstieg der Atem- und Herzfrequenz, Veränderungen des Hirnstrombildes, der Muskelaktivität und des elektrischen Hautwiderstands, Störung des psychischen Wohlbefindens, Schlaf-, Leistungs- und Konzentrationsstörungen). Behinderungen der Sprachverständlichkeit und der akustischen Orientierung durch Lärm treten ab ca. 70 dB(A) auf.
Recht: Nach der Arbeitsstättenverordnung gelten 55 dB(A) als Höchstbelastung bei überwiegend geistiger, 70 dB(A) bei überwiegend mechanisierter und 85 dB(A) als Obergrenze für alle sonstigen Tätigkeiten. Von diesem Bereich an kann es bei regelhafter beruflicher Ausgesetztheit (Exposition) zu Lärmschwerhörigkeit kommen. Ca. 30 % aller Verdachtsanzeigen auf Berufskrankheiten* betreffen Hörschäden (BK Nr. 2301). Besonders betroffen sind Berufstätige in der Metall- und Textilindustrie und im Tiefbau. Lärmschutz kann durch Emissions- (Reduzieren der Schallerzeugung und -abstrahlung) und Immissionsschutz (Schutz gegen Einwirken von vorhandenem Schall, v. a. persönlicher Gehörschutz) erreicht werden. **Pflege:**
1. Von Patienten als Lärm empfundene Geräusche treten v. a. in hochtechnisierten Pflegeabteilungen (z. B. Intensivpflege*) auf. Daher ist jegliche zusätzliche Belastung durch ungewünschte oder laute Musik, lautes Rufen oder Schuhwerk zu vermeiden. 2. Technisch verursachte Lärmquellen (z. B. Antidekubitusmatratzen*, Monitore) identifizieren und möglichst reduzieren. 3. Bei Patienten (z. B. in der Aufwachphase nach Sedierung) für Orientierung und Information über Geräuschquellen sorgen. Vgl. Hören, Hörgerät, Schwerhörigkeit.
Lagerung: (engl.) *positioning*; Prozess oder Ergebnis der passiven oder aktiven Einnahme einer bestimmten Körperhaltung eines Patienten; **Anwendung: 1.** zur Durchführung diagnostischer oder therapeutischer Verfahren oder Eingriffe (z. B. Steinschnittlage); 2. als diagnostische Methode (z. B. Ratschow-Lagerungsprobe bei Verdacht auf periphere arterielle Verschlusskrankheit der Beine); **3.** als therapeutische Maßnahme (z. B. Herzbettlagerung* und Beinhochlagerung* zur Autotransfusion bei Kollaps oder Schock); **4.** i. R. der Pflege zur Positionsunterstützung* (aktives Konzept der kontinuierlichen Körperbewegung) und Vorbeugung von Schädigungen (z. B. Dekubitus* oder Kontraktur*; s. Kontrakturenprophylaxe) bei Langzeitbettlägerigen; **5.** als Bestandteil von speziellen Pflege- und Lernkonzepten wie Bobath-Methode* (vgl. Bobath-Lagerung) und Kinästhetik*; 6. in der Geburtshilfe Lagerung der Gebärenden zur Beeinflussung der Kindslage. **Beispiele für Lagerungsarten:** s. Abb.; **1.** Flachlagerung, z. B. bei Wirbel- oder Beckenfrakturen; s. Rückenlagerung; 2. Hochlagerung des Kopfes, z. B. bei Schädelhirntrauma; 3. Flachlagerung in Kopftieflage, z. B. bei Volumenmangel (Hypovolämie), ggf. mit Anheben der Beine; 4. Oberkörperhochlagerung, z. B. bei Herz- und Lungenerkrankungen; 5. Entlastungslagerung*, z. B. bei Verletzungen der Organe des Bauchraumes (Abdominaltraumen) oder Bauchfellentzündung (Peritonitis); 6. Dehnlagerung zur Atemunterstützung (s. Lagerung, atemunterstützende) wie Drehdehnlage*, Halbmondlage*; 7. Bauchlagerung* bei Lungenerkrankungen; 8. Beintieflagerung*, z. B. bei arteriellen Durch-

Laienpflege

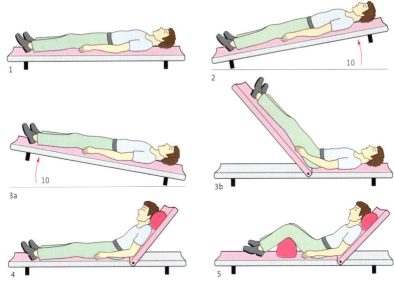

Lagerung: 1: Flachlagerung; 2: Hochlagerung des Kopfes; 3: Flachlagerung in Kopftieflage (a), ggf. mit Anheben der Beine (b); 4: Oberkörperhochlagerung; 5: Entlastungslagerung

blutungsstörungen; **9.** Beinhochlagerung*, z. B. bei venösen Erkrankungen; **10.** Weich-* und Superweichlagerung* zur Dekubitusprophylaxe; **11.** Freilagerung* wie A*-Lagerung, V*-Lagerung oder T*-Lagerung zur Druckentlastung oder Dehnung; **12.** Quincke-Lagerung*, z. B. bei chronischobstruktiven Lungenerkrankungen; **13.** 135°-Lagerung, 30°-Lagerung und Mikrolagerung (s. Positionsunterstützung), z. B. bei Dekubitusgefahr. **Hinweis:** Durch unsachgemäße Lagerung von bewusstlosen oder narkotisierten Patienten (v. a. während lang dauernder Operationen) können infolge Ausfalls der Schutzreflexe Lagerungsschäden, z. B. Dekubitus oder Nervenschädigungen auftreten, bei Verletzten durch ungeeignete Lagerungsmanöver zusätzliche Schädigungen ausgelöst werden (vgl. Seitenlagerung, stabile). Vgl. Bewegungsplan, Umlagerung, Lagerungshilfsmittel, Vakuummatratze.
135°-Lagerung: s. Positionsunterstützung.
Lagerung, atemunterstützende: 1. Lagerungstechnik, die den Patienten bei Atemnot unterstützt und vom Gewicht des Schultergürtels entlastet; **Durchführung:** Oberköperhochlagerung, Arme seitlich auf Kissen aufgestützt (s. Herzbettlagerung); **Hinweis:** Lagerung möglichst wechseln, da die unteren Lungenbezirke schlechter belüftet sind. **2.** Bezeichnung für verschiedene Lagerungstechniken, die über eine Dehnung des Brustkorbs eine Vergrößerung der Atemfläche und somit eine verbesserte Lungenbelüftung erzielen; **Formen:** A*-Lagerung, V*-Lagerung, T*-Lagerung,

Drehdehnlage*, Halbmondlage*; alle Lagerungsformen ca. 2-mal täglich 5–20 Minuten oder so lange anwenden, wie es für den Patienten angenehm ist. **Hinweis:** Auch durch Positionswechsel des Körpers kann eine intensivere Belüftung unterschiedlicher Lungenbezirke erreicht werden (s. Bauchlagerung).
Lagerungshilfsmittel: (engl.) *positioning aids*; Hilfsmittel zur Gewährleistung einer angestrebten Positionsunterstützung*, z. B. Keile, Kissen mit Spreu, Hirse sowie Schaumstoff- oder Kunststofffüllung, Knie- und Nackenrollen, Halbrollen, Langrollen, Halbzylinder, Rückenstützen, Spezialauflagen und Schaumstoffquader zur Bettverkürzung oder für ein Stufenbett.
Laienpflege: (engl.) *lay nursing*; Betreuung von Pflegebedürftigen durch Personen ohne pflegerische Berufsausbildung; i. Allg. wird Laienpflege von Familienangehörigen, Freunden oder Nachbarn zu Hause geleistet, evtl. unter Anleitung durch professionelles Pflegepersonal (z. B. von ambulanten Diensten, Ernährungs-, Stoma- oder Kontinenzberatern). Die Pflegeversicherung* (SGB XI) unterstützt Laienpflege durch Gewährung von Geldleistungen entsprechend der Pflegestufe* (s. Pflegegeld). Im Gegensatz zur professionellen Pflege, die gegenüber den Pflege- und Krankenkassen zum regelmäßigen Qualitätsnachweis der erbrachten Leistungen verpflichtet ist, findet eine Qualitätssicherung* der Laienpflege nur durch das vorgeschriebene Pflegeberatungsgespräch* statt. Sinnvoll ist die Vermittlung von Basiswissen in

Pflegekursen, die z. B. von den Krankenkassen oder Pflegeversicherungen angeboten werden, sowie Erfahrungsaustausch und Information z. B. in Selbsthilfegruppen für pflegende Angehörige. Eine gute Kooperation zwischen professioneller Pflege und Laienpflege (z. B. bei der Kombination von Sach- und Geldleistung) trägt zu einer zufriedenstellenden Qualität der Pflege i. S. des Pflegebedürftigen bei. **Hinweis:** Im privaten Pflegebereich gibt es kommerziell pflegende Laien.

Laktation: s. Milchfluss.

Laminarflow: (engl.) *laminar flow*; mit Hilfe einer technischen Anlage erzeugte wirbelfreie und durch Filterung keimfreie Luftströmung; **Anwendung: 1.** in Operationsräumen; **2.** bei keimfreien Arbeiten in Laboratorien und Apotheken (z. B. Berner-Box zur Zytostatika-Aufbereitung); **3.** bei Behandlung immunsupprimierter Patienten; **4.** in Sterilzelteneinheiten.

Langlebigkeit: (engl.) *longevity*; Begriff aus der Soziologie und Sozialmedizin, der die Eigenschaft einer Person, Familie oder eines Bevölkerungsanteils beschreibt, im Vergleich mit der Gesamtbevölkerung überdurchschnittlich lange am Leben zu bleiben; das hohe Alter wird als **Hochaltrigkeit** bezeichnet. **Hinweis:** Die Bezeichnung Überalterung (der Gesellschaft) wird von Medizin und Pflege abgelehnt. Vgl. Altern, Altersaufbau.

Langzeitbetreuung: (engl.) *long-term care*; über einen längeren Zeitraum als die akutmedizinische Behandlung hinausgehende kontinuierliche Betreuung und Versorgung von vorwiegend chronisch und psychisch erkrankten oder hochbetagten und multimorbiden Patienten; **Voraussetzung:** intaktes Vertrauensverhältnis zwischen Patient und Betreuer (Arzt, Pflegeperson, Sozialbeiter), Geduld und Gesprächsbereitschaft, Kenntnis über das soziale Bezugssystem und Angebote der örtlichen Leistungserbringer im Gesundheitswesen (z. B. ambulante Dienste, Mahlzeitendienst, soziale Dienste); auch das Wissen über mögliche psychosoziale Folgen chronischer Erkrankungen* ist sinnvoll. **Ziel: 1.** möglichst lange Aufrechterhaltung des gewohnten Lebensumfeldes (Wohnung oder Pflegeheim); **2.** Erhaltung eines möglichst hohen Umfangs an Selbständigkeit; **3.** Koordinierung von Gesundheitsleistungen; **4.** kosteneffektiver Umgang durch Hausarztprinzip; **Durchführung:** Langzeitbetreuung findet ambulant (z. B. in Form von Hausbesuchen) oder in spezialisierten Betreuungseinrichtungen (z. B. Betreutes* Wohnen) oder Zentren statt. Vgl. Sozialtherapie, Nachsorge, Versorgung, integrierte.

Langzeitgedächtnis (ICNP): s. Gedächtnis.

Langzeitpflege: (engl.) *long-term care*; dauerhafte Betreuung und Versorgung von pflegebedürftigen oder behinderten Menschen in einer Einrichtung des Gesundheitswesens (Langzeitpflegeeinrichtung) oder durch einen ambulanten Pflegedienst; **Hinweis:** wird im Sprachgebrauch auch mit Langzeitbetreuung* gleichgesetzt.

Langzugbinde: s. Kompressionsverband.

Lanugobehaarung: (engl.) *lanugo*; Flaumbehaarung des Ungeborenen, die zum Ende der Schwangerschaft abnimmt (bei Reifgeborenen nur noch im Bereich der oberen Schulterpartie zu finden) und überwiegend durch Vellushaar (Wollhaar) ersetzt wird; **Funktion:** Ähnlich wie die Käseschmiere* soll die Lanugobehaarung das Kind im Falle einer Frühgeburt* vor Wärmeverlust schützen.

Lanzette: (engl.) *lancet*; syn. Impffeder; zweischneidiges, federförmiges kleines Messer zur Impfung oder Wundsetzung bei kapillaren Blutentnahmen* (z. B. Blutzuckermessung).

Laryngoskop: (engl.) *laryngoscope*; **1.** (anästhesiologisch) Instrument zur direkten Spiegelung des Kehlkopfs (Laryngoskopie) i. R. der Intubation*, bestehend aus einem (mit Batterien gefüllten) Handgriff und einem geraden (z. B. nach Miller, Magill, Foregger) oder gebogenen (z. B. nach Macintosh) Spatel mit Lichtquelle, die über ein Scharniergelenk miteinander verbunden sind; der Spatel kann entfernt und getrennt vom Griff desinfiziert und aufbereitet werden. Beim Intubationsvorgang wird die Spitze des gebogenen Spatels zwischen Zungengrund und Kehldeckel (Epiglottis) eingeführt und ermöglicht durch ein Aufrichten der Epiglottis den Blick auf den Kehlkopfeingang und die Stimmritze. Der gebogene Spatel ist in verschiedenen Größen erhältlich und den anatomischen Gegebenheiten angepasst. Mit der Spitze des geraden Spatels wird die Epiglottis direkt angehoben (aufgeladen). Dieses Verfahren ist besonders bei Neugeborenen und Säuglingen aufgrund der speziellen anatomischen Verhältnisse angezeigt. **2.** Kehlkopfspiegel zur indirekten Laryngoskopie; **3.** Lupenlaryngoskop: Stabendoskop (90°-Optik) zur indirekten Laryngoskopie; **4.** Rhinolaryngoskop: flexibles, fiberoptisches Endoskop zur direkten Laryngoskopie; **5.** Stützlaryngoskop: auf dem Brustbein (Sternum) des Patienten abgestütztes starres Laryngoskop (s. Abb.), das (in Kombination mit einem binokularen Auflichtmikroskop) zur direkten Laryngoskopie (Mikrolaryngoskopie) verwendet wird.

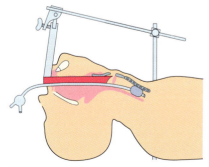

Laryngoskop: Position von Stützlaryngoskop und Narkosetubus bei direkter Laryngoskopie

Latenz: (engl.) *latency*; **1.** (allgemein) Verstecktheit, zeitweiliges Verborgensein; **2.** (physiologisch) von der Nervenleitungsgeschwindigkeit peripherer Nerven abhängiges Zeitintervall zwischen Reiz und Reizantwort (z. B. Muskelkontraktion) bzw. Empfindung (z. B. Schmerz); **3.** (medizinisch) symptomfreier Zeitraum zwischen dem Einwirken eines Schadstoffs oder einer krankheitserregenden Ursache (z. B. Gift, Kanzerogen, ionisierende Strahlung) auf einen Organismus und dem Auftreten erkennbarer Symptome bzw. klinisch fassbarer Manifestationen (Vergiftung, maligne Tumoren, Strahlenschäden); vgl. Inkubationszeit. **4.** (psychoanalytisch) Entwicklungsphase (sog. Latenzphase) zwischen Vorschulalter und Pubertät, in der i. d. R. weniger seelische Komplikationen zu erwarten sind, sondern vielmehr die Festigung von Denken, Fühlen und kindlicher Persönlichkeit sowie die Orientierung an der Realität und der Gesellschaft; **5.** (sozialwissenschaftlich, systemtheoretisch) Zeitraum bis zur Manifestation eingetretener Veränderungen; hierzu zählt die Umstellung u. a. von Gesellschaftssystemen, psychischen Systemen und Organisationen (z. B. des Gesundheitswesens). Die Latenzphase zeichnet sich durch scheinbare Nichtveränderung aus, die dann relativ schnell und radikal zum Wechsel führt. Vgl. Emergenz.

Latenzschutz: unausgesprochenes Belassen von Erkenntnissen eines externen Beobachters (z. B. Berater, Therapeut) in der Latenz*, um einem Menschen oder einer Organisation* Zeit zur eigenen Entwicklung zu geben.

lateral: (engl.) *lateral*; seitlich, seitwärts gelegen; Gegensatz: medial*.

Latex: (engl.) *latex*; natürlicher (Roh-)Kautschuk als Kohlenwasserstoff, der aus dem Milchsaft zahlreicher Pflanzen der Familie Euphorbiaceae, Moraceae, Apocynaceae und Cichoriaceae gewonnen wird; Latex enthält mehr als 250 verschiedene Eiweiße, sog. Latexproteine. **Verwendung: 1.** Feinverteilte Partikel in wässriger Suspension* werden als Trägermaterial von Proteinen (Antigene oder Antikörper) für serologische/immunologische Schnelltests (Latextest) eingesetzt. **2.** Latex ist auch Grundstoff für u. a. Gummihandschuhe, Präservative, Dispersionsfarben. **Hinweis:** mögliche Latexallergie* bei Hautkontakt.

Latexallergie: (engl.) *latex allergy*; allergische Reaktion auf Latexproteine; tritt bei Benutzern von Handschuhen aus gepudertem Naturlatex (natürlicher Kautschuk) beim Träger der Handschuhe oder beim untersuchten Patienten auf; zum Kontakt mit den Latexproteinen kommt es direkt über den Hautkontakt und über den Puder, an den bei Herstellung oder Gebrauch der Handschuhe Latexproteine gebunden werden und der beim An- und Ausziehen in die Raumluft freigegeben wird. **Kennzeichen:** Rötung der Haut (Erythem), sog. Quaddelsucht (Urtikaria), Kontaktekzem, Augenbindehautentzündung (Konjunktivitis), Schnupfen, Husten, Asthma bronchiale, anaphylaktischer Schock*; **Hinweis:** Alternativ können ungepuderte oder latexfreie Handschuhe verwendet werden. Vgl. Allergen, Berufskrankheiten.

Lavage: (engl.) *lavage, irrigation*; Spülung; Durch- bzw. Ausspülen von Wunden, (pathologischen) Hohlräumen oder Organen (z. B. Auge, Magen, Harnblase) mit einer Spülflüssigkeit (v. a. physiologische Kochsalzlösung); **Anwendung: 1. diagnostisch:** z. B. Lavagezytologie (Gewinnung von Zellmaterial aus Hohlräumen bzw. Hohlorganen wie Bronchien oder Verdauungstrakt zur zytologischen Untersuchung besonders bei der Krebsdiagnostik); **2. therapeutisch:** evtl. unter Zusatz geeigneter Arzneimittel (z. B. Kamillenextrakt, Antiseptika, Chemotherapeutika) zum Entfernen von Fremd- und Giftstoffen, Beseitigen von Sekreten, Ausschwemmen von Blut oder Blutgerinnseln, zur Infekttherapie; in der Chirurgie häufig in Kombination mit der Anlage einer Wunddrainage*. Vgl. Darmreinigung, Kolonlavage, Magenspülung.

Laxanzien: (engl.) *laxatives*; syn. Purgativa; Abführmittel; Arzneimittel* zur Förderung und Erleichterung der Defäkation (Stuhlentleerung); **Anwendung: 1.** einmalig oder kurzfristig zur Darmentleerung vor diagnostischen Untersuchungen; **2.** bei schmerzhaften Analleiden; **3.** nach operativen Eingriffen; **4.** bei Obstipation*; **5.** ggf. zur Entfernung oral aufgenommener Gifte; **Einteilung** nach Wirkungsmechanismen: **1. Gleitmittel:** z. B. schwer resorbierbare Öle (Paraffinöl) und Glycerol; machen den Stuhl leichter absetzbar. Glycerol (als Miniklistier* oder Suppositorium) erhöht zusätzlich die reflektorische Motilität des Mastdarms. **2. Füllmittel und Quellstoffe:** z. B. Leinsamen, Tragant, Agar Agar; werden selbst nicht verdaut und resorbiert; wirken durch Aufnahme von Wasser im Darmtrakt. Die Vergrößerung des Volumens dehnt die Darmwand, die reflektorisch die Defäkation stimuliert. **3. Osmoxanzien:** osmotisch wirkende Abführmittel (s. Osmose); salinische Abführmittel (Sulfatanionen, z. B. Glaubersalz), Zucker und Zuckeralkohole (z. B. Sorbitol, Laktose, Lactulose, Macrogol 3350); halten die Flüssigkeit im Darmlumen zurück und verhindern damit die Eindickung des Stuhls; **4. antiresorptive und hydragoge Arzneimittel:** z. B. Anthrachinone, Ricinolsäure, diphenolische Laxanzien; hemmen die Resorption von Flüssigkeit und Natrium, fördern ihren Einstrom sowie den von Chlorid, Kalium und Calcium in das Darmlumen und weisen z. T. darmirritative Effekte auf. Durch Aufweichen des Stuhls und Volumenzunahme kommt es zur Dehnung der Darmwand und zur reflektorischen Stuhlabgang. **a) Anthrachinonderivate:** Inhaltsstoffe vieler Pflanzen (z. B. Senna, Aloe, Faulbaum, Rhabarber); abführende Wirkung durch Erhöhung der Dickdarmperistaltik; **b)** Aus Rizinusöl wird im Magen-Darm-Trakt Ricinolsäure frei, die eine verstärkte Dünndarmperistaltik bewirkt und den Gallefluss anregt. Gallensäuren hemmen insbesondere im Grimmdarm (Colon) die Reabsorption von Wasser und wirken auf diese Weise abführend. **c)** Diphenolische Laxanzien (Bisacodyl, Natriumpicosulfat) erhöhen die Peristaltik im Kolon und führen zum Wasser- und Elektrolyteinstrom in Dünn- und Dickdarm. **Wirkungseintritt:** Miniklistiere nach 5–12 Minuten, Rizinusöl und salinische Laxanzien nach 2–4 Stunden, alle anderen nach 8 Stunden; **Nebenwirkungen:** 1. bei regelmäßigem Gebrauch teilweise starke Störungen im Wasser- und Elektrolythaushalt (Natrium-, Kalium- und Calciumverlust mit Folgeerscheinungen, z. B. Muskelschwäche, Störung der Herzfunktion, Osteoporose); 2. Magen-Darm-Unverträglichkeit; 3. verminderte Resorption fettlöslicher Vitamine (besonders durch Gleitmittel); 4. Störung der Nierenfunktion (selten); **Hinweis:** 1. Alle Laxanzien (mit Ausnahme der Füllmittel) führen zu einer verminderten Darmmotilität (Achtung: Teufelskreis), zum sog. Laxanzienkolon (Abführmittelkolon). Deshalb muss vor chronischer Verwendung von Laxanzien gewarnt werden. 2. Kaliumverlust bei chronischer Anwendung kann zur verstärkten Wirkung von Herzglykosiden führen und die Wirkung von Antiarrhythmika* beeinflussen.

Lazeration (ICNP): (engl.) *laceration*; Zerreißung, Einriss; Risswunde, verbunden mit massiver, manchmal lebensbedrohlicher Gewebeschädigung und dem Verlust von Blut und Serum sowie dem Risiko eines Schocks*; vgl. Wundmanagement.

Lebendgeburt: (engl.) *live birth*; in Deutschland gilt ein Kind als lebend geboren, wenn nach der Trennung vom Mutterleib folgende **Lebenszeichen** nachweisbar sind: regelmäßige Herzaktivität, regelmäßige Atembewegungen, Pulsation der Nabelschnur, Bewegung der willkürlichen Muskulatur (unabhängig von Länge oder Gewicht des Kindes oder der Dauer der Schwangerschaft); vgl. Fehlgeburt, Totgeburt, Frühgeburt, Frühgeborenes.

Lebensaktivitäten: s. Aktivitäten des täglichen Lebens.

Lebensereignis, kritisches: (engl.) *critical life event*; lebensveränderndes Ereignis in der Lebensgeschichte eines Menschen, das eine Anpassungsleistung erfordert, um wieder einen Zustand des Gleichgewichts zu erreichen; solche Ereignisse können sowohl typische biographische Veränderungen (z. B. Verlassen des Elternhauses, berufliche Veränderung) als auch traumatische Erfahrungen (z. B. Unfall, Verlust eines nahestehenden Menschen) darstellen, die sowohl belastend, unerwünscht (Verlust) als auch bereichernd, erwünscht (Heirat) sind. Ausschlaggebend dafür, ob eine Veränderung als kritisches Lebensereignis erlebt wird, ist das Ausmaß der subjektiv wahrgenommenen Belastung. Alle Lebensereignisse, die als bedeutsame Veränderung auf das Leben eines Menschen einwirken und mit hoher gefühlsmäßiger Bedeutung verbunden sind, haben zunächst eine stressauslösende, destabilisierende Funktion (s. Stress), auf die der Mensch mit Anpassungs- oder Bewältigungsverhalten (s. Coping) reagieren muss. Kritische Lebensereignisse wurden in der Forschung insbesondere hinsichtlich eines Zusammenhanges zwischen erlebtem Stress (in Folge des Lebensereignisses) und dem Ausbruch körperlicher oder psychischer Krankheiten betrachtet. Die Psychiater T. Holmes und R. H. Rahe entwickelten in den 60er Jahren des 20. Jahrhunderts eine Skala lebensverändernder, kritischer Ereignisse (engl. life events), denen eine Rolle bei der Entstehung von Krankheiten zugeschrieben wird. Diese Auflistung wird in der Reihenfolge der Belastung von folgenden Ereignissen angeführt: Scheidung, Trennung vom Partner, Gefängnisstrafe, Tod eines Familienangehörigen, eigene Verletzung oder Krankheit, Heirat, Verlust des Arbeitsplatzes, eheliche Aussöhnung, Pensionierung, Krankheit in der Familie, Schwangerschaft. Kritische Lebensereignisse werden als psychosoziale Faktoren betrachtet, die zum Ausbruch psychischer Störungen beitragen. Auch bei körperlichen Erkrankungen (z. B. Allergien, Infektionen, Herz-Kreislauf-Erkrankungen, Krebs) weisen viele Patienten im Vorfeld kritische Lebensereignisse auf. Grundsätzlich gilt, dass kritische Lebensereignisse die Entstehung oder den Ausbruch einer Krankheit zwar begünstigen, sich direkt auslösend aber nur bei vorbestehender Anfälligkeit oder Vorschädigung auswirken können; sie sind nicht als ursächlicher Faktor zu verstehen. **Pflege:** Die Life-event-Forschung stellt eine wichtige Grundlage für Pflegewissenschaft dar, z. B. bei der Erforschung des Umgangs von Menschen mit ihrer chronischen Erkrankung* im Zusammenhang mit ihrem Versorgungsbedarf und den Auswirkungen auf den pflegerischen Umgang. Vgl. Krisenmanagement.

Lebenserwartung: (engl.) *life expectancy*; zu erwartende Lebensdauer einer Altersgruppe zum Beobachtungszeitpunkt; wird anhand von Sterbetafeln* berechnet. Die Lebenserwartung wird von lebensgeschichtlichen und bevölkerungspolitischen sowie von ökologischen und ökonomischen Faktoren beeinflusst. **Formen:** 1. **mittlere** Lebenserwartung: gibt das Alter an, das ein Neugeborener im Durchschnitt erreicht (nach Sterbetafel 2003/ 2005 in Deutschland: Frauen 81,78 Jahre, Männer 76,21 Jahre); 2. **fernere** Lebenserwartung: benennt die Lebensjahre, die ein Mensch in einem bestimmten Lebensalter durchschnittlich noch erwarten kann (s. Tab.); entspricht den Neugeborenen der mittleren Lebenserwartung, bei 60-jährigen Frauen in Deutschland (nach Sterbetafel 2003/ 2005) 24,25 Jahre, bei 60-jährigen Männern 20,27 Jahre. Die Lebensdauer von 60-jährigen Frauen beträgt demnach 84,25 Jahre, von Männern 80,27 Jahre; sie liegt damit über der mittleren Lebenserwartung dieser Individuen bei der Geburt. Vgl. Säuglingssterblichkeit, Altersaufbau.

Lebenshilfe: s. Bundesvereinigung Lebenshilfe für Menschen mit geistiger Behinderung.

Lebenserwartung
Durchschnittliche fernere Lebenserwartung in Jahren in Deutschland (Statistisches Bundesamt)

Alter (Jahre)		durchschnittliche fernere Lebenserwartung (Jahre) nach Sterbetafel		
		2001/2003	2002/2004	2003/2005
0	Männer	75,59	75,89	76,21
	Frauen	81,34	81,55	81,78
20	Männer	56,27	56,55	56,85
	Frauen	61,87	62,07	62,28
40	Männer	37,12	37,37	37,63
	Frauen	42,28	42,46	42,66
60	Männer	19,84	20,05	20,27
	Frauen	23,92	24,08	24,25
65	Männer	16,07	16,26	16,47
	Frauen	19,61	19,77	19,94
80	Männer	7,14	7,24	7,35
	Frauen	8,57	8,64	8,72

Lebensqualität: (engl.) *quality of life*; Maßstab, nach dem die Lebenssituation eines Menschen als befriedigend oder als unzureichend beurteilt wird; von der WHO wurde 1996 zur rein medizinisch-diagnostischen Sichtweise die „gesundheitsbezogene Lebensqualität" als zu berücksichtigender Aspekt von Krankheit bzw. Gesundheit ergänzt. Bekanntes **Messinstrument** ist der ursprünglich amerikanische SF-36 Health Survey, der 36 Fragen, 8 Dimensionen der subjektiven Gesundheit und 2 Summenscores umfasst. Die Fragen beziehen sich auf körperliche und psychosoziale Funktionen. Das Verfahren ist inzwischen auch in Deutschland standardisiert, aber pflegewissenschaftlich umstritten, da die Dimensionen verhaltensorientiert und weniger umgebungsorientiert sind; z. B. könnte bei qualifizierterer pflegerischer Versorgung (familiär, professionell) die Selbsteinschätzung anders ausfallen. Ethisch umstritten sind ebenfalls die Konsequenzen, die sich aus einer schlechten Beurteilung der Lebensqualität für die Patienten ergeben (z. B. bei der Frage lebensverlängernde Maßnahmen: ja oder nein? kostenintensive Behandlung: ja oder nein? Recht auf Sterben u. a.). Im Pflegekontext wird die Auswirkung der persönlichen Einschätzung der Einflussmöglichkeit (Macht*, Empowerment*) auf den Lebens- bzw. Krankheitsverlauf und damit die Lebensqualität betont. Ein hierzu evaluiertes Instrument bezogen auf Coping-Strategien bei Kindern ist das Schoolager's Coping Strategies Inventory (Abk. SCSI). Eine deutsche Übersetzung liegt vor (G. Fley, J. Beier, 2006). Vgl. Erkrankung, chronische.

Lebenssinn: (engl.) *sense of life, meaning of life*; Element der Bedeutsamkeit und der Schlüssigkeit, das ein Mensch in Bezug auf das eigene Leben wahrnimmt (z. B. Kinder, Partner, Aufgabe im Leben, Beruf); durchgängiges Begleitmoment von Situationen der Glückserfahrung, das im Zustand der Depression wie auch in Krisen häufig nicht mehr wahrnehmbar, andererseits gerade hilfreich ist für deren Durchstehen wie auch insgesamt für die Bewältigung von Krankheit und Verlust; deshalb häufig Ansatzpunkt bei Krisenintervention*. Vgl. Spiritualität, Existenzphilosophie, Glaube, religiöser.

Lebensstandard (ICNP): (engl.) *level of wealth*; relatives Niveau finanzieller Ressourcen und Besitztümer von Mitgliedern einer Gesellschaft (z. B. Bundesland, Staat); gemessen wird **1.** das Bruttoinlandsprodukt (Abk. BIP) pro Kopf (Quotient aus BIP und Bevölkerungsanzahl); **2.** die Kaufkraft der jeweiligen Einkommen durch den Vergleich der Preise der wichtigsten Waren und Dienstleistungen in verschiedenen Ländern mit der Höhe des Bruttoinlandsprodukts pro Kopf (Unterschiede zwischen einzelnen Bevölkerungsgruppen werden damit nicht erfasst); **3.** der Human Development Index (Abk. HDI), die Lebenserwartung*, die Alphabetisierungsrate der Erwachsenen (Fähigkeit zum Lesen und Schreiben, s. Analphabetismus), den Schulabschluss sowie die Kaufkraft angibt. Vgl. Armutsniveau, Schicht, soziale.

Lebensstil: (engl.) *lifestyle*; Art und Weise, in der ein Mensch in seinen persönlichen, beruflichen und sozialen Zusammenhängen handelt, denkt, fühlt und sich zeigt; ursprünglich von A. Adler geprägter Begriff, heute insbesondere für die Gesundheitsförderung* von Bedeutung.

Lebensstil-Aktivität (ICNP): (engl.) *lifestyle activity*; wiederholte und zur Gewohnheit werdende Aktivitätsmuster, die die Gesundheit* beeinflussen, z. B. Ernährungs- und Bewegungsgewohnheiten, sportliche Aktivitäten oder der Umgang mit Genussmitteln.

Lebenswelt: (engl.) *life-world*; soziologischer Begriff, der die subjektive, dem Individuum zugehörige Welt, in der es lebt, beschreibt; begründet durch A. Schütz, den wichtigsten Vertreter der verstehenden, phänomenologisch (s. Phänomenologie) orientierten Soziologie. Wegen seiner Alltagsnähe wird das Konzept der Lebenswelt in der qualitativen Pflegeforschung* viel verwendet. Die Lebenswelt ist die Alltagswelt, d. h. die Wirklichkeit, in der ein Mensch vertraut leben kann. Für ihn selbst ist sie selbstverständlich, für Außenstehende dagegen nur schwer ergründbar. Sie ist durch mehrere **Dimensionen** gekennzeichnet: **1.** räumlich offen: z. B. kulturelle Einflüsse, Internet, Wandern, Fernreisen; **2.** zeitlich offen: bezogen auf die vom Einzelnen unabhängig existierende Vergangenheit einer Gesellschaft; **3.** offene Realität: unterschiedliche Bewusstseinsgrade wie Emotionalität, fließende Grenzen zwischen Handeln und Traum oder Einbildung; **4.** gesellschaftlich offen: Einfluss durch Eltern, Vorfahren, Kinder, Enkel. Diese Dimensionen nehmen Einfluss auf den Menschen, sind ihm aber nicht voll bewusst. Eine wissenschaftliche Methode, sich dieser Welt anzunähern, ist die deskriptive (beschreibende) Hermeneutik*, in der versucht wird, diese Dimensionen herauszuarbeiten und ihre Bedeutung (auch i. S. der Wichtigkeit) für den einzelnen Menschen zu erfassen. Das Konzept der Lebenswelt fördert über die Schlussfolgerungen für die Pflege das Verstehen z. B. der veränderten Lebenswelt chronisch kranker Menschen oder Heimbewohner.

Lebenswille (ICNP): (engl.) *will to live*; unterschiedlich ausgeprägter Drang zu leben, der zu Entscheidungen oder Handlungen zur Lebensverlängerung oder -beendigung bzw. deren Unterlassen führen kann; der Verlauf schwerer Erkrankungen hängt häufig vom Grad des Lebenswillens eines Menschen bzw. der Motivation durch Pflegende (Angehörige, beruflich Pflegende) und Ärzte ab. Ein reduzierter Lebenswille, z. B. bei altersbedingtem Umzug in ein Pflegeheim, kann zum schnellen Sterben führen, wenn die Eingewöhnung in den neuen Lebensraum nicht ausreichend durch die Mitarbeiter gefördert wird bzw. der Mensch selbst mit seinem Leben bewusst abgeschlossen hat. Bei depressiven Erkrankungen kann der Lebenswille bis zum präsuizidalen Syndrom reduziert sein (s. Suizid).

Legasthenie: s. Lese-Rechtschreib-Störung.

Lehrer für Pflegeberufe: (engl.) *nurse teacher, nurse educator*; Berufsbezeichnung für examinierte Gesundheits- und (Kinder-)Krankenpfleger, Altenpfleger, Hebammen und Entbindungspfleger nach einer 2-jährigen Weiterbildung an einer staatlich anerkannten Weiterbildungsstätte; in Österreich äquivalente Berufsbezeichnung Lehrer für Gesundheits- und Krankenpflege; **Aufgabe:** Erteilung von theoretischem und praktischem Unterricht (vorrangig im Fach Gesundheits- und Krankenpflege) sowie Organisation der Ausbildung an einer Schule für Berufsausbildung in Pflegeberufen oder in Abteilungen der innerbetrieblichen Fortbildung (Abk. IBF); **Voraussetzung:** abgeschlossene mittlere Schulbildung und eine abgeschlossene Ausbildung in einem Pflegeberuf; häufig wird eine mehrjährige Berufspraxis empfohlen. **Hinweis:** Lehrer für Pflegeberufe werden zunehmend durch akademisch ausgebildete Lehrkräfte ersetzt, da das 2004 in Kraft getretene Krankenpflegegesetz* den Schulen vorschreibt, eine im Verhaltnis zur Anzahl der Ausbildungsplatze ausreichende Anzahl von Lehrkräften mit Hochschulabschluss zum Nachweis der pädagogischen Qualifikation zu beschäftigen. Die Fachhochschule Ludwigshafen bietet in Kooperation mit der Kaiserswerther Diakonie einen 5-semestrigen, berufsbegleitenden Studiengang Pflegepädagogik* für Personen mit Weiterbildung zum Lehrer für Pflegeberufe an.

Lehrkrankenhaus: (engl.) *academic teaching hospital*; von einer medizinischen Fakultät zur Ausbildung von Medizinstudenten in klinischen Fächern zugelassenes extrauniversitäres Krankenhaus*; **Voraussetzung:** Akademische Lehrkrankenhäuser müssen u. a. einen hohen klinischen Standard erfüllen, die nötige Infrastruktur für die Lehre und für die Aufnahme von Studenten aufweisen und über die zur Erfüllung der Aufgaben in der Lehre nötige didaktische Kompetenz verfügen.

Leib: Bezeichnung für den lebendigen menschlichen Körper* in Abgrenzung vom physikalisch-biomechanischen Körper als Ausdruck (Gestalt*) der ihm innewohnenden (belebenden) Seele.

Medizin
Der Leib ist kein Gegenstand der naturwissenschaftlichen Medizin, wohl aber der anthroposophischen Medizin (R. Steiner), der psychosomatischen Medizin (T. Uexküll) und der Pflege.

Philosophie und Pflegephilosophie
Leib ist zu verstehen als eine dynamische Struktur der Lebendigkeit. Er ist ein nichtstoffliches Gebilde, das sich durch verschiedene Polaritäten charakterisieren lässt. Leib ist nicht Körper, sondern ein eigenständiger Phänomenbereich: **1.** F. Nietzsche (1844–1900) definiert den Leib (nicht den Geist oder die Seele) als Totalpräsentation des Menschen und gleichzeitig als Medium der Weisheit, als die „große Vernunft". **2.** M. Merleau-Ponty (1908–1961) versteht den Leib als gleichzeitig Wahrnehmendes und Wahrnehmbares. Wahrnehmung ist eine präreflexive, dem Bewusstsein vorgängige Tätigkeit des Leibes. Sie ist immer auf etwas gerichtet, daher intentional. Der Leib ist damit der Anker in der Welt und das Medium zur Welt und zum Erleben. **3.** Für H. Schmitz (geboren 1928) ist „eigenleibliches Spüren" (Spüren von etwas am eige-

nen Leibe) das, was ohne Zuhilfenahme der sog. 5 Sinne wahrgenommen werden kann (z. B. Angst und Schrecken, Hunger und Durst, Frische und Müdigkeit). Diese „Ökonomie der Leiblichkeit" kann mit Hilfe des sog. Alphabets der Leiblichkeit aufgeschlüsselt werden: Die wichtigsten Antagonisten sind Enge und Weite, denn solange der Mensch leiblich existiert, lebt er irgendwo in der Mitte zwischen Enge und Weite. Spannung und Schwellung, protopathische (z. B. alles Dumpfe, Dunkle, Grenzenlose) und epikritische (z. b. alles Helle, Schrille, scharf Begrenzte, Hohe) Tendenz können mit den Begriffen der Richtung, der Intensität und des Rhythmus verbunden werden, um so die leibliche Befindlichkeit empirisch genau zu erfassen. Der Leib ist Schmitz zufolge keineswegs die „innere Seite" des Körpers oder die vermeintlich „beseelte Innenwelt" des Menschen. Leiblichkeit greift über den Körper und seine Begrenzung hinaus, etwa im Spüren von Atmosphären und Stimmungen oder dem Blicke anderer Lebewesen. Kein Körper, kein Gegenstand, keine Maschine kann etwas oder sich selbst spüren. Der Leib hat im Gegensatz zur Seele sein Fundament in der durchschnittlichen Lebenserfahrung. Vgl. Menschenbild.

Leichenschau: (engl.) *autopsy*; vollständige **äußerliche** ärztliche Untersuchung der entkleideten Leiche bei guter Beleuchtung zur Feststellung des Todes*, des Todeszeitpunkts, der Todesursache und der Todesart; das Ergebnis der Untersuchung hat der Arzt in eine Todesbescheinigung einzutragen. Ist jemand eines nichtnatürlichen Todes gestorben, so wird die Staatsanwaltschaft eingeschaltet, die i. d. R. eine Leichenöffnung vornehmen lässt (sog. Sektion oder **innere** Leichenschau). In Heimen, in denen die Bewohner von ambulant tätigen Ärzten versorgt werden, hat der gerufene Arzt unverzüglich die Leichenschau vorzunehmen. So sehen es die landesrechtlichen Regelungen (Bestattungsgesetz) vor. **Hinweis:** Anhaltspunkte für eine nichtnatürliche Todesursache oder ungeklärte bzw. ungewisse Todesart erfordern die polizeiliche Anzeige, wobei bis zum Eintreffen der Polizei Veränderungen weder an der Leiche noch an der Umgebung vorgenommen werden dürfen. Vgl. Todeszeichen.

Leichenstarre: syn. Totenstarre*.

Leiden (ICNP): (engl.) *suffering*; fortgesetzte, unvermeidliche Gefühle von großem Kummer bzw. Qual; **Ursachen:** sind begründet **1.** im Individuum, z. B. wenn physiologische, emotionale, soziale oder spirituelle Bedürfnisse nicht befriedigt werden (u. a. Unwohlsein, Verletzung, Krankheit, Trauer*, Hunger, Orientierungslosigkeit), oder durch eigene Persönlichkeitsmerkmale (z. B. Neid*, Eifersucht*, Selbstsucht); **2.** in der Mitwelt durch mangelnde Unterstützung, Annahme, Liebe* oder Fürsorge* (z. B. Ausgrenzung, Vernachlässigung*, Stigmatisierung*), bei Verlust (z. B. Beziehungskrisen, Trauer) oder finanzieller Not (Ar- beitslosigkeit); **3.** in der Umwelt: kollektiv (z. B. durch Naturkatastrophen, Krieg, Vertreibung, Versklavung) oder individuell erlebt (z. B. durch Misshandlung*, Folter, Vergewaltigung*); **4.** in der sog. Überwelt, z. B. bei Sinnkrisen (s. Spiritualität, Religion); **Kennzeichen:** Unterschiedliche kulturelle Gebräuche und gesellschaftliche Normen prägen das Verhalten bei Leid (z. B. Verdrängung, lautes Wehklagen, Haltung bewahren, Passivität, Auflehnung, Suche nach Trost und Unterstützung, Suchtverhalten, sozialer Rückzug). Der Prozess der Leidensbewältigung ist abhängig von der Biografie, Sozialisation und Persönlichkeitsstruktur, den Ressourcen und Problemlösungsfähigkeiten. Starkes Leid ist durch Gefühle wie Angst*, Hoffnungslosigkeit und Hilflosigkeit* geprägt. Viele Menschen stellen die Frage nach dem Sinn des Leides (z. B. Krankheit als Strafe oder Folge eines bestimmten Verhaltens; s. Schuld). Mögliche **Folge:** Neuorientierung, Resignation, Verzweiflung*, Suizidabsichten; ein hoher Leidensdruck führt zur Suche nach Entlastung und Unterstützung und kann die Compliance* steigern. **Maßnahme: 1.** interdisziplinäre Zusammenarbeit mit Therapeuten und Pflegenden bei ursächlicher Erkrankung; **2.** physikalische Maßnahmen, pflegerische und therapeutische Maßnahmen bei Begleitsymptomen wie Schmerz* oder Schlaflosigkeit; **3.** Beratung*, Begleitung, Zuwendung*, aktives Zuhören*, Trost*, evtl. vorübergehende Entlastung, Unterstützung bei der Sinnsuche und Neuorientierung (s. Coping, Krankheitsbewältigung, Seelsorge). **Hinweis: 1.** Überforderung vermeiden; **2.** Balance zwischen Nähe* und Distanz halten; **3.** Reflexion der Arbeit z. B. durch Fallgespräche im Team, Supervision*, Balint*-Gruppe. Vgl. Emotion.

Leidensdruck: subjektive Empfindung von Belastung oder Not in einer unglücklichen oder kritischen Lebenssituation, die häufig mit körperlicher oder seelischer Krankheit verbunden ist; hoher Leidensdruck stellt eine Motivation* für den Beginn und die Mitarbeit bei einer Therapie dar und ist häufig auch die Grundvoraussetzung für deren Wirksamkeit. Vgl. Compliance.

Leistung: 1. (Physik) Formelzeichen P; **a)** elektrische Leistung: Produkt aus elektrischer Spannung (U) und Stromstärke (I): $P = U \times I$; SI-Einheit Watt (W); **b)** mechanische Leistung: Produkt aus Kraft (F) und Geschwindigkeit (v): $P = F \times v$ bzw. Quotient aus Arbeit (W) und Zeit (t): $P = W/t$; s. Tab. S. 484; **2.** (Qualitätsmanagement) nach Definition der Deutschen Gesellschaft für Qualität „das von einer Organisation in einer definierten Zeit aufgrund ihrer Tätigkeiten Erreichte"; Leistung wird i. R. der Kundenanforderungen* gemessen. **Einteilung:** Es werden 4 Arten von Leistung unterschieden und prozentual mit einer bestimmten Verteilung angesetzt: **a) Nutzleistungen** (ca. 25 %): Tätigkeiten, die aus Sicht des Kunden wertsteigernd sind; Beispiele im medizinischen Be-

Leistungen, ambulante

Leistung
Leistungsangabe einiger Systeme in Natur und Technik

System	Leistung in Watt (W)
Supernova	10^{37}
Lokomotive	3×10^6
Staubsauger	1000
Mensch (Durchschnitt)	100
Radio	5
Nervenzelle	10^{-9}

reich sind gute Operationsergebnisse, eine gute Schmerzbehandlung, kurze Wartezeiten, freundliche „Bedienung" (Service) und gutes Essen; im Altenpflegebereich z. B. freundliches, geduldiges Personal, gute, abwechslungsreiche Programmgestaltung, schöne Zimmer, leicht erreichbare Gärten. **b) Stützleistungen** (ca. 45 %): Tätigkeiten, die indirekt und für den Kunden nicht sichtbar zur Wertsteigerung beitragen; dazu gehören neben den beruflichen sog. „Kernleistungen" (z. B. Sicherstellung von Ernährung, Körperpflege, Wundmanagement*, Positionsunterstützung*) u. a. auch Vorbereitungs-, Wartungs- und Nachbereitungstätigkeiten sowie Dokumentation. Betriebswirtschaftlich muss in diesem Bereich möglichst kostensparend (also auch personalsparend) gearbeitet werden. **c) Blindleistungen** (ca. 20 %): Tätigkeiten, die durch Planungsmängel auftreten und nicht zur Wertsteigerung beitragen, aber Kosten verursachen; dazu zählen u. a. schlecht geplante Arbeitsabläufe, Zeitverluste durch Fehlinformationen oder Vorenthalten von relevanter Information. **d) Fehlleistungen** (ca. 10 %): ursprünglich als Nutz- oder Stützleistungen geplante, aber durch Fehler* wertlos gewordene Tätigkeiten; diese Leistungen sind soweit wie möglich zu vermeiden. Eine große Anzahl von Pflegeleistungen sind Stützleistungen. Sie verursachen wegen des Personalbedarfs auch Kosten, sind aber zum Funktionieren des Gesamtablaufs notwendig. Dies muss bei der Erstellung von Tätigkeitskatalogen (z. B. bei klinischen Behandlungspfaden*, Leistungen der häuslichen Pflege*, häuslicher Kinderkranken-* oder Altenpflege*) gegenüber der Gesamtorganisation oder den Kostenträgern in Bezug auf die Personalplanung besprochen werden. **Hinweis:** Eine zu starke Verschiebung der Tätigkeiten zu den Stützleistungen kann zu einem Absinken der von den Patienten wahrgenommenen Nutzleistungen führen. Ein Beispiel ist die Verschiebung von Pflegeleistungen am und mit dem Patienten bzw. Bewohner oder seinen Angehörigen zu administrativen Tätigkeiten. Für die Patienten kann der Eindruck entstehen, es würde nichts geleistet. Gleichzeitig kann bei zu starker Rationalisierung der Anteil von Blind- und Fehlleistungen steigen, wenn das Personal nicht ausreichend qualifiziert wird oder durch gesteigerten Arbeitsdruck und Personalabbau die Fehlerquote steigt. Dieses Problem gilt für den gesamten Bereich des Gesundheitswesens. **3.** geldwerte Verpflichtungen oder Angebote der Versicherungen und Krankenkassen.

Leistungen, ambulante: (engl.) *outpatient performances*; **1.** Leistungen eines Anbieters im Gesundheitsbereich, die der Patient ambulant, also ohne stationäre Aufnahme, in Anspruch nehmen kann; Beispiele sind häusliche Pflege*, Notfallambulanz an Sonn- und Feiertagen oder in der Nacht, ambulante Operationen, Diagnostik und Therapie, Rehabilitationsmaßnahmen, Physiotherapie und sozialpsychiatrische Betreuung. Vgl. Versorgung, integrierte; DRG. **2.** Geld- und Sachleistungen aus der Pflegeversicherung* für die häusliche Pflege eines Versicherten.

Leistungen, stationäre: (engl.) *clinical performances*; **1.** Leistungen eines Anbieters im Gesundheitsbereich, die bei voll- oder teilstationärer Aufnahme eines Patienten erbracht werden; Beispiele sind ärztliche Versorgung, Gesundheits- und Krankenpflege, Diagnostik, Therapie, Arznei-, Heil- und Hilfsmittel; **2.** Sachleistungen aus der Pflegeversicherung* für die stationäre Versorgung eines Versicherten.

Leistungen, vor- und nachstationäre: bestimmte Krankenhausleistungen, die zur Verkürzung eines stationären Aufenthalts in medizinisch geeigneten Fällen bis zu 3 Tage vor der Aufnahme und bis zu 7 Tage nach der Entlassung erbracht werden; dabei ist der Patient nur während der zum eigentlichen stationären Aufenthalt vorausgehenden oder nachfolgenden Untersuchung und Behandlung im Krankenhaus (also ohne Übernachtung und Verpflegung). **Beispiel: 1.** Vorbereitung einer stationären Behandlung, z. B. Eigenblutspende und Diagnostik vor Operationen; **2.** Nachuntersuchungen zur Sicherung und Kontrolle des Behandlungserfolges. Vgl. Fallpauschale, Entlassungsmanagement, Versorgung, integrierte.

Leistungsdokumentation: (engl.) *performance documentation*; statistische Erfassung der erbrachten Leistungen eines Krankenhauses innerhalb einer Fachabteilung i. R. der medizinischen Dokumentation, für Pflegesatzverhandlungen, zur Qualitätssicherung* und zur Abrechnung nach dem System der DRGs*; dies gilt für den ambulanten, teil- und vollstationären Bereich. Die Leistungsdokumentation ist meist EDV-basiert und nutzt vordefinierte Formulare. Vgl. Krankenhausinformationssystem, Pflegedokumentation.

Leistungsentgelt: s. DRG.

Leistungserfassung in der Pflege: (engl.) *recording nursing procedures*; Abk. LEP; standardisiertes Instrument zur Erfassung und Dokumentation von pflegerischen Leistungen in definierten Standardzeitwerten; **Anwendung:** LEP kann als Datenbasis

Leistungsfähigkeit

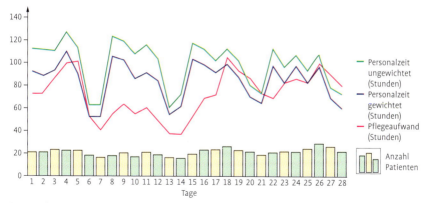

Leistungserfassung in der Pflege Abb. 1: Umfang der Leistungen (Beispiel) auf einer Station innerhalb eines Monats. Das Verhältnis zwischen Patientenanzahl, Pflegeaufwand und Personalzeit wird dargestellt. Die ungewichtete Personalzeit bildet die totale geleistete Arbeitszeit aller Pflegenden ab, die gewichtete Personalzeit berücksichtigt den jeweiligen Ausbildungsstand der Pflegenden.

für die Planung, Steuerung und Auswertung der pflegerischen Arbeit genutzt werden. Es kann in allen Bereichen der stationären Versorgung im Akutbereich (z. B. Intensivstation) eingesetzt werden und dient als Management- und Personalbemessungsmethode. Mittels verschiedener Auswertungen können die spezifischen Leistungsprofile einer Station oder eines Krankenhauses abgebildet werden (s. Abb. 1). Dem Einsatz geht eine Schulung auf der Grundlage eines umfassenden Handbuches voraus. **Aufbau:** In der Version 2.1.1 besteht der Kern aus ca. 160 Pflegeaktionen in 15 pflegerischen Tätigkeitsbereichen (z. B. Bewegung, Gespräche, Medikation, Behandlung, Ausscheidung), mit denen Pflegemaßnahmen abgebildet werden können. Die Pflegeaktionen sind in verschiedene Intensitätsgrade von einfach bis sehr aufwendig eingeteilt. Die erfolgten Pflegemaßnahmen werden für die Patienten über 24 Stunden erfasst und dokumentiert. Jeder Maßnahme ist ein vorgegebener Zeitwert (**Standardzeitwert**) zugeordnet, zu dem ein allgemeiner Stationswert addiert wird, sodass eine Berechnung der für den Patienten oder eine gesamte Station oder Klinik erforderlichen Pflegezeit ermöglicht wird (s. Abb. 2). Hierbei handelt es sich um Standardzeiten/Normzeiten und nicht um die tatsächlich verbrauchte Zeit. **Hinweis:** Anwendungsgebiet für die Leistungserfassung in der Pflege ist v. a. die Schweiz, wo LEP Ende der 80er Jahre des 20. Jahrhunderts als Managementinstrument für den Akutbereich der Pflege Erwachsener in Krankenhäusern entwickelt wurde. LEP wird jedoch auch in deutschen Krankenhäusern eingesetzt (2006 10 500 Betten, 2007 15 000 Betten in Krankenhäusern mit LEP). **Recht:** LEP ist ein eingetragenes Warenzeichen. Vgl. Pflegezeitbemessung.

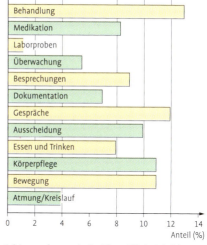

Leistungserfassung in der Pflege Abb. 2: Beispiel der Tätigkeiten auf einer Station innerhalb einer Woche. Dargestellt ist der prozentuale Anteil der einzelnen Tätigkeiten an der Arbeitszeit.

Leistungsfähigkeit: (engl.) *capacity*; Vermögen, fremd oder selbst gestellten Anforderungen körperlich und geistig gerecht zu werden (vergleichend zum Vermögen anderer Menschen entsprechenden Alters); **Formen: 1. körperliche** Leistungsfähigkeit: abhängig z. B. von Lebensalter, Geschlecht, Konstitution (anatomische, physiologische, biochemische, physische Struktur), erworbenen Fähigkeiten (Kondition, Anpassung, Stand der Einarbeitung), Lebenseinstellung (Antriebsstruktur) sowie Arbeitsbedingungen, Klima, Wit-

Leistungsknick

terung, Jahreszeit und täglicher Regeneration (Ernährung, Schlaf, Freizeitgestaltung). Das Maximum wird beim Gesunden während beruflicher Tätigkeit i. d. R. nicht abverlangt (Ausnahme z. B. Notsituation). **2. motorische** Leistungsfähigkeit: Handgeschicklichkeit, Muskelkraft, Koordinationsfähigkeit, Bewegungsgeschwindigkeit und Körperbeherrschung sowie rasches Aufnehmen von Signalen und deren Umsetzung (experimentelle Messung durch Finger- und Handergometrie, Stich-Loch-Verfahren, Verfolgungstracking); nimmt ab dem 35. Lebensjahr ab; **3. physische** Leistungsfähigkeit: Dauerleistungsfähigkeit (Ausdauerleistung) wird von Höchstleistungsfähigkeit unterschieden. Unterhalb der Dauerleistungsgrenze kann eine konstante körperliche Leistung über mehrere Stunden vollbracht werden, wobei als Kriterium die gleichbleibende Herzfrequenz gilt (Leistungsgrenze, Leistungsreserve). Beurteilung von Herz, Kreislauf und Atmung durch Funktionsprüfung. **4. psychomentale** Leistungsfähigkeit: umfasst kognitive und affektive Aspekte (Intelligenz). Die persönliche Leistungsfähigkeit korreliert mit dem Ausbildungs-, Trainings-, Ernährungs- und funktionalen Gesundheitszustand eines Menschen. Dabei ist Leistungsfähigkeit kein statischer Begriff mit festen Normen. Vielmehr spielt z. B. der Grad einer körperlichen Behinderung oftmals einen geringeren Einfluss als persönliche Einstellungen und Strategien des Copings*. Seelische Erkrankungen können sowohl zu einem auffallenden Gefühl gesteigerter Leistungsfähigkeit (z. B. bei Hypomanie, Manie) als auch zu einer Minderung der Leistungsfähigkeit führen (z. B. bei Depressionen, Psychosen), ebenso wie Demenz, Schlafstörungen und anhaltende Konfliktsituationen (vgl. Burnout-Syndrom). Viele Menschen empfinden das Nachlassen der persönlichen Leistungsfähigkeit als sehr belastend (s. Altern); Studien zeigen, dass sich auch im Alter die persönliche Leistungsfähigkeit durch Training* steigern lässt (C. Behrend, 2002; W. Steiner, 1997). Eine vorübergehende Beeinträchtigung der Leistungsfähigkeit kann zu einer Arbeitsunfähigkeit* oder, wenn diese auf absehbare Zeit nicht vorübergeht, zu einer Erwerbsminderung* führen. Die verminderte Leistungsfähigkeit einzelner Organe oder Organsysteme versucht der Organismus durch gesteigerte Tätigkeit (Kompensation) auszugleichen. Kontextfaktoren wie umwelt- und personenbezogene Faktoren können sich positiv (Förderfaktoren) oder negativ (Barrierefaktoren) auf die Leistungsfähigkeit auswirken. **Beurteilung der Leistungsfähigkeit: 1.** Kognitive Fähigkeiten werden in Testverfahren erfasst (z. B. standardisierter Intelligenztest*, Lese- und Rechtschreibtest, Entwicklungstest). Ziel ist die Diagnostik z. B. von Entwicklungsstörungen, Intelligenzstörung*, Schulreife oder Schuldfähigkeit* sowie die Ermittlung von gezieltem Förderbedarf oder Rehabilitationskonzepten. **2.** I. R. der sozialmedizinischen und arbeitsmedizinischen Begutachtung von Gesundheitszuständen von Personen ist Leistungsfähigkeit eine zentrale Kategorie innerhalb der International* Classification of Functioning, Disability and Health. Betrachtet werden hier sowohl die Leistungsfähigkeit als auch die Leistung und ihre Beeinträchtigung. Leistungsfähigkeit wird danach als maximales Leistungsniveau einer Person in einem Lebensbereich unter Testbedingungen (Assessment) oder hypothetischen Umweltbedingungen (Standard-, Ideal- oder optimale Bedingungen) in Abgrenzung zur Leistung in der tatsächlichen, gegenwärtigen Umwelt verstanden. **3.** Auch i. R. der ICD* wird das Kriterium Leistungsfähigkeit beurteilt. Vgl. Intelligenzfaktoren, Wachstum, geistiges.

Leistungsknick: (engl.) *decline in performance*; Leistungseinbruch; deutliches Nachlassen der Leistungsfähigkeit*; mögliche **Ursachen: 1.** Krankheit, z. B. Blutdruckveränderungen oder Tumoren; **2.** äußere Umstände, z. B. Wetter, Jahreszeit, Tageszeitpunkt oder Temperatur; **3.** Stress, z. B. übermäßige Belastung über einen längeren Zeitraum; **4.** Demotivation.

Leistungsmotiv: (engl.) *need for achievement*; syn. Leistungsmotivation; innerer Antrieb*, Leistung zu erbringen und als wichtig empfundene Aufgaben zu erfüllen; besteht mindestens aus Hoffnung auf Erfolg und Angst vor Misserfolg.

Leitbild: (engl.) *(role) model*; Bezeichnung für gemeinsam formulierte Werte, Ziele und Handlungsvorgaben einer Organisation; Leitbilder werden häufig in speziellen internen Qualitätszirkeln* oder sog. Leitbildkommissionen mit folgenden Teilnehmern erstellt: Personalrat/Betriebsrat, Leitung des Unternehmens, mittleres und unteres Management sowie alle Mitarbeiter. **Ziel:** Hauptziel ist das Erreichen einer möglichst starken Identifikation mit dem Unternehmen. **Pflege:** In Pflegeleitbildern werden definierte (u. a. ethische) und übergeordnete Handlungsziele und die vorhandenen Ressourcen für die Pflege am Patienten beschrieben. Pflegeleitbilder machen z. B. Aussagen zum Menschenbild*, zum Verständnis von Gesundheit, Krankheit und Pflege und repräsentieren das Pflegekonzept*, die Pflegephilosophie* oder das Pflegemodell einer Einrichtung. **Hinweis:** Empfehlenswert ist es, Leitbilder nicht berufsgruppenspezifisch, sondern interdisziplinär für die Gesamteinrichtung zu entwickeln, um widersprüchliche Zielsetzungen zu vermeiden. Jeder neue Schüler oder Mitarbeiter wird i. R. der Corporate* Identity über seinen Arbeitsplatz informiert und jeder Kunde bzw. Patient erhält Informationen über die von ihm aufgesuchte Einrichtung.

Leitlinien: (engl.) *guidelines*; **1.** (allgemein) Dokumente, die im Konsens erstellt und von einer anerkannten Institution angenommen wurden und die für die allgemeine und wiederkehrende Anwendung Regeln oder Merkmale für Tätigkeiten oder deren Ergebnisse festlegen; Leitlinien sollen auf den gesicherten Ergebnissen von Wissenschaft, Technik und Erfahrung basieren und auf die Förderung optimaler Vorteile für die Gesellschaft abzielen. **2.** Medizinische Leitlinien führen wissenschaftliche Nachweise zusammen und dienen als Entscheidungshilfen bei der Auswahl von Behandlungsverfahren; anders als Richtlinien* sind Leitlinien als Orientierungshilfen zu verstehen, von denen in begründeten Fällen unter Berücksichtigung der beim individuellen Patienten vorliegenden Gegebenheiten und der verfügbaren Ressourcen abgewichen werden kann (und ggf. muss). Die Leitlinien werden in 3 Stufen entwickelt: **S1-Leitlinie** (Expertengruppe): Eine repräsentativ zusammengesetzte Expertengruppe erarbeitet im informellen Konsens (Übereinstimmung) eine Leitlinie, die vom Vorstand einer Fachgesellschaft oder einer anderen Organisation verabschiedet wird. **S2-Leitlinie** (formale Konsensfindung): Vorhandene Leitlinien der Stufe 1 werden in einer der bewährten formalen Konsensustechniken (Verfahren zur Herbeiführung eines einverständlichen Ergebnisses) in Fachkreisen beraten und als Leitlinien der Stufe 2 verabschiedet. **S3-Leitlinie:** Der formale Konsensusprozess wird ergänzt um alle Elemente systematischer Entwicklung; die Leitlinie wird erstellt mit Logikanalyse, Entscheidungsanalyse und Bewertung vorliegender Studienergebnisse hinsichtlich ihrer klinischen Relevanz (sog. evidencebased medicine). **Hinweis:** Die Stufen müssen vom Evidenzgrad für eine Leitlinie unterschieden werden, der aus der Qualität der zugrunde liegenden Studien hergeleitet wird.

LEP: Abk. für Leistungserfassung* in der Pflege.

Lernen (ICNP): (engl.) *learning*; Wissenserwerb oder Aneignung motorischer und geistiger Fähigkeiten z. B. durch Unterricht, Studium, Training, Praxis oder Erfahrung; der auf Erfahrung basierende Prozess kann zur Verhaltensänderung führen. **Anwendung:** i. R. der Verhaltenstherapie*, z. B. Habituation bei Angst*, Verlernen von Vermeidungs- und Fluchtreaktionen, Einsicht in negative Lernprozesse.

Lerntheorien
Modelle von den Bedingungen, Gesetzmäßigkeiten und Nutzungsmöglichkeiten von Verhaltensänderungen durch Integration neuer Erfahrung; es existieren unterschiedliche Lerntheorien nebeneinander, orientiert an den unterschiedlichen psychologisch-psychotherapeutischen Schulen, die bislang nicht zu einem in sich geschlossenen Theoriegebäude verarbeitet werden konnten. Sie gehen allgemein davon aus, dass Erfahrungen die persönlichen Lernstrategien prägen und somit auch verändern können. Wichtigste Richtungen sind **1.** die Psychoanalyse* (S. Freud) mit der psychodynamischen Lerntheorie; **2.** die humanistische Lerntheorie (C. Rogers, U. Tausch), die vorrangig die Persönlichkeitsbildung untersucht (Lernen in Freiheit); **3.** die Gestaltpsychologie (W. Köhler, K. Koffka), die die Organisation seelisch-geistiger Prozesse während des Lernens untersucht; **4.** die Verhaltenspsychologie (I. Pawlow, E. Thorndike, B. F. Skinner, C. L. Hull, E. C. Tolman), deren Lerntheorien insbesondere auf den Forschungen zur Konditionierung* beruhen.

Formen
1. Lernen am Modell (syn. Modelllernen, Imitationslernen, Beobachtungslernen): Lernen im sozialen Kontext durch Zuschauen und Nachahmung, Üben neuer Verhaltensweisen anhand eines Modells* oder Vorbilds*; kleine Kinder lernen am Modell (meist von der Mutter als erster Beziehungsperson) wichtige soziale und praktische Fähigkeiten, aber auch die grundlegende Einstellung zu sich selbst und zu anderen. **Anwendung: a)** (allgemein) bei Übungen, Training, Lernprozessen, praktischen Anleitungen; **b)** (therapeutisch) in der Verhaltenstherapie (z. B. bei Phobien) und im Sozialtraining. In der Gesundheitspsychologie ist die soziale Lerntheorie M. Banduras, die das Lernen am Modell mit der Selbstwirksamkeitsbewertung (s. Selbstwirksamkeitstheorie) in Verbindung bringt, Grundlage für empirische Untersuchungen des Gesundheitsverhaltens.

2. Lernen durch Einsicht: Verschiedene Versuche, Lösung eines Problems zu finden, führen schließlich in Form eines „Aha-Erlebnisses" (K. Bühler) oder durch Kombination bereits bekannter Regeln zu einem positiven Ergebnis. Diese Form des Lernens ist bei Kindern wie bei Erwachsenen und auch bei höher entwickelten Tieren (z. B. Menschenaffen) zu beobachten.

3. Lernen durch Strukturierung: Vorhandenes Material wird vom Lernenden sinnvoll geordnet und zur Lösungsfindung nutzbar gemacht.

4. Lernen durch Verknüpfung: Unterschiedliche, zeitlich und räumlich gemeinsam oder kurz hintereinander auftretende Erfahrungen werden in einen Zusammenhang gestellt. Beim Klingelsystem* wird Lernen durch Verknüpfung genutzt.

5. Lernen durch Versuch und Irrtum: problemlösendes Verhalten, bei dem die Lösung zunächst eher zufällig durch Ausprobieren gefunden wird; trotz des vergleichsweise zufälligen Lernerfolgs gibt es bestimmte Gesetzmäßigkeiten: **a)** „Gesetz des Effektes" (E. Thorndike): Eine erfolgreiche Handlung wird besser verinnerlicht als eine erfolglose Handlung. **b)** „Anzahl der Alternativen": Nur bei mehreren unterscheidbaren Lösungen ist diese Form des Lernens sinnvoll.

6. Assoziationslernen (syn. mechanisches Lernen): stark vereinfachende Theorie zum Lernen durch einfache Verknüpfungsprozesse aufgrund von Reiz-Reaktions-Mechanismen; z. B. kann ein weißer Kittel (Reiz) beim Kleinkind aufgrund vorausgegangener schlechter Erfahrung mit einem Arzt Angst (Reaktion) auslösen.

7. explizites Lernen: Der Lernende ist sich über die Inhalte, Regeln und Zusammenhänge des Lernstoffs und den Vorgang des Lernens bewusst.

Lernerfahrung

8. **implizites Lernen:** nicht gezieltes, teilweise unbemerkt verlaufendes Lernen, bei dem im Zusammenhang einer Situation Regeln gelernt und angewendet werden, die nicht ausdrücklich benannt werden können.
9. **intentionales Lernen:** bewusstes, zielgerichtetes Lernen, meist verbunden mit einer zuvor festgelegten Strategie, dieses Lernziel zu erreichen.
10. **inzidentelles Lernen:** beiläufiges Lernen ohne entsprechende Instruktion.
11. **kognitives Lernen:** Erwerb von Fähigkeiten zur Problemlösung aufgrund von Intelligenz und bewusstem Denken*; die kognitive Lerntheorie geht davon aus, dass Lernen ein kognitiver, d. h. verstandesmäßiger Akt ist, bei dem neue Erfahrungen als Begriffe oder innere Bilder gespeichert werden. Auch Gefühle oder konditionierte Reaktionen werden dabei als Teile einer Verstandesreaktion interpretiert.
12. **motorisches Lernen:** Aneignen motorischer Fähigkeiten zum Einsatz bei bestimmten Verhaltensweisen.
13. **psychomotorisches Lernen:** Erlernen motorischer Fähigkeiten und Veränderung der Körperbeherrschung durch Wiederholung von bewussten und geplanten bis zu unbewussten, automatischen Bewegungen.
14. **soziales Lernen:** Lernen im sozialen Kontakt mit anderen Personen oder einer Gruppe; Lernen von sozialem Verhalten.
15. **subliminales Lernen:** unbewusst erfolgendes Lernen, wobei bestimmte, nur unterhalb der Bewusstseinsschwelle wahrnehmbare (subliminale) Reize gelernt werden sollen.
16. **Unterscheidungslernen** (syn. Diskriminationslernen): Lernen, auf 2 oder mehr sich evtl. ähnelnde Reize unterschiedlich zu reagieren; ermöglicht, eingeübte Reizreaktionen (Generalisierungen) rückgängig zu machen.

Lernerfahrung: (engl.) *learning experience*; Erleben und Verallgemeinern von bestimmten Situationen, die dann einer Person als „Erfahrungswissen" zur Verfügung stehen, z. B. im Umgang mit Patienten, Organisieren von Arbeitsabläufen; **Hinweis:** Lernerfahrungen können neben der Sicherheit und Routine auch einschränkende Elemente haben, die zur Entwicklung von Vorurteilen und Stereotypen* führen.

Lernfähigkeit: (engl.) *learning ability*; körperliche und seelische Voraussetzungen für einen Lernprozess*; vgl. Lernstörungen.

Lernkurve: (engl.) *learning curve*; graphische Darstellung des Lernprozesses*, in welcher der Lernerfolg in Beziehung zur Zeit bzw. zu den einzelnen Lerndurchgängen dargestellt wird; in der graphischen Darstellung gibt es 4 typische Verläufe (s. Abb.): **1. lineare** Lernkurve: kein Lernerfolg über den ermittelten Zeitraum; **2. konkave** Lernkurve: zunächst steiler Anstieg mit großem Lernerfolg, im Verlauf Abflachung der Kurve mit ver-

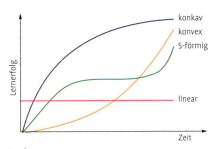

Lernkurve

langsamtem Lernerfolg; **3. konvexe** Lernkurve: zunächst langsamer Lernerfolg, der sich jedoch im weiteren Verlauf beschleunigt; **4. S-förmige** Lernkurve: zunächst schneller Lernerfolg, der sich verlangsamt und auf einem stabilen Niveau (Lernplateau*) ohne weiteren Lernerfolg einpendelt (vergleichbar der konkaven Lernkurve); es folgt eine erneute Beschleunigung des Lernerfolges mit raschem Lernzuwachs, bis sich schließlich eine endgültige Sättigungsphase einstellt. Die S-förmige Lernkurve ist typisch für komplexe Lernprozesse, wie sie in der Realität am häufigsten vorkommen.

Lernplateau: (engl.) *learning plateau*; Phase des Lernprozesses*, in der die Lernkurve* und damit der Lernerfolg nicht mehr weiter steigt, d. h., in welcher der Lernprozess zu einem Stillstand gekommen ist; **Hinweis:** In dieser Phase ist es wichtig, das Gelernte zunächst ruhen zu lassen, um es dann in Wiederholungen zu verfestigen, bevor in einer nächsten Phase Neues gelernt wird; sonst besteht die Gefahr, dass das bereits Gelernte vergessen wird.

Lernprozess: (engl.) *learning*; Verlauf des Lernens*; der Lernprozess verläuft nicht stetig, sondern in stufenförmigen Phasen, die durch Plateauphasen (s. Lernplateau) abgelöst werden. Diese Phasen sind graphisch als Lernkurve* darstellbar. **Hinweis:** Nichtbeachtung der Struktur und Reihenfolge der Lernphasen kann z. B. in der Physiotherapie den Erfolg der Therapie beeinträchtigen. Vgl. Gedächtnishemmung.

Lernstörungen: (engl.) *learning disabilities*; Schwierigkeiten einer Person, an einem altersgemäßen Lernprozess* teilzunehmen oder diesen auf befriedigende Weise zu vollenden; **Ursachen:** Lernstörungen entstehen im Zusammenspiel von individuellen und äußeren, situativen Faktoren, können aber auch Ausdruck einer Grunderkrankung sein, z. B. Depression oder Hirnleistungsstörung. **Einteilung: 1.** Störungen des Lernens* (z. B. im Rahmen von zeitlich begrenzten Verhaltensauffälligkeiten): Störungen der Aufmerksamkeit, der Konzentrationsfähigkeit, des Gedächtnisses, der Sprache (Verstehen, Ausdrücken), der Abstraktionsfähigkeit, der Motivation und Planung (z. B. Aufschieben der Lernhandlung) des Lernenden; **2.** Störungen des Lernumfelds: Ein lernunfreundlicher, z. B. lauter oder kalter Ort kann den Lernprozess beeinträchtigen.

Lese-Rechtschreib-Störung: (engl.) developmental (phonological) dyslexia; veraltet Legasthenie; laut Definition der WHO synonym Dyslexie*; Teilleistungsschwäche*, bei der bei allgemein regelrechter Entwicklung die Fähigkeit des Lesenlernens, des Lesens und der Rechtschreibung beeinträchtigt ist und die nicht auf Sehstörungen, unangemessene Beschulung oder andere äußere Probleme zurückgeführt werden kann; häufig weisen die Kinder darüber hinaus eine umschriebene Entwicklungsstörung in der Sprache auf. Ein homogenes Störungsmuster konnte bislang nicht definiert werden. Betroffen sein können verschiedene Einzelfunktionen in unterschiedlicher Kombination (auditive, visuelle, motorische, zentralnervöse, linguistische Funktionen). **Häufigkeit:** häufigste umschriebene Entwicklungsstörung im Kindesalter, von der 6 % aller Kinder, besonders Jungen, betroffen sind; **Ursachen:** Diskutiert wird, ob die Störung auf die Schwäche einzelner Funktionen oder auf mangelhafte integrativ-synthetisierende (einordnende und zusammensetzende) Hirnleistungen zurückzuführen ist. **Maßnahme:** Kindern mit Lese-Rechtschreib-Störung wird üblicherweise ein spezielles Förderprogramm angeboten, in dem ihre Lese- und Schreibfähigkeiten durch Erfolge verstärkt werden. Darüber hinaus finden auch emotionale und familiäre Themen und Probleme Berücksichtigung. **Verlauf:** Eine Diagnose wird meist in den ersten beiden Schuljahren gestellt. Frühe, umfassende Förderung und Kooperation zwischen Schule und Eltern ermöglichen eine Besserung der Symptomatik, v. a. aber die Vermeidung sekundärer Probleme (u. a. Schulversagen, soziale Isolation). Im Erwachsenenalter dominieren Rechtschreib- gegenüber Leseschwächen; die Betroffenen wählen i. d. R. Berufe, in denen diese Probleme nicht sichtbar oder kompensiert werden. **Recht:** Eine diagnostizierte Lese-Rechtschreib-Störung allein berechtigt nicht dazu, Leistungen der Eingliederungshilfe* oder Hilfe zur Erziehung (SGB VIII) zu erhalten. Schüler mit besonderer Lese- und Rechtschreibschwäche angemessen zu fördern ist Aufgabe der Schule. Dies gilt auch für die typischerweise mit Lese-Rechtschreib-Störung verbundenen Sekundärfolgen wie Schulunlust, Gehemmtheit und Versagensängste. Ein Vorrang der Kinder*- und Jugendhilfe ist nur dann gegeben, wenn die erforderliche Hilfe vonseiten der Schule oder einer Bildungsberatungsstelle tatsächlich nicht erlangt wurde.

Lethargie: (engl.) lethargy; **1.** Interesse-, Lust- und Antriebslosigkeit, geistige Trägheit, Mangel an Bereitschaft, sich grundlegenden Lebensanforderungen zu stellen; kürzer dauernd (bis zu 14 Tage) als Begleiterscheinung von Überforderung, Enttäuschung oder Krise*, längerfristig kann sie Anzeichen einer seelischen Krankheit oder Verhaltensstörung sein; häufige Begleiterscheinung von Depression*, auch bei Drogenmissbrauch; **2.** Form der Bewusstseinsstörung* mit Schläfrigkeit und Verlangsamung der psychischen Aktivität, z. B. bei Hirnleistungsschwäche nach Hirntrauma, Hirndrucksteigerung, entzündlichen Prozessen im Gehirn.

Leugnen: (engl.) denial; **1.** (umgangssprachlich) bewusstes oder unbewusstes Nichtzugeben oder Ausblenden von Geschehnissen sowohl gegenüber der eigenen als auch gegenüber anderen Personen; vgl. Lügen. **2.** (psychoanalytisch) Abwehrmechanismus des Ich* gegenüber bedrohlich wirkenden Themen, bei dem bestimmte Vorgänge überhaupt nicht wahrgenommen werden.

LEVE: s. Verband Berufsbildungsverantwortliche im Gesundheitswesen Schweiz.

Libido: (engl.) libido; **1.** (allgemein) Bezeichnung für den Sexualtrieb; **2.** (psychoanalytisch) von S. Freud geprägter Begriff für die von ihm angenommene sexuelle Triebkraft (s. Trieb), die auf Lustgewinn ausgerichtet ist und sich sowohl körperlich als sexuelle oder aggressive Kraft äußern kann als auch seelisch als Kraft, die innerseelische Prozesse und den äußeren Lebenszusammenhang steuert; **Entwicklung:** durchläuft 3 Phasen (orale Phase, anale Phase und phallische Phase); während dieser Phasen wird die Triebkraft auf die Körperteile Mund, Analbereich und äußere Geschlechtsorgane konzentriert. Die Fehlentwicklung der Libido i. R. ungünstiger Lebenserfahrungen während der frühen Kindheit führt nach diesem Modell zu seelischen Störungen. **Hinweis:** Der Begriff Libido wurde von C. G. Jung zu dem der psychischen Energie überhaupt erweitert und von der hauptsächlich sexuellen Ausrichtung befreit.

Licht: (engl.) light; **1.** (physikalisch) im Bereich von 380–780 nm optisch wahrnehmbarer Bereich elektromagnetischer Strahlung; i. w. S. auch die nicht sichtbaren angrenzenden Wellenbereiche (sog. Infrarot- und Ultraviolettlicht); die Beleuchtungsstärke wird in Lux angegeben. **2.** (physiologisch) durch Sehen* hervorgerufene Helligkeits- und Farbempfindung; Licht wirkt weitergehend über die Haut auf Körperprozesse ein (aus Cholesterolvorstufen entsteht Cholecalciferol, sog. Vitamin D) als bislang angenommen. **Anwendung:** Licht ist für Gesundheit und Wohlbefinden lebenswichtig und wird vielfältig therapeutisch eingesetzt. Bereits F. Nightingale forderte die Bereitstellung natürlichen Lichts, um den Heilungsprozess zu fördern. In Maßen eingesetztes Sonnenlicht (ohne Anwendung von Lichtschutzfaktoren) ist von seiner spektralen Zusammensetzung her nach wie vor die wichtigste physiologische Lichtquelle, die zur Stärkung des Immunsystems beiträgt. **Hinweis:** a) Ein ausgewogenes Verhältnis von Belichtung und Verdunklung ist im hochtechnisierten Klinikbereich wichtig, um den zirkadianen Rhythmus*, nach dem sich Menschen in Wach- und Ruhephasen (s. Schlaf-Wach-Rhythmus) orientieren, nicht zu sehr zu stören. **b)** Die

Lichtbogen

heutigen Lichtquellen einschließlich der sog. Tageslichtlampen entsprechen nicht dem natürlichen Spektrum und damit (bis auf die traditionellen Glühlampen, die im öffentlichen Bereich kaum noch Anwendung finden) auch nicht den physiologischen Bedürfnissen des Menschen (A. Wunsch, 2005). Dauernder Aufenthalt in künstlichem Licht bzw. Mangel an Sonnenlicht führte bei Krankenschwestern im Nachtdienst nach 15 Jahren zu einer bis zu 50 % erhöhten Brustkrebsrate (Schernhammer, 2004). Weitere mögliche Folgen des Lichtmangels sind Herz-Kreislauf-Probleme. Extremer Mangel an Sonnenlicht z. B. durch die Lebensführung (dauernder Aufenthalt in geschlossenen Räumen, nächtlicher „Lifestyle") führt mittlerweile wieder zu einer Zunahme von Rachitis bei jungen Menschen (A. Wunsch, 2006). Vgl. Farbwirkung, Farbpunktur.

Lichtbogen: (engl.) *Finsen lamp*; syn. Finsen-Bogenlicht; Form der Lichttherapie zur Behandlung von Hautkrankheiten mit dem Licht* einer Kohlebogenlampe (kurzwellige Ultraviolettstrahlung mit Infrarotanteilen).

Lichtbügel: (engl.) *electric cradle, heat cradle*; Glühlichtkasten; Konstruktion aus Glühlampen in einem tunnelförmigen Holzgehäuse mit integriertem Thermometer zur Behandlung von Blutergüssen und Entzündungen i. R. der Wärmetherapie; vgl. Wärmeanwendung.

Liebe: (engl.) *love*; Bezeichnung für intensive, meist stark emotional geprägte Zuneigung zu einer Person, Sache oder einem Ideal; Liebe kann spirituell-religiös als rein geistige Empfindung erlebt werden, z. B. als christliche Nächstenliebe oder sog. platonische (nach dem Philosophen Platon benannte) Liebe. Liebe ist in allen Religionen* als universelle, göttlich inspirierte Grundschwingung und erstrebenswerteste innere Erfahrung menschlicher Existenz. In Bezug auf die menschlich-geschlechtliche Liebe ist sie zumeist auch mit einer erotisch-sexuellen Komponente verbunden. Die Verbindung „romantischer Liebe" mit der Institution der Ehe (sog. Liebesheirat) ist eine relativ junge gesellschaftliche Errungenschaft (seit Anfang des 20. Jahrhunderts) vorwiegend westlicher Gesellschaften.

Pflegetheorie
Im deutschsprachigen Raum ist Liebe eine Forderung an beruflich Pflegende, die sich historisch auf dem christlichen oder humanistischen Weltbild und dem Altruismus* (F. Nightingale, Th. und F. Fliedner) gründet. Die sog. christliche Liebestätigkeit galt in der Ausbildung in Deutschland seit 1850 bis heute (in christlichen Trägerschaften) als Leitbild* für junge Frauen, die in Pflegeberufen ausgebildet wurden (C. Bischoff, K. Wittneben, J. Taubert). Vor seinen Professionalisierungsbestrebungen galt der Pflegeberuf als Berufung. „Unkonditionierte Liebe" (M. Rogers, 1970) als Bedingung für humane Pflege ist eine in einer Vielzahl von Pflegetheorien geforderte Grundhaltung bei Pflegepersonen (z. B. J. Watson, 1990; J. Paterson, L. Zderad, 1980; M. Henderson, 1960; H. Peplau, 1950). Die Grundannahmen speisen sich meist aus Quellen der Philosophie (z. B. M. Buber) und Psychologie (z. B. A. Maslow, C. Rogers, E. Fromm). Ob Liebe als Teilkompetenz beruflicher Pflege anzusehen ist, wird kontrovers diskutiert. Als professionelle Kompetenz ist sie nicht eingrenzbar, als menschliche Komponente humaner Pflege für die meisten Pflegenden und auch aus Patienten- und Angehörigensicht unverzichtbar. Die hohe, teils idealistisch überhöhte Erwartungshaltung gilt mittlerweile als Risikofaktor für das Burnout*-Syndrom, da eine liebevolle, zuwendende, mit Zeitaufwand verbundene Pflege aus Zeitmangel häufig nicht möglich ist und das Engagement der Mitarbeiter überfordert. Vgl. Beziehung, Humanismus, Humanistische Pflege.

Angrenzende Fachgebiete
Psychologie: In der Psychologie wird Liebe häufig nach bestimmten Schwerpunkten untersucht. Unterschieden werden Teilaspekte wie z. B. Sympathie, Zärtlichkeit, Bindung und Trieb. **1. Psychoanalyse:** Nach S. Freud stellt die Liebe zwischen Mann und Frau wie auch die Elternliebe eine Sublimierung* des Sexualtriebes dar. **2. humanistische Psychologie:** E. Fromm bezeichnet die „reife Liebe" als Aktivität im Unterschied zum passiven Affekt. Sie zeige sich in der Überwindung des Narzissmus (auf sich selbst bezogene Verhaltensweise). Liebe äußert sich als tätige Sorge für das Leben und Wachstum dessen, was geliebt wird. Sie enthält als Grundelemente Fürsorge, Verantwortungsgefühl, Achtung vor dem anderen und Erkenntnis. Als fundamentalste Form wird die Nächstenliebe bezeichnet. Sie gilt nicht exklusiv einem Einzelnen, sondern allen Menschen, der Welt, dem Leben. Fromm hält die Fähigkeit zur Selbstliebe (nicht zu verwechseln mit Selbstsucht) für die Voraussetzung, andere lieben zu können. Er unterscheidet zwischen Mutterliebe, erotischer Liebe und Gottesliebe. C. Rogers benutzt den Begriff der ungeschuldeten Liebe für die Fähigkeit von Eltern, ihre Kinder zu lieben, wie sie sind (nicht, wie sie nach ihren Wünschen sein sollten). Wie A. Maslow vertritt er die Ansicht, dass Liebe ein Grundbedürfnis des Menschen und unverzichtbar für eine gedeihliche Entwicklung des Kindes sei. **3. Dreieckstheorie:** Bei R. J. Sternberg werden als Komponenten der vollkommenen Liebe die Intimität (Vertrautheit), Leidenschaft und Verbindlichkeit als Dreieck dargestellt, in dem die Seiten sich je nach Variante unterschiedlich darstellen. Bei elterlicher Liebe wird der Aspekt Leidenschaft im Modell ausgespart.
Philosophie: Grundsätzlich wird das Wesen der Liebe als eine Relation zwischen einem Gut (etwas Liebenswertem) und einem lebenden Menschen, auf den das Gut eine Anziehung ausübt und nach dem daher gestrebt wird, betrachtet. Neben dem Wesen der Liebe als solcher werden Erscheinungs-

formen der Liebe unterschieden (u. a. Eros, Verliebtheit, Passion, Nutzliebe, hedonistische Liebe, freundschaftliche Liebe, Gottesliebe). Bei Aristoteles und Platon findet sich der Begriff des Eros, der weit über die heute übliche Bezeichnung Erotik hinausgeht. Mit Eros wird eine leidenschaftliche intensive Kraft, eine Sehnsucht bezeichnet, die den Menschen mit aller Macht zu dem geliebten Gut streben lässt. Hierzu zählt nicht nur die Erotik zwischen Mann und Frau, sondern z. B. auch zu anderen Personen und sexuellen, intellektuellen, religiösen, künstlerisch-kreativen Inhalten. Eros ist auch die Triebkraft für die Lebensbestimmung (vgl. Motivation). Mittels Eros strebt der Mensch zum Idealen, zur „Idee" (Platon). Die Liebe selbst ist hier also nicht das Ideal, sondern das Streben zu diesem übergeordneten, vom lebenden Menschen niemals zu erreichenden Ziel. Alle späteren und aktuellen Abhandlungen in Religion oder Psychologie über die Liebe beziehen sich unmittelbar oder mittelbar auf die philosophischen Aussagen bei Aristoteles und Platon.
life island: Bezeichnung für eine sterile Isoliereinheit bzw. einen sterilen Raum zum Schutz abwehrgeschwächter Patienten vor Infektion* (z. B. bei Immunsuppression, Agranulozytose, Patienten mit zytostatischer Therapie); ist nur über eine Schleuse zu erreichen. Zur Vermeidung einer Infektion mit fakultativ pathogenen Keimen der eigenen Bakterienflora* werden meist schwer resorbierbare Antibiotika zur Keimreduktion im Darm angewendet und eine Desinfektion der Haut durchgeführt.
Liftersystem: syn. Patientenlifter*.
limbisches System: s. System, limbisches.
Linton-Nachlas-Sonde: s. Ballonsonde.
Lipidsenker: (engl.) *antilipemics*; syn. Antilipidämika; Arzneimittel* zur Senkung der Blutfettwerte; angestrebt wird ein günstiges Verhältnis der verschiedenen Lipide zueinander, wobei die Werte für LDL (Abk. für engl. low density lipoproteins) niedrig und für HDL (Abk. für engl. high density lipoproteins) hoch sein sollten. **Richtwerte:** Gesamtcholesterol <200 mg/dl, LDL <130 mg/dl, HDL >55 mg/dl, Triglyceride <160 mg/dl. **Wirkstoff: 1. Anionenaustauscher:** binden Gallensäure (Vorstufe des Cholesterols), sodass diese vermehrt ausgeschieden wird; als Folge der verstärkten Ausscheidung wird die Neubildung von Gallensäure angeregt und die Konzentration von Cholesterol in den Leberzellen sinkt. Dies bewirkt die Zunahme von LDL-Rezeptoren, wodurch mehr LDL aus dem Blut aufgenommen wird und die Blutfettwerte sinken; z. B. Colestyramin, Colestipol; **2. HMG-CoA-Reduktasehemmer** (auch CSE-Hemmer oder Statine genannt): hemmen die Aktivität eines Schlüsselenzyms der körpereigenen Cholesterolbildung, wodurch die Cholesterolkonzentration in den Zellen sinkt; Regulierungsmechanismen bewirken dann die Bildung von mehr LDL-Rezeptoren an den Zellen und führen dazu, dass die Konzentrationen von LDL und Gesamtcholesterol sinken, da nun mehr Cholesterol aus dem Blut aufgenommen wird; z. B. Lovastatin, Fluvastatin; **3. Fibrate:** hemmen die Bildung der Lipoproteine, v. a. die der VLDL (Abk. für engl. very low density lipoproteins), und aktivieren z. T. deren Abbau; z. B. Bezafibrat, Fenofibrat, Etofibrat, Gemfibrozil; **4. Nicotinsäure** und davon abgeleitete Substanzen: hemmen fettspaltende Enzyme und damit die Lipolyse (Abbau von Fetten*); in der Leber wird weniger VLDL und somit weniger LDL gebildet. Außerdem wird das Enzym Lipoproteinlipase aktiviert; z. B. Acipimox, Inositolnicotinat; **5. Sitosterol:** behindert im Darm die Aufnahme von Cholesterol aus der Nahrung; **6. Omegafettsäuren:** senken v. a. die Konzentration an Triglyceriden (vermutlich über eine Verminderung der VLDL-Bildung); **7. pflanzliche Lipidsenker:** Guar (Cyamospsis tetragonaloba), Pektine, möglicherweise auch Wirkstoffe aus Knoblauch (Allium sativum) und Artischocke (Cynara scolymus); **Nebenwirkungen:** u. a. Magen-Darm-Beschwerden; **Hinweis:** Eine Indikation zur Einnahme von Lipidsenkern besteht erst nach einer erfolglosen diätetischen Behandlung (Basistherapie).
Lippen: (engl.) *lips*; von Ober- und Unterlippe gebildete weiche Wand des Mundvorhofs, welche die Mundöffnung begrenzt; die Lippe besteht aus äußerer Haut mit Haaren, Schweiß- und Talgdrüsen und einer inneren Schicht aus Schleimhaut und Bindegewebe mit kleinen Speicheldrüsen. Das Lippenrot ist eine Übergangszone zwischen beiden und verdankt die rote Farbe den durchscheinenden Kapillargeflechten. Da die bedeckende Epithelschicht sehr dünn ist, ist Lippenpflege* notwendig. **Funktion:** Mitbeteiligung an der Mimik, Mundöffnen und -schließen, damit verbunden Nahrungsaufnahme* (s. Selbstpflege: Nahrung aufnehmen, Selbstpflege: Trinken), Sprechen und Küssen; **klinische Bedeutung: 1.** Häufige Erkrankungen der Lippen sind Effloreszenzen* (z. B. Herpesbläschen bei Infektion mit Herpes simplex, Eiterpusteln bei Eiterflechte, Rhagaden*), Lippenkarzinom, Knötchenflechte (Lichen ruber mucosae), chronische entzündliche Lippenschwellung (Cheilitis granulomatosa, z. B. bei Enteritis regionalis Crohn), Infektionen mit Weißschwielenkrankheit (Leukoplakie). Bei Fazialislähmung* kann der Mundwinkel gesenkt und der Lippenschluss unvollständig sein. **2.** Bei Anämie erscheinen die Lippen blass, bei Sauerstoffmangel blau (Lippenzyanose). **3.** Eingefallene, faltige Lippen können auf Austrocknung (hypertone Dehydratation*) hindeuten. **4.** Schlecht sitzende Zahnprothesen führen durch unzureichend eingestellte Bisshöhe zu verstärktem Speichelfluss an den Mundwinkeln mit der Gefahr schmerzhafter Einrisse der Mundwinkel (Rhagaden). **5.** Bei Intubationsnarkose kann es in sehr seltenen Fällen zu Quetschungen mit Dekubitus an den Lippen kommen. Durch eine i. d. R. erfolgende ständige Kon-

Lippenbremse

trolle der Tubuslage kann eine verstärkte mechanische Belastung der Lippen erkannt und vermieden werden. **Hinweis:** Bei lang dauernden Zahnbehandlungen empfiehlt sich das Auftragen von Vaseline oder anderen Pflegesubstanzen auf die Lippen, um einer Lippentrocknung mit der Gefahr der Rhagadenbildung vorzubeugen. Bei Zahnbehandlungen mit Begleitanästhesie der Lippen ist verstärkt auf die Gefahr von Quetschungen oder Überdehnungen der Lippen zu achten (Schmerzrückmeldung durch den Patienten kann nicht erfolgen).

Lippenbremse: (engl.) pursed lip breathing, lip brake; durch Spitzen der Lippen und Verkleinerung der Mundöffnung bei der Ausatmung herbeigeführte Erhöhung des intrapulmonalen Drucks zur Verhinderung des Zusammenfallens von Bronchiolen (Bronchialkollaps); s. Abb.; **Anwendung:** wird

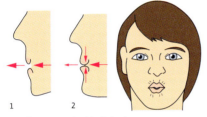

Lippenbremse: 1: physiologische Atmung; 2: bei der Lippenbremse wird Luft zurückgehalten

v. a. bei Patienten mit obstruktiven Atemwegerkrankungen i. R. der Atemtherapie* oder bei akuter Atemnot durch Fachpersonal angeleitet.

Lippen-Kiefer-Gaumen-Segelspalte: (engl.) cheilognathopalatoschisis; Kurzbez. LKGS-Spalte, umgangssprachl. Hasenscharte, Wolfsrachen; angeborene Spalte im gesamten Gaumen; ca. 50 % aller Fehlbildungen im Mund und Gesicht betreffenden (orofazialen) Bereich. Lippen-Kieferspalten und Gaumenspalten sind 2 getrennte Entwicklungsstörungen, wobei die Gaumenspalten oft zusammen mit den Lippen-Kieferspalten auftreten. Die Spalten können einseitig (unilateral) oder beidseitig (bilateral) auftreten. Die linke Gesichtshälfte ist häufiger betroffen. **Entstehung:** Zwischen der 5. und 7. SSW verschmelzen Teile des linken und rechten Nasenwulstes miteinander und bilden das Zwischenkiefersegment. Während der weiteren Entwicklung verwachsen der linke und der rechte Oberkieferwulst mit den bereits verschmolzenen Nasenwülsten. Erfolgt dieser Verschmelzungsprozess nicht vollständig oder gar nicht oder reißt das Gewebe wieder auf, entsteht eine Lippen- oder Kieferspalte. Die Störung kann die linke, die rechte oder beide Nahtstellen betreffen und führt zur ein- oder beidseitigen Spalte. Zwischen dem 2. und 3. Monat der Schwangerschaft verschmelzen die Gaumenfortsätze des linken und des rechten Oberkieferwulstes. Eine Störung bei diesem Vereinigungsprozess hat eine Gaumen- oder Segelspalte zur Folge. **Ursachen:** Es wird von einer Kombination aus erblichen und äußeren (z. B. Röntgenstrahlung) Faktoren ausgegangen. **Maßnahme:** In den ersten Wochen nach der Geburt wird eine Gaumenplatte (sog. Trinkplatte) angebracht, um zu verhindern, dass Nahrung in die Nase gelangt. Diese Plattenapparatur muss regelmäßig gereinigt und auf Funktion und Zustand kontrolliert werden.

Lippenpflege: (engl.) lip care; Befeuchten bzw. Einfetten der empfindlichen und schnell austrocknenden Haut der Lippen* und Entfernung u. a. von Belägen und Krusten i. R. der Mundpflege*; **Anwendung:** besonders bei beatmeten Patienten, Patienten mit überwiegender Mundatmung und bei Zahnbehandlungen; **Durchführung:** Beläge z. B. mit Rosenhonig oder Zitronenscheiben entfernen, Lippen mit feuchter Kompresse reinigen und z. B. mit fett- oder panthenolhaltiger Lippensalbe bestreichen.

Livores mortis: s. Totenflecke.

Lob: (engl.) praise, approval; freundliche Anerkennung insbesondere von Autoritäts- oder Beziehungspersonen, die meist für eine bestimmte Leistung oder ein bestimmtes Verhalten erteilt wird; in Maßen kann Lob einen Leistungs- oder Lernprozess* unterstützen, wobei es hier als Verstärker im Prozess der Konditionierung wirkt (s. Konditionierung, instrumentelle). Lob im Übermaß oder erteiltes Lob, das der Gelobte aus persönlichen Gründen (z. B. anerzogene Bescheidenheit) oder aus Misstrauen (z. B. wegen schlechter Vorerfahrungen) nicht akzeptiert, kann eine Leistung auch entwerten und zur sog. Kommunikationssperre* werden.

Lochialstau: (engl.) lochia accumulation, lochia congestion; Lochiometra; unzureichender Abfluss des Wochenflusses*; **Kennzeichen:** Erste Anzeichen sind Stirnkopfschmerz, große und weiche Gebärmutter, fötide riechender Wochenfluss, subfebrile Temperaturen, später Fieber; **Komplikationen:** Ein Lochialstau kann zur Entzündung der Gebärmutterschleimhaut führen. **Maßnahme: 1.** Spasmolytikum und kontraktionsfördernde Maßnahmen; **2.** feuchtwarme Bauchwickel, Bauchlage, Bauchlage der Wöchnerin; **3.** Stillen; **4.** Mobilisation bei Fieberfreiheit; **5.** tägliche Kontrollen von Temperatur, Lochien, Uterusstand und Ausscheidung; **6.** Bei ausbleibender Besserung können eine antibiotische Behandlung sowie eine Ausschabung der Gebärmutter in Inhalationsnarkose notwendig werden.

Lochien: s. Wochenfluss.

Locked-in-Syndrom: (engl.) locked-in syndrome; Zustand der Bewegungsunfähigkeit und der Unfähigkeit zu sprechen bei vollständig erhaltenem Bewusstsein sowie erhaltener Wachheit und Schmerzsensibilität; **Ursachen:** meist Folgezustand eines Verschlusses der Arteria basilaris mit schlechter Prognose und hoher Letalität; **Pflege:**

stellt an das Pflegepersonal erhebliche Anforderungen; die Kommunikationsmöglichkeiten sind stark eingeschränkt, die Verständigung kann im Frühstadium häufig nur über Augenbewegungen erfolgen. Der Patient ist nicht in der Lage, seine Empfindungen oder Wünsche und Bedürfnisse (z. B. Durst) zu äußern, sodass Pflegepersonen hier überdurchschnittlich viel Einfühlungsvermögen aufbringen müssen. Da die geistigen Fähigkeiten völlig unbeeinträchtigt sind und der Patient z. B. alle Gespräche am Krankenbett verfolgen kann, müssen sowohl unbedachte Bemerkungen als auch indirekte Kommunikation über Dritte vermieden werden. Es sollte selbstverständlich sein, den Patienten mit Namen anzusprechen und seinen Wunsch nach Einbeziehung in Gespräche über seinen Zustand zu respektieren. **Hinweis:** Logopäden können durch Information zu Verständigungsmöglichkeiten unterstützen. Vgl. Wachkoma.

Lockerungsgymnastik: umgangssprachlicher Begriff, der meist i. S. unspezifischer Bewegungs- und Dehnungsübungen verwendet wird, die mit dem Ziel durchgeführt werden, sog. Muskelhartspann* zu lösen und ein Gefühl körperlicher Entspannung zu erreichen; vgl. Physiotherapie.

Lösung: (engl.) *solution*; Solutio; (chemisch) homogene Mischung von einem oder mehreren unterschiedlichen gelösten Stoffen, wobei eine Lösung i. e. S. immer aus einem Lösungsmittel und einer deutlich geringeren Konzentration an gelöstem Stoff besteht. **Einteilung: 1. echte** Lösung: Die Teilchen des gelösten Stoffes (Größe <1 nm) liegen molekulardispers verteilt vor, sind ultramikroskopisch nicht sichtbar und diffundieren bei Osmose* (z. B. Kochsalzlösung). **2. kolloidale** Lösung: Die Teilchen des gelösten Stoffes liegen in kolloidaler Größe (1–100 nm) vor (kolloiddispers) und diffundieren bei Osmose nicht oder nur schwer durch Membranen. Vgl. Kolloid, Suspension, Emulsion.

Logik: (engl.) *logic*; **1.** (umgangssprachlich) richtige Schlussfolgerung über einen Sachverhalt; die Regeln dazu sind nicht allgemein gültig definiert. Daher ist die Logik, der ein Mensch folgt, beliebig bzw. individuell an unterschiedlichen Maßstäben orientiert. Die Ursachen und Verhaltensschlussfolgerungen, die Menschen z. B. als Begründung für ihre Erkrankungen und Konsequenz aus ihrer Erkrankung herleiten, können völlig andere sein als die wissenschaftlich begründeten. **2.** (wissenschaftlich) aus der Philosophie stammendes Verfahren, bei dem nach bestimmten Regeln (korrektem Denken) Schlussfolgerungen (Konklusionen) aus aufgestellten Sätzen (Prämissen) gezogen werden und damit ein Argument erstellt wird, das den nächsten Satz (Proposition) „beweist"; Fehlschlüsse werden in der Logik durch Überprüfen der Argumentationswege (Textanalyse, Zeichenanalyse) nachgewiesen. Von Interesse ist in der Philosophie meist die richtige Anwendung der Argumentationstechnik zum Erkenntnisgewinn,

nicht primär die praktische Anwendung. Mit Logik finden Verifikation* und Falsifikation* von Theorien statt. Vgl. Axiom. **3.** (anwendungsbezogen) als Mischform aus wissenschaftlicher und Alltagslogik können Schlussfolgerungen aus Argumenten auch für die Pflegepraxis gewonnen und auf ihre Tauglichkeit als Handlungskonzept geprüft werden; logische Schlussfolgerungen lassen sich aus theoretischen Überlegungen und aus statistischen Nachweisen ziehen. Vgl. Evidenz.

Logopäde: (engl.) *speech and language therapist, speech and language pathologist*; Angehöriger eines Gesundheitsfachberufs, der Diagnostik, Therapie und Beratung bei Stimm-, Sprech-, Sprach- und Hörstörungen durchführt; **Ausbildung:** geregelt im „Gesetz über den Beruf des Logopäden" vom 7.5.1980, zuletzt geändert am 31.10.2006, und in der entsprechenden Ausbildungs- und Prüfungsverordnung; besteht aus einer 3-jährigen Ausbildung an einer staatlich anerkannten Lehranstalt für Logopäde. Ein Aufbaustudium und ein grundständiges Studium der Logopädie sind ebenfalls möglich (Abschluss Bachelor). **Hinweis:** Logopäden arbeiten mit verschiedenen Fachrichtungen zusammen, z. B. Hals-Nasen-Ohren-Heilkunde, Neurologie, Pädiatrie, Pädagogik, Phoniatrie und Psychologie.

Logopädie: (engl.) *logopaedics, speech and language therapy*; Prävention*, Diagnostik, Therapie und Beratung von Patienten mit Stimm-, Sprech- und Sprachstörungen sowie Hör- und Schluckstörungen durch einen Logopäden*; vgl. IDIS, Sprachentwicklung.

lokal: (engl.) *local*; örtlich, auf bestimmte Körperstellen bezogen; vgl. systemisch.

Lokalanästhetika: (engl.) *local anaesthetics*; Arzneimittel*, die eine reversible und örtlich begrenzte Ausschaltung des Schmerzempfindens bewirken, indem sie die Weiterleitung von Impulsen entlang der Nervenfasern und den Nervenendigungen hemmen; **Wirkung:** hängt von der erreichten Konzentration im Nerv ab; die verschiedenen Strukturen sind unterschiedlich empfindlich, z. B. werden motorische Nervenfasern bei den üblichen Dosierungen nicht betäubt. Die Wirkung hängt zudem vom pH*-Wert des Gewebes ab. Entzündetes Gewebe, das durch den Sauerstoffmangel einen niedrigeren pH-Wert aufweist als gesundes Gewebe, wird schlechter betäubt. **Wirkstoff:** Lokalanästhetika gehören 2 chemischen Gruppen an: ältere Verbindungen sind **Aminoester** (z. B. Benzocain, Cocain, Procain, Tetracain); neuere, länger wirksame Lokalanästhetika sind **Aminoamide** (z. B. Bupivacain, Cinchocain, Lidocain, Mepivacain). **Anwendung:** z. B. zur lokalen Betäubung bei Operationen oder zahnärztlichen Eingriffen und zur medikamentösen Schmerztherapie*.

Lotion: (engl.) *lotion*; Lotio; äußerlich anzuwendende flüssige (wässrige oder wässrig-alkoholische) Arzneiform mit suspendierten oder emulgierten Wirk- und Hilfsstoffen; aufgrund des hohen Was-

Low-air-loss-Bett

sergehaltes von Lotionen sind häufig Konservierungsmittel enthalten. **Flüssige Suspensionen*** mit hohem unlöslichem Feststoffanteil (20–50 %) werden auch als Schüttelmixturen, flüssige Puder oder Trockenpinselungen bezeichnet. Vgl. Emulsion, Paste.

Low-air-loss-Bett: (engl.) *low air loss bed*; Spezialpflegebett zur Therapie von Dekubitus* und Verbrennung*, bei dem durch zirkulierende Luft in verschiedenen Luftkissen ein geringer Auflagedruck gewährleistet wird (s. Abb.); die Luftmenge

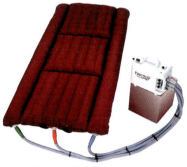

Low-air-loss-Bett [5]

kann individuell eingestellt werden. **Nachteil:** **1.** möglicher Verlust des Körperschemas*; **2.** eingeschränkte Fähigkeit zur Eigenbewegung durch Superweichlagerung*. Vgl. Air-fluidised-Bett.

Low-flow-Bett: (engl.) *low flow bed*; Spezialpflegebett zur Therapie von Dekubitus* oder Verbrennung*, bei dem in Luftkissen ständig temperierte Luft langsam zirkuliert und so die Haut des Patienten trockenhält; die zirkulierende Luftmenge kann entsprechend dem Auflagedruck des Patienten individuell reguliert werden. Bei Bedarf einer Reanimation können die Luftkammern über ein zentrales Ventil rasch entleert werden. **Nachteil:** **1.** Lärmentwicklung durch das permanent arbeitende Gebläse; **2.** möglicher Verlust des Körperschemas*; **3.** eingeschränkte Fähigkeit zur Eigenbewegung durch Superweichlagerung*. Vgl. Airfluidised-Bett.

Lügen (ICNP): (engl.) *lying*; bewusst falsch gemachte Angaben zum Vermeiden von Konflikten, Konsequenzen, Übernahme von Verantwortung oder um jemandem Schaden zuzufügen; Lügen ist ein Alltagsphänomen, das durch gesellschaftliche (z. B. durch das Recht) und moralische Regeln unter Kontrolle gehalten werden soll. Bei bestimmten persönlichen Fehlentwicklungen oder als Krankheitssymptom kann Lügen zum pathologischen alltäglichen Kommunikationsstil eines Menschen werden (z. B. bei Drogen- und Alkoholabhängigkeit* oder psychischen Abspaltungen eigener ungewünschter Persönlichkeitseigenschaften).

Luer-Lock-System: (engl.) *Luer-lock system*; Mechanismus mit Schraubverschluss zur sicheren Verbindung z. B. von Infusionssystem und Venenkatheter (auch Dreiwegehahn, Mehrfachverbindungen), Injektionskanüle* und Glasspritze (Luer-Spritze zur Injektion von Substanzen, die sich bei Metallkontakt verändern) oder Plastikspritze; vgl. Infusionsgerät.

Luftbefeuchtung: (engl.) *air moistening*; physiologische oder künstliche Anreicherung der Atemluft mit Wasserdampf; die Einatemluft wird normalerweise im Bereich der oberen Luftwege (Nasenhöhle mit ihren Nebenhöhlen und Rachen) erwärmt und angefeuchtet. Dieser Vorgang ist für die Funktionstüchtigkeit des Flimmerepithels des Bronchialsystems wichtig. Fällt die Luftfeuchtigkeit unter ca. 70 %, kann das Tracheobronchialsekret eindicken und verborken (z. B. bci intubierten Patienten, bei denen der Vorgang der Erwärmung und Anfeuchtung in den oberen Luftwegen ausgeschaltet ist, oder bei hypertoner Dehydratation*). **Maßnahme:** Anwendung von Atemluftbefeuchtern*. Vgl. Inhalationstherapie, Atemgaskonditionierung.

Luftbett: (engl.) *air bed*; Spezialpflegebett zur Therapie von Dekubitus* oder großflächigen Verbrennungen, bei dem eine unterschiedlich stark regulierbare Luftmenge mit einer Pumpe in Luftkissen gefüllt wird und evtl. zirkulierend einen geringen Auflagedruck bewirkt; **Hinweis:** Wegen der hohen Arbeitshöhe für Pflegende ist evtl. ein Trittbrett erforderlich. Vgl. Luftkissensystem, Low-air-loss-Bett, Low-flow-Bett, Air-fluidised-Bett.

Luftdrain: (engl.) *air drain*; Drain bei Thoraxdrainage (z. B. bei Entfernung eines Lungensegmentes), der ausschließlich Luft fördert; vgl. Drainage.

Luftdrehbett: Spezialpflegebett, das die Vorteile eines Luftbetts* mit denen des Drehbetts* kombiniert.

Luftdusche: s. Politzer-Verfahren.

Luftembolie: (engl.) *air embolism*; durch Eindringen von Gasen (Luft) in die großen oder kleinen Kreislauf verursachter akuter, lebensbedrohlicher Verschluss von kapillären Gefäßgebieten (z. B. in Lunge, Gehirn, Herz) und nachfolgender Perfusions- und Funktionsausfall; **Ursache:** Druckgefälle zwischen Luft und Blutkreislauf, insbesondere bei Eröffnung von Gefäßen des Lungenkreislaufs oder großen herznahen Venen (venöse Luftembolie), z. B. während neurochirurgischer Operation mit hochgelagertem Oberkörper, ferner u. a. bei Lungenoperationen, Pneumothorax*, Explosionen, Angiographie; **Kennzeichen:** abhängig von Menge (kritisch über 50 ml) und Geschwindigkeit des Lufteintritts; blau-rote Färbung von Haut und Schleimhäuten (Zyanose*), erschwerte Atemtätigkeit (Dyspnoe*), Brustschmerzen, Bewusstlosigkeit (akutes Cor pulmonale). **Maßnahme: 1.** Vermeidung weiteren Lufteintritts; **2.** Linksseitenlagerung in Kopftieflage; **3.** Beatmung mit reinem Sauerstoff; **4.** Verlegung auf die Intensivstation*.

Luftkissensystem: (engl.) *air cushion system*; Lagerungssystem i. R. der Dekubitusprophylaxe und

-therapie (s. Dekubitus), bei dem eine voreingestellte Luftmenge mit einer Pumpe in Luftkissen gefüllt und so ein geringer Auflagedruck erzielt wird; **Formen: 1.** Bei statischen Systemen bleibt die Luftmenge in den einzelnen Kissen konstant. **2.** Dynamische Systeme (Wechseldruck) bewirken zusätzlich eine regionale Druckentlastung. Vgl. Antidekubitusmatratze, Luftbett.

Luftleckage: (engl.) *air leakage*; Luftzufuhr in einen luftleeren Raum (Vakuum), z. B. bei Drainage*, Pneumothorax*.

Luftring: (engl.) *air ring*; Lagerungshilfsmittel zur Dekubitusprophylaxe (s. Dekubitus) und bei Scheidendammschnitt*; **Wirkung:** bewirkt Druckentlastung der entsprechenden Körperpartie und wird v. a. für das Gesäß eingesetzt; **Hinweis:** Zur Dekubitusprophylaxe ist dieses Lagerungshilfsmittel umstritten, da sich der Auflagedruck an der Auflagestelle des Rings erhöht.

Luftröhrenschnitt: s. Koniotomie; Tracheotomie.

Lumbalpunktion: (engl.) *lumbar puncture*; Punktion des Duralsacks zwischen 3. und 4. oder 4. und 5. Lendenwirbeldornfortsatz mit einer langen Hohlnadel zur diagnostischen Gewinnung von Gehirn-Rückenmark-Flüssigkeit (Liquor cerebrospinalis; z. B. bei Verdacht auf eine entzündliche oder onkologische Erkrankung des Zentralnervensystems) oder für die therapeutische Verabreichung von Arzneimitteln (z. B. zur Spinalanästhesie); **Gegenanzeigen: 1.** erhöhter Hirndruck (bei Druckverminderung im Spinalkanal könnten Anteile des Gehirns im Übergang Schädel/Wirbelkanal eingeklemmt werden); **2.** Gerinnungsstörungen; **Pflege:** Vorbereitung durch Pflegepersonal: **1. Patient:** Harnblasenentleerung, evtl. Rasur der Einstichgegend; kurz vor der Punktion Blutzuckerkontrolle, Seitenlage mit maximaler Beugung der Lendenwirbelsäule oder sitzend, dabei die Füße auf einen Stuhl stellen und Rundrücken machen lassen; **2. Material:** sterile Handschuhe und Verbandmaterial, Lokalanästhetikum, Hautdesinfektionsmittel, mehrere Lumbalpunktionskanülen in verschiedenen Größen, 5 ml-Spritze, sterile Unterlage, Lochtuch, sterile Laborröhrchen, evtl. Steigrohr zur Durchführung des Queckenstedt-Versuchs (Methode zur Prüfung der Durchgängigkeit der Liquorräume), Abwurfbehälter; **Maßnahme: 1. des Arztes:** hygienische Händedesinfektion*, sorgfältige Hautdesinfektion, Lokalanästhesie der Punktionsstelle, Punktion, Liquor in Laborröhrchen tropfen lassen; **2. des Pflegepersonals:** Assistenz und Beobachtung des Patienten; Nachbereitung durch Pflegepersonal: Vitalzeichenkontrolle, gelockerte Bettruhe mit relativer Flachlage des Oberkörpers (beugt dem nach Lumbalpunktion häufig auftretenden Kopfschmerz vor), zum Trinken anhalten (ca. 1 l in den ersten 1–2 Stunden nach Punktion), Kontrolle der Punktionsstelle, Beobachtung des Patienten auf Kopfschmerzen und Sensibilitätsstörungen; **Hinweis:** angstbesetzte Untersuchung, daher Zuwendung* bei routiniertem Arbeitsablauf nicht vergessen.

Lunatismus: s. Schlafwandeln.

Lungenödem: (engl.) *pulmonary edema*; abnorme Ansammlung seröser Flüssigkeit (Transsudat) im Zwischengewebe (Interstitium) der Lunge (interstitielles Lungenödem), die bis in die Lungenbläschen (Alveolen) vordringen kann und als alveoläres oder manifestes Lungenödem die Lungenfunktion beeinträchtigt; bei intakten Kapillarwänden in der Lunge tritt nur in geringem Umfang seröse Flüssigkeit aus den Gefäßen in das interstitielle Gewebe aus, da der nach innen gerichtete kolloidosmotische Druck des Blutplasmas (etwa 25 mmHg; s. Osmolarität) den nach außen gerichteten hydrostatischen Druck des Blutplasmas (5–8 mmHg) übersteigt und so einer Auswärtsfiltration von Flüssigkeit entgegenwirkt. **Ursachen:** z. B. **1.** Veränderung des kolloidosmotischen Drucks in den Gefäßen durch Verminderung der Plasmaproteine, z. B. bei Nierenerkrankungen, übermäßiger Flüssigkeitszufuhr (Infusion) oder Hungerzuständen; **2.** Veränderung des hydrostatischen Drucks in den Gefäßen, z. B. bei Linksherzinsuffizienz oder neurogen bedingt; **3.** Veränderung der Gefäßdurchlässigkeit, meist infolge toxisch-infektiöser Einflüsse oder allergischer Vorgänge; **4.** Änderung des umgebenden Luftdrucks; **Kennzeichen:** häufig sichtbare blau-rote Färbung von Haut und Schleimhäuten (Zyanose*), erschwerte Atmung (Dyspnoe*, Orthopnoe*) mit zunehmender Atemnot, rasselnden Atemgeräuschen und schaumigem Auswurf, evtl. auch Krampf der Bronchialmuskeln (Bronchospasmus; sog. Asthma cardiale); **Maßnahme:** Sofortmaßnahmen bei akutem alveolärem Lungenödem: Herzbettlagerung*, Sauerstoffzufuhr, medikamentöse Behandlung, ggf. Beatmung*.

Lungenreifeförderung, medikamentöse: (engl.) *induced lung maturation*; Arzneimittelgabe an die Mutter vor der Geburt bei zu erwartender Lungenunreife des Fetus; **Prinzip:** Bei drohender Frühgeburt* erhält die Schwangere Betamethason (Glukokortikoid) intramuskulär oder intravenös. Dies verhindert ein Kollabieren der Lungenbläschen (Alveolen) der kindlichen Lunge. **Komplikationen:** aufseiten der Mutter Infekte, Ausbildung eines Lungenödems; erhöhter Insulinbedarf bei schwangeren Diabetikerinnen.

Luxation: (engl.) *luxation, dislocation*; Verrenkung; Gelenkverletzung mit vollständiger Verschiebung der gelenkbildenden Knochenenden (bei einer unvollständigen Verschiebung spricht man von einer Subluxation); **Formen: 1. traumatische** Luxation: mit resultierendem Kapsel- und Bandabriss sowie ggf. mit Knorpel-, Knochen-, Gefäß- und Nervenverletzungen; **2. angeborene** Luxation: durch Gelenkfehlbildung (z. B. Hüftgelenkluxation); **3. habituelle** (öfter auftretende) Luxation: aus angeborener Gelenkinstabilität resultierende Luxationsbereitschaft schon bei minimaler Inanspruchnahme des betroffenen Gelenks (z. B. habituelle Schultergelenkluxation); **4. pathologische** Luxation: durch chronische Gelenkschädigung, Entzündung (z. B. durch Erweiterung der Gelenkhöhle infolge Kapselüberdehnung bei Gelenkerguss) oder infolge von Muskellähmungen (paralytische Luxation); **Maßnahme: 1.** Ruhigstellung des betroffenen Gelenks und Kühlung; **2.** Beobachtung der Durchblutung, Motorik und Sensibilität der betroffenen Extremität. Vgl. Verstauchung, Fraktur.

Lymphdrainage, manuelle: (engl.) *lymphatic drainage*; Form der Streichmassage zur Beseitigung von Lymphstauungen; **Anwendung:** meist i. R. einer komplexen physikalischen Entstauungstherapie (Kombination aus Lymphdrainage, entstauenden Bewegungsübungen und Kompressionsverbänden*) bei Lymphödemen*, Ödemen infolge von Operationen (z. B. Armödem nach Brustentfernung bei Brustkrebs), Verletzungen, Erkrankungen des rheumatischen Formenkreises oder chronisch-venöser Insuffizienz; **Durchführung:** Unter kreisendem Druck werden ödematöse Areale (eindrückbare, schmerzfreie regionale Schwellungen) in Richtung der zentralen Lymphknotenstationen massiert, verfestigtes Bindegewebe wird gelockert. Anschließend werden zur Unterstützung der Entstauung Kompressionsverbände bzw. Kompressionsstrümpfe* angelegt.

Lymphödem: (engl.) *lymphedema*; Gewebeschwellung infolge Lymphabflussbehinderung; **Kennzeichen: 1.** blasse, teigige, nur z. T. eindrückbare schmerzfreie regionale Schwellung (häufig im Bereich von Extremitäten, Genitale); **2.** Schwere- und Spannungsgefühl; **3.** Bewegungseinschränkung; **4.** ohne Entstauung ständige Volumenzunahme; **Ursachen: 1. primäres** Lymphödem bei nicht entwickelten oder unterentwickelten Lymphgefäßen; tritt schon bei geringfügigen Verletzungen auf; **2. sekundäres** Lymphödem z. B. bei Tumoren, Entzündungen, nach Strahlentherapie oder operativem Eingriff; Lymphödeme des Arms früher häufig nach Brustamputation (radikaler Mastektomie); **Pflege: 1.** manuelle Lymphdrainage* und Physiotherapie* zur Verringerung des Volumens; **2.** Kompressionsverband*, um Entstauung zu erhalten; **3.** Hochlagern der Extremität (s. Armlagerung), Abknickung vermeiden, gezielte Hautpflege, an betroffener Seite Einschnürungen verhindern (keine Blutdruckmessung, keine eng anliegende Kleidung, Schmuck oder Armbanduhr); **4.** auch kleinste Verletzungen vermeiden, da erhöhte Infektionsgefahr besteht (besondere Vorsicht bei Nagelpflege, keine Infusionen, Injektionen, Blutentnahmen); **Hinweis:** maschinelle intermittierende Lymphdrainage nur im Ausnahmefall in Kombination mit anderen Maßnahmen.

M

Macht: (engl.) *power*; **1.** (sozial) durch äußere oder in einem Menschen liegende Umstände gegebene Möglichkeit, auf einen oder mehrere andere Menschen innerhalb gemeinsamer sozialer Zusammenhänge Einfluss auszuüben und ihm bzw. ihnen gegenüber den eigenen Willen durchzusetzen (nach M. Weber); Umstände, die es einem Menschen ermöglichen, auf andere Macht auszuüben, sind z. B. sozialer Status sowie physische, psychische oder soziale Überlegenheit. Machtausübung kann zum Nutzen und zum Schaden des oder der anderen Menschen erfolgen. Vgl. Führung, Machtmissbrauch. **2.** (Pflegeprozess) Kraft, Führung, Durchsetzungsvermögen eines Menschen (Patienten) in der realen oder angenommenen Entscheidungsfreiheit gegenüber Behandlungsmaßnahmen; kann durch Skalen ermittelt oder im Gespräch erfragt werden. Vgl. Empowerment.

Machtlosigkeit (ICNP): (engl.) *powerlessness*; Gefühl mangelnder Einflussmöglichkeit auf eine Situation oder Gefühl eingeschränkter Wahlmöglichkeit, das zu Passivität führen kann; vgl. Macht, Hilflosigkeit, erlernte.

Machtmissbrauch: (engl.) *misuse of power*; Ausnutzung der eigenen Macht* und Möglichkeiten zur Durchsetzung egoistischer Bedürfnisse auf Kosten der Situation und der Bedürfnisse anderer; Hintergrund ist entweder ein Mangel an ethischem Bewusstsein oder auch eine Überlastung im Lebens- oder Arbeitsalltag. **Beispiel: 1.** Einfordern von Loyalität durch Drohung; **2.** Auch Mobbing* ist eine Form von Machtmissbrauch: Ein Gefühl von Machtlosigkeit gegenüber dem Vorgesetzten kann zum Missbrauch von Macht (z. B. durch das Verbreiten von Gerüchten) gegenüber gleichgestellten oder untergebenen Mitarbeitern führen. **Folge:** Eine mögliche Folge von Machtmissbrauch kann Abstumpfung sein und im Bereich der Pflege im Extremfall zur Freiheitseinschränkung oder zum Quälen oder (selten sexuellen) Missbrauchen von Patienten oder anderen hilfebedürftigen Menschen führen.

Macintosh-Spatel: s. Laryngoskop.

Magen: s. Verdauungstrakt.

Magen-Darm-Mittel: (engl.) *gastrointestinal agents*; Gruppe von Arzneimitteln*, die bei verschiedenen Erkrankungen des Magen-Darm-Trakts eingesetzt werden; **Wirkstoff:** z. B. Antazida*, Gastrokinetika*, Karminativa*, Laxanzien*, Antidiarrhoika*, Antiemetika*.

Magen-Darm-Trakt: s. Verdauungstrakt.

Magensonde: (engl.) *nasogastric tube*; dünner langer Schlauch aus Weichkunststoff oder Gummi mit Längenmarkierungen, dessen Ende im Magen positioniert wird; **Formen: 1.** einröhrenförmiger Körper (**einlumig**), z. B. zur Sondenernährung* als Verweilsonde; **2.** zweiröhrenförmiger Körper (**doppellumig**), insbesondere zur effektiven Magenentleerung als Aspirationsprophylaxe* vor Einleiten einer Narkose (z. B. bei Notfallpatienten), während intensivmedizinischer Therapie sowie bei allen Formen der verzögerten bzw. unterbrochenen Magen-Darm-Passage (z. B. bei Darmverschluss, Magenlähmung). **Hinweis:** Magensonden können zu Druckstellen v. a. der Speiseröhre (Ösophagus) führen. Vgl. Ballonsonde.

Magenspülung: (engl.) *gastrolavage*; auch Magenaushebung; Ausspülung des Magens durch einen eingeführten Magenschlauch, z. B. bei Vergiftung; Hinweise der Giftinformationszentren beachten (s. Vergiftung); **Durchführung: 1.** Legen der Magensonde* (bei bewusstlosen Patienten nur nach endotrachealer Intubation*); **2.** Lagerung auf die rechte Seite mit Kopftieflage; **3.** über einen Trichter Wasser einführen; **4.** Durch Tiefhalten des Magenschlauches fließt Mageninhalt ab (Heberprinzip*). **Hinweis: 1.** Verwendung körperwarmer Flüssigkeiten; **2.** Flüssigkeit bilanzieren; **3.** Selbstschutz bei Giften; **4.** nach Sofortmaßnahmen: Klärung der Ursachen (Lebensmittelvergiftung, kindlicher Unfall, Suizidversuch*) und Einleitung weiterführender Maßnahmen. Vgl. Diurese, forcierte.

Magersucht: (engl.) *anorexia nervosa*; syn. Pubertätsmagersucht; Anorexia nervosa; psychogene Essstörung* mit beabsichtigtem, selbst herbeigeführtem Gewichtsverlust; **Vorkommen:** betrifft v. a. junge Frauen (in westlichen Industrieländern), Altersgipfel zwischen 10. und 25. Lebensjahr. In den letzten Jahren wird die Magersucht auch zunehmend bei Jungen und jungen Männern diagnostiziert, wobei hier nicht unbedingt von einer Zunahme der Erkrankungshäufigkeit auszugehen ist, sondern von einer größeren Sensibilität

Magill-Tubus

bei der Diagnose. **Häufigkeit:** geschätztes Vorkommen in Deutschland: ca. 1 % der Frauen, 0,08 % der Männer; in der Gruppe der jungen Frauen 2–4 %; **Formen:** 1. restriktiver Typ: Nahrungsverweigerung ohne aktive Maßnahmen zur Gewichtsabnahme; 2. bulimischer Typ: mit aktiven Maßnahmen zur Gewichtsabnahme (Erbrechen, Abführen u. a.) in Verbindung mit Heißhungerattacken (s. Heißhunger); **Ursachen:** Das Zusammenspiel vieler Faktoren führt zur Magersucht (multifaktorielle Entstehung): 1. genetische Ursachen; 2. körperliche Ursachen (Störungen in der Kontrolle von Gewicht, sexueller Aktivität und Menstruation); 3. psychische Ursachen (Angst vor sexuellen Bedürfnissen und der Entwicklung eines sexuell funktionsfähigen Körpers); 4. soziokulturelle Ursachen (Schlankheitsideal der Gesellschaft); 5. familienstrukturelle Ursachen (Rigidität, Überbehütung, Konfliktvermeidung, geringes Konfliktlösungspotential); **Kennzeichen:** 1. Nahrungsvermeidung, Abmagerung* (Körpergewicht um >15 % unter der Norm oder Body*-mass-Index ≤17,5 kg/m²), unter Umständen bis zur lebensgefährlichen Auszehrung (Kachexie); 2. beim bulimischen Typ Essanfälle und/oder Erbrechen, Laxanzien- und Diuretikamissbrauch, übertriebene körperliche Aktivität; 3. gestörtes Körperschema* (Betroffene empfinden sich auch bei starker Abmagerung als zu dick); 4. Ausbleiben oder fehlendes Einsetzen der Regelblutung, Wachstumsstopp, ausbleibende Brustentwicklung, Osteoporose; **Maßnahme:** Psychotherapeutische und pflegerische Maßnahmen müssen sich nach den jeweiligen Ursachen der Störungen richten (z. B. ist bei familienstrukturellen Ursachen ein systemisches Herangehen erforderlich). Mögliche Maßnahmen sind u. a. regelmäßige Essenszeiten in der Gruppe, Führen eines Esstagebuchs, Vereinbarungen über Gewichtszunahme und regelmäßige Gewichtskontrolle. Die Familie sollte in die Behandlung einbezogen werden. Dabei ist für alle Mitglieder des therapeutischen Teams* größte Offenheit und Konsequenz bezüglich der Absprachen wichtig. Ein verlässlicher und transparenter Umgang mit den Betroffenen ist wichtiger Bestandteil der Behandlung. In schweren Fällen ist eine künstliche Ernährung, ggf. mit Magensonde*, unverzichtbar (s. Zwangsernährung). **Prognose:** Sterblichkeit 5 % (höher beim bulimischen Typ, v. a. Suizid, kardiale Arrhythmie nach Entgleisung des Elektrolythaushalts), Übergang in eine Essbrechsucht* (Bulimia nervosa) möglich; **Hinweis:** Die betreuende Person sollte sich auf großes Misstrauen von Magersüchtigen gegenüber der Therapie und den pflegerischen Maßnahmen einstellen. Magersüchtige haben i. d. R. keine oder nur eine geringe Einsicht in den Krankheitscharakter der Störung und sind so therapeutischen Interventionen nur wenig zugänglich. Der Wunsch der Umgebung, sie mögen an Gewicht zunehmen, wird eher als bedrohlich empfunden und führt zu noch größerem Misstrauen. Daher sollte im Umgang mit den Erkrankten auf Druck, Vorwürfe und Unverständnis verzichtet werden.

Magill-Tubus: s. Pharyngealtubus.

Magill-Zange: (engl.) *Magill's forceps*; abgewinkelte Zange, mit der unter Sicht ein Nasotrachealtubus (s. Endotrachealtubus) durch die Stimmritze in die Luftröhre (Trachea) bzw. eine Magensonde* in die Speiseröhre (Ösophagus) geführt werden kann.

Magnetenzephalographie: (engl.) *magneto-encephalography*; Abk. MEG; Methode zur Aufzeichnung von Magnetfeldänderungen des Gehirns, die durch Potentialschwankungen zerebraler Neuronenverbände verursacht werden; **Prinzip:** Die Hirnaktivität wird von kontaktlosen Sensoren erfasst, digitalisiert und computergestützt analysiert, wodurch die Lokalisation von Erregungsmustern (z. B. epilepsietypische spikes) möglich ist und die sensorische, motorische und kognitive Hirnfunktion nach wiederholten Reizen dargestellt werden kann. Vgl. EEG.

Magnetresonanztomographie: Abk. MRT*.

Major Diagnostic Categories: Abk. MDC, s. DRG.

Malteser Hilfsdienst: 1953 durch den Malteserorden und den Deutschen* Caritasverband gegründete katholische Hilfsorganisation aus ehrenamtlichen und hauptamtlichen Mitarbeitern mit Geschäftssitz in Köln; nach eigenen Angaben verfügt der Malteser Hilfsdienst über 35 000 ehrenamtliche und 3000 hauptamtliche Mitarbeiter. **Organisation:** gliedert sich entsprechend den Strukturen der katholischen Kirche in Diözesen; **Aufgabe:** 1. Zivil- und Katastrophenschutz; 2. Sanitäts- und Rettungsdienst; 3. Erste-Hilfe-Ausbildung; 4. Hospizarbeit; 5. ehrenamtliche Sozialdienste wie die Betreuung und Versorgung kranker, behinderter und sterbender Menschen; 6. Schwerpunkt der Altenbetreuung; 7. Ausbildung zur Schwesternhelferin bzw. zum Pflegediensthelfer; Fortbildungen für Pflegende; 8. Ein Auslandsdienst organisiert Not- und Katastropheneinsätze im Ausland.

Managed Care: Abk. MC; Organisationsformen und Prozesse, deren Ziel es ist, die Versorgung mit Gesundheitsleistungen innerhalb eines Solidaritätssystems qualitativ besser und wirtschaftlicher zu gestalten; umfasst Basisinformationen und Schulungen zur gesundheitsfördernden Lebensweise, Kundenservice, Präventionsprogramme, individuelles Fallmanagement (Case* Management, Disease* Management; vgl. Versorgung, integrierte), Stärkung der Eigenverantwortung des Versicherten und die Bildung integrativer Versorgungsnetze (z. B. Zusammenarbeit von Arztpraxen, Krankenhäusern, Physiotherapeuten und Pflegeeinrichtungen mit Budgetverantwortung). Bestandteil von Managed Care sind Datenerhebung, -analyse, -auswertung und -dokumentation. Die freie Arztwahl ist eingeschränkt. Modellversuche zu dem aus den USA stammenden Konzept wurden z. B. in Freiburg, Nürnberg und München durchgeführt. Wegen der komplizierten Bildung eines „Netzbudgets" für unterschiedliche Anbieter mit verschiedenen Finanzierungssystemen (z. B. Kassenärztliche Vereinigungen für die niedergelassenen Ärzte, Krankenversicherungen für die Krankenhäuser) und den in den einzelnen Bundesländern nicht einheitlichen Regelungen wurde das Modell bislang in Deutschland nicht flächendeckend eingeführt.

Management: (engl.) *management*; aufeinander abgestimmte Tätigkeiten zum Leiten und Lenken einer Organisation (DIN EN ISO 9000 : 2005); vgl. Medizinmanagement, Pflegemanagement.

Mandrin: (engl.) *mandrel*; **1.** Führungsstab für weiche Katheter* und Endotrachealtuben*, der nach dem Einführen entfernt wird; **2.** Einlagestab aus Metall oder Kunststoff in Injektions-* und Punktionskanülen zum Schutz vor Verlegung des Lumens und vor Verschmutzung.

Mangelernährung (ICNP)**:** (engl.) *malnutrition*; Malnutrition; **1.** Ernährung mit unzureichender Energiezufuhr durch zu geringe Nahrungsaufnahme (z. B. Hungern*), bei Störungen der Verdauung (z. B. Schleimhautentzündung von Magen und Dünndarm, Dickdarmentzündung, verschiedene angeborene oder erworbene Formen der Malabsorption) oder bei Verwertungsstörungen (z. B. Diabetes mellitus); bei energiearmer Kost werden im Körper zuerst die Fett- und dann die Proteindepots in den Muskeln und Organen verbraucht. **Vorkommen:** In Entwicklungsländern sind besonders Kinder von Protein-Energie-Mangelsyndromen (s. Kwashiorkor, Marasmus) betroffen, meist verbunden mit Vitaminmangel. In Industrieländern tritt Mangelernährung bei Jugendlichen und Erwachsenen mit Magersucht* (Anorexia nervosa) auf, seltener bei älteren Menschen als Folge von Selbstvernachlässigung oder schlechter Versorgung durch Dritte. **Folge:** Schwächesymptome, Immunschwäche; **Hinweis:** Form der Fehlernährung; die am weitesten verbreitete Form der Fehlernährung ist die Überernährung (s. Adipositas). Vgl. Unterernährung, Abmagerung. **2.** Ernährung mit ausreichender Energiezufuhr, aber unzureichender Zufuhr von Eiweißen, Vitaminen und Mineralien.

Mangelgeborenes: (engl.) *small-for-date infant* (Abk. SFD), *light-for-date infant* (Abk. LFD), *small-for-gestational-age infant* (Abk. SGA); syn. hypotrophes Neugeborenes; stark untergewichtiges Neugeborenes* (unter dem 10. Perzentil der Standardgewichtskurve); **Ursachen:** verzögerte pränatale Entwicklung aufgrund von intrauterinen Ernährungsstörungen (z. B. bei Plazentainsuffizienz, Mehrlingen, Drogenmissbrauch, Nicotinkonsum), pränatalen Erkrankungen (z. B. Infektionen) oder genetisch bedingt; **Hinweis:** Mangelernährte (hypotrophe) Reifgeborene oder Frühgeborene* (sog. Frühmangelgeborene) gelten als Risikoneugeborene und sind akut besonders durch verminderte Konzentration von Glukose im Blut (Hypoglykämie) gefährdet.

Manie: (engl.) *mania*; manische Psychose, endogene Manie; Form der affektiven Störung; **Kennzeichen: 1.** inadäquat gehobene Stimmung, Selbstüberschätzung, aber auch Gereiztheit und Aggressivität; **2.** Steigerung des Antriebs*, d. h. körperliche und psychische Aktivität sind in Ausmaß und Geschwindigkeit gesteigert, Taten- und Rededrang; **3.** formale Denkstörungen* wie Ideenflucht*; **4.** inhaltliche Denkstörungen mit Wahnideen (Größenwahn); **5.** körperliche Symptome (Schlafstörung, Gewichtsabnahme). Die Betroffenen neigen zu starker Selbstüberschätzung (sie trauen sich alles zu; dies kann zu folgenschweren geschäftlichen und privaten Entscheidungen führen) und Enthemmtheit. Sie fühlen sich meist ausgesprochen gut, schlafen sehr wenig (was sie als Ausdruck ihrer Leistungsfähigkeit sehen) und zeigen eine Tendenz zur Vernachlässigung der Selbstpflege* (unausgewogene, verminderte Ernährung, mangelnde Körperpflege, evtl. keine Einnahme notwendiger Medikamente). Manie kann auch i. R. einer bipolaren affektiven Störung im Wechsel mit depressiven Phasen (s. Depression) auftreten. **Maßnahme:** Bei ausgeprägter Symptomatik ist eine stationäre Behandlung und eine Therapie mit Psychopharmaka* erforderlich (Lithiumsalze, hochpotente Neuroleptika, z. B. Haloperidol, bei starker Erregung in Kombination mit niederpotenten Neuroleptika oder Benzodiazepinen). **Pflege: 1.** Auf gute Ein- und Ausfuhrkontrolle achten. **2.** Unterstützung in der Körperpflege; **3.** Der Patient sollte keinen starken Reizen ausgesetzt werden (niemals 2 manisch Erkrankte in einem Zimmer unterbringen), aber die Möglichkeit haben, sich körperlich zu betätigen (z. B. Laufen, Training im Kraftraum, beim Tragen von Lasten helfen). **4.** Im Kontakt ist es wichtig, ruhig zu bleiben und darauf hinzuweisen, dass es sich bei den Gefühlen des Patienten um die Symptome einer psychischen Störung handelt. **5.** Ggf. sollte der Patient vor selbstschädigendem Verhalten, Mitpatienten vor aggressiven Übergriffen geschützt werden. **Hinweis: 1.** Aufgrund der mangelnden Krankheitseinsicht kann eine Behandlung gegen den Willen des Patienten erforderlich werden. **2.** Häufig gehen manische Zustände mit einer Minderung der Geschäftsfähigkeit* einher. Im manischen Zustand vorgenommene Geschäfte können nachträglich annulliert werden, wenn die Manie bzw. die manische Episode von einem Facharzt diagnostiziert wurde. Grundsätzlich ist eine zeitlich befristete gesetzliche Betreuung (s. Betreuungsrecht) für den Aufgabenkreis Vermögenssorge zu erwägen. Vgl. Euphorie.

Maniküre: (engl.) *manicure*; Hand- und Nagelpflege*; bei der professionellen Maniküre werden die Nägel nach Wunsch auch lackiert. I. R. der professionellen Pflege haben hygienische und Sicherheitsaspekte (Verletzung durch Kratzen) Vorrang. Vgl. Pediküre.

Manipulation

Manipulation: (engl.) *manipulation*; Handgriff, Kunstgriff, Machenschaft; unscharfe Bezeichnung für die gezielte Einflussnahme durch Techniken mit unterschiedlicher Zielsetzung; **Formen:** 1. **mentale** Manipulation: Steuerung des Erlebens und Verhaltens von Einzelnen oder Gruppen; die individuellen oder auf Gruppen bezogenen physischen und/oder psychischen Techniken (z. B. Verführung, Schüren von Angst, Überredung, Konditionierung, Suggestion*) sprechen anstelle von Vernunft und Bewusstsein eher die Gefühlswelt und das Unbewusste an. **a)** Sind die Ziele des Manipulators (z. B. Machtgewinn, Erlangen von Zustimmung, Kontrolle, Unterwerfung) verdeckt, dienen sie eher dem eigenen Anliegen bzw. sic werden dem zu manipulierenden Menschen ungefragt unterstellt; Manipulierte handeln dann nicht entsprechend eigener Überzeugungen oder Einsichten, sondern fremdbestimmt. Das Erkennen ungewollter Lenkung erzeugt i. d. R. negative Gefühle beim manipulierten Menschen. Beispiel: Erziehung, Werbung, Rekrutierung von Sektenmitgliedern. Die absichtliche Umfälschung von Informationen erzeugt einen Wissensvorsprung und somit Machtgewinn des Manipulators, der zur Vermehrung des Eigenprofits, Ausschaltung von Konkurrenz oder zur politischen Indoktrination genutzt werden kann. Als Schutz vor mentaler Manipulation wirken Aufklärung und Emanzipation. **b)** Die Lenkung von außen kann beidseits i. S. von Entwicklung und Heilung gewollt sein; die Ziele sind dann einvernehmlich festgelegt. Beispiel: Anwendung von Suggestionstechniken (s. Suggestion) oder Hypnose* i. R. von medizinischer Therapie und Psychotherapie. Da der Begriff Manipulation im Wesentlichen negativ besetzt ist, findet er hier kaum Anwendung. 2. **therapeutische** Manipulation: Einsatz von gezielten Handgriffen und Bewegungstechniken i. R. der Physiotherapie* und Medizin (z. B. manuelle Therapie*, Osteopathie, Drehen des Fetus im Mutterleib). 3. **genetische** Manipulation: Veränderung des Erbguts.

Manometer: (engl.) *manometer*; Druckmesser; Gerät zum Messen des Drucks von Gasen oder Flüssigkeiten.

manuelle Therapie: s. Therapie, manuelle.

Marasmus (ICNP): (engl.) *marasmus*; Protein-Energie-Mangelsyndrom durch schweren Eiweiß- und Kalorienmangel primär bei Kindern, das mit starkem Gewichtsverlust, Verlust von subkutanem Fettgewebe, Muskelschwund und verringertem Wachstum einhergeht; oft greisenhaft veränderte Gesichtszüge, aufgetriebener Bauch, z. T. erniedrigte Körpertemperatur, erniedrigter Blutdruck (Hypotonie) und erniedrigte Herzfrequenz (Bradykardie); **Vorkommen:** Marasmus tritt in den tropischen Entwicklungsländern häufig und meist in Kombination mit Vitaminmangel auf. In Industrieländern ist Marasmus nur als Folge schwerster Vernachlässigung oder gestörten Essverhaltens (z. B. Magersucht*) anzutreffen. **Folge:** erhöhte Anfälligkeit für Infektionskrankheiten (z. B. Gastroenteritis); trägt dadurch stark zur Kinder- und Säuglingssterblichkeit bei. Vgl. Mangelernährung.

Marginalisierung: (engl.) *marginalisation*; Prozess der Bildung gesellschaftlicher Randgruppen, meist durch Abwertung sämtlicher oder einiger der Merkmale, die eine Gruppe auszeichnen; vgl. Gesellschaft, Etikettierung.

Maskenbeatmung: (engl.) *mask ventilation*; Beatmung* mit Atemmaske* und Handbeatmungsbeutel (z. B. Ambu®*-Beutel) bei Reanimation* oder Narkose*; **Durchführung:** Der Kopf des Patienten wird überstreckt und die Maske mit dem sog. C-Griff (Daumen und Zeigefinger drücken die Maske auf Mund und Nase, die übrigen Finger liegen unter dem Kinn) gehalten. **Vorteile** der Maskenbeatmung gegenüber der Mund-zu-Mund- bzw. Mund-zu-Nase-Beatmung (s. Atemspende) sind die höhere inspiratorische Sauerstoffkonzentration und das fehlende Risiko einer Infektionsübertragung. **Komplikationen:** können durch eine nicht dicht aufsitzende Maske oder zu hohen Beatmungsdruck entstehen, der zu Überblähung des Magens (mit Aspirationsgefahr) führen kann. Der Druck sollte daher ca. 20 mbar und das Volumen 6–7 ml/kg Körpergewicht (entspricht 400–500 ml bei 70 kg Körpergewicht) nicht übersteigen. **Hinweis:** die Narkosebeatmung heute weitgehend von der Kehlkopfmaske* abgelöst.

Maskengesicht: (engl.) *mask-like face*; verminderte oder fehlende Mimik* (Hypo- bzw. Amimie) und verminderte Lidschlagfrequenz, evtl. in Kombination mit sog. Salbengesicht (Seborrhö) und vermindertem Speichelschlucken; **Vorkommen:** bei Parkinson-Syndrom, Myasthenie (Muskelschwäche), chronisch-entzündlicher Erkrankung des Bindegewebes von Haut, inneren Organen und Gefäßen (progressive systemische Sklerodermie), selten bei Multipler Sklerose und rheumatoider Arthritis, nach mehrfachen schönheitschirurgischen Eingriffen. Vgl. Stupor.

Massage: (engl.) *massage*; physiotherapeutische Behandlung von Haut, Bindegewebe und Muskeln durch Druck- und Zugreize auf die entsprechenden Strukturen; **Formen: 1.** klassische manuelle Massage durch Streichung, Knetung und Walkung, Reibung, Zirkelung und Vibration zur Prävention, Behandlung und Rehabilitation, z. B. auch im Sport; wird als Teilkörpermassage (z. B. Schulter-Nacken-, Gesichts-, Extremitäten-, Narben- oder Rückenmassage*) oder als Ganzkörpermassage durchgeführt; **2.** Bindegewebemassage*, manuelle Lymphdrainage*, Reflexzonenmassage*, Nervenpunktmassage*, Kolonmassage, Periostbehandlung; **3. apparative** Massage mit Vibrationsgeräten, Ultraschall (Mikromassage); z. B. Vibrationsmassage*; **Wirkung:** Die Grifftechniken lösen spezielle physiologische Reaktionen aus (v. a. verstärkte Durchblutung und Entspannung, Beeinflussung vegetativer Reaktionen und dadurch psychischer Befindlichkeiten). Vgl. Effleurage.

Masse: (engl.) *mass*; (physikalisch) Basisgröße des internationalen Einheitensystems (SI-Einheit) mit der Basiseinheit Kilogramm (kg); Formelzeichen m; weitere Einheit Tonne (t): 1 t = 1000 kg; Masse beschreibt die in einem Körper vorhandene Materie mit den Eigenschaften Trägheit und Gravitation (Massenanziehung); umgangssprachlich häufig syn. Gewicht (im Gegensatz dazu ist Masse ortsunabhängig, also an jedem Ort gleich); **1. träge** Masse (m_t): Maß für den Widerstand, den ein Körper einer Beschleunigung (a) entgegensetzt; um ihn zu überwinden, muss Kraft (F) aufgewendet werden, die von der trägen Masse und der Beschleunigung abhängt ($F = m_t \cdot a$); **2. schwere** Masse (m_g): Maß für die Anziehung eines Körpers, die er durch einen anderen erfährt; von besonderer Bedeutung ist die schwere Masse eines Körpers im Gravitationsfeld der Erde, die zur Entstehung der Gravitationskraft (Gewichtskraft) führt. Sowohl Trägheit als auch Gravitation können zur Massenbestimmung genutzt werden. Nach A. Einstein besteht zwischen Masse (m), Energie (E) und Lichtgeschwindigkeit (c) der Zusammenhang $E = m \cdot c^2$. Vgl. Kinästhetik.

Masseur: (engl.) *masseur*; im „Gesetz über die Berufe in der Physiotherapie" vom 26.5.1994, zuletzt geändert am 31.10.2006, und in der entsprechenden Ausbildungs- und Prüfungsverordnung vom 6.12.1994 geregelter Ausbildungsberuf; **Ausbildung:** Das Führen der Berufsbezeichnung „Masseur(in) und medizinische(r) Bademeister(in)" und damit auch die Zulassung zur freien Berufsausübung erfordern die erfolgreiche Teilnahme an einem 2-jährigen Lehrgang an einer staatlich anerkannten Schule sowie die Ableistung einer praktischen Tätigkeit von 6 Monaten Dauer. Ausbildungsinhalte sind sämtliche Techniken der Massage*, der Elektrotherapie* und Hydrotherapie* sowie der medizinischen Bäder*. Vgl. Physiotherapeut.

Mastdarm: s. Verdauungstrakt.

Masturbation: s. Selbstbefriedigung.

Materialismus: (engl.) *materialism*; **1.** (philosophisch) dem Idealismus* bzw. der Romantik entgegengesetzte philosophische Weltanschauung, nach der Materie die Wirklichkeit und das Denken bestimmt; alles Existierende sei demnach nur ein Ding oder ein Prozess mit physischen Eigenschaften. Danach könn z. B. selbst das Bewusstsein*, die Seele* oder die Liebe* auf rein physische Prozesse im Zentralnervensystem zurückgeführt werden. **2.** (umgangssprachlich) an Geld und Einkommen ausgerichtete Denkweise.

Matrix: syn. Paradigma*.

Maximalthermometer: (engl.) *maximum thermometer*; Thermometer*, das die höchste gemessene Temperatur speichert.

Mazeration (ICNP): (engl.) *maceration*; **1.** (dermatologisch) Auf- bzw. Erweichen der Haut besonders in Körperregionen mit ungünstigem Temperatur- und Feuchtigkeitsverhältnis (Mikroklima), z. B. bei starker Schweißbildung in Zehenzwischenräumen oder großen Hautfalten (s. Haut, feuchte); **2.** (anatomisch) Präparationsverfahren zur Herstellung eines reinen Knochenpräparats durch Entfernung organischer Substanz.

MC: Abk. für **M**anaged* **C**are.

MDA: Abk. für **m**edizinischer **D**okumentations**a**ssistent*.

MDC: Abk. für (engl.) **M**ajor **D**iagnostic **C**ategories, s. DRG.

MDK: Abk. für **M**edizinischer **D**ienst der **K**rankenversicherung; sozialmedizinischer Beratungs- und Begutachtungsdienst der Gesetzlichen Krankenversicherung* in allen Fragen zu sozialmedizinischer und pflegefachlicher Kompetenz; der MDK wird von den Verbänden der Gesetzlichen Krankenkassen und der Pflegekassen getragen. **Recht: 1.** Die gesetzliche Grundlage findet sich im IX. Kapitel des SGB V und in verschiedenen Paragraphen des SGB XI. **2.** Rechtsform des MDK: in den alten Bundesländern Körperschaften des öffentlichen Rechts, in den neuen Bundesländern und in Berlin eingetragene Vereine; die Finanzierung erfolgt per Umlageverfahren der Kranken- und Pflegeversicherungen zu jeweils 50 %.

Entstehung des MDK

Die ersten sog. Revisionsärzte wurden im Zuge der Bismarckschen Sozialversicherung gegen Ende des 19. Jahrhunderts von den Betriebskrankenkassen eingeführt. In der Zeit zwischen den beiden Weltkriegen überprüften die Revisionsärzte die Arbeitsunfähigkeit mit dem Ziel, der Wirtschaft wieder Arbeitskräfte zuzuführen und eine Geldersparnis für Krankenkassen und Arbeitgeber zu erreichen. Im Nationalsozialismus wurden die Revisionsärzte in Vertrauensärzte umbenannt. Der Vertrauensärztliche Dienst (Abk. VäD) war in der Sozialen Krankenversicherung für die gutachterliche Tätigkeit zuständig und war der Abteilung Krankenversicherung bei den Landesversicherungsanstalten (Abk. LVA), also der Rentenversicherung, zugeordnet. Durch das Gesundheitsreformgesetz vom 20.12.1988 wurde der VäD mit Wirkung vom 1.1.1989 als MDK neu organisiert. Mit der Neuorganisation wurden die Zuständigkeiten der Landesversicherungsanstalten in die Krankenversicherung übertragen. 2005 waren bundesweit 2045 Ärzte, ca. 1300 Pflegefachkräfte, ca. 600 Personen als Verwaltungspersonal und ca. 2700 Personen als Assistenzpersonal im gutachterlichen Bereich beschäftigt.

Aufgabe des MDK

Als Beratungs- und Begutachtungsdienst der Gesetzlichen Krankenkassen und der Pflegekassen kommt dem MDK selbst keine leistungsrechtliche Entscheidungskompetenz zu. Diese obliegt allein den Kranken- und Pflegekassen. Beratung und Begutachtung betreffen einzelne Leistungsfälle und sozialmedizinische Grundsatzfragen. Die Einzel-

MDK
Anzahl bearbeiteter Begutachtungsaufträge für die Soziale Pflegeversicherung (2002–2005)

Begutachtungsaufträge	2002	2003	2004	2005
gesamt	1 287 736	1 308 665	1 269 902	1 315 099
davon nach beantragter Leistungsart (in %):				
ambulant	76,1	75,0	74,6	75,8
stationär	23,4	24,4	24,8	23,6
§ 43 a (vollstationäre Einrichtung für Behinderte)	0,5	0,6	0,7	0,6

fallbetrachtungen beziehen sich auf Arbeitsunfähigkeit*, Rehabilitation*, Heil-* und Hilfsmittel*, neue und unkonventionelle Untersuchungs- und Behandlungsmethoden, stationäre Versorgung, medizinisch-juristische Fragen, zahnmedizinische Behandlung, Umweltmedizin und die Begutachtung zum Vorliegen von Pflegebedürftigkeit* für die ambulante und stationäre Pflege (s. Pflegegutachten). Der MDK arbeitet auf der Grundlage bundesweit gültiger Begutachtungs-Richtlinien, die zusammen mit den Spitzenverbänden der Gesetzlichen Krankenkassen erarbeitet und laufend präzisiert werden. Diese Richtlinien sind für den MDK und die Kranken- und Pflegekassen bindend.

Krankenversicherung: Die Entscheidung des MDK-Gutachters bezüglich der Beendigung der Arbeitsunfähigkeit ist im Gegensatz zu seinen sonstigen Beurteilungen für alle Beteiligten bindend. Darüber hinaus wurden seine Kompetenzen um weiterreichende Beratungsfelder für die Krankenkassen erweitert. Sie beziehen sich heute z. B. auf die Beratung der Gesetzlichen Krankenkassen und ihrer Verbände in grundsätzlichen Fragen der präventiven, kurativen und rehabilitativen Versorgung sowie auf die Gestaltung der Leistungs- und Versorgungsstrukturen, z. B. Qualitätssicherung* in der ambulanten und stationären Versorgung, Krankenhausplanung, Weiterentwicklung der Vergütungssysteme in der ambulanten und stationären Versorgung, Wirksamkeit und Wirtschaftlichkeit neuer Untersuchungs- und Behandlungsmethoden sowie Unterstützung der Krankenkassen bei Vertragsverhandlungen mit Leistungsanbietern. In der **sozialmedizinischen Vorberatung** prüft der MDK-Gutachter die von den Krankenkassen vorgelegten Versichertenunterlagen, teilweise unter Einbeziehung der behandelnden Ärzte. In einer Vielzahl von Fällen kann die Krankenkasse zeitnah einen Leistungsentscheid fällen. Grundlage der gutachterlichen Entscheidung ist der sozialmedizinische Aspekt, wobei die einzelnen Leistungen danach geprüft werden, ob sie wirtschaftlich, ausreichend, notwendig und zweckmäßig sind. Neben der sozialmedizinischen Vorberatung kann der MDK in den Fällen, die weitere Erkenntnisse erfordern, eine körperliche Untersuchung des Versicherten durchführen.

Pflegeversicherung: Mit Einführung der Pflegeversicherung* übernahm der MDK die Aufgabe, die Voraussetzung von Pflegebedürftigkeit zu prüfen und eine Pflegestufe* entsprechend den gesetzlichen Vorgaben zu empfehlen. Den Pflegefachkräften und Ärzten fällt die gemeinsame Aufgabe in der Begutachtung der Pflegebedürftigkeit zu. Bundesweit gingen von 2002 bis 2005 jährlich zwischen 1,27 und 1,32 Millionen Begutachtungsaufträge beim MDK ein (s. Tab.). Eines der wesentlichen Ziele der Pflegeversicherung ist der Vorrang der häuslichen Pflege* vor der stationären Pflege. Die MDK-Gutachter prüfen entsprechend bundesweit einheitlich gültigen Richtlinien. Bei der Begutachtung ist zu berücksichtigen, dass nicht die Schwere der Erkrankung oder Behinderung, sondern allein der aus der konkreten Funktionseinschränkung resultierende Hilfebedarf in Bezug auf die gesetzlich definierten Verrichtungen als Grundlage zur Bestimmung der Pflegebedürftigkeit dient. Der MDK liefert den Pflegekassen Vorschläge zu Maßnahmen der Prävention* und Rehabilitation und spricht eine Empfehlung über Art und Umfang von Pflegeleistungen sowie über einen individuellen Pflegeplan aus. Er berät die Pflegekassen in grundsätzlichen Fragen der pflegerischen Versorgung und kontrolliert im Auftrag der Pflegekassen, ob die Leistungen der Pflegeeinrichtungen den vereinbarten Qualitätsstandards entsprechen (§ 112 SGB XI). Eine Stärkung der Position des MDK in der Prüfung ambulanter, teilstationärer und stationärer Einrichtungen bedeutet die gesetzliche Regelung in Form des Pflege*-Qualitätssicherungsgesetzes. Der MDK ist Mitglied in den Landespflegeausschüssen. **Pflegestufen:** 2005 empfahlen die MDK-Gutachter bei Erstbegutachtungen für ambulante Leistungen in etwa 47 % der Fälle Pflegestufe* I, in etwa 16 % der Fälle Pflegestufe II und in etwa 4 % der Fälle Pflegestufe III; bei etwa einem Drittel der Fälle wurde keine Pflegebedürftigkeit i. S. des SGB XI anerkannt.

Unabhängigkeit des MDK
Die Unabhängigkeit des MDK bezieht sich auf die medizinisch-fachliche Bewertung. Die begutachtenden Ärzte sind nach § 275 Absatz 5 SGB V nur ihrem ärztlichen Gewissen unterworfen. Andererseits muss der MDK das Gesamtinteresse der Ge-

setzlichen Krankenversicherung bei seiner Aufgabenwahrnehmung berücksichtigen. Er arbeitet auftragsbezogen im Dienst der Krankenkassen. Der 1998 erstellte Kodex für die Gutachter gewährleistet die Unparteilichkeit des MDK. Ein unabhängiger sozialmedizinischer Gutachter kann die Wünsche der Versicherten mit den Interessen der Solidargemeinschaft in Einklang bringen.
Hinweis: Der sog. Medic proof ist der Begutachtungsdienst für Privatversicherte.
Vgl. MDS, Pflegeleistungs-Ergänzungsgesetz.
Autorin: Rita Engelhardt.

MDS: Abk. für **M**edizinischer **D**ienst der **S**pitzenverbände der Krankenkassen; 1989 gegründete Arbeitsgemeinschaft, die die Spitzenverbände der Gesetzlichen Kranken- und Pflegekassen in Fragen der medizinischen und pflegerischen Versorgung und der Gestaltung des Gesundheitswesens berät; **Aufgabe: 1.** Unterstützung und Koordinierung des MDK* kassenarten- und länderübergreifend nach gleichen Kriterien und Verfahren; **2.** Sicherstellung einer einheitlichen Beratung und Begutachtung nach modernen Dienstleistungskriterien; **3.** Beratungs- und Begutachtungsleistungen für die Spitzenverbände der Krankenkassen in (sozial-)medizinischen, zahnmedizinischen und pflegefachlichen Fragestellungen von gesundheitspolitischer Bedeutung, z. B. durch Erstellung von evidenzbasierten Grundsatzstellungnahmen und -gutachten; **4.** Pflege des Hilfsmittelinformationssystems; **5.** Erarbeitung von verbindlichen Richtlinien* und beratende Mitwirkung in gesundheitspolitischen Entscheidungsgremien auf Bundesebene.

medial: (engl.) *medial*; nach der Mittelebene des Körpers zu gelegen, mittelwärts, einwärts; Gegensatz: lateral*.

Mediation: (engl.) *mediation*; außergerichtliche Vermittlung in Streitfällen, bei der ein neutraler Dritter (Mediator) die Konfliktparteien darin unterstützt, eigenverantwortlich eine ihren Interessen entsprechende Lösung (je nach Ziel auch rechtsverbindliche Regelungen) zu entwickeln; **Prinzip:** Die Mediation ist durch zentrale Merkmale charakterisiert, durch die sie sich von anderen Konfliktlösungsverfahren abgrenzen lässt: **1.** Der Mediator ist externer Dritter und grundsätzlich nicht am Konfliktgeschehen beteiligt. Auf der Basis der Allparteilichkeit versucht er die Standpunkte, Sichtweisen und Interessen der einzelnen Beteiligten gleichrangig zu betrachten. **2.** Der Mediator sorgt dafür, dass alle vom Konflikt Betroffenen mit in den Klärungsprozess einbezogen werden. **3.** Die Einbeziehung aller Konfliktbeteiligten in die Mediation basiert auf dem Prinzip der Freiwilligkeit. **4.** Neben der Freiwilligkeit sind die Selbstverantwortung der Konfliktbeteiligten und die Eigenverantwortlichkeit für die Ergebnisse des Prozesses ein zentrales Postulat. Die Klienten sind also Experten für ihr eigenes Anliegen. **5.** Das Verfahren der Mediation ist fall- und problemspezifisch ausgerichtet, wodurch die Möglichkeit zur Verallgemeinerung von Lösungen ausgeschlossen ist. Im Vordergrund steht das subjektive Konflikterleben der Beteiligten, das in seiner Unterschiedlichkeit akzeptiert wird. Vor diesem Hintergrund wird ein Konfliktlösungsprozess initiiert, bei dem nach Möglichkeit alle Parteien gewinnen (win-win-Situation). **6.** Da in der Mediation die Sichtweisen und Interessen der Konfliktparteien grundsätzlich akzeptiert werden, muss zwangsläufig von einem Mindestmaß der Ergebnisoffenheit des Prozesses ausgegangen werden. **Verlauf: Phase I:** Vorbereitungs- und Einstiegsphase; erste Informationssammlung über das Konfliktthema, die Konfliktbeteiligten sowie den bisherigen Konfliktverlauf; nach einer positiven Entscheidung über die Mediationstauglichkeit des Konflikts wird ein Kontrakt von allen Beteiligten unterzeichnet, in dem die Ziele, die Prinzipien sowie die voraussichtliche Dauer der Mediation festgehalten werden. **Phase II:** Informations- und Themensammlung; der Mediator leitet die Konfliktparteien an, die klärungsbedürftigen Themen herauszuarbeiten; es wird eine Reihenfolge der Problembearbeitung festgelegt. **Phase III:** Klärung der Interessen; die eigentliche Konfliktbearbeitung beginnt. Der Mediator begleitet die Konfliktparteien auf dem Weg der Erforschung ihrer inneren Beweggründe und Gefühle bzw. regt diesen Weg an. Dabei gilt es, den Blick und die Wahrnehmung der Beteiligten für Feindseligkeiten und Angriffe, emotionale Blockierungen und ein einseitiges Haben- und Nehmen-Wollen zu schärfen. **Phase IV:** Problemlösungssuche auf der Grundlage der identifizierten Themen und unterschiedlichen Interessen; mit spezifischen Methoden und Techniken sowie der Initiierung des systemischen Denkens regt der Mediator die Problemlösungssuche an, wobei die Lösungen von den Teilnehmern immer selbst erarbeitet werden. **Phase V:** Bewertung der angedachten Problemlösungen in Bezug auf ausgewählte Kriterien wie z. B. Machbarkeit, Kosten-Nutzen-Verhältnis und Konsensfähigkeit; **Phase VI:** Übereinkunft über und Formulierung eines Kontrakts, in dem auch Umsetzungs- und Erfolgskontrolle vereinbart werden. **Hinweis:** Die Verankerung dieses Verfahrens in sozialen Dienstleistungsunternehmen wie z. B. Krankenhäusern und Altenpflegeheimen wird zukünftig eine wichtige Aufgabe sein, da hier eine verstärkte Konfliktanfälligkeit besteht, die aus dem großen Spannungsfeld von Mitteleinsparungen bei gleichzeitig anwachsenden Qualitätsanforderungen resultiert und die verschiedensten Ebenen (Mitarbeiter, Bewohner, Patienten, Angehörige, Pflege- oder Krankenkassen) betreffen kann. Vgl. Konfliktlösungsstrategien.
Autorin: Märle Poser.

Medikamente: syn. Arzneimittel*.

Medikamentennebenwirkung

Medikamentennebenwirkung: s. Arzneimittelwirkung, unerwünschte.

Meditation: (engl.) *meditation*; gezielte, selbst herbeigeführte Bewusstseinsänderung zur inneren Sammlung und/oder Versenkung mit oder ohne Bezugsobjekt (Licht, Form, Körper u. a.); Meditation ist mit regelmäßiger Übung und ggf. anfänglicher Aufsicht erfahrener Lehrer (Meister) verbunden und richtet sich in ihren Techniken nach den Schulen (z. B. Zen, Tai*-Ji-Quan, Yoga*), Religionen (z. B. Christentum*, Buddhismus*, Islam*) oder therapeutischen Verfahren (z. B. Autogenes* Training), innerhalb derer sie entwickelt wurde. Bei den therapeutischen Verfahren steht weniger die spirituelle oder religiöse Ausrichtung im Vordergrund, sondern vielmehr Persönlichkeits- und Gesundheitsaspekte, z. B. Entspannungsfähigkeit und Angstbewältigung.

medizinische Informatik: s. Informatik, medizinische.

Medizinischer Dienst der Krankenversicherung: Abk. MDK*.

Medizinischer Dienst der Spitzenverbände der Krankenkassen: Abk. MDS*.

Medizinmanagement: Anwendung der Managementlehre in der institutionalisierten Medizin; **Einteilung:** 1. **strategisches** Medizinmanagement: zielorientierte Gestaltung von Krankenhäusern; 2. **operatives** Medizinmanagement: Organisation (zielorientierte Strukturierung) der Produktion von Gesundheitsleistungen; 3. **personales** Medizinmanagement: Führung in den Prozess der Produktion von Gesundheitsleistungen involvierten Menschen. Vgl. Pflegemanagement.

Medizinpädagogik: (engl.) *medical pedagogics*; pädagogischer Diplomstudiengang zum Erwerb der fachwissenschaftlichen und sozialen Fähigkeiten für den Unterricht an Schulen für Gesundheitsfachberufe* sowie an Fort- und Weiterbildungsstätten von Gesundheits- und Sozialeinrichtungen; dieser Studiengang wurde ursprünglich in der ehemaligen DDR konzipiert und diente auch dazu, Lehrer für die Pflegeschulen auszubilden. Heute existieren hauptsächlich pflegepädagogische Studiengänge mit veränderten, an Pflegewissenschaft und Sozialwissenschaft orientierten Konzepten. In den neuen Bundesländern genießt die alte Berufsbezeichnung des Medizinpädagogen allerdings wegen des höheren Bekanntheitsgrades größeres Vertrauen, auch in Bezug auf die Pflegepädagogen. Die Ausbildung der Medizinpädagogen verläuft, abgesehen von den pflegewissenschaftlichen Inhalten, gemeinsam mit den Pflegepädagogen (z. B. am Institut für Medizin- und Pflegepädagogik der Humboldt-Universität zu Berlin). Vgl. Pflegepädagogik.

Medizinprodukte: (engl.) *medical products*; einzeln oder miteinander verbunden verwendete Instrumente, Apparate, Vorrichtungen, Hilfsmittel, Stoffe und Zubereitungen aus Stoffen oder andere Gegenstände, die zur Anwendung am Menschen bestimmt sind, um Krankheiten zu erkennen, zu verhüten, zu überwachen, zu behandeln oder zu lindern; Medizinprodukte unterscheiden sich von Arzneimitteln* darin, dass sie keine pharmakologische oder immunologische Wirkung haben, sondern überwiegend physikalisch wirken. **Recht:** Unter den Begriff Medizinprodukte i. S. des SGB V fallen u. a. Hilfsmittel* (z. B. Geh-, Seh-, Hörhilfe), Krankenpflegeartikel, Produkte zur Stoma- und Inkontinenzversorgung, Verbandmittel, aktive implantierbare Geräte (z. B. Herzschrittmacher), medizintechnische Geräte (z. B. Blutdruckmessgeräte), Dentalprodukte und In-vitro-Diagnostika. Definition und Überwachung von Medizinprodukten sind durch das Medizinprodukterecht* geregelt.

Medizinproduktegesetz: Abk. MPG, s. Medizinprodukterecht.

Medizinprodukterecht: Regelungen bezüglich des Herstellens, Inverkehrbringens und Betreibens von Medizinprodukten*, d. h. von Apparaten und Substanzen zur Diagnose, Verhütung, Behandlung und Linderung von Krankheiten und Behinderungen des Menschen; maßgebliche Regelungen des Medizinprodukterechts beinhalten das „Gesetz über Medizinprodukte" (Medizinproduktegesetz; Abk. MPG), die „Verordnung über Medizinprodukte" (Medizinprodukte-Verordnung; Abk. MPV), die „Verordnung über die Verschreibungspflicht von Medizinprodukten" (Abk. MPVerschrV), die „Verordnung über Vertriebswege für Medizinprodukte" (Abk. MPVertrV), die „Verordnung über das Errichten, Betreiben und Anwenden von Medizinprodukten" (Medizinprodukte-Betreiberverordnung; Abk. MPBetreibV) sowie die „Bundeskostenverordnung zum Medizinprodukterecht und zu den zur Durchführung dieses Gesetzes erlassenen Rechtsverordnungen" (Medizinprodukte-Kostenverordnung; Abk. BKostV-MPG). Vgl. Arzneimittelgesetz.

Medizin, traditionelle chinesische: (engl.) *traditional Chinese medicine*; Abk. TCM; in philosophische Weltbilder eingebettetes, über Jahrtausende entwickeltes chinesisches Medizinsystem, das auf einem Gesundheits- und Krankheitsverständnis beruht, in dem Wechselwirkungen zwischen Mensch und Umwelt, Makro- und Mikrokosmos sowie die Polarität zwischen Yin und Yang eine zentrale Rolle spielen; **Grundlage:** Die ganzheitliche Auffassung bei TCM geht von den Grundannahmen aus, dass sowohl der menschliche Organismus als auch die Beziehung zwischen Mensch und Natur eine Einheit bilden (vgl. Ganzheitlichkeit, Leib, Körper). Daraus folgt, dass der Mensch nicht nur als Gegenstand, Objekt oder Bild betrachtet werden darf, sondern das Verständnis des Menschen von innen heraus nach dem Fluss der Lebenszeit stattfinden muss. Aus diesem inneren Verständnis heraus werden Physiologie, Pathologie, Diagnostik und Therapie gelehrt und praktiziert, die damit nicht nur (wie in der modernen westlichen Medizin) von exakten Messungen und

Einzeldaten ausgehen. Als Zentrum der Ganzheit des Organismus werden die Fünf Speicherorgane und die Sechs Hohlorgane in Verbindung mit dem Fluss des arterialisierten Blutes (Qi-Xue, Xue; s. Qi) in den Gefäßen (Meridiane) angesehen. Über diese Gefäße können Veränderungen im Inneren des Organismus nach außen an die Körperoberfläche dringen und dort erkennbar werden sowie äußere Einflüsse in den menschlichen Körper eindringen.

Als **Krankheitsursachen** gelten in der TCM alle Einflüsse, die den Gleichgewichtszustand des Organismus stören und auf diese Weise eine Erkrankung herbeiführen, z. B. **1.** übermäßig starke klimatische Einflüsse (Wind, Kälte, Sommerhitze, Nässe, Trockenheit); **2.** Infektionen (unter Umständen begünstigt durch Witterung, mangelnde Hygiene, Abwehrschwäche oder zu späte Behandlung); **3.** seelische Einflüsse, die zu den Reaktionen Wut, Freude, Kummer, Denken, Trauer, Angst oder Schrecken führen; **4.** falsche Ernährung (unregelmäßige Nahrungsaufnahme, verdorbene Nahrung, einseitige Ernährung); **5.** körperliche, geistige und sexuelle Unausgeglichenheit; **6.** trübe und klare Schleimflüssigkeiten (Stauung der Körpersäfte; Jin-Ye); **7.** gestautes Blut; **8.** äußere Verletzungen; **9.** Bisse von Tieren (auch Insekten). Da jede Erkrankung zunächst als Zeichen einer Unausgewogenheit von Yin und Yang im Ablauf des menschlichen Lebens interpretiert wird, ist die beste **Prävention** nach Auffassung der TCM das andauernde Bewahren der Ausgewogenheit zwischen Yin und Yang. Zur Aktivierung des inneren Gesundheitswillens werden übende Verfahren (z. B. Qi*Gong, Tai*-Ji-Quan) eingesetzt. Vgl. Funktionskreis, Biophotonen.

Medley-Skala: (engl.) *Medley scale*; Instrument zur Einschätzung des Dekubitusrisikos (s. Dekubitus) eines Patienten; die von T. Medley entwickelte Skala ist in **9 Kategorien** gegliedert und beurteilt die Bereiche Aktivität (Bettlägerigkeit), Hautzustand, gefährdende Krankheiten, Mobilität, Bewusstsein, Ernährungsstatus, Harn- und Stuhlinkontinenz und (im Gegensatz zu anderen Skalen zur Einschätzung des Dekubitusrisikos) Schmerzen. Die Bewertung der Wahrnehmungsfähigkeit ist wie in der Norton*-Skala auf die Bewusstseinslage begrenzt. Die sensorische Wahrnehmung, bei der der Patient zwar bewusstseinsklar ist, jedoch Druck und Schmerzen nicht empfinden und entsprechend nicht adäquat reagieren kann, weil die nervale Reizleitung gestört ist (z. B. bei Lähmungen oder Neuropathie), wird nicht erfasst. **Bewertung:** Je höher die ermittelte Punktzahl, um so höher das Dekubitusrisiko. **Hinweis:** Die Medley-Skala unterscheidet sich von den anderen Skalen zur Einschätzung des Dekubitusrisikos v. a. durch die Einbeziehung der Kategorie Schmerzen. Vgl. Braden-Skala, Waterlow-Skala.

MEG: Abk. für **M**agnet**e**nzephalographie*.

Meineid: (engl.) *perjury*; beschworene Falschaussage vor Gericht oder einer anderen zur Abnahme eines Eides zuständigen Stelle; der vorsätzliche Meineid ist ein Verbrechen, das mit einer Mindeststrafe von 1 Jahr Freiheitsstrafe geahndet wird (§ 154 StGB). Das Gericht misst der beeideten Aussage grundsätzlich einen erhöhten Beweiswert zu. Der Meineid ist die erschwerte Form der vorsätzlichen **uneidlichen Falschaussage** (§ 153 StGB), in der die Falschaussage vor Gericht nicht beschworen wird. Das Strafmaß hierfür beträgt 3 Monate bis 5 Jahre Freiheitsstrafe. Die Abgabe einer **eidesstattlichen Versicherung** ist die Beteuerung der Richtigkeit einer Erklärung und eine schwächere Bekräftigung als der Eid. Die eidesstattliche Versicherung ist in vielen Fällen gesetzlich vorgeschrieben, z. B. zur Glaubhaftmachung einer Parteibehauptung im Verfahren einer einstweiligen Verfügung oder bei Abgabe des Offenbarungseides. Die Abgabe einer falschen eidesstattlichen Versicherung vor einer Behörde ist strafbar (§§ 156, 163 StGB).

Meinungsfreiheit: (engl.) *freedom of opinion and expression*; durch Artikel 5 Grundgesetz gewährleistetes Recht jedes Menschen, die eigene Meinung in Wort, Schrift und Bild frei zu äußern und zu verbreiten, sowie das Recht, die eigene Meinung zu verschweigen; die Meinungsfreiheit schützt jedoch nicht davor, wegen Verstößen gegen Strafgesetze zur Verantwortung gezogen zu werden, z. B. wegen Beleidigung (§ 193 StGB). Auch im Arbeitsrecht kann die Meinungsfreiheit eingeschränkt werden und können Verstöße zu arbeitsrechtlichen Konsequenzen für den Arbeitnehmer führen, z. B. Verteilen von politischen Flugblättern im Betrieb oder ausländerfeindliche Äußerungen im Betrieb. Vgl. Grundrechte.

Mekonium: s. Kindspech.

Meläna: (engl.) *haematochezia, melaena*; Blutstuhl; Blutbeimengung im Stuhl mit roter Färbung bei Blutungen aus unteren bzw. starken Blutungen in höheren Darmabschnitten oder Stuhl mit schwärzlicher Färbung (sog. Teerstuhl*) bei Blutungen in oberen Abschnitten des Verdauungstrakts*; **Ursachen:** Erweiterung der Speiseröhrenvenen (Ösophagusvarizen), Geschwüre (Ulcus duodeni oder Ulcus ventriculi), Entzündung der Magenschleimhaut, des Dickdarms oder Mastdarms, Karzinome, Polypen, Hämorrhoiden*, Analfissur*; **Hinweis:** Eine rötliche bis schwärzliche Stuhlverfärbung kann auch durch pflanzliche Farbstoffe (z. B. in Roter Bete, Spinat, Heidelbeeren, Rotkohl) verursacht werden sowie nach Einnahme bestimmter Arzneimittel (z. B. eisen- und wismuthaltige Präparate, Aktivkohle) auftreten.

Melancholiker: (engl.) *melancholiac, melancholic person*; Begriff aus der Typenlehre des Hippokrates für einen Menschen mit traurig verstimmter, depressiver oder auch resignativer Grundstimmung, geringem Antrieb* (Antriebsminderung), Grübelneigung; heute als Fachbegriff weniger üblich,

Meldepflicht

ggf. auf die depressiven Krankheitsbilder (s. Depression) bezogen. Vgl. Charakter.

Meldepflicht: (engl.) *duty to report, reporting requirement*; durch das Infektionsschutzgesetz* (s. Tab. dort), § 202 SGB VII (Berufskrankheiten*) und § 16 e Chemikaliengesetz (Vergiftungen*) geregelte ärztliche Pflicht zur Meldung bestimmter Krankheiten.

Memory-Klinik: (engl.) *memory clinic*; teilstationäre Einrichtung zur Diagnostik und Therapie von Gedächtnisstörungen und Demenz (s. Verwirrtheit, chronische); vgl. Tagesklinik.

Menarche (ICNP): (engl.) *menarche*; Einsetzen der zyklischen Menstruation* i. R. der Pubertät*, gewöhnlich in einem Alter zwischen 9 und 17 Jahren; in den westlichen Industriestaaten tritt die monatliche Regelblutung erstmalig zwischen dem 9. und dem 16. Lebensjahr auf, durchschnittlich mit 12,8 Jahren (aufgrund der Akzeleration* 4 Jahre früher als vor 100 Jahren). Der Zeitpunkt wird von ethnischen, klimatischen und konstitutionellen Faktoren sowie der Ernährung mitbeeinflusst (bei den Inuit etwa im 23. Lebensjahr, in Südeuropa zwischen dem 10. und 12. Lebensjahr).

Menopause: (engl.) *menopause*; Zeitpunkt der letzten spontanen Menstruation*, dem rückblickend ein Jahr lang keine weitere von den Eierstöcken gesteuerte uterine Blutung folgt; meist zwischen dem 50. und 52. Lebensjahr. Vgl. Wechseljahre der Frau.

Mensch (ICNP): s. Menschenbild.

Menschenbild: (engl.) *idea of man*; Vorstellungen vom Menschen in Unterscheidung zu anderen Lebewesen (v. a. Tieren), die das Handeln und Verhalten und deren kognitive, emotionale, biologische, physiologische und psychologische Aspekte beinhalten.

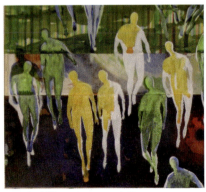

Menschenbild: „Horizonte" von S. Pietryga [103]

Grundlage

Menschenbilder entstehen in Abhängigkeit von Gesellschaft, Politik, Kultur*, Medien, Familie, Ausbildung, Religion* und Philosophie mit ihren jeweiligen Vermittlungsansätzen. Die Einflüsse sind durch ihre Vielfältigkeit nur schwer voneinander unterscheidbar und den meisten Menschen nicht ständig bewusst, da sie als implizites Wissens- und Sinnsystem einfach vorhanden sind. Man kann aber davon ausgehen, dass z. B. eine Pflegeschülerin, die an einem konfessionellen Krankenhaus ausgebildet wird, ein anderes Menschenbild entwickelt als eine Pflegeschülerin, die in einem städtischen Krankenhaus über Jahre gewerkschaftlich tätig ist, oder eine Pflegestudentin, die sich mit Philosophie und Pflegetheorie beschäftigt hat. Im Laufe der menschlich-beruflichen Entwicklung verdichten sich diese Einflüsse, Vorbilder und Lehren, die je nach Lebenswelt und Arbeitsplatz wechseln. Menschenbilder stimulieren Entscheidungen und den gegenseitigen Umgang zwischen Patienten, Angehörigen und den unterschiedlichen Berufsgruppen innerhalb des Gesundheitssystems. Seit der Einfluss der Religion als maßgebliche Quelle für das vorherrschende Menschenbild in Folge der Renaissance und der Aufklärung und mit Entstehung der Wissenschaften gesellschaftlich zu schwinden begann, befassen sich die Philosophie und v. a. die Ethik* mit unterschiedlichen Menschenbildern und der Einschätzung der Instabilität und Gefährdung des menschlichen Existenz. Die philosophische Anthropologie* begründet diese Kontingenz mit dem „Bruch mit der Natur", der Abkehr des Menschen von seiner Verbundenheit mit der Natur, der Spaltung in Subjekt (Mensch) und Objekt (Natur). Die Spaltung konkretisiert sich in der Trennung von Körper* und Geist*, von Leib* und Seele*. Die Existenzphilosophie* beschäftigt sich mit dem „Sein" (s. Ontologie) und dem Sinn des menschlichen Daseins. Die unterschiedlichen, auch widersprüchlichen Konzepte nehmen mit 3 Hauptströmungen Einfluss auf die heute im Gesundheitswesen gängigen Menschenbilder:

I. mechanistisches Menschenbild: Zurückzuführen u. a. auf den Philosophen R. Descartes (1596–1650), nach dem der Mensch nicht nur bloßes Tier, sondern auch Ebenbild Gottes sei. Leitend ist dabei die Vorstellung vom Lebensprinzip als Geist (spiritus naturalis, lat. natürlicher Geist; spiritus animalis, lat. seelischer Geist; spiritus vitalis, lat. lebendiger Geist), der innerhalb des Körpers vermutet wird. Descartes definiert 2 unterschiedliche Substanzen: Die denkende (immaterielle) und die ausgedehnte (materielle) Sache: res cogitans und res extensa. Ausgehend von den Phänomenen der Sinnestäuschung gelangt er zu dem Schluss, dass es kein gesichertes Wissen vom Körper geben kann. Daher ist es ausgeschlossen, dass das Ich, dessen Existenz nicht zu bezweifeln ist, von etwas Körperlichem abhängt: „Ich denke, also bin ich!" Mit dieser Trennung von Körper und Geist (Denken) festigt Descartes die antike dualistische (mechanistische) Vorstellung vom Menschen. Auf den sog. Kartesianismus (die Philosophie von Descartes und seinen Nachfolgern) aufbauend greift die Wissenschaft Vergleiche auf, die den Menschen in seinen Funktionen mit Maschinen gleichsetzt. Dieses mechanistische Denken (z. B. der Vergleich eines Gehirns mit einem Computer oder das Herz als Pumpe) ist nach wie vor weit verbreitet. **1. Das mechanistische Menschenbild in der Medizin:** Dieses war eine Voraussetzung für die Entwicklung der modernen Medizin; die Vorstellung vom Menschen als komplizierte Maschine erlaubt den Fortschritt einer Technologie, die diese Maschine reparieren und vervollkommnen kann. Von Interesse ist hier fast ausschließlich der Körper. Extremer Ausdruck dieser theoretischen Grundlage in der praktischen Medizin sind z. B. Schönheitschirurgie, Transplantationsmedizin und Gentechnologie. Prothesen z. B. brauchen nicht länger als Ersatz zu gelten. Sie sind aus der funktionalen mechanistischen Perspektive vielleicht sogar eine bessere Alternative. Der Versuch, beide Seiten (Körper und Geist) gleichermaßen unter einer erweiterten medizinischen Perspektive zu betrachten, hat in neuerer Zeit zur Entwicklung der medizinischen Anthropologie und der psychosomatischen Medizin geführt (s. Psychosomatik). **2. Das mechanistische Menschenbild in der Pflege:** Die Folge eines mechanistischen Menschenbilds für das heute weit verbreitete Pflegeverständnis, das u. a. stark durch die Medizin geprägt wurde, ist die Aufgliederung der Tätigkeiten in Grundpflege* und Behandlungspflege*, ersichtlich an der ausschließlichen Orientierung an der Körperlichkeit. Die Pflegebedürftigen werden auf dinglich-funktionalistische Objekte von Erkenntnis und Behandlung reduziert. Eine Zuständigkeit von Pflegenden für Trost, Zuwendung und Gesprächsführung, um die Sorgen und Hoffnungen eines Menschen zu erfassen, wird nicht als beruflicher Anteil angesehen und ausgebildet, sondern als entweder natürliche weibliche Fähigkeit (C. Bischoff, 1992) vorausgesetzt oder als Berufung im konfessionellen Sinn verstanden. Die dazugehörigen Fähigkeiten werden der Psychologie (nur noch selten der Religion) zugesprochen, die für das Seelische zuständig sei. Diesem partikularen (zergliedernden) oder reduzierten Menschenbild entspricht eine an körperlichen Defizit orientierte Pflegehaltung, -ausbildung und Arbeitsorganisation (z. B. Tätigkeitskataloge). Krankenpflege ist so verstanden technisches Handwerk und Reparaturbetrieb, keine Dienstleistung direkt am Menschen nach dem one-actu-Prinzip. **Folge:** rein versorgende, Mangel kompensierende und substituierende Pflegehandlungen; vgl. Defizitorientierung.

II. integrierendes Menschenbild: Die verschiedenen Aspekte des Menschseins werden miteinander verbunden, der Mensch ist demnach ein „bio-psycho-sozio-spiritueller) Organismus"; die Teile dieser Ganzheit* (vgl. Ganzheitlichkeit) stehen in wechselseitiger Beziehung, sind aufeinander angewiesen und stehen mit ihrer Umwelt, die als Gegenüber gedacht ist, in permanentem Austausch. Das ganzheitliche Menschenbild beinhaltet eine analysierende Sicht, bei der versucht wird, alle Aspekte des Menschseins zu berücksichtigen und neu zu synthetisieren. Es wird anerkannt, dass der Mensch mehr ist als die Summe seiner Teile, aber davon ausgegangen, dass eine Reduktion und Fixierung der wissenschaftlichen und beruflichen Betrachtung auf wesentliche Merkmale notwendig ist (Reduzierung der Komplexität), um Schwerpunkte setzen zu können. Vgl. Holismus. **Das integrierende Menschenbild in der Pflege:** Verschiedene pflegetheoretische Ansätze gehen von unterschiedlichen Vorstellungen darüber aus, wie die verschiedenen Anteile des Menschseins miteinander in Beziehung stehen. Dies spiegelt sich in den Bezeichnungen der Theorien wider, z. B. systemtheoretische, interaktionistische, bedürfnisorientierte, adaptionistische Pflegetheorie*. **Folge:** 1. Werden die einzelnen Teile stark herausgehoben, wird daraus eine defizitorientierte versorgende Pflege. Beispiel: bedürfnisorientierte Pflegetheorien, in denen der Vorrang der biologischen Grundbedürfnisse und die Aufrechterhaltung der Körperfunktionen selbstverständlich sind (s. Bedürfnistheorie). Danach versorgen Pflegende in erster Linie den Körper und dessen Funktionen; sind diese gewährleistet, bemühen sie sich auch um das seelische Wohl des Menschen. 2. Bemüht sich die Pflege, alle bio-psycho-sozio-spirituellen Aspekte gleichwertig zu betrachten, kann sich daraus eine aktivierende fördernde Pflege entwickeln. AEDL-Modell (s. Aktivitäten und existenzielle Erfahrungen des Lebens): Existenzielle Erfahrungen verweisen auf das Eingebundensein des Menschen in sein jeweiliges Umfeld und den ständigen Austauschprozessen mit diesem. Die ressourcenorientierte, fördernde Prozesspflege beinhaltet dementsprechend u. a. präventive, rehabilitative, sorgende, versorgende, kurative, kommunikative und psychosoziale Anteile. Ein in diesem Sinne orientiertes Pflegeverständnis wird vom Krankenpflegegesetz* ausdrücklich gefordert.

III. unitäres Menschenbild: Der Mensch bildet eine auch theoretisch untrennbare Einheit (Unität); so geht das unitäre Menschenbild von Überlegungen zum Menschsein aus, in denen Wahrnehmen und Spüren die zentralen Kategorien sind. **1. Das unitäre Menschenbild in der Philosophie:** Denkrichtung, die versucht, den Körper-Geist- bzw. Leib-Seele-Dualismus zu überwinden; **a)** F. Nietzsche (1844–1900) sieht den Leib als Totalpräsentation des Individuums (das Unteilbare). Der Geist ist eine abgeleitete physiologische Tatsache. **b)** M. Merleau-Ponty (1908–1961) betrachtet den Leib als Medium des Welterlebens (Leibphänomenologie; s. Phänomenologie), als gleichzeitig Wahrnehmbares und Wahrnehmendes. Mensch und Umwelt stehen sich nicht in Wechselwirkung gegenüber, sondern durchdringen sich von Anfang an. Der Leib ist die Verankerung in der Welt und das Verhältnis zur Welt. **c)** H. Schmitz (geb.

Menschenrechte

1928) zentraler Ausgangspunkt ist das eigenleibliche Spüren, d. h. das Spüren dessen, was Menschen am eigenen Leib, nicht am Körper, spüren (z. B. Hunger, Durst, Angst, Schrecken, Ekel, aber z. B. auch die Blicke anderer Menschen). Es bedarf hierzu nicht (immer) der 5 Sinne. Anders als die sinnliche Wahrnehmung erfasst den Menschen dieses Spüren ganz und gar. Auch beim Tasten, Riechen oder Sehen (in der leiblichen Kommunikation mit Stoffen und Dingen) spürt der Mensch etwas, aber der eigentliche, nur dem Leib zukommende Phänomenbereich ist immaterieller Natur. Das Spüren z. b. einer Atmosphäre oder das affektive Betroffensein von Gefühlen („dicke Luft", angespannte oder entspannte Stimmung) ist ebenso reales Spüren. Die Wahrnehmung wird nicht wie in der Medizin oder Psychologie mit neutralen, messbaren Größen versehen (z. B. der Weiterleitung elektrischer Impulse an das Gehirn), sondern **bewusst subjektiv**, individuell, sprachlich beschrieben; das Spüren als individuelle Erfahrung ist das Konzept. Die sinnlich-sensualistische Wahrnehmung kann über Instrumente vermittelt oder sogar delegiert werden – wie die moderne Technik mit ihren Apparaturen zeigt, die Dinge „wahrnehmen" kann, die für direkte, unmittelbare Wahrnehmung nicht zugänglich ist. Das eigenleibliche Spüren hingegen kann an keinen Apparat delegiert werden (Maschinen spüren nichts).

2. Das unitäre Menschenbild in der Pflegetheorie: Der Leiblichkeitsbezug der unitären Pflege geht weit über die Körperorientierung der klassischen Medizin hinaus und verweist mit den daraus ermöglichten originären pflegerischen Handlungsdimensionen auf die Eigenständigkeit der Pflege als Profession. Unabhängig von der Klassifikation in Krankheiten oder Altersstufen wird der Mensch als fühlendes und sich spürendes Wesen verstanden, das in seinem Wohlbefinden, seinem Bestreben nach Ganz-Sein (auch wenn er laut medizinischen Definitionen krank oder behindert ist) im Austausch mit seiner Umwelt* durch Pflege unterstützt werden kann. Sowohl die humanistische Pflegetheorie von J. Watson als auch die Theorie von R. Parse und in Ansätzen auch von P. Benner lassen sich auf Philosophien wie z. B. Existenzialismus (s. Existenzphilosophie) und Leibphänomenologie zurückführen. Der Mensch als Seiendes, als In-der-Welt- und Zur-Welt-Seiendes Wesen (vgl. Ontologie, Humanismus), seine Existenz, ist der unhintergehbare, **nicht zergliederbare** Ausgangspunkt ihrer theoretischen Überlegungen. M. Rogers bezieht sich nicht direkt auf die Philosophie, sondern u. a. auf die allgemeine Systemtheorie und auf die Feldtheorie K. Lewins (s. Feld, psychisches). Sie bezeichnet den Menschen als Feld im Austausch mit dem Umgebungsfeld, lehnt aber die Zergliederung des Menschen in Einzelstrukturen ab. Die Einzigartigkeit eines jeden Menschen und der Fokus der sog. einheitlichen Pflegetheorien, in denen der Mensch als Energiefeld (M. Rogers), als Werdender (R. Parse), als Existenz (J. Watson) oder als sich selbst interpretierendes Wesen (P. Benner) verstanden wird. Um diese Einheit (Unität) zu erfassen, sind folgende Grundannahmen hilfreich: **a)** Mensch und Umwelt stehen sich nicht dual oder komplementär gegenüber, sondern durchdringen einander. Durch die individuelle Art des In-der-Welt-Seins schafft sich jeder Mensch eine Welt. Er oder sie wirkt, lebt, existiert in dieser und durch diese Welt. **b)** Dieses Sein als Werden ist **gleichzeitig**, also unabhängig von der Zeitmessung (vgl. Zeit). Bei R. Parse wird dieser Aspekt mit der Vorsilbe „co" bezeichnet (coexisting, coconstituting), bei M. Rogers als wechselseitig (mutual bzw. integral). Man spricht in diesem Zusammenhang nicht von Wechselwirkung zwischen Mensch und Umwelt (Rückmeldung) als ein zeitliches Nacheinander wie bei Aktion-Reaktion. In der Pflegepraxis, die hier als Beziehungs- und Berührungsberuf verstanden wird, lassen sich mit diesem Menschenbild Handlungskonzepte wie die Basale* Stimulation, Kinästhetik* und therapeutische Berührung* sinnvoll verknüpfen.

Autorin: Charlotte Uzarewicz.

Menschenrechte: (engl.) *human rights*; die jedem Menschen zustehenden angeborenen, unantastbaren und unveräußerlichen Rechte; hervorzuheben sind das Recht auf Leben, Freiheit, Familie, Eigentum und Gleichheit vor dem Gesetz. In Grundgesetz sind die von den Vereinten Nationen (1948) und Europarat (1950) formulierten Menschenrechte als **Grundrechte*** aufgenommen. Die Missachtung der Menschenrechte durch den Staat oder durch einzelne Personen wird als **Menschenrechtsverletzung** bezeichnet. Vgl. Menschenwürde.

Menschenwürde: (engl.) *human dignity*; grundlegender und umfassender Wertbegriff für den Anspruch des Menschen auf Respektieren seiner körperlichen und geistig-seelischen Unverletzlichkeit; Menschenwürde wird durch zahlreiche geschriebene und ungeschriebene Regelungen näher bestimmt. Der Begriff ist jedoch nicht einheitlich definiert. Die geschriebenen Gesetze zum Schutz dem Menschen eigenen Würde sprechen entweder in Beispielen und Teilbestandteilen, wie das Grundgesetz mit dem Artikel 1 Absatz 1 Satz 1 (Schweiz: Artikel 7) mit nachfolgendem Katalog der Grundrechte*, oder von angeborenen, schon durch die Vernunft einleuchtenden Rechten, wie das österreichische Allgemeine Bürgerliche Gesetzbuch.

„Die Würde des Menschen ist unantastbar." Die Unantastbarkeit ist eine Garantie, für die der Gesetzgeber nicht einstehen kann. Mit Hilfe der Menschenrechte* versucht er, das Phänomen Menschenwürde beschreibbar zu machen. Durch den durchsetzbaren Schutz der vom geschriebenen Gesetz gefassten Bestandteile wie z. B. dem Recht auf Leben wird der Schutz eines Ideals verfolgt, das unabhängig vom Staat existiert (überstaatliche Idee). Anhand dieses Bestrebens wird deutlich, dass die Menschenwürde etwas anderes ist als die Summe der Menschenrechte. Denn diese sind von staatlicher Anerkennung abhängig. Darüber hinaus ist die Würde grundlegend und untrennbar mit dem Menschsein des einzelnen verbunden und drückt sich in der Begegnung und der Beziehung mit anderen Menschen erkennbar durch die Annahme als jeweiliges Gegenüber aus. In den Erscheinungen von Sklaverei (Mensch als Eigentum), Diktatur (Volk als Objekt) und Rassismus (Abwertung des Fremden) zeigt sich, dass das Erkennen des Gegenübers als von gleicher Art nicht selbstverständlich ist, sondern durch Ideologien die Eigenschaft Menschsein durch die Behandlung des anderen als Objekt verleugnet werden kann.

Pflege
Die Wahrung der Würde des Patienten bzw. des Bewohners einer Pflegeeinrichtung oder in der häuslichen Umgebung ist abhängig von der Durchsetzung ethischer Standards in der Gesetzgebung (z. B. Österreich, BGBl. 195: Patientencharta 1999) und in Berufsordnungen bzw. Ethik-Kodizes (z. B. Ethik-Kodex des ICN*). Auch in der mitunter hochtechnisierten und bürokratisierten Pflege ist die abwertende Behandlung (Degradierung) des Pflegebedürftigen als Objekt (statt als Mensch) im Arbeitsablauf eine häufig gewählte, abzulehnende Alternative. Innerhalb der Pflege ist die Menschenwürde v. a. durch Verletzung von Tabus* gefährdet. So sind fehlrationalisierte Arbeitsabläufe geeignet, Intimität und Persönlichkeit des Patienten zu beeinträchtigen (durch fehlende Kommunikation, die Reduzierung auf ein Krankheitsbild oder übergangene Bedürfnisse). Hilfreich ist die Maxime des „Was ich erwarte, gebe ich auch" als Möglichkeit zur Vergegenwärtigung und Wahrung der Würde des anderen in der Pflege. Auch in der letzten Lebensphase des Pflegebedürftigen ist ein hohes Maß an Sensibilität für das Menschsein des Patienten gefordert. Es obliegt überwiegend der Verantwortung und der Urteilsfähigkeit des den sterbenden Menschen Betreuenden, dessen Würde zu berücksichtigen und gegenüber anderen zu wahren, unabhängig vom geistigen und körperlichen Zustand des Patienten (s. Sterbebegleitung).

Andere Fachgebiete
In der modernen Psychologie gibt es differenzierte Konzepte mit unterschiedlichen Menschenbildern* als Ausgangspunkt (s. Humanistische Psychologie), die die Menschenwürde in ihren unterschiedlichen therapeutischen Ansätzen jedoch durchgängig achten und letztlich die Autonomie* des Menschen und damit die Achtung der Menschenwürde zum Ziel haben. In der medizinischen Wissenschaft und ärztlichen Praxis existiert seit 1948 die vom Weltärztebund beschlossene Neufassung der ärztlichen Berufspflichten, die auf den Eid des Hippokrates zurückgehen. Darin werden die Pflichten des Arztes so definiert, dass die Menschenwürde des Patienten durch die Mediziner gewahrt werden soll.

Hinweis
Wesentlich ist, dass Betreuende den Begriff der Menschenwürde nicht allein in seiner theoretischen Dimension zur Kenntnis nehmen. Die praktischen Bezüge sind mannigfaltig und für die Pflege stets relevant. Dies zeigt sich deutlich in der Diskussion um die Antipoden des menschlichen Lebens: menschliche Stammzellen und deren therapeutische Anwendung einerseits, der Schutz vorgeburtlichen Lebens und die Legalisierung einer Sterbebegleitung hin zur Sterbehilfe* andererseits. Die Entwicklung ist nicht abgeschlossen, sondern wird anhand neu erlangter Möglichkeiten fortgeführt werden. Vgl. Ethik.

Menstruation (ICNP): (engl.) *menstruation*; Menses; monatliche Regelblutung, Periode; regelmäßig auftretende, mit Blutung verbundene Abstoßung einer Schicht (Stratum functionale) der Gebärmutterschleimhaut (Endometrium); eine echte Menstruation liegt nur dann vor, wenn im vorangegangen Zyklus ein Gelbkörper (Corpus luteum) nach dem Eisprung gebildet wurde. Die durchschnittliche Dauer vom 1. Tag der Blutung bis zum Einsetzen der nächsten Blutung (Menstruationszyklus) beträgt 28 Tage, wobei Länge, Dauer und Qualität der Menstruation variieren. Das erste Auftreten der Menstruation wird Menarche* genannt, der Zeitpunkt der letzten spontanen Menstruation Menopause*. **Pflegeprozess:** 1. Zyklus dokumentieren; 2. falls notwendig, rechtzeitig Hygieneartikel zur Verfügung stellen.

Menstruationskrämpfe (ICNP): (engl.) *menstrual cramp*; Dysmenorrhö; krampfartige, pulsierende Schmerzempfindung im Unterbauch, die durch Krämpfe der Gebärmuttermuskulatur während der Menstruation* entsteht; **Maßnahme:** Entspannung, Wärme, ggf. Schmerzmittel (keine Acetylsalicylsäure, verstärkt die Blutung), Spasmolytika*; **Hinweis:** Bei starken, immer wiederkehrenden Menstruationskrämpfen neben einer psychischen Ursache auch an organische Ursachen, z. B. gutartige Gebärmuttergeschwulst (Myom), Vorkommen von Schleimhautgewebe außerhalb der Gebärmutter (Endometriose), Gebärmutterentzündung (Endometritis) denken und gynäkologisch abklären lassen.

Meridiansystem: (engl.) *meridian system*; Qi* leitendes Gefäßsystem (Leitbahn) in der traditionellen chinesischen Medizin*; jedes Gefäß hat einen inneren Verlauf im Körper und einen äußeren Verlauf in Muskeln und an der Haut, wodurch die inneren Organe mit den äußeren Partien des Körpers, mit den Körperöffnungen sowie mit Haut, Haaren, Sehnen, Muskeln und Knochen verbunden sind. **Einteilung:** in 12 klassische Hauptgefäße, 8 außergewöhnliche Gefäße, 15 Luo-Gefäße oder -Verbindungen, 12 Gefäßverbindungen sowie

12 Muskel-Sehnen-Züge. Die Gefäßverläufe werden auch in der Diagnose von Erkrankungen berücksichtigt. Von Bedeutung sind die Gefäße i. R. der Akupunktur*, wobei nur die 12 Hauptgefäße und 2 der außergewöhnlichen Gefäße eigene Akupunktur-Foramina (Löcher, die sog. Punkte) besitzen.

Merkfähigkeit: (engl.) *retentiveness, recent memory*; Fähigkeit, neue Eindrücke für einen Übergangszeitraum zu erinnern; Arbeitsvorgang des Gedächtnisses*, bei dem die zuvor bioelektrisch gespeicherten Informationen aus dem sensorischen Gedächtnis und dem Kurzzeitgedächtnis in dauerhafte biochemische Verbindungen in Form von Engrammen (Gedächtnisspuren) umgewandelt werden; Voraussetzung für den Vorgang des Erinnerns.

Metabolismus: s. Stoffwechsel.

Metakommunikation: (engl.) *metacommunication*; Kommunikation*, die die gemeinsame Kommunikation selbst in ihrem Verlauf und ihren Eigenheiten zum Thema hat; in Gesprächsgruppen, Klassenverbänden, Therapiegruppen u. a. immer dann sinnvoll, wenn Interaktionsprozesse auf der Sachebene ins Stocken geraten und zu vermuten ist, dass Kommunikationsprobleme der Grund hierfür bilden. Hier ist es besonders wichtig, die Metakommunikation von der Sach- und Gefühlsebene zu trennen. Vgl. Emotionalisierung, Kommunikationssperre, Mediation.

Metaparadigma: (engl.) *metaparadigm*; **1.** (allgemein) für einen bestimmten Zeitabschnitt grundlegendes Wahrnehmungs-, Denk- und Handlungsmodell; Paradigma*, das alle weiteren Paradigmen einschließt; **2.** (pflegewissenschaftlich) umstrittene Bezeichnung für den Konzeptbereich, innerhalb dessen Pflegewissenschaft* sich ansiedelt; umfasst die Konzepte Mensch, Umwelt, Gesundheit und Pflege; erstmalig für die Pflege gebraucht von J. Fawcett (USA, 1984). Für die deutschsprachige Pflegepraxis inhaltlich nur insofern relevant, als dass die berufliche Eingrenzung auf rein technische Krankenversorgung aufgehoben wird und ein erweiterter Blick auf Menschen möglich ist, die gesund und krank sein können und sich in Abhängigkeit von Umweltfaktoren und der ausgeführten Pflege befinden (s. Selbstpflege). Für die Pflegewissenschaft ergeben sich Möglichkeiten, die pflegerischen Berufe entsprechend den veränderten gesellschaftlichen und demographischen Notwendigkeiten (Hochaltrigkeit, Zunahme chronischer und dementieller Erkrankungen) zu öffnen und wissenschaftlich abzusichern.

Metaphysik: (engl.) *metaphysics*; von Aristoteles begründete philosophische Lehre, die die einzelnen Disziplinen der „Natur-Wissenschaft" zu einer von den anderen gültigen „Meta-Physik" vom Göttlichen zusammenfasst; Metaphysik wurde im späteren Verlauf zu einer Philosophie mit hohem Abstraktionsgrad, die sich mit den Grundbedingungen und Zusammenhängen des Seins (s. Ontologie) beschäftigt. Wichtige Vertreter der dialektischen Metaphysik sind u. a. I. Kant, G. W. F. Hegel und K. Marx (Metaphysik als Methode). Im Zuge der sich ausbreitenden modernen Naturwissenschaft verschoben sich metaphysische Überlegungen aus den Reihen der Philosophie zunehmend zu anti-dialektischen, anti-naturwissenschaftlichen Aussagen, denen seitens der Naturwissenschaft seitdem häufig Unkonkretheit, Verworrenheit und Einseitigkeit vorgeworfen und auch nachgewiesen wird. Seither wird metaphysisches Denken in diesem veränderten Sinn allgemein negativ beurteilt. **Pflege:** Bei der Entwicklung von Pflegetheorien*, die sich häufig aus philosophischen Konzepten ableiten, ergibt sich eine direkte Schwierigkeit aus den unterschiedlichen Denkmodellen von Metaphysik und der an der Naturwissenschaft orientierten Medizin, in deren wissenschaftlicher Einflusssphäre Pflege sich behaupten muss. Durch die größere Nähe und gegenseitige Verständlichkeit der Theorien resultiert allgemein eine engere Anbindung der pflegewissenschaftlichen Institute an die Sozialwissenschaften, was momentan allerdings einen Mangel an auch naturwissenschaftlich aktuellen Forschungsrichtungen (z. B. Physiologie, Anatomie, Neurobiologie) im pflegerischen Kontext zur Folge hat. Mit dem Einfluss der Systemtheorie* und ihrer Integration materialistischer wie metaphysischer (im klassischen Sinn) Konzepte können diese Gegensätze in der Wissenschaftsentwicklung langfristig ggf. überwunden werden. Vgl. Biologismus, Pflegetheorie, Spiritualität, Materialismus.

Metatheorie: (engl.) *metatheory*; Gebiet der Pflegetheorie*, das sich mit den verschiedenen Theorien, ihrer Geschichte, Herleitung und Ordnung beschäftigt; der Begriff wurde in den USA eingeführt und wird durch die Übersetzung englischer Werke ins Deutsche auch im deutschsprachigen Raum benutzt. Die bekanntesten Vertreterinnen sind A. Meleis und J. Fawcett. Durch die unterschiedliche Terminologie und die Einordnung der Theorien (Modelle, Konzepte, konzeptuelle Modelle) in unterschiedliche Bezugsrahmen hatte die Metatheorie anfangs verwirrenden Einfluss auf die noch entstehende Pflegewissenschaft. Mittlerweile ist sie ein eigener Zweig innerhalb der Pflegeforschung. **Pflegepraxis:** Metatheorie dient der Systematisierung von Theorien im akademischen Bereich, in der Pflegegrundausbildung nachrangig.

Meteorismus: (engl.) *meteorism*; Blähsucht; subjektive Empfindung eines geblähten Unterleibs (Abdomen), die durch unterschiedliche spezifische Faktoren (u. a. absolutes Volumen des Darminhalts, Bauchwandspannung, objektiver Bauchumfang) gemeinsam oder unabhängig voneinander beeinflusst wird; eine Akkumulation von Darmgas sowie von flüssigem und festem Darminhalt spielt bei der Entstehung von Blähbeschwerden eine wichtige Rolle. **Vorkommen:** gelegentlich auch bei Gesunden; sehr häufig bei Patienten mit funktionellen Verdauungsstörungen, v. a. bei chronischer Verstopfung (Obstipation*); außerdem bei Typhus, Darmverschluss (Ileus*), Bauchfellentzündung (Peritonitis), Leberzirrhose, auch bei Herzinsuffizienz infolge mangelnder Resorption der Darmgase sowie bei abnorm schlaffer Bauchdecke; **Ursachen: 1.** bei Säuglingen evtl. durch ein noch nicht voll ausgereiftes Verdauungssystem, Luftschlucken, Nahrungsmittelüberempfindlichkeit oder -unverträglichkeit (z. B. Kuhmilch); **2.** bei Erwachsenen ballaststoffreiche Ernährung, u. a. unreifes Obst, Rohkost, Kohlgemüse, Hülsenfrüchte, Vollkornprodukte, kohlensäurehaltige Nahrungsmittel und Getränke, Unverträglichkeit bestimmter Nahrungsmittel (z. B. Milchzucker, Gluten), bakterielle Fehlbesiedelung des Dünndarms, Luftschlucken bei hastiger Nahrungsaufnahme; **Maßnahme:** Diagnostik und ggf. Therapie der organischen Grunderkrankung oder Funktionsstörung, ansonsten symptomatische Behandlung: **1.** Beim Säugling auf Ruhe beim Füttern oder Stillen und Reduktion des Luftschluckens achten, nach den Mahlzeiten sog. Bäuerchen; bei Flaschennahrung das Saugerloch nicht zu groß wählen; **2.** Umstellung der Ernährungs- und Lebensgewohnheiten, z. B. Meiden blähungsfördernder Nahrungsmittel, Ruhe bei den Mahlzeiten, Stressabbau, Entspannungsübungen; **3.** medikamentöse Therapie mit Karminativa*, z. B. pflanzliche Bittermittel bei Völlegefühl (Enzian- oder Angelikawurzel), oder mit sog. Entschäumern zur Auflösung von Luftbläschen; bei kolikartigen Schmerzen krampflösende Arzneimittel (Spasmolytika*); **Pflege:** Bei akuten Beschwerden können feuchtwarme Wickel*, sanfte Bauchmassage im Uhrzeigersinn, Tee (Kümmel, Fenchel, Anis, Pfefferminze) oder das Legen eines Darmrohrs* die Symptome lindern; bei ausreichend gutem Allgemeinzustand auch Bewegung und Gymnastik (ggf. im Liegen mit zum Oberkörper hin angezogenen, im Knie angewinkelten Beinen); **Hinweis:** Die verbreitete Auffassung, die Zusammensetzung der mütterlichen Nahrung beeinflusse während der Stillzeit die Entstehung von Blähungen beim Kind, kann wissenschaftlich nicht belegt werden. Vgl. Flatulenz, Flatus.

Midlife-Crisis: (engl.) *midlife crisis*; konflikthafte Phase, die in der Lebensmitte (i. d. R. in der 5. Lebensdekade) auftritt; kein wissenschaftlich fundierter Begriff; mögliche **Kennzeichen: 1. körperlich:** Verminderung der Kräfte, Erleben körperlicher Abbauerscheinungen, bei Frauen Menopause* mit entsprechenden hormonalen Auswirkungen, verminderte Leistungsfähigkeit*; Wechseljahre der Frau, Wechseljahre des Mannes; **2. psychisch:** Bilanzierung der erreichten und unerreichten Lebensziele mit der Gewissheit, vieles jetzt nicht mehr realisieren zu können, Partnerschaftsprobleme, Angst vor Einsamkeit, Auseinandersetzung mit der Endlichkeit des Lebens, unbeantwortete Sinnfragen; **3. sozial:** Überforderung im Beruf, Konfrontation mit jüngeren, erfolgreicheren Kollegen, Arbeitslosigkeit, Auszug der Kinder mit entsprechenden Auswirkungen auf die Partnerschaft u. a. **Hinweis:** Umfangreiche empirische Untersuchungen, in denen Lebensläufe ausgewertet wurden, konnten die Annahme, die Lebensmitte wäre eine krisengefährdete Phase, nicht bestätigen. Wie alle anderen Lebensphasen auch, ist die Lebensmitte mit bestimmten Entwicklungsaufgaben, Schwierigkeiten und Chancen verbunden. Vgl. Lebensereignis, kritisches.

Migräne: (ICNP): (engl.) *migraine*; gefäßbedingter (vaskulärer) Kopfschmerz*, der anfallartig, wiederholt und meist einseitig auftritt; **Kennzeichen:** Die als pulsierend beschriebenen Schmerzen beginnen meist in den frühen Morgenstunden, können über Tage anhalten und gehen häufig mit vegetativen Symptomen (Übelkeit, Erbrechen), Licht- und Lärmempfindlichkeit, visuellen Symptomen sowie neurologischen Ausfällen einher. **Ursachen:** Auslösende Faktoren können hormonale Umstellungen (z. B. während des Menstruationszyklus), Nahrungs- und Genussmittel (z. B. Rotwein, Käse), Umwelteinflüsse (z. B. Licht, Lärm, Geruch, Klima), Stress, Arzneimittel (z. B. organische Nitrate) oder andere Typen von Schmerzen sein. **Maßnahme: 1.** Raum verdunkeln, Lagerung nach individuellem Bedürfnis; **2.** Schmerzbehandlung (auch komplementäre) in Absprache mit Schmerzspezialisten; **3.** spezielle Diät bei nachgewiesener Unverträglichkeit; **Hinweis:** Analgetika* lassen bei längerfristiger Einnahme in ihrer Wirkung nach bzw. können zu Schmerzverstärkung führen.

Migränemittel: (engl.) *antimigraine agents*; Arzneimittel, die bei einer Migräne* lindernd wirken oder dieser vorbeugen; **Wirkstoff: 1.** nichtsteroidale Antiphlogistika*: z. B. Acetylsalicylsäure, Paracetamol; **2.** Mutterkornalkaloide: z. B. Ergotamin; **3.** Serotoninrezeptoragonisten: z. B. Triptane; **Prophylaxe:** v. a. durch das Ausschalten anfallfördernder Faktoren oder Einsatz von Beta-Rezeptoren-Blockern (z. B. Propranolol); **Hinweis:** I. w. S. zählen auch Antiemetika* zu den Migränemitteln.

Migration: (engl.) *migration*; räumliche Bewegung zur Veränderung des Lebensmittelpunkts von Individuen oder Gruppen innerhalb eines Landes (Binnenmigration) oder über die Landesgrenzen hinweg (internationale Migration); Migration kann freiwillig oder erzwungen sein, ökonomische, politische, individuelle oder soziale Gründe haben. In Deutschland werden Spätaussiedler, Werkvertrags- und Saisonarbeiter, Kriegs- und Bürgerkriegsflüchtlinge, EU-Binnenmigranten, jüdische Migranten aus der ehemaligen UdSSR, zeitlich begrenzte Zuwanderer (aufgrund Studium, Praktikum, Ausbildung u. a.) sowie die Rückkehr deutscher Staatsbürger unterschieden.

Grundlagen

Laut Mikrozensus des Statistischen Bundesamts 2005 ist der Anteil der Bevölkerung mit Migrationshintergrund in Deutschland mit 18,6 % mehr als doppelt so hoch wie der sog. Ausländeranteil mit 8,6 %. In absoluten Zahlen ausgedrückt haben 15,3 Millionen Menschen (jeder fünfte Bundesbürger) einen direkten oder zumindest über einen Elternteil vermittelten Migrationshintergrund. Die Tendenz ist steigend: 27,2 % der 7- bis 25-Jährigen besitzen einen Migrationshintergrund, bei den Kindern unter 6 Jahren ist es bereits jedes Dritte. Bei der Alterspyramide (s. Altersaufbau) zeigt sich ein hoher Anteil von Menschen mit eigenen Migrationserfahrungen in der Altersgruppe der 25- bis 45-Jährigen. Dagegen ist dieser Anteil in der Gruppe der Neugeborenen bis 10-Jährigen verschwindend gering gegenüber der Anzahl der Menschen, die zwar einen Migrationshintergrund, aber keine eigene Migrationserfahrung besitzen. Beide Bevölkerungsgruppen tragen zur Verbreiterung der schmalen Basis der Alterspyramide bei.

Bedeutung der Migration im Gesundheitswesen

Im Gesundheitswesen finden sich Menschen mit unmittelbaren oder mittelbaren Migrationserfahrungen als Patienten und Angehörige, Angestellte und Selbständige sowie Mitglieder von Interessenorganisationen.

Migranten als Patienten und Pflegebedürftige: Über die längste Zeit der seit den späten 50er Jahren des 20. Jahrhunderts stattfindenden Migration waren Patienten nichtdeutscher Herkunft in der allgemeinen gesundheitlichen Versorgung eher unauffällig, da sie im Zuge der sog. Gastarbeiteranwerbung bereits einer gesundheitlichen Vorauswahl unterzogen wurden und als im Verhältnis überdurchschnittlich gesund eingestuft werden konnten. In den 70er Jahren, als die Migranten gesetzlich verpflichtet wurden, sich für oder gegen Deutschland als dauerhaften Wohnsitz zu entscheiden, kam es i. R. der Familienzusammenführung zur Migration von Frauen und Kindern, die im Gesundheitswesen für ein neues Bild „des Patienten mit Migrationshintergrund" sorgten. Nachdem viele der jung angeworbenen Migranten ihr Arbeitsleben in Deutschland verbracht haben, wächst heute die Patientengruppe der über 60-Jährigen mit Migrationshintergrund rasant. Damit Einrichtungen der Altenpflege die Versorgung der in Deutschland alt gewordenen Migranten besser übernehmen können, haben das Kuratorium Deutsche Altershilfe (Abk. KDA) und der Arbeitskreis „Charta für eine kultursensible Altenpflege" eine Schrift herausgegeben, in der wesentliche Aufgaben und Qualitätsmerkmale einer kultursensiblen Altenversorgung aufgelistet sind. Ältere Migranten zeigen gesundheitliche Probleme, die häufig auf den hohen Verschleiß ihrer Arbeitskraft zurückzuführen sind, sowie psychosomatische Erkrankungen, die ihrer jahrelangen Entwurzelung aus der alten und fehlenden Verwurzelung in ihrer neuen Heimat Ausdruck geben. Zudem haben ihre Lebens- und Arbeitsverläufe häufig zu Lücken in der Krankheits- und Altersversorgung geführt. Entgegen der landläufigen Meinung leben ältere Migranten nicht alle in Großfamilien, die sie sicher versorgen. Laut Bericht der Beauftragten der Bundesregierung für Migration, Flüchtlinge und Integration von 2005 leben über 40 % der über 65-jährigen Migranten in Einpersonenhaushalten (wie gut 50 % der Deutschen aus der gleichen Altersgruppe).

Migranten als Mitarbeiter im Gesundheitswesen: Als Mitarbeiter im Gesundheitswesen fielen zuerst Medizinstudenten und Assistenzärzte mit zumeist arabischem Migrationshintergrund auf. Mittlerweile hat sich ihre Anzahl gegenüber der von Alten- und Gesundheits- und Krankenpflegekräften mit Migrationshintergrund deutlich verringert. Die Ursache dafür ist in den verstärkten Anwerbungen zu sehen, die als Antwort auf den Pflegenotstand in den 70er und 80er Jahren des 20. Jahrhunderts über Missionsbasen konfessioneller Träger in Indonesien, Indien und den Philippinen erfolgten. Städtische Kliniken nutzen die durch ortsansässige Unternehmen aufgebauten Handelsbeziehungen, um z. B. Pflegekräfte aus Korea anzuwerben. Durch die Öffnung Osteuropas und die partielle Eingliederung in die EU ist heute v. a. der Anteil der Pflegekräfte aus diesen Regionen hoch. Eine 2005 vom Deutschen Institut für Erwachsenenbildung (Abk. DIE) für das Gesundheitsministerium in Nordrhein-Westfalen durchgeführte Umfrage bei 96 Altenpflegeeinrichtungen mit insgesamt 5495 Beschäftigten ergab einen Anteil von 30 % Mitarbeitern mit Migrationshintergrund. 58 % von ihnen werden als (Spät-)Aussiedler bezeichnet. 26 % stammen aus Südeuropa und der Türkei. (Studierte) Pflegefachkräfte in Leitungsfunktionen und in Interessenverbänden sind generell und solche mit Migrationshintergrund besonders unterrepräsentiert. Die Folgen der aktuellen Ökonomisierung, der sich die ärztlichen Standesvertretungen teilweise widersetzen konnten, werden für die Pflegekräfte umso deutlicher spürbar werden. Ihre fachliche Qualifikation und ihre Vertretung in den Leitungen von Krankenhäusern sind für Betriebswirte zum Gegenstand von Einsparungen geworden. Die Globalisierung der Konzerne, die Versorgungsleistungen in Deutschland anbieten, ebenso wie die Privatisierung öffentlicher Kranken- und Alteneinrichtungen verschlechtern die Lage zusätzlich.

Migration und Pflege

Soziale, geschlechtliche, alters- und bildungsbedingte sowie kulturelle Unterschiede wahrzunehmen und sie kognitiv und emotional zu verarbeiten ermöglicht eine gelungene Interaktion im Pflegeprozess, jenseits von einem Anders-Machen (s. Kultur) und Gleich-Machen (s. Akkommodation, Akkulturation, Assimilation). Fachliche und soziale Kompetenzen werden durch Wissen über kulturelle Hintergründe und eine Auseinandersetzung mit den eigenen Wahrnehmungs-, Interpre-

tations- und Verhaltensmustern erlangt. Arbeitserleichterungen wie z. B. mehrsprachige Formulare, (Angehörigen-)Beratung und Dolmetscherdienste unterstützen den Pflegeprozess.
Autorin: Ingrid Kollak.
Mikrolagerung: s. Positionsunterstützung.
Mikroorganismen (ICNP): (engl.) *microorganisms*; auch Mikroben, Kleinlebewesen; mikroskopisch kleine Organismen; dazu gehören Bakterien*, Viren*, Protozoen*, Pilze* (Kleinpilze, sog. Funguli); **Einteilung: 1. aerobe** Mikroorganismen: können nur bei Vorhandensein von Sauerstoff existieren; **2. anaerobe** Mikroorganismen: können ohne freien Sauerstoff existieren; **Hinweis:** Mikroorganismen können als Krankheitserreger das Leben und die Entwicklung von Menschen beeinflussen. Vgl. Bakterienflora.
Miktion: s. Miktionsreflex.
Miktion, imperative: (engl.) *urge micturition*; plötzlich notwendige Harnblasenentleerung infolge starken, unwiderstehlichen Harndrangs; **Vorkommen:** bei Harnblasenentzündung (Zystitis), überaktiver Harnblase, psychischem Stress. Vgl. Harninkontinenz, Dysurie, Pollakisurie.
Miktionsprotokoll: (engl.) *micturition protocol*; syn. Miktionstagebuch, Blasenentleerungsprotokoll; Tagebuch als diagnostisches Hilfsmittel zur Ermittlung und Dokumentation des individuellen Ausscheidungsrhythmus; erfasst werden die Miktionszeiten, die Harnmenge sowie die Frequenz von Einnäss- und Harndrangepisoden. **Anwendung: 1.** bei Harninkontinenz* (sog. Blasenschwäche); **2.** Mit Hilfe eines Miktionsprotokolls können die Zeiten für einen intermittierenden Katheterismus (z. B. bei Querschnittlähmung) bestimmt werden. **3.** wichtige Voraussetzung für Toilettentraining* und Blasentraining*.
Miktionsreflex: (engl.) *micturition reflex*; unbewusster Ablauf der Harnentleerung; Dehnungssensoren in der Harnblasenwand senden Impulse über parasympathische Fasern an den Sakralbereich des Rückenmarks. Impulse, die in höhere Gehirnzentren gelangen, machen den Harndrang bewusst (ab ca. 250–300 ml Harn). Bei Füllung der Harnblase mit 400–500 ml veranlassen motorische Nervenimpulse aus dem Rückenmark eine Anspannung des Blasenmuskels (Musculus detrusor), eine Entspannung der Blasenhalsmuskulatur und des inneren Schließmuskels (Sphinkter). Der Harn läuft in die Harnröhre (Urethra), der äußere Schließmuskel entspannt sich, sodass der Harn abfließen kann. Der Miktionsreflex kann durch Impulse aus höheren Gehirnzentren und Anspannung des äußeren Schließmuskels willkürlich gehemmt werden. **Klinische Bedeutung:** Reflexinkontinenz und Dranginkontinenz, z. B. bei Nervenschädigungen oder Hirnabbauprozessen (s. Harninkontinenz); **Hinweis:** Beim Säugling ist die willkürliche Kontrolle des äußeren Schließmuskels noch nicht vorhanden.
Miktionsstörung: s. Blasenentleerungsstörung.

Miktionstagebuch: syn. Miktionsprotokoll*.
Mikulicz-Tamponade: (engl.) *Mikulicz's drain*; locker mit Mullstreifen gefüllter Gazebeutel zum Aufsaugen von Sekret und Offenhalten der Wunde (sekundäre Wundheilung*); vgl. Tamponade, Wundmanagement.
Milcheinschuss: s. Brustdrüsenschwellung, initiale.
Milchfluss (ICNP): (engl.) *1. lactation, 2. galactorrhea*; **1. Laktation:** Prozess der Synthese und Sekretion von Muttermilch durch die weibliche Brustdrüse, i. d. R. nach beendeter Geburt*; die Milchbildung findet in ca. 15 Einzeldrüsen der Brust statt. Während der Schwangerschaft* werden diese Drüsen für die Milchproduktion durch Volumenzunahme und Differenzierung des Drüsenparenchyms vorbereitet. Die Milchsekretion (Galaktogenese) erfolgt erst nach Wegfall des hemmenden Effekts von Plazentahormonen (nach Ausstoßung der Plazenta) und dem Anstieg der Rezeptoren für das Hormon Prolaktin nach der Geburt und wird u. a. durch den physiologischen Saugreiz unterstützt. Das Hormon Oxytocin regt die Kontraktion der glatten Muskulatur der Milchdrüsen und damit die Entleerung der Milch (Galaktokinese) an. Muttermilch enthält Kohlenhydrate, Proteine, Fette, Vitamine, Mineralien und Abwehrstoffe und dient als Basisnahrung für die Ernährung von Säuglingen und Kleinkindern. **Förderung** des Milchflusses: **a)** ausreichendes Trinken der Mutter (z. B. Milchbildungstee); **b)** vermehrte Kontraktion der Milchkanäle durch Streichen der Brust, Saugen an der Brustwarze, sexuelle Aktivitäten. Vgl. Stillen, Milchstau, Abstillen. **2. Galaktorrhö:** spontane milchige Absonderungen aus der Brustdrüse außerhalb der Laktationsperiode; tritt meist während der Schwangerschaft und bei der Wöchnerin* in den Stillpausen auf. Die Ursache der Sekretion (v. a. einer einseitigen) sollte abgeklärt werden (Ausschluss von Milchgangpapillomen oder Karzinomen).
Milchpumpe: (engl.) *breast pump*; mechanisch oder elektrisch arbeitende Pumpe zum Abpumpen von Muttermilch, die auf die Brustwarze aufgesetzt wird und einen Sog erzeugt (s. Abb.); die gewonnene Milch kann dem Kind zu gegebener Zeit mit einem Fläschchen gefüttert werden (Aufbewahrung der Milch im Kühlschrank; Anwärmen vor Verabreichung). Das **Abpumpen von Muttermilch** ist sinnvoll, wenn **1.** der Säugling Muttermilch erhalten soll, aber Stillhindernisse* vorliegen; **2.** die Mutter aufgrund einer Erkrankung Medikamente einnimmt, die in die Muttermilch übergehen, sie aber anschließend weiterstillen möchte (die Muttermilch wird in dieser Zeit verworfen und das Kind mit Fertigmilchnahrung ernährt); **3.** die Mutter eine Zeit überbrücken möchte, in der sie das Kind nicht stillen kann oder will (Arbeitszeit oder Freizeit); **4.** in Ausnahmefällen die Brust bei Milchstau* vollständig entleert werden soll (Abpumpen regt die weitere Milchbildung

Milchschorf

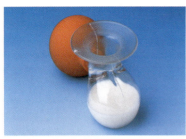

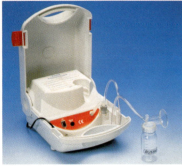

Milchpumpe: oben: mechanische Milchpumpe; unten: elektrische Milchpumpe [1]

allerdings besonders an); **5.** allgemein die Milchbildung gefördert werden soll. Die Mutter sollte zur Einhaltung der persönlichen Hygiene (Händehygiene, kein Kontakt von Hand und Brust mit dem Wochenfluss*) und Brustpflege angehalten werden; zudem sollte eine Einweisung in die Handhabung und anschließende Reinigung der Milchpumpe und Milchflaschen durch die Hebamme erfolgen. **Hinweis:** Abgepumpte Milch unbedingt bei 4 °C kühlen und ununterbrochene Kühlkette gewährleisten oder Milch bis zum Verabreichen einfrieren. Vgl. Abstillen, Stillen.

Milchschorf (ICNP): (engl.) *cradle cap*; atopisches Ekzem, Neurodermitis atopica; chronisches oder chronisch-rezidivierendes Ekzem im Kleinkindesalter mit moderat trockenen, nässenden oder fettigen Schuppen und Krusten besonders an der Kopfhaut; **Ursachen:** bedingt durch verschiedene immunologische Faktoren (z. B. Reaktionen auf Umweltallergene, Störung der Immunabwehr), psycho- und neurovegetative Störungen oder Fettstoffwechselstörungen der Haut; die Disposition wird vermutlich vererbt. Vgl. Effloreszenzen.

Milchstau (ICNP): (engl.) *caked breast*; Galaktostase; Stillhindernis* durch Anstau von Muttermilch in Drüsen- und Gangsystem der Brust einer Stillenden infolge Abflussbehinderungen oder unzureichender Entleerung der Milchdrüsen, der zu Schwellung, Verhärtung und Schmerzen in der Brust führt; mögliche **Folge:** Milchstau kann zu Brustdrüsenentzündung (Mastitis) und Zystenbildung führen. Vorbeugende **Pflegemaßnahme: 1.** Ausstreichen der Brust; **2.** regelmäßiges Anlegen des Säuglings; **3.** ggf. Unterstützung durch Milchpumpe*; **Maßnahme:** Im Falle eines Milchstaus sollte der Säugling so angelegt werden, dass sein Unterkiefer an der gestauten Stelle anliegt und so diese massiert oder der entstandene Milchsee von der Mutter selbst oder einer ausgebildeten Fachkraft Richtung Brustwarze entlang den Milchgängen ausgestrichen wird; ggf. Anwendung von Oxytocinspray. **Hinweis:** Hygieneregeln beachten. Vgl. Milchfluss, Stillen.

Milieu: (engl.) *environment, background*; wirtschaftliche, soziale und kulturelle Faktoren der lebensbestimmenden Umwelt* eines Menschen; sozialwissenschaftlich auch die Gesamtheit der Lebensumstände einer Klasse, einer sozialen Schicht oder einer Bevölkerungsgruppe. Vgl. Sozialisation, Milieutherapie.

Milieugestaltung: (engl.) *environmental arrangement*; Organisation der Umwelt* eines Menschen in einer Einrichtung des Gesundheitswesens (Krankenhaus, Pflegestation), im Alten- und Pflegeheim und besonders in psychiatrischen Einrichtungen (z. B. Tagesstätten, Wohngruppen, Stationen); **Ziel:** Gestaltung, die sich weitestgehend an den natürlichen Bedürfnissen der Bewohner und Besucher orientiert; **Maßnahme: 1.** bewusste Gestaltung des Verhältnisses zwischen therapeutischem Team* und Bewohner, z. B. **a)** vertrauensvoller Umgang, der auf offener Kommunikation, gemeinsamer Zielsetzung und Akzeptanz beruht; **b)** Bezugspflege*; **2.** bewusste Gestaltung der Atmosphäre der Einrichtung, z. B. durch **a)** strukturierte Tagespläne* unter Einbeziehung der Interessen und Möglichkeiten der Patienten/Bewohner; **b)** wohnliche, nichtinstitutionelle Gestaltung des Wohnbereiches; **c)** Selbstgestaltung bei Heimeinzug; **3.** Förderung sozialer Beziehungen und Kontakt zur Umwelt, z. B. durch **a)** Planung und Durchführung gemeinsamer Aktivitäten und Freizeitgestaltung; **b)** Gestaltung von Festen und Feiern; **c)** Einbeziehen von Nachbarschaften, kirchlichen Einrichtungen, Kindergärten; **d)** Tag der offenen Tür; **e)** Angehörigenberatung*.

Milieutherapie: (engl.) *milieu therapy*; Form der Sozialtherapie*, bei der durch Umgebungsveränderung eine positive Wirkung auf eine Erkrankung (i. w. S. auch auf das Verhalten) angestrebt wird; **Grundlage:** Vorstellung, dass der Mensch seine Umwelt* beeinflusst und von ihr beeinflusst wird und daher das Milieu* Einfluss auf die Entstehung und Verstärkung von Erkrankungen hat; **Anwendung:** Ursprünglich v. a. in psychiatrischen Einrichtungen erprobt (erste therapeutische Gemeinschaften durch M. Jones 1953), wird Milieutherapie heute in therapeutischen Institutionen (z. B. Krankenhaus, Alten- und Pflegeheim, gerontopsychiatrischen Einrichtungen), Wohnheimen und -gruppen, in der Suchttherapie und im Strafvollzug mit dem Ziel eingesetzt, ein möglichst gesundes Umfeld mit adäquaten sozialen Reizen und Kontakten zu erreichen. Dazu gehört das Prinzip der therapeutischen Gemeinschaft (im Gegensatz zum Verhältnis Klient/Therapeut). Vgl. Milieugestaltung.

Mimik: (engl.) *miming*; Zusammenspiel der Gesichtsmuskeln als Ausdruck des aktuellen seelischen Zustands (Gefühle, Stimmungen) eines Menschen, besonders i. R. des Austauschs mit anderen; zusammen mit Gestik*, Körperhaltung und Bewegungen Teil der Körpersprache*, die normalerweise unwillkürlich abläuft. Gerade die Mimik ist jedoch der Teil der Körpersprache, der in kommunikativen Situationen am ehesten bewusst und gezielt gestaltet und eingesetzt wird, z. B. in Dienstleistungsberufen wie der Gesundheits- und Krankenpflege, in Psychologie und Medizin. **Klinische Bedeutung:** Die Mimik eines Menschen kann gestört sein, z. B. infolge Fazialislähmung*, bei Parkinson-Syndrom oder Zwangslachen, Zwangsweinen (Pseudobulbärparalyse). Vgl. Maskengesicht.

Minderbegabung: s. Intelligenzstörung.

Minderwertigkeitsgefühl: (engl.) *inferiority feeling, sense of inferiority*; subjektives Gefühl von tiefgehender geistiger, seelischer, körperlicher oder sozialer Unzulänglichkeit; tatsächlich bestehende oder so erlebte Eigenschaften werden als nicht genügend und daher als minderwertig erlebt, woraus sich das Bemühen um Kompensation, aber auch ein ausgeprägtes Leiden bis zu einer psychischen Störung entwickeln kann. Der Begriff hat insbesondere in der Individualpsychologie* eine zentrale Bedeutung. Vgl. Selbstwertgefühl.

Mindmapping: von T. und B. Buzan (1970/71) entwickelte Methode des Festhaltens und Darstellens von Gedanken durch Aufzeichnung von miteinander in einer bestimmten Weise verknüpften Begriffen, Bildern und Symbolen um einen Zentralbegriff herum (s. Abb.); beim Mindmapping werden die Begriffe assoziativ (s. Assoziation) innerhalb der Darstellung nebeneinander angeordnet. Eine Mindmap ist beliebig durch neue Punkte oder neue Verknüpfungen zwischen den Punkten erweiterbar. Im Anschluss an diese freie Darstellung des Gedachten und Gehörten kann das Material wieder in eine bestimmte Ordnung gebracht werden (z. B. Inhaltsverzeichnis, lineare Darstellung). Die Begründer gehen davon aus, dass durch diese Methode mehr geistiges Potential genutzt werden kann.

Mineralstoffpräparate: (engl.) *mineral supplements*; Arzneimittel*, die anorganische Stoffe, Spurenelemente (Mikroelemente) oder Makroelemente enthalten und zur Therapie und Prophylaxe von Störungen des Mineralstoffhaushalts dienen; i. w. S. zählen auch Lithium- (s. Psychopharmaka) und Goldsalze (s. Antirheumatika) dazu. **Hinweis:** Die Wirksamkeit von Mineralstoffpräparaten allein zur Leistungssteigerung oder als Geriatrika* ist zweifelhaft.

Miniklistier: (engl.) *mini cylster, mini enema*; gebrauchsfertiges Klistier* mit Applikator und geringer Menge Spülflüssigkeit (5 ml) zur Darmreinigung*.

minimal handling: auch sanfte Pflege; koordiniertes, ruhiges Handeln mit dem Ziel, Manipulationen am und mit dem Patienten zur Vermeidung von Stress und Überstimulation zu reduzieren und notwendige Ruhezeiten zu gewähren; ursprünglich in der Pflege von Frühgeborenen* entwickelt, weitet sich das Konzept gegenwärtig auch auf andere Bereiche der Intensivpflege* aus. **Hinweis:** Minimal handling bedeutet nicht das Unterlassen notwendiger und fördernder pflegerischer und therapeutischer Maßnahmen, sondern ist durch sorgfältige Planung und enge Kooperation der verschiedenen Berufsgruppen gekennzeichnet. Vgl. Handling, Kinästhetik, Intensivpflege, neonatologische; Kängurupflege.

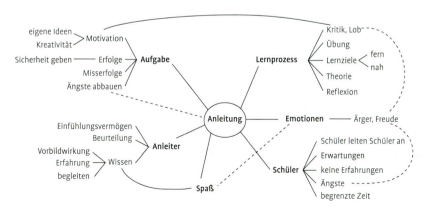

Mindmapping: Beispiel zum Thema "Anleitung" von Praxisanleitern im Pflegebereich

Minimalpflege

Minimalpflege: Bezeichnung für Kranken- bzw. Altenpflege mit geringem Umfang und niedriger Pflegequalität (s. Qualität); vgl. Pflege, gefährliche.

Miserere: (engl.) *copremesis*; syn. Kopremesis; Koterbrechen bei gestörter Darmpassage durch Darmverschluss oder Darmlähmung (Ileus); Rückfluss des bereits verdauten Speisebreis. **Maßnahme:** s. Ileus.

Missbrauch (ICNP): (engl.) *abuse*; Abusus; **1.** (allgemein) Benutzen von Personen ohne deren Kenntnis oder Zustimmung zum Erreichen egoistisch motivierter Ziele; **2.** Anwendung von Arzneimitteln* oder sog. Genussmitteln (Alkohol, Tabak u. a.) ohne medizinische Indikation bzw. in Überdosis*; wiederholter Missbrauch kann zu Abhängigkeit* führen.

Missbrauch, sexueller (ICNP): (engl.) *sexual abuse*; Sammelbezeichnung für sexuelle Handlungen mit nicht oder nur eingeschränkt einwilligungsfähigen Personen, wobei für den Täter zum Nachteil des Opfers ein Vorteil entsteht (sog. Übergriffigkeit); die gesetzlichen Regelungen schützen das Recht auf Freiheit vor sexueller Fremdbestimmung besonderer Personenkreise, die wegen ihres Alters oder anderer Umstände gefährdet erscheinen: **1. Kinder** (§§ 176, 176a, 176b StGB), d. h. Personen unter 14 Jahren, wobei hier auch Handlungen ohne direkten Körperkontakt (durch Täter oder Opfer an sich selbst, zwischen dem Opfer und einem Dritten) sowie ein Einwirken auf das Opfer durch Anbieten pornographischer Schriften (oder auch durch entsprechendes Reden) verboten sind; **2. Jugendliche** (§ 182 StGB), d. h. Personen unter 16 Jahren, wobei sexuelle Handlungen nur dann als missbräuchlich betrachtet werden, wenn sie unter Ausnutzung einer Zwangslage oder gegen Entgelt erreicht werden oder dadurch, dass eine Person über 21 Jahren eine fehlende Fähigkeit des Jugendlichen zur sexuellen Selbstbestimmung ausnutzt; **3. Schutzbefohlene** (§ 174 StGB), d. h. Kinder oder Adoptivkinder unter 18 Jahren (s. Inzest) oder Personen, die dem Täter zur Erziehung, Ausbildung oder Betreuung anvertraut sind; im letzteren Fall sind bei Personen unter 16 Jahren sexuelle Handlungen immer verboten, bei Personen unter 18 Jahren, sofern sie unter Missbrauch der gegebenen Abhängigkeit zustandekommen. **4. Gefangene, behördlich Verwahrte, Kranke oder Hilfsbedürftige in Einrichtungen** (§ 174a StGB), d. h. Personen jeden Alters, die sich in Vollzugs- oder Behandlungseinrichtungen (auch Tageskliniken, Werkstätten* für behinderte Menschen) befinden und sich infolge eines Obhutsverhältnisses gegenüber dem Täter möglicherweise nicht ausreichend zur Wehr setzen können; **5. widerstandsunfähige Personen** (§ 179 StGB), d. h. Personen jeden Alters, die wegen Krankheit, Behinderung oder vorübergehender Beeinträchtigung des Bewusstseins nicht in der Lage sind, sich sexuellen Handlungen zu widersetzen; dabei wird eingeräumt, dass nicht jede derartige Beeinträchtigung zugleich eine Widerstandsunfähigkeit bedeuten muss, sondern im Einzelfall abzuwägen ist, wie das Opfer sich vermutlich verhalten hätte, bestünde seine Beeinträchtigung nicht, und unter welcher Absicht der Täter gehandelt hat. Leistet das Opfer Widerstand, ist in jedem Fall der Tatbestand der sexuellen Nötigung* (§ 177 StGB) erfüllt. **6.** Als Missbrauch strafbar können sexuelle Handlungen sein, sofern sie unter **Ausnutzung einer Amtsstellung** (§ 174b StGB) gegenüber Personen stattfinden, gegen die ein Verfahren eröffnet wurde, in dem der Täter eine Entscheidungsfunktion hat (z. B. Richter, Polizeibeamte, beteiligte Ärzte). In diesem Fall bleibt auch ein ausdrückliches Einverständnis des Opfers unbeachtlich. Ausnahmen bilden ggf. Liebesbeziehungen und gegenseitige sexuelle Zuneigung. **7.** Als Missbrauch strafbar sind sexuelle Handlungen immer, sofern sie unter **Ausnutzung eines Beratungs-, Behandlungs- oder Betreuungsverhältnisses** (§ 174c StGB) stattfinden. Dabei bleibt unerheblich, ob das Opfer einwilligt oder selbst die Initiative ergreift. In das Verbot ausdrücklich einbezogen sind auch alle sexuellen Handlungen zwischen Psychotherapeuten und deren Klienten. **Folge:** Die Folgen sexuellen Missbrauchs können einerseits in körperlichen Verletzungen bestehen, andererseits betreffen sie v. a. die kurz- und langfristige psychische Befindlichkeit des Opfers: **1.** Unmittelbare Folgen zeigen sich in den ersten 2 Jahren nach dem Missbrauch; v. a. Scham- und Schuldgefühle, Ängste und Phobien, Depressionen, Schlaf-, Ess- und Befindlichkeitsstörungen, Wut, aggressives oder regressives Verhalten; **2.** Langzeitfolgen sind alle Reaktionen, die später (ggf. mit mehrjähriger Verzögerung) auftreten und auf das Missbrauchserlebnis zurückgeführt werden können; z. B. mangelnde Erinnerung oder plötzliche Rückerinnerungen, negatives Selbstbild, Depressionen, Suizidversuche, eine Vielzahl von Symptomen, die für posttraumatische Belastungsstörungen als typisch gelten, sowie sexuelle Erlebnis- und Funktionsstörungen. **Recht:** Nach § 825 BGB in der Fassung des Zweiten Schadensersatzänderungsgesetzes (19.7.2002) können Opfer von sexuellem Missbrauch (wie alle Opfer von Straftaten gegen die sexuelle Selbstbestimmung) Schadenersatz (Schmerzensgeld) von Tätern (auch Gehilfen und Anstiftern) fordern. Für diese Ansprüche ist die (sonst 3-jährige) Verjährungsfrist gehemmt bis zur Vollendung des 21. Lebensjahrs des Opfers. Sie bleibt darüber hinaus gehemmt, solange Täter und Opfer in häuslicher Gemeinschaft leben (§ 208 BGB). **Maßnahme: 1.** möglichst rasche Krisenintervention*; **2.** soziale Unterstützung; **3.** ggf. psychotherapeutische Behandlung.

Misshandlung: (engl.) *maltreatment*; jede unangemessene Handlung, die das körperliche Wohlbefinden oder die Unversehrtheit des Körpers mehr als unerheblich beeinträchtigt; dies ist insbesondere bei substanzverletzenden Einwirkungen auf den Körper eines Menschen wie z. B. bei Beulen und Wunden oder durch die Einbuße von Gliedern, Organen oder Zähnen gegeben. Eine schuldhafte körperliche Misshandlung, die nicht von einer Einwilligung des Patienten gedeckt ist, ist als Körperverletzung* gemäß § 223 StGB strafbar.

Misshandlung von Schutzbefohlenen ist die böswillige Vernachlässigung und rohe Misshandlung von Jugendlichen unter 18 Jahren oder Menschen, die wegen Gebrechlichkeit oder Krankheit wehrlos sind und unter Fürsorge oder Obhut stehen oder dem Hausstand angehören. Gemäß § 225 StGB steht die Misshandlung von Schutzbefohlenen unter Strafe. Schutzverhältnisse ergeben sich aus Gesetz (Eltern, Vormund), aus einer Übertragung durch eine Behörde (Kinderheim) oder Vertrag (Heimvertrag*). Hinsichtlich der Tatbestandhandlungen ist zu berücksichtigen, dass „Quälen" das Verursachen länger dauernder oder sich wiederholender Schmerzen oder Leiden ist, z. B. auch wenn versäumt wird, länger andauernde Schmerzen als Folgen einer Verletzung durch Hinzuziehen eines Arztes zu lindern. „Rohes Misshandeln" setzt Gefühllosigkeit gegenüber fremdem Leiden voraus, z. B. Schlagen mit einem Lederriemen, der Striemen und Narben hinterlässt. „Böswilliges Vernachlässigen" ist ein vorsätzliches Unterlassen aus gefühlloser und die Leiden des Schutzbefohlenen missachtender Gesinnung, z. B. aus Hass, Bosheit, Geiz oder rücksichtslosem Egoismus. Ein Unterlassen aus Gleichgültigkeit reicht nicht aus. Die Strafbarkeit der Misshandlung von Schutzbefohlenen setzt Vorsatz voraus. Vgl. Kindesmisshandlung, Vergewaltigung, Missbrauch, sexueller.

Misstrauen (ICNP): (engl.) *suspiciousness*; Verdacht, dass Dinge nicht sind, wie sie scheinen, und Neigung, die Ehrlichkeit oder Zuverlässigkeit von Menschen oder die Wahrheit von Informationen anzuzweifeln; **Ursachen: 1.** Misstrauen eines Patienten gegenüber medizinischen Maßnahmen bzw. Pflegemaßnahmen tritt häufig aufgrund einer schlechten Vorerfahrung auf und ist Grund für mangelnde Compliance* oder die Verweigerung von notwendigen Pflegehandlungen; vgl. Aufklärungsrecht. **2.** Mangelnde Orientierung* durch nachlassende Sinneswahrnehmung, die Angst verursacht, kann vorwiegend bei älteren Patienten zu Misstrauen führen. **3.** Persönlichkeitseigenschaft, unabhängig von Außeneinflüssen, z. B. bei psychischen Erkrankungen (z. B. Verfolgungswahn); **Maßnahme: 1.** Vertrauen schaffen bzw. wiederherstellen; **2.** für Orientierungsmöglichkeiten sorgen; **3.** Empathie*. Vgl. Eifersucht.

Mitleid: (engl.) *charity, compassion, mercy*; Mitgefühl, sympathisches Gefühl, Anteilnahme; emotionale Regung, die per die schlechte psychische, physische, soziale oder politische Lebensumstände anderer Menschen oder Gruppen zu einer eigenen emotionalen (meist traurigen) Reaktion führen; Mitleid kann auf der persönlichen, gefühlsmäßig bestimmten Ebene verbleiben oder zu Handlungskonsequenzen als Ausdruck der Solidarität mit anderen Menschen führen. **Kennzeichen:** Voraussetzung von Mitleid sind Einfühlungsvermögen (s. Empathie), Interesse, Zuwendung, ggf. auch Zärtlichkeit, also Eigenschaften und Tätigkeiten, die emotional-persönlich bestimmt sind, sich aber bei einer allmählichen Entwicklung zur sozial verantwortlichen Solidarität auch ausweiten und durchaus eine sozialpolitische Dimension annehmen können. Im Berufsbereich der Pflege ist die Einstellung der Mitarbeiter gegenüber dem von ihnen gewählten Beruf von einer Kombination aus persönlich bestimmtem Mitleid und einer überwiegend sozial bestimmten Motivation geprägt. **Komplikationen:** Mitleid stellt im religiösen und humanistischen Kontext eine menschliche Tugend dar i. S. der Fähigkeit des Menschen, mit anderen Wesen zu fühlen und nicht gleichgültig gegenüber dem Leid anderer zu sein. Im beruflichen Zusammenhang kann es sich hingegen als mögliches emotionales Ausgeliefertsein beim übersteigerten „Mit-Leiden" darstellen, was zur Handlungsunfähigkeit bis zum Burnout*-Syndrom führen kann. Mitarbeiter im Gesundheitswesen müssen i. R. der Ausbildung und der täglichen Arbeit lernen, auch „schmerzhafte" Tätigkeiten, die ihr Mitleid gegenüber den Patienten hervorrufen (z. B. bei der Wundversorgung, in therapeutischen Gesprächen), sicher auszuüben, ohne deshalb gleichgültig auf die betroffenen Menschen zu wirken. Umgekehrt stellt Mitleid aus Sicht des Bemitleideten häufig ein kränkendes Ärgernis dar, das als zusätzliche Demütigung und Einschränkung der Autonomie* oder auch als Degradierung im sozialen Zusammenhang erlebt wird.

Mitra: (engl.) *miter, mitre*; Kopfbinde, Mütze oder Haube.

Mittelstrahlurin: (engl.) *midstream urine*; Spontanurin zur bakteriologischen Untersuchung, der zur Reduzierung der bakteriellen Kontamination* (Verunreinigung) mit einer besonderen Technik gewonnen wird; **Durchführung:** gründliche Reinigung der Genitalregion (s. Intimpflege), erste Harnportion abfließen lassen (zur Spülung der Harnröhre), den folgenden Harn (20–40 ml) in einem sterilen bzw. keimarmen Gefäß auffangen, danach vollständige Entleerung der Harnblase. Vgl. Uringewinnung.

Mittelzugbinde: s. Kompressionsverband.

Mitwirkungspflicht: (engl.) *duty to cooperate*; Verpflichtung eines Antragstellers oder Berechtigten von Sozialleistungen gemäß §§ 60 ff. SGB I zur Angabe von Tatsachen, die für die Leistung erheblich sind, zur Mitteilung über Veränderungen der Verhältnisse, die für die Leistung erheblich sind, sowie zur Bezeichnung und Vorlage von Beweismitteln; Sozialhilfeempfänger müssen sowohl im Anfangsstadium der Feststellung der Hilfebedürftigkeit als auch während des laufenden Bezugs von Sozialleistungen mitwirken. Dazu gehören die Angaben von Tatsachen und die Vorlage von

Beweismitteln (z. B. Arbeitsbescheinigungen, Auszüge aus Sparbüchern, Mietverträge oder Rentenbescheide). Gemäß § 61 SGB I hat derjenige, der Sozialleistungen beantragt, grundsätzlich zur Klärung eines Sachverhalts persönlich zu erscheinen, sofern er dazu in der Lage ist. Erzwungen werden kann das persönliche Erscheinen nicht. Ist der Antragsteller zum persönlichen Erscheinen nicht in der Lage, so ist er berechtigt, einen vertraglichen Vertreter (§ 164 BGB) mit der Wahrnehmung seiner Interessen zu beauftragen. Ein Betreuer* bedarf des Aufgabenkreises* „Behördenangelegenheiten", um als gesetzlicher Vertreter (§ 1902 BGB) vom Sozialamt akzeptiert zu werden. Wer Sozialleistungen beantragt oder erhält, soll sich auf Verlangen des zuständigen Leistungsträgers ärztlichen und psychologischen Untersuchungen unterziehen, soweit diese für die Entscheidung über die Leistung erforderlich sind, sich einer Heilbehandlung unterziehen, wenn zu erwarten ist, dass sie eine Besserung seines Gesundheitszustands herbeiführen oder eine Verschlechterung verhindern wird, oder an Maßnahmen zur Teilhabe* am Arbeitsleben teilnehmen, wenn zu erwarten ist, dass sie seine Erwerbs- oder Vermittlungsfähigkeit auf Dauer fördern oder erhalten werden (§§ 62–64 SGB I). Kommt jemand seiner Mitwirkungspflicht nicht nach, so kann der Leistungsträger unter bestimmten Voraussetzungen die Leistung ganz oder teilweise versagen oder entziehen. Jedoch hat die Mitwirkungspflicht Grenzen, wenn ihre Erfüllung nicht in einem angemessenen Verhältnis zu der in Anspruch genommenen Sozialleistung steht oder sie dem Betroffenen aus einem wichtigen Grund nicht zugemutet werden kann oder der Leistungsträger sich die Information durch einen geringeren Aufwand verschaffen kann als der Antragsteller selbst.

Mnemotechnik: (engl.) *mnemotechnics*; zusammenfassende Bezeichnung für Techniken, die das Erinnern und Behalten, insbesondere von Einzelheiten, fördern, v. a. durch schematisierte Nutzung von Assoziationen und inneren Bildern; bereits seit der Antike bekannt (z. B. Gedächtniskunst des Aristoteles), wurde Mnemotechnik zu Anfang des 20. Jahrhunderts im Schulunterricht eingesetzt (sog. Eselsbrücken), dann zunächst als mechanistisch abgelehnt und seit den 70er Jahren i. R. der Kreativitätsforschung neu entdeckt und weiterentwickelt. Heute i. R. des Gedächtnistrainings* von Bedeutung; wird z. B. in der Altenpflege eingesetzt. **Beispiel:** Eine Reihe von Tätigkeiten mit Bildern belegen, diese wie einen Film ablaufen lassen und später mit Hilfe dieses inneren Films in Erinnerung rufen, welche Tätigkeiten ausgeführt werden sollen. Vgl. Gedächtnis.

Mobbing: angreifen, belästigen; konfliktbeladene Kommunikation am Arbeitsplatz unter Kollegen und/oder zwischen Vorgesetzten und Untergebenen, bei der eine unterlegene Person von einer oder mehreren Personen systematisch und über einen längeren Zeitraum direkt oder indirekt angegriffen wird, mit dem Ziel des Ausstoßes; wesentlich ist dabei weniger, was tatsächlich passiert, sondern dass es vom Betroffenen als Angriff und Diskriminierung erlebt wird. Mobbing wurde in den vergangenen Jahren zunehmend beachtet und untersucht; neben den schädlichen Auswirkungen auf die Betroffenen wurden auch betriebs- und volkswirtschaftlich relevante Auswirkungen nachgewiesen. **Ursachen: 1.** Arbeitsorganisation, Zeitdruck, unbesetzte Stellen, starre Hierarchie, geringe Bewertung und Anerkennung der Tätigkeit, hohe Verantwortung bei gleichzeitig geringem Handlungs- und Entscheidungsspielraum; **2.** Verhalten von Leitungskräften, die Mobbing entweder nutzen, um bestimmte Mitarbeiter „loszuwerden", oder unter den Kollegen dulden, anstatt dem entgegenzuwirken. Betroffene weisen häufig Merkmale auf, die in dem jeweiligen Kontext als nicht „normal" gelten, z. B. Frauen in Männerberufen und umgekehrt, Hautfarbe, Nationalität, Behinderung. **Formen:** Mobbing-Handlungen führen dazu, dass sich die Betroffenen in ihren Möglichkeiten eingeschränkt fühlen; sie finden auf unterschiedlichen Ebenen statt: **1.** Angriff auf die Möglichkeit, sich mitzuteilen, z. B. durch Kontaktverweigerung, Drohungen, Unterbrechungen, Anschreien; **2.** Angriff auf die sozialen Beziehungen, z. B. durch Ignoranz, räumliche und soziale Isolation; **3.** Auswirkungen auf das soziale Ansehen, z. B. durch Verleumdung, Gerüchte, Unterstellung psychischer Störungen, Nutzen von Behinderungen als Schwachpunkt, Verletzung oder Verspottung individueller Eigenarten, der Nationalität oder der Einstellungen; **4.** Angriff auf die Qualität der Berufs- und Lebenssituation, z. B. durch Übertragung von Aufgaben, die deutlich über oder unter der Qualifikation des Betroffenen liegen oder zeitlich nicht zu schaffen sind, oder es wird keine Arbeit zugewiesen; **5.** Angriff auf die Gesundheit (Androhung bis Andeutung von körperlicher Gewalt, Übertragung von gesundheitsschädigenden Arbeiten, sexuellen Übergriffen). In Untersuchungen gingen die Angriffe in 44 % der Fälle von Kollegen, in 37 % von Vorgesetzten, in 10 % von Kollegen und Vorgesetzten sowie in 9 % von Untergebenen aus. **Folge: 1.** psychosomatische Störungen bis zur Arbeitsunfähigkeit*; **2.** am Arbeitsplatz reduzierte Produktivität und gehäufte Fehlzeiten; **3.** Auch auf nicht betroffene Kollegen wirkt sich Mobbing negativ aus, da es ggf. in Loyalitätskonflikte kommen, Schuldgefühle entwickeln, Angst davor haben, selbst einmal betroffen zu sein. **Prävention:** Mobbing ist im Gegensatz zu Antipathien und Streit untereinander immer Chefsache, d. h., der Klinik- oder Firmenleitung ist verantwortlich für die organisatorischen Bedingungen und die Qualifikation der einzelnen Leitungskräfte. Sie hat dafür Sorge zu tragen, dass Konflikten* angemessen begegnet werden kann und sie nicht dahingehend eskalieren, dass einzel-

ne Mitarbeiter gemobbt werden. Insbesondere im Hinblick auf Mobbing wurden in vielen Firmen und Kliniken gemeinsam mit dem Betriebsrat präventive Maßnahmen vorgenommen, z. B. Informationsarbeit zur Sensibilisierung der Leitungen, Benennung von Ansprechpersonen. Vgl. Machtmissbrauch, Selbstsicherheit, beschämen.
Autorin: Vivian Keim.

Mobilisation: (engl.) *mobilisation*; syn. Mobilisierung; Maßnahmen zur körperlichen Aktivierung eines Menschen oder bestimmter Körperteile v. a. bei Bettlägerigkeit* oder nach einer Operation nach einem festgelegten Mobilisationsplan; **Ziel:** 1. Bewegungsförderung, um Beweglichkeit, Aktivität, größtmögliche Selbständigkeit und Gesundheit wiederherzustellen; 2. Vermeidung möglicher Komplikationen von Immobilität* wie Thrombose*, Dekubitus*, Pneumonie und Kontrakturen*; 3. Wiedererlangen größtmöglicher Selbständigkeit und Beweglichkeit. Körperliche Aktivität fördert zudem den Appetit sowie einen erholsamen Schlaf des Patienten und mindert das Krankheitsgefühl. Mobilisation wird als zentrales pflegerisches Element insbesondere bei der Betreuung von Patienten mit orthopädischen Erkrankungen und Rückenmarkverletzungen eingesetzt. Entsprechende Maßnahmen und Ziele werden, evtl. in Absprache mit einem Physiotherapeuten, in einem individuell festgelegten **Mobilisationsplan** (auch Mobilisationsstufenprogramm) bestimmt. Dieser berücksichtigt die Grunderkrankung, den Allgemeinzustand, körperliche Fähigkeiten des Patienten und therapeutische Erfordernisse (wie z. B. weitere Bettruhe) und macht Aussagen über die Art, den Umfang, die Dauer und den zeitlichen Ablauf der stufenweise gesteigerten Maßnahmen. Häufig existieren hauseigene Standards (z. B. für die Mobilisation von Wöchnerinnen). **Maßnahme:** Z. B. Übernahme aller Aktivitäten durch das Pflegepersonal (Stufe 0), aktive und passive Bewegungsübungen, Sitzen am Bettrand, Hilfestellung beim Verlassen des Bettes (s. Abb.), Aufstehen mit Hilfe, Toilettenstuhlbenutzung, Waschen am Waschbecken, Essen am Tisch, Gangschule*, Bewegen auf der Station, Treppensteigen unter Aufsicht (Stufe 5). Bewegungsübungen und Gangschule werden meist (außer an Wochenenden und Feiertagen) von Physiotherapeuten angeleitet. Die stufenweise Steigerung der Mobilität* erfolgt auf ärztliche Anordnung. Vgl. Frühmobilisation, Kinästhetik, Bewegungslehre.

Mobilisierung: syn. Mobilisation*.

Mobilität (ICNP): (engl.) *mobility*; **1.** (Pflege) Grad der körperlichen Beweglichkeit eines Patienten; wird im Pflegeprozess erfasst und bei Bedarf gefördert, unterstützt bzw. aufrechterhalten. Vgl. Mobilisation, Positionsunterstützung, Kinästhetik, Motilität, Bewegungslehre. **2.** (sozialwissenschaftlich) Bezeichnung für die Bewegung einer Person aus einer Position in eine andere innerhalb der Gesellschaft.

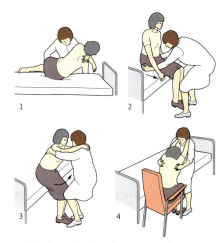

Mobilisation: Hilfestellung beim Verlassen des Bettes: 1: Aufrichten über die kranke Seite; 2: Patient sitzend zur Bettkante ziehen; 3: Knie und Füße gut blockieren und Rumpf weit nach vorne ziehen; 4: zum Hinsetzen über die kranke Seite drehen

Modell: (engl.) *model*; **1.** (umgangssprachlich) vergleichbarer Ausschnitt aus der Wirklichkeit; der entsprechende Teil der Wirklichkeit steht für ein größeres Ganzes, z. B. das Modell eines Autos in Spielzeuggröße für Autos i. Allg. und für deren Funktionsweise; **2.** (wissenschaftstheoretisch) syn. Paradigma*; **3.** (psychologisch) Mensch oder Verhaltensweise als Beispiel dafür, wie Menschen sich in bestimmten Situationen verhalten können; vgl. Lernen.

Monitoring: s. Überwachung.

Monoculus: (engl.) *monoculus*; einseitiger Augenverband*.

Monovette: Produkt zur Blutentnahme*, bestehend aus einem skalierten Zylinderröhrchen mit innen liegender Kolbenstange, Schraubverschluss mit Konus und integriertem Mechanismus, der ein Zurückfließen des Blutes beim Wechsel der Röhrchen verhindert, sowie einer Verschlusskappe zum sicheren Versenden; **Hinweis:** Der Begriff Monovette ist ein eingetragenes Warenzeichen. Vgl. Vacutainer-System.

Moorbad: (engl.) *moor bath*; aus Torf* und Wasser zubereitetes, heißes (anfangs 40 °C) Bad* breiiger Konsistenz; **Wirkung:** Die besondere Wärmeübertragung wird durch den hohen hydrostatischen Druck, die hohe spezifische Wärme und konvektionslose Wärmeleitung erreicht. Badetorf enthält u. a. Gerbsäure, Östrogene, Mineralsalze und v. a. Huminsäuren (wirken evtl. antiphlogistisch). **Anwendung: 1.** bei rheumatischen, entzündlichen und degenerativen Gelenkerkrankungen; **2.** bei mangelnder endokriner Aktivität des weiblichen Organismus; **3.** traditionelle Verwendung von

Moorpackung

Moorlaugen-, Moorextrakt-, Moorsuspensions- und Huminsäurebädern in nicht breiiger Form bei rheumatischen Beschwerden.
Moorpackung: (engl.) *moor pack*; kalt und warm anzuwendende Packung aus breiig aufgeschwemmten Torf-Wasser-Mischungen (s. Torf); gehört zu den Peloiden*; enthält u. a. Huminsäure, Eisen, Schwefel, Schwefelwasserstoff, schwefelsaure Alkalien und Erden; **Anwendung:** bei rheumatischen Gelenk- und Muskelbeschwerden im nicht akuten Stadium, Gelenkproblemen und Verspannungen; **Formen:** 1. **kalte** Moorpackung; gemäß Herstellerangaben im Kühlschrank auf 4–10 °C vorkühlen, jedoch nicht einfrieren; vorgekühlte Masse vorsichtig 2–3 cm dick auf die Haut streichen; mit einem Tuch lose abdecken, um Austrocknung zu vermeiden; Verweilzeit: ca. 15–25 Minuten; anschließend vorsichtig entfernen, ggf. mit Hilfe eines Spatels; 2. **warme** Moorpackung; gemäß Herstellerangaben auf 42–45 °C erwärmen (Wasserbad oder Mikrowelle); Durchmischen zur gleichmäßigen Temperierung der Masse, Temperatur mit Thermometer überprüfen. Vorgewärmte Masse 2–3 cm dick auf die Haut auftragen, mit Haushaltsfolie und Tuch abdecken (erhöht die Wärmewirkung); Verweilzeit: ca. 15–20 Minuten; anschließend vorsichtig entfernen, ggf. mit Hilfe eines Spatels; 3. Sonderform: **Moorbreikneten**; Anwendung: zum Training von Fuß-, Finger- oder Handgelenken; Durchführung: Kneten der Hände oder Treten der Füße in vorgekühltem oder vorgewärmtem Moorbrei; Dauer: ca. 15–25 Minuten; **Wirkung:** Hohes Wasserbindungs- und Temperaturspeichervermögen gewährleisten kontinuierliche, tiefenwirksame Wärmung/Kühlung. **Gegenanzeigen:** Überempfindlichkeit gegen Naturmoor, fieberhafte und akut unklare Hauterkrankungen, schwere Herz-Kreislauf-Erkrankungen, Gefäßerkrankungen, akute rheumatische Schübe (warme Packung), offene Verletzungen; bei Schwangerschaft ärztliche Beratung erforderlich; **Hinweis:** 1. Empfohlene Anwendungstemperaturen einhalten; ansonsten Gefahr von Erfrierungen (<0 °C) bzw. Verbrennungen (>50 °C). 2. Nach Anwendung Haut mit klarem Wasser reinigen, keine Seife verwenden. Anschließend Ruhezeit von 20–30 Minuten einhalten. 3. Maximal eine Moorpackung pro Tag.

Moral: (engl.) *moral*; 1. (allgemein) Normen und Werte, denen das Urteilen und Handeln von Menschen unterliegt und die so das individuelle Tun wie auch das Leben in der Gemeinschaft regulieren; auch Gesinnung, Einstellung, z. B. Arbeitsmoral, sog. Kampfgeist; Moral stellt somit eine Basis der Gesellschaft dar, variiert hinsichtlich unterschiedlicher Zeitepochen, Religionen und Gesellschaftsformen (s. Transkulturalität). Während Gesetze auch moralische Aspekte aufgreifen (z. B. Verbot von Inzest*, Unzucht mit Minderjährigen), gehen moralische Vorstellungen meist weiter als diese; Handlungen können so durchaus unmoralisch sein, aber keine Gesetzeswidrigkeit darstellen (z. B. gilt es als unmoralisch, untreu zu sein, es ist aber nicht verboten). 2. (philosophisch) a) Sittlichkeit, sittliche Norm; b) sittliches Verhalten, Sittenlehre, Gegenstand der Ethik*; c) innere Haltung von Menschen; einige Philosophen gehen davon aus, dass Menschen von Natur aus die Fähigkeit haben, zwischen Recht und Unrecht, Gut und Böse zu unterscheiden. Nach I. Kant geht das moralische Gefühl mit Sittlichkeit einher, liegt ihr aber nicht zugrunde, sondern basiert auf einer Idee, einem höheren Ideal. 3. (psychoanalytisch) elterliche, damit auch gesellschaftliche Normen werden vom Kind verinnerlicht (internalisiert) und im Über*-Ich angesiedelt und wirksam; **Entwicklung** (nach J. Piaget und L. Kohlberg): Kinder entwickeln die Fähigkeit zu moralischen Urteilen und Einschätzungen analog zum Niveau der Denkentwicklung und der sozialen Erfahrungen: a) vorkonventionelle Ebene: Urteil des Kindes hängt von den konkreten Folgen des Handelns (Lob, Strafe) ab; b) konventionelle Ebene: Urteil wird in Abhängigkeit von sozialen Erwartungen getroffen; c) Prinzipienebene: Kind versteht, dass die erworbenen Normen und Regeln nicht feststehend sondern situationsspezifisch hinterfragt, ausgehandelt und angewandt werden müssen. Vgl. Gewissen.

Moralphilosophie: (engl.) *moral philosophy*; Lehre von Grundlagen und Wesen der Sittlichkeit; je nach theoretischer Richtung wird der Begriff mit Ethik* gleichgesetzt oder gilt als Teilgebiet der Ethik. Vgl. Moral.

Morbidität (ICNP): (engl.) *disease rate*; Krankheitshäufigkeit innerhalb einer Population, die in bestimmten Größen (z. B. Inzidenz*, Prävalenz*) ausgedrückt wird; vgl. Mortalität.

Morgentemperatur: syn. Basaltemperatur*.

Morgenurin: (engl.) *morning urine*; erste Entleerung des während der Nacht angesammelten Harns; konzentrierter Morgenurin, wenn vor dem morgendlichen Wasserlassen 12 Stunden nichts getrunken wurde. Vgl. Uringewinnung.

Morphin: (engl.) *morphine*; syn. Morphium; kristallines Alkaloid (stickstoffhaltiger Naturstoff), das aus Schlafmohn gewonnen wird und zu den Opiaten gehört; **Wirkung:** Morphin wirkt zentralnervös meist euphorisierend, atemdepressiv und antitussiv, löst Erbrechen aus (Früheffekt) und verhindert Erbrechen (Späteffekt), vermindert die Darmmotilität (Gefahr der Obstipation*) und verengt die Pupillen. Die stark analgetische (schmerzstillende) Wirkung wird therapeutisch genutzt. Bei Therapiebeginn ist eine sedierende Wirkung zu beobachten, die nach einigen Tagen nachlässt. Morphine unterliegen dem Betäubungsmittelgesetz*, da v. a. eine langfristige Anwendung zu einer erhöhten Toleranz (vermindertes Ansprechen auf das Arzneimittel mit der Folge einer Dosissteigerung) und einer körperlichen (evtl. auch psychischen) Abhängigkeit* führen kann. Bei kurzfristi-

gem Einsatz ist das Risiko geringer. Auch die Applikationsform scheint bei der Toleranzentwicklung eine Rolle zu spielen. Bei oraler Verabreichung ist kaum mit der Ausbildung einer Toleranz zu rechnen. **Nebenwirkungen:** Obstipation, Müdigkeit, Unruhe, Konzentrationsschwäche und Erbrechen; **Hinweis: 1.** Die Gefahr der Abhängigkeit ist nach dem aktuellen Stand der Forschung bei akuten schwersten Schmerzen* (s. Expertenstandard „Schmerzmanagement in der Pflege" im Anhang) und im Endstadium von Krebserkrankungen kein Argument mehr, die Gabe von Morphin oder -derivaten an Patienten abzulehnen. **2.** Bei Morphintherapie den Zeitplan der Verabreichung genau einhalten, da ein möglichst konstanter Blutspiegel bewirkt, dass die Dosis seltener erhöht werden muss. **3.** Kontrolle von Puls, Blutdruck und Atmung; auf regelmäßigen Stuhlgang achten, Harnblasenentleerung überwachen (Gefahr von Harnverhaltung) und auf Anzeichen von Missbrauch z. B. durch Sammeln der Arzneimittel achten. Vgl. Analgetika.
Mortalität (ICNP): (engl.) *death rate*; Sterblichkeit; relative Rate von Todesfällen von Personen; die Sterbe- bzw. Mortalitätsziffer beschreibt das Verhältnis der Anzahl der Sterbefälle zum Durchschnittsbestand der Bevölkerung (Population). Vgl. Todesursachenstatistik.
Motilität: (engl.) *motility*; Bewegungsvermögen, i. e. S. von Organen, deren Bewegungen reflektorisch oder vegetativ gesteuert werden (z. B. Darmmotilität); vgl. Peristaltik, Mobilität, Motorik.
Motiv: (engl.) *motive*; (psychologisch) subjektiver Beweggrund, (auch unbewusster) Leitgedanke für ein bestimmtes Verhalten; **Einteilung: 1. primäres** Motiv: angeborenes, lebensnotwendiges Bedürfnis wie Hunger, Durst, Schlafbedürfnis; wird oft mit Trieb* verglichen; Nichtbefriedigung führt zu Mangelzuständen, einem Verlust des inneren Gleichgewichts und damit zu Spannung. **2. sekundäres** Motiv: nicht an biologische Mangelzustände gebunden oder angeboren, sondern im Lauf der Entwicklung bzw. Sozialisation erworben, z. B. Bedürfnis nach Anerkennung, beruflichem Aufstieg, Erfolg; **Hinweis:** Beim Menschen sind die meisten primären Motive von sekundären überlagert. Vgl. Motivation.
Motivation: (engl.) *motivation*; Gesamtheit subjektiver Beweggründe bzw. Prozesse, welche die Wahl eines bestimmten Verhaltens zur Erreichung erwarteter positiver Folgen sowie Richtung, Intensität und Ausdauer der Handlung beeinflussen; als wesentliche **Indikatoren** für Motivation gelten Aktivitätsniveau (wie stark ausgeprägt), Lernrate (wie schnell erworben), Leistungsniveau, Löschungsresistenz der Reaktion, Interferenz mit gleichzeitiger Aktivität, Präferenz für ein bestimmtes Ziel oder eine bestimmte Aktion. Diese beobachtbaren Faktoren deuten auf das Vorhandensein und die Stärke einer Motivation hin. Es handelt sich jedoch immer um hypothetische Konstrukte, die schulenspezifisch (z. B. analytisch, lerntheoretisch) in den jeweiligen Theorien (s. Motivationstheorien) begründet sind, d. h. Vermutungen darüber, warum ein bestimmtes Verhalten in der jeweiligen Intensität auftritt. Auch die direkte Befragung der Betroffenen liefert keine vollständige „Wahrheit", da viele Motivationen unbewusst sind und daher nicht benannt werden können (z. B. das Bedürfnis zu helfen; s. Helfersyndrom). Weiter konnte nachgewiesen werden, dass nicht jedes Verhalten allein durch eine zugrunde liegende Motivation zu erklären ist, sondern auch lerntheoretische Momente, wie Verstärkung und Anreiz, maßgeblichen Einfluss auf die Häufigkeit von Verhalten nehmen. **Formen: 1. Intrinsische** Motivation (personale Ebene) entsteht und wirkt im Menschen selbst; ein Verhalten wird um seiner selbst willen durchgeführt (Freude, Interesse), z. B. ein Buch aus Interesse lesen, ein Stück Brot aus Hunger essen. Die sog. Stoßtheorie wird ebenfalls dieser Ebene zugeordnet; sie bezieht sich auf Verhalten, das durch einen inneren Zustand hervorgerufen wird (z. B. Gefühle, Triebe, Einstellungen). **2. Extrinsische** Motivation (äußere Ebene) wird durch die Umwelt hervorgerufen; das Verhalten wird instrumentell eingesetzt, um etwas anderes, in Form bestimmter Verstärker, zu bekommen. Die Handlung ist Mittel zum Zweck, z. B. wird ein Buch gelesen, weil es als prüfungsrelevant gilt und ein gutes Ergebnis (Verstärker) erzielt werden soll. Ein anderes Phänomen der Umweltebene ist die Zugtheorie, die sich auf das Wecken von Bedürfnissen bezieht. Umwelt kann motivierend wirken; besonders deutlich wird dies in der Werbung und bei Konsumprodukten, d. h., etwas wird nicht aus Hunger gegessen (Stoßtheorie), sondern weil Duft oder Anblick Appetit machen (Zugtheorie). Das Verhalten von Menschen kann so intrinsischen und/oder extrinsischen Aspekten zugeordnet werden.
Motivationstheorien: (engl.) *motivation theories*; Theorien, die das Auftreten und die Intensität von beobachtetem Verhalten erklären und versuchen, künftiges Verhalten vorherzusagen; Klassifikation und theoretische Auseinandersetzung werden durch die uneinheitliche Verwendung des Begriffes erschwert. Folgende Differenzierung der Ansätze hat sich durchgesetzt: **1. Instinkttheorie:** Motivation* gehört zum angeborenen Verhaltensprogramm, tritt als aktionsspezifische Energie auf und hat mechanisch ablaufende Verhaltensmuster zur Folge. Während der biologische Einfluss früher streng mechanistisch gesehen wurde, lässt der moderne Instinktbegriff dem Verhalten mehr individuellen Spielraum. Kennzeichnend sind Antrieb, Handlung und Zielgerichtetheit. S. Freud formulierte seine Triebtheorie (s. Trieb) in Anlehnung an die Instinkttheorie; nach seiner Definition verfügt ein Trieb aber weder über Zielgerichtetheit noch über einen bewussten Zweck; vgl. Psychoanalyse. **2. Kognitive Motivationstheorie:** Höhere geisti-

Motorik

ge Prozesse sind für das Handeln des Menschen verantwortlich. Das Verhalten wird nicht nur durch bestimmte Reize hervorgerufen, sondern auch durch die Interpretation (positiv – negativ) dieser Reize. Wird eine Verstärkung nicht mit einer Handlung in Verbindung gebracht (interpretiert), ist die Verstärkung sinnlos. Verhalten unterliegt somit auch kognitiven Strukturen; bisheriges Handeln mit den entsprechenden Erfolgen wird bewertet, eigene Möglichkeiten werden eingeschätzt und abgewogen, das Ergebnis der Handlung antizipiert. Für aktuelles Verhalten ist im Hinblick auf Leistung entscheidend: **a)** Einschätzung, ob ein bestimmtes Ziel mit diesem Verhalten zu erreichen ist; **b)** Einschätzung hinsichtlich der Wichtigkeit dieses Ziels. **3. Humanistische Motivationstheorie** (syn. Inhaltskonzepte): Gegenstände, Ziele oder Inhalte, die als motivierend gelten, werden benannt. U. a. nach A. Maslow werden die verschiedenen Motive 5 hierarchischen Ebenen zugeordnet (sog. **Bedürfnishierarchie**, auch Bedürfnispyramide; s. Abb.): **a)** physiologische Bedürfnisse

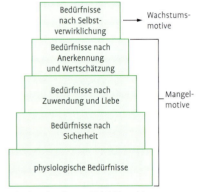

Motivationstheorien: Bedürfnishierarchie nach A. Maslow

(z. B. Hunger, Durst, Schlaf, Bewegung); **b)** Bedürfnisse nach Sicherheit (z. B. Schutz vor physischen Gefahren); **c)** Bedürfnis nach Zuwendung und Liebe (soziale Bedürfnisse nach Akzeptanz, Freundschaft); **d)** Bedürfnis nach Anerkennung und Wertschätzung (Leistung, Kompetenz, Selbst- und Fremdwertschätzung); **e)** Bedürfnis nach Selbstverwirklichung (eigene Möglichkeiten, Begabungen, Sehnsüchte, kreative Entfaltungen). Eine wesentliche These lautet, dass Menschen versuchen, die Motive der Rangfolge entsprechend zu befriedigen, d. h., eine Befriedigung „höherer" Motive wird erst möglich und spürbar, wenn die „niederen" zumindest teilweise befriedigt sind. Während die ersten 4 Ebenen als Mangelmotive bezeichnet werden, gilt das Bedürfnis nach Selbstverwirklichung als Wachstumsmotiv: Die Hierarchie klärt, dass und warum Menschen den Zustand völliger Zufriedenheit meist nur für kurze Zeit kennen. Ist eine Ebene befriedigt, werden Motive der nächsten Ebene erlebt, die ihrerseits nach Befriedigung drängen. Umgekehrt wird deutlich, warum ein Patient, dessen Grund- und Sicherheitsmotive durch die Krankheit nicht befriedigt und damit vorrangig erlebt werden, sich nicht um seine berufliche Karriere kümmern mag, dies als momentan unwichtig empfindet.
Autorin: Vivian Keim.

Motorik (ICNP): (engl.) *motor activity*; Bewegungsvermögen (Motilität) und Bewegung des Körpersystems (s. Bewegungssystem), die von Gehirnfunktionen unterstützt und geleitet werden; vgl. Bewegungslehre.

MPG: Abk. für **M**edizin**p**rodukte**g**esetz, s. Medizinprodukterecht.

MRSA: Abk. für **M**ethicillin-**r**esistenter **S**taphylococcus **a**ureus (syn. Oxacillin-resistenter Staphylococcus aureus, Abk. ORSA); Stämme des Bakteriums Staphylococcus aureus, die aufgrund eines veränderten penicillinbindenden Proteins resistent gegenüber bestimmten Antibiotika* (Betalaktam-Antibiotika) sind; das Auftreten von MRSA-Stämmen im Krankenhaus erfordert gezielte Maßnahmen gegen eine Ausbreitung mit Isolierung* des Patienten. Meist ist die Nasenschleimhaut von Patienten und Personal besiedelt; Versuch einer Sanierung mit Mupirocin-Salbe; Ersatzpräparat ist z. B. Vancomycin. **Hinweis:** Community (acquired) MRSA (Abk. cMRSA) tritt auch außerhalb von Krankenhäusern auf und verursacht schwere Weichteilinfektionen und nekrotisierende Lungenentzündungen (Pneumonien). Vgl. Resistenz.

MRT: Abk. für **M**agnet**r**esonanz**t**omographie; auch Kernspintomographie; computergestütztes, bildgebendes Verfahren der Tomographie, das auf dem Prinzip der Magnetresonanz beruht; im Gegensatz zur konventionellen Röntgendiagnostik und der CT* wird hierbei keine ionisierende Strahlung eingesetzt, sondern die Energie gemessen, die unter Einfluss eines von außen angelegten, starken Magnetfeldes in Form von elektromagnetischen Wellen aus dem Körper austritt. Wie bei der CT entstehen Schnittbilder der untersuchten Körperregionen. **Grundlage:** Der Kernspin ist die physikalische Eigenschaft der Atomkerne, sich um ihre eigene Achse zu drehen. Bei der MRT wird der Patient oder das zu untersuchende Körperteil einem starken externen Magnetfeld ausgesetzt, durch das die Drehachse der Kerne der Wasserstoffatome im Körper parallel ausgerichtet wird. Durch Radiowellen wird diese Drehachse kurzzeitig verändert. Nach Abschalten der Radiowellen fallen die Atomkerne wieder in ihre ursprüngliche Position zurück. Dabei wird Energie frei, die gemessen wird. **Anwendung:** v. a. zur Diagnostik bei Erkrankungen des Nervengewebes, der Bandscheiben, Gelenke und Muskeln; **Hinweis:** Metallische Gegenstände wie Uhren und Schmuck müssen vor der Untersuchung abgelegt werden.

MTS: Abk. für **m**edizinischer **T**romboseprophylaxe**s**trumpf*.
Müdigkeit: s. Ermüdung.
Mündel: (engl.) *ward*; eine unter Vormundschaft (s. Vormund) stehende minderjährige Person; bis zur Einführung des Betreuungsrechts* wurde auch der erwachsene, unter Vormundschaft stehende Mensch als Mündel bezeichnet. Diese Bezeichnung wurde durch den Begriff Betreuter ersetzt.
Mütterberatung: (engl.) *mothers' advice (centre)*; **1.** Beratung junger Mütter und Väter über die Pflege von Säuglingen und Kleinkindern durch Ärzte, Hebammen*, Gesundheits- und Kinderkrankenpfleger oder Psychologen; teilweise auch psychologische Beratung zur neuen Rolle* als Mutter oder Vater (s. Mutterrolle, Vaterrolle) und zu den Möglichkeiten der Strukturierung des Lebensalltags; **2.** Beratungsstelle für junge Mütter und Väter; meist in Jugendfürsorge- oder Gesundheitsämtern; vgl. Schwangerenberatung, Beratung.
Müttersterblichkeitsrate (ICNP)**:** (engl.) *maternal death rate*; relative Sterblichkeitsrate (s. Mortalität) von Frauen während der Geburt*; Anzahl der Sterbefälle von Frauen an den Folgen von Komplikationen der Schwangerschaft, der Geburt und des Wochenbetts; die Berechnung erfolgt i. d. R. bezogen auf 100 000 Lebendgeborene. In Deutschland betrug die Müttersterblichkeit laut Statistischem Bundesamt 2005 4,1 (1960: 106,3; 1970: 51,8; 1980: 20,6; 1990: 9,1; 2002: 2,9).
Mukosa: s. Schleimhaut.
Mull: (engl.) *gauze*; syn. Gaze; meist steriles, weitmaschiges Gewebe aus entfetteter Baumwolle (auch Zellulose, Seide, Leinen); **Anwendung:** zur Haut- und Wundreinigung, zum Aufsaugen von Wundsekret, zur Blutstillung, als Mullbinde für einfache Verbände oder als Schlauchverband* zur Fixation von Wundauflagen.
Mull, elastischer: (engl.) *elastic gauze*; auch Mullbinde; hochelastische Fixierbinde aus weich gekrepptem Gewebe (Baumwolle, Polyamid oder Viskose); längselastisch mit einer Dehnbarkeit von ca. 160 %, koch- und sterilisierfest; kann ohne Umschlagtouren angelegt werden und ist lose im Karton oder einzeln verpackt erhältlich.
Mullkompresse, resorbierbare: (engl.) *resorbable gauze compress*; blutstillender Mull* als Tamponade* zur Förderung der Wundheilung; der Mull besteht aus gestärkter, oxidierter Zellulose (und evtl. Baumwolle, Kollagen), die mit gerinnungsaktiven Substanzen (Hämostatika) getränkt ist; **Anwendung:** zur lokalen Stillung diffuser Blutungen, die nicht aus einem abgegrenzten Gefäß entspringen; **Hinweis:** Da Zellulose vom Körper vollständig abgebaut wird, kann die Kompresse z. B. bei Operationen im Bauchraum im Wundgebiet belassen werden.
Multupfer: (engl.) *swab, gauze pad*; geschnittener, sterilisierter Mull*, v. a. zum Reinigen und Desinfizieren von Wunden; **Formen:** flacher Multupfer, Kugel, Stieltupfer.

Mull-Watte-Kompresse: (engl.) *cotton gauze compress*; saugfähige Auflage* aus einem mit Mull* ummantelten Wattekern, die als Polsterung vor Druck oder Stößen schützt; **Anwendung:** z. B. als Augenverband*.
Mull-Zellstoff-Kompresse: saugfähige Auflage* aus einem mit Mull* ummantelten Zellulosekern; unsteril verpackt als Endlosrolle in verschiedenen Breiten; **Anwendung:** z. B. bei Salbenauflagen.
multiple Persönlichkeitsstörung: s. Persönlichkeitsstörung, multiple.
Mundgeruch: (engl.) *halitosis*; Halitosis, Kakostomie, Foetor ex ore; i. d. R. übler Geruch* aus dem Mundraum; **Ursachen:** bakterieller Abbau von Nahrungsresten, abgeschilferten Epithelien und Gewebeteilen bei schlecht gereinigten oder kariösen Zähnen, auch bei Schleimhautentzündung (z. B. Gingivitis, Stomatitis, Parodontitis, chronische Angina) und langem Nüchternbleiben; **Maßnahme:** gezielte Mundpflege* durchführen; **Hinweis:** Auch Atemgeruch* bei Allgemeinerkrankungen tritt als Mundgeruch in Erscheinung.
Mundhöhle: (engl.) *oral cavity*; Cavitas oris; erster Abschnitt des Verdauungstraktes*, der mit Schleimhaut ausgekleidet ist; **Einteilung: 1.** Mundvorhof (Vestibulum oris): Raum zwischen den Zahnreihen, Lippen* und Wangen; **2.** eigentliche Mundhöhle (Cavitas oris propria): innerhalb der Zahnreihen; wird von der Zunge* ausgefüllt und ist bei geschlossenem Mund nur ein kapillärer Spalt, der sich hinten über die Schlundenge (Isthmus faucium) in den Rachen* (Pharynx) öffnet. Oben wird sie vom Gaumen, unten vom Mundboden und seitlich von den Alveolarfortsätzen sowie Zahnreihen begrenzt. Mundspeicheldrüsen finden sich in Lippen und Wangen, der Zunge sowie am harten und insbesondere am weichen Gaumen. **Klinische Bedeutung: 1.** Mundfäule (Stomatitis): meist durch Herpes-Viren ausgelöste Entzündung der Mundschleimhaut mit erheblicher Beeinträchtigung des Allgemeinzustandes; **2.** Leukoplakie: weißliche, nicht wegwischbare Flecken oder Streifen an der Mundschleimhaut; da sie als Vorstufe eines bösartigen Tumors (Präkanzerose) einzustufen sind, ist eine regelmäßige Kontrolle erforderlich. **3.** Die mikrobielle Ausstattung der Mundhöhle sowie Zahn- und Zungenbeläge können zu Mundgeruch* führen. **Pflege:** Um die Schleimhaut zu schützen, ist Mundpflege* notwendig (i. R. der Selbstpflege oder durch Pflegepersonen). **Hinweis:** Bei Pflegebedürftigen sollte die Mundhöhle regelmäßig auf intakte Schleimhäute und ggf. offensichtliche Zahnschäden untersucht werden.
Mundpflege: (engl.) *mouth care*; Maßnahmen der Mundhygiene; beinhaltet sowohl allgemeine Maßnahmen zur Unterstützung der täglichen Mundpflege, die der Patient normalerweise selbst durchführt, als auch spezielle Maßnahmen bei Pflegeproblemen und Erkrankungen sowie Zahn-* und Lippenpflege*.

Mundpflegemittel

Allgemeine Mundhygiene
Ziel: Wohlbefinden fördern, physiologisches Milieu erhalten, Speisereste und Beläge entfernen, frischer Atem, geschmeidige Lippen, Infektionsprophylaxe, Erkennen von Krankheiten, Kariesprophylaxe (s. Karies).

Spezielle Mundpflege
Ziel: intakte Mundschleimhaut erhalten oder wiederherstellen, Speichelsekretion anregen, beschwerdefreies Kauen und Schlucken ermöglichen, Infektionen und Erkrankungen verhüten, geschmeidige Lippen erhalten.
Anwendung: 1. zur Prophylaxe und Behandlung von Infektionen, z. B. Soor, Rhagaden*, Aphthen*, Mundgeruch*, zur Parotitisprophylaxe*, bei Entzündungen der Mundschleimhaut (sog. Stomatitisprophylaxe); 2. besonders wichtig bei Patienten mit Nahrungskarenz und Sondenernährung*, bei Kau- und Schluckstörungen, überwiegender Mundatmung, gestörtem Immunsystem (z. B. bei Strahlentherapie, Zytostatika-, Cortison-, Antibiotikatherapie, Leukämie, HIV-Erkrankung), bei Mundtrockenheit durch Nebenwirkungen (z. B. Antidepressiva, Atropin, Diuretika), bei Fieber, schlechtem Allgemeinzustand.

Maßnahme: richtet sich nach dem vorliegenden Pflegeproblem: **1.** bei trockenem Mund oder zähem Speichelfluss: **a)** erhöhte Flüssigkeitszufuhr; **b)** Brotrinde oder zuckerfreien Kaugummi kauen lassen (nicht bei Nahrungskarenz); **c)** Riechen und Schmecken von Lieblingsspeisen; **d)** zucker- und zitronensäurefreie Bonbons lutschen; **e)** Massage der Ohrspeicheldrüse (Parotis); **f)** Mundspülung* (nur bei bewusstseinsklaren Patienten mit intaktem Schluck- und Hustenreflex) mit Mineralwasser, Tee oder milder Kochsalz- oder Bicarbonatlösung ($^1/_2$ bis 1 Teelöffel Kochsalz bzw. Bicarbonat auf 1 l Wasser); **g)** Luftbefeuchtung; **h)** Einreiben der Zunge mit Butter; **i)** Verwendung von künstlichem Speichel; **2.** bei offenen Stellen, Aphthen, Rhagaden, Pilzinfektionen, Entzündungen, Herpes: **a)** Anwendung ärztlich verordneter Medikamente und Mundpflegemittel; **b)** Stärkung der Immunabwehr (vitaminreiche Kost); **c)** Rhagaden auf ärztliche Anordnung mit Vitamin B-haltigen Salben bestreichen; **d)** bei Mundschleimhautentzündungen Mund mit mit Salbei- (höchstens 14 Tage) oder Kamillentee getränkter Kompresse auswischen; **e)** bei Soor Einpinseln mit Antimykotika (z. B. Nystatin) auf ärztliche Anordnung; **3.** bei Belägen und Borkenbildung: mit Fett (Butter, Margarine, Joghurt), Rosenhonig, Glycerol, Zuckerstück (Kariesgefahr) oder Mineralwasser lösen und ggf. mechanische Reinigung mit weicher Zahnbürste, Zungenreiniger oder Tupfer. Bei allen Maßnahmen steht eine (pflege-)wissenschaftliche Sicherung noch aus.

Durchführung
1. Einschätzung der Selbstpflegefähigkeit des Patienten oder Bewohners; z. B. kann mit der Aufforderung, den Zeigefinger des Untersuchers zu umfassen, auf die Fähigkeit zum Greifen und Halten einer Zahnbürste geschlossen werden. **2.** ggf. Bereitstellung von geeignetem Material (Zahnbürste* mit Griffverlängerung oder Griffverdickung, elektrische Zahnbürste, Prothesenbürste) und regelmäßiger Austausch (bei Abnutzung der Borsten, nach Mundinfektionen, spätestens nach 6–8 Wochen); **3.** Beurteilung des Mundzustands mit einem geeigneten Assessmentinstrument (z. B. Oral Assessment Guide für Erwachsene und Kinder); **4.** Gewohnheiten des Patienten oder Bewohners berücksichtigen, motivieren, so weit wie möglich aktivieren; **5.** Oberkörper erhöht (Aspirationsgefahr), sitzend im Bett oder auf einem Stuhl am Waschbecken; Hals und Brust mit Handtuch abdecken; **6.** hygienische Händedesinfektion*, Handschuhe tragen; **7.** Mundhöhle sorgfältig inspizieren (mit Lampe und Spatel) auf **a)** Verfärbung der Zunge*, Plaquebildung (z. B. bei Scharlach), Flüssigkeitsmangel (Dehydratation*); **b)** Bläschen (Aphthen, Herpes), Borken, Rhagaden, Ulzerationen, Druckstellen, Schwellungen an der Mundschleimhaut oder den Lippen; **c)** Wunden, z. B. durch schlecht sitzenden oder defekten Zahnersatz*; **d)** Zahnstatus (Zahnlosigkeit, Zahnersatz*, Karies); **e)** Farbveränderungen und Blutung der Mundschleimhaut; **f)** Mund- oder Atemgeruch*; **g)** Äußerungen und Verhalten der Patienten (Durst, Schmerz, Nahrungsverweigerung); **8.** Zähne putzen (i. Allg. 2-mal täglich mit fluoridhaltiger Zahnpasta*, Dauer: mechanisch mindestens 3 Minuten, elektrisch mindestens 2 Minuten; s. Zahnputztechnik), Reinigen der Zahnzwischenräume mit Zahnseide* oder Zahnzwischenraumbürste*, Zahnersatz reinigen, ggf. spülen; Durchführung bei Patienten, die Mundhygiene und Zahnreinigung selbst nicht leisten können, mindestens 2-mal täglich; **9.** zur Reinigung der Mundhöhle möglichst keine Klemmen verwenden; mit um den Finger gewickelter Kompresse oder Tupfer kann gefühlvoller gearbeitet werden; bei jedem Wischgang einen neuen Tupfer verwenden, Wischrichtung von hinten nach vorn.

Hinweis: **1.** Generell behutsam vorgehen, um keinen Brechreiz zu provozieren; **2.** Zum Schutz vor Bissen durch Patienten die Wange des Patienten zwischen dessen Zähne schieben. **3.** Bei Aspirationsgefahr keine zu nassen Kompressen verwenden und Mund nur auswischen, nicht ausspülen. **4.** Zur Zahnfleischmassage sind Zahnbürsten verwenden. **5.** Elektrische Zahnbürsten reinigen besser und Patienten können sie leichter selbst bedienen; Munddusche ist sinnvoll. Vgl. Mundpflegemittel, Mundspülung.

Mundpflegemittel: (engl.) oral hygiene agents; Hilfsmittel zur Mundpflege*, d. h. Reinigung von Zähnen, Mundhöhle* und Rachenraum sowie Aufrechterhaltung der physiologischen Mundflora; **Beispiel:** u. a. Zahnpasta und Zahnpulver, Zahnpflegekaugummis, Prothesenhaftmittel und -reiniger, sog. Anti-Karies-Gel, künstlicher Speichel,

Panthenolsalbe, Spülungen (Kamille-, Salbeitee), Stäbchen mit Zitronensäure (Lemonsticks), Myrrhentinktur; i. w. S. auch Medikamente auf ärztliche Anordnung, z. B. Amphotericin-Suspension (bei Pilzerkrankungen), Aciclovir-Salbe (bei Herpes labialis).

Mundschleimhaut, veränderte: (engl.) *altered oral mucous membrane*; Schädigung der Mundschleimhaut bzw. des Zahnfleischs mit Kennzeichen wie Schmerzen, belegter Zunge, Mundtrockenheit* aufgrund verminderter oder fehlender Speichelsekretion, Geschwüren (Ulzera), Verletzungen (Läsionen), Mundgeruch*, Bläschen, fauligem Geschmack, Belägen; **Ursachen:** z. b. mangelhafte Mundhygiene, Candidose (Infektion mit Candida), Aphthen*, fieberhafte Erkrankungen, verminderte Kaufähigkeit oder Entzündung der Mundschleimhaut (Stomatitis); **Maßnahme:** richtet sich nach der Ursache. Vgl. Parotitisprophylaxe, Mundpflege.

Mundschutz: (engl.) *surgical mask*; Infektionsschutz (als Bestandteil der Schutzkleidung*) vor Tröpfcheninfektion* aus dem Nasenrachenraum und Abgabe von Hautpartikeln zum Schutz des Patienten bzw. des Personals vor Inhalation von Aerosolen und Kontakt mit infizierten Flüssigkeiten; der Mundschutz besteht meist aus mehrlagiger Baumwolle mit Nasensteg (besserer Sitz und Passform) und elastischem Gummiband zur Befestigung. Er muss ausreichend groß sein, um Nase und Mund zu bedecken. **Hinweis:** Bei Durchfeuchtung und jeder neuen operativen, diagnostischen oder pflegerischen Maßnahme ist ein Wechsel des Mundschutzes notwendig.

Mundspüllösung: i. d. R. gebrauchsfertige Lösung zum Spülen des Mundes, die Arzneimittel, Geschmacks- und Konservierungsstoffe enthält; **Anwendung:** Mundspüllösungen mit antiseptischer Wirkung können vorübergehend zur Mundhygiene eingesetzt werden, z. B. nach Operationen im Bereich des Mundes. **Hinweis:** Die in Drogerien zu erwerbenden Präparate sind jederzeit und unbegrenzt anwendbar. Apothekenpflichtige Präparate sollten dagegen unter zahnärztlicher Beobachtung angewandt werden, da es bei längerer Anwendung ggf. zur Verfärbung von Zähnen oder Reizungen des Zahnfleischs kommen kann.

Mundspülung: (engl.) *mouth irrigation*; Befeuchten und Ausspülen der Mundhöhle mit Tee, Myrrhentinktur, Mineralwasser, milder Kochsalz- oder Bicarbonatlösung ($^1/_2$ bis 1 Teelöffel Kochsalz oder Bicarbonat auf 1 l Wasser) oder medizinischen Mundwässern (Mundspüllösungen*); **Anwendung:** zur Erfrischung, bei Mundtrockenheit* oder Entzündungen der Mundschleimhaut; nur bei bewusstseinsklaren Patienten mit intaktem Schluck- und Hustenreflex; **Wirkung:** 1. Die Wirkung von Kamille, Salbei, Malve und anderen pflanzlichen Produkten zur Heilung der Mundschleimhaut ist nicht hinreichend belegt (s. Heilpflanzen). Vermutet wird, dass die Einwirkzeit der Präparate zu kurz ist, eine Wirkung vielmehr über die Häufigkeit und Regelmäßigkeit der Anwendung erzielt werden kann. 2. Die antiseptische Wirkung von Chlorhexidin (2-mal täglich maximal 2 Wochen; auch als Spray oder Gel erhältlich) ist belegt. Nachteile sind der bittere Geschmack, die (reversible) Braunfärbung der Zähne und die Beeinträchtigung der Geschmackswahrnehmung. **Hinweis:** 1. Kamillentee nur 3 Minuten ziehen lassen, um die adstringierende Wirkung freigesetzter Gerbsäure zu vermeiden. 2. Früchteteezubereitungen können aufgrund des hohen Säureanteils bei offenen Stellen brennen. 3. Mundwasser mit desinfizierenden Wirkstoffen nur auf Anordnung anwenden, da die physiologische Mundflora zerstört wird. Vgl. Mundpflege.

Mundtrockenheit: (engl.) *xerostomia*; Xerostomie; Trockenheit der Mundhöhle; **Vorkommen:** z. B. infolge einer verminderten oder fehlenden Speichelsekretion bei Atropin-, Diuretika- und Psychopharmakamedikation, Speicheldrüsenentzündung, nach Entfernung von Speicheldrüsentumoren oder Strahlentherapie, bei Sjögren- oder Heerfordt-Syndrom, (hypertoner, hypotoner, isotoner) Dehydratation* (etwa durch starkes Schwitzen, Erbrechen oder Diarrhö), i. R. von fieberhaften Allgemeinerkrankungen; **Maßnahme:** 1. intensive Mundpflege*; 2. Spülung der Mundhöhle mit Wasser und einigen Spritzern Zitrone oder Verwendung von Lemonsticks; 3. ausreichend Flüssigkeitszufuhr.

Mund- und Rachentherapeutika: Arzneimittel* v. a. zur lokalen, aber auch systemischen Anwendung (durch Gurgeln, Lutschen, Pinseln) gegen Erkrankungen des Mund- und Rachenraums (z. B. Stomatitis, Gingivitis*, Tonsillitis, Herpesinfektionen, Verletzungen, Verbrennungen); **Wirkstoff:** 1. Lokalanästhetika*; 2. Antiphlogistika*; 3. Desinfektionsmittel (z. B. Cetylpyridiniumchlorid, Hexetidin, Chlorhexidin); 4. Antibiotika* (v. a. Tyrothricin, Bacitracin) bei bakteriellen Infektionen; 5. ätherische Öle* (von Pfefferminze, Thymian u. a.); 6. Enzyme (Pankreatin, Papain, Lysozym in Lutsch-Präparaten); 7. Mineralsalze wie Emser Salz und Aluminiumverbindungen (adstringierend); 8. Drogenauszüge mit antiphlogistischen und/oder adstringierenden Wirkungen (z. B. Myrrhe, Salbei, Kamille, Ratanhiawurzel); i. w. S. auch Fluoridpräparate zur Kariesprophylaxe sowie Antiplaquemittel (z. B. chlorhexidinhaltige Gele, Sanguinarin, das Enzym Dextranase).

Mund-zu-Mund-Beatmung: s. Atemspende.

Mund-zu-Nase-Beatmung: s. Atemspende.

Musiktherapie: (engl.) *music therapy*; Form der Kunsttherapie*; nach der Deutschen Gesellschaft für Musiktherapie der gezielte Einsatz von Musik i. R. der therapeutischen Beziehung zur Wiederherstellung, Erhaltung und Förderung seelischer, körperlicher und geistiger Gesundheit; Musiktherapie ist eine praxisorientierte Wissenschaftsdisziplin, die in enger Wechselwirkung zu verschie-

Muskelhartspann

denen Wissenschaftsbereichen steht, insbesondere der Medizin, der Psychotherapie*, den Gesellschaftswissenschaften, der Psychologie, der Musikwissenschaft und der Pädagogik. **Entwicklung:** Musik war zu allen Zeiten in einen ganzheitlichen Zusammenhang von Behandlung, Ritual und gesellschaftlichem Leben eingebettet. Ihre Heilkraft durch das bewusste Hören von Musik und aktives Musizieren wird in allen Kulturen beschrieben. Zu einem eigenständigen Berufsbild entwickelte sich die Musiktherapie Ende der 50er Jahre des 20. Jahrhunderts. Als wichtiges Element kam das Gespräch bzw. die Reflexion über die Gefühle hinzu, die Musik auslöst. Einerseits wird die Qualität der Beziehung zwischen Therapeut und Klient wichtig, andererseits die Besonderheit und Kraft des Mediums Musik genutzt. Heute ist die therapeutische Anwendung von Musik als klinische Behandlungsmethode erprobt und etabliert. Private und staatliche Ausbildungsinstitutionen befähigen zur Ausübung des Berufs. Musiktherapeuten arbeiten in stationären und ambulanten Einrichtungen der medizinischen und psychosozialen Versorgung und in freier Praxis. **Anwendung:** in psychiatrischen, psychosomatischen und psychotherapeutischen Kliniken, Kliniken der Organmedizin, Senioreneinrichtungen, sonderpädagogischen und heilpädagogischen Einrichtungen, Zentren für Prävention und Selbsterfahrung; **Formen:** aktive Musiktherapie (Spielen auf Instrumenten), rezeptive Musiktherapie (Hören von Musik) und Singen; **Pflege:** In Kombination mit pflegerischer auditiver Stimulation* kann für Patienten ein individuelles Konzept ausgearbeitet werden, das die intensivpflegerische Betreuung durch den Einsatz von Musik ergänzt. In stationären Einrichtungen (z. B. Pflegeheimen) können Pflegepersonen einfache Elemente der Musik wie Singen und gemeinsames Musizieren einsetzen, um einen Beitrag zum Wohlbefinden der Bewohner zu leisten.

Muskelhartspann: (engl.) *myogelosis*; Myogelose; sog. Muskelhärte, Hartspann; umschriebene knoten- oder wulstförmige Verhärtung der Muskulatur mit Schmerz bei Betastung und oft dumpfem Spontanschmerz (s. Muskelschmerz); **Ursachen:** statische Überbeanspruchung, funktionelle und entzündliche Muskel- sowie Gelenkerkrankungen; **Maßnahme: 1.** physikalische Therapie* (z. B. Massage, Dehnungsübungen, Wärme-* und Kälteanwendung*, Ultraschall); **2.** Lokalanästhetika*, ggf. Antiphlogistika*.

Muskelkontraktion: (engl.) *muscle contraction*; willkürliches oder unwillkürliches Zusammenziehen eines Muskels durch teleskopartiges Ineinanderschieben von Aktin- und Myosinfilamenten (Proteinfäden in Muskelzellen); **Formen: 1. auxotonische** Muskelkontraktion: Verkürzung eines Muskels bei gleichzeitiger Spannungszunahme; **2. isotonische** Muskelkontraktion: Verkürzung eines Muskels bei gleichbleibender Spannung; **3. isometrische** Muskelkontraktion: Sonderform; Spannungszunahme eines Muskels bei gleichbleibender Länge; dabei wird keine Bewegung erzeugt, z. B. Tür zuhalten oder Tasche tragen.

Muskelpumpe: (engl.) *muscle pump*; Bezeichnung für den wechselnden Druck, den die Skelettmuskeln bei Anspannung (Kontraktion) und Erschlaffung auf das Venensystem ausüben; insbesondere im Bereich der unteren Extremitäten wird der venöse Rückfluss durch die Wadenmuskulatur gefördert (s. Abb.). **Voraussetzung:** funktionstüchti-

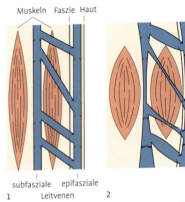

Muskelpumpe: schematische Darstellung in Ruhe (1) und bei Kontraktion (2) [65]

ge Venenklappen (taschenförmige Klappen der Venenwand v. a. in den Venen der unteren und oberen Extremitäten, die ein Zurückfließen des Bluts verhindern). Vgl. Thromboseprophylaxe.

Muskelrelaxanzien: (engl.) *muscle relaxants*; Substanzen, die zu einer reversiblen, schlaffen Lähmung der Skelettmuskulatur durch Hemmung (Block) der Impulsübertragung an der motorischen Endplatte des Muskels führen; **Einteilung: 1. periphere** Muskelrelaxanzien: Substanzen mit hemmender Wirkung auf die neuromuskuläre Übertragung in den motorischen Endplatten, setzen den Tonus der Skelettmuskulatur herab; Anwendung bei Bauch- und Brustkorboperationen, zur Intubation, bei Krampfzuständen infolge von Vergiftungen, Infektionen (z. B. Tetanus), Elektroschocktherapie; Wirkstoffe: **a)** kompetitive Antagonisten des nicotinartigen Acetylcholinrezeptors, abgeleitet von Curare (als Pfeilgift bekannt), z. B. Atracuriumbesilat, Cisatracuriumbesilat, Vecuroniumbromid; **b)** acetylcholinähnliche Agonisten des nicotinartigen Acetylcholinrezeptors, v. a. Suxamethoniumchlorid; **2. zentrale** Muskelrelaxanzien: Substanzen mit zentral dämpfender Wirkung; bringen über eine Senkung des (pathologisch gesteigerten) Muskeltonus die Skelettmuskulatur zum Erschlaffen; finden Anwendung bei zerebral und spinal ausgelöster Spastik (z. B. Baclofen, Dantrolen) oder lokalen Muskelspasmen

(z. B. Benzodiazepinderivate, Tizanidin); **Hinweis:** Zentrale Muskelrelaxanzien zeigen Wechselwirkung* mit zentral dämpfenden Pharmaka und Alkohol und führen zur gegenseitigen Wirkungsverstärkung.

Muskelrelaxation, progressive: (engl.) *progressive muscle relaxation*; Abk. PMR; auch Tiefenmuskelentspannung (Abk. TME); von E. Jacobson (1929) entwickeltes aktives Entspannungsverfahren, das auf der Wahrnehmung des Unterschieds zwischen willkürlich angespannter und entspannter Muskulatur aufbaut; **Grundlage:** Willkürlich durchgeführte Muskelkontraktionen, Konzentration auf den Wechsel von Anspannung, Entspannung und die Körperwahrnehmung sowie die nachfolgende Entspannung führen zu einer Beruhigung des Zentralnervensystems und zur bewussten Körperwahrnehmung. **Ziel:** Stress und Angst sollen abgebaut, Atmung und Puls normalisiert, Schmerzen reduziert und das Immunsystem gestärkt werden. **Anwendung:** 1. bei Aufregung und Unruhe, psychosomatischen Störungen, stressbedingten Krankheiten, Schmerzen, Schlafstörungen; 2. i. R. von Verhaltenstherapie* (bei Angststörungen zur systematischen Desensibilisierung); 3. als Begleitung medizinischer Therapie (z. B. Chemotherapie); **Durchführung:** 1. Störungsquellen ausschalten, Übungen in einem ruhigen, angenehm temperierten Raum mit gedämpftem Licht in Rückenlage oder sitzend ausführen; 2. meist bei den Händen beginnend in einzelnen Körperpartien isoliert die Muskulatur anspannen und diese Spannung für 5–7 Sekunden halten; 3. nach Lösung der Kontraktion die nächstgelegene Muskelgruppe an- und entspannen. Auf diese Weise lässt sich nach und nach (in 16 verschiedenen Muskelgruppen) der gesamte Körper (einschließlich der Gesichtsmuskulatur mit Augenlidern und Zunge) entspannen. Es wird empfohlen, das Verfahren 2-mal täglich über einen Zeitraum von 20 Minuten anzuwenden. **Hinweis:** Die Methode gilt als schnell erlernbar, effektiv und lässt sich verkürzt auch in Alltagssituationen (unsichtbar) anwenden. Vgl. Autogenes Training.

Muskelschmerz (ICNP): (engl.) *muscle pain*; Myalgie; akuter oder chronischer, diffuser oder lokalisierter Schmerz* der Muskulatur, häufig in Kombination mit Verhärtung der Muskulatur (Muskelhartspann*); **Ursachen:** körperliche Überanstrengung (Muskelkater), Verletzung, Überbeanspruchung (z. B. bei Haltungsschäden), Infektionskrankheiten, Autoimmunkrankheiten, Stoffwechselkrankheiten, arterielle Verschlusskrankheiten, Trauma; **Maßnahme:** 1. Behandlung der Grunderkrankung; 2. symptomatisch v. a. mit physikalischer Therapie* und medikamentöser Schmerztherapie*.

Mutilation: s. Verstümmelung.

Mutterersatz: (engl.) *mother surrogate*; 1. Person, die sich im Falle einer endgültigen oder vorübergehenden Trennung von der Mutter als verlässliche Bezugsperson* zur Verfügung stellt und dem Alter und Entwicklungsstand des Kindes entsprechend wesentliche Funktionen der primären Bezugsperson übernimmt (u. a. Schutz, Fürsorge, Nähe, Zuneigung, Grenzsetzungen, Lenkung); H. Harlow (1958) konnte in einem Experiment mit Affenbabys nachweisen, dass diejenigen Affen, denen ein Mutterersatz in Form einer Plüschmutter zur Verfügung gestellt wurde, sich deutlich stabiler entwickelten und weniger Störungen aufwiesen als die Vergleichsgruppe, denen ein milchgebendes Drahtgestell zur Verfügung stand. **Hinweis:** Der Mutterersatz kann die Folgen der Verlusterfahrung* nicht verhindern bzw. löschen, aber lindern und insbesondere als Beistand i. R. der Trauerarbeit die emotionale Verarbeitung wesentlich unterstützen. 2. (psychoanalytisch) Frau (i. d. R. die Partnerin), die von einem Mann unbewusst als Mutter erlebt und mit der eigenen Mutter identifiziert wird; die ursprünglich an die Mutter gerichteten Gefühle und Bedürfnisse werden auf diese Frau übertragen.

Mutterhaus: (engl.) *motherhouse*; Bezeichnung für die Zentrale in Diakonissengemeinschaften (Sitz der Oberin).

Mutter-Kind-Beziehung (ICNP): (engl.) *mother child attachment*; Aufbau einer Bindung zwischen Mutter und Kind beginnend mit der Geburt*; z. B. Blickkontakt mit dem Säugling suchen, ihn berühren und mit dem Namen ansprechen, körperliche Nähe durch Rooming*-In. **Hinweis:** Die Mutter-Kind-Beziehung kann durch Sedierung von Mutter und Kind (z. B. mit Narkosemittel nach Schnittentbindung*), eine innere Abwehr der Mutter (z. B. bei ungewollter Schwangerschaft) sowie Behinderung oder Frühgeburt* des Säuglings beeinträchtigt werden. Vgl. Bindungstheorie, Individuation.

Mutterrolle (ICNP): (engl.) *maternal role*; Übernahme von Verantwortung und Verinnerlichen von Erwartungen von Familienmitgliedern, Freunden und der Gesellschaft in Bezug auf das angemessene oder unangemessene Rollenverhalten von schwangeren Frauen und Müttern; die Mutterrolle erfährt zeit-, kultur- und gesellschaftsabhängig ständige Veränderung. **Pflegeprozess:** Die eigene Position und die der Patienten sollte bedacht werden, um stereotype Zuweisungen (s. Stereotyp) zu vermeiden sowie Konflikte von Müttern (z. B. Abwesenheit von den Kindern aufgund Krankheit), werdenden Müttern (z. B. Ambivalenzgefühle) und Frauen, die sich für einen Schwangerschaftsabbruch entscheiden (z. B. Gewissenkonflikte), nicht weiter zu verschärfen. Vgl. Rolle, Elternrolle, Vaterrolle.

Mutterschutz: (engl.) *maternity protection*; gesetzliche Regelungen zum Schutz erwerbstätiger Frauen während der Schwangerschaft* und nach der Entbindung*; im **Mutterschutzgesetz** (Abk. MuSchG) sind Regelungen für Arbeiterinnen, Angestellte, Heimarbeiterinnen und Auszubildende

MVZ

getroffen; für Beamtinnen, Soldatinnen und Sanitätsoffiziere bestehen ähnliche Regelungen.

Beschäftigungsverbot
Neben dem gesetzlich vorgeschriebenen Beschäftigungsverbot* darf die werdende Mutter bestimmte Arbeiten unter bestimmten Umständen nicht verrichten. So ist schwere körperliche Arbeit i. Allg. (z. B. Akkordarbeit, ständiges Stehen) und Arbeit, bei der gelegentlich Lasten von mehr als 10 kg gehoben oder bewegt werden, während der Schwangerschaft und Stillzeit verboten. Die werdende Mutter darf nicht unter den schädlichen Einwirkungen von gesundheitsgefährdenden Stoffen oder Strahlen, von Staub, Gasen oder Dämpfen, Hitze, Kälte oder Nässe, Erschütterungen oder Lärm beschäftigt werden. Mit Hilfe eines ärztlichen Attestes besteht außerdem die Möglichkeit, die Beschäftigungszeit auf eine bestimmte Stundenanzahl zu begrenzen (anteiliges Beschäftigungsverbot). Ein von der werdenden Mutter abdingbares Beschäftigungsverbot besteht in den 6 Wochen vor der Entbindung. Für die 8 Wochen nach der Entbindung ist ein absolutes Beschäftigungsverbot gesetzlich bestimmt, das sich bei Mehrlingsgeburten auf 12 Wochen verlängert. Bei Frühgeburten wird die Frist auf 12 Wochen zuzüglich der vor der Entbindung nicht in Anspruch genommenen Zeit (also bis zu 18 Wochen) verlängert. Bei Totgeburten* zwischen der 29. und 37. SSW beträgt die Mutterschutzfrist ebenfalls 12 Wochen.

Arbeitszeit
Schwangere und Stillende dürfen grundsätzlich nicht mit Mehrarbeit, nicht in der Nacht von 20–6 Uhr und nicht an Sonn- und Feiertagen beschäftigt werden. Ausnahmen bestehen z. B. in der Gesundheits- und Krankenpflege; dafür muss jedoch unter der Woche eine ununterbrochene Ruhezeit von mindestens 24 Stunden im Anschluss an eine Nachtschicht gewährt werden. Insbesondere für die Stillzeit gilt eine spezielle, erweiterte Pausenregelung.

Kündigungsschutz
Die Kündigung einer Frau während der Schwangerschaft oder innerhalb von 4 Monaten nach der Entbindung ist unzulässig, wenn dem Arbeitgeber zur Zeit der Kündigung die Schwangerschaft oder Entbindung bekannt war oder innerhalb von 2 Wochen nach der Kündigung mitgeteilt wird. Die werdende Mutter hat die Pflicht, den Arbeitgeber frühzeitig über die bestehende Schwangerschaft und den voraussichtlichen Entbindungstermin zu informieren. Sie ist zur Durchführung notwendiger Untersuchungen sowie zum Stillen von der Arbeit freizustellen. Im Anschluss an das Beschäftigungsverbot nach der Entbindung besteht ein Anspruch auf Elternzeit*.

Finanzielle Ansprüche
In der Gesetzlichen Krankenversicherung (Abk. GKV) versicherte Frauen erhalten Leistungen der Mutterschaftshilfe für ärztliche Betreuung, Hebammenhilfe und Pflege. Während der Schutzfrist von i. d. R. 14 Wochen wird von der Krankenversicherung ein Mutterschaftsgeld gezahlt, das bei erwerbstätigen Frauen als Lohnersatzleistung dient. Bei nicht in der GKV versicherten erwerbstätigen Frauen wird das Mutterschaftsgeld aus Bundesmitteln gezahlt. Versicherte, die keinen Anspruch auf Mutterschaftsgeld haben (insbesondere Familienversicherte), erhalten nach der Entbindung ein Entbindungsgeld. Wer keine oder keine volle Erwerbstätigkeit ausübt (z. B. während der Elternzeit), hat Anspruch auf Erziehungsgeld. Für Eltern, deren Kinder nach dem 1.1.2007 geboren wurden, gelten die Regelungen zum Elterngeld im Bundeselterngeld- und Elternzeitgesetz (Abk. BEEG).

Strafrecht
Arbeitgeber, die vorsätzlich oder fahrlässig die Schutzregeln des Mutterschutzgesetzes missachten, können sich strafbar machen und mit bis zu einem Jahr Freiheitsstrafe belangt werden, wenn die beschäftige Frau dadurch in ihrer Arbeitskraft oder Gesundheit gefährdet wird. Wird die Frau nicht gefährdet, liegt eine Ordnungswidrigkeit vor, die mit bis zu EUR 15 000 geahndet wird.

MVZ: Abk. für **m**edizinisches **V**ersorgungszentrum*.
Myalgie: s. Muskelschmerz.
Myogelose: s. Muskelhartspann.

N

Nabelkompresse: (engl.) *navel compress*; Wundauflage aus Mull* zur Abdeckung des Nabels bei Neugeborenen*; vgl. Nabelpflege, Kompresse.

Nabelpflege: (engl.) *cleansing of the umbilicus, navel care*; Versorgung des Nabelstumpfs Neugeborener, Teil der Säuglingspflege; der Nabelstumpf ist der Rest der Nabelschnur, über die das Neugeborene mit der mütterlichen Plazenta verbunden war. Die Nabelschnur wird nach der Geburt durchtrennt, der Stumpf mit einer Klemme für 3–4 Tage verschlossen. Der Nabelstumpf bildet sich zurück, verfärbt sich dunkel und fällt nach einigen Tage ab. Der Heilungsprozess kann bis zu 2–3 Wochen dauern. Ziel: Eintrocknen und Abfallen des Nabelstumpfs, reizfreie Wundheilung, Verhütung einer Infektion; **Durchführung:** 1. trockene offene oder halboffene Versorgungsmethode, d. h. Versorgung ohne Verband; lediglich die Nabelklemme wird vor ihrer Entfernung mit einer sterilen Kompresse* abgepolstert (Schutz vor feuchter Kammer und Druckstellen); 2. Bei Verschmutzung wird der Nabelstumpf mit einer sterilen Kompresse und physiologischer Kochsalzlösung oder abgekochtem Wasser gereinigt, Verkrustungen auf der Haut eingeweicht und vorsichtig gelöst. Vorsicht: Keine Verkrustungen aus dem Nabel herauslösen (Verletzungsgefahr). 3. Förderend für die Wundheilung ist das Auftragen von Muttermilch (enthält Abwehrstoffe) und evtl. die Verwendung von Bärlapp-Puder. 4. Der Nabel kann bis zu 2 Wochen lang nässen, in diesem Fall behutsam reinigen (abgekochtes Wasser) und tanktupfen, auch nach dem Bad mit sterilen Kompressen sorgfältig trockentupfen. 5. Windelrand unterhalb des Nabels nach innen schlagen, um die Benetzung der Wunde mit Harn zu vermeiden. Hinweis: 1. sorgfältige Beobachtung und Händedesinfektion* vor jeder Maßnahme; 2. keine Anwendung von Alkohol, da dieser empfindliche Haut entfettet und zu sehr austrocknet (Erhöhung der Keimanfälligkeit, Bildung kleiner Wunden, Resorption von Alkohol); 3. kein Silberpuder (toxisch); 4. keine prophylaktische Anwendung von antibiotikahaltigem Puder; 5. bei Rötung und Schmieren des Nabelstumpfes evtl. Hautdesinfektionsmittel anwenden; nach ärztlicher Verordnung Antibiotikagabe.

Nachgeburtswehen (ICNP)**:** (engl.) *uterine expulsion*; Muskelkontraktionen der Gebärmutter (Uterus) und des Abdomens zum Ausstoßen von Plazenta, Nabelschnur und Eihäuten durch den Geburtskanal; führen zu einer Verkleinerung der Gebärmutter und dadurch auch der Plazentahaftstelle, sodass die Plazenta sich von der Gebärmutter ablöst. **Komplikationen:** In dieser Phase der Geburt* (Plazentar- oder Nachgeburtsperiode) kann es zu schweren Blutungen kommen. **Maßnahme:** 1. unmittelbar nach der Geburt in kurzen Abständen regelmäßige Kontrolle der Vorlagen auf ungewöhnlich hohen Blutverlust und Kontrolle des Uterusstandes; 2. auf Harnblasenentleerung achten; 3. ggf. Gabe von Prostaglandinen zur Kontraktionsunterstützung der Gebärmutter; bei unvollständiger Ablösung Kürettage (Ausschabung der Gebärmutter); 4. bei starken Blutungen in jedem Fall Schockprophylaxe; 5. im Krankenhaus Standards der Abteilungen beachten. **Hinweis:** Wöchnerin beim ersten Aufstehen nie allein lassen: Es kann zu Kollaps durch Kreislaufinstabilität oder zum Volumenmangelschock (hypovolämischer Schock*) kommen; außerdem besteht die Gefahr, dass Blut aufgrund der Lageveränderung schwallartig austritt. Vgl. Wehen.

Nachlass: (engl.) *(decedent's) estate*; syn. Erbschaft; das gesamte Vermögen einer Person, das mit deren Tod als Erbschaft auf den oder die Erben übergeht (§ 1922 BGB); zum Vermögen einer Person gehören alle persönlichen Vermögensrechte (z. B. das Eigentum, Urheberrechte und Patente) einschließlich Verbindlichkeiten. Als **Nachlasssicherung** wird die Sicherstellung und das Aufbewahren des Besitztums eines Verstorbenen bezeichnet. Solange die Erbschaft noch nicht angenommen wurde und die Ausschlagungsfrist läuft, muss das Nachlassgericht* für die Sicherheit des Nachlasses sorgen (§ 1960 Absatz 1 BGB). Zu diesem Zweck kann das Gericht anordnen, dass der Nachlass versiegelt wird, Geld, Wertpapiere und Kostbarkeiten hinterlegt werden und ein Nachlassverzeichnis aufgenommen wird (§ 1960 Absatz 2 BGB). **Pflege:** In einem Heim befindliche Nachlassgegenstände sollten möglichst durch einen Angehörigen und einen Mitarbeiter gesichert und durch 2 Mitarbeiter inventarisiert werden. Das Heim oder seine

Nachlassgericht

Mitarbeiter sind nicht berechtigt, die Liste dem Sozialamt zur Kenntnis zu geben. Das Heim ist nicht befugt, Nachlassgegenstände zu verschenken, auch wenn der Verstorbene (Erblasser) dies zu Lebzeiten wünschte. Diese Befugnis steht allein dem Erben zu. Vgl. Nachlasspfleger.

Nachlassgericht: im Verfahren der freiwilligen* Gerichtsbarkeit (§ 72 Gesetz über die Angelegenheiten der freiwilligen Gerichtsbarkeit) zuständiges Amtsgericht am letzten Wohnsitz des Erblassers; das Nachlassgericht nimmt alle mit dem Erbfall und der Abwicklung des Nachlasses* zusammenhängenden Angelegenheiten wahr, z. b. die Ermittlung der Erben und die Ausstellung der Erbscheine. Ferner hat es bis zur Annahme einer Erbschaft den Nachlass zu sichern, wenn dessen Bestand sonst gefährdet wäre.

Nachlasspfleger: (engl.) *curator of the estate*; Rechtspfleger, der vom Nachlassgericht* bestellt wird, um die Sicherung des Nachlasses* zu besorgen, bis entweder Erben ausgemacht sind oder die Erbschaft angenommen wird; für unbekannte Erben hat er die gesetzliche Vertretung. Der Nachlasspfleger kann zum Zwecke der Ermittlung der Erben und der Sicherung des Nachlasses u. a. Nachlassverbindlichkeiten eingehen oder erfüllen, den Nachlass in Besitz nehmen oder Ansprüche klageweise geltend machen.

Nachsorge: (engl.) *follow-up*; ambulante oder stationäre Betreuung von Erkrankten im Anschluss an einen stationären Aufenthalt, nach Beendigung einer Primärtherapie (z. B. Operation*, Strahlentherapie*, Chemotherapie*, Psychotherapie*, Entgiftungsbehandlungen) sowie nach der Geburt (s. Wochenbett); **Ziel:** 1. kontinuierliche Begleitung; 2. Kontrolle des Behandlungsverlaufs; 3. Erprobung und Sicherung des Therapieergebnisses; 4. Beobachtung und Diagnostik von Veränderungen und evtl. Komplikationen mit der Möglichkeit zur frühzeitigen Intervention; **Durchführung:** Die Nachsorge wird von niedergelassenen Ärzten, Hebammen*, Zentren der ambulanten medizinischen Versorgung, Rehabilitationszentren*, Sozialstationen, Beratungseinrichtungen, Drogenberatungsstellen und Selbsthilfegruppen* übernommen. **Hinweis:** Mit einem gezielten Nachsorgemanagement können Nachsorgeprogramme, -zeitpunkte, -schemata und -untersuchungen interdisziplinär geplant und evaluiert werden. Vgl. Anschlussheilbehandlung, Rehabilitation, Managed Care.

Nachtcafé: ambulantes und stationäres Betreuungsangebot in den Abend- bis Nachtstunden für Menschen mit psychischen oder körperlichen Erkrankungen; meist mit Pflege, Beschäftigung und Abendessen (variiert nach Zielgruppe).

Nachtdienst: (engl.) *night shift*; syn. Nachtwache, nächtliche Betreuung und Pflege von Patienten oder Bewohnern während eines Klinik- oder Heimaufenthalts oder i. R. der häuslichen Pflege*; **Einteilung:** 1. durchgehender, für eine Station oder Etage zuständiger Nachtdienst; 2. Sitzwache*: ständige Präsenz der Pflegeperson am Bett oder im Zimmer des Patienten; 3. Schlafwache: Rufbereitschaft der Pflegeperson; **Aufgabe:** 1. Gewährleistung einer möglichst ungestörten Nachtruhe für alle Patienten oder Bewohner; 2. je nach Erkrankung ggf. Überwachung der Vitalzeichen und/oder Blutungen, Umlagerung von dekubitusgefährdeten Patienten oder Bewohnern; 3. Verabreichung und Kontrolle der Nachtmedikation und Infusionen; 4. evtl. Begleitung und Dokumentation bei Schlafentzug*.

Pflege
Im Bereich der Kranken- und Altenpflege benötigen Menschen bei Tag und Nacht pflegerische Versorgung. Die Aufgaben des Nachtdienstes können Pflegekräfte vor Probleme stellen, da kranke, alte und partiell verwirrte Menschen häufig während der Nachtzeit unter Ängsten, Erregungszuständen, Ruhelosigkeit, Schmerz oder Einsamkeit leiden können. Vor diesem Hintergrund ist – neben der Sicherstellung der erforderlichen körperlich-pflegerischen Versorgung – Nachtdienst auch als Eingehen auf die psychischen Bedürfnisse der Patienten oder Bewohner zu verstehen.

Organisation
Jede am Nachtdienst teilnehmende Pflegekraft trägt innerhalb des eigenen Aufgabenbereichs die Verantwortung für alle Handlungen oder Verrichtungen. Hierzu zählen auch arbeitsrechtliche und berufsgenossenschaftliche Vorschriften zur Einhaltung vorgegebener Pausen. Bei Notfällen oder in Konfliktsituationen, in denen Entscheidungen getroffen werden müssen, die nach Einschätzung des Nachtdiensthabenden über dessen Kompetenz hinausgehen, müssen Vorgesetzte benachrichtigt werden.

Hinweis: 1. Die den Nachtdienst ausübenden Kräfte müssen eine abgeschlossene Kranken- oder Altenpflegeausbildung nachweisen. 2. Auszubildende in den Gesundheits- und Krankenpflege sollen mindestens 120 (maximal 160) Stunden Nachtdienst unter Aufsicht von examinierten Pflegekräften absolvieren.

Auswirkung für den Nachtdiensthabenden
Wer nachts arbeitet, muss zwangsläufig gegen seinen biologischen Rhythmus leben. Daher wird der Nachtdienst häufig von gesundheitlichen Problemen (z. B. Schlafstörungen) begleitet. Während der Arbeit bei Nacht kommt es zu einer deutlich geminderten physischen Leistungseinstellung und während des Schlafs am Tag ist die Erholungsbereitschaft herabgesetzt. Es wächst ein Erholungsdefizit.

Maßnahme: 1. Bereits nach einem Tag Nachtdienst eine entsprechende Ruhepause einlegen. 2. Bei länger andauernden Phasen die Zeit des Nachtdienstes mit einer angemessenen (individuellen) Erholungszeit kompensieren. 3. Von der Chronobiologie (Zeitforschung) wird bei Dauernachtwache die völlige Umkehr des Tag-Nacht-

Rhythmus empfohlen (tagsüber völlig verdunkeln, abends bei hellem Licht* in den Dienstträumen arbeiten). **Hinweis:** Einsatz von Schlafmitteln nur in Absprache mit Schlafexperten wegen Gefahr der Abhängigkeit*.

Nachtklinik: (engl.) *night clinic*; teilstationäre Einrichtung, in der sich Patienten nur während der Nacht aufhalten; die Nachtklinik wird z. B. zur Diagnostik und Therapie von Diabetes mellitus mit nächtlichen Blutzuckerschwankungen und schwer einstellbaren Anstiegen am Morgen, von Patienten mit Schlafstörungen (s. Schlaflabor) oder psychischen Erkrankungen (z. B. Depression), geriatrischen, akut behandlungsbedürftigen Patienten und Menschen in akuten Krisensituationen (s. Krisenintervention) aufgesucht. **Hinweis:** Die Unterbringung von geriatrischen und/oder pflegebedürftigen Patienten in Krankenhäusern aus allein dieser Indikation ist nicht zulässig; die hier zutreffende Bezeichnung lautet Einrichtung der Nachtpflege*. Vgl. Tagesklinik, Betreuung, teilstationäre.

Nachtpflege: (engl.) *night care*; teilstationäre Pflege- und Betreuungsform (s. Betreuung, teilstationäre) mit professioneller Betreuung von Pflegebedürftigen in einer Pflegeeinrichtung vom späten Nachmittag bis zum nächsten Morgen, z. T. auch darüber hinaus; Nachtpflege stellt eine Ergänzung zur häuslichen Pflege*, Tagespflege* bzw. Kurzzeitpflege* dar. **Ziel:** 1. Gewährung von Sicherheit, Beschäftigung und Betreuung während der Nacht; 2. Entlastung pflegender Angehöriger; 3. Vermeidung einer vollstationären Pflege; **Anwendung:** vorrangig bei sehr ängstlichen oder verwirrten Personen sowie bei älteren Personen mit gestörtem Tages- und Nachtrhythmus oder ausgeprägten Schlafstörungen; bislang wenig verbreitet. **Hinweis:** Entsprechend der Pflegeversicherung kann für Nachtpflege ebenso wie für Tagespflege bei Vorliegen einer Pflegestufe* finanzielle Unterstützung durch die Pflegekasse gewährleistet werden.

Nachtwache: syn. Nachtdienst*.

Nachtwandeln: syn. Schlafwandeln*.

Nachwehen: (engl.) *afterpains*; Wehen* in den ersten 1–2 Wochen des Wochenbetts*; **Vorkommen:** besonders bei Mehrgebärenden, verstärkt beim Stillen* (sog. Stillwehen); **Funktion:** unterstützen die Blutstillung sowie die Rückbildung der Gebärmutter nach der Geburt*. Vgl. Nachgeburtswehen.

Nacktheit: (engl.) *nakedness, nudity*; vollständiges oder partielles Unbekleidetsein; im Pflegekontext verbunden mit der Gefahr der Unterkühlung*; wird in Pflege- und Untersuchungssituationen vom Patienten durch die Unfreiwilligkeit der Situation meist als beschämend empfunden. Auch manche Pflegende nehmen diese Situation als unangenehm wahr. **Hinweis:** Schamgefühle berücksichtigen und entgegenwirken (z. B. durch Stellwände). Immobile Patienten mit rückseitig geöffneten sog. Flügelhemden auf Stationsfluren sitzen zu lassen widerspricht den Grundsätzen der Menschenwürde*. Bei mobilen Patienten grundsätzlich geschlossene Hemden, besser eigene Kleidung ermöglichen. Vgl. Scham, beschämen.

Nähe und Distanz: (engl.) *closeness and distance*; Bedürfnis nach physischer und/oder psychischer Intimität und Wahrung von Abstand in der Beziehung zwischen 2 oder mehr Menschen, d. h. auch in der pflegerischen Beziehung*; das Bedürfnis nach Nähe bzw. Distanz ist individuell verschieden ausgeprägt und abhängig vom Beziehungspartner und dem Rahmen, in dem die Beziehung stattfindet. Dem Bedürfnis, sich dem anderen vertrauensvoll zu öffnen und vom anderen verstanden zu werden, steht immer auch der Wunsch gegenüber, die eigene Autonomie und Grenzen zu wahren. So kann z. B. ein Nähe suchender Patient auf das Einfühlungsvermögen und die Empathie der Pflegeperson hoffen. Demgegenüber hat ein Patient mit einem großen Distanzbedürfnis oft Angst vor Abhängigkeit. Er erlebt mitunter das Angewiesensein auf andere als Hilflosigkeit und Beschränkung seiner Autonomie, empfindet die Missachtung seiner Bedürfnisse und Grenzen als bedrängend. **Pflege:** Bei der Gestaltung des körperlichen Aspekts der Beziehung zwischen Patient und Pflegeperson, v. a. bei Berührung der Intimzonen oder der Verletzbarkeitszonen (Körpervorderseite, Hals und Gesicht) und Sozialzonen (Rücken, Schulter, Arme und Hände) ist es wichtig, das richtige Maß zu finden (vgl. Berührungstabu). Im Umgang mit dem Patienten ist zu beachten: Hilfe nicht aufzwingen, vor Berührung die Erlaubnis des Patienten einholen, auf den Schutz der Intimsphäre achten, aktives Zuhören*. **Hinweis:** Pflegende, die ihr eigenes Nähebedürfnis überwertig leben oder auf den Patienten projizieren, sind gefährdet, sich die Probleme des anderen zu eigen zu machen (oder umgekehrt) und die eigenen Grenzen und Bedürfnisse nicht mehr ausreichend wahrzunehmen (vgl. Burnout-Syndrom).

Nährstoffaufnahme (ICNP): (engl.) *nutritional intake*; Prozess der Aufnahme von Nährstoffen wie Eiweiß*, Kohlenhydrate*, Fette*, Mineralien und Vitamine*, die für das Wachstum, die normalen Körperfunktionen und den Erhalt des Lebens notwendig sind; bei verschiedenen Erkrankungen und ausgeprägten Ernährungsfehlern (Darmerkrankungen, Diabetes mellitus, Adipositas*, Magersucht* u. a.) ist eine ausgewogene Nährstoffversorgung nicht mehr gewährleistet. In Zusammenarbeit mit Patienten, Angehörigen, Pflegepersonen und Ernährungsberatern oder Ärzten (ggf. in Fachkliniken) erstellte Diätpläne werden zur Regulierung der Nährstoffaufnahme eingesetzt. Vgl. Ernährung.

Nagel: (engl.) *nail*; Unguis; hornige, gewölbte Platte am distalen Ende der Finger und Zehen; **Aufbau:** Der Nagelkörper (Corpus unguis) liegt auf dem

Nagel

Nagelbett (Matrix unguis). Das Epithel des Nagelbettes fixiert den Nagel. Der hintere Teil, die Nagelwurzel, liegt in der Nageltasche, in deren Tiefe sich die für die Nagelbildung verantwortliche Matrix befindet. Diese Matrix liefert das zelluläre Material für den Verhornungsprozess, der zur Bildung der Nagelplatte führt. Der Nagel wird täglich um 0,1–0,2 mm nach distal verschoben, er „wächst".

Häufige Veränderungen

Nagelbett: Die Farbe des Nagelbettes lässt Rückschlüsse auf die Sauerstoffsättigung des Blutes (bei Sauerstoffmangel bläulich/zyanotisch) oder toxische Veränderungen des Hämoglobins zu.

Nägel: Ausgeprägte Veränderungen an den Fingernägeln können die manuelle Geschicklichkeit zeitweise beeinträchtigen und insbesondere bei Ablösung des Nagels vom ebenfalls erkrankten Nagelbett Schmerzen verursachen. **1. Grübchen:** stecknadelkopfgroße, wie ausgestanzt wirkende Aussparungen auf der ansonsten gesunden Nagelplatte, die durch die Ablösung von Hornzellen auf der Nageloberfläche entstehen; i. d. R. harmlos; **2. Tüpfelnägel:** zahlreiche, 1–2 mm große Grübchen in der Nagelplatte (an beiden Händen) aufgrund von Verhornungsstörungen der Nagelmatrix; einzeln oder auch gruppiert; Vorkommen: bei Schuppenflechte (Psoriasis), Ekzemen oder kreisrundem Haarausfall (Alopecia areata); **3. Furchen: a)** Querfurchen: falls alle Nägel betroffen sind und Furchen nicht wieder auswachsen, nach Ursache (häufig Infektionen oder Vergiftungen) forschen; **b)** Längsfurchen: meist nicht stark ausgeprägt; Vorkommen: v. a. in fortgeschrittenem Alter, i. d. R. ohne Krankheitswert; **4. weiße Punkte oder Streifen:** vereinzelte punkt- oder streifenförmige weißliche Verfärbungen; Ursache: Verletzungen oder zu heftiges Zurückschieben des Nagelwalls durch Maniküre, ggf. Calciummangel (wenn mehrere Nägel betroffen sind); **5. Verfärbungen:** Ursachen: **a)** meist äußere Einflüsse wie Kontakt mit Nicotin, Nagellacken, Putzmitteln oder anderen Chemikalien; bläuliche Verfärbung durch darunter liegenden Bluterguss; **b)** seltener Arzneimitteleinnahme (z. B. bläulich-graue Nägel durch silberhaltige Arzneimittel); **c)** Erkrankungen, z. B. Pilzbefall (gelbe oder braune Verfärbungen), Infektion mit farbstoffbildenden Bakterien, Gelbnagelsyndrom; bei Leberzellschaden und Herzfehler vollständige Weißfärbung; **d)** physikalische Einflüsse wie z. B. Röntgenstrahlung; **e)** erblich bedingt, z. B. kreideweiß verfärbte Nägel; **6. Ölflecken:** scharf begrenzte, umschriebene Verfärbungen (Gelb-, Braun- oder Grautöne), die durch die Nagelplatte hindurchschimmern; an einem oder mehreren Nägeln, am Rand der Nagelplatte oder in der Mitte; typisch für Schuppenflechte; verursacht durch entzündliche Veränderungen im Bereich des Nagelbettes, die zu einer Ablösung des Nagels vom Nagelbett in den betroffenen Bereichen führen; **7. Uhrglasnägel:** große, gewölbte

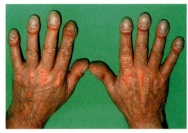

Nagel: Trommelschlägelfinger mit Uhrglasnägeln [100]

Nägel, oft in Kombination mit Trommelschlägelfingern (s. Abb.); Vorkommen: bei Lungenfibrose, Erweiterungen der Bronchien (Bronchiektasen), Lungentuberkulose, Bronchialkarzinom, zyanotischen Herzfehlern; **8. Löffelnägel:** syn. Hohlnägel; muldenförmige Eindellung der Nagelplatte und erhöhte Brüchigkeit; Ursachen: v. a. chronischer Eisen- oder Vitaminmangel, auch Durchblutungsstörungen (z. B. Raynaud-Syndrom), seltener feuchte Wärme, chemische Einwirkungen sowie mechanische Verletzungen (sog. „Automechanikernägel"); **9. Onycholyse:** Ablösen der Nagelplatte (vom Rand her) von der Fingerkuppe, wobei der abgelöste Bereich weiß erscheint; Ursachen: langer Kontakt mit Laugen (Wasser und Seife bzw. Waschmittellösungen), zu starke Beanspruchung (z. B. bei intensiver Nagelreinigung unter dem Rand), Schilddrüsenerkrankungen, Diabetes mellitus, Hauterkrankungen und -infektionen; selten auch bei Schwangerschaft; **10. abgesplitterter Nagelrand:** Ursachen: Aufweichung durch entfettende Seifen, aggressive Reinigungsmittel oder Nagellack; mechanische Belastungen (z. B. bei Küchenarbeit oder beruflicher Beanspruchung); Eisenmangel; **11. brüchige oder weiche Nägel:** Ursachen: häufiges Waschen, Kontakt mit entfettenden Substanzen und Haushaltschemikalien, häufige Verwendung von Nagellack und -entferner; Vitamin- und Mineralstoffmangel (z. B. Vitamin A, Vitamin B-Komplex, Biotin, Calcium und Eisen); Schilddrüsenfehlfunktion; **12. Krümelnägel** (Nageldystrophie): Ursachen: Nagelpsoriasis (besonders stark entzündlich veränderte Nagelmatrix, die eine bis zu 5 mm dicke Schicht aus gelblich verfärbtem, bröckeligem Hornmaterial bildet); weit fortgeschrittener Nagelpilz.

Pflege

Finger- und Fußnägel auf mögliche Veränderungen überprüfen. Bei Personen, die die notwendige Nagelpflege* nicht selbst übernehmen können, muss diese durch Pflegepersonen vorgenommen werden. Bei Verdacht auf Schuppenflechte oder Nagelpilz Hautarzt hinzuziehen.

Hinweis

1. Bei operativer Entfernung des Nagels darf die Matrix nicht verletzt werden, da es sonst zu Fehlbildungen des Nagels kommen kann. **2.** Zur Erleichterung der Krankenbeobachtung* ggf. Nagellack und künstliche Nägel im Krankenhaus entfernen.

Nagelpflege: (engl.) *nail care*; Schneiden und Pflegen der Finger- und Fußnägel (s. Nagel), sobald sie die Kuppen überragen; Nagelpflege gehört beim gesunden Menschen zur Selbstpflege* (Sauberkeit, Länge der Nägel). Sind Patienten oder Bewohner dazu selbst nicht in der Lage, kann sie vom Pflegepersonal der Klinik oder des Heimes durchgeführt werden. Häufig übertragen Kliniken oder Alten- und Pflegeheime diese Aufgabe auch an ausgebildete Fachkräfte. **Durchführung: 1.** Fingernägel werden bis zur Fingerkuppe rund zurückgeschnitten; Fußnägel gerade schneiden, damit die Kanten des Nagels nicht einwachsen können. Bei sehr harten Nägeln kann ein Hand- oder Fußbad die Nägel vorher aufweichen, sodass sie sich leichter schneiden lassen. **2.** Prophylaxe von Nagelschäden: **a)** Bei der Maniküre* kann das Nagelhäutchen zurückgeschoben (nicht geschnitten!) werden. **b)** Die Nageltasche ist niemals zu öffnen. **c)** Die Nägel sollten nicht zu oft lackiert und häufig eingefettet werden; mit Nagellackentferner äußerst sparsam umgehen. **d)** Brechende oder sich spaltende Nägel kurz halten. **e)** Möglichst den Kontakt mit Chemikalien vermeiden. **f)** Bei der Ernährung sollte auf Ausgewogenheit geachtet werden, um Vitaminmangelzuständen oder einer Eisenmangelanämie (kann zu brüchigen Nägeln führen) vorzubeugen. **3.** Beobachtung von Form- und Strukturveränderungen (s. Nagel); zugleich ist auch auf eingewachsene Nägel, Nagelbettentzündung (Panaritium) oder dicke und raue Nägel zu achten, die auf einen möglichen Pilzbefall des Nagels hindeuten können. **Hinweis:** Besondere Vorsicht bei der Nagelpflege ist bei Patienten oder pflegebedürftigen Bewohnern mit Diabetes mellitus, unter Antikoagulanzientherapie sowie mit schweren peripheren Durchblutungsstörungen angezeigt, da bereits kleinste Verletzungen zu Infektionen oder starken Blutungen führen können; Podologen* hinzuziehen.

Nagelpflegemittel: (engl.) *nail care aids*; Sammelbezeichnung für alle der Reinigung, Gesunderhaltung und Pflege von Finger- und Zehennägeln dienenden Utensilien (z. B. Nagelschere, Nagelfeile) und Substanzen (z. B. Nagelhautentferner, Nagelfalztinktur, Nagellack); vgl. Nagelpflege.

Nahrung: (engl.) *nutrition*; Gesamtheit der Stoffe, die vom lebenden Organismus zum Zweck der Lebenserhaltung, des Wachstums, der geistigen Leistung und der körperlichen Arbeit meist in Form von Lebensmitteln aufgenommen und verstoffwechselt werden können; Auswahl und Zubereitung werden v. a. von Gewohnheit, Religion, Kultur und Gesellschaft bestimmt. Vgl. Ernährung.

Nahrung reichen: syn. Essen* reichen.

Nahrungsaufnahme (ICNP): (engl.) *food intake*; Aufnahme von Speisen, um die Stoffwechselprozesse des Körpers aufrechtzuerhalten; **Pflegeprozess:** Nahrungsaufnahme individuell nach Notwendigkeit sicherstellen und ggf. bilanzieren (z. B. bei Essstörungen* oder Demenzkrankheit; s. Nahrungsbilanzierung). Vgl. Nahrung, Selbstpflege: Nahrung aufnehmen, Nährstoffaufnahme.

Nahrungsbilanzierung: (engl.) *nutrition balancing*; Berechnung und Zusammenstellung der aufgenommenen und verarbeiteten Nahrung* unter Berücksichtigung der Art der Erkrankung (z. B. Verletzungen und Operation im Verdauungstrakt*) und des Nährstoffbedarfs des Patienten, der Nahrungsform (z. B. Sondenkost*, passierte Kost, Aufbaukost*) und evtl. vorhandener Kau-, Schluck- oder Essstörungen; eine Kontrolle erfolgt z. B. über den Abgleich von Ernährungsprotokoll und ermitteltem Gewicht. Vgl. Ernährungsassessment, Flüssigkeitsbilanzierung.

Nahrungskarenz: (engl.) *period of nutritional restriction, privation of food*; Verzicht auf oral zugefügte Nahrung*; **Anwendung: 1.** Bestandteil mancher Formen des Fastens* und der Nulldiät*; **2.** als therapeutische Maßnahme bei verschiedenen Erkrankungen des Magen-Darm-Trakts (z. B. akute Entzündung der Magenschleimhaut, Darmverschluss, akute Entzündung der Bauchspeicheldrüse) sowie vor Operationen und diagnostischen Maßnahmen (z. B. bei allen Untersuchungen des Magen-Darm-Trakts mit Kontrastmitteln).

Nahrungspumpe: s. Ernährungspumpe.

Nahrungsversorgung (ICNP): (engl.) *food supply*; Verfügbarkeit erschwinglicher Substanzen und Flüssigkeiten, die als menschliche Nahrung verwendet werden können; mögliche **Beeinträchtigungen: 1.** Bei Pflegeabhängigkeit* sind Patienten auf leicht erreichbare Nahrungsmittel angewiesen (z. B. Einkauf durch andere Personen, Bereitstellen am Bett). **2.** Im Fall von Armut (s. Armutsniveau), Vernachlässigung* oder Einsamkeit* (sozialer Isolierung) entstehen bei älteren Menschen und Kindern zunehmend Engpässe in der Nahrungsversorgung. **3.** Aufgrund von Armut, Dürre oder Krieg kann die Verfügbarkeit von Nahrung und Wasser eingeschränkt sein. **4.** aufgrund von Strukturfehlern: Nach einer Studie des Deutschen Instituts für Menschenrechte ist bei einem Drittel der in Pflegeheimen betreuten Bewohnern eine ausreichende Nahrungsversorgung nicht gewährleistet. Dies wird auf erhebliche strukturelle Mängel in den Pflegeeinrichtungen zurückgeführt. Maßnahme: Umbau der Heimstrukturen, Personalaufstockung, Behebung der Ausbildungsdefizite bei ungelernten Mitarbeitern, bewohnergerechte Nahrungsangebote, intensive Zusammenarbeit mit dem MDK* und der Heimaufsicht zur Prävention.

Nahrungsverweigerung: (engl.) *refusal of nutrition*; Ablehnung, sich selbst zu ernähren oder angebotene Nahrung zu sich zu nehmen; **Ursachen: 1.** Appetitlosigkeit*, Übelkeit (s. Nausea); **2.** falsche Nahrungsmittel, die dem Betroffenen nicht schmecken oder vor denen er sich ekelt (s. Ekel);

3. Schmerzen der Zähne durch schlecht sitzenden herausnehmbaren Zahnersatz* oder Zahndurchbruch bei Säuglingen; **4.** Schluckbeschwerden, z. B. bei Seitenstrangangina oder nach Entfernen der Rachenmandeln (Tonsillektomie); **5.** psychische Erkrankungen wie Depression (Stupor*), Magersucht*, Vergiftungswahn, Hirnabbauprozesse bei Demenz (s. Verwirrtheit, chronische); **6.** nonverbales Zeichen von Protest; **7.** Zeichen der Ablehnung lebenserhaltender Aktivitäten bis zum Todeswunsch; **8.** Hungerstreik; **Maßnahme: 1.** Je nach Ursache geeignete, verträgliche Lebensmittel (ggf. passiert oder flüssig) verwenden, die dem Patienten bekömmlich sind; auf appetitliche Zubereitung achten. **2.** Zeitpunkt des Nahrungsangebotes beachten (z. B. nicht unmittelbar nachdem ein Patient erbrochen hat, aus der Küche angeliefertes Mittagessen servieren). **3.** Bei Schluckstörungen von Logopäden beraten lassen. **4.** In Ausnahmefällen auch Maßnahmen zur Zwangsernährung* ergreifen. **Hinweis:** Durch nicht diagnostizierte Nahrungsverweigerung können schwere Zustände von Mangelernährung* eintreten. Daher bei Verdacht die Stationsleitung informieren.

NANDA: Abk. für (engl.) *N*orth *A*merican *N*ursing *D*iagnosis *A*ssociation; nordamerikanische Pflegediagnosenvereinigung; 1982 gegründete Organisation zur Förderung der Identifikation (verbindliche Terminologie), Entwicklung, Formulierung, Klassifizierung, Prüfung und Verbreitung von Pflegediagnosen* (s. ACENDIO für Europa); die aktuelle Version umfasst 172 Pflegediagnosen. **Hinweis:** Die NANDA-Diagnosen werden wegen der unterschiedlichen Strukturen in den USA und Europa für die ICNP-Klassifikation (s. ICNP) überprüft und bearbeitet. Vgl. Wellness-Pflegediagnosen.

Narbenbruch: (engl.) *incisional hernia*; Hernia ventralis; meist im Bereich der vorderen Bauchwand durch Narbenüberdehnung oder -verletzung entstandener Eingeweidebruch (Hernie); tritt i. d. R. bei einer plötzlichen Druckerhöhung im Bauchraum (z. B. durch Hustenstoß, schnelles Aufstehen oder Pressen bei der Stuhlentleerung) zutage; **Häufigkeit:** eine der häufigsten postoperativen Komplikationen (bei bis zu 20 % der Operationen mit Öffnung der Bauchdecke); **Ursachen: 1.** postoperativ auftretende Wundheilungsstörung oder Entzündung; **2.** erhöhter Bauchraumdruck, z. B. durch Übergewicht oder Lungenerkrankungen; **3.** Prädispositionen wie Diabetes mellitus, Bindegewebeschwäche, Neigung zu Wundheilungsstörungen; **Kennzeichen:** Verlässliche Frühsymptome gibt es nicht; bei Darmeinklemmungen heftige Bauchschmerzen, Übelkeit, Erbrechen; **Maßnahme:** Behandlung nur operativ möglich; **Prophylaxe: 1.** intraoperativ möglichst kleine Schnitte (minimal invasiv); bei großen Bauchschnitten sog. Sublay-Technik mit Einlegen eines Kunststoffnetzes in die tiefste Schicht der Bauchwand; **2.** optimales, hygienisch einwandfreies Wundmanagement*; **3.** Pflege: **a)** postoperativ auf Entlastung und Druckvermeidung im Wundgebiet achten; hilfreich ist das Halten des Wundgebietes durch den Patienten; größte Vorsicht bei ausgeprägten Wundheilungsstörungen mit klaffenden Wundbereichen oder Entzündungen; **b)** spezielle Aufsteh- und Hinlegetechniken, die bereits vor der Operation geübt und nach größeren Eingriffen durch das Pflegepersonal unterstützt werden sollten; **c)** langfristig (bis zur völligen Wundheilung) druckentlastende Hebetechniken anwenden; vgl. Narbenversorgung; **4.** Obstipationsprophylaxe (s. Obstipation); **Hinweis:** Narbenbrüche können auch Jahre nach einer Operation auftreten.

Narbengewebe (ICNP): s. Narbenversorgung.

Narbenversorgung: (engl.) *scar care*; Maßnahmen zur Pflege vorhandener Narben nach abgeschlossener Wundheilung* oder Verhütung von Komplikationen, die während oder nach Abschluss des Wundheilungsprozesses auftreten können; **Ziel:** Verbesserung der Elastizität und Belastbarkeit der Haut sowie Prophylaxe gegen Narbenwucherungen (hypertrophe Narbenbildung) durch Massage, Anwendung von Narbenpflegemitteln und Kompression durch Bandagen, Kompressionsmasken und -kleidung, Druckpelotten, Kunststoffschalen sowie Narbenpflaster.

Narbengewebe

Narbengewebe entsteht im letzten Schritt der sekundären Wundheilung aus Granulationsgewebe und ist ein blasses, kontrahiertes, festes, zell- und gefäßarmes (avaskuläres) sowie faserreiches Gewebe mit verminderter Hautelastizität (gering elastische Bindegewebefasern), das keine Haarbälge, Poren, Talg- oder Schweißdrüsen enthält. Es besteht eine erhöhte Neigung zur Verhärtung und Gewebeschrumpfung (Atrophie). Die ursprüngliche Funktion des Gewebes wird nicht mehr vollständig erfüllt. Eine vermehrte Narbenbildung ist sowohl genetisch bedingt (gehäuftes Vorkommen bei jungen Frauen und farbigen Menschen) als auch abhängig von Art und Schwere der Verletzung (z. B. großflächige Verbrennungen oder Verätzungen) und des Gewebeverlustes sowie von der Hautspannung der betroffenen Körperregion. Zarte, blasse, strichförmige Narben entstehen bei glatten, sauberen, gut durchbluteten und ggf. adaptierten Schnittverletzungen oder chirurgischen Hautschnitten bei Operationen. Frische Narben sind rötlich; ältere Narben, die komplikationslos entstanden sind, verblassen und werden weiß. Narbengewebe kann jucken, brennen, ziehen, spannen, spröde sein und zu Bewegungseinschränkungen führen (besonders über oder großen Gelenken; s. Kontraktur.

Komplikationen bei der Narbenbildung

1. atrophe Narben: schlechte Wundheilung mit zu geringer Neubildung von Bindegewebefasern; daher liegt die Narbe unterhalb des Hautniveaus („Delle"); Maßnahme: Unterspritzung mit Hyaluronsäure und Kollagen möglich.

2. hypertrophe Narben: Überproduktion von Bindegewebefasern während oder nach der Wundheilung führt zu Wulstbildung; die Narbe liegt über dem Hautniveau; häufig bei übermäßiger Belastung und Wundinfektionen; Maßnahme: Überschüssiges Narbengewebe kann mit Laser und Kälteanwendung* (Vereisung) entfernt werden; Prophylaxe bei bekannter Neigung zu hypertropher Narbenbildung: Anwendung von kompressionsfördernden Maßnahmen, Anlegen von Narbenpflastern oder Silikon- oder Polyurethanfolien.
3. Narbenkeloid: starke Überproduktion von Bindegewebefasern nach Abschluss der Wundheilung (s. Keloid).
Pflege
1. Frische Narben (z. B. nach Operationen) können, falls keine anderen ärztlichen Anordnungen vorliegen, mit klarem Wasser gesäubert und vorsichtig trockengetupft werden. Um Hautirritationen zu vermeiden, sollen keine Seifen, Duschgele u. a. verwendet werden; Schorf nicht abkratzen, sondern abfallen lassen. **2.** Übermäßige Dehnung und Zug sowie Reizungen vermeiden (z. B. Scheuern von Kleidung, mechanische Beanspruchung). **3.** Das Gewebe soll geschmeidig gehalten werden, z. B. durch Auflage feuchter Umschläge oder Anwendung von Narbenpflegemitteln (z. B. Salben, Öle und Cremes mit Wirkstoffen wie Harnstoff, Dexpanthenol, Allantoin und Ringelblumenextrakt; allergische Reaktion möglich!). **4.** Da Narbengewebe nicht über Pigmente verfügt, sollte für ca. 6 Monate auf Sonnenbäder und Solariumsbesuche verzichtet und Sonnenschutzmittel verwendet werden; starke Temperaturreize vermeiden (Sauna, extreme Kälte). **5.** Kompressionsfördernde Maßnahmen müssen 23 Stunden pro Tag über einen langen Zeitraum (mehrere Monate bis Jahre) durchgeführt werden. **6.** Silikon- oder Polyurethanfolien können 24 Stunden lang bis zu 7 Tage getragen werden. Zum Waschen werden sie abgenommen, nach Trocknung wieder aufgelegt.
Vgl. Narbenbruch.
Narkose: (engl.) *narcosis, general anaesthesia*; syn. Vollnarkose, Allgemeinnarkose; durch Zufuhr von Narkosemitteln* hervorgerufener reversibler Zustand, der durch Bewusstlosigkeit, Schmerzfreiheit, Dämpfung oder Ausschaltung der Reflexe und ggf. Muskelrelaxation (Erschlaffung der Muskulatur) gekennzeichnet ist; Allgemeinanästhesie (im Gegensatz zur Lokal- oder Regionalanästhesie); **Formen: 1. Inhalationsnarkose:** durch Einatmen gasförmiger (Lachgas) oder von Dämpfen flüssiger Narkosemittel; diese können über eine Maske (Maskennarkose; vgl. Maskenbeatmung) oder über einen Tubus* zugeführt werden; **2. Injektionsnarkose:** durch intravenöse Gabe von Narkosemitteln; **3. Kombinationsnarkose:** wird durch die intravenöse Injektion eines kurzwirkenden Präparates eingeleitet und durch Einatmen von Gasen während der Dauer der Operation aufrechterhalten; eine spezielle Form der Kombinationsnarkose ist die **Intubationsnarkose** (vgl. Intubation) mit folgenden Vorteilen: Möglichkeit zur Steuerung der Atmung, Möglichkeit zum Absaugen, sichere Verhinderung einer Aspiration*; dieses Verfahren wird bei allen größeren Eingriffen angewendet. Bei der Narkoseausleitung können ggf. Substanzen zur Hemmung der Muskelrelaxanzien* (Cholinesterasehemmer) und zur Aufhebung der durch Opioide bedingten Atemdepression* (Opiatantagonisten) zur Anwendung kommen. **Hinweis:** Nach einer Narkose erfolgt die weitere Überwachung im Aufwachraum oder auf der Intensivtherapiestation. Vgl. Anästhesie.
Narkosemittel: (engl.) *anaesthetics*; syn. Narkotika; Arzneimittel*, die geeignet sind, eine Narkose* herbeizuführen; Narkosemittel werden entweder nach der Wirkungsdauer in kurz-, mittel- und langwirkende Narkosemittel oder nach der Applikationsart in Injektions- und Inhalationsnarkotika eingeteilt. **Wirkstoff: 1. Injektionsnarkotika:** intravenös (i. v.) applizierbare Narkotika, die entweder allein für eine Narkose angewendet werden (kleine, kurzdauernde Eingriffe) oder zur Einleitung der Narkose dienen (größere, länger dauernde Eingriffe); Injektionsnarkotika zeichnen sich durch schnellen Wirkungseintritt und eine relativ kurze Wirkungsdauer aus. Wichtigste Vertreter sind Barbiturate (z. B. Thiopental-Natrium, Methohexital), Propofol, Etomidat, Ketamin; **2. Inhalationsnarkotika:** Gase (Lachgas, Xenon) oder Flüssigkeiten mit niedrigem Siedepunkt (halogenierte Ether wie z. B. Isofluran, Enfluran, Desfluran, Sevofluran, deren Einatmung eine Narkose bewirkt; die charakteristischen Eigenschaften eines Inhalationsnarkotikums (narkotische Wirkung, analgetische Wirkung, Steuerbarkeit, therapeutische Breite) werden zu einem großen Teil von verschiedenen physikalischen Eigenschaften bestimmt: Siedepunkt, Dampfdruck, spezifische Verdampfungswärme, Fettlöslichkeit (Löslichkeit im Lipoidgewebe des Zentralnervensystems), Wasserlöslichkeit (Löslichkeit im Blut), Verhältnis von Fettlöslichkeit zu Wasserlöslichkeit (Öl-Wasser-Koeffizient) sowie Konzentrationsunterschiede zwischen Blut und Inspirationsluft nach Erreichen eines Verteilungsgleichgewichtes (Löslichkeitskoeffizient). **Hinweis:** Neben den physikalischen Eigenschaften des Narkosemittels sind für den Narkoseverlauf auch Faktoren seitens des Patienten von Bedeutung: u. a. Zustand, Alter, Körpergewicht und Anteil des Fettgewebes am Körpergewicht, alveoläre Ventilation*, Herzminutenvolumen, Hirndurchblutung. Vgl. Lokalanästhetika.
nasal: (engl.) *nasal*; zur Nase* gehörend, die Nase betreffend, durch die Nase.
Nase: (engl.) *nose*; Nasus; Beginn des Atmungstrakts (s. Atemwege); besteht aus einem knöchernen, einem knorpeligen und einem Bindegewebeanteil; **Aufbau:** Die Nasenhöhle (Cavitas nasi), der Innenraum der Nase, wird durch die Nasenscheidewand (Septum nasi) unterteilt. In jeder Hälfte

Nasenbluten

der Nasenhöhle befinden sich 3 knöcherne Nasenmuscheln, die die 3 Nasengänge bilden. Die Anordnung der Nasengänge ermöglicht eine gleichmäßige Verteilung des Luftstroms in der Nasenhöhle. Der Luftaustausch zwischen der Nasenhöhle und den Nasennebenhöhlen ist minimal. Der Nasenvorhof besteht größtenteils aus Knorpel und Bindegewebe. Die Nasenhöhle wird von Schleimhaut mit Flimmerepithel ausgekleidet, welche die Atemluft anfeuchtet und erwärmt. Die Riechschleimhaut (sog. Riechorgan, Organum olfactorium) befindet sich auf der oberen Nasenmuschel und am gegenüberliegenden Septumanteil und enthält Sinneszellen und Riechdrüsen (Glandulae olfactoriae). **Pflege:** Zum Feuchthalten der Schleimhaut dienen Creme und Inhalieren (s. Nasenpflege). **Hinweis: 1.** Durch eine Verbiegung der Nasenscheidewand (Septumdeviation) kann es zur Beeinträchtigung der Nasenatmung kommen. Die Septumdeviation ist nur operativ zu beheben. **2.** Polypen der Nasenschleimhaut beeinträchtigen ebenfalls die Nasenatmung. **3.** Zwischen dem knöchernen und dem knorpeligen Anteil der Nasenscheidewand befindet sich der gefäßreiche Locus Kiesselbachi, der oft der Ursprung von Nasenbluten* ist.

Nasenbluten: (engl.) *nosebleed, nasal hemorrhage*; Epistaxis; Blutung aus meist arteriellen Gefäßen der Nasenschleimhaut (s. Nase); **Formen: 1.** habituelles Nasenbluten ohne erkennbare Ursache (v. a. bei Kindern); **2.** Nasenbluten bei lokaler Schädigung der Nasenschleimhaut, z. B. infolge einer Verletzung oder bei trockenem Schnupfen (Rhinitis sicca); **3.** symptomatisches Nasenbluten bei Allgemeinerkrankungen (z. B. Arteriosklerose, Bluthochdruck, Blutungsneigung infolge Vitamin-K-Mangel bei Therapie mit Antikoagulanzien*), Trauma (z. B. Nasenscheidewandbruch, Schädelbasisbruch), Nasentumor, Nasennebenhöhlentumor, akuter Infektionskrankheit (z. B. Typhus) oder akuter Leukämie; **Maßnahme: 1.** Erstmaßnahmen: **a)** Beruhigung des Patienten, Hochlagerung des Oberkörpers, Kopf nach vorn beugen, kalten Lappen oder Eiskrawatte in den Nacken legen (Effekt unsicher); **b)** Nasenflügel des betroffenen Nasenlochs andrücken, bis die Blutung stoppt oder weitere Maßnahmen getroffen werden können; **2.** bei symptomatischem Nasenbluten: **a)** Therapie der zugrunde liegenden Erkrankung (z. B. medikamentöse Senkung des Blutdrucks); **b)** bei hohem Blutverlust ggf. Volumenersatz; **c)** bei Andauern der Blutung vordere Nasentamponade, hintere Nasentamponade nach Bellocq, elektro- oder laserchirurgischer Verschluss der Blutungsquelle. Vgl. Nasenpflege.

Nasenpflege: (engl.) *nose care*; Sauber- und Feuchthalten der Nasengänge zur Aufrechterhaltung der Funktion des Anwärmens, Anfeuchtens und Reinigens der Atemluft; **Grundlage:** Nasenpflege beugt Schädigungen der Nasenschleimhaut und des Riechvermögens vor. Sie erfolgt i. R. der **1.** Selbstpflege*: Gesunde Menschen schnäuzen sich oder reinigen die Nase* unter fließendem Wasser. Während der Heizperiode auf genügend Luftfeuchtigkeit in den Räumen achten. Säuglinge und Kinder im Krankheitsfall beim Schnäuzen unterstützen. **2.** teilkompensatorischen Pflege*: bei bewusstseins- und wahrnehmungsgestörten Patienten sowie Patienten mit einer Nasensonde*. Chronische Entzündungen der Nasenschleimhaut (Rhinitis chronica, Rhinitis atrophicans, Rhinitis sicca) können zu starker und übelriechender Borkenbildung führen und erfordern verstärkte Nasenpflege. Die Nasenpflege beinhaltet neben der mechanischen Reinigung die Beobachtung der Nasenschleimhaut bezüglich sichtbarer Veränderungen wie Rötungen, Entzündungen, Verkrustungen sowie die Assistenz beim Einlegen von Tamponaden und die Applikation von Nasentropfen oder -salben. **Durchführung:** An Materialien sind Watteträger, physiologische Kochsalzlösung, Pipette, pflegende Nasensalbe, bei Sondenträgern zusätzlich hautfreundlicher Pflasterentferner, Pflaster, ggf. Schere und Abwurf bereitzuhalten. Die Nasenpflege sollte möglichst in die Ganzkörperpflege integriert werden; dabei unbedingt den Patienten vor Durchführung der Maßnahme informieren (auch bewusstseinsgetrübte Patienten). Bei starker Borkenbildung muss der Patient lernen, die Nase mit einer Spülbehandlung von Borken zu reinigen. **Hinweis: 1.** Bei Sondenträgern regelmäßiger Lagewechsel der Sonde und Kontrolle der Nasenschleimhaut wegen Dekubitusgefahr (vgl. Dekubitus). **2.** Wegen Gefahr des Herausrutschens der Sonde beim Pflasterwechsel bei unruhigen Patienten möglichst zu zweit arbeiten. **3.** Atrophie* der Nasenschleimhaut bei unkontrollierter und andauernder Applikation von abschwellend wirkenden Nasentropfen möglich.
Autorin: Marina Schnabel.

Nasensonde: (engl.) *nasal cannula*; syn. Nasenkatheter; durch die Nase eingeführter Kunststoffschlauch; **Formen: 1. Sauerstoff-Nasensonde:** dünne Sonde zur Gabe von Sauerstoff über die Nase; die Sonde wird ca. 1 cm weit in die Nase geschoben und mit hautfreundlichem Pflaster an Nase oder Wange befestigt (nicht nötig bei Nasensonden mit Schaumgummikissen). Mit einer maximalen Sauerstoffzufuhr von 5 l/min kann die Sauerstoffkonzentration in der Einatemluft auf 30–40 % gesteigert werden. **Vorteil:** Patient ist relativ ungestört, kann essen, trinken und sprechen; Sonde kann über das Ohr geführt werden. **Nachteil:** Sonde verrutscht schnell, besonders bei unruhigen Patienten; Irritationen der Nasenschleimhaut möglich. **Hinweis:** Korrekten Sitz und Durchlässigkeit prüfen, Schleimhautkontrolle. Die Sauerstoffgabe über Nasensonde ist die häufigste Verabreichungsform von Sauerstoff. Vgl. Sauerstoffmaske. **2.** über die Nase in den Magen (**Magensonde***) oder das Duodenum (**Gastroduo-**

denalsonde) vorgeschobene Sonde zur Verabreichung von Sondenkost* zu therapeutischen (z. B. Gabe von Medikamenten, Magenspülung) oder diagnostischen Zwecken (Gewinnung von Magensaft). Vgl. Sonde.

Nasenspüler: (engl.) *nose flusher*; kännchenartiges Gefäß zur Reinigung der Nase als Selbstpflegemaßnahme; **Anwendung: 1.** zur Verhütung und Behandlung von Erkältungskrankheiten wie Schnupfen, Nasennebenhöhlen- und Stirnhöhlenentzündungen, Entzündungen der oberen Luftwege; **2.** zur Vorbeugung bei häufigen Mittelohrentzündungen, Heuschnupfen; **Durchführung:** Lauwarmes Wasser, evtl. mit Kochsalz versetzt, über einem Waschbecken bei nach vorn und seitlich geneigtem Kopf mit dem Kännchen in ein Nasenloch einfüllen und auf der anderen Seite wieder abfließen lassen; dabei ruhig und gleichmäßig weiteratmen. Vgl. Nasenpflege.

Nasentropfen: (engl.) *nasal drops*; wässrige oder ölige Lösung*, Emulsion* oder Suspension* zur intranasalen Anwendung; **Anwendung: 1.** abschwellend wirkende Nasentropfen u. a. bei Schnupfen, Sinusitis, Tubenkatarrh, allergischem Schnupfen; **2.** ölige Nasentropfen z. B. bei trockener Nase (Rhinitis sicca) oder Atrophie* der Nasenschleimhaut (Rhinitis atrophicans); **Durchführung:** Der Patient neigt den Kopf leicht nach hinten, träufelt die verordnete Tropfenzahl in die Nasenlöcher und atmet sofort durch die Nase ein. **Hinweis: 1.** Bei längerfristiger Anwendung von abschwellend wirkenden Nasentropfen besteht die Gefahr einer Nasenschleimhautatrophie. **2.** Die Aspiration öliger oder paraffinhaltiger Nasentropfen kann insbesondere bei Säuglingen zu bronchopulmonalen Komplikationen führen. **3.** Ephedrinhydrochlorid hat neben der lokalen (abschwellenden) auch eine systemische Wirkung (zentral erregende Effekte, Kreislaufwirkung).

Nasopharyngealtubus: s. Pharyngealtubus.

Nassentsorgung: (engl.) *wet waste disposal*; chemische Desinfektion* von kontaminiertem Material, z. B. infektiösen Organteilen.

Nassrasur: (engl.) *wet shave*; Enthaarung* mit einem Rasiermesser oder (Einmal-) Rasierer und zuvor aufgetragener Rasiercreme; **Anwendung: i. R.** der täglichen Körperpflege zur Kürzung der Barthaare oder Haaren* in anderen Körperregionen sowie zur Operationsvorbereitung; **Durchführung: 1.** Rasiercreme mit feuchtem Rasierpinsel auf die Haut auftragen. **2.** Bei gespannter Haut die Haare mit oder vorsichtig entgegen der Wuchsrichtung abscheren. **3.** Schaum gründlich abspülen. **4.** Zur Desinfektion nach dem Kürzen von Barthaaren werden gerne alkoholhaltige Rasierwasser aufgetragen. **5.** Um einer Austrocknung der Haut zu begegnen, sollte diese anschließend mit Hautcreme gepflegt werden. **Hinweis: 1.** Übung ist notwendig, da die Gefahr von Schnittverletzungen besteht. **2.** Bei empfindlicher und irritierter Haut empfiehlt sich die Trockenrasur*. Vgl. Enthaarung.

NATO-Lagerung: syn. Seitenlagerung*, stabile.

Naturheilkunde: (engl.) *naturopathy*; Lehre von der Vorbeugung und Behandlung von Krankheiten mit Hilfe von Heilmitteln, die der natürlichen Umwelt entnommen und naturbelassen sind; eingesetzt werden u. a. physikalische Reize (Licht, Luft, Wärme und Kälte, Bewegung und Ruhe; s. Therapie, physikalische; Physiotherapie), spezielle Formen der Ernährung, pflanzliche u. a. natürliche Arzneistoffe (Phytotherapie; s. Heilpflanzen). Naturheilkunde beschäftigt sich mit der Wirkung und den Wirkprinzipien von Naturheilmitteln und Naturheilverfahren sowie mit der „Natur" der Patienten und Erkrankungen, entwickelt eine eigene Anthropologie* und eigene Krankheitskonzepte. Medizinhistorische Modelle (z. B. Humoralpathologie) und Ethnomedizin (z. B. traditionelle chinesische Medizin*, Ayurveda*) werden in unterschiedlichem Maße berücksichtigt.

Naturheilmittel: (engl.) *natural remedies*; Bezeichnung für Substanzen, Stoffgruppen, Gegenstände, Zustände, Kräfte und Prozesse aus der natürlichen Umwelt, die möglichst unverändert zur Therapie eingesetzt werden; **Beispiel:** u. a. Heilquellen und -gase, Heilerden* und -moore (Peloide*), Nahrungsmittel und Heilpflanzen*, Wärme (s. Wärmeanwendung) und Kälte (s. Kälteanwendung), klimatische Faktoren, mechanische Kräfte und motorische Abläufe, ferner **Hinweis:** Grundlage der Naturheil- und Pflegeverfahren.

Naturreligion: s. Stammesreligion.

Nausea (ICNP): (engl.) *nausea*; Übelkeitsgefühl mit Brechreiz; häufig verbunden mit Zunahme der Speichelproduktion, Würgereiz, Blässe, Schwitzen, evtl. auch allgemeinem Krankheitsgefühl; **Ursachen: 1.** Drucksteigerung in Magen, Dünndarm oder Speiseröhre; **2.** Erkrankungen von Magen und Darm (akute und chronische Magenschleimhautentzündung, Magengeschwür, Zwölffingerdarmgeschwür, Darmverschluss, Blinddarmentzündung); **3.** Stoffwechselstörungen (Urämie, Diabetes mellitus, Erbrechen in der Schwangerschaft); **4.** Erkrankungen des Zentralnervensystems (Kopfverletzungen, Tumoren, Hirnhautentzündung, Migräne, Reisekrankheit); **5.** Vergiftungen (Alkohol, Drogen, Arzneimittel, Lebensmittelvergiftung); **6.** Kreislaufstörungen; **7.** psychogen (Angst, Schmerz, unangenehmer Geruch oder Geschmack, Essbrechsucht*); **8.** im Krankenhaus tritt Übelkeit besonders häufig als Nebenwirkung (z. B. Zytostatika*, Antibiotika*, Narkosemittel*) auf. **Maßnahme:** als symptomatische Therapie Gabe von Antiemetika*; weitere Maßnahmen (z. B. Nahrungskarenz, Diät, Entgiftung) sind von der Ursache abhängig.

Nebendiagnose: s. DRG.

Nebenwirkung: s. Arzneimittelwirkung, unerwünschte.

Negentropie: (engl.) *negentropy*; seit Veröffentlichung der Systemtheorie* Bezeichnung für Prozesse, die einer Ordnung zustreben; dieser Gegenbegriff zur Entropie* postuliert, dass in geschlossenen Systemen auch die Entwicklung zunehmender Ordnung möglich ist (im Gegensatz zum Hauptsatz der Thermodynamik). **Pflege:** Der Begriff Negentropie wurde in der Pflegetheorie von M. Rogers aufgegriffen. Hier wird das Streben nach Ordnung für die Entwicklung des Menschen, der als Energicfcld (s. Energiefeldtheorie) und offenes System betrachtet wird, vorausgesetzt.

Neglect: Bezeichnung für eine (oft halbseitige) Vernachlässigung des eigenen Körpers* oder der Umgebung bezüglich einer oder mehrerer Sinnesqualitäten durch Hirnschädigung; **Kennzeichen:** Die Betroffenen ignorieren von einer Körperhälfte oder Raumseite ausgehende Reize (z. B. visuelle, akustische, Berührungsreize). Neglect tritt häufiger bei einer Schädigung der rechten Gehirnhälfte auf. Dann werden Reize aus der linken Körperhälfte bzw. linken Raumseite ignoriert. Es werden z. B. Hindernisse, Gegenstände oder Menschen auf der betroffenen Seite übersehen oder das Waschen der betroffenen Körperseite wird vergessen. Oft ist auch die räumliche Orientierung und die Durchführung von Handlungen gestört (vgl. Apraxie). **Pflegemaßnahme: 1.** Die Betroffenen durch kurze, klare Sätze anweisen. **2.** Für Sicherheit sorgen (z. B. Klingel an die nicht betroffene Seite; ggf. Bettgitter). **3.** Bei Unterstützung des Patienten (z. B. bei der Körperpflege) dessen eingeschränkte Wahrnehmung beachten und die benötigten Utensilien in seinem verbliebenen Gesichtsfeld anordnen. **4.** rehabilitative Förderung, z. B. nach F. Affolter oder K. Bobath. Vgl. Agnosie, Basale Stimulation, Bobath-Methode.

Neid (ICNP): (engl.) *envy*; Gefühl von Unzufriedenheit, das durch den Vergleich mit der vermeintlich glücklicheren Situation anderer Menschen entsteht; verantwortlich macht der neidische Mensch das Schicksal oder die Gesellschaft. Neid kann zu Aggression* führen. Vgl. Eifersucht.

Nekrose: (engl.) *necrosis*; morphologische Veränderungen einer Zelle oder eines Gewebes im lebenden Organismus (intravital), die nach irreversiblem Ausfall der Zellfunktionen (sog. Zelltod) auftreten; **Vorkommen:** in inneren Organen, Gehirn, Rückenmark und auf der Hautoberfläche (s. Hautnekrose, Dekubitus).

Nélaton-Katheter: s. Blasenkatheter.

Neonatalperiode: (engl.) *neonatal period*; Zeitraum von der Geburt* bis zum vollendeten 28. Tag nach der Geburt.

nerval: (engl.) *nervous*; durch Tätigkeit der Nerven, zu Nerven gehörend.

Nervenpunktmassage: (engl.) *trigger point massage*; Sonderform der Reflexzonenmassage*, bei der bestimmte verhärtete Stellen in den Head*-Zonen (definierte Hautareale mit nervalen Verbindungen bzw. Zuordnungen zu inneren Organen) und an den Nervenaustrittsstellen punktuell massiert werden; **Ziel:** Beeinflussung der Funktion der entsprechenden inneren Organe. Vgl. Bindegewebemassage.

Nervenschmerz: s. Neuralgie.

Nervenstimulation, transkutane elektrische: s. Elektrostimulationsanalgesie.

Nervosität (ICNP): (engl.) *nervousness*; Gefühl von Übererregung oder Besorgnis, begleitet z. B. von Zittern (Tremor*) und Gesichtsrötung; vgl. Angst, Antrieb, Unruhe.

Netzhose: s. Fixierhose.

Netzschlauchverband: s. Schlauchverband.

Neugeborenes: (engl.) *neonate, newborn*; lebendgeborenes Kind in der Zeit ab der Geburt* bis zum 28. Lebenstag; **Einteilung: I.** unter Berücksichtigung der Schwangerschaftsdauer*: **1.** Termingeborenes: Gestationsalter vollendete 37–41 SSW (259–293 Tage); **2.** Frühgeborenes*: Gestationsalter <37 vollendete SSW (<259 Tage); **a)** Fehlgeburt*; **b)** Frühgeburt*; **3.** übertragenes Neugeborenes (s. Übertragung): Gestationsalter ≥42 SSW (≥294 Tage); **II.** unter Berücksichtigung des Geburtsgewichts*: **1.** untergewichtiges Neugeborenes (Geburtsgewicht <2500 g, entweder hypo- bzw. eutrophes Frühgeborenes oder hypotrophes Reifgeborenes); **2.** normalgewichtiges Neugeborenes (Geburtsgewicht 2500–4500 g); **3.** übergewichtiges Neugeborenes (Geburtsgewicht >4500 g); **III.** unter Berücksichtigung des Entwicklungsstandes (Beurteilung von Schwangerschaftsdauer und Geburtsgewicht anhand von Standardgewichtskurven; s. Abb.): **1.** eu-

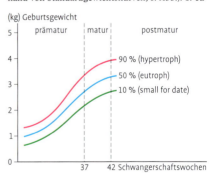

Neugeborenes: Klassifikation nach Gestationsalter und Geburtsgewicht [66]

trophes Neugeborenes: Das Gewicht für eine bestimmte Schwangerschaftsdauer liegt innerhalb des 10.–90. Perzentils*. **2.** hypertrophes Neugeborenes (auch Riesenkind, engl. *large for date*): Das Gewicht für eine bestimmte Schwangerschaftsdauer liegt über dem 90. Perzentil. **3.** hypotrophes Neugeborenes (auch Mangelgeborenes*, engl. *small for date, small for gestational age*, Abk. SGA): Das Gewicht für eine bestimmte Schwangerschaftsdauer liegt unterhalb des 10. Perzentils.

Physiologie

Die Neugeborenenperiode ist gekennzeichnet durch den Übergang vom intra- zum extrauterinen

Leben. Die nachgeburtliche Anpassung mit der plötzlichen Übernahme der Plazentafunktion durch die funktionell noch unreifen Organe (z. B. Haut, Lungen, Leber, Nieren, Magen, Darm, Zentralnervensystem) sowie mit der Umstellung des Blutkreislaufs* ist v. a. durch folgende physiologische Besonderheiten charakterisiert: **1.** physiologische Gewichtsabnahme, die in den ersten 3–5 Lebenstagen bis zu 10 % des Geburtsgewichts betragen darf; das Geburtsgewicht sollte nach 14 Lebenstagen wieder erreicht sein; **2.** Schwankungen der Körpertemperatur infolge der noch nicht voll funktionsfähigen Wärmeregulation*; **3.** oberflächliche und z. T. sogar unregelmäßige Atmung bis zur endgültigen Ausreifung des Atemzentrums (s. Atemfrequenz); **4.** physiologische Gelbsucht (Icterus neonatorum) infolge der funktionellen Leberunreife; **5.** Ödembereitschaft und Neigung zur Azidose* durch herabgesetzte Leistungsfähigkeit der Nieren; **6.** allmähliche Anpassung des Magen-Darm-Trakts (Fassungsvermögen, Verdauungsenzyme, Resorption) an die orale Nahrungsaufnahme; **7.** frühkindliche Reflexe durch Fehlen der Großhirn- und Pyramidenbahnfunktionen als Zeichen der Unreife des Zentralnervensystems; **8.** Vorkommen von Glukose im Harn (Neugeborenenglukosurie).

Komplikationen: Komplikationen der Anpassungs- und Umstellungsvorgänge in der Neugeborenenperiode sind z. B. hypertone Dehydratation* (Austrocknung), erhöhter Gehalt von Bilirubin im Blut (Hyperbilirubinämie des Neugeborenen), Störungen der Blutgerinnung (Morbus hämorrhagicus neonatorum), Ödeme*, erhöhte Krampfbereitschaft (Neugeborenentetanie) und Ernährungsstörungen des Säuglings. In der Neugeborenenperiode können Nabelerkrankungen auftreten (s. Nabelpflege) und Fehlbildungssyndrome erkennbar werden; bei schwerwiegenden Komplikationen und Frühgeborenen ist häufig die intensivmedizinische Versorgung in einem Inkubator* nötig.

Hinweis
Eine Reihe von Infektionen tritt speziell bei Neugeborenen auf (z. B. Staphylodermien wie Impetigo contagiosa, staphylococcal scalded skin syndrome, Gonoblennorrhö, Einschlusskonjunktivitis, Herpessepsis). Personen mit einer Herpes-labialis-Infektion dürfen sich dem Neugeborenen nur mit Mundschutz nähern. Eltern müssen auf das notwendige Tragen eines Mundschutzes aufmerksam gemacht werden und die erfolgte Aufklärung ist in der Patientenakte zu vermerken.
Vgl. Reifezeichen, Risikokind, Säuglingspflege, Intensivpflege, neonatologische.

Neugedächtnis: s. Gedächtnis.
neural: (engl.) *neural*; Nerven-, durch Nerven bedingt.
Neuralgie: (engl.) *neuralgia*; neurogener Schmerz (ICNP), Nervenschmerz; allgemeine Bezeichnung für Schmerzsyndrome*, die auf das Ausbreitungsgebiet eines Nervs beschränkt sind; **Beispiel:** Trigeminusneuralgie*. Vgl. Schmerz.

neurogener Schock (ICNP): s. Schock, neurogener.
Neuroleptika: s. Psychopharmaka.
Neurolinguistisches Programmieren: Abk. NLP*.
Neurotransmitter: (engl.) *neurotransmitters*; syn. Transmitter; Botenstoffe; chemische Substanzen, die in Vesikeln des präsynaptischen Nervenendes gespeichert sind und im zentralen und peripheren Nervensystem die Erregung der Nervenzelle über den synaptischen Spalt an die folgende Zelle weiterleiten (s. Abb.); **Einteilung** nach der chemi-

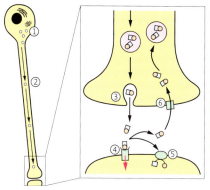

Neurotransmitter: 1: Synthese und Speicherung in Vesikeln; 2: Transport der Vesikel entlang des Axons; 3: Freisetzung in den synaptischen Spalt; 4: Interaktion mit dem Rezeptor mit nachfolgender De- oder Hyperpolarisation der postsynaptischen Zelle; nach Separation vom Rezeptor enzymatischer Abbau (5) oder Wiederaufnahme in das präsynaptische Nervenende (6)

schen Struktur: **1.** Amine: Acetylcholin, Adrenalin, Noradrenalin, Dopamin, Serotonin, Histamin; **2.** Aminosäuren: Aspartat, Glutamat, Glycin, GABA; **3.** Nukleotid: ATP; **4.** Peptide: Substanz P, Opioide.
Nichterkennen (ICNP): s. Agnosie.
nichtulzeröse Dyspepsie: Abk. NUD, s. Dyspepsie, funktionelle.
Nicotinmissbrauch: s. Rauchen.
Nicotinvergiftung: (engl.) *nicotine poisoning*; akute oder chronische Vergiftung* mit Nicotin; dieses Alkaloid der Tabakpflanze wirkt (wie bestimmte Neurotransmitter*) an der postsynaptischen Membran der Ganglien in kleinen Konzentrationen erregend, in größeren lähmend (Ganglienblocker). Bei oraler Aufnahme liegt die tödliche Dosis bei ca. 1 mg/kg Körpergewicht (in etwa 3–5 Zigaretten enthalten). **Kennzeichen: 1.** bei **akuter** Nicotinvergiftung (z. B. durch orale Aufnahme): Kreislaufkollaps, Erbrechen, Durchfälle, Krämpfe und Atemlähmung; **2.** bei **chronischer** Nicotinvergiftung (durch Nicotinkonsum): arterielle Verschlusskrankheiten (sog. Raucherbein) infolge Arteriosklerose, koronare Herzerkrankungen, Magen- und Darmstörungen; **Hinweis: 1.** Vom Nicotin gelangen ca. 30 % in den Rauch; davon werden

Nidation

ca. 5 % bei Mundrauchen von Zigaretten, 70 % bei mäßigem Inhalieren, 95 % bei kräftigem Inhalieren und 60 % beim Mundrauchen von Zigarren resorbiert; schneller Abbau im Organismus (Halbwertzeit 2 Std.); bei wiederholter Zufuhr Gewöhnung (Raucher 2–3-mal weniger empfindlich als Nichtraucher). **2.** Es besteht ein Zusammenhang zwischen der Nicotinaufnahme während der Schwangerschaft und der Häufigkeit von Mangelgeburten (s. Mangelgeborenes). Nicotin geht in die Muttermilch über.

Nidation: (engl.) *nidation*; syn. Implantation; Einnistung der befruchteten Eizelle im Stadium des Blasenkeims (Blastozyste) in der Gebärmutter (Uterus) ca. 5–7 Tage nach dem Eisprung (Ovulation); erfolgt durch enzymatischen Einfluss meist im oberen Bereich der Uterushinterwand; die Uterusschleimhaut befindet sich zu diesem Zeitpunkt in der Sekretionsphase. Die Nidation ist i. d. R. am 12. Tag nach der Befruchtung* abgeschlossen. **Störungen:** Eine Nidation in weiter unten gelegenen Abschnitten des Uterus nahe dem Muttermund kann durch Ausbildung einer Placenta praevia zu einem Geburtshindernis werden. Vgl. Nidationshemmer.

Nidationshemmer: (engl.) *antiimplantation agents*; Mittel, welche die Einnistung (Nidation*) der Blastozyste (Blasenkeim, ca. 4 Tage nach der Befruchtung) verhindern; werden prophylaktisch als Kontrazeptiva (s. Schwangerschaftsverhütung) eingesetzt oder als Notfallmaßnahme (Hormonpräparat, sog. Pille danach) bei vermuteter, ungewollt eingetretener Empfängnis (sog. Interzeption); **Recht:** Nidationshemmer sind keine Abortiva*, weil nach § 218 StGB (Schwangerschaftsabbruch) Maßnahmen, die vor dem Ende der Nidation wirken, nicht von Strafvorschriften betroffen sind.

Niedergeschlagenheit: (engl.) *dejection, despondency*; häufig als beeinträchtigend, z. T. auch als lähmend empfundene gedämpfte oder traurige Stimmung*, die z. B. im Rahmen einer depressiven Verstimmung oder des prämenstruellen Syndroms auftreten kann; vgl. Depression.

Niereninsuffizienz, terminale: s. Urämie.

Nierenschale: (engl.) *kidney dish*; etwa 3 cm hohe, nierenförmige Schale aus Edelstahl, Glas oder Kunststoff (auch als Einwegartikel*), die als Abwurfbehälter für gebrauchte Instrumente oder Verbandmaterial und zum Auffangen von Erbrochenem benutzt wird (s. Abb.); **Hinweis:** muss bei infektiösem Material sterilisierbar oder Einwegartikel sein.

NLP: Abk. für **N**euro**l**inguistisches **P**rogrammieren; von R. Bandler und J. Grinder in den 70er Jahren des 20. Jahrhunderts entwickelte Methode zur positiven und effektiven Beeinflussung der inneren Einstellung und des Verhaltens unter Einbeziehung wesentlicher Elemente der Gestalttherapie*, Familientherapie* und Hypnotherapie*; NLP untersucht die Muster, die aus der Interaktion von

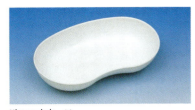

Nierenschale [1]

Gehirn (Neuro), Sprache (Linguistik) und Körper entstehen und auf denen sowohl effektives als auch ineffektives Verhalten basiert. **Grundlage:** Wesentliche Grundannahmen des NLP: **1.** Menschen reagieren nicht auf die äußere Realität, sondern auf ihre subjektive Abbildung (Repräsentation) der Wirklichkeit. **2.** Körper und Geist sind Teile eines kybernetischen Systems und beeinflussen sich wechselseitig (s. Kybernetik). **3.** Jede Verhaltensweise ist Ergebnis neuraler Prozesse. **4.** Neuronale Vorgänge können durch Sprache und Kommunikationssysteme in Form von Modellen dargestellt und geordnet werden, wobei sich das Programmieren auf den Organisationsprozess von Systemkomponenten (Gehirn, Sprache, Körper) bezieht. **5.** Gefühle werden nicht von außen gesteuert, sondern entstehen innerhalb der Wahrnehmungswelt des Individuums. Basis der Anwendung ist die Annahme, dass Menschen über Ressourcen* zur Bewältigung kritischer Situationen verfügen, auf die sie jedoch zeitweise nicht zugreifen können. Bezüglich der Wahrnehmung unterscheidet das NLP zwischen einem visuellen, auditiven und kinästhetischen Typus. Das Verständnis vom bevorzugten Wahrnehmungskanal eines Menschen verbessert die Kommunikation* mit ihm und unterstützt den NLP-Anwender, hemmende Repräsentationen und die Kommunikationsstruktur des Klienten zu verändern. **Hinweis:** Das Niveau der Ausbildung zum NLP-Practitioner ist nicht wie in anderen psychologischen oder pädagogischen Schulen durch Curricula* (z. B. Eingangsvoraussetzungen, Ausbildungsdauer) gesichert. Interessenten müssen sich daher selbst von der beruflichen und therapeutischen Qualifikation der Ausbilder überzeugen. Vgl. Kognition.

NMDS: Abk. für (engl.) **N**ursing **M**inimum **D**ata **S**et, s. Datensatz, minimaler pflegebezogener.

NOC: Abk. für (engl.) **N**ursing **O**utcomes **C**lassification; in den USA ab 1991 entwickeltes Klassifikationssystem, das Pflegeergebnisse auflistet; in der aktuellen dritten Version gibt es 330 Pflegeergebnisse, die in 7 Domänen und 29 Klassen aufgeteilt sind. Jedes NOC-Pflegeergebnis besteht aus einem Titel, einer Definition, Indikatoren und Messskalen. Mit Hilfe dieser Angaben können der Funktionsstatus, das Verhalten und die Wahrnehmung der Person mit Pflegebedarf erhoben werden. Da die NOC Pflegeergebnisse für alle pflegerelevanten

Handlungsfelder umfasst, kann sie auch auf Angehörige, Familiensysteme oder jede Einheit, auf die sich pflegerische Handlungen beziehen, angewendet werden. **Hinweis:** Die Autorinnen der NOC empfehlen, NOC-Pflegeergebnisse innerhalb des Pflegeprozesses* 2-mal einzusetzen, und zwar anstelle des Pflegeziels und zur Evaluation. Der Abgleich zwischen diesen beiden Messzeitpunkten gibt Hinweise auf die Auswirkungen der in der Zwischenzeit durchgeführten pflegerischen Interventionen.

Nötigung: (engl.) *duress*; rechtswidrige Bestimmung eines anderen Menschen zu einer Handlung, einem Dulden oder Unterlassen durch Gewalt oder Drohung (§ 240 StGB); Nötigung ist eine Straftat* gegen die persönliche Freiheit* und wird mit Freiheitsstrafe* bis zu 3 Jahren oder Geldstrafe geahndet. Ein erhöhter Strafrahmen mit einer Mindeststrafe von 6 Monaten besteht, wenn ein besonders schwerer Fall der Nötigung vorliegt (z.B. sexuelle Nötigung oder Nötigung zum Schwangerschaftsabbruch). Die Durchsetzung eines an sich berechtigten Ziels kann verwerflich sein, wenn sie mit sittlich zu missbilligenden Mitteln erfolgt. Die Blutabnahme gegen den Willen eines Patienten, selbst wenn sie zur Rettung eines anderen Menschen beiträgt, ist ein verwerflicher, eigenmächtiger Eingriff in die Selbstbestimmungsfreiheit und andere Rechtsgüter des Patienten. Die Nötigung zur Duldung der Blutentnahme ist daher rechtswidrig. **Pflege:** Das Baden eines Bewohners in einer Pflegeeinrichtung gegen seinen Willen ist Nötigung. Vgl. Selbstbestimmungsrecht.

Noktambulismus: s. Schlafwandeln.

Non-touch-Methode: (engl.) *non-touch method*; Technik zur Vermeidung der Berührung von Material und (Schleim-)Haut des Patienten mit Händen bzw. unsterilen Instrumenten oder Handschuhen*; **Ziel:** Schutz des Patienten vor dem Kontakt mit potentiell infektiösen Gegenständen; **Anwendung:** u.a. beim transurethralen Katheterisieren, endotrachealen Absaugen, Verbandwechsel und in der Handhabung von Sterilprodukten; **Beispiel:** Beim Verbandwechsel* werden zum Abnehmen des Verbands unsterile Einmalhandschuhe verwendet, ohne dabei die Wunde selbst mit den Handschuhen zu berühren. Die Versorgung der Wunde und das Auflegen der ersten Verbandslage erfolgt mit sterilen Handschuhen oder sterilen Instrumenten.

Nootropika: (engl.) *nootropics*; syn. Antidementiva, Neurotropika; Arzneimittel*, welche die Hirnleistung bei Altersdemenz verbessern sollen; therapeutisch ist die Anwendung umstritten, ein Wirkungsmechanismus nicht bekannt. Als wirksam gegen Hirnleistungsstörungen gelten z.B. Nicergolin, Piracetam, Dihydroergotoxin und Donepezil.

Nordamerikanische Pflegediagnosenvereinigung: s. NANDA.

Norm: s. Norm, soziale; Referenzwert.

Normalgewicht: (engl.) *normal weight*; uneinheitlich definierte Bezeichnung für das unter gesundheitlichen Gesichtspunkten angestrebte Körpergewicht* des Menschen; **Bestimmung** des Normalgewichts für Erwachsene: **1.** Body*-mass-Index; **2.** Bernhardt-Formel: Obergrenze des Normalgewichts in kg; Körperlänge in cm multipliziert mit dem mittleren Brustumfang geteilt durch 240; **3.** Broca-Formel: Normalgewicht in kg; Körperlänge in cm minus 100. Vgl. Idealgewicht.

Normalität: (engl.) *normality*; Eigenschaften eines Individuums, einer Gruppe, einer Verhaltensweise oder des Verlaufs von Prozessen (z.B. von Krankheiten) i.S. des Durchschnittlichen, Üblichen oder des Gesunden; da sich Normalität im wissenschaftlichen Zusammenhang auf den statistischen Durchschnitt aller vorhandenen Möglichkeiten bezieht, kann sie nicht i.S. einer Wertung (gut – schlecht) eingesetzt werden. **Hinweis:** Umgangssprachlich wird Normalität auch gleichgesetzt mit der Qualität sozialer Anpassung, d.h. wertend i.S. der Erfüllung sozialer Normen*. Vgl. Marginalisierung, Vorurteil.

Normbereich: s. Referenzbereich.

Norm, soziale: (engl.) *social norm, social standard*; als verbindlich geltende Regeln für das Zusammenleben von Menschen; innerhalb eines sozialen Wertesystems vorhandene Verhaltensregeln, bei deren Verletzung u.U. negative Sanktionen drohen; **Beispiel:** Die strengen Besuchszeiten, wie sie im Krankenhaus bis vor einigen Jahren üblich waren und mit strenger Tageseinteilung, Pünktlichkeit und Überschaubarkeit von Arbeitsrhythmen begründet wurden, sind mittlerweile weitgehend durch flexible Besuchszeiten abgelöst, die mit dem Wert des heilsamen Unterstützung durch intensive soziale Kontakte begründet werden. **Hinweis:** Bei der Pflege die Unterschiedlichkeit sozialer Normen für verschiedene Generationen und für Angehörige unterschiedlicher Kulturkreise bedenken. Vgl. Kultur, Adaptation, Verhalten, soziales.

Normwert: s. Referenzbereich.

Normzeiten: s. Leistungserfassung in der Pflege.

North American Nursing Diagnosis Association: Abk. NANDA*.

Norton-Skala: (engl.) *Norton scale*; Instrument zur Einschätzung des Dekubitusrisikos (s. Dekubitus) eines Patienten; die von D. Norton (1962) entwickelte Skala ist in **5 Kategorien** gegliedert: körperlicher Zustand, geistiger Zustand, Aktivität, Beweglichkeit und Inkontinenz. 1985 wurde sie vom Pflegefachseminar des Bildungszentrums Essen modifiziert und enthält jetzt **9 Kategorien**. Zusätzlich berücksichtigt werden Zusatzerkrankungen, Zustand der Haut sowie Alter und Kooperationsbereitschaft des Patienten. **Bewertung:** Je höher die ermittelte Punktzahl, umso geringer das Dekubitusrisiko. **Hinweis:** Die Norton-Skala ist besonders für Patienten in der Geriatrie geeignet

Nosokomialinfektion

(J. Phillips, 2001). Vgl. Waterlow-Skala, Braden-Skala, Medley-Skala.

Nosokomialinfektion: (engl.) *nosocomial infection*; syn. Krankenhausinfektion; Infektion* mit lokalen oder systemischen Infektionszeichen als Reaktion auf das Vorhandensein von Erregern oder deren Toxinen, die in zeitlichem Zusammenhang mit einem Krankenhausaufenthalt oder einer ambulanten medizinischen Maßnahme steht, soweit die Infektion nicht bereits vorher bestand; **Einteilung: 1. exogene** Nosokomialinfektion: entsteht durch Keime aus der Umgebung des Patienten; **2. endogene** Nosokomialinfektion: entsteht durch patienteneigene Keime infolge herabgesetzter Abwehrkraft des Patienten. Vgl. Hygiene, Hygieneplan, Händedesinfektion.

Notdienst (ICNP): (engl.) *emergency service*; syn. Bereitschaftsdienst, Notfalldienst; Bereitstellen von Diensten und Personen für Akutsituationen, die unmittelbare Handlungen erfordern, z. B. Feuer, Überschwemmung, akute Erkrankung, Verletzung, sonstige Krisensituationen; **Aufgabe:** Die Tätigkeiten umfassen die Behandlung und Kontrolle akuter Erkrankungen und Verletzungen z. B. durch Unfälle und Katastrophen (Rettungsdienst*) sowie die Prävention von Folgeschäden. **Hinweis: 1.** In Organisationen (z. B. Träger von Krankenhäusern, Wohlfahrtsverbände), die Notdienste bereitstellen, besteht rechtlich die Verpflichtung des Arbeitnehmers, sich auf Anordnung des Arbeitgebers außerhalb der regelmäßigen Arbeitszeit an einer bestimmten, vom Arbeitgeber vorgegebenen Stelle aufzuhalten, um im Bedarfsfall die Arbeit aufzunehmen (§ 45 Tarifvertrag für den öffentlichen Dienst – Besonderer Teil Krankenhäuser). **2.** Im ärztlichen Bereich stellt der Notdienst die ambulante Versorgung in dringenden Fällen außerhalb der üblichen Sprechstunden bereit. Zur Teilnahme sind nach den Kammer- und Heilberufsgesetzen der Länder alle niedergelassenen Ärzte und nach § 75 SGB V alle Vertragsärzte verpflichtet.

Notfallausstattung: (engl.) *emergency equipment*; medizinische Grundausrüstung einer Station oder eines Rettungswagens zum Umgang mit medizinischen Notfällen, die v. a. aus Hilfsmitteln zur Diagnostik und Sicherung der Atem- und Kreislauffunktion besteht; z. B. Absaugeinheit, Beatmungseinheit, Defibrillator*, Monitoring, Medikamente in Ampullenform. Vgl. Notfallkoffer, Reanimation, Reanimationswagen.

Notfalldienst: syn. Notdienst*.

Notfallkoffer: (engl.) *emergency bag*; **1.** standardisierte, transportable Grundausrüstung des Notarztes (nach DIN 13 232 Notfall-Arztkoffer und DIN 13 233 Säugling-/Kleinkinder-Notfallkoffer), die v. a. aus Hilfsmitteln zur Diagnostik und Sicherung von Atem- und Kreislauffunktion (z. B. Absauggerät*, Handbeatmungsbeutel, Diagnoseausrüstung, Endotrachealtubus*, Medikamente in Ampullenform, Sauerstoffflasche*) besteht; **Hinweis:** Notfallkoffer müssen regelmäßig überprüft und aufgefüllt werden; Standard* einrichten, falls nicht vorhanden. Vgl. Reanimation. **2.** s. Dissoziation.

Nothilfe: Notwehr* zugunsten eines Dritten (§ 32 StGB); der Angegriffene muss die Verteidigung durch die weitere Person wollen; der Nothelfer darf sich nicht aufdrängen. Es kann jedoch ein stillschweigendes Einvernehmen mit dem Angegriffenen vorliegen. Die Nothilfe ist ein Rechtfertigungsgrund. Verletzt der Nothelfer bei einer Verteidigungshandlung den Angreifer, so bleibt er straffrei. Vgl. Haftung.

Notrufsystem: (engl.) *emergency call system*; Anlage zur Alarmauslösung durch eine hilfebedürftige Person in einer Zentralstelle, von der aus entweder sofort geantwortet oder der Alarm an eine Rettungsstelle weitergeleitet wird; **Anwendung: 1.** Einsatzgebiete für fest installierte Notrufsysteme sind z. B. Toiletten und Umkleideräume in Arztpraxen, Ambulanzen, Kliniken und Heimen, Behinderten-Toiletten in öffentlichen Einrichtungen, Aufzüge und Krankenzimmer. **2.** Tragbare Notrufsysteme (auch Hausnotruf) sind mit einem Funksender ausgestattet, der an einem Band um den Hals getragen und per Knopfdruck aktiviert werden kann. Damit verschaffen sie älteren, allein lebenden Menschen Sicherheit, z. B. im Fall eines Sturzes.

Notstand: (engl.) *self-defence against things*; **1.** Ein **rechtfertigender** Notstand liegt vor, wenn ein Täter eine Tat begeht, indem er ein Rechtsgut (z. B. Leben, Leib, Freiheit, Ehre, Eigentum) zugunsten eines höherwertigen Interesses verletzt, um dadurch eine gegenwärtige Gefahr von sich oder einem anderen abzuwenden (§ 34 StGB); der rechtfertigende Notstand ist ein Rechtfertigungsgrund. Wer aufgrund eines rechtfertigenden Notstands handelt, bleibt straffrei. Es muss eine Interessenabwägung stattfinden mit dem Ergebnis, dass das geschützte Interesse das beeinträchtigte Interesse wesentlich überwiegt. Anerkannte Fälle des rechtfertigenden Notstandes sind u. a. das zeitweilige Einschließen eines Menschen mit geistiger Behinderung in familiärer Selbsthilfe, Überschreitung der Höchstgeschwindigkeit bei einem dringenden Krankentransport, Informationen über die Krankheit eines weggelaufenen Heimbewohners an die Polizei, zeitweilige Fixierung* eines verwirrten Patienten zur Abwendung von Selbst- und Fremdgefährdung und indirekte aktive Sterbehilfe* zur Schmerzlinderung mit lebensverkürzender Nebenwirkung. **2.** Ein **entschuldigender** Notstand liegt vor, wenn jemand in einer gegenwärtigen, nicht anders abwendbaren Gefahr für Leben, Leib oder Freiheit eine rechtswidrige Tat begeht, um die Gefahr von sich, einem Angehörigen oder einer anderen nahestehenden Person abzuwenden (§ 35 StGB); der entschuldigende Notstand ist ein Schuldausschließungsgrund. Ein entschuldigender Notstand liegt nicht vor, wenn der Täter in einem besonderen Rechtsverhältnis steht und ihm zugemutet werden kann, die Gefahr hinzunehmen. So können Ärzte und Pflegepersonal die Behandlung und Versorgung schwer infektiöser Patienten nicht mit dem Argument der eigenen Infektionsgefahr ablehnen. Vgl. Haftung. **3.** Nach § 228 BGB handelt derjenige nicht widerrechtlich, der eine fremde Sache beschädigt oder zerstört, um eine durch sie drohende Gefahr von sich oder einem anderen abzuwenden, wenn die Beschädigung oder die Zerstörung zur Abwendung der Gefahr erforderlich ist und der Schaden nicht außer Verhältnis zu der Gefahr steht; hat der Handelnde die Gefahr verschuldet, ist er zum Schadensersatz verpflichtet.

Nottaufe: s. Taufe.

Nottestament: s. Testament.

Notwehr: (engl.) *self-defence*; erforderliche Verteidigung zur Abwendung eines gegenwärtigen rechtswidrigen Angriffes auf die eigene Person (§ 32 StGB, § 227 BGB); Notwehr ist ein Rechtfertigungsgrund. Wer eine Tat begeht, die durch Notwehr geboten ist, handelt nicht rechtswidrig und bleibt straflos. Die Notwehr setzt einen unmittelbaren Angriff voraus. Die Abwehr muss verhältnismäßig sein. Gegenüber Kindern, geistig behinderten oder nicht schuldhaft handelnden Menschen (z. B. Betrunkenen) kann es geboten sein, auf die Abwehr zu verzichten oder sich ohne ernsthafte Gefährdung des Angreifers zu verteidigen. Vgl. Haftung, Nothilfe.

NUD: Abk. für **n**icht**u**lzeröse **D**yspepsie, s. Dyspepsie, funktionelle.

Nulldiät: (engl.) *1. calorie-free diet, 2. complete fasting*; **1.** Hungerkur mit lang andauerndem, vollständigem Fasten, bei der lediglich Flüssigkeit, Elektrolyte und Vitamine zugeführt werden; **Ziel:** Abbau von Übergewicht, Stoffwechselausgleich; **Hinweis:** Vor lang andauernden Fastenkuren wird gewarnt, da nicht nur Depotfett, sondern auch Körpereiweiß abgebaut wird. Ernährungsphysiologisch nicht empfehlenswert; darf nur bei klinischer Überwachung durchgeführt werden. Vgl. Fasten. **2.** absolute Nahrungskarenz* ohne Flüssigkeitsaufnahme; **Anwendung:** bei schweren akuten Erkrankungen (z. B. Bauchspeicheldrüsenentzündung) oder nach Operationen besonders im Bereich des Magen-Darm-Trakts. Vgl. Kostaufbau.

Null-Fehler-Konzept: (engl.) *zero defects concept*; Qualitätsmanagement-Konzept nach P. Crosby, das sich logisch aus der Qualitätsdefinition ergibt: wenn jede Nichterfüllung von Anforderungen ein Fehler* ist, dann wird Qualität erst erreicht, wenn keine Fehler (Null-Fehler) mehr gemacht werden; obwohl dies im Alltag selten möglich ist, bleibt es doch das Ziel. Verbesserungen lassen sich immer über eine Strategie der Fehlervermeidung (vgl. Fehlermanagement) erreichen. **Pflege:** Die Bedeutung des Null-Fehler-Konzepts wird bei kritischen Prozessen wie z. B. Arzneimittelgabe, Verhältnisberechnungen, Bluttransfusion*, Operationsvorbereitung und -durchführung deutlich. Die in der Medizin verbreitete Ansicht, ein gewisser Prozentsatz von Fehlern sei unabwendbar und könne z. B. in Pflegestandards* festgelegt werden, übersieht die haftungsrechtlichen Konsequenzen, die für jeden Fehler aus mangelnder Sorgfalt Haftung* besteht. Vgl. Qualitätsindikator.

Nursing: allgemeine Bezeichnung für Pflege*; der Begriff wird auch mit Zusatzaussagen kombiniert, z. B. evidence-based nursing (evidenzbasierte Pflege; s. Evidenz).

Nursing Informatics: Pflegeinformatik als pflegewissenschaftliche Disziplin, die eine Kombination aus Informatik, Informations- und Pflegewissenschaft darstellt; Nursing Informatics ist ein anerkanntes Berufsbild im englischen Sprachraum (Großbritannien, USA, Kanada, Australien) und in einigen Ländern Europas und ist bislang im deutschsprachigen Raum weniger bekannt. **Inhalt:** Die Verbindung von Informatik und Pflegewissenschaft soll die Verwaltung und Bearbeitung von pflegerelevanten Daten, Informationen und Wissen ermöglichen, um diese der Pflegepraxis zur Verfügung stellen zu können. Die Definition der American* Nurses Association bezieht zum Ausbau des Wissens in der Pflege zusätzlich Administration, Schulung und Forschung mit ein. **Ausbildung:** Nursing Informatics kann in den USA studiert und mit einem zertifizierten Examen abgeschlossen werden (wird als spezielle Form der Pflege in Deutschland anerkannt). Vor dem Hintergrund der Implementierung von Qualität*, Qualitätssicherung* und Qualitätsmanagement* werden auch in Deutschland immer mehr geeignete computergestützte Dokumentationsverfahren in der Pflege eingeführt und entsprechende Weiterbildungs- und Studienmöglichkeiten angeboten. Vgl. Pflegedokumentation, Managed Care, ICNP, Pflegediagnose, Pflegeinformationssystem.

Nursing Minimum Data Set: Abk. NMDS, s. Datensatz, minimaler pflegebezogener.

Nursing Outcomes Classification: Abk. NOC*.

Nykturie: (engl.) *nocturia*; vermehrtes nächtliches Wasserlassen; **Vorkommen:** Leitsymptom bei Herzinsuffizienz (Ödeme werden nachts ausgeschwemmt), Blasenentleerungsstörung durch Prostatahypertrophie mit Restharnbildung (s. Restharn) oder bei fortgeschrittener Niereninsuffizienz.

O

Obdachlosigkeit: (engl.) *homelessness*; Wohnungslosigkeit eines Menschen; im medizinisch-pflegerischen Kontext von Bedeutung wegen häufig auftretender gesundheitlicher Probleme der Betroffenen; Obdachlosigkeit ist verbunden mit mangelhafter medizinischer Versorgung und mangelhaften hygienischen Bedingungen, reduzierter Möglichkeit zur Selbstpflege*, meist reduzierter Lebenserwartung und erhöhtem Risiko von Abhängigkeit*. Vgl. Armutsniveau.

Oberkörperhochlagerung: s. Herzbettlagerung; Lagerung.

Obhutspflicht: Verpflichtung zur Fürsorge oder Aufsicht aufgrund eines Gesetzes, Vertrags oder einer behördlichen Maßnahme (z. B. Anstaltseinweisung); eine Verletzung der Obhutspflicht liegt vor, wenn jemand eine Person unter 16 Jahren oder eine wegen Gebrechlichkeit oder Krankheit wehrlose Person quält oder roh misshandelt oder sie in ihrer Gesundheit schädigt durch böswilliges Vernachlässigen seiner Pflicht, für sie zu sorgen (§ 225 StGB). Die Vernachlässigung* eines noch nicht 16-Jährigen durch gröbliche Verletzung der Obhutspflicht ist strafbar, wenn dadurch die körperliche oder psychische Entwicklung des Schutzbefohlenen erheblich gefährdet wird oder dieser in die Gefahr gerät, in Kriminalität oder Prostitution abzugleiten (§ 171 StGB). Die Verletzung der Obhutspflicht kann außerdem schadenersatzrechtliche Folgen haben. Vgl. Misshandlung, Haftung.

Objektivität: (engl.) *objectivity*; **1.** (empirisch) Gütekriterium einer wissenschaftlichen Aussage; durch die Einhaltung objektiver Bedingungen (z. B. Labor, Experiment*, Randomisierung*) muss das Ergebnis einer Untersuchung oder eines Tests in anderen Tests unter gleichen Bedingungen nachvollzogen werden können (Reliabilität*), um dadurch die Richtigkeit des Ergebnisses nachzuweisen (Validität*; vgl. Verifikation). **2.** (hermeneutisch) i. S. einer kulturellen Übereinkunft oder des gemeinsamen Sprachgebrauchs (semantisch) als real, als objektiv wirklich und richtig erfahrene Wirklichkeit, Wahrheit; vgl. Hermeneutik. **3.** (konstruktivistisch) abgelehntes Prinzip, nach dem keine Wirklichkeit existiert und nichts objektiv nachweisbar ist; der Mensch „konstruiert" seine Wirklichkeit. Vgl. Konstruktivismus.

Obsession: s. Zwangsgedanken.
obsolet: (engl.) *obsolete*; überholt, veraltet, ungebräuchlich.
Obstipation (ICNP): (engl.) *constipation*; syn. Konstipation; Verstopfung, Stuhlverstopfung; Sammelbegriff für vielfältige Störungen, die durch erniedrigte Stuhlfrequenz (<3 pro Woche) und notwendiges starkes Pressen bei der Defäkation gekennzeichnet sind; **Ursachen: 1.** sog. verlangsamter Kolontransit: Vorkommen besonders bei Frauen; genaue Ursachen sind meist unklar, häufig Bewegungsmangel kombiniert mit Ernährungsfehlern; Auftreten auch i. R. von Diabetes mellitus, Schilddrüsenunterfunktion (Hypothyreose) Parathormonmangel (Hypoparathyroidismus) und Schwangerschaft oder medikamentös bedingt (Anticholinergika, Neuroleptika, Antidepressiva, Calciumantagonisten, Opiate, Diuretika, Calciumpräparate); **2.** rektoanale Verlegung bzw. Verschluss (Obstruktion): **a)** verengende (stenosierende) Prozesse im unteren Grimmdarm (Colon) und Analkanal (z. B. Tumoren, Entzündungen, Narben); **b)** funktionelle Obstruktion: innerer Mastdarmvorfall (Rektumprolaps), paradoxe Kontraktion des äußeren Schließmuskels beim Pressen (Anismus), Aussackung (Rektozele); **c)** neurogene Störungen: Multiple Sklerose, Parkinson-Syndrom, Schlaganfall, Diabetes mellitus, angeborene Dickdarmerweiterung (kongenitales Megakolon); **Prophylaxe: 1.** Ernährung: **a)** ballaststoffreiche Kost, d. h. Getreide (z. B. Müsli und Vollkornprodukte), Obst und Gemüse (vgl. Pflanzenstoffe, sekundäre); **b)** bei Verträglichkeit z. B. Gabe von eingeweichten Backpflaumen oder einem Glas Sauerkrautsaft auf nüchternen Magen; **c)** Trinkmenge mindestens 2 l täglich; **d)** Vermeidung von stopfenden Nahrungsmitteln (z. B. Schokolade, Bananen, Weißbrot); **2.** ausreichende und regelmäßige Bewegung; **3.** Wahrung der Intimsphäre* (z. B. Mitpatienten aus dem Zimmer schicken) und auf saubere Toiletten achten; **4.** physikalische Maßnahmen: Wickel*, Wärmflasche*, warmes Vollbad, Massage des Bauches; **5.** Arzneimittelgabe bei längerer Anwendung in Absprache mit Arzt: z. B. Klistier, orale Abführmittel (Laxanzien*) oder Prokinetika (Peristaltikanreger, z. B. Cisaprid). Vgl. Obstipation, subjektive.

Obstipation, subjektive: (engl.) *subjective constipation*; persönlicher Eindruck vom Vorliegen einer Verstopfung (Obstipation*) entgegen der objektiven Begebenheit oder der umgebenden Meinung; **Vorkommen:** bei zwanghafter Fixierung auf anale Vorgänge i. R. einer Verhaltensstörung*, sexueller Frustration oder einer neurotischen Störung sowie aufgrund von Fehlinformationen über die notwendige Stuhlfrequenz, z. B. durch Zeitschriften oder den Bekanntenkreis; **Maßnahme: 1.** in leichteren Fällen Beratung bezüglich Ernährungs- und Verdauungsprozessen; **2.** bei krankhaften Störungen je nach Ursache Psychotherapie, z. B. Verhaltenstherapie oder tiefenpsychologische Verfahren; **Hinweis:** Das Einnehmen oder Verabreichen von Abführmitteln ist bei subjektiver Obstipation weit verbreitet, führt aber nicht zur Besserung der Symptomatik und ggf. zu unerwünschten Wirkungen.

Obstruktion: (engl.) *obstruction*; Obstructio; Verschluss, Verstopfung, Verlegung eines Hohlorgans, Gangs oder Gefäßes.

Ödem (ICNP): (engl.) *oedema*; syn. Hydrops; Wassersucht; Ansammlung von Körperflüssigkeiten im Gewebe; **Formen: 1.** Stauungsödem: **a)** generalisiertes kardiales Ödem bei dekompensierten Herzkrankheiten, bei Rechtsherzinsuffizienz v. a. in den Beinen, bei Linksherzinsuffizienz als Lungenödem; **b)** lokales Ödem, z. B. einer Extremität bei Thrombose* oder Verengung (Stenose); **2.** renales Ödem bei Nierenerkrankungen; **3.** hepatogenes Ödem v. a. bei Leberzirrhose; **4.** prämenstruelles Ödem; **5.** allergisches Ödem; **6.** entzündliches Ödem. Die Ödemformen 1–4 lassen sich i. d. R. eindrücken; die Druckstellen bleiben bestehen (s. Abb.). **Pflegemaßnahme** bei Ödemen

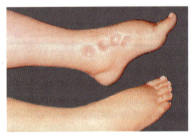

Ödem: Ödembildung an Fußrücken und Unterschenkel bei nephrotischem Syndrom

der Extremitäten: **1.** gezielte Lagerung (Hochlagern der Beine oder Arme) zur Abschwellung bzw. Ausschwemmung; **2.** Ausstreichen (z. B. Armödem bei Lähmung); **3.** Lymphdrainage; **4.** ggf. Ausschwemmung nach ärztlicher Verordnung; **5.** Reistag; **Hinweis: 1.** Einschnürungen durch Bündchen oder Armbänder vermeiden. **2.** Wenn möglich, keine Blutentnahme oder Blutdruckmessung am betroffenen Arm. Vgl. Aszites.

ÖGKV: Abk. für **Ö**sterreichischer* **G**esundheits- und **K**rankenpflegeverband.

Öle, ätherische: (engl.) *volatile oils*; Aetherolea; aus Pflanzenteilen gewonnene flüssige, selten feste, flüchtige und lipophile (fettlösliche) Stoffgemische unterschiedlicher chemischer Zusammensetzung mit aromatischem Geruch; **Herstellung** durch Wasserdampfdestillation, Auspressen oder Extraktion mit lipophilen Lösungsmitteln, Fetten oder überkritischen Gasen; **Vorkommen:** u. a. in Pfefferminz- und Eukalyptusblättern, Kamillenblüten, Fenchelfrüchten, Kiefernnadeln und Balsamen; **Wirkung:** Die verschiedenen Öle können antibakteriell, hautreizend, auswurffördernd (expektorierend), galletreibend (cholagog), harntreibend (diuretisch), magensaftsekretionssteigernd oder wohltuend bei Blähungen (karminativ) wirken. Vgl. Heilpflanzen.

Ösophagusstimme: s. Ersatzstimme.

Österreichischer Gesundheits- und Krankenpflegeverband: Abk. ÖGKV; 1933 als Verband der diplomierten Schwestern Österreichs gegründeter, 1968 umbenannter Berufsverband* der Pflegepersonen Österreichs mit Sitz in Wien; eine Zuordnung der Mitglieder erfolgt entsprechend der Art ihrer Ausbildung. Der ÖGKV ist Mitglied des ICN*. **Aufgaben und Ziele: 1.** Förderung professioneller Pflege vor dem Hintergrund eines humanistischen Menschenbildes*; **2.** Zusammenarbeit mit verschiedenen Gremien im Gesundheitswesen auf nationaler und internationaler Ebene; **3.** Qualitätssicherung pflegerischer Leistungen; **4.** Sicherung der Eigenständigkeit pflegerischer Berufe; **5.** Weiterentwicklung der Pflege in Theorie und Praxis; **6.** Förderung der Pflegeforschung; **7.** Mitsprache bei der Gesetzgebung; **8.** Durchsetzung zeitgemäßer Arbeitsbedingungen mit angemessener Entlohnung; **9.** Angebot von Schulungen sowie Rechtsberatung und Rechtsschutz. Der ÖGKV gibt die Zeitschrift „Österreichische Pflegezeitschrift" heraus.

Ohnmacht (ICNP): (engl.) *1. fainting*; **1.** Synkope; plötzlicher, kurzer (Sekunden bis Minuten dauernder) Verlust des Bewusstseins*, der unmittelbar durch Blässe und Schwäche eingeleitet wird; mögliche **Ursachen: a)** kardial, z. B. Herzrhythmusstörungen, Herzmuskelschwäche, Herzinfarkt, Herzfehler und Herztumoren; **b)** vaskulär, z. B. periphere Gefäßerweiterung, erniedrigter Blutdruck (Hypotonie*); **c)** zerebral, z. B. zerebrale Durchblutungsstörung, Epilepsie; **d)** psychisch: psychogene Synkope; **Maßnahme:** s. Schock; vgl. Bewusstlosigkeit, Bewusstseinsstörung. **2.** Gefühl der Machtlosigkeit*; vgl. Macht, Empowerment.

Ohrenpflege: (engl.) *ear care*; mechanische Reinigung des Gehörgangeingangs und der Ohrmuschel zur Vorbeugung von Infektion und zum Erhalt des Hörvermögens; **Grundlage:** I. d. R. wird das permanent gebildete Ohrenschmalz (Zerumen*) durch den Selbstreinigungsmechanismus des Gehörgangs nach außen transportiert, sodass das produzierte Ohrenschmalz nicht mechanisch aus dem Gehörgang entfernt werden muss. Allerdings kann dieses Sekret als Pfropf den Gehörgang verlegen und zu einem dumpfen Gefühl im Ohr oder zu Schwerhörigkeit* führen. Ohrenpflege beinhaltet neben der äußerlichen Reinigung des Ohres auch die Beobachtung der Ohrmuschel bezüglich Veränderungen wie Rötungen, Schmerzen, vermehrter sowie auffälliger Sekretionen (wie z. B. Liquor, Blut) sowie die Anleitung von Patienten oder deren Angehörigen zur Applikation von Ohrentropfen und Assistenz beim Reinigen und Spülen des Gehörgangs. Die Pflege des äußeren Ohres wird in die Ganzkörperpflege integriert. Je nach Zustand des Patienten wird sie selbständig oder unter Anleitung durchgeführt oder von der Pflegekraft übernommen. **Durchführung: 1.** Mit einem feuchten Waschlappen Ohrmuschel und Gehörgangeingang unter leichtem Zug des Ohres nach oben reinigen und anschließend gut abtrocknen; bei Bedarf Waschlotion verwenden. **2.** Hartnäckige Zeruminalpfropfen nach ärztlicher Verordnung mit speziellen Ohrentropfen aufweichen und ausspülen (s. Ohrenspülung). **3.** Die Verwendung von Wattestäbchen ist wegen der Perforationsgefahr des Trommelfells und wegen des auftretenden Würge- oder Hustenreizes nicht angezeigt. Bei Sekretionsstörungen ist eine vorsichtige Reinigung mit Wattestäbchen möglich. Das Wattestäbchen wird gerade und nicht tief eingeführt und unter einer leichten Drehbewegung am Gehörgangsrand wieder nach außen gezogen. **4.** Einbringen von Ohrentropfen nur nach ärztlicher Verordnung und unter Einhaltung der Hygienevorschriften; begrenzte Haltbarkeit von Ohrentropfen beachten. Die Tropfen dazu in der Hand auf Körpertemperatur erwärmen; Ohrmuschel leicht nach oben und hinten (bei Kindern nach unten und hinten) ziehen, die angegebene Tropfenanzahl applizieren; Kopf ca. 5–10 Minuten zur Seite gedreht lassen, Gehörgang evtl. mit einem Tupfer abdecken; je nach Indikation 3–5-mal täglich applizieren.

Ohrensausen: s. Tinnitus aurium.

Ohrenspülung: (engl.) *ear flush*; Ausspülen des äußeren Gehörgangs; **Ziel:** Reinigung und Entfernung von Ohrenschmalz (Zerumen*), Ohrpfropf, Sekret oder als Akutmaßnahme bei Fremdkörpern; **Durchführung: 1.** Patienten entweder in bequemer Position auf die Seite lagern mit dem Ohr der zu spülenden Seite oben oder in sitzender Position mit zur Seite geneigtem Kopf; Oberkörper vor Nässe schützen. **2.** Gehörgang durch Zug auf das Ohrläppchen nach hinten weiten. **3.** Ohrenschmalzpfropfen durch Einträufeln einiger Tropfen Olivenöl oder vom Ölsäure-Polypeptid-Kondensat oder dem Kombinationsmittel aus Docusat-Natrium, Alkohol und Glycerol aufweichen; Nierenschale zum Auffangen der Flüssigkeit unterhalb des Ohres bereithalten (evtl. vom Patienten halten lassen). **4.** Körperwarmes Wasser ohne großen Druck z. B. aus 100 ml-Blasenspritze* in den Gehörgang eingeben und durch Neigen des Kopfes ablaufen lassen. **5.** Nach der Spülung das Ohr sorgfältig abtrocknen. **Hinweis: 1.** Nicht bei perforiertem Trommelfell durchführen. **2.** Ohrenspülung kann durch Reizung des Gleichgewichtsorgans Schwindel* verursachen.

Ohrgeräusche: s. Tinnitus aurium.

Ohrluftdusche: s. Politzer-Verfahren.

Ohrspeicheldrüse: (engl.) *parotid gland*; Glandula parotidea; vor der Ohrmuschel und dem äußeren Gehörgang sowie hinter dem Unterkieferast gelegene, rein seröse Speicheldrüse; ihr Ausführungsgang (Ductus parotideus) verläuft auf dem äußeren Kaumuskel (Musculus masseter) nach vorn, durchsetzt den Wangenmuskel (Musculus buccinator) und mündet auf der Einmündung des Speicheldrüsenganges (Papilla ductus parotidei) in Höhe des zweiten oberen Mahlzahns (Molar). **Funktion:** Das Sekret der Ohrspeicheldrüse dient zusammen mit den Sekreten der anderen großen Kopfspeicheldrüsen (Unterzungenspeicheldrüse und Unterkieferspeicheldrüse) der Einspeichelung der Nahrung. Es enthält u. a. die Speichelamylase (Einleitung der Kohlenhydratverdauung) und immunologisch wirksame Substanzen (Schutz der Schleimhäute). **Klinische Bedeutung:** Eine akute Entzündung der Ohrspeicheldrüse (z. B. bei Mumps) geht mit Schwellungen einher und löst insbesondere bei Mundöffnung ein schmerzhaftes Spannungsgefühl aus. **Maßnahme:** Kühlung; Komplikationen: Eiterungen können in den äußeren Gehörgang durchbrechen. Vgl. Parotitisprophylaxe.

Ohrstöpsel: (engl.) *ear plug*; aus Schaumstoff oder Wachs (z. T. individuell) geformter Pfropfen, der zum Schutz vor Lärm* in das Ohr eingeführt wird; aus Kunststoff oder Gummi (für Musiker mit eingebautem Minilautsprecher, Filtern) zum besseren Klangerhalt; auch zum Druckausgleich zwischen Innenohr und Umwelt (z. B. bei Start und Landung von Flugzeugen).

Ohrthermometer: (engl.) *infrared ear thermometer*; Thermometer* zur Bestimmung der Körpertemperatur* durch eine kontaktlose Messung der Infrarotstrahlung am Trommelfell; mit Einmal-Schutzkappen gegen Ansteckung; die Messung ist besonders schnell (1–3 Sekunden) und deshalb z. B. für Kinder angenehm. Nach einer angegebenen Messhäufigkeit muss das Gerät in der Ladestation erneut aufgeladen werden. **Hinweis:** Messung ist ungenauer als die rektale Messung; exakte Platzierung nahe dem Trommelfell erforderlich. Vgl. Temperaturmessung.

Okklusion: (engl.) *occlusion*; Schlussbissstellung der Zähne; Lagebeziehung der Zähne des Ober- und Unterkiefers bei jedem Kontakt zueinander, die in direkter Beziehung zur Funktion des Kiefergelenks und zu den Muskeln steht, die die Kiefer bewegen; **Formen: 1.** statische Okklusion: Zahnkontakte ohne Bewegung des Unterkiefers; **2.** maximale Interkuspidation: statische Okklusion mit maximalem Vielpunktkontakt; **3. habituelle Okklusion:** gewohnheitsmäßig eingenommene statische Okklusion; **4. zentrische Okklusion:** maximale Interkuspidation bei zentrischer Position der Gelenkköpfe (Kondylen); **5. dynamische Okklusion:** Zahnkontakte bei Vor- oder Seitbewegungen des Unterkiefers; **Hinweis:** Erkrankungen der Okklusion werden während der kieferorthopädischen Therapie korrigiert. Eine unbehandelte Erkrankung kann zu weiteren Beschwerden im orofazialen (Mund und Gesicht betreffenden) Bereich führen.

Okklusivverband: (engl.) *occlusive dressing*; dicht abschließender und abdeckender Verband (z. B. als Augenverband*); dermatologisch als Kunststoff-Folienabdeckung über lokal applizierten Arzneimitteln zur Verstärkung der Wirkung von darin enthaltenen Medikamenten (z. B. Glukokortikoide). Vgl. Verbände.

okzipital: (engl.) *occipital*; zum Hinterhaupt gehörend.

Oligurie: (engl.) *oliguria*; verminderte Harnausscheidung (300–500 ml/24 Stunden); **Vorkommen:** z. B. bei Volumenmangelschock (hypovolämischer Schock*), Nierenversagen oder Niereninsuffizienz. Vgl. Anurie, Polyurie.

Onanie: s. Selbstbefriedigung.

onkologische Pflege: s. Pflege, onkologische.

Ontogenese: (engl.) *ontogenesis*; 1866 von dem Zoologen und Philosophen E. Haeckel geprägter Begriff für die Entwicklung eines Individuums von der befruchteten Eizelle (Zygote) zu einem differenzierten Organismus, i. w. S. bis zum Tod; während der ersten Stadien der Ontogenese (Embryogenese) können vom Erscheinungsbild Ähnlichkeiten mit Stadien der Stammesentwicklung (Phylogenese) beobachtet werden.

Ontologie: (engl.) *ontology*; philosophische Lehre vom Sein oder Seienden; vornehmlich in der Metaphysik* und der Existenzphilosophie* angesiedelte Denkrichtung, in der untersucht wird, was das prinzipiell gemeinsame alles Seienden ist, unabhängig von Einzelaspekten oder -prozessen des Daseins. Vgl. Phänomenologie.

Op.: Abk. für **Op**eration*.

Operation: (engl.) *operation, surgery*; Abk. Op.; zu diagnostischen bzw. therapeutischen Zwecken durchgeführter chirurgischer Eingriff in den lebenden menschlichen Organismus und damit in die körperliche Integrität des Betroffenen; **Recht:** Die Operation gilt rechtlich als Körperverletzung*; ein operierender Arzt bedarf zu seiner Rechtfertigung daher grundsätzlich der Einwilligung* des Betroffenen zu einem Eingriff (s. Aufklärungspflicht, Aufklärungsrecht), eine Ausnahme davon besteht bei Lebensgefahr. **Einteilung** nach dem Operationszeitpunkt: **1. Notfalloperation:** einzige und sofort durchzuführende Möglichkeit, den Tod des Patienten oder einen Dauerschaden zu verhindern (z. B. Milzruptur); **2. dringliche Operation:** wichtige Therapie, um Folgeschäden zu verhindern; Durchführung innerhalb weniger Tage (z. B. Gewebeprobenentnahme zum Ausschluss eines bösartigen Tumors); **3. Elektivoperation:** geplanter Eingriff zu einem frei gewählten Zeitpunkt, zu dem die Voraussetzungen für die Operation optimal sind (i. d. R. mit geringerem Komplikationsrisiko), z. B. Gallenblasenentfernung; **4. Intervalloperation:** in der symptomfreien Zwischenphase nach Abklingen der akuten Symptomatik bei chronisch rezidivierenden Erkrankungen wie z. B. chronisch entzündlichen Darmerkrankungen. **Hinweis:** Die genaue Einhaltung der Hygienerichtlinien ist bei Operationen unerlässlich. Die überwiegende Anzahl der Nosokomialinfektionen wird bereits extern während der Operation gesetzt.

Operationalisierung: (engl.) *operationalisation*; Art und Weise, wie ein theoretisches Konstrukt messbar gemacht wird; eindeutige Anweisung oder Angabe der Vorgehensweise, mit der ein bestimmter Vorgang oder Sachverhalt empirisch ermittelt und gemessen werden soll (auch durch Stichprobenerhebung); wird durch Festlegung von Herstellungsregeln, Messvorschriften oder Testverfahren gewährleistet. Die Vorgehensweise muss prinzipiell von jedem Beobachter zu jeder beliebigen Zeit nachvollzogen werden können. **Pflege:** Operationalisierung ist in der Pflegewissenschaft von großer Bedeutung, weil sie der empirische Bezug der meisten Begriffe zur Umsetzung in die Praxis nicht allgemeingültig belegbar macht. Vgl. Validität, Test.

Operationsgebiet: (engl.) *operative field*; Bezeichnung für den zur Operation* vorzubereitenden Anteil der Körperoberfläche; dieser wird enthaart (s. Enthaarung), desinfiziert und steril abgedeckt.

Operationsvorbereitung: (engl.) *surgical preparation*; präoperative Pflege, präoperative Maßnahmen; Summe aller Maßnahmen, die geeignet und notwendig sind, den Patienten auf eine Operation* so vorzubereiten, dass die Belange seiner Person, seines sozialen Umfeldes, der Stations- und Operationsorganisation sowie die sich aus der Art der Operation ergebenden Notwendigkeiten berücksichtigt und koordiniert sind; **Maßnahmen: 1.** Fördern einer positiven Einstellung des Patienten zur Operation, Unterstützen von Strategien der Angstbewältigung, Einbeziehen von Angehörigen (z. B. Partner oder Kinder) auf Wunsch des Patienten; **2.** Unterstützen der medizinischen Vorbereitung des Patienten (z. B. zur Verbesserung von Organfunktionen) bei der Eigenblutspende, Unterstützen der präoperativen Diagnostik; **3.** Einüben postoperativ notwendig werdender Maßnahmen; **4.** Überwachen der Nahrungskarenz*, Durchführen von Maßnahmen zur Darmreinigung*; **5.** Verabreichen der Prämedikation* (Achtung: anschließend Sturzgefahr); **6.** Vorbereiten des Operationsgebiets (z. B. durch Enthaarung*); **7.** Ordnen und Bereitstellen aller notwendigen Patientenunterlagen und Befunde; **8.** am

Operationstag: a) nochmaliges Überprüfen aller Anordnungen und Dokumente (Einwilligung*, Aufklärungsformular*, Befunde) auf Richtigkeit und Vollständigkeit; **b)** Durchführen bzw. Unterstützen z. B. bei Körperpflege, Anziehen von Operationskleidung, Sichern von persönlichen Wertsachen des Patienten; **c)** Begleiten des Patienten zum Operationsbereich und Übergabe an das Anästhesiepersonal; **d)** Vorbereiten des Patientenbettes und des Zimmers; **e)** Vor der Operation im Operationsraum der Klinik oder der Praxis sollte zum Ausschluss von Seitenverwechslungen beim narkotisierten Patienten eine eindeutige Zuordnung der zu operierenden Seite bzw. des Organs erfolgen. **f)** Zum Standard vor der Rückverlegung auf die Station gehört eine dokumentierte Übergabe durch die Anästhesiepfleger zum Pflegepersonal, die Vitaldaten, Operationsverlauf und erste Daten für die postoperative Pflege enthält. Im ambulanten Bereich erfolgt die Übergabe an die Patienten selbst, die diese Protokolle dem ambulanten Pflegedienst zur Verfügung stellen. **Hinweis:** Organisieren aller Maßnahmen i. R. des jeweiligen Standards* in einer für den Patienten verständlichen Abfolge.

Ophthalmika: (engl.) *ophthalmic agents*; syn. Ophthalmologika; Augenheilmittel; Arzneistoffe und Zubereitungen zur lokalen oder systemischen Behandlung von Augenkrankheiten sowie als Hilfsmittel; **Anwendung:** z. B. **1.** bei Erkrankungen und Verletzungen des äußeren Auges* oder der Augenlider wie infektiöse oder allergische Bindehautentzündungen und infektiöse Entzündungen der Hornhaut des Auges (Cornea); **2.** bei grünem Star (Glaukom) und bei grauem Star (Katarakt); **3.** als Hilfsmittel in der Diagnostik; **4.** prophylaktisch bei chirurgischen Eingriffen; **5.** zur Lagerung und Applikation von Kontaktlinsen*; **Durchführung:** Die meisten Ophthalmika werden mit Hilfe eines Behälters mit konischem Ansatz im unteren Bindehautsack appliziert, ohne das Auge zu berühren, oder auf den Lidrand aufgetragen. **Wirkstoff:** z. B. Mydriatika (pupillenerweiternde Mittel), Antiglaukomatosa*, Antibiotika*, Adstringenzien*, Kortikoide*, Lokalanästhetika*; **Formen:** u. a. Augentropfen*, Augensalben*, Augenwässer, Augeninserte, Augensprays, Augentabletten, Kontaktlinsenpflegemittel, Lidsalben.

Optimismus: s. Hoffnung.

oral: (engl.) *oral*; mündlich, zum Mund (zur Mundhöhle*) gehörend, durch den Mund, vom Mund her, zum Mund hin.

Organisation: (engl.) *organisation*; **1.** (allgemein) Bezeichnung für eine (Arbeits-)Gruppe oder einen Verband mit sozialen oder politischen Zielen, in der Arbeitswelt auch Unternehmen, Betriebe und Einrichtungen im Gesundheitswesen (z. B. Krankenhaus*, Altenheim*, ambulanter Pflegedienst); Gruppe von Personen und Einrichtungen mit einem Gefüge von Verantwortungen, Befugnissen und Beziehungen (DIN EN ISO 9000 : 2005); im Hinblick auf den Organisationsbegriff lassen sich **3 Auffassungen** unterscheiden: **a)** institutioneller Organisationsbegriff: „Das Unternehmen ist eine Organisation"; **b)** instrumenteller Organisationsbegriff: „Das Unternehmen hat eine Organisation"; **c)** funktionaler Organisationsbegriff: Organisation als die Tätigkeit der Gestaltung der Organisationsstruktur. Diese 3 Auffassungen lassen sich in einem integrativen Begriffsverständnis kombinieren (A. Kieser, H. Kubicek, 1992). Hiernach sind Organisationen soziale Gebilde (gemäß dem institutionellen Organisationsbegriff), die dauerhaft ein Ziel verfolgen (entspricht dem funktionalen Organisationsbegriff), mit deren Hilfe die Aktivitäten der Mitglieder der Organisation auf das verfolgte Ziel ausgerichtet werden (entspricht dem instrumentellen Organisationsbegriff). Organisationen funktionieren nach bestimmten Regeln (Mustern), die nur z. T. durch die beteiligten Menschen selbst aufgestellt werden. Sie unterliegen – wie auch Personen – in ihrer Aktivität äußeren Einflüssen, denen sie sich anpassen müssen. **2.** Bezeichnung für einen **geordneten Arbeitsablauf**, Regelungen der Arbeitsaufteilung, der Verteilung von Zuständigkeiten und Verantwortungsbereiche (z. B. Pflegestandards*, Routine). **3.** (biologisch) Bauplan eines tierischen oder pflanzlichen Lebewesens.

Organisationsverschulden: (engl.) *organisation default*; schuldhafte Verletzung von Pflichten, welche die Organisation betrieblicher Abläufe i. S. gesetzlicher Anforderungen betreffen; Folgen des Organisationsverschuldens können strafrechtliche Sanktionen (Freiheitsstrafe*, Geldstrafe) infolge von Unterlassungs- oder Fahrlässigkeitsdelikten oder zivilrechtliche Haftung* durch Leistung von Schadenersatz an einen durch die mangelhafte Organisation Geschädigten sein. Daneben besteht die ordnungsrechtliche Verfolgung innerhalb des Organisationsgefüges in Form von Geldbußen u. a. Maßnahmen gegen die Verschulder und eventuelle Haftungen. **Verantwortlichkeit:** Die organisierende Ebene hat für aus mangelhafter Organisation entstandene Fehlhandlungen der untergeordneten Ebenen einzustehen. Grundsatz ist, dass, wer den größeren Einfluss auf die Abläufe hat, die weitreichende Verantwortung für deren Folgen zu tragen hat. Fehler können sowohl im Aufbau des Organisationsgefüges liegen (z. B. unangemessen geringe Ausbildung des Personals für die übertragenen Aufgabenbereiche) als auch in der Organisation der Handlungsabläufe und der Verfahrensweisen (z. B. Sicherungsprotokolle wie Besteckkontrolle nach Operation; vgl. Fehlermanagement). Da der Organisierende beweisen muss, dass ihn kein Verschulden aus mangelhafter Aufbau- oder Ablauforganisation trifft (alle zur Schadensvermeidung vorgeschriebenen/erforderlichen Maßnahmen eingehalten/ergriffen), sind zahlreiche Maßnahmen zur Qualitätssicherung* im Betrieb entwickelt worden, z. B. die Dokumentation der

Organspender

Unternehmensstruktur, der Abläufe und der Verfahren. Die regelmäßige Überwachung des Ist-Zustands im Unternehmen und die Anpassung an den dokumentierten Soll-Zustand sind geeignet, dem Organisationsverschulden vorzubeugen. Vgl. Übernahmeverantwortung, Überlastungsanzeige.

Organspender: (engl.) *organ donor*; 1. durch Hirntod* Verstorbener, dem Organe (Nieren, Herz, Leber u. a.) zur Transplantation* entnommen werden; Voraussetzung für die Organentnahme sind der Nachweis des eingetretenen irreversiblen Hirntodes durch den Arzt und die schriftliche Einwilligung des Organspenders in die Entnahme (z. B. mit Organspenderausweis) oder die Zustimmung durch nächste Angehörige; 2. lebende Person, der Organe oder Gewebeteile zugunsten eines kranken Empfängers entnommen werden; als lebende Organspender kommen nur voll einwilligungsfähige volljährige Personen in Betracht, die nach Aufklärung in die Entnahme schriftlich eingewilligt haben und ohne erhebliche Eigengefährdung als Spender geeignet sind. Zulässigkeitsvoraussetzung für die Lebendspende ist weiterhin, dass die vorgesehene Organübertragung zur Lebenserhaltung oder Heilung, Eindämmung oder Linderung einer schwerwiegenden Krankheit geeignet ist, ein geeignetes Organ eines toten Spenders nicht zur Verfügung steht und der Eingriff durch einen Arzt vorgenommen wird. Kann sich das entnommene Organ nicht wieder bilden, muss es sich bei Spender und Empfänger um Verwandte 1. oder 2. Grades, Ehegatten, Verlobte oder einander in besonderer persönlicher Verbundenheit offenkundig nahestehende Personen handeln. Die Organentnahme darf erst durchgeführt werden, nachdem sich Spender und Empfänger zur Teilnahme an einer ärztlich empfohlenen Nachbetreuung bereit erklärt haben und eine nach Landesrecht zuständige Kommission zur Freiwilligkeit der Spende unter dem Aspekt des Organhandels Stellung genommen hat. Medizinische Gegenanzeigen zur Organspende sind Malignome (außer im Zentralnervensystem), Blutvergiftung (Sepsis) und HIV-Nachweis. Vgl. Transplantationsgesetz.

Orientierung (ICNP): (engl.) *orientation*; Fähigkeit, sich hinsichtlich Zeit (Jahr, Saison, Monat, Tag, genaue Zeit) und Ort (Land, Provinz, Stadt, Arbeitsplatz, Zuhause) zurechtzufinden; **Voraussetzung:** u. a. ungestörtes Bewusstsein*, Wahrnehmung*, Aufmerksamkeit*, Zeitsinn und Gedächtnis*; vgl. Orientierungsstörung. **Entwicklung (anthropologisch):** In der Menschheitsentwicklung entwickelte sich zunächst die räumliche Ausrichtung der Menschen nach Himmelsrichtungen. In christlichen Traditionen war es lange Brauch, beim Gebet nach Osten zu wenden („Ostung"), was bis heute im Islam praktiziert wird. Der Bau von Kirchen wurde so geplant, dass der Chor der Kirche am östlichen Ende lag; Tote wurden (und werden bis heute) mit dem Kopf nach Osten begraben. Im Laufe des Zivilisationsprozesses erweiterte sich die Begrifflichkeit. Heute bezieht sich Orientierung auf die Fähigkeit der Menschen, sich im Hinblick auf die Dimensionen Zeit und Raum zurechtfinden zu können. Damit ist Orientierung das Vermögen des Menschen, das eigene Sein innerhalb einer sich ständig verändernden Welt zu bestimmen. **Formen:** 1. **zeitliche** Orientierung: umfasst das Vermögen des Menschen, die Unordnung und Komplexität vergangener, gegenwärtiger und zukünftiger Ereignisse mit verschiedenen Zeitsymbolen (z. B. Uhren, Wecker, Kalender, Fahrpläne) aufzulösen, sinnvoll zu organisieren, vorwegzunehmen (zu antizipieren) und zu erinnern. 2. **räumliche** Orientierung: beinhaltet das Vermögen, sich durch Wahrnehmung, Lage bzw. Ortsveränderung durch Bewegung (Lokomotion) und Erinnerung bewusst und sinnvoll im Raum zu organisieren und zurechtzufinden. **Klinische Orientierungsprüfung:** Zeitliche und räumliche Orientierung bilden die Grundlage für 2 Unterformen der Orientierung: die Orientierung zur eigenen Person (autobiographische Orientierung) und zur Situation. Vgl. Orientierungshilfen.

Autor: Andreas Fischbach.

Orientierung, sexuelle: (engl.) *sexual orientation*; sexuelle Präferenz, Geschlechtsorientierung; Bezeichnung für die (mehr oder weniger eindeutige) Ausrichtung des sexuellen Interesses (Phantasien, Wünsche) auf bestimmte Sexualobjekte und deren Bevorzugung bei sexuellen Aktivitäten; es existieren 2 verschiedene **Begriffsverwendungen:** 1. i. e. S. eingeschränkt auf das Partnerwahlverhalten; nach dem Geschlecht beider Partner entweder als Heterosexualität*, Bisexualität* oder Homosexualität*; 2. i. w. S. auch (ergänzend zu 1.) verwendet für abweichende sexuelle Interessen, z. B. für die Bevorzugung von sexuellen Handlungen mit Kindern (Pädophilie), mit Tieren (Zoophilie) oder bestimmten Gegenständen oder Materialien (Fetischismus), für Transvestismus, Sadomasochismus oder andere Formen des abweichenden Sexualverhaltens*. Es ist davon auszugehen, dass zu allen Zeiten der Menschheitsgeschichte und in allen Kulturen das gesamte Spektrum zumindest der sexuellen Orientierungen i. e. S. (wenn auch in wechselnder Häufigkeit, unter wechselnden Benennungen und wechselnden Bewertungen) vorgekommen sein muss. Diese Annahme wird gestützt durch die Beobachtung gleichgeschlechtlicher Sexualität (unabhängig von der Verfügbarkeit gegengeschlechtlicher Partner) bei über 400 Tierarten (männliche Delphine, Störche, Eidechsen, weibliche Warzenschweine, Elephanten u. a.). **Entstehung:** Über die Entstehung der individuellen sexuellen Orientierung besteht weitgehend Unklarheit. Es lässt sich zwar eine familiäre Häufung beobachten, die eine genetische Bedingtheit nahelegen könnte, aber der Nachweis spezifischer Gene steht weiterhin aus. Zugleich herrschen kaum Zweifel an der Richtigkeit der (zuerst von der Psychoanalyse* vertretenen) Annahme einer grundsätzlichen Bisexualität des Kindes, die sich erst im Verlauf der psychosexuellen Entwicklung in eine individuelle Orientierung wandelt. Man vermutet heute, dass genetische und hormonale Grundvoraussetzungen unter prägenden Einflüssen und nachfolgenden Lernerfahrungen die sexuelle Orientierung schon im frühen Kindesalter festlegen und dabei überwiegend eine heterosexuelle Orientierung entsteht. Als gesichert kann gelten: **1.** Es besteht kein direkter Zusammenhang mit bestimmten familiären Konstellationen oder mit sexueller Verführung. **2.** Die zukünftige Orientierung drückt sich nicht selten schon im Rollenverhalten des Kindes aus. **3.** Die endgültige Orientierung wird im Verlauf der Pubertät festgelegt; **4.** sie ist dann subjektiv überzeugend und kaum veränderlich. Zugleich ergeben neuere Forschungen (insbesondere bei Frauen) die Möglichkeit von (auch mehrfachen) Wechseln der Orientierung im Verlauf der Biographie. Es besteht Einigkeit darüber, dass individuelle oder gesellschaftliche Nichtakzeptanz der sexuellen Orientierung zu schweren (unter Umständen therapiebedürftigen) psychischen Störungen führen kann, während eine therapeutische Beeinflussung der Orientierung selbst als unnötig und unmöglich betrachtet wird. Vgl. Sexualität.

Orientierungshilfen: (engl.) *orientation aids*; Hilfsmittel und Verhaltensweisen, die eine Unterstützung der Orientierung* bezüglich Raum, Zeit, Ich, Situationen, Personen und eigenem Körper für Patienten oder Bewohner mit Orientierungsstörungen* oder -verlust gewähren sollen (z. B. bei beginnender Demenz oder Umzug in eine ungewohnte Umgebung); Orientierungshilfen werden z. B. im Konzept des Realitäts*-Orientierungs-Tainings eingesetzt. Sie sollen einen Rückzug in die eigene Vergangenheit verhindern (Gegensatz: Validation*) und Gedächtnisleistung, Denk- und Kombinationsfähigkeit bei Menschen unterstützen, die einen Kontrollverlust befürchten und Hinweise zur Realität wünschen. **Beispiel: 1. räumlich:** Milieugestaltung* mit räumlich-struktureller Gestaltung mittels Farb- und Materialauswahl (z. B. Flurgestaltung: linke und rechte Seite mit kontrastierenden Wandfarben, haptisch angenehmer Bodenbelag, stark farbige Türen der Bewohnerzimmer, raumbestimmende Objekte), ausreichende (indirekte) Beleuchtung mit Vermeidung von Schatten (besonders auch nachts), Beschriftungen (Bad, eigenes Zimmer mit Namen), Symbole; **2. zeitlich:** große, gut lesbare Abreißkalender mit aktuellem Datum, Uhren, Tageszeitung, Schlafrituale, rhythmisch wiederkehrende Tages- und Wochenstruktur, jahreszeitliche Feste und Dekoration; **3. persönlich:** individuelle, gewohnte Kleidung und Frisur, vertraute Möbel, biographiebezogene Accessoires, Fotos, vertraute Wege in der Umgebung; **4. Situation:** namentliche Begrüßung, Verabschiedung, Benennen der Absichten und Tätigkeiten, Situation vereinfachen; **5. Personen:** Namensschilder; **Hinweis: 1.** Orientierungshilfen müssen z. B. dem Stadium der Demenz angepasst werden. **2.** In korrigierender Weise angewendet, machen sie dem Kranken die eigenen Defizite durch Konfrontation mit seinen Fehlleistung bewusst und können als Angriff auf die innere Realität sowie als Kritik und Bevormundung erlebt werden.

Orientierungsreaktion: (engl.) *orienting response*, *orienting reflex*; Fähigkeit des Organismus, auf Umwelteinwirkungen zu reagieren, z. B. durch Hinwendung zu einer Reizquelle wie u. a. akustisches Signal oder Licht; vgl. Orientierung.

Orientierungsstörung: (engl.) *impaired orientation*; Störung der Fähigkeit, sich im Hinblick auf Zeit, Ort, Situation und die eigene Person einzuordnen; Orientierungsstörungen und Desorientiertheit (fehlende Orientierung) betreffen zunächst v. a. die zeitliche, dann die situative und die örtliche Orientierung* und zuletzt die Orientierung zur eigenen Person (autopsychische Orientierung); **Vorkommen:** z. B. bei Bewusstseinsstörungen*, Gedächtnisstörungen (s. Gedächtnis), Psychose, Demenz (s. Verwirrtheit, chronische) oder Wahrnehmungsstörungen; **Hinweis:** Wiedererkennbare Orientierungshilfen* sind z. B. visuelle Leitsysteme, Hilfestellungen beim Wiederfinden oder Wiedererkennen von Gegenständen oder Zusammenhängen durch Pflegepersonen. Vgl. Validation.

Oropharyngealtubus: s. Pharyngealtubus.

Orthese: (engl.) *orthosis, orthesis, brace*; industriell oder durch Orthopädietechniker nach Maß angefertigtes, angepasstes oder konfektioniertes orthopädisches Hilfsmittel, das zur Funktionsverbesserung funktionsgestörter Körperteile eingesetzt wird; **Anwendung: 1.** zur Entlastung durch Krafteinleitung von Kräften auf unempfindlichere Körperstrukturen durch entsprechende Formgebung der Orthese; z. B. Einlagen, Stützapparate bei degenerativen Erkrankungen und verschiedene Arten von orthopädischen Korsetts (Rumpforthesen; s. Abb. 1) für Schmerzpatienten oder Patienten mit instabilen Wirbelsäulen (passive Rumpforthesen) oder bei Skoliose, Kyphose, Scheuermann-Krankheit oder Hyperlordo-

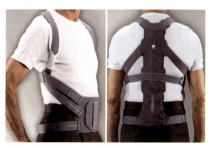

Orthese Abb. 1: klassische Rückenorthese [99]

se (aktive Rumpforthesen); **2.** zur Führung und Stabilisierung durch externe Gelenke und Fixierung der benachbarten Extremitätenabschnitte; **3.** zum Ausgleich bei erheblicher Beinlängendifferenz; **4.** zur Korrektur von Deformitäten, i. d. R. nach dem 3-Punkte-Prinzip (2 Hauptansatzpunkte und ein entgegengesetzt wirkender Druckpunkt); **5.** zur Immobilisation (z. B. Halskrause) oder Mobilisation von Gliedmaßen (s. Abb. 2) oder Rumpf. Orthesen werden vermehrt in der Extremitätentraumatologie eingesetzt. **Formen: 1.** funktionelle Orthese mit Gelenken; **2.** starre Orthese ohne Gelenke. Statisch wirksame Orthesen werden zunehmend durch dynamische Funktionssysteme ersetzt. **Material:** Statt Metallschienen und Lederhülsen werden heute zunehmend thermoplastische Kunststoffe oder Verbundwerkstoffe verwendet. **Hinweis:** Zur korrekten Anlage der Orthese ist eine Schulung durch Orthopädiemechaniker zweckmäßig.

Orthopnoe (ICNP): (engl.) *orthopnea*; erschwerte Atemtätigkeit (Dyspnoe*) mit Einnahme einer aufrechten Oberkörperhaltung, um eine maximale Effektivität der (i. R. der Dyspnoe eingesetzten) Atemhilfsmuskeln* zu erreichen; vgl. Atmungstypen.

Ortsfixierung: s. Bettlägerigkeit.

Osmolarität: (engl.) *osmolarity*; molare Menge von gelösten, osmotisch wirksamen Teilchen pro Liter Lösung (osmol/l); **1.** bei **nichtdissoziierten Stoffen** (z. B. Glukose): Stoffmengenkonzentration (Stoffmenge eines gelösten Stoffes pro Volumen, Einheiten: mol/m^3 und mol/l); **2.** bei **dissoziierten Stoffen** (z. B. Salze wie Natriumchlorid, das gelöst zu dem Kation Na^+ und dem Anion Cl^- dissoziiert): Faktor aus Stoffmengenkonzentration und Anzahl der Ionen, in die ein Stoff dissoziiert; die Osmolarität des Blutplasmas (290–300 mosmol/l) wird v. a. von Natriumionen (Na^+), Chloridionen (Cl^-) und Bicarbonationen (HCO_3^-) bestimmt. Bei Stoffwechselentgleisung (z. B. diabetisches Koma, Anurie) wird die Osmolarität durch die hohe Konzentration von Glukose bzw. Harnstoff verändert. Reguliert werden Osmolarität und Isotonie* über Osmosensoren im Hypothalamus durch die Freisetzung von antidiuretischem Hormon (Abk. ADH) und über das Renin-Angiotensin-Aldosteron-System. Lösungen mit gleicher Osmolarität wie das Blutplasma werden als **isotone** (z. B. physiologische Kochsalzlösung*), mit höherer Osmolarität als **hypertone** und mit niedrigerer Osmolarität als **hypotone** Lösungen bezeichnet. Vgl. Elektrolythaushalt.

Osmose: (engl.) *osmosis*; Form der Diffusion*, bei der 2 gleichartige Lösungen mit unterschiedlicher Konzentration an gelösten Stoffen durch eine halbdurchlässige (semipermeable) Membran getrennt sind, die nur für das Lösungsmittel, nicht aber für den gelösten Stoff durchlässig ist, und sich das Lösungsmittel durch diese Membran zum Ort der höheren Konzentration des gelösten Stoffes bewegt; der höher konzentrierte Stoff wird dadurch so lange verdünnt, bis sich etwa gleich viele Lösungsmittelmoleküle auf beiden Seiten der Membran befinden und die Konzentrationsunterschiede ausgeglichen sind. **Funktion:** Osmose ist ein wichtiger Mechanismus zur Erhaltung des normalen Flüssigkeitsgleichgewichts im Körper und wird therapeutisch z. B. bei der Hämodialyse* genutzt. Vgl. Permeabilität.

Osteoporosemittel: (engl.) *antiosteoporosis agents*; Arzneimittel* zur Prophylaxe bzw. Therapie der Osteoporose; als Basismaßnahmen werden zur Prophylaxe körperliche Aktivität und calciumreiche Ernährung empfohlen. **Wirkstoff: 1.** Analgetika* zur Schmerztherapie; **2.** Calciumpräparate zur Sicherstellung der optimalen Calciumzufuhr als Prophylaxe und zur Therapie; **3.** Fluoride zur Stimulierung des Knochenwachstums; **4.** Calcitonin (Schilddrüsenhormon) beeinflusst den Calcium- und Phosphathaushalt und fördert die Bildung von Osteoblasten (Knochensubstanz aufbauende Zellen); **5.** Bisphosphonate (z. B. Alendronsäure, Etidronsäure) greifen in den Calciumstoffwechsel ein und verhindern v. a. die Calciumfreisetzung aus den Knochen; **6.** evtl. Vitamin D zur Prophylaxe; **7.** Östrogen/Gestagen-Präparate (wegen unerwünschter Arzneimittelwirkungen umstritten) oder selektive Östrogenrezeptor-Modulatoren (Abk. SERM) für Frauen in der Postmenopause. Vgl. Wechseljahre der Frau.

Otologika: (engl.) *otologic agents*; Arzneimittel* zur (lokalen) Therapie von Ohrenkrankheiten; **Anwendung:** z. B. bei Ekzemen, Entzündungen und Infektionen des Mittelohrs; **Wirkstoff:** Eingesetzt werden Lokalanästhetika*, Antibiotika* und Kortikoide*. **Hinweis: Zerumenolytika** sind Arzneimittel, die speziell zur Erweichung von Ohrenschmalz (Zerumen*) geeignet sind.

Ottawa-Charta: s. Gesundheitsförderung.

Outcome-Standard: s. Ergebnisstandard.

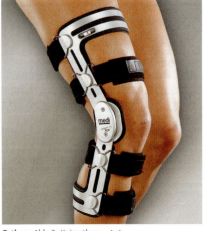

Orthese Abb. 2: Knieorthese [99]

P

Packung: (engl.) *pack*; kalte oder heiße Ganz- oder Dreiviertelwickel (Arme und Schultern bleiben frei) aus Tüchern, ggf. mit Peloiden* oder anderen Substanzen (z. B. Quark, Kartoffeln, Heublumen, s. Wickel); i. R. des therapeutischen Konzepts ergänzende Maßnahme der Hydrotherapie* und Thermotherapie; Temperatur bei kalter Packung 12–18 °C, bei heißer Packung 40–50 °C; **Anwendung:** z. B. bei Erkrankungen des rheumatischen Formenkreises, Gicht, Stoffwechselstörungen, chronischem Atemwegskatarrh, klimakterischen Beschwerden, Ekzemen; **Wirkung:** Erwärmung, Schmerzlinderung, bei warmer Packung auch Förderung der Resorption (z. B. Aufnahme von Arzneimittelwirkstoffen aus Salben) und Muskelentspannung; **Gegenanzeigen:** Herz-Kreislaufprobleme, Angstzustände, Durchblutungsstörungen; **Sonderform:** 1. **trockene Schwitzpackung;** Durchführung: Auf dem Bett eine Wolldecke ausbreiten, darauf ein Bettlaken (beides vorwärmen und abdecken, damit die Wärme nicht entweichen kann); den Patienten nach einem absteigenden Vollbad (s. Bad) leicht abtrocknen und in die vorgewärmten Tücher einhüllen. Ein Haut-auf-Haut-Liegen (z. B. in Achselhöhlen- und Leistenregion) unbedingt vermeiden. Schweißbildung mit Lindenblütentee und je einer Wärmflasche an den Körperseiten und den Füßen fördern. Dauer: 1–2 Stunden. 2. **feuchte Schwitzpackung;** Durchführung: wie trockene Schwitzpackung, jedoch ohne Bad; stattdessen wird der Patient in ein zweites Bettlaken, das zuvor mit heißem Wasser (ca. 50 °C) angefeuchtet und gut ausgewrungen wurde, eingewickelt. Dauer: 30–60 Minuten. Hinweis: bei trockener und feuchter Schwitzpackung Auspacken, Abtrocknen und Ankleiden in 2 Schritten (zunächst Arme und Oberkörper, dann Unterkörper und Beine), um ein plötzliches Abkühlen und ggf. dadurch bedingte Kreislaufprobleme zu vermeiden. Anwendung: als fiebersenkende Maßnahme bei Erkältungskrankheiten; Gegenanzeigen: Kreislaufschwäche, Durchblutungsstörungen.

Packungsbeilage: (engl.) *package insert*; syn. Beipackzettel; gesetzlich vorgeschriebene Gebrauchsinformation für Fertigarzneimittel (§ 11 Arzneimittelgesetz*); schriftlich vermerkt sind Informationen zur Bezeichnung, zum Wirkstoff und zu den Hilfsstoffen, zur Dosis und Verabreichungsform des Arzneimittels, die empfohlene Einnahmedauer, unerwünschte Arzneimittelwirkungen, Wechselwirkungen sowie Gegenanzeigen. Die Packungsbeilage sollte von den Patienten selbst bzw. im stationären Bereich bei bisher nicht verteilten Arzneimitteln von den Pflegenden gelesen werden. **Hinweis:** Bei Patienten mit mehrfacher medikamentöser Therapie auch vonseiten der Pflegenden auf mögliche Wechselwirkungen* der Substanzen achten. Vgl. Krankenbeobachtung.

PADAM: Abk. für **p**artielle **A**ndrogen**d**efizienz des **a**lternden **M**annes, s. Wechseljahre des Mannes.

Pädagogik: (engl.) *pedagogics*; Erziehungswissenschaft; Denkrichtungen (Theorie) und Maßnahmen (Praxis), die Menschen zum Ausüben bestimmter Verhaltensweisen oder zum Erwerb bestimmter Bildungsinhalte beeinflussen; in der Pflege sind pädagogische Kompetenzen ein Teilgebiet der beruflichen Tätigkeit bei Beratung* und Gesundheitsförderung*. Vgl. Pflegepädagogik, Heilpädagogik, Medizinpädagogik, Curriculum.

Pain Nurse: Gesundheits- und Krankenpfleger/-in mit erweiterten Fachkenntnissen im Bereich des Schmerzmanagements (s. Schmerztherapie); **Aufgabe:** 1. Entwicklung und Implementierung von Konzepten zur Pflege von Schmerzpatienten; 2. Information und Beratung von Betroffenen und Angehörigen; 3. Überwachung spezieller Schmerztherapien (z. B. als Mitarbeiterin in einem Akutschmerzdienst oder einer Schmerzambulanz). **Ausbildung:** 1. Das „Centrum für Kommunikation, Information und Bildung" am Klinikum Nürnberg bietet einen Fernlehrgang „Pain Nurse – Schmerzmanagement in der Pflege" an, der 10 Wochen dauert (berufsbegleitende Bearbeitung von Lehrbriefen in einer 9-wöchigen Studienphase und 2 abschließende Präsenztage in Nürnberg). 2. Die Deutsche Gesellschaft zum Studium des Schmerzes (Abk. DGSS) bietet 3-tägige Weiterbildungskurse zur algesiologischen Fachassistenz an. Beide Lehrgänge sind nicht staatlich anerkannt.

palliativ: (engl.) *palliative*; Beschwerden einer Krankheit lindernd, schmerzlindernd.

Palliativpflege: (engl.) *palliative care*; aktive, ganzheitliche Unterstützung und Betreuung eines

Palliativstation

Menschen mit einer weit fortgeschrittenen Erkrankung, die nicht geheilt werden kann; die WHO definiert Palliativversorgung als die aktive vollständige Pflege von Patienten, deren Krankheit nicht auf eine kurative Behandlung anspricht. **Aufgaben und Ziele:** Die Beherrschung von Schmerzen, anderen Krankheitsbeschwerden sowie psychologischen, sozialen und spirituellen Problemen besitzt in der Palliativpflege höchste Priorität. Ziel der Palliativpflege ist der Erhalt bestmöglicher Lebensqualität durch optimale Schmerztherapie* und Symptomkontrolle. Die Autonomie des Patienten soll respektiert, die Bedürfnisse von Angehörigen* sollen berücksichtigt werden. Der Sterbeprozess wird weder aktiv beschleunigt noch künstlich verzögert. **Voraussetzung:** offene, einfühlsame Kommunikation zwischen Patient, Angehörigen und Fachpersonal; **Durchführung:** In enger Zusammenarbeit mit Palliativmedizinern, Pflegenden, Sozialarbeitern, Geistlichen und den Angehörigen sowie mit dem Patienten wird ein therapeutisches Konzept erarbeitet, das die Linderung des Leidens in den Vordergrund stellt. Die Erfahrungen und Informationen des Patienten bilden die Grundlage der palliativen Versorgung. Dies bedingt jedoch, dass der Patient als Teammitglied über alle relevanten Informationen unterrichtet wird. **Ausbildung:** Ein erster Schritt in Richtung Aus- und Weiterbildung war die Publikation des Curriculums Palliative Care (M. Kern, M. Müller, M. Aurnhammer, 1996). Dieses Curriculum wurde im SGB V als Qualitätsanforderung für leitende Pflegekräfte im Hospiz* zugrunde gelegt. Es umfasst Themen der Tumorschmerztherapie und Symptomkontrolle sowie auch psychosoziale, spirituelle, kulturelle, ethische und organisatorische Aspekte der Pflege. Palliative Pflege wird examinierten Pflegepersonen in einer Zusatzausbildung von 160 Stunden vermittelt. Vgl. Hospizbewegung, Sterbebegleitung, Sterbehilfe.

Palliativstation: (engl.) *palliative care unit*; stationäre Behandlungs- und Pflegeeinrichtung für Palliativpflege* (z. B. Hospiz*).

palmar: (engl.) *palmar*; zur Hohlhand gehörend, die Hohlhand betreffend.

Pandemie: (engl.) *pandemia*; Ausbreitung einer Infektionskrankheit über Länder und Kontinente, z. B. Influenzapandemie; vgl. Epidemie, Endemie.

Panikattacke: s. Angstattacke.

Papel: (engl.) *papule*; über dem Hautniveau liegendes, bis erbsengroßes Knötchen; primäre Effloreszenz*; **Formen: 1.** epidermale Papel: Vermehrung der Epidermiszellen, z. B. Viruswarze; **2.** kutane Papel: Zellvermehrung in der Dermis, z. B. bei sekundärer Syphilis; **3.** epidermokutane Papel, z. B. Knötchenflechte (Lichen ruber). Eine herdförmige Anordnung von Papeln nennt man Plaque. Vgl. Haut.

Paradigma: (engl.) *paradigm*; syn. Modell, Muster, Matrix; Sammelbezeichnung für allgemeine theoretische Annahmen und Gesetze in einem bestimmten (Wissenschafts-)Bereich (Th. Kuhn, 1968), nach denen Erfahrungen verglichen und eingeordnet werden; das Paradigma spiegelt nach dieser Auffassung das jeweils vorherrschende Denkmuster einer Gruppe wider und wird von deren Mitgliedern nicht hinterfragt. Vorgänge in Wahrnehmungs- und Vorstellungserfahrungen der Gruppe lassen sich mit den Regeln des Modells* erklären. Häufen sich Beobachtungen, die sich mit Hilfe des geltenden Paradigmas nicht erklären lassen, so kommt es (oft mit erheblicher Verzögerung) zur Schaffung eines neuen Paradigmas, d. h. zu einem Paradigmenwechsel. **Hinweis:** Wird der Begriff, ohne die Hilfskonstruktion von Kuhn für damals noch nicht konkret beschreibbare Veränderungen in der Wissenschaft eingeführt wurde, ohne ein nachvollziehbares Bezugssystem benutzt, ist er inhaltsleer (Th. Kuhn, 1977). Vgl. Metaparadigma.

Paradoxie: (engl.) *paradoxy*; Widersprüchlichkeit; sich gegenseitig ausschließende „Wahrheiten", nicht miteinander zu vereinbarende Gegebenheiten; z. B. machen im Gesundheitswesen sich gegenseitig ausschließende Interessen trotzdem das Gesamtsystem aus. **Beispiel:** Das Interesse der Pharmakonzerne liegt vordergründig u. a. in der Maximierung ihrer Umsätze und Entwicklung neuer pharmazeutischer Produkte, womit erhebliche Kosten für das Gesundheitssystem verursacht werden. Das Interesse der Versicherten liegt in einem Optimum an Behandlungsqualität und verfügbaren Leistungen (möglichst in häuslicher Umgebung), was ebenfalls erhebliche Kosten verursacht. Die Interessen der Pflegekräfte und Mediziner liegen in der humanen Versorgung der Patienten bzw. Bewohner von Pflegeeinrichtungen, außerdem in der Sicherung der Arbeitsplätze. Ein weiterer Aspekt ist das wissenschaftliche Interesse unabhängig von der direkten Verwertbarkeit in der Krankenversorgung. Das Interesse der Krankenversicherungen und Verwaltungen wiederum liegt im Einsparen finanzieller Ressourcen zur Sicherung des Gesamtsystems, allerdings ohne Detailkenntnisse über medizinische oder pflegerische Notwendigkeiten. Alle Beteiligten berücksichtigen daher nur Teilaspekte und betonen ihre Interessen. Daraus entsteht eine von den Beteiligten selbst nicht wahrgenommene paradoxe Eigenschaft des Gesundheitssystems, die relativ Außenstehende wie z. B. Steuerzahler, gesunde Versicherte sowie Juristen zur Kenntnis nehmen und bewerten. Das Vereinbaren solcher Widersprüche (Integrieren) zu einem **Entwicklungsschritt** gilt als Lernstufe in der persönlichen Entwicklung, z. B. in der moralischen Entwicklung. L. Kohlberg (1968) benutzte ein Fallbeispiel, das die Notwendigkeit eines Arzneimittels zum Überleben dem Recht auf Eigentum des Apothekers gegenüberstellte. Die Frage, ob ein Mensch das Arzneimittel stehlen darf, wenn er damit das Leben seiner Frau rettet, wurde als sog. ethisches Dilemma* (eine Paradoxie) den Befragten präsentiert. Je nach Abgewogenheit ihrer Überlegungen wurde der Stand ihrer moralischen Reife bewertet. Vgl. Ethik.

Paralyse (ICNP): (engl.) *paralysis*; vollständige Lähmung*; Ausfall der motorischen und/oder sensiblen Funktion eines Nervs mit dem Verlust der Fähigkeit, den Körper oder ein Körperteil zu bewegen sowie Darm- und Harnblasenfunktion zu steuern; **Ursachen:** 1. Verletzung bzw. Erkrankung des Zentralnervensystems oder peripherer Nerven; 2. Vergiftung*. Vgl. Parese.

Paraphrasieren: (engl.) *paraphrasing*; mit eigenen Worten mündlich oder schriftlich den Inhalt sprachlicher Informationen wiedergeben; wird beim aktiven Zuhören* angewendet, um zu klären, ob das, was der Zuhörer verstanden hat, auch das ist, was der Sprecher ausdrücken wollte. Vgl. Gesprächsführung.

Parasiten (ICNP): (engl.) *parasites*; **1.** (mikrobiologisch) Lebewesen, die ganz (obligate Parasiten) oder teilweise (fakultative Parasiten), ständig (stationäre Parasiten) oder zeitweise (temporäre Parasiten) auf Kosten einer anderen Organismenspecies leben (Ektoparasiten auf der Oberfläche, Endoparasiten in tieferen Körperhöhlen, im Gewebe und Blut); für Menschen wichtige Parasiten: **a)** i. e. S. tierische Parasiten (Zooparasiten): Urtierchen (Protozoen), Würmer (Helminthes) und Gliederfüßer (Arthropoden); **b)** i. w. S. auch Bakterien, Viren, Pilze (s. Mikroorganismen; **2.** (embryologisch) Teile einer asymmetrischen Doppelfehlbildung bzw. Mehrfachbildung; der ungleich entwickelte, allein nicht lebensfähige Parasit hängt dem nahezu normal entwickelten Teil (Autosit) insbesondere an Gesicht, Brustkorb (Thorax) oder Unterleib (Abdomen) an.

Parasomnie: s. Schlafstörung.

Parasympatholytika: (engl.) *parasympatholytics*; syn. Muscarin(rezeptor)antagonisten, m-Cholinozeptorenblocker, Vagolytika; Substanzen, die die Erregungsübertragung an den parasympathischen Nervenendigungen hemmen, indem sie die Wirkung des Neurotransmitters* Acetylcholin kompetitiv aufheben; ausgehend von den Alkaloiden Atropin und Scopolamin wurden eine Reihe von synthetischen Parasympatholytika mit spezifischen Indikationen entwickelt, z. B. Tropicamid (Augenheilkunde), Butylscopolamin (Spasmolyse), Pirenzepin (Ulkustherapie). **Anwendung:** als Mydriatika (pupillenerweiternde Mittel), Bronchospasmolytika, bei Parkinson-Syndrom, Reisekrankheit, zur Prämedikation bei Narkosen, bei bradykarden Herzrhythmusstörungen, Spasmen des Magen-Darm-Trakts sowie der Gallen- und Harnwege, als Antidot*; **Gegenanzeigen:** u. a. Form des grünen Stars (Engwinkelglaukom), Blasenentleerungsstörungen; **Nebenwirkungen:** u. a. Miktions- und Akkommodationsstörungen, intraokularer Druckanstieg (v. a. bei engem Kammerwinkel), Mundtrockenheit, verminderte Schweißsekretion, erhöhte Herzfrequenz (Tachykardie), zentralnervöse Störungen. Vgl. Anticholinergika, Spasmolytika.

Parasympathomimetika: (engl.) *parasympathomimetics*; syn. Cholinergika; Substanzen, die die Wirkung des Parasympathikus (Teil des vegetativen Nervensystems) nachahmen; **Einteilung: 1. direkt wirkende** Parasympathomimetika: reagieren ähnlich wie Acetylcholin mit Muscarinrezeptoren; z. B. Carbachol, Pilocarpin (Muscarinrezeptoragonisten); **2. indirekt wirkende** Parasympathomimetika: wirken als Cholinesterasehemmer; das körpereigene Acetylcholin reichert sich dadurch am Rezeptor* an; z. B. Neostigmin, Physostigmin, Pyridostigmin; **Anwendung:** u. a. zur Behandlung von grünem Star (Glaukom), Darmverschluss (paralytischer Ileus*), Goldflam-Krankheit (Myasthenia gravis pseudoparalytica); **Gegenanzeigen:** u. a. Asthma bronchiale, Überfunktion der Schilddrüse (Hyperthyreose), Parkinson-Syndrom; **Nebenwirkungen:** erniedrigte Herzfrequenz (Bradykardie), Blutdruckabfall, Broncho- und Muskelspasmen, Diarrhö, erhöhter Speichelfluss, Sehstörungen; bei indirekt wirkenden Parasympathomimetika blitzartige Kontraktion von Muskelbündeln (Muskelfaszikulationen), Lähmungen. Vgl. Sympathomimetika.

parenteral: (engl.) *parenteral*; unter Umgehung des Magen-Darm-Trakts, d. h. durch subkutane, intramuskuläre oder intravenöse Injektion* oder Infusion*; z. B. parenterale Ernährung.

Parese (ICNP): (engl.) *paresis*; unvollständige Lähmung*; unvollständiger Verlust der Fähigkeit, Körperteile wie Mund, Kehle oder Augenlid zu bewegen, z. B. bei Gesichtslähmung (Fazialislähmung*); vgl. Paralyse.

parietal: (engl.) *parietal*; **1.** seitlich, wandständig; z. B. Parietalthromben (wandständige Thromben in Herz und Aorta); **2.** zum Scheitelbein (Os parietale) gehörig.

Parodontitis: (engl.) *parodontitis*; bakteriell bedingte, schmerzhafte Entzündung des Zahnhalteapparates (Parodontium), die mit röntgenologisch nachweisbarem Knochenabbau verbunden ist; **Formen: 1.** apikale Parodontitis (von der Wurzelspitze ausgehend); **2.** marginale Parodontitis (vom Zahnfleischsaum ausgehend); die Hauptrolle bei der Gewebezerstörung spielt das Immunsystem. Bei der Beseitigung von Bakterien kommt es durch die Immunantwort auch zu einer Zerstörung von Eigengewebe. **Prophylaxe:** Zahnpflege*, Mundpflege*, zahnärztliche Prophylaxe. Vgl. Gingivitis.

Parodontose: (engl.) *periodontosis*; nichtentzündlicher Schwund des Zahnhalteapparates (Parodontium); der 1921 von O. Weski eingeführte Begriff war ursprünglich Sammelbegriff für sämtliche entzündlichen und nichtentzündlichen Erkrankungen des Zahnbettes. **Hinweis:** Der Begriff Parodontose ist heute kaum mehr gebräuchlich. Der entzündliche Schwund des Zahnhalteapparats wird als Parodontitis* bezeichnet.

Parotitisprophylaxe: (engl.) *parotitis prophylaxis*; pflegerische Maßnahmen zur Verhütung einer Ohrspeicheldrüsenentzündung (Parotitis acuta); erhöhtes Risiko z. B. bei Nahrungskarenz, Sondenernährung*, schwerer Allgemeinerkrankung (z. B. Diabetes mellitus), vermindertem Speichelfluss als Nebenwirkung bestimmter Medikamente (Atropin, Psychopharmaka, Diuretika u. a.), bei überwiegender Mundatmung, Austrocknung (Dehydratation). **Ziel: 1.** Erkennen gefährdeter Personen; **2.** Anregung der Kautätigkeit und des Speichelflusses; **3.** Infektionsprophylaxe; **4.** Förderung bzw. Erhaltung des Wohlbefindens; **5.** Erhalt einer intakten Mundflora, einer belagfreien Zunge sowie geschmeidiger Lippen; **6.** Sicherung einer beschwerdefreien Nahrungsaufnahme; **Maßnahme: 1.** allgemeine Mundpflege*; **2.** erhöhte Flüssigkeitszufuhr; **3.** spezielle Mundpflege wie Parotismassage, Anregung der Kautätigkeit (und damit des Speichelflusses) durch Anbieten von Kaugummis, Trockenfrüchten, Fruchtgummi, Brotrinde, Zitronenstäbchen; Mundspülung* mit Mineralwasser oder Tee. **Hinweis:** Diese Form der Prophylaxe dient auch der Vorbeugung von Speichelsteinleiden*.

Partialdruck: (engl.) *partial pressure*; Teildruck eines Gases als Anteil am Gesamtdruck eines Gasgemischs, der dem Volumenanteil des Gases am Gesamtvolumen des Gasgemischs entspricht; Formelzeichen für Druck: p, Einheit Pascal (Einheitenzeichen Pa, 1000 Pa sind 1 Kilopascal, kPa) oder Millimeter Quecksilbersäule (Einheitenzeichen mmHg); medizinisch wichtige Partialdrücke: **1. Sauerstoffpartialdruck** im Organismus (Symbol pO_2); Referenzwerte: in den Alveolen etwa 13,3 kPa (100 mmHg), im Blut (physikalisch gelöster Sauerstoff) arteriell 12,6 kPa (95 mmHg), venös 5,3 kPa (40 mmHg). Die Löslichkeit von Gasen in Flüssigkeiten ist dem Druck des Gases über der Lösung direkt proportional. Deshalb kann der Sauerstoffpartialdruck im Blut durch die Erhöhung der Sauerstoffkonzentration in der Einatmungsluft erhöht werden. **2. Kohlendioxidpartialdruck** (Symbol pCO_2); der pCO_2 der Körperflüssigkeiten nimmt kontinuierlich ab vom Ort der CO_2-Produktion in den Mitochondrien (Zellorganellen in Körperzellen) über das venöse Mischblut (6 kPa, 45 mmHg) bis zu den Alveolen (P_ACO_2 5,3 kPa, 40 mmHg). Der Kohlendioxidpartialdruck in den Alveolen (P_ACO_2) entspricht bei normaler Lungenfunktion dem arteriellen pCO_2 (P_aCO_2). Vgl. Blutgasanalyse.

Paste: (engl.) *paste*; halbfeste Arzneizubereitung zur lokalen Anwendung mit einem hohen Anteil unlöslicher Pulver (bis 50 %), die in einem zähflüssigen oder salbenartigen Trägerstoff (z. B. Glycerol, Vaseline) homogen verteilt sind (Suspension*); z. B. Pasta Zinci (Paste mit Zinkoxid) mit kühlender, schmerzlindernder und die Wundheilung fördernder Wirkung. Vgl. Lotion, Salbe, Creme.

Pastoral: s. Seelsorge.

Patch-Test: syn. Atopie*-Patch-Test.

pathognomonisch: (engl.) *pathognomonic*; für eine Krankheit kennzeichnend.

Patient: (engl.) *patient*; allgemeine Bezeichnung für einen Kranken, einen an einer Erkrankung oder an Krankheitssymptomen Leidenden in ärztlicher Behandlung oder fälschlich für Bewohner eines Alten- und Pflegeheims; der Begriff wird auch für einen Gesunden verwendet, der Einrichtungen des Gesundheitswesens zu diagnostischen oder therapeutischen Zwecken in Anspruch nimmt. Ursprünglich bedeutet Patient „der Geduldige". Der Begriff des Patienten wird aufgrund dieser Bedeutung von vielen Pflegewissenschaftlern und Unternehmensberatern abgelehnt. Es wird versucht, den Begriff durch alternative Konstruktionen zu ersetzen. Bislang hat sich jedoch kein anderer Begriff durchgesetzt. Von Patientenseite selbst (z. B. Patientenverbänden) wird öffentlich dazu kein Bedarf geäußert. Begriffe, die von der abhängigen Situation auf eine autonomere Sicht verweisen, sind z. B. Klient* oder der eher aus dem versorgungstechnischen Bereich stammende Begriff des Pflegeempfängers. Im Bereich des Pflegemanagements ist aus ökonomischer Sichtweise (Empfänger eines Produktes im Krankenhaus oder Altenheim) auch die Bezeichnung des Kunden* gebräuchlich. **Hinweis:** Jede Bezeichnung hat im jeweiligen Kontext ihre Berechtigung. Leidende und sterbende Menschen als Kunden zu bezeichnen, stößt allerdings häufig auf Widerstand, da die ökonomische Bedeutung des Wortes in dieser Lebensphase dem Menschen in seiner Ganzheit nicht angemessen betrachtet wird. Die Bezeichnung Patient wird dann abgelehnt, wenn die Unabhängigkeit und Entscheidungsfreiheit des Menschen in den Mittelpunkt gerückt werden sollen.

Patientenakte: (engl.) *patient file, medical record*; Dokument, in dem der behandelnde Arzt und andere therapeutisch tätige Personen bei einem Patientenbesuch Angaben zur Symptomatik, zum klinischen Befund und zur Therapie verzeichnen; im Krankenhaus werden auch stationäre Aufenthalte und ambulante Besuche eines Patienten sowie alle therapeutischen und diagnostischen Maßnahmen, Befunde, Einwilligungserklärungen und die Pflegedokumentation* in der Patientenakte festgehalten. Patientenakten können als Papierakten rein textuell oder als elektronische Akten geführt werden. Elektronische Patientenakten* sind jedoch (noch) nicht fälschungssicher. Im Streitfall haben bei EDV-gestützter Dokumentation nur digital signierte Dokumente Beweiskraft. **Hinweis:** Der Patient besitzt das Recht auf Einsicht in seine Patientenakte und kann Kopien anfertigen lassen. Vgl. Aufbewahrungsfrist, Krankenhausinformationssystem.

Patientenakte, elektronische: (engl.) *electronic patient record*; Abk. EPA; sog. E-Patientenakte; Zusammenführung aller medizinischen Daten eines Patienten, auch über einzelne Abteilungen oder

Versorgungseinrichtungen und den einzelnen Behandlungsfall hinaus; i. w. S. lassen sich einer elektronischen Patientenakte 5 verschiedene Integrationsstufen zuordnen: **1.** Computer-unterstützte papiergebundene Dokumentation (engl. automated medical record); **2.** Digitalisierung von papiergebundenen Krankenakten (engl. computerized medical record); **3.** institutionsinterne digitale Krankenakte mit Datenmanagement (engl. electronic medical record); **4.** sektorenübergreifende elektronische Patientenakte; **5.** elektronische Gesundheitsakte*. Als in datenschutzrechtlicher Hinsicht weniger komplexe Form der elektronischen Patientenakte wird derzeit die **elektronische Fallakte** (Abk. EFA, engl. electronic file record) diskutiert. Vgl. Patientenakte, Gesundheitskarte, elektronische.

Patientenanleitung: Vermittlung neuer Fertigkeiten an einen Patienten, z. B. Umgang mit Hilfsmitteln, Handhabung eines Insulinpens, Verhalten bei Atemnot*, An- und Abschließen bei der Heimdialyse*; **Ziel:** Stärkung der Selbstpflegefähigkeit* des Patienten. Vgl. Anleitung, Beratung.

Patientenanwaltschaft: s. Patientenverfügung.

Patientenaufrichter: (engl.) *trapeze bar*; **1.** umgangssprachlich Bettbügel; am Kopfteil des Patientenbettes befestigte abgeknickte Metallstange mit herabhängendem dreieckigem Haltegriff, mit dessen Hilfe ein Patient sich im Bett aufrichten oder bei Pflegemaßnahmen festhalten kann; zur Unterstützung des Aufrichtens ist eine am Fußende des Bettes angebrachte Strickleiter hilfreich

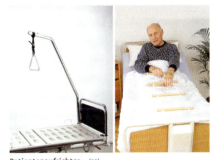

Patientenaufrichter [89]

(s. Abb.); **Hinweis: a)** Besonders für die häusliche Pflege werden auch freistehende Patientenlifter mit stabilem Fuß eingesetzt. **b)** Vorsicht bei Bandscheibenschäden; **c)** Bei Patienten mit Schlaganfall (Apoplex) muss der Bettbügel entfernt werden, da eine Benutzung die Ausbildung einer Spastik fördert und die betroffene Seite vernachlässigt. Vgl. Bobath-Lagerung. **2.** s. Patientenlifter.

Patientenbesprechung: 1. regelmäßige Konferenz von Mitarbeitern aus (sozial-)pflegerischen, medizinischen oder therapeutischen Berufsgruppen (auch interdisziplinär) mit dem Ziel des Informationsaustauschs und der Entwicklung eines Pflege- und Behandlungskonzepts für einzelne Patienten; vgl. Fallbesprechung; **2.** von Patienten durchgeführte Besprechung, z. B. in psychiatrischen Einrichtungen zur Planung des Wochenprogramms, Verteilung unterschiedlicher Aufgaben wie z. B. der Essensbestellung, Vorbereitung der Stationsbesprechung.

Patienteneigentum: (engl.) *patient property*; sämtliche (Wert-)Gegenstände eines Patienten; z. B. Kleidung (Morgenmantel und Hausschuhe) sowie Hilfsgeräte wie herausnehmbarer Zahnersatz*, Brillen oder Hörgeräte. Die Aufbewahrung von Patienteneigentum sowie die Sorge um Verlorengegangenes gehören u. a. zu den Verwaltungsaufgaben des Pflegepersonals. Vgl. Schmuck.

Patientenklassifikationssystem: (engl.) *patient classification system*; gesundheitsökonomisches und sozialmedizinisches Steuerungsinstrument der Eingruppierung von Patienten in bestimmte Fallgruppen und Klassen zur Feststellung des Leistungsbedarfs, zur Interventionsplanung, zur Qualitätssicherung, Statistik und Planung sowie zur Erhebung der Erwerbsprognose; werden Patientenklassifikationssysteme zur Finanzierung eingesetzt, wird das Ziel der Vergleichbarkeit von Leistungen, Transparenz und Vereinheitlichung durch Pauschalierung (z. B. bei DRG*) verfolgt.

Patientenlifter: (engl.) *patient lift*; syn. Liftersystem; österreichisch Patientenheber; fahrbare, motorbetriebene Umsetzhilfe als Hilfsmittel zum Anheben, Umlagern oder Umsetzen (Transfer) immobiler Patienten; der in einem Gurtsystem befestigte Patient kann an einem Hebearm gehoben und z. B. in einen Stuhl, auf die Toilette oder in die Badewanne umgesetzt werden. Bei einigen Modellen ist auch das Anheben vom Boden möglich. **Hinweis:** Patientenlifter unterliegen als aktives (elektrisch betriebenes) Medizinprodukt der Medizinprodukte-Betreiberverordnung (s. Medizinprodukterecht) und dürfen dementsprechend nur zweckbestimmt von Personen mit erforderlicher Ausbildung, Kenntnis und Erfahrung bedient werden. Zuvor muss eine vom Hersteller beauftragte Person (Medizinprodukteberater) eine Funktionsprüfung am Betriebsort und Einweisung der nutzenden Person in die sachgerechte Handhabung vornehmen. Funktionalität und Verkehrssicherheit werden in einem Konformitätsbewertungsverfahren geprüft. Der Patientenlifter muss in regelmäßigen Zeitintervallen gewartet werden.

Patientenorientierung: s. Pflege, patientenorientierte.

Patientenrechte: (engl.) *patient rights*; Rechte des Patienten gegenüber Ärzten u. a. mit der medizinischen Versorgung der Bevölkerung betrauten Personen; nach einem Entwurf der von der Bundesärztekammer verfassten „Charta der Patientenrechte" (1999) sollen folgende **Grundrechte** des Patienten gelten: **1.** Recht auf medizinische Versorgung (Diskriminierungsverbot); **2.** Recht auf

Patientenschulung

Qualität (Beachtung der Regeln der ärztlichen Kunst); **3.** Recht auf Autonomie* (Bestimmungsrecht über Art und Umfang der medizinischen Versorgung); **4.** Recht auf Vorausverfügung (Vorsorgevollmacht*); **5.** Recht auf Aufklärung und Beratung*; **6.** Recht auf Vertraulichkeit; **7.** Recht auf freie Arztwahl; **8.** Recht auf Dokumentation; **9.** Recht auf Einsichtnahme; **10.** Recht auf Schadenersatz.

Patientenschulung: (engl.) *patient education*; Patientenedukation; unscharf verwendete Bezeichnung für ein strukturiertes pädagogisches Lernprogramm für Patienten (und ggf. Bezugspersonen) mit Information, Beratung* und Training hinsichtlich des Umgangs mit ihrer Erkrankung auf der Basis eines theoriegeleiteten Konzepts oder Curriculums*; Patientenschulung findet in Gruppen statt, kombiniert theoretische und praktische Lerninhalte und ist ergebnisorientiert. Sie wird von Fachleuten aus unterschiedlichen Berufen des Gesundheitswesens (Pflegende, Ärzte, Ernährungsberater, Physiotherapeuten, Psychologen) oder Mitgliedern von Selbsthilfegruppen durchgeführt. Zielgruppen sind v. a. Patienten mit chronischen Erkrankungen* (z. B. Asthmaschulung) und Patienten in der Rehabilitation. **Ziel: 1.** Den Patienten in die Lage versetzen, sich langfristig gesundheitsfördernd zu verhalten und durch Wissensvermittlung zum Manager seiner Erkrankung (Selbstmanagementkompetenz) zu machen. **2.** Praktische Fertigkeiten vermitteln, Selbstverantwortlichkeit und Selbstvertrauen stärken, Abhängigkeit mindern und Coping-Strategien fördern (s. Coping). **3.** Patientenschulungen sollen in einem planmäßigen Lehr- und Lernprozess unter Berücksichtigung der individuellen Lernsituation sowie pädagogischer und didaktischer Prinzipien erfolgen, z. B. Lernbedarf und Erwartung erheben, Motivation fördern, Vermittlung des Vertrauens in die Selbstwirksamkeit (s. Selbstwirksamkeitstheorie), patientengerechte Aufarbeitung des Themas, geeignete Methodenauswahl, Evaluation*, praktische Übungen. **Recht: 1.** Das Krankenpflegegesetz verwendet den Begriff Patientenschulung nicht, stellt aber fest, dass „Beratung, Anleitung und Unterstützung von zu pflegenden Menschen und ihrer Bezugspersonen in der individuellen Auseinandersetzung mit Gesundheit und Krankheit" eigenverantwortlich auszuführende pflegerische Aufgaben sind, und markiert den herausgehobenen Stellenwert, indem dem Aufgabenfeld „Beratung, Anleitung, Unterstützung" ein eigener Themenbereich gewidmet ist. **2.** Die in § 37 SGB XI vorgesehene Pflegeberatung (s. Pflegeberatungsgespräch) von pflegenden Angehörigen in der häuslichen Pflege schließt im Kern Unterstützungs- und Schulungskonzepte ein. **3.** § 43 SGB V (ergänzende Leistungen zur Rehabilitation) bestimmt, dass Patientenschulungen durch die Krankenkassen gefördert werden können. **Hinweis:** Auch nach der Teilnahme an einer Patientenschulung kann noch Anleitungsbedarf bestehen.

Patiententestament: s. Patientenverfügung.
Patientenüberwachung: s. Überwachung.
Patientenverfügung: (engl.) *living will*; syn. Vorsorgeverfügung für medizinische Angelegenheiten; veraltet Patiententestament; schriftliche Erklärung des Patienten als Möglichkeit der Vorsorge für ein selbstbestimmtes Leben nach Unfall oder bei schwerer Krankheit; in der Patientenverfügung wird schriftlich fixiert, welche Behandlungen bei schwerwiegenden oder voraussehbaren Erkrankungen und in lebensbedrohlicher oder todesnaher Situation gewünscht oder zu unterlassen sind. Diese Willens- und Wertentscheidung ist Ausdruck des verfassungsmäßig garantierten persönlichen Selbstbestimmungsrechts* auch für die Situationen, in denen der Mensch selbst nicht mehr kompetent urteils-, entscheidungs- oder äußerungsfähig ist, wie z. B. bei lang andauerndem Koma oder Alzheimer-Krankheit im fortgeschrittenen Stadium. Die Therapiefreiheit des Arztes wird durch das Einwilligungsrecht (s. Einwilligung) bzw. das Verweigerungsrecht des Patienten beschränkt.

Formale Kriterien

Die Patientenverfügung sollte schriftlich abgefasst sein, den Namen, Vornamen, das Geburtsdatum und evtl. den Wohnort des Verfassers enthalten und persönlich unter Angabe von Ort und Datum unterschrieben werden. Ferner sollten auf der Verfügung auch von Verfügenden gewählte Vertrauenspersonen unterschreiben. Sie muss nicht von einem Anwalt oder Notar verfasst (oder notariell beglaubigt) werden, sondern kann von jeder Person nach reiflicher Auseinandersetzung mit dem Thema und möglichst eingehender Beratung durch einen Arzt oder eine geeignete Institution selbst geschrieben werden. Es ist jedoch zu empfehlen, dass sich die Person ihre freie Willensfähigkeit vom Hausarzt oder einer siegelführenden Institution bestätigen lässt. Die Verfügung sollte alle 1–2 Jahre überprüft und, sofern notwendig, geändert oder an eine veränderte Einstellung oder Situation angepasst und dann aktualisiert werden, d. h. mit dem aktuellen Datum versehen und erneut unterschrieben werden. Eine ältere Verfügung verfällt zwar nicht völlig, ihre Bindungswirkung lässt aber mit der Zeit immer mehr nach, es sei denn, sie ist bereits in Kraft getreten. Eine Kopie der Patientenverfügung sollte beim Hausarzt hinterlegt werden, ebenso bei den Vertrauenspersonen.

Es ist sinnvoll, eine Patientenverfügung mit einer **Patientenanwaltschaft** zu kombinieren, d. h. eine Person des Vertrauens als Willensvertreter vorsorglich mit der Durchsetzung der in der Verfügung festgelegten Interessen zu bevollmächtigen. Der Patientenanwalt sollte das volle Vertrauen des Verfügenden besitzen und muss kein zugelassener Anwalt sein, wie der Begriff nahezulegen scheint.

Hinweis: Es ist i. d. R. nicht ausreichend, ein einfaches Formular oder einen Vordruck zu unterschreiben. Es sind inzwischen mehr als 100 verschiedene Formulare von den unterschiedlichsten Anbietern im Umlauf, die lediglich einen Hinweis auf den mutmaßlichen Willen des Patienten liefern, aber keine Verbindlichkeit besitzen, da sie zu pauschal und zu wenig konkret sind und keine ausreichende Ernsthaftigkeit in der Auseinandersetzung mit der Thematik erkennen lassen können.

Inhaltliche Kriterien
Die Vorschläge einer Patientenverfügung reichen von kurzen Verzichtserklärungen bis hin zu genauen Aufzählungen von spezifischen Behandlungswünschen. Es ist jedoch nicht ausreichend, wenn Pauschalformulierungen verwendet werden, die auf viele Situationen zutreffen und keine konkrete Aussage beinhalten. So sollte die Patientenverfügung so konkret wie möglich und insbesondere individuell abgefasst sein und die für einen persönlich notwendige Lebensqualität beschreiben, damit sie verlässlich wirksam werden kann. Beinhalten sollte sie die persönliche Motivation sowie die Umstände oder den Anlass, Vorsorge für das eigene Lebensende zu treffen. Auslöser für das Verfassen einer Patientenverfügung können die eigene Familien-, Berufs- oder Wohnsituation oder auch Erfahrungen mit Sterben und Siechtum bei anderen sein. Auf alle Fälle sollte der eigene Gesundheits- oder Krankheitszustand beschrieben werden und die damit verbundenen Wertvorstellungen.

Gesunde Personen sollten möglichst **detaillierte Leitlinien** angeben, bei welchen geistigen und körperlichen Einschränkungen und Behinderungen ein Leben noch als lebenswert vorstellbar ist und lebensverlängernde Maßnahmen erwünscht werden. Liegen Erkrankungen vor, so sollte klar und deutlich Stellung dazu genommen werden, welche Behandlungen bei einer Verschlechterung des Krankheitsbildes noch akzeptiert und welche Behandlungen bei welchen Symptomen abgelehnt werden. Für den Sterbeprozess sollte ausgeführt werden, was individuell wichtiger erscheint: die maximale Ausschöpfung aller Maßnahmen zur Lebensverlängerung oder die Linderung des Leidens mit einer eventuell unvermeidbaren Lebensverkürzung.

Zur Basisbetreuung gehört gemäß den Grundsätzen der Bundesärztekammer von 1998: „Menschenwürdige Unterbringung, Zuwendung, Körperpflege, Lindern von Schmerzen, Atemnot und Übelkeit sowie Stillen von Hunger und Durst". Da es sich bei Hunger und Durst um subjektive Empfindungen handelt, verzichtet die Bundesärztekammer bewusst auf den Begriff Ernährung und somit auf die Verpflichtung zur künstlichen Ernährung*, wenn der Patient selbst nicht mehr essen kann oder will. Da es sich bei der künstlichen Ernährung also um eine Problematik ohne klare Richtlinien handelt und diese Frage widersprüchlich und sehr emotional diskutiert wird, ist es umso wichtiger, die eigene Einstellung dazu klar und deutlich niederzuschreiben, sofern eine festgelegte Meinung existiert.

Da es sich i. d. R. um eine schwierige Willensbildung und auch weitreichende Festlegung handelt, sollte über die Inhalte der Patientenverfügung unbedingt ausführlich mit Vertrauenspersonen, Ärzten oder kompetenten Fachleuten von Verbraucherzentralen oder anderen Beratungsstellen gesprochen werden, um keine voreiligen Verzichtserklärungen abzugeben, deren Konsequenzen alleine vielleicht nicht absehbar sind, und um insbesondere die Ablehnung bestimmter Therapien oder Behandlungen fundierter begründen zu können.

Recht
Der Bundesgerichtshof urteilte 1994: „Entscheidend ist der mutmaßliche Wille des Kranken". Diesem Urteil folgt die weitere Rechtsprechung weitestgehend und hat somit die Basis für die Rechtsverbindlichkeit von Patientenverfügungen geschaffen. Diese müssen erst recht gelten, da es sich in den Patientenverfügungen nicht um den mutmaßlichen Willen, sondern vielmehr um den tatsächlich erklärten Willen des Betroffenen handelt. Die Bundesärztekammer hat dazu bereits in ihren Grundsätzen zur Sterbebegleitung* 1998 folgende Stellung bezogen: „Patientenverfügungen sind verbindlich, sofern sie sich auf die konkrete Behandlungssituation beziehen und keine Umstände erkennbar sind, dass der Patient sie nicht mehr gelten lassen würde. Es muss stets geprüft werden, ob die Verfügung, die eine Behandlungsbegrenzung erwägen lässt, auch für die aktuelle Situation gelten soll. (...) Bei der Abwägung der Verbindlichkeit kommt die Ernsthaftigkeit eine wesentliche Rolle zu. Der Zeitpunkt der Aufstellung hat untergeordnete Bedeutung."

Nach der geltenden Rechtslage bedarf jeder ärztliche Eingriff der Einwilligung des Patienten oder seines gesetzlichen Vertreters (s. Betreuer). Werden Eingriffe gegen den Willen des Patienten durchgeführt, so ist der Straftatbestand der Körperverletzung* gegeben. Dabei hat der Patient das Recht, ihm vorgeschlagene Behandlungen abzulehnen, auch wenn dies für ihn mit tödlichen Konsequenzen verbunden ist. Der Verbindlichkeit von Patientenverfügungen hat der Bundesgerichtshof in 2 Urteilen in den Jahren 2003 und 2005 Nachdruck verliehen. „Verlangt der Betreuer in Übereinstimmung mit dem behandelnden Arzt, dass die künstliche Ernährung des betreuten einwilligungsunfähigen Patienten eingestellt wird, so kann das Pflegeheim diesem Verlangen jedenfalls nicht den Heimvertrag entgegensetzen. Auch die Gewissensfreiheit des Pflegepersonals rechtfertigt für sich genommen die Fortsetzung der künstlichen Ernährung in einem solchen Fall nicht." (Beschluss vom 8.6.2005). Eine entsprechende gesetzliche Regelung ist geplant. **Hinweis:** Viele Patien-

tenverfügungen sind nicht praxistauglich und können deswegen auch nicht verbindlich gelten, da sie nicht individuell abgefasst sind, nicht die persönlich unverzichtbare Lebensqualität beschreiben und nicht die umfassende medizinische Behandlungsvielfalt berücksichtigen.
Autorin: Christine Weinhold.
PDCA-Zyklus: (engl.) *PDCA cycle*; Deming-Kreis (nach Deming, 1951); Beschreibung menschlichen Handelns als eines in 4 aufeinanderfolgenden Schritten ablaufenden Zyklus: Planen (**p**lan), Ausführen (**d**o), Überprüfen (**c**heck), Verbessern (**a**ct); der Zyklus passt sowohl zu kleinen Verbesserungsschritten (kontinuierliche Verbesserung) als auch zu großen Qualitätssprüngen (Innovationen). **Phasen:** 1. Planen: Zielsetzung und -vereinbarung, Planung und Konzeption einer Maßnahme zur Qualitätsverbesserung; Analyse der Ist-Situation, Beschreibung des Problems, Sammlung von Informationen; 2. Ausführen: Umsetzung konkreter Maßnahmen zur Lösung des Problems unter Einhaltung des Zeitplans, Dokumentation der Maßnahmen; 3. Überprüfen: Bewertung der Ergebnisse und der Zielsetzung, Vergleich der Ergebnisse mit der Zielsetzung; 4. Verbessern: Verbesserung oder Standardisierung von Vorgehensweisen zum Beschluss von Folgeaktivitäten (Beginn weiterer PDCA-Zyklen). Vgl. Pflegeprozess.
Peak-Flow-Meter: (engl.) *peak flow meter*; Messgerät zur Bestimmung der maximalen Atemstromstärke bei forcierter Ausatmung (in Liter pro Sekunde); Bestimmung (gemeinsam mit der Sekundenkapazität*) i. R. der Lungenfunktionsprüfung besonders zur Beurteilung von Strömungswiderständen bei obstruktiven Atemwegerkrankungen (z. B. Asthma bronchiale). Für die Beurteilung des Krankheits- bzw. Therapieverlaufs gibt es verschiedene Modelle von Peak-Flow-Metern, die beim Patienten verbleiben können. Sie sind i. d. R. klein und handlich und besitzen ein abnehmbares und leicht zu reinigendes Mundstück. Durch den forcierten Stoß der Ausatmung wird eine bewegliche Markierung auf einer Skala verschoben und der aktuelle Messwert angezeigt. Nach Vergleich mit dem persönlichen optimalen Messbereich können bei Bedarf notwendige medikamentöse Maßnahmen ergriffen werden (z. B. Inhalation bronchienerweiternder Medikamente). **Hinweis:** Die Messung soll bei aufrechtem Oberkörper erfolgen und darf nicht mehr als 3-mal hintereinander durchgeführt werden, da sonst ein Asthmaanfall ausgelöst werden kann.
Péan-Klemme: (engl.) *Péan's forceps*; chirurgisches Instrument zum Abklemmen von Blutgefäßen bei Operationen.
Pearl-Index: (engl.) *Pearl index*; Abk. PI; Angabe zur Zuverlässigkeit der Schwangerschaftsverhütung* (Kontrazeption); dem Pearl-Index liegt folgende Berechnung zugrunde: Wenden 100 Frauen ein Jahr lang ein Mittel zur Empfängnisverhütung an und werden in dieser Zeit 2 der Frauen schwanger, so ist der Pearl-Index 2. Daraus folgt: Je niedriger der Pearl-Index ist (s. Tab.), umso sicherer ist die Verhütungsmethode.
Pechstuhl: syn. Teerstuhl*.
Pediküre: (engl.) *pedicure*; syn. Fußpflege; hygienische Maßnahmen zur Gesunderhaltung und Pflege von Fußhaut und Nägeln*, Vorbeugung und Bekämpfung von Fußschweiß, Fuß- oder Nagelpilz sowie Inspektion (s. Abb.) auf Unversehrtheit der Haut (besonders bei Menschen mit erhöhtem Risiko, z. B. erhöhte Blutungsneigung, Diabetes mellitus, Erkrankungen des rheumatischen Formenkreises) und ggf. kosmetische Maßnahmen;

Pearl-Index
Zuverlässigkeit unterschiedlicher Kontrazeptionsmethoden

Methode	Pearl-Index	
keine Kontrazeption	>80	
natürliche Kontrazeptionsmethoden		
Coitus interruptus	10 –	38
Kalendermethode nach Knaus-Ogino	14 –	40
Basaltemperaturmethode	0,5 –	3
symptothermale Methode (Temperatur-Schleim-Methode)	0,7 –	2
Billings-Ovulationsmethode (Zervixschleimmethode)	15,5 –	32
mechanische Kontrazeptiva		
Kondom (für Männer oder Frauen)	0,4 –	2 (bis 12)
Scheidendiaphragma mit Spermizid	1,3 –	4
Portiokappe mit Spermizid	2 –	4
Intrauterinpessar (Abk. IUP)	0,5 –	2,7
chemische Kontrazeptiva		
Spermizide	5 –	29
hormonale Kontrazeptiva		
Einphasenpille	0,2 –	0,5
Mikropille	0,2 –	0,5
Zweistufenpille	0,2 –	0,5
Dreistufenpille	0,2 –	0,5
Minipille	0,8 –	1,5
Hormonpflaster	0,7 –	0,88
Vaginalring	ca. 0,65	
Gestagendepotinjektion	ca. 0,5	
Gestagenimplantat	ca. 0,3	
gestagenhaltiges IUP	ca. 0,1	
Sterilisation	0,004 –	0,06

Befundbogen-Fußinspektion

Name, Vorname _____

Adresse _____

In fußpflegerischer Behandlung   ☐ nein   ☐ ab und zu   ☐ regelmäßig

Befund:

☐ 1. offene Wunde
☐ 2. Krampfadern
☐ 3. trockene Haut
☐ 4. Hautpilz
☐ 5. Druckstellen
☐ 6. Warzen
☐ 7. Blasen
☐ 8. Schwielen
☐ 9. Hornhaut
☐ 10. Risse
☐ 11. Hühneraugen
☐ 12. Hühneraugen zwischen den Zehen
☐ 13. Nagelpilz
☐ 14. eingewachsene Nägel

☐ 15. herausgeschnittene Nagelecken
☐ 16. falsch geschnittene Nägel
☐ 17. Krümmung des Nagels
☐ 18. Zehenfalschstellung
☐ 19. Schweißfuß
☐ 20. Empfindungsstörung
☐ 21. Fußfehlstellung
☐ 22. zu enge Schuhe
☐ 23. einschnürende Schuhe
☐ 24. einschnürende Socken
☐ 25. welche Schuhe:
☐ 26. welche Socken:
☐ 27. Wann kauft der Patient seine Schuhe:

Empfehlungen   Besondere Bemerkungen

oben   L   R

unten   L   R

Pediküre: Befundbogen Fußinspektion [55]

Maßnahme: Fußbad (Reinigung, Erweichen der Nägel vor dem Schneiden; besonders Zehenzwischenräume gut trocknen), Schneiden der Nägel (Schere mit abgerundeten Spitzen verwenden) und Nägel glattfeilen. **Hinweis: 1.** Die Nagelhaut sollte nicht abgeschnitten, sondern nur vorsichtig zurückgeschoben werden, da es schnell zu Verletzungen kommen kann. **2.** Bei besonderen Problemen wie Hühneraugen, eingewachsenen Nägeln, Schwielen, Hornhaut oder Warzen sollte die Fußpflege aus Sicherheitsgründen von einem professionellen Fußpflegeservice mit entsprechender Ausbildung und Spezialgeräten durchgeführt werden. **3.** Bei weitergehenden Fußproblemen wie Deformationen, Verletzungen und Erkrankungen einen Fachfußpfleger (Podologe*) zur Beratung und Behandlung (besonders bei diabetischem Fuß) hinzuziehen. Vgl. Nagelpflege.

PEEP-Beatmung: (engl.) *PEEP ventilation*; Abk. für (engl.) *positive end-expiratory pressure*, positiver endexspiratorischer Druck; Beatmungsform, bei der am Ende der Exspiration ein positiver Druck (5–10 cmH$_2$O über atmosphärischem Druck) aufrechterhalten wird, um einen Kollaps der Alveolen zu vermeiden; **Anwendung:** z. B. bei ARDS, akutem Lungenödem. Vgl. Beatmung, CPAP-Beatmung.

PEEP-Ventil: (engl.) *PEEP valve*; Abk. für (engl.) *positive end-expiratory pressure*, positiver endexspiratorischer Druck; bei der CPAP*-Beatmung eingesetztes, manuell einzustellendes Rückschlagventil, das auf den Ausatemschenkel des Schlauchsystems aufgesetzt wird und einen positiven endexspiratorischen Druck aufrechterhält; der Patient muss gegen den eingestellten Druck ausatmen. Damit wird ein kontinuierlicher positiver Druck in der Lunge aufgebaut und auch nach Beendigung der Ausatmung beibehalten. **Anwendung:** bei Risiko der Kollabierung von Lungenbläschen (Alveolen), Beatmungsentwöhnung*, Atemtherapie*. Vgl. Atelektase.

Peergroup: Gruppe* Gleichrangiger, z. B. Gleichaltrigengruppe, Kreis von Bezugspersonen*; der englische Begriff Peergroup ist als Fachbegriff ins Deutsche übernommen und wird insbesondere in der Entwicklungspsychologie für die Bezeichnung von Gruppen, Freundeskreisen und Cliquen Jugendlicher genutzt.

PEG-Sonde: (engl.) *PEG probe*; Magensonde* aus durchsichtigem flexiblem Kunststoff, die zur enteralen Ernährung durch die Bauchwand in den Magen gelegt wird und über die Flüssigkeit und dünnbreiige Nahrung bei unzureichender oraler Nahrungsaufnahme (z. B. bei schweren Schluckstörungen, Obstruktion im Magen-Darm-Trakt, Speiseröhrentumoren) verabreicht werden kann; Anlage mit einer **p**erkutanen **e**ndoskopischen **G**astrostomie*; die Sonde wird mit Hilfe eines Endoskops in den Magen eingeführt und durch die Bauchwand nach außen gezogen. Der Durchfluss kann mit einer Rollklemme* reguliert werden. Über den Anschlusskonus wird die Sonde mit dem Ernährungssystem (z. B. Ernährungspumpe*) verbunden. **Hinweis:** ermöglicht relativ hohe Selbständigkeit des Patienten, auch in Bezug auf die Körperpflege. Vgl. Sondenpflege, Ernährung, künstliche.

Pektine: (engl.) *pectins*; syn. Pektinstoffe; Gemisch aus Polysacchariden (hochmolekulare verzweigtkettige Kohlenhydrate, die aus mehr als 20 Monosacchariden bestehen), das hauptsächlich aus mit Methanol verbundenen Glukuronsäureeinheiten besteht; **Vorkommen:** im Pflanzenreich in Wurzeln, Stämmen und Früchten (z. B. Äpfel, Zuckerrüben; Zitronen- und Orangenschale enthalten bis zu 30 % Pektin); Pektine sind eine wichtige Gerüstsubstanz in Pflanzenzellwänden. **Anwendung:** als Verdickungsmittel, z. B. zur Herstellung von Arzneimitteln* und Kosmetika.

Peloid: (engl.) *peloid*; aus dem Erdboden oder aus Pflanzen gewonnene Substanz, die in feinkörnigem Zustand (getrocknet) und mit Wasser gemischt als Badezusatz* und für Packungen* verwendet wird; **Formen: 1.** vorwiegend organisch: Moor, Torf*, Hochmoortorf; **2.** vorwiegend anorganisch: Schlamm, Ton, Kalk, Schlick; **3.** mineralische Verwitterungsprodukte: Heilerde*, Lehm, Mergel, vulkanischer Tuff, Fango*. Vgl. Moorpackung.

Pen: Injektionsautomat mit füllfederhalterähnlichem System, integrierten, auswechselbaren Kanülen und einlegbaren medikamentengefüllten Patronen zur subkutanen Gabe z. B. von niedermolekularem Heparin oder Insulin; **Anwendung:** Der Insulinpen wird mit Patronen gefüllt, deren Insulinfüllung für 1–2 Wochen ausreicht; er besitzt eine integrierte Injektionsnadel mit Schutzkappe und ein Sichtkontrollfenster mit Dosisanzeige. **Durchführung:** Vor der Applikation ist für eine gute Durchmischung der Insulinlösung durch mehrmaliges Schwenken des Pens zu sorgen. Die genaue Dosierung wird digital oder halbautomatisch eingestellt; bei Fertigpens muss die korrekte Dosierung nur einmal zu Beginn eingestellt werden. Über einen Druckknopf wird die entsprechende Insulinmenge schmerzarm injiziert. **Vorteil:** Der Pen ist klein und handlich, die Insulininjektion mit Pen unauffällig durchzuführen und leicht zu erlernen. Vgl. Diabetikerschulung, Injektion.

Pendelgang: (engl.) *swing-through gait*; spezielle Gangart bei Orthesen* der Oberschenkel; **Durchführung:** Der Schritt beginnt mit Verlagerung des Gewichtes zum Standbein bei gleichzeitiger Extension des Beckens. Die seitliche Neigung des Rumpfes auf die Standbeinseite ermöglicht das Anheben des Spielbeins. Das Spielbein wird durch die Vorverlagerung des Beckens nach vorn gebracht. **Ziel:** Stabilisierung der Knieextensoren, Ausrichtung der Flexion/Extension in Gehrichtung. Vgl. Gangschule.

Penrose-Drain: mit Mull* umwickeltes bzw. gefülltes Drainagerohr; vgl. Wunddrainage.

Perfusor: (engl.) *intravenous syringe pump*; Spritzenpumpe; elektrisches Pumpensystem zur kontinuierlichen Verabreichung und exakten Dosierung von Infusionslösungen/Medikamenten (20–50 ml; kleinster Eingabeschritt: 0,1 ml/h); durch kontrollierten Druck des Perfusors auf den Stempel der eingespannten Spritze wird die gewünschte Infusionsmenge pro Zeiteinheit über einen venösen Zugang verabreicht. I. Allg. können mehrere Spritzen parallel eingespannt und individuell dosiert werden. Perfusoren geben Druck-, aber keinen Luftalarm. **Hinweis: 1.** Allgemeine Richtlinien der Infusionstherapie beachten, insbesondere zu Druck- und Parallelinfusionen. **2.** Perfusoren sind fehleranfällig und dürfen nur von Personal bedient werden, das vom Hersteller geschult wurde (Medizinprodukterecht*). Für Fehler haftet der Anwender; regelmäßige Wartung der Geräte durch den Hersteller gewährleisten. Vgl. Infusion, Infusionspumpe.

Perinatalperiode: (engl.) *perinatal period*; Zeitraum von der 24. Schwangerschaftswoche bis zum vollendeten 7. Lebenstag nach der Geburt*.

Perinatalzentrum: (engl.) *perinatal center*; Krankenhaus für die Betreuung von Frauen mit Risikoschwangerschaft* oder Risikogeburt* und von Frühgeborenen*, in dem Frauenklinik, Kinderklinik und Neonatologie zur Überwachung, Diagnostik und Therapie von Mutter und Kind während der Schwangerschaft, der Geburt und in der Neonatalperiode* vereint sind; Geburtsmedizin und Neonatologie sind einander funktionell und räumlich eng zugeordnet, damit das Kind unmittelbar von einem gut vorinformierten neonatologischen Team (Facharzt für Früh- und Neugeborenenmedizin, Gesundheits- und Kinderkrankenpfleger) intensivmedizinisch erstversorgt und betreut werden kann. Neben der optimalen Betreuung von Mutter und Kind in der Perinatalperiode* ist die Vermeidung der Trennung von Mutter und Kind nach der Geburt ein wesentlicher Vorteil. Der Transport des Kindes im Mutterleib (in utero) ist jedem Transport nach der Entbindung vorzuziehen, da dieser v. a. für Frühgeborene eine enorme Belastung für die unreifen Organe (insbesondere für das Zentralnervensystem) bedeutet. Auch in speziell ausgestatteten Notarztwagen oder Hubschraubern ist die optimale Versorgung von Neugeborenen* erschwert, da die Überwachung nur begrenzt möglich ist und es zu Temperaturverlust oder Transportzwischenfällen (z. B. ungeplante Extubation) kommen kann. Durch einen speziellen Transportdienst mit mobilen Inkubatoren* können Neugeborene mit unerwarteten Beeinträchtigungen aus anderen Geburtskliniken abgeholt und behandelte Kinder verlegt werden. Bei Risikoschwangerschaften, vorzeitiger Wehentätigkeit (vor der 32. SSW) oder zu erwartenden Komplikationen beim Neugeborenen sollte in einem Perinatalzentrum entbunden werden. Die sofortige professionelle Erstversorgung hochgefährdeter Neugeborener, die ohne Unterbrechung in die intensivmedizinische Behandlung übergeht, gehört zu den wesentlichen Voraussetzungen für die Verringerung der Sterblichkeit und bleibender Behinderungen. Vgl. Intensivpflege, neonatologische.

perioral: (engl.) *perioral*; um den Mund herum; vgl. peroral, oral.

peripher: (engl.) *peripheral*; außen, am Rande, weg oder fern vom Zentrum.

Peristaltik: (engl.) *peristalsis*; wellenförmig fortschreitende Wandbewegung von Hohlorganen infolge meist kreisförmiger Kontraktion* der (glatten) Muskulatur; **Funktion:** dient der Durchmischung oder dem Transport (propulsive Peristaltik) des Organinhalts. Die Darmperistaltik ist z. B. bei Diarrhö* erhöht, bei beginnendem Ileus* verringert bis eingestellt. **Pflege:** je nach Ursache der erhöhten oder verringerten Darmperistaltik als Ergänzung zur Grundtherapie heiße Wickel* zur Beruhigung oder Darmeinlauf (s. Darmreinigung) zur Anregung.

Peritonealdialyse: (engl.) *peritoneal dialysis*; intrakorporales Blutreinigungsverfahren*; **Formen: 1.** kontinuierliche ambulante Peritonealdialyse (Abk. CAPD); **2.** maschinell unterstützte (automatische) Peritonealdialyse mit Hilfe eines Cyclers (Abk. APD); **3.** kontinuierlich zyklische Peritonealdialyse (Abk. CCPD), i. d. R. nachts mit Hilfe eines Cyclers und Fortsetzung der Dialyse ohne Cycler am Tag; **4.** nächtlich intermittierende Peritonealdialyse (Abk. NIPD) mit Hilfe eines Cyclers ohne Dialyse am Tag; **5.** intermittierende Peritonealdialyse (Abk. IPD), i. d. R. 3-mal pro Woche mit einem Cycler. Am häufigsten wird bei Erwachsenen die CAPD und bei Kindern die CCPD angewendet. **Prinzip:** Über einen implantierten Peritonealdauerkatheter wird mehrmals täglich sterile Elektrolytflüssigkeit (Dialysat, 1,5–3 l) in die Bauchhöhle eingeführt, die dort für eine bestimmte Zeit verbleibt (bei APD ca. 1–2 Stunden, bei CAPD 4–8 Stunden). Das gut durchblutete Bauchfell (Peritoneum) dient hier als Membran, über die durch Diffusionsvorgänge dem Blut harnpflichtige Substanzen entzogen werden sowie ein Ausgleich der Elektrolyte herbeigeführt wird. Nach einer festgelegten Verweildauer wird die Flüssigkeit in einen Abflussbeutel abgelassen und die Bauchhöhle mit frischer Dialysierlösung befüllt. **Vorteil** gegenüber der Hämodialyse: **1.** Unabhängigkeit des Patienten vom Behandlungszentrum; **2.** strikte Behandlungszeiten; **3.** geringere Gewichtsschwankung; **4.** geringere Retention von Harnstoff, Kalium u. a. Substanzen durch die kontinuierliche Behandlung; **Nachteil: 1.** gelegentliche Ausbildung einer Stoffwechselstörung (verminderte Kohlenhydrattoleranz durch hochkonzentrierte Glukoselösungen, Fettstoffwechselstörung mit erhöhter Konzentration bestimmter Lipoproteine im Serum, die auch bei der Hämodialyse* auftreten kann, Proteinmangel besonders bei Bauchfellentzündung; **2.** Infektionsrisiko der Katheteraustrittsstelle; **3.** Risiko der Tunnelinfektion sowie einer Bauchfellentzündung (Peritonitis), höheres Infektionsrisiko; **4.** Unterdialyse bei zu hohem Körpergewicht; **5.** täglich notwendige Durchführung.

perkutan: (engl.) *percutaneous*; durch die Haut hindurch.

perlingual: (engl.) *perlingual*; durch die Zunge bzw. Zungenschleimhaut hindurch (wirkend).

Permeabilität: (engl.) *permeability*; Durchlässigkeit einer Membran, abhängig z. B. von der chemischen Struktur, der Dicke, evtl. vorhandenen Poren oder Kanälen der Membran; wenn eine Membran zwar für den Lösungsstoff, für die gelöste Substanz jedoch nur bis zu einer bestimmten Molekülgröße durchlässig ist, spricht man von einer **semipermeablen** (halbdurchlässigen) Membran. Vgl. Diffusion, Osmose.

peroral: (engl.) *peroral*; durch den Mund; z. B. die Einnahme von Arzneimitteln (per os). Vgl. perioral, oral.

Persönlichkeit (ICNP): (engl.) *personality*; unscharfer Begriff für die Summe bestimmter (konstanter und veränderbarer, umweltabhängiger und umweltunabhängiger) Merkmale einer Person, die ihr individuelles Verhalten und Erleben bestimmen; es gibt in der Psychologie keine einheitliche und verbindliche Definition. An Zugängen zum Persönlichkeitskonzept unterscheidet man u. a.: **1.** Typenlehren: z. B. Hippokrates' Temperamente, jüngere Verknüpfungen von Konstitution und Charakter* (z. B. E. Kretschmer); **2.** „Trait-Konzepte": Annahme charakteristischer Denk-, Reaktions-, Erlebens- und Verhaltensweisen: z. B. R. Cattell); **3.** psychodynamische Theorien (z. B. A. Adler, S. Freud, E. Fromm, C. G. Jung); **4.** situationistische Sicht: Fokus auf situationsbezogene Zusammenhänge von Reaktionen und Verhalten (z. B. W. Mischel); **5.** interaktionistische Sicht: Persönlichkeit wird als prozesshaftes Ergebnis von Anlagen, Umweltanforderungen und den sich herausbildenden Tendenzen der Person, darauf zu reagieren, gesehen. Der Persönlichkeitsbegriff ist Wandlungen unterworfen. Umgangssprachlich wird er auch mit Charakter oder Charisma (vgl. Aura) gleichgesetzt. In der Psychologie wird Persönlichkeit gegenwärtig mit dem Begriff des Ich* verbunden. **Pflegeprozess:** Die Persönlichkeit eines Patienten oder Altenheimbewohners und der betreuenden Pflegeperson tragen zur Beziehung* erheblich bei; bei Zuordnungen im System der Bezugspflege* beachten.

Persönlichkeit, autoritäre: (engl.) *authoritarian personality*; **1.** Persönlichkeit*, die sich bereitwillig in autoritäre Strukturen einordnet, sich gegenüber Höhergestellten unterordnet, durch ihr Verhalten Stärke und evtl. Aggressivität gegenüber Schwächeren, Untergeordneten oder Minderheiten demonstriert und zu gesellschaftlich anerkanntem Wohlverhalten neigt; das Konzept der autoritären Persönlichkeit wurde in den 40er Jahren des 20. Jahrhunderts u. a. vom Philosophen und Soziologen Th. W. Adorno zur Erklärung von Antisemitismus und Faschismus entwickelt. **2.** umgangssprachliche Bezeichnung für eine Persönlichkeit, deren Verhalten Stärke demonstrieren soll und die speziell in einer Führungsposition dazu neigt, eigene Vorstellungen ohne demokratischen Einbezug anderer Beteiligter durchzusetzen; vgl. Autorität.

Persönlichkeit, extrovertierte (ICNP): (engl.) *extrovert personality*; Individuum mit Eigenschaften und Einstellungen, die von ihm weg gerichtet sind (Extraversion) und mehr die externe Realität und Umwelt betreffen als die inneren Gefühle und Gedanken; **Kennzeichen:** aktives, bestimmtes, energisches Verhalten, Aufgeschlossenheit gegenüber der Umwelt und sozialen Kontakten. Extro- und introvertierte Persönlichkeitstypen wurden erstmals von C. G. Jung erwähnt und beschreiben 2 grundsätzliche Persönlichkeitseigenschaften gesunder Menschen (sind also nicht krankhaft). Diese Eigenschaften können auch als Mischform auftreten. Vgl. Emotion, Persönlichkeit, introvertierte.

Persönlichkeit, introvertierte (ICNP): (engl.) *introvert personality*; Individuum mit Eigenschaften und Einstellungen, die nach innen, d. h. auf sich selbst bezogen sind (Introversion); **Kennzeichen:** Passivität, Scheu, Zurückgezogensein, emotionale Reserviertheit und Beschäftigen mit sich selbst. Vgl. Emotion, Persönlichkeit, extrovertierte.

Persönlichkeit, labile (ICNP): (engl.) *labile personality*; Individuum mit Eigenschaften und Einstellungen, die sich rasch verändern, instabil und anfällig für Abweichungen sind, verbunden mit der Tendenz zu Stimmungsschwankungen; vgl. Affektlabilität.

Persönlichkeitsänderung: (engl.) *personality disorder*; (psychoanalytisch) Entwicklung von Persönlichkeits- und Verhaltensstörungen im Erwachsenenalter nach schwerer psychischer Belastung oder psychiatrischer Erkrankung; bekannt ist diese Erscheinung z. B. bei Folteropfern. In der Psychiatrie spricht man von andauernder Persönlichkeitsänderung nach Extrembelastung mit den Zeichen Misstrauen, sozialer Rückzug, Gefühl der Leere, Hoffnungslosigkeit, Entfremdung. **Pflege:** Im Zusammenhang mit dementiellen Erkrankungen wird der Begriff wegen seiner Fokussierung auf Störungen abgelehnt. Vgl. Persönlichkeit, Persönlichkeitsveränderung.

Persönlichkeitsebene: (engl.) *level of personality*; Teil der menschlichen Persönlichkeit*; die Persönlichkeitsebenen werden von den verschiedenen psychologischen Schulen unterschiedlich interpretiert, z. B. Ich*, Es* und Über*-Ich in der Psychoanalyse* oder Kind*-Ich, Erwachsenen*-Ich und Eltern*-Ich in der Transaktionsanalyse*.

Persönlichkeitsstörung, multiple: (engl.) *multiple personality disorder*; Erkrankung, bei der 2 oder mehr unterscheidbare Persönlichkeiten unabhängig voneinander zu existieren scheinen, die über eigenständige Gewohnheiten, Erinnerungen und Vorlieben verfügen und wechselweise in Erscheinung treten, wobei anfangs für gewöhnlich keiner die Existenz der anderen bewusst ist; **Ursachen:** Als Entstehenshintergrund werden ein oder mehrere traumatisierende Erlebnisse (vorwiegend ein mit körperlicher Gewalt kombinierter, sexueller Missbrauch*) angenommen, die zur Abspaltung bestimmter Persönlichkeitsanteile und Erschaffung neuer Persönlichkeiten führen, die Gewalterfahrungen in verschiedenen psychischen Zuständen ermöglichen und erleichtern (vgl. Dissoziation). Über die genaueren Hintergründe und die Möglichkeiten einer therapeutischen Behandlung wird heute noch sehr kontrovers diskutiert; in Europa wurden, anders als in den USA, Existenz und Krankheitswert dieses Zustandes bis in die 90er Jahre des 20. Jahrhunderts bestritten. Die juristische Aufarbeitung ist problematisch und wird bisher wegen der unsicheren Rechtslage nur selten betrieben. Therapeutische Ansätze existieren in Deutschland erst vereinzelt. **Pflege:** 1. Falls möglich und von den Betroffenen zugelassen, mit jeder Person eine individuelle Beziehung aufbauen, in enger Zusammenarbeit mit Experten vorgehen. 2. Das therapeutische Vorgehen sollte ein Gefühl der inneren Verbundenheit und der inneren Beziehung zwischen den verschiedenen Persönlichkeiten erreichen. 3. Keine Berührung* ohne die ausdrückliche Einwilligung der betroffenen Person; 4. ggf. Pflegeprozess für Teilpersönlichkeiten unterschiedlich konzipieren.

Persönlichkeitsveränderung: (engl.) *personality change*; Änderungen in der Persönlichkeit eines Menschen unabhängig von deren Wahrnehmbarkeit für und von ihren Auslösern; die Persönlichkeitsveränderung ist im Gegensatz zur psychopathologischen Persönlichkeitsänderung* ohne unbedingten Krankheitswert; sie kann sowohl krankhafter Natur sein als auch Ausdruck einer seelischen Weiterentwicklung.

Personalentwicklung: (engl.) *personal development*; im Rahmen der Personalwirtschaft umfassende Förderung der beruflichen Handlungskompetenz der Mitarbeiter im Zusammenhang mit sich verändernden Arbeitsanforderungen durch den technischen und organisatorischen Wandel; individuelle Interessen und betriebliche Ziele sollen dabei gleichermaßen Berücksichtigung finden. Die konkrete Planung von Personalentwicklungsaktivitäten setzt eine sorgfältige Analyse und Diagnostik der betrieblichen Anforderungssituation voraus, wobei von Interaktionen und Wechselwirkungen zwischen der Person (z. B. Verhalten, Können), der Arbeitssituation (Arbeitsplatz, Arbeitsanforderungen, Arbeitsabläufe) und der Organisation (strukturelle Bedingungen) auszugehen ist. Je nachdem, auf welcher Ebene sich Mängel zeigen, werden Maßnahmen bzw. Interventionen geplant und durchgeführt, die eine positive Entwicklung in Richtung des Soll-Zustandes begünstigen. Bei der Problemerhebung/Analyse kommt der persönlichen Kommunikation eine besondere Bedeutung zu, da sie das entscheidende Transportmittel für die gewünschten Veränderungen darstellt. **Methode:** Instrumente der Personalentwicklung sind **1. Fördergespräch:** persönliches Gespräch zwischen Mitarbeiter und Vorgesetztem, das regelmäßig 1–2-mal jährlich stattfindet; eines der wichtigsten Instrumente der Personalentwicklung; Inhalte umfassen im Wesentlichen die Selbst- und Fremdeinschätzung des Mitarbeiters bezüglich seiner Fach-, Methoden-, Sozial- und Personalkompetenz, das Aufzeigen von Stärken und Schwächen, das Abklären von Zielen und Aufgaben, das Besprechen von möglichen Personalentwicklungsmaßnahmen (z. B. Fortbildungen) und das Erörtern beruflicher Wünsche und Ziele des Mitarbeiters. Die einzelnen Elemente lassen Aspekte der Beurteilung, der Zielformulierung sowie der Qualifikationsförderung erkennen. **2. Mitarbeiterbeurteilung:** Im Vordergrund steht i. e. S. eine Beurteilung der Leistung, die ggf. Grundlage für die Bemessung des leistungsabhängigen Lohnanteils des Gehaltes ist. **3. Zielvereinbarungsgespräch:** Inhalt des Gesprächs sind die Ziele im Hinblick auf die Aufgaben des Mitarbeiters sowie seine persönlichen Entwicklungsziele, die auf die übergeordneten Ziele der Organisation bezogen werden. Allen 3 Formen des Mitarbeitergesprächs ist gemeinsam, dass sie gegenüber dem operativen Alltagsgeschäft auf eine langfristig orientierte Mitarbeiterführung und -förderung abzielen. **Hinweis:** Da die 3 Instrumente der Personalentwicklung viele Überlappungen aufweisen, ist es sinnvoll, sie miteinander zu verbinden.

Personensorge: Teil des Sorgerechts*, der das Recht und die Pflicht umfasst, das Kind zu pflegen, zu erziehen, zu beaufsichtigen und seinen Aufenthalt zu bestimmen (s. Aufenthaltsbestimmung); körperliche Bestrafungen, seelische Verletzungen und andere entwürdigende Erziehungsmaßnahmen sind unzulässig (§ 1631 BGB). Der von einem Betreuer* wahrgenommene Aufgabenkreis „Personensorge" bezieht sich auf Bereiche, die nicht nur das Vermögen oder den Aufenthalt betreffen. Dazu gehören u. a. die Sorge für Ernährung, Körperpflege, Gesundheitssorge*, Reinigung der Wohnung und der Kleidung sowie der Kauf von Kleidung. Die Geltendmachung von Unterhalts- und Sozialhilfeansprüchen unterliegt ebenfalls dem Aufgabenkreis „Personensorge". Dies gilt auch für das Umgangsrecht, wobei hier zur Klarstellung der Kompetenz des Betreuers eine Anfrage beim Vormundschaftsgericht* zu empfehlen ist. Allgemein sind die Grenzen dieses Aufgabenkreises unklar und im Einzelfall zu klären. In der Praxis wird dieser Aufgabenkreis kaum festgelegt. Vgl. Betreuungsrecht, Vernachlässigung.

Perspiration (ICNP) ; s. Schweißsekretion.

Perthes-Drainage: Drainage* nach dem Heberprinzip*; **Anwendung:** häufig zur Prüfung der Dichtigkeit des Brustfells (Pleura) vor Entfernung einer Thoraxdrainage*.

Perücke: (engl.) *wig*; künstliches, evtl. nach Wunsch frisiertes Menschen-, Tier- oder Kunststoffhaar als Haarersatz bei Haarausfall* und Haarverlust; als absehbare Folge einer medikamentösen Behandlung (z. B. Chemotherapie) kann eine Perücke vom Arzt per Rezept verordnet werden. Vgl. Haar.

Perzentil: (engl.) *percentile*; statistischer Parameter, der eine nach der Größe geordnete Reihe von Beobachtungs- oder Messwerten in 100 gleich große Teile teilt; sog. Perzentilenkurven geben die durchschnittlichen Messwerte einer bestimmten Größe abhängig von anderen Faktoren an. In der Medizin dienen Perzentilenkurven häufig zur Angabe der durchschnittlichen Körperlänge* oder des durchschnittlichen Körpergewichts* eines Menschen in Abhängigkeit vom Lebensalter (s. Abb. S. 566). Dabei besagt z. B. die 50. Längenperzentile, dass von 100 Menschen eines bestimmten Alters 50 unter und 50 über der genannten Größe liegen. Perzentilenkurven werden z. B. zur Beschreibung des kindlichen Wachstums (s. Wachstum, neonatales) verwendet.

Pes equinus: s. Spitzfußstellung.

Pessimismus: (engl.) *pessimism*; grundsätzliche Einstellung eines Menschen, dass das eigene Leben, Unternehmungen oder das Leben und Handlungen anderer mit hoher Wahrscheinlichkeit einen ungünstigen Verlauf nehmen werden; dabei spielen die aktuellen Lebensumstände eher eine untergeordnete Rolle und werden unabhängig von ihrer Bedeutung als die pessimistische Einstellung bestärkend interpretiert. Vgl. Hoffnung.

Petechien: (engl.) *petechiae*; kleinste, punktförmige Haut- oder Schleimhautblutungen; Austritt von Blut aus den Gefäßen in Haut oder Schleimhaut infolge Trauma oder Blutungsneigung. Vgl. Blutung.

Pflanzenstoffe, sekundäre: (engl.) *secondary plant constituents*; umfangreiche Gruppe von natürlichen Farb-, Geruchs- und Geschmacksstoffen, die verschiedene Funktionen in der Pflanze erfüllen (z. B. Abwehrstoffe gegen Schädlinge, Wachstumsregulatoren); im menschlichen Organismus zeigen viele dieser pflanzlichen Inhaltsstoffe antioxidative, antimikrobielle oder andere pharmakologische Wirkungen (s. Tab. S. 566). Durch die Verwendung von Heilpflanzen* macht sich der Mensch diese Eigenschaften seit Jahrtausenden zunutze. Alle pflanzlichen Nahrungsmittel wie Gemüse, Obst und Kräuter haben neben dem Gehalt an primären Pflanzenstoffen (Kohlenhydrate*, Eiweiße*, Fett*, Ballaststoffe) eine jeweils typische Zusammenstellung von sekundären Pflanzenstoffen. Eine pflanzlich orientierte Ernährung ist somit die Grundlage für eine ausreichende Versorgung des Körpers. Von zahlreichen Organisationen (z. B. WHO, Deutsche Gesellschaft für Ernährung, Deutsche Krebsgesellschaft, World Cancer Research Fund International) wird der Verzehr von mindestens 5 Portionen Gemüse und Obst pro Tag mit der Kampagne „5 am Tag" propagiert. Die Zufuhr

Pflanzenstoffe, sekundäre

Substanz/Wirkung	Carotinoide (u. a. in Aprikosen, Tomaten, Paprika)	Phytosterine (u. a. in Nüssen, Soja, Sesam)	Saponine (u. a. in Bohnen, Spinat, Getreide)	Glucosinolate (u. a. in Senf, Kohl, Radieschen)
antikanzerogen	+	+	+	+
antimikrobiell			+	+
antioxidativ	+			
antithrombotisch				
immunmodulierend	+		+	
entzündungshemmend				
blutdruckbeeinflussend				
cholesterinsenkend	+	+	+	+
blutglukosebeeinflussend				
verdauungsfördernd				

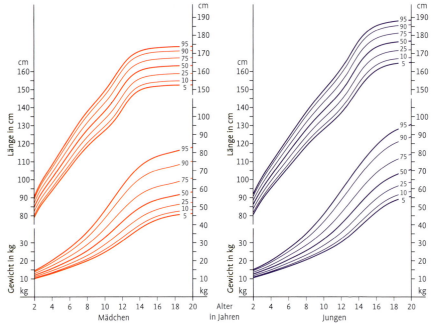

Perzentil: Perzentilenkurven

kann neben dem Verzehr von rohem Obst, Gemüse und Salat auch in Form von schonend zubereiteter Pflanzenkost, Obstsäften, Gemüsesäften, Tiefgefrorenem oder natürlichen Konzentraten (Nahrungsergänzung) erfolgen. Vgl. Vitamine, Öle, ätherische.

Pflaster: (engl.) *plaster*; **1.** steril verpackter Wundschnellverband; besteht aus einer Vlies-Wundauf-

Polyphenole (u. a. in Erdbeeren, Weintrauben, Broccoli, roten Salaten)	Protease-Inhibitoren (u. a. in Soja, Getreide, Kartoffeln)	Monoterpene (u. a. in Zitrusfrüchten, Gewürzen)	Phytoöstrogene (u. a. in Soja, Vollkorn, Leinsamen)	Sulfide (u. a. in Lauch, Knoblauch, Zwiebeln)	Phytinsäure (u. a. in Bohnen, Erbsen, Linsen)
+	+	+	+	+	+
+		+		+	
+	+		+	+	+
+				+	
+				+	+
+				+	
+				+	
				+	
+					+

lage mit Klebestreifen und ist als verschieden breite Streifen, bei Bedarf auf die passende Länge zugeschnitten oder als Fertigpflaster in verschiedenen Formen und Größen erhältlich; deckt die Wunde von allen Seiten ab. Ausführungen: wasserabweisend, luftdurchlässig, hypoallergen, hautfarben oder farbig; **2. TTS** (Abk. für **t**ransdermales **t**herapeutisches **S**ystem): selbstklebendes Pflaster, das ein (lipidlösliches) Arzneimittel in einer Speichermatrix enthält und dieses kontinuierlich (über 24 Stunden oder länger) über die Haut in den Körper abgibt (z. B. Nitroglycerol, Nicotin, Schmerzmittel); **3.** Heftpflaster aus hautfarbenem oder weißem Gewebe mit Klebeseite ohne textile Gewebeauflage zur Fixierung von Wundverbänden, Sonden, Kathetern u. a.; erhältlich in verschiedenen Breiten auf Rollen. **Hinweis: 1.** Bei Neurodermitis, Allergien oder geschädigter Haut Pflaster aus hypoallergenem, luftdurchlässigem Vlies, Kunstseide oder mikroperforierter PVC-Folie verwenden. **2.** Einige Pflaster enthalten Latex* (s. Latexallergie).

Pflasterbinde, elastische: (engl.) *elastic plaster bandage*; selbstklebende, elastische Binde zur Anlage eines Tape*-Verbands.

Pflasterentferner: (engl.) *plaster remover*; nichtalkoholische Lösung zum Entfernen von Kleberückständen oder Ablösen der Stomaversorgung; **Hinweis: 1.** Hautschonend sparsam einsetzen, da Hautreizungen ausgelöst werden können. **2.** Nicht auf entzündete, irritierte Haut oder offene Stellen auftragen.

Pflasterverband: (engl.) *plaster bandage*; **1.** steril verpackter Wundschnellverband; Pflaster* zur Abdeckung größerer Wunden nach operativer Wundversorgung; **2.** Pflastersprühverband; s. Verband, flüssiger. Vgl. Wundmanagement.

PflEG: Abk. für **Pfl**egel**e**istungs*-**E**rgänzungsgesetz.

Pflege: (engl.) *nursing, care*; menschliche Fähigkeit und Aktivitäten, Bedingungen für das Überleben oder Wohlbefinden von Menschen zu sichern oder herzustellen; Pflegehandlungen finden auf sich selbst gerichtet oder von Mensch zu Mensch statt. Je nach Zielgruppe und kulturell-geschichtlichem Zusammenhang haben sich unterschiedliche berufliche Richtungen der Pflege herausgebildet, u. a. Altenpflege*, Gesundheits*- und Krankenpflege, Gesundheits*- und Kinderkrankenpflege, Heilerziehungspflege*. Der Begriff Pflege ist eng verbunden mit der Auffassung von sorgender Obhut (s. Sorge) und tätiger Hilfe bei den Aktivitäten* des täglichen Lebens.

I. Die **WHO Europa** hat in einer Stellungnahme 1993 eine Definition von Pflege vorgelegt, die den umfassenden Auftrag unterstreicht: „Der gesellschaftliche Auftrag der Pflege ist es, dem einzelnen Menschen, der Familie und ganzen Gruppen dabei zu helfen, ihr physisches, psychisches und soziales Potential zu bestimmen und zu verwirklichen, und zwar in dem für die Arbeit anspruchsvollen Kontext ihrer Lebens- und Arbeitsumwelt. Deshalb müssen die Pflegenden Funktionen aufbauen und erfüllen, welche die Gesundheit fördern, erhalten und Krankheit verhindern. Zur Pflege gehört auch die Planung und Betreuung bei Krankheit und während der Rehabilitation und sie umfasst zudem die physischen, psychischen und sozialen Aspekte des Lebens in ihrer Auswirkung auf Gesundheit, Krankheit, Behinderung und

Pflegeabhängigkeit

Sterben. Pflegende gewährleisten, dass der Einzelne und die Familie, seine Freunde, die soziale Bezugsgruppe und die Gemeinschaft ggf. in alle Aspekte der Gesundheitsversorgung einbezogen werden, und unterstützen damit Selbstvertrauen und Selbstbestimmung. Pflegende arbeiten auch partnerschaftlich mit Angehörigen anderer, an der Erbringung gesundheitlicher und ähnlicher Dienstleistungen beteiligten Gruppen zusammen."

II. Der **ICN*** definiert Pflege folgendermaßen (deutsche Übersetzung konsentiert vom Deutschen Berufsverband für Pflegeberufe, dem Österreichischen Gesundheits- und Krankenpflegeverband und dem Schweizer Berufsverband der Pflegefachfrauen und Pflegefachmänner): „Pflege umfasst die eigenverantwortliche Versorgung und Betreuung, allein oder in Kooperation mit anderen Berufsangehörigen, von Menschen aller Altersgruppen, von Familien oder Lebensgemeinschaften sowie von Gruppen und sozialen Gemeinschaften, ob krank oder gesund, in allen Lebenssituationen (Settings). Pflege schließt die Förderung der Gesundheit, Verhütung von Krankheiten und die Versorgung und Betreuung kranker, behinderter und sterbender Menschen ein. Weitere Schlüsselaufgaben der Pflege sind Wahrnehmung der Interessen und Bedürfnisse (Advocacy), Förderung einer sicheren Umgebung, Forschung, Mitwirkung in der Gestaltung der Gesundheitspolitik sowie im Management des Gesundheitswesens und in der Bildung." Pflege meint hier professionelle Pflege durch Altenpfleger, Gesundheits- und Kinderkrankenpfleger oder Gesundheits- und Krankenpfleger.

III. aus der **Pflegetheorie*** stammende Auffassungen von Pflege: **1.** Pflege zum Lindern von Schmerzen und Leiden (F. Nightingale); **2.** Pflege als Umgebungsgestaltung: Hier ist das Ziel die Förderung des Wiederherstellungsprozesses durch die pflegerische Sorge für eine optimale Umgebung, d. h. Luft, Wasser, Licht, Reinheit, Ernährung, Wärme und Ruhe. Die Gesundung vollzieht der Mensch selbst (F. Nightingale, 1860). **3.** Pflege als Beziehung*: **a)** Pflege als signifikanter therapeutischer zwischenmenschlicher Prozess; die Fähigkeiten und Fertigkeiten werden angewandt, um das Wachstum und die Entwicklung der Persönlichkeit zu fördern (H. Peplau, 1952); **b)** Pflege als zwischenmenschlicher Dialog, als persönliche Präsenz der Beteiligten; diese Auffassung von Pflege hat weite Verbreitung im psychiatrischen Zusammenhang gefunden, wird von ihren Vertretern aber auch für den somatisch-klinischen Bereich propagiert. **4.** Pflege als tätige Handlung: als Funktion der Hilfeleistung für den Einzelnen, ob krank oder gesund, als Durchführung von Handlungen, die zur Gesundheit oder Genesung beitragen oder zu einem friedlichen Tod; Handlungen, die der Mensch normalerweise selbst und ohne Unterstützung durchführen würde (s. Selbstpflege), wenn er über die nötige Kraft, den Willen und das Wissen verfügte, werden von Pflegenden übernommen. Ziel ist eine schnellstmögliche Unabhängigkeit des zu Pflegenden (V. Henderson, 1955; D. Orem, 1971). **5.** Pflege als Wissenschaft und Kunst (M. Rogers, 1963): Ziel ist eine umfassende wissenschaftliche Fundierung der Pflege, um dem Menschen als einmaligem unitärem Wesen in der Ausübung (Kunst) der Pflege besser gerecht zu werden. Vgl. care, Pflegewissenschaft, Pflegekunst, Evidenz.

Pflegeabhängigkeit: (engl.) *care dependency*; Angewiesensein auf pflegerische Betreuung durch andere Personen und damit einhergehende evtl. Einschränkungen in Entscheidungs- und Bewegungsfreiheit; **Bestimmung:** Der Grad der aktuellen allgemeinen Abhängigkeit von einer pflegerischen Versorgung kann z. B. auf Basis des Funktionalen Selbstständigkeitsindex (functional* independence measure), der Pflegeabhängigkeitsskala* oder der interRAI*-Assessmentinstrumente eingeschätzt werden. **Folge:** Die Folgen von Pflegebedürftigkeit* werden je nach Autonomiebedürfnis (s. Autonomie, Grundrechte) eines Menschen als mehr oder weniger belastend erlebt. Pflegeabhängigkeit kann emotional vielfältig mit Gefühlen wie Scham* (z. B. bei der Körperpflege) oder Dankbarkeit gegenüber den Pflegepersonen verbunden sein. Bei lang andauernder Abhängigkeit, z. B. bei Fortschreiten einer chronischen Erkrankung und auch zum Tod führenden Erkrankungen, wird diese Form der Abhängigkeit ggf. phasenweise von Aggression* begleitet, da gesundheitliche Verschlechterungen nicht so schnell bewältigt werden können, wie sie auftreten (vgl. Coping). Pflegende können zur Projektionsfläche (s. Projektion) werden, was im Pflegeprozess bedacht werden muss.

Pflegeabhängigkeitsskala: (engl.) *care dependency scale* (Abk. CDS); Abk. PAS; standardisiertes Assessment-Instrument zur Einschätzung der Pflegebedürftigkeit*, das in einer Fassung für Krankenhäuser und in leicht abgeänderter Form auch für die Altenpflege vorliegt; **Anwendung: 1.** als Grundlage für die Planung erforderlicher Pflegemaßnahmen (Pflegebedarf*) in allen Krankenhaus- und Altenpflegebereichen; **2.** auch für epidemiologische Untersuchungen über Indikatoren der Pflegebedürftigkeit; **Aufbau:** Die PAS besteht aus 15 Merkmalen (sog. Items) mit jeweils 5 Abstufungen von völlig abhängig bis völlig unabhängig. Die Items sind aus den Grundbedürfnissen nach V. Henderson (1960) abgeleitet und beziehen sich auf Selbstpflegebedürfnisse (vgl. Selbstpflege), aber auch auf Sicherheit und das Bedürfnis nach Kommunikation, Lernen, Arbeit und Spiel. **Hinweis:** Entwickelt und getestet wurde die PAS 1998 in den Niederlanden bei geistig behinderten Menschen und Demenzkranken. Für Italien, Norwegen und Deutschland liegen Tests auf wissenschaftliche Gütekriterien vor. Vgl. interRAI-Assessmentinstrumente, Aktivitäten des täglichen Lebens.

Pflege, aktivierende: (engl.) *activating care*; an den Ressourcen* eines Menschen orientierte, die Fähigkeiten unterstützende und fördernde Pflege; von M. Krohwinkel Mitte der 80er Jahre des 20. Jahrhunderts in Bezug auf Schlaganfall-Patienten eingeführter Begriff, der die Notwendigkeit der Aktivierung im Unterschied zur reinen Versorgung des Patienten betont. **Beispiel:** Ein Mensch, der nicht essen oder sich waschen kann, weil er teilweise gelähmt ist, kann „gefüttert" oder „gewaschen" werden und gerät damit in zunehmende Abhängigkeit von Pflegepersonen. Er kann aber auch in seiner Selbstpflegefähigkeit* unterstützt, d. h. „aktiviert" werden, um möglichst schnell wieder selbständig und unabhängig zu werden. **Voraussetzung:** 1. ein auf die jeweilige Abteilung abgestimmtes Pflegekonzept; 2. Einschätzung der Pflegeabhängigkeit*, um eine Überforderung des Patienten oder Bewohners zu vermeiden; 3. Zeit für individuelle Pflegeplanung gemeinsam mit dem Patienten und den Angehörigen; 4. Abstimmung der Betriebsorganisation mit dem Ziel, funktionale Versorgung (alle Patienten müssen zur gleichen Zeit essen) durch individuell abgestimmte Abläufe zu ersetzen; **Hinweis:** Gegenwärtig ist in vielen Pflegeeinrichtungen durch den akuten Mangel an qualifiziertem Personal und Rationalisierungsdruck eine aktivierende Pflege nicht möglich, auch wenn der Gesetzgeber sie z. B. im Bereich der Altenpflege fordert.

Pflege, alternative: s. Pflege, komplementäre.

Pflege, ambulante: s. Pflege, häusliche.

Pflegeanamnese: (engl.) *nursing assessment*; Datenerhebung i. R. des Pflegeprozesses* möglichst während des Erstgesprächs* zwischen Patient (oder Angehörigen) und zuständiger Pflegeperson; **Durchführung:** Personalien sowie sozialer Hintergrund werden erfragt und der Pflegebedarf* bezogen auf die Aktivitäten* des täglichen Lebens (Abk. ATL) ermittelt. Außerdem werden körperliche und psychische Basisdaten erhoben und weitere Beobachtungen notiert. Die Pflegeanamnese wird in entsprechenden Formblättern dokumentiert. Vgl. Pflegedokumentation.

Pflege, anthroposophische: (engl.) *anthroposophic nursing*; an der Anthroposophie, dem Welt- und Menschenbild von R. Steiner orientierte Form der Pflege unter Berücksichtigung der leiblichen, seelischen, geistigen und sozialen Situation des Patienten.

Pflegebedarf: (engl.) *requirement of nursing care*; Umfang der erforderlichen Pflege, erforderliche Pflegemaßnahmen; **Einteilung:** 1. **individueller** Pflegebedarf: auf Basis der Pflegebedürftigkeit* und der Fähigkeiten (Ressourcen*) der Person sowie der Umweltbedingungen und Pflegeziele erforderliche Pflegemaßnahmen; idealtypisch entspricht der individuelle Pflegebedarf den als erforderlich geplanten Maßnahmen, die z. B. in der Pflegedokumentation* verzeichnet sind. Als Grundlage der Pflegebedarfseinschätzung werden oft Kategorisierungen aus Pflegemodellen übernommen, z. B. ATL (s. Aktivitäten des täglichen Lebens) oder AEDL (s. Aktivitäten und existenzielle Erfahrungen des Lebens); 2. **auf Institutionen bezogener** Pflegebedarf: durchschnittlicher Pflegebedarf einer Gruppe Pflegebedürftiger in einer Versorgungseinheit; einzubeziehen ist der durchschnittliche individuelle Pflegebedarf und der Aufwand für Organisation und Ablauf der pflegerischen Arbeit. Der auf Institutionen bezogene Pflegebedarf ist Grundlage für die Pflegebedarfseinschätzung einer Versorgungseinheit (Station, Krankenhaus, Pflegeheim); entsprechend erfolgt die Personalbemessung. **Hinweis:** Häufig werden individueller Pflegebedarf und Pflegebedürftigkeit unkorrekterweise synonym verwendet. Vgl. Assessment, geriatrisches; functional independence measure.

Pflegebedürftigkeit: (engl.) *care dependency*; 1. Merkmale einer Person, die als Folge von Gesundheitsproblemen Beeinträchtigungen aufweist, die mit Pflegemaßnahmen behoben oder gelindert werden können; allgemein beschrieben in den sog. Bedürfnistheorien*, in denen alle Lebensbereiche als Indikatoren für Pflegebedürftigkeit gelten; Pflegebedürftigkeit setzt eine Beeinträchtigung in der selbständigen Bewältigung des Alltags aus gesundheitlichen Gründen (auch altersbedingt) voraus. 2. nach § 14 Absatz 1 SGB XI Zustand einer Person, die „wegen einer körperlichen, geistigen oder seelischen Krankheit oder Behinderung für die gewöhnlichen und regelmäßig wiederkehrenden Verrichtungen im Ablauf des täglichen Lebens auf Dauer, voraussichtlich für mindestens 6 Monate, in erheblichem oder höherem Maße der Hilfe bedarf"; diese Definition beinhaltet einen Ausschnitt der 1. Begriffsdefinition. Die Pflegekassen stellen Leistungen bei Pflegebedürftigkeit zur Verfügung. Mit Definition der Leistungsgründe wird zugleich näher bestimmt, für welche Leistungen die Pflegeversicherung* zuständig ist. Vgl. Versorgung, integrierte.

Beurteilung der Pflegebedürftigkeit nach SGB XI

Es werden 4 Bereiche definiert, in denen 21 wiederkehrende **Verrichtungen des täglichen Lebens** berücksichtigungsfähig sind: 1. im Bereich Körperpflege: Waschen, Duschen, Baden, Zahnpflege, Kämmen, Rasieren, Darm- oder Harnblasenentleerung; 2. im Bereich Ernährung: mundgerechtes Zubereiten der Nahrung, Aufnahme der Nahrung; 3. im Bereich Mobilität: Aufstehen und Zu-Bett-Gehen, An- und Auskleiden, Gehen, Stehen, Treppensteigen, Verlassen und Wiederaufsuchen der Wohnung; 4. im Bereich hauswirtschaftliche Versorgung: Einkaufen, Kochen, Reinigen der Wohnung, Geschirrspülen, Wechseln und Waschen der Wäsche und Kleidung, Beheizen. Maßstab zur Beurteilung der Pflegebedürftigkeit sind

Pflegeberatungsgespräch

ausschließlich die Fähigkeiten zur Ausübung der o. g. Verrichtungen. Auf Art oder Schwere vorliegender Erkrankungen (z. B. Krebs) oder Schädigungen (z. B. Taubheit, Blindheit, Lähmung) kommt es dagegen nicht an. Pflegebedürftigkeit ist auch dann gegeben, wenn der Pflegebedürftige die Verrichtung zwar motorisch ausüben, jedoch deren Notwendigkeit nicht erkennen oder nicht in sinnvolles zweckgerichtetes Handeln umsetzen kann (z. B. bei Antriebs- und Gedächtnisstörungen, verminderter Orientierung in der Wohnung oder Umgebung, bei Verwechseln oder Nichterkennen vertrauter Personen sowie bei Störungen der emotionalen Kontrolle).

Hinweis: Die sozialrechtliche Definition der Pflegebedürftigkeit bezieht sich auf möglichst „objektiv" und relativ leicht messbare körperliche Defizite. Weitergehende „subjektive" Bedürfnisse (etwa kommunikativer Art) werden, zumindest an dieser entscheidenden Stelle im Gesetz, ausdrücklich ausgeklammert. An anderer Stelle heißt es allerdings: „Um der Gefahr einer Vereinsamung des Pflegebedürftigen entgegenzuwirken, sollen bei der Leistungserbringung auch die Bedürfnisse des Pflegebedürftigen nach Kommunikation berücksichtigt werden." (§ 28 SGB XI).

Recht: Die Regelungen im Gesetzestext werden konkretisiert durch die Richtlinien der Spitzenverbände der Pflegekassen zur Begutachtung von Pflegebedürftigkeit nach dem SGB XI (sog. Begutachtungsrichtlinien) und dem Verfahren zu dessen Feststellung (sog. Pflegebedürftigkeits-Richtlinien) sowie durch die Rechtsprechung der Bundessozialgerichte. Das Bundessozialgericht hat u. a. festgelegt, dass bei der Ermittlung des Hilfebedarfs krankheitsspezifische Pflegemaßnahmen ungeachtet ihrer evtl. Zuordnung zur Behandlungspflege* nach § 37 SGB V zu berücksichtigen sind, wenn sie nicht die Fachkunde eines Gesundheitsberufs erfordern und von im Haushalt lebenden Familienangehörigen erbracht werden. Krankheitsspezifische Pflegemaßnahmen zählen allerdings nur dann zum berücksichtigungsfähigen Bedarf i. S. des SGB XI, wenn sie Bestandteil der o. g. „Katalogverrichtungen" nach § 14 SGB XI sind, d. h. aus medizinisch-pflegerischen Gründen regelmäßig und auf Dauer, zwangsläufig im unmittelbaren zeitlichen und sachlichen Zusammenhang mit den Verrichtungen vorgenommen werden müssen (z. B. Schmerzmedikation als Einzelgabe gezielt zur Durchführung von Waschen, Duschen oder Baden). Nicht in Betracht bei der Ermittlung des Pflegebedarfs kommen damit z. B. das Reinigen und Freihalten der Atemwege oder ähnliche Leistungen zur Aufrechterhaltung von Vitalfunktionen.

Einteilung in Pflegestufen: Pflegebedürftige Personen sind nach der Schwere der Pflegebedürftigkeit **3 Pflegestufen*** zuzuordnen. Zugrunde gelegt wird der Zeitaufwand für die Laienpflege, d. h. die Zeit, die ein Familienangehöriger oder eine andere, nicht als Pflegekraft ausgebildete Pflegeperson für die erforderliche Grundpflege* sowie für die hauswirtschaftliche Versorgung benötigt (s. Pflegezeitbemessung).

Pflegewissenschaft

Die Definitionen von Pflegebedürftigkeit in Pflegemodellen und -theorien* sind auf einem abstrakteren Niveau angesiedelt als die Definition im SGB XI und müssen für die praktische Anwendung präzisiert werden. Sie sind daher wenig präzise, aber inhaltlich sehr umfassend. Mit den Modellen sollte die Besonderheit des Handlungsfeldes für die professionelle Pflege beschrieben und gegenüber anderen Disziplinen abgegrenzt werden. Auch werden in den den Modellen zugrunde liegenden humanwissenschaftlichen Theorien die allgemeinen Phänomene der Pflegebedürftigkeit untersucht, und zwar unabhängig von der gesellschaftlichen Personengruppe, die mit Pflege beauftragt wird (also auch Angehörige). Erste Ansätze zur Bestimmung der von Pflegeexperten zu steuernden Probleme bzw. Problemlagen finden sich in Pflegetheorien und -modellen. Als Pflegebedürftigkeit werden in den Modellen z. B. Beeinträchtigungen bei der Ausführung der Aktivitäten* des täglichen Lebens (N. Roper, W. W. Logan, A. Tierney), Selbstpflegedefizite im Hinblick auf Selbstpflegeerfordernisse (D. Orem), Störungen in Gleichgewicht und Stabilität des Verhaltenssystems (D. Johnson) oder eine ineffektive Adaptation auf Anpassungserfordernisse (C. Roy) bezeichnet. Darüber hinaus gibt es Systeme von Pflegediagnosen*, die Pflegebedürftigkeit kennzeichnen können. Diese Ansätze gehen weit über die im SGB XI definierten Aktivitäten hinaus. Als pflegebedürftig gilt hier immer der ganze Mensch (vgl. Ganzheitlichkeit), verstanden als jeweils höchst individuell zu behandelnde Person. Pflegerische Expertise hat sich nicht nur auf die grundlegenden körperlichen Bedürfnisse zu erstrecken, sondern auch auf psychische und soziale Bedürfnisse sowie die möglichst autonome Bewältigung der alltäglichen Lebensführung. Während mit dem sozialrechtlichen Verrichtungskatalog eine Eingrenzung des Kreises der Anspruchsberechtigten und der zu finanzierenden Leistungen vorgenommen werden soll, dienen die pflegewissenschaftlichen Auflistungen dem Zweck, bisher unerkannte Probleme des Patienten zu ermitteln.

Autoren: Sabine Bartholomeyczik, Jörg Hallensleben.

Pflegeberatungsgespräch: syn. Pflichtpflegeeinsatz; nach dem Pflegeversicherungsgesetz (§ 7 Absatz 3 SGB XI) vorgeschriebene Zusammenkunft von pflegenden Angehörigen oder anderen Laienpflegern mit professionell Pflegenden; **Ziel:** 1. Überprüfung der Sicherheit der häuslichen Pflege* durch ein Mindestmaß an fachlicher Aufsicht und Beratung*; 2. Aufklärung über Hilfs- und Unterstützungsmöglichkeiten, z. B. den fachgerechten Einsatz von Pflegehilfsmitteln* (Bettschutzeinlagen, Inkontinenzhilfsmittel, Lifter, Rollstüh-

le); **3.** Beratung über Schulungsmaßnahmen; **4.** Informationen über Pflege und Pflegeversicherungsgesetz. Der zuständigen Pflegekasse können Vorschläge über die benötigten Hilfsmittel* unterbreitet werden, die diese wiederum an den Pflegebedürftigen ausleiht. Das Pflegeberatungsgespräch findet bei Pflegestufe* I und II halbjährlich, bei Pflegestufe III vierteljährlich durch Mitarbeiter eines ambulanten Dienstes oder einer Sozialstation statt. Die Kosten werden von der Pflegekasse übernommen (§ 37 SGB XI). **Hinweis:** Ob ein Einhalten von pflegerischen Mindeststandards auf diese Weise gewährleistet wird, ist empirisch bisher nicht belegt. Vgl. Laienpflege, Pflegeversicherung.
Pflegebericht: s. Pflegedokumentation.
Pflegebeziehung: s. Beziehung.
Pflegediagnose: (engl.) *nursing diagnosis*; **1.** (NANDA) klinische Beurteilung der Reaktion eines Einzelnen, einer Familie oder einer Gemeinde/Gemeinschaft auf aktuelle oder potentielle Gesundheitsprobleme/Lebensprozesse; Grundlage für die Auswahl von Pflegeinterventionen, um Ergebnisse zu erreichen, für die Pflegende verantwortlich sind (NANDA International, 2005); **2.** (ICNP) Bezeichnung, die einer Entscheidung von Pflegenden gegeben wird, die im Fokus von Pflegehandlungen ist (International Council of Nurses, 2003).

Grundlagen
Im deutschen Sprachgebrauch bedeutet Diagnosestellung, kennzeichnende Merkmale eines (gesundheitlichen) Zustands festzustellen mit dem Ziel, das richtige Behandlungs- oder Heilverfahren zu ermitteln. Pflegediagnosen sollen einen eigenverantwortlichen Anteil der Pflege definieren. Diese Haltung spiegelt sich auch in den Beschreibungen der NANDA* und der ICNP* wieder.
Bedeutung: Pflegediagnosen sollen durch Entwicklung einer einheitlichen Fachsprache die Professionalisierung* der Pflege vorantreiben, indem sie die Bereiche beschreiben, für die Pflegekräfte zuständig sind. In diesem Sinne dienen sie als Grundlage für klinische Entscheidungen und für Qualitätsmanagement* in Gesundheitsbereichen. Besonders durch eine einheitliche (bisher noch am Anfang stehende) Begriffsentwicklung soll die Dokumentation des Pflegeprozesses* nachvollziehbar und Vorkommen und Auswirkungen von Pflegediagnosen im nationalen und internationalen Kontext vergleichbar gemacht werden. Hierbei kommt der EDV-gestützten Pflegedokumentation eine besondere Rolle zu.

Entwicklung der Pflegediagnosen
1. NANDA-Klassifikation: 1970 entschied der Amerikanische Pflegeverband (American Nurses Association, Abk. ANA), dass eine Diagnosestellung zu den Aufgaben der Pflegenden gehört. 1973 fand die erste nationale Konferenz in den USA zur Klassifikation von Pflegediagnosen statt. 1982 wurde die NANDA gegründet, die ein umfassendes und professionelles Klassifikationsschema zur Einordnung der Pflegediagnosen entwickeln sollte. 1986 wurde die Taxonomie I der „Human Response Pattern" (menschliche Reaktionsmuster) verabschiedet und seither kontinuierlich überarbeitet. 2000 veröffentlichte die NANDA die Taxonomie II der „Human Response Pattern", die bisherige Verständnisschwierigkeiten auflösen soll. Pflegende können bei der NANDA nach einem vorgeschriebenen Verfahren Pflegediagnosen einreichen und überprüfen. Pflegediagnosen werden in den USA nicht flächendeckend angewendet.
2. ICNP: 1989 sollten die NANDA-Pflegediagnosen in die ICD-10 (Internationale Klassifikation der Krankheiten; s. ICD) eingegliedert werden, was die WHO jedoch ablehnte, da die Klassifikation die pflegefachliche Entwicklung eines Landes repräsentiere. Der ICN* beschloss 1989 die Entwicklung einer **internationalen Klassifikation der Pflegepraxis** (International Classification for Nursing Practice, Abk. ICNP*). Die Alpha-Version erschien 1996, die Beta-Version 1999 und die ICNP Version 1 2005. Mit dieser Klassifikation können Pflegediagnosen sowie Pflegeinterventionen und -ergebnisse abgebildet werden. Vorrangiges Ziel der ICNP ist es, pflegerische Praxis zu beschreiben, um Pflege in **Gesundheitsinformationssystemen** zu dokumentieren. Die Pflegedatenbank soll nutzbar sein für Pflegende, Forschende, Lehrende, Manager und Politiker. Darüber hinaus ist die ICNP breit genug angelegt, um auf Spezifika einzelner Regionen oder Länder eingehen zu können. 1995 wurde in Brüssel die **ACENDIO*** (Association for Common Nursing Diagnosis, Interventions and Outcomes) gegründet. ACENDIO versteht sich als Plattform für Pflegekräfte, um sich auf regelmäßigen Konferenzen über die Entwicklung von Pflegeterminologien und Klassifikationen auszutauschen. Mit der Pflegeversicherung und der Einführung von DRGs* wächst die Anzahl deutscher Krankenhäuser und Pflegeeinrichtungen, die sich mit Pflegediagnosen beschäftigen. In Deutschland existiert jedoch nicht, wie in den USA, ein ausdrückliches Recht der Pflege auf Diagnostik. Weitere Beispiele für international verbreitete Pflegeklassifikationen, die Pflegediagnosen enthalten, sind das Omaha-System und das Clinical Care Classification System (CCC-System).

Aufbau und Benutzung der Pflegediagnosen
NANDA-Pflegediagnosen: Die Taxonomie II der NANDA teilt sich auch in 13 übergeordnete Kategorien wie z. B. Ernährung, Rollenbeziehungen oder Bewältigungsverhalten/Stresstoleranz. Darüber hinaus wurden 7 Achsen entwickelt, denen kennzeichnende Merkmale entnommen werden können (z. B. Gesundheitszustand, beschreibende Merkmale oder Zielgruppe). 2005/2006 existieren 172 von der NANDA empfohlene Pflegediagnosen.
Aufbau: 1. aktuelle Pflegediagnose (aktuelles Gesundheitsproblem) oder **Gesundheitsförderungs-Pflegediagnose** (Wohlbefinden mit Bereit-

schaft zur Verbesserung; auch Wellness*-Pflegediagnose): **a)** Diagnosentitel oder Bezeichnung; **b)** Definition: präzise Beschreibung, welche die Bedeutung widerspiegelt und hilft, die Diagnose von ähnlichen Diagnosen zu unterscheiden; **c)** Kennzeichen: beobachtbare Merkmale; eingeleitet durch „angezeigt durch"; **d)** beeinflussende Faktoren: Einflüsse, auf die der veränderte Zustand zurückzuführen ist; eingeleitet durch „beeinflusst durch" (bei Gesundheitsförderungs-Pflegediagnosen nur manchmal angegeben); **2. Risikopflegediagnose** (Gesundheitsprobleme, die sich entwickeln können): **a)** Diagnosentitel oder Bezeichnung; **b)** Definition (s. o.); **c)** Risikofaktoren: Umgebungsfaktoren und physiologische, psychologische, genetische und chemische Elemente, welche die Empfänglichkeit eines Individuums, einer Familie oder einer Gemeinde bis zu einem gesundheitsschädigenden Ereignis steigern. **Beispiel: 1.** aktuelle Pflegediagnose: „Akute Verwirrtheit, angezeigt durch Ruhelosigkeit, wechselnder Bewusstseinsgrad und Halluzinationen, beeinflusst durch Alkoholmissbrauch"; Gesundheitsförderungs-Pflegediagnose: „Erfolgreiches Stillen, angezeigt durch regelmäßiges und anhaltendes Saugen und Schlucken beim Säugling beim Anlegen an der Brust, beeinflusst durch grundlegende Kenntnisse über das Stillen"; **2.** Risikopflegediagnose: „Gefahr eines Flüssigkeitsdefizites, angezeigt durch übermäßige Verluste auf normalem Weg (z. B. Durchfall)".

ICNP-Pflegediagnosen: Die ICNP Version 1 besteht aus 7 Achsen, unter denen pflegerisch relevante Begriffe subsumiert und definiert werden: **1. Pflegefokus:** Bereich, auf den sich pflegerische Aufmerksamkeit und Intervention beziehen; **2. Beurteilung:** klinische Beurteilung, z. B. Grad und Intensität eines Pflegephänomens; **3. Mittel:** Entität, die bei der Durchführung einer Pflegehandlung verwendet wird, z. B. Instrumente oder spezifische Dienste; **4. Handlungstyp:** Tätigkeit, die bei einer Pflegehandlung ausgeführt wird, z. B. lehren, überwachen; **5. Zeit:** Zeitpunkt, Zeitspanne, Dauer oder Intervall; **6. Ort:** anatomische oder räumliche Orientierung für eine Pflegediagnose/-intervention; **7. Klient:** Einheit, auf die sich Pflegediagnose und -intervention beziehen, z. B. Individuum, Familie, Gruppe. Aus diesen Achsen können Pflegediagnosen, -interventionen und -ergebnisse gebildet werden. Empfohlene Pflegediagnosen wie bei der NANDA existieren nicht. Sog. Kataloge sollen entwickelt werden, in denen eine Auswahl spezifischer Pflegediagnosen, -interventionen und -ergebnisse für einen bestimmten Zweck oder für bestimmte Pflegebereiche zusammengefasst werden. Eine Pflegediagnose muss einen Begriff aus der Fokus- und der Beurteilungsachse beinhalten. Begriffe aus anderen Achsen sind optional. Beispiel für die Bildung einer ICNP-Pflegediagnose: s. Tab.

Autorin: Cornelia Heinze.

Pflegediagnose	
Bildung einer ICNP-Pflegediagnose (ICNP Version 1)	
ausgewählte Achsen	ausgewählte Begriffe
Pflegefokus	Verwirrtheit
Zeit	akut
Klient	ältere Person
Pflegediagnose:	
„akute Verwirrtheit einer älteren Person"	

Pflegediagnosenvereinigung, nordamerikanische: s. NANDA.

Pflegedidaktik: (engl.) *nursing didactics*; **1.** Sammelbegriff für pädagogische Planung zu konkreten Unterrichtskonzeptionen, die sich auf die Vermittlung pflegespezifischer Inhalte beziehen (i. e. S. auch als Methodik bezeichnet); **2.** pädagogische Forschung (Fachdidaktik), die sich auf übergeordneter Ebene mit der Umsetzung pflegewissenschaftlicher Inhalte in didaktischen Rahmenkonzeptionen befasst; Entwürfe liegen bislang in Anfangsstadien vor (z. B. kritisch konstruktive Pflegedidaktik von K. Wittneben, subjektorientierte Didaktik von R. Ertl-Schmuck). Vgl. Pflegepädagogik, Curriculum.

Pflegedokumentation: (engl.) *nursing documentation, nursing notes*; schriftliche Fixierung der Pflegeleistung; erfolgt entweder als schriftlicher Bericht, durch Abhaken von Checklisten oder mit Leistungserfassungsinstrumenten (z. B. Leistungserfassung* in der Pflege, interRAI*-Assessmentinstrumente u. a. Dokumentationssysteme*). Die Form der Dokumentation variiert je nach Arbeitsgebiet und Pflegeberuf. **Ziel: 1.** Nachweis der erbrachten Leistung, der Qualität und der Informationsübermittlung an die pflegerischen und ärztlichen Kollegen bezüglich des Pflegeprozesses*; **2.** juristische Absicherung einer regelrecht erbrachten Pflege; **Entwicklung:** Seit 2004 ist für alle Krankenhäuser die Abrechnung nach DRGs* Pflicht. Durch die Erstellung von standardisierten klinischen Behandlungspfaden*, an denen sich jeder Mitarbeiter orientiert, werden im Krankenhausbereich im Zuge der Anwendung der DRGs Dokumentationssysteme berufsgruppenübergreifend zusammengeführt; abgezeichnet wird die Erfüllung des Standards von jeder Berufsgruppe auf einem gemeinsamen Formular. Besonderheiten, die vom Standard abweichen, werden weiterhin gesondert aufgeführt, der eigentliche Dokumentationsaufwand auf das juristisch Notwendige reduziert. Auch im Altenpflegebereich kann die Dokumentation über die Verknüpfung von verbindlichen Standards gesteuert werden. **Recht:** Rechtsgrundlage für die Dokumentationspflicht sind der Krankenhausaufnahmevertrag sowie der Heimvertrag*. Grundsätzlich hat jeder, der pflegerische Maßnahmen durchführt, die Pflicht, diese zu dokumentieren. Die Pflegedokumentation ist eine Urkunde, d. h., Eintragungen dürfen nicht durch eine andere Pflegekraft oder einen Arzt verändert werden. Die eintragende Pflegekraft kann die Eintragung ändern, jedoch nur durch einen Querstrich, sodass das vorher Geschriebene noch erkennbar ist. Das Verwenden von Bleistift, Löschen durch überdeckende Substanzen oder Überkleben ist unzulässig. Die Eintragungen müssen lesbar und verständlich sein. **Hinweis:** I. R. des Qualitätsmanagements* und des Controllings* muss darauf geachtet werden, dass der Dokumentationsaufwand den eigentlichen Pflegeaufwand nicht übersteigt, da sonst eine sog. Überorganisation vorliegt, welche die Kosten erhöht und die Zeit für die eigentliche Pflege (Kernleistung) unzulässig reduziert. Der Zeitaufwand für Dokumentationstätigkeit lag 2002 bei bis zu 30 % der regulären Arbeitszeit. Häufig kann die Optimierung der Dokumentation oder die Einstellung einer zusätzlichen Arbeitskraft Abhilfe schaffen.

Pflege, emanzipatorische: (engl.) *emancipatory care*; allgemeine Bezeichnung für Bestrebungen in den Pflegeberufen, mehr Eigenständigkeit zu erlangen; z. B. Aktivitäten in Berufsverbänden* und Gewerkschaften sowie eine Richtung in der Pflegeforschung, die sich mit der Geschichte und Entwicklung der Pflege (auch in der Bedeutung als Frauenberuf) befasst.

Pflegeempfänger: s. Patient.
Pflegeerfordernis: s. Pflegebedarf.
Pflegeergebnisklassifikation: s. NOC.
Pflegeethik: s. Ethik.
Pflege, evidenzbasierte: s. Evidenz.
Pflegeexperte: (engl.) *nursing expert*; unspezifische Bezeichnung für durch Fort- und Weiterbildung oder Studium besonders qualifizierte Pflegekräfte, die zu bestimmten Gebieten der Pflege über Expertenwissen verfügen; über das reine Erfahrungswissen hinaus (Berufserfahrung) besitzen Pflegeexperten ein systematisches, aktuell gültiges theoretisches Hintergrundwissen und ein intuitiv verfügbares sicheres Handlungsvermögen (vgl. Intuition). **Entwicklung:** Nach P. Benner (1994) verlaufen die Entwicklungsstufen zum Expertentum generell analog zum Dreyfus-Modell (beruht auf Forschungen mit Flugexperten) graduiert in zeitlich aufeinanderfolgenden Stadien (s. Tab.).

Pflegefall: (engl.) *case requiring nursing*; umgangssprachliche Bezeichnung für einen erkrankten oder behinderten Menschen, der dauerhaft oder über einen längeren Zeitraum auf Pflege* angewiesen ist; vgl. Pflegebedürftigkeit.

Pflegefehler: (engl.) *nursing care error*; Fehlverhalten des Pflegepersonals aufgrund der Missachtung gesicherter pflegerischer Erkenntnisse, die dem jeweiligen Stand der Pflege in Wissenschaft und Technik entsprechen; leitende Pflegekräfte und einzelne Pflegekräfte tragen die Verantwortung für die sach- und fachgerechte Pflege von Pflegebedürftigen. Pflegefehler wie z. B. das Entstehen von Druckstellen, Dekubitus*, Austrocknungserscheinungen (hypertone Dehydratation*) und auch das vorschnelle Legen eines zur Inkontinenz führenden Dauerkatheters können dazu führen, dass das Krankenhaus oder das Heim schadenersatzpflichtig wird. Verurteilungen zu erheblichen Schmerzensgeldzahlungen haben in den letzten Jahren zugenommen. **Hinweis:** Kann wegen Personalknappheit die Pflege nicht ausreichend sichergestellt werden mit der Folge des Vorliegens einer gefährlichen Pflege*, sind Führungskräfte verpflichtet, beim zuständigen Träger schriftlich zu intervenieren. Vgl. Fehler, Haftung, Behandlungsfehler, Körperverletzung.

Pflege, forensische: (engl.) *forensic nursing care*; **1.** Pflege innerhalb des Maßregelvollzugs (nach §§ 63, 64 und 81 StGB) in einer forensischen Abteilung für psychisch kranke Straftäter oder auf einer Krankenstation innerhalb des allgemeinen Strafvollzugs; die Pflegearbeit in der Forensik findet in dem besonderen Spannungsfeld der Pflegebedürftigkeit der Straftäter und dem Schutzbedürfnis

Pflegeexperte
Entwicklungsstufen zum Expertentum

Entwicklungsstand	auf Beruf oder Wissensgegenstand bezogenes Verhalten
Experte	großer Erfahrungsschatz, daraus resultierend „intuitiv" richtiges Verhalten ohne lange Analyse- und Planungsphase; meist Schwierigkeiten, das Wissen in Worte zu fassen
erfahren Pflegender	zielorientiert; Situationen werden nicht mehr „durchdacht", sondern basierend auf Erfahrung spontan „begriffen"
kompetent Pflegender (nach 2–3 Jahren)	planvolles Vorgehen, relativ gezielt, bewusst
fortgeschrittener Anfänger	kleiner Verhaltensradius; braucht klare, einfache Anweisungen
Neuling	unerfahren, Verhalten unflexibel, eingeschränkt, unsicher

der Bevölkerung statt. **Aufgabe:** Die Aufgaben für Pflegekräfte in der forensischen Pflege unterscheiden sich von den Aufgaben in der allgemeinen psychiatrischen Pflege: Psychotherapeutische Arbeitsschwerpunkte und Sicherungsaufgaben prägen das Beziehungsmodell zwischen Pflegekraft und Patient. Pflegen und Behandeln finden in einem Zwangskontext statt. Nach dem Prinzip der therapeutischen Gemeinschaft wird häufig in interdisziplinären Teams* gearbeitet. Berufsgruppenübergreifende Zusammenarbeit und Supervision* sind besonders wichtig, um die Mitarbeiter im Umgang mit Überreaktionen, z. B. die Identifikation mit den Tätern oder umgckchrt, zu schützen. **Ausbildung:** Eine spezialisierte Fachweiterbildung für forensische Pflege existiert in Deutschland bislang nicht. Spezialwissen in Rechtskunde, psychiatrischer Krankheitslehre und Kriminologie sind erforderlich. **Hinweis:** Die Arbeit in der forensischen Pflege setzt eine stabile Persönlichkeit und hohe Belastbarkeit voraus. Vgl. Freiheitsentziehende Maßnahmen, Unterbringung, Schularbeit, Zwangsernährung. **2.** in den USA seit 1991 wissenschaftliche, durch die American Academy of Forensic Sciences anerkannte Disziplin mit Fokus auf der therapeutischen Arbeit mit den Opfern psychisch kranker Straftäter (also nicht auf der Behandlung der Straftäter).

Pflegeforschung: (engl.) *nursing research*; systematischer Kenntnisgewinn im Pflegebereich durch den Einsatz von wissenschaftlichen Methoden; **Ziel:** Untermauerung oder Widerlegung von Vorannahmen, die die Pflege in ihrem praktischen und theoretischen Feld betreffen; **Voraussetzung:** Um Pflegeforschung selbständig zu betreiben, ist eine entsprechende methodische Grundausbildung an der Fachhochschule oder Universität notwendig. **Durchführung:** 1. Forschungsgegenstand bestimmen (z. B. Forschung am Patienten, Forschung zu Pflegehilfsmitteln*); 2. Formulieren der Forschungsfrage; 3. Sichtung des bereits vorhandenen Datenmaterials (international); 4. Auswahl der angemessenen Methode; 5. Sichern der Finanzierung; 6. ethische Fundierung (s. Forschungsethik); 7. Durchführen und Auswerten der Studie; 8. Veröffentlichung der Daten in einer Fachzeitschrift. **Hinweis:** Allgemein wird der Begriff Pflegeforschung im Zusammenhang mit empirischen und/oder statistisch untermauerten Forschungsdesigns benutzt. Er umfasst allerdings auch die Theoriebildung in der Pflege, die ebenfalls nach bestimmten Regeln vorgenommen wird (z. B. Deduktion*). Ausgangspunkte sind bereits vorhandene Theorien oder Erkenntnisse, die in empirischen Studien gewonnen wurden (vgl. Induktion).

Pflege, funktionelle: (engl.) *functional nursing*; Bezeichnung für die an Einzelverrichtungen orientierte Pflege; Pflege wird nicht in zusammenhängenden, an einzelnen Patienten oder Bewohnern orientierten Abläufen organisiert, sondern aufgeteilt in Einzeltätigkeiten wie z. B. Blutdruck oder Temperatur messen, Betten machen oder Arzneimittel austeilen. Der Schwerpunkt der beruflichen Tätigkeit verlagert sich damit auf das sorgsame, in einer bestimmten Zeit zu absolvierende Aneinanderreihen immer gleicher Tätigkeiten. **Hinweis:** 1. Funktionelle Pflege wird von Patienten und Pflegeverbänden abgelehnt, da den Patienten in der Konsequenz nicht genügend Aufmerksamkeit gewidmet werden kann (die Pflegenden sind in Gedanken schon „im nächsten Zimmer"). Alternativ dazu wird die Bezugspflege* als Organisationsform vorgeschlagen, da sie den Bedürfnissen von Patienten und Pflegenden besser gerecht wird. 2. Die Begriffe funktionelle Pflege und Funktionspflege* werden in der Praxis überschneidend benutzt. Es muss immer im Einzelfall überprüft werden, ob eine Spezialisierung oder das Zerlegen von Arbeitsabläufen gemeint ist. Vgl. Pflege, patientenorientierte.

Pflege, ganzheitliche: s. Ganzheitlichkeit.

Pflege, gefährliche: Pflege, die zu einem vermeidbaren Schaden am Patienten oder Heimbewohner führt; der Begriff ist aufgrund des Fehlens vom Gesetzgeber festgelegter Kriterien für Pflegequalität nicht eindeutig definierbar, wird aber trotzdem häufig benutzt. Die Qualität* pflegerischer Maßnahmen kann nur beurteilt werden, wenn Anlass und Ziel von Pflegemaßnahmen bekannt sind. Verfügt eine Pflegeeinrichtung über ein Pflegekonzept, in dem diese formuliert sind, kann von gefährlicher Pflege gesprochen werden, wenn die vorgegebenen Kriterien das vereinbarte Mindestmaß (angemessen, optimal, ausreichend) unterschreiten. Bei großem Personalmangel, Mangel an Hilfsmitteln (z. B. Inkontinenzmaterialien) oder auch Mangel an Qualifikation für die gestellten Aufgaben können- und müssen Stationsleitungen auf der Behebung des Mangels bestehen, ggf. eine zeitweilige Schließung oder z. B. das Verschieben von Operationsterminen einfordern, wenn deutlich wird, dass eine Gefährdung der Patienten notwendig voraussehbar ist. Das führt zu Zielkonflikten zwischen ärztlichem und pflegerischem Betrieb. Auch einweisende Ärzte sind verpflichtet, sich über die Pflegesituation in Einrichtungen zu informieren und den Patienten ggf. darauf aufmerksam zu machen, um Schaden von ihm fernzuhalten.

Pflegegeld: (engl.) *nursing allowance*; Geldleistung für selbst beschaffte Pflegehilfen durch anspruchsberechtigte pflegebedürftige Menschen; **1. Pflegeversicherung:** Pflegegeld ist eine Leistung für Pflegebedürftige, die anstelle einer häuslichen Pflegehilfe die erforderliche Grundpflege* und hauswirtschaftliche Versorgung in geeigneter Weise selbst sicherstellen (§ 37 SGB XI). Pflegegeld wird monatlich in Höhe von EUR 205 für die Pflegestufe* I, EUR 410 für die Pflegestufe II und EUR 665 für die Pflegestufe III gezahlt. In den Pflegestufen I und II müssen die Bezieher mindestens einmal halbjährlich, bei Pflegestufe III mindestens einmal vierteljährlich einen sog. Pflichtpflegeeinsatz durch eine professionelle Pflegeeinrichtung, mit der die Pflegekasse* einen Vertrag abgeschlossen hat, durchführen lassen, welcher der Beratung und der pflegebedürftigen Menschen und der Pflegeperson dient (s. Pflegeberatungsgespräch). Die Vergütung dafür trägt die Pflegekasse (§ 37 SGB XI). Bei vorübergehender vollstationärer Krankenhausbehandlung wird das Pflegegeld bis zu 4 Wochen weitergezahlt. Vgl. Pflegesachleistung. **2. Unfallversicherung:** Versicherte, die einen Arbeitsunfall* erlitten haben, haben Anspruch auf ein Pflegegeld gegenüber dem Träger der Unfallversicherung*, wenn sie aufgrund des Arbeitsunfalls so hilflos sind, dass sie für die gewöhnlichen und regelmäßig wiederkehrenden Verrichtungen im Ablauf des täglichen Lebens in erheblichem Umfang der Hilfe bedürfen (§ 44 SGB VII). Je nach Schweregrad des Gesundheitsschadens werden EUR 295–1180 (Höchstpflegegeld alte Bundesländer) oder EUR 256–1023 (Höchstpflegegeld neue Bundesländer) gezahlt. **3. Sozialhilfe:** Pflegegeld wird auch als Hilfe* zur Pflege nach den §§ 61 ff. SGB XII gezahlt, wenn der Sozialhilfeträger vorrangig für diese Hilfeleistung zuständig ist. Die Höhe des Pflegegeldes ist mit dem in § 37 SGB XI aufgeführten Pflegegeld identisch. Allgemein wird Pflegegeld an den Pflegebedürftigen ausgezahlt und ermöglicht den Betroffenen eine gewisse Unabhängigkeit, sich die notwendige Betreuung und Hilfe (Pflege) selbst zu beschaffen und damit ein selbstbestimmtes und nach den persönlichen Bedürfnissen orientiertes Leben führen zu können. Vgl. Hilfe in besonderen Lebenslagen, Pflegeleistungs-Ergänzungsgesetz.

Pflegegeld im Ausland (Europäische Gemeinschaft)
Seit 1998 (Molenaar-Urteil des Europäischen Gerichtshofes) erhalten Pflegeversicherte Pflegegeld auf Antrag nach Begutachtung auch bei einem Auslandsaufenthalt von mehr als 6 Wochen und mit einem Wohnsitz im europäischen Ausland. Gutachter sind Mitarbeiter des MDK*; in Griechenland, Italien, Portugal und Spanien werden ortsansässige Gutachter tätig.

Pflegegeld in Österreich
Pflegegeld bezeichnet hier die Geldleistung bei Pflegebedürftigkeit* und ständigem Betreuungs- und Pflegeaufwand, der voraussichtlich mindestens 6 Monate andauern wird. Landespflegegeld nach dem Wiener Pflegegeldgesetz (Abk. WPGG) und Bundespflegegeld nach dem Bundespflegegeldgesetz (Abk. BPGG) sind in Höhe und Anspruchsvoraussetzungen nahezu gleich. Jeder Pflegebedürftige, der die Anspruchsvoraussetzungen erfüllt, hat einen Rechtsanspruch auf Pflegegeld. Entscheidungsträger ist, wer auch die Pension oder Rente auszahlt. Das Pflegegeld ist eine zweckgebundene, einkommensunabhängige Leistung zur Abdeckung des pflegebedingten Mehrbedarfs; allerdings deckt es, wie auch in Deutschland, nicht die tatsächlichen finanziellen Kosten (Teilfinanzierung). Über die Einstufung (7 Stufen, EUR 145–1531 monatlich) entscheidet ein ärztliches Sachverständigengutachten auf Grundlage einer Verordnung, in der Richtwerte für den zeitlichen Betreuungsaufwand und verbindliche Pauschalwerte für den Zeitaufwand der Hilfsverrichtung vorgegeben sind.

Pflege, geriatrische: s. Altenpflege.

Pflegegruppe: (engl.) *nursing unit*; **1.** Organisationsform der Pflege, bei der eine bestimmte Gruppe von Patienten oder pflegebedürftigen Bewohnern einer Pflegeeinrichtung von einem festen Pflegeteam versorgt wird; der Begriff kann sich sowohl auf eine räumlich zusammenhängende Gruppe als auch auf eine Anzahl von Patienten beziehen, die an ähnlichen Erkrankungen leiden (z. B. Demenz). Vgl. Bezugspflege, Gruppenpflege. **2.** Einheit von Pflegepersonen, die innerhalb einer Organisation (z. B. Krankenhausstation, Pflegeheim, ambulanter Pflegedienst) in einem zugewiesenen Einsatzgebiet arbeiten (z. B. Pflegegruppe Anästhesie, Intensiv); **Hinweis:** Der Begriff der Pflegegruppe wird teilweise nicht korrekt i. S. von Pflegestufe* gebraucht.

Pflegegutachten: Beurteilung der Pflegebedürftigkeit*; die Begutachtung erfolgt durch Pflegefachleute, hauptsächlich aber durch vom MDK* beauftragte Ärzte unterschiedlicher Fachrichtungen, da die Aufgabe bislang vom Gesetzgeber nicht eindeutig der beruflichen Pflege zugeordnet wurde. Das Pflegegutachten nimmt zu folgenden Sachverhalten Stellung: **1.** Vorliegen der Voraussetzungen für Pflegebedürftigkeit und Beginn der Pflegebedürftigkeit; **2.** Pflegestufe*; **3.** Prüfung, ob und inwieweit ein außergewöhnlich hoher Pflegeaufwand vorliegt; **4.** Vorliegen einer erheblich eingeschränkten Alltagskompetenz*; **5.** Bewertung des wöchentlichen Pflegeaufwandes der Pflegepersonen; **6.** individueller Pflegeplan (Empfehlungsteil): Aussagen über die im Bereich der pflegerischen Leistungen im Einzelfall erforderlichen Hilfen; **7.** Aussagen über notwendige Hilfsmittel und technische Hilfen; **8.** Empfehlungen für Maßnahmen zur Rehabilitation*; **9.** Empfehlungen für Maßnahmen zur Prävention*; **10.** Prognosen über die weitere Entwicklung der Pflegebedürftigkeit; **11.** Aussagen über die sich im Einzelfall daraus ergebende Notwendigkeit und die Zeitabstände von Wiederholungsbegutachtungen; **12.** Bei Antrag auf Geldleistungen (Pflegegeld*) hat sich die Stellungnahme auch darauf zu beziehen, ob die häusliche Pflege* in geeigneter Weise sichergestellt ist. **13.** Bei Antrag auf vollstationäre Pflege ist die Erforderlichkeit vollstationärer Pflege zu prüfen. Das Ergebnis der Begutachtung teilt der MDK der Pflegekasse mit.

Pflege, häusliche: (engl.) *home care, domiciliary care*; ambulante Pflege, auch Gemeindekranken- und Altenpflege, extramurale Pflege, Spitex; Pflege außerhalb eines stationären oder teilstationären Ver-

Pflege, häusliche

sorgungsangebotes; findet im Wohn- und Lebensumfeld des Pflegebedürftigen (auch als Patient, Klient oder Kunde bezeichnet) statt und ist i. w. S. jede Art von pflegerischer Leistung zu Hause, die sowohl von Laien (z. B. pflegenden Angehörigen) als auch von beruflich Pflegenden durchgeführt wird. **Ziel:** Stärken und Erhalten der Selbstpflegefähigkeit* des Pflegebedürftigen und seines sozialen Umfelds (unit of care), Beantworten des Pflegebedarfs* in allen Phasen des Lebens; **Kennzeichen: 1.** Versorgung a) überwiegend chronisch kranker sowie behinderter Menschen aller Altersgruppen (vorrangig Ältere) mit stufenweise aufgebauten und umfassenden Angeboten zur Bewältigung des Alltags; **b)** akut kranker Menschen zur Verkürzung oder Vermeidung eines Krankenhausaufenthaltes. **2.** Häusliche Pflege zeichnet sich durch eine besonders hohe Komplexität aus (ständige Wechselwirkung mit dem sozialen Umfeld, z. B. der Familie*, sowie Einfluss der materiellen Umwelt). **3.** Pflege findet in einzelnen Begegnungen statt, d. h. von einem oder mehreren Einsätzen pro Tag/Woche/Monat bis zur 24-Stunden-Betreuung. Um die Kontinuität der Pflege zu sichern, muss die Zeit außerhalb der Leistung beruflicher Pflege mit bedacht und häufig auch organisiert werden. Hierbei stellt die zunehmende Anzahl von alleinlebenden Pflegebedürftigen eine besondere Herausforderung an das pflegerische Angebot dar. Die Zusammenarbeit mit Laien (Patient, Angehörige, Partner, andere Helfer), die den größten Teil der Pflege absichern, ist daher unumgänglich. Dazu gehören Anleitung, Begleitung und Beratung von Laien, Kooperation mit anderen Berufsgruppen und Koordination von Hilfsangeboten. **4.** Pflegekräfte sind zu Gast beim Patienten. Das Maß an Selbstbestimmung von Patient bzw. Angehörigen und ihr Einfluss auf die Gestaltung der Pflegesituation ist durch das „Hausrecht" durchweg größer als im stationären Bereich. Hinzu kommt ein Kostenbewusstsein, das durch die Transparenz der Leistungskosten entsteht, die im Pflegevertrag zu Beginn der Pflege festgelegt werden. **5.** Da eine tägliche Kommunikation mit dem Arzt nicht stattfindet, sondern erst nach Einschätzung der Situation durch die Pflegeperson oder -station eingeleitet wird, ist der Einfluss der Medizin auch primär auf medizinische Aspekte konzentriert. **6.** Pflege wird eigenständig und selbstverantwortlich vor Ort durchgeführt, ohne dass die Pflegesituation täglich durch andere Kollegen erlebt, eingeschätzt und kontrolliert wird. Der ständig wechselnde Arbeitsplatz erfordert eine hohe Flexibilität, schnelle Orientierung und Anpassungsleistung der Pflegekräfte. Belastungen durch Straßenverkehr und Parkplatzsuche können regional Stressfaktoren sein. **7.** Die Kosten der Pflege werden durch differenzierte Erfassung jeder einzelnen Leistung und Abrechnung für die Mitarbeiter und Pflegebedürftigen transparent. Art und Umfang der geleisteten Pflege müssen Pflegebedürftigen und Angehörigen gegenüber begründet und ggf. verhandelt werden. **8.** Pflegekräfte müssen die Grenzen häuslicher Versorgung (z. B. Überlastung von Angehörigen, nichterfüllbarer pflegerischer oder medizinischer Bedarf des Pflegebedürftigen an Zeit und Mitteln) erkennen und die Überleitung in stationäre Angebote unterstützen und ggf. organisieren. **9.** Mitarbeiter von Pflegediensten überprüfen in festgelegten Abständen die Qualität der von Laien erbrachten Pflege (§ 37 Absatz 3 SGB XI) im häuslichen Bereich. Die Überprüfung hat beratenden und steuernden Einfluss auf die Pflegesituation, indem sie feststellt, ob die Pflegequalität ausreichend gewährleistet ist. Im Falle der Verneinung werden nach Überprüfung durch den MDK* Leistungen der Pflegekasse nur im Zusammenhang mit Sachleistung (s. u.) gewährt. **Bedeutung:** Finanzierungsprobleme führen seit 1973 zu verschiedenen Korrekturen im Gesundheitswesen unter Entwicklung der Maxime „ambulant vor stationär". Mit der Einführung der Pflegeversicherung* wurde erstmalig die Pflege in den Familien anerkannt und gestärkt. Im ambulanten Bereich erhalten etwa 1,3 Millionen Menschen Leistungen der Pflegeversicherung. Durch die fortschreitende Verringerung der Anzahl von Krankenhausbetten werden Leistungen im Gesundheitswesen immer mehr im ambulanten Bereich erbracht. Kürzere Verweildauer im Krankenhaus erfordert in zunehmende Maß die Versorgung auch Akut- und Schwerstkranker in der häuslichen Umgebung. Gesundheitserhaltung von Patienten und Familienangehörigen in belastenden Pflegesituationen und darüber hinaus wird künftig als Aufgabe für die häusliche Pflege weiter zunehmen.

Pflege

Grundlagen: 1. Pflegemodelle, die die spezifische Situation kranker und/oder alter sowie behinderter Menschen im häuslichen Bereich beachten (z. B. D. Orem, M.-L. Friedemann) und eine reflektierte Beziehungsgestaltung beschreiben (z. B. H. Peplau), bieten sich als Handlungsorientierung an. Prinzipien von rehabilitativer (zu Hause leben können), gerontopsychiatrischer (zu Hause dement sein können) sowie palliativer Pflege (zu Hause sterben können) entsprechen den Zielen und dem Bedarf der häuslichen Pflege. **2.** Der Anlass, die Dienstleistung eines ambulanten Pflegedienstes anzufordern, basiert häufig auf einem Verlust von Alltagskompetenz*. **3.** Wichtige Methoden in der häuslichen Pflege sind: **a)** „aufmerksam offene" und „systematisch gezielte" Pflegebeobachtung, mit der Besonderheit von i. Allg. nur punktueller Anwesenheit beim Patienten; **b)** Gestaltung des Pflegeprozesses*; **c)** Gesprächsführung*; **d)** Beratung und **e)** arbeitsorganisatorische Methoden, z. B. Dienstplanung, Tourenplanung.

Leistungen: 1. Kernangebote der häuslichen Pflege sind Verrichtungen der allgemeinen Pflege: **a)** die direkte Pflege (auch Grundpflege*), die meist an den AEDL (s. Aktivitäten und existenzielle Erfahrungen des Lebens) oder Selbstpflegedefiziten* orientiert ist; **b)** die indirekte Pflege (auch Behandlungspflege*), wozu neben vor- und nachstationärer Pflege auch psychiatrische Pflege und Kinderkrankenpflege gehören; **c)** Angehörigenberatung*, z. B. Hauspflegekurse, Gesprächskreise, direkte Schulung vor Ort (§ 45 SGB XI); **d)** qualitätssichernde Leistungen wie Beratungsbesuche nach § 37 Absatz 3 SGB XI. **2.** Weitere Leistungen (in den Bundesländern unterschiedlich geregelt und finanziert): ergänzende ambulante Dienste; werden durch Pflegekräfte unterschiedlicher Qualifikation sowie andere Professionen erbracht, z. B. **a)** psychosoziale Betreuung und Beratung des Patienten und der Angehörigen (Informationen und Hilfestellungen zu sozialrechtlichen Fragen, Vermittlung von Hilfen, Wohnraumanpassung, Gesprächskreise für Angehörige, Kurse zu häuslicher Pflege, Aktivierung von Ehrenamt); **b)** häusliche psychiatrische und gerontopsychiatrische Pflege und Versorgung; **c)** häusliche Sterbebegleitung* (begleitende Gespräche, Information über Finanzierung und Entlastungsangebote, Mobilisierung informeller Helfer wie z. B. Nachbarn, Kooperation mit Kirchengemeinden und Selbsthilfegruppen, ambulante Hospizarbeit); **d)** Mobiler Sozialer Dienst (Information, Beratung, Erfassen des Hilfebedarfs) mit hauswirtschaftlicher Hilfe (Einkaufen, Kochen, Reinigen der Wohnung, Abwaschen, Wäschewechsel und Waschen, Beheizen) sowie individuelle Schwerstbehindertenbetreuung (Tages- und Wochenstrukturierung, Begleitung, Hilfe bei Beaufsichtigung und Betreuung, Assistenzleistungen), familienunterstützende Dienste (Alltagsbegleitung in Schule, Ausbildung, Arbeit, Freizeit); **e)** Familienpflege mit lebensgestaltenden Handlungsebenen wie Hauswirtschaft, Pflege, Erziehung beim Ausfall des haushaltsführenden Elternteils sowie häusliche Kinderkrankenpflege*; **f)** zeitintensive Pflege (Abk. ZIP) wie Schwer- und Schwerstpflege, Intensivpflege* und Palliativpflege*, z. B. bei AIDS und onkologischen Erkrankungen.

Organisation

Rahmenbedingungen: 1. Ambulante Pflegedienste werden in unterschiedlichen unternehmerischen Rechtsformen geführt (z. B. GbR, GmbH) und müssen sich nach festgelegten kaufmännischen Prinzipien organisieren, die z. B. in der Pflegebuchführungsverordnung vorgegeben sind. **2.** Leistungen der häuslichen Pflege werden unter festgelegten Voraussetzungen von verschiedenen Leistungsträgern bezahlt (SGB V). Die Zahlung erfolgt **a)** durch die Krankenversicherungen (SGB V), wobei die Leistung nur nach ärztlicher Verordnung erbracht werden kann (Begründung durch ärztliche Diagnose und Art der häuslichen Pflege, voraussichtliche Dauer) und von der Kasse vor Beginn der Leistung zu genehmigen ist; **b)** bei einer Leistung i. R. der Pflegeversicherung (SGB XI) nach einer Eingruppierung des Pflegebedürftigen in eine Pflegestufe*, die aufgrund einer Begutachtung durch den MDK* festgelegt wird. Werden die Einstufungskriterien der Pflegebedürftigkeit* nicht erreicht und die SGB XI-Leistung abgelehnt, kann mit der Pflegestufe 0 Unterstützung für zahlungsunfähige Kunden nach § 65 SGB XII (Sozialhilfe) in Anspruch genommen werden; weitere Leistungen können vereinbart und bezahlt werden (Zuzahlung). Ausgenommen hiervon sind Vertragsleistungen der Kassen. Außerdem fließen weitere Gelder in Pflegedienste; diese sind zweckgebunden und festgelegt, teilweise werden sie nur vorübergehend oder begrenzt ausgezahlt, wie z. B. Investitionskostenpauschalen oder Gelder von Stadt, Land und Gemeinde. Kosten für bestimmte, nicht abrechenbare Leistungen werden dem sog. ideellen Bereich zugeordnet, z. B. Begleitung in die Kirche, Sterbebegleitung oder allgemeine Lebensberatung. Kosten tragen die Träger. Umgesetzt wird so die Selbstverpflichtung aus der Trägerphilosophie/dem Leitbild. Die dafür notwendigen Zeiten werden meistens in Zeiteinheiten, z. B. Stunden pro Woche, festgelegt und bezahlt.

Organisation der Pflege: Ein Erstkontakt findet aufgrund von Pflegeüberleitung* aus dem Krankenhaus (vgl. Entlassungsmanagement, Expertenstandard, Case Management), einer ärztlichen Verordnung von häuslicher Pflege, Hilfesuche durch Pflegebedürftige oder Angehörige aufgrund von Empfehlung, Werbung oder Informationsmaterial sowie Anfragen durch allgemeine soziale oder psychosoziale Dienste statt. Ein Erstgespräch oder Erstbesuch klärt den Pflegebedarf, greift Wünsche und Erwartungen auf, gibt Informationen über das Angebot und die Möglichkeiten des Pflegedienstes, stellt einen groben Kostenrahmen auf, klärt Finanzierungsmöglichkeiten sowie Hilfsmittelbedarf und führt zu konkreten Absprachen zur Durchführung der Pflege. Zu Beginn der Pflege, übrigens nach den ersten Tagen, wird ein Pflegevertrag* abgeschlossen, der neben den konkreten Leistungsbeschreibungen auch die Festschreibung der Kosten und die Kündigungsmodalitäten festlegt. Pflege wird sinnvollerweise als Bezugspflege* organisiert. Häufig wird Funktionspflege* praktiziert, die durch ständigen Wechsel von Pflegekräften häufig zu Verunsicherung und Kundenunzufriedenheit führt sowie die Kontinuität der Pflege als Voraussetzung einer professionellen Pflegebeziehung unterbricht. Organisatorisch sind Pflegeeinsätze meist nach Touren, manchmal nach Bezirken, geordnet. Kriterien der Zuordnung sind zeitliche Wünsche und Notwendigkeiten (z. B. Insulingabe vor dem Frühstück oder morgendliche Hilfe zur Pflege vor der Dialyse oder Tagespflege), günstige Fahrtroutenzuordnung (Vermeidung langer Wege, mehrerer Anfahrten in das gleiche Wohngebiet sowie Staussituationen) und die Qualifikation der Mitarbeiter (z. B. Hilfe bei ärztlicher Therapie, pflegerische Anleitung durch

3-jährig ausgebildete, examinierte Pflegekräfte). Pflegedienste beschäftigen Mitarbeiter verschiedener Pflegeberufe wie der Gesundheits- und Krankenpflege, Altenpflege, Familienpflege (inklusive Familienhilfe) sowie der Sozialarbeit, angelernte Laien (insbesondere bei SGB XI-Leistungen und Leistungen in der Hauswirtschaft) und auch Zivildienstleistende.

Kooperationen: Die Beziehung zwischen Arzt und Pflegedienst oder Pflegekraft besteht in einem Kooperationsverhältnis i. S. einer gleichberechtigten Zusammenarbeit und nicht in einem Anweisungsverhältnis. Während beim Arzt die Anordnungskompetenz liegt, tragen Pflegekräfte die Durchführungsverantwortung*. Ärztliche Anordnungen sind auch mündlich erteilt wirksam. Zur rechtlichen Absicherung muss die Anweisung schriftlich (oft per Fax) nachgereicht werden. Bei Unklarheiten und Fehlern in der Übermittlung (fehlende Dokumentation) liegt die Haftung i. d. R. beim Arzt (vgl. Übernahmeverantwortung). Übersteigt die verordnete Leistung die individuelle Fähigkeit der Pflegekraft (z. B. bei i. m. Injektionen oder Betreuung von Beatmungspatienten), muss sie die Leistung ablehnen. Grundlage für delegierte Leistungen ist i. S. der Übernahmeverantwortung nicht allein der Ausbildungsabschluss, sondern das individuelle Wissen und Können der Pflegekraft. Weitere Zusammenarbeit existiert u. a. mit mit Physio- und Ergotherapeuten, Selbsthilfegruppen, Freiwilligen-Gruppen, sozialen Diensten, Sanitätshäusern, komplementären Diensten (z. B. Menüdienste, Hausnotruf, s. Notrufsystem) sowie stationären und teilstationären Einrichtungen. Grundlage häuslicher Pflege ist es, helfende Angebote zu kennen und zu vernetzen.

Recht
1. Bestimmungen für den **Umgang** mit Leistungen häuslicher Pflege finden sich im SGB V (Gesetzliche Krankenversicherung), SGB VII (Gesetzliche Unfallversicherung), SGB IX (Rehabilitation und Teilhabe), SGB XI (Soziale Pflegeversicherung), SGB XII (Sozialhilfe) sowie in einzelnen Landesgesetzen (z. B. Sozialstationsgesetz, Berlin oder Landesaltenplan, NRW). Es wird der leistungsberechtigte Personenkreis beschrieben (§§ 5, 9 und 10 SGB V, § 2 ff. SGB VII, § 1 SGB IX, §§ 14, 15 SGB XI, § 19 SGB XII). Leistungen, die vom jeweiligen Sozialleistungsträger finanziert werden, sind beschrieben in § 11 SGB V, § 26 ff. SGB VII, §§ 4, 5 SGB IX, § 28 SGB XI, § 65 SGB XII. **2.** Für ambulante Pflegedienste gibt es Vorgaben für die **Zulassung** bei den Kranken- und Pflegekassen (§§ 132, 132 a SGB V, §§ 71, 72, 77 SGB XI, § 65 SGB XII). Zugelassen werden freigemeinnützige (Wohlfahrtsverbände) und private Anbieter. **3.** Regelungen zum Umgang mit **Qualität** sind verpflichtend festgelegt in § 137 SGB V, §§ 2, 11, 18, 53 a und 80 SGB XI und dem Pflege*-Qualitätssicherungsgesetz (Abk. PQsG). Qualitätsmaßstäbe werden in den „Prüfanleitungen zum Erhebungsbogen zur Qualitätsprüfung in der Einrichtung" geregelt. **4.** Grundlage der Geschäftsbeziehung zwischen Pflegebedürftigem und Pflegedienst ist das Vertragsrecht. Im **Pflegevertrag** werden Verabredungen über die Erbringung und Abrechnung der Leistung, die Art der Dokumentation, Vertragskündigung und Datenschutz (z. B. Weitergabe der Unterlagen an Dritte wie Kranken- und Pflegekasse, Ärzte) schriftlich festgehalten; eine Überleitung kann nur mit Einverständnis erfolgen, außer es besteht drohende Gefahr. Vgl. Versorgung, integrierte.

Autorin: Gabriele Jancke.

Pflegehandlung: s. Handlung.

Pflegeheim: (engl.) *nursing home*; stationäre Einrichtung der Altenhilfe, in der chronisch kranke oder pflegebedürftige Menschen dauerhaft wohnen und pflegerisch betreut werden; **Ziel:** aktivierende Pflege*, welche die vorhandenen Ressourcen der Bewohner stärkt und einsetzt; **Recht:** Gesetzliche Vorgaben (SGB XI) regeln die baulichen und personellen Anforderungen sowie Gesichtspunkte, die sich auf die notwendige Ausstattung, die ärztliche Versorgung und die Heimaufsicht beziehen. Vgl. Altenheim, Pflegebedürftigkeit.

Pflegehilfsmittel: (engl.) *nursing appliances*; Sachmittel oder technische Hilfen, die der Erleichterung der Pflege und/oder der Linderung von Beschwerden des pflegebedürftigen Menschen dienen oder ihm eine selbstständige Lebensführung ermöglichen; Pflegebedürftige haben gemäß § 40 SGB XI Anspruch auf Versorgung mit Pflegehilfsmitteln durch die Pflegeversicherung*, soweit die Hilfsmittel nicht wegen Krankheit oder Behinderung von der Krankenversicherung* oder anderen zuständigen Leistungsträgern zu leisten sind. Im **Pflegehilfsmittelverzeichnis** (Anlage zum Hilfsmittelverzeichnis* mit gleicher Struktur) werden die von der Leistungspflicht der Pflegeversicherung umfassten Pflegehilfsmittel aufgeführt (s. Tab.). Die Pflegekasse überprüft auf Antrag des Versicherten oder einer Pflegekraft die Notwendigkeit der Versorgung mit den beantragten Pflegehilfsmitteln.

Pflege, holistische: (engl.) *holistic nursing care*; Bezeichnung für sog. ganzheitliche Pflege; vgl. Holismus, Ganzheitlichkeit.

Pflege, humanistische: s. Humanistische Pflege.

Pflegeinformationssystem: (engl.) *nursing information system*; Abk. PflIS; Teil des Krankenhausinformationssystems* (Abk. KIS) als Informationssystem zur Bereitstellung von pflegerischem Expertenwissen am Arbeitsplatz; die Entwicklung von Pflegetheorien und das damit einhergehende Modell des Pflegeprozesses* als Problemlösungsverfahren mit seinen umfangreichen Planungs-, Dokumentations- und Controllingaufgaben haben den Einsatz moderner Informations- und Kommunikationstechnologie zwingend erforderlich gemacht. Das Pflegeinformationssystem soll eine Unterstützung des Pflegeprozesses und die Integ-

Pflegehilfsmittel
Produktgruppenübersicht

50 Pflegehilfsmittel zur Erleichterung der Pflege

Pflegebetten (manuell oder motorisch verstellbar, Kinder-/Kleinwüchsigenpflegebetten)

Pflegebettenzubehör (Bettverlängerungen, -verkürzungen, Bettgalgen, Aufrichthilfen, Seitengitter, Fixierbandagen)

Bettzurichtungen zur Pflegeerleichterung (Einlegerahmen, manuell oder motorisch verstellbare Rückenstützen)

spezielle Pflegebetttische (Pflegebetttische, Bettnachtschränke mit verstellbarer Tischplatte)

Pflegeliegestühle (manuell verstellbare Mehrfunktionsliegestühle)

51 Pflegehilfsmittel zur Körperpflege/Hygiene

Produkte zur Hygiene im Bett (Bettpfannen, Urinflaschen, Urinschiffchen, Urinflaschenhalter, wiederverwendbare saugende Bettschutzeinlagen in verschiedenen Größen)

Waschsysteme (Kopfwaschsysteme, Ganzkörperwaschsysteme, Duschwagen)

52 Pflegehilfsmittel zur selbständigeren Lebensführung/Mobilität

Notrufsysteme (Hausnotrufsysteme als Solitärgeräte oder angeschlossen an Zentrale)

53 Pflegehilfsmittel zur Linderung von Beschwerden

Lagerungsrollen (Lagerungsrollen und Lagerungshalbrollen)

54 zum Verbrauch bestimmte Pflegehilfsmittel

nässeaufsaugende Bettschutzeinlagen (Einmalgebrauch, verschiedene Größen)

Schutzbekleidung (Fingerlinge, Einmalhandschuhe, Mundschutz, Schutzschürzen)

sonstige zum Verbrauch bestimmte Pflegehilfsmittel (Desinfektionsmittel)

---

ration der Kommunikation zwischen ärztlichem und pflegerischem Bereich und weiteren Bereichen des Krankenhausinformationssystems gewährleisten; die Modellierung weiterer pflegespezifischer Anforderungen muss möglich sein. Pflegende sollen bei ihren Aufgaben unterstützt werden durch **1.** eine benutzerfreundliche Bedienung des Arbeitsplatzsystems; **2.** die berufsgruppenübergreifende Nutzung der elektronischen Patientenakten*; **3.** eine offene Systemstruktur, die Erweiterung und Anpassung ermöglicht; **4.** die vollständige und exakte Abbildung der patientenbezogenen Aspekte der Pflege; **5.** die Erfassung der Daten in auswertbarer Form als Basis für pflegewissenschaftliche Untersuchungen und Unterstützung des internen Controllings und des Pflegemanagements. **Anwendung: 1.** Hinterlegung von Pflegephänomenen*, Pflegezielen und Interventionen nach den Einordnungskriterien; **2.** Definition von Pflegeleitlinien als Einzelleistungen, die in verschiedene Leistungspakete/Routinen zusammengefasst werden, um sie in Pflegepläne zu integrieren; **3.** Hinterlegung der Maßnahmenkataloge, die die Leitlinien/Standardpflegepläne beinhalten; **4.** Erfüllung der rechtlichen Dokumentationspflicht; **5.** Verknüpfung mit externen Katalogen wie z. B. Medikamentenverzeichnissen, ICPM (Abk. für engl. International Classification of Procedures in Medicine), ICNP* oder NOC* (Abk. für engl. Nursing Outcomes Classification); vgl. Pflegediagnose; **6.** Stationsadministration (Zugriff auf alle Patientendaten, Setzen von Reitern zur Planung und Kommunikation, Kommunikation mit den Funktions- und Leistungsstellen oder der Apotheke, Küche); **7.** Wissensdatenbank (aktuelles pflegerisches Expertenwissen). Pflegeinformationssysteme versprechen darüber hinaus eine Entlastung bei administrativen Aufgaben, Vermeidung von Mehrfachdokumentation, Verbesserung der Arbeitszufriedenheit, Optimierung der Informationsbereitstellung, Unterstützung der Pflegeforschung und -ausbildung und pflegerische Qualitätssicherung*. Vgl. Pflegedokumentation.

Pflegeinteraktion: s. Beziehung; Interaktion.

Pflege, interkulturelle: s. Kultur; Pflege, transkulturelle.

Pflegeintervention: (engl.) nursing interventions; komplexes Gefüge einzelner Pflegemaßnahmen zu einer sinnvollen Einheit, z. B. atemunterstützende Lagerung, Brustwickel und Inhalationen zur Pneumonieprophylaxe*; der Begriff Pflegeintervention wird im Pflegemodell für Patienten mit chronischen Erkrankungen* (nach J. Corbin und A. Strauss) häufig verwendet. Vgl. Pflegetheorie, grounded theory.

Pflegekasse: (engl.) long-term nursing care fund; Träger der Pflegeversicherung* bei anerkannter Pflegebedürftigkeit* nach dem SGB XI; bei jeder Krankenkasse ist eine Pflegekasse errichtet. **Aufgabe:** nach § 12 SGB XI **1.** Sicherstellung der pflegerischen Versorgung der Versicherten; **2.** Beseitigung von Mängeln in der pflegerischen Versorgungsstruktur; **3.** Sicherstellung eines nahtlosen und störungsfreien Ineinandergreifens von ärztlicher Behandlung, Behandlungspflege*, Leistungen zur medizinischen Rehabilitation, Grundpflege* und hauswirtschaftlicher Versorgung (s. Haushaltshilfe).

Pflegekategorie: s. Pflegestufe.

Pflegekompass: Interviewleitfaden zur Einschätzung der Belastung von Personen, die demente Angehörige (s. Verwirrtheit, chronische) pflegen (M. Blom und M. Duijnstee, 1996); beinhaltet u. a. Fragen nach der Krankengeschichte, der Kurzbiographie, der Motivation zur Pflege, dem täglichen Hilfebedarf, Problemen mit der Merkfähigkeit

Pflege, kompensatorische

und dem Wiedererkennen, Beschäftigungsproblemen, Verhaltens- und ggf. Aufsichtsproblemen und dem Gesundheitszustand der Pflegenden selbst. Aus den Ergebnissen lassen sich gezielt Hilfsangebote sowohl für die pflegenden Angehörigen als auch für die Patienten selbst ableiten.

Hinweis: Der Grad der Belastung pflegender Angehöriger, der aus dem Verhältnis von Last und subjektiver und objektiver Belastbarkeit resultiert, hängt stark von der Grundeinstellung, den Hilfsmöglichkeiten und dem Informationsgrad ab. Vgl. Burnout-Syndrom.

Pflege, kompensatorische: (engl.) *wholly compensatory nursing care*; Begriff aus der Selbstpflegetheorie von D. Orem für die vollständige Übernahme von normalerweise vom Patienten selbst ausgeübten Aktivitäten durch berufliche Pflege; z. B. die Sicherstellung der Atmung, der Bewegung und der Ernährung. Vgl. Selbstpflege, Pflege, teilkompensatorische.

Pflege, komplementäre: (engl.) *complementary nursing care*; umgangssprachl. alternative Pflege; den Pflegestandard ergänzende oder erweiternde Pflegeverfahren, die nicht direkt von der naturwissenschaftlich orientierten Schulmedizin abgeleitet sind; z. B. Pflegemethoden, die auf Erkenntnissen der Naturheilkunde (Anwendung von Wickeln*, Aromatherapie*) oder in ihren Ursprüngen auf der traditionellen chinesischen Medizin* (z. B. Akupressur*) oder dem altindischen Ayurveda* oder Handauflegen als alter, in vielen Kulturen und Heilkünsten verbreiteter Methode (z. B. therapeutische Berührung*, Elementartherapie*, Jin* Shin Jyutsu) basieren. Die Methoden wurden im Laufe der Zeit weiterentwickelt und werden pflegewissenschaftlich auf ihre sinnvollen Anwendungsmöglichkeiten und ihre Wirksamkeit überprüft.

Pflegekonsil: Konsultation eines Kollegen einer anderen pflegerischen Fachrichtung zur Beratung spezieller Pflegeprobleme; wird z. B. in der psychiatrisch-pflegerischen Beratung bei Suizidpatienten in der chirurgischen Abteilung oder in der Stomaberatung bei Altenheimbewohnern mit frisch angelegtem Anus praeternaturalis eingesetzt. Konsile sind berufsgruppenübergreifend sinnvoll, z. B. zahnärztliche Beratung bei Patienten mit herausnehmbarem Zahnersatz zur Unterstützung der Pflegeplanung* oder Pflegeberatung der Hausärzte, Sozialdienste oder Angehörigen beim Übergang vom stationären zum ambulanten Bereich (s. Pflegeüberleitung). Die Kostenübernahme ist unzureichend geregelt.

Pflegekonzept: (engl.) *nursing concept*; Bezeichnung für systematische Pflegehandlungen, bei denen die Mitarbeiter nach einem einheitlichen Konzept oder einer Pflegetheorie* arbeiten; z. B. Arbeiten nach Pflegestandards* oder dem AEDL-Modell nach M. Krohwinkel (s. Aktivitäten und existentielle Erfahrungen des Lebens). Vgl. Leitbild.

Pflegekultur: (engl.) *nursing culture, organisational culture*; Werte und Ansichten, die ein Pflegeteam im Verlauf der Zusammenarbeit gemeinsam entwickelt, um Probleme zu lösen, die typischerweise in der Pflegearbeit entstehen; die gemeinsame Wertorientierung enthält bewusste und unbewusste Aspekte. Auch Abwehrmechanismen* können als Versuche verstanden werden, Probleme lösen zu wollen (I. Menzies, 1974; T. Kitwood, 1990). Pflegekultur hat für die Mitglieder eines Teams einen selbstkontrollierenden Charakter. Sie verleiht ihnen einen Sinn für Gemeinsamkeit und macht das berufliche Leben vorhersehbar (L. Coeling und H. Simms, 1993). Der Begriff stimmt weitgehend mit der Organisationskultur überein. Vgl. Kultur.

Pflegekunde: 1. aus dem Niederländischen abgeleiteter Begriff zur Bezeichnung der fachkundig ausgeübten Pflege*; fachkundig ist dabei nicht gleichzusetzen mit akademisch ausgebildet oder dem akademischen Fachgebiet, sondern bezieht sich auf inhaltliche Aspekte der Berufsausübung, weitgehend unabhängig vom Ausbildungsstatus. 2. im deutschen Sprachgebrauch unspezifische Bezeichnung für das Gesamtfachgebiet Pflege (Pflegewissenschaft*, Pflegeberufe).

Pflegekunst: (engl.) *nursing art*; ursprünglich von der englischen Krankenschwester F. Nightingale eingeführte und von M. Rogers aufgegriffene Bezeichnung für die sichere, eigenständige und praktische Anwendung von Pflegewissen; dieses Wissen resultiert nicht nur aus Lernen von Tätigkeiten und beruflicher Erfahrung, sondern auch aus dem Gewinnen von neuen Erkenntnissen, die sich aus der (wissenschaftlichen) Reflexion ergeben. **Hinweis:** Der Begriff Kunst wird auch i. R. der Ausübung anderer Berufe benutzt, z. B. der ärztliche Kunst, Heilkunst; heute nicht mehr sehr verbreitet und in vielen Bereichen abgelöst durch die Bezeichnung Professionalität* oder auch Expertentum (s. Pflegeexperte).

Pflegeleistungs-Ergänzungsgesetz: Abk. PflEG; „Gesetz zur Ergänzung der Leistungen bei häuslicher Pflege von Pflegebedürftigen mit erheblichem allgemeinem Betreuungsbedarf" vom 14.12.2001; **Inhalt:** 1. Regelungen zu besonderen Leistungen für die Betreuung in der häuslicher Umgebung lebenden dementen Pflegebedürftigen (s. Verwirrtheit, chronische): Gehören Personen aufgrund ihrer demenzbedingten Fähigkeitsstörungen, geistigen Behinderungen oder psychischen Erkrankungen zum Personenkreis gemäß § 45 a SGB XI, werden ihnen für zusätzliche Betreuungsleistungen, die sie in Anspruch genommen haben (z. B. Tages-* und Nachtpflege*, Kurzzeitpflege*, Betreuungsangebote zugelassener Pflegedienste oder nach Landesrecht anerkannter niedrigschwellige Betreuungsangebote), Aufwendungen in Höhe von bis zu EUR 460 je Kalenderjahr erstattet. 2. Regelungen zur Finanzierung der medizinischen Behandlungspflege: Seit dem

1.1.2005 übernehmen die Krankenkassen die in Einrichtungen notwendigen Leistungen für die medizinische Behandlungspflege*. **3.** Förderung ambulanter Hospizdienste: Gemäß § 39 a SGB V sind die Krankenkassen dazu verpflichtet, auch ambulante Hospizdienste zu fördern, d. h. ambulante Sterbebegleitung* durch qualifizierte ehrenamtliche Sterbebegleitung in Haushalten oder Familien. Der Hospizdienst muss nachweisen, dass die verantwortliche Pflegekraft über eine entsprechende Weiterbildung verfügt und er mit palliativmedizinisch erfahrenen Pflegediensten und Ärzten zusammenarbeitet. **4.** besonderes Beitrittsrecht zur Pflegeversicherung*. Vgl. Pflegegeld.

Pflegeleitbild: s. Leitbild.

Pflegemanagement: (engl.) *nursing management*; **1.** (allgemein) Organisation und Planung von Pflege; **2.** Studiengang an der Fachhochschule; **Entwicklung:** Die Leitungsfunktionen in den Pflegeberufen unterlagen in Deutschland einem starken geschichtlichen Wandel mit unterschiedlichen (Berufs-)Bezeichnungen. Um 1900 umfasste das Aufgabengebiet der Oberin eine Vielzahl von Arbeitsabläufen im Krankenhaus (Pflege, Ausbildung, Küche, Transport u. a.). Ihr Hauptaufgabengebiet war die Ausbildung der Schwesternschülerinnen; sie war Aufsichtsperson für die Unterkünfte der Schülerinnen (Mutterhausprinzip). Die Oberin übernahm die Betreuung aller Schwestern während der Arbeit und Freizeit. Im Krankenhaus oder Werk selbst hatte sie allerdings keine eigenständige Weisungsbefugnis über die direkte Personalführung hinaus. Die Oberin war Mitglied im Kuratorium und hatte eine beratende Funktion inne, jedoch keine Entscheidungsbefugnis. Diese oblag z. B. den leitenden Pastoren (Vorstehern), später auch leitenden Ärzten.
Zwischen 1950 und 1990 wechselte in den meisten Häusern die Bezeichnung zur leitenden Krankenschwester/Pflegedienstleiterin. Sie wurde von den leitenden Krankenschwestern und Krankenpflegern der Kliniken/Stationen in ihr Amt gewählt. I. d. R. war Berufserfahrung eine Voraussetzung dafür. Vielfach besaßen die Pflegedienstleiterinnen langjährige Erfahrungen z. B. in der Leitung einer Station (ohne vorausgegangene Ausbildung). Um sich für höhere Aufgaben zu qualifizieren, wurde eine entsprechende Weiterbildung notwendig. Diese dauerte im Normalfall 6 Monate bis 2 Jahre und wurde zunächst von kirchlichen Trägereinrichtungen angeboten, später auch von staatlichen Weiterbildungsinstituten und Berufsverbänden. Seit ca. 1975 war die Pflegedienstleitung gewähltes Mitglied im Kuratorium/Direktorium. Sie vertrat hier die Belange der Pflege und war grundsätzlich für die fachliche Auswahl und den Einsatz des Personals zuständig. Zu den Pflichten gehörten die Dienstaufsicht und die Fürsorge für die Mitarbeiter. Die Pflegedirektion (ab 1990) ist im Krankenhaus (öffentliche Trägerschaft) der heutigen Zeit formal gleichberechtigtes Mitglied des Direktoriums (Ärztliche Direktion, Verwaltungsdirektion, Pflegedirektion) und repräsentiert in diesem Gremium die Interessen des Pflegedienstes, hat aber gleichzeitig eine Arbeitgeberfunktion inne.
Die Pflegedirektion ist für das Erreichen übergeordneter Unternehmensziele mitverantwortlich. Aus diesen veränderten Anforderungen haben sich ein neues Aufgabengebiet und neue Voraussetzungen für das Berufsbild „Pflegedirektor/-in" entwickelt. Er/Sie ist weiterhin konzeptionell für die Sicherstellung einer qualitativ hochwertigen, mindestens aber ausreichenden Pflege (Personalentwicklung*, Prozessmanagement*) mit einer genügenden Anzahl an Pflegemitarbeitern verantwortlich und muss deshalb über wirtschafts- und pflegewissenschaftlich fundierte Kenntnisse verfügen, die heute an Fachhochschulen in 8 Semestern gelehrt werden. Die Abschlüsse sind nicht einheitlich bezeichnet: In Anlehnung an den Betriebswirt finden sich die Bezeichnungen Pflegewirt/-in (FH) und Pflegemanager/-in (FH). Die Besetzung der leitenden Funktionen mit Fachhochschulabsolventen ist allerdings noch nicht durchgängig. In einigen Bundesländern wird die flächendeckende Nachqualifizierung der Weiterbildungsabsolventen erwogen. Pflegemanager werden ebenso im Altenheimbereich neben den Heimleitern zur konzeptionellen Leitung eingesetzt.

Pflegemodell: s. Pflegetheorie.

Pflegemodell, psychodynamisches: (engl.) *psychodynamic nursing model*; psychoanalytisch orientierte Pflegetheorie* nach H. Peplau (1952) zur Ausbildung von Pflegepersonen im psychiatrischen Bereich, die die Pflegebeziehung (s. Beziehung) zwischen Patienten und Pflegepersonal in bestimmte Phasen und Rollen einordnet; **Grundlage:** Beschrieben werden die interpersonalen Beziehungen in der Pflege in ihrem konzeptionellen Bezugsrahmen (Interpersonal Relations in Nursing, 1952). Pflegende und Patient begegnen sich zuerst als Fremde. Nach einer Phase der Orientierung folgt die Identifikation*, dann die Nutzung und schließlich, vor der Entlassung, die Phase der Ablösung, d. h. die Rückgewinnung größtmöglicher Unabhängigkeit von den therapeutisch tätigen Personen. Die Steuerung des gezielten Verlaufs dieser Phasen gehört zum Aufgabenbereich der Pflegeperson. Dazu übernimmt sie im Laufe der Behandlung unterschiedliche (therapeutische) Rollen, z. B. die mütterlichen Person, die Ratgebenden, um dem Patienten die Möglichkeit der konstruktiven Auseinandersetzung mit sich und für ihn wichtigen Personen zu geben. Von zentraler Bedeutung sind Peplaus Ausführungen zur Angst* und der Forderung, dass Pflegepersonen für ihre Tätigkeit qualifiziert ausgebildet werden müssen. **Anwendung:** Peplaus Modell hat großen Einfluss auf die Entwicklung psychiatrischer und psychosomatischer Pflege* genommen, ist durch den streng psychodynamischen Ansatz allerdings nur begrenzt vereinbar mit verhaltensorientierten oder medizinisch-psychiatrischen (sog. biologistischen) Erklärungsmodellen psychischer Erkrankungen. **Hinweis:** Bei Anwendung des Modells im therapeutischen Team* absprechen, welche Aspekte übernommen werden (vermeidet Irritationen und Widersprüche im Umgang mit Patienten). Vgl. Bezugspflege, Psychoanalyse.

Pflege, onkologische: (engl.) *oncological care*; Beratung, Betreuung und Pflege von Menschen mit Krebserkrankungen oder einem erhöhten Risiko, an Krebs zu erkranken; onkologische Pflege setzt ein umfassendes Fachwissen im Bereich der Tumorerkrankungen und deren Behandlungsmöglichkeiten voraus, v. a. in Bezug auf die Konsequenzen für die Pflege, z. B. Schleimhautläsionen u. a. durch Zytostatika*, Strahlentherapie*, Übelkeit (Nausea*), Erbrechen*, Erschöpfung*, Störungen der Nahrungsresorption, Knochenmarkdepression (meist reversible Schädigung des Knochenmarks durch Zytostatika), Schmerz*, Körperbildveränderungen durch Operation (s. Körper) und die Konfrontation mit dem Sterben. Onkologische Pflege findet vorzugsweise als Bezugspflege* statt. **Ausbildung:** Die Fachausbildung wird in Deutschland, Österreich und in der Schweiz in Form von berufsbegleitenden Weiterbildungslehrgängen angeboten.

Pflege, optimale: (engl.) *optimal nursing care*; Zielvorstellung, alle Möglichkeiten fundierter Pflege auszuschöpfen; optimale Pflege als absoluter Anspruch (vonseiten der Pflegenden wie auch der Patienten), alle nur möglichen Bedürfnisse zu befriedigen, ist theoretisch formulierbar (s. Pflegetheorie), um den Rahmen möglicher Pflegefelder abzustecken. Sie ist jedoch in der Praxis des Gesundheitswesens nicht gänzlich oder nur zeitweise realisierbar, da weder die dazu notwendigen personellen noch die finanziellen Ressourcen zur Verfügung stehen. Hier kann eine möglichst optimale oder angemessene Pflege angestrebt werden, die i. R. der Qualitätssicherung* konkret mit Zielstellungen formuliert werden kann. Der Anspruch der optimalen Pflege ist im häuslichen Bereich und in Zusammenarbeit von Pflegeeinrichtungen mit Angehörigen bei Bereitschaft, guter Beratung und Ausbildung der familiär Pflegenden leichter anzustreben als in durch Sparzwang geprägten Gesundheitseinrichtungen. Die Vorstellung von einer optimalen Pflege als unbedingt zu erreichendes Ziel kann allerdings zu Enttäuschung und Burnout*-Syndrom bei Familienangehörigen und beruflich Pflegenden führen. **Hinweis: 1.** Pflegeziele konzeptionell immer an den gegebenen Rahmenbedingungen orientieren. **2.** Gegensatz: gefährliche Pflege*. Vgl. Pflegeprozess.

Pflegepädagogik: (engl.) *nursing education (theory), teaching nursing*; Vermittlung von Pflegewissen; Pflegepädagogik befasst sich sowohl mit pädagogischen Aspekten der Pflege (z. B. Beratung, Gesundheitsförderung, Anleitung) als auch mit der Qualifizierung von Pflegenden in Aus-, Fort- und Weiterbildung (J. Beier, 1999; K. H. Sahmel, 2001). Die Ausbildung für Lehrer im Gesundheitswesen in der Fachrichtung Pflege (Diplompflegepädagogen, Gesundheitspädagogen) an einer Universität bzw. Fachhochschule findet in den alten Bundesländern der Bundesrepublik Deutschland im Unterschied zu weiten Teilen Europas und den USA erst seit 1991 statt. In der ehemaligen DDR wurden „Medizinpädagogen" bereits seit den 60er Jahren ausgebildet, waren allerdings ausschließlich auf das Unterrichten im medizinischen Zusammenhang ausgerichtet (s. Medizinpädagogik). Die in den alten Bundesländern bislang üblichen Weiterbildungslehrgänge zum „Lehrer für Pflegeberufe" werden zunehmend abgelöst durch Studiengänge und Nachqualifikationen der bereits ausgebildeten Lehrkräfte. Die Bedingungen sind allerdings in den Bundesländern uneinheitlich geregelt. Eigenständige pflegerische Anteile (z. B. Ergebnisse aus der Pflegeforschung*) sind historisch bedingt bis heute nicht in allen Studiengängen enthalten, die Pflegepädagogen ausbilden. Teilweise beschränken sie sich auf das Vermitteln medizinischer, psychologischer und pädagogischer Grundlagen, da noch nicht genügend Absolventen pflegewissenschaftlicher Studiengänge flächendeckend als Dozenten eingesetzt werden können. Dies ändert sich mit zunehmender Entwicklung der Pflegewissenschaft* als Wissensbereich, aus dem Pädagogen ihren Unterrichtsstoff ermitteln. Vgl. Curriculum.

Pflege, patientenorientierte: (engl.) *patient-oriented nursing care*; im Unterschied zur funktionellen Pflege* am Patienten und seinen Bedürfnissen orientierte Pflegehandlungen; der von J. Taubert in den 80er Jahren des 20. Jahrhunderts geprägte Begriff geriet zunehmend in die Kritik, da für die meisten beruflich Pflegenden die Rahmenbedingungen für eine patientenorientierte Pflege nicht zur Verfügung standen. Auch rückte die damit verbundene Gefahr der Überforderung des Pflegepersonals ins Blickfeld der Öffentlichkeit, da i. R. einer Studie die Notwendigkeit individueller, am Patienten ausgerichteter Pflege nachgewiesen wurde. Heute wird der Begriff der Patientenorientierung durch die sog. Kundenorientierung wieder aktuell. Patienten- wie auch Kundenorientierung setzen allerdings eine Umstellung der Arbeitsorganisation im Gesundheitswesen voraus; sie können nicht ausschließlich in die Einzelverantwortung der Pflegepersonen delegiert werden. Vgl. Bezugspflege.

Pflegeperson: (engl.) *nurse, caregiver*; **1.** Pflegekraft; in der deutschsprachigen Pflegeliteratur allgemeine Bezeichnung für Gesundheits- und Krankenpfleger, Gesundheits- und Kinderkrankenpfleger und Altenpfleger, wenn der Schwerpunkt auf die umfassenden Aspekte der Pflege gelegt wird; **2.** i. S. des § 19 SGB XI eine Person, die nicht erwerbsmäßig einen Pflegebedürftigen in seiner häuslichen Umgebung pflegt; ein dem Pflegebedürftigen gewährtes Pflegegeld* kann an die Pflegeperson weitergeleitet werden. Leistungen zur sozialen Sicherung der Pflegeperson werden von den Pflegekassen oder einem privaten Pflegeversicherungsunternehmen erbracht, wenn die Pflegeperson eine pflegebedürftige Person wenigstens 14 Stunden wöchentlich pflegt und regelmäßig nicht mehr als 30 Stunden wöchentlich erwerbstätig ist. Diese Leistungen beinhalten Beiträge in die Gesetzliche Rentenversicherung und die Einbeziehung in den Versicherungsschutz der Gesetzlichen Unfallversicherung. Pflegepersonen, die nach der Pflegetätigkeit ins Erwerbsleben zurückkehren wollen, können bei Teilnahme an Maßnahmen der beruflichen Weiterbildung Unterhaltsgeld nach dem SGB III erhalten. **3.** i. S. der Kinder*- und Jugendhilfe (SGB VIII) eine Person, die ein Kind oder einen Jugendlichen kurzzeitig oder auf Dauer zur Pflege aufnimmt, bei dem ein Bedarf auf Hilfe zur Erziehung besteht, der bei den leiblichen Eltern nicht erfüllt werden kann; die Pflegeperson bedarf der Erlaubnis durch das Jugendamt, außer bei Verwandtenpflege bis zum dritten Grad (§ 44 SGB VIII). Maßstab für die Erlaubniserteilung ist das leibliche, geistige und seelische Wohl des Pflegekindes. Die unerlaubte Aufnahme eines Pflegekindes stellt eine Ordnungswidrigkeit dar (§ 104 SGB VIII). Pflegepersonen sind Pflegeeltern oder Pflegefamilie (auch unverheiratete Paare) oder Einzelpersonen. Für behinderte oder entwicklungsbeeinträchtigte Kinder und Jugendliche gelten besondere (landesunterschiedliche) Voraussetzungen für die Pflegeperson. Entsprechende Schulungen und berufliche Qualifikation (z. B. als Erzieher, Pädagoge, Sozialpädagoge) werden für Sonderpflegestellen oder für Pflegekinder mit erweitertem Förderbedarf verlangt. Das Jugendamt überprüft ggf., ob das Wohl eines Kindes in der Pflegefamilie beeinträchtigt ist. Die Pflegepersonen sollen eng mit der Herkunftsfamilie zusammenarbeiten. Sie erhalten für das Pflegekind Hilfe zum Lebensunterhalt und Elterngeld (s. Elternzeit).

Pflegepersonalregelung: (engl.) *manpower considerations for nursing staff*; Abk. PPR; inzwischen außer Kraft gesetzte „Regelung über Maßstäbe und Grundsätze für den Personalbedarf in der stationären Krankenpflege"; trat am 1.1.1993 in Kraft und diente zuletzt noch als Bemessungsgrundlage bei der Einführung der DRGs*; **Inhalt:** Die Personalbemessung orientierte sich nicht mehr an der durchschnittlichen Belegungszahl der Betten, sondern am tatsächlichen pflegerischen Aufwand mit bestimmten Minutenwerten pro Patient. **Hinweis:** In einigen Häusern wird die PPR als innerbetriebliches Instrument zur Aufwandsbemessung beibehalten. Vgl. Leistungserfassung in der Pflege.

Pflegephänomen (ICNP): (engl.) *nursing phenomenon*; pflegerelevante Begriffe und Aspekte des Menschseins, des menschlichen Lebens im Zusammenhang mit gesund sein (Gesundheit), krank sein (Krankheit) und der menschlichen Entwicklung bis hin zum Sterben; eine Auswahl der in der ICNP* benannten Pflegephänomene sind im Buch entsprechend gekennzeichnet. **Hinweis:** Untersuchungen zu einzelnen Pflegephänomenen (z. B. Hoffnung, Trauer, Verlust, Schmerz) haben z. B. S. Käppeli, M. Salter, H. Remmers, A. Elsbernd und A. Glane durchgeführt. Einzelphänomene individueller Krankseins- und Lebenserfahrung wurden qualitativ untersucht und beschrieben. Vgl. Pflege, Pflegebedürftigkeit.

Pflegephilosophie: (engl.) *nursing philosophy*; theoretisch begründete Anschauung von Pflege; **1.** (pflegewissenschaftlich) systematische theoretische Überlegung in der sich entwickelnden Disziplin der Pflegewissenschaft* mit folgenden Schwerpunkten: **a)** erkenntnistheoretische (epistemologische) Fragen (z. B. wie und mit welchen Regeln und Methoden kann Wissen erweitert werden und welches Wissen ist relevant für Pflege); **b)** das Dasein betreffende (ontologische) Aussagen zum Verhältnis von Menschsein und Pflege (s. Menschenbild); **c)** ethische Fragestellungen (s. Ethik); **2.** (umgangssprachlich) aus dem Qualitätsmanagement* stammende Bezeichnung für Konzepte (s. Pflegekonzept), die Mitarbeiter oder Entscheidungsträger eines Krankenhauses, eines Pflegeheims oder eines Altenheims bezüglich der Ausgestaltung von Pflege (und Medizin) an ihrem Haus erarbeiten; diese „Philosophien" stimmen mit der Realität häufig nicht überein, gelten aber bei ernsthaftem Umsetzungswillen als Entwicklungsmaßstab für eine Organisation. **Hinweis:** Die Entwicklung einer Pflegephilosophie ist nur dann sinnvoll, wenn auch die Kapazität für die Umsetzung und mögliche organisatorische Veränderungen besteht. Vgl. Leitbild.

Pflegeplanung: (engl.) *care planning*; Teilschritt im Pflegeprozess*, der u. a. die Planung von Pflegemaßnahmen beinhaltet (§ 3 Absatz 2 Nr. 1 a Krankenpflegegesetz); die Planung betrifft unter Berücksichtigung von Prioritäten das Setzen von Zielen, Zeitgrenzen und pflegerischen Maßnahmen. Ziele werden patientenorientiert, realistisch und messbar festgelegt. Dadurch wird die Effektivität der Pflege überprüfbar. Vgl. functional independence measure.

Pflege, postoperative: (engl.) *postoperative care*; Pflege eines Patienten im Anschluss an eine Operation*; unmittelbar nach der Operation wird der Patient im Aufwachraum* überwacht und später je nach Befund in die Überwachungs-, Intensiv- oder Normalstation verlegt. **Maßnahme: 1.** engmaschige Überwachung der Vitalfunktionen* (Herz-Kreislauf, Atmung, Bewusstsein, Temperatur); **2.** Schmerzbeurteilung und -therapie; **3.** Verabreichung und Überwachung der Medikation (v. a. Infusionen*); **4.** Kontrolle von venösen Zugängen, Drainagen und Verbänden; **5.** Überwachung der Ausscheidungen; **6.** Durchführung verordneter

Lagerungen*; **7.** psychische Betreuung (auch der Angehörigen); **8.** im weiteren Verlauf auch Durchführung von Prophylaxen, (Früh-)Mobilisation*, Verbandwechsel* und Kostaufbau*. **Hinweis:** Bei ambulanter Operation darf der Operierte am Operationstag nicht aktiv am Straßenverkehr teilnehmen.

Pflege, präoperative: s. Operationsvorbereitung.

Pflegeprozess: (engl.) *nursing process*; **1.** (Pflegepraxis) Instrument, mit dem in 4–6 Teilschritten (s. Abb. 1 und 2) professionelle Pflegehandlungen organisiert und als Zyklus dargestellt werden; die Anzahl der beschriebenen und zu dokumentierenden Schritte hängt in den Einrichtungen von der gewählten Prozessstruktur ab. Die Handlungsabläufe unterscheiden sich inhaltlich nicht, lediglich die Unterteilung der Dokumentationsunterlagen (Pflegepläne). Ziel des Pflegeprozesses ist eine sys-

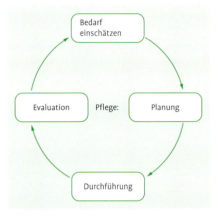

Pflegeprozess Abb. 1: 4-stufiger Pflegeprozess in Anlehnung an die WHO

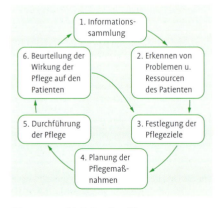

Pflegeprozess Abb. 2: 6-stufiger Pflegeprozess

tematische, nach Grundprinzipien geordnete Herangehensweise an die Gestaltung der Pflegebeziehung (s. Beziehung, Bezugspflege, Pflegestandard). Die Abfolge der Schritte ist eine Orientierungshilfe. Sie können in der Praxis im Zusammenhang mit dem Genesungsprozess, aber auch gleichzeitig oder in unterschiedlicher Reihenfolge stattfinden. Es empfiehlt sich, den Prozess auf die Bedürfnisse der Einrichtungen und ihre unterschiedlichen Mitglieder (Berufsgruppen, Patienten, Verwaltung) abzustimmen, um schematische, starre Vorgehensweisen zu vermeiden. **Beispiel:** Patienten, die angemeldet zu einem Operationstermin auf einer Station eintreffen, können weitgehend den Grundsätzlichen Ablauf von Anamnese*, Diagnose* (Pflegediagnose*, falls schon eingeführt) und pflegerischen Handlungen unter Zuhilfenahme der im Haus eingeführten Standards durchlaufen. Notfallpatienten müssen dagegen erst akut versorgt werden, bevor eine weitere Planung der Pflege stattfinden kann. Bei ambulanten Kurzzeitpatienten kann auf die Unterteilung in dokumentierte Einzelschritte verzichtet werden. Checklisten zur einwandfreien Gewährleistung und Dokumentation der notwendigen Tätigkeiten sind hier ausreichend. **2.** (Pflegetheorie) **a)** strukturierter Ablauf von zeitlich nacheinander ablaufenden Phasen (Schritten) mit einem Beginn, zeitlicher Begrenzung (temporär), Markierungen zur Registrierung des Behandlungsfortschritts und einem regulären Abschluss (L. Hall, 1968); Theorien, die Pflege in diesen Kategorien ordnen, reduzieren die komplexe Wirklichkeit bewusst auf schematische Stufen (Schritte, Phasen), um bestimmte Schwerpunkte der pflegerischen Handlung strukturiert darstellen zu können. **Beispiel:** Interaktion bei H. Peplau (s. Pflegemodell, psychodynamisches); unmittelbare menschliche Erfahrung (I. Orlando Pelletier, 1972), bestehend aus 3 Grundelementen: Verhalten des Patienten, Reaktion der Pflegekraft und die zum Nutzen des Patienten geplante Pflegehandlung. Die Gedanken und Gefühle der Pflegekraft spiegeln die Bedeutung wider, die sie dem Verhalten des Patienten beimisst. Bewusste Pflegehandlungen machen erforderlich, dass die Pflegekraft ihre Gedanken und Gefühle zusammen mit dem Patienten überprüft und korrigiert. Erst dann können beide wissen, welche Pflegehandlung dem Hilfebedürfnis entspricht. **b)** Der Prozess als Zyklus: Anamnese, Einschätzung, Diagnose, Intervention und Evaluation (V. Henderson, 1966, und D. Orem, 1988; s. Selbstpflege) oder Zielerreichungstheorie* (I. King, 1981); diese theoretischen Richtungen unterscheiden sich von ebenfalls ganzheitlich orientierten Theorien (s. Ganzheitlichkeit), die die Einteilung einer pflegerischen Beziehung in auf bestimmte Dienstleistungen reduzierte Tätigkeiten ablehnen. Weitgehende Einigkeit herrscht darüber, dass es beim Pflegeprozess nicht primär um die Einhaltung formaler Schritte geht, sondern um die inhaltliche, praktische Ausgestaltung der Einzelaspekte innerhalb eines Orientierungsrahmens (A. Meleis, 1999). **c)** Integration des Pflegeprozesses in die Taxonomie der Pflegediagnosen*. **Hinweis: a)** Der rein administrative, ausschließlich auf Leistungsnachweis und rechtliche Absicherung gerichtete Umgang mit dem Instrument Pflegeprozess erschwert die Einführung und Umsetzung in die pflegerische Praxis. **b)** Pflegedokumentation* ohne entsprechende EDV verursacht ausgedehnte, sich wiederholende Schreibarbeiten, die den Pflegeprozess formalisieren, ohne für Patienten und Arbeitsorganisation hilfreich zu sein; den Pflegeprozess im Qualitätsmanagement* daher nicht isoliert betrachten. Vgl. PDCA-Zyklus.

Pflege, psychiatrische: (engl.) *psychiatric care*; auf die Bedürfnisse psychisch kranker Menschen abgestimmte Pflege* auf der Grundlage einer zwischenmenschlichen Beziehung* mit dem Ziel der Förderung des psychischen Gleichgewichts.

Geschichte
Seit Ausgang des Mittelalters bis weit in die Neuzeit wurden seelisch Kranke durch die Inquisition als „Besessene" oder „Hexen" verfolgt. Psychisch gestörte und als gefährlich angesehene Patienten wurden während der Renaissance (ca. 1500 bis ca. 1700) in Zellen oder Türmen der Stadtmauer untergebracht („Narrenturm"). In Deutschland wurden ab 1800 die ersten speziellen sog. Irrenanstalten gegründet. Im 19. Jahrhundert wurde die Psychiatrie eine medizinische Wissenschaft. Pflegekräfte waren meist als Wach- und/oder Putzpersonal tätig. Ab Ende des 19. Jahrhunderts wurden zusätzlich Konzepte der Arbeitstherapie (z. B. auf angeschlossenen Gutshöfen) und der heutigen Ergotherapie* angewendet. Die psychiatrischen Kliniken wurden zu annähernd autonom funktionierenden Betrieben. Viele ehemalige Klöster wurden i. R. der Säkularisation (Verweltlichung) zu Heil- und Pflegeanstalten umgewandelt. Während der Zeit des Nationalsozialismus (1939–1945) wurden in Deutschland 200 000 psychisch kranke oder geistig behinderte Menschen ermordet und 400 000 Frauen und Männer mit aktiver Hilfe des Pflegepersonals (H. Steppe, 1992) zwangssterilisiert. Psychisch kranke Menschen wurden als lebensunwert, abartig und für die Volksgemeinschaft schädigend denunziert (vgl. Diskriminierung, Stigmatisierung). Mit der Entdeckung der Psychopharmaka* 1952 vollzog sich ein Wechsel von der Aufbewahrungsanstalt zu einer behandlungsorientierten Medizin und Pflege.

Aktuelle Entwicklung
In dem Bericht zur Lage der Psychiatrie in Deutschland (Psychiatrie-Enquête 1975) wurde der katastrophale Zustand der psychiatrischen Einrichtungen deutlich. Die Sachverständigenkommission forderte eine radikale Verkleinerung der großen psychiatrischen Anstalten, die heimatnahe Versorgung psychisch Kranker (Regionalisierung), die Schaffung von psychiatrischen Abteilungen an allgemeinen Krankenhäusern mit den Grundsätzen ambulant vor stationär und teilstationär vor stationär. Gefordert wurde eine rechtliche und soziale Gleichstellung der „psychisch Kranken mit den körperlich Kranken". Für das Pflegepersonal bedeuteten diese angestrebten Reformen einen Paradigmenwechsel (s. Paradigma). Die psychiatrische Pflege soll sich von einer „Aufpassen-dass-nichts-passiert-Haltung" hin zu einer patienten- (s. Pflege, patientenorientierte) und behandlungsorientierten Haltung verändern. Diese Zielsetzung gilt bis heute und prägt entscheidend den Entwicklungsprozess der psychiatrischen Pflege.

Organisation der stationären Versorgung
In der Umsetzungsphase der gesetzlichen Verordnung der Personalverordnung Psychiatrie (Abk. PsychPV) von 1990–1995 wurden alle psychiatrischen Akutstationen auf durchschnittlich 18 belegte Betten reduziert und die Personalausstattung für die Pflege und für alle anderen medizinischen und therapeutischen Berufsgruppen entscheidend verbessert. Erst durch diese wichtige gesetzliche Verordnung wurde eine individuelle, patientenorientierte und partnerschaftliche Beziehungspflege* in der Psychiatrie möglich. Weitere Versorgungsformen sind psychiatrische Institutsambulanzen. Diese ermöglichen allen psychiatrischen Kliniken, Patienten auch ambulant zu pflegen und zu behandeln, ergänzt durch teilstationäre Angebote und Angebote des Betreuten* Wohnens.

Pflege
Gezieltes pflegerisches Handeln kann nur i. R. einer festgelegten Konzeption für den einzelnen Arbeitsbereich, z. B. den allgemeinpsychiatrischen Bereich, den Suchtbereich (s. Abhängigkeit), die forensische Psychiatrie (s. Pflege, forensische) oder die Gerontopsychiatrie (s. Gerontopsychiatrischer Konsiliar- und Liaisondienst) erfolgen. Ambulante und stationäre Maßnahmen müssen miteinander verknüpft werden. I. R. der Konzepterstellung muss die jeweilige pflegerische Zielsetzung erarbeitet werden.

Angehörigenarbeit: Die Miteinbeziehung der Angehörigen* psychisch Kranker ist ein wichtiger pflegerischer Auftrag in der Psychiatrie. Dies kann in organisierten Angehörigengruppen (Expressed-Emotion-Forschung), psychoedukativen Angeboten, Informationsgruppen über psychiatrische Erkrankungen und selbstverständlich in persönlichen Angehörigengesprächen stattfinden.

Aus-, Fort- und Weiterbildung: An verschiedenen psychiatrischen Kliniken werden 2-jährige berufsbegleitende Weiterbildungen mit den Berufsbezeichnungen Gesundheits- und Krankenpfleger/-in für Psychiatrie, Gesundheits- und Kinderkrankenpfleger/-in für Psychiatrie oder Altenpfleger/-in für Psychiatrie (vgl. Gerontopsychiatrische Pflegefachkraft) angeboten. Diese Weiterbildungen sind von der Deutschen Krankenhausgesellschaft anerkannt und die Berufsbezeichnungen somit geschützt. Inhalte der Ausbildung sind u. a. thera-

Pflege, psychosomatische

peutische Beziehungspflege, stationäre und ambulante psychiatrische Pflege, Pflegeinterventionen bezogen auf die verschiedenen Bedürfnisse psychisch kranker Menschen, medizinische Psychiatrie, sozial- und pflegewissenschaftliche Grundlagen, praxisbezogene Projektarbeit.

Recht
Neben dem SGB V und SGB XI sowie der Psychiatrie-Personalverordnung, die in erster Linie die stationäre und teilstationäre Versorgung regelt, gibt es in fast allen Bundesländern Festlegungen zur ambulanten Versorgung in der psychiatrischen Institutsambulanz. Auch hier sind pflegerische und ärztlich-therapeutische Leistungen definiert, größtenteils mit Zeitwerten hinterlegt und somit patientenorientiert leistungsgerecht abrechenbar.

Autor: Bertram Sellner.

Pflege, psychosomatische: (engl.) *psychosomatic care*; psychotherapeutische Pflege; Begleitung von Patienten in der Psychosomatik* sowie Unterstützung bei der Befriedigung von Bedürfnissen, die sich aus individuellen und spezifischen Lebenssituationen ergeben; pflegerisches Handeln wird in psychotherapeutisch-psychosomatische Konzepte eingefügt.

Pflege
Kongruente Beziehungspflege* ist die bewusste Wahrnehmung und professionelle Bearbeitung und Klärung der interpersonalen und interdependenten Aspekte einer Pflegekraft-Patient-Beziehung.

Modelle: 1. psychodynamisches Pflegemodell* (H. Peplau); **2. Pflegeprozess*** als unmittelbare menschliche Erfahrung (I. O. Pelletier); **3. Person als Verhaltenssystem-Modell** (D. Johnson), die um Wiederherstellung, Bewahrung oder Erlangung von Gleichgewicht und Stabilität ringt, wenn Krankheit oder Krisen das Gleichgewicht stören. Die pflegerische Behandlung ist Gegenstand kontinuierlicher Verhandlung zwischen Pflegekraft und Person. Ein spezieller Beitrag der Pflege zum Wohlbefinden des Patienten ist die Förderung von effizientem und effektivem Verhalten. Sozialer Auftrag ist das Bereitstellen von Rollenmodellen. **4. Psychotherapie in der Pflege** (R. Bauer, R. Ahrens) ist ein pflegetheoretisch fundierter Prozess der sorgenden (s. Sorge) und liebenden Zuwendung (reflektierte Nähe im Unterschied zur professionellen Distanz). Im Verlauf dieses Prozesses entsteht aus dem Wissen über die Komplexität von Menschen in deren Endlichkeit hohes Fachwissen, personale Reife, Mut und Toleranz; aus dem Wissen um die spirituelle Verbundenheit im Gegenüber (s. Spiritualität) erwächst eine besondere Verantwortung für die Pflegenden. Darin eingeschlossen ist die Beachtung der Individualität des Einzelnen, die ein völlig sicher vorhersagbares Ergebnis von Interventionen nicht zulässt. Diese Pflegeauffassung geht von der Grundannahme aus, dass jede reflektierte liebevolle Zuwendung zum Patienten therapeutisch wirksam ist; vgl. Humanistische Pflege. **5. Biologie von Beziehungen*:** Zunehmend werden durch die Psychoneuroimmunologie biologische Einflüsse auf menschliches Beziehungsverhalten erkannt. Dies ist insbesondere relevant für die Beziehungsgestaltung z. B. mit traumatisierten Menschen und Menschen mit bestimmten Persönlichkeitsstörungen wie z. B. Borderline-Persönlichkeitsstörung. Hier bildet sich das limbische System so spezialisiert auf traumatische Lebensbedingungen heran, dass die Person auf andere Reize wie sichere Bindungsbeziehungen nur schwer reagieren kann. Um das Bindungsverhalten (s. Bindungstheorie) von Menschen zu verstehen und zu verändern, sind neurobiologische Kenntnisse, aber auch das Wissen um eine hilfreich strukturierte Umgebung (Milieutherapie*) notwendig. Hier ist v. a. das Gestalten von pflegerischer Gruppenarbeit mit Patienten zu nennen. Milieutherapie erfordert eine gute Abstimmung im interdisziplinären Team.

Ausbildung: Eine geregelte Qualifikation wird bisher nur in Bayern als Reaktion auf die Psychiatrie-Enquête 1975 angeboten. Vorher weitergebildete oder grundausgebildete Gesundheits- und Krankenpfleger/-innen für Psychiatrie erhalten die Zusatzbezeichnung Fachgesundheits- und -krankenpfleger/-in für Psychiatrie, Psychosomatik und Psychotherapie.

Hinweis: Psychosomatische Pflege verlangt ein hohes Maß an Selbstreflexion, Empathie*, feine Wahrnehmung und eine hilfreiche Gesprächshaltung sowie die Kenntnis über verschiedene psychotherapeutische Behandlungskonzepte. Es wirkt nicht nur das Wissen der Pflegekraft, sondern primär sie selbst als Person. Darum ist eine spezielle Qualifizierung für psychosomatisch-psychotherapeutische Pflege sinnvoll und regelmäßige Supervision* notwendig.

Autorin: Ruth Ahrens.

Pflegequalität: (engl.) *nursing care quality*; Erfüllung von Anforderungen der Kunden (Patienten, Bewohner), der Kostenträger und der Gesellschaft an Pflege bei Einhaltung eigener fachlicher Standards; diese Anforderungen beinhalten auch die Angemessenheit und Wirksamkeit (Effektivität*) pflegerischer Interventionen. Häufig wird die Definition der Pflegequalität um einen wirtschaftlichen Aspekt (Effizienz*) ergänzt. Vgl. Qualität, Pflege-Qualitätssicherungsgesetz.

Pflege-Qualitätssicherungsgesetz: Abk. PQsG; „Gesetz zur Qualitätssicherung und zur Stärkung des Verbraucherschutzes in der Pflege" vom 9.9.2001, in Kraft getreten am 1.1.2002; **Ziel: 1.** Sicherung und Weiterentwicklung der Pflegequalität*; **2.** Stärkung der Verbraucherrechte; **Inhalt: 1.** Pflegeheime und Pflegedienste sind danach verpflichtet, ein umfassendes, einrichtungsinternes Qualitätsmanagement* einzuführen und Qualität in regelmäßigen Abständen durch unabhängige Sachverständige oder Prüfstellen nachzuweisen. **2.** Die Beratungs- und Informationsleistungen für Pflegebedürftige und ihre Angehörigen werden durch das Gesetz verstärkt. **3.** Im stationären Bereich wird die Zusammenarbeit mit dem MDK* und der staatlichen Heimaufsicht verbessert. Vgl. Qualitätsstandard.

Pflege, rehabilitierende: (engl.) *rehabilitation nursing care*; aktivierende Pflege* mit dem Ziel der Wiederherstellung einer selbständigen Lebensführung; vgl. Rehabilitationskonzept, Rehabilitationsziel.

Pflegeritual: (engl.) *nursing ritual*; **1.** Pflegemaßnahmen, deren Effekte nicht kritisch hinterfragt werden und ohne wissenschaftlich gesicherten Beleg aufgrund von Tradition oder Überzeugung durchgeführt werden (z. B. tägliche 3-malige Temperaturmessung bei allen Patienten einer Station); vgl. Pflegestandard. **2.** individuell durchgeführter Ablauf der täglichen Körperpflege u. a. in einer bewusst gewohnten Reihenfolge.

Pflegesachleistung: (engl.) *nursing care benefit in kind*; Leistung ambulanter Pflegedienste nach § 36 SGB XI; diese Leistung der häuslichen Pflege* wird durch eine geeignete Pflegekraft erbracht, die entweder bei den Pflegekassen oder ambulanten Pflegeeinrichtungen, mit denen die Pflegekassen einen Versorgungsvertrag abgeschlossen haben, angestellt ist. Die Pflegesachleistung beträgt für Pflegebedürftige der Pflegestufe I bis zu EUR 384, der Pflegestufe II bis zu EUR 921 und der Pflegestufe III bis zu EUR 1432 monatlich. Für Härtefälle gewährt die Pflegekasse bis zu EUR 1918 monatlich (§ 36 SGB XI). Vgl. Pflegegeld.

Pflege, sanfte: s. minimal handling.

Pflegesatzvereinbarung: 1. Vereinbarung der Leistungserbringer und Pflege-* bzw. Krankenversicherungen* (sog. Vertragsparteien) über das Budget sowie Höhe, Art und Laufzeiten der tagesgleichen Pflegesätze (s. Fallpauschale) eines psychiatrischen Krankenhauses/einer psychiatrischen Abteilung gemäß §§ 17 und 18 Krankenhausfinanzierungsgesetz und Bundespflegesatzverordnung*; die Vereinbarung regelt auch Art und Anzahl der Ausbildungsplätze sowie die Höhe des zusätzlich zu finanzierenden Mehraufwands für Ausbildungsvergütungen. Die Laufzeit beträgt ein Kalenderjahr, nach Vereinbarung auch länger. Vgl. Krankenhausfinanzierungsgesetz, DRG. **2.** in der stationären oder teilstationären Pflege Vereinbarung zwischen den Leistungserbringern (z. B. Träger eines Pflegeheims bzw. einer Tagespflegeeinrichtung) und den Leistungsträgern (Pflegekasse, sonstige Sozialversicherungsträger, zuständiger Träger der Sozialhilfe) über das Budget sowie Höhe, Art und Laufzeiten der Pflegesätze; nach § 85 SGB XI hat der Träger Art, Inhalt, Umfang und Kosten der Leistungen, für die er eine Vergütung beansprucht, durch Pflegedokumentationen* und andere geeignete Nachweise rechtzeitig vor Beginn der Pflegesatzverhandlungen für einen zukünftigen Wirtschaftszeitraum darzulegen. Er muss zudem die schriftliche Stellungnahme des Heimbeirats oder des Heimfürsprechers nach § 7 Absatz 4 Heimgesetz* beifügen.

Pflegeschlüssel: Personalschlüssel; Angabe der Anzahl pflegebedürftiger Menschen einer Pflegestufe*, für die eine Pflegekraft vorgehalten werden kann; dient der Ermittlung des Personalbedarfs in der Pflege. Pflegeschlüssel werden i. R. der Pflegesatzverhandlungen zwischen dem Träger der Einrichtung und der Arbeitsgemeinschaft der Pflegekassen festgelegt und das Ergebnis in der Pflegesatzvereinbarung* niedergelegt. Eine Erlaubnis zum Betrieb einer Einrichtung ist zu versagen, wenn die Anzahl der Beschäftigten und ihre persönliche und sachliche Eignung für die von ihnen ausgeübten Tätigkeiten nicht ausreichen. Der Gesetzgeber hat diese (unbestimmte) Regelung in das Heimgesetz* aufgenommen, ohne eine Mindestanzahl der Beschäftigten festzulegen. Die Heimaufsicht ist verpflichtet, sowohl bei der Erlaubniserteilung als auch bei der Überwachung Anzahl und Qualifikation der Beschäftigten zu überprüfen. Eine ausreichende **Anzahl der Beschäftigten** ist dann gegeben, wenn unter Berücksichtigung der konkreten Heimart, des Gesundheitszustandes der Bewohner, des Grades der Pflegebedürftigkeit und damit der Arbeitsintensität der personellen Leistungen eine angemessene und den Interessen und Bedürfnissen der Bewohner gerecht werdende Betreuung gewährleistet ist.

Unter Mitwirkung von Sachverständigen auf Landesebene erarbeitete Personalschlüssel (Interne Verwaltungsvorschriften) für die Betreuung pflegebedürftiger Heimbewohner sind als antizipiertes Sachverständigengutachten zu werten, das Anhaltspunkte für den i. Allg. notwendigen Personalbedarf gibt. Das Risiko, dass das erforderliche Personal auf dem Arbeitsmarkt nicht verfügbar ist, geht zu Lasten des Betreibers und ist kein Kriterium für die Erstellung von Personalschlüsseln (VG Mannheim, Beschluss vom 14.2.1989). Aus den auf Landesebene erarbeiteten Personalschlüsseln lassen sich auch **Anhaltszahlen** für andere Heime und für die Verhandlungen mit der Pflegekasse gewinnen. Trotzdem kann es bei der derzeitigen Rechtslage und dem Verhalten der Pflegekassen für die Behörde schwierig sein, die erforderliche Personalausstattung in den einzelnen Heimen durchzusetzen.

Durch das Pflege*-Qualitätssicherungsgesetz (Abk. PQsG) ist § 75 SGB XI dahingehend erweitert worden, dass landesweit Personalbedarfsermittlungsverfahren oder **Richtwerte** zu vereinbaren sind, die bei teil- oder vollstationärer Pflege wenigstens das Verhältnis zwischen der Anzahl der Heimbewohner und der Anzahl der Pflege- und Betreuungskräfte (in Vollzeit umgerechnet) enthalten, und zwar unterteilt nach Pflegestufen (Personalanhaltszahlen) sowie im Bereich der Pflege, der sozialen Betreuung und der medizinischen Behandlungspflege zusätzlich nach Anteil der ausgebildeten Fachkräfte am Pflege- und Betreuungspersonal. Die Richtwerte können als Bandbreite vereinbart werden. Die Heimpersonalverordnung* bleibt unberührt. In der Begründung dazu heißt es, dass Leistungs- und Qualitätsvereinbarungen (Abk. LQV) es ermöglichen sollen nachzuprüfen, ob ein Pflegeheim tatsächlich das Personal bereitstellt oder einsetzt, das für eine leistungs- und qualitätsgerechte Versorgung der Heimbewohner nach betriebswirtschaftlichen Grundsätzen notwendig ist. Auf Verlangen einer jeden Vertragspartei hat der Träger in einem **Personalabgleich** nachzuweisen, dass seine Einrichtung das in der LQV als notwendig und ausreichend anerkannte Personal auch tatsächlich bereitstellt und bestimmungsgemäß einsetzt (§ 80 a Absatz 5 SGB XI).

Der Personalabgleich untergräbt nicht die unternehmerische Verantwortung und Gestaltungsfunktion der Pflegeeinrichtung. Er bietet jedoch einen effektiven Schutz gegen illegale Praktiken zum Schaden der Pflegebedürftigen und dient in diesen Fällen nicht zuletzt auch den Interessen der Pflegekräfte, denen zugemutet wird, die Arbeit nicht vorhandener, in der Pflegevergütung aber enthaltener Pflegekräfte in ihrer Pflegeeinrichtung zu übernehmen. Der Personalabgleich erfordert keinen nennenswerten Verwaltungsaufwand; es genügt i. d. R. eine Akteneinsicht in die von jedem Arbeitgeber bereits aus steuerlichen Gründen zu führenden Jahreslohnlisten. In der Praxis wurde diese Neuregelung noch nicht umgesetzt.

Autorin: Christa Schapdick.

Pflegestandard: (engl.) *standard of nursing practice*; Basisinstrument und Hilfsmittel zur Erfassung der zu erreichenden Pflegeziele und deren Qualität; beinhaltet allgemein gültige und akzeptierte Normen innerhalb der beruflich ausgeübten Pflege, die zunehmend auch wissenschaftlich gesichert sind. **Formen:** Grundsätzlich unterschieden werden Strukturstandard, Prozessstandard* und Ergebnisstandard* (A. Donabedian). **Entwicklung:** In Deutschland wurden Pflegestandards in der Krankenpflege mit In-Kraft-Treten des Gesundheitsstrukturgesetzes als Bestandteil des Pflegeprozesses i. R. der Qualitätssicherung* eingeführt. Zunehmend werden sie auch in der Altenpflege angewandt. Strukturstandards wurden seitdem als evidenzbasierte nationale Expertenstandards* eingeführt (s. Anhang). **Ziel: 1.** Erreichen von Kontinuität in der Qualität der Pflegemaßnahmen: Das Pflegepersonal ist zu jeder Zeit darüber informiert, wann und wie eine bestimmte Pflegemaßnahme durchgeführt werden soll. **2.** Vereinheitlichung der Pflegemaßnahmen: Bei der Planung und Dokumentation der Pflegemaßnahmen wird Zeit eingespart, wenn eine entsprechende Software im Pflegeinformationssystem* zur Arbeitserleichterung eingesetzt wird. **3.** Erleichterung der pflegerischen Leistungsberechnung (Altenpflege, häusliche Pflege) bei Vernetzung mit der Abrechnungssoftware, wenn die dokumentierte Pflegehandlung sofort in ein Abrechnungsmenü eingefügt wird (diese Systeme befinden sich im Entwicklungsstadium). **Organisation:** Standards sind zur laufenden Qualitätsverbesserung bestimmt und müssen daher regelmäßig auf ihre Tauglichkeit und Angemessenheit überprüft werden (s. Evaluation). Interne Fortbildungen und Personalentwicklung* stellen sicher, dass alle Mitarbeiter in der Umsetzung der Standards geschult sind. Die nationalen Expertenstandards geben den Rahmen für die in den einzelnen Einrichtungen zu entwickelnden oder zu optimierenden Standards vor. **Hinweis: 1.** Standards sollen nicht die individuelle, fachlich begründete Entscheidungsfindung ersetzen, wenn ein Gesundheitsproblem beim Patienten komplexer ist, als die fixierte Mustervorlage es vorsieht. **2.** Es ist nicht sinnvoll, Standards lediglich für die Handbücher zum Nachweis gegenüber Dritten (z. B. MDK*) zu entwickeln. Dies führt zur Frustration bei Mitarbeitern, die zu Recht auf die Widersprüche im Arbeitsalltag hinweisen. **3.** Pflegestandards sollten nicht zu detailliert abgefasst werden, sondern variabel und handhabbar sein. Vgl. Pflegeprozess, Qualitätsmanagement.

Pflege, stationäre: s. Betreuung, stationäre.

Pflegestufe: (engl.) *level of nursing care*; Pflegekategorie; **1.** Grad der Pflegebedürftigkeit* von Patienten (Zuordnung zur Pflegestufe I, II oder III), der zur Gewährung von Leistungen der Pflegeversicherung* nach § 15 SGB XI bestimmt wird; diese Einstufung ist vom Umfang der Grundpflege*, d. h. Körperpflege, Ernährung und Mobilität, abhängig. Die Feststellung der Pflegebedürftigkeit erfolgt i. R. einer körperlichen Untersuchung sowie der Sichtung der vorhandenen ärztlichen und pflegerischen Befunde durch den MDK*. Die Pflegestufe ist abhängig von der Zeit, die durchschnittlich täglich für die Grundpflege aufgewendet werden muss (s. Pflegezeitbemessung). Hierbei zählen jedoch nur die gesetzlich definierten Verrichtungen. **a)** Pflegebedürftige der **Pflegestufe I** (erheblich Pflegebedürftige) sind Personen, die bei der Körperpflege, der Ernährung oder der Mobilität für wenigstens 2 Verrichtungen aus einem oder mehreren Bereichen mindestens einmal täglich der Hilfe bedürfen, zusätzlich mehrfach in der Woche Hilfen bei der hauswirtschaftlichen Versorgung benötigen und einen täglichen Hilfebedarf von mindestens 90 Minuten haben, wobei auf die Grundpflege mehr als 45 Minuten entfallen müssen. **b)** Pflegebedürftige der **Pflegestufe II** (Schwerpflegebedürftige) sind Personen, die bei der Körperpflege, der Ernährung oder der Mobilität mindestens 3-mal täglich zu verschiedenen Tageszeiten der Hilfe bedürfen, zusätzlich mehrfach in der Woche Hilfen bei der hauswirtschaftlichen Versorgung benötigen und einen täglichen Hilfebedarf von mindestens 3 Stunden haben, wobei auf die Grundpflege mindestens 2 Stunden entfallen müssen. **c)** Pflegebedürftige der **Pflegestu-**

fe III (Schwerstpflegebedürftige) sind Personen, die bei der Körperpflege, der Ernährung oder der Mobilität täglich rund um die Uhr, mindestens auch einmal jede Nacht, der Hilfe bedürfen, zusätzlich mehrfach in der Woche Hilfen bei der hauswirtschaftlichen Versorgung benötigen und einen täglichen Hilfebedarf von mindestens 5 Stunden haben, wobei auf die Grundpflege mindestens 4 Stunden entfallen müssen. Zusätzlich kann eine Zuordnung in diese Pflegestufe erfolgen, wenn ein außergewöhnlich hoher Pflegeaufwand vorliegt (sog. Härtefall-Richtlinien). Für die Errechnung des Zeitumfangs gemäß § 15 Absatz 3 SGB XI wird die Zeit zugrunde gelegt, die eine Laienpflegeperson (z. B. Angehöriger) für die erforderliche Grundpflege und hauswirtschaftliche Versorgung benötigt. Vgl. Pflege, häusliche; Pflegegeld. **2.** allgemeine Einteilungen gradueller Pflegestufen, z. B. in der Dialysepflege*.
Pflegetechnik: (engl.) *nursing technique*; **1.** Art und Weise, in der eine spezifische Pflegehandlung durchgeführt wird; **2.** technische Hilfsmittel, die Pflegehandlungen unterstützen und ermöglichen, z. B. Steckbeckenspülautomaten, Infusionspumpen*, Pflegebetten.
Pflege, teilkompensatorische: (engl.) *partly compensatory nursing care*; anteilige Übernahme von Pflegehandlungen, die Patienten wegen eines Selbstpflegedefizits (aufgrund einer Erkrankung oder mangels eigener Ausbildung) nicht selbst ausführen können, durch beruflich Pflegende; vgl. Selbstpflege, Pflege, kompensatorische.
Pflege, teilstationäre: s. Betreuung, teilstationäre.
Pflegetheorie: (engl.) *nursing theory*; Pflegemodell; nach wissenschaftlichen Regeln dargestellte Überlegung bzw. Forschungsergebnis im Pflegebereich; die begriffliche Unterscheidung von Pflegetheorie und Pflegemodell entwickelte sich in der Pflegewissenschaft aufgrund verschiedener Bezugswissenschaften völlig unterschiedlich. Sie können daher synonym verwandet werden. Im pflegewissenschaftlichen Zusammenhang werden die Unterscheidungen nach den jeweiligen Abstraktionsgraden vorgenommen. Es empfiehlt sich nach A. Meleis der durchgehende Gebrauch des Begriffs Pflegetheorie für die Systematik der Denkschulen einzelner Pflegetheoretikerinnen (vgl. Metatheorie). **Entwicklung:** Erste Entwürfe entstanden in den 50er Jahren des 20. Jahrhunderts (H. Peplau, V. Henderson) in den USA. In den 70er bis 90er Jahren des 20. Jahrhunderts wurden in unterschiedlichen Abstraktionsgraden und Denkrichtungen ausformulierte Theorien entwickelt, die sich philosophisch, anthropologisch, sozialwissenschaftlich, systemtheoretisch, seltener naturwissenschaftlich orientiert um eine Systematisierung und wissenschaftliche Fundierung von Pflegewissen bemühen. Dieses war bislang fast ausschließlich mündlich als Tradition und Erfahrungswissen weitergegeben worden. Die gesellschaftliche Dominanz der Medizin als Wissenschaft mit ihrem prägenden Einfluss auf Denk- und Arbeitsstrukturen im Gesundheitssystem führte dazu, dass ursprünglich wichtige Inhalte der Pflege von F. Nightingale (1820–1910) wie das Sorgen für eine saubere, hygienische Umgebung, Stärken der Selbstheilungskräfte, seelischer Beistand für Patienten u. a. (in „Notes of Nursing") in den Hintergrund rückten, die Assistenzleistung bei der medizinischen Behandlung dagegen in den Vordergrund der Ausbildungs- und Tätigkeitsinhalte in den Pflegeberufen. Es entwickelte sich eine krankheitsorientierte **Pflege bei** einer bestimmten Erkrankung. Kompetenzen wie Fürsorglichkeit und Freundlichkeit galten als naturgegeben („weiblich") und nicht speziell ausbildungsbedürftig. Die ersten Pflegetheoretikerinnen waren unzufrieden mit der vom einzelnen Menschen weg hin zur naturwissenschaftlichen Sicht auf Krankheitsbilder reduzierten Sicht. Sie definierten den Gegenstandsbereich der Pflege und beschrieben die Phänomene, mit denen Pflege zu tun hat (sog. weitreichende Theorien von teilweise hohem Abstraktionsgrad). Dabei betrachteten sie den Pflegeprozess* als Arbeitsinstrument. Durch die Theorieentwicklung ist Pflege in den USA mittlerweile eine an den Universitäten angesiedelte wissenschaftliche Disziplin mit staatlich gefördertem Forschungsinstitut. In Europa werden die amerikanischen Pflegetheorien zurzeit als Grundlage für ein Überdenken der hiesigen Pflegestruktur (z. B. die historisch gewachsene Trennung von Alten- und Krankenpflege, Überprüfung der Ausbildungsinhalte) und als Basis für Modellversuche genutzt sowie wissenschaftlich auf die Aktualität und Anpassungsfähigkeit vor der verschiedenen kulturellen und politischen Hintergründen der einzelnen Länder geprüft. Durch die weitreichende philosophische Tradition und die Zugänglichkeit der Primärliteratur* in Europa werden u. a. die Theorien, die auf philosophische Quellen berufen (z. B. R. Parse, J. Watson, J. Paterson und L. Zderad), auch auf ihre Sinnhaftigkeit bezüglich der philosophischen und pflegerischen Konzepte überprüft (vgl. Sorge). Die Philosophie beschäftigt sich mit Begriffen und ihrer (logischen) Wahrheit als solcher, während Pflege Begriffe braucht, die als Rahmen in (Ausbildungs-, politische, Alltags-)Praxis umgesetzt werden können. Das muss bei der Übernahme philosophischer Konzepte im professionellen Pflegekontext berücksichtigt werden.
Seit den 90er Jahren des 20. Jahrhunderts hat sich die Theorieentwicklung auf sog. mittelweit reichende Theorien verlagert, die sich auf eine begrenzte Fragestellung innerhalb der Pflege beschränken. Europäische, amerikanische und australische Entwürfe beeinflussen sich gegenseitig. Das Augenmerk wird wieder vermehrt auf die vorliegende Pflegepraxis mit ihren zu lösenden konkreten Problemen gerichtet. In der deutschen Literatur ist aus dem anfänglichen **Pflegen nach** einer

Theorievertreterin (z. B. N. Roper, D. Orem) ein **Pflegen auf der Grundlage von** theoretischen Anteilen geworden. **Hinweis:** Pflegetheorien dienen nicht der direkten Handlungsanleitung. Für die Berufspraxis stellen sie lediglich Anregungen zum Reflektieren und zum Erweitern von Handlungsspielräumen dar. Die Überprüfung (Verifikation*, Falsifikation*) auf ihre Richtigkeit findet i. R. der Pflegewissenschaft* statt.

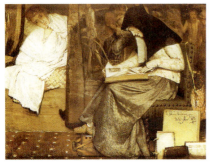

Pflegetheorie: Pflegebehandlung in einer früheren Epoche [70]

Pflege, transkulturelle: (engl.) *transcultural nursing*; nach M. Leininger der praktische und wissenschaftliche Bereich der kulturspezifischen Fürsorge (s. Kultur); Leininger, die den Begriff Transkulturalität* in den 60er Jahren des 20. Jahrhunderts in die Pflegetheorie einführte, forderte eine Untersuchung und Berücksichtigung der kulturellen Hintergründe der Patienten in einer medizinischen Einrichtung, da diese zu verschiedenen Betrachtungsweisen von Gesundheit und Krankheit führen und unterschiedliche Verhaltensweisen bedingen. Eine Missachtung der kulturellen Hintergründe findet ggf. nicht nur Ausdruck in einer gestörten Kommunikation, sondern stellt sich in vielen Aspekten dar. Beispiele hierfür sind eine unterschiedliche Schmerzwahrnehmung, die Stellung der Frau, religiöse Sitten und Gebräuche, Ernährungsgewohnheiten, Krankheitsverständnis und Familienstrukturen. Im Pflegeprozess* kann Missachtung des kulturellen Hintergrunds des Patienten Irritationen bedingen, die Missverständnisse, Ängste und Vorurteile auslösen. Der Prozess der Globalisierung, die Migrationsbewegungen (s. Migration), die neuen Kommunikationssysteme (Internet), aber auch die sich vergrößernde Vielfalt der Lebensentwürfe innerhalb der Gesellschaft haben diese Problematik verschärft, die Kulturen gleichzeitig aber auch vernetzt. Dies führte zu einer Weiterentwicklung des theoretischen Konzeptes der Transkulturalität, das auf der Handlungsebene erweiterte Möglichkeiten bietet. Inzwischen liegen auch im deutschsprachigen Raum zahlreiche Untersuchungen zur transkulturellen und interkulturellen Pflege vor. Berufspolitische wie wissenschaftliche Organisationen haben sich des Themas angenommen und Arbeitsgruppen mit unterschiedlichen Schwerpunkten gegründet.

Pflegeüberleitung: (engl.) *discharge management*; Pflegeangebot, das einen für den Patienten reibungslosen Übergang von einer Versorgungseinrichtung in eine andere (z. B. vom Krankenhaus in ein Pflegeheim*, eine Rehabilitationsklinik oder ein Hospiz*) oder von stationärem Aufenthalt zu häuslicher Pflege* und umgekehrt gewährleistet; oft als Teil des sog. Care* Managements oder Case* Managements bezeichnet. Die erforderlichen Qualitätsdimensionen der Pflegeüberleitung aus dem Krankenhaus heraus wurden 2004 im Expertenstandard „Entlassungsmanagement in der Pflege" des DNQP (s. Anhang) wissensbasiert definiert. **Ziel:** 1. Sicherstellung der pflegerischen Versorgung sowie der medizinischen und therapeutischen Behandlung nach der Entlassung in der sich anschließenden Einrichtung oder zu Hause; 2. Planung und Koordination aller dafür notwendigen Maßnahmen sowie Sicherung des Informationsflusses zwischen allen an der Pflege und Behandlung beteiligten Personengruppen, um eine Kontinuität in der Pflege zu gewährleisten. **Einteilung:** 1. dezentrale Überleitung: wird durchgeführt von Bezugspflegepersonen in den Pflegeeinheiten (Station, Wohneinheit); 2. zentrale Überleitung: wird durchgeführt von einer spezialisierten Pflegefachperson. **Durchführung:** Nach dem Expertenstandard „Entlassungsmanagement in der Pflege" muss am 1. Tag nach Aufnahme im Krankenhaus eine erste Einschätzung durchgeführt werden, an die sich bereits eine Planung mit entsprechender Beratung mit Patient und Angehörigen anschließt. Eine frühestmögliche Planung des Entlassungszeitpunktes ist erforderlich. Einen Tag vor der Entlassung wird die Planung überprüft und ggf. modifiziert. Bis 48 Stunden nach der Entlassung wird die Umsetzung (meist telefonisch) überprüft (s. Entlassungsmanagement). **Hinweis:** Grundlage aller Überlegungen sind das Bedürfnis* und die Ressourcen* des Patienten und dessen sozialen Umfelds in Abstimmung mit den tatsächlichen Erfordernissen und finanziellen Gegebenheiten (Kostenübernahme, vorhandene Eigenmittel). Vgl. Versorgung, integrierte.

Pflegeversicherung: (engl.) *nursing insurance scheme*; Abk. PV, PflegeV; 5. Säule der Sozialversicherung* zur Absicherung des finanziellen Risikos der Pflegebedürftigkeit* als Pflichtversicherung; die Pflegeversicherung unterscheidet sich von den anderen Zweigen der Gesetzlichen Sozialversicherung dahingehend, dass zum ersten Mal seit Bestehen des Sozialversicherungsrechts nicht nur Pflichtversicherte, sondern auch privat Krankenversicherte verpflichtet wurden, Prämien für die Pflegeversicherung zu zahlen. Träger der Pflegeversicherung sind die Pflegekassen. Personen, die in einer Gesetzlichen Krankenversicherung (Abk. GKV) versichert sind (obligatorisch oder freiwil-

Pflegeversicherung Tab. 1
Leistungen der Pflegeversicherung

1. Pflegesachleistungen (§ 36 SGB XI): Pflegeleistungen durch Pflegefachkräfte ambulanter Pflegedienste
2. Pflegegeld (§ 37 SGB XI): Pflege durch Angehörige, Verwandte, Bekannte
3. Kombination von Sach- und Geldleistungen (§ 38 SGB XI)
4. häusliche Pflege bei Verhinderung der Pflegeperson (§ 39 SGB XI)
5. Pflegehilfsmittel und wohnumfeldverbessernde Maßnahmen (§ 40 SGB XI)
6. Tages- und Nachtpflege (§ 41 SGB XI)
7. Kurzzeitpflege (§ 42 SGB XI)
8. vollstationäre Pflege (§ 43 SGB XI)
9. Pflege in vollstationären Einrichtungen der Behindertenhilfe (§ 43 a SGB XI)
10. Leistungen zur sozialen Sicherung der Pflegepersonen (§ 44 SGB XI)
11. Pflegekurse für Angehörige und ehrenamtliche Pflegepersonen (§ 45 SGB XI)
12. Leistungen für Pflegebedürftige mit erheblichem allgemeinem Betreuungsbedarf (§§ 45 a–c SGB XI)

Pflegeversicherung Tab. 2
Höchstbeträge von Sach- und Geldleistungen in der ambulanten Pflege im Vergleich

Stufe	Pflegegeld (EUR)	Sachleistung (EUR)
I	205	384
II	410	921
III	665	1432
bei Härtefall		1918

lig), werden von derselben Kasse auch pflegeversichert. Analog dazu sind in privaten Krankenversicherungsunternehmen in erster Linie solche Personen pflegeversichert, die dort auch privat krankenversichert sind.

Soziale Pflegeversicherung

Grundsätze und Regelungen: 1. Im Gegensatz zur GKV ist die SPV eine „Teilkasko-Versicherung", d. h. ihre Leistungen sind in der Höhe begrenzt und nicht in jedem Fall bedarfsdeckend. Das Ziel ist es, eine Grundversorgung* zu gewährleisten (s. Tab. 1). Der Pflegebedürftige, seine unterhaltspflichtigen Angehörigen oder der Sozialhilfeträger müssen notwendige zusätzliche Pflegekosten übernehmen. **2.** Die SPV beinhaltet den Vorrang von Prävention* und medizinischer Rehabilitation, um Pflegebedürftigkeit i. S. des SGB XI zu vermeiden. Der Vorrang häuslicher Pflege bedeutet, dass der Pflegebedürftige so lange wie möglich von Angehörigen in seiner gewohnten Umgebung gepflegt werden soll. Leistungen der teilstationären Betreuung* und der Kurzzeitpflege* gehen der stationären Pflege vor. **3.** Gesetzlich geregelt sind im SGB XI die Beratungspflicht* der Pflegekassen (§ 7), das Wahlrecht des Pflegebedürftigen (§ 2 Absatz 2), die Pflicht der Pflegeeinrichtungen, eine aktivierende Pflege* sicherzustellen (§§ 2, 11), sowie der Vorrang der Pflegeversicherung gegenüber anderen Leistungsträgern (§ 13). **4.** Leistungsberechtigt sind Personen, die versichert und pflegebedürftig i. S. des § 14 SGB XI sind. **5.** Das Verfahren zur Feststellung der Pflegebedürftigkeit ist in § 18 SGB XI geregelt. Die Pflegekassen haben durch den MDK* prüfen zu lassen, ob die Voraussetzungen der Pflegebedürftigkeit gegeben sind und welche Pflegestufe vorliegt. Die Aufgaben des MDK werden durch Ärzte in enger Zusammenarbeit mit Pflegefachkräften wahrgenommen. In den Begutachtungsrichtlinien (Abk. BRi) sind die Aufgaben und Pflichten des MDK genauer definiert. **6.** Der Pflegebedürftige hat u. a. Anspruch auf Leistungen für häusliche Pflege in Form von Pflegesachleistungen* (§ 36; Leistungen eines ambulanten Pflegedienstes), Geldleistungen (§ 37; Pflegegeld* für die Pflege durch selbst organisierte Pflegepersonen) oder Kombinationsleistungen (§ 38; Sicherstellung eines Teils der Pflege durch selbst organisierte Pflegepersonen* und eines Teils durch einen ambulanten Pflegedienst); s. Tab. 2. Nimmt der Pflegebedürftige nur Pflegegeld in Anspruch, so hat er je nach Pflegestufe* jährlich 2- bzw. 4-mal einen sog. Pflichtpflegeeinsatz abzurufen (s. Pflegeberatungsgespräch). Dieser dient der Sicherung der Qualität der häuslichen Pflege. Nimmt der Pflegebedürftige Kombinationsleistungen in Anspruch, werden die pauschalisierten Leistungen gemäß § 36 und § 37 prozentual gekürzt. **7.** Bei Verhinderung der Pflegeperson besteht ein Anspruch auf Übernahme der Kosten für eine notwendige Ersatzpflege (§ 39). Der Anspruch ist auf längstens 4 Wochen jährlich begrenzt. Die Aufwendungen der Pflegekasse betragen maximal EUR 1432 je Kalenderjahr. **8.** Pflegehilfsmittel* (§ 40), die zur Erleichterung der Pflege oder der Linderung der Beschwerden des Pflegebedürftigen beitragen, stehen dem Pflegebedürftigen zu. Begrenzt sind die Aufwendungen der Pflegekasse für zum Verbrauch bestimmte Hilfsmittel auf einen monatlichen Höchstbetrag von EUR 31. **9.** Der Pflegebedürftige hat auch einen Anspruch auf teilstationäre Pflege in Form der Tages-* oder Nacht-

Pflegevertrag

pflege* (§ 41). Dafür erhält er je nach Pflegestufe monatliche Sachleistungen im Wert von bis zu EUR 384, EUR 921 oder EUR 1432. Zusätzliches anteiliges Pflegegeld erhält der Pflegebedürftige nur, wenn der für die jeweilige Pflegestufe vorgesehene Höchstwert der Sachleistung für die teilstationäre Pflege nicht voll ausgeschöpft wird. **10.** Ein Pflegebedürftiger hat Anspruch auf Kurzzeitpflege* (§ 42) in einer vollstationären Einrichtung, wenn die häusliche Pflege zeitweise nicht, noch nicht oder nicht in erforderlichem Umfang erbracht werden kann und auch teilstationäre Pflege nicht ausreicht. **11.** Für die vollstationäre Pflege übernimmt die Pflegekasse die pflegebedingten Aufwendungen je nach Pflegestufe in Höhe eines Pauschalbetrags von EUR 1023, EUR 1279 oder EUR 1432. Härtefälle erhalten EUR 1688 monatlich. Die Aufwendungen für die stationäre Pflege umfassen Leistungen für die Grundpflege*, die medizinische Behandlungspflege* und die soziale Betreuung (§ 43). **12.** Im SGB XI sind außerdem geregelt: **a)** der versicherungspflichtige Personenkreis; **b)** der Begriff der Pflegeperson*; **c)** die soziale Absicherung von Pflegepersonen; **d)** die Beitragsregelungen; **e)** die Verwendung und Verwaltung der Mittel durch die Pflegekassen; **f)** der Sicherstellungsauftrag der Pflegekassen; **g)** der Versorgungsvertrag mit Pflegeeinrichtungen; **h)** die Aufgaben der Schiedsstelle; **i)** die Qualitätssicherung*; **j)** die Pflegevergütung. Vgl. Pflegeleistungs-Ergänzungsgesetz.

Leistungserbringer: Die vollstationäre Pflege kann nur von zur Versorgung zugelassenen, qualitätsgeprüften Pflegeeinrichtungen erbracht werden. Häusliche Pflege kann zwar auch von Einzelpersonen erbracht werden (§ 77 SGB XI), aber in diesem Fall ist die Vergütung der erbrachten Leistungen niedriger. Die Pflegekassen sind verpflichtet, mit einer Pflegeeinrichtung einen **Versorgungsvertrag** abzuschließen, wenn diese die (Qualitäts-)Anforderungen des SGB XI erfüllt: **1.** Die Pflegeeinrichtung muss selbständig wirtschaften und unter ständiger Verantwortung einer ausgebildeten Pflegefachkraft stehen, an die hohe Anforderungen gestellt werden (§ 71). **2.** Die Einrichtung hat die Gewähr für eine leistungsfähige und wirtschaftliche pflegerische Versorgung zu bieten (§ 72). **3.** Pflegeeinrichtungen müssen die Qualitätsanforderungen der auf Landes- und Bundesebene abgeschlossenen Verträge (§§ 75, 80) zwischen den Verbänden der Pflegeanbieter und der Pflegeleistungsträger erfüllen. Darüber hinaus müssen Pflegeeinrichtungen einrichtungsintern ein Qualitätsmanagement* einführen und weiterentwickeln (§ 72). Die Einhaltung dieser Anforderungen wird im Auftrag der Pflegekassen überprüft, die Pflegequalität überprüft der MDK (§ 113).

Private Pflegeversicherung (Abk. PPV)
Wer in einem privaten Krankenversicherungsunternehmen versichert ist, ist gleichzeitig verpflichtet, sich bei diesem Unternehmen gegen das Risiko der Pflegebedürftigkeit abzusichern (§ 23 SGB XI). Beiträge (hier als „Prämien" bezeichnet) werden grundsätzlich nach dem Kapitaldeckungsprinzip erhoben (eine Ausnahme bilden die nach wie vor nach dem Einkommen bemessenen Beiträge der beihilfeberechtigten Beamten). Diese Prämien sind nicht einkommensabhängig, sondern grundsätzlich risikoabhängig kalkuliert. Entscheidender Faktor ist dabei das Alter. Anders als in der Privaten Krankenversicherung dürfen die Versicherer allerdings keine unterschiedlichen Prämien für Männer und Frauen erheben. Auch hier tragen die Arbeitgeber einen (in etwa) hälftigen Anteil an die PPV zu entrichtenden Prämie; die zu erbringenden Leistungen sind gleichwertig. Der Versicherungsvertrag muss Leistungen vorsehen, die mindestens denen der Sozialen Pflegeversicherung entsprechen. Die Absicherung von Angehörigen muss analog zur Familienversicherung als Bestandteil der Sozialen Pflegeversicherung sichergestellt werden. Die Versicherungsunternehmen sind verpflichtet, mit allen versicherungspflichtigen Personen auf Antrag einen Versicherungsvertrag abzuschließen (sog. Kontrahierungszwang). Es gibt keinen Ausschluss von Leistungen für Vorerkrankungen der Versicherten und keinen Ausschluss von bereits pflegebedürftigen Personen. Beiträge dürfen den Höchstbetrag der Sozialen Pflegeversicherung nicht übersteigen und von Ehegatten dürfen zusammen nicht mehr als 150 % des Höchstbetrages der Sozialen Pflegeversicherung erhoben werden. Die Begutachtung wird von der Medic proof GmbH als eigenständige Sachverständigenorganisation übernommen.

Pflegevertrag: vertragliche Vereinbarung nach § 120 SGB XI zwischen dem Pflegebedürftigen und dem ambulanten Pflegedienst über die Art und den Umfang der zu erbringenden Pflegeleistungen sowie über die entstehenden Kosten und den Nachweis der Leistungserbringung; vgl. Pflege, häusliche.

Pflegevisite: (engl.) *nursing rounds*; regelmäßige Informationssammlung bezüglich der aktuellen Pflege von Patienten im Krankenhaus oder einer anderen Pflegeeinrichtung; **Ziel: 1.** Verbesserung des Informationsflusses zwischen Pflegenden und Patienten, auch der Pflegenden (Leitung und Mitarbeiter) untereinander; **2.** Beteiligung der Patienten an den wichtigsten Entscheidungen innerhalb des Pflegeprozesses* unter Berücksichtigung der individuellen Bedürfnisse; **3.** Erfassung der Pflegeintensität, Hinterfragung pflegerischer Probleme, Vermeiden und Erkennen von Pflegefehlern; **4.** Der Umgang mit Patienten wird neu überdacht, die psychische Situation des Patienten berücksichtigt und Ängste abgebaut werden.

Formen
1. bewertungsorientiert: Begutachtung der Selbstpflegefähigkeit* und/oder deren Defiziten gemeinsam mit der betreuenden Pflegeperson und

dem Patienten, bei beatmeten und/oder bewusstseinsgestörten Patienten mit den Angehörigen; Beurteilung der ausgeführten Pflegemaßnahmen und Bewertung der Probleme; **2. anleitungsorientiert:** Unterweisung durch Evaluation* der ermittelten Pflegeprobleme mit dem Ziel, den Wissensstand der Pflegenden zu erweitern und die Pflegeprobleme aufzuarbeiten, wobei die Pflegenden auf die Ressourcen des Patienten achten, die Aufgabe wahrnehmen, zu leiten, zu lehren und zu unterstützen, um die gesundheitliche Entwicklung des Patienten zu fördern, und ihr technisches Wissen durch Einweisung in die Geräte erweitern. **3. projektorientiert:** Ermittlung der für ein Projekt relevanten Fakten bei Patienten und Pflegenden unter **a)** Begleitung des Projektes durch Bereitstellung von Materialien (spezielle Betten; Lagerungskissen, spezielle Verbandmaterialien); **b)** Beurteilung der Organisation (zur Qualitätssicherung*) inklusive der Tätigkeiten, die scheinbar in keinem direkten Zusammenhang mit dem Patienten stehen wie z. B. Anwendung und Umsetzung hygienischer Vorschriften, Rechtsvorschriften, Planung und Organisation des Arbeitsablaufs.

Organisation

Rahmenbedingungen: I. R. der Pflegevisite können der Pflegezustand, die Umgebung des Patientenzimmers, die Station, das Material und die Einrichtung beurteilt werden. Die Visite wird von Mitarbeitern mit großem Pflegewissen durchgeführt, d. h. von Mentoren/Praxisanleitern, Mitarbeitern aus dem Team (mit langer Pflegeerfahrung und aktuellem Wissensstand), ggf. der Pflegedirektion, Abteilungs- und Stationsleitung und deren Stellvertretung, Pflegepädagogen oder für die Qualitätssicherung zuständigen Mitarbeitern (interne Prozessberater, Abk. IPB). Der Besuch findet in Absprache mit den Pflegenden und den Patienten und in regelmäßigen Abständen (postoperative Visite täglich, stationäre Visite wöchentlich, ggf. häufiger) statt. Die Aufgabe der Visitenleitung besteht darin, sich gemeinsam mit der betreuenden Pflegekraft und dem Patienten vom Pflegezustand des Patienten zu überzeugen und die Ursachen von Problemen zu beseitigen und zu vermindern. Eine Pflegevisite findet vor Ort, d. h. beim Patienten statt, um dort mit der Pflegekraft die Probleme und/oder Ressourcen herauszuarbeiten. Im Idealfall nimmt die Leitung aktiv an der Pflegevisite teil (z. B. Waschen, Ankleiden, Lagerung), weil so eine genauere Inspektion der Veränderungen vorgenommen werden kann.

Praktische Umsetzung: Die Pflegevisite wird i. R. der Qualitätssicherung* z. B. vom MDK* verlangt. **1.** Bei Einführung an den organisatorischen Rahmenbedingungen orientieren, Zeitplan aufstellen, Mitarbeiter vorbereiten und schulen; **2.** rechtzeitige Ankündigung und Information über Art, Sinn und Zweck der Visite unter Berücksichtigung der Wünsche der Station; **3.** verbindliche Absprache mit den Teilnehmern (Patient steht im Mittelpunkt, zuerst an ihn und/oder an die Angehörigen wenden) und Gespräch mit dem Patienten über seine Ressourcen, Pflegezustand und Bedürftigkeit; **4.** Aktualisierung des bisherigen Pflegeverlaufs inklusive Überprüfung der Wirksamkeit der durchgeführten Maßnahmen; **5.** Bewertung und Planung der weiteren Pflege unter Mitbestimmung des Patienten; **6.** Dokumentation der Planung im Dokumentationssystem (Pflegeplan).

Autorin: Monika Nickel

Pflegewissenschaft: (engl.) *nursing science*; akademischer Zweig der Gesundheits- und Kranken-, Gesundheits- und Kinderkranken- und Altenpflege; die Berufsgruppe der Hebammen* und Entbindungspfleger findet sich in Teilen ebenfalls in diesem Zweig wieder. Seit den 90er Jahren des 20. Jahrhunderts ist Pflegewissenschaft zunehmend an Fachhochschulen und Universitäten angesiedelt. Die ersten deutschen, österreichischen und schweizerischen Pflegewissenschaftler in den 70er Jahren des 20. Jahrhunderts studierten andere Fachgebiete wie Psychologie, Soziologie, Pädagogik oder Medizin oder konnten nur in Großbritannien, den Niederlanden, Australien oder den USA eine wissenschaftliche Graduierung erhalten (erster Studiengang in den USA 1907 mit pädagogischem Schwerpunkt, seit den 70er Jahren Theorieentwicklung, seit den 80er Jahren Pflegeforschung). Zurzeit werden in Deutschland an ca. 70 Fachhochschulen und Hochschulen Studiengänge mit Pflegebezug (Pädagogik, Management) angeboten, allerdings aus hochschulorganisatorischen und politischen Erwägungen nur an wenigen Hochschulen rein pflegewissenschaftlich wie z. B. in Witten und Osnabrück. In Österreich und der Schweiz gestaltet sich der Akademisierungsprozess ähnlich langwierig wie in Deutschland. Im österreichischen Gesundheits- und Krankenpflegegesetz wird zwar die pflegewissenschaftlich fundierte Ausbildung der Pflegeschüler festgeschrieben, aber es fehlen Vorgaben für Aus- und Weiterbildung der Lehrenden. **Aktuelle Hauptzweige** der Pflegewissenschaft: **1.** Pflegeforschung*: Forschung in Bezug auf die Berufsgruppe Pflege (z. B. Bildungsforschung) und auf die Pflege kranker, alter, chronisch kranker und sterbender Menschen; **2.** Ethik*: Bereits vorhandene Wissensbestände werden auf ihre Verwertbarkeit und ihren Anpassungsbedarf an pflegerische Gegebenheiten überprüft und weiterentwickelt. **3.** Pflegetheorie*: Überprüfung und Weiterentwicklung der bislang hauptsächlich aus dem amerikanischen Raum stammenden Theorien; Wissenschaftstheorie (Epistemologie) zur Ordnung und Kategorisierung der Begrifflichkeiten und Theorien.

Pflegezeitbemessung: (engl.) *measurement of nursing time*; Abschätzung des Zeitaufwandes, der durchschnittlich für definierte Pflegemaßnahmen aufzubringen ist; **Ziel:** Bemessung des Personalbedarfs; den Personalbedarfsmessungen (z. B. Leistungserfassung* in der Pflege, Pflegepersonalregelung*) liegen üblicherweise Standard- oder Normzeiten zugrunde, die nur wenig empirisch überprüft wurden. **Grundlage:** Die Bemessung der Pflegezeiten ist in den Begutachtungsrichtlinien des Pflege-Versicherungsgesetzes (SGB XI) vorgegeben, weil die geschätzte Zeit für die Pflege bestimmt, in welche Pflegestufe* der Pflegebedürftige eingestuft wird. Für die in § 14 SGB XI genannte Unterstützung bei den „regelmäßig wiederkehrenden Verrichtungen im Ablauf des täglichen Lebens" sind Zeitorientierungswerte festgelegt (sog. Zeitkorridore; s. Zeit, Tab.). Diese richten sich an der Pflege von Laien/Angehörigen aus und gelten ausschließlich für die vollständige Übernahme der Verrichtungen, also für den Fall, dass der Pflegebedürftige nichts mehr selbst tun kann. **Hinweis:** Die Zeitkorridore sollen für die Begutachtung nach SGB XI nur Anhaltsgrößen i. S. eines Orientierungsrahmens liefern. Der Zeitkorridor kann jederzeit durch den Gutachter verändert werden, wenn er dieses entsprechend begründet. Das würdigt er insbesondere bei anderen Hilfeformen als der vollständigen Übernahme (wie anteilige Übernahme, Unterstützung, Beaufsichtigung, Anleitung) sowie bei vorhandenen allgemeinen und besonderen Erschwernisfaktoren. Untersuchungen zeigen jedoch, dass die vollständige Übernahme einer definierten Pflegemaßnahme sehr unterschiedlich lang dauern kann, da die Zeitdauer eher von der Gesamtsituation des Pflegebedürftigen abhängt als von der definierten Pflegemaßnahme.

Pflegeziel: s. Pflegeprozess.

Pflegschaft: (engl.) *curatorship*; Anordnung des Vormundschaftsgerichts*, wenn ein Fürsorgebedürfnis durch den gesetzlichen Vertreter nicht allgemein, sondern nur für bestimmte personen- und sachbezogene Angelegenheiten oder für einen begrenzten Kreis von Angelegenheiten eines Pflegebedürftigen besteht; mit Einführung des Betreuungsrechts* am 1.1.1992 wurde die Pflegschaft für Volljährige abgelöst. Pflegschaft im BGB umfasst Ergänzungspflegschaft, Abwesenheitspflegschaft, Pflegschaft für die Leibesfrucht und Pflegschaft für unbekannte Beteiligte bzw. Sammelvermögen (§§ 1909–1921 BGB). Der Pfleger wird vom Gericht bestellt und hat die Stellung eines gesetzlichen Vertreters. Pflegschaft beschränkt die vorhandene Geschäftsfähigkeit* des Pfleglings nicht. Auf die Pflegschaft und die Bestellung eines Pflegers werden die Regelungen über die Vormundschaft (§§ 1915 ff. BGB) entsprechend angewendet. Vgl. Vormund.

Pflichtethik: (engl.) *deontology*; Ethik*, die allein auf Vernunft basiert und somit die Erfüllung von Pflichten für das höchste Gut hält und von persönlichen Neigungen, Interessen oder dem Streben nach Glück absieht; nach I. Kant (1788) habe man so zu handeln, dass die Maxime des persönlichen Willens und Handelns immer auch als Prinzip oder Grundlage für eine allgemeine Gesetzgebung dienen könne (kategorischer Imperativ).

Pflichtpflegeeinsatz: syn. Pflegeberatungsgespräch*.

PflIS: Abk. für **Pfl**ege**i**nformation**ss**ystem*.

Phänomen: s. Pflegephänomen.

Phänomenologie: (engl.) *phenomenology*; **1.** von E. Husserl (1859–1938) entwickelte philosophische Schule, die den „wirklichen" Erkenntnisgehalt von Dingen unabhängig vom eigenen Bewusstsein ergründet; Ziel ist es, „zu den Sachen selbst" vorzudringen. Als Methode wird die phänomenologische Reduktion (die Epoché) angewendet; in der qualitativen Pflegeforschung meistens mit anderen Methoden (z. B. der Hermeneutik*) kombiniert; dient dem grundlegenden Verstehen der befragten Personen oder Neubewerten von scheinbar alltäglichen Begriffen, die in Pflege und Medizin aus Gewohnheit selten in ihrer Bedeutung hinterfragt werden (z. B. Mitleid, Menschenwürde*, Lebensqualität), aber für bestimmte untersuchte Personengruppen eine ganz andere Bedeutung haben können. Die gewonnenen Erkenntnisse lassen sich anhand einer Einzelstudie nur begrenzt generalisieren (verallgemeinern), dienen aber als wertvolle Vorarbeit für weitere Forschungen mit einer möglicherweise neuen, den Personengruppen besser angepassten Fragestellung. Die phänomenologische Reduktion verläuft in folgenden Stufen: **1. Stufe:** Ausklammern der theoretischen Welt (z. B. vorgefasste Sichtweisen, Vorurteile, religiöse, wissenschaftliche Anschauungen); **2. Stufe:** Selbstbeobachtung* (Introspektion); man wird zum unbeteiligten Zuschauer seiner selbst; **3. Stufe:** Rückführung auf das Wesentliche (eidetische Reduktion); **4. Stufe:** Die letzte Stufe (transzendentale Reduktion) richtet in der Erkenntnis noch vor das „Ich" (das Selbstgefühl einer Person) zurück und ist vergleichbar mit meditativen Übungen; sie ist nicht anwendungsbezogen oder rein philosophischem Interesse. Weitere Vertreter der phänomenologischen Schule sind J. P. Sartre und M. Heidegger (vgl. Existenzphilosophie); Einfluss auf pflegetheoretische Denkweisen haben z. B. R. Parse, P. Benner und J. Watson. **Anwendung:** In der Pflegewissenschaft, Sozialwissenschaft und Medizin werden hauptsächlich die ersten 3 Stufen bearbeitet. Die vierte Stufe wird ausschließlich im philosophischen Kontext angewendet. **Hinweis:** Im täglichen Sprachgebrauch wird die phänomenologische Reduktion auch als Phänomenologie bezeichnet. **2.** von H. Schmitz (geboren 1928) begründete **Neue Phänomenologie**, die sich von der klassischen Phänomenologie als einer Bewusstseinsphilosophie absetzt und im Wesentlichen eine „Leibphilosophie" ist; versteht sich als eine „naive" Philosophie, die den unwillkürlichen Lebenserfahrungen zu ihrem Recht verhelfen will, d. h. allem, was durch eine konstruierende „Willkür" nicht erklärlich ist. Ihr Ansatz ist nicht das Bewusstsein, sondern sind die subjektiven Tatsachen des affektiven Betroffenseins (vgl. Leib, Menschenbild). Die Neue

Phänomenologie hat es dabei nicht mit „Sachen", sondern vielmehr mit „Sachverhalten" zu tun. Sie fragt nach den Tatsachen, die man als solche gelten lassen muss und die man nicht im Ernst in Zweifel ziehen kann, ohne sich z. B. in Widersprüche zu verwickeln. Das Handwerkszeug ist die von Schmitz so bezeichnete „Dreistadienmethode": **a)** Einen Phänomenbezirk kennzeichnen und das wesentliche, nur ihm zukommende Attribut angeben. **b)** Die Hauptzüge werden dadurch herausgearbeitet, dass die charakteristischen Phänomene zerlegt werden. **c)** Die Phänomene werden durch Kombination der Kategorien rekonstruiert und der Erkenntnisgewinn zusammenfassend definiert. So wird z. B. der Leib als eine dynamische Struktur antagonistischer (gegenläufiger) Tendenzen charakterisiert, die sich gegenseitig bedingen und brauchen; z. B. kann die Enge des Leibes ohne Weite nicht sein, ebenso wenig wie Spannung ohne Schwellung. Die Neue Phänomenologie ist für die Pflege(wissenschaft) und Medizinphilosophie von Bedeutung, weil sie die Subjektivität – im Unterschied (nicht im Gegensatz) zum naturwissenschaftlichen Anspruch mess- und zählbarer Objektivität – zum Gegenstand macht, wobei das eigenleibliche Spüren (s. Menschenbild) den Hauptzugang zu dieser Subjektivität darstellt. Die Subjektivität entsteht hiernach erst aus leiblicher Betroffenheit und nicht aus Konstruktionen des Bewusstseins. **3.** (allgemein) Bemühen, beobachtbare Phänomene zum besseren Verständnis in eine Theorie zu fassen.

Phantomempfinden: (engl.) *phantom feeling*; Projektion* von Empfindungen in ein nach Amputation (Entfernen eines Körperteils) nicht mehr vorhandenes oder z. B. durch unterbrochene Nervenleitungen nicht innerviertes Körperteil (Extremität, Brustdrüse, Enddarm, Penis, Zahn u. a.); dieses wird als vorhanden erlebt, nach Extremitätenamputation z. B. auch als direkt am Stumpf aufsitzende geschwollene Hand oder Fuß (sog. Teleskopphänomen) empfunden. Phantomerleben kann durch Berührungsreiz oder Stumpfschmerz (insbesondere bei Amputationsneurom) ausgelöst werden oder spontan v. a. als Schmerz (Phantomschmerz*), Juckreiz oder Bewegungsempfindung auftreten. Prävention bei chirurgischer Amputation durch perioperative Leitungsanästhesie; **Pflege:** Der menschliche Körper* wird u. a. durch seine nervlichen Verbindungen als vollständig erlebt. Darüber hinaus wird das Körperbild* auch durch eine Erinnerung an den intakten Körper geprägt und verändert sich nicht sofort durch das Entfernen eines Körperteils. Hier kann ein langsames Umlernen durch Einbeziehen des physisch zwar nicht mehr vorhandenen, aber über das Information der Nervenleitungsbahnen und das Bewusstsein* real gefühlten Körperteils eingeleitet werden. Visualisierungsübungen (s. Visualisierung) können unterstützend zur Schmerztherapie den Abschied vom Körperteil einleiten und helfen, das Körperselbst anzupassen. Vgl. Amputationsstumpf.

Phantomschmerz (ICNP)**:** (engl.) *phantom pain*; Projektion von Schmerz* in ein nicht mehr vorhandenes Körperteil (z. B. Extremität, Brust), das so noch als vorhanden wahrgenommen wird; **Ursachen:** Der Schmerzimpuls wird zentralnervös ausgelöst, auf zerebraler und spinaler Ebene umgeschaltet und vom Bewusstsein dem entsprechenden Körperteil zugeordnet. Außerdem können periphere Faktoren (z. B. mechanische Reizung) Phantomschmerz verstärken oder auslösen. Das Risiko des Patienten erhöht sich durch vor der Amputation bereits aufgetretenen starken Schmerz (z. B. Ischämieschmerz) sowie durch vorher bestehende chronische Entzündungen, Gefäßerkrankungen oder größere Gewebeschäden (Schmerzgedächtnis). **Maßnahme:** Prävention bei geplanter (elektiver) Amputation durch perioperative Leitungsanästhesie (s. Schmerztherapie). Vgl. Phantomempfinden.

Pharmaka: s. Arzneimittel.

Pharyngealtubus: (engl.) *pharyngeal tube*; syn. Rachentubus; gekrümmtes Hohlinstrument (Tubus) aus Kunststoff oder Gummi für die kurzzeitige Intubation* zum Freihalten der oberen Atemwege bei Bewusstlosigkeit (evtl. mit Atemspende*) oder zur vorübergehenden Maskenbeatmung* (z. B. zur Lokalanästhetikagabe durch aufsitzende Atemmaske); **Formen: 1. Oropharyngealtubus** nach A. Guedel oder P. Safar (auch Doppel-Guedel-Tubus, Doppelmundtubus); wird über den Mund in den Rachen* (Pharynx) eingeführt; **2. Nasopharyngealtubus** nach J. K. Wendl oder I. W. Magill; wird über die Nase in den Rachen eingeführt; s. Abb. S. 596 **Hinweis: 1.** Ein falsch eingesetzter Tubus kann zu Verletzung und Atemwegverlegung führen oder Erbrechen auslösen. **2.** Es besteht ein Dekubitusrisiko (Zunge, Nasenloch; s. Dekubitus) und ein Mazerationsrisiko (durch herablaufenden Speichel; s. Mazeration). Vgl. Esmarch-Handgriff.

Pharynx: s. Rachen.

Phlegmatiker: (engl.) *phlegmatic person*; Begriff aus der Typenlehre des Hippokrates für einen Menschen, der zu Gleichmütigkeit bis zur Bequemlichkeit und zur Langsamkeit im Denken und Verhalten neigt; als Fachbegriff heute nicht mehr üblich. Vgl. Charakter.

pH-Wert: (engl.) *pH value*; Maßzahl für die in wässrigen Lösungen enthaltene Wasserstoffionenkonzentration (Abk. p für Potenz und H für Wasserstoffionenkonzentration); der pH-Wert zeigt die saure (pH <7), neutrale (pH = 7) oder basische (pH >7) Reaktion einer Lösung an und reicht von 0 (sehr sauer) bis 14 (sehr basisch), s. Tab. S. 596; **Hinweis:** Das menschliche Blut ist leicht basisch und hat im Normalfall einen pH-Wert von 7,37–7,45. Dieser unterliegt einer strengen Regulation durch die Ausscheidungsmechanismen der Niere (Ausscheidung von H^+-Ionen, meist als NH_4^+ oder

physikalische Therapie

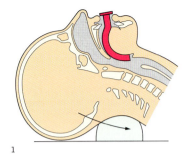

1

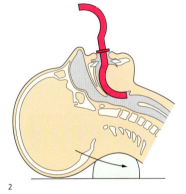

2

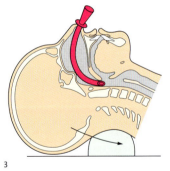

3

Pharyngealtubus: Oropharyngealtubus nach Guedel (1) bzw. nach Safar (2); 3: Nasopharyngealtubus nach Wendl

pH-Wert	
Physiologische pH-Werte	
Körperflüssigkeit	pH-Wert
Blut, Serum	7,37 – 7,45
Pankreassaft	7,5 – 8,8
Galle	6,5 – 8,2
Harn	4,5 – 7,9
Magensaft	1 – 4
Milch	6,5 – 6,9
Speichel	5,5 – 7,8

31.10.2006, eingeführte Berufsbezeichnung für die frühere Berufsbezeichnung „Krankengymnast"; die Berufsausübung beinhaltet die Anwendung aller Maßnahmen der Physiotherapie* (Bewegungstherapie und physikalische Therapie*) in Prävention, kurativer Medizin, Rehabilitation und im Kurwesen. Erlaubniserteilung und Ausbildung (s. Physiotherapie) sind im Masseur- und Physiotherapeutengesetz und in der entsprechenden Durchführungsverordnung vom 6.12.1994 geregelt.

Physiotherapie: (engl.) *physiotherapy*; Oberbegriff für Verfahren, die auf die Förderung von Gesundheit (Prävention), die Behandlung von Krankheiten (Kuration) und die Wiederherstellung bzw. Verbesserung funktionaler Gesundheit (Rehabilitation) zielen; auf der Grundlage der menschlichen Anatomie und Physiologie bzw. Pathophysiologie werden problem- und ressourcenorientiert je nach individuellem Befund spezifische Maßnahmen genutzt. **Anwendung:** Die Einsatzmöglichkeit von Physiotherapie umfasst ein großes Spektrum der Medizin (z. B. Orthopädie, Traumatologie, Neurologie, Innere Medizin, Psychiatrie, Pädiatrie, Gynäkologie). Darüber hinaus arbeiten Physiotherapeuten z. B. als Ergonomieberater am Arbeitsplatz (s. Ergonomie) oder als Betreuer im Laien- und Spitzensport. **Formen:** Physiotherapeutische Behandlungstechniken umfassen Maßnahmen der physikalischen Therapie*, Massage*, manuelle Lymphdrainage*, Maßnahmen nach speziellen Behandlungskonzepten (z. B. Bobath*-Methode, Vojta*-Methode, manuelle Therapie*, sensorische Integrationstherapie* und Entspannungstechniken) sowie Einsatz medizinischer Trainingsgeräte, spezieller Hilfsmittel und anderer bewegungsfördernder Umwelten, z. B. Bewegungsbad*, Schlingentisch oder tiergestützte Therapie (z. B. Hippotherapie mit speziell geschulten Pferden). **Hinweis:** Physiotherapeutische Maßnahmen der Kuration und Rehabilitation sind in Deutschland als Heilmittel* verordnungspflichtig. Umfang und Zielsetzung sind im Heilmittelkatalog festgelegt, an dem sich der verordnende Arzt orientiert.

Bicarbonat), durch den Gasaustausch in der Lunge (Abatmung von CO_2), durch zahlreiche Puffersysteme im Blut (v. a. Bicarbonat- und Proteinatsystem) sowie ferner durch die Stoffwechselleistungen der Leber (Glutaminbildung für NH_4^+-Produktion der Niere). Vgl. Säure-Basen-Haushalt.

physikalische Therapie: s. Therapie, physikalische.

Physiotherapeut: (engl.) *physical therapist, physiotherapist*; mit dem „Gesetz über die Berufe in der Physiotherapie" (Masseur- und Physiotherapeutengesetz) vom 26.5.1994, zuletzt geändert am

Ausbildung

Eine Ausbildung nach dem „Gesetz über die Berufe in der Physiotherapie" (Masseur- und Physiotherapeutengesetz) ist obligatorisch. Die Ausbildung zum Physiotherapeuten erfolgt in Berufsfachschulen und dauert 3 Jahre. Während in allen anderen europäischen Ländern die Physiotherapie bereits ein grundständiges Studium ist, ist in Deutschland seit 2001 ein Studium der Physiotherapie entweder in Kombination mit der Ausbildung (duales Studium) oder nach dem Abschluss der Ausbildung (konsekutiv) möglich (Abschluss: Bachelor of Science/of Arts; Masterstudiengänge existieren seit 2004). Die Akademisierung wird mit dem Ziel verfolgt, die therapeutische Praxis vor dem Hintergrund moderner Erkenntnisse der Medizin, Psychologie, Pädagogik und der Gesundheitswissenschaften zu reflektieren, das Handeln zu professionalisieren, die physiotherapeutische Wissenschaft und Forschung zu etablieren und damit zu Evidenzbasierung und Qualitätssicherung der gesundheitlichen Versorgung beizutragen.

Neues Denkmodell in der Physiotherapie

1997 wurde von A. Hüter-Becker erstmals das neue Denkmodell veröffentlicht, dem ein biopsychosoziales Krankheits- und Gesundheitsmodell zugrunde liegt und das auf eine erweiterte Betrachtung des Patienten in der therapeutischen Arbeit zielt. Es bildet aktuell die Grundlage der modernen Physiotherapie in Deutschland. Dem neuen Ansatz folgend wird Physiotherapie nicht mehr nach medizinischen Fachdisziplinen und Krankheiten klassifiziert, sondern die therapeutische Arbeit wird von ihren sog. Wirkorten (Organ- und Funktionssysteme, an denen physiotherapeutische Interventionen ihre Wirkung entfalten) definiert. Wirkorte sind das Bewegungssystem, die Bewegungsentwicklung und Bewegungskontrolle, innere Organe sowie Verhalten und Erleben. Da die Wirkorte miteinander vernetzt sind, steht der Mensch (und nicht ausschließlich der Patient) im Zentrum physiotherapeutischer Behandlungen.

PI: Abk. für **P**earl*-**I**ndex.

Pica (ICNP): (engl.) *pica*; hinsichtlich der Entwicklungsstufe unangemessenes Verhalten mit starkem Verlangen nach unnatürlichen Arten von Nahrung sowie Essen ungenießbarer Stoffe und Gegenstände (z. B. Mörtel, Abfall, Kot, Sand, Farbe, Steine) bei psychogenen Störungen; tritt evtl. zusammen mit der Bewegungsstereotypie des Hin- und Herwälzens von Kopf oder Körper (Jaktation) und auffälligem Sozialverhalten auf. **Vorkommen:** meist bei geistiger Behinderung oder extremer Verwahrlosung*; **Maßnahme: 1.** Schutzmaßnahmen vor dem Verzehr gesundheitsschädlicher Stoffe ergreifen. **2.** Verhaltenstherapie* bei Aussicht auf Verhaltensänderung, ggf. Familientherapie*.

Pilze: (engl.) *fungi*; wenig differenzierte, eukaryontische Lebewesen mit fädigen Vegetationsorganen (sog. Hyphen), die ein weit verbreitetes Röhrensystem (sog. Myzel) bilden und charakteristische, chitinhaltige Zellwände besitzen; bilden Sporen als Verbreitungsformen; **Hinweis:** Durch Pilze verursachte Infektionskrankheiten werden als **Mykosen** bezeichnet; sie werden nach Art des Erregers in Infektionen mit Dermatophyten, Hefen und Schimmelpilzen unterteilt. Vgl. Antimykotika.

Pinzette: (engl.) *tweezers*; schmales, zangenartiges Greifinstrument; **Formen: 1. anatomische** (stumpfe) Pinzette, deren Enden rund zulaufen und an den Innenseiten mit Querrillen versehen sind; **2. chirurgische** Pinzette mit ineinandergreifenden Zähnchen oder Haken an der Spitze, um Gewebe sicher fassen zu können; **3. atraumatische** Pinzette mit sehr schmal zulaufenden abgerundeten Spitzen, die an der Innenseite mit einem Rautenmuster strukturiert sind, um verletzungsfrei feine Gewebeteile und Blutgefäße halten zu können; **4.** Varianten (z. B. Ohrpinzette, Splitterpinzette).

plantar: (engl.) *plantar*; zur Fußsohle gehörend, die Fußsohle betreffend.

Plaque: (engl.) *1. atheromatous plaque, 2. plaque, 3. dental plaque, 4. bacteriophage plaque, 5. neuritic plaque*; **1.** (angiologisch) umschriebene Veränderung der Zellschicht, die das Gefäßlumen auskleidet (Gefäßendothel), i. R. einer Arteriosklerose; sog. atheromatöse Plaque; **2.** (dermatologisch) flach erhabene, plattenartige Haut- bzw. Schleimhautveränderung; s. Papel; **3.** (zahnmedizinisch) vorwiegend aus Bakterien bestehender Zahnbelag, Hauptursache infektiöser Erkrankungen am Zahnhaltesystem (Parodontium); kann durch Einlagerung von Mineralien im Zahnstein verkalken; **4.** (virologisch) mit bloßem Auge erkennbare, runde Aufhellung im Zell- oder Bakterienrasen einer Bakterienkultur infolge einer virusinduzierten Zerstörung von Zellen (zytopathischer Effekt); **5.** (neuropathologisch) Ablagerungen neuronaler Filamentproteine im Zentralnervensystem, die bei Alzheimer-Krankheit, Down-Syndrom, Boxerenzephalopathie, Kuru, Crcutzfeldt Jakob-Krankheit und physiologisch auch beim Altersgehirn vorkommen (u. Drusen).

Plasmaersatzstoffe: (engl.) *plasma substitutes, colloids*; Plasmaexpander; Lösungen* aus natürlichem oder synthetischem Kolloid* zum raschen Volumenersatz bei Blutmangel oder Blutverlust, z. B. Plasmaprotein- und Albuminlösung oder Dextran- und Hydroxyethylstärke.

Plasmaseparation: (engl.) *plasma separation*; Bezeichnung für unterschiedliche Verfahren zur Trennung von Plasma, Plasmabestandteilen und Blutzellen, z. B. Zentrifugation, Membranfiltration, Ringkanal-Zellseparation; **Anwendung:** als extrakorporales Blutreinigungsverfahren* zur Elimination von Antikörpern, Immunkomplexen oder Toxinen aus dem Blut; **Methode:** Plasma wird zusammen mit gelösten (auch großmolekularen Substanzen) durch einen Membranfilter abfiltriert und durch geeignete Ersatzlösung ersetzt (substituiert) oder nach Abtrennung der pathologischen Bestandteile (z. B. durch Immunadsorption oder unter Verwendung eines zweiten Membranfilters) reinfundiert.

Plazebo: (engl.) *placebo*; sog. Scheinmedikament; **1.** pharmakologisch unwirksame, indifferente Substanz; **Anwendung: a)** um dem subjektiven Bedürfnis von Patienten nach medikamentöser Therapie zu entsprechen; **b)** i. R. der klinischen Erprobung neuer Arzneimittel (Doppelblindversuch*); **Wirkung:** Studien belegen, dass bei Plazebogabe die Präfrontalregion des Gehirns bei Erwartung und Glaube z. B. an eine schmerzlindernde Wirkung aktiviert wird, während zugleich die Aktivität in typischen schmerzrelevanten Regionen wie dem Thalamus vermindert wird; dies unterstützt die körpereigene Fähigkeit zur Schmerzlinderung (F. Benedetti, 2004; E. V. Spangfort, 1972). Ein sog. Plazeboeffekt kann daher bei jeder Therapie auftreten. Als weitere Theorien zur Wirksamkeit von Plazebos werden die klassische Konditionierung* und die Bedeutungszuweisung diskutiert. **2.** i. w. S. jede Maßnahme ohne wissenschaftlichen Wirkungsnachweis, die ein besseres Befinden des Patienten bewirkt.

PLISSIT-Modell: s. Sexualität.

PMR: Abk. für **p**rogressive **M**uskel**r**elaxation* nach Jacobson.

Pneumonieprophylaxe: (engl.) *pneumonia prophylaxis*; in den Pflegeprozess eines Menschen eingebundene Einschätzung seiner Pneumoniegefährdung und seiner Ressourcen (s. Atemskala) sowie individuelle Planung und Durchführung von Maßnahmen, die einer Lungenentzündung (Pneumonie) vorbeugen, einschließlich der Motivierung und Anleitung des Pflegebedürftigen zur Mitwirkung bei diesen Tätigkeiten; die Prophylaxe mit ihren pflegerischen, physiotherapeutischen und medizinischen Behandlungsverfahren hat einen wesentlichen Stellenwert in der Gesundheitsversorgung aufgrund einer hohen Sterblichkeitsrate durch Pneumonie und wegen der hohen Behandlungskosten einer im Krankenhaus erworbenen (nosokomialen) Pneumonie und ihrer Komplikationen. **Ziel:** Prävention der 4 hauptsächlichen Entstehungsursachen einer Pneumonie: **1.** ungenügende Lungenbelüftung beheben; **2.** Sekretansammlung und Sekretstau in den Atemwegen vermindern; **3.** Ausweitung von Infektionen der Mundhöhle und des Rachens auf Lungen und Atemwege verhindern; **4.** Aspiration* vermeiden. Besondere Aufmerksamkeit gilt alten und/oder bewegungseingeschränkten Menschen, Menschen mit Schmerzen, Abwehrschwäche, bereits bestehenden Atemwegerkrankungen und Lungenschädigungen sowie bewusstlosen, beatmeten und schwer erkrankten Patienten. **Pflegemaßnahme: 1.** Verbesserung der Lungenbelüftung: (Früh-)Mobilisation*, atemstimulierende Einreibung*, Atemtraining, evtl. Sauerstoffgabe auf ärztliche Anordnung; **2.** Verhinderung von Sekretansammlungen in den Atemwegen: ausreichende Flüssigkeitszufuhr, Raumluftbefeuchtung, Einatmen von schleimlösenden oder -verflüssigenden Medikamenten (Expektoranzien; s. Inhalationstherapie), Abklopfen*, Vibrationsmassage*, Lagerungsdrainage (regelmäßige Umlagerung, Drehdehnlage*), Unterstützung beim Abhusten*, Absaugen* von Sekret oral, nasal, endotracheal, Expektoranziengabe nach ärztlicher Anordnung; **3.** Verhinderung absteigender Infektionen: regelmäßige Inspektion von Mund- und Nasenschleimhaut, regelmäßige Mund-* und Nasenpflege*, ggf. Anwendung desinfizierender Spüllösungen, hygienisch einwandfreie Arbeitsweise; **4.** Aspirationsprophylaxe*: möglichst Oberkörperhochlagerung, angemessene Nahrung, Schlucktraining, bei Risikopatienten Absauggerät bereithalten.

Pneumothorax: (engl.) *pneumothorax*; Kurzbez. Pneu; Ansammlung von Luft im normalerweise flüssigkeitsgefüllten, spaltförmigen Raum zwischen den beiden Pleurablättern mit Aufhebung des vorhandenen Unterdrucks im Pleuraspalt; führt zum partiellen oder kompletten Kollaps des betroffenen Lungenflügels; **Formen: 1. idiopathischer** Spontanpneumothorax: häufigste Form, betrifft v. a. junge Männer zwischen 15 und 35 Jahren; ohne äußere Einwirkung entstanden; Ursachen: z. B. Zerreißung (Ruptur) kleiner, röntgenologisch nicht erkennbarer Emphysembläschen, die durch Zerstörung von Lungenbläschen (Alveolen) entstanden sind; Hinweis: Bei kleinem Spontanpneumothorax wird die Luft innerhalb von 3–4 Tagen oft von selbst resorbiert. Maßnahme: Bettruhe; **2. symptomatischer** Spontanpneumothorax: Häufigkeitsgipfel zwischen 55 und 65 Jahren; Ursachen: z. B. Emphysem* bei obstruktiven Atemwegerkrankungen, Pleuraschäden durch Narben oder Tumoren; Kennzeichen: plötzlicher Thoraxschmerz, mit Atemnot* einhergehende erschwerte Atmung (Dyspnoe*), Reizhusten; Maßnahme: Thoraxdrainage*; bei rezidivierendem Pneumothorax u. U. Versuch einer medikamentösen Verklebung der beiden Pleurablätter; **3. traumatischer** Pneumothorax: durch eine Verletzung entstanden; **a) offener** Pneumothorax: Durch eine Öffnung in der Brustwand kommt es zum Eindringen von Außenluft in die Pleurahöhle (z. B. nach einer Stichverletzung). **b) geschlossener** Pneumothorax: Verletzung der Pleurablätter und Eindringen von Luft aus der Lunge ohne Verbindung des Pleuraspalts nach außen (z. B. bei Luftröhren- oder Bronchusriss oder nach Rippenfraktur); Maßnahme: Thoraxdrainage, ggf. Eröffnung der Brusthöhle (Thorakotomie), u. U. Intubation* und Beatmung*; **4. Spannungs- oder Ventilpneumothorax:** lebensgefährliche Komplikation eines Pneumothorax durch einen Ventilmechanismus, der das Eindringen von Luft während der Einatmung in den Pleuraspalt zulässt, aber verhindert, dass bei der Ausatmung die Luft wieder

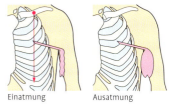

Pneumothorax: Entlastungspunktion bei Spannungspneumothorax

entweicht; dadurch steigt bei jeder Einatmung die Luftmenge und der Druck im Pleuraspalt und das Mediastinum wird zur gesunden Seite verschoben. Die Hohlvene wird komprimiert und das Blut kann nicht mehr in das Herz einfließen (Einflussstauung); Kennzeichen: schwerste Dyspnoe, blaurote Färbung von Haut und Schleimhäuten (Zyanose*), Gefahr des Erstickens innerhalb weniger Minuten; Maßnahme: sofortige Entlastungspunktion mit großlumiger Kanüle (2.–3. Interkostalraum in der Medioklavikularlinie, s. Abb.), Thoraxdrainage bzw. Thorakotomie; Pflege: Assistenz bei der Punktion, im Notfall selbst punktieren bis zur eigentlichen Drainage, Kontrolle der Drainagen.

Podologe: (engl.) *podiatrist*; gesetzlich geschützte Berufsbezeichnung für einen medizinischen Fußpfleger („Gesetz über den Beruf der Podologin und des Podologen" vom 4.12.2001, zuletzt geändert am 31.10.2006); **Aufgabe: 1.** allgemeine und individuelle Beratung; **2.** Nagelbehandlungen: fachgerechtes Schneiden von Nägeln*, Behandlung eingerollter und eingewachsener Nägel, von Pilzerkrankungen oder verdickten Nägeln, Nagelprothetik (künstliche Nägel); **3.** Behandlung bei verdickter Hornschicht der Haut (Hyperkeratose): Abtragen von übermäßiger Hornhaut und Schwielen, Entfernen von Hühneraugen (Clavi) und Warzen (Verrucae); **4.** Maßnahmen zur Entlastung schmerzhafter Stellen: Schutz vor Druck und Reibung durch Anfertigung spezieller Nagelspangen bei eingewachsenen Nägeln (Orthonyxie), Anfertigen langlebiger Druckentlastungen (Orthosentechnik); **5.** Fuß- und Unterschenkelmassage. Der Podologe darf eine unabhängige Praxis betreiben und kann bei Zulassung seine Tätigkeit gegenüber den Krankenkassen abrechnen. Die Zusammenarbeit mit ambulanten Pflegediensten, Arztpraxen, Fußambulanzen und Altenheimen ist möglich. **Ausbildung:** Die 2-jährige (bei Vollzeit) bis 4-jährige (bei Teilzeit) Berufsausbildung setzt einen Realschulabschluss, einen erweiterten Hauptschulabschluss oder eine abgeschlossene, mindestens 2-jährige Berufsausbildung voraus und umfasst 2000 Stunden theoretischen und 1000 Stunden praktischen Unterricht. **Hinweis:** Die Tätigkeit des Podologen ist abzugrenzen von der kosmetischen Fußpflege (s. Pediküre), die frei ausgeübt werden darf.

Poliklinik: (engl.) *outpatient clinic*; **1.** einem Universitätskrankenhaus angeschlossene selbständige Einrichtung einer medizinischen Fachrichtung zur ambulanten Versorgung von Patienten; **2.** fächerübergreifende medizinische Einrichtung an einem Ort (auch Ärztehaus), die in der ehemaligen DDR auch betriebsorganisatorisch zusammengefasst war und den Großteil der Gesundheitsversorgung der Bevölkerung sicherstellte; nach der Wende wurde diese Organisationsform weitgehend abgeschafft. Vgl. Versorgungszentrum, medizinisches; Versorgung, integrierte.

Politzer-Verfahren: (engl.) *Politzer's test*; Luftdusche, Ohrluftdusche; Methode zur Öffnung der Ohrtrompete bzw. zur Tubenfunktionsprüfung (Überprüfung der Ohrtrompetenfunktion) durch Druckerhöhung im Nasen-Rachen-Raum; **Durchführung:** Ein Nasenloch wird manuell verschlossen, auf das andere wird ein Gummiballon aufgesetzt. Während der Kompression des Ballons lässt man den Patienten schlucken oder ein Wort sprechen, das den Konsonanten K mehrmals enthält (z. B. Kakadu, Kuckuck). Bei normaler Tubendurchlässigkeit kann der Untersucher das Einströmen von Luft in die Paukenhöhle über einen Hörschlauch hören. Vgl. Ohrenpflege.

Pollakisurie: (engl.) *pollakiuria*; häufige Entleerung kleiner Harnmengen; die Harnmenge über 24 Stunden kann normal sein. **Vorkommen:** z. B. in der Frühschwangerschaft, bei Harnweginfektionen* oder Reizblase, Blasenhalsverengung, Störung der Blaseninnervation, Schrumpfblase. Vgl. Polyurie.

Polyurethanverband: s. Wundmanagement.

Polyurie: (engl.) *polyuria*; pathologisch erhöhtes Harnvolumen (>2 ml/min, >2800 ml/24 Stunden). **Vorkommen:** z. B. bei Diabetes mellitus, Nierenerkrankung, Anstieg der Calciumkonzentration im Serum (Hyperkalzämiesyndrom), bei Behandlung mit ausschwemmenden Medikamenten (Diuretika*).

Port: s. Portkathetersystem.

Portkathetersystem: (engl.) *port-catheter system*; intravenös oder intraarteriell liegender Katheter mit subkutan platzierter Metall- oder Kunststoffinjektionskammer mit selbstschließender Membran (s. Abb. S. 600); der Inhalt der Kammer (z. B. Zytostatika, Antibiotika, Virostatika, Analgetika, Ernährungslösungen) wird kontinuierlich über den Katheter in eine Vene (z. B. Vena subclavia) oder Arterie abgegeben. Transfusionen sind so auch möglich. **Anwendung: 1.** intravenös: bei schlechten Venenverhältnissen und erforderlichen Infusionen, systemischer Chemotherapie, Schmerztherapie* sowie chronischen Erkrankungen, die eine intravenöse Dauertherapie erfordern (z. B. Epilepsie, Asthma bronchiale); **2.** intraarteriell: bei lokaler Chemotherapie (z. B. über die Leberarterie bei Lebermetastasen); **Vorteil:** ermöglicht dem Patienten nach sorgfältiger Schulung ein hohes Maß an Mobilität und Selbständigkeit;

Positionsunterstützung

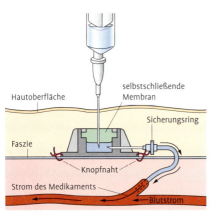

Portkathetersystem

Hinweis: 1. Gegenanzeigen sind nicht bekannt. 2. höchster Hygienestandard zur Vermeidung von Keimverschleppung; 3. Zur Punktion sind spezielle Kanülen (sog. Hubernadeln) erforderlich, die die Membran der Kammer nicht verletzen. Sie dürfen aufgrund der Gefahr von Luftaspiration nie offen im System verbleiben. 4. Das Punktieren des Portkathetersystems sollte in der Klinik nur durch den Arzt oder gut geschulte Pflegepersonen durchgeführt werden. 5. Zur Pflege muss das System mindestens alle 4 Wochen mit physiologischer Kochsalzlösung gespült und mit heparinisierter Kochsalzlösung verplombt werden.

Positionsunterstützung: (engl.) *positioning*; interaktive, aktivierende Unterstützung pflegebedürftiger und/oder bettlägeriger Patienten in ihren Bedürfnissen nach Stabilität und Wechsel ihrer Positionen im Bett, auf dem Stuhl und in anderen alltäglichen Umständen durch die Pflegeperson; dabei werden die Prinzipien der Kinästhetik* angewendet und spezielle Kissen, beschichtete Schaumstoffkeile und -halbrollen, 1,0 und 2,2 m lange Rollen (entwickelt von E. Klein-Tarolli) mit synthetischer, voll waschbarer Füllung eingesetzt.

Grundlagen

In der Gesundheits- und Krankenpflege gibt es nur vereinzelt und auf spezielle Pflegeprobleme ausgerichtete, strukturierte Anweisungen zur Lagerung von Patienten, z. B. das Lagerungskonzept nach Bobath (s. Bobath-Methode) zur therapeutischen Lagerung von Halbseitengelähmten. Es gibt viele weitere Patientengruppen im Pflegebereich, die auf gezielte Unterstützung im Finden, Halten und Ändern ihrer Körperposition in den unterschiedlichen alltäglichen Situationen angewiesen sind. Bei pflegebedürftigen Patienten wird üblicherweise von der Notwendigkeit der „Lagerung" und „Umlagerung" gesprochen. Diese Begriffe, die sich ursprünglich auf die Handhabung von Materialien, das Herumbewegen und Abstellen von Dingen bezogen, müssen im Pflegekontext vor einem erweiterten Hintergrund gesehen werden. Pflegepersonen treten mit dem Menschen, was auch immer sie an und mit ihm tun, in Kommunikation*, in einen gegenseitigen, lebendigen Prozess. Die Positionsunterstützung bezieht diese Faktoren in ihr Konzept ein und beschäftigt sich mit der Orientierung am Krankenbett und den Hilfsmitteln, die notwendig sind, um eine Positionsunterstützung zu ermöglichen, die nicht nur die Erfordernisse der Statik erfüllt, sondern außerdem den aktivierenden Prozess zwischen Pflegeperson und Patient und dessen Autonomie unterstützt.

Hilfsmittel zur Positionsunterstützung: Die Hilfsmittel sollen robust und flexibel einsetzbar, soweit wie möglich durch den Patienten selbst handhabbar und auf die Eigenheiten der verschiedenen Körperpartien optimal abgestimmt sein (s. Abb.). Die Keile (20 × 25 cm) und die Halbrollen (25 × 10 cm) bestehen aus beschichtetem Schaumstoff. Sie sind leicht zu fassen und zu bewegen. Die Rollen von 1,0 bzw. 2,2 m Länge und 20 cm Durchmesser (für Kinder altersgemäße Größen) sind mit Polypropylen-Polsterperlen und Luftzellenstäbchen aus PUR-Schaumstoff gefüllt. Besondere Eigenschaften dieser Mischung sind einerseits die Formfestigkeit, solange Druck darauf einwirkt, sowie die freie Formbarkeit bei Druckentlastung, andererseits die Weichheit, sobald durch das Schütteln die Schaumstoffteilchen oben aufschwimmen. So eignen sich diese Rollen für die stabile und die weiche Positionsunterstützung.

Massen und Zwischenräume: Dieses Konzept aus der Kinästhetik* hilft bei der Positionsunterstützung bezüglich der Wahl der Körperstelle und des geeigneten Hilfsmittels. Im menschlichen Körper werden demnach Massen und Zwischenräume unterschieden (s. Kinästhetik, Abb. 2). Die Zwischenräume sind sensible, intime Stellen und nicht geeignet, klare Positions- und Bewegungsstimuli aufzunehmen oder mit Lagerungskissen eingeengt zu werden. Dagegen kann die Position oder die Bewegung an den Massen mit Eindeutigkeit und ohne Verwirrungs- und Verletzungsgefahr unterstützt werden. Die Massen eignen sich für die Bewegungsanleitung, d. h. im Zusammenhang mit der Positionsunterstützung für die Unterstützung von Lageänderungen, z. B. in der Dekubitusprophylaxe (s. Dekubitus). Dabei ist besonders zu beachten: 1. Das Gewicht des Patienten bleibt bei ihm (wird also nicht von der Pflegeperson gehoben oder getragen). Die Aufgabe besteht darin, es in Bewegung zu bringen, auch beim Umlagern. 2. Die Bewegungsressourcen des Patienten werden miteinbezogen. Was er selbst tun kann, wird ihm überlassen. 3. Die Pflegeperson gestaltet die Hilfe so, dass der Patient seinen Körper nach Möglichkeit in einer Art bewegen kann, wie er es bei besserer Gesundheit selbst tun würde. 4. Jede Bewegung braucht einen gewissen Raum und eine ge-

Positionsunterstützung

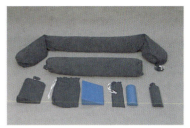

Hilfsmittel

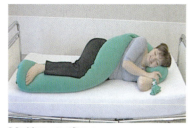

S-Positionsunterstützung

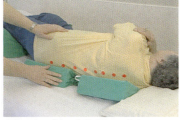

stufenweise erfolgende Positionsveränderung

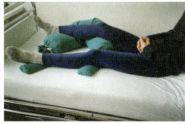

Unterstützung der Beine

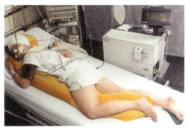

halbe Bauchlage bzw. 135°-Lagerung

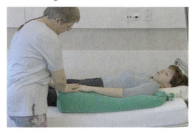

Unterstützung des Arms

Positionsunterstützung [73]

wisse Zeit, damit die Anstrengung für Patient und Pflegeperson gering bleibt.

Orientierung im Körper: Der Mensch orientiert sich zuerst am eigenen Körper, dann auch im Raum. Die Orientierung im Körper ist in allen Positionen identisch, oben ist der Scheitel und unten sind die Füße. Die **Rückseite** des Körpers ist fest, stabil und widerstandsfähig. So ermöglicht sie die aufrechte Haltung und den aufrechten Gang entgegen der Schwerkraft; sie nimmt das Gewicht auf und gibt es gleichzeitig auf die Unterstützungsfläche ab; sie benötigt solide Unterstützung. Die **Vorderseite** des Körpers beherbergt die Sinnesorgane und die großen Blutgefäße und ist intim, weich und beugsam. Sie ist fähig, sich der Umgebung anzupassen, benötigt sachte, weiche Unterstützung und erfordert Rücksicht auf die Blutzirkulation.

Der kinästhetische Sinn: Körpererfahrung und Wahrnehmung der Position im Raum erfolgen durch Bewegungen, auch durch die ständigen kleinen Lageveränderungen von z. B. bettlägerigen Patienten. Diese fortlaufenden Bewegungen umfassen den ganzen Körper, auch seine inneren Funktionen wie die Herz- und Atembewegung, die Zirkulation in den Blut- und Lymphgefäßen und die Verdauungsaktivität. Menschen, die sich nicht mehr selbst bewegen können, sind darauf angewiesen, dass sie bewegt werden, damit die wesentlichen Funktionen und die Körperwahrnehmung aufrechterhalten werden.

Beispiele für Positionsunterstützungen

Stufenweise erfolgende Positionsveränderung (Mikrolagerung): Bei längerer Bettlägerigkeit* sind das Halten der Position und die Positionsänderung von großer Bedeutung. Die stufenweise erfolgende Positionsveränderung gewährleistet beides. **Ablauf: 1.** Der Keil wird an die stabilen Körperteile Brustkorb und Becken angeschoben. So kann der Körper über seine Rückseite das Gewicht auf den Keil und damit auf die Unterlage abgeben. **2.** Die Beine werden an den stabilen Stellen Knie und Knöchel mit der 1 m-Rolle unterlegt.

Postkontrolle

Die Wade wird weich oder frei gelagert, damit eine gute Zirkulation gewährleistet ist. **3.** Der Fuß erhält eine Unterstützung, sofern im Bein keine Spastizität vorhanden ist (s. Abb. S. 601). **4.** Statt wie üblich nach einer gewissen Zeit den Patienten zur anderen Seite zu drehen, werden jetzt nur die Keile schrittweise zurückgezogen. So fließt das Gewicht der Massen an einen anderen Ort, wodurch die Druckauflage des Körpers verändert wird. Selbst im Schlaf wird der Patient auf diese Weise nicht durch das übliche Umlagerungsmanöver gestört, sondern auf eine Art fortbewegt, wie es im Schlaf spontan üblich ist. Die stufenweise erfolgende Positionsveränderung kann oft auch von den Patienten selbst durchgeführt werden.

Halbe Bauchlage bzw. 135°-Lagerung: Für viele Menschen ist die 135°-Stellung eine gewohnte Einschlafposition. Der Patient liegt dabei auf der an seiner Vorderseite angelegten 2,2 m-Rolle (s. Abb. S. 601). Diese Position ist auch für intubierte Patienten geeignet. Die Rückseite ist entlastet und liegt frei. Sie bietet sich für eine atemstimulierende Einreibung* an. Der Kopf liegt nach Möglichkeit ebenfalls auf der Rolle. Diese Lagerung dient auch der Erleichterung der Atmung und des Sekretabflusses. Dabei kann der Patient das Ende der Rolle in die Arme nehmen und sich so Halt und Geborgenheit verschaffen.

S-Positionsunterstützung: bewegliche und gleichzeitig stabile Position, wobei sich die Stabilität am Rücken durch den Längszug in der Rolle ergibt; der Patient kann selbst die Spannung variieren, sei es durch Zug am Zipfel der Rolle, sei es durch leichte Gewichtsverlagerung (s. Abb. S. 601).

Unterstützung der Beine: 1. Ein „leichtes Bein" (Bein einer normalgewichtigen Person, ohne Schwellung) kann vollständig auf der Unterlage aufliegen. In Seitenlage benötigt es nur den schwachen Impuls eines Halbzylinders am Knie und am Knöchel. In Rückenlage kann mit dem Halbzylinder in der Kniekehle eine angenehme und schmerzfreie Lage erreicht werden. Die Ferse mit dem Halbzylinder druckfrei lagern; ist der Druck so noch zu stark, die Rolle einsetzen (s. Abb. S. 601). Da nun das gesamte Bein vollständig aufliegt, ergibt sich kein verstärkter Druck im Gesäßbereich bzw. keine erhöhte Dekubitusgefährdung. **2.** Ein „schweres" Bein (z. B. durch ein Ödem*) sollte mit der 1,0 m- oder 2,2 m-Rolle umfassend gelagert werden. Durch die deutliche Unterlage der Rolle wird dem Patienten sein Bein bewusst gemacht. Die Wade soll dabei frei gelagert bleiben, damit die Zirkulation gewährleistet ist.

Unterstützung der Arme: Ein Arm kann auf der Rolle (1,0 m oder 2,2 m) abgelegt werden, womit Orientierung, Bewegungsfreiraum und venöser Rückfluss gewährleistet sind. Das Schulterblatt sollte auf der Unterlage flach aufliegen, damit keine Fehlstellungen und Kontrakturen entstehen (s. Abb. S. 601). Um zusätzlich zur Lagerung des Armes noch eine leichte Schräglage des Körpers zu erreichen, kann die Rolle unter den Brustkorb oder zusätzlich auch unter das Becken gezogen werden. Um den venösen und lymphatischen Rückfluss zu verstärken, kann die Rolle distal erhöht werden. Ebenso kann die Rolle zur ein- oder beidseitigen Unterstützung der Arme im Sitzen (Rollstuhl- oder Leseposition) eingesetzt werden.

Postkontrolle: Einblicknahme und ggf. Zurückhaltung von Post (z. B. durch einen Betreuer*), die z. B. an eine zu betreuende Person gerichtet ist oder von dieser versandt wird; das Postgeheimnis sowie das Brief- und Fernmeldegeheimnis sind verfassungsrechtlich geschützt (Artikel 10 Grundgesetz). In dieses Grundrecht* darf der Staat nur eingreifen, wenn ein Gesetz dies erlaubt. Ein vom Vormundschaftsgericht* bestellter gesetzlicher Betreuer bedarf des entsprechenden Aufgabenkreises „Postkontrolle", um die Post des Betreuten kontrollieren und ggf. zurückhalten zu dürfen. **Voraussetzung:** Da es sich hier um einen Eingriff in die Grundrechte des Betreuten handelt, muss von der Kommunikation des Betreuten eine erhebliche Gefahr ausgehen, um eine Postkontrolle zu rechtfertigen. Dies ist der Fall, wenn eingehende Post z. B. von bestimmten Verwandten zu schweren Erregungszuständen führt oder der Betreute wegen seiner Verwirrtheit eingehende Post unauffindbar verlegt, sodass dem Betreuer eine ordnungsgemäße Führung der Betreuung erschwert wird. Ausgehende Post ist zu kontrollieren, wenn der Betreute z. B. häufig Bestellungen aufgibt und sein Vermögen dadurch erheblich schädigt.

postprandial: (engl.) *postprandial*; nach der (den) Mahlzeit(en); z. B. postprandiale Schmerzen.

posttraumatisch: (engl.) *post-traumatic*; nach einer Verletzung entstanden.

Postulat: s. Axiom.

Potenz (ICNP): (engl.) *1. sexual function, 2. potency*; Fähigkeit, Vermögen; **1.** (sexualmedizinisch) Potentia coeundi: Fähigkeit zum Vollzug des Genitalverkehrs; Potentia generandi: Zeugungsfähigkeit; **2.** in der Homöopathie* Bezeichnung für Verdünnung und Wirkungsverstärkung durch spezielle Zubereitung der Substanzen.

PPR: Abk. für **P**flege**p**ersonal**r**egelung*.

PPV: Abk. für **P**rivate **P**flege**v**ersicherung, s. Pflegeversicherung.

PQsG: Abk. für **P**flege*-**Q**ualitäts**s**icherungs**g**esetz.

Prädisposition: (engl.) *predisposition*; Zustand, der eine Krankheit begünstigt, z. B. Alter, Geschlecht, Rauchen, Vorerkrankungen.

Präkoma: (engl.) *precoma*; Stoffwechselentgleisung mit Bewusstseinsstörung, die in ein Koma* überzugehen droht; **Formen** (Beispiele): **1. diabetisches** Präkoma mit Ketonkörpern in Atemluft und Harn (s. Acetongeruch); **2. hepatisches** Präkoma mit motorischen Störungen und psychischen Veränderungen.

Prämedikation: (engl.) *premedication*; medikamentöse Vorbereitung einer Narkose* am Abend vor der Operation sowie am Operationstag; **Ziel:**

1. Anästhetikabedarf während der Narkose senken und Ängste durch psychische Dämpfung des Patienten vermindern; **2.** Speichel- und Bronchialsekretion hemmen; **3.** Aufhebung der Schmerzempfindung (Analgesie*); verwendete **Substanzen** (häufig in Kombination): Sedativa (meist Benzodiazepine, häufig Midazolam) am Tag der Operation als Tranquilizer sowie am Vorabend der Operation als Schlafmittel* (Hypnotikum); Schmerzmittel (Analgetika*: Opioide, Anticholinergika*, Histamin-H_2-Rezeptoren-Blocker, Neuroleptika; Auswahl und Dosierung richten sich nach dem Allgemeinzustand* des Patienten und der Art des operativen Eingriffs. Vgl. Operationsvorbereitung.

prämenstruelle Spannungen (ICNP): (engl.) *premenstrual tension*; vor Beginn der Menstruation* auftretende Symptome wie Nervosität, Reizbarkeit, Gewichtszunahme, Ödeme, Kopfschmerz und Konzentrationsschwäche, die nach dem ersten oder zweiten Tag der Menstruation abklingen; Ausprägung von leichten Beschwerden bis zum Krankheitswert (prämenstruelles Syndrom). **Maßnahme: 1.** Biorhythmus* bei täglichen Verpflichtungen berücksichtigen; **2.** ggf. Einnahme gestagenhaltiger Präparate.

Pränataldiagnostik: (engl.) *prenatal diagnostics, prenatal screening*; Untersuchungsmethoden, mit deren Hilfe körperliche und bei genetisch bedingten Veränderungen auch geistige Beeinträchtigungen des Kindes diagnostiziert werden können; **Formen: 1.** nichtinvasive Methoden: **a)** Ultraschalldiagnostik: Routineverfahren (nach den Mutterschafts-Richtlinien mindestens 3-mal während jeder Schwangerschaft), das neben dem Schwangerschaftsnachweis die Plazentalokalisation, die Bestimmung der Kindsgröße und -form, den Nachweis von Mehrlingen sowie die Beurteilung einzelner Organe (Fehlbildungen) gestattet; **b)** CTG*; **c)** serologische Untersuchungen des mütterlichen Blutes (z. B. Bestimmung von Hormonen und des Alphafetoproteins, sog. Triple-Test); **2.** invasive Methoden: **a)** Fruchtwasserdiagnostik mit Punktion der Amnionhöhle zur Gewinnung von Fruchtwasser (Amniozentese) ab 15. SSW; Frühamniozentese ab 12.–14. SSW bei Vorliegen eines verstärkten fetalen Nackenödems, einer Krankheit, früherer Geburt eines Kindes mit Chromosomenanomalien oder schweren angeborenen Stoffwechselanomalien, bei mütterlichem Alter >35 Jahre bzw. väterlichem Alter >50 Jahre und daher erhöhtem Risiko von Chromosomenaberrationen (Abweichungen von der normalen Chromosomenanzahl oder strukturelle Abweichungen); in der Spätschwangerschaft zum Ausschluss einer Anämie des Fetus (Morbus haemolyticus fetalis), bei Verdacht auf Plazentainsuffizienz oder Kohlenhydratstoffwechselstörung; dient der Diagnose von mutationsbedingten Fehlbildungen wie z. B. Down-Syndrom, Syndrom des fragilen X-Chromosoms, Klinefelter-Syndrom, Turner-Syndrom, Neuralrohrdefekten; **b)** Entnahme einer Gewebeprobe aus der Zottenhaut (Chorionbiopsie) ab 10. SSW; Indikationen wie bei Frühamniozentese; dient der Diagnose von mutationsbedingten Fehlbildungen; **c)** Nabelschnurpunktion; v. a. bei Verdacht auf fetale Blutarmut (Anämie).

präprandial: (engl.) *preprandial*; vor der (den) Mahlzeit(en).

präsuizidales Syndrom: s. Syndrom, präsuizidales.

Prävalenz: (engl.) *prevalence*; Häufigkeit des Auftretens eines Ereignisses, z. B. einer Erkrankung, zu einem bestimmten Zeitpunkt (Punktprävalenz) oder innerhalb einer bestimmten Zeitperiode (Periodenprävalenz); epidemiologisches Maß (s. Epidemiologie) zur Charakterisierung des Krankheitsgeschehens in einer bestimmten Population;

Prävalenzrate: Anzahl der Erkrankten oder Häufigkeit eines Merkmals im Verhältnis zur Anzahl der untersuchten Personen. Vgl. Inzidenz.

Prävention: (engl.) *prevention*; Vorsorge; vorbeugende Maßnahmen zur Verhütung der Entstehung bzw. des Fortschreitens von Krankheit; Prävention beinhaltet sowohl Maßnahmen zur Gesundheitserhaltung als auch das Vermeiden krankheitsfördernder Einflüsse und Verhaltensweisen. **Formen: 1.** primäre Prävention: Ausschaltung von als gesundheitsschädigend geltenden Faktoren, sog. Risikofaktoren*; unspezifische Faktoren (Gesundheitsförderung) wie z. B. gesunde Ernährung, günstige Umweltfaktoren, Trinkwasserbeimengungen oder die Vermeidung von Risikoverhaltensweisen wie Tabakkonsum (s. Rauchen) und Alkoholabusus (s. Alkoholabhängigkeit) senken die Häufigkeit des Auftretens von Krankheiten allgemein. Spezifische Faktoren (Gesundheitsvorsorge) haben das Ziel, bestimmte Krankheiten zu verhüten oder ihre Verbreitung zu verhindern, z. B. Impfung. Unterschieden wird zwischen **a)** struktureller Prävention: gesetzliche Maßnahmen wie u. a. Rauchverbot am Arbeitsplatz, Alkoholverbot, organisatorische Angebote wie Betriebssport, gesundheitsorientierte Kantinenkost; **b)** gruppen- und individuenzentrierter Prävention: Gesundheitserziehung an Schulen, Gesundheitsberatung (s. Beratung) und Gesundheitsaufklärung (J. Siegrist, 1988; R. Rosenbrock, 2006). Die WHO schreibt diesen Anteil der Prävention u. a. dem Aufgabenbereich der Pflegeberufe zu. In der ICNP-Klassifikation (s. ICNP) wird dieser Aspekt der Prävention als gesundheitsförderndes Verhalten* bezeichnet. Amerikanische Pflegekonzepte berücksichtigen dies bereits seit den 70er Jahren des 20. Jahrhunderts, was teilweise zu Irritation in der deutschen Krankenpflege führte, da der Ausbildungs- und Berufsalltag größtenteils bislang nicht entsprechend organisiert war. Die Novellierung des Krankenpflegegesetzes* und die aktuelle Berufsbezeichnung „Gesundheits*- und Krankenpflege" zeigen die Veränderungen im Berufsbild an. 2002 wurde das „Deutsche Forum Prävention und Gesundheitsförderung" gegründet, das die Entwicklung und Umsetzung breitenwirksamer Präventionskonzepte zum Ziel hat. **2. sekundäre** Prävention: Krankheitsfrüherkennung und -behandlung durch Früherkennungsuntersuchungen wie z. B. die Röntgendiagnostik der weiblichen Brust (Mammographie) oder die Darmspiegelung zur Früherkennung von Darmkrebs; Krankheit wird hier nicht verhindert, sondern ein weiteres Fortschreiten durch frühestmögliche Diagnose mit anschließender Therapie möglichst unterbunden. Vgl. Disease Management, Versorgung, integrierte. **3. tertiäre** Prävention: Begrenzung von Krankheitsfolgen, Bemühen um eine Verhinderung der Chronifizierung und von Rezidiven (s. Rehabilitation). Vgl. Gesundheit, Sturzprävention, Krisenprävention, Public Health, Erkrankung, chronische.

prandial: (engl.) *prandial*; Essen oder Mahlzeit betreffend.

Praxis: (engl.) *practice*; **1.** Anwendung von Wissen bzw. Können im (beruflichen) Alltag als Tätigkeit; umgangssprachlich i. w. S. das Gegenteil von Theorie*. Der bei Ausbildungen i. Allg. zu beobachtende Theorie-Praxis-Konflikt ist in der Gesundheits- und Kranken- sowie Altenpflege besonders ausgeprägt, da die Ausbildung häufig nicht nach geregelten Standards gewährleistet ist und sich Widersprüche zwischen dem Lehrstoff der Schulen (keine verbindlichen Curricula*) und der „Praxis", dem Anwendungsfeld in der Klinik, im Altenheim oder der häuslichen Pflege ergeben. Wenn sich keine Anwendungsmöglichkeit des erlernten Wissens in der Praxis ergibt, wird die Theorie als lebensfremd und irreführend erlebt und in der Folge häufig abgelehnt. Für die Bewältigung der aktuellen komplexen Anforderungen der beruflichen Praxis sind ausreichende theoretische Kenntnisse jedoch unerlässlich. Vgl. Handlung. **2.** Bezeichnung für eine ärztliche, physiotherapeutische, heilpraktische oder psychologische Einrichtung zur Behandlung von Patienten; **3.** (philosophisch) Theorie des menschlichen Handelns (Aristoteles).

Praxisanleitung: Mentorenwesen; (Pflege) Anleitung* von Pflegeschülern, Praktikanten und neuen Mitarbeitern bei unbekannten oder ungeübten Tätigkeiten durch (eine) erfahrene Person(en) in einer Abteilung (Mentoren in der Gesundheits- und Krankenpflege, Praxisanleiter in der Altenpflege); **Inhalt:** Vermittlung von Arbeitstechniken, Hygienevorschriften, Arbeitsschutz, sozialer Kompetenz im Umgang mit Patienten/Bewohnern von Pflegeeinrichtungen, betrieblichen Strukturen und betriebsspezifischer Dokumentationstätigkeit (H. R. Sträßner und M. Groß, 2001). Die Qualitätssicherung (§ 80 SGB XI) sieht das Mentorenwesen für Einrichtungen vor. Die **Qualifikation** zur Praxisanleitung muss nach heutigen Qualitätsstandards speziell berufspädagogisch ausgebildet werden (in mindestens 300 Stunden Ausbildung). Da diese Forderung in den Pflegeberufen bislang nicht gesetzlich bzw. berufsrechtlich fixiert ist, sind nach der Pflegeausbildungsstudie von 2005 (Abk. PABiS) nur knapp die Hälfte der Praxisanleiter, die Pflegeschüler und Altenpflegepraktikanten anleiten, ausgebildet (Tendenz steigend, jedoch nur ca. 100–200 Stunden Ausbildung). 2005 betreute ein Praxisanleiter durchschnittlich 4,5 Schüler (alte Bundesländer 4,2; neue Bundesländer 5,9) in den ausbildenden Krankenhäusern. Praxisanleiter benötigen sowohl Vermittlungskompetenz als auch pädagogische Fähigkeiten und Zeit, um Lernsituationen am Arbeitsplatz zu organisieren und durchzuführen, Mitarbeiter und Schüler methodisch-didaktisch zu begleiten und Leistungen bewerten zu können. **Durchführung:** gemeinsame Zielformulierung durch Anleiter und Schüler, Vorbereitung der Anleitungssequenz, Demonstration mit anschließender Übung der richtigen Vorgehensweise, Kontrolle der erfolgreichen Umsetzung; zur Unterstützung und Eingrenzung der Tätigkeiten können Checklisten und Tätigkeitskataloge eingesetzt werden. Vgl. Pflegedidaktik, Pflegepädagogik, Medizinpädagogik, Curriculum.

Prellung: s. Kontusion.

Pre-MDC: s. DRG.

Prick-Test: (engl.) *prick test*; internationales Standardverfahren i. R. der Diagnose der Allergie* vom Typ I; **Durchführung: 1.** Eindrücken eines stumpfen Impfstempels oder Einstechen einer Testlanzette (im Winkel von 45–90°, 1 mm tief) in die Oberhaut (Epidermis) ohne Blutung nach Aufbringen eines Tropfens allergenhaltiger Lösung, meist auf der Innenseite des Unterarms; bei Nahrungsmitteln Lanzette erst in das Nahrungsmittel stechen, dann in die Haut eindrücken; **2.** Beurteilung der Quaddelbildung nach 15–20 Minuten (unter Verwendung einer Skala von 0–4) im Vergleich zu einer Positiv- (0,1 %ige Histaminlösung = 2) und Negativkontrolle (Glycerol-Kochsalzlösung = 0). Vgl. Atopie-Patch-Test.

Primärliteratur: (engl.) *primary literature*; dichterische, philosophische oder wissenschaftliche Texte, die von Autoren/Wissenschaftlern selbst verfasst wurden; keine Übersetzung oder Artikel über ihre Arbeiten; im Unterschied zur Sekundärliteratur, die im Anschluss an Originalarbeiten mit der Übersetzung, Beschreibung, Interpretation oder erläuternden Aufarbeitung von Texten befasst ist.

Primary Care: s. Bezugspflege.

Primary Nursing: s. Bezugspflege.

Prismenbrille: (engl.) *prism glasses*; Brille zur Korrektur von Doppelbildern bei latentem Schielen (Heterophorie) und geringgradigem Schielen (Strabismus).

Private Pflegeversicherung: Abk. PPV, s. Pflegeversicherung.

Privatsphäre: (engl.) *privacy*; kulturell unterschiedlich geprägte Vorstellung, bei der sich Menschen einen eigenen, zu schützenden Raum definieren und schaffen, der sich zum öffentlichen Bereich abgrenzt; Eindringen in diese Privatsphäre, Intimitäten und Vertraulichkeiten werden nur von bestimmten Menschen geduldet. Die unsichtbare Grenze wird individuell sehr unterschiedlich gezogen, eine Überschreitung jedoch häufig als fehlendes Taktgefühl, Belästigung*, sogar Nötigung* empfunden. Besonders in Institutionen wie z. B. Krankenhaus oder Pflegeheim kommt es häufig zu Konflikten zwischen dem Bedürfnis der Patienten/Bewohner nach Privatsphäre und den institutionellen Rahmenbedingungen (z. B. Mehrbettzimmer) sowie Arbeitsabläufen (vor anderen durchgeführte Visite, Verbandwechsel u. a.). **Maßnahme: 1.** respektvoller Umgang, keine ungewollte Vertraulichkeit; **2.** Anklopfen, Wandschirme, Vorhänge nutzen; **Hinweis:** Im Krankenhaus ist oft der Nachttisch die einzige verfügbare Privatsphäre für den Patienten, daher nicht ungefragt um- oder aufräumen. Vgl. Zimmergestaltung, Intimsphäre, Exhibitionismus, Raum, persönlicher.

Proband: (engl.) *subject, test person*; Versuchsperson; in wissenschaftlichen Untersuchungen (z. B. Arzneimitteltestung, psychologische Studien) Person, an oder mit der ein Experiment durchgeführt wird.

Produkt: (engl.) *product*; Ergebnis von Tätigkeiten und Prozessen (DIN EN ISO 9000:2005); **Einteilung:** Im Qualitätsmanagement* unterscheidet man **1. materielle** Produkte, z. B. Hardware, verfahrenstechnische Produkte; **2. immaterielle** Produkte, z. B. Software, Ideen, Dienstleistungen*. **Hinweis:** Dienstleistungen sind immaterielle Produkte von Prozessen, die zu ihrer Erstellung geeignet sind.

Profession: (engl.) *profession*; **1.** (sozialwissenschaftlich) Gemeinschaft von Mitgliedern eines wissenschaftlich ausgebildeten Berufs; vgl. Professionalität, Professionalisierung; **2.** (umgangssprachlich) Gemeinschaft von Mitgliedern eines Berufs.

Professionalisierung: (engl.) *professionalisation*; Bezeichnung für die Entwicklung einer Berufsgruppe bzw. eines Tätigkeitsspektrums zur Eigenständigkeit in Bezug auf die berufsspezifischen Belange; die Professionalisierung in der Pflege hat 2 **Hauptströmungen: 1.** den Übergang der Kranken-, Kinderkranken- und Altenpflege in gesetzlich zeitgemäß und bedarfsgemäß geregelte Berufe (s. Krankenpflegegesetz, Altenpflegegesetz); **2.** den Übergang von Pflegeberufen in eine akademische Disziplin, die generell gekennzeichnet ist durch einen gesellschaftlichen Auftrag (der Gesetzgeber oder die Öffentlichkeit meldet den Bedarf an Leistungen eines Fachs wie Pflege an), eigenständigen Wissensbestand (wissenschaftliche Erkenntnisse), fachliche Selbstbestimmtheit (z. B. eigenständige Regelungsspielraum eines Fachs durch Körperschaften des öffentlichen Rechts, Kammern) und ethische Grundlagen, die in einer verbindlichen Berufsordnung formuliert sind (nach U. Oevermann, Th. Bals u. a.). Nach dieser Definition sind lediglich die Medizin und die Rechtswissenschaft, in Ansätzen die Architektur als Professionen* zu bezeichnen. Aufgrund gesellschaftlicher Veränderungen sind Professionen nicht statisch zu betrachten. Während eine Disziplin sich professionalisiert, kann sich die nächste bereits im Prozess der Deprofessionalisierung befinden. Der Begriff wird in Bezug auf die Entwicklung in der Pflege wegen seiner mangelnden Trennschärfe nur noch mit Zurückhaltung benutzt. Vgl. Professionalität.

Professionalität: (engl.) *professionalism*; sicheres, fachlich korrektes Ausüben einer beruflichen bzw. wissenschaftlichen Tätigkeit; vgl. Profession, Professionalisierung.

Programmieren, neurolinguistisches: s. NLP.

progressive Muskelrelaxation nach Jacobson: s. Muskelrelaxation, progressive.

Projektion: (engl.) *projection*; Abwehrmechanismus* des Ich, bei dem ein unbewusstes, unangenehmes inneres Erleben (Wunsch, Trieb, Impuls, Schuldgefühl) einem anderen Menschen oder Gegenstand zugewiesen wird; dieser unbewusste Mechanismus ermöglicht es, eigenes missgebildetes Verhalten, ungeliebte Charaktereigenschaften oder eigene Unzulänglichkeiten nicht an sich selbst wahrzunehmen und zu kritisieren, sondern dies (unzutreffend) im Verhalten anderer festzustellen. Vgl. Verdrängung, Verschiebung, Introjektion.

Promiskuität (ICNP): (engl.) *promiscuity*; durch häufigen Partnerwechsel gekennzeichnetes Sexualverhalten; promiske Personen werden im Amtssprachgebrauch oftmals als HWG-Personen (Kurzbez. für Personen mit häufig wechselnden Geschlechtspartnern) bezeichnet. **Hinweis:** Bei promisken Personen kann das Risiko für sexuell übertragbare Erkrankungen erhöht sein.

Pronation: s. Gelenkbewegung.

Prophezeiung, selbsterfüllende: (engl.) *selffulfilling prophecy*; Erwartungen in Bezug auf zukünftige Ereignisse, die deshalb wahr werden, weil sie der persönlichen Einstellung eines Menschen entsprechen und dieser (unbewusst) die Bedingungen für ihr Auftreten schafft; vgl. Vertrauen.

Prophylaxe: (engl.) *prophylaxis*; Verhütung von Krankheiten, Vorbeugung, z. B. Schutzimpfung, medikamentöse Embolieprophylaxe*; **Pflege:** Maßnahmen zur Vorbeugung bestimmter, meist im Zusammenhang mit Bettlägerigkeit* (Immobilität*) und Bewegungseinschränkung auftretender Erkrankungen und Komplikationen; s. Dekubitus, Kontrakturenprophylaxe, Pneumonieprophylaxe, Thromboseprophylaxe.

Propriosensoren: s. Körperposition.

Proteine: s. Eiweiße.

Prothese: (engl.) *prosthesis, (zahnmedizinisch) denture*; künstlicher Ersatz von Körperteilen, z. B. von Auge (s. Augenprothese), Gebiss (s. Zahnersatz), Gelenken (z. B. Kniegelenk, Hüftgelenk, amputierten Gliedmaßen; Hand-, Arm- und Beinprothesen sind meist mit Gelenkvorrichtungen und der

Möglichkeit zur Bewegung durch Muskelzug oder pneumatische bzw. myoelektrische Kraftquellen versehen. Durch eine Beinprothese kann die Stand- und Gangsicherheit wiederhergestellt werden. Schwieriger ist es, mit Hilfe von Arm- oder Handprothesen die Feinmotorik, die Bewegungskoordination und die Tastfunktion wiederherzustellen. Bei der Armprothese steht der Ersatz der Greif- und Haltefunktion im Vordergrund. **Hinweis:** Bei der Wahl der Beinprothese sind das Alter und die Bewegungsbedürfnisse des Patienten zu berücksichtigen. Vgl. Brustprothese, Amputationsstumpf.

Prothesenhaftmittel: Substanzen, die in Verbindung mit Speichel eine Klebewirkung entfalten und so Zahnersatz* besser im Kiefer fixieren; **Hinweis:** Reste von Prothesenhaftmitteln müssen nach dem Herausnehmen des Zahnersatzes (abends) mit Wattestäbchen entfernt werden, da sie Bakteriennährböden darstellen.

Prothesenlager: s. Zahnersatz.

Prothesenpflege: (engl.) *prosthesis care*; **1.** Reinigung eines herausnehmbaren **Zahnersatzes*** mit Zahnpasta, Wasser und Prothesenpflegemitteln; **Durchführung: a)** Zahnersatz aus dem Mund nehmen (lassen); Patient spült Mund aus. **b)** Zahnersatz vorsichtig in dem mit Wasser gefüllten Waschbecken (Bruchgefahr bei Herunterfallen!) zunächst mit Zahnbürste reinigen und anschließend in einem Becher (bei desorientierten Patienten mit dem Namen beschriften) mit Wasser und Reinigungstabletten oder -pulver auf Peroxidbasis einlegen (wegen Gefahr der Bleichung des Prothesenkunststoffes nicht länger als eine Stunde). **c)** Zahnersatz wieder einsetzen (lassen) und evtl. Prothesenhaftmittel* verwenden. **Hinweis: a)** Zahnersatz ist ein Wertgegenstand. Verlust oder Beschädigung müssen dokumentiert und behoben werden. **b)** Liegt keine Aspirationsgefahr vor, sollte Zahnersatz auch nachts getragen werden, um eine Verformung des Kiefers zu vermeiden. **2.** tägliche Säuberung einer **Gliedmaßenprothese** mit mildem Seifenwasser, um Hautprobleme an der Ansatzstelle zu vermeiden; bei Schaumstoffschäften werden diese nach dem Auswaschen trockengeföhnt. Vgl. Prothese.

Protozoen: (engl.) *protozoa*; Urtierchen; tierische Einzeller, die über einen echten Zellkern verfügen (Eukaryonten; im Gegensatz zu Bakterien*); zu den Protozoen gehören zahlreiche Krankheitserreger v. a. in den Tropen und Subtropen, z. B. Trypanosomen, Leishmanien, Trichomonaden, Giardien, Amöben, Toxoplasmen, Plasmodien.

proximal: (engl.) *proximal*; in der Nähe, rumpfwärts gelegener Teil einer Extremität; Gegensatz: distal*.

Prozesse, stochastische: (engl.) *stochastic processes*; Vorgänge, deren Häufigkeit anhand der Beobachtung einer Vielzahl von Fällen (d. h. mit Hilfe der Wahrscheinlichkeitstheorie) beurteilt werden kann; hinsichtlich einer Dosis-Wirkungsbeziehung ist z. B. die Häufigkeit des Eintretens einer bestimmten Wirkung (nicht aber das Ausmaß der Wirkung) der einwirkenden Dosis proportional.

Prozessfähigkeit: (engl.) *capacity to sue and be sued*; Fähigkeit, Prozesshandlungen selbst oder durch einen selbstbestellten Vertreter wirksam vorzunehmen; in Sozialrechtsangelegenheiten sind Minderjährige in eigenen Sachen prozessfähig, soweit sie nach Vorschriften des BGB als geschäftsfähig (s. Geschäftsfähigkeit) anerkannt sind. Wird in einem Rechtsstreit eine prozessfähige Person durch einen Betreuer* oder Pfleger vertreten, steht sie einer prozessunfähigen Person gleich (§ 53 Zivilprozessordnung). Prozessunfähige Minderjährige werden von ihren Sorgeberechtigten vertreten, d. h., es klagt das Kind, vertreten durch seine gesetzlichen Vertreter. Prozessunfähig sind geschäftsunfähige Personen. Vgl. Prozesspfleger.

Prozessindikatoren: (engl.) *process indicators*; Maßstäbe für die Beurteilung der Qualität* von Prozessabläufen i. R. der Qualitätssicherung*; Prozessindikatoren umfassen z. B. die Genauigkeit bei der Dokumentation des Pflegeprozesses oder die Rate der Irrtümer bei der Medikamentenvergabe. Vgl. Qualitätsstandard, Pflegestandard.

Prozessmanagement: (engl.) *process management*; planende, lenkende und prüfende Maßnahmen zur zielorientierten Steuerung von in Wechselwirkung stehenden Prozessen in einer Organisation; Einzelprozesse (z. B. diagnostische und therapeutische Verfahren) werden in einem Hauptprozess (z. B. Pflegeprozess*) koordiniert. Der Pflegeprozess kann ein Unterprozess eines größeren Behandlungsprozesses sein, zu dem weitere Leistungserbringer (Ärzte, Hauswirtschaftler, Laboranten, Physiotherapeuten) mit eigenen Prozessen beitragen. Der Gesamtprozess bedarf einer gleichermaßen auf Kosten und Qualität bedachten Steuerung (s. Controlling). Komplexe Prozesse werden meistens in Form von Flussdiagrammen dargestellt, in die Zuständigkeiten und Dokumentation integriert werden. Das Prozessmanagement ist ein wichtiger Baustein des Qualitätsmanagements*, in Krankenhäusern und Pflegeeinrichtungen von Bedeutung im Kontext klinischer Behandlungspfade*.

Prozesspfleger: vom Vorsitzenden Richter eines Zivilgerichts bestellte Person für eine prozessunfähige Partei (s. Prozessfähigkeit), der verklagt werden soll und keinen gesetzlichen Vertreter hat (§ 57 Zivilprozessordnung); vgl. Pflegschaft.

Prozessqualität: (engl.) *process quality*; diejenige Teilqualität eines Produktes* oder einer erbrachten Dienstleistung*, die für sich die Qualitätsforderung auf den Vorgang der Erstellung richtet; kann auch als Grad der Erfüllung von Anforderungen durch die Merkmale eines Prozesses bezeichnet werden. Merkmale sind z. B. Sicherheit, Dauer, Stabilität und Kontinuität. Prozessqualität bezieht sich auf alle qualitätsbezogenen Aktivitäten, die während des Prozesses der Leistungs- oder Produkterstellung erbracht werden, z. B. Dauer des Erstellungsprozesses oder Übereinstimmung mit Leitlinien. **Pflege:** Prozessqualität bezieht sich z. B. auf die Einhaltung von Standards bei der Durchführung von Pflegemaßnahmen (z. B. Umsetzung von Expertenstandards*) oder die Erstellung von Dienstplänen unter Berücksichtigung relevanter gesetzlicher Bestimmungen und Mitarbeiterwünsche. Vgl. Ergebnisqualität, Strukturqualität, Prozessstandard, Pflegeprozess.

Prozessstandard: (engl.) 2. *standard operating procedure*; **1.** in der Pflege übliche Bezeichnung für Pflegestandards* i. S. von Ablauf- oder Tätigkeitsbeschreibung; **2.** Beschreibungen (Spezifikationen) der üblichen Vorgehensweise bei Standardsituationen innerhalb einer Organisation, z. B. der Ablauf von postoperativer Pflege, Körperpflege, Dekubitusprophylaxe, Verbandwechsel oder Ernährungsprogrammen; Prozessstandards können sich auch auf organisatorische Abläufe wie die Durchführung von Pflegevisiten* beziehen. I. R. des Qualitätsmanagements* werden sie auch als Verfahrensanweisungen bezeichnet. Standard steht hier nicht für Mindestmaß oder Vereinheitlichung, sondern für die wiederkehrende Situation. **Bedeutung:** Prozessstandards dienen der besseren Kommunikation, erhöhter Prozessfähigkeit, erleichterter Dokumentation und der Einarbeitung z. B. neuer Mitarbeiter oder von Schülern. Am ehesten sind sie mit Gebrauchsanweisungen oder Bedienungsanleitungen zu vergleichen und setzen oft vertiefte fachliche Kenntnisse voraus. Prozessstandards dienen der Qualitätsverbesserung, Arbeitserleichterung und Sicherheit der Patienten und Mitarbeiter. Durch Einübung und strikte Einhaltung der Routine sollen Zeit und Ruhe für individuelle Zuwendung und Differenzierung auf spezielle Bedürfnisse der Patienten gewonnen werden. Vgl. Expertenstandard, Ergebnisqualität.

Pruritus: s. Juckreiz.

Psellismus: s. Stottern.

Psyche: (engl.) *psyche*; alle bewussten und unbewussten seelischen Vorgänge des Menschen; historisch wurde der griechische Begriff mit der Bedeutung Hauch oder Atem mit Leben und dem Lebensprinzip gleichgesetzt; heute Verwendung meist i. S. von Seele* als Gegensatz zum Leib* (vgl. Körper).

Psychiatrie: (engl.) *psychiatry*; Seelenheilkunde; Fachgebiet der Medizin, das alle Maßnahmen zur Diagnose, nichtoperativen Therapie, Prävention, Rehabilitation und lebensbegleitenden Versorgung von Patienten mit psychischen Störungen und deren medizinische Interpretation umfasst; Teilgebiete der Psychiatrie sind u. a. Psychopathologie, Pharmakopsychiatrie, biologische Psychiatrie, forensische Psychiatrie, Kinder- und Jugendpsychiatrie, Gerontopsychiatrie*, Sozialpsychiatrie und Gemeindepsychiatrie. Vgl. Psychologie, Psychotherapie, Pflege, psychiatrische.

psychiatrische Pflege: s. Pflege, psychiatrische.

Psychoanalyse: (engl.) *psychoanalysis*; von S. Freud (1856–1939) und J. Breuer (1842–1925) begründete Form der Behandlung psychischer Erkrankungen, von Freud weiterentwickelt zu einer umfassenden Theorie seelischer Zustände; dieser Begriff lässt sich unter verschiedenen Aspekten beschreiben: **1.** Psychoanalyse als eine Theorie der seelischen Entwicklung, nach der in der Kindheit bestimmte Phasen durchlaufen werden und aus der sich Erklärungsansätze für das Entstehen von psychischen Störungen, insbesondere Neurosen (umschriebene psychische Störung ohne nachweisbare organische Grundlage, die Realitätsbezug und Krankheitseinsicht bzw. Problembewusstsein impliziert), ergeben; Theorie und Methode beruhen auf der Annahme, dass menschliches Verhalten stark von unbewussten Momenten (s. Unbewusstes) beeinflusst wird. Dabei kommt der Kindheit besondere Bedeutung zu, da die kindliche Entwicklung mit dem Erfahren prägender Ereignisse verbunden ist. Freud betrachtete die Entwicklung als linearen Ablauf von Phasen, der von konstitutionellen und Umweltfaktoren bestimmt wird. Entscheidende und tragende Bedeutung kommt dem Sexualtrieb (s. Trieb, Libido) zu, weshalb auch von psychosexueller Entwicklungstheorie gesprochen wird. Die einzelnen Entwicklungsphasen beschreiben verschiedene Organisationsformen der Libido, die jeweils von einer erogenen Zone bestimmt werden (s. Tab. 1). In der Entwicklung bilden sich 3 psychische Instanzen heraus (s. Tab. 2 S. 608). Konflikte zwischen den einzelnen Instanzen sind normal und werden alltäglich von allen Menschen erlebt. Um die unbewussten Konflikte zu neutralisieren, werden Abwehrmechanismen* eingesetzt (z. B. Projektion*, Identifikation*, Regression*). Wird die kindliche Libidoentwicklung gestört, kann dies zu Neurosen führen. Diese beruhen nach psychoanalytischem Verständnis auf ungelösten, verdrängten, frühkindlichen Konflikten, die später durch eine auslösende Situation reaktiviert werden können. Die neuroti-

Psychoanalyse Entwicklungsphasen	Tab. 1
Phase	Lebensalter
orale Phase	ca. 1. Lebensjahr
anale Phase	ca. 2.–3. Lebensjahr
phallisch-ödipale Phase	ca. 4.–5. Lebensjahr
Latenzphase	ca. 5. Lebensjahr bis Pubertät
genitale Phase	ab Pubertät

Psychoanalyse Tab. 2
Psychische Instanzen

Instanz	Kennzeichen
Es	(primitive) Triebregungen, Lustprinzip
Ich	vermittelt zwischen den Bedürfnissen des Es und den Wertmaßstäben des Über-Ich, bringt die beiden divergenten Pole in Einklang; bei Konflikten stehen Abwehrmechanismen zur Verfügung.
Über-Ich	Instanz des Gewissens und moralischer Werte; Regeln und Normen der erziehenden Umwelt werden verinnerlicht (internalisiert) und als eigene Werte angenommen.

sche Symptomatik wird als ein Verarbeitungsversuch eines Konflikts betrachtet, der aus der Biographie heraus zu verstehen und abzuleiten ist. **2.** Psychoanalyse als ein Verfahren zur Untersuchung unbewusster seelischer Vorgänge, hauptsächlich durch die Technik der freien Assoziation*; **3.** Psychoanalyse als ein Verfahren zur Behandlung psychischer Störungen, das sich auf unbewusste seelische Vorgänge konzentriert; die psychoanalytische Behandlung strebt eine Konfliktbearbeitung an. Die Ursachen der behandelten Krankheiten werden unter Würdigung des gesamten Lebenslaufs in der kindlichen Entwicklung sowie den daraus entstandenen Konflikten durch die Beziehung zwischen den Menschen und ihrer Kultur gesehen. Die klassische psychoanalytische Behandlung erfolgt unter festgelegten äußeren Rahmenbedingungen und der Einhaltung vorgegebener Grundregeln und Hilfen und umfasst 200–800 Stunden. Die Informationen über unbewusste Vorgänge ergeben sich aus freier Assoziation, Träumen, Beziehungsphänomenen während der Psychoanalyse wie Widerstand und insbesondere dem Übertragungsgeschehen (s. Übertragung, Gegenübertragung) sowie aus Fehlleistungen* und stellen das Material für die Deutung des Psychoanalytikers dar. **4.** Psychoanalyse als Oberbegriff für die Gesamtheit verschiedener Strömungen, die aus der klassischen Psychoanalyse hervorgegangen sind; aus der Lehre Freuds wurden weitere psychoanalytische Theorien abgeleitet, z. B. durch Einbeziehung sozialpsychologischer und ökologischer Dimensionen (E. Erikson, E. Fromm, A. und M. Mitscherlich), Individualpsychologie* von A. Adler und Analytische Psychologie von C. G. Jung. Die psychoanalytisch orientierten Theorien und Methoden werden auch unter dem Begriff Tiefenpsychologie (von M. Bleuler 1910 geprägt) erfasst; allen gemeinsam ist die Annahme unbewusster psychischer Strukturen und unbewusster biographischer Zusammenhänge sowie die eines dynamischen Unbewussten, das den Menschen ständig mit unbewussten Erlebnisinhalten konfrontiert, die er bewusst nicht wahrnehmen kann.
Autorin: Vivian Keim.

Psychodrama: (engl.) *psychodrama*; gruppentherapeutisches Verfahren aus dem Bereich der Humanistischen* Psychotherapie, bei dem die Gruppenteilnehmer Konflikte und Probleme wie in einem Schauspiel darstellen mit dem Ziel, durch einen Perspektivwechsel beim Rollentausch das Gegenüber (den Mitspieler) besser zu verstehen (s. Empathie) und eigene Motive und Gefühle spielerisch zu erleben und auszuagieren; begründet vom Psychiater J. L. Moreno (1889–1974) basierend auf der Beobachtung des kindlichen Rollenspiels*.
Grundlage: Im Psychodrama geht es darum, psychische Befindlichkeiten, insbesondere intra- und interpersonelle Konflikte („Psycho") zu theatralisieren („drama") und auf diese Weise einen kathartischen, d. h. seelisch reinigenden Effekt zu erzielen. Dieses Verfahren hat in Europa eine lange Tradition; bereits die Schauspielaufführungen im antiken Griechenland zielten auf kathartische Effekte für die Zuschauer. **Methode:** Eine lebendige Inszenierung der Anliegen eines Menschen gelingt am ehesten mit Hilfe mehrerer Spieler; das Psychodrama wird infolgedessen als gruppentherapeutisches Verfahren sowie als theoriegestützte analytische Darstellungsmethode innerhalb von Lehr- und Lernprozessen angewandt, bei dem jeweils ein Individuum mit seinem Anliegen im Mittelpunkt des Spiels steht. Ebenso wichtig wie die eigentliche Spielphase sind im Psychodrama eine vorlaufende sog. Aufwärmphase sowie die anschließende Reflexionsphase, in der es um die bewusste Verarbeitung der im Spiel erlebten Emotionen geht. **Pflege:** In der pflegerischen Arbeit kommt dem Psychodrama am ehesten der Prozess nahe, in dem ein Patient der Pflegeperson „erzählt", d. h. aus subjektiver Sicht Erfahrungen, Erlebnisse und Befindlichkeiten mitteilt, die mit intensiven Emotionen* verbunden sind und während des Erzählens erneut durchlebt werden.

psychodynamische Pflege: s. Pflegemodell, psychodynamisches.

Psychohygiene: (engl.) *psychohygiene, mental health*; Anfang des 20. Jahrhunderts gegründete Disziplin mit den Zielen Erhalt der geistigen Gesundheit, Verhütung von seelischen Erkrankungen, Verbesserung der Pflege und Behandlung seelisch Erkrankter sowie Aufklärung über seelische Erkrankungen; Teilgebiet der Individualhygiene (s. Hygiene); **Pflege:** Psychohygiene im Bereich der Pflege bedeutet **1.** Wissen um die Entstehung von Belastungen wie Rollenkonflikten*, Umgang mit alten und kranken Menschen, Tod und Sterben, Schichtdienst, hoher Verantwortung, geringer Personaldecke, Kompetenz- und Kooperationsschwierigkeiten, Mobbing*; **2.** Stressbewältigungs- und Selbstpflegemaßnahmen (s. Selbstpflege), z. B.

ausreichend Schlaf und Erholung, hochwertige Ernährung, aktive Freizeitgestaltung, Abgrenzung, Entspannungsverfahren*, kommunikative Kompetenzen, Konfliktlösungsstrategien*, psychologisches Wissen, Burnout*-Prophylaxe; Stress; **3.** frühzeitige Erfassung von psychischen Belastungen und Störungen, z. B. durch Supervision*, Balint*-Gruppe, Psychotherapie*.

Psychologie: (engl.) *psychology*; wissenschaftliche Lehre von den psychischen, d. h. seelisch-geistigen Vorgängen des Menschen; üblicherweise werden hierzu die Bereiche des menschlichen Denkens, Fühlens und Handelns gezählt. **Geschichte:** Erstmals erwähnt wurde der Begriff Psychologie gegen Ende des Mittelalters. Als Lehre von der Seele war dieses Feld jedoch bereits seit der Antike Teilgebiet der Philosophie. Die Geschichte der Psychologie als eigenständige Wissenschaft begann im 19. Jahrhundert. Von Anfang an entwickelte sie sich in 2 unterschiedliche Richtungen: Neben einer experimentell-naturwissenschaftlich ausgerichteten Psychologie gab es eine phänomenologisch-ganzheitliche Richtung in der zeitgenössischen philosophischen Tradition. Die Kontroverse, ob die Psychologie eher den Natur- oder den Geisteswissenschaften zuzuordnen sei, ist zwar nach wie vor nicht abgeschlossen, aber zunehmend durch die Einsicht geprägt, dass beide Forschungs- und Denkrichtungen ihre Berechtigung haben. Hier zeigt sich eine Tendenz, die für die Pflegewissenschaft zur Schaffung einer eigenen Position im Feld der Geistes- und Sozial- bzw. Naturwissenschaften durchaus Impulse bereitstellen kann. **Richtungen:** Innerhalb des Gebiets der Psychologie entwickelte sich im Laufe der letzten 150 Jahre eine Vielzahl unterschiedlicher psychologischer Richtungen und Schulen. Von besonderer Bedeutung für die Pflege sind insbesondere die Erkenntnisse der Gesundheitspsychologie*, Kommunikationspsychologie, Sozialpsychologie* und Psychotherapie* als Ansätze, die die Beziehungen zwischen Menschen bzw. speziell die professionell helfende Beziehung thematisieren. Vgl. Humanistische Psychologie.

Psychomotorik: (engl.) *psychomotricity*; Gesamtheit des durch psychische Vorgänge beeinflussten körperlichen Ausdrucksverhaltens, bei dem psychische Vorgänge wie Wahrnehmung und Reizverarbeitung (Kognition), Antrieb und Affekt* die Bewegung (Motorik*) beeinflussen; darunter fallen komplexe und koordinierte Bewegungsabläufe wie Laufen oder Greifen und der motorische Ausdruck von Emotionen* wie z. B. Angst, Freude oder Schreck. I. R. der psychomotorischen Entwicklung lernen Kinder Fertigkeiten wie z. B. Sitzen, Krabbeln oder Laufen und machen seelisch-geistige Erfahrungen mit ihrer Umwelt wie z. B. Auseinandersetzung mit Schwerkraft und Masse sowie Üben des Gleichgewichtssinns. Diese Lernerfahrungen sind die Voraussetzung für die Verarbeitung dieser Fertigkeiten und für die Aneignung weiterer Fertigkeiten körperlicher Bewegung. **Beispiel:** Training des Gleichgewichtssinns beim Laufen hilft beim Erlernen des Fahrradfahrens. Psychomotorische Fertigkeiten machen komplexe Bewegungsabläufe möglich, z. B. ist die körperliche Fertigkeit zu gehen gebunden an die seelisch-geistige Fertigkeit, die Unterschiedlichkeit von Blickwinkeln auf einen bestimmten Ort zu erkennen und zu verarbeiten, je nachdem, ob auf diesen zugegangen wird oder er bereits erreicht ist. **Klinische Bedeutung: 1.** verminderte Bewegung (Hypokinese) z. B. bei der Parkinson-Erkrankung; **2.** übermäßig gesteigerte Bewegungsabläufe (Hyperkinese) z. B. bei ADHS*; **3.** abweichendes Bewegungsmuster* (Parakinese), Stereotypie* oder Automatismus*.

psychomotorische Aktivität (ICNP): s. Psychomotorik.

Psychopharmaka: (engl.) *psychotropic drugs*; syn. psychotrope Substanzen; chemisch uneinheitliche Gruppe von zentral wirksamen Substanzen, die i. w. S. Stimmungslage, intellektuelle Leistungen und das Verhalten von Mensch und Tier beeinflussen können, i. e. S. therapeutisch zur Beeinflussung gestörter psychischer Funktionen, d. h. zur Änderung von Verhalten, Erleben und Empfinden eingesetzt werden; Einteilung und Abgrenzung erfolgen eher nach therapeutischen, die spezielle Anwendung berücksichtigenden Gesichtspunkten, da die meisten Psychopharmaka nicht eindimensional wirksam sind, sondern ein mehr oder weniger breites Wirkungsspektrum haben, das sich mit dem anderer Substanzen überlappt.

Wirkstoff

1. Antidepressiva: Arzneimittel mit unterschiedlich stark stimmungsaufhellender, antriebssteigernder und anxiolytischer (Angst- und Spannungszustände lösender, dämpfender) Wirkung; **Anwendung:** v. a. in der Behandlung von Depressionen*, Panik- und Zwangsstörungen sowie bei chronischem Schmerzsyndrom; **Gegenanzeigen:** akute Vergiftung mit zentral wirkenden Arzneimitteln; bei tricyclischen Antidepressiva Harnverhalt, Prostatahyperplasie, Einengung des Magenausgangs (Pylorusstenose), Engwinkelglaukom, Überleitungsstörungen im EKG; bei Monoaminoxidasehemmern schwere Leber- und Nierenschäden; **Nebenwirkungen:** bei tricyclischen Antidepressiva Blutdrucksenkung, Tremor, Mundtrockenheit, Schweißausbruch, Blasenentleerungsstörungen; bei Monoaminoxidasehemmern Schlafstörungen, Übelkeit, Kopfschmerz, (z. T. gravierende) Blutdruckveränderungen; bei Serotoninwiederaufnahme-Hemmern u. a. Kopfschmerz, Übelkeit, Schwindel.

2. Neuroleptika (syn. Antipsychotika): Arzneimittel mit unterschiedlich stark beruhigender und vegetativ dämpfender Wirkung; **Anwendung:** v. a. zur Behandlung psychischer Erkrankungen wie Schizophrenie oder akuter Psychosen sowie

Psychose, postpartale

motorischer Fehlfunktionen (Dyskinesien, z. B. Tics*); Neuroleptika führen eine Neurolepsie (relative Indifferenz gegenüber der Umwelt) herbei, ohne das Bewusstsein und die intellektuellen Fähigkeiten zu beeinflussen. Eine optimale Wirkung wird v. a. in der Langzeittherapie und in Verbindung mit entsprechender Psycho-* und Soziotherapie* erreicht. **Gegenanzeigen:** z. B. Vergiftungen mit zentral dämpfenden Arzneimitteln oder Alkohol, gleichzeitige Anwendung von z. B. Azol-Antimykotika oder Makrolid-Antibiotika; **Nebenwirkungen:** u. a. Störungen in Bewegungsabläufen (Dyskinesien als Störungen des extrapyramidalen Nervensystems), neuroleptika-bedingtes Parkinson-Syndrom, quälende Unruhe (Akathisie), Mundtrockenheit, Pupillenerweiterung.

3. **Tranquilizer:** Arzneimittel, die je nach Wirkstoff oder Dosierung eine beruhigende, angstlösende, schlaffördernde, zentral muskelrelaxierende und antikonvulsive Wirkung haben; v. a. Benzodiazepine; **Anwendung:** bei Angst- und Spannungszuständen (zeitlich begrenzt und möglichst unter begleitender Bearbeitung der zugrunde liegenden psychischen Störungen bzw. um die Grundlage für einen psychotherapeutischen Zugang zum Patienten erst herzustellen); zur symptomatischen Anxiolyse und Sedierung in psychiatrischen oder internistischen Notfallsituationen (z. B. Herzinfarkt), bei Schlafstörung oder Delir; **Nebenwirkungen:** Gefahr der Entwicklung von Toleranz und Abhängigkeit*; Verstärkung der Wirkung von Alkohol, Schlafmitteln*, Psychostimulanzien, Analgetika* u. a.; restriktiver Umgang mit Tranquilizern ist daher zu empfehlen.

4. **Psychostimulanzien** (syn. Psychotonika): Arzneimittel, die v. a. den Antrieb steigern und psychisch anregend wirken; z. B. Cocain, Sympathomimetika vom Amphetamintyp (sog. Weckamine), Coffein (wirkt nicht euphorisierend); **Nebenwirkungen:** u. a. erhöhte Herzfrequenz (Tachykardie), Blutdruckanstieg, Schlaflosigkeit, Tremor, Kopfschmerz; bei Daueranwendung Psychosen, Gefahr der Abhängigkeit*.

5. **Lithiumsalze:** Substanzen, v. a. Lithiumcarbonat, mit stimmungsstabilisierender Wirkung; **Anwendung:** als Rückfallprophylaxe manisch-depressiver Erkrankungen, schizoaffektiver Psychosen und monopolarer endogener Depressionen und Manien, bei akuter Manie, evtl. auch bei Cluster-Kopfschmerz; bei akuter Depression als Monotherapie oder zur Verstärkung der Wirksamkeit von Antidepressiva; **Nebenwirkungen:** ggf. Übelkeit, Bauchschmerzen und Diarrhö, pathologisch erhöhtes Harnvolumen (Polyurie), gesteigertes Durstempfinden (Polydipsie), Muskelschwäche, Müdigkeit, Tremor; **Gegenanzeigen:** schwere Nierenfunktionsstörungen, schwere Herzinsuffizienz, schwere Nebennierenrindeninsuffizienz, Erkrankungen mit gestörtem Natriumhaushalt, 1. Trimenon der Schwangerschaft.

6. **Psychodysleptika** (syn. Psychomimetika): Arzneimittel, die beim Gesunden abnorme psychische Zustände hervorrufen können; Psychodysleptika werden ggf. zur Erzeugung von Modellpsychosen und als Hilfsmittel der Psychotherapie verwendet, z. B. Indolderivate (LSD, Psilocin, Psilocybin), Inhaltsstoffe von Cannabis indica, dem Indischen Hanf.

Psychose, postpartale: s. Wochenbettpsychose.

Psychosomatik: (engl.) *psychosomatics*; Bezeichnung für eine Krankheitslehre, die psychische Einflüsse auf somatische Vorgänge und die Auswirkungen somatischer Erkrankungen auf psychische Prozesse berücksichtigt; wendet sich von der starren Trennung zwischen körperbezogener Krankheitslehre und Psychiatrie* ab und bezieht psychische Faktoren als Auslöser z. B. internistischer Erkrankungen mit ein. Somit kann Psychosomatik auch als Wechselwirkung von Körper und Seele bezeichnet werden (J. Ch. A. Heinroth, 1818). In das ursprünglich an der Psychoanalyse* angelehnte Krankheitsmodell werden mittlerweile auch Konzepte der Lerntheorien (s. Lernen) und Gesundheitspsychologie* miteinbezogen. In jüngerer Zeit finden sich auch theoretische Einflüsse, die die Wechselwirkung von körperlichen Symptomen und psychischen Faktoren systemisch erklären (s. Systemtheorie, Ganzheitlichkeit, Menschenbild). Wichtige Vertreter der psychosomatischen Lehre sind Th. von Uexküll und H.-E. Richter. Psychosomatische Abteilungen sind i. d. R. den inneren Abteilungen von Krankenhäusern zugeordnet. Zu den psychosomatischen Erkrankungen zählen z. B. Asthma bronchiale, Herzangst oder Essstörungen*. Der Psychosomatik verwandt sind interdisziplinäre Forschungsrichtungen wie die Psychoneuroimmunologie. Vgl. Pflege, psychosomatische.

psychosomatische Pflege: s. Pflege, psychosomatische.

psychosoziale Betreuung: s. Betreuung, psychosoziale.

Psychotherapie: (engl.) *psychotherapy*; professionelle Heilung oder Linderung psychischer und psychosomatischer Störungen oder Krankheiten durch spezifische Vorgehensweisen wie z. B. das Gespräch und je nach psychotherapeutischer Richtung weitere Techniken wie Hypnose*, Visualisierung*, Arbeit mit kreativen Medien und Körperarbeit; heute existiert eine Vielzahl unterschiedlicher psychotherapeutischer Ansätze, die unterschiedlich genau evaluiert sind. Dabei werden üblicherweise 3 **Hauptrichtungen** unterschieden, denen sich die meisten Ansätze zuordnen lassen: 1. tiefenpsychologische Therapien, zu denen die Psychoanalyse* und ihre Weiterentwicklungen gehören, 2. verhaltensorientierte Therapien wie die Verhaltenstherapie* oder kognitive Therapien wie z. B. Selbstmanagement*-Ansätze; 3. Humanistische Psychotherapie. In neuerer Zeit spricht man von einer vierten Richtung, der Transpersonalen

Pubertät — Tab. 1
Körperliche Veränderungen bei Jungen in Mitteleuropa

Altersstufe (Jahre)	Entwicklungsschritt	Fachbezeichnung
9–12	vermehrte Androgenproduktion in Nebennierenrinde	Adrenarche
11–14	erste Schambehaarung	Pubarche
11–15	Produktion von Gonadenhormonen und Samenzellen	Gonadarche
11–14	Produktion von Prostatasekret	Ejakularche, Polluarche
12–15	Wachstum von Penis und Hoden	
12–14	vorübergehende Brustvergrößerung (50 %)	Pubertätsgynäkomastie
13–15	erste Achselbehaarung	
13–15	Kehlkopfwachstum, Stimmbruch	
13–15	Bartwuchs	
14	Höhepunkt des Wachstumsschubes	
16–17	vermehrte Aktivität der Talgdrüsen	Pubertätsakne
16–17	männliche Scham- und Körperbehaarung	
17–21	Abschluss des Skelettwachstums	

Psychotherapie (Psychotherapie unter Einbeziehung ganzheitlicher und spiritueller Gesichtspunkte). Einige Psychotherapieformen werden auch nach dem Therapiefokus und dem angewandten Mittel benannt, z. B. Musiktherapie*, Spieltherapie*, Familientherapie*. **Hinweis:** In der Psychotherapie wird besonders wegen der Vielzahl der einzelnen Richtungen ein wissenschaftlicher Nachweis für deren Wirksamkeit gefordert, v. a. in Bezug auf die Finanzierung durch die Krankenkassen. Vgl. Psychohygiene, Gesprächspsychotherapie, klientenzentrierte.
PTA: Abk. für **p**harmazeutisch-**t**echnischer **A**ssistent*.
Ptyalismus: s. Speichelfluss.
Pubertät: (engl.) *puberty*; Fachbezeichnung für die Entwicklungsperiode des Menschen im Übergang zwischen Kindheit und Erwachsenenalter vom Beginn der Ausbildung sekundärer Geschlechtsmerkmale* bis zum Erreichen der Geschlechtsreife*, die mit tiefgreifenden körperlichen, seelischen und sozialen Veränderungen einhergeht und sich mit typischen psychischen Reifungsvorgängen der Adoleszenz* fortsetzt; **Einteilung: 1. körperliche Veränderungen:** beginnen bei Jungen und Mädchen zu verschiedenen Zeitpunkten, die außerdem durch ethnische Zugehörigkeit und Umweltfaktoren (Ernährung, Klima u. a.) variieren und erheblichen (individuellen und familiären) Schwankungen unterliegen: in Mitteleuropa relativ später Beginn bei Mädchen im 9.–10. Lebensjahr, bei Jungen im 11.–12. Lebensjahr; in der jüngeren Vergangenheit zeigt sich eine Tendenz zu früherem Einsetzen der Pubertät (Akzeleration*). Die Abfolge der Veränderungen ist demgegenüber eher konstant. Sie beginnt bei beiden Geschlechtern mit verstärktem Längenwachstum (zweite Streckung, Vorpubertät) und einer vermehrten Androgenproduktion der Nebennierenrinde (Adrenarche); diese führt u. a. zur Reifung der Sexualzentren im Hypothalamus und zur Sekretion von Hormonen und Gewebefaktoren, die alle weiteren Schritte der körperlichen Pubertät steuern (s. Tab. 1 und 2 S. 612). Infolge ungleichzeitiger Entwicklungen kommt es im Verlauf der Pubertät evtl. zu Störungen der Skelettmotilität (linkische Bewegungen, Wachstumsschmerzen), der Funktion innerer Organe (relative Kreislaufschwäche, daher bei Blutentnahmen den Patienten immer hinlegen!) und der Körperproportionen (Pubertätsfettsucht). Die relativ späte Entwicklung reifer Keimzellen bedingt nach dem Beginn der Produktion von Samenflüssigkeit (Ejakularche) bzw. der Menarche* einen variablen Zeitraum physiologischer (Pubertäts-)Sterilität. Grobe Abweichungen vom durchschnittlichen zeitlichen Verlauf in der jeweiligen Grundbevölkerung werden als Pubertas praecox oder Pubertas tarda bezeichnet. **2. psychische Veränderungen:** verlaufen nicht unbedingt parallel zu den körperlichen und sind in keinem anderen Lebensabschnitt so grundlegend und (individuell, aber auch sozial) belastend. Sie betreffen zunächst ein verstärktes Ichbewusstsein (Flegeljahre, Stimmungslabilität) mit Abwehr gegen Einflüsse von außen (zweites Trotzalter, Sinnieren, Autoritätskonflikte) und zunehmender Unabhängigkeit von der Familie bei wachsender Integration in Gruppen Gleichaltriger, Auseinandersetzung mit gesellschaftlichen Normen und Eingehen selbstbestimmter persönlicher Bindungen. Zugleich kommt es (zunächst unbewusst, erst später bewusst) zum Erwachen der Libido*, der Übernahme einer Geschlechtsrolle, häufigem Masturbieren, ersten (nicht selten homosexuellen) Sexualkontakten und erstem (dann überwiegend heterosexuellem) Genitalverkehr. Die psychischen Ver-

Pubertätsmagersucht

Pubertät — Tab. 2
Körperliche Veränderungen bei Mädchen in Mitteleuropa

Altersstufe (Jahre)	Entwicklungsschritt	Fachbezeichnung
8–10	vermehrte Androgenproduktion in Nebennierenrinde	Adrenarche
8–10	Verbreiterung des Beckens, Hüftrundung	
9–12	Beginn der Brustentwicklung	Thelarche
9–12	Produktion von Gonadenhormonen	Gonadarche
9–12	Wachstum der Gebärmutter (Uterus)	
10–12	erste Schambehaarung	Pubarche
10–16	erste Menstruation	Menarche
11–14	Wachstum von Schamlippen und Klitoris	
11–14	regelmäßige Menstruation und Ovulation	
11–14	Veränderung der Vaginalflora	
12–14	erste Achselbehaarung	
12	Höhepunkt des Wachstumsschubes	
13–15	vermehrte Aktivität der Talgdrüsen (50 %)	Pubertätsakne
16–18	Abschluss der Brustentwicklung	
16–18	Abschluss des Skelettwachstums	

änderungen dauern insgesamt meist länger als die körperlichen (Adoleszenz, Nachpubertät). I. R. der Rollenübernahme kommt es ggf. zu verstärktem Aggressions- und Autoaggressionsverhalten, z. T. mit schweren körperlichen Störungen, z. B. Magersucht* oder Folgen selbstverletzenden Verhaltens*. Typische Pubertätskrisen sind meist vorübergehend, können aber auch krankheitswertige Formen annehmen (Pubertätspsychosen). Kulturvergleiche ergeben, dass die in den westlichen Gesellschaften übliche lange Zeit des Übergangs zwischen Kindheit und Erwachsensein ein besonderes Konfliktpotential entfaltet, während bei rascher Zuweisung und Übernahme erwachsener Rollenmuster die Pubertät prinzipiell konfliktärmer zu verlaufen scheint. **3. soziale Veränderungen:** sind je nach Gesellschaft sehr unterschiedlich ausgeprägt. Immer bedeutet die Pubertät einen Rollenwechsel, der in den meisten Gesellschaften durch Rituale als erlaubt und erwünscht gekennzeichnet wird. I. w. S. können auch erste erlaubte Erfahrungen mit Rauschmittelgebrauch (Alkohol, Nicotin, zunehmend auch mit illegalen Drogen) zu diesen Verstärkern gerechnet werden. Zugleich werden in Gruppen Gleichaltriger zukünftige soziale Rollen eingeübt (auffällig in Form von Rangkämpfen, z. B. unter männlichen Jugendlichen als Mutproben, unter weiblichen Jugendlichen als Experimente mit Kosmetik und Mode), deren Übertreibung die gesellschaftliche Wirklichkeit spiegelt. Vgl. Reifung der Frau, Reifung des Mannes.

Pubertätsmagersucht: syn. Magersucht*.

Public Health: Abk. PH; syn. Gesundheitswissenschaften; interdisziplinäres Fachgebiet, das sich mit der Erforschung, Bewertung und dem Management von kollektiven Gesundheitsproblemen befasst mit dem Ziel, die Gesundheit der Bevölkerung zu verbessern; **Konzept:** Die WHO* beschrieb Public Health 1952 als „die Wissenschaft und Praxis der Krankheitsverhütung, Lebensverlängerung und Förderung der psychischen und physischen Gesundheit durch organisiertes gesellschaftliches Handeln". Im Positionspapier der Forschungsverbünde Public Health von 1996 findet sich folgende Beschreibung, die den Unterschied zur Individualmedizin verdeutlicht: „Public Health umfasst alle analytischen und organisatorischen Anstrengungen, die sich auf eine Verbesserung der Gesundheit der gesamten Bevölkerung oder bestimmter Gruppen richten. Dies schließt alle organisierbaren Ansätze und Systeme der Gesundheitsförderung, der Krankheitsverhütung (Prävention*), der Krankheits- bzw. Krankenbehandlung, der Rehabilitation und der Pflege ein. Die Gesundheitsverbesserungen sollen durch bedarfs-, bedürfnis-, ressourcen- und sozialadäquate Anstrengungen und passend zum jeweiligen kulturellen und gesellschaftlichen Kontext erreicht werden." **Grundlage:** Eine der zentralen Methoden von Public Health ist die Epidemiologie. Deren bevölkerungsbezogene statistische Datenauswertungen geben Auskunft über medizinische und soziale (Risiko-)Faktoren für Krankheiten und den Gesundheitszustand der Bevölkerung.

Aufgabe
1. bevölkerungsbezogene Forschung zu den gesellschaftlich wichtigsten Krankheiten wie Herz-Kreislauf-Erkrankungen, Krebs, AIDS, Gelenk-, Alters- und psychische Erkrankungen; 2. verhaltenswissenschaftliche, gesundheitspsychologische, ernährungs- und sozialepidemiologische Aspekte der Gesundheitsförderung* und der Prävention*;

3. Umwelt- und Arbeitsepidemiologie (z. B. Luftverschmutzung, Lärmeinwirkung, Arbeitslosigkeit) und andere gesellschaftliche Faktoren bzw. Belastungen (politische, ökonomische, soziale, ökologische, rechtliche und infrastrukturelle), die sich auf die Gesundheit von Menschen auswirken, sowie deren Zusammenwirken; 4. Strategien des Gesundheitsschutzes; 5. (politische) Planungs- und Entscheidungsprozesse, welche die Strukturen des Gesundheitswesens und der Gesundheitsversorgung, ökonomische Aspekte sowie die funktionale Optimierung oder Reorganisation im Gesundheitswesen betreffen, u. a. in Bezug auf konkrete Gesundheitsziele (z. B. Senkung der Häufigkeit von Folgeerkrankungen bei Patienten mit Diabetes mellitus); 6. Verhalten von Berufsgruppen des Gesundheitswesens und anderen Institutionen, die den Umgang mit Gesundheitsrisiken innerhalb einer Gesellschaft beeinflussen; 7. sozialethische Fragen; 8. Gesundheit in internationaler Perspektive (International Health).

Geschichte
Ansätze einer institutionalisierten Gesundheitsfürsorge bzw. -überwachung wurden 1685 mit der Einrichtung einer „medizinischen Polizei" in Preußen sichtbar (mit dem Ziel der Bevölkerungszunahme). Im Zuge der Verarmung weiter Bevölkerungsschichten in Deutschland in der ersten Hälfte des 19. Jahrhunderts wurde die „Sozialmedizin" ins Leben gerufen. Bedeutende Ärzte der Zeit wie S. Neumann (1819–1908) und R. Virchow (1821–1902) forderten den Schutz der Gesundheit durch den Staat (in England die Krankenschwester F. Nightingale, 1820–1910). Im Nationalsozialismus wurde „Gesundheit als Resultat von Rassenhygiene" (G. Stollberg, 1994) aufgefasst. Der Missbrauch der Gesundheitsforschung während des Nationalsozialismus verzögerte die Etablierung der Gesundheitswissenschaften in Deutschland. Erst in den 70er Jahren des 20. Jahrhunderts entwickelte sich unter dem Druck zunehmender gesundheitspolitischer Problemfelder ein neues Interesse für eine breit angelegte Forschung im Bereich der öffentlichen Gesundheit. Von 1992–2001 wurden 5 Public-Health-Forschungsverbünde vom Bundesforschungsministerium gefördert, um Public Health in Deutschland zu institutionalisieren. 1996 wurde die Deutsche Gesellschaft für Public Health (Abk. DGPH) gegründet mit dem Ziel, die Anstrengungen im Bereich der Gesundheitswissenschaften zu bündeln.

In Deutschland gibt es zurzeit 8 universitäre Postgraduierten-Studiengänge Public Health und zahlreiche Fachhochschulstudiengänge, die für eine Tätigkeit im universitären Bereich, im öffentlichen Gesundheitswesen oder an internationalen Einrichtungen befähigen.

Pflege und Public Health
Eine Gemeinsamkeit zwischen Pflege(wissenschaft) und Public Health ist das Bemühen um Gesundheitserhaltung und -förderung. Beide Disziplinen interessieren sich für den kranken und den gesunden Menschen, wobei auch in der Pflege ein Schwerpunkt die präventiven Maßnahmen sind. Gesundheitswissenschaften und Pflege unterscheiden sich jedoch tendenziell in ihren Handlungsebenen. Während bei den Gesundheitswissenschaften vornehmlich Bevölkerungsgruppen und ihr gesundheitsorganisatorischer Versorgungsbedarf (z. B. hygienische Verhältnisse, demographische Entwicklung, epidemiologische Daten) im Mittelpunkt des Interesses stehen, konzentriert sich die Pflegewissenschaft* weitgehend auf Individuen im Gesundsein und Kranksein (Themen der direkten pflegerischen Betreuung, z. B. Rahmenbedingungen für individuelle Zuwendung, notwendige Qualifikation der Pflegepersonen, Untersuchung konkreter Pflegemaßnahmen wie Prophylaxen, Evaluation und Entwicklung wissenschaftlicher Methoden zur Sicherstellung des Pflegeerfolgs). Es ist möglich, auch den Schwerpunkt „Pflege" im Zusammenhang mit einem gesundheitswissenschaftlichen Studiengang zu wählen. Nutzen der Ergebnisse aus der Public-Health-Forschung für die Pflege sind 1. langfristige Berechnung des benötigten Pflegepersonals (aufgrund der demographischen Entwicklung und Statistiken über den Verbleib von Pflegekräften im Beruf); 2. Berechnung des langfristigen Bedarfs von Ausbildungsplätzen in der Pflege; 3. Überarbeitung von Inhalten der Pflegeausbildung z. B. im gerontopsychiatrischen Bereich und dadurch qualitative Verbesserung der Ausbildung und Pflegepraxis; 4. stärkere Berücksichtigung von Belangen der Pflege in der Gesundheitspolitik.
Autorin: Franziska Diel.

Puder: (engl.) *powder*; pulverförmige Arzneiform mit einer Partikelgröße von i. d. R. <100 μm zur äußerlichen Anwendung; Puder haben entweder eine Eigenwirkung, indem sie absorbieren oder kühlen, oder sie dienen zum Aufbringen von Wirkstoffen zur lokalen Therapie. Als Hilfsstoffe dienen z. B. Talkum, Kieselsäure, Milchzucker oder Zellulose, die die Haft-, Streu- und Absorptionsfähigkeit des Puders beeinflussen. Besonders hohe Anforderungen werden an Wundpuder (speziell an solche zur chirurgischen Anwendung) gestellt.

Puerperium: s. Wochenbett.

pulmonal: (engl.) *pulmonary*; zur Lunge gehörend.

Puls: (engl.) *pulse*; Druck- und Volumenschwankung im arteriellen Gefäßsystem, die durch den Blutauswurf des Herzens während der Systole* entsteht, als Welle weitergeleitet wird (s. Pulswelle) und an oberflächlich liegenden Arterien* als Pulsstoß tastbar ist; die rhythmischen Ausstöße des Blutes aus dem Herzen werden durch die sog. Windkesselfunktion des arteriellen Systems in einen kontinuierlichen Blutfluss in den kleinen Gefäßen umgewandelt: Da die Wände der Aorta und der großen Arterien elastisch sind, werden sie durch das ausgeworfene Blutvolumen zuerst ge-

Pulsader

dehnt und kontrahieren sich anschließend wieder. Das Blut kann wegen der geschlossenen Herzklappen nicht zurückfließen und wird weiter zur Peripherie gedrückt. Im folgenden Gefäßabschnitt kommt es wieder zur Dehnung mit nachfolgender Kontraktion.

Pulsader: (engl.) *artery*; umgangssprachliche Bezeichnung für eine Arterie*, an der eine Pulskontrolle durchgeführt werden kann; i. e. S. Bezeichnung für die Arteria radialis.

Pulsation: (engl.) *pulsation*; Ausbreitung rhythmischer Volumen- oder Druckschwankungen in einem Organ (i. e. S. Arterie), die sich über die Organwand auf die angrenzenden Gewebestrukturen übertragen.

Pulsbeschleunigung: (engl.) *pulse acceleration*; Zunahme der Anzahl der Pulsschläge in der Minute; vgl. Tachykardie.

Pulsdefizit: (engl.) *pulse deficit*; Differenz zwischen der Herzfrequenz und der an peripheren Arterien getasteten Pulsfrequenz*; **Vorkommen:** Ein Pulsdefizit kann entstehen, wenn der Blutauswurf aus der linken Herzkammer (linker Ventrikel) zu gering ist, um eine fühlbare Pulswelle zu erzeugen (z. B. bei Vorhofflimmern oder Extrasystolen). **Diagnose:** Eine Pflegekraft misst den Puls, eine zweite misst den Herzschlag des Patienten mit dem Stethoskop.

Pulsformen: s. Pulsqualitäten.

Pulsfrequenz: (engl.) *pulse rate*; Anzahl der pro Zeiteinheit (1 Minute) ermittelten Pulsschläge; die Pulsfrequenz ist abhängig von den mechanischen effektiven Kontraktionen des Herzmuskels sowie von Alter, Geschlecht u. a. Einflüssen (s. Tab.). Sie kann durch physiologische oder pathologische Ursachen von den angegebenen Durchschnittswerten abweichen. Pulsbeschleunigungen in Ruhe über 100 Schläge je Minute bezeichnet man bei Erwachsenen als Tachykardie*, Verringerung der Anzahl unter 60 Schläge je Minute als Bradykardie*.

Pulskontrolle: (engl.) *pulse control*; Bestimmung der Frequenz, des Rhythmus und der Qualität des Pulses*; **1.** der **periphere Puls** wird mit Hilfe von Taststellen am Handgelenk unterhalb des Daumenballens (Arteria radialis), an der Schläfe (Arteria temporalis), in der Kniekehle (Arteria poplitea), am vorderen Fußrücken (Arteria dorsalis pedis) oder an der Knöchelinnenseite (Arteria tibialis posterior) bestimmt (s. Arterien). **2.** Der **zentrale Puls** wird durch Auskultation über dem 5. Zwischenrippenraum (Interkostalraum) links neben dem Brustbein (Sternum), am seitlichen Halsdreieck (Arteria carotis), an der Supraklavikulargrube (Arteria subclavia) oder in der Leiste (Arteria femoralis) bestimmt. Häufigster Messort ist das Handgelenk. **Durchführung: 1.** Patient sollte entspannt sein (Anstrengung und Aufregung verändern die Frequenz). **2.** Im Regelfall Handgelenk des Patienten greifen, bequem auf Tisch oder Bett lagern und an der Innenseite mit Zeige-, Mittel- und Ringfingerkuppe oberhalb der mittig verlaufenden Muskelsehne die Arterie tasten und leicht gegen die knöcherne Unterlage drücken. **3.** Einzelne Pulsschläge anhand Pulsuhr oder Armbanduhr mit Sekundenzeiger über 15 Sekunden zählen und mit 4 multiplizieren (ergibt Anzahl der Herzschläge in 1 Minute). Bei Neuzugängen oder Patienten mit Herzrhythmusstörungen, verlangsamtem oder beschleunigtem Puls sollte über 1 Minute gezählt werden. **4.** Ergebnisse (meist mit rotem Stift) dokumentieren; Auffälligkeiten der Frequenz, Qualität und des Rhythmus (z. B. Verlangsamung, Beschleunigung, abgeschwächter, fadenförmiger, harter Puls, Arrhythmien, Extrasystolen) sofort melden. **Hinweis: 1.** Den eigenen Daumen nicht aufsetzen (Verwechslung mit eigener Pulswelle möglich). **2.** Druckintensität darf nicht zu schwach oder zu stark sein (Verfälschung des Ergebnisses). **3.** Bei Pulslosigkeit* ist sofortige Reanimation* erforderlich.

Pulslosigkeit: (engl.) *absence of the pulse*; Akrotie; **1.** Fehlen des peripheren Arterienpulses (s. Puls); **Ursachen:** atypischer Gefäßverlauf, periphere Durchblutungsstörungen, z. B. durch Gefäßverschluss oder Verletzung; **2.** Fehlen des zentralen Pulses: Symptom eines Herzstillstands, der die sofortige Einleitung einer Reanimation* erfordert.

Pulsoxymetrie: (engl.) *pulse oxymetry*; unblutiges Verfahren zur Messung der Sauerstoffsättigung des arteriellen Blutes; **Prinzip:** Messung erfolgt durch die Haut durch Anbringen von Messfühlern am Ohrläppchen oder einem Fingerendglied. **Anwendung:** gehört zur Standardüberwachung in der Intensiv- und Notfallmedizin sowie in der Anästhesie.

Pulsqualitäten: (engl.) *pulse qualities*; Pulsformen; durch Tasten (Palpation) oberflächlicher Arterien feststellbare Eigenschaften des Pulses, die Informationen zum Herz-Kreislauf-System liefern können; diagnostische **Kriterien: 1.** Frequenz (mit übereinstimmend mit der Herzfrequenz): Ist die periphere Pulsfrequenz* niedriger als die Herzfrequenz, spricht man von Pulsdefizit*. **2.** Rhythmus: abhängig vom Herzrhythmus; **3.** Größe (auch Stärke, Höhe): abhängig von der Pulsamplitude

Pulsfrequenz			
Neugeborene		≈	140 /min
Kinder			
	2 Jahre		120 /min
	4 Jahre		100 /min
	10 Jahre		90 /min
	14 Jahre		85 /min
Erwachsene			
Männer		62 – 70	/min
Frauen		75	/min
Alter		80 – 85	/min

(Differenz zwischen maximalem systolischem und minimalem diastolischem Druck); **4.** Druckanstieg (Geschwindigkeit der Blutdruckänderung); **5.** Spannung: abhängig vom arteriellen Mitteldruck; **Einteilung:** I. R. der Krankenbeobachtung werden zur Beurteilung der Pulsqualität folgende Bezeichnungen verwendet: **1.** Pulsus aequalis: Pulsschläge mit gleichbleibender Qualität; **2.** Pulsus alternans: abwechselnd auftretende starke und schwache Pulsschläge, Form des Pulsus irregularis; **3.** Pulsus altus (syn. Pulsus magnus): hoher Puls, bedingt durch hohe Blutdruckamplitude, z. B. bei Fieber*, Schilddrüsenüberfunktion, Aortenklappeninsuffizienz; **4.** Pulsus bigeminus (Zwillingsschlag): doppelschlägiger Puls durch vor dem Normalschlag einfallende Extrasystolen; **5.** Pulsus celer: schnellender Puls, gekennzeichnet durch schnelles An- und Absteigen der Pulsfrequenz, z. B. bei labilem Kreislauf oder bei Aortenaneurysma, oft kombiniert mit Pulsus altus; **6.** Pulsus contractus: kleiner und harter Puls bei Gefäßwandverhärtung (-sklerose); **7.** Pulsus differens: Seitendifferenz in der Anzahl der Pulsschläge durch Einengung oder Verschluss von Arterienabschnitten; **8.** Pulsus durus: harter und gespannter Puls, der nur schwer zu unterdrücken ist, z. B. bei Bluthochdruck (Hypertonie*); **9.** Pulsus filiformis: fadenförmiger, dünner, kaum tastbarer Puls, gleichzeitig meist hohe Pulsfrequenz, v. a. bei akuter Kreislaufinsuffizienz (z. B. Kollaps, Schock); **10.** Pulsus intermittens: zeitweilig aussetzende Pulsschläge; **11.** Pulsus irregularis inaequalis: absolut arrhythmischer Puls mit unregelmäßiger Frequenz und wechselnder Pulsamplitude bei Herzrhythmusstörungen und Herzmuskelerkrankungen; **12.** Pulsus magnus: syn. Pulsus altus; **13.** Pulsus mollis: weicher Puls, der bei Palpation leicht zu unterdrücken ist; **14.** Pulsus parvus: Puls mit kleiner Pulsamplitude, bedingt durch niedrigen systolischen Druck; **15.** Pulsus penetrans: bis in die Venen fortgeleitete Pulswelle* bei Erweiterung der Kapillaren und Verbindungen zwischen Arterien und Venen (arteriovenösen Anastomosen); **16.** Pulsus plenus: normaler, gut gefüllter Puls; **17.** Pulsus rarus: Puls mit niedriger Pulsfrequenz, s. Bradykardie; **18.** Pulsus trigeminus: 3fach aufeinanderfolgender Pulsschlag, ausgelöst durch Extrasystolen; **19.** Pulsus vibrans: schwirrender Puls mit fühlbaren und manchmal auch hörbaren Schwingungen der Gefäßwände durch turbulente Strömung, z. B. bei Aneurysma, arteriovenösen Fisteln oder schwerer Anämie.

Pulsschreibung: (engl.) *sphygmography*; Sphygmographie; Registrierung pulsatorischer Druckschwankungen mit Messfühlern (Druckwandler), die auf die Haut über oberflächlich liegenden Arterien aufgesetzt werden; die Messfühler wandeln die abgenommenen Druckschwankungen in elektrische Signale um, die als Kurve ausgedrückt werden oder auf einem Monitor sichtbar sind. Vgl. Puls.

Pulswelle: (engl.) *pulse wave*; wellenförmige Bewegung der Arterienwand durch Dehnung und anschließende Kontraktion beim Transport des Blutes vom Herzen in die Körperperipherie; die Qualität der Pulswelle ist abhängig von der Kontraktionskraft der linken Herzkammer (linker Ventrikel), von der Funktionsfähigkeit der Aortenklappe und von der Elastizität der Arterienwände. Vgl. Puls, Pulsation.

Punktion: (engl.) *puncture*; Einstich einer Hohlnadel oder eines Trokars* in (Blut-)Gefäße, physiologische oder pathologische Körperhohlräume, Hohlorgane, parenchymatöse Organe oder in Tumoren (evtl. unter Ultraschall-, Röntgen- oder endoskopischer Kontrolle) zur Einbringung oder Entnahme von Flüssigkeiten oder Gewebe; **Beispiel: 1.** Punktion zur Entnahme von Flüssigkeiten, z. B. Blutentnahme*; s. Arterienpunktion, Venenpunktion; **2.** Probepunktion zur Entnahme von Körperflüssigkeiten für diagnostische Zwecke, therapeutisch zur Entlastung, z. B. von Druck; s. Lumbalpunktion, Aszitespunktion; **3.** Punktion zur Entnahme von Geweben, z. B. Biopsie*; s. Knochenmarkpunktion; **4.** Punktion zur Einbringung von Diagnostika (z. B. Röntgenkontrastmittel) oder Therapeutika (s. Injektion, Infusion) oder zur Platzierung von Kathetern.

Punktschrift: syn. Blindenschrift*.

Pupillenprüfung: (engl.) *pupillary examination*; Feststellung von Weite, Form (z. B. Pupillenentrundung) und Seitengleichheit der Pupillen sowie Prüfung der Pupillenreaktion auf Lichtreize.

Purgativa: syn. Laxanzien*.

Pusher-Symptomatik: (engl.) *pusher syndrome*; neuropsychologische Störung bei Patienten mit Schlaganfall; bei vollständiger Lähmung* einer Körperhälfte (Hemiplegie) wird das Körpergewicht in jeder Körperhaltung auf die gelähmte Seite (auch nach passiver Korrektur) verlagert. Vgl. Bobath-Lagerung.

PV: Abk. für **P**flege**v**ersicherung*.

Pyramidenbahn: (engl.) *pyramidal tract*; Tractus pyramidalis; Gesamtheit derjenigen absteigenden Leitungsbahnen des Zentralnervensystems (Abk. ZNS), die in der Großhirnrinde entspringen und bis zu den motorischen Kernen der Hirnnerven oder zu den Vorderhornzellen des Rückenmarks ziehen; **Funktion:** Die Pyramidenbahn leitet die willkürlichen Bewegungsimpulse für die Körpermuskulatur und wirkt hemmend auf Muskeltonus und Muskeleigenreflexe (s. Reflex). Bei einer Schädigung der Pyramidenbahn kann es u. a. zu spastischen Lähmungen (s. Spastik), verstärkten Reflexen (Hyperreflexie) und sog. Pyramidenbahnzeichen kommen: Symptome wie pathologische Mitbewegungen (z. B. Babinski*-Zeichen), unerschöpflicher Klonus (schnell sich wiederholende Muskelkontraktionen bei Dehnungsreiz) durch fehlende hemmende Impulse aus dem ZNS oder Erlöschen von Fremdreflexen.

Pyrogene: s. Fieber.

Q

Qi: (engl.) *qi*; Chi; mit „universelle Lebensenergie" übersetzter Begriff, der eine wesentliche Dimension zur Entstehung und Aufrechterhaltung der Funktionen des lebendigen menschlichen Organismus darstellt; in der traditionellen chinesischen Medizin* (Abk. TCM) ist das Qi auch in Verbindung mit dem zirkulierenden Blut (Xue) als Qi-Xue zu verstehen. Es lässt sich an der Aktivität und Ausgewogenheit der Durchblutung der inneren Organe erkennen und damit auch diagnostisch (z. B. durch eine spezielle, sehr differenzierte Pulsmessung) nachweisen. Sowohl die physiologischen als auch die pathologischen Abläufe werden von Qi und Xue beeinflusst. Die TCM unterscheidet das Qi der Nahrungsessenz (Jing), das Qi der Funktionen der inneren Organe und der Körperstrukturen, das pathogene Qi aus der Umwelt in Verbindung mit pathologischen Veränderungen im Organismus und nach Entstehung und Funktion das Ursprungs-, Atmungs- und Sprach-, Nahrungs- und Abwehr-Qi. Zudem besitzen alle inneren Organe ein eigenes Qi (z. B. Herz-Qi, Lungen-Qi).

Qi Gong: (engl.) *qi gong*; Atem- und Meditationstherapie der traditionellen chinesischen Medizin*; **Grundlage:** 3 Dimensionen: **1.** Shen: geistige Konzentration und innere Ruhe; **2.** Qi: Leiten des Atems im Körper und über die Meridiane; **3.** Xing: Ausführung bestimmter Bewegungen; **Wirkung:** Qi Gong reguliert das vegetative Nervensystem ähnlich wie das Autogene* Training. **Anwendung:** v. a. bei psychischen Erkrankungen, Schlafstörungen, Bluthochdruck, Asthma bronchiale. Vgl. Entspannungsverfahren.

QM: Abk. für **Q**ualitäts**m**anagement*.
QM-Darlegung: s. Qualitätssicherung.
QMH: Abk. für **Q**ualitäts**m**anagement*-**H**andbuch.
QMS: Abk. für **Q**ualitäts**m**anagement*-**S**ystem.
QS: Abk. für **Q**ualitäts**s**icherung*.
Quaddel: (engl.) *urtica, wheal*; **1.** intra- bzw. subkutane Schwellung (Ödem*) durch Injektion* einer Flüssigkeit zu diagnostischen oder therapeutischen Zwecken; **2.** primäre Hauteffloreszenz (s. Abb.). Vgl. Effloreszenzen.
Qualität: (engl.) *quality*; Grad, in dem ein Satz von inhärenten (innewohnenden) Merkmalen, z. B. Wirksamkeit, Sicherheit, Annehmbarkeit, Dauer,

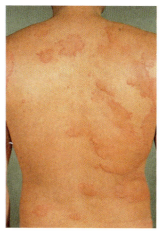

Quaddel: typische, ausgedehnte Quaddeln: Die Quaddeln entstehen meist als kleine Schwellung, die sich dann ringförmig oder in mehreren Kreisen innerhalb weniger Stunden mit Abflachung der vorher befallenen Areale ausbreitet. [75]

Kontinuität, Zuverlässigkeit oder Genauigkeit, die Anforderungen an ein Produkt oder eine Dienstleistung erfüllt (DIN EN ISO 9000:2005); die Merkmale sind nicht gleichwertig; bei einer Abwägung können z. B. Wirksamkeit und Sicherheit nicht gegeneinander verrechnet werden. Ein Merkmal ist nur sinnvoll, wenn entsprechende Anforderungen an das Produkt oder die Dienstleistung gestellt werden. So kann z. B. ein Arzneimittel „an sich" wirksam, aber bei einer fehlenden Indikation unangemessen sein. **Hinweis:** Im Gesundheits- und Pflegewesen hat sich die Unterscheidung von 3 Dimensionen der Qualität (Strukturqualität*, Prozessqualität* und Ergebnisqualität*) nach A. Donabedian etabliert. Vgl. Pflegequalität, Qualitätsmanagement, Pflege-Qualitätssicherungsgesetz.

Qualitätsfähigkeit: (engl.) *quality capability*; qualitätsbezogene Fähigkeit; Eignung einer Organisation, eines Systems oder eines Prozesses, die zur

Qualitätsindikator

Realisierung eines Produkts* oder einer Dienstleistung* führt und die jeweiligen (Qualitäts-)Anforderungen erfüllt (DIN EN ISO 9000:2005); **Pflege:** Eine Pflegeorganisation ist qualitätsfähig, wenn sie die angebotenen Leistungen kontinuierlich, zuverlässig und wirtschaftlich erbringt. Der Pflegeprozess „Verlegung" ist z. B. dann qualitätsfähig, wenn der Patient (Bewohner) ohne Informationsverlust, zeitgerecht und mit Arznei- und Hilfsmitteln versorgt seinen Bestimmungsort erreicht.

Qualitätsindikator: (engl.) *quality indicator*; Abk. QI; auch Prüfmerkmal; ein oder mehrere (qualitativ) prüfbare oder (quantitativ) messbare Parameter, in denen sich indirekt Qualität* widerspiegelt; quantitative QI werden als Zahl oder Zahlenverhältnis dargestellt (z. B. Prävalenz* oder Inzidenz* bestimmter Ereignisse); auch qualitätsbezogene Kennzahl oder klinische Messgröße. Für Qualitätsindikatoren werden i. d. R. Referenzwerte oder Referenzbereiche festgelegt. Mit Hilfe von Qualitätsindikatoren können Abweichungen von der Norm oder einem Vergleichswert angezeigt und somit Analyse- und Handlungsbedarf signalisiert werden. **Pflege:** Qualitätsindikatoren in der Pflege sind z. B. der Generalindikator Dekubitus der Bundesgeschäftsstelle* Qualitätssicherung (Abk. BQS), die Qualitätsindikatoren der interRAI*-Assessmentinstrumente und der Qualitätsindikator Ernährungsstatus* der ArbeitsGruppe PflegeQualität im Deutschen* Berufsverband für Pflegeberufe (Abk. DBfK).

Qualitätskontrolle: (engl.) *quality inspection*; fortlaufende, meist aber punktuelle Überprüfung, ob zuvor festgelegte Anforderungen und Erwartungen an die Beschaffenheit eines Produkts*, einer Dienstleistung, eines Prozesses oder einer Organisation erfüllt wurden; **Formen: 1.** intern (z. B. auf der Station, im Pflegeheim) i. R. der Pflegevisite*, durch Checklisten oder Rundgänge; **2.** extern (z. B. durch den MDK*) durch Begehung, Überprüfung der Dokumentation, Kodierung oder Einstufung; **3.** total/repräsentativ/exemplarisch, d. h. das ganze Haus betreffend, stichprobenartig oder am Beispiel einer Abteilung; **Funktion:** Die Qualitätskontrolle ist eine wesentliche Maßnahme der Qualitätssicherung*. Vgl. Audit, Controlling.

Qualitätsmanagement: (engl.) *quality management*; Abk. QM; zielgerichtete Verbesserung der Qualität* eines Produkts* bzw. einer Dienstleistung* durch definierte und geplante Maßnahmen; Qualitätsmanagement umfasst aufeinander abgestimmte Tätigkeiten zur Leitung und Lenkung einer Organisation bezüglich Qualität und beinhaltet das Festlegen von Qualitätspolitik und -zielen sowie Qualitätsplanung, Qualitätslenkung, Qualitätssicherung* und Qualitätsverbesserung (DIN EN ISO 9000:2005). Qualitätsmanagement ist „branchenneutral"; seine Konzepte sind also auch auf Non-Profit-Organisationen (nicht an Gewinn ausgerichtete Einrichtungen wie Schulen, Krankenhäuser u. a.) anwendbar. Bei systematischer und dauerhafter Einrichtung greift Qualitätsmanagement tief in die organisatorischen Strukturen und Prozesse ein. Verantwortlich für das Qualitätsmanagement ist die oberste Leitung der Organisation*.

Qualitätsmanagement in der Pflege
In der ambulanten wie stationären Versorgung ist die Versorgung des Patienten die erbrachte Dienstleistung. Die Einrichtung als Dienstleistungsorganisation unterliegt damit den Aufgaben eines Managements, die Qualitätsforderungen als Ziel der Organisation vorzugeben und auf den verschiedenen Ebenen durchzusetzen. Als Teil der Gesamtorganisation des Unternehmens verfolgt Qualitätsmanagement das Ziel, die Produktionsprozesse und Produkte kontinuierlich zu verbessern, indem es sich allgemein am „Kunden" (nicht nur Patienten) orientiert und dabei gleichzeitig die Effizienz* zu steigern versucht. Die Verwirklichung dieser Ziele macht eine entsprechende Organisationsstruktur notwendig (Abkehr von der funktionalen Organisation). I. R. von Audits* und Qualitätsprüfungen (z. B. durch den MDK*) werden die Qualitätsforderungen überprüft. Durch eine Zertifizierung* kann ein Unternehmen dem Kunden ein funktionierendes Qualitätsmanagement*-System (Abk. QM-System) nachweisen und damit einen Vertrauensbeweis liefern. Umfassende QM-Systeme (z. B. TQM*) betreffen alle Bereiche einer Organisation. In den Alten- und Gesundheits- und Krankenpflege sind QM-Systeme nach DIN EN ISO 9001:2000 eingeführt worden. Einige Einrichtungen haben Erfahrungen mit der Selbstbewertung* nach dem EFQM-Modell (s. EFQM) oder der Kooperation für Transparenz und Qualität im Krankenhaus (Abk. KTQ*). Die Verfahren unterscheiden sich hinsichtlich ihrer Grundlagen, Konzepte und Überprüfungsmethoden. Das QM-System nach DIN EN ISO 9001 wird hinsichtlich Konformität durch unabhängige Dritte auditiert. Über das Ergebnis wird ein Zertifikat ausgestellt. Beim EFQM-Modell führt das Unternehmen eine Selbstbewertung aus und kann sich um eine Auszeichnung (Qualitätspreis) bewerben. KTQ ist ein spezielles Zertifizierungsverfahren zum Qualitätsmanagement in Krankenhäusern sowie für Arztpraxen, Rehabilitations- und Pflegeeinrichtungen.

Maßnahme: 1. Konstitution einer Steuerungsgruppe; **2.** Festlegung der Qualitätsziele durch die oberste Leitung (Qualitätspolitik); **3.** Benennung eines Qualitätsbeauftragten; **4.** Information aller Mitarbeiter über Qualitätsziele; **5.** Entwicklung von Verbindlichkeiten durch Qualitätsplanung und Qualitätslenkung; **6.** Konstitution von Qualitätszirkeln; **7.** Entwicklung und kontinuierliche Aktualisierung von Arbeits- und Verfahrensanweisungen (z. B. Pflegestandards*) in Qualitätszirkeln; **8.** Genehmigung der Arbeitsergebnisse der Qualitätszirkel durch die oberste Leitung; **9.** Umsetzung und Evaluation* der Qualitätsziele durch Arbeits-

anweisungen für den Pflegealltag; **10.** Zusammentragen aller Arbeitsanweisungen und anderer Dokumente im Qualitätsmanagement*-Handbuch. **Hinweis:** Zu bedenken ist, dass die inhaltliche Entwicklung Ziel ist, nicht aber die starre Erstellung eines Handbuchs. Ziel von Qualitätsmanagement ist Dynamisierung, nicht Bürokratisierung.
Umsetzung von Maßnahmen des Qualitätsmanagements: Hier gilt: **1.** Alle betroffenen Berufsgruppen sind an der Umsetzung aktiv beteiligt. **2.** Top-down-/Bottom-up-Strategie zur Umsetzung der Qualitätsziele durch direkte Beteiligung der Pflegekräfte und ggf. anderer Berufsgruppen; **3.** Partizipationsprinzip steht im Mittelpunkt. **4.** Überzeugte Führungskräfte sind die Voraussetzung für eine erfolgreiche Qualitätskultur. **5.** Förderung der Mitarbeiterkompetenz durch gezielte Personalentwicklungspolitik; **6.** Qualitätsdimensionen sind die Strukturqualität* (Rahmenbedingungen), die Prozessqualität* (Arbeitsabläufe) und die Ergebnisqualität* (Patientenzufriedenheit, Mitarbeiterzufriedenheit). **7.** Entwicklung des Bewusstseins, wie wichtig interdisziplinäre Zusammenarbeit für die Qualität ist; führt zur Verbesserung der Prozessqualität; verbesserte Prozessqualität hat wiederum positive Auswirkungen auf die Ergebnisqualität.
Hinweis: Qualitätsmanagement in den Säulen Verwaltung, Ärztlicher Dienst und Pflege getrennt voneinander zu installieren hat sich nicht bewährt, da dabei der grundsätzlich interdisziplinäre und berufsgruppen- sowie abteilungsübergreifende Charakter der Krankenhausbehandlung ignoriert wird. Die Verantwortung der Unternehmensleitung für die Qualität wird so nicht deutlich. Qualität und Wirtschaftlichkeit werden gegeneinander ausgespielt.
Gesetzliche Grundlagen
Durch SGB V und SGB XI sind Krankenhäuser und Pflegeeinrichtungen zur Einführung des internen Qualitätsmanagements verpflichtet.
Qualitätsmanagement-Darlegung: syn. Qualitätssicherung*.
Qualitätsmanagement-Handbuch: (engl.) *quality management manual*; Abk. QMH; Dokumentation, in der das Qualitätsmanagement*-System einer Organisation festgelegt ist (DIN EN ISO 9000:2005); gibt die grundsätzliche Einstellung (Qualitätspolitik, -ziele) sowie Maßnahmen zur Sicherung und Verbesserung der Qualität (G. F. Kamiske, J.-P. Brauer, 2003) wieder. Das QMH enthält Verfahrens- und Arbeitsanweisungen (s. Pflegestandard, Qualitätsstandard) für zentrale Arbeitsbereiche und -abläufe, die direkt oder mittelbar den Kunden betreffen. **Hinweis:** Fälschlicherweise wird in der Praxis oft der Begriff Qualitätshandbuch verwendet. Die Bezeichnung ist sachlich nicht korrekt, da sie suggeriert, dass im QMH die Qualität* festgelegt sei.
Qualitätsmanagement-System: (engl.) *quality management system*; Abk. QMS; Kurzbez. QM-System; Managementsystem zum Leiten und Lenken einer Organisation* bezüglich der Qualität* (DIN EN ISO 9000:2005); mit dem QM-System wird Qualitätsmanagement* realisiert. Es schafft die erforderliche Organisationsstruktur, Verfahren, Prozesse und Mittel und wird in einem Qualitätsmanagement*-Handbuch dokumentiert. **Vorteil:** **1.** verringertes Haftungsrisiko durch Dokumentation; **2.** transparente, vergleichbare und analysierbare Prozesse; **3.** besserer Informationsfluss; **4.** klare Zuordnung von Verantwortung und Zuständigkeiten; **5.** effiziente Einarbeitung neuer Mitarbeiter; **6.** Vorteil gegenüber Mitbewerbern (besonders bei der Wahl von ambulanten Einrichtungen, Sozialstationen). Die Leitungsebene eines Krankenhauses oder einer Pflegeeinrichtung trifft die Entscheidung, welches QM-System zum Einsatz kommt. Darin können unterschiedliche Berufsgruppen vertreten sein. Für die Pflegepraxis sind die Aspekte Fortbildung, Dokumentation, Umgang mit Ressourcen und Beschaffung besonders relevant. **Recht:** Seit 2002 verpflichtet der Gesetzgeber durch das SGB XI und das Heimgesetz* die Pflegeeinrichtungen dazu, ein QM-System zu unterhalten.

Qualitätsmerkmal: (engl.) *quality characteristic, quality attribute*; inhärentes Merkmal eines Produkts*, Prozesses oder Systems, das sich auf eine Anforderung bezieht (DIN EN ISO 9000:2005); kann quantitativ (z. B. Größe oder Gewicht) oder qualitativ (z. B. Farbe) sein. Vgl. Qualität, Qualitätsindikator.

Qualitätspolitik: (engl.) *quality policy*; übergeordnete Absichten und Ausrichtung einer Organisation zur Qualität*, wie sie von der Organisationsleitung formell ausgedrückt wurden (DIN EN ISO 9000:2005).

Qualitätssicherung: (engl.) *quality assurance*; Abk. QS; syn. Qualitätsmanagement-Darlegung; Teil des Qualitätsmanagements*, der auf das Erzeugen von Vertrauen darauf gerichtet ist, dass Qualitätsforderungen erfüllt werden (DIN EN ISO 9000:2005); somit bezieht sich Qualitätssicherung auf die Kontrolle der Einhaltung von Qualitätsforderungen. **Formen: 1. interne** Qualitätssicherung: Die Einhaltung von Qualitätsanforderungen und -vorgaben wird gegenüber der Leitung dargelegt. **2. externe** Qualitätssicherung: Die Einhaltung von Qualitätsanforderungen und -vorgaben wird gegenüber Kunden und Partnern dargelegt. **Recht:** Grundsätze der pflegerischen Qualitätssicherung sind in den „Maßstäben und Grundsätzen zur Sicherung und Weiterentwicklung der Pflegequalität" (§ 80 SGB XI) sowie z. T. auch nach §§ 135a, 137 ff. SGB V definiert. Vgl. Pflege-Qualitätssicherungsgesetz.

Qualitätssicherungsgesetz: s. Pflege-Qualitätssicherungsgesetz.

Qualitätsstandard: (engl.) *quality standard*; Bezeichnung für die Beschreibung eines bestimmten Levels, an dem z. B. die Qualität der Pflegepraxis,

Qualitätstechniken

der Dienstleistung oder der Ausbildung bezogen auf Strukturen, Prozesse oder Ergebnisse beurteilt werden kann; Qualitätsstandards enthalten messbare Merkmale wie Infektionsrate, Häufigkeit von Visiten oder Dauer von Patientengesprächen. An ihnen kann geprüft werden, inwieweit Vorgaben erfüllt wurden. Qualitätsstandards werden sowohl im SGB V als auch in SGB XI und SGB XII gefordert. **Beispiel: 1.** In § 132 a SGB V werden die Partner der Selbstverwaltung verpflichtet, bundeseinheitliche Leistungsinhalte, Maßnahmen zur Qualitätssicherung und Fortbildung u. a. zur Versorgung mit häuslicher Krankenpflege* zu vereinbaren. **2.** Für die stationäre Versorgung sind Maßstäbe in § 137 SGB V geregelt. **3.** Nach SGB XII besteht eine Verpflichtung zur Qualitätssicherung*, deren Grundsätze und Maßstäbe durch die Sozialhilfe- und Einrichtungsträger vereinbart werden. Vgl. Pflegestandard, Qualitätsindikator, Qualitätsmerkmal.

Qualitätstechniken: (engl.) *quality engineering*; Instrumente und Methoden, die i. R. des Qualitätsmanagements* auf verschiedenen Ebenen zur Lösung spezifischer Probleme eingesetzt werden; Qualitätstechniken sind strukturierte und systematische Verfahren, die das Qualitätsmanagement auf operativer Ebene unterstützen (z. B. Histogramme, Flussdiagramme, Ursache-Wirkungs-Diagramme; s. Ishikawa-Diagramm).

Qualitätszirkel: (engl.) *quality team*; Abk. QZ; Instrument des Qualitätsmanagements* in Form einer (Arbeits-)Gruppe, die sich ausgehend von den Erfahrungen der Mitarbeiter mit Möglichkeiten der Qualitätsverbesserung beschäftigt; diese Qualitätstechnik* geht auf japanische Ansätze des Qualitätsmanagements zurück. Auch im Dienstleistungsbereich finden Methoden der Gruppen- oder Teamarbeit zunehmend Anwendung, nicht immer unter Verwendung des Begriffs Qualitätszirkel. I. R. eines Qualitätszirkels können sich die Betriebsangehörigen/Mitarbeiter z. B. mit folgenden Themen befassen: **1.** Entwicklung oder Anpassung von Standards (z. B. Pflegestandards*) u. a. Instrumenten der Qualitätssicherung (z. B. Handbücher nach ISO); **2.** Benennung von Qualitätsmängeln und Vorschläge zu deren Beseitigung gegenüber dem Qualitätsbeauftragten oder der Leitung; **3.** Verbesserung der Ergebnis-* und Prozessqualität*; **4.** höhere Effizienz und Effektivität der Arbeit; **5.** Erhöhung der Arbeitszufriedenheit der Mitarbeiter; **6.** Verbesserung der Kommunikation. Werkzeuge der Qualitätszirkel sind u. a. Brainstorming* und das Ishikawa*-Diagramm. Ziel der Qualitätszirkel in Pflegeeinrichtungen ist es, Unzulänglichkeiten in der Patientenversorgung und deren Ursachen zu erkennen, geeignete Maßnahmen zu deren Abhilfe zu bestimmen und durchzuführen. Vgl. Kaizen.

Quarantäne: (engl.) *quarantine*; nach § 30 Infektionsschutzgesetz* unverzügliche, befristete und ggf. zwangsweise erfolgende Isolierung* insbesondere an Lungenpest oder an von Mensch zu Mensch übertragbarem hämorrhagischem Fieber erkrankter oder dessen verdächtigter Personen in einem Krankenhaus oder einer für diese Krankheiten geeigneten Einrichtung; die Dauer der Quarantäne für Kontaktpersonen ist abhängig von der Inkubationszeit* der betreffenden Krankheit. In die Quarantäne können ggf. Importprodukte, Tiere, Grundstücke, Gebäude und Verkehrsmittel einbezogen werden. Die Pflicht zur Quarantäne wurde auf solche Krankheiten beschränkt, die sich bereits im üblichen sozialen Kontakt als tödliche Gefahr ausbreiten können. Sonstige Kranke, Krankheitsverdächtige, Ansteckungsverdächtige und Ausscheider* können angeordnet in einem Krankenhaus oder ggf. zu Hause abgesondert werden. Vgl. life island.

Quarkwickel: s. Wickel.

Quecksilberthermometer: s. Thermometer.

Querschnittstudie: (engl.) *cross-sectional study*; wissenschaftliche Untersuchungsmethode, bei der alle Individuen einer Population einmal zu demselben Zeitpunkt untersucht werden; die untersuchten Individuen weisen verschiedene Eigenschaften auf (z. B. unterschiedliches Alter, verschiedene Risikofaktoren, Exposition oder Kontrollgruppe). **Vorteil:** kurze Studiendauer, geringe Kosten, evtl. Rückschlüsse von der untersuchten Population auf eine spezifische Zielpopulation möglich, günstig bei der Untersuchung von häufigen Erkrankungen oder dauerhaften Gewohnheiten; **Nachteil:** Zeitliche Abfolge von Ereignissen ist nicht zu erkennen, daher keine Ursachenforschung möglich; bei seltenen oder kurzen Erkrankungen/Ereignissen ungünstig (sehr große Studienpopulation nötig). Vgl. Längsschnittstudie.

Quetelet-Index: syn. Body*-mass-Index.

Quetschung: s. Kontusion.

Quincke-Lagerung: (engl.) *Quincke's hanging position*; Tieflagerung des Oberkörpers zur gezielten Erleichterung des Abhustens von Bronchialsek-

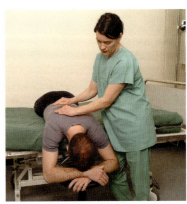

Quincke-Lagerung [6]

ret; **Anwendung:** bei Mukoviszidose und chronisch-obstruktiven Lungenerkrankungen (Abk. COPD); **Durchführung: 1.** Vorbereitung durch Anwendung sekretlösender Maßnahmen (Abklopfen*, Abklatschung*, Inhalation, Wickel*); **2.** Der Patient liegt ca. 15 Minuten in Bauchlage quer über dem Bett, wobei der Oberkörper über das Bett hinausragt und die Arme auf einem Hocker abgestützt werden (s. Abb.); das gelöste Sekret wird in einem Gefäß aufgefangen. **Hinweis:** Die Lagerungsform ist für den Patienten sehr anstrengend.

Rachen: (engl.) *pharynx*; Pharynx; Schlund; mit Schleimhaut ausgekleideter, erweiterter Muskelschlauch, der von Mund-* und Nasenhöhle bis zum Kehlkopf (Atmungsapparat) sowie zur Speiseröhre (Verdauungssystem) führt; **Einteilung: 1.** Nasenrachen (Nasopharynx, Epipharynx): vom Rachendach bis zum weichen Gaumen (Palatum molle oder Velum palatinum); **2.** Mundrachen (Oropharynx, Mesopharynx): vom weichen Gaumen bis zum Oberrand des Kehldeckels* (Epiglottis); **3.** Kehlkopfrachen (Laryngopharynx, Hypopharynx): vom Oberrand der Epiglottis bis zum Ringknorpel des Kehlkopfs*; geht in die Speiseröhre (Ösophagus) über. In den Nasenrachen mündet mit dem Ostium pharyngeum tubae auditivae auch die Ohrtrompete, eine Verbindung zwischen Mittelohr und Rachen. Im Bereich des Rachens liegt der **lymphatische Rachenring**, eine Ansammlung von Mandeln (Rachen-, Tubus-, Gaumen- und Zungenmandeln) und diffus angeordnetem lymphatischem Gewebe. **Pflege:** Aufgrund der Verletzungsgefahr für den Rachen ist bei der Reinigung des Tubus bei intubierten Patienten besondere Vorsicht geboten.
Rachentubus: syn. Pharyngealtubus*.
radial: (engl.) *radial*; **1.** daumenwärts; **2.** zur Speiche (Radius) gehörend; Gegensatz: ulnar*.
RAI: Abk. für (engl.) *resident assessment instrument*, s. interRAI-Assessmentinstrumente.
Randomisierung: (engl.) *randomisation*; zufällige Auswahl von Individuen oder Objekten für Experimente, Datenerhebung und Testverfahren i. R. einer wissenschaftlichen Untersuchung (z. B. zur Beurteilung von Therapien); die Untersuchungsobjekte werden streng zufällig (z. B. durch Losverfahren, Zufallsgenerator) der Behandlungs- oder Kontrollgruppe zugeordnet. **Ziel:** Ausschalten von systematischen Fehlern oder Einflüssen auf die statistische Auswertung. Vgl. Doppelblindversuch, Pflegeforschung.
Raptus: (engl.) *raptus*; Bezeichnung für einen plötzlich einsetzenden Erregungszustand bei zugrunde liegender psychischer Störung; **Beispiel: 1.** aggressive Raserei (Tobsuchtsanfall), z. B. bei schwerer Depression oder Schizophrenie; **2.** Anfall von Verzückung, Ekstase; **3.** auch Fressattacke, z. B. bei Heißhunger*; **Hinweis:** ursprüngliche Bedeutung: Frauenraub und Vergewaltigung. Vgl. Kurzschlusshandlung, Aggression.
Rassismus (ICNP): (engl.) *racism*; herabwürdigend diskriminierende Einschätzung und Behandlung von Menschen mit anderer Hautfarbe, Physiognomie oder Nationalität; **Ursachen:** Rassismus ist ein weltweit zu beobachtendes multidimensionales Phänomen. Es gibt keine einheitliche, empirisch untermauerte wissenschaftliche Theorie, die besagt, worauf Rassismus zurückzuführen ist. Soziale Isolation einer Gesellschaft, negative Beeinflussung durch Parteien, wirtschaftliche Krisen und Angst vor Fremdem werden als Hauptursachen für rassenideologische Denk- und Handlungsweisen diskutiert. Rassismus tritt unabhängig vom Bildungsgrad auf. Das Gesundheitssystem kann die möglichen psychischen und physischen Folgen von Rassismus als gesellschaftlichem Problem (z. B. Gewaltanwendung, Ausgrenzung) nur in begrenztem Maße für die Betroffenen mildern. **Pflege: 1.** Rassistische Diskriminierung und Gewalt* sind eine häufige Ursache für Pflegebedürftigkeit* (s. Verstümmelung, Aggression). Berufsgruppenübergreifendes Arbeiten ermöglicht die Ausschöpfung personeller und rechtlicher Möglichkeiten im Interesse des Patienten. **2.** Der Ethikkodex des ICN*, an dem sich alle Pflegeberufsverbände orientieren, spricht sich eindeutig gegen rassistische Diskriminierung in der Ausübung von Pflegeberufen aus. Danach ist die Achtung der Menschenrechte* einschließlich des Rechts auf Leben, Würde und respektvolle Behandlung untrennbar von Pflege, unabhängig von Alter, Behinderung oder Krankheit, Geschlecht, Glauben, Hautfarbe, Kultur*, Nationalität, politischer Einstellung, ethnischer Zugehörigkeit oder dem sozialen Status. Rassistische Äußerungen oder Handlungen von Pflegepersonen gegenüber Patienten oder Arbeitskollegen widersprechen damit klar dem Berufsbild der Alten-, Gesundheits- und Kranken- und Gesundheits- und Kinderkrankenpflege. Zuwiderhandlungen können den entsprechender Gestaltung der Arbeitsverträge und Stellenbeschreibungen* (z. B. in Anlehnung an den ICN-Ethikkodex) disziplinarisch vom Arbeitgeber beantwortet werden. Vgl. Vorurteile.

Rasur: (engl.) *shave*; Entfernen von Gesichts- und Körperbehaarung, i.e. S. Entfernen der Gesichtshaare beim Mann i. R. der täglichen Körperpflege; **Methode:** s. Trockenrasur, Nassrasur. Bei einer Rasur i. R. der Vorbereitung für eine **Operation** werden je nach Art der Operation und Schnittführung die Haare unterschiedlicher Hautareale entfernt (Rasurplan). Mikroläsionen sollen vermieden werden, da sie eine Eintrittspforte für Keime darstellen können. Die Rasur erfolgt aus hygienischen Gründen am Operationstag, oft erst im Operationstrakt. Vgl. Enthaarung.

Rating: Bewertung einer Person, eines Objekts, eines Zustands oder eines Merkmals anhand einer Beurteilungsskala (oft Notenskala); vgl. Bewertungsskala.

Rationalisierung: (engl.) *rationalisation*; **1.** (psychoanalytisch) Abwehrmechanismus*, bei dem eine unangenehme, bedrohliche Ursache einer Handlung, eines Gefühls oder eines Gedankens nicht bewusst wahrgenommen wird, sondern durch eine angeblich rationale, logische Begründung ersetzt wird; vgl. Rationalität. **2.** (wirtschaftlich) Steigerung der Effizienz der Güter- und Dienstleistungsproduktion durch Straffung und Vereinfachung von Arbeitsgängen, verbesserte Arbeitsorganisation und Automatisierung; **Hinweis:** Maßnahmen zur Rationalisierung führen häufig zur Einsparung menschlicher Arbeitskraft, was eine Kostenersparnis, aber auch den Verlust von Arbeitsplätzen bedeuten kann.

Rationalität: (engl.) *rationality*; Denksystem, das zu vernünftigem, schlussfolgerndem Handeln unter der Berücksichtigung von Ursache-Wirkungs-Zusammenhängen führt; vgl. Vernunft, Denken, magisches.

Rauchen (ICNP): (engl.) *tobacco use*; Verwenden von Tabak als Stimulans durch Rauchen von Zigaretten, Zigarren und/oder Pfeife; darüber hinaus können auch einige Rauschmittel wie z. B. Cannabis und Marihuana inhalativ eingenommen werden. **Wirkung:** durch das im Tabak enthaltene Nicotin zentral stimulierend, bei hoher Dosierung lähmend (s. Nicotinvergiftung); **Folge:** Der regelmäßige Gebrauch von Tabak kann zu Abhängigkeit* führen und wirkt durch die enthaltenen krebserregenden Stoffe, Schwermetalle und Gifte als ein wichtiger Faktor bei der Entstehung vieler Erkrankungen mit: **1.** Lungenerkrankungen (chronische Bronchitis, Lungenemphysem, Lungenkrebs); **2.** Erkrankungen, die mit einer verminderten Durchblutung einhergehen (periphere arterielle Verschlusskrankheit, sog. Raucherbein, Schlaganfall, Herzinfarkt); **3.** Krebserkrankungen (Mundhöhlen-, Kehlkopf-, Speiseröhren-, Harnblasen-, Magen-, Nierenkrebs); **4.** erhöhte Infektanfälligkeit durch Vitaminmangel sowie verminderte Leistungsfähigkeit. Rauchen während einer Schwangerschaft* bedeutet eine Gefahr für das Ungeborene (mangelnde Durchblutung der Plazenta; s. Mangelgeborenes). Auch Passivrauchen führt, besonders bei Kindern, zu einer erhöhten Infektanfälligkeit, zu langfristiger Beeinträchtigung der Bronchien und fördert die Entstehung von Asthma bronchiale. **Maßnahme:** Aufklärung über gesundheitsförderndes Verhalten und Unterstützung bei der Rauchentwöhnung, z. B. durch **1.** vermehrte primäre Prävention* (z. B. Rauchverbote); **2.** Beratung* über **a)** psychotherapeutische Verfahren wie z. B. Verhaltenstherapie*, Aversionstherapie, Hypnose*; **b)** medikamentöse Unterstützung mit Nicotinpflaster oder -kaugummi; **c)** Ohrakupunktur durch speziell ausgebildete Ärzte, Heilpraktiker oder Pflegepersonen. **Hinweis:** Die Verlagerung des Tabakkonsums von Angehörigen höherer sozialer Schichten hin zu sozioökonomisch benachteiligten Schichten gilt als erwiesen (Weltbank, 2003; M. S. Goldstein, 1992).

Raum, persönlicher: (engl.) *personal space*; Distanzraum; Bereich eines Menschen, dessen Betreten seitens eines anderen Menschen als Übergriff empfunden wird; nur nahestehende Menschen dürfen in diesen Raum eintreten (im Gegensatz zum öffentlichen Raum); **Einteilung: 1.** intimer Raum: Nahkörperzone bis 50 cm; **2.** persönlicher Raum: Entfernung vom Körper ca. Armeslänge; **3.** sozialer Raum: Entfernung vom Körper ca. 2–4 m; hier finden die meisten sozialen Kontakte statt. Wie ausgeprägt das Gefühl des Unbehagens bei Übertretung der unsichtbaren Grenzen ist, hängt von der kulturellen Sozialisierung und dem eigenen Bedürfnis des Menschen (z. B. nach Nähe, Zuwendung) ab. Pflegepersonen, Physiotherapeuten und Ärzte werden aufgrund der sozialen Rolle* auch im intimen Raum kurzzeitig geduldet. Zur sozialen und interkulturellen Kompetenz gehört es, diese räumlichen Zonen zu erkennen und zu interpretieren und zu wahren. Vgl. Tabuzone, Intimsphäre, Privatsphäre.

Rauschdroge: syn. Rauschmittel*.

Rauschmittel: (engl.) *narcotics*; syn. Rauschdroge; alle natürlichen, halb- oder vollsynthetischen Stoffe (s. Droge), die auf das Zentralnervensystem wirken, mit dem Ziel einer Bewusstseins- oder Erlebnisveränderung eingenommen werden (psychoaktive Substanzen) und potentiell Abhängigkeit* erzeugen; **Kennzeichen:** Das Zusammenwirken von pharmakologischer Wirkung (objektive/stoffliche Eigenschaften) sowie Art und Ziel der Verwendung (subjektive Eigenschaften) macht eine Substanz zum Rauschmittel. **Beispiel:** Alkohol, bestimmte Arzneimittel, Nicotin, Cannabis, Opiate, Cocain, auch Pilze und Nachtschattengewächse wie z. B. Stechapfel oder Tollkirsche; i. w. S. versteht man unter Rauschmittel alles, das die Stimmung und/oder das Bewusstsein verändern oder berauschen kann. Hierzu gehören auch Tätigkeiten wie z. B. Musik hören, spielen, fernsehen oder arbeiten. **Recht:** Den Umgang mit illegalen Rauschmitteln regelt das Betäubungsmittelgesetz*. Vgl. Alkoholabhängigkeit, Arzneimittelabhängigkeit, Drogenabhängigkeit.

Rautek-Rettungsgriff: (engl.) *Rautek's manoeuvre*; Handgriff zur Rettung hilfloser Personen aus Gefahrenbereichen; **Anwendung:** sowohl bei sitzenden als auch bei liegenden bewegungsunfähigen bzw. bewusstlosen Verletzten (s. Abb.). Vgl. Heimlich-Handgriff.

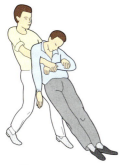

Rautek-Rettungsgriff

Reaktion: (engl.) *reaction*; Gegenwirkung; **1.** (psychoanalytisch) Reaktionsbildung*; **2.** (verhaltenspsychologisch) Antwort eines Organismus auf einen einwirkenden Reiz* mit der Folge einer Verhaltensäußerung; **Formen: a)** als Reflex* in physiologisch vorbestimmter Weise; **b)** (durch Vorerfahrungen und kognitive Prozesse beeinflusst) als komplexe Verhaltensweise bzw. zielgerichtete Handlung; **3.** (physiologisch) Antwort eines Erfolgsorgans (z. B. Muskelzellen oder Drüsen) auf einen überschwelligen Reiz; **4.** (allergologisch) Überempfindlichkeitsreaktion; **5.** (physikalisch) Umwandlung von Atomkernen; **6.** (chemisch) Umwandlung eines oder mehrerer Stoffe in andere.

Reaktion, paradoxe: (engl.) *paradoxic reaction*; der erwünschten Wirkung eines Medikaments entgegengesetzte Wirkung; **Vorkommen:** bei zentral wirksamen Substanzen wie Hypnotika (Schlafmittel*) und Tranquilizer (z. B. Benzodiazepine), die statt der erwarteten sedierenden und schlaffördernden Wirkung Unruhe, Erregungszustände, Aggressivität und Schlaflosigkeit auslösen können; **Hinweis:** Doxylamin (Antihistaminikum und Sedativum) kann besonders bei Kleinkindern Erregungserscheinungen hervorrufen.

Reaktionsbildung: (engl.) *reaction formation*; Begriff aus der Psychoanalyse* für einen Abwehrmechanismus*, der zur Ausbildung von dauerhaften Verhaltensweisen führt, die einem verdrängten Wunsch entgegengesetzt sind; bei den Wünschen handelt es sich um Triebimpulse des Es*, die durch das Gewissen (Über*-Ich) so stark abgelehnt werden, dass der Impuls in sein Gegenteil umgekehrt wird. Durch diese Betonung des Gegenteils schützt sich das Ich* vor den angstbesetzten Trieben. **Beispiel:** Der Hass gegen ein Elternteil wird durch übermäßige Liebe ersetzt.

Realismus: (engl.) *realism*; **1.** umgangssprachliche Bezeichnung für Realitätssinn, Orientierung an der Realität; **2.** (philosophisch) Sammelbezeichnung für verschiedene Auffassungen von der Existenz und der Wahrnehmung einer realen Welt; **Formen:** u. a. **a) naiver** Realismus, der annimmt, dass es eine reale Welt gibt und diese auch so beschaffen ist, wie wir sie wahrnehmen; physiologische Grundlage: Das Zentralnervensystem verarbeitet Sinneseindrücke so, dass ein Gegenstand als etwas Wirkliches wahrgenommen wird. Ungegenständliche Empfindungen (z. B. Farbe, Form, Bewegung in der visuellen Wahrnehmung) werden als gegenständliche Objekte (z. B. sich bewegende menschliche Körper) wahrgenommen. Das Bewusstsein fügt aus den Einzeleindrücken die Gestalt* zusammen, die im Alltag als unabhängig gegebene Wirklichkeit aufgefasst wird. **b) kritischer** Realismus, nach dem es eine reale Welt gibt, diese aber nicht in allen Zügen so beschaffen ist, wie sie uns erscheint, sondern durch subjektive Beimengungen geprägt ist (vgl. Konstruktivismus). **Pflege:** Bei Erweiterung des Wissens z. B. durch zusätzliche Ausbildung (z. B. Pflegeausbildung) oder Training (z. B. Erste Hilfe) kann die aus Erfahrung zusammengesetzte Wirklichkeit verändert werden. Körper können z. B. nach bestimmten Kriterien (Farbe, Geruch, Bewegung) anders als vorher wahrgenommen und beurteilt werden (vgl. Krankenbeobachtung). Ingesamt werden Menschen verändert wahrgenommen, da das Bewusstsein zusätzliche Informationen mit einbezieht. Geschieht dies nicht reflektiert, bleibt die Auffassung von der Wirklichkeit naiv realistisch. **Hinweis:** Welche Vorstellung Menschen von der Realität haben, ist individuell unterschiedlich (Realitätsglaube, ICNP).

Realität: (engl.) *reality*; Bezeichnung für das Tatsächliche, die Wirklichkeit, die Struktur der sozialen und natürlichen Welt; **Einteilung: 1. objektive** Realität: vom Bewusstsein* des Wahrnehmenden unabhängige Gegebenheit; Objektivität; **2. subjektive** Realität: die Welt, die das Individuum wahrnimmt und erlebt. Vgl. Realismus.

Realitäts-Orientierungs-Training: (engl.) *reality orientation training*; Abk. ROT; Sammelbegriff für v. a. verhaltenstherapeutische, umweltorientierte Behandlungsansätze zur Wiedererlangung und Erhaltung der zeitlichen, örtlichen, räumlichen und personellen Orientierung* sowie der Selbständigkeit durch Erinnerung und Strukturierung; **Anwendung:** hauptsächlich bei Menschen mit beginnender Demenz (s. Verwirrtheit, chronische) in Institutionen der Altenpflege; **Formen: 1. informelles,** 24-Stunden-ROT: Einsatz von Orientierungshilfen* wie konsequentes Ansprechen des verwirrten Menschen mit seinem Namen rund um die Uhr; dabei werden Datum und Uhrzeit häufig genannt; große Wandkalender, Uhren, Farbsysteme, Symbole, Schilder, gute Beleuchtung und sog. ROT-Tafeln mit Angaben z. B. über Arztbesuche

Reanimation

oder Veranstaltungen sollen die Orientierung erleichtern. Tagesstrukturierend werden regelmäßig wiederkehrende Aktivitäten, feste Zeiten für Aufstehen, Zubettgehen, Mahlzeiten und Beschäftigung angeboten. Voraussetzung ist, dass alle Betreuer in das Konzept integriert sind, die gleiche Grundhaltung haben und somit ein einheitlicher Umgang mit konsistentem Verhalten ermöglicht wird. **2. formales** ROT: Gruppenrunden mit Gedächtnistraining* zur Strukturierung des Tages und Erhaltung und Förderung der Ressourcen des Betroffenen; **Hinweis: 1.** ROT ist in der Anfangsphase der Demenz sinnvoll; allerdings versuchen die meisten Betroffenen gerade in dieser Anfangsphase, ihre Defizite vor sich und der Umwelt zu verbergen (Fassade). **2.** Sowohl im frühen Stadium als auch bei zunehmendem Verfall der geistigen Leistungsfähigkeit kann es zu demütigenden und demotivierenden Effekten durch Überforderung kommen. Die Patienten werden traurig (bis depressiv) und ziehen sich noch mehr zurück. Die spielerischen Gruppenvarianten zum Erhalt des Altgedächtnisses sind daher dem 24-Stunden-ROT vorzuziehen. Vgl. Validation.

Reanimation: (engl.) *resuscitation*; Wiederbelebung; notfallmäßig durchgeführte Sofortmaßnahmen bei plötzlichem Herz*-Kreislauf-Stillstand oder schwerer Atemstörung (Atemstillstand* oder Schnappatmung*) mit Bewusstlosigkeit; **Ziel:** Aufrechterhaltung von Atmung und Kreislauf und damit der Durchblutung und Sauerstoffversorgung von Gehirn und Herz; **Basismaßnahme** (auch von Laien durchzuführen): **1.** Freimachen der Atemwege durch Überstrecken des Kopfes und Anheben des Kinns (Esmarch*-Handgriff); **2. Herzdruckmassage;** die Durchführung kann allein (Ein*-Helfer-Methode) oder zu zweit (Zwei*-Helfer-Methode) erfolgen. **3.** Atemspende* (Mund-zu-Mund- bzw. Mund-zu-Nase-Beatmung, mit Atemmaske als Maskenbeatmung* oder mit Tubus*); Ungeübte sollten bei der Reanimation auf die Atemspende verzichten, um sich besser auf die Herzdruckmassage konzentrieren zu können. **Erweiterte Maßnahme** (speziell ausgebildetem medizinischem Personal vorbehalten): **1.** elektrische Defibrillation (Wiederherstellen der regelmäßigen Herztätigkeit durch einen elektrischen Stromstoß; s. Defibrillator); dabei darf der Patient nicht berührt werden (kann sonst Herzrhythmusstörungen beim Helfer auslösen); Hinweis: Es finden Modellversuche statt, an öffentlichen Orten auch Laien Defibrillatoren zur Verfügung zu stellen, um die Sterblichkeit an plötzlichem Herztod zu senken. **2.** Anlegen eines möglichst großlumigen venösen Zugangs, um Flüssigkeit und Medikamente zuzuführen (ggf. auch endobronchial oder intraossär einen intravenösen Zugang möglich); **3.** Intubation* und Beatmung*; **4.** Verabreichen von Medikamenten (z. B. Adrenalin zur Anregung der Herztätigkeit, Atropin zur Steigerung der Herzfrequenz, Antiarrhythmika zur Stabilisierung des Herzrhythmus, Natriumbicarbonat zur Korrektur der nichtrespiratorischen Azidose*); **Ablauf:** Ein schneller Beginn aller Maßnahmen ist wichtig, um bleibende Schäden der Organe, besonders des Gehirns, zu vermeiden (vgl. Wachkoma); die frühestmögliche, kontinuierliche Herzdruckmassage ist entscheidend für die Prognose. Nach einer erfolgreichen Reanimation muss der Patient zur Überwachung und Sicherstellung der Vitalfunktionen auf die Intensivstation verlegt werden. Die Unterlassung (s. Patientenverfügung) bzw. der Abbruch einer Reanimation darf nur auf ärztliche Anordnung erfolgen. **Pflege:** Laut § 3 Absatz 2 Nr. 1 d Krankenpflegegesetz ist die Einleitung lebensnotwendiger Sofortmaßnahmen bis zum Eintreffen des Arztes ein Ausbildungsziel der Krankenpflegeausbildung. Für die Altenpflege liegen keine konkreten Bestimmungen vor.

Reanimationsbrett: hartes Brett, das zur Herzdruckmassage* als feste Unterlage unter den Patienten geschoben wird; vgl. Reanimation.

Reanimationsteam: (engl.) *crash team*; meist aus einem Anästhesisten und einer Fachpflegeperson für Intensivpflege* bestehendes Team, das bei einem kardiopulmonalen Notfall über eine feststehende Telefonnummer oder einen zentralen Heralarm zu erreichen ist, in wenigen Minuten vor Ort sein kann und die entsprechenden Notfallmaßnahmen durchführt; innerhalb eines Krankenhauses wird für im Haus anfallende Notfälle, die die Möglichkeiten einer Allgemeinstation übersteigen, eine Station, i. d. R. eine Intensivstation*, als zuständig erklärt. Dabei wird pro Schicht ein auf Abruf bereitstehendes Team gebildet. Im Notfall wird dieses Reanimationsteam alarmiert und begibt sich auf die entsprechende Station. Zur Ausrüstung gehört eine transportable Reanimationsausrüstung, u. a. aus einem tragbaren Beatmungsgerät, Sauerstoffflasche*, Absaugvorrichtung, Ambu®-Beutel, Intubationsbesteck, Defibrillator* und verschiedenen Notfallmedikamenten. Im Bedarfsfall wird der Patient zur Weiterbehandlung auf die Intensivstation verlegt. Vgl. Reanimation.

Reanimationswagen: (engl.) *resuscitation trolley*; Rollschrank mit Notfallausstattung* für Sofortmaßnahmen nach Eintritt von Herz*-Kreislauf-Stillstand oder Atemstillstand* mit Bewusstlosigkeit*; der Reanimationswagen ist für die Normalstationen je nach Klinik im Intensivpflegebereich oder in der Rettungsstelle zentral abrufbar. **Hinweis:** Nach Gebrauch sofort wieder entsprechend dem Standard* auffüllen. Vgl. Reanimation.

recapping: s. Injektion.

Rechtsfähigkeit: (engl.) *capacity to acquire and hold rights and duties*; Fähigkeit, Träger von Rechten und Pflichten zu sein; die Rechtsfähigkeit beginnt mit der Geburt und endet mit dem Tod (§ 1 BGB). Dies bedeutet, dass das ungeborene Leben nicht rechtsfähig ist. Es besteht jedoch ein Schutz durch eine Reihe von Sondervorschriften; so ist z. B. die

Leibesfrucht erbfähig (§ 1923 Absatz 2 BGB), wird durch die Gesetzliche Unfallversicherung geschützt und hat einen Ersatzanspruch, wenn ihr Unterhaltspflichtiger getötet wurde. Vgl. Deliktsfähigkeit, Geschäftsfähigkeit, Schuldfähigkeit, Wahlfähigkeit.

Redon-Saugdrainage: (engl.) *Redon's suction drainage*; Absaugvorrichtung mit einem an eine Unterdruckflasche angeschlossenen, nicht komprimierbaren Kunststoffschlauch mit zahlreichen Öffnungen am Endteil, der zur postoperativen Drainage* vom behandelnden Arzt in die Wunde eingelegt und für einige Tage dort belassen wird; **Pflegemaßnahme:** Entfernen der Saugdrainage nach ärztlicher Anordnung (Klinikstandard beachten): **1.** Haut und angrenzenden Drainageschlauch desinfizieren; **2.** Drainage- und Verbindungsschlauch abklemmen; **3.** ggf. Wundsekret auffangen; **4.** Haltefaden unter sterilen Bedingungen durchtrennen; **5.** Drainageschlauch ziehen; **6.** ggf. Redonspitze in sterilem Gefäß abwerfen und zur mikrobiologischen Untersuchung weiterleiten. **Hinweis:** Unter Beachtung der Übernahmeverantwortung* wird das Entfernen von Drainagen auch nach ambulanten Eingriffen von Pflegepersonen vorgenommen. Vgl. Wunddrainage.

Reduplikation: (engl.) *reduplication*; auch Replikation; identische Verdopplung des genetischen Materials (DNA* oder RNA*) durch spezielle Enzyme während des Zellzyklus zur vollständigen Weitergabe der Erbinformation an 2 Tochterzellen.

Referenzbereich: (engl.) *reference values*; Messwertbereich für labormedizinische Größen (Parameter), die durch Untersuchungen an einer gesunden Bevölkerungsgruppe (Referenzpopulation) ermittelt werden (Mittelwert ± 2 Standardabweichungen); wiederholtes Über- oder Unterschreiten der Grenzwerte deutet i. d. R. auf einen krankhaften (pathologischen) Befund hin (s. Tab. S. 628). Diese Zielwerte stellen therapeutische Idealwerte dar, bei denen kein Risiko zu erwarten ist.

Referenzwert: (engl.) *reference value*; veraltet Norm; Wert einer Messgröße, der einer definierten Referenzgruppe angehört und als festgelegtes Vergleichsmaß dient; Referenzwerte in Bezug auf Individuen müssen möglicherweise nach Einflussfaktoren wie tageszeitlichen Schwankungen, Geschlecht, ethnischer Zugehörigkeit oder Alter der untersuchten Population klassifiziert werden. Vgl. Referenzbereich.

Reflex (ICNP): (engl.) *motor reflex function*; unwillkürliche Bewegung eines Körperteils oder Organs als unmittelbare Antwort auf einen bestimmten Reiz; die genaue Prüfung der Reflexe erfolgt bei Verdacht auf Erkrankung durch den Arzt (s. Abb.). Reflexverstärkungen und -abschwächungen können Hinweise auf Erkrankungen des Nervensystems oder der Muskeln sein. Die Veränderung der Stärke von Reflexen ist ein wichtiger Hinweis für den Verlauf bestimmter Erkrankungen.

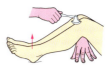

Reflex: Reflexprüfung: Patellarsehnenreflex (Abk. PSR; Quadriceps-femoris-Reflex): Schlag auf die Patellarsehne des großen Schenkelstreckers (Musculus quadriceps femoris) führt zur Streckung im Kniegelenk.

Reflexblase: (engl.) *reflex neurogenic bladder*; Bezeichnung für eine Blasenentleerungsstörung* (Miktionsstörung) bei Rückenmarkschädigung bei noch erhaltener neuronaler Verschaltung des reflektorischen Erregungsablaufs (Reflexbogen) mit unwillkürlicher Harnblasenentleerung (Blasenautomatie); vgl. Harninkontinenz.

Reflexe, viszerokutane: (engl.) *viscerocutaneous reflexes*; bei Reizung, Erkrankung oder Schädigung innerer Organe auftretende reflektorische Veränderungen in den entsprechenden Head*-Zonen, z. B. Gefäßverengung oder Gefäßerweiterung, auch Überempfindlichkeit für Berührungsreize (Hyperästhesie*) oder gesteigerte Schmerzempfindlichkeit (Hyperalgesie*); die von den inneren Organen ausgehende Nervenerregung wird über sympathische und parasympathische Fasern zum Rückenmark und von dort über Nerven der Haut in die entsprechende Head-Zone geleitet.

Reflexinkontinenz (ICNP): s. Harninkontinenz.

Reflexzonen: (engl.) *reflex zones*; Somatotopien; i. w. S. Areale auf Haut und Schleimhäuten, deren Struktur, Farbgebung oder andere Merkmale Aussagen über Regulationsstörungen von Organen oder Körperstrukturen ermöglichen und die auch zur Behandlung genutzt werden; i. e. S. gelten nur solche Zonen als Reflexzonen, bei denen eine reflexartige Wechselbeziehung zwischen Körperoberfläche und Organen und Körperstrukturen vorliegt.

Geschichte

Das Wissen über Reflexzonen lässt sich sehr weit zurückverfolgen; in allen Hochkulturen fanden sie Beachtung. Der älteste Hinweis findet sich als Tätowierung auf der Haut des sog. Ötzi, des Überresten eines Menschen aus der Jungsteinzeit, der vor ca. 5300 Jahren gelebt hat. Die Entdeckung der Verbindung von Organstörungen zu Wirbelsäulenreaktionen (W. und D. Griffin, 1834) sowie die Veröffentlichung, die eine Wirbelsäulenbeziehung zu den Hautzonen, den Dermatomen, aufzeigte (H. Head, 1893), markieren den eigentlichen Beginn der Aufmerksamkeit gegenüber Reflexzonen in der Neuzeit. Ende des 19. Jahrhunderts entdeckte W. Fitzgerald das System der Reflexzonen an den Füßen und im 20. Jahrhundert wurden weitere Reflexzonen entdeckt (z. B. Ohr, Zunge, Zähne, Schädel). J. M. Gleditsch veröffentlichte 1983 die erste Gesamtschau der Reflexzonen-Somatotopien. Inzwischen sind mehr als 25 ver-

Referenzbereich
Einige Parameter (Serum, Plasma, Vollblut) für Erwachsene

Parameter	SI-Einheit[1]			konventionelle Einheit[1]		
Ammoniak	10	–	60 µmol/l	17	–	102 µg/dl
Bilirubin						
gesamt			<17 µmol/l			<1,0 mg/dl
direkt			<5,1 µmol/l			<0,3 mg/dl
Calcium	2,25	–	2,6 mmol/l			
Chlorid	97	–	110 mmol/l	97	–	108 mval/l
Eisen						
Männer	10	–	28 µmol/l	50	–	160 µg/dl
Frauen	6,6	–	26 µmol/l	37	–	145 µg/dl
Ferritin	15	–	400 µg/l			
Glukose						
nüchtern; Plasma, venös	3,8	–	5,6 mmol/l	65	–	100 mg/dl
nüchtern; Vollblut, kapillär	3,8	–	5,0 mmol/l	69	–	90 mg/dl
Harnsäure	180	–	420 µmol/l	3	–	7 mg/dl
Harnstoff	3	–	8 mmol/l	20	–	50 mg/dl
Homocystein	6	–	30 µmol/l			
Kalium						
im Serum	3,7	–	5,5 mmol/l			
im Plasma	3,5	–	4,5 mmol/l			
Kreatinin	50	–	88 µmol/l	0,7	–	1,1 mg/dl
Kupfer	11	–	24 µmol/l	70	–	152 µg/dl
Laktat			<2,2 mmol/l			<20 mg/dl
Magnesium	0,7	–	1,05 mmol/l	1,7	–	2,55 mg/dl
Natrium	135	–	145 mmol/l			
Phosphor, anorganischer	0,8	–	1,6 mmol/l	2,5	–	4,8 mg/dl
Enzymaktivitäten						
alkalische Phosphatase, ALP (37 °C)						
Männer	0,65	–	2,20 µkatal/l	40	–	130 U/l
Frauen	0,60	–	1,75 µkatal/l	35	–	105 U/l
Alaninaminotransferase, ALT (37 °C IFCC)						
Männer			<0,85 µkatal/l			<50 U/l
Frauen			<0,60 µkatal/l			<35 U/l
Aspartataminotransferase, AST (37 °C IFCC)						
Männer			<0,85 µkatal/l			<50 U/l
Frauen			<0,60 µkatal/l			<35 U/l
Alphaamylase (37 °C Roche)			<1,85 µkatal/l			<110 U/l
Cholinesterase (37 °C)				3600	–	12 000 U/l
Glutamatdehydrogenase, GLDH (37 °C)						
Männer			<0,12 µkatal/l			<7 U/l
Frauen			<0,08 µkatal/l			<5 U/l
Gammaglutamyltransferase (37 °C IFCC)						
Männer			<1,00 µkatal/l			<60 U/l
Frauen			<0,65 µkatal/l			<40 U/l
Kreatinkinase, CK (37 °C IFCC)						
Männer			<3,20 µkatal/l			<190 U/l
Frauen			<2,85 µkatal/l			<170 U/l
Kreatinkinase MB, CK-MB (37 °C)			<0,42 µkatal/l			<25 U/l
Laktatdehydrogenase, LDH (37 °C IFCC)			<4,20 µkatal/l			<250 U/l
Lipase (25 °C)						160 U/l

Referenzbereich
Einige Parameter (Serum, Plasma, Vollblut) für Erwachsene

Parameter	SI-Einheit[1]			konventionelle Einheit[1]		
Fettstoffwechsel						
Cholesterol (Zielwerte)		<5,2	mmol/l		<200	mg/dl
HDL-Cholesterol (Zielwerte)		>0,9	mmol/l		>35	mg/dl
LDL-Cholesterol (Zielwerte)		<3,9	mmol/l		<150	mg/dl
Gesamtlipide				450 –	1000	mg/dl
Fettsäuren				240 –	440	mg/dl
Triglyceride (Zielwert)		<2,3	mmol/l		<200	mg/dl
Serumproteine						
Proteine (gesamt)	62 –	80	g/l	6 –	8	g/l
Albumine	35 –	52	g/l	3,5 –	5,2	g/dl
Alpha-1-Antitrypsin	0,9 –	2,0	g/l	90 –	200	mg/dl
Alpha-2-Makroglobulin	1,3 –	3,0	g/l	130 –	300	mg/dl
Beta-2-Mikroglobulin	5 –	9,6	mg/l			
BNP, proBNP		<222	mg/l			
C3c-Komplementfaktor	0,9 –	1,8	g/l	90 –	180	mg/dl
C4-Komplementfaktor	0,1 –	0,4	g/l	10 –	40	mg/dl
Caeruloplasmin	200 –	600	mg/l	20 –	60	mg/dl
Cystatin C	0,7 –	1,2	mg/l			
Cobalamin (Vitamin B_{12})	145 –	640	pmol/l	200 –	850	ng/l
Haptoglobin	0,3 –	2,0	g/l	30 –	200	mg/dl
IgA	0,7 –	4,0	g/l	70 –	400	mg/dl
IgG	7 –	16	g/l	700 –	1600	mg/dl
IgE		<240	µg/l		<150	kU/l
IgM	0,4 –	2,3	g/l	40 –	230	mg/dl
Transferrin	2,0 –	3,6	g/l	200 –	360	mg/dl
Transferrinsättigung	0,16 –	0,45		16 –	45	%
Troponin I		<0,5	µg/l			
Troponin T		<0,04	µg/l			
Entzündungsparameter						
Blutkörperchensenkungsgeschwindigkeit (Abk. BSG)						
Männer						
<50 Jahre		≤15	mm/h			
>50 Jahre		≤20	mm/h			
Frauen						
<50 Jahre		≤20	mm/h			
>50 Jahre		≤30	mm/h			
C-reaktives Protein (Abk. CRP)		<5	mg/l			
hämatologische Untersuchungen						
Hämoglobin						
Männer	8,7 –	11,2	mmol/l	14 –	18	g/dl
Frauen	7,5 –	10	mmol/l	12 –	16	g/dl
Erythrozyten						
Männer	4,6 –	6,2	Tpt/l	4,6 –	6,2 Mio.	/µl
Frauen	4,2 –	5,4	Tpt/l	4,2 –	5,4 Mio.	/µl

Fortsetzung nächste Seite

Reflexzonen

Referenzbereich
Einige Parameter (Serum, Plasma, Vollblut) für Erwachsene

Parameter	SI-Einheit[1]			konventionelle Einheit[1]			
Hämatokrit							
Männer	0,4	–	0,52	40	–	52	%
Frauen	0,35	–	0,47	37	–	47	%
Thrombozyten	150	–	400	Gpt/l	150 000	– 400 000	/µl
Leukozyten	4,8	–	10	Gpt/l	4800	– 10 000	/µl
Gerinnungsuntersuchungen							
Blutungszeit	120	–	300	s			
Thrombinzeit (Abk. TZ)	18	–	22	s			
aktivierte partielle Thromboplastinzeit (Abk. aPTT)	25	–	38	s			
Thromboplastinzeit (Abk. TPZ; Quick-Wert)	70	–	125	%			

[1] Zielwerte stellen therapeutische Idealwerte dar, bei denen kein Risiko zu erwarten ist.
IFCC: standardisierte Methode der International Federation of Clinical Chemistry and Laboratory Medicine

schiedene Reflexzonensysteme bekannt (s. Abb. 1 und 2).

Anwendung
Die Behandlung von Reflexzonen mit Hilfe der Reflexzonenmassage* und Reflexzonentherapie* kann bei Schmerzzuständen, Stoffwechselstörungen und zur vegetativen Regulationsbehandlung eingesetzt werden. Auch wenn naturheilkundlich orientierte Ärzte mitunter die Reflexzonen therapeutisch einsetzen, werden sie hauptsächlich von Heilpraktikern, Physiotherapeuten und Masseuren genutzt. Zusätzlich nutzen Fußpflege- und Kosmetikberufe die Fußreflexzonen i. S. von Wohlfühlbehandlungen und ergänzen damit ihr Behandlungsspektrum. Die Reflexzonen können z. B. auch mit ätherischen Ölen, Kräuterpackungen, Heilsteinen oder Farblicht und invasiv mit Laser, Neuraltherapie oder Nadelungen behandelt werden.

Anwendung in der Pflege: 1. Beeinflussung von Bagatellbeschwerden (z. B. leichte Schmerzzustände des Bewegungssystems); **2.** Förderung des Wohlgefühls (durch Stoffwechselanregungen und allgemeine Vitalisierungen); **3.** Erkennen vorklinischer Störungen und Weitergabe dieser Informationen an die behandelnden Ärzte als Verlaufs- oder Zustandskontrolle; **4.** erhöhte Compliance der Patienten durch gezielte Zuwendung; **5.** Motivation der Patienten zur Eigeninitiative über angeleitete Selbstmassagen (an den Reflexzonen der Hände). Bei der Behandlung gilt der Grundsatz, dass alle Anwendungen angenehm sein müssen und nie schmerzhaft werden dürfen. Besonders im Pflegebereich sollten die Reflexzonenbehandlungen aufgrund des geschwächten Grundzustandes von Patienten mit möglichst leichten Reizen häufig wiederholt und die Patienten zur Selbstbehandlung aktiviert werden. Nach der Grundregel von R. Arndt und H. Schulz (Arndt-Schulz-Gesetz) regen

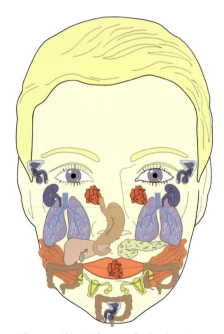

Reflexzonen Abb. 1: Reflexzonen des Gesichts [77]

kleine Reize die biologischen Funktionen an, starke Reize hemmen sie und stärkste Reize lähmen sie. **Hinweis:** Bei Reflexzonenbehandlungen auf die Dosierung von Medikamenten achten, da die Wirkungen vieler Arzneimittel (z. B. Herz- und Schilddrüsenpräparate, Insulin, bestimmte Schmerzmittel, Kortikoide oder Hormone) verstärkt oder abgeschwächt werden können.

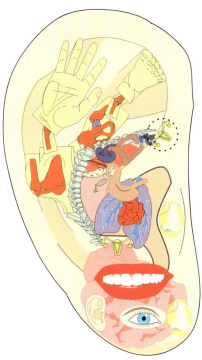

Reflexzonen Abb. 2: Reflexzonen am Ohr [77]

Technik
Bei der Reflexzonenmassage kann eine für die meisten Reflexzonensysteme gültige Methode angewendet werden, bei der eine unangenehme oder schmerzhafte Zone mit der „Grundentstörung" (E. Kliegel) behandelt wird. Dabei verweilt der Behandler so lange ruhig auf der irritierten Zone mit einem gleichbleibenden Dauerdruck unterhalb der Schmerzschwelle, bis die Spannung im Gewebe nachlässt. Es kann zu einem Nachlassen des unangenehmen Gefühls und einer allgemeinen Erleichterung kommen, evtl. von einem tiefen Atemzug begleitet. Nachfolgend wird die gesamte Umgebung dieser Reflexzone sanft ausmassiert und dann die nächste Zone behandelt.

Organisation
Die größte Einschränkung für die Reflexzonenbehandlung im Pflegeprozess ist der Zeitmangel. Dennoch bewirken oft nur wenige Minuten gezielter Zuwendung über die Reflexzonen eine deutliche Verbesserung des Wohlbefindens und Linderung der Beschwerden.

Recht
Die Ausübung der Reflexzonenbehandlung (besonders der Fußreflexzonen) ist für Angehörige der Pflegeberufe sowie für Physiotherapeuten in Deutschland nicht einheitlich geregelt. Daher sollte immer die schriftliche Erlaubnis des zuständigen Arztes, des Trägers der Einrichtung oder des Gesundheitsamtes eingeholt werden. Eine gezielte Reflexzonenbehandlung ohne Anweisung oder Verordnung erfordert eine Erlaubnis zur Ausübung der Heilkunde als Arzt oder Heilpraktiker.
Autor: Ewald Kliegel

Reflexzonenmassage: (engl.) *reflex zone massage, reflexology*; Massageanwendung, die mit speziellen Grifftechniken die Beziehungen der Körperoberfläche zu inneren Organen nutzt, um diese zu beeinflussen (s. Reflexzonen); Form der Segmenttherapie. Vgl. Bindegewebemassage, Reflexzonentherapie, Fußreflexzonentherapie, Nervenpunktmassage.

Reflexzonentherapie: (engl.) *reflex zone therapy, zone therapy, reflexology*; syn. Reflextherapie; Reiztherapie an bestimmten Punkten und Zonen der Körperoberfläche, die zu einer lokalen Reaktion und Erregung des Nervensystems führt; **Prinzip:** Die Reflexzonentherapie beruht auf der Annahme, dass bestimmte Reflexzonen* der Körperoberfläche über neurophysiologische Wechselbeziehungen mit inneren Organen oder Strukturen des Bewegungssystems in Verbindung stehen. Über die manuelle Stimulation der Zonen sollen Störungen aufgedeckt und Strukturen gezielt gereizt werden, um z. B. Störungen von Stoffwechsel und Durchblutung zu beheben. Vgl. Fußreflexzonentherapie, Reflexzonenmassage.

Reflux: (engl.) *reflux*; Rückfluss, z. B. gastroösophagealer Reflux, bei dem Magenflüssigkeit in die Speiseröhre zurückfließt.

Regelkreis: (engl.) *control system, feedback mechanism*; Kontrollsystem, bei dem ein vorgegebener (Soll-Wert) mit dem tatsächlich gemessenen Wert (Ist-Wert) einer konstant zu haltenden Größe (Regelgröße) verglichen und an ein regulierendes Zentrum (Regler) gemeldet wird; besteht eine Differenz (Regelabweichung) zwischen Soll-Wert und Ist-Wert der Regelgröße, erfolgt eine Korrektur des Ist-Wertes entgegen der Richtung der Abweichung (negative Rückkopplung*), z. B. Senken einer erhöhten Temperatur, verminderte Ausschüttung eines regulierenden Hormons bei hoher Konzentration bestimmter abhängiger Hormone im Blut (s. Abb. S. 632). **Bedeutung:** Die Steuerung durch Regelkreise ist ein Prinzip der Lebensvorgänge, z. B. zur Aufrechterhaltung des mittleren Blutdrucks, des mittleren Blutzuckerspiegels und der Körperkerntemperatur, zur Regelung der Atmung und von Drüsenfunktionen. Vgl. Kybernetik, TOTE-Einheit.

Regeneration: (engl.) *regeneration*; **1.** Heilung*, Wiederherstellung, Ersatz oder Erneuerung (z. B. von Zellgewebe); Gegenteil: Degeneration; **2.** umgangssprachliche Verwendung des Begriffs i. S. von Erholung und Auffrischung körperlicher und geistiger Fähigkeiten, z. B. nach erhöhter Anstrengung, schwerer Belastung und Krankheit; vgl. Leistungsfähigkeit.

Regime, therapeutisches

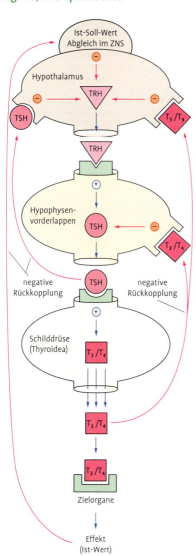

Regelkreis: Regulation der Schilddrüsenhormone durch positive und negative Rückkopplungsvorgänge zwischen Zentralnervensystem (Abk. ZNS), Hypothalamus, Hypophysenvorderlappen, Schilddrüse, Blutkonzentration der Schilddrüsenhormone und den Effekten an den Zielorganen; TRH: Thyreotropin-Releasing-Hormon; TSH: thyroideastimulierendes Hormon; T3/T4: Schilddrüsenhormone: T3: Triiodthyronin, T4: Tetraiodthyronin

Regime, therapeutisches: (engl.) *therapeutic regime*; festgelegtes Programm für die Krankheitsbehandlung sowie das Integrieren von Aktivitäten (Management) zur Behandlung oder Verhütung von Krankheiten in das tägliche Leben.

Registered Nurse: Abk. RN; Berufsbezeichnung für Pflegekräfte mit Lizenz zur Berufsausübung in englischsprachigen Ländern wie den USA, Großbritannien und Nordirland; der Begriff stammt aus dem 5-stufigen amerikanischen Ausbildungssystem für Pflegeberufe. Pflegekräfte, die über eine College-Ausbildung zur Associate/Technical Nurse oder ein 4-jähriges Diplomstudium (Bachelor in Science Nursing, Abk. BSN) zur Professional/Bachelor Nurse verfügen, erwerben durch das Bestehen eines Zusatztests (National Council Licensure Examination, Abk. NCLEX) die Praxislizenz (zentrale Registrierung, National Council Licensure Examination-Registered Nurse, Abk. NCLEX-RN). Zusätzlich werden nationale Tests durchgeführt, die zur Pflegeberechtigung für ein spezielles Land führen. Pflegekräfte mit der Berufsbezeichnung Registered Nurse verfügen über größere Kompetenz und Entscheidungsbefugnisse und arbeiten vorwiegend in administrativen und Überwachungsfunktionen. Deutsche examinierte Pflegefachkräfte müssen zum Erhalt einer Arbeitserlaubnis und als Bedingung für die Registrierung in den USA eine Zusatzprüfung bestehen (Commission on Graduates of Foreign Nursing Schools, Abk. CGFNS); diese Prüfung kann in Deutschland im Amerikahaus in Frankfurt abgelegt werden. Vgl. Registrierung, freiwillige.

Registrierung, freiwillige: Eintragung der beruflich Pflegenden (Altenpfleger/-in, Gesundheits- und Krankenpfleger/-in, Gesundheits- und Kinderkrankenpfleger/-in) in ein zentrales Verzeichnis, das in der Unabhängigen Registrierungsstelle in Potsdam geführt wird; erfasst werden Daten zum Schul- und Berufsabschluss, zu Fort- und Weiterbildungen sowie die Erlaubnis zum Führen der Berufsbezeichnung. Die Registrierung ist seit 2003 in Deutschland möglich und freiwillig (keine Verpflichtung durch den Gesetzgeber). Die Registrierung berechtigt zum Führen des Titels „Registrierte/r beruflich Pflegende/r" (Abk. RbP) und muss alle 2 Jahre erneuert werden. **Voraussetzung:** Der beruflich Pflegende absolviert regelmäßig ein Mindestmaß an Maßnahmen der beruflichen Bildung (mindestens 40 Fortbildungspunkte in verschiedenen Kompetenzbereichen wie Fach-, Sozial- und Methodenkompetenz; Nachweis erforderlich). Die Registrierung ist unabhängig von der Zugehörigkeit zu einem Pflegeverband. **Ziel:** 1. Erfassung der Anzahl der in der Berufsgruppe Tätigen, der Art der Berufstätigkeit und der Einsatzorte sowie der Qualifikation der Mitglieder der Berufsgruppe; 2. Überwachung/Zertifizierung des Qualifikationsstandes; 3. Fortbildungskontrolle; 4. Schaffen einer Grundlage für Arbeitgeber zur Personaleinstellung/-haltung; 5. berufliche Qualitätssicherungsmaßnahme; 6. Informationsübermittlung zur Stärkung der Berufsgruppe; 7. Verbesserung der Rahmen- und Arbeitsbedin-

gungen der Berufsgruppe; **8.** Verbraucherschutz (Qualitätssicherung für die Bevölkerung). Seit April 2006 ist der Deutsche* Pflegerat Träger des Projektes. Die Registrierung von beruflich Pflegenden ist Teil des vom Deutschen Pflegerat angestrebten beruflichen Selbstverwaltung. **Hinweis: 1.** Einige Einrichtungen fördern und nutzen die Registrierung ihres Personals i. R. des Qualitätsmanagements*. **2.** Die Zertifizierung von Bildungsmaßnahmen im pflegerischen Bereich wird derzeit vorbereitet (Stand Dezember 2006). Vgl. Registered Nurse.
Autor: Marita Bauer.

Regress: (engl.) *recourse*; Rückgriff; Recht des in Anspruch genommenen Ersatzpflichtigen, für eine erbrachte Leistung vom eigentlichen Schuldner Erstattung zu verlangen; im Amtshaftungsrecht (s. Amtshaftung) kann der einem Bürger gegenüber entschädigungspflichtige Staat einen Regressanspruch gegen den verantwortlichen Beamten haben. Ein Regressanspruch steht u. a. auch der Versicherung zu, die Leistungen an den Geschädigten aufgrund eines bestehenden Schadenersatzanspruchs erbracht hat. Ihr steht ein Rückgriffsanspruch gegen den Schädiger auf Ersatz des bereits erstatteten Schadens zu. Vgl. Haftung, Arbeitnehmerhaftung.

Regression: (engl.) *regression*; **1.** (psychoanalytisch) Abwehrmechanismus* mit Zurückgreifen auf frühkindliche oder entwicklungsgeschichtlich ältere Verhaltensweisen zur Entlastung von einer unerträglich empfundenen Situation; dadurch kann sich die Person schützen und auf ein niedrigeres Anspruchsniveau zurückziehen. Kurzzeitig und im richtigen Rahmen kann regressives Verhalten (Weinen und Jammern in der Öffentlichkeit, umsorgt werden wollen) richtig sein, weil vorübergehend die Verantwortung in einer belastenden Situation abgegeben werden kann (s. Coping). **Vorkommen: a)** Häufig wird Regression bei Kindern im Krankenhaus beobachtet: Sie können ihre Gefühle bezüglich des Krankseins nur schwer ausdrücken; gleichzeitig sind sie oft von den sie schützenden Personen (Eltern) getrennt. Der (unerfüllte) Wunsch nach mehr Fürsorge, Liebe, beschützt zu werden und die Angst in der ungewohnten, bedrohlichen Umgebung können zur Regression mit z. B. Einnässen, Daumenlutschen oder Sprechunfähigkeit führen. **b)** Bei Erwachsenen ist anhaltende Regression im Ausdruck des Fehlens adäquater Strategien zur Bewältigung einer Krisensituation und läuft dem Konzept der aktiven Mitarbeit des Patienten zuwider. **c)** Regression tritt auch bei dementen Patienten (z. B. mit Alzheimer-Krankheit; s. Verwirrtheit, chronische) beim Abbau der geistigen Fähigkeiten und Rückzug auf die Grundfähigkeiten und Grundbedürfnisse auf (Regression als Symptom einer hirnorganischen Erkrankung). **Kennzeichen:** Regressive Muster können sich auf die eigene Person beziehen (sich selbst wieder als Kind erleben), auf Objekte (Kuscheltiere), die Libido (oral: alles in den Mund nehmen, lutschen; anal: einkoten, Kotschmieren) und stellen Selbstheilungsversuche und Maßnahmen zur Linderung von Angst und Orientierungslosigkeit dar. Institutionelle Bedingungen in Krankenhäuser oder Heimen können regressives Verhalten hervorrufen und unterstützen (institutionelle Regression). **Maßnahme: a)** verlässliche, möglichst konstante Pflegebeziehung (s. Beziehung); **b)** Zuwendung*, Einbindung in eine soziale Gruppe und sinnvolle Beschäftigung (s. Ergotherapie); **c)** Unterbringung der Eltern im Zimmer des Kindes (Rooming*-in); **d)** alters- und entwicklungsgerechte Aufklärung und Einbeziehen der Angehörigen in die Pflege; **e)** Unterstützung der Selbständigkeit, aktivierende Pflege*; **f)** psychologische Hilfe (auch bei Demenzpatienten), Biographiearbeit*; **g)** Vermeidung von Überfürsorglichkeit, Fremdbestimmung und dem Fördern des infantilen Verhaltens; **Hinweis:** Bei fehlendem reflektierendem Zugang kann regressives Verhalten von Pflegebedürftigen zu (unprofessioneller) Distanz und Entwertung, Missbrauch* und Gewalt* seitens der Pflegenden führen. Maßnahme: fallbezogene Supervision*. **2.** (verhaltenstherapeutisch) Rückverfolgen von Schlüsselszenen der eigenen Vergangenheit i. R. von Hypnosetherapie (s. Hypnose); **3.** (onkologisch) Rückbildung von Tumoren unter Therapie.

Regulation der Körpertemperatur (ICNP): s. Wärmeregulation.

Regurgitation (ICNP): (engl.) *regurgitation*; Zurückströmen von **1.** verschlucktem Speisebrei in den Mund, z. B. bei Verengung der Speiseröhre (Ösophagusstenose) oder Ausstülpung von Wandteilen der Speiseröhre (Ösophagusdivertikel); **2.** Blut aus den großen Arterien ins Herz oder aus den Herzkammern in die Vorhöfe, z. B. bei Herzklappeninsuffizienz.

Rehabilitation: (engl.) *rehabilitation*; **1.** (allgemein) Wiederherstellung, Eingliederung; **2.** Maßnahmen zur Vorbeugung, Linderung oder Beseitigung von schweren gesundheitlichen (seltener auch von sozial sehr erheblichen) Störungen und daraus resultierender Einschränkung der Erwerbsfähigkeit bzw. Pflegebedürftigkeit* sowie zur Sicherung der Teilhabe* am Arbeitsleben und am Leben in der Gemeinschaft (nach SGB IX); i. e. S. die medizinische, berufliche und soziale Integration behinderter von Behinderung* bedrohter Personen gemäß medizinisch-sozialen Voraussetzungen und besonderen rehabilitationsrechtlich typisierten Anspruchsgrundlagen (s. Rehabilitationsrecht) durch Rehabilitationsträger (Kranken-, Unfall-, Rentenversicherung, Kriegsopferversorgung und -fürsorge, Bundesagentur für Arbeit, Schwerbehindertenfürsorge, Kinder*- und Jugendhilfe, Sozialhilfe). Vgl. Ergotherapie, Physiotherapie, Prävention, Public Health.

Rehabilitation, geriatrische: (engl.) *geriatric rehabilitation*; Rehabilitation* älterer, oft multimorbider Patienten mit dem Ziel, Selbständigkeit zu erhalten bzw. wiederzuerlangen sowie (bereits bestehende) Pflegebedürftigkeit* zu vermeiden, zu mindern oder zu beseitigen; überwiegend als Anschlussrehabilitation nach Schlaganfall, operativer Versorgung von Frakturen und Gelenkschäden oder nach Krankenhausbehandlung aufgrund der Verschlimmerung chronischer Erkrankungen*; wird i. d. R. von der Krankenversicherung getragen; **Voraussetzung und Umsetzung:** Prüfung der Rehabilitationsfähigkeit und Beurteilung des Rehabilitationspotentials des Patienten; die Abklärung des Rehabilitationspotentials schließt i. d. R. ein geriatrisches Assessment* und einen Rehabilitationsversuch ein. Ein entsprechendes Prüfkriterium ist z. B. der Barthel*-Index. Geriatrische Rehabilitation erfolgt in manchen Bundesländern ausschließlich im Krankenhaus als Behandlung nach § 39 SGB V, in anderen in Rehabilitationseinrichtungen als Leistung nach § 40 SGB V; in den Einrichtungen sind Anforderungen an das Rehabilitationskonzept, die geriatrische Qualifikation der Leitung, die Rehabilitationsdiagnostik und -planung, die Behandlungselemente, die Kooperation und die personelle, räumliche und apparative Ausstattung zu erfüllen; wird stationär oder (seltener) ambulant durchgeführt. **Formen: 1.** teilstationäre (Tageskliniken*) und stationäre geriatrische Rehabilitation; **2.** Sonderform: ambulante geriatrische Rehabilitation (mobile geriatrische Rehabilitation), die im häuslichen Umfeld der Rehabilitanden durchgeführt wird; erreicht nicht ausreichend mobile Rehabilitanden und bezieht die konkrete persönliche und sächliche Umwelt der Rehabilitanden mit ihren Förderfaktoren und Barrieren ein. **Inhalt:** u. a. ärztliche Behandlung, aktivierende Pflege*, Behandlungspflege*, Bewegungstherapie*, Ergotherapie*, Logopädie, kognitive und übende Trainingsprogramme, psychosoziale Betreuung, Beratung* und Selbsthilfe. **Hinweis: 1.** Laut Vorschrift des Gesetzgebers (seit Einführung der Pflegeversicherung*) beginnt Rehabilitation bereits im Krankenhaus (SGB V) und ist der (andauernden) Pflege vorzuziehen. **2.** Die Gesundheitsreform 2006 sieht bislang vor, die ambulante und stationäre geriatrische Rehabilitation von einer Ermessens- in eine Regelleistung der Gesetzlichen Krankenversicherung umzuwandeln (Stand Dezember 2006). Zu beachten sind die Richtlinien des Gemeinsamen* Bundesausschusses zur geriatrischen Rehabilitation.

Rehabilitationskonzept: (engl.) *rehabilitation concept*; Behandlungsstrategie in der medizinischen Rehabilitation*; **Einteilung: 1.** Restitution: Wiedererlangen des ursprünglichen Gesundheitszustandes; **2.** Kompensation: Einüben von Ersatzstrategien, wenn keine Restitution möglich ist (z. B. Rollstuhltraining); **3.** Adaptation*: Anpassung der Umwelt an die Bedürfnisse des Patienten zur Gewinnung größtmöglicher Selbständigkeit (z. B. Einbau einer Rollstuhlrampe, Haltegriffe im Bad). Bei einem festgelegten Rehabilitationskonzept steht der kranke Mensch im Mittelpunkt der therapeutischen Bemühungen. Bei zunehmender Multimorbidität ist neben der fachkompetenten medizinischen und pflegerischen Betreuung auch eine individuelle psychische, psychosoziale und soziale Betreuung erforderlich. Hierfür ist das intensive Zusammenwirken eines interdisziplinären Teams rehabilitativ geschulter Therapeuten notwendig. Vgl. Behindertengleichstellungsgesetz.

Rehabilitationsphasen: Einteilung der neurologischen Rehabilitation* in 4 Phasen (A bis D), wobei die Phase A der Akutbehandlung, die Phasen B und C der i. d. R. durch die Gesetzliche Krankenversicherung finanzierten Frührehabilitation und die Phase D der vorwiegend von den Rentenversicherungsträgern finanzierten weiterführenden medizinisch-beruflichen Rehabilitation (Anschlussheilbehandlung*) entsprechen; diese Einteilung dient der differenzierten Zuordnung von Betroffenen mit neurologischen Funktionseinschränkungen. Der Übergang von der Phase A (Akutbehandlung) in die Frührehabilitation erfolgt, wenn keine Akutbehandlung (z. B. Operationen) und keine kontrollierte Beatmung mehr notwendig sind. Herz- und Kreislauffunktionen sollten im Liegen stabil sein sowie Begleiterkrankungen einer weiteren Mobilisierung und Rehabilitation nicht im Weg stehen. Die neurologische Frührehabilitation grenzt die frühe Phase der Rehabilitation (Phase B) direkt nach der Akutbehandlung z. B. einer schweren Hirnschädigung (z. B. nach schwerer Schädelhirnverletzung) von einer weiterführenden Rehabilitation (Phasen C und D) ab und dient der Stabilisierung vegetativer Funktionen und der Reaktivierung gestörter zerebraler Basisfunktionen (Bewusstseinslage, Wahrnehmung, Reaktionsfähigkeit, Orientierung und kognitive sowie sensomotorische Fähigkeiten). I. S. eines interdisziplinären Teams arbeiten alle Berufsgruppen bei der rehabilitativen Therapieplanung und -umsetzung zusammen. **Pflege:** Die Pflege ist Teil der Therapie (Rehabilitationspflege) und hat dadurch eine hervorgehobene Bedeutung. In der Phase B handelt es sich i. d. R. um instabile, überwachungspflichtige, vollständig von pflegerischer Hilfe abhängige, nicht kooperationsfähige Patienten, die jederzeit eine akutmedizinische Komplikation erleiden können. In der Phase C ist der Rehabilitand i. d. R. teilmobilisiert, nicht deutlich von pflegerischer Hilfe abhängig, jedoch orientiert und kooperativ und kann aktiv an Einzel- und Gruppentherapien teilnehmen. In der Phase D sollte der Patient bereits in den Aktivitäten des täglichen Lebens nahezu selbständig sein, eine stabile Mobilität (ggf. mit Hilfsmitteln) erlangt haben und in der Lage sein, aktiv an Therapien teilzunehmen.

Rehabilitationsrecht: Bezeichnung für die Gesamtheit der gesetzlichen Regelungen mit dem Ziel der (Wieder-)Eingliederung von Menschen mit Behinderung* in Familie, Beruf und Gesellschaft unabhängig von der Ursache der Behinderung (§§ 10, 29 SGB I; SGB IX in Verbindung mit Artikel 3 Grundgesetz).

Sozialgesetzbuch IX
Im SGB IX wurden alle gesetzlichen Regelungen zum Rehabilitationsrecht (z. B. Schwerbehindertengesetz, Reha-Angleichungsgesetz) zusammengefasst. Die Eckpunkte des SGB IX sind u. a. die Umsetzung des Benachteiligungsverbots des Artikels 3 Absatz 3 Grundgesetz im Bereich der Sozialpolitik, die Errichtung einer Plattform, auf der durch Koordination, Kooperation und Konvergenz ein gemeinsames Recht und eine einheitliche Praxis der Rehabilitation erreicht werden, die Organisation eines bürgernahen Zugangs zu Leistungen, die Errichtung von Strukturen für die Zusammenarbeit von Leistungsträgern und -empfängern und die Steuerung der Leistungen der Rehabilitation* und der Eingliederung behinderter Menschen unter Sicherung von Qualität und Effizienz. Das SGB IX enthält außerdem Regelungen, um geschlechtsspezifische Belastungssituationen für behinderte und von Behinderung bedrohte Frauen abzufangen, z. B. durch Anspruch auf Teilzeitarbeit für schwerbehinderte Frauen mit Kindern. Besondere Regelungen für Kinder sind u. a., dass möglichst keine Trennung vom sozialen Umfeld, eine integrative Betreuung sowie eine intensive Beteiligung von behinderten Kindern und ihren Eltern an Planung und Gestaltung der Hilfen stattfinden soll. Außerdem ist bei Leistungen an behinderte Kinder eine gemeinsame Betreuung von behinderten und nichtbehinderten Kindern anzustreben.

Teilhabe schwerbehinderter Menschen: Teil 2 des SGB IX beinhaltet besondere Regelungen zur Teilhabe schwerbehinderter Menschen. Betriebe mit mehr als 20 Arbeitsplätzen müssen z. B. mindestens 5 % schwerbehinderte Menschen beschäftigen. Schwerbehinderte Menschen genießen einen besonderen Kündigungsschutz und haben Anspruch auf zusätzlichen Urlaub. Es besteht ein Verbot der Benachteiligung schwerbehinderter Menschen im Arbeits- oder sonstigen Beschäftigungsverhältnis sowie eine Entschädigungspflicht bei Verstoß gegen dieses Verbot. Die Durchführung des Gesetzes obliegt Integrationsämtern* und der Bundesagentur für Arbeit. Die Integrationsämter können Integrationsfachdienste* beauftragen, die bei der Durchführung der Aufgaben beteiligt werden. Arbeitgeber sind verpflichtet, schwerbehinderte Menschen zu beschäftigen. Kommen sie dieser Verpflichtung nicht nach, ist für jeden unbesetzten Pflichtarbeitsplatz eine Ausgleichsabgabe zu entrichten. Integrationsprojekte* können mit Mitteln der Ausgleichsabgabe gefördert werden.

Rehabilitationsträger
Träger der Leistungen zur Teilhabe behinderter und von Behinderung bedrohter Menschen nach § 6 SGB IX sind die Gesetzlichen Krankenkassen, die Bundesagentur für Arbeit, die Träger der Gesetzlichen Unfallversicherung, der Gesetzlichen Rentenversicherung, der Kriegsopferversorgung und Kriegsopferfürsorge, der Kinder*- und Jugendhilfe und der Sozialhilfe. Die von den Rehabilitationsträgern eingerichteten Servicestellen* stellen sicher, dass behinderte und von Behinderung bedrohte Menschen über alle für sie in Betracht kommenden Rehabilitationsleistungen umfassend, qualifiziert und bürgernah beraten sowie in ihrem Anliegen auf eine unverzügliche Leistungserbringung unterstützt werden.

Klärung der Rehabilitationsbedürftigkeit
Die Klärung der Rehabilitationsbedürftigkeit und der Kostenübernahme sollen möglichst rasch und parallel erfolgen. Die unverzügliche Leistungserbringung soll durch das Zuständigkeitsklärungsverfahren erreicht werden (§ 14 SGB IX). Der zuerst angesprochene Rehabilitationsträger muss innerhalb einer Frist von 2 Wochen seine Zuständigkeit klären und bei Unzuständigkeit den Antrag unverzüglich an den seiner Meinung nach zuständigen Leistungsträger weiterleiten. Dieser kann den Antrag ablehnen, wenn er der Auffassung ist, dass kein Rehabilitationsträger gesetzlich zur Leistung verpflichtet ist. Ist der zuerst in Betracht gezogene Leistungsträger zuständig, so hat er innerhalb von 3 Wochen zu entscheiden. Ist ein Gutachten erforderlich, so ist dieses innerhalb von 2 Wochen zu erstellen. Die Frist gilt nicht bei Renten- und Pflegeleistungen.

Leistungen für behinderte Menschen
Das SGB IX regelt die Leistungen zur medizinischen Rehabilitation*, zur Teilhabe* am Arbeitsleben, unterhaltssichernde u. a. ergänzende Leistungen sowie die Leistungen zur Teilhabe* am Leben in der Gemeinschaft. Es soll die annähernde Gleichstellung von behinderten mit nichtbehinderten Menschen in vergleichbaren Lebenslagen nach Maßgabe der Art und Schwere der Behinderung erreicht werden. Neben Schutzbestimmungen zugunsten Behinderter sowie Dienst- und Sachleistungen stehen auch steuerliche Hilfen zur Verfügung. Zu den medizinischen Leistungen gehören neben den im SGB V genannten Leistungen auch die Früherkennung und Frühförderung* sowie die Belastungserprobung und Arbeitstherapie (s. Ergotherapie). Unterhaltssichernde Maßnahmen sind u. a. Leistungen zum Lebensunterhalt, Reisekosten sowie Haushalts- und Betriebshilfen und Kinderbetreuungskosten.

Koordination: Die Leistungen sind von den einzelnen Leistungsträgern so zu koordinieren, dass sie nahtlos ineinandergreifen. Der Sozialhilfeträger hat einen Gesamtplan, der Jugendhilfeträger einen Hilfeplan zu erstellen.
Vgl. Behindertengleichstellungsgesetz.
Autorin: Christa Schapdick.

Rehabilitationssport: (engl.) *rehabilitation sports*; bewegungstherapeutische Übungen und Funktionstraining als ergänzende Leistung zur medizinischen Rehabilitation* behinderter und von Behinderung bedrohter Menschen; **Ziel:** Rehabilitationssport soll mit den Mitteln des Sports und sportlich ausgerichteter Spiele auf den behinderten Menschen ganzheitlich einwirken. **1.** Durch bewegungstherapeutische Übungen, die auf den gesundheitlichen Allgemeinzustand und die Art und Schwere der Behinderung abgestimmt sein müssen, soll die Stärkung von Ausdauer, Koordination, Flexibilität und Kraft des behinderten Menschen erreicht werden. **2.** Funktionstraining, z. B. mit Mitteln der Physiotherapie* oder Ergotherapie*, kommt bei Funktionseinschränkungen des Stütz- und Bewegungssystems in Betracht. Es dient dem Erhalt von Funktionen, der Beseitigung oder Verbesserung von Funktionsstörungen sowie der Verzögerung von Funktionsverlusten einzelner Organsysteme oder Körperteile. **Durchführung:** Rehabilitationssport erfolgt aufgrund ärztlicher Verordnung und i. d. R. möglichst regelmäßig unter ärztlicher Betreuung und Überwachung in Gruppen. Beim Funktionstraining ist eine ärztliche Überwachung und Betreuung nicht vorgesehen; die fachkundige Anleitung und Überwachung durch Physiotherapeuten ist ausreichend. **Leistungsträger:** Die Leistungen für den Rehabilitationssport übernehmen die Rehabilitationsträger (s. Rehabilitationsrecht) mit Ausnahme der Träger der Kinder- und Jugendhilfe sowie der Sozialhilfe.

Rehabilitationsträger: s. Rehabilitationsrecht.

Rehabilitationszentrum: (engl.) *rehabilitation centre*; Einrichtung der medizinischen Rehabilitation* u. a. zur Gewährleistung von Anschlussheilbehandlungen, Vorsorgekuren, Suchtentwöhnungsbehandlungen und zur Rehabilitation behinderter und von Behinderung bedrohter Menschen; Bestandteil folgender Einrichtungen: **1.** Unfallkliniken oder Krankenhäuser mit einzelnen rehabilitativ arbeitenden Stationen (z. B. Onkologie); **2.** Kurkliniken mit Schwerpunkt auf physikalischen und psychotherapeutischen Therapien (Bäder, Massagen, Bewegungsübungen, Entspannungstechniken, gruppentherapeutische Verfahren); **3.** Sanatorien mit überwiegendem Erholungscharakter; **4.** Fachkliniken für Rehabilitation mit umfassenden Diagnostik- und Therapiemöglichkeiten; **5.** geriatrische Rehabilitationskliniken; **6.** ambulante Rehabilitationszentren mit spezialisiertem Therapieangebot für mobile Patienten; **7.** mobile ambulante Rehabilitation für ältere, immobile Patienten. Rehabilitationseinrichtungen für behinderte Menschen (§ 19 SGB IX) sind Einrichtungen der medizinischen und medizinisch-beruflichen Rehabilitation, Einrichtungen zur beruflichen Rehabilitation (z. B. Berufsförderungswerke), Berufsbildungswerke und Werkstätten* für behinderte Menschen sowie Einrichtungen zur Ausführung von Leistungen zur Teilhabe* am Leben in der Gemeinschaft (v. a. heilpädagogische Einrichtungen). Vgl. Rehabilitationsrecht.

Rehabilitationsziel: (engl.) *rehabilitation aim*; vom Rehabilitanden und dem Rehabilitationsteam festgelegtes und angestrebtes Ergebnis der Rehabilitation*, das von der Art der Erkrankung, den Ressourcen des Rehabilitanden und der Unterstützung des sozialen Umfeldes abhängt; allgemeines Ziel der medizinischen Rehabilitation ist die Verbesserung der funktionalen Gesundheit (s. Leistungsfähigkeit), berufliche Reintegration (s. Erwerbsminderung) sowie einer drohenden Behinderung oder Pflegebedürftigkeit* vorzubeugen, sie nach Eintritt zu beseitigen, zu bessern oder eine Verschlimmerung zu verhüten. Dies schließt das Erkennen, Behandeln, Lindern und Heilen der Krankheit ein (kurative Behandlung). Weitere mögliche Rehabilitationsziele sind die Wiedererlangung von Sprechfähigkeit, Beweglichkeit, Selbständigkeit, die Auseinandersetzung mit einer neuen Lebenssituation und das Erlernen von Bewältigungsstrategien (s. Krankheitsbewältigung).

Rehn-Fowler-Lagerung: syn. Entlastungslagerung*.

Reifen (ICNP): (engl.) *maturing*; autonomer Vorgang der physischen und psychosozialen Differenzierung, der zur körperlichen, psychischen und sozialen Reife führt und nicht allein durch Erfahrung, Übung, Sozialisation und Erkenntnisgewinn erklärbar ist; Reifung kann in verschiedene Lebensabschnitte (s. Alter, Tab.) eingeteilt werden. Vgl. Wachstumsperioden, Wachsen, geistiges.

Reifezeichen: (engl.) *signs of maturity*; Kriterien der Geburtsreife eines Neugeborenen*; **1.** Körperlänge mindestens 48 cm; **2.** Körpergewicht mindestens 2500 g; **3.** Schulterumfang größer als Kopfumfang (Frank-Zeichen); **4.** subkutane Fettpolster prall; **5.** guter Hautturgor (Hautspannung); **6.** Farbe rosig (nicht rot); **7.** Lanugobehaarung nur noch an Schultern, Oberarmen und oberem Rücken; **8.** Nägel bedecken oder überragen die Fingerkuppen; **9.** Brustwarzen (Mamillen) leicht erhaben; **10.** große Schamlippen bedecken die kleinen, Hoden im Hodensack (Skrotum); **11.** Nasen- und Ohrenknorpel fest; **12.** funktionierender Schluck- und Saugreflex; **13.** Fältelung der Handinnenflächen sowie Fußsohlen. Vgl. APGAR-Schema, Frühgeborenes, Schwangerschaftsdauer.

Reifung der Frau (ICNP): (engl.) *female maturing*; geschlechtsspezifische physische Entwicklung bei Frauen; findet verstärkt in der Pubertät* statt und ist mit der Entwicklung der primären und sekundären Geschlechtsmerkmale (z. B. Entwicklung der weiblichen Brust, Einsetzen der Menstruation*) verbunden. Vgl. Wechseljahre der Frau.

Reifung des Mannes (ICNP): (engl.) *male maturing*; geschlechtsspezifische physische Entwicklung bei Männern; findet verstärkt in der Pubertät* statt und ist mit der Entwicklung der primären und sekundären Geschlechtsmerkmale (z. B. Entwicklung einer tiefen Stimme, Vergrößerung der Hoden, erster Samenerguss) verbunden. Vgl. Wechseljahre des Mannes.

Reihenuntersuchung: s. Screening-Verfahren.

Reinigungseinlauf: (engl.) *cleansing enema*; Darmspülung zur vollständigen Reinigung des Dickdarms (s. Darmreinigung, Darmsterilisation); **Anwendung: 1.** bei hartnäckiger Verstopfung (Obstipation*); **2.** vor Untersuchungen und kleineren Operationen am Magen-Darm-Trakt; **3.** vor Kontrastmitteleinläufen; **4.** ggf. zur Geburtsvorbereitung; **Durchführung: 1.** Das mit Vaseline eingefettete Darmrohr* wird in Linksseitenlage des Patienten in den After eingeführt (Vorsicht bei Hämorrhoiden*!), der Einmalbeutel mit Flüssigkeit (ca. 1,5 l Leitungswasser, ggf. mit Zusätzen wie Glycerol oder Kochsalz bzw. gebrauchsfertigem Präparat) ca. 60 cm über dem Patienten aufgehängt und mit dem Darmrohr verbunden, sodass die Flüssigkeit langsam einlaufen kann. Dabei sollte der Patient mit offenem Mund atmen, um Pressen zu vermeiden. **2.** Wenn die Hälfte der Flüssigkeit eingelaufen ist, auf die rechte Seite drehen; dann wird die restliche Flüssigkeit zugeführt und das Darmrohr entfernt. **3.** Der Patient hält die Flüssigkeit vor dem Ausscheiden möglichst lange im Darm. **4.** Während des gesamten Vorgangs ist eine sorgfältige Kontrolle der Kreislaufsituation des Patienten erforderlich; bei Schmerzäußerungen die Lage des Darmrohrs korrigieren und bei Weiterbestehen der Schmerzen Vorgang abbrechen.

Reisberg-Skalen: (engl.) *Reisberg scales*; vom US-amerikanischen Arzt und Wissenschaftler B. Reisberg entwickelte Instrumente zur Beschreibung von Merkmalen der Alzheimer-Krankheit (s. Verwirrtheit, chronische), die neben der kognitiven Leistungsfähigkeit auch den klinischen Verlauf der Krankheit und die damit einhergehenden Aspekte des funktionellen Abbaus erfassen; **Anwendung:** in Klinik (Ärzte, Pflegekräfte) und Forschung (v. a. pharmakologische Studien); zu den Reisberg-Skalen gehören: **1. Global Deterioration Scale** (Abk. GDS): misst den sukzessiven Abbau von Fähigkeiten durch Einschätzung von Gedächtnis, Orientierung und Alltagskompetenz* bzw. Selbstversorgungsfähigkeit unter Berücksichtigung weiterer Aspekte des Funktionsstatus; eignet sich zur Bewertung von Frühsymptomatik und Frühstadien der Alzheimer-Krankheit und besitzt gute prognostische Fähigkeiten. Die GDS unterteilt den Verlauf der Alzheimer-Krankheit in 7 Stadien; davon erfassen die ersten 3 den Zustand der Prä-Demenz (wird in der klinischen Praxis oft vernachlässigt), die restlichen den Zustand der eigentlichen Demenz: 1. „normaler Erwachsener" (keine funktionellen Verluste), 2. „normaler älterer Erwachsener" (Person ist sich einiger funktioneller Verluste bewusst), 3. „Frühstadium der Alzheimer-Krankheit" (merkliche Verluste in schwierigen, herausfordernden Situationen); 4. „milde Form der Alzheimer-Krankheit" (Person braucht Unterstützung beim Umgang mit Geld und bei Planungsaktivitäten), 5. „moderate Form der Alzheimer-Krankheit" (Person braucht Unterstützung bei der Kleiderwahl), 6. „mittlere bis schwere Form der Alzheimer-Krankheit" (Person braucht Unterstützung beim Anziehen, Baden, Benutzung einer Toilette, verliert die Kontrolle über die Harn- und/oder Stuhlausscheidung), 7. „schwere Alzheimer-Krankheit" (Verlust der Fähigkeit zu sprechen bis auf wenige, kaum verständliche Worte, zunehmender Verlust der Fähigkeit zu gehen, zu sitzen, zu lächeln und den Kopf aufrecht zu halten). Dieser Stadieneinteilung liegt die Hypothese zugrunde, dass die Entwicklung der Alzheimer-Krankheit eine Umkehr der menschlichen Entwicklung (Kognition, Verhalten, neurophysiologische Aspekte) darstellt (sog. Retrogenesis). Hinweis: Die Abk. GDS wird im deutschsprachigen Raum auch für die „Geriatric Depression Scale" verwendet, die zum festen Bestandteil der meisten geriatrischen Assessments gehört. **2. Brief Cognitive Rating Scale** (Abk. BCR): Zusatz zur GDS; ermöglicht es, die kognitiven Verluste (Konzentration, Gegenwartsgedächtnis, Gedächtnis für zurückliegende Ereignisse, Orientierung, Selbstversorgungsfähigkeit) detaillierter zu testen. Die Beurteilung erfolgt in 7 Stufen (von „normal, keine kognitiven Verluste, Leistung besser als der Durchschnitt" bis „schwere Verluste, nur Restbestände von Fähigkeiten vorhanden"). **3. Functional Assessment Staging** (Abk. FAST): dient der Beschreibung der Funktionsfähigkeit in Begriffen der Alltagsaktivitäten, Ausscheidungskontrolle und Ausdrucksfähigkeit entlang der Stadien der Alzheimer-Krankheit; Hinweis: In Deutschland ist unter der Abk. FAST v. a. der „Family System Test" bekannt, mit dem die qualitativen und quantitativen Merkmale von Beziehung in Familien und familienähnlichen Gruppen gemessen werden. **4. BEHAVE-AD Scale:** erfasst die Verhaltensauffälligkeiten und psychiatrischen Symptome der Alzheimer-Krankheit, v. a. solche, die sich potentiell beheben lassen; eignet sich daher für die Messung der Therapiewirkung (sog. Outcome). Die BEHAVE-AD Scale umfasst 25 Symptomengruppen, die in 7 Kategorien klassifiziert sind. Jedes Symptom wird je nach Schwere der Ausprägung mit Hilfe einer 4-Punkte-Skala bewertet, wobei sich die Bewertung am Zustand in den letzten 2 Wochen orientiert. Eine Weiterentwicklung der BEHAVE-AD Scale ist die gewichtete Skala BEHAVE-AD FW. Sie misst die Verhaltensauffälligkeiten der Patienten genauer und berücksichtigt die Häufigkeit ihres Auftretens.

Reiten, therapeutisches: (engl.) *therapeutic riding*; Sammelbezeichnung für therapeutische Verfahren, bei denen speziell ausgebildete Pferde zum Einsatz kommen; **Grundlage:** Der Patient erfährt durch das Pferd Bewegungsimpulse, die dazu geeignet sind, physiologische Bewegungsabläufe anzubahnen oder zu stimulieren. In der Gangart Schritt zeigt das Pferd Bewegungen, die den Gehbewegungen von Menschen sehr ähnlich sind; im

Reiz

Sinne dieses Bewegungsmusters wird die Muskulatur des Reiters angeregt. Darüber hinaus erfolgt eine Schulung von Gleichgewicht und Koordinationsfähigkeit. Ein wichtiger Aspekt beim therapeutischen Reiten ist der Umgang mit den Tieren in einer Gruppe. Therapeutisches Reiten wird von speziell geschulten Physiotherapeuten durchgeführt. **Formen:** 1. **Hippotherapie:** Reiten als physiotherapeutische Behandlungsmethode von bewegungsgestörten Kindern (z. B. bei zerebraler Kinderlähmung) und Erwachsenen (nach Unfall oder Schlaganfall, bei Multipler Sklerose); das therapeutische Prinzip ist die Unterdrückung von pathologischen Reflexen und die Nutzung physiologischer Gleichgewichtsreaktionen durch Sitz-, Halte- und Bewegungsübungen unter Anleitung. Die Ausbildung zum Hippotherapeuten erfordert eine mindestens 2-jährige Berufserfahrung als Physiotherapeut*. 2. **heilpädagogisches Voltigieren:** gymnastische Übungen auf dem vom Voltigierwart im Kreis geführten Pferd mit verhaltensauffälligen sowie lern- und geistig behinderten Kindern; 3. **Behindertenreiten:** therapeutischer Reitsport unter Aufsicht eines Reitwarts v. a. für Patienten mit Bein- oder Armamputation und Contergan-Syndrom (Thalidomid-Embryopathie).

Reiz: (engl.) *stimulus*; Bezeichnung für jede Bedingung oder Änderung in der physikalischen bzw. chemischen Umgebung oder im Innern eines Organismus, die bei Überschreiten der sog. Reizschwelle eine Antwort i. S. einer Empfindung bzw. einer Reaktion* (z. B. Muskelbewegung, Drüsensekretion) hervorruft; um eine Reaktion auszulösen, muss ein Reiz auf das Sinnesorgan abgestimmt (adäquat) sein; durch die Aktivierung von Sensoren* wird ein Reiz in eine Erregung umgewandelt und in Sinneszentren wahrgenommen. Sowohl Reiz als auch Reaktion können komplexe und zusammengesetzte Vorgänge sein. Vgl. Empfindung, Berührungssensibilität, Konditionierung.

Reiz, aversiver: (engl.) *aversive stimulus*; unangenehmer Reiz*, dem ein Individuum durch Flucht oder Vermeidung entgehen will; kann z. B. bei der instrumentellen Konditionierung* eingesetzt werden.

Reizmagen: s. Dyspepsie, funktionelle.
Reizüberflutung: s. Überstimulation, sensorische.
Reizverarmung: Mangel an Sinnesreizen, wobei Anzahl und auch Wechsel der Reizsituationen von Bedeutung sind (konstante Reize führen zu undifferenzierter Wahrnehmung; die aktive Differenzierungsfähigkeit nimmt ab); **Ursachen:** Wahrnehmungsbeeinträchtigungen, Bewegungseinschränkungen, reizarme Umgebung, auch Mangel an Kommunikation*; **Folge:** Wird der Reizverarmung nicht entgegengewirkt (z. B. Basale* Stimulation, Gestaltung der Umgebung, Interaktion), kann der Zustand der Deprivation* entstehen.
Rekontamination: (engl.) *recontamination*; 1. erneute Verunreinigung, Verschmutzung, Verseuchung; 2. im klinischen Sprachgebrauch i. e. S. Bezeichnung für eine erneute Behaftung zuvor steriler Gegenstände oder Oberflächen mit Mikroorganismen; vgl. Kontamination.
Rekonvaleszenz: syn. Konvaleszenz*.
Rekordspritze: (engl.) *record syringe*; Injektionsspritze aus einem Glaszylinder mit Millimeter-Skala, zentrischem Kanülenansatz und einem beweglichen Kolben aus Metall; Rekordspritzen sind erhältlich in 1, 2, 5, 10, 20, 30, 50 und 100 ml-Größe. Die Glasspritzen sind hitzebeständig und können nach Sterilisation* wiederverwendet werden.
rektal: (engl.) *rectal*; zum Mastdarm (Rektum) gehörend, durch den Mastdarm erfolgend (z. B. eine Infusion*), im Mastdarm erfolgend (z. B. eine Temperaturmessung*).
Rektaltemperatur: (engl.) *rectal temperature*; Messung der Körpertemperatur* im entleerten Mastdarm (normal zwischen 37,0 °C und 37,4 °C); entspricht annähernd der Körperkerntemperatur; **Nachteil:** 1. hygienisch bedenklich (Gefahr der Keimverschleppung); 2. Eingriff in die Intimsphäre; **Durchführung:** Thermometer in angefeuchteter Schutzhülle unter leichter Drehung einführen. **Hinweis:** 1. Anwendung bei Kindern und unruhigen Patienten nur, wenn die Pflegekraft anwesend bleibt; 2. Nicht anwenden nach Hämorrhoiden- oder Mastdarmoperationen. Vgl. Temperaturmessung, Temperatursonde, rektale.
Relativgewicht: s. DRG.
Relaxanzien: (engl.) *relaxants*; Mittel zur Entspannung; z. B. Muskelrelaxanzien*.
Reliabilität: (engl.) *reliability*; Gütekriterium innerhalb der empirischen Forschung (neben Objektivität* und Validität*), das die Reproduzierbarkeit eines Messverfahrens ausdrückt; ein Test ist dann reliabel, wenn bei Wiederholung unter gleichen Bedingungen gleiche Ergebnisse erzielt werden. Reliabilität wird mit Hilfe von Testwiederholung (Retest) oder anderen, gleichwertigen Tests (Paralleltest) überprüft und bestätigt, wenn die Messung widerspruchsfreie oder stabile Resultate liefert. Das Maß für die Reliabilität ist der Reliabilitätskoeffizient. Vgl. Pflegeforschung.
religiöser Glaube (ICNP): s. Glaube, religiöser.
Religion: (engl.) *religion*; Sammelbezeichnung für komplexe Systeme aus Überzeugungen und Verhaltensweisen, die in Gruppen (meist mit einem Bezug auf Gegenstände, Gebäude oder gestaltete Landschaft) überliefert und praktiziert werden; der Begriff Religion wird im allgemeinen Sprachgebrauch vermeintlich relativ einheitlich verwendet. Dennoch lassen sich kaum einheitliche Merkmale für Religion, Religionen und Religionsgemeinschaften ausmachen. Versuche, den Begriff eindeutig zu definieren, stehen immer in Abhängigkeit zu bestimmten erkenntnistheoretischen Strömungen: Der Theologe und Philosoph Th. von Aquin etwa vertritt die Ansicht, Religion sei die Ordnung des menschlichen Lebens auf Gott hin.

Der Soziologe Th. Luckmann dagegen definiert Religion als „das, was den Menschen zum Menschen werden lässt". Der Islam- und Religionswissenschaftler J. Waardenburg wiederum begreift Religion „auf abstrakter Ebene als Orientierung, Religionen als Orientierungssysteme". Der Religionswissenschaftler F. Heiler beschreibt das religiöse Erleben als Erfahrung des Heiligen bzw. Göttlichen. Würde man den Begriff der Religion vom allgemein üblichen Gebrauch in der Sprache (sprachliche Konvention) her deuten, ließen sich unter ihn alle Orientierungssysteme und Gemeinschaften zusammenfassen, die sich selbst als Religion bezeichnen oder so bezeichnet werden. Die Funktionen der Religion (z. B. Sinngebung, Zukunftsorientierung) können in gewisser Weise auch von Systemen übernommen werden, die nicht als Religion bezeichnet werden. In der Religionswissenschaft werden radikale Sinnsysteme wie der Sozialismus/Kommunismus (ggf. auch Kapitalismus) selbst als einer Religion ähnlich bezeichnet (H. Zinser).

Religiöses Erlebnis

Die Religionsphilosophie bezeichnet mit dem Wort Religion die Beziehung des Menschen zur übersinnlichen und ewigen Welt. Das Heilige und Göttliche befindet sich außerhalb der sinnlichen Wahrnehmung. Es ist Teil der menschlichen Vorstellungswelt und findet Ausdruck in seelischen Erlebnissen. Das tiefe religiöse Erlebnis des Heiligen und Göttlichen ist durch äußerliche Faktoren angeregt (z. B. Ritus, Kult, Kunst, Symbole, Betrachtung der Natur, ein Text, bestimmte Methoden der Meditation*). Es wird vom Erlebenden selbst mitgeprägt und von diesem nie als Fiktion oder Illusion, sondern immer als wirklich und real angesehen. F. Heiler macht darauf aufmerksam, dass jedes religiöse Erleben, unabhängig von der Religionszugehörigkeit des Erlebenden, auf dieselbe, allerletzte und allerhöchste Realität hinweist. Das religiöse Erlebnis ist eine eigenständige Erfahrung im Leben und ist nicht gleichzusetzen mit Wahrheitserkenntnis, moralischer Einsicht oder ästhetischer Empfindung. Die tiefe Sehnsucht nach Bindung an das Göttliche und Absolute veranlasst den Menschen zu Meditation, Gebet*, Verehrung und einer als sinnvoll empfundenen Lebenspraxis.

Vielfalt der Religionen

Die Begegnung mit dem Göttlichen ist in der Geschichte unterschiedlich wahrgenommen und verbunden mit historischen, kulturellen und theologischen Voraussetzungen verschieden interpretiert worden. Dementsprechend sind auch religiöse Verhaltensweisen (z. B. Kult, Rituale, Gebetspraktiken, Speisevorschriften, Umgang mit Kranken und Verstorbenen) unterschiedlich organisiert worden. Diese verschiedenen Sozialisationsformen bezeichnet man ebenfalls mit dem Begriff Religionen.

Pflege

1. Da die Religion eines Menschen seinem innersten und sensibelsten Bereich angehört, ist es unbedingt notwendig, religiöse Gefühle wertzuschätzen und zu schützen. Pflegekräfte sollten sich daher über Sitten und Gebräuche (z. B. Speisevorschriften, Umgang mit Kranken und Verstorbenen, Rituale) des Patienten informieren und deren Ausübung gewährleisten. **2.** Religiöse Grundüberzeugungen sind nicht zu verwechseln mit religiösen Wahninhalten psychotischer Patienten. Im Zweifelsfall einen Psychiater oder Psychologen in Zusammenarbeit mit einem Seelsorger hinzuziehen. Vgl. Buddhismus, Christentum, Hinduismus, Judentum, Islam.

Autor: Björn Mrosko

Religion, traditionelle: s. Stammesreligion.

Remission: (engl.) *remission*; (vorübergehendes) Zurückgehen von Krankheitserscheinungen, z. B. Nachlassen des Fiebers oder Rückbildung eines Tumors unter Therapie; **Formen: 1. komplette** oder **Vollremission:** Zustand nach einer Therapie (z. B. einer Leukämie), bei der eine Krankheitsfeststellung mit den üblichen Mitteln nicht mehr ermöglicht; der Patient fühlt sich vollkommen gesund (scheinbare Heilung); **2. partielle** oder **Teilremission:** deutliche Besserung (jedoch ohne vollständige Normalisierung) von klinischen Befunden und Allgemeinzustand.

Remobilisation: s. Mobilisation.

REM-Phase: s. Schlafstadien.

Rentenversicherung: (engl.) *pension insurance fund*; Versicherung auf vertraglicher (Private Rentenversicherung) oder gesetzlicher Basis (Gesetzliche Rentenversicherung), die gegen Beitrags-(Prämien-)Zahlungen von einem vereinbarten Zeitpunkt an regelmäßige Zahlungen an den Versicherten oder einen Dritten leistet. Die **Gesetzliche Rentenversicherung** (Abk. GRV) ist als Zweig der Sozialversicherung* unter „Gemeinsame Vorschriften über die Sozialversicherung" im SGB IV geregelt. Pflichtversichert in der GRV sind alle wirtschaftlich unselbstständigen Arbeitnehmer. Ein freiwilliger Beitritt nicht Versicherungspflichtiger ist möglich. **Leistungen:** Leistungen der GRV sind Rehabilitationsmaßnahmen (s. Rehabilitation) und Rentengewährung (Erwerbsminderungsrenten, s. Erwerbsminderung; Rente wegen Alters) nach SGB VI. Voraussetzung für die Versicherungsleistungen ist eine Mindestversicherungszeit (sog. Wartezeit). Die Höhe der Rente wird auf der Grundlage der Versicherungsdauer und des Arbeitsverdienstes des Versicherten berechnet (sog. Rentenformel). **Hinweis:** Mit dem „Gesetz zur Organisationsreform in der gesetzlichen Rentenversicherung" (Abk. RVOrgG) vom 9.12.2004 gingen der Verband Deutscher Rentenversicherungsträger (Abk. VDR) und alle Träger der GRV zum 1.10.2005 in die Deutsche Rentenversicherung auf. Die Organisationsreform hatte zum Ziel, durch eine Neuordnung der Zuständigkeiten die Wirtschaftlichkeit, Effektivität und Kundennähe in der GRV zu steigern (u. a. durch die Aufhebung der Unterscheidung in Arbeiterrentenversicherung und Angestelltenversicherung). Für alle Versicherten sind nun ein allgemeiner Bundesträger sowie mehrere Regionalträger und ein Sonderträger zuständig.

resident assessment instrument: Abk. RAI, s. interRAI-Assessmentinstrumente.

Residualharn: syn. Restharn*.

Residualvolumen: (engl.) *residual volume*; Abk. RV; Restluft, die auch bei stärkster Ausatmung* noch in der Lunge verbleibt; wichtiger als die absolute Größe des Residualvolumens (normal 800–1700 ml) ist dessen Verhältnis zum nach maximaler Einatmung* in der Lunge enthaltenen Volumen, der Totalkapazität (Residualvolumen/Totalkapazität, Abk. RV/TK). Dieser Quotient beträgt beim Gesunden ca. 0,3 und ist bei obstruktiven (die Luftwege verengenden) Atemwegerkrankungen wie z. B. Asthma bronchiale (reversibel) und Lungenemphysem (irreversibel) erhöht.

Resistenz: (engl.) *resistence*; **1.** unspezifischer Schutz von Organismen gegenüber Infektionen oder Giften (vgl. Immunität); es bestehen Resistenzunterschiede zwischen Arten (z. B. ausschließlich humanpathogene Erreger), Individuen (Konstitution, Alter, Umweltschäden) und zwischen Organen (Hautpilze, dermotrope Viren); **Abnahme** durch Kälteschäden (Erkältung), Ernährungsschäden (Unterernährung, Vitaminmangel), Epithelschäden (Wunden, Verbrennungen), Stoffwechselstörungen (z. B. Diabetes mellitus), körperliche und seelische Überanstrengung; mögliche **Zunahme** durch ausgeglichene Lebensweise, Ernährung und Abhärtung; **2.** Widerstandsfähigkeit von Mikroorganismen gegen Antibiotika* bzw. Chemotherapeutika*; **Formen: a)** natürliche Resistenz aufgrund bakterieller Eigenschaften, z. B. Nalidixinsäureresistenz von Kokken, Colistin- bzw. Polymyxin-B-Resistenz von Proteus oder Nitrofurantoinresistenz von Pseudomonas; **b)** erworbene Resistenz durch Mutation (Veränderung der Gene) und nachfolgende Selektion (Auslese); **c)** erworbene extrachromosomale Resistenz, infektiöse Resistenz, durch sog. Resistenzfaktoren bedingt; Vorkommen bei gramnegativen und grampositiven Bakterien; **d)** Resistenz gegen bestimmte Antibiotika* (z. B. Penicilline und Cephalosporine) durch Bildung veränderter Proteine, z. B. bei MRSA*; **Probleme:** Der unkontrollierte und nicht angemessene Einsatz von Antibiotika hat die Resistenzen von Mikroorganismen stark ansteigen lassen. Dies führt dazu, dass die Auswahl an speziellen Antibiotika, die auf sog. multiresistente Keime wirken, weltweit abnimmt und die Gefahr nicht therapierbarer bakterieller Infektionen zunimmt. Nosokomialinfektionen* mit diesen multiresistenten Keimen nehmen u. a. in Krankenhäusern, Pflegeheimen und Dialysezentren zu. Betroffen sind besonders Menschen mit schweren Grunderkrankungen (Leukämie, Verbrennungen, AIDS, Transplantationen), Immunsuppression, chronischen Erkrankungen, Dauerkatheter oder invasivem Monitoring. Keimträger ohne Erkrankungssymptome können auch beim medizinischen Personal zu finden sein. **Übertragung:** besonders durch Schmierinfektion (Wunde, Mundpflege), Hantieren mit kontaminierten Gegenständen, aerogen und bei infizierten Hautläsionen; **Maßnahme: a)** in Zusammenarbeit mit Hygienefachkraft* infizierte Personen bestimmen; **b)** strengste Einhaltung der Asepsis*: Untersuchung folgender besonders gefährdeter Körperregionen mit Abstrichen: Nase, Rachen, Wunden (auch Dekubitus*), Stirn-Haar-Ansatzregion, Harn und Katheterkontaktregionen, Sondenkontaktstellen, Luftröhren-(Tracheal-)Sekret, Achselhöhlen, Nabelbereich, Hautfalten (inguinal, d. h. Leisten, Intimbereich), Dammbereich (Perineum); **c)** Keimbekämpfung mit abgestimmter medikamentöser Behandlung und dekontaminierenden Pflegemaßnahmen nach hauseigenen, streng einzuhaltenden Standards (falls nicht vorhanden, Beratung durch Hygienefachkräfte); **d)** Patienten aufklären und zur Mithilfe anregen (z. B. Küssen, In-der-Nase-Bohren, Kratzen an juckenden Körperregionen vermeiden); **e)** Information über unangenehme Maßnahmen, z. B. beim Waschen: Damit Spezialösungen wirken, muss deren Einwirkdauer gewährleistet sein, was zur Abkühlung der Haut und Unwohlsein führen kann. **Organisation:** Da schwere Resistenzen nicht nur im Krankenhaus vorkommen, sollte der gefährdete Personenkreis auch in Pflegeheimen zum allgemeinen Schutz der Bewohner regelmäßig untersucht werden. Kurzfristige Isolierungsmöglichkeiten bereithalten, sog. Risikomanagement* vorbereiten und schulen: spezielle Hygienemaßnahmen mit interdisziplinärer Dokumentation (einschließlich Material und Kleidung) sowie Desinfektion bzw. Entsorgung aller kontaminierten Gegenstände der Patienten oder Bewohner.

Resonanz: (engl.) *resonance*; in Musik, Physik und Pflegetheorie (M. Rogers) verwendeter Begriff für das Mitschwingen eines Körpers, angeregt durch die Grundschwingung eines anderen Körpers oder Systems; Resonanz findet nicht unbedingt als gegenseitiger Prozess statt. Das stärkere System (z. B. physikalisch Wasserwellen, Schallwellen) überträgt seine Frequenz auf das schwächere. Dabei kann es zu einer völligen Überlagerung kommen. **Pflege:** In der Pflege hat dieses Grundkonzept des Resonanzprinzips, nach dem auch der menschliche Körper ein Energiefeld (s. Energiefeldtheorie) oder einen Resonanzkörper darstellt, zur Anwendung unterschiedlicher Therapieformen geführt: therapeutische Berührung*, Pflege mit Hilfe von Musik (Klang; s. Musiktherapie), Farben (Licht*; s. Farbpunktur) oder Lyrik (Sprachmelodie). Ziel ist die Wiederherstellung einer harmonischen Schwingung des Körpersystems. In der Basalen* Stimulation finden sich ebenfalls vergleichbare Elemente dieses Konzeptes in Bezug auf die Berührung.

Resorption (ICNP): (engl.) *absorption*; **1.** Aufnahme von Stoffen (z. B. Nahrungsmittel, Arzneimittel) über die Haut oder Schleimhaut (Verdauungstrakt*, Atmungsorgane) oder aus Geweben (Exsudate, intramuskulär oder subkutan injizierte Arzneimittel) in die Blut- oder Lymphbahn; **2.** aktiver und passiver Vorgang zur Rückgewinnung (Reabsorption) von Wasser und vielen anorganischen und organischen Substanzen aus dem Primärharn der Nierentubuli in die peritubulären Kapillaren.

Resorptionsfieber: (engl.) *aseptic fever*; nach aseptischen (keimfreien) Operationen oder Verletzungen auftretendes Fieber*, das durch fiebererzeugende Eiweißzerfallprodukte entsteht, die beim Abbau von Ergüssen, Blutungen oder nekrotischen Gewebe anfallen; **Kennzeichen:** Das Fieber dauert 2–5 Tage (ohne Schüttelfrost), steigt anfangs steil an und verbleibt dann kontinuierlich bei unter 38,5 °C. Der Fieberabfall ist langsam und gleichmäßig.

Resozialisierung: (engl.) *resocialisation*; Wiedereingliederung von Menschen in die soziale Gemeinschaft, z. B. nach der Verbüßung von Freiheitsstrafen aufgrund begangener Straftaten; die Resozialisierung (u. a. durch sozialtherapeutische Maßnahmen) ist eine maßgebliche Aufgabe im Strafvollzug.

Respekt: (engl.) *respect*; Achtung vor einem anderen Menschen (auch aufgrund dessen Leistungen, Verhaltensweisen oder Charaktereigenschaften); gegenseitiger Respekt ist grundlegender Bestandteil der Pflegebeziehung (s. Beziehung) und gilt als Voraussetzung für die Entwicklung von Empathie*. Respekt schließt immer auch die Achtung und Würdigung des anderen in seinem Anderssein (unterschiedliches Denken, Fühlen, Handeln) mit ein. Ebenso ist gegenseitiger Respekt der unterschiedlichen Berufsgruppen wichtig für eine ungestörte Kooperation. **Hinweis:** Fehlen von Respekt kann zu Störungen der Kommunikation*, der Beziehung und dem Verfehlen gesteckter Ziele führen. Vgl. Ethik, Kultur.

Respiration: s. Atmung.

Response: im Reiz-Reaktions-Schema der behavioristischen Lerntheorie (s. Behaviorismus) Bezeichnung für die zeitlich begrenzte Antwort oder Verhaltensreaktion des Organismus auf einen vorausgegangenen Stimulus (Reiz*); **Einteilung: 1. offene** (overt) Response: unmittelbare Antwort; **2. verdeckte** (covert) Response: ist durch einen Beobachter nicht direkt festzustellen; **3. verspätete** (delayed) Response: tritt verspätet ein; **4. bedingte** (conditioned) Response: tritt nicht in jedem Fall ein. Vgl. Konditionierung, Verstärkung.

Ressourcen: (engl.) *resources*; **1.** vorhandene körperliche und psychische Reserven zur Gesundung bzw. Gesunderhaltung; ressourcenorientierte Pflege berücksichtigt bzw. fordert im Unterschied zu einer rein versorgenden Pflege den Einsatz des Patienten (s. Selbstpflege). Dies fördert und erhält die Unabhängigkeit des Patienten, kann nach neueren Studien allerdings bei chronischen Erkrankungen* in den Phasen der Verschlechterung der Krankheitsbilder auch zur Überforderung führen, wenn schematisch auf Einsatz des Patienten beharrt wird. Vgl. Defizitorientierung. **2.** vorhandene Produktionsmittel, z. B. Rohstoffe, finanzielle Mittel oder sog. Humanressourcen (Arbeitskräfte).

Restharn (ICNP): (engl.) *urinary retention*; syn. Residualharn; Harnmenge, die nach spontanem Wasserlassen in der Harnblase verbleibt; normal sind 10–30 ml. **Ursachen** einer Erhöhung des Restharns: Blasenentleerungsstörungen; bei Frauen häufig nach operativem Eingriff zur Behandlung einer Harninkontinenz* und nach ausgedehnten Operationen im Bereich der Geschlechtsorgane (z. B. Entfernung der Gebärmutter), bei Männern v. a. infolge gutartiger Prostatavergrößerung (benigne Prostatahyperplasie), Starre des inneren Rings des Blasenschließmuskels (Sphinktersklerose), Harnröhrenverengung (Harnröhrenstriktur) sowie neurogen bedingter Blasenstörung; **Diagnose:** Ultraschalldiagnostik, seltener Ausscheidungsurographie, Zystographie, nuklearmedizinische Methode; **Komplikationen:** ein erhöhter Restharn kann z. B. zu Harnwegsinfektion*, Blasensteinen, Balkenblase, Harnabflussbehinderung der oberen Harnwege, Überlaufinkontinenz oder Nierenschädigung führen. **Maßnahme:** nach ärztlicher Anordnung ggf. Katheterisierung, Selbstkatheterisierung*, Blasentraining*. Vgl. Blasenlähmung.

Retardierung: (engl.) *retardation*; allgemeine Bezeichnung für Verzögerung oder Verlangsamung einer Bewegung oder Entwicklung; i. e. S. Verzögerung der geistigen, seelischen oder körperlichen Entwicklung (sog. Retardation, Reifungsverzögerung) von Menschen im Vergleich zur Norm des jeweiligen Lebensalters; vgl. Behinderung. **Soziokulturelle Retardierung:** Unter der Grundannahme, dass Entwicklung und Wachstum durch soziokulturelle Bedingungen beeinflusst werden, verzögern oder verlangsamen negative soziokulturelle Bedingungen die Entwicklung. **Beispiel:** Beeinträchtigung intellektueller Fähigkeiten durch fehlende geistige Förderung, falsches Erziehungsverhalten, ungünstige soziale Verhältnisse. Vgl. Wachstum, geistiges.

Retention (ICNP): (engl.) *retention*; **1.** (pathophysiologisch) Zurückhalten von Substanzen oder Organen im Körper, z. B. bei Harnverhaltung (Retentio urinae), Retentionszyste (durch Sekretverhaltung in Drüsen entstandene Zyste), Hodenretention (Ausbleiben der regelrechten Wanderung des Hodens in den Hodensack mit Verbleiben im Bauchraum oder im Leistenkanal bei männlichen Feten); **2.** (traumatologisch) Ruhigstellung als Teil einer Frakturbehandlung (s. Fraktur); Halten der eingerichteten (reponierten) Fragmente in anatomisch exakter Position bis zur Heilung; **Formen: a)** konservativ durch Gipsverband* oder Kunststoffverband*; **b)** operativ durch verschiedene Verbindungen des Knochengewebes (Osteosynthesen, z. B. Schraubenosteosynthese, Plattenosteosynthese, Marknägel, Fixateur externe).

Retroversion: (engl.) *retroversion*; **1.** s. Gelenkbewegung; **2.** Rückwärtsneigung eines Organs (z. B. der Gebärmutter).

Rettungsdienst: (engl.) *ambulance service*; landesrechtlich i. d. R. durch Rettungsdienstgesetze festgelegte Organisationsstruktur zur Optimierung der Behandlung und des Transports von Notfallpatienten (akut Erkrankte oder Unfallpatienten); **Einteilung: 1.** Primärrettung: notfallmedizinische Versorgung vor Ort mit Transport in ein primärversorgendes Krankenhaus; **2.** Sekundärrettung: ggf. erforderliche Verlegung in ein anderes (Spezial-)Krankenhaus. Je nach lokalen Gegebenheiten kommen zum Einsatz: **1.** als Personal: Notarzt, Rettungsassistent, Rettungssanitäter, Rettungshelfer; **2.** als Spezialtransportmittel: Notarztwagen (Abk. NAW), Rettungshubschrauber (Abk. RTH) oder Ambulanzflugzeug mit obligater Arztbegleitung, Rettungswagen (Abk. RTW) ohne Arztbegleitung oder das Notarzteinsatzfahrzeug (Abk. NEF) als Notarztzubringer. Vgl. Notdienst, Pflegeüberleitung.

Rezept: (engl.) *prescription, recipe*; ärztliche, zahnärztliche oder tierärztliche Anweisung zur Arzneianfertigung oder -ausgabe durch eine Apotheke; elektronische Informationsinhalte der ärztlichen Verordnung (adressiert, gerichtet oder ungerichtet) können über ein sog. **elektronisches Rezept** (E-Rezept) mit digitaler Signatur zur Arzneianfertigung oder -ausgabe an den Patienten, den Apotheker oder den Kostenträger übermittelt werden; künftig als Pflichtanwendung der elektronischen Gesundheitskarte*. Vgl. Arzneimittel.

Rezeptoren: (engl.) *receptors*; membranständige und intrazelluläre Fühler molekularer Größenordnung (Proteine) für Signale, die durch spezifische Liganden; z. B. Neurotransmitter*, Hormone, Mediatoren, Antikörper, Antigene oder ihre als Arzneimittel genutzten Analoga und Hemmstoffe) vermittelt werden; z. B. Hormonrezeptoren, adrenerge Rezeptoren, plasmatische Rezeptoren auf Immunzellen (B- und T-Lymphozyten); rezeptorvermittelt ist ferner die Wirkung vieler Toxine (z. B. Cholera-, Diphtherie-, E.-coli-Toxin), von Opiaten und endogenen Opioiden; **Bedeutung: 1.** interzelluläre Koordination zur Aufrechterhaltung oder/und Anpassung der Homöostase* an wechselnde Bedingungen; **2.** Oberflächenrezeptoren (z. B. membranständige Antikörper) auf immunkompetenten Zellen (z. B. Lymphozyten) sind an der Einleitung (Induktion) und Regulation der spezifischen Immunantwort beteiligt und ermöglichen eine Zelldifferenzierung (Zellmarker). Vgl. Sensoren.

Rezeptur: (engl.) *1. dispensing, 2. pharmacy*; **1.** Anweisung zur Herstellung eines Arzneimittels*, das für den Patienten individuell durch den Apotheker zubereitet wird; **2.** Ort in der Apotheke, an dem Arzneimittel hergestellt werden.

Rezidiv: (engl.) *relapse, recurrence*; Rückfall; Wiederauftreten einer Krankheit nach klinisch vermuteter Heilung; z. B. Rezidiv einer Infektion* (sog. Reinfektion), Wiederauftreten eines histologisch gleichartigen Tumors am gleichen Ort oder im gleichen Organ nach vorausgegangener radikaler Behandlung (sog. Tumorrezidiv).

Rhagade: (engl.) *rhagade*; auch Faulecke, Schrunde; meist narbenlos abheilender, spaltförmiger Einriss der Haut infolge Überdehnung oder Fehlbeanspruchung; Haut, deren Dehnbarkeit durch Verhornungsstörungen (z. B. Hyperkeratose), Infektionen (z. B. Pilzerkrankungen) oder Mangelernährung vermindert ist, neigt zu Rhagadenbildung. **Vorkommen:** häufig an Lippen, Mund- und Lidwinkeln sowie Gelenkbeugen. Vgl. Effloreszenzen (Abb.).

Rhesus-Blutgruppen: (engl.) *rhesus blood groups*; von K. Landsteiner und A. S. Wiener 1940 bei Versuchen mit Rhesusaffen entdecktes erbliches Blutgruppensystem, das sich auf die sog. Rhesus-Blutgruppenantigene D, C, c, E und e (Eiweiße auf den roten Blutkörperchen) bezieht, gegen die unter bestimmten Umständen Antikörper gebildet werden können; das Antigen D ist das immunologisch am stärksten wirksame; die D-Träger werden deshalb als Rhesus-positiv (Rh+) bezeichnet und stellen mit ca. 85 % den größten Anteil der weißen Bevölkerung in Europa dar. Neben D existieren die Antigene C, c, E und e sowie einige sehr seltene Formen, die alle nur eine schwache immunologische Reaktion hervorrufen. Fehlt das Antigen D völlig, wird der Betroffene als Rhesus-negativ (Rh−) bezeichnet. Rh-positive Blutkonserven sind mit D+ bezeichnet, Rh-negative mit d−. Die Bildung von Anti-D-Antikörpern findet erst nach einem vorhergehenden Erstkontakt mit dem Antigen D statt. **Komplikationen: 1.** Wenn Rh-negative Menschen eine Bluttransfusion* mit Rh-positivem Blut erhalten, bilden sie Anti-D-Antikörper gegen das Eiweiß D auf den fremden roten Blutkörperchen (Erythrozyten). Bei erneutem Kontakt mit Rh-positivem Blut kann es zu schweren, lebensbedrohlichen Transfusionszwischenfällen (mit Kreuzschmerzen, Hitzegefühl, Fieber, Schüttelfrost, Bewusstlosigkeit, Schock) kommen. **2.** Rh-negative Frauen können bei der Geburt* oder Fehlgeburt* eines Rh-positiven Kindes Kontakt zum Blut des Kindes bekommen und folglich Antikörper entwickeln (s. Anti-D-Prophylaxe). Kommt es zu einer weiteren Schwangerschaft und ist das Kind Rh-positiv, können die Antikörper der Mutter zu schweren Schäden für das Ungeborene führen (Morbus haemolyticus neonatorum bzw. fetalis). Vgl. Blutgruppen, ABNull-Blutgruppen.

Rhinologika: (engl.) *rhinologics*; Arzneimittel* zur symptomatischen Therapie von Erkrankungen der Nase und der Nasennebenhöhlen; **Anwendung:** meist lokal in Form von Sprays, Tropfen, Gelen oder Salben; **Wirkstoff: 1. Sympathomimetika***: wirken sekretionsvermindernd und schleimhautabschwellend; z. B. Naphazolin, Oxymetazolin, Xylometazolin (lokal) sowie Ephedrin, Phenylephrin, Tramazolin (oral und lokal); Hinweis: Eine lokale Anwendung von Sympathomimetika bei Säuglingen ist wegen möglicher systemischer Nebenwirkungen (Atemdepression, komatöse Zustände) gefährlich. Ein Dauergebrauch von gefäßverengend wirkenden Rhinologika führt zu Schäden der Schleimhaut. **2. Antiallergika***: werden v. a. bei allergischer Rhinitis (z. B. Heuschnupfen), z. T. in Kombination mit Sympathomimetika (oral und lokal) eingesetzt (z. B. Azelastin, Cromoglicinsäure); Cromoglicinsäure wirkt prophylaktisch. **3. sonstige Mittel:** z. B. Glukokortikoide, Antibiotika*, Mineralsalze, ätherische Öle*, Meerwasser; Hinweis: Bei Säuglingen sollten Arzneimittel mit ätherischen Ölen wegen möglicher Überempfindlichkeitsreaktionen nicht in die Nase appliziert werden.

Rhythmus: (engl.) *rhythm*; gleichmäßige oder regelmäßige Wiederkehr eines Ereignisses; z. B. Gezeiten, Betonung innerhalb von Ton-, Takt- oder Silbenfolgen, Herzschlag, Schlaf- und Wachphasen, Wechsel zwischen Aktivität und Ruhe. Vgl. Schlaf-Wach-Rhythmus, Biorhythmus, Pulsfrequenz.

Rhythmus, zirkadianer: (engl.) *circadian rhythm*; tagesrhythmische Schwankung biologischer Funktionen (z. B. Nieren- und Drüsenfunktionen, Schlaf, Wachheit) und ihrer Parameter (z. B. Pulsfrequenz, Blutdruck, Cortisol-Ausschüttung) unter dem Einfluss besonders des Hell-Dunkel-Wechsels (sog. exogener Zeitgeber) und sozialer Faktoren; der zirkadiane Rhythmus wird auch bei Isolierung von der Außenwelt beibehalten (durch endogene Zeitgeber). Störungen im zirkadianen Rhythmus (z. B. durch Interkontinentalflüge, Medikamente, Schichtarbeit) führen zum sog. Jet lag und zu Schlafstörungen*. Hinweis: Speziell Patienten im Intensivpflegebereich und Pflegekräfte in abwechselnden Tag-Nacht-Schichten sind starken Störungen im zirkadianen Rhythmus ausgesetzt. Vgl. Biorhythmus, Hormone, Nachtdienst, Schlaf-Wach-Rhythmus, Schlaf-Wach-Umkehr.

Ribonukleinsäure: Abk. RNS, s. RNA.

Ribosomen: (engl.) *ribosomes*; syn. Palade-Granula; nur elektronenmikroskopisch darstellbare, RNA*-reiche Partikel (Durchmesser 10–20 nm), in denen die Synthese von Proteinen stattfindet; **Vorkommen:** Ribosomen liegen außerhalb des Zellkerns entweder frei im Zytoplasma oder an die Membranen des endoplasmatischen Retikulums gebunden vor. Sie bestehen aus 2 Untereinheiten, mit denen sie nach den Bauplänen der DNA* die verschiedenen Aminosäuren zum Protein verknüpfen; dazu heften sich die beiden Untereinheiten an die aus dem Zellkern stammende mRNA (sog. Messenger-RNA) und nutzen deren Information zur Herstellung der Proteine. Die Untereinheiten sind bei eukaryontischen Zellen (genetisches Material innerhalb eines Kerns zusammengefasst, z. B. im menschlichen Organismus) und prokaryontischen Zellen (genetisches Material als Pronukleus frei im Zytoplasma, z. B. in Bakterien, Pilzen) unterschiedlich. Hinweis: Die Wirkung bestimmter Antibiotika* beruht auf der Hemmung verschiedener ribosomaler Proteine v. a. von Prokaryonten (z. B. Chloramphenicol, Tetracycline und Streptomycin).

Richtlinie: (engl.) *directive, guideline*; **1.** zwingend verbindliche, schriftliche Festlegung, welche Materialien bei welcher Fragen- oder Aufgabenstellung mit welchem Vorgehen zu bearbeiten sind; **2.** i. e. S. Handlungsregelungen einer gesetzlichen, standes- oder satzungsrechtlich legitimierten Institution, die für den Rechtsraum dieser Institution verbindlich sind und bei Nichtbeachtung Sanktionen zur Folge haben können; z. B. Richtlinien der Spitzenverbände der Pflegekassen zur Begutachtung von Pflegebedürftigkeit nach dem SGB XI, Richtlinien zur häuslichen Gesundheits*- und Krankenpflege nach § 92 SGB V. Vgl. Expertenstandard.

Richtlinienstandards: (engl.) *guideline standards*; vom ICN* ausgearbeitete Anforderungen, die an einen Pflegestandard* gestellt werden sollen; Richtlinienstandards in Bezug auf Pflegestandards sollen: **1.** allgemein verbindliche Regeln sein, welche die Aufgabe und Qualität der Pflege definieren; **2.** dem Erreichen eines festgelegten Ziels und der Qualität der Dienstleistung dienen; **3.** eine klare Definition der beruflichen Tätigkeit und Verantwortlichkeit als Voraussetzung haben; **4.** der größtmöglichen Entwicklung des Berufs unter Berücksichtigung des potentiellen gesellschaftlichen Beitrags dienen; **5.** umfassend und flexibel sein, um ihren Zweck zu erfüllen und gleichzeitig Raum zu lassen für Innovationen, Wachstum und Veränderungen; **6.** ein gleiches, hohes Niveau der Berufsausbildung fördern und zu beruflicher Identität und Beweglichkeit motivieren; **7.** Gleichberechtigung und gegenseitige Abhängigkeit der Berufsgruppen anerkennen; **8.** so formuliert sein, dass Anwendung und Nutzung (auch für neue Pflegekräfte) erleichtert werden. Vgl. Richtlinie.

Riechen (ICNP): (engl.) *smell*; Fähigkeit, Geruch mit dem Riechorgan der Nase* wahrzunehmen und zu verarbeiten; die Übertragung erfolgt über Nervenzellen (Riechbahn) zum limbischen System*. Dort werden die Reize mit einer Empfindung verbunden, wodurch sich erklärt, dass bestimmte Gerüche zu Wohlbefinden und andere zu Ablehnung oder sogar Ekel* führen. Vgl. Geruchssinn, Schmecken, Aromapflege.

Riechorgan: s. Nase.

Rigidität: (engl.) *rigidity*; unflexibles Festhalten an gewohnten Überzeugungen, Glaubenssätzen und Handlungsmustern trotz veränderter Bedingungen sowie starre, schematische Denkprozesse und psychische Trägheit; Rigidität kann sowohl positiv

Rigor

(Überzeugung, Glauben, eigene Meinung auch gegen den Widerstand der Umwelt vertreten) als auch negativ (eingefahrene Dinge nicht ändern wollen) bewertet werden.

Rigor: (engl.) *rigor*; Steifigkeit der Muskulatur infolge einer Erhöhung der Spannung (Tonus) des Muskels, die bei passiver Bewegung im Gegensatz zur Verkrampfung (Spastik*) während des gesamten Bewegungsablaufs bestehen bleibt; dabei oft ruckartiges Nachlassen des Widerstands (sog. Zahnradphänomen), z. B. bei Parkinson-Syndrom.

Rigor mortis: s. Totenstarre.

Risikofaktoren: (engl.) *risk factors*; Bedingungen, die anhand von Bevölkerungsstudien bei der Untersuchung der Entstehung bestimmter Erkrankungen als krankheitsfördernde Umstände statistisch nachgewiesen wurden; **Einteilung: 1. medizinische** (u. a. anamnestische, befundmäßige) Risikofaktoren: z. B. für chronische Herz-Kreislauf-Erkrankungen Bluthochdruck (Hypertonie*), erhöhter Cholesterolspiegel (Hypercholesterolämie der LDL-Fraktion) und Diabetes mellitus; **2. psychosoziale** Risikofaktoren: Rauchen, Übergewicht, Bewegungsmangel oder bestimmte berufliche Belastungen; **Hinweis:** Da Risikofaktoren miteinander gekoppelt sein können, ist die Frage nach ihrem jeweiligen Einzelbeitrag zur Entstehung chronischer Erkrankungen* umstritten.

Risikogeburt: (engl.) *high-risk birth*; Geburt* nach Risikoschwangerschaft* oder mit Hinweisen auf eine erhöhte Gefährdung des Fetus oder der Mutter; **Kennzeichen:** z. B. mekoniumhaltiges Fruchtwasser, abnorme fetale Herzfrequenz, Blutdruckerhöhung der Gebärenden, Blutungen, verzögerter Geburtsverlauf.

Risikokind: (engl.) *at risk baby*; Kind, das nach Risikoschwangerschaft* oder i. R. einer Risikogeburt* zur Welt kommt; Frühgeborene* stellen eine besondere Gruppe der Risikokinder dar.

Risikomanagement: (engl.) *risk management*; Vermeiden von Fehlern (s. Fehlermanagement), Aufspüren von latenten Risiken oder (bei eingetretenen Komplikationen und Schadensfällen) Analyse der Möglichkeiten, zukünftige Gefahrenpotentiale zu erkennen und Gefahren abzuwehren.

Grundlage

Risiko: Ein Risiko ist die Wahrscheinlichkeit, dass ein Schadensfall eintritt, aus dem Schäden entstehen, die wirtschaftliche, strafrechtliche oder für die Betroffenen körperliche oder finanzielle Folgen haben und zu haftungsrelevanten Konsequenzen führen. **Formen: 1.** natürliche Risiken, z. B. Erdbeben-, Sturm-, Wasserschäden; **2.** technische Risiken, z. B. Produktmängel, Maschinenschäden; **3.** soziale Risiken, z. B. Fluktuation (Verlust wichtiger Leistungsträger durch deren Kündigung), Untreue (Veruntreuung von Geldern der Einrichtung), Folgen von Demotivation; **4.** persönliche Risiken, z. B. Tod, Krankheit, Unfall; **5.** politische Risiken, z. B. Putsch, Verstaatlichung, Handelssperre, Gesetzgebung; **6.** Marktrisiken, z. B. Konjunktureinbruch, Konkurrenz, Inflation; **7.** Personalrisiken, z. B. fehlende Leistungsträger, falsch qualifizierte Mitarbeiter oder viele Mitarbeiter, die einer Altersgruppe angehören (Nachwuchsmangel, wenn viele Mitarbeiter gleichzeitig in den Ruhestand gehen); **8.** Managementrisiken, z. B. fehlendes Wissen, fehlendes Managementkonzept, unzureichendes Controlling*. Nach empirischen Studien erhöhen sich Risiken z. B. mit zunehmender Umweltdynamik und -komplexität, zunehmender Unternehmensgröße und Neuartigkeit von Herstellungsverfahren. Gegen viele dieser Risiken lassen sich geeignete Versicherungen abschließen. Das Marktrisiko ist allerdings nur durch kompetente Führung mit strategischer Weitsicht zu minimieren. Risikoanalysen sind ein wichtiger Teil der Qualitätsplanung und für zahlreiche Produktarten vorgeschrieben. Das Medizinproduktegesetz (Abk. MPG) regelt den Verkehr mit Medizinprodukten* und sorgt dadurch für die Sicherheit, Eignung und Leistung der Medizinprodukte sowie für die Gesundheit und den erforderlichen Schutz der Patienten, Anwender und Dritten. Die Nichtbefolgung dieses Gesetzes führt zu Haftungsrisiken mit ökonomischen Folgen für die Betroffenen. Pflegekräfte müssen daher beim Einsatz von Medizingeräten regelmäßig geschult werden. Zum Nachweis dieser Schulung ist ein Gerätepass zu führen, aus dem detailliert hervorgeht, ob regelmäßige Schulungen der Pflegekräfte durchgeführt worden sind.

Vorgehen bei der Einführung und Anwendung eines Risikomanagements

1. Bestandsaufnahme: Alle Risikobereiche müssen systematisch erfasst werden. Dies kann mit standardisierten Fragebögen erfolgen oder mit einer anonymen Erfassung und Auswertung von Beinahe-Fehlern oder echten Fehlern. Bevor Risiken minimiert werden können, müssen sie erkannt und in ihrer Bedeutung quantifiziert werden. **Beispiel:** Arzneimittel werden den falschen Patienten zugeordnet.

2. Risikobericht: Alle Risiken werden in einem Risikobericht erfasst. Anschließend müssen die haftungsrechtlichen Risiken mit hoher Schadenseintrittswahrscheinlichkeit i. R. des Projektmanagements bearbeitet werden. Gesetze und Verordnungen müssen eingehalten werden, damit die Behandlung der Patienten den Anforderungen aus der Rechtsprechung genügt. **Beispiel:** Die veränderte Form und Farbe der Arzneimittel werden vom Patienten erkannt und der Pflegekraft zurückgemeldet. Diese Beinahe-Fehler können anonymisiert erfasst und ausgewertet werden.

3. Maßnahmenkatalog: Nach Einschätzung der Risiken wird zur Risikominimierung ein Maßnahmenkatalog erstellt, in dem die Risiken nach dem Gesichtspunkt der Gefährdung für Patienten, Leistungserbringer und Dritte geordnet werden. Ein Zeit- und Projektplan wird aufgestellt, nach dem die identifizierten Risiken minimiert werden.

Beispiel: Arzneimittel werden in der Apotheke für den Patienten zusammengestellt, wobei Erfassung und Zuordnung automatisiert und EDV-gestützt erfolgen.

4. **Umsetzung und Nachsorge:** Eine klare Zuordnung der Risikoverantwortlichen ist ein wichtiger Bestandteil des Veränderungsprozesses. Eine regelmäßige Kontrolle der Einhaltung von Richtlinien, Standards und Verfahrensabläufen kann sicherstellen, dass die dauerhafte Umsetzung und damit die Minimierung von Risiken sichergestellt werden. **Beispiel:** Überprüfung der anonymisierten Beinahe-Fehler vor und nach einer Intervention.

Prospektives Risikomanagement
Aufbau von Frühwarnsystemen, die eine Eskalation latenter Fehlerpotentiale verhindern und die Neuentwicklung von Fehlerquellen und damit die Schadenswahrscheinlichkeit für die Organisation minimieren; hierzu gehört ein Netzwerk zwischen allen Beteiligten in der Einrichtung und auch darüber hinaus (Lieferanten, Dienstleister, Produzenten von eingesetzten Geräten und Medizinprodukten, Apotheker, Labors u. a.), das den Wissens- und Erfahrungstransfer fördert. Risiko-Früherkennungssysteme sind Beschwerdemanagement*, Patientenzufriedenheitsbefragungen, prozess- und ablauforientierte Risikoanalysen, Schadendatenstatistik, Analyse von Schadensfällen und das **Incident Reporting** (Meldesystem für Beinahe-Unfälle). Das internationale „Critical Incident Reporting System" (Abk. CIRS) kann im Internet abgerufen werden. Immer mehr Kliniken gehen dazu über, solche Portale, in dem betroffene Mitarbeiter ohne Angst vor Strafe unter Beachtung der Anonymität Beinahe-Fehler beschreiben können, auch im Intranet der Klinik zur Verfügung zu stellen, um v. a. Schnittstellenfehler zu bearbeiten und zu beheben. Zu solchen Fehlern gehören z. B. fehlende Einträge in Akten, zu spätes Reagieren der Ärzte auf Hinweise der Pflegekräfte oder die fehlerhafte Durchführung der Händedesinfektion. Die Meldungen werden durch eine Risikomanagerin geprüft und an ein Team von fachlich gut ausgebildeten Mitarbeitern weitergegeben, die Lösungsmöglichkeiten für die Risikoquellen erarbeiten. Die eingeleiteten Sofortmaßnahmen werden im Intranet veröffentlicht, sodass die Betroffenen erkennen können, dass ihre Meldung ernst genommen und bearbeitet wird. Wichtig ist hierbei, dass keine Schuldzuschreibungen vorgenommen werden, weil die Analyse der Beinahe-Unfälle, ihre Ursachen und ihre Wirkzusammenhänge im Mittelpunkt der Betrachtung stehen und nicht der Verursacher eines Beinahe-Unfalls. Die Erfassung von Beinahe-Zwischenfällen durch ein solches anonymisiertes Meldesystem (z. B. Incident Reporting – hospitools®-IR) hilft dabei, Risikoindikationen zu erkennen und eine juristisch wirksame Qualitätssicherung zu betreiben.

Beispiel: Verwechslung von Patienten kann verhindert werden, wenn Patientenarmbänder mit persönlicher Identifikation getragen werden.

Recht
Das „Gesetz zur Kontrolle und Transparenz im Unternehmensbereich" (Abk. KonTraG) von 1998 verpflichtet alle Aktiengesellschaften, Risikomanagement mit dem Ziel zu betreiben, systematisch Risiken einer ökonomischen Fehlsteuerung zu vermeiden. Faktisch werden auch für Einrichtungen mit einer anderen Rechtsform die dort aufgestellten Regeln angewendet, insbesondere dann, wenn es um haftungsrechtliche Fragen bei der Schädigung Dritter geht. Die Ausdehnung des Risikomanagements auf medizinische und pflegerische Behandlungsprozesse, hauswirtschaftliche Aufgaben oder Organisationsverschulden wird für Krankenhäuser zunehmend wichtig, weil Krankenhäuser nach dem Prinzip der Beweislastumkehr* nachweisen müssen, dass sie keinen Fehler gemacht haben (z. B. durch Ausweitung der Dokumentationssysteme, um nachweisen zu können, dass eine sach- und fachgerechte Pflege durch verbindliche Standards gewährleistet wird). Die Wichtigkeit eines Risikomanagementsystems wird zunehmend auch von den Wirtschaftsprüfungsgesellschaften und besonders von den Haftpflichtversicherungen untermauert. Dabei ist das Risikomanagement primär an der zivilrechtlichen und strafrechtlichen Rechtsprechung des Bundesgerichtshofes und der einzelnen Oberlandesgerichte orientiert. Eine starke Zunahme in der Anzahl angemeldeter Haftpflichtfälle hat dazu geführt, dass Haftpflicht- und Rückversicherungen nur noch dann Versicherungsschutz gewährleisten, wenn die gesetzlichen Forderungen aus dem KonTraG durch ein systematisches Risikomanagement mit Überprüfung durch externe Dritte in der Klinik erfüllt werden.

Autorin: Helga Kirchner.

Risikopflegediagnose: (engl.) *risk nursing diagnosis*; Kategorie der Pflegediagnosen* der NANDA*, in der die erhöhte Anfälligkeit eines Menschen, einer Familie oder sozialen Gruppe für die Entstehung eines bestimmten Problems beschrieben wird.

Risikoschwangerschaft: (engl.) *high-risk pregnancy*; Schwangerschaft*, bei der laut Mutterschafts-Richtlinien aufgrund der Vorgeschichte oder der erhobenen Befunde mit einem erhöhten Risiko für Leben und Gesundheit von Mutter und Kind zu rechnen ist; der Risikokatalog des Mutterpasses in Deutschland unterteilt in: 1. Anamnese und allgemeine Befunde: **a)** Alter der Schwangeren <18 oder >35 Jahre; **b)** chronische Krankheiten (oder familiäre Belastung) wie Diabetes mellitus, Nieren- und Herzerkrankungen; **c)** Adipositas*; **d)** Zustand nach Frühgeburt*; **e)** Blutgruppeninkompatibilität (s. ABNull-Blutgruppen, Rhesus-Blutgruppen); **f)** Zustand nach 2 oder mehr Fehlgeburten*; **g)** Komplikationen bei vorangegangenen Entbindungen; **h)** Zustand nach Schnittentbindung*; 2. besondere Befunde im Schwangerschaftsverlauf: **a)** Abusus (Nicotin, Alkohol, andere Drogen); **b)** Dauermedikation; **c)** Erkrankungen während der Schwangerschaft wie Blutungen, hypertensive Schwangerschaftserkrankung, Entzündung von Harnblase, Nierenbecken und Niere (Zystopyelonephritis), Schwangerschaftsdiabetes (Gestationsdiabetes), Blutarmut (Anämie), bestimmte Infektionskrankheiten, erniedrigter Blutdruck (Hypotonie); **d)** Mehrlingsschwangerschaft; **e)** vorzeitige Wehentätigkeit; **f)** Blutungen in der zweiten Schwangerschaftshälfte; **g)** atypische Lokalisation der Plazenta (Placenta praevia). Vgl. Risikogeburt.

Risikoverhalten: (engl.) *risk behaviour*; Bezeichnung für (nicht unbedingt riskantes) Entscheidungsverhalten in Ungewissheitssituationen, d. h. in Situationen, in denen fraglich ist, ob das angestrebte Ziel erreicht wird oder evtl. eine gegenüber der Ausgangslage ungünstigere Situation entsteht; während früher insbesondere das Verhalten im Spiel (Wetten), in ökonomischen Zusammenhängen (Spekulation) oder im täglichen Leben (Unfallentstehung) untersucht wurde, gilt heute dem Verhalten im Zusammenhang mit Sexualität (sexuell übertragbare Infektionen, unerwünschte Schwangerschaften, anonyme Sexualkontakte) ein besonderes Interesse. **Ursachen:** Die Erforschung des Risikoverhaltens ergibt z. T. widersprüchliche Ergebnisse hinsichtlich der Bedeutung persönlicher, gruppenbezogener und situativer Einflüsse: Während typische Risikopersönlichkeiten nicht erkennbar sind, haben situative Gegebenheiten häufig einen starken Einfluss. Zugleich wird risikobereites Verhalten in zahlreichen Zusammenhängen sozial positiv bewertet, sodass auch gruppenbezogene Einflüsse risikoerhöhend wirken können. Insgesamt zeigt sich eine höhere Bereitschaft zu riskantem Verhalten bei Adoleszenten (s. Adoleszenz) aus sozial benachteiligten Bevölkerungsgruppen. Eine Beziehung zwischen depressiver Stimmung und riskantem Verhalten scheint vorzuliegen. Das Verhalten wird ebenfalls durch unterschiedliche Risikobewertungen bzw. die Risikowahrnehmung (Verbreitung z. B. in Medien, Schule) bestimmt. **Maßnahme:** In Bezug auf sexuelles Risikoverhalten erweisen sich Interventionen (Information, Einüben risikomindernden Verhaltens, Beratungsangebote) prinzipiell als wirksam, wenn altersentsprechende Angebote gewählt werden, die das tatsächliche Verhalten der Zielgruppen berücksichtigen und risikominderndes Verhalten ausdrücklich verstärken. Vgl. Dissonanz, kognitive; Verhalten, selbstverletzendes.

RKI: Abk. für **R**obert* **K**och-Institut.

RNA: Abk. für (engl.) *ribonucleic acid;* Ribonukleinsäure (Abk. RNS); Molekül aus ribosehaltigen Nukleotiden, das in allen Organismen und in Viren vorkommt und zur Übertragung genetischer Information in der Zelle dient; **Aufbau:** Die Bausteine der RNA sind Ribonukleotide, die aus dem Zucker D-Ribose, einer Base und einer Phosphorbindung bestehen. Über die Phosphorbindung sind die Mononukleotide zu einer Kette (Polynukleotidkette) verknüpft. Die Basen sind die Purinbasen Adenin (A) und Guanin (G) sowie die Pyrimidinbasen Cytosin (C) und Uracil (U) (statt Thymin in der DNA*). RNA liegt meist als Einzelstrang vor, bildet jedoch eine räumliche Struktur aus, indem bestimmte Abschnitte innerhalb des Moleküls durch Basenpaarung zu kürzeren spiraligen Bereichen zusammengeschlossen werden. Nicht gepaarte Bereiche bilden Schleifen. **Formen:** Die wichtigsten Formen der RNA im Zellstoffwechsel sind: **1.** Messenger-RNA (Abk. mRNA): überträgt als Zwischenglied (Matrizen-RNA) die genetische Information der DNA zu den Ribosomen* für die Synthese eines Polypeptids oder Eiweißes; **2.** ribosomale RNA (Abk. rRNA): RNA in Ribosomen; **3.** Transfer-RNA (Abk. tRNA): bindet und transportiert spezifische Aminosäuren (Bestandteile von Eiweiß*) für die Proteinsynthese zu den Ribosomen.

RNS: Abk. für **R**ibo**n**ukleins**ä**ure, s. RNA.

Robert Koch-Institut: Abk. RKI; zentrale Einrichtung des Bundes im Bereich der öffentlichen Gesundheit zur Erkennung, Verhütung und Bekämpfung von Krankheiten mit Sitz in Berlin; das RKI bewertet und erforscht Erkrankungen von großer öffentlicher oder gesundheitspolitischer Bedeutung und nimmt gesetzliche und wissenschaftliche Aufgaben auf den Gebieten Gentechnologie* und biologische Sicherheit wahr. Vgl. Impfkalender.

Roboranzien: syn. Tonika*.

Röntgendiagnostik: (engl.) *radiography*; Durchleuchtung des Körpers mit Röntgenstrahlung und Darstellung des aufgrund der unterschiedlichen Absorption der durchstrahlten Gewebe entstehenden Schattenbildes auf einem Röntgenschirm oder auf Röntgenfilmen zur Diagnostik oder Kontrolle des Therapieverlaufs; **Sonderformen: 1.** Durch Anwendung der Subtraktionsmethode (Erstellung zweier deckungsgleicher Aufnahmen, Addition der Helligkeitswerte des Negativs der einen und des Positivs der anderen Aufnahme) oder gezieltes Einbringen von Röntgenkontrastmitteln in den Körper können die Bildkontraste in diagnostisch relevanten Teilen verstärkt und so die Aussagefähigkeit des Bildes verbessert werden (Röntgenkontrastdarstellung). Durch die 2-dimensionale Darstellung werden räumlich hintereinanderliegende Strukturen des Körpers überlagert dargestellt, d. h. relevante Einzelinformationen können verloren gehen. **2.** Mit Tomographie können sich überlagernde Strukturen in isolierten Schichten (Tomogramm) dargestellt werden. **3.** In der digitalen Röntgentechnik werden die Absorptionsunterschiede gemessen, in einer Rechneranlage digital aufbereitet und auf einem Bildschirm als Dichteverteilungsbild dargestellt; dabei können Dichteunterschiede von Geweben dargestellt werden, die in der konventionellen photooptischen Technik gleichartig (homogen) erscheinen. **Prinzip:** Hochenergetische Röntgenstrahlung aus dem Bereich der elektromagnetischen Wellen wird über Wechselwirkungsprozesse teils gestreut, teils absorbiert, teils vom Material durchgelassen. Dieser Rest ist abhängig von den unterschiedlichen Gewebearten und -dicken des durchstrahlten Körpers. Der absorbierte Teil ist in der Diagnostik für den Bildkontrast verantwortlich, bedingt aber auch die Strahlenbelastung des Patienten. **Hinweis: 1.** Da Röntgenstrahlung Schäden an den Keimdrüsen hervorrufen kann, müssen Eierstöcke und Hoden durch eine strahlenundurchlässige Schürze geschützt werden. **2.** Streustrahlung verschlechtert die Bildqualität und belastet das medizinische Personal, weshalb sie durch technische Maßnahmen soweit wie möglich reduziert werden soll bzw. Strahlenschutzmaßnahmen erforderlich macht. **3.** Generell gilt das Prinzip, unnötige Röntgendiagnostik zu vermeiden (Röntgenpass, Bilder einweisender Ärzte mit ins Krankenhaus nehmen). Vgl. Strahlenschutz, Strahlentherapie.

Rollator: syn. Gehwagen*.

Rollbrett: Hilfsmittel zur Mobilisation*, das die Verlagerung des Patienten Richtung Kopfende im Bett erleichtert.

Rolle: (engl.) *role*; Begriff aus der Soziologie und Sozialpsychologie für definierte Verhaltensweisen, die von einem Individuum in einer sozialen Situation oder Funktion von seiner Bezugsgruppe oder einem sozialen System erwartet werden; die Verhaltensweisen sind dabei nicht an ein bestimmtes Individuum (den Rollenträger) geknüpft, sondern vielmehr von ihm unabhängig, d. h., von jedem, der diese Rolle übernimmt und ausfüllt, werden bestimmte Verhaltensweisen erwartet. **Formen: 1. soziale** Rolle: Summe sozial definierter Verhaltensweisen, die von einem Mitglied einer Gruppe oder Gemeinschaft in einer bestimmten Funktion erwartet werden; soziale Rollen unterliegen ebenso wie die soziale Wirklichkeit einem gesellschaftlichen Wandel. **Beispiel: a)** Europäische Frauen der bürgerlichen Mittelschicht sind heute im Gegensatz zu vorhergehenden Generationen häufig nicht mehr ausschließlich mit Kindererziehung und Haushaltsführung beschäftigt, sondern auch berufstätig oder in anderer Weise außerhalb der Familie engagiert. Verschiedene Rollen können so miteinander konkurrieren. **b)** Die Gesundheits- und Krankenpflegerin ist auch Mutter, Ehefrau, Tochter, Schwester, Cousine, Vereinskameradin, Nachbarin, Angestellte, Mentorin, Kollegin, Betriebsratsmitglied. In ihrer Rolle als professionell Pflegende ist sie z. B. direkt an die Rolle des Patienten gekoppelt, d. h., ihr Rollenverhalten steht in unmittelbarer Abhängigkeit zu den Erwartungen des Patienten. Vgl. Rollenkonflikt, Rollenbelastung, Elternrolle. **2. individuelle** Rolle: individuell unterschiedliche Ausgestaltung einer definierten Rolle; da der Rollenträger ein Individuum mit bestimmten Charakterzügen, Merkmalen, Eigenschaften und Besonderheiten ist, kann er, auch wenn bestimmte Verhaltensweisen erwartet werden, die Rolle doch individuell ausgestalten (Rollenflexibilität). **3. aufgabenbezogene** Rolle: spezifisches Verhalten, das bei der Ausübung einer bestimmten Tätigkeit erwartet wird; **Beispiel:** Ein Gesundheits- und Krankenpfleger auf einer internistischen Station erbringt einen höheren Anteil an Pflegetätigkeiten einschließlich Beziehungsarbeit als ein Gesundheits- und Krankenpfleger in der Ambulanz, der mit Schwerpunkt auf Akutversorgung und medizinischer Assistenz arbeitet.

Rolle des Betreuers (ICNP): (engl.) *caregiver role*; Rollenübernahme und Rollenzuschreibung in erster Linie in Bezug auf die Betreuung von abhängigen Familienmitgliedern; die Rolle* des Betreuers* und die entsprechenden Erwartungen daran sind stark durch gesellschaftliche und kulturelle Einflüsse geprägt. Im 19. Jahrhundert bestand die Rolle innerhalb der bürgerlichen Gesellschaft in der Übernahme von Verantwortung und Handlungen für die zu Betreuenden (z. B. Treffen von Entscheidungen für Kinder, Frauen, alte Angehörige). Heute verlagert sich die Auffassung in Richtung Förderung bzw. Erhalt der Selbständigkeit. Vgl. Rollenbelastung, Betreuungsrecht, Pflege, kompensatorische.

Rolle, heiße: therapieunterstützende physikalische Maßnahme, bei der ein Handtuch trichterförmig gerollt und mit heißem Wasser gefüllt wird; beim Abrollen der Rolle kann die Wärme der Außenseite der Rolle dosiert für die Stimulation von Körperregionen genutzt werden. **Wirkung:** Diese spezielle Wärmeanwendung* führt reaktiv zu einer verstärkten Durchblutung auch der tiefer liegenden Strukturen und somit zu einer umfassenden Entspannung. **Anwendung:** zur Regulierung des vegetativen Nervensystems und als Vorbereitung weiterer physiotherapeutischer Maßnahmen.

Rollenbelastung: (engl.) *role strain*; Rollendruck; Bezeichnung für konflikthafte und Stress* auslösende Aspekte von zugeschriebenen Rollen*, die Personen übernehmen müssen, z. B. Belastung in der Rolle pflegender Angehöriger; **Ursachen:** Die Rollenbelastung entsteht durch die Orientierung an Rollenstereotypen (s. Stereotyp), deren Zuweisung von den Rollenträgern nicht automatisch akzeptiert, aber gesellschaftlich mit hohem Druck eingefordert wird. Vgl. Rollenkonflikt.

Rollendefinition: (engl.) *role definition*; klar umrissene, deutliche Bestimmung der Erwartungen an Verhaltensweisen, Aussehen und Charaktereigenschaften, die der Träger einer spezifischen Rolle* zeigen soll; Rollenattribute können z. B. durch Dienstkleidung oder Dienstanweisungen deutlich werden. Am Arbeitsplatz werden Rollendefinitionen z. B. in schriftlichen Stellenbeschreibungen* vorgenommen. Subtiler findet eine Rollendefinition über Codes (vgl. Code, sprachlicher) statt, die den Rollenträger meist unausgesprochen, aber strikt durch kommunikative sprachliche Signale

Rollenfindung

in den von den sozialen Gruppen (z. B. Mitarbeiter im Krankenhaus) vorgegebenen Rahmen zwingt (z. B. Art der Namenszuschreibung wie Schwester Carola oder Frau Müller, Herr Chefarzt oder Dr. Meier, abstrakter Sprachgebrauch oder Verwendung regionaler Mundarten). **Hinweis:** Die Festschreibung der Rolle findet nicht ausschließlich durch Höhergestellte im sozialen System statt, sondern wird weitgehend von allen Mitgliedern getragen und durchgesetzt.

Rollenfindung: (engl.) role finding; sozialer Prozess, an dessen Ende ein Mitglied die mit einer bestimmten Rolle* verknüpften Erwartungen erfüllt und die gewünschten Verhaltensweisen zeigt; **Beispiel:** Eine Pflegeschülerin erkennt die ihrer Rolle zugewiesenen Erwartungen im Verlauf der Ausbildung und eignet sich entsprechende Verhaltensweisen an.

Rollenidentifikation: (engl.) role identification; Übernahme der Erwartungen an eine spezifische Rolle* durch eine Person, wobei die vorgeschriebenen Verhaltensnormen als eigene Bedürfnisse interpretiert werden (Internalisierung).

Rolleninteraktion (ICNP): (engl.) role interaction; Interaktion von Mitgliedern einer Gesellschaft in Übereinstimmung mit einem unausgesprochenen (impliziten) oder ausdrücklichen (expliziten) Satz von Erwartungen, Regeln und Standards bezüglich der jeweiligen Rolle*; vgl. Rollenbelastung.

Rollenkonflikt: (engl.) role conflict; Konflikt* beim Ausüben oder Annehmen einer oder mehrerer sozialer Rollen*; **Formen:** Intra-Rollen-Konflikt und Inter-Rollen-Konflikt (s. Konflikt, intrapsychischer).

Rollenmodell: (engl.) role model; Rollentheorie; zusammenfassende Bezeichnung für sozialwissenschaftliche Ansätze zur Untersuchung der mit dem Rollenbegriff verbundenen Aspekte sozialen Verhaltens; es liegt kein einheitlicher Theorieentwurf vor, sondern unterschiedliche Vorannahmen, die sich mit verschiedenen Aspekten wie der sozialen Rolle* oder Rollenkonflikten* beschäftigen. **Pflegetheorie:** In der Zielerreichungstheorie* von I. King und dem psychodynamischen Pflegemodell* von H. Peplau wird die Funktion der Rolle im Zusammenhang mit Erwartungen an Patienten an professionell Pflegende und umgekehrt beschrieben.

Rollenspiel: (engl.) role-playing; **1.** (entwicklungspsychologisch) kindliches Spiel, bei dem Kinder soziale Rollen* imitieren, indem sie sie nachspielen; **2.** (psychotherapeutisch) szenische Darstellung einer Rolle und Identifikation des Darstellenden mit der zur Rolle gehörenden Erlebens- und Verhaltensweisen; von J. L. Moreno anhand des kindlichen Spiels entwickelte Methode; **Anwendung:** in der Gruppenpsychotherapie*, Verhaltenstherapie*, Gestalttherapie* und im Psychodrama*; auch über den psychotherapeutischen Rahmen hinaus werden Rollenspiele innerhalb von Kommunikationsfortbildungen (z. B. Gordon-Training) als Selbsterfahrungselement mit Übungs- und Beispielcharakter für die Klein- oder Gesamtgruppe regelmäßig durchgeführt, um den Teilnehmern eine Reflexion ihres Verhaltens und Fühlens mit eventueller Neubewertung zu ermöglichen (vgl. Rolleninteraktion). **Hinweis:** Viele Menschen verhalten sich anfänglich sehr reserviert gegenüber Rollenspielen, da sie sich entweder wie in der Schule einem Bewertungsdruck ausgesetzt fühlen oder die psychologisierende Auswirkung im nichttherapeutischen Rahmen zu Recht ablehnen. Die Teilnahme an Rollenspielen unterliegt immer der Freiwilligkeit. **3.** (pädagogisch) Methode, bei der Schüler bestimmte Rollen übernehmen und so Sachverhalte (z. B. aus der beruflichen Situation) bildhaft darstellen, reflektieren und bearbeiten.

Rollenstereotyp: s. Stereotyp.

Rollenverhalten, gestörtes: (engl.) disordered role behaviour; Verhalten eines Rollenträgers, das von den Ansprüchen und Erwartungen in für die Gesellschaft nicht akzeptabler Weise abweicht; i. w. S. sind auch von der Norm abweichendes Aussehen und Charaktereigenschaften gemeint. **Ursachen:** Bei gestörtem Rollenverhalten ist dem Inhaber einer Rolle* diese Abweichung nicht bewusst bzw. seine Anpassungsfähigkeit ist aufgrund einer Verhaltensstörung* oder einer psychischen und neurologischen Erkrankung (z. B. Psychose, Multiple Sklerose, Spätstadium einer HIV-Erkrankung oder dementielle Erkrankung) beeinträchtigt. **Hinweis:** Das bewusste Abweichen von Rollenerwartungen, die sich auf der Basis eines Rollenstereotyps (s. Stereotyp) ergeben, stellt keine Störung des Rollenverhaltens dar, auch wenn das soziale System objektiv gestört ist. Dies gilt insbesondere für das Verhalten von Bewohnern von Heimeinrichtungen und anderen Langzeiteinrichtungen im Gesundheits- und Wohlfahrtswesens, die ihre Interessen manchmal entgegen der Rollenerwartung der Einrichtung durchsetzen möchten.

Rollenverständnis: Vorstellung, die eine Person oder die soziale Umwelt* von der Ausgestaltung und den Eigenschaften (Attributen) einer speziellen Rolle* hat.

Rollklemme: (engl.) roller clip; Kunststoffklemme als Teil des Infusionsgerätes*, mit der über die bewegliche Rolle der Durchfluss bzw. die Infusionsgeschwindigkeit* durch Erweiterung oder Verengung der Weite (Lumen) des Infusionsschlauchs reguliert werden kann.

Rollstuhl: (engl.) wheelchair; Hilfsmittel zur Fortbewegung im Sitzen; das Grundgestell besteht aus Sitzfläche, Rückenlehne mit 2 Handgriffen, 2 großen und 2 kleinen Rädern sowie 2 Beinstützen mit Fußplatte; Ausführungen reichen vom handbetriebenen, i. d. R. zusammenklappbaren Gummireifenrollstuhl bis zum Elektrorollstuhl (z. B. mit Mundsteuerung und Schalensitz). Schwerfällige „Krankenfahrstühle" sind heute durch funktionelle Modelle ersetzt. Auswahl und ärztliche Verordnung eines Rollstuhls hängen von individuellen Faktoren des Betroffenen ab. Neben Krankheitsbild, Körpergewicht, Körperlänge, Alter und Lebensumständen ist auch der jeweilige Verwendungszweck des Hilfsmittels ausschlaggebend (z. B. beim Sportrollstuhl). Variationen am Rollstuhl können sich durch vielfältige Kombinationsmöglichkeiten wie z. B. Teilmotorisierung ergeben. Daraus ergibt sich ein etwas höherer Wartungsbedarf. Bei stationärem Einsatz Zuständigkeit für Wartung (z. B. regelmäßiges Aufpumpen der Reifen) klären. **Hinweis: 1.** Der Rollstuhl wird allgemein als Zeichen einer Behinderung gedeutet, d. h., er weist darauf hin, dass der Rollstuhlfahrer sich nicht ohne dieses Hilfsmittel fortbewegen kann (s. Rollstuhlabhängigkeit, Stigmatisierung). **2.** Die Hilfebedürftigkeit des Rollstuhlfahrers wird durch dessen physiologische und psychische Leistungsfähigkeit bestimmt, nicht nur durch die Abhängigkeit vom Rollstuhl. **3.** Je selbstständiger der Rollstuhlfahrer ist, umso einfacher sollte der Rollstuhl ausgestattet sein. **4.** Der Umgang des Rollstuhlfahrers mit seinem Hilfsmittel gibt möglicherweise einen Hinweis auf das Akzeptieren seiner jeweiligen Situation.

Rollstuhlabhängigkeit: (engl.) *wheelchair dependence*; physisches Angewiesensein eines Menschen auf das Hilfsmittel Rollstuhl* aufgrund einer körperlichen Funktionsbeeinträchtigung u. a. durch Lähmung (auch psychogen), fehlende oder deformierte Extremitäten, Muskelatrophie, Auszehrung (Kachexie) oder mangelhafte pflegerische Mobilisation*; **Folge:** Durch ein unterschiedlich ausgeprägtes Selbstversorgungsdefizit und die beeinträchtigte Mobilität bekommt ein zuvor gesunder Mensch durch die plötzlich eingetretene Rollstuhlabhängigkeit (z. B. durch einen Unfall) die Rolle des Behinderten zugeschrieben. Die niedrige Sitzposition vom Rollstuhl aus kann ein Gefühl der Unterlegenheit auslösen; die körperliche Ausdrucksform ist eingeschränkt und die Körperwahrnehmung verändert sich. Das Hilfsmittel Rollstuhl ist sichtbares Zeichen (Stigma) einer eingeschränkten Körperfunktion. Die durch den Rollstuhl bedingte eingeschränkte Selbständigkeit hat Auswirkungen auf das Selbstwertgefühl und wird von Angst vor Abweisung und Ausgrenzung vom alltäglichen (normalen) Leben begleitet.

Pflege
Grundlagen: 1. Die Ursache für das notwendig gewordene Hilfsmittel muss bei allen Pflegehandlungen Berücksichtigung finden. Die individuelle Konfrontation mit dem Rollstuhl kann bei dem Betroffenen Angst auslösen (s. Coping). Menschen, die den größten Teil ihres Lebens bereits im Rollstuhl sitzen oder seit der Geburt auf das Hilfsmittel angewiesen sind, beurteilen ihre Abhängigkeit von diesem Hilfsmittel eher unproblematisch; der Rollstuhl gehört zu ihrem Leben (bezeichnen sich oft selbst als „Rolli", genau wie das Hilfsmittel). **2.** Durch eine optimale Rollstuhlwahl und individuelles Training wird dem Rollstuhlfahrer ein großes Stück Lebensqualität wiedergegeben bzw. beibehalten (s. Rollstuhlmobilisation); ein fehlerhaft adaptierter Rollstuhl verhindert die größtmögliche Selbständigkeit. Je nach Krankheitsbild können Folgeschäden wie Dekubitus*, Kontrakturen, mechanische Verletzungen oder Schmerzen durch den Rollstuhl begünstigt werden. **3.** Der Rollstuhl steht einerseits für wiedererlangte Mobilität, andererseits stößt der Rollstuhlfahrer täglich auf (unüberwindbare) Barrieren. Diese sind im Sinne der WHO* die eigentliche Behinderung (Handicap) und haben Auswirkungen auf das Privat- und Berufsleben (vgl. Rehabilitation).

Maßnahme: 1. Bei plötzlich eingetretener Rollstuhlabhängigkeit langsames Gewöhnen an die neue Situation ermöglichen, z. B. den Rollstuhl einige Tage vor der ersten Mobilisation in das Patientenzimmer stellen. **2.** In den selteneren Fällen einer psychischen Ursache muss neben einer geeigneten psychotherapeutischen Intervention auf genügende Mobilisation geachtet werden, um weitere Folgeschäden zu verhindern. Im Fall vorheriger mangelhafter pflegerischer Mobilisation („bettlägerige Verwahrung", Regression des Patienten) langsame Steigerung des täglichen Mobilisationsprogramms. **3.** Auf physiologische Sitzposition im Rollstuhl achten. **4.** Angehörige in die Pflege einbeziehen und anleiten. **5.** Sorge dafür tragen, dass sämtliche Prophylaxen (Pneumonieprophylaxe*, Kontrakturenprophylaxe*, Dekubitusprophylaxe, s. Dekubitus) regelmäßig durchgeführt werden. **6.** Die nähere Umgebung des Rollstuhlfahrers muss barrierefrei gestaltet sein, notwendige Utensilien müssen in Reichweite platziert sein. **7.** Die Anpassung des Rollstuhls an die Bedürfnisse des Betroffenen erfolgt individuell in Zusammenarbeit mit dem gesamten therapeutischen Team*. **8.** Bei der direkten Kommunikation mit dem Rollstuhlfahrer sich auf gleiche Augenhöhe begeben. **9.** Ausflüge außerhalb des Klinikgeländes organisieren und begleiten. **10.** Selbstvertrauen stärken und motivieren. **11.** Rollstuhlsport anbieten. **12.** Bei Bedarf Psychotherapie* zur Unterstützung im Verarbeitungsprozess zusätzlich anbieten.

Organisation
Pflegeprozess: 1. In Absprache mit dem Rollstuhlfahrer Ziele formulieren. **2.** Grad der Selbständigkeit einschätzen. **3.** Zeit für Gespräche einplanen und dokumentieren. **4.** regelmäßiger Austausch im therapeutischen Team; **5.** Pflegestandards* überprüfen und anpassen.

EDV: Pflegesoftware im Hinblick auf Produktinformation über Rollstuhlmodelle und Zusatzhilfsmittel aktualisieren.

Recht
1. Das Grundgesetz schreibt vor, dass einem Rollstuhlfahrer keine Benachteiligung durch das Hilfsmittel bzw. durch die Behinderung entstehen darf. **2.** Die Versorgung mit einem adaptierten Rollstuhl

Rollstuhlmobilisation

ist durch die Krankenversicherung gesichert. Der Behinderte hat zudem Anspruch auf einen Zweitrollstuhl. **3.** Die deutsche Bauordnung schreibt per Norm barrierefreies Bauen vor. DIN 18024 Teil 1 und 2 geben Planungsgrundlagen für öffentlich zugängige Gebäude und Arbeitsstätten sowie Straßen, Plätze, Wege, öffentliche Verkehrs- und Grünanlagen und Spielplätze vor. Ein Piktogramm weist auf die Barrierefreiheit hin. **4.** Für Bewohner von Pflegeeinrichtungen muss für die Einzelverordnung eines Rollstuhls dessen Notwendigkeit für die Teilhabe* am Leben in der Gemeinschaft von der Heimleitung bei der Krankenkasse begründet werden. Ansonsten gehen die Kassen von einer Verpflichtung des Trägers aus, Rollstühle in der Einrichtung vorzuhalten.

Rollstuhlmobilisation: (engl.) *wheelchair mobilisation*; aktive Mobilisation* im Rollstuhl*; die Fortbewegung mit dem Hilfsmittel Rollstuhl muss vom Patienten erlernt werden und erfordert physische und psychische Konzentration. Die Konfrontation mit dem Rollstuhl kann beim Patienten eine psychische Krise auslösen. **Ziel:** langsames Wiedererlangen von maximaler Selbständigkeit und Selbstvertrauen; **Maßnahme: 1.** Patienten vorbereiten und zunächst im Rollstuhl nicht allein lassen; **2.** Dauer des Aufenthalts im Rollstuhl langsam steigern; **3.** Vitalzeichenkontrolle, Hautinspektion aller druckgefährdeten Areale; **4.** Entlastung druckgefährdeter Körperpartien im Rollstuhl trainieren lassen; **5.** Sitzposition im Rollstuhl kontrollieren; **6.** verschiedene Rollstuhlmodelle ausprobieren lassen; **7.** Ruhephasen einhalten, Überforderung vermeiden; **8.** Gesprächsbereitschaft zeigen.

Rollstuhlwaage: (engl.) *wheelchair scales*; zusammenklappbare, transportable flache Plattform, die mit einem Rollstuhl* befahrbar ist und als Waage dient (s. Abb.); **Anwendung: 1.** zur Bestimmung

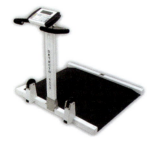

Rollstuhlwaage [97]

des Körpergewichts stark adipöser Patienten (Tragkraft bis zu 300 kg); **2.** auch im Dialysebereich oder in Herzzentren, da das Gewicht in 100 g-Schritten ermittelt werden kann; **Hinweis:** Bei der Nutzung mit Rollstuhl wird das Rollstuhlgewicht über eine Tara-Funktion abgezogen.

Rooming-in: 1. Unterbringung Neugeborener im Zimmer der Mutter zur Erhaltung und Förderung der Mutter-Kind-Bindung; oft ist auch die längere Anwesenheit des Vaters möglich. Rooming-in ist in vielen Kliniken tagsüber, häufig auch nachts möglich. Die Mutter kann, durch Gesundheits- und Kinderkrankenpflegende der Säuglingsstation angeleitet, die Pflege ihres Kindes ganz oder teilweise übernehmen. **Hinweis:** Bei mehreren Müttern und Kindern in einem Zimmer mit entsprechendem Besucheraufkommen kann mit Rücksicht auf die Erholungsmöglichkeit der Mütter die nächtliche Unterbringung der Neugeborenen im Säuglingszimmer (mit Ausnahme der Stillzeiten) sinnvoll sein. **2.** Unterbringung eines Elternteils im Krankenzimmer des stationär behandelten Kindes; bei der medizinisch notwendigen Unterbringung einer Begleitperson im Krankenhaus sind nach Bundespflegesatzverordnung* die Kosten mit dem allgemeinen Pflegesatz abgegolten. Im Fall der medizinisch nicht notwendigen Unterbringung der Begleitperson stellt der Krankenhausträger die Kosten für die Unterbringung und Verpflegung in Rechnung. Vgl. Eltern-Kind-Trennung.

ROT: Abk. für **R**ealitäts*-**O**rientierungs-**T**raining.

Rotandaspritze: Spritze mit im Konus integriertem Drei-Wege-System zur Punktion von Körperflüssigkeiten (z. B. Pleurapunktion) und direkter Ableitung des Exsudats in einen Auffangbeutel.

Rotation: (engl.) *rotation*; Torsion, Rollen, Drehen; Drehbewegung eines Gelenks (s. Gelenkbewegung) oder Drehung des Körpers um die eigene Achse.

Rotationsbett: syn. Drehbett*.

Routineversorgung: Versorgung von Patienten und Bewohnern nach einem festen Schema mit der Gefahr, dass individuelle Gegebenheiten, Bedürfnisse, Ressourcen und Wünsche nicht beachtet werden; **Hinweis:** Routineversorgung ist oft Teil gewohnter Arbeitsabläufe, die von der Pflegeperson gut beherrscht werden. Dies birgt die Gefahr, die Art der Versorgung nicht zu hinterfragen und dabei eine konkrete Pflegesituation zu übersehen. Vgl. Fehlermanagement.

Rubor: s. Entzündung.

Rucksackverband: (engl.) *figure-of-eight bandage*; Streckverband* als Watte-Trikotschlauch- bzw. Klettverband zur Behandlung von Schlüsselbeinbrüchen (Klavikulafrakturen) durch Dehnung und Streckung (Extension) des Schultergürtels nach hinten; **Durchführung** bei Eigenanfertigung: Langes Stück Schlauchmull mit Polsterwatte füllen, vom Hals nach vorn über die Schultern unter den Achseln hindurchführen und auf dem Rücken mit dem Halsteil verknoten (s. Abb.); Knoten mit extra zugeschnittenem Polsterstück unterlegen. **Hinweis:** Verband muss regelmäßig nachgespannt werden; Patienten auf Schmerzen und Durchblutungsstörungen inspizieren. Fertige Verbände werden nach dem gleichen Schema angelegt und sind formstabiler, d. h. müssen nicht nachgespannt werden.

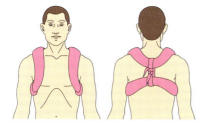

Rucksackverband

Rückenlage: (engl.) *in supine position*; natürliche, von vielen Menschen eingenommene Schlafposition sowie häufige Ausgangsposition verschiedener Lagerungsarten wie z. B. Oberkörperhochlagerung, Kopftieflagerung*, Beintieflagerung*; vgl. Lagerung, Herzbettlagerung, Positionsunterstützung.

Rückenlagerung: (engl.) *supine positioning*; Flachlagerung; flache Lagerung des Patienten auf dem Rücken mit einem Nackenkissen und evtl. einer kleinen Knierolle und einer Fußstütze bei Schädelverletzungen, Rücken- und Bauchoperationen, Wirbelsäulen- oder Beckenfrakturen (s. Abb.);

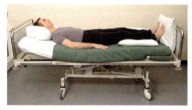

Rückenlagerung [6]

Hinweis: 1. Dekubitus- und Kontrakturenprophylaxe* beachten. **2.** Zur Entlastung der Bauchdecke bei Bauchschmerzen oder Bauchverletzungen größere Knierolle (nur kurzzeitig aufgrund Kontrakturgefahr) verwenden. Vgl. Positionsunterstützung.

Rückenmassage: (engl.) *back massage*; Form der Teilkörpermassage (Schwerpunkt Rücken) mit klassischen Grifftechniken wie Kneten, Streichen, Reiben und Vibrieren; **Anwendung:** z. B. bei Verspannung der Rückenmuskulatur, Schmerzen durch Fehlhaltungen (s. Haltungsstörungen) oder als Sportmassage. Vgl. Massage, Einreibung, atemstimulierende.

rückenschonende Bücktechnik: s. Bücktechnik, rückenschonende.

Rückenschule: (engl.) *back school*; Anleitung zum Erlernen rückenschonender Verhaltensweisen (z. B. in Kursen bei Krankenkassen, Volkshochschulen, Sportvereinen), besonders beim Heben von Lasten, Sitzen, Stehen und Bücken (s. Bücktechnik, rückenschonende) sowie physiotherapeutische Übungen zur Kräftigung der Rückenmuskulatur, Einübung günstiger Bewegungsabläufe und Erhalt der Beweglichkeit (Wirbelsäulengymnastik); vgl. Physiotherapie.

Rückkopplung: (engl.) *feedback*; **1.** aus der Regelungstechnik (Kybernetik*) übernommener Begriff zur Beschreibung eines den Stoffwechsel betreffenden (metabolischen) Selbstregulationsmechanismus, der das Vorhandensein eines geschlossenen Regelkreises* voraussetzt; **Formen: a) negative Rückkopplung:** Das auslösende Signal wird durch die Antwort des Signalempfängers wieder verringert. Prinzip der meisten Regulationsvorgänge im Organismus; z. B. hemmen Hormone die Ausschüttung von Releasing-Hormonen oder die Endprodukte einer Biosynthesekette die Schlüsselenzyme dieser Kette (Endproduktehemmung). **b) positive Rückkopplung:** Die Antwort des Signalempfängers verstärkt das ursprünglich auslösende Signal, was zu einer weiteren Verstärkung der Antwort führt. So können z. B. von den weiblichen Keimzellen gebildeten Östrogene und Gestagene unter bestimmten Voraussetzungen die Ausschüttung von LH (luteinisierendes Hormon) aus dem Hypophysenvorderlappen anregen – ein für die Auslösung des Eisprungs (Ovulation) entscheidender Mechanismus. **Hinweis:** Die Hormonproduktion unterliegt komplexeren Regelkreisen, als in Lehrbüchern der Übersicht wegen dargestellt (s. Regelkreis, Abb.). **2.** in der Kybernetik, Systemtheorie* und Chaostheorie (s. Chaos) verwendete Begrifflichkeit; bestimmte Arten von Ausgangssignalen, -leistungen oder -informationen, sog. „output", werden als „input" zurückgesendet (feedback) und beeinflussen das Verhalten des Systems.

Rückmeldung: s. Feedback.

Rückzug: (engl.) *retraction*; Verhalten eines Menschen, der Kontakte zur Außenwelt verringert und sich verstärkt auf sein eigenes inneres Erleben konzentriert; **Formen: 1.** bewusstes, freiwilliges Verhalten, z. B. zur Neubesinnung und Orientierung (innere Einkehr); **2.** Reaktion auf ein tiefgehendes Erlebnis (tödliche Erkrankung, Verlust eines Angehörigen) mit dem Versuch, die Situation zu bewältigen; **3.** Symptom einer seelischen Störung (z. B. bei Überforderung und Burnout*-Syndrom, Depression*, präsuizidalem Syndrom*); **4.** Reaktion chronisch verwirrter Patienten auf das „Nicht-Verstanden-Werden" (z. B. bei Alzheimer-Erkrankung); **Pflege:** Entsprechend der Ursache bewusste, das Sozialverhalten fördernde Gestaltung der Pflege (ermutigen, Kontakte fördern), Unterstützung bei der Artikulation der Gefühle (s. Zuhören, aktives), ggf. Klärung der Ursache, Suizidprävention*, Burnout*-Prophylaxe, Validation*. Vgl. Disengagement.

Ruhedruck: (engl.) *resting pressure*; Begriff aus der Kompressionstherapie*, der eine der Wechselwirkungen von Kompressionsmaterial und bandagiertem Gewebe beschreibt; **Prinzip:** Der Druck geht vom Kompressionsmaterial aus und wirkt auf

Ruhedyspnoe

die entspannte Muskulatur ein. Das Material kann daher über Nacht belassen bleiben. **Wirkung:** Entstauung des Gewebes in der Erhaltungstherapie, Förderung des Rückflusses in den oberflächlichen Venen; nicht tiefenwirksam; **Hinweis:** Hohen Ruhedruck üben Langzugbinden oder medizinische Thromboseprophylaxestrümpfe* aus. Vgl. Arbeitsdruck.

Ruhedyspnoe (ICNP): (engl.) *rest dyspnea*; Kurzatmigkeit verbunden mit Atemnot* in Ruhe ohne körperliche Belastung; **Vorkommen:** z. B. bei schwerer Herzinsuffizienz, akuten Asthmaanfällen, Mukoviszidose mit Zunahme der Schleimproduktion der Bronchien.

Ruhen (ICNP): (engl.) *rest*; Form der Erholung, bei der eine regelmäßig wiederkehrende Abnahme der Körperaktivität während des Wachseins eintritt und eine bewegungsarme Position eingenommen wird; vgl. Schlaf.

Ruktation: s. Aufstoßen.

Ruktus: s. Aufstoßen.

Ruktusstimme: s. Ersatzstimme.

Rumination (ICNP): (engl.) *rumination*; bewusst ausgelöstes Zurückströmen der Nahrung aus dem Magen in die Mundhöhle (Regurgitation*) mit erneutem Kauen und Schlucken des Speisebreis; gewöhnlich nach oder während jeder Mahlzeit; ein Teil der Nahrung kann erbrochen werden. **Vorkommen: 1.** bei Säuglingen mit unausgereifter Darmbewegung (Peristaltik*); **2.** bei Kindern oder Erwachsenen mit Verhaltensstörung*.

Rutschbrett: leichtes Holzbrett mit 2 Griffaussparungen und seitlicher Abschrägung, das dem Patienten das selbständige Umsteigen vom Bett in den Rollstuhl oder Toilettenstuhl ermöglicht (s. Abb.);

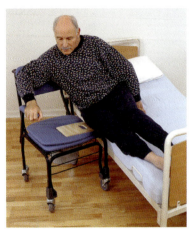

Rutschbrett [1]

Voraussetzung: ausreichende Kraft und Koordinationsvermögen.

S

Säugling: (engl.) *infant, baby*; Kind nach der Geburt* bis zur Vollendung des 1. Lebensjahres; die körperliche und geistige Entwicklung des Säuglings folgt innerhalb normaler Schwankungsbreiten bestimmten Altersregeln (altersgemäße Entwicklung). Vgl. Neugeborenes, Frühgeborenes.

Säuglingsbett: (engl.) *infant bed*; fahrbares Spezialbett unterschiedlicher Größe mit erhöhter und verstellbarer Liegefläche, umlaufendem Gitter- oder Plexiglasschutz und feststellbaren Rollen für Neugeborene* und Säuglinge* (s. Abb.); **Hinweis:**

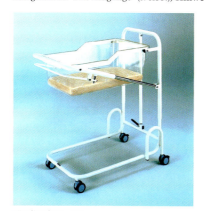

Säuglingsbett [78]

Nach DIN ISO 7175-2 muss der Abstand von Gitterstäben geringer als 7,5 cm sein, um das Durchrutschen kindlicher Körperteile zu vermeiden.

Säuglingsernährung: (engl.) *infant nutrition*; Nahrungszufuhr des Kindes im ersten Lebensjahr; **Formen: 1.** Die ideale Ernährung bis zum 6. Lebensmonat ist die **Muttermilch**, da sie in ihrer Zusammensetzung genau den Bedürfnissen und dem Reifegrad des Verdauungssystems des Säuglings entspricht (s. Stillen). **2.** Alternativen i. R. der sog. künstlichen Säuglingsernährung sind v. a. (Fertig-)Präparate aus Kuhmilch (**Formulanahrung**), deren Zusammensetzung der Muttermilch mehr (adaptierte Säuglingsnahrung) oder weniger (teiladaptierte Säuglingsnahrung) angeglichen ist. Seit 1993 wird entsprechend den EG-Richtlinien zwischen Anfangs- und Folgemilch unterschieden, die in ihrer jeweiligen Zusammensetzung dem Entwicklungsstand des Säuglings angepasst sind. **3.** Ab dem 6. Monat sollte mit der Zufütterung von **Beikost*** (Löffelfütterung) begonnen werden (v. a. Reis, Gemüse-, Getreideflocken- und Obstbrei). Fettzusätze (insbesondere Pflanzenöl) sind als Energiequelle wichtig. Außerdem muss auf eine ausreichende Eisenzufuhr (z. B. in Form von Fleisch) geachtet werden; vegetarisch ernährte Kinder benötigen eine künstliche Eisenzufuhr. Mit der Verfütterung von Eiern sollte man im ersten Lebensjahr zurückhaltend sein. **Hinweis: 1.** Beim Verfüttern von selbst hergestellter Nahrung aus verdünnter Kuhmilch besteht eine erhebliche Gefahr der Fehl- und Mangelernährung. Bei Kuhmilchallergie ist eine hypoallergene bzw. milchfreie Säuglingsnahrung zu wählen (z. B. aus Sojaeiweiß). **2.** Die Empfehlungen hinsichtlich Menge und Häufigkeit der Mahlzeiten aus Formulanahrung sind nicht mehr starr, da gesunde Kinder soviel zu sich nehmen, wie sie aktuell benötigen. Säuglingsanfangsnahrung (adaptierte Nahrung) wird nach Bedarf gegeben. Als Ergänzung (z. B. bei großer Hitze, Fieber oder Unruhe des Kindes) kann ungesüßter Tee oder abgekochtes Wasser gegeben werden (über einen kleinen Löffel, einen Fütterungsbecher oder ein Saugerfläschchen). **3.** Zur Kontrolle der ausreichenden Nahrungszufuhr kann eine regelmäßige Gewichtskontrolle des Säuglings erforderlich sein (z. B. bei Unsicherheit der Mutter, Erkrankung oder Gedeihstörungen des Säuglings). **4.** Aufgrund der Kariesgefahr und Prägung auf die Geschmacksrichtung sollte Säuglingsnahrung nicht gesüßt werden; zudem sollte auf Schadstoffarmut der verwendeten Produkte geachtet werden. **5.** Für die Ernährung des kranken Säuglings gelten besondere Regeln in Absprache mit dem behandelnden Arzt, die sich nach Art und Schwere der Erkrankung richten. Vgl. Heilnahrung.

Säuglingspflege: (engl.) *infant care*; Pflege und Betreuung von gesunden Neugeborenen* und Säuglingen* im ersten Lebensjahr; **Aufgabe: 1.** Beobachtung des Allgemeinzustandes*, des Schlaf- und Trinkverhaltens, der Hautfarbe (besonders hinsichtlich Neugeborenengelbsucht), von Haut-

Säuglingssterblichkeit

Säuglingssterblichkeit
Terminologische Übersicht

Sterblichkeit im Zeitraum	Bezeichnung
1. Tag (24 Stunden)	perinatale Sterblichkeit
1.–28. Tag	neonatale Sterblichkeit
1.–7. Tag	Frühsterblichkeit
8.–28. Tag	Spätsterblichkeit
29.–365. Tag	Nachsterblichkeit (postneonatale Sterblichkeit)

veränderungen (z. B. Windeldermatitis*), der Gewichtsentwicklung und Ausscheidung (Mekonium, Milchstuhl, Harnmenge, Spucken und Erbrechen); **2.** Körperpflege, insbesondere die Versorgung des Nabels (s. Nabelpflege); **3.** Waschen und Baden, An- und Ausziehen, Wickeln und Lagern des Säuglings; **4.** Sorge für angemessenen Wärmehaushalt; **5.** Verabreichen von Nahrung oder Unterstützung der Mutter beim Stillen*; **6.** säuglingsgerechtes Halten, Tragen und Betten. Bedeutsam sind das Anleiten und Einbeziehen der Mutter (evtl. auch des Vaters) in die Pflege sowie die Berücksichtigung eines entwicklungsfördernden Umgangs mit dem Säugling. Zentrale Bedürfnisse des Säuglings sind Berührung* und Körperkontakt. **Hinweis:** Beim Aufnehmen und Tragen des Säuglings soll dieser in einer eher gekrümmten Körperhaltung bleiben; abrupte Bewegungen und Überstreckung des Körpers führen zu Angst und Sicherheitsverlust. Vgl. kinaesthetics infant handling.

Säuglingssterblichkeit: (engl.) *infant mortality*; relative Anzahl von Todesfällen bei Kindern im ersten Lebensjahr; **Einteilung: 1.** sozialmedizinisch: **a) rohe** Säuglingssterblichkeit: Anzahl der im vollendeten ersten Lebensjahr gestorbenen Kinder bezogen auf die Lebendgeborenen des gleichen Kalenderjahres; **b) bereinigte** Säuglingssterblichkeit: Anzahl gestorbener Säuglinge eines Geburtsjahres bezogen auf die Lebendgeborenen des gleichen Geburtsjahres (unter Berücksichtigung der Geburtsentwicklung im gleichen Jahr); **2.** allgemein medizinisch: s. Tab. Die Säuglingssterblichkeit zeigte in den letzten Jahrzehnten eine sinkende Tendenz: 1993 sind in Deutschland je 1000 Lebendgeburten 6,5 männliche und 5,1 weibliche Säuglinge gestorben, 2005 je 1000 Lebendgeburten 4,4 männliche und 3,5 weibliche Säuglinge (Statistisches Bundesamt). Diese Rate weist regionale Differenzen auf und ist in Großstädten höher als auf dem Land. **Ursachen:** Die häufigsten Ursachen der Frühsterblichkeit sind Folgen von Komplikationen in der Schwangerschaft und bei der Geburt sowie verkürzte Schwangerschaftsdauer oder Untergewicht (Frühmangel- oder Mangelgeborene*) und Fehlbildungen. Spätsterblichkeit ist zudem auf angeborene Fehlbildungen, infektiöse Erkrankungen, plötzlichen Kindstod* und Unfälle zurückzuführen. Soziale Faktoren wie Einkommen, Partnerschaft, Bildungsstand, Beruf und Lebensstil können Einfluss auf den Verlauf der Schwangerschaft und die Versorgung des Säuglings haben. **Maßnahme: 1.** vorbeugend: **a)** Schwangere und Mütter zur Wahrnehmung der angebotenen Vorsorgeuntersuchungen motivieren. **b)** Bei kranken und schwerbehinderten Kindern ggf. häusliche Kinderkrankenpflege* oder bei Milieuschwierigkeiten Familientherapie* organisieren, ggf. Beratungsstellen nennen und Familiengesundheitshebamme*, Sozialarbeiter oder Medizinischen Dienst einschalten. **c)** Schlafplatz und häusliches Umfeld des Säuglings überprüfen. Zur Vermeidung des plötzlichen Kindstodes sollte der Säugling vor Überwärmung und Passivrauchen geschützt werden. Hinweis: Im häuslichen Umfeld Sauberkeit, aber keine übertriebene Desinfektion; **2.** nachsorgend: **a)** Trost der Eltern, ggf. Organisation psychologischer Betreuung; **b)** bei plötzlichem Kindstod Bearbeitung der Unsicherheits- und Schuldgefühle; **c)** Hinweis auf Selbsthilfegruppen* (z. B. „Verwaiste Eltern"). Vgl. Todesursachenstatistik, Trauer, Familie.

Säuglingswaage: (engl.) *infant scale*; geeichte Spezialwaage mit einer Liegeschale, in die der Säugling zur Ermittlung des Körpergewichts gebettet wird; bei der mechanischen Laufgewichtswaage können die auf einer Schiene beweglichen Laufgewichte manuell fein justiert werden; bei der Digitalwaage erscheint das Gewicht auf einem Display (s. Abb.).

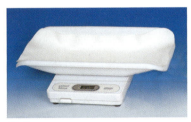

Säuglingswaage

Hinweis: Nicht privat eingesetzte Säuglingswaagen müssen spätestens alle 4 Jahre neu geeicht werden. Vgl. Säuglingspflege.

Säuglingswanne: (engl.) *baby tub*; kleine Badewanne aus Kunststoff für das Säuglingsbad; einige Modelle werden auf einem Gestell der gewöhnlichen Badewanne aufgesetzt, um eine angenehme Arbeitshöhe zu erreichen und das Wasser leichter einfüllen bzw. ablaufen lassen zu können. Nützlich ist ein in den Boden der Wanne eingelassener, verschließbarer Wasserablauf. Sog. Baby-Badeeimer bieten durch ihre runde, nach unten sich verengende Form dem Säugling vermehrt Halt (das Kind wird senkrecht darin gebadet). Vgl. Säuglingspflege.

Säure-Basen-Haushalt: (engl.) *acid-base balance*; allgemeine Bezeichnung für Regelvorgänge zur Aufrechterhaltung eines für den Stoffwechsel optimalen Gleichgewichts von Säuren und Basen im extrazellulären Raum mit einem pH-Wert im arteriellen Blut von 7,4 (±0,04); die Regulation des Säure-Basen-Haushalts und damit die Ausscheidung der durch Stoffwechselvorgänge ständig anfallenden überzähligen nichtflüchtigen (Protonen) und flüchtigen Säuren (CO_2) erfolgen nach kurzfristiger Pufferung über die Nieren sowie durch Abatmen von CO_2. Störungen des angestrebten Gleichgewichts im Blut und Gesamtorganismus führen zu Azidose* oder Alkalose* und können lebensbedrohlich sein. Vgl. Elektrolythaushalt.
Safar-Tubus: s. Pharyngealtubus.
Salbe: (engl.) *ointment*; Unguentum; halbfeste, streichfähige Arzneizubereitung zur lokalen Anwendung; **Formen: 1.** einphasige Zubereitung verschiedener Fette, Öle oder Wachse, mit denen die Wirkstoffe gemischt werden; **2.** Emulsion* vom Typ Wasser-in-Öl; **Anwendung: 1.** zur lokalen Wirkstoffapplikation; **2.** zur Pflege und zum Schutz. Vgl. Suspension, Creme, Gel, Paste, Hautpflege.
Salbenauflage: (engl.) *salve pad*; mit weitmaschiger Kompresse auf die betreffende Körperstelle aufgetragene Heilsalbe zur Intensivierung der Lokaltherapie oder Vermeidung des Verklebens der Wunde mit Verbandmaterial; **Anwendung:** bei Hauterkrankungen, oberflächlichen Wunden, Unterschenkelgeschwür (Ulcus cruris), Dekubitus; **Hinweis:** Tube oder Tiegel zur Vermeidung von Keimverschleppung nur für einen Patienten verwenden und Hautkontakt damit vermeiden. Vgl. Salbe.
Salbenkompresse: vorgefertigte, in verschiedenen Größen erhältliche Wundauflage zur Wundversorgung; **Formen: 1.** Kompresse aus hydrophobem Polyester-Gittertüll oder aus Baumwollfasern, die mit einer wirkstofffreien, hautneutralen Salbenimprägnierung (z. B. Vaselin) versehen ist; Vorteil: gaspermeabel, sekretdurchlässig, nicht sensibilisierend, nicht allergisierend, schonender Verbandwechsel; **2.** Kompresse mit Wirkstoffauflage zur Versorgung von chronischen Wunden und solchen mit drohender oder bestehender Infektion (z. B. silberhaltige Salbenkompresse mit antibakterieller Wirkung); Vorteil: Rückgang von Wundbelägen und Exsudation, vermehrte Bildung von Granulations- und Epithelgewebe, Verringerung der Wundschmerzen. Vgl. Wundmanagement.
Salivation: s. Speichelfluss.
Salutogenese: (engl.) *salutogenesis*; von A. Antonovsky geprägte Bezeichnung für den individuellen Entwicklungsprozess von Gesundheit*, der sich als zeitbezogenes Ereignis personaler Lern- und Reifungsprozesse, genetischer Ausstattung, physiologischen Verhaltens und soziobiologischer Umweltfaktoren darstellt; in Abgrenzung zur Pathogenese, die sich mit dem Weg von Gesundheit zur Krankheit beschäftigt, werden im Denkmodell der Salutogenese die permanenten Prozesse zum Erhalt und Wiedererlangen von Gesundheit untersucht, z. B. warum Menschen trotz widriger, eigentlich krankheitserzeugender Einflüsse (z. B. Viren, Bakterien, Umweltgifte, soziale Nachteile, psychische Belastung) gesund bleiben. Der Grad von Gesundheit misst sich am Fehlen oder Vorhandensein von Schmerzen und funktionalen Beeinträchtigungen von Lebensaktivitäten, der Prognose einer Erkrankung, dem notwendigen Aufwand zur Wiederherstellung der Gesundheit, dem Verhältnis von Stressoren und Spannungsbewältigung und dem damit verbundenen Kohärenzgefühl (engl. *sense of coherence*). **Pflege:** Ein salutogenetischer Betreuungsansatz in Medizin und Pflege fragt vornehmlich nach den Kräften, Mechanismen und Ressourcen*, die dem Menschen helfen, Gesundheit zu entwickeln oder zu erhalten. Diese Kräfte fördern die Kompetenzen von Menschen, mit den Belastungen des Lebens erfolgreich umzugehen. Vgl. Gesundheitsförderung, Prävention.
Sammelurin: syn. 24-Stundenurin*.
Sandbad: (engl.) *sand bath*; **1.** Naturheilverfahren mit Einbetten oder Baden des Körpers in einer Spezialwanne mit erwärmtem Spezialquarzsand (ca. 45 °C); trockene Wärme und Druckentlastung werden zur muskulären Entspannung, Schmerzreduktion und kurzzeitigen Entlastungslagerung genutzt; Dauer ca. 30 Minuten (z. B. bei Skeletterkrankungen, Muskelrheuma); **2.** Überwärmung von Körperregionen oder Gliedmaßen durch Bedeckung mit auf 40–50 °C erwärmtem Sand als Teil- oder Ganzkörperanwendung bei Abdeckung wärmeempfindlicher Körperteile; Dauer 30–60 Minuten (z. B. bei chronischen Hauterkrankungen wie Schuppenflechte).
Sandwich-Bett: (engl.) *sandwich bed*; Spezialdrehbett mit 2 Liegeflächen und Drehvorrichtung zur Intensivpflege* von Patienten, die nur achsengerecht gedreht und gelagert werden dürfen (z. B. nach Wirbelsäulenverletzungen) oder große Schmerzen erleiden (z. B. nach Verbrennungen); das Sandwich-Bett ermöglicht eine freie Lagerung von Rücken, Bauch, Gesäß oder Brustkorb. Vgl. Krankenbett, Körper.
Sanguiniker: (engl.) *sanguine person*; Begriff aus der Typenlehre des Hippokrates für einen Menschen mit den Eigenschaften gesteigerte Erregbarkeit, Heiterkeit, Reizbarkeit und Reaktionsschnelligkeit; heute als Fachbegriff nicht mehr üblich. Vgl. Charakter.
Sauerstoff: (engl.) *oxygen*; chemisches Element, Symbol O (Oxygenium); farb-, geruch- und geschmackloses, zu ca. 21 % in der Luft enthaltenes Gas, das für die meisten (für alle höheren) Lebewesen lebensnotwendig ist; Mangel an Sauerstoff verursacht Atemnot* und eine blau-rote Färbung von Haut und Schleimhäuten (Zyanose*).
Sauerstoffbrille: Hilfsmittel zur lang andauernden Gabe von Sauerstoff*; 2 passend gekürzte Stutzen

Sauerstoffflasche

werden ca. 1 cm tief in die Nasenlöcher eingeschoben und die sauerstoffzuführenden Schlauchschlaufen (ähnlich wie bei einer Brille) über die Ohrmuschel gelegt und am Hinterkopf fixiert. Die Sauerstoffbrille wird mit dem Verbindungsschlauch des O_2-Spenders verbunden. **Vorteil:** **1.** Sauerstoffzufuhr bis zu 8 l/min, O_2-Konzentration erreicht 30–50 %. **2.** Essen, trinken und sprechen sind möglich. **Sonderform:** Ein in die optische Brille integrierter Sauerstoffschlauch ermöglicht ein kosmetisch unauffälliges Erscheinungsbild. **Hinweis: 1.** Ohrmuschel und Nase auf Druckstellen überprüfen. **2.** Bei Verabreichung ab 6 l/min muss der Sauerstoff erwärmt und angefeuchtet werden. Vgl. Nasensonde, Sauerstoffmaske.

Sauerstoffflasche: (engl.) *oxygen tank*; Vorratsbehälter für Sauerstoff* zur Therapie mit 100 % konzentriertem O_2; **Formen: 1.** transportable oder fest installierte **Gasdruckflasche** aus Stahl

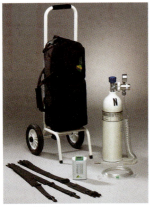

Sauerstoffflasche [104]

(s. Abb.); der Sauerstoff wird als komprimiertes Gas mit 0,8–2 l (kleine Flasche; reicht je nach eingestelltem Sauerstofffluss 2–6 Stunden) bis 50 l (große Flasche) Rauminhalt und einem Druck von 180–200 bar bevorratet; Nachteil: hohes Gewicht (eine 2 l-Gasdruckflasche wiegt mit Armaturen 7 kg), daher nur eingeschränkte Mobilität möglich; Hinweis: seit 1.7.2006 entsprechend Euro-Norm DIN EN 1089-3 für Medizin- und Inhalationsgase bundesweit gültige Flaschenkennzeichnung: mindestens auf der Flaschenschulter weiße Farbe (nach Vereinbarung mit der Industrie auch auf dem Mantel); aus Einführungszeit Großbuchstabe N (Neu) auf Flaschenschulter (nicht zwingend); **2.** Trageeinheit (sog. Satellit) als Leichtmetall, in Kombination mit einem stationären Reservoir Bestandteil eines **Flüssigsauerstoffsystems**; tiefkalter Sauerstoff (−183 °C) wird in einem thermoisolierten „Muttertank" bevorratet und zur Nutzung durch den Patienten in einen kleineren Behälter abgefüllt. Vorteil: durch günstige Gewicht-Mengen-Relation Verbesserung der Mobilität des Patienten; eine 1 l-Flasche (800–1200 l O_2) reicht bei einer Flussrate von 2 l Sauerstoff/Minute für 6,6–10 Stunden Therapie bei einem Gewicht von 3,3–3,6 kg. Nachteil: hohe Kosten; **Hinweis: 1.** Aus Sicherheitsgründen (erhöhte Brandgefahr) erfolgt die Lagerung und Bedienung nach folgenden Regeln: **a)** Flaschen vor dem Umfallen bewahren. **b)** In gesonderten Räumen fixiert (Gasdruckflasche) oder in gut durchlüfteten Räumen (Flüssigsauerstoffsystem) lagern. **c)** Kontakt mit Fett und Feuer oder Hitzeeinwirkung (Explosionsgefahr!) vermeiden. **d)** Transport nur mit unversehrter Schutzkappe und geschlossenem Ventil. **e)** Keine Gewalt beim Öffnen anwenden. **f)** Flaschen regelmäßig kontrollieren und Inhaltsmenge feststellen. **2.** Flüssiger oder kalter gasförmiger Sauerstoff kann auf der Haut zu Erfrierungen führen. **3.** Durch Sparsysteme (sog. Demandsysteme), die Sauerstoff nur in der physiologisch wirksamen Einatmungsphase freigeben, kann die Nutzungsdauer verdoppelt werden. **4.** Als Transporthilfen sind Caddy oder Rucksack geeignet. Vgl. Sauerstoffkonzentrator.

Sauerstoffgabe: (engl.) *oxygen administration*; gezielte Anreicherung der Einatemluft mit Sauerstoff* über die normale Atemluftkonzentration (über 21 % hinaus bis zu 100 %) zur Vorbeugung oder Behandlung von Sauerstoffmangel*; **Ziel:** verbesserte Sauerstoffsättigung des arteriellen Bluts bzw. Erhöhung des Sauerstoffpartialdrucks; **Formen** der Applikation: **1.** bei erhaltener Spontanatmung* Einatmen über Sauerstoff-Nasensonde (s. Nasensonde), Sauerstoffmaske*, Sauerstoffbrille*, Nasopharynxkatheter (tiefe Nasensonde bis in den Rachenraum) oder Trachealkanüle*; **2.** bei reduzierter oder fehlender Spontanatmung Zufuhr von O_2 bei assistierter oder kontrollierter Beatmung* mit Sauerstoffmaske*, Beatmungsbeutel (z. B. Ambu®*-Beutel), Beatmungsbeutel mit Reservoir oder Beatmungsbeutel und Demand-Ventil oder nach Intubation* mit Beatmungsgerät; **Pflege: 1.** Vor dem Anlegen von Sauerstoffbrillen und Nasensonden muss der Patient die Nase schnäuzen, damit das Gas den nasalen Atemweg ungehindert passieren kann. **2.** Druckstellen der Schlauchsysteme vermeiden. **3.** Bei Sauerstoffgabe an Patienten mit chronisch-obstruktiven Atemwegerkrankungen ist eine sorgfältige Patientenbeobachtung zwingend erforderlich, insbesondere nachts. Der Körper des Patienten hat sich dem ständig erhöhten Kohlendioxidgehalt des Bluts angepasst. Der Atemantrieb basiert jedoch auf Sauerstoffmangel. Der Wegfall dieses Reizes durch die Sauerstoffgabe kann zu einem weiteren Kohlendioxidanstieg und in der Folge zur Eintrübung des Patienten bis hin zur sog. Kohlendioxidnarkose mit ggf. tödlichem Ausgang führen. Bei Eintrübung des Patienten daher sofort die Sauerstoffgabe unterbrechen und einen Arzt informieren.

Hinweis: 1. Sauerstoff ist trocken und muss über einen in das Abgabesystem integrierten Wasserbehälter mit destilliertem Wasser angefeuchtet werden, damit keine Schleimhautschäden entstehen. Bei Verabreichung ab 6 l/min muss der Sauerstoff zusätzlich erwärmt werden. **2.** Die Sauerstoffgabe erfolgt auf ärztliche Anordnung, die sich auf Menge, Dauer und Art der Verabreichung bezieht. Im Notfall darf Pflegepersonal bei Atemnot bis zu 2 l Sauerstoff pro Minute verabreichen. Vgl. Beatmung.

Sauerstoffkonzentrator: (engl.) *oxygen concentrator*; Sauerstoffquelle für die Langzeitsauerstofftherapie; **Funktion:** Mit einem strombetriebenen Kompressor und Molekularfiltern wird die Raumluft angesaugt, verdichtet und ihr wird Kohlendioxid entzogen. Der so gewonnene Sauerstoff wird dem Patienten über ein Druckminderventil in verordneter Konzentration (bis zu 95 % möglich) über einen 15 m langen Schlauch mit Sauerstoffmaske* oder Sauerstoffbrille* zugeführt. **Vorteil:** kostengünstig, keine Nachbefüllung nötig; **Nachteil:** dauerhafter, wenn auch geringer Geräuschpegel, hohes Gewicht (>20 kg) und geringer Bewegungsradius, daher vornehmlich für nächtliche Anwendung oder immobile Patienten geeignet; **Sonderform:** transportabler Reise-Sauerstoffkonzentrator mit integriertem 12 V-Netzteil (auch für den Anschluss im Auto), Gewicht 4–12 kg, kofferartiges Design; **Hinweis:** Der Sauerstoffkonzentrator ist gemäß Heil- und Hilfsmittelkatalog für den ambulanten Gebrauch verordnungsfähig.

Sauerstoffmangel (ICNP): (engl.) *hypoxia*; Hypoxie; Verminderung des Sauerstoffpartialdrucks im arteriellen Blut (<70 mmHg, s. Partialdruck) bzw. verminderte Sauerstoffversorgung des Gesamtorganismus oder bestimmter Körperregionen (s. Atmung); **Einteilung** anhand der Ursachen: **1. hypoxämisch:** Abnahme des arteriellen Sauerstoffpartialdrucks infolge Leistungsminderung der Lunge oder Aufenthalts in großen Höhen; **2. anämisch:** Herabsetzung der Sauerstofftransportkapazität des Bluts durch Verminderung des Hämoglobingehalts (Anämie) oder durch Beeinträchtigung des Sauerstoffbindungsvermögens (z. B. Kohlenmonoxidvergiftung); **3. ischämisch oder zirkulatorisch** (sog. Stagnationshypoxie): Beeinträchtigung der Gewebedurchblutung u. a. durch Leistungsminderung des Herzens (Herzinsuffizienz), Blutgefäßverschluss; **4. zytotoxisch:** Blockierung des Austauschs der Atemgase* zwischen Kapillarblut und Zellen (innere Atmung) durch Gifte (Cyanid, Pentachlorphenol); **Kennzeichen:** Angst und Unruhe, mit Atemnot* einhergehende erschwerte Atmung (Dyspnoe*), blau-rote Färbung von Haut und Schleimhäuten (Zyanose*), erhöhte Herzfrequenz (Tachykardie*), erhöhter Blutdruck (Hypertonie*), Verwirrtheit, ggf. erniedrigte Herzfrequenz (Bradykardie*), Herzstillstand; **Maßnahme: 1.** sofortiges Ausgleichen nach Absprache mit Arzt (Sauerstoffzufuhr, Entgiftung auf der Intensivstation*); **2.** Patienten bei Verwirrtheit beruhigen und gleichmäßige Atmung unterstützen.

Sauerstoffmaske: (engl.) *oxygen mask*; Gesichtsmaske zur Verabreichung von Sauerstoff*; **Formen: 1.** Die **einfache Maske** umschließt Nase und Mund und wird mit der Hand festgehalten oder mit einem Gummiband am Hinterkopf fixiert; die Ausatemluft entweicht über seitliche Löcher. Die Sauerstoffmaske wird über einen Verbindungsschlauch mit dem O_2-Spender verbunden. Mit einer Sauerstoffmaske kann eine Steigerung der Sauerstoffkonzentration auf 40–60 % erreicht werden. Die Sauerstoff-Flussmenge muss mindestens 6–10 l/min betragen, sonst droht ein CO_2-Rückstau in der Maske. **Vorteil:** kurzzeitige hohe Dosis (6–10 l/min) an O_2 möglich, leichte Handhabung; **Nachteil:** Viele Patienten fühlen sich durch die Maske stark beeinträchtigt (Essen, Trinken, Sprechen nicht möglich), unwohl und verunsichert. Daher sollte sie so kurz wie möglich und unter Überwachung eingesetzt werden. **2. Maske mit Ventil oder Reservoirbeutel** zur länger andauernden Verabreichung von O_2 und zur Erreichung einer O_2-Konzentration von nahezu 100 %. **Hinweis:** Bei Verabreichung ab 6 l/min muss der Sauerstoff erwärmt und angefeuchtet werden. Vgl. Sauerstoffgabe.

Sauerstoff-Nasensonde: s. Nasensonde.
Sauerstoffpartialdruck: s. Partialdruck.
Sauerstofftherapie: s. Inhalationstherapie.
Sauerstoffzufuhr: s. Sauerstoffgabe.
Saugen (ICNP): (engl.) *sucking*; Hineinziehen von Flüssigkeit in den Mund durch Verwendung der Lippenmuskulatur und der Zunge*; z. B. Saugen von Milch an der Brust (s. Stillen) oder am Sauger einer Flasche sowie Aufnahme von Flüssigkeit (Getränk, Flüssignahrung) mit Hilfe eines Strohhalms, z. B. bei mechanischer Schluckstörung* (nach Kieferoperation, Unfall oder bei Teillähmung). Vgl. Schlucken, Beißreflex, Saugen, infantiles.

Saugen, infantiles (ICNP): (engl.) *infant sucking*; **1.** (physiologisch) kindliches, instinktives Saugen* an der mütterlichen Brustwarze i. R. des Stillens*; zwischen Mutter und Kind kommt es über das Saugen zum Kennenlernen mit gegenseitigem zunehmendem Verständnis für die Signale des jeweils anderen; **Kennzeichen** für richtiges Saugen: **a)** Umschließen der Brustwarze mit den Lippen; **b)** kräftiges Ansaugen und zielgerichtete Zungenplatzierung; **c)** hörbares Schlucken; **d)** zeitliches Minimum von 5–10 Minuten pro Brust und anschließendes Loslassen der Brustwarze; **2.** (pathologisch) dauerhaftes zwanghaftes Saugen bei älteren Kindern (ab dem 7. Lebensjahr) und Erwachsenen in Form von Daumenlutschen oder an Ersatzmitteln wie Deckenenden, z. B. bei Hospitalismus*, Zwangsstörung oder schwerer geistiger Behinderung; **Ursachen:** Angststörungen, Mangel an Zuwendung*, Triebstauung, Verhalten mit Gewöhnungscharakter; mögliche **Folge: a)** Abseitsstellung durch die von der sozialen Umwelt nicht akzeptierte Verhaltensauffälligkeit; **b)** schwere Kieferdeformation mit anschließendem Zahnverlust; **Maßnahme: a)** je nach Ursache therapeutische und pflegerische Verhaltenskorrektur oder Unterstützung beim Finden von Ersatzbefriedigung, z. B. durch Schnuller; **b)** Eine enge Zusammenarbeit von Kieferorthopäden, Logopäden, Psychologen (je nach Ursache Verhaltenstherapeuten, Psychoanalytiker) und Pflegepersonen ist anzustreben.

Saugglocke: (engl.) *ventouse*; Vakuumextraktor; geburtshilfliches Gerät, das bei Geburtsstillstand in der Austreibungsperiode (s. Geburt) oder bei drohender Asphyxie (Atemdepression* oder Atemstillstand* und Herz-Kreislauf-Versagen) des Kindes eingesetzt wird; die Saugglocke ist über einen Schlauch mit einer Vakuumpumpe verbunden. Die runde Metall- oder Plastikkappe wird auf dem Kopf des im Geburtskanal befindlichen Kindes angesetzt und haftet durch den erzeugten Unterdruck. Während einer Wehe* kann der Kopf entwickelt werden. Das Vakuum führt i. d. R. zu einer Geburtsgeschwulst, die sich nach einigen Stunden zurückbildet. Mögliche **Komplikationen: 1.** intrakraniale und Retinablutungen beim Kind; **2.** Häufig muss ein Scheidendammschnitt* (Episiotomie) bei der Mutter durchgeführt werden.

SBK: Abk. für **S**chweizer **B**erufsverband der **K**rankenschwestern und Krankenpfleger, s. Schweizer Berufsverband der Pflegefachfrauen und Pflegefachmänner.

Schädigung: (engl.) *impairment*; Beeinträchtigung der körperlichen, geistigen oder seelischen Unversehrtheit durch äußere Einwirkung (z. B. Verletzung), Krankheit, angeborene Leiden oder psychische und physische Einflüsse (z. B. Vernachlässigung*, Unterernährung, soziale Ausgrenzung, Deprivation*, Suchtmittel, Gift); führt zu spezifischem Funktions- oder Fähigkeitsverlust bzw. Normabweichung. Nach der WHO (Rehabilitation Code Report 1957–1962 und Internationale Klassifikation der Schädigungen, Fähigkeitsstörungen und Beeinträchtigungen von 1980, Abk. ICIDH) steht die Schädigung (engl. impairment) von Organen und Funktionen in der Begriffstrias mit Beeinträchtigung* (engl. disability) und Behinderung* (engl. handicap). Danach ist ein Mensch aufgrund einer Schädigung i. d. R. durch eingeschränkte Fähigkeiten im Vergleich zu nichtgeschädigten Menschen gleichen Alters beeinträchtigt, erfährt eine Benachteiligung im körperlichen oder psychosozialen Bereich und ist aufgrund von Schädigung und Beeinträchtigung in familiärer, beruflicher und gesellschaftlicher Hinsicht gehandicapt. **Einteilung:** entsprechend **1.** der Ursache: **a)** angeboren; **b)** erworben; **2.** der Art, z. B. Anfallserkrankung (Epilepsie), Altersgebrechlichkeit, Geisteskrankheit (Psychose), Hörschädigung, intellektuelle Beeinträchtigung, Körperbehinderung, psychische Veränderung, Verhaltensstörung, Sehschädigung, Sprachbehinderung; **3.** mögliche Folgen, z. B. Sonderschulbedürftigkeit, Hilflosigkeit, Wohnbehinderung, Rehabilitationsbedürftigkeit.

Schaffell: (engl.) *shearling*; Matratzenauflage aus echtem oder künstlichem Fell; eine druckentlastende Wirkung ist nicht nachgewiesen; daher sind Schaffelle nicht zur Weichlagerung* i. R. der Dekubitusprophylaxe (s. Dekubitus) geeignet, können jedoch auf Wunsch des Patienten zur Steigerung des Wohlbefindens eingesetzt werden. Zudem werden Schaffelle häufig als Liegeauflage für Säuglinge mit dem Ziel einer konstanten Wärmeregulation verwendet. **Nachteil:** nicht koch- bzw. sterilisierbar (s. Hygiene); keine Anwendung bei inkontinenten Patienten; **Hinweis:** In der Säuglingspflege* wird der Einsatz von Schaffellen als möglicher begünstigender Faktor für den plötzlichen Kindstod* diskutiert; daher vorzugsweise Ersatzmaterialien einsetzen.

Schalentemperatur: s. Körpertemperatur.

Scham (ICNP): (engl.) *shame*; Ausdruck von Unwohlsein oder Fremdheit eines Menschen in einer bestimmten sozialen Situation; Schamverhalten kann sich beziehen auf: **1.** sexuelle Aspekte (sich schämen bei Anzüglichkeit oder Obszönität); **2.** Missachtung der Privat- und Intimsphäre (z. B. Entblößung der Genitalien in Pflegesituationen); **3.** soziale Anforderungen (z. B. „fremdeln" bei Kleinkindern oder Angst*, vor Gruppen zu sprechen, in Diskussionen eine eigene Meinung zu vertreten, sich falsch zu verhalten oder verhalten zu haben); **Kennzeichen:** erröten, blass werden, (das Bedürfnis), sich weg(zu)drehen, (zu) verstecken, (zu) bedecken. Vgl. beschämen, Schuldgefühl.

Schanz-Krawatte: syn. Schanz*-Verband.

Schanz-Verband: (engl.) *Schanz' collar brace*; syn. Schanz-Wattekragen, Schanz-Krawatte, Zervikalstütze; zirkulär um den Hals angelegter Watteoder Schaumstoffverband zur Ruhigstellung der Halswirbelsäule und Entlastung sowie Entspannung der Hals- und Nackenmuskulatur durch Körperwärme; der früher gebräuchliche, selbst gefertigte Schanz-Verband aus Watte ist durch das über längere Zeit formkonstante Schaumstoffmaterial abgelöst worden. Entsprechend der Halsbreite und Halsweite werden verschiedene Größen angeboten. Der vom Patienten selbst anleg- und abnehmbare Schanz-Verband wird über einen Klettverschluss geschlossen. **Anwendung:** nach Beschleunigungstrauma der Halswirbelsäule oder bei Zervikobrachialsyndrom. Vgl. Stützverband.

Schaukeleinlauf: syn. Schwenkeinlauf*.

Schaumstoffmatratze: (engl.) *foam mattress*; Matratze aus glattem Schaumstoff oder aus Lagen verschiedener Schäume mit unterschiedlichen Struktureigenschaften (Härte, Kanäle, würfelförmige oder andere Unterelemente); spezielle Antidekubitus-Schaumstoffmatratzen werden zur Weichlagerung* i. R. der Dekubitusprophylaxe (s. Dekubitus) zur Verringerung des Auflagedrucks eingesetzt (s. Antidekubitusmatratze). **Nachteil: 1.** erhöhte Immobilität des Patienten; **2.** evtl. Beeinträchtigung des Körperschemas*.

Scheidendammschnitt: (engl.) *episiotomy*; Episiotomie; häufigste erweiternde Operation am weichen Geburtskanal; **Anwendung:** u. a. **1.** zur Vermeidung eines (unkontrollierten) Dammrisses* (Einriss der Scheidenhaut, u. U. bis zum Durchriss der Mastdarmschleimhaut und des Schließmuskels); **2.** zur Erleichterung der operativen Entbindung (z. B. Einsatz einer Geburtszange); **3.** zur Geburtsbeendigung, wenn der Kopf sich im Beckenausgang befindet und eine unzureichende Sauerstoffversorgung des Fetus droht; **Formen: 1. medianer** Scheidendammschnitt: genau in der Mittellinie, d. h. Verbindungslinie zwischen After und Scheide (Vagina); **2. lateraler** Scheidendammschnitt: rechts oder links 1–2 cm von der Mittellinie entfernt in Richtung der Sitzbeinhöcker; **3. mediolateraler** Scheidendammschnitt: direkt von der hinteren Kommissur in Richtung der Sitzbeinhöcker; **Pflege: 1.** in den ersten Tagen Genitalspülungen*, danach Sitzbäder* (nicht zu häufig und zu lange wegen Gefahr der Gewebeaufweichung mit Wundheilungsverzögerung); **2.** tägliche Wundinspektion; **3.** ggf. weiches Kissen unterlegen, in den ersten Tagen des Wochenbetts Sitzen vermeiden; **4.** Anregen der Miktion (z. B. durch Blasentee); **5.** Obstipationsprophylaxe (s. Obstipation); **6.** ggf. Schmerzmittel.

Scheintod: s. Tod.

Scherkräfte: (engl.) *shear forces*; physikalische Kräfte, die aus verschiedenen Richtungen auf einen Gegenstand wirken; **Pflege:** Scherkräfte wirken auf die Haut, wenn Verschiebungen im Unterhautfettgewebe stattfinden, z. B. beim Rutschen im Bett oder Stuhl; wird sichtbar durch Faltenbildung und Hautspannung (s. Abb.). Die Folgen

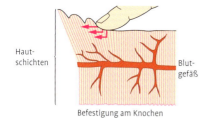

Scherkräfte

sind eine Verringerung des Gefäßdurchschnitts mit Verschlechterung der Hautdurchblutung und eine evtl. Abknickung senkrecht penetrierender Blutgefäße, wodurch die Druckempfindlichkeit der Haut und damit das Dekubitusrisiko (s. Dekubitus) steigt. **Hinweis:** Scherkräfte sind besonders bei sitzenden Positionen zu beachten; im Rollstuhl sollte die Möglichkeit der Winkeländerung in der Sitzfläche gegeben sein oder mit Sitzkeilen eine regelmäßige Positionsveränderung vorgenommen werden. Vgl. Positionsunterstützung.

Schicht, soziale: (engl.) *social stratum*; nicht einheitlich definierter Begriff aus der Soziologie* i. d. R. für eine Bevölkerungsgruppe in einer Gesellschaft mit gemeinsamen Merkmalen hinsichtlich Lebensstandard, Berufs- und Bildungschancen, gesellschaftlichem Rang, Einkommen, sozialem Status*, Macht und Einfluss; im Modell wird eine 3-teilige Schichtung in Unter-, Mittel- und Oberschicht mit starker Binnendifferenzierung und deutlichem Anwachsen der Mittelschicht seit der Industrialisierung beschrieben. Einige Soziologen (speziell P. Bourdieu, 1930–2002) betonen zudem die Einheitlichkeit von Meinungen, Einstellungen, Normen, Interessen und Verhaltensweisen (z. B. Konsumverhalten) innerhalb einer sozialen Schicht in entsprechender Abgrenzung zu den anderen Schichten. Eine mögliche Schlussfolgerung ist, dass die Zugehörigkeit zu einer bestimmten sozialen Schicht Einfluss auf Krankheitsentstehung, -verlauf und -verhütung, gesundheitsförderndes Verhalten sowie finanzielle Mittel für Arztkosten, Medikamente, Vorsorge, Erholung und gesunde Ernährung hat. Kategorisierung in eine soziale Schicht ist jedoch nicht nur von objektiven Merkmalen wie Einkommen und Bildung abhängig, sondern unterliegt ebenfalls subjektiven Merkmalen wie z. B. Einschätzung durch die öffentliche Meinung und Selbsteinschätzung. Daher ist eine Grenzziehung je nach Betrachtungsweise beliebig möglich. Vgl. Individualisierung, Sozialisation.

Schieber: syn. Steckbecken*.

Schiene: (engl.) *splint*; Lagerungsmittel zur Ruhigstellung, Bewegungseinschränkung, Entlastung und Unterstützung einer Extremität nach Fraktur, Operation oder bei Knochen- und Gelenkerkrankung, Entzündung, Thrombose* oder zur Wundheilung; besteht aus gepolstertem Metall, Holz, Draht, Schaumstoff oder aufblasbarem Kunststoff (z. B. Volkmann*-Schiene, Cramer*-Schiene, Braun*-Schiene). **Durchführung: 1.** Schienenlänge an der gesunden Extremität anpassen, Metallteile mit Watte und Schlauchverband polstern, entsprechenden Winkel einstellen; bei Schaumstoffschienen Stoffüberzug benutzen. **2.** Schiene evtl. mit elastischen Binden anwickeln, dabei Knochenvorsprünge mit Watte polstern; Ferse wegen erhöhten Dekubitusrisikos (s. Dekubitus) aussparen. **Hinweis:** Geschiente Extremität nicht schwer bedecken. Vgl. Gipsschiene.

Schiffchenlage: syn. V*-Lagerung.

Schilddrüsentherapeutika: (engl.) *thyroid agents*; Arzneimittel* zur Therapie von Schilddrüsenerkrankungen; **Wirkstoff: 1.** sog. Thyreostatika bei Schilddrüsenüberfunktion (Hyperthyreose): Wirkung: **a)** verminderte Freisetzung der Schilddrüsenhormone z. B. durch Iod- oder Iodid-Verbindungen; **b)** gehemmte Bildung der Schilddrüsenhormone (Iodisationshemmer) z. B. durch Thiouracile; **c)** verhinderte Iodidaufnahme in die Schilddrüse (Iodinationshemmer) z. B. durch Thiamazol, Carbimazol; **d)** irreversible Zerstörung von Schilddrüsengewebe z. B. durch Radioiodtherapie; **2.** Hormone bei Schilddrüsenunterfunktion (Hypothyreose); z. B. L-Thyroxin; Hinweis: Die Einnahme sollte regelmäßig und auf nüchternen Magen erfolgen. **3.** Iodsalze: zur Prävention von Schilddrüsenerkrankungen in Iodmangelgebieten.

Schildkrötenverband: (engl.) *figure-of-eight bandage*; Testudo; Stützverband* am winklig gebeugten Gelenk (v. a. Ellenbogen- oder Kniegelenk) mit dachziegelartig angelegten Achtertouren, die sowohl in der Gelenkmitte als auch ober- bzw. unterhalb des Gelenks beginnen können.

Schlaf (ICNP)**:** (engl.) *sleep*; meist nachts regelmäßig wiederkehrender physiologischer Erholungszustand mit Veränderung von Bewusstseinslage (stark verminderte Spontanaktivität, herabgesetzte Reaktion auf äußere Reize) und Körperfunktionen (Überwiegen des Parasympathikus); **Kennzeichen:** reduziertes Bewusstsein*, herabgesetzter Stoffwechsel, verminderte Reaktion gegenüber externen Reizen; Schlafende können jederzeit geweckt werden. Vgl. Schlafstadien.

Schlafatemstörung: (engl.) *sleep apnea syndrome*; Schlafapnoesyndrom; Beschwerdebild, das i. d. R. mit unnatürlich langen Atempausen während des Schlafs einhergeht; diese Atempausen führen zu einer Sauerstoffunterversorgung und zu wiederholten Aufweckreaktionen, die von den Betroffenen nicht bewusst wahrgenommen werden. **Folge: 1.** ausgeprägte Tagesmüdigkeit; **2.** längerfristig auch Schäden am Herz-Kreislauf-System; **Maßnahme: 1.** Abklärung im Schlaflabor; **2.** Einsatz von Geräten mit Druckluft, die eine Verlegung der Atemwege durch Gewebeerschlaffung auch beim Ausatmen verhindern (sog. Atemwegschienung durch CPAP*-Beatmung, s. Abb.); **3.** Bei gering ausgeprägten Fällen kann auch durch zahnärztliche Schienen, die den Unterkiefer vorverlagern,

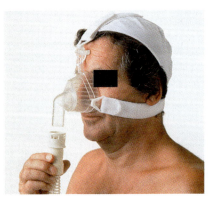

Schlafatemstörung: Nasenmaske (nCPAP-Maske) [100]

versucht werden, die Atemwege offenzuhalten. Vgl. Schnarchen.

Schlafbedarf: (engl.) *sleep requirement*; individuell (konstitutionell vorgegeben) und altersbedingt unterschiedliches Bedürfnis nach Schlaf*; durchschnittlich benötigen Säuglinge ca. 16 Stunden, Kleinkinder 11–13 Stunden, Erwachsene ca. 8 Stunden (Spannweite: 4–10 Stunden) Schlaf. Bei älteren Menschen bleibt der Schlafbedarf erhalten, wird aber umverteilt; der verkürzte Nachtschlaf wird durch Mittagsschlaf, Einnicken und Dösen ergänzt. Auf belastende Lebenssituationen, Krankheit, Schmerzen, Stress* oder Aufregung reagieren Menschen individuell mit erhöhtem oder reduziertem Schlafbedarf und verändertem Schlafverhalten. Die Angst vor Schlaflosigkeit* und die Sorge um die Nichteinhaltung einer durchschnittlichen, ausreichenden Schlafdauer können zu Schlafstörungen* führen. Vgl. Schlaftyp, Schlafdefizit.

Schlafdauer: (engl.) *sleep length*; **1.** Bezeichnung für die Zeit vom Schlafstadium I (Non-REM I) bis zum Erwachen (s. Schlafstadien); **2.** Summe der Schlafepisoden über die gesamte Schlafperiode bis zum Aufwachen; vgl. Schlafbedarf.

Schlafdefizit: (engl.) *sleep deficit*; Bezeichnung für den ungedeckten Bedarf an Schlaf* in individuell benötigtem Maße; Tagesmüdigkeit und -schläfrigkeit führen zu einer verkürzten Einschlafzeit am Tag. Kompensation des Nachtschlafs wird durch Tagesschlaf allerdings lediglich für den Tiefschlaf erreicht. Die REM-Phase kann nur zu ca. 50 % ausgeglichen werden. **Folge:** Müdigkeit, Tagesschläfrigkeit, Reizbarkeit und ggf. depressive Verstimmung; eine abwehrschwächende (immunsuppressive) Wirkung wird diskutiert, konnte aber bisher nicht eindeutig belegt werden. **Pflege:** Im Krankenhaus entsteht ein Schlafdefizit u. a. durch organisatorische Gegebenheiten, die den gesundheitlichen Bedürfnissen der Patienten entgegenstehen. **1.** Kontrollgänge und Weckzeiten daher individuell mit Patienten abstimmen; **2.** Störungspotential reduzieren (Lampen, Taschenlampen, Schuhwerk); **3.** Lagerungsmaßnahmen nachts auf indirekte Methoden umstellen bzw. in die Tiefschlafphase legen (Weichlagerung, Positionsunterstützung*, Gewichtsverlagerung). **Hinweis:** Nächtliches Waschen ist in diesem Zusammenhang als Pflegefehler* einzustufen. **Selbstpflege:** Schlafdefizit kann auf Dauer nur durch Schlafförderung* ausgeglichen werden. Aufputschende Arzneimittel (u. a. Ephedrin, Drogen (u. a. Amphetamine, Cocain) und hochdosierter Kaffee verstärken die gesundheitliche Gefährdung. Vgl. Schlaflosigkeit, Nachtdienst.

Schlafentzug: (engl.) *deprivation of sleep effects*; syn. Schlafdeprivation; **1.** syn. Wachtherapie; therapeutische Maßnahme v. a. bei endogen depressiven Patienten; **Formen: a) partieller** Schlafentzug: Verhinderung des Schlafs für die Dauer der zweiten Nachthälfte; Patienten werden nach Mitternacht geweckt und sollen bis zur kommenden Nacht wach bleiben. **b) totaler** Schlafentzug: Verhinderung des Schlafs für die Dauer einer Nacht; Patienten sollen eine ganze Nacht und den darauffolgenden Tag wach bleiben. **Wirkung:** Schlafentzug kann am darauffolgenden Tag eine vorübergehende Besserung der depressiven Symptomatik in Form von kurzfristiger Stimmungsaufhellung und Antriebssteigerung bewirken (Maßnahme ist nicht von dauerhafter Wirkung). **Durchführung: a)** Patienten wecken, möglichst in Gruppen beschäftigen, dokumentieren; **b)** Stimmungsaufhellung am Morgen thematisieren und in Erinnerung halten; **c)** ggf. nach 1 Woche wiederholen. **Hinweis: a)** Schlafentzug ist nur ergänzend zu einer Therapie anzuwenden. **b)** Auch ohne dauerhafte antidepressive Wirkung kann Schlafentzug motivierend für weitere therapeutische Maßnahmen wirken. **2.** Schlafmangel als Belastung (s. Schlafdefizit); fehlender Schlaf führt zur Dämpfung der Grundstimmung und ggf. zu Depression* und ist verbunden mit starken emotionalen Schwankungen, Gereiztheit, Konzentrationsstörungen und Leistungsabfall. Nach längerem Schlafentzug kann es zu Wahrnehmungsstörungen mit paranoiden Halluzinationen, Psychosen und organischen Erkrankungen kommen (im Tierexperiment starben die Tiere nach 16 Tagen). Die Symptome verschwinden vollständig, sobald wieder geschlafen wird. **3.** gewolltes Verhindern des Schlafes bei anderen Personen als Folter oder Bestrafungsmethode.

Schlafförderung: (engl.) *sleep enhancement*; Schlafhygiene; Maßnahmen zur Unterstützung von gesundem Schlaf*; neben allgemeinen Selbstpflegemaßnahmen wie Einschlafritualen, Spaziergängen, sportlicher Betätigung am Tag, leichter Abendkost sowie Vermeidung des Missbrauchs von Genussmitteln können sich z. B. eine atemstimulierende Einreibung*, physikalische Maßnahmen (warmes Vollbad, kaltes Armbad, Wechselfußbad, feuchtwarme Bauchkompresse), schlaffördernde Teezubereitungen (Hopfen, Lavendel, Melisse, Baldrian) oder warme Honigmilch, angenehmes Raumklima (Frischluft, ca. 18 °C Raumtemperatur), geeignete Bettwäsche, bequeme Schlafkleidung, geeignete Matratze und Kopfkissen, Beseitigung störender Reize (Licht, Lärm), bewusste Entspannung (z. B. durch Autogenes* Training, Meditation*, Yoga* oder progressive Muskelrelaxation*), Lesen oder Musikhören positiv auf das Schlaf- oder Einschlafverhalten auswirken.

Schlafforschung: (engl.) *sleep research*; wissenschaftliche Erforschung von Schlaf* und Schlafstörung* sowie klinische Diagnostik und Therapie von Schlaf-Wach-Störungen in einem meist interdisziplinären Team mit Ärzten z. B. der Inneren Medizin, Pneumologie, Neurologie, Psychiatrie, HNO-Heilkunde oder Pädiatrie sowie mit Biologen und Physiologen; Untersuchungen finden i. d. R. in einem Schlaflabor* statt. Vgl. Schlafstadien.

Schlafinversion: syn. Schlaf*-Wach-Umkehr.

Schlaflabor: (engl.) *sleep laboratory*; klinische Einrichtung zur Diagnostik und Therapie von Ein- und Durchschlafstörungen u. a. schlafbezogenen Erkrankungen (s. Schlafstörung); Biosignale wie Herzschlag (EKG*), Hirnströme (EEG*), Körpertemperatur*, Atmung, Sauerstoffsättigung des Blutes sowie Körperbewegungen (Aktographie) und Augenbewegungen (Elektromyographie*, Elektrookulographie*) des Patienten werden während des Schlafs* über Nacht erfasst und aufgezeichnet.

Schlaflosigkeit: (engl.) *sleeplessness, insomnia*; Insomnie (ICNP), Asomnie; über längere Zeit (mindestens 1 Monat) andauernde Schlafstörung* mit ungenügender Schlafdauer, unzureichend erholsamem Schlaf und subjektivem Leidensdruck bzw. Beeinträchtigung der sozialen und/oder beruflichen Leistungsfähigkeit; **Formen: 1. Einschlafstörung:** führt zu einer Verkürzung der Gesamtschlafzeit und damit zu Schlafdefizit*; Vorkommen: **a)** primär bei Erkrankung der Schlafzentren; **b)** sekundär z. B. bei Einwirkung von Licht oder Lärm (z. B. schnarchende oder motorisch unruhige Schlafnachbarn wie Partner oder Mitpatienten), nach Einnahme von Drogen (z. B. Amphetamine, Ecstasy), bei Schmerzen oder ungünstiger oder quälender Position aufgrund von Lagerung oder bei Stress, Sorge und Angst*; Maßnahmen: **a)** Verringern von oder Gewöhnung an störende Faktoren; **b)** an den Vorlieben des Patienten orientierte Positionsunterstützung*; **c)** atemstimulierende Einreibung*; **d)** bei therapeutisch bedingter Beeinträchtigung kurzfristige Gabe von Schlafmitteln*; **2. Durchschlafstörung:** beeinträchtigte Schlafkontinuität, d. h. häufiges Aufwachen in der Nacht mit längerem Wachzustand; führt zum Schlafdefizit; Vorkommen: häufig im Alter, bei hohem Fieber, Depressionen*, Angsterkrankungen; **3. morgendliches Früherwachen:** häufig i. R. von Depression*; **Hinweis:** Schlaflosigkeit entwickelt sich oft in Zusammenhang mit belastenden Lebensereignissen, jedoch sind organische Ursachen (z. B. Hirnentzündung, Schlafatemstörung*, Herzinsuffizienz) sowie psychische Erkrankungen (v. a. Depression, Angsterkrankungen, Demenz oder Psychose) auszuschließen. Vgl. Schlafstadien.

Schlafmittel: (engl.) *somnifacients, soporifics, hypnotics*; Hypnotika, Somnifera; schlafauslösende, auf das Zentralnervensystem wirkende Arzneimittel*; **Wirkstoff: 1.** Benzodiazepinderivate; **2.** Schlafmittel mit benzodiazepinähnlicher Wirkung, z. B. Zolpidem, Zopiclon; vermutlich geringeres Suchtpotential; **3.** Antihistaminika*; Histamin-H_1-Rezeptoren-Blocker mit sedierender Wirkung gelten als Schlafmittel ohne Abhängigkeitspotential; z. B. Diphenhydramin, Doxylamin, Promethazin; Nebenwirkungen: Verwirrtheit und pa-

Schlafmuster

radoxe Reaktionen bei alten Menschen; **4.** Clomethiazol; **5.** Chloralhydrat wird nur noch gelegentlich als Kurzzeittherapeutika genutzt. **6.** Melatonin; **7.** Tryptophan; **8.** pflanzliche Schlafmittel: u. a. Baldrian, Hopfen, Melisse, Passionsblume; **Anwendung:** bei nicht kausal behandelbarer Schlafstörung*; **Gegenanzeigen:** Schlafatemstörung*; **Hinweis:** Einige Schlafmittel, z. B. Benzodiazepine, führen zu Abhängigkeit* (s. Arzneimittelabhängigkeit). Vgl. Schlafförderung, Schlaflosigkeit.

Schlafmuster: (engl.) *sleep patterns*; **1.** Wechsel und individuelle Dauer der einzelnen Schlafstadien*; das Schlafmuster kann sich v. a. altersbedingt ändern (s. Schlafbedarf): zunehmend Kurzschlaf* am Tag sowie mögliche Verkürzung des Nachtschlafs auf 6–7 Stunden mit kürzer andauernden Tiefschlafphasen und Unterbrechung durch kurze Wachphasen; dies wird oft als Schlafstörung* erlebt. **2.** individuelles Schlafprofil, das mit EEG*, EOG (Elektrookulographie*) und EMG (Elektromyographie*) erstellt wird (s. Schlaflabor); vgl. Schlaf.

Schlafprotokoll: Fragebogen zum Schlafverhalten eines Menschen zur Ermittlung objektiver Anhaltspunkte über Art und Ausmaß einer Schlafstörung* oder zur Überprüfung der Wirksamkeit schlaffördernder Maßnahmen; **Inhalt:** Im Schlafprotokoll werden mehrere Tage oder Wochen lang jeden Morgen und Abend Angaben über evtl. eingenommene Arznei- und Genussmittel, den Zeitpunkt des Zubettgehens und Aufstehens, die Aufwachzeiten und Wachdauer sowie zur subjektiven Einschätzung der Schlafqualität, von Müdigkeit, Stimmung und Leistungsfähigkeit schriftlich festgehalten. Vgl. Schlafförderung.

Schlafstadien: (engl.) *sleep stages*; voneinander abgrenzbare Schlafabschnitte, die in einem durch elektrographische Kriterien festgelegten Schlafmuster* regulär auftreten; **Einteilung:** erfolgt in verschiedenen Systemen entweder mit Hilfe der Buchstaben A–E plus W (für ruhiges Wachsein) oder nach Zahlen (I–V bzw. VI); die Stadien I–IV werden auch als Non-REM-Schlaf (Abk. für engl. rapid eye movements), SEM-Schlaf (Abk. für engl. slow eye movements) oder orthodoxer Schlaf bezeichnet. Nach Stadium V ist ein Schlafzyklus abgeschlossen; pro Nacht werden 4–5 Schlafzyklen durchlebt. **Stadium I:** Einschlafen (engl. floating stage) mit folgenden Kennzeichen: langsam rollende Augen, leichte Abnahme der Muskelspannung (Tonus), gelegentlich zufällige, zuckende Bewegungen (Bewegungsartefakte) und häufig kurze Aufwachepisoden, im EEG Übergang von Alpha- auf Beta-Aktivität; **Stadium II:** leichter Schlaf mit Ausschaltung des Bewusstseins* und folgenden Kennzeichen: keine Augenbewegungen, keine Bewegungsartefakte, im EEG Beta- bzw. Sigmawellenmuster; **Stadium III:** beginnender Tiefschlaf (Delta-Schlaf) mit folgenden Kennzeichen: keine Augenbewegungen, Muskeltonus individuell verschieden, im EEG Delta-Wellen; **Stadium IV:** Tiefschlaf von ca. 30–60 Minuten Dauer (in der ersten Schlafperiode) bis zu wenigen Minuten (in der letzten Schlafperiode), Rückkur in Stadium III und II; **Stadium V:** REM-Schlaf oder paradoxer Schlaf mit folgenden Kennzeichen: rasche Augenbewegungen, erhöhte Herz- und Atemfrequenz; bei stark vermindertem Muskeltonus und schwerer Weckbarkeit treten in diesem Stadium die Traumphasen auf (s. Träumen). **Hinweis:** Es wird empfohlen, die Weckzeit bzw. Aufstehzeit nicht in die REM-Phase zu legen. Vgl. Schlaf.

Schlafstörung: (engl.) *sleep disorder*; subjektiv empfundene bzw. objektiv beobachtbare Abweichung von dem als normal klassifizierten Schlaf* in Bezug auf die Schlafdauer* bzw. die Schlafqualität; **Formen: 1. Dyssomnie:** Störung von Dauer, Qualität oder zeitlicher Abfolge des Schlafs, z. B. Schlaflosigkeit*, Schlafbedürfnis am Tag (Hypersomnie) oder Störungen im Schlaf*-Wach-Rhythmus (Dysrhythmie); **2. Parasomnie:** Episode abnormen Erlebens bzw. Verhaltens in bestimmten Schlafstadien, z. B. Schlafwandeln* (Somnambulismus) oder Alptraum*; betrifft alle Altersgruppen und kann entweder nur kurzfristig (1–2 Tage) auftreten oder für längere Zeit (bis zu mehreren Jahren) anhalten. **Entstehung: 1.** primäre Schlafstörung ohne erkennbare Ursachen (ausgelöst z. B. durch Schichtarbeit, Genussmittel, mangelnde Bewegung); **2.** Schlafstörung als Symptom **a)** einer psychischen Erkrankung (z. B. Depression*, Schizophrenie, Reaktion auf psychische Traumata); **b)** einer physischen Erkrankung (z. B. Schlafatemstörung*, Blutdruckstörung, Demenz, Asthma, koronare Herzerkrankungen, Schmerzen); **3.** Schlafstörung aufgrund psychischer Belastungen wie Aufregung, Angst, Sorgen bei akut belastenden Lebensereignissen oder andauernder Belastung; erlernte Insomnie: Durch Stress* verursachte Schlaflosigkeit führt zu Besorgnis über das erwartete Schlafdefizit* mit einer dadurch bedingten weiteren Schlaflosigkeit. **4.** Schlafstörung durch störende Umgebungsfaktoren wie Licht, Lärm und unangenehme Temperatur; **5.** Schlafstörungen durch Medikamente (z. B. Theophyllin, Beta-Rezeptoren-Blocker), Drogen, Alkohol; **Maßnahme:** Beratung, Verhaltensänderung (s. Schlafförderung), ggf. kurzfristige Anwendung von schlaffördernden Medikamenten (s. Schlafmittel), Psychotherapie*.

Schlaftyp: (engl.) *sleep type*; Bezeichnung für individuelle Schlafgepflogenheiten (Schlafbedürfnis und Schlaf-Wach-Zeiten), die ein Mensch unbeeinflusst von äußeren Bedingungen (Arbeitszeit) entwickelt; **Einteilung: 1.** nach Schlafzeit: **a) Frühtyp:** erhöhte Schlafbereitschaft am Abend bei sinkender Körpertemperatur und Erwachen mit ansteigender Körpertemperatur am Morgen; **b) Abendtyp:** Ca. 1–2 Stunden später und langsamerer abendlicher Abfall der Körpertemperatur bewirkt entsprechend spätere Müdigkeit und morgens längeres Schlafbedürfnis. 2. nach Schlafdauer: a) **Kurzschläfer** mit Schlafbedürfnis von ca. 5–7 Stunden pro Nacht; meist aktive bis überaktive Menschen, die sich trotz des kurzzeitigen Schlafs morgens ausgeruht fühlen. Der Schlafzyklus ist kürzer (s. Schlafstadien) als bei Normal- oder Langschläfern. b) **Normalschläfer** mit Schlafbedürfnis von ca. 6–8 Stunden; c) **Langschläfer** mit Schlafbedürfnis von 9 und mehr Stunden pro Nacht; **Maßnahme:** Bei der Pflegeplanung auf Schlaftyp achten; Langschläfer und Kurzschläfer möglichst zu unterschiedlichen Zeiten wecken, waschen und frühstücken lassen. **Selbstpflege:** Bei drohendem Schlafdefizit* oder Schlafstörung* Schlaf- und Arbeitszeiten anpassen; nach anfänglichen Organisationsproblemen folgt meist eine Leistungssteigerung aufgrund der verbesserten Anpassung an den individuellen Rhythmus. **Hinweis:** Ein unerkannter Schlaftyp mit nicht angepasstem Schlafverhalten kann als Schlafstörung erlebt werden.

Schlaf-Wach-Rhythmus: (engl.) *sleep/wake rhythm*; syn. Schlaf-Wach-Zyklus; auf endogenen Aktivitätsschwankungen mit Schrittmachern im Zentralnervensystem beruhender Wechsel von Schlaf- und Wachseinsabschnitten; wird durch visuelle und soziale Zeitgeber mit dem Wechsel von Tag und Nacht synchronisiert. **Entwicklung:** Der Säugling entwickelt aus einem mehrfach unterbrochenen Schlaf-Wach-Verhalten (**polyphasischer**, d. h. mehrphasischer Schlaf-Wach-Rhythmus) unter Einfluss genetischer Faktoren und Umweltbedingungen einen **biphasischen** (zweiphasischen), durch einen Mittagsschlaf unterbrochenen Schlaf-Wach-Rhythmus. Erwachsene schlafen biphasisch mit unterschiedlichem Bedürfnis nach Mittagsschlaf (s. Kurzschlaf). Im späteren Verlauf des Lebens geht die Entwicklung wieder in Richtung des polyphasischen Schlafrhythmus. Vgl. Biorhythmus, Schlafstörung.

Schlaf-Wach-Umkehr: (engl.) *inversion of sleep/wake cycle*; syn. Schlafinversion; Bezeichnung für einen zum Tag-Nacht-Wechsel umgekehrten Schlaf-Wach-Rhythmus bei chronischer Verwirrtheit* oder gewohnheitsbedingten Veränderungen; **Maßnahme: 1.** tagesstrukturierende Maßnahmen zur Harmonisierung des Tag-Nacht-Rhythmus; **2.** Unterbringung in Mehrbettzimmern zum Schlafen (auf Erfahrungswerten beruhende Maßnahme); der Effekt der nächtlichen Beruhigung in Schlafgruppen kann beruhen auf a) instinktivem sog. Hordenverhalten, das bei dementiellem Hirnabbau aktiviert wird; b) dem Sicherheitsgefühl aufgrund des Atemgeräuschs und der Anwesenheit anderer Menschen; c) einem Nachahmungseffekt. Ungeklärt ist hierbei, ob eine Erklärung allein zutrifft oder ein Verhaltenskomplex vorliegt. **Hinweis: 1.** Chronisch verwirrte Patienten reagieren häufig paradox (mit Unruhe und gesteigerter Mobilität) auf Versuche der Sedierung. Die Sturz- und Verletzungsgefahr am Tag wird durch sog. hangover (unangenehme Nachwirkungen von Schlafmitteln*) gesteigert. **2.** Alters- und nicht krankheitsbedingte Änderungen des Schlaf-Wach-Rhythmus sind als gegeben anzusehen und weder pflegerisch noch medizinisch korrekturbedürftig. Vgl. Nachtcafé.

Schlaf-Wach-Zyklus: syn. Schlaf*-Wach-Rhythmus.

Schlafwandeln (ICNP): (engl.) *sleep walking*; syn. Nachtwandeln; Somnambulismus, Noktambulismus, Lunatismus; Form der Schlafstörung* mit motorischer Aktivität während des Schlafs, die dazu führt, dass die Betroffenen (meist Kinder und Jugendliche) ähnlich handeln wie im Wachzustand und z. B. das Bett verlassen, sie herumzulaufen; dieser Zustand kann bis zu einer halben Stunde andauern. **Kennzeichen:** Beginn während des Tiefschlafs (s. Schlafstadien); Betroffene laufen mit offenen Augen meist in Richtung einer Lichtquelle (aus dem Haus, auf das Dach oder den Balkon; Sturzgefahr), weichen Hindernissen nur unzureichend aus (Verletzungsgefahr) und antworten auf Fragen einsilbig. Beim Erwachen besteht keine Erinnerung an diese Episode (retrograde Amnesie*). **Mögliche Folge:** Müdigkeit, Stress* und Angst*; **Ursachen:** ungeklärt; diskutiert werden Stress, Fieber und genetische Faktoren (familiäre Häufung). **Maßnahme: 1.** Betroffene vorsichtig zum Bett zurückführen, nicht wecken; **2.** für Sicherheit sorgen (Selbstgefährdung*), ggf. Fenster verriegeln, Zimmer verdunkeln; **Hinweis:** Bislang ist keine medizinische Therapie entwickelt.

Schlauchverband: (engl.) *stockinette bandage, tubular bandage*; gestrickter, elastischer Gewebeschlauch aus Baumwolle in unterschiedlichen Breiten zum Fixieren von Verbänden*, v. a. an schwer zu verbindenden Körperpartien (z. B. als Finger-, Fuß- und Kopfverband und als Unterzugverband); hautfreundlich, saugfähig, wasch- und sterilisierbar; lässt sich auf die benötigte Länge zuschneiden und kann zur Fixierung eingeschnitten werden (Enden werden verknotet).

Schleimhaut (ICNP): (engl.) *mucous membrane*; Tunica mucosa, Mukosa; dünne, keratinfreie (unverhornte) Hautschicht, die Hohlorgane und Mundhöhle*, Nase*, Scheide (Vagina), Verdauungstrakt*, Atemwege* und Urogenitaltrakt auskleidet und die unterliegenden Strukturen schützt sowie Sekrete, die die Oberfläche feucht halten, absondert und Wasser, Salze und andere Substanzen absorbiert; **Aufbau:** Schleimhaut besteht aus Epithelgewebe* (Abb. dort) und der darunterliegenden bindegewebigen Lamina propria. Die Schleimhaut des Verdauungstrakts* wird durch eine dünne Muskelschicht (Lamina muscularis mucosae) von der darunterliegenden Schicht (Submukosa) getrennt. **Klinische Bedeutung:** Schleimhäute reagieren empfindlich auf Austrocknung (z. B. als Folge von zu trockener Luft) sowie auf Änderungen des physiologischen bakteriellen Milieus (z. B.

Schleimhautdefekt

bei antibiotischer Behandlung oder Infektion). **Pflege: 1.** Ggf. mit Luftbefeuchter für ausreichende Befeuchtung sorgen. **2.** Künstlichen Speichel sowie für die Nase Spülung mit physiologischer Kochsalzlösung, Vitamin-E-haltige Sprays, Cremes und Salben nur in Absprache mit dem Arzt oder Apotheker einsetzen, um die Schleimhautatmung nicht zu behindern. **3.** Zur Beschleunigung des Wiederaufbaus der bakteriellen Flora haben sich ergänzend Visualisierungsübungen (s. Visualisierung) bewährt.

Schleimhautdefekt: (engl.) *mucosal defect*; Beschädigung der empfindlichen Schleimhaut* (z. B. in Mund, Nase, Scheide, Harnröhre) durch Krankheitserreger (z. B. bei Candidosen*) oder Verletzungen (z. B. bei unzureichender Menge an Gleitmittel beim Anlegen eines Blasenkatheters).

Schleimlösung: Vorgang des Lösens von Bronchialsekret durch Arzneimittel (Expektoranzien*) und/oder Maßnahmen, die das bei bestimmten Atemwegerkrankungen (Bronchitis, Mukoviszidose) vermehrt gebildete Bronchialsekret verflüssigen, um damit dessen Abtransport zu erleichtern; Expektoranzien können nur dann wirken, wenn ausreichend Flüssigkeit aufgenommen wird (2–3 l/Tag). Unterstützende **Maßnahme:** Inhalationstherapie*, Einreibungen mit ätherischen Ölen*, Vibrationsmassage*, Abklopfen*, Abhusten*, Brustwickel*.

Schluckauf: (engl.) *hiccup*; Singultus; durch unwillkürliche, schnelle Zusammenziehung (Kontraktion) des Zwerchfells verursachte tönende Einatmung (Inspiration) mit nachfolgendem plötzlichem und geräuschvollem Verschluss der Stimmritze; meist vorübergehend und ohne pathologische Bedeutung (z. B. ausgelöst durch große Mahlzeiten oder hastiges Trinken), in seltenen Fällen lang andauernder chronischer Schluckauf; organische **Ursachen:** z. B. **1.** durch lokale Krankheitsprozesse oder operative Eingriffe bedingte Reizung des Zwerchfells, des Mittelfells (Mediastinum) oder innerer Organe; **2.** zentralnervöse Erkrankungen (Hirnentzündung, Schädelhirntraumen) oder Reizungen des Nervus phrenicus; **Maßnahme: 1.** Akupressur* auf dem Meridianpunkt R26 ungefähr auf dem oberen Drittel der Linie zwischen Nase und Oberlippe; **2.** evtl. medikamentöse Therapie, selten Blockade des Nervus phrenicus.

Schlucken (ICNP): (engl.) *swallowing*; Beförderung von Flüssigkeit und zerkleinerter Nahrung vom Mund durch den Rachen* über die Speiseröhre (Ösophagus) in den Magen (s. Schluckreflex); **Pflege: 1.** Beim Reichen von Essen für geeignete, möglichst sitzende Körperposition sorgen. **2.** Getränke zum Essen vereinfachen das Schlucken fester Bestandteile. **3.** Zum Auslösen von Nachahmung ggf. mit dem Patienten oder Bewohner gemeinsam essen (z. B. bei chronisch Verwirrten). **4.** Individuell angepasste Portionen von Flüssigkeit oder Nahrung schlucken lassen. Vgl. Schluckstörung, Schlucktraining.

Schluckreflex: (engl.) *swallowing reflex*; durch mechanische Reizung der Rachenschleimhaut und des Zungengrunds ausgelöste reflektorische (durch einen Reflex bedingte) Kontraktion der Rachenmuskulatur mit gleichzeitigem Verschluss des Nasen-Rachen-Raums und Kehlkopfs; durch den physiologischen Schluckreflex wird die Aufnahme von Nahrung und Flüssigkeit ermöglicht, ohne diese in die Atemwege zu leiten. Ausfall oder Verzögerung des Schluckreflexes können zur Aspiration* führen. **Hinweis: 1.** Bei vermuteter Schluckstörung* muss der Schluckreflex vor der Nahrungsverabreichung überprüft werden: vorsichtiges Ertasten des Kehlkopfs mit 2 Fingern, nach Aufforderung des Patienten zum Schlucken sicht- und tastbare Auf- und Abbewegung des Kehlkopfs. **2.** Eine Stimulation des Schluckreflexes ist i. R. des Schlucktrainings* möglich. Vgl. Schlucken, Beißreflex.

Schluckstörung: (engl.) *dysphagia*; Dysphagie; Veränderung oder Störung der Schluckfähigkeit vom Mund bis zum Mageneingang; **Einteilung: 1.** oropharyngeale Schluckstörung mit Schluckbeschwerden zu Beginn des Schluckakts, z. B. bei Mandelentzündungen (Angina tonsillaris) oder als sog. Verschlucken mit Hustenanfällen beim Essen, nasalem Zurückströmen (nasale Regurgitation), evtl. Aspiration*; **2.** ösophageale Schluckstörung; Passagebehinderung für feste und flüssige Nahrung, häufig mit Würgereiz und Erbrechen; **Ursachen:** Verengung der Speiseröhre (Ösophagusstenose), Schleimhautabbau mit gleichzeitiger Blutarmut (Plummer-Vinson-Syndrom), Zwerchfellbruch (Hiatushernie), Wandausbuchtungen der Speiseröhre (Ösophagusdivertikel), verschluckte Fremdkörper, gestörte Erschlaffung des Speiseröhrenausgangs (Ösophagusachalasie), zu Schlucklähmung führende neurologische Erkrankungen, Dystrophie* oder psychogene Ursache; **Maßnahme: 1.** Nahrungsaufnahme immer mit aufrechtem Oberkörper; **2.** bei Verengungen passierte oder flüssige Kost (ggf. Sondenernährung*); **3.** Absaugmöglichkeit bereithalten, Heimlich*-Handgriff bei verschluckten Fremdkörpern; **4.** ggf. Beratung durch Logopäden (speziell bei neurologischen Erkrankungen). Vgl. Beißreflex.

Schlucktraining: (engl.) *swallowing training*; gezielte Stimulation des Schluckreflexes* sowie des Schluckens* und Förderung der selbstständigen Nahrungsaufnahme bei Patienten mit Schluckstörung* durch mechanische oder thermische Reizung des vorderen Gaumens; **Durchführung: 1.** Patienten in aufrechte Sitzposition bringen mit leicht nach vorn geneigtem Kopf; evtl. herausnehmbaren Zahnersatz entfernen. **2.** Den Patienten auffordern, den Mund zu öffnen, oder Kieferkontrollgriff anwenden. **3.** Zahnspiegel in Eiswasser tauchen und 5–10-mal mit der Rückseite des Spiegels an den seitlichen vorderen Teil des Gaumenbogens tippen; Spiegel dabei immer wieder in Eiswasser tauchen. Diese Stimulation an der gegenüberliegenden Gaumenseite wiederholen. Täglich mehrmals für ca. 5 Minuten wiederholen. **4.** Bei ausbleibendem Schluckreflex mehrmals sanft vom Kiefer zum Kehlkopf streichen. **5.** Bei sicherem Schluckreflex mit einem Löffel dickflüssiger Nahrung (z. B. passiertes Gemüse, Kartoffelbrei, Quark, Pudding) beginnen und dem Patienten genügend Zeit zum Schlucken lassen. Bei Erfolg dickflüssige Getränke (Milchshake, Buttermilch, cremige Suppen) mit Strohhalm oder Pipette aufsaugen lassen. Vgl. Trinktraining.

Schlüsselqualifikation: (engl.) *key qualification*; Handlungskompetenz; Bezeichnung für Fähigkeiten, Einstellungen und Strategien, die an Menschen bei der Lösung von Problemen und beim Erwerb neuer Kompetenzen in möglichst vielen Bereichen von Nutzen sind, z. B. Erkenntnisinteresse, Fähigkeit zu eigenständigem Lernen und Reflexion des Lernprozesses, Flexibilität, Kommunikationsfähigkeit, Kritikfähigkeit, Fähigkeit zur Teamarbeit (s. Team), Selbstorganisation und Organisationsfähigkeit; der Begriff Schlüsselqualifikation ist aus der Wirtschaft in die Berufspädagogik eingegangen und hat auch in der Pflegeausbildung den Wandel von einem festgefügten, an Einzeltätigkeiten gekoppelten beruflichen Qualifikationsbegriff zu Kompetenzkomplexen eingeleitet. Die Schlüsselqualifikation wird indirekt, also nicht als konkrete Lernaufgabe erworben und ist von rein fachlichen Kompetenzen zu unterscheiden. Somit werden alle sozialen, persönlichen und methodischen Kompetenzen als Schlüsselqualifikation zusammengefasst. Diese stellt eine Zugangsvoraussetzung für den Erwerb neuen Wissens in der beruflichen Weiterbildung dar. Vgl. Sozialkompetenz.

Schlussdesinfektion: (engl.) *final disinfection*; abschließende Desinfektion* eines Bereichs oder Raums, der zum Transport, Aufenthalt oder zur Pflege eines Infektionskranken diente (z. B. Krankenwagen, Kranken- oder Bewohnerzimmer), nach Abschluss von Pflege oder Behandlung; **Ziel:** weitere Nutzung des Bereichs oder Raums ohne Infektionsgefährdung des nachfolgenden Patienten oder Bewohners; **Durchführung:** Alle potentiell oder nachweislich kontaminierten Oberflächen und Gegenstände werden mit Wisch- und Scheuerdesinfektion desinfiziert. Die Auswahl der Desinfektionsmittel* und -verfahren erfolgt entsprechend der Erkrankung des Patienten, den Richtlinien des Robert Koch-Instituts und dem hauseigenen Hygieneplan*. Ausschließlich bei besonderen Infektionserkrankungen (z. B. Lassa-Fieber, Lungenmilzbrand und Sonderformen der Tuberkulose) kann zusätzlich anschließend eine Raumdesinfektion durch Formalindampfvernebelung vom zuständigen Gesundheitsamt angeordnet und von staatlich geprüften Desinfektoren oder anderem Personal unter Aufsicht einer Hygienefachkraft durchgeführt werden. **Hinweis:** Geeignete Personalschutzmaßnahmen berücksichtigen.

Schmecken (ICNP): (engl.) *taste*; Wahrnehmung von Reizen durch die Geschmacksorgane sowie das Vermögen, Speisen und Getränke zu schmecken; durch die Geschmacksknospen und die Geschmacksnerven der Zunge* erfolgt die Erkennung der 5 grundlegenden Geschmacksqualitäten sauer, süß, salzig, bitter und umami (fleischigherzhaft), die an unterschiedlichen Stellen der Zunge wahrgenommen werden. **Pflege: 1.** Erkältungen mit gleichzeitiger Störung des Geruchssinns beeinflussen immer das Schmecken. Dem kann mit einer kräftigeren Würzung der Speisen begegnet werden. **2.** Im Alter verändert sich das Schmecken, speziell bei chronischer Verwirrtheit* (Demenz). Süß wird meist als Geschmacksnote klar wahrgenommen und bekommt dadurch eine besondere Bedeutung. Andere Geschmackskomponenten hingegen werden nicht mehr richtig erkannt, was zum Verzehr von ungewöhnlichen Speisen und Dingen führen kann (Vergiftungsgefahr). Vgl. Selbstpflege: Nahrung aufnehmen, Riechen.

Schmerz (ICNP): (engl.) *pain*; **1.** (physisch) Dolor; unangenehme oder leidvolle, komplexe Sinneswahrnehmung unterschiedlicher Qualität (z. B. stechend, ziehend, brennend, drückend), die als akuter Schmerz Symptom und Schutzfunktion ist, in chronischer Form eine eigenständigen Krankheitswert erlangt (s. Schmerzsyndrom); Lokalisation, Intensität und Dauer von Schmerz sind unterschiedlich. Schmerz ist keine rein physiologische Reizwahrnehmung, sondern vielmehr eine individuelle Reaktion, die auch von psychischen Faktoren (z. B. Angst, Stress, Selbsteinschätzung, Krankheitserleben) und sozialen Faktoren (z. B. familiäre und berufliche Situation, Rollenerwartung, kulturelle Prägung) beeinflusst wird. **Ursachen:** Mögliche organische Ursachen sind: **a)** Erregung von Schmerzsensoren (Nozizeptoren) und Weiterleitung der Impulse an das Zentralnervensystem, z. B. infolge mechanischer Einwirkung bei Verletzung, Entzündung oder mangelnder Durchblutung (Ischämie) oder thermischer Einwirkung wie Wärme und Kälte; **b)** Schädigung des peripheren oder des Zentralnervensystems (neuropathischer Schmerz), z. B. nach Amputation, Querschnittlähmung, Gürtelrose (Zoster), diabetischer Polyneuropathie, Kompression durch Tumor oder Wirbelsäulendegeneration; **c)** Schäden infolge funktioneller Störungen (z. B. Rückenschmerz durch körperliche Fehlhaltung) einschließlich psychosomatischer Vorgänge (z. B. Muskelverspannung bei emotionalem Stress). Grundsätzlich kann Schmerz auch ohne nachweisbare organische Ursache auftreten. **Kennzeichen: a)** verhaltensbezogen: (para-)verbale Schmerzäußerung, Weinen, Stöhnen, verzerrtes Gesicht, gequälter Blick, Schonhaltung, Verlangsamung von Bewegungsabläufen oder un-

Schmerz, akuter

vollständiges Ausführen bestimmter Bewegungen, Befühlen der schmerzenden Stelle, Unruhe, Teilnahmslosigkeit, verändertes Essverhalten; **b)** vegetativ: Veränderung der Herz- und Atemfrequenz, erhöhter Blutdruck, erweiterte Pupillen, angespannter oder schlaffer Muskeltonus, starkes Schwitzen, Schlafstörungen, Erschöpfung, Appetitlosigkeit; **Folge:** Schmerz kann die körperliche und seelische Verfassung sowie das soziale Leben erheblich beeinträchtigen. Eingeschränkte Bewegungsfähigkeit und Schonhaltung begünstigen die Entstehung von Pneumonie, Thrombose*, Dekubitus* und Kontrakturen*. Postoperativer Schmerz vermindert Darm- und Harnblasenmotilität sowie die Lungenfunktion und beeinträchtigt so den Heilungsverlauf. Schmerz ruft Angst hervor, löst Stress aus und kann Depressionen*, sozialen Rückzug und sogar Suizidgedanken zur Folge haben. Angehörige der Betroffenen können ebenfalls erheblich belastet werden. Schmerz ist eine häufige Ursache von Arbeitsunfähigkeit* und Frühberentung. **Pflegemaßnahme:** In der häuslichen und stationären Pflege kommt Pflegenden eine Schlüsselrolle innerhalb der Schmerztherapie* zu, denn sie sind oft diejenigen, die das Vorhandensein von Schmerz zuerst feststellen und die Entscheidung treffen, den ärztlichen Dienst zu benachrichtigen. Zentrale Aufgaben sind: **a)** Feststellen des Behandlungsbedarfs (bereits im Aufnahmegespräch sowie im weiteren Pflegeprozess); **b)** systematische Schmerzerfassung*; **c)** Information des Betroffenen und der Angehörigen über zu erwartende Schmerzsituationen (z. B. präoperativ) oder über Möglichkeiten und Prinzipien der Schmerztherapie sowie über mögliche Folgen unzureichend kontrollierter Schmerzzustände; **d)** Fördern von Selbstmanagement (Entwickeln von Problemlösungsstrategien, Sensibilisierung der Eigenwahrnehmung, Vermittlung instrumenteller Fertigkeiten, z. B. bei der transkutanen oder patientenkontrollierten Medikamentenapplikation, Führen eines Schmerztagebuchs* u. a.); **e)** planmäßiges und rechtzeitiges Verabreichen von Schmerzmitteln (Analgetika*); **f)** Erfassen und Dokumentieren des Schmerzverlaufs und möglicher Nebenwirkungen der Schmerzmittel zur Beurteilung des Therapieerfolgs; **g)** Planen und Ausführen nichtmedikamentöser therapeutischer Maßnahmen (z. B. Kälte-* oder Wärmeanwendung*, Wickel*, Auflagen*); **h)** Koordination interdisziplinärer Zusammenarbeit. Das Herstellen einer vertrauensvollen und wertschätzenden therapeutischen Beziehung zu den Betroffenen und deren Angehörigen trägt wesentlich zum Erfolg einer Schmerzbehandlung bei. Menschen mit Schmerz fürchten oft, nicht ernst genommen zu werden, oder schämen sich; dies stellt eine zusätzliche Belastung für den Betroffenen dar und intensiviert zudem den Schmerz. Pflegende können durch den Einfluss auf das Schmerzerleben, auf die Ressourcen des Betroffenen sowie auf dessen Angehörige einen hilfreichen Umgang mit Schmerz bewirken. So können sie u. a. dazu beitragen, falsche Vorannahmen des Betroffenen zu erkennen und abzubauen. **Hinweis: a)** Schmerzempfindung und Schmerzäußerung sind immer subjektiv und abhängig von kulturellen Einflüssen. **b)** Gutes Schmerzmanagement reduziert den Schmerzmittelverbrauch; ggf. Schmerzspezialisten hinzuziehen. **2.** (psychologisch) tiefe seelische Bedrückung, Kummer, Leid; s. Emotion.
Autorin: Barbara Strohbücker.

Schmerz, akuter: (engl.) *acute pain*; meist eindeutig lokalisierbarer Schmerz*, der bei starker Intensität mit vegetativen Symptomen (z. B. Veränderung von Blutdruck, Herz- und Atemfrequenz, Schwindel, Übelkeit, Blässe, Kaltschweißigkeit) einhergehen kann; akuter Schmerz hat eine lebenserhaltende Warn- und Schutzfunktion, indem er krankhafte Veränderungen anzeigt. **Ursachen:** erkennbare Auslöser, z. B. Verletzung, Entzündung, mangelnde Durchblutung (Ischämie), Operation; **Maßnahme:** Akuter Schmerz ist meist gut zu behandeln. Bei stärkerer Intensität steht die medikamentöse Schmerztherapie* im Vordergrund; nichtmedikamentöse Therapien können ergänzend angewendet werden. Vgl. Schmerz, chronischer; Expertenstandard.

Schmerzambulanz: (engl.) *pain clinic*; meist Kliniken für Anästhesiologie und Intensivmedizin angegliederte Einrichtung primär zur Versorgung von Menschen mit chronischen Schmerzen* und Tumorschmerzen; die Behandlung erfolgt interdisziplinär, d. h. in Zusammenarbeit unterschiedlicher Fachrichtungen wie z. B. Anästhesiologie, Neurochirurgie, Orthopädie, Innerer Medizin, Radiologie, Psychosomatik und Klinischer Psychologie. Die Anwendung algesiologischer Standards ist verpflichtend. Neben medikamentöser Therapie kommen auch Verfahren wie TENS (Abk. für transkutane elektrische Nervenstimulation), Elektrostimulationsanalgesie), Entspannungsverfahren*, Biofeedback* und Verhaltenstherapie* zum Einsatz (vgl. Schmerztherapie). Die Überweisung erfolgt i. d. R. durch niedergelassene Ärzte.

Schmerzbewältigung: (engl.) *coping strategies for pain*; Anpassungsleistung, die sowohl das Schmerzerleben als auch die Auswirkung von Schmerz* positiv beeinflusst; Strategien der Schmerzbewältigung können sehr unterschiedlich sein, z. B. tapfer sein, sich ablenken, ignorieren, sich etwas Gutes tun, sich Mut machen („das schaffe ich schon"), sich mitteilen (verbal und nonverbal), soziale Unterstützung suchen, relativieren („es könnte ja noch schlimmer sein"), sich informieren, professionelle Hilfe suchen, sich zurückziehen, sich entspannen. Die Überzeugung, selbst etwas gegen den Schmerz tun zu können, trägt wesentlich zu einer erfolgreichen Schmerzbewältigung bei. Vgl. Selbstmanagement bei Schmerz, Coping, Krankheitsbewältigung.

Schmerz, chronischer: (engl.) *chronic pain*; Schmerz*, der nach Abheilen des ursächlichen Gewebeschadens oder der akuten Erkrankung weiter aufrechterhalten wird; tritt dauerhaft oder wiederkehrend mit oft nicht eindeutiger Lokalisation auf. Chronischer Schmerz ist ohne erkennbare biologisch sinnvolle Funktion. **Ursachen:** Der Entstehungsmechanismus ist noch nicht endgültig geklärt; diskutiert werden u. a. **1.** die anhaltende Stimulation von Schmerzsensoren und/oder Neuronen z. B. durch unzureichend behandelten akuten Schmerz, was zur Bildung eines „Schmerzgedächtnisses" führen kann; **2.** zentral ausgelöste Faktoren bei Erkrankungen des Zentralnervensystems wie Schlaganfall oder Multiple Sklerose; **3.** große Bedeutung schreibt man psychosozialen Mechanismen zu. **Maßnahme:** Ein ausschließlich medikamentöser Behandlungsansatz ist nicht sinnvoll. Erfolgversprechender ist ein interdisziplinärer Einsatz von schmerztherapeutisch ausgebildeten Pflegenden, Medizinern, Psycho-, Ergo- und Physiotherapeuten u. a. an der Behandlung des Patienten beteiligten Berufsgruppen (s. Schmerztherapie). Vgl. Erkrankung, chronische; Schmerz, akuter.

Schmerzerfassung: (engl.) *pain assessment*; systematisches Erfassen von Schmerz* in Bezug auf Charakteristika, beeinflussende Faktoren, Auswirkungen und Umgang mit Schmerz durch die Betroffenen zu Beginn und im Verlauf einer Schmerztherapie*; stellt eine notwendige Grundlage zur gezielten Schmerztherapie dar. **Methode:** Soweit möglich schätzen die Betroffenen ihre Schmerzsituation selbst ein. Eine sorgfältige Schmerzanamnese sollte mit einem standardisierten Fragebogen erhoben werden. Fragen der Schmerzanamnese sind: Wo befindet sich der Schmerz? Wann tritt er auf? Wie ist der Schmerz? Was tritt zusätzlich zu den Schmerzen auf? Was kann den Schmerz beeinflussen? Neben der Lokalisation, Qualität und Intensität werden so erstes Auftreten, mögliche Ursachen oder Zusammenhänge, Auswirkungen, zeitlicher Verlauf des Schmerzes, verstärkende und lindernde Faktoren, der Erfolg früherer Behandlungen, Selbsthilfestrategien sowie Erwartungen an die Schmerzbehandlung erfragt (s. Schmerzskala). Es ist wichtig zu beachten, wie die Betroffenen den Schmerz für sich deuten (z. B. als Anzeichen einer Verschlechterung ihrer Erkrankung, als Bestrafung), da ihre Interpretation Einfluss auf das Schmerzerleben hat. Im Verlauf der Schmerzbehandlung werden v. a. die Schmerzintensität in Ruhe und bei Bewegung oder Belastung (z. B. tiefes Einatmen, Husten, Aufstehen) sowie eventuelle Nebenwirkungen von Schmerzmitteln (Analgetika*) regelmäßig erhoben und dokumentiert, um den Erfolg der Therapie zu kontrollieren und die Therapie individuell anzupassen. Anhand eines Schmerztagebuches* (Selbsteinschätzung der Schmerzsituation) können Betroffene die Verlaufskontrolle selbstständig durchführen. Schwierig ist die Schmerzerfassung, wenn die Betroffenen in ihrer verbalen Kommunikation eingeschränkt sind (z. B. Kinder, bewusstseinseingeschränkte Menschen), da Außenstehende dann auf die Beobachtung nonverbaler Kennzeichen angewiesen sind. Bei kleineren Kindern werden spezielle Bilderskalen eingesetzt. Eine andere Methode, die vorwiegend für chronische Schmerzen geeignet ist, arbeitet mit einem Satz bunter Chips. Die Pflegekraft oder der Arzt fordern das Kind auf, so viele Chips aufzuhäufen, wie es der Schmerzintensität entspricht. **Hinweis:** Schmerz ist ein subjektives Erleben, eine komplexe Sinneswahrnehmung unterschiedlicher Qualität und deshalb medizinisch betrachtet schwer objektivierbar. Die Messung der Schmerzintensität (Algesimetrie) ist daher besonders bei chronischen Schmerzen sehr schwierig. Schmerz kann nur von den Betroffenen selbst umfassend beschrieben werden. Außenstehende können Schmerz nur indirekt über das Verhalten der Betroffenen erschließen; dadurch wird Schmerz häufig unterschätzt. Falsche Grundannahmen sind z. B., dass ein entspannt wirkender Mensch schmerzfrei sei oder dass die Schmerzintensität aufgrund der Ursache oder Lokalisation vorhergesagt werden könne. Ein wichtiges Grundprinzip im Umgang mit Schmerz ist daher: Das, was Betroffene über ihren Schmerz sagen, ist gültig; denn alles, was über die Behandlung von Schmerz gesagt oder geschrieben wird, ist wertlos, wenn das therapeutische Team die Angaben der Betroffenen anzweifelt (M. McCaffery, 1979).

Schmerz, ischämischer (ICNP): (engl.) *ischaemic pain*; Schmerzempfindung, die durch reduzierte periphere Blutversorgung verursacht wird; meist als extrem stark beschriebener Schmerz* bei Verminderung oder Unterbrechung der arteriellen Durchblutung; **Ursachen: 1.** periphere arterielle Verschlusskrankheit oder koronare Herzkrankheit; **2.** akuter Gefäßverschluss (z. B. infolge Embolie) oder Kompression der Blutgefäße (z. B. durch einschnürenden Gipsverband oder Karpaltunnelsyndrom); **Formen: 1.** akut; tritt häufig in Kombination mit vegetativen Begleitsymptomen auf; **2.** chronisch; tritt zunächst v. a. bei Belastung meist in der Wade oder im Fuß, im fortgeschrittenen Stadium auch in Ruhe auf.

Schmerzmittel: s. Analgetika.

Schmerz, neurogener (ICNP): s. Neuralgie.

Schmerzschwelle: (engl.) *pain threshold*; Punkt, von dem an ein Mensch einen Reiz als Schmerz* empfindet; die Schmerzschwelle ist grundsätzlich individuell verschieden. Sie kann durch emotionale und kognitive Faktoren herabgesetzt (z. B. durch Angst, Stress, Kontrollverlust) oder heraufgesetzt (z. B. durch Ablenkung, Kontrollierbarkeit von Schmerz) werden. Vgl. Schmerztoleranzgrenze.

Schmerzskala: (engl.) *pain scale*; Verfahren zur qualitativen und quantitativen Messung von Schmerz* durch Übertragung von Schmerzcharak-

Schmerzsyndrom

teristika und relevanten Faktoren in Zahlenwerte; diese Zahlenwerte dienen der systematischen Verlaufskontrolle und der vereinfachten Dokumentation und werden in der Forschung für statistische Zwecke eingesetzt.

Modelle

1. Eindimensionale Skalen werden v. a. zur Messung der Schmerzintensität eingesetzt: **a) verbale deskriptive Skala** (engl. Verbal Rating Scale, Abk. VRS), die schmerzbeschreibende Adjektive in Stufen zunehmender Schmerzintensität verwendet: kein Schmerz – leichter – mäßiger – starker – sehr starker – stärkster vorstellbarer Schmerz. Die Vorteile der VRS sind die gute Verständlichkeit und der geringe Zeitaufwand. **b)** Auf der **visuellen Analogskala** (engl. Visual Analog Scale, Abk. VAS) markiert der Patient seine Schmerzintensität auf einer 10 cm langen Linie, deren eines Ende mit „kein Schmerz", das andere mit „stärkster vorstellbarer Schmerz" bezeichnet ist. Die Auswertung erfolgt durch Abmessung der angegebenen Streckenlänge in Millimetern. Die VAS hat den Vorteil, dass mit einer fein graduierten Skala Unterschiede im Verlauf gut abgebildet werden können. Es existieren unterschiedliche Modelle, meist in Form von Rechenschiebern (s. Abb.). Deren optische Gestal-

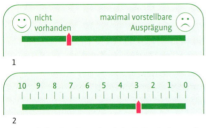

Schmerzskala: visuelle Analogskala; 1: Der Patient stellt seine momentanen Schmerzen auf einer visuellen Skala ein. 2: Auf der Rückseite kann die vom Patienten geschätzte Schmerzstärke mit Hilfe einer numerischen Skala von 0 (schmerzfrei) bis 10 (stärkste vorstellbare Schmerzen) abgelesen werden.

tung sollte möglichst einfach sein. **c)** Auf der **numerischen Rangskala** (engl. Numeric Rating Scale, Abk. NRS) ordnet der Patient seine Schmerzintensität einer Zahl von 0 bis 10 zu. Als Ankerwörter werden an den Enden der Skala die Aussagen „kein Schmerz" und „stärkster vorstellbarer Schmerz" bevorzugt. Da NRS und VRS ohne technisches Gerät eingesetzt werden, sind sie auch für Menschen mit Sehbeeinträchtigung geeignet. Bei Kindern zwischen 4 und 10 Jahren haben sich spezielle Bilderskalen mit Gesichtern bewährt, die unterschiedliche Abstufungen zwischen Lachen und Weinen ausdrücken. Solche Skalen gibt es auch in Form von Aufklebern, die sich problemlos neben Temperatur und Blutdruck auf das Krankenblatt aufkleben lassen. **2. Mehrdimensionale** Skalen erfassen in standardisierter Form neben der Schmerzintensität weitere Dimensionen wie z. B. Schmerzqualität, Schmerzlokalisation, Schmerzdauer, Schmerzlinderung und schmerzbedingte Beeinträchtigung von Alltagsfunktionen (z. B. Brief Pain Inventory). Vgl. Schmerzerfassung.

Schmerzsyndrom: (engl.) *pain syndrome*; auch Schmerzkrankheit; Oberbegriff für Beschwerdebilder, die mit chronischen Schmerzen* einhergehen; die Beschreibung von Schmerz erfolgt nach einheitlicher Nomenklatur (International Association for the Study of Pain, International Headache Society) v. a. unter Angabe von Körperregion oder Organsystem (z. B. Kopfschmerz*, Schmerzen des Bewegungssystems, viszerale Schmerzen), Zeitmuster des Auftretens, Schweregrad und Dauer nach Angaben des Patienten sowie Angaben zur Entstehung (Ätiologie). **Formen:** Entzündungsschmerzen, spastische Schmerzen, Nervenschmerz (Neuralgie*), Kopfschmerz, Fehlregulationsschmerzen und psychosomatische Schmerzen.

Schmerztagebuch: (engl.) *patient pain relief diary*; regelmäßiges Aufzeichnen des Schmerz(therapie)verlaufs durch die Betroffenen; Beurteilungskriterien sind z. B. Schmerzintensität, Schmerzdauer, Schmerzmedikation u. a. lindernde Maßnahmen, schmerzauslösende Faktoren oder Einfluss auf die Aktivitäten des täglichen Lebens. Vgl. Schmerzerfassung.

Schmerztherapie: (engl.) *pain therapy*; Anwendung therapeutischer Methoden zur Linderung bzw. Beseitigung von akutem oder chronischem Schmerz*; beinhaltet auch die Behandlung physischer und psychischer Folgen von Schmerz* und das Erlernen hilfreicher Strategien im täglichen Umgang mit Schmerz (s. Selbstmanagement bei Schmerz, Schmerzbewältigung). **Durchführung:** Grundlage der Schmerztherapie ist die Schmerzerfassung*. Therapeutisch stehen die ursächliche Behandlung (z. B. Operation, Ruhigstellung), eine medikamentöse und nichtmedikamentöse Schmerztherapie sowie die psychologische Behandlung (z. B. Verhaltenstherapie), Physiotherapie und palliative Strahlentherapie (z. B. bei Knochenmetastasen) im Vordergrund (s. Expertenstandard „Schmerzmanagement" im Anhang).

Medikamentöse Schmerztherapie

In der medikamentösen Schmerztherapie werden Arzneimittel zur Linderung bzw. Beseitigung von Schmerz verabreicht.

Formen: I. **systemisch:** Applikation von Medikamenten (z. B. oral, intravenös, subkutan, intramuskulär, transdermal, rektal, die in den Blutkreislauf gelangen; **1. Schmerzmittel** (Analgetika*): Die Auswahl der Schmerzmittel ist analog zu den WHO-Empfehlungen (s. Tumorschmerz) abhängig von der Schmerzintensität sowie von Schmerzqualität und -ursache (s. Schmerzerfassung, Schmerzskala). Einteilung in **a)** Nichtopioide, die die Prostaglandinsynthese hemmen und dadurch auch entzündungshemmend und fiebersenkend wirken, z. B. Acetylsalicylsäure, Paracetamol, Metamizol, Ibuprofen, Diclofenac; werden zur Behandlung leichter Schmerzen eingesetzt. Mögliche Nebenwirkungen bei lang andauernder Einnahme sind, je nach Medikament unterschiedlich ausgeprägt, Magengeschwüre sowie Leber- und Nierenschäden. **b)** Opioide, die die Opiatrezeptoren besetzen und dadurch die Schmerzweiterleitung hemmen; leichte Opioide, z. B. Tramadol, Tilidin, Naloxon und Dihydrocodein werden zur Behandlung mittelstarker Schmerzen, starke Opioide, z. B. Morphin, Piritramid, Pethidin, Oxycodon und Fentanyl zur Behandlung starker bis stärkster Schmerzen eingesetzt. Mögliche Nebenwirkungen sind Übelkeit und Erbrechen (in den ersten 1–2 Wochen rückläufig) sowie Verstopfung (Obstipation*) und Müdigkeit, selten auch Juckreiz und Atemdepression. **2.** Nebenwirkungen machen immer eine **Begleitmedikation** erforderlich: Verabreichung von Medikamenten zur prophylaktischen oder therapeutischen Behandlung möglicher Nebenwirkungen von Analgetika (v. a. Magengeschwür, Übelkeit und Erbrechen sowie Obstipation). Obstipationsprophylaxe (s. Obstipation) ist bei längerer Opioidgabe unbedingt angezeigt. **3. Co-Analgetika** (Adjuvanzien) sind Arzneimittel, die die Wirkung von Analgetika unterstützen. Hierzu zählen u. a. Antidepressiva (z. B. Amitriptylin), Neuroleptika (z. B. Haloperidol), Benzodiazepine (z. B. Diazepam), Psychopharmaka, Antiepileptika (z. B. Carbamazepin), Calcitonin und Bisphosphonate (bei Knochenschmerzen infolge Metastasen). **II. Regionalanästhesie:** örtlich begrenzte Schmerzausschaltung einer umschriebenen Körperregion, z. B. mit Lokalanästhetika*: **1. Leitungsanästhesie:** Ausschalten von Nerven durch Applikation von Medikamenten in das Nervengewebe: **a)** peripher: Einzelnervblockade (z. B. Nervus pudendus), Sympathikusblockade, Plexusanästhesie; **b)** zentral (auch rückenmarknah genannt): Periduralanästhesie (Abk. PDA, syn. Epiduralanästhesie) und Spinalanästhesie (syn. intrathekale Anästhesie); **2. Infiltrationsanästhesie:** intra- oder subkutane bzw. intramuskuläre Umspritzung mit Lokalanästhetika, z. B. in ein Operationsgebiet; **3. Oberflächenanästhesie:** Blockade der sensiblen Nervenfasern in Haut und Schleimhäuten durch Applikation von Lokalanästhetika, z. B. zur Ausschaltung des Würgereflexes vor Magenspiegelung (Gastroskopie) oder Bronchoskopie.

Nichtmedikamentöse Schmerztherapie

Die nichtmedikamentöse Schmerztherapie basiert auf der Anwendung therapeutischer nichtmedikamentöser Methoden zur Linderung bzw. Beseitigung von Schmerz.
Formen: 1. physikalische Therapie*: Kälteanwendung* (z. B. Eispackung*), Wärmeanwendung* (z. B. Wärmflasche*, Wickel*, Bäder*, Infrarotlicht, Kurzwellen-, Ultrahochfrequenz- und Mikrowellen-, Ultraschalltherapie, transkutane elektrische Nervenstimulation (Abk. TENS; s. Elektrostimulationsanalgesie); **2.** Physiotherapie*: aktive (z. B. Rückenschule*) und passive (z. B. Hydrotherapie*) Bewegungstherapie, (Reflexzonen-)Massage; **3.** Chirotherapie*; **4.** psychologische Interventionen, z. B. Entspannungsverfahren (Autogenes* Training, progressive Muskelrelaxation*, Imagination), Biofeedback*, Ablenkungsstrategien, Verhaltenstherapie*; **5.** Akupunktur*; **6.** Musiktherapie*.

Schmerztoleranzgrenze: (engl.) *pain tolerance*; Punkt, bis zu dem ein Mensch bereit ist, Schmerz zu ertragen; ist wie die Schmerzschwelle* individuell verschieden. Vgl. Schmerzskala.

Schmierinfektion: (engl.) *smear infection*; Übertragung von Krankheitserregern durch Verschmieren infektiösen Materials wie Bronchialsekret (Sputum), Eiter, Kot und uff. Harn auf andere Körperteile bzw. dessen orale Aufnahme; vgl. Infektion, Hygiene.

Schmuck: (engl.) *jewellery*; der Verschönerung des Körpers dienende Gegenstände wie Ringe, Armbänder, Ohrringe, Piercings; **Hinweis: 1.** Schmuck einer Pflegekraft stellt je nach Material und Arbeitsplatz in der Pflege aufgrund der möglichen Keimbesiedelung eine Infektions- und Verletzungsquelle dar und sollte vor Beginn der Pflegehandlungen weitgehend abgelegt werden (vgl. Händedesinfektion, Hygiene). **2.** Patienten mit wertvollem Schmuck sollte die häusliche Aufbewahrung bzw. der Haussafe empfohlen werden. Ansonsten dient Schmuck (dazu zählen auch Uhren) dem Beibehalten von eigenem Stil und kann zum Wohlbefinden z. B. alter Menschen im Pflegeheim beitragen; hilfebedürftigen Bewohnern auf deren Wunsch beim Anlegen von Schmuck helfen. Vgl. Patienteneigentum.

Schnabeltasse: (engl.) *feeding cup*; Trinkhilfe* aus Porzellan oder Kunststoff mit zweiseitigem Henkel oder in Becherform mit einem wie bei einer Kanne zulaufenden Ausguss (Schnabel).

Schnappatmung: (engl.) *gasping*; krankhaft verändertes Atemmuster mit langsamer, durch größere Pausen unterbrochener Atmung bei Schädigung des Atemzentrums infolge Verminderung der Sauerstoffversorgung im Gehirn (zerebrale Hypoxie). **Vorkommen:** kurz vor dem Tod als agonale Atmung (Agonie*). Vgl. Atmungstypen.

Schnarchen: (engl.) *snore*; knatterndes Geräusch, das in den oberen Atemwegen eines schlafenden Menschen erzeugt wird; Schnarchen wird durch einen zeitweiligen Verschluss der oberen Atemwege verursacht, der zu verminderter Sauerstoffversorgung (Hypoxie), Aufweckreaktionen, Tagesmüdigkeit und Konzentrationsstörungen führen kann. Eine weitere Ursache für das Schnarchen kann der Genuss von Alkohol sein. **Häufigkeit:** Mit zunehmendem Alter schnarchen etwa 60 % der Männer und 40 % der Frauen. **Maßnahme:** Schnarchen kann in speziellen Zentren, in denen Kieferorthopäden, Hals-Nasen-Ohren- und Kinderärzte tätig sind, therapiert werden. Dabei kom-

Schnittentbindung

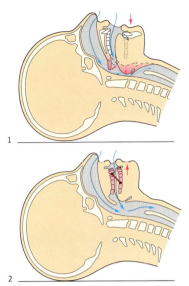

Schnarchen: 1: Die im Schlaf erschlaffte Zunge und das Gaumensegel rutschen nach hinten und verlegen die Atemwege. 2: Eine zahnärztliche Schiene hebt den Unterkiefer und die in ihm verankerte Zunge; der freie Luftstrom ist wiederhergestellt.

men zahnärztliche Schienen, die den Unterkiefer vorverlagern, zum Einsatz (s. Abb.). **Hinweis:** Schnarchen führt ggf. zur Beeinträchtigung der Schlafqualität des Bett- bzw. Zimmernachbarn. Daher Ursachen abklären und Gegenmaßnahmen einleiten, z. B. andere Zimmerverteilung, Ohrschutz, Behandlung der Ursachen. Vgl. Schlafatemstörung.

Schnittentbindung: (engl.) *caesarean section*; Sectio caesarea; Kaiserschnitt; operative Beendigung der Schwangerschaft* oder der Geburt* unter chirurgischer Eröffnung der Gebärmutter; Ausführung in Inhalationsnarkose oder Periduralanästhesie; **Formen: 1. primäre** Schnittentbindung: aufgrund einer medizinischen Indikation und ohne sichtbare Zeichen eines Geburtsbeginns (Wehen und/oder Blasensprung); z. B. bei Beckenendlage, vollständiger Bedeckung des inneren Muttermunds durch die Plazenta (Placenta praevia totalis), vorzeitiger Plazentalösung, Verdacht auf Makrosomie, Verdacht auf absolutes Kopf-Becken-Missverhältnis, Mehrlingsschwangerschaft, Querlage; **2. sekundäre** Schnittentbindung: aufgrund einer medizinischen Indikation nach erfolgtem Geburtsbeginn; z. B. bei intrauterinem Sauerstoffmangel, pathologischem Kardiotokogramm (s. CTG), Nabelschnurvorfall, drohender Ruptur der Gebärmutter, verzögertem Geburtsverlauf; **3. elektive** Schnittentbindung: auf Wunsch der Mutter, ohne medizinische Indikation und ohne sichtbare Zei-

chen eines Geburtsbeginns; z. B. bei Geburtsängsten der Frau, vorhergehendem traumatischem Geburtserlebnis; **Hinweis: 1.** Eine erhöhte Anzahl von Schnittentbindungen verbessert nicht die Morbiditätsrate von Neugeborenen (M. Enkin et al., 1998; WHO). **2.** Eine Schnittentbindung kann bei erneuter Schwangerschaft wiederholt und u. U. mit einer Sterilisation, Entfernung der Gebärmutter (Hysterektomie) u. a. Operationen kombiniert werden. **3.** Ein durch Schnittentbindung entwickeltes Kind gilt als Risikoneugeborenes.

Schnittwunde (ICNP): (engl.) *cut*; mechanische Wunde* aufgrund der Einwirkung scharfer Gegenstände auf die Haut, z. B. Messer, Blätter (Gebüsch, Papier) oder Metallteile (z. B. an Auto, Fahrrad); **Ursachen:** Unfall im häuslichen oder beruflichen Umfeld (s. Arbeitsunfall), Verkehrsunfall, Sport; **Kennzeichen:** Wundränder glatt begrenzt, meist mit starker Blutung und später einsetzendem Wundschmerz; die Verletzung wird oft bei Eintritt nicht bemerkt. Oberflächliche Schnittwunden sind meist unproblematisch. Bei tiefen Schnittverletzungen besteht immer die Gefahr schwerwiegender Verletzungen von Nerven, Blutgefäßen oder Sehnen und damit verbundener Bewegungseinschränkungen, Lähmungserscheinungen oder Empfindungsstörungen. **Komplikationen:** Zeichen einer Infektion* wie Rötung, Schwellung, Schmerz, Überwärmung oder eitriger Sekretausfluss; **Maßnahme: 1.** sofortige Hochlagerung des verletzten Körperteils zur Verringerung des Blutverlustes; **2.** wenn nötig, ärztliche Versorgung mit Wundverschluss durch Naht oder Kleben der Wundränder; **3.** Wundverband, ggf. Druckverband (s. Kompressionsverband); s. Wundmanagement. **Hinweis: 1.** Bei der Erstversorgung zur Vermeidung einer Infektion mit HIV oder Hepatitis-Virus Schutzhandschuhe verwenden. **2.** Da die Infektionsgefahr nach Wundversorgung durch Duschen nicht erhöht ist, kann der Patient die gewohnte Körperpflege fortsetzen. **3.** Auf Wassersport und Vollbäder bis zur Entfernung des Naht- oder Klammermaterials verzichten.

Schock (ICNP): (engl.) *shock*; i. e. S. Kreislaufschock; Missverhältnis zwischen Sauerstoffverbrauch und -versorgung bei akut oder subakut einsetzendem Kreislaufversagen, das zu einer verminderten Organdurchblutung und daraus resultierenden Störungen der Organfunktionen führt und unbehandelt zum Tod des Patienten führen kann; **Entstehung:** Auslösende Mechanismen sind Verminderung des Blutvolumens (Hypovolämie), Versagen der Pumpleistung des Herzens oder starke Gefäßerweiterung (funktionelle Hypovolämie). Dies führt zu einer Abnahme des venösen Rückstroms zum Herzen; das pro Zeiteinheit vom Herzen geförderte Volumen (Herzminutenvolumen) sinkt und es kommt zum Blutdruckabfall, dem durch eine Verengung (Konstriktion) der Arteriolen und Zunahme der Herzfrequenz entgegengewirkt wird. Folge ist eine Kreislaufzentralisation, d. h.,

die Organdurchblutung wird zugunsten der Durchblutung von Herz und Zentralnervensystem reduziert. Dies führt zum Stillstand des Blutstroms in den Kapillaren und zu einer unzureichenden Sauerstoffversorgung im Gewebe; gleichzeitig werden saure Stoffwechselprodukte nicht mehr abtransportiert und reichern sich im Gewebe an (Azidose*). Die daraus resultierenden Veränderungen des Zellstoffwechsels sind anfangs umkehrbar (reversibel); später kommt es zu irreversiblen Organschäden. Der Ausstrom von Flüssigkeit aus den Gefäßen in das Gewebe führt zur Zusammenballung der roten Blutkörperchen (sog. Sludge-Phänomen) und Gerinnung des stehenden Blutes in den Kapillaren; der Verbrauch (und dadurch entstehende Mangel) von Gerinnungsfaktoren bewirkt, dass das Blut ungerinnbar wird (Verbrauchskoagulopathie). **Folge:** Die Folgen des Sauerstoffmangels betreffen v. a. Nieren und Lunge (Schocknieren, Schocklunge). Klinische **Einteilung: 1.** hypovolämischer Schock* (Volumenmangelschock); **2.** kardiogener Schock* bei Herzinfarkt, Herzrhythmusstörungen, Ansammlung von Flüssigkeit im Herzbeutel (Perikardtamponade), Lungenembolie; **3.** anaphylaktischer Schock*; **4.** neurogener Schock*; **5.** septisch-toxischer Schock*; **6.** endokriner Schock*; **7.** vasogener Schock*; **Kennzeichen: 1.** Blutdruckabfall (systolischer Blutdruck unter 90 mmHg bzw. um mehr als 1/3 des Ausgangswertes gefallen), schwacher, fadenförmiger Puls, Schockindex (Verhältnis von Herzfrequenz pro Minute zu systolischem Blutdruck, normal 0,5) >1; **2.** beschleunigte Atmung (Tachypnoe*) oder erschwerte Atmung (Dyspnoe*) mit Atemnot*; **3.** kalte, feuchte, blasse oder blaurote (zyanotische) Haut (Ausnahme: septisch-toxischer Schock); **4.** Differenz zwischen Haut- und Körperkerntemperatur; **5.** nichtrespiratorische Azidose; **6.** Rückgang der Harnausscheidung; **7.** Angst, Unruhe, Bewusstseinsstörungen*; **Maßnahme: 1.** Volumen-; Blutersatz; **2.** Sauerstoffzufuhr; **3.** Korrektur des Säure*-Basen-Haushalts; **4.** ggf. Hämodialyse* bei Nierenversagen; **5.** medikamentös mit Vasodilatatoren*, Analgetika*, Sedativa*; **6.** Behandlung der Grunderkrankung; **Pflege:** Intensivüberwachung mit kontinuierlicher Kontrolle der Vitalfunktionen.
Schock, anaphylaktischer (ICNP): (engl.) *anaphylactic shock*; rasches Versagen des peripheren Kreislaufs als überempfindliche oder allergische Reaktion auf ein Allergen wie (Blut-)Serum, Protein, Arzneimittel, Impfstoff, Nahrung, Chemikalie, Insekten- oder Schlangengift; lebensbedrohliches Maximalstadium der Allergie* vom Typ I mit Schocksymptomatik unmittelbar (Sekunden bis Minuten) nach Allergenkontakt (s. Schock); **Sofortmaßnahme: 1.** Sauerstoffgabe (mindestens 8 l/min); **2.** Medikation und Volumenersatz; **3.** bei Atemwegverlegung durch Kehlkopfschwellung (Larynxödem) als letzte Möglichkeit Koniotomie*; **weitere Maßnahme: 1.** Allergenzufuhr unterbrechen (bei In-
sektenstich durch Abbinden der Extremität, evtl. Umspritzung mit Adrenalin); **2.** Schocklagerung (Kopftieflagerung*); **3.** venösen Zugang legen (evtl. zentraler Venenkatheter*), ggf. Intubation* und kontrollierte Beatmung*; **4.** Überwachung und Sicherung der Vitalfunktionen*; **Pflegeprozess:** Der anaphylaktische Schock stellt einen **Notfall** dar, der schnelles Eingreifen i. R. des Ausbildungsniveaus verlangt. Je nach individuellen Kompetenzen Maßnahmen entweder einleiten (Arzt verständigen, Notfallkoffer* oder -wagen bereitstellen, Maßnahmen assistieren) oder durchführen.
Schock, endokriner: (engl.) *endocrinopathic shock*; Schock* bei extremer Stoffwechselentgleisung bei endokrinologischen Grunderkrankungen wie z. B. Schilddrüsenüberfunktion (Hyperthyreose) oder Diabetes mellitus (hypo- oder hyperglykämischer Schock).
Schock, hypovolämischer: (engl.) *hypovolaemic shock, haematogenic shock, oligaemic shock*; Volumenmangelschock; durch Verminderung des zirkulierenden Blut- oder Plasmavolumens ausgelöster Schock*; **Ursachen: 1.** absolute Verminderung des Blutvolumens durch **a)** Blutungen nach außen, z. B. Verletzungen, Blutungen aus Geschwüren (Ulzera), Erweiterungen der Speiseröhrenvenen (Ösophagusvarizen), Tumoren, oder nach innen, z. B. Ausweitung eines arteriellen Blutgefäßes (Aneurysma), Milz- oder Leberriss, Ansammlung von Blut im Pleuraraum (Hämatothorax); **b)** gastrointestinalen Flüssigkeitsverlust (Erbrechen, Diarrhö); **c)** Flüssigkeitsverlust über die Nieren; **d)** Flüssigkeitsverlust über die Haut (Verbrennungen); **e)** Flüssigkeitsverlust in den Darm oder die freie Bauchhöhle, z. B. bei Darmverschluss (Ileus), Bauchfellentzündung (Peritonitis) oder bei Bauchspeicheldrüsenentzündung (Pankreatitis); **2.** relative Verminderung des Blutvolumens infolge ausgeprägter Gefäßweitstellung (Vasodilatation, z. B. in Haut, Magen-Darm-Trakt), z. B. bei anaphylaktischem oder toxisch-septischem Schock*, Hitzschlag.
Schock, kardiogener (ICNP): (engl.) *cardiac shock*; rasches Versagen des peripheren Kreislaufs als Reaktion auf verminderte Herzleistung (Pumpschwäche); **Ursachen:** z. B. Herzinfarkt, Herzrhythmusstörungen, Herzmuskelentzündung (Myokarditis), terminale Herzinsuffizienz, Flüssigkeitsansammlung im Herzbeutel (Perikardtamponade), Lungenembolie. Vgl. Schock.
Schocklagerung: syn. Kopftieflagerung*.
Schock, neurogener (ICNP): (engl.) *neurogenic shock*; Schock* durch rasches Versagen des peripheren Kreislaufs als Reaktion auf eine durch das Nervensystem verursachte Gefäßweitstellung (Vasodilatation); **Vorkommen: 1.** bei Hirnstamm- und Rückenmarkverletzungen; **2.** bei Spinal- oder Periduralanästhesie; **3.** bei medikamentöser Vergiftung* (z. B. mit Barbituraten, Narkotika, Tranquilizern).

Schock, septisch-toxischer: (engl.) *septic shock*; durch (bakterielle) Toxine ausgelöster Schock*; **Vorkommen:** vorwiegend bei Infektionen mit gramnegativen Erregern (z. B. E. coli); **Kennzeichen: 1.** im Anfangsstadium häufig sog. hyperdyname Phase mit gesteigertem Herzminutenvolumen (Abk. HMV), erhöhter Herzfrequenz (Tachykardie*), erniedrigtem peripherem Gefäßwiderstand, zunächst normalem, später erniedrigtem arteriellem Blutdruck und Hyperventilation; **2.** nach Stunden oder Tagen hypodyname Phase mit Abnahme des HMV, Erhöhung des peripheren Gefäßwiderstandes, Blutdruckabfall, Gerinnungsstörungen, Nierenversagen, Schocklunge; **Maßnahme:** neben der Schockbehandlung gezielte Antibiotikatherapie, evtl. chirurgische Sanierung des Sepsisherds.

Schock, vasogener (ICNP): (engl.) *vasogenic shock*; Schock* durch rasches Versagen des peripheren Kreislaufs als Reaktion auf eine deutliche Erweiterung der Blutgefäße (Vasodilatation).

Schonatmung: (engl.) *suppressed respiration*; krankhaft verringerte Tiefe der Atemzüge aufgrund von Schmerzen im Brust- oder Bauchraum (z. B. nach Operationen); führt zur Hypoventilation* mit verringerter Belüftung der Lungenbläschen (Alveolen) und verringertem Atemminutenvolumen. Vgl. Atmungstypen, Lagerung, atemunterstützende.

Schonkost: (engl.) *bland diet*; spezielle Form des Nahrungsangebots, bei der belastende oder schwer bekömmliche Nahrungsmittel vermieden werden; z. B. fettarme, nicht blähende, leicht verdauliche Vollkostform bei Verdauungsstörungen, Schwäche oder nach Operationen; **Eigenschaften:** wenig Salz, keine scharfe Würzung, schonende Zubereitung (Dünsten, Dämpfen, Garen in Folie oder Mikrowelle, Kochen; kein Rösten oder Braten), weitgehender Verzicht auf Alkohol und Kaffee. Vgl. Diät.

Schräglage: s. Kopftieflagerung.

Schroth-Kur: (engl.) *Schroth cure*; naturheilkundliche Ernährungstherapie nach J. Schroth (1798–1856) mit dem Ziel der allgemeinen Umstimmung und Entschlackung des Organismus und Gewichtsreduktion durch 3 Maßnahmen: **1.** Diät mit einer begrenzten Menge an Nahrung (salz-, fett- und eiweißarm) zur Entlastung des Stoffwechsels, Abbau von Fettdepots und Stoffwechselprodukten; **2.** morgendliche Packungen* mit feuchtkalten Laken zur Anregung des Kreislaufs und der Durchblutung, Körpertemperaturerhöhung und Stoffwechselsteigerung; **3.** Trink- und Trockentage mit Wasser, Säften und Wein. Vgl. Fasten, Heilfasten.

Schürfwunde: syn. Abschürfung*.

Schüttelfrost (ICNP): (engl.) *shiver*; Kältegefühl und unwillkürliches Zittern bei Absinken der Körpertemperatur unter den Sollwert; bewirkt eine schnell ansteigende Körpertemperatur; **Vorkommen: 1.** bei starker und anhaltender Kälteeinwirkung; **2.** als Nebenwirkung einer Anästhesie; **3.** bei Fieber* (durch den Einfluss von Pyrogenen pathologische Heraufsetzung des Temperatursollwertes); **Pflege: 1.** Entlastung des Organismus durch Wärmezufuhr (Decke, Wärmflasche, heiße Getränke), bis das Zittern aufhört; **2.** Patienten nicht allein lassen. **Hinweis:** Schüttelfrost stellt durch die vermehrte Herzleistung und beschleunigte Atmung eine hohe Belastung für den Organismus dar.

Schüttelkrampf: s. Konvulsion.

Schuld (ICNP): (engl.) *1. guilt, 2. debt, 3. obligation, debt*; **1.** (existenzphilosophisch) **a)** existenziale Schuld, die das Leben begleitet, da aufgrund der ständigen Forderung und Möglichkeit, sich zu entscheiden, der Mensch immer etwas „schuldig" bleibt; **b)** existenzielle Schuld, die auf das individuelle Dasein bezogen ist (M. Heidegger) und dem Individuum durch das Gewissen vermittelt wird; nach Auffassung der Daseinsanalyse, einer psychotherapeutischen Richtung, führt ein dem Menschen nicht bewusst zugängliches stummes Gewissen zu psychosomatischer Erkrankung; **2.** (christlich) Schuld als Folge der Sünde bzw. Sündhaftigkeit des Menschen; in dieser Auffassung liegen Erklärungsmodelle für Krankheit als Folge von Sünde begründet. **3.** (rechtlich) **a)** i. S. einer Verpflichtung oder eines Schuldverhältnisses, z. B. Geldschuld; **b)** i. S. des vorwerfbaren, rechtlichen Verschuldens, z. B. Straftat oder Fahrlässigkeit*; **Hinweis: a)** Schuld und damit verbundene Gewissenskonflikte sind als Phänomen der Reflexion nach akuten Phasen (Aggressionshandlungen wie Tötungen z. B. bei akuten Psychosen) oder unbegründetes Schuldgefühl als Symptom (z. B. sog. Schuldwahn bei Depression) bei psychiatrischen Erkrankungen zu beobachten. **b)** Eine Kombination aus individuellem Schuldgefühl und justiziabler Schuld ist z. B. bei verunfallten Autofahrern gegeben, die für Verletzung oder Tod weiterer Verkehrsteilnehmer verantwortlich sind. **c)** Bei Sexualstraftaten und anderen hochaggressiven Delikten, bei denen Menschen zu Schaden kommen, tritt ggf. eine im juristischen Sinne sog. Schuldunfähigkeit ein. Die Täter werden der forensischen Psychiatrie zugeführt (vgl. Pflege, forensische). Dort wird unter therapeutischen Bedingungen an einer Aufarbeitung der Gewissenskonflikte (wenn vorhanden) gearbeitet. Vgl. Schuldarbeit.

Schuldarbeit (ICNP): (engl.) *guilt work*; Auflösen von Gefühlen, etwas Unrechtes getan zu haben, verbunden mit dem schmerzlichen Gefühl der Verantwortlichkeit; **Pflege: 1.** Schuldarbeit erfolgt in Form von Selbstpflege* anhand der Auseinandersetzung mit den eigenen Handlungen und deren Konsequenzen und **2.** wird unterstützt durch Pflegepersonen, die den Reflexionsprozess empathisch begleiten durch Gesprächsführung* und das Vermitteln von Techniken, die das Lösen von Schuldgefühlen* erleichtern, z. B. Visualisierungsübungen (s. Visualisierung). **3.** Zur Schuldarbeit gehört eine sorgfältige Bestandsaufnahme, mit welcher Form von Schuld* umgegangen wird. Das gilt im Besonderen für die psychiatrische, psychosomatische und forensische Pflege*. **Hinweis:** In schwerwiegenden Fällen, die von Krankheitssymptomen begleitet werden, ist zusätzlich eine psychotherapeutische Behandlung angezeigt.

Schuldfähigkeit: (engl.) *criminal liability*; im strafrechtlichen Sinne die Fähigkeit, schuldhaft handeln zu können; gemäß § 19 StGB ist ein Kind schuldunfähig, wenn es bei Begehung der Tat noch nicht 14 Jahre alt ist. **Schuldunfähig** sind auch Personen, die bei Begehung der Tat wegen einer krankhaften seelischen Störung, einer tief greifenden Bewusstseinsstörung" oder wegen Schwachsinns unfähig sind, das Unrecht der Tat einzusehen oder nach dieser Einsicht zu handeln (§ 20 StGB), z. B. bei exogenen Psychosen, Vergiftungspsychosen, tief greifenden Bewusstseinsstörungen, z. B. als Folge von Alkoholmissbrauch, Demenz, endogenen Psychosen, hochgradigem Affekt, Psychopathien oder Triebstörungen. Der schuldunfähige Täter kann nicht verurteilt werden. Stellt der Richter in einer Gesamtwürdigung des Täters und seiner Tat fest, dass von ihm infolge seines Zustandes erhebliche rechtswidrige Taten zu erwarten sind und er deshalb für die Allgemeinheit gefährlich ist, ordnet das Gericht die Unterbringung* in einem psychiatrischen Krankenhaus an (§ 63 StGB). **Verminderte Schuldfähigkeit** liegt vor, wenn die Fähigkeit des Täters, das Unrecht der Tat einzusehen oder nach dieser Einsicht zu handeln, erheblich vermindert ist (§ 21 StGB). Dabei muss die Steuerungsfähigkeit erheblich vermindert sein, z. B. durch herabgesetztes Hemmungsvermögen des Täters. Die verminderte Schuldunfähigkeit kann zu einer Strafmilderung durch den Richter führen. Vgl. Deliktsfähigkeit, Geschäftsfähigkeit, Rechtsfähigkeit, Wahlfähigkeit.

Schuldgefühl: (engl.) *feeling of guilt, sense of guilt*; Gefühlslage, etwas Unrechtes getan zu haben oder Anforderungen nicht erfüllt zu haben; neben dem auf realer Schuld* basierenden Gefühl, das sich bei Übertreten von Werten und Normen einstellen kann, bestehen psychoanalytisch 2 Grundkonzepte: **1.** verinnerlichte (internalisierte) Angst vor Strafe durch Liebesverlust der Eltern oder anderer Autoritätspersonen als Gefühl (beruhend auf einer Mischung aus Angst, Strafe und Hass), das vom Über*-Ich (S. Freud) ausgelöst wird; **2.** Reue und vorwiegend Streben nach Wiedergutmachung, ausgehend vom dem Gefühl, einen geliebten Menschen geschädigt zu haben (M. Klein). Vgl. Schuldarbeit.

Schutzimpfung: s. Immunisierung.

Schutzkleidung: (engl.) *protective clothing*; spezielle Bekleidung (z. B. Kittel, Schürzen, Mundschutz, Haarschutz), die zur Vermeidung einer Kontamination* mit Krankheitserregern über der Berufskleidung getragen wird; Schutzkleidung wird als Einmalprodukt angeboten oder muss desinfizierbar sein. Schutzkleidung verbleibt im Patientenzimmer oder im Schmutzraum, darf nicht mit der Privatkleidung in Kontakt kommen und wird regelmäßig ausgetauscht, um Keimverschleppung zu verhindern. Für Angehörige von Infektionskranken gibt es ebenfalls Schutzkleidung, die über der privaten Bekleidung getragen wird und nach dem Besuch im Patientenzimmer verbleibt. Vgl. Bereichskleidung, Hygiene, Unfallverhütungsvorschriften.

Schwangerenberatung: (engl.) *pregnancy advice*; **1.** Beratung einer Frau während der Schwangerschaft* durch professionelle Betreuer (Hebammen*, Gesundheits- und Krankenpfleger, Ärzte, Sozialarbeiter) mit dem Ziel der Aufklärung über die körperlichen Veränderungen und Beratung hinsichtlich einer geeigneten Lebensführung (Ernährung und Genussmittel, Körperpflege, Impfungen, Vorsorgeuntersuchungen, Sport, Sexualität und Maßnahmen zur Geburtsvorbereitung, Mutterschutzgesetz, Stillgruppen) sowie Beratung über soziale Veränderungen und Hilfsmöglichkeiten; **2.** Schwangerschaftskonfliktberatung in Institutionen der Familienplanung (z. B. Pro Familia, Diakonisches* Werk der Evangelischen Kirche in Deutschland, Deutscher* Caritasverband) für Frauen, die einen Schwangerschaftsabbruch* erwägen, um den persönlichen Handlungsspielraum der betroffenen Frau zu ermitteln und zu erweitern, z. B. durch die Darstellung öffentlicher und privater Hilfen für Schwangere (mögliche finanzielle Hilfen, Eltern- und Unterhaltsgeld, Stiftung Mutter und Kind) und Aufklärung über die rechtliche Situation; diese Beratung ist vor einem Schwangerschaftsabbruch nach § 218 StGB durch eine staatlich anerkannte Beratungsstelle zwingend vorgeschrieben und wird durch ein Attest dokumentiert (Beratungsschein). Vgl. Familie, Familiengesundheitspflege.

Schwangerschaft (ICNP; (engl.) *pregnancy*; Gravidität; Zustand der Frau von der Empfängnis (Konzeption) bis zum Eintritt der Geburt* (auch Fehlgeburt*, Totgeburt* oder Schwangerschaftsabbruch*); die Schwangerschaft ist mit zahlreichen Veränderungen der Körperfunktionen der Schwangeren verbunden (s. Schwangerschaftszeichen); **1.** körperliche Veränderungen: Ausbleiben der Menstruation*, evtl. morgendliche Übelkeit, Vergrößerung der Brüste und Hervortreten der Brustwarzen; **2.** psychische Veränderungen: **a)** zunehmendes Bedürfnis nach Schutz und Sicherheit (sog. Nestbautrieb, auch bei werdenden Vätern); **b)** individuell unterschiedliche Ängste bezüglich der Gesundheit und Lebensfähigkeit des Kindes sowie der persönlichen Gesundheit; **c)** Auseinandersetzung mit den evtl. als belastend empfundenen Veränderungen des Körpers*, insbesondere wenn der Partner ablehnend reagiert; **d)** Beschwerlichkeiten aufgrund der zunehmenden Unbeweglichkeit gegen Ende der Schwangerschaft

Schwangerschaftsabbruch

verbunden mit dem Wunsch, die Schwangerschaft soll beendet sein. **Hinweis: 1.** Art und Umfang der psychischen Veränderungen betreffen nicht nur die Frau, sondern auch den Partner, wenn die Schwangerschaft gemeinsam erlebt wird. **2.** Die Verlagerung der ersten Schwangerschaft in höhere Lebensalter (Durchschnittsalter bei der ersten Schwangerschaft in Deutschland 1975: 24,8 Jahre in den alten, 21,8 Jahre in den neuen Bundesländern; 2004: 29,5 Jahre) bringt neben dem individuellen Risiko der Frauen, nicht mehr schwanger werden zu können (höchste Fruchtbarkeit* zwischen 20 und 24 Jahren), auch enorme gesellschaftliche Veränderungen (vgl. Demographie) mit sich. Vgl. Schwangerschaftsdauer, Risikoschwangerschaft, Schwangerschaftsförderung, Schwangerschaftsverhütung.

Schwangerschaftsabbruch (ICNP): (engl.) *termination of pregnancy*; Abtreibung; absichtlich herbeigeführte Beendigung einer ungeplanten, unerwünschten oder das Leben der Mutter bedrohenden Schwangerschaft vor Erreichen der Lebensfähigkeit von Embryo oder Fetus außerhalb des mütterlichen Körpers; **Methode: 1.** instrumentell: Erweiterung (Dilatation) des Gebärmutterhalskanals, anschließend Saugkürettage, Kürettage oder Kombination der beiden Verfahren; **2.** pharmakologisch: Anwendung von Prostaglandinen zur Wehenerzeugung mit Spontanausstoßung der Frucht, bis zum 49. Tag des Ausbleibens der monatlichen Regelblutung (Amenorrhö) evtl. auch in Kombination mit Mifepriston (RU 486); je nach Schwangerschaftsalter intravaginale, intrazervikale, retro- oder intraamniale Applikation. **Pflege:** Der Schwangerschaftsabbruch stellt für die meisten Frauen einen sehr schwerwiegenden Eingriff dar, der häufig krisenhaft verarbeitet wird und in einigen Fällen zu einer akuten Belastungsreaktion* führen kann. Bei entsprechenden Anzeichen Zuwendung*, ggf. Vermittlung psychologischer Betreuung z. B. über Pro Familia) gewährleisten, da im ambulanten Rahmen häufig keine angemessene und langfristige Hilfe angeboten werden kann. **Recht:** In Deutschland ist seit dem 1.10.1995 das Abtreibungsstrafrecht durch das „Schwangeren- und Familienhilfeänderungsgesetz" vom 21.8.1995 als Kombination aus Indikationslösung und Fristenlösung mit Beratungspflicht neu geregelt. Der Schwangerschaftsabbruch (mit Ausnahme nidationshemmender Handlungen) ist danach grundsätzlich gemäß § 218 StGB strafbar; er kann jedoch nach § 218 a StGB durch einen Arzt rechtmäßig bzw. straffrei vorgenommen werden: **1.** bei **medizinischer Indikation** (§ 218 a Absatz 2 StGB), d. h., wenn der Gefahr für das Leben oder die Gefahr einer schwerwiegenden Beeinträchtigung des körperlichen oder seelischen Gesundheitszustands der Schwangeren gegeben ist und deren Einwilligung sowie eine schriftliche Indikationsstellung durch einen anderen Arzt vorliegen; eine zeitliche Einschränkung für die Zulässigkeit des Abbruchs besteht nicht. Die frühere embryopathische Indikation (schwere Fehlbildung oder ähnliche Erkrankungen des Embryos) ist als solche entfallen; ihr bislang zuzuordnende Fälle können jedoch unter die medizinische Indikation fallen. **2.** bei **kriminologischer Indikation** (sog. Unterindikation der medizinischen Indikation): bei sexuellem Missbrauch* von Kindern (unter 14 Jahren), Vergewaltigung*, sexueller Nötigung* und sexuellem Missbrauch Widerstandsunfähiger (§ 218 a Absatz 3 StGB); hier gilt eine Frist von 12 Wochen seit der Empfängnis. **3.** als sog. **beratener Schwangerschaftsabbruch** (§ 218 a Absatz 1 StGB): im Gegensatz zu den Indikationsfällen rechtswidrig, aber tatbestandslos und straffrei, wenn die Leibesfrucht nicht älter als 12 Wochen ist, die Schwangere den Abbruch verlangt und eine mindestens 3 Tage zurückliegende Beratung gemäß § 219 StGB seitens einer anerkannten Beratungsstelle durch Vorlage einer Bescheinigung nachweisen kann. Die Teilnahme am Schwangerschaftsabbruch ist dem Arzt freigestellt; vor der Durchführung treffen ihn nach § 218 c StGB bestimmte strafbewehrte Pflichten (u. a. zur Indikationsberatung und Untersuchung der Schwangeren). Anders als in den Indikationsfällen besteht bei einem Schwangerschaftsabbruch nach § 218 a Absatz 1 StGB eine Leistungspflicht der Gesetzlichen Krankenversicherung nur unter bestimmten Voraussetzungen, die zudem weder die Abbruchvornahme noch die Nachbehandlung umfasst (§ 24 b SGB V).

Schwangerschaftsdauer: (engl.) *gestation, duration of pregnancy*; Tragezeit, Gestationsalter; **1. post conceptionem** (Abk. p. c.): Zeit von der Empfängnis bis zum Geburtstermin; 263–273 Tage, durchschnittlich 266 Tage (38 Wochen = 9,5 Lunarmonate zu 28 Tagen); **2. post menstruationem** (Abk. p. m.): Zeit vom 1. Tag der letzten Menstruation bis zur Geburt; etwa 280 Tage (40 Wochen, 10 Lunarmonate); die Schwangerschaftsdauer wird in vollendeten Wochen und Tagen ausgedrückt, z. B. 36 + 2 (bzw. 36 2/7), bedeutet 36 Wochen und 2 Tage. **Einteilung:** nach Schwangerschaftswochen (Abk. SSW) in den 1.–3. Trimenon: 1.–13. SSW, 14.–26. SSW, 27.–39./40. SSW; **Bestimmung:** Der voraussichtliche Geburtstermin lässt sich mit der Naegele-Regel bestimmen, nach der ausgehend vom ersten Tag der letzten Menstruation 3 Kalendermonate zurück- und 7 Tage und ein Jahr zugerechnet werden. Aufgrund der Ungenauigkeit dieser Berechnungsart erfolgt die Bestimmung der Schwangerschaftsdauer heute i. d. R. anhand einer Frühultraschalluntersuchung. Nach der Geburt kann die Schwangerschaftsdauer unter Verwendung typischer Reifezeichen* beim Neugeborenen bestimmt werden.

Schwangerschaftsförderung (ICNP): (engl.) *pregnancy promotion*; **1.** Methoden zur Empfängnisunterstützung, z. B. durch die Überwachung des Eisprungs durch Messung der Basaltemperatur* u. a. physiologische Indikatoren; **2.** bei Abortrisiko (s. Fehlgeburt) Durchführung von Maßnahmen zur Erhaltung der Schwangerschaft (z. B. Bettruhe, wehenhemmende Mittel); **3.** bei Unfruchtbarkeit, z. B. künstliche Befruchtung*.

Schwangerschaftsverhütung (ICNP): (engl.) *contraception*; syn. Konzeptionsverhütung, Empfängnisverhütung (ICNP); Kontrazeption, Antikonzeption; Durchführung von Maßnahmen, um Empfängnis und Schwangerschaft* zu verhindern, sodass sexuelle Vereinigung ohne Befruchtung stattfinden kann; dient der Familienplanung* oder der Geburtenkontrolle i. R. staatlicher Lenkung. **Methode:** Je nach geographischen, sozialen u. a. Gegebenheiten werden verschiedene Methoden mit unterschiedlicher Zuverlässigkeit (s. Pearl-Index) angewendet: **1.** ohne Hilfsmittel: Coitus interruptus (Herausziehen des Penis aus der Vagina vor dem Samenerguss) und Methoden der natürlichen Schwangerschaftsverhütung wie Zervixschleimmethode, Temperaturmethode, Kalendermethode, symptothermale Methode; **2.** mechanische Kontrazeptiva: beim Mann mit Kondom (Präservativ), bei der Frau mit Scheidendiaphrama, Portiokappe, Intrauterinpessar (Abk. IUP; sog. Spirale) oder Frauenkondom; **3.** lokal wirkende chemische Kontrazeptiva: in die Scheide eingebrachte spermizide Stoffe, z. B. in Form von Vaginalschaum, Salben, Lösungen oder Gelen, die Spermien abtöten oder deren Beweglichkeit einschränken sollen, auch kombiniert mit mechanischen Kontrazeptiva; **4.** hormonale Kontrazeptiva: Ovulationshemmer (sog. Antibabypille): Hormonpräparate, die durch Eingriff in den weiblichen Zyklus den Eisprung verhindern, den Schleim im Gebärmutterhals verdicken oder die Einnistung der Eizelle verhindern; je nach Zusammensetzung werden Einphasen- und Zweiphasenpräparate sowie Minipillen unterschieden; Dreimonatsspritze, transdermale Pflaster, implantierbare Hormonreservoirs, Intrauterinpessare mit Hormonen; **5.** sog. Pille für den Mann; **6.** operative Sterilisation* des Mannes bzw. der Frau. **Hinweis:** Viele Verhütungsmethoden werden durch Krankheiten (z. B. Durchfall) und Arzneimittel (z. B. Antibiotika) oder durch ihre Handhabung (z. B. bei Kondomen keine Vaseline als Gleitmittel benutzen, da Latex porös wird) in ihrer Sicherheit beeinträchtigt. Vgl. Nidationshemmer.

Schwangerschaftszeichen: (engl.) *pregnancy signs*; Anzeichen, aus deren Auftreten auf das Vorliegen einer Schwangerschaft geschlossen werden kann; **1. sichere** Schwangerschaftszeichen: **a)** Nachweis des Embryos mit Ultraschalldiagnostik ab der 6.–8. SSW; **b)** kindliche Herztöne; **c)** sichere Wahrnehmung der Kindsbewegungen und Kindsteile (durch Dritte); **2. wahrscheinliche** Schwangerschaftszeichen: **a)** Ausbleiben der Monatsblutung; **b)** Nachweis von HCG (Abk. für humanes Choriongonadotropin) im Schwangerenharn; **c)** bläuliche (livide) Verfärbung des Scheideneingangs und der Scheide (Vagina); **d)** Aufrauung, Auflockerung, Erweiterung und erhöhte Dehnbarkeit der Vagina; **e)** Vergrößerung des Gebärmutterkörpers (Corpus uteri); **f)** sog. Schwangerschaftswehen; **g)** asymmetrische Vorwölbung der Tubenecke, in der das Ei sitzt (Piskaček-Ausladung); **h)** Gebärmutterhals im engen Bereich (Isthmusbereich) besonders weich und leicht zusammendrückbar (im 2.–3. Schwangerschaftsmonat; sog. Hegas-Zeichen); **i)** tastbarer festerer Kern am Gebärmutterhals (Zervix), umgeben von weicher Hülle (Pschyrembel-Zeichen); **j)** Schwellung der Brüste, Bildung von Vormilch (Kolostrum); **k)** deutlich fühlbare Pulsation am Zervixrand im 1. und 2. Schwangerschaftsmonat (Osiander-Zeichen); **3. unsichere** Schwangerschaftszeichen: **a)** Zunahme des Leibesumfanges; **b)** morgendliche Übelkeit, Erbrechen; **c)** Schwangerschaftsstreifen; **d)** Pigmentierung der Mittellinie des Bauches (Linea fusca), des Brustwarzenhofs und der Haut; **e)** häufige Entleerung kleiner Harnmengen (Pollakisurie*); **f)** Schwindel, Kollapsneigung; **g)** Stimmungsschwankungen; **h)** Veränderung der Geschmacks- und Geruchsempfindung, gesteigerter Appetit; **i)** Verstopfung (Obstipation*); **j)** verstärkter Vaginalausfluss (Fluor vaginalis). **Hinweis:** In seltenen Fällen treten wahrscheinliche und unsichere Schwangerschaftszeichen auch bei einer Scheinschwangerschaft (Pseudogravidität) auf. Davon zu unterscheiden sind vorgetäuschte Schwangerschaftszeichen bei einer simulierten Schwangerschaft.

Schweigepflicht: (engl.) *duty of discretion*; strafrechtlich in §§ 203 und 204 StGB festgelegte Verpflichtung, über Auskünfte von Patienten und Klienten Stillschweigen zu bewahren; die berufliche Schweigepflicht schützt das allgemeine Vertrauen in die Verschwiegenheit der Angehörigen bestimmter Berufe, der Verwaltung und von Amtsträgern. Sie bezieht sich auf Geheimnisse, die zum persönlichen Lebensbereich oder sonstigen Geheimbereich einer Person gehören (Privatgeheimnisse) und die dem Verpflichteten anvertraut oder auf sonstige Weise bekannt geworden sind. Die Schweigepflicht gilt hauptsächlich für Angehörige der Heilberufe (u. a. Ärzte, Zahnärzte, Gesundheits- und (Kinder-)Krankenpfleger, Altenpfleger, Hebammen, Physiotherapeuten, Apotheker), Berufspsychologen, Beschäftigte in rechts- und wirtschaftsberatenden Berufen (Rechtsanwälte, Steuerberater), Mitarbeiter in Beratungsstellen, Sozialarbeiter, Sozialpädagogen sowie Angehörige von Versicherungsunternehmen. Die Verpflichteten dürfen die ihnen i. R. ihrer beruflichen Tätigkeit bekannt gewordenen Geheimnisse ohne Zustimmung an Dritte weitergeben. Die Verletzung der Schweigepflicht wird mit Freiheitsstrafe bis zu 1 Jahr oder mit Geldstrafe bestraft. Es ist jedoch möglich, von der Schweigepflicht entbunden zu werden mit dem Ziel, Straftaten oder Sachverhalte

Schweiß

für die Verfolgung von Ansprüchen (z. B. Schadenersatz, Schmerzensgeld) aufzuklären oder Straftaten zu verhindern. Vgl. Sozialgeheimnis, Datenschutz, Verschwiegenheitspflicht.

Schweiß: (engl.) *sweat*; Sudor; flüssige Absonderung der Schweißdrüsen der Haut; besteht aus Wasser (99 %), Kochsalz, Harnstoff, Immunglobulinen, flüchtigen Fettsäuren, Cholesterol und bei schwerer Arbeit auch Milchsäure. **Funktion: 1.** Regulierung der Körpertemperatur* durch Verdunstungskälte (s. Wärmeregulation); **2.** Infektionsschutz durch antibakterielle Wirkung aufgrund des pH-Wertes (pH 4,5). Schweißhemmende Mittel: s. Antihydrotika; schweißtreibende Mittel: s. Diaphoretika; **Hinweis:** Frischer Schweiß ist flüssig, klar und geruchlos; erst durch die bakterielle Zersetzung an der Luft entsteht der Geruch (Körperpflege!). Vgl. Schweißsekretion.

Schweißbildung: (engl.) *sweat formation*; Erzeugung und Absonderung von Schweiß* aus Schweißdrüsen (Anhangsgebilde der Haut), besonders gehäuft in Achselhöhlen, an Handinnenflächen, Fußsohlen, Stirn und Rücken. Vgl. Schweißsekretion.

Schweißsekretion: (engl.) *perspiration*; Perspiration (ICNP); vom Sympathikus gesteuerte Produktion und Ausscheidung von Schweiß* aus Schweißdrüsen; **Einteilung: 1. thermisches** Schwitzen zur Wärmeregulation*, z. B. durch vermehrte Wärmeproduktion bei körperlicher Arbeit oder ungenügende Wärmeabgabe bei zu hoher Umgebungstemperatur; **2. emotionales** Schwitzen bei psychischer Anspannung (sog. Angstschweiß). Die Schweißsekretion ist ohne körperliche Anstrengung in neutraler oder kühler Umgebung vernachlässigbar. Mit zunehmender körperlicher Aktivität und zunehmender Körperkerntemperatur steigt sie an und kann bei schwerster körperlicher Arbeit Werte von über 1 l/Stunde erreichen. **Pflegemaßnahme: 1.** Für trockene Kleidung bzw. Bettwäsche sorgen; bei Fieber regelmäßig waschen (Geruchsbildung, Wohlbefinden). **2.** Bei regelmäßig übermäßiger Schweißproduktion (Hyperhidrosis) Hautarzt einschalten. **Hinweis: 1.** Durch Schwitzen Erkältungsgefahr auch im Sommer. **2.** Ausreichende Trinkmenge einhalten.

Schweizer Berufsverband der Pflegefachfrauen und Pflegefachmänner: früher Schweizer Berufsverband der Krankenschwestern und Krankenpfleger (Abk. SBK); größter Berufsverband* der Pflegekräfte in der Schweiz mit 13 regionalen Sektionen und Geschäftsstelle in Bern; **Aufgaben und Ziele: 1.** Weiterentwicklung und Qualitätssicherung von Gesundheits- und Krankenpflege; **2.** Unterstützung der Mitglieder in beruflicher Tätigkeit und Entwicklung; **3.** Verbesserung der sozialen und wirtschaftlichen Situation der Mitglieder; **4.** Reglementierung der Weiterbildung zur/zum diplomierten Pflegefachfrau/-mann im Operationsbereich und zur/zum diplomierten Pflegefachfrau/-mann Intensivpflege sowie der Höheren Fachausbildung in der Gesundheits- und Krankenpflege (Stufe I); **5.** Unterstützung in Arbeits- und Tariffragen; **6.** Angebot von Beratung und Rechtsschutz. Der SBK gibt die Fachzeitschrift „Krankenpflege" heraus.

Schwenkeinlauf: (engl.) *high enema*; syn. Hebe-Senkeinlauf, Schaukeleinlauf; rektaler Darmeinlauf (s. Darmreinigung), bei dem durch Tiefhalten des Irrigators* unter das Patientenniveau ein Zurückfließen der Spülflüssigkeit bewirkt wird und diese durch Anheben des Irrigators wieder in den Darm fließt; dieser Vorgang wird mehrmals wiederholt. **Anwendung: 1.** bei hartnäckiger Verstopfung (Obstipation*); **2.** bei schweren Blähungen (Flatulenz*); **3.** zur Reinigung des Mastdarms (Rektum) und Teilen des Grimmdarms (Sigma und Colon descendens), z. B. vor Darmspiegelung oder Röntgendiagnostik; **Hinweis:** Da der Schwenkeinlauf sehr kreislaufbelastend ist, muss der Patient gut überwacht werden.

Schwerbehindertenrecht: „Gesetz zur Sicherung der Eingliederung Schwerbehinderter in Arbeit, Beruf und Gesellschaft" vom 16.6.1953 (sog. Schwerbehindertengesetz, Abk. SchwbG), neu gefasst durch das „Gesetz zur Bekämpfung der Arbeitslosigkeit Schwerbehinderter" vom 29.9.2000, das mit Wirkung zum 1.7.2001 aufgehoben und im SGB IX als Teil 2 „Rehabilitation und Teilnahme behinderter Menschen" neu geregelt wurde; s. Rehabilitationsrecht.

Schwergewichtigenbett: Bett zur liegenden und sitzenden Positionierung schwerstgewichtiger Patienten mit einem Körpergewicht bis zu 350 kg

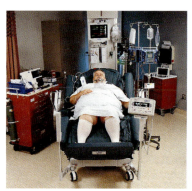

Schwergewichtigenbett [5]

(s. Abb.); die Matratze verfügt über ein Pulsationssystem, mit dem wechselnde Druckverhältnisse zur Dekubitusprophylaxe und -therapie (s. Dekubitus) erzeugt werden können, und eine in Brusthöhe eingebaute Vibrationseinheit. Eine seitliche Rotation bis zu 20° ist möglich. **Hinweis:** Schwergewichtigenbetten für die häusliche Pflege* müssen nicht privat angeschafft werden, sondern können im Regelfall in Zusammenarbeit von Sozialstation, Krankenkasse und Sanitätsfachhandel geleast (gemietet) und im Anschluss an die Nutzung wieder abgegeben werden. Krankenhäuser müssen die Finanzierung mit den Krankenkassen aushandeln oder einen Finanzpool für die Ausleihe vorhalten.

Schwerhörigkeit: (engl.) *deafness*; herabgesetztes Hörvermögen; kann angeboren oder erworben sein. **Formen: 1. Schallleitungsschwerhörigkeit:** infolge einer gestörten Weiterleitung des Schalls im Gehörgang (z. B. durch Zerumen*), Mittelohr (z. B. durch Mittelohrentzündung) oder am ovalen Fenster (z. B. durch Otosklerose); **2. Schallempfindungsschwerhörigkeit:** bei Störungen im Innenohr (z. B. Hörsturz, Menière-Krankheit, Schalltrauma, Nebenwirkungen bestimmter Arzneimittel), Hörnerv (z. B. Vestibularisschwannom) oder Zentralnervensystem; **Diagnose:** Hörprüfungen, insbesondere Audiometrie; **Maßnahme:** Hörgerät*, ggf. hörverbessernde Operation; **Pflege:** Schwerhörigkeit schränkt die Kommunikationsmöglichkeiten des Betroffenen erheblich ein. Schwerhörige Patienten sind häufig schreckhaft und misstrauisch und befürchten, wichtige Erklärungen nicht zu verstehen. Im Umgang mit Schwerhörigen sollten daher folgende Regeln beachtet werden: **1.** Langsam und deutlich in normaler Lautstärke sprechen; kurze, verständliche Sätze bilden. **2.** Möglichst im Licht stehen (das eigene Gesicht sollte beleuchtet sein) und den Patienten von vorn ansprechen, damit er die Worte an den Lippen ablesen kann. **3.** Wichtige Mitteilungen evtl. schriftlich machen. **4.** An Zimmertür oder Krankenbett einen Hinweis anbringen, dass es sich um einen hörgeschädigten Patienten handelt. **Hinweis:** Hörgeräte bei Röntgendiagnostik, Strahlentherapie oder Behandlungen im Wasser herausnehmen lassen, da sie durch Strahlung bzw. Feuchtigkeit beschädigt werden können.

Schwerstpflegebedürftigkeit: dritte und schwerste Stufe von Pflegebedürftigkeit* i. S. des Pflegeversicherungsgesetzes (s. Pflegestufe); vgl. Pflegebedarf.

Schwindel (ICNP): (engl.) *dizziness*; Vertigo; sensorische Wahrnehmungen, z. B. das Gefühl der (Eigen-)Rotation oder des Herumwirbelns des umgebenden Raumes sowie des nichtrotatorischen Schwankens in der Körperwahrnehmung, Schwäche, Kraftlosigkeit, Benommenheit oder Gang- und Standunsicherheit; Oberbegriff für subjektive Störungen der Orientierung* des Körpers im Raum (Scheinbewegung von Körper und Umwelt), die evtl. mit Übelkeit, Erbrechen und Ataxie* auftreten. **Vorkommen: I. physiologisch** nach Stimulation der Gleichgewichtsorgane (Vestibularsystem), z. B. bei schnellen Rotationsbewegungen und plötzlichen Innehalten (Autostimulationsverhalten bei Kindern); pathologisch als sog. Läsionsschwindel bei nichtkompensierbarer Fehlfunktion (Dysfunktion) des vestibulären, visuellen oder somatosensorischen Systems; **II. pathologisch:** Einteilung **1.** nach der subjektiven Wahrnehmung: **a)** Drehschwindel mit scheinbarer Bewegung der Umwelt oder des eigenen Körpers; v. a. bei einseitiger Schädigung des Gleichgewichtsorgans (Vestibularisschädigung); **b)** Schwankschwindel mit dem Gefühl, als ob der Boden schwanke; v. a. bei Polyneuropathie; **c)** Liftschwindel mit dem Gefühl zu sinken oder gehoben zu werden; **d)** Benommenheitsschwindel ohne Bewegungsillusion; oft psychogen oder orthostatisch bedingte Schwindelformen mit (bzw. ohne) Richtungskomponente; wird auch als systematischer (bzw. unsystematischer) Schwindel bezeichnet; **2.** nach dem Auslösemechanismus: **a)** Lageschwindel tritt nur in bestimmten Körperpositionen auf, Lagerungsschwindel nur bei bestimmten Lageänderungen; **b)** orthostatischer Schwindel bei raschem Aufrichten, oft als Benommenheitsschwindel wahrgenommen (mit Schwarzwerden vor den Augen i. S. einer hypotonen Kreislaufreaktion); **c)** Reizschwindel durch physikalische Reize, z. B. im Rahmen von Reisekrankheit (Kinetose); **d)** phobischer Schwankschwindel in bestimmten Auslösesituationen, z. B. bei Angsterkrankung mit Höhenangst; **3.** nach Dauer der Beschwerden: **a)** Attackenschwindel (z. B. benigner paroxysmaler Lagerungsschwindel bei bestimmten Lagewechseln, orthostatischer Schwindel oder i. R. der Menière-Krankheit); **b)** Dauerschwindel, z. B. beidseitiger Vestibularisausfall, Polyneuropathie oder psychogen (bei Angsterkrankung oder Depression); **4.** nach dem Ort der Störung: **a)** vestibulärer Schwindel bei Vestibularisschädigung (einschließlich Menière-Krankheit); wird i. Allg. als Drehschwindel wahrgenommen mit Übelkeit und Fallneigung; **b)** okulärer Schwindel bei Erkrankung des visuellen Systems (z. B. Amblyopie, Augenmuskellähmung) und Augenzittern (Nystagmus) mit visuellen Wahrnehmungen i. S. von Oszillopsien (Gefühl der „hüpfenden" Bilder bei Nystagmus); **c)** Schwindel bei Erkrankungen somatosensibler Nervenbahnen (Polyneuropathie, Rückenmarkerkrankung); **d)** epileptischer Schwindel in einer epileptischen Aura bei Vorliegen eines epileptogenen Herds (Fokus) im Temporallappen des Gehirns; **Maßnahme: 1.** Behandlung der Grunderkrankung; **2.** symptomatische Therapie: **a)** Ausgleich von Flüssigkeits- und Elektrolytverlust bei wiederkehrendem (rezidivierendem) Erbrechen; **b)** evtl. symptomatische medikamentöse Therapie mit Antiemetika*, Antivertiginosa* und bei zusätzlichen Erregungszuständen Sedativa*; möglichst kurzfristig nur in der Akutphase; **c)** Bei anfallsweise auftretendem gutartigem (benignem paroxysmalem) Lagerungsschwindel Lagerungsmanöver nach J. M. Epley oder Ch. S. Hallpike (durch dafür ausgebildeten Arzt) i. S. eines Kannalithen-Repositionsmanövers, d. h. dem Rückbefördern der kleinen Kristalle, die sich von der Cupula (im Gleichgewichtsorgan) gelöst haben. Anschließend erfolgt ein dosiertes Lagerungstraining (z. B. 30°-

Schwitzpackung

Lagerung mit 60°-Lagerung im Wechsel) und Eigentraining des Patienten i. S. eines vestibulären Schwindeltrainings. **d)** evtl. je nach vermuteter Schwindelursache (z. B. vaskuläre Vestibulopathie) durchblutungsfördernde Infusionen; **Pflege: 1.** Beruhigend einwirken, in der Akutphase nur langsame, ausgleichende Bewegungen (vgl. Orientierung). **2.** Keine akuten Lagewechsel, die Schwindel und Übelkeit erhöhen. **3.** Für ruhige Umgebung sorgen und Schwindelauslöser meiden. **4.** Dosierte Bewegungen sind in der weiteren Behandlung notwendig (Lagerungstraining wie oben). **5.** Sturzprävention*.
Schwitzpackung: s. Packung.
Screening-Verfahren: (engl.) *screening method*; **1.** als epidemiologische Untersuchungsmethode insbesondere zur Erfassung eines klinisch symptomlosen oder prämorbiden Krankheitsstadiums (z. B. Reihenuntersuchung auf Lungentuberkulose, Diabetes mellitus); auch eingesetzt i. R. des Neugeborenen-Screenings (s. Guthrie-Test) und der Kinderfrüherkennungsuntersuchungen zur Frühdiagnose gut therapierbarer, unerkannt aber schwer verlaufender Erkrankungen (z. B. Hüftdysplasie, Stoffwechselanomalien) und zur Früherfassung von Hörstörungen; **2.** zeit- und kostengünstiger Suchtest, z. B. zur ersten Identifizierung von gefährlichen Stoffen.
Sedativa: (engl.) *sedatives*; sog. Beruhigungsmittel; Substanzen mit beruhigender Wirkung zur vorwiegenden Anwendung am Tage; Sedativa wirken relativ unspezifisch auf alle Funktionen des Zentralnervensystems. Sie dämpfen die sensorischen, vegetativen und besonders die motorischen Zentren. **Beispiel:** In niedriger Dosierung wirken Tranquilizer und Schlafmittel* sedierend. Als pflanzliche Sedativa werden u. a. Baldrian, Melisse, Hopfen und Passionsblüten eingesetzt. Vgl. Psychopharmaka.
Sedierung: (engl.) *sedation*; medikamentöse Ruhigstellung mit Sedativa*, Analgetika* oder Psychopharmaka*; **Ziel:** Durchführung diagnostischer oder therapeutischer Maßnahmen unter geringstmöglicher Beeinträchtigung der Funktionen von Herz, Kreislauf, Lunge, Bewusstsein und Befindlichkeit bei Patienten und gleichzeitige Schaffung bestmöglicher Arbeitsbedingungen für die Durchführenden (Leitlinien der Deutschen Gesellschaft für Anästhesiologie und Intensivmedizin) sowie Angst- und Stressreduktion (vgl. Angst, Stress); **Komplikationen:** unbeabsichtigter Bewusstseinsverlust, Kreislauf- oder Atemdepression*, wesentliche Beeinträchtigung der Schutzreflexe; **Maßnahme:** Vorkehrungen zum Schutz vor Kreislaufstillstand oder durch Sauerstoffmangel bedingtem (hypoxischem) Hirnschaden (Notfallkoffer*); bei ambulanter Durchführung sind die gleichen Anforderungen an personelle, räumliche und materielle Ausstattung zu stellen wie bei stationärer Durchführung. **Hinweis:** Sedierung nur unter strenger Indikationsstellung, nicht zur Ruhigstellung unruhiger Patienten und/oder als Ersatz für Pflege aufgrund von Fachkräftemangel. Vgl. Fixierung.
Seele: (engl.) *soul*; Psyche; aus der Philosophie, Religion* und Psychologie stammende Bezeichnung mit unterschiedlicher Bedeutung je nach theoretischem Bezugsrahmen, aber oft als innerster Kern eines Menschen, als Einheit geistiger und emotionaler Vorgänge verstanden; Seele wird sowohl als Kontrast zum Körper* gesehen (cartesianischer Dualismus*) als auch als Institution bzw. Ebene, die geistige und körperliche Vorgänge verbindet oder über diese hinaus die geistige Verbindung zum gesamten Universum darstellt.

Philosophie

Vor Platon existierte die Vorstellung der Beseelung aller Dinge, d. h. Menschen, Tiere, Pflanzen, unbelebte Dinge und Naturphänomene (Animismus) besitzen eine Seele. Die körperbezogene Begriffsdeutung entstand erst in der griechischen Antike durch die Philosophen (Platon). Aristoteles verstand die Seele als Organzweck eines lebenden Organismus. Durch die Seele wird der Körper lebendig gemacht. In der Neuzeit wurde Seele auf den Begriff des Ich verwiesen (I. Kant). Hiernach ist Seele lediglich das Subjekt der Bewusstseinsprozesse. Viele neuzeitliche naturwissenschaftliche Auffassungen betrachten die Seele unter Berücksichtigung des Bewusstseinszustandes als aus dem Organismus ablaufende Funktionen mit den Kategorien Empfinden, Fühlen, Wollen und ggf. Denken und Gewissen. Die Vorstellung einer immateriellen Seele wird von vielen heutigen Philosophen aufgrund ihrer materialistischen Grundüberzeugung abgelehnt.

Religion

Einige Religionen gehen von einer Bilanzierung und Speicherung von guten und schlechten Taten im Leben und der Bindung spezifischer Charaktermerkmale an die Seele aus. Entsprechend einer Gesamtbewertung nach dem Tod könne dies zu einer Belohnung oder Bestrafung im Jenseits führen. Nach dem Tod löse sich die Seele vom Körper ab und lebe in unsichtbarer Form weiter. Im **Christentum*** wird die Seele als geistiges, lebensspendendes, unsterbliches Prinzip aufgefasst. Der Mensch steht dadurch in einer besonderen Beziehung zu Gott. Schlechte Taten beflecken die Seele, die durch Buße wieder reingewaschen werden kann. Im **Hinduismus*** verlässt das vom Individuum unabhängige, unzerstörbare innere Selbst (Atman) den physischen, stofflichen Körper nach dem Tod und zieht gemeinsam mit dem feinstofflichen Körper so lange in eine neue Existenzform ein (Seelenwanderung), bis der Kreislauf der Wiedergeburt (Reinkarnation) beendet ist und Erlösung erreicht wurde. Im **Buddhismus*** ist die Vorstellung der Seele als personale, isolierte Einheit nicht gegeben; ein an die Person gebundenes „Selbst" würde als eine falsche Wahrnehmung der Wirklichkeit betrachtet. Folglich gibt es auch keine Seelenwanderung, wohl aber Wiedergeburten der mentalen Kräfte, bis das Ende des leidvollen Daseinskreislaufs im Nirvana erreicht ist. Dazu muss jegliches triebhafte Begehren erloschen sein, auch das nach Sein und Selbstverwirklichung. Das **Judentum*** kennt 2 verschiedene Vorstellungen: Einerseits ist die Seele als von Gott in den Leib gehauchter Lebensodem (Geist) mit dem Körper verbunden. Nach dem Tod kehrt der Körper zum Erdreich, der Geist zu Gott zurück. Die Seele ist nicht mehr wahrnehmbar, sie bleibt im Unwahrnehmbaren (Scheol oder Hades). Andererseits kann sie nach dem Gottesgericht verbunden mit dem Körper wieder auferstehen. Der **Islam*** trennt den Körper deutlich von der unsterblichen Seele. In der Stunde des Todes nimmt der Todesengel die Seele vom Körper und führt sie zu einem Zwischengericht. Eine Vergebung der Sünden geschieht, wenn der Mensch ein Allah (Gott) wohlgefälliges Leben geführt hat. War das nicht der Fall, wird der Seele der Eintritt in den Himmel (und damit in das Paradies) verwehrt; sie wird zum Ort der Verdammten geführt. Anschließend verbringt die Seele die Wartezeit bis zum jüngsten Gericht wieder in einem schlafähnlichen Zustand im Grab. Nach einer erfolgreichen Befragung beschließt die Auferstehung den Kreislauf des Lebens.

Psychologie
Obwohl die Existenz einer substanziellen Seele als Erklärungsmodell für menschliches Verhalten durch Erkenntnisse über die Funktionsweise des Zentralnervensystems unnötig geworden ist, geht die Psychologie doch von Vorgängen aus, die sich als Störungen oder Erkrankungen der Seele interpretieren und mit psychotherapeutischen Verfahren bearbeiten lassen. Der innerste Kern der Persönlichkeit wird jedoch als vom Therapeuten nicht zu beeinflussen respektiert (D. W. Winnicott).

Medizin
Die Erforschung von Krankheitsursachen hat sich in den letzten Jahrzehnten von rein biologischen Modell wegentwickelt und der Psyche bei der (Mit-)Entstehung von Krankheiten größeren Raum zugebilligt (s. Psychosomatik). Dennoch gibt es bislang kein allgemeingültiges Erklärungsmodell; auch (medikamentöse) Behandlungen zielen nur auf einen kleinen (sichtbaren) Teil seelischer Veränderungen ab. In der Hirnforschung sieht man ein Pendant zur Seele im Bewusstsein* bzw. im Bewusstseinsfeld (Liaison-Hirn), das den Gehirnprozessen übergeordnet ist (J. Eccles, K. Popper).

Pflege
Bislang wurden die Annahmen zur Seele von einer der oben genannten Richtungen (philosophisch, religiös, naturwissenschaftlich) geprägt; von diesen Strömungen abweichende theoretische Aussagen liegen bislang nicht vor. Eine große Anzahl Pflegender, die Sterbende regelmäßig begleiten, gehen aufgrund ihrer Erfahrungen von der Existenz einer Seele aus, die den Leichnam verlässt. Vgl. Ganzheitlichkeit, Menschenbild, Spiritualität.

Seelsorge: (engl.) *pastoral care, spiritual welfare*; Pastoral; Beistand in problematischen Lebensumständen durch Angehörige religiöser Berufsgruppen (Priester, Pfarrer), zusätzlich ausgebildete Pflegepersonen oder Mitglieder einer Kirchengemeinde; durch die berufliche Spezialisierung wird Seelsorge häufig als religiöser Beistand verstanden. Seelsorger selbst grenzen ihre Tätigkeit nicht so eng ein. Durch die abnehmende Zugehörigkeit zu Konfessionen werden die Grenzen zwischen Zuwendung, Fürsorge und Seelsorge zunehmend fließender. Für Patienten und Menschen in Notlagen ist diese Aufteilung der Kompetenzen nachrangig. Daher muss abhängig von der Einrichtung im Einzelfall entschieden werden, wer sich für Seelsorge zuständig fühlt und wer Ansprechpartner für die Patienten ist. Vgl. Spiritualität, Krankenhausseelsorge.

Sehbehinderung: (engl.) *vision impairment*; angeborene und erworbene Einschränkung des Sehvermögens eines oder beider Augen, auch völliger Ausfall der Leistung des Sehorgans (Augen, Sehnerv, Sehzentrum im Hinterhauptlappen des Großhirns); **Kennzeichen:** Die Sehschärfe für Ferne und/oder Nähe ist trotz Korrektur durch optische Hilfsmittel (Brille oder Kontaktlinsen) auf $1/3$ bis $1/20$ der Norm herabgesetzt oder es liegen andere Störungen des Sehens vor, z. B. Gesichtsfeldausfälle (s. Gesichtsfeld), Blickfeldausfälle (Blickfeld: bei gerader fixierter Kopfhaltung durch Augenbewegungen optisch erfassbarer Raum), Lichtsinnstörungen, Farbsinnstörungen oder Bewegungsstörungen der Augen von entsprechendem Schweregrad. Vgl. Blindheit, Sehen.

Sehen (ICNP): (engl.) *vision*; visuelle Wahrnehmungsfähigkeit durch das Zusammenwirken von Sehorganen (Auge*) und Bewusstsein*; **Physiologie:** Sehen ist das Produkt eines multifaktoriellen Prozesses der Reizverarbeitung in Netzhaut, Sehbahn und Sehzentren im Gehirn. Alle auf die Netzhaut treffenden Informationen (Lichtwellen) für Licht, Form, Farbe und Bewegung werden in den Stäbchen (schlanke Fortsätze der Netzhautganglienzellen, die das Dämmerungssehen vermitteln) und Zapfen (flaschenförmige Fortsätze der Zapfenzellen der Netzhaut, die das Farben- und Tagessehen vermitteln) biochemisch umgewandelt, als elektrische Signale im Gehirn in unterschiedlichen visuellen Arealen getrennt verarbeitet und erst durch das Bewusstsein in eine zusammenhängende Gestalt* überführt. Es wird keine reale, allgemeingültige, wirkliche Welt erblickt (vgl. Realismus), sondern durch die Person eine Wirklichkeit interpretiert. Sehen ist im Unterschied zum Hören* keine fest messbare Größe, sondern abhängig von der subjektiven Wahrnehmung. Deshalb werden Farben zwar mit ihrer Wellenfrequenz in der Physik exakt beschrieben, aber von Menschen individuell verschieden wahrgenommen. Einheitlich messbar sind nur Einzelaspekte wie z. B. die Sehschärfe. Visuell verarbeitete Informationen werden wie das

Sehhilfe

Riechen* über das limbische System* einer Gefühlsqualität zugeordnet. **Klinische Bedeutung:** 1. Sehbehinderungen* wie Kurz- und Weitsichtigkeit, Hornhautverkrümmung (Astigmatismus), Farbenblindheit, grauer (Katarakt) und grüner Star (Glaukom) sowie erworbene Blindheit* können zu Schwierigkeiten bei der Orientierung* führen. 2. Verschiedene Erkrankungen, die das Sehzentrum beeinträchtigen, z. B. Hirnschädigungen nach Unfall oder neurologischen Erkrankungen wie Demenz oder Vergiftung (z. B. Kohlenmonoxidvergiftung), führen zum Verfall der Fähigkeit, aus den einzelnen visuellen Informationen ein komplexes, nachvollziehbares Bild zu gestalten. 3. Im Intensivbereich werden Patienten zur Schonung der Bindehaut häufig mit Augenklappen versehen und mit Augensalben behandelt, wodurch ihre Sehfähigkeit getrübt ist. Dies stellt für Patienten eine große Belastung und Verunsicherung dar. **Pflege:** Bei der Pflegeplanung ist zu berücksichtigen, dass Sehen eng zusammenhängt mit der Bedeutung, die ein Mensch dem von ihm Gesehenen zuschreibt. Visuelle Eindrücke, z. B. durch Spritzen, Instrumente, Inkontinenzhilfsmittel, Fäkalien, aber auch die farbliche Raumgestaltung können Patienten und Heimbewohner je nach Vorerfahrung in unterschwellig wirkende Angst* versetzen. Klare, für den Patienten nachvollziehbare Bewegungen (ruhig, zielgerichtet, nicht hektisch), Führung (an den Arm nehmen), ordnende Raumgestaltung (mit dem Patienten gemeinsam), Orientierungshilfen* (Türschilder, visuelle Leitsysteme) und diskrete Aufbewahrung von Pflegeutensilien, die nicht zum Alltag des Patienten und dessen Angehörigen gehören, fördern die emotionale Ausgeglichenheit und damit die Gesundung bzw. den Erhalt verbliebener Ressourcen*.

Sehhilfe: (engl.) *seeing aid*; Hilfsmittel bei Beeinträchtigung der Sehfähigkeit, z. B. Brille, Kontaktlinsen, Lupe; **Hinweis:** Zur Erhaltung der Selbstständigkeit des Bewohner sollten Sehhilfen im Pflegebereich regelmäßig überprüfen lassen. Vgl. Sehen.

Seifen: (engl.) *soaps*; Alkalisalze langkettiger Fettsäuren, z. B. feste Natron- und dickflüssige Kaliseifen (Schmierseife) zur Reinigung (v. a. zur Fettentfernung); Seifen werden aus Talg, Palmfett, Tran oder die feinsten Seifen aus Olivenöl jeweils durch Kochen mit Laugen gewonnen (sog. Verseifung), wirken alkalisch und können so den pH-Wert bis zu 11 verschieben. **Medizinische** Seifen mit Teer- oder Schwefelzusatz werden bei bestimmten Hauterkrankungen (z. B. Schuppenflechte) eingesetzt. Bakterizid wirken **chirurgische** Seifen, die von Ärzten und Pflegepersonal zur chirurgischen Hand- und Unterarmwäsche vor Operationen benutzt werden (s. Händedesinfektion). **Hinweis:** 1. Bei Verwendung zur täglichen Körperhygiene ist die austrocknende und entfettende Wirkung von Seifen zu beachten, die zur Zerstörung des natürlichen Säureschutzmantels der Haut führen kann; daher nur sparsam anwenden und rückfettende Seifen bevorzugen. 2. Trockene und empfindliche Haut sollte mit Syndets* gewaschen werden.

Seitenhalterung: (engl.) *bed side rail*; umgangssprachl. Seitengitter, Bettgitter; an der Längsseite des Bettes angebrachter Schutz, der den Patienten vor dem Herausfallen schützen soll; die Seitenhalterung kann für Pflegemaßnahmen herabgesenkt oder ganz entfernt werden. **Formen:** ganzseitig oder halbseitig vom Kopfende bis zur Mitte

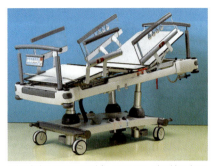

Seitenhalterung: Beispiel für ganzseitige durchbrochene Seitenhalterung

(s. Abb.); **Recht:** 1. Das Verwenden von Seitenhalterungen über die ganze Bettlänge ohne ausdrückliche Einwilligung des Patienten stellt juristisch eine Freiheitsentziehende* Maßnahme dar; der Tatbestand der Freiheitsberaubung* ist gegeben, wenn nicht vor jeder Anwendung ohne Patientenauftrag eine ärztliche Anordnung bzw. richterliche Genehmigung vorliegt. Die Erlaubnis durch betreuende Angehörige ohne gleichzeitigen Antrag beim Gericht ist nicht ausreichend. 2. Die Maße und Sicherheitsbestimmungen sind nach DIN EN 60601-2-38 der Medizinprodukte-Verordnung (s. Medizinprodukterecht) geregelt. Seitengitter, welche die dort vorgegebenen Maße um 10 % überschreiten, dürfen zur Sicherheit kleiner oder untergewichtiger Patienten nicht verwendet und müssen ausgetauscht oder nachgerüstet werden. **Hinweis:** 1. Seitenhalterungen dienen dem Schutz des Patienten vor dem Herausfallen aus dem Bett, nicht der Bewegungseinschränkung von Patienten und Bewohnern. 2. Die in der Praxis gebräuchlichen Begriffe Seitengitter und Bettgitter werden aus pflegewissenschaftlicher Sicht wegen ihres negativen, Freiheitsentzug assoziierenden Charakters abgelehnt. 3. Es liegen in Bezug auf die bauliche Gitterkonstruktion zahlreiche Alternativen vor.

Seitenlagerung: (engl.) *lateral positioning*; Lagerung* des Patienten auf eine Körperseite mit unterschiedlicher Schräglage (15°, 30°, 90°); Voraussetzung ist, dass der Patient an den Bettrand rutscht oder mit kinästhetischen Techniken an den Rand bewegt wird. **Anwendung: 1.** als atemunterstützende Maßnahme zur Belüftung des je-

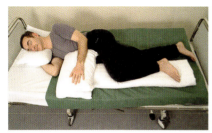

Seitenlagerung [6]

weils oben liegenden Lungenflügels (einfache Dehnlage); Durchführung: Patienten auf gewünschte Seite drehen (90°), oben liegendes Bein anwinkeln und evtl. Kissen unterlegen, unten liegenden Arm ausstrecken oder leicht anwinkeln lassen (s. Abb.); nach ca. 20 Minuten Seitenwechsel; anschließend Sekret abhusten lassen; **2.** als Lagerung zur Dekubitusprophylaxe (30°-Schräglage) mit absoluter Entlastung des Steißbereichs und der großen Rollhügel (Trochanter); Durchführung: Patienten auf eine Seite drehen, ein Lagerungskissen unter das Gesäß und den Oberschenkel des oben liegenden Beines und ein zweites Lagerungskissen unter den Rücken bis in Schulterhöhe legen; unteres Bein ist leicht angewinkelt und vorgeschoben, die Wirbelsäule gerade und der Kopf mit einem kleinen Kissen unterstützt; unten liegende Schulter freilegen; Steißbein und Rollhügel auf Druckentlastung überprüfen; Wechsel nach 2 Stunden; **3.** bei Bewusstlosigkeit (z. B. nach Unfall oder epileptischem Anfall) zur Sicherung freier Atemwege und Vermeidung einer evtl. Aspiration von Erbrochenem, Blut oder Schleim; s. Seitenlagerung, stabile; **4.** als Bobath*-Lagerung; **5.** als intraoperative Lagerungsart bei Thorax-Operationen, Implantation einer Hüftprothese, Versteifungsoperationen der Wirbelsäule. Vgl. Pneumonieprophylaxe.

Seitenlagerung, stabile: (engl.) *lateral recumbent position, recovery position*; syn. NATO-Lagerung; Lagerung von spontan atmenden Bewusstlosen, um freie Atemwege zu sichern und eine Aspiration* zu verhindern (s. Abb.); **Durchführung: 1.** Einen

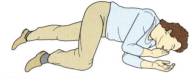

Seitenlagerung, stabile

Arm des Bewusstlosen angewinkelt nach oben legen (Handinnenfläche nach oben). **2.** Anderen Arm vor der Brust kreuzen, Handoberfläche an die Wange legen. Hand nicht loslassen. **3.** An den gleichseitigen Oberschenkel greifen und Bein beugen. Den Bewusstlosen zu sich herüberziehen. Der Oberschenkel des oben liegenden Beines soll im rechten Winkel zur Hüfte liegen. **4.** Hals überstrecken, Mund leicht öffnen. Die an der Wange liegende Hand so ausrichten, dass der Hals überstreckt bleibt. Dabei wird der Kopf zum tiefsten Punkt, sodass Erbrochenes, Schleim oder Blut nach außen abfließen können.

Sekret: (engl.) *secretion*; flüssige bis zähflüssige Absonderung von Zellen, i. e. S. von Drüsen (z. B. Bronchialsekret, Speichel, Schweiß), i. w. S. auch Wundsekret.

Sekretflasche: (engl.) *secretion bottle*; Behälter zum Auffangen von abgeleitetem Sekret* aus Hohlräumen oder Wunden; vgl. Wunddrainage.

Sekretion (ICNP): (engl.) *secretion*; Absonderung von Biomolekülen und/oder Flüssigkeit aus Zellen in ein Organ, an das Blut oder an die Hautoberfläche; **Formen: 1.** äußere (**exokrine**) Sekretion: Abgabe der Produkte einer Drüse (Sekrete) über einen Ausführungsgang nach außen (Haut, Schleimhaut); **2.** innere (**endokrine**) Sekretion (syn. Inkretion): Abgabe des Sekrets ins Blut (z. B. Hormone); **3. parakrine** Sekretion: Abgabe des Sekrets an die Nachbarzellen (z. B. Mediatoren); **4. autokrine** Sekretion: extrazelluläre (Rück-)Wirkung des zellulären Produkts auf die produzierende Zelle; **5. intrakrine** Sekretion: intrazelluläre Wirkung der in Zellorganellen entstehenden und transportierten Produkte; **Pflege:** Sekrete stellen bei Berührung mit der Haut oder Schleimhaut durch ihre evtl. reizende und aufquellende Wirkung bei natürlichen oder künstlichen Fisteln*, z. B. beim künstlichen Darmausgang (Anus* praeternaturalis), ein Pflegeproblem dar. Daher sorgfältige Hautpflege*; Kontakt von Sekret mit der Haut vermeiden.

Sekundärinfektion: (engl.) *secondary infection*; Infektion* eines bereits von einem anderen Keim befallenen Organismus, wobei der erste Erreger die Ansiedlung des zweiten begünstigt; vgl. Superinfektion.

Sekundenkapazität: (engl.) *forced expiratory volume per second* (Abk. FEV_1); forciertes Ausatemvolumen in einer Sekunde; **Formen: 1. absolute** Sekundenkapazität: Gasvolumen (in Liter), das nach einer maximal möglichen Einatmung (Inspiration) in einer Sekunde maximal ausgeatmet werden kann (vgl. Tiffeneau-Test); **2. relative** Sekundenkapazität: absolute Sekundenkapazität im Verhältnis zur Vitalkapazität* der Lunge; normal ca. 80 %; erniedrigt bei Verengung der Luftwege (obstruktive Ventilationsstörungen). Vgl. Peak-Flow-Meter.

Selbständigkeit: s. Autonomie.

Selbstaktivierungsprogramm: Trainingsplan in der Pflege alter Menschen, der eine ausgewogene Mischung von Aktivität (z. B. Bewegung, Atemgymnastik, Wandern, Einkaufen) und Ruhe bzw. Rückzugsmöglichkeit (z. B. Mittagsschlaf) vorsieht; s. Aktivitätstheorie.

Selbstanalyse: (engl.) *self-analysis*; **1.** (allgemein) Einschätzung der eigenen Person bezüglich Persönlichkeitseigenschaften sowie Fähigkeiten und Fertigkeiten (auch berufliche Qualifikation); die Fähigkeit zur Selbstanalyse kann als Bestandteil der personalen Kompetenz gewertet werden. **2.** (psychoanalytisch) strukturiertes Verfahren zur Selbsterkenntnis (eingeführt von S. Freud), folgt den Regeln der Psychoanalyse*; **3.** (Organisationsentwicklung) Zustandsbeurteilung in Organisationen (z. B. Betriebe, Krankenhäuser) durch die Organisation selbst; Themen sind z. B. Sicherheit (Arbeitsstoffe, Baustellen, Brandschutz, Gerüste, Heben und Tragen, Maschinen, Stress, Strom), Planung des Arbeitsablaufs, Arbeitseinteilung, Ergebnisse; dient der Qualitätssicherung* und Weiterentwicklung von Organisationen.

Selbstbefriedigung: (engl.) *masturbation*; Masturbation, Onanie; Form der Sexualität*, bei der die sexuelle Befriedigung durch Selbststimulation der erogenen Zonen bzw. Sexualorgane, d. h. ohne einen Partner erlangt wird; **Vorkommen:** in allen Altersgruppen; gehäuft in der Pubertät*, während Jugendliche erste Erfahrungen mit Sexualität* machen; Selbstbefriedigung wird oft von Sexualphantasien begleitet und kann manuell oder mit Hilfsmitteln erreicht werden. Sie kann auch eine Spielart innerhalb der partnerschaftlichen Sexualität sein. Selbstbefriedigung hat entgegen der Ansicht, die in der Vergangenheit in vielen gesellschaftlichen (besonders kirchlichen, aber auch medizinischen) Gruppierungen vertreten wurde, keine negativen körperlichen oder geistigen Folgen. Selbstbefriedigung kommt als mögliche Form der Sexualität auch in Institutionen wie Krankenhäusern und Altenheimen vor, da die Patienten oder Bewohner i. d. R. ohne Partner dort sind. **Pflege: 1.** Für behinderte Bewohner in Pflegeeinrichtungen kann mit dem Ziel der Selbstbestimmung Privatspäre geschaffen (z. B. durch Anklopfen vor dem Betreten des Zimmers) und Informationen über Hilfestellungen (technische Hilfsmittel, Lagerungsarten) zur Selbstbefriedigung angeboten werden. Voraussetzung ist, dass die Einrichtung eine reflektierte Haltung fördert, die Sexualität ein offenes und nicht tabuisiertes Gesprächsthema ist. Problematische Situationen (z. B. Distanzlosigkeit) und eigene Gefühle im Team besprechen und gemeinsames Vorgehen planen. **2.** Bei Menschen mit bestimmten Krankheitsbildern (z. B. Demenz oder Schizophrenie) kann es vorkommen, dass sie in Gemeinschaftsräumen vor anderen masturbieren. Dies kann als Ausdruck krankheitsbedingter „sexueller Enthemmung" gewertet werden. Vorwürfe und „Entsetzen" vermeiden, Patienten ruhig und bestimmt in Privatsphäre verweisen. **Recht: 1.** Eine aktive Hilfestellung bei psychisch kranken, geistig behinderten oder bewusstlosen Menschen ist eine sexuelle Handlung und nach § 179 StGB (sexueller Missbrauch widerstandsunfähiger Personen) strafbar. **2.** Sexuelle Handlungen bei unmündigen, abhängigen Personen sowie deren Nötigung* gelten als Straftaten gegen das Rechtsgut der sexuellen Selbstbestimmung (§§ 177 und 184 f StGB). **3.** Selbstbefriedigung in der Öffentlichkeit kann als Erregung öffentlichen Ärgernisses nach § 183 StGB geahndet werden; ebenso ist Selbstbefriedigung vor Kindern nach § 176 StGB (sexueller Missbrauch*) strafbar. Vgl. Geschlechtsverkehr.

Selbstbehauptung: (engl.) *self-assertion, self-assertiveness*; Fähigkeit, sich in sozialen Situationen adäquat zu verhalten und in unangenehmen bzw. unerwünschten Situationen zu behaupten und zu wehren, d. h. Übergriffe auf die Autonomie der eigenen Person nicht zuzulassen, Nein sagen zu können; Selbstbehauptung kann in gezielten Selbstbehauptungsstrainings (z. B. in Sportvereinen, Kampfsportvereinen, Frauensportgruppen) erlernt werden. Vgl. Selbstwertgefühl.

Selbstbeherrschung: s. Selbstkontrolle.

Selbstbeobachtung: (engl.) *self-monitoring*; Introspektion; **1.** bewusste Wahrnehmung eigener seelischer Vorgänge und Zustände wie Gefühle (s. Emotion), Stimmungen*, Bedürfnisse, aber auch Denken und Motivation*; **2.** in der Psychologie entwickelte wissenschaftliche Methode (W. Wundt, Bewusstseinspsychologie) zur gezielten Erforschung innerer geistiger Vorgänge; unterteilt werden 3 Dimensionen unterschiedlicher Gefühlsqualitäten, die das Bewusstsein beeinflussen: gespannt/entspannt, angenehm/unangenehm, erregt/ruhig. „Assoziation" setzt sich danach aus kombinierten Sinneseindrücken zusammen; dieses Zusammenwirken wird als Bewusstseinsstrom bezeichnet. Wegen der hohen Gefahr der Selbsttäuschung durch blinde Flecke in der Selbstwahrnehmung* handelt es sich hierbei um eine umstrittene Methode. **3.** systematische Methode der Problemanalyse im therapeutischen Kontakt mit dem Klienten; vgl. Supervision, Gegenübertragung; **4.** in der Philosophie gängige Methode; s. Phänomenologie.

Selbstbestimmung: s. Autonomie.

Selbstbestimmungsrecht: (engl.) *right of self-determination*; Recht des Patienten, über Art und Ausmaß seiner Versorgung i. R. medizinischer Prinzipien selbst zu bestimmen; jedem Menschen steht grundsätzlich das Recht zu, eine Behandlung abzulehnen, auch wenn sie ärztlich geboten erscheint (s. Einwilligung, Behandlungsabbruch). Zudem kann jeder seine Mitwirkung an der medizinischen Forschung und Lehre ablehnen, ohne dass ihm daraus Nachteile in der Diagnose oder Behandlung erwachsen. Vgl. Autonomie.

Selbstbewertung: (engl.) *self-assessment*; systematische Beurteilung des Qualitätsmanagement*-Systems einer Organisation durch die eigenen Mitglieder; Selbstbewertung ist die Bewertungsmethode im Excellence-Modell der EFQM* oder in Zertifizierungsverfahren wie z. B. KTQ* (s. Zertifizierung). Vgl. Audit.

Selbstbewusstsein: (engl.) *self-confidence, self-assurance*; **1.** Erleben der eigenen inneren Einheit und Geschlossenheit eines Menschen (des Ich* oder Selbst) in Abgrenzung zu Objekten der äußeren Welt; das Selbstbewusstsein steht in Zusammenhang mit Selbstreflexion über das eigene Verhalten, Motivation*, Gefühle u. a.; vgl. Selbstkonzept. **2.** umgangssprachlich als Selbstsicherheit in Erwartung der Anerkennung durch die Umwelt; ein stabiles Selbstbewusstsein drückt sich u. a. in der Körpersprache* (Haltung und Bewegungsmuster) aus: sicherer Gang, entspannte Haltung, offener Blick. Ein selbstbewusster Mensch ist in der Lage, seine Handlungen zu überdenken und konstruktive Kritik anzunehmen. Vgl. Selbstwertgefühl, Selbstwirksamkeitstheorie.
Selbstbild: syn. Selbstkonzept*.
Selbstdisziplin: s. Selbstkontrolle.
Selbsteinschätzung: (engl.) *1. self concept, 2. self-assessment*; **1.** s. Selbstkonzept; **2.** diagnostische Methode in der Psychologie, bei der Informationen durch Selbstbeurteilung eines Menschen (im Gegensatz zur Fremdbeurteilung) in Form von Befragung (Interview* und Fragebogen*) gewonnen werden; vgl. Selbstwirksamkeitstheorie, Selbstwahrnehmung, Selbstwertgefühl.
Selbsterfahrung: (engl.) *self-experience*; Wahrnehmung innerer Vorgänge durch Selbstbeobachtung*, selbständig oder unter professioneller Anleitung zur Erkennung der eigenen Antriebe, Motivationen, Gefühle und Handlungen sowie zum Verständnis von Beziehungen im gesellschaftlich sozialen Umfeld; mögliches **Ziel: 1.** persönliche Weiterentwicklung i. S. einer größeren persönlichen Reife mit der Möglichkeit, ein reicheres und befriedigenderes Leben zu führen; **2.** Behandlung seelischer Störungen oder Bewältigung von Krisen mit Hilfe eines psychotherapeutischen Verfahrens; **3.** Erkennen und evtl. Ändern von Erlebens- und Verhaltensweisen mit Hilfe einer Selbsterfahrungsgruppe als Form der Gruppenpsychotherapie* (wird für Angehörige therapeutischer Berufe oder für die psychotherapeutische Ausbildung häufig zwingend vorausgesetzt); **Methode:** Professionelle Selbsterfahrung findet meist in Gruppen statt, verläuft in Phasen und methodisch unterschiedlich (s. Balint-Gruppe, Psychodrama).
Selbsterhaltungstherapie: (engl.) *self-preservation therapy*; Abk. SET; neuropsychologisches Verfahren zur weitgehenden Erhaltung des auf das eigene Selbst (Identität) bezogenen Wissens und Fühlens bei Demenz (s. Verwirrtheit, chronische); **Grundlage:** Nach B. Romero (1992) werden die personale Kontinuität (biographisch entstandenes subjektives Empfinden von sich selbst) und das Selbstwertgefühl* bei dementen Menschen durch Erlebnisarmut, Veränderungen von Persönlichkeit und Gefühlsleben sowie Verlust des Selbstwissens verletzt. Dies kann starke negative Gefühle wie Angst*, Scham*, Aggression* und Depression* auslösen. Methodisch gefördert werden relativ gut erhaltene Anteile der psychischen Funktionen der Patienten. Durch Erfolgserlebnisse werden das Selbstwertgefühl und damit die emotionale Befindlichkeit positiv stabilisiert. **Methode:** Neuropsychologische Untersuchungen und der enge Kontakt mit dem Patienten in alltäglichen Situationen ermöglichen es, die Stärken, Schwächen und Vorlieben des Patienten kennenzulernen und zu erkennen, welche Aktivitäten und Umgangsformen eine positive Wirkung auf den Patienten haben. Diese unterstützenden Verhaltensmuster werden auch den Angehörigen vermittelt. SET wird in Einzel- und in Familiensitzungen durchgeführt (Kennenlernen des Patienten, gezielte Beschäftigung mit seinen biographischen Erinnerungen, gemeinsame Aktivitäten, die den Möglichkeiten und Interessen der Patienten entsprechen), wobei die Angehörigen zum Fortsetzen des gemeinsam erarbeiteten Beschäftigungsprogramms angeleitet werden. Dazu gehört auch ein Übungsprogramm, in dem der Patient systematisch an für ihn persönlich wichtiges und noch erhaltenes Wissen erinnert wird (Programm zur Erhaltung des selbstnahen Wissens). Vgl. Biographiearbeit, Realitäts-Orientierungs-Training.
Selbsterklärung: (engl.) *declaration of conformity*; Konformitätserklärung; auf der Grundlage einer Selbstbewertung* abgegebene Erklärung einer Organisation oder eines Unternehmens, ein umfassendes Qualitätsmanagement*-System (z. B. DIN EN ISO 9001:2000, KTQ* oder EFQM-Modell) eingeführt zu haben (DIN EN ISO 17000:2005); kann die durch Zertifizierungsaudit nachgewiesene Qualitätssicherung* ersetzen.
Selbstfürsorge: syn. Selbstpflege*.
Selbstgefährdung: (engl.) *self-endangerment*; Gefährdung des eigenen Lebens oder der Gesundheit durch Suizidalität oder infolge von Verwirrtheit* (z. B. mit erhöhter Gefährdung im Straßenverkehr, Nahrungsverweigerung* oder Uneinsichtigkeit in die Erforderlichkeit einer medizinischen Behandlung); gilt als hinreichende Voraussetzung für die Unterbringung in einer psychiatrischen Klinik. Vgl. Verhalten, selbstverletzendes.
Selbsthilfedefizit: s. Selbstpflegedefizit.
Selbsthilfegruppe: (engl.) *self-help group*; Gruppe von und für Menschen mit gleichen gesundheitlichen, psychischen oder sozialen Problemen ohne oder nur mit geringer Beteiligung professioneller Therapeuten; Teilnehmer und Organisatoren sind Betroffene, aber auch Angehörige. **Ziel: 1.** Meinungsaustausch, gegenseitige (psychosoziale) Unterstützung und Beratung, Zulassen von Gefühlen (Trauer), Informationsaustausch; **2.** Planung gemeinsamer Aktivitäten, Durchführung von Projekten (Lobby- und Öffentlichkeitsarbeit); **3.** juristischer Beistand; **4.** soziale Kontrolle (z. B. zur Unterstützung von Drogenabstinenz); **5.** Thematisierung von Tabuthemen; **6.** Stabilisierung und Bewältigung der Lebenssituation (s. Coping); **Formen: 1.** Selbsthilfegruppen mit dem Schwerpunkt

Selbsthilfeorganisation

auf psychosozialen Problemen (wie z. B. Anonyme* Alkoholiker, Gruppen verwaister Eltern, Angehörige von Suchtkranken, Opfer von Gewalt und Missbrauch); **2.** Selbsthilfegruppen mit dem Schwerpunkt auf der Bewältigung von (i. d. R. chronischen) körperlichen Krankheiten und ihren Folgen (z. B. Allergie- und Asthmabund, Rheuma-Liga, Frauenselbsthilfe nach Krebs, Diabetikergesellschaft); vgl. Erkrankung, chronische; **3.** Selbsthilfegruppen mit dem Schwerpunkt auf der Stellung einer bestimmten Personengruppe in der Gesellschaft (z. B. Frauengruppen, Homosexuellengruppen); **4.** i. w. S. auch politisch arbeitende Interessenvertretungen (Bürgerinitiativen).

Selbsthilfeorganisation: (engl.) *self-help organisation*; Anbieter verschiedener Formen der Selbsthilfe wie z. B. Selbsthilfegruppe*, Sportgruppen als Selbsthilfeverbände (z. B. Selbsthilfeverband Schlaganfallbetroffener oder Deutsche Alzheimer Gesellschaft), Sozialdienste (z. B. Verbände der freien Wohlfahrtspflege) oder allgemeine Beratungsmöglichkeiten.

Selbsthilfetraining: (engl.) *self-help training*; Anleitung eines Patienten zur selbständigen Übernahme von Alltagsverrichtungen (Körperpflege, Ankleiden, Essen, Einnahme von Medikamenten), aber auch Kommunikation und Übung intellektueller Fähigkeiten in Form eines geplanten und gezielten Trainings; Ziel: (Wieder-)Erlangung der größtmöglichen Unabhängigkeit in Dingen des alltäglichen Lebens; auch die Anwendung spezieller Hilfsmittel (z. B. Trinkhilfe*, Esshilfe*, Fixierbrettchen, Badehilfen*, An- und Ausziehhilfen) kann hierbei geübt werden. Selbsthilfetraining ist v. a. eine Aufgabe der Ergotherapie* in der Rehabilitation, kann aber auch in die tägliche Pflege einbezogen werden. **Durchführung:** verbal durch sprachliche Aufforderung und Erläuterung des Vorgehens, visuell durch Zeigen und Vormachen sowie taktil, z. B. durch Führen der Hand des Patienten; **Hinweis:** Immer kleine Schritte einüben, um eine Überforderung und Frustration des Patienten zu vermeiden. Motivation des Patienten zur Mitarbeit ist entscheidend für den Erfolg.

Selbstinitiative (ICNP): (engl.) *self initiative*; Fähigkeit, Maßnahmen zu ergreifen, Ideen einzuführen oder Entscheidungen zu treffen und sich entsprechend zu verhalten; vgl. Antrieb, Macht.

Selbstkatheterisierung: (engl.) *self-catheterisation*; in der Rehabilitation* erlernte eigenständige Katheterisierung (s. Blasenkatheter) des Patienten mit Querschnittlähmung; ist nur bei verbliebener Handfunktion möglich (Querschnitt unterhalb des 6. oder 7. Brustwirbels; **Durchführung: 1.** Material vorbereiten; **2.** aufrechte Sitzposition einnehmen; für Frauen Oberschenkelspiegel zur besseren Einsicht des Genitalbereichs bereitstellen; **3.** Einführen des Katheters unter sterilen Bedingungen; Harn in Auffangbehältnis ablaufen lassen; ggf. Blasenspülung*; **Pflege:** Patientenanleitung*, Beratung* bei Problemen; vgl. Blasentraining; **Hinweis: 1.** Für die häusliche Selbstkatheterisierung wurden spezielle Kathetersets mit aufgedampften Gleitmitteln entwickelt. **2.** Es besteht kein erhöhtes Infektionsrisiko. Vgl. Blasenlähmung.

Selbstkompetenzeinschätzung: s. Selbstwirksamkeitstheorie.

Selbstkontrolle (ICNP): (engl.) *self control*; **1.** (psychologisch) Fähigkeit, das eigene Verhalten, Gefühle und Gedanken selbständig zu kontrollieren; Voraussetzung ist ein Gefühl der Ich-Identität und ein stabiles Selbstkonzept*. Bei bewusstseinsgespaltenen (dissoziativen) Persönlichkeitsstörungen (z. B. psychogene Amnesie, multiple Persönlichkeitsstörungen) kann diese Fähigkeit aufgehoben sein. **2.** (ethologisch) Bezeichnung aus der Verhaltensforschung (Ethologie*) für eine beabsichtigte Verhaltensänderung, bei der schwächere Verhaltenstendenzen durch Selbstbekräftigung gestärkt werden (z. B. in der Suchtentwöhnung); **3.** (umgangssprachlich) syn. Selbstbeherrschung (Selbstdisziplin); Fähigkeit, einem Trieb, Gefühl, Wunsch oder Gelüst nicht oder nicht sofort nachzugeben, sondern auf einen angemesseneren Zeitpunkt oder Ort zu verschieben bzw. ganz darauf zu verzichten. **Hinweis:** Selbstkontrolle kann eine wichtige Voraussetzung bei der erfolgreichen Bewältigung chronischer Erkrankungen* sein, da oft ein diszipliniertes Leben mit Einschränkungen und Verzicht geführt werden muss (z. B. bei Diabetes mellitus, Dialysepflichtigkeit, Epilepsie).

Selbstkonzept (ICNP): (engl.) *self concept*; syn. Selbstbild; bewegliche geistige Struktur der Persönlichkeit, die innere Vorgänge wie Motivation*, Gefühl, Informationsverarbeitung und zwischenmenschliche Prozesse wie z. B. soziale Wahrnehmung, Handlung und Beurteilung, die sich u. a. in Form von Aufmerksamkeit, Erfolg, Lob und Tadel sowie Kritik äußern, interpretiert und reguliert; das Selbstkonzept eines Menschen entwickelt sich in Abhängigkeit vom gesellschaftlichen Normen und Rollenbildern, kulturellen Prägungen, Erziehung und der Fähigkeit zur Selbstwahrnehmung* und Selbstreflexion*. Mit Hilfe des Selbstkonzepts eines Menschen werden Handlungen und deren Folgen sowie die Reaktionen anderer auf das eigene Verhalten interpretiert. Daher spielt das Selbstkonzept in sozialen Situationen in Bezug auf Einstellungen, Urteile, Gefühle, Handlungen und Interaktionen (auch im Verhältnis Patient – Pflegeperson) eine große Rolle. Zum Selbstkonzept eines Menschen gehören auch die Einstellung zur Lebens- und Krankheitsbewältigung*, ein spezifisches Körperbild* und eine konkrete Vorstellung über die eigene Leistungsfähigkeit*. **Störungen:** Krisensituationen wie Krankheit und Unfall, die das körperliche Erscheinungsbild oder die Leistungsfähigkeit beeinträchtigen oder verändern, können das Selbstkonzept eines Menschen negativ verändern. Mögliche Kennzeichen dafür sind Angst*, Unsicherheit, ein verringertes Selbstwertgefühl* oder geringe Anpassungsfähigkeit, unzureichende Problembewältigung, Entscheidungsunfähigkeit, Teilnahmslosigkeit, Passivität und Verzweiflung. **Maßnahme** bei gestörtem Selbstkonzept: Empathie*, Bezugspflege*, erreichbare Ziele setzen, Angehörige einbeziehen, erfolgreiche Bewältigungsstrategien reaktivieren, Kontakt zu Selbsthilfegruppen*, ggf. psychologische Betreuung.

Selbstlosigkeit: s. Altruismus.

Selbstmanagement: (engl.) *self management*; **1.** Fähigkeit, eigene Belange überschauen, planen und organisieren zu können; in der Pflege können Patienten und Menschen mit chronischen Erkrankungen (z. B. Asthma bronchiale, Diabetes mellitus) lernen, Krankheitssymptome selbstständig einzuschätzen und angemessen darauf zu reagieren, z. B. die entsprechende Dosis eines Medikamentes zu ermitteln und einzunehmen, Arzttermine selbst zu vereinbaren, Diäten einzuhalten und physiotherapeutische Übungen durchzuführen. Vgl. Selbstpflege. **2.** (psychotherapeutisch) Therapieform der Verhaltenstherapie* (sog. humanistische Form der Verhaltenstherapie), welche die aktive Beteiligung der Patienten am therapeutischen Prozess in den Vordergrund stellt; Mitte der 80er Jahre des 20. Jahrhunderts von F. H. Kanfer entwickelt. I. w. S. auch psychoedukative Verfahren, um Rückfälle (z. B. bei Psychosen) selbstständig zu vermeiden. Beim Autonomietraining (R. Grossarth-Maticek, 2000) wird die Selbstregulation zur Förderung der Gesundheit und zur Problemlösung propagiert.

Selbstmanagement bei Schmerz: (engl.) *self care for pain*; eigener Umgang mit Schmerz*, insbesondere durch Beurteilen der Schmerzsituation (z. B. ob der Schmerz eine Qualität annimmt, die eine Veränderung der Therapie erforderlich macht, Identifizieren von schmerzauslösenden, schmerzverstärkenden oder schmerzlindernden Faktoren), Entscheiden für oder gegen sowie Ausführen von schmerzlindernden oder schmerzvorbeugenden Maßnahmen (z. B. Einnehmen der verordneten Medikamente nach Plan, Ablenkung, Entspannung); da Unabhängigkeit wesentlich zur Schmerzbewältigung* beiträgt, ist es ein zentrales Ziel der Schmerztherapie*, den Betroffenen ein hohes Maß an Selbstkontrolle* zu ermöglichen.

Selbstmedikation: (engl.) *self-medication*; Bezeichnung für die eigenverantwortliche Anwendung von frei verkäuflichen und apothekenpflichtigen Arzneimitteln* durch den Patienten; v. a. Missbefindlichkeiten und leichte Gesundheitsstörungen wie kleinere Verletzungen, Erkältung, Kopfschmerz, Anspannung und Erschöpfung, Schlafstörungen, Nervosität und Magen-Darm-Störungen, aber auch schwere, oft psychische Erkrankungen werden i. R. der Selbstmedikation behandelt. Die Arzneimittel werden vom Verbraucher gekauft und bezahlt. **Pflege:** Wenn es der Gesundheitszustand eines Patienten erlaubt, kann er seine Medikamente eigenständig einnehmen; auf die Zuteilung der Medikamente durch das Pflegepersonal kann dann verzichtet werden. Sie müssen allerdings i. R. des Behandlungsvertrags* vom Krankenhaus zur Verfügung gestellt werden. Im Altenheim werden sie vom Hausarzt verordnet. **Hinweis:** Zur Abklärung von unerwünschten Arzneimittelwirkungen* und Wechselwirkungen* muss nach Selbstmedikation gefragt werden. Vgl. Selbsttherapie.

Selbstmord: s. Suizid.

Selbstpflege (ICNP)**:** (engl.) *self-care*; syn. Selbstfürsorge, Selbstsorge; persönliche Handlung, die alles zur eigenen Versorgung Notwendige plant, organisiert und durchführt; alltägliche und spezifische Aktivitäten zur Selbsterhaltung.

Grundlagen

Der Begriff der Selbstpflege geht im Pflegekontext auf D. Orem zurück, die ihn erstmalig 1959 in ihrem Entwurf für ein Curriculum* der Grundausbildung von Pflegekräften veröffentlichte. Die daraus hervorgegangene, an Ressourcen orientierte **Theorie der Selbstpflege** („Self-Care Theory") findet große Verbreitung. Nach der Theorie hat jeder Mensch ein eigenes Interesse, einen eigenen Willen und eigene Fähigkeiten, sich selbstätig um eine zufriedenstellende Lebensweise zu kümmern. Orem nennt diese freiwillig durchgeführten, umfassenden Aktivitäten, die ein Mensch zur Unterstützung und Erhaltung seines persönlichen Wohls sein ganzes Leben hindurch leistet, Selbstpflege und die entwickelten und erlernten Fähigkeiten zu seiner Selbstpflege **Selbstpflegekompetenz** (syn. Selbstpflegefähigkeit*).

Das für einen Menschen und eine Situation spezifische Maß an notwendiger Selbstpflege bezeichnet Orem als Selbstsorgebedürfnisse oder -erfordernisse („Self-Care Needs" oder „Self-Care Requisites"). Diese Bedürfnisse der Selbstpflege unterteilt sie in 4 Kategorien: **1.** universelle Selbstpflegebedürfnisse („Universal Requisites"): Aktivitäten* des täglichen Lebens, die für die Existenz jedes Menschen grundlegend sind; **2.** entwicklungsbezogene Selbstpflegebedürfnisse („Developmental Requisites"): im Verlauf eines menschlichen Lebens durch Entwicklung oder mit dieser einhergehende Veränderungen komplexer werdende Anforderungen; **3.** krankheitsbedingte Selbstpflegebedürfnisse („Health Deviation Requisites"): Aktivitäten, die z. B. durch plötzliche Krankheit oder chronisches Kranksein notwendig werden; **4.** therapeutische Selbstpflegebedürfnisse („Therapeutic Self-Care Demand"): zur Gesunderhaltung oder zur Wiedererlangung des Gesundseins notwendige Aktivitäten.

Das **Selbstpflegedefizit*** („Self-Care Deficit") entsteht, wenn die Bedürfnisse größer sind als die zu ihrer Deckung vorhandenen Selbstpflegefähigkeiten. Um diese Unterversorgung auszugleichen, wird Hilfe notwendig (vgl. Pflegebedürftigkeit), welche die professionelle Pflege als Unterstützung, Unterweisung, Anleitung oder Handeln an Stelle

Selbstpflege: Anziehen/Ausziehen

eines Pflegebedürftigen leisten kann. Umfang und Rahmen dieser Formen des pflegerischen Helfens werden unter der Bezeichnung **Pflegesystem** zusammengefasst („Nursing System"): vollständig kompensatorische, teilweise kompensatorische und unterstützend-unterweisende Pflegesysteme („Whole and Partly Compensatory", „Supportive-Educative Nursing System"; s. Pflege, kompensatorische; Pflege, teilkompensatorische). In diesen 3 Pflegesystemen werden die Aufgaben von Pflegekräften, Rollen von Pflegekräften und Patienten, Grundlagen der Beziehung zwischen Patienten und Pflegekraft sowie Aktivitäten zur Deckung der Selbstpflegebedürfnisse begrifflich bestimmt. Orems ressourcenorientierte Theorie fasst Einschränkungen in der Selbstpflege, die z. B. durch das Lebensalter eines Menschen oder seinen gesundheitlichen Zustand begründet sind, in der Mehrheit als temporäre Defizite auf, die durch professionelle Pflege auszugleichen sind. Diese Vorstellung gibt Patienten Raum, sich in eigener Sache zu äußern und von der Rolle des entmündigten Hilfeempfängers zu emanzipieren.

Hinweis: An dieser sehr früh entwickelten Pflegetheorie ist interessant, dass sie die Emanzipation der Patienten zu einem Zeitpunkt thematisierte, zu dem die Pflege über ihre eigene Emanzipation nachzudenken begann. Eine Theorie, die das Selbstverständnis des Patienten in den Mittelpunkt stellt, versuchte sich gleichzeitig an der Aufgabe, das Selbstverständnis der jungen Pflegewissenschaft darzulegen und deren Existenz im Kanon der anderen Disziplinen zu begründen.

Kritik: Der Umfang der für ein persönliches Wohl notwendigen Aktivitäten ist aus heutiger Sicht auch von der sozialen Lage wie von der persönlichen Einschätzung abhängig. Die Theorie spricht eine mögliche Diskrepanz zwischen Patientenbedürfnis und angebotener Pflege weder auf sozialer noch auf der Ebene der Interaktion* an. Ihr Problem liegt in der mangelnden Reflexion sowohl der gesellschaftlich-sozialen Gegebenheiten als auch der asymmetrischen Beziehung zwischen Patienten und Experten, wie sie das Versorgungssystem hervorbringt.

Organisation

In der Planung, Zielfindung, Durchführung und Evaluation des Pflegeprozesses* schätzt die professionelle Pflegekraft die insgesamt notwendigen Aktionen der Selbst- und der professionellen Pflege ein. Dabei soll die Befähigung des Patienten und seiner Angehörigen Vorrang vor der vollständig kompensatorischen Pflege haben. Dem Aushandeln von Pflegezielen und -prozessen zwischen Patienten und professionell Pflegenden sowie der professionell Pflegenden untereinander ist gegenüber der strikten Arbeitsteilung Vorzug zu geben. Persönliche Ressourcen sind über ökonomische zu stellen. Ein solches Vorgehen ebenso wie Pflegestandards* sichern die zur bestmöglichen Pflege notwendigen Aktivitäten auf dem zu einem gegebenen Zeitpunkt entwickelten Stand der Pflegekunst.

Angrenzendes Fachgebiet

Soziologie: Art und Umfang der Selbstpflege sind durch politische, ökonomische und fachliche Gegebenheiten bestimmt, die sich sowohl in Angebot und Leistung des Versorgungssystems als auch in der Haltung und Kenntnis des professionell Pflegenden ausdrücken. Selbstpflege oszilliert zwischen einem „Sich-selbst-überlassen-Sein" und einem „strengen Versorgungsreglement". Welcher Wert der Selbstpflege beigemessen wird, zeigt sich beispielhaft an 2 bedeutenden Wendepunkten des Versorgungssystems und den damit einhergehenden Statusveränderungen seiner Akteure (Patienten, Pflegekräfte und Mediziner). Im 18. Jahrhundert wurden die Krankenversorgung und die darin angesiedelten Tätigkeiten von der Medizin neu organisiert und bewertet. Ihre Legitimation zog die Medizin aus ihren theoretischen und wissenschaftlichen Erkenntnissen; sie konnte die Kirche als die bis dahin die gesundheitliche Versorgung bestimmende Kraft ersetzen. Die Pflege verlor in diesem Prozess ihren eigenständigen therapeutischen Status und wurde zu einer von der Medizin definierten komplementären Tätigkeit. Die Patienten wurden dem Zweck der medizinischen Ausbildung, Klinik und Forschung untergeordnet. Aktuell steht dieses System vor einer Umorganisation. Gesundheitliche Versorgungsleistungen werden neu bewertet, die bisher für sie bereitgestellten sozialen Ressourcen stehen zur Disposition und private Finanzierungen sollen Sozialleistungen ergänzen. Ob in diesem Prozess der Ökonomisierung der Gesundheitsversorgung die Selbstpflege lediglich auf die stärkere Einbeziehung der Patienten bei der Finanzierung dieses Systems beschränkt bleibt, medizinische und pflegerische Angebote primär unter Kostenaspekten begutachtet werden und Ökonomen als entscheidende neue Akteure auftreten, wird zukünftig die Entwicklung der Gesundheitsversorgung prägen.

Autorin: Ingrid Kollak

Selbstpflege: Anziehen/Ausziehen (ICNP): (engl.) *self care: dressing*; sich um das Anziehen oder Ausziehen von Kleidung und Fußbekleidung kümmern, die für die Situation und das Klima angemessen sind, unter Berücksichtigung von Konventionen und gesellschaftlichen Kleidungsgepflogenheiten; dazu zählt, die Kleidung in der richtigen Reihenfolge an- und auszuziehen und in einer angemessenen Weise zu verschließen; mögliche **Beeinträchtigung:** durch primär körperliche Hindernisse aufgrund von Verletzung oder Erkrankung (z. B. Erkrankungen des rheumatischen Formenkreises, Arthrose, Multiple Sklerose) sowie durch akute oder chronische Verwirrtheit* bei primär psychischen und dementiellen Erkrankungen (akute Psychose, Drogen- oder Alkoholdelir, senile Demenz); **Pflegemaßnahme:** in Abhängigkeit von der Schwere der Beeinträchtigung kompensatorische Unterstützung bis Übernahme der An- und Auskleidetätigkeit durch Pflegepersonen. Vgl. Ankleiden, Auskleiden.

Selbstpflege: Ausscheiden (ICNP): (engl.) *toileting*; Durchführung von Toilettenaktivitäten; dazu zählen 1. Ausführen einer angemessenen Intimhygiene; 2. sich Abwischen nach dem Urinieren oder dem Stuhlgang; 3. zweckmäßiges Betätigen der Wasserspülung, um die Umgebung sauber zu halten und Infektionen vorzubeugen; mögliche **Beeinträchtigung:** durch mangelndes Hygienebewusstsein, Verwirrtheitszustände, Orientierungsprobleme, körperliche Behinderung, unzureichende sanitäre Ausstattung mit daraus folgender Infektionsgefahr*. Vgl. Stuhlausscheidung.

Selbstpflege: Baden (ICNP): (engl.) *self care: bathing*; Hygieneverhalten bezogen auf das Waschen des Körpers in einer Badewanne; dazu zählen 1. das Aus- und Einsteigen in die Badewanne; 2. zweckmäßiges Zusammenstellen von Badeutensilien; 3. Besorgen oder Aufdrehen von Wasser; 4. Waschen und Abtrocknen des Körpers. Vgl. Selbstpflege: Waschen, Hautreinigung, Bad.

Selbstpflegedefizit: (engl.) *self-care deficit*; zentraler Begriff aus der Pflegetheorie von D. Orem (1959), der ein Ungleichgewicht zwischen dem Selbstpflegebedarf und der Selbstpflegefähigkeit* eines Menschen beschreibt, wobei entweder die Selbstpflegefähigkeit aufgrund veränderter Umstände eingeschränkt oder der Bedarf erhöht ist; das Vorliegen eines Selbstpflegedefizits kann professionelle Pflege notwendig machen. Vgl. Selbstpflege.

Selbstpflege: Erholungsaktivität (ICNP): (engl.) *self care: diversional activity*; Aktivitäten zur Unterhaltung, Stimulation und Entspannung; mögliche **Beeinträchtigung:** durch Arbeitsüberlastung (Stress*, hohe Arbeitsdichte am Arbeitsplatz, Kinderbetreuung, Pflege Angehöriger) mit Gefahr des Burnout*-Syndroms; Mangel an Aktivität, z. B. durch soziale Isolation, Heimaufenthalt, chronische Erkrankung*; **Maßnahme: 1.** Bewusstmachen und ggf. Verändern der Lebensgewohnheiten; **2.** Organisation und Durchführung von Aktivitäten (z. B. Feste, Ausflüge, Urlaubsreisen); **Hinweis:** Pflegebedürftige und pflegende Angehörige können Finanzierungsmöglichkeiten für Erholungsreisen und Kuren z. B. über Wohlfahrtsverbände, Müttergenesungswerk, Sozialamt oder Alzheimer-Gruppen beantragen.

Selbstpflegefähigkeit: (engl.) *self-care ability*; syn. Selbstpflegekompetenz; Begriff aus der Pflegetheorie von D. Orem, der die sozial erlernten Fähigkeiten eines Menschen beschreibt, seine Existenz zu erhalten und die entsprechenden Maßnahmen zu ergreifen; von K. Wittneben auch als „Selbstpflegehandlungskompetenz" bezeichnet (vgl. Handlung); dieser Begriff hat sich im Sprachgebrauch allerdings nicht durchgesetzt. Vgl. Selbstpflege.

Selbstpflege: gepflegtes Äußeres (ICNP): (engl.) *self care: grooming*; Hygieneverhalten bezogen auf das Sich-Kümmern um sein Äußeres; dazu zählen 1. eigenständige, individuell und modisch geprägte Haar- und Bartpflege; 2. Reinigen, Schneiden, Säubern, ggf. Maniküren und Lackieren der Nägel; 3. Anwenden von Deodorants, Kosmetika und Make-up; 4. äußeres Erscheinungsbild beachten und überprüfen; **Pflegemaßnahme:** bei Kompensationsbedarf durch Erkrankung oder Schwäche Tätigkeiten wie Nagelpflege* oder Haarpflege* übernehmen bzw. organisieren (mit Hilfe von Angehörigen, Pediküre*, Friseur); **Hinweis:** Da sozial, kulturell und individuell bedingt sehr unterschiedliche Einstellungen zum Äußeren möglich sind, bei Pflegeplanung (s. Pflegeprozess) Wünsche und Gewohnheiten der Patienten bzw. Bewohner von Pflegeeinrichtungen beachten. Vgl. Hygiene, Autonomie.

Selbstpflege: Hygiene (ICNP): (engl.) *self care: hygiene*; sich um den Erhalt eines kontinuierlichen Standards an Hygiene* kümmern; dazu zählen 1. den eigenen Körper* sauber und gut gepflegt halten; 2. Körpergeruch vorbeugen; 3. regelmäßiges Waschen der Hände; 4. Reinigen der Ohren, der Nase und des Schambereiches; 5. geeignete Hautpflege*; mögliche **Beeinträchtigung:** durch mangelndes Hygienebewusstsein (abhängig vom Bildungs- und Lebensstandard), mit mangelnden sanitären Möglichkeiten einhergehende Obdachlosigkeit oder Armut, mit kompensatorischer Pflegebedürftigkeit* verbundene, primär körperliche Erkrankung oder mit Beratungs- und Trainingsbedarf verbundene, primär psychische Erkrankung; **Pflegemaßnahme:** Beratung, Training, ggf. Kompensation der Pflege durch Übernahme einzelner Tätigkeiten. Vgl. Selbstpflege: Waschen.

Selbstpflegekompetenz: syn. Selbstpflegefähigkeit*.

Selbstpflege: Nahrung aufnehmen (ICNP): (engl.) *self care: feeding*; Organisation der eigenen Ernährung* in Form von gesunden Mahlzeiten, Schneiden und Brechen der Nahrung in handhabbare Größe, Bewegen der Nahrung zum Mund und Einführen in den Mund durch die Verwendung von Lippen, Muskeln und Zunge* sowie Aufnehmen von Nahrung bis zur Zufriedenheit*; mögliche **Beeinträchtigung:** durch 1. Armut, Bildungsmangel bezüglich Ernährung, kulturelle Einflüsse (Schlankheitskult, Fastfood); 2. primär psychische Erkrankungen, z. B. Magersucht*, Heißhunger*, Depression* (v. a. Altersdepression), Psychosen, dementielle Erkrankungen wie chronische Verwirrtheit*; 3. primär körperliche Erkrankungen, z. B. Multiple Sklerose u. a. Erkrankungen mit Lähmungen im Arm-, Hand- oder Kopfbereich, körperliche Schwäche, Altersschwäche; **Pflegemaßnahme:** bei nicht gewährleisteter selbständiger Organisation 1. Beschaffung (z. B. Essen auf Rädern, gemeinsames oder veranlasstes Einkaufen) und Zubereitung der Nahrung; 2. ggf. Essen* reichen durch Helfer; **3.** Diätberatung, Ernährungsplan; **4.** Durchführung von Kochgruppen (s. Milieutherapie); **5.** Nahrungsbilanzierung*, Nahrungsergänzungsstoffe verordnen lassen.

Selbstpflege: physische Aktivität (ICNP): (engl.) *physical activity*; Organisieren und Durchführen körperlicher Aktivitäten; dazu zählt auch die Bereitstellung eines Platzes und einer Möglichkeit zum Üben im täglichen Leben (s. Bewegungsübung); mögliche **Beeinträchtigung:** durch **1.** Bewegungsmangel*, z. B. aufgrund sitzender beruflicher oder schulischer Tätigkeit, Bettruhe durch Erkrankung sowie Erkrankungen selbst (z. B. Parkinson-Krankheit, Depression, affektive Psychosen), die zu Bewegungsmangel, Bewegungsarmut und Fehlhaltung sowie mangelnder Selbstwahrnehmung führen; **2.** fehlende Unterstützung bei körperlichen Gebrechen im Alter; **3.** Hyperaktivität (zerebrale Dysfunktion) bei Kindern; **Pflegemaßnahme: 1.** (teilkompensatorisch) Beraten und Unterstützen beim Bewegen (z. B. nach Operation), Aufstehen und Gehen, Durchführung von Gymnastik (auch Stuhlgymnastik); **2.** (kompensatorisch) Positionsunterstützung*, Physiotherapie*, Einsatz von Hilfsmitteln (z. B. Gehhilfe*, Rollstuhl*). Vgl. Bewegungstherapie.

Selbstpflege: Schlaf/Ruhe-Verhalten (ICNP): (engl.) *sleep-rest behaviour*; Platz, Möglichkeit und Zeit für Schlaf* und Ruhe für sich organisieren; mögliche **Beeinträchtigung:** durch **1.** Schlafstörungen*, gesteigerten Schlafbedarf*, Stress*; **2.** berufliche oder häusliche Störfaktoren (z. B. Nachtdienst, Berufskraftfahren, nächtliche Kinderversorgung); **3.** Mangel an Schlafgelegenheiten (Obdachlosigkeit, Flucht); **Pflegemaßnahme: 1.** Beratung* und ggf. Unterstützung bei der Organisation von Schlafmöglichkeiten (auch im klinischen Umfeld); **2.** regelmäßige Gesundheitsuntersuchung bei Schichtdienst; **3.** Einhalten der gesetzlichen Vorschriften des Arbeitsschutzes; **Hinweis:** Schlaftabletten nur in Akutsituationen oder zur Prämedikation nach ärztlicher Verordnung (wegen Suchtgefahr).

Selbstpflege: Trinken (ICNP): (engl.) *self care: drinking*; Organisation der regelmäßigen Einnahme von Flüssigkeit während des Tages oder bei Durstgefühl; dazu zählt Aufnehmen von Flüssigkeit aus einem Trinkgefäß mit Lippen, Muskeln und Zunge* bis zum Löschen des Durstes*; mögliche **Beeinträchtigung:** durch **1.** mangelhaftes oder gesteigertes Durstgefühl; **2.** körperliche Hindernisse durch Verletzung oder Erkrankung (s. Schluckstörung); **3.** hirnorganische Veränderungen; **Pflegemaßnahme:** bei nicht gewährleisteter selbständiger Organisation **1.** (teilkompensatorisch) Bereitstellen von Getränken und Ermunterung zum Trinken entsprechend dem Pflegestandard*; **2.** (kompensatorisch) Zuführen von Flüssigkeit durch Unterstützung (Hand führen) oder Übernahme (Becher zum Mund führen und für Schluckakt sorgen) der Trinktätigkeit; vgl. Trinkhilfe, Schlucktraining; **Hinweis: 1.** Ein Mangel an Selbstpflegefähigkeit kann zur Austrocknung (Dehydratation*) mit schwerwiegenden Folgeerkrankungen wie z. B. Nieren- und Harnblaseninfektionen oder Verwirrtheit* mit Verletzungsgefahr führen. **2.** Nur im Akutfall und ggf. im Finalstadium ersetzt eine Flüssigkeitsersatztherapie (Infusion*) den dauerhaften Bedarf an regelmäßiger Flüssigkeitszufuhr durch Trinken. **3.** Bei Verlust oder Einschränkung des selbstorganisierten Trinkens durch den Patienten oder Altenheimbewohner (in der Mehrzahl Frauen mit reduziertem Empfinden von Durst) sollte ein sog. Trinkstandard für die ausreichende Trinkmenge* sorgen. Vgl. Trinktraining.

Selbstpflege: Waschen (ICNP): (engl.) *self care: washing*; Hygieneverhalten des Sich-Säuberns durch Verwendung von Wasser und Pflegemitteln für den ganzen Körper (s. Hautreinigung); dazu zählen **1.** Einsatz und Handhabung von Hilfsmitteln; **2.** Besorgen oder Aufdrehen des Wassers; **3.** Waschen am Waschbecken, Eimer oder anderen Wasserbehältnissen; **4.** Abtrocknen des Körpers; mögliche **Beeinträchtigung:** z. B. durch Bewusstseinsstörungen, Verwirrtheit, körperliche Hindernisse (nach Operation, Verletzung, Erkrankung) oder Verhaltensstörung*; **Pflegemaßnahme:** Ist die selbständige Durchführung nicht mehr gewährleistet, setzt teilkompensatorische oder kompensatorische Pflege* in Absprache mit dem Patienten oder Angehörigen und unter Berücksichtigung der persönlichen Gewohnheiten ein. **Hinweis: 1.** Hygienestandards in Kliniken und Pflegeheimen entsprechen nicht automatisch den individuellen oder kulturell geprägten Gewohnheiten. **2.** Bei zwanghaften Waschgewohnheiten Körperpflegemaßnahmen mit dem therapeutischen Team* abstimmen. Vgl. Hygiene.

Selbstreflexion: (engl.) *self-reflexion*; Fähigkeit eines Menschen, Überlegungen über sich selbst, seine Gefühle, Motivation* und Verhalten anzustellen; die Fähigkeit zur Selbstreflexion ist Voraussetzung für den Erwerb sozialer Kompetenzen: Nach G. H. Mead kann ein Mensch im Sozialisationsprozess sowohl in vorbestimmten und normierten Rollen agieren als auch über diese nachdenken, sie individuell gestalten oder auch unterlaufen. Selbstreflexion kann so zur Ausbildung eines Gewissens* und zur Verhaltensänderung (Verhaltensmodifikation*) führen. Vgl. Sozialisation.

Selbstschädigung (ICNP): s. Verhalten, selbstverletzendes.

Selbstschutz, veränderter: (engl.) *altered protection*; Pflegediagnose* für den Zustand eines Menschen, der nicht in der Lage ist, sich vor inneren oder äußeren Gefahren wie Krankheit oder Verletzung zu schützen, z. B. durch eine eingeschränkte Immunfunktion, gestörte Wundheilung, allgemeine Schwäche, Appetitlosigkeit oder Immobilität; vgl. Verhalten, selbstverletzendes.

Selbstsicherheit: (engl.) *self-assurance*; Vertrauen eines Menschen in die eigenen sozialen Fähigkeiten, d. h. in sozialen Prozessen angstfrei und angemessen (nicht aggressiv) handeln zu können; Selbstsicherheit setzt eine gewisse Reife und Erprobung voraus und wird auch als Sozialkompetenz* gewertet. Ein Mensch gilt dann als selbstsicher, wenn er in verschiedenen Situationen flexibel agieren, zwischen möglichen Formen des Verhaltens abwägen sowie eigene Bedürfnisse wahrnehmen und vertreten kann. Die Selbstsicherheit ist in starkem Maße abhängig vom Selbstwertgefühl* eines Menschen und kann durch Krankheiten, soziale Veränderungen, aber auch z. B. Mobbing* gravierend erschüttert werden. Mangelnde Selbstsicherheit wird als soziale Angst (Kontaktangst, Angst vor Zurückweisung und Kritik) bezeichnet und kann u. a. mit verhaltenstherapeutischen Techniken (Selbstsicherheitstraining) und Verfahren zur allgemeinen Stärkung sozialer Kompetenzen bearbeitet werden. Vgl. Selbstbewusstsein, Selbstkonzept, Lernen, Verhaltenstherapie.

Selbstsorge: syn. Selbstpflege*.

Selbsttherapie: (engl.) *self-therapy*; **1.** Maßnahmen zur Linderung oder Bekämpfung von Erkrankungen ohne ärztliche Betreuung; **Beispiel:** Wärmflasche bei Bauchschmerzen, Nasentropfen bei Schnupfen, Teeanwendungen, Bäder*, Wickel*, Auflagen*, Kneipp-Kur zur Abhärtung, Autogenes* Training bei Stress und Schlafstörungen. Selbsttherapie in diesem Sinne, die auch als Teil der Selbstpflege* einzuordnen ist, ist weit verbreitet und wird von den meisten Menschen bei Bagatellerkrankungen bzw. -verletzungen angewendet. **Hinweis:** a) Selbsttherapeutische Maßnahmen können problematisch sein, wenn Patienten notwendige ärztliche Untersuchungen versäumen oder verschreibungspflichtige Medikamente ohne ärztliche Rücksprache ein- bzw. absetzen. Willkürlich eingenommene Medikamente können in Kombination mit anderen (verschriebenen) Medikamenten Resistenzen*, Unverträglichkeiten und Wechselwirkungen* sowie Arzneimittelabhängigkeit* hervorrufen. b) Selbst zugefügte Verletzungen können in diesem Zusammenhang Ausdruck verzweifelter Bemühungen sein, Leiden zu beenden; diese Maßnahmen sind streng zu unterscheiden von selbstverletzendem Verhalten*. Vgl. Selbstmedikation. **2.** Bestandteil des Konzepts zur Selbsthilfe von Erkrankten und Abhängigen, das keine vorgefertigten Lösungen, sondern Hilfestellung und Unterstützung bei der eigenen Bewältigung der Situation bietet (s. Hilfe zur Selbsthilfe).

Selbsttötung: s. Suizid.

Selbstuntersuchung: (engl.) *self-inspection*; Anwendung von Methoden zur Beobachtung des eigenen Körpers (wie Betrachten und Betasten) auf mögliche Anzeichen einer Erkrankung; **Beispiel: 1.** Brustselbstuntersuchung* zur Früherkennung von Brustkrebs; **2.** Untersuchung der Hoden des Mannes, um z. B. durch Hodenkrebs hervorgerufene Veränderungen frühzeitig zu erkennen; **3.** Beobachtung der Haut auf mögliche behandlungsbedürftige Veränderungen (s. ABCD-Regel).

Selbstverantwortung: (engl.) *self-responsibility*; Fähigkeit, Verantwortung für die Folgen des eigenen Verhaltens übernehmen zu können und selbstbestimmt Entscheidungen über eigene Belange zu treffen; Begriff wird häufig gebraucht, wenn dazu angeleitet oder ermutigt werden soll, Aktivitäten oder Projekte in eigener Verantwortung durchzuführen (z. B. in der Kinder*- und Jugendhilfe oder Psychiatrie). Vgl. Autonomie.

Selbstversorgungsdefizit: s. Selbstpflegedefizit.

Selbstverstümmelung (ICNP): (engl.) *self mutilation*; sich selbst zugefügte, nicht tödliche Verletzung, z. B. durch Schnitt oder Verbrennung, mit der Absicht, sich selbst zu verletzen (Autoaggression*) oder Angst* abzubauen; vgl. Verstümmelung, Verhalten, selbstverletzendes.

Selbstvertrauen: (engl.) *self-confidence*; fester Glaube eines Menschen an die eigenen Fähigkeiten und Möglichkeiten im Umgang mit anderen Menschen, Anforderungen und wechselnden Situationen sowie möglichen Schwierigkeiten; Selbstvertrauen entwickelt sich aus einem stabilen Selbstkonzept* und Selbstwertgefühl*. Bereits bestandene und bewältigte Anforderungen oder Schwierigkeiten stärken das Selbstvertrauen. Vgl. Selbstwirksamkeitstheorie.

Selbstverwirklichung: (engl.) *self-actualisation*; Ausschöpfen und Erweitern des eigenen Potentials an (kreativen) Fähigkeiten und Fertigkeiten, auch das Anstreben einer Lebensbestimmung; in der Bedürfnishierarchie nach A. Maslow (1954) wichtiges Bedürfnis eines Menschen (s. Motivationstheorien); nach C. G. Jung (1964) ein grundlegender unbewusster Trieb* (neben Schaffensbedürfnis, Sexualität und Aggression). Das Konzept der Selbstverwirklichung spielt eine wichtige Rolle in der Humanistischen* Psychologie, deren Vertreter davon ausgehen, dass jeder Mensch nach Selbstverwirklichung strebt und dabei unterstützt werden kann. Das Streben nach Selbstverwirklichung ist mit dem Bewusstsein verbunden, bedeutende Ziele zu haben, diese zu verfolgen und über die notwendigen sozialen und kreativen Fähigkeiten zu verfügen. Voraussetzung ist die Akzeptanz und Selbstachtung der eigenen Person sowie die Befriedigung grundlegender biologischer und sozialer Bedürfnisse. Da sich der Mensch nur in Abhängigkeit von vorgegebenen gesellschaftlichen Bedingungen verwirklichen kann, haben das Ausmaß und die Intensität bestimmter Erziehungsziele unmittelbaren Einfluss auf die persönlichen Möglichkeiten (vgl. Sozialisation). Je höher der Wert der sozialen Anpassung und Gleichförmigkeit über die individuellen Ziele der Einmaligkeit und Kreativität gestellt ist, umso größer ist der Druck auf das Individuum, seine Selbstverwirklichungstendenzen einzuschränken. Dies ist nach I. Goffman am ausgeprägtesten in sog. „totalen Institutionen" wie Gefängnis, Kaserne und Krankenhaus der Fall, in denen Menschen auf eine sehr genau definierte Rolle (z. B. Gefangener, Soldat, Patient) festgelegt werden. Übermäßiges Streben nach Selbstverwirklichung ohne Rücksicht auf die Belange der Allgemeinheit kann über Extravaganz und Egozentrik* zu asozialem Verhalten führen.

Selbstwahrnehmung (ICNP): (engl.) *self-awareness*; Fähigkeit eines Menschen, sich zu fühlen und zu erkennen; Selbstwahrnehmung beinhaltet **1.** die Fähigkeit zur Selbstaufmerksamkeit, d. h. die Aufmerksamkeit von der Umwelt weg auf das eigene Selbst zu lenken und somit z. B. innere körperliche Prozesse wie Spannungen, Schmerzen oder Druck wahrnehmen zu können; **2.** die Fähigkeit zur Selbstbeobachtung*. Diese Wahrnehmung findet teils bewusst, teils unbewusst statt und beeinflusst das Selbstkonzept* des Einzelnen; vgl. Selbstreflexion. **Hinweis:** Das Üben und Verfeinern der Selbstwahrnehmung ist ein grundlegender Bestandteil autosuggestiver Verfahren, z. B. Autogenes* Training oder Meditation*. Vgl. Suggestion.

Selbstwertgefühl (ICNP): (engl.) *self esteem*; Bewusstsein des eigenen Wertes und einer eigenen Identität; die Ausbildung eines stabilen Selbstwertgefühls setzt nach C. Rogers unbedingte Selbstachtung und Akzeptanz der eigenen Person voraus. Diese wiederum entwickelt sich in Abhängigkeit von der Anerkennung und Akzeptanz durch die Familie und das gesellschaftliche Umfeld sowie von der Qualität der Erfahrungen. Die Art des Selbstwertgefühls beeinflusst die Stimmung und das Verhalten eines Menschen und damit die Form der Anpassung an objektive Gegebenheiten. **Störungen** des Selbstwertgefühls: **1.** Einige psychiatrische Erkrankungen (z. B. manisch-depressive Erkrankung, Psychose) sind durch ein krankhaft gesteigertes Selbstwertgefühl (Selbstüberschätzung) gekennzeichnet; andere finden in einem negativen Selbstwertgefühl Ausdruck (z. B. Depression*, Persönlichkeitsstörung). **2.** Ein verändertes Körperbild* (z. B. durch Unfall, Lähmung, Brustentfernung nach Brustkrebs, Stomaanlage), eine verringerte Leistungsfähigkeit* (z. B. nach Krankheit, Operation, durch Behinderung oder im Alter), ein veränderter sozialer Status (z. B. Arbeitslosigkeit, Flüchtling, psychisch Erkrankter), aber auch Suchterkrankungen, psychische und physische Traumata können das Selbstwertgefühl erheblich beeinflussen bzw. zerstören. **Hinweis:** Pflegeabhängigkeit* und eingeschränkte Autonomie* kranker und pflegebedürftiger Menschen sowie das Überschreiten der Schamgrenzen i. R. der Pflege können ebenso zu einer Störung und Verminderung des Selbstwertgefühls führen. Vgl. Minderwertigkeitsgefühl, Selbstkonzept.

Selbstwirksamkeitstheorie: (engl.) *self-efficacy theory*; syn. Kompetenzerwartungstheorie; kognitiv-psychologische Theorie der Gesundheitspsychologie (nach M. Bandura, 1977), nach der die Erwartung bezüglich der Fähigkeit, das eigene Verhalten zu ändern, sehr viel mehr zur tatsächlichen Durchführung einer Verhaltensänderung beiträgt (z. B. Rauchen abgewöhnen) als eine Konditionierung* z. B. durch Lob oder andere Bekräftigung von außen; Studien belegen, dass die Wirksamkeit der Verhaltensänderung höher ist, wenn die Versuchspersonen sich diese auch selbst zutrauen. Daher wird in diesem Modell die Selbstkompetenzerwartung durch die Therapeuten bzw. Berater gestärkt. **Beeinflusst** wird die Selbstwirksamkeitserfahrung durch **1.** direkte Erfahrung (erfolgreiches Bewältigen einer Aufgabe, z. B. heute nicht geraucht); **2.** indirekte Erfahrung (das Beobachten eines erfolgreichen Menschen, der nicht mehr raucht) mit der möglichen Schlussfolgerung „das kann ich auch" (mit schwächerem Einfluss); **3.** symbolische Erfahrung, die über die Mitteilung anderer („du schaffst es aufzuhören") dazu führt, den Versuch zu wagen (noch schwächere Wirkung); **4.** Gefühlsregung: Menschen mit der Befürchtung „ich schaffe das nicht" neigen zu höherer körperlich ängstlicher Erregungslage als Menschen, die Zuversicht in ihre eigene Kompetenz verspüren.

Senfwickel: (engl.) *mustard poultice*; Wickel* mit einer Auflage aus Senfmehl oder Senföl; **Anwendung:** bei Husten, Bronchitis, unterstützend bei Asthma, Lungen- und Brustfellentzündung (wenn keine ärztliche Einschränkung vorliegt); **Durchführung:** Vor der Zubereitung des Wickels mit einer kleinen Menge Senfölemulsion (1 Tropfen Senföl auf 20 ml warmes Wasser) oder Senfmehlbrei (1 Teelöffel Senfmehl auf 10 ml warmes Wasser) auf der Innenseite des Unterarms des Patienten Hautempfindlichkeit prüfen. **1. mit Senfmehl:** Ca. 100 g Senfmehl in 200–250 ml lauwarmem Wasser zu einem homogenen Brei rühren und zum Binden 5 Minuten lang abgedeckt stehen lassen; den Abmessungen des Brustkorbs entsprechend messerrückendick auf ein Tuch streichen und in die überstehenden Tuchreste einschlagen, um das Austrocknen der Masse zu verzögern; Wickel auflegen und mit Außentüchern befestigen; **2. mit Senföl:** 10 Tropfen Senföl in 200 ml warmem Wasser (ca. 36–38 °C) gut verrühren; Innentuch in die entstehende Emulsion tauchen, auswringen und um die Brust wickeln; mit trockenem Tuch abdecken. Bettruhe einhalten; unbedingt nach 1–3 Minuten Hautreaktion prüfen! Bei guter Verträglichkeit zunächst 5 Minuten, bei weiteren Anwendungen bis zu 15 Minuten belassen, bei Kindern 2 bis maximal 5 Minuten (je nach Alter und Allgemeinzustand). Augen abdecken, um Bindehautreizungen zu vermeiden. Hände sorgfältig waschen, um Senfreste zu entfernen. Nicht mit ungewaschenen Händen ins Gesicht fassen

Sensibilität	
Prüfung der epikritischen und protopathischen Sensibilität	
Empfindungsqualität	Untersuchungsmethode
Tastsinn	
Berührung	Bestreichen der Haut mit einem Wattebausch
Diskrimination (spitz-stumpf)	Applikation verschiedener Reize (z. B. mit dem spitzen und stumpfen Ende einer Sicherheitsnadel)
Zahlenerkennen	Schreiben von Zahlen auf die Haut
Zweipunktdiskrimination	Aufsetzen eines Zirkels oder Diskriminators auf die Haut
Lagesinn	
Positionsperzeption	passive Bewegung einer Extremität
Lokalisationsvermögen	seitenvergleichende Prüfung identischer Reize an verschiedenen Orten, simultan und sukzessiv
Stereognosie	Ertasten eines Gegenstands
Vibrationsempfindung (Pallästhesie)	Aufsetzen einer schwingenden graduierten Stimmgabel (nach Rydel-Seiffer) über oberflächlichen Knochen
Temperatursinn	Aufsetzen eines Peltier-Elements, von Kunststoff- und Metallobjekten oder mit heißem Wasser bzw. Eiswasser gefüllten Reagenzgläsern auf die Haut
Schmerz	Berührung der Haut mit spitzem Gegenstand (z. B. Nadel) oder Kneifen

oder dem Patienten über das Gesicht streichen. Nach der Anwendung die Haut gut, aber vorsichtig abwaschen, trocknen und Hautpflegeöl auftragen. Vor einer erneuten Anwendung muss die durch die Behandlung erwünschte Hautreizung abgeklungen sein. **Wirkung:** durch das enthaltene Senföl durchblutungsfördernd (hyperämisierend); starkes Hautreizmittel; **Gegenanzeigen:** vorgeschädigte Haut, Allergiebereitschaft; **Hinweis:** Durch das flüchtige Senföl können Schleimhaut- und Bindehautreizungen auftreten; es besteht eine Belastung für Herz und Kreislauf. Hautverbrennungen mit Blasenbildung sind bei nicht fachgerechter Anwendung möglich.
Sengstaken-Blakemore-Sonde: s. Ballonsonde.
Senium: s. Alter.
Sensibilität: (engl.) *sensitivity*; 1. (psychologisch) Fähigkeit zur Empfindung, Feinfühligkeit; 2. (neurologisch) Fähigkeit zur Wahrnehmung verschiedener Reize, die von Sensoren aufgenommen und über afferente Nerven und Rückenmarkbahnen unter Modulation der Information zur sensiblen Hirnrinde weitergeleitet werden; **Formen:** 1. **epikritische** Sensibilität: Wahrnehmung feiner Berührungsreize; 2. **protopathische** Sensibilität: Wahrnehmung von Schmerz- und Temperaturreizen; 3. **propriozeptive** Sensibilität (Tiefensensibilität): Wahrnehmung von Lage und Stellung des Körpers im Raum; **Prüfung:** s. Tab. Vgl. Sensibilitätsstörungen.
Sensibilitätsstörungen: (engl.) *sensory disturbances*; veränderte Wahrnehmung von Sinnesreizen; **Formen:** 1. **quantitative** Sensibilitätsstörung: völliges Fehlen (Anästhesie*, Analgesie*), Herabsetzung (Hypästhesie, Hypalgesie) oder Steigerung (Hyperästhesie, Hyperalgesie) der Sensibilität*; 2. **qualitative** Sensibilitätsstörung: andersartige Wahrnehmung, z. B. ungenaue Reizlokalisation (Allästhesie), dumpf brennende Schmerzwahrnehmung oder Kribbeln (Parästhesie) oder abnorme, unangenehme Sinneswahrnehmung (Dysästhesie); 3. **dissoziierte** Sensibilitätsstörung: Störung der Schmerz- und Temperaturempfindung bei erhaltener Tiefensensibilität und Berührungsempfindung, z. B. beim Brown-Séquard-Syndrom; 4. **dissoziative** Sensibilitätsstörung, syn. **psychogene** Sensibilitätsstörung: nicht objektivierbare Missempfindungen, die keiner definierten neurologischen Läsion zuzuordnen sind. Im Bereich des peripheren Nervensystems entspricht die Ausdehnung von Sensibilitätsstörungen bei Schädigung der Wurzeln der Spinalnerven dem betroffenen Dermatom (Hautareal, das einem Rückenmarksegment zugeordnet wird); bei Schädigung eines peripheren Nervs dessen Innervationsgebiet auf der Haut.
Sensobiographie: auch Sinnesbiographie; von T. Buchholz im Zusammenhang mit der Basalen* Stimulation geprägter Begriff zur Beschreibung der Bedeutung körperlich-sinnlicher Gewohnheiten und Rituale in der Biographie eines Menschen; diese stehen für die aktive Auseinandersetzung des menschlichen Körpers* mit sich selbst sowie der Um- und Mitwelt und legen den Grundstein für die sinnlich-körperlichen Gewohnheiten, z. B. das Vorgehen bei der Körperpflege sowie Bewegungs-, Ess- und Trinkgewohnheiten. Letztere prägen das spezifische Körpergedächtnis. Durch

oft unbewusst und allmählich in der Routine des Alltags entstehende, lieb gewonnene Rituale, die Wohlgefühl, Geborgenheit und Sicherheit vermitteln, erschließt sich die Ganzheit der Persönlichkeit auf der Basis sinnlicher Erfahrungen. Die Sensobiographie möchte einen Zugang zum Erkennen und Erfassen der sinnlichen Gewohnheiten des Menschen eröffnen, die sich im Laufe seines Lebens entfaltet haben. Die Erfahrungen der Sensobiographie tragen ebenso wie die der sonstigen Biographie einschließlich der kritischen Lebensereignisse* zur Prägung der Persönlichkeit* bei. Bei der Auswahl der Angebote i. R. der Basalen Stimulation kann auf diese Erfahrungen zurückgegriffen werden. **Pflege:** Gewonnene Informationen der Sensobiographie sind Bestandteil der Pflegeanamnese und können i. R. des Pflegeprozesses weiter verarbeitet werden; v. a. dienen sie der individuellen, personenzentrierten Durchführung von Pflege. Vgl. Körperbild, Menschenbild.

Sensoren: (engl.) *sensors*; komplexe zelluläre oder vielzellige Strukturen des Organismus mit Fühlereigenschaften zur Aufnahme äußerer und innerer Reize*; z. B. Mechanosensoren (Tastempfinden), Pressosensoren (Blutdruck), Thermosensoren (Wärme- und Kälteempfinden), Photosensoren (Zapfen und Stäbchen in der Netzhaut des Auges), Chemosensoren (Riechen, Schmecken, Regulation von Körperfunktionen, z. B. Atmung*) und Osmosensoren (Wasserhaushalt*); **Bedeutung: 1.** Orientierung, Kommunikation zwischen Organismus und Umwelt; **2.** Regulation des inneren Milieus. Vgl. Rezeptoren.

Sepsis: (engl.) *sepsis*; syn. Septikämie; sog. Blutvergiftung; Allgemeininfektion mit Krankheitserscheinungen, die infolge Aussaat von Mikroorganismen (meist Bakterien, seltener Pilze, Viren oder Parasiten) von einem Infektionsherd aus (z. B. Urogenitaltrakt, Darm, Lunge, Haut) in die Blutbahn auftreten; **Vorkommen:** Besonders gefährdet sind Patienten mit reduzierter Immunabwehr (z. B. durch Immunsuppression, Zytostatikatherapie, AIDS), Verweilkatheter (z. B. in Harnblase, Venen), Diabetes mellitus, Leberzirrhose, bösartigen Tumoren sowie nach einer Operation. **Kennzeichen:** u. a. hohes, intermittierendes Fieber*, Schüttelfrost, stark reduzierter Allgemeinzustand, grau-blasse Hautfarbe, evtl. punktförmige Einblutungen in die Haut (Petechien) oder entzündlicher Hautausschlag (Exantheme*), Milz- und Lebervergrößerung; bei Säuglingen und alten geschwächten Patienten kommen symptomarme Verläufe (evtl. ohne Fieber) vor. **Diagnose:** Blutkultur*, Urinkultur, ggf. auch von Sputum, Stuhl oder Wundsekreten zur Erregeridentifizierung (Abnahme bei Fieberanstieg vor Beginn einer Antibiotikatherapie); **Maßnahme: 1.** unverzüglicher Beginn einer Antibiotikatherapie; **2.** Maßnahmen zur Stabilisierung von Kreislauf und Atmung; **3.** Ausgleich der nichtrespiratorischen Azidose*; **4.** Prophylaxe und Therapie der Gerinnungsstörungen; **5.** Lokalisation des Sepsisherdes und möglichst chirurgische Sanierung; **Komplikationen:** eitrige Organmetastasen, septisch-toxischer Schock*, Stressläsion (infolge Schwächung protektiver Faktoren akut entstandene Erosion oder Geschwür im Magen oder Zwölffingerdarm); **Prognose:** trotz intensivmedizinischer Maßnahmen ernst (Letalität ca. 50 %); besonders ungünstig bei spätem Therapiebeginn oder nicht lokalisierbarem Infektionsherd, konsumierender Grunderkrankung sowie Auftreten eines Multiorganversagens im Verlauf der Behandlung; **Pflege:** zur Vorbeugung der Entstehung einer Sepsis Einhaltung und Kontrolle des hygienischen Standards: **1.** Reduktion der Keimzahl an Punktionsstellen von intravaskulären Zugängen durch Haut- und Händedesinfektion* bei allen Manipulationen am Katheter und am Infusionssystem; **2.** Zubereitung von Injektionen und Infusionen unter aseptischen Bedingungen; **3.** sofortiges Informieren der behandelnden Ärzte bei plötzlich einsetzendem hohem Fieber; Vorbereiten der Therapiemaßnahmen.

septisch-toxischer Schock: s. Schock, septisch-toxischer.

Serum: (engl.) *serum*; Präparat aus dem durch Blutgerinnung von Fibrin und korpuskulären Bestandteilen (Blutkörperchen und Blutplättchen) befreiten (daher ungerinnbar), wässrigen und (v. a. durch Bilirubin und vereinzelt hämolysierte rote Blutkörperchen) leicht gelb gefärbten Bestandteil des Blutes* (Blutserum), i. w. S. auch der Gehirn-Rückenmark-Flüssigkeit (Liquor cerebrospinalis); unter **Antiserum** versteht man ein Serum, das Antikörper gegen ein (monospezifisches Antiserum) oder mehrere (polyspezifisches Antiserum) bestimmte Antigene oder Epitope enthält. Ein **Immunserum** ist ein durch natürliche oder künstliche Immunisierung von Tieren (heterologes Immunserum) oder von Menschen (homologes Immunserum, meist Konvaleszentenserum) gewonnenes Antiserum mit hohem Gehalt (Titer) an spezifischen Antikörpern.

Servicestelle: trägerübergreifende Informations- und Beratungsstelle zum Thema Rehabilitation* für rat- und hilfesuchende Bürger; auf Grundlage des § 22 SGB IX und der Rahmenempfehlung zur Einrichtung trägerübergreifender Servicestellen für Rehabilitation werden diese umfassend, orts- und bürgernah tätig. **Aufgabe: 1.** Klärung des individuellen Hilfebedarfs unter Einbeziehung des Lebensumfeldes und ggf. unter Einleitung psychosozialer Begleitung; **2.** Koordination der sozialmedizinischen Auswertung vorhandener medizinischer Unterlagen; **3.** Ermittlung und Benennung des zuständigen bzw. vorleistungspflichtigen Rehabilitationsträgers (s. Rehabilitationsrecht); **4.** Kontaktaufnahme mit dem Rehabilitationsträger zur Abklärung der in Betracht kommenden Rehabilitationsleistungen; **5.** Mithilfe bei der unverzüglichen Einleitung des Rehabilitationsverfahrens, insbesondere Unterstützung bei der Antragstellung und Weiterleitung des Antrags an den Rehabilitationsträger; **6.** Unterstützung des Rehabilitationsmanagements beim Rehabilitationsträger; **7.** Hinwirken auf unverzügliche Leistungserbringung; **8.** Hinwirken auf eine enge Kooperation der Rehabilitationsträger mit den Integrationsämtern* und den Integrationsfachdiensten*, um frühzeitig durch geeignete Maßnahmen bedrohte Arbeitsverhältnisse erkrankter und behinderter Arbeitnehmer zu erhalten. Bei Bedarf sind weitere Sachverständige hinzuzuziehen, z. B. Ärzte oder Sozialberater. Auskunft und Beratung sollen in einem persönlichen Gespräch erteilt werden. Die Abklärung des individuellen Hilfebedarfs, der Zuständigkeit bzw. Vorleistungspflicht ist durch die Servicestelle in geeigneter Weise zu dokumentieren.

SET: Abk. für **S**elbst**e**rhaltungs**t**herapie*.

Seuche: (engl.) *epidemic*; historische und umgangssprachliche Bezeichnung für die plötzliche Erkrankung zahlreicher Menschen an einer Infektionskrankheit; Einteilung in Endemie*, Epidemie* und Pandemie*. Vgl. Infektionsschutzgesetz, Isolierung, Quarantäne.

Sexismus (ICNP): (engl.) *sexism*; sog. männlicher Chauvinismus; in der Frauenbewegung der USA geprägte, in Analogie zum Begriff Rassismus* gebildete polemische Bezeichnung für männlichen Antifeminismus, der sich in sexuell belästigender Weise gegen Frauen richtet oder sie (auch durch die verwendete Sprache) ausgrenzt; als Sammelbezeichnung allgemein für die Diskriminierung* von Frauen und sexuellen Minderheiten verwendet, i. w. S. für jede Art zwangsweise erfolgender Durchsetzung traditioneller Rollenerwartungen an Frauen und Männer. Einzelne Formen des Feminismus sind infolge ihrer gegen jede Gemeinsamkeit mit Männern gerichteten Zielsetzungen ebenfalls als Formen des Sexismus zu betrachten. Vgl. Sexualität, Mobbing.

Sexualität: (engl.) *sexuality*; Geschlechtlichkeit; Bezeichnung für eine sehr allgemeine und grundlegende Äußerung des Lebens mit 3 Grundfunktionen: **1.** Fortpflanzung (reproduktiv): bei allen Lebewesen mit geschlechtlicher Vermehrung; **2.** Beziehung und Kommunikation (sozialisierend): bei Menschen, allen Primaten und wohl der Mehrzahl der höheren Tierarten; **3.** Lustgewinn und Befriedigung (rekreativ): bei Menschen, Menschenaffen u. a. Primaten; das durch die biologisch-anatomische Ausstattung bestimmte somatische Geschlecht ist von der Geschlechtsidentität* zu unterscheiden. Nicht immer stimmt das somatische Geschlecht mit der Geschlechtsidentität überein (s. Transsexualität). Menschliches Sexualverhalten* umfasst eine große Bandbreite unterschiedlicher Ausdrucksformen. Zärtlichkeit und Erotik gehören ebenso dazu wie sich selbst oder andere verletzende und gewalttätige Handlungen. Sexuelles Interesse kann auf das eigene (s. Homosexualität) oder das andere Geschlecht (s. Heterosexualität, Bisexualität) gerichtet sein; sexuelle Handlungen können an der eigenen (s. Selbstbefriedigung) oder mit einer anderen Person vollzogen werden. Sexuelles Interesse ist nicht auf bestimmte Lebensabschnitte begrenzt (s. Alterssexualität).

Pflege

Grundlagen: Ausgehend von einem Pflegeverständnis, das den Menschen in einem umfassenden Sinn wahrnimmt, gehört die Beachtung der Sexualität zu den Aufgaben der Pflege. Dieser Anspruch findet sich in verschiedenen pflegetheoretischen Modellen wieder. Bedürfnisorientierte Ansätze (u. a. N. Roper et al., Ch. Abderhalden und M. Krohwinkel) thematisieren unter der Kategorie „sich als Mann oder Frau fühlen und verhalten" und „Sexualität" Fragen der Geschlechtsidentität, soziokulturelle Faktoren sowie anatomisch-physiologische Voraussetzungen und Abläufe, die die Reproduktion ermöglichen. D. Orem betont psychosoziale Aspekte von Sexualität, indem die Autorin das Thema unter die allgemeine Selbstpflegeerfordernis „Aufrechterhaltung eines Gleichgewichts zwischen Alleinsein und sozialer Interaktion" subsumiert. Zudem identifiziert sie das Geschlecht als einen der Faktoren, der die situativen Selbstpflegebedarf bedingen. Nach H. Peplau erscheint Sexualität als unabdingbares menschliches Bedürfnis, das, wenn es unerfüllt bleibt, zu einer Spannung führt, die auf Entlastung drängt (sog. Sexualtrieb).

Sexualität und somatische Erkrankungen

Eine Vielzahl von Erkrankungen (Diabetes mellitus, Erkrankungen des Bewegungssystems, Rückenmarkverletzungen, Schlaganfall, Nierenversagen) und medizinischen Eingriffen (Strahlentherapie bei gynäkologischen Krebserkrankungen, operative Durchtrennung entsprechender Nerven) können zu Beeinträchtigungen der sexuellen Funktionsfähigkeit führen. Auch die Nebenwirkungen verschiedener Medikamente können sich über eine Reduzierung der Libido, Störung der Potenz oder Sekretionsverminderung der Vaginalschleimhaut störend auf die Möglichkeit zu sexueller Aktivität auswirken. Neben funktionellen und strukturellen Veränderungen der Geschlechtsorgane können verschiedene Erkrankungen oder therapeutische Interventionen zu einer Veränderung des Körperbildes* führen (s. Körper), verbunden mit einem subjektiv wahrgenommenen Verlust von sexueller Attraktivität. Prinzipiell kann jede Krankheit zu einem veränderten Körperbild führen und sich damit auf das sexuelle Selbstverständnis auswirken. Das Körperbildkonzept verdeutlicht die Relevanz z. B. entstellender Narben, von Hauterkrankungen oder der Verletzung der Integrität bei der Anlage eines Anus praeternaturalis für die Sexualität von Menschen mit Pflegebedarf.

Maßnahme: Information und Beratung; zur Strukturierung der Beratungsebenen kann das von J. S. Annon entwickelte **PLISSIT-Modell** als Orien-

Sexualität

tierungshilfe herangezogen werden. Dieses Modell unterscheidet 4 Stufen zunehmender Problemnähe und Komplexität: **1. Permission:** Dem Patienten soll vermittelt werden, dass Sexualität ein legitimes Gesprächsthema ist und Pflegekräfte bereit sind, darüber zu sprechen. Diese Bereitschaft kann u. a. ausgedrückt werden, indem bei der Pflegeanamnese auch Fragen zur Sexualität gestellt werden. **2. Limited information:** Erläutert werden allgemeine Informationen zu möglichen Auswirkungen der Erkrankung sowie Nebenwirkungen von Medikamenten oder Behandlungen auf die Sexualität des Patienten. Auch können auf dieser Stufe Lösungsmöglichkeiten von häufig auftretenden Problemen angesprochen werden (z. B. der Einsatz von Gleitmitteln oder Empfehlungen hinsichtlich bestimmter Positionen oder Zeiten für den Geschlechtsverkehr. **3. Specific suggestions:** Falls individuelle Fragen offen geblieben sind, sollte die Pflegekraft versuchen, das Problem differenziert zu ermitteln, um spezifische Ratschläge oder detaillierte Anleitungen anbieten zu können. **4. Intensive therapy:** Die letzte Stufe wird notwendig, wenn das Gespräch oder die Beratung nicht ausreichen, um die sexuellen Sorgen und Nöte des Betroffenen zu lösen und psychotherapeutische Hilfe erforderlich ist. In diesem Fall sollte die Überweisung an einen Spezialisten erfolgen. Die ersten 3 Stufen können von Pflegenden mit entsprechender Qualifikation ausgeführt werden.

Hinweis: Die Durchführung von Beratungsgesprächen zu Fragen der Sexualität setzt neben Fachwissen ein reflektiertes Verhältnis zur eigenen Sexualität voraus.

Sexualität und psychische Erkrankungen

Verschiedene psychische Erkrankungen (z. B. Depression*, Schizophrenie, Demenz) können zu Beeinträchtigungen (oder Enthemmung) der Sexualität der Betroffenen führen. Zudem gehören Störungen der Sexualfunktion bei Einnahme verschiedener Psychopharmaka* zu den gehäuft auftretenden Nebenwirkungen. Diese medikamentös bedingten Einschränkungen können Sorge und Angst auslösen. Auf Menschen mit einer psychiatrischen Erkrankung kann Sexualität in Abhängigkeit von ihren Vorerfahrungen und ihrer aktuellen Situation sowohl stabilisierende als auch labilisierende Funktion haben. Gemischtgeschlechtliche Stationen können einen geschützten Rahmen bieten, in dem Kontakte geknüpft und Verhaltensweisen erprobt werden. Bei dieser Annäherung an außerklinische Verhältnisse muss allerdings bedacht werden, dass Patientinnen in der Psychiatrie überdurchschnittlich häufig Gewalterfahrungen mit Männern haben. Wegen der Gefahr negativer Auswirkungen für die Beteiligten sind in der Phase der akuten Dekompensation, die mit unklarer Urteilsfähigkeit verbunden ist, sexuelle Kontakte abzulehnen.

Maßnahme: 1. Ausbalancieren des Umgangs mit den Patienten zwischen Fürsorgepflicht, Schutz, Förderung der Selbständigkeit und Rehabilitation; **2.** Förderung eines befriedigenden Sexuallebens (z. B. Beratung oder Vermittlung von Beratung durch Sexualberatungsstellen; vgl. Selbstbefriedigung); **3.** Information und Beratung zu den Nebenwirkungen von Arzneimitteln.

Hinweis: Pflegekräfte stellen nicht selten die Projektionsfläche (s. Projektion) für unerfüllte Sehnsüchte und sexuelle Wünsche von Patienten dar. Zu einem professionellen Umgang gehört es, dies in seiner Bedeutung innerhalb des therapeutischen Prozesses wahrzunehmen und von der eigenen Person zu abstrahieren (s. Missbrauch, sexueller).

Sexualität und Körper- oder Sinnesbeeinträchtigungen

Die spezifischen Problemstellungen körperlich behinderter Menschen stehen in Zusammenhang mit der jeweils vorliegenden organischen Funktionsstörung und dem Erleben der körperlichen Beeinträchtigung als attraktivitätsmindernd. Da der Körper aber immer wieder als defizitär erlebt wird und kaum den gesellschaftlichen Idealvorstellungen entspricht, fällt es den Betroffenen häufig schwer, sich selbst als sexuell anziehend wahrzunehmen. Die besonderen körperlichen, je nach Behinderung sehr unterschiedlichen Bedingungen können dazu führen, dass sich sexuelle Stimulation und sexuelle Praktiken, die bei Nichtbehinderten üblich sind, als ungeeignet erweisen. Hier gilt es auszuprobieren, welche Art des Kontaktes als erregend erlebt wird.

Maßnahme: 1. Information und Beratung anbieten; **2.** Unterstützung leisten, z. B. körperbehinderten Paaren so helfen, dass sie miteinander sexuelle Befriedigung erreichen können (z. B. durch Bereitstellen von Hilfsmitteln in Absprache mit den Paaren, ggf. Vermittlung professioneller Beratungsdienste).

Hinweis: Betreuer und Betreuerinnen, die Sexualassistenz leisten, d. h. die körperbehinderte Person bei der sexuellen Befriedigung unterstützen, müssen sich über die damit verbundene Problematik im Klaren sein: **1.** Schwierigkeiten bei der Abgrenzung zwischen technischer Hilfestellung und dem emotionalen Erleben sowohl vonseiten der behinderten als auch vonseiten der Unterstützung leistenden Person; **2.** Gefahr, dass die Grenze zwischen Hilfestellung für die behinderte Person und Missbrauch (der Helfer nutzt die Situation für eigene sexuelle Bedürfnisse) verschwimmt.

Sexualität und geistige Behinderung

Sexualität ist für Menschen mit geistiger Behinderung ebenso bedeutungsvoll wie für jeden anderen Menschen. Allgemein gilt, dass Menschen mit geistiger Behinderung ein Recht darauf haben, ihre Sexualität zu leben (UN-Erklärung der allgemeinen und spezifischen Rechte für geistig Behinderte von 1971. Geistig behinderte Menschen sind weder besonders triebhaft, noch erschöpfen sich ihre sexuellen Wünsche und Bedürfnisse i. d. R. in zärtlichen Berührungen. Genitale Kontakte erfordern eine Auseinandersetzung mit der Frage der Empfängnisverhütung. Grundsätzlich kommen alle bekannten Methoden in Betracht. Allerdings stellt sich die Frage der zuverlässigen Anwendung. Während der Zeit des Nationalsozialismus wurden geistig behinderte Menschen i. R. der sog. Rassenhygiene regelmäßig sterilisiert. Nach 1945 geschah die Sterilisation häufig in einer juristischen Grauzone. Das 1992 in Kraft getretene Betreuungsrecht* lässt eine Sterilisation nur unter klar definierten Bedingungen zu. Eine Zwangssterilisation sowie die Sterilisation von Minderjährigen sind grundsätzlich nicht erlaubt (§§ 1905 und 1631c BGB). Der Kinderwunsch von geistig behinderten Personen ist ein schwieriges ethisches Thema. Erfahrungen zeigen, dass geistig behinderte Eltern mit entsprechender Unterstützung durchaus in der Lage sind, ein Kleinkind adäquat zu betreuen. Spätestens wenn das Kind die Schulalter erreicht, muss die Erziehung jedoch von anderen Personen federführend übernommen werden. Geistig behinderte Menschen werden überdurchschnittlich häufig Opfer sexuellen Missbrauchs* sowohl von nichtbehinderten Personen (einschließlich ihrer Betreuer) als auch von anderen Behinderten. Teilweise werden Abhängigkeitsverhältnisse ausgenutzt. Zudem können die Betroffenen sich oft nicht wehren oder ihr Erleben verbalisieren.

Maßnahme: 1. Aufklärung und Sexualerziehung; **2.** Privatsphäre schaffen und akzeptieren; **3.** Unterstützung bei der Schwangerschaftsverhütung* leisten.

Organisation
Pflegeprozess: 1. Fragen zur Sexualität in die Pflegeanamnese* integrieren und in der angemessenen Situation auch stellen (Dokumentenanalysen zeigen, dass die Spalte zur Sexualanamnese oft unausgefüllt bleibt); **2.** bei der Durchführung von Pflegehandlungen deren sexuelle Dimension wahrnehmen; **3.** Dokumentationssoftware auf Integration des Themas Sexualität überprüfen und ggf. ergänzen.

Autorin: Renate Stemmer.

Sexualität in geschlossenen Einrichtungen: (engl.) *sexuality in closed institutions*; Bezeichnung zur Beschreibung von besonderen Formen des Sexualverhaltens, wie es in Einrichtungen vermehrt beobachtet wird, deren Bewohner keine Möglichkeit zu externen Kontakten haben, z. B. in geschlossenen psychiatrischen Einrichtungen, Heimen, Justizvollzugsanstalten, Gefangenenlagern oder Internaten; ihnen ist gemeinsam, dass Sexualkontakte sehr stark von den Gegebenheiten der Einrichtung geprägt werden und damit individuelle Wünsche oder Vorlieben ggf. in den Hintergrund treten, um überhaupt Sexualkontakte zu realisieren. Faktoren, die das Sexualverhalten beeinflussen, werden stark von der Art der jeweiligen Einrichtung bestimmt und sind u. a. abhängig davon, ob eine getrennte Unterbringung von Männern und Frauen stattfindet, welche Überwachung des individuellen Verhaltens und welche Freiräume ggf. bestehen, wie hierarchisch Strukturen (sowohl hinsichtlich des Personals als auch der Bewohner) ausgeprägt sind; so werden z. B. für Insassen von Justizvollzugsanstalten hohe Häufigkeiten von Selbstbefriedigung* und sexuellen Ersatzhandlungen (z. B. Tattoos), Gelegenheitshomosexualität, aber auch Prostitution und sexuelle Gewalt beschrieben; in Heimen für Menschen mit geistiger Behinderung bilden ungewollte Schwangerschaften nicht selten ein Problem. Die sexuelle Problematik von Bewohnern geschlossener Einrichtungen tritt erst allmählich ins öffentliche Bewusstsein: Sie betrifft sowohl die Bewohner (Verweigerung des Rechts auf sexuelle Selbstbestimmung) als auch das Personal im Spannungsfeld zwischen dem Wunsch mancher Bewohner nach Sexualassistenz und dem Risiko des (immer strafbaren) sexuellen Missbrauchs*. Vgl. Alterssexualität, Sexualität, Pflege, forensische.

Sexualtrieb: (engl.) *sexual drive*; auch Geschlechtstrieb; Bezeichnung für die auf Fortpflanzung* und sexuelle Befriedigung gerichteten Triebe* bei Tieren und Menschen.

Sexualverhalten (ICNP): (engl.) *sexual interaction*; Begriff zur Beschreibung der sexuellen Aktivität von Menschen nach unterschiedlichen (früher oft wertenden, heute zunehmend rein beschreibenden) Kriterien; **Einteilung: 1.** nach der Ausrichtung am Objekt des sexuellen Interesses (z. B. als Heterosexualität*, Homosexualität*, Fetischismus); **2.** nach der Art der gewählten Aktivität (s. Geschlechtsverkehr, Selbstbefriedigung, Exhibitionismus); **3.** nach dem Auftreten sexueller Aktivität (Frequenz; ggf. Promiskuität); **4.** nach der individuellen Variationsbreite sexueller Bedürfnisse; **5.** nach der Intensität sexueller Bedürfnisse (Sexualtrieb); **6.** nach dem Grad der erreichten sexuellen Befriedigung. Vgl. Sexualität.

sexuelle Belästigung (ICNP): s. Belästigung, sexuelle.

sexueller Missbrauch (ICNP): s. Missbrauch, sexueller.

SGB: Abk. für **S**ozial**g**esetz**b**uch*.

Shunt: angeborene, erworbene oder künstlich angelegte Kurzschlussverbindung zwischen arteriellen und venösen Blutgefäßen oder Gefäßsystemen; **Einteilung: 1. physiologischer** Shunt: v. a. über Bronchialvenen, pulmonale arteriovenöse Anastomosen; **2. pathologischer** Shunt: z. B. bei angeborenen Herzfehlern (in Abhängigkeit von den Druckverhältnissen in den Herzkammern als Links-Rechts-, Rechts-Links-Shunt oder vorübergehend als Pendelshunt); **3. operativ angelegter (gefäßchirurgischer)** Shunt: z. B. **a)** als Shunt zur Hämodialyse*; dabei wird operativ eine Kurzschlussverbindung zwischen einer gut zugänglichen Extremitätenarterie und -vene zur Blutentnahme hergestellt (z. B. Verbindung zwischen Arteria radialis mit der Vena cephalica am distalen

Unterarm); **b)** portosystemischer Shunt: Shunt zwischen Vena portae hepatis und ihren Ästen und Vena cava, z. B. bei erhöhtem Druck in der Pfortader oder bei Bauchwassersucht (Aszites*); **Hinweis:** Ein Shunt zur Hämodialyse sollte täglich optisch auf Rötung, Schwellung und Hämatombildung kontrolliert sowie die Durchgängigkeit mit Hilfe eines Stethoskops (hörbares Rauschen) überprüft werden (s. Abb.).

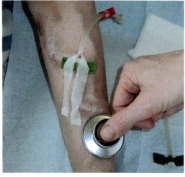

Shunt [80]

Sialorrhö: s. Speichelfluss.
Sicherheit: (engl.) *safety*; **1.** seelischer Zustand des Selbstvertrauens (vgl. Selbstsicherheit), der Orientierung, des Vertrauens und der Gewissheit; **2.** Vertrauen in die eigenen Fähigkeiten und Fertigkeiten (sichere Handhabung); **3.** vertrauensvoller Umgang von Menschen miteinander (sich sicher, geborgen, aufgehoben fühlen; s. Bindungstheorie, Urvertrauen); **4.** Schutz vor Gefahren, Unfällen und Risiken durch entsprechende vorbeugende und sichernde Maßnahmen (z. B. Hygiene*, Schutzkleidung*, Geräte*- und Produktsicherheitsgesetz); **5.** komplexe Bezeichnung einer Aktivität* des täglichen Lebens, die sich auf die vorgenannten Aspekte bezieht. Vgl. Unsicherheit, Flucht, Sorgfaltspflicht, ärztliche.
Sicherheitsvorsorge (ICNP): (engl.) *safety precaution*; Vermeiden und Verhüten von Unfällen, Risiken und Gefahren, z. B. durch Sicherungsmaßnahmen wie die Verwendung von Schutzkleidung* (u. a. Handschuhe, Helme); vgl. Unfallverhütungsvorschriften, Herdsicherung.
Sicherstellungsauftrag: (engl.) *responsibility for guaranteeing provision of services*; **1. Gesetzliche Krankenversicherung:** auf § 75 SGB V basierende Verpflichtung der Kassenärztlichen Vereinigung und der Kassenärztlichen Bundesvereinigung, die vertragsärztliche Versorgung der Versicherten der Gesetzlichen Krankenversicherung sicherzustellen und gegenüber den Krankenkassen die Gewähr zu übernehmen, dass diese Versorgung und Behandlung den gesetzlichen und vertraglichen Erfordernissen entspricht; dazu gehören auch die Bereitschafts- bzw. Notfalldienste. Nach § 70 Absatz 1 SGB V haben Krankenkassen und Leistungserbringer eine bedarfsgerechte und gleichmäßige Versorgung entsprechend dem allgemein anerkannten Stand der medizinischen Erkenntnisse zu gewährleisten. **2. Pflegeversicherung:** Die Sicherstellung der Versorgung obliegt gemäß § 69 SGB XI den Pflegekassen und umfasst die Gewährleistung einer bedarfsgerechten und gleichmäßigen, dem allgemeinen Stand der medizinisch-pflegerischen Erkenntnisse entsprechenden pflegerischen Versorgung der Versicherten; die Pflegekassen schließen Versorgungsverträge, Leistungs- und Qualitätsvereinbarungen sowie entsprechende Vergütungsregelungen mit den Trägern von Pflegeeinrichtungen (gemäß § 71 SGB XI) und sonstigen Leistungserbringern. Diese Vereinbarungen müssen Vielfalt, Unabhängigkeit und Selbstverständnis der Träger dieser Einrichtungen hinsichtlich deren Zielsetzung und Durchführung ihrer Aufgaben berücksichtigen.
Sigg-Zeichen: (engl.) *Sigg's sign*; Schmerz in der Kniekehle beim Überstrecken des Kniegelenks; Zeichen eines Gefäßverschlusses durch Blutgerinnsel (Thrombose*).
Signifikanz: (engl.) *significance*; Begriff aus der Statistik für die statistische Zuverlässigkeit bzw. Richtigkeit eines Versuchsergebnisses; ein Ergebnis ist signifikant, wenn es sich nur mit einer geringen Irrtumswahrscheinlichkeit von meist weniger als 5 % ($p<0,05$) durch zufällige Ereignisse erklären lässt. Vgl. Chi-Quadrat-Test, Pflegeforschung.
Silikon: (engl.) *silicone*; syn. Polysiloxan; Material auf der Basis von vernetzten Siliciumverbindungen; **Verwendung:** als zahnmedizinisches Abformungsmaterial sowie zur Herstellung und Füllung von Prothesen* und Implantaten (z. B. Brustimplantat).
Singultus: s. Schluckauf.
Sinne: (engl.) *senses*; Wahrnehmungssinne; Fähigkeit zur Aufnahme von Reizen* mit Hilfe der Sinnesorgane; neben den 5 klassischen Sinnen Hören* (auditiver Sinn), Sehen* (optischer Sinn), Riechen* (olfaktorischer Sinn), Schmecken* (gustatorischer Sinn), Fühlen*/Tasten (kinästhetischer Sinn) gibt es noch weitere Sinnesmodalitäten wie z. B. den Temperatursinn und den Gleichgewichtssinn. Vgl. Wahrnehmung, Sensobiographie.
Sinnestäuschung: s. Halluzination.
Sirup: (engl.) *syrup*; dickflüssige Arzneiform* zum Einnehmen; Sirup besteht aus einer konzentrierten Lösung süß schmeckender Mono- oder Disaccharide, die u. a. Arzneistoffe, Pflanzenauszüge oder Fruchtsäfte enthalten kann. **Anwendung:** Sirupe werden direkt als Arzneimittel gebraucht oder als Geschmacksverbesserer verwendet.
Sitzbad: (engl.) *sitz bath*; Teilbad in einer Sitzwanne*, bei der nur der Unterkörper mit Ausnahme der Beine gebadet wird; Häufigkeit, Dauer, Wassertemperatur und evtl. Zusätze werden ärztlich verordnet. **Ziel: 1.** Säuberung des Genital- und Pe-

rianalbereichs; **2.** Wundbehandlung durch therapeutische Zusätze (z. B. Kamille; s. Badezusatz); **3.** Förderung der Wundheilung nach Scheidendammschnitt* (Episiotomie) und gynäkologischen Operationen, bei Hämorrhoiden* oder Analfissuren*; **Hinweis:** Nach jeder Benutzung Sitzwanne desinfizieren und reinigen.

Sitzen: (ICNP); (engl.) *sitting*; Einnehmen einer aufrechten Sitzposition aus einer liegenden oder stehenden Position; Sitzen ist physiologisch etwa ab dem 7.–8. Lebensmonat möglich. Sitztechniken sind kulturell geprägt verschieden. Im Westen ist Sitzen auf dem Stuhl traditionell üblich. **Beeinträchtigung:** durch Verletzungen, Einschränkung der Wirbelsäulenbeweglichkeit (funktionell durch Blockierungen, strukturell z. B. durch Bandscheibenerkrankungen) und neurologische Krankheiten (Parkinson-Syndrom, Multiple Sklerose, Demenz) im fortgeschrittenen Stadium; mögliche **Folge:** Durch zunehmendes Sitzen in der Schule und als beruflich bedingte Grundposition schließen sich durch den Bewegungsmangel bedingten Folgen (Rückenbeschwerden, Störungen des muskulären Gleichgewichts, Verdauungsprobleme, Hämorrhoiden, Übergewicht) an. Die gesundheitlichen Folgen dauernden Sitzens stellen mittlerweile einen hohen Kostenfaktor für die Volkswirtschaft dar. **Prophylaxe: 1.** Ausreichende Ausgleichbewegung in Schulen (Schulsport, Lehrmethoden mit Bewegungseinheiten) und am Arbeitsplatz sicherstellen. **2.** Sitzmobiliar und Steharbeitsplätze variabel bereitstellen. **3.** Rückenschule*; **Pflege:** Mobilisation*, Positionsunterstützung* zur Erhaltung von Ressourcen; **Hinweis: 1.** Dekubitusprophylaxe mit Positionswechsel auch beim Sitzen nicht vergessen. **2.** Bei schwachen Patienten Erholungspausen im Liegen ermöglichen. Vgl. Gehen.

Sitzwache: (engl.) *private duty nurse*; Bezeichnung für die ununterbrochene Betreuung und Beobachtung eines besonders gefährdeten Patienten oder einer kleinen Patientengruppe am Tag und in der Nacht (s. Nachtdienst); die Sitzwache dient der Sicherheit des Patienten. Dazu muss sie lückenlos erfolgen, d. h., auch beim kurzzeitigen Verlassen des Patienten übernimmt eine Ersatzperson für den Zeitraum der Abwesenheit diese Aufgabe. Zu Beginn werden die besonders zu überwachenden Kriterien (z. B. Atmungsfrequenz, Puls, Blutung) festgelegt. **Hinweis:** Die Bereitstellung einer Sitzwache erfolgt auf Antrag einer Station nach Genehmigung durch die Pflegedienstleitung.

Sitzwanne: spezielle Wanne zur Durchführung von Sitzbädern* (s. Abb.).

Skala: (engl.) *scale*; Gradeinteilung, Stufenleiter; Maßstab zur Bewertung eines Risikos oder Schädigungszustandes, z. B. bei Dekubitusrisiko (z. B. Braden*-Skala, Braden*-Q-Skala, Norton*-Skala, Medley*-Skala) oder Bewusstseinsstörungen nach Schädelhirntrauma (z. B. Glasgow* Coma Scale).

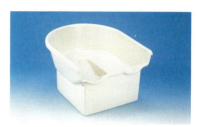

Sitzwanne [1]

sowie von aktuellen Befindlichkeiten; vgl. Schmerzskala.

skills: Fähigkeiten, Fertigkeiten; Begriff wird z. B. in der Pädagogik und Verhaltenstherapie* benutzt und bezeichnet die sog. social skills, also die Sozialkompetenz*, die in Lehr-Lernsituationen geschult oder in therapeutischen Verfahren trainiert wird.

Sklerose: s. Fibrose.

SMI-Trainer: s. Atemtrainer.

Snoezelen: Kunstwort aus einer Verknüpfung von niederländisch „snuffelen" (schnüffeln) und „doezelen" (dösen), gesprochen „snuselen"; bewusst ausgewähltes Anbieten primärer Reize wie z. B. Licht, Geräusche, Gerüche, Geschmacksstimulanzien und Auslöser für Gefühle in einer angenehmen Atmosphäre, die v. a. auf die sinnliche Wahrnehmung und Erfahrung gerichtet sind; das Konzept wurde Ende der 70er Jahre des 20. Jahrhunderts durch J. Hulsegge und A. Verheul begründet.

Grundlage

Von der anfänglichen Entspannungs- und Freizeitmöglichkeit für Menschen mit geistigen Behinderungen hat sich Snoezelen als therapeutisches Konzept entwickelt und wird bei Kindern, Erwachsenen und Senioren angewendet. Ein wissenschaftliches Fundament für das Snoezelen existiert noch nicht. Snoezelen schafft die Möglichkeit, in einer sicheren Umgebung Sinneserfahrungen durch visuelle, taktile, akustische, olfaktorische und geschmackliche Reize in einer vom Individuum oder der Gruppe gewählten Form, Reihenfolge, Intensität und Zeit erleben zu können (vgl. Stimulation). Die Vermeidung der äußeren Reizüberflutung ermöglicht eine sinnliche Tiefenerfahrung. Das ursprüngliche Konzept „Nichts muss gemacht werden, alles ist erlaubt!" entspricht dem Selbstbestimmungsprinzip in der bedürfnisorientierten Auswahl und dem zeitlichen Erleben von Snoezelenreizen. In der Weiterentwicklung und therapeutischen Anwendung, besonders bei Menschen mit psychischen Erkrankungen und damit verbundenen Einschränkungen in der Selbstäußerung, ist ein von außen bestimmtes Angebot erforderlich. Dies wird von Therapeuten oder qualifizierten Betreuern (u. a. Pflegekräfte, Angehörige) differenziert zusammengestellt und bedürfnisorientiert angewendet. Zumindest die beim fremdbestimmten Snoezelen erfahrenen und beobachteten Reaktionen sind zu protokollieren, um positive Reize inhaltlich und zeitlich gezielt einsetzen sowie bei negativen Effekten weitere Anwendungen unterlassen zu können. Im therapeutischen Bereich gilt weiterhin, dass jeglicher Leistungsdruck vermieden werden muss.

Voraussetzung
Konzeptionell gestaltete Räume, die entsprechend der Zielgruppe gestaltet werden mit **1.** bequemen, speziellen Sitz- und Liegeelementen zum Erhalt und zur Einbeziehung spezifischer Bewegungsmöglichkeiten; **2.** technischen Anlagen (u. a. Blasensäulen, Projektoren für Lichteffekte, Musikanlage, Faseroptiksträngen, Aromaverbreiter, interaktive Teppiche und Sternenhimmel); **3.** unterschiedlichsten Elementen zur Sinneserfahrung. Bei Nichtvorhandensein geeigneter Räume ist die Einzelanwendung von Snoezelenelementen möglich; therapeutische Auswahl- und Erfahrungsmöglichkeit sind jedoch wesentlich reduziert.

Pflege
1. Körperorientierte Pflege und Betreuung sind gleichberechtigte Bestandteile eines Konzepts zur Versorgung von Klienten. Snoezelen bietet breite Anwendungsmöglichkeiten i. R. der Stimulation, Entspannung und Krisenbewältigung und kann sowohl Bestandteil der Pflege als auch ein Betreuungsangebot sein. **2. Entspannende Pflege** ist die bewusste Gestaltung einer Erlebniswelt nach individuellen Bedürfnissen. **3. Befähigungsorientierte Pflege** stellt ein Teilziel des Snoezelen dar; insbesondere Menschen mit geistigen Behinderungen oder psychischen Erkrankungen erleben durch Reize tiefe Sinneswahrnehmungen, z. B. taktil-haptische Stimulation, das Ertasten verschiedener Materialien und Oberflächen.
Maßnahme: 1. Zuwendung*; **2.** für Sicherheit sorgen; **3.** individuelle Bedürfnisse erkunden; **4.** Vorlieben und z. B. Angst auslösende Reize beobachten und protokollieren; **5.** für flexible Zeitgestaltung sorgen.
Hinweis: 1. Erforderlich ist eine enge Zusammenarbeit aller am Pflege- und Betreuungsprozess Beteiligten in der Vorbereitung des Snoezelen als auch in der Einschätzung und Nutzung der Ergebnisse. **2.** Der Befähigungsprozess des betreuenden Personals kann in Form eines Trainingsprogramms gestaltet werden (Theorie des Snoezelen, Anwendung, Umgang mit der Technik, Rolle des Betreuers). **3.** Neben der planmäßigen Nutzung des Snoezelenraums muss auch das spontane Snoezelen bei Notwendigkeit möglich sein. **4.** Die Betreuer können beim Snoezelen selbst entspannen, was bei der Arbeit z. B. mit Demenzkranken zur Erhaltung der ruhigen Arbeitsfähigkeit notwendig ist.

Organisation
Pflegeprozess: 1. Vorbereitung im Betreuerteam; **2.** Zeit für das Snoezelen einplanen; **3.** Auswertungsgespräche, Informationen an andere Betreuer weitergeben, Nutzung von standardisierten Protokollen, Dokumentation; **4.** sorgsamer Umgang (Einweisung), Pflege und Wartung der Geräte.

Recht
Der Begriff Snoezelen ist ein eingetragenes Warenzeichen.
Autor: Andreas Rath.

Sole: (engl.) *brine*; salzhaltiges Mineralwasser (mindestens 1,4 % NaCl); schwache Sole enthält bis zu 3 %, mittelstarke bis 7 % und sehr starke Sole bis zu 30 % Salz. **Anwendung:** häufig als Solebad i. R. einer Solebadekur, z. B. bei Schuppenflechte (Psoriasis), Neurodermitis (atopischer Dermatitis), Autoimmunerkrankungen der Gefäß- und Bindegewebesystems (Sklerodermie) und Erkrankungen des rheumatischen Formenkreises; **Wirkung:** Solebäder wirken entschuppend, regulieren den Wasserverlust der Haut, erhöhen die Transparenz der Hornschicht für UV-Strahlung und üben eine starke Reizwirkung auf das vegetative Nervensystem aus.

Solluxlampe: (engl.) *sollux lamp*; Infrarotlampe, auch Soluxlampe; Wärmelampe* mit einer Leistung von 300–1000 Watt als trockener Wärmespender zur lokalen Wärmeanwendung*; bildet als sog. Sonnenlampe das natürliche Sonnenlicht nach. **Anwendung:** z. B. **1.** in der Augenheilkunde; **2.** bei schlecht heilenden Wunden und lokalen Infektionen (Nasennebenhöhlen-, Mittelohrentzündungen); **3.** zur Entspannung und Durchblutung der Muskulatur vor Massagen*; **Durchführung:** Dauer der Anwendung, Abstand der Lampe und Intensität der Bestrahlung richten sich nach dem Krankheitsbild (entsprechend ärztlicher Verordnung). **Hinweis: 1.** Metallgegenstände wie Schmuck oder Haarnadeln aus dem Bestrahlungsgebiet entfernen. **2.** Bei der Anwendung zum Schutz der Netzhaut vor UV-Strahlung Schutzbrille tragen. **3.** Mindestabstand 20 cm; **4.** Zeitschaltuhr einstellen.

Soma: s. Körper.
somatisch: (engl.) *somatic*; körperlich.
Somatisierung: (engl.) *somatisation*; Wiederbelebung früher somatischer Reaktionsmuster durch eine psychosoziale Belastungs- bzw. Auslösesituation; der mit der körperlichen Erregung verbundene Affekt (z. B. Angst) wird nicht als Gefühl, sondern als (bedrohliche) Organfunktionsstörung (z. B. Anstieg der Herzfrequenz) wahrgenommen. Vgl. Belastungsstörung, posttraumatische; Psychosomatik.
Somnambulismus: s. Schlafwandeln.
Somnifera: s. Schlafmittel.
Somnolenz (ICNP): s. Dämmerzustand.
Sonde: (engl.) *sound, probe*; stab- oder röhrenförmiges, starres oder elastisches Instrument aus Metall oder Kunststoff zum Einführen in natürliche Hohlorgane (v. a. des Verdauungs-* und Urogenitaltrakts) zu diagnostischen oder therapeutischen Zwecken und zum Aufspüren, Austasten, Auffül-

len oder Entleeren von pathologischen Hohlräumen (z. B. Wundhöhlen, Fistelgänge); z. B. Dekompressionssonde*, Magensonde*, Ballonsonde*, Knopfsonde*, Hirndrucksonde*, PEG*-Sonde. Vgl. Katheter.

Sondenernährung: (engl.) *tube feeding*; Form der künstlichen Ernährung* mit Einführung von dünnbreiiger oder flüssiger Nahrung (i. d. R. ausgewogene, auf den Stoffwechsel abgestimmte Formeldiäten unterschiedlicher Zusammensetzung) durch eine Magensonde* (v. a. bei kürzerer Verweildauer, meist als nasogastrale Sonde), Dünndarmsonde (im Zwölffingerdarm und Leerdarm, v. a. bei längerer Verweildauer) oder PEG*-Sonde, z. T. auch kontinuierliche Zufuhr durch Infusions- und Pumpsysteme; **Anwendung:** bei unzureichender Nahrungsaufnahme (z. B. bei Frühgeborenen*, Säuglingen*), Erkrankung der Speiseröhre, Schlucklähmungen, Nahrungsverweigerung (sog. Zwangsernährung*); **Prinzip** der Verabreichung: **1.** allgemein: Sondenkost sollte angenehm temperiert und langsam verabreicht werden. Häufigkeit und Menge erst steigern, wenn die zuvor gegebenen Portionen mindestens 24 Stunden lang gut vertragen wurden. Bei Unverträglichkeit der Steigerung (z. B. Erbrechen, Völlegefühl, Durchfall) Reduzieren auf die vorangegangene Portionierung, ggf. Produkt wechseln. **2.** bei nasogastraler oder PEG-Sonde: portionsweise als Bolus (ca. 100 ml in 5–10 Minuten), halbkontinuierlich als Schwerkraftinfusion (ca. 500 ml in 30–45 Minuten), kontinuierlich über Infusionspumpe (ca. 100 ml/h); **Komplikationen: 1.** bei zu schneller oder zu kalter Verabreichung Erbrechen, Übelkeit, Bauchschmerzen; bei Bolusgabe Völlegefühl, Übelkeit, Erbrechen und Durchfall möglich; **2.** Hyperglykämie (besonders bei niedermolekularer Kost); **3.** Reizungen von Nase und Rachen, lokale Wundinfektionen; **Hinweis:** Sondenernährung kann vom Patienten abgelehnt werden, z. B. von alten Menschen, die keine künstliche Lebensverlängerung wünschen, oder von Patienten mit Magersucht*, die nicht künstlich ernährt werden wollen. Maßnahme: Abklären der Ursachen, Beratung innerhalb des gesamten therapeutischen Teams, Suche nach individueller Lösung, evtl. Einbeziehen einer Ethik*-Kommission, soweit in der Institution vorhanden. Vgl. Zwangsbehandlung, Sondenkost, Sondenpflege, Ballonsonde.

Sondenkost: (engl.) *tube suitable food*; Sondennahrung; Nährstoffzubereitungen zur Sondenernährung; **Formen: 1.** nährstoffdefinierte Formeldiäten (Abk. NDD): Nährstoffe liegen in definierter Zusammensetzung (je nach Erfordernis auch als Leber-, Nieren- oder Diabetesdiät) vollbilanziert und hochmolekular vor und müssen somit vom Darm aufgespalten werden. Voraussetzung ist die unbeeinträchtigte Funktionsfähigkeit des Verdauungssystems (Anwendung z. B. bei Schluckstörungen). Formeldiäten sind flüssig und können auch geschluckt werden. **2.** niedermolekulare, chemisch definierte Elementardiäten (Abk. CDD), sog. Astronautenkost: Nährstoffe (freie Aminosäuren, Mono-, Di- und Oligosaccharide, essentielle Fettsäuren, Vitamine, Elektrolyte, Spurenelemente) liegen schon aufgespalten vor und müssen nur noch resorbiert werden, d. h., diese Diäten können auch bei Störungen der Verdauung und anderen Darmerkrankungen (z. B. Enteritis regionalis Crohn, Darmtumoren, nach Darmoperationen) eingesetzt werden, da die anfallende Stuhlmenge sehr gering ist. Nachteil: unangenehmer Geschmack, der auch durch Aromen nicht vollständig überlagert wird, sowie Durchfälle und Rückbildung des Darms; **3.** Oligopeptiddiäten: enthalten anstelle der freien Aminosäuren Oligopeptide mit einer Kettenlänge von 3 Aminosäuren; durch die bessere Darmresorption kommt es seltener zu Durchfällen. **Recht:** gemäß den Arzneimittel-Richtlinien in der Fassung vom 31.8.1993, zuletzt geändert am 19.9.2006, verordnungs- und erstattungsfähige Nahrungsform bei fehlender oder eingeschränkter Fähigkeit zur ausreichenden normalen Ernährung, wenn eine Modifizierung der normalen Ernährung und/oder sonstige ärztliche, pflegerische oder ernährungstherapeutische Maßnahmen zur Verbesserung der Ernährungssituation nicht ausreichen, wobei enterale Ernährung und sonstige Maßnahmen zur Verbesserung der Ernährungssituation einander nicht ausschließen, sondern erforderlichenfalls miteinander zu kombinieren sind; nicht verordnungsfähig sind Produkte, die speziell für chronische Herz-Kreislauf- oder Ateminsuffizienz, Dekubitusprophylaxe oder -behandlung, Diabetes mellitus, Geriatrie, Stützung des Immunsystems sowie Tumorerkrankungen angeboten werden. Daher im Einzelfall vor der Beschaffung (v. a. in der häuslichen Pflege und in Altenheimen) beim Kostenträger nach Kostenübernahme und Kostenbeitrag fragen. **Hinweis: 1.** Zusätzliche Aufnahme von Flüssigkeit (Wasser oder ungesüßter Tee) ist bei allen Formen der Sondenkost notwendig. **2.** Die eigene Herstellung von Sondenkost kann in der häuslichen Pflege unter bestimmten Voraussetzungen, d. h. bei sehr kooperativen Angehörigen, die bei der Zubereitung auf eine ausgewogene Zusammensetzung achten und die hygienischen Aspekte auch der Aufbewahrung berücksichtigen, möglich sein (Ch. Bienstein). Problematisch können dabei die Gewährleistung der qualitativen Zusammensetzung der Nahrungsmittel und die mangelnde Dokumentation z. B. der Energiezufuhr sein. Vgl. Sondenernährung.

Sondennahrung: s. Sondenkost.

Sondenpflege: (engl.) *tube care*; Umgang mit Sonden zur künstlichen Ernährung; **Durchführung: 1.** Durchspülung der Sonde mit Wasser oder ungesüßtem Tee nach jeder Verabreichung von Sondenkost*, um eine Verklebung der Sonde zu verhindern; **2.** Kontrolle nasogastraler Sonden auf korrekten Sitz, um Reizungen der Nase und des

Sonnenschutzmittel

Rachens sowie Druckstellen zu vermeiden (s. Dekubitus); **3.** bei PEG*-Sonden Kontrolle des Wundgebietes auf Reizungen oder Wundinfektionen während des regelmäßigen (anfangs jeden 2. Tag, später einmal wöchentlich) aseptischen Verbandwechsels mit Schlitzkompressen und Pflaster oder vorgefertigten Verbandsets.

Sonnenschutzmittel: (engl.) sunscreens; Präparate zum Hautschutz* mit physikalischer oder chemischer Wirkung, welche die ultraviolette (UV-) Strahlung des Sonnenlichts filtern oder reflektieren und so die Gefahr einer Hautschädigung verringern sollen; entscheidend ist, dass sowohl UVB- als auch UVA-Strahlung gefiltert wird. Das Maß der Wirksamkeit von Lichtschutzmitteln wird als Lichtschutzfaktor (Abk. LSF, LF) angegeben; der Faktor gibt an, um wieviel sich die Eigenschutzzeit der Haut (s. Hauttyp) nach dem korrekten Auftragen des Sonnenschutzmittels im Vergleich zur ungeschützten Exposition in der Sonne verlängert (z. B. bei LSF 4 viermal so lange), bevor eine Dermatitis auftritt. **Hinweis: 1.** Da UVA-Filter wenig licht- und hitzestabil sind, muss häufig nachgecremt werden. Die Gesamtschutzzeit wird durch erneutes Auftragen jedoch nicht verlängert. **2.** Bestimmte Medikamente (z. B. Johanniskraut, einige Antibiotika) erhöhen die Empfindlichkeit der Haut gegenüber Sonneneinstrahlung (erhöhte Photosensibilität). Patienten, die diese Medikamente einnehmen, darauf hinweisen, dass sie Sonne meiden oder die Haut mit Sonnenschutzmittel schützen müssen.

Soor (ICNP): (engl.) thrush; weißlicher Belag der Schleimhaut bei Candidosen*.

Soorprophylaxe: s. Mundpflege.

Sopor: (engl.) sopor; auch Topor; Form der quantitativen Bewusstseinsstörung*, bei der die Wachheit (sog. Vigilanz) gemindert ist; **Kennzeichen:** Der Patient befindet sich in einem schlafähnlichen Zustand, aus dem er durch äußere Reize (z. B. Ansprechen) nicht mehr voll erweckbar ist. Erst stärkste Stimuli (z. B. Schmerzreize) können Reaktionen (z. B. Abwehrbewegungen) auslösen.

Sorge: (engl.) caring; **1.** (pflegetheoretisch) Bestandteil von Pflege i. S. von Anteilnahme und Zuwendung; aufgegriffen wurde der Sorgebegriff mit Bezug auf M. Heidegger von amerikanischen Pflegewissenschaftlerinnen (P. Benner, J. Watson), um „sorgen" näher beschreiben und begründen zu können. In der deutschsprachigen Pflegewissenschaft wird der Begriff derzeit anhand der Primärliteratur* auf seine Passungsfähigkeit zur Pflegepraxis überprüft. Einigkeit herrscht bislang darüber, dass Sorge i. S. von Anteilnahme und Zuwendung **zentraler Bestandteil von Pflege** auch in ihrer beruflichen Ausprägung ist. Inwieweit diese als Fähigkeiten ausbilden lassen oder zum allgemeinen Prozess einer menschlichen Entwicklung gehören, ist Gegenstand der Diskussion. Sorge setzt ein Verstehen des Mitmenschen voraus, das sich nur in einer Wahrnehmung entwickeln kann, die das Gegenüber als Ganzes (s. Ganzheitlichkeit, Menschenbild) erfasst. Es ist nicht ausreichend, alle pflegeanamnestischen Daten erhoben und dokumentiert zu haben sowie pflegerelevante medizinische Befunde zu kennen oder Lehrbuchwissen über ein bestimmtes Krankheitsbild verfügbar zu haben. Sorge erfordert ein Mit-Fühlen von Bedeutungen, die eine bestimmte Situation in all ihren Nuancen für den Betroffenen haben kann. Nur daraus kann ein Mit-Verstehen folgen, das die Voraussetzung für einen adäquaten Umgang mit dem Betroffenen ist, weit über eine sachgerechte pflegetechnische Versorgung hinaus (J. Hollik u. a.). **Hinweis:** Die pflegerische Sorge in diesem Sinne ist nicht zu verwechseln mit entmündigender Versorgung von oder überängstlicher Sorge um Patienten und Bewohner. Sorge wird als Übersetzung von care* bzw. caring eingesetzt und umschreibt liebevolles, anteilnehmendes, unterstützendes und förderndes pflegerisches Handeln. In der pflegetheoretischen Literatur ist die Abgrenzung zu Fürsorge* unscharf. **2.** (philosophisch) M. Heidegger (1889–1976) setzt den Begriff Sorge ein, um einen Aspekt des In-der-Welt-Seins zu beschreiben; es geht um eine Verfasstheit menschlichen Seins in der Form, dass es dem Menschen vor jedem Denken immer schon um etwas geht. D. h., die Tatsache, dass es dem Menschen um etwas geht, ist eine **Grundverfassung** menschlicher Existenz und nicht das Ergebnis von Reflexion und Entscheidung. In diesem Sinne hat die **Beobachtung** von Etwas ebenso den Charakter von Sorge wie z. B. berufspolitisches **Engagement** oder die **Teilnahme** an einem Spiel. Bei Heidegger enthält der Begriff der Sorge also primär die Intention, sich um jemanden zu kümmern. Gleichwohl liegt diesem Begriff eine Auffassung von Existenzerfahrung zugrunde. Sorge als übergeordneter Begriff umfasst auch das Element der Fürsorge als Mit-Sein mit einem Anderen.

Sorgerecht: (engl.) right of custody; auch elterliche Sorge; den Eltern eines minderjährigen Kindes obliegende Pflicht und gegenüber Dritten wirkendes Recht, für das Wohl des Kindes zu sorgen; die elterliche Sorge ist gesetzlich in den Vorschriften der §§ 1626 ff. BGB geregelt. Sie umfasst sowohl die Sorge für die Person des Kindes (sog. Personensorge), d. h. das Recht und die Pflicht zur Pflege, Erziehung, Beaufsichtigung und Bestimmung des Aufenthaltsortes, als auch das Vermögen des Kindes (sog. Vermögenssorge). Durch das am 1.7.1998 in Kraft getretene **Kindschaftsreformgesetz** (Abk. KindRG) wurde die frühere unterschiedliche Behandlung von ehelichen und nichtehelichen Kindern weitestgehend beseitigt. Grundsätzlich steht danach den Eltern die elterliche Sorge gemeinsam zu. **Hinweis:** Der Begriff der „elterlichen Sorge" ersetzt seit 1.1.1980 den Begriff der „elterlichen Gewalt", um den Fürsorgecharakter der elterlichen Aufgaben zum Ausdruck zu bringen. Gewalt als Erziehungsmittel bzw. körperliche Bestrafung, seelische Verletzung u. a. entwürdigende Maßnahmen sind unzulässig. Kinder haben ein Recht auf gewaltfreie Erziehung (§ 1631 Absatz 2 BGB). Vgl. Kindesmisshandlung, Gewalt, Vernachlässigung.

Sorgfaltspflicht, ärztliche: Pflicht des Arztes gegenüber dem Patienten zu einer zum Behandlungszeitpunkt dem anerkannten und gesicherten Stand der ärztlichen Wissenschaft entsprechenden, kunstgerechten und für die Erreichung des Heilungserfolgs optimalen Behandlung; die erforderliche Sorgfalt bemisst sich anhand des in Kreisen gewissenhafter und aufmerksamer Ärzte oder Fachärzte objektiv vorausgesetzten Verhaltens einschließlich der vorausgesetzten allgemeinen Kenntnisse. Auf die subjektiv individuellen Fähigkeiten und Kenntnisse des einzelnen Arztes kommt es grundsätzlich nicht an. Die **Verletzung** dieser Sorgfaltspflicht durch den Arzt ist Voraussetzung für einen ärztlichen Behandlungsfehler*. Ist der Behandlungsfehler für einen beim Patienten entstandenen Schaden ursächlich, kann dieser Schadensersatz- sowie Schmerzensgeldansprüche geltend machen. Ein Behandlungsfehler aufgrund einer Verletzung der ärztlichen Sorgfaltspflicht kann außerdem strafrechtliche Konsequenzen für den Arzt haben.

Sozialanamnese: s. Pflegeanamnese.

Sozialdienst: (engl.) *social service*; Sammelbezeichnung für soziale Aufgaben und Funktionen, die von gemeinnützigen, karitativen oder kirchlichen Einrichtungen sowie kommerziell arbeitenden Unternehmen ausgeübt werden; **Aufgabe: 1.** Sozialdienste finden sich z. B. gebunden an Krankenhäuser und Pflegeheime; sie befassen sich dort mit den psychosozialen Auswirkungen von Krankheit, Behinderung und Pflegebedürftigkeit (z. B. Beratung durch Sozialarbeiter in finanziellen und behördlichen Angelegenheiten, Lebensführung, Rehabilitationsmöglichkeiten, Vermittlung konkreter Hilfen). **2.** Andere Arbeitsfelder sind **a)** die medizinisch-pflegerische Versorgung durch ambulante Dienste und Sozialstationen; **b)** die ambulante Betreuung psychisch Kranker (z. B. in Kontaktstellen); **c)** hauswirtschaftliche Unterstützung (z. B. Essen auf Rädern, Einkauf- und Putzdienste); **d)** Fahr- und Transportdienste; **e)** Krisenintervention (z. B. Telefonseelsorge, Krisenhilfe); **f)** Informationsdienste (z. B. psychologische, sozialpsychiatrische, gerontopsychiatrische Beratungsstellen); **g)** Krisenhäuser (Frauenhaus*, Mädchen- und Jungenkrisenhaus u. a.); **h)** Erziehungs- und Drogenberatungsstellen.

Soziale Pflegeversicherung: Abk. SPV, s. Pflegeversicherung.

Sozialgeheimnis: (engl.) *social secret*; neben der Schweigepflicht*, dem Steuergeheimnis oder dem Statistikgeheimnis bestehendes Amtsgeheimnis gemäß § 35 Absatz 1 SGB I zur Sicherstellung des Anspruchs jeder Person, dass die sie betreffenden Sozialdaten, d. h. alle personenbezogenen Daten sowie Betriebs- und Geschäftsgeheimnisse (§ 67 Absatz 1 SGB X) von den Sozialleistungsträgern nicht unbefugt erhoben, verarbeitet oder genutzt werden; die Wahrung des Sozialgeheimnisses umfasst die Verpflichtung, innerhalb des Leistungsträgers sicherzustellen, dass die Sozialdaten nur Befugten zugänglich sind oder nur an diese weitergegeben werden. Sozialdaten der Beschäftigten und ihrer Angehörigen dürfen Personen, die Personalentscheidungen treffen oder daran mitwirken können, weder zugänglich sein noch von Zugriffsberechtigten weitergegeben werden. Vgl. Datenschutz.

Sozialgesetzbuch: (engl.) *Social Security Code*; Abk. SGB; Kodifikation (Gesetzessammlung) des Sozialrechts; fasst in mehreren Büchern Gesetze aus dem Bereich des Sozialrechts zusammen; im 1. Buch findet sich der allgemeine Teil (SGB I), im 10. Buch Vorschriften über das sozialrechtliche Verwaltungsverfahren (SGB X). In den übrigen Büchern sind die verschiedenen Gebiete des Sozialrechts normiert: Grundsicherung für Arbeitsuchende (SGB II), Arbeitsförderung (SGB III), Gemeinsame Vorschriften für die Sozialversicherung* (SGB IV), Gesetzliche Krankenversicherung* (SGB V), Gesetzliche Rentenversicherung* (SGB VI), Gesetzliche Unfallversicherung* (SGB VII), Kinder*- und Jugendhilfe (SGB VIII), Rehabilitation* und Teilhabe behinderter Menschen (SGB IX), Soziale Pflegeversicherung* (SGB XI) und Sozialhilfe (SGB XII).

Sozialisation (ICNP): (engl.) *socialisation*; **1.** Lernprozess des **Individuums**, in Übereinstimmung mit Erwartungen und Standards einer Gruppe oder Gesellschaft zu leben, indem es Überzeugungen, Gewohnheiten, Werte und Verhaltensnormen durch Imitation, Familieninteraktion und Bildungssysteme erwirbt; **2.** Verfahren einer **Gesellschaft**, Menschen zu integrieren; der Prozess der Sozialisation bildet den Menschen zu einem handlungsfähigen Subjekt innerhalb einer Gesellschaft. Dabei ist nur das Ergebnis sichtbar, nicht aber der Vorgang selbst. **Formen: a) primäre** Sozialisation: Prägung der Persönlichkeit* (Sprache, Denken, Fühlen, Handeln) in der Sozialisationsinstanz Familie*; hier werden dem Säugling und Kleinkind die normativen Regelungen des umgebenden sozialen Umfeldes vermittelt. **b) sekundäre** Sozialisation: außerhalb der Familie, z. B. in der Schule, bei der Ausbildung, durch die sog. Peergroup* oder Medien; **c) tertiäre** Sozialisation: im Beruf bzw. in realistischen Handlungssituationen. Vgl. Status, Schicht, soziale.

Sozialkompetenz: (engl.) *social competence*; Ausmaß der Fähigkeiten eines Menschen, sich in sozialen Situationen sowohl anzupassen (soziale Rollen* einzunehmen, sozialen Normen* zu entsprechen) als auch sich zu behaupten, d. h. selbständig und eigenverantwortlich zu handeln; **Einflussfaktoren** auf den Grad der Sozialkom-

Sozialpsychologie

petenz sind z. B. Begabung, Erziehung, Ausbildung, Persönlichkeitsmerkmale, lebensgeschichtliche Erfahrungen und geistige Reife. Sozialkompetenz gilt in Pflegeberufen als sog. Schlüsselqualifikation* und ist daher ein spezifisch für das Lernfeld zu konkretisierendes Lernziel der Ausbildung: z. B. Sozialkompetenz jüngerer gegenüber älteren Menschen mit ihren Bedürfnissen, pädagogische Kompetenz für die Arbeit mit Kindern, Gesprächsführungskompetenz in Beratungssituationen. **Hinweis:** Sozialkompetenz wird nicht automatisch in einen Beruf eingebracht. Sie ist nicht nachweisbar geschlechtsspezifisch stärker oder weniger stark ausgeprägt.

Sozialpsychologie: (engl.) *social psychology*; soziologisch und psychologisch beeinflusster Wissenschaftszweig, der zu erklären versucht, wie das Verhalten und Erleben von Menschen durch andere Menschen beeinflusst wird, d. h. wie psychische und soziale Prozesse ineinandergreifen; Begründer der soziologischen Sozialpsychologie ist G. H. Mead, der psychologischen Sozialpsychologie K. Lewin.

Sozialstation: (engl.) *welfare centre*; Bezeichnung für lokale oder regionale Einrichtungen der häuslichen Pflege*, häuslichen Krankenpflege* und Gesundheits*- und Kinderkrankenpflege, die sozialpflegerische Dienste mit Fachkräften und Helfern anbieten; meist in Trägerschaft von freien Wohlfahrtsverbänden.

Sozialtherapie: (engl.) *social therapy*; **1.** uneinheitlich verwendete Bezeichnung für alle Verfahren, mit denen eine Erkrankung durch Veränderung des sozialen Umfeldes eines Patienten bzw. Klienten günstig beeinflusst werden soll; z. B. Leistungen zur wohnungsnahen, ambulanten Versorgung chronisch psychisch kranker Menschen; **Maßnahme:** Die Maßnahmen der Sozialtherapie zielen auf die Wechselwirkung zwischen der Erkrankung des Patienten und seinem sozialen Umfeld ab und sind Bestandteile eines zielgerichteten Handlungskonzeptes mit individuell angepasstem Betreuungsplan: **a)** Herstellen einer stabilen Beziehung zum Therapeuten; **b)** Motivierung zur konstruktiven Mitarbeit; **c)** Maßnahmen zur Überwindung sozialer Ängste und Integration in das häusliche Umfeld; **d)** Training lebenspraktischer Tätigkeiten; **e)** Unterstützung bei der Arbeitssuche und -aufnahme; **f)** Einbeziehen der Angehörigen in den therapeutischen Prozess (sog. Angehörigengruppen); **g)** Vernetzen der Betreuungs- und Bezugspersonen und Gruppen, z. B. durch Kontakte zu Arbeitgebern, Angehörigen, Nachbarn, Kirchengemeinde, Sozialstationen, anderen Therapeuten; **Hinweis:** **a)** Die Leistungen der Sozialtherapie werden nicht nur innerhalb einer Einrichtung oder eines Dienstes, sondern auch im Wohnumfeld erbracht. **b)** Die Begriffe Soziotherapie und Sozialtherapie werden häufig deckungsgleich verwendet. Die nach § 37 a SGB V verordnungsfähige Krankenkassenleistung Soziothera-

pie* unterscheidet sich jedoch von der Sozialtherapie durch den auf psychisch schwer kranke Menschen begrenzten Personenkreis und den definierten Maßnahmenkatalog. **2.** ambulante therapeutische Maßnahmen i. R. der Kinder*- und Jugendhilfe bei Verhaltensauffälligkeiten von Kindern und Jugendlichen (z. B. aggressives Verhalten, antisoziales Verhalten) oder Lern- und Leistungsstörungen (v. a. Schulversagen, Schulverweigerung) aufgrund psychosozialer Belastungen; **Ziel:** Persönlichkeitsstabilisierung, Bearbeitung psychischer Traumen und die Entwicklung und Einübung von sozialem Verhalten; **Hinweis:** Dieses Konzept wird auch in der Suchtkranken- und Straffälligenhilfe angewendet. Vgl. Langzeitbetreuung, Milieutherapie. **3.** unscharfer Begriff für psychotherapeutische Diagnose- und Therapieverfahren, bei denen sowohl psychische als auch soziale Entwicklung und Umwelt (z. B. soziale Bedingungen und Konflikte) sowie gesellschaftliche, institutionelle und politische Bedingungen einbezogen werden. **4.** aus der anthroposophischen Heilpädagogik* entstammendes Konzept mit enger Verknüpfung von Wohn- und Arbeitswelt.

Sozialversicherung: (engl.) *social insurance*; im Sozialgesetzbuch geregelte Pflichtversicherung zur finanziellen Abdeckung existenzbedrohender Risiken des Versicherten wie z. B. Arbeitslosigkeit, Erwerbsminderung*, Alter*, Krankheit*, (Arbeits-)Unfall und Pflegebedürftigkeit* auf Grundlage des Solidarprinzips (§ 4 SGB I); es werden v. a. Personen in Beschäftigungs- und Dienstverhältnissen, in Ausbildung stehende Personen sowie Angehörige und Selbständige versichert, die ihre Ansprüche nicht über eine Bedürftigkeitsprüfung, sondern durch regelmäßige Beitragszahlungen (Arbeitnehmer- und Arbeitgeberanteil) erwerben. **Hinweis:** Weitere Gesetze wie z. B. das Arbeitsförderungsgesetz, die Alterssicherung der Landwirte, die Handwerker- und Künstlersozialversicherung sind im SGB IV zusammengefasst. Vgl. Rentenversicherung, Unfallversicherung, Pflegeversicherung, Krankenversicherung, Haftpflichtversicherung.

Sozialwissenschaft: (engl.) *social science*; Sammelbezeichnung für Wissenschaften wie z. B. Soziologie*, Psychologie*, Pflegewissenschaft* und Public* Health (Gesundheitswissenschaft); die Zuordnung ist nicht statisch, da z. B. in Pflegewissenschaft und Psychologie auch stark naturwissenschaftlich bzw. humanwissenschaftlich geprägte Richtungen vorhanden sind.

Soziogramm: (engl.) *sociogram*; Soziomatrix; graphische Darstellung von Beziehungen zwischen einzelnen Mitgliedern (Gruppen) sozialer Systeme; ursprünglich zur Darstellung von Sympathie und Antipathie konzipiert (J. Moreno), heute ethisch umstrittenes Konzept in der Organisationsentwicklung (Personalentwicklung*) zur Feststellung, wer beliebte und wer unbeliebte Mitarbeiter einer Abteilung sind.

Soziologie: (engl.) *sociology*; Wissenschaft, die sich mit Strukturen, Funktionen und Entwicklungen sozialer Gefüge und ihren Wechselwirkungen befasst; im Mittelpunkt soziologischer Forschung steht der Verband, die Gruppe*, die Gesellschaft; deren Eigentümlichkeiten und Systematik werden theoretisch oder empirisch (durch Beobachtung*, Interview* u. a.) untersucht. Als Begründer der modernen Soziologie gelten M. Weber und G. Simmel. Vgl. Sozialpsychologie.

Soziotherapie: (engl.) *sociotherapy*; koordinierende, begleitende und handlungsanleitende ambulante Maßnahmen zur Unterstützung und Motivation psychisch schwer kranker Menschen bei der selbständigen Inanspruchnahme ärztlicher bzw. ärztlich verordneter Leistungen (z. B. ambulante sozialpsychiatrische Behandlung, Ergotherapie*); **Voraussetzung:** Gesetzlich Krankenversicherte haben nach § 37 a SGB V Anspruch auf ambulante Soziotherapie, wenn sie wegen schwerer psychischer Erkrankung nicht in der Lage sind, ärztliche oder ärztlich verordnete Leistungen selbständig in Anspruch zu nehmen, und durch den Einsatz von Soziotherapie Krankenhausbehandlung vermieden oder verkürzt wird oder wenn diese geboten, aber nicht ausführbar ist. Der Anspruch besteht für maximal 120 Stunden innerhalb von 3 Jahren pro Krankheitsfall. Die Verordnungsfähigkeit beschränkt sich auf definierte psychiatrische Erkrankungen (v. a. Erkrankungen aus dem schizophrenen Formenkreis und affektive Störungen mit depressiven Episoden) mit schweren Fähigkeitsstörungen (<40 Punkte auf der Global Assessment Functioning Scale). **Maßnahme: 1.** Erstellen eines gemeinsamen Behandlungsplans durch den verordnenden Arzt, den Betroffenen und den Leistungserbringer; **2.** Koordination aller Behandlungsmaßnahmen und Hilfestellung; **3.** aufsuchende Hilfe im Lebensfeld (Analyse der häuslichen, sozialen und beruflichen Situation des Patienten und notwendige Interventionen unter Einbeziehung der Angehörigen, Freunde oder Bekannten); **4.** Heranführung an medizinische und komplementäre Hilfen; **5.** Dokumentation der Leistungen und des Behandlungsverlaufs; **6.** Bedarfsleistungen sind a) Förderung von Willen, Motivation und Antrieb; b) Durchführung strukturierter Trainingsmaßnahmen; c) Einüben von Verhaltensänderungen; d) Verbesserung der Krankheitswahrnehmung und Compliance*; e) Hilfe in Krisensituationen; **Leistungserbringer:** Diplom-Sozialarbeiter und Sozialpädagogen sowie Fachkrankenschwestern und -pfleger für Psychiatrie. Vgl. Sozialtherapie.

Spasmolytika: (engl.) *spasmolytics*; syn. Antispasmodika; Arzneimittel*, die die Anspannung der glatten Muskulatur (Magen-Darm-Trakt, Gefäße, Bronchien u. a.) herabsetzen; **Einteilung: 1. neurotrope** Spasmolytika: wirken direkt auf die Nerven ein; z. B. N-Butylscopolamin oder das Betasympathomimetikum Salbutamol als Bronchospasmolytikum; **2. musculotrope** Spasmolytika: greifen direkt an der glatten Muskulatur an; z. B. Hymecromon, Mebeverin; **3. neurotrop-muskulotrope** Spasmolytika: wirken parasympatholytisch und muskulotrop; z. B. Denaverin.

Spastik (ICNP): (engl.) *spasticity*; gesteigerter Muskeltonus, der zu unkontrollierter Kontraktion der Skelettmuskulatur führen kann und im Gegensatz zum Rigor* proportional zur Geschwindigkeit einer passiven Dehnung des Muskels zunimmt oder bei fortgesetzter Dehnung plötzlich nachlassen kann (sog. Taschenmesserphänomen); meist gleichzeitig gesteigerte Muskeleigenreflexe, pathologische Mitbewegungen und Pyramidenbahnzeichen (s. Pyramidenbahn); **Formen: 1.** halbseitige Spastik (Hemispastik); **2.** Spastik zweier paariger Extremitäten (Paraspastik); **3.** Spastik aller Extremitäten (Tetraspastik); **Ursachen:** Schädigung des ersten motorischen Neurons, z. B. durch frühkindliche Hirnschädigung, Verletzung (Schädelhirntrauma, Querschnittlähmung), Entzündung der Hirn- und Rückenmarkhäute (Meningitis), des Gehirns (Enzephalitis), des Rückenmarks (Myelitis), Multiple Sklerose, Hirndurchblutungsstörung (Infarkt, Blutung) oder Degeneration; **Maßnahme: 1.** Physiotherapie*, Ergotherapie*, apparative Hilfsmittel; **2.** medikamentös; **3.** neurochirurgisch; **Pflege: 1.** Beim Positionswechsel (z. B. beim Aufstehen, Gehen, Bettenmachen) des Patienten Gefühl für Rhythmus der Spasmen entwickeln; nicht gegen den erhöhten Muskeltonus arbeiten, sondern bei abnehmendem Tonus einsetzen. **2.** sanftes Halten, Streichen der entsprechenden Partien oder therapeutische Berührung* zur Tonussenkung (vgl. Kinästhetik). Vgl. Lähmung.

Speicheldrüsen (ICNP): (engl.) *salivary glands*; Drüsen, die Speichel in den Mund absondern, um den Verdauungsprozess einzuleiten und das Schlucken zu unterstützen; **Formen: 1.** große Speicheldrüsen (Glandulae salivariae majores): Ohrspeicheldrüse* (Glandula parotidea), Unterzungenspeicheldrüse (Glandula sublingualis), Unterkieferspeicheldrüse (Glandula submandibularis); **2.** zahlreiche kleine Speicheldrüsen in der Lippen-, Wangen-, Zungen- und Gaumenschleimhaut.

Speichelfluss (ICNP): (engl.) *salivation*; Salivation; Prozess der Synthese und der Sekretion von Speichel in den Mund; Speichel wird von den großen und kleinen Speicheldrüsen* produziert und enthält Wasser, Muzin (Schleim), Salze und das Verdauungsenzym Ptyalin. **Funktion:** Feuchthalten der Mundhöhle*, Einleiten der Verdauung und Unterstützung beim Kauen und Schlucken von Nahrung; die Produktion von Speichel ist von Reizen und Substanzen abhängig, die den Fluss anregen (z. B. Anblick von Nahrung) oder verringern (z. B. Mundtrockenheit bei Einnahme von Antidepressiva; vgl. Parotitisprophylaxe). **Klinische Bedeutung:** gesteigerter Speichelfluss (Ptyalismus, Sialorrhö, Hypersalivation), z. B. bei Parkinson-

Syndrom, als Frühsymptom eines Speiseröhrenkarzinoms, nach Verätzung der Mundschleimhaut, bei frühkindlichem Hirnschaden, Fazialislähmung*, Botulismus, in der Schwangerschaft oder als unerwünschte Arzneimittelwirkung (z. B. Clozapin); **Pflegemaßnahme** bei gesteigertem Speichelfluss: 1. Aufklärung über Ursachen; 2. Hautpflege*; 3. Spuckgefäße und andere Utensilien bereitstellen; 4. Umgang mit Scham- bzw. Ekelgefühl (s. Ekel).

Speichelsteinleiden: (engl.) *sialolithiasis*; Sialolithiasis; Sekretionsstörung der Speicheldrüsen* mit Entstehung von kleinsten Steinen (Mikrolithen) und Speichelsteinen (sog. Sialolithen) aus Calciumphosphat oder -carbonat; **Ursachen:** partielle oder vollständige Verlegung der Ausführungsgänge einer Speicheldrüse durch Sialolithen; die Unterkieferspeicheldrüse (Glandula submandibularis) ist am häufigsten betroffen. **Kennzeichen:** v. a. vor und während des Essens auftretende Schmerzen und Schwellung der Drüse bei vermehrter Speichelsekretion, evtl. mit sekundärer Entzündung der Speicheldrüse (Sialadenitis); **Maßnahme:** operative Therapie. Vgl. Parotitisprophylaxe.

Speiseröhre: s. Verdauungstrakt.
Sphygmographie: s. Pulsschreibung.
Spica: s. Kornährenverband.
Spiegeln: Spiegelung; 1. Untersuchungsmethode mit Hilfe eines Spiegels, z. B. zur Betrachtung und Beurteilung des Augenhintergrundes (Ophthalmoskopie), Magenspiegelung (Gastroskopie), Darmspiegelung (Koloskopie), Gelenkspiegelung (Arthroskopie); 2. Methode der Gesprächsführung, bei der Aussagen und Verhalten des Klienten vom Therapeuten wiederholt (gespiegelt) werden, um sie für den Klienten deutlich sichtbar zu machen.

Spieltheorie: (engl.) 1. *game theory*; 1. (mathematisch/soziologisch) auch Theorie der Spiele, mathematisch begründete Theorie des menschlichen Entscheidungsverhaltens in sozialen Situationen auf der Grundlage der Erforschung der Struktur von Gesellschaftsspielen (z. B. Schach, Bridge, Poker); ursprünglich Theorie der Kombinatorik von Spielzügen (J. Neumann); **Ziel:** Erarbeitung derjenigen Spielstrategie, welche die größtmöglichen Gewinnchancen (pay-off) bietet; **Formen:** a) Nullsummenspiel: Der Gewinn des einen Spielers besteht im Verlust des anderen (z. B. Wetten, Pokern, Schach); die Summe von Gewinn und Verlust ist gleich null, Koalition und Zusammenspiel sind unmöglich. b) Nicht-Nullsummenspiel: Der Gewinn des einen Spielers besteht nicht im Verlust des anderen (z. B. produktive Konfliktstrategie); die Summe von Gewinn und Verlust ist nicht gleich null. Dargestellt wird dies in mathematischen, algebraischen oder geometrischen Modellen, anhand derer die Spielteilnehmer den möglichen Nutzen (Profit) für sich oder bei gegebener Kooperation für sich und den Partner ablesen können. **Forschungsgegenstand** der Spieltheorie sind in der Übertragung auf den sozialen Bereich nicht nur zwischenmenschliche Beziehungen (wie Ehe und Familie), sondern auch größere soziale Komplexe, z. B. Tarifverhandlungen, Beziehungen zwischen Staaten (Diplomatie, Krieg). Menschliche Verhaltensstrategien werden im Bereich der Sozialwissenschaften heute häufig mit Hilfe der Spieltheorie eingeteilt und erklärt. 2. (psychologisch) nicht eindeutiger Theoriebegriff, der innerhalb verschiedener Richtungen der Psychologie* verwendet wird, um die Bedeutung des Spiels zu erklären; z. B. wird innerhalb der Entwicklungspsychologie* die Notwendigkeit des Spiels für die emotionale, kognitive und soziale Entwicklung des Kindes betont; die Psychoanalyse* versteht das Spiel als Möglichkeit, Konflikte, angstauslösende Situationen und Erlebnisse zu verarbeiten (s. Spieltherapie). Auch unter gesellschaftlich-historischen und kulturellen Gesichtspunkten wurden Spieltherapien entwickelt und als Formen sozialen Lernens* genutzt.

Spieltherapie: (engl.) *play therapy*; therapeutische Methode, bei der durch Einsatz und Nutzung von Spielen und Spielzeug psychotherapeutische Zwecke v. a. bei Kindern und Jugendlichen verfolgt werden; **Grundlage:** Annahme, dass sich der Mensch beim Spielen entspannt und z. B. bei Regelspielen seine typischen Verhaltens- und Kommunikationsmuster zeigt; Vertreter der Psychoanalyse* (z. B. A. Freud) betonen außerdem die Symbolhaftigkeit des kindlichen Spiels: Kinder spielen z. B. mit Bauklötzen, Puppen und Stofftieren familiäre Situationen und Erlebnisse nach, wodurch unbewusste kindliche Probleme und Verhaltensstörungen deutlich werden können. Weiter wird von einer konfliktbereinigenden Wirkung und schöpferischen Kraft des Spiels ausgegangen. **Anwendung:** I. R. der klientenzentrierten Gesprächspsychotherapie* werden Spiele als nonverbales Mittel zur Darstellung und anschließende Reflexion von Konfliktsituationen und nichtbewussten Verhaltensstörungen genutzt. Vgl. Spieltheorie.

spinal: (engl.) *spinal*; zur Wirbelsäule, zum Rückenmark gehörend.
Spiralität: syn. Helizität*.
Spiritualität: (engl.) *spirituality*; Geistigkeit i. S. von Religiosität, geistige Entwicklung; **Grundlage:** Nach M.-L. Friedemann (s. Assessment Familienprozess) ist Spiritualität eine wichtige Komponente im Leben von Individuen und Familien. Sie umfasst neben der nicht notwendig vorhandenen Religiosität und dem Feiern religiöser Feste auch philosophische und ideologische Orientierungen, die Suche nach dem Sinn des Lebens, die Auseinandersetzung mit Sterblichkeit und Tod, den Genuss von Musik und Kunst, Werte und Liebe*. **Pflege: 1.** Die in jedem Menschen unterschiedlich ausgeprägte Art der Spiritualität wird von der Pflegeperson mit bedacht und möglichst unter-

stützt, um Familienmitgliedern ein sinnvolles Miteinander zu ermöglichen und diese zu fördern. **2.** In anderen pflegetheoretischen Entwürfen ist Spiritualität häufig mit Religionsausübung gleichgesetzt (z. B. V. Henderson). Dieser enger gefasste Begriff wird der Lebensrealität vieler Patienten heute nicht mehr gerecht. **3.** Durch die Konfrontation mit dem Sterben und anderen existenziellen Erfahrungen i. R. der Berufsausübung ist eine klärende Auseinandersetzung mit der eigenen Spiritualität und dem Verhältnis zum Tod und zur Religion* (s. Glaube, religiöser) für Pflegepersonen wichtig, damit sie Patienten und Angehörigen bezüglich ihrer Spiritualität und Einstellung gegenüber Krankheit und Sterben (vgl. Coping) hilfreich begegnen können. Vgl. Seelsorge, Sorge, Existenzphilosophie, Sterbebegleitung.

Spirometrie: (engl.) *spirometry*; Verfahren zur Lungenfunktionsprüfung, bei dem die Volumenveränderungen in der Lunge infolge der Atembewegung gemessen und aufgezeichnet werden; unterstützt anhand der Darstellung der verschiedenen Lungenvolumina und Ventilationsgrößen die Diagnostik von Lungenfunktionsstörungen.

Spitex: s. Pflege, häusliche.

Spitzfußprophylaxe: (engl.) *prevention of footdrop*; Maßnahmen zur Vermeidung einer Kontraktur* des oberen Sprunggelenks mit Überstreckung in Richtung Fußsohle (Plantarflexion; s. Spitzfußstellung); **Ziel:** Erhalt der natürlichen Beweglichkeit, Verhinderung einer Kontraktur; **Maßnahme: 1.** Mobilisation (Sitzen, Stehen und Gehen), Lagerung in physiologischer Mittelstellung, regelmäßige Bewegungsübungen des Fußes in alle Richtungen; **2.** Einsatz von Hilfsmitteln wie Fußstütze zum Erhalt der physiologischen Mittelstellung (Achtung: nicht bei Patienten mit Schlaganfall, da Druck auf die Fußsohlen pathologische Reflexe bahnen kann); **3.** Bettbogen, um die Füße vom Druck der Bettdecke zu entlasten; **4.** im Liegen Anheben des Beckens, um den Fuß großflächig zu belasten; **5.** Sitzen am Tisch mit aufgestellten Füßen.

Spitzfußstellung (ICNP): (engl.) *footdrop*; syn. Spitzfuß; Pes equinus; feststehende Beugung des Fußes im oberen Sprunggelenk in Richtung Fußsohle (Plantarflexion; Anheben der Fußspitze unmöglich); **Kennzeichen: 1.** Fußspitze zeigt nach unten; **2.** Unvermögen, die Fußsohle auf den Boden zu bringen; **3.** Zehengang; **4.** Der Fuß kann nicht in einer normalen oder zum Fußrücken gebeugten (dorsalflexierten) Position gehalten werden. **Ursachen:** längere Bettruhe ohne angemessene Lagerung oder mit Druck von schwerem Bettzeug auf den Fuß; paralytisch, spastisch, posttraumatisch; **Maßnahme:** je nach Grunderkrankung konservativ, z. B. durch fixierende Korrektur durch Verbände (Redressement), Physiotherapie, Absatzerhöhung, orthopädische Schuhe oder Orthesen*, oder operativ. Vgl. Spitzfußprophylaxe.

Spontanatmung: (engl.) *spontaneous breathing*; durch zentralnervöse Atemantriebe gesteuerte Ventilation in Form von selbständiger Atmung* bzw. Eigenatemarbeit; kann teilweise mit von einem Beatmungsgerät (Respirator) ausgehendem Druck unterstützt werden (s. CPAP-Beatmung).

Spontanmiktion: (engl.) *spontaneous micturition*; selbständige Harnausscheidung ohne Katheterisierung; wichtiges Indiz für die reguläre Funktion der Nieren und ableitenden Harnwege, z. B. nach Operationen, Verletzungen, Schockzustand.

Sprache (ICNP): (engl.) *speech*; Fähigkeit zur Sprachproduktion mit komplexer Koordination von Muskeln und Nerven der Sprechorgane zur Artikulation; vgl. Sprachentwicklung, Kommunikation, Logopädie, Gebärdensprache, Aphasie, Hören.

Sprachentwicklung: (engl.) *speech development, language acquisition*; syn. Spracherwerb; nach bestimmten Gesetzmäßigkeiten ablaufender Erwerb von Sprachstrukturen unterschiedlicher Komplexität im Kindesalter, der in engem Zusammenhang mit psychischer, motorischer und sensorischer Entwicklung steht; das Erlernen von Sprache erfolgt u. a. durch Imitation des Sprachmodells, das dem Kind v. a. von Eltern u. a. Bezugspersonen als sprachliches Vorbild angeboten wird. **Einteilung** in Phasen: **im 1. Lebensjahr:** beginnendes Sprachverständnis und präverbale Phase, Lallen und Imitation gehörter Sprachlaute in der Lallphase (1. Lallphase: bis ca 6. Monat, Vorsilbenalter, Bildung von Lauten aller Sprachen; 2. Lallphase: 7.–12. Monat, Silbenalter, Ausdifferenzierung der muttersprachlichen Laute mit Reduplikationen von Lauten und Silben, erste Wörter); Kinder mit angeborener Taubheit verstummen im Silbenalter; **ab 2. Lebensjahr:** Verständnis kurzer Aufträge, Sprechen von 2-Wort-Sätzen, Wortschatzerweiterung; **ab 3. Lebensjahr:** Verständnis komplexerer Fragen und Zusammenhänge, Sprechen von 5- bis 6-Wort-Sätzen; **ab 4. Lebensjahr:** schnelle Zunahme des Wortschatzes und weitere Differenzierung der grammatischen Kompetenz; **Hinweis:** Sprachentwicklungsstörungen können z. B. durch Hörstörungen, Anomalien des Sprechapparats, leichte frühkindliche Hirnschäden, auditive Differenzierungsschwäche, allgemeine Entwicklungsverzögerung sowie aufgrund familiärer Bedingungen oder genetischer Faktoren auftreten. Sprachentwicklungsstörungen sollten so früh wie möglich logopädisch behandelt werden (s. Logopäde). Vgl. Lernen.

Spracherwerb: syn. Sprachentwicklung*.

Sprechtafel: Mittel zur Kommunikation* mit sprech- und sprachgestörten Patienten; auf einer Tafel sind grundlegende Begriffe, Zahlen und mögliche Bedürfnisse eines Patienten als Symbol dargestellt, auf die der Patient oder die Pflegeperson zur Verdeutlichung des Gesprochenen zeigen kann. Leere Felder können nach individuellen Bedürfnissen gestaltet werden. Vgl. Aphasie.

Spritze: (engl.) *syringe*; Injektionsspritze; Kunststoffzylinder mit beweglichem, innen liegendem Kolben und konisch zulaufendem Anschluss für die Injektionskanüle* zur Injektion* von Arzneimitteln, Punktion*, Durchführung von Spülungen oder zur Aspiration*; je nach Verwendungszweck liegen verschiedene Größen für unterschiedliche Applikationsmengen vor, z. B. 2 ml, 5 ml, 10 ml, 20 ml. Eine Skalierung auf dem Zylinder ermöglicht eine genaue Dosierung der Menge. Gebräuchlich sind Einmalspritzen aus Kunststoff, seltener werden Spritzen aus Glas verwendet.

Spritzenpumpe: s. Perfusor.

Spritzenschein: Bezeichnung für die schriftliche Bestätigung der Delegation einer an eine andere Person delegierten Tätigkeit (s. Delegation) des Durchführens von Injektionen*; der Delegierende (Arzt) muss sich davon überzeugt haben, dass der Bevollmächtigte (Delegat) die korrekte Injektionstechnik beherrscht und im Fall von Komplikationen aufgrund von Injektionsfehlern oder Unverträglichkeit des Arzneimittels zu handeln weiß. Der Arzt ist verpflichtet, während der Delegationsdauer durch gezielte Kontrollen die ordnungsgemäße Ausführung der übertragenen Aufgaben zu überprüfen. Im Spritzenschein müssen die delegierte Tätigkeit sowie die Grenzen der Handlung genau beschrieben werden; Stichwörter sind nicht ausreichend. Der Spritzenschein als schriftliche Delegation kann zeitlich begrenzt sein und ist natürlich personengebunden. Er kann jederzeit vom Delegierenden (Arzt) zurückgenommen bzw. eingeschränkt oder erweitert werden. **Hinweis:** Der Patient hat das Recht, der Delegation oder der Durchführung der Injektion durch den Delegaten zu widersprechen.

Spülung: s. Lavage.

Sputum: (engl.) *sputum, expectoration*; Auswurf; ausgehustetes (expektoriertes) Sekret aus den Atemwegen (Bronchialsekret*); **Kennzeichen:** 1. Beim Gesunden von glasig-heller Farbe, geruchlos, ohne Beimengungen und von geringer Menge; Sputum besteht aus Schleim, Zellmaterial (z. B. weiße Blutkörperchen, Epithelzellen), Staub und anderen Partikeln. 2. Bei verschiedenen Erkrankungen, v. a. Atemwegerkrankungen, können Farbe, Geruch, Konsistenz, Menge, Zusammensetzung und Beimengungen verändert sein. Sputum kann hochinfektiös sein (z. B. bei Tuberkulose, Lungenentzündung). **Hinweis:** 1. Durch Abhusten* wird Sputum aus den Atemwegen freigesetzt und kann für diagnostische Untersuchungen gewonnen werden. 2. Sputum nicht mit Speichel verwechseln. 3. Zum Infektionsschutz Handschuhe tragen. Vgl. Expektoranzien.

Sputumbecher: (engl.) *sputum cup*; Behälter mit Deckel zum Auffangen von Bronchialsekret (Auswurf) aus den Atemwegen (s. Sputum); Metallhalterung mit auswechselbarem Einsatz oder Einwegprodukt.

SPV: Abk. für **S**oziale **P**flege**v**ersicherung, s. Pflegeversicherung.

SSW: Abk. für **S**chwanger**s**chafts**w**oche.

Stammeln: s. Dyslalie.

Stammesreligion: (engl.) *ethnic religion*; syn. ethnische Religion; nicht genau bestimmter religionswissenschaftlicher Begriff für traditionelle Religionen*, deren Anhänger in einem begrenzten Stammesterritorium leben und durch gemeinsame Abstammung, Brauchtum und Sprache miteinander verbunden sind; v. a. in Lateinamerika, Asien und Afrika finden sich heute noch Stammesreligionen, die nicht von den großen Weltreligionen verdrängt wurden. I. d. R. liegen keine schriftlichen Überlieferungen zur Entstehung und Geschichte der Stammesreligion vor. Die Stammesgesellschaft versteht sich als Einheit und damit als die wirksame Heilsgemeinschaft. Wegen der abwertenden Tendenz und der ungenauen Begrifflichkeit werden früher übliche Bezeichnungen wie Naturreligion (Natur hier verstanden im Gegensatz zu Kultur*) oder Primitivreligion von der modernen Religionswissenschaft abgelehnt oder nur unter Vorbehalt genutzt. Vgl. Spiritualität.

Standard: (engl.) *standard, norm*; empirisch ermitteltes Handlungs- und Erfolgsmuster einer definierten Bezugsgruppe unter Zugrundelegung von Kriterien; der Standard ist damit eine Grundvoraussetzung zur Bewertung eines Produktes oder Arbeitsergebnisses. Die WHO definiert den **Standard in der Pflege** als ein „vereinbartes Maß an für einen bestimmten Zweck benötigter pflegerischer Betreuung". Vgl. Pflegestandard, Expertenstandard, Qualitätsstandard.

Standardzeitwert: s. Leistungserfassung in der Pflege.

stationär: (engl.) *stationary, in-patient*; bleibend, feststehend; eine Station einer Klinik betreffend; vgl. ambulant, Betreuung, stationäre; Betreuung, teilstationäre.

Station, geschlossene: (engl.) *closed ward*; meist psychiatrische oder forensische Station mit abgeschlossener Stationstür, die von den Patienten und Bewohnern i. d. R. nicht oder nur in Begleitung verlassen werden kann („geschlossene Stationstür"); diese Maßnahme dient dem Schutz anderer Menschen und Dinge vor dem Patienten (Fremdgefährdung) und/oder dem Schutz des Patienten bei Selbstgefährdung* (z. B. zur Suizidprävention), Weglaufgefahr oder mangelnder Einsichtsfähigkeit. Der Aufenthalt wird aufgrund der Einschränkung des Selbstbestimmungsrechtes* von manchen Patienten und Angehörigen abgelehnt, von anderen Patienten (z. B. mit Psychosen) als Sicherheit erlebt. Die Unterbringung* eines Patienten auf einer geschlossenen Station erfolgt freiwillig oder als Einweisung des Amtsarztes bzw. sozialpsychiatrischen Dienstes durch Beschluss des Amtsgerichtes. Vgl. Pflege, forensische; Station, offene.

Station, offene: (engl.) *open ward*; psychiatrische oder forensische Station, die von den Patienten nach eigenem Willen verlassen werden kann („offene Stationstür"); Regelungen über Ausgänge werden in Absprache zwischen Patient und therapeutischem Team festgelegt; vgl. Station, geschlossene.

Stationsversammlung: (engl.) *ward meeting*; Treffen aller Mitarbeiter und Patienten einer Station; v. a. in der Altenpflege, Psychiatrie oder Forensik, um z. B. die Tages- oder Wochenplanung gemeinsam zu erstellen, Probleme und Besonderheiten zu erörtern, neue Mitarbeiter oder Patienten/Bewohner vorzustellen, Aufgaben zu verteilen sowie Anregungen und Kritik anzubringen; findet meist regelmäßig statt. Vgl. Patientenbesprechung.

Status: (engl.) *status, state*; Zustand; **1.** (medizinisch) **a)** Aussage über den Zustand eines Patienten bezüglich seiner Erkrankung (körperlich, seelisch, geistig); die Befunde einer körperlichen oder psychischen Exploration werden als körperlicher bzw. psychischer Status dokumentiert. **b)** Beschreibung für Episoden sehr starker, häufiger, ineinander übergehender Ereignisse, z. B. Status asthmaticus, Status epilepticus; **2.** (soziologisch) Begriff für die Stellung und das Ansehen einer Person innerhalb eines gesellschaftlichen Schichtengefüges; der soziale Status ist z. B. abhängig von der beruflichen Stellung, dem Können und Wissen einer Person (real oder zugeschrieben), Besitztümern (z. B. Auto, Haus, Vermögen) sowie der Einfluss- und Machtposition. Mit einem Status werden soziales Ansehen und spezifische Rechte verbunden; er kann zugeschrieben (z. B. Mitglied des Adels durch Geburt) oder erworben sein (z. B. erreichter Bildungsgrad oder berufliche Stellung) und sich in Symbolen darstellen. **Hinweis:** Häufig zu beobachten und psychosomatisch relevant ist das Phänomen der **Statusinkonsistenz**, d. h. die Zugehörigkeit einer Person mit verschiedenen Statusmerkmalen zu verschiedenen Ebenen (z. B. hohe Schulbildung, niedriges Einkommen), die Ursache für psychosomatische Reaktionen sein kann. Liegen die Statusmerkmale auf einer Ebene, spricht man von Statuskristallisation oder Statuskonsistenz. Vgl. Sozialisation, Schicht, soziale.

Steatorrhö: (engl.) *steatorrhea*; Fettstuhl; Stuhlfettausscheidung über 7 g/d als Folge eines Missverhältnisses zwischen oraler Fettaufnahme und Fettverdauung; **Kennzeichen:** Fettdurchfall (sog. Butterstuhl, Salbenstuhl, Pankreasstuhl), bei dem ungespaltene Fett in großen Mengen als flüssige, beim Abkühlen erstarrende Masse abgeschieden wird; **Ursachen: 1.** Störung der Verdauung, z. B. durch Mangel oder Verlust an Gallensäuren, Bauchspeicheldrüsenenzymen und/oder der Dünndarmfunktion (Maldigestion); **2.** mangelhafte Aufnahme der Nahrungsbestandteile vom Darmlumen in die Blut- und Lymphbahn (Malabsorption); **3.** gestörter Lymphabfluss; **4.** Zöliakie; **Diagnose:** durch Stuhlfettbestimmung; **Maßnahme:** fettarme Kost mit einem Fettanteil von 15–25 % der Energiezufuhr; mittelkettige Fettsäuren sind zu bevorzugen, da sie im Vergleich zu langkettigen Fettsäuren im Darmlumen schneller gespalten und resorbiert werden. Die Umstellung von langkettigen Fettsäuren auf eine Ernährung mit mittelkettigen Fettsäuren sollte langsam erfolgen, um Bauchschmerzen, Diarrhö und Erbrechen vorzubeugen. Behandlungsziel ist eine Stuhlfettausscheidung von unter 15–20 g/d.

Steckbecken: (engl.) *bedpan*; syn. Bettpfanne, Schieber, Bettschüssel; Metall- oder Kunststoffschüssel, typischerweise mit seitlichem Griff und abnehmbarem Deckel, aber auch in anderen Formen möglich, zur Urin- und Stuhlausscheidung bettlägeriger Patienten (s. Abb.); **Anwendung:**

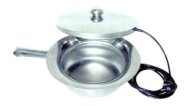

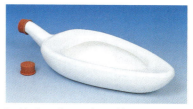

Steckbecken: oben: rundes Steckbecken mit beheizbarem Deckel; unten: schmales Steckbecken aus Kunststoff [90]

1. bei Patienten, die kurzzeitig oder dauerhaft Bettruhe einhalten müssen; **2.** während der Nacht zur Sturzprävention* bei Gangunsicherheit; **Durchführung: 1.** Intimsphäre des Patienten wahren; Steckbecken kann mit warmem Wasser oder Deckelheizsystem angewärmt werden. **2.** Der Patient stellt ein Bein auf und hebt das Gesäß an; ist dies nicht möglich, Bett flachstellen und Steckbecken von gesunder Seite unterschieben. Bei Männern ggf. gleichzeitig Urinflasche* reichen. **3.** Dem Patienten ausreichend Zeit lassen; Klingel in Reichweite geben. **4.** Nach Gebrauch wird der Inhalt im Pflegearbeitsraum in der dafür vorgesehenen Spüle entleert und das Steckbecken desinfiziert. **Hinweis: 1.** Patienten wegen der Gefahr von Druckgeschwüren (s. Dekubitus) nie zu lange auf dem Steckbecken sitzen lassen. **2.** Hygienestandards strikt einhalten.

Stehbecken: der Anatomie des Körpers angepasstes Becken zum Wasserlassen im Stehen (s. Abb.); **Anwendung: 1.** bei Patienten, die unter Schmerzen und Behinderungen im Hüft- oder Kniebereich leiden, wenn eine Toilettensitzerhöhung* im

Stehen

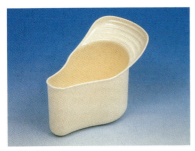

Stehbecken [1]

häuslichen oder stationären Bereich nicht vorhanden ist; **2.** zur Sturzprävention*; **3.** bei langen Wegen zur Toilette; **4.** zur Unterstützung des Toilettentrainings*; **5.** postoperativ, z. B. nach Bandscheibenoperationen.

Stehen (ICNP): (engl.) *standing*; Einnehmen einer aufrechten Position des Körpers; die Fähigkeit zum Stehen entwickelt sich i. d. R. zwischen dem 10. und 12. Lebensmonat des Kindes. Mögliche **Beeinträchtigung: 1.** bei Kindern z. B. Spastik* aufgrund von Geburtsschäden oder Behinderung; **2.** bei Erwachsenen Lähmung oder Spastik durch Verletzung oder Krankheit (z. B. Multiple Sklerose), Schwäche, Kreislaufschwäche nach Bettlägerigkeit*, schweren Geburten oder Operationen; mögliche **Folge:** Langfristiges Stehen kann bei Krampfadern zu Schmerzen führen, bei Herzkreislaufproblemen oder in der Schwangerschaft zu Ödemen*. **Maßnahme: 1.** je nach Ursache Physiotherapie* oder Beratung; **2.** Begleitung und Unterstützung beim Aufstehen durch Pflegepersonen; **3.** Stützstrümpfe*. Vgl. Gehen, Mobilisation.

Stehwaage: (engl.) *standing scale*; Instrument zur Erfassung des Körpergewichts* bei Patienten, die mobil sind und zumindest kurzzeitig aufrecht stehen können; das Gewicht wird über einen justierbaren Schieber ermittelt. Vgl. Wiegen, Bettwaage.

Stella: (engl.) *crucial bandage*; Stern- oder Kreuzverband, z. B. um Brust und Schulter.

Stellenbeschreibung: (engl.) *job description*; schriftliche Festlegung der Stellenbezeichnung, der Eingliederung einer Stelle in den Organisationsaufbau, der mit ihr verbundenen Ziele, Aufgaben und Kompetenzen sowie ihrer Beziehung zu anderen Stellen in verbindlicher und einheitlicher Form; **Bedeutung: 1.** Stellenbeschreibungen werden dazu genutzt, Organisationen zu beschreiben und auf diese Weise die Transparenz von Aufbaustrukturen zu erhöhen. **2.** Speziell im Personalbereich kommt der Stellenbeschreibung eine wichtige Funktion bei der Gewinnung neuer Mitarbeiter bzw. der Stellenbesetzung, bei der Personalführung, der Objektivierung der Kontrolle sowie der Förderung und Beurteilung des Personals zu. **3.** Klar abgegrenzte, geschlossene Arbeitsaufgaben und ihre Eingliederung in den Arbeitszusammenhang motivieren zu höherer Leistung, steigern die Arbeitszufriedenheit und festigen schließlich die Zusammenarbeit. **4.** Durch die genaue Darstellung einer Stelle sind Stellenbeschreibungen auch eine wichtige Voraussetzung für die Einführung und Pflege eines modernen Qualitätsmanagement*-Systems. **Inhalt:** Die Inhalte einer Stellenbeschreibung müssen grundsätzlich 2 Anforderungen genügen: **1.** Der Stelleninhaber sollte einen möglichst umfassenden Überblick über das Tätigkeitsspektrum seines Arbeitsplatzes bekommen. **2.** Die formalen Inhalte müssen die Eingliederung in die Aufbauorganisation ermöglichen und der Rechtsverbindlichkeit Rechnung tragen. In der konkreten Aufgabenzuordnung sollen die Tätigkeitsfelder des Stelleninhabers möglichst vollständig aufgeführt werden, jedoch nicht zu detailliert, um Entscheidungsmöglichkeiten für die Auslegung der Arbeitsanforderungen zu erhalten. Konkretisierungen können z. B. in Anforderungsprofilen erfolgen, die keinen rechtlich bindenden Charakter haben.

Die **Form**, in der die Aufgabenbeschreibung vorgenommen wird, ist nicht zwingend vorgeschrieben (z. B. Tabellenform, Aufzählungen, Fließtext). Hilfreich ist aber in jedem Fall eine **Strukturierung**, die sich an den wesentlichen Aufgabenfeldern orientiert: **1.** kundenbezogene Aufgaben: eigentliche Fachaufgaben, die sich aus der Berufsqualifikation ableiten und direkt am Kunden oder für den Kunden geleistet werden; **2.** mitarbeiterbezogene Aufgaben: z. B. Koordination von Mitarbeitern und Kooperation mit anderen am Prozess beteiligten Berufsgruppen, Einarbeitung und Anleitung neuer Mitarbeiter, Teilnahme an Besprechungen; **3.** organisationsbezogene Aufgaben: z. B. Erhaltung und Pflege des Inventars, Kontrolle und Durchführung des Bestellwesens, Arbeitsdokumentation, Einhaltung von Hygiene- und Unfallverhütungsvorschriften sowie Arbeitsschutzbestimmungen, Beachtung der Informationspflichten; **4.** besondere Aufgaben: Aufgaben die sich aus den persönlichen Fähigkeiten und Fertigkeiten des Stelleninhabers ergeben (z. B. Weiterqualifikation in Interessenschwerpunkten, Teilnahme an Gremien und Ausschüssen). Bei der Auflistung der Aufgaben ist es sinnvoll, direkt auf die **Richtlinien** (z. B. Standards, Personalregelungen, Betriebsnormen) zu verweisen, die für die Organisation und die jeweilige Aufgabe gelten. Diese Richtlinien können damit als integrierter Bestandteil der Stellenbeschreibung verstanden werden und müssen dem Stelleninhaber vom Arbeitgeber zugänglich gemacht werden. Außerdem muss der Mitarbeiter für jede Tätigkeit in eine **Kompetenzstufe** eingeordnet werden, um seinen Handlungsspielraum zu definieren: **A:** Der Stelleninhaber kann ohne Rücksprache selbständig entscheiden und handeln (auch Entscheidungsbefugnis; **E**). **B:** Der Stelleninhaber muss seinen Vorgesetzten

gleichzeitig oder nachträglich über Maßnahmen in Kenntnis setzen. **C:** Der Stelleninhaber muss seinen Entscheid vor Ausführung dem Vorgesetzten vorlegen. **D:** Der Stelleninhaber hat das Recht auf Antrag und Mitwirkung, aber keine Entscheidungskompetenz (auch Mitwirkung; **M**). **Hinweis:** Auch im Gesundheitswesen dient die Stellenbeschreibung der Zuordnung von Arbeitsbereichen. Auf ihrer Basis können auch rechtlich nicht eindeutig abgrenzbare Tätigkeiten zumindest in den Einrichtungen verbindlich zugeordnet werden. Vgl. Tätigkeitskatalog, Delegation, Übernahmeverantwortung.
Autorin: Märle Poser.

Sterbebegleitung: Betreuung eines Sterbenden durch professionelle Helfer, Angehörige oder ehrenamtliche Mitarbeiter, die darin eine Ausbildung absolviert haben; die Sterbenden können sich nach ihren jeweiligen Wünschen und Bedürfnissen die sie betreuenden Personen aussuchen. Die Hospizbewegung* hat es sich zur Aufgabe gemacht, Sterbende und deren Begleiter zu unterstützen, und betreibt die Fort- und Weiterbildung von professionellen und Laienhelfern. Im ambulanten Bereich wird Sterbebegleitung ausschließlich durch ehrenamtliche Hospizhelfer geleistet. Diese ermöglichen durch ihre Arbeit oftmals das Verbleiben des Sterbenden in der vertrauten Umgebung. **Schwerpunkte: 1.** Die **psychosoziale** Begleitung umfasst die emotionale Unterstützung der Sterbenden und ihrer Angehörigen. Sie hilft bei der Auseinandersetzung mit dem bevorstehenden Tod und unterstützt alle Betroffenen bei der Bewältigung unerledigter Probleme. **2.** Die **spirituelle** Begleitung bedeutet je nach Religiosität eine ganz individuelle Begleitung des Sterbenskranken und seiner Familie (s. Spiritualität). Zur Sterbebegleitung gehört auch die Trauerbegleitung der Angehörigen. Aus dem lebensbejahenden Grundsatz der Hospizarbeit leitet sich die Aufgabe der palliativen Medizin und Pflege ab. Sie ist darauf ausgerichtet, Schmerzen und andere Beschwerden zu behandeln und zu lindern und dadurch die Lebensqualität sterbender Menschen zu verbessern (s. Palliativpflege, Palliativstation). Vgl. Sterbephasen, Sterbesakramente, Sterbehilfe.

Sterbehilfe: (engl.) *medically assisted suicide, euthanasia*; Euthanasie; Bezeichnung für ein Handeln, das bestimmt und geeignet ist, ein erleichtertes und beschleunigtes Ableben eines Todkranken zu ermöglichen; Sterbehilfe ist nach geltendem Recht als Tötung (§§ 211 ff. StGB) strafbar; jedoch kann gemäß § 216 StGB bei Sterbehilfe auf ausdrückliches und ernstliches Verlangen des Kranken Strafmilderung erfolgen (s. Tötung auf Verlangen). **Formen: 1. Aktive Sterbehilfe** i. S. einer gezielten aktiven Lebensverkürzung ist grundsätzlich unzulässig. Aktive Tötung als Mittel zur Schmerzbeseitigung durch dritte Hand ist ebenfalls rechtswidrig, selbst wenn sie auf ausdrückliches und ernstliches Verlangen des Getöteten geschah.

2. Passive Sterbehilfe i. S. eines Sterbenlassens durch Verzicht auf lebensverlängernde Maßnahmen ist als Tötung durch Unterlassen strafbar, wenn durch Aufnahme oder Fortführung der Behandlung der Todeseintritt noch weiter, ggf. auch nur kurzfristig, hätte hinausgezögert werden können und dem Unterlassenden als Garanten (s. Garantenstellung) eine Erfolgsabwendungspflicht oblag. Garantenpflichten obliegen u. a. dem behandelnden Arzt, dem Bereitschaftsdienst, den Angehörigen und Personen, die durch ihr vorangegangenes Tun die Gefahr begründet haben (z. B. Pflicht zum Herbeirufen ärztlicher Hilfe durch Unfallbeteiligte). Liegt eine solche Lebenserhaltungspflicht vor, so ist ein Verzicht auf Lebensverlängerungsmaßnahmen nur möglich, wenn dies im tatsächlichen oder mutmaßlichen Einverständnis oder auf Verlangen des Patienten geschieht. Der sog. Patientenverfügung* kommt dabei indizielle Wirkung zu. Ob ein gesetzlicher Betreuer* oder ein Bevollmächtigter für die Entscheidung über einen Behandlungsabbruch* der Genehmigung des Vormundschaftsgerichts* gemäß § 1904 BGB bedarf, ist streitig. Es ist zu empfehlen, in derartigen Fällen Absprachen mit dem Vormundschaftsgericht zu treffen. **Hinweis:** Seit 2001 ist die Tötung auf Verlangen in den Niederlanden straffrei, wenn eine freiwillige, schriftliche Erklärung eines unheilbar erkrankten erwachsenen Patienten vorliegt, die unzweifelhaft zum Ausdruck bringt, dass er sein Leben beenden möchte. Auch in Belgien ist die aktive Sterbehilfe seit September 2002 gesetzlich legitimiert. Deutsche Pflege- und Ärzteverbände stehen der aktiven Sterbehilfe mehrheitlich ablehnend gegenüber, das sie für eine humane Gestaltung der letzten Abschnitts eines Lebensweges eintreten (humane Pflegebedingungen, Schmerztherapie). Der 66. Deutsche Juristentag hat sich am 20.9.2006 mit großer Mehrheit für eine gesetzliche Regelung der Sterbehilfe und der Verbindlichkeit von Patientenverfügungen ausgesprochen. Vgl. Hospiz, Sterbebegleitung.

Sterben (ICNP): (engl.) *dying*; Enden des Lebens mit langsamem oder abruptem Erlöschen der lebenserhaltenden Körperfunktionen; am Ende dieses Prozesses steht der Tod* als Zusammenbruch integrierender Organsysteme. **Kennzeichen:** Aussetzen des Herzschlags, der Atmung und der Gehirnaktivität. Vgl. Sterbephasen, Agonie, Hirntod, Thanatologie.

Sterbephasen: (engl.) *stages of dying*; Bezeichnung für Phasen, die ein Mensch bis zu seinem Tod durchlaufen kann, nachdem ihm seine aussichtslose (infauste) Prognose mitgeteilt wurde; **Grundlage:** Nachdem bereits die Bewusstheits-Kontext-Theorie von B. Glaser und A. Strauss vorlag, stellte E. Kübler-Ross in den 60er Jahren des 20. Jahrhunderts ähnliche Reaktionsweisen in Gesprächen mit Sterbenden fest. Die Phasen müssen nicht alle und auch nicht in der nachfolgend aufgeführten Reihenfolge durchlaufen werden, sondern können beliebig oft und abwechselnd auftreten. Sie finden sich nicht nur bei Sterbenden, sondern auch (mit unterschiedlichen Bezeichnungen) in anderen Verlustsituationen wie Tod eines nahestehenden Menschen oder auch bei anderen Verlusterlebnissen, wie spätere Autoren (z. B. E. M. Pattison, B. Knupp) in weiteren, auf diesen Ergebnissen aufbauenden Untersuchungen festgestellt haben. **Einteilung** in Phasen: **1.** Nicht-Wahrhaben-Wollen und Isolierung: Die Betroffenen können die Wahrheit nicht akzeptieren, sondern leugnen sie zu ihrem Selbstschutz. Aufklärung wird zu diesem Zeitpunkt nicht angenommen; stattdessen wird oft ein anderer Arzt in der Hoffnung aufgesucht, eine günstigere Prognose zu erhalten. **2.** Zorn: Die Emotionen* Angst und Trauer zeigen sich in Form von Zorn, der eigentlich die Bedrohung durch die Erkrankung zum Ziel hat, sich aber i. d. R. auf andere Menschen richtet. Die Mitmenschen können diesen Zorn oft nur schwer aushalten, auch wenn sie eigentlich nicht gemeint sind. **3.** Verhandeln: Die Betroffenen versuchen, durch Wohlverhalten oder Kooperation mit dem therapeutischen Team das Unausweichliche abzuwenden oder auch nur Zeit zu gewinnen. **4.** Depression*: Die Niedergeschlagenheit über den bevorstehenden Verlust des Lebens einschließlich aller Zukunftserwartungen und aller Kontakte zu anderen nahestehenden Menschen bestimmt das Verhalten der Betroffenen. **5.** Zustimmung: Die Betroffenen akzeptieren das unausweichliche Ende und ergeben sich in ruhiger Erwartung ihrem Schicksal. **Hinweis:** Wird die Phase der Zustimmung nicht erreicht, stellt die Auflehnung gegen das Sterben häufig eine hohe Belastung für Sterbende, Pflegende und Begleiter dar. **Maßnahme:** Für keine dieser Phasen gibt es konkrete Richtlinien, sondern nur allgemeine Grundsätze für das Verhalten, z. B. Gesprächsbereitschaft signalisieren, offen und ehrlich reagieren und sich auch als Mensch einbringen. Vgl. Sterbebegleitung, Thanatologie, Tod.

Sterbesakramente: (engl.) *last rites*; symbolische Handlung im Christentum*, die dem Sterbenden die tröstende Gemeinschaft der Gläubigen vermittelt, ihm die Sicherheit der durch Jesus Christus bezeugten Gnade Gottes gibt und ihn für den bevorstehenden Weg stärkt; **1.** Nach den Lehren der katholischen Kirche soll der Sterbende mit den Sakramenten (kirchenlateinisch für „religiöse Geheimnisse"; eigentlich „Weihen" oder „Verpflichtungen") der Buße, der Eucharistie und der Krankensalbung versehen werden, wobei die Eucharistie („Heilige Kommunion") das eigentlich stärkende Sakrament ist und als Wegzehrung (viaticum) empfangen wird. Die Buße kann jederzeit jedem Gläubigen, die Krankensalbung jedem Patienten mit bedrohlich angegriffenem Gesundheitszustand gespendet werden. In akuter Lebensgefahr können alle 3 Sakramente in einem zusammengefassten Ritus (Versehgang) gespendet werden. Nach dem Empfang der Sterbesakramente werden Sterbegebete gesprochen. Das Aufstellen von Kreuz und Kerze symbolisiert die Verbindung mit der Taufe*. **2.** In der evangelischen Kirche wird den Sterbenden das stärkende Sakrament des Abendmahls als Wegzehrung gespendet. Das gemeinsame Gebet* oder das Beten für den Kranken und der besondere Sterbesegen sind ebenfalls Elemente der christlichen Sterbebegleitung*. **3.** Sterberituale anderer Religionen: s. Buddhismus, Hinduismus, Islam, Judentum.

Sterbetafel: (engl.) *mortality table, life table*; vom Statistischen Bundesamt regelmäßig veröffentlichte Tabelle, in der für jeden Geburtsjahrgang sowohl die statistische Wahrscheinlichkeit angegeben ist, das Ende des betreffenden Jahres zu erleben, als auch die mittlere und fernere Lebenserwartung* (Tab. dort) der jeweiligen Personen; diese statistischen Erfahrungswerte können herangezogen werden, um bei epidemiologischen Studien zur Sterblichkeit an bestimmten Krankheiten die beobachtete von der erwarteten Überlebensrate zu unterscheiden sowie Aussagen zur Todeswahrscheinlichkeit und Lebenserwartung für versicherungstechnische und demographische (s. Demographie) Berechnungen zu machen.

Sterblichkeit: s. Mortalität.

Stereotyp: (engl.) *stereotype*; Bezeichnung für vereinfachte und verallgemeinerte Verhaltensweisen, Eigenschaften oder Beurteilungen, die Individuen oder Gruppen bewusst oder unbewusst durchführen und ungeprüft für andere Personen, Geschlechter, gesellschaftliche Gruppen, Völker oder Sachverhalte annehmen; **Beispiel:** Arzt interessiert sich für Wein, Tennis und Theater, Hilfsarbeiter für Bier, Fußball und Bundesliga; Arzt ist kühl und sachlich, Gesundheits- und Krankenpflegerin emotional; Deutsche sind fleißig, Schweden sind blond. **Bedeutung:** Stereotype spielen eine zentrale Rolle im Prozess der Urteilsfindung, da sie es scheinbar auf den ersten Blick ermöglichen, aus der Fülle der Informationen die Aspekte zu identifizieren, die eine gültige Aussage über eine Person zulassen (z. B. Frau im weißen Kittel ist Krankenschwester). Fehlerhafte, zu geringe oder falsche Information führen jedoch zur Bildung eines zu unreflektierter Beurteilung führenden Stereotyps, der menschliches Verhalten dauerhaft beeinflussen kann und auch durch neue Informationen nicht verändert wird (z. B. Frau im weißen Kittel ist Ärztin). Vgl. Rolle, Vorurteil, Stigmatisierung.

Stereotypie: (engl.) *stereotypy*; ständig wiederkehrende, monotone Bewegung, Haltung, formelhafte verbale Äußerung oder Verhaltensweise, die oft über lange Zeit wiederholt auftritt oder beibehalten wird, ohne in der entsprechenden Situation einen Sinn zu ergeben; die Stereotypie kann von Außenreizen abhängig sein und als auf das eigene Empfinden bezogene Stimulation oder als autoaggressives Verhalten auftreten. **Vorkommen:** u. a.

bei Schizophrenie, chronischer Verwirrtheit*, geistiger Behinderung, Hospitalismus, Autismus, Verhaltensstörung und Aphasie; **Formen:** Bewegungsstereotypie, Sprachstereotypie und Haltungsstereotypie.

Sterilisation: (engl.) *sterilisation*; **1.** Maßnahme zum vollständigen Abtöten oder Entfernen aller lebensfähigen Formen von krankheitsverursachenden und nicht krankheitsverursachenden (pathogenen und apathogenen) Mikroorganismen* zur Erzielung einer völligen Keimfreiheit (Asepsis*) von Substanzen, Zubereitungen und Gegenständen; mögliche Techniken sind Autoklavieren (s. Dampfsterilisation), Heißluftsterilisation*, Formaldehyd-Wasserdampf-Sterilisation, Gassterilisation* oder Plasmasterilisation; **2.** Herbeiführen der Unfruchtbarkeit (Sterilität) eines Menschen durch chirurgischen Eingriff; **Methode: a)** beim Mann: Entfernen eines 2–3 cm langen Stücks der Samenleiter; der Eingriff ist beim Mann einfacher und ungefährlicher als bei der Frau und kann ambulant in Lokalanästhesie erfolgen. **b)** bei der Frau: Unterbrechung bzw. partielle oder vollständige Entfernung der Eileiter (Tubensterilisation); Laparoskopie (Bauchspiegelung) in Vollnarkose; **Hinweis: a)** Da im Gegensatz zur Kastration die Keimdrüsen nicht entfernt werden, bleiben Libido und Fähigkeit zum Geschlechtsverkehr erhalten. Beim Mann kann es bis zu 9 Monate dauern, bis es zu einer völligen Abwesenheit von Spermien im Ejakulat kommt. **b)** Als Komplikation können psychische Probleme auftreten, die durch das Bewusstsein der Unfruchtbarkeit verursacht werden.

Sterilität: (engl.) *sterility*; **1.** s. Asepsis; **2.** Zustand der Unfruchtbarkeit der Frau bzw. der Zeugungsunfähigkeit des Mannes.

sternal: (engl.) *sternal*; zum Brustbein* gehörend.

Sternalpunktion: s. Knochenmarkpunktion.

Sternum: s. Brustbein.

Stichprobe: (engl.) *sample*; nach festgelegten Kriterien ausgewählte Teilmenge einer Grundgesamtheit, die bei empirischen Untersuchungen bezüglich der interessierenden Merkmale repräsentativ ist; die Entnahme und Untersuchung von Stichproben ermöglicht verbindliche Aussagen über die Grundgesamtheit. Stichproben können entweder als zufällige Auswahl zusammengestellt werden (Zufallsstichprobe) oder die Grundgesamtheit wird (nach vorher festgelegten Kriterien) statistisch verzerrt abgebildet (sog. geschichtete Stichprobe), z. B. um seltene Untergruppen der Population in der Stichprobe in hinreichender Anzahl vorzufinden.

Stigma: (engl.) *stigma*; Mal, Merkmal, Wund- oder Brandmal, Kennzeichen (für eine bestimmte Krankheit*) oder bleibende krankhafte Veränderung (z. B. bei Berufskrankheiten*).

Stigmatisierung: (engl.) *stigmatisation*; Zuschreibung einer allgemein oder gruppenspezifisch negativ bewerteten Eigenschaft durch die soziale Umgebung; von der Gesellschaft als negativ bewertete Merkmale werden in Form eines sozialen Vorurteils bestimmten Personen oder Gruppen zugeordnet. Stigmatisierung beruht auf Typifikation und Verallgemeinerung eigener oder fremder Erfahrungen, die nicht überprüft wurden. Ein negativ bewertetes Merkmal (z. B. Alkoholabhängigkeit) kann darüber hinaus mit weiteren Eigenschaften in Verbindung gebracht werden, die objektiv damit nicht in Zusammenhang stehen (z. B. Charakterschwäche, Willensschwäche). Das Verhalten so stigmatisierter Personen wird tendenziell auf das Stigma bezogen und diesbezüglich interpretiert. Stigmatisierende Kennzeichnungen (z. B. vorbestraft, nichtehelich) können sich für Betroffene negativ auswirken und zu Isolation und Diskriminierung* führen. Besonders betroffen sind Minderheiten wie psychisch oder physisch Kranke (Schizophrene, HIV-Infizierte, Behinderte, Demenzkranke) und sog. Randgruppen (Obdachlose, Arbeitslose u. a.). Stigmatisierung hat Orientierungsfunktion in sozialer Interaktion und dient der Identifikation als auch der Projektion* (ich bin so, der ist anders). Stigmatisierung regelt den Umgang sozialer Gruppen untereinander (bestimmte Gruppen haben keinen Zugang zu entscheidenden Positionen), kanalisiert Aggression (Sündenbock) und verstärkt die Normkonformität des Nichtstigmatisierten. **Hinweis:** Stigmatisierung kann die pflegerische und therapeutische Interaktion belasten oder negativ beeinflussen.

Stillen (ICNP; (engl.) *breastfeeding*; syn. Brusternährung; natürliche Säuglingsernährung* an der Brust der Mutter mit Muttermilch; die WHO empfiehlt die ausschließliche Ernährung des Säuglings durch Stillen bis zum Ende des 6. Lebensmonats. **Vorteil der Muttermilch: 1.** am besten verträglich für das Verdauungssystem (v. a. bei unreifen Frühgeborenen); **2.** Schutz vor Infektionen; **3.** Förderung des Reifungsprozesses von Verdauungs- und Nervensystem durch Enzyme und Hormone; **4.** Stillen wirkt außerdem positiv auf die psychische Entwicklung des Kindes, fördert die Mutter-Kind-Beziehung und stärkt das Selbstwertgefühl der Mutter. **Voraussetzung:** körperliche Stillfähigkeit der Mutter, die in über 95 % der Fälle vorhanden ist, sowie psychische Stillfähigkeit und -bereitschaft der Mutter (s. Stillhindernis). Besonders die Stillversuche in den ersten Lebenstagen erfordern Geduld, bis der Säugling mit dem Mund den ganzen Warzenhof erfasst und kräftig saugt. Hebammen*, speziell ausgebildete Still- und Laktationsberaterinnen z. B. in regionalen Stillgruppen oder Gesundheits- und Kinderkrankenpfleger können beraten und anleiten.

Durchführung

Stillen sollte in einer entspannten Position stattfinden, entweder seitlich im Liegen oder im Sitzen, wobei sich der Einsatz von Stillkissen (s. Stillrolle) bewährt hat. Obwohl die initiale Brustdrüsenschwellung* (auch Milcheinschuss) erst am 2.–4. Tag nach der Geburt erfolgt, ist es sinnvoll, das Neugeborene frühzeitig (ca. 1 Stunde nach der Geburt) und regelmäßig anzulegen, da die sog. Vormilch (Kolostrum) wertvolle Antikörper enthält, das Stillen eingeübt werden kann und die Brust der Mutter durch die stattfindende Entleerung nicht so sehr spannt. Empfohlen wird das Anlegen dann, wenn das Kind „nachfragt", sonst zu Beginn ca. alle 3 Stunden. Bei größeren Säuglingen kann der Abstand auf ca. 4 Stunden verlängert werden, evtl. mit einer längeren Pause in der Nacht. Um den Milchfluss* in beiden Brüsten anzuregen und einen Milchstau* zu vermeiden, sollte das Kind nach dem Trinken an einer Brust auch an der anderen Seite angelegt werden. Diese Seite (an der i. d. R. weniger getrunken wurde) wird dann beim nächsten Stillvorgang zuerst gegeben. Um Rhagaden* der Brustwarzen zu vermeiden, sollte darauf geachtet werden, dass das Kind mit kleinen Unterbrechungen kontinuierlich saugt und nicht an der Brustwarze „spielt". Ansonsten können die Brustwarzen auch mit sog. Brusthütchen aus Silikon zwischenzeitlich geschützt werden. Nach Beenden der Stillmahlzeit wird das Kind von der Brust abgenommen, indem die Mutter einen Finger seitlich in den Mundwinkel des Kindes steckt und so das entstandene Vakuum im Mund aufgehoben wird. Milchreste und Speichel können auf der Brust antrocknen.

Hinweis: Zur Kontrolle der ausreichenden Nahrungszufuhr kann eine regelmäßige Gewichtskontrolle des Säuglings erforderlich sein (z. B. bei Unsicherheit der Mutter, Erkrankung oder Gedeihstörungen des Säuglings); diese ist aber bei gesunden Neugeborenen überflüssig und kann die Mutter eher verunsichern. I. d. R. reicht es aus, auf Anzeichen wie Ausscheidungen, Hautturgor und Zufriedenheit des Kindes zu achten.

Stillen von Frühgeborenen

Frühgeborene sind häufig noch nicht in der Lage, an der Brust zu saugen. Die Mutter muss dann ihre Milch mit einer mechanischen oder elektrischen Milchpumpe* abpumpen, um die Milchproduktion aufrechtzuerhalten. Die Muttermilch (gekühlt 24–48 Stunden haltbar, überschüssige Milch eingefroren) kann dann dem Säugling z. B. über die Magensonde gefüttert werden. Manche Kliniken verwenden auch gespendete Muttermilch, wenn keine eigene Milch der Mutter verfügbar ist. Ist das Frühgeborene reifer und stabiler, werden erste Stillversuche (z. B. bei der Kängurupflege*) unternommen; anfangs kann dabei die Nahrung gleichzeitig sondiert werden. Für die meisten Säuglinge sind Brustmahlzeiten einfacher (bessere Koordination von Saugen* und Schlucken) und weniger belastend als Flaschenmahlzeiten. Auch wegen häufig auftretender sog. „Saugverwirrungen" (d. h. Irritationen des Säuglings durch Wechsel zwischen angeborenem Saugreflex an der Brust mit zu erlernendem Saugen an der Flasche) sollte die Flaschenfütterung vermieden und die Nahrung durch die Magensonde oder alternative Fütterungsmethoden verabreicht werden (s. Becherfütterung, Fingerfütterung, Brusternährungsset). Nach der Entlassung aus der Klinik benötigen Frühgeborene meist noch viel Zeit und Ermutigung, um ausreichend an der Brust zu trinken. Daher häufiges Anlegen (alle 2–3 Stunden mit längeren Schlafpausen nachts), weiteres Abpumpen der Milch, um die Milchproduktion aufrechtzuerhalten; Beratung und Anleitung durch eine Hebamme bei Hausbesuchen.

Vgl. Abstillen.

Stillhindernis: (engl.) *breastfeeding handicap*; physiologisches oder psychologisches Hindernis beim Stillen* eines Kindes; **1. vonseiten der Mutter: a)** relative Stillhindernisse: Flachwarzen, Hohlwarzen, Hauteinrisse (Rhagaden*), Mangel an Milch, Milchstau*, Brustdrüsenentzündung (Mastitis), Einnahme milchgängiger Medikamente, Unruhe und Störungen von außen (durch Angehörige, weitere Kinder), Stress* und Überforderungsgefühle der Mutter; wenn möglich, Fortführung des Stillens; **b)** absolute Stillhindernisse: Erkrankung der Mutter an Tuberkulose oder HIV-Erkrankung; es muss abgestillt werden; **2. vonseiten des Säuglings:** fehlender Saug- oder Schluckreflex des Säuglings (besonders bei Frühgeborenen), Fehlbildungen im Mund- und Rachenraum, schwere dekompensierte Herzfehler; **Maßnahme: 1.** individuelle Beratung der Mutter; **2.** stillfreundliche Umgebung schaffen; **3.** viel trinken; **4.** zwischenzeitliches Abpumpen; **5.** ggf. Therapie der Grunderkrankung; **6.** Stimulation des Säuglings; **Hinweis:** Auf Brusthygiene und richtige Saugtechnik des Kindes achten, um Rhagaden in der Brustwarze zu vermeiden.

Stillrolle: (engl.) *nursing pillow, breastfeeding pillow*; Stillkissen; flexible Schaumstoffrolle, welche die Positionierung des Säuglings unterstützt und das Stillen für die Mutter erleichtert (s. Abb.); vgl. Positionsunterstützung.

Stimmung (ICNP): (engl.) *mood*; länger anhaltende Gemütsverfassung, die alles Erleben prägt und von psychischen und physischen Faktoren abhängt, wobei die Ursachen der Stimmung dem Betroffenen selbst oft nicht erklärbar sind; Stimmungen wie z. B. Heiterkeit, Gereiztheit, Traurigkeit, Fröhlichkeit oder Niedergeschlagenheit sind z. T. Ausdruck der Persönlichkeit* und des persönlichen Erlebens. Sie werden auch durch organische Faktoren beeinflusst. **Stimmungsschwankungen** sind normal und vom Erleben des Menschen sowie von äußeren Einflüssen abhängig. Z. B. können sonniges Wetter, Erfolg, Verliebtsein, die bevorstehende Entlassung aus dem Krankenhaus, Drogen oder Arzneimittel Menschen in eine gehobene, fröhliche (euphorische) Stimmungslage versetzen. Einflüsse wie Lichtmangel im Winter, Angst*, drohender oder

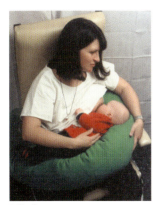
Stillrolle

andauernder Misserfolg, Mangel an Anerkennung, der Verlust eines Angehörigen, Drogen, Alkohol oder Arzneimittel können eine traurige oder deprimierte bis depressive Stimmungslage bewirken. Eine inadäquate, d. h. nicht den äußeren Umständen angemessene, gehobene Stimmung kann ein Symptom einer manisch-depressiven Erkrankung oder Borderline-Persönlichkeitsstörung darstellen. Eine eher niedergedrückte, depressive Stimmungslage ist vielfach Ausdruck einer Depression*. Manche Frauen sind von einem Stimmungsumschwung oder einer allgemeinen Stimmungslabilität betroffen, die mit dem Menstruationszyklus zusammenhängt. Etwa 7–10 Tage vor der Menstruation* setzen Stimmungsschwankungen ein und dauern etwa bis zum Beginn der Menstruation an (prämenstruelles Syndrom; s. prämenstruelle Spannungen). Es werden auch plötzliche Stimmungsänderungen in den Wechseljahren* der Frau und des Mannes beschrieben. Vgl. Emotion, Affekt.

Stimmungstief, postpartales: (engl.) *early postpartum depression, baby blues*; umgangssprachl. Heultage; psychische Reaktion, die am 3.–6. Tag nach der Entbindung auftreten und 10–14 Tage anhalten kann; **Häufigkeit:** 50–80 % aller Frauen im Wochenbett*; **Ursachen:** hormonale Veränderungen (Zunahme des Prolaktins und Oxytocins, Endorphinabbau, Abnahme von Prostaglandin, Progesteron und Östrogen), Erschöpfung, Schlafmangel, Überforderungsgefühle; **Kennzeichen:** allgemeine Verstimmung, Unruhe, Traurigkeit, häufiges Weinen, Ängste, Verletzlichkeit, Reizbarkeit, Schlafstörungen, Konzentrationsschwierigkeiten; typischerweise klingen die Symptome ohne Therapie ab. **Maßnahme: 1.** Aufklärung in Kursen in der Schwangerschaft und in der Schwangerenvorsorge und -beratung; **2.** einfühlsamer Umgang mit der Wöchnerin, Zuwendung, Unterstützung und Entlastung, Reflexion des Geburtserlebnisses; **Hinweis:** Treten die Symptome länger als 10–14 Tage auf, besteht die Gefahr, dass sich aus dem Stimmungstief eine postpartale Depression* entwickelt.

Stimulation: (engl.) *stimulation*; Reizung und Erregung der Sinnesorgane; **Formen: 1. auditive** Stimulation: Einsatz von Reizen für das Hörsystem zur Anregung, Entwicklung und Wahrnehmungsförderung, z. B. durch bekannte Lieder, Melodien, Stimmen und Geräusche; bei Frühgeborenen* erfolgt die akustische Stimulation des Kindes durch die Mutterstimme mit von der Mutter besprochenen Tonbändern, die über einen Walkman bzw. kleine Lautsprecher im Inkubator abgespielt werden. Ziel: Förderung der neurologischen Entwicklung, Unterstützung der Mutter-Kind-Bindung (Mutterstimme als Ersatz und Symbol für die Mutter). Vgl. Musiktherapie. **2. gustatorische** Stimulation: Anregung des Geschmackssinns durch vertraute, bekannte, aber auch neue Speisen, Getränke oder Geschmacksrichtungen zum Erhalt einer positiven Erinnerung, zum Aufbau und zur Motivation, Essen neu oder wieder zu erlernen; **3. olfaktorische** Stimulation: Anregung des Geruchssinns zur Entwicklung und Wahrnehmungsförderung, z. B. durch geruchsintensive Substanzen in Form eines bevorzugten Parfüms, von Speisen oder Blumen; vgl. Aromatherapie. **4. orale** Stimulation: Einsatz von Reizen für das innere und äußere Sinnessystem des Mundes, der Lippen* und der Zunge* zur Anregung, Entwicklung und Wahrnehmungsförderung, z. B. durch Darreichung von bevorzugten Speisen, durch Benutzen der gewohnten Zahnbürste oder Streichen der Zunge oder der Lippen (taktile Stimulation); wird z. B. bei fehlender eigener Mundpflege* und Unfähigkeit zur oralen Nahrungsaufnahme eingesetzt. **5. somatische** Stimulation: Einsatz von Berührung*, Bewegung und Körperkontakt zur Anregung, Entwicklung und Wahrnehmungsförderung, z. B. durch Ganzkörperwaschung* mit Führen der Hand des Patienten, Einreibung*, Streichung oder Massage*; **6. taktil-haptische** Stimulation: Einsatz von Materialien zur Anregung des Tast- und Greifsinns, zur Entwicklung und Wahrnehmungsförderung, z. B. durch eigene Haarbürste, Gegenstände des Arbeitsalltags, verschiedenartige Oberflächenmaterialien; **7. vestibuläre** Stimulation: Einsatz von Reizen für das Gleichgewichtsorgan zur Anregung, Orientierung und Wahrnehmungsförderung, z. B. durch Bewegung des Kopfes oder Positionsveränderung im Raum; die Stimulation des Gleichgewichtsorgans im Innenohr beeinflusst auch vegetative Funktionen wie Blutdruck und Blutgerinnung. **8. vibratorische** Stimulation: Einsatz rhythmisch-mechanischer Reize auf Mechanosensoren der Haut zur Anregung, Entwicklung und Wahrnehmungsförderung; durch die Vibration der knöchernen Skelettstruktur entsteht eine deutliche Wahrnehmung des eigenen Körpers. Geeignete vibrations-

Stimulation, basale

auslösende Medien sind Stimme, Rasierapparat, elektrische Zahnbürste, Handvibrationsgerät (Massagegerät, auch Vibraxgerät) oder die Hände des Pflegenden; Ziel ist das Erlangen von Körperbewusstsein, das durch über die Knochen weitergeleitete Schwingungen vermittelt werden kann. **Hinweis:** Wegen der heftigen, unspezifischen Wirkung darf ein Vibraxgerät nicht am Körper angeschaltet werden. Vibratorische Stimulation nicht nach kürzlich erfolgtem Herzinfarkt, bei Embolie oder Aneurysma (Gefahr der Gefäßruptur) einsetzen. **9. visuelle** Stimulation: Anregung des Sehvermögens zur Entwicklung und Förderung der Wahrnehmung und des Orientierungssinn mit vertrauten Bildern, ansprechenden Farben und Licht* (s. Sehen, Zimmergestaltung). Vgl. Basale Stimulation, Reizverarmung, Deprivation, Überstimulation, sensorische.

Stimulation, basale: s. Basale Stimulation.

Stimulation, elektrische, gepulste: s. Wundmanagement.

Störung, hyperkinetische: s. ADHS.

Stoffwechsel (ICNP): (engl.) *metabolism*; Metabolismus; Gesamtheit aller lebensnotwendigen chemischen Reaktionen im Organismus; Nahrungsbestandteile werden entweder zur Assimilation* (**anaboler** Stoffwechsel) oder zur Dissimilation* (**kataboler** Stoffwechsel) verwendet. Viele Stoffwechselreaktionen verlaufen in Zyklen (z. B. Citratzyklus, Harnstoffzyklus) und werden auf verschiedenen Ebenen reguliert. Der ständig im lebenden Organismus stattfindende Abbau- und Resyntheseprozess wird als Stoffumsatz bezeichnet.

Stolz (ICNP): (engl.) *pride*; Hochstimmung und Zufriedenheit über Geschaffenes, Qualitäten und Eigenschaften, verschafft ein Gefühl von Wert und Bedeutung; individuell verschieden bedeutsame, durch Pflege zu fördernde und zu unterstützende Emotion im Rahmen z. B. rehabilitativer Maßnahmen bei akut und chronisch kranken Menschen, Validation* bei chronisch verwirrten Menschen und in der Heilerziehungspflege*; **Hinweis:** Gesten, Gebärden und sprachliche Äußerungen, die evtl. den Stolz eines Menschen verletzen, unbedingt vermeiden. Vgl. Empathie.

Stoma: (engl.) *stoma*; künstlich (operativ) hergestellte Öffnung eines Hohlorgans nach außen; z. B. Anus* praeternaturalis, Gastrostoma (s. Gastrostomie), Urostoma*, Tracheostoma (s. Tracheotomie). Vgl. Stomaberatung.

Stomaberatung: (engl.) *stoma counselling*; Beratung, Schulung und Anleitung von Patienten (und/oder ihren Angehörigen) mit einem künstlichen Ausgang des Darms (s. Anus praeternaturalis) oder der ableitenden Harnwege (Urostoma*); **Ziel: 1.** Förderung einer selbstbestimmten und selbständigen Lebensführung; **2.** Planung notwendiger Maßnahmen; **Inhalt: 1.** Funktionsweise des Stomas, Vorstellung verschiedener Stomaprodukte (firmenunabhängig) und Erlernen des korrekten Umgangs; **2.** Haut-* und Stomapflege, Wundversorgung; **3.** angepasste Ernährung; **4.** Umgang mit möglichen Komplikationen und Veränderungen; **5.** Informationen über versicherungsrechtliche Fragen, berufliche Wiedereingliederung und Selbsthilfegruppen; **Qualifikation:** Gesetzliche Regelungen über den Erwerb der notwendigen Qualifikation für die Stomaberatung (auch als Stomatherapie bezeichnet) existieren zurzeit in Deutschland noch nicht. Anforderung an die Berater laut Richtlinien des Deutschen* Bildungsrates für Pflegeberufe sind eine 2-jährige Fachweiterbildung für examinierte Pflegekräfte und die Verpflichtung zur regelmäßigen Weiterbildung. Der DVET* Fachverband Stoma und Inkontinenz entwickelte in Zusammenarbeit mit dem Deutschen* Berufsverband für Pflegeberufe ein aktualisiertes Weiterbildungskonzept mit Prüfungsordnung und bietet seit 2007 eine 2-jährige berufsbegleitende Weiterbildung zum „Pflegeexperten Stoma Inkontinenz Wunde" an. **Hinweis:** Es ist sinnvoll, die erste Beratung schon vor der Anlage eines Stomas ambulant oder im Krankenhaus durchzuführen.

Stomabeutel: (engl.) *ileostomy bag, stoma bag*; syn. Kolostomiebeutel; Beutel zum Auffangen des Stuhls bei operativ angelegtem Darmausgang (s. Anus praeternaturalis); **Formen: 1. Geschlossene** Beutel werden, wenn gefüllt, entfernt und ausgetauscht. **2. Offene** Beutel (Ausstreifbeutel) besitzen eine mit einer Klemme versehene Öffnung, um den Kot in die Toilette oder ein Steckbecken* zu entleeren. Stomabeutel sind in vielen Farben, Formen und Größen erhältlich. Kohlefilter wirken geruchsbindend; Vliesbeschichtung verbessert die Hautverträglichkeit. **Einteilige Systeme** verbinden die Hautschutzfläche mit dem Beutel, wobei die Öffnung individuell auf die entsprechende Größe zurechtgeschnitten wird; bei täglich 1–2 Entleerungen und geringer Hautbeanspruchung fällt die Wahl auf dieses System. **Zweiteilige Systeme** ermöglichen ein getrenntes Auswechseln von Hautschutz und Beutel. Der Beutel ist mit einem Rastring auf der Stomaplatte* befestigt. Die Wahl des Stomabeutels ist abhängig **1.** von der Lokalisation des Stomas, da sich diese auf die Konsistenz des Stuhls auswirkt; **2.** vom Handhabungsgeschick und den Bedürfnissen des Patienten; **3.** vom Hautzustand.

Stomaplatte: (engl.) *stoma plate*; Basisplatte zur Befestigung des Stomabeutels* (zweiteiliges System) mittels Rastring oder Klebefläche; **Anforderung:** flexible Haftzone, haftend auf trockner und feuchter Haut (sog. Adhäsivplatte), formstabil auch bei Nässe, leicht zu entfernen, geringes allergenes und hautirritierendes Potential; **Anwendung:** Die Basisplatte wird auf die Haut aufgeklebt. Die Öffnung soll das Stoma genau umschließen; dazu kann entweder die vorgestanzte (konvexe oder runde) Öffnung genutzt oder mittels Schablone entsprechend zugeschnitten werden. Oft ist eine Gürtelbefestigung möglich. Je nach Hauttyp und Flüssigkeitsausscheidung kann eine Platte 3–5 Tage auf der Haut verbleiben. Mit einer zusätzlichen Paste (Gefahr der Hautirritation durch Lösungsmittel Alkohol) oder alkoholfreie Modellierstreifen können Unebenheiten ausgeglichen werden. Bei Hautirritationen und zur Wundheilung können zusätzlich Hautschutzplatten oder -ringe unterlegt oder Hautschutzpasten, -puder oder -sprays aufgetragen werden. Bei regelmäßiger Ausscheidung oder nach Darmspülung (Irrigation) kann das Stoma* mit einer Stomakappe oder einem Abdeckpflaster verschlossen werden.

Stomatitisprophylaxe: s. Mundpflege.

Stomatologika: Arzneimittel* zur lokalen Anwendung im Mundbereich; vgl. Mund- und Rachentherapeutika.

Stomaversorgung: (engl.) *stoma care*; Pflege einer operativ hergestellten Öffnung eines Hohlorgans nach außen (Tracheotomie*, Anus* praeternaturalis, Urostoma*, Gastrostomie*); s. Stoma, Stomabeutel, Stomaplatte.

Stomaversorgungssystem: (engl.) *stoma care system*; Materialien zur Stomaversorgung*; s. Stoma, Stomabeutel, Stomaplatte.

Stottern (ICNP): (engl.) *stuttering*; Balbuties, Psellismus, Dysphemie; Störung des Redeflusses, die häufig situationsabhängig, z. B. bei mitteilendem Sprechen, auftritt und bei emotionaler Beteiligung zunimmt; **Häufigkeit:** häufigste Sprachstörung im Kindesalter (5 % aller Kinder); bei Jungen etwa 2-mal häufiger als bei Mädchen, im Erwachsenenalter bei Männern 4–5-mal häufiger als bei Frauen; **Ursachen:** Genetische, psychische, neurologische u. a. Faktoren sowie Entwicklungsstörungen und das Umlernen von Links- auf Rechtshändigkeit werden diskutiert. **Kennzeichen: 1.** Primärsymptome sind Wiederholungen von Lauten, Silben oder Wörtern oder Blockierung des Sprachablaufs und Lautdehnung. **2.** Sekundärsymptome sind Dyskoordination von Atmung und Stimmgebung, Sprechangst, Vermeidungsverhalten und Mitbewegungen. **3.** Ein sog. Entwicklungsstottern bei Kindern im Vorschulalter ist normal und wird als Ausdruck einer Entwicklungskrise, Störung der Interaktion oder Diskrepanz zwischen Sprech- und Sprachvermögen, Denkvermögen und Mitteilungsbedürfnis aufgefasst. **Maßnahme: 1.** interdisziplinär und individuell abgestimmte Kombination psychologischer oder psychotherapeutischer (zur Konfliktklärung), pädagogischer, medizinischer und logopädischer Verfahren; **2.** zusätzlich Atem- und Entspannungsübungen; **Pflege: 1.** möglichst für stressarme Rahmenbedingungen sorgen; **2.** Entspannungstechniken vermitteln; **3.** Angstreduktion; **Hinweis:** Da sich Stottern bei innerer Anspannung verschlimmert, zeitweise jedoch nicht auftritt (z. B. beim Singen), wird emotionalen Faktoren heute deutlich mehr Beachtung geschenkt.

Straftat: (engl.) *criminal offence*; strafbare Handlung; jedes menschliche Verhalten, das mit Strafe geahndet wird und i. d. R. rechtswidrig und schuldhaft erfolgt; die Erfüllung eines Straftatbestandes ist durch Tun und durch Unterlassen möglich. Sofern das Gesetz fahrlässiges Handeln nicht ausdrücklich mit Strafe bedroht, ist nur vorsätzliches Handeln strafbar. **Formen: 1. Verbrechen** sind rechtswidrige Taten, die im Mindestmaß mit Freiheitsstrafe von 1 Jahr oder mehr bedroht sind. **2. Vergehen** sind rechtswidrige Taten, die im Mindestmaß mit einer geringeren Freiheitsstrafe oder mit Geldstrafe bedroht sind. Ordnungswidrigkeiten stellen keine Straftaten dar. Kinder unter 14 Jahren sind nicht schuldfähig (§ 19 StGB, s. Schuldfähigkeit) und können somit strafrechtlich nicht verantwortlich gemacht werden. **Pflege:** Die Verletzung der sog. Schweigepflicht* (Verletzung von Privatgeheimnissen, § 203 StGB) stellt eine Straftat dar, die mit Freiheitsstrafe bis zu 1 Jahr oder Geldstrafe geahndet wird. Vgl. Körperverletzung, Tötung auf Verlangen, Nötigung, Freiheitsberaubung.

Strahlenschäden: (engl.) *radiation damages*; pathologische Folgeerscheinungen nach Einwirkung ionisierender Strahlung* auf den menschlichen Organismus; **Formen: 1.** schon durch kleinste Strahlendosen ausgelöste Veränderungen des genetischen Materials; **2.** von einem bestimmten Dosisschwellenwert an nachweisbare somatische Strahlenschäden; **Kennzeichen: 1.** akut auftretende Frühschäden wie Strahlenkater (mit Appetitstörungen, Übelkeit, Erbrechen, Kopfschmerz und Schwindelgefühl), akute Strahlendermatitis (z. B. mit Rötung, Haarausfall und dauerhafter Empfindlichkeit), akute Strahlenpneumonitis (Pneumonie, u. a. mit Kurzatmigkeit, Husten, geringem Auswurf und mäßigem Fieber); **2.** nach monate- bis jahrelanger Latenzzeit auftretende chronische Strahlenspätschäden wie z. B. Zellschädigungen, Geweberückbildung (Atrophie) oder Nekrose*; wichtigster Strahlenspätschaden ist der infolge geschwulsterzeugender Effekte entstehende, sich jedoch erst nach Jahren manifestierende sog. Strahlenkrebs. Vgl. Strahlentherapie, Strahlenschutz.

Strahlenschutz: (engl.) *radiation protection*; Schutz von Personen, Sachgütern und Umwelt vor schädigender Einwirkung radioaktiver Stoffe und ionisierender Strahlung; **Formen: 1.** Schutz vor externer Bestrahlung erfolgt durch Abschirmung der Strahlenquelle und Beschränkung des Zugangs, Einhaltung ausreichenden Abstands sowie Begrenzung der Expositionsdauer. **2.** Schutz vor interner Bestrahlung erfolgt durch Einschluss der Stoffe in dichte Transport-, Lagerungs- oder Arbeitssysteme oder die Verwendung geeigneter Schutzkleidung. Die medizinische Anwendung

Strahlentherapie

ionisierender Strahlung muss therapeutisch gerechtfertigt sein und die verwendete Dosis ist dabei so gering wie möglich zu halten. **Recht:** Den rechtlichen Rahmen des Strahlenschutzes in Deutschland bilden das Atomgesetz (Abk. AtomG) sowie die auf dieser Grundlage erlassene Strahlenschutzverordnung, die Röntgenverordnung und das Strahlenschutzvorsorgegesetz. **Hinweis:** Schwangere Patientinnen und Mitarbeiterinnen sind besonders vor Strahlung zu schützen. Vgl. Bestrahlung.

Strahlentherapie: (engl.) *radiotherapy*; Anwendung ionisierender Strahlung* zur Behandlung bösartiger (selten auch gutartiger) Tumoren; ggf. in Kombination mit chirurgischen oder chemotherapeutischen Maßnahmen; **Pflegemaßnahme: 1.** intensive Beobachtung der Haut auf Strahlenschäden* und sorgfältige Hautpflege*; zusätzlich sollten die im Strahlungsbereich liegenden Köperöffnungen beobachtet werden. Bestrahlte Hautareale nicht mit Seife, zinkhaltigen Pudern oder hautreizenden Stoffen wie Deodorant, Parfüm oder Pflaster in Berührung kommen lassen. Atraumatische Mundpflege* und Asepsis* wegen der Immunschwäche und der Blutungsneigung beachten. Hinweis: Sonnenbäder sind während und 1 Jahr nach der Bestrahlung wegen der Gefahr lichttoxischer (Überempfindlichkeit auf Licht) Reaktionen zu vermeiden. **2.** Die Diagnose einer bösartigen Erkrankung und die nachfolgenden Therapien können beim Patienten Angst, Verzweiflung und Hoffnung auslösen. Unterstützende Maßnahmen zur Wiederherstellung des Gleichgewichts können Visualisierung*, Meditation* und ggf. Psychotherapie* darstellen.

Strahlung: (engl.) *radiation*; Form der Energieausbreitung; **Einteilung:** In der Medizin unterscheidet man wegen der verschiedenartigen Mechanismen der Energieübertragung auf Gewebe und der damit verbundenen biologischen Strahlenwirkung (z. B. Zerstörung von Molekülen, Schädigung der DNA*, Untergang von Zellen) zwischen **1. nichtionisierende**r Strahlung: langwellige elektromagnetische Strahlung wie Rundfunkwellen, Wärmestrahlen oder Licht; wichtige medizinische Anwendungsgebiete sind Thermographie (Infrarotstrahlung), MRT* (Spektralbereich der Rundfunkwellen) und Ultraschall. **2. ionisierende**r Strahlung: z. B. Röntgen- und Gammastrahlung; so energiereich, dass beim Durchgang durch Materie eine Ionisierung der Moleküle stattfindet; Anwendung z. B. bei bösartigen Neubildungen (maligne Neoplasien). Vgl. Strahlenschutz, Strahlentherapie.

Strauß-Kanüle: (engl.) *Strauss' cannula*; mit einer Griffplatte versehene Kanüle zur Venenpunktion*.

Streckkontraktur: s. Kontraktur.

Streckkrämpfe: (engl.) *extension spasms*; lang andauernde und intensive Krämpfe* (tonische Krämpfe) v. a. der Streckmuskulatur; **Ursachen:** Ausfall der Großhirnfunktionen (Dezerebration), Hirndrucksteigerung*, Schädelhirntrauma, Entzündung des Gehirns (Enzephalitis), toxische Enzephalopathie.

Streckstellung: gestreckte Position eines Gelenks; vgl. Gelenkbewegung.

Streckverband: (engl.) *traction*; Extensionsverband; Verfahren der konservativen Behandlung von Frakturen* mit Einwirkung axialer Zugkräfte am körperfernen Frakturelement zur Aufhebung von entgegengesetzten Muskelkräften (s. Extension); z. B. Tape*-Verband bei kindlichen Frakturen, Rucksackverband*, Glisson*-Schlinge. Vgl. Verbände.

Stress: (engl.) *stress*; auch Druck, Belastung, Spannung; Bezeichnung für die Reaktion des Organismus (z. B. erhöhte Sympathikusaktivität, vermehrte Ausschüttung von Katecholaminen) auf verschiedene unspezifische Reize (Stressfaktoren*); Stress kann als positiv (leistungsfördernd, Eustress*) oder negativ (belastend, Disstress*) empfunden werden. **Eigenschaften: 1.** Stress wird durch unspezifische Faktoren ausgelöst. **2.** Stress führt zu einem Verlust des physischen und/oder psychischen Gleichgewichts. **3.** Stress löst im Körper bestimmte Prozesse aus, die der Wiedererlangung des Gleichgewichts dienen. **Kennzeichen:** Typische Reaktionen des Körpers sind Weitstellung der Bronchien, Erhöhung von Herzfrequenz und -kontraktionskraft, Blutdruckanstieg, Pupillenerweiterung, niedrige Speichelsekretion, verstärkte Durchblutung der Skelettmuskulatur, verminderte Durchblutung der Hautoberfläche (Blässe) und der Eingeweide, verminderte Verdauungstätigkeit, längere Verweildauer von Stuhl im Darm (kein Stuhldrang), erhöhtes Fassungsvermögen der Harnblase (kein Harndrang), Mobilisierung der Glykogenreserven aus der Leber sowie Steigerung der Lipolyse, wodurch freie Fettsäuren im Blut vermehrt werden. Diese physiologischen Veränderungen ermöglichen dem Organismus eine maximale Leistungsbereitschaft innerhalb kürzester Zeit; er ist in der Lage, mit Angriff oder Flucht auf die Situation zu reagieren, da sämtliche Energie für schnelle Muskelarbeit zur Verfügung gestellt wird, während Organfunktionen, die nicht unmittelbar lebenswichtig sind, zeitweise in den Hintergrund treten.

Stresstheorien

1. Die erste Stresstheorie wurde von H. Selye (1957) formuliert, der Stress als spezifisches physiologisch-endokrinologisches Syndrom betrachtete und das allgemeine Anpassungssyndrom (Abk. AAS) beschrieb: **a) Alarmreaktion:** Zerstörung des inneren Gleichgewichts, Aktivierung des Sympathikus, Ausschüttung von Katecholaminen; **b) Widerstandsphase:** Adaptive Reaktionen erreichen optimale Werte, bei andauernder Belastung Abschwächung der sympathischen Dominanz bei parasympathischer Gegenregulation un-

ter Aufrechterhaltung erhöhter Ausschüttung von Adrenalin und Cortisol; Auftreten von entzündlichen Prozessen und Zyklusstörungen (bei Frauen) als Folge der hormonalen Prozesse; **c) Erschöpfungsphase:** eingeschränkte Fähigkeit zur Anpassung, hohe Infektanfälligkeit und Folgeschäden der Stressreaktion (Vergrößerung der Nebennierenrinde, Geschwürbildung, Verdauungsstörungen, Gewichtsverlust, psychosomatische Störungen). Das AAS verdeutlicht, dass Stress einen sinnvollen Mechanismus zur Auseinandersetzung mit Belastung darstellt, aber bei anhaltender Reaktion gesundheitsschädliche Folgen haben kann. Die Gesundheitsschädigung beruht auch auf der ursprünglichen Funktion von Stress. Während Stress evolutionär bedingt dazu aktiviert, maximale Körperarbeit zu leisten, weil genau dies notwendig zum Überleben war, sind Menschen heute vornehmlich Stressoren ausgesetzt, die nicht durch Angriff oder Flucht zu bewältigen sind. Die vom Körper zur Verfügung gestellte Energie wird nicht abgebaut. **2.** Nach S. Lazarus werden Stressfaktoren auf 3 Ebenen wirksam: physiologisch, psychisch und auf der Verhaltensebene; nicht die Wirkung eines Reizes an sich bedeutet Stress und löst eine entsprechende Reaktion aus, sondern die Art und Weise, wie er individuell bewertet wird und wie die eigenen Möglichkeiten der Bewältigung eingeschätzt und eingesetzt werden. Bei der Interaktion zwischen dem Individuum und seiner Umwelt werden Anforderungen der Umgebung ebenso bewertet wie eigene Ansprüche (z. B. eigene Ziele, Ideale) und mit den Fähigkeiten verglichen, die für die Bewältigung zur Verfügung stehen. Durch die Einschätzung eines Ungleichgewichtes zwischen Anforderungen und Fähigkeiten entsteht Stress. **Bewertungsschritte: a)** primäre Bewertung (engl. primary appraisal): Bewertung, ob ein Reiz unwichtig, angenehm-positiv oder bedrohlich ist; Einschätzung als Bedrohung (z. B. Verletzung, Verhinderung wesentlicher Bedürfnisbefriedigung, Nicht-Erreichen von Zielen, Erschütterung des Selbstwertes), als aktuelle oder bereits eingetretene Schädigung oder Verlust (z. B. durch Krankheit, Tod nahestehender Menschen) oder als Herausforderung, die meist mit der Aussicht auf erfolgreiche Bewältigung einhergeht und auch lustvoll erlebt werden kann (z. B. sportlicher Wettkampf, beruflicher Aufstieg). **b)** sekundäre Bewertung (engl. secondary appraisal): Einschätzung vorhandener Ressourcen, die klärt, ob und was getan werden kann, welche Inanspruchnahme von Hilfe möglich und nötig ist; übersteigt die Bedrohung die eigenen Ressourcen zur Bewältigung, entsteht Stress. Die sekundäre kann sich mit der primären Bewertung überschneiden, mit ihr zusammen vorgenommen werden oder ihr beeinflussend vorausgehen. **c)** Neubewertung (engl. reappraisal): kontinuierliche Neubewertung der Auseinandersetzung mit der Belastung zur Einschätzung der Funktionalität bisheriger Bemühungen. Vgl. Coping, Burnout-Syndrom, Stressauswirkungen.
Autorin: Vivian Keim.

Stressauswirkungen: (engl.) *stress effects*; Folgen von länger anhaltendem Dauerstress ohne Erholungsphasen (Disstress; s. Stress); ist der Körper fortwährend in einem Alarmzustand, können Stresssymptome ausgelöst werden. **Kennzeichen: 1.** Mögliche **physische** Kennzeichen sind Schlafstörungen, Schlaflosigkeit, Kopfschmerz (z. B. Migräne), Übelkeit, Erbrechen, Magendruck, Magenschmerzen, Durchfall, Kreislaufstörungen, Schwindel, Muskelverspannungen, Bluthochdruck, Herzklopfen, Herzrasen, Herzinfarkt, Schweißausbruch, Zittern der Hände. **2.** Mögliche **psychische** Kennzeichen sind Nervosität, Unruhe, Unsicherheit, Hemmung, Angst, Panik, Gefühl der inneren Anspannung, Gereiztheit, Aggression, Konzentrationsstörung, Blackout, Erschöpfung. **Maßnahme: 1.** Stressfaktoren* erkennen und möglichst reduzieren; **2.** Zuwendung*; **3.** Entspannungsübungen wie z. B. Autogenes* Training oder Meditation*; **4.** Sport; **5.** Akupunktur*; **6.** ggf. Psychotherapie* oder kurzfristig Sedativa* (Vorsicht: Abhängigkeit!). **Hinweis:** In Stresssituationen kann die Symptomatik eine ableitende Funktion besitzen, wenn keine Bewältigungsstrategien möglich bzw. erkennbar sind oder der Stressfaktor vom Betroffenen nicht realisiert wird. Angeordneter Stressabbau wird von den Betroffenen selten als hilfreich erlebt. Vgl. Belastungsreaktion, akute; Psychosomatik.

Stressfaktoren: (engl.) *stress factors*; syn. Stressoren; Bezeichnung für seelische und körperliche Belastungen, die Stress* auslösen können; auf alle Reize, die das Gleichgewicht eines Organismus stören, kann mit Stress als Anpassungsreaktion reagiert werden. **Einteilung: 1.** externe Stressfaktoren, z. B. Umwelteinflüsse wie Lärm, Umweltgifte; **2.** interne Stressfaktoren, z. B. Infektion, Verletzung, Verbrennung, emotionale Belastung; **3.** aufgrund gemeinsamer Eigenschaften: **a) physikalische** Stressfaktoren: schlechte Lichtverhältnisse, Hitze, Kälte; **b) soziale** Stressfaktoren: Ärger mit Kollegen oder Nachbarn, Mobbing*, Konflikte, Armut, Arbeitslosigkeit, Termindruck, Verlust von Angehörigen; **c) persönliche** Stressfaktoren: Ärger, Sorgen, Streit, Enttäuschung, Trauer, Verlust, Schwäche; **d) körperliche** Stressfaktoren: Krankheit, Schmerz, Müdigkeit, Drogeneinwirkung; **e) seelische** Stressfaktoren: Unsicherheit, Angst, Gereiztheit, Ohnmachtsgefühl, Einsamkeit, Desorientiertheit. Vgl. Belastung.

Stressinkontinenz (ICNP): s. Harninkontinenz.

Stressoren: syn. Stressfaktoren*.

Stridor: (engl.) *stridor*; pfeifendes Atemgeräusch beim Einatmen (inspiratorisch) infolge Verengung oder Verlegung der oberen Luftwege; **Vor-**

kommen: als Symptom verschiedener Krankheiten, z. B. Kehlkopfödem, Pseudokrupp.

Struktur: (engl.) *structure*; **1.** (allgemein) gegliederter Aufbau; Ordnung in komplexen Gefügen, in denen sich die einzelnen Bestandteile gegenseitig beeinflussen (Wechselwirkung), voneinander abhängig sind und eine funktionelle Einheit bilden; **2.** (physikalisch-chemisch) Aufbau der Materie aus korpuskularen, molekularen oder atomaren Bauelementen; **3.** (mineralisch) Größe, Form und Anordnung des Gemenges aus verschiedenen Mineralien in Gestein; **4.** (biologisch) Aufbau des Organismus nach Zellen und Organsystemen; **5.** (psychologisch) Gliederung des seelisch-geistigen Lebens zu einer Erlebniseinheit (Ganzheit); **6.** (sprachlich) Grammatik (Syntax); **7.** (systemtheoretisch) Stabilität bewirkende Regelmäßigkeiten innerhalb eines Systems; vgl. Holarchie, Systemtheorie, Hierarchie.

Strukturindikatoren: (engl.) *structural indicators*; Maßstäbe für die Beurteilung der Qualität vorliegender Strukturen i. R. der Qualitätssicherung*; Strukturindikatoren umfassen z. B. Anforderungen an Hilfsmittel, Material, Infrastruktur, Wissen und Personalausstattung. Vgl. Qualitätsstandard, Pflegestandard.

Strukturqualität: (engl.) *structure quality*; Beschaffenheit (Güte) der vorliegenden baulichen, technischen und personellen Rahmenbedingungen (i. R. der Qualitätssicherung*) und der Kommunikation; eine der 3 Dimensionen der Qualität* nach A. Donabedian; dazu zählen z. B. organisatorische Voraussetzungen und Gegebenheiten i. R. der Qualitätssicherung, bauliche Voraussetzungen, Materialien, Organisationsformen, Personalausstattung (Anzahl examinierter Pflegekräfte pro Schicht), deren berufliche Qualifikation, Fort- und Weiterbildungsmöglichkeiten des Personals sowie die Festlegung der Tätigkeitsmerkmale der Pflegekräfte im Tätigkeitskatalog* (Kompetenzabgrenzung). Vgl. Qualitätsmanagement, Ergebnisqualität, Prozessqualität.

Strumpfanzieher: (engl.) *stocking aid*; Anziehhilfe, die aus einem mit Bändern versehenen Kunststoffring oder einer Kunststoffschale mit Griff besteht und das Überstreifen von Strümpfen erleichtert (s. Abb.).

Studie, kontrollierte: (engl.) *clinical trial*; klinische Untersuchung, bei welcher der zu prüfenden Therapie mindestens eine andere gegenübergestellt wird; durch den Vergleich einer neuen Therapie mit einer herkömmlichen ist ein relativer klinischer Wirksamkeitsnachweis möglich. Die Verwendung von Plazebos* in der Kontrollgruppe erlaubt einen absoluten klinischen Wirksamkeitsnachweis. Vgl. Fallbericht, Doppelblindversuch, Studie, randomisierte klinische.

Studie, randomisierte klinische: (engl.) *randomised controlled trial* (Abk. RCT); klinische Untersuchung, bei der eine definierte Grundgesamtheit nach frei festzulegenden Zielgrößen (Messvariable,

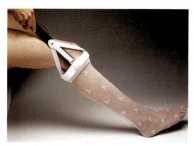

Strumpfanzieher

Einflussgrößen, Erfassungsmethoden) nach dem Zufallsprinzip in 2 oder mehr strukturgleiche Gruppen aufgeteilt wird, die mit unterschiedlichen Verfahren behandelt werden; das Ergebnis der jeweiligen Therapie wird auf deren Wirksamkeit hin überprüft und die Ergebnisse miteinander verglichen. Vgl. Doppelblindversuch, Studie, kontrollierte; Fallbericht, Forschung, quantitative.

Study Nurse: Zusatzqualifikation für Gesundheits- und Krankenpfleger oder andere medizinische Fachberufe, die eine verantwortliche Teilnahme an und Organisation von klinischen medizinischen und pharmakologischen Studien beinhaltet; berufsrechtlich ist diese aus dem angelsächsischen Sprachraum stammende Zusatzausbildung noch nicht klar definiert. **Voraussetzung:** Ausbildung in einem medizinischen Fachberuf, 2-jährige Berufserfahrung, gute Englischkenntnisse sowie Erfahrung im Umgang mit Personalcomputern und Standardsoftware; die Ausbildung wird z. B. von der Arbeitsgemeinschaft Study Nurse in Dresden angeboten. **Hinweis:** Der Begriff dient nicht der Bezeichnung von Absolventen der Pflegestudiengänge.

Stürzen: syn. Fallen*.

Stützstrumpf: (engl.) *elastic stocking*; Einzug- oder Zweizugstrumpf aus elastischem Strickgewebe v. a. zur kurzfristigen Anwendung i. R. der Thromboseprophylaxe*, z. B. zur Prophylaxe der sog. Reisethrombose (s. Thrombose); der Druckverlauf ist nicht normiert (im Gegensatz zum medizinischen Thromboseprophylaxestrumpf*); der Fesseldruck kann bei guter Qualität dem Kompressionsstrumpf* der Kompressionsklasse I (20 mmHg) entsprechen. **Hinweis:** Vor dem Einsatz immer die Herstellerangaben erfragen, da die Drücke auch höher sind und damit im Bereich der Kompressionstherapie* liegen können und hier auf Gegenanzeigen zu achten wäre.

Stützverband: (engl.) *fixed dressing, suspensory bandage*; Verband zur **1.** vollständigen Ruhigstellung verletzter Körperteile durch Anwendung eines Gipsverbandes*, Hartschaumverbandes oder Kunststoffverbandes* (z. B. bei Frakturen), einer Gipsschale (z. B. Rückenschale bei entzündlichen Prozessen der Wirbelsäule) oder einer Gipsschiene (bei noch zu erwartender Weichteilschwellung); **2.** nicht vollständigen Ruhigstellung, aber Entlastung z. B. durch Anlegen eines Tape*-, Velpeau*-, Desault*-, Gilchrist*- oder Schanz*-Verbandes; vgl. Verbände, Bandage, Orthese.

Stuhlausscheidung (ICNP): (engl.) *bowel elimination*; Defäkation; Stuhlentleerung, die reflektorisch über Dehnungssensoren im Mastdarm (Rektum) und willkürlich von der Großhirnrinde kontrolliert wird; **Pflege: 1.** Beratung, Unterstützung, ggf. Herbeiführung der Stuhlausscheidung (s. Darmreinigung); **2.** sorgfältige Hauptpflege* zur Vermeidung entzündlicher Reaktionen (s. Windeldermatitis) oder Dekubitus* rund um den Analbereich; **Hinweis:** Art, Menge und Häufigkeit der Stuhlausscheidung sind entscheidend von den individuellen Ernährungs- und Bewegungsgewohnheiten, Ritualen und zeitlichen Möglichkeiten und von der kulturellen Norm (z. B. Rückzugsmöglichkeit, Schamgefühl) abhängig. Eine seltenere oder häufigere Ausscheidung ist kein sicherer Hinweis auf das Vorliegen einer Krankheit. Vgl. Stuhlinkontinenz, Obstipation, Diarrhö, Ileus.

Stuhlinkontinenz (ICNP): (engl.) *bowel incontinence*; syn. anorektale Inkontinenz; Incontinentia alvi; Unvermögen, den Stuhl willkürlich oder reflektorisch zurückzuhalten; **Ursachen:** z. B. Erkrankungen des Verdauungssystems, Lähmungen, Verletzungen am urogenitalen Bereich, massive Diarrhö*, psychische Erkrankungen; **Stadien: 1.** Teilinkontinenz 1. Grades (Stuhlschmieren bei Belastung und Diarrhö); **2.** Teilinkontinenz 2. Grades (Inkontinenz für Winde und dünnen Stuhl); **3.** Totalinkontinenz (völliger Kontrollverlust); **Formen: 1. primäre Stuhlinkontinenz** (sog. Neuralinkontinenz, neurogene Inkontinenz): beruht allgemein auf neurologischen Erkrankungen; **a)** angeboren bei Spaltbildung der Wirbelsäule (Spina bifida), Fehlbildung des Rückenmarks (Myelomeningozele) oder umschriebener Dickdarmerweiterung (kongenitales Megakolon); **b)** traumatisch bei Bandscheibenvorfall oder Wirbelkörperfraktur mit Querschnittlähmung; **c)** zerebral z. B. bei chronischer Verwirrtheit*, Demenz und Hirntumor, im Rückenmark (spinal) durch Multiple Sklerose, Diabetes mellitus u. a.; Maßnahme: evtl. Biofeedback*-Training, Anlage eines künstlichen Darmausgangs (s. Anus praeternaturalis); **2. sensorische** Stuhlinkontinenz: Dysfunktion oder Verlust der Sensoren in Analkanal und Mastdarm (Rektum) mit fehlendem Stuhldrang, z. B. durch Hämorrhoiden*, Vorfall der Analschleimhaut (Analprolaps) und nach gynäkologischen oder anorektalen Operationen; Maßnahme: Verschiebeplastik aus perianaler sensibler Haut, Elektrostimulation; **3. muskuläre** bzw. **motorische** Stuhlinkontinenz durch Schädigung des Schließmuskels (Sphinkter), z. B. bei Geburtstrauma, Mastdarmvorfall (Rektumprolaps), Tumor, Analfistel, nach gynäkologischen oder proktologischen Operationen oder durch Sphinkterschwäche im Alter; Maßnahme: operative Sphinkterrekonstruktion, Muskelraffung, Sphinkterplastik; **4. reservoirbedingte** Stuhlinkontinenz bei Kurzdarmsyndrom, tiefer Rektumresektion, künstlicher Verbindung des Dünndarms mit dem Analkanal (ileoanale Anastomose); Maßnahme: Anlage eines ileoanalen Pouchs (beutelförmiges Ersatzreservoir) oder Anus praeternaturalis; **5. psychische** Stuhlinkontinenz infolge Trauma, Psychose, emotionaler Störung; Maßnahme: Psychotherapie; **Pflege: 1.** je nach Ursache und Auswirkung Beratung über Trainingsmöglichkeiten und Pflegehilfsmittel, ggf. in Zusammenarbeit mit dem Sanitätsfachhandel (vgl. Stomaberatung); **2.** bei kompensierender Pflege: **a)** Reinigung und Hautpflege*: vorsichtiges Abwaschen der Analregion bzw. der verschmutzten Region mit Wasser und hautpflegenden Substanzen; anschließend gut abtrocknen; Eincremen der Analregion nur bei Hautirritation; umgebende Region v. a. bei Verwenden von Inkontinenzvorlagen und Einmalunterlagen nicht eincremen, da die Creme die Poren der Pflegematerialien verstopft und deren Saugfähigkeit zerstört. **b)** Versorgung mit Inkontinenzhilfsmitteln; **c)** ggf. Ernährungsumstellung bei Kindern und älteren Menschen; **3.** verhaltensmodifizierende Maßnahmen: **a)** vorsichtige Änderung des Lebensraumes unter Berücksichtigung des Schamgefühls des Betroffenen, d. h. freie Wege zur Toilette/zum Nachtstuhl schaffen, die ggf. auch mit Rollator/Gehstöcken nutzbar sind; Stolperfallen beseitigen (z. B. Telefonschnüre und Teppichkanten); Aufstehhilfen an gewohntem Mobiliar, Halterungen und Griffleisten in Fluren und Toiletträumen ermöglichen den sicheren Gang zur Toilette; Toilettensitzerhöhung*; **b)** Inkontinenzkleidung empfehlen (leicht zu öffnen, da mit Klettverschlüssen statt Knöpfen und Reißverschlüssen, leicht abzulegen, leicht zu wechseln); **c)** Wiedererlernen der Stuhlentleerung durch Gang zur Toilette in regelmäßigen Abständen, auch wenn kein Stuhldrang besteht; Führen von Stuhlgangprotokollen; Beckenbodentraining zur Kräftigung des Schließmuskels (vgl. Toilettentraining), um Intervalle unkontrollierten Stuhlgangs auszudehnen und Freizeitaktivitäten planbar zu machen; **d)** Anwenden von Analtampons; **4.** Stuhlinkontinenz als solche sowie damit verbundene Geräusche und Gerüche können zu psychosozialen Problemen führen (der Betroffene zieht sich zurück, meidet soziale, ggf. auch sexuelle Kontakte mit dem Ehepartner); daher über Nahrungsumstellung aufklären, die Geräusche und Gerüche reduzieren oder vermeiden kann; Informationen über individuell erforderliche Hilfsmittel zur Verfügung stellen, um dem Patienten im Idealfall ein „normales" Leben (auch Berufsleben) zu ermöglichen; ggf. Kontakt zu Selbsthilfegruppen vermitteln; Selbstwertgefühl wieder aufbauen und stärken. **5.** Angehörige in die Pflege einbeziehen, über Grunderkrankung und Hilfsmittel informieren und gegenseitiges Verständnis fördern; für Entlastung auch der Angehörigen sorgen. **Hinweis: 1.** Wahren der Intimsphäre durch Information der Betroffenen und geringstmögliches Entblößen zur Reinigung nach Stuhlentleerung, im Mehrbettzimmer durch Sichtschutz. **2.** Sofortiges situatives Wechseln von Inkontinenzmaterial ist zur Entzündungs- und Dekubitusprophylaxe zwingend geboten. Vgl. Enkopresis.

Stuhlprobe: (engl.) *stool sample*; Stuhl, der in vorgegebener Menge zur labormedizinischen Untersuchung und zur Beurteilung der Bestandteile und Eigenschaften gesammelt und in ein Labor eingeschickt wird; **Anwendung: 1.** zur Unterscheidung bei Verdacht auf bakterielle Infektion (z. B. Salmonellose, Escherichia coli-Enteritis); **2.** i. R. der Vorsorgeuntersuchung im Gesundheitswesen, der Gastronomie und im Lebensmittelbereich; **3.** zur Früherkennung von Darmkrebs; **4.** bei chronisch entzündlichen Darmerkrankungen (Colitis ulcerosa, Enteritis regionalis Crohn); **Durchführung:** Portionen aus unterschiedlichen Stuhlabschnitten in undurchsichtige, beschriftete Plastikröhrchen abfüllen und umgehend in das Labor senden.

Stundenurin: stündliche Messung der Harnmenge mit einem Urimeter*; die Überwachung des Stundenurins ist eine wichtige Maßnahme in der Intensivpflege*, besonders bei Patienten mit drohendem Nieren- oder Kreislaufversagen und in Schocksituationen. Vgl. 24-Stundenurin.

24-Stundenurin: (engl.) *collected urine specimen (24 hours)*; syn. Sammelurin; über einen Zeitraum von 24 Stunden ausgeschiedener und in einem Gefäß gesammelter Harn* zur Untersuchung der Zusammensetzung und zur quantitativen Bestimmung des Gesamturins oder eines der Inhaltstoffe (s. Harn, Tab.); **Durchführung:** Der Patient muss über Zweck und Dauer der Maßnahme informiert werden. Das Gefäß sollte ein Fassungsvermögen von 2 l besitzen, ggf. lichtundurchlässig sein oder mit Zusatzstoffen versehen werden können (z. B. bei Untersuchung von Katecholaminen). Bei Bettlägerigkeit wird das Steckbecken* mit dem Hinweis „Sammelurin" versehen. Der morgens um 7 Uhr bei der Harnblasenentleerung gewonnene Harn wird verworfen. Danach werden alle Harnportionen über einen Zeitraum von 24 Stunden gesammelt. Beginn und Ende der Maßnahme sind auf dem Gefäß zu vermerken. Vor Probenentnahme ist der 24-Stundenurin gut zu durchmischen und sein Gesamtvolumen zu bestimmen.

Stupor: (engl.) *stupor*; Zustand der Reglosigkeit ohne erkennbare psychische und körperliche Aktivität mit Fehlen jeglicher Bewegung (Akinese), Maskengesicht* (Amimie) und Stummheit (Mutismus) bei wachem Bewusstsein und möglicher extremer innerer Anspannung; **Vorkommen:** z. B. bei Katatonie* (sog. Sperrung), Depression*, Manie, Epilepsie oder Vergiftung*; **Maßnahme: 1.** Versuch der Beziehungsaufnahme (s. Beziehung); **2.** ggf. kompensatorische Pflege* in allen Bereichen der Körperpflege, Nahrungsaufnahme und Ausscheidung; **3.** ggf. Psychopharmaka*. Vgl. Antrieb.

Sturzereignisprotokoll: (engl.) *post-fall protocol*; einheitliche Erfassung eines Sturzes zur Dokumentation der Sturzumstände und -folgen sowie individueller, in der Person oder deren Umfeld begründeter möglicher Risikofaktoren; wird zur Sturzprävention* unbedingt empfohlen, um persönliche und institutionelle Sturzmuster zu erkennen und durch gezielte Folgemaßnahmen weitere Stürze oder Sturzverletzungen vermeiden zu können (s. Sturzrisikofaktoren); auch geeignet als Grundlage bei Fallbesprechungen und zur Datenerhebung; **Hinweis:** Sturzereignisprotokolle können einrichtungsspezifisch variieren. Nach dem Expertenstandard* „Sturzprophylaxe in der Pflege" (s. Anhang) sollten folgende Strukturelemente berücksichtigt werden: Zeitpunkt und Ort des Sturzes, Sturzhergang, Aktivitäten vor dem Sturz, Zustand vor dem Sturz, Folgen des Sturzes und eingeleitete Folgemaßnahmen (Sturzereignisprotokoll s. Anhang). Vgl. Fallen.

Sturzprävention: (engl.) *fall prevention*; syn. Sturzprophylaxe; Maßnahmen zur Reduktion des Sturzrisikos nach Beurteilung der Sturzrisikofaktoren*; **Maßnahme: 1.** Am effektivsten sind multifaktorielle sturzpräventive Maßnahmen, die sich auf jeden einzelnen Risikofaktor der sturzgefährdeten Person beziehen und idealerweise im interdisziplinären Team durchgeführt werden. Komponenten eines solchen Programms sind Kraft- und Balancetraining, Gangschule*, Verbesserung des Transfers und der Gehfähigkeit (auch unter Benutzung von Hilfsmitteln), Anpassung des Schuhwerks, Arzneimittelanpassung (v. a. Reduktion von Psychopharmaka), regelmäßige Kontrolle der Sehfähigkeit und evtl. notwendige augenärztliche Behandlung, Schulung von Patienten und Personal, professionelle Umgebungsanpassung (z. B. Lichtverhältnisse), ggf. Hüftprotektoren* zur Vermeidung von sturzbedingten, hüftgelenksnahen Oberschenkelfrakturen sowie Analyse eines erfolgten Sturzes (s. Sturzereignisprotokoll). **2.** Bestimmte Einzelmaßnahmen sind ebenfalls zur Sturzprävention geeignet, z. B. Kraft- und Balancetraining bei älteren Personen, Reduktion von Psychopharmaka, frühzeitige Operation des grauen Stars (Katarakt) und Einsatz von Herzschrittmachern (P. Kannus et al., 2005). **3.** Der Expertenstandard* „Sturzprophylaxe in der Pflege" (s. Anhang) beschreibt insbesondere den Beitrag von Pflegefachkräften zur Sturzprävention. Durch ein gut implementiertes Verfahren zur Sturzprävention kommt es zu einer Abnahme der Sturzhäufigkeit und der sturzbedingten Verletzungen, zu einem verbesserten Leistungsangebot (Pflegequalität) und zu einer Kosteneinsparung (Pflegezeitaufwand durch Sturznachbetreuung, mögliche Kosten durch Haftungsrisiken). **Hinweis:** Freiheitsentziehende* Maßnahmen reduzieren das Sturzri-

Sturzrisikofaktoren
Übersicht über Sturzrisikofaktoren (S. Huhn, 2006)

Funktionseinbußen und Funktionsbeeinträchtigungen
  Probleme mit der Körperbalance/dem Gleichgewicht
  Gangveränderungen/eingeschränkte Bewegungsfähigkeit
  Erkrankungen, die mit veränderter Mobilität, Motorik und Sensibilität einhergehen
    Multiple Sklerose
    Parkinson-Syndrom
    Schlaganfall (Apoplexie/apoplektischer Insult)
    Polyneuropathie
    Krebserkrankungen
    andere chronische Erkrankungen/schlechter klinischer Allgemeinzustand

Sehbeeinträchtigungen
  reduzierte Kontrastwahrnehmung
  reduzierte Sehschärfe
  ungeeignete Brillen

Beeinträchtigung der Kognition und Stimmung
  Demenz
  Depression
  Delir

Erkrankungen, die zu kurzzeitiger Ohnmacht führen
  erniedrigter Blutzuckerspiegel (Hypoglykämie)
  haltungsbedingter Blutdruckabfall (Hypotension)
  Herzrhythmusstörungen
  transitorische ischämische Attacke (Abk. TIA)
  Epilepsie

Ausscheidungsverhalten
  Dranginkontinenz
  vermehrtes nächtliches Wasserlassen (Nykturie)
  Probleme beim Toilettengang

Medikamente
  Psychopharmaka
  Sedativa/Hypnotika

Angst vor Stürzen

Verwendung von Hilfsmitteln

Schuhe (Kleidung)

Gefahren in der Umgebung
  innerhalb von Räumen und Gebäuden
    schlechte Beleuchtung
    steile Treppen
    mangelnde Haltemöglichkeiten
    glatte Böden
    Stolpergefahren (z. B. Teppichkanten, herumliegende Gegenstände, Haustiere)
  außerhalb von Räumen und Gebäuden
    unebene Gehwege und Straßen
    mangelnde Sicherheitsausstattung (z. B. Haltemöglichkeiten, Beleuchtung)
    Wetterverhältnisse (z. B. Glatteis, Schnee)

siko nicht und sind nur das Mittel der allerletzten Wahl.

Sturzrisikofaktoren: (engl.) *fall risk factors*; Merkmale, die mit einem erhöhten Sturzrisiko einhergehen (s. Tab.); **Einteilung:** Es werden personenbezogene (intrinsische) und umfeldbezogene (extrinsische) Risikofaktoren unterschieden. Wichtige Sturzrisikofaktoren sind Stürze in der Vergangenheit, Muskelschwäche, Gang- und Balancestörungen, falsche oder keine Benutzung von Hilfsmitteln zur Fortbewegung, Sehstörungen, Beeinträchtigungen von Kognition und Stimmung, Erkrankungen, die zu kurzzeitiger Ohnmacht führen (z. B. haltungsbedingter Blutdruckabfall), Dranginkontinenz, Einschränkungen in den Aktivitäten* des täglichen Lebens, unsicheres Schuhwerk, Medikamente wie Psychopharmaka, Sedativa und Antiarrhythmika sowie Gefahren in der Umgebung (z. B. hochstehende Teppichkanten, fehlende Haltegriffe). Je mehr Risikofaktoren bestehen, umso sturzgefährdeter ist die Person. Das Sturzrisiko kann besonders bei älteren Personen über 65 Jahre aufgrund einer Häufung von Risikofaktoren erhöht sein. **Hinweis:** Es wird empfohlen, die Sturzrisikofaktoren bei der Pflegeanamnese zu erheben und keine standardisierten Sturzrisikoskalen zu verwenden (s. Expertenstandard „Sturzprophylaxe in der Pflege" im Anhang).

subakut: (engl.) *subacute*; nicht ganz akut*, weniger akut, weniger heftig verlaufend.

subkortikal: (engl.) *subcortical*; unterhalb der Gehirnrinde, im Marklager oder Hirnstamm gelegen.

subkutan: (engl.) *subcutaneous*; Abk. s. c.; subcutaneus; unter die Haut bzw. in das unter der Haut liegende Fettgewebe (z. B. bei einer Injektion*).

Sublimation: syn. Sublimierung*.

Sublimierung: (engl.) *sublimation*; syn. Sublimation; Begriff aus der Psychoanalyse* nach S. Freud für einen Abwehrmechanismus* des Ich, durch den eine ursprünglich libidinöse (s. Libido) Triebenergie auf ein sozial oder kulturell anerkanntes Ziel umgelenkt wird; Freuds Annahme zufolge entwickelt sich Kultur aus Triebverzicht. Neuere Forschungen bezweifeln die Allgemeingültigkeit dieser Aussage.

sublingual: (engl.) *sublingual*; unter der Zunge* liegend.

Subsidiaritätsprinzip: (engl.) *principle of subsidiarity*; **1.** gesellschaftspolitisches Prinzip, nach dem der Staat als übergeordnete Einheit erst dann die Interessen pflege- und betreuungsbedürftiger Menschen wahrnimmt, wenn untergeordnete Einheiten wie Familie, Freunde oder Nachbarn nicht dazu in der Lage sind oder ein Handlungsbedarf besteht, der nicht durch diese Personen geregelt werden kann (z. B. Vertretung bei Ämtern und Behörden oder bei der Prozessführung wegen bestehender Ansprüche); das Subsidiaritätsprinzip bestimmt die Sozialgesetzgebung und postuliert den Vorrang freier Träger (Wohlfahrtsverbände) in Kinder*- und Jugend- sowie Sozialhilfe. Vgl. Pflegebedürftigkeit, Betreuungsrecht; **2.** physiologisches Prinzip, nach dem ein übergeordnetes steuerndes System die Funktion lenkt, die das untergeordnete weitgehend selbständig ausführt; vgl. Bewegungslehre.

Sucht: s. Abhängigkeit.

Sudabad: Abk. für **su**baquales **Darm**bad, s. Darmbad, subaquales.

Suffokation: s. Erstickung.

Suggestion: (engl.) *suggestion*; seelische Beeinflussung von Vorstellungen, Denk- und Handlungsinhalten einer Person; **Formen: 1. Fremd-** oder **Heterosuggestion:** durch eine andere Person oder ein Medium wie z. B. Tonträger oder Video; **2. Autosuggestion:** durch die Person selbst, z. B. bei Entspannungstechniken und Meditation* durch Gedanken, Formeln, Bilder und Phantasien; Suggestion wird im therapeutischen Bereich mit positiven Inhalten besetzt. **Anwendung: 1.** Fremdsuggestion: Spezielle Techniken (z. B. Hypnose*) ermöglichen eine Einflussnahme auf den Menschen, die zur Übernahme von Gedanken, Wünschen, Vorstellungen und Wahrnehmungen bewegen kann (vgl. Bewusstsein). V. a. seelische, aber auch körperliche Vorgänge (wie Pulsfrequenz, Atemfrequenz) können suggestiv mit Wissen und Willen des Patienten in einem therapeutischen Rahmen beeinflusst werden. Die suggestive Beeinflussung durch eine andere Person kann als therapeutische Hypnose* z. B. bei Allergie, Asthma und Ängsten eingesetzt werden. **2.** Autosuggestion wird z. B. im medizinischen Bereich zur Unterstützung von Heilungsprozessen (z. B. mit Visualisierungsübungen in der Krebstherapie nach C. Simonton), i. R. des Autogenen* Trainings zur Stressreduzierung, bei Schlafstörungen als Entspannungstechnik und zur Unterstützung des Lernverhaltens („Ich werde das Lernziel erreichen") angewendet. **Hinweis:** Suggestionstechniken müssen i. R. einer Ausbildung erlernt werden; deren Anwendung beinhaltet für den Zeitraum der Therapie die Übernahme der Verantwortung für die zu therapierende Person.

Suggestionsatmen: Form der Atemübung, bei der sich der Übende den Fluss der Atmung bildlich als eine Reise durch den Körper vorstellt; die erhöhte Konzentration auf die Atmung verstärkt die Wirkung der Atemübung. Vgl. Autogenes Training, Suggestion.

Suizid (ICNP): (engl.) *suicide*; Selbstmord, Selbsttötung, Freitod; absichtliche Selbsttötung als Reaktion auf eine Lebenskrise (Bilanzsuizid), als Ausdruck von Autoaggression oder Sehnsucht nach Beendigung eines Leidenszustandes; kündigt sich meist mit dem präsuizidalen Syndrom* an; **Häufigkeit:** in Deutschland jährlich ca. 11 000–12 000 Suizide (1,3 % aller Todesfälle); im Gegensatz zum Suizidversuch* höhere Rate bei Männern als bei Frauen; **Vorkommen:** Das Risiko für einen Suizid nimmt mit steigendem Alter (v. a. bei Männern) zu; besonders hoch ist es bei nichtorganischen Psychosen, bei ethnisch, politisch oder religiös Verfolgten, Suchtmittelabhängigen, Arbeitslosen oder verwitweten, geschiedenen bzw. sozial isolierten Menschen (Auslösesituation ist oft ein Trennungs- oder Verlusterlebnis). Vgl. Tötung auf Verlangen, Suizidprävention.

Suizidalität: (engl.) *risk of suicide*; Neigung zur Selbsttötung (Suizid*); erscheint meist als sog. präsuizidales Syndrom*; **Einteilung: 1.** nach Phasen: Erwägung, Abwägung, Entschluss (W. Pöldinger, 1968); **2.** nach der Intensität: latente (unterschwellige) Suizidalität (entspricht Erwägung und Abwägung), akute Suizidalität (hochgradige, für den Moment nicht zu beeinflussende Suizidalität).

Suizidprävention: (engl.) *suicide prevention*; Maßnahmen zur Verhinderung von Selbsttötung (Suizid*) und Betreuung von suizidgefährdeten Menschen; **Durchführung: 1.** v. a. in Form von möglichst ständig erreichbaren Ansprechpersonen und Anlaufstellen (z. B. Telefonseelsorge, Beratungsstellen, psychiatrische und psychotherapeutische Ambulanzen, Kriseninterventionsdienste); eine suizidale Absicht muss allerdings in irgendeiner Form geäußert (angekündigt) oder erkannt worden sein, z. B. durch einen vorausgegangenen Suizidversuch* oder Vorliegen eines präsuizidalen Syndroms*. **2.** In der **stationären Pflege** erfolgt eine möglichst lückenlose Überwachung der Patienten in der akut suizidalen Phase, da ein evtl. geschlossener therapeutischer Vertrag, sich nicht umzubringen, durch den Patienten nicht erfüllt werden kann. Vgl. Krisenintervention.

Suizidversuch (ICNP): (engl.) *suicide attempt*; Selbsttötungsversuch ohne tödlichen Ausgang; **Häufigkeit:** In Deutschland kommt es jährlich zu über 100 000 Selbsttötungsversuchen, wobei Frauen doppelt so häufig betroffen sind wie Männer und die Anzahl der Suizidversuche 10-mal so hoch ist wie die der vollendeten Suizide*. **Formen: 1.** Suizidversuch mit Selbstmordgesten ohne Selbsttötungsabsicht (Appellcharakter); **2.** Suizidversuch mit ausgeprägter Zerrissenheit (Ambivalenz), sog. Nicht-leben- und Nicht-sterben-Können; **3.** überlegter Suizidversuch, der auf Selbsttötung abzielt, aber nur zufällig nicht tödlich ausgeht; **Maßnahme:** Erste* Hilfe, Zuwendung*, vorübergehende Unterbringung* wegen Selbstgefährdung*, ggf.

Psychotherapie*; **Recht:** Laut Strafgesetzbuch stellt der Suizidversuch einen Unglücksfall mit daraus abzuleitender allgemeiner Hilfspflicht dar (vgl. Behandlungspflicht, Zwangsbehandlung). **Hinweis: 1.** Viele Suizidversuche ohne tödlichen Ausgang werden nicht als solche erkannt oder es wird fälschlich die Ernsthaftigkeit der suizidalen Absicht angezweifelt. **2.** Alle Formen des Suizidversuchs sind gleichermaßen ernsthafte Gefährdungen für den Betroffenen. Dies betrifft auch die Suizidversuche ohne Selbsttötungsabsicht, da ohne Therapie des Betroffenen anschließend häufig Methoden des Suizidversuchs gewählt werden, die mit einer höheren Wahrscheinlichkeit zum Tod führen. Vgl. Suizidprävention, Syndrom, präsuizidales.

Superinfektion: (engl.) *superinfection*; bei noch bestehendem Primärinfekt und unvollständiger Immunität neuerliche Infektion mit dem gleichen Erreger; vgl. Sekundärinfektion.

Supervision: (engl.) *supervision*; Methode zur Reflexion und Bearbeitung von belastenden Gefühlen oder Problemen; unter Anleitung eines ausgebildeten Supervisors werden Konflikte und Probleme in einem Arbeitsteam in psychosozialen Arbeitsbereichen mit hoher psychischer Belastung (z. B. Hospizarbeit, Onkologie, Psychiatrie, Sozialarbeit) geklärt; **Ziel:** Arbeits- und Leistungsfähigkeit und Arbeitszufriedenheit erhöhen; vgl. Burnout-Prophylaxe; **Formen: 1. Teamsupervision:** regelmäßig in einem vertrauten Rahmen stattfindende Supervision zur Erkennung von Belastungsfaktoren, Aufdeckung problematischer Gruppenstrukturen sowie Mechanismen zur Konfliktbewältigung; **2. Leitungsberatung:** zur Klärung der Verantwortungsbereiche in der Leitungsgruppe i. S. von Schnittstellenmanagement; die praktische Erfahrung zeigt allerdings, dass Leitungsverantwortliche sich häufig der notwendigen Klärung ihrer Arbeitsbeziehungen entziehen. Diese Leitungsinsuffizienz findet sich dann als institutionell verschobener Konflikt im Mitarbeiterteam wieder. **3. Coaching:** Form der Supervision als besondere Beratungsform für einzelne Mitarbeiter, meist mit Führungsaufgaben; **Hinweis:** Wichtig ist, dass Supervisoren nicht in den Alltag der Einrichtung involviert sind.

Supervision in der Pflege

1. Im Berufsalltag hat sich Supervision als Methode der Qualitätssicherung und -verbesserung bewährt. I. d. R. wird sie mit dem gesamten Pflegeteam durchgeführt. Angestrebt wird dabei eine Verbesserung der Kooperation im Team* i. S. von Teamentwicklung, die Abstimmung von Behandlungskonzepten, die Arbeit mit den Pflegebedürftigen, der Umgang mit ihren Wünschen, Ängsten und Nöten. Supervision dient der Psychohygiene*, der Klärung von Übertragungs- und Gegenübertragungsphänomenen und der Entlastung. **2.** In der Ausbildung von Pflegekräften kann Supervision der Umsetzung des theoretisch Erlernten in die praktische Arbeit dienen, ist allerdings bisher nur in wenigen Pflegeausbildungen institutionalisiert. **Durchführung:** Die Leitung der Supervision sollte von einem ausgebildeten Supervisor übernommen werden, der in der Lage ist, Beziehungskonflikte als Ausdruck struktureller Dysfunktionen zu sehen und zu klären. Meist sind es unklare Arbeitsabsprachen oder unzureichende Leitungsorientierung, die bei den Mitarbeitern zu Konflikten und Unzufriedenheit führen. In jedem Fall ist eine genaue Analyse der strukturellen Gegebenheiten angezeigt, bevor sich Team und Supervisor auf eine längere Zusammenarbeit einigen. Dieser Klärungsprozess erfolgt in einer Sondierungsphase, wobei auch besprochen wird, wie die Teamleitung in die Supervision einbezogen wird, wann eine Auswertung stattfindet, welches das vorrangig zu bearbeitende Thema ist und wer dafür an der Supervision sinnvollerweise teilnehmen muss. **Hinweis: 1.** Da Supervision im Pflegebereich bisher wenig verankert ist, wird meist eine längere Supervisionsphase nötig, um sich mit dieser besonderen Form der Klärung von Arbeitszusammenhängen vertraut zu machen. **2.** Aufgrund der Anforderungen einzelner Kostenträger des Gesundheitssystems nach Qualitätssicherung wurde Supervision in einigen Bereichen bereits als verpflichtend für die Mitarbeiter eingeführt. Besonders in diesen Fällen müssen Ängste vor Kontrolle abgebaut werden, um Supervision als integralen Bestandteil pflegerischer Arbeit verstehen zu können (vgl. Bezugspflege). **3.** Supervision stößt auf besondere Schwierigkeiten, wenn Pflegeteams im Schichtdienst arbeiten und sich als Team kaum begegnen können. Eine hohe Fluktuation erschwert prozesshaftes Arbeiten. Dies ist besonders in Kliniken, Heimen und Sozialstationen zu beobachten. **4.** In interdisziplinären Teams (wie in Kliniken) lassen sich z. T. Vorbehalte oder Ängste einer Berufsgruppe gegenüber einer anderen beobachten, die es erforderlich machen können, zu Beginn in getrennten Sitzungen zu tagen.

Autor: Harald Pühl

Superweichbett: s. Air-fluidised-Bett; Low-flow-Bett.

Superweichlagerung: (engl.) *supersoft positioning*; Lagerungsmethode zur Druckentlastung bei dekubitusgefährdeten Patienten (s. Dekubitus); Superweichlagerung kann mit Hilfe einer Superweichmatratze* oder Spezialbetten (z. B. Air*-fluidised-Bett oder Low*-flow-Bett) durchgeführt werden. **Hinweis:** Superweichlagerung beschränkt den Patienten in der Bereitschaft zur spontanen Eigenbewegung. Langfristige Anwendung der Superweichlagerung kann eine Störung der Körperwahrnehmung bewirken. Vgl. Positionsunterstützung, Therapie, kinetische; Körperbild.

Superweichmatratze: Lagerungsmittel aus extrem weichem Material (z. B. Soft Foam, Memory Schaum) zur Superweichlagerung*; eine uneingeschränkte Sauerstoffversorgung der gefährdeten

Hautareale ist nur bei einem Auflagedruck gewährleistet, der unter dem individuell hohen Kapillardruck liegt. Als Grenzwert werden 32 mmHg angegeben. Vgl. Dekubitus, Krankenhausmatratze.

Supination: s. Gelenkbewegung.

Suppositorium: (engl.) *suppository*; Zäpfchen; halbfeste, einzeldosierte kegel-, walzen- oder torpedoförmige Arzneiform aus bei Körpertemperatur schmelzenden Substanzen zum Einführen in Körperhöhlungen (i. Allg. in Mastdarm oder Scheide); **Hinweis:** Bei Suppositorien ist z. T. auf die Lagerungstemperatur zu achten.

suprapubische Harnableitung: s. Harnableitung, suprapubische.

Suspension: (engl.) *suspension*; **1.** Aufhängung in der Schwebe, z. B. einzelner Glieder zur Entlastung; **2.** Flüssigkeit mit ungelösten, grobdispers verteilten, kleinen Feststoffen (Mikronen), die im Gegensatz zm Kolloid* oder einer echten Lösung* z. T. sichtbar sind; eine mögliche Darreichungsform von Arzneimitteln*; **Hinweis:** Da die Partikel nicht löslich sind und sich am Boden absetzen, muss eine Suspension vor der Verabreichung immer gut aufgeschüttelt werden.

Suspensorium: (engl.) *suspensory*; Tragevorrichtung aus einem Körpergurt mit unterschiedlich großem Leinenbeutel (erhältlich in den Größen 1–10) für den Hodensack; **Anwendung:** zum Schutz der Hoden beim Sport oder zur Hochlagerung bei Leistenbruch (Hernie).

Sympatholytika: (engl.) *sympatholytics*; syn. Adrenolytika, Adrenozeptorantagonisten; Substanzen, die durch die Blockade adrenerger Rezeptoren* die Erregungsübertragung von den sympathischen Nervenendigungen auf die sympathischen Effektorzellen hemmen; **Wirkstoff:** Alpha-Rezeptoren-Blocker (z. B. Prazosin), Beta-Rezeptoren-Blocker (z. B. Oxprenolol, Pindolol, Propranolol, Sotalol) und Antisympathotonika (z. B. Reserpin, Clonidin); **Anwendung:** v. a. bei der Behandlung von Bluthochdruck (Hypertonie*). Vgl. Antihypertensiva.

Sympathomimetika: (engl.) *sympathomimetics*; syn. Adrenozeptoragonisten; Substanzen, die die Wirkung des Sympathikus (Teil des vegetativen Nervensystems) nachahmen; **Einteilung: 1. direkt wirkende** Sympathomimetika: erregen (wie Adrenalin und Noradrenalin) postsynaptisch die adrenergen Rezeptoren*; **2. indirekt wirkende** Sympathomimetika: führen zu einer Freisetzung von Noradrenalin aus den Vesikeln präsynaptischer adrenerger Nervenzellen (Neurone); **Anwendung: 1.** Betasympathomimetika bei bradykarden Herzrhythmusstörungen (z. B. Orciprenalin); **2.** beta-2-selektive Sympathomimetika (z. B. Fenoterol, Salbutamol, Terbutalin) als Bronchospasmolytika (s. Spasmolytika) und Wehenhemmer; **3.** zentralnervös wirkende Sympathomimetika als Appetitzügler* (z. B. Amfepramon, Sibutramin).

Symptom: (engl.) *symptom*; Beschwerde, fassbares oder angegebenes Erkrankungszeichen.

Syndet: Abk. für **syn**thetisches **De**tergentium; seifen- und alkalifreies Hautreinigungsmittel, das i. d. R. pH-neutral ist und den Säureschutzmantel der Haut weniger angreift als Seife*.

Syndrom, apallisches: s. Wachkoma.

Syndrom, hyperkinetisches: s. ADHS.

Syndrompflegediagnose: (engl.) *syndrome nursing diagnosis*; Zusammenfassung einzelner Pflegediagnosen* zu einem Komplex; **Beispiel:** Immobilität* wird je nach individuell zu erwartenden Folgen (Erkrankungen, psychische Auswirkungen) zum Immobilitätssyndrom zusammengefasst, das durch konkret zusammengestellte Unterdiagnosen für den einzelnen Patienten spezifiziert wird.

Syndrom, präsuizidales: (engl.) *presuicidal syndrome*; Bezeichnung für eine Merkmalgruppe von Hinweisen auf vorliegende Suizidgefährdung (E. Ringel, 1951); die Erstbeschreibung bezieht sich auf eine Untersuchung von 745 Personen nach Suizidversuch*. **Kennzeichen: 1.** Einengung: **a)** situativ: Gefühle von Ohnmacht und Hilflosigkeit, Gefühl des Ausgeliefertseins, durch das die Umwelt als überwältigend, übermächtig und nicht veränderbar erlebt wird (Tunnelblick). An diesem persönlichen (subjektiven) Empfinden ist von Außenstehenden (auch Pflegepersonen, Ärzten, Psychologen) durch vermeintliche Objektivität oder durch Realismus nichts zu verändern. **b)** dynamisch: Veränderung der Dynamik von Denken und Fühlen; das Denken wird vom Tod und nicht vom Selbsterhaltungstrieb beherrscht (eingeengt). Die Empfindung ist bestimmt durch das Gefühl des Gedrängtwerdens, Getriebenwerdens in Richtung Sterben, oft gegen den eigenen Willen. **c)** zwischenmenschlich: besonders im Alter Verminderung der Beziehungen; die Isolation ist verbunden mit Überbewertung der verbleibenden Beziehungen und dem Gefühl von Verlassenheit. **d)** Einengung der Wertewelt. **2.** Aggressionshemmung und Aggressionsumkehr: Die eigentlich gegen andere gerichtete Aggression* wird auf die eigene Person umgeleitet (vgl. Projektion). **3.** Ankündigung des Suizids* bzw. konkrete Selbstmord- oder Todesphantasien: Der Phantasie, wie es ist, tot zu sein (besonders bei Kindern), folgen konkrete Durchführungsphantasien, die sich zum Zwang* entwickeln. **Hinweis: 1.** Die Entwicklung des präsuizidalen Syndroms kann langsam, aber auch sehr schnell erfolgen. Direkt vor dem Suizid können die Kennzeichen fehlen. **2.** Art und Ausprägung der Merkmale sind abhängig von Zeitgeist und gesellschaftlichen Umständen. Vgl. Suizidprävention.

Synkope: s. Ohnmacht.

System: (engl.) *system*; unspezifische Bezeichnung für ein dynamisches Ganzes mit bestimmten Eigenschaften und Verhaltensweisen; Satz von in Wechselbeziehung oder Wechselwirkung stehenden Elementen (DIN EN ISO 9000:2005); diese sind so miteinander verknüpft, dass sie abhängig voneinander sind, d. h., das Verhalten des Systems wird vom Zusammenwirken aller Teile beeinflusst (nach H. Ulrich, P. Probst, 1995). Die **Elemente** werden je nach Zusammenhang und Fachgebiet als Bausteine, Dinge, Komponenten, Objekte oder Sachen bezeichnet, die **Verknüpfungen** u. a. als Kopplungen, Relationen, Verbindungen oder Zusammenhänge und die **Eigenschaften** als Kennzeichen, Merkmale und Attribute. Unterschieden werden offene und geschlossene Systeme (J. Möller, 1992). **Hinweis:** In der Pflegetheorie werden offene Systeme auch als Feld bezeichnet (M. Rogers, 1970; s. Energiefeldtheorie). Vgl. Kybernetik.

systemisch: (engl.) *systemic*; ein ganzes Organsystem (z. B. Blut, Muskulatur, Zentralnervensystem), i. w. S. den gesamten Organismus betreffend; auch i. S. von generalisiert. Vgl. lokal.

System, limbisches: (engl.) *limbic system*; phylogenetisch (stammesgeschichtlich) altes funktionelles System im Gehirn mit wichtigen Funktionen in den Bereichen Gefühle und Triebe sowie vermutlich auch Gedächtnis* und Lernen; umfasst kortikale und subkortikale Anteile und ist u. a. eng mit dem Riechhirn, dem Hypothalamus und dem sensorischen Assoziationskortex verknüpft. **Funktion:** Das limbische System ist die dem Hypothalamus direkt übergeordnete Zentrale des endokrinen und vegetativ-nervösen Regulationssystems. Es kann, ausgehend vom limbischen Kortex, angeborene Trieb- und Instinkthandlungen auslösen und beeinflussen. Das gesamte limbische System ist wesentlich an der affektiven Tönung des Gesamtverhaltens und an emotionalen Reaktionen (Wut, Furcht, Zuneigung) beteiligt und spielt wahrscheinlich auch eine Rolle für die Gedächtnis- und Lernfunktion des Gehirns. **Hinweis:** Krankhafte Veränderungen im limbischen System äußern sich in sozialen Anpassungsstörungen.

System, lymphatisches: (engl.) *lymphatic system*; Bezeichnung für die am Immunsystem* beteiligten, in Geweberverbänden (Anhäufungen von diffusem lymphatischem Gewebe, z. B. im Magen-Darm-Trakt als mucosa associated lymphoid tissue, Abk. MALT) und Organen mit bindegewebiger Kapsel (z. B. Milz, Lymphknoten) zusammengefassten Zellen (Lymphozyten, Epithel- und Gewebezellen); **Einteilung: 1. primäre** (zentrale) lymphatische Organe: Knochenmark und Thymus; hier erfolgt i. R. der Lymphozytenbildung eine erste Differenzierung von B-Lymphozyten (v. a. im Knochenmark) und T-Lymphozyten (v. a. im Thymus). **2. sekundäre** (periphere) lymphatische Organe: Milz, Lymphknoten, Mandeln, MALT; hier findet die Reaktion der Lymphozyten mit den Antigenen und der Kontakt zwischen verschiedenen Lymphozytenpopulationen und Fresszellen (Phagozyten, v. a. Makrophagen) statt.

Systemtheorie: (engl.) *systems theory*; ursprünglich von L. von Bertalanffy begründeter Denkansatz, in dem es um die Wechselwirkungen von Ganzheiten (Systemen) geht; dieser Denkansatz wirkt einer übermäßigen Reduktion auf Details eines Fachgebietes entgegen und beschreibt die systemischen Grundlagen z. B. in der Pflege, im Management und in der Psychotherapie. **Entwicklung:** Der theoretische Hintergrund wurde aus verschiedenen Bezugswissenschaften wie u. a. Biologie, Mathematik, Psychologie und Soziologie entwickelt. Vorläufer der Systemtheorie sind z. B. die Gestalttheorie (s. Gestaltgesetze) und die Feldtheorie (s. Feld, psychisches). Systemtheorie fordert ganzheitliches (komplexes) Denken und sucht gemeinsame Gesetzmäßigkeiten (Muster) innerhalb verschiedener Wissensgebiete zu entdecken. **Ziel:** Integration unterschiedlichen Wissens und dessen Anwendung in verschiedenen Bereichen. Vgl. Ganzheitlichkeit, Kybernetik.

System, transdermales: s. Pflaster.

Systole: (engl.) *systole*; Kontraktion eines muskulären Hohlorgans; i. e. S. die nach der Diastole* erfolgende Kontraktion der Herzkammern (sog. hämodynamische Systole); **Phasen: 1.** Anspannungsphase: Alle Herzklappen sind geschlossen. Durch die Kontraktion kommt es zum Druckanstieg in den Kammern, bis der Druck dort größer ist als der Druck hinter den Taschenklappen. **2.** Austreibungsphase: beginnt mit dem Öffnen der Taschenklappen; das Blut wird so lange in die Aorta oder die Lungenschlagader gedrückt, wie der Muskel kontrahiert ist. Vgl. Blutdruck.

Pschyrembel® Sozialmedizin

Aktuell zur Gesundheitsreform

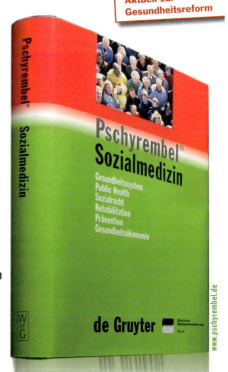

Pschyrembel® Sozialmedizin
2007. XXIV, 540 Seiten mit 40 Abb. und 70 Tab. Gebunden.
€ [D] 39,95 / € [A] 41,40 / sFr 64,–.
ISBN 978-3-11-017605-6

Das einzige umfassende Nachschlagewerk zur Sozialmedizin

Die Zunahme chronischer Krankheiten, die gesteigerte Bedeutung von Prävention, Qualitätssicherung und -management sowie die aktuelle Gesundheitspolitik erfordern den einfachen Zugang zu sozialmedizinischen Informationen. Diese finden Sie im neuen Pschyrembel® Sozialmedizin.

Das Wichtigste auf einen Blick:

◐ In Zusammenarbeit mit der Deutschen Rentenversicherung Bund ◐ Mit 5000 Stichwörtern unentbehrlich in der gutachterlichen und ärztlichen Praxis, in Rehabilitationseinrichtungen, in Studium, Ausbildung sowie in der sozialmedizinischen Beratung ◐ Zuverlässige Orientierung für niedergelassene und klinisch tätige Ärzte als erste Ansprechpartner bei sozialmedizinischen Fragestellungen ◐ Wichtiger Wegweiser im komplexen Schnittstellenbereich zwischen Medizin, Gesundheitspolitik und Gesellschaft ◐ Für Fachärzte für Arbeitsmedizin, Hygiene, Physikalische und Rehabilitative Medizin, Angestellte im Öffentlichen Gesundheitswesen, Juristen, Absolventen von Fachstudiengängen wie Public Health, Sozialarbeit, Sozialpädagogik, Heilpädagogik und Mitarbeiter von Sozialversicherungsträgern, Sozialstationen und Pflegediensten

Pschyrembel®-Qualität. Gewachsene Qualität.

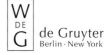

de Gruyter
Berlin · New York

T

Tablette: (engl.) *tablet, pill*; Compressi; Darreichungsform von Arzneimitteln* als Einzeldosis in pulverisierter gepresster Form; der meist geringe Anteil an eigentlichem Wirkstoff wird mit Füll- und Hilfsstoffen (z. B. Milchzucker, Calciumsulfat) kombiniert, um eine handliche und schluckbare Größe für die Tablette zu erreichen und Lagerfähigkeit zu gewährleisten. Zugesetzte Zerfallsbeschleuniger (z. B. Stärke, die durch Wasser aufquillt, oder Natriumhydrogencarbonat, das im Kontakt mit Magensäure Kohlendioxid freisetzt) erleichtern das Auflösen der Tablette. Diese kann mit Wasser geschluckt, im Mund gelutscht oder als Brausetablette in einem Glas Wasser aufgelöst und getrunken werden. In die Tablette eingebrachte Rillen ermöglichen ggf. ein Halbieren oder ein noch kleineres Zerteilen der Tablette. Für bestimmte Wirkstoffe oder Gegebenheiten werden umhüllte Tabletten hergestellt. Diese sog. **Filmtabletten** werden mit einem Filmbildner überzogen, der bewirkt, dass sich die Tabletten erst im Magen oder Darm auflösen und sich die Wirkstofffreigabe dadurch verzögert. **Hinweis: 1.** Tabletten können sich durch den Speichel schon im Mund auflösen, wodurch der Gebrauch für manche Patienten, besonders für Kinder und Patienten mit Schluckstörungen, problematisch sein kann. In diesem Fall muss nach anderen Darreichungsformen (Zäpfchen, Saft) gesucht werden. **2.** Die Verabreichung von Tabletten in pulverisierter Form mit der Nahrung sollte nur in Absprache mit dem Apotheker erfolgen, um die Wirksamkeit nicht zu reduzieren und die Verträglichkeit nicht zu gefährden. **3.** Generell gilt, dass Tabletten vor Feuchtigkeit geschützt werden müssen und die Haltbarkeitsdauer nicht überschritten werden darf. Vgl. Dragee.

Tabu (ICNP): (engl.) *taboo*; gesellschaftlich allgemein akzeptiertes Verbot, bestimmte Dinge zu tun, z. B. Menschen anzuschauen, zu berühren, anzusprechen, über gewisse Themen zu sprechen oder bestimmte Handlungen zu begehen; **Grundlage:** Tabus findet man in jeder Gesellschaftsform. Da sich Tabus auf zentrale Werte* der jeweiligen Gesellschaft beziehen, können sie zu einer sozialen Norm* werden. Insbesondere bei Naturvölkern führt die Übertretung eines Tabus durch Zuwiderhandlung (sog. Tabubruch) zu Schaden oder Strafe für die gesamte Gemeinschaft und der Tabubrecher wird deshalb exemplarisch z. B. mit Verbannung oder Tod bestraft; leichtere Verstöße können mit Buße- und Reinigungszeremonien wieder gesühnt werden. Tabus können sich bis zur Unkenntlichkeit des Ursprungs verselbstständigen. Beispiele hierfür sind Benimmregeln in der Kirche, die nicht unbekleidet betreten und in der nicht gegessen werden darf. Zudem verbietet die Achtung bzw. Angst vor den Toten (Todestabu) fröhliches Feiern auf Friedhöfen. Auch ist lautes Lachen oder Sprechen im Wartezimmer einer Praxis oder einem Krankenhaus oft ein Tabu. In der Psychoanalyse wurde der Tabubegriff auf sexuelle Handlungen (Selbstbefriedigung*, Inzest, sexuelle Handlungen mit Tieren oder Kindern) ausgedehnt. S. Freud sah darin eine gesellschaftlich legitimierte Möglichkeit, unerwünschte Triebe zu kontrollieren und so ein gesellschaftliches Zusammenleben zu gewährleisten. Durch den Wandel gesellschaftlicher Werte und Normen können Tabus abgeschwächt und aufgehoben werden (z. B. veränderter Umgang mit Homosexualität*). **Pflege:** In der westlichen Gesellschaft ist der Umgang mit lebensbedrohlichen oder unheilbaren Krankheiten, Tod und Sterben weitgehend tabuisiert. Obwohl Krankheiten allgegenwärtig sind, wird über bestimmte Erkrankungen wie z. B. Aids, Krebs oder Depression nicht offen gesprochen. **Hinweis:** Bei Tabubrüchen durch pflegerische oder medizinische Maßnahmen aufkommendes Schamgefühl (s. Scham) im Umgang mit Angehörigen und Patienten berücksichtigen. In manchen Fällen führt ein Tabubruch zur paradoxen Reaktion der Enthemmung (Hemmungsdefizit*).

Tabuzone: (engl.) *taboo zone*; Tabubereich; **1.** Körperregion eines Menschen, die von anderen nicht gesehen oder berührt werden soll (z. B. Geschlechtsmerkmale, Narben, Verletzungen); in der Pflege wird der menschliche Körper in verschieden stark tabuisierte bzw. öffentliche und private Zonen unterteilt: **a)** Sozialzone: Hände, Schulter und Rücken dienen dem Kontakt und Austausch mit der Umwelt (Händeschütteln, Schulter- und Rückenklopfen); **b)** Übereinstimmungszone: Mund und Handgelenke, bei deren Berührung (z. B. bei der Mundpflege*) der Patient zuvor informiert werden soll; **c)** Verletzbarkeitszone: Gesicht, Hals, vorderer Oberkörper beim liegenden Patienten, Beine und Füße werden i. d. R. als sehr intim empfunden; vor Berührung dieser Regionen sollte der Patient um Erlaubnis gefragt werden; **d)** Intimbereich: Genitalbereich, individuell ggf. auch andere Körperstellen; generell gilt hier besonders behutsames Vorgehen. Vgl. Intimität, Intimpflege, Intimsphäre, Berührung, Berührungstabu, Raum, persönlicher. **2.** individuelle Thematik, über die ein Mensch nicht öffentlich sprechen möchte, um sich und seine Gefühle zu schützen; vgl. Tabu.

Tachykardie: (engl.) *tachycardia*; beschleunigte Herzfrequenz (>100 Schläge pro Minute beim Erwachsenen); **Ursachen: 1.** physiologisch z. B. bei körperlicher und psychischer Belastung mit Krankheitswert z. B. durch Fieber, Medikamente oder psychische Erkrankungen; **2.** mit Krankheitswert z. B. bei Vergiftungen*, Schilddrüsenüberfunktion (Hyperthyreose), Schock, Fieber, Anämie und vielen Herzerkrankungen; **Maßnahme: 1.** bei physiologischer Tachykardie: Armbad*, Armguss, Brustguss; Phytotherapie: Zubereitungen aus Chinidin; **2.** bei pathologischer Tachykardie: entsprechend der Grunderkrankung. Vgl. Bradykardie.

Tachypnoe: (engl.) *tachypnea*; beschleunigte Atmung (>20 Atemzüge pro Minute beim Erwachsenen); **Ursachen:** erhöhter Sauerstoffbedarf (Fieber, körperliche Belastung) oder erniedrigtes Sauerstoffangebot, Schmerzen. Vgl. Atemfrequenz, Atmungstypen.

Tätigkeitskatalog: schriftliche Zusammenstellung von Tätigkeiten oder Einarbeitungsplänen auf Basis entsprechender Stellenbeschreibungen*, die zu einem bestimmten Berufsbild gehören oder vom Arbeitgeber bei der Ausübung eines Berufs in einer bestimmten Position erwartet werden; vgl. Qualitätsmanagement.

Tagesklinik: (engl.) *day hospital*; teilstationäre Einrichtung zur Betreuung von Patienten mit neurologischen, psychiatrischen und geriatrischen Krankheitsbildern (z. B. Memory*-Klinik) sowie zur Durchführung und Nachsorge ambulanter Operationen; die Patienten befinden sich tagsüber in der Klinik, wo sie medizinisch und therapeutisch betreut werden, und kehren abends in ihr häusliches Umfeld zurück, wo sie die Nacht verbringen. Eine Betreuung in der Tagesklinik ist dann sinnvoll, wenn eine vollstationäre Versorgung noch nicht oder nicht mehr erforderlich ist. Vgl. Tagespflege, Nachtklinik.

Tageskurve: (engl.) *day curve*; in einem Schaubild dargestellte, über einen Zeitraum von 24 Stunden ermittelte Parameter der Krankenbeobachtung* (z. B. Fieberkurve).

Tagespflege: (engl.) *day(-time) nursing*; teilstationäre Betreuungsform (s. Betreuung, teilstationäre) mit ausschließlich professioneller Tagesbetreuung Pflegebedürftiger in einer Pflegeeinrichtung; **Ziel: 1.** Erhalten und Stärken der Interessen und Fähigkeiten der Patienten durch spezielle Beschäftigungsangebote und aktivierende Hilfen; die Patienten sollen in ihrem gewohnten Lebensumfeld verbleiben können; ihre Selbständigkeit soll soweit wie möglich erhalten bzw. gefördert werden. **2.** Unterstützung und Entlastung der Angehörigen; **3.** Vermeidung einer vollstationären Pflege; **Voraussetzung:** Der Patient hat entsprechend der Pflegeversicherung* Anspruch auf Tagespflege, wenn die häuslichen Betreuungsmöglichkeiten nicht ausreichen, eine stationäre Versorgung aber nicht erforderlich oder nicht erwünscht ist. Tagespflege ist v. a. ein Betreuungsangebot in der psychiatrischen Pflege* (Tagesklinik*, Tagesstätte) und der Altenpflege (stationären Einrichtungen oder gesonderten Tagespflegestätten angegliedert). Vgl. Nachtpflege.

Tagesplan: Strukturierung des Tages durch zeitlich festgelegte Tätigkeiten als therapeutisches und pflegerisches Instrument in einer stationären oder teilstationären Einrichtung; der meist an gut sichtbarer Stelle in der Behandlungseinheit ausgehängte Plan informiert über Therapie- und Pflegeangebote. **Ziel:** Die Aufstellung eines Tagesplans kann in der psychiatrischen Pflege* oder in der Altenpflege z. B. chronisch verwirrter (dementer) Patienten eine Möglichkeit zur Erhaltung und Förderung der Selbständigkeit und Orientierung (s. Orientierungshilfen) des Patienten darstellen. Der Tagesplan bietet zudem einen Rahmen für den Wechsel von Pflicht und Freizeit.

Tai-Ji-Quan: (engl.) *tai chi*; sog. Schattenboxen; auf die alte chinesische Kampftechnik zurückgehende, später zum Breitensport entwickelte Form des Körpertrainings zur Stärkung der Körperkräfte, zur Krankheitsvorbeugung und Selbstverteidigung; wesentlich ist die harmonische Verbindung von Bewusstsein (Shen) und Vorstellung (Yi) mit dem Atem (Qi) und der Körperbewegungen. Die Wirkung des Tai-Ji-Quan lässt sich über den Ausgleich psychovegetativer Funktionen, Stressabbau und hormonale Regulation erklären. **Anwendung:** z. B. zur Krankheitsprophylaxe, bei Asthma bronchiale, Herz-Kreislauf-Erkrankungen, neurovegetativen Störungen oder Knochenerkrankungen.

Tamponade: (engl.) *tamponade*; dichte Watte-, Mull- oder Verbandfüllung von Körperhohlräumen, Hohlorganen, Wundhöhlen oder Wundkanälen, z. B. zur Blutstillung oder offenen Wundbehandlung; vgl. Wundmanagement, Mikulicz-Tamponade.

Tanztherapie: (engl.) *dance therapy*; aus den USA stammende körperorientierte, künstlerische Form der Psychotherapie* und der Kunsttherapie* mit enger Verbindung zur Harmonik und Musiktherapie* für alle Altersgruppen; sie basiert auf der Annahme, dass sich psychische Probleme körperlich z. B. in Form von Muskelverspannungen zeigen können. Wie andere Körpertherapien* ermöglicht sie dem Menschen eine zunächst nonverbale Ausdrucksmöglichkeit. **Anwendung:** Besonders bei psychosomatischen und psychischen Erkrankungen, die mit Ängsten, Spannungen und Selbstunsicherheit verbunden sind, bietet Tanztherapie eine Möglichkeit der Wahrnehmungsförderung und des Selbstausdrucks und kann dadurch handlungsaktivierend, spannungslösend, gemeinschaftsfördernd und konfliktlösend wirken. Vgl. Bewegungslehre.

Tape-Verband: (engl.) *tape dressing*; sog. funktioneller Verband; Stützverband* aus klebenden Binden und Pflastern zur Prophylaxe und Therapie von Prellungen und Quetschungen (Kontusionen*), Verstauchungen* (Distorsionen, z. B. im Hand-, Knie-, oberen Sprunggelenk) oder Muskelfaserrissen; es kommt zur selektiven Ruhigstellung bei Erhaltung anderer Bewegungsfunktionen. Durch die Wickelrichtung des Tape-Verbandes kann die immobilisierende oder redressierende Wirkung variiert werden. **Hinweis:** Motorik, Sensorik und Durchblutung kontrollieren. Vgl. Bandage.

Taschengeld: s. Barbetrag.

Tastsinn: (engl.) *tactile sense*; Fähigkeit der Haut zur Wahrnehmung von Berührungen; Tast- und Druckreize werden über Mechanosensoren (besonders an Lippen, Fingerspitzen, Fußsohlen und Geschlechtsorganen) aufgenommen und weitergeleitet. Vgl. Sensibilität, Berührung.

Taubheit: (engl.) *deafness*; **1.** Sensibilitätsstörung* i. S. einer herabgesetzten Empfindung von Sinnesreizen (Hypästhesie) oder völligen Unempfindlichkeit gegen Sinnesreize (Anästhesie) als erwünschtes Ergebnis einer Narkose*, Regional- oder Lokalanästhesie oder infolge einer Störung des peripheren oder zentralen Nervensystems; **2.** fehlendes Hörvermögen; s. Gehörlosigkeit.

Taufe: (engl.) *baptism*; christlicher Akt zum Zeichen der Bekehrung und des Bekenntnisses zu Jesus Christus; wird i. d. R. im Kindesalter in der dreieinigen (trinitarischen) Form („im Namen des Vaters und des Sohnes und des Heiligen Geistes") als Namensgebung („ich taufe dich auf den Namen ...") vollzogen. Als das grundlegende Sakrament (kirchenlateinisch für „religiöses Geheimnis", eigentlich „Weihe" oder „Verpflichtung") der Aufnahme in die christliche Glaubensgemeinschaft kann es nur einmal empfangen werden. Die christlichen Kirchen erkennen gegenseitig die Taufe als gültig an, wenn sie auf den Namen des dreifaltigen Gottes und durch Besprengen mit Wasser vollzogen wurde.

Der christliche Glaube besagt, dass der Täufling durch die Taufe unsichtbare Gnadengaben empfängt: Vergebung der Sünden, Heiligung (Empfang des Heiligen Geistes) und ewiges Leben. V. a. Protestanten sehen in der Taufe ausschließlich das Zeichen der Zugehörigkeit zum Christentum und erkennen nicht mehr die übernatürliche Wirkung an, da die Heilsgewissheit vielmehr durch Sinnesänderung und nicht durch Riten zu erzielen sei. Der Taufbund ist unwiderruflich und kann auch durch einen Kirchenaustritt nicht rückgängig gemacht werden. Taufkleid und Taufkerze sind seit dem späten Mittelalter Teil der Taufzeremonie.

In dringenden Fällen (z. B. bei zu erwartendem Tod des Täuflings) kann eine unfeierliche **Nottaufe** (syn. Hebammentaufe) von jedem Christen gültig vollzogen werden. Die Taufe erfährt Gültigkeit durch das 3-malige Begießen des Kopfes mit Wasser unter Verwendung der trinitarischen Taufformel („... ich taufe dich im Namen des Vaters und des Sohnes und des Heiligen Geistes. Amen."). Wenn die Zeit es erlaubt, sollten das Glaubensbekenntnis und das Vater-Unser gesprochen werden. Bei Überleben des Täuflings verlangt die katholische Kirche das Nachholen der üblichen Taufzeremonien, während die evangelische Kirche die Taufe bestehen lässt und nur deren Anzeige zur Bestätigung im Pfarramt verlangt. Wird bei Lebensgefahr ein Pastor zur Taufe geholt, spricht man von einer **Jähtaufe**. Vgl. Christentum.

Tautologie: (engl.) *tautology*; **1.** Wiederholung der Bedeutung (Verdopplung) einer Aussage; das 2-malige Sagen desselben Gedankens in unterschiedlicher Form, z. B. weißer Schimmel, alter Greis; Tautologien können auf eine Sprachstörung mit Wortfindungsstörungen bei amnestischer Aphasie* hinweisen. **2.** (Logik) **a)** Von einer Tautologie in der Definition spricht man, wenn in der Bestimmung (Definition) die Erklärung (das Definiens) nur eine einfache Wiederholung dessen ist, was im zu Definierenden (Definiendum) enthalten ist (z. B. ein Dreieck besteht aus 3 Ecken, Pflege ist Pflege). Solche Definitionen sind im Alltag und in der Wissenschaft i. d. R. nicht zulässig, da sie zu keiner Erklärung führen (I. Copi, 1998). Sie sind beim Verfassen von Hausarbeiten und Abschlussarbeiten im Studium zu vermeiden. **b)** Die aussagenlogische Tautologie (Wahrheitskriterium des Euklid) geht von einer grundlegenden, universellen Wahrheit aus (Platon). Beispiel: Vorausgesetzt, unter der Annahme der Verneinung (Negation) einer Aussage A kann man ableiten, dass A wahr ist: Dann ist A tatsächlich wahr. In philosophisch (K. Wilber) und systemisch orientierten Theorien (G. Bateson, N. Luhmann) und in der Mathematik (J. D. Barrow, K. Goedel) können solche (paradoxen) Tautologien im Zusammenhang zulässig sein, wenn sie das Endprodukt logisch verknüpfenden Nachdenkens sind (s. Logik, Paradoxie). In philosophischen und systemischen Pflegetheorien (z. B. M. Rogers, J. Watson) können solche Tautologien zu finden sein, die auf den ersten Blick falsch erscheinen, wenn der Begriff ausschließlich wie unter 1. und 2 a) verstanden wird.

Taxonomie: (engl.) *taxonomy*; **1.** (allgemein) systematischer Ordnungsrahmen zur Abbildung hierarchischer Beziehungen von Objekten, Phänomenen und Prozessen nach einheitlichen Prinzipien, Verfahren und Regeln in Abhängigkeit von ihrem theoretischen Hintergrund und Verwendungszweck; **2.** (biologisch) Systematik zur Beschreibung des phylogenetischen (stammesgeschichtlichen) Systems und der Verwandtschaftsbeziehungen innerhalb der lebenden Natur; Taxonomie ist zu unterscheiden von der Klassifikation als formaler, subjektiver und auf Konventionen beruhender Zuweisung von Kategorien (z. B. Gattung oder Familie in der Bakterien- oder Virusklassifikation), die nicht unbedingt die phylogenetische Verwandtschaft widerspiegelt. **3.** (sprachwissenschaftlich) Verfahren, das die Struktur eines Sprachsystems durch Segmentierung und Klassifikation sprachlicher Einheiten in einem Text analysiert und abbildet.

Taylorismus: (engl.) *taylorism*; auf den amerikanischen Ingenieur F. W. Taylor (1841–1925) zurückgehender Begriff, der heute für eine Betriebsführung mit dem Ziel eines möglichst wirtschaftlichen Betriebsablaufs steht; durch eine möglichst weitgehende betriebliche Arbeitsteilung soll die Minimierung des Arbeitsaufwands, der erforderlichen Qualifikation und der Lohnkosten sowie die Trennung von Planung, Entscheidung und Ausführung erreicht werden. Die zentrale Kontrolle erfolgt durch das Management, die direkte Kontrolle durch den Vorgesetzten. Systematisch durchgeführte Zeitstudien dienen dabei der Ermittlung von Planvorgaben (z. B. Akkordarbeit) und der optimalen Standardisierung von Arbeitsabläufen. Taylorismus ist (zusammen mit dem sog. Fordismus nach dem gleichnamigen Hersteller von Automobilen) in der Entwicklung der kapitalistischen Produktion der Markstein bei der Gestaltung der industriellen Arbeit(sorganisation). Taylor hat seinen Ansatz der „wissenschaftlichen Betriebsführung" („scientific management") um 1900 entwickelt. Die deutsche Übersetzung seines Standardwerks erschien erstmals 1912 unter dem Titel „Die Grundsätze wissenschaftlicher Betriebsführung". Die taylorschen Lehren haben bis zum heutigen Tag die Produktionsweisen in Industrie und Verwaltung nachhaltig geprägt, wenngleich sich seit einigen Jahren ökonomische und soziale Krisenerscheinungen mehren, die dieses Konzept begleiten. In verstärktem Umfang wird seit etwa 10 Jahren über Visionen eines sich abzeichnenden Endes des Taylorismus diskutiert. Das Systemgebäude des Qualitätsmanagements* verträgt sich nicht mit den Prinzipien des Taylorismus. **Pflege:** Vielerorts werden im Zuge der Qualitätssicherung* durch die Administration Zeitvorgaben entsprechend der industriellen Produktion für pflegerische und ärztliche Tätigkeiten vorgegeben. In diesem Zusammenhang sind Minutentaktberechnungen für Pflegehandlungen wie z. B. Haare waschen und Zähneputzen zu betrachten (vgl. Pflegeversicherung, Zeit). Der Ursprung dieser Vorgaben liegt in der Ausbildungstradition der Ökonomen in den Krankenkassen, Krankenhausverwaltungen und Altenheimen und muss für die Pflegepraxis kritisch überprüft werden. Die in Einzeltätigkeiten zerlegten Pflegeleistungen geraten zunehmend in die öffentliche Kritik.

TCM: Abk. für **t**raditionelle **c**hinesische **M**edizin*.

Team: Gruppe von Personen, die sich mit einer Thematik beschäftigt, i. S. von Zusammenarbeit in Arbeitsprozessen, die von den Mitgliedern der Gruppe gemeinsam geplant, koordiniert und strukturiert werden, wobei jedes Mitglied seine spezielle Befähigung einbringen kann; zeichnet sich durch das Streben nach kollektiver Gruppenleistung aus und durch eine gemeinsame Übernahme der Steuerung der Arbeitsprozesse sowie Übernahme von Verantwortung.

Ein Team unterscheidet sich von der Arbeitsgruppe bzw. von verschiedenen Vorformen eines Teams: **1. Arbeitsgruppe:** entspricht einer arbeitsorganisatorischen Einheit mit dem Ziel, vom Management klar umrissenen Aufgaben auf der operativen Ebene zu erfüllen; die Gruppenleistung erfolgt durch Addition der Einzelleistungen; geläufigste Form der Arbeitseinheit in Organisationen, da die Arbeitsgruppe zwanglos, schnell, einfach und hierarchisch gegründet und geführt werden kann. **2. Pseudo-Team:** Arbeitsgruppe mit falschem Etikett, da kein gemeinsames Ziel definiert ist; die Mitglieder bemühen sich jedoch um die Entwicklung besserer Kommunikation* und um Zusammengehörigkeit. Die Leistung ist geringer als bei einer Arbeitsgruppe. **3. potentielles Team:** Die Mitglieder bemühen sich, synergetische Leistungen zu erbringen. Die Zielgerichtetheit und wechselseitige, gemeinsame Verantwortung ist noch nicht ausgereift. Die Leistungsfähigkeit ist vergleichbar mit der Arbeitsgruppe. **4. echtes, wirkliches Team:** zeichnet sich durch hohe synergetische Leistungen aus, die weit über der Leistung einer Arbeitsgruppe liegen. Das Ziel und die Aufgaben sind transparent und festgeschrieben. **5. Hochleistungs-** und **Spitzenteam:** gekennzeichnet durch ein außerordentlich hohes Leistungspotential; hat ein fortgesetztes Interesse an Weiterentwicklung und permanenten Lernprozessen der einzelnen Mitglieder sowie des ganzen Teams; es herrscht eine Atmosphäre tiefen Vertrauens. Teams können monoprofessionell oder interdisziplinär zusammengesetzt sein. In einem **interdisziplinären Team** im Gesundheitsbereich arbeiten Vertreter verschiedener Berufsgruppen eng zusammen mit dem Ziel, den Prozess und das Ergebnis der Leistungserbringung kontinuierlich zu verbessern. **Hinweis:** Die Bezeichnung Team wird fälschlicherweise auch für Arbeitsgruppen gebraucht, deren Organisation (z. B. Krankenhäuser, Pflegeheime) aufgrund einer hierarchischen Struktur mit starr von oben nach unten (topdown) festgelegten, nicht zu beeinflussenden Anweisungswegen die angemessene Einflussmöglichkeit der einzelnen Mitglieder nicht gewährleistet. Bei ungeklärten Arbeitsstrukturen kann das zu schlechtem Arbeitsklima, Missverständnissen, Misstrauen und zu Burnout*-Syndrom oder Mobbing* führen. Vgl. Team, therapeutisches.

Team, therapeutisches: (engl.) *therapeutic team*; inhaltliche Zusammenarbeit (mit therapeutischer Zielrichtung) von Vertretern unterschiedlicher Berufsgruppen in Pflegeeinheiten oder therapeutischen Einrichtungen; zum Team* gehören je nach Vereinbarung Pflegekräfte, Ärzte, Ergotherapeuten, Physiotherapeuten, Logopäden, Sozialarbeiter, Sozialpädagogen, Psychologen, Erzieher, Auszubildende, Zivildienstleistende, Praktikanten, Musik- und Kunsttherapeuten, Seelsorger, Laienhelfer, Hauswirtschaftspersonal, Angehörige und Freunde des Patienten. **Ziel:** fachgruppenübergreifende (interdisziplinäre) Behandlung und Pflege der Patienten durch Einbringung berufsspezifischer Kenntnisse, verschiedener Beobachtungsweisen und Erfahrungen sowie ein erweitertes Wissensspektrum seitens der Mitglieder. Vgl. Therapiekonferenz.

Teerstuhl: (engl.) *tarry stool*; syn. Pechstuhl; schwärzlich gefärbter, oft klebriger Stuhl bei Blutungen meist aus dem Magen oder oberen Darmabschnitten (z. B. blutende Magen- oder Zwölffingerdarmgeschwüre); die dunkle Farbe entsteht durch den Abbau von Hämoglobin. **Hinweis:** Teerstuhl ist als Alarmzeichen zu verstehen, das immer eine ärztliche Untersuchung bedingt. Vgl. Meläna.

Teilbad: s. Bad.

Teilhabe am Arbeitsleben: auch berufliche Rehabilitation*; Ziel rehabilitativer Maßnahmen ist es, die Erwerbsfähigkeit behinderter oder von Behinderung bedrohter Menschen entsprechend ihrer Leistungsfähigkeit zu erhalten, zu verbessern oder (wieder-)herzustellen und die Teilhabe am Arbeitsleben möglichst auf Dauer zu sichern; leistungsberechtigt sind behinderte und von Behinderung bedrohte Menschen gemäß §§ 33–43 SGB IX. Bei der Auswahl der Leistungen sind Eignung, Neigung und bisherige Tätigkeit des Antragstellers sowie die Lage und Entwicklung des Arbeitsmarktes angemessen zu berücksichtigen. **Leistungen: 1.** Hilfen zur Erhaltung oder Erlangung eines Arbeitsplatzes (z. B. Hilfen zur Berufsausübung, Kraftfahrzeughilfe, Mobilitätshilfen); zielführend kann auch die Inanspruchnahme von Integrationsfachdiensten* sein. **2.** Vor Beginn einer beruflichen Bildung (betrieblich oder überbetrieblich) kann zur Vermittlung erforderlicher Grundkenntnisse ferner eine Berufsvorbereitung in Betracht kommen; sie dient der Sicherung eines möglichst erfolgreichen Abschlusses der eigentlichen beruflichen Qualifizierung. **3.** Bei Aufnahme einer behinderungsgerechten selbständigen Tätigkeit kann die eingliederungswirksame Existenzgründung durch Zahlung von Überbrückungsgeld in der Anlaufphase wirtschaftlich abgesichert werden. **4.** Verschiedene Leistungen an Arbeitgeber geben eine Möglichkeit, einen Erfolg versprechenden Eingliederungsprozess zu unterstützen (§ 34 SGB IX). **5.** Soweit Menschen aufgrund der Schwere ihrer gesundheitlichen Beeinträchtigungen der allgemeine Arbeitsmarkt verschlossen ist und für sie eine angemessene Tätigkeit nur im geschützten Bereich einer anerkannten Werkstatt* für behinderte Menschen möglich ist, können die Rehabilitationsträger (s. Rehabilitationsrecht) dort Leistungen erbringen. Hinsichtlich der Zuständigkeit ist zu prüfen, welcher Leistungsträger vorrangig verpflichtet ist. Besondere Regelungen gelten für schwerbehinderte Menschen, die besondere Hilfen zur Teilnahme am Arbeitsleben und Nachteilsausgleiche erhalten (§§ 68 ff. SGB IX).

Teilhabe am Leben in der Gemeinschaft: auch soziale Rehabilitation; Ziel rehabilitativer Maßnahmen ist es, behinderten Menschen ein gemeinschaftliches und kulturelles Leben zu ermöglichen oder zu sichern und sie so weit wie möglich unabhängig von Pflege zu machen (§ 55 SGB IX); leistungsberechtigt sind behinderte Menschen; von Behinderung bedrohte Menschen sind von den Leistungen ausgenommen. **Leistungen: 1.** Versorgung mit Hilfsmitteln; **2.** heilpädagogische Leistungen für Kinder (§ 56 SGB IX); **3.** Hilfen zum Erwerb praktischer Kenntnisse und Fähigkeiten, die erforderlich und geeignet sind, behinderten Menschen die für sie erreichbare Teilnahme am Leben in der Gemeinschaft zu ermöglichen; **4.** Hilfen zur Förderung der Verständigung mit der Umwelt (§ 57 SGB IX); **5.** Hilfen bei Beschaffung, Umbau, Ausstattung und Erhaltung einer Wohnung, die den Bedürfnissen behinderter Menschen entspricht; **6.** Hilfen zu selbstbestimmtem Leben in betreuten Wohnmöglichkeiten; **7.** Hilfen zur Teilhabe am gemeinschaftlichen und kulturellen Leben (§ 58 SGB IX), d. h. Hilfen zur Förderung der Begegnung und des Umgangs mit nichtbehinderten Menschen, Hilfen zum Besuch von kulturellen Veranstaltungen sowie die Bereitstellung von Hilfsmitteln, die der Unterrichtung über das Zeitgeschehen oder über kulturelle Ereignisse dienen. Leistungserbringer sind die Träger der Gesetzlichen Unfallversicherung*, der Kriegsopferfürsorge, der öffentlichen Kinder*- und Jugendhilfe sowie der Sozialhilfe. Zuständig ist der vorrangig verpflichtete Leistungsträger. Vgl. Rehabilitationsrecht.

Teilleistungsschwäche: (engl.) *minimal cerebral dysfunction*; spezifische Lern- oder Leistungsstörung in einem Teilbereich intellektueller Fähigkeiten bei normaler Gesamtintelligenz; **Kennzeichen:** bei Kindern im Grundschulalter feststellbar als Lese*-Rechtschreib-Störung und als Rechenschwäche (Dyskalkulie); auch durch neurologische Auffälligkeiten wie motorische Schwächen oder Überaktivität (minimale zerebrale Dysfunktion) erkennbar. **Maßnahme:** Durch gezielte Förderungs- und Übungsbehandlungen können diese Schwächen weitgehend kompensiert werden. Vgl. ADHS.

teilstationär: s. Betreuung, teilstationäre.

Teilwaschung: (engl.) *partial ablution*; Wasseranwendung an einzelnen Körperteilen zur Reinigung oder zum Erreichen festgelegter Pflegeziele (z. B. belebende, schlafffördernde, beruhigende Wirkung); vgl. Basale Stimulation, Waschung, Ganzkörperwaschung, beruhigende.

Telegesundheitsschwester: s. Gemeindepflege.

Telemedizin: (engl.) *telemedicine*; Teilbereich von E*-Health; Forschungs- und Entwicklungsgebiet, das Informations- und Kommunikationstechnologien einsetzt, um angewandte Medizin mit der Überwindung von räumlicher oder zeitlicher Distanz zu unterstützen; Bestandteile der Telemedizin sind verschiedene Teleservices, z. B. Teleconsulting, Teleradiologie zur Fernübertragung von radiologischen Bildern, Telepathologie, Teledermatologie oder Telepsychiatrie. Digitale Speicherung und Übertragung von medizinischen Daten (Texte, digitalisierte Bilder, Töne) gewinnen zunehmend an Bedeutung, insbesondere in der Versorgung von Krisengebieten oder Regionen mit niedriger Arztdichte und bei internationalen Telekonsultationen. Vgl. Telemonitoring, Gemeindepflege.

Telemonitoring: Übertragung von Untersuchungsbefunden, z. B. diagnostischen Parametern oder medizinischen Interventionen, in Echtzeit über räumliche Distanz mit Hilfe von Informations- und Kommunikationstechnologien; vgl. Telemedizin.

Teleologie: (engl.) *teleology*; philosophische Lehre von der Zweckbestimmtheit und der Zweckmäßigkeit allen menschlichen Handelns und auch der Zielursächlichkeit geschichtlichen und naturgeschichtlichen Geschehens; die Vorstellung, dass alles Tun und Sein im Universum aus einem bestimmten Grund geschieht und mit einem bestimmten Ziel verbunden ist, wurde von der aufkommenden Naturwissenschaft mit dem neu entwickelten mechanistischen Welt- und Menschenbild* abgelehnt (R. Descartes), später aber wieder durch verbindende Überlegungen aufgegriffen (G. W. Leibniz, I. Kant). Vgl. Ethik.

Temperatur: (engl.) *temperature*; **1.** (allgemein) Maß für den Wärme- oder Kältezustand einer Materie; Basiseinheit des internationalen Einheitensystems (SI-Einheit) für Temperatur ist Kelvin (K, Formelzeichen T), im europäischen Raum wird Temperatur in Grad Celsius (°C, Formelzeichen t) angegeben (t = T−273,16; T = t+273,16); in Großbritannien und den USA erfolgt die Angabe der Temperatur vorwiegend in Grad Fahrenheit (°F), Umrechnung: n°F = 5(n−32)/9°C bzw. n°C = 9(n+32)/5°F. **2.** (physiologisch) mit dem menschlichen Stoffwechsel in Zusammenhang stehende Körperwärme (Körpertemperatur*); **3.** (umgangssprachlich) erhöhte Körpertemperatur oder Fieber*.

Temperaturmessung: (engl.) *temperature measurement*; Ermittlung der Körpertemperatur* eines Menschen mit einem Thermometer* oder einer Temperatursonde; **Messorte: 1.** rektal (s. Rektaltemperatur, Temperatursonde, rektale); **2.** axillar (unter der Achsel); **3.** sublingual (unter der Zunge); **4.** vaginal (in der Scheide); **5.** inguinal (in der Leistenbeuge); **6.** im Gehörgang (s. Ohrthermometer). Zur Beurteilung des Verlaufs der Messwerte sollte die Messung immer an der gleichen Körperstelle durchgeführt werden, da sich die Normtemperaturen je nach Messort unterscheiden. Am höchsten ist die Temperatur im After (rektale Messung, normal ca. 37,0 °C), wo sie annähernd der Körperkerntemperatur entspricht. Auch die anderen Messorte sind so gewählt, dass sie der Körperkerntemperatur möglichst nahe kommen (i. d. R. ca. 0,5 °C niedriger als bei rektaler Messung). **Hinweis:** Vor der Messung ca. 30 Minuten ruhen, keine Kälte- oder Wärmeanwendungen.

Temperatursonde, rektale: (engl.) *rectal temperature probe*; elektronisches Thermometer zur kontinuierlichen rektalen Temperaturmessung* i. R. der Intensivpflege*; **Methode:** Ein Messfühler wird in den After des Patienten eingeführt und die gemessenen Werte über ein Kabel an einen Überwachungsmonitor übermittelt. **Anwendung:** z. B. bei Patienten mit lebensbedrohlich hoher Temperatur oder bei Unterkühlung; **Hinweis:** Aufgrund der Gefahr von Druckgeschwüren im Analbereich darf diese Messart nur bei strenger Indikation und zeitlich begrenzt durchgeführt werden.

Tenesmus: (engl.) *tenesmus*; mit krampfartigen Schmerzen verbundener, beständiger Stuhl- bzw. Harndrang; **Ursachen:** Krampf der Schließmuskeln bei entzündlicher Reizung, Harnblasenentzündung, Mastdarmentzündung, Krampf der Harnblasenmuskulatur bei Harnblasenentzündung oder Fremdkörpern in der Harnblase. Vgl. Obstipation.

TENS: Abk. für **t**ranskutane **e**lektrische **N**ervenstimulation, s. Elektrostimulationsanalgesie.

Test: (engl.) *test*; Untersuchungs- und Prüfungsinstrument zur Erhebung bzw. zum Vergleich von Daten; Ermitteln eines oder mehrerer Merkmale nach einem Verfahren (DIN EN ISO 9000 : 2005); **Formen: 1.** (statistisch) **a)** sog. explorativer/orientierender Test zur Sammlung von Daten, anhand derer Vorannahmen* (Hypothesen) formuliert werden können; **b)** sog. konfirmatorischer Test zur Bestätigung (Verifikation*) oder Widerlegung (Falsifikation*) einer Hypothese; **2.** (psychologisch) als Prüfungsversuch, zur Eignungsprüfung, Erprobung oder als Verfahren zur Untersuchung eines Persönlichkeitsmerkmals; **3.** (klinisch-psychologisch) zur Erfassung therapierelevanter Information (z. B. interpersonelle Beziehungen) und Evaluation von Therapieverläufen (z. B. Erfolgskontrolle) bei fast allen psychischen Störungen, v. a. affektive, schizophrene, somatoforme, Angst- und Belastungsstörungen.

Testament: (engl.) *last will and testament*; letztwillige Verfügung; einseitige Verfügung des Erblassers von Todes wegen, in der er eine oder mehrere Personen als Erben bestimmt und damit unter Umständen die gesetzliche Erbfolge (§§ 1922 ff. BGB) durch die sog. gewillkürte Erbfolge ersetzt; das Testament kann vom Erblasser entweder zur Niederschrift durch einen Notar errichtet werden oder eigenhändig geschrieben und unterschrieben in einem offenen oder geschlossenen Umschlag an einem beliebigen Ort aufbewahrt oder dem Amtsgericht oder dem Notar überreicht werden (§ 2247 Absatz 1 BGB). Das Testament ist von demjenigen, der es findet, unverzüglich abzuliefern (§ 2259 BGB).

Als **Nottestament** wird das in besonderer Gefahrensituation in vereinfachter Form errichtete öffentliche Testament bezeichnet (außerordentliches Testament nach §§ 2249 ff. BGB). Ein Nottestament kann vom Erblasser entweder zur Niederschrift durch einen Bürgermeister in Anwesenheit von 2 Zeugen (Bürgermeistertestament), als sog. Seetestament oder durch mündliche Erklärung vor 3 Zeugen (sog. **Dreizeugentestament**) errichtet werden. Letztere Möglichkeit besteht, wenn sich eine Person an einem Ort aufhält, der infolge außerordentlicher Umstände so abgesperrt ist, dass die Errichtung eines Testaments vor einem Notar nicht möglich oder erheblich erschwert ist, oder sich die Person in so naher Todesgefahr befindet, dass voraussichtlich auch die Errichtung eines Nottestaments vor dem Bürgermeister nicht möglich ist (§ 2250 BGB). Die Wirksamkeit des Dreizeugentestaments hängt von der Beachtung zahlreicher Einzelheiten ab, die im BGB und im Beurkundungsgesetz geregelt sind. Danach sollen die Zeugen volljährig sein und dürfen nicht in der Person des Erblassers selbst, seines Ehegatten oder eines in gerader Linie Verwandten (Kinder, Enkel, Eltern) bestehen. Die Niederschrift des letzten Willens muss die Personalien des Erblassers und der Zeugen, Datum und Ort sowie nach Möglichkeit eine Beschreibung der Umstände, die zur Errichtung des außerordentlichen Testaments führen, und die Feststellung der Testierfähigkeit des Erblassers (... im Vollbesitz der geistigen Kräfte) enthalten und ist dem Erblasser vorzulesen sowie von diesem zu genehmigen.

Allen Nottestamenten ist gemeinsam, dass sie nur eine beschränkte Gültigkeitsdauer besitzen. Sie gelten als nicht errichtet, wenn seit ihrer Erstellung 3 Monate verstrichen sind und der Erblasser noch lebt (§ 2252 BGB). Vgl. Erbrecht, Testierunfähigkeit.

Testierunfähigkeit: Unfähigkeit, ein rechtsgültiges Testament zu verfassen; Testierunfähigkeit liegt nach § 2229 Absatz 3 BGB vor, wenn ein Mensch wegen einer krankhaften Störung der Geistestätigkeit, wegen Geistesschwäche oder Bewusstseinsstörung* nicht in der Lage ist, die Bedeutung einer von ihm abgegebenen Willenserklärung einzusehen und nach dieser Einsicht zu handeln. Vgl. Testament, Geschäftsfähigkeit.

Testudo: s. Schildkrötenverband.

Textus: s. Gewebe.

Thanatologie: (engl.) *thanatology*; Wissenschaft, die sich mit den Ursachen und Umständen des Todes*, des Sterbens und des Trauerns befasst; Thanatologie ist ein interdisziplinäres Forschungsgebiet, mit dem sich Theologen, Philosophen, Ethnologen, Soziologen, Psychologen, Mediziner und Pflegewissenschaftler beschäftigen. Forschungsgegenstand sind alle todesbezogenen Gedanken, Gefühle, Verhaltensweisen und Phänomene. **Konzept:** Im Unterschied zum Tier ist der Mensch ein Wesen, das sich seines zukünftigen Todes bewusst ist. Im Umgang mit diesem Wissen wird deutlich, wie der Mensch mit den Möglichkeiten der Selbstbestimmung umgeht. Angst* vor dem Tod in pathologischer Form wird als sog. **Thanatophobie** bezeichnet. Als Todesvergessenheit wird die Fähigkeit bezeichnet, die Angst vor dem kommenden Tod nicht zu verdrängen, sondern in der Lebensfreude zwischenzeitlich zu vergessen. Von einigen Menschen wird der Tod als eine dem Leben zugehörige Bewältigungsaufgabe i. S. einer Wachstums- und Reifungschance angesehen; dies wirkt sich auch auf die Lebensgestaltung dieser Menschen aus. Der nahende eigene Tod wird zudem auch als letzte Krise aufgefasst, die ein Mensch bewältigen muss (vgl. Coping). **Thanatopsychologie** ist ein Teilgebiet der Psychologie, das todbezogene Erlebens- und Verhaltensweisen erforscht und vermittelt.

Themenzentrierte Interaktion: Abk. TZI*.

Theorie: (engl.) *theory*; **1.** nicht praxisbezogene Betrachtungsweise, die sich mit einem Problem abstrakt und nicht auf der Handlungsebene beschäftigt; aus diesem theoretischen Denken können wiederum Handlungsvorgaben für die Praxis entstehen. Vgl. Lernen, Alltagstheorie. **2.** s. Theorie, wissenschaftliche; **3.** umgangssprachliche Bezeichnung für eine wirklichkeitsfremde Vorstellung oder eine reine Annahme, die sich durch nichts belegen lässt und praktisch nicht verwertbar ist.

Theoriebildung, gegenstandsbezogene: s. grounded theory.

Theorie, wissenschaftliche: (engl.) *scientific theory*; **1.** System wissenschaftlich begründeter Aussagen, in dem Einzelerkenntnisse über einen Forschungsgegenstand nach den Regeln der Logik* geordnet, verglichen, verknüpft und gebündelt werden und so zugrunde liegende Gesetzmäßigkeiten auf der Grundlage einer zuvor entwickelten Vorannahme* (Hypothese) erarbeitet werden (s. Deduktion); hierzu zählen die aus dem Nachdenken über einen bestimmten Gegenstand oder ein Phänomen entwickelten Theorien. Vgl. Pflegetheorie. **2.** System wissenschaftlich begründeter Aussagen, die sich aufgrund von experimentellen Forschungsergebnissen formulieren lassen; hierzu zählen die durch das Sammeln von Daten und deren Auswertung gewonnenen Theorien. Vgl. Pflegewissenschaft, Induktion, Falsifikation, Verifikation, Reliabilität, Validität. **Hinweis:** Wissen-

therapeutische Berührung

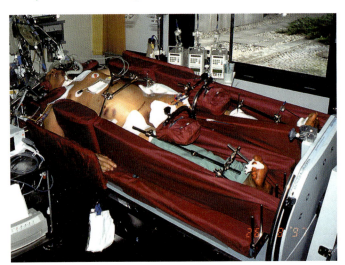

Therapie, kinetische [5]

schaftliche Theorien werden grundsätzlich **nicht** 1 zu 1 in die Praxis umgesetzt. Sie sind nicht als direkte Handlungsanleitung gedacht.

therapeutische Berührung: s. Berührung, therapeutische.

Therapie: (engl.) *therapy*; Behandlung von Krankheiten, Heilverfahren; **Formen: 1.** spezifische Therapiemaßnahmen zur Beseitigung von Erkrankungen (z. B. chirurgisch, medikamentös), zur Linderung von Krankheitsfolgen (z. B. Rehabilitationsmaßnahmen, Schmerztherapie*) und zur Verhütung von Krankheiten (z. B. Inhalationstherapie* zur Pneumonieprophylaxe*); **2.** unspezifische Therapiemaßnahmen v. a. zur Stärkung der Abwehrlage und des Allgemeinzustands (spezielle Ernährungsformen, Vitamin- und Mineralstoffgabe, Eigenblutbehandlung); **3.** kurative Therapie zur Beseitigung einer Krankheit; **4.** palliative Therapie zur Linderung der Krankheitssymptome (s. Palliativpflege); **5.** invasive Therapie: behandelt Erkrankungen mit operativen Mitteln, d. h. durch Eindringen in den Körper; **6.** konservative oder nichtinvasive Therapie: arbeitet ohne operativen Eingriff (z. B. mit Medikamenten); **7.** psychologische und psychotherapeutische Therapieformen: dienen zur Behandlung seelischer Störungen und untergliedern sich z. B. in Familientherapie*, Aversionstherapie, Gestalttherapie*, Gruppen- und Verhaltenstherapie* sowie Mal-, Musik-* und Spieltherapie*); **8.** physikalische Therapie*: nutzt zur allgemeinen Anregung oder gezielten Behandlung gestörter physiologischer Funktionen den therapeutischen Effekt physikalischer Mittel; **9.** Ergotherapie*: setzt sinnvolle Beschäftigungen und Arbeit zur Überwindung der Folgen einer Erkrankung ein; **10.** Sozialtherapie*: sucht durch Veränderung des sozialen Umfelds Erkrankungen günstig zu beeinflussen; **11.** Soziotherapie*: ermöglicht psychisch schwer kranken Menschen die Inanspruchnahme ärztlicher bzw. ärztlich verordneter Leistungen. **Hinweis: 1.** Die Therapie ist nicht dem Arzt vorbehalten; lediglich die Verantwortung für medizinisch-diagnostische und therapeutische Entscheidungen unterliegt dem sog. ärztlichen Therapiemonopol. Sonstige Berechtigungen ergeben sich aus dem Heilpraktikergesetz*. Die gesetzlichen Vorgaben zur Soziotherapie* sehen ausdrücklich Sozialpädagogen und Sozialarbeiter sowie Pflegepersonen als berechtigte leistungsanbietende Berufsgruppen vor. **2.** Pflegerische therapeutische Maßnahmen bewegen sich aufgrund des überlagerten Arbeitsfeldes häufig in einer juristischen Grauzone; die Rechtsprechung geht jedoch zunehmend von pflegerisch zu verantwortenden Tätigkeitsbereichen aus, auch wenn gesetzlich auf das Formulieren von Vorbehaltsaufgaben* verzichtet wurde. Für Pflegepersonen bedeutet das eine Verpflichtung zur ständigen Aktualisierung des Wissens. Vgl. Übernahmeverantwortung.

Therapieabbruch: syn. Behandlungsabbruch*.

Therapie, kinetische: (engl.) *kinetic therapy*; Lagerungstherapie mit kontinuierlicher lateraler Rotation mit einem Winkel von 40–60° zur Therapie und Prophylaxe schwerster respiratorischer Störungen; die Lagerung erfolgt mit einem speziellen Bettensystem (s. Abb.).

Therapiekonferenz: regelmäßiges Treffen aller Mitglieder eines therapeutischen Teams* zum Informationsaustausch über Patienten, zur Festlegung der therapeutischen Vorgehensweise und zur Auswertung und Beurteilung der durchgeführten Therapie; die Therapiekonferenz ermöglicht eine interdisziplinäre Betrachtungsweise des Patienten.

Therapie, manuelle: (engl.) *manual therapy*; spezifisches Behandlungskonzept in der Physiotherapie*, nach dem mit gezielten Techniken akute und chronische Beschwerden des Bewegungssystems* (Hypo- und Hypermobilität von Gelenken, Weichteilveränderungen der gelenkumgebenden Strukturen, Gelenkschmerzen) behandelt werden; nach umfangreicher Befunderhebung wird auf Gelenke und ihre umgebenden Strukturen (Kapsel, Bänder, Muskulatur und neurale Strukturen) mittels Mobilisation (Förderung oder Wiederherstellung der Beweglichkeit) oder Stabilisation (Schutz von zu mobilen Gelenken und Strukturen) eingewirkt. Konzepte der manuellen Therapie wurden z. B. von J. Cyriax, G. D. Maitland, F. M. Kaltenborn und O. Evjenth sowie J. Sachse entwickelt und werden als Zusatzqualifikation in physiotherapeutischer Weiterbildung vermittelt. Vgl. Chirotherapie.

Therapie, physikalische: (engl.) *physical therapy*; Teilbereich der Physiotherapie*, der sich mit der allgemeinen Anregung oder gezielten Behandlung gestörter physiologischer Funktionen (Reiz-Reaktions-, Regulations-Adaptationstherapie) mit physikalischen, naturgegebenen Mitteln beschäftigt; **Formen:** Angewendet werden z. B. **1.** Wasser (Hydrotherapie*, Badekur*, Thermalbad*); **2.** Wärme und Kälte (Wärmeanwendung*, z. B. Heißluft, heiße Rolle*, Fango*, Saunabad*, Kälteanwendung*); **3.** Licht* (Lichttherapie); **4.** Luft (Klimatherapie, Inhalationstherapie*); **5.** Heilquellen (Balneotherapie; s. Badekur*); **6.** Elektrizität (Elektrotherapie*); **7.** mechanische Behandlungen (Massage*, Unterwasserdruckstrahl- und Bindegewebemassage*, Reflexzonenmassage*, manuelle Lymphdrainage*); **8.** dynamische Kräfte (Bewegungstherapie*, Krankengymnastik, medizinisches Training an Geräten).

Thermalbad: (engl.) *thermal bath*; Bade- oder Kureinrichtung, in der die Heilkraft von Thermalquellen zur physikalischen Therapie* eingesetzt wird; Wasser aus einer Thermalquelle hat am Quellaustritt eine natürliche Temperatur von mindestens 20 °C. Die Zusammensetzung des Thermalwassers ist örtlich sehr unterschiedlich; meist aber ist der Gehalt an bestimmten Mineralstoffen, Schwefel oder Iod deutlich erhöht. Therapeutisch verwendetes Thermalwasser wird auch als Heilwasser bezeichnet und findet z. B. Anwendung bei Erkrankungen des rheumatischen Formenkreises. Vgl. Badekur.

Thermometer: (engl.) *thermometer*; syn. Fieberthermometer; Messinstrument zur Ermittlung der Körpertemperatur*; erhältlich sind Digitalthermometer*, Infrarotthermometer* und vereinzelt noch (da veraltet) Quecksilberthermometer. Die Auswahl des Modells hängt vom Ort der Messung, dem Alter des Patienten (s. Kindermometer), der Erkrankung, dem Befinden, dem Bewusstseinszustand und der Häufigkeit der Messung ab. **Hinweis:** Zur Vermeidung von Keimübertragung das Thermometer bei jeder Messung in eine neue Schutzhülle stecken; nach der Messung wird diese entfernt und das Thermometer in Desinfektionslösung gelegt. Vgl. Temperaturmessung.

Thermotherapie: s. Wärmeanwendung.

Thoraxdrainage: (engl.) *chest drainage*; Drainage* der Pleurahöhle zur Ableitung von Luft oder pathologischen Flüssigkeitsansammlungen, z. B. bei Pneumothorax* (Ansammlung von Luft im Pleuraraum) oder Hämatothorax (Ansammlung von Blut im Pleuraraum); meist als Saugdrainage (z. B. Bülau*-Drainage), seltener als Heberdrainage (vgl. Heberprinzip).

Thoraxschublehre: rechtwinkliges Messinstrument zur Ermittlung des Referenzpunktes (Nullpunkt) bei der Messung des zentralen Venendrucks (s. Venendruckmessung); **Methode:** Der untere Schenkel der Thoraxschublehre wird etwa in Herzhöhe unter den Oberkörper des flachliegenden Patienten geschoben, der obere auf die Brustwand gesenkt. Bei Lotrichtigkeit (Wasserwaage) wird durch einen zwischen beiden Schenkeln montierten Stahlstift der Referenzpunkt angegeben. Auf diesen mit einem Stift markierten Nullpunkt wird die Messleiste bei künftigen Messungen ausgerichtet.

Thrombolytika: syn. Fibrinolytika*.

Thrombose: (engl.) *thrombosis*; vollständiger oder anteiliger Verschluss einer Arterie oder Vene durch ein mechanisches Hindernis innerhalb der Strombahn in Form eines Blutgerinnsels (Thrombus).

Arterielle Thrombose

Akuter Arterienverschluss bei vorbestehender Arteriosklerose.

Vorkommen: Herzkranzarterien* (Herzinfarkt), hirnversorgende Gefäße (Schlaganfall), Hirnstammarterie (Arteria basilaris: Basilaristhrombose), Nierenarterien, Darm (Mesenterialinfarkt), Auge (Verschluss der Netzhautgefäße), Becken- und Beinarterien.

Ursachen: entzündliche oder mechanische Veränderungen der Gefäßinnenwand, z. B. sog. Plaques (Kalkablagerungen) bei bestehender Arteriosklerose, Verletzung oder Vernarbung der Gefäßinnenwand, mechanische Hindernisse, z. B. Gefäßprothesen, Fremdkörper (z. B. Katheter), Herzklappen, Gefäßersatz, Gerinnungsstörungen.

Risikofaktoren: Nicotinabhängigkeit, Bluthochdruck (Hypertonie*), Diabetes mellitus, Übergewicht, erhöhte Blutfettwerte.

Kennzeichen: je nach Lokalisation neurologische Ausfälle (Gehirn), Störungen der Sehfähigkeit bis hin zur Blindheit, starke Schmerzen in der Augenregion, blutiger Urin und Schmerzen im Lendenbereich (Niere), sehr starke, kolikartige Bauchschmerzen, betroffene Extremität ist kalt, blass, kein Puls tastbar.

Maßnahme: 1. Auflösen des Blutgerinnsels durch Lysetherapie, ggf. perkutane Gefäßeröff-

Thrombose

nung mit Ballonkatheter (Thrombektomie), Gefäßoperation (operative Entfernung des Thrombus), Bypass; **2.** Langzeitbehandlung mit Antikoagulanzien (Heparin, Cumarinderivate) erforderlich; den Patienten und die Angehörigen motivieren, die Therapie konsequent durchzuführen.

Pflege: 1. Notfallsituation; daher für sofortige ärztliche Versorgung und Transport in eine Klinik sorgen. **2.** bei Arterienverschluss in einer Extremität: **a)** Betroffene Extremität niedriger als Herzhöhe lagern, um Blutzufluss in die Peripherie zu fördern. Durch Unterpolsterung vor Verletzung schützen. **b)** keinesfalls Wärmeanwendungen (Verbrennungsgefahr, da sich durch die externe Wärme die peripheren Blutgefäße erweitern, aufgrund des Strombahnhindernisses aber nicht mit Blut versorgt werden können); ggf. warme Strümpfe oder Handschuhe überziehen oder Extremität vorsichtig in Watte einpacken (verträgliche physiologische Erwärmung). **3.** Atmung und Kreislauffunktionen beobachten und dokumentieren. **4.** Durch besonnenes Handeln bis zum Eintreffen des Arztes beruhigend auf den Patienten und ggf. die Angehörigen einwirken.

Venenthrombose

Bildung eines wandständigen Blutgerinnsels im Niederdruckanteil des Blutkreislaufs* (nach O. Gauer alle Organversorgungsgebiete mit Arteriolen, Kapillaren und Venolen sowie Venensystem, rechtes Herz und gesamte Lungenstrombahn bis zum linken Herzvorhof), das ein Blutgefäß ganz oder teilweise verschließt.

Vorkommen: Thrombosen können sich in allen Venen entwickeln. Die Beinvenen und die Venen der Beckenregion sind jedoch mit über 90 % am häufigsten betroffen.

Ursachen und Risikofaktoren: nach R. Virchow v. a. 3 Faktoren (sog. Virchow-Trias): **1.** Schädigung der Gefäßwand, z. B. durch Venenentzündung, Verletzung, Operation, Venenkatheter, Schrittmacherkabel; **2.** Veränderung der Blutzusammensetzung, z. B. durch Verschiebung des Gerinnungsgleichgewichts, Nicotin, Hormonbehandlung, übermäßigen Alkoholgenuss, intensive Diuretikabehandlung oder das sog. paraneoplastische Syndrom bei Tumorerkrankungen; **3.** Verlangsamung der Blutzirkulation, z. B. durch Immobilität, Wegfall der Wadenmuskelpumpe, langes beengtes Sitzen, externen Druck an anatomisch ungünstigen Stellen (z. T. identisch mit Dekubitus*-Prädilektionsstellen). Aus heutiger Sicht müssen auch erbliche Faktoren einbezogen werden. Alle Faktoren können einzeln und in Kombination auftreten.

Kennzeichen: 1. allgemein: Fieber, erhöhte Herzfrequenz (Tachykardie); **2.** laborchemisch: erhöhte Blutkörperchensenkungsgeschwindigkeit*, erhöhte Leukozytenanzahl.

Einteilung: 1. oberflächliche Venenthrombose (Thrombophlebitis): Ursachen: z. B. bakterielle, aber auch mechanisch verursachte Entzündung (z. B. Reizung durch Venenkatheter oder Venenverweilkanülen*); lokale Kennzeichen: Entzündungszeichen im Bereich des betroffenen, verhärtet tastbaren, ggf. geröteten Venenstrangs, keine Schwellung der Extremität; **2.** tiefe Venenthrombose (Phlebothrombose): Ursachen: z. B. chronische Veneninsuffizienz (sog. Krampfadern); lokale Kennzeichen: Überwärmung, Schwellung der Extremität (Umfangsdifferenz ≥1,5 cm), grau-bläuliche (livide) Verfärbung der herabhängenden Extremität, oberflächliche Kollateralvenen, ggf. Schmerzen im Bereich des Venenverlaufs, die bei Husten zunehmen können.

Maßnahme: 1. Antikoagulation mit Heparin, später Umstellung auf Cumarinderivate; **2.** ggf. Thrombolyse oder Thrombektomie; **3.** Kompressionstherapie (sobald indiziert).

Pflege: 1. bei Thrombophlebitis: kühlende Umschläge, Medikation und Kompressionsverband auf ärztliche Anordnung; Patient darf umhergehen, sollte im Liegen betroffene Extremität über Herzniveau lagern (unterstützt den venösen Rückfluss); **2.** bei Phlebothrombose: strenge Bettruhe, Beinhochlagerung über Herzniveau zur Unterstützung des venösen Rückflusses (Fußende insgesamt um 20 cm anheben, nicht nur das Fußende der Unterfederung oder Matratzen; letzteres verursacht Abknickungen in der Leiste und damit ein weiteres Abflusshindernis); **3.** Sorgfältige Beobachtung von Herz-, Atem- und Kreislauffunktion; es besteht das Risiko der Verschleppung von Thrombenmaterial auf den Blutweg bis hin zur Lungenembolie. Bei leichtem Temperaturanstieg (um 38 °C) und Tachykardie muss immer an die Möglichkeit der Lungenembolie gedacht werden. Der Arzt ist sofort zu informieren, damit weitere, ggf. notfallmedizinische Maßnahmen ergriffen werden können. **4.** Betroffene (Patienten wie Angehörige) motivieren, die Antikoagulationstherapie konsequent durchzuführen und durch Änderung der Lebensführung die vermeidbaren Risikofaktoren einzustellen, um mögliche Komplikationen (z. B. Unterschenkelgeschwür) entgegenzuwirken (s. Thromboseprophylaxe).

Hinweis

1. Ein Thrombus kann langsam wachsen und ein Gefäß komplett verschließen, ohne dass der Patient dies bemerkt, da sich zwischenzeitlich Umgehungsvenen (Kollateralen) gebildet haben, die den verschlossenen Gefäßanteil komplett kompensieren. **2.** Es ist wissenschaftlich nicht gesichert, ob langes Sitzen in Flugzeug, Bus oder Auto zu einer Thrombose (sog. Reisethrombose) führen kann. Einer Untersuchung an der TU München (S. Haas et al., 2002) zufolge trat bei 6–24 von 100 000 Langstrecken-Reisenden eine Thrombose auf. Da das Geschehen erst bis zu 4 Wochen nach einer solchen Reise auftreten kann, ist es schwierig, den Zusammenhang mit der Reise herzustellen. Risikofaktoren für entsprechend disponierte Patienten sind auf Flugreisen enge Sitze, niedriger Luftdruck und trockene Luft. Daher prophylaktisch viel trinken

($^1/_4$ l Wasser oder Saft pro Stunde, kein Alkohol!), Beine und Füße in Bewegung halten, Zehengymnastik, leichte Kompressionsstrümpfe* (z. B. Kompressionsklasse I) oder medizinische Thromboseprophylaxestrümpfe* verwenden. Vgl. Thromboseprophylaxe.

Thromboseprophylaxe: (engl.) *prophylaxis of thrombosis*; alle Maßnahmen, die der Entwicklung eines Verschlusses von Blutgefäßen durch Blutgerinnsel (Thrombose*) entgegenwirken sollen.

Physikalische Maßnahme

1. Kompressionstherapie* mit medizinischen Thromboseprophylaxestrümpfen*, Kompressionsstrümpfen*, Kompressionsverbänden*, apparativer intermittierender Kompression*; **2.** Förderung des venösen Rückflusses durch Schrägstellung des gesamten Fußendes des Bettes (Hinweis: Nicht das Fußteil der Unterfederung oder des Lattenrostes schräg stellen; führt zum Abknicken der Venen in der Leistengegend und damit zu einem neuen Rückflusshindernis); **3.** Mobilisation*, Ausstreichen der Venen, Aktivierung der Muskelpumpe* durch rückflussfördernde Gymnastik (z. B. Fußkreisen, Zehenkrallen, Fuß strecken und anziehen, Übungen mit Gummiband).

Hinweis: Zu jeder Maßnahme die Gegenanzeigen beachten!

Arzneimittel

1. Thrombozytenaggregationshemmer: Acetylsalicylsäure (Abk. ASS; auch in zahlreichen Gemüsen und Früchten enthalten) und Thienpyridine; Blutplättchen (Thrombozyten) verlieren durch Kontakt mit der im Blut kreisenden ASS für ihre gesamte Lebensdauer (7–10 Tage) die Fähigkeit zu verklumpen. Auch die Wand der roten Blutkörperchen (Erythrozyten) wird weicher und verformbarer, sodass sie die feinsten Kapillaren leichter durchwandern können. Da ständig neue Thrombozyten gebildet werden, die noch keinen Kontakt mit ASS hatten, ist auf eine regelmäßige Einnahme zu achten. Vor Operationen oder Zahnextraktionen muss ASS abgesetzt werden, damit keine Nachblutungen auftreten. **Hinweis: a)** Es gibt kein Gegenmittel! **b)** Bei unklaren Blutergüssen oder Sickerblutungen aus Einstichstellen von Verweilkanülen/Venenkathetern ohne angeordnete ASS ist zu erfragen, ob der Patient möglicherweise eigenständig regelmäßig ASS zu sich nimmt. **c)** Wechselwirkungen mit anderen Arzneimitteln gemäß Beipackzettel beachten. **d)** Gegenanzeigen: Asthma bronchiale und Allergie. **e)** Thienpyridine hemmen die ADP-induzierte Thrombozytenaggregation, ohne die Bildung des endothelialen Prostacyclins zu blockieren. Die schützende Wirkung des Prostacyclins auf das Gefäßendothel bleibt (im Gegensatz zur ASS) erhalten.

2. Vitamin-K-Antagonisten: Hierzu gehören die Cumarine. Deren Wirkungsmechanismus ist komplex und noch nicht restlos geklärt. Sie hemmen die Gerinnungsfaktoren II, VII, IX und X sowie die Aktivierung/Bildung von Provitamin K zu Vitamin K in der Leber. Die vollständige Wirkung tritt erst nach 36–48 Stunden ein. **Hinweis: a)** Gegenmittel: Vitamin K, Gerinnungsfaktoren; **b)** Wechselwirkungen mit anderen Arzneimitteln beachten. **c)** Gegenanzeigen: u. a. Schwangerschaft, erhöhte Blutungsneigung, Niereninsuffizienz; **d)** V. a. bei adipösen Frauen nach der Menopause besteht die Gefahr, dass sich am 3.–5. Behandlungstag Cumarinnekrosen im Bereich der Haut (s. Hautnekrosen) bilden: Rötung, Schwellung, nach ca. 24 Stunden Schwarzfärbung eines abgegrenzten Areals, Bildung einer Hautblase, nach etwa 1–2 Wochen Nekrose, die chirurgisch abgetragen werden muss.

3. Heparin: natürlich vorhandenes Mukopolysaccharid, das in den meisten Körpergeweben vorhanden ist, z. B. in Leber, Lunge und Darmschleimhaut. Es setzt an mehreren Faktoren des Gerinnungssystems an. Eine genügend hohe Einzeldosis führt zur sofortigen Gerinnungshemmung. Es ist in verschiedenen Molekularstrukturen erhältlich. Sog. niedermolekulare Heparine (fraktionierte Heparine, die nur einmal täglich injiziert werden müssen) sind wesentlich besser verträglich als ihre Vorläufer, die sog. Standardheparine (unfraktionierte Heparine, die mehrmals täglich injiziert werden müssen). Zur Thromboseprophylaxe wird niedrig dosiertes Heparin (sog. Lowdose-Heparinisierung) verwendet. **Hinweis: a)** Gegenmittel: Protamin; **b)** Heparin wird subkutan* injiziert. Der Patient sollte so früh wie möglich geschult werden, die korrekte Injektion ggf. mit Fertigspritzen oder Pens selbst durchzuführen. **c)** Gegenanzeigen und Wechselwirkungen mit anderen Medikamenten gemäß Herstellerangaben beachten.

Hinweis: Bei allen gerinnungshemmenden Medikamenten kann es zu Blutungen kommen (Magen-Darm-Blutungen, Hautblutungen, innere Blutungen besonders nach Stürzen).

Thromboseprophylaxestrumpf, medizinischer: (engl.) *anti-embolism stocking*; Abk. MTS; syn. Antithrombosestrumpf; weißer Einzug- oder Zweizugstrumpf aus elastischem Gestrick mit offener Spitze zur Thromboseprophylaxe* durch Beschleunigung des venösen Rückstroms bei immobilen Patienten durch Kompression; empfohlene Bezeichnung gemäß der Leitlinien der Deutschen Gesellschaft für Phlebologie. MTS verfügen über einen normierten Druckverlauf (im Gegensatz zum Stützstrumpf*) und einen Fesseldruck von 18–20 mmHg. Sie müssen von immobilen Patienten 24 Stunden am Tag getragen werden. MTS bedürfen der individuellen oder der durch einen hausinternen Standard geregelten ärztlichen Anordnung. Entsprechende Herstellerinformationen auf dem Beipackzettel beachten und in die Pflegedokumentation übertragen. **Pflege: 1.** Die Größe des Strumpfes muss individuell angepasst und die Venen vor Anwendung ausgestrichen werden. Der

Thromboseprophylaxestrumpf, medizinischer

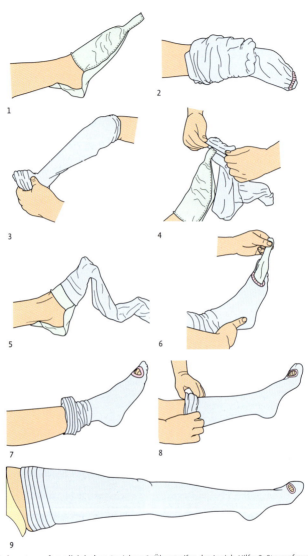

Thromboseprophylaxestrumpf, medizinischer: Anziehen: 1: Überstreifen der Anzieh-Hilfe; 2: Strumpf nach links wenden; 3: vorderste Spitze des Strumpfs nicht nach links wenden; 4: vorderste Spitze des Strumpfs über die Zehen ziehen; 5: Strumpf Stück für Stück über dem Fuß ausrollen; 6: Anzieh-Hilfe herausziehen; 7: Fußteil glatt ziehen; 8: Strumpf zum Oberschenkel hin ausrollen; 9: Strumpf faltenlos, ohne Einschnürungen

MTS ist bei entstauten Venen (im Liegen) anzuziehen (s. Abb.) und anschließend die Extremität auf Einschnürungen oder Durchblutungsstörungen zu kontrollieren. Spezielle Anziehhilfen können das Anziehen erleichtern. Die Kompressionskraft des Strumpfs nimmt vom Fuß zum Oberschenkel hin ab. **2.** Regelmäßige Kontrolle auf richtigen Sitz, Faltenfreiheit, ungehinderte Durchblutung und Untersuchung der Extremitäten auf Druckstellen. **3.** Aufgrund des Schwitzens ist auf gute Hauptpflege* zu achten; alle 2–3 Tage muss der Strumpf aus hygienischen Gründen gewechselt werden. **4.** Ausgeweitete Strümpfe (nach 10–15-maligem Waschen) sind wirkungslos. **Gegenan-**

Thromboserisikoskala
Bewertungsbeispiele gemäß Konsensus-Konferenz des American College of Chest Physicians (1998)
und Leitlinie der Deutschen Gesellschaft für Phlebologie (H. Partsch und W. Blättler, 2000)

Risikokategorien	Risiken	empfohlene Maßnahme
niedrig (≤1 Risikofaktor)	unkomplizierte kleine chirurgische Maßnahme bei Patienten <40 Jahre ohne klinische Risikofaktoren	physikalische Thromboseprophylaxe, MTS, Frühmobilisierung
mittel (2–4 Risikofaktoren)	chirurgische Eingriffe (groß oder klein) bei Patienten von 40–60 Jahren ohne zusätzliche Risikofaktoren	physikalische Thromboseprophylaxe, MTS, Frühmobilisierung, ggf. apparative intermittierende Kompression, Antikoagulanzien gemäß Anordnung
	große chirurgische Eingriffe bei Patienten <40 Jahre ohne zusätzliche Risikofaktoren	
	kleine chirurgische Eingriffe bei Patienten mit Risikofaktoren	
	Schwangerschaft, verbunden mit weiteren Risikofaktoren	
hoch (≥5 Risikofaktoren)	große chirurgische Eingriffe bei Patienten >60 Jahre ohne zusätzliche Risikofaktoren	physikalische Thromboseprophylaxe, MTS, Frühmobilisierung, ggf. apparative intermittierende Kompression, Antikoagulanzien gemäß Anordnung
	große chirurgische Eingriffe bei Patienten von 40–60 Jahren mit zusätzlichen Risikofaktoren	
	Patienten mit Herzinfarkt und internistische Patienten mit Risikofaktoren	
höchst	große chirurgische Eingriffe bei Patienten >40 Jahre mit früherer venöser Thrombose oder maligner Erkrankung oder Hyperkoagulabilität	physikalische Thromboseprophylaxe, MTS, Frühmobilisierung, ggf. apparative intermittierende Kompression, Antikoagulanzien gemäß Anordnung
	elektive größere orthopädische chirurgische Eingriffe an der unteren Extremität	
	Patienten mit Hüftfraktur oder Schlaganfall oder Polytrauma oder Rückenmarkverletzungen	

MTS: medizinische Thromboseprophylaxestrümpfe

zeigen: 1. arterielle Verschlusskrankheiten, da die Kompression die Durchblutung der Extremitäten zusätzlich verschlechtert und die Gefahr einer Minderdurchblutung (Ischämie) mit Ausbildung von Nekrosen besteht; 2. septische Venenentzündung (Phlebitis). Vgl. Kompressionstherapie.

Thromboserisikoskala: (engl.) *thrombosis risk assessment scale*; Instrument zur Erfassung des Thromboserisikos (s. Thrombose); J. A. Caprini, J. H. Scurr und J. H. Hasty (1988) differenzierten die für die ärztliche Diagnostik relevanten Thromboserisiken, die sich in verschiedenen Skalen pflegerischer Autoren (z. B. Ch. Heering, P. Kümpel, M. Frowein) wiederfinden (s. Tab.) und mit unterschiedlicher Gewichtung die Faktoren Alter, hormonale Kontrazeptiva, Krampfadern, vorangegangene Venenthrombose, kardiale Insuffizienz, bösartige Tumoren (Malignome), Übergewicht (>20 % nach Broca-Formel), Rauchen, familiäre Disposition (z. B. vermehrte Gerinnbarkeit des Bluts, Thrombophilierisiko), Stoffwechselerkrankungen (z. B. Diabetes mellitus und Lebererkrankungen), Immobilität (z. B. bei Bettruhe oder Lähmungen, z. B. nach Schlaganfall, sowie bei Gips-/Tutorverbänden), chirurgische Eingriffe und Dehydratation auflisten.

Tic: (engl.) *tic*; automatische und willentlich nicht oder nur kurzzeitig zu unterdrückende, plötzlich einsetzende Muskelzuckungen, die schnell aufeinanderfolgen und abrupt wieder aussetzen; tritt als Blinzeln, Grimassieren, Schulterzucken, aber auch in Form von ständigem Räuspern oder Kratzen z. B. bei Verlegenheit auf. **Vorkommen:** Tics kommen am häufigsten bei Kindern vor der Pubertät vor und können auch ohne Behandlung wieder verschwinden. **Ursachen:** Im bleibenden Fall sind Tics Ausdruck einer psychischen Störung. Andere Ursachen sind hirnorganische Schädigungen oder Erkrankungen des extrapyramidalen Systems wie z. B. das Gilles-de-la-Tourette-Syndrom, bei dem Tics kombiniert mit Zwangshandlungen auftreten. Vgl. Stereotypie.

Tiefenmuskelentspannung: Abk. TME; s. Muskelrelaxation, progressive.

Tiemann-Katheter: s. Blasenkatheter.

Tiffeneau-Test: (engl.) *Tiffeneau test*; syn. Atemstoßtest; Lungenfunktionstest zur Erfassung der Sekundenkapazität*.

Tinnitus aurium: (engl.) *tinnitus*; Ohrensausen, Ohrgeräusche; unangenehme, konstant oder wiederholt (intermittierend) auftretende Ohrgeräusche, die subjektiv nur vom Patienten wahrgenommen werden oder als objektive Ohrgeräusche auch durch Abhorchen (auskultatorisch) nachweisbar sind; **Formen: 1. nonpulsative** Ohrgeräusche als **a)** Sausen, Brummen, Rauschen oder Klingen, z. B. bei Erkrankungen des Mittelohrs oder der knöchernen Kapsel des Labyrinths; **b)** Zischen oder Pfeifen z. B. nach akustischem Trauma, bei Erkrankungen des Innenohrs, Hörsturz, Menière-Krankheit, bei Vergiftung* wie Arsenvergiftung oder als unerwünschte Arzneimittelwirkung z. B. von Streptomycin; **2. pulssynchrone** Ohrgeräusche bei Durchblutungsstörungen, Glomustumor, Bluthochdruck (Hypertonie); **Maßnahme: 1.** verschiedene Infusionstherapien (empirisch noch wenig belegt); **2.** Gewöhnungstherapien, um Ohrgeräusche erträglicher zu gestalten.

T-Lagerung: (engl.) *T-positioning*; auf Freilagerung* basierende Lagerungstechnik zur Atemförderung und Dekubitusprophylaxe (s. Dekubitus); **Durchführung:** Zwei Kissen werden zu Schiffchen geformt und überkreuzend in Form eines „T" so in das Bett gelegt, dass der Patient mit der Wirbelsäule auf einem Kissen liegt, die Schultern unterstützt werden und die Schulterblattspitzen und/oder der Rippenrand freiliegen. Der Kopf wird separat unterstützt. Die T-Lagerung kann im Liegen und im Sitzen durchgeführt werden. **Anwendung: 1.** bei Druckgefährdung oder Dekubitalwunden an den Schulterblattspitzen oder dem unteren Rippenrand auf dem Rücken; **2.** zum Legen eines zentralen Venenkatheters (Vena subclavia, Vena jugularis); **Hinweis:** Wirksamkeit umstritten. Vgl. V-Lagerung, A-Lagerung, Positionsunterstützung.

Tod: (engl.) *death*; Ende des Lebens eines Menschen; medizinisch beschrieben als nicht rückgängig zu machender (irreversibler) Funktionsverlust des Atmungs-, Kreislauf- und Zentralnervensystems; **Einteilung: 1. klinischer** Tod: Kreislaufstillstand mit Fehlen von Karotispuls und Atmung, maximaler Pupillenerweiterung und blau-roter (zyanotischer) Verfärbung von Haut und Schleimhäuten (unsichere Todeszeichen*); es besteht eine zeitlich begrenzte Möglichkeit zur Reanimation*. **2. biologischer** Tod: Erlöschen sämtlicher Organ-, Zell- und Körperfunktionen mit dem Vorhandensein sicherer Todeszeichen; **3. dissoziierter** Tod: auch Hirntod*, d. h. Ausfall jeglicher messbarer Hirnfunktion bei evtl. noch aufrechterhaltener Kreislauffunktion und Atmung; **4. Scheintod:** Zustand tiefer Bewusstlosigkeit mit klinisch nicht oder kaum nachweisbaren Lebenszeichen, jedoch ohne sichere Todeszeichen; im Elektrokardiogramm (s. EKG) oder Elektroenzephalogramm (s. EEG) ist elektrische Aktivität nachweisbar. Minimale Ventilation und Durchblutung sind ausreichend, um den Mindestgrundumsatz der Zellen zu gewährleisten. Bei Einsetzen der Atmung (spontan oder induziert) ist in Abhängigkeit von der Wiederbelebungszeit vollständige Erholung des Scheintoten möglich. Scheintod tritt z. B. durch Schlafmittel- oder Kohlenmonoxidvergiftung, starke Unterkühlung, Blitzschlag oder Starkstromunfall auf. **Recht:** Gemäß § 16 Absatz 1 Nr. 1 Transplantationsgesetz* stellt die Bundesärztekammer den Stand der Erkenntnisse der medizinischen Wissenschaft in den Richtlinien für die Regeln zur Feststellung des Todes und die Verfahrensregeln zur Feststellung des Hirntods einschließlich der dazu jeweils erforderlichen ärztlichen Qualifikation fest. **Hinweis:** Im Verlauf der zunehmenden medizinischen Entwicklung hat der Todesbegriff eine grundlegende Wandlung erfahren. Heute wird der Zeitpunkt des Todes mit dem Hirntod gleichgesetzt. Kritiker halten diese Definition für willkürlich und gehen davon aus, dass ein hirntoter Mensch ein Sterbender, aber kein Toter ist. Aus diesem Grund werden von ihnen z. B. auch Organentnahmen zu Transplantationszwecken abgelehnt.

Todestrieb: s. Trieb.

Todesursachenstatistik: (engl.) *cause of death statistics*; demographische Dokumentation der Todesfälle und ihrer Ursachen in Deutschland auf der Basis der Todesbescheinigungen (s. Tab.); in die Todesursachenstatistik geht nur eine Todesursache (Grundleiden des Gestorbenen) ein. Sie macht neben Aussagen über die Mortalität* auch Aussagen über das Krankheitsgeschehen bei tödlich verlaufenden Krankheiten. Vgl. Morbidität, Demographie, Sterbetafel.

Todeszeichen: (engl.) *signs of death*; **1. sichere** Todeszeichen: deutliche Totenflecke*, Totenstarre* und Fäulnis; **2. unsichere** Todeszeichen: Blässe der Haut, Abkühlung besonders der Extremitäten, keine Reflexe, keine erkennbare Atmung, Radialispuls nicht tastbar, Herztöne nicht wahrnehmbar. Unsichere Todeszeichen können bei (seltenem!) Scheintod vorliegen; vgl. Tod.

Tötung auf Verlangen: (engl.) *homicide upon request*; vorsätzliches Tötung eines Menschen, die der Getötete ausdrücklich und ernstlich verlangt hat; ausdrücklich ist das Verlangen, wenn es vom Getöteten in eindeutiger, unmissverständlicher Weise gestellt wurde; ernstlich ist das Verlangen, wenn es vom freien Willen des Getöteten getragen und zielbewusst auf Tötung gerichtet war. Bloßes Einverständnis des Getöteten zur Tötung genügt nicht; vielmehr muss der Getötete auf den Willen des Täters aktiv eingewirkt haben. Das Tötungsverlangen muss nicht an den konkreten Täter gerichtet sein; Aufforderungen an die Allgemeinheit

Todesursachenstatistik
Todesursachen in Deutschland 2005 (Statistisches Bundesamt)

Todesursachen	insgesamt Anzahl	in %	männlich Anzahl	in %	weiblich Anzahl	in %
insgesamt	830 227	100,0	388 554	100,0	441 673	100,0
bösartige Neubildungen	211 396	25,5	112 066	28,8	99 330	22,5
Krankheiten des Kreislaufsystems	367 361	44,2	152 274	39,2	215 087	48,7
darunter: Herzinfarkt	61 056	7,4	32 973	8,5	28 083	6,4
Krankheiten des Atmungssystems	57 742	7,0	29 332	7,5	28 410	6,4
Krankheiten des Verdauungssystems	42 787	5,2	21 369	5,5	21 418	4,8
äußere Ursachen von Morbidität und Mortalität	33 024	4,0	20 353	5,2	12 671	2,9
darunter nach der äußeren Ursache:						
Transportmittelunfälle	5635	0,7	4111	1,1	1524	0,3
Stürze	8548	1,0	3788	1,0	4760	1,1
vorsätzliche Selbstbeschädigung (Suizid)	10 260	1,2	7523	1,9	2737	0,6

genügen. Tötung auf Verlangen wird in Deutschland mit Freiheitsstrafe von 6 Monaten bis zu 5 Jahren bedroht (§ 216 StGB). Auch der Versuch ist strafbar (§ 216 Absatz 2 StGB). **Hinweis:** Seit 2001 ist die Tötung auf Verlangen in den Niederlanden straffrei, wenn eine freiwillige, schriftliche Erklärung eines unheilbar kranken, erwachsenen Patienten vorliegt, dass er sein Leben beenden möchte. Der Patient muss seinen Todeswunsch vorher mehrfach bestätigt haben; zudem ist die Hinzuziehung eines zweiten Arztes als Gutachter nötig. Vgl. Sterbehilfe.

Tötung, fahrlässige: (engl.) *involuntary manslaughter*; Verursachung des Todes eines Menschen aufgrund von Fahrlässigkeit*; d. h., der Täter hat die Sorgfalt bei seinem Handeln, zu der er nach den Umständen und seinen persönlichen Fähigkeiten und Kenntnissen verpflichtet und imstande ist, außer Acht gelassen und infolgedessen den Tod des Opfers nicht vorausgesehen. **Recht:** § 222 StGB.

Toilettensitzerhöhung: Plastikaufsatz für die Toilette zur Erhöhung der Sitzfläche v. a. im häuslichen Bereich (s. Abb.); erleichtert das Aufstehen von der Toilette für ältere und/oder bewegungseingeschränkte Menschen und Patienten mit Hüft- und Kniegelenkarthrose.

Toilettenstützgestell: (engl.) *adjustable toilet safety frame*; höhenverstellbares Haltegestell zur sicheren Benutzung der Toilette v. a. im häuslichen Gebrauch bei Körperbehinderung; Haltegriffe erleichtern das Hinsetzen und Wiederaufrichten körperbehinderter und alter Menschen.

Toilettenstuhl: (engl.) *toilet chair*; syn. Nachtstuhl; fahrbarer Stuhl mit abnehmbarer gepolsterter Sitzplatte, unter die ein Steckbecken* oder ein Toiletteneimer geschoben wird; **Anwendung:** bei Pa-

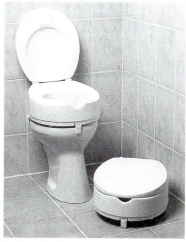

Toilettensitzerhöhung [10]

tienten, die zwar das Bett verlassen, aber nicht gut laufen können; **Hinweis: 1.** Bei Benutzung Rollen fixieren. **2.** Toilettenstuhl nach Möglichkeit immer, aber zumindest während der Besuchszeiten in das Badezimmer fahren.

Toilettentraining: (engl.) *toilet retraining*; Kontinenztraining; individuell auf den Patienten zugeschnittenes Trainingsprogramm bei Harn-* und/oder Stuhlinkontinenz* zur Erreichung von Kontinenz*; Toilettentraining kann aus verschiedenen Komponenten bestehen: **1.** Blasentraining*, bei dem der Patient die kontrollierte Entleerung der

Harnblase erlernt; **2.** nach einem starren Schema festgelegte Entleerungszeiten, zu denen der Patient zur Toilette geführt wird; **3.** Toilettengang nach Aufforderung zur Erinnerung des Patienten und Schulung seiner Aufmerksamkeit. Vgl. Kontinenzberater.

Tonika: (engl.) *tonics*; syn. Roboranzien; Kräftigungsmittel; Mittel zur Kräftigung bei Erschöpfungszuständen oder in der Konvaleszenz, z. B. Vitamine*, Spurenelemente, (pflanzliche) appetitanregende Zubereitungen (Amara) und Lecithin; **Hinweis: 1.** Die therapeutische Wirksamkeit vieler Präparate ist umstritten. **2.** Viele Tonika enthalten Alkohol.

Torf: (engl.) *peat*; Torfmoose; faserige, dunkel- bis schwarzbraun gefärbte Mischung von zersetzten Pflanzenteilen, die aus dem Moor gewonnen wird; Badetorf (Wassergehalt bis zu 90 %) enthält 20–40 % Huminsäure im Trockenen, Gerbsäure, Östrogene und Mineralsalze; medizinische **Anwendung:** als Moorbad* oder Moorpackung*. Vgl. Wickel.

Total Quality Management: Abk. TQM*.

TOTE-Einheit: Kurzbez. für **T**est-**O**perate-**T**est-**E**xit-Einheit; auch VVR-Einheit (Veränderung-Vergleich-Rückkopplung); von G. A. Miller, E. U. Galanter und K. H. Pribram (1960) eingeführtes Modell für den Vorgang der begleitenden inneren Reflexion bei Entscheidungsprozessen; **Prinzip:** In der schematischen Darstellung des kybernetisch interpretierten Handlungsablaufs (s. Kybernetik) werden Informationen, d. h. Ist-Werte von Handlungen, z. B. gerade verfügbare Informationen, mit Soll-Werten verglichen (Test). Aus dem Ergebnis werden Überlegungen für instrumentelle Handlungen abgeleitet (Operation). Deren wahrscheinliche Resultate werden wieder mit den Soll-Werten verglichen (Test), die Ergebnisse werden weitergegeben und bei genügender Übereinstimmung ausgeführt (Exit). **Bedeutung:** Unter Verwendung dieses Modells lässt sich der Ablauf subjektiver Entscheidungsprozesse als eine Kette von TOTE-Einheiten darstellen. Der Vergleich von Ausgangszustand, Zielvorstellung und Rückkopplungen ermöglicht das Entwerfen von Handlungsprogrammen und -mustern. Vgl. Regelkreis.

Totenflecke: (engl.) *postmortem lividity*; Livores mortis; zu den sicheren Todeszeichen* gehörende rötlich-zyanotische Flecke (s. Abb.); sie entstehen durch das Absinken des Blutes in die tiefer gelegenen Teile der Leiche (Hypostase); ausgenommen sind die Aufliegeflächen (hoher Gegendruck). Totenflecke entstehen meist $^{1}/_{2}$–1 Stunde nach Todeseintritt und haben eine rot-bläuliche bis violette Färbung (abweichende Farbe bei Vergiftung, z. B. bei CO-Vergiftung mit hellroter Färbung). Totenflecke lassen sich in den ersten 6 Stunden wegdrücken; nach ca. 12–24 Stunden ist jedoch der rote Blutfarbstoff aus den zerfallenden roten Blutkörperchen (Erythrozyten) frei geworden und in das Gewebe übergetreten, sodass die Totenflecke zusammenfließen und nicht mehr wegdrückbar sind. Ein Tod mit erheblichem Blutverlust führt zu evtl. nur geringfügiger Ausprägung von Totenflecken.

Totenstarre: (engl.) *postmortem rigidity*; syn. Leichenstarre; Rigor mortis; nach dem Tod allmähliches Starrwerden der quergestreiften und glatten Muskulatur nach vorheriger völliger Erschlaffung; die Totenstarre gehört zu den sicheren Todeszeichen*. **Verlauf:** Die Totenstarre beginnt meist 2 Stunden nach Todeseintritt an den Unterkiefergelenken und der Hals- und Nackenmuskulatur und breitet sich am Körper nach unten hin aus; die völlige Totenstarre ist nach 6–8 Stunden erreicht. Nach durchschnittlich 76 Stunden löst sich der Starrezustand mit Eintritt der Fäulnis in derselben Reihenfolge. Abhängig von den Umgebungstemperaturen kann der Prozess 1–6 Tage andauern. **Ursache:** Abbau von ATP (Abk. für Adenosintriphosphat, Träger der Stoffwechselenergie); **Bedeutung:** Anhand der Ausprägung der Totenstarre lässt sich unter Berücksichtigung der Außentemperatur der Todeszeitpunkt bestimmen. **Pflege:** I. R. der pflegerischen Versorgung eines Verstorbenen wird das Kinn z. B. mit einer Mullbinde hochgebunden, damit der Mund geschlossen bleibt. Der Leichnam wird üblicherweise mit auf der Brust gekreuzten Händen in Rückenlage positioniert. **Hinweis:** Kältestarre und extremer Wasserverlust können Totenstarre vortäuschen.

Totgeburt: (engl.) *stillbirth*; in Deutschland gilt ein Kind als totgeboren, wenn es nach der Trennung vom Mutterleib keines der für eine Lebendgeburt* maßgeblichen Kennzeichen (Herzschlag, natürliche Lungenatmung, Pulsation der Nabelschnur) zeigt und das Geburtsgewicht* mehr als 500 g beträgt; für Totgeborene besteht standesamtliche Meldepflicht (Personenstandsgesetz vom 24.3.1994); das Kind kann mit Vor- und Zunamen in das Geburtenbuch eingetragen werden. Unter einem Gewicht von 1000 g besteht keine Bestattungspflicht (über 1000 g je nach Bestattungsgesetz des jeweiligen Bundeslandes); in allen Bundesländern ist es möglich, das Kind bestatten zu lassen (sog. Bestattungsanspruch). Dieser Anspruch gilt auch für Fehlgeburten* mit einem Gewicht von weniger als 500 g. Soll eine Obduktion veranlasst werden, um Todesursache und Todeszeitpunkt zu bestimmen, ist in jedem Fall die Ein-

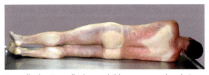

Totenflecke: Totenfleckenausbildung entsprechend einer Rückenlage der Leiche mit typischen symmetrischen blassen Aussparungen an den Aufliegeflächen. [93]

willigung eines Elternteils erforderlich. Wurde das Kind zwischen der 29. und 37. SSW geboren, beträgt die Mutterschutzfrist 12 statt 8 Wochen (s. Mutterschutz); für diesen Zeitraum erhält eine in einer Gesetzlichen Krankenversicherung versicherte Frau Mutterschaftsgeld. **Pflege: 1.** Vor und nach der Geburt sollte die Mutter aufgrund der hohen psychischen Belastung nicht in einem Zimmer mit schwangeren oder entbundenen Frauen untergebracht werden (evtl. kann ein Einzelzimmer genutzt werden). Der Kontakt mit Neugeborenen kann problematisch sein. **2.** Wichtig für die Eltern, evtl. auch Geschwister, ist die Möglichkeit, Abschied zu nehmen. Wenn die Eltern das Kind sehen wollen, sollte es nach der Geburt den Eltern gezeigt und nach Wunsch bei ihnen gelassen werden; das Totgeborene kann nach Absprache von den Eltern kurzzeitig mit nach Hause genommen werden. Fotos, eine Haarsträhne oder mit einem Stempelkissen angefertigte Fußabdrücke des Kindes sind (v. a. später) ein evtl. wichtiger Beweis, dass es dieses Kind tatsächlich gegeben hat. Diese Dinge sollten auf der Station mit dem Hinweis auf mögliche Abholung aufbewahrt werden, sofern die Eltern nicht in der Lage waren, ihr Kind zu sehen bzw. Erinnerungsstücke an sich zu nehmen. **3.** Die Eltern sollen über die Möglichkeit zur Bestattung Totgeborener informiert werden; das Kind kann in einem Sarg in einer Grabstelle unter Beteiligung eines Geistlichen bestattet werden; viele Gemeinden haben dafür vorgesehene Grabfelder. **4.** Evtl. an eine Selbsthilfegruppe für verwaiste Eltern verweisen.

Totraum: (engl.) *dead space*; Teil des Atmungstrakts, der am Gasaustausch nicht beteiligt ist; **Formen: 1. anatomischer** Totraum: oberer Atmungstrakt vom Mund bis zu den Bronchiolen (Volumen von ca. 150 ml); dient der Reinigung, Erwärmung und Anfeuchtung der Atemluft sowie der Sprachbildung; **2. funktioneller** Totraum (auch totaler, physiologischer Totraum): entspricht beim Gesunden dem anatomischen Totraum, umfasst bei bestimmten Erkrankungen (Emphysem, Lungenfibrose) auch den sog. alveolären Totraum; **3. alveolärer** Totraum: Alveolargebiete, die infolge einer Minderbelüftung, Minderdurchblutung oder Membranschädigung am Gasaustausch nicht teilnehmen; **Hinweis:** Bei der Atmung durch Schläuche oder Schnorchel wird der Totraum vergrößert, weil das Volumen der Schläuche hinzugerechnet werden muss. Vgl. Atmung, Giebel-Rohr.

Totraumvergrößerer: syn. Giebel*-Rohr.

Totschlag: (engl.) *manslaughter*; Tötung eines anderen Menschen ohne Vorliegen der die besondere Verwerflichkeit begründenden Mordmerkmale wie z. B. Mordlust, Befriedigung des Geschlechtstriebs, Habgier, heimtückisches oder grausames Handeln oder Ermöglichung oder Verdeckung einer Straftat*; Totschlag ist nach § 212 StGB mit Freiheitsstrafe nicht unter 5 Jahren zu bestrafen, in besonders schweren Fällen mit lebenslanger Freiheitsstrafe bedroht. Minderschwere Fälle, z. B. wenn der Täter ohne eigene Schuld durch eine ihm vom Getöteten zugefügte Misshandlung oder schwere Beleidigung zum Zorn gereizt wurde und dadurch auf der Stelle getötet hat, werden nach § 213 StGB mit einer Freiheitsstrafe von 1–10 Jahren bestraft. Vgl. Körperverletzung, Tötung auf Verlangen.

TPG: Abk. für **T**ransplantations**g**esetz*.

TQM: Abk. für (engl.) **T**otal **Q**uality **M**anagement; auf die Mitwirkung aller ihrer Mitglieder und Ebenen gestützte Managementmethode, die Qualität* in den Mittelpunkt stellt und durch das Zufriedenstellen der Kunden auf langfristigen Geschäftserfolg sowie auf Nutzen für die Mitglieder der Organisation* und für die Gesellschaft abzielt (DIN EN ISO 8402); Grundprinzipien des TQM sind u. a. Kunden- und Mitarbeiterorientierung sowie ständige Verbesserung. **Hinweis:** TQM ist ein eingetragenes Warenzeichen des Juran Institute.

Trachealkanüle: (engl.) *tracheostomy tube*; starre Kanüle zum Freihalten der Atemwege nach der Anlage eines Tracheostomas (s. Tracheotomie).

Tracheostomie: syn. Tracheotomie*.

Tracheotomie: (engl.) *tracheotomy*; syn. Tracheostomie; horizontaler Luftröhrenschnitt zur Eröffnung der Luftröhre (Trachea) mit Bildung von einem oder 2 Vorderwandlappen, die mit dem oberen und unteren Wundrand des Zugangsschnitts vernäht werden; um die Öffnung offen zu halten, wird eine Trachealkanüle* eingeführt. **Anwendung:** Die Tracheotomie ist erforderlich bei Langzeitintubation und -beatmung, Verlegung der Atemwege durch Fremdkörper, Verletzungen oder Tumoren.

traditionelle chinesische Medizin: s. Medizin, traditionelle chinesische.

Träumen: (engl.) *dreaming*; **1.** veränderter Bewusstseinszustand hauptsächlich während der REM-Stadien (s. Schlafstadien) des Schlafs*, in dem der Schlafende intensive und von Emotionen* begleitete Bilder, Klangfolgen oder Geschichten erlebt (z. B. Angsttraum); auch phantastische Trauminhalte werden von Träumenden als real erlebt. Traumphasen treten 3–6mal pro Nacht auf; auch in den Nicht-REM-Stadien wird geträumt, jedoch weniger intensiv. Obwohl Träume* häufig nicht erinnert werden können, gilt es als sicher, dass alle Menschen träumen. Teilbewusste Träume (**Klarträume**) werden von den Schläfern mitverfolgt und teilweise gesteuert. **Albträume** sind Träume mit angstauslösenden Inhalten. Sie entstehen in den REM-Phasen, sind von Angst- und Panikgefühlen begleitet und entsprechenden körperlichen Symptomen begleitet und führen zum Erwachen. Albträume mit erneutem Erleben einer seelisch belastenden Situation (s. Trauma, psychisches) treten auch i. R. von posttraumatischen Belastungsstörungen* auf. **Funktion:** bislang ungeklärt; im Vordergrund steht jedoch die Annahme, dass

Träumen zur Ordnung der Eindrücke und Erlebnisse des Tages beiträgt. **2.** Bewusstseinszustand, in dem der Mensch nicht vollkommen an der Realität teilnimmt, sondern sich eine angenehme Situation oder etwas Unwirkliches in Form eines Tagtraums oder einer Phantasie vorstellt (imaginiert); Kindern fällt dies besonders leicht. Das Träumen in diesem Sinne kann eine mögliche Verarbeitungsmethode in belastenden Situationen, bei Problemen und Einsamkeit darstellen. Als Dauerzustand im medizinischen Sinne krankhaft (pathologisch). Vgl. Halluzination, Vision.

Trage: (engl.) *trolley, gurney*; auf Rollen fahrbare Liege zum Krankentransport.

Training: gezielter und geplanter Prozess zur Entwicklung, Erhaltung und Verbesserung der Anpassungsfähigkeit des menschlichen Organismus an allgemeine und spezifische Belastungen; im Fokus des **Körpertrainings** stehen dabei Kraft, Ausdauer, Schnelligkeit (sog. Kondition), ihre Mischformen (z. B. Kraftausdauer, Schnellkraft) sowie Beweglichkeit und Koordination. Die Bedeutung der Wechselwirkung von Körper und Psyche ist mittlerweile durch Studien belegt worden. Beide Aspekte sind für Trainingseffekte wesentlich; z. B. hat Ausdauertraining eine positive Auswirkung auf depressive Verstimmungen; körperliche Leistungsfähigkeit* ist in hohem Maße von der Motivation* abhängig. Die Trainingsparameter werden an die jeweilige Zielgruppe (z. B. Senioren, Menschen nach Herzinfarkten, Kinder, Hochleistungssportler) und die Zielsetzung des Trainings (z. B. allgemeine Fitness, spezielles Wettkampftraining, Rehabilitation) angepasst. **Hinweis:** Der allgemeinen Definition von Training folgend ist es ebenso möglich, Denk- und Merkfähigkeit des Gehirns durch angepasstes und spezifisches Training zu entwickeln, zu erhalten und zu verbessern (s. Gedächtnistraining).

Tranquilizer: s. Psychopharmaka.

Transaktion: (engl.) *transaction*; **1.** (psychologisch) wechselseitige Beziehung; vgl. Transaktionsanalyse; **2.** (pflegetheoretisch) gemeinsame, zielgerichtete Interaktion*; vgl. Zielerreichungstheorie.

Transaktionsanalyse: (engl.) *transactional analysis*; aus der Psychoanalyse stammende Theorie und einzel- und gruppentherapeutische Form der Psychotherapie* (nach E. Berne), die das Selbsterleben des Klienten in verschiedenen Situationen und sein Verhalten und seine Beziehungen gegenüber anderen untersucht; **Grundlage:** Die Transaktionsanalyse basiert auf der Grundannahme, dass jedes Individuum 3 verschiedene, in der Kindheit entwickelte Ich-Zustände (Kind*-Ich, Eltern*-Ich und Erwachsenen*-Ich) einnehmen kann. Wiederkehrende Kommunikations-* und Verhaltensmuster (sog. Transaktionsmuster) werden auf ihre Transaktion zwischen den verschiedenen Ich-Zuständen hin untersucht. Erleben und Verhalten werden als Ausdruck wechselnder Ich-Zustände interpretiert. Diese Muster sind Teil eines Rollenspiels, die es im Verlauf der Transaktionsanalyse zu analysieren gilt. **Ziel: 1.** Annahme der eigenen Person (auch unter Wahrnehmung ihrer Defizite) und ggf. eine Anbahnung neuer Verhaltensmuster; **2.** Ohne therapeutische Zielsetzung können mit dem transaktionsanalytischen Modell Kommunikationsmuster z. B. zur Konfliktbewältigung (s. Konfliktlösungsstrategien) i. R. von Beratung*, Organisation*, Pädagogik und Erwachsenenbildung untersucht und beschrieben werden.

Transaktionsmuster: s. Transaktionsanalyse.

transdermal: (engl.) *transdermal*; transkutan, perkutan; durch die Haut hindurch; z. B. transdermale Medikamentengabe durch wirkstoffabgebende Pflaster.

Transfusion: s. Bluttransfusion; Eigenbluttransfusion.

Transfusionszwischenfall: (engl.) *transfusion reaction*; durch eine Bluttransfusion* beim Empfänger verursachte akute bis subakute pathophysiologische Reaktion; z. B. anaphylaktischer Schock*, Herz-Kreislauf-Störungen, akutes Nierenversagen, Gelbsucht (Ikterus); **Kennzeichen:** Fieber, Schüttelfrost, Blässe, kalter Schweiß, brennende Schmerzen an der Einstichstelle, Bauch-, Brust- und Rückenschmerzen, erhöhte Herzfrequenz (Tachykardie), erniedrigter Blutdruck (Hypotonie), geringe oder fehlende Harnausscheidung, evtl. mit Blutbeimengungen; **Sofortmaßnahme: 1.** Transfusion beenden, venösen Zugang belassen; **2.** Schockmaßnahmen, Intensivbehandlung und -überwachung; **3.** Blutkonserve sicherstellen und aufbewahren (Laborkontrolle). Vgl. Blutgruppen, Blutspende.

Transkulturalität: (engl.) *concept of transculturality*; wissenschaftlich-philosophischer Ansatz, der ein „über und jenseits von Kultur*" zielt (W. Welsch); Transkulturalität überschreitet und quert kategoriale Grenzen und macht die Individuen in ihren spezifischen Situationen und Kontexten zum Ausgangspunkt theoretischer Betrachtung wie praktischer Interaktion. Dieses Verständnis grenzt sich ausdrücklich von Theorien der Inter- und Multikulturalität ab, die angesichts der heutigen globalisierten Welt als überholt gelten. Transkulturalität geht von nicht überprüfbaren Abstraktionen (z. B. die Idee, dass sich eine Kultur u. a. durch gemeinsame Sprache, gemeinsame Sitten und Gebräuche, gemeinsame Herkunft und Territorium charakterisieren lässt) und unterordnenden Kategorien (z. B. was ist die Kultur der Deutschen bzw. die deutsche Kultur?) aus (kollektivistisches Verständnis von „Kultur"), sondern vom Einzelfall und von kulturellen Prozessen, dessen „Knotenpunkte" einzelne Individuen sind. Alle Menschen unterscheiden sich voneinander, keiner ist mit einem anderen identisch. Im Gegensatz zur Inter- oder Multikulturalität versteht Transkulturalität die einzelnen Individuen daher nicht als bloße Exemplare einer Gattung, Art oder Kategorie: Nicht vermeintliche Kulturen interagieren und kommunizieren miteinander, sondern immer nur einzelne Menschen, die nach der sozialwissenschaftlichen Theorie des methodologischen Individualismus (M. Weber) die Träger und Akteure soziokulturellen Wandels und gesellschaftlicher Prozesse sind. Transkulturalität erkennt durchaus an, dass es überindividuelle Handlungs- und Verhaltensmuster gibt, vergegenständlicht sie aber nicht zu Einheiten. Vielmehr zielt sie mit ihren hermeneutischen (s. Hermeneutik) und phänomenologischen (s. Phänomenologie) Verfahren auf das Verstehen (in) einer gegebenen Situation. Verstehen kann man nur individuelles Handeln, weil nur dieses mit Sinn versehen ist. Die überindividuellen Handlungsmuster sind Sinn- und Wissensordnungen, die die einzelnen Akteure ganz unterschiedlich und individuell für sich selbst verbinden und in Handlungen umsetzen. Daher wird das Handeln der Einzelnen keineswegs von überindividuellen Mustern bestimmt, auch wenn diese Sinn- und Wissensordnungen das Handeln beeinflussen. Wäre das anders, könnte es keinen sozialen und kulturellen Wandel geben. **Hinweis:** Der Begriff wurde in den 60er Jahren des 20. Jahrhunderts von M. Leininger in die Pflegewissenschaft eingeführt, beruhte jedoch auf der Verwechslung von Transkulturalität und Interkulturalität. Mit der Fixierung auf und der Festschreibung von kulturellen Hintergründen zu „Kulturen" sind die gängigen Vorurteile und die Missachtung individueller Bedürfnisse eher befestigt als beseitigt worden. Nur sehr langsam befreit sich die Pflege(wissenschaft) von diesem Irrtum. Vgl. Pflege, transkulturelle.

Autorin: Charlotte Uzarewicz.

Transmitter: syn. Neurotransmitter*.

Transplantation: (engl.) *transplantation, grafting*; Übertragung von Zellen, Geweben oder Organen auf ein anderes Individuum oder an eine andere Körperstelle zu therapeutischen Zwecken; **Beispiel:** Bluttransfusion*, Transplantation von Hornhaut, Gefäßen, Haut, Nieren, Leber, Knochenmark, Herz, Lungen, Bauchspeicheldrüse, Knochen, Thymus, Dünndarm. Der Erfolg einer Transplantation hängt im Wesentlichen von Art und Umfang der Immunreaktion des Empfängers ab. Unterschiedliche Antigenmuster bei Spender und Empfänger begünstigen eine Abstoßungsreaktion*, da das Organ als körperfremd erkannt wird. Das Risiko hierfür kann durch spezielle Testverfahren (Gewebetypisierung, Lymphozytenmischkultur) nur teilweise zuvor überprüft werden. Nach der Transplantation wird eine mögliche Abstoßung durch medikamentöse Unterdrückung der immunologischen Abwehr (Immunsuppression) gehemmt. Entscheidend ist der verwandtschaftliche Beziehung zwischen Spender und Empfänger. Bei größtmöglicher genetischer Übereinstimmung (Autotransplantation, eineiige Zwillinge) bleibt die Abstoßungsreaktion ganz aus. Die bestmöglichst zueinander passenden Organe werden international durch ein Koordinierungszentrum in den Niederlanden (Eurotransplant) vermittelt. **Recht:** Das Transplantationsgesetz* legt fest, dass bei einer Organspende entweder die persönliche Einwilligung des Spenders (Organspendeausweis) oder bei dessen Tod die Einwilligung eines Angehörigen oder einer bevollmächtigten Vertrauensperson vorliegen muss (§ 2 TPG). Als Voraussetzung für die Organentnahme gilt die Feststellung des Hirntods*. Lebendspenden, d. h. die Entnahme und Übertragung eines Organs von einer lebenden Person auf einen Spender, setzen voraus, dass die Person über ein zweites, voll funktionstüchtiges Organ verfügt. **Hinweis:** Viele Patienten berichten über Fremdheitsgefühle gegenüber dem neuen Organ; bei mangelnder Aufmerksamkeit der Pflegepersonen oder Ärzte im Anschluss an die Tranplantation können sich daraus Symptome der Depression oder schlimmstenfalls Abstoßungsreaktionen* entwickeln.

Transplantationsgesetz: Abk. TPG; „Gesetz über die Spende, Entnahme und Übertragung von Organen" vom 5.11.1997, zuletzt geändert am 25.11.2003; das Gesetz gilt für die Spende und die Entnahme von menschlichen Organen, Organteilen oder Geweben für die Übertragung auf andere Menschen einschließlich der Vorbereitung dieser Maßnahme. Es gilt ferner für das Verbot des Handels mit menschlichen Organen. Das Transplantationsgesetz bezieht sich nicht auf Blut und Knochenmark sowie embryonale und fetale Organe und Gewebe.

Die **Entnahme von Organen** ist nur zulässig, wenn der Organspender* in die Entnahme eingewilligt hatte, der Tod* des Organspenders festgestellt ist und der Eingriff durch einen Arzt vorgenommen wird. Die Entnahme von Organen ist unzulässig, wenn die Person, deren Tod festgestellt ist, der Organentnahme widersprochen hatte oder vor der Entnahme beim Organspender nicht der Hirntod* durch 2 unabhängige Ärzte, die in die Transplantation nicht involviert sind und von denen mindestens einer über langjährige intensivmedizinische Erfahrungen verfügt, festgestellt ist. Liegt dem Arzt weder eine schriftliche Einwilligung noch ein schriftlicher Widerspruch des möglichen Organspenders vor, so kann dessen nächster Angehöriger oder eine vom Organspender zu Lebzeiten bevollmächtigte Person unter dem Vorbehalt des Widerrufs einer Organentnahme zustimmen.

Die **Organentnahme bei lebenden Organspendern** (Lebendspende) ist zulässig, wenn der Organspender volljährig ist und nach Aufklärung in die Organentnahme eingewilligt hat sowie durch diese nicht gefährdet oder schwer beeinträchtigt wird. Der Handel mit Organen ist gemäß § 17 TPG verboten und mit Strafe bedroht. Bezüglich der **Organentnahme bei betreuten Personen** ist zu unterscheiden, ob dem lebenden oder dem toten Betreuten ein Organ entnommen werden soll.

Nach dem Betreuungsrecht darf der Betreuer* nur zum Wohle des Betreuten handeln und nicht zum Wohle Dritter. Eine Lebendorganentnahme dient nur einem Dritten und stellt bei einem Betreuten einen schweren und länger dauernden gesundheitlichen Schaden dar. Der Betreuer darf ohne vormundschaftsgerichtliche Genehmigung in diese Operation nicht einwilligen. Im Übrigen ist eine rechtswirksame Einwilligung durch den Betreuer nach dem Transplantationsgesetz unzulässig. Ob eine vormundschaftsgerichtliche Genehmigung in eine Lebendorganentnahme eines Betreuten als zulässig zu erachten ist, ist rechtlich umstritten. Bei gehirntoten bzw. toten Betreuten hat der Betreuer kein Recht zur Einwilligung, da das Betreuerverhältnis mit dem Tod des Betreuten endet; nur Angehörige haben ein Einwilligungsrecht (§ 4 TPG). Liegt eine Erklärung vor, in welcher der Betreute zu Lebzeiten einer Organentnahme zugestimmt hat, ist ihr zu entsprechen.

Transportdienst: (engl.) *transport service*; auch Hol- und-Bringe-Dienst; Dienstleistung in Krankenhäusern durch Personen, die Material (z. B. Blutproben, Pflegematerialien, Betten) und Patienten zwischen den einzelnen Stationen und Funktionsbereichen transportieren.

Transsexualität: (engl.) *transsexuality*; auch Transidentität; Fachbezeichnung für eine Störung der Geschlechtsidentität*, die bei körperlich eindeutiger Geschlechtszugehörigkeit durch die Überzeugung gekennzeichnet ist, dem anderen Geschlecht* anzugehören; transsexuelle Menschen sind körperlich eindeutig entweder dem männlichen oder dem weiblichen Geschlecht zuzuordnen (s. Intersexualität), fühlen sich jedoch psychisch in jeder Hinsicht dem anderen Geschlecht zugehörig. Transsexualität kommt bei beiden Geschlechtern vor und ist von Homosexualität* und Transvestismus zu unterscheiden. Transsexuelle empfinden sich i. d. R. als heterosexuell (s. Heterosexualität), wodurch häufig ein enormer Leidensdruck besteht. **Häufigkeit:** wird sehr verschieden geschätzt; beträgt evtl. ca. 1 : 12 000 bei somatisch männlichen Personen (Mann-zu-Frau-Transsexualität, Abk. MFTS), evtl. ca. 1 : 30 000 bei somatisch weiblichen Personen (Frau-zu-Mann-Transsexualität, Abk. FMTS) mit erheblichen Schwankungen zwischen verschiedenen Ländern und Untersuchungen; **Maßnahme:** Von vielen Transsexuellen wird eine Geschlechtsumwandlung mit Hilfe einer Hormontherapie und Techniken der plastischen Chirurgie angestrebt, die aber langfristig nicht immer zu befriedigenden Ergebnissen führt. Die körperliche Therapie darf in Deutschland frühestens 1 Jahr nach Beginn der Diagnostik beginnen und ist abhängig von gutachterlichen Stellungnahmen; sie umfasst 1–2 Schritte: **1.** kontrahormonale Therapie: bei MFTS heute meist eine Kombination von Ethinylestradiol und Cyproteron, bei FMTS meist Testosteronpräparate, ggf. in Verbindung mit Progesteron; ergänzend werden evtl. Haarentfernung oder Logopädie eingesetzt, um sekundäre Geschlechtsmerkmale anzugleichen. **2.** operative Therapie: sog. Transformationsoperationen mit Veränderung und ggf. Entfernung primärer und sekundärer Geschlechtsorgane. Nach der Operation ist eine psychotherapeutische Weiterbetreuung unerlässlich. Die hormonale Substitution muss lebenslang aufrechterhalten werden. Hinsichtlich der Ergebnisse besteht ein klarer Zusammenhang zwischen Sorgfalt und Dauer der Indikationsstellung und der postoperativen Zufriedenheit der Klienten. **Recht:** Durch das Transsexuellengesetz (Abk. TSG) wird eine Geschlechtsumwandlung personenstandsrechtlich gestützt, d. h. die Betroffenen können auch schon vor der Behandlung ihren Vornamen ändern (§ 1 TSG); nach der Geschlechtsumwandlung wird auch das Geschlecht im Geburtenbuch verändert. Vgl. Sexualität.

Transsudat: (engl.) *transsudate*; nichtentzündlicher Erguss in Körperhöhlen und Gewebe; **Vorkommen:** aufgrund von Stauungen, erhöhter Gefäßdurchlässigkeit oder Veränderungen der Blutzusammensetzung; **Kennzeichen:** enthält wenig Zellen und Eiweiße (<3 %); meist serös, selten bluthaltig. Vgl. Aszites, Exsudat.

Transzendenz: (engl.) *transcendence*; das jenseits der (sinnlichen) Erfahrung des Gegenständlichen Liegende; **1.** Überschreitung dessen, was mit Sinnen erfassbar und erfahrbar ist; Überschreitung rationaler und mentaler Betrachtungsweisen und des materiellen Universums; nach Platon „die ewigen Ideen", d. h. transzendente Urbilder, die auch der Archetypenlehre in der analytischen Psychologie (s. Archetyp) zugrunde liegen. Die Suche nach Transzendenz spielt in spiritueller Erfahrung, Mystik und Religion* eine wichtige Rolle und verdeutlicht das Bedürfnis des Menschen nach einer höheren Bewusstseinsstufe, in der er sich mit dem Kosmos in Einklang fühlt, sowie das Bewusstsein der Einheit aller Dinge. Das Bedürfnis nach Transzendenz findet in jeder Religion einen entsprechenden Ausdruck (z. B. durch Meditation*, Yoga*, Kontemplation, Trancetechniken). **2.** syn. Transformation, Entelechie; Umwandlung, Umformung, Umgestaltung oder auch Übertragung von einer Entwicklungs- bzw. Erfahrungsstufe zur nächsten. Vgl. Gerotranszendenz, Vision.

Trauer (ICNP): (engl.) *grief*; schmerzhaftes Verlustgefühl und Kummer als Reaktion auf einen angekündigten oder aktuellen Verlust oder Tod; **Kennzeichen:** körperliche und psychische Symptome wie Magen-Darm-Beschwerden, Schmerzen (z. B. Kopfschmerz), Nervosität, Depression*. Vgl. Trauerprozess.

Trauern, vorwegnehmendes: (engl.) *anticipatory grieving*; Pflegediagnose*, die Verhaltensweisen und Reaktionen von Menschen beschreibt, die den bevorstehenden Verlust eines Menschen oder einer bedeutungsvollen Beziehung zu einem anderen

Menschen, aber auch von Besitz, Anerkennung, gewohntem Umfeld, Status, Beschäftigungsverhältnis u. a. vor Eintritt der Situation betrauern; **Hinweis:** Vorwegnehmende Trauer kann für die davon betroffenen, betrauerten Menschen sehr belastend sein, da sie sich dadurch vom Leben vorzeitig ausgeschlossen fühlen.

Trauerprozess: (engl.) *grieving*; Modell zur Darstellung und Erklärung des Verlaufs von Trauer*; der Prozess des Trauerns (sog. Trauerarbeit) verläuft (individuell unterschiedlich ausgeprägt) in Phasen, die nicht unbedingt nacheinander (linear) stattfinden, sondern sich abwechseln und durchdringen können. Allgemeine **Kennzeichen: 1. Phase:** Schock mit ausgeprägter Gefühlsreaktion (Schreien, Wutausbruch, Weinen, aber auch „versteinert sein") und kulturell unterschiedlich geprägtem Trauerverhalten (z. B. Versorgung des Toten, Aufbahrung, Totenklage, Vorbereitung der Bestattung); **2. Phase:** Rückzug* (vgl. Regression) und intensive Beschäftigung mit dem eigenen Leiden durch Gespräche und Hinwendung zu einem Gegenüber (Partner, Mitmenschen, Gott) als Ausdruck und Reflexion von Schmerz; **3. Phase:** Anpassung an die Realität (Adaptation) durch Überwindung oder Änderung äußerer Strukturen. Individuelle Ressourcen, Bewältigungsstrategien (s. Coping) sowie Kultur, Unterstützung (s. Unterstützen) und Akzeptanz* durch das Umfeld geben den Phasen eine individuelle Ausprägung.

Traum: (engl.) *dream*; **1.** (physiologisch) Bezeichnung für einen veränderten Bewusstseinszustand während der REM-Phasen (s. Schlafstadien) des Schlafs*; vgl. Träumen; **2.** (psychoanalytisch) im Schlaf erlebter und durch Traumarbeit umgeformter (symbolischer) Ausdruck einer unbewussten Phantasie (Gedanken, Wünsche) oder Triebregung; **3.** (analytische Psychologie) Vorwegnahme einer zukünftigen Leistung und kompensatorische psychische Funktion, durch die unbewusste Gegensätze zu bewussten Einstellungen zum Ausdruck kommen; vgl. Vision.

Trauma (ICNP): (engl.) *1. traumatic wound, trauma, 2. trauma*; **1.** (physisch) Körperverletzungen, z. B. Wunde* und Schädigungen infolge eines Unfalls (z. B. Schädeltrauma) oder einer Gewalteinwirkung; **2.** (psychisch) s. Trauma, psychisches.

Trauma, psychisches: (engl.) *psychic trauma*; seelische Verletzung durch hohe emotionale Belastung mit ggf. unzureichender Bewältigungsmöglichkeit (Beispiel: frühe Trennung eines Kindes von der Mutter); da der Betroffene auf das traumatische Ereignis nicht in angemessener Weise reagieren kann, wird es aus dem Bewusstsein verdrängt. Mögliche **Folge:** psychische Veränderungen und neurotische Störungen. Vgl. Belastungsstörung, posttraumatische.

Trauma-Reaktion (ICNP): (engl.) *trauma reaction*; akut oder verzögert auftretende körperliche Symptome und seelische Folgen eines Traumas*, z. B. Weinen, Zittern, Schreien, Ohnmacht*, Angst*, Schlafstörungen, ungewolltes Wiedererleben, Vermeidungsverhalten, vegetative Übererregung, Somatisierung*, psychische Veränderungen; vgl. Belastungsstörung, posttraumatische.

Traurigkeit (ICNP): (engl.) *sadness*; Niedergeschlagenheit oder Melancholie, verbunden mit einem Mangel an Energie; mögliche **Ursachen:** Trauer*, Verlust, Beginn einer depressiven Erkrankung oder Symptom hormoneller Schwankungen (s. Stimmungstief, postpartales: Depression, postpartale); **Pflege: 1.** sorgfältige Berücksichtigung der Ursachen; nicht in jedem Fall ist eine pflegerische Intervention durch Trost* angezeigt. **2.** Zuwendung* durch Klärung, wie dem Menschen in dieser Verfassung zu helfen ist (z. B. Gesprächsangebot, Alleinsein ermöglichen, in den Arm nehmen, Musik hören, Telefon bereitstellen, Ablenkung herbeiführen), wird als hilfreich erlebt. **3.** Kurzfristige Traurigkeit ist eine zum Leben gehörende Emotion*, die nur in Ausnahmefällen therapeutisch behandlungsbedürftig ist. Zu differenzieren sind Symptome von Depression* wie z. B. andauernde Antriebsminderung (s. Antrieb) und Gefühllosigkeit. Die Übergänge sind jedoch fließend. **Hinweis:** Alte Menschen in Deutschland sind in der Depressionsbehandlung unterversorgt, da sie ihre Gefühle gegenüber Pflegenden und Ärzten häufig verbergen und die Diagnostik sowohl im pflegerischen als auch im medizinischen Bereich Lücken aufweist. Vgl. Trauerprozess.

Tremor (ICNP): (engl.) *tremor*; Zittern; unwillkürliche, meist rhythmisch auftretende Kontraktionen gegensätzlich wirkender (antagonistischer) Muskelgruppen; nach dem Ausschlag unterscheidet man grob-, mittel- oder feinschlägigen Tremor. **Formen: 1. physiologischer** Tremor: normalerweise nicht sichtbarer Tremor, der jede Willkürbewegung begleitet; **2. pathologischer** Tremor: **a)** Ruhetremor: Frequenz 4–6/s, kann kurzfristig unterdrückt werden und nimmt bei willkürlicher Bewegung ab; Vorkommen v. a. bei Parkinson-Syndrom; **b)** Haltetremor: tritt bei tonischer Innervation der betroffenen Muskulatur (z. B. bei vorgehaltenen Händen) auf und verschwindet bei Entspannung der Muskulatur; Vorkommen z. B. als verstärkter physiologischer Tremor bei Angst oder Ermüdung, bei Schilddrüsenüberfunktion (Hyperthyreose), Unterzuckerung (Hypoglykämie), Vergiftung, Alkoholkrankheit sowie als Nebenwirkung von Neuroleptika (s. Psychopharmaka); **c)** Aktionstremor: bei allgemeinen, nicht gezielten Bewegungen; Vorkommen z. B. bei Parkinson-Syndrom, als hereditärer essentieller Tremor oder bei Erkrankungen des Kleinhirns; **d)** Intentionstremor: krankhaftes Zittern, das im Verlauf einer zielgerichteten Bewegung (z. B. eine Tasse greifen) zunimmt und in der Nähe des Ziels oft so ausgeprägt ist, dass Greifen oder koordiniertes Berühren nicht möglich ist; Vorkommen v. a. bei Erkrankungen des Kleinhirns; **e)** Alterstremor: bei älteren Menschen unwillkürlich auftretendes Zittern besonders der Hände oder als rhythmisches Kopfnicken; evtl. Zunahme bei zielgerichteten Bewegungen (Intentionstremor), Angst, Aufregung und Befangenheit; **f)** hereditärer essentieller Tremor: angeborener Tremor, Mischform aus Halte- und (weniger) Aktions- und Ruhetremor; **g)** beschäftigungsabhängiger Tremor, z. B. als Schreib- oder Stimmtremor; **h)** psychogener Tremor: Vorkommen in psychisch belastenden Situationen.

Trendelenburg-Lagerung: syn. Kopftieflagerung*.

Trennungsangst (ICNP): (engl.) *separation anxiety*; Angst*, Furcht und Besorgtsein aufgrund der Trennung von vertrauter Umgebung und bedeutsamen Menschen, z. B. bei Säuglingen, die von ihrer Mutter oder Mutterfigur getrennt wurden; **Kennzeichen:** z. B. Schreien, Weinen, Trauerreaktionen, Mangel, Emotionen* auszudrücken, Gewichtsverlust, Verweigerung und Resignation. **Hinweis:** Trennungsangst ist eine normale altersgemäße Reaktion im Verlauf der kindlichen Entwicklung; im Erwachsenenalter kann sie in übersteigerter Form Ausdruck einer Störung des Selbstwertgefühls* sein. Vgl. Bindungstheorie.

Trieb: (engl.) *drive*; **1.** (allgemein) Drang, der Verhaltensweisen zur Befriedigung vitaler Bedürfnisse sowie zur Erhaltung und zum Schutz des Individuums auslöst, z. B. Hunger, Durst, Brutpflege und z. T. auch Sexualität, Schlafbedürfnis und Bedürfnis nach Zuneigung; **2.** (sozialpsychologisch) häufig Gleichsetzung mit Antrieb*, Bedürfnis, Interesse; **3.** (psychoanalytisch) energetisch besetzte Strebung, die eine Triebspannung erzeugt und ihren Ausdruck in einer körperlichen Erregung findet; die Triebtheorie (nach S. Freud) unterteilt den Lebenstrieb (Eros), der als Grundantrieb des Menschen zur Erhaltung des Lebens dient, in den Geschlechtstrieb (Libido*) und den Selbsterhaltungstrieb. Dem gegenüber steht der Todestrieb (Thanatos), der die Auflösung und Vernichtung von Leben anstrebt. Der Todestrieb stellt sich demnach als Aggression* dar, die sich in Form von Hass oder Vernichtung nach außen richtet oder als Selbsthass und Selbstzerstörung gegen die eigene Person wendet (sehr umstritten; wird von vielen tiefenpsychologischen Richtungen abgelehnt). Vgl. Psychoanalyse. **4.** (ethologisch) veraltete Bezeichnung für die innere Bereitschaft zu bestimmten Verhaltensweisen, die jedoch nicht in bestimmten, festgelegten Handlungen bestehen.

Trigeminusneuralgie: (engl.) *trigeminal neuralgia*; spontane, blitzartige Form des Gesichtsschmerzes im Versorgungsgebiet des V. Hirnnervs (Nervus trigeminus, s. Abb.), der meist nur wenige Sekunden, selten bis zu 2 Minuten anhält; **Formen: 1. idiopathische** Trigeminusneuralgie: erstmaliges Auftreten nach dem 40. Lebensjahr; am häufigsten sind der 2. bzw. 3. Trigeminusast (18 % bzw. 15 %) oder beide in Kombination (ca. 40 %) betroffen. Beidseitige Trigeminusneuralgien sind selten (ca. 3 %). Auslösung durch verschiedene Reize (Kälte, Sprechen, Niesen, Berührung bestimmter Hautareale, sog. Trigger-Zonen); Druckschmerzhaftigkeit der Nervenaustrittspunkte; zwischen den einzelnen Schmerzattacken besteht Schmerzfreiheit. **2. symptomatische** Trigeminusneuralgie: erstmaliges Auftreten vor dem 40. Lebensjahr; Schmerzanfälle u. U. beidseitig und v. a. auch im Bereich des 1. Trigeminusastes; Missempfindungen oder ein dumpfes Schmerzgefühl bleiben auch zwischen den Attacken bestehen. **Maßnahme: 1.** medikamentöse Therapie (Lokalanästhetika, Antiepileptika, Antidepressiva, Neuroleptika); **2.** in schweren Fällen auch neurochirurgische Behandlung. Die Trigeminusneuralgie stellt ein für den Patienten schwerwiegendes Leiden dar, das bei wiederholtem Auftreten von einem erfahrenen interdisziplinären Team (s. Schmerz) begleitet werden sollte. **Pflege: 1.** Unterstützung durch Koordination der Schmerzbehandlung; **2.** Vermeiden von starken Temperaturunterschieden (z. B. Kälteschub durch offenes Fenster oder Zugluft); **3.** Unterstützen der Selbstpflegekompetenz (s. Selbstpflege) und Selbstwirksamkeitserwartung (s. Selbstwirksamkeitstheorie) mit autosuggestiven Verfahren, um Schmerzspitzen und Chronifizierung zu vermeiden; **4.** Anregung zum Erlernen von Selbsthilfetechniken wie z. B. Jin* Shin Jyutsu, die kompensierend auf die Ausstrahlung der Trigger-Zonen einwirken.

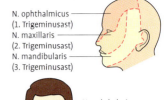
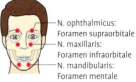

Trigeminusneuralgie: 1: die 3 Äste des Nervus trigeminus und ihr Versorgungsgebiet; 2: Nervenaustrittspunkte der Trigeminusäste; N: Nervus

Trigger: 1. (allgemein) Auslöser, Impuls; elektronisches Schaltelement zur definierten Auslösung oder Steuerung eines Vorgangs; in der Kybernetik* oft ein Umschaltregler in Schaltsystemen; **2.** (Intensivpflege) Empfindlichkeitsmesser (-parameter) bei der assistierten Spontanatmung (s. CPAP-Beatmung) für die vom Patienten erbrachte Atemarbeit eines Spontanatemzugs; um den Respirator auszulösen, muss der Patient einen geringen Sog (Unterdruck) verursachen. Das Messgerät wird möglichst empfindlich eingestellt (Drucksteuerung: –0,5 bis –2 mbar, Flowsteuerung: 1–4 l/min). **Hinweis:**

Wird der Trigger ausgestellt, um die Beatmung vollständig zu kontrollieren, wird eine mögliche Eigenatemarbeit des Patienten dabei übergangen. Vgl. Triggern.

Triggern: (engl.) *to trigger*; Auslösen von Reaktionen durch Stimulation* (Reiz*) bestimmter Körperstellen; **Methode:** z. B. Streich- und Klopfmassage, Druck, Dehnung, Kälteapplikation, Injektion (bei Neuraltherapie z. B. Lokalanästhetika wie Procain, Lidocain); **Anwendung: 1.** z. B. bei Patienten mit Reflexinkontinenz (s. Harninkontinenz): Beklopfen des Hautareals über der Harnblase bewirkt die Entleerung der Harnblase. **2.** Bestimmte Triggerpunkte können z. B. in der Neuraltherapie, bei Massage*, Kälte-* und Wärmeanwendung*, Akupunktur*, Akupressur* sowie Shiatsu als Stimulationspunkte therapeutisch und pflegerisch genutzt werden. **Hinweis:** Die Berührung oder Druckbelastung spezieller Reizpunkte (Triggerpunkte) kann Schmerzen und Migräne auslösen oder zu Muskelverspannungen (ggf. zu epileptischen Anfällen) führen, z. B. bei Gesichtsneuralgien oder myofaszialem Schmerzsyndrom.

Trikotschlauch: s. Schlauchverband.
Trinken: s. Selbstpflege: Trinken.
Trinkhilfe: (engl.) *drinking aid*; Hilfsmittel zur Erleichterung des Trinkens u. a. für Menschen mit Mundmuskelschwäche oder mangelndem Greifvermögen; erhältlich sind Tassen und Becher mit Mundstück (Schnabeltasse, Schnabelbecher), Nasenauskerbung, gebogenem Rand oder besonders großem Griff (s. Abb.). Bei durchsichtigen Gefäßen kann der Patient den Füllungszustand besser wahrnehmen. Lange, gebogene Strohhalme als Trinkhilfe aktivieren die Lippen- und Gaumensegelfunktion.

Trinkmenge: (engl.) *drink volume*; Menge an Flüssigkeit, die ein Mensch in 24 Stunden aufnimmt, mindestens aufnehmen soll oder maximal aufnehmen darf; durchschnittlich trinkt ein gesunder Mensch ca. 1,5–3 l Flüssigkeit am Tag. **Abweichungen: 1.** Alte Menschen, vorwiegend Frauen, trinken aufgrund mangelnden Durstes oft zu wenig; Folgen des Flüssigkeitsmangels sind Austrocknung (Dehydratation*) der Haut, Verwirrtheit*, Kopfschmerz*, Harnblaseninfektionen. Maßnahme: Das Verhalten ändern, z. B. durch bewusstes Leeren vorbereiteter Tagestrinkmengen, Flüssigkeitsbilanz, Trinkstandards. **2.** Dialysepatienten sollten eine maximale Trinkmenge von 500 ml (inklusive der Flüssigkeit in fester Nahrung plus x ml entsprechend Harnausscheidung des Vortages) nicht überschreiten. Maßnahme: Aufklärung, Beratung. Hinweis: Bei quälendem Durstgefühl des Patienten kann ggf. eine Anpassung der Dialyseform bzw. der -häufigkeit erfolgen. **3.** gesteigerte Trinkmenge: s. Durst. Bei Neugeborenen und Säuglingen wird die Trinkmenge in Bezug auf das Körpergewicht berechnet: In den ersten 3 Monaten etwa ein Sechstel des Körpergewichts, dann ein Siebtel bis ein Achtel des Körper-

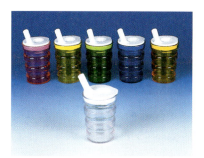
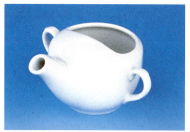
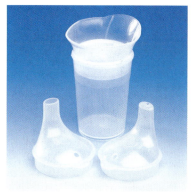
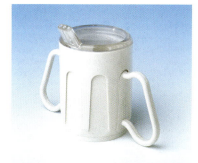

Trinkhilfe [1]

gewichts und im 2. Lebenshalbjahr maximal 1000 ml (auch ein Brei besteht vorwiegend aus Flüssigkeit!). Hinweis: Nur bei Ernährungsstörungen oder begründetem Verdacht auf Mangel an Muttermilch ist eine tägliche Gewichtskontrolle im häuslichen Umfeld sinnvoll.

Trinktraining: (engl.) *drink training*; gezielte Versuche der Flüssigkeitsaufnahme durch den Mund bei Patienten mit Schluckstörung* und Aspirationsgefahr; **Durchführung:** Ein Trinktraining kann erst nach erfolgreichem Schlucktraining* beginnen, bei dem der Patient geübt hat, dickflüssige Nahrung komplikationslos zu schlucken. Flüssigkeit wird anfangs mit einer Pipette, später schluckweise über einen Strohhalm zugeführt. Um das Einatmen von Flüssigkeit (Aspiration) zu vermeiden, sollte der Patient nach dem Training ca. eine halbe Stunde aufrecht sitzen bleiben. Vgl. Beißreflex.

Trockenampulle: (engl.) *dry ampule*; Ampulle* mit einem pulverisierten oder granulierten Arzneimittel (Trockensubstanz), das erst unmittelbar vor der Verabreichung (in Form einer Injektion oder Kurzinfusion) in einem Lösungsmittel gelöst wird.

Trockenrasur: (engl.) *dry shave*; Entfernung von Gesichtshaaren (Bart) oder Haaren anderer Körperpartien mit einem Elektrorasierer; **Anwendung:** i. R. der täglichen Körperpflege oder zur Operationsvorbereitung; **Durchführung:** Unter Straffung der Haut glatte, lange Bahnen rasieren; zur Körperpflege möglichst den patienteneigenen Apparat benutzen. **Hinweis:** Vorteile der Trockenrasur gegenüber der Nassrasur* sind die einfachere Handhabung sowie eine verringerte Infektionsgefahr durch Vermeidung nicht sichtbarer Hautverletzungen (Mikroläsionen).

Tröpfcheninfektion: (engl.) *droplet infection*; syn. aerogene Infektion; durch erregerhaltige, von Infizierten beim Husten, Niesen oder Sprechen ausgestoßene infektiös leicht übertragbare Infektion*; die Tropfen legen beim Niesen eine Distanz von bis zu 4 m zurück und werden dann entweder direkt oder über die Anbindung von Staubpartikeln inhaliert. Häufige Erkrankungen mit diesem Übertragungsweg sind Erkältungen, Grippe und Tuberkulose. **Prophylaxe: 1.** häufige hygienische Händedesinfektion*; **2.** Redepause des Pflegenden während des Verbandwechsels bei offener Wunde, v. a. bei abwehrgeschwächten Patienten; **3.** Mundschutz bei bekannter Infektion. Vgl. Hygiene.

Trokar: (engl.) *trocar*; in einer Hülse steckender, runder, konisch zulaufender Dorn aus Stahl; **Anwendung:** häufig als sog. Sicherheitstrokar, bei dem sich zur Vermeidung von Verletzungen nach Einstechen in eine Körperhöhle sofort eine stumpfe Hülse über die messerscharfe Spitze schiebt; die Trokarhülse dient als Kanal zum Vorschieben einer Kamera oder von Instrumenten.

Trommelschlägelfinger: (engl.) *clubbed finger, drumstick finger*; Digiti hippocratici; auch Kolbenfinger; Auftreibung der Fingerendglieder bei gleichzeitiger hochgradiger Weichteilverdickung, häufig mit Uhrglasnägeln (s. Nagel, Abb.); **Vorkommen: 1.** v. a. bei chronischem Sauerstoffmangel* (Hypoxie) infolge von Herz- und Lungenerkrankungen, z. B. Erweiterung der Bronchien (Bronchiektasen); **2.** einseitige Trommelschlägelfinger bei Erweiterung (Aneurysma) der großen Armarterien oder arteriovenösen Aneurysmen an der betreffenden Extremität.

Tropfenzähler: (engl.) *drop counter*; Tropfendetektor; an der Tropfkammer befestigtes technisches Hilfsmittel zur Überwachung der vorgegebenen Durchflussmenge bei einer Infusion*; **Recht:** Nach dem Medizinproduktegesetz (Abk. MPG) haftet der Anwender (Arzt oder Pflegekraft) für fehlerhafte Bedienung; daher unbedingte Teilnahme an einer Einweisung vor Anwendung.

Tropfgeschwindigkeit: s. Infusionsgeschwindigkeit.

Trost: (engl.) *consolation, comfort*; Vermittlung von Zuversicht in Form von verbaler oder nonverbaler Hilfestellung in belastenden Situationen wie Trauer*, bei Schmerzen oder der Einsicht in unvermeidliche Schicksalsschläge, z. B. das Sterben; Trost wird im Alltag durch nahestehende Menschen „gespendet" sowie professionell durch Seelsorger (s. Seelsorge), Pflegende u. a. Personen, die sich therapeutisch im Kontakt mit Menschen befinden. Das Trösten stellt hohe Anforderungen an die soziale und kommunikative Kompetenz der tröstenden Personen. Häufig führt der Mangel an entsprechender Ausbildung auch im klinischen Alltag zu Hilflosigkeit im Umgang mit trostbedürftigen Menschen. Trost z. B. in Form von schnellem, oberflächlichem, verbalem Trösten oder religiösem Beistand ist nicht immer die angemessene Verhaltensweise in therapeutischen Beziehungen*. Während unangemessener Trost in Alltagsbeziehungen lediglich wirkungslos bleibt, kann er in therapeutischen Beziehungen auch einen Fehler darstellen. **Hinweis:** Trost muss an die Bedürfnisse des Betroffenen angepasst werden. Manche Menschen wünschen keinen Trost.

Trugwahrnehmung: s. Halluzination.

TTS: Abk. für **t**ransdermales **t**herapeutisches **S**ystem, s. Pflaster.

Tubus: (engl.) *tube*; **1.** (anästhesiologisch) anatomisch angepasstes, flexibles (Beatmungs-)Rohr zum Einführen in Nase, Mund oder Tracheostoma (s. Tracheotomie); **Anwendung:** zum Freimachen und -halten der Atemwege, z. B. bei der Beatmung*; **Formen:** Pharyngealtubus*, Endotrachealtubus*, Endobronchialtubus, Doppellumentubus, Trachealkanüle*. Der Durchmesser des Tubus wird in Charrière* oder mm Innendurchmesser (Abk. ID) angegeben. Je nach Konstitution und Alter des Patienten werden Tuben unterschiedlicher Größe verwendet. **2.** (chirurgisch) besonders in der Speiseröhre (Ösophagus) verwendete, endoskopisch platzierte Kunststoffprothese zur Überbrückung von Tumoren und Fisteln; **3.** (radiologisch) feste, nicht verstellbare Blende zur Erzeugung einer festgelegten Feldgröße in einem bestimmten Abstand von der Strahlenquelle.

Tumor: (engl.) *tumor*; Geschwulst; örtlich umschriebene Zunahme des Gewebevolumens; **1.** i. e. S. gewebliche Neubildung (Neoplasie) in Form eines spontanen, verschiedengradig enthemmten, autonomen und irreversiblen Überschusswachstums von körpereigenem Gewebe, das i. d. R. mit unterschiedlich ausgeprägtem Verlust spezifischer Zell- und Gewebefunktionen verbunden ist; kann gutartig oder bösartig sein; **2.** i. w. S. jede lokalisierte Anschwellung durch Ödem*, Entzündung* oder Erweiterung von Gefäßen (Aneurysma).

Tumorschmerz (ICNP): (engl.) *cancer pain*; Schmerz*, der sich von anderen Schmerzarten v. a. dadurch unterscheidet, dass er meist erst im späteren Krankheitsverlauf auftritt, bis zum Tod an Intensität zunimmt und unerträgliche Ausmaße annehmen kann; gleichzeitiges Auftreten von akutem und chronischem Schmerz* ist möglich. **Ursachen:** Tumorschmerz wird entweder durch den Tumor selbst (Infiltration der Tumorzellen), durch die Therapie (z. B. strahlen- oder chemotherapiebedingte Schleimhautentzündungen) oder durch vom Tumor ausgelöste Sekundärveränderungen (z. B. Gürtelrose, Gewebekompression durch Druck auch bei gutartigen Tumoren) verursacht. **Folge:** Furcht, Hoffnungs- und Hilflosigkeit, sozialer Rückzug, Erschöpfung, Depression*; **Maßnahme:** Im Vordergrund steht neben der Behandlung der Grunderkrankung die medikamentöse Schmerztherapie* nach den Empfehlungen der WHO*: stufenweise erfolgende Anpassung der Schmerzmittel (Analgetika*) an die Schmerzintensität; als Basismedikation für leichte Schmerzen sind Nichtopioide das Mittel der Wahl (WHO Stufe I), bei mittelstarken Schmerzen werden diese mit leichten Opioiden (WHO Stufe II), bei starken Schmerzen mit starken Opioiden (WHO Stufe III) kombiniert. Die Kombination von Stufe II und III ist nicht sinnvoll. Folgende **Grundsätze** sollten in der Tumorschmerztherapie berücksichtigt werden: **1.** Dosierung der Analgetika nach individuellem Bedarf (therapieleitend ist das Ziel der Schmerzfreiheit); **2.** regelmäßige Einnahme nach festem Zeitschema (kontinuierlicher Wirkspiegel der Analgetika); **3.** Bevorzugung der oralen oder transdermalen Therapieform (verminderte Gefahr der Abhängigkeit); **4.** regelmäßige Kontrolle der Schmerzlinderung und ggf. Anpassung der Medikation; **5.** (prophylaktische) Behandlung von Nebenwirkungen (z. B. Übelkeit, Obstipation). Darüber hinaus sind nichtmedikamentöse Schmerztherapien sinnvoll, die das Wohlbefinden und die Eigenwahrnehmung steigern. Kurative oder palliative Behandlungen der Krebserkrankung dienen ebenfalls der Schmerzreduktion; eine psychologische Betreuung bietet hilfreiche Unterstützung bei der Krankheitsverarbeitung. **Hinweis:** Menschen mit Krebserkrankungen bewerten ein Zunehmen von Schmerz häufig als Zeichen des Fortschreitens ihrer Erkrankung, was sich wiederum negativ auf ihre Schmerzwahrnehmung auswirkt. Viele Betroffene fürchten sich mehr davor, unter qualvollen Schmerzen sterben zu müssen, als vor dem Sterben selbst.

Tupfer: (engl.) *pledget*; Wattebausch oder rund geformter Verbandmull (s. Mull) aus Baumwollmaterial.

Tupferklemme: (engl.) *sponge-holding forceps*; syn. Tupferstiel; gezahnte Klemme mit Schloss zum Festhalten eines Tupfers*; **Anwendung:** z. B. im Rahmen der Mundpflege*.

Tupferstiel: syn. Tupferklemme*.

TZI: Abk. für **T**hemen**z**entrierte **I**nteraktion; Interaktionsmethode für Lern- und Arbeitsprozesse in Gruppen (Teamarbeit), die von R. C. Cohn auf Basis der Erfahrung und Erkenntnisse der Humanistischen* Psychologie (nach C. Rogers), der Transaktionsanalyse* (nach E. Berne), Gruppenpsychotherapie* und Gruppenpädagogik entwickelt wurde; **Ziel:** Ermöglichen eines aktiven, kreativen und entdeckenden Lernens (sog. lebendiges Lernen); das Individuum (Ich), die Gruppe (Wir), das Thema (Es) und das globale Umfeld (Globe) werden gleichwertig behandelt. Die angestrebte dynamische Balance zwischen Es, Ich und Wir soll die Kommunikation* verbessern, Selbständigkeit und Eigenverantwortung im Kontakt mit anderen stärken und kooperatives Verhalten unterstützen. Wichtige **Grundregeln** der TZI: **1.** Vertritt dich selbst in deinen Aussagen (Ich-Botschaft). **2.** Vermeide vorschnelle Bewertungen. **3.** Hüte dich vor Verallgemeinerungen. **4.** Störungen haben Vorrang. Vgl. Gesprächsführung.

U

UAW: Abk. für **u**nerwünschte **A**rzneimittel**w**irkung*.

Udine: s. Augenbadewanne.

Übelkeit: s. Nausea.

Überbelegung (ICNP): (engl.) *overcrowding*; zu hohe Anzahl von Menschen in bestimmten Räumlichkeiten; dazu zählen z. B. eine höhere als die geplante Anzahl an Patienten bzw. Bewohnern in einer Abteilung oder einem Altenheim sowie zu hohe Belegungszahlen in Wohnungen oder Wohnheimen mit obdachlosen Menschen, Asylbewerbern oder Arbeitern. Mögliche negative **Folge: 1.** (gesundheitlich) erhöhte Infektionsgefahr z. B. mit Erregern von Hepatitis oder Durchfallerkrankungen, Übertragung von Schädlingen wie Läusen oder Krätzmilben aufgrund der kurzen Wege von Wirt zu Wirt; **2.** (sozial) Verletzung der Menschenwürde*, Missachtung der Intimsphäre*, Überforderung bei dauerhaftem Personalmangel; **3.** (psychisch) erhöhte Aggression* mit Gefahr von Unfällen und Verletzungen, Heimweherkrankung (Nostalgie), Suizidalität; **Maßnahme: 1.** Kontrolle und Reduktion der Belegung; **2.** Hygienestandards beachten; **Hinweis:** Die möglichen negativen Folgen sind organisatorisch durch die Betreiber der Einrichtungen zu vermeiden bzw. zu minimieren.

Überdosis: (engl.) *overdose*; umgangssprachliche Bezeichnung für in zu großer Menge oder zu häufig zugeführte Arzneimittel oder Drogen, die toxische Reaktionen bewirken, die zum Koma oder Tod führen können; vgl. Drogennotfall, Dosisgrenzwerte, Arzneimittelabhängigkeit.

Überernährung: (engl.) *overnutrition*; Bezeichnung für anhaltendes Ernährungsverhalten, das durch eine wesentlich erhöhte Kalorienzufuhr im Verhältnis zum Stoffwechselbedarf zu Übergewicht* (Body*-mass-Index ≥ 25 kg/m^2) und ggf. Adipositas* führt.

Überforderung: (engl.) *excessive demands*; Übersteigung der individuellen Belastungsverträglichkeit eines Menschen durch an ihn herangetragene oder selbst gestellte Aufgaben und Anforderungen; Überforderung kann zu seelischen und körperlichen Krankheitssymptomen und bei fehlender oder unzureichender Bewältigungsstrategie (s. Coping) zum Burnout*-Syndrom führen. Vgl. Belastung, Leistungsfähigkeit.

Überforderungsklausel: nach § 62 SGB V anteilige Befreiung des Versicherten von Zuzahlungen bei Überschreiten der zumutbaren Maximalbelastung (persönliche Belastungsgrenze) durch die Krankenkasse; **Ziel:** Die Überforderungsklausel soll Versicherten Schutz vor unzumutbarer finanzieller Belastung durch Zuzahlungen* gewährleisten. Die persönliche Belastungsgrenze beträgt 2 % der jährlichen Bruttoeinnahmen zum Lebensunterhalt bzw. 1 % für chronisch kranke Menschen, die wegen derselben schwerwiegenden Krankheit in Dauerbehandlung sind. Bei der Ermittlung der persönlichen Belastungsgrenze werden die Bruttoeinnahmen zum Lebensunterhalt sowohl des Mitglieds als auch aller im gemeinsamen Haushalt lebenden Angehörigen zugrunde gelegt. Wird die Belastungsgrenze bereits innerhalb eines Kalenderjahres erreicht, hat die Krankenkasse eine Bescheinigung darüber zu erteilen, dass für den Rest des Kalenderjahres keine Zuzahlungen mehr zu leisten sind. **Hinweis:** Eine Zuzahlungsbefreiung besteht für Kinder bis zum vollendeten 18. Lebensjahr, bei Verordnungen i. R. der Mutterschutzvorsorge oder im Zusammenhang mit der Entbindung.

Übergabe: (engl.) *to give report*; Informationsgespräch aller oder zuständiger Stationsmitglieder während eines Schichtwechsels; **Ziel: 1.** Kontinuität in der Pflege; **2.** Gewährleistung von Koordination und Kooperation in der Organisation; **Inhalt: 1.** pflegerisch relevanter Informationsaustausch über jeden Patienten; **2.** Besprechung von Besonderheiten des Stationsablaufs; **3.** Festlegung von Einsatzplänen; **Sonderformen: 1.** Die Übergabe am Bett ermöglicht den direkten Informationsaustausch zwischen Pflegekräften unter Einbeziehung des Patienten (falls möglich), z. B. im Intensivpflegebereich. **2.** Das Übergabegespräch zwischen Pflegepersonal aus dem Aufwachraum und den Stationspflegekräften bei Abholung frisch operierter Patienten gewährleistet einen kontinuierlichen Informationsfluss; Inhalt: Erläuterung des Anästhesieprotokolls, des Operationsverlaufs und der Maßnahmen während der Operation, des aktuellen Zustands des Patienten sowie Besprechung aller folgenden Anordnungen. Vgl. Bezugspflege, Pflegevisite.

Übergangsobjekt

Übergangsobjekt: (engl.) *transitional object*; durch den englischen Kinderarzt D. W. Winnicott (1896–1971) geprägte Sammelbezeichnung für Gegenstände, die einem Kind im Verlauf der Entwicklung seiner Persönlichkeit dabei helfen, sich aus der (zunächst symbiotischen) Mutter*-Kind-Beziehung zu lösen, die Abwesenheit der Mutter zu ertragen und sich allmählich als Subjekt wahrzunehmen; Übergangsobjekte können Spielzeug, Bettdecken, Plüschtiere, Stoffzipfel u. a. sein, aber auch Körperteile (z. B. Daumen). Sie müssen immer mitgeführt werden und dürfen, um den typischen Geruch zu erhalten, möglichst nicht gewaschen werden. Fehlt das Objekt, fühlt sich das Kind unwohl und ist im Extremfall überhaupt nicht zu beruhigen, bevor das Objekt nicht wieder zur Verfügung steht. Nach einer nicht zu bestimmenden Zeit und wachsender Eigenständigkeit lernt das Kind, auf das Übergangsobjekt zu verzichten, und vergisst es schließlich völlig (in Bezug auf seine emotionale Bedeutsamkeit). Bei einigen psychischen Störungen in späteren Lebensabschnitten (z. B. bei Essstörungen*) wird angenommen, dass der eigene Körper weiterhin als eine Art Übergangsobjekt empfunden und behandelt wird. **Hinweis:** 1. Übergangsobjekte stellen für kranke Kinder einen besonderen Trost dar. Hygienische Erwägungen sollten im Hinblick auf die psychologische Bedeutung des Objektes für das Kind soweit wie möglich zurückgestellt werden (Ausnahme z. B. Umkehrisolation*). 2. Das Objekt sollte Kindern nicht ungefragt weggenommen werden; ist dies unumgänglich, sollte eine kindgerechte Begründung erfolgen. Vgl. Individuation.

Übergewicht (ICNP): (engl.) *overweight*; Körpergewicht mit einem Body*-mass-Index (Abk. BMI) von 25,0 bis <30 kg/m^2; dabei kommt es hauptsächlich in den Eingeweiden (Viszera) und in der Unterhaut (Subkutis) zur Zunahme von Fettzellen. Ab einem BMI von 30 kg/m^2 spricht man von Adipositas*. **Komplikationen:** Erhebliches Übergewicht kann zur Entwicklung von Begleiterkrankungen (sog. Zivilisationskrankheiten) bei entsprechend disponierten Menschen führen, z. B. Schäden am Gefäßsystem, Herz-Kreislauf-Erkrankungen (Bluthochdruck, erhöhtes Schlaganfall- und Herzinfarktrisiko, Arteriosklerose), Diabetes mellitus, Gelenkerkrankungen (Arthrose) durch das überbeanspruchte Bewegungssystem sowie Gicht. **Ursachen:** falsche Ernährungsgewohnheiten (zuviel Fett, Fastfood, Heißhungerattacken), Bewegungsmangel*, psychische Erkrankungen wie Depression* und Persönlichkeitsstörungen, körperliche Erkrankungen wie Schilddrüsenüberfunktion (Hyperthyreose), Erbanlagen (genetische Prädisposition). **Maßnahme:** Übergewicht ist äußerst schwierig therapeutisch oder gesundheitspädagogisch zu beeinflussen (s. Selbstwirksamkeitstheorie); bei massivem Übergewicht Betroffene Ernährungsspezialisten und ggf. Fachkliniken zuführen; fachgruppenübergreifende Zusammenarbeit.

Über-Ich: (engl.) *superego*; Bezeichnung aus der Psychoanalyse* (nach S. Freud) für eine psychische Instanz, welche die Gesamtheit der verinnerlichten Normen, Gebote und Verbote und das Ich-Ideal umfasst; das Über-Ich vertritt die moralischen Maßstäbe, Werte und Einstellungen, die durch Identifikation* von Familie und Gesellschaft übernommen wurden, und stellt neben dem Ich* und dem Es* die dritte Persönlichkeitsinstanz des psychischen Systems des Menschen dar. Als Vertreter für die in der Gesellschaft geltenden Moralvorstellungen veranlasst das Über-Ich das Ich zur Abwehr primitiver Triebansprüche aus dem Es (vgl. Trieb). Regeln werden eingehalten, weil sie verinnerlicht wurden und dem Überschreiten ein schlechtes Gewissen* folgt, und nicht, weil ein Verstoß bestraft wird. Ein zu schwaches Über-Ich ermöglicht keine verlässliche Impulskontrolle und Triebabwehr; demgegenüber kann ein zu starkes Über-Ich dazu führen, dass die Person unverhältnismäßig streng im Umgang mit sich und den eigenen Schwächen ist. In der Psychotherapie* erfolgt in diesem Falle eine Überprüfung und Milderung zugunsten zunehmender Akzeptanz gegenüber den eigenen Triebwünschen.

Überlastungsanzeige: schriftliche Information an den Arbeitgeber über das Vorliegen unhaltbarer Arbeitsbedingungen; eine Überlastungsanzeige wird dann notwendig, wenn Mitarbeiter in ihrem Arbeitsalltag wegen (konstanten) Personalmangels oder plötzlich auftretender Arbeitsanhäufung an ihre Arbeitsgrenzen stoßen. Aus der Treuepflicht gegenüber dem Arbeitgeber ergibt sich für den Arbeitnehmer die Pflicht, drohende und voraussehbare Schäden, die wegen übermäßiger Arbeitsbelastung entstehen können, zu melden. Der Arbeitnehmer ist gemäß § 15 Absatz 1 Arbeitsschutzgesetz verpflichtet, den Arbeitgeber auch auf mögliche Gefährdungen und Schädigungen von Personen hinzuweisen, die von seinen Handlungen oder Unterlassungen bei der Arbeit betroffen sind (z. B. Patienten, Pflegebedürftige). Ziel der Überlastungsanzeige ist die Beseitigung organisatorischer Mängel durch den Arbeitgeber. Die Pflicht der Mitarbeiter bleibt bestehen, ihre Arbeit mit größter Sorgfalt zu erledigen. Vgl. Arbeitsverweigerungsrecht, Organisationsverschulden.

Überlaufinkontinenz: (engl.) *overflow incontinence*; **1.** Harninkontinenz; **2.** unwillkürliche Kotentleerung bei hartnäckiger Verstopfung (Obstipation*); vgl. Stuhlinkontinenz.

Überlebensinsel: s. life island.

Überleitungskanüle: (engl.) *connecting cannula*; doppelseitig zugespitztes Kunststoffröhrchen mit mittigem Begrenzungsflügel zur Überleitung von sterilen Flüssigkeiten im geschlossenen System; das Lösungsmittel in einer Stechampulle wird mit Hilfe der Überleitungskanüle in die Ampulle mit Trockensubstanz geleitet.

Überleitungspflege: s. Pflegeüberleitung.

Übernahmeverantwortung: Verantwortung der Pflegekraft für die fachlich korrekte Durchführung ärztlich delegierter Tätigkeiten (s. Delegation); die Pflegeperson muss prüfen, ob sie sich fachlich ausreichend qualifiziert fühlt. Ist sie für die entsprechende Aufgabe nicht genügend qualifiziert (z. B. ungeübt), muss sie aufgrund ihrer Durchführungsverantwortung* die Durchführung ablehnen, um nicht selbst haftbar zu machen. Führt das Pflegepersonal ärztlich delegierte Maßnahmen nicht mit der größtmöglichen Sorgfalt durch, kann es sich wegen fahrlässiger Körperverletzung* oder fahrlässiger Tötung (je nach Ausgang des Ereignisses) durch das sog. Übernahmeverschulden strafbar machen. Vgl. Organisationsverschulden.

Übersprungshandlung: (engl.) *displacement activity*; Übersprungsbewegung; in Konfliktsituationen vollzogene Handlung, die situationsbezogen als unangemessen oder nicht passend gedeutet wird (z. B. widersprüchliche Verhaltensweise); ursprünglich wurde in der Verhaltensforschung* erkannt, dass Tiere in Konfliktsituationen häufig Bewegungen zeigen, die keinen sinnvollen Bezug zu der gerade vorhandenen Situation haben. Übertragen auf menschliches Verhalten lassen sich so Verlegenheitshandlungen des Menschen erklären, z. B. Am-Kopf-Kratzen bei schwierigen Aufgaben, obwohl kein Juckreiz vorhanden ist (Konflikt: Lösen der Aufgabe oder aufgeben?).

Überstimulation, sensorische: (engl.) *sensory overload*; Überangebot an Sinnesreizen in qualitativer (Stärke des Reizes*) und quantitativer (Anzahl der Reize) Hinsicht; **1.** (physiologisch) Bestimmte Situationen gehen mit einer großen Menge an Sinnesreizen einher (z. B. städtische Umgebung, Verkehrsknotenpunkte, Flughäfen, hochtechnisierte Umgebung wie Intensivstationen). Menschen filtern und hierarchisieren aus der großen Menge an Reizen. Je nach individueller Fähigkeit zur Filterung durch Einschränkung der Wahrnehmung (selektive Wahrnehmung) ist die Reaktion auf Überstimulation unterschiedlich: **a)** unbewusste Filterung der Reize bei hoher Einschränkung des Wahrnehmens ohne oder mit nur geringer Auswirkung auf das Wohlbefinden; **b)** Stressreaktion bei Menschen mit geringem Filtervermögen (besonders Kinder sind hoch empfänglich). Sensorische Überstimulation kann gleichzeitig auftreten mit sensorischer Deprivation*, wenn Sinnesreize in völlig unausgewogenem Verhältnis zueinander stehen (z. B. auf der Intensivstation akustische Überstimulation bei mangelnder optischer Stimulation wegen gesalbter Augen und dadurch Verlust von Sehkraft). Kompensationsmöglichkeiten sind Selektion der wahrgenommenen Eindrücke und Nichtverarbeitung des Überschusses. Meist entsteht trotzdem ein Ungleichgewicht und der Patient empfindet Stress*. **2.** (psychotherapeutisch) engl. *flooding*; Verfahren in der Verhaltenstherapie*, das besonders bei Angststörungen eingesetzt wird; die Patienten werden massiv mit angstauslösenden Reizen konfrontiert und bleiben so lange in der angstauslösenden Situation, bis die Angst nachlässt. Die Erfahrung, dass die Angst nicht im Untergang mündet, kann bei der nächsten Konfrontation mit der angstauslösenden Situation zu einer Verhaltensmodifikation* führen. Hinweis: Dieses Verfahren sollte nur von ausgebildeten Psychotherapeuten angewendet werden. Vgl. Desensibilisierung.

Übertragung: (engl.) *1. postmaturity, 2. transference, 3. transmission, 5. transfer, conveyance*; **1.** (geburtshilflich) Überschreitung des Geburtstermins um mehr als 14 Tage; **Einteilung: a)** echte Übertragung: tatsächliche Verlängerung der Schwangerschaftsdauer*; selten; Ursache: mangelhafte Erregbarkeit der Gebärmuttermuskulatur; **b)** relative Übertragung: in Bezug auf eine vorzeitig eingeschränkte Plazentafunktion zu lange Schwangerschaftsdauer; bei echter und relativer Übertragung sind die Kinder infolge der gestörten Plazentafunktion mit Entwicklung eines latenten kindlichen Sauerstoffmangels ernsthaft gefährdet (Anstieg der perinatalen Mortalität mit zunehmender Überschreitung des Geburtstermins). Ein übertragenes Neugeborenes gilt als Risikoneugeborenes (s. Risikogeburt). Vorsorge: regelmäßige Untersuchung durch Gynäkologen oder Hebammen; bei Gefährdungshinweisen evtl. Geburtseinleitung. **2.** (psychoanalytisch/psychologisch) i. R. einer Psychoanalyse oder Psychotherapie vom Patienten ausgehende Projektion* unbewusster positiver oder negativer Wünsche und Gefühle (Hass, Liebe), die ursprünglich an andere Objekte oder Personen gebunden sind, auf den Analytiker bzw. Therapeuten; **Hinweis:** Übertragungsphänomene sind auch bei der interaktionsorientierten Pflege (s. Bezugspflege) zu beachten und zu berücksichtigen. Vgl. Gegenübertragung, Supervision. **3.** (epidemiologisch) Weitergabe von Infektionserregern in einer sog. Infektionskette; vgl. Infektion. **4.** (genetisch) Weitergabe von Erbanlagen und ggf. auch Erberkrankungen von einer Generation auf die folgende (z. B. Bluterkrankheit). **5.** (rechtlich) Einräumen von Rechten an eine andere Person, z. B. Übertragung des Eigentums an einer Sache, Übertragung von Forderungen und Rechten (Abtretung), Übertragung der Erbschaft.

Überwachung: (engl.) *monitoring, surveillance*; **1.** syn. Monitoring; Beobachtung, Kontrolle und Erfassung lebenswichtiger Körperfunktionen des Patienten während der Operation, in der Aufwachphase, auf einer Intensiveinheit oder postoperativ auf der Station (s. Pflege, postoperative); **Durchführung:** Die Überwachung kann persönlich und schriftlich durch eine Pflegeperson oder durch einen Überwachungsmonitor geschehen, der kontinuierlich alle wesentlichen Parameter des Herz-Kreislauf-Systems, der Atmung, des zentralen Venendrucks und der Temperatur (s. Überwachungsparameter) erfasst und die Werte auf einem Bildschirm als Kurven darstellt. Bei Überschreitung festgelegter Grenzwerte kann ein akustischer Alarm ausgelöst werden. Anästhesie- und Intensivpflegekräfte sowie Stationspflegekräfte beobachten und kontrollieren zudem die Durchführung der medikamentösen Therapie, Infusionstherapie, Bluttransfusion sowie die Bewusstseinslage und Schmerzen des Patienten, evtl. Blutverlust, Harnausscheidung und ggf. Drainagesysteme. Vgl. Intensivmedizin, Intensivpflege, Intensivpflege, neonatologische. **2.** im psychiatrischen Akutbereich Sicherstellung lebenswichtiger Aktivitäten (Ernährung, Trinken) und Kontrolle allgemeiner Körperfunktionen bei Intenzugsdelir (Delirium tremens), depressiver Starre (Stupor*) oder Bewegungsstarre (Katatonie*) i. R. psychotischer Erkrankungen; **Ziel: a)** Abwendung akuter Lebensgefahr; **b)** Aufenthaltskontrolle bei akuter Suizidalität (s. Suizid).

Überwachungsblatt: (engl.) *monitoring sheet*; Protokolldokument, auf dem Messwerte bezüglich lebenswichtiger Körperfunktionen (s. Überwachungsparameter), Narkosemittel-, Arzneimittel- und sonstige Verordnungen mit Datum und Uhrzeitangabe erfasst sind; **Recht:** Die Dokumentation muss sachrichtig, zeitnah und durch die überwachende Pflegeperson erfolgen. Im Kontroll- oder Streitfall wird das Überwachungsblatt durch Mitglieder des MDK* oder Juristen überprüft. Vgl. Pflegedokumentation.

Überwachungsparameter: (engl.) *monitoring parameters*; mess- und beobachtbare Größen, die Auskunft über lebenswichtige Vorgänge geben, z. B. Atmung*, Puls*, Blutdruck* und Körpertemperatur*; bei bestimmten Erkrankungen werden auch Hirndruck*, Hirnströme, Säure*-Basen-Haushalt, zentraler Venendruck (s. Venendruckmessung), die Bewusstseinslage und Schmerzen* berücksichtigt. **Pflege:** Die Daten werden über Krankenbeobachtung* und Überwachung* oder technische Verfahren wie z. B. EKG oder EEG erfasst und dokumentiert. Die Ergebnisse stellen die Entscheidungsgrundlage für weitere Behandlungen oder Pflegemaßnahmen dar. Im Idealfall sind alle Daten im sog. Referenzbereich*. Im pflegerischen Bereich gehören auch mittelbar lebenswichtige Größen zum Katalog der Überwachungsparameter: **1.** (allgemein) Ernährungszustand (s. Unterernährung, Übergewicht), Trinkmenge, Hautzustand (s. Dekubitus) und Allgemeinzustand*; **2.** (speziell) Essverhalten (bei Essstörungen*), Drogen- oder Alkoholkonsum (bei Suchtkranken). Vgl. Überwachungsblatt.

Überwässerung, hypertone (ICNP*): (engl.) *hypertonic over hydration*; Überschuss des Organismus an hypertonischen Flüssigkeiten (mit höherer Elektrolytkonzentration als die der Körperflüssigkeiten); **Kennzeichen:** starker Durst, trockene rote und warme Haut, Gewichtszunahme, Blutdruckanstieg, Verwirrung, Halluzination*, Dämmerzustand* (Somnolenz) und Schüttelkrampf (Konvulsion*); **Ursachen: 1.** Fehler in der Infusionsbehandlung wie intravenöse Infusion von hypertoner Flüssigkeit, besonders bei Patienten mit Störung der Nierenfunktion; **2.** falsche Zubereitung von künstlicher Muttermilch (mit Salz anstatt mit Zucker); **3.** Trinken von Salzwasser; **4.** Conn-Syndrom, zentrales Salzspeichersyndrom; **Maßnahme:** nach ärztlicher Anordnung Diuretika*, (Peritoneal-)Dialyse (s. Hämodialyse, Peritonealdialyse) bei stark verminderter Harnausscheidung (Anurie*). Vgl. Osmolarität, Überwässerung, isotone; Überwässerung, hypotone.

Überwässerung, hypotone (ICNP): (engl.) *hypotonic over hydration*; sog. Wasserintoxikation; Überschuss des Organismus an hypotonischen Flüssigkeiten (mit niedrigerer Elektrolytkonzentration als die der Körperflüssigkeiten); **Kennzeichen:** Brechreiz, Erbrechen, Schwäche, Lungenödem, Blutdruckanstieg, Gewichtszunahme, akute Herzinsuffizienz, Bewusstseinsstörung*, Muskelspasmen und Schüttelkrampf (Konvulsion*); **Ursachen: 1.** terminale Niereninsuffizienz; **2.** Störungen in der Sekretion von antidiuretischem Hormon (Abk. ADH); **3.** Fehler der Infusionsbehandlung; **4.** intensive Magenspülung mit Wasser; **Maßnahme:** Wasserzufuhr einstellen, ggf. Dialysebehandlung nach ärztlicher Anweisung. Vgl. Osmolarität, Überwässerung, isotone; Überwässerung, hypertone.

Überwässerung, isotone (ICNP): (engl.) *isotonic over hydration*; Überschuss des Organismus an isotonischen Flüssigkeiten (mit derselben Elektrolytkonzentration wie die der Körperflüssigkeiten); **Kennzeichen:** erhöhter Blutdruck, Körpergewicht, Ödeme*, u. U. Bauchwassersucht (Aszites*), Pleuraerguss; **Ursachen: 1.** schnelle Verabreichung einer intravenösen Infusion; **2.** Herzinsuffizienz; **3.** Kaliumverminderung im Blut (Hypokaliämie); **4.** nephrotisches Syndrom, akutes oder chronisches Nierenversagen; **5.** Eiweißverlustsyndrom; **6.** Störungen des Hormonhaushalts; **Maßnahme: 1.** Elektrolyt- und Flüssigkeitszufuhr stoppen; **2.** Diuretika* nach ärztlicher Anordnung. Vgl. Osmolarität, Überwässerung, hypotone; Überwässerung, hypertone.

Übungsbehandlung, sensomotorische: s. Integrationstherapie, sensorische.

UFER-Prinzip: s. URGE-Schema.

Uhrglasnägel: s. Nagel.

Uhrglasverband: s. Augenverband.

Ulkus (ICNP): (engl.) *ulcer*; syn. Ulcus; Geschwür; Substanzdefekt der Haut oder Schleimhaut oder darunterliegender Schichten; **Kennzeichen:** umschriebene kraterähnliche Läsion mit verminderter Blutversorgung, Granulationsgewebe, Nekrosen* (s. Hautnekrose), Wundgeruch, Schmerzen; **Beispiel:** Magenulkus, Unterschenkelgeschwür bei venösen Rückflusserkrankungen oder peripherer arterieller Verschlusskrankheit (Ulcus cruris), Ulzera bei bösartigen Tumoren, Dekubitus*; **Maß-

nahme: 1. Therapie der Grunderkrankung; 2. Wundmanagement*.
ulnar: (engl.) *ulnar*; zur Elle gehörend; Gegensatz: radial*.
Ultraschall: (engl.) *ultrasound*; Schwingungen mit einer Frequenz von 20 kHz bis 10 GHz (oberhalb der menschlichen Hörgrenze); **Anwendung:** 1. diagnostisch zur Sichtbarmachung von Körperstrukturen unterschiedlicher Dichte (Ultraschalldiagnostik, Sonographie); 2. therapeutisch bei Erkrankungen des Bewegungssystems, insbesondere posttraumatischen Veränderungen (Fraktur*, Luxation*) und Erkrankungen des rheumatischen Formenkreises; Wirkung: schmerzlindernd, durchblutungsfördernd und muskelentspannend; **Hinweis:** Zu hohe Dosierung kann durch Wärmeentwicklung zu Gewebeschäden führen.
Ultraschallvernebler: (engl.) *ultrasonic nebuliser*; Gerät zur Inhalationstherapie* und Luftbefeuchtung*, das durch Ultraschall* destilliertes Wasser, Kochsalzlösung, Medikamente oder ätherische Öle* zu einem feinen Nebel versprüht; bei ruhiger Spontanatmung gelangen so Substanzen bis in die kleinsten Lungenbläschen (Alveolen). **Anwendung:** bei der Pneumonieprophylaxe* und der Therapie von Atemwegerkrankungen; **Hinweis:** 1. Wegen ausgeprägter Hygieneprobleme im Krankenhaus (s. Nosokomialinfektion) nur geschlossene Systeme verwenden. 2. Hausinterne Hygienestandards einhalten. Vgl. Aromatherapie.
Umfeld: syn. Umwelt*.
Umgebung: syn. Umwelt*.
Umgebungsfaktoren: syn. Umweltfaktoren*.
Umkehrisolation: (engl.) *protective isolation*; auch Umkehrisolierung; Isolation eines stark abwehrgeschwächten und infektionsgefährdeten Patienten; **Ziel:** Schutz des Patienten vor Keimen aus der Umgebung; **Anwendung:** als Maßnahme zur Infektionsprophylaxe z. B. bei Patienten mit großflächiger Verbrennung*, AIDS oder Leukämie, Knochenmarktransplantation oder Immunsuppression notwendig. Vgl. Hygiene, Nosokomialinfektion.
Umlagerung: umgangssprachl. Umbetten; Positionsveränderung des Patienten durch Anwendung verschiedener Lagerungstechniken (s. Lagerung); **Anwendung:** 1. zur Druckentlastung einzelner Körperregionen (s. Dekubitus); 2. als Kontrakturenprophylaxe*, Pneumonieprophylaxe*, Thromboseprophylaxe*; 3. zur verbesserten Körperwahrnehmung, Orientierung* und Anregung des Gleichgewichts (s. Therapie, kinetische); vgl. Kinästhetik, Positionsunterstützung; 4. zum Transfer vom Bett zur Trage oder umgekehrt; notwendig bei Transporten von Patienten z. B. vom Rettungswagen zur Station oder von der Station zum Operationsraum. Transfertechnik nach hauseigenen Standards zur rückenschonenden Arbeitsweise* durchführen. **Hinweis:** 1. Auf evtl. Drainagen, Infusionen oder Katheter achten. 2. Die Umlagerung kann durch Einsatz von Hilfsmitteln (z. B. Patientenlifter*) erleichtert werden.

Umschlag: syn. Auflage*.
Umschlag, feuchter: s. Auflage.
Umsetzhilfe: s. Patientenlifter; Umsetzhilfe für Rollstuhlfahrer.
Umsetzhilfe für Rollstuhlfahrer: (engl.) *transfer device for wheelchair users*; an einem Stahlrohr befestigte Strickleiter oder Sprossengestell, die/das es einem Rollstuhlfahrer mit frei beweglichem Oberkörper ermöglicht, sich selbständig umzusetzen.
Umwelt (ICNP): (engl.) *environment*; syn. Umgebung, Umfeld; Bedingungen oder Einflüsse, unter denen Menschen leben und sich entwickeln; das räumliche, soziale oder kulturelle Umfeld beeinflusst den Menschen in charakteristischer Art und Weise (z. B. eine ökologisch intakte oder verseuchte, friedliche oder gewaltvolle, städtische oder ländliche Umwelt, beengte oder großzügige Wohnverhältnisse, Kulturraum). **Hinweis:** Die gegenüber der gewohnten als fremd empfundene Umwelt bei einem Krankenhaus- oder Heimaufenthalt kann zu Problemen bei der Orientierung*, Akzeptanz* und Befindlichkeit* führen. Im Regelfall versucht der Betroffene, sich der ungewohnten Umgebung anzupassen. **Pflege:** 1. Unterstützung bei der Orientierung gewährleisten; 2. sichere Gestaltung der Umgebung. Vgl. Feld, psychisches.
Umwelt, biologische (ICNP): (engl.) *biological environment*; den Menschen umgebende organische Natur einschließlich der Pflanzen und Tiere; nach der ökologischen Auffassung ist der Mensch in ständiger Wechselwirkung mit der Natur und kann sich ihrem Einfluss nicht entziehen. Daraus resultieren Abhängigkeiten (z. B. Ernährung), Gefahren für die Gesundheit (z. B. Infektion) und Gefährdungen der biologischen Umwelt durch den Menschen (z. B. Emission, Abfallprodukte). Vgl. Umwelt.
Umweltfaktoren: (engl.) *environmental factors*; syn. Umgebungsfaktoren; Umweltbedingungen, die in charakteristischer Ausprägung die unter ihnen lebenden Menschen beeinflussen; im pflegerischen Bereich werden die Umweltfaktoren neben den biophysiologischen, geistig-seelischen und soziokulturellen Faktoren i. R. der Pflegeplanung berücksichtigt. Vgl. Umwelt, Ganzheitlichkeit.
Unabhängigkeit: s. Autonomie.
Unbewusstes: (engl.) *unconscious*; 1. in der Psychoanalyse* (nach S. Freud) zentrale Bezeichnung für den nicht erkennbaren, im Vergleich zum Bewusstsein* überwiegenden Persönlichkeitsanteil; im Bewusstsein nicht vorhandene geistig-seelische Inhalte können in symbolischer oder sublimierter Form (s. Sublimierung) Verhalten beeinflussen oder stören. Denken, Fühlen und Handeln kann durch Triebe* oder Automatismen bestimmt sein, derer sich der Mensch nicht bewusst ist. Durch automatisches, unwillkürliches Handeln (Mimik, Körperhaltung u. a.), Fehlleistungen, Versprecher (sog. freudscher Versprecher) oder durch Träume* offenbart sich das Unbewusste. Techniken der Psy-

unelastische Binde

choanalyse (z. B. die Traumdeutung) verschaffen einen Zugang zum Unbewussten. 2. In der analytischen Psychologie (nach C. G. Jung) ist das Unbewusste nicht auf die Lebenserfahrung des Einzelnen beschränkt, sonders speist sich aus psychischen Wahrheiten, die von allen Menschen als eine kollektive Gesamtheit geteilt werden (kollektives Unbewusstes); kollektives Unbewusstes bezeichnet eine allen Menschen eigene Anlage, auf bestimmte Stimuli mit den gleichen Verhaltensrepertoire (engl. pattern of behaviour) zu reagieren und intuitiv bestimmte Mythen und Symbole (z. B. in Märchen) durch das Verständnis von Archetypen* zu erkennen.

unelastische Binde: s. Kompressionsverband.

Unfallverhütungsvorschriften: (engl.) *accident-preventing rules*; Abk. UVV; rechtsverbindliche Arbeitsschutzvorschriften der Unfallversicherungsträger (z. B. Berufsgenossenschaften*), die u. a. Regelungen zu arbeitsmedizinischen Vorsorgeuntersuchungen, Erster* Hilfe am Arbeitsplatz, Einsatzzeiten von Betriebsärzten und zur Vermeidung von Berufskrankheiten* und Arbeitsunfällen* beinhalten; Verstöße gegen die UVV durch Unternehmer oder Arbeitgeber können als Ordnungswidrigkeiten mit Geldbuße bis zu 10 000 Euro geahndet werden (§ 209 SGB VII). Neben den allgemeinen Unfallverhütungsvorschriften (Abk. A-UVV) gelten im Pflegebereich die Unfallverhütungsvorschriften der Gesundheitsberufe (Abk. UVV-GB). Die UVV-GB enthalten u. a. folgende **Regelungen: 1.** Der Arbeitgeber darf Tätigkeiten nur Personen übertragen, die eine abgeschlossene Ausbildung in Berufen des Gesundheitswesens haben oder die von fachlich geeigneten Personen unterwiesen sind und beaufsichtigt werden. **2.** In der Pflege dürfen nur Personen beschäftigt werden, deren Gesundheitszustand durch eine arbeitsmedizinische Erstuntersuchung vor Aufnahme der Beschäftigung und durch Nachuntersuchungen während dieser Beschäftigung überwacht wird. Eine Nachuntersuchung hat nach 12 Monaten zu erfolgen. Die Kosten für die arbeitsmedizinischen Vorsorgeuntersuchungen trägt der Arbeitgeber. Bei konkreter Infektionsgefährdung sind vorgezogene Nachuntersuchungen entsprechend der Inkubationszeit durchzuführen. **3.** Der Arbeitgeber hat die Beschäftigten in die Bedienung medizinischer Geräte zu unterweisen und über mögliche Gefahren für Patienten oder Beschäftigte zu unterrichten. **4.** Der Arbeitgeber hat die Beschäftigten über evtl. Maßnahmen zur Immunisierung* bei Aufnahme der Tätigkeit oder bei gegebener Veranlassung zu unterrichten. Im Einzelfall erforderliche Maßnahmen zur Immunisierung sind für die Beschäftigten kostenfrei (z. B. Hepatitis-B-Prophylaxe). **5.** Abfälle aus Pflegestationen sind unmittelbar in ausreichend widerstandsfähigen, dichten und erforderlichenfalls feuchtigkeitsbeständigen Einwegbehältern zu sammeln. Spitze, scharfe und zerbrechliche Gegenstände dürfen nur sicher umschlossen in den Abfall* gegeben werden. **6.** Den Beschäftigten sind Schutzhandschuhe, Gesichts- und Kopfschutz zur Verfügung zu stellen. **7.** Dem Pflegepersonal sind Direktspender mit hautschonenden Waschmitteln, Händedesinfektionsmittel* und geeignete Hautpflegemittel zur Verfügung zu stellen. Neben Regeln zur Händedesinfektion* ist die Aufstellung eines Hygieneplans* erforderlich. Im ambulanten Bereich sind den Beschäftigten Händereinigungs- und Desinfektionsmittel, Einmalhandschuhe und Hautpflegemittel mitzugeben. **8.** Der Arbeitgeber hat den Beschäftigten in der Pflege im erforderlichen Umfang geeignete Schutzkleidung* sowie geeignete Schuhe zur Verfügung zu stellen und für deren Desinfektion, Reinigung und Instandhaltung zu sorgen. Kittel gehören zur Dienstkleidung, über der zusätzliche Schutzkleidung getragen wird, mit der eine Kontamination durch Krankheitserreger vermieden werden soll; vgl. Bereichskleidung. **9.** Regeln zum Umgang mit infektiösen oder formaldehydhaltigen Stoffen und Zytostatika. **10.** Unruhige oder benommene Patienten sind gegen das Herausfallen aus dem Bett zu sichern, z. B. durch Seitenhalterung*. Freiheitsentziehende* Maßnahmen sind jedoch nur mit Einwilligung des Patienten oder bei Vorliegen eines rechtfertigenden Notstandes* zulässig. **11.** In der Pflege sind zum Heben und Umlagern von Patienten oder Pflegebedürftigen leicht bedienbare, stand- und fahrsichere Hebevorrichtungen oder sonstige geeignete Hilfsmittel bereitzustellen und zu verwenden. In der häuslichen Pflege sind in Ermangelung von Hebevorrichtungen weitere Hilfskräfte einzusetzen. **12.** Weitere Regelungen befassen sich mit dem Brandschutz, dem Schutz vor gesundheitsschädigenden Einwirkungen von Arzneimitteln und Hilfsstoffen der Medizin sowie der Durchführung von Bewegungsbädern oder mit der Anwendung von UV-Strahlern (s. Strahlenschutz). Informationen über die UVV der Unfallversicherungsträger können beim Arbeitgeber eingesehen werden oder sind vom zuständigen Unfallversicherungsträger zu beziehen. Die Einhaltung der UVV überwachen Betriebsarzt, Hygienefachkräfte*, Sicherheitsingenieure, das Gewerbeaufsichtsamt und Arbeitsschutzausschüsse.

Unfallversicherung: (engl.) *accident insurance, employment injury insurance*; **1. Gesetzliche Unfallversicherung** (Abk. GUV): in das SGB VII integrierter Zweig der Sozialversicherung; **Aufgabe:** Verhütung von Arbeitsunfällen* einschließlich Schulunfällen und Wegeunfällen* sowie von Berufskrankheiten* und arbeitsbedingten Gesundheitsgefahren; abweichend von anderen Sozialleistungsbereichen besteht bei Eintreten eines Versicherungsfalls eine umfassende Zuständigkeit von der Erstversorgung (D-Arzt, Verletzungsartenverfahren) über die Rehabilitation* bis zur Entschädigung und ggf. Leistungen für Hinterbliebene. **Leistung:** nach Eintritt des Versicherungsfalls

Wiederherstellung von Gesundheit und Leistungsfähigkeit* des Versicherten mit allen geeigneten Mitteln: **a)** Versicherte haben Anspruch auf Heilbehandlung einschließlich Leistungen zur medizinischen Rehabilitation als Sachleistung oder Geldleistung, z. B. Verletztengeld* für die Dauer der Arbeitsunfähigkeit* oder Pflegegeld* für notwendige Pflege; **b)** ggf. Entschädigung des Versicherten durch Geldleistungen für verbleibende Gesundheitsschäden, unter bestimmten Voraussetzungen durch die Versichertenrente der Gesetzlichen Unfallversicherung (z. B. bei Verlust der Erwerbsfähigkeit: zwei Drittel des Jahresarbeitsverdienstes als Vollrente), auch der Hinterbliebenen (in Form von Sterbegeld, Witwen- und Witwersowie Waisenrente und Hinterbliebenenbeihilfe); **c)** darüber hinaus Leistungen zur Teilhabe* am Arbeitsleben sowie begleitend Übergangsgeld und Leistungen zur Teilhabe* am Leben in der Gemeinschaft. Versicherungsschutz besteht i. R. des versicherten Risikos für Beschäftigte, in der Landwirtschaft Tätige sowie u. a. für Kinder, Schüler und Studenten, freiwillig Versicherte oder kraft Satzung der Träger der GUV versicherte Unternehmer einschließlich mitarbeitender Ehegatten und Lebenspartner i. R. der Tätigkeit im Unternehmen bzw. des Aufenthalts in der besuchten öffentlichen Einrichtung. Träger der Gesetzlichen Unfallversicherung sind gewerbliche und landwirtschaftliche Berufsgenossenschaft sowie Unfallversicherungsträger der Öffentlichen Hand (Unfallkassen, Gemeindeunfallversicherungsverbände); sie stehen als Träger der Sozialversicherung unter staatlicher Aufsicht. Im Gegensatz zu den sonstigen paritätisch finanzierten Beiträgen zur Sozialversicherung erfolgen die Beitragsleistungen allein durch Arbeitgeber bzw. die Unternehmen, Bildungseinrichtungen oder die öffentliche Hand; dafür werden diese von zivilrechtlichen Schadensersatzansprüchen des verletzten Versicherten oder seiner Hinterbliebenen freigestellt (Haftungsablösung durch Versicherungsschutz). **Recht:** seit 1.1.1997 im SGB VII geregelt. **2. Private Unfallversicherung:** freiwillige Individualversicherung auf der Basis eines privatrechtlichen Vertrages zwischen Versicherungsnehmer und Versicherer zur Abwendung der wirtschaftlichen Folgen eines Unfalls; das versicherte Risiko umfasst auch Freizeit-, Sport- oder Haushaltsunfälle. Die Höhe der Leistungen wird zwischen den Vertragspartnern individuell ausgehandelt. Die rechtlichen Grundlagen sind das Versicherungsvertragsgesetz (Abk. VVG) und die Allgemeinen Vertragsrichtlinien (Abk. AVG) der jeweiligen Versicherungsunternehmen.

Ungewissheit: (engl.) *uncertainty*; Phase unbestimmter Annahmen und ggf. von Besorgnissen oder Ängsten bezogen auf Zukunftsaussichten; als Phänomen im Zusammenhang mit Krankheitsdiagnosen wird Ungewissheit krisenhaft erlebt. Besonders in Bezug auf schwere Erkrankungen mit möglicher Todesfolge oder bleibenden Schäden (s. Erkrankung, chronische) wird die Phase zwischen dem ersten Verdacht auf eine Krankheit oder dem drohendem Verlust des gewohnten Lebens und dem Ergebnis der diagnostischen Untersuchungen als belastend erlebt. Das gilt auch für die Angehörigen*. **Maßnahme:** Bei Beratungs- und Aufklärungsgesprächen bezüglich Krankheiten mit ernster Prognose vermehrt auf die Beziehungsgestaltung (s. Beziehung) und die Kommunikation* achten. Im Fall nicht entlastender Diagnosen (Gewissheit), die nicht zur Erleichterung beim Betroffenen führen, im Team weitere begleitende Angebote (ggf. auch Beratungsangebote außerhalb der Institution) prüfen und zugänglich machen. Vgl. Coping; Lebensereignis, kritisches; Kohärenzgefühl, Salutogenese.

Unguentum: s. Salbe.

unilateral: (engl.) *unilateral*; einseitig.

Unktion: s. Einreibung.

Unruhe (ICNP): (engl.) *restlessness*; Empfindung von Unbehaglichkeit und eines inneren Getriebenseins, manchmal verbunden mit Muskelzuckungen, Prickeln und Schmerzgefühl; **Ursachen: 1.** (psychisch) Angst*, Furcht*, Aufregung, Erwartung, Unsicherheit* (auch bei freudigen Anlässen); **2.** Einnahme oder Entzug von Substanzen wie Coffein, Nicotin, Drogen (z. B. Cocain) und anderen Aufputschmitteln; **3.** (physisch) erhöhte Grundenergie oder Bewegungsdrang* eines Menschen; **Hinweis:** Unruhe mit genügend Aktivität begegnen (Laufen, Spazierengehen, Sport); medikamentöse Therapie nur in Ausnahmefällen (Suchtgefahr!). Vgl. Antrieb.

Unsicherheit (ICNP): (engl.) *insecurity*; **1.** (psychisch) Gefühl der Unentschlossenheit, des Mangels an Vertrauen in sich oder andere, Scheu im Umgang mit anderen Menschen; **Ursachen:** z. B. mangelndes Selbstwertgefühl* oder Zweifel an der Richtigkeit der eigenen Meinung oder Entscheidung; **2.** (physisch) Instabilität, z. B. Gangunsicherheit* bei Kreislaufstörung oder Körperbehinderung, nachlassender Seh- oder Hörkraft, neurologischen Störungen, Verlust kontrollierter Bewegungsvorgänge (s. Motorik, Bewegungsdrang), Nachlassen geistiger oder sozialer Fähigkeiten; vgl. Orientierung, Sicherheit.

Unterarm-Gehstütze: (engl.) *elbow crutch*; höhenverstellbare Gehhilfe aus Aluminium mit Handgriff oder Manschette und Gummistopfen am unteren Ende (s. Abb. S. 760); **Anwendung:** zur Entlastung der unteren Extremität, wenn der Patient keine Einschränkung hinsichtlich des Gleichgewichts, der Koordination und der Kraft aufweist; ein- oder beidseitig (einseitig immer auf nichtbetroffener Seite) für alle Gangformen; der Handgriff wird auf Höhe des Handgelenkes eingestellt. **Hinweis:** Nachteil der einseitigen Anwendung ist die entstehende Asymmetrie des Gangbildes. Vgl. Zwei-Punkt-Gang, Drei-Punkt-Gang, Vier-Punkt-Gang.

Unterbringung

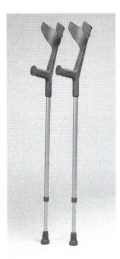

Unterarm-Gehstütze

Unterbringung: (engl.) *compulsory admission, sectioning*; auch Zwangsunterbringung, Zwangseinweisung; Einweisung eines Menschen gegen seinen Willen oder ohne seine Einwilligung in eine geschlossene psychiatrische oder therapeutische Einrichtung aufgrund einer richterlichen Anordnung oder Genehmigung nach ärztlicher Begutachtung zur Vermeidung einer Gefährdung anderer (durch Gewalttaten) oder einer Selbstgefährdung (Suizid*) oder zur Beobachtung (z. B. für die forensisch-psychiatrische Begutachtung bei dringendem Tatverdacht oder zur Beurteilung der strafrechtlichen Verantwortlichkeit von Jugendlichen); eine Unterbringung erfolgt nach Vorlage eines amtsärztlichen Attestes durch Beschluss des Amtsgerichtes (Vormundschaftsgericht*) nach den Rechtsgrundlagen z. B. des Strafrechts, Zivilrechts, Betreuungsgesetzes, Infektionsschutzgesetzes, Geschlechtskrankheitengesetzes und landesrechtlicher Unterbringungsgesetze für psychisch kranke und suchtkranke Menschen unter Berücksichtigung des Grundsatzes der Verhältnismäßigkeit (nur wenn und nur so lange wie erforderlich). Bei Gefahr im Verzug, d. h. wenn eine Fremd- oder Selbstgefährdung nicht mit anderen Mitteln verhindert werden kann, kann eine Unterbringung ohne richterliche Genehmigung erfolgen; diese muss jedoch unverzüglich (bis zum Ablauf des nächsten Tages) nachgereicht werden. Das Gericht bzw. der Richter hat sich einen persönlichen, unmittelbaren Eindruck zu verschaffen; i. d. R. wird der Betroffene persönlich angehört. Vor der Entscheidung wird ein Sachverständigengutachten eines Arztes für Psychiatrie oder in der Psychiatrie erfahrenen Arztes eingeholt. Gegen den Beschluss, der vom Landgericht eingeht, kann Beschwerde bzw. Einspruch erhoben werden; wenn es für den Betroffenen erforderlich ist, wird für die Wahrnehmung seiner Interessen ein Verfahrenspfleger* bestellt. Liegt keine Gefährdung mehr vor, ist die Unterbringung wieder aufzuheben. Eine Unterbringung widerspricht immer den Grundsätzen des Selbstbestimmungsrechts*.
Unterbringungsähnliche Maßnahmen gemäß § 1906 Absatz 4 BGB sind die zeitweilige oder dauernde Einschränkung oder Entziehung der Bewegungsfreiheit eines Menschen gegen seinen Willen oder im Zustand der Willenlosigkeit, z. B. Anbringen von Seitenhalterungen*, Fixierung* von Rumpf, Armen und Beinen durch Fixiergurte, Verwendung von Trickschlössern, Verschließen von Zimmern, Stationen oder Wohnungen, Feststellen der Bremse von Rollstühlen, Ruhigstellen mit Psychopharmaka*. Wenn ein allein lebender Betreuter zu Hause vom ambulanten Dienst zu seiner eigenen Sicherheit eingeschlossen werden soll, stellt dies ebenfalls eine unterbringungsähnliche Maßnahme dar. Bei einwilligungsunfähigen Betroffenen (Betreuten) bedarf die Durchführung regelmäßig und auf Dauer angelegter freiheitsentziehender* Maßnahmen der richterlichen Anordnung (§ 1906 Absatz 4 in Verbindung mit Absatz 2 BGB). Eine Genehmigung ist nicht erforderlich, wenn der Betreute einwilligt, objektiv seine Bewegungsfreiheit nicht mehr wahrnehmen kann, sich selbst oder andere gefährdet (rechtfertigender Notstand*) oder der Betreute erkrankt ist und zum Behandlungserfolg zeitlich begrenzte Schutzmaßnahmen erforderlich sind (z. B. Seitenhalterungen am Bett). Bei Fremd- und Selbstgefährdung* dürfen unterbringungsähnliche Maßnahmen bis zum Eintreffen eines Arztes ergriffen werden. Liegt für die Unterbringung eines Betreuten in einer geschlossenen Anstalt bereits eine Genehmigung vor, so ist für eine notwendige unterbringungsähnliche Maßnahme (z. B. Fixierung) eine weitere Genehmigung erforderlich. Das Verfahren zur Genehmigung unterbringungsähnlicher Maßnahmen gemäß § 1906 Absatz 4 BGB ist in den §§ 70 ff. Gesetz über die Angelegenheiten der freiwilligen Gerichtsbarkeit geregelt. Vgl. Betreuungsrecht, Pflege, forensische.

Unterernährung: (engl.) *undernutrition*; reduzierter Ernährungszustand eines Menschen mit einem Körpergewicht von weniger als 80 % des Normalgewichts (s. Body-mass-Index); **Kennzeichen:** Mangel an Kalorien, Eiweiß, Vitaminen und Mineralstoffen; zeigt sich durch Magerkeit, Fehlen des subkutanen Fettpolsters, schlaffe Haut, eingefallene Wangen und schlechte Durchblutung sowie erhöhte Müdigkeit, Infektanfälligkeit und verringerte Leistungsfähigkeit*. Bei extremer Unterernährung (Kachexie) kann es zum Eiweißmangelödem und bei Frauen zum Ausbleiben der Menstruation kommen. Mögliche **Ursachen: 1.** Abnahme des Geschmacks- und Geruchssinns; **2.** Appetitlosigkeit, z. B. bei Kummer, Trauer und Einsamkeit, verändertem sozialen Umfeld oder als Folge bestimmter Erkrankungen und deren Therapie (z. B. Tumorerkrankungen, Chemotherapie); **3.** schlechtsitzender Zahnersatz, reduzierte Speichelbildung, Erkrankungen des Verdauungstraktes*; **4.** einseitiges oder reduziertes Nahrungsangebot, unregelmäßige Nahrungsaufnahme, Vergesslichkeit oder Demenz; **5.** eingeschränkte Mobilität; **6.** psychische Erkrankungen wie Magersucht*, Essbrechsucht* oder Depression*; **7.** Suchterkrankungen. **Hinweis:** Besonders bei alten Menschen ist die Anzahl der Unterernährten sehr hoch. Symptome der Unterernährung werden oft mit „Altersschwäche" verwechselt. Vgl. Abmagerung, Mangelernährung.

Unterkühlung (ICNP): (engl.) *hypothermia*; Hypothermie; Absinken oder Senken der Körpertemperatur*; **Kennzeichen:** herabgesetzte Körpertemperatur, kalte, blasse und trockene Haut (marmoriert), Kältezittern, Kapillarverengung, blaue (zyanotische) Nagelbetten, Gänsehaut (Piloarrektion), anhaltendes Kältegefühl, zunächst Bluthochdruck (Hypertonie) und erhöhte Herzfrequenz (Tachykardie), später erniedrigter Blutdruck (Hypotonie) und erniedrigte Herzfrequenz (Bradykardie); s. Tab.; **Formen: 1. unternormale Körpertemperatur** (Untertemperatur) durch Funktionsstörung der Kreislaufregulation oder des endokrinen Systems, z. B. bei Ohnmacht*, Schock*, Schilddrüsenunterfunktion (Hypothyreose), Auszehrung (Kachexie); **2. akzidentelle Unterkühlung** durch Kälteexposition (besonders bei Berg- und Ertrinkungsunfällen); in der Pädiatrie sind v. a. Neugeborene* und besonders Frühgeborene* infolge unreifer Wärmeregulation* durch eine postnatal auftretende Unterkühlung gefährdet und müssen vor einer Unterkühlung unter 34 °C geschützt werden. **Maßnahme:** langsame Aufwärmung je nach Lebensalter und Ursache der Unterkühlung, z. B. Wärmebetten, Wärmflaschen, warme Getränke;

Unterkühlung	
Körpertemperatur (°C)	klinische Symptome
36	Kältezittern, Kältegefühl (leichte Unterkühlung)
35–34	psychische Veränderung
33	Kältezittern in Rigor übergegangen
30	Bewusstseinsverlust, Pupillenerweiterung
28	Kammerflimmern, Asystolie oder andere Herzrhythmusstörungen (mäßige Unterkühlung)
27	Muskelerschlaffung (tiefe Unterkühlung)
<18	isoelektrisches EEG (ausgeprägte Unterkühlung)

3. kontrollierte Unterkühlung: künstliches Herbeiführen einer anormal niedrigen Körpertemperatur für therapeutische Zwecke; die Senkung der Körpertemperatur (z. B. mit Hilfe eines Wärmetauschers beim Einsatz der Herz*-Lungen-Maschine, durch Oberflächenkühlung oder Kühlmatratzen*) führt über das Herabsetzen der Stoffwechselvorgänge und des Sauerstoffverbrauchs zu einer Verlängerung der Toleranz für Sauerstoffunterversorgung aller Organe. Anwendung: besonders in der offenen Herzchirurgie, auch in der Neurochirurgie und bei Transplantationen* (Kühlung der entnommenen Organe durch Perfusionslösung von 4 °C). Vgl. Erfrierung.

unterlassene Hilfeleistung: s. Hilfeleistung, unterlassene.

Unterschlagung: (engl.) *embezzlement*; nach § 246 StGB vorsätzliches, rechtswidriges Aneignen einer fremden beweglichen Sache, die der Täter i. d. R. in Besitz oder in Gewahrsam hatte; der Straftatbestand der Unterschlagung liegt z. B. vor, wenn ein Betreuer* das Vermögen eines Betreuten für eigene Zwecke verwendet. Die Tat wird mit einer Freiheitsstrafe bis zu 3 Jahren bzw., wenn die Sache dem Täter anvertraut ist, mit bis zu 5 Jahren oder mit Geldstrafe geahndet. **Hinweis:** Im Krankheitsfall (psychische Erkrankungen, Demenz) kann es zum ungerechtfertigten, aber trotzdem vom Erkrankten fest geglaubten Vorwurf der Unterschlagung gegen Pflegepersonen kommen (vgl. Wahnvorstellung), im Zweifelsfall auf Zeugen achten. Vgl. Untreue.

Unterstützen (ICNP): (engl.) *supporting*; Helfen; Fördern des Wohlbefindens (s. Zufriedenheit) eines Menschen durch Anbieten von Hilfe, zuverlässiger Assistenz, Vertrauen*, Kontaktzeit, Arbeit oder materiellen Dingen; Unterstützung ist möglich bei **1.** der Aufrechterhaltung von Funktionen der Lebenserhaltung, z. B. Nahrung reichen, Beatmung*; **2.** sozialen und kulturellen Aktivitäten, z. B. Hilfestellung beim Lesen (Brille suchen oder vorlesen); **3.** emotionalen und spirituellen Bedürfnissen, z. B. Unterstützung in der Phase des Sterbens, Zuwendung*, Schweigen. Unterstützung kann auch bedeuten, von einer anfänglich kompensatorischen Pflege* zu einer teilkompensatorischen Pflege* (z. B. in Bezug auf Waschen, Bettenmachen) zu wechseln oder den Patienten durch Gesprächsführung* dabei zu unterstützen, einen eigenen Weg zu finden. Je nach Voraussetzung findet die Unterstützung zu einer informellen oder einer vertraglich geregelten Ebene als Pflegeleistung statt. **Hinweis: 1.** Unterstützende Leistungen der einzelnen Erbringer (z. B. hauswirtschaftliche Tätigkeiten, Einkaufen, Vorlesen oder Hilfe beim Toilettengang) können Patienten und Bewohnern von Pflegeeinrichtungen über einen Tätigkeitskatalog* differenziert erläutert werden. Dies kann Missverständnisse in der Erwartungshaltung vermeiden. **2.** Unterstützung ist im Pflegebereich ein Angebot, das auf Widerstand* sto-

Untersuchung

ßen kann, besonders bei Menschen, die darauf angewiesen sind. Der Verlust von Eigenständigkeit (z. B. bei chronischen Erkrankungen*) wird als schmerzhaft erlebt und kann zu Aggression* auch gegen die Helfer führen. Dies ist als Begleiterscheinung zunehmender Hilflosigkeit* zu deuten. Das Aufdrängen von Unterstützung (z. B. wegen Zeitdruck) sollte daher vermieden werden. Vgl. Autonomie, Coping.

Untersuchung: (engl.) *examination*; **1.** systematische Befunderhebung neben der Pflegeanamnese* i. R. des Pflegeprozesses*, die der Einordnung von Merkmalen und daran anschließenden Pflegemaßnahmen dient; die Statuserhebung (z. B. Dekubitusrisiko, Ernährungsstatus*, Orientierung*) erfolgt durch Beobachten, Betrachten und Betasten und kann i. R. der Pflegevisite* oder bei der Aufnahme von Patienten durchgeführt werden. Es werden sowohl körperliche als auch psychische Faktoren in die Untersuchung einbezogen. Vgl. Pflegediagnose. **2.** Sammelbegriff für diagnostische, vom Arzt durchgeführte Methoden zur Erkennung einer Krankheit oder des Heilungsverlaufs (Befunderhebung); dazu gehören u. a. das Erfassen der Krankheitsgeschichte, manuelles Betasten, Betrachten, Abhören und Beklopfen und die Veranlassung von Laboruntersuchungen und Röntgendiagnostik, Seh- und Hörtests. Zudem können psychische und kognitive Funktionen, Antrieb, Stimmung, Affekt, Bewusstseinszustand, Gedächtnisleistung, Wahrnehmung, Intelligenz u. a. durch Befragen, Beobachtung oder anhand von Testverfahren ermittelt werden. Vgl. Selbstuntersuchung.

Untertemperatur: s. Unterkühlung.

Untreue: (engl.) *breach of public trust*; Schädigung oder Gefährdung des Vermögens anderer durch Personen, denen gesetzlich oder aufgrund eines behördlichen Auftrags oder eines Rechtsgeschäfts die Pflicht zur Betreuung fremder Vermögensinteressen obliegt (§ 266 StGB); vgl. Betreuer, Unterschlagung.

Urämie: (engl.) *uremia*; syn. terminale Niereninsuffizienz; Harnvergiftung; klinisches Syndrom, das sämtliche durch fortgeschrittene Niereninsuffizienz verursachten Symptome umfasst; **Formen:** **1. akute** Urämie: entsteht 5–10 Tage nach akutem Nierenversagen (z. B. durch Vergiftung oder Entzündung); **2. chronische** Urämie: Folgezustand jahrelang fortschreitender Nierenerkrankung (z. B. durch einen schlecht eingestellten Diabetes mellitus, Schädigung durch kontinuierlichen Analgetikamissbrauch oder durch Autoimmunerkrankungen, wiederholte schwere Nierenentzündungen); **Pathophysiologie:** Durch die stark eingeschränkte oder fehlende Tätigkeit der Nieren kommt es zu Störungen der Ausscheidung von Stoffwechselabbauprodukten (Harnstoff, Kreatinin), Elektrolyten und Wasser, Störungen im Säure*-Basen-Haushalt und Störungen im Hormonhaushalt der Niere. **Kennzeichen: 1.** Magen-Darm-Trakt: Übelkeit, Erbrechen, Diarrhö*, Gewichtsverlust, urinartiger Geruch der Ausatemluft und der Haut (Foetor uraemicus); **2.** hämatologisch: Blutarmut (Anämie), Mangel an Blutplättchen (Thrombozyten) mit Blutungsneigung; **3.** kardiovaskuläres System: Bluthochdruck (Hypertonie*), Überwässerung; **4.** Skelettsystem: Knochenstoffwechselstörung (renale Osteopathie); **5.** Nervensystem: periphere Polyneuropathie, Konzentrationsschwäche, Wesensveränderung, Verwirrtheitszustände, Krampfneigung, Bewusstlosigkeit bis zum urämischen Koma; **Maßnahme: 1.** Blutreinigungsverfahren*; **2.** eiweiß-, salz-, phosphat- und kaliumarme, aber kalorienreiche Diät mit strenger Flüssigkeitsbilanzierung*, tägliche Gewichtskontrolle, Gabe von Elektrolyten, Aminosäuren und bestimmten Hormonen (Calcitriol, Erythropoetin); **3.** psychische Betreuung; **4.** evtl. Nierentransplantation.

Ureterostomie: (engl.) *ureterostomy*; operative Implantation des Harnleiters in die Haut nach Mobilisation und Einlegen eines Ureterkatheters zur temporären oder dauerhaften Harnableitung.

Ureterostomiebeutel: (engl.) *ureterostomy bag*; Plastikbehälter zur künstlichen Ableitung von Harn nach Ureterostomie* oder Anlage eines Ureterkatheters.

Urge-Inkontinenz: s. Harninkontinenz.

URGE-Schema: Methode zur Wundbeurteilung und Dokumentation nach A. Vasel-Biergans; zu bewerten sind Wund**u**mgebung, Wund**r**and, Wund**g**rund und Wund**e**xsudat. Von G. Bauernfeind aus didaktischen Gründen modifiziert in **UFER-Prinzip:** Wund**u**mgebung, Wund**f**läche, Wund**e**xsudat und Wund**r**and.

Urikostatika: s. Gichttherapeutika.

Urikosurika: s. Gichttherapeutika.

Urikult-Test: (engl.) *Uricult test*; gebrauchsfertig hergestelltes Diagnoseinstrument zum kulturellen Nachweis von Bakterien im Harn; **Durchführung:** Zur Untersuchung sollte ausschließlich Mittelstrahlurin*, Katheterurin oder Punktionsurin verwendet werden (s. Uringewinnung). Ein Nährboden (auf einem Nährbodenträger) wird in den frischen Harn getaucht und im Brutschrank gelagert. Nach individueller Inkubationszeit kann ggf. Bakterienwachstum auf dem Testmedium (sichtbare Verfärbung) festgestellt werden (s. Abb.). **Hinweis:** Beim Umgang mit dem Urikult-Test ist auf Keimarmut zu achten, um den Nährboden nicht mit Umgebungskeimen zu kontaminieren.

Urimeter: (engl.) *urimeter*; Auffangbehälter zwischen Blasenkatheter und Urinbeutel (s. Abb.) zur stündlichen Messung der Harnmenge (s. Stundenurin); fasst 250–500 ml und kann nach der Messung in den Urinbeutel entleert werden.

Urin: s. Harn.

Urinalkondom: (engl.) *condom urinal*; Rolltrichter aus Kunststoff, der bei harninkontinenten Männern (s. Harninkontinenz) zur externen Harnab-

Urinauffangbeutel

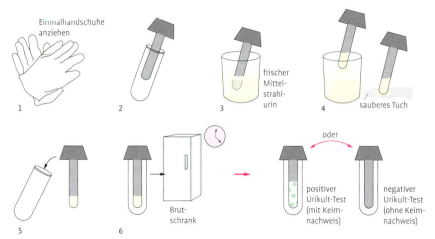

Urikult-Test: Durchführung; 1: Einmalhandschuhe anziehen; 2. Nährbodenträger aus dem sterilen Röhrchen entnehmen; 3. Nährbodenträger in den Harn eintauchen; 4. überschüssigen Harn auf einem sauberen Tuch abtropfen lassen; 5. benetzten Nährbodenträger in das Röhrchen zurückstecken; 6. Urikult-Test 24 Stunden lang bei 37 °C im Brutschrank bebrüten lassen.

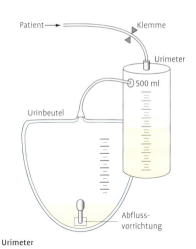

Urimeter

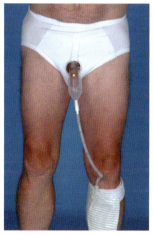

Urinalkondom [1]

leitung über den Penis gestreift wird (s. Abb.); **Durchführung:** Vor Anlegen des Urinalkondoms muss eine Rasur erfolgen. Das Urinalkondom ist entweder selbstklebend oder wird mit Haftstreifen oder Hautkleber am Penis befestigt. Die Sicherheit des Urinalkondoms ist abhängig von der Passgenauigkeit. Der Harn wird über einen Schlauch in einen unsterilen Urinauffangbeutel* (Urinal) geleitet, der bei großer Harnmenge über Nacht am Bett oder bei mobilen Patienten am Bein mit einem sog. Holster fixiert werden kann. **Hinweis: 1.** Haut an der Auflagestelle mit einem Baumwollschutz vor Reibung schützen. **2.** Penis bei Befestigung nicht einschnüren. **3.** Keine Anwendung bei Männern mit verkürztem (retrahiertem) Penis.

Urinauffangbeutel: (engl.) *urine drainage bag*; Urinal, Urinbeutel; geschlossenes Kunststoffbehältnis zur Sammlung von Harn aus einem Katheter oder Urinalkondom*; der Harn fließt durch einen transurethralen oder suprapubischen (s. Harnableitung, suprapubische) Katheter bzw. durch ein Urinalkondom über einen Luftfilter in eine Tropfkammer mit Rücklaufventil. Am Urinauffangbeutel befindet sich eine Skalierung zur Erfassung der

Urinflasche

Harnmenge, evtl. auch eine Stundenurinmesskammer (Urimeter*). Urinauffangbeutel gibt es als Beinbeutel für mobile inkontinente Patienten zur Befestigung am Oberschenkel (s. Abb.) oder als

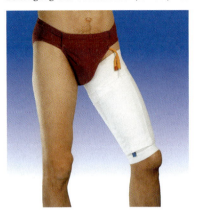

Urinauffangbeutel: Beinbeutel [1]

Bettbeutel. **Durchführung:** Urinauffangbeutel immer unter Harnblasenniveau befestigen, um das Aufsteigen von Keimen zu vermeiden. Katheter und Ableitungssystem nie voneinander trennen. Entleerung des Beutels über eine verschließbare Ableitung. Ablassschlauch nach Entleerung immer in Befestigungsschlaufe stecken, kein Kontakt mit dem Boden. **Hinweis:** Beim Ablassen von Harn Handschuhe tragen; vgl. Hygiene.

Urinflasche: (engl.) *urin bottle, urinal*; Plastikgefäß zum Auffangen von Harn bei bettlägerigen Patienten; ist mit einer Skalierung zur Feststellung der Harnmenge und einem Verschlussdeckel versehen und kann mit einer Halterung am Bett befestigt werden. Urinflaschen sind geschlechtsspezifisch beschaffen (für Frauen mit einer breiteren und flacheren Öffnung). **Hinweis: 1.** Aus hygienischen Gründen und da Ausscheidung sonst öffentlich sichtbar ist (Intimsphäre wahren) sofortige Entleerung anstreben. **2.** Urinflasche nie lange anlegen zur Vermeidung von Druckgeschwüren (s. Dekubitus), Schleimhautverletzungen und Infektionen und zum Ausschluss von Gewöhnung, die besonders bei älteren Menschen Harninkontinenz* begünstigen kann.

Uringewinnung: (engl.) *urine recovery*; Auffangen von Harn* in sterilen Behältern zu diagnostischen Zwecken; **Formen: 1.** Spontanurin bei selbständig gelassenem Harn: **a)** Mittelstrahlurin* und Morgenurin* als Einmalprobe; **b)** Sammelurin zur Mengenbestimmung über 1 Stunde (s. Stundenurin) und 24 Stunden (s. 24-Stundenurin); **2.** Katheterurin, der über Einmalkatheter oder einen Verweilkatheter (s. Blasenkatheter) gewonnen wird; **3.** Punktionsurin, der über eine suprapubische Blasenpunktion (s. Harnableitung, suprapubische) gewonnen wird. Bei Säuglingen und Kleinkindern erfolgt die Harngewinnung mit sterilem Plastikbeutel. Soll eine mikrobiologische Untersuchung stattfinden, ist eine sofortige Aufbereitung des Harns oder Aufbewahrung und Transport bei 4 °C erforderlich.

Urininkontinenz: syn. Harninkontinenz*.

Urkundenfälschung: (engl.) *forgery of documents*; Herstellung und Verwendung unechter Urkunden oder Verfälschung und Gebrauch echter Urkunden; Urkundenfälschung beinhaltet z. B. den Missbrauch von Scheck- oder Kreditkarten, das Fälschen von Zeugnissen oder Dokumenten, Poststempeln und Vollmachten. Die Tat wird mit Freiheitsstrafe bis zu 5 Jahren oder mit Geldstrafe bestraft (§ 267 StGB). Nach der rechtlichen Definition ist eine Urkunde eine verkörperte Gedankenerklärung, die zum Beweis im Rechtsverkehr geeignet und bestimmt ist und einen Aussteller erkennen lässt. Relevant für das Gesundheitswesen sind die Tatbestände der §§ 277 ff. StGB (Fälschung, Gebrauch und Ausstellung falscher Gesundheitszeugnisse). **Pflege:** Grundsätzlich stellen Abänderungen in einer Krankenhaus- bzw. Pflegedokumentation* eine Urkundenfälschung dar. Die Dokumentation ist eine Urkunde i. S. von § 267 StGB, da sie Beweissicherungszwecken dient. Änderungen dürfen nur durch den Aussteller vorgenommen werden und müssen als solche gekennzeichnet werden. Löschungen mit Tipp-Ex oder Überkleben von Eintragungen sind unzulässig.

Urologika: (engl.) *urologics*; Mittel zur Behandlung von Harnorganerkrankungen; dazu zählen Blasenatoniemittel, Harnweginfektionstherapeutika, Mittel zur Behandlung von Miktionsbeschwerden, Prostatamittel sowie Substanzen zur Behandlung von Nieren- und Blasensteinen.

Urometer: (engl.) *urometer*; Harnwaage aus einem Messzylinder mit schwimmender Harnspindel zur Ermittlung des spezifischen Gewichts von Harn* unter Berücksichtigung der Umgebungstemperatur; die Massendichte des Harns hängt von der Menge der im Harn gelösten Stoffe (Harnkonzentration) ab. Ursachen eines erhöhten spezifischen Harngewichts (Hypersthenurie) sind verminderte Flüssigkeitsaufnahme und vermehrte Flüssigkeitsabgabe, z. B. infolge Erbrechen, Durchfall, starkem Schwitzen, oder die Ausscheidung von Eiweiß, Zucker oder Medikamenten mit dem Harn. Ein besonders niedriges spezifisches Harngewicht (Hyposthenurie) ist kurzzeitig bei ausgeprägter Flüssigkeitszufuhr und längerfristig bei eingeschränktem Konzentrationsvermögen der Nieren zu messen. **Durchführung** der Messung: Der Messzylinder wird mit Harn gefüllt, bis die Harnspindel schwimmt, ohne den Innenrand des Messzylinders zu berühren. Das spezifische Gewicht kann unter Berücksichtigung der Temperatur in Augenhöhe am Rand des Flüssigkeitsspiegels abgelesen werden.

Urostoma: (engl.) *urostoma*; künstliche Fistel zwischen Harnblase bzw. Harnwegen und Hautoberfläche zur Harnableitung; vgl. Stoma.

Ursachen-Wirkungs-Diagramm: syn. Ishikawa*-Diagramm.

Urteilsvermögen: (engl.) *judgement*; Fähigkeit, sich durch Sammlung relevanter Informationen eine Meinung zu einem Sachverhalt zu bilden; Grundlage für das Entscheidungsvermögen*.

Urvertrauen: (engl.) *primordial trust*; Begriff aus der Entwicklungspsychologie (E. Erikson, 1950) für eine soziale Einstellung, die als Folge einer in der frühesten Kindheit erworbenen Form von Sicherheitsgewissheit durch stabile Personenumgebung und -beziehungen entsteht; Erikson geht davon aus, dass der Mensch in seiner psychosozialen Entwicklung verschiedene Entwicklungsstufen mit stetig ansteigendem Niveau erfolgreich bewältigen muss. Auf der ersten Stufe entwickelt ein Säugling als soziales Wesen Urvertrauen i.S. von basaler Sicherheit (Vertrauen in sich selbst und in andere Personen) und Weltvertrauen (in das Ganze) und ist somit sicher gebunden (s. Bindung, personale). Dies gelingt durch die konstante, fürsorgliche und liebevolle Versorgung und Pflege durch seine (möglichst konstanten) Bezugspersonen, die Annahme, Nähe und Geborgenheit vermitteln. Fördernde Verhaltensweisen sind ein ausgiebiger Körperkontakt, Ansprache, Lächeln und Lob bei jeder Tätigkeit des Säuglings. Negativ wirken sich mangelnde gefühlsmäßige und sorgende Zuwendung* (s. Vernachlässigung), Misshandlung* sowie inkonstante soziale Beziehungen und schwierige Milieubedingungen aus. Ein möglicherweise vom Kind entwickeltes Urmisstrauen (Urangst) erschwert die Bewältigung der weiteren Entwicklungsstufen und behindert das Eingehen stabiler Beziehungen. Vgl. Angst, Hilflosigkeit, erlernte.

Uterusmittel: s. Gynäkologika.

Utilitarismus: (engl.) *utilitarism*; Richtung der Ethik*, die eine Handlung danach bewertet, ob sie im Vergleich zu anderen Handlungsalternativen die größte Anzahl positiver, nichtmoralischer Werte (Glück, Reichtum, Gesundheit, Erkenntnisgewinn) hervorbringt; Utilitarismus bedeutet „am Nutzen ausgerichtet" oder „nutzenorientiert" und gibt dem allgemeinen Wohlergehen den Vorrang gegenüber dem Wohlergehen des Einzelnen. Die utilitaristische Philosophie sieht also eine Handlung als moralisch gut an, wenn sie die Wohlfahrt und das Glück möglichst vieler Menschen mehrt.

UVV: Abk. für **U**nfall**v**erhütungs**v**orschriften*.

V

Vacutainer-System: (engl.) *Vacutainer system*; Vacutainer-Röhrchen; Handelsname für Blutentnahmeröhrchen, die mit spezifischen Zusatzstoffen versehen und deren Verschlusskappen nach einem festen Farbcode markiert sind.

vaginal: (engl.) *vaginal*; die Scheide (Vagina) betreffend, im Bereich der Scheide gelegen.

Vaginaltherapeutika: s. Gynäkologika.

Vakuumextraktor: s. Saugglocke.

Vakuummatratze: (engl.) *vacuum mattress*; Spezialmatratze zum Transport unfallverletzter Menschen, besonders bei Verdacht auf Wirbelsäulenverletzung; **Prinzip:** Die Füllung besteht aus kleinen Styroporkügelchen, die sich den Körperkonturen des Patienten anpassen. Nach Anmodellierung der Vakuummatratze an den Patienten und Absaugung der Luft ergibt sich eine harte Schale, in der die betroffenen Körperpartien für die Dauer des Transportes stabilisiert werden. Vgl. Umlagerung.

Vakzine: s. Impfstoffe.

Validation: (engl.) *validation*; **1.** Gesprächstechnik, besonders im Umgang mit Demenzkranken, die den anderen Menschen akzeptierend in seiner Lebenswelt* belässt; von N. Feil (1990) in die Pflege eingeführtes Konzept, den Menschen mit seiner Sichtweise zu akzeptieren und ihn nicht in eine für ihn nicht mehr existierende Realität zu zwingen; **Beispiel:** Statt Bemerkungen wie „aber Ihre Mutter ist doch schon 1978 gestorben" zu machen, akzeptieren, dass für das Gegenüber die Mutter noch lebt (validieren) und durch aktives Zuhören* Verständnis signalisieren: „Sie vermissen Ihre Mutter, nicht wahr" oder „man möchte die Mama aber auch ganz nah bei sich haben". Hier muss je nach Sprachgebrauch und den Signalen, die der demente Mensch aussendet, individuell variiert werden. **Grundlage:** N. Feils Ansatz ist ein psychoanalytischer, nach dem der demente Mensch alte ungelöste Kindheitskonflikte aufarbeitet. Mittlerweile existieren weitere Konzepte, die auf Interpretationen des Verhaltens verzichten und damit auch nicht mehr versuchen, steuernd auf angenommene Konflikte einzuwirken. Stattdessen wird beim Konzept der „integrativen Validation" (N. Richard) ein eher kognitiv-psychologischer Ansatz vertreten, der auch die aktuellen Erkenntnisse der Neurowissenschaften einbezieht. Somit kann differenzierter je nach Phase der Erkrankung (s. Verwirrtheit, chronische) wahlweise auf Realitätstraining (z. B. Realitäts*-Orientierungs-Training) oder validierendes Verstehen zurückgegriffen werden. Die reine „Technik" des Validierens unterscheidet sich in der Praxis nicht. **2.** auch Validierung; **a)** Bestätigung durch Bereitstellung eines objektiven Nachweises, dass die Anforderungen für einen spezifischen beabsichtigten Gebrauch oder eine spezifische beabsichtigte Anwendung erfüllt worden sind (DIN EN ISO 9000 : 2005); **b)** Nachweisführung im wissenschaftlichen Rahmen.

Validität: (engl.) *validity*; Gültigkeit; Gütekriterium, das den Grad der Genauigkeit bestimmt, mit dem ein Verfahren das misst, was es messen soll; die Überprüfung der Gültigkeit (Validierung) wird mit Hilfe der Korrelation* zu einem Außenkriterium vorgenommen. Validität ist eine wichtige Anforderung an wissenschaftliche Beobachtungen und Tests, z. B. im Bereich der Pflegewissenschaft*. Vgl. Evidenz.

Van't-Hoff-Regel: (engl.) *van't Hoff's rule*; Beobachtung, dass die Reaktionsgeschwindigkeit chemischer Prozesse um das 2–3fache zunimmt, wenn die Temperatur um 10 °C gesteigert wird; umgekehrt hat eine Temperatursenkung eine Verlangsamung chemischer Prozesse zur Folge.

Variable: (engl.) *variable*; veränderliche Größe; Bezeichnung für eine (meist messbare) Größe, die sich nach bestimmten Gesetzmäßigkeiten ändert und durch ein Symbol gekennzeichnet wird; Gegensatz: Konstante. Variablen werden in der Wissenschaft unterschiedlich eingesetzt: **1.** in der Logik* als Symbol für ein Element aus einer vorgegebenen Menge; **2.** in der Sozialwissenschaft für theoretische Begriffe innerhalb einer Vorannahme*; **3.** in der Physik und Mathematik als Darstellung einer veränderlichen Größe in mathematischen Funktionen.

Vasodilatatoren: (engl.) *vasodilators*; heterogene Gruppe von Arzneimitteln*, die durch eine Erschlaffung der glatten Gefäßmuskulatur zu einer Gefäßerweiterung und damit zu einer Blutdrucksenkung führen; **Wirkstoff:** Hydralazin, Dihydralazin; außerdem Alpha-Rezeptoren-Blocker, Calciumantagonisten, ACE-Hemmer, Kalium-Kanalöffner (z. B. Diazoxid, Minoxidil) und geeignete Extrakte aus Ginkgo biloba.

vasogener Schock (ICNP): s. Schock, vasogener.

Vaterrolle (ICNP): (engl.) *paternal role*; verinnerlichtes Rollenverhalten von Vätern entsprechend den verinnerlichten Erwartungen von Familie, Freunden und Gesellschaft; vgl. Rolle, Elternrolle, Mutterrolle.

Veganer: (engl.) *vegan*; strikter bzw. strenger Vegetarier*; sämtliche vom Tier stammenden Nahrungsmittel werden abgelehnt, z. T. auch Honig; häufig auch Ablehnung von Gebrauchsgegenständen, deren Material von Tieren stammt (z. B. Leder, Wolle). Sog. new vegans (neue Veganer) verzichten zusätzlich auf jede erhitzte Nahrung. **Hinweis:** Zur Vermeidung von Mangelkrankheiten (insbesondere infolge unzureichender Aufnahme von Calcium, Eisen, Iod, Proteinen sowie der Vitamine B und D) ist ein umfangreiches Ernährungswissen erforderlich. Säuglinge und Kleinkinder sollten nicht vegan ernährt werden. Vgl. Vegetarismus.

Vegetarier: (engl.) *vegetarian*; sich vorwiegend oder ausschließlich von vegetabiler (pflanzlicher) Nahrung Ernährender; vgl. Vegetarismus.

Vegetarismus: (engl.) *vegetarianism*; Ernährungsform und Lebensweise, in der aus ethisch-religiösen, gesundheitlichen, sozialen, toxikologischen, ökologischen, ökonomischen, kosmetischen, spirituellen oder ästhetischen Motiven neben pflanzlichen Nahrungsmitteln nur solche Produkte tierischen Ursprungs verzehrt werden, die von lebenden Tieren stammen (Milch, Eier, Honig); **Formen: 1. Ovo-lakto-Vegetarismus** mit Verzicht auf Fleisch und Fisch, aber Verzehr von Eiern, Milch und Milchprodukten; dies ist die gängigste Variante, die in ihrer Kostzusammensetzung von der Deutschen Gesellschaft für Ernährung befürwortet wird, wenn die etwas geringere Eisenresorption durch die gleichzeitige Aufnahme von Vollkorngetreideprodukten und Vitamin-C-haltigen Lebensmitteln ausgeglichen wird. **2. Lakto-Vegetarismus** mit Verzicht auf Fleisch, Fisch und Eier, aber Verzehr von Milch und Milchprodukten; **3. vegane Kost** mit Verzicht auf alle tierischen Produkte (s. Veganer). Anhänger dieser Ernährungsformen begründen ihre Haltung z. T. religiös (Gebot, nicht zu töten), gesundheitlich (Verzicht auf tierisches Eiweiß und Fett), ethisch (Ablehnung der Massentierhaltung und Recht der Tiere auf Leben) und ökologisch (geringerer Energieverbrauch bei der Produktion pflanzlicher Lebensmittel). Vgl. Ernährung, Diät, Pflanzenstoffe, sekundäre.

Velpeau-Verband: (engl.) *Velpeau bandage*; Stützverband* zur kurzzeitigen Ruhigstellung des Schulter- und Ellenbogengelenks mit Trikotschlauch (ähnlich dem gewickelten Desault*-Verband); **Durchführung:** Der betroffene Oberarm wird seitlich am Oberkörper und der gebeugte Unterarm vor der Brust fixiert (s. Abb.). **Hinweis:**

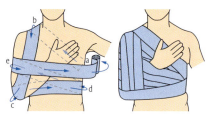

Velpeau-Verband: Buchstaben weisen auf den Verlauf der Bindentouren hin.

Wegen Gefahr der Schultergelenkversteifung maximale Anwendungsdauer von 3 Wochen. Vgl. Gilchrist-Verband.

Venendruckmessung: (engl.) *measurement of venous pressure*; Messung des hydrostatischen Drucks (Füllungsdruck) in den Venen; **1. peripherer Venendruck:** hydrostatischer Druck in den herzfernen Venen (z. B. Arm- und Beinvenen), der beim liegenden Menschen ca. 3–7 cm H_2O über dem zentralen Venendruck liegt und stark von hydrostatischen Einflüssen, Muskelarbeit und Temperaturveränderungen abhängt; **2. zentraler Venendruck** (Abk. ZVD): Druck des im Brustraum gelegenen (intrathorakal) Hohlvenensystems, der in etwa dem Füllungsdruck der rechten Herzkammer entspricht; **Durchführung:** Die Messung erfolgt mit Flüssigkeits- oder Elektromanometrie über einen zentralen Venenverweilkatheter mit der Spitze im klappenlosen Anteil der oberen Hohlvene in Vorhofnähe. Angenommener Nullpunkt (Lage der Katheterspitze) am liegenden Patienten zwischen vorderem und mittlerem Thoraxdrittel in Höhe von drei Fünfteln des Thoraxdurchmessers über der Unterlage (s. Abb.). **Referenzbereich:** 4–12 cm H_2O, 4–8 mmHg. **Bedeutung:** Der zentrale Venendruck ist ein Maß für den Füllungszustand des venösen Kreislaufsystems (Volumendefizit bzw. Volumenüberlastung) und stellt deshalb einen wichtigen Indikator bei der Kontrolle einer Infusionstherapie (Standardverfahren in der Intensivtherapie) dar. Hoher ZVD z. B. bei Rechtsherzinsuffizienz oder erhöhtem zirkulierenden Blutvolumen (Hypervolämie), niedriger ZVD z. B. bei erniedrigtem zirkulierendem Blutvolumen (Hypovolämie). **Hinweis:** Fehlerhafte Messwerte sind bei intrathorakaler Druckerhöhung (z. B. bei Pneumothorax*) trotz Hypovolämie (z. B. bei Pneumothorax, Beatmung, Adipositas, Aszites*, inkorrekter Lage der Katheterspitze) möglich.

Venenkatheter, zentraler: (engl.) *central venous catheter*; Abk. ZVK; ein- bis dreiumiger Kunststoffkatheter, der nach Punktion einer großen Vene (z. B. Vena subclavia) bis in die obere Hohlvene (Vena cava superior) geführt und vor dem rechten Herzvorhof positioniert wird; besteht aus Polyurethan, ggf. mit Beschichtung zur Reduktion von Reibung (Vorteil: erhöht die Liegedauer und senkt

Venenverweilkanüle

Venendruckmessung: Schema zur Ermittlung der Höhe des rechten Vorhofs beim liegenden Patienten zur Messung des zentralen Venendrucks

die Komplikationsrate, z. B. Thrombenbildung); muss röntgengängig sein und Längenmarkierungen aufweisen. **Anwendung: 1.** wenn ein peripherer Venenzugang nicht möglich ist (z. B. wegen Schock); **2.** wenn der Zugang über einen längeren Zeitraum gebraucht wird; **3.** bei parenteraler, hochkalorischer Ernährung; **4.** zur Gabe hochwirksamer Arzneimittel bzw. Substanzen, die Venenreizungen verursachen; **5.** zur Messung des zentralen Venendrucks (Abk. ZVD; s. Venendruckmessung); **6.** zur zeitgleichen Zufuhr verschiedener, in einem einlumigen Katheter nicht kompatibler Lösungen; **Pflege: 1.** Beim Legen des Katheters ist sorgfältiges, hygienisch einwandfreies Arbeiten mit sterilen Abdeckmaterialien erforderlich; anschließend sorgfältiges Fixieren (Zug und Knickstellen vermeiden); sichere Verbindung mit Infusionssystemen herstellen; Dokumentationspflicht beachten: wer, wann, wo (Punktionsstelle), warum? Lagekontrolle (Röntgen) koordinieren. **2.** Einstichstelle, Infusionssysteme und Verbindung zu den Infusionssystemen gut beobachten. Systeme dürfen keine Luftblasen enthalten. Leckagen umgehend schließen (Nässe verursacht Mazeration* und ist ein Pflegefehler). Längenmarkierung notieren und beobachten, da sie Hinweise auf korrekte bzw. veränderte Lage des Katheters gibt. Infusionssysteme regelmäßig austauschen. Verbandwechsel an der Einstichstelle gemäß Standard; sorgfältige Überwachung der Infusionen, insbesondere Reihenfolge der Lösungen und Flussgeschwindigkeit. **3.** Auf Anzeichen von Komplikationen (z. B. Atemnot bei Pneumothorax oder Lungenembolie, Herzrhythmusstörungen bei falscher Lage des Katheters, Schmerzen bei unbemerkter Perforation oder Infusionsthorax) achten und adäquat reagieren, d. h. den Arzt informieren und der Ursache entsprechend für Abhilfe sorgen lassen. Bei Infektionszeichen nach Entfernen des Katheters Katheterspitze zur mikrobiologischen Untersuchung aufbewahren. Vgl. Venenverweilkanüle.

Venenmittel: (engl.) *antivaricose agents*; Antivarikosa; Arzneimittel* zur Behandlung von Krampfadern, chronischer Veneninsuffizienz und Hämorrhoiden*; **Wirkstoff: 1.** Ödemprotektiva: setzen die Kapillarpermeabilität herab, z. B. Extrakte aus Rosskastanie oder Mäusedorn sowie Calciumdobesilat und auch Flavonoide (z. B. Quercetin, Kämpferol, Rutosid, Hesperidin, Diosmin); **2.** venentonisierende Mittel, z. B. Dihydroergotamin; **3.** Diuretika* zur kurzzeitigen Ödembeseitigung (Benzothiazine); **4.** Antikoagulanzien* und Fibrinolytika* zur Thromboseprophylaxe*, z. B. Acetylsalicylsäure, Heparin; **Hinweis: 1.** Die Wirkung lokaler Venenmittel ist nicht bewiesen und beruht vermutlich auf dem Massageeffekt. **2.** Zur Therapieunterstützung werden Stützstrümpfe* oder Kompressionsverbände* eingesetzt.

Venenpunktion: (engl.) *venous puncture*; Einführung einer Hohlnadel in eine Vene zur Blutnahme*, zum Anlegen einer Infusion* oder zur intravenösen Medikamentengabe; die Wahl der Vene hängt von der Funktion der Venenpunktion und der Art der Erkrankung des Patienten ab. Bevorzugte Punktionsorte sind Ellenbeuge, Unterarm und Handrücken. **Hinweis:** Venenpunktion durch Pflegekräfte nur bei schriftlicher Delegation* durch den Arzt und entsprechender Ausbildung (Blutentnahme) bzw. Intensivzusatzausbildung (Infusion, Medikamente). Vgl. Strauß-Kanüle, Venenverweilkanüle.

Venenverweilkanüle: (engl.) *venous access device*; längerfristig in einer Vene verbleibende Punktionskanüle (Venüle, z. B. Braunüle®, Viggo®) zur kontinuierlichen Verabreichung von Infusionslösungen oder Medikamenten; die Venenpunktion erfolgt über eine Stahlkanüle mit scharfem Schliff,

Ventilation

die nach erfolgreicher Punktion herausgezogen wird und eine Kunststoffkanüle zurücklässt. Eine Teflonbeschichtung dient der Vermeidung von Thrombenbildung. An der Kunststoffkanüle befindet sich ein Luer-Lock-Anschluss (s. Luer-Lock-System) zur Verbindung mit Infusionssystemen und eine Zuspritzpforte (mit Verschlusskappe), über die Medikamente verabreicht werden können. Zwei seitliche Platten dienen der Fixierung der Kanüle (s. Abb.). Venenverweilkanülen gibt es

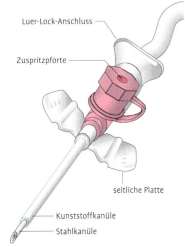

Venenverweilkanüle

in unterschiedlichen Längen (19–50 mm) und Größen mit farblicher Codierung gemäß ISO-Standard. Die Wahl der entsprechenden Verweilkanüle richtet sich nach den Venenverhältnissen, der voraussichtlichen Liegedauer und der erforderlichen Durchflussrate. Zur kurzzeitigen Infusion* geringer Mengen an Lösung und bei schlechten Venenverhältnissen kann eine Flügelkanüle (Butterfly) eingesetzt werden. **Hinweis: 1.** Die stählerne Hohlnadel kann das Gefäß schon bei kleinster Bewegung verletzen. **2.** Bei hohem Risiko für Störungen, die eine schnelle parenterale Intervention notwendig machen (z. B. Schock, Herzrhythmusstörungen, akute Atemnot, Krampfanfall), kann eine Venenverweilkanüle prophylaktisch indiziert sein. Vgl. Venenkatheter, zentraler.

Ventilation: (ICNP): (engl.) *ventilation*; Belüftung der Lunge mit einer bestimmten Atemfrequenz* in einem bestimmten Atemrhythmus; vgl. Atmung.

ventral: (engl.) *ventral*; **1.** bauchwärts, nach vorn gelegen, zum Bauch gehörend; Gegensatz: dorsal*; **2.** an der Bauchwand auftretend.

Verantwortung, pflegerische: (engl.) *accountability and responsibility in nursing*; selbst übernommene und/oder zugeschriebene Zuständigkeit von Pflegenden für ihr berufliches Tun inklusive der Rechenschaftspflicht für die Konsequenzen ihrer pflegerischen Entscheidungen und Handlungen.

Grundlage
Verantwortung ist ein lang tradierter Begriff und wird in den unterschiedlichsten Disziplinen verwendet. Je nach Fachgebiet werden verschiedene Schwerpunkte in den Mittelpunkt gerückt. Die Philosophie betont den freien Willen des Menschen zur Entscheidung, die Sozialwissenschaften sehen Verantwortung als ein soziales Phänomen. Die Pflegewissenschaft betrachtet Verantwortung unter ethischen und juristischen Gesichtspunkten. Ethik* und Rechtswissenschaft beschäftigen sich mit normativen Vorgaben für Pflegende, die in moralischen Prinzipien oder Gesetzen ihren Ausdruck finden. Zum modernen Verständnis von Verantwortung gehört z. B. die **kollektive Verantwortung für die Zukunft** der Menschheit (i. S. von H. Jonas, 1984), die Ausrichtung auf **prospektive Verantwortung** (positive Bewertung, Belohnung nach einer guten Entscheidung, herausfordernder Aspekt von Verantwortung) statt einer **retrospektiven Verantwortung** (negative Ereignisse, Schuld- und Strafaspekt bei fehlerhaftem Handeln). Nicht nur Handeln, sondern auch Unterlassen spielt in dieser neuen Sicht von Verantwortung eine Rolle. Weniger die Absicht (Intention) als vielmehr das Ergebnis (Folge von Handlungen) rückt dabei in den Mittelpunkt der Betrachtung (K. Bayertz, 1995).

Der **Verantwortungsbegriff** lässt sich in 3 Komponenten aufgliedern (s. Tab. 1): **1. Verantwortungssubjekt:** der Pflegende als Träger der Verantwortung; um Verantwortung übernehmen zu können, benötigen die Pflegenden folgende Voraussetzungen: Autorität, Autonomie, berufliche Kenntnisse und interpersonale Kompetenzen. **2. Verantwortungsbereich** (Pflege): lässt sich nach M. Krohwinkel (1993) in 3 Aufgabengebiete trennen: direkte Pflege, die präventive, kurative, rehabilitative und terminale Pflege umfasst (J. van Maanen, 1995), Dokumentation und patientenorientierte Arbeitsorganisation. Der Verantwortungsbereich schließt vergangene und zukünftige Entscheidungen und Handlungen mit ein. **3. Verantwortungsinstanz:** Instanz, vor der es sich für die ausgeführten Entscheidungen und Handlungen zu rechtfertigen gilt; für Pflegende z. B. vor Patienten und deren Familie, Mitarbeitern, Arbeitgebern, Gesellschaft, Beruf und sich selbst gegenüber.

Aus diesen 3 Komponenten der Verantwortung lassen sich verschiedene **Verantwortungsarten** ableiten (s. Tab. 1): **1.** Das Verantwortungssubjekt kann individuelle oder kollektive Verantwortung tragen, je nachdem, ob die Verantwortungssituation alleiniges oder gemeinsames Entscheiden und Handeln erfordert. a) Die **individuelle Verantwortung** teilt sich in berufliche Verantwortung (Nachweis rechtmäßiger Pflege, d. h. im besten

Verantwortung, pflegerische

Verantwortung, pflegerische		Tab. 1
Verantwortungssubjekt	Verantwortungsbereich	Verantwortungsinstanz
Verantwortungsbegriff		
Träger: Pflegende	Bezugspunkt: Pflege, direkte Pflege, Dokumentation, Arbeitsorganisation	Rechtfertigung vor: Patienten und deren Familie, Mitarbeitern, Arbeitgeber, Gesellschaft, Beruf, sich selbst
Voraussetzung der Pflegenden: Autonomie, Autorität, berufliche Kenntnisse, interpersonale Kompetenz	Ziele: Gesundheit fördern, Krankheit verhüten, Gesundheit wiederherstellen, Leiden lindern	
Verantwortungsarten		
individuelle Verantwortung	Eigenverantwortung	moralische Verantwortung
berufliche Verantwortung	Führungsverantwortung (Anordnungsverantwortung)	rechtliche Verantwortung
persönliche Verantwortung		soziale Verantwortung
kollektive Verantwortung	Handlungsverantwortung (Durchführungsverantwortung)	religiöse Verantwortung
		Selbstverantwortung

Sinne des Patienten gehandelt zu haben) und persönliche Verantwortung (Art der Übertragung von berufsethischen Zielen auf die pflegerische Praxis; R. Holden, 1991; A. van Arend und C. Gastmans, 1996). **b)** Unter **kollektiver Verantwortung** wird die Bereitschaft der einzelnen Teammitglieder verstanden, sich für dieses gemeinsame Ziel einzusetzen; sie unterscheidet sich damit von kollektiver Verantwortung i. S. eines universalistischen Interesses (H. Jonas, 1984; G. Picht, 1969). **2.** Bezüglich des Verantwortungsbereichs existieren verschiedene juristische Verantwortungsarten je nach hierarchischer Position (Anordnungsverantwortung oder Durchführungsverantwortung*) oder Zuständigkeit (Eigenverantwortung). **3.** Gegenüber der Verantwortungsinstanz lassen sich 5 verschiedene Arten der Verantwortung ableiten: moralische, rechtliche, soziale und religiöse Verantwortung sowie Selbstverantwortung.

Umgang mit pflegerischer Verantwortung: In einer Untersuchung über das Erleben von Verantwortung bei deutschen Pflegenden konnten u. a. die in Tab. 2 (S. 772) gelisteten fördernden und hemmenden Einflüsse auf den Umgang mit Verantwortung in der beruflichen Praxis ermittelt werden (R. Tewes, 2001). Eine besondere Form des Umgangs mit Verantwortung stellt die **Abwehr von Verantwortung** dar. Empirisch lassen sich 3 Abwehrstrategien ermitteln: **1.** Notlagenleugnung (es liegt angeblich keine Notlage vor); **2.** Selbstverschuldungsvorwurf (der andere sei selbst schuld an seiner Lage); **3.** Abschieben der Verantwortung auf andere (M. Schmitt, L. Montada und C. Dalbert, 1991); geht am ehesten mit Schuldgefühlen einher. Verantwortung kann bei dieser Strategie mit dem Argument abgewehrt werden, für die entsprechende Situation nicht ausreichend kompetent zu sein. Das bedeutet, dass eine positive Einstellung zum Bedürfnisprinzip durchaus mit dem Abschieben von Verantwortung auf andere zu vereinbaren ist (i. S. von „Ich sehe, Sie brauchen Hilfe, aber ich bin nicht kompetent dafür"). Das Abschieben der Verantwortung wird am stärksten auch auf andere Bereiche übertragen (generalisiert), während der Selbstverschuldungsvorwurf am schwächsten generalisiert wird. Daher kann das Abschieben von Verantwortung zu einem Teil der Persönlichkeitsstruktur werden. Mögliche **Ursachen** dafür bei Pflegenden: Sie sehen keine ausreichenden Handlungs- oder Bewältigungsmöglichkeiten; sie fühlen sich nicht kompetent genug; die Situation macht ihnen Angst; sie stellen die Freiwilligkeit bzw. Selbstbestimmung zur Übernahme von Verantwortung in Frage (I. Menzies, 1988; F. Rubin und T. Graber, 1993). Auch die Reaktionen von Pflegenden auf (krankheitsbedingte) Projektionen von Patienten können zu einem abwehrenden Verhalten bezüglich Verantwortung führen. Solche Reaktionen sind meist unbewusst und dienen dem eigenen Schutz. Führungskräfte können ihre Verantwortung mit „face-lifting" abwehren: Vorgesetzte erklären sich bei Erfolgen verantwortlich und bei Misserfolgen ziehen sie ihre Mitarbeiter zur Verantwortung (P. Preisendörfer, 1985).

Organisation
In Gesundheitsorganisationen können Verantwortungsstrukturen durch Stellenbeschreibungen* mit klarer Zuteilung von Aufgaben oder Ämtern geregelt werden. Damit wirken sie einer Diffusion von Verantwortung (Unbestimmtheit) entgegen. Verantwortungsdiffusion ist auch als „Bystander-" oder „Gaffer-Phänomen" bei Unterlassen von Hilfeleistungen bekannt (H. Bierhoff, 1995; C. Graumann, 1994; H. Lenk, 1992): Eine Person allein hilft in einer Notfallsituation häufig, während mit zunehmender Anzahl der anwesenden Personen die Bereitschaft, Hilfe zu leisten, deutlich sinkt. Das pflegerische Arbeitssystem Primary Nursing (s. Bezugspflege) ermöglicht eine klare Zuordnung von Verantwortung. Andere Arbeitssysteme bevor-

Verantwortung, pflegerische   Tab. 2
Aspekte, die den Umgang mit pflegerischer Verantwortung fördern oder hemmen

fördernd	hemmend
Teamleitung wird als Vorbild bezüglich fachlicher und interpersonaler Kompetenz erlebt	Teamleitung wird nicht oder nur bezüglich der fachlichen Kompetenz als Vorbild erlebt
gegenseitiges Vertrauen der Teammitglieder überwiegt (Zusammenhalt im Team)	gegenseitiges Misstrauen der Teammitglieder überwiegt (Konkurrenz im Team)
gegenseitiges Wertschätzen und Loben	gegenseitiges (oft indirektes) Kritisieren
Fehlerfreundlichkeit (gemeinsame Lösungssuche zentral)	Fehlerfeindlichkeit (Suche nach dem Schuldigen; Bestrafung zentral)
offene Kommunikation (wenig Tabus)	verdeckte Kommunikation (viele Tabus; Lästern als Problem für das Team)
demokratischer Führungsstil	autokratischer Führungsstil
Arbeitssystem: Gruppenpflege	Arbeitssystem: Funktionspflege

zugen kollektive Verantwortungsmodelle, was leicht zur Diffusion von Verantwortung führen kann. Der Umgang mit Verantwortung in der beruflichen Pflegepraxis wird durch das Führungsverhalten deutlich beeinflusst (R. Tewes, s. Tab. 2).

Angrenzendes Fachgebiet
Sozialwissenschaften: 1. handlungstheoretische Begründung von Verantwortung; Handlungsfähigkeit wird mit Verantwortungsübernahmefähigkeit gleichgesetzt (F. Kaufmann, 1989; H. Lenk, 1992); 2. Verantwortung als Leistung, um soziale Ungewissheit zu binden (P. Preisendörfer, 1985; H. Mieg, 1994; K. Bayertz, 1995); 3. Verantwortung als soziales Phänomen (C. Graumann, 1994; A.-E. Auhagen, 1999). Allen gemeinsam ist die Betrachtung der Verantwortung als soziale Funktion.

Recht
Die rechtliche Zuordnung der Pflege zur Medizin stellt ein weitreichendes und folgenschweres Problem für die Pflegeberufe dar. Lange wurde die Pflege als „Appendix" der Medizin betrachtet. Noch heute wird der Pflegeberuf teilweise als Heilhilfsberuf beschrieben. „Ein besonderes Problem im Bereich der Krankenhauspflege, der Pflege als Mitarbeit bei ärztlicher Behandlung und der häuslichen Krankenpflege ist, dass diese pflegerischen Verrichtungen nach der Systematik des SGB V unter ärztlicher Gesamtverantwortung stehen, d. h., vom Arzt angeordnet und überwacht werden" (G. Igl, 1998). H. Böhme (1997) zeigt 3 Arten von Verantwortung auf, die im Haftungsrecht unterschieden werden: 1. Der Grundsatz der **Eigenverantwortung** besagt, dass jeder Funktionsträger i. R. der ihm zugewiesenen Aufgaben eigenverantwortlich haftet. 2. Die **Führungs-** oder **Anordnungsverantwortung** bedeutet, dass die Richtigkeit und korrekte Übermittlung einer Anordnung ebenso durch die anordnende Person zu verant-

Verantwortung, pflegerische   Tab. 3
Verantwortungsträger und Verantwortungsart

Verantwortungsträger	Verantwortungsart
Träger der Einrichtung	Führungsverantwortung: dienstlich
Pflegedienstleitung	Führungsverantwortung: fachlich
Stationsleitung	übertragene Aufgaben aus der Führungsverantwortlichkeit: fachlich
Arzt	Verordnungsverantwortung: ärztlich, fachlich
Pflegemitarbeiter	Handlungsverantwortung

worten ist wie die sachgemäße Anleitung und Kontrolle der ausführenden Mitarbeiter. 3. Dem angewiesenen Mitarbeiter obliegt die **Handlungs-** oder **Durchführungsverantwortung**, die besagt, dass er für die sachgerechte Ausführung einer Anordnung haftet und der Pflicht unterliegt, Aufgaben abzulehnen, zu deren Durchführung er sich nicht in der Lage sieht. In Anlehnung an Böhme sind die Verantwortungsebenen wie in Tab. 3 aufgeführt zu gliedern. Der Kernkonflikt liegt in der **Anordnungsverantwortung der Ärzte**. Einerseits haben Ärzte lediglich die Anordnungsverantwortung für ihre ärztliche Tätigkeit, sind aber andererseits dem sog. „nachgeordneten Personal" mit einer Führungsverantwortung vorangestellt (H. Böhme, 1997). Es werden also pflegerische Verrichtungen der Gesamtverantwortung der Ärzte unterstellt, obwohl Ärzte i. d. R. keine pflegerische

Ausbildung vorweisen können. Ein Gutachten über Vorbehaltsaufgaben* in der Pflege kommt zu dem Schluss, dass die Einführung von Vorbehaltsaufgaben für die Pflege möglich ist, wenn einige kleinere Gesetzesänderungen vorgenommen würden. Diese Novellierungen beziehen sich auf das Krankenpflegegesetz und auf das SGB V. Auch ein direktes vertragliches Abkommen der Pflegenden mit den Krankenversicherungen i. S. eines eigenen Delegationsrechts hält Igl für möglich (G. Igl, 1998).

Autorin: Renate Tewes.

Verantwortungsbewusstsein: (engl.) *sense of responsibility*; Fähigkeit des Menschen, Folgen einer Handlung zu übersehen und entsprechend die Konsequenzen zu tragen; die Ausprägung bzw. das Fehlen von Verantwortungsbewusstsein wird entsprechend bestimmten Kriterien (z. B. gesellschaftliche Erwartungen und Normen) innerhalb eines sozialen Bezugssystems gewertet. Verantwortungsbewusstsein entsteht im Laufe des Entwicklungsprozesses menschlicher Reifung auf intellektueller, emotionaler und sozialer Ebene, wird einem Menschen als Kompetenz* zugeschrieben und ist ein Kriterium für die sog. Rechtsreife (Eltern übernehmen Verantwortung für ihre Kinder, Pflegende für ihr Handeln gegenüber Patienten und Bewohnern). Vgl. Verantwortungsethik, Verantwortung, pflegerische; Gewissen.

Verantwortungsethik: (engl.) *responsibility ethics*; Richtung der Ethik*, welche die Verantwortung für das Handeln zum Kernpunkt der Überlegungen macht; Verantwortungsethik postuliert eine moralische Einstellung, die sich eher an den Folgen gesellschaftlichen Handelns orientiert als an ideologischen oder theoretischen Zielen. Als Voraussetzung für moralische Verantwortung gilt eine gewisse Freiheit und Autonomie* des Individuums. Verantwortungsethik kann sich auf das menschliche Gegenüber, aber auch auf Tiere, Pflanzen und Umwelt beziehen und grenzt sich von der Gesinnungsethik (Handlung eher nach Überzeugung, nicht nach Nützlichkeitserwägung) ab.

Verbände: (engl.) *bandages, dressings*; therapeutisches, prophylaktisches und zur äußerlichen Applikation von Wirkstoffen genutztes Verbandmaterial; **Formen: 1.** Wundverband (s. Wundmanagement); **2.** Pflasterverband*; **3.** Kompressionsverband*; **4.** Okklusivverband*; **5.** Stützverband*; **6.** Streckverband*.

Verband Berufsbildungsverantwortliche im Gesundheitswesen Schweiz: 1982 als Vereinigung der Lehrerinnen und Lehrer für Krankenpflege (Abk. LEVE) gegründete berufspolitische Interessenvertretung der Lehrkräfte in der Krankenpflege mit Sitz in Bern; **Aufgaben und Ziele: 1.** Vertretung aller pädagogisch tätigen Personen im Gesundheitswesen (Pflege, medizinisch-technische und medizinisch-therapeutische Berufe); **2.** Engagement in berufs- und bildungspolitischen Fragen in Zusammenarbeit mit anderen Verbänden; **3.** Förderung der Qualität in Aus- und Weiterbildung; **4.** Durchführung von Lohnklagen; **5.** Bereitstellung von Information und Weiterbildungsangeboten; **6.** aktive Mitgestaltung bei der Bildungsrevision und Durchführung einer Studie über die Situation der Lehrenden an Schulen im Gesundheitswesen. LEVE gibt die Verbandszeitschrift „folio" heraus.

Verband, flüssiger: (engl.) *liquid bandage*; sprühbare Flüssigkeit, die nach Verdunstung des Lösungsmittels einen elastischen Film (Sprühpflaster) zur Abdeckung einer Wunde bildet; vgl. Pflasterverband.

Verbandmull: s. Mull.

Verbandschere: (engl.) *bandage scissors*; sterilisierbare Schere mit einer spitzen und einer abgerundeten Schneide zum Zuschneiden von Verbänden passend zur Wundgröße; **Hinweis:** Verbandscheren gibt es mit abgewinkelten Schneiden zur Vermeidung von Hautverletzungen beim Aufschneiden und Entfernen von Wundverbänden (s. Verbandschere nach Lister).

Verbandschere nach Lister: (engl.) *Lister bandage scissors*; Schere zum Entfernen von Verbänden mit nach oben abgewinkelten Scherblättern, die einen flachen Schneidewinkel ermöglichen; das untere Scherblatt ist zum Schutz der Haut und zur besseren Führung unter dem Verband vorn abgeflacht.

Verbandwechsel: (engl.) *change of dressing*; Auswechseln und Fixation von Wundauflagen sowie Austausch von Stütz-* und Kompressionsverbänden*; Durchführung und Technik des Verbandwechsels richten sich nach Art und Beschaffenheit der Wunde bzw. der Funktion des Verbandes. Nach dem Entfernen der Wundauflage erfolgt eine Inspektion und Beurteilung der Wunde, aus der sich die weitere Wundversorgung ergibt (Wundmanagement*). Schwellung, Rötung, Sekret- und Eiterproduktion sowie Schmerzen deuten auf eine gestörte Wundheilung und Sekundärinfektion* hin. Vgl. Non-touch-Methode, Verbandwechsel, aseptischer; Verbandwechsel, septischer.

Verbandwechsel, aseptischer: (engl.) *aseptic change of dressing*; Wundversorgung bei primär heilenden, nichtinfizierten Wunden; **Maßnahme: 1.** Wundreinigung immer von innen nach außen, keine routinemäßige Desinfektion; **2.** nicht über der offenen Wunde sprechen (Infektionsgefahr; s. Tröpfcheninfektion); erkältete Pflegekräfte tragen eine Gesichtsmaske; **3.** Wundversorgung nach ärztlicher Anordnung; **Hinweis: 1.** aseptische Verbandwechsel vor septischem Verbandwechsel*; **2.** Sterilität aller Materialien, die mit der Wunde in Kontakt kommen. Vgl. Wundmanagement.

Verbandwechsel, septischer: (engl.) *septic change of dressing*; Wundversorgung bei sekundär heilenden, infizierten Wunden; **Maßnahme: 1.** Schutzkittel und ggf. Gesichtsmaske und Kopfhaube anlegen; **2.** Wunde immer von außen nach innen reinigen, um eine Keimverschleppung zu verhindern; **3.** Wunde entsprechend ärztlicher Anordnung versorgen; **4.** Arbeitsfläche anschließend desinfizieren. **Hinweis:** Septischer Verbandwechsel erst nach der Versorgung aller aseptischen Wunden. Vgl. Infektion, Resistenz, Wundmanagement.

Verbrennung (ICNP): (engl.) *burn*; syn. Brandverletzung; Combustio; Schädigung und/oder Verlust äußerer oder tieferliegender Gewebeschichten der Körperoberfläche infolge Hitzeeinwirkung, z. B. durch direkte Flammen, Elektrounfall oder chemische oder radioaktive Substanzen; **Einteilung:** entsprechend der Tiefenausdehnung in der Haut: **Grad 1:** Verletzung der Oberhaut (Epidermis) mit Rötung, Schwellung, Schmerz; narbenlose Abheilung; **Grad 2 a:** Abheben der Epidermis von der Lederhaut (Dermis) mit Blasenbildung; narbenlose Abheilung; **Grad 2 b:** schmerzhafte Teilzerstörung der Dermis mit oberflächlicher Koagulation oder intrakutaner Thrombose; Abheilung mit Narbe (s. Narbenversorgung); **Grad 3:** Totalzerstörung der Haut mit Anhangsgebilden, ggf. Fortschreiten in tiefere Schichten mit schrumpfender Gewebeveränderung durch Gerinnung (Koagulationsnekrose); Narben, häufig mit Wulstnarbenbildung (Keloidbildung) und Kontraktur*; **Grad 4:** Karbonisation (Verkohlung); die Verbrennungstiefe erreicht Muskeln, Sehnen, Knochen, Gelenke und Leitstrukturen, meist ausgedehnte Weichteilzerstörung. Die **Ausdehnung** der Verbrennung wird anhand der betroffenen Körperoberfläche abgeschätzt: **1.** nach der sog. Neunerregel (s. Abb.); **2.** nach der Handflächenregel: Handfläche des Verletzten entspricht ca. 1 % der Gesamtkörperoberfläche; auch bei Kindern (unter Berücksichtigung der Besonderheiten der Kopfgröße) anwendbar; Reevaluation (erneute Einschätzung) der verbrannten Körperoberfläche nach 24 Stunden zur Begutachtung des sog. Nachbrennens (engl. *afterburning*); **Klinik:** lokale Symptome; Allgemeinsymptomatik bei flächigen Verbrennungen von >15 % der Haut möglich: zunächst Volumenmangelschock (hypovolämischer Schock*) v. a. durch hohe Plasmaverluste über Wundflächen und in Gewebezwischenräume (Interstitium), nachfolgend **Verbrennungskrankheit:** anfangs akutes Nierenversagen, reflektorischer Darmverschluss (Ileus), akutes Lungenversagen (Abk. ARDS für engl. *adult respiratory distress syndrome*) oder Bronchopneumonie infolge Rauchgasvergiftung, später Abbaustoffwechsel (Katabolismus) durch Reparationsvorgänge sowie Gefahr der Wundinfektion bei fehlender Schutzfunktion der Haut mit drohender Blutvergiftung (Sepsis) und septischem Multiorganversagen; **Maßnahme: 1.** bei Verbrennungen <10 % initial Kaltwasserbehandlung (15–20 °C) für maximal 10 Minuten, bei Frösteln beenden; besondere Zurückhaltung bei Säuglingen und Kleinkindern wegen der Gefahr der Unterkühlung; anschließend Maßnahmen zum Wärmeerhalt (z. B. wärmende Aluminiumdecken,

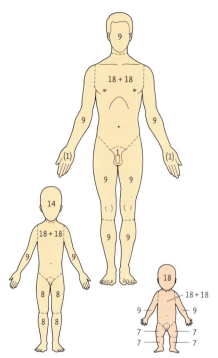

Verbrennung: Abschätzung der betroffenen Körperoberfläche in Prozent nach der Neunerregel (oder der Handflächenregel) für Erwachsene, Kinder (5 Jahre) und Säuglinge

warme Infusionen); Abdeckung offener Flächen durch sterile (mit Metall bedampfte) Folien (keine Anwendung von Salben), Infusionstherapie; **2.** Schwerstbrandverletzte (>15 % der Körperoberfläche mit Verbrennungen 2. Grades oder >10 % mit Verbrennungen 3. Grades, bei Kindern >10 % bzw. >5 %) sollten wegen typischer schwerer Komplikationen (Sepsis, akutes Lungenversagen, akutes Nierenversagen) in einer Spezialklinik behandelt werden. **3.** Verbrennungen der Grade 2 b und 3 erfordern sukzessive Nekroseabtragung und ggf. Hauttransplantation; der Patient wird auf sterilem Schaumstoff oder im Low*-air-loss-Bett oder Low*-flow-Bett gelagert. Dabei sollte keine Bettwäsche verwendet werden. **Prognose:** stark abhängig von Ausdehnung und Grad der Verbrennung, vom Lebensalter sowie von zusätzlichen anderen Erkrankungen (Komorbiditäten); **Hinweis:** Verbrennungspatienten unterliegen hochgradigem Stress durch die Isolierungsmaßnahmen (s. Umkehrisolation) und intensivpflegerische Versorgung (Vereinsamung, Schlafdefizit, Angst*). Hilfestellung zur Kontaktaufnahme mit den Angehörigen geben, z. B. Briefe, Telefon (Asepsis einhalten), Zeit für Kommunikation* einplanen. Vgl. Körper, Körperschema.

Verdauung (ICNP): (engl.) *digestion*; Digestion; Zerkleinerung von Nahrung durch mechanische und chemische Aufspaltung in Substanzen, die vom Körper aufgenommen und verarbeitet werden können; der Abbau der Nahrungsbestandteile in resorptionsfähige Verbindungen erfolgt im Verdauungstrakt*. Nach mechanischer Zerkleinerung (Zähne), Verflüssigung (Speichel), Ansäuerung (Magensaft), Fettemulgierung (Galle) und hydrolytischer Spaltung durch Verdauungsenzyme werden die Nährstoffe durch die Dünndarmschleimhaut resorbiert. Unverdaute Reste werden ggf. im Dickdarm weiter abgebaut oder unverändert mit dem Kot ausgeschieden. Die Peristaltik* der glatten Muskulatur befördert den Speisebrei (Chymus) durch den Verdauungstrakt. Vgl. Ernährung, Ausscheidung.

Verdauungstrakt: (engl.) *digestive tract*; Digestionstrakt; Sammelbezeichnung für die anatomischen Strukturen zwischen Mundhöhle und After; **Einteilung: 1. Mundhöhle*** (Cavitas oris propria); **2. Rachen*** (Pharynx); Mundhöhle und Rachen gehören auch zum Atmungstrakt. **3. Speiseröhre** (Ösophagus): ca. 25 cm langer und 1 cm weiter, innen mit Schleimhaut überzogener Muskelschlauch (innere Ring- und äußere Längsmuskelschicht); **4. Magen** (Ventriculus, Gaster): besteht aus der Speiseröhreneinmündung (Cardia), der Kuppel (Fundus), dem eigentlichen Körper (Corpus) und dem Pförtnerabschnitt (Pars pylorica) mit Pförtnerhöhle (Antrum pyloricum), Pförtnerkanal (Canalis pyloricus) und Pförtner (Pylorus), der in den Zwölffingerdarm mündet; Funktion: Nahrungsspeicherung mit langsamer Abgabe in den Darm, Durchmischung der Nahrung sowie deren Desinfektion durch Salzsäure; Fassungsvermögen: bei Neugeborenen ca. 30 ml, bei Erwachsenen 1600–2400 ml; **5. Dünndarm** (Intestinum tenue): 3–5 m langer Darmabschnitt; Funktion: Aufspaltung und Resorption der Nährstoffe über die Schleimhaut sowie Weitertransport des Darminhaltes; besteht aus **a)** Zwölffingerdarm* (Duodenum); **b)** Leerdarm (Jejunum); **c)** Krummdarm (Ileum); **6. Dickdarm** (Intestinum crassum): bildet einen ca. 1,5–2 Meter langen Rahmen um den Dünndarm; Funktion: Wasser- und Elektrolytresorption, Eindickung und Transport des Stuhls; besteht aus **a)** Blinddarm (Caecum) mit Wurmfortsatz (Appendix vermiformis); **b)** Grimmdarm (Colon): aufsteigender Dickdarm (Colon ascendens), Quercolon (Colon transversum), absteigender Dickdarm (Colon descendens) und Sigmadarm (Colon sigmoideum); **7. Mastdarm** (Rectum): Ende des Verdauungstraktes zur Speicherung und Abgabe des Kots über den After; besteht aus Ampulla recti zur Kotaufnahme und Analkanal zur Kotabgabe; der Analkanal ist über einen inneren, unwillkürlich gesteuerten und einen willkürlich gesteuerten Sphinktermuskel ständig geschlossen.

Aufbau: Alle Abschnitte bestehen von innen nach außen aus Schleimhaut (Tunica mucosa), Unterschleimhautbindegewebe (Tela submucosa, Submukosa), einer Muskelschicht (Tunica muscularis) und Bauchfell (Peritoneum) bzw. adventitialem Bindegewebe (Adventitia). Dabei hat die Schleimhaut je nach Funktion der einzelnen Abschnitte einen spezifischen Aufbau (s. Abb.). **Funktion:** Nahrungsaufnahme* (s. Selbstpflege: Nahrung aufnehmen), Zerkleinerung und Resorption der Nahrung, Abgabe der unverdaulichen Nahrungsbestandteile, Sekretion von Verdauungssäften, Hormonproduktion, Steuerung von Verdauung und Stoffwechsel sowie immunologische Abwehr; **klinische Bedeutung: 1.** Hernien (Brüche): **a)** äußere Hernien: Durchtritt und evtl. Einklemmung von Darmabschnitten durch äußere Bruchpforten, z. B. Leistenbrüche, Nabelbrüche, Narbenbrüche*; **b)** innere Hernien: Einklemmung von Darmabschnitten im Bereich von Aufhängebändern oder Ausbuchtungen des Bauchfells (z. T. auch infolge von Operationen); **2.** Schmerzhafte Einrisse am After (Analfissuren) und Hämorrhoiden* sind bei älteren Patienten sehr häufig und bedürfen einer ständigen Kontrolle. **Hinweis:** Die Kenntnis morphologischer Besonderheiten des Verdauungstrak-

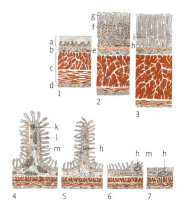

Verdauungstrakt: Histologie: 1: Speiseröhre; 2: Magenkörper (Corpus ventriculi); 3: Magenpförtner (Pylorus); 4: Zwölffingerdarm; 5: Leerdarm; 6: Krummdarm; 7: Grimmdarm; a: Schleimhaut (Tunica mucosa) mit Epithelschicht (Lamina epithelialis), bindegewebiger Eigenschicht (Lamina propria) und abschließender Muskelschicht (Lamina muscularis mucosae); b: Unterschleimhautbindegewebe (Tela submucosa); c: Muskelschicht (Tunica muscularis) mit Ring- (Stratum circulare) und Längsmuskelschicht (Stratum longitudinale); d: seröse Haut (Tunica serosa); e: Speiseröhrendrüse (Glandula oesophagea); f: Magendrüse (Glandula gastrica); g: Magengrübchen (Foveola gastrica); h: Lymphknötchen (Folliculus lymphaticus); i: Pylorusdrüse (Glandula pylorica); k: Zwölffingerdarmdrüse (Glandula duodenalis); l: Zotte; m: Einsenkung (Krypte) [94]

tes ist z. B. für das Einbringen von Sonden* oder Endoskopen von klinischer Relevanz. Engen des Ösophagus sind **1.** Ösophagusmund: mit ca. 14 mm Durchmesser engste Stelle des Ösophagus in Höhe des Ringknorpels; **2.** Aortaenge: Durch seinen leicht nach links gerichteten Verlauf schiebt sich der Ösophagus zwischen Aorta und linken Hauptbronchus. **3.** Zwerchfellenge beim Durchtritt des Ösophagus durch das Zwerchfell. Vgl. Divertikel.

Ver.di: Abk. für **Ver**einte* **Di**enstleistungsgewerkschaft.

Verdrängung: (engl.) *repression*; Form des Vergessens*, mit der sich das Bewusstsein vor schmerzhaften, unangenehmen oder traumatischen Erinnerungen schützt; in der Persönlichkeitstheorie der Psychoanalyse* nach S. Freud bezeichnet Verdrängung die unbewusste Unterdrückung eines Triebbedürfnisses als wesentliche Form des Abwehrmechanismus* des Ich*, durch die unerwünschte und gefährliche Impulse oder Wünsche des Es* aus dem Bewusstsein verdrängt oder abgeschoben werden. Ein positives Selbstbild, das nicht in Konflikt mit dem Über*-Ich und der äußeren Realität gerät, kann so aufrechterhalten werden. Verdrängung kann eine Art Überlebensmechanismus darstellen; Kriegs-, Folter- oder Vergewaltigungsopfer können sich oft an bestimmte Einzelheiten nicht erinnern.

Vereinsamung: s. Einsamkeit.

Vereinte Dienstleistungsgewerkschaft: Abk. Ver.di; aus dem Zusammenschluss der Gewerkschaft Handel, Banken und Versicherungen (Abk. HBV), der Industriegewerkschaft Medien, Druck und Papier, Publizistik und Kunst (Kurzbez. IG Medien), der Gewerkschaft Öffentliche Dienste, Transport und Verkehr (Abk. ÖTV), der Deutschen Postgewerkschaft (Abk. DPG) und der Deutschen Angestellten-Gewerkschaft (Abk. DAG) 2001 hervorgegangene Gewerkschaft mit Sitz in Berlin; gliedert sich in für Berufsgruppen zuständige Fachbereiche (für das Gesundheitswesen: Fachbereich „Gesundheit, Soziale Dienste, Wohlfahrt und Kirchen"). **Aufgaben und Ziele: 1.** Ausbau der Mitbestimmung in Betrieben und Verwaltung; **2.** Abschließen von Tarifverträgen; **3.** Verteidigung des Streikrechts; **4.** Verwirklichung der Geschlechterdemokratie (gleichberechtigte Teilhabe von Frauen und Männern in allen Bereichen der Gesellschaft); **5.** Interessenvertretung für ausländische Arbeitnehmer; **6.** Bildungs- und Kulturarbeit; **7.** Rechtsschutz (Vertretung der Mitglieder z. B. vor Gericht in beruflichen Rechtsstreitigkeiten); **8.** Stärkung der internationalen Gewerkschaftsarbeit; **9.** Solidarität (Zusammenhalt der Mitglieder bei betrieblichen und gesellschaftlichen Auseinandersetzungen). Ver.di gibt die Zeitschrift „ver.di PUBLIK" heraus.

Verfahrenspfleger: rechtlicher Beistand für einen Betroffenen während eines gerichtlichen Verfahrens; **Aufgabe:** Der Verfahrenspfleger vertritt den Betroffenen, indem er die Einhaltung der Verfahrensregeln kontrolliert, das Sachverständigengutachten überprüft, eigene Ermittlungen zugunsten des Betroffenen anstellt, an Anhörungsterminen teilnimmt und Rechtsmittel für ihn einlegt. **Voraussetzung:** In einem Betreuungsverfahren ist dem Betroffenen ein Verfahrenspfleger zu bestellen, soweit dies zur Wahrnehmung seiner Interessen erforderlich ist (§ 67 Gesetz über die Angelegenheiten der freiwilligen Gerichtsbarkeit). Ein Verfahrenspfleger wird vom Vormundschaftsgericht* bestellt, wenn **1.** von einer persönlichen Anhörung des Betroffenen abgesehen werden soll bzw. der Betroffene außerstande ist, seinen Willen kundzutun; **2.** ein Betreuer* für alle Angelegenheiten bestellt werden soll; **3.** eine Sterilisation* in Betracht gezogen wird; **4.** er sonst im Interesse des Betroffenen erforderlich ist. Ein Verfahrenspfleger wird nicht bestellt, wenn der Betroffene von einem Rechtsanwalt oder einer anderen sachkundigen Person (z. B. Verwandter) vertreten wird. Als Verfahrenspfleger können z. B. Rechtsanwälte, Sozialarbeiter oder pensionierte Rechtspfleger bestellt werden. Der Verfahrenspfleger erhält seine Auslagen aus der Staatskasse. Ein Berufsverfahrenspfleger erhält eine Vergütung von dem vermögenden Betroffenen, bei einem mittellosen Betroffenen aus der Staatskasse. Die Vergütung ist vergleichbar mit der eines Berufsbetreuers. Legt der Verfahrenspfleger Beschwerde ein, wird für das Beschwerdeverfahren erneut ein Verfahrenspfleger bestellt. Vgl. Betreuungsrecht, Prozessfähigkeit.

Verfallsdatum: (engl.) *expiration date*; Zeitpunkt, bis zu dem Arzneimittel*, Infusionen*, Sterilgut, Nahrungsmittel u. a. ohne nachteilige Wirkung und Einschränkung genutzt werden können; der Hersteller haftet bis zu diesem Stichtag für die Qualität des Produktes. **Organisation:** Medikamente sind anhand spezieller Sortiersysteme im Pflegebereich so zu lagern, dass sie rechtzeitig vor Ablauf des Verfallsdatums verbraucht oder an die Apotheke zurückgesendet werden können.

Vergessen: (engl.) *to forget*; Nicht-erinnern-, Nicht-wiedererkennen- oder Nicht-reproduzieren-Können von bereits im Bewusstsein* gespeicherter Information; Erklärungsmodelle sind: **1.** zeitbedingter Verfall: Gespeicherte Information geht mit der Zeit verloren oder verblasst. Je größer der zeitliche Abstand vom Zeitpunkt der Informationsaneignung, umso kleiner ist die Gedächtniswirkung (sog. Vergessens- oder Behaltenskurve; s. Gedächtnis, Abb.). **2.** Überlagerung (Interferenz*): Gedächtnisinhalt wird durch anderen ersetzt, überdeckt oder blockiert. **3.** Störungen des Abrufs: Information wird nicht an der richtigen Stelle gesucht und deshalb nicht gefunden (Einbettung der Abrufsignale in der Lernphase). **4.** motiviertes Vergessen (kognitive Vermeidung): Information wird vom Bewusstsein absichtlich, d. h. zweckgerichtet unterdrückt (z. B. Vergessen des Namens eines unsympathischen Menschen), sog. Verdrängung*.

Vergewaltigung (ICNP): (engl.) *rape*; Straftat gegen die sexuelle Selbstbestimmung mit Eindringen in den Körper des Opfers; i. w. S. jede durchgeführte, insbesondere gegen den Willen und gegen den Widerstand eines Menschen und unter Androhung oder Anwendung von physischer und/oder psychischer Gewalt erzwungene sexuelle Handlung; **Recht:** Wegen Vergewaltigung oder sexueller Nötigung* wird nach § 177 StGB bestraft, wer eine andere Person mit Gewalt, durch Drohung mit gegenwärtiger Gefahr für Leib oder Leben oder unter Ausnutzen einer Lage, in der das Opfer der Einwirkung des Täters schutzlos ausgeliefert ist, nötigt, sexuelle Handlungen des Täters oder eines Dritten an sich zu dulden oder an diesem vorzunehmen. § 177 erstreckt sich auf den gewaltsam erzwungenen außerehelichen und ehelichen Verkehr. Vgl. Vergewaltigungstrauma, Missbrauch, sexueller.

Vergewaltigungstrauma (ICNP): (engl.) *rape trauma*; Reaktion auf erlebte Vergewaltigung*; **Kennzeichen:** körperliche Verletzungen (z. B. Vaginalverletzungen, Blutergüsse), Verstörung, Verunsicherung, Scham; **Maßnahme: 1.** in der Notaufnahme Erkennen von und empathischer Umgang mit traumatisierten Patientinnen (seltener auch Patienten); **2.** wenn möglich, Behandlung der Patientinnen und Patienten durch gleichgeschlechtliche Mitarbeiter, psychologische Betreuung; **3.** im Falle einer Strafanzeige unbedingt Bearbeitung durch weibliche Vernehmungsbeamtinnen; bei männlichen Opfern nachfragen, wem sie Vertrauen schenken können. **Hinweis: 1.** Von pflegerischer Seite nicht zur Strafanzeige drängen; Traumabewältigung hat Vorrang (s. Coping). **2.** Als Standard immer Beratungsadressen zur langfristigen Betreuung vermitteln (Rückzugstendenzen, Partnerkrisen folgen erst später), auch bei Prostituierten. **3.** Bei Kindern Sozialarbeiter und Kriminalpolizei einschalten.

Vergiftung: (engl.) *intoxication, poisoning*; Intoxikation; schädliche Wirkung von Giften, die in ihrem Ausmaß v. a. von der Art der chemischen Substanz, ihrer giftigen Wirkung (Toxizität) und Dosis*, der Einwirkungshäufigkeit und -dauer sowie von Merkmalen des Patienten (Alter, Vorerkrankungen u. a.) bestimmt wird, sowie das daraus resultierende Krankheitsbild (auch Toxikose); das Gift kann über den Magen-Darm-Trakt, die Atemwege oder die Haut aufgenommen werden. **Formen: 1. akute** Vergiftung: entsteht v. a. durch versehentliche oder beabsichtigte (z. B. suizidale) Aufnahme von u. a. Arzneimitteln, Haushalts- und Arbeitsstoffen, Nahrungs- und Genussmitteln (Lebensmittelvergiftung), Pflanzen, tierischen Giften; **2. chronische** Vergiftung: entsteht i. d. R. durch lang dauernde Exposition gegenüber Chemikalien oder Nahrungsgiften bzw. durch chronische Überdosierung von Arzneimitteln; **Maßnahme:** Der Rat eines Giftinformationszentrums (s. Tab. 1 S. 778) sollte eingeholt werden. Neben der Schilderung der akuten Symptomatik sollten die wichtigsten Informationen zum Giftstoff und zum Patienten berichtet werden (s. Tab. 2 S. 779). **Allgemein gilt: 1.** bei akuter Vergiftung Aufrechterhaltung der Vitalfunktionen, ggf. Reanimation* (Selbstschutzmaßnahmen wie Handschuhe, Beatmung über Safar-Tubus (s. Pharyngealtubus) z. B. bei Kontaktgiften wie Insekten- oder Unkrautvernichtungsmitteln beachten); **2.** unspezifische Giftentfernung: **a)** durch ausgiebiges Spülen mit Wasser (Augen, Haut); **b)** durch Verdünnung oral aufgenommener Substanzen mit Wasser und anschließend induziertem Erbrechen mit z. B. Kochsalzlösung (nicht bei ätzenden Substanzen, organischen Lösungsmitteln, oberflächenaktiven Substanzen oder Krampfgiften als Gifte; nicht bei Bewusstlosigkeit, Kreislaufinsuffizienz oder Schwangerschaft); **c)** durch Magenspülung* und nachfolgende Verabreichung von Aktivkohle, ggf. von Laxanzien* und lokal wirksamen Antidoten*; **3.** soweit möglich spezifische Pharmakotherapie (vgl. Antidot). **4.** Beschleunigung der Giftelimination mit forcierter Diurese* durch Gabe von stark wirksamen Diuretika, Blutreinigungsverfahren (z. B. Hämodialyse*) oder induzierter Hyperventilation*; ggf. Unterbrechung des enterohepatischen Kreislaufs (z. B. durch Colestyramin); **Hinweis:** Bei Vergiftungen an das Aufbewahren von Giftproben und Untersuchungsmaterial (auch Sammelurin) denken. Vgl. Nicotinvergiftung.

Verhalten, erethisches: (engl.) *erethistic behaviour*; durch eine gereizte Grundstimmung gekennzeichnetes Verhalten; **Kennzeichen:** mürrische Mimik, Streitlust, Schimpfen, evtl. Wutausbruch, Zerschlagen oder Werfen von Gegenständen; **Ursachen: 1.** (allgemein) anhaltender, begründeter Ärger (z. B. lange Wartezeit), Gefühlslage nach Streit, Überforderung, Prüfungsangst, Erschöpfung, Stress, zyklisch bedingte Gefühlsschwankungen (prämenstruelle* Spannungen); **2.** (krankhaft) Persönlichkeitsstörung, Verhaltensstörung*, beginnende dementielle Veränderung (Alzheimer-Krankheit), gereizte Manie; **Maßnahme:** Deeskalation (s. Gesprächsführung, Zuhören, aktives); **Hinweis: 1.** Nicht an die Vernunft* appellieren oder sachlich argumentieren (reizt nur zu Widerspruch). **2.** Häufig und bei gutem Vertrauensverhältnis ist mit Humor und Freundlichkeit mehr auszurichten als mit professioneller Gesprächsführung. Vgl. Validation.

Verhalten, gesundheitsförderndes (ICNP): (engl.) *health seeking behaviour*; Verhalten i. R. von Selbstpflege*, umfasst das Identifizieren, Verwenden, Managen und Sichern von **1.** Maßnahmen zur Gesundheitsvorsorge (z. B. Wahrnehmen von Vorsorgeuntersuchungen); **2.** Inanspruchnahme von Hilfeleistungen (z. B. Versicherungsleistungen, Kinderbetreuung bei eigener Erkrankung); neben der Inanspruchnahme institutioneller und privater Hilfe bedeutet gesundheitsförderndes Verhalten auch, sich entsprechend der Eigenverantwortung

Vergiftung	Tab. 1
Giftinformationszentren	

Virchow-Klinikum, Humboldt-Universität zu Berlin
Abt. Innere Medizin mit Schwerpunkt Nephrologie und Intensivmedizin
Augustenburger Platz 1
13353 Berlin
Tel.: 030 450653555
Fax: 030 450553915
E-Mail: giftinfo@charite.de
Homepage: http://www.charite.de/rv/nephro/Vergiftungen/vergiftungen.html

Berliner Betrieb für Zentrale Gesundheitliche Aufgaben (BBGes)
Institut für Toxikologie – Giftnotruf Berlin
Oranienburger Str. 285
13437 Berlin
Tel.: 030 19240
Fax: 030 30686721
E-Mail: mail@giftnotruf.de
Homepage: http://www.giftnotruf.de

Informationszentrale gegen Vergiftungen des Landes Nordrhein-Westfalen
Zentrum für Kinderheilkunde der Universität Bonn
Adenauerallee 119
53113 Bonn
Tel.: 0228 19240
Fax: 0228 2873314
E-Mail: gizbn@ukb.uni-bonn.de
Homepage: http://www.meb.uni-bonn.de/giftzentrale

Gemeinsames Giftinformationszentrum der Länder Mecklenburg-Vorpommern, Sachsen, Sachsen-Anhalt, Thüringen
Nordhäuser Str. 74
99089 Erfurt
Tel.: 0361 730730
Fax: 0361 7307217
E-Mail: info@ggiz-erfurt.de
Homepage: www.ggiz-erfurt.de

Vergiftungs-Informations-Zentrale Freiburg
Zentrum für Kinderheilkunde und Jugendmedizin
Universitätsklinikum Freiburg
Mathildenstr. 1
79106 Freiburg
Tel.: 0761 19240
Fax: 0761 2704457
E-Mail: giftinfo@uniklinik-freiburg.de
Homepage: http://www.giftberatung.de

Giftinformationszentrum-Nord der Länder Bremen, Hamburg, Niedersachsen und Schleswig-Holstein
Universität Göttingen – Bereich Humanmedizin
Robert-Koch-Str. 40
37075 Göttingen
Tel.: 0551 19240
Fax: 0551 3831881

E-Mail: anfragen@giz-nord.de
Homepage: http://www.giz-nord.de

Informations- und Behandlungszentrum für Vergiftungen des Saarlandes
Klinik für Allgemeine Pädiatrie und Neonatologie
Universitätsklinikum des Saarlandes – Gebäude 9
Kirrberger Straße
66421 Homburg/Saar
Tel.: 06841 19240
Fax: 06841 1628438
E-Mail: giftberatung@uniklinikum-saarland.de
Homepage: http://www.uniklinikum-saarland.de/de/einrichtungen/andere/giftzentrale

Giftinformationszentrum der Länder Rheinland-Pfalz und Hessen
II. Medizinische Klinik der Johannes Gutenberg Universität Mainz – Klinische Toxikologie
Langenbeckstr. 1
55131 Mainz
Tel.: 06131 19240
Fax: 06131 232468
E-Mail: mail@giftinfo.uni-mainz.de
Homepage: http://www.giftinfo.uni-mainz.de

Giftnotruf München
Toxikologische Abteilung der II. Medizinischen Klinik
Technische Universität München
Ismaninger Str. 22
81675 München
Tel.: 089 19240
Fax: 089 41402467
E-Mail: tox@lrz.tum.de
Homepage: http://www.toxinfo.org/about/giz.html

Giftinformationszentrale Nürnberg
Medizinische Klinik 2 des Klinikums Nürnberg Nord
Prof.-Ernst-Nathan-Str. 1
90340 Nürnberg
Tel.: 0911 3982451, 0911 3982665
Fax: 0911 3982192
E-Mail: muehlberg@klinikum-nuernberg.de
Homepage: http://www.giftinformation.de

Vergiftungsinformationszentrale Wien
Allgemeines Krankenhaus Wien
Währinger Gürtel 18–20
A-1090 Wien
Tel.: +43 1 4064343 (Notruf),
 +43 1 404002222 (allg. Beratung)
E-Mail: viz@meduniwien.ac.at
Homepage: http://www.meduniwien.ac.at/viz

Schweizerisches Toxikologisches Informationszentrum
Freiestrasse 16
CH-8032 Zürich
Tel.: +41 44 2515151 (Notruf),
 +41 44 2516666 (allg. Beratung)
Fax: +41 44 2528833
E-Mail: info@toxi.ch
Homepage: http://www.toxi.ch

Vergiftung	Tab. 2
Für das Giftinformationszentrum sind neben Angaben zur Symptomatik folgende Informationen wichtig:	
Was?	Welcher Giftstoff wurde aufgenommen?
Wieviel?	In welcher Menge?
Wer?	Von wem? (Alter, Vorerkrankungen u. a.)
Wie?	In welcher Form? Auf welchem Wege?
Wann?	Vor wie langer Zeit?

gesundheitsbewusst zu verhalten und Gesundheitsrisiken möglichst zu vermeiden. Vgl. Gesundheit, Prävention.

Verhalten, operantes: (engl.) *operant behaviour*; psychologischer Begriff aus dem Bereich der Lerntheorien (speziell instrumentelle Konditionierung*) als Bezeichnung für eine Verhaltensweise, die infolge eines bedeutsamen Ereignisses (Reiz) auftritt und sich verfestigt.

Verhaltensbeobachtung: (engl.) *behavioural observation*; zielgerichtete und methodisch kontrollierte Wahrnehmung der beobachtbaren Aktionen und Reaktionen von Lebewesen; Verhaltensbeobachtung ist eine grundlegende Methode der Psychologie (speziell des Behaviorismus*) und hat die Formulierung allgemeingültiger Aussagen zum Ziel.

Verhaltensbiologie: s. Ethologie.

Verhalten, selbstverletzendes: (engl.) *self-injurious behaviour*; Selbstschädigung (ICNP); selbst initiierte Aktivität mit der Absicht, die eigene Person zu verletzen oder zu schädigen, ohne sich durch diese Handlungen zu töten; stellt eine Form der Autoaggression* dar; **Einteilung: 1.** offene Selbstverletzung: Die Verursachung der Verletzung wird vom Patienten während der Behandlung aufgeklärt. **2.** heimliche Selbstverletzung: Verschweigen der Selbstbeibringung (bei artifizieller Störung oder Münchhausen-Syndrom); **Ursachen:** Störungen in der kindlichen Entwicklung (z. B. häufige Verlust- und Trennungssituationen, Gewalterfahrung), häufig Borderline-Symptomatik oder narzisstische Störung; für den Patienten kann selbstverletzendes Verhalten eine Möglichkeit der Selbstfürsorge, ein Ventil innerer Anspannung, Selbststimulation oder -bestrafung (intrapsychisch) oder einen präverbalen Hilferuf darstellen. **Formen: 1.** Verletzung der Haut, der Blutgefäße der Haut (und der Hautanhangsgebilde) und evtl. tiefer liegender Gewebeschichten (auch Blutentnahme) durch Bisse, Schnitte, Verbrennungen, Verbrühungen, Verätzungen, Kratzen; **2.** Aufreißen von Körpergewebe sowie Abbinden oder Abreißen von Gewebe; **3.** Zufügen von Blutergüssen (Hämatomen) durch Schläge mit oder gegen Gegenstände; **4.** Ausreißen von Haaren und Nägeln;

Wirkung: Das selbstverletzende Verhalten führt zu einer Endomorphinfreisetzung im Zentralnervensystem, die zu einer emotionalen Beruhigung, einer verbesserten Schmerzwahrnehmung und der Rücknahme dissoziativer Zustände führt. Dieser entspannende Effekt geht einher mit einer verbesserten Kontrolle über sich selbst. **Maßnahme:** Psychoanalyse* zusammen mit Verhaltens-*, Körper-* und Gestalttherapie*; **Pflege:** Bezugspflege*, Führen einer Spannungskurve und Erlernen und Anwenden von Alternativen zum selbstverletzenden Verhalten; wissenschaftlich abgesicherte Alternativen sind Fördern von Achtsamkeit, starke sensorische Reize wie Oberflächenstimuli, laute Geräusche, intensive Gerüche sowie Ablenkung. **Hinweis: 1.** Alle Maßnahmen der Therapie und Pflege setzen Fachkenntnisse voraus. **2.** Fixierung* sollte in sorgfältig begründeten Ausnahmefällen und nur bei akuter suizidaler Gefährdung eingesetzt werden. Vgl. Verhaltensstörung.

Verhaltensforschung: (engl.) *behaviour research*; wissenschaftliche Untersuchung des Verhaltens von Lebewesen; Verhaltensforschung umfasst psychologische, soziologische und verhaltensbiologische (ethologische) Forschungen. Sie untersucht Verhalten aus biologischer Sicht (z. B. durch Beobachtung der Anpassungsleistung eines Organismus in seiner natürlichen Umgebung), befasst sich mit dem Vergleich tierischer und menschlicher Verhaltensweisen, der Untersuchung angeborener und erlernter Verhaltensweisen und den allgemeinen Grundlagen der Kulturfähigkeit des Menschen. Vgl. Ethologie.

Verhaltensforschung, vergleichende: s. Ethologie.

Verhaltensmodifikation: (engl.) *behaviour modification*; systematische Anwendung der Erkenntnisse der Lerntheorien (speziell instrumentelle Konditionierung*) zur Veränderung beobachtbaren Verhaltens; Verhaltensmodifikation zielt auf den Abbau unerwünschter und den Aufbau erwünschter Verhaltensweisen i. R. einer Verhaltenstherapie oder experimenteller Versuchsanordnungen. Vgl. Lernen, Verstärkung.

Verhalten, soziales: (engl.) *social behaviour*; auf andere Mitglieder einer Gruppe bezogenes Verhalten eines Lebewesens; wird von angeborenen und erlernten Verhaltensweisen gelenkt und u. a. durch die Persönlichkeitsstruktur (Charaktereigenschaften), Motivation*, aber auch durch soziale Rollen* und soziale Normen* sowie Kognitionsprozesse bestimmt (z. B. Lern- und Arbeitsverhalten).

Verhaltensstörung: (engl.) *behavioural disorder*; **1.** Bezeichnung für Verhaltensweisen, die in bedeutsamer Weise von allgemein akzeptierten Normen, gesellschaftlichen Erwartungen und Maßstäben oder dem individuellen Verhaltensrepertoire abweichen; je nach Entstehungszusammenhang können Verhaltensstörungen meist als Handlungsverlegenheit, psychische Reaktion auf schwierige Situationen und Konflikte oder als

Verhaltenstherapie

Notsignal interpretiert werden. **Ursachen:** Es werden Kombinationen von genetischen, biographisch-psychischen, hirnorganischen, sozialen und anderen Bedingungen diskutiert, von denen jedoch nach heutigem Wissensstand keine die entscheidende Einzelbedingung darstellt. **Vorkommen:** z. B. als Verstoß gegen Lern- und Leistungsanforderungen, gegen Regeln im Umgang mit anderen Personen oder gegen gesetzliche Vorschriften; **Hinweis:** Ob eine Verhaltensform als abweichend oder störend empfunden wird, hängt vom Handelnden selbst oder der Betrachtungsweise des Gegenübers ab und entspricht nicht immer reflektierten, objektiven Kriterien. **2. krankhafte Beeinträchtigung von Handlungsvollzügen; Vorkommen:** z. B. bei Essstörungen*, Abhängigkeit*, Autoaggression*; **Maßnahme:** Verhaltens-*, Körper-* und Gestalttherapie*, Psychoanalyse*, Sozialtherapie*, Musik-* und Kunsttherapie*; **Pflege:** z. B. Bezugspflege*, Milieugestaltung*, Stärkung der Alltagskompetenz*, Realitäts*-Orientierungs-Training, Zuwendung*; **Hinweis:** 1. Betreuung und Pflege von Menschen mit Verhaltensstörungen stellen besonders hohe physische und psychische Anforderungen dar, die nicht geleugnet werden sollten. 2. Das therapeutische Team* sollte sich bei stationärer Behandlung oder in der Tagesklinik u. a. für eine gemeinsame Strategie entscheiden, um keine zusätzliche Verstärkung der Verhaltensstörung zu verursachen. 3. Verhaltensstörungen sind wegen der Komplexität der Symptome und Wirkfaktoren schwer behandelbar; evtl. durch das Verhaltensmuster der Patienten auftretende Rettungsphantasien mit Supervisor oder psychologisch geschulter Vertrauensperson bearbeiten. 4. Subjektive Etikettierungen, z. B. moralische Bewertungen, vermeiden. 5. Im Zusammenhang mit dementiellen Erkrankungen wird der Begriff von Pflegewissenschaftlern abgelehnt und z. T. durch „herausforderndes Verhalten" oder „eingeschränkte Alltagskompetenz" ersetzt. Vgl. Verwirrtheit.

Verhaltenstherapie: (engl.) *behavioural therapy*; Abk. VT; psychotherapeutisches Verfahren, das sich auf Erkenntnisse der Verhaltensforschung* und der Lerntheorien (s. Lernen) stützt; **Grundlage:** Das medizinische Krankheitsmodell, nach dem Patienten an psychischen Störungen leiden, findet bei der VT keine Berücksichtigung. Vielmehr herrscht die Grundannahme, abweichendes Verhalten sei schrittweise im Zuge von Lernprozessen erworben worden. Gleichzeitig geht VT über die engen Grenzen der Lerntheorie hinaus, indem sie die funktionelle Einheit von Verhalten und Erleben (Kognition, Motive, Emotionen*, sozialer Kontext) in den Vordergrund stellt. **Anwendung:** VT verzeichnet nachweislich gute Erfolge bei der Behandlung von Angst- und Zwangsstörungen, affektiven und somatischen Störungen, Essstörungen, Suchtverhalten und Schizophrenie, dient der Therapie durch soziales Lernen (Training sozialer Fertigkeiten) und wird in der Ehe- und Familientherapie* sowie in der Verhaltensmedizin angewendet. **Durchführung:** Nach Störungsdiagnostik und individueller Verhaltens- bzw. Problemanalyse setzt die VT an prädisponierenden (empfänglich machenden), auslösenden und/oder aufrechterhaltenden Störungsbedingungen an. Ziel der VT ist es, dem Klienten neue und angemessene Verhaltensweisen zu ermöglichen, indem er diese gezielt „erlernt" und die zu Störungen führenden „verlernt". Dazu kommen die Prinzipien der Konditionierung* und Verstärkung* zur Behandlung psychischer Störungen zum Einsatz. Systematische Desensibilisierung, Aversionstherapie, Expositionsbehandlung und Löschungsstrategien sind besonders gängige Verfahren.

Verhalten, zwanghaftes (ICNP): s. Zwang.

Verhinderungspflege: Ersatzpflege eines pflegebedürftigen Menschen bei Ausfall der Pflegeperson*; **Voraussetzung:** Gemäß § 39 SGB XI hat ein Pflegebedürftiger im häuslichen Bereich einen Anspruch auf eine notwendige Ersatzkraft, wenn die Pflegeperson wegen Erholungsurlaubs, Krankheit oder aus anderen Gründen verhindert ist und sie den Pflegebedürftigen vor der ersten Verhinderungspflege mindestens 12 Monate gepflegt hat. **Leistung:** Die Verhinderungspflege ist bis zu 4 Wochen pro Kalenderjahr möglich. Die Pflegekasse zahlt im Einzelfall bis zu EUR 1432 jährlich, für eine nicht erwerbsmäßige Ersatzpflege bis zu EUR 665. Notwendige Aufwendungen, die der Pflegeperson im Zusammenhang mit der Ersatzpflege entstanden sind, werden ebenfalls übernommen. Vgl. Pflegeversicherung.

Verhütung (ICNP): (engl.) *contraceptive use*; i. d. R. Bezeichnung für Verhütung einer Schwangerschaft* (s. Schwangerschaftsverhütung).

Verifikation: (engl.) *verification*; **1.** Bestätigung durch Bereitstellung eines objektiven Nachweises, dass festgelegte Anforderungen erfüllt worden sind (DIN EN ISO 9000 : 2005); **2.** wissenschaftlicher Nachweis, der eine Theorie bestätigt; wissenschaftliche Studien oder theoretische Nachweise (z. B. mathematische Berechnungen) erlauben die Bestätigung oder Widerlegung (Falsifikation*) einer Hypothese oder einer gängigen Auffassung. Die Bestätigung einer Hypothese muss nicht endgültig sein; eine erneute Untersuchung unter veränderten Versuchsbedingungen (vgl. Experiment), z. B. bei verbessertem Wissensstand, kann die Theorie falsifizieren. Vgl. Theorie, wissenschaftliche.

Verkehrssicherungspflicht: Verpflichtung für denjenigen, der eine Gefahrenquelle geschaffen oder ermittelt hat, notwendige Vorkehrungen zum Schutz Dritter zu schaffen (§ 823 BGB); dazu verpflichtet ist diejenige Person, die in der Lage ist, die von einer Sache ausgehende Gefahr abzuwenden. Die allgemeine Aufsichtspflicht als Verkehrssicherungspflicht setzt auch voraus, dass der Verpflichtete, der die notwendigen Maßnahmen einem Dritten überträgt, diese kontrolliert und überwacht. **Pflege:** Gefahrenquellen im Pflegebereich können z. B. baulicher Art sein. Auch hat ein Heimbetreiber dafür zu sorgen, dass private Gehwege bei Glätte gestreut werden, Nässe auf Fußböden beseitigt wird und lose Handläufe befestigt werden. Auch die Nichtbeachtung der Hygienevorschriften stellt eine Gefahrenquelle dar. Eine solche kann auch von anderen Heimbewohnern oder Patienten ausgehen; so sind z. B. infektiöse Patienten von anderen Patienten zu trennen. Verkehrssicherungspflichten können auch durch Organisationsverschulden* verletzt werden. Vgl. Haftung.

Verkennung: (engl.) *illusion*; unrealistische bzw. Fehldeutung der Wirklichkeit, unangemessene Beurteilung von Sachverhalten; vgl. Wahrnehmung, Wahnvorstellung, Verwirrtheit.

Verlangsamung: (engl.) *deceleration*; Verringerung der Geschwindigkeit von Denkprozessen und Verhaltensweisen sowie eine verzögerte Reaktionsfähigkeit aufgrund von Erkrankungen mit Störungen der Hirnfunktion, Depression* oder als unerwünschte Arzneimittelwirkung (z. B. bei bestimmten Psychopharmaka, Antihistaminika und Schmerzmitteln); **Hinweis:** Fahrtüchtigkeit und Handhabung von Maschinen sind eingeschränkt.

Verlassenheit (ICNP): (engl.) *desolation*; Verlusterfahrung bzw. Verlustangst als schmerzhafte Empfindung, etwas Bedeutsames dauerhaft zu verlieren; z. B. Verlust einer wichtigen Bezugsperson* (Eltern, Lebenspartner, Kind) durch Trennung, Scheidung oder Tod oder Aufgabe des vertrauten Umfeldes, der Wohnung, von Gewohnheiten oder der Arbeitssituation; kann mit Verzweiflung*, Angst*, Unruhe* oder Trauer* einhergehen. **Hinweis:** Der Eintritt in ein Heim, evtl. auch in ein Krankenhaus stellt immer eine Situation des Verlassenseins oder des Verlustes für den Betroffenen dar. Vgl. Einsamkeit.

Verletztengeld: Leistung der Gesetzlichen Unfallversicherung*, die ein Versicherter nach einem Arbeitsunfall* bei Arbeitsunfähigkeit* (§ 45 SGB VII) erhält, wenn er vor Beginn der Arbeitsunfähigkeit Anspruch auf u. a. Einkommen, Krankengeld oder Arbeitslosengeld hatte; Verletztengeld kann auch bewilligt werden, wenn der Versicherte wegen einer Heilbehandlung eine ganztägige Tätigkeit nicht ausüben kann. Es wird auch gezahlt, wenn ein durch einen Versicherungsfall verletztes Kind beaufsichtigt, betreut oder gepflegt werden muss. Die Zahlung des Verletztengeldes endet mit dem letzten Tag der Arbeitsunfähigkeit, wenn Übergangsgeld gezahlt wird oder mit Ablauf der 78. Woche der Arbeitsunfähigkeit. Bei Arbeitnehmern ruht der Anspruch auf Verletztengeld während der Entgeltfortzahlung im Krankheitsfall (§ 46 SGB VII). Die Höhe des Verletztengeldes beträgt 80 % des Regelentgeltes. Für Versicherte, die Arbeitslosengeld nach SGB III erhalten, beträgt das Verletztengeld 70 % des Arbeitslosengeldes (Höhe des Krankengeldes). Versicherte, die Grundsicherung für Arbeitsuchende bezogen haben, erhalten Verletztengeld in Höhe des Betrages dieser Grundsicherung (§ 47 SGB VII).

Verleugnung: (engl.) *denial*; Abwehrmechanismus* des Ich* in der Persönlichkeitstheorie der Psychoanalyse nach S. Freud; der Betroffene nimmt bestimmte Aspekte der Wirklichkeit zwar wahr, aber will sie nicht wahrhaben und stellt sie deshalb als unwahr hin (z. B. als erste Reaktion auf eine Diagnose). Vgl. Verdrängung, Burnout-Syndrom.

Verlusterfahrung: (engl.) *experience of a loss*; Erleben der unfreiwilligen Einbuße einer Sache oder einer Person; hervorgerufen z. B. durch Krankheit, Trennung, Tod, Migration*, Arbeitslosigkeit oder Alter; diese Ereignisse bzw. die damit einhergehenden Verluste werden von den Betroffenen als schmerzhaft empfunden und sind häufig Auslöser von Trauer- und/oder Stressreaktionen. Zur Überwindung ist Bewältigungsarbeit (s. Coping) notwendig. Kinder können Verlusterlebnisse (z. B. Verlust der Eltern durch Trennung oder Tod) häufig nicht hinreichend verarbeiten, weil die mit dem Verlust verbundene Gesamtsituation (Scheidung der Eltern, dauernde Konflikte, keine zuverlässige Bezugsperson) dies nicht ermöglicht, sondern als zusätzlich belastend erlebt wird. Bei weiteren Verlusterfahrungen im späteren Leben besteht eine erhöhte Verletzbarkeit und Anfälligkeit für psychische Probleme. **Hinweis:** Verlusterfahrungen werden nicht nur vom Patienten selbst erlebt, sondern auch vom sozialen Netz, insbesondere den Kindern. Vgl. Lebensereignis, kritisches; Trauer, Angehörigenberatung.

Vermeidung: (engl.) *avoidance*; psychologischer Begriff aus dem Bereich der Lerntheorien (speziell der instrumentellen Konditionierung*), der eine angemessene Reaktion auf einen aversiven Reiz beschreibt, die eine unangenehme Situation verhindert; diese Vermeidungsreaktion wird in gegebener Situation verstärkt (lernen, etwas nicht zu tun). Vermeidung gehört zu den häufigen Verhaltensmustern im Umgang mit angstbesetzten und belastenden Situationen, denen bewusst oder unbewusst zu entkommen versucht wird. Sie spielt deshalb in der Pflege bei den Beteiligten eine große Rolle. Vgl. Burnout-Syndrom, Verstärkung.

Vermeidungs-Vermeidungs-Konflikt: s. Konflikt, intrapsychischer.

Vermizida: syn. Anthelminthika*.

Vermögenssorge: (engl.) *statutory duty of care of a minor's property*; gesetzlich normiertes Recht und die Pflicht, das Vermögen für einen anderen zu verwalten; **1.** Das Sorgerecht* der **Eltern** umfasst auch die Vermögenssorge (§ 1626 BGB). Die Eltern haben das ihrer Verwaltung unterliegende Geld des Kindes nach den Grundsätzen einer wirtschaftlichen Vermögensverwaltung anzulegen, soweit es nicht zur Bestreitung von Ausgaben bereitzuhalten ist. Die Eltern benötigen die Einwilligung des Familiengerichtes bei Ausschlagung ei-

Vernachlässigung

ner Erbschaft und bei Rechtsgeschäften, die gemäß §§ 1821, 1822 Nr. 1, 3, 5, 8 BGB genehmigungspflichtig sind. **2. Bevollmächtigte** haben nicht die Vermögenssorge im rechtlichen Sinne, sondern vom Vollmachtgeber privatrechtlich die Befugnis erteilt bekommen, in ihrem Namen das Vermögen zu verwalten. **3.** Eine **Betreuung** für den Aufgabenkreis* „Vermögenssorge" umfasst das Verwalten von Einkommen und Vermögen des Betreuten sowie die Ermittlung des Vermögens. Hierzu wird der Betreute zu den einzelnen Vermögenswerten befragt, es werden Unterlagen gesichtet und das Vermögen gesichert, indem Kreditinstituten mitgeteilt wird, dass Kontovollmachten nicht mehr gelten und Sperrvermerke eingetragen werden (§ 1809 BGB). Letzteres gilt nicht für Konten, die zur Bestreitung von Ausgaben erforderlich sind. Gemäß § 1908 i in Verbindung mit § 1802 BGB hat der Betreuer* ein Vermögensverzeichnis zu erstellen und es dem Vormundschaftsgericht einzureichen. Der Betreuer hat außerdem dem Vormundschaftsgericht jederzeit über das Vermögen Auskunft zu erteilen. Dem Betreuer ist es untersagt, Schenkungen in Vertretung des Betreuten zu machen (§ 1908 i BGB). Eine Ausnahme stellen Gelegenheitsgeschenke dar, die dem Wunsch des Betreuten entsprechen, durch die eine sittliche Pflicht erfüllt wird und die nach seinen Lebensverhältnissen üblich sind. Für den Abschluss von Verträgen, durch die der Betreute Wohnraum vermietet, benötigt der Betreuer mit dem Aufgabenkreis „Vermögenssorge" eine Genehmigung des Vormundschaftsgerichts. Eine Genehmigungspflicht ist u. a. außerdem erforderlich für die Verfügung über ein Grundstück des Betreuten oder über den Anteil des Betreuten an einer Erbschaft, für die Ausschlagung einer Erbschaft, den Verzicht auf einen Pflichtteil oder eine Kreditaufnahme. Stellt der Betreuer für den Betreuten Anträge beim zuständigen Sozialhilfeträger, wird der alleinige Aufgabenkreis „Vermögenssorge" als Vertretungsbefugnis nicht akzeptiert; der Betreuer ist auch für den Aufgabenkreis „Behördenangelegenheiten" zu bestellen. Vgl. Betreuungsrecht.

Vernachlässigung: (engl.) neglect; Pflegephänomen unzureichender bis nichtvorhandener Sorge* und Betreuung bezogen auf andere Menschen oder die Selbstpflege*; betroffen sind v. a. Kinder, körperlich oder psychisch kranke oder alte Menschen (z. B. in Altenheimen). Vernachlässigung gilt als relevanter psychosozialer Belastungsfaktor. **Ursachen: 1.** soziale und psychische Umstände wie Armut (s. Armutsniveau), belastende Lebenslagen (z. B. Scheidung, Gewalt, Drogenmissbrauch, sexueller Missbrauch*, Misshandlung*, Isolation, Einsamkeit*, sog. Bildungsferne, Mangel an Information, fehlende emotionale Zuwendung* (z. B. Gleichgültigkeit, unzureichende Beziehungsfähigkeit, Ablehnung), nichtkontinuierliche Versorgung (z. B. durch häufigen Wechsel der Betreuungsperson); **2.** organisatorische und finanzielle Mängel in Kinderheimen, Pflegeeinrichtungen und Krankenhäusern; **3.** psychische oder körperliche Folgen von Erkrankungen, die die Selbstpflegefähigkeit* (z. B. Depression*, Demenz) oder Fürsorgefähigkeit (z. B. postpartale Depression*) beeinträchtigen; **Kennzeichen: 1.** sichtbare Symptome wie z. B. mangelhafter Ernährungsstatus, reduzierter bis vitalgefährdender Allgemeinzustand, körperliche Ungepflegtheit, Dekubitus, psychische und soziale Auffälligkeiten; **2.** Auch mittelbare Anzeichen bei Pflegepersonen wie Vermeidung von Patientenkontakt, aggressiver Umgang mit Schutzbefohlenen (s. Burnout-Syndrom) oder Mangel an Wärme in der Eltern-Kind-Beziehung, unzureichende elterliche Aufsicht und Steuerung sowie unangemessene Anforderungen und Nötigung können Hinweise auf wahrscheinliche Vernachlässigung der zu betreuenden Personen geben. **Folge: 1.** bei vernachlässigten Säuglingen und Kleinkindern: bei gravierender Vernachlässigung psychische Reaktionen wie Hospitalismus*, Auffälligkeiten in der sozialen Interaktion (Aggression, gestörtes Nähe-Distanz-Verhalten), gestörtes Essverhalten, Schlafstörungen, dem Alter nicht angemessene Ängste, Entwicklungsverzögerungen und reaktive Bindungsstörungen; **2.** bei vernachlässigten Erwachsenen: sexualisiertes Verhalten, körperliche und psychische Verwahrlosung* bis hin zum Tod, erhöhtes Risiko für Depressionen*, Abhängigkeit*, Suizidalität* und selbstverletzendes Verhalten*; **Maßnahme: 1.** Ursachen für Vernachlässigung im Einzelfall spezifisch eingrenzen; frühzeitige Identifizierung von Betroffenen; z. B. Mütter und Väter mit besonderem Betreuungsbedarf, langjährig pflegende Angehörige, personellen Ressourcen im häuslichen Umfeld und psychosozialen Belastungsfaktoren; Früherkennung von Entwicklungsdefiziten bei Kindern (z. B. durch Familiengesundheitshebammen*, Kinderärzte, soziale Einrichtungen); **2.** pauschale Schuldzuweisungen vermeiden, um weiteren Rückzug, Verdeckung (Scham- und Schuldgefühle) oder Vermeidungsverhalten zu verhindern; **3.** Unterstützung und Beratung; pflegerische, sozialpädagogische oder sozialmedizinische Hilfeleistung; **4.** Aufklärung und Fortbildung von Eltern, Angehörigen und Pflegepersonen (z. B. Sprechstunden für Eltern von Schreibabys); **5.** Behebung organisatorischer Mängel in Einrichtungen; **6.** ggf. und v. a. rechtzeitig juristische Intervention (Anzeige, Einschalten des Jugendamtes, der Heimaufsicht) zur Abstellung der Mängel und Sicherstellung der notwendigen Versorgung; **7.** gezielte, strukturierte Kooperation und Vernetzung aller an der Betreuung von Familien oder Pflegebedürftigen beteiligten Einrichtungen mit niedrigschwelligen Angeboten (z. B. in einem Stadtteil-Café). **Hinweis:** Vernachlässigung stellt gesamtgesellschaftlich ein immer drängenderes Problem dar, das sich in allen sozialen Schichten zeigt und nicht auf Pflegeeinrichtungen beschränkt ist. Vgl. Obhutspflicht, Personensorge.

Vernunft: (engl.) *reason*; Fähigkeit, einen Zusammenhang sinnvoll zu erfassen, zu ordnen und zu überschauen, das Urteils- und Denkvermögen zur Wirklichkeits- und Werterkenntnis einzusetzen und entsprechend zu urteilen oder zu handeln; Vernunft entsteht aus dem Zusammenhang von sinnlicher Wahrnehmung und gedanklicher Verarbeitung. **Hinweis:** Vernünftiges oder unvernünftiges Verhalten muss immer im Kontext der subjektiven Betrachtung eines Menschen (mit Berücksichtigung des sozialen und kulturellen Kontexts) oder einer Institution (z. B. Krankenhaus) gesehen werden. Gesundheitsschädliches Verhalten (z. B. Rauchen oder Essen vor oder nach einer Operation) kann in der Logik eines Patienten durchaus vernünftig sein (z. B. zur Angstminderung). Klären führt eher zu gewünschter Verhaltensänderung als maßregeln.

Verschiebung: (engl.) *displacement*; **1.** Abwehrmechanismus* des Ich* in der Persönlichkeitstheorie der Psychoanalyse* nach S. Freud, bei dem ein ursprüngliches Triebobjekt durch ein Ersatzobjekt ersetzt wird; unangenehme, nicht akzeptable und meist feindselige Gefühle in Bezug auf einen anderen Menschen werden z. B. auf dessen persönliche Besitztümer verlagert (die zerstört oder verlegt werden können, um Aggressionen auszuleben). **2.** Möglichkeit der Traumentstellung in der Traumtheorie S. Freuds, in der wichtige Aspekte des Traumgedankens im Traum als nebensächlich dargestellt und unwichtige überbetont werden. Der Traum erscheint dadurch im Wachzustand fremd und unverständlich und kann deswegen der Zensur entgehen. Vgl. Verdrängung.

Verschlucken: (engl.) *1. to swallow, 2. to choke*; **1.** etwas hinunterschlucken, z. B. auch Fremdkörper; vgl. Aspiration; **2.** „sich verschlucken" als Eintritt von Nahrung in die Luftröhre, z. B. durch gleichzeitiges Essen und Sprechen oder bei organisch bedingter Schluckstörung*.

Verschwiegenheitspflicht: (engl.) *duty to keep confidential, obligation of secrecy*; Pflicht von Mitarbeitern der Gesundheitsberufe aufgrund des Arbeitsvertrages* oder eines Tarifvertrages zur Wahrung von Verschwiegenheit über Angelegenheiten, die bei der dienstlichen Tätigkeit bekannt wurden, soweit sie der Geheimhaltung durch gesetzliche Vorschriften unterliegen (§ 203 StGB) oder auf Weisung des Arbeitgebers angeordnet wurden; Verstöße gegen die Verschwiegenheitspflicht können arbeitsrechtliche Konsequenzen bis hin zur Kündigung haben. Bei Vorliegen von strafbaren Handlungen in der Einrichtung kann ein rechtfertigender Notstand* für die Weitergabe von Informationen z. B. an die Heimaufsicht vorliegen. Vgl. Schweigepflicht.

Versorgung, integrierte: (engl.) *integrated delivery system*; Abk. IV; auch Kooperationsgemeinschaft, Versorgungsverbund, Netzwerk; Bezeichnung für die disziplin- und sektorenübergreifende Zusammenarbeit von verschiedenen Berufsgruppen und/oder Einrichtungen des Gesundheitswesens (Medizin, Rehabilitation, Pflege) mit dem Ziel der abgestimmten, umfassenden und kontinuierlichen Versorgung von Patienten; vielfach wird der Begriff auch so eng gefasst, dass nur die Versorgungsformen nach § 140 a SGB V darunter verstanden werden.

Konzept
Ausgehend von den Defiziten des herkömmlichen, nach Sektoren gegliederten Versorgungssystems mit nicht abgestimmten Therapie- und Betreuungsmaßnahmen, die evtl. zu Versorgungsunterbrechung und Drehtüreffekten an den Schnittstellen der ambulanten und stationären Versorgung, zu Doppeluntersuchungen und überlangen Klinikaufenthalten führen, besteht das Ziel der integrierten Versorgung darin, die medizinischen, rehabilitativen und pflegerischen Leistungen besser zu koordinieren („alles aus einer Hand") und dadurch die Versorgungsqualität und die Wirtschaftlichkeit zu erhöhen. Integrierte Versorgungssysteme werden einerseits von Ärzten, Krankenhäusern, Pflegediensten u. a. begründet, um Patienten bedarfsgerecht und qualitativ hochwertig zu versorgen; andererseits ist die Netzwerkbildung auch betriebswirtschaftlich motiviert. Mögliche ökonomische Vorteile für die Verbundpartner sind Kundengewinnung und -bindung, gemeinsame Öffentlichkeitsarbeit, Spezialisierung auf Kernkompetenzen, Bildung von Einkaufsgemeinschaften sowie Einsparung von Behandlungskosten. Eine Verbesserung der Effektivität (Wirksamkeit) und Qualität der Versorgung wird v. a. von der qualitätsorientierten Auswahl der Netzpartner und der Vereinbarung von Behandlungs- bzw. Betreuungsstandards (Leitlinien*, klinische Behandlungspfade*) erwartet. Mehr Wirtschaftlichkeit und Effizienz wird hauptsächlich dadurch zu erreichen versucht, dass die Versorgung jeweils in der Einrichtung erfolgt, wo sie in der erforderlichen Qualität am kostengünstigsten erbracht werden kann; i. Allg. bedeutet dies die Bevorzugung ambulanter gegenüber stationären Leistungen. Der häuslichen Pflege* kommt dabei eine besondere Bedeutung zu, insbesondere in Netzwerken, die chronisch kranke und ältere Menschen betreuen.

Einteilung der IV-Systeme
1. a) krankheitsspezifisch: IV-Systeme konzentrieren sich auf bestimmte Krankheiten; **b)** populationsbezogen/krankheitsunspezifisch: IV-Systeme beziehen alle Patienten ein; **2. a)** IV-Systeme beruhen auf einem Vertrag mit einer Krankenversicherung als Kostenträger (nach §§ 140 a–d SGB V); **b)** IV-Systeme sind (lediglich) ein Zusammenschluss von Leistungserbringern nach dem SGB.

Recht
Die integrierte Versorgung wurde erstmals mit dem Gesundheitsreformgesetz 2000 in das Sozialgesetzbuch (SGB V) eingeführt und durch das GKV-

Modernisierungsgesetz (Abk. GMG), das am 1.1.2004 in Kraft trat, weiterentwickelt. Nach der Definition des Gesetzgebers ermöglicht integrierte Versorgung „… eine verschiedene Leistungssektoren übergreifende Versorgung der Versicherten" (§ 140 a Absatz 1 SGB V). IV-Systeme nach den §§ 140 a–d SGB V beruhen auf Verträgen, die Krankenversicherungen mit einzelnen oder Gemeinschaften von Leistungsanbietern abschließen. In diesen Verträgen können besondere Versorgungsangebote (z. B. ambulante Operationen, Patientenschulungen) und Vergütungsformen (z. B. sektorenübergreifende Fallpauschalen* oder Leistungskomplexgebühren) vereinbart werden. Seit 2004 ist eine Anschubfinanzierung für IV-Systeme vorgesehen (§ 140 d SGB V). Vertragspartner der Krankenkassen können alle Leistungserbringer nach dem SGB V sein (also auch die häusliche Krankenpflege* nach § 37 SGB V); nicht einbezogen ist die Pflege nach SGB XI. Durch das Pflegeleistungs*-Ergänzungsgesetz ist 2002 eine entsprechende Erprobungsklausel aufgenommen worden, die den Pflegekassen die (Mit-)Finanzierung von Netzwerken für Demenzkranke erlaubt.

Während die integrierte Versorgung nach den §§ 140 a ff. SGB V anfänglich nur sehr zögerlich umgesetzt wurde, hat die Einführung sog. Disease-Management-Programme (Abk. DMP, s. Disease Management) durch das Reformgesetz zum Risikostrukturausgleich ab 2002 die Entwicklung belebt. DMP sind strukturierte, leitlinienorientierte Behandlungsprogramme für Patienten mit chronischen Krankheiten, u. a. Diabetes mellitus, Brustkrebs, Asthma bronchiale, koronare Herzkrankheiten (§ 137 f SGB V), an denen i. d. R. mehrere Versorgungssektoren beteiligt sind und die z. T. auf IV-Verträgen nach § 140 b SGB V beruhen. Nicht zuletzt weil die DMP-anbietenden Krankenversicherungen Zahlungen aus dem Risikostrukturausgleich erhalten, ist zu beobachten, dass diese indikationsbezogenen Programme die Verbreitung der integrierten Versorgung befördert haben.

Unabhängig von den Vorschriften des SGB V und der Finanzierung durch die Krankenversicherungen steht es grundsätzlich allen Leistungserbringern frei, mit Partnern ihrer Wahl Netzwerke auf der Basis gemeinsamer Absprachen oder Verträge zu begründen. Die Bildung von Netzwerken „von unten" ist bereits vielerorts in Deutschland erfolgt. Das GMG hat dieser Entwicklung Vorschub geleistet. Hervorzuheben ist die Möglichkeit, auf der Grundlage des novellierten § 95 SGB V sog. medizinische Versorgungszentren* (Abk. MVZ) zu gründen, in denen verschiedene Fachärzte und andere Gesundheitsberufe ambulant und interdisziplinär zusammenarbeiten können. Ein MVZ ähnelt einer Poliklinik in der ehemaligen DDR; es hat einen (einzigen) Träger (zurzeit meist ein Krankenhaus) und muss von einem Arzt geleitet werden.

Hinweis: Gemäß dem Eckpunktepapier der Bundesregierung zur Gesundheitsreform 2006 (Stand Juli 2006) soll künftig (voraussichtlich ab 2008) auch die Mitwirkung von Leistungsanbietern nach dem SGB XI an Verträgen zur integrierten Versorgung nach § 149 b SGB V möglich sein.

Praktische Umsetzung

IV wird als die „Versorgungsform der Zukunft" bezeichnet. Sie wird für eine Vielzahl von Krankheitsbildern angeboten (z. B. Herz-Kreislauf-Erkrankungen, Hüft- und Knie-Endoprothetik, Depression) und dient auch der ganzheitlichen Betreuung alter, multimorbider Menschen. Im Juli 2006 waren bei der Registrierungsstelle für IV-Verträge nach § 140 b SGB V 2590 Verträge mit voraussichtlich über 3,7 Millionen teilnehmenden Versicherten gemeldet. Während anfänglich die Initiative von den niedergelassenen Ärzten ausging, ist infolge der Einführung von DRG-Fallpauschalen (s. DRG) für Krankenhäuser festzustellen, dass die Gründung von Netzwerken verstärkt vom stationären Sektor aus betrieben wird. Die Krankenhäuser sind vergütungsbedingt bestrebt, die Verweildauer ihrer Patienten zu verkürzen, und haben demzufolge Interesse an der Bildung von Netzwerken mit niedergelassenen Ärzten, Rehabilitationskliniken und Pflegediensten, die die poststationäre Versorgung in abgestimmter, qualifizierter Weise zuverlässig übernehmen. Die Krankenhäuser können zu diesem Zweck medizinische Versorgungszentren nach § 95 SGB V gründen und IV-Verträge mit den Krankenkassen nach §§ 140 a–d SGB V schließen.

Ambulante Pflegedienste sind insbesondere dann Initiatoren von Versorgungsnetzen, wenn es darum geht, alten, hilfebedürftigen Menschen eine möglichst selbständige Lebensführung in ihrer Häuslichkeit zu ermöglichen. Vernetzte Dienstleistungen für alte Menschen entstehen vielerorts in Deutschland, ohne dass dafür eine besondere gesetzliche Grundlage gilt. I. d. R. wählen Pflegedienste Unternehmen oder soziale Einrichtungen als Netzpartner aus, die komplementäre, alltagsweltliche Dienstleistungen wie z. B. „Essen auf Rädern", Hausnotruf (s. Notrufsystem), Wohnumfeldberatung, Begleit- und Reisedienste anbieten.

Eine weitere Form der integrierten Versorgung mit dem Ziel, die Versorgungssituation und Lebensqualität alter, z. T. schwerstkranker Menschen durch Kooperation zu verbessern, sind die gerontopsychiatrischen und geriatrischen Verbunde, wie sie in den 90er Jahren des 20. Jahrhunderts entstanden. Dabei handelt es sich um Zusammenschlüsse von medizinischen und pflegerischen Einrichtungen (insbesondere Kliniken, ambulante Pflegedienste, teil- und vollstationäre Pflegeeinrichtungen), die gemeinsam Versorgungsstandards festlegen, Dokumentations- und Überleitungsregeln definieren, Konzepte der Einzelfallbetreuung (Case* Management) entwickeln, Fortbildungen und Qualitätszirkel* abhalten. I. R. des vom Bundesministerium für Familie, Senioren, Frauen und Jugend geförderten Programms „Altenhilfestruk-

turen der Zukunft" wurden bundesweit Vernetzungsmodelle erprobt und wissenschaftlich begleitet; die Erfahrungen sind 2004 in einem Ergebnisbericht des Ministeriums veröffentlicht worden. Vgl. Erkrankung, chronische.
Autorin: Jutta Räbiger.

Versorgungszentrum, medizinisches: (engl.) *health centre, medical centre, medical care unit*; Abk. MVZ; fachübergreifende, ärztlich geleitete Einrichtung, in der im Arztregister eingetragene Ärzte als Angestellte oder Vertragsärzte tätig sind; **Voraussetzung:** Ein MVZ kann nur von Leistungserbringern gegründet werden, die durch Ermächtigung, Zulassung oder Vertrag an der medizinischen Versorgung der Versicherten der Gesetzlichen Krankenversicherung teilnehmen; Voraussetzungen für die Zulassung sind 1. fachübergreifende Tätigkeit; 2. ärztliche Leitung; 3. Rechtsform entsprechend dem ärztlichen Berufsrecht; 4. Vertragsarztsitz entsprechend der geplanten fachlichen und personellen Ausrichtung; **Ziel:** 1. interdisziplinäre Versorgung „aus einer Hand" für den Patienten; 2. Förderung der interdisziplinären Kooperation auch aus wirtschaftlichen Gründen; 3. Teilnahme an der vertragsärztlichen Versorgung als zugelassener Leistungserbringer (nach GKV-Modernisierungsgesetz); 4. Teilnahme von Ärzten an der vertragsärztlichen Versorgung ohne die wirtschaftlichen Risiken einer Praxisgründung; **Recht:** Rechtliche Grundlage ist § 95 Absatz 1 Satz 2 SGB V; angestellte Ärzte in einem MVZ haben die gleichen Rechte und Pflichten wie Vertragsärzte.

Verständigung: s. Kommunikation.
Verständnis: s. Empathie.
Verstärkung: (engl.) *reinforcement*; bedeutsames Ereignis (Reiz*), das infolge einer Verhaltensweise auftritt und deren weitere Auftretenswahrscheinlichkeit beeinflusst; psychologischer Begriff aus dem Bereich der Lerntheorien, der auch als Form der instrumentellen Konditionierung* bezeichnet wird. **Anwendung:** 1. als Bestandteil einer Verhaltenstherapie*, z. B. bei Erkrankungen wie Angststörungen (Phobien), Zwangsstörungen (s. Zwang) oder Abhängigkeit* zum Abbau von Fehlverhalten und Aufbau erwünschter Verhaltens; 2. i. R. der Erziehung zur Herbeiführung familiär oder gesellschaftlich erwünschten Verhaltens oder zur Vermeidung unerwünschter Verhaltens. **Formen: 1. intermittierende** Verstärkung: auch partielle Verstärkung; erfolgt nicht regelmäßig auf Verhaltensweisen; über intermittierende Verstärkung erlernte Verhaltensweisen werden im Vergleich zu über regelmäßige Verstärkung erlernten Verhaltensweisen häufiger vergessen. **2. materielle** Verstärkung: belohnt eine erwünschte Verhaltensweise mit greifbaren (erstrebenswerten) Dingen (z. B. Süßigkeiten, Geld für erfolgreiches Lernen); **3. negative** Verstärkung: reduziert die Auftretenswahrscheinlichkeit einer Verhaltensweise und erhöht sie nach Entfernung (z. B. experimentell Lärm, Stromschlag); als Konsequenz eines Verhaltens wird ein unerwünschter Zustand beendet. Besondere Form der negativen Verstärkung ist die Bestrafung (bzw. der Belohnungsentzug), die auf ein unerwünschtes Verhalten folgt. **4. positive** Verstärkung: Bestärkung oder Belohnung von erwünschten Verhaltensweisen; **5. primäre** Verstärkung: Bestärkung oder Belohnung von erwünschten Verhaltensweisen mit etwas, das zur Befriedigung eines Grundbedürfnisses benötigt wird (z. B. Essbares); **6. sekundäre** Verstärkung: Bestärkung oder Belohnung von erwünschten Verhaltensweisen mit etwas, das nicht unmittelbar zur Befriedigung eines Grundbedürfnisses benötigt wird (z. B. Geld); **7. soziale** Verstärkung: Bestärkung oder Belohnung von erwünschten Verhaltensweisen mit Formen der sozialen Zuwendung (Aufmerksamkeit, Lob*, Anerkennung); **8. stellvertretende** Verstärkung: bei anderen beobachtete Bestärkung oder Belohnung für das Zeigen erwünschter Verhaltensweisen (z. B. Anerkennung, Erfolg) mit Vorbildcharakter; **Hinweis:** Das Gegenteil von Verstärkung (Löschung) begünstigt das Verschwinden einer Verhaltensweise.

Verstand: (engl.) *ratio, senses*; Fähigkeit, zu denken und zu verstehen sowie Dingen und Empfindungen Begriffe zuzuordnen und diese zu bewerten; Urteils-* und Denkvermögen, Auffassungs- und Erkenntnisgabe, Geist, Intellekt, Intelligenz* und Vernunft* machen den Verstand aus. **Hinweis:** Umgangssprachlich wird der Begriff auch i. S. von praktischer Urteilsfähigkeit („gesunder Menschenverstand") gebraucht.

Verstauchung (ICNP): (engl.) *sprain*; syn. Zerrung; Distorsion; häufig durch indirekte Gewalteinwirkung (Umknicken des Fußes, Verdrehung des Kniegelenks, Stauchung der Hand) entstehende Fasereinrisse im Bandsystem; **Kennzeichen:** Schwellung, Bluterguss (Hämatom*), Funktionseinschränkung, Schmerz; **Maßnahme:** 1. vorübergehende Ruhigstellung, Entlastung und Schonung; 2. ggf. Kompressionsverband*, Schiene*, Wickel*; **Komplikationen:** Entzündung der Innenschicht der Gelenkkapsel mit Gelenkergüssen, chronische Instabilität. Vgl. Luxation, Fraktur.

Verstopfung: s. Obstipation.
Verstümmelung (ICNP): (engl.) *mutilation*; Mutilation; Beschädigung oder Verletzung des Körpers oder von Körperteilen u. a. durch Abschneiden von Gliedmaßen oder Verbrennen der Haut; am eigenen Körper vorgenommene Eingriffe werden als Selbstverstümmelung* bezeichnet. **Ursachen:** 1. sekundär bei verschiedenen Erkrankungen, z. B. Lepra, Tuberkulose der Haut (Tuberculosis cutis luposa), Autoimmunkrankheiten des Gefäß- und Bindegewebesystems (Sklerodermie), Störung der Biosynthese des Häms (Porphyrie), Sonderform der Schuppenflechte (Psoriasis pustulosa), arteriellen Verschlusskrankheiten, Polyneuropathie, Raynaud-Syndrom; 2. Unfall; 3. Aggression* ge-

Verstümmelung, genitale

gen andere oder sich selbst (Autoaggression*); **4.** autoaggressiver Akt bei psychischen Erkrankungen, z. B. Psychose, Magersucht* (Anorexie), als Verzweiflungstat (z. B. Abschneiden der Brüste, des Penis); **5.** Gewalt gegen Frauen: Zerschneiden des Gesichts Prostituierter, Entfernung oder Beschädigung der Klitoris, Vergewaltigung* mit anschließender Verstümmelung; **6.** politisch motivierte Gewalt: Kriegsverletzung, Folter, rassistische Gewalt; **7.** Teil kulturellen Brauchtums oder religiöser Überzeugung (s. Beschneidung, Verstümmelung, genitale). **Maßnahme: 1.** schnelle, gezielte Notfallversorgung (Schockzustand erst körperlich versorgen); **2.** Opfer von Verstümmelungen sind nach der Notfallversorgung möglichst immer an eine von Spezialisten geführte Behandlung zu vermitteln (z. B. Folterbehandlungszentren, Unfallpsychologen). **3.** Bei alten, verheilten Verstümmelungen nur im Auftrag des Patienten tätig werden. **Hinweis: 1.** Keine drängenden Fragen stellen, keine entsetzte oder moralische Bewertung im Beisein des Opfers äußern (ggf. Suizidgefahr). **2.** körperliche Berührung nur nach Ankündigung, um Panik zu vermeiden. Vgl. Verhalten, selbstverletzendes.

Verstümmelung, genitale: (engl.) *genital mutilation*; Sammelbezeichnung für Eingriffe an den Sexualorganen, die deren Unversehrtheit beeinträchtigen und nicht zur Abwehr gesundheitlicher Risiken oder zur Korrektur von Fehlbildungen dienen; **Einteilung: 1.** am eigenen Körper vorgenommene Eingriffe (s. Selbstverstümmelung); **2.** Eingriffe, die von anderen vorgenommen werden (s. Verstümmelung); **Häufigkeit:** Genitale Verstümmelungen werden seit der Frühgeschichte aus allen Kulturen berichtet. Sie fanden meist bei sämtlichen oder fast allen Mitgliedern der Gruppe statt. Bei **Jungen** ist heute nur noch die Zirkumzision (s. Beschneidung) aus rituellen Gründen verbreitet und betrifft etwa 23 % der männlichen Weltbevölkerung. Jährlich werden 13 Millionen Jungen beschnitten. Bei **Mädchen und Frauen** bilden verstümmelnde Eingriffe bis heute in zahlreichen Ländern Afrikas und Asiens ein besonderes Problem: 130–150 Millionen Frauen sind genital verstümmelt. Jährlich kommen 2 Millionen Mädchen hinzu. In Deutschland leben vermutlich ca. 20000 Frauen (überwiegend Migrantinnen) mit genitalen Verstümmelungen. **Formen: 1.** Bei **Männern** betreffen genitale Verstümmelungen v. a. das Entfernen der gesunden Vorhaut des Penis (Zirkumzision), das Einschneiden der Vorhaut u. a. rituell begründete Eingriffe am Penis. **2.** Bei **Frauen** ist traditionell ein breites Spektrum genitaler Verstümmelungen üblich: **a)** Entfernen der Vorhaut der Klitoris; **b)** Spaltung der Klitoris in mehrere Streifen oder vollständiges Entfernen der Klitoris (Klitoridektomie); **c)** Entfernen von Klitoris und kleinen Schamlippen (sog. erweiterte Klitoridektomie); mit ca. 80 % häufigste Form; **d)** Entfernen von Klitoris, kleinen Schamlippen und Teilen der großen Schamlippen, meist verbunden mit dem Verschließen der Scheidenöffnung durch Klammern oder Naht bis auf das hintere Drittel (partielle Infibulation) oder bis auf eine sehr kleine hintere Öffnung; **e)** Beschädigung von Klitoris, Schamlippen und Scheidenwänden durch oberflächliche Schnitte, Stiche, Verbrennungen oder das Auftragen ätzender Substanzen oder Pflanzenteile bzw. deren Einbringen in die Scheide (Vagina). **Folge:** insbesondere bei Frauen gravierend; man schätzt einen Anteil von 25–40 % akut oder später (z. B. im Rahmen von Geburten) tödlich verlaufender Komplikationen: **1.** akute Folgen (v. a. bei traditioneller Durchführung): **a)** schwerste Schmerzzustände und Blutungen; **b)** Knochenbrüche infolge der Gegenwehr des Opfers; **c)** Wundinfektionen und Blutvergiftung (Sepsis); **d)** hohes Risiko der Übertragung von Infektionen (insbesondere HIV, Hepatitis C); **2.** andauernde Folgen: **a)** größte Schwierigkeiten beim Wasserlassen oder Harninkontinenz*; **b)** Wucherungen des Narbengewebes (Keloid*); **c)** chronische Schmerzzustände, v. a. mit Einsetzen der ersten Menstruationen, z. B. schmerzhafte Menstruation (Dysmenorrhö), Ansammlung von Menstruationsblut in der Scheide (Hämatokolpos), genitales Schmerzsyndrom, oder infolge von Wucherungen des geschädigten Nervengewebes (Neurinombildung); **d)** hohe Risiken für Infektionen von Harnröhre (Urethritis), Harnblase (Zystitis), Harnwegen (Ureteritis) und Nieren (Nephritis), innere Sexualorganen (Scheide, Gebärmuttermuskulatur, Eileiter, Eierstöcke; jeweils mit dem Risiko einer dauernden Unfruchtbarkeit) sowie Bauchfell (Peritonitis); **e)** häufig Entstehung von Fisteln zwischen Scheide und umgebenden Organen (Vesikovaginal- und Rektovaginalfisteln); **3.** Je nach Ausmaß der Verstümmelung sind beim Vaginalverkehr und bei Geburten weitere Folgen unausweichlich, denn die entstandenen verengten Strukturen erfordern eine Erweiterung, die entweder allmählich (schmerzhaft) oder durch erneute Gewaltanwendung (sehr schmerzhaft) erfolgt. **4.** Die offensichtliche, lebenslang psychisch schwerst traumatisierende Wirkung der Eingriffe und ihrer Folgen wird offenbar z. T. durch eine eindeutig positive Bewertung des Vorgangs im sozialen Umfeld gemildert. Dennoch sind in jedem Fall erhebliche Beeinträchtigungen des Erlebens von Sexualität, Schwangerschaft und Geburt zu erwarten und werden regelmäßig nachgewiesen. Verhaltensauffälligkeiten, aber auch schwere psychische Fehlentwicklungen und Störungen (Depressionen, Angststörungen, Psychosen) sind häufig. **Maßnahme:** auf die Behandlung der Folgen beschränkt; dabei ist nicht selten eine operative Revision der entstandenen Narbenstrukturen erforderlich. Eine Rekonstruktion zerstörter Organe ist kaum möglich. Psychische und sexuelle Folgen können (bei entsprechendem Leidensdruck) durch Psychotherapie beinflusst werden. Dem Zusammenschluss betroffener Frauen in Selbsthilfegruppen kommt ggf. eine hohe Bedeutung zu. **Recht:** Ärzte, die von einer drohenden genitalen Verstümmelung Kenntnis erhalten, sind nach dem Grundsatz des rechtfertigenden Notstandes* ggf. zur Erstattung einer Anzeige bei der Polizei berechtigt.

Vertigo: s. Schwindel.

Vertrauen (ICNP): (engl.) *trust, confidence*; Glauben an das Gute, die Kraft oder Zuverlässigkeit anderer; Vertrauen ist eine Voraussetzung für eine tragfähige therapeutische oder berufliche Beziehung*, die durch gezielte Information (z. B. Nachweis der Kompetenz, Aufklärungsgespräch) und emotionale Verbindlichkeit (Ruhe, Sicherheit im Auftreten) herbeigeführt wird. Ein Nachweis der Zuverlässigkeit unterstützt Vertrauen (Pflege-, Therapieerfolg, Einhalten von Zusagen). **Hinweis:** Ein gestörtes Vertrauensverhältnis führt zu Mangel an Compliance*. Vgl. Urvertrauen.

Verwahrlosung: (engl.) *(total) neglect*; nicht einheitlich verwendete Bezeichnung für ein Verhalten und für Lebensumstände, die den Erwartungen der Gesellschaft widersprechen; **Kennzeichen:** Als Gefährdung hinsichtlich und Zeichen der Verwahrlosung gelten u. a. Armut (s. Armutsniveau), Obdachlosigkeit, Folgen von Vernachlässigung* bei chronischen Erkrankungen (z. B. bei psychischen Syndromen wie Schizophrenie oder Demenz) und Mangel an Selbstpflegefähigkeit*. Verwahrlosung setzt zumeist schleichend ein. **Hinweis:** Maßnahmen gegen Verwahrlosungstendenzen bedürfen i. d. R. einer Zusammenarbeit und Koordination von mehreren Diensten und Ämtern (z. B. Pflegedienst, Sozialdienst, Sozialamt, Jugendamt, Medizinischer Dienst).

Verweilkatheter: s. Blasenkatheter; Venenverweilkanüle.

Verwirrtheit (ICNP): (engl.) *confusion*; qualitative Bewusstseinsstörung* mit Desorientierung in Bezug auf die Zeit, den Ort, die Person oder die Situation (s. Orientierung), Unfähigkeit zu geordnetem, zielgerichtetem Denken (Denkstörung*) und Störung der Gedächtnisleistung; **Ursachen:** Reaktion auf Veränderungen in der Umwelt oder Symptom seelischer oder körperlicher Erkrankung; **Formen:** tritt entweder akut auf (behandel- und umkehrbar; s. Verwirrtheit, akute) oder ist chronisch fortschreitend (kaum umkehrbar; s. Verwirrtheit, chronische).

Verwirrtheit, akute: (engl.) *acute confusion, delirium*; syn. Delir, Durchgangssyndrom; plötzlich auftretender Zustand der Orientierungslosigkeit und Unfähigkeit zu geordnetem, zielgerichtetem Denken, der einige Stunden bis Tage anhalten kann und vollständig rückbildungsfähig ist; **Ursachen:** 1. erlebte Krise, Veränderung der Lebensumstände, Angst; 2. körperliche Erkrankung (z. B. Hirnerkrankung, Unterzuckerung bei Diabetes mellitus, Sauerstoffmangel, Leber- und Nierenversagen, Flüssigkeitsmangel, Fieber); 3. seelische Erkrankung (akute Psychose); 4. unerwünschte Arzneimittelwirkung, Überdosis oder Entzug von Arzneimitteln, Alkohol oder Drogen (s. Entzugssyndrom); **Kennzeichen:** Bewusstseinstrübung*, Desorientierung (zeitlich, örtlich, personal und situativ), Denk- und Konzentrationsstörung, Erinnerungsverfälschung, Unruhe*, Angst* und Misstrauen, Sinnestäuschung und Wahnideen, Stimmungswechsel, motorische Unruhe, vegetative Störungen (Schwitzen, Blutdruckabfall, Pulserhöhung, Schwindel, Veränderung des Schlaf*-Wach-Rhythmus); **Komplikationen:** Übergang in Koma infolge Kreislaufversagens und epileptische Anfälle bei Entzugsdelir, hohes Fieber, Verletzungs- und Sturzgefahr, Gefahr des Weglaufens, Eintritt in Verwirrtheitspsychose mit beschleunigtem Denken und unstillbarem Rededrang bzw. Denkhemmung und Ratlosigkeit; **Maßnahme:** 1. Bestimmung und Behandlung der auslösenden Faktoren; 2. Arzneimittelgabe; **Pflege:** 1. Zuwendung* durch eine Bezugsperson und Orientierung* in möglichst gewohnter Umgebung gewährleisten (s. Orientierungshilfen); 2. für Sicherheit sorgen (Gefahr der Selbstgefährdung*); 3. Vitalfunktionen überwachen; 4. ausreichende Flüssigkeitszufuhr gewährleisten; 5. bei Bedarf Hör- und Sehhilfen einsetzen; 6. Arzneimittelgabe überwachen und auf unerwünschte Arzneimittelwirkung* achten. Vgl. Verwirrtheit, chronische.

Verwirrtheit, chronische: (engl.) *chronic confusion*; Bezeichnung für das Verhalten von Menschen, die durch Verlust des Gedächtnisses und der Erinnerungen (v. a. an kürzlich Erlebtes) dauerhaft und in zunehmendem Maße Schwierigkeiten in der Orientierung* zur eigenen Person und Umgebung haben (s. Orientierungsstörung); **Ursachen:** hirnorganische und hirnphysiologische Veränderungen, die einen pathologischen Grad erreichen (Schwelleneffekt); **Kennzeichen:** Die Einschränkungen der gedächtnisabhängigen Fähigkeiten bringen einen zunehmenden und schließlich umfassenden Hilfebedarf in allen Aktivitäten des Lebens mit sich. Soziale Rollen* werden z. T. vergessen, Persönlichkeitsmerkmale, die vor der Erkrankung kaum wahrnehmbar waren, können in den Vordergrund treten, bestehende Eigenarten verstärkt werden. Emotionale und sozial-interaktive Kompetenzen bleiben jedoch ungemindert erhalten oder werden verstärkt. Das Erscheinungsbild ist individuell und abhängig von der Biographie. Der Betroffene erlebt bleibende Verunsicherung und Verstörung angesichts der fortschreitenden Beeinträchtigung der eigenen kognitiven Fähigkeiten. Vgl. Regression.

Pflege
Pflegediagnostik: Pflegediagnosen* zu chronischer Verwirrtheit bilden die pflegerisch relevante Perspektive des Erlebens der Betroffenen und die pflegerischen Interventionsmöglichkeiten noch unzureichend ab. **Beispiel:** NANDA-Pflegediagnose: „Eine irreversible, schon lange bestehende

Verwirrtheit, chronische

und/oder fortschreitende Verschlechterung des Intellekts und Persönlichkeitsveränderung, gekennzeichnet durch eine verminderte Fähigkeit, Umgebungsreize zu interpretieren, sowie eine verminderte Fähigkeit, intellektuelle Denkprozesse auszuführen, angezeigt durch Gedächtnisstörungen, Orientierungsstörungen und Verhaltensstörungen. (...) Ätiologische oder beeinflussende Faktoren: Alzheimer-Demenz, Korsakoff-Syndrom, Multiinfarkt-Demenz, Apoplexie, Schädelhirntrauma" (M. J. Kim, G. K. McFarland, A. M. McLane, 1999). Die übersetzte Diagnose lehnt sich in der Benennung der fortschreitenden Defizite im Denk- und Orientierungsvermögen und der Persönlichkeitsveränderungen* stark an medizinische Klassifikationen an (ICD*; DSM, Abk. für Diagnostic and Statistical Manual of Mental Disorders). An den Kennzeichen wird kritisiert, dass sie inkohärent (unzusammenhängend) und vage sind und sich mit der Diagnose Orientierungsstörung (im Original: impaired environmental interpretation syndrome) überschneiden, die als mangelhaft unterscheidendes Konzept für abweichendes Verhalten (S. Ried, T. Dassen, 2000) eingeschätzt werden. Die Betonung der Defizite (Abbauprozesse) in den Klassifikationen erschwert die Wahrnehmung der Kompetenzen der Betroffenen und begünstigt daher einen „pflegerischen Nihilismus" (Verneinung aller positiven Zielsetzungen). Die Kennzeichnung „Persönlichkeitsveränderung" wird im deutschsprachigen, interdisziplinären Diskurs in Frage gestellt, weil viele Aspekte der Befindlichkeit, des Erlebens und Verhaltens mit Hilfe biographischer Informationen verständlich werden und durch die Art der Interaktions- und Umgebungsgestaltung beeinflussbar bleiben. Die Bezeichnung Verhaltensstörung* trifft auf breite Ablehnung bei Pflegewissenschaftlern und sozialwissenschaftlich orientierten Fachleuten. Ähnlich dem Terminus „störendes Verhalten" (engl. disruptive behaviour) kennzeichnet (und priorisiert) sie die Bedürfnislage der (gesunden) Personen in der Umgebung der Betroffenen. Als „störende Verhaltensweisen" chronisch verwirrter Menschen werden häufig erhöhte motorische Unruhe und „Weglaufen", Rufen und Schreien, Schlaf*-Wach-Umkehr, Um- und Ausräumen, Harn- und Stuhlinkontinenz, enthemmtes sexuelles Verhalten, ungehemmtes Essen oder (agnosiebedingte) Nahrungsverweigerung, Ablehnung oder Abwehr von Hilfe zur Körperpflege und Kleidung genannt. Das Kuratorium Deutsche Altershilfe (Abk. KDA) spricht stattdessen von „herausforderndem Verhalten", um die Bedeutung von verstehender Zugewandtheit und den Einfluss des Verhaltens der Pflegenden auf das Verhalten chronisch verwirrter Personen zu betonen. 2006 wurden von einer Expertengruppe unter Leitung des Instituts für Pflegewissenschaft an der Universität Witten/Herdecke und des KDA Rahmenempfehlungen zum Umgang mit herausforderndem Verhalten erarbeitet. Die Perspektive der Betroffenen klassifiziert S. G. Schröder (2000), indem er kognitive Phänomene wie Amnesie*, Aphasie*, Apraxie* und Agnosie* der **Verwirrtheit** zuordnet und Depression*, Psychose*, Unruhe* sowie Aggressivität als Erscheinungsfomen von **Verstörtheit** einstuft. Ein Konsens scheint dahingehend zu bestehen, dass das Auftreten der genannten Verhaltensweisen zwar nicht ohne Weiteres ausschließlich als Indikator für Missbefindlichkeit (Stressreaktionen) zu deuten ist, dass sie aber stets im Zusammenhang mit subjektiven Bewältigungsversuchen der Betroffenen (i. R. krankheitsangemessener Reaktionen) interpretiert werden sollten (S. Lind, 2000). T. Kitwood unterstreicht in diesem Zusammenhang die Reaktivität des Verhaltens, das – wie die Verwirrtheit selbst – aus einer „malignen Sozialpsychologie" (die chronisch verwirrte Person verletzendes Verhalten) resultieren kann. Pflegespezifische, differentielle Verlaufsbeschreibungen der chronischen Verwirrtheit liegen bisher nicht vor.

Forschungsergebnisse zum Erleben der Betroffenen: Die Befindlichkeit chronisch verwirrter Menschen wird primär dadurch beeinflusst, wie sie ihre Umgebung und Interaktionen subjektiv wahrnehmen und interpretieren. Da Umgebung und Bezugspersonen zunehmend fremd werden, ist das Erleben stress- und angstgeprägt. Immer dringlicher wird daher das Suchen nach Vertrautheit (das aus der Außenperspektive als „Weglaufen" unverstanden bleibt). Im subjektiven Wirklichkeitserleben vieler chronisch verwirrter Menschen stehen Ereignisse und Lebensumstände des frühen Erwachsenenalters, weniger häufig auch der Kindheit und Jugend der Betroffenen im Vordergrund (C. Bosch). Die Ausrichtung der Pflege (defizitorientiert-korrigierend oder personerhaltend) hat eine nachweisbare therapeutische Wirkung auf chronisch verwirrte Menschen: Distanz suchendes, abwehrendes und abwertendes Verhalten gegenüber den Betroffenen (Stigmatisierung) kann das Fortschreiten der Erkrankung fördern (Verstärkung von Vermeidungsverhalten). Individuell und krankheitsphasenspezifisch angemessene, personerhaltende Interventionen und eine angepasste Gestaltung des Milieus (s. Milieugestaltung) können den Krankheitsverlauf hemmen. Empathische Zuwendung und gezielt eingesetzte, wertschätzende Interaktion wirken sich unmittelbar auf das beobachtbare Wohlbefinden der Betroffenen aus (T. Kitwood).

Maßnahme: Als Zielorientierung für die Pflege chronisch verwirrter Menschen wird „Wohlbefinden" und Lebensqualität* angestrebt. Dabei ist die hohe interindividuelle Variabilität ihres Erlebens und Verhaltens zu berücksichtigen. Das biographisch erlernte Konflikt- und Problemlösungsverhalten prägt auch die Bewältigungsversuche chronisch verwirrter Menschen. Qualitätsentscheidend für die Pflege chronisch verwirrter Menschen ist daher das Wissen um biographisch entscheidende **Lebensereignisse**, **Lebensgewohnheiten** und **Wertvorstellungen**. Die Umgebung sollte vertraute Gegenstände sichtbar und erreichbar machen (z. B. Möbel, Fotoalben). Konzepte zur Milieuarbeit (z. B. Snoezelen*, Wohnküchen; s. Altenheim) können dazu beitragen, den Betroffenen ein Gefühl von Geborgenheit zu vermitteln und sowohl Überforderung (Stress) als auch Unterforderung (sensorische Deprivation, Langeweile) zu vermeiden. Größte Bedeutung ist der Gestaltung der **Interaktion** mit chronisch verwirrten Menschen zuzumessen. Konzepte hierzu bieten verschiedene Ansätze zur Validation* (N. Feil, C. van der Kooij, N. Richard) und das der Basalen* Stimulation. Ein forschungsgestütztes Instrument zur Messung der Wirkung pflegerischer Interaktion liegt mit dem Dementia* Care Mapping von T. Kitwood vor. Eine wichtige Aufgabe kommt Pflegenden im Bereich der **Beratung** und **Unterstützung** chronisch verwirrter Menschen (zu Beginn des Auftretens des Phänomens) und ihrer Angehörigen zu (Wohnraumanpassung, Entlastung durch professionelle Dienste, Selbsthilfegruppen, Notfallpläne). Ein standardisiertes Instrument zur Messung der subjektiven Belastung pflegender Angehöriger hat E. Gräßel entwickelt; vertiefte Informationen zur individuellen Ausprägung können durch den Pflegekompass* gewonnen werden, die als Grundlage dazu dienen, gezielte Entlastungsangebote zu machen (M. Blom und M. Duijnstee). Modelle für interdisziplinäre, regionnahe, niedrigschwellige Angebote für Angehörige wurden entwickelt (z. B. W. Dirksen, E.-M. Matip und Ch. Schulz). Modelle regionaler interdisziplinärer Kompetenzzentren zur Verbesserung der Information und Qualifikation aller Beteiligten und zur Vernetzung gewinnen an Bedeutung (z. B. Demenz Support Stuttgart und die vom KDA koordinierte Initiative der „Demenz-Servicezentren" in Nordrhein-Westfalen).

Hinweis: Maßregelnde Korrekturen des Verhaltens und des Wirklichkeitserlebens von chronisch verwirrten Menschen sind kontraindiziert. Sie lassen die Betroffenen das eigene Versagen erleben. Die verbale Kommunikation ist einfach zu gestalten, körpersprachliche Signale werden unmittelbar verstanden. Die Erfahrung von Sicherheit und Wertschätzung ist die Voraussetzung für eine gute Pflegebeziehung (s. Beziehung). Verbliebene Kompetenzen sollten aufgespürt und ihre Erhaltung in (subjektiv) sinnvollem Handeln ermöglicht werden. Erste spezifische Verfahren, chronisch verwirrte Menschen selbst an der Qualitätsentwicklung in ihrer Pflege zu beteiligen, wurden erprobt (M. Niebuhr/Alzheimer Gesellschaft Bochum). Hilfen zur Alltagsgestaltung mit einem chronisch verwirrten Menschen bieten die Deutsche* Alzheimer Gesellschaft, das Kuratorium Deutsche Altershilfe und die Deutsche Seniorenliga.

Organisation: Eine getrennte (segregative) Betreuung chronisch verwirrter Menschen beugt Stigmatisierungseffekten (s. Stigmatisierung) vor und erleichtert eine phänomenspezifische Pflege. Umgebungswechsel vermitteln Misserfolge und verstärken die Verwirrtheit. Sind sie nicht vermeidbar (Krankenhauseinweisung), sind die nahtlose Kooperation der beteiligten Institutionen und die Einbeziehung der persönlichen Bezugspersonen grundlegend für medizinische Therapie- und Pflegeerfolge (vgl. Versorgung, integrierte). Die Umgebung muss für die Betroffenen überschaubar bleiben und vielfältige soziale Interaktionen ermöglichen (Leben in Kleingruppen, in Pflegewohnungen, Wohn- oder Hausgemeinschaften). Neben der Kontinuität der Umgebung ist auf die Kontinuität der Pflegepersonen zu achten (Bezugspflege*). Das Betreuungskonzept muss interdisziplinär abgestimmt sein und die Betroffenen und ihre persönlichen Bezugspersonen in den Mittelpunkt stellen (Kontinuität der Pflege).

Angrenzende Fachgebiete

Medizin: Der Formenkreis der Demenzen tritt als Ursache chronischer Verwirrtheit in den Vordergrund: Organische Veränderungen des Gehirns und Gehirnstoffwechselstörungen bewirken den progredienten (fortschreitenden) Abbau kortikaler Funktionen. Primäre Demenzen entstehen durch Erkrankungen des Gehirns: Man unterscheidet die degenerative (Untergang von Gehirnzellen, v. a. Alzheimer-Krankheit) und die vaskuläre Demenz (Minderdurchblutung bestimmter Gehirnareale). Diese Formen sind unheilbar und zeigen einen fortschreitenden Verlauf bis zum Tod. Sekundäre Demenzen entstehen durch Erkrankungen (infektiöse, toxische, hypoxische, traumatische, endokrinologische) außerhalb des Gehirns. Sie sind Komplikationen von z. B. Schädelhirntraumata oder Infektionen; sie können bei Diabetes mellitus, AIDS, Chorea Huntington, der Creutzfeldt-Jakob-Krankheit, Epilepsie, Multipler Sklerose u. a. auftreten. Auch bestimmte Arzneimittel (Benzodiazepine, Antihypertensiva*, Anticholinergika*) können eine (reversible) chronische Verwirrtheit verursachen. Eine differentielle Krankheitsdiagnostik ist aufgrund dieser Vielfalt möglicher Ursachen erschwert. Da das Erleben kognitiver Einbußen häufig mit Depressionen* einhergeht, kann die Ausbildung einer Depression eine zugrunde liegende Demenz verschleiern. Umgekehrt kann eine Depression Symptome der Demenz aufweisen, die mit Behandlung der Depression verschwinden (depressive Pseudodemenz). Weil die Betroffenen erlebte Defizite ihrer intellektuellen Fähigkeiten überdies kompensieren (Fassade), erfolgt eine Krankheitsdiagnose oft spät. In Deutschland leiden etwa 900 000 Menschen an einer mittelschweren oder schweren Demenz; jährlich kommen 200 000 Neuerkrankungen unter den über 65-Jährigen hinzu (Vierter Bericht zur Lage der älteren Generation in

Verzweiflung

Deutschland, 2002). **Maßnahme:** Primäre Demenzen sind derzeit medizinisch nicht heilbar. Der Krankheitsverlauf kann medikamentös durch den Einsatz von z. B. Cholinesterasehemmern verzögert werden. **Hinweis:** Demenzdiagnostik und -behandlung sollten aufgrund der komplexen und vielfältigen Erscheinungsformen stets unter Einbeziehung der Angehörigen und der Fachrichtungen erfolgen (Neurologie, Psychiatrie). Verdachtsdiagnosen sollten vielfach durch bildgebende Verfahren, Laboruntersuchungen und psychometrische Tests gestützt sein. Eine frühe Diagnostik erleichtert präventive und rehabilitative Maßnahmen.

Psychologie: Demenzen werden durch die fortschreitende Verminderung der kognitiven Leistungsfähigkeit* gekennzeichnet. Zahlreiche Tests ermöglichen die standardisierte Einschätzung der kognitiven Leistungsfähigkeit und eine frühe Differentialdiagnostik psychischer Störungen. Skalen zur Verlaufseinschätzung in unterschiedlichen Differenziertheitsgraden werden eingesetzt (z. B. Reisberg*-Skalen). **Maßnahme:** Verhaltenstherapeutische Ansätze in Bezug auf die Betroffenen und ihre pflegenden Angehörigen erleichtern die Alltagsbewältigung.

Recht

Die pflegerische Versorgung chronisch verwirrter Menschen ist rechtlich unzureichend geklärt: Der Begriff der Pflegebedürftigkeit* im SGB XI berücksichtigt nicht die spezifischen psychischen und sozialen Bedürfnisse der Betroffenen. Das „Gesetz zur Qualitätssicherung und zur Stärkung der Verbraucherrechte in der Pflege" (Pflege*-Qualitätssicherungsgesetz) und das Pflegeleistungs*-Ergänzungsgesetz tragen nur wenig zur Minderung des Versorgungsdefizits bei. Die Qualifikationsvoraussetzungen für die Pflege chronisch verwirrter Menschen bleiben im Altenpflegegesetz* relativ unspezifisch; die in § 3 Satz 2 Nr. 3 angelegte Zielorientierung „Erhaltung und Wiederherstellung individueller Fähigkeiten i. R. geriatrischer und gerontopsychiatrischer Rehabilitationskonzepte" ist für die Klientelen zu spezifizieren. Die Einführung des Betreuungsgesetzes (s. Betreuungsrecht) und eine zunehmende öffentliche Kommunikation der spezifischen Anforderungen einer Pflege chronisch verwirrter Menschen in häuslicher Umgebung durch Angehörige und in stationären Einrichtungen wie auch die Aufdeckung von Menschenrechtsverletzungen an chronisch verwirrten Menschen haben zu einer zunehmenden Sensibilisierung für die Bedürfnisse der Betroffenen und ihrer Bezugspersonen geführt. Waren Heimübersiedlung gegen den Willen der Betroffenen oder die Anwendung unterbringungsähnlicher Maßnahmen (s. Unterbringung, Selbstbestimmungsrecht, Menschenwürde) ohne zwingenden Grund (Notstand*, Notwehr*, Nothilfe*, Sicherung medizinisch-therapeutischer Maßnahmen) noch bis Anfang der 90er Jahre des 20. Jahrhunderts Ausdruck eines medizinischen und pflegerischen Nihilismus, greift nun eine zunehmend strenge Rechtsprechung zugunsten der Freiheitsrechte der chronisch verwirrten Person. Für die häusliche Situation besteht bislang keine Genehmigungspflicht für Fixierung*.

Autorin: Ruth Schwerdt.

Verzweiflung (ICNP): (engl.) *despair*; tiefe Hoffnungslosigkeit, Entmutigung mit dem Gefühl von Wertlosigkeit oder Leere, das je nach Anlass und Grundpersönlichkeit des verzweifelten Menschen zu Aggression* oder Resignation führt; **Ursachen: 1.** äußere Umstände, z. B. Verlust von Angehörigen, des Arbeitsplatzes, der Heimat; **2.** innere Vorgänge, z. B. beginnende Depression, Arzneimittel- (z. B. Cortison) oder Drogenwirkung; **3.** aufkommende Todesahnung bei lebensbedrohlicher Erkrankung; **Maßnahme:** Ursache für Verzweiflung klären, ggf. Hilfestellung leisten oder organisieren; **Hinweis:** Im klinischen Umfeld mögliche Suizidalität* oder Gefahr für andere Kurzschlusshandlungen abschätzen.

Vibrationsmassage: (engl.) *vibratory massage*; atemunterstützende Massagetechnik mit vibrierenden Bewegungen zur Sekretlockerung bei Atemwegerkrankungen (z. B. Mukoviszidose); **Durchführung:** Der Patient liegt in rechter Seitenlage zur Behandlung des linken Lungenflügels (und umgekehrt). Die Pflegeperson übt in der Ausatmungsphase mit leichtem Druck vibrierende Bewegungen mit der Hand auf dem Rücken des Patienten in Richtung Lungenhilum aus. Die vibrierende Hand verbleibt auf dem Rücken, während die andere Hand in der Atempause leichten Druck auf das Brustbein (Sternum) ausübt; Dauer der Massage mindestens 5 Minuten. **Hinweis:** Immer zum Lungenhilum hin arbeiten, Wirbelsäule und Nierengegend aussparen. Die Vibrationsmassage kann auch mit einem elektrischen Vibrationsgerät (Vibrax) durchgeführt werden. **Gegenanzeigen:** Herzinfarkt, Lungenembolie, Wirbelsäulenerkrankungen, Knochenmetastasen, Schädelhirntrauma, akute Atemnot.

Vier-Punkt-Gang: (engl.) *four-point crutch gait*; syn. Vier-Takt-Gang; Methode zur Anwendung von 2 Gehstöcken, bei der das kranke, schwache oder operierte Bein relativ gut belastet werden kann; **Prinzip:** Aus der Grundstellung heraus wird z. B. der linke Arm nach vorn bewegt, das rechte Bein (mit Fuß in Höhe der rechten Gehstütze) folgt, der rechte Arm und das linke Bein (mit Fuß in Höhe der linken Gehstütze) werden nachgezogen (s. Abb.). **Vorteil:** Bei dieser Technik wird von

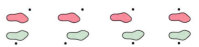

Vier-Punkt-Gang: Koordination von Gehstützen und Füßen; rot: erkranktes Bein; grün: gesundes Bein

4 Unterstützungsflächen immer nur eine angehoben. Vgl. Drei-Punkt-Gang, Zwei-Punkt-Gang.

Vier-Punkt-Gehstütze: (engl.) *quad cane*; auch Vier-Punkt-Gehstock; Gehhilfe zur Ermöglichung oder Unterstützung eigenständigen Gehens; die Vier-Punkt-Gehstütze hat durch 4 Füße als Aufstützpunkte am Stockende eine breite Auflagefläche. **Anwendung:** bei leichter Gangunsicherheit und als Hilfestellung zum Treppensteigen.

Viren: (engl.) *viruses*; Sammelbezeichnung für biologische Strukturen (in den bekannten Fällen meist Krankheitserreger) mit folgenden gemeinsamen Merkmalen: 1. enthalten als genetische Information entweder nur RNA* oder DNA*; 2. verfügen nicht über die für Wachstum und Teilung erforderlichen Enzyme, sondern bedürfen dazu meist spezifischer Wirtszellen (z. B. menschliche Zellen), auf die sie häufig pathogen wirken; bakterienspezifische Viren werden als **Bakteriophagen** bezeichnet. **Folge** der Virusinfektion: Verschiedene Formen der zytopathologischen Wirkung werden unterschieden: 1. Die Vermehrung der Viren blockiert die übrigen Synthesevorgänge der Zelle; es tritt der Zelltod ein (zytozide Infektion). 2. Die Zelle überlebt, ist chronisch infiziert und produziert kontinuierlich geringe Virusmengen. 3. Das Virusgenom führt zu ungehemmter Teilung der Wirtszelle. 4. Das Virusgenom wird in das Genom der Wirtszelle eingebaut, ohne diese zunächst zu schädigen, und wird auf die Tochterzellen weitervererbt (temperente Infektion). Vgl. Infektion.

Virostatika: (engl.) *virostatic agents*; auch Virustatika; Arzneimittel* zur Therapie virusbedingter Infektionen; **Wirkung:** Virostatika greifen an verschiedenen Punkten in die Vermehrung des Virus ein: 1. Eindringen und Freisetzung der Nukleinsäure: z. B. verhindert durch Amantadin; 2. Virusreduplikation (Genom oder Hüllproteine): z. B. verhindert durch Hemmung von dafür erforderlichen viruscodierten Enzymen (DNA-Polymerase, Reverse Transkriptase, Protease, Integrase); 3. Virusreifung und Ausschleusung; **Wirkstoff:** 1. Nukleosidanaloga: z. B. Aciclovir, Idoxuridin, Trifluridin, Ganciclovir, Didanosin, Ribavirin, Zidovudin; 2. Nukleotidanaloga: Adefovir, Tenofovir; 3. Fusionsinhibitoren, z. B. Enfuvirtid; 4. Co-Rezeptoren-Blocker, z. B. bei HIV-Infektion; 5. Integrase-Inhibitoren (zur Zeit in der klinischen Entwicklung zur Behandlung von HIV-Infektion); 6. zyklische Amine: z. B. Amantadin, Tromantadin; 7. Neuraminidasehemmer, z. B. Zanamivir; 8. Proteasehemmer: z. B. Indinavir, Ritonavir, Nelfinavir; 9. nichtnukleosidische Reverse-Transkriptase-Hemmer, z. B. Nevirapin, Efavirenz; 10. Pyrophosphatanaloga: z. B. Foscarnet-Natrium; 11. Zytokine: z. B. Interferone (IFN-α) oder Tumor-Nekrose-Faktor; **Anwendung:** wegen der z. T. schweren Nebenwirkungen (entsprechen z. T. denen der Zytostatika*) und der Heterogenität der Viren bisher auf ausgewählte Virusgruppen beschränkt, z. B. Varicella-Zoster- und Herpes-simplex-Virus (Aciclovir u. a.), Influenza-Virus (Amantadin, Zanamivir u. a.), Zytomegalie-Virus (Foscarnet-Natrium, Ganciclovir u. a.), HIV (Zidovudin, Didanosin u. a.), Hepatitis-Viren (Interferone, Ribavirin u. a.); einige Virostatika werden aus Risikoerwägungen nur topisch angewendet. **Gegenanzeigen:** u. a. Schwangerschaft, Stillzeit, Niereninsuffizienz und Allergien.

Vision: (engl.) *vision*; 1. Vorstellung einer einzelnen Person oder einer Gruppe bezüglich einer möglichen Zukunftsperspektive; auf Basis dieser Vorstellung werden konkrete Ziele formuliert, die möglichst der Realisierung der Vision dienen sollen. Visionen dienen heute als Grundlage zur Formulierung von Leitbildern* in Organisationen. 2. optische Erscheinung mit vorwiegend spirituellen oder religiösen Inhalten und Erleuchtungen, z. B. als Marien- oder Christuserscheinung; Begründer und einzelne Mitglieder aller Religionen* berichten über Visionen, die das Eingebettetsein in kosmische Zusammenhänge zur Gewissheit werden lassen (vgl. Glaube, religiöser). Visionen werden durch Gebet*, Meditation*, Kontemplation (inneres Sammeln) und Fasten erzielt. Vgl. Halluzination.

Visite: (engl.) *round, ward round*; regelmäßige Informationssammlung bezüglich des aktuellen Gesundheitszustandes von Patienten im Krankenhaus; **Formen:** Visite am Krankenbett durch Arzt, Kollegium oder als Pflegevisite*, Kurvenvisite, Gruppenvisite*; **Organisation:** Arztkollegium oder Stationsarzt mit oder ohne Begleitung durch Pflegepersonen ermitteln beim Patienten oder aufgrund der Datenlage (z. B. Laborwerte, Arzneimittel) in Form einer Besprechung in Abwesenheit des Patienten (Kurvenvisite) das aktuelle Befinden eines Patienten und legen weitere Therapieschritte oder die anstehende Entlassung fest. Idealerweise findet die Visite als Interaktion zwischen dem Stationsteam und dem Patienten statt und erfüllt das Informationsbedürfnis von Behandlern, Pflegenden und Patienten. **Pflege:** Pflegende haben häufig neben der Rolle des Protokollanten und Organisators für Diagnose- und Therapieanweisungen (z. B. Laboruntersuchungen, apparative Untersuchungen, Verordnungen, Konsile) auch die Aufgabe der Nachbereitung der Visite mit den Patienten. Dies umfasst z. B. die Erläuterung schwieriger medizinischer Sachverhalte, die während der Visite unzureichend erklärt wurden. Neben dem fundierten Fachwissen, das Pflegende i. R. der Behandlung von Patienten beherrschen müssen, sollten sie auch die Fähigkeit haben, medizinische Sachverhalte in eine einfache, gut verständliche Sprache zu „übersetzen". Auch bei Visiten, die sprachlich nachvollziehbar durchgeführt werden, besteht wegen der stressbesetzten Situation für die Patienten meist ein Informations- und Beratungsbedürfnis im Anschluss, da sie erst dann alles „sortieren", was während der Visite auf sie eingewirkt hat. **Hinweis:** 1. Spezielle Fachsprache in Anwesenheit des Patienten bewirkt bei diesem Gefühle von Hilflosigkeit und Passivität und sollte deshalb vermieden werden. **2.** Aufklärung über Diagnose und Therapieverlauf ist in Deutschland rechtlich gesehen eine ärztliche Aufgabe. Sollen diese Beratungstätigkeiten angesichts fehlender Zeitressourcen der ärztlichen Kollegen durch Pflegepersonen durchgeführt werden, müssen sie in der Ausbildung und im Arbeitsablauf auch bezüglich des Stellenplans berücksichtigt werden.

Viskosität: (engl.) *viscosity*; Zähigkeit als temperaturabhängige Eigenschaft eines Materials oder einer Flüssigkeit; die relative Viskosität des Blutes ist abhängig von der Anzahl und dem Volumen der roten Blutkörperchen (Erythrozyten), der Eiweißkonzentration des Serums und der Strömungsgeschwindigkeit. Sie ist erhöht z. B. bei Polycythaemia vera, Makroglobulinämie und Plasmozytom und erniedrigt bei Anämie. Vgl. Dichte.

Visualisierung: (engl.) *visualisation*; **1.** (allgemein) optische Darstellung; **2.** komplementäre Methode z. B. nach O. C. Simonton, bei der Patienten i. R. von Entspannungsverfahren* mit Hilfe von Vorstellungskraft das Erzeugen kreativer Vorstellungsbilder erlernen; diese Technik wird zur Unterstützung des körperlichen Heilungsprozesses und der Behandlungsmethoden eingesetzt. **Anwendung:** besonders in der Psychosomatik* und i. R. der Tumortherapie (Tumorzellen werden als schwach und unterlegen, die Therapie als machtvoll und die Abwehrzellen des Blutes als wirksam und überlegen visualisiert).

Viszeralschmerz (ICNP): (engl.) *visceral pain*; von inneren Organen ausgehende Schmerzempfindung. **Lokalisation:** z. B. Herzbeutel (Perikard), Bauch (Abdomen), Rippenfell (Pleura); Viszeralschmerz kann begrenzt sein oder ausstrahlen. **Kennzeichen:** tiefer, dumpfer, krampfartiger Schmerz*, verbunden mit Übelkeit oder Erstickungsempfindung.

Vitalfunktionen: (engl.) *vital functions*; mess- und beobachtbare Körperfunktionen zur Sicherung der Lebensvorgänge des Organismus; i. e. S. Atmung*, Herz-Kreislauf-Funktion, i. w. S. auch Hirnfunktion (Bewusstsein*), Nierenfunktion, Wärme-, Wasser-*, Elektrolyt-* und Säure*-Basen-Haushalt.

Vitalkapazität: (engl.) *vital capacity*; Abk. VK; Volumen, das nach maximaler Einatmung* (Inspiration) maximal ausgeatmet werden kann.

Vitalwerte: s. Vitalzeichen.

Vitalzeichen: (engl.) *vital signs*; Pulsfrequenz*, Atmung*, Körpertemperatur* und Blutdruck* als messbare Parameter, die Auskunft über lebenswichtige Körperfunktionen erteilen; die Ermittlung, Protokollierung und Analyse der Vitalzeichen (sog. Vitalzeichenkontrolle) erfolgt durch Pflegekräfte oder i. R. der Intensivpflege* durch Monitorüberwachung.

Vitamine: (engl.) *vitamins*; organische Verbindungen, die der Organismus für lebenswichtige Funktionen benötigt, die aber von ihm selbst nicht oder

Vitamine

Name	Abk.	biologisch aktive Form
fettlösliche Vitamine		
Retinol, Retinal, Retinsäure	A	Retinol, Retinal, Retinsäure z. T.
Calciferole	D	1α,25-Dihydroxy-colecalciferol
Tocopherole	E	Alpha-, Beta-, Gammatocopherol
Phyllochinon	K_1	Difarnesyl-naphthochinon
Menachinon, Farnochinon	K_2	Difarnesyl-naphthochinon
wasserlösliche Vitamine		
Ascorbinsäure	C	Ascorbinsäure
Thiamin	B_1	Thiaminpyrophosphat
Riboflavin	B_2	FMN, FAD
Niacin	—	NAD, NADP
Pyridoxin	B_6	Pyridoxalphosphat
Pantothensäure	—	Coenzym A
Biotin	—	Carboxybiotin
Folsäure	—	Tetrahydrofolsäure
Cobalamin	B_{12}	5-Desoxy-adenosyl-cobalamin

nicht ausreichend hergestellt werden können und daher regelmäßig mit der Nahrung zugeführt werden müssen; neben spezifischen Funktionen (z. B. Vitamin A für den Sehvorgang) sind viele Vitamine Bestandteile von Coenzymen. Es gibt fett- und wasserlösliche Vitamine (s. Tab.). Nur fettlösliche Vitamine können überdosiert werden (Hypervitaminose), da sie im Gegensatz zu den wasserlöslichen gespeichert werden. Synthetisiert werden Vitamine von Pflanzen und Mikroorganismen. Z. T. kann der Organismus Vitaminvorstufen (Provitamine) in die Wirkform umsetzen (z. B. Vitamin A und Calciferole). Beim Menschen entstehen Mangelerscheinungen (Hypo-, Avitaminose) infolge falscher oder ungenügender Ernährung (z. B. Beriberi als Thiamin-Mangelkrankheit), ungenügender intestinaler Resorption (z. B. perniziöse Anämie infolge verminderter Cobalamin-Resorption), gestörter Darmflora (z. B. durch Antibiotika*) oder Zufuhr von Vitaminantagonisten. Ein Vitaminmangel kann mit Leberschaden (Störung des Stoffwechsels, Depotverlust), Alkoholkrankheit (Leberschaden und Mangelernährung), Schwangerschaft und Stillperiode (erhöhter Bedarf) assoziiert sein. Ernährungsbedingter Mangel ist bei ausreichendem Nahrungsmittelangebot sehr selten. Der tägliche Bedarf nimmt allgemein bei Krankheit, Stress, in der Schwangerschaft und

Stillperiode zu. Therapeutisch wirksam sind Vitamine nur bei Mangelzuständen. **Hinweis:** Seit der Aufklärung der chemischen Struktur sollte statt der Bezeichnung mit Buchstaben der Name der Wirksubstanz verwendet werden. Ausnahmen sind Vitamin A und K, da unter diesen Bezeichnungen mehrere Substanzen zusammengefasst sind. Vgl. Pflanzenstoffe, sekundäre.

VK: Abk. für **V**ital**k**apazität*.

V-Lagerung: (engl.) *V-positioning*; syn. Schiffchenlage, umgedrehte A-Lagerung; Lagerungsform zur Unterstützung der Atmung durch Freilagerung* der Wirbelsäule; **Durchführung:** 2 schmale, weiche Kissen werden zu Schiffchen geformt und V-förmig so unter den Patienten gelegt, dass die Überschneidung der Kissen in Höhe des Gesäßes entsteht und Kopf und Hals frei liegen (s. Abb.);

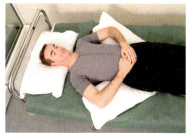

V-Lagerung [6]

der Kopf wird dabei separat von einem kleinen Kissen unterstützt. Dadurch erfolgen eine Dehnung des Oberkörpers und eine vermehrte Belüftung der Lungenspitzen. Die V-Lagerung kann im Liegen und im Sitzen durchgeführt werden. Weitere **Anwendung: 1.** zur Dekubitusprophylaxe (s. Dekubitus) und bei Dekubitalwunden an den Dornfortsätzen der Wirbelsäule; **2.** bei Periduralkathetern oder Drainagen im Rückenbereich; **Variante:** Parallellegen der Kissen bei kachektischen Patienten. Vgl. T-Lagerung, A-Lagerung.

Vojta-Methode: (engl.) *Vojta's method*; Form der Diagnostik und Therapie frühkindlicher Bewegungsstörungen (v. a. zentrale Koordinationsstörung, zerebrale Kinderlähmung); **Ziel:** Die Etablierung pathologischer Bewegungsmuster soll verhindert werden. **Prinzip:** In definierten Ausgangsstellungen werden über bestimmte Reflexzonen am ganzen Körper automatische Bewegungen hervorgerufen (Reflexkriechen und Reflexumdrehen), d. h., es wird eine ontogenetisch begründete Reflexlokomotion angebahnt. Durch häufige Wiederholungen sollen die Bewegungen automatisiert werden. Vgl. Physiotherapie.

Volkmann-Schiene: (engl.) *Volkmann's splint*; Kunststoffschiene als Hilfsmittel* zur Lagerung und Ruhigstellung des Unterschenkels bei Beinverletzung (s. Abb.); die Lagerung erfolgt bei gestrecktem Kniegelenk, ggf. mit Unterstützung durch Polsterung. Vgl. Braun-Schiene, Cramer-Schiene.

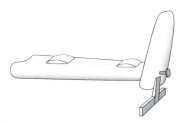

Volkmann-Schiene

Vollbad: s. Bad.

Vollkost: (engl.) *complete diet, balanced diet*; Bezeichnung für eine Ernährungsform, die den Bedarf an essentiellen Nährstoffen (Eiweiß, Vitamine, Mineralien usw.) und den Energiebedarf berücksichtigt und Erkenntnisse der Ernährungsmedizin zur Prävention* beachtet; Nahrungsmittel werden in allen Verarbeitungsformen (roh, gedünstet, gekocht, gebraten) zubereitet, jedoch weder passiert noch püriert. Vgl. Ernährung, Diät, Schonkost.

Vollmacht: (engl.) *mandate, power of attorney*; durch Rechtsgeschäft einer anderen Person erteilte Vertretungsmacht, die eine Ermächtigung zum Handeln im fremden Namen beinhaltet (z. B. Abschluss von Verträgen, Abgabe von Erklärungen, Geltendmachung von Forderungen); kann durch einseitige formlose Erklärung gegenüber dem Bevollmächtigten oder gegenüber einem betroffenen Dritten sowie der Allgemeinheit erteilt werden. Um späteren Anfechtungen besser begegnen zu können, empfiehlt es sich jedoch, bei Erteilung einer Vollmacht einen Notar einzuschalten. Bei einer notariell **beglaubigten** Vollmacht beglaubigt der Notar die Unterschrift des Vollmachtgebers (s. Beglaubigung). Den Inhalt der Vollmacht und die Geschäftsfähigkeit* des Vollmachtgebers überprüft der Notar nicht. Bei einer notariell **beurkundeten** Vollmacht überprüft der Notar den Inhalt der Vollmacht auf Rechtsfehler und die Geschäftsfähigkeit des Vollmachtgebers. Vgl. Vorsorgevollmacht.

Vollwertkost: (engl.) *wholefood*; syn. Bruker-Kost; vorwiegend ovo-lakto-vegetabile Ernährungsform (s. Vegetarismus), die Nahrungsmittel in einem geordneten System bewertet; danach sind ökologisch produzierte, unbehandelte und rohe Nahrungsmittel zu bevorzugen, industriell produzierte und mit Zusatzstoffen versehene abzulehnen. **Ziel:** Prophylaxe und Therapie von Erkrankungen, Stärkung der Abwehrkräfte. Vgl. Ernährung, Diät.

Vomitus: s. Erbrechen.

Vorannahme: (engl.) *assumption*; Hypothese; Aussage auf Basis einer bestehenden Theorie als Ausgangsannahme für wissenschaftliches Arbeiten; wissenschaftliche Studien oder theoretische Fortentwicklung werden anhand einer Vorannahme durchgeführt. Diese Vorannahme lässt sich prüfen, aber nicht beweisen (s. Verifikation, Falsifikation). Gelingt es nicht, eine Hypothese zu widerlegen, ist die Wahrscheinlichkeit für die Richtigkeit der Annahme groß. Vgl. Logik, Theorie, wissenschaftliche.

Vorbehaltsaufgabe: (engl.) *specifically authorised task*; pflegerische Tätigkeit, mit der ausschließlich examinierte Pflegekräfte beauftragt werden sollen; eine konkrete Zuweisung nach dem Krankenpflegegesetz* besteht nicht, da die Berufstätigkeit nicht geschützt ist, d. h. keine genau definierten Tätigkeitsmerkmale für beruflich Pflegende beschrieben sind. In der Praxis ist die Abgrenzung zu anderen Berufsgruppen und zur Laienpflege nicht eindeutig. Berufsverbände fordern deshalb i. R. der Weiterentwicklung des Berufsbildes Pflege und der Qualitätssicherung* eine rechtliche Festlegung (Definition) der dem Pflegeberuf vorbehaltenen Tätigkeiten, die dann auch von diesen zu verantworten wären. Im Krankenpflegegesetz werden Aufgaben formuliert, für die die Ausbildung zur eigenverantwortlichen Ausführung (**indirekte Vorbehaltsaufgabe**) befähigen soll: **1.** Steuerung des Pflegeprozesses*; **2.** Qualitätssicherung und Qualitätsentwicklung in der Pflege; **3.** Beratung, Anleitung und Unterstützung bei der individuellen Auseinandersetzung mit Gesundheit und Krankheit (s. Coping); **4.** Einleitung lebenserhaltender Sofortmaßnahmen bis zum Eintreffen des Arztes. Der eigenverantwortliche Aufgabenbereich ist jedoch nicht mit den einer Berufsgruppe vorbehaltenen Aufgaben deckungsgleich zu setzen. Vgl. Verantwortung, pflegerische.

Vorbild: (engl.) *model, example*; **1.** (allgemein) Modell, Muster oder Standard zur Orientierung; **2.** Mensch, dessen Eigenschaft oder Handlungsweise von anderen als beispielhaft und erstrebenswert angesehen wird; ein Mensch stellt ein Vorbild dar, wenn er authentisch und wahrhaftig wirkt. Pflegekräfte können dem Patienten Vorbild sein, z. B. im Umgang mit Hygiene, gesundheitserhaltender Lebensführung oder Kommunikationsfähigkeit (Lernen* am Modell, M. Bandura).

Vormund: (engl.) *guardian*; vom Vormundschaftsgericht* von Amts wegen bestellte Person, die ein minderjähriges Kind, das nicht unter elterlicher Sorge (s. Sorgerecht) steht (sog. Mündel), gesetzlich in vermögensrechtlichen (Vermögenssorge*) und persönlichen (Personensorge*) Angelegenheiten vertritt; der Vormund wird nach Anhörung des Jugendamtes vom Gericht bestellt oder ist von den Eltern für den Fall ihres Todes testamentarisch bestimmt worden. Bei einem nichtehelichen Kind wird das Jugendamt kraft Gesetzes Amtsvormund, wenn und solange ein Sorgeberechtigter nicht vorhanden ist (z. B. wenn die nicht verheiratete Mutter minderjährig ist). **Hinweis:** Seit In-Kraft-Treten des Betreuungsgesetzes am 1.1.1992 gibt es nur noch die Vormundschaft über Minderjährige. Bei Volljährigen ist ein Betreuer* zu bestellen (vgl. Betreuungsrecht).

Vormundschaftsgericht: (engl.) *guardianship court*; Abteilung des Amtsgerichts, die in Vormundschafts- und Betreuungssachen (s. Betreuungsrecht) oder bei Adoption* zuständig ist, soweit nicht die Zuständigkeit des Familiengerichts gegeben ist (z. B. bei Fragen in Zusammenhang mit einer Ehescheidung); das Verfahren des Vormundschaftsgerichts richtet sich nach den Regelungen des Gesetzes über die Freiwillige* Gerichtsbarkeit (Abk. FGG). Es kann z. B. entschieden werden, ob ein minderjähriges Mündel oder eine Person mit schweren hirnorganischen Veränderungen einen gesetzlichen Vertreter zur Interessenvertretung oder Vermögensverwaltung benötigt.

Vorsorge: (ICNP): (engl.) *precaution*; Maßnahmen zur Verhütung von eigener oder fremder Erkrankung und Unfall; s. Prävention, Prophylaxe.

Vorsorgeverfügung für medizinische Angelegenheiten: syn. Patientenverfügung*.

Vorsorgevollmacht: Bevollmächtigung einer Person des eigenen Vertrauens (Bevollmächtigte) zur Regelung der Angelegenheiten des Vollmachtgebers, insbesondere im medizinischen Bereich, bei dessen Unfähigkeit hierzu; im Unterschied zum Betreuer* muss der Bevollmächtigte nicht vom Vormundschaftsgericht bestellt werden, sondern kann durch formlose, möglichst schriftliche Erklärung des Vollmachtgebers bevollmächtigt werden. Ihm kann dabei auch der vermögensrechtliche Bereich (s. Vermögenssorge) übertragen werden. Undifferenziert formulierte Vorsorgevollmachten (z. B. Generalvollmachten) sind nicht ausreichend, wenn es um die Vertretung des Vollmachtgebers in Angelegenheiten der Gesundheitssorge* geht. Gemäß § 1904 Absatz 2 BGB ist die Einwilligung eines Bevollmächtigten nur wirksam, wenn die Vollmacht schriftlich erteilt und die Gesundheitssorge ausdrücklich umfasst ist. Die Vorsorgevollmacht kann auch mit einer Betreuungsverfügung* verbunden werden, falls eine Betreuung für einen bestimmten Aufgabenkreis* erforderlich wird und dieser von der Vorsorgevollmacht nicht abgedeckt ist. Vgl. Vollmacht.

Vorurteil: (engl.) *prejudice*; auf vorgefassten Meinungen, Voreingenommenheit oder ideologischer Befangenheit und selten auf Erfahrungen beruhende, oft verallgemeinernde Einstellung; äußert sich i. d. R. in einer ablehnenden, negativen Haltung gegenüber Gruppen zugehörigen Menschen, bei denen Eigenschaften vermutet werden, die einer Gruppe zugeschrieben werden (z. B. Rassismus, Ausländerfeindlichkeit). Vorurteile können auch gegenüber Institutionen, Parteien, sozialen Gruppierungen, Berufsgruppen, Kleidungsstilen, Musik- und Kunstrichtungen bestehen. Vorurteile werden als Ergebnis sozialer Zuschreibungsprozesse oder als Angst* vor Fremdem gewertet und können ursächlich zu einer Verzerrung der sozialen Wahrnehmung* führen. Vgl. Stereotyp.

Vorwehen (ICNP): s. Wehen.

VT: Abk. für **V**erhaltens**t**herapie*.

Waage: (engl.) *balance, scales*; geeichtes Instrument zur Ermittlung von Gewicht, insbesondere des Körpergewichts* eines Menschen; vgl. Stehwaage, Hängewaage, Rollstuhlwaage.

Wachkoma: (engl.) *persistent vegetative state, apallic syndrome*; syn. apallisches Syndrom; Coma vigile; Krankheitsbild mit Funktionsausfall der Großhirnrinde meist infolge Sauerstoffunterversorgung (Anoxie) des Gehirns (z. B. nach Schädelhirntrauma, Vergiftung*, Schock*, Reanimation*) und Störung des die Großhirnrinde aktivierenden Systems im Hirnstamm (sog. aufsteigendes retikuläres aktivierendes System) bei erhaltener Hirnstammfunktion; **Kennzeichen: 1.** Patient scheint wach zu sein, hat die Augen geöffnet; jedoch erfolgen keine Spontan- und Reaktivbewegungen, keine Blickfixierung oder Spontanäußerungen und keine andere Kontaktaufnahme zur Umwelt. **2.** Vegetative Funktionen wie Spontanatmung und Kreislaufregulation sind (im Kontrast zu verlorengegangenen kognitiven Fähigkeiten) intakt. **3.** pathologische Reflexe* (z. B. Greif- und Stellreflexe), Pyramidenbahnzeichen (s. Pyramidenbahn), Rigor* und erhöhte Muskelanspannung; **Maßnahme: 1.** Der Patient ist auf kompensatorische Pflege* und intensivmedizinische und intensivpflegerische Überwachung* angewiesen, ggf. mit Beatmung* (evtl. auch ambulante Beatmung*). **2.** Basale* Stimulation zur Regulierung des Körperschemas* und der Orientierung*; **3.** Betreuung der Angehörigen und ggf. deren Einbeziehung in die Pflege; **Hinweis:** Das Wachkoma kann besonders bei längerer Dauer infolge möglicher Komplikationen wie Lungenentzündung (Pneumonie), Harnweginfektion* oder Dekubitus* zum Tod* führen. Vgl. Locked-in-Syndrom.

Wachstation: (engl.) *critical care unit*; Bettenstation zur Überwachung* und Behandlung frischoperierter Patienten; je nach Größe und Struktur des Krankenhauses als Intensivstation* oder Aufwachraum* angelegt. Die technische und personelle Ausrüstung der Räume erlaubt eine lückenlose Überwachung der Vitalfunktionen* und sofortige Ausführung lebensrettender Maßnahmen bei Komplikationen. Vgl. Intermediate-Care-Station.

Wachstum, geistiges: (engl.) *mental growth and development*; syn. geistige Entwicklung; Reifungsprozess, bei dem die Verknüpfung von Lerninhalten mit zunehmender Lebenserfahrung zu neuen geistigen Entwicklungsstufen führt; humanistische* Pflege unterstützt geistiges Wachstum durch fördernde, reflektierende Begleitung des Menschen in belastenden Lebenssituationen wie z. B. Krankheit, Trauer und Altern (nach den Pflegetheoretikerinnen R. Parse, J. Paterson, L. Zderad, J. Watson u. a.). Vgl. Transzendenz, Gerotranszendenz.

Wachstum, körperliches (ICNP)**:** (engl.) *growth*; physische Entwicklung im Kindes- und Jugendalter mit Zunahme des Körpergewichts* und der Körperlänge* durch Vermehrung und Vergrößerung der Körperzellen mit Zunahme der Knorpel- und Knochensubstanz (s. Tab. und Abb. S. 796); vgl. Wachstumsperioden.

Wachstum, neonatales: (engl.) *neonatal growth*; fortschreitende körperliche (physische) Entwicklung des Neugeborenen; wird in Anlehnung an statistisch erhobene Normalwerte bezüglich des Gewichts, der Länge und des Kopfumfangs für die jeweilige Schwangerschaftsdauer* eingeschätzt; Darstellung in Perzentilen*: klein entsprechend der Schwangerschaftsdauer: <90. Perzentile; groß entsprechend der Schwangerschaftsdauer: >90. Perzentile.

Wachstumsperioden: (engl.) *growth periods*; Lebensabschnitte des Kindes mit im Vordergrund stehender Zunahme des Körpergewichts* oder der Körperlänge* i. R. des körperlichen Wachstums*; **Einteilung:** 1.–4. Jahr Massenwachstum (sog. erste Fülle), 5.–7. Jahr Längenwachstum (erste Streckung), 8.–10. Jahr zweite Fülle, 11.–15. Jahr zweite Streckung, 15.–20. Jahr Reifung (Längen- und Massenwachstum gleichzeitig, bei Mädchen früher als bei Jungen).

Wachtherapie: s. Schlafentzug.

Wadenwickel: (engl.) *leg compress*; feuchte Kälteanwendung* als Wickel* vom Knöchel über die Wade bis zum Knie; **Wirkung:** Unterstützung der Wärmeabgabe, daher fiebersenkend, kühlend, beruhigend sowie entzündungshemmend; **Anwendung: 1.** zur Fiebersenkung (ab ca. 39 °C); bereits im Säuglingsalter als ergänzende Maßnahme möglich; **2.** bei Schlafstörungen; die Wirkung kann hier durch Zusätze wie Pfefferminztee, Zitronen-

Wärmeanwendung

Wachstum, körperliches
Wachstum im Kindesalter (Durchschnittswerte)

Alter	Gewicht	Länge	Kopfumfang
0–3 Monate	25 g/Tag	3 cm/Monat	2 cm/Monat
3–12 Monate	15 g/Tag	2 cm/Monat	0,5–1 cm/Monat
1–2 Jahre	2,5 kg/Jahr	12,5 cm/Jahr	2,5 cm/Jahr
2–9 Jahre	2 kg/Jahr	7,5 cm/Jahr	0,5 cm/Jahr

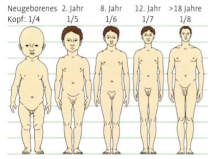

Neugeborenes Kopf: 1/4   2. Jahr 1/5   8. Jahr 1/6   12. Jahr 1/7   >18 Jahre 1/8

Wachstum, körperliches: Proportionen des Körpers im Verlauf des Wachstums

saft oder Essig verstärkt werden; **3.** bei akuter Thrombose oberflächlicher Venen (Thrombophlebitis), Entzündung der Lymphbahnen (Lymphangitis), posttraumatischen Ödemen (Verweildauer: ca. 45 Minuten) als vorübergehende Maßnahme bis zum unbedingt erforderlichen Arztbesuch; **Durchführung:** In kühles Wasser (1–2 °C unter Körpertemperatur) getauchte Leinentücher werden zirkulär um die Unterschenkel gewickelt; nicht abdecken; 3–4 Wiederholungen des Vorgangs (jeweils 15 Minuten); bei Unruhe und bei Kindern alternativ feuchte Strümpfe verwenden; **Gegenanzeigen:** vorgeschädigte Haut, arterielle Durchblutungsstörungen; **Hinweis: 1.** Wadenwickel nur bei warmen Füßen, nicht bei akuter Erkältungskrankheit oder bei Schüttelfrost anwenden; Wirkung auf Fiebernden beobachten; Kollapsgefahr wegen hoher Kreislaufbelastung; **2.** Wärmestau durch Abdecken und/oder Verwenden von Gummitüchern/Einmalunterlagen als Wäscheschutz vermeiden. **3.** Warme bis heiße Wadenwickel können bei Sehnenscheidenentzündungen (z. B. Achillessehne) indiziert sein.

Wärmeanwendung: (engl.) *heat application*; Anwendung von trockener oder feuchter Wärme aus therapeutischen Gründen, i. R. der Pflege, der Selbstpflege oder der physikalischen Therapie*; **Anwendung: 1.** zum Lösen von Verspannungen und Beschleunigen regenerativer Prozesse in der Muskulatur als Sauna, Dusch- oder Vollbad sowie Elektrotherapie*; **2.** zur Schlafförderung*, z. B. als Wechselfußbad oder feuchtwarme Bauchkompresse; **3.** zur Schmerzlinderung, z. B. durch Wickel* und Auflagen*; **4.** zur gezielten Durchblutungssteigerung einzelner Körperpartien als Arm-* oder Fußbad*, Wickel (Leber-, Kartoffel-*, Quarkwickel) oder Auflage; **5.** zur Förderung der Resorption von Arzneimittelwirkstoffen, z. B. als Moorbad* oder Fangopackung (s. Fango); **6.** zur Beschleunigung von Stoffwechselprozessen, z. B. durch Überwärmungssalbe; **7.** zur Unterstützung des Heilungsprozesses lokaler entzündlicher Prozesse, z. B. als Bestrahlung (Höhensonne, Infrarotlicht). In Verbindung mit Kälteanwendungen* wird eine Stimulation des Immunsystems angenommen.

Wärmebett: (engl.) *thermobed*; syn. Heizbett; Bett mit Heizsystem unter der Matratze; **Anwendung:** zur Pflege Frühgeborener* und schwerkranker Neugeborener mit ineffektiver Wärmeregulation*.

Wärmelampe: (engl.) *heat lamp*; Wärmequelle (300–1000 Watt) zur Bestrahlung der Augen, lokaler Entzündungen, schlecht heilender Wunden und Neugeborener; **Hinweis: 1.** Sicherheitsabstand einhalten; **2.** Dauer und Intensität der Bestrahlung beachten wegen bestehender Verbrennungsgefahr. Vgl. Solluxlampe, Wärmeanwendung.

Wärmeregulation: (engl.) *thermoregulation*; durch zentrale Wärmezentren (im Hypothalamus) vermittelte Steuerung des Wärmehaushalts zur Erhaltung der normalen Körpertemperatur* (Isothermie); Wärmebildung erfolgt durch biochemische Reaktionen und mechanisch durch Muskelaktivität (körperliche Arbeit, Bewegung, Kältezittern). Wärme wird physikalisch als Strahlung, Leitung und Konvektion* sowie durch Verdunstung von Schweiß über die Haut abgegeben. Vgl. Fieber.

Wärmeregulation, ineffektive: (engl.) *ineffective thermoregulation*; Störung in der Steuerung des Wärmehaushalts (Wärmeregulation*); **Kennzeichen: 1.** Schwankung der Körpertemperatur mit Werten oberhalb oder unterhalb der Normaltemperatur; **2.** Frieren oder Hitzegefühl bezogen auf die Außentemperatur; **3.** marmorierte, gerötete oder blasse Haut; **Ursachen:** z. B. Wärmestau, Hitzschlag*, Dehydratation* (hypertone, hypotone, isotone), Unreife des Säuglings, Alterungsprozesse, Krankheit; **Maßnahme: 1.** je nach Ursache Gegenregulieren der Temperatur durch Spezialdecke (bei größerer Verbrennung* oder Unterkühlung*), Inkubator*, Wärmebett*, Bäder*, Wickel*,

Akupunktur* oder Kneipp*-Therapie zur Anregung der Eigenregulation; **2.** bei zentraler ineffektiver Wärmeregulation medizinische Therapie der Primärstörung.

Wärmetherapie: s. Wärmeanwendung.

Wärmflasche: (engl.) *hot-water bottle*; Gefäß aus unterschiedlichem Material (meist Gummi), das mit warmem Wasser gefüllt als Wärmequelle zur Verabreichung von Wärme i. R. einer physikalischen Therapie* dient; wird vielfach durch temperaturflexible Wärme- oder Kältekissen ersetzt; **Anwendung:** u. a. **1.** zur Förderung des Wohlbefindens; **2.** zum Aufwärmen der Füße bei Einschlafstörungen; **3.** bei Verspannungen; **4.** als Auflage auf warme Wickel* und Packungen*; **Durchführung:** Flasche zu drei Vierteln mit nicht zu heißem Wasser (bis 60 °C) füllen, die Restluft ausstreifen, verschließen und in Stoffhülle packen. **Hinweis: 1.** regelmäßig Dichtheit des Materials überprüfen; **2.** kein direkter Körperkontakt, da Verbrennungsgefahr; **3.** Nicht bei Säuglingen, bei entzündlichen Erkrankungen, Bewusstlosigkeit oder bei Sensibilitätsstörungen anwenden! **4.** Alternativ kann eine im Wasserbad oder in der Mikrowelle erhitzte Moorwärmflasche eingesetzt werden, die bis zu 8 Stunden wärmt (ohne mögliche Verbrennung) und deren Temperatur nicht unter die Körpertemperatur sinkt.

Wäschewechsel: Auswechseln der Bettwäsche oder Kleidung als hygienische Maßnahme zur Verhinderung von Keimvermehrung (s. Hygiene); **Durchführung:** Nach Bedarf (bei Verschmutzung oder längerem Gebrauch) oder vorgegebenem Schema (z. B. wöchentliches Wechseln der Bettwäsche bei nicht bettlägerigen Menschen) in Abhängigkeit vom Wäscheangebot, der Kapazität der Wäscherei oder häuslichen Waschmöglichkeiten; **Hinweis: 1.** Frische und saubere Kleidung bzw. Bettwäsche können das Wohlbefinden positiv beeinflussen. **2.** Problematisch gestaltet sich der Wäschewechsel häufig bei nicht sesshaften oder alkohol- bzw. drogenabhängigen Menschen (vgl. Selbstpflege). Hier ist zwischen dem Einhalten von Hygienevorschriften und dem Selbstbestimmungsrecht* sorgfältig abzuwägen.

Wahlfähigkeit: Berechtigung, wählen oder gewählt werden zu dürfen; gemäß § 13 Bundeswahlgesetz ist ein Betreuter, für den ein Betreuer* zur Besorgung des Aufgabenkreises* „alle Angelegenheiten" bestellt wurde, nicht mehr wahlfähig, d. h., er kann nicht mehr wählen oder gewählt werden. Sind im Betreuungsbeschluss alle Angelegenheiten einzeln aufgezählt, soll dies noch nicht zum Verlust der Wahlfähigkeit führen. In **Pflege- und Behindertenheimen** können die Bewohner, die selbst nicht mehr in der Lage sind, den Stimmzettel auszufüllen, eine Person ihres Vertrauens bestimmen, die ihnen beim Ausfüllen behilflich ist. Werden vor einer Wahl verwirrten oder geistig behinderten Bewohnern Wahlscheine zugeschickt, ist zu beachten, dass jede Beeinflussung, Behinderung, Täuschung und Verfälschung des Wählerwillens strafbar ist (§§ 107–108 a StGB). Patienten im **Krankenhaus** können noch am Wahltag selbst durch einen Bevollmächtigten Unterlagen für eine Briefwahl beim Wahlamt abholen lassen. Die Unterlagen müssen noch am Wahltag rechtzeitig (z. B. in Berlin bis 16 Uhr) beim Wahlamt wieder abgegeben werden. Vgl. Deliktsfähigkeit, Geschäftsfähigkeit, Rechtsfähigkeit, Schuldfähigkeit.

Wahlleistungen: (engl.) *optional services*; **1.** über die allgemeinen Krankenhausleistungen hinausgehende, vom Patienten gesondert zu vereinbarende Leistungen des Krankenhauses, z. B. bessere Unterbringung (Ein- oder Zweibettzimmer, besondere Einrichtungen im Zimmer, Auswahlmenü) oder wahlärztliche Leistungen (Chefarztbehandlung); Wahlleistungen müssen vor der Erbringung schriftlich vereinbart werden. Die Vereinbarung erstreckt sich im Fall der sog. Chefarztbehandlung auf alle an der Behandlung des Patienten beteiligten Ärzte des Krankenhauses, soweit diese zur gesonderten Berechnung ihrer Leistungen berechtigt sind. **2.** im Rehabilitationsrecht* (SGB IX) hat der Leistungsberechtigte gemäß § 9 ein Wunsch- und Wahlrecht bei der Entscheidung über die Leistungen und bei der Ausführung der Leistungen zur Teilhabe; dabei wird auf die persönliche Lebenssituation, das Alter, das Geschlecht, die Familie sowie die religiösen und weltanschaulichen Bedürfnisse des Leistungsberechtigten Rücksicht genommen. Sachleistungen, die nicht in Rehabilitationseinrichtungen auszuführen sind, können auf Antrag als Geldleistungen erbracht werden. **3.** in der Pflegeversicherung* (SGB XI) hat der leistungsberechtigte Pflegebedürftige gemäß § 2 Absatz 2 ein Wahlrecht zwischen Einrichtungen und Diensten verschiedener Träger; daneben kann der Pflegebedürftige in der häuslichen Pflege wählen, ob er eine Pflegesachleistung* (§ 36 SGB XI) oder Pflegegeld* (§ 37 SGB XI) für selbst organisierte Pflegepersonen in Anspruch nimmt.

Wahnvorstellung (ICNP): (engl.) *delusion*; syn. Wahn, Wahngedanke, Wahnidee; inhaltliche Denkstörung* mit Verlust des Bezugs zur allgemein akzeptierten Realität bei subjektiver Gewissheit und Unkorrigierbarkeit des Denkinhalts; i. d. R. kann die Wahnvorstellung von anderen nicht geteilt werden (Ausnahme: kritikschwacher Mensch mit gleichem Glauben). Der Wahninhalt (sog. Wahnthema) ist i. d. R. kulturell und sozial bedingt und kann durch sog. Wahnarbeit (subjektive Beweisführung) unter Umständen bis zum in sich selbst logischen Wahnsystem ausgestaltet werden. **Formen:** u. a. Beziehungswahn*, Parasitenwahn (Dermatozoenwahn), Eifersuchtswahn (s. Eifersucht), Größenwahn, Verfolgungswahn, Versündigungswahn; **Vorkommen:** häufig im Zusammenhang mit Angst* und Isolation; **1.** u. a. bei Schizophrenie, psychotischer Depression, organischer Psychose, wahnhafter Störung, sensitivem

Wahrnehmung

Beziehungswahn oder einer Form der Neurosyphilis (progressive Paralyse); Vorstufen der Wahnvorstellung evtl. in habitualisierten Selbstgesprächen; **2.** bei sensorischer Deprivation* in Pflegeheimen oder bei Langzeitaufenthalten in Krankenhäusern ohne Außenreize (vgl. Hospitalismus) sowie bei dementiellem Hirnabbau; **3.** als unerwünschte Arzneimittelwirkung oder bei Entzugssymptomatik (s. Verwirrtheit, akute); **Maßnahme: 1.** angstreduzierender Umgang, nach akuter Phase Milieutherapie*; **2.** Validation* bei Demenz oder Delir; **3.** in Abhängigkeit von der Grunderkrankung evtl. Psychotherapie*, Psychopharmaka*.

Wahrnehmung (ICNP): (engl.) *perception*; Empfindung*, Gefühl; **1.** (neuropsychologisch) unspezifische Bezeichnung für die Fähigkeit der Aufnahme von haptischen, taktilen, olfaktorischen, optischen oder akustischen Informationen und der Verarbeitung durch das Gehirn zu einem Empfindungseindruck (z. B. Farbwahrnehmung, Schmerzwahrnehmung); haptische, optische und Schmerzwahrnehmung korrespondieren oft nicht mit den äußeren, objektiv messbaren Einflussfaktoren (z. B. Lichtwellenfrequenzen, Druckintensität auf der Haut) im Gegensatz zu akustischer Wahrnehmung (z. B. Berechnen von Wahrnehmungsschwellen von Schallwellen nach dem Weber-Fechtner-Gesetz). Die Verarbeitung der Umgebungsinformation durch das Gehirn ist hochkomplex und individuell sehr unterschiedlich. Bestimmte Gesetzmäßigkeiten lassen sich dennoch herstellen, z. B. mit den Gestaltgesetzen*. Vgl. Emotion, Halluzination. **2.** (sozialpsychologisch) Gegenstand einer auf die soziale Wahrnehmung bezogenen Theorie, nach der Werte, Motive und Bedürfnisse die Wahrnehmung des Individuums beeinflussen; **3.** (sozialwissenschaftlich) Bezeichnung für eine individuelle Meinung von sozialen oder psychischen Eindrücken („meiner Wahrnehmung nach").

Wahrnehmung, soziale: (engl.) *social perception*; bewusster Prozess, in dem der Mensch sowohl seine Eigenheiten als auch die Eigenschaften anderer (Personenwahrnehmung) erkennt und in ein sinnhaftes System einordnet; resultiert aus sozialen Interaktionen der Vergangenheit und Gegenwart sowie den Erwartungen an soziale Ereignisse; führt z. B. zur Suche nach der Ursache für eine Handlung oder zur Bewertung des Verhaltens anderer gemäß einer eigenen Überzeugung. Soziale Wahrnehmung wird u. a. beeinflusst durch die Persönlichkeitsstruktur und frühere Erfahrungen des Wahrnehmenden, Bedürfnisse, Interessen und Absichten, durch den Wunsch, mit dem Urteil anderer Menschen übereinzustimmen (Konformitätsdruck) sowie durch vorhandene Informations- und Kommunikationsstrukturen. Mögliche weitere Quellen für Beurteilungsfehler und Verzerrungen sind z. B. Vorurteile* und Stereotypisierung (s. Stereotyp), Haloeffekt*, logische Fehler, mangelndes Wissen, ideologische Doktrin, Sprach- und Beziehungsstörungen oder auch Verliebtheit („alles durch eine rosarote Brille sehen"). Vgl. Manipulation.

Wahrnehmungsschulung: (engl.) *awareness training*; **1.** Stimulationsform mit dem Ziel einer verbesserten Wahrnehmung* und Orientierung*, besonders bei Patienten mit Halbseitenlähmung (Hemiplegie); vgl. Basale Stimulation, Bobath-Methode; **2.** Trainingseinheiten in der Pflege- bzw. medizinischen Ausbildung zur differenzierten, sinnhaften und bewertenden Wahrnehmung visueller oder akustischer Informationen, z. B. EKG, EEG, Wundstatus, Hautfärbung, Bewegungsbild.

Wahrnehmung, unterschwellige: (engl.) *subliminal perception*; unbewusste Wahrnehmung eines Reizes*, der unterhalb der Nachweisschwelle im Messverfahren liegt (unterschwellig, subliminal); Ursache ist oft eine geteilte Aufmerksamkeit.

Warzenmittel: (engl.) *wart remover*; Arzneimittel* zur Entfernung von Warzen (Verrucae); **Wirkstoff:** Je nach Art und Lokalisation werden Keratolytika* (z. B. Salicylsäure), Antimitotika (Mitosegifte), Retinoide (synthetische Derivate der Vitamin-A-Säure) oder Zytostatika* eingesetzt.

Waschen: s. Selbstpflege: Waschen.

Waschritual: Waschung eines Patienten unter Anwendung kinästhetischer Prinzipien nach einem bestimmten und sich ständig wiederholenden Muster; **Ziel:** Steigerung der Wahrnehmungsfähigkeit und der Orientierung am eigenen Körper* besonders bei verwirrten, orientierungsgestörten oder sehr schwachen Menschen; **Durchführung:** Waschung mit Streichbewegungen, die der Physiologie der Muskulatur folgen und kontinuierlich ganz bewusst ausgeführt werden. **Hinweis:** Voraussetzung für die Pflegeperson ist regelmäßiges Üben und Selbsterfahrung. Vgl. Kinästhetik, Basale Stimulation, Einreibung.

Waschung: 1. mildeste Form der Kälteanwendung* mit einem in kaltes Wasser getauchten Tuch zur Fiebersenkung und Kreislaufanregung durch reaktive Hyperämie (Blutunterfüllung), besonders bei bettlägerigen Personen oder i. R. einer Kneipp*-Therapie; **2.** Waschung zum Erreichen festgelegter Pflegeziele (z. B. belebende, schlaffördernde, beruhigende Wirkung) als Ganzkörperwaschung* und Teilwaschung; Zusätze, Temperatur und Durchführung der Waschung sind vom Pflegeziel abhängig. Vgl. Basale Stimulation, Ganzkörperwaschung nach Bobath.

Wasser (ICNP): (engl.) *water*; Hydrogeniumoxid (H_2O); klare Flüssigkeit, zusammengesetzt aus Wasserstoff (Symbol H) und Sauerstoff (Symbol O), die essenziell für das Leben des Menschen sowie der meisten Pflanzen und Tiere ist; Als chemisch rein kann nur destilliertes Wasser bezeichnet werden. Wasser erstarrt bei $0\,°C$ (und 101 kPa bzw. 760 mmHg) zu Eis, siedet bei $100\,°C$ und hat die größte Dichte bei $+4\,°C$. **Trinkwasser** ist durch Filtern u. a. Reinigungsprozesse (Enteisenung) gereinigtes und (weitgehend) entkeimtes Grund- (bzw. Quell-) oder Flusswasser. Die Härte des Wassers wird durch gelöste Salze bedingt. Vorübergehende Härte durch Carbonate und Bicarbonate kann durch Kochen beseitigt werden (Carbonate fallen aus), während die bleibende Härte überwiegend durch Sulfate (Gipshärte) bedingt ist, die auch beim Kochen in der Lösung bleiben. Die Summe ergibt die Gesamthärte (meist Calcium- und Magnesiumverbindungen). Die Härtebestimmung erfolgt mit Clark-Seifenlösung. Härte wird in deutschen Härtegraden gemessen. Vgl. Wasserhaushalt, Dehydratation, hypertone; Dehydratation, hypotone; Dehydratation, isotone.

Wasserbett: syn. Wassermatratze*.

Wasserhaushalt: (engl.) water balance; Bezeichnung für die Vorgänge der Wasseraufnahme, Wasserverteilung und Wasserabgabe des Organismus; da das chemisch nicht gebundene Körperwasser eine annähernd konstante Elektrolytkonzentration (isotonische Lösung) besitzt, ist der Wasserhaushalt funktionell eng mit dem Elektrolythaushalt* verknüpft. Das Zellvolumen und die Elektrolytkonzentration sowie -zusammensetzung der Flüssigkeiten in und um die Zellen sind für die Zellfunktion lebenswichtig. Wasser- und Elektrolythaushalt werden über präzise Regulationsmechanismen (z. B. über die geregelte Ausscheidung der Nieren) in engen Grenzen konstant gehalten. Schon geringe Änderungen der Wasser- und Elektrolytbilanz können die Zellfunktion beeinträchtigen und lebensbedrohlich werden.

Wasseraufnahme
Unter normalen Bedingungen setzt sich die aufgenommene Flüssigkeitsmenge (gesamt ca. 2000 ml/Tag) aus dem Wassergehalt der flüssigen (ca. 1000 ml/Tag) und festen Nahrungsmittel (ca. 700 ml/Tag) sowie dem im intermediären Stoffwechsel gebildeten sog. Oxidationswasser (ca. 300 ml/Tag) zusammen. Das Durstgefühl (s. Durst) reguliert die Wasseraufnahme entsprechend dem Wasserbedarf und wird durch „Austrocknung" von Zellen im Hypothalamus (Osmosensoren) und Abnahme des Blutvolumens hervorgerufen.

Wasserverteilung
Im menschlichen Körper beträgt der Wasseranteil ca. 45–75 % (altersabhängig; Säugling: ca. 75 %, Greisin: ca. 45 %). Ca. 60–65 % des Gesamtwassers befinden sich innerhalb (im Intrazellularraum) und ca. 35–40 % außerhalb der Zellen (im Extrazellularraum). Das Extrazellularwasser unterteilt sich in interstitielles Wasser (27 %), Plasmawasser (7 %) und transzelluläres Wasser (3 %, in Körperhöhlen wie z. B. Pleura- oder Peritonealhöhle und in Lumina wie z. B. Magen-Darm-Trakt). Zur klinischen Beurteilung des Wasserhaushalts wird meist der Natriumgehalt des Serums, die Osmolarität* oder Osmolalität (molare Menge der gelösten, osmotisch wirksamen Teilchen pro Kilogramm Lösungsmittel, angegeben in osmol/kg), der Blutdruck*, das spezifische Gewicht des Harns (s. Urometer), der Hämatokrit (Anteil der zellulären Bestandteile am Blutvolumen), die Anzahl der roten Blutkörperchen (Erythrozytenanzahl) sowie die Elastizität der Haut und des subkutanen Gewebes herangezogen. Für die Wasserverteilung zwischen den verschiedenen Räumen sind die Konzentrationsverhältnisse von Ionen (s. Osmose) und Makromolekülen (besonders Proteine) in Plasma, Interstitium und Zellen von Bedeutung.

Wasserabgabe
Die Gesamtwasserabgabe beträgt ca. 2000 ml/Tag und setzt sich aus der Wasserabgabe im Harn (ca. 1000 ml/Tag), im Stuhl (ca. 100 ml/Tag) und durch sog. unmerkliche Verluste (Perspiratio insensibilis: Haut ca. 500 ml/Tag, Atmung ca. 400 ml/Tag) zusammen. Der Wasserverlust über die Haut kann bei schwerer körperlicher Betätigung bei hohen Temperaturen bis auf das 20–25fache ansteigen (s. Schweißsekretion).

Regulation
Die hormonale Regulation des Wasserhaushalts erfolgt v. a. durch 1. das antidiuretische Hormon (Abk. ADH); 2. das atriale natriuretische Peptid (Abk. ANP), das Renin-Angiotensin-Aldosteron-System und die Mineralokortikoide der Nebenniere; 3. das somatotrope Hormon (Abk. STH): Wachstumshormon, durch dessen Einfluss der Wassergehalt der Gewebe ansteigt.

Störungen des Wasserhaushalts
1. Wasserüberschuss durch eine primär renale Insuffizienz (akutes Nierenversagen, Harnwegverschluss) oder durch eine krankhaft erhöhte Aktivität des ADH (z. B. bei Herzinsuffizienz, Leberinsuffizienz, bestimmten Karzinomen, Hirnerkrankungen); 2. Wassermangel durch ungenügende Zufuhr (Entzug, Unmöglichkeit der Aufnahme), besonders bei gleichzeitig erhöhtem Wasserverlust (z. B. infolge von Fieber*, Hitze, Hyperventilation*, Diabetes insipidus, Diabetes mellitus, Diarrhö*, Kaliummangel). Vgl. Dehydratation, Ödem.

Wassermatratze: (engl.) water mattress; syn. Wasserbett; mit Wasser (in erwünschter Temperatur) gefüllte Spezialmatratze als Hilfsmittel zur Weichlagerung; ermöglicht eine Druckentlastung durch die Verteilung des Körpergewichts auf den ganzen Körper. **Hinweis:** Einschränkung der Mobilität des Patienten, möglicher Verlust der Wahrnehmung von Körpergrenzen. Vgl. Antidekubitusmatratze, Lagerung, Lagerungshilfsmittel.

Wasserschloss: Kammer mit destilliertem Wasser in einem luftdichten System (Zweikammersystem) zur Ableitung (Drainage*) von Luft oder Sekret aus dem Brustkorb (Thorax); die Ableitung kann aufgrund der Schwerkraft oder mit Hilfe einer Saugpumpe erfolgen.

Wassersucht: s. Ödem.

Wasserversorgung (ICNP): (engl.) water supply; Verfügbarkeit von erschwinglichem, sauberem Wasser*, das zur Aufrechterhaltung des Lebens benötigt wird; Verunreinigung mit biologischen (z. B. Algen, Keime) und chemischen Substanzen (z. B. Salze, Pestizide) führt zu einem erhöhten Risiko

Waterlow-Skala

von Erkrankungen durch Infektion*, Vergiftung* oder Allergie*. Vgl. Hygiene.

Waterlow-Skala: (engl.) *Waterlow scale*; Instrument zur Einschätzung des Dekubitusrisikos eines Patienten; von J. Waterlow (1987) nach der Norton*-Skala modifiziertes Bewertungsinstrument, das neurologische Defizite sowie erstmalig chirurgische Eingriffe erfasst (v. a. solche, die länger als 2 Stunden dauern, orthopädische Eingriffe an der Hüfte, unterhalb der Hüfte und an der Wirbelsäule). Weitere Kategorien zur Ermittlung der Punktzahl sind u. a. Körperbau und -gewicht im Verhältnis zur Körperlänge, Hauttyp/optisch feststellbare Risikobereiche, Alter, Mobilität, Appetit und Medikation (s. Tab.). Eine hohe Punktzahl korreliert mit einem hohen Dekubitusrisiko. **Hinweis:** Die Skala wird zurzeit überwiegend in England eingesetzt. Sie eignet sich besonders für Patienten in Akutkrankenhäusern und Abteilungen außerhalb der geriatrischen Stationen (J. Phillips, 2001). Vgl. Dekubitus, Braden-Skala, Medley-Skala.

Watteverband: (engl.) *cotton bandage*; lockerer Verband mit Wattepolsterung, der bei akutem Arterienverschluss zum Schutz vor Wärmeverlust und Verletzung der betroffenen Extremität eingesetzt wird; **Hinweis:** Verband darf nicht einengen; sofortige Wiederherstellung des arteriellen Durchflusses einleiten. Vgl. Verbände.

Wechseldruckmatratze: (engl.) *positive-negative pressure mattress*; auch Wechseldruck-Matratzenauflage; Antidekubitusmatratze* aus mehreren Luftkammern, die von einem Kompressor abwechselnd gefüllt werden, was zu einem Wechsel der Auflagestellen führt; der Füllungsdruck und die Dauer der Füllung einzelner Kammern können individuell und abhängig vom Körpergewicht des Patienten geregelt werden. **Hinweis:** Die Wechseldruckmatratze gewährleistet eine ausreichende Entlastung aller Hautareale vom peripheren Druck, da kein Areal über längere Zeit dem Auflagedruck ausgesetzt ist. Vgl. Antidekubitussystem, Krankenhausmatratze.

Wechseljahre der Frau: (engl.) *climacteric period*; Klimakterium; Übergangsphase von der vollen Geschlechtsreife bis zum Greisenalter (Senium), in der die Eierstöcke (Ovarien) fortschreitend die Funktion einstellen und dementsprechend die Fortpflanzungsfähigkeit nachlässt; **Einteilung: 1. Prämenopause:** Zeitraum vor der letzten Menstruation (statistisch ca. ab dem 48. Lebensjahr) mit unregelmäßigen Menstruationsblutungen; **2. Menopause:** Zeitpunkt der letzten Menstruation; durchschnittlich im 50–52. Lebensjahr; **3. Perimenopause:** Zeitraum von ca. 2 bis maximal 4 Jahren, der mit Einsetzen endokrinologischer, biologischer und klinischer Zeichen einer nahenden Menopause beginnt und ca. 1–2 Jahre nach der Menopause endet; **4. Postmenopause:** Zeitraum, der nach der Menopause beginnt und mit dem Eintritt ins Greisenalter (Senium, ca. im 70. Lebensjahr) endet; s. Abb. **Kennzeichen:** nach-

Waterlow-Skala
Einschätzung des Dekubitusrisikos

Kategorie	Punkte
Körperbau/Gewicht im Verhältnis zur Körperlänge	
durchschnittlich	0
überdurchschnittlich	1
Adipositas	2
Kachexie	3
Hauttyp/optisch feststellbare Risikobereiche	
gesund	0
Gewebeverdünnung	1
trocken	1
ödematös	1
kaltschweißig (Temperatur)/Fieber	1
blass	2
geschädigt/wund	3
Geschlecht/Alter	
männlich	1
weiblich	2
14–49	1
50–64	2
65–74	3
75–80	4
>80	5
besondere Risiken	
Mangelversorgung des Gewebes, schwere Kachexie	8
Herzinsuffizienz	5
periphere Gefäßerkrankungen	5
Anämie	2
Rauchen	1
Kontinenz	
total/katheterisiert	0
gelegentliche Inkontinenz	1
Stuhlinkontinenz	2
Stuhl- und Harninkontinenz	3
Mobilität	
normal	0
unruhig	1
apathisch	2
eingeschränkt (Gipsverband)	3
träge (Extensionen)	4
bewegungsunfähig (Rollstuhl)	5

Waterlow-Skala
Einschätzung des Dekubitusrisikos

Kategorie	Punkte
Appetit	
durchschnittlich	0
kaum	1
Sondenernährung/nur Flüssigkeit	2
verweigert Essensaufnahme (Nahrungskarenz)	3
neurologische Defizite	
besonders diabetische Neuropathie, Multiple Sklerose, Schlaganfall, motorisch/sensorisch, Paraplegie, Tetraplegie	4–6
größere chirurgische Eingriffe, Traumen	
orthopädische Eingriffe, z. B. Totalendoprothese oder Wirbelsäulenoperation	5
Operation (länger als 2 Stunden)	5
Medikation	
Steroide, Zytostatika, hochdosierte, antientzündlich wirkende Präparate	4

Aus jeder Kategorie können mehrere Begriffe berücksichtigt und addiert werden.
Punktebewertung: 10–14: Risiko; 15–19: hohes Risiko; >20: sehr hohes Risiko

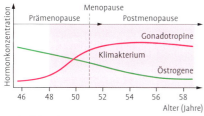

Wechseljahre der Frau

lassende Hormonproduktion, unregelmäßige Menstruationszyklen, evtl. Hitzewallungen*, Schwindel, depressive Verstimmung sowie Abnahme der Knochendichte (Calciumverlust, Risiko für Osteoporose); etwa ein Drittel der Frauen ist in den Wechseljahren subjektiv symptomfrei. **Maßnahme: 1.** Calcium- und Vitamin-E-reiche Ernährung sowie körperliche Aktivität zur Osteoporoseprophylaxe und Therapie depressiver Verstimmung, Stressabbau und Stressbewältigung, sexuelle Aktivität; **2.** Phytotherapie (z. B. Johanniskraut bei depressiven Verstimmungen, Traubensilberkerze mit östrogenartiger Wirkung oder Salbei zur Hemmung der Schweißproduktion); **3.** Hormonersatztherapie zur Symptomlinderung bzw. Schutz vor Osteoporose. **Hinweis:** Der Grad der von der Frau empfundenen Belastung hängt von der Einstellung zu der Veränderung, ihrem Kulturkreis, Selbstwertgefühl, Lebensinhalt und ihrer Lebensführung ab. Vgl. Wechseljahre des Mannes, Midlife-Crisis.

Wechseljahre des Mannes: (engl.) *andropause*; Klimakterium virile, Andropause; den Wechseljahren* der Frau ähnlicher Zeitraum mit langsamem, kontinuierlichem Nachlassen der Zeugungsfähigkeit und der Potenz infolge eines allmählich einsetzenden Rückgangs der Testosteronproduktion und Ausschüttung von Gonadotropin (luteinisierendes Hormon, Abk. LH), beginnend ab dem 40. Lebensjahr; **Kennzeichen: 1.** Abnahme der Testosteronkonzentration (jährlich ca. 1 %), Nachlassen der Libido*, Erektionsprobleme (52 % der Männer zwischen dem 40. und 70. Lebensjahr); **2.** Rückbildung der Muskulatur im Verhältnis zum Fettgewebe (Veränderung der body composition), Knochen- und Gelenkbeschwerden, Hauttrockenheit, nachlassende Spannung (Tonus) der Haut, Abnahme der Knochendichte (Osteoporoserisiko); **3.** Leistungsabfall, Müdigkeit, nachlassendes Gedächtnis, Konzentrationsmangel, Stressintoleranz, depressive Verstimmung. **Maßnahme: 1.** Calcium- und Vitamin-E-reiche Ernährung sowie körperliche Aktivität zur Osteoporoseprophylaxe und Therapie depressiver Verstimmung, Stressabbau und Stressbewältigung, sexuelle Aktivität; **2.** ggf. Hormonersatztherapie, potenzsteigernde Medikamente (keine Eigentherapie aufgrund erheblicher Nebenwirkungen); **3.** Aufklärung, (Paar-)Beratung. Vgl. Sexualität, Midlife-Crisis.

Wechselverband: s. Kompressionsverband.

Wechselwirkungen: (engl.) *interactions, reciprocal actions*; **1.** (pharmazeutisch) physikalisch-chemische Reaktionen zwischen Arzneimitteln* untereinander oder mit pharmazeutischen Grund- und Hilfsstoffen u. a. Chemikalien; z. B. Fällung, Bindung von Arzneistoffen an Polymere; **2.** (pharmakologisch) gegenseitige pharmakodynamische Beeinflussung von Arzneistoffen; bewirken z. B. eine Steigerung oder Senkung der Wirksamkeit einzelner Substanzen; mögliche Wechselwirkungen müssen in der Packungsbeilage* aufgeführt werden. **Hinweis: 1.** Die häufigsten Wechselwirkungen von täglich verabreichten Medikamenten sollten Pflegenden bekannt sein; im Zweifelsfall sind sie nachzuschauen. **2.** Vorsicht bei Selbstmedikation* von Patienten (wird häufig bei der Anamnese nicht erwähnt). Vgl. Arzneimittelwirkung, unerwünschte.

Wegeunfall: (engl.) *travel accident*; Form des Arbeitsunfalls* beim Zurücklegen des mit der versicherten Tätigkeit zusammenhängenden unmittelbaren Weges vom und zum Tätigkeitsort (§ 8 Absatz 2 SGB VII); unter Versicherungsschutz der Gesetzlichen Unfallversicherung* stehen nicht nur Arbeitnehmer auf Fahrgemeinschaften vom und zum Ort der Beschäftigung, sondern auch Kinder auf dem Weg vom und zum Kindergarten sowie Schüler auf dem Weg von der und zur Schule. Ausgenommen sind Kinder, die in eine private Pflegestelle gebracht werden. Grundsätzlich ist Versicherter auf dem Weg von der und zur Arbeit versichert, wenn der kürzeste Weg gewählt wird. Abweichungen sind nur für die Unterbringung von Kindern im Kindergarten oder Ähnlichem und bei der Teilnahme an Fahrgemeinschaften versichert oder wenn der Versicherte dadurch Zeit einspart, so z. B., wenn der Versicherte auf dem kürzesten Weg im Stau steht und ein Umweg eine wesentliche Zeitersparnis zur Folge hat. Ein Wegeunfall muss von einem **Durchgangsarzt** bestätigt werden. Auch eine Notaufnahme in einem Unfallkrankenhaus erfüllt diese Voraussetzung. Der Durchgangsarzt kann auch noch 3–4 Tage nach dem Unfall aufgesucht werden. Es empfiehlt sich jedoch ein umgehendes Vorstellen beim Durchgangsarzt oder in einer Notaufnahme.

Wehen: (engl.) *labour*; Kontraktionen der Gebärmuttermuskulatur während der Schwangerschaft und unter der Geburt* von 20-60 Sekunden Dauer (s. Abb.); nach dem zeitlichen Auftreten unter-

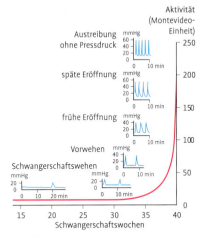

Wehen: Schema physiologischer Wehen

scheidet man Schwangerschaftswehen, Vorwehen (unregelmäßige Wehen in den letzten Wochen und Tagen der Schwangerschaft bis kurz vor Beginn der Geburt, nach ihrer Funktion Senkwehen, die das Kind in den Beckeneingang verlagern und Stellwehen, die den vorangehenden Kindsteil einstellen), Eröffnungswehen (rhythmische Wehen in der Eröffnungsperiode), Austreibungswehen (Wehen in der Austreibungsperiode) mit Presswehen, Nachgeburtswehen* (zur Austreibung der Plazenta) und Nachwehen* (Wehen im Wochenbett). Krampfwehen (Gefahr für das Kind!) sind Dauerkontraktionen (Tetanus uteri) bzw. sehr rasch aufeinanderfolgende Einzelkontraktionen (Clonus uteri). Wehen werden getastet und mit externer oder interner Darstellung des Wehenverlaufs (Tokographie) beurteilt. Die während der Geburt auftretenden Wehen werden als Schmerz* wahrgenommen (s. Wehenschmerz). Wahrnehmung und Schmerzbewältigung* unterliegen erheblichen individuellen Schwankungen.

Wehenschmerz (ICNP): (engl.) *labour pain*; mit dem Geburtsvorgang verbundener Schmerz*, der von der Rückenmitte ausgeht (s. Wehen); die Schmerzempfindung wird oft beschrieben als mäßiger, krampfartiger Schmerz mit steigender Intensität. **Maßnahme:** Hebamme verständigen; in der Frühschwangerschaft Bettruhe, nach ärztlicher Anordnung ggf. wehenhemmende Mittel; **Hinweis:** Differentialdiagnostisch zu beachten bei verleugneter Schwangerschaft* (Patientinnen kommen kurz vor der Geburt* mit unklarem Bauchschmerz in die Notaufnahme).

Weichlagerung: (engl.) *soft positioning*; Lagerungsmethode zur Verringerung des Auflagedrucks (s. Dekubitus); geeignete Hilfsmittel sind u. a. Antidekubitus-*, Wasser-* oder Superweichmatratze*, Kissen oder Luftkissen (s. Luftkissensystem). **Nachteil: 1.** erhöhter Kraftaufwand bei Bewegung; **2.** reduzierte Bereitschaft zu Spontanbewegungen im Bett; **3.** Verlust der Körperwahrnehmung (s. Körperschema). Vgl. Lagerungshilfsmittel, Positionsunterstützung.

Weinen (ICNP): (engl.) *crying*; **1.** Selbstreinigungsprozess des Auges*; **2.** emotional gefärbte Antwort auf körperlichen (Krankheit, Verletzung) oder seelischen (beginnende Depression, Traurigkeit*, Trauer) Schmerz*, Angst* oder als Schreckreflex in Gefahrensituationen, seltener bei Freude; **Kennzeichen:** mehr oder weniger lautes Schluchzen oder Wimmern (manchmal lautlos als stummes Weinen), das meist mit Tränenfluss, Rötung der Gesichtshaut und einer laufenden Nase einhergeht; **Maßnahme: a)** Patienten weinen lassen, Tuch zum Trocknen der Tränen und zum Putzen der Nase zur Verfügung stellen; **b)** empathisch das Bedürfnis nach Trost*, Distanz oder Zuwendung erfassen (s. Empathie); **c)** weitergehendes Gespräch nur bei Notwendigkeit und eigener Bereitschaft anbieten; Weinen allein beseitigt oft schon den „Gefühlsstau". **Hinweis:** Die Einstellung zum Weinen ist kulturell unterschiedlich und von geschlechtsspezifischen Normen abhängig. Weinen wird häufig als Trauerhandlung mit ritueller Technik ausgeübt; bei ausländischen Patienten berücksichtigen und nicht als „Hysterie" missachtend interpretieren (vgl. Kultur).

Weiterbildung: (engl.) *advanced vocational training, further education*; zusätzliche Qualifizierung in einem abgeschlossenen Beruf; mit Anerkennung der zusätzlichen Qualifikation ist der Arbeitnehmer auch formal zur Ausübung bestimmter beruflicher Tätigkeiten befähigt, z. B. der Stationsleitung, Intensivpflege oder Dialysepflege. Vgl. Fortbildung, Heimpersonalverordnung.

Wellness: umfassendes Wohlbefinden in allen physischen und psychischen Bereichen des Lebens; **1.** Kategorie der Pflegediagnosen* (s. Wellness-Pflegediagnose), die unabhängig von der medizinischen Diagnose möglich ist; durch den zunehmenden Versorgungsbedarf chronisch kranker, alter und behinderter Menschen auch in Deutschland als Pflegeziel formuliert; **2.** Bezeichnung für eine in den 50er Jahren des 20. Jahrhunderts als Gegenpol zu „Illness" (Krankheit) entstandene Bewegung, die zunächst ganzheitlich denkende Mediziner angesprochen hat; heute wird Wellness als Sammelbegriff für verschiedene Angebote aus dem Gesundheits-, Fitness- und Kosmetikbereich verwendet.

Wellness-Pflegediagnose: (engl.) *wellness nursing diagnosis*; Kategorie der Pflegediagnosen* der NANDA* zur Beurteilung eines Individuums, einer Familie* oder einer sozialen Gemeinschaft, die sich in einem Übergangsstadium von einem spezifischen Gesundheitsniveau zu einem höheren befindet, mit dem Ziel der Gesundheitsförderung* (z. B. durch Entwicklung eines verbesserten Ernährungsverhaltens, einer verbesserten Elternschaft und eines verbesserten Familienprozesses); Wellness-Pflegediagnosen bezeichnen einen positiven Zustand und bieten demnach eine andere Orientierungsrichtung für die Pflegeintervention als die Verhinderung oder Linderung von Defiziten. **Hinweis:** Im deutschsprachigen Raum bislang nicht im Versorgungsauftrag, daher schwierig als Leistung anrechenbar. Vgl. Prävention, Beratung, Organisation.

Weltbund der Krankenschwestern und Krankenpfleger: s. ICN.

Weltgesundheitsorganisation: s. WHO.

Wendl-Tubus: s. Pharyngealtubus.

Werkstatt für behinderte Menschen: (engl.) *sheltered workshop*; Einrichtung zur Teilhabe* behinderter Menschen am Arbeitsleben und zur Eingliederung in das Arbeitsleben (§ 136 SGB IX); in der Werkstättenverordnung (Abk. WVO) sind die fachlichen Anforderungen an eine Werkstatt für behinderte Menschen festgelegt und das Eingangsverfahren* geregelt. Gemäß § 1 WVO hat die Werkstatt zur Erfüllung ihrer gesetzlichen Aufgaben die Voraussetzung zu schaffen, behinderte Menschen (auf der Grundlage des § 136 SGB IX) aus dem Einzugsgebiet aufzunehmen. Dabei soll den unterschiedlichen Arten der Behinderung durch geeignete Maßnahmen, insbesondere durch Bildung besonderer Gruppen im Berufsbildungs- und Arbeitsbereich, Rechnung getragen werden. Behinderte Menschen, die die Voraussetzungen für eine Beschäftigung in einer Werkstatt nicht erfüllen, sollen in Einrichtungen betreut werden, die der Werkstatt angegliedert sind (§ 136 Absatz 3 SGB IX). Vgl. Berufsbildungsbereich, Rehabilitationsrecht.

Wernicke-Aphasie: s. Aphasie.

Wert: (engl.) *value, quality, asset*; **1.** (allgemein) Qualität, die sich aus der Beziehung zu einem gesetzten Maßstab ergibt; **2.** Zahlengröße; auch Bezugsgröße, z. B. Referenzwert*; **3.** (wirtschaftlich) Geldwert, der die Bedeutung eines Gegenstandes oder einer Leistung ausdrückt; **4.** im ideellen Sinn die Bedeutung von etwas für den individuellen Menschen (z. B. Erinnerungsstücke, Fotos und Briefe sind von hohem ideellem Wert); **5.** (psychologisch, philosophisch) handlungsleitende Größe, die den Menschen veranlasst, Verhalten nach bestimmten Prinzipien auszurichten (z. B. Mitgefühl, Gastfreundschaft, Treue, Leistungsbereitschaft, Großzügigkeit); diese Werte werden gewöhnlich innerhalb eines Kulturkreises (Religion, Familie, Nation, Berufswelt) angeeignet (enkulturiert). Sie sind dem Bewusstsein nicht immer zugänglich, führen aber in die Situation des ethischen Dilemmas*, wenn nicht nach ihnen gelebt werden kann. Vgl. Ethik.

Wertethik: (engl.) *worth ethic*; Richtung der Ethik*, die bestrebt ist, menschliches Handeln an objektiven Werten (z. B. Liebe*, Gerechtigkeit, Freiheit*), subjektiven Wertmaßstäben (anthropozentrische Ethik) oder Nützlichkeitserwägungen für die menschliche Gemeinschaft (Utilitarismus*) zu orientieren.

Wertkonflikt: s. Dilemma, ethisches.

Wertschätzung: (engl.) *esteem*; Anerkennung, Achtung und Würdigung eines Menschen in dessen individueller Eigenart; Wertschätzung findet Ausdruck in Respekt gegenüber einem Menschen. Wertschätzung der eigenen Person beinhaltet das Bedürfnis nach Selbstanerkennung und Selbstwertschätzung. Beide Formen sind wesentliche Bedürfnisse des Individuums. **Pflege:** Gegenseitige Wertschätzung ist Grundlage der Pflegebeziehung (s. Beziehung) und einer förderlichen Zusammenarbeit mit anderen Berufsgruppen.

Wertschöpfungsmanagement: (engl.) *(added) value management*; Steuerung der Prozesse und Abläufe in allen Bereichen eines Unternehmens mit dem Ziel einer positiven Wertschöpfung, d. h. einem vorteilhaften Unterschied zwischen dem Wert eines Produktes vor und nach der Ver- oder Bearbeitung; diese Differenz (Wertschöpfung) ist das Ergebnis eines Wertschöpfungsprozesses, der sich entsprechend den Entstehungsphasen eines Produktes in verschiedene einzelne Schritte von dessen Entwicklung über die Fertigstellung bis zur Nutzung unterteilt. **Pflege:** Auch die Dienstleistung Pflege wird oft implizit unter dem Gesichtspunkt betrachtet, welchen Beitrag einzelne Tätigkeiten für den Wertschöpfungsprozess erbringen. Vgl. Qualitätsmanagement.

Wesensveränderung: s. Persönlichkeitsveränderung.

WHO: Abk. für (engl.) **W**orld **H**ealth **O**rganization; Weltgesundheitsorganisation; 1948 gegründete Sonderbehörde der Vereinten Nationen mit Sitz in Genf, die sich mit internationalen Gesundheitsfragen und der öffentlichen Gesundheit befasst; **Ziel:** nach der Verfassung der WHO das Erreichen des höchstmöglichen Gesundheitsniveaus für alle Menschen der Welt; **Aufgabe:** internationale Zusammenarbeit auf dem Gebiet des Gesundheitswesens, insbesondere bei der Prävention* (Bekämpfung von Volkskrankheiten und Seuchen, Aufklärung, Durchführung von Impfprogrammen sowie die Verbesserung hygienischer Bedingungen für Menschen v. a. in Ländern mit niedrigem medizinischem Versorgungsgrad); **Organisation:** Repräsentanten der 192 WHO-Mitgliedstaaten bilden die Weltgesundheitsversammlung (World Health Assembly); 6 Regionalbüros der WHO legen eigene, auf die Gesundheitsbedürfnisse ihrer Mitgliedsländer abgestimmte Programme fest und setzen diese gemeinsam mit den Mitgliedsländern um.

Wickel: (engl.) *packing*; ergänzende Maßnahme der Hydro-* und Thermotherapie i. R. eines therapeutischen Konzepts, bei der heiße, warme oder kalte nassfeuchte Tücher (grobes Leinen) zirkulär um Körperteile gewickelt und mit einem Zwischentuch (trockene Baumwolle) und einem Außentuch (Wolltuch, Frottee oder Flanell) umhüllt werden; **Formen:** Teil- und Ganzwickel; werden größere Bereiche des Körpers gewickelt (Oberkörper, ganzer Körper), wird dies auch als Packung* bezeichnet. **Wirkung:** Je nach Anwendungsdauer und Zusatz wirken Wickel wärmeentziehend, wärmestauend oder schweißtreibend. **Anwendung: 1.** kalte Wickel: z. B. Wadenwickel* zur Fiebersenkung, Brustwickel* zur Vorbeugung von Erkältungen; **2.** warme oder heiße Wickel: Bauch-, Hals-, Brust-, Leber- und Nierenwickel zur Entspannung, Entkrampfung und Ausleitung nach anstrengenden therapeutischen, evtl. psychisch belastenden Maßnahmen; auch mit Zusatz von Kräutern (z. B. Heublume, Kamille), Essig, Senfmehl (s. Senfwickel), Peloiden* oder Alkohol (s. Tab.); **Hinweis:** Wichtigster Faktor bei allen Wickeln und Auflagen ist die Zeit sowohl zur Vorbereitung des Materials als auch des Patienten. Aufgrund z. T. längerer Verweilzeiten der Wickel dem Patienten vor dem Anlegen die Gelegenheit geben, die Toilette aufzusuchen; Getränke in Greifweite bereitstellen, ggf. auch Literatur und sonstige Ablenkung. Das Anlegen von Wickeln ist ohne Berührung*, Zuwendung und Nähe zwischen Patient und Pflegekraft als pflegenden, ergänzenden Faktoren im therapeutischen Konzept nicht denkbar. Vgl. Fußwickel, Eiswickel, Kartoffelwickel.

Widerstand: (engl.) *resistance*; **1.** (allgemein) Entgegenwirken gegenüber Veränderungen oder Anweisungen bis hin zur Verweigerung; **2.** (psychoanalytisch) von S. Freud entwickelte Bezeichnung für die meist unbewusste Weigerung eines Menschen, sich mit bestimmten Problemen auseinanderzusetzen; der Widerstand kann sich in Phänomenen wie Vergessen* oder starker Kritik äußern. Vgl. Psychoanalyse.

Wiederaufbereitung: (engl.) *recycling*; Dekontamination, Reinigung, Verpackung und Sterilisation von medizinischem Material nach Gebrauch zur Wiederverwertung; die Wiederaufbereitung von Medizinprodukten ist gemäß Medizinproduktegesetz (s. Medizinprodukterecht) ein Verfahren, das ein aufbereitetes Produkt durch die Anwendung von geeigneten Verfahren in einen Zustand versetzt, der einem neuen Produkt entspricht und den grundlegenden Anforderungen genügt. **Recht:** Die Wiederaufbereitung von medizinischen Einmalprodukten ist in Deutschland nur unter strengen Maßstäben zulässig (dokumentierte validierte Eignung und Zuverlässigkeit der vorgesehenen Wiederaufbereitungsverfahren). Im Interesse der Patientensicherheit und eines einheitlichen europäischen Vorgehens wird jedoch diskutiert, sie gänzlich zu verbieten bzw. an die wiederaufbereitenden Krankenhäuser die gleichen gesetzlichen Anforderungen (Konformitätsbewertungsverfahren) zu stellen wie an den Hersteller des Produktes.

Wiederbelebung: s. Reanimation.
Wiedereingliederung: s. Rehabilitation.
Wiedergebrauch: (engl.) *reuse*; Wiederverwendung von medizinischen Einwegartikeln; bei Wiederaufbereitung* trägt der Anwender die volle Verantwortung für Folgeschäden und Infektionen.

Wiegen: (engl.) *to weigh*; Bestimmung und Kontrolle des Gewichts eines Menschen mit einer geeichten Waage (Stehwaage*, Sitzwaage, Bettwaage oder Hängewaage*); **Anwendung: 1.** bei Neugeborenen, Schwangeren, Patienten bei der Aufnahme in ein Krankenhaus oder Heim; **2.** vor einer Operation (zur Berechnung der Anästhesiedosis und Schmerzmittelmenge) oder zur Berechnung einer gewichtsspezifischen Infusions- oder Arzneimittelmenge; **3.** wichtig auch zur Verlaufskontrolle bei Essstörungen* und Diäten sowie bei parenteraler Ernährung; **Hinweis:** Zum exakten Vergleich ist die Einhaltung der gleichen Wiegezeit, die Benutzung derselben Waage und das Wiegen in der gleichen Bekleidung wichtig.

Windeldermatitis (ICNP): (engl.) *diaper rash*; Entzündung der Haut mit starker Rötung, Schwellung und Erosionen an Gesäß, Genitalien und Oberschenkeln bei Säuglingen und inkontinenten Patienten (s. Abb.); **Ursachen: 1.** Wärmestau durch Windel bzw. Inkontinenzvorlage; **2.** Aufweichung der Haut bei dauerhafter Feuchtigkeit (Mazeration*); **3.** Schädigung der Haut durch alkalische Substanzen aus Stuhl und Harn sowie Seifenrückstände; **4.** sekundäre Besiedelung mit Candida albicans (Hefepilz; s. Candidosen), Streptokokken, Staphylokokken und anderen Erregern; **Maßnahme: 1.** häufiges Wechseln der Windeln

Wickel
Beispiele für Wickel mit Zusätzen

Wickel	Indikation	Material	Gegenanzeigen/Hinweise
Essigwickel	Entzündung, Quetschung	essigsaure Tonerde, trockenes Tuch zum Abdecken	Vorsicht bei empfindlicher Haut, Hautschäden durch Verätzung möglich
Kamillenwickel (auch Heublumen)	Bauchbeschwerden, Blähung	mit Kamillentee oder Kamillenextrakt getränktes Tuch, Außentuch	Allergie abklären. 15–45 Minuten möglichst heiß anlegen (40–45 °C), Temperatur kontrollieren!
Kartoffelwickel	schmerzhafter Infekt (Bronchitis, Harnblasenentzündung), Arthrose, Rückenschmerz	2–4 zerquetschte heiße Kartoffeln in Zwischentuch, das mit Außentuch auf die betroffene Körperpartie gelegt wird	bis zum Erkalten (z. B. über Nacht) anlegen, Temperatur kontrollieren!
Quarkwickel	Prellung, Zerrung, Bluterguss, Gelenkentzündung	kalter Quark mit etwas Milch und evtl. Essig in Tuch, Außentuch	bei akuten Verletzungen zuerst Eispackung oder kaltes Wasser, Kälteanwendung an den Folgetagen durch Wärme ersetzen (z. B. Kartoffelwickel); Kontraindikation: Milch-/Eiweißallergie
Schmalzwickel	Bronchitis, Lungenentzündung, Rippenfellentzündung	ca. 50 g erwärmtes Schweineschmalz mit ätherischem Öl (Thymian, Pfefferminz, Menthol) auf Brust oder Rücken verteilen, darüber dünnes Tuch oder Wolltuch mit Sicherheitsnadeln oder Bändern befestigen	nur ergänzend zur ärztlichen Behandlung; keine scharfen ätherischen Öle bei Säuglingen und Kleinkindern; Hautschäden durch Verätzung und Allergien sind möglich
Zwiebelwickel	Ohrenschmerz, Schnupfen	Zwiebelstücke in Küchentuch oder Leinsäckchen auf die Ohren oder unter die Nase	sehr wirksam bei verstopfter Nase; bei Kindern mit akuter Mittelohrentzündung nicht ausreichend!

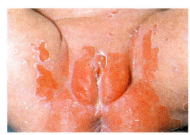

Windeldermatitis: Infektion mit Candida albicans [26]

bzw. Vorlagen (wichtigste Maßnahme); wenn möglich, längere Zeiträume ohne Windel; **2.** Waschen mit alkalifreien Präparaten zum Erhalt des Säureschutzmantels der Haut und gründliches Trocknen ohne mechanische Reizung, evtl. mit Föhn; **3.** Hautschutz mit geeignetem Präparat; **4.** Antimykotika nach ärztlicher Verordnung.

Wirtschaftlichkeit: (engl.) *good management, economic efficiency*; haushälterischer und sparsamer Umgang mit Geldmitteln, Materialien oder Ressourcen; im Gesundheits- und Sozialwesen besteht die Spannung zwischen **1.** gesetzlichem Rahmen (z. B. Krankenhausfinanzierungsgesetz*); **2.** der Begrenzung der Ausgaben für Gesundheitsdienstleistungen (Budgetierung, vgl. Budget); **3.** der notwendigen Versorgung von behinderten, alten, kranken und sterbenden Menschen (Bedarfsdeckungsprinzip). In diesem Spannungsfeld müssen Gesundheitsleistungen nach ihrer aktuellen Bedeutung gewichtet werden. Besonders Pflegepersonen können beim Umgang mit Material und Hilfsmitteln sowie bei der Planung einer optimalen Arbeitsorganisation wirtschaftliche Aspekte berücksichtigen. **Hinweis:** Wirtschaftlichkeit bedeutet nicht Vernachlässigung von Pflegebedürftigen durch Rationierung. Sie ist immer im Zusammenhang mit dem Versorgungsauftrag zu betrachten.

Wissensmanagement: (engl.) *knowledge management*; Management-Technik mit dem Ziel, die Ressource (internes oder externes) Wissen in einer Organisation zu erzeugen, zu entwickeln, einzusetzen, zu verteilen, zu bewahren und transparent darzustellen, um Ziele effektiver zu erreichen und

Wochenbett

Problemlösungen zu erleichtern und zu optimieren; Wissensmanagement zielt auf die Schaffung einer „intelligenten" Organisation* und ist ein formaler Prozess, der für das Unternehmen dieselbe Funktion hat wie die Weiter- und Fortbildung für den einzelnen Mitarbeiter. Vgl. Qualitätsmanagement.

Wochenbett: (engl.) *puerperium*; syn. Kindbett; Puerperium; Zeitraum von der Entbindung bis zur Rückbildung der Schwangerschafts- und Geburtsveränderungen bei der Mutter, in dem sich die Mutter von Schwangerschaft* und Geburt* erholt; **Dauer:** 8 Wochen (Frühwochenbett: die ersten 7 Tage nach der Entbindung); **Kennzeichen:** 1. Rückbildung der Schwangerschaftsveränderungen, z. B. Verkleinerung der Gebärmutter durch Kontraktionen (sog. Nachwehen*), die durch Stillen des Säuglings* angeregt werden und bei Mehrgebärenden schmerzhafter sind als bei Erstgebärenden. Zur Unterstützung der Rückbildung des Haltesystems von Muskulatur und Bändern sowie des Beckenbodens ist angeleitete Wochenbettgymnastik/Rückbildungsgymnastik sinnvoll (erst im späten Wochenbett bzw. nach 8 Wochen). 2. Heilung der Geburtswunden; s. Wochenfluss (Lochien); 3. hormonale Umstellung, Einsetzen des Milchflusses*; 4. psychische Reaktionen aufgrund der starken hormonalen und sozialen Veränderung; viele Wöchnerinnen unterliegen gerade in den ersten Tagen nach der Geburt intensiven Stimmungsschwankungen und scheinen z. T. traurig und mutlos (postpartales Stimmungstief*, sog. Babyblues); Achtung: abzugrenzen von postpartaler Depression* und Wochenbettpsychose*. **Hinweis: 1.** Mutter und Neugeborenes brauchen Zeit und eine ungestörte Atmosphäre, um die Mutter-Kind-Bindung (Bonding) und Stillbeziehung aufbauen und etablieren zu können. Unterstützung im Haushalt und bei der Betreuung von Geschwisterkindern ist sinnvoll; Besuche sollten organisiert werden. 2. Gesetzlich und privat versicherte Frauen haben nach der Entlassung aus dem Krankenhaus bzw. nach einer ambulanten Geburt* Anspruch auf Hebammenbetreuung (gemäß der Hebammengebührenverordnung) im Wochenbett. In den ersten 10 Tagen ist ein täglicher Hausbesuch vorgesehen; darüber hinaus sind vom 11. Tag bis zu 8 Wochen nach der Geburt 16 Hausbesuche oder telefonische Beratungen sowie von der 9. Woche bis zum Ende der Abstillphase 2 telefonische Stillberatungen und 2 Hausbesuche zur Stillberatung möglich.

Wochenbettdepression: syn. Depression*, postpartale.

Wochenbettpsychose: (engl.) *postpartum psychosis*; syn. postpartale Psychose; nicht einheitlich verwendete Bezeichnung für psychotische Störungen, die im Wochenbett* in der 1.–6. Woche nach der Entbindung auftreten; **Häufigkeit:** 0,1–0,3 % aller entbundenen Frauen; **Ursachen:** hormonale Veränderung, vorangegangene Psychose, Anfälligkeit (Disposition), psychosoziale Faktoren (z. B. alleinerziehende Mutter, sozioökonomische Faktoren); **Kennzeichen:** Realitätsverlust, psychomotorische Störungen, Affekt-, Gefühls-, Ich-, Wahrnehmungs- und Denkstörungen; meist abrupter Beginn; **Maßnahme: 1.** stationäre Aufnahme, medikamentöse Therapie; **2.** langfristig psychotherapeutische Maßnahmen; **Hinweis:** Gefahr von Suizid und/oder Kindstötung. Vgl. Depression, postpartale.

Wochenfluss: (engl.) *lochia*; Lochien, Lochialsekret; uterine Wundsekretion nach der Geburt*; verändert während des Heilungsprozesses die Farbe von blutig-rot (in den ersten 3–4 Tagen) über rotbraun bis zu gelb-weiß (nach 3 Wochen); anfangs kann die Sekretion stärker sein als bei der Menstruation* und nimmt dann an Menge ständig ab. Der Wochenfluss hat einen faden Geruch, ähnlich wie Menstruationsblut; stinkender (fötider) Wochenfluss kann auf eine Infektion hinweisen. Nach 6 Wochen ist die Wundheilung i. Allg. abgeschlossen. **Maßnahme: 1.** Vorlagen sollten im Frühwochenbett ca. alle 2–3 Stunden gewechselt und entsorgt werden. **2.** regelmäßiges Händewaschen; **3.** Hygieneberatung der Wöchnerin; **Hinweis: 1.** Wochenfluss ist nicht keimfrei, enthält aber keine hochpathogenen Keime. Er kann durch Scheidenbakterien infektiös sein. Die Wöchnerin sollte daher bestimmte Hygienemaßnahmen beachten, um die Entstehung einer Brustentzündung zu vermeiden (z. B. bei wunden oder offenen Brustwarzen duschen statt baden; nach einem Bad die Brust immer abduschen). **2.** Es ist während des Wochenflusses keine Einschränkung in Bezug auf Geschlechtsverkehr vonnöten. Vgl. Lochialstau.

Wöchnerin: (engl.) *woman in childbed*; Bezeichnung für eine Frau, die vor kurzer Zeit ein Kind geboren hat; betrifft den Zeitraum von der Ausstoßung der Plazenta bis zur 6.–8. Woche nach Geburt (s. Wochenbett).

Wohlbefinden: s. Zufriedenheit.

Wohlbefinden, physisches (ICNP): (engl.) *physical well-being*; sich in guter körperlicher Verfassung fühlen; physisches Wohlbefinden ist bei guter Gesundheit spontan vorhanden; bei Schmerzen, Müdigkeit u. a. kann es durch Gegenregulation wiederhergestellt werden, z. B. durch Schmerzbekämpfung. Vgl. Zufriedenheit.

Wohlergehen: s. Zufriedenheit.

Wohlfahrtspflege: (engl.) *welfare care*; i. w. S. das staatliche Ziel, eine umfassende Fürsorge für die Staatsbürger zu schaffen (z. B. durch das Betreiben von Krankenhäusern, Pflegeheimen oder Jugendeinrichtungen); im deutschen Gesundheits- und Sozialwesen meist im Kontext der Tätigkeit der Träger der freien Wohlfahrtspflege verwendet; nach den Sozialgesetzen kommt den gemeinnützigen Trägern der freien Wohlfahrtspflege eine wichtige Rolle zu; z. B. ist im Sozialhilferecht die Verpflichtung der staatlichen Träger der Sozialhilfe zur engen Zusammenarbeit mit diesen Trägern festgelegt. **Freie Wohlfahrtspflege** umfasst die Gesamtheit aller sozialen Hilfen, die auf freigemeinnütziger Grundlage und in organisierter Form in Deutschland geleistet werden, soziale Dienstleistungen insbesondere im Krankenhaussektor, in der Jugend-, Familien-, Alten- und Behindertenhilfe, die Koordination und Unterstützung von Selbsthilfe- und Helfergruppen, das Erschließen freiwilliger privater Hilfeleistungen, Spenden und ehrenamtlicher Tätigkeit sowie die Aus-, Fort- und Weiterbildung für soziale und pflegerische Berufe. In 6 Spitzenverbänden (Arbeiterwohlfahrt*, Deutscher* Caritasverband, Deutsches* Rotes Kreuz, Deutscher* Paritätischer Wohlfahrtsverband, Diakonisches* Werk der Evangelischen Kirche in Deutschland, Zentralwohlfahrtsstelle der Juden in Deutschland) sind in über 90 000 Einrichtungen und Diensten ca. 1,2 Millionen Menschen hauptamtlich beschäftigt, ca. 2,5–3 Millionen ehrenamtlich tätig. Auf Bundesebene arbeiten sie in der Bundesarbeitsgemeinschaft der Freien Wohlfahrtspflege zusammen.

World Health Organization: Abk. WHO*.

Wundbehandlungsmittel: (engl.) *wound treatment agents*; äußerlich anzuwendende Mittel zur Behandlung von Wunden aller Art, z. B. Schürf-, Schnitt-, Quetsch-, Biss- und Brandwunden, Erfrierungen, Unterschenkelgeschwüren (Ulcus cruris) oder Dekubitus*; die Auswahl des geeigneten Mittels richtet sich immer nach Art, Lokalisation, Beschaffenheit, Alter und Infektionszustand der Wunde. Wundbehandlungsmittel dienen der Reinigung, Desinfektion*, Beschleunigung der Wundheilung* und Verminderung der Narbenbildung; bei falscher Anwendung kann jedoch die Wundheilung hinausgezögert werden. Eine bedeutende Rolle bei der Wundbehandlung spielen neben den Wirkstoffen die Arzneiform und physikalische Maßnahmen. **Einteilung:** Die Vielzahl der verwendeten Mittel und Wirkstoffe (häufig Kombinationspräparate) kann grob eingeordnet werden in: **1. Wundreinigungs- und Wunddesinfektionsmittel:** meist Desinfektionsbäder (z. B. mit Kaliumpermanganat, 8-Hydroxychinolinsulfat-Kaliumsulfat), lokal anzuwendende Antibiotika* (z. B. Bacitracin), proteolytische Enzyme zum Abbau denaturierten Kollagens (Kollagenasen, Trypsin) oder zum Abbau von Fibrin, Blutgerinnseln (z. B. Streptokinase) und Eiter, sowie Zinkpasten oder -salben auch zum Aufsaugen von Sekret; **2. Wundheilmittel:** geweberegenerierende Stoffe wie Dexpanthenol, Allantoin, Azulene, Peru-Balsam (Balsamum peruvianum), pflanzliche Gerbstoffe sowie geeignete, z. T. auch desinfizierend wirkende Pflanzen und ihre Zubereitungen, u. a. aus Asiatischem Wassernabel, Ringelblume, Beinwell, Echter Kamille, Schafgarbe, Zwiebel, Echinacea-Arten; **3. Narbenbehandlungsmittel:** zur Auflockerung harter Narben; z. B. Antikoagulanzien* vom Heparintyp, erweichende Öle wie Olivenöl oder pflanzliche Auszüge wie Johanniskrautöl und Arnikatinktur. Vgl. Wundmanagement, Dermatika.

Wunddrainage: (engl.) *wound drainage*; Ableitung von Blut und Wundsekret aus einer Wunde* mit Kunststoff- oder Wellgummischlauch (Drain); **Formen: 1. offene** Wunddrainage: Der Drain mündet offen. **2. geschlossene** Wunddrainage: Der Drain mündet in entsprechende Beutel bzw. Flaschen, wenn die Ableitung durch einen Sogaufbau über eine Vakuumflasche verstärkt werden soll (Redondrains). Der Zeitpunkt des Beutel- bzw. Flaschenwechsels hängt von der Menge des geförderten Sekrets ab. **Hinweis: 1.** Der Drain muss immer unter aseptischen Bedingungen versorgt werden; die Austrittstelle ist aseptisch abzudecken. **2.** Die Ableitungen müssen regelmäßig auf ihre Funktionsfähigkeit überprüft werden. **3.** Sekretmenge erfassen und protokollieren. Vgl. Drainage, Wundmanagement.

Wunde (ICNP): (engl.) *wound*; Verletzung (Läsion) von Körpergewebe mit oder ohne Substanzverlust; **Einteilung: 1. einfache** Wunde: ohne Beteiligung tieferliegender Gewebestrukturen; **2. kombinierte** Wunde: mit Verletzung von Muskeln, Sehnen, Gefäßen, Knochen oder Organen; **Formen: 1.** mechanische Wunde durch Einfluss äußerer Gewalt, z. B. Schnitt-, Stich-, Quetsch-, Platz-, Riss-, Schürf-, Kratz-, Biss- oder Schusswunde; **2.** thermische Wunde durch Hitze (Verbrennung*) oder Kälte (Erfrierung*); **3.** strahlenbedingte Wunde durch Ultraviolettstrahlung oder ionisierende Strahlung*; **4.** chemische Wunde durch Verätzung; **Kennzeichen:** seröser, blutiger oder eitriger Ausfluss, Rötung der Haut (Erythem) und Schwellung (Ödem) um die Wunde oder veränderte, entzündete und schmerzhafte Hautumgebung, Bläschen, erhöhte Hauttemperatur, Wundgeruch, rotes granuliertes Gewebe, gelbe Fettgewebenekrose*, Wunde mit schwarzen Nekrosen; **Maßnahme:** Infektionsschutz, Wundversorgung*, Wundmanagement*. Vgl. Wunde, chirurgische.

Wunde, chirurgische: (engl.) *surgical wound*; Einschnitt in das Gewebe durch ein scharfes chirurgisches Instrument zur Erzeugung eines Zugangs in den Körper oder in ein Organ; evtl. mit Legen einer Wunddrainage* zur Ableitung von Wundsekret und Blut. **Hinweis:** Eine chirurgische Wunde* wird als nicht infiziert angesehen.

Wundexzision: (engl.) *surgical débridement, wound excision*; syn. Débridement; Wundausschneidung nach P. L. Friedrich: Wundanfrischung i. R. der primären Wundversorgung* durch keilförmiges Ausschneiden der Wundränder und des Wundgrunds in gesundes, gut durchblutetes Gewebe; verhindert eine Infektion und dient bei primärer Wundnaht der optimalen Annäherung (Adaptation) der Wundränder; **Anwendung:** i. d. R. bei stark gequetschtem, schlecht durchblutetem, zerfetztem und verschmutztem Gewebe. Vgl. Wundmanagement.

Wundheilung: (engl.) *wound healing*; physiologische Vorgänge zur Regeneration zerstörten Gewebes bzw. zum Verschluss einer Wunde*, insbesondere durch Neubildung von Bindegewebe und Kapillaren; **Formen:** 1. **primäre** Wundheilung (Sanatio per primam intentionem, Abk. p. p.): erfolgt unter raschem und komplikationslosem Verschluss und minimaler Bindegewebeneubildung zwischen den gut durchbluteten und ggf. adaptierten Wundrändern einer sauberen Wunde; 2. **sekundäre** Wundheilung (Sanatio per secundam intentionem, Abk. p. s.): verzögerte Wundheilung bei Wunden mit weit auseinanderliegenden (gequetschten oder nekrotischen) Wundrändern bzw. Infektion*; dabei kommt es infolge einer (a)bakteriellen Entzündung zur Auffüllung des Gewebedefekts mit zell- und gefäßreichem Bindegewebe (Granulationsgewebe) und ausgedehnter Narbenbildung. Das Überwachsen mit Gewebe (Epithelisierung) vom Rand her bildet den Abschluss der Wundheilung. **Phasen** der Wundheilung: 1. Latenzphase: a) exsudative Phase (syn. Reinigungsphase): Austritt von Flüssigkeit und Schorfbildung in den ersten Stunden; b) resorptive Phase mit kataboler Autolyse: Abbau von geschädigtem Gewebe am 1.–3. Tag; 2. Proliferationsphase (Neubildung; syn. Granulationsphase): anabole Reparation mit Bildung von Kollagen durch Bindegewebezellen (Fibroblasten) am 4.–7. Tag; 3. Reparationsphase (syn. Epithelisierungsphase): Umwandlung des Granulationsgewebes in Narbengewebe (s. Narbenversorgung) ab dem 8. Tag. Vgl. Wundmanagement.

Wundliegen: s. Dekubitus.

Wundmanagement: (engl.) *wound management*; kombinierte Maßnahmen (Wunddiagnostik, Wundreinigung und Wundverband), die eine Wundheilung* begünstigen und/oder herbeiführen sollen; **Ziel:** Erzeugen eines Wundmilieus, in dem die Zellregeneration durch körpereigene Regulation und Rekonstruktion optimal möglich ist.

Wunddiagnostik
Ursachen sowie heilungsverzögernd wirkende Faktoren feststellen, z. B. Begleiterkrankungen, Arzneimittel, Ernährungsstatus, Mobilität, Scherkräfte (beeinflussbar), Alter (nicht beeinflussbar), Immunstatus, psychische Verfassung (begrenzt beeinflussbar); Beschaffenheit, Farbe und Geruch des Wundbelages liefern bereits vor der Keimbestimmung erste Hinweise auf vorherrschende Erreger und damit auf die Wahl des einzusetzenden Verbandmaterials (s. Tab.).

Maßnahme: V. a. die beeinflussbaren Faktoren in Pflegeplanung, Durchführung und Beurteilung nach URGE*-Schema aufnehmen, z. B. bei Diabetes mellitus die optimale Einstellung der Blutzuckerwerte durch Diät und Arzneimittel, Mobilisation* (aktiv wie passiv), Ernährungsumstellung, Vermeiden von Scherkräften* bei Veränderung der Position, Feststellen, ob Arzneimittel unkontrolliert eingenommen werden; ggf. Wundabstrich: Entnahme von Wundsekret aus infizierter Wunde mit Hilfe eines sterilen Watteträgers, der nach der Sekretentnahme sofort in ein steriles, verschließbares Transportgefäß mit Nährmedium eingebracht und zur Analyse weitergeleitet werden muss.

Ziel: Identifizierung der pathogenen Erreger und Bestimmung der Keimzahl für eine auf den Erreger ausgerichtete Therapie.

Wundreinigung
I. **mechanisch:** mit Mulltupfern, Pinzetten, ggf. steriler Bürste mit abgerundeten Borsten (nach Schmerzausschaltung) zum Entfernen grober Schmutzpartikel.

II. **Desinfektion:** 1. **Erstversorgung:** Reinigung mit Antiseptika* zur Verringerung der Keimbesiedelung, z. B. mit Octenidin-Lösung 0,1 % oder Polihexanid-Lösung 0,02 % oder 0,04 % (farblose Antiseptika, zeigen keine Lücken im Wirkspektrum, keine Hautreaktionen, Hemmung der Wundheilung gering, Resistenzen zurzeit nicht bekannt); 2. **geschlossene Desinfektion mit Wundauflagen:** a) wasserabweisende (hydrophobe), wirkstofffreie Wundauflagen; Wirkprinzip: Hydrophobe Organismen und Substanzen lagern sich aneinander, werden dabei von umgebenden Wassermolekülen zusammengehalten und im Verbandmaterial gebunden. b) aktive Wundauflagen: silberhaltige Wundauflagen mit und ohne Aktivkohle, Aktivkohle-Verbände; greifen durch chemische und biologische Prozesse aktiv in das Wundgeschehen ein. Wirkungsmechanismus des Silbers: biologisch durch sog. oligodynamischen Effekt (Wechselwirkung zwischen Silberkationen und Enzymen sowie Proteinen, die z. B. bei Bakterien für die Zellatmung, den Transport von Substanzen durch die Zellwand und die Energieproduktion innerhalb der Zellen maßgeblich sind; Silberkationen binden sich auch an die DNA und verhindern somit die Zellteilung, Bakterien sterben ab). Dieser Wirkungsmechanismus wird, wenn auch nicht vollständig, durch Kochsalzlösung inaktiviert (Bildung von Silberchlorid). Hinweis: Herstellerangaben hinsichtlich des Keimspektrums beachten! Nicht alle silberhaltigen Wundauflagen wirken z. B. gegen Pseudomonas aeruginosa; es existieren bereits erste sog. phänotypische Resistenzen. Das Wirkungsspektrum der silberhaltigen Wundauflagen ist u. a. von der Silberkonzentration und der Silberfreisetzung abhängig. Nebenwirkungen beachten: Silber lagert sich im Gewebe ab und führt zur Verfärbung der Haut.

III. **Spülung:** z. B. mit steriler, körperwarmer Ringerlösung oder körperwarmem Leitungswasser, um Übersicht über Wundverhältnisse zu erlangen sowie Wundsekret, Keime, Schmutzpartikel und Gewebetrümmer zu entfernen; bei Anwendung von Leitungswasser ist die Verwendung eines Sterilfilters (0,2 µm Porengröße) und die abschließende Nachbehandlung mit Antiseptika erforderlich.

IV. **Wundtoilette:** Débridement, Wundexzision*; Entfernen von zerstörtem, nekrotischem, ge-

Wundmanagement

Wundbeläge Farbe	Geruch	wahrscheinlichste Erregertypen	Wundinfektion	
gelblich-braun bis orange	–	Staphylokokken, Streptokokken		
bläulich-grün	süßlich	Pseudomonas aeruginosa	pyogen (Eiterung erregend)	
–	nach Darminhalt	Escherichia coli		
schwarz (Gangrän)	faulig	Proteus vulgaris (Gangränbildner)	putrid (Fäulnis erregend)	
weißlich, schwach gelb	neutral	Wenn keine weiteren Entzündungszeichen (Rötung, Schmerz, Wärme) vorhanden sind, besteht der Belag aus Fibringerüsten und weiße Blutkörperchen (Leukozyten), die während des Heilungsprozesses abgebaut wurden. Die Wunde ist nicht infiziert.		
unspezifisch	nicht zuzuordnen	Verdacht auf Infektion mit MRSA oder Vancomycin-resistenten Enterokokken (Abk. VRE)		

quetschtem oder minderdurchblutetem Gewebe, um die Durchblutung des gesunden Gewebes als wesentliche Voraussetzung der Wundheilung sicherzustellen: **1. autolytisches Débridement** (Selbstverdauung): Der Körper baut mit Hilfe freiwerdender Zellenzyme Organeiweiß ab. Geeignete Verbandmaterialien unterstützen diesen Prozess durch Aufsaugen und Einschluss des keimbelasteten Wundsekrets, Aufrechterhaltung des feuchten Wundmilieus und Stimulation von Wundheilungsvorgängen; **2. biochirurgisches Débridement:** Einsatz bestimmter Fliegenmaden, die z. B. in sog. Biobags aus Mull oder Kunststoff verpackt auf die Wunde gelegt werden; das Verdauungssekret der Maden verflüssigt abgestorbenes Gewebe, greift gesundes Gewebe aber nicht an, beseitigt so bakterielle Entzündungen und fördert die Wundheilung. **3. enzymatisches Débridement:** Einsatz enzymhaltiger Salben (z. B. mit Kollagenase, Fibrinolysin, Proteasen, Streptokinase, Desoxyribonukleasen), die auf die Wunde aufgebracht werden; sie spalten körpereigene Substanzen auf und verflüssigen z. B. Eiter und Blutkoagel, die im Verbandmaterial aufgefangen werden. **4. chirurgisches Débridement:** Abtragen von nekrotischem Gewebe mit Skalpell, Schere, Pinzette oder Ringkürette.
V. Ultraschall: Spüllösung wird über niederfrequenten Ultraschallimpuls (25 kHz) tief in die Gewebespalten hineinkatapultiert. Zyklisch implodierende (in sich zusammenfallende) Mikrogasblasen, die durch sog. Kavitationsprozesse in Flüssigkeiten verursacht werden können, zerstören Krankheitserreger auch in tieferen Wundschichten.
VI. wound bed preparation: Maßnahmen, die die Bildung qualitativ hochwertigen Granulationsgewebes als Grundlage für den Wundverschluss unterstützen; umfasst Débridement, Herstellung des bakteriellen Gleichgewichts und angemessene Behandlung des Wundexsudats; berücksichtigt werden alle Faktoren, die die Wundheilung hemmen; stellt das zelluläre und biochemische Gleichgewicht im Wundbett wieder her. Vgl. Wundversorgung.

Wundverband
Verbandmaterial zum Schutz vor Infektion, zur Aufnahme von Sekret, Blutstillung, Vermeidung von Wundrandödemen, Ruhigstellung, Schmerzlinderung sowie zur Unterstützung der aktuellen Wundheilungsphase; verwendet werden Naturmaterialien wie Leinen, Baumwolle und Zellstoff oder Vliesstoff sowie Synthetikmaterial wie Polyamid und sog. Hautersatzstoffe wie Polyurethanschaumstoff.
I. klassischer Wundverband: bei trockenen, primär heilenden Wunden; Wundabdeckung zum Schutz der Wunde und zur Absorption des austretenden Sekrets, z. B. mit sterilen Mullkompressen, Schnellverbänden, imprägnierten Kompressen aus Baumwolle oder Synthetik.
II. lokaltherapeutisch wirksamer Wundverband: 1. Aktivkohleverband: Flüssigkeit und Bakterien absorbierender Wundverband, der unangenehme Gerüche bindet, z. T. mit Silberauflage (bakterizid); Einsatz bei übelriechenden, infizierten Wunden; **2. Salbenverband:** mit oder ohne spezifischen Wirkstoff bei frischen oberflächlichen Wunden und abheilenden Geschwüren (Dekubitus, Ulkus); **3. imprägnierte Kompressen:** aus Baumwolle oder Synthetik, mit und ohne Salbengrundlage, mit oder ohne spezifischen Wirkstoff (bestimmt die Anwendung).
III. hydroaktiver/feuchter Wundverband: Sammelbegriff für unterschiedliche Produkte zur

feuchten Wundversorgung; **1.** Förderung der Heilung chronischer/sekundär heilender Wunden durch physiologisches Wundklima (optimale Temperatur 37 °C, ausgewogener Gashaushalt und adäquater pH-Wert); **2.** phasengerechter feuchter Wundverband: der aktuellen Wundsituation, d. h. Heilungsphase entsprechendes Material, das den jeweiligen Heilungsverlauf fördert.

IV. Wundverbände aus speziellen Materialien: 1. Alginatverband: Wundverband mit faserigem Calcium- oder Calcium-Natriumalginat zur Aufnahme und Speicherung großer Sekretmengen; Alginsäure der Braunalgen wird bei der Verarbeitung in Calciumalginat umgewandelt, das bei Kontakt mit Wundsekret stark aufquillt, die Wunde ausfüllt und Keime einschließen kann. Durch Ionenaustausch werden die im Alginat vorliegenden Calciumionen durch die Natriumionen im Wundsekret ersetzt. Anwendung bei infizierten Wunden; **2. Hydrofaserverband:** Wundverband aus nichtadhäsiver Natrium-Carboxymethyl-Zellulose mit hohem Absorptionsvermögen; bildet formstabiles Gel, das die Wunde feucht hält; die umgebende Haut wird aufgrund der vertikalen Feuchtigkeitsaufnahme geschützt. Anwendung bei stark sezernierenden Wunden; **3. Hydrokolloidverband:** selbsthaftender, interaktiver Wundverband zur feuchtwarmen, dicht abschließenden (okklusiven) Wundbehandlung; quellfähige Partikel bilden ein Gel, das die Wunde feucht hält und Keime und abgelöstes nekrotisches Gewebe einschließt. Der Verband schützt die Wunde gegen Verschmutzung (v. a. Bakterien und Viren) und ermöglicht zugleich einen Gasaustausch. Durch die hydrophilen Hydrokolloide* wird Wundsekret aufgenommen und als Gel gebunden, das das neu gebildete Granulationsgewebe schützt und die Wunde ausfüllt. Die Wunde kann regenerieren; der Selbstheilungsprozess wird angeregt und abgestorbenes Wundgewebe (Nekrose) abgebaut. Die Wundheilung kann durch den durchsichtigen Verband inspiziert werden und ggf. mit einer Rasterfolie kontrolliert und dokumentiert werden. Unter dem Verband bildet sich im Verlauf der Wundheilung eine Blase. Hat diese Wundgröße erreicht, muss der Verband ausgewechselt werden. Der Verband verklebt nicht mit der Wunde; Mazerationsgefahr ist erst bei verspätetem Verbandwechsel gegeben. Aufgrund der außenliegenden wasserabweisenden semipermeablen Folie kann mit einem Hydrokolloidverband auch geduscht werden. Anwendung v. a. bei nicht infizierten, stark exsudierenden, schlecht heilenden Wunden, z. B. bei Geschwüren (Ulkus, Dekubitus). **Gegenanzeigen:** anaerobe Keime; nicht bei Nekrosen, tiefen Wundhöhlen, Fisteln, Infektionen, sichtbaren Knorpeln und Sehnen einsetzen. **Hinweis: a)** Bei insulinpflichtigem Diabetes mellitus können Wundheilungsstörungen verstärkt werden. **b)** Der Verband muss mehrere Zentimeter über den Wundrand hinausreichen; bei Abnahme des Verbands das entstandene gelbliche Gel nicht mit Eiterbildung verwechseln. **4. Hydrogelverband:** Wundverband aus einer hydrophilen, wasserunlöslichen Hydrogelmatrix (als Fertigverband oder Gel in Tuben); fördert die Wundreinigung; im Vergleich zu Hydrokolloiden bestehen Hydrogele* aus quervernetzten, höhermolekularen Polymeren. Das quellbare Material nimmt Wundsekrete unter Gelbildung auf oder gibt bei Bedarf Feuchtigkeit an trockne Wunden ab. Das feuchte Klima regt die Zellerneuerung (Granulation) an, führt zur thermischen Isolierung und Stabilisierung der Wunde und bildet einen Infektionsschutz. Der Verband gibt keine Fasern und Fremdstoffe an die Wunde ab, verklebt nicht mit ihr und kann schmerzlos entfernt werden. Nach außen ist er mit einer semipermeablen Folie abgeschlossen und wird mit Pflastern fixiert. Anwendung zum Aufweichen und Ablösen trockener Nekrosen und Beläge (verhindert auch deren Neuentstehung nach chirurgischer Abtragung), Schutz der Wunde vor Austrocknung und zur feuchten Wundbehandlung, v. a. bei Geschwüren (z. B. Dekubitus, Ulkus); **5. Hydropolymerverband:** Wundverband (z. B. aus Polyurethan) zur feuchten Wundbehandlung, quillt auf, verflüssigt sich aber nicht; das feuchte Klima regt die Zellerneuerung (Granulation) an. Das Wundkissen aus Hydropolymerschaum nimmt Sekret durch Kapillarwirkung und Adsorption auf und passt sich der Wundform an. Überschüssige Feuchtigkeit kann durch eine atmungsaktive (semipermeable) Schutzschicht nach außen abgegeben werden, sodass der Verband bis zu 7 Tage auf der Wunde verbleiben kann. Anwendung bei granulierenden und epithelisierenden Wunden mit schwacher Sekretion sowie bei vorgeschädigter Haut (z. B. Dekubitus, Ulkus); **6. Polyurethanverband:** Wundverband aus Weichschaummaterial, der auf dem Wundgrund haftet; das Einwachsen von Granulationsgewebe ist möglich und sogar erwünscht. Beim Verbandwechsel wird dieses Gewebe mit abgerissen, wodurch die weitere Granulation angeregt wird; kann große Mengen Fremdkörper, Keime, Sekret und nekrotische Geweberückstände aufnehmen. Anwendung bei Reinigung und Konditionierung belasteter Wunden, zur Anregung der Granulation und Vorbereitung von Hautflächen vor Transplantation*. Ein 3-D-Polyurethan-Schaumverband mit integriertem Schmerzmittel (z. B. Ibuprofen) führt zu einer lokalen Schmerzreduktion über das Wundexsudat, abhängig von der Exsudatmenge (Herstellerhinweise beachten!) **7. zweischichtiges Membransystem:** biologischer Hautersatz aus Kollagenmaterial zum Auffüllen des entstandenen Hohlraums mit darüberliegender Silikonschicht, die bis zum Einwachsen den Hautersatz darstellt und später abgezogen wird; Anwendung: wird in tiefe zweitgradige gereinigte Hautverletzungen (chirurgisch) eingelegt, z. B. bei Verbrennungswunden, zur Narbenrekonstruktion, Deckung von

Weichteildefekten (z. B. tiefe Dekubituswunden); Gegenanzeigen: akut infizierte Wunden und Knochenersatzmaterialien (Osteosynthesematerial); **8. proteasemodulierende Matrix:** oxidierte, regenerierte Zellulose mit Kollagen; bindet und deaktiviert überschüssige Proteasen (eiweißspaltende Enzyme, maßgeblich für Auf- und Abbau von Bindegewebe, Abbau von Fremdkörpern und abgestorbenem Gewebe), stimuliert die Gewebe- und Gefäßneubildung; wirkt blutstillend und bakteriostatisch (keimbindend); muss angefeuchtet werden, wird vollständig resorbiert. Gegenanzeigen: infizierte Wunden, Reinigungsphase, Nekrosen, Fibrinbeläge; allergische Reaktionen sind möglich. **9. Hyaluronsäure:** Biopolymer, Bestandteil des Bindegewebes; reguliert den Wasserhaushalt des Gewebes durch hohes Speichervermögen für Wasser und Elektrolyte; regt die Bildung von Fibroblasten und Keratinozyten an, fördert die Neubildung von Gefäßen (Angiogenese). Gegenanzeigen: infizierte und trockene Wunden; mäßig feuchte Wunden können austrocknen.

V. physikalisch wirksame Methoden der Wundversorgung: 1. Vakuumversiegelung: Entwässern und Entgiften von Wundgebieten durch Unterdruck (75–200 mmHg); Materialien: Therapieeinheit mit Polyurethanschaumstoff, hautfreundlicher Folie mit Konnektor, nicht kollabierbarer Drainage und Einwegbehälter zum Auffangen des Sekrets; Vakuumversiegelung gewährleistet sicheren Abtransport des Wundexsudats; Neubesiedelung mit Keimen wird durch Wundverschluss verhindert. Verringert das interstitielle Wundödem, regt Neubildung von Granulationsgewebe und Gefäßen an; Austrocknung, Ab- und Auskühlung der Wunde sind nicht möglich; keine Geruchsbelästigung durch Wundexsudat oder Verbandmaterialien; korrekte Bestimmung der Exsudatmenge und Keimbestimmung im Exsudat möglich. **2. elektrische gepulste Stimulation:** wechselnd negative und positive Stromimpulse lösen biochemische und biophysikalische Reaktionen aus, die die Wundheilung günstig beeinflussen; Einsatz: 2–3-mal täglich für ca. 30 Minuten; Wirkung: führt u. a. zur Erhöhung der kapillären Durchblutung (abhängig von der Polarität), zu erhöhter Gefäßneubildung, erhöhter Ausschüttung von Wachstumsfaktoren sowie beschleunigtem Aufbau von Granulations- und Epithelgewebe und hat einen antimikrobiellen Effekt.

VI. Wundrandschutz: wird zunehmend in die Wundversorgung einbezogen mit dem Ziel, die Umgebung vor Aufweichung (Mazeration) zu schützen und einem Ausbreiten der Wundfläche entgegenzuwirken.

Hinweis: 1. Die Anwendungsempfehlungen der Hersteller sind bei allen Produktgruppen unbedingt zu beachten. Anwendungsfehler führen zu Wundheilungsstörungen. **2.** Da lediglich Silber bakterizid (keimtötend) wirkt, sollte die Entsorgung aller Wundauflagen wie Abfall der Kategorie B (Krankenhausabfälle – Verbrennen nach Desinfektion; gilt auch für ambulante Einrichtungen und Arztpraxen) erfolgen. **3.** Bei chronischen Wunden empfiehlt sich der Einsatz einer Digitalkamera und die Verwendung einer Software mit Statistikfunktion zur Verlaufsdokumentation der angemessenen Wundversorgung und der Heilung. Dies dient u. a. der rechtlichen Absicherung vor dem Kostenträger und als Informationsgrundlage für alle beteiligten Berufsgruppen.

Autorin: Heidi Heinhold.

Wundschmerz (ICNP): (engl.) *wound pain*; von der Wunde* und Wundumgebung ausgehende Schmerzempfindung, die abhängig von der Natur der Wunde ist; **Formen: 1. primärer** Wundschmerz (nach Trauma oder Wundbehandlung), z. B. hell, stechend, schneidend oder reißend; **2. sekundärer** Wundschmerz (infolge Entzündung), z. B. dumpf oder hell, pochend oder brennend oder bohrend; **Maßnahme:** Analgetika*, Entzündungsbekämpfung, reizmindernde Lagerung und Wundversorgung*. Vgl. Schmerz.

Wundspülung: (engl.) *wound rinsing*; Reinigung einer infizierten Wunde* mit einer Spüllösung zur Entfernung von Eiter, Sekret, Gewebetrümmern, nekrotischem Gewebe sowie zur Anfeuchtung; die Spüllösung besteht i. d. R. aus physiologischer Kochsalzlösung* (0,9 % NaCl); in der Proliferationsphase (s. Wundheilung) wird Ringerlösung verwendet. Zur Desinfektion wird z. B. Wasserstoffperoxid (H_2O_2) oder Polyvidon-Jod (s. Antiseptika) eingesetzt (Vorsicht: Allergie möglich; nur nach ärztlicher Anordnung). **Hinweis:** zuerst aseptische (keimfreie) Wunden versorgen. Vgl. Wundbehandlungsmittel.

Wundverband: s. Wundmanagement.

Wundversorgung: (engl.) *wound care*; Behandlung einer Wunde* zur Verhinderung von Infektion* und Gewährleistung einer schnellen und funktionsgerechten Wundheilung*; Teil des Wundmanagements*; **Formen: 1. primäre** Wundversorgung mit primärem Wundverschluss (sog. Primärnaht) meist nach Ausschneiden der Wundränder und des Wundgrunds (Wundexzision*) bei einer unkomplizierten Wunde, die nicht älter als 6–8 Stunden ist (nicht bei Biss-, tiefen Stich- oder Schusswunden); **2. aufgeschobene Primärversorgung** bei einer Wunde mit schwerer Weichteilverletzung; nach sorgfältiger Wundexzision erfolgt eine offene Wundversorgung mit desinfizierendem Verband und anschließendem Wundverschluss zwischen dem 4. und 7. Tag (verzögerte Primärnaht); **3. sekundäre** Wundversorgung bei stark verschmutzter bzw. infizierter Wunde oder einer Wunde, die älter als 8 Stunden ist; nach Wundreinigung offene Wundversorgung und Verschluss der granulierten Wunde ab dem 8. Tag in der Reparationsphase (sog. Sekundärnaht); **Pflegemaßnahme: 1.** Bereitstellung des Materials und Assistenz bei der chirur-

Wurmmittel

gischen Wundversorgung; **2.** Beobachtung und Kontrolle des Heilungsverlaufs; **3.** Verbandwechsel*; **Hinweis:** Tetanus-Impfschutz kontrollieren, ggf. Prophylaxe. Vgl. Wundbehandlungsmittel, Wundspülung.

Wurmmittel: syn. Anthelminthika*.

Yoga: (engl.) *yoga*; vor ca. 7000 Jahren in Indien begründetes Verfahren zur Steigerung der Gesundheit, Harmonisierung des Lebens, Erweckung schlafender Fähigkeiten und Selbstverwirklichung; **Grundlage:** Basis ist der sog. 8-gliedrige Pfad, der 5 einfachere und 5 schwierigere Verhaltensregeln, verschiedene Körperstellungen (Asanas) und Atemübungen, das Abwenden der Aufmerksamkeit von der sinnlichen Wahrnehmung, Konzentrationsübungen, die konzentrierte Versenkung und die mystische Vereinigung mit dem geistigen Zentrum aller Existenz beinhaltet. In den heute gelehrten Ausprägungen des Yogas werden die Grundprinzipien verschieden gewichtet, z. B. mit Betonung der körperlichen Übungen (Hatha Yoga) oder der geistigen Arbeit und des Erkenntnisprozesses (Jinana Yoga). Vgl. Tai-Ji-Quan.

Z

Zäpfchen: s. Suppositorium.

Zärtlichkeit: (engl.) *affection, tenderness*; liebevolle, feinfühlige Art des Umgangs, des Sprechens, der Berührung, des Hautkontakts; Zärtlichkeit ist ein elementares Bedürfnis, unabhängig von Alter oder Geschlecht. In der Alten-* und Gesundheits-* und Kinderkrankenpflege stellt Zärtlichkeit einen wichtigen Anteil der Pflegebeziehung (s. Beziehung) zur Vorbeugung von sensorischer Deprivation* und Hospitalismus* dar, wenn Angehörige oder Freunde nicht anwesend oder nicht in der Lage sind, durch Zärtlichkeit Geborgenheit zu vermitteln (z.B. bei dementiellen Erkrankungen, schweren Hauterkrankungen, Angststörungen). **Hinweis:** Signale des Patienten oder Heimbewohners beachten, den Wunsch nach körperlicher Distanz respektieren, nicht ungebeten die Intimsphäre verletzen, eigenes Distanzbedürfnis beachten.

Zahnbürste: (engl.) *toothbrush*; Instrument aus Kunststoff zur Reinigung der Zähne; besteht aus einem kleinen Bürstenkopf, der in unzugängliche Stellen im Mund vordringen kann, und einem Griff. Der Zahnbürstenkopf ist mit unterschiedlichen Borstenhärten erhältlich. Die Borsten sollten abgerundete Enden haben, um das Zahnfleisch nicht zu verletzen. Neben konventionellen Zahnbürsten sind elektrische Zahnbürsten erhältlich, die mit eingebautem Druck- und Zeitsensor ausgestattet sein können. **Hinweis:** Die Zahnbürste sollte aus hygienischen Gründen nur von einer Person genutzt und nach 6–8 Wochen durch eine neue ersetzt werden. Vgl. Fingerzahnbürste, Zahnzwischenraumbürste, Zahnpflege.

Zahnentwicklung: (engl.) *odontogenesis*; Odontogenese; Ursprung und Bildung der sich entwickelnden Zähne; **Verlauf: 1.** Einwanderung von Neuralleistenzellen in die primäre Mundhöhle (Stomadeum) in der 5.–6. Embryonalwoche; **2.** Zahnleiste in der 6.–7. Embryonalwoche; **3.** Zahnknospe in der 8. Embryonalwoche; **4.** Kappe in der 8.–12. Embryonalwoche; **5.** Glockenstadium in der 12.–18. Embryonalwoche. **Störungen: 1.** Zahnüberzahl (Hyperdontie) bzw. Zahnunterzahl (Hypodontie) durch Über- bzw. Unterzahl von Zahnanlagen; **2.** Zwillingsbildungen (Dentes germinati) durch Spaltung eines Zahnkeimes; **3.** Verschmelzen von 2 oder mehr Zahnanlagen (Dentes confusi); **4.** Mehrfachbildungen (Dentes concreti) durch Verwachsung der Zahnwurzel; **5.** Amelogenesis imperfecta: weicher und bröckeliger Schmelz infolge mangelnder Verkalkung; **Hinweis:** Bei der Entstehung von Parodontalerkrankungen (s. Parodontitis) haben Schmelzausläufer, -leisten und -inseln eine große Bedeutung. Bei solchen Zahngebilden ist eine besonders gründliche Zahnpflege nötig.

Zahnersatz: (engl.) *dental prosthesis*; Zahnprothese; Ergänzung oder Ersatz des natürlichen Gebisses; auch einzelne Zähne können ersetzt oder mit Zahnersatz versorgt werden. **Formen: 1. herausnehmbarer** Zahnersatz: z.B. Kunststoffprothesen; der Bereich des Zahnersatzes, der mit der Mundschleimhaut und dem darunterliegenden Kieferknochen in Kontakt tritt, wird Prothesenlager genannt. Über dieses werden auftreffende Kaukräfte weitergeleitet und der Halt des Zahnersatzes erzeugt. Die Qualität des Prothesenlagers ist entscheidend für eine optimale Funktionalität des Zahnersatzes. **2. festsitzender** Zahnersatz: Kronen, Brücken, Inlays aus Metall, Keramik oder Kunststoff, die im Mund auf den beschliffenen Zahnstümpfen mit Spezialkleber oder Zement befestigt werden; **Reinigung:** Der herausnehmbare Zahnersatz muss wie die natürlichen Zähne gereinigt werden. Die großen Belege sollten mit der Zahnbürste* (mechanisches Putzen) entfernt werden, die feine bakterielle Plaque mit Reinigungstabletten oder -pulver (chemisches Reinigen) auf Peroxid-Basis. Wegen der Gefahr einer Bleichung des Prothesenkunststoffes sollte das Reinigungsbad nicht länger als eine Stunde einwirken. Vgl. Prothesenpflege. **Pflege:** regelmäßige Kontrolle durch einen Zahnarzt (auch im Altenheim) zur Abstimmung der Maßnahmen; **Hinweis: 1.** Die Reinigung von Zahnersatz mit Mitteln, die für den Haushalt bestimmt sind, kann zur Beschädigung der Oberfläche führen. **2.** Herausnehmbarer Zahnersatz muss regelmäßig getragen werden, da die Passform ansonsten durch Kieferveränderungen beeinträchtigt werden kann. **3.** Da jeder Zahnersatz individuell an die oralen Strukturen angepasst wird, muss bei Verlust oder Beschädigung ein neuer Zahnersatz angefertigt werden. Bei Beschädigung des Zahnersatzes kann die alte Versorgung noch kurzzeitig genutzt werden. **4.** Bei einem herausnehmbaren Zahnersatz kann die Unterkieferschleimhaut aufgrund der Knochenrückbildung sehr viel Überschuss haben und einen sog. Schlotterkamm (s. Abb.) bilden, der den Zahnersatz abhebelt. Vgl. Zahnimplantat.

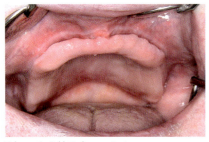

Zahnersatz: Schlotterkamm [106]

Zahnextraktion: (engl.) *tooth extraction*; Verfahren zur mechanischen Entfernung eines Zahnes; wird meist unter lokaler Betäubung durchgeführt. Die Indikation für die Extraktion kann absolut (Extraktion in jedem Fall sinnvoll, z. B. bei Verlagerung eines Zahns) oder relativ (Zahnerhaltung und Wiederherstellung zu teuer) sein. **Maßnahme:** Nach der Extraktion ist keine besondere Wundversorgung notwendig. Ggf. muss die Wunde genäht werden. Bei gesunden Personen heilt die Wunde nach einer Woche ein. **Komplikationen: 1.** Nachblutungen, Nachschmerzen oder Schwellungen; **2.** Bei der Extraktion von Zähnen im Oberkiefer (Backenzahnbereich) kann es zur Eröffnung der Kieferhöhle kommen. **3.** Besonders bei der Osteotomie verlagerter Weisheitszähne kann eine Verletzung des Unterkiefernervs erfolgen.

Zahnfleischentzündung: s. Gingivitis.

Zahnimplantat: (engl.) *dental implant*; meist zylinder- oder schraubenförmiger Fremdkörper (meist aus Titan, auch aus keramischen Materialien), der in den Kieferknochen eingesetzt wird, um die Funktion der Zahnwurzel zu übernehmen; nach der Einheilung des Implantats (Verbindung mit dem umgebenden Knochen nach 3–6 Monaten, sog. Osseointegration) werden auf den Zahnimplantaten prothetische Zahnkronen befestigt. **Reinigung:** Das Implantat sollte nach der Einheilung genauso wie der Zahn gereinigt werden. Die Reinigung des Implantats und des umliegenden Zahnfleischs (je nach Implantat unterschiedlich durchzuführen) wird vom implantierenden Zahnarzt erläutert. **Komplikationen:** Bei Rötung oder Schwellung sollte immer der behandelnde Zahnarzt konsultiert werden. **Hinweis:** Das Teilgebiet der Zahnheilkunde, das sich mit dem Einpflanzen von Zahnimplantaten in den Kieferknochen befasst, ist die Implantologie. Vgl. Zahnersatz.

Zahnkaries: s. Karies.

Zahnpasta: (engl.) *tooth paste*; Zahncreme; Pflegemittel für die Zahnreinigung; erhöht die Wirkung der mechanischen Zahnreinigung; besteht aus einem Gel, dessen Hauptbestandteile Putzkörper, Schaumbildner, Netz- und Feuchthaltemittel, Geschmacks- und Aromastoffe, Konservierungsmittel sowie Farb- und Zusatzstoffe sind. Zahnpasta kann auch spezielle Wirkstoffe zur Parodontal- und Kariesprophylaxe (Fluoride) enthalten. Heute gebräuchliche Pasten sind mit Fluoriden angereichert (maximal 0,15 %, bei Kindercremes 0,05 %). Die Reinigungsleistung einer Zahnpasta wird durch den PCR-Wert (Abk. für engl. pellicle cleaning ratio) ausgedrückt. Dieser beschreibt, inwieweit die jeweilige Zahnpasta das Zahnoberhäutchen und angefärbte Auflagerungen entfernt. **Hinweis:** Das Verschlucken einer gängigen Zahnpasta ist unproblematisch. Der geringe Fluorgehalt ist nicht toxisch. Problematisch sind dagegen Zahnpasten mit Zusatzstoffen wie z. B. in Bleichzahnpasten.

Zahnpflege: (engl.) *dental care*; systematische Zahnreinigung und Zahnzwischenraumreinigung zur Gesunderhaltung von Zähnen und Zahnfleisch; Bestandteil der Mundpflege*; **Ziel:** Vermeidung von Belagbildung auf den Zähnen (sog. Plaque) und der Ansiedelung von Bakterien, um Karies*, Zahnfleischentzündung (Gingivitis*) oder Zahnfleischschwund (Parodontitis*) zu verhindern. **Durchführung: 1.** Zähneputzen prinzipiell nach jeder Mahlzeit, mindestens 2-mal täglich 3 Minuten lang mit einer Zahnbürste* und einem Druck von 150 g; Putzrichtung von rot nach weiß (vom Zahnfleisch zum Zahn; s. Zahnputztechnik); **2.** Reinigung der Zahnzwischenräume mit Zahnseide* oder Zahnzwischenraumbürste*, ggf. Mundspülung*; **Hinweis: 1.** Die Zahnbürste muss regelmäßig gewechselt werden (spätestens alle 6–8 Wochen). **2.** Bei assistierender und kompensierender Pflege werden hauseigene Pflegestandards eingehalten.

Zahnprophylaxe: (engl.) *dental prophylaxis*; Maßnahmen zur Vorbeugung von oralen Krankheiten; die eingeführten Maßnahmen der Zahnprophylaxe (2-mal tägliches Zähneputzen mit Zahnbürste* und fluoridisierter Zahnpasta*) zeigen sehr gute Ergebnisse, sodass die Anzahl von Kindern mit Zahnkaries (s. Karies) stark gesunken ist. Vgl. Zahnputztechnik.

Zahnprothese: s. Zahnersatz.

Zahnputztechnik: (engl.) *tooth brush technique*; Methode der Zahnreinigung, mit der eine optimale Reinigung der Zähne, der Zwischenräume sowie des Zahnfleischrands unter schonender Behandlung der Umgebung erfolgt (s. Zahnpflege); es sollte zusätzlich eine Massage des Zahnfleischs (mit der Zahnbürste „von Rot nach Weiß") erfolgen. **Methode: 1.** zirkuläres (kreisförmiges) Putzen; **2.** vertikales („von Rot nach Weiß") Putzen; **3.** kreisende Bewegungen; **4.** Charters-Methode; wird bei Zahnfleischerkrankungen angewandt

und individuell an die Erkrankung angepasst; **Hinweis:** Sog. „Hin-und-her-Schrubben" führt zu Zahnputzschäden (z. B. keilförmige Defekte an den Zähnen, Rückgang des Zahnfleischs).
Zahnseide: (engl.) *dental floss*; weicher Nylonfaden (gewachst oder ungewachst) zur Reinigung der Zahnzwischenräume; **Durchführung:** Ein ca. 20 cm langer Faden wird um den Finger gewickelt, zwischen den Händen oder in einem speziellen Halter gespannt und durch Zugbewegung mehrfach in den Zahnzwischenräumen bewegt. **Hinweis:** Vorsichtig in Richtung Zahnfleisch bewegen (Verletzungsgefahr). Vgl. Zahnzwischenraumbürste.
Zahnspange: (engl.) *braces*; Sammelbegriff für kieferorthopädische Apparaturen, mit denen Kiefer- und Zahnfehlstellungen korrigiert werden; **Reinigung:** nach Einweisung durch behandelnden Arzt und Prophylaxeassistenten sorgfältige eigenständige Pflege und ggf. Unterstützung durch Pflegepersonen; **Hinweis:** 1. Die Behandlung mit Zahnspangen sollte immer durch Fachzahnärzte für Kieferorthopädie durchgeführt werden. 2. Da die Behandlung langwierig und kostenintensiv ist, sollte sie sehr sorgfältig und individuell auf die mögliche Compliance* des Patienten abgestimmt werden.
Zahnzwischenraumbürste: (engl.) *interdental brush*; Interdentalbürste; Zahnbürste* in verschiedenen Formen und Größen zum Reinigen von Zahnzwischenräumen (Interdentalräumen); kein Ersatz für die Zahnbürste, sondern eine Ergänzung für die optimale Zahnreinigung. Vgl. Zahnpflege, Zahnseide.
Zeit: (engl.) *time*; **1.** chronologische, auch messbare, reversible, sich wiederholende Zeit, Uhrzeit; u. a. Zeiteinteilungen (Sekunden, Minuten, Stunden, Jahre), Zeitintervalle (mechanische Zeitmessung mit Uhrwerken, Atomzeit); im Uhrentakt gemessen werden z. B. Betriebsabläufe, Tätigkeiten oder gefertigte Stückzahlen in einer Produktion pro Zeiteinheit. **Pflege:** Mit der Zeitmessung in Relation zur Tätigkeit werden organisatorische Zeitrichtlinien erstellt, z. B. sog. Zeitkorridore (s. Tab.). Diese statistischen Mittelwerte dienen der Ermittlung des Personalbedarfs bzw. einer Pflegestufe* bei der Versorgung pflegebedürftiger Menschen (s. Pflegezeitbemessung). **2.** Lebenszeit, auch irreversible Zeit, evolutionäre Zeit; nicht an feste, messbare Zeiten gekoppelte, unumkehrbare Zeit u. a. der Entwicklung, des Alterns, des Reifens, des Sterbens; beide Aspekte von Zeit werden in der **Zeittheorie** zu einem sich ergänzenden System zusammengefasst (F. Cramer, I. King u. a.). **Pflege:** Studien (z. B. S. Bartholomeyczik, D. Hunstein, 2001) belegen, dass die rein an statistischen Zeitvorgaben orientierten Pflegebedarfermittlungen wegen der Streubreite nur unzureichend zur realistischen Bedarfseinschätzung beitragen. Z. B. brauchen Menschen zur Morgenwäsche an einem Tag (gute Stimmung, alles geht leicht von der Hand, ausgeschlafen) 10 Minuten, an einem anderen Tag (Schmerzen, steife Gelenke, Depressionen, Verwirrtheit) für die gleiche Handlung 1 Stunde. Bislang liegen noch keine ausreichend erprobten alternativen Instrumente zur Schätzung des Zeitbedarfs vor. Dies kann in der Personal- und Bedarfsberechnung zu Engpässen, seltener zu Übersetzung, im Extremfall zu gefährlicher Pflege* führen. Vgl. Leistungserfassung in der Pflege, Pflegepersonalregelung.

Zellatmung: s. Atmung.

Zellulose: (engl.) *cellulose*; hochmolekulare Kohlenhydrate* (Polysaccharide) aus 2000 bis >15 000 verknüpften Glukoseeinheiten; **Vorkommen:** v. a.

Zeit
Zeitkorridore (nach S. Bartholomeyczik und D. Hunstein, 2001)

Verrichtung	Zeitkorridore (in Minuten)
Körperpflege	
Ganzkörperwäsche	20 – 25
Teilwäsche Oberkörper	8 – 10
Teilwäsche Unterkörper	12 – 15
Teilwäsche Hände, Gesicht	1 – 2
Duschen	15 – 20
Baden	20 – 25
Zahnpflege	5
Kämmen	1 – 3
Rasieren	5 – 10
Wasserlassen	2 – 3
Stuhlgang	3 – 6
Richten der Bekleidung	2
Windelwechsel nach Wasserlassen	4 – 6
Windelwechsel nach Stuhlgang	7 – 10
Wechsel kleiner Vorlagen	1 – 2
Wechseln/Entleeren Urinbeutel	2 – 3
Wechseln/Entleeren Stomabeutel	3 – 4
Ernährung	
mundgerechtes Zubereiten	2 – 3
Hauptmahlzeit (pro Mahlzeit, 3-mal)	15 – 20
Sondenkost pro Tag	15 – 20
Mobilität	
Aufstehen/Zubettgehen	1 – 2
Transfer	1
Umlagern	2 – 3
Ankleiden gesamt	8 – 10
Ankleiden Oberkörper/Unterkörper	5 – 6
Entkleiden gesamt	4 – 6
Entkleiden Oberkörper/Unterkörper	2 – 3

als Strukturpolysaccharid mit hoher mechanischer Stabilität in pflanzlichen Zellwänden. Der bakterielle Abbau zu Glukose erfolgt beim Menschen (im Gegensatz zu Wiederkäuern) erst im Dickdarm, sodass es zu sehr geringer Resorption kommt. Zellulose zählt somit zu den unverdaulichen Nahrungsbestandteilen. Vgl. Ballaststoffe.

zentraler Venenkatheter: s. Venenkatheter, zentraler.

zerebrospinal: (engl.) *cerebrospinal*; Gehirn und Rückenmark betreffend.

Zerfahrenheit: s. Inkohärenz.

Zerrung: syn. Verstauchung*.

Zertifizierung: (engl.) *certification*; Prozess des Nachweises der Qualitätsfähigkeit* einer Organisation, der die Erfüllung von Anforderungen an ein Qualitätsmanagement*-System z. B. nach den Vorgaben der DIN EN ISO 9001:2000 oder der KTQ* prüft; erfolgt durch eine autorisierte Zertifizierungsstelle als unabhängigem Drittem. Zertifizierungsstellen im europäischen Konformitätssystem müssen beim Deutschen Akkreditierungsrat akkreditiert (anerkannt, zugelassen) sein. Bei Erfüllen der Anforderungen (Konformität) wird ein **Zertifikat** auf Zeit (meist für 3 Jahre) vergeben. Es sagt aus, dass ein funktionsfähiges Qualitätsmanagement-System angewendet wird, eine regelmäßige Überwachung erfolgt, Abläufe hinterfragt werden, ein kontinuierlicher Verbesserungsprozess eingeleitet ist und eine hohe Wahrscheinlichkeit für gute Qualität gegeben ist. Die Qualitätsfähigkeit einer Einrichtung wird durch unabhängige Gutachter nach außen hin sichtbar gemacht. Die tatsächliche Qualität des Endprodukts lässt sich aber nur indirekt erschließen. Vgl. Pflege-Qualitätssicherungsgesetz.

Zerumen: (engl.) *cerumen, ear wax*; Cerumen; sog. Ohrenschmalz; gelblich-bräunliches Sekret der Talg- und Schweißdrüsen (Glandulae ceruminosae) des äußeren Gehörgangs mit der Aufgabe, abgeschilferte Epithelien, Haare und Schmutzpartikel einzuhüllen und nach außen zu transportieren; kann als Zeruminalpfropf (Cerumen obturans) den Gehörgang völlig verlegen. **Kennzeichen:** dumpfes Gefühl im Ohr, Schwerhörigkeit*, Schmerzen; **Maßnahme:** bei intaktem Trommelfell Ohrenspülung*, evtl. instrumentelle Reinigung unter Sicht.

zervikal: (engl.) *cervical*; **1.** den Nacken, den Hals betreffend; **2.** den Gebärmutterhals (Cervix uteri) betreffend.

Zervikalstütze: syn. Schanz*-Verband.

Zervixschleimmethode: syn. Billings*-Ovulationsmethode.

Zeugnisverweigerungsrecht: Aussageverweigerungsrecht; Recht eines geladenen Zeugen, sich vor Gericht der Aussage zu entziehen; grundsätzlich ist jede als Zeuge vor Gericht geladene Person verpflichtet auszusagen. Ein Zeugnisverweigerungsrecht wird gewährt **1. aus persönlichen Gründen** für Personen, die mit der Partei (einem Beteiligten oder dem Angeklagten) eine Lebenspartnerschaft bilden oder bildeten, verlobt, verheiratet oder bis zum 3. Grad verwandt oder bis zum 2. Grad verschwägert sind oder waren; **2. aus beruflichen Gründen** für Geistliche, Rechtsanwälte, Notare, Steuerberater, Apotheker, Hebammen, Ärzte und deren Hilfspersonen (§§ 53, 53a Strafprozessordnung, Abk. StPO); zu diesen Hilfspersonen zählen u. a. Pflegekräfte, über deren Zeugnisverweigerungsrecht in einem Strafprozess der Arzt entscheidet; ein Zeugnisverweigerungsrecht besteht nicht, wenn z. B. der Patient den Arzt von der Schweigepflicht* entbindet; **3. aus sachlichen Gründen**, wenn der Zeuge mit der Aussage sich selbst oder einen Angehörigen belasten würde (§ 55 StPO, § 384 Zivilprozessordnung); **Hinweis:** Minderjährige mit einer in Bezug auf die Situation noch nicht ausgeprägten Verstandesreife, psychisch kranke, geistig oder seelisch behinderte Minderjährige oder Betreute dürfen nur vernommen werden, wenn sie zur Aussage bereit sind und ihre gesetzlichen Vertreter zugestimmt haben. Vgl. Aussagegenehmigung, Ermittlungsverfahren.

Zielerreichungstheorie: (engl.) *theory of goal attainment*; Pflegetheorie*, die das Streben nach gemeinsamer Zielsetzung von Pflegekraft und Patient beinhaltet (I. King, 1981); eine unverfälschte, in der Rollenzuschreibung der Individuen geklärte, gegenseitige Wahrnehmung ist Voraussetzung für eine gemeinsame zielgerichtete Interaktion* (Transaktion; s. Abb.). Eine gelungene Transakti-

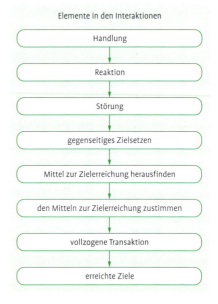

Zielerreichungstheorie: Modell der Zielerreichung nach I. King

on führt auf der Handlungsebene zu effektiver, entwicklungsfördernder Pflege.

Zielvereinbarungsgespräch: s. Personalentwicklung.

Zimmergestaltung: (engl.) *room design*; Anpassung der Räumlichkeit in institutionellen Einrichtungen an das Bedürfnis des Bewohners nach einer wohnlichen, individuellen Umgebung; **Maßnahme:** farbliche Raumgestaltung, Gardinen und Bettwäsche; Bilder, Pflanzen, Dekorationen und mitgebrachte vertraute, geliebte Gegenstände (Übergangsobjekte* bei Kindern) können der Zimmergestaltung dienen, ohne die funktionalen Anforderungen an Krankenzimmer oder Zimmer in Wohn- und Pflegeheimen zu beeinträchtigen (s. Abb.). Die

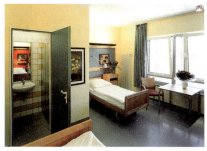

Zimmergestaltung: Berücksichtigung von Privatsphäre und der Wirkung von Farben [88]

Bewohner können, wenn sie dazu in der Lage sind, an der kreativen Gestaltung beteiligt werden. Eine spezielle Farbwirkung* kann ebenso wie die Anordnung des Mobiliars (Vermeidung von Stolperfallen und Barrieren) gezielt zur Verbesserung der Orientierung* eingesetzt werden. **Hinweis:** Der Aufenthalt in einer Institution bedeutet für Menschen den Verlust von Privatsphäre und Individualität und bedingt dadurch Unsicherheit.

Zimmerpflege: **1.** (intensivpflegerisch) speziell ausgestattete Pflegeeinheit, bei der die Pflegekraft im Zimmer anwesend bleibt, z. B. bei isolierten Patienten mit hochinfektiösen Erkrankungen, als life* island bei Patienten mit Störungen des Abwehrsystems oder großflächigen Verbrennungen; **2.** syn. Gruppenpflege*; vgl. Bezugspflege.

Zinkleimverband: s. Kompressionsverband.

Zirkumzision: s. Beschneidung.

ZNS: Abk. für **Z**entral**n**erven**s**ystem; Gehirn und Rückenmark.

Zufriedenheit (ICNP): (engl.) *satisfaction*; Wohlergehen, Wohlbefinden; Zustand der inneren Balance, der Ausgeglichenheit und des Einverstandenseins mit äußeren Bedingungen; Zufriedenheit stellt sich als Gefühl ein, wenn grundlegende körperliche Bedürfnisse (z. B. satt sein, wohlige Wärme verspüren, schlafen können) oder Bedürfnisse auf emotionaler, sozialer und geistiger Ebene (im Einklang mit anderen sein, Anerkennung finden, Sinn finden) befriedigt sind. Vgl. Bewohnerzufriedenheit.

Zuhören (ICNP): (engl.) *listening*; Aufnahmefähigkeit* für verbal Geäußertes; Zuhören ist Bestandteil der Kommunikation* aufseiten des Empfängers einer Botschaft. **Hinweis:** Zuhören kann durch Erkrankungen wie Schwerhörigkeit*, Gehörlosigkeit* und Sprachstörungen oder durch fehlende Bereitschaft, Zeitmangel oder Störungen auf der Beziehungsebene beeinträchtigt sein. Vgl. Zuhören, aktives; Kommunikationssperre.

Zuhören, aktives: (engl.) *active listening*; aufmerksames Beachten verbaler und nonverbaler Mitteilungen und Wiedergabe des Gefühls- und/oder Sachinhalts in eigenen Worten als Signal für den Sprecher, dass der Zuhörer ihn verstanden hat; vgl. Zuhören, Paraphrasieren, Gesprächsführung.

Zunge: (engl.) *tongue*; Lingua, Glossa; Organ, das bei offenem Mund auf dem Boden der Mundhöhle liegt und bei geschlossenen Kiefern nahezu die gesamte Mundhöhle ausfüllt; **Aufbau:** Die Zunge besteht aus quergestreiften Muskelfasern und hat zahlreiche Nerven und Blutgefäße. Die inneren Muskelfasern (Binnenmuskeln) sind in einem 3-dimensionalen Komplex angeordnet und ermöglichen dadurch eine große Eigenbeweglichkeit und Verformung. Die Skelettmuskeln ziehen von Unterkiefer, Zungenbein und Schädelbasis in die Zunge und ermöglichen die Bewegung der Zunge. Die Oberseite der Zunge, der Zungenrücken (Dorsum linguae), ist gewölbt und mit vielen Speicheldrüsen* und Zungenpapillen versehen. Die Zunge ermöglicht durch die **Geschmacksknospen** (knospenähnlich aussehende Chemosensoren im Epithelgewebe der Wallpapillen und blattförmigen Papillen der Zunge, vereinzelt auch in den pilzförmigen Papillen, am Gaumen, Kehldeckel und in der Rachenschleimhaut) und die Geschmacksnerven (Geschmacksfasern der vorderen 2 Drittel der Zunge) das Schmecken* von 5 Geschmacksqualitäten: **1.** sauer: v. a. am hinteren seitlichen Zungenrand; **2.** süß: v. a. an der Zungenspitze; **3.** salzig: v. a. an der Zungenspitze und dem vorderen seitlichen Zungenrand; **4.** bitter: v. a. am Zungengrund; **5.** umami (fleischig-herzhaft): auf gesamter Zunge. Der untere Teil der Zunge ist am Mundboden angewachsen. Vorn ist die Befestigung durch das Zungenbändchen (Frenulum linguae) gewährleistet. Der hinterste, dickste Teil der Zunge, die Zungenwurzel (Radix linguae), ist am Zungenbein befestigt, das im oberen Teil des Halses liegt und durch Muskeln und Bänder mit dem Kehlkopf in Verbindung steht. **Diagnostik:** Die Zungenoberfläche ist ein Spiegelbild von Körperzuständen und Erkrankungen: **1.** rot, glatt, brennend: bei Anämie (außerdem Geschmacks- und Sensibilitätsstörungen); **2.** weiß: Quellung und Abschilferung des Epithels bei verschiedenen Erkrankungen; **3.** atrophische oder Lackzunge: Abflachung der Papillen z. B. bei Anämie; **4.** Erdbeer- oder Himbeerzunge (erst weiß, dann gerötet): bei Scharlach und akuten fieberhaften Erkrankungen; **5.** schwarze Haarzunge: nach Antibiotikagabe, Nicotinabusus, bei Lebererkrankungen; **6.** Landkartenzunge: rote Herde mit weißlich-gelbem Randsaum; häufige, harmlose Veränderung der Zungenoberfläche, deren Ursache nicht geklärt ist; **Pflege:** Aufgrund der Oberflächenstruktur der Zunge (Speicheldrüsen, Papillen) können sich dort leicht Bakterien einsiedeln. Eine übermäßige Einsiedelung von Bakterien kann zu Entzündungen oder Mundgeruch* führen. Um dies zu vermeiden, ist eine Zungenpflege nach dem Zähneputzen notwendig (Zunge mit einer mittelharten Zahnbürste unter sanftem Druck von hinten nach vorne bürsten).

Zuschreibungstheorien: syn. Attributionstheorien*.

Zuwendung: (engl.) *attention*; Verdeutlichung eines aufmerksamen, bewussten Interesses an einer Person, z. B. durch Sich-Zeit-Nehmen, aktives Zuhören*, Fürsorge (s. Sorge), Empathie*, Wertschätzung*, Anteilnahme; **Hinweis:** Die Qualität einer Pflegebeziehung (s. Beziehung) hängt wesentlich von der Zuwendungsfähigkeit einer Pflegeperson ab. Diese ist nicht immer gleich ausgeprägt (Tagesform, Ausbildungsstand, Arbeitsfeld, Zeitdruck) und auch aus Sicht des Pflegebedürftigen nicht zu jedem Anlass erforderlich. Vgl. Liebe.

Zuzahlung: (engl.) *co-payment*; alle finanziellen Aufwendungen eines Versicherten in der Gesetzlichen Krankenversicherung*, die als Selbstbeteiligung vom Versicherten übernommen werden müssen; **1.** Für **Arzneimittel*** hat ein Versicherter einen Betrag von 10 % der Kosten, mindestens jedoch EUR 5 und maximal EUR 10 zuzuzahlen (§ 31 Absatz 3, § 61 SGB V). **2.** Für **Heilmittel*** (z. B. Massagen, Bäder) beträgt die Zuzahlung 10 % der Gesamtkosten sowie EUR 10 je Verordnung (§ 32 Absatz 2, § 61 SGB V). **3.** Für **Hilfsmittel*** zum Verbrauch (z. B. Windeln, Verbände) sind 10 % je Packung, jedoch maximal EUR 10 pro Monat je Indikation zuzuzahlen. Für sonstige Hilfsmittel (z. B. Prothesen und Gehhilfen) ist eine Zuzahlung in Höhe von 10 % wie bei den Arzneimitteln zu leisten. **4.** Bei einem **Krankenhausaufenthalt** hat der Kassenpatient eine Zuzahlung in Höhe von EUR 10 je Kalendertag für längstens 28 Tage im Kalenderjahr zu zahlen (§§ 39, 61 Satz 2 SGB V). Das Gleiche gilt für den Aufenthalt in einer medizinischen Rehabilitationseinrichtung (§ 40 SGB V). **5.** Die Zuzahlung zu den **Fahrtkosten** bei Rettungsdienst oder zur stationären Behandlung beträgt 10 % der Kosten, mindestens jedoch EUR 5 und maximal EUR 10 je Fahrt (§ 60 SGB V). **6.** Für eine ärztliche, zahnärztliche und psychotherapeutische Behandlung, die nicht auf Überweisung aus demselben Kalendervierteljahr erfolgt, haben Versicherte EUR 10 je Quartal an den Leistungserbringer (Arzt, Psychotherapeut) zu zahlen (**Praxisgebühr**). Von der Zuzahlung **befreit** sind Personen, die das 18. Lebensjahr noch nicht vollendet haben. Eine **anteilige Befreiung** von Zuzahlungen zu Fahrtkosten und Arznei-, Verband- und Heilmitteln ist nach § 62 Absatz 1 SGB V möglich, wenn die Belastungsgrenze 2 % der Bruttoeinnahmen zum Lebensunterhalt (bei chronisch Kranken 1 % der Bruttoeinnahmen) übersteigt (s. Überforderungsklausel). **Hinweis:** Der Gesetzgeber hat bei Arznei-, Heil- und Hilfsmitteln (s. Hilfsmittelverzeichnis) Rechtsverordnungen geschaffen, in denen festgelegt ist, welche Verordnungen gezahlt bzw. als notwendig erachtet werden. Die Differenzbeträge bei anderen Verordnungen sind vom Versicherten ebenfalls zu tragen.

ZVK: Abk. für **z**entraler **V**enen**k**atheter*.

Zwang: (engl.) *compulsion, constraint*; **1.** psychopathologisches Symptom: Gedanken und Handlungen, die sich einem Menschen aufdrängen und gegen deren Auftreten er sich vergebens wehrt; **Kennzeichen:** Zwangserscheinungen werden wiederholt, streng regelhaft oder stereotyp, impulsartig auch gegen den eigenen Willen (Ich-fremd) ausgeführt und von den Betroffenen als von sich selbst kommend und nicht von außen eingegeben empfunden (im Gegensatz zu Wahnvorstellungen*). Meist wird das Gefühl, einem Zwang ausgesetzt zu sein, als unsinnig, auch quälend empfunden, lässt sich aber willentlich nicht oder nur schwer unterdrücken. Das bedeutet, dass die Betroffenen meist unter ihrem Zwang leiden, ihn einschränkend erleben, aber keine Möglichkeit der Veränderung sehen. Anfänglich ist es oft kaum möglich, zwanghafte Momente als solche zu erkennen, da sie meist auf bestimmten gesellschaftlichen Normen basieren und eine Übersteigerung dieser darstellen. **Beispiel:** Aus Reinlichkeitsbedürfnis wird ein **Waschzwang**, wenn die Person sich stundenlang, mehrmals täglich oder zu intensiv wäscht. Das Bedürfnis nach Sicherheit kann sich übersteigert zu einem **Kontrollzwang** entwickeln (sind die Türen wirklich abgeschlossen?). Ausgeprägte und die Lebensqualität stark einschränkende Zwänge werden als Zwangsstörung bezeichnet. **Entstehung: a)** (psychoanalytisch) Erfahrungen in der analen Phase, verbunden mit strengem (rigidem) Erziehungsverhalten der Eltern, stehen im Zusammenhang mit Zwang. Bedürfnissen, die aus dieser Phase resultieren (sich selbst zu beschmutzen, sich unsozial zu verhalten, sich aggressiv gegen andere durchzusetzen) und vom Es* vertreten werden, steht eine ausgeprägte Strenge des Über*-Ich gegenüber und die Person hat große Angst davor, Tabus zu überschreiten, etwas Verbotenes zu tun. Aus dem Spannungsverhältnis zwischen Triebbedürfnissen (Trieb*) und Gewissen* entwickelt die Person eine Zwangssymptomatik, in der sie sowohl aggressive Impulse wie auch Konformität, Strenge oder Selbstbestrafung miteinander vereinbaren kann. **b)** (lerntheoretisch) Es wird eine Verbindung zwischen einem ursprünglich neutralen Gedankengang und einem angstbesetzten Reiz angenommen. Das Ausführen wird nicht als lustvoll erlebt, sondern dient der Vermeidung und Abwehr von Angst*, z. B. Waschzwang, Zählzwang. **Verlauf:** Zwangsstörungen (früher Zwangsneurosen) können als ein Versuch angesehen werden, eine angstbesetzte Situation oder eine Befürchtung zu bewältigen. Im weiteren Verlauf schränkt die Zwangsstörung das Verhaltensrepertoire und die Möglichkeiten der Lebensgestaltung zunehmend ein. **Hinweis:** Besonders bei Kindern kann eine Zwangshandlung harmlos sein und wieder vergehen (z. B. auf dem Steinpflaster nur auf den Linien oder Feldern zu gehen). Vgl. Zwangsgedanken, Stereotypie. **2. Sozialphilosophie:** Veränderung der Umgebung oder Umstände eines Menschen durch jemand anderen (nach F. A. von Hayek, 1899–1992); dieser Zwang kann ausgeübt werden, um größeres Übel im Interesse der Allgemeinheit zu verhindern (z. B. staatliche Zwangsmaßnahmen), oder als Gegensatz zur Freiheit (Liberalität) verstanden werden. Vgl. Macht, Autonomie.

Autorin: Vivian Keim.

zwanghaftes Verhalten (ICNP): s. Zwang.

Zwangsbehandlung: (engl.) *compulsory treatment*; ärztliche Maßnahme, die aufgrund besonderer gesetzlicher Bestimmungen entgegen dem individuellen Selbstbestimmungsrecht* und somit gegen den Willen oder ohne Einwilligung* des Betroffenen im Interesse der Allgemeinheit zulässig ist; **Beispiel: 1.** Maßnahmen zur Begrenzung und Ausbreitung einer Seuche* oder übertragbarer Krankheiten (z. B. Geschlechtskrankheiten); **2.** Entnahme einer Blutprobe (nach §§ 81 a, c Strafprozessordnung) oder nach § 372 a Zivilprozessordnung); **3.** Untersuchung oder Behandlung Untergebrachter entsprechend den landesrechtlichen Unterbringungsvorschriften; **4.** diagnostische und therapeutische Eingriffe sowie Zwangsernährung* nach dem Strafvollzugsgesetz; **Voraussetzung:** Die ärztliche Maßnahme ist erforderlich, zumutbar und weder mit einer erheblichen Gesundheits- noch Lebensgefahr für den Betroffenen verbunden. **Hinweis:** Vor der Zwangsbehandlung ist zu überprüfen, ob eine Vorsorgevollmacht* nach § 1896 Absatz 2 BGB existiert. Wenn mit der Behandlung eine Gefahr verbunden ist (z. B. bei Behandlung mit Neuroleptika, gefährlichen Operationen, Legen einer PEG*-Sonde), ist der Bevollmächtigte verpflichtet, sein Einverständnis gerichtlich überprüfen zu lassen. Vgl. Zwangsmedikation, Entscheidungsvermögen.

Zwangseinweisung: s. Unterbringung.

Zwangsernährung: (engl.) *force-feeding*; Zuführen von Nahrung ohne oder gegen den Willen des Betroffenen; grundsätzlich ist es aufgrund des Selbstbestimmungsrechts* (Artikel 2 Grundgesetz) unzulässig, einem **einwilligungsfähigen** Patienten gegen seinen Willen Nahrung in jedweder Form zuzuführen. Dies gilt auch, wenn der Patient sich selbst infolge der Weigerung gesundheitlich schädigt oder infolge unzureichender Nahrungs- und Flüssigkeitszufuhr in einen körperlichen Zustand gerät, der zum Tod führt. Bei **einwilligungsunfähigen** Patienten entscheidet der gesetzliche Vertreter (Erziehungsberechtigter, Betreuer*, Vormund*) über Maßnahmen der zwangsweise durchgeführten Nahrungszufuhr. Voraussetzung für deren Einwilligung ist, dass die Zwangsernährung zum Wohle des Patienten erforderlich ist und mit der Maßnahme keine erhebliche Gefahr für Leben und Gesundheit gegeben ist. Liegt eine Patientenverfügung* vor, ist dem Willen des Patienten zu folgen. In Notfällen kann bei einwilligungsunfähigen Patienten auch ohne Einwilligung eine Zwangsernährung durchgeführt werden. Ethisch problematisch ist die Entscheidung zur Zwangsernährung für Pflegende und Ärzte auch im Fall des sog. Hungerstreiks im Straf- oder Maßregelvollzug (s. Pflege, forensische). Im Regelfall ist auch hier nicht gegen den Willen des Betroffenen vorzugehen. Seine Grundrechte* sind ebenfalls zu achten, ggf. ist der Betreuer einzuschalten. Bei Lebensgefahr wird in der Praxis heute meist der Notfall (d. h. die Bewusstlosigkeit) abgewartet, um auch gegen den Willen des Betroffenen lebensrettende Maßnahmen einzuleiten. Vgl. Ernährung, künstliche.

Zwangsgedanken (ICNP): (engl.) *obsession*; fortdauernd sich aufdrängende Gedanken, mit denen der Denkende unfreiwillig beschäftigt ist, obwohl er sie (zumindest anfänglich) als sinnlos empfindet, und die fast immer als quälend erlebt werden; **Vorkommen:** bei Zwangsstörungen (früher Zwangsneurose), Schizophrenie, depressivem Syndrom, posttraumatischen Syndrom; **Formen:** z. B. **1.** Zweifel, bestimmte Dinge getan oder unterlassen zu haben; **2.** Furcht*, sich beim Kontakt mit Menschen oder Gegenständen zu beschmutzen; **3.** Befürchtung, die körperliche Gesundheit könnte gefährdet sein, z. B. unablässige Angst* vor Krebs. Zwangsgedanken, die massive Angst oder Unbehagen auslösen, werden als **Obsession** bezeichnet. **Maßnahme: 1.** medikamentöse Therapie mit bestimmten Psychopharmaka* (Antidepressiva); **2.** Verhaltenstherapie*, Alltagstraining mit Habituation*, Reaktionsverhinderung, Milieutherapie*; **Hinweis: 1.** Auf die für den Patienten vertraute Umgebung achten. **2.** In der Klinik erfolgreiche Verhaltensänderungen müssen auch im Alltag für den Patienten umsetzbar sein. Vgl. Denkstörung.

Zwangsmedikation: (engl.) *enforced medication*; Verabreichen von Arzneimitteln gegen den Willen oder ohne Einwilligung des Patienten; aufgrund des Selbstbestimmungsrechts nach Artikel 2 Grundgesetz und § 223 StGB ist die Zwangsmedikation grundsätzlich verboten und stellt eine strafbare Körperverletzung dar. Bei einwilligungsunfähigen Patienten ist die Einwilligung des Betreuers* oder des Bevollmächtigten einzuholen. Das Vormundschaftsgericht* ist einzuschalten, wenn die begründete Gefahr besteht, dass der Betreute aufgrund der Maßnahme stirbt oder einen schweren und länger dauernden gesundheitlichen Schaden erleidet (§ 1904 BGB). Bei bewusstlosen Patienten kann von einer mutmaßlichen Einwilligung ausgegangen werden, wenn die Medikation zum Wohle des Patienten und ohne erhebliche Gefahr für Leben und Gesundheit erfolgt. Liegt eine Patientenverfügung* vor, ist dieser zu folgen. Rechtlich strittig ist die Zwangsmedikation gegen den ausdrücklichen Willen des Einwilligungsunfähigen, z. B. eines psychisch Kranken. Dazu hat das Bundesverfassungsgericht entschieden, dass der Betreuer i. R. der Fürsorge öffentliche Funktionen wahrnimmt und sich daher der Betreute auch gegenüber Handlungen des Betreuers auf seine Grundrechte berufen kann. In der Praxis bedeutet das, dass ein psychisch Kranker, der eine notwendige Behandlung mit Depotspritzen ablehnt, nicht gegen seinen Willen zu einer kurzen Behandlung in eine psychiatrische Einrichtung zwangsweise verbracht werden darf, auch wenn dies dazu führt, dass wegen eines erneuten akuten Krankheitsschubs ein längerer Aufenthalt in der Psychiatrie erforderlich ist. **Hinweis:** Auch Pflegepersonen, die auf Anordnung des Arztes gegen den Willen des Patienten Arzneimittel verabreichen, machen sich strafbar. Pflegepersonen haben ein Verweigerungsrecht gegenüber dem Arzt (s. Delegation). Vgl. Zwangsbehandlung.

Zweigläserprobe: s. Dreigläserprobe.

Zwei-Helfer-Methode: Reanimation* durch 2 Helfer; der eine Helfer übernimmt die Atemspende*, der andere leistet die fortlaufende Herzdruckmassage*. **Durchführung:** Unverzüglich nach Feststellen des Kreislaufstillstandes (Patient ist nicht ansprechbar und verfügt nicht über eine normale Atmung) wird bei Erwachsenen mit 30 (bei Kindern mit 15) Brustkompressionen begonnen, wobei die Hände in der Mitte des Brustkorbs (untere Hälfte des Brustbeins) aufgesetzt werden, die anschließend fortlaufend im Wechsel mit 2 Atemspenden von je 1 Sekunde Dauer (bei Kindern initial 5 Atemspenden) durchgeführt werden. Vgl. Ein-Helfer-Methode.

Zwei-Punkt-Gang: (engl.) *two-point crutch gait*; syn. Zwei-Takt-Gang; Methode zur Anwendung von 2 Gehstützen (s. Gehhilfe), bei der das kranke, schwache oder operierte Bein relativ unbelastet bleibt; **Prinzip:** Beide Stöcke und das schwächere Bein werden gleichzeitig nach vorn gestellt, das nichtgeschädigte Bein folgt und wird in Schrittstellung gebracht (s. Abb.). Vgl. Drei-Punkt-Gang, Vier-Punkt-Gang.

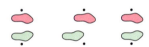

Zwei-Punkt-Gang: Koordination von Gehstützen und Füßen; rot: erkranktes Bein; grün: gesundes Bein

Zwerchfellatmung: (engl.) *diaphragmatic breathing*; syn. Bauchatmung, Abdominalatmung; Form der Atmung*, bei der die Erweiterung des Brustraums durch Absenkung des Zwerchfells zustande kommt; dabei werden die Bauchorgane nach unten verschoben und die Bauchwand wölbt sich vor. **Vorkommen:** 1. normale Variante der Atmung, häufiger bei Männern und Säuglingen; 2. pathologisch als Schonatmung* bei Thoraxverletzungen; **Hinweis:** Zwerchfellatmung kann als Atemtechnik erlernt und gezielt eingesetzt werden, um eine ruhige, vertiefte Atmung zu erreichen (besonders bei Patienten mit Atemwegerkrankungen). Vgl. Brustatmung, Atemhilfsmuskeln.

Zwischenraum: s. Kinästhetik.

Zwischenstation: s. Intermediate-Care-Station.

Zwitter: s. Hermaphroditismus.

Zwölffingerdarm: (engl.) *duodenum*; Duodenum; erster Abschnitt des Dünndarms, der die Bauchspeicheldrüse (Pankreas) C-förmig umgreift; enthält eine gemeinsame Einmündungsstelle für den Gallengang (Ductus choledochus) und den großen Bauchspeicheldrüsengang (Ductus pancreaticus major); **Funktion:** Neutralisierung des sauren Magenbreis, Aufspaltung und Resorption der Nährstoffe, Regulation der Magenentleerung; **klinische Bedeutung:** Das Zwölffingerdarmgeschwür (Ulcus duodeni) ist das häufigste Schleimhautgeschwür des Menschen besonders nach dem 40. Lebensjahr. Kennzeichen sind Unwohlsein, Übelkeit, Erbrechen und durch Blutung bedingter Teerstuhl.

Zyanose: (engl.) *cyanosis*; Blausucht; blau-rote Färbung von Haut und Schleimhäuten infolge Abnahme des Sauerstoffgehalts im Blut (reduziertes Hämoglobin im Kapillarblut); **Formen: 1. periphere** Zyanose an Nase, Ohren, Fingerspitzen und Zehen (z. B. Akrozyanose bei Umgebungstemperatur unter 18 °C, erhöhtem peripherem Sauerstoffverbrauch oder verlangsamter Zirkulation, z. B. bei Schock*); **2. zentrale** Zyanose mit Reduktion der arteriellen Sauerstoffsättigung; kann kardial (z. B. Herzfehler, Herzinsuffizienz) oder pulmonal (Lungenerkrankungen, Hypoventilation*) bedingt sein; **3.** Zyanose als Folge von Hämoglobinveränderungen, z. B. bei Methämoglobinämie, Sulfhämoglobinämie; **Kennzeichen:** Atemnot, Müdigkeit, eingeschränkte Leistungsfähigkeit und Konzentrationsschwäche, evtl. Kopfschmerz; **Maßnahme:** sorgfältige Beobachtung, Einholung und Durchführung ärztlicher Anweisungen, ggf. Herzbettlagerung*.

Zynismus: (engl.) *cynicism*; **1.** allgemein negative Haltung oder Einstellung, welche die Verachtung geltender Vorstellungen oder Umgangsformen durch bissige, spöttische Äußerungen ausdrückt; Zynismus nimmt keine Rücksicht auf Gefühle (s. Emotion) anderer und hat daher oft verletzende Wirkung. **Pflege:** In Pflegesituationen kann Zynismus als eine mögliche (unangemessene) Reaktion von Pflegenden oder Patienten auf belastende Ereignisse und Situationen als Schutz- und Abwehrfunktion auftreten und Distanz oder emotionale Unberührtheit ausdrücken. Vgl. Burnout-Syndrom. **2.** Lehre der Kyniker (Philosophenschule) als philosophische Richtung;

Zytostatika: (engl.) *cytostatic agents*; chemisch uneinheitliche Gruppe von Arzneimitteln*, die das Zellwachstum und insbesondere die Zellteilung verhindern oder verzögern; **Anwendung: 1.** zur Tumortherapie; die Zellen eines Tumors* unterliegen nicht der physiologischen Wachstumsregulation und weisen im Vergleich zu normalen Körperzellen eine höhere Zellteilungsrate auf; aus diesem Grund wirken Zytostatika auf sie besonders toxisch. **2.** zur Immunsuppression bei chronischen, nicht bösartigen Erkrankungen (z. B. rheumatoide Arthritis); **3.** zur Unterdrückung einer Abstoßungsreaktion* nach der Transplantation* von Organen; **Nebenwirkungen:** Schäden im abwehr- und blutbildenden System (Schädigung gesunder Zellen), Magen- und Darmstörungen mit Erbrechen und Übelkeit, Haarausfall, Kopfschmerz, Keimdrüsenschäden, Schädigung des Knochenmarks (sog. Knochenmarkdepression), Erschöpfung (Fatigue-Syndrom); ggf. erhöhte Harnsäurekonzentration im Blut (Hyperurikämie) und toxische, relativ substanzspezifische Wirkung v. a. auf Herz, Lungen, Leber und Nervensystem; selten Überempfindlichkeitsreaktionen; infolge immunsuppressiver Wirkung häufig Infekte; **Hinweis: 1.** Zytostatikatherapie ist nur von weitergebildeten Fachpflegekräften (Onkologiepflegekräfte) oder Ärzten durchzuführen. **2.** Bei der Verabreichung von Zytostatika sind besondere Sicherheitsrichtlinien zwingend zu beachten. Vgl. Pflege, onkologische.

Pschyrembel®
Klinisches Wörterbuch
261. Auflage

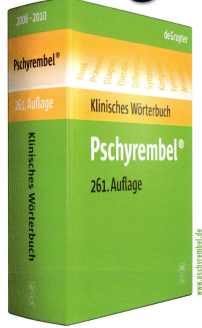

Pschyrembel® Klinisches Wörterbuch 261. Auflage
Sept. 2007. [D] 39,95 / sFr 64,– / US$ 53.90˙
ISBN 978-3-11-018534-8

CD-ROM Version 2007
Sept. 2007 [D] 39,95 / sFr 64,– / US$ 53.90˙
ISBN 978-3-11-019126-4

im Set Buch + CD-ROM
Sept. 2007. [D] 59,95 / sFr 96,– / US$ 80.90˙
ISBN 978-3-11-019127-1

Die Informationsquelle der Medizin jetzt in der 261. Auflage und mit neuem Abbildungskonzept

- Alle Grafiken sind anhand eines Farbleitschemas neu gezeichnet
- 500 neu aufgenommene Abbildungen und Grafiken
- Insgesamt 2.500 brillante Farbabbildungen
- Auf 2.200 Seiten erweiterter Umfang (200 Seiten zusätzlicher Inhalt)
- Mehr als 20.000 Stichwörter sind inhaltlich geprüft und aktualisiert
- Mehr als 2.000 neue Fachbegriffe
- Ausbau der klinischen und praxisrelevanten Aspekte
- Schneller Zugang durch gut gegliederte Einträge
- u.a. Ausbau des Fachgebietes E-Health und Plastische Chirurgie

Pschyrembel®-Qualität. Gewachsene Qualität.

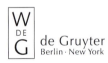

de Gruyter
Berlin · New York

Anhang

Präambel zum Expertenstandard Dekubitusprophylaxe des DNQP

Da druckgefährdete Personen in allen Einrichtungen des Gesundheitswesens anzutreffen sind, richtet sich der vorliegende Expertenstandard an Altenpfleger/-innen, Gesundheits- und Krankenpflegerinnen und -pfleger sowie an Gesundheits- und Kinderkrankenpflegerinnen und -pfleger. Im Standard werden die Mitglieder der verschiedenen Pflegeberufe Berufsgruppen übergreifend als „Pflegefachkraft" angesprochen. Für druckgefährdete Personen wurde das Begriffspaar „Patient/Betroffener" gewählt, um den unterschiedlichen Zielgruppen soweit wie möglich gerecht zu werden.

Der Expertenstandard basiert auf einer umfassenden Literaturanalyse der nationalen und internationalen Fachliteratur – vorrangig wurden randomisierte kontrollierte Studien recherchiert – sowie der Praxisexpertise der Mitglieder der Expertenarbeitsgruppe.

In der Standardaussage und in Ergebniskriterium 7 wird die Verhinderung eines Dekubitus als zentrales Ziel formuliert, da der Entstehung eines Dekubitus in der Regel entgegengewirkt werden kann. Dennoch ist zu konstatieren, dass dieses Ziel nicht bei allen Personengruppen erreichbar ist. Einschränkungen bestehen für Personengruppen, bei denen die gesundheitliche Situation gegen eine konsequente Anwendung der erforderlichen prophylaktischen Maßnahmen spricht (z. B. bei lebensbedrohlichen Zuständen), eine andere Prioritätensetzung erfordert (Menschen in der Terminalphase ihres Lebens) oder eine Wirkung der prophylaktischen Maßnahmen verhindert (z. B. gravierende Störungen der Durchblutung, auch unter Einnahme zentralisierender Medikamente).

Die inhaltliche und formale Gestaltung des vorliegenden Standards (kurze eindeutige Standardaussage, inhaltliche Begründung, messbare Struktur-, Prozess- und Ergebniskriterien) orientiert sich an der international bewährten Struktur, die auch im europäischen Netzwerk angewandt wird. Die Auswahl der Schwerpunkte ist auf zentrale Aspekte ausgerichtet, um den Standard vor einer Überfrachtung mit allgemeinen Aussagen, wie „regelmäßige Fortbildungen veranstalten", „Pflegemaßnahme dokumentieren", „Pflegeprozess anwenden", zu bewahren.

Die impliziten allgemeinen Qualitätsziele und -kriterien, über die dieser Expertenstandard verfügt, sollen im Folgenden skizziert werden, denn ihnen kommt eine richtungsweisende Funktion im Rahmen der Implementierung des Standards in die Pflegepraxis zu. Aus den allgemeinen Zielen und Kriterien lassen sich wertvolle Anhaltspunkte für den Aufbau einer geeigneten Infrastruktur für kontinuierliche Qualitätsentwicklung in der Pflege ableiten.

Die allgemeine Zielsetzung besteht in einer individuellen Pflege, die sich bei Bedarf auch an Angehörige von Patienten/Betroffenen richtet. Grundlage einer an individuellen Patienten-/Betroffenen-Bedürfnissen orientierten Pflege sind vor allem die

– theoriegeleitete Anwendung der Pflegeprozessmethode einschließlich der Bewertung des Pflegeerfolges;
– Orientierung an körperlichen, psychischen, sozialen, seelischen und spirituellen Bedürfnissen der Patienten/Betroffenen;
– aussagekräftige Dokumentation des Pflegeprozesses als wichtige Datenquelle für die Qualitätsmessung;
– Zusammenarbeit mit den anderen Gesundheitsfachberufen.

Der vorliegende Expertenstandard beschreibt den Beitrag der Pflege zur Dekubitusprophylaxe. Die Versorgung der Patienten/Betroffenen findet jedoch in der Regel berufsgruppen- und häufig auch Sektoren übergreifend unter Beteiligung von Angehörigen und Hilfskräften statt. Maßnahmen zur Vermeidung eines Dekubitus können daher nur in Zusammenarbeit aller beteiligten Akteure einschließlich des Patienten/Betroffenen selbst erfolgen. Die Delegation von Tätigkeiten der Pflegefachkraft an Pflegehilfskräfte erfolgt im Rahmen ihrer Verantwortlichkeit. Der Einsatz von Technik und Hilfsmitteln bietet eine sinnvolle Unterstützung, ersetzt aber nicht die notwendige Förderung, Anleitung und Unterstützung bei der körpereigenen Bewegung des Patienten/Betroffenen.

Zur Implementierung des Standards bedarf es der gemeinsamen Anstrengung der Gesundheitseinrichtungen (leitende Managementebene: Pflegemanagement und Betriebsleitung) und der Pflegefachkräfte. Die Managementebene trägt Verantwortung für die Bereitstellung von Wissen sowie für die Bereitstellung von Hilfsmitteln und Materialien. Pflegefachkräfte tragen Verantwortung für den Erwerb von Wissen und die Umsetzung des Standards im klinischen Alltag. Die Reduktion der Dekubitusinzidenz ist mit der gemeinsamen Beteiligung aller Akteure erfolgreich zu erreichen.

Der dargestellte Expertenstandard zur Dekubitusprophylaxe ist die endgültige Version, die von der Expertenarbeitsgruppe in Abstimmung mit dem Lenkungsausschuss des DNQP nach der Konsensus-Konferenz erarbeitet wurde. Die vorgenommenen Änderungen beschränken sich auf Ergänzungen und Konkretisierungen, sie waren nicht substantieller Natur. (www.dnqp.de)

Dekubitusprophylaxe

Expertenstandard Dekubitusprophylaxe in der Pflege (Stand: Mai 2000)

Struktur	Prozess	Ergebnis
Die Pflegefachkraft S1 – verfügt über aktuelles Wissen zur Dekubitusentstehung sowie Einschätzungskompetenz des Dekubitusrisikos.	Die Pflegefachkraft P1 – beurteilt das Dekubitusrisiko aller Patienten/Betroffenen, bei denen die Gefährdung nicht ausgeschlossen werden kann, unmittelbar zu Beginn des pflegerischen Auftrages und danach in individuell festzulegenden Abständen sowie unverzüglich bei Veränderungen der Mobilität, der Aktivität und des Druckes u. a. mit Hilfe einer standardisierten Einschätzungsskala, z. B. nach Braden, Waterlow oder Norton.	E1 Eine aktuelle, systematische Einschätzung der Dekubitusgefährdung liegt vor.
S2 – beherrscht haut- und gewebeschonende Bewegungs-, Lagerungs- und Transfertechniken.	P2 – gewährleistet auf der Basis eines individuellen Bewegungsplanes sofortige Druckentlastung durch die regelmäßige Bewegung des Patienten/Betroffenen, z. B. 30° Lagerung, Mikrobewegung, reibungs- und scherkräftearmer Transfer, und fördert soweit als möglich die Eigenbewegung des Patienten/Betroffenen.	E2 Ein individueller Bewegungsplan liegt vor.
S3a – verfügt über die Kompetenz, geeignete druckreduzierende Hilfsmittel auszuwählen. S3b Druckreduzierende Hilfsmittel (z. B. Weichlagerungskissen und -matratzen) sind sofort zugänglich, Spezialbetten (z. B. Luftkissenbetten) innerhalb von 12 Stunden.	P3 – wendet die geeigneten druckreduzierenden Hilfsmittel an, wenn der Zustand des Patienten/Betroffenen eine ausreichende Bewegungsförderung bzw. Druckentlastung nicht zulässt.	E3 Der Patient/Betroffene befindet sich unverzüglich auf einer für ihn geeigneten druckreduzierenden Unterlage, druckreduzierende Hilfsmittel werden unverzüglich angewendet.
S4 – kennt neben Bewegungsförderung und Druckreduktion weitere geeignete Interventionen zur Dekubitusprophylaxe, die sich aus der Risikoeinschätzung ergeben.	P4 – leitet auf der Grundlage der Risikoeinschätzung für alle identifizierten Risikofaktoren weitere Interventionen ein, die beispielsweise die Erhaltung und Förderung der Gewebetoleranz betreffen.	E4 Die durchgeführten Interventionen zu den Risikofaktoren sind dokumentiert.
S5 – verfügt über Fähigkeiten, Informations- und Schulungsmaterial zur Anleitung und Beratung des Patienten/Betroffenen und seiner Angehörigen zur Förderung der Eigenbewegung des Patienten/Betroffenen und zur Druckreduktion.	P5 – erläutert die Dekubitusgefährdung und die Notwendigkeit von prophylaktischen Maßnahmen, plant diese individuell mit dem Patienten/Betroffenen und seinen Angehörigen.	E5 Der Patient/Betroffene und seine Angehörigen kennen die Ursachen der Dekubitusgefährdung sowie die geplanten Maßnahmen und wirken auf der Basis ihrer Möglichkeiten an deren Umsetzung mit.
S6 Die Einrichtung stellt sicher, dass alle an der Versorgung des Patienten/Betroffenen Beteiligten den Zusammenhang von Kontinuität der Intervention und Erfolg der Dekubitusprophylaxe kennen, und gewährleistet die Informationsweitergabe über die Dekubitusgefährdung an externe Beteiligte.	P6 – informiert die an der Versorgung des dekubitusgefährdeten Patienten/Betroffenen Beteiligten über die Notwendigkeit der kontinuierlichen Fortführung der Interventionen (z. B. Personal in Arztpraxen, OP- und Röntgenabteilungen oder Transportdiensten).	E6 Die Dekubitusgefährdung und die notwendigen Maßnahmen sind allen an der Versorgung des Patienten/Betroffenen Beteiligten bekannt.

Entlassungsmanagement

Struktur	Prozess	Ergebnis
S7 – verfügt über die Kompetenz, die Effektivität der prophylaktischen Maßnahmen zu beurteilen.	**P7** – begutachtet den Hautzustand des gefährdeten Patienten/Betroffenen in individuell zu bestimmenden Zeitabständen.	**E7** Der Patient/Betroffene hat keinen Dekubitus.

Standardaussage: Jeder dekubitusgefährdete Patient/Betroffene erhält eine Prophylaxe, die die Entstehung eines Dekubitus verhindert.
Begründung: Ein Dekubitus gehört zu den gravierenden Gesundheitsrisiken hilfe- und pflegebedürftiger Patienten/Betroffener. Angesichts des vorhandenen Wissens über die weitgehenden Möglichkeiten der Verhinderung eines Dekubitus ist die Reduzierung auf ein Minimum anzustreben. Von herausragender Bedeutung ist, dass das Pflegefachpersonal systematische Risikoeinschätzung, Schulung von Patienten/Betroffenen, Bewegungsförderung, Druckreduzierung und die Kontinuität prophylaktischer Maßnahmen gewährleistet.

Präambel zum Expertenstandard Entlassungsmanagement des DNQP

Versorgungsbrüche manifestieren sich besonders beim Übergang vom stationären in den nachstationären Bereich. Sie führen zu unnötiger Leidbelastung der Betroffenen und ihrer Angehörigen, aber auch durch die damit oftmals verbundenen „Drehtüreffekte" zur Verschwendung knapper Ressourcen im Gesundheitswesen. Deshalb richtet sich der vorliegende Expertenstandard primär an Pflegefachkräfte in stationären Gesundheitseinrichtungen, das heißt Krankenhäuser, Fach- und Rehabilitationskliniken. Eine Ausrichtung auf alle Bereiche einschließlich der stationären Altenpflegeeinrichtungen und ambulanter Pflegedienste hätte zur Folge gehabt, dass wegen der unterschiedlichen Zielsetzungen und Voraussetzungen die Standardaussagen zu allgemein ausgefallen wären. Der im Standard gewählte Patientenbegriff trägt dem Rechnung und bezieht sich auf Personen mit einem bestehenden Pflege- und Versorgungsbedarf. In der Mehrzahl handelt es sich dabei um ältere Menschen sowie multimorbide Patienten mit meist chronischen Erkrankungen.

Die Angehörigen – gemeint sind die primären Bezugspersonen der Patienten, also auch solche, die nicht im gesetzlichen Sinne Verwandte sind – wurden ausdrücklich mit in die Standardformulierung aufgenommen. Damit wird zum einen ihrer Schlüsselrolle bei der Entlassung Rechnung getragen und zum anderen die selbstverantwortliche Rolle von Patienten und Angehörigen aufgezeigt. Voraussetzung für die Beteiligung der Angehörigen an der Entlassungsplanung ist selbstverständlich das Einverständnis der Patienten.

Der vorliegende Expertenstandard setzt einen Anfangspunkt, systematisch aus pflegerischer Perspektive dem Entstehen von Versorgungsbrüchen bei der Patientenentlassung durch eine gezielte Vorbereitung von Patienten und Angehörigen sowie durch einen besseren Informationsaustausch zwischen den am Entlassungsprozess Beteiligten entgegenzuwirken. Allerdings sind vor dem Hintergrund des fragmentierten Versorgungssystems dringend weitere einrichtungsübergreifende Regelungen zu treffen, um die Kooperation zwischen den verschiedenen Gesundheitseinrichtungen und Gesundheitsberufen zu forcieren. Ein Bedarf hierfür besteht insbesondere bei Patienten mit komplexem Versorgungsbedarf.

Der Expertenstandard basiert auf einer umfangreichen Literaturanalyse und der Praxisexpertise der Mitglieder der Expertenarbeitsgruppe. Schwerpunkte der Literaturanalyse waren vor allem die Suche nach inhaltlichen Aussagen in randomisierten Kontrollstudien mit hohem Evidenzgrad. Diese existieren vorwiegend im anglo-amerikanischen Raum und beziehen sich hauptsächlich auf Einzelaspekte der Entlassung, auf bestimmte Patientengruppen und auf das Qualifikationsniveau des Pflegepersonals. Die in Deutschland durchgeführten Untersuchungen konnten partiell auch berücksichtigt werden. Es handelt sich in der Regel um Evaluations- oder Begleitstudien.

Grundsätzlich lässt sich der Expertenstandard in allen oben genannten stationären Gesundheitseinrichtungen anwenden. Er setzt jedoch voraus, dass von jeder Einrichtung, je nach Schwerpunktauftrag und behandelter Patientengruppe, organisationsbezogene Ausgestaltungs- und Verfahrensvereinbarungen getroffen werden. Diese beziehen sich vor allem auf die Zuständigkeitsbereiche der jeweiligen Berufsgruppen für einzelne Aufgabenfelder und die Auswahl geeigneter Assessment-Instrumente. Sie beziehen sich außerdem auf angemessene Formen der Dokumentation und Informationsübermittlung zwischen den beteiligten Einrichtungen und Berufsgruppen. Im Rahmen der Informationsweitergabe sind die übermittelten Daten auf ihre professionelle Handlungsrelevanz vor dem Hintergrund des Schutzes von persönlichen Daten zu überprüfen.

Der Expertenstandard regelt nicht das organisatorische Vorgehen des Entlassungsmanagements innerhalb der jeweiligen Einrichtungen (Absprachen in direkter Form zwischen allen Beteiligten oder Einsatz einer koordinierenden Vermittlungsinstanz). Er stellt vielmehr in Rechnung, dass viele Einrichtungen bereits über Ansätze einer systematischen Patientenentlassung verfügen, die sich mit Hilfe des Expertenstandards weiter optimieren lassen. Gleichwohl geht der Standard mit Bezug auf internationale Studien davon aus, dass im Entlassungsprozess die Pflegefachkraft aufgrund ihrer Nähe zu Patienten und Angehörigen die entscheidende Koordinationsfunktion einnimmt. Das heißt jedoch nicht, dass sie alle Schritte des Entlassungsmanagements selbst durchführt. Ein gelungenes Entlassungsmanagement kann nur in multidisziplinärer Zusammenarbeit erreicht werden, in der auch die anderen Berufsgruppen wie Medizin, Sozialarbeit, Physiotherapie, Ergotherapie und Psychologie ihren Anteil wahrnehmen.

Zur Implementierung des Standards bedarf es der gemeinsamen Anstrengung der leitenden Managementebene (Pflegemanagement und Betriebsleitung) und der Pflegefachkräfte sowie der Kooperationsbereitschaft der beteiligten Berufsgruppen. Die Managementebene trägt die Verantwortung für die Bereitstellung der erforderlichen Ressourcen (Besprechungszeit, berufliche Qualifikation, Medien zur Dokumentation und Informationsweitergabe), der Festlegung der hausinternen Verfahrensgrundsätze und der Schaffung eines geeigneten Kooperationsklimas im Haus. Die Pflegefachkräfte tragen die Verantwortung für den Wissens- und Kompetenzerwerb zur Umsetzung des Standards. Hier sind besonders Fortbildungsbedarfe der Pflegenden in den Bereichen Assessment, Evaluation, Schulung und Beratung zu erwähnen. Abschließend ist hervorzuheben, dass eine Vermeidung von Versorgungsbrüchen nur im Rahmen einer erfolgreichen Zusammenarbeit aller Beteiligten zu erreichen ist. (www.dnqp.de)

(Tabelle s. S. 830)

Entlassungsmanagement

Expertenstandard Entlassungsmanagement in der Pflege (Stand: November 2002)

Struktur	Prozess	Ergebnis
Die Einrichtung **S1a** – verfügt über eine schriftliche Verfahrensregelung für ein multidisziplinäres Entlassungsmanagement. Sie stellt sicher, dass die für ihre Patientengruppen erforderlichen Einschätzungskriterien, Assessment- und Evaluationsinstrumente vorliegen. **Die Pflegefachkraft** **S1b** – beherrscht die Auswahl und Anwendung von Instrumenten zur Einschätzung des erwartbaren Versorgungs- und Unterstützungsbedarfs nach der Entlassung.	**Die Pflegefachkraft** **P1** – führt mit allen Patienten und ihren Angehörigen innerhalb von 24 Stunden nach der Aufnahme eine erste kriteriengeleitete Einschätzung des zu erwartenden Unterstützungsbedarfs durch. Diese Einschätzung wird bei Veränderung des Krankheits- und Versorgungsverlaufs aktualisiert. – nimmt bei erwartbarem poststationärem Unterstützungsbedarf ein differenziertes Assessment mit dem Patienten und seinen Angehörigen mittels eines geeigneten Instruments vor.	**E1** Eine aktuelle, systematische Einschätzung des erwartbaren poststationären Unterstützungs- und Versorgungsbedarfs liegt vor.
S2 – verfügt über Planungs- und Steuerungswissen in Bezug auf das Entlassungsmanagement.	**P2** – entwickelt in Abstimmung mit dem Patienten und seinen Angehörigen sowie den beteiligten Berufsgruppen unmittelbar im Anschluss an das differenzierte Assessment eine individuelle Entlassungsplanung.	**E2** Eine individuelle Entlassungsplanung liegt vor, aus der die Handlungserfordernisse zur Sicherstellung einer bedarfsgerechten poststationären Versorgung hervorgehen.
S3 – verfügt über die Fähigkeiten, Patient und Angehörige in Bezug auf den poststationären Pflegebedarf zu beraten und zu schulen sowie die Koordination der weiteren an der Schulung und Beratung beteiligten Berufsgruppen vorzunehmen.	**P3** – gewährleistet für den Patienten und seine Angehörigen eine bedarfsgerechte Beratung und Schulung.	**E3** Patient und Angehörigen sind bedarfsgerechte Beratung und Schulung angeboten worden, um veränderte Versorgungs- und Pflegeerfordernisse bewältigen zu können.
S4 – ist zur Koordination des Entlassungsprozesses befähigt und autorisiert.	**P4** – stimmt in Kooperation mit dem Patienten und seinen Angehörigen sowie den intern und extern beteiligten Berufsgruppen und Einrichtungen rechtzeitig den voraussichtlichen Entlassungstermin und den Unterstützungsbedarf des Patienten ab. – bietet den Mitarbeitern der weiterbetreuenden Einrichtung eine Pflegeübergabe unter Einbeziehung des Patienten und seiner Angehörigen an.	**E4** Mit dem Patienten und seinen Angehörigen sowie den weiterversorgenden Berufsgruppen und Einrichtungen sind der Entlassungstermin sowie der Unterstützungs- und Versorgungsbedarf abgestimmt.
S5 – verfügt über die Fähigkeiten zu beurteilen, ob die Entlassungsplanung dem individuellen Bedarf von Patient und Angehörigen entspricht.	**P5** – führt mit dem Patienten und seinen Angehörigen spätestens 24 Stunden *vor* der Entlassung eine Überprüfung der Entlassungsplanung durch. Bei Bedarf werden Modifikationen eingeleitet.	**E5** Die Entlassung des Patienten ist bedarfsgerecht vorbereitet.
S6 – ist befähigt und autorisiert, eine abschließende Evaluation der Entlassung durchzuführen.	**P6** – nimmt innerhalb von 48 Stunden *nach* der Entlassung Kontakt mit dem Patienten und seinen Angehörigen oder der weiterbetreuenden Einrichtung auf und überprüft die Umsetzung der Entlassungsplanung.	**E6** Der Patient und seine Angehörigen haben die geplanten Versorgungsleistungen und bedarfsgerechte Unterstützung zur Bewältigung der Entlassungssituation erhalten.

Standardaussage: Jeder Patient mit einem poststationären Pflege- und Unterstützungsbedarf erhält ein individuelles Entlassungsmanagement zur Sicherung einer kontinuierlichen bedarfsgerechten Versorgung.
Begründung: Versorgungsbrüche bei der Entlassung bergen gesundheitliche Risiken und führen zu unnötiger Belastung von Patienten und ihren Angehörigen sowie zu hohen Folgekosten. Mit einem frühzeitigen und systematischen Assessment sowie Beratungs-, Schulungs- und Koordinationsleistungen und abschließender Evaluation trägt die Pflegefachkraft dazu bei, Versorgungskontinuität herzustellen.

Präambel zum Expertenstandard Förderung der Harnkontinenz des DNQP

Harninkontinenz ist ein weit verbreitetes Problem, das in allen Altersstufen mit steigendem Risiko im Alter auftreten kann und statistisch gesehen überwiegend Frauen und ältere Menschen beiderlei Geschlechts betrifft. Demzufolge befassen sich auch die meisten Studien mit diesen beiden Personengruppen, wobei ältere Männer wissenschaftlich schlechter untersucht sind als ältere Frauen. Konkrete Zahlen zur Prävalenz von Inkontinenz zu nennen ist schwer, da es sich um ein ausgesprochen schambehaftetes, mit Vorurteilen besetztes Thema handelt. Viele von Inkontinenz betroffene Menschen suchen keine professionelle Hilfe, um ihr Leiden zu verheimlichen oder weil sie glauben, es gehört zum normalen Alterungsprozess dazu.

Der Expertenstandard Kontinenzförderung befasst sich mit der Harninkontinenz bei erwachsenen Patienten/Bewohnern, die inkontinent sind oder zu einer Risikogruppe für die Entwicklung einer Inkontinenz gehören. In Anlehnung an die „International Continence Society" ist Harninkontinenz jeglicher, unwillkürlicher Harnverlust (Abrams et al. 2002). Unter Kontinenz versteht die Expertengruppe die Fähigkeit, willkürlich und zur passenden Zeit an einem geeigneten Ort, die Blase zu entleeren. Kontinenz beinhaltet weiterhin die Fähigkeit, Bedürfnisse zu kommunizieren, um Hilfestellungen zu erhalten, wenn Einschränkungen beim selbständigen Toilettengang bestehen. Der ebenfalls sehr wichtige Bereich der Stuhlinkontinenz wurde im Standard nicht berücksichtigt, da die einzuleitenden Maßnahmen sehr unterschiedlich sind. Auch die sehr spezielle Pflege von Betroffenen mit einem Urostoma konnte hier nicht mit einbezogen werden, ohne Gefahr zu laufen, wichtige Aspekte vernachlässigen zu müssen.

Der Expertenstandard Kontinenzförderung richtet sich an Pflegefachkräfte in Einrichtungen der ambulanten Pflege, der Altenhilfe und der stationären Gesundheitsversorgung. Gerade beim Thema der Inkontinenz gibt es aber auch zunehmend Beratungsangebote außerhalb dieser Settings, z. B. in Kontinenz-Beratungsstellen oder Sanitätshäusern, die ebenfalls von Pflegefachkräften durchgeführt werden. Auch in diesen Settings kann der Expertenstandard von Pflegefachkräften berücksichtigt werden, eine erfolgreiche Umsetzung hängt aber von der Kontinuität der pflegerischen Betreuung in diesen Bereichen ab.

Dem Expertenstandard liegt eine ausführliche Recherche der internationalen und nationalen Literatur 1990 bis 2004 zugrunde. Die Literatur zeigte kein einheitliches Bild und nicht jede empirische Untersuchung war methodisch akzeptabel. Deutlich wurde, dass Untersuchungen zur Kontinenzförderung aufgrund der multifaktoriellen Ursachen der Inkontinenz kaum ein vergleichbares Bild zeigen. Dies trifft auf die Stichprobenbildung, das Interventionsdesign und die Ergebniskriterien zu. Bestimmte Themengebiete sind zu wenig erforscht, jedoch aus Sicht der professionellen Pflege von Bedeutung. Hier kam den Mitgliedern der Expertengruppe aufgrund ihrer Kompetenzen eine bedeutende Rolle zu, indem sie in diesen Fällen ein Expertenurteil fällten.

Der Expertenstandard fokussiert auf Erkennung und Analyse des Problems, Erhebungsmethoden, die Einschätzung unterschiedlicher Kontinenzprofile und verschiedene Interventionsmöglichkeiten. Dabei haben das Erleben und die subjektive Sicht der Betroffenen eine große Bedeutung. Harnkontinenz ist immer noch gesellschaftlich tabuisiert. Harninkontinenz und Kontinenzförderung betreffen intime Bereiche. Professionelles Handeln zu dieser Problematik erfordert Einfühlungsvermögen und Orientierung am individuellen Fall und es gilt unter allen Umständen, das Schamempfinden der Betroffenen zu schützen. Hierzu gehört zum einen ein angemessener Sprachgebrauch, der berücksichtigt, dass es sich um Erwachsene handelt und Begriffe aus der Säuglingspflege wie „trockenlegen", „pampern" oder „Windel" vermieden. Zum anderen bedarf es vor der Einbeziehung der Angehörigen unbedingt der Rücksprache mit dem

Patienten/Bewohner, da dieser möglicherweise nicht wünscht, dass seine Angehörigen informiert werden. Auch wenn die Nicht-Einbeziehung der Angehörigen zu großen Problemen bei einer kontinuierlichen Umsetzung führen kann, muss dieser Wunsch berücksichtigt werden. Harninkontinenz kann für (pflegende) Angehörige aus unterschiedlichen Gründen (z. B. durch das Empfinden von Scham und Ekel) belastend sein und zu einer Veränderung der Beziehung zwischen Angehörigen und Betroffenen führen.

Die Einführung und Umsetzung des Expertenstandards erfordert ein interdisziplinäres Vorgehen. Besonders bei der Einschätzung der Harninkontinenz müssen professionell Pflegende und Ärztinnen und Ärzte eng zusammenarbeiten. Bei bestimmten Problemlagen gilt dies auch für die Auswahl erforderlicher Interventionen. Der vorliegende Expertenstandard orientiert sich an der Logik professionellen Handelns, er kann jedoch nicht vorschreiben, wie dieses Handeln in jedem Fall und unter spezifischen institutionellen Bedingungen umgesetzt wird. Hier kommt dem jeweiligen Management die Aufgabe zu, für eindeutige und effektive Verfahrensregelungen Sorge zu tragen. Zusätzlich ist es erforderlich, dass einerseits professionell Pflegende die Pflicht haben, sich Wissen zu dem multidimensionalen Themenbereich Harninkontinenz und Kontinenzförderung anzueignen, und dass andererseits das Management hierfür geeignete Bedingungen schafft. (www.dnqp.de)

Expertenstandard Förderung der Harnkontinenz in der Pflege		(Stand: Januar 2006)
Struktur	Prozess	Ergebnis
S1 Die Pflegefachkraft verfügt über die Kompetenz zur Identifikation von Risikofaktoren und Anzeichen für eine Harninkontinenz.	Die Pflegefachkraft P1 – identifiziert im Rahmen der pflegerischen Anamnese Risikofaktoren und Anzeichen für eine Harninkontinenz. – wiederholt die Einschätzung bei Veränderung der Pflegesituation und in individuell festzulegenden Zeitabständen.	E1 Risikofaktoren und Anzeichen für eine Harninkontinenz sind identifiziert.
S2a Die Einrichtung verfügt über eine interprofessionell geltende Verfahrensregelung zu Zuständigkeiten und Vorgehensweisen im Zusammenhang mit der Förderung der Harnkontinenz bzw. Kompensation der Inkontinenz und stellt sicher, dass die erforderlichen Instrumente zur Einschätzung und Dokumentation zur Verfügung stehen. S2b Die Pflegefachkraft verfügt über die erforderliche Kompetenz zur differenzierten Einschätzung bei Problemen mit der Harnkontinenz.	P2 – führt bei Vorliegen von Kontinenzproblemen eine differenzierte Einschätzung (z. B. auf der Grundlage eines zielgruppenspezifischen Miktionsprotokolls) durch bzw. koordiniert in Absprache mit dem behandelnden Arzt erforderliche diagnostische Maßnahmen.	E2 Eine differenzierte Einschätzung der Kontinenzsituation und eine Beschreibung des individuellen Kontinenzprofils liegen vor.

Förderung der Harnkontinenz

Struktur	Prozess	Ergebnis
S3a Die Einrichtung hält die erforderlichen Materialien zur Beratung bei Problemen mit der Harnkontinenz (z. B. anatomische Modelle, Informationsbroschüren, Hilfsmittel) vor. **S3b** Die Pflegefachkraft verfügt über Beratungskompetenz zur Vorbeugung, Beseitigung, Verringerung oder Kompensation von Harninkontinenz.	**P3** – informiert den Patienten/Bewohner und ggf. seine Angehörigen über das Ergebnis der pflegerischen Einschätzung und bietet in Absprache mit den beteiligten Berufsgruppen eine ausführliche Beratung zur Kontinenzerhaltung oder -förderung und ggf. zur Kompensation einer Inkontinenz an. Darüber hinaus werden dem Patienten/Bewohner weitere interne und externe Ansprechpartner genannt.	**E3** Der Patient/Bewohner und ggf. seine Angehörigen kennen geeignete Maßnahmen zur Kontinenzförderung und zur Vermeidung von bzw. zum Umgang mit einer Inkontinenz.
S4 Die Pflegefachkraft verfügt über Steuerungs- und Planungskompetenz zur Umsetzung von kontinenzfördernden Maßnahmen bzw. zur Kompensation der Harninkontinenz.	**P4** – plant unter Einbeziehung der beteiligten Berufsgruppen mit dem Patienten/Bewohner und ggf. mit seinen Angehörigen individuelle Ziele und Maßnahmen zur Förderung der Harnkontinenz bzw. zur Kompensation der Harninkontinenz und zur Vermeidung von Beeinträchtigungen.	**E4** Ein Maßnahmenplan zum Erhalt oder Erreichen des angestrebten Kontinenzprofils liegt vor.
S5 Die Einrichtung sorgt für eine bedarfsgerechte Personalplanung, ein kontinenzförderndes Umfeld (z. B. Erreichbarkeit, Zugänglichkeit, Nutzbarkeit von Toiletten, Wahrung der Intimsphäre), geschlechtsspezifische Ausscheidungshilfen und Hilfsmittel zur Kompensation von Inkontinenz (z. B. aufsaugende Hilfsmittel, Kondomurinale).	**P5** – koordiniert die multidisziplinäre Behandlung (z. B. durch Ärzte, Hebammen, Physiotherapeuten, Psychologen) und sorgt für eine kontinuierliche Umsetzung des Maßnahmenplans. Auf die Bitte um Hilfe bei der Ausscheidung wird unverzüglich reagiert.	**E5** Maßnahmen, Umfeld und Hilfsmittel sind dem individuellen Unterstützungsbedarf des Patienten/Bewohners bei der Ausscheidung angepasst.
S6 Die Pflegefachkraft verfügt über die Kompetenz, die Effektivität der Maßnahmen zum Erhalt und zur Förderung der Kontinenz sowie zur Kompensation der Inkontinenz zu beurteilen.	**P6** – überprüft in individuell festzulegenden Abständen den Erfolg der Maßnahmen und entscheidet gemeinsam mit dem Patienten/Bewohner, seinen Angehörigen und den beteiligten Berufsgruppen über deren Fortführung bzw. Modifikation.	**E6** Das angestrebte Kontinenzprofil ist erreicht bzw. das bisherige erhalten. Für den Patienten/Bewohner ist das individuell höchstmögliche Maß an Harnkontinenz mit der größtmöglichen Selbstständigkeit sichergestellt.

Standardaussage: Bei jedem Patienten/Bewohner wird die Harnkontinenz erhalten oder gefördert. Identifizierte Harninkontinenz wird beseitigt, weitestgehend reduziert bzw. kompensiert.
Begründung: Harninkontinenz ist ein weit verbreitetes pflegerelevantes Problem. Für die betroffenen Menschen ist sie häufig mit sozialem Rückzug, sinkender Lebensqualität und steigendem Pflegebedarf verbunden. Durch frühzeitige Identifikation von gefährdeten und betroffenen Patienten/Bewohnern und der gemeinsamen Vereinbarung von spezifischen Maßnahmen kann dieses Problem erheblich positiv beeinflusst werden. Darüber hinaus können durch Inkontinenz hervorgerufene Beeinträchtigungen reduziert werden.

Schmerzmanagement

Präambel zum Expertenstandard Schmerzmanagement des DNQP

Schmerzen beeinflussen das physische, psychische und soziale Befinden und somit die Lebensqualität der Betroffenen und ihrer Angehörigen. Darüber hinaus entstehen dem Gesundheitswesen durch schmerzbedingte Komplikationen und einer daraus oft erforderlichen Verweildauerverlängerung im Krankenhaus sowie durch die Chronifizierung von Schmerzen beträchtliche Kosten, die durch ein frühzeitiges Schmerzmanagement in den meisten Fällen erheblich verringert werden könnten. Der vorliegende Expertenstandard beschreibt den pflegerischen Beitrag zum Schmerzmanagement und hat zum Ziel, die Schmerzwahrnehmung der Pflegefachkräfte zu verbessern und so die Zeit zwischen dem Auftreten von Schmerzen und deren Linderung deutlich zu verkürzen. Er berücksichtigt alle Patienten mit akuten oder tumorbedingten chronischen Schmerzen, schmerzbedingten Problemen oder zu erwartenden Schmerzen in allen Bereichen der pflegerischen Versorgung. Patienten/Betroffene mit nicht-tumorbedingtem chronischen Schmerz werden in diesem Standard explizit nicht als Zielgruppe angesprochen, da aufgrund der Unterschiede im Schmerzmanagement die Standardaussagen zu allgemein würden und keine konkrete Orientierung für die pflegerische Praxis bieten könnten. Die Expertenarbeitsgruppe war sich darüber im Klaren, dass Patienten/Betroffene, die sich nicht, noch nicht oder nicht mehr adäquat äußern können, z. B. Säuglinge, beatmete Patienten, Patienten im Wachkoma oder demente Patienten, über die Reichweite des Standards hinaus besonderer Aufmerksamkeit bedürfen. Aus diesem Grund findet sich in der Literaturanalyse ein Kapitel zur Schmerzeinschätzung bei Kindern, älteren Menschen und Menschen mit kognitiven und schweren kognitiven Einschränkungen, in dem Besonderheiten der Schmerzeinschätzung bei diesen Patientengruppen beschrieben werden. Dieses Kapitel soll die eigenständige Anpassung des Expertenstandards an die jeweiligen Anforderungen dieser Patientengruppen in den verschiedenen Einrichtungen unterstützen.

Angehörige von Schmerzpatienten – gemeint sind damit die primären Bezugspersonen, also auch solche, die im gesetzlichen Sinne Verwandte sind – sind häufig „Mitbetroffene" und sollten daher sowohl im Rahmen der Schmerzeinschätzung als auch bei der Schulung/Beratung mit einbezogen werden. Voraussetzung dafür ist selbstverständlich die Einwilligung des Patienten/Betroffenen. Besonders bei Kindern, aber auch bei den übrigen vulnerablen Patientengruppen, ist die Einbeziehung der Bezugspersonen als Experten für den Umgang mit Schmerz auf allen Ebenen des Schmerzmanagements unabdingbar.

Dem Expertenstandard liegt eine umfassende Recherche der nationalen und internationalen Literatur zugrunde, die aufgrund der Weiterentwicklung in den letzten zwei Dekaden auf dem Gebiet der Schmerztherapie evidenzbasiert ist. Neben der umfangreichen Literaturanalyse wurden die klinischen und außerklinischen Erfahrungen der Mitglieder der Expertenarbeitsgruppe genutzt, um den aktuellen Stand der Therapie wie auch eine Vielzahl verschiedener moderner Versorgungsmuster und damit verbundene Bedingungen zu erfassen. Die Ergebnisse der Literaturrecherche und des Expertenkonsenses zeugen von einer vielschichtigen schmerztherapiebezogenen Wissensbasis. Jedoch sprechen die Erfahrungen aus den Krankenhäusern, Hospizen und Altenhilfeeinrichtungen sowie aus dem häuslichen Pflegebereich dafür, dass diese Erkenntnisse noch unzureichend umgesetzt werden. Folge ist ein deutliches Versorgungsdefizit bei Patienten/Betroffenen mit Schmerzproblemen. Therapien, die nicht dem aktuellen Stand der Wissenschaft entsprechen, wie die Gabe von zu gering dosierten Schmerzmedikamenten oder die Verabreichung von Placebos, sollten innerhalb der Berufsgruppen kritisch betrachtet werden.

Den Pflegefachkräften kommt im interdisziplinären Team aufgrund ihres häufigen und engen Kontaktes zu den Patienten und Bewohnern eine Schlüsselrolle im Rahmen des Schmerzmanagements zu. Grundvoraussetzung für ein gelungenes pflegerisches Schmerzmanagement ist eine personelle Kontinuität in der pflegerischen Betreuung sowie eine gute Kooperation mit den behandelnden Ärzten. Zentrales Anliegen des Expertenstandards ist, Patienten/Betroffenen mit Schmerzen oder zu erwartenden Schmerzen unnötiges Leid zu ersparen sowie einer Chronifizierung vorzubeugen. Aufgabe der Pflege im Rahmen des Schmerzmanagement ist es, Frühzeichen des erfahrenen Schmerzes zu erkennen und adäquate Therapien zu koordinieren oder durchzuführen. Unabdingbare Voraussetzung dafür ist eine aktuelle wie auch systematische Schmerzeinschätzung und Verlaufskontrolle mit Hilfe von Einschätzungsinstrumenten oder bei tumorbedingten chronischen Schmerzen mittels komplexer Dokumentationsverfahren wie zum Beispiel Schmerztagebüchern. Zur Stärkung der Selbstkompetenzen der Patienten/Betroffenen und ihrer Angehörigen gehört das Angebot von Schulungen und Beratungen zu einem möglichst frühen Zeitpunkt. Nur so können bestehende Vorurteile gegenüber Schmerzmedikamenten abgebaut und eine aktive Einbindung von Patienten/Betroffenen in das Schmerzmanagement mit dem Ziel eines weitestgehenden Selbstmanagements erreicht werden. Ziel einer gelenkten Schmerztherapie bei akuten Schmerzen ist die

Schmerzfreiheit. Bei chronischen Schmerzpatienten steht eine umfassende Schmerzlinderung im Vordergrund.

Für die Umsetzung des Expertenstandards ist es wesentlich, dass die Wissensbasis von professionell Pflegenden in Aus-, Fort- und Weiterbildungen vertieft und verbreitert wird. Darüber hinaus bedarf es interner und externer Verfahrensregelungen zwischen den Berufsgruppen und den verschiedenen Einrichtungen, die die interdisziplinäre Kooperation, insbesondere die Vorgehensweisen und Zuständigkeiten im Rahmen des Schmerzmanagements, beschreiben.

Die Einführung und Umsetzung des Expertenstandards muss als gemeinsame Aufgabe der Betriebsleitung, des Pflegemanagements und der beteiligten Pflegefachkräfte sowie weiterer beteiligter Berufsgruppen in den Versorgungsbereichen der Kliniken, der ambulanten Pflegedienste, der Altenheime wie auch der Hospize erkannt und umgesetzt werden. Nur durch die konsequente Bearbeitung auf der Management- wie auch auf Stationsebene oder im ambulanten Bereich werden Wissensdefizite reduziert, adäquate Maßnahmen geplant und konsequent versorgungsstrukturübergreifend umgesetzt. Das Ergebnis der Umsetzung eines auf dem Stand der Pflegewissenschaft wie auch ihrer Bezugswissenschaften basierenden Schmerzmanagements wird sein, dass die gesundheitsökonomischen und gesellschaftlichen Erfordernisse und nicht zuletzt die Lebensqualität der Betroffenen umfassend interprofessionell Berücksichtigung finden.

(www.dqnp.de)

Expertenstandard Schmerzmanagement in der Pflege		(Stand: Januar 2004)
Struktur	Prozess	Ergebnis
Die Pflegefachkraft **S1a** – verfügt über das notwendige Wissen zur systematischen Schmerzeinschätzung. **S1b** Die Einrichtung stellt zielgruppenspezifische Einschätzungs- und Dokumentationsinstrumente zur Verfügung.	Die Pflegefachkraft **P1** – erhebt zu Beginn des pflegerischen Auftrags, ob der Patient/Betroffene Schmerzen oder schmerzbedingte Probleme hat. Ist dies nicht der Fall, wird die Einschätzung in individuell festzulegenden Zeitabständen wiederholt. – führt bei festgestellten Schmerzen oder schmerzbedingten Problemen eine systematische Schmerz-Ersteinschätzung mittels geeigneter Instrumente durch. – wiederholt die Einschätzung der Schmerzintensität sowie der schmerzbedingten Probleme in Ruhe und bei Belastung/Bewegung in individuell festzulegenden Zeitabständen.	**E1** Eine aktuelle, systematische Schmerzeinschätzung und Verlaufskontrolle liegen vor.
S2a – verfügt über das erforderliche Wissen zur medikamentösen Schmerzbehandlung **S2b** Die Einrichtung verfügt über eine interprofessionell geltende Verfahrensregelung zur medikamentösen Schmerzbehandlung.	**P2** - setzt spätestens bei einer Schmerzintensität von mehr als 3/10 analog der Numerischen Rangskala (NRS) die geltende Verfahrensregelung um oder holt eine ärztliche Anordnung zur Einleitung oder Anpassung der Schmerzbehandlung ein und setzt diese nach Plan um. – überprüft bei Neueinstellung bzw. Anpassung der Medikation den Behandlungserfolg in den Zeitabständen, die dem eingesetzten Analgesieverfahren entsprechen. – sorgt dafür, dass bei zu erwartenden Schmerzen präventiv ein adäquates Analgesieverfahren erfolgt.	**E2** Der Patient/Betroffene ist schmerzfrei bzw. hat Schmerzen von nicht mehr als 3/10 analog der Numerischen Rangskala (NRS).
S3 – kennt schmerzmittelbedingte Nebenwirkungen, deren Prophylaxe und Behandlungsmöglichkeiten.	**P3** – führt in Absprache mit dem zuständigen Arzt Maßnahmen zur Prophylaxe und Behandlung von schmerzmittelbedingten Nebenwirkungen durch.	**E3** Schmerzmittelbedingte Nebenwirkungen wurden verhindert bzw. erfolgreich behandelt.

Fortsetzung nächste Seite

Sturzprophylaxe

Struktur	Prozess	Ergebnis
S4 – kennt nicht-medikamentöse Maßnahmen zur Schmerzlinderung sowie deren mögliche Kontraindikationen.	**P4** – bietet in Absprache mit den beteiligten Berufsgruppen dem Patienten/Betroffenen und seinen Angehörigen als Ergänzung zur medikamentösen Schmerztherapie nicht-medikamentöse Maßnahmen an und überprüft ihre Wirkung.	**E4** Die angewandten Maßnahmen haben sich positiv auf die Schmerzsituation und/oder die Eigenaktivität des Patienten/Betroffenen ausgewirkt.
S5a – verfügt über die notwendigen Beratungs- und Schulungskompetenzen in Bezug auf Schmerz und schmerzbedingte Probleme.	**P5** – gewährleistet eine gezielte Schulung und Beratung für den Patienten/Betroffenen und seine Angehörigen.	**E5** Dem Patienten/Betroffenen sind gezielte Schulung und Beratung angeboten worden, um ihn zu befähigen, Schmerzen einzuschätzen, mitzuteilen und zu beeinflussen.
S5b Die Einrichtung stellt die erforderlichen Beratungs- und Schulungsunterlagen zur Verfügung.		

Standardaussage: Jeder Patient/Betroffene mit akuten oder tumorbedingten chronischen Schmerzen sowie zu erwartenden Schmerzen erhält ein angemessenes Schmerzmanagement, das dem Entstehen von Schmerzen vorbeugt, sie auf ein erträgliches Maß reduziert oder beseitigt.
Begründung: Eine unzureichende Schmerzbehandlung kann für Patienten/Betroffene gravierende Folgen haben, z. B. physische und psychische Beeinträchtigungen, Verzögerungen des Genesungsverlaufs oder Chronifizierung der Schmerzen. Durch eine rechtzeitig eingeleitete, systematische Schmerzeinschätzung, Schmerzbehandlung sowie Schulung und Beratung von Patienten/Betroffenen und ihren Angehörigen tragen Pflegefachkräfte maßgeblich dazu bei, Schmerzen und deren Auswirkungen zu kontrollieren bzw. zu verhindern.

Präambel zum Expertenstandard Sturzprophylaxe des DNQP

Jeder Mensch hat ein Risiko zu stürzen, sei es durch Unachtsamkeit oder bei einer sportlichen Betätigung. Über dieses alltägliche Risiko hinaus gibt es aber Stürze, deren Ursache im Verlust der Fähigkeit zur Vermeidung eines Sturzes liegt und häufig Folge einer Verkettung und Häufung von Risikofaktoren sind. Den betroffenen Patienten oder Bewohnern, überwiegend ältere Menschen oder Menschen mit reduziertem Allgemeinzustand, gelingt es nicht mehr, den Körper in Balance zu halten oder ihn bei Verlust des Gleichgewichts wieder in Balance zu bringen bzw. Sturzfolgen durch intakte Schutzreaktionen zu minimieren. Physische Auswirkungen von Stürzen reichen von schmerzhaften Prellungen über Wunden, Verstauchungen und Frakturen bis hin zum Tod. Psychische Folgen können vom Verlust des Vertrauens in die eigene Mobilität über die Einschränkung des Bewegungsradius bis hin zur sozialen Isolation führen.

Dem Expertenstandard liegt eine ausführliche Recherche der nationalen und internationalen Literatur der letzten 20 Jahre zugrunde. Die Sturzproblematik wurde in diesem Zeitraum intensiv beforscht. Es liegen Aussagen zur Epidemiologie des Sturzgeschehens, seiner Ursachen und Risikofaktoren sowie zu Auswirkungen und Interventionen vor, welche die Vielschichtigkeit der Thematik reflektieren. Trotz der Studienfülle zeigte sich, dass z. B. zur prospektiven Einschätzung des Sturzrisikos nur eingeschränkt brauchbare Resultate vorliegen. Auch die verschiedenen Interventionen zur Sturzprävention sind nicht in allen Bereichen gleichermaßen effektiv anwendbar bzw. es liegen teilweise widersprüchliche Aussagen dazu vor. Ein wesentlicher Grund hierfür ist sicherlich das multifaktorielle Geschehen, das zu einem Sturz führt und entsprechend komplexer Interventionen bedarf.

Im vorliegenden Expertenstandard wird von einem erhöhten Sturzrisiko gesprochen, wenn es sich um eine über das alltägliche Risiko hinausgehende Sturzgefährdung handelt. Dabei wird ein Sturz in Anlehnung an die Kellog International

Work Group on the Prevention of Falls by the Elderly (1987) wie folgt definiert:
„Ein Sturz ist jedes Ereignis, in dessen Folge eine Person unbeabsichtigt auf dem Boden oder auf einer tieferen Ebene zu liegen kommt."

Die Expertengruppe hat sich in Anlehnung an weitere Autoren darauf geeinigt, mit diesem ersten Teil der international anerkannten Definition zu arbeiten und den zweiten Teil der Definition nicht zu nutzen. Im zweiten Teil wird eingeschränkt, dass Ereignisse, die aufgrund „(...) eines Stoßes, Verlust des Bewusstseins, plötzlich einsetzender Lähmungen oder eines epileptischen Anfalls" eintreten, nicht als Stürze angesehen werden. Die Entscheidung, auf diese Einschränkung zu verzichten, wurde getroffen, da viele Stürze unbeobachtet geschehen und die eigentliche Ursache des Sturzes häufig nicht nachzuvollziehen ist. Der Expertenstandard hat zum Ziel, Stürze und Sturzfolgen zu vermeiden, indem ursächliche Risiken und Gefahren erkannt und nach Möglichkeit minimiert werden. Die zugrunde gelegte Literatur hat deutlich gemacht, dass dieses Ziel nicht durch eine Einschränkung der Bewegungsfreiheit zu erreichen ist, sondern vielmehr durch die Erhaltung bzw. Wiederherstellung einer größtmöglichen, sicheren Mobilität von Patienten und Bewohnern verbunden mit einer höheren Lebensqualität.

Der Expertenstandard Sturzprophylaxe richtet sich an alle Pflegefachkräfte, die Patienten oder Bewohner entweder in der eigenen häuslichen Umgebung oder in einer Einrichtung der stationären Gesundheitsversorgung oder der Altenhilfe betreuen. Wenn im Expertenstandard von Einrichtung die Rede ist, so ist damit auch die häusliche Pflege gemeint, wohlwissend, dass dort nicht alle Interventionen, vergleichbar mit einem Krankenhaus oder einem Altenheim, durchgeführt werden können.

Interventionen zur Sturzprophylaxe können maßgeblichen Einfluss auf die Lebensführung von Patienten und Bewohnern haben, z. B. durch eine Umgebungsanpassung, die Empfehlung für spezielle Schuhe oder Hilfsmittel, die Aufforderung, nur mit Hilfestellung auf die Toilette zu gehen oder das Besuchen von Kursen zur Förderung von Kraft und Balance. Aus diesem Grund ist es notwendige Voraussetzung für eine erfolgreiche Sturzprophylaxe, das Selbstbestimmungsrecht von Patienten und Bewohnern zu achten und zu unterstützen. Eine wichtige Grundlage dafür ist die umfassende Information und Beratung von Patienten und Bewohnern und ihren Angehörigen über das vorliegende Sturzrisiko und die möglichen Interventionen im Sinne einer gemeinsamen Entscheidungsfindung. Mit Einverständnis der Patienten und Bewohner sollten die Angehörigen grundsätzlich in die Information, Beratung und die Maßnahmenplanung eingebunden werden.

Voraussetzung für die erfolgreiche Implementierung des Expertenstandards Sturzprophylaxe in den Einrichtungen ist die gemeinsame Verantwortung der leitenden Managementebene und der Pflegefachkräfte. Notwendige strukturelle Voraussetzungen, z. B. im Bereich Fortbildung, Angebot von hauseigenen Interventionen oder in Kooperation mit anderen Anbietern sowie für eine individuelle Umgebungsanpassung (Gestaltung des Bettplatzes, Hilfsmittel, Lichtverhältnisse) sind von der leitenden Managementebene (Betriebsleitung und Pflegemanagement) zu gewährleisten.

Aufgabe der Pflegefachkraft ist der Erwerb aktuellen Wissens, um Patienten mit einem erhöhten Sturzrisiko identifizieren und entsprechende Interventionen einleiten zu können und bei Bedarf zusätzliche notwendige Strukturen einzufordern und fachlich zu begründen.

Die berufsgruppenübergreifende Zusammenarbeit ist maßgeblich für ein effektives Interventionsangebot. Der konsequente Einbezug sowie eine umfassende Information der beteiligten Berufsgruppen ist dafür eine wesentliche Voraussetzung.
(www.dnqp.de)
(Tabelle s. S. 838)

Sturzprophylaxe

Expertenstandard Sturzprophylaxe in der Pflege		(Stand: Februar 2005)
Struktur	Prozess	Ergebnis
Die Pflegefachkraft S1 – verfügt über aktuelles Wissen zur Identifikation von Sturzrisikofaktoren.	Die Pflegefachkraft P1 – identifiziert unmittelbar zu Beginn des pflegerischen Auftrags systematisch die personen- und umgebungsbezogenen Risikofaktoren aller Patienten/Bewohner, bei denen ein Sturzrisiko nicht ausgeschlossen werden kann. – wiederholt die Erfassung der Sturzrisikofaktoren bei Veränderungen der Pflegesituation und nach jedem Sturz des Patienten/Bewohners.	E1 Eine aktuelle, systematische Erfassung der Sturzrisikofaktoren liegt vor.
S2 – verfügt über Beratungskompetenz in Bezug auf Sturzrisikofaktoren und entsprechende Interventionen.	P2 – informiert den Patienten/Bewohner und seine Angehörigen über die festgestellten Sturzrisikofaktoren und bietet eine Beratung zu den Interventionen an.	E2 Der Patient/Bewohner und seine Angehörigen kennen die individuellen Risikofaktoren sowie geeignete Maßnahmen zur Sturzprophylaxe.
S3 – kennt wirksame Interventionen zur Vermeidung von Stürzen und zur Minimierung sturzbedingter Folgen.	P3 – entwickelt gemeinsam mit dem Patienten/Bewohner und seinen Angehörigen sowie den beteiligten Berufsgruppen einen individuellen Maßnahmenplan.	E3 Ein individueller Maßnahmenplan zur Sturzprophylaxe liegt vor.
Die Einrichtung S4a – ermöglicht zielgruppenspezifische Interventionsangebote. – gewährleistet geeignete räumliche und technische Voraussetzungen sowie Hilfsmittel für eine sichere Mobilität.	P4 – gewährleistet in Absprache mit den beteiligten Berufsgruppen und dem Patienten/Bewohner gezielte Interventionen auf der Grundlage des Maßnahmenplans. – sorgt für eine individuelle Umgebungsanpassung sowie für den Einsatz geeigneter Hilfsmittel zur Sturzprophylaxe.	E4 Interventionen, Hilfsmittel und Umgebung sind dem individuellen Sturzrisiko des Patienten/Bewohners angepasst und fördern eine sichere Mobilität.
Die Pflegefachkraft S4b – ist zur Koordination der Interventionen autorisiert.		
Die Einrichtung S5 – stellt sicher, dass alle an der Versorgung des Patienten/Bewohners Beteiligten über das vorliegende Sturzrisiko informiert werden.	P5 – informiert die an der Versorgung beteiligten Berufs- und Personengruppen über das Sturzrisiko des Patienten/Bewohners und gibt Hinweise zum situativ angemessenen Umgang mit diesem.	E5 Den an der Versorgung beteiligten Berufs- und Personengruppen sind das individuelle Sturzrisiko und die jeweils notwendigen Maßnahmen zur Sturzprophylaxe bekannt.
Die Pflegefachkraft S6 – ist zur systematischen Sturzerfassung und -analyse befähigt.	P6 – dokumentiert systematisch jeden Sturz, analysiert diesen – gegebenenfalls mit anderen an der Versorgung beteiligten Berufsgruppen – und schätzt die Sturzrisikofaktoren neu ein.	E6 Jeder Sturz ist dokumentiert und analysiert. In der Einrichtung liegen Zahlen zu Häufigkeit, Umständen und Folgen von Stürzen vor.

Standardaussage: Jeder Patient/Bewohner mit einem erhöhten Sturzrisiko erhält eine Sturzprophylaxe, die Stürze verhindert oder Sturzfolgen minimiert.
Begründung: Stürze stellen insbesondere für ältere und kranke Menschen ein hohes Risiko dar. Sie gehen häufig mit schwerwiegenden Einschnitten in die bisherige Lebensführung einher, die von Wunden und Frakturen über Einschränkung des Bewegungsradius infolge verlorenen Vertrauens in die eigene Mobilität bis hin zum Verlust einer selbstständigen Lebensführung reichen. Durch rechtzeitige Einschätzung der individuellen Risikofaktoren, eine systematische Sturzerfassung, Information und Beratung von Patienten/Bewohnern und Angehörigen sowie gemeinsame Maßnahmenplanung und Durchführung kann eine sichere Mobilität gefördert werden.

Sturz-Ereignisprotokoll (nach S. Huhn)

Datum: _____ Aufnehmende Pflegeperson: _____

Name d. Bewohners/Patienten: _____ Geburtsjahr: _____

1. Ort des Sturzes
☐ Flur ☐ Zimmer ☐ Tagesraum ☐ Bad ☐ Toilette ☐ Sitzecke ☐ sonstiger Ort

2. Zeitraum des Sturzes
Datum: _____
Uhrzeit: _____
Waren Zeugen dabei? ☐ Ja ☐ Nein
Wenn ja, welche Person/Personen? _____
Wann hatten Mitarbeiter den letzten Bewohner-/Patientenkontakt? _____

3. Kann sich der Bewohner/Patient über den Vorgang des Sturzes äußern?
☐ Ja ☐ Nein Was sagt er/sie dazu? _____

4. Sind aus der Vorgeschichte Stürze bekannt?
☐ Ja ☐ Nein ☐ im Heim ☐ zu Hause ☐ im Krankenhaus
Sind Gründe für vorhergehende Stürze bekannt? _____

5. Wie kam es zum Sturz?
Ist der Bew./Pat. gestolpert? ☐ Ja ☐ Nein Ursache: _____
Ist der Bew./Pat. ausgerutscht? ☐ Ja ☐ Nein Ursache: _____
Ist der Bew./Pat. zu Boden geschlittert? ☐ Ja ☐ Nein Beschreiben Sie die Situation: _____
Wurde der Bew./Pat. bedrängt? ☐ Ja ☐ Nein Wodurch: _____
War ein Hindernis vorhanden? ☐ Ja ☐ Nein Welches: _____
Ist der Bew./Pat. aus dem Bett gefallen? ☐ Ja ☐ Nein
Hatte der Bew./Pat. ein Bettgitter? ☐ Ja ☐ Nein
War das Bettgitter hochgezogen? ☐ Ja ☐ Nein

6. Könnte die innerliche Befindlichkeit des Bew./Pat. den Sturz ausgelöst haben? (z. B. starke Erregung/Angst)

7. Umgebung des Körpers
Schuhe: ☐ feste ☐ offene ☐ keine ☐ barfuß ☐ Strümpfe ☐ Stoppersocken
Kleidung: ☐ zu locker ☐ zu eng ☐ Kleid/Rock ☐ Hose ☐ Unterwäsche
Brille: ☐ zum Lesen/Weitsehen ☐ wird benötigt, aber nicht getragen ☐ intakt ☐ verschmutzt ☐ letzte Anpassung d. Augenarzt
Hörgerät: ☐ wird benötigt, aber nicht getragen ☐ verschmutzt
Ausscheidung: ☐ selbstständig ☐ braucht Hilfe

Sturz-Ereignisprotokoll

8. Benutzt der Bewohner/Patient eines der folgenden Hilfsmittel?
☐ Gehbock ☐ Gehstützen ☐ Delta Gehrad ☐ Rollstuhl ☐ Rollator ☐ Gehstock ☐ Sonstiges _____
Hat der Bew./Pat. das Hilfsmittel zum Zeitpunkt des Sturzes benutzt? ☐ Ja ☐ Nein
Seit wann benutzt er/sie dieses Hilfsmittel? seit: _____
Ist er/sie sicher im Umgang mit dem Hilfsmittel? ☐ Ja ☐ Nein
Wann wurde es zuletzt angepasst? am: _____
Ist Gehen ohne Hilfsmittel möglich? ☐ Ja ☐ Nein

9. Kennt sich der Bew./Pat. in seiner Umgebung aus?
☐ Ja ☐ Nein engerer Bereich: ☐ Zimmer ☐ Toilette ☐ Flur
Kennt er/sie die Funktion der Klingel? Kann er/sie diese benutzen?
War die Klingel erreichbar? War die Klingel intakt?

10. Wie waren die Lichtverhältnisse?
☐ hell ☐ dunkel ☐ blendend ☐ dämmrig ☐ Schattenbildung
Nachtleuchte: ☐ an ☐ aus ☐ defekt ☐ weiß nicht

11. Sind Erkrankungen, die zu einem erhöhten Sturzrisiko führen, bekannt? Welche?
☐ Herz-Kreislauf ☐ Bewegungsapparat ☐ Neurologisch ☐ Psychiatrisch
☐ Wahrnehmungsstörungen/sensorische Ausfälle ☐ Sonstiges (z. B. Schmerzen)
Liegen Fußprobleme vor? ☐ Hühneraugen ☐ Hammerzehen ☐ eingewachsene Nägel ☐ andere

12. Medikamentenanamnese:
Wie verwaltet der Bew./Pat. seine Medikamente? ☐ selbst ☐ zugeteilt
Wie viel Medikamente nimmt der Bew./Pat. ein? Menge _____
Welche Medikamente nimmt der Bew./Pat. ein? ☐ Diuretika ☐ Antihypertensiva ☐ Laxanzien
☐ Psychopharmaka ☐ Benzodiazepine/Schlafmittel

13. Kurzer Verlaufsbericht nach dem Sturz (ggf. zusätzliches Blatt/Rückseite benutzen)
Wie wurde der Patient vorgefunden? _____
Position (liegend, sitzend, halb liegend, knieend usw.) _____
Stimmungslage (ängstlich, aufgeregt, rufend, wimmernd …) _____
Bewusstseinszustand (wach, klar, ansprechbar, eingetrübt, reaktionsverlangsamt …) _____
Sind Verletzungen vorhanden? ☐ Ja ☐ Nein Welche/Wo? _____
☐ Schürfwunde ☐ Platzwunde ☐ Frakturverdacht ☐ andere
Wurden besondere Maßnahmen eingeleitet? z. B. Lagerung, Vitalzeichenkontrolle, Erstversorgung, Kühlung des Areals

Konnte der Bew./Pat. allein aufstehen?
☐ allein ☐ mit Hilfe ☐ gehfähig ☐ musste getragen werden
Wie lange hat der Bew./Pat. gelegen?
Wie fühlt sich der Patient nach dem Sturz?
☐ hat Angst ☐ geht normal ☐ will im Bett liegen ☐ kann nicht aufstehen

14. Informationsweitergabe

Pflegedienstleitung/Heimleitung informiert Wann/Uhrzeit/Wer hat informiert?
Getroffene Absprachen:
Arzt/Hausarzt informiert: Name _____ Uhrzeit _____ Wer hat informiert _____
Angehörige informiert: Name _____ Uhrzeit _____ Wer hat informiert _____
Kollegen informiert (Übergabe):
Regelmäßige Vitalzeichenkontrolle nötig? Wie oft?
☐ Bewusstseinslage ☐ Pupillenreaktion ☐ Schmerzäußerungen ☐ Hautveränderungen
☐ Psychische Reaktion ☐ Sonstiges
Kam es durch die Notfallsituation zu Verschiebungen der Medikamenteneinnahme?
Sonstige Besonderheiten (z. B. Essenseinnahme nicht möglich)
Wer muss noch informiert werden?
Wer muss zur Beratung herangezogen werden?

15. Zukünftige Planung

Müssen Arztbesuche geplant/empfohlen werden?
☐ Augen ☐ Ohren ☐ Allgemein ☐ Unfallarzt ☐ Hautarzt ☐ Orthopäde ☐ Sonstige _____
Können Hilfsmittel empfohlen werden?
☐ Gehhilfe ☐ Hüftprotektor ☐ Sturzmelder ☐ Einkaufs-/Tragehilfe ☐ Sonstiges _____
Soziales Netz
☐ Information an Nachbarn ☐ Besuchsplanung ☐ Bringdienste ☐ Schlüssel hinterlegen Sonstige _____

Protokoll erstellt:

Name _____ Datum _____ Uhrzeit _____ Kopie an _____ Unterschrift _____

Quellen der Abbildungen

[20] Air Products Medical, Hattingen
[60] Albrecht, G.; Berlin
[70] Alma-Tadema, THE NURSE, 1872. Sotheby's, London, England
[7] Ambu, Friedberg
[77] Autorenverlag Ewald Kliegel & Thomas Gutsche, Stuttgart
[26] Bayer Healthcare AG, Institut für Antiinfektiva Forschung
[27] oben: Bayer Healthcare AG, Institut für Antiinfektiva Forschung
unten: Kinderklinik und Poliklinik Kaiserin-Auguste-Victoria-Haus, Berlin
[9] Behrend home care, Isernhagen
[90] oben: Behrend home care, Isernhagen; unten: RUSSKA Ludwig Bertram, Laatzen
[55] nach Unterlagen der Berlin-Chemie AG, Berlin
[22] Böhmer, S.; Berlin
[17] Buchholz, T.; Malsch
[101] nach Bundesministerium für Gesundheit
[107] Deutsche Gesellschaft für Ernährung e. V., Bonn
[32] Deutsches Netz Gesundheitsfördernder Krankenhäuser, Essen
[65] Diehm, C.; Karlsbad
[19] nach Pschyrembel, W.; Dudenhausen, J. W.: Praktische Geburtshilfe mit geburtshilflichen Operationen. 19. Aufl. Berlin: de Gruyter, 2001
[48] Ebbinghaus, H.: Memory: A Contribution to Experimental Psychology. 1885/1913
[37] EFQM
[62] Erdmann, W.; Werther/Westfalen
[106] Felfe, W.; Würzburg
[74] FIFTY YEARS, 1838 TO 1888. Supplement to the NURSING RECORD 20, 1888. Courtesy of Croom Helm Ltd. Publishers, Kent, England
[43] Friedemann, M.-L.; Florida, USA
[50] Goldstein, E. B.: Wahrnehmungspsychologie. Heidelberg: Spektrum, 2002
[95] Hentsch, S., Koblenz
[75] Henz, B. M. et al.: Dermatologie und Venerologie. 2. Aufl. Berlin: de Gruyter, 1998
[80] ifw – Institut für Fort- und Weiterbildung der PHV, Ludwigsburg
[5] KCI-medical, Wiesbaden
[73] Klein-Tarolli, E.; Bern; Müller, P.; Zäziwil; Schweiz
[100] Konietzko, N.; Essen

[18] Krankenheim Sonnweid, Schweiz
[104] Kröber Medizintechnik GmbH, Dieblich
[28] Marseille-Kliniken, Hamburg
[99] medi, Bayreuth
[57] Meiering, B.; Grote, S.; Berlin
[59] Moecke, H.; Hamburg
[30] Ortopedia, Kiel
[103] Pietryga, S.; Potsdam, Essen
[97] Präzisionswaagen Schoutz, Mönchengladbach
[66] Pschyrembel, W.; Dudenhausen, J. W.: Praktische Geburtshilfe. 15. Aufl. Berlin: de Gruyter, 2001
[21] Pschyrembel® Naturheilkunde und alternative Heilverfahren. 3. Aufl. Berlin: de Gruyter, 2006
[3] Pschyrembel® Wörterbuch Sexualität. Berlin, New York: de Gruyter, 2003
[93] Rechtsmedizin Uniklinikum Köln
[6] Röhl, J.; Berlin
[96] Rölke Pharma, Hamburg
[1] RUSSKA Ludwig Bertram, Laatzen
[105] Schlebusch, K.-D.; Essen
[98] Servolight, Wesel
[11] Servoprax, Wesel
[91] Sias, I.
[40] Spitzer, St.; Frankfurt a. M.
[54] Stadtakustik Hörgeräte Jahnecke, Giessen
[63] nach Statistisches Bundesamt Deutschland
[46] Thiel, H.-U.: Fortbildung von Leitungskräften in pädagogisch-sozialen Berufen. 2. Aufl. Weinheim, München: Juventa, 1998
[10] Thomashilfen, Bremervörde
[4] nach Schätzungen der UNO
[94] nach Waldeyer, A.; Mayet, A.: Anatomie des Menschen. 17. Aufl. Berlin: de Gruyter, 2003
[83] Willital, G. H. : Definitive chirurgische Erstversorgung. Berlin: de Gruyter, 2006
[102] Wissel, J.; Berlin
[78] Wissner-Bosserhoff GmbH, Wickede
[89] links: Wissner-Bosserhoff GmbH, Wickede rechts: RUSSKA Ludwig Bertram, Laatzen
[61] Zilch, H.; Weber, U.: Orthopädie mit Repetitorium. Berlin: de Gruyter, 1989
[88] Zimmer des Krankenhauses Bethanien der Johanna-Odebrecht Stiftung in Greifswald. Architekturbüro: Rauh, Damm, Stiller, Partner, Planungsgesellschaft mbH, Hattingen. Fotograf: Ulrich Metelmann
[92] nach WHO

**Uns interessiert
Ihre Meinung!**

Dieses Blatt passt – abgetrennt – in einen Fensterbriefumschlag.

Anmerkungen an die Redaktion nehmen wir gerne auch als E-Mail entgegen:
Pschyrembel@degruyter.de

Vielen Dank!
Die Pschyrembel-Redaktion

Walter de Gruyter GmbH & Co. KG
Wörterbuch-Redaktion
Postfach 30 34 21
10728 Berlin

Absender: ....
....
....

Wir möchten Sie um einige Angaben bitten. Vielen Dank!

- Auszubildende im Pflegebereich
- Pflegefachkraft
- pflegender Angehöriger
- Pflegewissenschaftler
- Lehrende an Pflegeschulen
- ....
  (bitte angeben)

Ich besitze auch andere Pschyrembel-Nachschlagewerke
- Klinisches Wörterbuch
- Handbuch Therapie
- Pschyrembel Sozialmedizin
- Pschyrembel Naturheilkunde
- ....
  (bitte angeben)

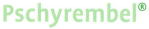

Pschyrembel®
Pflege 2. Auflage

Pschyrembel®
Pflege 2. Auflage

Wir sind an Ihrer Meinung interessiert!

....
....
....
....
....
....
....
....
....
....
....
....
....
....
....
....
....
....
....
....
....
....
....
....

Pschyrembel®
Pflege 2. Auflage